CB004349

Patologia
Veterinária

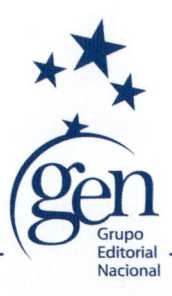

Patologia Veterinária

EDITORES

Renato de Lima Santos

Médico-Veterinário. Mestre em Medicina Veterinária pela Universidade Federal de Minas Gerais (UFMG).
PhD em Patologia Veterinária pela Texas A&M University, EUA.
Pós-Doutorado pela University of California at Davis (UCDavis), EUA.
Livre-Docente de Anatomia Patológica na Universidade Estadual Paulista (Unesp), câmpus de Botucatu.
Certificação em Patologia Veterinária pela Associação Brasileira de Patologia Veterinária (ABPV).
Professor Titular da Escola de Veterinária da UFMG. Pesquisador 1A do Conselho Nacional de
Desenvolvimento Científico e Tecnológico (CNPq).

Antonio Carlos Alessi

Médico-Veterinário. Doutor em Medicina Veterinária pela Universidade de São Paulo (USP).
Pós-Doutorado pela University of Cambridge, Reino Unido.
Livre-Docente de Patologia Animal na Universidade Estadual Paulista (Unesp).
Professor Titular da Faculdade de Ciências Agrárias e Veterinárias da Unesp, câmpus de Jaboticabal.
Pesquisador do Conselho Nacional de Desenvolvimento Científico e Tecnológico (CNPq; 1987-2016).
Associado Emérito da Associação Brasileira de Patologia Veterinária (ABPV).

3ª edição

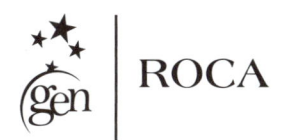

CIP-BRASIL. CATALOGAÇÃO NA PUBLICAÇÃO
SINDICATO NACIONAL DOS EDITORES DE LIVROS, RJ

P338

3. ed.

Patologia veterinária / editores Renato de Lima Santos, Antonio Carlos Alessi. - 3. ed. - Rio de Janeiro : Guanabara Koogan, 2023.
   : il. ; 28 cm.

  Inclui bibliografia e índice

  ISBN 978-85-277-3897-2

  1. Patologia veterinária. I. Santos, Renato de Lima. II. Alessi, Antonio Carlos.

22-78471   CDD: 636.089607
                    CDU: 636.09

Gabriela Faray Ferreira Lopes - Bibliotecária - CRB-7/6643
21/06/2022 27/06/2022

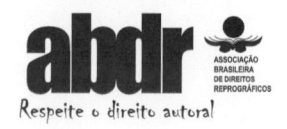

Respeite o direito autoral

Colaboradores

Alessandra Estrela-Lima

Médica-Veterinária. Especialista em Patologia Veterinária pela Associação Brasileira de Patologia Veterinária (ABPV). Mestre em Ciência Animal pela Escola de Veterinária da Universidade Federal de Minas Gerais (UFMG). Doutora em Patologia pela Faculdade de Medicina da UFMG. Professora Associada da Escola de Medicina Veterinária e Zootecnia da Universidade Federal da Bahia (UFBA). Bolsista de Produtividade em Pesquisa do CNPq – Nível 1D.

Aline de Marco Viott

Médica-Veterinária. Mestre em Patologia Veterinária pela Universidade Federal de Santa Maria (UFSM). Doutora em Ciência Animal pela Universidade Federal de Minas Gerais (UFMG). Professora Associada de Patologia Veterinária Geral e Especial da Universidade Federal do Paraná (UFPR). Membro da Associação Brasileira de Patologia Veterinária (ABPV).

Claudio Severo Lombardo de Barros

PhD pela Colorado State University, em Fort Collins, Colorado, EUA. Professor Visitante da Universidade Federal de Mato Grosso do Sul (UFMS). Membro Emérito da Associação Brasileira de Patologia Veterinária (ABPV). Membro Honorário do American College of Veterinary Pathologists (ACVP).

Ernane Fagundes do Nascimento

Médico-Veterinário. Mestre e Doutor em Medicina Veterinária pela Escola de Veterinária da Universidade Federal de Minas Gerais (UFMG). Professor Associado da Escola de Veterinária da UFMG. Professor Emérito da UFMG.

Fabiano José Ferreira de Sant'Ana

Médico-Veterinário. Mestre em Medicina Veterinária, com área de concentração em Patologia, pela Universidade Federal de Minas Gerais (UFMG). Doutor em Medicina Veterinária, com área de concentração em Patologia Veterinária, pela Universidade Federal de Santa Maria (UFSM). Professor Associado da Universidade de Brasília (UnB). Professor convidado dos cursos de pós-graduação da Facultad de Veterinaria da Universidad de la República, Uruguai, e da Universidad Nacional de La Plata, Argentina. Membro da Associação Brasileira de Patologia Veterinária (ABPV).

Fábio Luiz da Cunha Brito

Médico-Veterinário. Especialista em Oftalmologia Veterinária pelo Colégio Brasileiro de Oftalmologistas Veterinários (CBOV). Mestre em Ciência Veterinária pela Universidade Federal Rural de Pernambuco (UFRPE). Doutor em Cirurgia Veterinária pela Universidade Estadual Paulista (Unesp), câmpus de Jaboticabal. Professor do curso de pós-graduação *lato sensu* em Oftalmologia Veterinária e Microcirurgia Ocular da Faculdade Quallitas. Membro do CBOV.

Fabrícia Hallack Loures

Médica-Veterinária. Especialização *lato sensu* em Clínica e Cirurgia Veterinárias pela Universidade Federal de Viçosa (UFV). Mestre e Doutora em Medicina Veterinária pela UFV.

Ingeborg Maria Langohr

Médica-Veterinária e Bióloga. Mestre em Medicina Veterinária pela Universidade Federal de Santa Maria (UFSM). PhD em Patologia Comparada pela Purdue University, EUA. Professora Titular da Faculdade de Medicina Veterinária da Louisiana State University, EUA. Diplomada pelo American College of Veterinary Pathologists (ACVP).

Janildo Ludolf Reis Junior

Médico-Veterinário. Especialista em Anatomia Patológica Veterinária pelo American College of Veterinary Pathologists (ACVP). Mestre em Medicina Veterinária pela Universidade Federal de Minas Gerais (UFMG). Doutor em Patologia Veterinária pela University of Georgia, EUA. Professor Associado da Universidade Federal de Juiz de Fora (UFJF). Membro do American College of Veterinary Pathologists (ACVP) e da Associação Brasileira de Patologia Veterinária (ABPV).

John F. Edwards

Veterinary Pathologist. Especialista e Doutor em Veterinary Pathology pela Cornell University, EUA. Professor Emérito da College of Veterinary Medicine da Texas A&M University, EUA. Membro do American College of Veterinary Pathologists (ACVP) e da American Veterinary Medical Association (AVMA).

José Luiz Laus

Médico-Veterinário. Especialista em Cirurgia/Oftalmologia pela Faculdade de Ciências Agrárias e Veterinárias da Universidade Estadual Paulista (FCAV-Unesp), câmpus de Jaboticabal. Mestre em Cirurgia Experimental e Doutor em Patologia Experimental e Comparada pela Faculdade de Medicina Veterinária e Zootecnia da Universidade de São Paulo (FMVZ-USP). Professor Titular de Cirurgia/Oftalmologia do Departamento de Clínica e Cirurgia Veterinária (DCCV) da FCAV-Unesp, câmpus de Jaboticabal.

Juan Pablo Duque Ortiz

Médico-Veterinário e Diretor Clínico do Visão Animal – Centro de Oftalmologia Veterinária. Mestre e Doutor em Cirurgia e Anestesiologia Veterinária com ênfase em Oftalmologia pela Faculdade de Ciências Agrárias e Veterinárias da Universidade Estadual Paulista (FCAV-Unesp), câmpus de Jaboticabal.

Juneo Freitas Silva

Médico-Veterinário. Mestre e Doutor em Patologia Animal pela Universidade Federal de Minas Gerais (UFMG). Professor Adjunto da Universidade Estadual de Santa Cruz (UESC).

Leandro Teixeira

Médico-Veterinário. Especialista em Patologia Veterinária pela Faculdade de Medicina Veterinária e Zootecnia da Universidade Estadual Paulista (FMVZ-Unesp), câmpus de Botucatu. Mestre em Patologia Comparada pela FMVZ-Unesp, câmpus de Botucatu. Pós-Doutorado em Patologia Ocular e Ciência da Visão pela University of Wisconsin-Madison, EUA. Professor Associado da Faculdade de Medicina Veterinária da University of Wisconsin-Madison, EUA. Diretor do Comparative Ocular Pathology Laboratory of Wisconsin (COPLOW) da University of Wisconsin-Madison, EUA. Diplomado pelo American College of Veterinary Pathologists (ACVP).

Lissandro Gonçalves Conceição

Médico-Veterinário. Especialista em Dermatologia Veterinária pela Sociedade Brasileira de Dermatologia Veterinária/Conselho Federal de Medicina Veterinária (SBDV/CFMV). Mestre em Fisiopatologia Clínica e Doutor em Patologia pela Faculdade de Medicina Veterinária e Zootecnia da Universidade Estadual Paulista (FMVZ-Unesp), câmpus de Botucatu. Professor Titular do Departamento de Veterinária da Universidade Federal de Viçosa (DVT/UFV).

Luciana Sonne

Médica-Veterinária. Mestre e Doutora em Patologia Veterinária pela Universidade Federal do Rio Grande do Sul (UFRGS). Professora Adjunta do Departamento de Patologia Clínica Veterinária da UFRGS.

Natália de Melo Ocarino

Médica-Veterinária. Mestre e Doutora em Patologia Animal pela Universidade Federal de Minas Gerais (UFMG). Professora Associada da UFMG.

Paula Roberta Giaretta

Médica-Veterinária. Mestre em Medicina Veterinária pela Universidade Federal de Santa Maria (UFSM). Doutora em Patobiologia Veterinária pela Texas A&M University, EUA. Professora Assistente da Texas A&M University, EUA. Membro do American College of Veterinary Pathologists (ACVP).

Rafael Almeida Fighera

Médico-Veterinário. Mestre e Doutor em Patologia Veterinária pela Universidade Federal de Santa Maria (UFSM). Professor Associado da UFSM. Membro do Colégio Brasileiro de Patologia Animal (CBPA).

Raquel Rubia Rech

Patologista Veterinária. Residência em Patologia Veterinária pela University of Georgia, EUA. Mestre e Doutora em Patologia Veterinária pela Universidade Federal de Santa Maria (UFSM). Clinical Associate Professor da Texas A&M University, EUA. Membro do American College of Veterinary Pathologists (ACVP).

Ricardo Evandro Mendes

Médico-Veterinário. Licenciado em Educação pelo Instituto Federal de Educação, Ciência e Tecnologia de Santa Catarina (IFSC). Título de especialista em Patologia Veterinária pela Associação Brasileira de Patologia Veterinária (ABPV). Mestre em Ciências Veterinárias pela Universidade do Estado de Santa Catarina (UDESC). Mestre e Doutor em Sanidade Animal pela Universidade de Córdoba (UCO), Espanha. Professor Adjunto do Instituto Federal Catarinense (IFC). Bolsista de produtividade em pesquisa do Conselho Nacional de Desenvolvimento Científico e Tecnológico (CNPq).

Roberto Maurício Carvalho Guedes

Médico-Veterinário. Especialista em Patologia Veterinária pela Associação Brasileira de Patologia Veterinária (ABPV). Mestre em Medicina Veterinária, com área de concentração em Patologia Animal, pela Escola de Veterinária da Universidade Federal de Minas Gerais (UFMG). PhD em Patobiologia Veterinária pela University of Minnesota, EUA. Professor Titular da UFMG. Membro da ABPV.

Rogéria Serakides

Médica-Veterinária. Mestre e Doutora em Ciência Animal pela Escola de Veterinária da Universidade Federal de Minas Gerais (UFMG). Professora Titular da Escola de Veterinária da UFMG. Membro da Associação Brasileira de Medicina Veterinária Legal (ABMVL), da International Society for Cellular Therapy (ISCT) e da Associação Brasileira de Terapia Celular (ABTCel).

Roselene Ecco

Médica-Veterinária. Mestre em Patologia Veterinária pela Universidade Federal de Santa Maria (UFSM). Doutora em Patologia Molecular pela Universidade de Brasília (UnB). Professora Associada 4 de Medicina Veterinária da Universidade Federal de Minas Gerais (UFMG). Membro da UFMG.

Saulo Petinatti Pavarini
Médico-Veterinário. Mestre e Doutor em Ciências Veterinárias, com ênfase em Patologia Animal, pelo Programa de Pós-Graduação em Ciências Veterinárias da Universidade Federal do Rio Grande do Sul (UFRGS). Professor Associado do Departamento de Patologia Clínica Veterinária da Faculdade de Veterinária da UFRGS.

Tatiane Alves da Paixão
Médica-Veterinária. Especialista em Patologia Veterinária, Mestre em Medicina Veterinária e Doutora em Ciência Animal pela Universidade Federal de Minas Gerais (UFMG). Professora Associada da UFMG. Filiada à Associação Brasileira de Patologia Veterinária (ABPV).

Teane Milagres Augusto Gomes
Médica-Veterinária. Mestre e Doutora em Ciência Animal pela Universidade Federal de Minas Gerais (UFMG). Professora Adjunta do Instituto Federal Catarinense (IFC), câmpus Concórdia.

COLABORADORES DAS EDIÇÕES ANTERIORES

Corrie C. Brown
(Capítulo 3 das 1ª e 2ª edições)
Médica-Veterinária. PhD pela University of California. Professora do Departamento de Patologia Veterinária da Faculdade de Medicina Veterinária da University of Georgia. Diplomada pelo American College of Veterinary Pathologists.

Dominguita Lühers Graça
(Capítulos 6 e 8 das 1ª e 2ª edições)
Médica-Veterinária. PhD em Patologia pela University of Cambridge. Professora Titular Aposentada de Patologia da Universidade Federal de Santa Maria (UFSM).

Eduardo Juan Gimeno
(Capítulo 2 das 1ª e 2ª edições)
Médico-Veterinário. Professor Emérito de Patologia da Faculdade de Ciências Veterinárias da Universidade Nacional de La Plata (UNLP). Investigador Superior do Consejo Nacional de Investigaciones Científicas y Técnicas (CONICET).

Eulógio Carlos Queiróz de Carvalho
(Capítulo 2 das 1ª e 2ª edições)
Médico-Veterinário. Especialista em Anatomia Patológica pela Universidade Federal Fluminense (UFF). Mestre e Doutor em Anatomia Patológica pela UFF. Ex-Professor Titular da UFF e Professor Associado das disciplinas Patologia Geral, Anatomia Patológica Veterinária e Mecanismos das Lesões do Laboratório de Patologia e Morfologia Animal da Universidade Estadual do Norte Fluminense Darcy Ribeiro (UENF).

Júlio Lopes Sequeira
(Capítulo 3 das 1ª e 2ª edições)
Médico-Veterinário. Especialista em Patologia Veterinária pela Associação Brasileira de Patologia Veterinária (ABPV). Doutor em Patologia pela Faculdade de Medicina da Universidade Estadual Paulista (Unesp), câmpus Botucatu. Professor Assistente da disciplina Anatomia Patológica Especial Veterinária do Departamento de Clínica Veterinária da Faculdade de Medicina Veterinária e Zootecnia da Unesp, câmpus Botucatu.

Apresentação

A terceira edição de *Patologia Veterinária* é uma criação coletiva que reuniu 29 autores de capítulos, dezenas de patologistas que colaboraram com figuras e inumeráveis profissionais que apresentaram sugestões, críticas construtivas e estímulos positivos para o aperfeiçoamento da obra.

A ampla aceitação das edições anteriores – a primeira lançada em 2010 e a segunda em 2016 – revela seu destaque no ensino e no acesso à informação técnica especializada para profissionais da medicina veterinária. Desse modo, o fulcro do bom êxito deste livro continua em sua origem nacional, que utiliza a linguagem, os exemplos e a realidade expostos ao público de nosso país.

Nesta terceira edição, o objetivo de apresentar um trabalho de conteúdo atual, adequado aos propósitos e com excelência técnica vem com especial vigor: a renovação e a ampliação da equipe de especialistas escritores. Esse modelo de renovação, incluindo novos valores profissionais, visa à continuidade presente e futura do livro, para o desenvolvimento da patologia veterinária e, consequentemente, da medicina veterinária.

Assim, é com grande satisfação que passamos às suas mãos a nova edição desta obra.

Renato de Lima Santos
Antonio Carlos Alessi

Prefácio à 3ª Edição

O ensino da patologia veterinária é um dos alicerces para a formação de médicos-veterinários, por possibilitar o conhecimento das alterações teciduais que explicam os sinais e sintomas das doenças, além de ser a base do diagnóstico morfológico e/ou molecular das enfermidades. Além desses aspectos, conhecer as peculiaridades de nosso país e as diferenças regionais é, porém, o que esta obra traz.

Os Professores Renato de Lima Santos e Antonio Carlos Alessi, editores desta obra, reúnem as qualidades para esse grande sucesso: excelentes professores e patologistas com vasta experiência no diagnóstico macro e microscópico das enfermidades dos animais (domésticos ou selvagens). Eles também foram editores do *Brazilian Journal of Veterinary Pathology*, vinculado à Associação Brasileira de Patologia Veterinária (ABPV), e os responsáveis pela organização de inúmeros cursos, congressos e simpósios na área.

O crescimento da especialidade em patologia veterinária é exponencial. Desde a criação da ABPV, em 2006, observou-se o aumento no número de especialistas na área, que buscam sempre a atualização, e este material bibliográfico, em sua terceira edição, demonstra de maneira efetiva sua atribuição educativa.

Nos tempos em que vivemos, com a velocidade da disseminação do conhecimento e a facilidade de acesso a conteúdos via internet, parece-nos que os livros perderiam seu papel no processo de aprendizagem. No entanto, um livro desta qualidade, com inegável curadoria dos editores, é um companheiro essencial na trajetória educacional, seja de formandos, seja de profissionais.

Os 15 capítulos da obra, divididos por sistemas orgânicos, apresentam uma ordenação didática que permite ao leitor conhecer e se aprofundar nos aspectos patológicos das doenças dos animais domésticos, na etiopatogenia, nas descrições macro e microscópicas, nas técnicas mais avançadas e moleculares de auxílio ao diagnóstico, nos agentes etiológicos de maior relevância epidemiológica no país. Além disso, os capítulos são ricamente ilustrados com fotos que auxiliam no diagnóstico anatomopatológico.

Desde sua primeira edição, este livro é um marco para a capacitação de acadêmicos médicos-veterinários e para a educação continuada de profissionais que estão inseridos nessa área. Publicada em 2010, a primeira edição teve uma reimpressão e já foi um grande sucesso. Em 2016, a segunda edição foi lançada, e teve duas reimpressões, o que demonstra a inserção deste livro no cotidiano da medicina veterinária.

Esta terceira edição conta com 29 autores, com capítulos intensamente atualizados e novas imagens muito importantes para o aprendizado de patologia veterinária, além de um formato e conteúdo mais consistentes.

Ter acesso a um material de tamanha qualidade, apresentado de modo tão "palatável", editado por dois grandes profissionais da área, que inegavelmente apresentam vasta experiência de ensino, pesquisa e extensão, é um grande privilégio e um legado deixado de "forma física" para a história da patologia veterinária brasileira.

Obrigada aos autores e editores desta grande obra!

Renée Laufer Amorim
Professora Titular de Patologia Veterinária da Faculdade de Medicina
Veterinária e Zootecnia da Universidade Estadual Paulista (FMVZ-Unesp)
Mestre e Doutora em Patologia Veterinária pela FMVZ-Unesp, câmpus de Botucatu.
Pós-Doutorado pela Fundação Antônio Prudente (Hospital A.C.Camargo,
São Paulo) e pela University of California at Davis (UCDavis), EUA.
Especialista em Patologia Veterinária pela Associação Brasileira de Patologia Veterinária (ABPV).

Prefácio à 2ª Edição

Patologia Veterinária, em sua segunda edição, é um verdadeiro presente dos autores ao leitor interessado nessa apaixonante ciência. Consequência da notável aceitação pela comunidade do trabalho bem-sucedido da primeira edição, os 15 capítulos desta obra foram revisados e atualizados por eminentes especialistas nacionais e do exterior, conhecedores da realidade do Brasil, fruto de experiência pretérita no país em trabalhos colaborativos.

Os textos contemplam os principais sistemas orgânicos de maneira bem estruturada e uniforme, com descrição detalhada dos processos patológicos nos diversos órgãos e tecidos e destaque especial para aqueles característicos das doenças de maior importância e prevalência no Brasil. Ademais, a presença de uma grande quantidade de tabelas e ilustrações, acrescida da riqueza e excelência em qualidade de quase 1.200 figuras – número bem superior ao da primeira edição –, torna esta obra indispensável para os interessados em patologia.

É um notável material de consulta para graduandos, residentes e pós-graduandos e auxilia na rotina diagnóstica do profissional patologista.

Gervasio Henrique Bechara
Pós-Doutorado em Acarologia Veterinária pela
London School of Hygiene & Tropical Medicine.
Professor do Programa de Pós-Graduação em Ciência Animal
da Pontifícia Universidade Católica do Paraná (PUCPR).
Professor Titular Aposentado da Universidade Estadual
Paulista (Unesp), câmpus de Jaboticabal.

Prefácio à 1ª Edição

Por muitas décadas, os estudantes brasileiros de veterinária tiveram de se valer de textos em inglês ou alemão, ou de traduções desses textos, para o aprendizado da patologia dos animais domésticos. Na década de 1970 surgiu, em língua portuguesa, o livro *Patologia Especial dos Animais Domésticos*, do Professor Jefferson Andrade dos Santos, com edição há muito esgotada. Portanto, o livro agora organizado pelos Professores Renato de Lima Santos e Antonio Carlos Alessi, que conta com a participação de 22 autores com destacada atuação em patologia veterinária no Brasil e em outros países, vem preencher uma antiga lacuna. Um livro-texto de patologia veterinária era necessário não somente como uma ferramenta para eliminar a barreira da língua, mas, principalmente, para dar o enfoque peculiar da prevalência da manifestação das várias enfermidades em animais domésticos no Brasil. Embora os princípios gerais que determinam a ocorrência das lesões sejam os mesmos, as manifestações e a prevalência de certas doenças variam entre os países e as regiões. Um livro organizado com autores familiarizados com a realidade brasileira pode oferecer uma visão mais adequada a essa realidade.

Cada capítulo é estruturado em tópicos semelhantes. Inicialmente, os principais aspectos anatômicos e fisiológicos do(s) órgão(s) do sistema específico a ser tratado naquele capítulo. Na segunda parte são apresentadas as não lesões, lesões sem significado clínico e alterações pós-mortais; este é um tópico importante dentro do estudo da patologia, pois fornece orientação que permite ao leitor discernir entre essas alterações e lesões clinicamente significativas. Em não lesões, são apresentadas estruturas normais que, por serem pouco conhecidas ou semelhantes a lesões, são ocasionalmente interpretadas como tal. Entre lesões de pouco significado clínico são incluídas aquelas que geralmente não se traduzem em manifestações clínicas e, portanto, não podem ser associadas às causas da morte do animal. Nas alterações pós-mortais são apresentadas as principais alterações que resultam de processos autolíticos ou putrefativos que ocorrem após a morte em cada tecido. Em sequência, são apresentadas as anomalias do desenvolvimento, alterações circulatórias, alterações degenerativas, alterações inflamatórias, alterações proliferativas (neoplasia) e doenças específicas; esse último tópico permite a inclusão de doenças que são particularmente prevalentes e importantes em nosso país. Cada capítulo é ricamente ilustrado com fotografias em cores e de excelente qualidade, associadas às tabelas elucidativas e referências bibliográficas atuais e pertinentes.

Os assuntos tratados em cada capítulo examinado, em consonância com os céleres avanços da patologia nas últimas décadas, e as mais recentes aquisições, como resultado das modernas técnicas de diagnóstico em toxicologia, microbiologia, virologia e imunopatologia, proporcionam uma abordagem atualizada da patologia dos diferentes sistemas, contemplando as mais recentes aquisições em um campo em acentuado desenvolvimento.

Severo Sales de Barros (in memoriam)
Especialista em Patologia Veterinária pela Escola
Superior de Medicina Veterinária de Hannover, Alemanha.
Professor Titular Aposentado do Departamento de Patologia
Veterinária da Universidade Federal de Santa Maria (UFSM).

Sumário

Patologia Veterinária

Sistema Respiratório 1

Renato de Lima Santos ◆ Roberto Maurício Carvalho Guedes
Luciana Sonne ◆ Teane Milagres Augusto Gomes

MORFOLOGIA E FUNÇÃO

Visando facilitar a compreensão das alterações que afetam o sistema respiratório, este capítulo será dividido segundo sua estrutura ou morfologia e segundo a função dos componentes desse sistema.

De acordo com a divisão estrutural, o sistema respiratório pode ser dividido em superior e inferior. O sistema respiratório superior se estende das narinas à laringe, e o inferior compreende a traqueia, os brônquios, os bronquíolos e os pulmões.

O epitélio de revestimento do sistema respiratório superior, com exceção das narinas e da laringe, que apresentam epitélio estratificado pavimentoso não queratinizado, é pseudoestratificado ciliado com células secretoras. A traqueia, os brônquios e os bronquíolos também são revestidos por epitélio pseudoestratificado ciliado com células secretoras, frequentemente chamado de epitélio respiratório. Já os bronquíolos respiratórios, sacos alveolares e alvéolos não têm células ciliadas ou secretoras de muco e são revestidos predominantemente por pneumócitos tipo I (também chamados de pneumócitos membranosos), que são células bastante delgadas cuja morfologia favorece a troca gasosa entre o ar inspirado e o sangue circulante, processo denominado *hematose*.

Os pneumócitos tipo I são muito suscetíveis a lesões e não têm capacidade de proliferação. Igualmente estão presentes no epitélio de revestimento alveolar os pneumócitos tipo II (também chamados de pneumócitos granulares ou secretórios), que são células volumosas, com aspecto cuboide, que secretam surfactante e têm capacidade de proliferação.

Durante o processo de reparação de diferentes tipos de lesões, há proliferação dos pneumócitos tipo II, e, posteriormente, durante a fase de resolução das lesões, alguns deles se diferenciam em pneumócitos tipo I, reconstituindo a estrutura normal do revestimento alveolar. Conta com um terceiro tipo celular, bem mais escasso, chamado de pneumócito tipo III, cuja função não é bem conhecida. A Figura 1.1 apresenta uma representação esquemática da composição e das relações entre os diferentes tipos celulares que compõem a parede alveolar.

A divisão funcional considera a função dos diferentes segmentos ou componentes do sistema respiratório. Sob o ponto de vista funcional, o sistema respiratório pode ser dividido em vias respiratórias condutoras de ar, que se estendem das narinas até os bronquíolos terminais, e parênquima pulmonar, constituído de bronquíolos respiratórios, sacos

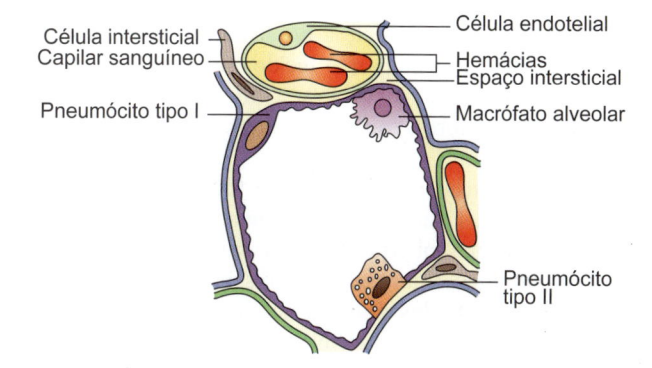

Figura 1.1 Representação esquemática dos componentes da parede alveolar.

alveolares e alvéolos pulmonares. A traqueia e os brônquios são circundados por anéis cartilaginosos que têm como funções prevenir seu colabamento e, consequentemente, manter o lúmen dessas vias respiratórias constantemente aberto, facilitando assim a passagem do ar inspirado e expirado. A ausência de cartilagem em suas paredes é o que caracteriza morfologicamente os bronquíolos e os diferencia dos brônquios nas espécies de animais domésticos. Tanto os brônquios quanto os bronquíolos contêm quantidade variável de células musculares lisas (leiomiócitos) em suas paredes.

Para exercer sua função de hematose (troca gasosa), o parênquima pulmonar recebe intenso fluxo sanguíneo, que corresponde a todo o volume da grande circulação direcionado a um único órgão (o pulmão). A fisiologia pulmonar faz com que o pulmão seja exposto a um enorme volume de ar inspirado. O ar inspirado carreia microrganismos associados ou não a material particulado, incluindo bactérias, vírus, fungos e esporos – que podem potencialmente desencadear um processo infeccioso nas vias respiratórias ou no parênquima pulmonar.

A maioria das doenças e/ou lesões que ocorrem no sistema respiratório é causada por agentes lesivos que o atingem por meio do ar inspirado (via aerógena) ou do sangue (via hematógena). Dessas duas rotas, a mais importante é a aerógena, principalmente nos animais criados em sistemas de confinamento, pois a concentração de agentes potencialmente patogênicos no ar é maior, assim como a concentração de gases irritantes, como amônia (NH_3) e gás sulfídrico (H_2S). Para exemplificar, entre 40 e 50% das perdas totais em sistemas de confinamento bovino são decorrentes de doenças respiratórias.

Mecanismos de defesa

Como mencionado, o ar inalado em cada inspiração não é estéril. Pode conter microrganismos potencialmente lesivos ao sistema respiratório, além de substâncias gasosas ou partículas em suspensão, que podem atuar promovendo lesão.

Os mecanismos de defesa descritos a seguir impedem que agentes infecciosos ou outras partículas cheguem aos pulmões, e, quando isso eventualmente ocorre, os mecanismos de defesa eliminam tais agentes agressores. Portanto, resumidamente, a função desses mecanismos de defesa é proteger o parênquima pulmonar (alvéolos) por meio da remoção de agentes potencialmente lesivos, além de umedecer e aquecer o ar inspirado, o que ocorre sobretudo nas vias respiratórias superiores.

Os mecanismos de defesa do sistema respiratório incluem o lençol mucociliar; o tecido linfoide broncoassociado; os macrófagos alveolares; a microbiota saprófita; e os reflexos protetores, como tosse e espirro. Cada um será detalhado a seguir.

O *lençol mucociliar* faz com que toda a superfície das vias respiratórias, incluindo a traqueia, os brônquios e os bronquíolos, seja coberta por uma camada praticamente contínua de muco, a qual se move no sentido da laringe, por meio do batimento dos cílios das células ciliadas do epitélio respiratório. A alteração morfológica e funcional dos cílios, que ocorre na condição conhecida como discinesia ciliar primária, faz com que ocorra comprometimento desse mecanismo – alteração associada à predisposição acentuada a rinites e broncopneumonias.

As funções primordiais do lençol mucociliar são a remoção de partículas do sistema respiratório e a difusão de substâncias protetoras. A remoção de partículas depositadas no lençol mucociliar ocorre em apenas algumas horas; geralmente, em poucas horas, quando as partículas se depositam na traqueia, ou até em 24 h, quando se depositam em brônquios ou bronquíolos. O muco, secretado pelas células caliciformes do epitélio respiratório, favorece a adsorção de partículas, entre as quais agentes físicos ou biológicos potencialmente lesivos ao sistema respiratório. O muco é então carreado pelos batimentos ciliares, que alcançam aproximadamente 1.000 bpm, dos segmentos mais profundos do sistema respiratório até a laringe e a faringe, em que as partículas inaladas misturadas ao muco são deglutidas. Coincidentemente, na nasofaringe estão localizados grandes aglomerados de tecido linfoide.

A facilidade com que as partículas são removidas pelo lençol mucociliar depende de seu tamanho. Partículas com mais de 10 µm de diâmetro sofrem remoção virtualmente completa até a laringe, enquanto a maior parte das partículas com 1 a 2 µm de diâmetro se deposita na junção bronquíolo-alveolar, o que justifica a vulnerabilidade desse segmento do sistema respiratório (Figura 1.2). Sob o ponto de vista prático, isso equivale a dizer que, em condições normais, a maioria das bactérias em suspensão no ar inspirado é retida pelo lençol mucociliar, mas outros agentes potencialmente lesivos, com tamanho inferior a 1 a 2 µm de diâmetro, em particular agentes virais, podem facilmente atingir o alvéolo pulmonar. Contudo, obviamente, a eficiência desse mecanismo depende da intensidade do desafio, de

modo que essa regra não é absoluta. Por exemplo, partículas de asbestos de até 100 µm de comprimento podem chegar ao parênquima pulmonar. É importante acrescentar que, além da remoção de partículas inaladas, o lençol mucociliar também contribui para a eliminação de gases hidrossolúveis inalados, potencialmente tóxicos ao parênquima pulmonar.

Além da ação mecânica de retirada de material particulado do sistema respiratório, o lençol mucociliar desempenha outro papel importante, o transporte e a difusão de substâncias humorais protetoras, como anticorpos produzidos pelo *tecido linfoide broncoassociado* (BALT, do inglês *bronchus-associated lymphoid tissue*), particularmente imunoglobulina A (IgA). Esse tipo de imunoglobulina atua na neutralização e favorece a fagocitose de agentes invasores. Além dos anticorpos, outras substâncias protetoras são difundidas pelo lençol mucociliar, como a interferona, que limita a infecção viral, a lisozima e a lactoferrina, que têm atividade antibacteriana seletiva, além de fatores do sistema do complemento.

Embora o lençol mucociliar seja extremamente eficiente na remoção de partículas inaladas, algumas partículas, com tamanho igual ou inferior a 1 µm, podem chegar aos alvéolos pulmonares. Em condições normais, os alvéolos são estéreis, e a defesa e a esterilidade alveolar são mantidas graças à atividade fagocitária de *macrófagos alveolares*. A fagocitose de pequenas partículas ocorre em torno de 4 h e é facilitada pela presença de imunoglobulinas específicas, por meio do processo de opsonização. Além da fagocitose, os macrófagos alveolares são importantes fontes de interferona.

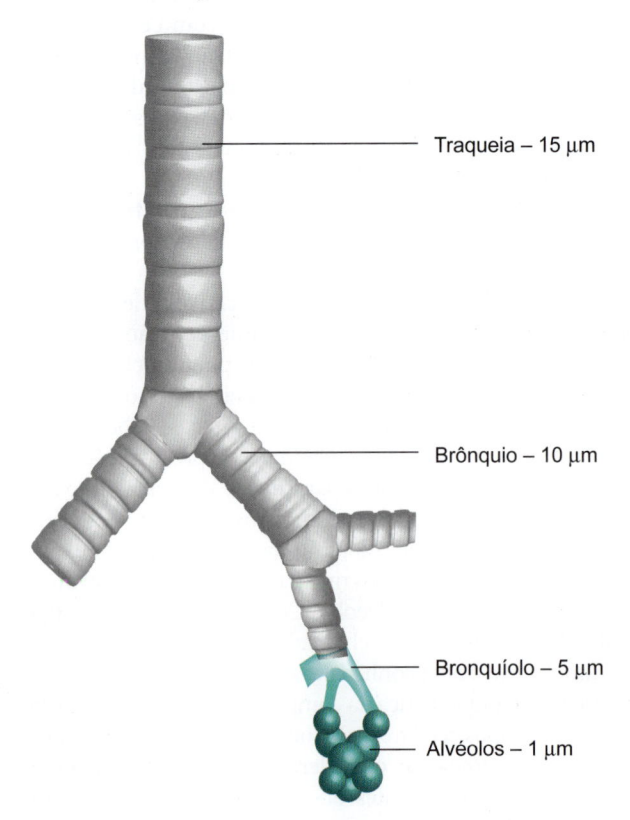

Figura 1.2 Representação esquemática da capacidade de retenção de partículas pelo lençol mucociliar. Os valores indicam o diâmetro mínimo para que uma partícula seja retida em diferentes segmentos do sistema respiratório.

A população de macrófagos residentes no pulmão inclui, além dos alveolares, macrófagos localizados no interstício e macrófagos intravasculares (que somente são observados no parênquima pulmonar). Esses macrófagos têm função de fagocitose de microrganismos ou outras partículas que atingem os alvéolos. Ainda, por meio da secreção de diversas citocinas, os macrófagos pulmonares desempenham importante papel na modulação da resposta inflamatória e dos processos de reparação do parênquima pulmonar. Há também células dendríticas no parênquima pulmonar que têm como funções primárias a apresentação de antígenos e a regulação da resposta imune adaptativa.

Outro componente fundamental da defesa pulmonar é a *microbiota saprófita*, presente predominantemente no sistema respiratório superior. Essa microbiota atua por competição, por meio da aderência dos *pili* bacterianos aos receptores das células epiteliais, de modo a não possibilitar a colonização do sistema respiratório por organismos de maior potencial patogênico.

Em várias regiões do sistema respiratório, particularmente nos brônquios, são observados aglomerados de células linfoides com localização adjacente às vias respiratórias, chamados de BALT. Esses aglomerados linfoides frequentemente apresentam morfologia de folículo linfoide, com centro germinativo evidente. A população celular é constituída por linfócitos T e B, com predominância de linfócitos B, responsáveis pela produção de IgA, IgG, IgM e IgE.

Em animais saudáveis, podem ser detectadas moléculas de IgA específicas contra vírus e bactérias patogênicos para o sistema respiratório. Embora a importância dos anticorpos produzidos no sistema respiratório não esteja totalmente esclarecida, estes facilitam o processo de fagocitose de agentes infecciosos por meio do fenômeno de opsonização, o que favorece a ação dos macrófagos alveolares, mecanismo fundamental para a defesa do pulmão.

Finalmente, os mecanismos de defesa do sistema respiratório se completam com os reflexos protetores, como tosse e espirro, que proporcionam a eliminação mecânica de partículas ou material estranhos ao sistema respiratório.

O reflexo de tosse é um mecanismo importante para a eliminação de quantidades excessivas de muco ou de exsudato presentes nas vias respiratórias, prevenindo, assim, a chegada desse material ao parênquima pulmonar. Para que esse mecanismo seja eficiente, é importante que o parênquima pulmonar (alvéolos) suprido pela via respiratória a ser desobstruída tenha elasticidade normal e contenha ar.

LESÕES SEM SIGNIFICADO CLÍNICO E ALTERAÇÕES *POST MORTEM*

Colapso pulmonar

Durante o procedimento de necropsia, imediatamente após a abertura da cavidade torácica, ocorre retração dos pulmões. Tal fenômeno se deve à elasticidade dos pulmões, que são mantidos distendidos dentro do tórax em razão da pressão negativa da cavidade torácica. Portanto, o colapso pulmonar se deve ao equilíbrio entre a pressão intratorácica, que é negativa antes da abertura da cavidade torácica, e a pressão atmosférica.

A não ocorrência de colapso pulmonar após a abertura da cavidade torácica geralmente está associada ao acúmulo de material ou ar dentro dos alvéolos, como nos casos de edema pulmonar, inflamação ou enfisema alveolar.

Hipóstase

O fenômeno de hipóstase corresponde ao acúmulo *post mortem* de sangue no hemiórgão posicionado do lado de baixo quando o cadáver é mantido em decúbito lateral. Tal acúmulo se deve à ação da gravidade, e o hemiórgão posicionado próximo ao solo apresenta coloração vermelho-escura (Figura 1.3). É importante fazer a diferenciação entre essa condição e a congestão *ante mortem*, geralmente bilateral e com distribuição difusa.

Hiperinflação alveolar

Principalmente em cães, mas também em gatos e cavalos, é comum que a extremidade cranial dos lobos craniais se apresente com aspecto enfisematoso (ver adiante descrição de enfisema alveolar). Contudo, na ausência de lesão da parede alveolar, esse achado não tem significado clínico e é resultado da retenção de ar nos alvéolos dessa região, por ocasião do colapso pulmonar quando do equilíbrio da pressão em função da abertura da cavidade torácica.

Enfisema intersticial *post mortem*

Trata-se de uma das alterações autolíticas mais tardiamente observadas na carcaça em decomposição. Ocorre pelo acúmulo de gases resultantes da atividade de bactérias putrefativas produtoras de gás. Quando o enfisema *post mortem* estiver instalado nos pulmões, invariavelmente serão visíveis outras alterações cadavéricas, como a pseudomelanose e a embebição sanguínea, o que facilita a diferenciação dessa alteração *post mortem* de outros tipos de enfisema *ante mortem*.

Os diferentes tipos de enfisema *ante mortem* estão detalhados adiante.

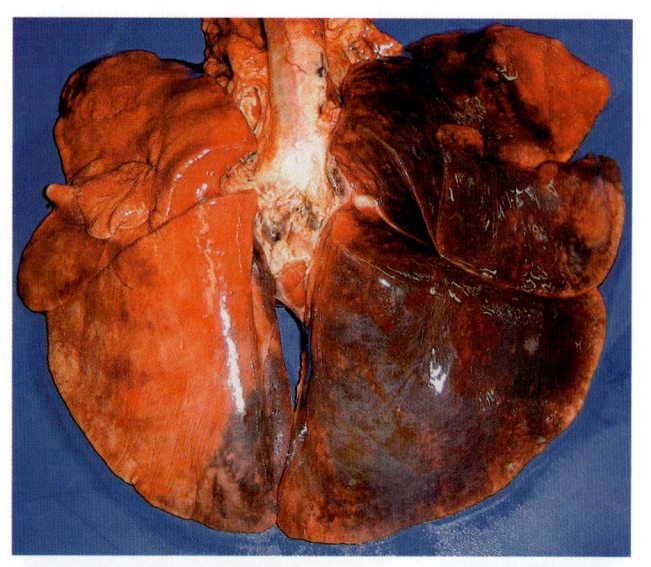

Figura 1.3 Cão. O pulmão direito apresenta coloração avermelhada em razão da hipóstase *post mortem*. (Cortesia da Dra. Rogéria Serakides, Universidade Federal de Minas Gerais, Belo Horizonte, MG.)

CAVIDADE NASAL E SEIOS PARANASAIS

Anomalias do desenvolvimento

Embora raras, alterações do desenvolvimento que resultam em alterações acentuadas na gênese da cavidade nasal ou das narinas geralmente estão associadas à natimortalidade ou mortalidade perinatal, uma vez que, de maneira geral, são incompatíveis com a vida.

As anomalias do desenvolvimento mais comuns no sistema respiratório estão descritas a seguir.

Atresia de coana

Atresia de coana (ou atresia coanal) tem sido descrita em potros e é extremamente rara em outras espécies de animais domésticos, particularmente cães e ovinos. Essa alteração se caracteriza pela persistência da membrana coanal, o que resulta em obstrução parcial ou total, uni ou bilateral, da comunicação entre a cavidade nasal e a faringe. Essa condição pode resultar em obstrução do fluxo de e, consequentemente, dispneia e intolerância ao exercício.

Cistos dos seios paranasais

São comuns os cistos ósseos nos seios paranasais. Geralmente são achados acidentais de necropsia e sem consequências clínicas.

Fenda palatina (palatosquise)

A fenda palatina, também chamada de palatosquise, é caracterizada por uma fenda no palato que faz com que haja comunicação entre as cavidades nasal e oral (Figura 1.4). É uma alteração mais frequente em bovinos e suínos, particularmente em rebanhos endogâmicos (com alto grau de consanguinidade). Apesar de serem alterações compatíveis com a vida, em geral os animais com essa condição morrem precocemente, em razão da aspiração de leite e consequente pneumonia. Palatosquise pode ou não estar associada à ocorrência de lábio leporino (queilosquise).

Discinesia ciliar primária

A discinesia ciliar primária é uma condição que tem sido reconhecida em cães e gatos e se caracteriza pela incoordena-

ção ou diminuição da função ciliar, com ou sem alterações ultraestruturais dos cílios. Essa condição compromete significativamente os mecanismos de defesa do sistema respiratório, predispondo o indivíduo a rinite e pneumonias crônicas.

Na discinesia ciliar primária, a maioria dos cílios apresenta alterações dos microtúbulos centrais ou periféricos ou, em alguns casos, microtúbulos supranumerários. Embora rara, é possível que a ocorrência dessa condição seja subestimada em medicina veterinária, pois o diagnóstico requer análise ultraestrutural dos cílios por microscopia eletrônica de transmissão, além de provas funcionais *in vivo* e *in vitro*.

A discinesia ciliar primária não se restringe ao epitélio respiratório, envolvendo outros epitélios ciliados, como o epitélio da tuba uterina, do ouvido médio e do epêndima nos ventrículos, predispondo ao acúmulo de exsudato e à hidrocefalia, como descrito em cães. Também ocorre discinesia ciliar secundária causadas por lesões inespecíficas e crônicas do sistema respiratório (inflamatórias, infecciosas ou tóxicas), que levam a alterações ultraestruturais inespecíficas dos microtúbulos, desorientação ciliar e/ou interferência na função dos cílios. Ao contrário da discinesia ciliar primária, na secundária geralmente o percentual de cílios afetados é baixo, e a lesão pode ser reversível.

Alterações circulatórias

Alterações circulatórias são comuns em razão da irrigação intensa da mucosa nasal. O ingurgitamento relaciona-se ao relaxamento das artérias e à contração da túnica média das veias (muito espessa nessa região). Em animais saudáveis, é possível observar graus variáveis de *hiperemia* dos cornetos nasais, caracterizada por coloração avermelhada na mucosa nasal, particularmente nos cornetos. Isso se deve à função do órgão de aquecimento e umidificação do ar inspirado, o que requer abundante suprimento sanguíneo. Portanto, a hiperemia da mucosa nasal não deve ser considerada patológica, a menos que esteja associada ao acúmulo de exsudato, a erosões ou a ulcerações da mucosa. Hiperemia é observada nos estágios iniciais da inflamação (rinite) aguda.

Epistaxe é a denominação utilizada para designar os casos em que ocorre hemorragia nasal (Figura 1.5). A despeito da definição de hemorragia nasal, a origem do sangue não necessariamente é a cavidade nasal; por exemplo, a hemorragia pela narina pode ter origem na nasofaringe ou no sistema respiratório inferior. Nos casos em que a hemorragia é proveniente da própria cavidade nasal, a condição é denominada *rinorragia*. A hemorragia nasal originada no sistema respiratório inferior, como nos casos de hemorragia pulmonar ou brônquica intensa, é denominada *hemoptise*.

Epistaxe pode ter várias causas, tais como trauma; exercício intenso em equídeos; inflamação; neoplasias; diáteses hemorrágicas; micose da bolsa gutural; e trombose da veia cava caudal em bovinos. Epistaxe secundária a traumas pode ocorrer em qualquer espécie, mais frequente em cães e em equinos; nesta última espécie ocorre principalmente devido ao traumatismo da mucosa nasal causado pela introdução de sonda nasogástrica.

Epistaxe em função de exercício físico intenso ocorre nos equídeos, e, nesses casos, o sangue é originário dos pulmões. Esse processo é conhecido como hemorragia pulmonar in-

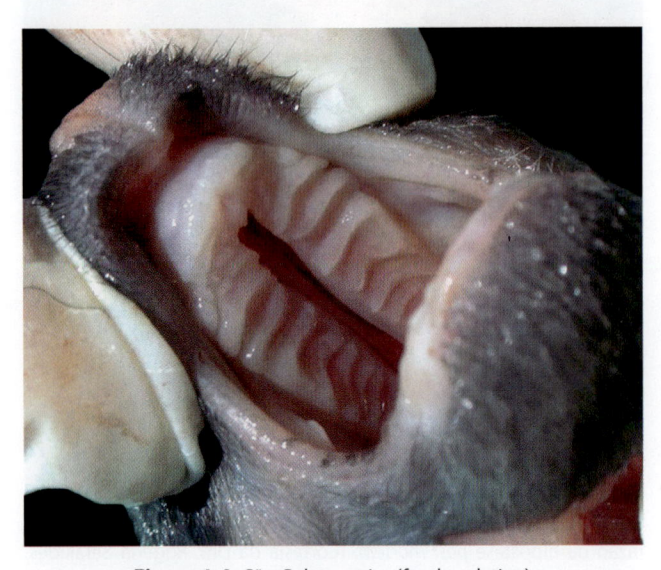

Figura 1.4 Cão. Palatosquise (fenda palatina).

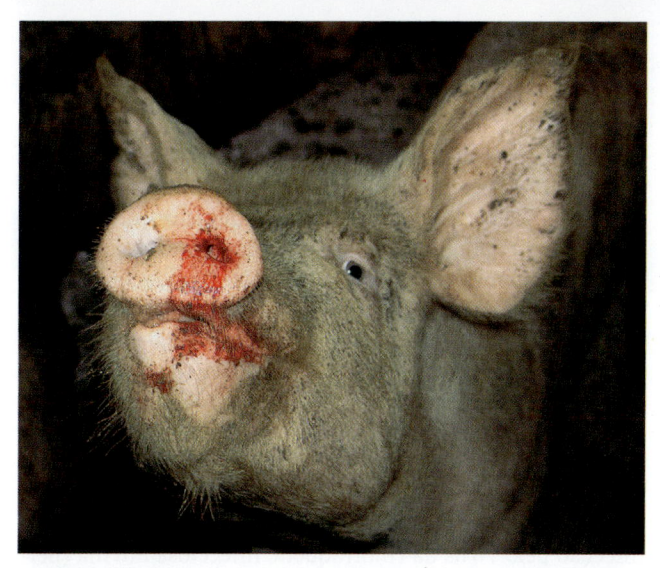

Figura 1.5 Suíno. Epistaxe grave secundária à rinite atrófica. (Cortesia do Dr. David Barcellos, Universidade Federal do Rio Grande do Sul, Porto Alegre, RS.)

duzida por exercício. Aproximadamente 75% dos cavalos têm hemorragia detectável por endoscopia após exercício intenso, como em uma prova de corrida, mas somente 1 a 10% destes apresentam sangramento nasal.

A hemorragia nasal pode ser ocasionada por processos inflamatórios agudos ou crônicos nos quais ocorre ulceração da mucosa. Neoplasias associadas à ruptura de vasos também são causas importantes de epistaxe. Cabe salientar aqui a condição não neoplásica conhecida como hematoma etmoidal progressivo do equino, que frequentemente está associado à epistaxe recorrente. Essa lesão será discutida a seguir no tópico sobre alterações proliferativas.

Nas doenças em que ocorre hemorragia generalizada, ou seja, nas diáteses hemorrágicas, frequentemente há envolvimento da mucosa nasal. Hemorragia nasal nos casos de diátese hemorrágica ocorre principalmente em associação à trombocitopenia, ou seja, diminuição na contagem de plaquetas no sangue. Além disso, também pode estar associada à deficiência de vitamina K, intoxicação por dicumarínicos (varfarina), intoxicação aguda por samambaia, septicemias, entre outras condições que cursam com diátese hemorrágica. Nos casos de hemorragia generalizada, a hemorragia nasal pode resultar em epistaxe ou manifestar-se simplesmente como petéquias ou sufusões na mucosa nasal.

Micose das bolsas guturais ou bursite gutural (ou guturocistite) micótica ocorre com frequência em equídeos como consequência de infecção por *Aspergillus* sp. Devido ao angiotropismo do agente, pode ocorrer invasão de vasos adjacentes à bolsa gutural, inclusive da artéria carótida, com consequente desvitalização da parede arterial e eventual ruptura, resultando em intensa hemorragia e epistaxe que pode levar à morte por choque hipovolêmico.

Em bovinos, epistaxe grave, que pode resultar em morte por choque hipovolêmico, geralmente está associada à hemoptise decorrente de lesão pulmonar tromboembólica secundária à trombose da veia cava caudal. Bovinos são

particularmente suscetíveis ao desenvolvimento de abscessos hepáticos, que, quando se localizam adjacentes à veia hepática ou cava caudal, podem levar ao desenvolvimento de trombose. Êmbolos sépticos originários dessa lesão se alojam no pulmão, levando a erosões em arteríolas com hemorragia intensa para o lúmen brônquico e consequente hemoptise grave. Suínos acometidos por rinite atrófica progressiva, enfermidade discutida em detalhe à frente, podem apresentar epistaxe por rinorragia em decorrência das lesões necróticas de cornetos nasais.

É importante ressaltar que o achado de espuma sanguinolenta no nariz do cadáver, principalmente de ovinos e suínos, não deve ser confundido com epistaxe. Nesses casos, tal achado indica congestão, edema e hemorragia pulmonares.

Alterações degenerativas
Amiloidose

Amiloidose nasal ocorre em equinos e não está associada à amiloidose sistêmica, embora os animais afetados possam apresentar manifestação de amiloidose cutânea associada à lesão nasal. A causa para a deposição de amiloide na cavidade nasal é desconhecida. O amiloide é de natureza proteica, embora não seja uma proteína específica, mas sim fragmentos da cadeia leve de imunoglobulinas. Os locais mais comuns de deposição do amiloide são o vestíbulo nasal, as porções rostrais do septo nasal e os cornetos nasais. Macroscopicamente, observam-se nódulos de tamanhos variados ou deposições difusas, com superfície lisa e brilho semelhante a cera, podendo ocorrer erosão/ulceração da mucosa. A amiloidose nasal pode ocasionar intolerância ao exercício, em casos mais graves, estenose com sinais clínicos de dispneia, além de epistaxe devido a lesão na mucosa nasal.

Alterações inflamatórias
Rinite

Por definição, rinite se refere ao processo inflamatório da mucosa nasal. Em condições normais, a mucosa nasal é abundantemente colonizada por bactérias e fungos saprófitas e até mesmo por microrganismos com potencial patogênico. Essa situação é contrabalançada pelos fatores de proteção da mucosa nasal, que incluem secreção de muco, batimentos ciliares e imunoglobulinas. Contudo, em condições de desequilíbrio dos mecanismos de defesa, há favorecimento da colonização e do desenvolvimento de organismos patogênicos, resultando em inflamação. Frequentemente, a causa primária de rinite é viral, seguida de infecção secundária, bacteriana ou micótica.

As causas de rinite incluem: vírus, que se constituem na causa primária mais frequente; bactérias, como *Bordetella bronchiseptica* e *Pasteurella multocida* toxigênica; fungos; *Rhinosporidium seeberi*; e alérgenos. As causas mais comuns de rinite nos animais domésticos estão sumarizadas na Tabela 1.1.

Além das causas específicas mencionadas anteriormente, existem fatores predisponentes à rinite, entre os quais se destacam: gases nocivos, como amônia e H_2S (gás sulfídrico), que abundam em ambientes com superlotação de animais, ventilação pobre e drenagem inadequada de dejetos; alta concentração de poeira; e baixa umidade do ar, que

Tabela 1.1 Agentes mais frequentes de rinite nos animais domésticos.

Categoria	Agentes (doença – espécies afetadas)
Vírus	Citomegalovírus suíno herpesvírus equino 1 Vírus da *influenza* equina Herpesvírus bovino 1 (rinotraqueíte infecciosa bovina) herpesvírus ovino 2 (febre catarral maligna) Vírus *parainfluenza* bovino 3 Calicivírus felino (gatos) herpesvírus felino 1 (gatos) Coronavírus respiratório canino
Bactérias	*Pasteurella multocida* toxigênica (rinite atrófica progressiva dos suínos) *Streptococcus equi* (equídeos) *Burkholderia mallei* (mormo – equídeos)
Fungos	*Aspergillus fumigatus* (principalmente cães) *Cryptococcus neoformans* (principalmente gatos) *Conidiobolus* spp. (principalmente ovinos)
Mesomycetozoa	*Rhinosporidium seeberi* (rinosporidiose – equinos, bovinos e cães)
Alérgenos	Vários (ocasional em cães, gatos e cavalos)

induz à diminuição da secreção e desidratação do muco e, consequentemente, à eliminação mais lenta das partículas depositadas sobre a camada de muco.

As rinites podem ser classificadas quanto ao curso em agudas, crônicas ou crônico-ativas. O processo inflamatório agudo é caracterizado por exsudação, ao passo que o processo crônico é caracterizado por alterações proliferativas. As situações em que o processo é classificado como crônico-ativo correspondem aos casos em que a rinite crônica também apresenta características de um processo agudo, havendo associação entre alterações proliferativas e exsudativas. Os processos crônicos podem resultar na formação de pólipos nasais que são inicialmente sésseis, podendo tornar-se pedunculados. Um exemplo dessa condição é o pólipo nasal hemorrágico da região etmoidal do equino ou hematoma etmoidal progressivo dos equinos.

Quanto ao exsudato, as rinites podem ser classificadas em: serosa; catarral; mucopurulenta; purulenta; hemorrágica; fibrinosa; fibrinonecrótica; e granulomatosa.

Rinite serosa é a forma mais comum, caracterizada por exsudato translúcido e líquido com número muito reduzido de células inflamatórias e epiteliais. A mucosa nasal geralmente apresenta-se edemaciada e hiperêmica. Essa condição, em geral, causa desconforto respiratório e espirro. Dentro de algumas horas ou poucos dias, a rinite serosa é modificada devido a alterações na secreção glandular, infecção bacteriana e aumento do conteúdo celular e proteico do exsudato.

No caso da rinite catarral, o exsudato apresenta aspecto mais viscoso, uma vez que é rico em muco. A hiperemia e o edema na mucosa nasal tendem a ser mais acentuados do que na rinite serosa.

A rinite catarral-purulenta ou mucopurulenta geralmente é uma evolução da rinite catarral. Nesse caso, há maior concentração de leucócitos no exsudato. Essa condição é frequentemente observada em casos de cinomose.

A rinite purulenta está associada ao acúmulo de grande quantidade de neutrófilos e células epiteliais de descamação, o que confere aspecto de pus ao exsudato (Figura 1.6). Essa condição geralmente está associada a infecção bacteriana. Podem ocorrer erosão e hiperplasia regenerativa do epitélio ou mesmo extensas áreas de ulceração da mucosa. Exemplo dessa condição seria o garrotilho em equídeos (infecção por *Streptococcus equi*, subespécie *equi*). Em alguns casos, o processo inflamatório está associado à hemorragia, com grande quantidade de sangue compondo o exsudato inflamatório. Nesses casos, a rinite é classificada como rinite hemorrágica.

A rinite fibrinosa, também classificada como pseudodiftérica ou pseudomembranosa, corresponde a um processo inflamatório caracterizado pelo acúmulo de uma camada ou placa de fibrina que também contém células inflamatórias e restos celulares, aderida à mucosa ainda íntegra (Figura 1.7). Esse tipo de lesão é observado com frequência nos casos de infecção pelo vírus da rinotraqueíte infecciosa bovina (herpesvírus bovino tipo 1) e rinite viral por corpúsculo de inclusão em leitões lactentes, causada pelo citomegalovírus.

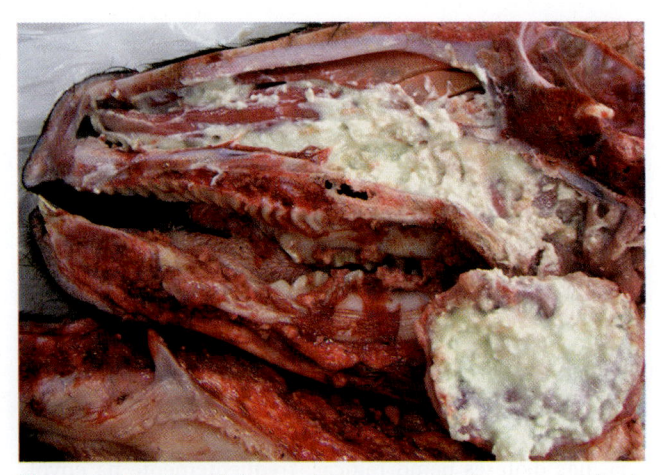

Figura 1.6 Bovino. Rinite purulenta caracterizada por acúmulo de grande quantidade de exsudato purulento na cavidade nasal.

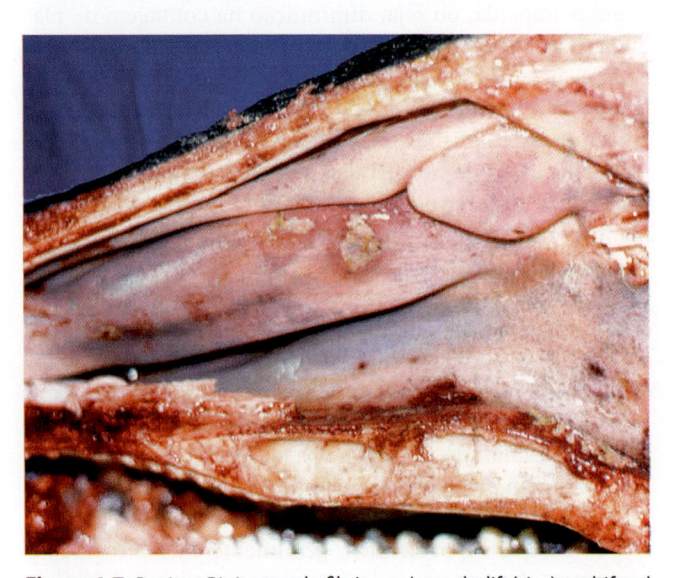

Figura 1.7 Bovino. Rinite aguda fibrinosa (pseudodiftérica) multifocal em consequência de infecção pelo herpesvírus bovino tipo 1.

Rinite fibrinonecrótica, também classificada como diftérica, é caracterizada por placa de fibrina aderida à mucosa ulcerada. Portanto, quando a membrana diftérica é removida, observa-se ulceração da mucosa. Exemplo dessa condição é a difteria dos bezerros causada por *Fusobacterium necrophorum*.

Finalmente, a rinite pode ser classificada como granulomatosa, um processo inflamatório crônico, em geral associado a alterações proliferativas, como a fibrose. Entre as rinites granulomatosas, destaca-se a rinosporidiose, doença causada pelo *Rhinosporidium seeberi*, que ocorre em equinos, bovinos, caninos e em seres humanos. Embora sua taxonomia tenha sido objeto de debate por muito tempo, o *R. seeberi*, previamente classificado como um fungo, atualmente é classificado como um protista aquático pertencente à classe Mesomycetozoa. A lesão causada por esse organismo caracteriza-se macroscopicamente por pólipo único ou bilateral, séssil ou pedunculado que pode medir de 2 a 6 cm de diâmetro, com aspecto de couve-flor, de consistência macia a friável, coloração rosada, algumas vezes ulcerado e que sangra facilmente.

Histologicamente, observam-se infiltrado inflamatório de macrófagos, linfócitos, plasmócitos e ocasionais neutrófilos associado a esporângios, em diferentes estágios de desenvolvimento, e esporos livres no tecido (Figura 1.8). O diagnóstico é baseado na observação do organismo no exame histológico. Rinites granulomatosas associadas à infecção por *Conidiobolus* spp. têm sido relatadas com frequência crescente em ovinos. Nesses casos, na macroscopia, há material de aspecto granular, friável e amarelado na região etmoidal (Figura 1.9), que pode estender-se até a órbita, a placa cribiforme e o seio frontal, causando exoftalmia e assimetria craniofacial. Microscopicamente, há reação inflamatória granulomatosa multifocal, com centro necrótico, contendo hifas de paredes finas, raramente septadas e com ramificações em ângulo reto.

Um diagnóstico diferencial da conidiobolomicose em ovinos pode ser a infecção por *Pythium insidiosum*, porém esse agente causa lesões, principalmente rinofaciais, em que são visualizadas massas irregulares, friáveis, amarelas a avermelhadas, que se caracterizam por uma rinite eosinofílica necrotizante difusa. Outras doenças que cursam com rinite granulomatosa incluem a aspergilose, a criptococose, a tuberculose bovina e a leishmaniose visceral em felinos. As principais doenças estão detalhadas na seção "Principais doenças que afetam primariamente o sistema respiratório".

Geralmente, ocorre progressão nas características do processo inflamatório, de tal modo que a rinite, frequentemente, inicia-se como serosa, evolui para catarral e, a seguir, para purulenta (Figura 1.10). As formas hemorrágicas, pseudomembranosas e ulcerativas são indicativas de lesões graves da cavidade nasal.

As consequências de rinite geralmente são discretas, mas pode ocorrer broncopneumonia, em função de aspiração de exsudato, tromboflebite intracranial, abscesso e meningite, porque as veias da cabeça não têm válvulas, podendo ocorrer refluxo, além de sinusite, sequela mais comum.

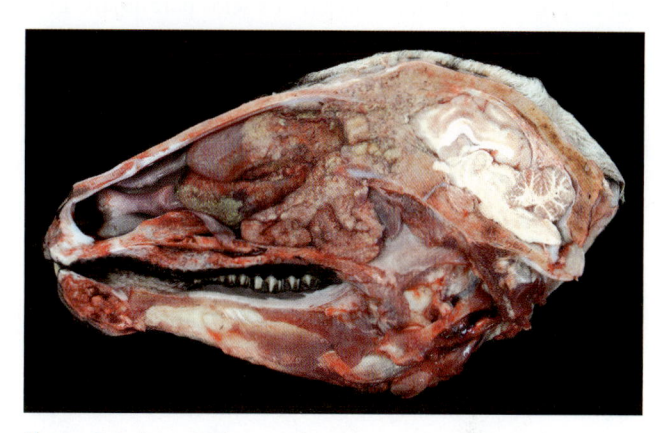

Figura 1.9 Ovino. Rinite granulomatosa por *Conidiobolus lamprauges*. Massa de aspecto granular e necrótico com áreas que variam de amareladas a avermelhadas na região etmoidal. (Cortesia do Dr. Guilherme Konradt, Konradt – Consultoria em Diagnóstico Veterinário, São Martinho, RS.)

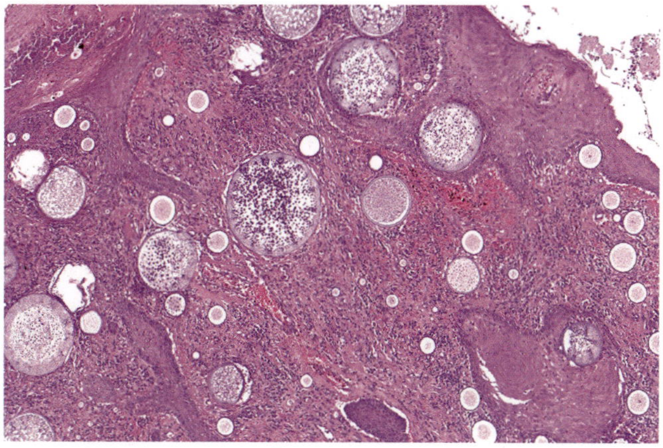

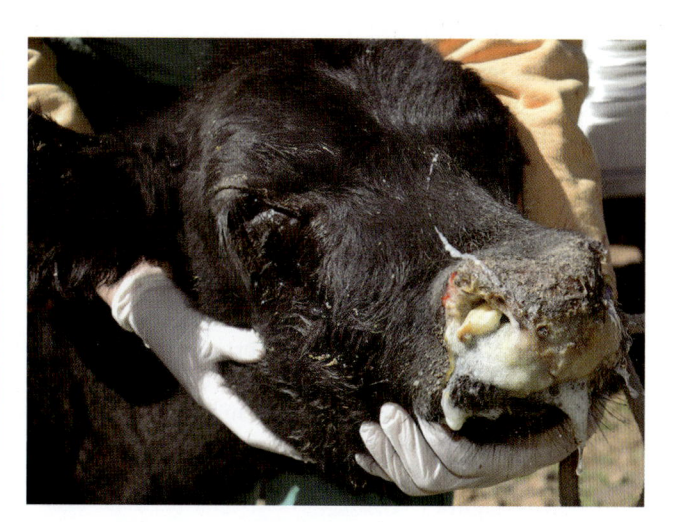

Figura 1.10 Bovino. Rinite purulenta com drenagem de exsudato pela narina em um caso de febre catarral maligna. (Cortesia do Dr. Ricardo Evandro Mendes, Instituto Federal Catarinense, Concórdia, SC.)

Figura 1.8 Equino. Rinite granulomatosa por *Rhinosporidium seeberi*. Processo inflamatório crônico proliferativo com numerosos esporângios em diferentes estágios de desenvolvimento e esporos livres no tecido. (Cortesia da Dra. Taismara Simas de Oliveira, Laboratório Hermes Pardini, Belo Horizonte, MG.).

Sinusite

Sinusite é o termo utilizado para designar a inflamação dos seios paranasais. Na maior parte dos casos, é uma consequência de rinite e não é detectada clinicamente, com exceção dos casos em que ocorre deformidade da face ou formação de fístulas por intermédio de ossos do crânio e pele.

Entre as causas de sinusite, destacam-se as seguintes: rinite (causa mais frequente); larvas de *Oestrus ovis* em ovinos; periodontite; descorna e fraturas dos ossos do crânio com exposição dos seios. Nos casos de rinite catarral ou purulenta, frequentemente ocorre intumescimento da mucosa nasal com consequente oclusão do orifício de drenagem dos seios paranasais. Nesses casos, as secreções e os exsudatos presentes nos seios acumulam-se, resultando em sinusite. As larvas de *O. ovis*, em alguns casos, penetram nos seios paranasais dos ovinos, ocasionando sinusite.

Cabras também podem ser afetadas por *O. ovis* quando criadas com ovinos parasitados.

Nos casos de periodontite, dependendo da intensidade do processo inflamatório do periodonto, pode ocorrer extensão do processo inflamatório para os seios paranasais. Essa condição ocorre principalmente nos equinos, em particular nos animais com mais de 4 anos. Casos graves de sinusite secundária à periodontite podem resultar em deformação facial. Finalmente, em descorna cirúrgica e fraturas de ossos do crânio, há exposição da cavidade dos seios, o que favorece a instalação de infecção e, consequentemente, a sinusite.

Nos casos graves em que ocorre acúmulo de exsudato nos seios paranasais, o processo recebe denominações específicas, como mucocele dos seios paranasais, quando há acúmulo de muco; ou empiema dos seios paranasais, quando ocorre acúmulo de exsudato purulento.

Como consequência de sinusite, frequentemente ocorre atrofia e metaplasia do epitélio de revestimento dos seios paranasais e, em alguns casos raros, meningite, principalmente em consequência de sinusite purulenta, por extensão do processo inflamatório em razão da proximidade com o cérebro.

Alterações proliferativas

O hematoma etmoidal progressivo dos equinos é uma lesão não neoplásica da cavidade nasal que se expande por hemorragias repetidas e se desenvolve a partir do etmoide ou da parede dos seios maxilares, é localmente destrutivo, mas não tem natureza neoplásica. As lesões líticas em tecidos adjacentes provavelmente são resultantes de compressão e, à medida que o hematoma se expande, surge ulceração de sua superfície, resultando frequentemente em epistaxe recorrente.

Pólipos nasais são lesões não neoplásicas que podem ser observadas principalmente em gatos e equinos na cavidade nasal e nasofaringe. As neoplasias primárias da cavidade nasal ou dos seios paranasais são pouco frequentes, com exceção do tumor etmoidal enzoótico em ruminantes. Pode haver neoplasias epiteliais benignas, como papiloma e adenoma, ou malignas, como carcinoma de células escamosas, entre outros (Figura 1.11).

O carcinoma de células escamosas é a neoplasia mais comum na cavidade nasal de gatos, comum também em cavalos (Figura 1.12) – nesta última espécie, a neoplasia nasal

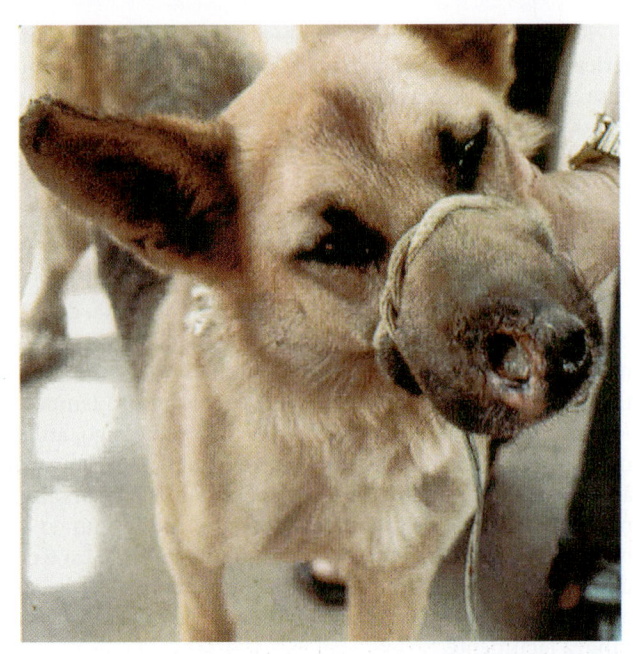

Figura 1.11 Cão. Carcinoma nasal invasivo com destruição de parte da cavidade nasal do lado direito. (Cortesia do Dr. Raimundo Hilton Girão Nogueira, Universidade Federal de Minas Gerais, Belo Horizonte, MG.)

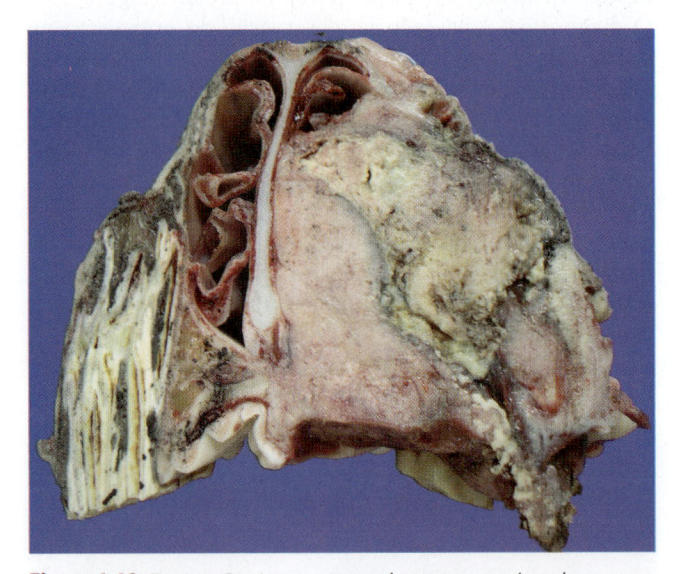

Figura 1.12 Equino. Carcinoma oronasal com extensa área de necrose, associado a perda dentária e obstrução parcial da cavidade nasal.

de maior ocorrência, e, ao contrário das demais espécies domésticas, na maioria das vezes, a neoplasia tem origem no seio maxilar, e não na cavidade nasal.

Outra neoplasia epitelial maligna que ocorre na cavidade nasal é o adenocarcinoma, diagnosticado em diferentes espécies, tais como ovinos, equinos e caninos. O *tumor etmoidal enzoótico* acomete ovinos, caprinos e bovinos e é classificado morfologicamente como um adenocarcinoma. Essa neoplasia, que acontece em algumas regiões do Brasil, está associada à infecção por retrovírus, e foram identificados o retrovírus do tumor enzoótico nasal (ENTV, *enzootic nasal tumor virus*) de ovinos (ENTV-1) e outro vírus muito semelhante (ENTV-2) que causa a mesma lesão em caprinos.

Nos casos de tumor etmoidal enzoótico, esses vírus frequentemente apresentam coinfecção com o retrovírus do adenocarcinoma pulmonar ovino. O tumor etmoidal enzoótico origina-se na mucosa olfatória da região etmoidal, particularmente de células epiteliais secretoras das glândulas serosas da mucosa, e caracteriza-se macroscopicamente por massas neoplásicas de coloração amarelada, flácidas e friáveis e de odor fétido, que invadem e destroem as estruturas adjacentes, podendo resultar em deformidade do crânio e protrusão do globo ocular (Figura 1.13). Os animais afetados muitas vezes apresentam dispneia, tosse, perda de peso e secreção nasal mucopurulenta.

Na histologia, o tumor é geralmente considerado como uma neoplasia de baixo grau (Figura 1.14), e o subtipo papilar é o mais frequente. Cabe ressaltar que alguns casos previamente diagnosticados como tumor etmoidal enzoótico em ovinos na região nordeste do Brasil são, na realidade, casos de rinite granulomatosa decorrente de infecção por *Conidiobolus* spp.

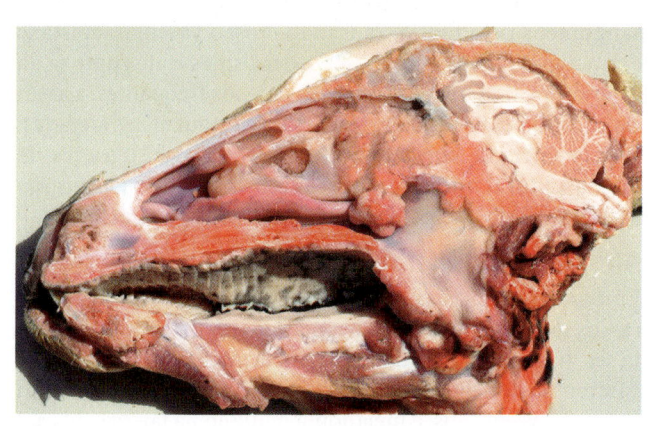

Figura 1.13 Ovino. Tumor etmoidal enzoótico. Tecido neoplásico esbranquiçado e multilobulado na cavidade nasal.

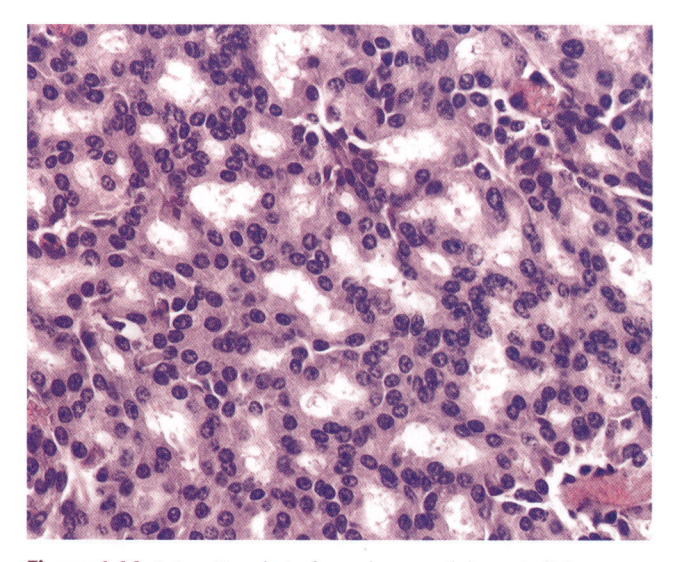

Figura 1.14 Ovino. Neoplasia formada por células epiteliais em um caso de tumor etmoidal enzoótico.

As neoplasias epiteliais malignas na cavidade nasal incluem carcinoma de células escamosas; carcinoma de células fusiformes, carcinoma transicional; adenocarcinoma; carcinoma adenoescamoso; carcinoma adenoide cístico; carcinoma de células acinares; carcinoma indiferenciado (anaplásico); e carcinoma neuroendócrino. Também podem ocorrer neoplasias mesenquimais na cavidade nasal, que podem ser benignas, como fibroma, condroma (em várias espécies) e osteoma (principalmente em bovinos e equinos); ou malignas, como fibrossarcoma (a neoplasia mesenquimal maligna, mais comum na cavidade nasal), osteossarcoma (mais comum em cães e gatos) e condrossarcoma. Outras neoplasias, tais como neuroblastoma olfatório, melanoma maligno e tumor venéreo transmissível (TVT) também podem afetar a cavidade nasal, bem como o linfoma nasal de felinos.

FARINGE E BOLSAS GUTURAIS

As bolsas guturais são divertículos ventrais das tubas de Eustáquio e, entre os animais domésticos, são encontradas somente nos equídeos. São bilaterais, localizadas ventrolateralmente ao encéfalo. A capacidade média de cada bolsa é de 300 a 500 mℓ. São revestidas por epitélio ciliado e secretor de muco.

Embora várias funções tenham sido atribuídas às bolsas guturais, como equilíbrio de pressão na membrana timpânica, vocalização, aquecimento do ar e até mesmo resfriamento do encéfalo, a importância exata do órgão para o desempenho dessas funções não está clara. Ainda que seu papel fisiológico continue obscuro, a bolsa gutural é suscetível a algumas condições patológicas de relevância clínica.

Anomalias do desenvolvimento

Cistos faringianos podem ser observados na parede dorsal, no palato mole ou, mais frequentemente, abaixo da epiglote. Quando de localização subepiglótica, são considerados derivados de remanescentes embrionários do ducto tireoglosso. Entretanto, pode também haver o desenvolvimento de cistos adquiridos, em função de lesões traumáticas.

Alterações circulatórias

A hiperemia da mucosa faringiana geralmente está associada à fase inicial ou aguda dos processos inflamatórios dessa região. Nesses casos, de maneira geral, o processo não está restrito à faringe, havendo envolvimento de outros segmentos do sistema respiratório ou digestório.

Alterações degenerativas

O acúmulo excessivo de ar no interior das bolsas guturais caracteriza *timpanismo das bolsas guturais*, principalmente durante o primeiro ano de vida dos equídeos. Essa condição poderia ser considerada uma anomalia do desenvolvimento porque, em alguns casos, é atribuída a pregas da mucosa que funcionam como válvulas, que possibilitam a entrada de ar nas bolsas, mas impedem sua saída. Contudo, aparentemente, a maioria dos casos é considerada timpanismo adquirido, causado principalmente por edema da mucosa decorrente de inflamação aguda, resultando em obstrução da saída de ar das bolsas. Por motivos desconhecidos, as fêmeas são mais frequentemente afetadas do que os machos.

Alterações inflamatórias

Faringite geralmente está associada à inflamação dos sistemas respiratório ou digestório superiores ou de ambos. Processos inflamatórios que envolvem as bolsas guturais nos equídeos, em geral, estão associados à inflamação do sistema respiratório superior, mas também podem se desenvolver como um processo isolado. A seguir, estão descritas as principais condições inflamatórias desses órgãos.

A *faringite crônica com hiperplasia linfoide do equino* é uma condição que ocorre em equinos jovens com menos de 5 anos (principalmente entre 1 e 3 anos). Acreditava-se que essa condição teria significado clínico na raça Puro-Sangue Inglês (PSI) e que, em casos graves, poderia haver dificuldade respiratória, mas, atualmente, sua importância clínica é questionável, uma vez que virtualmente todos os cavalos jovens de todas as raças desenvolvem hiperplasia do tecido linfoide da faringe, sem nenhuma manifestação clínica, inclusive animais PSI.

A faringite crônica com hiperplasia linfoide do equino geralmente é diagnosticada por endoscopia. É um achado incidental de necropsia, pois não resulta em morte do animal. Macroscopicamente, observam-se pequenas estruturas nodulares na superfície mucosa da região dorsolateral da faringe, que correspondem a acúmulos linfoides brancacentos. A etiopatogenia do processo é complexa e não está completamente esclarecida, mas, aparentemente, é causada por estímulo persistente sobre o tecido linfoide, bastante desenvolvido nessa área. Tal estímulo se dá em razão de agentes infecciosos, principalmente *Streptococcus zooepidemicus* e *Moraxella* sp., associados à baixa umidade relativa do ar e a outros fatores predisponentes.

Clinicamente, tem sido descrita uma condição denominada *síndrome da cicatriz nasofaríngeal*, que afeta equinos, particularmente no estado americano do Texas, em regiões próximas ao Golfo do México. Durante a fase aguda, há hiperemia e edema da mucosa do sistema respiratório superior (estendendo-se da mucosa nasal, faringeal, laringeal, atingindo até porções craniais da traqueia). Com a cronicidade, há fibrose, que, no caso da laringe, pode ser circunferencial, ocasionalmente produzindo estenose da laringe. Embora uma causa específica não tenha sido identificada, essa condição está associada a exposição prolongada a irritantes ambientais ou agentes infecciosos.

Os equídeos podem desenvolver inflamação supurada com *empiema das bolsas guturais*, a alteração mais comumente observada nas bolsas guturais, associada a infecções do sistema respiratório superior, principalmente por *Streptococcus equi*, subespécie *equi* (agente causador do garrotilho) ou outros agentes. Caracteriza-se por acúmulo de exsudato purulento de difícil drenagem na bolsa gutural (Figura 1.15).

Como consequência, em alguns casos, podem ocorrer otites do ouvido médio por extensão e lesões em nervos cranianos, pela proximidade dessas estruturas. O VII, IX, X, XI e XII são os pares de nervos cranianos mais frequentemente afetados. Além disso, pode haver comprometimento do tronco simpático cranial, ossos adjacentes e articulação atlantoccipital.

Outro tipo de processo inflamatório que acomete a bolsa gutural é a *bursite gutural* (ou *guturocistite*) *micótica*, caracterizada por inflamação fibrinosa ou fibrinonecrótica cau-

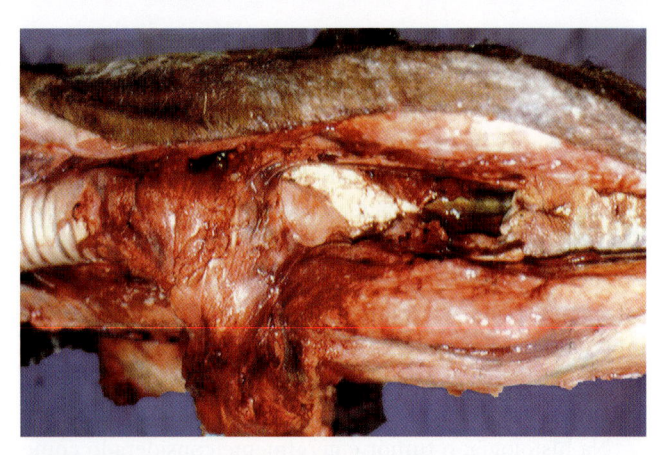

Figura 1.15 Equino. Empiema das bolsas guturais por infecção por *Streptococcus equi*, caracterizada pelo acúmulo de exsudato purulento (parcialmente desidratado) nas bolsas guturais.

sada pela infecção por *Aspergillus* sp., também chamada de micose das bolsas guturais. A lesão geralmente é unilateral, mas, em casos avançados, pode se estender para a bolsa gutural adjacente. Em função do angiotropismo do agente, frequentemente ocorre necrose profunda com invasão de vasos sanguíneos pelo fungo, causando erosão vascular, epistaxe e, em alguns casos, tromboses, aneurismas e até ruptura da artéria carótida interna. Em casos menos frequentes, a artéria carótida externa e a artéria maxilar podem ser afetadas. A ocorrência de epistaxe grave em equinos é sugestiva de bursite gutural micótica. Nesses casos, as consequências são mais graves do que no empiema das bolsas guturais.

Alterações proliferativas

Embora as neoplasias da faringe e bolsas guturais sejam raras, os seguintes processos neoplásicos podem eventualmente ser diagnosticados: papiloma na faringe do cão e do gato; carcinoma de células escamosas na faringe do cão e na bolsa gutural dos equinos; e melanoma maligno na faringe do cão.

LARINGE E TRAQUEIA

Anomalias do desenvolvimento

Colapso traqueal

O colapso traqueal é caracterizado pelo achatamento dorsoventral da traqueia, em razão de uma alteração de seus semianéis cartilaginosos, que formam arcos muito abertos, e do relaxamento da musculatura lisa que os sustenta (Figura 1.16). Como consequência, há diminuição do diâmetro do lúmen traqueal, podendo haver dificuldade respiratória e maior suscetibilidade a colapsos respiratórios, pela protrusão da musculatura lisa para o lúmen traqueal durante exercício ou estresse intenso. Essa condição acontece com maior frequência em cães de raças miniaturas, resultando em dispneia ocasional e intolerância ao exercício. A etiopatogenia do processo não é conhecida.

Hipoplasia traqueal

A hipoplasia traqueal é uma alteração rara, caracterizada por redução do diâmetro luminal de toda a traqueia (Figura 1.17). Ao contrário do que ocorre no colapso traqueal, nos casos de hipoplasia, não há achatamento da traqueia,

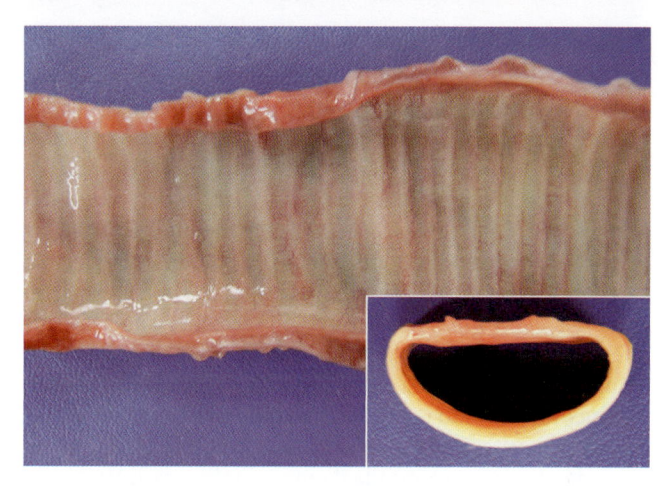

Figura 1.16 Cão. Colapso traqueal. Achatamento acentuado dos anéis traqueais. Em detalhe: corte transversal demonstrando redução do lúmen traqueal.

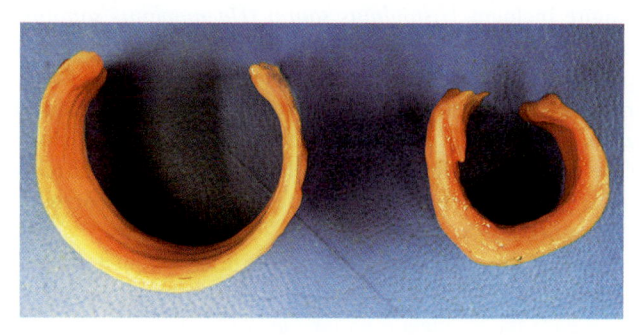

Figura 1.17 Cão. Hipoplasia traqueal. Do lado esquerdo, corte transversal de uma traqueia normal e, do lado direito, corte transversal da traqueia de um Bulldog do mesmo porte com hipoplasia traqueal.

que permanece com conformação cilíndrica normal, mas com evidente redução em seu diâmetro. Acontece com maior frequência em cães braquicefálicos, particularmente nas raças Bulldog, Bulldog Francês e Pug. Essas raças, com braquicefalia considerada extrema, apresentam outras alterações conformacionais do sistema respiratório superior, que, conjuntamente, podem resultar em obstrução parcial das vias respiratórias e, eventualmente, em síncope. Tal condição é denominada *síndrome obstrutiva das vias respiratórias dos braquicefálicos* (Figura 1.18).

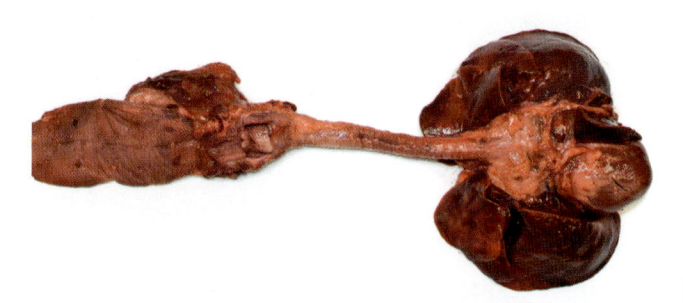

Figura 1.18 Cão da raça Bulldog. Obstrução parcial das vias respiratórias superiores associada a síndrome obstrutiva das vias respiratórias dos braquicefálicos, caracterizada, neste caso, por evidente diminuição do diâmetro laringotraqueal e congestão pulmonar. (Cortesia da Dra. Paula Roberta Giaretta, Universidade Federal de Minas Gerais, Belo Horizonte, MG.)

Discinesia ciliar primária

A discinesia ciliar primária, caracterizada por alterações morfológicas ou funcionais dos cílios, compromete a função do lençol mucociliar, favorecendo a ocorrência de broncopneumonias. Entre os animais domésticos, essa condição tem sido descrita no cão e no gato.

Alterações circulatórias

Hiperemia

A hiperemia da laringe e da traqueia geralmente está associada à inflamação aguda.

Hemorragia

A hemorragia pode ser observada com relativa frequência na mucosa da epiglote, em que geralmente se observam hemorragias do tipo petequial (hemorragias puntiformes). Tal achado está associado, com frequência, a doenças septicêmicas, como a salmonelose, e a doenças virais, como a peste suína clássica. Na epiglote também pode ser observada em associação a outras doenças que causem quadro de diátese hemorrágica (hemorragia generalizada), frequentemente visualizado em petéquias e sufusões na mucosa traqueal nesses casos (Figura 1.19).

É importante ressaltar que bovinos saudáveis em abatedouros podem apresentar petéquias na mucosa traqueal. Entretanto, bovinos e ovinos que sofrem quadro de dispneia grave antes da morte geralmente apresentam hemorragias lineares na mucosa traqueal.

Edema

As principais causas de edema nesses segmentos do sistema respiratório são inflamação aguda, doença do edema em suínos (causada por *Escherichia coli* toxigênica) e anafilaxia ou hipersensibilidade tipo 1, que se desenvolve como resultado de exposição a alérgenos potentes após sensibilização prévia, havendo edema de laringe, particularmente evidente na glote e epiglote (Figura 1.20).

Essa condição pode, por exemplo, ser resultante de picadas de abelhas ou inalação de substâncias irritantes. Macroscopicamente, a mucosa se apresenta espessa, princi-

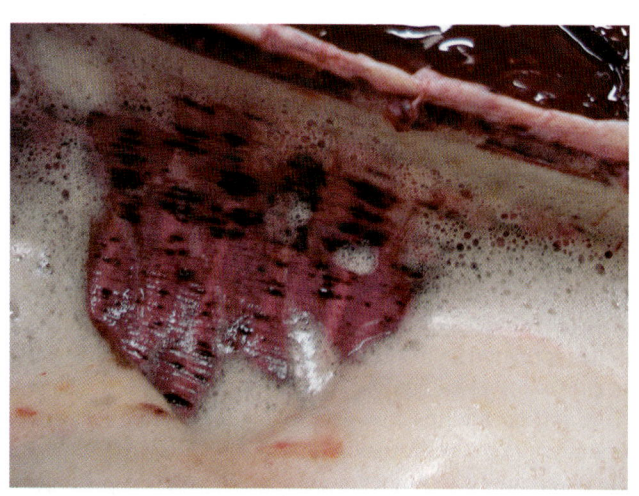

Figura 1.19 Equino. Hemorragia (petéquias e sufusões) na mucosa traqueal, associada ao acúmulo de líquido espumoso no lúmen traqueal decorrente de edema pulmonar.

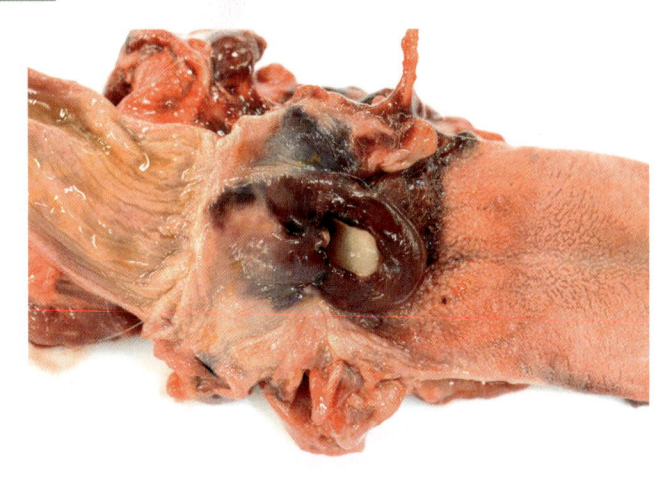

Figura 1.20 Cão. Intenso edema de glote e epiglote. (Cortesia da Dra. Paula Roberta Giaretta, Universidade Federal de Minas Gerais, Belo Horizonte, MG.)

palmente na epiglote. A submucosa tem aspecto gelatinoso, em razão do acúmulo de líquido claro ou amarelado. Nos casos em que o edema é resultante de processo inflamatório, o líquido pode conter sangue. O material de aspecto gelatinoso pode desaparecer por consequência de alterações *post mortem*, mas permanece o pregueamento da mucosa, indicando a presença prévia de líquido.

Alterações degenerativas
Paralisia da laringe ou hemiplegia laríngea
A hemiplegia laríngea é a causa mais comum de ruído respiratório anormal em equinos, o que caracteriza a condição comumente denominada *cavalo roncador*, que, além de ruído respiratório anormal, resulta em intolerância ao exercício. Na maioria dos casos, a lesão ocorre do lado esquerdo, mas, raramente, pode ser bilateral ou afetar o lado direito. A causa do processo é a degeneração idiopática do nervo laríngeo recorrente esquerdo, que ocasiona atrofia do músculo cricoaritenoide e outros relacionados, cuja principal função é dilatar a laringe.

A predileção pelo lado esquerdo provavelmente se deve ao fato de que os axônios do nervo do lado esquerdo são mais longos do que os do lado direito, o que faz com que o nervo do lado esquerdo seja mais suscetível a lesões axônicas causadas, por exemplo, por trauma ou neurite decorrente da extensão de processos inflamatórios da bolsa gutural. Como consequência, ocorre atrofia dos músculos inervados pelo nervo laríngeo recorrente, em particular o músculo cricoaritenóideo, o que faz com que a cartilagem aritenoide esquerda seja projetada para dentro do lúmen da laringe. O resultado desse processo é a interferência do fluxo de ar, principalmente na inspiração durante exercício, o que resulta em ruídos anormais.

Caprinos adultos com deficiência de cobre podem apresentar ruídos respiratórios (estridor) e dispneia, que se agravam com a movimentação dos animais. As principais lesões descritas são degeneração axonal do nervo laríngeo recorrente, com consequente atrofia de cordas vocais e de músculos cricotireóideo e cricoaritenóideo.

Alterações inflamatórias
Em razão da localização anatômica da laringe e da traqueia, *laringites* e *traqueítes* geralmente estão associadas às inflamações do sistema respiratório superior e inferior. Assim, as traqueítes geralmente estão relacionadas a bronquites e pneumonias, enquanto as laringites estão associadas a rinites, embora possam acontecer isoladamente. Uma causa importante de laringite em bovinos e suínos é a extensão de necrobacilose oral, causada pela infecção por *Fusobacterium necrophorum*. Nesses casos, caracterizados por laringite necrótica, as lesões são bem demarcadas, com superfície amarela ou acinzentada e circundada por área de hiperemia da mucosa. O tecido necrótico (amarelo-acinzentado) é friável, aderente à superfície, podendo se desprender, deixando áreas de ulceração profunda da mucosa (Figura 1.21).

Esporadicamente, podem ser observadas lesões na mucosa da laringe causadas por *F. necrophorum* na ausência de lesões na cavidade oral. Outras causas infecciosas de laringite incluem *Histophilus somni* (*Haemophilus somnus*), particularmente em bovinos adultos, *Trueperella pyogenes*, previamente denominado *Arcanobaterium* (*Corynebacterium*) *pyogenes*, em bezerros e ovinos, e o vírus da influenza A em suínos. Em alguns casos, o processo inflamatório é de origem não infecciosa, na laringite necrótica iatrogênica, provocada por sonda e nas traqueítes, decorrentes de traqueostomia.

Em determinadas regiões geográficas, traqueítes parasitárias ocorrem com frequência. Entre os parasitas que se localizam na traqueia e na laringe, os mais frequentes são *Eucoleus aerophilus* (anteriormente denominado *Capillaria aerofila*) e *Filarioides osleri* (Figura 1.22), ambos parasitas de canídeos, e *Mammomonogamus laryngeus* (anteriormente denominado *Syngamus laryngens*), que se localiza na laringe de bovinos e bubalinos. Este último tem como característica o fato de o macho e a fêmea ficarem justapostos permanentemente, conferindo ao parasita um formato semelhante ao da letra Y.

Com relação ao curso e ao tipo de exsudato, as laringites, as traqueítes e as laringotraqueítes podem ser classificadas de maneira idêntica ao descrito nos casos de rinite, ou

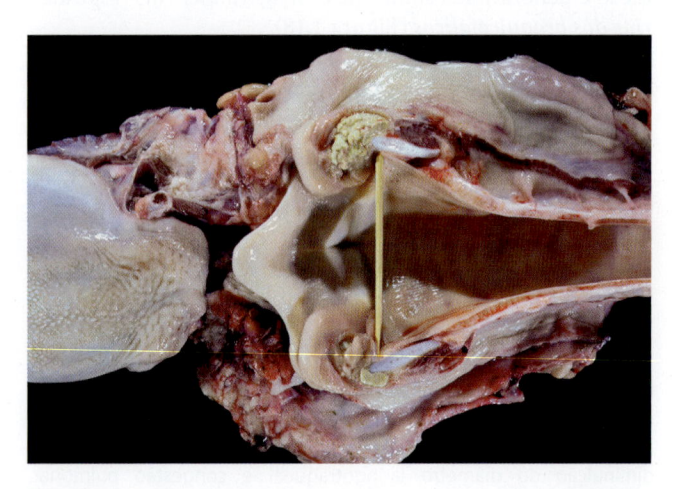

Figura 1.21 Bovino jovem. Laringite fibrino-necrotizante. (Cortesia do Dr. Ricardo Evandro Mendes, Instituto Federal Catarinense, Concórdia, SC.)

seja, podem ser agudas ou crônicas e estar acompanhadas do acúmulo de diferentes tipos de exsudato (Figuras 1.23 e 1.24). Quanto ao exsudato, podem ser classificadas como serosa, catarral, mucopurulenta, purulenta, hemorrágica, fibrinosa, fibrinonecrótica e granulomatosa.

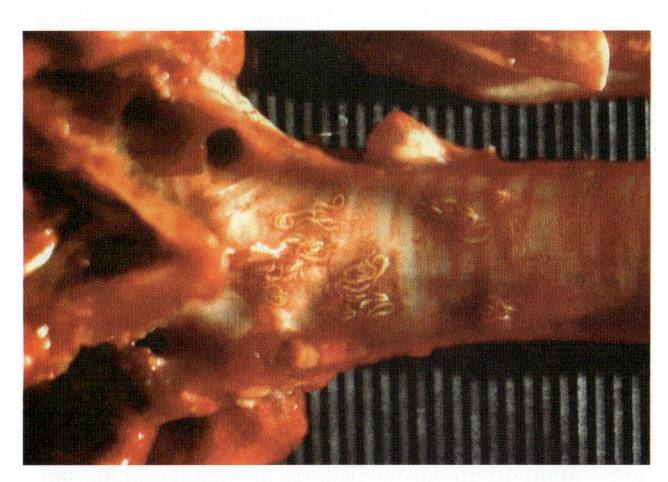

Figura 1.22 Canídeo. Grande quantidade de parasitos nematódeos (*Filarioides osleri*) na mucosa traqueal.

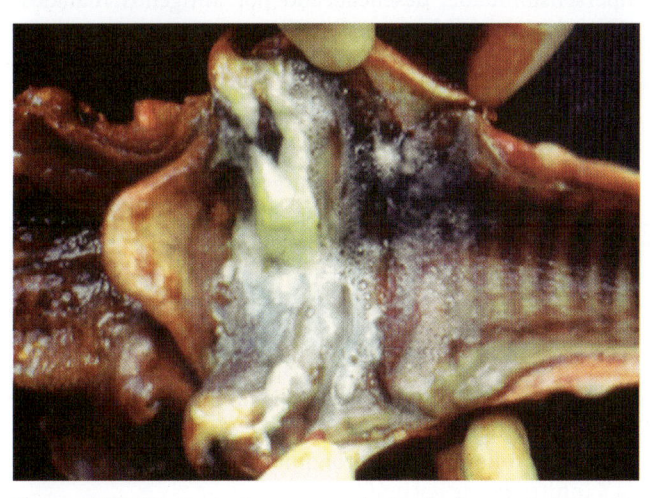

Figura 1.23 Cão. Laringite mucopurulenta aguda caracterizada por hiperemia da mucosa da laringe associada ao acúmulo de grande quantidade de exsudato mucopurulento.

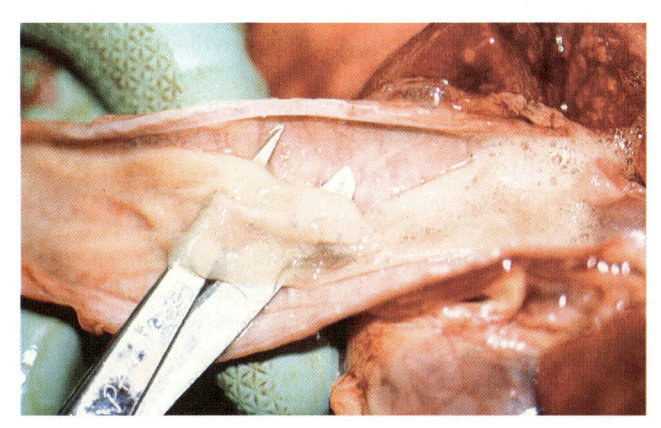

Figura 1.24 Cão. Traqueíte fibrinosa secundária à fístula esofagotraqueal adquirida.

Alterações proliferativas
Metaplasia escamosa do epitélio da traqueia
A metaplasia escamosa é caracterizada pela substituição do epitélio normal da traqueia, que é pseudoestratificado ciliado e com células secretoras, por um epitélio estratificado pavimentoso (escamoso). A metaplasia escamosa pode ser causada por deficiência de vitamina A, uma vez que é responsável por processos de maturação e diferenciação de células epiteliais ou por intoxicação por iodeto.

Neoplasias
Neoplasias primárias da laringe e da traqueia são raras, mas podem ser observados papilomas, condromas, osteocondroma (envolvendo a cartilagem), carcinoma de células escamosas e mastocitoma, este último em cães e gatos. Há também relatos de linfoma intratraqueal em gatos. Podem ocorrer na laringe, particularmente de cães, rabdomiomas (neoplasia benigna de células musculares esqueléticas), que, no passado, eram diagnosticados como oncocitomas ou tumores de células granulares. Histologicamente, o diagnóstico definitivo é difícil, e são necessários marcadores imunohistoquímicos específicos, como miosina.

BRÔNQUIOS E BRONQUÍOLOS
Os brônquios e os bronquíolos são responsáveis pela condução de ar entre a porção superior e a inferior do sistema respiratório. Portanto, os brônquios tendem a ser envolvidos, por extensão, nas doenças graves do sistema respiratório superior ou, mais comumente, nas doenças pulmonares que envolvem os bronquíolos.

Corpos estranhos podem ser introduzidos nos brônquios e nos bronquíolos por aspiração. Ocorre em todas as espécies domésticas. Vários tipos de corpos estranhos podem atingir os brônquios e os bronquíolos, por exemplo: material sólido, como pedaços de madeira, espigas de trigo, espinhos e fragmentos de capim; poeiras, que causam metaplasia das células caliciformes; e aspiração de sangue, que pode ser consequência de hemorragias das vias respiratórias superiores (aspiração para os brônquios e alvéolos) ou de quando o animal é abatido por degola. Nesse caso, grandes extensões da árvore brônquica apresentam-se repletas de sangue coagulado.

A aspiração de corpos estranhos desencadeia um processo inflamatório nos brônquios e nos bronquíolos; portanto, a aspiração *ante mortem* de corpos estranhos geralmente está associada a alterações circulatórias na mucosa brônquica, como hiperemia e, em alguns casos, edema. Essas alterações *ante mortem* possibilitam a diferenciação do achado de corpos estranhos que podem se localizar nas vias respiratórias após a morte, particularmente conteúdo gástrico, por causa da movimentação do cadáver. Nos casos de deposição *post mortem*, não há nenhuma alteração das mucosas traqueal e brônquica.

Alterações inflamatórias
Bronquite
Por definição, bronquite se refere à inflamação dos grandes brônquios. Contudo, a distinção clara entre um processo in-

flamatório puramente brônquico e uma broncopneumonia é difícil de ser feita na maioria dos casos, tanto na macroscopia quanto na microscopia.

As causas de bronquite incluem agentes virais, bacterianos, micóticos e parasitários, além de gases tóxicos, corpos estranhos (detalhados a seguir) e alérgenos. A classificação quanto ao curso e ao tipo de exsudato (classificação morfológica) é idêntica à dos outros segmentos do sistema respiratório, ou seja, as bronquites podem ser do tipo catarral, mucopurulento, purulento, fibrinopurulento ou fibrinoso.

O curso da bronquite depende da natureza e da persistência do agente causador, e pode haver resolução completa, com reepitelização e ausência de fibrose. Portanto, na maioria dos casos, as consequências de bronquite são discretas, mas o processo pode, eventualmente, evoluir para broncopneumonia, broncoestenose ou bronquiectasia. Bronquite crônica é mais comum em cães, em função de infecção por *Bordetella bronchiseptica*. Na maioria dos casos, é caracterizada por um processo do tipo crônico-ativo.

Macroscopicamente, o principal achado é o excesso de muco ou exsudato mucopurulento preenchendo a árvore brônquica. A mucosa brônquica está espessa, podendo apresentar edema e hiperemia. Ocasionalmente, em casos crônicos, podem ser observadas projeções polipoides para dentro do lúmen brônquico.

Um exemplo de doença que cursa com bronquite é a *traqueobronquite infecciosa dos cães* (comumente denominada *tosse dos canis* – ver síndromes clínicas a seguir), uma doença de etiologia complexa, causada por associação entre vírus e bactéria (parainfluenza tipo 2, adenovírus canino 2 e *Bordetella bronchiseptica*). Dificilmente tem-se a oportunidade de observar as lesões características dessa doença por ocasião da necropsia, uma vez que a taxa de letalidade é extremamente baixa. Pode haver ausência completa de lesões macroscópicas ou traqueobronquite mucopurulenta. O vírus da influenza causa primariamente bronquite (Figura 1.25) e bronquiolite, frequentemente complicadas por broncopneumonia, decorrente de infecção bacteriana secundária.

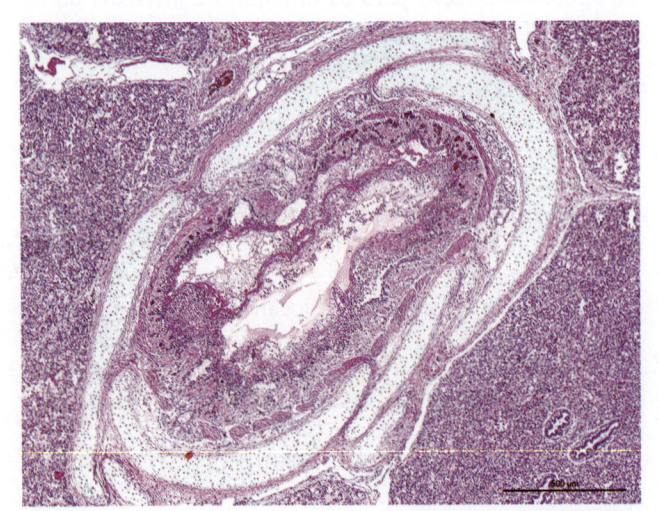

Figura 1.25 Suíno. Infecção pelo vírus da influenza. Bronquite aguda caracterizada por necrose com abundante exsudato fibrinoso e restos celulares no lúmen bronquial.

Bronquiolite

Geralmente, bronquiolite ocorre como extensão de outros processos, em particular de broncopneumonias. Na espécie equina, há a condição denominada *complexo bronquiolite-enfisema crônico*, também conhecida como *asma equina* ou *doença pulmonar obstrutiva crônica* ou como *heaves* na literatura de língua inglesa. Essa condição afeta principalmente animais mantidos em ambientes empoeirados, e, por isso, alguns a classificam como uma doença ocupacional do equino.

O risco de desenvolvimento da doença aumenta com a idade, e sua ocorrência é mais comum em animais com mais de 5 anos. Nesses casos, aparentemente como resultado da inalação constante de partículas de poeira, desenvolve-se bronquite crônica, que provoca obstrução parcial e intermitente das vias respiratórias, particularmente dos bronquíolos. Em geral, há infiltração peribrônquica ou peribronquiolar de linfócitos, com acúmulo intraluminal de neutrófilos e, ocasionalmente, infiltração de eosinófilos, associada à hipersecreção de muco. Além disso, hipertrofia da musculatura lisa brônquica e sua hipercontração, resultado de estímulo direto por mediadores da inflamação ou, indiretamente, por estímulo do sistema nervoso autônomo.

A etiopatogênese dessa condição envolve um processo de hipersensibilidade, desencadeado por antígenos inalados, particularmente fungos termofílicos e actinomicetos que crescem em feno mofado, poeira e endotoxinas bacterianas. Essa condição resulta em hipoxia e, consequentemente, menor tolerância do animal ao exercício ou trabalho. O esforço respiratório excessivo crônico, pela obstrução parcial e intermitente das vias respiratórias, resulta em enfisema alveolar e leva à hipertrofia dos músculos oblíquos abdominais, que pode ser observada externamente.

O gato também apresenta um processo semelhante à asma (bronquite alérgica) do ser humano. Clinicamente, essa condição afeta sobretudo animais adultos e se caracteriza primariamente por tosse e dispneia. A patogênese desse processo no gato envolve o mecanismo de hipersensibilidade do tipo I, desencadeado pela aspiração de alérgenos, que resulta em inflamação de brônquios e bronquíolos, associada à infiltração de eosinófilos.

O processo inflamatório dos bronquíolos, com frequência, evolui para a condição conhecida como bronquiolite crônica obliterante, resposta inflamatória inespecífica dos bronquíolos e alvéolos adjacentes a vários agentes lesivos. Essa condição tem várias causas, detalhadas a seguir no item broncopneumonia, incluindo infecções virais (p. ex., vírus da influenza A); gases tóxicos, como NH_3, H_2S e oxigênio puro (concentração de 100%); vermes pulmonares; e pneumotoxinas.

Para que haja o desenvolvimento de bronquiolite crônica obliterante, é necessário que ocorram os seguintes eventos: necrose do epitélio na junção bronquíolo-alveolar e acúmulo de exsudato rico em fibrina no lúmen bronquiolar, o que estimula a infiltração e a maturação de fibroblastos e de seus precursores. A lesão típica, observada microscopicamente, é caracterizada por formação polipoide de tecido conjuntivo fibroso, em variados estágios de organização, obliterando parcial ou totalmente o lúmen bronquiolar de maneira permanente e irreversível (Figura 1.26).

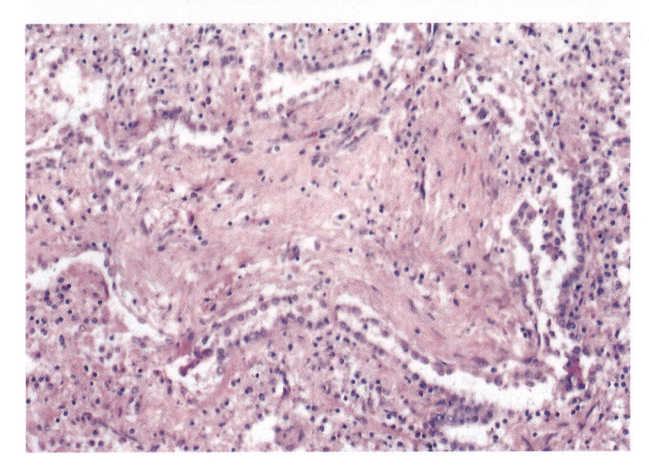

Figura 1.26 Bovino. Bronquiolite crônica obliterante, caracterizada por formação polipoide revestida por epitélio respiratório ocupando o lúmen bronquiolar.

As consequências da bronquiolite são mais graves do que aquelas secundárias à inflamação dos grandes brônquios. Frequentemente, ocorre extensão para o parênquima pulmonar, podendo evoluir para broncopneumonia, atelectasia ou enfisema. Sequelas de bronquite e bronquiolite crônicas incluem alterações no diâmetro luminal dos brônquios e dos bronquíolos, como a broncoestenose, que corresponde à diminuição do lúmen brônquico, e a bronquiectasia, que é a dilatação brônquica.

Broncoestenose

Broncoestenose significa estreitamento do lúmen brônquico. Essa alteração pode ser causada por bronquite, compressões externas e contração da musculatura lisa brônquica. Nos casos de bronquite, a broncoestenose relaciona-se ao intumescimento da mucosa, com pregueamento decorrente do edema e infiltração de células inflamatórias, o que resulta em estreitamento do lúmen. Também pelo acúmulo de exsudato no lúmen brônquico, assim como por compressões externas causadas por linfonodos com volume aumentado por tuberculose ou outras causas ou nódulos de origem inflamatória ou neoplásica, no parênquima pulmonar ou no mediastino.

Finalmente, a contração da musculatura lisa da parede brônquica pode resultar em broncoestenose. Contração muscular lisa, geralmente associada à hiperplasia e à hipertrofia das células musculares lisas, ocorre, por exemplo, na anafilaxia, na asma e nas infestações por vermes pulmonares em bovinos (*Dictyocaulus viviparus*), equinos (*Dictyocaulus arnfieldi*) e suínos (*Metastrongylus* sp.). Esses parasitas se movimentam continuamente no lúmen brônquico, causando inflamação e hipertrofia da musculatura lisa.

As consequências da broncoestenose dependem do grau de estenose. Os casos em que a obstrução brônquica é parcial resultam em enfisema, enquanto, na obstrução total, há atelectasia. Isso em função de os movimentos inspiratórios serem ativos, pela contração do diafragma e dos músculos intercostais, ao passo que os movimentos expiratórios são passivos e decorrentes de relaxamento muscular. Quando a obstrução é parcial, o ar continua entrando nos alvéolos em resposta aos movimentos inspiratórios ativos, mas o movimento expiratório passivo não é suficiente para expulsar todo o ar, resultando em retenção de ar nos alvéolos, com ruptura de suas paredes (enfisema). Entretanto, nos casos de obstrução total, mesmo com os movimentos inspiratórios ativos, o ar não chega aos alvéolos, resultando no colapso alveolar e na atelectasia do parênquima pulmonar correspondente.

Bronquiectasia

Por definição, bronquiectasia é a dilatação do lúmen brônquico. Costuma ser uma consequência de bronquite crônica e, portanto, é uma alteração adquirida e, geralmente, permanente, embora raramente possa ser uma alteração congênita.

Do ponto de vista anatômico, a bronquiectasia pode se apresentar como sacular ou cilíndrica.

A bronquiectasia sacular é pouco frequente e se caracteriza por dilatação de uma pequena porção da parede brônquica ou bronquiolar, resultando em uma formação saculiforme. De maneira geral, resulta de inflamação associada à necrose da parede brônquica, sobretudo em bovinos e ovinos. Essa condição é mais frequentemente provocada pela aspiração de corpos estranhos.

A bronquiectasia cilíndrica, mais comum, atinge o brônquio de maneira parcial ou total, resultando em dilatação uniforme de um segmento brônquico e, consequentemente, em um aspecto cilíndrico. Essa alteração é comum em bovinos e quase sempre é sequela de bronquite supurada crônica, que, por sua vez, geralmente é uma consequência de broncopneumonia.

Os bovinos são mais comumente afetados, e tal predisposição se deve à septação lobular completa, o que faz com que não haja ventilação colateral nessa espécie. Esse fator diminui a capacidade de resolução das broncopneumonias, em razão da dificuldade de remoção de todo o exsudato, o que favorece a ocorrência da bronquiectasia, que é, portanto, uma consequência comum de broncopneumonia em bovinos. Por isso, a bronquiectasia geralmente localiza-se cranioventralmente nos pulmões, o que coincide com a distribuição das broncopneumonias.

Em condições normais, os brônquios sofrem dilatação durante a inspiração e reduzem seu diâmetro durante a expiração, pela contração da musculatura lisa na parede brônquica. Na bronquiectasia, há perda da habilidade de redução do diâmetro do lúmen brônquico durante a expiração e, portanto, os brônquios ficam dilatados. Embora sua patogênese (mecanismo de formação) nunca tenha sido cientificamente investigada, foram propostos dois mecanismos, e o primeiro deles é o mais importante. Independentemente do mecanismo, quase sempre essa alteração está associada à bronquite purulenta crônica.

A hipótese mais aceita para o desenvolvimento da bronquiectasia (primeiro mecanismo) é a de que, pelo processo inflamatório (bronquite purulenta crônica ou broncopneumonia), há acúmulo de exsudato no lúmen, com enfraquecimento e destruição da parede brônquica em decorrência da inflamação, inclusive de sua musculatura lisa. Como consequência, tecido de granulação substitui a maior parte ou toda a parede brônquica, o que impede a contração brônquica mediada pela musculatura lisa. Desse modo, o brônquio afetado se dilata durante a inspiração e não tem capacidade de contração durante a expiração; consequentemente, sofre dilatação progressiva e, em razão do processo inflamatório, fica preenchido por exsudato inflamatório.

O segundo mecanismo proposto para a patogênese da bronquiectasia é bastante controverso. Segundo essa hipótese, ocorre extensa atelectasia do parênquima em função da inflamação e da obstrução brônquica, e, consequentemente, a parede brônquica sofre tração pelo parênquima adjacente atelectásico, em especial durante a inspiração, o que resulta em dilatação brônquica.

Macroscopicamente, a bronquiectasia caracteriza-se por brônquios das regiões cranioventrais irregularmente dilatados e repletos de material purulento de aspecto viscoso e de coloração amarelo-esverdeada. Os brônquios dilatados, às vezes, ficam salientes na superfície do pulmão. O parênquima adjacente apresenta-se atelectásico e, em alguns casos, pode estar consolidado, enfisematoso ou fibrosado. A melhor maneira de se observar a lesão é fazer cortes das áreas afetadas.

Microscopicamente, nos casos de bronquiectasia, o lúmen brônquico contém grande quantidade de células inflamatórias e quantidades variáveis de restos celulares. A parede brônquica pode estar completamente destruída ou pode haver áreas de hiperplasia epitelial em resposta à lesão. Há infiltração de células inflamatórias na parede e substituição da lâmina própria e da musculatura lisa por tecido de granulação, caracterizada por proliferação de tecido conjuntivo ricamente vascularizado, ou fibroplasia e angioplasia.

Como consequência da bronquiectasia, ocorre atelectasia extensa do parênquima pulmonar suprido pelos brônquios afetados e do parênquima adjacente ao brônquio dilatado, pela compressão. Eventualmente, pode ocorrer ruptura das áreas bronquiectásicas, resultando em extravasamento de exsudato para a cavidade pleural e estabelecimento de pleurite. Também pode ocorrer trombose dos vasos adjacentes, com desprendimento de êmbolos sépticos e até mesmo septicemia.

PULMÕES

Existem vários mecanismos responsáveis pela manutenção do fluxo normal de ar pelas vias respiratórias e por mantê-las desobstruídas. O lençol mucociliar exerce papel fundamental para a remoção de partículas depositadas na traqueia, nos brônquios e nos bronquíolos, o que é essencial para a manutenção das vias respiratórias desobstruídas. Há variação no diâmetro da árvore brônquica, que se dilata durante a inspiração e reduz seu diâmetro durante a expiração, em razão da ação da musculatura lisa dos brônquios. O reflexo da tosse contribui para a desobstrução das vias respiratórias, particularmente da traqueia e dos brônquios.

Há também mecanismos que previnem o colapso alveolar, e um desses mecanismos é a produção de surfactante pelos pneumócitos tipo II, presentes no epitélio de revestimento do alvéolo. O surfactante é constituído por fosfolipídios, primariamente dipalmitoilfosfatidilcolina, e, em menor proporção, por proteína e se distribui por toda a superfície do alvéolo, diminuindo a tensão superficial dentro do alvéolo, de tal modo que menor pressão é requerida para manter o alvéolo aberto, o que evita seu colapso.

Além disso, existe o mecanismo de ventilação colateral, ou seja, a passagem de ar entre alvéolos adjacentes pelos poros de Kohn. Durante a inspiração, os alvéolos são distendidos, favorecendo a passagem de ar pelos poros de Kohn. Durante a expiração ocorre o contrário. Esse mecanismo favorece o equilíbrio de pressão entre os alvéolos, possibilitando o fluxo de ar entre eles. Essa ventilação colateral favorece a eliminação de muco ou exsudato inflamatório, uma vez que, quando esse mecanismo é funcional, o ar proveniente de um alvéolo suprido por um brônquio desobstruído pode mover-se para alvéolos adjacentes, supridos por via respiratória obstruída e previamente colapsados. Com isso, os alvéolos previamente colapsados podem viabilizar reflexo de tosse eficiente, forçando o ar pelas vias respiratórias, o que promove sua desobstrução quando há material móvel, como muco ou exsudato inflamatório. A presença dos poros de Kohn é variável entre as espécies domésticas, o que afeta a habilidade do pulmão de desobstruir as vias respiratórias pelo reflexo da tosse. A ventilação colateral é muito desenvolvida no cão e no gato e virtualmente ausente em bovinos.

O exame macroscópico dos pulmões deve ser feito cuidadosamente, e, na interpretação, deve-se considerar coloração, consistência, volume e superfície de corte. A coloração normal é rósea, desde que não haja alterações *post mortem*, conforme já relatado. Logo após a abertura da caixa torácica, a pressão atmosférica interna se iguala à externa, levando ao colabamento dos pulmões. O não colabamento já indica possibilidade de lesões. A palpação indica a consistência dos pulmões e possibilita localizar abscessos, neoplasias, granulomas, cistos ou outras lesões palpáveis.

O exame de linfonodos regionais, apicais e mediastínicos tem importância capital no diagnóstico de tuberculose em bovinos. É um exame obrigatório nas linhas de inspeção de bovinos em abatedouros. Deve-se fatiá-los totalmente para expor ao máximo seu interior, em que as lesões são encontradas.

Anomalias do desenvolvimento
Hipoplasia pulmonar

A hipoplasia pulmonar é caracterizada pelo desenvolvimento incompleto dos pulmões, que se apresentam nitidamente diminuídos de volume (Figura 1.27). A diminuição do volume dos pulmões fica evidente quando se compara o tamanho dos pulmões com o tamanho do coração ou da traqueia.

É uma condição pouco frequente e geralmente está associada à hérnia diafragmática congênita, condição na qual pode haver deslocamento de vísceras abdominais para o interior da cavidade torácica, resultando em compressão dos pulmões durante o desenvolvimento fetal.

Melanose

Uma alteração do desenvolvimento relativamente frequente nos pulmões é a pigmentação heterotópica, ou seja, uma condição na qual ocorre acúmulo de pigmento endógeno (melanina) em um órgão que normalmente não é pigmentado; nesse caso, no pulmão. Tal alteração se relaciona à migração errática de melanócitos que são derivados da goteira neural e, em condições normais, migram e colonizam principalmente a pele.

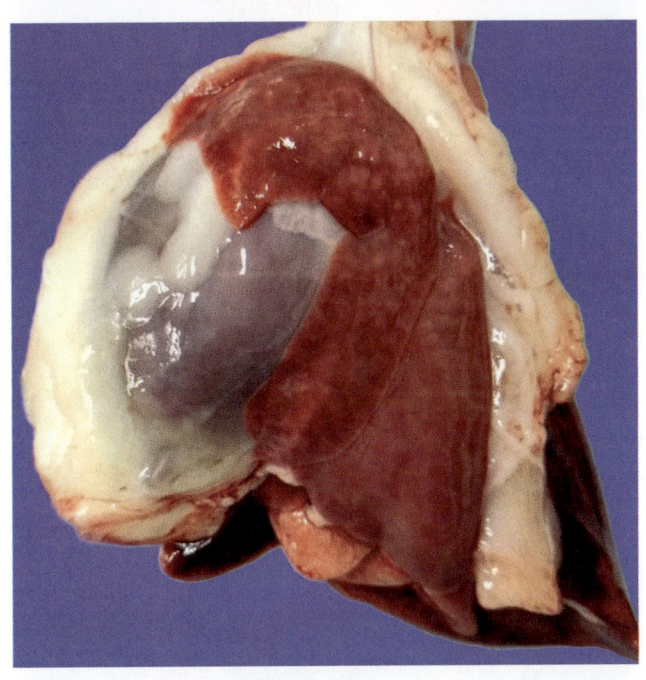

Figura 1.27 Felino. Hipoplasia pulmonar secundária à hérnia diafragmática congênita. Pulmão esquerdo com tamanho reduzido em comparação ao coração.

É uma condição frequente em bovinos e suínos e não provoca nenhum prejuízo ao funcionamento dos pulmões, mas pode ter algum significado econômico, em razão da condenação de vísceras durante a inspeção em abatedouros. Cabe ressaltar que, além dos pulmões, outros órgãos, como o coração e o fígado, podem estar afetados.

Macroscopicamente, observam-se manchas marrom-escuras ou pretas disseminadas pelo parênquima pulmonar, as quais, por terem um padrão de distribuição lobular, ou seja, lóbulos afetados entremeados por lóbulos normais, conferem ao pulmão um aspecto semelhante ao de um tabuleiro de xadrez. É importante a diferenciação entre esse processo de pigmentação anormal, que não traz nenhuma complicação para o funcionamento normal do órgão, e processos neoplásicos, como o melanoma e o hemangiossarcoma, que geralmente têm características macroscópicas de formações nodulares, evidenciando-se no hemangiossarcoma um conteúdo sanguinolento ao corte das formações nodulares. Melanose pode afetar também outros órgãos, como fígado, coração, músculo esquelético, entre outros.

Alterações circulatórias
Isquemia
Isquemia no pulmão pode ser decorrente de enfisema ou fibrose e pode estar associada à redução grave do volume sanguíneo. Contudo, os processos isquêmicos pulmonares são extremamente raros, uma vez que o pulmão é um órgão de dupla circulação, recebendo sangue venoso pelos ramos da artéria pulmonar e sangue arterial, além de apresentar abundante anastomose vascular.

Hiperemia e congestão
A hiperemia no pulmão, caracterizada por aumento do fluxo sanguíneo para os capilares alveolares, geralmente está associada aos processos inflamatórios agudos. Já a congestão passiva ocorre em função de estase sanguínea nos capilares alveolares do pulmão; a causa mais comum desta última é a insuficiência cardíaca esquerda ou bilateral, com a consequente hipertensão na pequena circulação. Congestão pulmonar também pode ocorrer nos casos de traumas ou outras lesões agudas graves na região do hipotálamo, que resultam em vasoconstrição periférica com aumento abrupto do aporte sanguíneo para os pulmões. Independentemente de sua causa primária, a principal consequência da congestão é o desenvolvimento de edema pulmonar, pelo aumento da pressão hidrostática nos capilares alveolares.

Macroscopicamente, os pulmões não se encontram totalmente colapsados, têm coloração vermelho-escura, e, ao corte, por ele flui grande quantidade de sangue. Excetuando-se os casos de congestão e de pneumonia hipostática, discutidos a seguir, geralmente a congestão passiva no pulmão é bilateral.

Edema pulmonar
Em condições normais, o líquido que extravasa dos capilares alveolares não alcança a luz alveolar, porque as junções do epitélio alveolar são mais oclusivas do que as junções do endotélio vascular. O excesso de líquido é drenado por via linfática, o que é favorecido pela baixa pressão no conjuntivo frouxo subpleural. Contudo, se a quantidade de líquido no interstício ultrapassa a capacidade de drenagem linfática, ocorre extravasamento para o interior do alvéolo. Edema pulmonar é caracterizado pelo acúmulo de líquido nos alvéolos pulmonares, proveniente dos vasos sanguíneos. É uma complicação comum em muitas doenças pulmonares. O fluido de edema que se acumula no alvéolo se mistura ao surfactante alveolar, e, em consequência dos movimentos respiratórios, ocorre formação de espuma, o que compromete ainda mais as trocas gasosas nos alvéolos, por impedir a entrada do ar inspirado no interior dos alvéolos.

As causas de edema pulmonar são as mesmas causas gerais de edema, ou seja: aumento da pressão hidrostática, aumento da permeabilidade vascular, diminuição da pressão oncótica e obstrução da drenagem linfática. Cada uma dessas causas está detalhada a seguir.

O aumento da pressão hidrostática intravascular favorece o extravasamento de líquido do compartimento vascular para o espaço intersticial e, posteriormente, para dentro dos alvéolos. Esse mecanismo de edema ocorre nos casos de edema cardiogênico devido ao aumento da pressão nos vasos pulmonares em associação à estase sanguínea decorrente da insuficiência cardíaca esquerda ou bilateral. Outra causa importante de aumento da pressão hidrostática nos vasos pulmonares é a hipervolemia, que geralmente é iatrogênica, pelo excesso na administração de fluidos IV, a qual pode ocorrer acidentalmente durante a soroterapia. Tal excesso pode ser decorrente do volume excessivo ou simplesmente da alta velocidade de infusão da solução; em ambos os casos, haverá rápida expansão do volume plasmático, predispondo ao edema pulmonar.

Edema pulmonar por aumento da pressão hidrostática intravascular também ocorre nos casos de edema pulmonar neurogênico, em razão da vasoconstrição sistêmica nos casos de lesão encefálica aguda. Conforme discutido anteriormente, podem ocorrer congestão pulmonar e, em consequência, edema nos casos de traumas ou outras lesões agudas graves na região do hipotálamo, resultando em vasoconstrição periférica com aumento abrupto do aporte sanguíneo para os pulmões.

O endema pulmonar decorrente do aumento da permeabilidade vascular se dá nos casos em que há lesão do endotélio dos capilares alveolares. O que acontece de fato nesses casos é que, além de lesão do endotélio dos capilares alveolares, ocorre lesão no epitélio alveolar, particularmente nos pneumócitos tipo I.

A lesão do epitélio alveolar favorece o extravasamento de líquido para o lúmen alveolar, uma vez que, em condições normais, o revestimento alveolar é praticamente impermeável ao líquido intersticial. Essa condição pode ser decorrente de diversas causas, como inalação de gases nocivos, inclusive de oxigênio puro; toxinas sistêmicas; anafilaxia, mais comum na vaca e no cavalo; estados de choque; e estágios iniciais dos processos inflamatórios do pulmão. Um exemplo de edema pulmonar por esse mecanismo seria o edema pulmonar decorrente de alergia ao leite, que pode acometer vacas que têm mudança súbita no manejo de ordenha, com acúmulo prolongado de leite na glândula mamária. Nesses casos, ocorre autoalergia à alfacaseína do leite.

A diminuição da pressão oncótica do plasma é outro mecanismo importante de edema pulmonar. Nesses casos, há diminuição acentuada na concentração de proteínas plasmáticas, particularmente a albumina, e, por conseguinte, o sangue perde sua capacidade de retenção de líquido intravascular pelo mecanismo osmótico. Como a hipoalbuminemia é uma condição sistêmica, o edema pulmonar, nesses casos, frequentemente está associado à ocorrência de edema em outros órgãos e tecidos, podendo estar associado a edema generalizado ou anasarca. A hipoalbuminemia tem causas variadas, tais como subnutrição, que resulta em menor disponibilidade de aminoácidos para a síntese proteica; hepatopatias, uma vez que o fígado é responsável pela síntese da albumina sérica; e nefropatias, enteropatias ou verminoses que cursem com perda proteica prolongada.

Finalmente, o edema pulmonar pode ser decorrente de obstrução linfática, uma causa extremamente rara, que resulta de processos obstrutivos dos vasos linfáticos: linfadenites, linfomas e linfangiomas.

Macroscopicamente, o edema pulmonar caracteriza-se por pulmões úmidos, mais pesados do que o normal e que não se colapsam completamente quando o tórax é aberto. A superfície pleural é lisa e brilhante (Figura 1.28), os pulmões são hipocrepitantes, e flui líquido da superfície de corte do parênquima pulmonar (Figura 1.29). Há também líquido espumoso na traqueia e nos brônquios, o que é um achado importante para a confirmação do diagnóstico (Figura 1.30).

Microscopicamente, o fluido de edema é eosinofílico (róseo, em função de seu conteúdo proteico) e homogêneo e preenche todo o alvéolo (Figura 1.31). Material semelhante também pode ser observado em quantidades variáveis no interstício. Nos casos de hipoproteinemia grave, o líquido de edema pode conter concentração muito reduzida de proteínas e, por isso, não ser corado pelas técnicas de coloração, o que pode impedir a visualização do líquido à histologia.

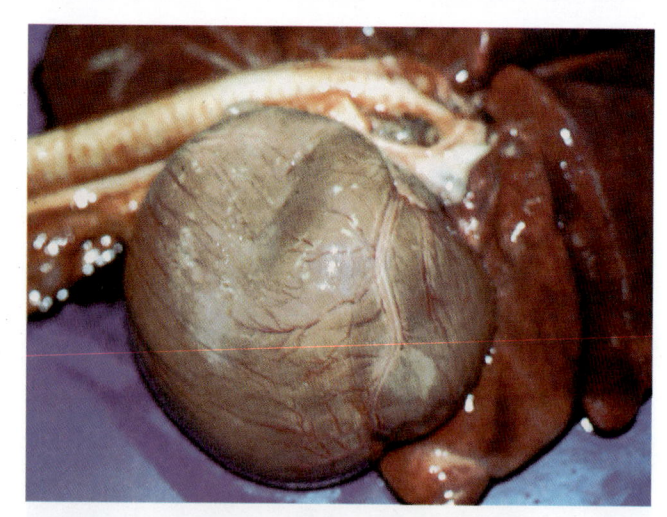

Figura 1.28 Cão. Cardiomegalia associada a edema pulmonar caracterizado por superfície pulmonar lisa e brilhante.

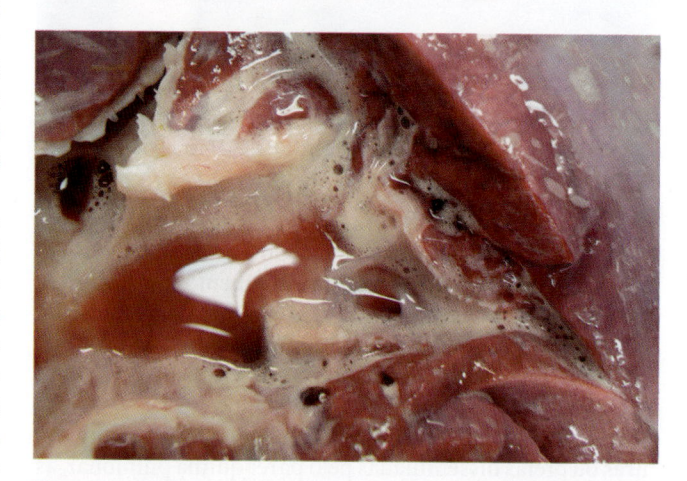

Figura 1.29 Bovino. Edema pulmonar. Grande quantidade de líquido espumoso flui da superfície de corte do parênquima pulmonar e de brônquios e bronquíolos.

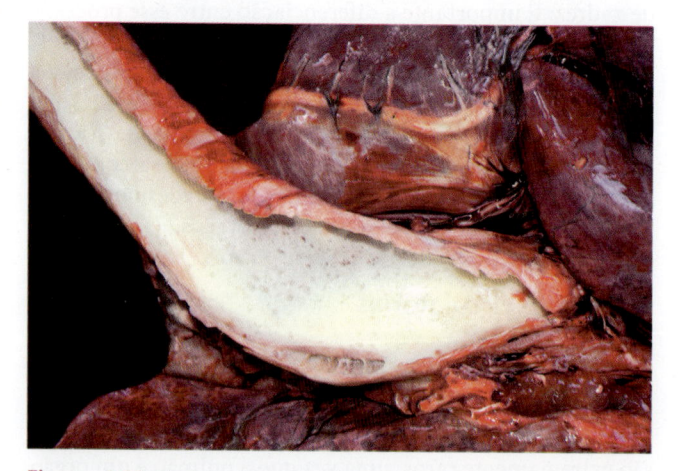

Figura 1.30 Equino. Acúmulo de grande quantidade de líquido espumoso no lúmen traqueal por edema pulmonar agudo.

Em casos graves, é possível ocorrer eliminação de material espumoso pelas narinas durante a fase agônica, resultando em acúmulo de espuma estável nas narinas e na cavidade nasal (Figura 1.32).

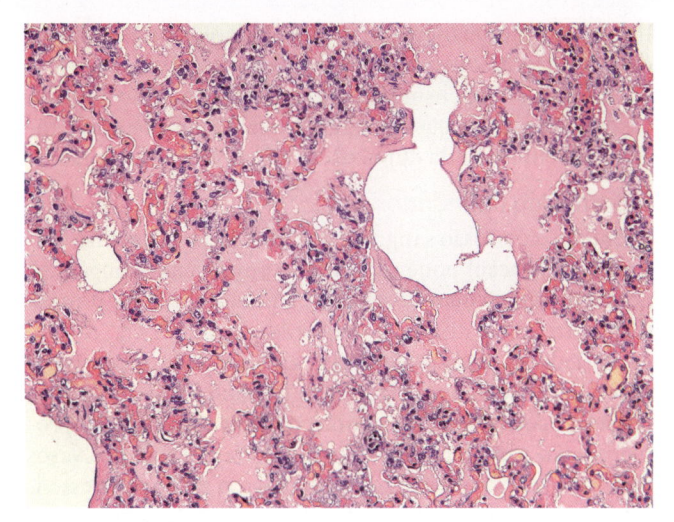

Figura 1.31 Cão. Edema pulmonar caracterizado pelo acúmulo de grande quantidade de líquido (material eosinofílico) no lúmen alveolar.

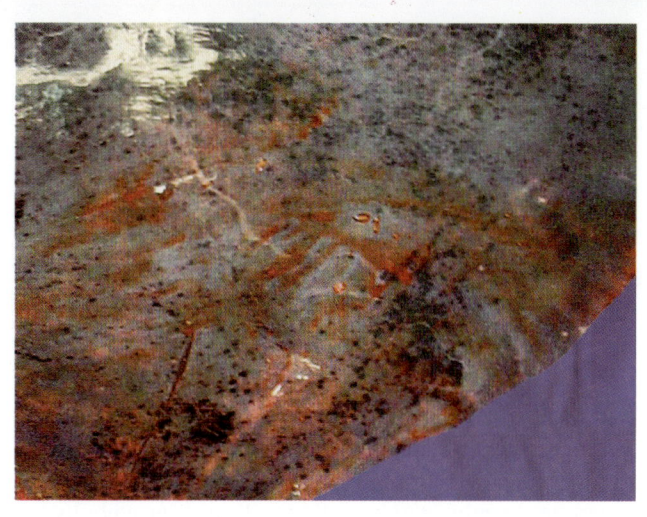

Figura 1.33 Equino. Hemorragia petequial subpleural em um caso de diátese hemorrágica.

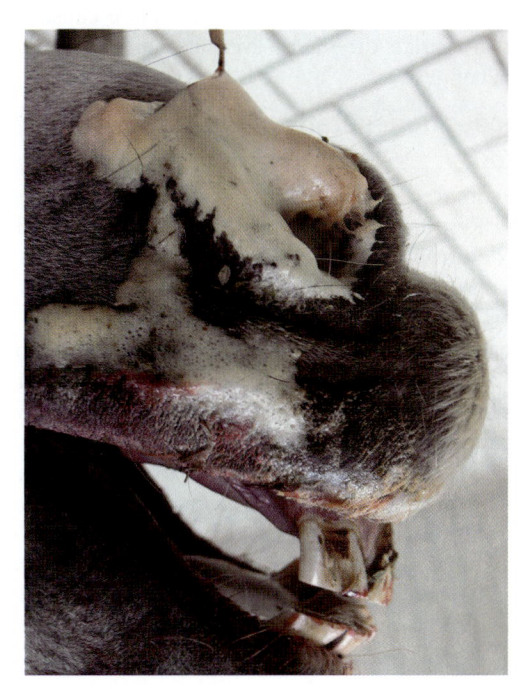

Figura 1.32 Equino. Grande quantidade de espuma estável na narina de um cavalo com edema pulmonar acentuado.

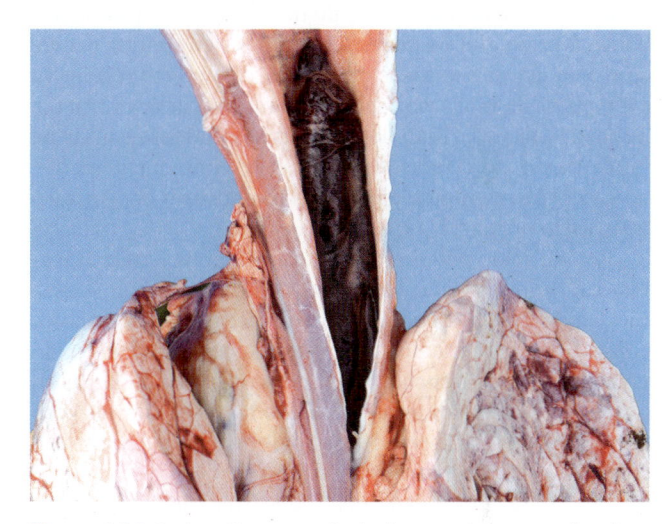

Figura 1.34 Bovino. Hemoptise (coágulo sanguíneo preenchendo o lúmen traqueal) secundária à trombose da veia cava caudal.

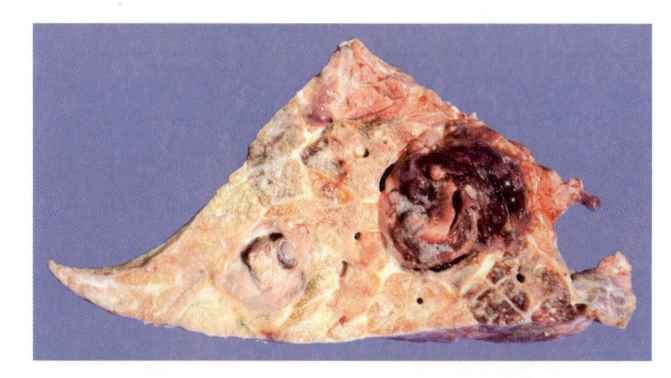

Figura 1.35 Bovino. Embolismo séptico e hemorragia pulmonar secundária à trombose da veia cava caudal. (Cortesia do Dr. Ricardo Evandro Mendes, Instituto Federal Catarinense, Concórdia, SC.)

Hemorragia

Hemorragias são relativamente frequentes nos pulmões; em geral, localizam-se sob a pleura e comumente são do tipo petequial (Figura 1.33). As causas de hemorragia pulmonar são variadas e incluem diáteses hemorrágicas; septicemias; toxemias; congestão intensa; ruptura de aneurisma; traumas; migração de larvas de ciclo hepatotraqueal, como larvas de *Ascaris* sp. em suínos; e erosão de vasos em casos de processos de tromboembolismo séptico, que causa hemorragia para o lúmen brônquico, resultando em hemoptise (Figura 1.34) e epistaxe. Esta última condição ocorre em bovinos, particularmente em consequência de trombose da veia cava caudal ou da veia hepática (Figura 1.35).

Os equídeos podem apresentar hemorragia pulmonar induzida por exercício. Embora a etiopatogênese não seja bem conhecida, essa condição geralmente ocorre após esforço físico, como corrida ou treinamento, e se relaciona à ruptura de capilares no parênquima pulmonar. Aparentemente, a intensidade do exercício é mais importante do que a duração deste para a indução dessa alteração; e, em cavalos de corrida, a lesão se desenvolve a partir de velocidades acima de 7 m/s – geralmente, aparece sob a forma de epistaxe.

Até 75% dos cavalos examinados por endoscopia depois de uma corrida apresentam certo grau de hemorragia, mas somente 0,2 a 10% apresentam epistaxe. As alterações pulmonares nesses casos variam de petéquias até hemorragia difusa em áreas extensas do parênquima pulmonar, que, segundo alguns relatos, têm tendência a se concentrar nas porções caudodorsais do pulmão.

Embolismo, trombose e infarto

Por efeito de suas características anatômicas e funcionais, caracterizadas pela extensa rede capilar e pelo grande aporte sanguíneo, o pulmão é altamente predisposto ao embolismo.

As consequências de embolismo pulmonar dependem da natureza do material embólico. No caso de êmbolos sépticos, pode ocorrer o desenvolvimento de pneumonia tromboembólica (ver detalhes a seguir). O embolismo séptico ocorre com frequência nos casos de endocardite valvar vegetativa e trombose da veia cava caudal, esta última particularmente frequente na vaca. Êmbolos neoplásicos podem resultar na implantação de células neoplásicas e, consequentemente, no desenvolvimento de metástases pulmonares do processo neoplásico primário (Figura 1.36).

Em animais submetidos a trauma grave, com fraturas, ruptura de fígado ou traumatismo craniano e laceração cerebral, é possível ocasionalmente observar êmbolos constituídos por medula óssea, tecido hepático ou tecido nervoso, respectivamente, e os êmbolos de tecido hepático ou nervoso são mais raros. Embolismo de tecido nervoso também pode ser observado em bovinos abatidos com o uso de pistolas de atordoamento por pressão.

Trombose pulmonar pode decorrer de embolismo, hipercoagulabilidade, estase sanguínea ou lesão do endotélio vascular. É observada histologicamente com frequência em casos de pneumonias fibrinonecróticas graves, particularmente causadas por *Mannheimia (Pasteurella) haemolytica* em bovinos e caprinos. Uma causa importante de trombose pulmonar em cães de algumas regiões geográficas é a endoarterite causada por *Dirofilaria immitis*.

Embora o embolismo ocorra com frequência no pulmão, a isquemia e, consequentemente, o infarto pulmonar são incomuns, em razão da dupla circulação presente no órgão.

Hipertensão pulmonar

Aumento da pressão sanguínea na circulação pulmonar (pequena circulação) pode ser causado por defeitos congênitos do septo ventricular, resultando em equilíbrio da pressão dos ventrículos direito e esquerdo. Insuficiência cardíaca do lado esquerdo adquirida também pode resultar em hipertensão venosa na circulação pulmonar. Além disso, é possível ocorrer hipertensão nos casos em que há comprometimento vascular, com aumento da resistência dos vasos pulmonares, o que pode ser consequência de fibroses extensas do parênquima pulmonar, enfisema alveolar grave, entre outras condições.

A consequência imediata da hipertensão pulmonar é a predisposição a edema pulmonar. Independentemente da causa inicial, a hipertensão pulmonar pode causar hipertrofia ventricular direita e, eventualmente, insuficiência cardíaca congestiva.

Alterações degenerativas
Antracose

Ocorre com frequência em cães que vivem em grandes áreas urbanas. Resulta da inalação contínua e da deposição de partículas de carvão (pigmento exógeno) nos pulmões. Caracteriza-se na macroscopia por pigmentação preta puntiforme na superfície e no parênquima pulmonar (Figura 1.37). Microscopicamente, há acúmulo de pigmento preto no citoplasma de macrófagos no interstício pulmonar (Figura 1.38). Com bastante frequência, observa-se o comprometimento de linfonodos mediastinais e bronquiais que drenam os pulmões, que se encontram com coloração preta difusa. Esse achado é explicado pelo fato de os macrófagos pulmonares fagocitarem partículas de carvão e, posteriormente, serem drenados pelas vias linfáticas até os linfonodos. Geralmente, o acúmulo de partículas de carvão nos pulmões e nos linfonodos não compromete a função desses órgãos.

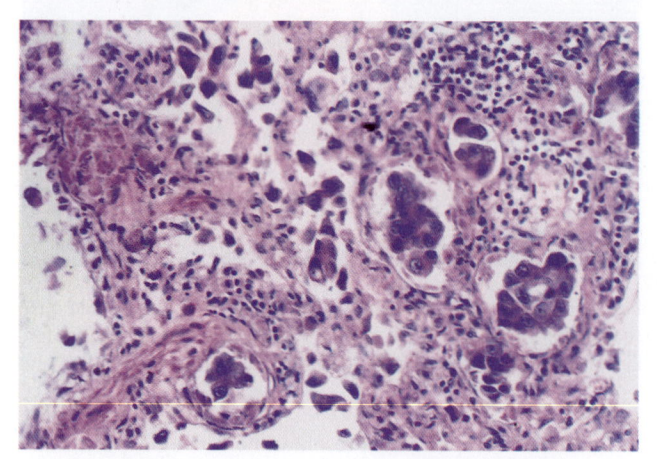

Figura 1.36 Cão. Células epiteliais neoplásicas intravasculares e intersticiais em um caso de carcinoma metastático com consequente formação de êmbolos neoplásicos.

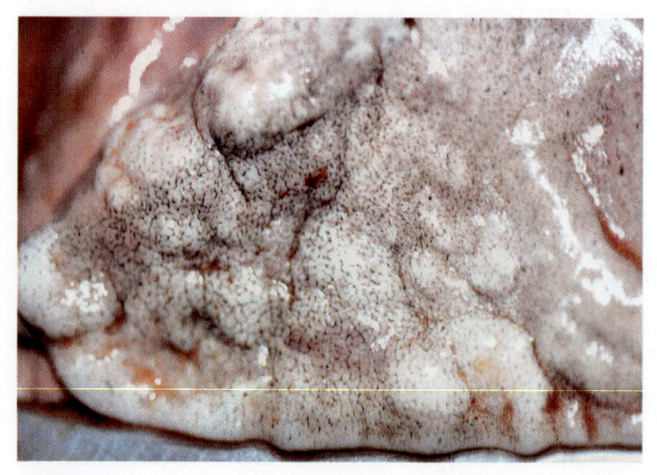

Figura 1.37 Cão. Antracose caracterizada por inúmeros pontos pretos na pleura visceral.

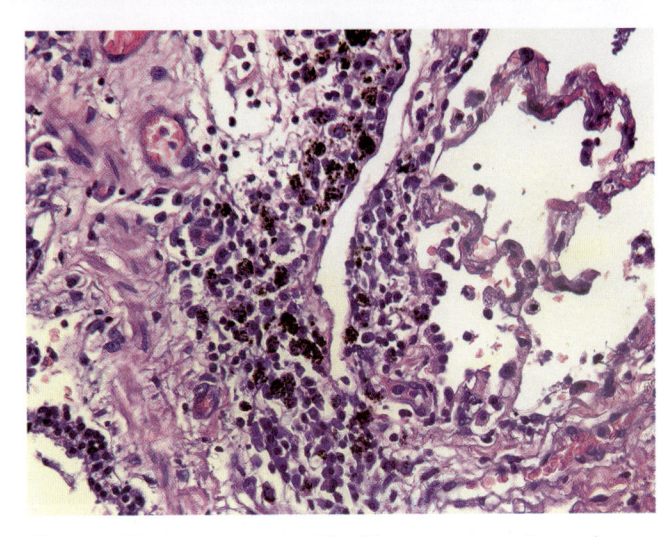

Figura 1.38 Cão. Antracose. Macrófagos no interstício pulmonar contendo pigmento preto (partículas de carvão) no citoplasma.

Torção de lobos pulmonares

A torção de lobos pulmonares tem sido descrita em cães e gatos e afeta principalmente os lobos médio direito e craniais, embora raramente possa afetar os lobos caudais. Aparentemente, ocorre com maior frequência em raças caninas de grande porte, particularmente naquelas com tórax profundo, como Afghan Hound e Whippet. Essa condição geralmente resulta em dispneia e letargia. O lobo afetado pode sofrer torção de 360°, que resulta em oclusão dos vasos e interrupção do fluxo sanguíneo para o parênquima do lobo afetado (Figura 1.39). Histologicamente, observam-se hemorragia, trombose e necrose do parênquima pulmonar.

Por conveniência, serão discutidas nesta seção as alterações do conteúdo de ar dos pulmões, as quais podem ser resultantes da diminuição do conteúdo de ar nos alvéolos pulmonares, caracterizando a condição chamada de atelectasia ou do aumento do volume de ar nos alvéolos ou no interstício pulmonar, indicando o enfisema pulmonar.

Atelectasia

Por definição, atelectasia é a expansão incompleta do pulmão, localizada ou generalizada, e resulta no colapso de alvéolos previamente preenchidos por ar. Portanto, morfologicamente, a atelectasia é caracterizada pela condição na qual os alvéolos pulmonares encontram-se sem ar e sem nenhum outro conteúdo em seu interior (Figura 1.40).

Pode ser congênita, em decorrência da expansão incompleta dos alvéolos, ou adquirida, em razão do colapso alveolar. A atelectasia congênita pode ser subclassificada em total ou parcial (focal ou multifocal); e a adquirida pode ser obstrutiva, por causa da obstrução total de vias respiratórias, ou compressiva, por compressão externa do parênquima pulmonar.

A *atelectasia congênita* é difusa, caracterizando atelectasia pulmonar total, que ocorre em animais natimortos que não tiveram nenhum movimento respiratório. Nesses casos, nenhum fragmento do parênquima pulmonar flutua quando colocado em recipiente com água. A atelectasia congênita também pode ser focal ou multifocal, nos casos de animais neonatos que têm movimentos respiratórios fracos relativos à debilidade (Figura 1.41) ou a lesão nos centros respiratórios do sistema nervoso central, geralmente provocada por hipoxia, sobretudo nos casos de distocia, decorrente de trabalho de parto laborioso e demorado.

A *atelectasia obstrutiva* é a mais comum e decorre da obstrução total de determinada via respiratória, quando a ventilação colateral não é suficiente para a expansão da área afetada. Por isso, essa condição é comum na espécie bovina, que apresenta ventilação colateral inexpressiva; e menos comum em espécies com ventilação colateral bem desenvolvida, como o cão e o gato. Em bovinos, mesmo a obstrução de pequenos brônquios pode levar à atelectasia, que, nesses casos, sempre apresenta padrão lobular (Figura 1.42).

De maneira semelhante, pequenos ruminantes têm predisposição ao desenvolvimento de atelectasia obstrutiva. Já no caso dos cães e dos gatos, há necessidade de obstrução de um brônquio calibroso que seja responsável pelo suprimento

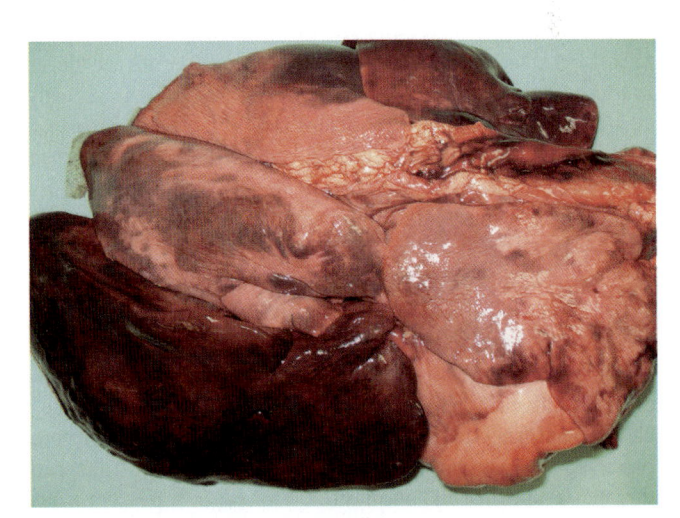

Figura 1.39 Cão. Torção do lobo médio do pulmão direito, associada à intensa congestão do lobo afetado.

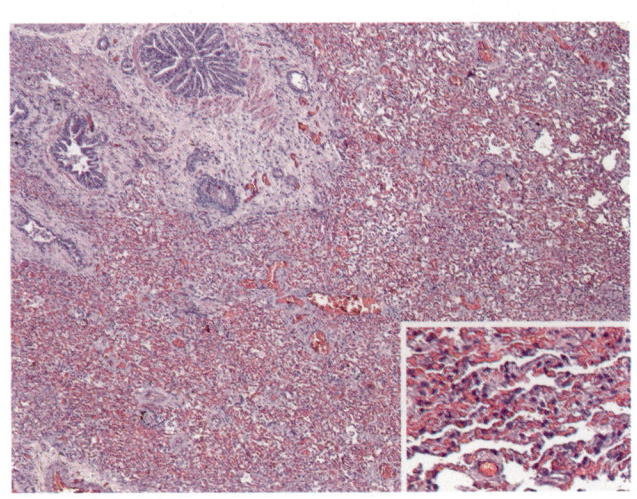

Figura 1.40 Cão. Atelectasia. Parênquima pulmonar com alvéolos sem ar e sem nenhum outro conteúdo. Em detalhe, aumento mostrando o colabamento dos alvéolos pulmonares em área de atelectasia.

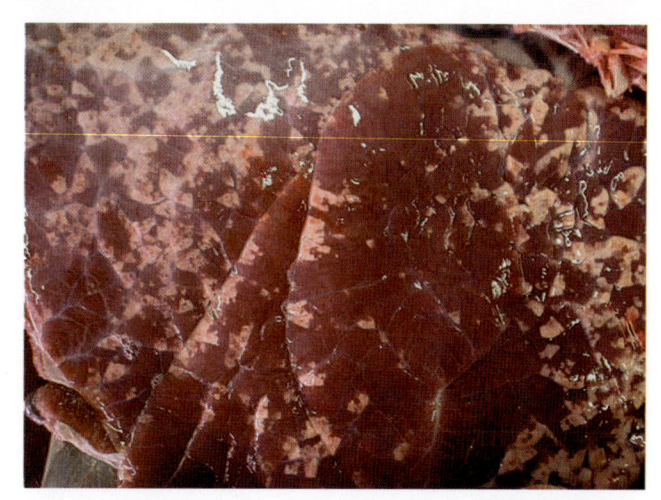

Figura 1.41 Bovino. Natimorto apresentando extensas áreas de atelectasia, deprimidas e de coloração vermelho-escura, afetando quase a totalidade do parênquima pulmonar. (Cortesia da Dra. Roselene Ecco, UPIS, Brasília, DF.)

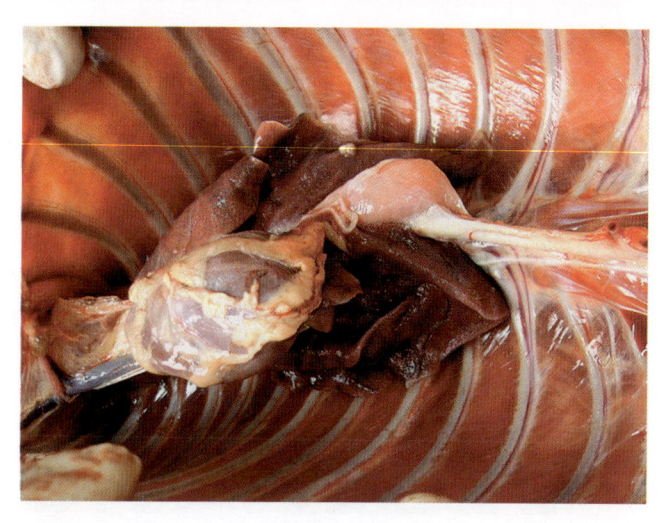

Figura 1.43 Cão. Atelectasia compressiva bilateral e total secundária a pneumotórax. (Cortesia da Dra. Rogéria Serakides, Universidade Federal de Minas Gerais, Belo Horizonte, MG.)

de um lobo pulmonar ou de extensas áreas do parênquima para que ocorra atelectasia obstrutiva. Essa característica se relaciona à ventilação colateral muito bem desenvolvida nessas espécies. Comparativamente, os suínos são um pouco menos suscetíveis à atelectasia obstrutiva do que os ruminantes, e os equídeos têm suscetibilidade intermediária entre ruminantes e cães.

A *atelectasia compressiva* é causada por lesões pleurais, mediastinais ou pulmonares, que ocupam espaço na cavidade torácica e, consequentemente, comprimem o parênquima pulmonar, tais como hidrotórax, hemotórax, quilotórax, pleurite exsudativa com piotórax, processos neoplásicos do mediastino e do pulmão, e pneumotórax (Figura 1.43).

Macroscopicamente, nos casos de atelectasia congênita, os pulmões podem apresentar-se completamente atelectásicos, no caso de natimortalidade, ou parcialmente expan-

didos em neonatos com respiração fraca. Nesses casos, os pulmões têm coloração vermelho-escura por não ter havido separação das paredes alveolares por ar, o que dilui a coloração vermelha no pulmão normal. Histologicamente, em atelectasia congênita, o revestimento epitelial alveolar é constituído predominantemente por células cuboides, não achatadas como no pulmão normal, uma vez que não houve expansão dos alvéolos. Em atelectasias adquiridas, a área afetada apresenta-se deprimida em relação ao restante da superfície do órgão, com coloração vermelho-escura – tal coloração se deve ao fato de que os capilares na área atelectásica encontram-se mais próximos uns dos outros do que no parênquima com conteúdo normal de ar. A área atelectásica tem consistência flácida com ausência completa de crepitação à palpação.

Enfisema

Ao contrário do que ocorre na espécie humana, na qual o enfisema pulmonar é uma alteração que frequentemente resulta em alterações clínicas importantes, na maioria das espécies domésticas o enfisema pulmonar carece de importância clínica, com exceção dos equinos (conforme detalhado a seguir). Por definição, enfisema pulmonar significa distensão excessiva e anormal dos alvéolos associada à destruição de paredes alveolares, o que caracteriza excesso de ar nos pulmões, ou seja, condição contrária à atelectasia. Nas espécies domésticas, o enfisema pulmonar pode ser de dois tipos: alveolar e intersticial.

O *enfisema alveolar* (vesicular) é caracterizado por excesso de ar nos alvéolos, acompanhado ou não de destruição de paredes alveolares. Caso haja destruição de paredes alveolares, o processo torna-se irreversível. A patogênese do enfisema alveolar envolve a obstrução parcial ou "obstrução expiratória" da árvore brônquica. Cabe enfatizar que o processo de inspiração é ativo e coincide com a dilatação das vias respiratórias, enquanto a expiração é passiva e associada à diminuição do diâmetro brônquico decorrente da contração da musculatura lisa. Isso faz com que, como re-

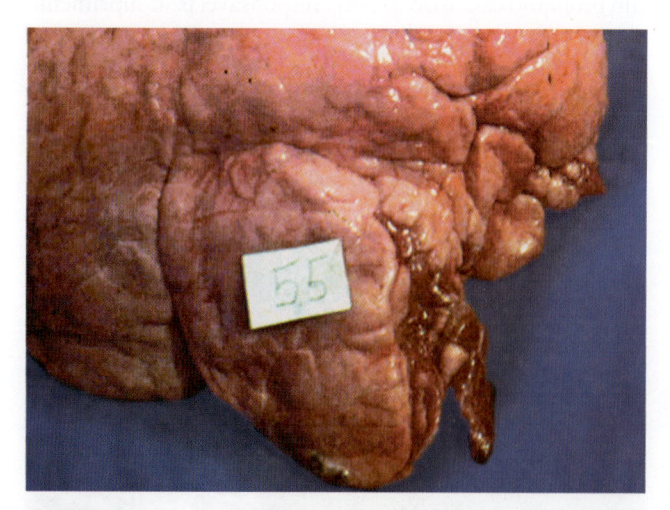

Figura 1.42 Bovino. Atelectasia parcial caracterizada por área bem delimitada, de padrão lobular, deprimida em relação ao restante do parênquima e de coloração vermelho-escura. (Cortesia do Dr. Raimundo Hilton Girão Nogueira, Universidade Federal de Minas Gerais, Belo Horizonte, MG.)

sultado de uma obstrução brônquica parcial, ocorra entrada de ar nos alvéolos por ocasião da inspiração, mas não ocorra a saída do ar durante a expiração, de modo que há acúmulo de quantidade excessiva de ar nos alvéolos.

O enfisema alveolar é uma patologia importante no ser humano fumante. Na espécie humana, além de obstrução parcial das vias respiratórias, ocorre também destruição enzimática (proteólise) das paredes alveolares. Entre os animais domésticos, o enfisema alveolar é mais importante na espécie equina, particularmente na doença conhecida como complexo bronquiolite-enfisema crônico, que acomete principalmente animais mantidos em baias e ambientes empoeirados. Essa condição também é conhecida como asma equina ou doença pulmonar obstrutiva crônica ou como *heaves*, embora a nomenclatura "obstrução recorrente das vias respiratórias" tenha sido proposta. O enfisema alveolar nesses casos é secundário às lesões bronquiais e bronquiolares descritas anteriormente na seção sobre inflamação brônquica.

Embora mais importante na espécie equina, outras espécies domésticas também são suscetíveis ao enfisema alveolar, de modo que qualquer processo que cause broncoestenose com obstrução brônquica parcial pode resultar em enfisema alveolar, como bronquites, compressões externas ao brônquio e hipertrofia de musculatura lisa de parede brônquica, como ocorre nos casos de infestação por vermes pulmonares.

Macroscopicamente, a área afetada encontra-se aumentada de volume, uma vez que não ocorre colapso da área enfisematosa, que tem coloração róseo-clara, superfície elevada em relação às áreas normais, consistência fofa e hipercrepitante, deixando impressão dos dedos à palpação. É importante ressaltar que o acúmulo de ar ou a hiperinflação das bordas craniais e ventrais dos pulmões é comum em animais velhos, particularmente em cães, e carece de algum significado clínico.

O *enfisema intersticial* (tipo rosário) é caracterizado pelo acúmulo de ar no interstício, ou seja, nos septos interlobulares e, eventualmente, no conjuntivo subpleural e vasos linfáticos. Macroscopicamente, são observadas bolhas de ar nos septos interlobulares, o que confere um aspecto semelhante ao de um rosário ao septo interlobular (Figura 1.44). Essa lesão está presente em espécies que têm pulmão septado (com lobulação completa e ausência de ventilação colateral). Por isso, é observada frequentemente em bovinos, com baixa frequência em suínos e raramente em equinos, não ocorrendo em outras espécies de animais domésticos.

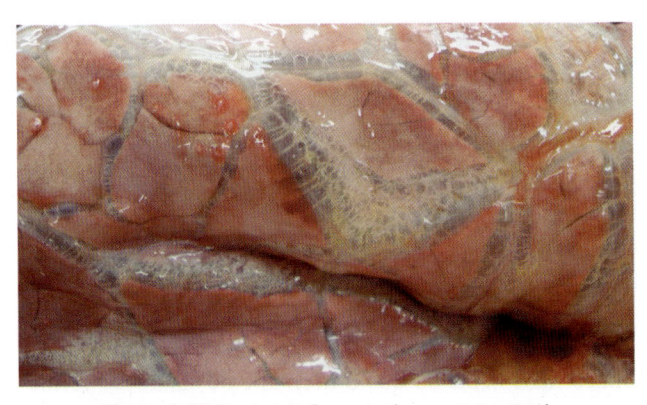

Figura 1.44 Bovino. Enfisema pulmonar intersticial.

É importante esclarecer que não há nenhuma relação, sob o ponto de vista de patogênese, entre o enfisema alveolar descrito anteriormente e o enfisema intersticial. O enfisema intersticial é muito frequente em bovinos que sofrem morte agônica em que ocorre ruptura de grande número de alvéolos pulmonares e passagem do ar para os septos interlobulares, bastante evidentes nessa espécie. Essa lesão também é observada em bovinos com pneumotoxicidade por L-triptofano ou por ingestão de batata-doce mofada (ver tópico sobre tóxicos exógenos, na seção "Principais doenças que afetam primariamente o sistema respiratório").

Embora a patogênese desse processo não tenha sido investigada experimentalmente, presume-se que o ar seja forçado para o espaço intersticial em situações em que há colapso dos bronquíolos durante a expiração forçada. Por isso, essa lesão só se desenvolve na ausência de ventilação colateral. Movimentos de inspiração forçada também podem fazer com que o ar penetre no espaço intersticial se a pressão no tecido conjuntivo intersticial for menor do que a pressão intra-alveolar.

Alterações inflamatórias

Por definição, *pneumonia* é o termo utilizado para designar uma inflamação que envolve o pulmão. Existem outros termos aplicáveis aos processos inflamatórios do pulmão, como *pneumonite*, que se refere a um processo crônico, proliferativo, localizado no interstício (septos alveolares, conjuntivo peribrônquico e peribronquiolar).

O termo pneumonite é empregado como sinônimo de pneumonia intersticial. Alveolite é um termo utilizado durante a fase exsudativa da pneumonia intersticial, ou pneumonite. Tendo em vista que o emprego de todos esses termos para designar inflamação pulmonar pode ser extremamente confuso, será utilizado exclusivamente o termo pneumonia para designar todos os diferentes tipos de respostas inflamatórias que ocorrem nos pulmões.

As pneumonias podem ser classificadas quanto ao curso em superaguda, aguda, subaguda e crônica. Quanto ao tipo de exsudato produzido, as pneumonias podem ser classificadas em catarral, fibrinosa, purulenta, hemorrágica, necrótica e granulomatosa, e a combinação entre esses tipos é bastante comum: por exemplo, mucopurulenta, fibrinonecrótica ou fibrino-hemorrágica.

Outra classificação extremamente importante dos processos pneumônicos se refere ao local de início do processo, base dos padrões anatômicos de pneumonia. Segundo ela, os processos pneumônicos podem ser divididos em broncopneumonia, que se inicia na junção bronquíolo-alveolar; pneumonia lobar, que também tem início na junção bronquíolo-alveolar, porém apresenta evolução rápida; e pneumonia intersticial (pneumonite), que se inicia no interstício.

Broncopneumonia

A característica mais importante para classificar um processo pneumônico como broncopneumonia é o local de origem do processo inflamatório, o qual, nesse caso, é a junção bronquíolo-alveolar. Nas broncopneumonias, os agentes causadores chegam ao pulmão por via aerógena ou broncogênica. Existem várias razões para a maior suscetibilidade dessa área, e uma delas é ser esse o principal local onde ocorre deposição de pequenas partículas, com diâmetro entre 0,5 e 0,2 µm. O motivo para maior deposição nessa área é a diminuição abrupta da velocidade do fluxo de ar no momento em que o ar entra nos alvéolos, o que possibilita a sedimentação das partículas na junção bronquíolo-alveolar. Outra razão é o fato de a junção bronquíolo-alveolar não ter a proteção do lençol mucociliar, como os brônquios e os bronquíolos, e também não ter um sistema de fagocitose por macrófagos semelhante ao que ocorre nos alvéolos.

A localização das lesões nos casos de broncopneumonias é cranioventral, característica importante para o reconhecimento macroscópico dessa condição (Figura 1.45). A predileção pelas porções cranioventrais provém dos seguintes fatores: menor extensão das vias respiratórias que suprem essa região, o que proporciona menor eficiência na filtragem do ar inspirado pelo lençol mucociliar; maior turbilhonamento do ar nessa área, o que pode causar maior desgaste do epitélio; e a ação da gravidade, que dificulta a eliminação das partículas infecciosas e de exsudato dessas porções do pulmão.

Entre os fatores predisponentes à broncopneumonia, um dos mais importantes é o agrupamento de animais. Em situações em que a densidade de indivíduos é muito alta, há favorecimento para que grande número de microrganismos atinja a junção bronquíolo-alveolar, aumentando acentuadamente o desafio para os mecanismos de defesa do sistema respiratório. Essa situação é comum nos confinamentos.

Animais de diferentes origens entram em contato e são expostos a organismos contra os quais não têm imunidade específica. Esse fato, associado ao alto grau de desafio descrito anteriormente, favorece acentuadamente o estabelecimento de infecção e o desenvolvimento de broncopneumonia.

Além de aglomeração de animais, qualquer fator que comprometa os mecanismos de defesa do pulmão, principalmente a diminuição da eficiência do lençol mucociliar e dos macrófagos alveolares, predispõe à broncopneumonia. Tal condição ocorre nas seguintes circunstâncias: desidratação, que provoca aumento na viscosidade e, consequente-

mente, diminuição da eficiência do lençol mucociliar; frio excessivo, que compromete a integridade do epitélio respiratório, particularmente quando o animal é submetido a exercício ou esforço físico sob temperatura abaixo de 5°C ou quando é submetido a uma variação abrupta de temperatura – além de infecções virais, que favorecem o estabelecimento de infecções secundárias; inalação de gases tóxicos, como amônia (NH_3), gás sulfídrico (H_2S), excesso de gás carbônico (CO_2) e oxigênio puro; anestésicos; discinesia ciliar primária, que compromete o funcionamento do lençol mucociliar e favorece a colonização do sistema respiratório por microrganismos; inanição; uremia e acidose; imunossupressão; doenças crônicas do pulmão e do coração; e faixa etária, de modo que animais jovens e senis são mais suscetíveis.

As causas infecciosas são as mais comuns nos casos de broncopneumonia, particularmente agentes bacterianos. Geralmente, ocorre associação estreita do agente causador com os fatores predisponentes mencionados anteriormente. Na Tabela 1.2 estão listados alguns exemplos de causas infecciosas mais frequentes de broncopneumonia nas diferentes espécies domésticas.

Frequentemente, infecções pulmonares de origem viral sofrem complicação em decorrência de infecção bacteriana secundária. Por isso, alguns vírus, como o da cinomose em cães e o vírus sincicial respiratório bovino (BRSV, *bovine respiratory syncytial virus*) em bovinos, causam primariamente pneumonia intersticial (descrita a seguir), mas, geralmente, por ocasião da necropsia, observa-se broncopneumonia bacteriana secundária associada à pneumonia intersticial. De maneira geral, as características macroscópicas da broncopneumonia são áreas de consolidação ou hepatização (a consistência da área lesionada fica semelhante à do fígado), de coloração vermelho-escura ou acinzentada, localizada nas porções cranioventrais, sempre seguindo a orientação lobular. Podem ocorrer coalescência e comprometimento de todo o lobo (Figura 1.46). Ao corte, observa-se superfície úmida, quando o processo é supurado (exsudato mucopurulento ou purulento nas vias respiratórias) (Figura 1.47), ou superfície ressecada, quando o exsudato é do tipo fibrinoso (Figura 1.48).

Microscopicamente, a inflamação inicial ocorre na junção bronquíolo-alveolar. Nessa fase, bronquíolos e alvéolos adjacentes são rapidamente preenchidos por líquido de edema rico em proteína, fibrina, neutrófilos, eritrócitos e alguns macrófagos (Figura 1.49). Com o passar do tempo, as lesões mais crônicas são caracterizadas por maior quantidade de macrófagos e proliferação de pneumócitos tipo II.

A broncopneumonia apresenta evolução cronológica das lesões com características morfológicas distintas. Inicialmente, ocorre a fase de congestão, seguida da hepatização vermelha; posteriormente, a hepatização cinzenta; e, finalmente, a fase de resolução.

A fase de congestão é caracterizada por dilatação dos capilares dos septos alveolares. Esse fenômeno se estabelece em poucas horas. Macroscopicamente, as áreas afetadas apresentam-se aumentadas de volume, de consistência um pouco mais firme do que o normal e de coloração vermelho-escura; além disso, flui grande quantidade de sangue

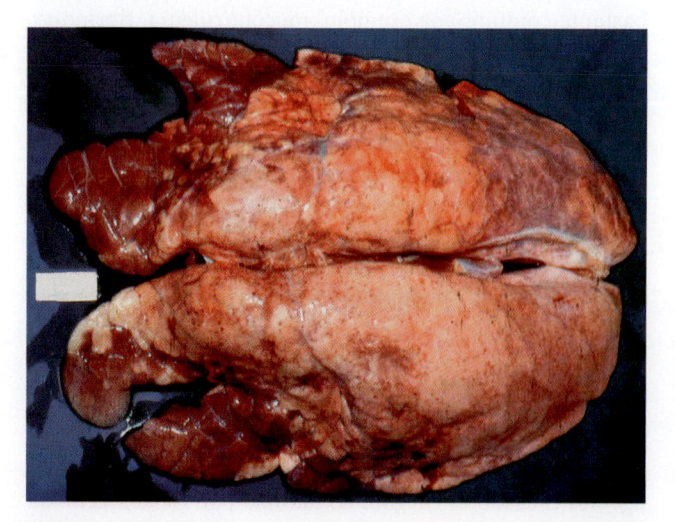

Figura 1.45 Suíno. Broncopneumonia (pneumonia enzoótica micoplásmica suína) caracterizada por áreas de consolidação de coloração vermelho-escura e distribuição cranioventral.

Tabela 1.2 Agentes mais frequentes de broncopneumonia bacteriana nas espécies domésticas.

Espécie	Agentes
Bovinos e pequenos ruminantes	*Mannheimia (Pasteurella) haemolytica* *Pasteurella multocida* *Histophilus somni* *Trueperella (Arcanobacterium) pyogenes* *Bibersteinia (Pasteurella) trehalosi*
Suínos	*Mycoplasma hyopneumoniae* *Pasteurella multocida* *Streptococcus suis* *Glaesserella (Haemophilus) parasuis* *Bordetella bronchiseptica*
Equinos	*Streptococcus equi* subespécie *zooepidemicus* *Streptococcus equi* subespécie *equi* *Rhodococcus equi* *Klebsiella* sp.
Cães	*Bordetella bronchiseptica* *Streptococcus equi* subespécie *zooepidemicus*. *Staphylococcus* sp. *Escherichia coli*

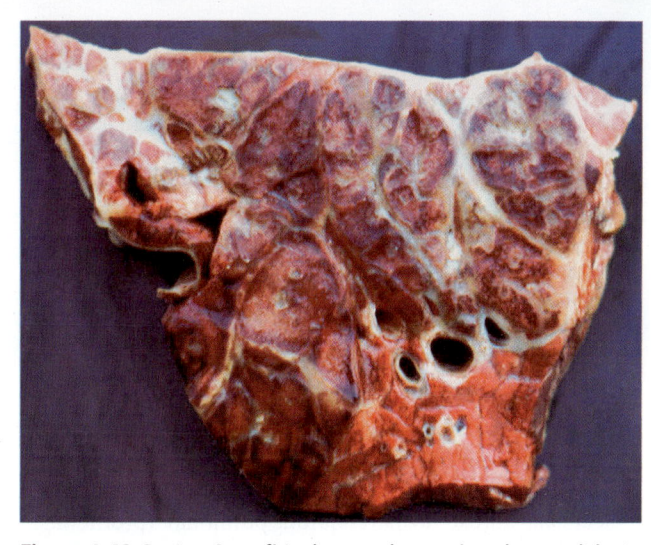

Figura 1.48 Bovino. Superfície de corte de uma área de consolidação decorrente de broncopneumonia fibrinosa, com aspecto ressecado e septos interlobulares espessos.

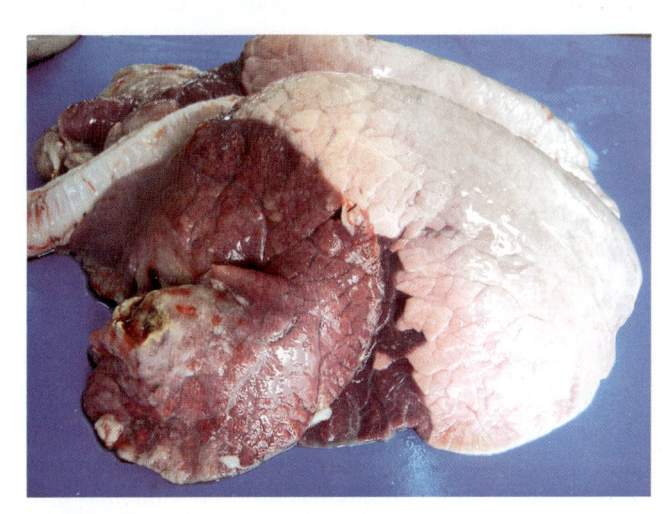

Figura 1.46 Bovino. Broncopneumonia. (Cortesia do Dr. Alexandre Arenales, Clínica de Bovinos, Universidade Federal Rural de Pernambuco, Garanhuns, PE.)

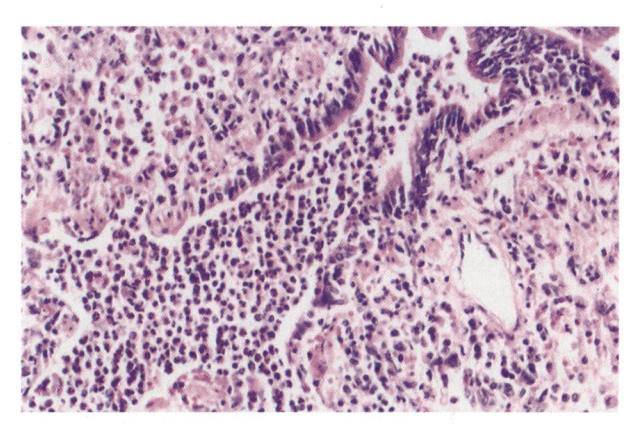

Figura 1.49 Bovino. Acúmulo de grande quantidade de neutrófilos no lúmen bronquiolar e neutrófilos com alguns macrófagos nos alvéolos do parênquima adjacente, caracterizando, histologicamente, um quadro de broncopneumonia. Nesse caso, isolou-se *Pasteurella* sp.

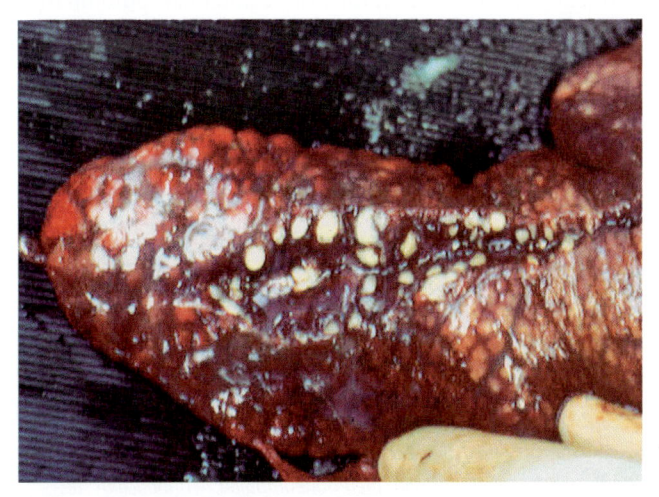

Figura 1.47 Bovino. Superfície de corte em uma área de consolidação decorrente de broncopneumonia supurada com drenagem de grande quantidade de exsudato purulento.

ao corte. Os fragmentos, imersos em água, não submergem, uma vez que, nessa fase, ainda existe ar dentro dos alvéolos.

Na fase de hepatização vermelha, há grande quantidade de hemácias dentro dos alvéolos, e é possível observar também alguns leucócitos e fibrina. Essa fase tem duração de aproximadamente 2 a 3 dias. Macroscopicamente, as áreas afetadas estão aumentadas de volume (não estão deprimidas em relação ao parênquima normal, como na atelectasia) e têm coloração vermelho-escura e consistência firme.

A fase de hepatização cinzenta é caracterizada pela intensa presença de leucócitos, predominantemente neutrófilos, nos alvéolos. Essa fase tem duração de aproximadamente 4 a 5 dias. Macroscopicamente, é semelhante à fase anterior, mas a coloração é acinzentada, e não necessariamente há elevação em relação à superfície do órgão.

Durante a fase de resolução, os agentes infecciosos são eliminados, e a fibrina é liquefeita por substâncias líticas produzidas pelos neutrófilos. Ao final de poucos dias, o material liquefeito ou parcialmente liquefeito é expelido ou drenado pelos vasos linfáticos. O epitélio alveolar se regenera, e, em curto espaço de tempo, o pulmão volta à normalidade morfológica e funcional. O processo de resolução tem duração variável e dependente do tipo de broncopneumonia ou da extensão e natureza da lesão. Como exemplo, uma broncopneumonia catarral ou purulenta discreta entra em fase de resolução entre 7 e 10 dias, e o pulmão volta ao normal em 3 a 4 semanas. A resolução das broncopneumonias é quase sempre incompleta nos ruminantes e suínos, uma vez que a ventilação colateral nessas espécies é ausente ou pouco desenvolvida, o que dificulta a expulsão do exsudato das vias respiratórias. Por isso, a broncopneumonia nos bovinos frequentemente resulta em atelectasia, bronquite com bronquiectasia supurada crônica e bronquiolite.

Nos casos em que a fase de resolução não evolui de maneira satisfatória, podem ocorrer complicações, tais como atelectasia, fibrose do parênquima pulmonar (proliferação de tecido conjuntivo fibroso), bronquiectasia, mais comum nos bovinos, necrose com formação de abscessos, cujas causas mais comuns incluem *Trueperella* (*Arcanobacterium*) *pyogenes* nos ovinos, suínos e bovinos, *Bordetella bronchiseptica* e *Streptococcus equi* subespécie *zooepidemicus* nos cães e *Streptococcus* sp. nos equinos. Eventualmente, os abscessos pulmonares podem provocar erosão vascular e hemorragia fatal ou se romper para dentro da cavidade pleural, causando pleurite e piotórax, pleurite com formação de aderências e morte por hipoxia associada à toxemia.

Pneumonia lobar

A pneumonia lobar também tem início na junção bronquíolo-alveolar e geralmente afeta as porções cranioventrais, e os agentes causadores chegam ao pulmão por via aerógena ou broncogênica, de maneira idêntica ao que ocorre nas broncopneumonias. A diferença entre esses dois processos é que a evolução da pneumonia lobar é mais rápida e o processo é mais extenso. Portanto, a pneumonia lobar nada mais é do que uma broncopneumonia fulminante (Figura 1.50).

Existe correlação entre ocorrência de pneumonia lobar e estresse. Nos bovinos, a maneira mais comum de estresse é o transporte; por isso, a causa mais comum de pneumonia lobar é a infecção por *Mannheimia* (*Pasteurella*) *haemolytica* associada a condições estressantes, particularmente o

transporte. Essa condição é conhecida como *febre dos transportes* (ver tópico sobre pasteurelose pulmonar bovina, na seção "Principais doenças que afetam primariamente o sistema respiratório").

Alguns estudos evidenciam a participação de agentes virais na patogênese da febre dos transportes, inclusive com potencial participação do coronavírus respiratório bovino. Em ovinos, *Bibersteinia* (*Pasteurella*) *trehalosi* causa lesões pulmonares semelhantes às lesões atribuíveis a *M. haemolytica* em bovinos, geralmente associadas a alterações compatíveis com um quadro septicêmico. Embora *B. trehalosi* possa ser isolada de casos de pneumonia em bovinos, não é considerado um patógeno secundário em casos de doenças respiratórias de bovinos.

As causas mais comuns de pneumonia lobar nas diferentes espécies domésticas estão listadas na Tabela 1.3.

Quanto ao curso, a pneumonia lobar pode ser classificada em superaguda e aguda. Nesses casos, geralmente o processo não progride para cronicidade em razão da evolução rápida e da alta taxa de letalidade. Quanto ao tipo de exsudato, a pneumonia lobar pode ser classificada em fibrinosa ou fibrinopurulenta (mais comum), hemorrágica ou necrótica. A exsudação de fibrina indica que o processo inflamatório é grave, uma vez que há aumento acentuado da permeabilidade vascular.

Macroscopicamente, a pneumonia lobar é caracterizada por áreas de consolidação cranioventrais, envolvendo difusamente os lobos, em geral a totalidade de um ou mais lobos, que se apresentam de coloração vermelho-escura ou vermelho-acinzentada uniforme, com espessamento da pleura e alargamento dos septos interlobulares, em função da exsudação de fibrina e do edema. É comum a presença de áreas de necrose.

A ocorrência de complicações nos casos de pneumonia lobar é mais comum do que nos casos de broncopneumonia. Tais complicações incluem morte, que ocorre com frequência muito maior do que nas broncopneumonias e se deve, na maioria dos casos, à hipoxia associada à toxemia; formação de abscessos e disseminação do agente por via hematógena ou linfática; empiema da cavidade pleural, principalmente devido ao rompimento de abscessos pulmonares; pericardite e peritonite; fibrose; endocardite; toxemia; poliartrite fibrinosa e meningite.

Pneumonia intersticial e broncointersticial

No caso da pneumonia intersticial, o local de origem do processo é diferente dos padrões de pneumonia descritos anteriormente, uma vez que tem início nos septos alveolares,

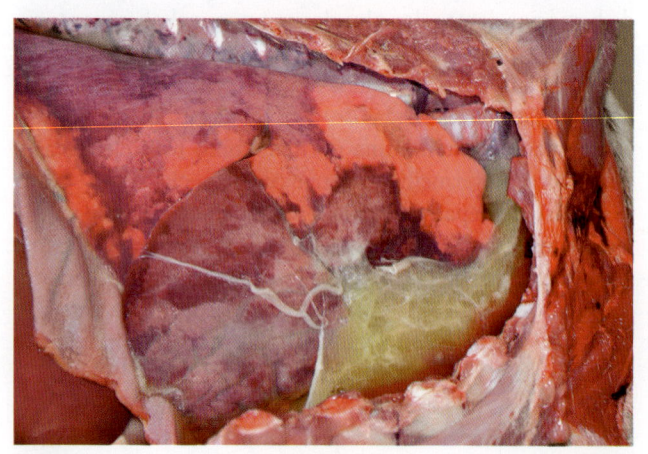

Figura 1.50 Caprino. Pneumonia lobar e pleurite fibrinosa (pleuropneumonia) causada pela infecção com *Mannheimia haemolytica*.

Tabela 1.3 Agentes infecciosos mais frequentes de pneumonia lobar nas espécies domésticas.

Espécie	Agentes
Bovinos	*Mannheimia* (*Pasteurella*) *haemolytica* associada ao estresse (transporte)
Ovinos	*Bibersteinia* (*Pasteurella*) *trehalosi*
Suínos	*Actinobacillus pleuropneumoniae*, *Actinobacillus suis*
Gatos	*Pasteurella multocida*
Equinos	Infecção grave por *Streptococcus* sp.

não ocorrendo envolvimento das vias respiratórias. Outra característica da pneumonia intersticial é que a via de infecção é, na maioria dos casos, hematógena, embora a via broncogênica também ocorra na pneumonia intersticial, particularmente nos casos de inalação de gases pneumotóxicos. Ao contrário da broncopneumonia e da pneumonia lobar, o curso da pneumonia intersticial é geralmente crônico, embora ocorra um estágio inicial agudo.

A sequência de eventos no desenvolvimento das lesões envolve, inicialmente, lesão difusa das paredes alveolares, seguida por um período breve de exsudação intra-alveolar e, em seguida, estabelecimento da fase crônica, caracterizada por uma resposta proliferativa e fibrótica. A pneumonia broncointersticial é caracterizada por necrose bronquiolar e dano alveolar difuso. É observada lesão de bronquíolo e epitélio alveolar. Essa classificação também é utilizada para descrever pneumonias nas quais células mononucleares circundam as vias respiratórias e infiltram septos alveolares. Esse padrão não deve ser confundido com as broncopneumonias.

As causas de pneumonia intersticial e broncointersticiais são variadas, incluindo causas infecciosas (como vírus, bactérias, protozoários e larvas de helmintos), químicas e tóxicas. As causas infecciosas de pneumonias intersticiais e broncointersticiais incluem viremias, septicemias e parasitemias (Tabela 1.4).

Como exemplos de agentes específicos, podem ser mencionados os seguintes: vírus da cinomose (paramixovírus), em cães; vírus da peritonite infecciosa felina (coronavírus), herpesvírus felino tipo 1 e calicivírus, em gatos; vírus respiratório sincicial bovino; salmonelose septicêmica, principalmente em bezerros e leitões (Figura 1.51); toxoplasmose; parasitismo por vermes pulmonares e migração de larvas de ascarídeos; circovírus suíno tipo 2 e influenza A, em suínos; lentivírus dos pequenos ruminantes [maedi-visna e artrite-encefalite caprina (CAE, *caprine arthritis encephalitis*)]. Em equinos, o herpesvírus equino tipo 5 está associado a pneumonia intersticial com fibrose (ver tópico sobre fibrose pulmonar multinodular equina, "Principais doenças que afetam primariamente o sistema respiratório", mais adiante), enquanto *Pneumocystis carinii* é um agente importante, principalmente em potros. Obviamente, essa é uma lista limitada, que contém apenas os agentes mais comuns, uma vez que diversos outros agentes infecciosos potencialmente podem causar pneumonia intersticial. As lesões associadas à infecção pelo BRSV são muito variáveis, podendo ocorrer um quadro de pneumonia broncointersticial. Por isso, o achado de células sinciciais nos bronquíolos e alvéolos de bovinos é sugestivo da infecção pelo BRSV. De modo semelhante, infecção pelo vírus da cinomose pode resultar em processo de pneumonia intersticial (Figura 1.52), e, nessa doença, frequentemente observam-se células sinciciais contendo corpúsculos de inclusão eosinofílicos intracitoplasmáticos (Figura 1.53) ou intranucleares. Um estudo baseado em identificação de antígenos virais por imuno-histoquímica em 35 casos de pneumonia em cães resultou na detecção de pelo menos um agente viral (vírus da cinomose, parainfluenza 2 ou adenovírus canino tipo 2) em todos os casos, e o vírus da cinomose foi identificado em 77% dos casos.

Além das causas infecciosas, agentes químicos, como oxigênio em concentrações acima de 50%, *paraquat* (herbicida comercialmente denominado Gramoxone®), fumaça e vapores de óxido de zinco, assim como a ingestão de querosene por cães, podem provocar pneumonia intersticial. Toxinas endógenas e exógenas igualmente podem causar essa doença. Entre as endógenas, destacam-se os catabólitos nos casos de insuficiência renal crônica (uremia), acidose e pancreatite. Exemplos de tóxicos exógenos incluem alcaloides pirrozilidínicos, toxinas de batatas-doces mofadas e 3-metil-indol de origem ruminal decorrente da metabolização de l-triptofano. Detalhes sobre os mecanismos de pneumotoxicidade estão descritos no tópico sobre tóxicos exógenos com ação sobre o sistema respiratório, na seção "Principais doenças que afetam primariamente o sistema respiratório".

Tabela 1.4 Agentes mais frequentes de pneumonia intersticial ou broncointersticial nas espécies domésticas.

Categoria	Agentes
Vírus	Vírus da parainfluenza 3 (bovino) Vírus sincicial respiratório bovino (BRSV) Circovírus suíno tipo 2 Vírus da peste suína clássica Arterivírus (PRRS) Lentivírus de pequenos ruminantes (maedi-visna e CAE) Vírus da cinomose Coronavírus (peritonite infecciosa felina) herpesvírus felino tipo 1 Calicivírus felino
Bactérias	*Salmonella* septicêmica
Parasitas	Vermes pulmonares (*Dictyocaulus, Metastrongylus*) Migração larval *Toxoplasma gondii*
Tóxicos	Gases tóxicos 3-metil-indol (bovino) Batata-doce mofada (bovino) Paraquat

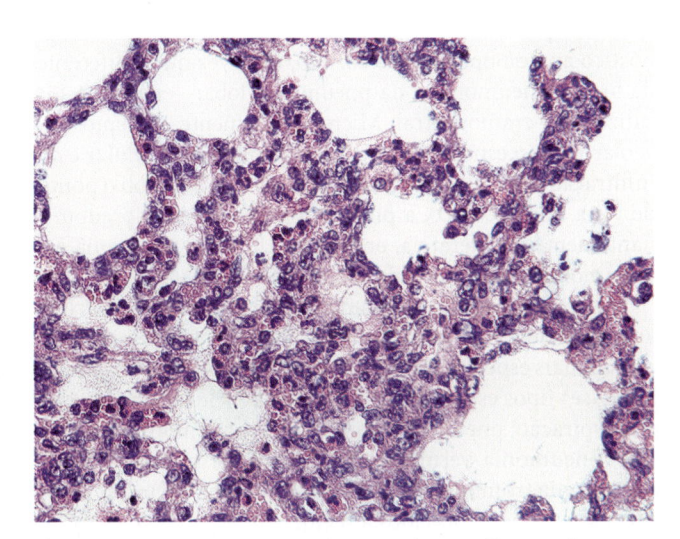

Figura 1.51 Bovino. Pneumonia intersticial neutrofílica aguda em um caso de salmonelose septicêmica. Intenso aumento na espessura dos septos alveolares com infiltrado intersticial difuso de neutrófilos e acúmulo de pequena quantidade de fibrina e alguns neutrófilos no lúmen alveolar.

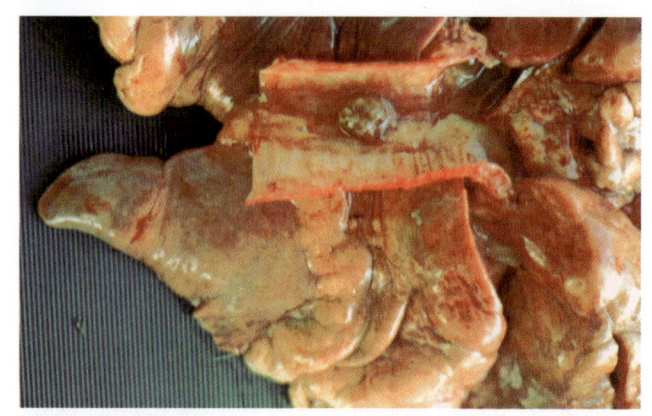

Figura 1.52 Cão. Broncopneumonia associada à pneumonia intersticial (pneumonia broncointersticial) com exsudato mucopurulento no lúmen traqueal em um caso de cinomose.

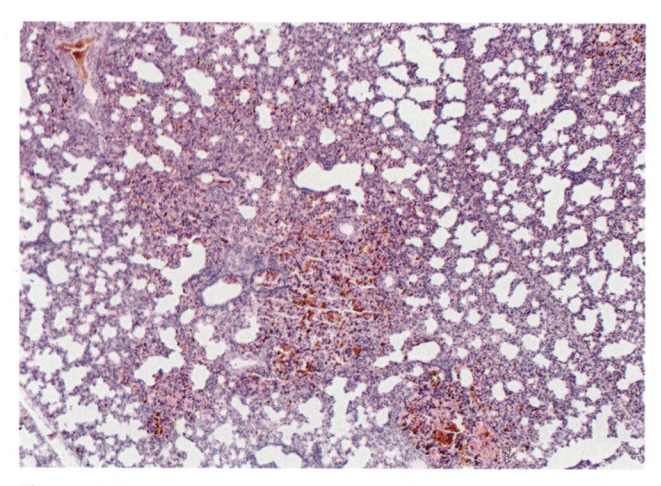

Figura 1.54 Bovino jovem. Pneumonia intersticial caracterizada por espessamento difuso dos septos alveolares.

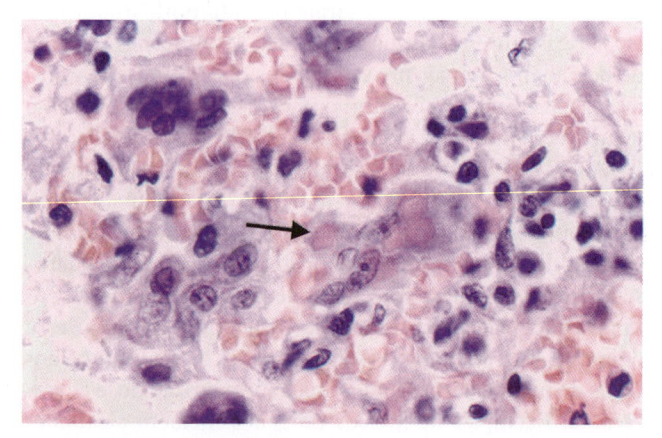

Figura 1.53 Cão. Pulmão contendo célula sincicial com corpúsculo de inclusão intracitoplasmático (*seta*), características histológicas de pneumonia pelo vírus da cinomose.

Macroscopicamente, a pneumonia intersticial caracteriza-se por áreas de consolidação difusas por todo o pulmão, principalmente nas porções dorsocaudais. A distribuição das lesões da pneumonia intersticial é importante para o diagnóstico anatomopatológico correto, uma vez que é diferente da broncopneumonia e da pneumonia lobar – nestas, a localização é cranioventral. Microscopicamente, os septos alveolares estão espessos em razão da proliferação celular e da infiltração de células inflamatórias (Figura 1.54). Sob o ponto de vista microscópico, a pneumonia intersticial é predominantemente proliferativa, enquanto a broncopneumonia e a pneumonia lobar são predominantemente exsudativas.

Além dos padrões anatômicos de pneumonia descritos anteriormente, ocorrem outros tipos de pneumonia, com causas mais específicas, que não se enquadram nesses modelos. Esses tipos especiais de pneumonia incluem pneumonia por aspiração; pneumonia gangrenosa; pneumonia hipostática; pneumonia verminótica; pneumonia granulomatosa; pneumonia tromboembólica; e pneumopatia urêmica. Esses processos estão detalhados a seguir.

Pneumonia por aspiração

Pneumonia por aspiração ocorre quando grande quantidade de material, principalmente líquido, é aspirada e atinge o parênquima pulmonar. Isso a distingue das pneumonias causadas por inalação de partículas.

A resposta pulmonar ao material aspirado depende de três fatores: da natureza do material, que pode ser mais ou menos irritativo; do grau de patogenicidade e da quantidade das bactérias contidas no material aspirado; e da distribuição e quantidade de material inspirado nos pulmões. Dependendo desses fatores, a aspiração pode causar broncopneumonia, pneumonia lobar ou pneumonia gangrenosa. A presença de material estranho aspirado na luz das vias condutoras de ar é uma característica que deve ser cuidadosamente verificada. Conforme enfatizado anteriormente, em geral ocorre irritação das mucosas traqueal e brônquica, com intensa hiperemia e, às vezes, hemorragia da mucosa (Figura 1.55).

As situações mais comumente associadas à pneumonia por aspiração são as seguintes: aspiração de leite (Figura 1.56) por bezerros alimentados em baldes; aspiração de conteúdo ruminal; aspiração de vômito; aspiração de exsudato inflamatório; aspiração de material oleoso; e aspiração de mecônio durante o período perinatal.

Aspiração de leite ocorre principalmente nos casos em que os bezerros são amamentados em baldes. O processo

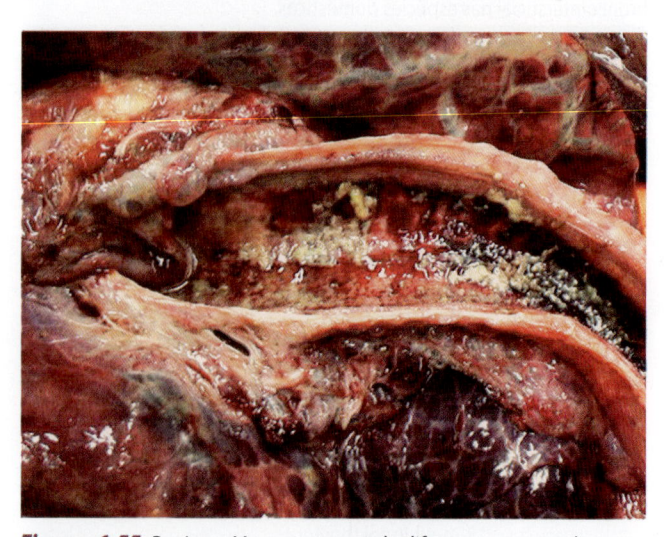

Figura 1.55 Bovino. Mucosa traqueal difusa e acentuadamente hiperêmica e hemorrágica com acúmulo de exsudato fibrinoso e conteúdo ruminal decorrente de aspiração. (Cortesia da Dra. Roselene Ecco, UPIS, Brasília, DF.)

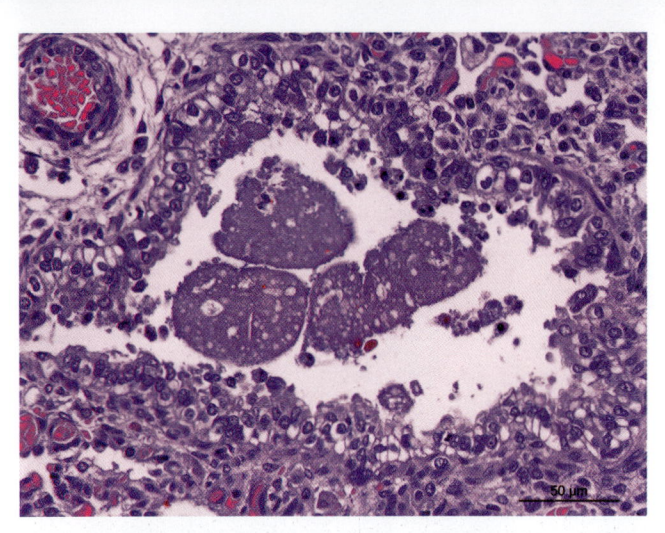

Figura 1.56 Cão neonato. Pneumonia por aspiração de leite, caracterizada por material eosinofílico no lúmen bronquiolar com infiltrado inflamatório neutrofílico. (Cortesia da Dra. Tayse Domingues de Souza. Universidade Federal de Minas Gerais, Belo Horizonte, MG.)

tende a apresentar evolução rápida, geralmente com duração não superior a um dia. Os pulmões apresentam-se inflados e hiperêmicos. Também pode ocorrer em cordeiros com miopatia nutricional decorrente do envolvimento dos músculos da deglutição.

Bovinos com rúmen funcional podem apresentar aspiração de conteúdo ruminal, que resulta em quadro semelhante ao anterior, mas o volume aspirado é geralmente grande, e o material é extremamente rico em bactérias. Nesses casos, ocorre traqueobronquite hemorrágica, e é importante o exame minucioso do sistema nervoso central, uma vez que animais com neuropatias podem ter predisposição para aspiração de conteúdo ruminal. De modo semelhante, a aspiração de vômito geralmente tem efeito desastroso, decorrente da natureza altamente irritativa do conteúdo. A morte, na maioria dos casos, ocorre por causa do espasmo da laringe ou de edema pulmonar, antes mesmo de haver tempo suficiente para estabelecimento de um processo inflamatório no pulmão.

Animais com infecção e inflamação do sistema respiratório superior podem desenvolver pneumonia por aspiração de exsudato inflamatório, particularmente nos casos de laringite necrobacilar, mais frequente em bovinos e ovinos.

A aspiração de material oleoso ocorre com maior frequência em gatos tratados com óleo mineral por via oral. Ao contrário de qualquer material aquoso, o óleo mineral não induz o reflexo de tosse quando em contato com a mucosa das vias respiratórias e, por isso, chega facilmente ao parênquima pulmonar. Nesses casos, as áreas consolidadas geralmente apresentam coloração mais pálida do que o parênquima normal, decorrente do acúmulo de grande número de macrófagos repletos de material oleoso. Essa condição deve ser diferenciada da *pneumonia lipídica endógena*, de causa idiopática, caracterizada pelo acúmulo de macrófagos e algumas células gigantes com citoplasma finamente vacuolizado e com abundância de cristais de colesterol (Figura 1.57). Também deve ser considerada no diagnóstico

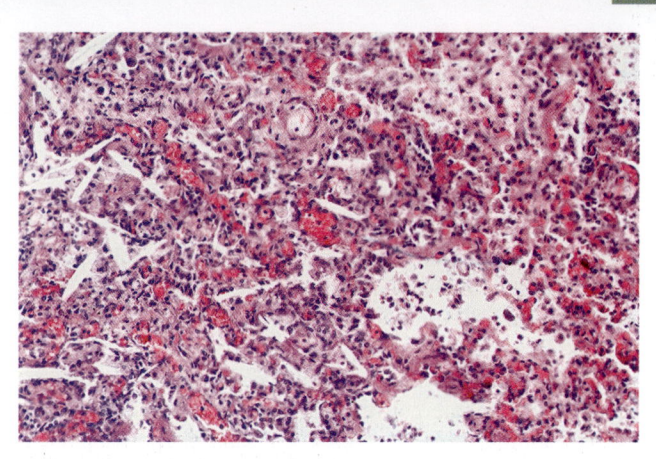

Figura 1.57 Cão. Acúmulo difuso de macrófagos com citoplasma finamente vacuolizado no parênquima pulmonar, associado a fendas com aspecto de cristais de colesterol, características sugestivas de pneumonia lipídica endógena.

diferencial das pneumonias por aspiração a condição conhecida como proteinose alveolar, que se desenvolve devido ao acúmulo anormal de material derivado de componentes do surfactante no lúmen alveolar. Nesses casos, o lúmen alveolar fica completamente preenchido por material homogêneo, amorfo, acelular e anfofílico, associado ao acúmulo de quantidades variadas de macrófagos epitelioides e células gigantes multinucleadas (Figura 1.58).

O neonato pode desenvolver pneumonia por aspiração de grande quantidade de mecônio (conteúdo intestinal fetal) durante a fase final da gestação, a qual antecede a expulsão fetal. O mecônio é liberado em grandes quantidades no líquido amniótico, principalmente nos casos de hipoxia prolongada, em geral secundária à distocia. Quando há grande quantidade de mecônio no líquido amniótico, o feto aspira esse material com o líquido amniótico, o que pode resultar em pneumonia no período neonatal.

Suínos que recebem ração muito pulverulenta aspiram com frequência pequenas partículas de amido, que, pela

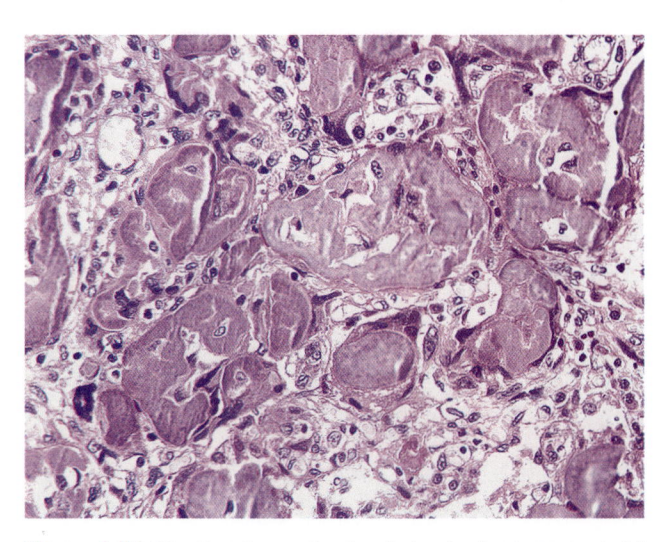

Figura 1.58 Cão. Proteinose alveolar. Acúmulo de denso material amorfo e acelular no interior dos alvéolos, com acúmulo intersticial de macrófagos epitelioides e células gigantes multinucleadas.

exposição prolongada e excesso de material em suspensão, chegam aos espaços alveolares e causam irritação sobre o epitélio de revestimento e, consequentemente, broncopneumonia granulomatosa. Histologicamente, é observada grande quantidade de macrófagos espumosos e epitelioides e algumas células gigantes com estruturas citoplasmáticas em imagem negativa no lúmen alveolar em preparações coradas com hematoxilina e eosina (Figura 1.59). Essas estruturas em imagem negativa, que apresentam polarização em microscopia de luz polarizada, são partículas de amido fagocitadas.

Macroscopicamente, o aspecto é de uma broncopneumonia, comumente confundida com as lesões observadas na pneumonia enzoótica suína, causada pelo *Mycoplasma hyopneumoniae* e outros agentes bacterianos secundários.

Pneumonia gangrenosa

Pode ser uma complicação de outras tipologias de pneumonia, principalmente quando ocorre necrose extensa do parênquima. O mais comum é a pneumonia gangrenosa resultante de aspiração de material estranho contaminado com bactérias saprofíticas e putrefativas, ou seja, a pneumonia gangrenosa é uma consequência frequente e importante da pneumonia por aspiração. Nos bovinos, ocasionalmente, pode ser resultado da penetração direta de corpos estranhos perfurantes nos casos de reticuloperitonite traumática.

Macroscopicamente, observam-se áreas de coloração amarelada ou esverdeado-escura (Figura 1.60) com odor pútrido e formações cavitárias repletas de material necrótico (Figura 1.61). Essas formações cavitárias podem se romper, provocando piotórax e, em alguns casos, pneumotórax putrefativo, em função da atividade de bactérias produtoras de gás.

Pneumonia hipostática

Com frequência, animais que permanecem em decúbito lateral por períodos prolongados desenvolvem pneumonia hipostática. Isso decorre da natureza porosa do pulmão, a qual o predispõe à congestão hipostática e, consequentemente, ao

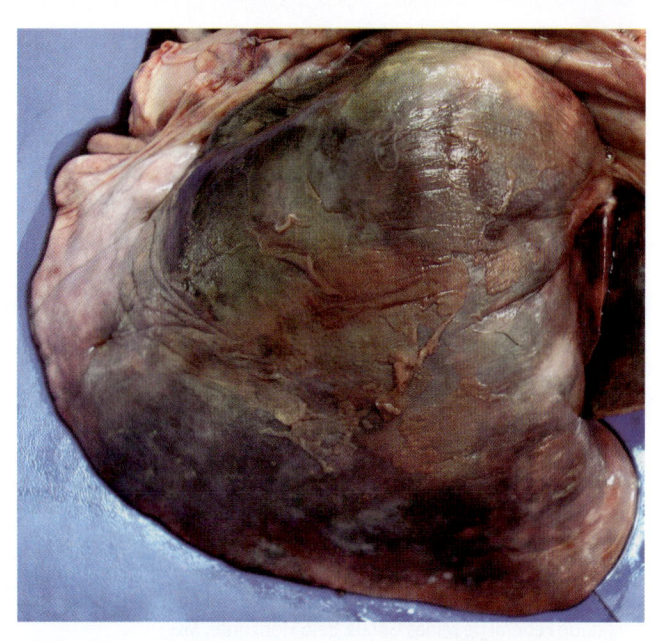

Figura 1.60 Equino. Pneumonia gangrenosa. Extensa área da superfície pulmonar com coloração esverdeada e acúmulo de exsudato fibrinoso na superfície da pleura visceral adjacente.

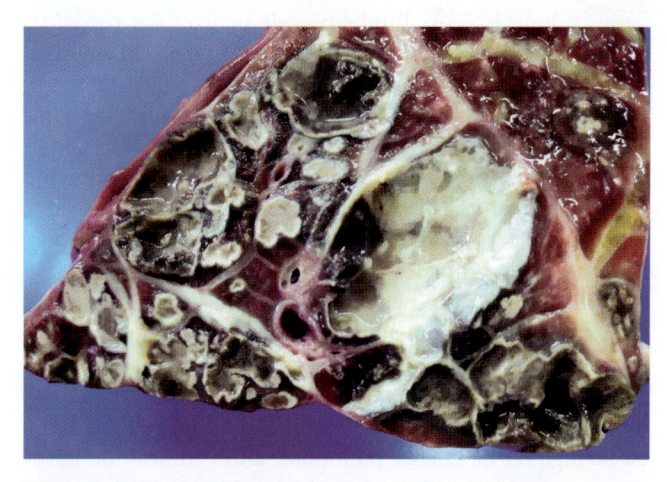

Figura 1.61 Bovino. Pneumonia gangrenosa. Superfície de corte com formações cavitárias corresponde a extensas áreas de necrose do parênquima pulmonar. (Cortesia do Dr. Alexandre Arenales, Clínica de Bovinos, Universidade Federal Rural de Pernambuco, Garanhuns, PE.)

edema. Esses processos causam desvitalização do tecido e comprometimento dos mecanismos de defesa do pulmão, favorecendo a instalação de infecção por bactérias inaladas das porções respiratórias superiores. Nesses casos, a congestão e a consolidação são unilaterais e afetam o hemiórgão posicionado para baixo durante o período de decúbito prolongado. Portanto, pneumonia hipostática deve ser considerada como uma complicação potencial para animais em decúbito, independentemente da doença primária que levou o indivíduo ao decúbito lateral prolongado.

Pneumonia verminótica

Áreas de consolidação resultantes de infecções parasitárias geralmente se localizam nas porções caudais, principalmente nos lobos caudais. A lesão primária causada pelos parasi-

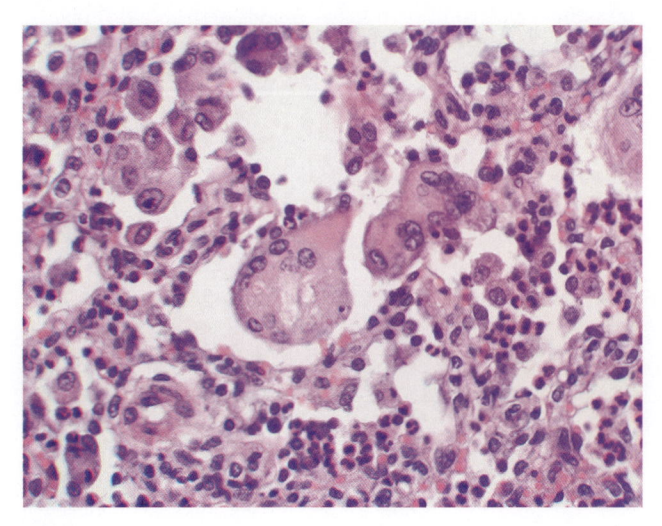

Figura 1.59 Suíno. Pneumonia granulomatosa por aspiração de amido. Partículas de amido em imagem negativa no citoplasma de célula gigante multinucleada.

tas é uma bronquite crônica com broncoestenose e enfisema alveolar (Figura 1.62).

A obstrução parcial ou expiratória dos brônquios se dá pela presença dos parasitas e pelo acúmulo de excesso de muco e exsudato eosinofílico, além de hipertrofia e aumento de contratilidade da musculatura lisa brônquica. Em pequenos brônquios e nos bronquíolos, esse processo pode levar à obstrução total, com consequente atelectasia do parênquima correspondente. O processo pneumônico se instala quando os tecidos lesionados pelos parasitas sofrem infecção bacteriana secundária.

As principais causas de pneumonia parasitária nas diferentes espécies domésticas no Brasil são *Dictyocaulus viviparus* em bovinos, *Dictyocaulus arnfieldi* em equídeos e *Metastrongylus salmi* em suínos (ver tópico sobre pneumonias parasitárias na seção "Principais doenças que afetam primariamente o sistema respiratório").

Pneumonia granulomatosa

O modelo típico de pneumonia granulomatosa é a tuberculose pulmonar. Essa doença acomete todas as espécies de animais domésticos, porém é mais prevalente em bovinos. O principal agente etiológico nos bovinos é *Mycobacterium bovis*, embora *M. tuberculosis* seja capaz de causar infecção em bovinos que são expostos a pessoas infectadas. Eventualmente, outras espécies do gênero *Mycobacterium* podem causar lesões granulomatosas em bovinos, mas a infecção, nesses casos, é autolimitante.

Macroscopicamente, as pneumonias granulomatosas se apresentam sob a forma de nódulos de tamanhos variáveis distribuídos pelo parênquima pulmonar (granulomas). No caso da tuberculose, as porções centrais dos nódulos contêm material necrótico caseoso e, às vezes, mineralizado. Microscopicamente, a pneumonia granulomatosa caracteriza-se pela abundância de macrófagos com aspecto epitelioide e, frequentemente, células gigantes multinucleadas (Figura 1.63). Esses achados estão associados a quantidades variáveis de infiltrado de linfócitos e fibrose. A pneumonia granulomatosa invariavelmente tem curso crônico.

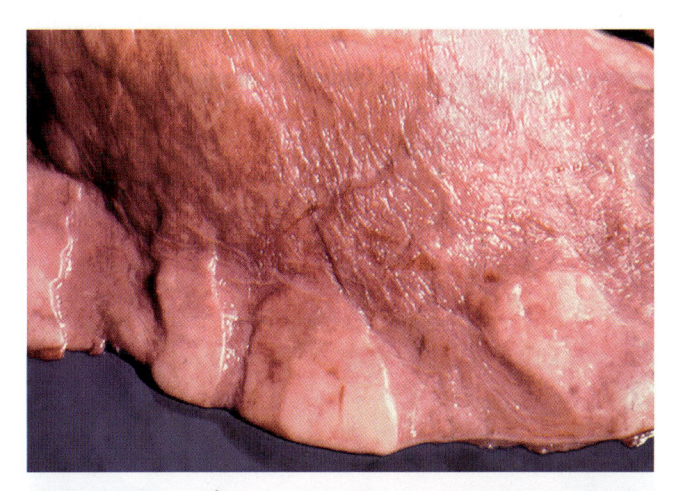

Figura 1.62 Suíno. Áreas pálidas e elevadas em relação ao restante do parênquima, com padrão lobular, as quais correspondem a áreas de enfisema alveolar secundárias a parasitismo por *Metastrongylus* sp. (Cortesia do Dr. Raimundo Hilton Girão Nogueira, Universidade Federal de Minas Gerais, Belo Horizonte, MG.)

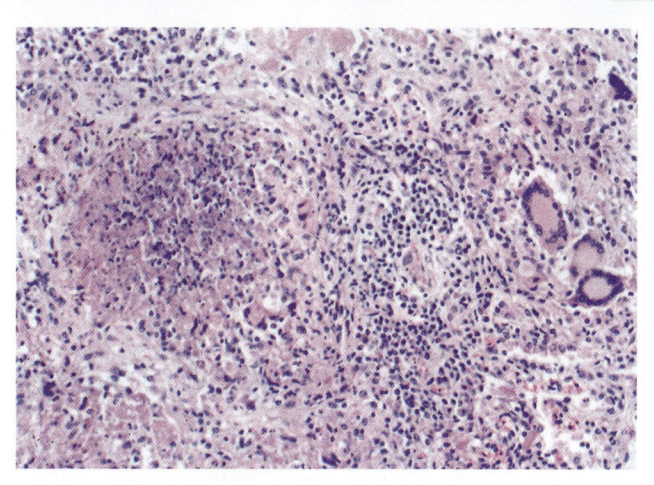

Figura 1.63 Bovino. Pneumonia granulomatosa caracterizada pelo acúmulo de grande quantidade de macrófagos epitelioides, linfócitos e células gigantes multinucleadas e foco central de necrose, causada por *Mycobacterium bovis*.

Outros agentes, como *Aspergillus* sp., *Histoplasma capsulatum*, *Cryptococcus neoformans*, *Blatomyces*, *Coccidioides*, *Nocardia*, *Actinomyces*, *Actinobacillus*, podem provocar lesões granulomatosas no pulmão em diferentes espécies domésticas. Embora listado na Tabela 1.2 como causa de broncopneumonia em equinos, *Rhodococcus equi* geralmente provoca uma pneumonia do tipo piogranulomatosa, ou seja, um processo caracterizado pela associação de uma resposta granulomatosa com uma resposta exsudativa supurada. Nesses casos, o centro dos nódulos, que macroscopicamente se assemelham a abscessos, contém grande quantidade de neutrófilos, enquanto, na periferia da lesão, há predominância de macrófagos epitelioides e células gigantes com abundantes quantidades do organismo. Tanto a tuberculose quanto a infecção por *R. equi* estão detalhadas na seção "Principais doenças que afetam primariamente o sistema respiratório".

Pneumonia tromboembólica

A pneumonia tromboembólica é consequência da fixação de êmbolos sépticos (bacterianos) provenientes de processos inflamatórios e infecciosos em outros órgãos, que atingem os pulmões por via hematogênica. As causas mais frequentes em cão, suíno e bovino são as endocardites valvares e, nos ovinos, a linfadenite caseosa.

Macroscopicamente, observam-se múltiplos abscessos pulmonares de tamanhos variados, e alguns se apresentam como pequenos pontos amarelados ou esbranquiçados correspondentes a microabscessos, localizados principalmente nas regiões dorsolaterais dos pulmões, embora a distribuição frequentemente seja aleatória. A consolidação, nesses casos, geralmente tem distribuição multifocal (Figura 1.64).

Pneumopatia urêmica

Pneumopatia urêmica ocorre nos casos de uremia crônica grave no cão. A principal lesão é a degeneração e calcificação da musculatura lisa dos bronquíolos respiratórios e das paredes alveolares. Macroscopicamente, o pulmão apresenta textura arenosa com distribuição difusa, podendo ranger

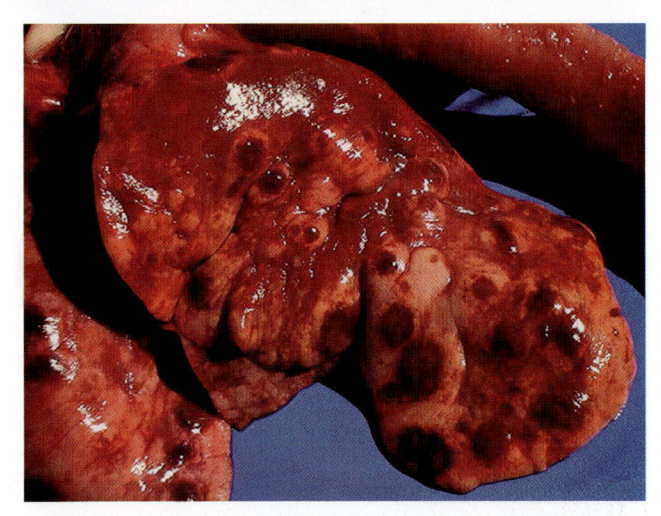

Figura 1.64 Cão. Pneumonia tromboembólica, caracterizada por consolidação multifocal, com área central acinzentada, circundada por área de hemorragia e enfisema alveolar do parênquima adjacente. (Cortesia da Dra. Roselene Ecco, UPIS, Brasília.)

ao corte, como se houvesse inúmeros grãos de areia no parênquima pulmonar (Figura 1.65). Histologicamente, observa-se mineralização da musculatura lisa, a qual, em casos avançados, envolve também a parede alveolar, com acúmulo de quantidades variáveis de macrófagos nos alvéolos e edema pulmonar (Figura 1.66). A pneumopatia urêmica tende

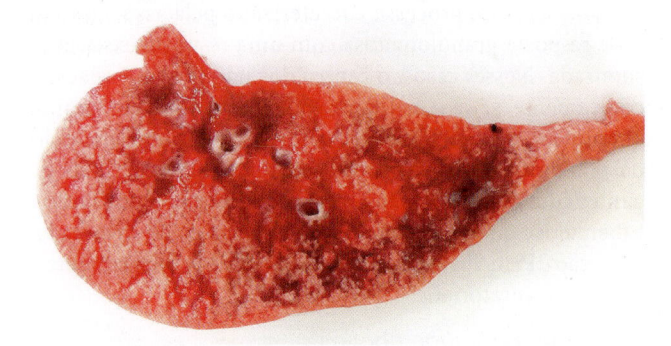

Figura 1.65 Cão. Pneumopatia urêmica, caracterizada por mineralização (áreas esbranquiçadas) do parênquima pulmonar, que adquire aspecto semelhante a pedra-pomes.

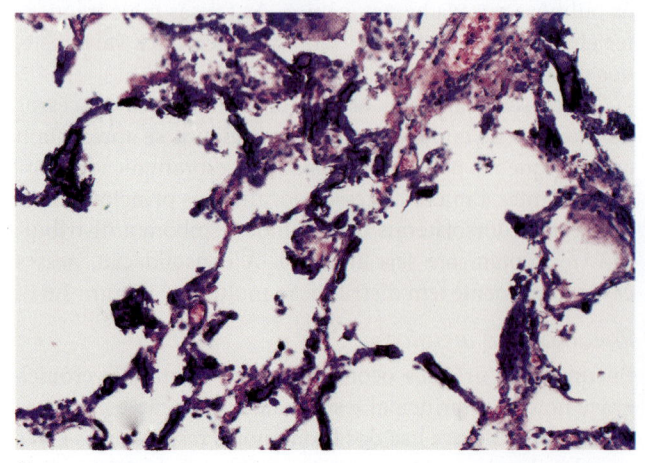

Figura 1.66 Cão. Pneumopatia urêmica, caracterizada por mineralização da musculatura lisa e das paredes de bronquíolos e alvéolos.

a ser uma lesão tardia nos casos de insuficiência renal; por isso, geralmente está associada a outras lesões extrarrenais da insuficiência renal crônica, como mineralização intercostal e da mucosa laríngea, glossite e estomatite ulcerativas, gastropatia urêmica e endocardite atrial.

Pneumoconiose

A pneumoconiose é caracterizada pelo acúmulo de material inorgânico no parênquima pulmonar. Trata-se de condição incomum entre as espécies de animais domésticos, ao contrário do ser humano, no qual a pneumoconiose é uma doença essencialmente ocupacional.

O material inorgânico particulado é fagocitado e persiste em macrófagos alveolares, resultando em inflamação crônica granulomatosa e fibrose. O tipo mais frequente entre os animais domésticos é a pneumoconiose por acúmulo de sílica, enquanto a asbestose é uma condição rara. A maneira mais comum de acúmulo de material inorgânico particulado no pulmão de animais domésticos é a antracose (discutida em detalhes anteriormente), que é comum em animais que vivem em grandes centros urbanos ou que têm convivência muito próxima com fumantes.

Fibrose pulmonar

Em gatos observa-se uma condição denominada *fibrose pulmonar idiopática*, que não tem patogênese conhecida. Os felinos afetados apresentam pulmões que não colapsam após a abertura da cavidade torácica, são firmes, hipocrepitantes e com aspecto multinodular (Figura 1.67). Na microscopia, há fibrose multifocal a coalescente, hiperplasia dos pneumócitos do tipo II, e hiperplasia e hipertrofia do músculo liso de bronquíolos terminais e acúmulo de macrófagos no interior de espaços alveolares.

A fibrose pulmonar idiopática também pode ser observada em cães West Highland White Terriers que apresentam fibrose intersticial crônica progressiva de etiologia desconhecida, com prognóstico ruim e sem resposta ao tratamento. Em equinos, a infecção pelo herpesvírus equino tipo 5 resulta em fibrose pulmonar (ver tópico sobre fibrose pulmonar multinodular equina, na seção "Principais doenças que afetam primariamente o sistema respiratório", a seguir).

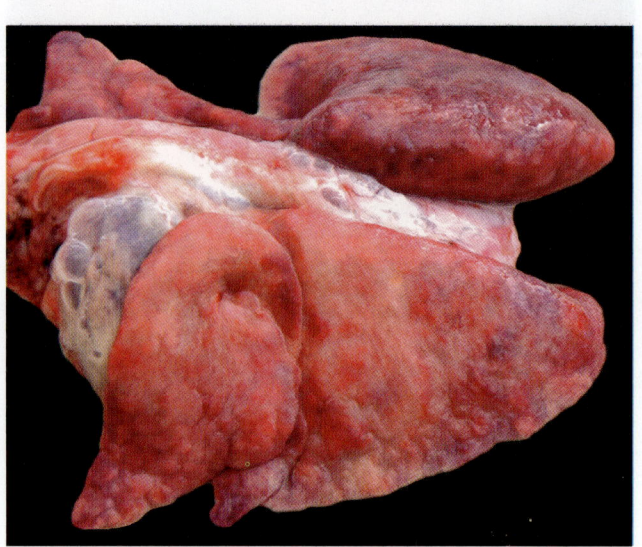

Figura 1.67 Felino. Pulmão. Fibrose pulmonar idiopática.

Alterações proliferativas

Neoplasias primárias do pulmão são raras entre os animais domésticos e, entre estes, são mais frequentes nos cães e gatos, acometendo principalmente animais senis. Neoplasias podem potencialmente originar-se de qualquer tecido presente nos pulmões, mas as mais importantes são as de origem epitelial, particularmente o adenocarcinoma (Figura 1.68), que, embora primário do pulmão, pode provocar metástases para o próprio pulmão.

A nova classificação dos tumores dos animais domésticos reconhece distintos padrões histológicos de neoplasias epiteliais malignas primárias do pulmão, incluindo: adenocarcinoma minimamente invasivo, adenocarcinoma (lepídico, papilar, acinar e escamoso/adenoescamoso), carcinoide, carcinoma combinado, e blastoma pulmonar. Além dessas, raramente ocorrem neoplasias epiteliais benignas, como papilomas e adenomas bronquioloalveolar.

Os parâmetros histopatológicos para o diagnóstico dos diferentes padrões histológicos de carcinomas pulmonares estão brevemente descritos a seguir:

• *Adenocarcinoma minimamente invasivo*: tumores menores que 3 cm, com padrão histológico lepídico e papilar, invasão limitada a menos de 5 mm, com ausência dos padrões micropapilar, sólido, ou escamoso
• *Adenocarcinoma lepídico*: padrão bronquíolo-alveolar clássico, caracterizado por epitélio cuboidal a pavimentoso, com septos contendo moderada quantidade de colágeno
• *Adenocarcinoma papilar*: caracterizado por projeções exofíticas e ramificadas preenchendo espaços maiores que alvéolos normais. As células tendem a ser colunares, podendo ter aparência pseudoestratificada
• *Adenocarcinoma acinar*: cordões de células pseudoestratificadas, sustentadas por abundante tecido fibrovascular e formação de lúmen com acúmulo de muco
• *Adenocarcinoma escamoso*: há predomínio de células com citoplasma eosinofílico abundante, semelhante às células de epitélio estratificado não ceratinizado. Pode haver mistura

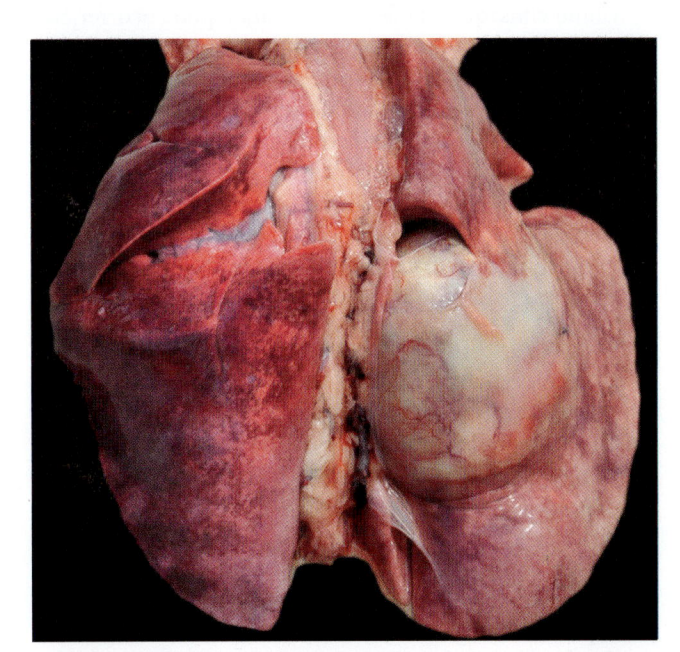

Figura 1.68 Cão. Pulmão. Adenocarcinoma pulmonar primário.

com padrão glandular, quando o tumor pode ser designado como adenoescamoso
• *Carcinoide (tumor neuroendócrino)*: tumor com padrão histológico neuroendócrino de ocorrência rara nos animais domésticos. Tumores classificados como carcinoma de células pequenas em pacientes humanos tendem a se enquadrar nesta categoria quando diagnosticados nos animais domésticos
• *Carcinoma combinado*: composto por células de padrão glandular, entremeadas por células fusiformes, que também são de origem epitelial
• *Blastoma pulmonar*: proliferação mesenquimal difusa entremeada por estruturas epiteliais tubulares revestidas por epitélio cuboidal a colunar. Padrão de ocorrência rara em animais domésticos, tendo sido descrito em bovinos e cães.

Neoplasias mesenquimais primárias do pulmão são ainda mais raras do que aquelas de origem epitelial, e, potencialmente, qualquer componente mesenquimal presente no pulmão pode dar origem a neoplasias, havendo relatos de diversos tipos de tumores mesenquimais, como condroma, condrossarcoma, fibroma, fibrossarcoma, hemangiossarcoma, osteoma, osteossarcoma, tumor de células granulares, histiocitose maligna, sarcoma indiferenciado, entre outros.

Há uma doença de ovinos que resulta no desenvolvimento de neoplasia pulmonar. Essa doença, conhecida como adenocarcinoma pulmonar ovino, é de etiologia viral, causada por um retrovírus conhecido como vírus *Jaagsiekte* (termo que, na África do Sul, é descritivo da doença, que tem manifestação clínica durante a movimentação do rebanho).

Histologicamente, esses casos são classificados como adenocarcinoma pulmonar que apresenta predominantemente o padrão lepídico. Evidências imuno-histoquímicas e ultraestruturais indicam que a maioria das células tumorais tem características de pneumócitos tipo II. No Brasil, o adenocarcinoma pulmonar ovino foi diagnosticado em 1997, no Rio Grande do Sul, em uma ovelha Karakul, de 2 anos, filha de pais importados da Alemanha. Apesar de rara, a doença também acomete caprinos, causando lesões pulmonares similares às observadas em ovinos, com nódulos acinzentados, úmidos e granulares na região cranioventral.

Os tumores pulmonares primários apresentam-se na macroscopia geralmente como massas sólidas em lobos pulmonares únicos ou, em algumas vezes, como múltiplas massas, estas últimas de difícil diferenciação macroscópica com neoplasias metastáticas.

Ao contrário das neoplasias primárias, metástases de neoplasias malignas originárias de outros órgãos são extremamente comuns nos pulmões. Tal característica decorre do fato de os pulmões funcionarem como filtros para êmbolos neoplásicos, pela existência de uma ampla rede capilar para possibilitar a hematose.

Algumas neoplasias metastáticas mais frequentes no pulmão são os carcinomas mamários em cães e gatos, osteossarcomas, hemangiossarcomas e fibrossarcomas. Na maioria dos casos, as neoplasias metastáticas são caracterizadas por nódulos múltiplos de tamanho variável, mas de aspectos macroscópicos semelhantes entre si, distribuídos pelo parênquima pulmonar (Figuras 1.69 e 1.70).

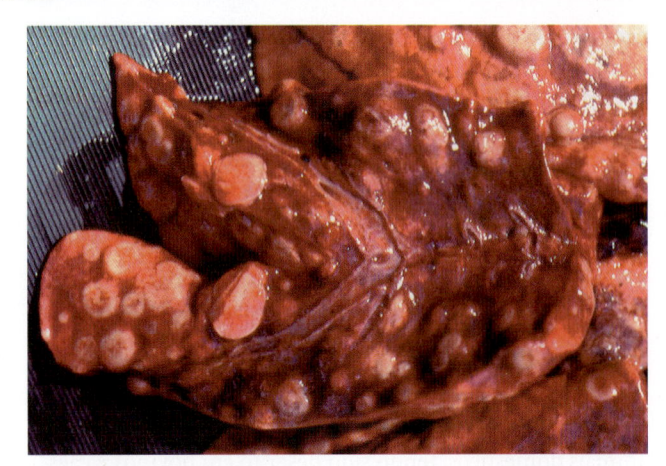

Figura 1.69 Cão. Pulmão. Colangiocarcinoma metastático.

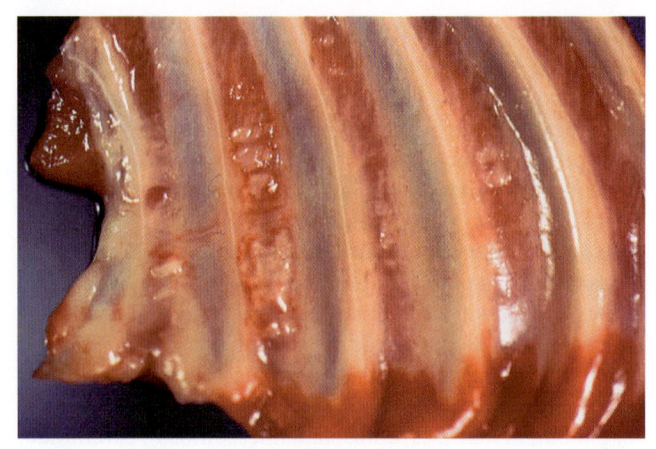

Figura 1.71 Cão. Mineralização da pleura parietal dos espaços intercostais craniais, secundária à insuficiência renal crônica.

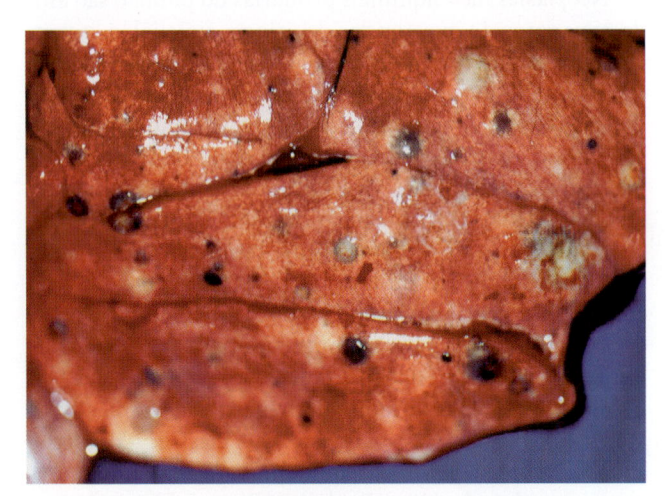

Figura 1.70 Cão. Pulmão. Melanoma metastático.

PLEURA E CAVIDADE TORÁCICA

Alterações circulatórias, degenerativas e efusões pleurais não inflamatórias

Mineralização pleural

Mineralização da pleura ocorre com frequência nos casos de uremia, mas também pode estar associada a outras condições que predisponham à mineralização de tecidos moles, como hipervitaminose D, que resulta em maior absorção intestinal de cálcio, e intoxicação por *Solanum glaucophyllum* (*S. malacoxylon*), planta calcinogênica que é rica em ergocalciferol, um análogo da vitamina D.

Cabe salientar que há outras plantas calcinogênicas com potencial para indução de mineralização de tecidos moles de herbívoros, como *Cestrum* sp. e *Nierembergia* sp., e que a mineralização e, eventualmente, metaplasia óssea e condroide nesses casos não se restringem ao sistema respiratório.

Macroscopicamente, nos casos de mineralização associada à uremia, observam-se estriações horizontais esbranquiçadas na pleura parietal nos espaços intercostais, particularmente nos espaços intercostais craniais (Figura 1.71). Embora possa ocorrer em outras espécies, a mineralização de fibras elásticas e colágenas da pleura intercostal associada a uremia é mais comum em cães.

Pneumotórax

Pneumotórax é a condição na qual há acúmulo de ar dentro da cavidade torácica, o que resulta em perda de pressão negativa intratorácica e, consequentemente, comprometimento da expansão e atelectasia pulmonar (ver Figura 1.43). Pode ser uni ou bilateral, já que a cavidade pleural do lado esquerdo é completamente separada do lado direito pelo mediastino.

As causas de pneumotórax podem ser agrupadas em traumática e espontânea. O pneumotórax de origem traumática está associado à perfuração da parede torácica, que geralmente é acidental, mas que também pode ser iatrogênica nos casos de coleta transtorácica de biopsia pulmonar. Os casos de pneumotórax espontâneo são raros e são consequências de lesões pulmonares que resultam em ruptura da pleura visceral e passagem de ar do parênquima pulmonar para a cavidade pleural. A condição que leva à maioria dos casos de pneumotórax espontâneo é a ruptura de bolhas enfisematosas.

Como consequência de pneumotórax, pode ocorrer atelectasia pulmonar adquirida por compressão. Caso o processo seja contido e a quantidade de ar acumulada na cavidade torácica seja pequena, este pode ser totalmente absorvido sem comprometimento marcante da função respiratória. Contudo, se a condição for bilateral e se a quantidade de ar na cavidade torácica for grande e acumular-se em curto período de tempo, o animal pode morrer por insuficiência respiratória decorrente da incapacidade de expansão pulmonar durante a inspiração.

Hérnia diafragmática

Hérnia diafragmática é a condição na qual há deslocamento de vísceras abdominais para dentro da cavidade torácica em decorrência de ruptura ou solução de continuidade do diafragma. Essa condição pode ser congênita ou adquirida. Na maioria dos casos, o processo é adquirido e de origem traumática. Macroscopicamente, há comunicação entre as cavidades abdominal e torácica por meio de abertura no diafragma (Figura 1.72). Observam-se órgãos abdominais, principalmente segmentos do intestino, do estômago e do fígado, dentro da cavidade torácica (Figura 1.73). Tais lesões estão associadas a graus variados de atelectasia pulmonar. Embora a hérnia diafragmática frequentemente provoque a morte do animal em curto período de tempo, a evolução do processo e o estabelecimento do quadro de insuficiência respiratória podem progredir lentamente, ocasionando a morte do animal até mesmo semanas após o trauma e ruptura do diafragma.

Hidrotórax

Hidrotórax é a manifestação de edema na cavidade torácica. Caracteriza-se pelo acúmulo de líquido no tórax. Nesse caso, o líquido é um transudato, ou seja, transparente, amarelo-claro, inodoro, não coagula quando em contato com o ar, contém poucas células e tem densidade menor que a de um exsudato.

As causas de hidrotórax são também as causas gerais de edema, que incluem diminuição da pressão oncótica do sangue, aumento da pressão hidrostática, aumento da permeabilidade vascular e obstrução da drenagem linfática, que é rara, mas pode estar associada a neoplasias envolvendo os linfonodos e vasos linfáticos. As causas específicas mais frequentemente associadas a hidrotórax são insuficiência cardíaca congestiva, hipoproteinemia, anemia, neoplasia na superfície pleural e pancreatite.

Como consequência de hidrotórax ocorre atelectasia compressiva, cuja intensidade e extensão são proporcionais ao volume de líquido acumulado na cavidade torácica.

Hemotórax

Hemotórax é caracterizado pela presença de sangue na cavidade torácica (Figura 1.74). As causas mais comuns desse processo são traumatismos, erosão de vasos por neoplasias malignas ou por processo inflamatório, defeitos de coagulação e ruptura de aneurisma.

O hemotórax pode ter consequências pulmonares e sistêmicas. Ocorre atelectasia compressiva, que é proporcional ao volume de sangue acumulado na cavidade torácica. Do ponto de vista sistêmico, caso o volume de sangue seja grande, pode ocorrer hipovolemia e, consequentemente, morte por choque hipovolêmico.

Quilotórax

Quilotórax por definição corresponde ao acúmulo de linfa rica em lipídios, que tem aspecto de um líquido leitoso na cavidade torácica (Figura 1.75). A causa é a ruptura do ducto torácico, a qual, na maioria das vezes, ocorre em função de traumatismo. Outras causas incluem neoplasias e tosse extremamente intensa. O grande conteúdo lipídico da linfa se deve à sua origem na cavidade abdominal e ao fato de a absorção intestinal de lipídios ocorrer por via linfática. Como consequência, pode ocorrer atelectasia compressiva e, eventualmente, fibrose do parênquima pulmonar.

Alterações inflamatórias

Inflamação é a alteração patológica mais comum na pleura. Frequentemente, as lesões inflamatórias da pleura são extensões de doenças pulmonares (Figura 1.76). As defesas pleurais são menos efetivas do que as pulmonares. Assim, mesmo que em pequeno número, os microrganismos que atingem a pleura têm condições de se multiplicar. *Pleurite* e *pleurisia* são as denominações aplicáveis ao processo inflamatório da pleura, embora o termo mais adequado seja *pleurite*.

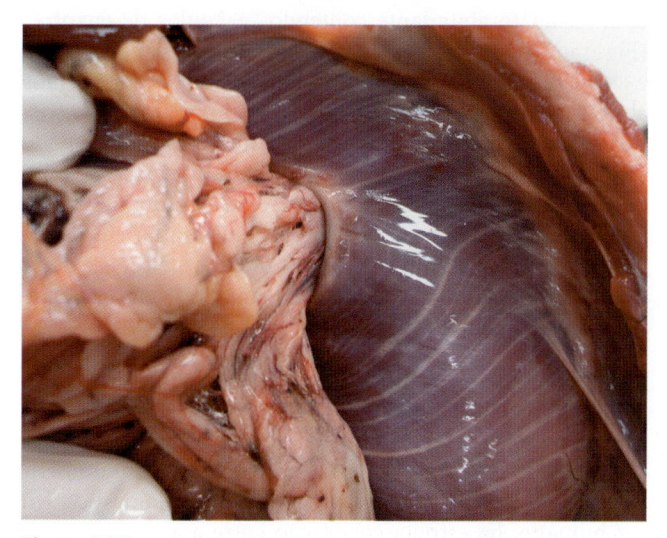

Figura 1.72 Cão. Hérnia diafragmática, caracterizada por protrusão do omento e vísceras abdominais por anel herniário no diafragma.

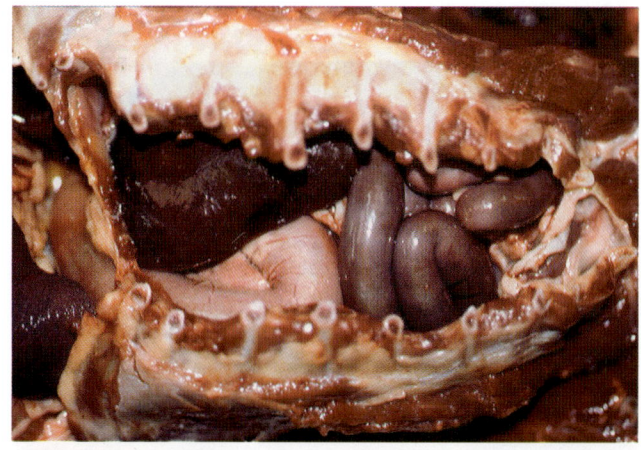

Figura 1.73 Cão. Hérnia diafragmática, caracterizada por ruptura do diafragma e localização ectópica de vísceras abdominais dentro da cavidade torácica.

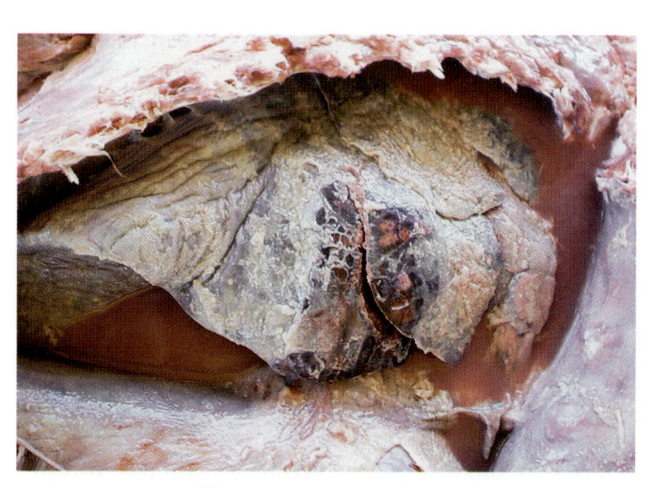

Figura 1.74 Cão. Hemotórax.

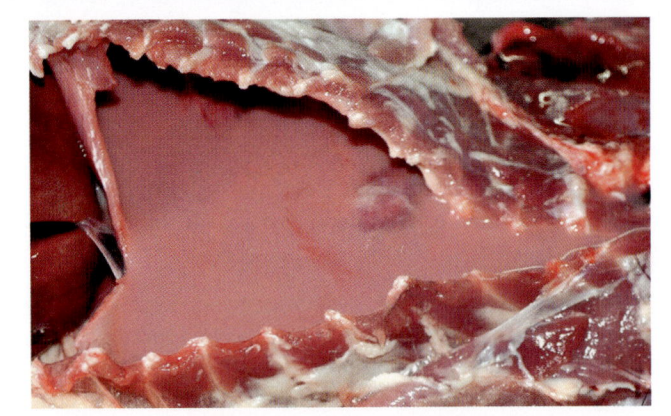

Figura 1.75 Felino. Quilotórax.

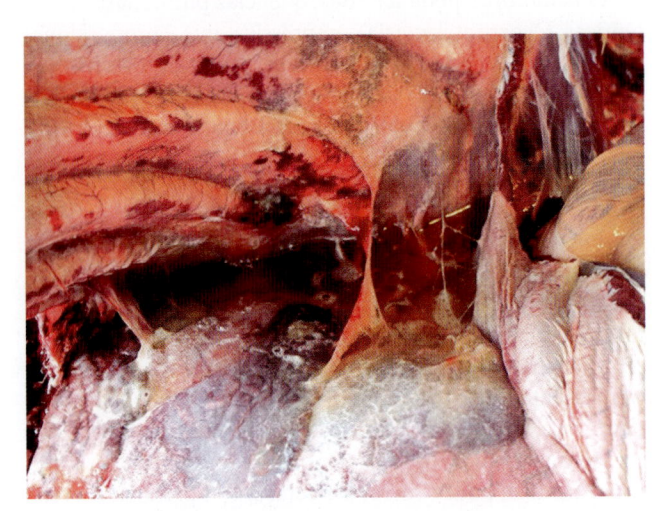

Figura 1.76 Bovino. Pleurite fibrinosa.

As vias de acesso dos microrganismos à pleura são as seguintes: por extensão de pneumonia; hematógena; linfática, principalmente quando originários da cavidade abdominal; penetração traumática da cavidade; extensão de abscessos mediastinais; e esofagites.

Se o processo é exsudativo, levando ao acúmulo de exsudato purulento na cavidade torácica, a pleurite pode resultar na condição conhecida como *piotórax* ou empiema da cavidade pleural (Figura 1.77). Piotórax ocorre com maior frequência em cães, gatos e cavalos. Essa lesão pode levar à atelectasia adquirida por compressão e toxemia, eventualmente provocando a morte por choque séptico. Essa condição geralmente ocorre como extensão de pneumonias ou ruptura de abscessos pulmonares com drenagem de conteúdo séptico para a cavidade torácica.

As causas de pleurite geralmente são infecciosas, e as mais comuns são penetração traumática da cavidade torácica, ruptura de abscessos pulmonares, extensão de processos patológicos em outras regiões do organismo, como no caso de reticuloperitonite traumática e carbúnculo sintomático, que frequentemente está associado à pleurite fibrino-hemorrágica.

O processo inflamatório/infeccioso pode também ser primário da pleura, como na peritonite infecciosa felina, causada por um coronavírus, agente da peritonite infecciosa felina, que pode resultar em pleurite piogranulomatosa

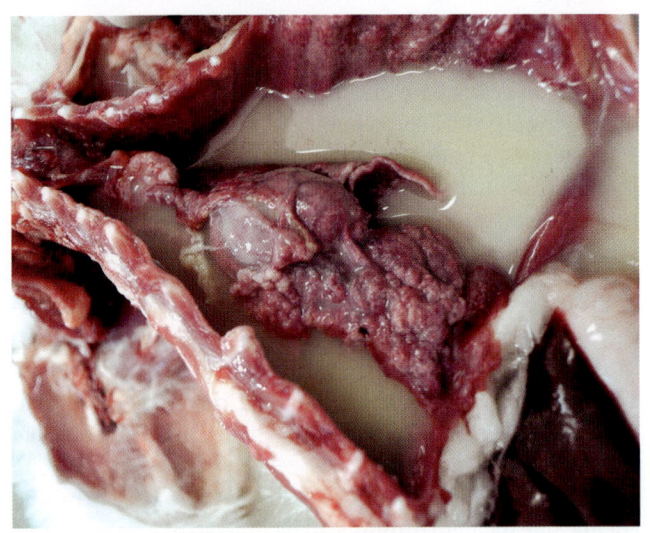

Figura 1.77 Felino. Piotórax.

multifocal. Em cães e gatos, *Nocardia* sp., *Actinomyces* sp. e *Bacteroides* sp. podem causar pleurite piogranulomatosa com exsudato abundante contendo "grânulos de enxofre" (Figuras 1.78 e 1.79). Em cavalos, a pleurite frequentemente é consequência de infecção por *Nocardia* sp. Fetos bovinos abortados em consequência de infecção por *Brucella abortus* com frequência apresentam pleurite fibrinosa, que pode estar associada à pericardite e peritonite fibrinosas. Como consequência de pleurite podem ocorrer piotórax e fibrose com aderência (Figura 1.80), que podem resultar em restrição da expansão e contração dos pulmões e atelectasia devida à compressão por lesões que ocupam espaço na cavidade ou a efusões pleurais.

Alterações proliferativas

A principal neoplasia primária da pleura é o mesotelioma. É uma neoplasia rara que pode se desenvolver a partir do mesotélio torácico (pleural ou pericárdico) e também do peritoneal, podendo ocorrer em qualquer espécie doméstica. No ser humano, há estreita correlação entre a asbestose (uma pneumoconiose) e o desenvolvimento de mesotelioma. Em cães, há também relatos de ocorrência simultânea de asbestose e mesotelioma. Essa neoplasia é maligna, embora as

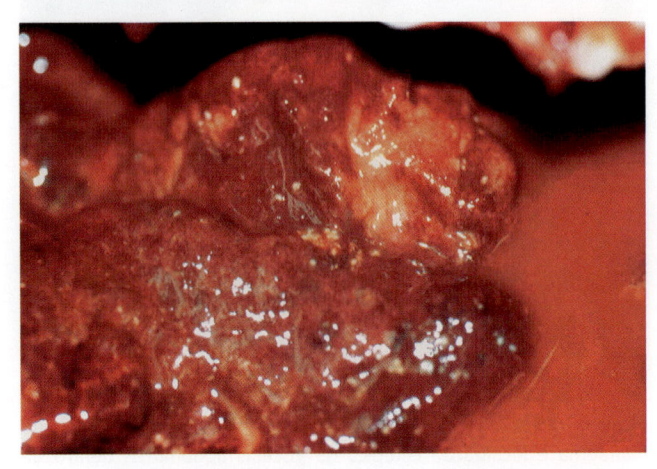

Figura 1.78 Cão. Pleurite crônica por *Nocardia* sp.

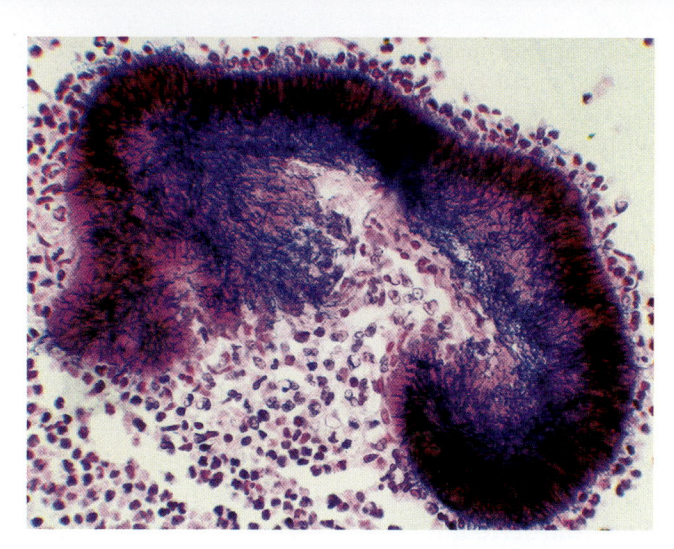

Figura 1.79 Cão. Histologia do caso apresentado na Figura 1.78, com grande colônia de organismos filamentosos Gram-positivos com morfologia compatível com *Nocardia* sp. Coloração de Goodpasture.

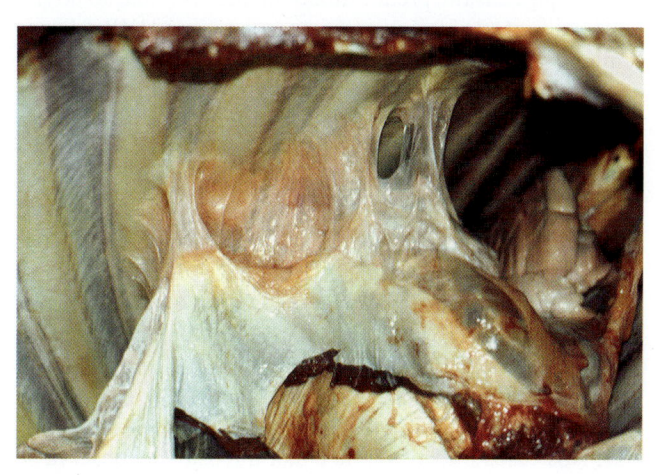

Figura 1.80 Bovino. Aderência fibrosa entre as pleuras parietal e visceral.

metástases sejam raras, dando-se a disseminação principalmente por implantação de células neoplásicas dentro da cavidade acometida.

Macroscopicamente, há formação de nódulos múltiplos e discretos ou crescimentos disseminados e arborescentes na superfície pleural. Histologicamente, o mesotelioma pode ter características epitelioides ou mesenquimatosas, com predomínio de células fusiformes.

Neoplasias metastáticas na pleura não são comuns, embora neoplasias metastáticas pulmonares possam afetar a pleura por extensão.

SÍNDROMES CLÍNICAS

Com o avanço dos métodos de diagnóstico, além da emergência de novos patógenos, tem se tornado evidente que as doenças infecciosas respiratórias de maior relevância clínica, bem como epidemiológica e populacional, têm etiologia complexa, geralmente resultado de coinfecções. Nesses casos, podem ser reconhecidos patógenos primários ou obrigatórios e

secundários ou oportunistas, bem como interação sinérgica entre diferentes patógenos. Portanto, a seguir estão descritas as manifestações de doenças respiratórias infecciosas multifatoriais em diferentes espécies de animais domésticos.

Complexo respiratório bovino

O complexo respiratório bovino, também denominado *complexo das doenças respiratórias dos bovinos*, é caracterizado por doença respiratória de etiologia multifatorial. Patógenos considerados primários são aqueles que se comportam como patógenos obrigatórios cuja infecção geralmente está associada a processo inflamatório, podendo ou não resultar em doença clínica.

Patógenos primários comprometem os mecanismos de defesa do sistema respiratório, facilitando a coinfecção por bactérias oportunistas (patógenos secundários). Contudo, alguns patógenos primários, como o vírus sincicial respiratório bovino e o herpesvírus bovino tipo 1, podem causar doença grave na ausência de infecções secundárias.

Os principais patógenos primários são herpesvírus bovino tipo 1, vírus sincicial respiratório bovino, vírus parainfluenza tipo 3, vírus da diarreia bovina a vírus, adenovírus bovino, coronavírus bovino, *Mycoplasma bovis* e *Salmonella* sp. E os principais patógenos oportunistas ou secundários são *Mannheimia haemolytica*, *Histophilus somni*, *Pasteurella multocida*, *Trueperella pyogenes*, *Bibersteinia trehalosi*, *Moraxella bovis*, *Moraxella ovis*, *Escherichia coli*, *Gallibacterium anatis*, *Enterobacter hormaechei*, *Staphylococcus* sp., *Streptococcus* sp. e fungos.

Complexo respiratório suíno

O complexo respiratório suíno, também denominado *complexo das doenças respiratórias dos suínos*, é a terminologia utilizada atualmente para referência à doença respiratória em suínos, geralmente associada a múltiplos agentes infecciosos, incluindo patógenos primários e secundários. Porém, trata-se de condição multifatorial, com fatores ambientais, como tamanho e densidade populacional, e condições de manejo tendo papel predisponente importante para a ocorrência de doença. Em comparação a outras espécies de animais domésticos, os suínos geralmente são alojados em grandes grupos em espaços relativamente restritos, criando condições muito favoráveis à transmissão de patógenos respiratórios.

Há diversos patógenos virais e bacterianos que podem estar associados a doença respiratória em suínos. Os mais importantes são vírus da síndrome respiratória e reprodutiva suína (PRRSV, do inglês *porcine reproductive and respiratory syndrome virus* – considerado exótico no Brasil), vírus da influenza A, circovírus suíno tipo 2, vírus da pseudorraiva, *Mycoplasma hyopneumoniae*, *Actinobacillus pleuropneumoniae*, *Actinobacillus suis*, *Pasteurella multocida*, *Bordetella bronchiseptica*, *Glaesserella* (*Haemophilus*) *parasuis* e *Salmonella* sp. Além desses, outros patógenos de menor relevância também podem ser identificados em associação ao complexo: paramixovírus, citomegalovírus suíno, coronavírus respiratório suíno, *Trueperella pyogenes*, *Streptococcus suis* e *Mycoplasma hyorhinis*.

Alguns patógenos virais e *M. hyopneumoniae* promovem danos e comprometimento dos mecanismos de defesa, particularmente do lençol mucociliar. Outros patógenos, como o circovírus suíno 2, comprometem a imunidade do hospedeiro. Assim, dependendo de condições ambientais, faixa etária do hospedeiro e patógenos envolvidos, a doença pode ser transiente ou autolimitante até a ocorrência de doença respiratória grave. Cabe salientar que diversos estudos demonstraram ação sinérgica entre vários dos agentes associados ao complexo.

Doença infecciosa respiratória canina

Condição previamente conhecida como "tosse dos canis", está associada primariamente à coinfecção pelos vírus parainfluenza tipo 2 e adenovírus canino 2 e pela bactéria *Bordetella bronchiseptica*, passível de controle vacinal. Contudo, com o avanço da vacinação, tornou-se evidente a emergência de patógenos respiratórios causando doença, particularmente em cães de canis, em condições de elevada densidade. Portanto, essa condição foi renomeada como doença infecciosa respiratória canina, considerada de etiologia multifatorial.

Além dos patógenos tradicionalmente reconhecidos, como o vírus parainfluenza, o adenovírus canino tipo 2, o herpesvírus canino e *Bordetella bronchiseptica*, diversos patógenos, considerados emergentes, têm sido reconhecidos como parte do complexo. Dentre esses agentes, destacam-se o coronavírus respiratório canino, o pneumovírus canino, o vírus da influenza A, o coronavírus pantrópico canino, além das bactérias *Streptococcus equi*, subespécie *zooepidemicus*, e *Mycoplasma cynos*.

A manifestação clínica mais comum está associada a alterações do sistema respiratório superior, incluindo tosse, secreção nasal e dispneia. Raramente há um único agente etiológico envolvido, sendo mais comuns infecções sequenciais ou coinfecções. Em alguns casos há progressão para pneumonia, principalmente nos casos em que há infecção bacteriana, podendo resultar em broncopneumonia aguda fibrinossupurativa, necrotizante e/ou hemorrágica, particularmente nos casos em que há envolvimento de *S. zooepidemicus*.

Complexo respiratório felino

O complexo respiratório felino se refere à manifestação aguda de doença contagiosa respiratória ou ocular, causada por um ou múltiplos patógenos. Dada sua natureza infecciosa, raramente ocorre em animais mantidos em isolamento. Contudo, é muito comum em abrigos com aglomeração de gatos e animais com livre acesso à rua. Embora tenha causa infecciosa, fatores ambientais como pobre qualidade do ar ou imunossupressão podem predispor à ocorrência do complexo.

A manifestação clínica nesses casos é bastante variável, inclusive em intensidade, que varia de muito discreta até casos extremamente graves. Os sinais clínicos mais comuns incluem secreção nasal serosa, mucosa ou mucopurulenta, espirro, conjuntivite com secreção ocular, ulceração da mucosa oral ou plano nasal, sialorreia, tosse, letargia e hiporexia. Coinfecções com dois ou mais agentes tendem a produzir sinais clínicos mais graves, e infecções bacterianas secundárias podem resultar em pneumonia. Embora não sejam patógenos respiratórios, coinfecção com os vírus da imunodeficiência felina e da panleucopenia tendem a agravar a infecção por patógenos respiratórios, particularmente pelo calicivírus, que nessas condições pode produzir manifestação sistêmica.

Os agentes mais comumente associados ao complexo incluem o calicivírus felino e o herpesvírus felino tipo 1 (ou vírus da rinotraqueíte viral felina; ver seção "Principais doenças que afetam primariamente o sistema respiratório", a seguir), além das bactérias *Chlamydophila felis* e *Bordetella bronchiseptica*, que são considerados patógenos primários. Embora *Mycoplasma* spp. sejam parte da microbiota do felino, há evidências do envolvimento de *Mycoplasma felis* no complexo. Embora rara, a infecção pelo vírus influenza A (H5N1) pode ocorrer nesses casos.

PRINCIPAIS DOENÇAS QUE AFETAM PRIMARIAMENTE O SISTEMA RESPIRATÓRIO

Rinotraqueíte infecciosa bovina

É uma doença de etiologia viral, causada pelo herpesvírus bovino tipo 1 (HVB-1). Atualmente, são reconhecidas três cepas do vírus: HVB-1.1 e HVB-1.2b (pouco prevalente no Brasil), que causam, predominantemente, inflamação do sistema respiratório superior (rinotraqueíte), e o HVB-1.1, que também é causa de aborto em bovinos; já o HVB-1.2ª está associado, predominantemente, com vulvovaginite pustular e aborto. O HVB-1 é comum nos confinamentos com alta densidade populacional.

A frequência de soropositividade para o HVB-1 no estado de Minas Gerais é elevada, chegando a mais de 60% em algumas faixas etárias, com ampla distribuição em rebanhos bovinos leiteiros e de corte. As lesões localizam-se no sistema respiratório superior e na traqueia. O vírus provoca lesão nas células ciliadas e nas células produtoras de muco.

O HVB-1 causa lesões inflamatórias e necróticas no sistema respiratório superior e na traqueia. Frequentemente, observa-se conjuntivite associada às lesões respiratórias. Nos casos iniciais ou de baixa intensidade, observa-se rinotraqueíte seromucosa. Nos casos mais graves ou complicados por infecção bacteriana secundária, há exsudato mucopurulento, com erosões, ulcerações e hemorragia, com progressão para um exsudato fibrinopurulento ou fibrinonecrótico (diftérico ou pseudodiftérico), nas mucosas da nasofaringe, laringe e traqueia (ver Figura 1.7).

Nos casos fulminantes, pode ocorrer envolvimento de brônquios e bronquíolos, frequentemente com infecção bacteriana secundária e pneumonia. Microscopicamente, observam-se erosões e ulcerações da mucosa com acúmulo de grande quantidade de fibrina na superfície ulcerada e infiltrado inflamatório misto. Corpúsculos de inclusão eosinofílicos intranucleares podem ser observados no início do processo, mas raramente estão presentes em amostras colhidas durante a necropsia.

Infecção por herpesvírus está associada à inflamação do sistema respiratório superior em outras espécies: o herpesvírus equino tipo 1 é o agente da rinopneumonite viral equina, detalhada a seguir.

Rinotraqueíte viral felina

A rinotraqueíte viral felina é causada por infecção pelo herpesvírus felino tipo 1 (FeHV-1, do inglês *feline herpesvirus-1*), muitas vezes associado ao calicivírus felino.

O FeHV-1 é transmitido por contato com secreções nasais ou oculares e por meio de aerossóis. Gatos jovens são os mais frequentemente acometidos.

As pneumonias virais são menos frequentes principalmente em felinos adultos nos quais a imunossupressão sistêmica, como a causada por agentes virais como FIV e FeLV, possa estar envolvida no aumento do número de casos. O FeHV-1 pode causar lesões necróticas no epitélio nasal, bem como em conjuntivas, faringe, traqueia, brônquios e bronquíolos (Figura 1.81).

A doença é caracterizada por rinite e conjuntivite inicialmente serosas, progredindo para mucopurulentas. Casos de rinossinusite crônica com espirros e secreção nasal foram associados à infecção viral. Na macroscopia, podem ser observadas erosões da mucosa nasal com secreção, hemorragia e secreção fibrinosa na traqueia, e aumento de linfonodos regionais. Os pulmões, quando a pneumonia é observada, apresentam-se não colapsados, com impressões das costelas, pálidos e às vezes com áreas esbranquiçadas multifocais a coalescentes. Na microscopia, há necrose de brônquios e bronquíolos associados à deposição de fibrina, infiltrado inflamatório e raros corpúsculos de inclusão intranucleares eosinofílicos.

As broncopneumonias bacterianas secundárias associadas ao FeHV-1 são comumente observadas. Em pneumonias ocasionadas pelo FeHV-1, o padrão de pneumonia broncointersticial fibrinonecrótico é o mais comumente observado, enquanto em infecções por calicivírus o padrão predominante é o de pneumonia intersticial fibrinossupurativa. Nos pulmões, as marcações imuno-histoquímicas de FeHV-1 são observadas no epitélio necrótico de brônquios e bronquíolos (Figura 1.82), glândulas bronquiais, pneumócitos e macrófagos.

Rinopneumonite viral equina

A rinopneumonite viral equina é causada pelo herpesvírus equino tipo 1, embora o herpesvírus equino tipo 4 também seja uma causa importante de infecção respiratória em equinos. O tipo 1 também está associado à ocorrência de aborto e encefalomielite, enquanto o tipo 4 está predominantemente associado à doença respiratória. Tanto o tipo 1 quanto o

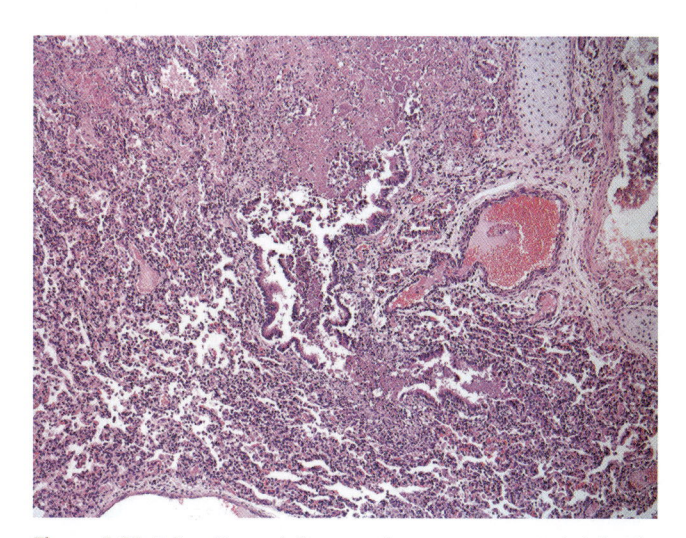

Figura 1.81 Felino. Bronquiolite necrotizante em um caso de infecção pelo herpesvírus felino tipo 1.

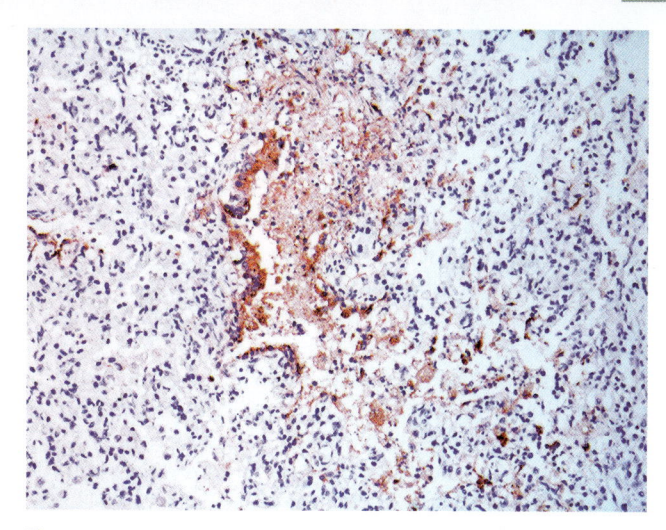

Figura 1.82 Felino. Imunomarcação de antígenos do herpesvírus felino tipo 1.

tipo 4 estabelecem latência por toda a vida do hospedeiro, podendo ocorrer reativação da infecção principalmente em decorrência de estresse – por exemplo, desmame, castração ou transporte.

A infecção afeta principalmente animais jovens, embora todas as faixas etárias sejam suscetíveis. À semelhança do que ocorre na influenza, as lesões concentram-se principalmente no sistema respiratório superior, ocorrendo rinite serosa que progride para catarral ou purulenta. Microscopicamente, observam-se necrose e inclusão intranuclear em células epiteliais e tecido linfoide associado ao sistema respiratório superior. Frequentemente ocorre infecção bacteriana secundária, podendo haver envolvimento do sistema respiratório inferior. Os herpesvírus equinos tipos 2 e 5 também podem estar associados à infecção respiratória.

Fibrose pulmonar multinodular equina (infecção pelo herpesvírus equino tipo 5)

A fibrose pode ser observada em equinos em uma enfermidade denominada *fibrose pulmonar multinodular*, que é associada a infecção pelo herpesvírus equino tipo 5. Nesses casos podem ser observados múltiplos nódulos firmes a coalescentes que variam de 1 a 5 cm brancos a castanho-claros distribuídos por todo o tecido pulmonar. Na microscopia, há fibrose, com deposição de colágeno maduro e infiltração de linfócitos, macrófagos e ocasionais eosinófilos. Ocasionalmente, podem ser observados corpúsculos de inclusão intranucleares anfofílicos.

Influenza

O vírus da influenza A (ou gripe) é um ortomixovírus de distribuição mundial. Embora várias espécies, inclusive o ser humano, sejam suscetíveis a diferentes variedades desse vírus, será discutida aqui somente a infecção pelo vírus da influenza A nos equinos e suínos.

Em cavalos, os subtipos mais importantes, de acordo com a classificação baseada nos antígenos virais de superfície hemaglutinina (H) e neuraminidase (N), são o H7N7 e o H3N8. Todas as faixas etárias são suscetíveis, e, em todas elas, ocorrem portadores assintomáticos do vírus.

Surtos da doença ocorrem principalmente em função de condições estressantes, em particular quando há aglomeração de animais, como em feiras, exposições e eventos esportivos. O vírus infecta células epiteliais do sistema respiratório superior, causando descamação epitelial, erosões focais e inflamação.

As lesões geralmente estão restritas ao sistema respiratório superior, com rinite, faringite e laringotraqueíte, inicialmente serosa, progredindo para catarral. As lesões no epitélio respiratório comprometem o funcionamento do lençol mucociliar por até 32 dias após a infecção. A reepitelização completa pode levar até 3 semanas, havendo predisposição à infecção secundária nesse período. Podem ocorrer lesões pulmonares, particularmente em animais jovens.

Em suínos, os subtipos mais importantes, do ponto de vista de patogenicidade e prevalência, são o H1N1 e o H3N2. Nos EUA, no Canadá e em países europeus, é uma enfermidade prevalente e grave, principalmente quando em associação a outros patógenos, como PRRSV, vírus da doença de Aujeszky, *Glaesserella* (*Haemophilus*) *parasuis*, *Actinobacillus pleuropneumoniae* e *Pasteurella multocida* tipo A.

No Brasil, existem relatos de soropositividade e mesmo identificação do vírus (subtipos H1N1 endêmico, H1N1 pandêmico, H1N2 e H3N2) em suínos por meio de isolamento. Até 2009, somente estavam presentes os subtipos H1N1 e H3N2, sem a descrição de doença clínica significativa ou mesmo lesões anatomopatológicas compatíveis. A partir de 2009, com a entrada do subtipo H1N1 pandêmico nos rebanhos de suínos brasileiros, manifestações de espirro e tosse, particularmente em leitões entre 30 e 65 dias de idade (período de creche), associadas a lesões histológicas e detecção de nucleoproteína de influenza A na imuno-histoquímica, tornaram-se muito frequentes. Mais recentemente, foi também detectada a presença do subtipo H1N2, associado a quadros clínico-patológicos de influenza A.

À semelhança do equino, as lesões concentram-se no sistema respiratório superior, causando uma traqueobronquite catarral (Figura 1.83). A lesão inicial acontece nos bronquíolos, com necrose do epitélio bronquiolar, em que ocorre intenso processo inflamatório, com hiperplasia do epitélio

brônquico, infiltração de neutrófilos, com intensa exocitose de neutrófilos (migração transepitelial de neutrófilos) e formação de microabscessos intraepiteliais, além de acúmulo de exsudato no lúmen bronquiolar (Figura 1.84). Essas lesões geralmente estão associadas à abundância de antígenos virais em células do epitélio bronquiolar (Figura 1.85). Em casos graves, há uma extensão das lesões para bronquíolos e alvéolos e o consequente desenvolvimento de áreas de consolidação (hepatização) cranioventral com distribuição lobular, em decorrência de bronquites e bronquiolites.

Um aspecto extremamente relevante sobre a influenza A é o fato de, por meio de rearranjo genômico, os vírus de origem suína representarem risco à saúde humana. O vírus da influenza A tem oito segmentos de RNA genômico, o que possibilita que, com a ocorrência de infecção concomitante de um único hospedeiro por mais de uma cepa do vírus, possam surgir novas cepas geneticamente distintas e, eventualmente, hipervirulentas para o ser humano. Entre os três

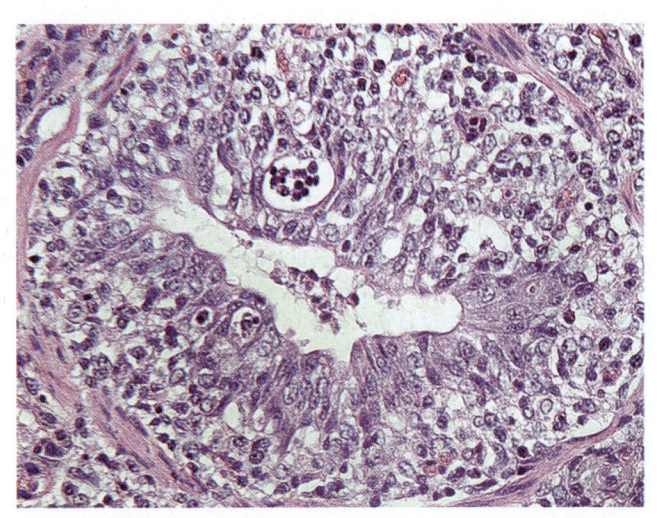

Figura 1.84 Suíno. *Influenza* suína. Bronquíolo com intensa hiperplasia do epitélio, exocitose de neutrófilos, formação de microabscessos intraepiteliais e acúmulo de exsudato no lúmen.

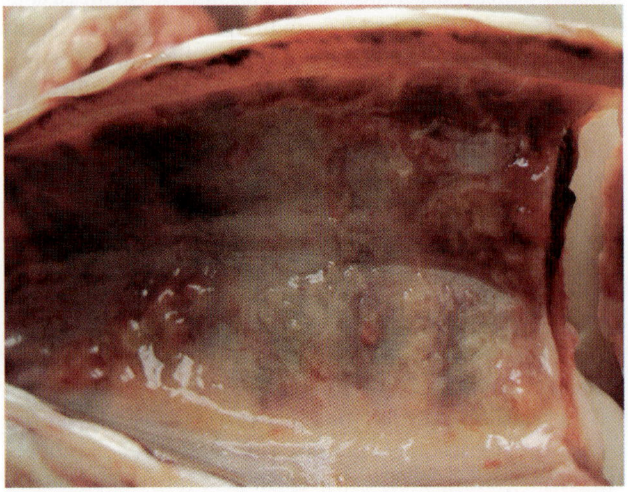

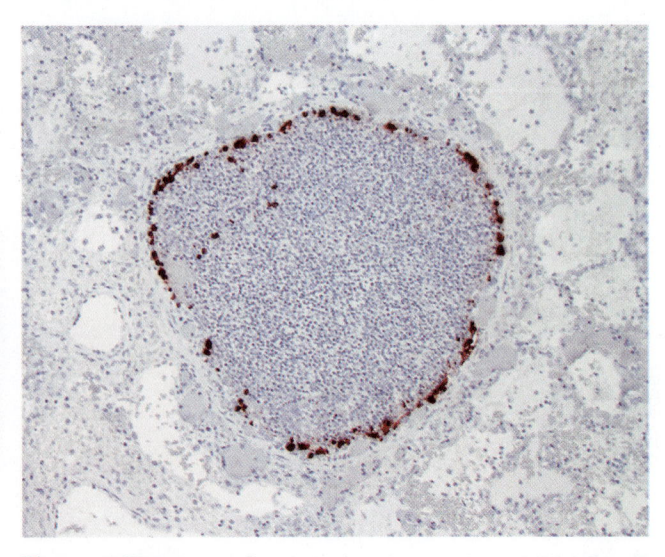

Figura 1.83 Suíno. *Influenza* suína. Traqueíte fibrinocatarral difusa. (Cortesia da Dra. Adriana Pereira, Laboratório Ceppa, Paulínea, SP.)

Figura 1.85 Suíno. *Influenza* suína. Intensa imunomarcação de antígenos virais (coloração marrom) em células do epitélio bronquiolar.

gêneros do vírus (A, B e C), o vírus influenza A tem provocado pandemias de gripe humana. A primeira situação de pandemia foi registrada em 1918 e a mais recente em 2009, quando houve uma pandemia do vírus H1N1.

O vírus da influenza canina, subtipo H3N8, tem sido considerado um patógeno emergente, associado a doença respiratória em cães suscetíveis, principalmente em condições de canis com maior densidade de animais. Nesses casos, a infecção pode resultar em lesões no sistema respiratório superior, mas também no pulmão, ocorrendo traqueíte e bronquite necrotizante e hiperplásica, podendo também ser observados bronquite e pneumonia. A inflamação pulmonar nesses casos inicialmente é neutrofílica, evoluindo para hiperplasia de pneumócitos tipo II e infiltrado predominantemente histiocítico, frequentemente ocorrendo infecção bacteriana secundária.

Infecção pelo vírus sincicial respiratório bovino (BRSV)

O BRSV foi identificado pela primeira vez no Brasil no início da década de 1990. Desde então, vários relatos demonstram ampla distribuição desse agente no país. Pode causar infecção fatal tanto em bezerros quanto em bovinos adultos. Macroscopicamente, a consolidação pulmonar pode ter aspecto de broncopneumonia, com consolidação cranioventral, ou aspecto de pneumonia intersticial, com consolidação predominantemente dorsocaudal, ou ambas as alterações no mesmo pulmão, caracterizando pneumonia broncointersticial. Histologicamente, na fase aguda da consolidação cranioventral, observam-se degeneração e necrose do epitélio bronquiolar e de pneumócitos tipos I e II, associadas à formação de células sinciciais e inclusões eosinofílicas intracitoplasmáticas em macrófagos e células sinciciais. Células sinciciais também são observadas no lúmen de bronquíolos e alvéolos e, eventualmente, até mesmo no interior de linfáticos.

Essas lesões iniciais são acompanhadas de infiltração neutrofílica, enquanto, nas lesões mais crônicas, ocorre hiperplasia epitelial, hipertrofia da musculatura lisa e fibrose, podendo haver desenvolvimento de bronquiolite obliterante fibrosa. Nas áreas caudodorsais, a bronquiolite não ocorre com frequência, e a lesão é caracterizada, principalmente, por hiperplasia de pneumócitos tipo II e espessamento dos septos alveolares.

Síndrome reprodutiva e respiratória suína

A síndrome respiratória e reprodutiva suína (PRRS, do inglês *porcine reproductive and respiratory syndrome*) é causada por um arterivírus, família Arteriviridae, e é considerada a doença mais importante de suínos, principalmente na América do Norte.

Tem distribuição mundial e apresenta grande variação fenotípica e genotípica, normalmente dividida em dois grandes grupos, norte-americana e europeia, dependendo da semelhança genética com essas duas estirpes originais. Em dois estudos abrangentes realizados nos estados do Sudeste e Sul do Brasil, em 2000 e 2001, respectivamente, a doença não foi detectada, e o rebanho nacional foi um dos poucos do mundo negativos para essa enfermidade.

As falhas reprodutivas observadas em animais infectados são caracterizadas pelo aumento do número de abortos no terço final da gestação, natimortos e leitões fracos, diminuição da taxa de parto e elevada taxa de mortalidade de leitões recém-desmamados. Os problemas respiratórios podem ser observados em leitões lactentes ou na fase de recria e terminação (70 a 160 dias de idade), mas são particularmente importantes na fase de creche (21 a 65 dias). Variam desde infecção inaparente ou endêmica no rebanho até surtos graves, caracterizados por inapetência, febre, dispneia e até morte.

A gravidade dos sintomas e das lesões depende da virulência das cepas. Macroscopicamente, os pulmões de animais afetados estão vermelho-escuros, não colapsados e firmes, principalmente nas regiões cranioventrais, estendendo-se para a porção dorsolateral. Observa-se marcante edema intersticial, e o órgão fica com uma morfologia semelhante à do timo. Linfadenomegalia generalizada acompanha as lesões pulmonares. Microscopicamente, a lesão principal é uma pneumonia intersticial grave com áreas de necrose alveolar e acúmulo de restos celulares no lúmen.

Maedi-visna

Maedi-visna é causado por um lentivírus, da família Retroviridae, que se assemelha ao vírus da artrite encefalite caprina (CAE). A doença acomete principalmente ovinos adultos, apesar da transmissão interespécies para caprinos ter sido relatada. Maedi-visna tem ampla distribuição mundial e, no Brasil, tem sido diagnosticada nas regiões Norte e Nordeste até o Sul do país.

A principal via de transmissão acontece por meio do colostro; porém, secreções e excretas têm um potencial papel na transmissão horizontal dentro do rebanho. Como os demais lentivírus de pequenos ruminantes, a infecção é por toda a vida e resulta em uma doença lenta, progressiva e multissistêmica, podendo o animal desenvolver ou não pneumonia intersticial crônica (com dispneia, "maedi"), meningoencefalite (com ataxia e desorientação, "visna"), mastite e, menos frequentemente, artrite.

Esses quadros clínicos podem ser simultâneos ou não, e estão relacionados às diferentes variantes do vírus, com distinto tropismo celular, e aos fatores genéticos do hospedeiro, que determinam sua suscetibilidade à doença.

Nos quadros respiratórios de maedi-visna, os pulmões apresentam-se não colabados, com impressão das costelas, consistência elástica e hipocreptantes (Figura 1.86). Na mi-

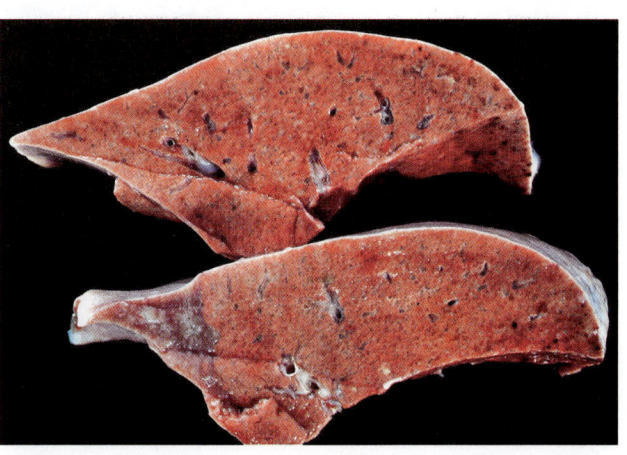

Figura 1.86 Ovino. Pneumonia intersticial em um caso de maedi-visna.

croscopia, observa-se pneumonia intersticial com infiltrado inflamatório de mononucleares, principalmente de linfócitos, com hiperplasia linfoide nodular peribronquiolar e perivascular (Figura 1.87).

Garrotilho

O garrotilho é uma doença contagiosa aguda dos cavalos, causada por *Streptococcus equi*, subespécie *equi*, caracterizada por inflamação do sistema respiratório superior e abscedação dos linfonodos regionais (mandibulares e retrofaríngeo), podendo, em alguns casos, ocorrer o envolvimento do sistema respiratório inferior, com o desenvolvimento de broncopneumonia supurada.

Embora a doença possa afetar qualquer faixa etária, é mais frequente entre 1 e 3 anos. A patogênese envolve a aderência e a internalização do patógeno em células epiteliais, provocando intenso estímulo quimiotático para neutrófilos. Uma pequena fração dos microrganismos coloniza as tonsilas e se dissemina até os linfonodos regionais. Os sinais clínicos incluem febre, tosse discreta e descarga nasal purulenta (Figura 1.88). Em casos graves, a infecção progride para os seios paranasais, tuba de Eustáquio e bolsas guturais, causando empiema dessas cavidades. Macroscopicamente, observa-se pus de aspecto cremoso sobre a mucosa nasal e nos cornetos, associado ao aumento de volume dos linfonodos regionais que abscedam no período de 1 a 3 semanas. Além do empiema das bolsas guturais, outras complicações do garrotilho incluem miocardite e púrpura hemorrágica; esta última pode ocorrer entre 2 e 4 semanas após a infecção aguda e caracteriza-se por um quadro de diátese hemorrágica.

Alguns animais podem sofrer infecção e permanecer assintomáticos e sem o desenvolvimento de lesões. Esses animais são importantes para a manutenção do agente, uma vez que o *S. equi* é um parasita obrigatório, não estando adaptado à sobrevivência no ambiente. Os portadores assintomáticos podem eliminá-lo durante vários meses.

Mormo

Doença crônica e caquetizante que afeta equídeos, causada por *Burkholderia mallei*. Mormo tem sido diagnosticado no Brasil, principalmente na região Nordeste, embora existam

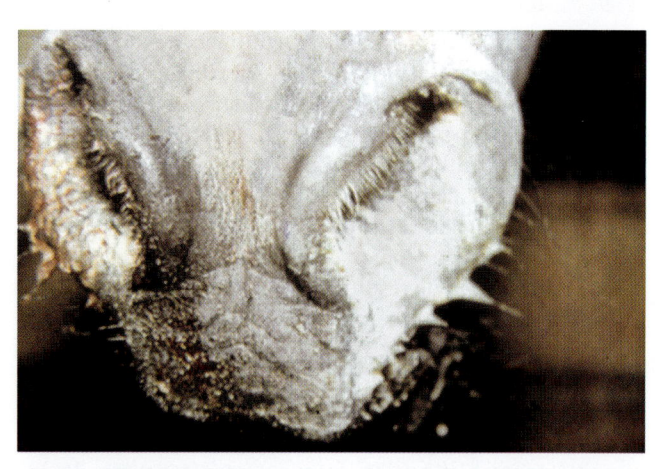

Figura 1.88 Equino. Rinite supurada causada pela infecção por *Streptococcus equi*, associada à drenagem de grande quantidade de exsudato purulento pelas narinas. (Cortesia do Dr. Raimundo Hilton Girão Nogueira, Universidade Federal de Minas Gerais, Belo Horizonte, MG.)

relatos em outras regiões, inclusive na região Sul do Brasil. Caracteriza-se macroscopicamente por exsudato nasal catarral-purulento (Figura 1.89), lesões nodulares frequentemente unilaterais e ulcerativas na mucosa nasal, particularmente no septo nasal (Figura 1.90), que resulta em cicatriz estrelada característica, que substitui as úlceras em cicatrização.

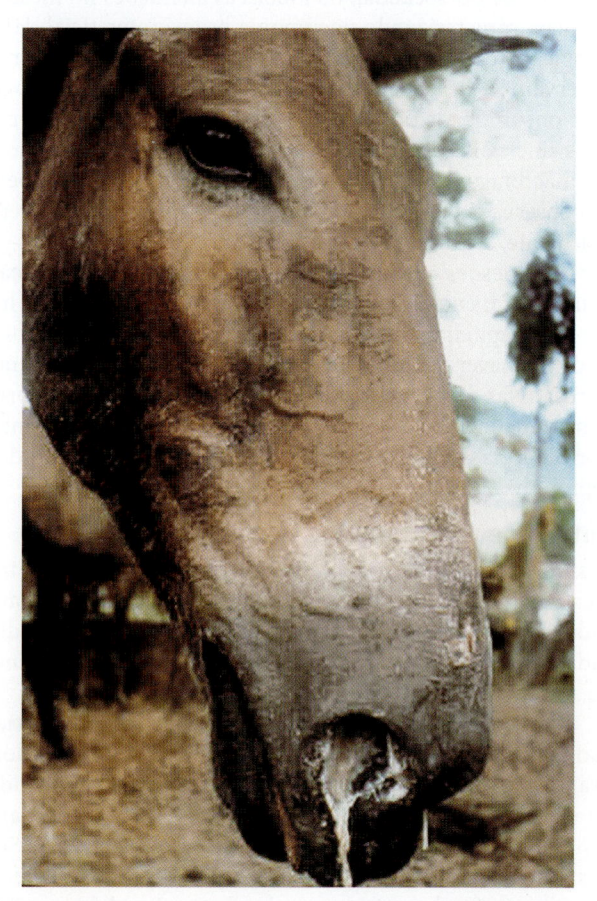

Figura 1.89 Equino. Drenagem de exsudato mucopurulento pelas narinas em um caso de mormo (infecção por *Burkholderia mallei*). (Cortesia do Dr. Fernando Leandro dos Santos, Universidade Federal Rural de Pernambuco, Recife, PE.)

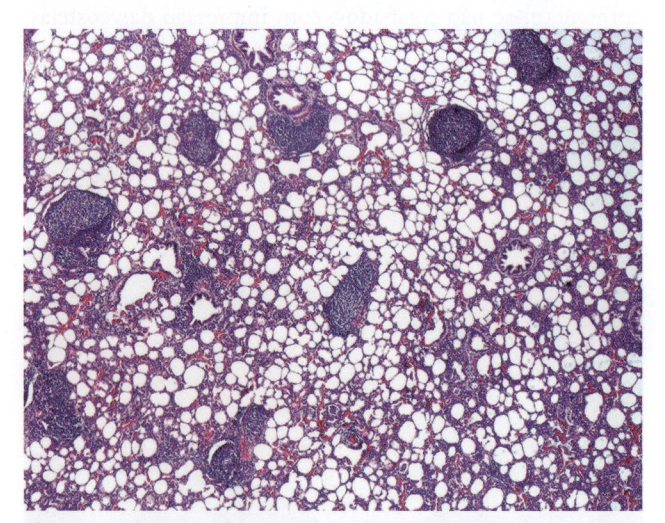

Figura 1.87 Ovino. Pneumonia intersticial e hiperplasia linfoide peribronquiolar e perivascular em um caso de maedi-visna.

Nódulos granulomatosos podem ser observados nos pulmões. Ocorrem também lesões cutâneas caracterizadas por nódulos granulomatosos ou piogranulomatosos, com tendência à ulceração, associados a linfadenite e linfangite granulomatosas. A linfadenite dos linfonodos mandibulares, retrofaríngeos e cervicais superficiais pode resultar na formação de fístulas.

Pasteurelose pulmonar bovina (febre dos transportes)

A doença clinicamente reconhecida como febre dos transportes é causada pela associação de fatores estressantes, particularmente transporte, e infecção respiratória, principalmente por *Mannheimia* (*Pasteurella*) *haemolytica*, embora *Pasteurella multocida* e *Histophilus somni* também sejam frequentemente isolados nesses casos. Além disso, pode haver associação com infecções virais, incluindo o vírus sincicial respiratório bovino, o vírus parainfluenza 3 e o herpesvírus bovino tipo 1. Nessa doença, a alteração pulmonar caracteriza-se por consolidação cranioventral (broncopneumonia ou, frequentemente, pneumonia lobar) e, em geral, bilateral (Figura 1.91).

Geralmente, a delimitação entre o parênquima afetado e o normal é muito bem demarcada. O parênquima afetado é firme, tem coloração vermelho-escura e apresenta um padrão lobular mais evidenciado, em função do edema e do acúmulo de fibrina nos septos interlobulares.

Mesmo na macroscopia, é possível observar áreas de necrose no parênquima pulmonar. O pulmão afetado é mais pesado do que o normal e tem quantidades variáveis de exsudato fibrinoso sobre a superfície da pleura visceral e também na cavidade torácica. Quantidades variáveis de exsudato purulento podem ser encontradas nos brônquios e na traqueia.

Microscopicamente, os alvéolos estão preenchidos por líquido de edema, fibrina, neutrófilos, macrófagos e hemácias, com variação na proporção desses elementos em diferentes áreas do parênquima afetado. Observam-se também extensas áreas de necrose de coagulação circundadas por denso infiltrado inflamatório predominantemente neutrofílico, estes com formato alongado semelhantes a grãos de aveia (*oat cells*).

Em casos mais crônicos, pode ser observada fibroplasia adjacente às áreas de necrose. Os brônquios e os bronquíolos

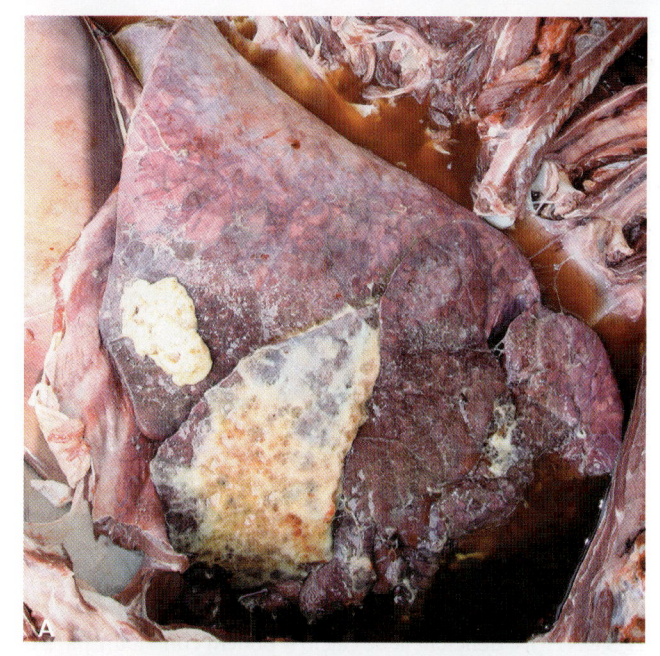

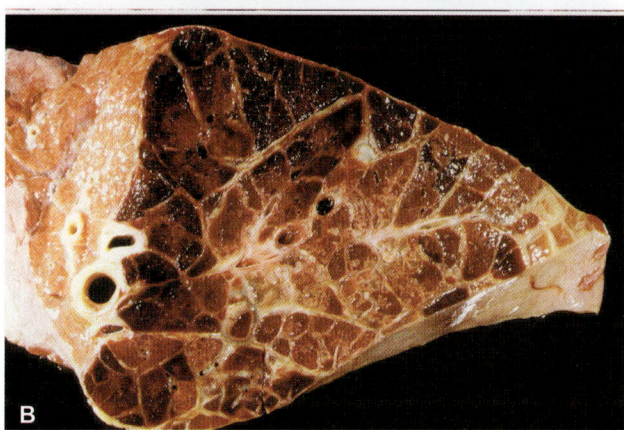

Figura 1.91 Bovino. Pneumonia lobar por *Mannheimia* (*Pasteurella*) *haemolytica*. **A.** Pleuropneumonia (pneumonia lobar) fibrinosa *in situ*. (Cortesia do Dr. Antônio Carlos Alessi, Universidade Estadual Paulista, Jaboticabal, SP.) **B.** Superfície de corte de extensa área de consolidação com exsudato fibrinoso. (Cortesia do Dr. John F. Edwards, Texas A&M University, College Station, Texas, EUA.)

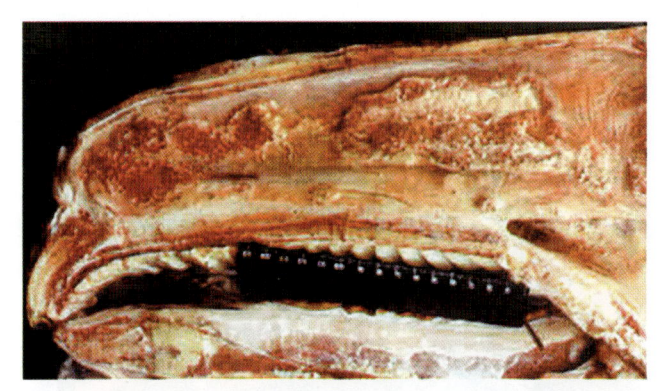

Figura 1.90 Equino. Rinite granulomatosa e ulcerativa em um caso de mormo (infecção por *Burkholderia mallei*). (Cortesia do Dr. Fernando Leandro dos Santos, Universidade Federal Rural de Pernambuco, Recife, PE.)

ficam preenchidos por fibrina e células inflamatórias. Outro achado frequente é a trombose de capilares alveolares e vênulas, com acúmulo de material fibrinoso nos linfáticos. Nos casos mais graves, as lesões pulmonares têm padrão de pneumonia lobar, e, em alguns casos, a manifestação clínica é de morte súbita, pelo rápido estabelecimento da condição de sepse e consequente choque.

É importante considerar que *M. haemolytica* é um patógeno oportunista, uma vez que faz parte da microbiota normal do sistema respiratório superior de bovinos. Em animais saudáveis, há predomínio dos sorotipos apatogênicos S2 e S4, enquanto os animais que desenvolvem a doença têm predomínio do sorotipo patogênico S1. Fatores de virulência do sorotipo S1 de *M. haemolytica*, como a leucotoxina e o lipopolissacarídio (LPS), entre outros, são importantes para a colonização do sistema respiratório e evasão do sistema imune do hospedeiro. As lesões e a manifestação clínica da infecção por *P. multocida* geralmente são mais brandas do que aquelas causadas por *M. haemolytica*, embora amostras mais virulentas de *P. multocida* causem lesões bastante semelhantes.

Rinite atrófica dos suínos

Embora essa doença tenha sido classificada como de etiologia complexa ou multifatorial, pôde ser reproduzida somente por tratamento com a toxina recombinante de *Pasteurella multocida* tipo A ou D. Cepas toxigênicas de *P. multocida* são, portanto, as causas de rinite atrófica progressiva dos suínos. Contudo, a presença de *P. multocida* toxigênica é condição essencial, mas não suficiente.

A colonização do epitélio da cavidade nasal por essa bactéria, originalmente presente nas tonsilas em animais infectados, só é possível mediante agressão prévia dessa região por outro agente ou condição; por exemplo, infecção concomitante com *Bordetella bronchiseptica* favorece o desenvolvimento dessas lesões. Além disso, outros fatores – como infecção pelo citomegalovírus (rinite viral dos suínos), ambiente adverso, principalmente quando há excesso de gases nocivos (como H_2S e NH_3), e deficiência de cálcio – podem contribuir para o desenvolvimento das lesões. No caso de infecção por *B. bronchiseptica*, associada ou não a outros fatores predisponentes anteriormente citados, mas com ausência de *P. multocida* toxigênica, as lesões são muito mais brandas, e os tecidos se regeneram bem mais rapidamente, sem prejuízo marcante para o desempenho animal. Essa condição é conhecida como rinite atrófica não progressiva e pode ser induzida exclusivamente pela toxina dermonecrótica de *B. bronchiseptica*.

Macroscopicamente, a principal característica da rinite atrófica progressiva é a atrofia das conchas ou cornetos nasais (Figura 1.92), algumas vezes, em casos graves, associada ao desvio e encurtamento do nariz e dos ossos faciais (Figura 1.93). Nesses casos, ocorre enrugamento da pele que recobre o nariz, em razão de seu encurtamento, e a assimetria das lesões causa desvio do nariz para o lado mais afetado. Quando as rugas são simétricas, o nariz também se encurta e se volta para cima.

Frequentemente, observa-se incrustação no canto medial do olho (mistura de secreção lacrimal e sujeira do meio ambiente), decorrente da obstrução do ducto lacrimal pelo exsudato e mesmo rinorragia (ver Figura 1.5).

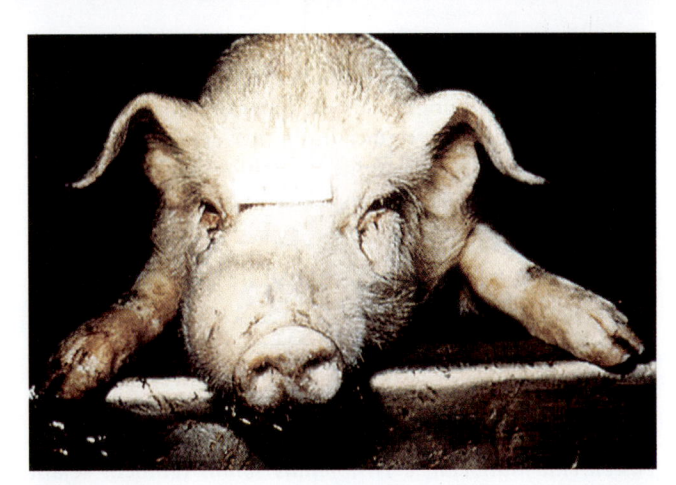

Figura 1.93 Suíno. Desvio acentuado do focinho em um caso de rinite atrófica. (Cortesia do Dr. Raimundo Hilton Girão Nogueira, Universidade Federal de Minas Gerais, Belo Horizonte, MG.)

Pneumonia enzoótica micoplásmica suína

Doença respiratória crônica infecciosa, muito contagiosa, causada por *Mycoplasma hyopneumoniae*, patógeno espécie-específico que somente infecta suídeos. Essa enfermidade é uma das principais causas de perdas econômicas, altamente prevalente (38 a 100%) em praticamente todas as regiões com intensa indústria suinícola no mundo.

No Brasil, a pneumonia enzoótica é descrita praticamente em todas as áreas produtoras de suínos. Há grande variação da faixa etária acometida, e podem ser afetados animais desde 50 dias até o abate, dependendo do *status* imunológico do rebanho de reprodução, fluxo de animais na granja, plano de antimicrobianos usados, entre outros fatores.

A manifestação clínica pode variar de inaparente até muito grave com tosse seca não produtiva, que ocorre, em média, 4 semanas após a infecção, atraso no ganho de peso, alta morbidade e baixa mortalidade. *M. hyopneumoniae* coloniza a superfície apical das células epiteliais que revestem a mucosa das vias respiratórias (Figura 1.94), induzindo lesão direta dos cílios. Além disso, causa alteração e diminuição da eficácia do sistema imune. Consequentemente, existe predisposição a infecções bacterianas secundárias, como *P.*

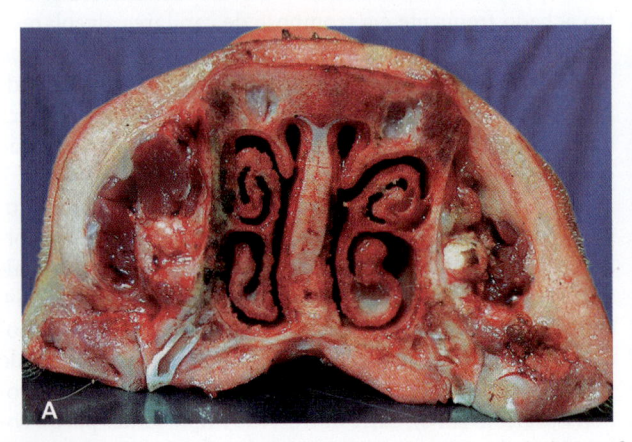
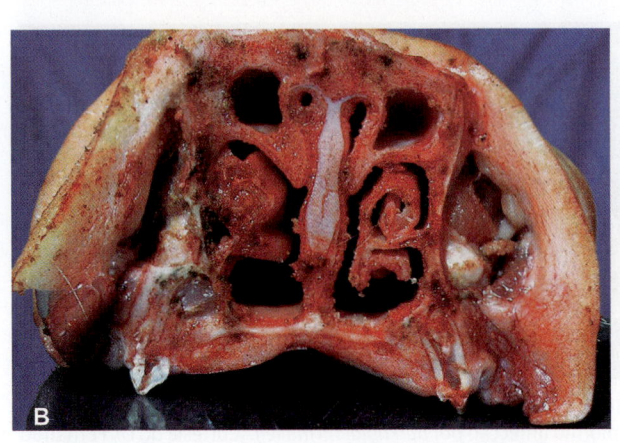

Figura 1.92 Suíno. Rinite atrófica. **A.** Desvio do septo nasal e hipotrofia discreta do corneto nasal ventral do lado esquerdo. **B.** Hipotrofia acentuada e moderada dos cornetos nasais ventrais dos lados esquerdo e direito, respectivamente. (Cortesia da Dra. Roselene Ecco, UPIS, Brasília, DF.)

multocida, Streptococcus suis, Glaesserella (Haemophilus) parasuis, B. bronchiseptica, entre outras. Foi demonstrado ainda sinergismo em casos de infecções combinadas com o vírus da PRRS. Dessa forma, a gravidade dos sinais clínicos vai depender da presença desses agentes e de condições do ar e do ambiente relacionadas com a higiene.

As lesões macroscópicas caracterizam-se por broncopneumonia catarral (Figura 1.95) e purulenta no caso de associação com bactérias piogênicas, como *Trueperella (Arcanobacterium) pyogenes*. Histologicamente, além da infiltração neutrofílica presente no lúmen alveolar e bronquiolar, principalmente em decorrência de infecções bacterianas secundárias, observa-se marcante hiperplasia de nódulos linfoides broncoassociados (Figura 1.96) e hiperplasia de pneumócitos tipo II.

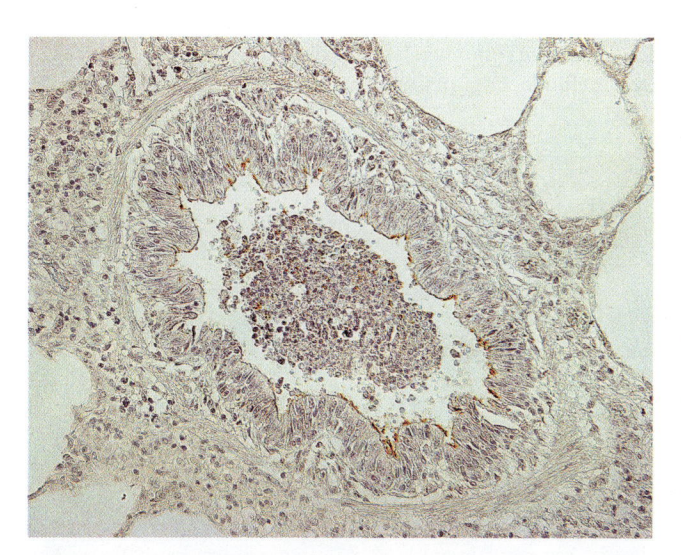

Figura 1.94 Suíno. Pneumonia enzoótica micoplásmica suína. Imunomarcação de antígenos de *Mycoplasma hyopneumoniae* (coloração amarronzada). O agente coloniza a superfície apical do epitélio brônquico. Há também imunomarcação associada ao exsudato inflamatório no lúmen brônquico.

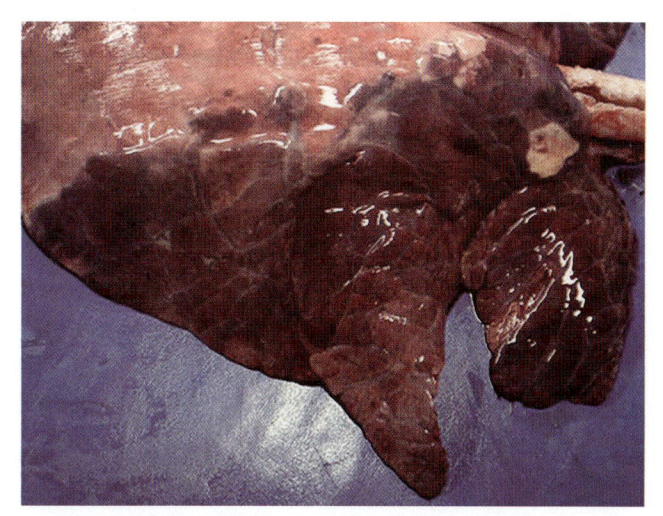

Figura 1.95 Suíno. Extensa área de consolidação cranioventral (broncopneumonia) em um caso de pneumonia enzoótica micoplásmica suína.

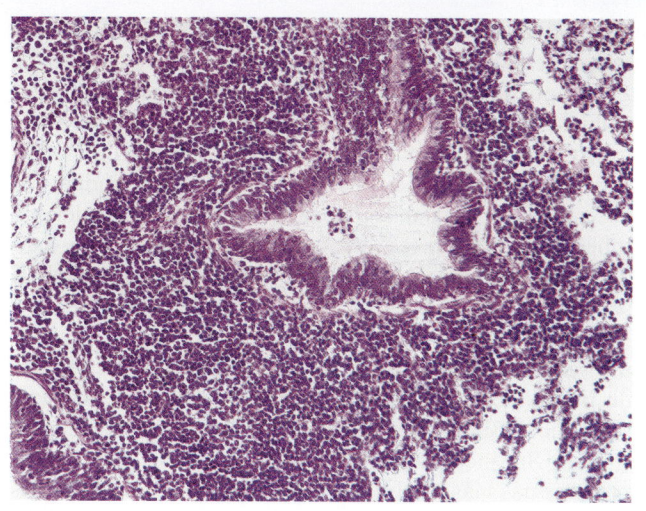

Figura 1.96 Suíno. Pneumonia enzoótica micoplásmica suína. Intensa hiperplasia do tecido linfoide associado ao bronquíolo.

Pneumonia enzoótica bovina

Ao contrário do que ocorre com os suínos, nos quais a pneumonia enzoótica tem como agente primário *Mycoplasma* sp., em bovinos o termo *pneumonia enzoótica* tem sido utilizado com frequência em referência à pneumonia de bezerros, que tem caráter enzoótico, mas, nesse caso, a doença tem causas múltiplas, incluindo vírus parainfluenza 3, BRSV, coronavírus, adenovírus e rinovírus bovino, além de micoplasmas (*Mycoplasma bovis* e *M. dispar*) e outros agentes bacterianos, particularmente *Pasteurella multocida, Mannheimia (Pasteurella) haemolytica* e *Histophilus somni* (*Haemophilus somnus*).

A faixa etária afetada com maior frequência é de bezerros entre 2 e 6 meses, embora bezerros com apenas 2 semanas possam desenvolver pneumonia. As características macroscópicas são de broncopneumonia e, entre os fatores predisponentes mais importantes, destacam-se imunidade passiva insuficiente e ambiente desfavorável, particularmente excesso de frio, superlotação das instalações e ventilação inadequada, que resulta em acúmulo de gases tóxicos. O agrupamento de bezerros de origens diferentes, que ocorre em sistemas de recria de bezerros leiteiros, também favorece a ocorrência de pneumonia.

Tuberculose

Embora a infecção por *Mycobacterium* sp. ocorra em todas as espécies domésticas, a tuberculose tem maior importância clínica e de saúde pública em bovinos. No caso dos bovinos, a tuberculose é causada preferencialmente pelo *Mycobacterium bovis*, embora *M. tuberculosis* tenha grande potencial para causar tuberculose pulmonar ou disseminada em bovinos. Contudo, a infecção por *M. tuberculosis* em bovinos só se mantém quando os animais são mantidos na presença de portadores humanos da infecção. Além dessas espécies, outros *Mycobacterium* sp. podem infectar bovinos, mas geralmente a infecção é autolimitante e não resulta em lesões extensas.

A via de infecção é geralmente broncogênica. O processo se inicia na junção bronquíolo-alveolar e se estende para o interstício, formando pequenos nódulos granulomatosos com material de aspecto caseoso em seu interior. Após infecção experimental, lesões são observadas no pulmão a partir de 7 dias após a inoculação, com acúmulo inicialmente de neutrófilos e alguns macrófagos contendo bacilos álcool-ácido resistentes. Granulomas são observados a partir de 14 dias após a inoculação, e extensas áreas de necrose podem ser observadas 21 dias após a inoculação. Nessa fase inicial, a tuberculose pode se resolver, caso o animal tenha boas condições imunológicas para debelar a infecção ou progredir e se espalhar pelo organismo, com a evolução do quadro.

As vias de disseminação de *Mycobacterium* no organismo são três: (i) a linfática, com acometimento secundário de linfonodos mediastinais, formando assim o complexo primário da tuberculose (foco pulmonar inicial associado à lesão no linfonodo regional); (ii) o exsudato rico em bacilos, presente nas vias respiratórias, pode provocar extensão das lesões granulomatosas para a traqueia, faringe e cavidade nasal, como detalhado a seguir, além de provocar tuberculose digestiva, já que o bovino ingere grande parte do exsudato das vias respiratórias; e (iii) a hematógena, quando nódulos tuberculosos erodem vasos sanguíneos e liberam êmbolos sépticos na circulação. Neste último caso, a disseminação é rápida, e qualquer órgão pode ser afetado. A disseminação hematógena da infecção resulta no quadro de tuberculose generalizada ou tuberculose miliar (Figura 1.97).

Mycobacterium bovis tem capacidade de sobreviver e se multiplicar dentro de macrófagos, favorecendo a persistência do organismo. Como o organismo tem como característica o crescimento lento, invariavelmente as lesões de tuberculose assumem características de cronicidade.

Macroscopicamente, observam-se nódulos de diferentes tamanhos no parênquima pulmonar (Figura 1.98) e linfonodos mediastinais e, eventualmente, em outros órgãos. Geralmente, esses nódulos têm cápsulas fibrosas e são preenchidos por quantidade variável de material necrótico de coloração amarelada e de aspecto caseoso (Figura 1.99). Em estágios mais avançados pode ocorrer calcificação nas porções centrais dos nódulos. Histologicamente, a lesão é caracterizada por uma área central de necrose, eventualmente com mineralização focal ou multifocal, circundada

por abundante número de macrófagos epitelioides, células gigantes multinucleadas do tipo Langhans (com os núcleos localizados na periferia da célula) e linfócitos. Embora o organismo não possa ser observado nas colorações de rotina, cortes corados pela técnica de Ziehl-Neelsen evidenciam grande número de bacilos álcool-ácido resistentes com localização predominantemente intracitoplasmática em macrófagos e células gigantes.

Em 7 a 10% dos bovinos com tuberculose pulmonar, caracterizada por pneumonia granulomatosa e manifestação mais comum, ocorre extensão do processo para a cavidade nasal, a faringe e a traqueia. O contato prolongado da mucosa dessas regiões com o exsudato proveniente do sistema respiratório inferior é rico em bacilos, o que possibilita a implantação destes ao longo do sistema respiratório. Macroscopicamente, na cavidade nasal e na faringe, frequentemente são observados nódulos ou pequenos pólipos de tamanhos variados, consistência firme, coloração avermelhada, com material necrótico de aspecto caseoso ou

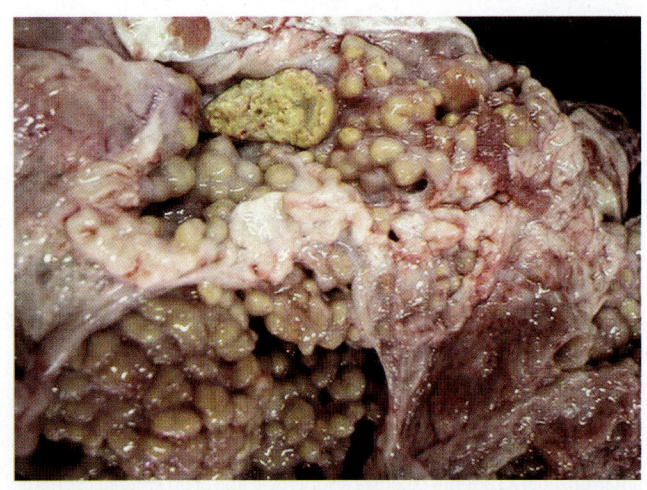

Figura 1.98 Bovino. Nódulos granulomatosos no parênquima pulmonar e no mediastino em um caso de tuberculose por *Mycobacterium bovis*. A superfície de corte de um dos nódulos apresenta extensa área de necrose caseosa. (Cortesia da Dra. Roselene Ecco, UPIS, Brasília, DF.)

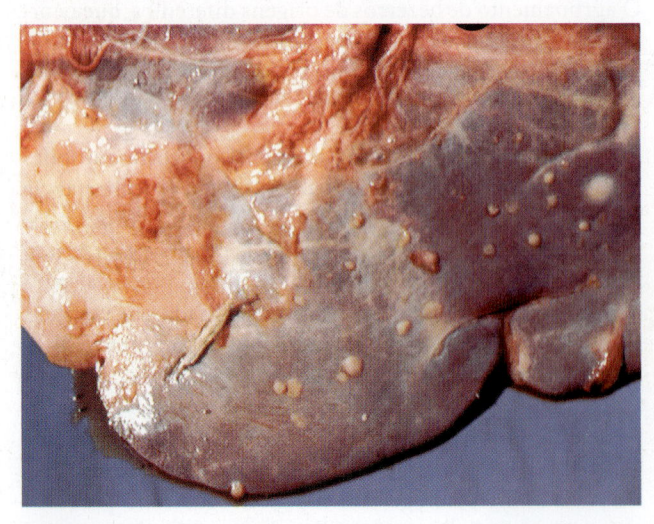

Figura 1.97 Bovino. Nódulos de aspecto miliar distribuídos pela superfície do fígado em um caso de tuberculose generalizada.

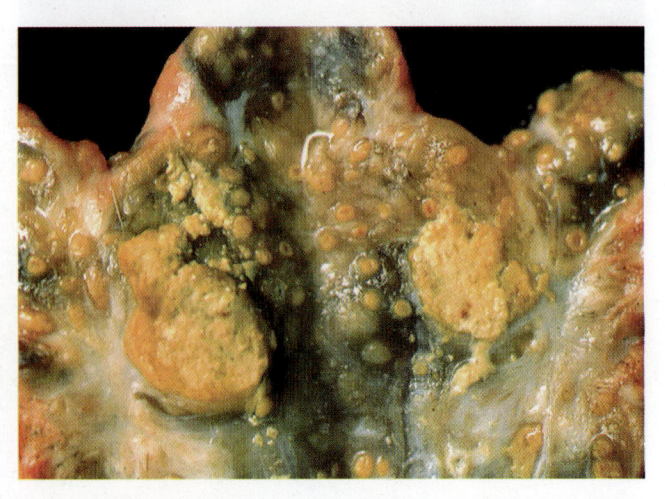

Figura 1.99 Bovino. Superfície de corte de um linfonodo com vários nódulos granulomatosos com área central de necrose caseosa em um caso de tuberculose.

mineralizado em seu interior (Figura 1.100). Na traqueia, as lesões típicas são úlceras de bordas regulares e exsudação amarelada de aspecto caseoso, localizadas principalmente na bifurcação da traqueia.

A prevalência de tuberculose em abatedouros do estado de Minas Gerais é de 0,71%, embora esse valor certamente seja subestimado, tendo em vista a baixa sensibilidade do exame realizado em abatedouros.

Tem sido descrita tuberculose por *M. bovis* em bubalinos, com elevada prevalência em algumas regiões do Brasil, inclusive com infecção de um cão em uma propriedade com tuberculose em bubalinos. A distribuição das lesões em bubalinos é semelhante à que ocorre nos bovinos, com predomínio de lesões respiratórias, estando a maioria dos casos associada à infecção por *Mycobacterium bovis*, com alguns associados à infecção com outras espécies, como *M. fortuitum*, *M. avium* e *M. gordonae*.

Infecção por *Rhodococcus equi*

Rhodococcus equi, bactéria Gram-positiva de distribuição ubiquitária, é um agente importante de pneumonia subaguda a crônica, principalmente em potros até os 6 meses. As lesões são caracterizadas por nódulos pulmonares que, ao corte, podem drenar exsudato purulento (Figura 1.101). Frequentemente há envolvimento de linfonodos bronquiais e mediastínicos. Histologicamente, a lesão caracteriza-se por pneumonia piogranulomatosa multifocal com inúmeros cocobacilos intracitoplasmáticos em macrófagos e células gigantes multinucleadas. No centro das lesões, geralmente há predomínio de neutrófilos e material necrótico, com abundância de macrófagos epitelioides, células gigantes e linfócitos na periferia da lesão, e o parênquima pulmonar adjacente frequentemente sofre atelectasia compressiva (Figura 1.102).

A patogenicidade de *R. equi* resulta de sua habilidade de sobreviver e se multiplicar dentro de macrófagos. A capacidade patogênica de *R. equi* é fortemente dependente de fatores de virulência codificados pelo plasmídeo de virulência, particularmente os genes denominados *vap* (do inglês *virulence-associated proteins*), que são nove, ao todo, e que têm sua expressão estimulada no ambiente intracelular, particularmente em macrófagos.

Lesões extrapulmonares geralmente estão associadas às lesões pulmonares, embora possam ocorrer isoladamente, e é comum a ocorrência de colite e tiflite ulcerativas, que podem estar associadas à linfadenite piogranulomatosa mesentérica. A letalidade resultante da infecção por *R. equi* pode ser elevada, particularmente em equinos jovens com lesões pulmonares tratados tardiamente ou não tratados.

Existem alguns poucos relatos de infecção por *R. equi* em outras espécies, incluindo ruminantes, suínos, cães e gatos. Esse agente também tem potencial de infecção para o ser humano, particularmente em pacientes imunossuprimidos, em razão da infecção pelo vírus da síndrome da imunodeficiência adquirida (AIDS, do inglês *acquired immune deficiency syndrome*).

Infecção por *Actinobacillus pleuropneumoniae*

A. pleuropneumoniae, bactéria Gram-negativa, é o agente causal da pleuropneumonia dos suínos, uma das doenças respiratórias mais importantes nessa espécie e de ocorrência mundial. A relevância dessa enfermidade se justifica pelas

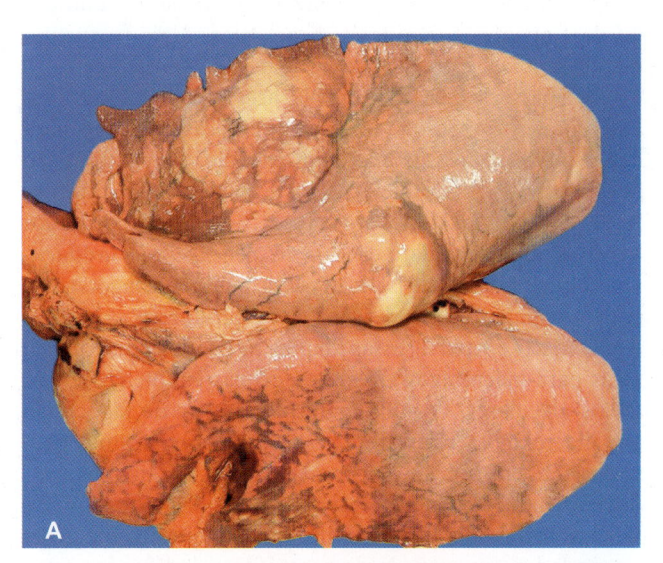

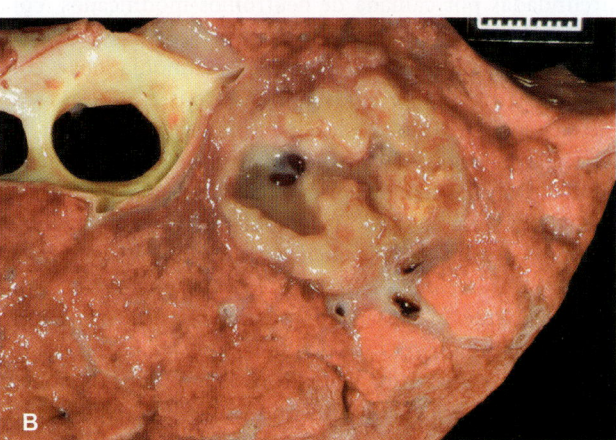

Figura 1.101 Equino. Pneumonia piogranulomatosa por *Rhodococcus equi*. **A.** Múltiplos piogranulomas no parênquima projetando-se na superfície da pleura visceral. (Cortesia da Dra. Pamela Aparecida Lima, Universidade Federal de Minas Gerais, Belo Horizonte, MG.) **B.** Superfície de corte de um piogranuloma. (Cortesia do Dr. John F. Edwards, Texas A&M University, College Station, Texas, EUA.)

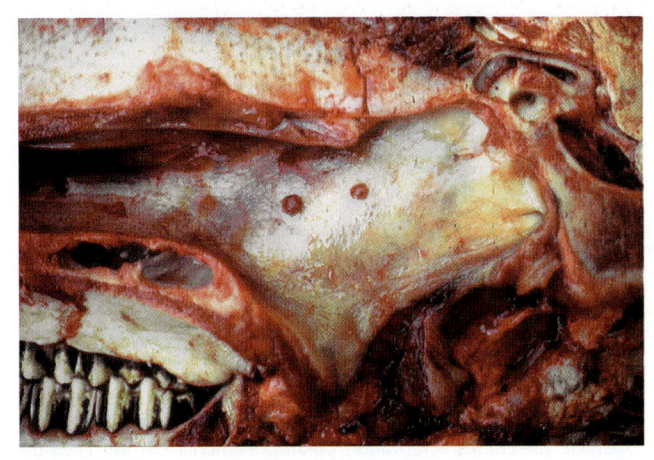

Figura 1.100 Bovino. Nódulos granulomatosos na mucosa nasal e faríngea em um caso de tuberculose.

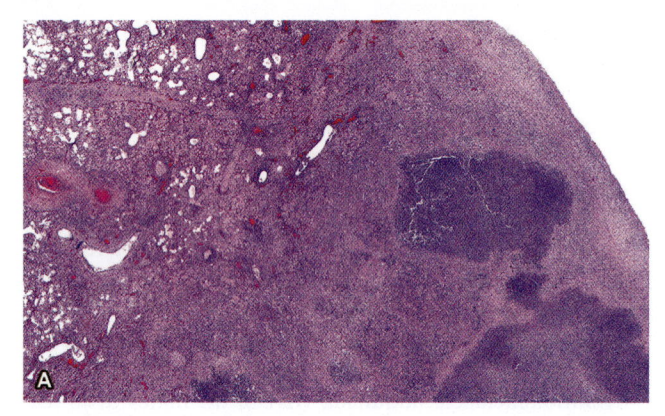
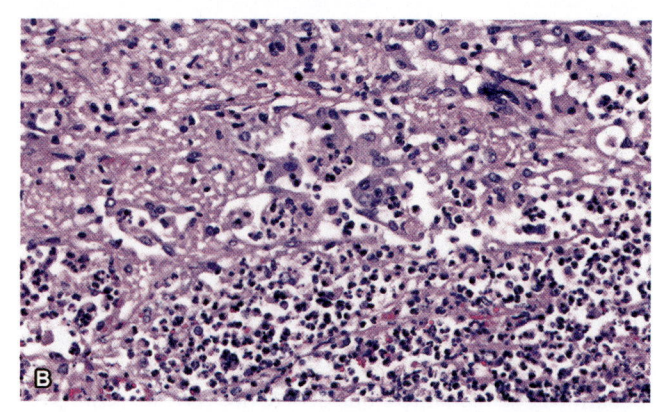

Figura 1.102 Equino. Infecção por *Rhodococcus equi* com (A) pneumonia piogranulomatosa focalmente extensa, (B) acúmulo de grande quantidade de macrófagos no interior dos alvéolos, algumas células gigantes multinucleadas na periferia (parte superior) e extensas áreas de infiltrado neutrofílico no centro da lesão (parte inferior).

diferentes maneiras de apresentação, que podem variar de doença subclínica a pleuropneumonia fulminante ou doença respiratória crônica. Consequentemente, as perdas econômicas estão relacionadas com mortalidade, diminuição do desempenho e uso de medicamentos. Mais frequentemente, animais entre 60 dias e o abate são acometidos.

Essa bactéria é dividida em biovares 1 e 2, e 16 sorovares. Diferentes sorovares apresentam diferenças de patogenicidade, que estão relacionadas, por exemplo, com a produção de exotoxinas da família RTX. Entre essas toxinas, citam-se ApxI, ApxII e ApxIII. Os sorovares 1, 5, 9, 10 e 11, produtores de ApxI, apresentam elevada virulência. *A. pleuropneumoniae* que chegam ao pulmão são prontamente fagocitados por macrófagos ou se aderem a eles e produzem as toxinas ApxI, ApxII e ApxIII. Essas toxinas são potencialmente tóxicas para macrófagos alveolares, células endoteliais e epiteliais alveolares. O microrganismo, apesar de fagocitado por macrófagos, não sofre digestão lisossomal, muito possivelmente em função da cápsula espessa. As toxinas produzidas induzem intensa reação inflamatória e necrose de tecidos, formando áreas multifocais de sequestro (necrose) circundadas por camada de neutrófilos modificados, com disposição alongada.

As lesões pulmonares são as de pneumonia lobar, com comprometimento de lobos cranioventrais com áreas vermelho-escuras e necrosadas, espessamento de septos interlobulares devido ao acúmulo de fibrina e presença de exsudato fibrino-hemorrágico sobre a pleura visceral. Frequentemente há áreas focais ou multifocais no lobo caudal, face dorsal, com lesões semelhantes às anteriormente descritas (Figuras 1.103 a 1.105). Microscopicamente, as lesões são semelhantes às causadas por *M. haemolytica* em bovinos. Infecções pulmonares causadas por *Actinobacillus suis* e cepas de alta patogenicidade de *Pasteurella multocida* podem induzir lesões semelhantes às causadas por *A. pleuropneumoniae* em suínos.

Doença de Glässer (*Glaesserella* [*Haemophilus*] *parasuis*)

Glaesserella parasuis é um cocobacilo Gram-negativo que provoca uma doença sistêmica caracterizada principalmente por polisserosite (Figura 1.106), artrite e meningite.

Essa bactéria é comumente isolada de tonsila e pulmões de animais sadios. Existem 15 sorovares conhecidos, com diferenças de patogenicidade entre eles. Não é conhecido o mecanismo pelo qual é desencadeado o processo de infecção sistêmica. Afeta principalmente leitões entre 35 e 70 dias, na fase de creche. Clinicamente, animais afetados apresentam hipertermia, apatia seguida de inapetência e anorexia, dispneia, inchaço de articulações, claudicação, tremor, incoordenação motora, decúbito lateral, movimento de pedala-

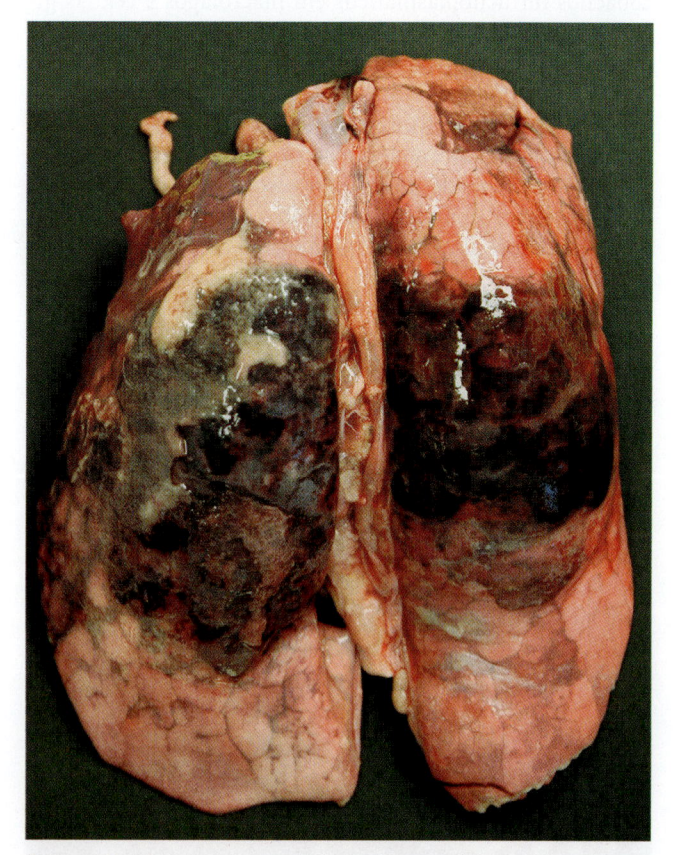

Figura 1.103 Suíno. Extensas áreas de consolidação bilateral com extensão para a pleura visceral com deposição de fibrina sobre a superfície pleural, caracterizando pleuropneumonia em um caso de infecção por *Actinobacillus pleuropneumoniae*. (Cortesia do Dr. Tim Kare Jensen, Danish Technical University, Copenhagen, Dinamarca.)

gem e morte. As lesões macroscópicas mais frequentes são acúmulo de exsudato serofibrinoso ou fibrinopurulento em uma ou várias superfícies serosas, superfícies articulares, principalmente carpal e társica, e, algumas vezes, meninges. A frequência de casos de doença de Glässer é significativamente aumentada em rebanhos positivos para os vírus da PRRS e circovírus suíno tipo 2, os quais induzem marcante imunossupressão.

Criptococose

A criptococose, ou infecção por *Cryptococcus neoformans*, é a causa mais comum de rinite granulomatosa no gato, mas também ocorre, esporadicamente, em equinos, cães e caprinos. Macroscopicamente, há formação de nódulos polipoides ou massas difusas com aspecto gelatinoso (Figura 1.107). Histologicamente, observa-se intenso infiltrado inflamatório piogranulomatoso, constituído por macrófagos e linfócitos, com grande quantidade do organismo no interior do citoplasma de macrófagos ou livres no interior de alvéolos e vias respiratórias (Figura 1.108).

As lesões frequentemente se estendem para os seios paranasais. Comumente, nos casos de criptococose, ocorre envolvimento pulmonar, como o desenvolvimento de nódulos friáveis de aspecto gelatinoso com distribuição multifocal no parênquima pulmonar, que podem estar associados à broncopneumonia supurada decorrente de infecção bacteriana secundária (Figura 1.109). Além da doença respiratória, frequentemente ocorre envolvimento do sistema nervoso central, com o desenvolvimento de meningoencefalomielite com abundância do organismo, e eventual envolvimento de outros órgãos. O organismo tem aproximadamente 15 a 20 µm de diâmetro (além da cápsula, que tem espessura variável e não se cora por hematoxilina e eosina) e formato arredondado ou ovalado, com cápsula positiva para ácido periódico-Schiff (PAS, do inglês *periodic acid-Schiff*), que também se cora por mucicarmina e se divide por brotamento.

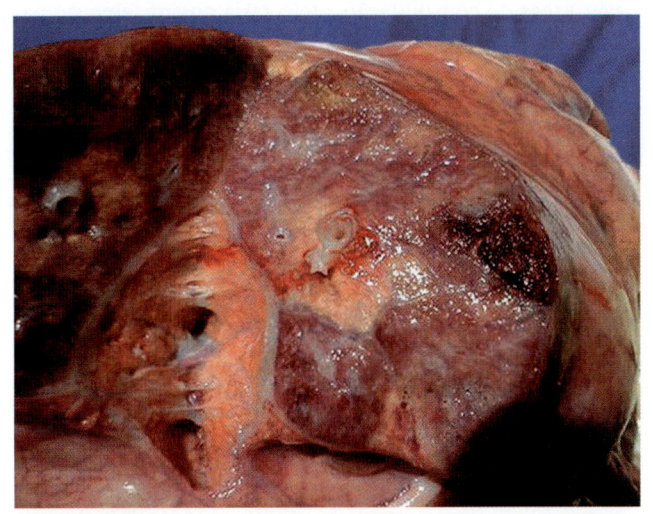

Figura 1.104 Suíno. Superfície de corte de área de consolidação decorrente de infecção por *Actinobacillus pleuropneumoniae* com aspecto ressecado por exsudação predominantemente de fibrina e áreas de hemorragia. (Cortesia da Dra. Roselene Ecco, UPIS, Brasília, DF.)

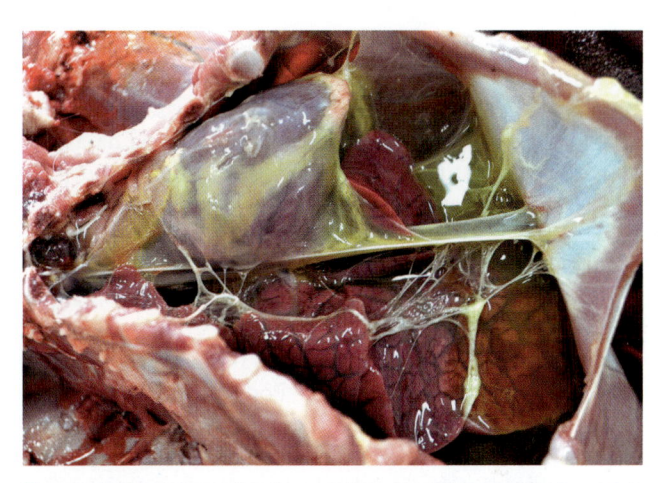

Figura 1.106 Suíno. Infecção por *Glaesserella* [*Haemophilus*] *parasuis* caracterizada pelo acúmulo de grande quantidade de exsudato fibrinoso na cavidade torácica.

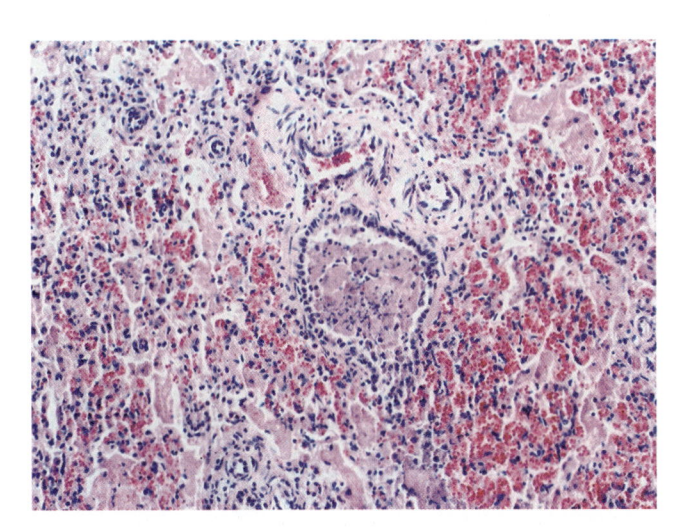

Figura 1.105 Suíno. Infecção por *Actinobacillus pleuropneumoniae* caracterizada pelo acúmulo de grande quantidade de exsudato fibrinoso no lúmen alveolar e bronquiolar e hemorragia.

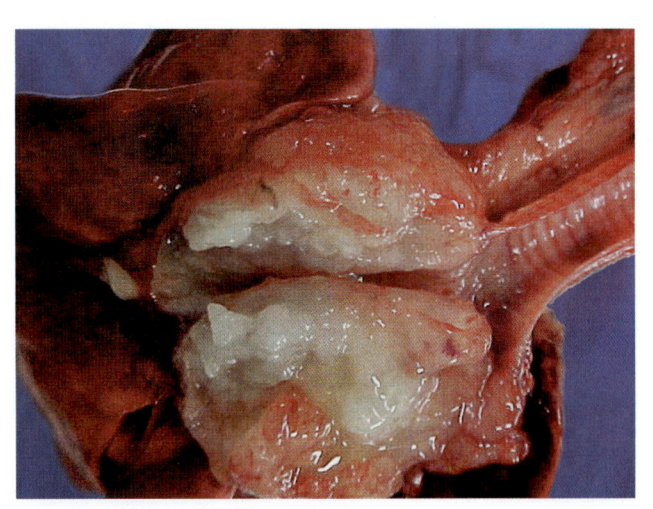

Figura 1.107 Cão. Nódulo de aspecto gelatinoso no parênquima pulmonar adjacente à bifurcação da traqueia em um caso de infecção por *Cryptococcus neoformans*.

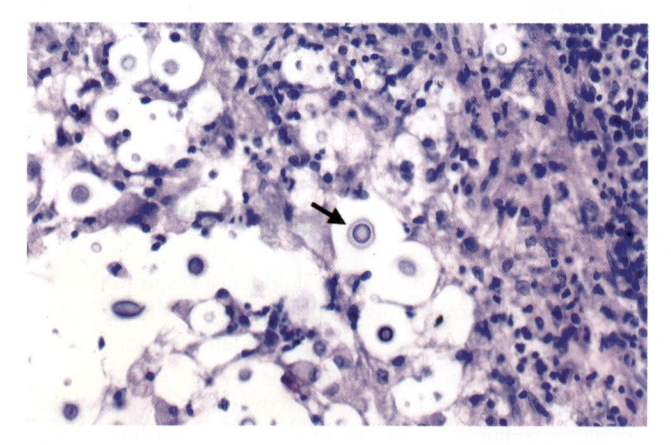

Figura 1.108 Cão. Pneumonia por *Cryptococcus neoformans* com vários organismos intra-alveolares (*seta*), de formato arredondado ou ovalado com diâmetro entre 15 e 20 μm e amplo espaço vazio ao redor dos organismos, que corresponde a uma cápsula de espessura variável e que não se cora por hematoxilina e eosina.

Aspergilose

A aspergilose é uma infecção por *Aspergillus fumigatus* ou, menos frequentemente, por outras espécies do gênero *Aspergillus* e é mais comum no cão, embora possa ocorrer em qualquer espécie. Para exemplificar a frequência da aspergilose, em um estudo de 13.000 casos de equinos hospitalizados, foram diagnosticados 27 casos de pneumonia por *Aspergillus* sp., a maioria, no cavalo, associada à doença gastroentérica primária ou secundária.

Caracteriza-se na macroscopia por lesão granulomatosa, frequentemente associada à necrose com grande quantidade de exsudato friável. A presença do fungo dá ao exsudato uma coloração azul-esverdeada. Pode ocorrer destruição dos cornetos. Histologicamente, em cortes corados por PAS ou Grocott, observam-se hifas abundantemente septadas, com ramificações em ângulo agudo e paredes paralelas (Figura 1.110). Em superfícies mucosas com oxigenação abundante, pode ocorrer o desenvolvimento de conidióforos e esporos (Figura 1.111).

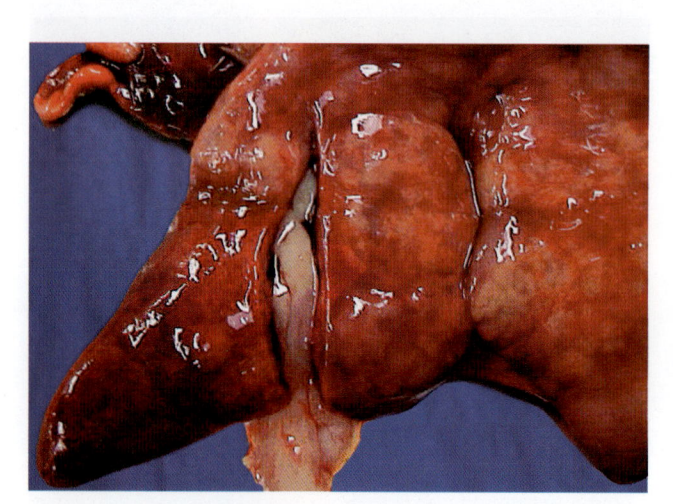

Figura 1.109 Cão. Drenagem de grande quantidade de exsudato purulento na superfície de corte decorrente de infecção bacteriana secundária em um caso de criptococose pulmonar.

Pneumonia verminótica

A pneumonia verminótica nas diferentes espécies domésticas são causadas principalmente por *Dictyocaulus viviparus* em bovinos, *Dictyocaulus arnfieldi* em equídeos, *Metastrongylus salmi* em suínos e *Dictyocaulus filaria*, *Muellerius capillaris*, *Cystacaulus acreatus*, *Protostrongylus rufescens* e *Neostrongylus linearis* em ovinos e caprinos. A doença ocorre principalmente em regiões mais frias e úmidas ou durante os meses mais frios do ano, uma vez que as larvas são muito resistentes ao frio, mas muito sensíveis ao calor. Em animais jovens, há predisposição ao parasitismo por esses agentes.

Dictyocaulus viviparus é o único helminto cuja forma adulta infecta o pulmão de bovinos. A intensidade da doença e das lesões depende do número de larvas infectantes e da imunidade do hospedeiro. Os vermes adultos se localizam nos brônquios, são esbranquiçados e finos e têm até 8 cm de comprimento (Figura 1.112), podendo também ser encontrados na traqueia (Figura 1.113). Na macroscopia, pode haver áreas de consolidação, atelectasia ou enfisema no parênquima pulmonar adjacente. Histologicamente, há bron-

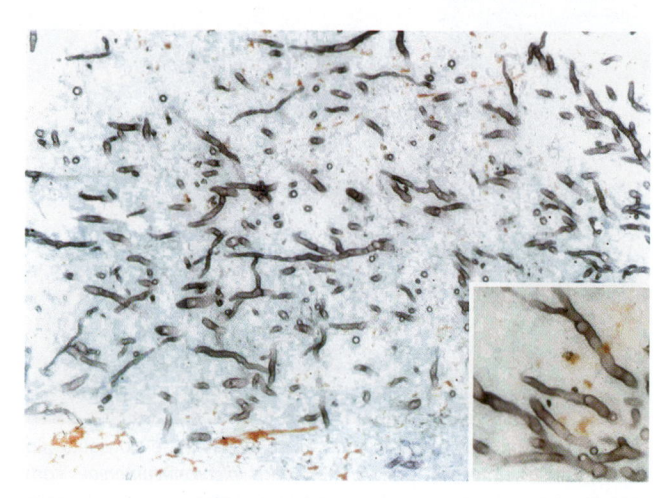

Figura 1.110 Ave. Hifas abundantemente septadas, com ramificações em ângulo agudo e paredes paralelas em um caso de aspergilose. Metanamina-prata de Grocott.

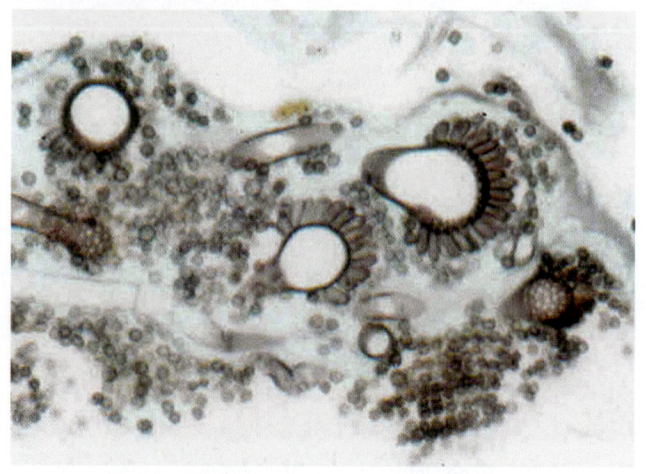

Figura 1.111 Ave. Conidióforos e grande quantidade de esporos em um caso de aspergilose. Metanamina-prata de Grocott.

quite catarral eosinofílica, podendo ocorrer bronquiolite ou alveolite linfo-histiocitária ou granulomatosa associada a larvas (Figura 1.114).

Frequentemente ocorre pneumonia bacteriana secundária. Em comparação ao parasitismo por *D. viviparus* em bovinos, a capacidade patogênica de *Dictyocaulus arnfieldi* em equídeos é bem menor, resultando em infecções assintomáticas ou tosses crônicas, geralmente associadas à hiperplasia de células secretoras de muco no epitélio brônquico e infiltrado linfocitário, que pode estar associada a áreas de enfisema no parênquima adjacente.

O principal agente da pneumonia verminótica em suínos é *M. salmi*, embora outras espécies do gênero, como *M. apri* (*elongatus*) e *M. pudendotectus*, também causem a doença.

Os parasitas adultos se localizam em brônquios, e, geralmente, as lesões macroscópicas são discretas e caracterizadas por áreas enfisematosas nas bordas ventrocaudais do pulmão (ver Figura 1.62). Histologicamente, as alterações são semelhantes àquelas causadas por *D. viviparus* em bovinos.

No cão, *Angiostrongylus vasorum* se localiza (forma adulta) em arteríolas pulmonares, resultando em hiperplasia da íntima e da camada muscular lisa, podendo ocorrer arterite e trombose. Podem ocorrer focos de inflamação granulomatosa no parênquima pulmonar associados a larvas ou ovos do parasita e, em alguns casos, fibrose intersticial. No gato, o principal parasita pulmonar é *Aelurostrongylus abstrusus*, cuja forma adulta tem até 1 cm de comprimento e vive nos brônquios e nos bronquíolos.

Histologicamente, em geral se observam poucos vermes adultos e maior número de ovos e larvas em bronquíolos terminais e alvéolos, associados à reação inicialmente neutrofílica e eosinofílica, mas que rapidamente é substituída por uma resposta granulomatosa com abundância de macrófagos e células gigantes multinucleadas. O parasita adulto geralmente desencadeia uma bronquiolite catarral, e são características histológicas marcantes nesses casos a hipertrofia e a hiperplasia da musculatura lisa bronquiolar.

Além dos parasitas cujas formas adultas têm tropismo pelo pulmão, vários outros podem causar lesões pulmonares durante a migração de suas larvas pelo parênquima pulmonar, como ocorre em suínos parasitados por *Ascaris suum*, cujas larvas, ao migrarem pelo pulmão, podem causar pneumonia intersticial eosinofílica com grande número de larvas. Lesão semelhante pode ser causada por *A. suum* em bezerros que coabitam com suínos e que são expostos a ambiente intensamente contaminado com larvas.

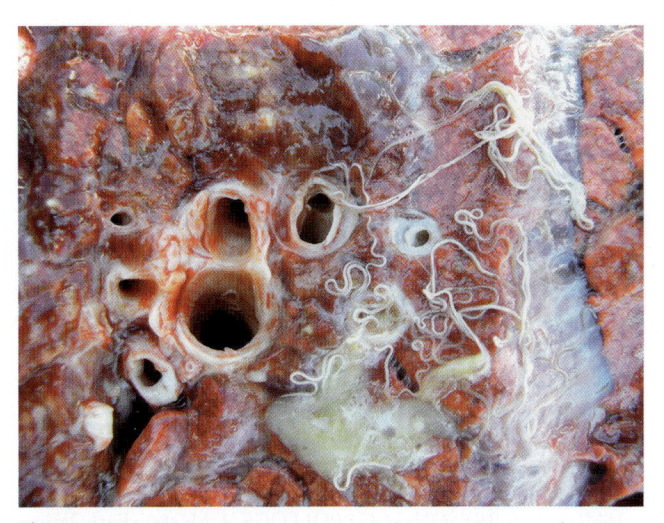

Figura 1.112 Bovino. Pneumonia verminótica por *Dictyocaulus viviparus*. Superfície de corte do pulmão com grande número de nematodos esbranquiçados, delgados, de até 8 cm de comprimento, com acúmulo de exsudato catarral em alguns brônquios. (Cortesia do Dr. Claudio S. L. Barros, Universidade Federal de Santa Maria, Santa Maria, RS.)

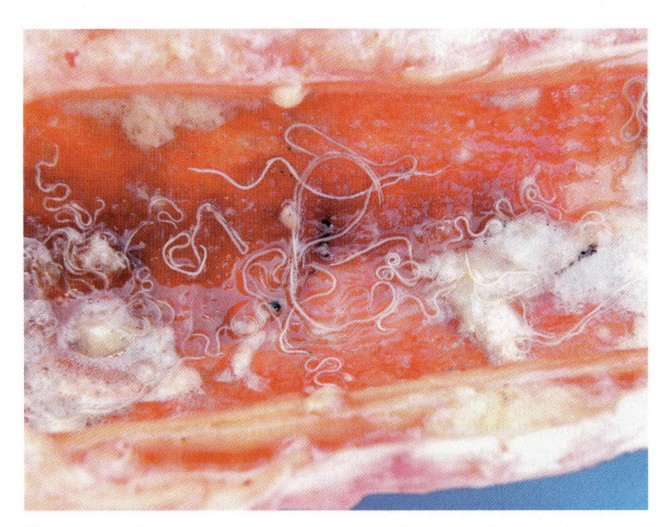

Figura 1.113 Bovino. Pneumonia verminótica por *Dictyocaulus viviparus*. Traqueia com hiperemia difusa da mucosa, acúmulo de exsudato catarral e grande número de nematodos esbranquiçados, delgados, de até 8 cm de comprimento. (Cortesia do Dr. Claudio S. L. Barros, Universidade Federal de Santa Maria, Santa Maria, RS.)

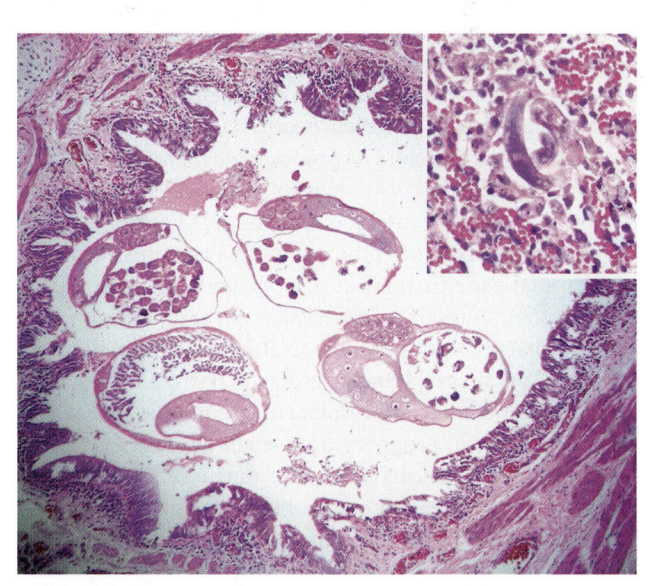

Figura 1.114 Bovino. Pneumonia verminótica por *Dictyocaulus viviparus*. Brônquio com alguns parasitas adultos em corte transversal, apresentando cavidade corporal, intestino revestido por espesso epitélio e útero contendo larvas, associados à discreta hiperplasia do epitélio brônquico. No detalhe: larva no parênquima pulmonar, associada a infiltrado histiocitário e hemorragia. (Cortesia do Dr. Claudio S. L. Barros, Universidade Federal de Santa Maria, Santa Maria, RS.)

Tóxicos exógenos com ação sobre o sistema respiratório

Alcaloides pirrozilidínicos presentes em plantas tóxicas, como as dos gêneros *Senecio* e *Crotalaria*, podem causar pneumonia intersticial em equinos, suínos e ruminantes. No Brasil, há relato da intoxicação de equinos por *Crotalaria juncea* (planta usada como adubação verde) após dieta com 40% de sementes de crotalária, resultando principalmente em lesões pulmonares.

Em várias partes do mundo, tem sido identificada doença respiratória após o deslocamento de bovinos para pastagens em brotamento. A patogênese desse processo envolve a conversão, pela microbiota ruminal, de l-triptofano oriundo da pastagem em 3-metil-indol, metabolizado por células pulmonares, resultando em pneumotoxicidade. Os pneumócitos tipo I e as células endoteliais são os mais suscetíveis à lesão, ocorrendo pneumonia intersticial. Outras lesões macroscópicas observadas são enfisema interlobular acentuado, subpleural e, em alguns casos, até enfisema subcutâneo. A concentração de l-triptofano nos brotamentos de pastagens não é diferente de outras forragens, havendo necessidade de microbiota ruminal com maior eficiência de conversão do l-triptofano em 3-metil-indol. Aparentemente, restrição alimentar ou volumoso de baixa qualidade favorece esse tipo de microbiota; por isso, a doença usualmente ocorre após a transferência de bovinos de pastagens pobres para pastagens em brotação. A ingestão das partes aéreas de plantas do gênero *Brassica* (*B. napo*, *B. oleracea*, *B. rapa*), como o nabo e a couve, pode provocar pneumonia intersticial em bovinos. Embora o mecanismo tóxico, nesse caso, não esteja elucidado, aparentemente a lesão se deve à metabolização de l-triptofano em 3-metil-indol.

A ingestão de batata-doce mofada tem sido associada à ocorrência de pneumonia intersticial em bovinos. Histologicamente, há acúmulo intersticial de macrófagos e intensa proliferação de pneumócitos tipo II. Esse processo origina-se da contaminação da batata-doce por *Fusarium solani* (*F. javanicum*), a qual resulta na produção de toxinas (fotoalexinas), principalmente o 4-ipomeanol, produzido pela própria batata em resposta à infecção pelo fungo. O 4-ipomeanol é responsável pelas lesões pulmonares, e a administração intrarruminal experimental de 4-ipomeanol sintético reproduz as lesões pulmonares observadas em casos naturais.

A intoxicação por *paraquat*, princípio ativo de um herbicida de contato amplamente utilizado na agricultura, com vários nomes comerciais, resulta em pneumonia intersticial e fibrose pulmonar progressiva associada à insuficiência respiratória. Outras causas tóxicas de pneumonia intersticial incluem: ingestão de querosene, dióxido de nitrogênio, oxigênio, inalação de fumaça e vapores de óxido de zinco.

BIBLIOGRAFIA

AMES, T. R. Dairy calf pneumonia. The disease and its impact. *Vet. Clin. North Am. Food Anim. Pract.*, v. 13, n. 3, p. 379-391, 1997.

ANDREWS, G. A.; KENNEDY, G. A. Respiratory diagnostic pathology. *Vet. Clin. North Am. Food Anim. Pract.*, v. 13, n. 3, p. 515-547, 1997.

ARENALES, A.; ECKSTEIN, C.; AZEVEDO, J. *et al.* Granulomatous rhinitis in a case of feline leishmaniasis. *Braz. J. Vet. Pathol.*, v. 11, n. 1, p. 7-11, 2018.

ARENALES, A.; SANTANA, C. H.; ROLIM, A. C. R. *et al.* Histopathologic patterns and etiologic diagnosis of porcine respiratory disease complex in Brazil. *Arq. Bras. Med. Vet. Zootec.*, 2022, no prelo.

ARGENTA, F. F.; MELLO, L. S.; VIELMO, A. *et al.* Rhinosporidiosis in horses. *Pesq. Vet. Bras.* v. 38, n. 12, p. 2213-2216, 2018.

BAPTISTA, F.; MOREIRA, E. C.; SANTOS, W. L. M.; NAVEDA, L. A. B. Prevalência da tuberculose em bovinos abatidos em Minas Gerais. *Arq. Bras. Med. Vet. Zootec.*, v. 56, n. 5, p. 577-580, 2004.

BARR, B. S. Pneumonia in weanlings. *Vet. Clin. North Am. Equine Pract.*, v. 19, p. 35-49, 2003.

BIRKS, E. K.; DURANDO, M. M.; MCBRIDE, S. Exercise-induced pulmonary hemorrhage. *Vet. Clin. North Am. Equine Pract.* v. 19, p. 87-100, 2003.

BORTEIRO, C.; ETCHEVERZE, J.; DE LEÓN, N. *et al.* Rhinosporidiosis in a dog from Uruguay and review of the literature. *Braz. J. Vet. Pathol.*, v. 11, n. 3, p. 92-96, 2018.

BOURQUE, A. C.; CONBOY, G.; MILLER, L. M.; WHITNEY, H. Pathological findings in dogs naturally infected with *Angiostrongylus vasorum* in Newfoundland and Labrador, Canada. *J. Vet. Diagn. Invest.* v. 20, p. 11-20, 2008.

BROWN, M. R.; ROGERS, K. S.; MANSELL, K. J.; BARTON, C. Primary intratracheal lymphosarcoma in four cats. *J. Am. Anim. Hosp. Assoc.*, v. 39, n. 5, p. 468-472, 2003. BRYAN, L. K.; CLARK, S. D.; DÍAZ-DELGADO, J. *et al.* Rhodococcus equi infections in dogs. *Vet Pathol.*, v. 54, n. 1, p. 159-163, 2017.

CALLADO, A. K. C.; CASTRO, R. S.; TEIXEIRA, M. F. S. Lentivírus de pequenos ruminantes (CAEV e Maedi-visna): revisão e perspectivas. *Pesq. Vet. Bras.*, v. 21, n. 3, p. 87-97, 2001.

CANIATTI, M.; ROCCABIANCA, P.; SCANZIANI, E. *et al.* Nasal rhinosporidiosis in dogs: four cases from Europe and a review of the literature. *Vet. Rec.*, v. 142, n. 13, p. 334-338, 1998.

CASSIDY, J. P.; BRYSON, D. G.; POLLOCK, J. M. *et al.* Early lesion formation in cattle experimentally infected with *Mycobacterium bovis*. *J. Comp. Pathol.*, v. 119, n. 1, p. 27-44, 1998.

CASWELL, J. L.; WILLIAMS, K. J. Respiratory System. In: MAXIE, M. G. *Jubb, Kennedy, and Palmer's Pathology of Domestic Animals*. 6. ed. St. Louis: Elsevier, 2016, v. 2, p. 465-591.

CECCO, B. S; LORENZETT, M. P.; HENKER, L. C. *et al.* Detection of enzootic nasal tumor virus (ENTV) in a sheep flock in southern Brazil. *Trop. Anim. Health Prod.*, v. 51, n. 7, p. 2095-2098, 2019.

CLERCX, C.; PEETERS, D.; BETHS, T. *et al.* Use of ciliogenesis in the diagnosis of primary ciliary dyskinesia in a dog. *J. Am. Vet. Med. Assoc.*, v. 217, n. 11, p. 1681-1685, 2000.

COHN, L. A. Feline respiratory disease complex. *Vet. Clin. Small Anim.*, v. 41, p. 1273-1289, 2011.

CONY, F. G.; ARGENTA, F. F.; HECK, L. C. *et al.* Clinical and pathological aspects of idiopathic pulmonary fibrosis in cats. *Pesq. Vet. Bras.*, v. 39, n. 2, p. 134-141, 2019. COSTA, R. A.; SHILD, C.; SILVEIRA, C. S. *et al.* Acute and chronic bovine pulmonary edema and emphysema in Uruguay. *Pesq. Vet. Bras.* v. 38, n. 10, p. 1929-1934, 2018.

DAMIÁN, M.; MORALES, E.; SALAS, G.; TRIGO, F. J. Immunohistochemical detection of antigens of distemper, adenovirus and parainfluenza viruses in domestic dogs with pneumonia. *J. Comp. Pathol.*, v. 133, n. 4, p. 289-293, 2005.

DAVIS, M. S.; LOCKARD, A. J.; MARLIN, D. J.; FREED, A. N. Airway cooling and mucosal injury during cold weather exercise. *Equine Vet. J.*, v. 34, suppl., p. 413-416, 2002.

DAVIS, W. P.; STEFICEK, B. A.; WATSON, G. L. *et al.* Disseminated *Rhodococcus equi* infection in two goats. *Vet. Pathol.*, v. 36, p. 336-339, 1999.

DE LAS HERAS, M.; JALON, J. A. G.; SHARP, J. M. Pathology of enzootic intranasal tumor in thirty-eight goats. *Vet. Pathol.*, v. 28, n. 6, p. 474-481, 1991.

DEVI, V. R.; MANASA, B. B.; SAMATHA, V. *et al.* Pathology of natural cases of ovine pulmonary adenocarcinoma (Jaagsiekte) in goats. *Braz. J. Vet. Pathol.* v. 9, n.3, p. 108-112, 2016.

DRIEMEIER, D.; GOMES, M. J. P.; MOOJEN, V. *et al.* Manifestação clínico-patológica de infecção natural pelo vírus respiratório sincicial bovino (BRSV) em bovinos de criação extensiva no Rio Grande do Sul, Brasil. *Pesq. Vet. Bras.*, v. 17, n. 2, p. 77-81, 1997.

DRIEMEIER, D.; MOOFEN, V.; FACCINI, G. S.; OLIVEIRA, R. T. Adenomatose pulmonar (Jaagsiekte) em ovino no Rio Grande do Sul. *Ciênc. Rural*, v. 28, n. 1, p. 147-150, 1998.

DUNGWORTH, D. L.; HAUSER, B.; HAHN, F. F. *et al. Histological classification of tumors of the respiratory system of domestic animals*. Washington DC: Armed Forces Institute of Pathology/World Health Organization, 1999. 71 p.

DYE, T. L.; TEAGUE, H. D.; POUNDSTONE, M. L. Lung lobe torsion in a cat with chronic feline asthma. *J. Am. Anim. Hosp. Assoc.*, v. 34, n. 6, p. 493-495, 1998.

EKENSTEDT, K. J.; CROSSE, K. R.; RISSELADA, M. Canine brachycephaly: anatomy, pathology, genetics and welfare. *J. Comp. Path.*, v. 176, p. 109-115, 2020.

FIGHERA, R. A.; ROZZA, D. B.; PIAZER, J. V. *et al.* Pneumonia intersticial em bovinos associada à ingestão de batata-doce (*Ipomoea batatas*) mofada. *Pesq. Vet. Bras.*, v. 23, n. 4, p. 161-166, 2003.

FLORES, E. F.; WEIBLEN, R.; MEDEIROS, M. *et al.* A retrospective search for bovine respiratory syncytial virus (BRSV) antigens in histological specimens by immunofluorescence and immunohistochemistry. *Pesq. Vet. Bras.*, v. 20, n. 4, p. 139-143, 2000.

FREEMAN, D. E. Sinus disease. *Vet. Clin. North Am. Equine Pract.*, v. 19, p. 209-243, 2003.

FREITAS, J. A.; GUERRA, J. L.; PANETTA, J. C. Características da tuberculose observada em búfalos abatidos para consumo: aspectos patológicos e identificação de micobactérias. *Braz. J. Vet. Res. Anim. Sci.*, v. 38, n. 4, p. 170-176, 2001.

FULTON, R. W.; PURDY, C. W.; CONFER, A. W. *et al.* Bovine viral diarrhea viral infections in feeder calves with respiratory disease: interactions with *Pasteurella* spp., parainfluenza-3 virus, and bovine respiratory syncytial virus. *Can. J. Vet. Res.*, v. 64, n. 3, p. 151-159, 2000.

HARDY, J.; LÉVEILLÉ, R. Diseases of the guttural pouches. *Vet. Clin. North Am. Equine Pract.*, v. 19, p. 123-158, 2003.

HIGHLAND, M. A. Small ruminant lentiviruses: strain variation, viral tropism, and host genetics influence pathogenesis. *Vet. Pathol.*, v. 54, n. 3, p. 353-354, 2017.

HOOPER, P. T.; KETTERER, P. J.; HYATT, A. D.; RUSSELL, G. M. Lesions of experimental equine Morbillivirus pneumonia in horses. *Vet. Pathol.*, v. 34, p. 312-322, 1997.

JENSEN, T. K.; BOYE, M.; BILLE-HANSEN, V. Application of fluorescent in situ hybridization for specific diagnosis of *Pneumocystis carinii* pneumonia in foals and pigs. *Vet. Pathol.*, v. 38, p. 269-274, 2001.

JOHNSON, R. P.; HUXTABLE, C. R. Paraquat poisoning in a dog and cat. *Vet. Rec.*, v. 98, n. 10, p. 189-191, 1976.

JONES, D. J.; NORRIS, C. R.; SAMII, V. F.; GRIFFEY, S. M. Endogenous lipid pneumonia in cats: 24 cases (1985-1998). *J. Am. Vet. Med. Assoc.*, v. 216, n. 9, p. 1437-1440, 2000.

KERR, L. A.; LINNABARY, R. D. A review of interstitial pneumonia in cattle. *Vet. Hum. Toxicol.*, v. 31, n. 3, p. 247-254, 1989.

LÉGUILLETTE, R. Recurrent airway obstruction – heaves. *Vet. Clin. North Am. Equine Pract.*, v. 19, p. 63-86, 2003.

LITTLE, L.; PATEL, R.; GOLDSCHMIDT, M. Nasal and nasopharyngeal lymphoma in cats: 50 Cases (1989–2005). *Vet. Pathol.*, v. 44, p. 885-992, 2007.

MANCINI, D. A. P.; CUNHA, E. M. S.; MENDONÇA, R. M. Z. *et al.* Presence of influenza in pigs from Brazil. *J. Braz. Soc. Virol.*, v. 7, n. 1, p. 132, 2002.

MARQUES, S. M. T.; QUADROS, R. M.; PILATI, C. *Mammomonogamus laryngeus* (Railliet, 1899) infection in buffaloes in Rio Grande do Sul, Brazil. *Vet. Parasitol.*, v. 130, p. 241-243, 2005.

MAZZINGHY, C. L.; ALMEIDA, K. S. Maedi-Visna em ovinos – revisão de literatura. *Rev. Cient. Med. Vet.*, ano 12, n. 23. 2014.

MELO, C. B.; LOBATO, Z. I. P.; CAMARGOS, M. F. *et al.* Distribuição de anticorpos para herpes-vírus bovino 1 em rebanhos bovinos. *Arq. Bras. Med. Vet. Zootec.*, v. 54, n. 6, p. 575-580, 2002.

MIRANDA, I. C.; GRANIC, J. L.; ARMIÉN, A. G. Histologic and ultrastructural findings in dogs with chronic respiratory disease suspected of ciliary dyskinesia. *Vet. Pathol.*, v. 54, n. 5, p. 802-812, 2017.

MOTA, P. M. P. C.; LOBATO, F. C. F.; ASSIS, R. A. *et al.* Isolamento de *Mycobacterium bovis* em cão. *Arq. Bras. Med. Vet. Zootec.*, v. 53, n. 4, p. 1-3, 2001.

MOTA, P. M. P. C.; LOBATO, F. C. F.; ASSIS, R. A. *et al.* Ocorrência de tuberculose em rebanhos bubalinos (*Bubalus bubalis* var. *bubalis*-Linneus, 1758) no Município de Parintins, Amazonas. *Arq. Bras. Med. Vet. Zootec.*, v. 54, n. 4, p. 441-443, 2002.

MOTA, R. A.; BRITO, M. F.; CASTRO, F. J. C.; MASSA, M. Mormo em equídeos nos Estados de Pernambuco e Alagoas. *Pesq. Vet. Bras.*, v. 20, n. 4, p. 155-159, 2000.

MUSCATELLO, G. Rhodococcus equi pneumonia in the foal – part 1: pathogenesis and epidemiology. *Vet J.*, v. 192, n. 1, p. 20-26, 2012.

NEATH, P. J.; BROCKMAN, D. J.; KING, L. G. Lung lobe torsion in dogs: 22 cases (1981-1999). *J. Am. Vet. Med. Assoc.*, v. 217, n. 7, p. 1041-1044, 2000.

NOBRE, D.; DAGLI, M. L.; HARAGUCHI, M. *Crotalaria juncea* intoxication in horses. *Vet. Hum. Toxicol.*, v. 36, n. 5, p. 445-448, 1994.

NORMAN, T. E.; CHAFFIN, M. K.; BISSETT, W. T.; THOMPSON, J. A. Risk factors associated with nasopharyngeal cicatrix syndrome in horses. *J. Am. Vet. Med. Assoc.*, v. 242, n. 9, p. 1267-1270, 2013.

OIKAWA, M. Exercise-induced haemorrhagic lesions in the dorsocaudal extremities of the caudal lobes of the lungs of young thoroughbred horses. *J. Comp. Pathol.*, v. 121, p. 339-347, 1999.

OPRIESSNIG, T.; GIMENEZ-LIROLA, L. G.; HALBUR, P. G. Polymicrobial respiratory disease in pigs. *Anim. Health Res. Rev.*, v. 12, n. 2, p. 133-148, 2011.

ORTÍN, A.; VILLARREAL, M. P.; MINGUIJÓN, E. *et al.* Coexistence of enzootic nasal adenocarcinoma and Jaagsiekte retrovirus infection in sheep. *J. Comp. Pathol.*, v. 131, p. 253-258, 2004.

PANIAGO, J. D. G.; VIEIRA, A. L. S.; BULL, V. *et al.* Torção de lobo pulmonar em um cão Whippet. *MEDVEP Revista Científica de Medicina Veterinária. Pequenos Animais e Animais de Estimação*, v. 33, p. 290-293, 2012.

PANZIERA, W.; GIARETTA, P. R.; GALIZA, G. J. N. *et al.* Equine Multinodular Pulmonary Fibrosis Associated with Equine Herpesvirus 5 in a Horse in Brazil. *Braz. J. Vet. Pathol.*, v. 7, n. 1, p. 17-20, 2014.

PARDON, B.; BUCZINSKI, S. Bovine respiratory disease diagnosis. *Vet. Clin. Food Anim.*, v. 36, p. 425-444, 2020.

PEIXOTO, P. V.; MOTA, R. A.; BRITO, M. F. *et al.* Infecção natural pelo Vírus Sincicial Respiratório Bovino (BRSV) no Estado de Alagoas. *Pesq. Vet. Bras.*, v. 20, n. 4, p. 171-175, 2000.

PERRON LEPAGE, M. F.; GERBER, V.; SUTER, M. M. A case of interstitial pneumonia associated with *Pneumocystis carinii* in a foal. *Vet. Pathol.*, v. 36, p. 621-624, 1999.

PINCZOWSKI, P.; SANJOSE, L.; GIMENO, M. *et al.* Small ruminant lentiviruses in sheep: pathology and tropism of 2 strains using the bone marrow route. *Vet. Pathol.*, v. 54, n. 3, p. 413-424, 2017.

PIRIE, R. S.; COLLIE, D. D. S.; DIXON, P. M.; MCGORUM, B. C. Inhaled endotoxin and organic dust particulates have synergistic proinflammatory effects in equine heaves (organic dust-induced asthma). *Clin. Exp. Allergy.*, v. 33, p. 676-683, 2003.

PLATT, J. A.; KRAIPOWICH, N.; VILLAFANE, F.; DEMARTINI, J. C. Alveolar type II cells expressing Jaagsiekte sheep retrovirus capsid protein and surfactant proteins are the predominant neoplastic cell type in ovine pulmonary adenocarcinoma. *Vet. Pathol.*, v. 39, p. 341-352, 2002.

PRIESTNALL, S. L.; MITCHELL, J. A.; WALKER, C. A. *et al.* New and emerging pathogens in canine infectious respiratory disease. *Vet. Pathol.*, v. 51, n. 2, p 492-504, 2014.

RAJÃO, D. S.; COUTO, D. H.; GASPARINI, M. R. *et al.* Diagnosis and clinic-pathological findings of influenza virus infection in Brazilian pigs. *Pesq. Vet. Bras.*, v. 33, p. 30-36, 2013.

RICHARDSON, J. D.; LANE, J. G.; DAY, M. J. Congenital choanal restriction in 3 horses. *Equine Vet. J.*, v. 26, n. 2, p. 162-165, 1994.

RISTOW, L. E. *Síndrome Respiratória e Reprodutiva dos Suínos (PRRS): levantamento sorológico no estado de Minas Gerais.* Minas Gerais: UFMG, 2000, 25 p. Tese (Doutorado) – Escola de Veterinária da UFMG, 2000.

ROBINSON, N. E.; DERKSEN, F. J.; OLSZEWSKI, M. A. *et al.* The pathogenesis of chronic obstructive pulmonary disease of horses. *Br. Vet. J.*, v. 152, n. 3, p. 283-306, 1996.

RODRIGUEZ, J. M. M.; LEEMING, G.; KÖHLER, K.; KIPAR A. Feline herpesvirus pneumonia: investigations into the pathogenesis. *Vet. Pathol.*, v. 54, n. 6, p. 922-932, 2017.

ROLES, E.; DOURCY, M.; HOLOPAINEN, S. *et al.* No evidence of herpesvirus infection in West Highland White Terriers with canine idiopathic pulmonary fibrosis. *Vet. Pathol.*, v. 53, n. 6, p. 1210-1212, 2016.

ROPERTO, F.; BRUNETTI, A.; SAVIANO, L.; GALATI, P. Morphologic alterations in the cilia of a cat. *Vet. Pathol.*, v. 33, n. 4, p. 460-462, 1996.

SAADE, G.; DEBLANC, C.; BOUGON, J. *et al.* Coinfections and their molecular consequences in the porcine respiratory tract. *Vet. Res.*, v. 51, 80, 2020.

SANTOS, R. L.; KING, J. M.; GUEDES, R. M. C. Pulmonary alveolar proteinosis in dog: report of three cases. *Arq. Bras. Med. Vet. Zootec.*, v. 51, n. 1, p. 17-20, 1999.

SCALLY, M.; LOBETTI, R. G.; VAN WILPE, E. Primary ciliary dyskinesia in a Staffordshire bull terrier. *J. S. Afr. Vet. Assoc.*, v. 75, n. 3, p. 150-152, 2004.

SILVA, S. M. M. S.; FERREIRA, L. H.; SOUZA, F. A. L. *et al.* Conidiobolomicose em ovinos: reavaliação de três casos previamente diagnosticados como tumor etmoidal enzoótico. *Arq. Bras. Med. Vet. Zootec.*, v. 62, p. 1503-1506, 2010.

SINGH, K.; RITCHEY, J. W.; CONFER, A. W. *Mannheimia haemolytica*: bacterial-host interactions in bovine pneumonia. *Vet. Pathol.*, v. 48, n. 2, p. 338-348, 2011.

SLAVIERO, M.; EHLERS, L. P.; ARGENTA, F. F. *et al.* Causes and lesions fatal pneumonia in domestic cats. *J. Comp. Pathol.* v. 189C, p. 59-71, 2021.

SOUSA, R. F. A.; ALMEIDA, V. M.; NETO, J. E. *et al.* Laryngeal neuropathy in adult goats with copper deficiency. *Vet. Pathol.*, v. 54, n. 4, p. 676-682, 2017.

SPILKI, F. R.; ESTEVES, P. A.; LIMA, M. *et al.* Comparative pathogenicity of bovine herpesvirus 1 (BHV-1) subtypes 1 (BHV-1.1) and 2ª (BHV-1.2ª). *Pesq. Vet. Bras.*, v. 24, n. 1, p. 43-49, 2004.

STORZ, J.; LIN, X.; PURDY, C. W. *et al.* Coronavirus and *Pasteurella* infections in bovine shipping fever pneumonia and Evans' criteria for causation. *J. Clin. Microbiol.*, v. 38, n. 9, p. 3291-3298, 2000.

SULLIVAN, E. K.; PARENTE, E. J. Disorders of the pharynx. *Vet. Clin. North Am. Equine Pract.*, v. 19, p. 159-167, 2003.

SWEENEY, C. R.; HABECKER, P. L. Pulmonary aspergillosis in horses: 29 cases (1974-1997). *J. Am. Vet. Med. Assoc.*, v. 214, n. 6, p. 808-811, 1999.

UBIALI, D. G.; CRUZ, R. A. S.; PAULA, D. A. J. *et al.* Pathology of Nasal Infection caused by *Conidiobolus lamprauges* and *Pythium insidiosum* in Sheep. *J. Comp. Path.* v. 149, p. 137-145, 2013.

THIRY, E., ADDIE, D., CELÁK, S. *et al.* Feline herpesvirus infections ABCD guidelines on prevention and management. *J. Feline Md. Surg.* v. 11, p. 547-555, 2009.

VAN MAANEN, C. Equine herpesvirus 1 and 4 infections: an update. *Vet. Q.*, v. 24, n. 2, p. 58-78, 2002.

VAN MAANEN, C.; CULLINANE, A. Equine influenza virus infections: an update. *Vet. Q.*, v. 24, n. 2, p. 79-94, 2002.

VINCENT, A.; AWADA, L.; BROWN, I. *et al.* Review of influenza A virus in swine worldwide: a call for increased surveillance and research. *Zoonoses Public Health*, v. 61, n. 1, p. 4-17, 2014.

WICPOLT, N. S.; CARDOSO, T. C.; EMMERICH, T. *et al.* Edema e enfisema pulmonar agudo em bovinos no Sul do Brasil: doença espontânea e reprodução experimental. *Pesq. Vet. Bras.* v. 34, n. 12, p. 1167-1172, 2014.

WILSON, D. W. Tumors of the respiratory tract. *In*: MEUTEN, D.J. (ed.) *Tumors in domestic animals.* 5 ed. Ames: Willey Blackwell, p. 467-498, 2017.

ZANELLA, J. R. C.; TROMBETTA, C.; VARGAS, I.; COSTA, D. E. M. Lack of evidence of porcine reproductive and respiratory syndrome virus (PRRSV) infection in domestic swine in Brazil. *Ciênc. Rural*, v. 34, n. 2, p. 449-455, 2004.

Sistema Cardiovascular 2

Natália de Melo Ocarino • Tatiane Alves da Paixão • Alessandra Estrela-Lima

MORFOFISIOLOGIA E FUNÇÃO

O sistema cardiovascular, ou circulatório, abrange o coração e os sistemas vasculares sanguíneo e linfático. O sistema vascular sanguíneo é composto de *artérias, arteríolas, capilares, vênulas e veias*; e o sistema vascular linfático é composto dos *vasos linfáticos*.

O sistema cardiovascular é constituído por estruturas que proporcionam o bombeamento, o transporte e a distribuição de substâncias essenciais à demanda metabólica do organismo. Suas principais funções são: manter o fluxo sanguíneo para os tecidos, distribuir oxigênio e remover o gás carbônico e os metabólitos dos tecidos, além da distribuição de hormônios e da manutenção da termorregulação.

Esta seção dá ênfase à morfofisiologia do coração. Os sistemas vasculares sanguíneo (artéria, veias e capilares) e linfático serão discutidos a seguir.

O *coração* é um órgão muscular que se contrai ritmicamente, impulsionando o sangue de modo contínuo para o sistema vascular sanguíneo. Nos mamíferos, é constituído por quatro câmaras, átrios direito e esquerdo e ventrículos direito e esquerdo; e por quatro válvulas: duas atrioventriculares (mitral e tricúspide) e duas semilunares (aórtica e pulmonar). De modo semelhante ao que se observa na constituição dos vasos, o coração é formado por três túnicas: a interna (endocárdio), a média (miocárdio) e a externa (pericárdio).

O *endocárdio* é homólogo à camada íntima dos vasos, e, portanto, constituído por endotélio apoiado sobre uma delgada camada subendotelial de natureza conjuntiva frouxa, que contém vasos, nervos e ramos do aparelho condutor do coração. Reveste internamente os átrios, os ventrículos e as válvulas.

O *miocárdio* é uma potente camada de músculo estriado involuntário, formada por fibras com disposição variável, podendo ser comparado à túnica média dos vasos sanguíneos. Na região do miocárdio, observa-se também um estroma conjuntivo formado de fibras colágenas, proteoglicanos, elastina, dentre outros, que dá sustentação aos cardiomiócitos, além de atuar na complacência da parede ventricular. O *pericárdio* é um saco fibrosseroso que envolve o coração e parte dos grandes vasos que se conectam a este órgão, e pode ser compreendido como pericárdio visceral (epicárdio) e pericárdio parietal. O epicárdio é o revestimento seroso ou mesotelial do miocárdio. Apresenta-se coberto externamente por mesotélio pavimentoso simples apoiado em delgada camada conjuntiva. Na camada subepicárdica, observam-se tecido conjuntivo frouxo, vasos, nervos e gânglios nervosos. É nessa camada que se acumula o tecido adiposo que geralmente recobre certas regiões do coração. Já o pericárdio parietal é um saco fibroelástico fechado que se funde com a adventícia dos grandes vasos na base do coração. O pericárdio parietal, recobrindo o visceral, limita um espaço denominado saco pericárdico; este contém pequena quantidade de líquido seroso, suficiente para lubrificar e possibilitar fácil movimentação da parede cardíaca contra seu revestimento. Embora o pericárdio não seja uma estrutura essencial para a funcionalidade do sistema cardiovascular, sua presença tem funções importantes como manter o coração na sua posição anatômica, prevenir o atrito do coração com órgãos adjacentes, tais como os pulmões, além de prevenir a dilatação excessiva do órgão e atuar como uma barreira física a infecções.

Anatomicamente, o coração se localiza no interior da cavidade torácica, dentro do saco pericárdico, que integra o mediastino. Este, por sua vez, divide a cavidade torácica em direita e esquerda. Nas diferentes espécies, o mediastino pode ser mais desenvolvido, mais resistente, a exemplo do verificado nos bovinos, ou menos resistente, tal como nos cães. O coração ocupa predominantemente o lado esquerdo da cavidade torácica. Quando seu tamanho é normal, apresenta forma cônica, com seu diâmetro longitudinal superior ao diâmetro transversal. A espessura da parede do ventrículo esquerdo é cerca de três vezes superior à do ventrículo direito, exceto nos neonatos, nos quais a espessura ventricular direita e a esquerda são semelhantes. O remodelamento das câmaras e a formação do ápice cardíaco ocorrem na vida pós-natal, quando a pressão ventricular direita diminui e a pressão ventricular esquerda se eleva. Nessa fase, o aumento da espessura da parede ventricular esquerda se deve à hipertrofia dos cardiomiócitos, a qual ocorre nas primeiras semanas de vida.

É importante ressaltar que, em condições normais, a estrutura, a forma e a posição do coração são semelhantes em todos os mamíferos. A avaliação macroscópica da estrutura, da localização e da forma do coração e dos grandes vasos é de suma importância durante o exame *post mortem*.

O coração apresenta um sistema especializado de atividade elétrica responsável pela contração coordenada do músculo cardíaco, que é essencial para o bombeamento eficiente de sangue ao longo dos vasos sanguíneos. Seu comando é realizado por um sistema autônomo e especializado, representado pelos nodos sinoatrial e atrioventricular, feixes de His e *fibras de Purkinje* (fibras miocárdicas diferenciadas para a função condutora). As células do nodo sinoatrial, por mecanismos químicos, geram o próprio impulso elétrico, o que garante a automaticidade e a ritmicidade da estimulação cardíaca. Esses impulsos percorrem as fibras miocárdicas atriais, promovendo sua contração em direção aos ventrículos. Os impulsos elétricos gerados no nodo sinoatrial alcançam também o nodo atrioventricular e são propagados, de modo mais lento, pelo feixe de His e fibras de Purkinje, fazendo com que a contração dos cardiomiócitos ventriculares ocorra no sentido do ápice cardíaco para a base do coração, ou seja, em direção aos grandes vasos (aorta e artéria pulmonar).

Os impulsos rítmicos são responsáveis pela contração do músculo cardíaco, dando início à hemodinâmica, perfundindo o sangue no leito arterial da aorta e suas tributárias até a intimidade capilar dos órgãos. Além disso, esse sistema condutor é de suma importância para que haja a condução rápida desses impulsos por todo o coração. Qualquer alteração cardíaca que interfira com esse sistema rítmico e condutor pode ocasionar anormalidades na contração das câmaras cardíacas, causando um bombeamento sanguíneo ineficiente e comprometendo as demandas metabólicas do animal a ponto de causar sua morte.

Respostas fisiopatológicas do miocárdio

As disfunções do miocárdio são as que preponderam no coração, tanto pela complexidade e importância de suas funções quanto pela enorme intercorrência com as demais estruturas do órgão, julgadas, inclusive, como pertencentes ao coração como um todo. Como descrito anteriormente, o miocárdio é composto de tecido muscular estriado dotado de propriedades de contratilidade e condutibilidade. Sendo assim, as respostas do miocárdio às agressões podem se manifestar como alterações funcionais na formação, no ritmo ou na condução do impulso elétrico (*disritmias*) ou na capacidade contrátil da fibra muscular. É importante ressaltar que as respostas do miocárdio às agressões dependem da extensão e da localização do estímulo. Enquanto pequenas lesões localizadas em relevantes áreas do coração, como as responsáveis pelo sistema de condução, podem ser fatais, processos inflamatórios extensos no miocárdio podem ser assintomáticos.

As causas das lesões do miocárdio podem ser intrínsecas, ou seja, inerentes ao próprio coração (defeitos na origem, na organização e na sincronização do sistema elétrico de condução cardíaca; condições de insuficiência e/ou estenose valvulares, lesões miocárdicas degenerativas e inflamatórias), ou extrínsecas, como resistência extracardíaca à perfusão sanguínea para as circulações sistêmica e pulmonar. Independentemente do tipo de lesão, a regeneração das células musculares cardíacas não costuma ocorrer. As respostas adaptativas do miocárdio são, na sua grande maioria, de caráter megálico decorrente de hipertrofia e não de hiperplasia, já que, como células permanentes, a capacidade de multiplicação dos cardiomiócitos decresce rapidamente após o nascimento, e apenas uma pequena atividade mitótica pode ser observada nas primeiras semanas pós-natal.

A *hipertrofia* é o aumento de tamanho das fibras musculares em decorrência da adição de novos sarcômeros. Constitui-se em uma resposta compensatória do músculo cardíaco à sobrecarga crônica, seja sistólica (pressão), seja diastólica (volume) ou em razão do aumento da necessidade metabólica com elevação do débito cardíaco, sempre com o objetivo de aumentar a força de contração das fibras do coração. Considerando dois padrões distintos, a hipertrofia pode ser classificada como: concêntrica e excêntrica.

A *hipertrofia concêntrica* ocorre em consequência à sobrecarga sistólica (pressão) em um ou ambos os ventrículos. Neste caso, o aumento de volume do cardiomiócito se dá em diâmetro, uma vez que os novos sarcômeros são adicionados em paralelo aos já existentes (Figura 2.1). Em decorrência do aumento no diâmetro da fibra, macroscopicamente observam-se aumento da espessura da parede ventricular e diminuição da câmara (Figura 2.2), não havendo, portanto, aumento do volume diastólico final. As principais causas de hipertrofia concêntrica são as doenças valvulares que acarretam a condição funcional de estenose (abertura incompleta da válvula), doenças pulmonares que conferem resistência ao fluxo sanguíneo, doenças congênitas tais como persistência de ducto arterioso, defeito de septo ventricular e acúmulos lentos de diferentes conteúdos dentro do saco pericárdico.

A *hipertrofia excêntrica* ocorre como consequência à sobrecarga diastólica (volume) em uma ou ambas as câmaras ventriculares. Para acomodar o maior volume de sangue que chega, a câmara ventricular se expande e o estiramento dos cardiomiócitos promove um aumento da sua força contrátil, e este mecanismo é conhecido como regulação heterométrica ou fenômeno de Frank-Starling. Neste caso, o aumento de volume do cardiomiócito se dá, na maior parte, em comprimento, uma vez que os novos sarcômeros são adicionados em série com os preexistentes (Figura 2.1). Em decorrência do aumento de comprimento da fibra, verificam-se, macroscopicamente, parede ventricular de espessura normal ou discretamente mais fina, músculos papilares normais e aumento da câmara ventricular (Figura 2.3), havendo, portanto, aumento do volume diastólico final. As principais causas de hipertrofia excêntrica são as doenças valvulares que acarretam a condição funcional de insuficiência valvular (fechamento incompleto da válvula) com consequente refluxo sanguíneo para um ou ambos os ventrículos.

É importante ressaltar que o contínuo estiramento da fibra aumenta sua força contrátil até um limite após o qual o estiramento excessivo irá resultar em decréscimo dessa força, originando um quadro de dilatação do coração. Macroscopicamente, o coração dilatado apresenta-se flácido, globoso (com diâmetro longitudinal menor ou igual ao transversal) (Figura 2.4), com câmaras cardíacas aumentadas, paredes finas e músculos papilares achatados. Nesta condição, o órgão é incapaz de bombear o sangue na quantidade e na velocidade necessárias para manter as demandas metabólicas tissulares.

Como citado anteriormente, as hipertrofias podem ser decorrentes de situações de aumento da necessidade metabólica que requer aumento do débito cardíaco. Isso pode ocorrer mediante estímulos tróficos sobre os receptores beta-adrenérgicos, como nos quadros de hipertireoidismo e em

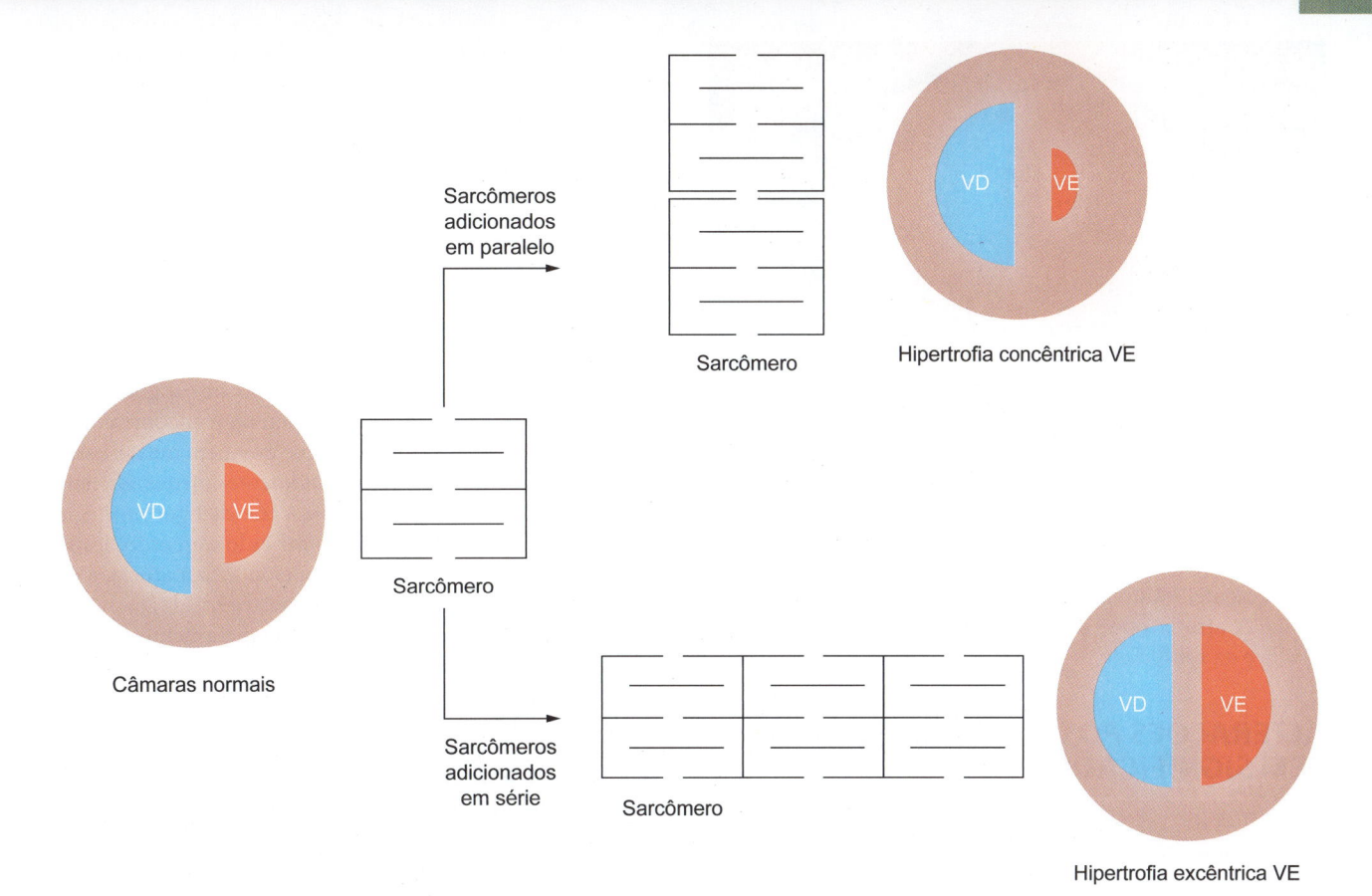

Figura 2.1 Diagrama esquemático demonstrando a adição de novos sarcômeros em paralelo e em série, e os tipos de hipertrofia em secção transversal. VD: ventrículo direito; VE: ventrículo esquerdo.

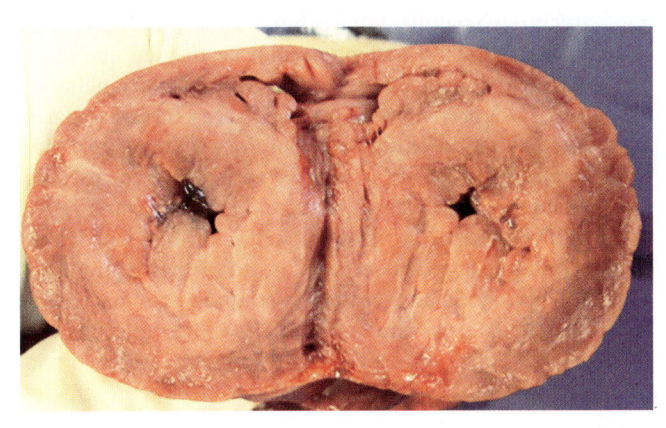

Figura 2.2 Coração de cão. Hipertrofia concêntrica do ventrículo esquerdo. (Cortesia da Dra. Tayse Domingues de Souza, Universidade de Vila Velha, Vila Velha, ES.)

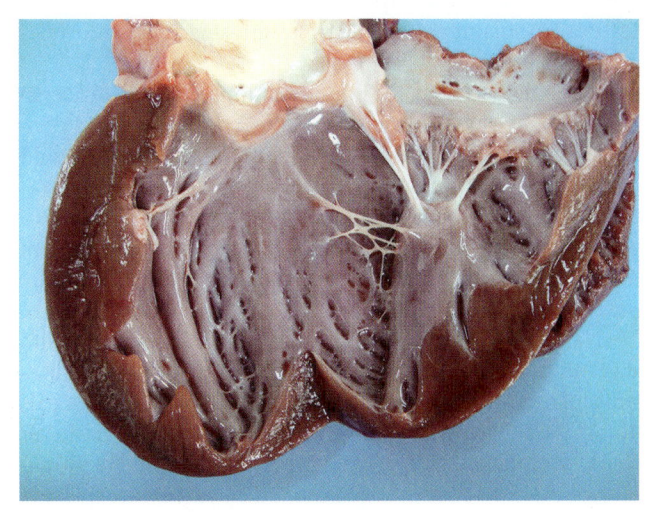

Figura 2.3 Coração de cão. Hipertrofia excêntrica do ventrículo esquerdo.

resposta ao exercício físico, considerada, neste caso, fisiológica. Cavalos atletas, dependendo da modalidade esportiva, apresentam aumento do tamanho cardíaco decorrente de hipertrofia quando comparados a cavalos não atletas.

Um ponto importante da fisiopatologia das hipertrofias patológicas é a reprogramação da expressão gênica nos cardiomiócitos como a reexpressão de genes que são expressos na vida embrionária como alfa-actina esquelética, além da alteração na expressão de proteínas contráteis e não contráteis, bem como de genes relacionados ao metabolismo energético. Atualmente, os microRNAs vêm sendo apontados como reguladores importantes da expressão gênica nas hipertrofias.

O caminho inverso da cardiomegalia é raro e corresponde à *atrofia*. A atrofia do miocárdio pode ser decorrente de desnutrição e doenças crônicas caquetizantes. Micros-

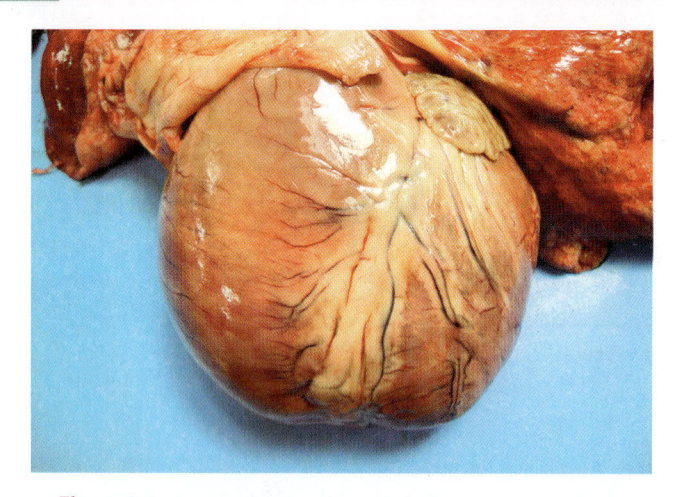

Figura 2.4 Coração de cão. Dilatação cardíaca. Coração globoso.

copicamente, há uma redução numérica e volumétrica das fibras. A atrofia pode ser consequência também da senescência e da senilidade.

ALTERAÇÕES *POST MORTEM* E LESÕES SEM SIGNIFICADO CLÍNICO

Rigor mortis

O *rigor mortis* se caracteriza por um estado de contratura *post mortem* dos músculos do corpo. Nesse estado, os músculos se contraem e ficam rígidos, mesmo sem haver potenciais de ação. Isso ocorre em razão da ausência total de trifosfato de adenosina (ATP, *adenosine triphosphate*), que é necessário para que haja a separação entre as pontes dos miofilamentos de actina e miosina durante o relaxamento muscular.

De maneira didática, pode-se compreender o processo de *rigor mortis* em três etapas: na *fase de pré-rigor,* as concentrações de ATP ainda se mantêm constantes, havendo manutenção das funções musculares, permitindo o afastamento das miofibrilas de actina e miosina. O glicogênio ainda presente nas fibras musculares vai sendo convertido em ácido láctico pelo processo de glicólise anaeróbia, contudo, sem produção de novos ATPs.

Na *fase de rigor,* a ausência de ATP promove aumento das concentrações de íons cálcio no sarcoplasma das células musculares em razão da afuncionalidade da bomba de cálcio ATPase. Além disso, a degradação das membranas do retículo sarcoplasmático permite a passagem deste íon para o citosol. As altas concentrações do íon cálcio no sarcoplasma permitem a formação de pontes de ligação actina-miosina. Como não há síntese de novos ATPs para promover o desligamento das miofibrilas de actina e miosina, os músculos permanecem contraídos (*rigor*). O músculo irá permanecer em rigor até que as proteínas musculares sejam destruídas por um processo autolítico provocado por enzimas lisossômicas, quando ocorrerá o relaxamento muscular, caracterizando assim a *fase de pós-rigor.*

O coração é o primeiro músculo a entrar em *rigor mortis,* e isso ocorre porque sua reserva de glicogênio é pequena, em razão do seu trabalho ininterrupto. Sem considerar os inúmeros fatores que interferem, acelerando ou retardando o processo, o *rigor mortis* no coração se completa em torno de 1 h após a morte.

Durante o exame *post mortem,* a avaliação atenta das câmaras cardíacas é de suma importância. Na inspeção de um ventrículo esquerdo, o que se espera encontrar é uma parede ventricular mais espessa, quando comparada ao ventrículo direito (exceto nos neonatos), e a câmara ventricular vazia, ou seja, sem coágulos. Isso porque sua musculatura é mais desenvolvida, o que o torna mais eficiente em expulsar todo o sangue durante o processo de *rigor mortis,* uma vez que o coração para em diástole (câmaras cheias de sangue). Já no ventrículo direito e nos átrios, o esperado é encontrar coágulos preenchendo as câmaras, já que possuem musculatura menos desenvolvida e, consequentemente, menos eficiente em expulsar todo o sangue durante a fase de *rigor mortis.*

Caso haja, no miocárdio do ventrículo esquerdo, lesões de natureza degenerativa, necrótica e/ou inflamatória, a capacidade contrátil das fibras pode estar reduzida, tornando a musculatura incapaz de promover esvaziamento total da câmara cardíaca durante o *rigor mortis.* Assim, a presença de coágulo no ventrículo esquerdo é sugestiva de *rigor mortis* incompleto.

Coagulação sanguínea

Após a morte do animal, as células endoteliais começam a se degenerar em razão da falta de oxigênio. Uma vez instalado o processo degenerativo, essas células liberam tromboplastina, também conhecida como fator tecidual, fator III ou tromboquinase, uma glicoproteína pró-coagulante responsável por iniciar todo o processo de coagulação. Desse modo, todo o sangue dentro do coração e dos grandes vasos rapidamente se coagula, poucas horas após a morte. O coágulo permanecerá no sistema cardiovascular até que enzimas celulares e bacterianas causem sua digestão e liquefação.

Os coágulos *post mortem* intracardíacos e intravasculares podem ser classificados em dois tipos: *coágulo cruórico* e *coágulo lardáceo.* O coágulo cruórico é vermelho e constituído basicamente de hemácias. Já o coágulo lardáceo é amarelo e constituído principalmente de plaquetas, fibrina e leucócitos.

Em todas as espécies domésticas, exceto nos equídeos, a presença de coágulo lardáceo pode ser um indício macroscópico de quadros de anemia grave ou de morte agônica prolongada. Em equídeos, a presença de coágulo lardáceo não apresenta significado clínico e ocorre, provavelmente, em decorrência da rapidez da taxa de sedimentação das hemácias.

Durante o exame de necropsia, é extremamente importante diferenciar coágulos *post mortem* intracardíacos e intravasculares de trombos que se formam *ante mortem.* Os coágulos são lisos, brilhantes, elásticos e apresentam-se soltos dentro do sistema cardiovascular, com o formato do vaso ou da câmara cardíaca. Já os trombos são opacos, friáveis, inelásticos, com forma e tamanho variáveis, aderidos à parede do vaso e/ou ao endocárdio, deixando uma superfície rugosa e opaca ao serem retirados (Figura 2.5).

Embebição pela hemoglobina

A hemólise *post mortem,* que ocorre de 12 a 24 h após a morte, libera hemoglobina, que impregna por difusão passiva os endoteliócitos do endocárdio e da íntima vascular,

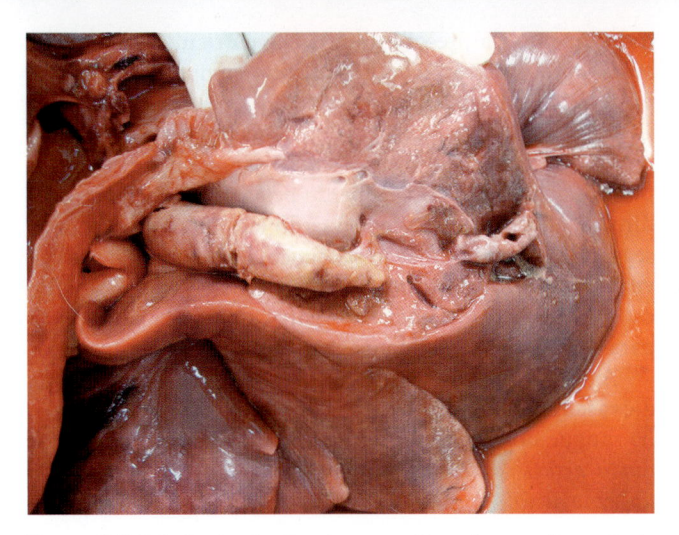

Figura 2.5 Pulmão de cão. Trombo na artéria pulmonar. (Cortesia da Dra. Rogéria Serakides, Universidade Federal de Minas Gerais, Belo Horizonte, MG.)

dando origem a manchas denominadas embebição hemoglobínica (Figura 2.6). Essas manchas devem ser diferenciadas das hemorragias, que são mais vermelho-escuras, profundas e definidas.

Alterações sem significado clínico

Manchas esbranquiçadas no miocárdio são achados que podem conduzir a erros durante o exame *post mortem* de cães e equinos jovens. É a palidez difusa ou multifocal do miocárdio, que não se correlaciona com nenhuma alteração microscópica.

Pontos brancacentos evidentes distribuídos difusamente no endocárdio atrial e/ou ventricular com aspecto semelhante a pó de giz são alterações observadas com frequência no coração de cães; a causa é desconhecida, e não há um significado patológico (Figura 2.7).

CORAÇÃO

Anomalias do desenvolvimento

Os distúrbios congênitos do coração e dos grandes vasos estão entre as anomalias congênitas mais frequentes dos animais domésticos. Como qualquer doença, a gravidade dos sinais clínicos dependerá do grau de lesão, ou seja, as anomalias podem levar ao surgimento rápido de sinais clínicos e à morte do animal por insuficiência cardíaca ou podem possibilitar que o indivíduo chegue até a vida adulta mesmo com deficiências funcionais.

Embora sua etiologia não seja completamente determinada, acredita-se que as lesões congênitas sejam ocasionadas por alterações durante o desenvolvimento pré-natal ou por genes recessivos ou conjugados poligênicos que exerçam efeitos deletérios sobre o desenvolvimento cardíaco. Sabe-se que várias dessas doenças acometem animais de raças puras e que a incidência das anomalias cardiovasculares congênitas varia de acordo com as espécies domésticas.

O sistema circulatório fetal, por meio de arranjos anatômicos especiais, atua de modo diferenciado do sistema circulatório adulto. Existem três comunicações arteriovenosas durante o desenvolvimento do coração: entre átrios (pelo septo atrial e forame oval), entre ventrículos (pelo septo ventricular) e entre os grandes vasos (pelo ducto arterioso). O fechamento dos septos atrial e ventricular ocorre durante a vida intrauterina, e o fechamento do forame oval e do ducto arterioso ocorre no período neonatal. Não ocorrendo o fechamento adequado dessas estruturas, defeitos congênitos que propiciam a passagem de sangue do lado direito para o lado esquerdo, e vice-versa, podem se desenvolver.

Alterações no posicionamento do coração e nas conexões entre os vasos também podem ocorrer, bem como lesões congênitas valvulares que promovem obstrução ou refluxo de sangue.

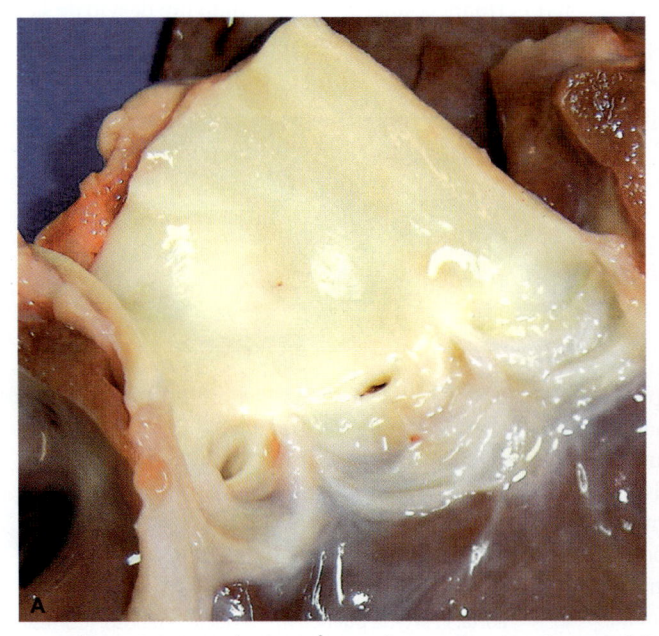
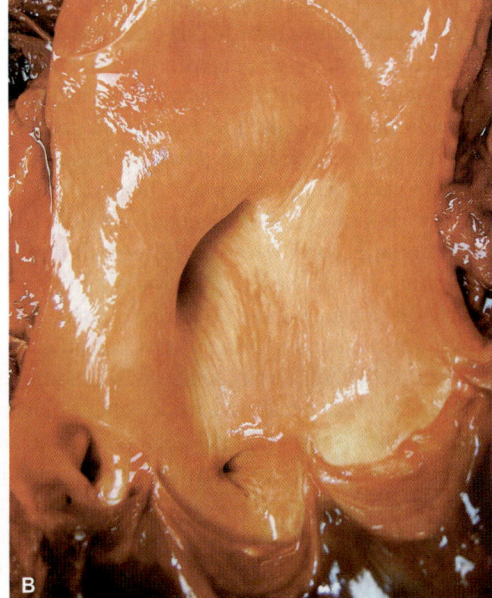

Figura 2.6 Aorta de cão. **A.** Íntima da aorta de coloração normal. **B.** Íntima da aorta com embebição pela hemoglobina.

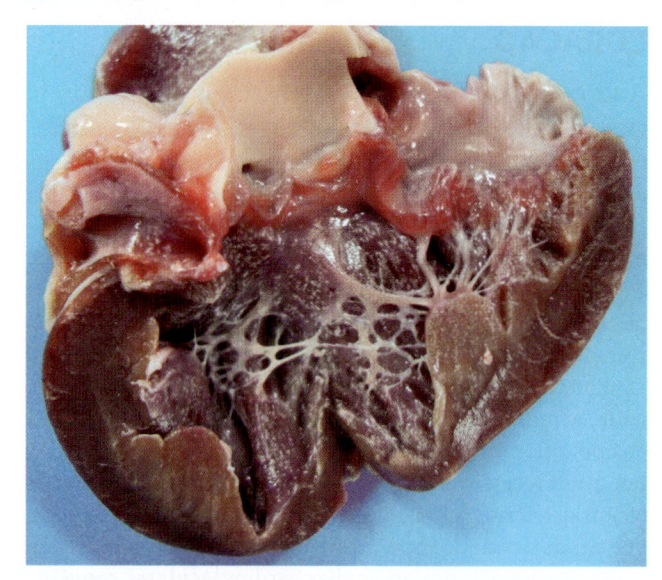

Figura 2.7 Coração de cão. Endocárdio. Câmara ventricular com pontos brancacentos com aspecto de pó de giz (alteração sem significado clínico).

Durante um exame *post mortem*, quando se suspeita de alterações cardiovasculares congênitas, é de suma importância que a avaliação do coração e dos grandes vasos seja realizada *in situ*, em razão da impossibilidade de traçar as relações entre o coração e os vasos depois que o órgão é removido.

Para a melhor compreensão dos mecanismos pelos quais algumas alterações congênitas ocorrem, é necessário que se faça uma breve revisão quanto à circulação fetal e neonatal. No feto, o sangue oxigenado que retorna da placenta pela veia umbilical passa pelo ducto venoso, a maior parte é direcionada ao átrio direito pela veia cava caudal, e a menor parte, ao fígado. Em razão da maior pressão existente no lado direito, grande parte do sangue que entra no átrio direito é, rapidamente, dirigida pelo forame oval para o átrio esquerdo. No átrio esquerdo, este sangue bem oxigenado se mistura com pequeno volume de sangue venoso vindo dos pulmões pelas veias pulmonares (é importante destacar que, nos pulmões, há consumo de oxigênio, mas não ocorre hematose). O sangue então é direcionado ao ventrículo esquerdo e bombeado pela aorta para as regiões da cabeça e dos membros. O sangue venoso vindo da região da cabeça entra no átrio direito pela veia cava cranial e dirige-se para o ventrículo direito. Esse sangue desoxigenado é bombeado para a artéria pulmonar e, como a resistência vascular pulmonar está elevada, uma vez que os pulmões estão cheios de fluido, a maior parte do sangue é direcionada pelo ducto arterioso até a aorta e um pequeno volume até os pulmões. Em seguida, esse sangue da aorta (sangue misto) será levado pelas artérias umbilicais para a placenta, onde então é oxigenado.

Durante a transição da vida fetal para a neonatal, ajustes substanciais ocorrem no sistema cardiovascular e envolvem inversão de pressões. Após o nascimento, ocorre aumento da resistência vascular sistêmica e queda da resistência vascular pulmonar em decorrência da perda da placenta e da expansão pulmonar, respectivamente. Por consequência, haverá diminuição da pressão do átrio e ventrículo direi-

tos, aumento da pressão do átrio e ventrículo esquerdos e aumento da pressão da aorta quando comparada à artéria pulmonar. A inversão das pressões ocasiona inversão do fluxo sanguíneo oxigenado, levando ao fechamento do forame oval e do ducto arterioso. Assim, o sangue oxigenado nos pulmões chega ao átrio esquerdo pelas veias pulmonares, é direcionado ao ventrículo esquerdo e ejetado para a aorta, seguindo para a circulação sistêmica. Por sua vez, o sangue venoso retorna ao átrio direito pelas veias cavas cranial e caudal e em seguida chega ao ventrículo direito que o ejeta para a artéria pulmonar até os pulmões para ser oxigenado.

Agora serão discutidas, em detalhes, as alterações cardiovasculares congênitas que proporcionam a passagem de sangue do lado esquerdo para o direito: *persistência do ducto arterioso*, *defeito do septo interventricular* e *defeito do septo atrial*.

Persistência do ducto arterioso

Após o nascimento do animal, os pulmões são insuflados, diminuindo assim a resistência ao fluxo sanguíneo pulmonar e, em razão da súbita interrupção do fluxo sanguíneo pela placenta, a pressão da aorta se eleva. Isso faz com que o sangue reflua da aorta para a artéria pulmonar; em poucas horas, a parede muscular do ducto arterioso sofre contração acentuada, e, dentro de 1 a 8 dias, a constrição é suficiente para interromper todo o fluxo sanguíneo (fechamento funcional).

Um ducto arterioso que permanece patente por tempo superior é considerado patológico. Nos próximos 1 a 4 meses, o ducto arterioso torna-se anatomicamente ocluído em decorrência da proliferação de tecido conjuntivo fibroso (*ligamentum arteriosum*) em seu lúmen. A causa do fechamento está relacionada com o aumento de oxigenação do sangue que flui por ele. Quando esse canal não se fecha, tem-se uma condição chamada de persistência do ducto arterioso (Figura 2.8).

A persistência do ducto arterioso é a alteração congênita mais comum em todas as espécies, principalmente no cão. Nesse defeito, a comunicação entre a aorta e a artéria pulmonar permanece aberta, ocasionando um desvio de sangue do lado esquerdo para o direito. As sequelas irão depender do

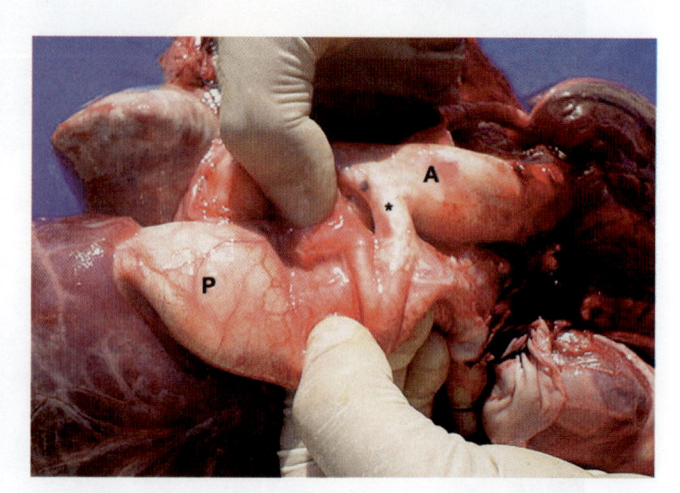

Figura 2.8 Coração e pulmões de búfalo. Persistência do ducto arterioso. A = aorta; P: artéria pulmonar; * = ducto arterioso. (Cortesia da Dra. Roselene Ecco, UPIS, Brasília, DF.)

diâmetro do ducto persistente. Se for de diâmetro considerável, haverá passagem de sangue em grande volume da aorta para a artéria pulmonar elevando a pressão e a resistência no interior deste vaso. Assim, o ventrículo direito, para realizar a sístole, será submetido à sobrecarga de pressão para vencer a maior resistência no interior da artéria pulmonar e conseguir ejetar todo o sangue da câmara ventricular direita para os pulmões. O resultado desta sobrecarga de pressão é a hipertrofia concêntrica ventricular direita. O maior volume de sangue que chega aos pulmões causando hiperemia pulmonar será encaminhado para o átrio e o ventrículo esquerdos resultando em sobrecarga de volume sanguíneo e, consequentemente, dilatação atrial e hipertrofia excêntrica ventricular esquerda (Figura 2.9).

Uma vez diagnosticada a persistência do ducto arterioso, a terapêutica de escolha é a correção cirúrgica, que consiste em efetuar uma ligadura do canal persistente.

Defeito do septo interventricular

A formação dos ventrículos direito e esquerdo ocorre durante a fase embrionária, em razão do crescimento do septo interventricular que divide uma única câmara ventricular até então existente. O septo interventricular é constituído por uma porção membranosa e uma porção muscular, que se desenvolvem resultando na oclusão da comunicação entre os dois ventrículos. A não oclusão dessa comunicação, geralmente decorrente de alterações no crescimento do septo membranoso, resulta no defeito do septo interventricular (Figura 2.10).

As consequências desse defeito serão relacionadas com o tamanho do orifício existente. Pequenos defeitos no septo não prejudicam significativamente a função do órgão, e são descobertos acidentalmente durante o exame de ne-

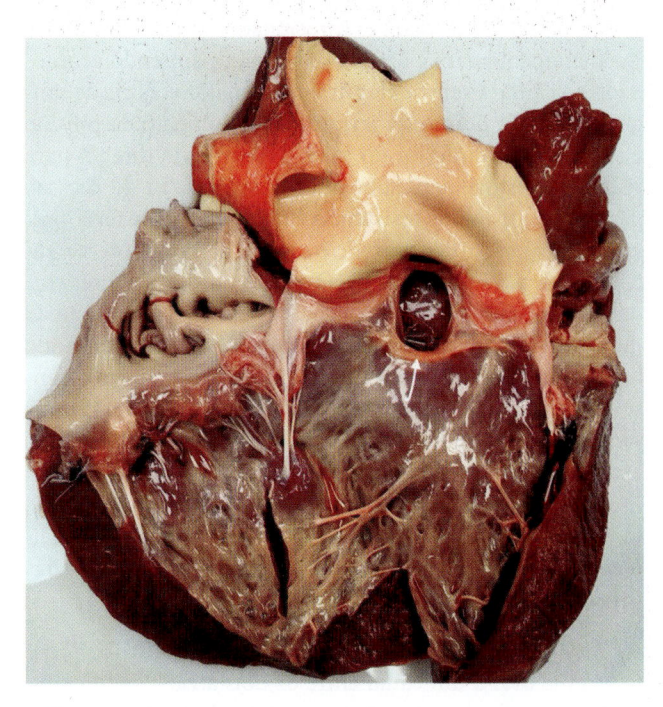

Figura 2.10 Coração de bezerro. Defeito de septo interventricular.

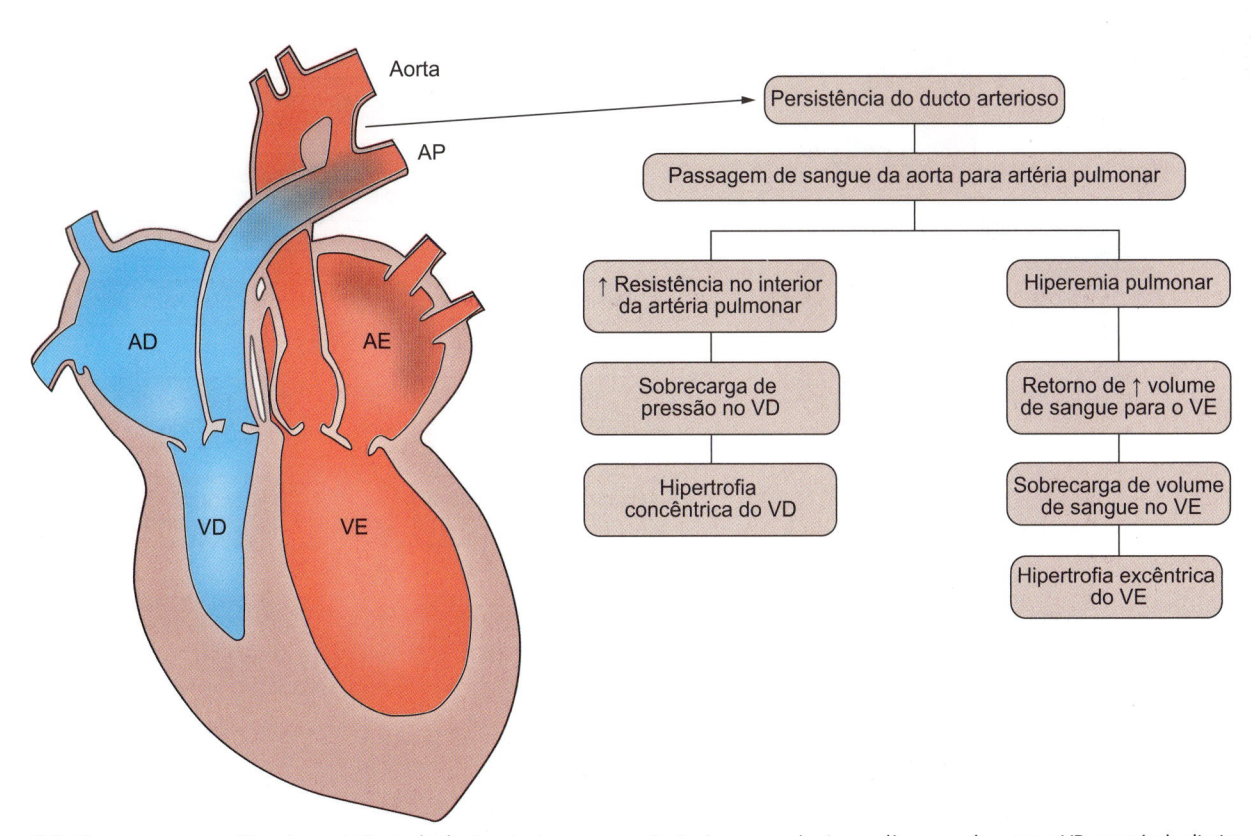

Figura 2.9 Diagrama esquemático da persistência do ducto arterioso e suas principais consequências cardíacas e pulmonares. VD: ventrículo direito; VE: ventrículo esquerdo; AD: átrio direito; AE: átrio esquerdo; AP: artéria pulmonar.

cropsia ou na inspeção em abatedouros. No entanto, se o defeito for considerável, em decorrência da maior pressão na câmara ventricular esquerda, haverá passagem de sangue para o lado direito.

Ambos os ventrículos realizam sístole ao mesmo tempo; assim, o volume de sangue direcionado ao lado direito irá imediatamente para a artéria pulmonar, não sendo acomodado na câmara ventricular direita. O maior volume de sangue na artéria pulmonar irá promover aumento da pressão e resistência no interior do vaso. O ventrículo direito, para realizar a sístole, será submetido à sobrecarga de pressão para vencer a maior resistência no interior da artéria pulmonar e conseguir ejetar todo o sangue da câmara ventricular direita para os pulmões. O resultado desta sobrecarga de pressão é a hipertrofia concêntrica ventricular direita. O maior volume de sangue que chega aos pulmões causando hiperemia pulmonar será encaminhado para o átrio e ventrículo esquerdos, resultando em sobrecarga de volume sanguíneo e consequentemente dilatação atrial e hipertrofia excêntrica ventricular esquerda (Figura 2.11).

É importante ressaltar que as complicações do defeito do septo interventricular só aparecem após o nascimento, em razão das alterações de pressão no interior das câmaras cardíacas.

Defeito do septo atrial (persistência do forame oval)

O forame oval é um canal entre os dois átrios que possibilita, na vida fetal, que o sangue oxigenado flua por entre o forame oval, do átrio direito para o átrio esquerdo, graças à maior pressão existente no átrio direito. Após o nascimento do animal, ocorre uma inversão da pressão, e isso faz com que haja o fechamento do forame oval, impedindo o fluxo, agora, da esquerda para a direita.

Quando se tem a não oclusão do forame oval, este fica persistente, e os defeitos do septo atrial podem ocorrer. As consequências do defeito do septo atrial irão depender do tamanho do orifício presente.

Pequenos defeitos não trazem prejuízos significativos à saúde do animal; porém, defeitos maiores promovem desvio de sangue do átrio esquerdo para o direito, e consequentemente haverá chegada de maior volume sanguíneo no ventrículo direito. Esta sobrecarga de volume ocasionará hipertrofia excêntrica do ventrículo direito e hiperemia pulmonar. O maior volume de sangue que chega aos pulmões retornará para o átrio e ventrículo esquerdos, resultando em sobrecarga de volume sanguíneo e, como resultado, hipertrofia excêntrica ventricular esquerda (Figura 2.12).

Alterações congênitas no coração e nos grandes vasos também podem ocasionar o desvio de sangue da direita para a esquerda: *transposição de grandes vasos* e *tetralogia de Fallot*.

Transposição de grandes vasos

A transposição de grandes vasos (TGV) pode envolver a aorta e a artéria pulmonar. Na TGV, a aorta se origina do ventrículo direito, e a artéria pulmonar, do ventrículo esquerdo.

Em condições de normalidade, o sangue venoso chega por meio das veias cavas cranial e caudal ao átrio direito e,

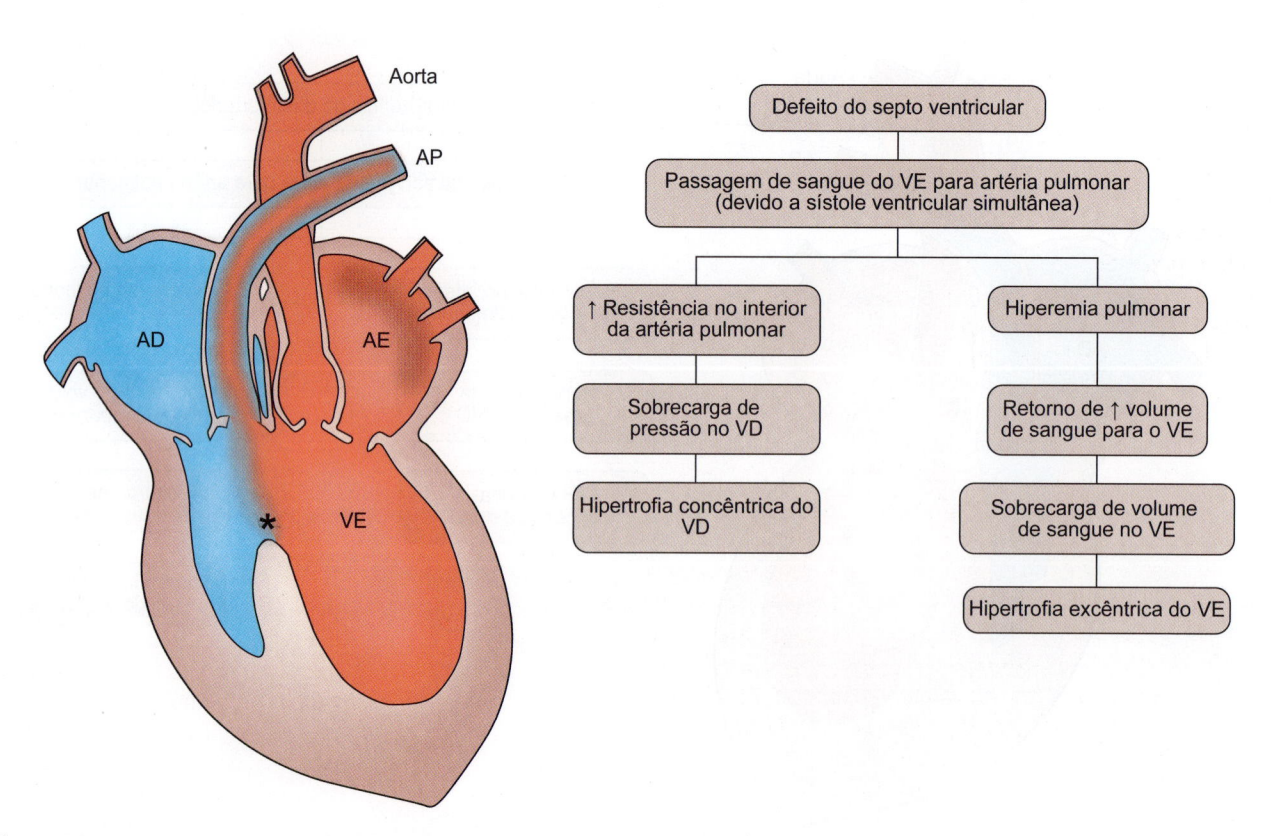

Figura 2.11 Diagrama esquemático do defeito do septo ventricular e suas principais consequências cardíacas e pulmonares. *: defeito do septo ventricular; VD: ventrículo direito; VE: ventrículo esquerdo; AD: átrio direito; AE: átrio esquerdo; AP: artéria pulmonar.

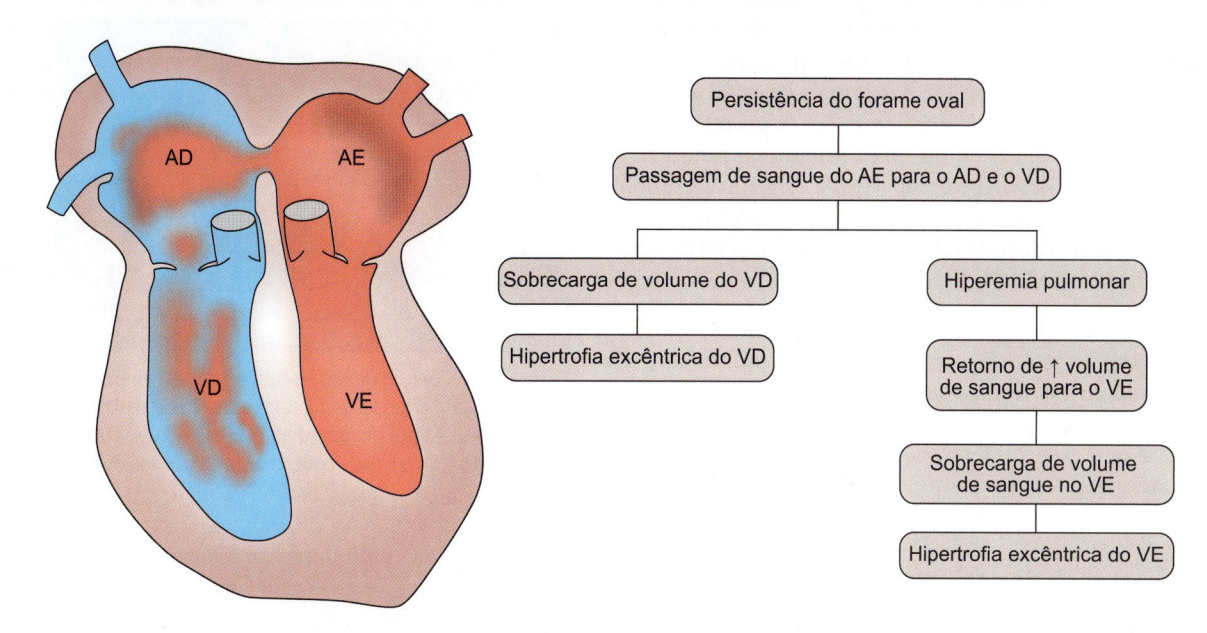

Figura 2.12 Diagrama esquemático da persistência do forame oval e suas principais consequências cardíacas e pulmonares. VD: ventrículo direito; VE: ventrículo esquerdo; AD: átrio direito; AE: átrio esquerdo.

em seguida, ao ventrículo direito, sendo bombeado para a artéria pulmonar, chegando os pulmões. Nos pulmões, o sangue é oxigenado e retorna ao coração pelas veias pulmonares até o átrio esquerdo e o ventrículo esquerdo, bombeado para a aorta e circulação sistêmica.

Em casos de TGV, o sangue venoso vindo da circulação sistêmica chega às câmaras cardíacas direitas e segue, pela aorta, novamente para a circulação sistêmica. Já o sangue oxigenado chega ao átrio esquerdo pelas veias pulmonares e é bombeado pelo ventrículo esquerdo novamente aos pulmões por meio da artéria pulmonar.

A TGV gera circulações pulmonar e sistêmica paralelas e independentes na qual o sangue oxigenado não alcança a circulação sistêmica. Entretanto, se a TGV estiver associada à persistência de forame oval ou ao defeito do septo interventricular, isso possibilita a mistura de sangue arterial e venoso, o que pode propiciar sobrevida ao animal. Caso contrário, o animal morre por insuficiência cardíaca.

Tetralogia de Fallot

Nessa condição ocorrem, simultaneamente, quatro anomalias distintas do coração: *dextroposição da aorta (origem biventricular), defeito do septo ventricular, estenose da artéria pulmonar* e *hipertrofia ventricular direita secundária.*

Em função da dextroposição da aorta, ou seja, por sua origem biventricular, a aorta recebe sangue de ambos os ventrículos. Por meio do defeito do septo ventricular, o sangue do ventrículo esquerdo flui para o lado direito diretamente para a aorta. Como a artéria pulmonar apresenta estenose, pouca quantidade de sangue do ventrículo direito passa para os pulmões. Como o lado direito do coração está submetido a uma sobrecarga de pressão, secundariamente desenvolve-se uma hipertrofia concêntrica do miocárdio ventricular direito. Em razão da hipertrofia concêntrica do ventrículo direito e da estenose da artéria pulmonar, parte

do sangue venoso pode ser direcionada para a aorta e consequentemente para a circulação sistêmica, causando cianose.

A intensidade de cada lesão que compõe a tetralogia vai determinar a sua gravidade. No entanto, é um defeito quase sempre fatal nas espécies domésticas, ocorrendo a morte logo após o nascimento. Dependendo do grau de estenose da artéria pulmonar, a cianose pode ou não estar presente. Sabe-se que a tetralogia de Fallot acontece em decorrência do desenvolvimento inadequado do septo interventricular e do deslocamento do septo atrial, ocasionando superposição da aorta e obstrução do fluxo sanguíneo direito. A principal alteração fisiológica que os animais acometidos apresentam é o fato de 75% do sangue ser desviado dos pulmões e não ser oxigenado.

Casos de pentalogia de Fallot já foram descritos, com a alteração composta pelas quatro lesões descritas na tetralogia, isto é, *dextroposição da aorta, defeito do septo ventricular, estenose da artéria pulmonar* e *hipertrofia ventricular direita secundária,* além de *defeito da válvula atrioventricular direita* ou *persistência de ducto arterioso.*

As válvulas cardíacas também podem apresentar alterações congênitas, que, por sua vez, ocasionam a obstrução do fluxo sanguíneo. Essas anomalias congênitas são: *estenose subaórtica, estenose da artéria pulmonar* e *coarctação da aorta.*

Estenose subaórtica

É uma anomalia congênita de caráter hereditário que pode se apresentar nas formas subvalvular, valvular e supravalvular, e a mais frequentemente descrita é a forma subvalvular. Neste caso, ocorre a formação de uma espessa camada de tecido conjuntivo fibroso no endocárdio do ventrículo esquerdo abaixo das válvulas semilunares aórticas, resultando em dificuldade do fluxo sanguíneo sistólico para a aorta. É uma alteração com maior ocorrência em cães das raças Pastor Alemão e Boxer; mas já foi descrita em suínos, felinos e bovinos.

Histologicamente, o endocárdio acometido pode apresentar proliferação de células mesenquimais, mucina e metaplasia cartilaginosa. Em casos mais leves da doença, o animal pode ser assintomático, mas em casos mais graves, em razão da dificuldade do fluxo sanguíneo sistólico, os animais podem desenvolver hipertrofia concêntrica do ventrículo esquerdo por conta da sobrecarga de pressão e sinais de insuficiência cardíaca esquerda, intolerância ao exercício físico e morte súbita.

Estenose da artéria pulmonar

Assim como a estenose aórtica, a estenose pulmonar pode se apresentar nas formas subvalvular, valvular e supravalvular, com a valvular descrita com mais frequência. Nesta, observa-se o estreitamento do lúmen da artéria pulmonar em razão da presença de tecido conjuntivo fibroso próximo à sua origem no ventrículo direito, dificultando o fluxo sanguíneo sistólico.

É uma alteração relativamente comum em cães e rara em outras espécies. Em casos mais leves da doença, o animal pode ser assintomático, mas em casos mais graves, em decorrência da dificuldade do fluxo sanguíneo sistólico, os animais podem desenvolver hipertrofia concêntrica do ventrículo direito por sobrecarga de pressão e sinais de insuficiência cardíaca direita, intolerância ao exercício físico e morte súbita.

Coarctação da aorta

É definida por uma estenose da aorta em um segmento próximo à entrada do ducto arterioso, embora possa ocorrer em outros segmentos da artéria. Em seres humanos, dependendo da localização da lesão, pré-ductal ou pós-ductal, a gravidade da coarctação da aorta é diferenciada. No primeiro caso, a lesão é mais grave, ocasionando alterações no fluxo sanguíneo sistêmico e insuficiência cardíaca. Alteração pós-ductal é menos grave, porém também induz à cardiomegalia.

Existem outras anomalias congênitas que cursam com conexões e posicionamentos arteriais e venosos anormais: *persistência do arco aórtico direito* e *persistência do tronco arterioso*.

Persistência do arco aórtico direito

É uma anomalia vascular congênita na qual a aorta se desenvolve do arco aórtico direito. No início da vida embrionária, os arcos aórticos são formados como estruturas pareadas, e, enquanto o arco aórtico esquerdo se desenvolve, o direito se atrofia. Em condições normais, a aorta se desenvolve a partir do quarto arco aórtico esquerdo, fazendo com que ela e o ducto arterioso fiquem do mesmo lado da traqueia e do esôfago. Nesse defeito, o arco aórtico direito é quem se desenvolve, e a aorta fica então situada à direita do esôfago e da traqueia. O ducto arterioso, por ligar a aorta à artéria pulmonar, forma um ligamento fibroso sobre o esôfago, comprimindo-o sobre a traqueia e ocasionando dilatação da porção cranial do esôfago (megaesôfago) (Figura 2.13), disfagia e regurgitação, predispondo a aspiração do conteúdo alimentar e, consequentemente, pneumonia aspirativa.

Além disso, tanto o arco aórtico direito quanto o esquerdo podem ser desenvolvidos e levar a uma alteração congê-

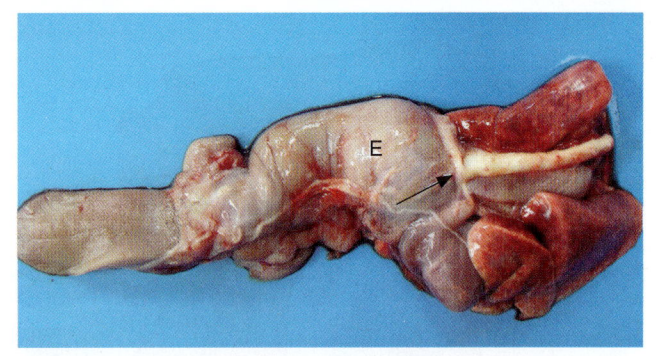

Figura 2.13 Coração de cão. Persistência de arco aórtico direito. Presença de ligamento arterioso (*seta*) formando anel vascular com compressão e dilatação esofágica (megaesôfago). E: esôfago. (Cortesia da Dra. Rogéria Serakides, Universidade Federal de Minas Gerais, Belo Horizonte, MG.)

nita conhecida como duplo arco aórtico. As consequências são semelhantes às observadas na persistência do arco aórtico direito: disfagia, regurgitação e megaesôfago.

Persistência do tronco arterioso

A persistência do tronco arterioso ocorre quando a aorta e a artéria pulmonar não se dividem, havendo então a presença de um vaso sanguíneo único e calibroso. Nesse defeito, ocorre mistura de sangue arterial e venoso, resultando em cianose. Observam-se também hipertrofia do miocárdio do ventrículo direito e hipertensão pulmonar. Forma menos grave dessa anomalia é a não divisão parcial conhecida como janela aórtico-pulmonar.

Outras anomalias cardíacas e vasculares
Ectopia cordis

É uma alteração congênita rara, caracterizada pela localização do coração fora da cavidade torácica. Dependendo do posicionamento cardíaco, a *ectopia cordis* pode ser classificada em cervical, peitoral ou abdominal e pode estar associada ou não a outras malformações cardíacas.

O deslocamento cardíaco cervical ocorre em razão de um defeito na porção cranial do esterno, embora também ocorra com o esterno íntegro. Já o deslocamento peitoral ocorre por conta da agenesia do esterno ou esterno fendido, e o deslocamento abdominal se dá por defeitos do diafragma.

Macroscopicamente, pode-se observar o coração pulsando sob a pele (ectopia parcial) ou completamente exposto para fora da cavidade torácica e sem pericárdio (ectopia completa). Os animais acometidos podem sobreviver por anos, mas naqueles cuja alteração é decorrente de defeitos graves do esterno ou de costelas o óbito ocorre logo após o nascimento. Dentre as espécies domésticas, os bovinos são os mais frequentemente acometidos, porém a *ectopia cordis* já foi relatada em ovinos, caninos, suínos e felinos.

Fibroelastose endocárdica primária

É uma alteração congênita caracterizada pela proliferação de fibras colágenas e elásticas no endocárdio; podendo estar associada ou não às outras alterações congênitas cardíacas. Macroscopicamente, o endocárdio apresenta-se esbranquiçado e espesso (Figura 2.14).

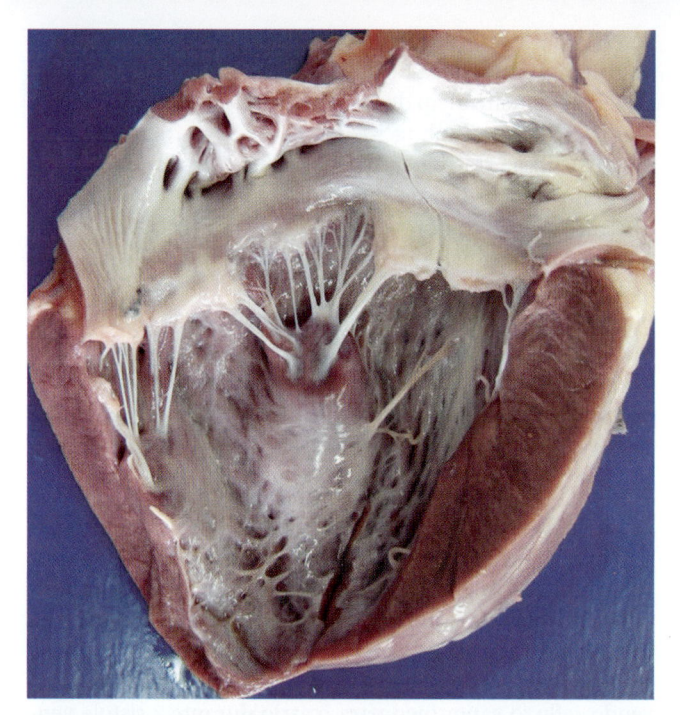

Figura 2.14 Coração de bezerro. Fibroelastose endocárdica. (Cortesia do Dr. José Cláudio A. Souza, Universidade Federal Rural de Pernambuco, Garanhuns, PE.)

À histologia, observam-se espessamento do endocárdio em razão da proliferação de tecido fibroelástico bem diferenciado e degeneração das fibras de Purkinje. As consequências da fibroelastose endocárdica irão depender da sua intensidade, podendo ocorrer redução da complacência ventricular, prejudicando a diástole e incitando hipertrofia principalmente concêntrica. Dilatação atrial com formação de trombos pode estar associada e o quadro pode evoluir para insuficiência cardíaca. Embora sua etiologia seja desconhecida, acredita-se em um componente hereditário decorrente da frequência dessa alteração em gatos das raças Siamês e Burmês. Além de felinos, a fibroelastose endocárdica primária também já foi descrita em bovinos, suínos, caninos e equinos.

Aplasia/agenesia do pericárdio

Alterações congênitas do pericárdio são raras, mas a principal delas é a agenesia, caracterizada pela ausência total do pericárdio, ou aplasia, que se caracteriza pela ausência parcial de uma porção do pericárdio. A ausência parcial pode estar localizada à esquerda, à direita ou próxima à superfície do diafragma.

Na agenesia ou aplasia do saco pericárdico, por serem geralmente assintomáticas, o diagnóstico se dá durante o exame *post mortem*. Entretanto, casos de herniação auricular esquerda em decorrência da ausência parcial do pericárdio já foram descritos.

Quando o pericárdio e o diafragma compartilham um defeito em comum, existe a predisposição à ocorrência de hérnias diafragmáticas peritônio-pericardiais nas quais se observa a insinuação de órgãos da cavidade abdominal para o interior do saco pericárdico. Neste caso, os órgãos herniados com mais frequência são fígado, intestino delgado, vesícula biliar, omento, baço, cólon, pâncreas e ligamento falciforme. Acredita-se que a ocorrência de hérnia diafragmática peritônio-pericárdica esteja relacionada à falha no desenvolvimento embrionário do septo transverso dorsolateral que forma a porção ventral do diafragma (triângulo esternocostal). O não fechamento do septo transverso ou a sua fusão com as pregas pleuroperitoniais são propostos como mecanismos de formação desta alteração.

Hematocistos valvulares

Os hematomas valvulares, também chamados de hematocistos, são alterações frequentemente observadas nas válvulas atrioventriculares de bezerros, mas podem ser encontradas em outras espécies. É uma alteração que regride espontaneamente, podendo persistir por poucos meses a 1 ano, e não causa alterações funcionais na válvula, sendo considerada achado de necropsia. Macroscopicamente, constatam-se pequenos cistos preenchidos por sangue nas extremidades das válvulas atrioventriculares (Figura 2.15).

Cordas tendíneas anômalas

Cordas tendíneas anômalas são uma alteração congênita rara na qual as cordas tendíneas podem estar em maior número ou inseridas em localizações ectópicas, como na parede livre dos ventrículos, septo interventricular ou de um músculo papilar a outro (Figura 2.16), e podem estar associadas à displasia valvular. Embora a etiologia seja pouco compreendida, acredita-se que essa alteração seja decorrente de falhas durante a organogênese. Sua principal consequência é a coaptação incompleta dos folhetos valvulares, resultando em refluxo sanguíneo e consequente dilatação atrial, seguida ou não de insuficiência cardíaca.

Displasia do miocárdio (cardiomiopatia ventricular direita arritmogênica)

Displasia do miocárdio, também conhecida como displasia arritmogênica ventricular direita, displasia ventricular direita arritmogênica ou cardiomiopatia ventricular direita

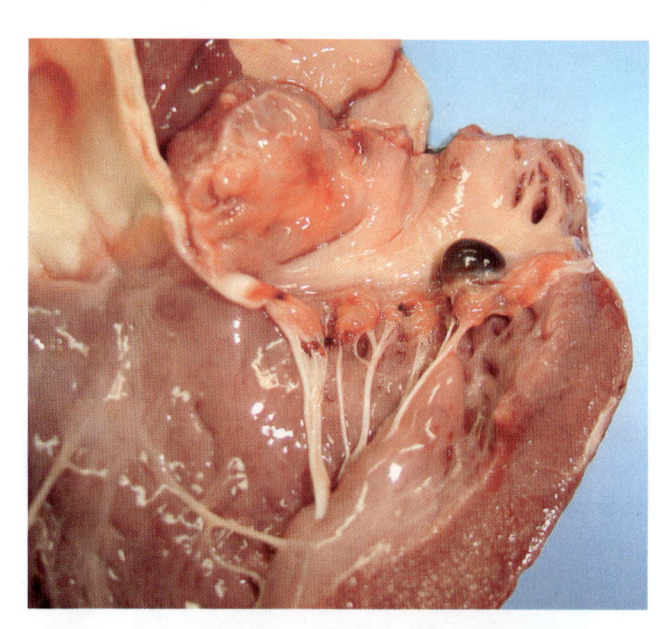

Figura 2.15 Coração de bezerro. Válvula mitral com hematocisto. (Cortesia da Dra. Rogéria Serakides, Universidade Federal de Minas Gerais, Belo Horizonte, MG.)

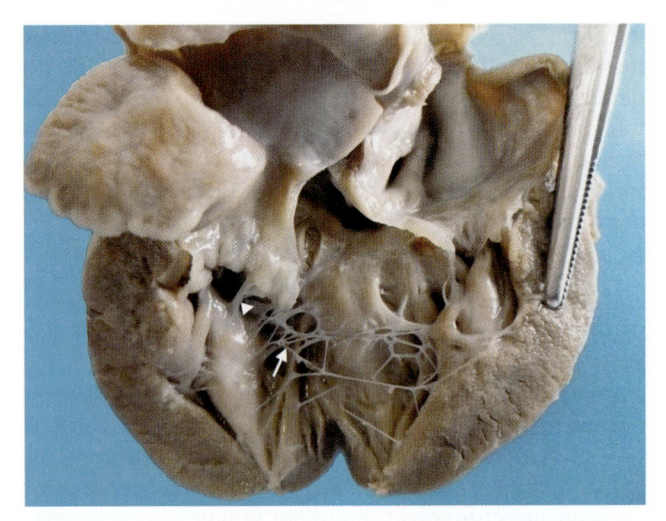

Figura 2.16 Coração de gato. Ventrículo esquerdo com cordas tendíneas anômalas (*seta*) associadas à displasia da válvula mitral (*ponta de seta*) e dilatação atrial. Reproduzida, com autorização, de Guimaraes *et al.*, 2013.

arritmogênica, é uma doença caracterizada pela substituição gradual dos cardiomiócitos por células adiposas bem diferenciadas e por tecido conjuntivo fibroso (Figura 2.17). Essa substituição progressiva dos cardiomiócitos por tecido fibroadiposo altera os impulsos elétricos, promovendo, em muitos casos, arritmias, o que justifica o nome de cardiomiopatia arritmogênica.

É uma alteração observada principalmente na parede livre do ventrículo direito, mas pode ser vista também no esquerdo ou ser biventricular, e caracteriza-se macroscopicamente por áreas pálidas no miocárdio (Figura 2.17). Ao contrário do que acontece na medicina humana, a displasia do miocárdio é pouco relatada na medicina veterinária, mas já foi diagnosticada como causa de morte súbita em cães e equinos. A patogênese da displasia do miocárdio é pouco

conhecida, mas acredita-se que seja de traço autossômico dominante em cães da raça Boxer. Os sinais clínicos são variáveis e incluem, além da arritmia ventricular, insuficiência cardíaca ou morte súbita.

A displasia do miocárdio deve ser diferenciada da distrofia do miocárdio, na qual também se pode observar a presença de tecido fibroadiposo em decorrência de necrose dos cardiomiócitos. A distrofia miocárdica pode ser observada em casos de distrofia muscular causada por ausência ou deficiência de distrofina. Ao contrário da displasia do miocárdio, que é uma alteração exclusiva do miocárdio, a distrofia acomete principalmente o músculo esquelético, promovendo intensa atrofia dos músculos e, consequentemente, deformidades esqueléticas.

Displasia de válvulas atrioventriculares

Displasia valvular é a malformação da válvula caracterizada por folhetos valvulares focal ou difusamente espessos, cordas tendíneas curtas e/ou fundidas (Figura 2.16) e músculos papilares, por vezes hipertróficos, podendo ocorrer tanto na válvula mitral quanto na tricúspide. Como consequência, pode ocasionar o fechamento incompleto da válvula, promovendo refluxo sanguíneo para o átrio durante a sístole ventricular. A displasia valvular mitral é frequentemente observada em gatos da raça Siamês e se constitui importante causa de dilatação atrial esquerda, seguida ou não de insuficiência cardíaca. Em cães, a displasia da válvula tricúspide é rara, sendo a raça Labrador Retriever a mais acometida.

Alterações circulatórias
Hemorragias

Hemorragias são alterações não específicas frequentes no endocárdio, no miocárdio e no epicárdio. Quadros de septicemia, toxemia ou anoxia são causas frequentes de hemorragias no coração, principalmente subepicárdicas. O tamanho da hemorragia é variável, e são classificadas em petéquias,

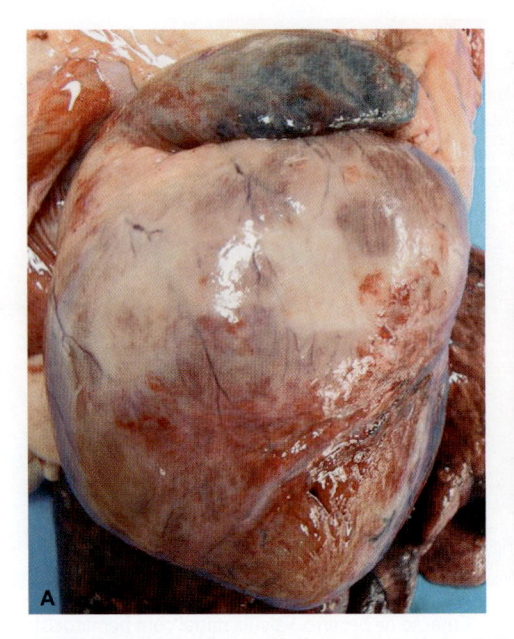

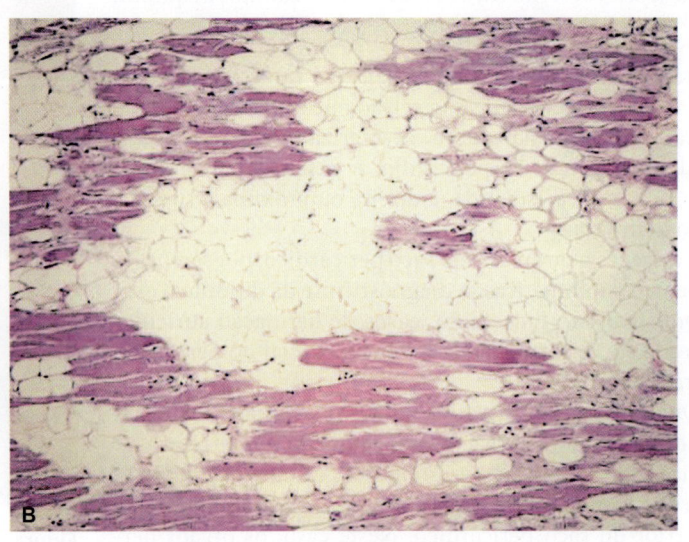

Figura 2.17 Coração de cão. **A.** Displasia de miocárdio. **B.** Fotomicrografia da displasia de miocárdio. Substituição de cardiomiócitos por tecido adiposo.

equimoses e sufusões (Figura 2.18). Carbúnculo sintomático em bovinos, doença do coração de amora em suínos e enterotoxemia por *Clostridium perfringens* tipo D em bezerros e ovinos são exemplos de doenças específicas nas quais a hemorragia cardíaca é uma alteração intensa e marcante.

Hidropericárdio

O saco pericárdico apresenta, normalmente, uma pequena quantidade de fluido seroso e claro para lubrificação dos folhetos, o que diminui o atrito entre eles durante a sístole e a diástole. O hidropericárdio é uma efusão pericárdica caracterizada pelo acúmulo excessivo de transudato dentro do saco pericárdico.

Macroscopicamente, observa-se maior quantidade de um fluido seroso, claro, transparente ou ligeiramente amarelado (transudato) dentro do saco pericárdico (Figura 2.19) com ou sem filamentos de fibrina. Dependendo do volume de fluido acumulado, o pericárdio parietal pode estar distendido e, em alguns casos, quando o fluido permanece acumulado por período prolongado, podem ocorrer o espessamento e a opacidade dos folhetos. Processos patológicos que levam ao aumento de pressão hidrostática, aumento de permeabilidade vascular, diminuição da pressão oncótica

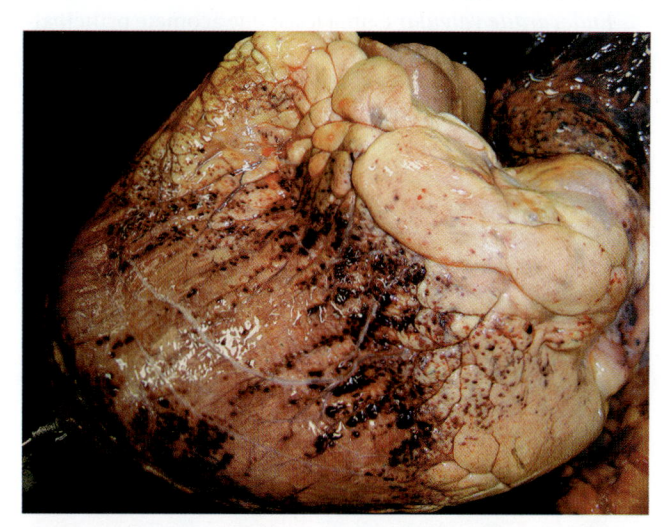

Figura 2.18 Coração de equino. Epicárdio com hemorragias petequiais e sufusões.

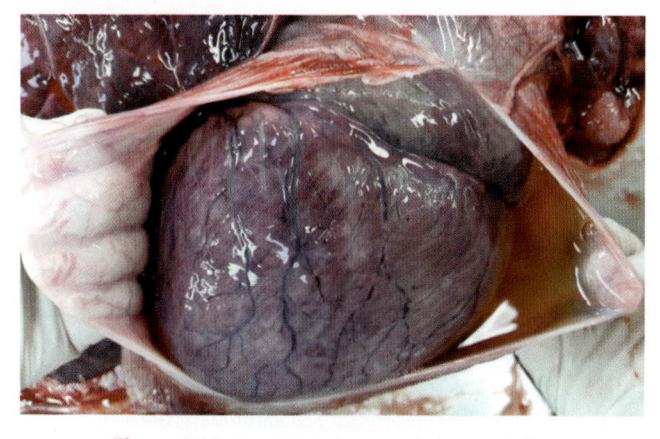

Figura 2.19 Coração de bezerro. Hidropericárdio.

ou de drenagem linfática regional são as causas desse tipo de alteração. Entre elas, estão doenças crônicas caquetizantes, uremia, insuficiência cardíaca direita ou bilateral ou neoplasias, principalmente aquelas localizadas na base do coração ou no pericárdio.

As consequências de um hidropericárdio dependerão da velocidade e da quantidade do líquido acumulado, além da capacidade de distensibilidade do saco pericárdico. O pericárdio parietal apresenta propriedades elásticas, o que possibilita a sua distensão para acomodar um volume de líquido maior do que o fisiológico. Assim, o acúmulo discreto de líquido pode ocorrer sem alterações na pressão intrapericárdica. Contudo, quando é excessivo ou rápido, ultrapassando o limite de distensibilidade do pericárdio parietal, resulta em aumento significativo da pressão intrapericárdica.

Se o líquido se acumula rapidamente, haverá um aumento súbito da pressão intrapericárdica, superando a pressão intracardíaca e levando à compressão externa rápida do coração, ocasionando tamponamento cardíaco agudo em razão da dificuldade de enchimento do ventrículo direito durante a diástole (por possuir parede mais fina, o ventrículo direito está mais suscetível à compressão). Logo, haverá redução do débito cardíaco e o animal pode morrer por choque cardiogênico sem sinais de insuficiência cardíaca crônica.

Quando o acúmulo de líquido ocorre de forma lenta e progressiva, o pericárdio vai se adaptando e se distendendo. Assim, a pressão intrapericárdica permanece mais baixa que a pressão intracardíaca. Desse modo, não há transtornos significativos no enchimento ventricular direito e o débito cardíaco permanece próximo ao normal.

Entretanto, a distensibilidade do saco pericárdico é limitada, principalmente se já houver espessamento dele por conta da fibrose. Uma vez ultrapassada sua capacidade de distensão e com a continuidade do acúmulo de líquido, a pressão intrapericárdica se eleva e a compressão progressiva do coração resultará em tamponamento cardíaco crônico e hipertrofia concêntrica ventricular geralmente direita com sinais de insuficiência cardíaca crônica.

Deve-se ter cuidado com a interpretação do acúmulo de líquido no saco pericárdico, pois, após a morte, o líquido pode estar discretamente aumentado de volume em razão da transudação que ocorre após a morte e avermelhado por conta da embebição por hemoglobina. Este líquido avermelhado não deve ser confundido com presença de sangue (hemopericárdio).

O principal diagnóstico diferencial do hidropericárdio é o acúmulo de exsudato dentro do saco pericárdico que acompanha os processos inflamatórios do pericárdio e que serão discutidos mais à frente.

Hemopericárdio

Hemopericárdio é o acúmulo de sangue no saco pericárdico (Figura 2.20). Macroscopicamente, o sangue pode estar associado ou não à presença de coágulos. O hemopericárdio é uma alteração geralmente fatal e decorrente de rupturas de vasos, ou das paredes atriais e/ou ventriculares. As rupturas de vasos intrapericardiais podem ocorrer em decorrência de traumas na cavidade torácica (Figura 2.21); podem ser decorrentes de aneurismas, como os observados na aorta de cães com *Spirocerca lupi*; podem ocorrer por conta de esforço físico excessivo como visualizado em cavalos; e podem ser consequência de deficiência nutricional de cobre, como em casos de ruptura da artéria coronária em suínos. A deficiência de cobre compromete a síntese da enzima lisil oxidase, responsável por permitir as ligações covalentes entre as cadeias laterais do colágeno e da elastina, o que estabiliza os componentes fibrosos da matriz extracelular. Assim, a deficiência desse elemento, gera maior fragilidade da parede vascular, o que pode predispor a rupturas.

O hemopericárdio ocorre também por rupturas atriais e ventriculares decorrentes de traumas na cavidade torácica que atingem o coração, a exemplo da ação dos projéteis de arma de fogo. Ocorre ainda em razão de hemangiossarcomas, tipo de neoplasia repleta de vasos sanguíneos frágeis que predispõem a hemorragias, localizados principalmen-

te no átrio direito. Finalmente, ocorre por consequência de endocardite atrial ulcerativa nos casos de uremia em cães. Nestas circunstâncias, o extravasamento de sangue se faz de maneira rápida, elevando a pressão intrapericárdica e impedindo praticamente a diástole. Este processo é denominado tamponamento cardíaco agudo. Geralmente segue-se morte súbita por choque cardiogênico, uma vez que o volume de sangue que pode acumular no saco pericárdico não é suficiente para levar o animal a óbito por choque hipovolêmico.

Alterações inflamatórias

Os processos inflamatórios do coração são denominados, de acordo com a camada envolvida, de *endocardite*, *miocardite* e *pericardite*. Em muitos processos inflamatórios do coração, mais de uma camada está envolvida. Nos casos em que o processo inflamatório envolve simultaneamente o pericárdio, o miocárdio e o endocárdio, pode-se utilizar o termo *pancardite* (inflamação simultânea de todas as camadas).

Endocardite

Endocardite é o processo inflamatório do endocárdio. A inflamação pode ser localizada nas válvulas (endocardite valvular) ou na parede de átrios ou ventrículos (endocardite mural). A endocardite valvular é mais frequente que a endocardite mural.

Endocardite valvular é uma lesão que acomete principalmente a válvula atrioventricular esquerda, na maioria das espécies domésticas, talvez por ser submetida a uma pressão sanguínea maior. Entretanto, nos ruminantes, a válvula atrioventricular direita é a mais acometida. As válvulas semilunares da aorta, seguidas pelas semilunares pulmonares, também podem ser afetadas. As causas de endocardite valvular são bactérias, parasitas e fungos, mas 90% dos casos são endocardites bacterianas.

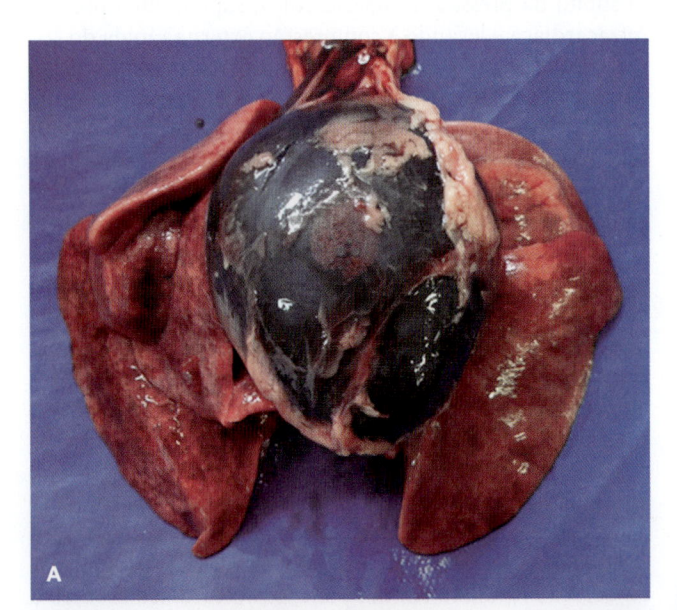

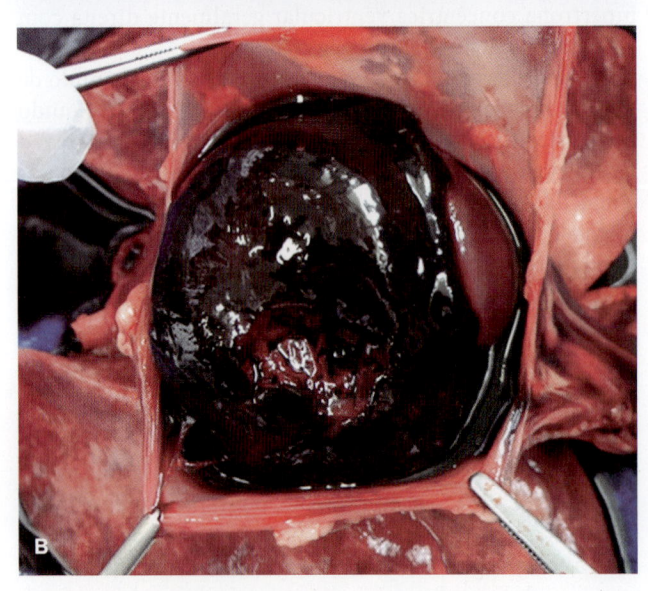

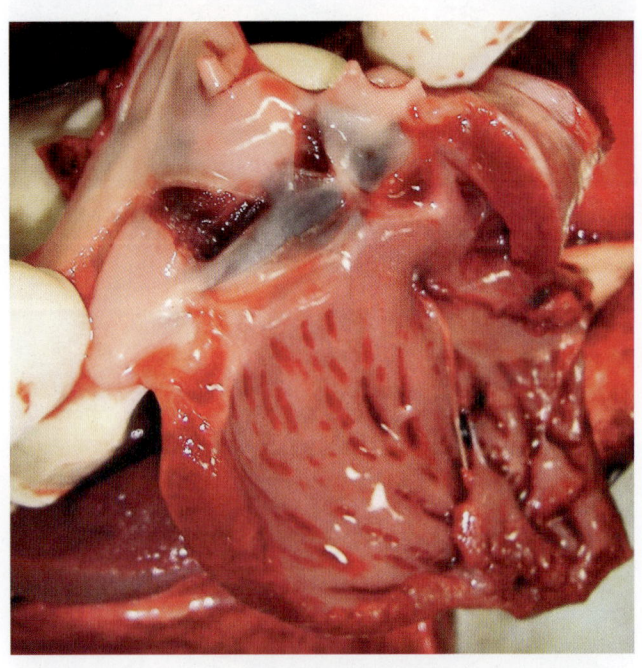

Figura 2.20 Coração de cão. **A.** Saco pericárdico acentuadamente distendido. **B.** Saco pericárdico preenchido por coágulo sanguíneo, caracterizando hemopericárdio, por ruptura de veia pulmonar. (Cortesia do Dr. Tiago da Cunha Peixoto, Universidade Federal da Bahia, Salvador, BA.)

Figura 2.21 Coração de cão. Ruptura traumática aorta. (Cortesia da Dra. Rogéria Serakides, Universidade Federal de Minas Gerais, Belo Horizonte, MG.)

As válvulas são estruturas do coração que apresentam movimento contínuo, com aposição de suas margens e, por essa razão, são predispostas a um maior desgaste fisiológico. Esse desgaste favorece a aderência e a proliferação bacteriana no endotélio das válvulas lesionado pelo trauma de aposição. Com lesão endotelial, ocorre exposição de proteínas da matriz extracelular, tromboplastina e fatores teciduais que ativam a cascata de coagulação, formando um coágulo no endotélio danificado e infiltração leucocitária.

Bactérias se ligam avidamente a integrinas expressas em células endoteliais, fibronectina de matriz extracelular exposta e componentes do coágulo, como fibrinogênio, fibrina e plaquetas. Essa adesão é mediada por componentes da superfície microbiana que reconhecem moléculas de matriz adesiva e que são expressos sobre a superfície de algumas bactérias, como *Staphylococcus* spp. e *Streptococcus* spp. Além disso, as bactérias podem desencadear a produção de fator tecidual e indução da agregação plaquetária, contribuindo para aumento da lesão vegetante, e enzimas bacterianas podem favorecer a destruição do tecido valvular e a ruptura de cordas tendíneas.

Desse modo, outro fator fundamental para que ocorra endocardite é uma bacteriemia constante ou recorrente. As causas de endocardites valvulares são geralmente processos inflamatórios bacterianos em outros locais, como abscessos pulmonares ou hepáticos, metrites, mastites, poliartrites, periodontites e onfaloflebites. Os agentes bacterianos mais frequentemente isolados são *Trueperella* (*Arcanobacterium*) *pyogenes*, *Streptococus* spp. (bovinos), *Streptoccocus suis* e *Erysipelothrix rhusiophatiae* (suínos), *Streptoccocus equi* e *Actinobacilus equuli* (equinos), *Staphiloccocus aureus*, *Streptococus* spp. e *Escherichia coli* (cães).

A lesão inicial consiste em pequenas ulcerações irregulares nas bordas valvulares, muitas vezes de difícil visualização. Posteriormente, observam-se massas de coloração amarelada, acinzentada (restos celulares e fibrina), de tamanho variável e, às vezes, recobertas por coágulo sanguíneo. As massas são extremamente friáveis, rompem-se com facilidade e, quando retiradas, promovem erosões do endotélio valvular. Pode ser observada ruptura das cordas tendíneas.

Nessa fase, a lesão é conhecida como endocardite valvular vegetativa, por causa desse aspecto macroscópico (Figura 2.22). Nas lesões mais crônicas, os depósitos de fibrina podem ser organizados em tecido conjuntivo fibroso e as massas passam a ter aspecto verrugoso. Microscopicamente, essas massas são camadas de fibrina e sangue com colônias bacterianas ou estruturas fúngicas depositadas sobre uma camada de células inflamatórias associadas à proliferação de tecido de granulação.

Os efeitos da endocardite valvular são geralmente fatais, podendo ser cardíacas ou sistêmicas. Estenose ou insuficiência valvulares são complicações no coração que costumam acarretar insuficiência cardíaca, enquanto as consequências sistêmicas são decorrentes do embolismo bacteriano, caracterizado por abscessos e infartos sépticos em diversos órgãos. Nos casos da endocardite valvular esquerda, infartos e abscessos podem ser observados nos rins, baço, coração e cérebro. Nos casos de endocardite valvular direita, pode ocorrer a formação de abscessos nos pulmões ou pneumonia tromboembólica.

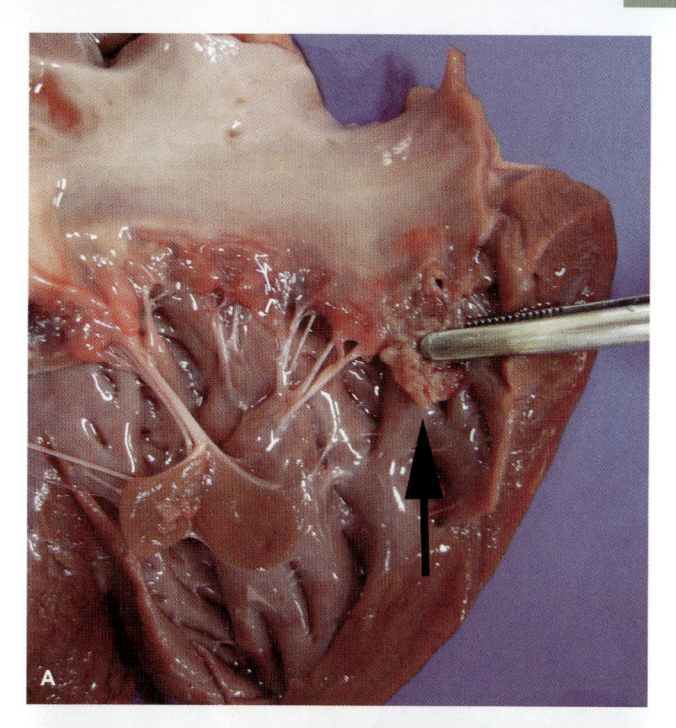

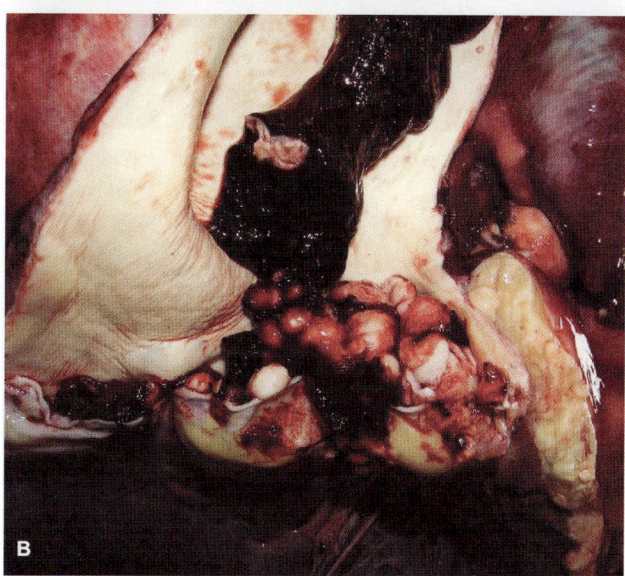

Figura 2.22 A. Coração de cão. Válvula mitral com endocardite valvular discreta. (Cortesia da Dra. Rogéria Serakides, Universidade Federal de Minas Gerais, Belo Horizonte, MG.) **B.** Coração de bovino. Semilunares da válvula pulmonar com nódulos vegetativos de endocardite valvular. (Cortesia do Dr. José Cláudio A. Souza, Universidade Federal Rural de Pernambuco, Garanhuns, PE.)

Endocardite mural é geralmente uma extensão da inflamação valvular. Uma causa de endocardite mural é a migração de larvas *Strongylus vulgaris* no equino, que também pode ocorrer na forma de trombos parasitários nas válvulas. A *endocardite atrial ulcerativa* é observada em quadros de uremia em cães. É importante ressaltar que, embora seja denominada como processo inflamatório, trata-se de uma lesão primariamente degenerativa.

Macroscopicamente, observam-se áreas do endocárdio atrial com superfície irregular, rugosa (Figura 2.23), opaca ou esbranquiçada, em razão da deposição de minerais, e ulcerada, na qual podem se formar trombos. Como consequência de endocardite mural, pode-se ter extensão do processo para as válvulas ou o miocárdio (Figura 2.24) e, com menor frequência, perfuração do coração com hemopericárdio e tamponamento cardíaco.

Miocardite

Miocardite é o processo inflamatório do miocárdio e, geralmente, está associada a uma variedade de doenças sistêmicas. Pode ser focal, multifocal ou difusa, e o tipo de inflamação depende do agente infeccioso envolvido. A Tabela 2.1 lista diversas causas infecciosas de miocardites em animais domésticos. A via de infecção mais comum é a hematógena, mas também ocorre por extensão de endocardites e pericardites. Causas não infecciosas – como intoxicação por *Vicia villosa*, popularmente conhecida como ervilhaca – em bovinos tam-

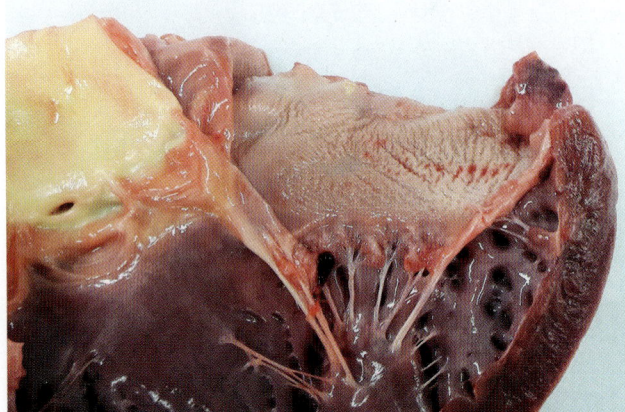

Figura 2.23 Coração de cão. Endocardite mural (endocardite atrial).

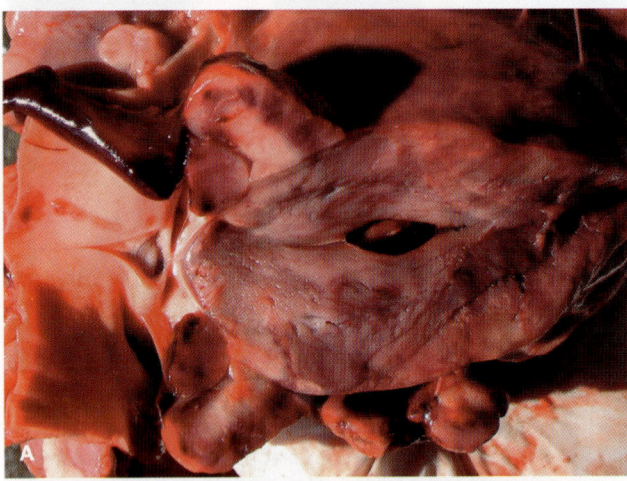

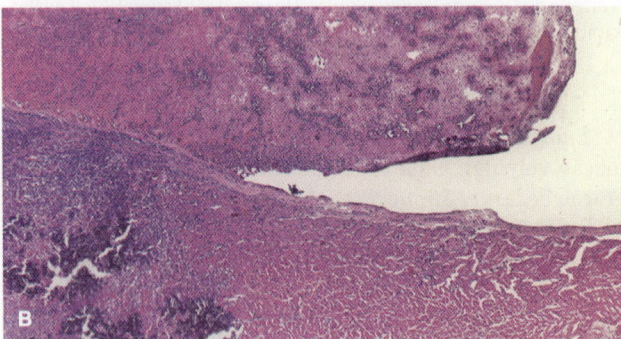

Figura 2.24 Coração de ovino. A. Endocardite mural no ventrículo esquerdo. B. Endocardite mural (trombo) e miocardite micótica.

Tabela 2.1 Agentes infecciosos que podem causar miocardites nos animais domésticos.

Vírus
Circovírus suíno tipo 2 (suíno)
Herpesvírus canino (cão)
Parvovírus canino tipo 2 (cão)
Vírus da cinomose (cão)
Vírus da encefalomiocardite (suíno)
Vírus da febre aftosa (bovino)
Vírus da febre catarral maligna – OvHV-2 (bovino)
Vírus da língua azul (caprino e ovino)
Vírus da pseudorraiva (suíno)
Bactérias
Actinobacillus equuli (equino)
Actinobacillus suis (suíno)
Trueperella (*Arcanobacterium*) *pyogenes* (bovino)
Clostridium chauvoei (bovino)
Corynebacterium pseudotuberculosis (caprino e ovino)
Histophilus somni (bovino)
Listeria monocytogenes (bovino)
Mycobacterium spp. (bovino)
Streptoccocus suis (suíno)
Chlamydia spp.
Rickettsia spp.
Bartonella spp. (cão e gato)
Borrelia burgdorferi (cão)
Metazoários
Cisticercus bovis/Taenia saginata (bovino)
Cisticercus cellulosae/T. solium (suíno)
Cisticercus ovis/T. ovis (ovino)
Cisto hidático/*Echinococcus granulosus* (ovino)
Trichinella spiralis (cão, gato e suíno)
Halicephalobus gingivalis (equino)
Protozoários
Neospora caninum (cão)
Sarcocystis spp. (bovino)
Toxoplasma gondii (cão e gato)
Trypanosoma cruzi (cão)
Fungos
Aspergillus spp.
Blastomyces spp. (cão)
Coccidioides immitis (cão)
Mucor spp.
Outros
Prototheca spp. (cão)

bém podem causar miocardite granulomatosa. As consequências oriundas da miocardite dependem da extensão da lesão. No processo inflamatório focal, após a resolução, é possível observar fibrose. Casos mais difusos podem levar o animal à morte por insuficiência cardíaca aguda ou crônica.

Miocardite supurada é causada por bactérias piogênicas, como *Trueperella* (*Arcanobacterium*) *pyogenes* em bovinos e *Actinobacillus equuli* em equinos, geralmente originada de embolismo de outro local de infecção. Macroscopicamente, observam-se áreas pálidas multifocais (Figura 2.25) ou múltiplos abscessos no miocárdio. Microscopicamente, observa-se infiltrado inflamatório neutrofílico intenso associado à necrose de fibra muscular (Figura 2.25).

Miocardite hemorrágica é observada em casos de carbúnculo sintomático em bovinos causado pelo *Clostridium chauvoei*. Macroscopicamente, o músculo cardíaco apresenta-se de coloração vermelho-escura ou marrom-escura e de aspecto poroso, semelhante aos músculos estriados esqueléticos também afetados. Microscopicamente, verificam-se intensa hemorragia, necrose intensa de fibra muscular, infiltrado neutrofílico linfocitário, acúmulo de gás e grumos de bactérias Gram-positivas.

Miocardite granulomatosa pode ocorrer em casos de tuberculose bovina (Figura 2.26), mas não é comum. Observam-se nódulos branco-amarelados com material caseoso e, às vezes, calcificados no miocárdio. Linfadenite caseosa em ovinos, causada pelo *Corynebacterium pseudotuberculosis*, ocasionalmente pode acometer o coração, com formação de granulomas caseosos típicos, que apresentam, ao corte, camadas estratificadas, concêntricas e circunscritas, com aspecto semelhante ao da cebola cortada ao meio.

Miocardite granulomatosa tem sido descrita em bovinos associada à intoxicação pela ingestão de *Vicia villosa* (ervilhaca). Essa planta causa uma intoxicação com lesões granulomatosas sistêmicas, caracterizadas por nódulos branco-acinzentados, macios, multifocais e coalescentes em diversos órgãos. Outros agentes, como algas do gênero *Prothoteca*, que pode causar infecção sistêmica em cães, também podem causar miocardite granulomatosa (Figura 2.27).

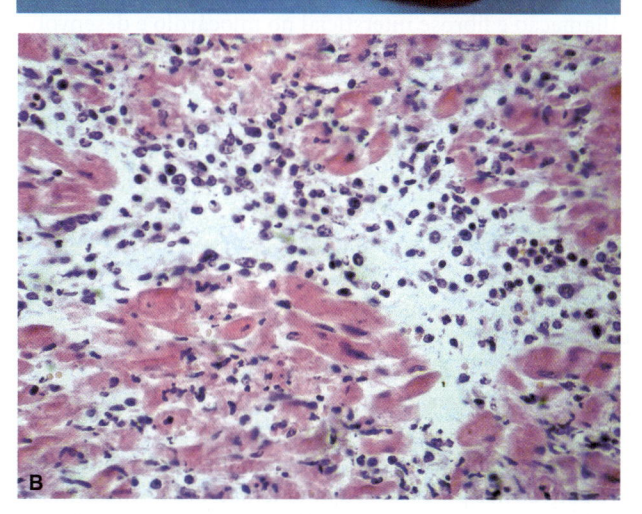

Figura 2.25 A. Miocárdio de cão. Miocardite supurada. **B.** Miocárdio de bovino. Miocardite supurada. Infiltrado inflamatório predominantemente neutrofílico associado à destruição de fibras cardíacas.

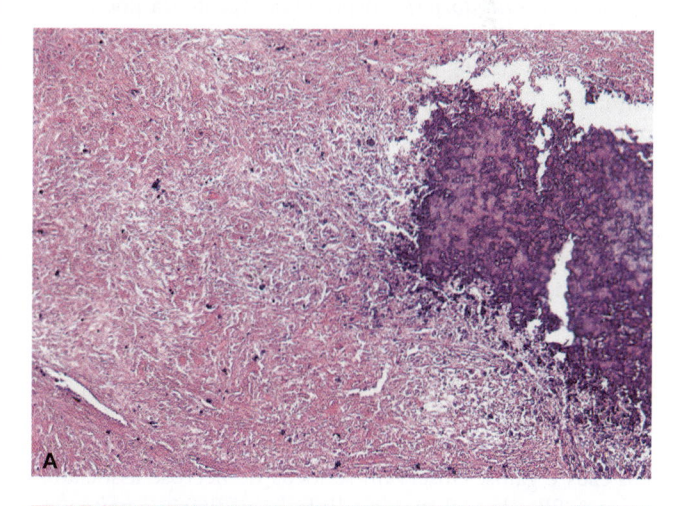

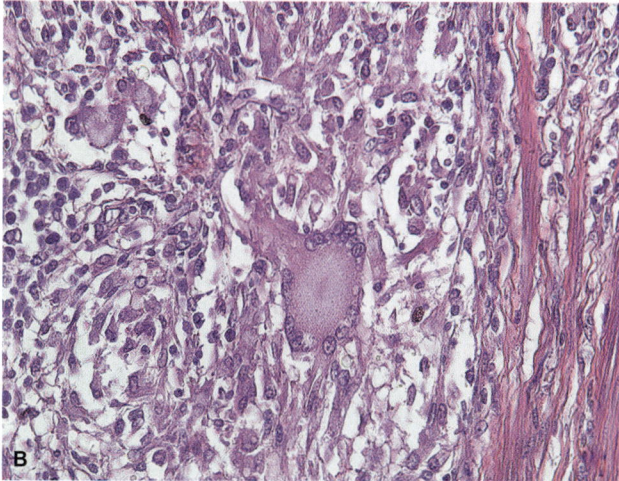

Figura 2.26 Miocárdio de bovino com tuberculose. Miocardite granulomatosa. **A.** Área central de necrose, com mineralização e infiltrado inflamatório. **B.** Aspecto do infiltrado inflamatório linfo-histiocitário com célula gigante multinucleada de Langhans ao centro.

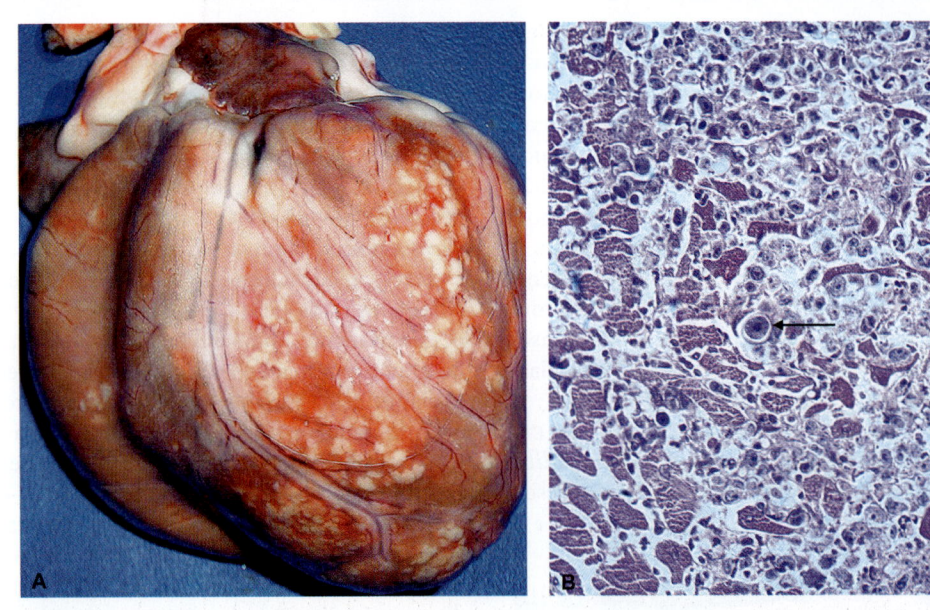

Figura 2.27 Coração de cão. **A.** Miocardite granulomatosa. **B.** Fotomicrografia da miocardite granulomatosa. Infiltração de macrófagos epitelioides associados à destruição de fibras cardíacas e microrganismos compatíveis com *Prototheca* sp. (*seta*).

Borrelia burgdorferi é o principal agente da doença de Lyme, uma enfermidade transmitida por carrapatos e caracterizada por artrite, meningite e miocardite em cães e seres humanos. Essa bactéria causa miocardite granulomatosa, piogranulomatosa ou linfo-histiocitária em cães da Europa, da Ásia e da América do Norte. No Brasil, há apenas evidências sorológicas de infecção *Borrelia* sp.

Alguns tipos de miocardites são de difícil diagnóstico macroscópico. No geral, apresentam-se como áreas mais pálidas demarcadas no miocárdio, semelhantes a áreas de necrose. Em alguns casos, a lesão pode não ser visível macroscopicamente. Microscopicamente, podem ser classificadas quanto ao tipo de infiltrado presente no interstício.

Miocardite necrotizante pode ser causada por protozoários como *Neospora caninum* em cães e *Toxoplasma gondii* em cães e gatos. Observam-se focos de necrose associados a um infiltrado inflamatório linfo-histiocitário e zoítos intralesionais. *Trypanosoma cruzi* também causa miocardite em cães, inicialmente granulomatosa necrotizante, com formas amastigotas intralesionais (predominantemente no citoplasma de fibras musculares cardíacas), e, tardiamente, uma miocardite crônica fibrosante. Miocardites linfo-histio-plasmocitárias têm sido descritas em cães com leishmaniose visceral canina, com detecção de amastigotas em macrófagos em poucos casos. A inflamação do miocárdio é multifocal, leve ou moderada, sem causar alteração clínica relevante.

Miocardite linfocítica é geralmente causada por vírus. Várias doenças virais sistêmicas podem estar associadas à miocardite nos animais domésticos. Microscopicamente, o infiltrado inflamatório é predominantemente linfocítico, podendo ser intersticial ou perivascular. Macrófagos e plasmócitos também estão presentes, e fibras musculares podem estar degeneradas ou até necróticas. O parvovírus canino tipo 2 em cães, o vírus da febre aftosa em bezerros e o vírus da encefalomiocardite em suínos são considerados causas virais específicas de miocardite. Miocardites linfo-

cíticas ocorrem em cães infectados com vírus da cinomose, em gatos infectados com vírus da imunodeficiência felina e em suínos infectados por circovírus. Antígenos virais são detectados em cardiomiócitos na cinomose e na circovirose e em linfócitos infiltrados no miocárdio em casos de imunodeficiência felina e circovirose.

O parvovírus canino pode causar morte súbita em cães recém-nascidos, com até 8 semanas, por causa da miocardite, associada ou não à enterite. A infecção pelo parvovírus canino tipo 2 pode ocorrer por via transplacentária, e amostras vacinais atenuadas têm potencial patogênico residual para os fetos. Nesses casos, observa-se necrose hialina das fibras cardíacas, associada a infiltrado linfocítico; corpúsculos de inclusão intranucleares são lesões características (Figura 2.28). Geralmente, os cães apresentam como consequência uma cardiopatia dilatada e morrem de insuficiência cardíaca aguda. Aqueles que sobrevivem podem apresentar inflamação e fibrose intersticial no miocárdio e desenvolver insuficiência cardíaca congestiva crônica.

O vírus da febre aftosa causa uma doença vesicular em animais biungulados; entretanto, em animais jovens, principalmente em bezerros, é causa comum de morte súbita em razão da miocardite aguda. Macroscopicamente, as paredes apresentam focos acinzentados que podem dar um aspecto listrado ao coração, conhecido como "coração tigrado". Essas áreas correspondem a áreas de degeneração e necrose de fibras cardíacas associadas a infiltrado linfocítico. Vale lembrar que a febre aftosa está controlada no Brasil, havendo áreas consideradas livres, com vacinação ou sem vacinação.

Já o vírus da encefalomiocardite dos suínos tem sido associado a surtos de morte súbita em leitões por conta da lesão cardíaca. Estes surtos são acompanhados de problemas reprodutivos nas porcas. Os leitões têm lesões de insuficiência cardíaca, como dilatação cardíaca e edema nas cavidades. Microscopicamente, o miocárdio apresenta infiltrado intersticial de linfócitos, macrófagos e plasmócitos, associado

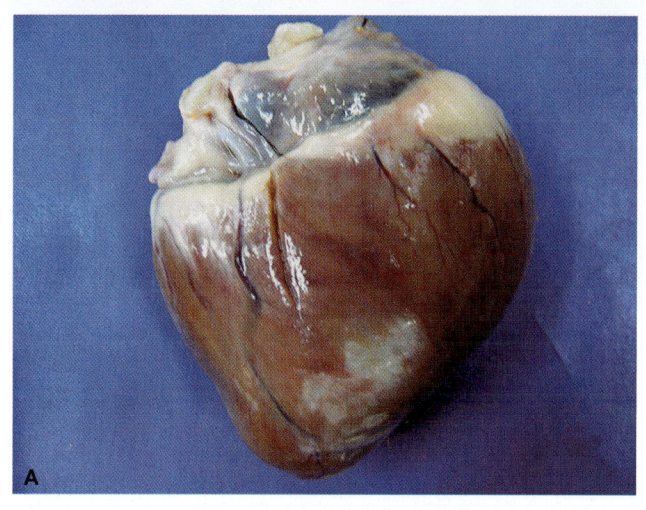
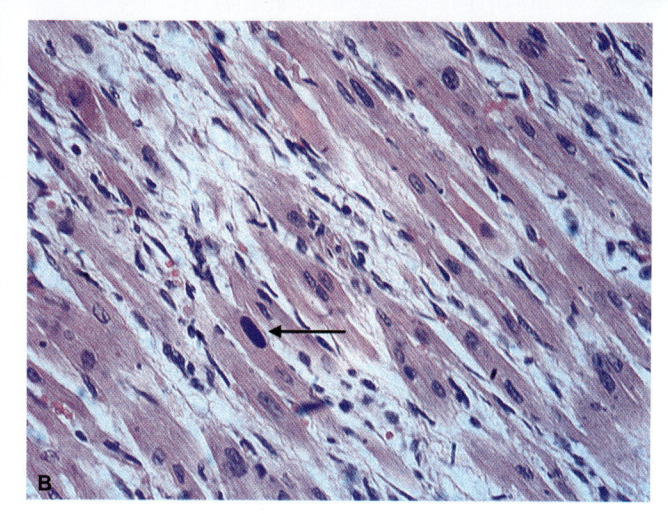

Figura 2.28 Coração de cão. **A.** Miocardite linfocítica. **B.** Fotomicrografia da miocardite linfocítica. Infiltrado inflamatório linfocítico e corpúsculo de inclusão intranuclear (*seta*) em cardiomiócito.

à degeneração de fibras. O vírus é detectado nos cardiomiócitos, em macrófagos e em células endoteliais.

As *miocardites parasitárias* são frequentes nos animais domésticos. Em muitas delas, observa-se apenas a forma do parasita no miocárdio, sem reação inflamatória evidente mesmo à microscopia. Quando a inflamação está presente, é uma reação granulomatosa eosinofílica discreta ao redor do parasita. *Sarcocystis* sp. são protozoários encontrados com frequência durante avaliação microscópica de coração de bovinos (Figura 2.29) e raramente causam reação inflamatória, que ocorre apenas quando seus cistos se rompem. Nos casos de cisticerco em ruminantes ou suínos, a larva íntegra ou calcificada está localizada no miocárdio e em outros tecidos, tais como músculo esquelético e fígado, causando mínima reação inflamatória. Geralmente não causam transtornos clínicos nos animais, exceto quando a infestação é muito intensa. Contudo, a cisticercose animal é a forma intermediária de teníase humana, e por ter importância de saúde pública, os corações de ruminantes e suínos são alvos de inspeção sanitária em abatedouros.

Pericardite

Pericardite é o processo inflamatório do pericárdio que envolve os folhetos visceral e parietal. O tipo de pericardite é determinado pela variedade de exsudato presente, classificado como seroso, fibrinoso ou supurado, sempre acompanhado de alterações circulatórias nos folhetos parietal e visceral. A Tabela 2.2 mostra algumas doenças nos animais domésticos que causam pericardites.

Pericardite serosa é caracterizada pelo acúmulo de exsudato no saco pericárdico rico em proteínas, com conteúdo hemorrágico variável e fibrina escassa. Esse tipo de pericardite geralmente progride para pericardite fibrinosa.

Pericardite fibrinosa é o tipo mais comum nos animais domésticos e resulta, geralmente, de infecção hematógena, mas também pode ocorrer por via linfática ou por extensão de processos inflamatórios adjacentes, como pleuropneumonia fibrinosa. Macroscopicamente, nas lesões recentes, a superfície do pericárdio é recoberta por quantidade variável de material filamentoso friável (fibrina) de coloração amarelo-acinzentada (Figura 2.30), que pode estar misturado com sangue (Figura 2.31). Esse acúmulo de fibrina é visto como projeções papilares entre os folhetos parietais e viscerais que dão aspecto de "pão com manteiga" quando eles são separados. Com o passar do tempo, a fibrina sofre orga-

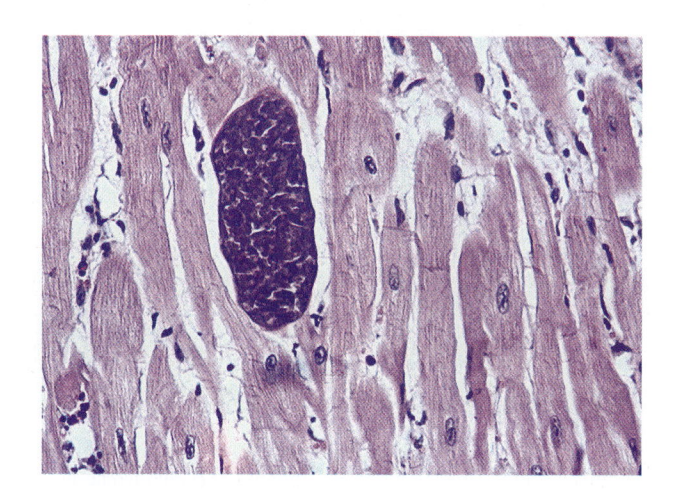

Figura 2.29 Fotomicrografia de miocárdio de bovino. Cisto de *Sarcocystis* sp. sem reação inflamatória.

Tabela 2.2 Causas de pericardite nos animais domésticos.

Espécie	Agente etiológico ou doença
Bovina	Reticulopericardite traumática, *Pasteurella* spp., *Clostridium chauvoei* (carbúnculo sintomático), *Chlamydophila* (*Chlamydia*) *psittaci, Mycoplasmamycoides* var. *mycoides* (pleuropneumonia contagiosa bovina), *Brucella abortus* (em fetos abortados)
Suína	*Pasteurella* spp., *Glaesserella* (*Haemophilus*) *parasuis* (doença de Glässer), *Mycoplasma hyopneumoniae* (pneumonia enzoótica suína)
Equina	*Mycoplasma* spp., *Streptococcus* spp.
Canina	*Coccidioides immitis*
Felina	Coronavírus felino (peritonite infecciosa felina)

nização e é progressivamente substituída por tecido conjuntivo, formando aderências fibrosas firmes entre os folhetos. As consequências dependem da quantidade de fibrina e do tempo. As aderências podem ser focais ou difusas entre os folhetos. Quando a aderência é difusa com obliteração completa do saco pericárdico, pode ocasionar hipertrofia concêntrica do coração, em razão da dificuldade de expansão. Nessa fase, a pericardite é também conhecida como *pericardite constritiva* (Figura 2.32).

Pericardite supurada ou *fibrinopurulenta* é causada por bactérias piogênicas. Essa alteração é comum em bovinos em decorrência de reticulopericardite traumática causada por corpos estranhos perfurantes oriundos do retículo. Em cães e cavalos, a pericardite purulenta pode estar associada a piotórax.

Macroscopicamente, observa-se grande quantidade de exsudato purulento no saco pericárdico (Figura 2.33). O exsudato é fino, amarelo, esverdeado ou cinza, dependendo do agente envolvido, e pode estar misturado com fibrina (Figura 2.34). O odor é geralmente desagradável. A aderência entre os folhetos e as estruturas adjacentes está quase sempre presente. A hipertrofia concêntrica do ventrículo direito também pode ser observada em razão da aderência intensa entre os folhetos. A morte geralmente decorre de toxemia ou insuficiência cardíaca congestiva.

Pericardite piogranulomatosa, apesar de pouco frequente, pode ser observada em casos de botriomicose (infecção crônica por *Staphylococcus aureus* que acomete principalmente a pele e o tecido subcutâneo, mas que pode se estender para outros órgãos, como o coração) e na coccidioidomicose (infecção pelo fungo *Coccidioides immitis*, em que se observa lesão piogranulomatosa nos pulmões e que, em alguns casos, pode se estender para o coração). Macroscopicamente, verifica-se formação de uma massa difusa e de consistência firme ao redor do pericárdio, e, microscopicamente, observam-se predominantemente neutrófilos e macrófagos e, ainda, macrófagos epitelioides e fibroplasia.

Alterações degenerativas
Alterações degenerativas do endocárdio
Endocardiose valvular
Também conhecida como degeneração mixomatosa ou mucoide das válvulas, é uma importante doença valvular,

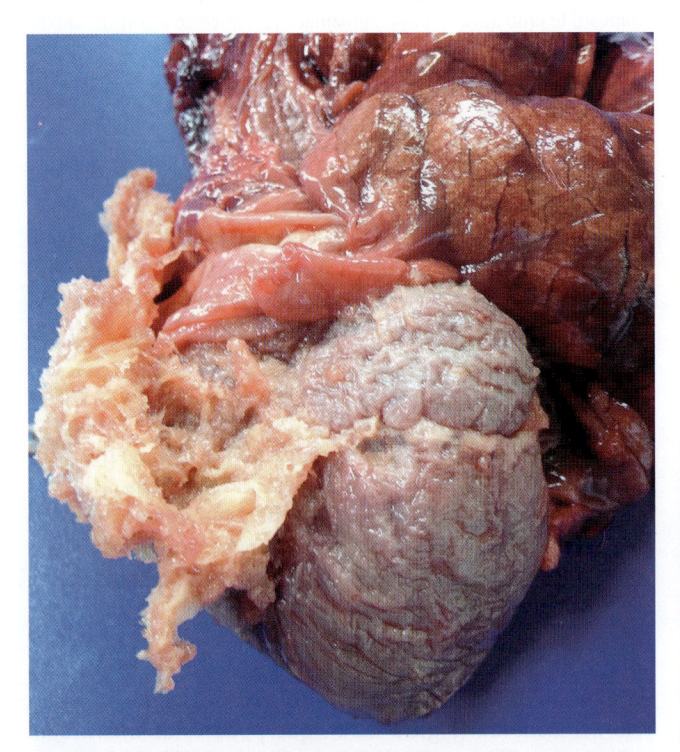

Figura 2.30 Coração de cão. Pericardite fibrinosa. (Cortesia da Dra. Jankerle Neves Boeloni, Universidade Federal do Espírito Santo, ES.)

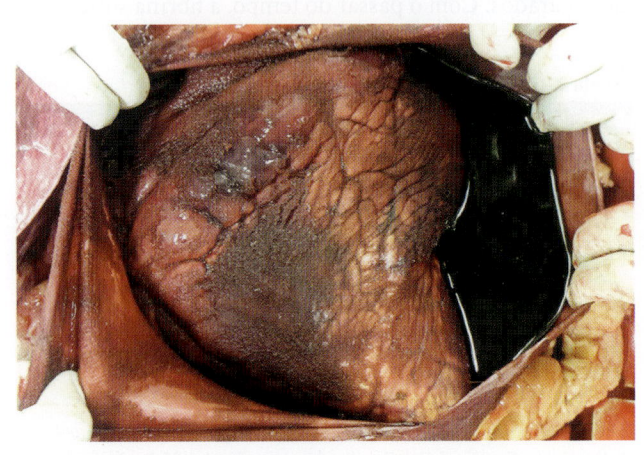

Figura 2.31 Coração de bovino. Pericardite fibrino-hemorrágica.

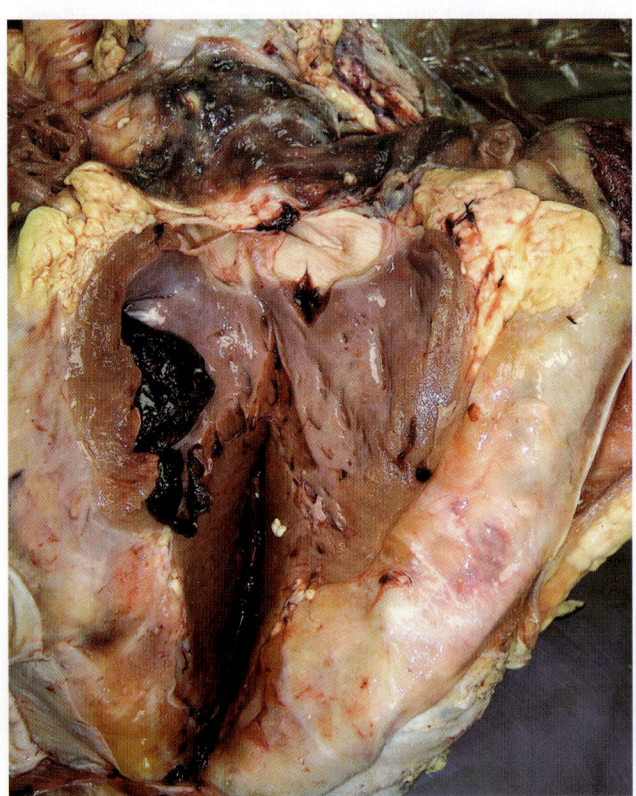

Figura 2.32 Coração de bovino. Pericardite fibrinosa constritiva. Saco pericárdico completamente preenchido por tecido conjuntivo fibroso e aderido ao epicárdio. (Cortesia da Dra. Roselene Ecco, Universidade Federal de Minas Gerais, Belo Horizonte, MG.)

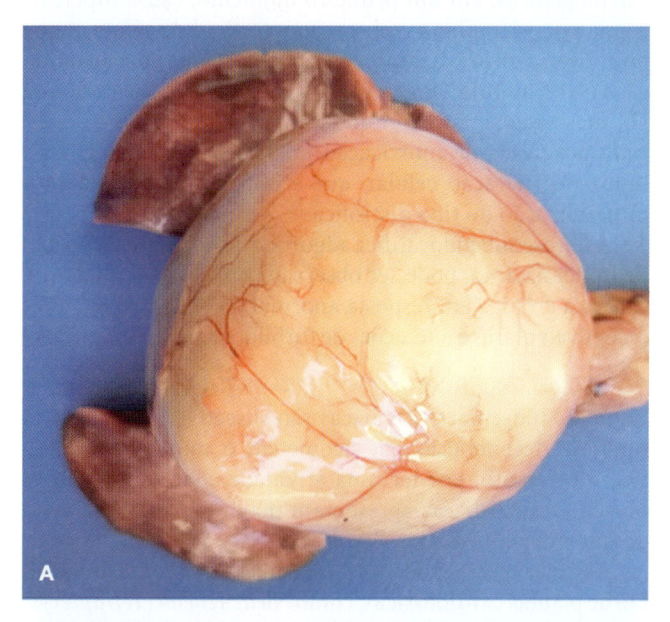

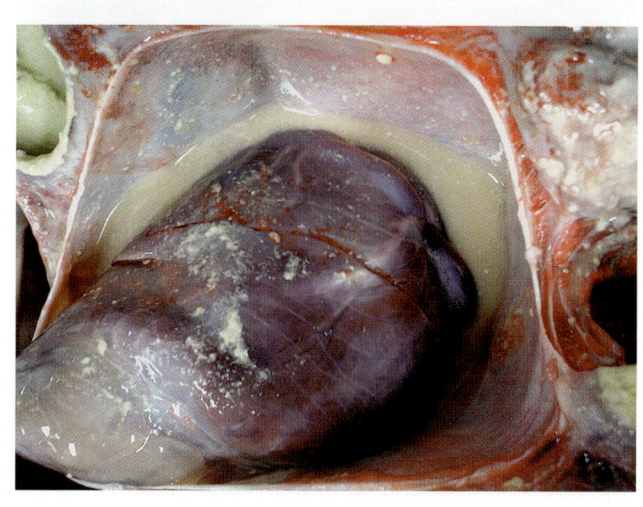

Figura 2.34 Coração de bovino. Pericardite supurada. Consequência de reticulopericardite traumática.

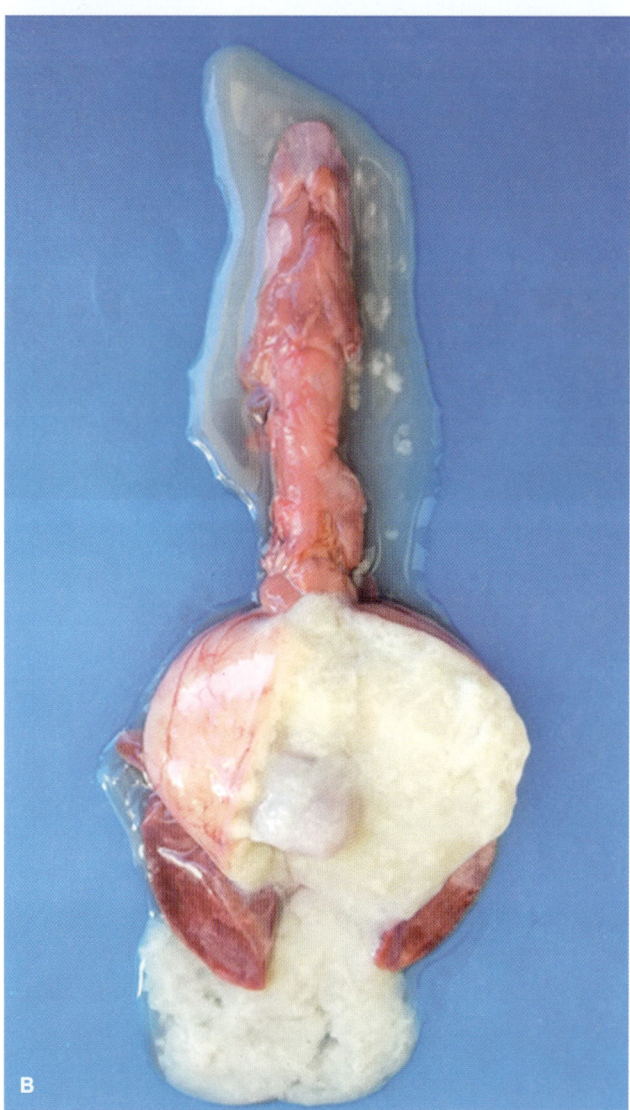

Figura 2.33 **A.** Coração de felino. **B.** Pericardite purulenta. (Cortesia da Dra. Silvia França Baêta, Universidade Federal do Piauí, PI.)

frequentemente diagnosticada em cães. Sua etiopatogenia é desconhecida, mas, aparentemente, verifica-se deposição de glicosaminoglicanos concomitantemente à degeneração do colágeno da válvula, decorrente de herança poligênica. Além disso, ocorrem alterações na orientação das fibras colágenas das válvulas cardíacas, as células intersticiais adquirem propriedades de miofibroblastos ativados capazes de aumentar as enzimas proteolíticas como metaloproteinases, degradadoras de colágenos.

Todas as válvulas cardíacas podem ser acometidas, contudo sua ocorrência é mais elevada na válvula atrioventricular esquerda (mitral) e menos frequente na atrioventricular direita (tricúspide) e nas semilunares das artérias aorta e pulmonar. Por sua incidência aumentar com a idade, a endocardiose valvular também é conhecida como doença do cão velho.

Macroscopicamente, observa-se espessamento nodular, de consistência firme, de coloração brancacenta ou amarelada, com superfície lisa e brilhante, localizado nas bordas livres das válvulas (Figura 2.35). Histologicamente, observa-se substituição da camada esponjosa da válvula por um tecido conjuntivo mixomatoso. Não há evidências da ocorrência de um processo inflamatório. Quando o processo degenerativo envolve as válvulas atrioventriculares, pode estender-se para as cordas tendíneas, predispondo-as à ruptura.

As consequências da endocardiose valvular irão depender da intensidade do processo. Quando discreta, não ocorre alteração funcional significativa da válvula, e é considerada um achado acidental de necropsia. Todavia, se o processo degenerativo for intenso, alterações funcionais da válvula podem ser observadas, como prolapso valvular e coaptação incorreta, levando a um quadro de insuficiência valvular que possibilita refluxo sanguíneo para dentro do ventrículo ou do átrio. A sobrecarga de volume à qual o ventrículo estará submetido desencadeia um processo de remodelação estrutural e geométrica, com quadro de hipertrofia excêntrica do ventrículo esquerdo, quando é a válvula mitral que está acometida, ou hipertrofia excêntrica do ventrículo direito, se a acometida é a válvula tricúspide.

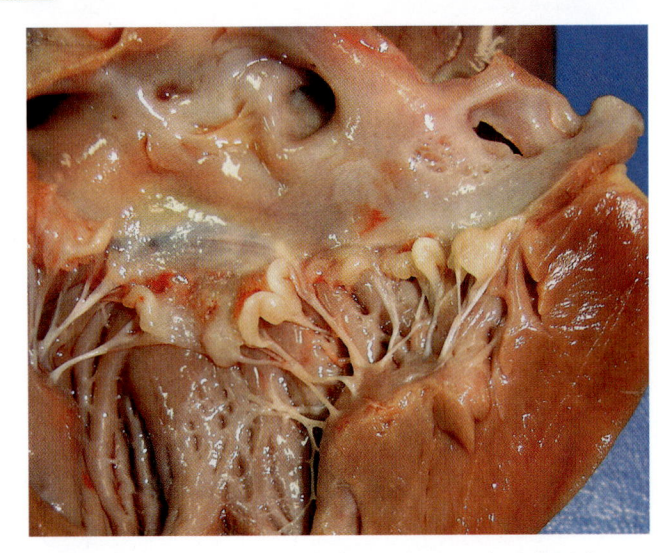

Figura 2.35 Coração de cão. Válvula mitral com endocardiose de grau moderado.

Associada a essas alterações tem-se também a dilatação do átrio. A progressão do processo pode desencadear insuficiência cardíaca, com todas suas manifestações clínicas e macroscópicas.

Mineralização e fibrose subendocárdicas

Mineralização e fibrose subendocárdicas são alterações que podem ocorrer separadamente ou associadas. A mineralização subendocárdica apresenta-se associada a uma série de desordens que levam à deposição de cálcio e outros minerais no endocárdio e na íntima das artérias elásticas.

Macroscopicamente, verificam-se, no endocárdio e na íntima de artérias (Figura 2.36), múltiplas placas firmes, irregulares, de coloração brancacenta e que rangem ao corte. A mineralização pode ser vista no endocárdio do átrio direito de cães com endocardite atrial ulcerativa consequente de uremia (Figura 2.36).

Embora receba o nome de endocardite atrial, o processo é primariamente degenerativo e não inflamatório, e as mineralizações decorrem da degeneração fibrinoide do tecido conjuntivo promovida pelas altas concentrações séricas de ureia, creatinina e outros compostos nitrogenados decorrentes do catabolismo proteico.

Em cordeiros, as principais causas de mineralização subendocárdica são as deficiências de vitamina E e selênio. Sabe-se que a vitamina E e o selênio apresentam ação antioxidante, combatendo radicais livres e protegendo as membranas celulares contra processos degenerativos. Uma vez iniciada a lesão celular, ocorre mineralização por precipitação dos cristais de fosfato de cálcio intercelulares presentes no interior das mitocôndrias e extracelulares presentes nas vesículas da matriz (mineralização distrófica).

Em bovinos, uma causa importante de mineralização subendocárdica é a intoxicação por plantas calcinogênicas (*Solanum glaucophyllum* syn. *malacoxylon, S. torvum, Trisetum flavescens, Cestrum diurnum*) que apresentam um análogo da vitamina D [1,25 $(OH)_2D_3$] em suas constituições. Porém, o mecanismo causador da mineralização, nesses casos, é controverso. Sabe-se que a intoxicação por plantas

calcinogênicas, em um primeiro momento, causa hipercalcemia por estimular a reabsorção intestinal de cálcio, o que promoveria mineralização do tipo metastática em vários órgãos (ver Capítulo 11, *Ossos e Articulações: Hipervitaminose D*), mas sabe-se também que a hipervitaminose D, observada nos casos de intoxicação por plantas calcinogênicas, induz degeneração celular, que é um pré-requisito para a mineralização do tipo distrófica.

A fibrose subendocárdica adquirida, acompanhada ou não de mineralização, pode ser observada em casos de dilatação cardíaca crônica em resposta anormal do endocárdio a alterações valvulares e alterações de turbilhonamento sanguíneo.

Alterações degenerativas e regressivas do miocárdio

As fibras musculares cardíacas são suscetíveis aos mesmos tipos de degeneração que acometem o músculo esquelético. Entretanto, por ter uma atividade contínua, as fibras musculares cardíacas apresentam maior suscetibilidade ao desenvolvimento dessas alterações.

As causas gerais podem ser específicas, por conta de ingestão de plantas cardiotóxicas, como *Niedenzuella* (*Tetrapterys*)

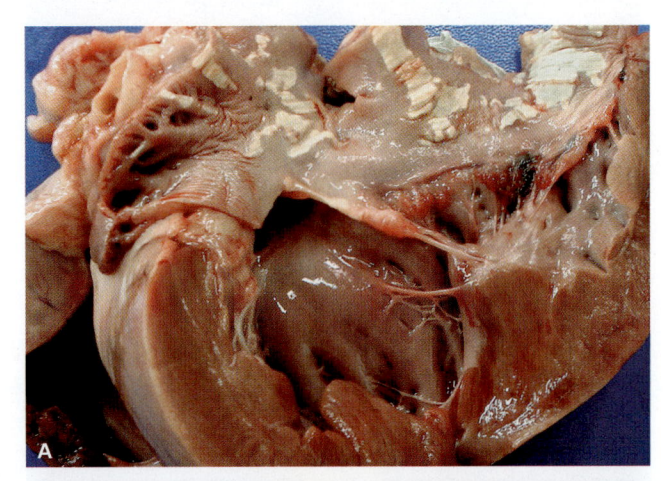

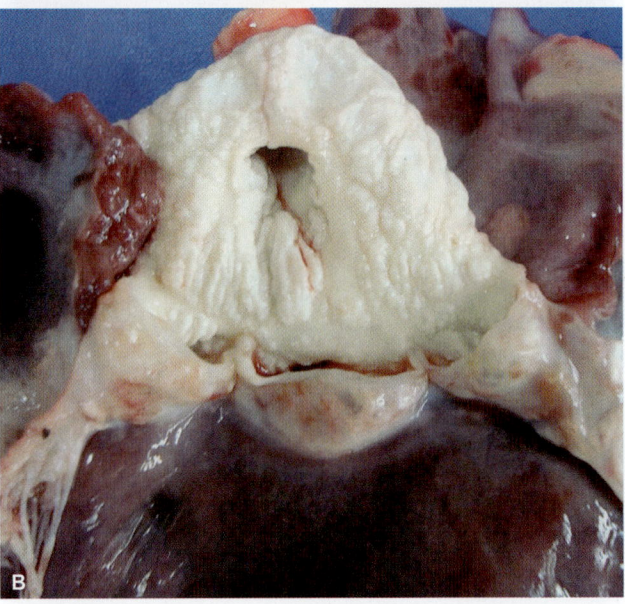

Figura 2.36 A. Coração de cão. Endocárdio atrial esquerdo com áreas de mineralização. **B.** Coração de caprino. Mineralização da aorta.

multiglandulosa e *Ateleia glazioviana*, entre outros, e em razão do consumo de substâncias cardiotóxicas, como monensina por equinos e gossipol por bovinos e suínos. Entretanto, as degenerações do miocárdio podem ter causas inespecíficas, de modo que essa lesão pode estar relacionada com quadros febris de origem infecciosa, em decorrência do excesso de produtos tóxicos na circulação, anemia e toxemias.

Degeneração hidrópica

Também conhecida como *degeneração vacuolar*, é caracterizada pelo acúmulo de água e eletrólitos no citoplasma das fibras musculares cardíacas, tornando-as tumefeitas. É causada por situações que alteram o equilíbrio hidreletrolítico das células musculares cardíacas. Entre as principais causas estão hipoxia, hipertermia e toxinas. Nessas situações, ocorre, dentro da célula, retenção de sódio, redução de potássio e aumento da pressão osmótica intracelular, ocasionando entrada de água para o citoplasma celular. Alguns princípios encontrados em determinadas plantas tóxicas podem resultar na degeneração hidrópica de cardiomiócitos, a exemplo das sementes da *Senna occidentalis*, rica em diantrona, que por sua vez interfere na função e na estrutura interna das mitocôndrias.

A aparência macroscópica irá depender da intensidade do processo degenerativo, e pode ser de difícil diagnóstico macroscópico. De maneira geral, o miocárdio apresenta-se de coloração cinza-pálida. Por ser uma lesão reversível, se retirada a causa, as células voltam ao aspecto normal.

Degeneração gordurosa

Também conhecida como esteatose, é caracterizada pelo acúmulo de lipídios no citoplasma das fibras musculares cardíacas. As situações capazes de produzir esteatose são muitas, basta que interfiram no metabolismo dos ácidos graxos da célula, aumentando sua síntese ou dificultando sua utilização, transporte ou excreção. No miocárdio, as causas mais comuns são anemia grave e toxemia, pois, nesses casos, ocorre redução da utilização dos ácidos graxos. Macroscopicamente, o órgão apresenta áreas de coloração amarelada, alternando com áreas de coloração normal.

Degeneração hialina

Também conhecida como degeneração de Zenker, é caracterizada macroscopicamente por palidez dos músculos cardíaco e esquelético, e histologicamente pelo acúmulo de material acidófilo no interior da célula cardíaca, oriundo da coagulação de proteínas das células musculares. As principais causas incluem a ação de endotoxinas bacterianas, vírus da febre aftosa e, principalmente, deficiência de vitamina E e selênio, descritas com maior frequência em suíno, bovino e ovino.

Atrofia do miocárdio

É caracterizada pela diminuição do tamanho do coração em razão da diminuição do tamanho das fibras musculares cardíacas. Geralmente, a atrofia do miocárdio acontece em decorrência de doenças crônicas caquetizantes e desnutrição. Os ruminantes são mais suscetíveis a essa alteração.

Lipofuscinose

Lipofuscinose ou xantose (também conhecida como atrofia parda do coração) ocorre geralmente em animais mais velhos e principalmente em ruminantes. A lipofuscina é um pigmento derivado do processo de envelhecimento celular que aparece como grânulos amarronzados intracitoplasmáticos oriundos de restos celulares.

É observada nas doenças crônicas caquetizantes em razão da má nutrição, e pode ou não estar associada à atrofia do miocárdio. Macroscopicamente, o músculo cardíaco apresenta-se de coloração marrom-escura. A capacidade funcional do órgão é preservada.

Mineralização

A mineralização do miocárdio é uma lesão frequentemente observada e quase sempre de natureza distrófica. O processo é localizado e se inicia com necrose e/ou fibrose das fibras musculares cardíacas; posteriormente, ocorre precipitação dos cristais de fosfato de cálcio intracelulares presentes no interior das mitocôndrias e extracelulares presentes nas vesículas da matriz.

As consequências da mineralização irão depender do local e da sua intensidade. Embora a mineralização no miocárdio seja permanente e irreversível, geralmente não traz transtornos significativos à função do órgão. Macroscopicamente, observam-se áreas branco-amareladas que rangem ao corte (Figura 2.37).

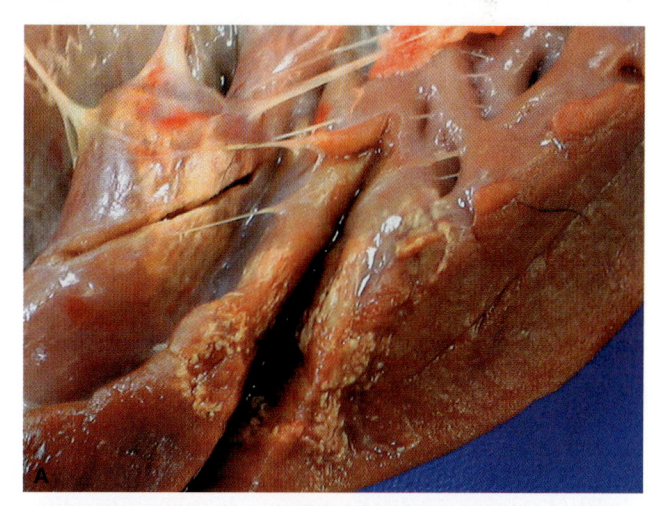

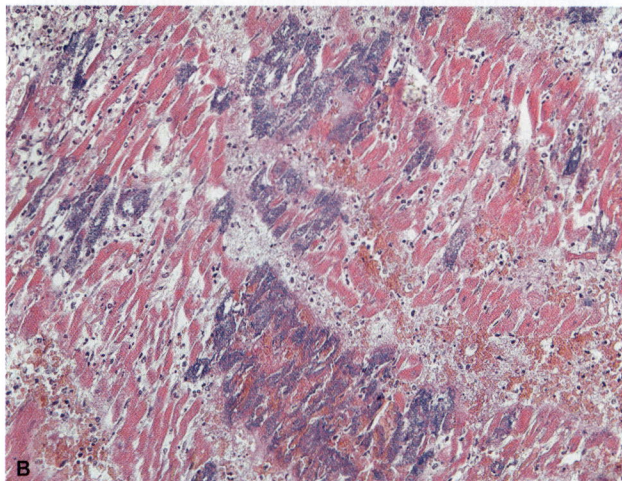

Figura 2.37 Coração de cão. **A.** Miocárdio com áreas de mineralização. **B.** Fotomicrografia do miocárdio com áreas de mineralização. (Cortesia da Dra. Rogéria Serakides, Universidade Federal de Minas Gerais, Belo Horizonte, MG.)

Mineralização das válvulas atrioventriculares, parede de átrio e ventrículo, músculo papilar e cordas tendíneas já foram descritas em casos de calcinose enzoótica decorrente da intoxicação por plantas calcinogênicas como as do gênero *Solanum* sp. Ocorre mais frequentemente em ruminantes, mas já foi descrita em equinos e outras espécies e está associada à ingestão acidental da planta.

Alterações metabólicas do pericárdio
Atrofia gelatinosa do tecido adiposo
É caracterizada pela aparência gelatinosa do tecido adiposo localizado no epicárdio e em outros locais do organismo. Também é conhecida como *atrofia serosa do tecido adiposo*.

É uma alteração decorrente de quadros de caquexia quando os depósitos de tecido adiposo são mobilizados para a produção de energia. Histologicamente, observa-se atrofia dos adipócitos associada a edema.

Cardiomiopatias
A cardiomiopatia (ou miocardiopatia) é definida como um distúrbio do miocárdio em que o músculo cardíaco é estrutural e funcionalmente anormal (mecânica e/ou elétrica) na ausência de qualquer outra doença cardiovascular suficiente para causar a anormalidade miocárdica observada. As cardiomiopatias podem ser classificadas em primárias (genéticas) ou secundárias a outros distúrbios cardiovasculares sistêmicos.

O termo *cardiomiopatia* será aqui utilizado para referir-se às alterações resultantes de distúrbios primários do miocárdio de causas pouco conhecidas. Em quase todos os casos, as cardiomiopatias ocasionam doença cardíaca progressiva, caracterizada por dilatação e/ou hipertrofia. Podem ser classificadas em três tipos ou padrões patológicos: cardiomiopatia dilatada, hipertrófica e restritiva.

Cardiomiopatia dilatada
É uma das mais importantes causas de insuficiência cardíaca em cães e gatos, caracterizada pela dilatação das quatro câmaras cardíacas (átrios e ventrículos) (Figura 2.38). Nesses casos, há diminuição da capacidade contrátil do miocárdio (disfunção sistólica) e aumento do volume diastólico final. Histologicamente, observam-se cardiomiócitos de tamanhos variados, alguns degenerados, associados a áreas de necrose e fibrose.

A *cardiomiopatia dilatada felina* tem sido associada à deficiência de taurina, que é um aminoácido sintetizado pela maioria das espécies a partir da metionina e da cisteína. Contudo, nos felinos, esse processo não é suficiente para suprir todas as suas necessidades metabólicas, de modo que é necessária a suplementação por meio da dieta.

Para que ocorra a cardiomiopatia dilatada por deficiência de taurina, leva-se um tempo prolongado. Por isso, os animais acometidos são geralmente gatos de meia idade. Nesses casos, há diminuição da contratilidade cardíaca, com redução do débito cardíaco e insuficiência cardíaca. Alguns gatos desenvolvem também tromboembolismo aórtico.

Macroscopicamente, o coração perde o formato cônico normal e se apresenta globoso, em decorrência da dilatação biventricular. As paredes ventriculares são delgadas e flácidas, ocorrem aumento das câmaras ventriculares e acha-tamento dos músculos papilares. São observadas, também, todas as alterações sistêmicas decorrentes da insuficiência cardíaca bilateral.

A *cardiomiopatia dilatada canina* acomete cães jovens a adultos, geralmente machos, de raças de grande porte, como São Bernardo, Dobermann, Boxer, Afghan Hound, Old English Sheepdog, Dálmata, Bull Mastiff e Terra Nova. Sua etiopatogenia é desconhecida, mas sabe-se que tem uma tendência familiar e possível relação com a dieta. Acredita-se que deficiências nutricionais de carnitina possam estar envolvidas na patogenia da cardiomiopatia dilatada em cães da raça Boxer.

Além disso, baixas concentrações de taurina já foram identificadas em cães com essa doença. Outra causa que tem sido registrada é a administração do antineoplásico doxorrubicina. Esse fármaco é eficiente no tratamento de alguns tipos de neoplasias; no entanto, degeneração miocárdica e fibrose podem ocorrer como manifestação cardiotóxica, e pode resultar em cardiomiopatia dilatada em cães e em animais de experimentação.

Achados atuais sugerem que lesões focais e processos de remodelação miocárdica difusa participem da patogênese da cardiomiopatia dilatada canina. Os macrófagos e cardiomiócitos parecem contribuir ativamente para o processo por meio da produção de citocinas, moléculas de adesão (ICAM) 1 e enzimas de remodelação, que em última análise, leva à dilatação e à disfunção cardíacas. Entretanto, o real papel das células envolvidas e os fatores que iniciam o processo de remodelação ainda precisa ser adequadamente investigado.

Assim como descrito em felinos, o coração dos cães com cardiomiopatia dilatada apresenta-se globoso em decorrência da dilatação biventricular. As paredes ventriculares são delgadas e flácidas, e ocorrem aumento das câmaras ventriculares e achatamento dos músculos papilares. São observadas, também, todas as alterações sistêmicas decorrentes da insuficiência cardíaca bilateral.

As alterações histológicas são inespecíficas e frequentemente relatadas como discretas. Variação no tamanho do cardiomiócito, degeneração e necrose do miócito e fibrose miocárdica de extensão variável já foram descritos.

A *cardiomiopatia dilatada bovina* já foi descrita em bezerros negros japoneses e em bezerros da raça Hereford mochos australianos, ambos com caráter autossômico recessivo. À necropsia, observa-se necrose do miocárdio associada à dilatação cardíaca e a sinais de insuficiência cardíaca, frequentemente congestiva.

Cardiomiopatia hipertrófica
É caracterizada por hipertrofia acentuada do miocárdio ventricular não decorrente de outras doenças cardíacas e/ou vasculares. É uma alteração frequentemente descrita em gatos machos adultos e ocasionalmente em cães.

Macroscopicamente, observa-se hipertrofia simétrica ou assimétrica dos ventrículos (Figura 2.38). O espessamento acentuado do septo interventricular ocasiona redução da câmara ventricular, o que reduz o débito cardíaco.

O peso do coração é um parâmetro importante para o diagnóstico dessa condição no gato. Em condições normais, o peso do coração do gato geralmente não ultrapassa 19 g,

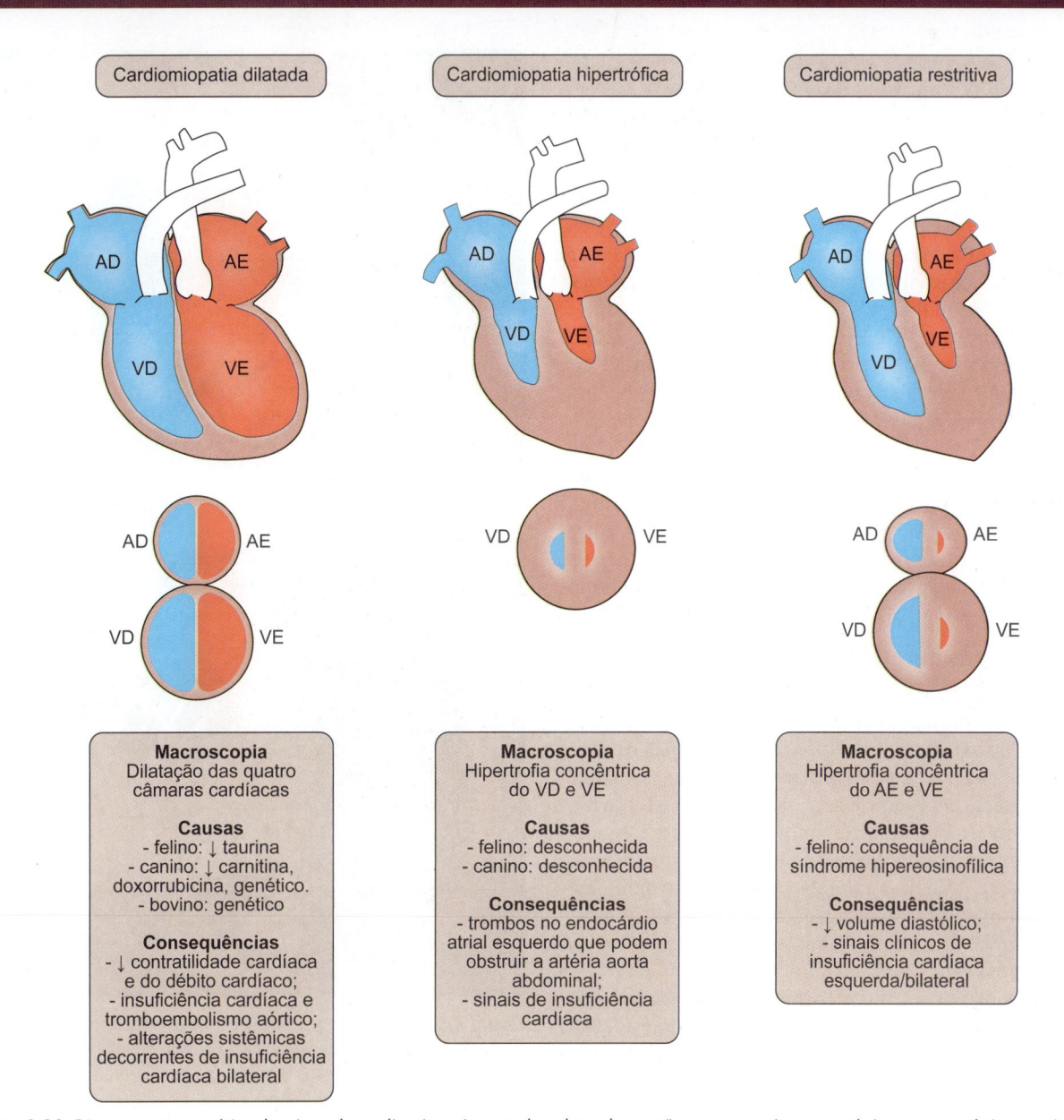

Figura 2.38 Diagrama esquemático dos tipos de cardiomiopatias em plano lateral e secções transversais, características macroscópicas e principais causas e consequências. VD: ventrículo direito; VE: ventrículo esquerdo; AD: átrio direito; AE: átrio esquerdo.

enquanto nos casos de cardiomiopatia hipertrófica o órgão geralmente tem peso igual ou superior a 20 g. Histologicamente, as miofibrilas encontram-se hipertrofiadas em padrão desorganizado, e áreas de fibrose podem estar associadas.

A *cardiomiopatia hipertrófica felina* é a cardiomiopatia mais comum em felinos, e se caracteriza por uma desordem diastólica. Sua etiologia não está totalmente elucidada, contudo suspeita-se de um caráter autossômico recessivo. Assim como descrito para cardiomiopatia dilatada, também foram observadas características relacionadas a remodelação miocárdica, com danos aos cardiomiócitos e ação dos macrófagos na manutenção de um ambiente inflamatório e pró-fibrótico. É uma causa importante de trombos no endocárdio do átrio esquerdo, que podem se desprender e causar obstrução da artéria aorta abdominal. A *cardiomiopatia hipertrófica canina*, como dito anteriormente, é muito menos comum que a cardiomiopatia dilatada. Sua etiologia é

desconhecida, e, macroscopicamente, observa-se hipertrofia acentuada e sinais de insuficiência cardíaca.

Cardiomiopatia restritiva

É caracterizada pela restrição do enchimento ventricular e da distensibilidade ventricular, e é uma alteração mais comumente observada em gatos. Ocorre redução na complacência de um ou ambos os ventrículos em razão da presença de um tecido fibroelástico endomiocardial, localizado principalmente no ventrículo esquerdo.

A *cardiomiopatia restritiva felina* ocorre predominantemente em gatos velhos, porém sua etiologia é considerada multifatorial e ainda não totalmente elucidada, por conta do amplo espectro de manifestações clínicas e fenótipos patológicos. Algumas causas aventadas incluem a endomiocardite por *Bordetella* sp. e a *síndrome hipereosinofílica*.

O *quadro de cardiomiopatia restritiva,* de modo geral, se caracteriza por um volume diastólico reduzido, com hipertrofia concêntrica do átrio e ventrículo esquerdos (ver Figura 2.38) e sinais clínicos de insuficiência cardíaca esquerda ou bilateral. Nos felinos, são observados aumento de volume cardíaco, padrões irregulares e difusos de espessamento, principalmente no ventrículo esquerdo e fibrose endocárdica acentuada com formação de pontes fibrosas entre a parede livre do ventrículo esquerdo e septo ventricular, além de trombos murais nos átrios esquerdo ou direito.

Microscopicamente, há intensa proliferação de células mesenquimais estreladas e fusiformes no endocárdio, que produzem uma substância fundamental positiva na coloração de Alcian Blue, além da produção de fibras colágenas, que, associadas, contribuem para a formação das lesões endocárdicas. Mais recentemente, estudos utilizando imuno-histoquímica demonstraram que as células mesenquimais incorporadas ao tecido conjuntivo fibroso tendem a sofrer diferenciação para músculo liso, o que de alguma maneira resulta ou contribui para as lesões observadas na cardiomiopatia restritiva felina.

Alterações proliferativas

Neoplasias

Neoplasias primárias do coração são consideradas alterações raras nos animais domésticos. Os principais tumores cardíacos primários incluem hemangiossarcoma, principalmente em cães, neurofibroma, principalmente em bovinos e rabdomioma/rabdomiossarcoma. Tumores tais como angioleiomioma, mixoma/mixossarcoma, condrossarcoma, osteossarcoma, mioblastoma, fibroma/fibrossarcoma, leiomioma, lipomas, mesotelioma pericárdico e sarcoma indiferenciado também já foram diagnosticados como primários do coração em várias espécies.

Já as neoplasias secundárias (metastáticas) são relativamente comuns, como o linfoma e os carcinomas (Figura 2.39 A) sendo mais frequentes e localizados, via de regra, no septo interventricular e na parede ventricular esquerda (Figura 2.39 B). Embora se localizem externamente ao coração, tumores do corpo aórtico e carotídeo serão descritos neste capítulo em razão da sua estreita proximidade com a base do coração, e por suas consequências afetarem principalmente o sistema cardiovascular.

Independentemente do tipo histológico, animais com tumores cardíacos são capazes de apresentar sinais clínicos leves a graves, podendo ser um achado incidental de exames de imagem e de necropsia ou apresentar função cardiovascular alterada pela presença física da massa ou pela hemorragia para espaço pericárdico (hemopericárdio) com consequente tamponamento cardíaco. Os animais podem apresentar síncope, intolerância ao exercício, letargia, taquicardia, taquipneia, dispneia, síndrome da veia cava cranial e morte súbita.

O *hemangiossarcoma,* neoplasia maligna de células endoteliais, é o tumor primário do coração mais frequente em cães, e geralmente se apresenta como uma massa que envolve o átrio direito, e raramente infiltra o miocárdio. Macroscopicamente, observa-se uma massa sem limite preciso, vermelha, friável e com coágulos sanguíneos no seu interior

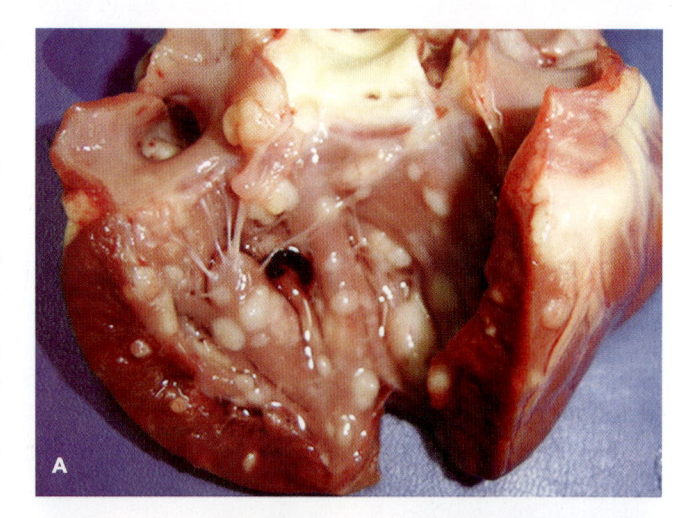

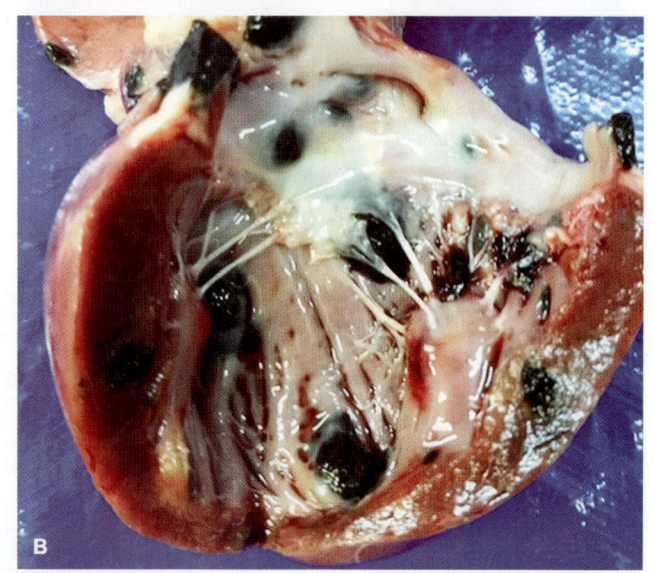

Figura 2.39 Coração de cão. **A.** Miocárdio com metástase de tumor de mama. **B.** Miocárdio com metástase de melanoma oral. (Cortesia do Dr. Carlos Humberto da C. Vieira Filho, Histopathus Laboratório de Patologia Veterinária, Salvador, BA.)

(Figura 2.40). Metástases são frequentes e afetam principalmente os pulmões. Pode ocorrer ruptura da parede atrial ocupada pela neoplasia, causando hemopericárdio e tamponamento cardíaco.

O *neurofibroma* é uma neoplasia benigna dos nervos periféricos. É observada com maior frequência em bovinos, como achado incidental durante o abate.

Macroscopicamente, neurofibromas são nódulos solitários ou múltiplos, localizados no epicárdio ou no miocárdio. O tumor é originado provavelmente da célula de Schwann ou perineural. Microscopicamente, as células fusiformes estão dispostas em feixes entrelaçados, redemoinhos de células alongadas ou, às vezes, "em paliçada", com quantidade variável de colágeno.

O *rabdomioma* é uma neoplasia benigna oriunda de fibras musculares estriadas primárias do coração, e é rara nos animais domésticos. Rabdomioma tem sido mais descrito em suínos e relatado em bovinos e ovino como um achado ocasional de necropsia ou abate.

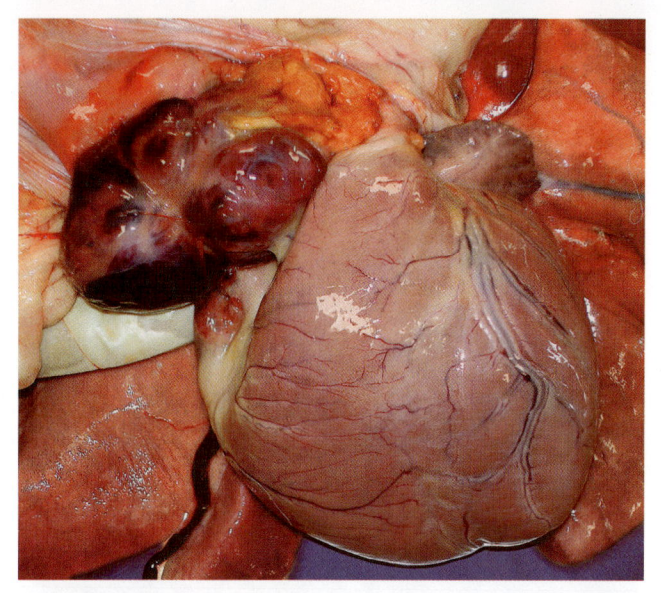

Figura 2.40 Coração de cão. Hemangiossarcoma no átrio direito.

É também conhecido como rabdomioma congênito e considerado um hamartoma, uma lesão não neoplásica. Entretanto, evidências recentes sugerem que, pelo menos em suínos, alguns rabdomiomas originam-se das células de Purkinje. Os nódulos, na parede ventricular, são únicos ou múltiplos, acinzentados, bem delimitados, não encapsulados, sólidos ou císticos, com tamanho que varia até 3 cm de diâmetro.

Histologicamente, as células são grandes e poligonais a redondas; os núcleos são grandes, com um ou dois nucléolos, e o citoplasma abundante e fortemente eosinofílico e vacuolizado. Podem ocorrer células bi ou multinucleadas.

O tumor maligno de células musculares cardíacas, o *rabdomiossarcoma*, é uma neoplasia também rara, descrita em cães, bovinos, ovelhas e gatos. Microscopicamente, apresenta um crescimento infiltrativo; as células são pleomórficas e desordenadas e têm poucas figuras de mitose. Os animais afetados podem apresentar disfunção cardíaca ou a lesão pode ser apenas um achado incidental de necropsia.

O *mixoma* é raro em animais, já foi descrito em cães, gatos e bovinos. Normalmente é encontrado na câmara atrial direita e nos folhetos da válvula tricúspide, mas também pode ser diagnosticado na câmara atrial esquerda, na válvula mitral, no saco pericárdico e no ventrículo direito. Apresenta-se macroscopicamente como uma massa irregular, multilobular de consistência macia ou gelatinosa. Na microscopia é hipocelular, caracterizado por células estreladas ou globulares com citoplasma escasso, imersas em matriz mixoide abundante.

O *mesotelioma* é uma neoplasia oriunda do mesotélio (camada de células que recobre os órgãos e as cavidades corporais), pouco frequente nos animais domésticos. Pode ocorrer como uma neoplasia isolada na cavidade torácica ou combinada com cavidade abdominal. Raramente o pericárdio é a única serosa atingida.

Macroscopicamente, apresenta-se como nódulos difusos ou placas cobrindo as serosas, e pode haver um componente fibroso envolvido. Microscopicamente, são proliferações de estruturas ramificadas ou papilares de células mesoteliais basais alinhadas sob um estroma de sustentação fibrovascular. A neoplasia pode apresentar invaginações com aparência de ácinos, que lembram adenocarcinomas. As células mesoteliais são cuboides a poligonais, com núcleos grandes e ovais e citoplasma distinto.

O *condrossarcoma cardíaco* (primário) é raro e tem origem provável nos componentes cartilaginosos presentes nas válvulas ou cordas tendíneas. Por ser uma neoplasia com pouca produção de matriz cartilaginosa, o diagnóstico definitivo pode requerer caracterização por meio de imuno-histoquímica.

O *mioblastoma* é um tumor oriundo dos miofibroblastos, células que compartilham características morfológicas e funcionais com fibroblastos da musculatura lisa, e são relatadas em seres humanos e cães. Na microscopia é constituído por células fusiformes a poligonais grandes com citoplasma granular.

O *linfoma* é uma neoplasia maligna de linfócitos, com origem em qualquer tecido linfoide. É a principal neoplasia secundária que acomete o coração, frequente em felinos infectados com o vírus da leucemia felina (FeLV), em bovinos infectados com o vírus da leucose enzoótica bovina e cães.

Macroscopicamente, observa-se formação de uma ou mais massas nodulares delimitadas ou difusas, de coloração brancacenta e consistência friável, localizadas na parede atrial ou ventricular. A invasão do miocárdio, principalmente do átrio direito, é uma ocorrência frequente, especialmente em bovinos com quadro de leucose enzoótica bovina (Figura 2.41). A depender da extensão, o linfoma cardíaco pode causar morte por insuficiência cardíaca.

Os *quimiodectomas* ou *quimiorreceptomas* (tumores da base do coração) são neoplasias dos órgãos receptores que estão localizados na carótida e na aorta, junto à base do coração; esses órgãos quimiorreceptores são conhecidos como corpos carotídeos ou aórticos, respectivamente. Detectam alteração de pH, conteúdo de dióxido de carbono e oxigênio e auxiliam na regulação da respiração e circulação.

Embora os órgãos quimiorreceptores estejam distribuídos em diversas partes do organismo, as neoplasias nos animais domésticos se originam nos corpos aórticos e carotídeos, e as primeiras são mais frequentes. Outra denominação para esses tumores é paraganglioma, por se tratar de tecido paraganglionar do sistema parassimpático.

O tumor do corpo aórtico é uma neoplasia frequente em cães e incomum em gatos e bovinos. Raças caninas braquiocefálicas, como Boxer e Bulldog, têm maior predisposição para o desenvolvimento do tumor, pois acredita-se que, além do fator genético, estão sujeitas a esforço respiratório crônico, em razão das anomalias do trato respiratório.

Macroscopicamente, as massas são simples ou múltiplas, brancacentas, firmes e de tamanho variado e estão localizadas na adventícia da aorta, próximo à inserção do saco pericárdico na base do coração. Microscopicamente, as células neoplásicas são poliédricas, pleomórficas, com citoplasma eosinofílico finamente granular, subdivididas em pequenos aglomerados e sustentadas por estroma conjuntivo delicado (Figura 2.42).

Esses tumores são afuncionais nos animais domésticos (não afetam sua função parassimpática). A manifesta-

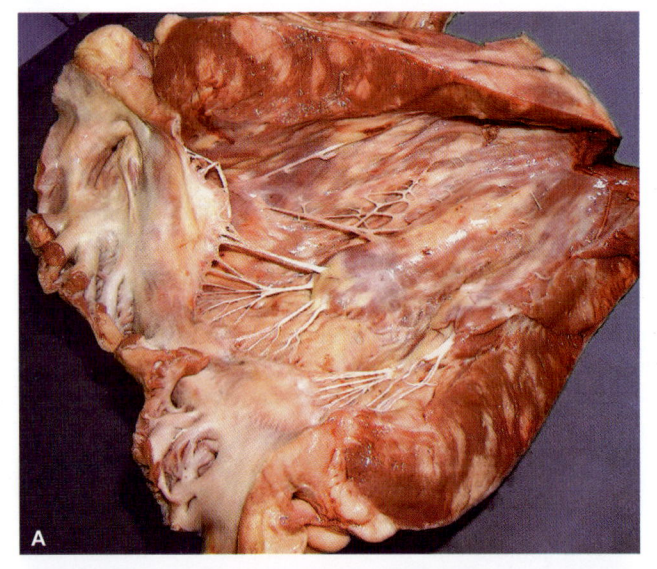

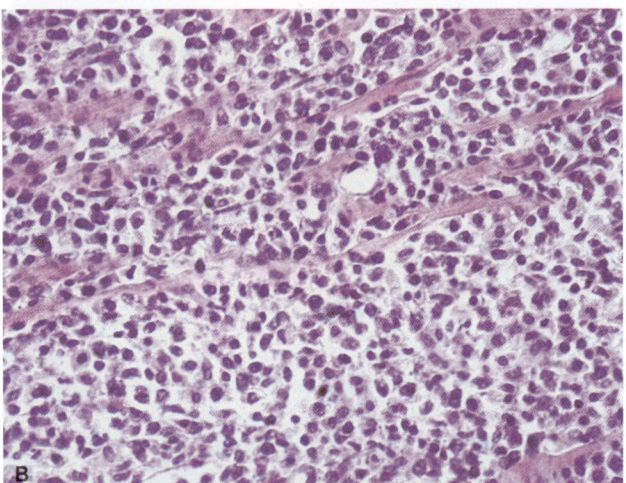

Figura 2.41 Coração de bovino. **A.** Linfoma. **B.** Fotomicrografia do linfoma. Infiltração de linfócitos neoplásicos associados à destruição de fibras cardíacas. (Cortesia do Dr. José Cláudio A. Souza, Universidade Federal Rural de Pernambuco, Garanhuns, PE.)

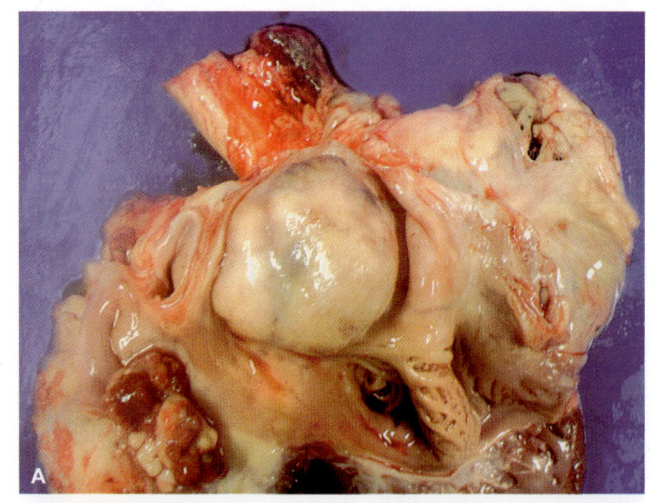

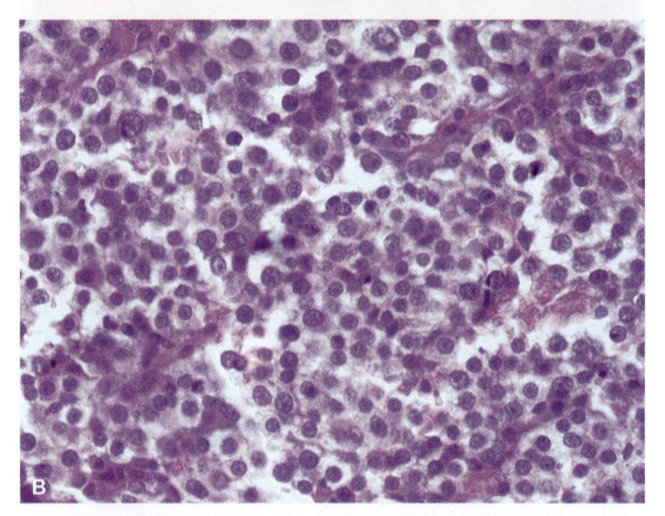

Figura 2.42 Coração de cão. **A.** Quimiodectoma maligno. Massa neoplásica invadindo o átrio e trombos neoplásicos aderidos ao lúmen ventricular. **B.** Fotomicrografia do quimiodectoma maligno.

ção clínica está associada ao tamanho do tumor, que pode comprimir a parede vascular ou a base do coração. Os animais podem apresentar sinais clínicos de descompensação cardíaca ou dificuldade de deglutição, em decorrência da compressão do esôfago. Como consequências, é possível observar hipertrofia ou dilatação das câmaras cardíacas e hidropericárdio. O tumor maligno é menos frequente do que a forma benigna. Quando maligna, a neoplasia pode se infiltrar na parede dos vasos e do coração, envolvendo principalmente o lúmen atrial (Figura 2.42). Metástases são consideradas pouco frequentes, mas podem ocorrer em linfonodos, pulmões, rins, baço e ossos.

VASOS SANGUÍNEOS

O sistema vascular sanguíneo é dividido em sistema arterial, microcirculação (capilares) e sistema venoso. Esses vasos formam dois circuitos, um responsável pela circulação sistêmica (transporta sangue oxigenado a todos os órgãos do organismo) e outro pela circulação pulmonar (transporta sangue venoso até os pulmões).

As artérias são vasos eferentes que diminuem de calibre à medida que se ramificam e têm por função transportar o sangue e, por meio dele, levar nutrientes e oxigênio aos tecidos. Já nos capilares, por suas paredes, ocorre o intercâmbio metabólico entre o sangue e os tecidos. As veias são os vasos aferentes do coração, ou seja, transportam o sangue dos tecidos de volta ao coração. São formadas pela fusão gradual dos capilares.

A organização básica das artérias e veias consiste em túnica íntima, túnica média e túnica adventícia. A superfície interna é revestida por células endoteliais, apoiadas em uma lâmina basal. As artérias podem ser classificadas em: artérias elásticas, artérias musculares pequenas e medianas e arteríolas. As grandes artérias elásticas têm uma túnica íntima composta de endotélio e tecido conjuntivo subendotelial. A túnica média é composta de lâminas elásticas fenestradas, com interposição de células musculares lisas. As lâminas elásticas diminuem, e as células musculares aumentam, na medida em que os vasos ficam mais distantes do coração.

A túnica adventícia externa é composta de fibroblastos, colágeno e fibras elásticas, com *vasa vasorum* para nutrição da adventícia e da metade exterior da média.

Alterações do desenvolvimento

Desvio ou *anastomose portossistêmica congênita* é o desvio da veia porta para a cava durante o desenvolvimento embrionário. Os desvios podem ser intra-hepáticos, por meio de estruturas fetais remanescentes, como o ducto venoso persistente que liga veia umbilical a veia cava caudal, ou extra-hepáticos, por meio de vasos anômalos geralmente únicos que conectam veia porta, veia gástrica esquerda diretamente a veia cava caudal.

Ocorre em cães e gatos, e os sinais clínicos estão associados a subdesenvolvimento do parênquima hepático e distúrbio nervoso causado pela não metabolização pelo fígado de produtos nitrogenados, como a amônia. Essa síndrome nervosa é denominada encefalopatia hepática (ver Capítulo 4, *Fígado, Vias Biliares e Pâncreas Exócrino*).

As demais alterações congênitas dos grandes vasos foram descritas previamente, com as alterações congênitas do coração.

Alterações inflamatórias

A *arterite* é a inflamação das artérias, e termos como *vasculite* ou *angiite* são utilizados quando mais de um tipo de vaso, artérias, veias e capilares estão afetados. Os termos *flebite* e *linfangite* também são utilizados para designar inflamação restrita a veias ou a vasos linfáticos, respectivamente.

As arterites podem ocorrer como consequência de muitas doenças infecciosas, imunomediadas ou tóxicas. As causas infecciosas podem ser vírus, parasitas, bactérias e fungos. A Tabela 2.3 lista alguns agentes ou doenças infecciosas que causam arterites nos animais domésticos.

A inflamação das artérias pode ser estabelecida pela extensão local de processos inflamatórios dos tecidos adjacentes. Outras vezes, a lesão inicial está localizada no endotélio, e é originada por disseminação hematogênica. Nos vasos inflamados há leucócitos na parede ou ao redor dos vasos associados a alterações degenerativas ou necróticas com deposição de fibrina (Figura 2.43).

A natureza das células inflamatórias depende da causa. De acordo com alterações vistas associadas à inflamação, termos como *necrotizante* ou *proliferativa* são utilizados para classificar a arterite. Trombose, em decorrência da lesão endotelial, é uma consequência observada com frequência e associada à arterite.

A *arterite parasitária* é importante nos animais domésticos. A migração de larvas ocasiona inflamação de vasos em muitos animais. As larvas de *Spirocerca lupi* migram do estômago para a adventícia da aorta torácica de cães, onde se desenvolvem para a forma adulta. Os vermes formam nódulos na parede da aorta, o que pode progredir para aneurisma seguido, ocasionalmente, de ruptura fatal (Figura 2.44).

Microscopicamente, os vermes que escavam a parede da aorta causam necrose, inflamação, mineralização e até metaplasia óssea na íntima e média. Geralmente, terminam de atravessar a parede para se alojar no esôfago, mas a lesão na aorta permanece como cicatriz.

Tabela 2.3 Causas infecciosas de arterites nos animais domésticos.

Virais
Vírus da arterite viral equina (equino)
Herpesvírus ovino tipo 2/febre catarral maligna (bovino)
Herpesvírus equino tipo 1 (equino)
Vírus da língua azul (ovino)
Coronavírus da peritonite infecciosa felina (gato)
Vírus da peste suína africana (suíno)
Vírus da peste suína clássica (suíno)
Circovírus suíno tipo 2 (suíno)
Parasitárias
Angiostrongylus vasorum (cão)
Dirofilaria immitis (cão)
Elaeophora abstrusus (ovino)
Onchocerca armillata (bovino)
Spirocerca lupi (cão)
Strongylus vulgaris (equino)
Leishmania donovani (cão)
Leishmania infantum (cão)
Bacterianas
Histophilus somni (bovino)
Erysipelotryx rhusiopathiae (suíno)
Actinobacillus pleuropneumonie (suíno)
Micóticas
Aspergilose (todas as espécies)
Zigomicose (todas as espécies)

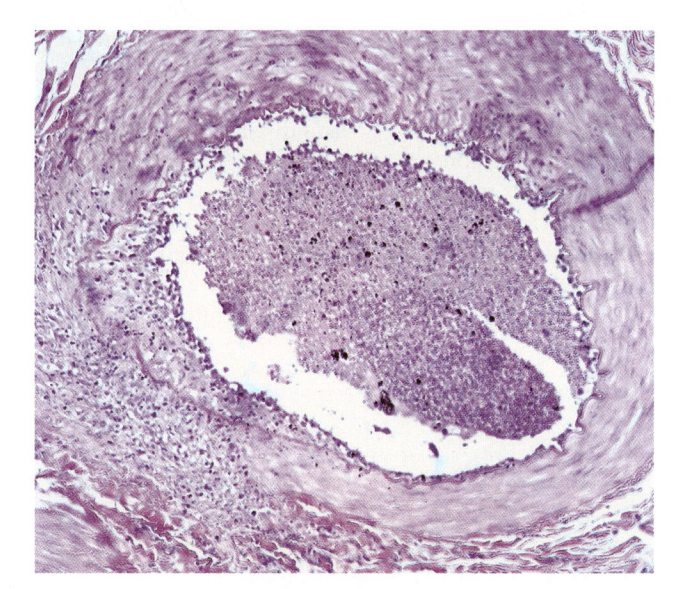

Figura 2.43 Fotomicrografia de artéria da *rete mirabile* de bovino. Arterite. Febre catarral maligna.

As larvas do *Strongylus vulgaris* penetram na mucosa do intestino do cavalo e atravessam pequenos vasos da submucosa. Em seguida, migram contra a corrente pela íntima das artérias e se localizam, preferencialmente, na artéria mesentérica cranial por 3 a 4 meses antes de retornarem para o

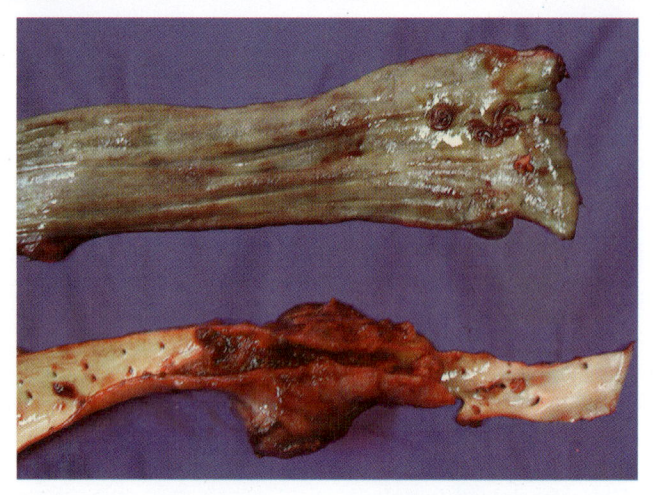

Figura 2.44 Aorta e esôfago de cão. Arterite crônica e aneurisma causados por *Spirocerca lupi*. Parasitas presentes no lúmen do esôfago.

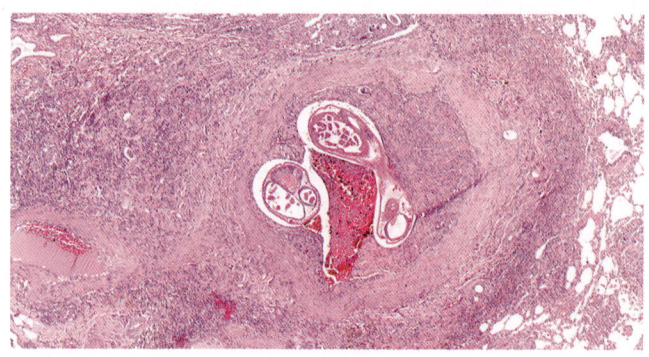

Figura 2.46 Fotomicrografia da artéria pulmonar de cão. Hipertrofia da túnica média e hiperplasia da túnica íntima. Pneumonia parasitária por *Angiostrogilus vasorum*.

intestino. O trajeto tortuoso pode ser observado nas paredes das artérias. Além da artéria mesentérica cranial, outras artérias, como aorta, celíacas e renais, podem estar afetadas. Trombos com várias larvas se formam no interior da artéria que está espessa e com a parede fibrosa (Figura 2.45).

Microscopicamente, observam-se infiltração intensa de células inflamatórias, degeneração do tecido elástico e muscular da túnica média e substituição por fibroblastos. Aneurismas podem ocorrer em decorrência da fragilidade da parede da artéria inflamada, entretanto a ruptura é rara. Infartos intestinais originados do tromboembolismo são incomuns por causa da circulação colateral abundante do intestino. Entretanto, *S. vulgaris* é considerado uma causa frequente de cólicas em equinos quando o controle parasitário é negligenciado.

As formas adultas da *Dirofilaria immitis* estão presentes nas artérias pulmonares e no lado direito do coração. A inflamação e a proliferação fibromuscular da íntima podem ser observadas macroscopicamente como aspecto granular da superfície endotelial. *Angiostrongylus vasorum* também é um parasita da artéria pulmonar de cães (Figura 2.46). Os vermes adultos parasitam artéria pulmonar e ventrículo direito de canídeos e causam arterite proliferativa.

Arterites bacterianas ocorrem pela ação tóxica do lipopolissacarídio (LPS) ou de endotoxinas citotóxicas de algumas bactérias, que lesionam diretamente o endotélio ou indiretamente, por ação de prostaglandinas e radicais livres de oxigênio liberados durante a infecção (Figura 2.47). Exemplos de bactérias que causam vasculites são: *Mannheimia (Pasteurella) haemolitica*, *Actinobacillus pleuropneumonie* e *Histophilus somni*.

Alguns fungos têm afinidade pelas artérias, como *Aspergillus* spp., que pode causar *arterite micótica* trombótica e necrotizante, acompanhando a placentite micótica em vacas e inflamação das bolsas guturais nos equinos. Os gêneros *Mucor*, *Absidia*, *Rhizopus* e *Rhizomucor*, todos do grupo dos zigomicetos, também são causas frequentes de arterite quando invadem as paredes dos pré-estômagos nos bovinos.

As *arterites virais* são originadas por viroses sistêmicas. Frequentemente, as células endoteliais são primariamente atingidas, como no caso da arterite viral equina e da peste suína. Em outros casos, a vasculite é mediada por mecanismos de base imune, como na peritonite infecciosa felina e na febre catarral maligna. Vasculite necrotizante sistêmica tem sido observada em suínos infectados com circovírus suíno tipo 2. Em geral, as paredes das artérias pequenas e médias apresentam necrose fibrinoide, edema e infiltração linfo-histioplasmocitária.

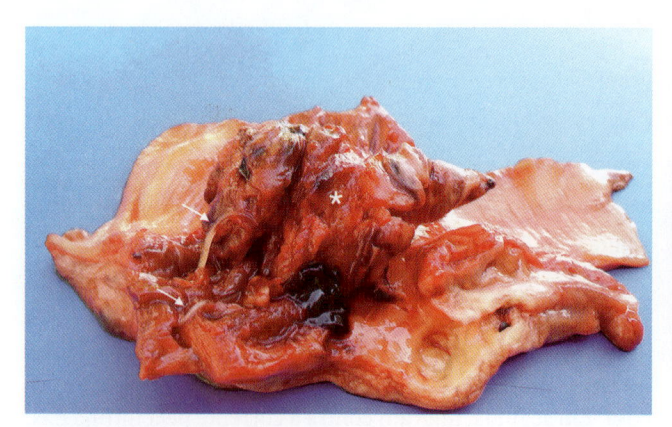

Figura 2.45 Artéria mesentérica (ramo cranial) de equino. Tromboarterite (*) por *Strongylus vulgaris* (seta).

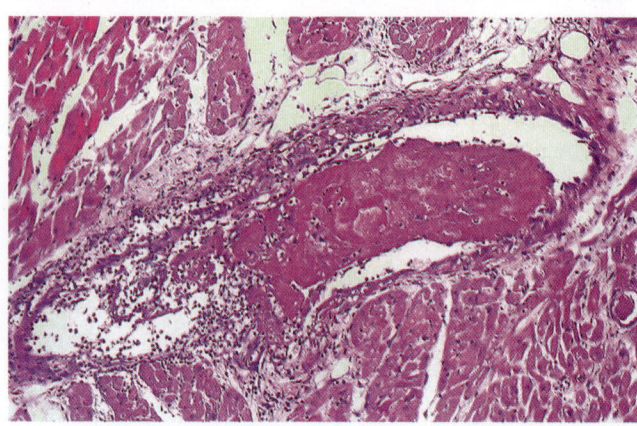

Figura 2.47 Fotomicrografia de artéria de cão. Arterite.

Entre as causas imunomediadas não infecciosas de vasculite nos animais domésticos estão: púrpura hemorrágica, poliarterite nodosa, lúpus eritematoso sistêmico e doença do soro. Observa-se uma vasculite necrotizante causada pela deposição de imunocomplexos na parede, seguida de fixação de complemento, influxo de neutrófilos e, posteriormente, células mononucleares.

A poliarterite nodosa, também denominada panarterite nodosa, frequente em ratos velhos, acomete ocasionalmente cães, gatos, bovinos e equinos. É caracterizada pela necrose fibrinoide segmentar ou circular associada a infiltrado inflamatório misto e fibroplasia de pequenas e médias artérias. A lesão apresenta um padrão segmentar (nodoso). Artérias renais, coronárias, hepáticas e gastrintestinais são as mais comumente afetadas. Vasculites primárias são descritas em cães que não apresentam fatores desencadeantes ou doenças associadas a inflamação vascular. Vasculites secundárias a processos inflamatórios e neoplásicos também são descritas em cães.

A *flebite*, inflamação das veias, é uma lesão vascular frequentemente complicada por trombose (tromboflebite). Pode originar-se em infecções sistêmicas, como peritonite infecciosa felina, ou por extensões de infecções locais, como metrite e hepatite supurada. Causas iatrogênicas, como contaminação decorrente de injeções intravenosas inadequadamente aplicadas, também acontecem.

A onfaloflebite é um processo inflamatório que envolve os componentes do cordão umbilical, incluindo o úraco, a veia e a artéria umbilicais (Figura 2.48). Ocorre em bezerros pela contaminação bacteriana do umbigo após o parto e pode ocasionar septicemia, poliartrite e abscessos hepáticos.

Dilatações e rupturas

O *aneurisma* é uma dilatação localizada e permanente da parede de um vaso arterial (Figura 2.49) e é mais frequente nas artérias elásticas. O aneurisma resulta do enfraquecimento local da parede vascular, que está estendida além da sua capacidade de resistência. As causas são alterações inflamatórias ou degenerativas.

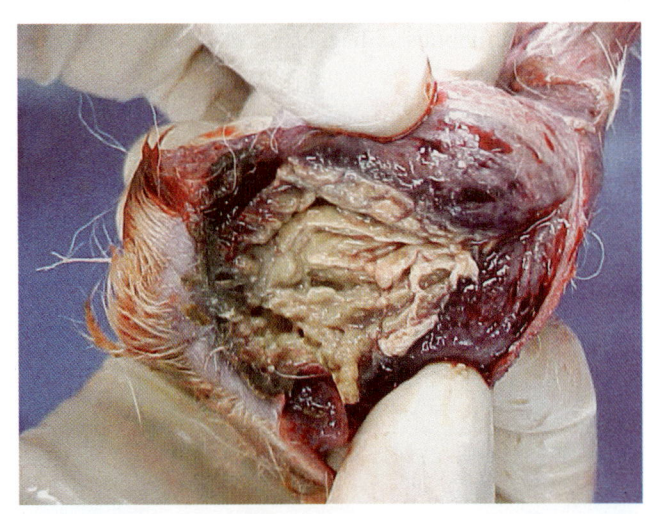

Figura 2.48 Umbigo de bezerro. Onfaloflebite supurada. (Cortesia da Dra. Rogéria Serakides, Universidade Federal de Minas Gerais, Belo Horizonte, MG.)

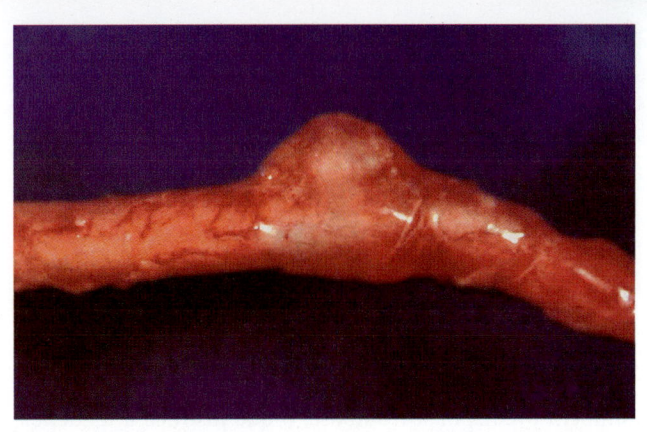

Figura 2.49 Aorta de cão. Aneurisma calcificado. Dilatação saculiforme na parede da artéria.

São infrequentes nos animais domésticos, com exceção das lesões de *S. vulgaris* na artéria mesentérica de equídeos e *S. lupi* na aorta de cães. A deficiência de cobre em suínos tem sido descrita como causa de aneurisma. O cobre é um componente importante de uma enzima, a lisil oxidase, necessária para a formação e a maturação do colágeno e do tecido elástico. As principais consequências são as rupturas, que, na maioria das vezes, são fatais. Também podem ocorrer trombose e obstrução.

Outra entidade desse grupo de alterações vasculares é o aneurisma dissecante, condição frequentemente fatal, rara nos animais domésticos e, relativamente, mais frequente em aves (perus e avestruzes). É caracterizada pela dissecção aguda da artéria, quando a íntima sofre uma solução de continuidade, por onde penetra o sangue que se interpõe e disseca a túnica média, e produz um leito falso envolvente que se estende ao longo da artéria.

A dilatação que ocorre em veias, conhecida como *flebectasia*, é uma lesão bastante incomum nos animais domésticos. A *telangiectasia* é a dilatação dos capilares. A variante hepática compromete os sinusoides do fígado e ocorre frequentemente em bovinos, sem causa definida. Embora a telangiectasia não resulte em nenhuma alteração da função hepática, é uma causa frequente de condenação de fígado de bovinos durante o abate, em razão do aspecto visual impróprio para consumo. O órgão apresenta-se com manchas escuras, irregulares e deprimidas em relação ao parênquima normal.

Rupturas vasculares decorrem de traumatismo e raramente são espontâneas, como ocorre na aorta intrapericárdica de equinos durante exercício físico excessivo. Aumento da pressão arterial e degeneração da parede do vaso parecem ter importância na patogenia, mas esta é pouco entendida. A ruptura acontece geralmente dentro do saco pericárdico, e a morte ocorre rapidamente por tamponamento cardíaco.

A ruptura de grandes vasos em outras localidades tem como consequência hemorragia nas cavidades corporais, a qual leva à morte por choque hipovolêmico. Ruptura da veia cava caudal em bovinos decorrente de tromboflebite, ruptura da artéria carótida em decorrência da gutturite (ou gutturocistite) micótica em equinos e ruptura de aneurisma por *Spirocerca lupi* em aorta de cães são outras manifestações comuns de rupturas vasculares.

Trombose e embolismo

Trombose é a formação patológica *ante mortem* de coágulo sanguíneo aderido à parede vascular. Vários fatores contribuem para a ocorrência de trombose. Lesão endotelial é sua causa principal, pois a exposição do colágeno da íntima leva à aderência de plaquetas e ativação da cascata de coagulação. Agentes infecciosos, produtos tóxicos ou reações imunomediadas podem causar lesões endoteliais. Alteração do fluxo sanguíneo, como no caso de estase venosa, é um fator predisponente à trombose, mas não de modo isolado. A lentidão no fluxo sanguíneo pode causar hipoxia e, consequentemente, lesão endotelial. A turbulência sanguínea também predispõe à trombose, o que justifica a tendência de a trombose ocorrer em bifurcações vasculares. Alterações de hipercoagulabilidade, como aumento dos fatores pré-coagulantes ou plaquetas ou diminuição dos fatores anticoagulantes, são responsáveis pelo estado de hipercoagulação sanguínea que também predispõe à trombose. A lesão endotelial, alterações do fluxo sanguíneo e hipercoagulabilidade constituem a tríade de Virchow e são fatores envolvidos na etiopatogenia da trombose.

Entre as causas frequentes de trombose em animais domésticos estão: estrongilose em cavalos, dirofilariose em cães, trombose da aorta caudal em casos de cardiomiopatia felina e canina e trombose da veia cava caudal. Larvas de *Strongylus vulgaris* em equinos migram do intestino para a artéria mesentérica onde se fixam e podem causar arterite, trombose e aneurisma.

A trombose aorticoilíaca é uma lesão descrita em equinos jovens da raça Puro-Sangue Inglês, e se manifesta clinicamente como intolerância ao exercício e claudicação intermitente. A trombose ocorre na aorta terminal e nas artérias ilíacas internas e externas, e sua patogênese é desconhecida.

Na trombose da veia cava caudal em bovinos, podem ocorrer flebite e erosão da parede, com ruptura e morte súbita do animal. Suas causas são rumenites e abscessos hepáticos.

Coagulação intravascular disseminada (CID) é uma causa comum de hipercoagulação sanguínea e resulta na formação de microtrombos no interior das arteríolas e capilares sanguíneos e sinusoides. É um mecanismo importante e comum de ativação anormal generalizada da coagulação associado a diversas doenças. As doenças que resultam em CID incluem: endotoxemias e septicemias bacterianas; infecções virais, como peritonite infecciosa felina e peste suína clássica; infecções parasitárias, como dirofilariose, queimaduras extensas, pancreatites agudas; e processos neoplásicos, como hemangiossarcomas e leucemias.

Esse fenômeno pode iniciar-se por lesão endotelial com exposição do colágeno subendotelial, agregação plaquetária e ativação do processo da coagulação, ou também pode começar por ativação direta das vias intrínseca ou extrínseca da coagulação de maneira intensa ou extensa no leito vascular. Ocorre uma coagulação excessiva, com depleção dos fatores de coagulação, e que se manifesta com hemorragias disseminadas, resultantes tanto de lesão endotelial quanto de trombocitopenia de consumo (coagulopatia de consumo).

Os trombos recém-formados são massas de fibrina firmes, amareladas ou avermelhadas, aderidas focalmente na íntima do vaso, e, nos casos das doenças parasitárias, os vermes são encontrados em seu interior. Com o passar do tempo, inicia-se a organização por proliferação fibroblástica, com oclusão parcial ou total do lúmen; muitas vezes, em processos mais antigos, observam-se mineralização e recanalização da massa trombótica.

Como consequência, os trombos podem obstruir os vasos afetados, causando isquemia tecidual, ou se desprender e formar êmbolos que obstruirão outros vasos distantes de menor calibre. Dessa maneira, o embolismo é a obstrução vascular provocada por trombos ou corpos estranhos que se deslocam pelo sangue.

Os êmbolos podem ser sépticos, decorrentes de endocardites valvulares, ou estéreis, decorrentes de vacinas oleosas ou bolhas de ar durante injeções intravenosas. Ainda existem os êmbolos gordurosos liberados na circulação após fratura óssea e os êmbolos fibrocartilaginosos em cães e gatos, oriundos do núcleo pulposo do disco intervertebral, e êmbolos de tecido nervoso em bovinos insensibilizados com pistola pneumática em abatedouros. Parasitas mortos ou células neoplásicas também podem atuar como êmbolos estéreis.

Consequências do embolismo são obstrução e isquemia tecidual (infartos) (Figura 2.50), formação de abscessos ou processos inflamatórios tromboembólicos (como pneumonia ou nefrite tromboembólicas) nos casos dos êmbolos sépticos e metástases nos casos de êmbolos neoplásicos (Figura 2.51).

Alterações degenerativas

A *arteriosclerose* é um termo utilizado para denominar processos de espessamento da parede das artérias que ocorre por conta do acúmulo de tecido conjuntivo, hipertrofia de musculatura lisa, cálcio ou lipídios em suas túnicas. O espessamento da aorta abdominal, com perda da elasticidade, é frequente nos animais domésticos, mas raramente causa alterações clínicas.

A etiologia é pouco conhecida; parece estar relacionada com a maior turbulência sanguínea, pois os locais de ramificação arterial, onde ocorre maior turbulência, são os mais acometidos. Embora seu diagnóstico macroscópico seja di-

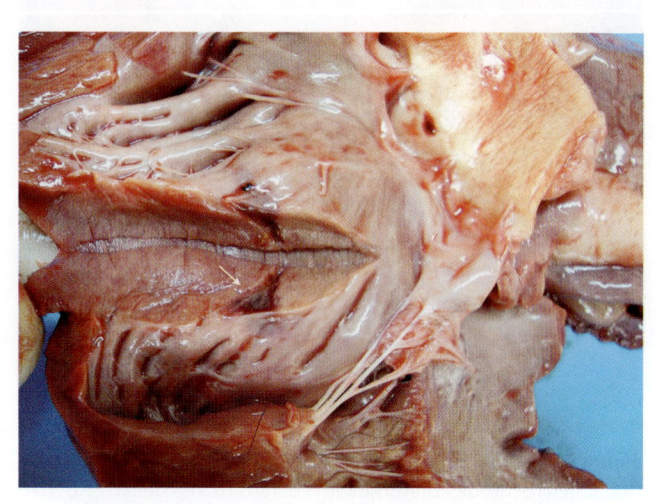

Figura 2.50 Coração de cão. Infarto no miocárdio (*seta*).

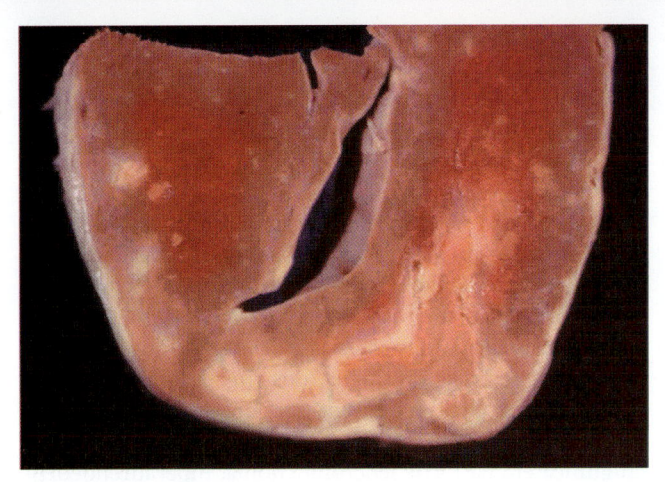

Figura 2.51 Coração de bovino. Infarto do miocárdio em razão de tromboembolismo séptico.

fícil, podem-se verificar placas brancas, firmes e ligeiramente elevadas na túnica íntima das artérias.

Histologicamente, ocorre o espessamento da íntima pelo acúmulo de mucopolissacarídeos, com subsequente infiltração da túnica média e proliferação de células da musculatura lisa e de tecido conjuntivo fibroso na íntima. Em cães, a proliferação de tecido conjuntivo e microcalcificações são alterações observadas em aorta agravadas com a idade.

A *aterosclerose* é o acúmulo de extensos depósitos de lipídios (colesterol, ácidos graxos, triglicerídios e fosfolipídios), tecido fibroso e cálcio (ateroma) nas paredes musculares e elásticas de artérias de grande e médio calibres, com eventual estenose do lúmen. Em seres humanos, é uma doença de grande importância por estar diretamente relacionada com o infarto agudo do miocárdio e com a isquemia cerebral.

Em animais, sua ocorrência é raramente observada, assim como seus sinais clínicos. Entretanto, placas ateromatosas extensas já foram vistas em cães com baixos níveis de hormônios tireoidianos (hipotireóideos) em razão das altas taxas de colesterol (Figura 2.52), e já foram descritas lesões ateroscleróticas discretas em suínos e aves idosos.

Por meio da realização de pesquisas com o intuito de desenvolver a doença em animais para ter um modelo para seu estudo em seres humanos, ficou patente que suíno, coelho e galinha são suscetíveis à doença experimental, produzida pela ingestão de dietas ricas em colesterol, mas que cão, gato, vaca, cabra e rato são resistentes.

Muitas teorias quanto à etiologia dessa lesão têm sido discutidas, e muitos fatores têm sido pesquisados como potenciais predisponentes ao desenvolvimento da aterosclerose. Entre eles, há lesões ou disfunções endoteliais causadas por altos níveis de colesterol (hiperlipidemia), associadas a diabetes melito e, em seres humanos, a hipertensão, o tabagismo, a obesidade e o sedentarismo.

O colesterol, para ser transportado na corrente sanguínea, liga-se a algumas proteínas e outros lipídios por meio de conexões não covalentes em um complexo chamado de lipoproteína. Existem vários tipos de lipoproteínas que são classificadas quanto a sua densidade. Entre elas, estão as lipoproteínas de baixa densidade (LDL, *low density lipopro-*

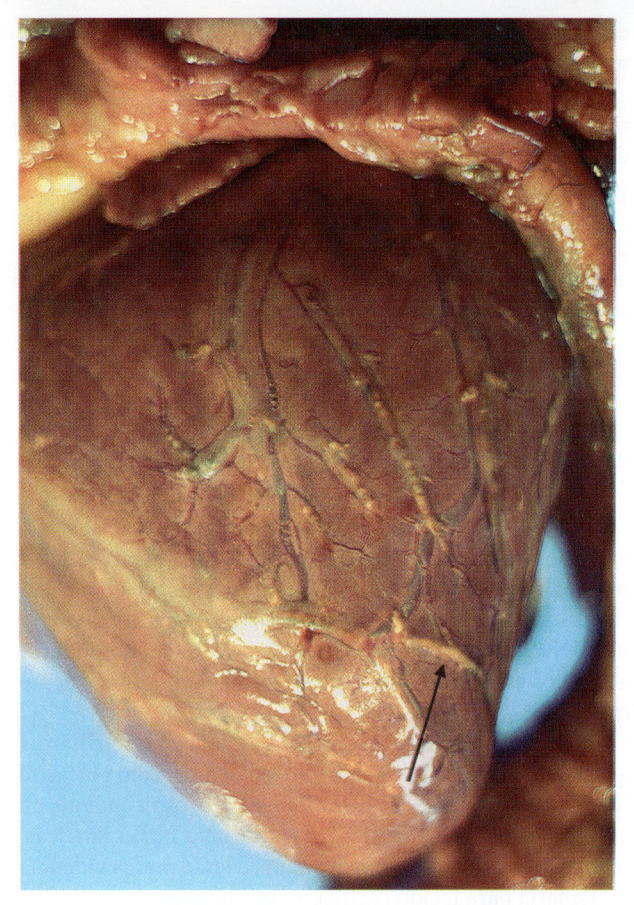

Figura 2.52 Coração de cão. Aterosclerose secundária a hipotireoidismo, caracterizada por coronárias espessas e esbranquiçadas (*seta*). (Cortesia do Dr. David Driemeier, Universidade Federal do Rio Grande do Sul, Porto Alegre, RS.)

teins) e as lipoproteínas de muito baixa densidade (VLDL, *very low density lipoproteins*); ambas transportam o colesterol do fígado, onde é produzido, até as células de vários outros tecidos. Outra classe é a das lipoproteínas de alta densidade (HDL, *high density lipoproteins*), que transportam o excesso de colesterol dos tecidos de volta para o fígado.

A maior parte do colesterol está ligada a lipoproteínas de baixa densidade. O colesterol ligado à LDL é o que se deposita nas paredes das artérias, quando em excesso. O nível elevado de HDL está associado ao menor risco de desenvolver doença cardiovascular. Por outro lado, altos níveis de LDL estão associados à maior incidência de doenças cardiovasculares.

Macroscopicamente, os vasos acometidos apresentam-se espessos, firmes e de coloração branco-amarelada. À histologia, os glóbulos de lipídios acumulam-se no citoplasma das células musculares lisas, de macrófagos e nas túnicas média e íntima. Em seres humanos, pode ocorrer necrose, fibrose e mineralização, resultando em espessamento da parede arterial (arteriosclerose) e formação de trombos responsáveis pelo infarto do miocárdio e pela isquemia cerebral. Microscopicamente, a túnica média e a íntima das artérias apresentam infiltração de macrófagos espumosos ou contendo cristais de colesterol associada a proliferação de tecido conjuntivo fibroso, mineralização distrófica e hemossiderose focal.

A *mediosclerose*, ou *mineralização da túnica média*, ocorre tanto em artérias elásticas quanto em artérias musculares de médio calibre. Geralmente estão associadas à mineralização do endocárdio.

A mineralização observada pode ser classificada como de natureza distrófica ou metastática. Na primeira situação, os minerais oriundos de organelas citoplasmáticas se depositam em tecidos com lesão prévia, como áreas de inflamação e/ou degeneração. É o que ocorre nos casos de insuficiência renal crônica em cães e gatos e em bovinos com paratuberculose (infecção pelo *Mycobacterium avium* subsp. *paratuberculosis*). Os vasos apresentam alterações degenerativas hialinas e gordurosas, levando à necrose e, consequentemente, à mineralização. Já a calcificação metastática ocorre em quadros de hipercalcemia observados em casos de intoxicação pela vitamina D e pela ingestão de plantas calcinogênicas, como *Solanum glaucophyllum* syn. *malacoxylon*, *S. torvum*, *Trisetum flavescens* e *Cestrum diurnum*. Nessas circunstâncias, outros tecidos moles podem ser atingidos pelas mineralizações, principalmente rins, pulmões, músculos e tendões.

Macroscopicamente, as artérias afetadas assemelham-se a uma estrutura tubuliforme sólida e densa e com placas sólidas, brancas e elevadas na íntima. Microscopicamente, observam-se depósitos minerais basófilos nas fibras elásticas e musculares da média. Com o tempo, a lesão pode evidenciar metaplasia para tecido cartilaginoso ou ósseo.

Cavalos de todas as idades, mas especialmente os idosos, podem apresentar mineralização da íntima de artérias pequenas e arteríolas, principalmente as localizadas na submucosa intestinal. Esses *corpos da íntima* ou *corpos asteroides* são múltiplos, irregulares, cobertos pelo endotélio e fazem projeção para o lúmen. Mineralizações nas arteríolas cerebrais também podem ser observadas em cavalos idosos, por causa da deposição de sais de cálcio e ferro, e a lesão é denominada siderocalcinose. Aparentemente, não apresenta significado clínico.

A *arteriolosclerose* também é uma alteração mais frequente e importante em seres humanos que em animais domésticos. Em seres humanos, a principal causa é a hipertensão sistêmica; contudo, nos animais, sua origem não é conhecida. A arteriolosclerose pode ser predominantemente hialina ou hiperplásica.

Na *arteriolosclerose hialina*, ocorre substituição da parede arteriolar por um material homogêneo e hialino, com consequente estenose do lúmen, e pode ocasionar isquemia tecidual da área irrigada. Esse material hialino se acumula por conta do aumento de permeabilidade vascular que propicia extravasamento de substâncias como amiloide e fibrina, ocasionando necrose da musculatura lisa, conhecida como necrose fibrinoide. Em seres humanos, outra causa significativa de arteriolosclerose hialina, além da hipertensão, é o diabetes melito.

É válido ressaltar que as lesões vasculares decorrentes do diabetes são menos frequentes nos animais domésticos do que em seres humanos. Em suínos, pode-se observar degeneração hialina das arteríolas em quadros de doença do edema. Na *arteriolosclerose hiperplásica*, constata-se hiperplasia das células musculares das arteríolas e necrose fibrinoide.

Como dito anteriormente, a hipertensão sistêmica tem sido considerada o principal fator etiológico das arterioloscleroses em seres humanos, que se caracteriza pela elevação persistente da pressão sanguínea.

Embora não seja tão importante nos animais, é conveniente ressaltar que as principais causas de hipertensão em cães e gatos são as doenças renais crônicas. A degeneração arterial e arteriolar é extensa em animais com uremia e pode ser observada nas artérias e arteríolas musculares da submucosa gástrica, da língua, dos rins e da bexiga, entre outros, o que contribui para as lesões observadas na uremia.

Além disso, pode-se verificar elevação da pressão sanguínea em casos de feocromocitoma, hiperadrenocorticismo, hipo e hipertireoidismo e diabetes melito. Em cavalos e bovinos, as laminites agudas e crônicas também têm sido consideradas como causas de hipertensão sistêmica ou local. Na maioria das vezes, essas lesões vasculares são achados incidentais de necropsia, que se caracterizam por espessamento irregular da íntima, decorrente da hiperplasia da camada muscular, associado a hialinização, fibrose e hiperplasia da túnica média dos vasos.

Alterações proliferativas
Hipertrofia

Artérias podem sofrer hipertrofia da parede. Como mencionado anteriormente, essa hipertrofia arterial pode ocorrer em quadros de hipertensão. Algumas anomalias congênitas ou insuficiência cardíaca que ocasionam hipertensão pulmonar são causas de hipertrofia de artérias localizadas nos pulmões dos animais.

As alterações observadas na parede das artérias afetadas são hipertrofia muscular da túnica média, hiperplasia fibromuscular da íntima e fibrose da adventícia. Em gatos, a hipertrofia da túnica média de vasos dos pulmões é frequente. Essa alteração é comumente observada em casos de infecção pulmonar por *Aelurostrogylus abstrusus*.

Microscopicamente, a lesão mais significativa é a hipertrofia muscular (Figura 2.53). É importante salientar que essa hipertrofia da média em arteríolas pulmonares tem sido observada em gatos mesmo sem nenhuma causa aparente. Nematódeos adultos de *Angiostrongilus vasorum* em artérias pulmonares de cães também podem causar hipertrofia da parede arterial (ver Figura 2.46).

Neoplasias

As neoplasias vasculares sanguíneas têm origem nas células endoteliais que revestem os vasos. Podem ser classificadas como benignas ou malignas. O *hemangioma* é a neoplasia benigna das células endoteliais, caracterizada pela formação de espaços sanguíneos revestidos por células endoteliais bem diferenciadas.

De acordo com as dimensões desses espaços sanguíneos, o hemangioma pode ser classificado em: capilar, no caso de espaços pequenos e médios, e cavernoso, quando ocorrem grandes espaços sanguíneos. Histologicamente, os hemangiomas são neoplasias não encapsuladas, não invasivas e formadas por espaços vasculares revestidos por células en-

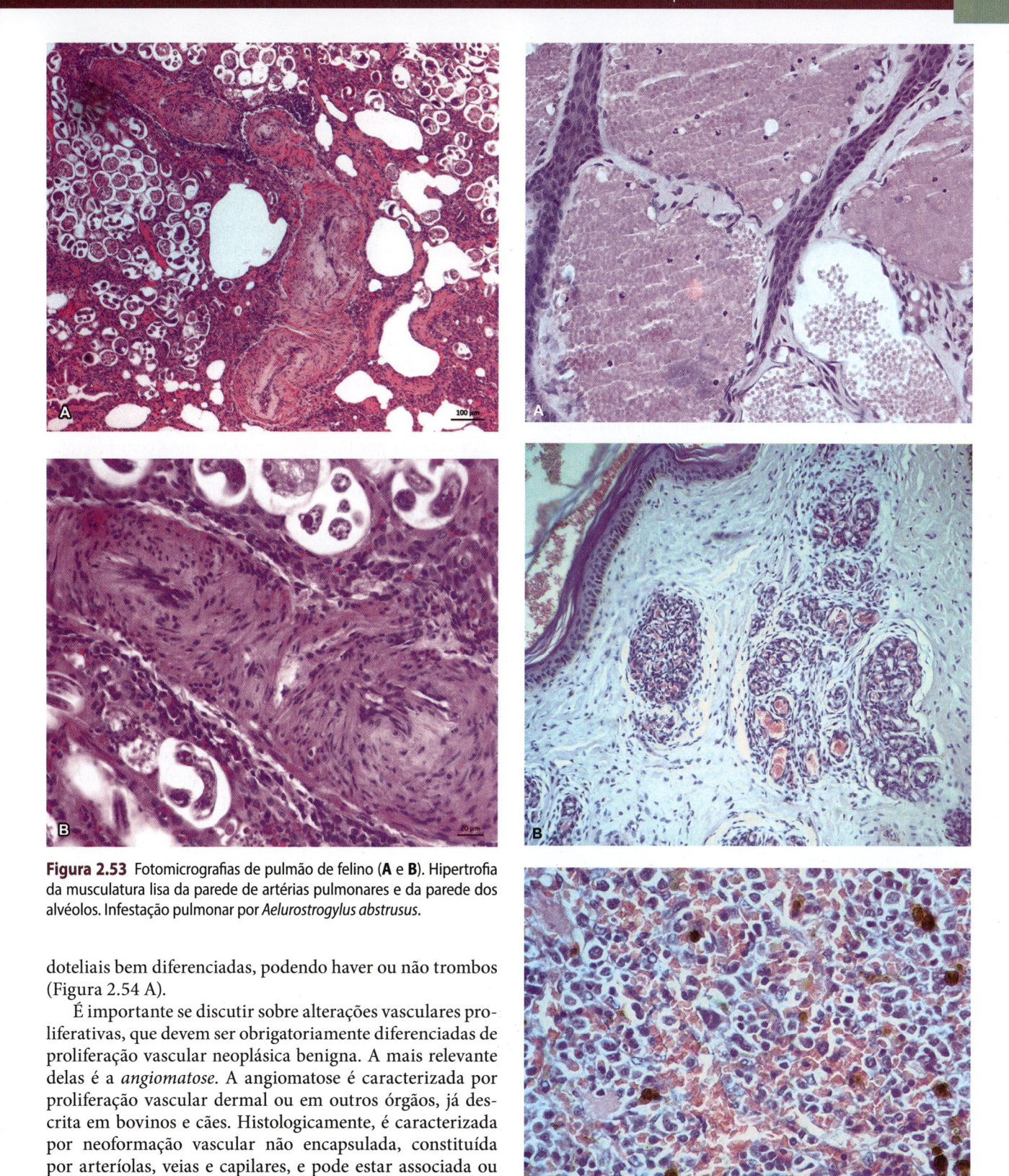

Figura 2.53 Fotomicrografias de pulmão de felino (**A** e **B**). Hipertrofia da musculatura lisa da parede de artérias pulmonares e da parede dos alvéolos. Infestação pulmonar por *Aelurostrogylus abstrusus*.

doteliais bem diferenciadas, podendo haver ou não trombos (Figura 2.54 A).

É importante se discutir sobre alterações vasculares proliferativas, que devem ser obrigatoriamente diferenciadas de proliferação vascular neoplásica benigna. A mais relevante delas é a *angiomatose*. A angiomatose é caracterizada por proliferação vascular dermal ou em outros órgãos, já descrita em bovinos e cães. Histologicamente, é caracterizada por neoformação vascular não encapsulada, constituída por arteríolas, veias e capilares, e pode estar associada ou não a infiltrado inflamatório mononuclear e fibroplasia (Figura 2.54 B).

O *hemangiossarcoma* é a neoplasia maligna das células endoteliais e é menos frequente que o hemangioma. Nos cães, os locais primários mais comuns são o baço, a pele, o átrio direito e o fígado. Em gatos, os mais comuns são o baço e o intestino. E, nos equinos, o ocular e o cutâneo. Entretanto, com frequência, o hemangiossarcoma tem distribuição

Figura 2.54 Alterações vasculares proliferativas. **A.** Hemangioma: espaços sanguíneos revestidos por células endoteliais neoplásicas bem diferenciadas. **B.** Angiomatose: neoformação vascular dermal constituída por arteríolas, veias e capilares. **C.** Hemangiossarcoma: células endoteliais neoplásicas pleomórficas, formando espaços vasculares indistintos.

multicêntrica, ou seja, pode ser observado em vários órgãos simultaneamente.

Macroscopicamente, observa-se massa neoplásica sem limites precisos, friável, de coloração avermelhada, com coágulo sanguíneo no seu interior. Histologicamente, esse tumor é caracterizado pela presença de células neoplásicas pleomórficas, formando espaços vasculares indistintos associados a hemorragia e necrose (ver Figura 2.54 C). Geralmente, a morte do animal se deve à intensa hemorragia para o interior de cavidades, como as cavidades abdominal, torácica ou pericárdica.

VASOS LINFÁTICOS

Os vasos linfáticos se encontram distribuídos em grande parte dos tecidos. O sistema de vasos linfáticos é uma via pela qual os líquidos contidos nos espaços intersticiais fluem para o sangue. É por essa via que proteínas e outras macropartículas contidas nos espaços teciduais são removidas, uma vez que nenhuma delas pode ser removida por absorção pelo capilar sanguíneo. Entretanto, a maior permeabilidade dos vasos linfáticos possibilita também o transporte de microrganismos. O sistema vascular linfático inicia-se por túbulos de fundo cego, os capilares linfáticos, que gradualmente fazem anastomoses em vasos de calibre maior e terminam alcançando o sistema vascular sanguíneo. Assim, toda a linfa vai até o ducto torácico e desemboca em grandes veias perto do coração. A linfa, ao contrário do sangue, circula em uma única direção, dos órgãos para o coração. Os capilares linfáticos são semelhantes aos capilares sanguíneos, contudo são total ou parcialmente desprovidos de lâmina basal.

Anomalias congênitas

O linfedema hereditário é uma anomalia congênita rara, já descrita em cães, bovinos e suínos. É uma alteração caracterizada pelo desenvolvimento anormal dos vasos linfáticos, em que se tem hipoplasia ou até mesmo aplasia destes. Em cães, ausência de linfonodos periféricos, como poplíteos e/ou axilares, já foi descrita em associação a casos de linfedema hereditário. Já se sabe que, em cães, a herança se deve a um gene autossômico dominante e, em bovinos e suínos, essa alteração é por causa de um traço autossômico recessivo.

Macroscopicamente, os animais afetados apresentam edema subcutâneo generalizado e/ou líquido seroso no interior de cavidades, que pode levar à morte neonatal. No estado do Rio Grande do Sul, foi diagnosticado em 12 bezerros nascidos com variados graus de edema, principalmente nos membros pélvicos. Os bezerros eram resultado de cruzamento de vacas com um mesmo touro Red Angus.

Alterações inflamatórias

A linfangite é definida como inflamação dos vasos linfáticos e, geralmente, é secundária a outras doenças, mas pode ser também de origem primária. Os principais agentes envolvidos em quadros de linfangite são: bactérias, fungos e parasitas.

Entre os agentes envolvidos nas linfangites bacterianas destacam-se Corynebacterium pseudotuberculosis, Streptococcus spp., Staphylococcus spp., Rhodococcus equi hoagii, Pseudomonas aeruginosa e Mycobacterium avium subsp. pseudotuberculosis.

Corynebacterium pseudotuberculosis causa inflamação progressiva crônica dos linfáticos subcutâneos em bovinos e, mais comumente, em equinos. O processo se inicia nos membros pélvicos e resulta na formação de edema e de nódulos na derme caracterizados por abscessos que ulceram, causando descargas purulentas (doença conhecida como linfangite ulcerativa). Histologicamente, a lesão se caracteriza por inflamação piogranulomatosa/granulomatosa. Lesões semelhantes podem ser observadas nas infecções por Streptococcus spp., Staphylococcus spp., Rhodococcus equi hoagii e Pseudomonas aeruginosa, Burkholderia mallei, Dermatophylus congolensis e são, portanto, considerados diagnósticos diferenciais.

O Mycobacterium avium subsp. pseudotuberculosis, agente causador da paratuberculose, ou doença de Johne em ruminantes, é uma causa importante de linfangite dos vasos linfáticos intestinais de bovinos. Histologicamente, a lesão se caracteriza por linfangite granulomatosa com macrófagos epitelioides que contém grande quantidade da bacilos nos vasos linfáticos, o que sugere que a disseminação do agente pode ocorrer também por via linfática. Outras doenças bacterianas que cursam com linfangite granulomatosa são a tuberculose e actinobacilose.

Linfangites micóticas podem ser causadas por fungos, como Histoplasma capsulatum var. farciminosum e Sporothrix schenckii. Histoplasma capsulatum var. farciminosum acomete exclusivamente equinos e muares, e geralmente promove inflamação dos linfonodos e vasos linfáticos do pescoço e membros (doença conhecida como linfangite epizoótica).

Macroscopicamente, os vasos linfáticos subcutâneos se tornam distendidos e espessos. Com frequência, a infecção se estende para tecidos adjacentes, que demonstram característica edemaciada e formação de pequenos nódulos que podem ulcerar e drenar exsudato purulento. Histologicamente, observa-se inflamação piogranulomatosa. Por apresentar características macro e microscópicas semelhantes, a linfangite epizoótica é considerada um importante diagnóstico diferencial da linfangite ulcerativa.

Já Sporothrix schenckii é responsável por uma micose cutânea, na qual pode haver envolvimento dos vasos linfáticos adjacentes (forma cutânea-linfática) observada em felinos, caninos e equinos. Nessa forma, a lesão ascende a partir da porta de entrada, geralmente dos membros, por via linfática, provocando formações nodulares e linfangite e ocasionando um sinal clínico clássico, conhecido como "rosário esporotricótico". Esses nódulos podem ulcerar e drenar exsudato purulento e se caracterizam histologicamente por inflamação granulomatosa.

A linfangite parasitária é decorrente da infecção por Brugia spp., que parasita o sistema linfático de cães e gatos. As lesões observadas são linfangite granulomatosa, linfangiectasia e linfadenite. Diferentemente do quadro observado em seres humanos, não ocorre formação de linfedema e elefantíase.

Dilatação e ruptura

Linfangiectasia é a dilatação dos vasos linfáticos. Pode ser decorrente de anomalias congênitas ou da obstrução linfática por neoplasias ou processos inflamatórios; outra causa é a dilatação dos linfáticos por excesso de fluido intersticial da área drenada por esses vasos.

Macroscopicamente, os vasos se tornam irregularmente dilatados no segmento anterior à obstrução, e ocorre, também, aumento do fluido intersticial. A dilatação dos linfáticos pode ser vista em bovinos com quadros de pneumonias causadas por *Pasteurella* spp. e na paratuberculose. A dilatação de vasos linfáticos das mucosas e submucosa intestinal de cães, conhecida como *linfangiectasia intestinal* (Figura 2.55), tem origem congênita ou adquirida e pode estar ou não associada a uma linfangite lipogranulomatosa, reação inflamatória à linfa extravasada de vasos linfáticos rompidos. Clinicamente, os cães afetados apresentam diarreia crônica com má absorção, edema no subcutâneo e cavidades corporais e emagrecimento progressivo. À necropsia, a mucosa intestinal fica pálida, com vilosidades alongadas e brancacentas, conferindo um aspecto aveludado.

A *ruptura dos vasos linfáticos* vale ser destacada se atinge vasos de grande calibre. A ruptura do ducto torácico (principal canal coletor de linfa) pode decorrer de traumatismos, inclusive iatrogênicos, ou pode ser espontânea, causando quilotórax (derrame de linfa para o interior da cavidade torácica). Entretanto, muitos casos de quilotórax ocorrem sem evidências de lesão no ducto torácico. Outras causas incluem neoplasias, anomalias congênitas do ducto torácico e trombose da veia cava cranial. Ascite quilosa, embora menos comum, pode ocorrer em razão da ruptura de vasos linfáticos intestinais ectásicos.

Alterações proliferativas

Neoplasias

Neoplasias primárias dos vasos linfáticos são raras em todas as espécies animais. Podem ser classificadas em linfangioma e linfangiossarcoma. O *linfangioma* é uma neoplasia benigna composta de capilares linfáticos preenchidos por linfa (Figura 2.56) que podem se desenvolver espontaneamente ou por alterações de malformação congênitas. O *linfangiossarcoma*, ou linfangioendotelioma maligno, é histologicamente semelhante ao hemangiossarcoma, e são necessárias técnicas ultraestruturais e imuno-histoquímicas, com a utilização de marcadores como fator VIII, vimentina e laminina, para diferenciá-los. A par disso, há que se considerar a

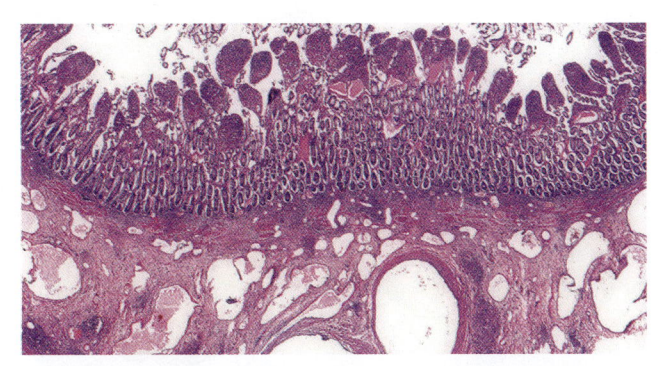

Figura 2.55 Fotomicrografia de intestino delgado de cão. Ectasia intensa de vasos linfáticos da submucosa e ectasia discreta de vasos linfáticos das vilosidades intestinais. Linfangiectasia intestinal. (Cortesia da Dra. Taismara Simas de Oliveira, Laboratório Zoogene, Belo Horizonte, MG.)

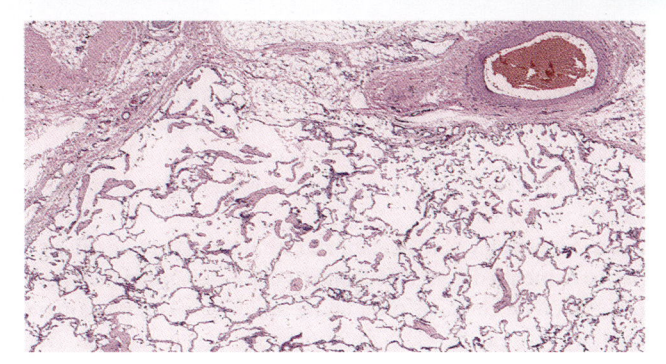

Figura 2.56 Fotomicrografia de pele de cão. Linfangioma retroperitoneal. Espaços vasculares irregulares, livres de sangue, revestidos por células endoteliais neoplásicas bem diferenciada. (Cortesia da Dra. Taismara Simas de Oliveira, Laboratório Zoogene, Belo Horizonte, MG.)

ausência de material hemático nos espaços vasculares como um importante indicativo da natureza linfática do processo. Embora as neoplasias primárias sejam raras, o linfangiossarcoma já foi descrito na bexiga e mesentério de cães e no subcutâneo de roedores. Importante destacar que os vasos linfáticos são rotas comuns de metástases.

SÍNDROMES CLÍNICAS

Insuficiência cardíaca

A insuficiência cardíaca (IC) é uma síndrome causada pela incapacidade do coração de bombear o sangue de modo a atender às necessidades metabólicas tissulares, ou pode fazê-lo somente com elevadas pressões de enchimento. O coração, como uma bomba, apresenta duas maneiras de tornar-se insuficiente; a primeira é em decorrência de incapacidade de bombear o sangue para a artéria aorta ou artéria pulmonar (disfunção sistólica) e a segunda, em decorrência da incapacidade de enchimento, de maneira adequada, das câmaras cardíacas (disfunção diastólica).

É importante ressaltar que doença cardíaca não é sinônimo de insuficiência cardíaca. A IC caracteriza-se por uma lesão cardiovascular acompanhada de sinais clínicos e/ou alterações anatomoclínicas discretas ou não resultantes da redução do débito cardíaco (volume de sangue bombeado pelo coração em 1 min) e/ou das elevadas pressões de enchimento no repouso ou no esforço.

As causas de insuficiência cardíaca são todas as doenças ou alterações que:

• Promovem o aumento de pressão nas câmaras cardíacas (p. ex., estenoses valvulares, hipertensão pulmonar)
• Promovem aumento de volume nas câmaras cardíacas (p. ex., insuficiências valvulares, alterações congênitas)
• Ocasionam lesão e perda da musculatura cardíaca (p. ex., necrose do miocárdio, miocardites e neoplasias)
• Impedem a contratilidade normal das fibras cardíacas (p. ex., hemopericárdio, pericardite constritiva)
• Alteram a contratilidade normal das fibras cardíacas (p. ex., arritmias, fibrilação ventricular).

Uma vez ocorrida a diminuição intermitente ou permanente do trabalho cardíaco, mecanismos compensatórios intrínsecos e sistêmicos são acionados na tentativa de atender às demandas para a manutenção de um débito cardíaco adequado. Os principais mecanismos compensatórios são: hipertrofia do miocárdio, aumento da frequência cardíaca, aumento da resistência periférica, aumento da volemia e redistribuição do fluxo sanguíneo para órgãos com prioridade metabólica.

A hipertrofia é o mecanismo compensatório intrínseco para o aumento de carga diastólica (volume sanguíneo) ou para o aumento da carga sistólica (aumento de pressão) na câmara cardíaca. Como descrito anteriormente neste capítulo (ver respostas fisiopatológicas do miocárdio), a hipertrofia pode ser concêntrica (sobrecarga de pressão) ou excêntrica (sobrecarga de volume), e em ambos os casos o objetivo é a manutenção do débito cardíaco normal.

Os principais mecanismos compensatórios sistêmicos envolvem respostas hemodinâmicas, renais e neuro-hormonais que objetivam aumentar a frequência cardíaca, aumentar a resistência periférica e a volemia, bem como a redistribuição do fluxo sanguíneo para os órgãos. Frente à redução do débito cardíaco e da pressão sistêmica mais baixa, ocorre a ativação de barorreceptores arteriais que vão promover aumento do tônus simpático e diminuição do tônus parassimpático, acarretando aumento da frequência cardíaca e da contratilidade miocárdica, além da constrição de arteríolas.

O menor fluxo sanguíneo para os rins e, consequentemente, menor filtração glomerular ocasiona diminuição na concentração de sódio e aumento da concentração de potássio plasmáticos, que leva à ativação do sistema renina-angiotensina-aldosterona. A renina é liberada pelos rins, promovendo a conversão de angiotensinogênio em angiotensina I, que, em seguida, é convertida em angiotensina II pelos pulmões. A angiotensina II é um vasoconstritor potente que promove a vasoconstrição periférica e a redistribuição do fluxo sanguíneo. Além disso, a angiotensina II promove a vasoconstrição das arteríolas renais aferentes, preservando o volume da filtração glomerular, e ativa a liberação de aldosterona, responsável pela reabsorção de sódio e água nos túbulos renais, favorecendo o aumento da volemia.

Vale ressaltar que os mecanismos compensatórios são, a princípio, um processo adaptativo servindo para restaurar o débito cardíaco adequado, permitindo que o animal permaneça assintomático; assim, diz-se que apresenta uma cardiomiopatia compensada. Contudo, a longo prazo, a ativação sustentada destes mecanismos/sistemas pode causar lesão ventricular secundária e consequentemente descompensação cardíaca e o animal passa da forma assintomática para a síndrome clínica da IC. Fatores precipitantes, tais como exercício físico excessivo, febre, anemia, hipertireoidismo, que ocasionem ou exijam aumento no débito cardíaco também podem suplantar o estado compensado e desencadear um quadro de IC.

A insuficiência cardíaca pode ser classificada, de acordo com o curso, como aguda ou crônica. A *insuficiência cardíaca aguda* resulta de uma parada súbita da contração efetiva do coração, com diminuição acentuada do débito cardíaco e hipoxia nos órgãos vitais, inicialmente o encéfalo, ocasionando a morte do animal por choque cardiogênico. Como

é um evento rápido, não dá tempo de mecanismos compensatórios sistêmicos atuarem. As causas mais comuns são: tamponamento cardíaco agudo, necroses extensas do miocárdio, arritmias e desequilíbrio eletrolítico grave.

A *insuficiência cardíaca crônica* é um processo lento e progressivo em consequência da perda gradual da eficiência cardíaca. O coração apresenta-se incapaz, todos os mecanismos compensatórios foram suplantados e os sinais clínicos e as lesões extracardíacas estão presentes. Causas de IC crônica são cardiomiopatias, lesões inflamatórias ou degenerativas do miocárdio, alterações cardíacas congênitas, doenças pulmonares crônicas (*cor pulmonale*) e estenose ou insuficiência valvulares.

A IC crônica é classificada como direita ou esquerda, dependendo de qual lado do coração está afetado e do quadro clínico apresentado. Se o processo for muito prolongado, a insuficiência de um dos lados pode resultar em insuficiência bilateral.

Na *IC crônica do lado esquerdo*, ocorre disfunção ventricular esquerda, o débito cardíaco diminui e a pressão venosa pulmonar aumenta em decorrência da congestão pulmonar. À medida que a pressão nos capilares pulmonares excede a pressão oncótica das proteínas plasmáticas e a capacidade de drenagem linfática, ocorre extravasamento de fluido para os alvéolos e interstício, caracterizando o edema pulmonar.

Macroscopicamente, observa-se lesão cardiovascular esquerda significativa acompanhada de congestão e edema pulmonares (Figura 2.57) (ver Tabela 2.3). Histologicamente, os pulmões apresentam, além de congestão e edema acentuados, hemorragia, macrófagos repletos de hemossiderina, conhecidos como "células da insuficiência cardíaca", e fibrose alveolar. Os sinais clínicos de IC esquerda são tosse e dispneia.

Na *IC crônica do lado direito*, ocorre disfunção ventricular direita, o volume de sangue ejetado para a artéria pulmonar diminui, causando estase sanguínea nas veias cavas cranial e caudal, com consequente congestão generalizada e acentuada nos órgãos abdominais e da região da cabeça. A congestão passiva crônica do fígado é uma lesão bem característica. O fígado está aumentado de volume, congesto e tem aspecto de noz-moscada, decorrente de congestão e dilatação dos sinusoides, atrofia e necrose de hepatócitos da zona centrolobular. O processo pode progredir para fibrose.

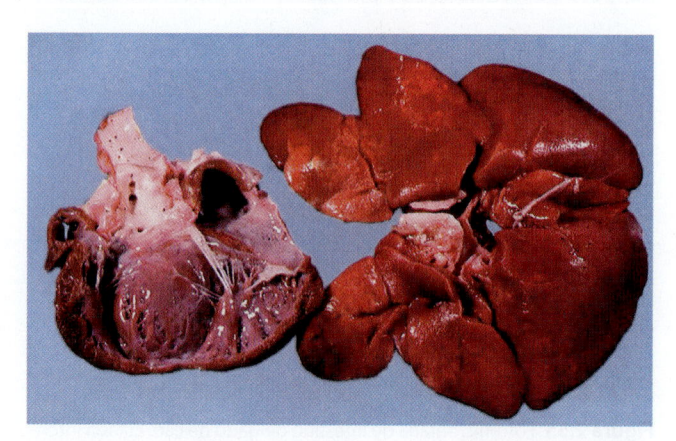

Figura 2.57 Coração e pulmões de cão. Insuficiência cardíaca esquerda. Dilatação do ventrículo esquerdo associada a congestão e edema pulmonar.

Em decorrência da congestão generalizada, há aumento da pressão venosa sistêmica (pressão hidrostática) que, ao exceder a pressão oncótica das proteínas plasmáticas e a capacidade de drenagem linfática, levará extravasamento de fluido para o interstício e cavidades. O aumento da volemia causado pela ativação persistente do sistema renina-angiotensina-aldosterona, que promove retenção de sódio e água pelos rins potencializa a formação do edema.

Macroscopicamente, observa-se lesão cardiovascular direita significativa acompanhada de congestão generalizada e de edema generalizado (anasarca) caracterizado por hidrotórax, hidropericárdio, hidroperitônio e edema subcutâneo (Tabela 2.4). Sinais clínicos, como distensão da jugular por causa da estase sanguínea (evidente, principalmente em bovinos) e diarreia decorrente da congestão de estômago e intestino, podem ser observados.

PRINCIPAIS DOENÇAS QUE AFETAM PRIMARIAMENTE O SISTEMA CARDIOVASCULAR

Dirofilariose

A dirofilariose (filariose canina, ou doença do verme cardíaco) é uma doença antropozoonótica emergente de cães, de caráter crônico, causada por um nematódeo do gênero *Dirofilaria*, sendo a *Dirofilaria immitis* a espécie mais amplamente conhecida. É uma parasitose de distribuição mundial, principalmente em regiões costeiras das zonas tropicais e subtropicais. Já foi identificada em todas as regiões do Brasil e tem maior incidência no verão.

Além do cão, o parasita pode ser encontrado em felinos e outros canídeos. No ser humano, que pode ser infectado acidentalmente, os vermes imaturos causam nódulos granulomatosos nos pulmões.

Parasitas adultos vivem na artéria pulmonar e no ventrículo direito do coração (Figura 2.58). Os parasitas são filariformes, finos e medem de 12 a 30 cm de comprimento, com as fêmeas maiores que os machos. A cópula ocorre na artéria pulmonar e no coração, e as fêmeas vivíparas liberam as larvas, microfilárias, na corrente sanguínea, por onde se disseminam.

Os hospedeiros intermediários são mosquitos dos gêneros *Aedes*, *Culex* e *Anopheles*, que sugam as microfilárias junto com o sangue. As larvas se desenvolvem até o terceiro estágio no mosquito e são então transmitidas para novo hospedeiro definitivo.

As filárias permanecem no tecido subcutâneo até alcançar 5 cm de comprimento, quando são transportadas pelas veias para o coração para finalizar o ciclo na fase adulta. O período pré-patente da doença é de 6 a 8 meses.

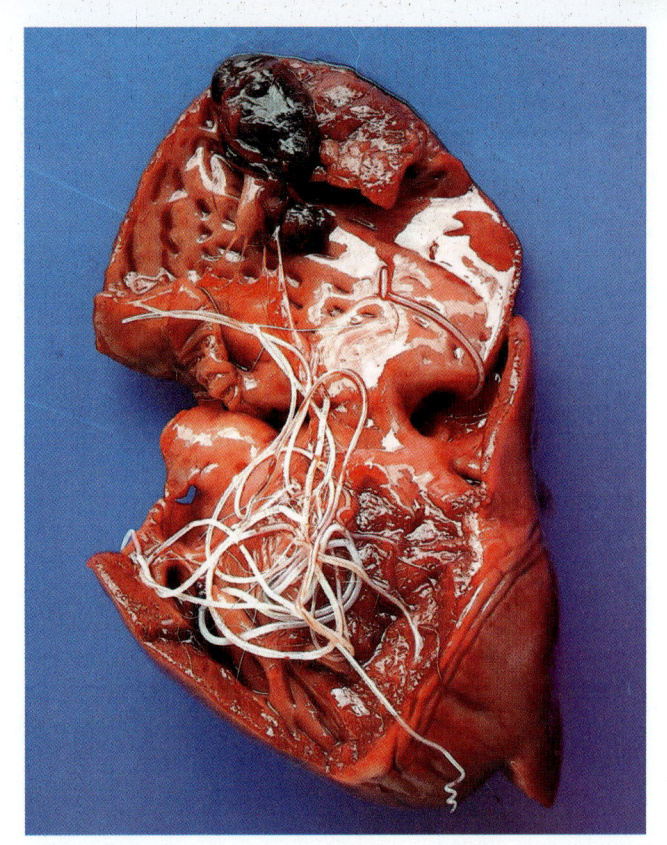

Figura 2.58 Coração de cão. Dirofilariose. Parasitas presentes no ventrículo direito.

A dirofilariose se manifesta clinicamente em animais intensamente parasitados. É caracterizada por tosse, dispneia e debilitação. O animal apresenta insuficiência cardíaca congestiva direita com quadro de hipertrofia cardíaca e edema generalizado.

O diagnóstico clínico se dá pela detecção de microfilárias no sangue ou visualização dos parasitas adultos no coração ou na artéria com auxílio do exame radiográfico.

A doença inicia-se como reação inflamatória na parede da artéria pulmonar por causa da presença do parasita, seguida do envolvimento do ventrículo direito. Ocorre lesão das células endoteliais provavelmente em razão da irritação mecânica, aderência de plaquetas e leucócitos, infiltração eosinofílica, seguida de fibroplasia da íntima e hipertrofia da musculatura da média.

Macroscopicamente, a íntima da artéria encontra-se com aspecto irregular com projeções vilosas voltadas para o lúmen, lesão bem característica de dirofilariose. Essa lesão proliferativa ocasiona uma diminuição do lúmen e, quando ocorre em artérias pulmonares menos calibrosas, acarreta

Tabela 2.4 Consequências extracardíacas da insuficiência cardíaca aguda e crônica.

Insuficiência cardíaca aguda	Insuficiência cardíaca crônica direita	Insuficiência cardíaca crônica esquerda
Processo agudo sem tempo de os mecanismos compensatórios atuarem. Morte por choque cardiogênico	*Lesões extracardíacas:* congestão generalizada dos órgãos abdominais e região de cabeça; edema generalizado (anasarca) caracterizado por hidrotórax, hidroperitônio, hidropericárdio e edema subcutâneo	*Lesões extracardíacas:* congestão e edema pulmonares

um quadro de hipertensão pulmonar. Nos pulmões, podem ser observadas hemossiderose, fibrose pulmonar difusa e hiperplasia do epitélio alveolar decorrente dessa hipertensão e lesões granulomatosas multifocais devido ao embolismo de parasitas mortos.

Em infestações muito intensas, os vermes podem ser encontrados no átrio direito e na veia cava, o que resultará em flebite esclerosante. Coagulação intravascular disseminada (CID) e glomerulonefrite membranoproliferativa de origem imunomediada são outras lesões que podem ser encontradas associadas à dirofilariose.

Outra espécie de *Dirofilaria* que infecta cães e outros carnívoros e que também apresenta potencial zoonótico é *Dirofilaria repens*. Em oposição a *D. immitis*, que tem distribuição mundial, *D. repens* tem sido diagnosticada apenas em países do Velho Mundo, causando dirofilariose subcutânea caracterizada por prurido, edema dérmico e nódulos subcutâneos contendo o parasita.

Histologicamente, observam-se dermatite purulenta, paniculite, hiperpigmentação e hiperqueratose que podem decorrer da presença de nematoides adultos ou microfilárias. A forma adulta pode ser encontrada sob a pele enquanto as microfilárias circulam na corrente sanguínea e são ingeridas por várias espécies de mosquitos vetores competentes. No ser humano, o parasita não costuma atingir a forma adulta, podendo causar uma síndrome de *larva migrans* e formar nódulos subcutâneos.

Rangeliose

A rangeliose canina, conhecida popularmente como "peste de sangue", "nambiuvu" ou "febre amarela dos cães", é uma doença caracterizada por um distúrbio hemolítico e hemorrágico, causada por *Rangelia vitalli*; um protozoário do filo Apicomplexa, ordem Piroplasmorida. Tem sido descrita apenas no Brasil.

Esse protozoário causa uma doença clínica de alta mortalidade em cães das zonas rurais e periurbanas em alguns estados das regiões Sul e Sudeste do país. A ocorrência da enfermidade em outras regiões não é conhecida. A enfermidade foi descrita pela primeira vez em 1910 pelo protozoologista brasileiro Bruno Rangel Pestana. Entretanto, a etiologia e o quadro clínico anatomopatológico foram mais bem caracterizados apenas um século depois. O ciclo biológico e a patogênese ainda não foram esclarecidos.

Nambiuvu (do tupi: "orelha que sangra") afeta cães jovens, na maioria. Em geral, a infecção por *R. vitalli* culmina com a morte do animal se não for tratado a tempo e de maneira adequada. Alguns animais podem se recuperar de modo espontâneo e aparentemente manter-se como reservatório da doença por algum tempo. Acredita-se que o protozoário seja transmitido por carrapatos.

Amblyomma aureolatum tem sido identificado em cães infectados de zona rural e em canídeos silvestres, que, por sua vez, podem atuar como reservatórios. Já *Rhipicephalus sanguineus* foi encontrado em cães infectados de áreas periurbanas.

O ciclo biológico do protozoário ainda não foi elucidado. *R. vitalli* tem estágio extracelular, dentro dos vasos sanguíneos, e intracelular, no qual se multiplica no interior de um vacúolo parasitóforo situado no citoplasma das células endoteliais dos capilares sanguíneos. Sugere-se que os parasitas em replicação rompem as células endoteliais, são liberados na corrente sanguínea e permanecem, então, livres no sangue circulante até penetrarem em uma célula endotelial intacta de um capilar sanguíneo, iniciando uma nova multiplicação. Há relatos do parasita também dentro de eritrócitos; contudo, sua visualização em esfregaços sanguíneos é muito difícil.

Clinicamente, os cães infectados podem apresentar apatia, anorexia, febre intermitente, fraqueza, anemia, icterícia, linfadenomegalia generalizada, esplenomegalia, hepatomegalia, edema dos membros pélvicos, hemorragias petequiais nas mucosas visíveis, hematêmese, rinorragia e hemorragias em locais de coleta de sangue, nos olhos, na boca e nas bordas e face externa das orelhas. A doença espontânea pode ter evolução clínica que varia de alguns dias até 3 meses, dependendo da forma de apresentação da doença.

Os achados de necropsia são: icterícia, anemia, linfadenomegalia, hepatomegalia e esplenomegalia por hiperplasia de polpa vermelha. Ocorre, ainda, quadro de diátese hemorrágica, caracterizada por hemorragias principalmente nas mucosas, no coração, nos pulmões e no intestino. Tonsilas aumentadas de volume e hemorrágicas, edema pulmonar, hidropericárdio e edema de subcutâneo nos membros pélvicos também podem ser observados.

Microscopicamente, o principal achado é o vacúolo parasitóforo intracitoplasmático presente em células endoteliais de capilares sanguíneos de diversos órgãos (Figura 2.59). Linfonodos, tonsilas, medula óssea, plexo coroide, rins, pulmões e região medular da glândula adrenal são os locais onde *R. vitalli* é com frequência mais encontrado em cortes histológicos. Outras lesões microscópicas observadas incluem: hiperplasia linfoide, em especial dos linfonodos; infiltrados linfoplasmocitários nos rins, no miocárdio, no plexo coroide e no fígado; hematopoese extramedular; medula óssea hiperplásica; necrose hepatocelular centrolobular em razão da hipoxia causada pela anemia; bilestase canalicular; necrose fibrinoide dos folículos linfoides do baço; e presença de trombos no lúmen de vasos sanguíneos de pequeno calibre.

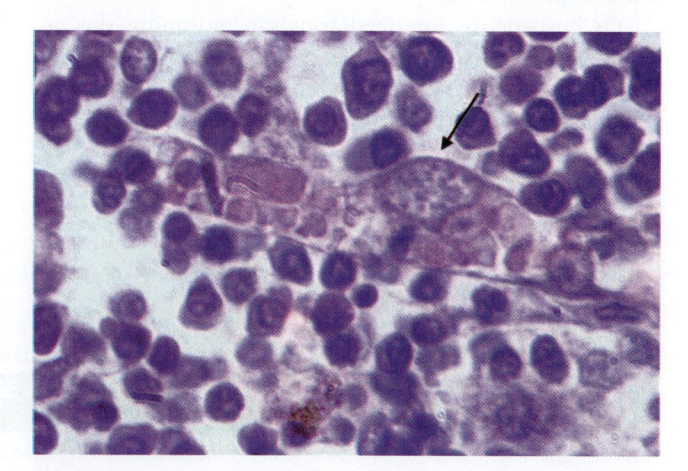

Figura 2.59 Linfonodo de cão. Vacúolo parasitóforo de *Rangelia vitalli* (*seta*) em célula endotelial. Lâmina cedida pela Universidade Federal de Santa Maria.

A patogênese da doença não é conhecida. Sugere-se que a anemia hemolítica intracelular seja do tipo imunomediada. A CID tem sido sugerida como a causa do quadro de diátese hemorrágica. Uma evidência morfológica de CID na infecção por *R. vitalli* é a presença de microtrombos no lúmen de arteríolas, capilares e vênulas. A lesão endotelial causada pela replicação continuada desse parasita e a ruptura do endotélio seriam responsáveis pelo desencadeamento da coagulopatia de consumo. Além disso, a presença do patógeno no sangue circulante poderia induzir a formação de imunocomplexos que podem ativar diretamente a cascata de coagulação.

O diagnóstico definitivo é feito pela demonstração intracitoplasmática do protozoário nas células endoteliais de capilares.

R. vitalli tem sido encontrado na citologia e histologia a partir de amostras colhidas na necropsia. A punção aspirativa de linfonodos pode ser um método auxiliar útil no diagnóstico clínico definitivo. No diagnóstico diferencial, devem ser incluídas todas as doenças que ocorrem em cães no Brasil e que cursam com anemia, icterícia, febre, esplenomegalia, linfadenopatia e hemorragias. Devem ser consideradas, principalmente, a babesiose, associada ou não à erliquiose, e a leptospirose, que têm sido, com frequência, as enfermidades mais confundidas com a infecção por *R. vitalli*. De modo diferente de *Babesia canis*, *R. vitalli* não tem sido observada em esfregaços sanguíneos e apresenta um quadro de diátese hemorrágica marcante. Além disso, pelo fato de a hemólise ser exclusivamente intracelular na rangeliose, não ocorre hemoglobinúria, como na babesiose.

Na histologia, *R. vitalli* aparece sob a forma de estruturas arredondadas basofílicas intracitoplasmáticas, de 2 a 3 mm, exclusivamente no citoplasma de células endoteliais dos capilares. Nesse caso, é diferente de formas amastigotas de *Leishmania* spp., que se localizam no citoplasma de macrófagos e que apresentam cinetoplasto.

Peste suína clássica

A peste suína clássica (PSC), cólera dos porcos ou febre do suíno, é uma doença febril altamente contagiosa que acomete porcos e javalis. A doença é causada por um vírus RNA que pertence à família Flaviviridae (gênero *Pestivirus*). PSC está presente no Brasil, e, em razão do seu impacto econômico negativo na suinocultura, o país tem um programa nacional de controle e erradicação da doença desde 1992.

A infecção ocorre pela via oronasal, havendo multiplicação viral nas células epiteliais das criptas das tonsilas, seguida pela disseminação para os linfonodos locais e circulação sanguínea, com distribuição para todo o organismo. O vírus está presente em todos os fluidos e secreções corporais e é transmitido pelo contato direto entre animais.

O vírus infecta células endoteliais, monócitos, macrófagos e algumas células epiteliais. A infecção causa leucopenia grave, depleção linfoide e imunossupressão, além de quadro de diátese hemorrágica em decorrência da lesão vascular e trombose.

A doença tem as formas aguda, subaguda, crônica ou inaparente, que variam de acordo com a virulência da amostra e a idade dos animais afetados. Amostras de virulência alta geralmente causam doença aguda com alta mortalidade, enquanto amostras de virulência baixa causam doença crônica ou inaparente. A forma aguda grave é caracterizada por febre alta (41°C), inapetência e depressão. O período de incubação costuma ser de 2 a 6 dias, com morte aos 10 a 20 dias após a infecção. Constipação intestinal seguida de diarreia é comum. A forma crônica é caracterizada por febre intermitente e depressão, e tem um curso aproximado de 30 dias; o animal pode morrer ou se recuperar, e as lesões são inespecíficas.

A lesão principal é uma vasculite generalizada responsável pelo quadro de hemorragia, eritema e cianose na pele, notavelmente nas regiões glabras e extremidades. Os principais achados de necropsia são hemorragias petequiais e equimoses difusas, especialmente nos linfonodos, rins, baço, bexiga e laringe. Necrose das tonsilas e infarto esplênico são lesões muito características. Úlceras hemorrágicas no cólon e ceco podem ocorrer nas formas subaguda e crônica. Encefalite não supurada com vasculite está presente e é manifestada por letargia, incoordenação e convulsão. A infecção transplacentária ocorre, e, dependendo da fase gestacional e da virulência das amostras, pode causar aborto e natimortos, nascimento de leitões normais ou com lesões no sistema nervoso central, caracterizadas por hipoplasia cerebelar, porencefalia ou hidranencefalia e desmielinização.

Os sinais clínicos e as lesões da PSC são semelhantes aos observados na Peste Suína Africana (PSA), uma doença hemorrágica grave e altamente contagiosa que acomete suídeos. É causada por um vírus DNA da família Asfarviridae.

A diferenciação das duas doenças por meio do exame clínico ou anatomopatológico é difícil. Por isso, são necessários os exames laboratoriais, tais como isolamento viral, PCR ou sorologia, entre outros. Havendo suspeita de PSA, os exames devem ser feitos por laboratórios oficiais. PSA é uma doença economicamente muito importante, enzoótica em muitos países africanos, contudo é exótica no Brasil. Houve um surto da doença no país em 1978, no estado do Rio de Janeiro, mas foi erradicada, e o país é considerado livre da PSA desde 1984.

Arterite viral equina

Arterite viral equina é uma doença de distribuição mundial causada pelo vírus da arterite equina, um vírus RNA que pertence à família Arteriviridae (gênero *Arterivirus*). É específica de equinos, caracterizada por panvasculite, aborto e problemas respiratórios em potros.

Estudos sorológicos indicam a presença do anticorpo contra vírus em equinos no Brasil; contudo, a importância clínica da doença no país não é conhecida. Geralmente, a manifestação clínica da doença é incomum, pois muitas amostras virais são consideradas avirulentas.

O vírus é transmitido por via respiratória ou venérea durante a fase aguda da infecção. Após a entrada, penetra em macrófagos e se dissemina primeiro para linfonodos regionais e depois para todo o organismo. Então, o vírus infecta células endoteliais e miócitos da parede de vasos, causando uma panvasculite que afeta principalmente artérias, mas também veias e vasos linfáticos.

A doença é caracterizada por febre, anorexia, depressão, leucopenia, rinite, conjuntivite mucopurulenta e edema na região medioventral e nos membros. Éguas gestantes podem abortar, e uma vasculite necrotizante pode ser observada tanto na placenta quanto nos tecidos fetais. Além disso, o vírus pode causar pneumonia intersticial e morte de potros neonatos.

Macroscopicamente, observam-se congestão, edema e hemorragias petequiais no tecido subcutâneo, nos linfonodos, nas adrenais, nas serosas de diversos órgãos e na mucosa gástrica. Acúmulo de líquido rico em proteína é observado nas cavidades corporais. Microscopicamente, as lesões predominam em vasos de todos os tecidos. Contudo, as lesões vasculares são, com frequência, detectadas no intestino e nas adrenais. Necrose fibrinoide da camada muscular e infiltrado vascular e perivascular com predomínio linfocítico associado a trombos na íntima são as alterações observadas nos vasos. São lesões também descritas: áreas de infarto no intestino grosso e na adrenal; necrose tubular e nefrite intersticial; e necrose de folículo linfoide de linfonodos.

O diagnóstico diferencial deve ser feito com rinopneumonite equina, por apresentar um quadro clínico de aborto e problema respiratório em potros muito semelhante. O diagnóstico definitivo de arterite viral equina deve ser feito por isolamento viral ou detecção do antígeno viral nos tecidos, por meio, por exemplo, de imuno-histoquímica.

Infecção estreptocócica suína

A infecção estreptocócica suína decorrente da infecção por *Streptococcus suis* costuma causar quadros de meningite, artrite e bacteriemia em suínos neonatos. A fonte de infecção, na maioria das vezes, é o meio ambiente, e a porta de entrada mais recorrente é o umbigo. Em animais com menos de 1 semana de idade, é comum ocorrer septicemia fatal; nos mais velhos, lesões supurativas em órgãos podem ser observadas.

A patogênese da lesão depende de fatores ambientais, estado imunológico do animal e virulência do agente infeccioso. A infecção costuma se disseminar a partir da porta de entrada e ocasiona um processo de bacteriemia. O período de bacteriemia é variável e, muitas vezes, não detectável clinicamente. A morte súbita se deve, na maioria das vezes, a alterações inflamatórias do endocárdio valvular, em especial na válvula mitral. Na endocardite valvular, também conhecida como endocardite vegetativa, percebem-se massas nodulares e vegetativas, branco-amareladas, extremamente friáveis, associadas a hemorragias localizadas na válvula cardíaca. O diagnóstico presuntivo é realizado com base nos sinais clínicos, quando observados, na idade dos animais e nos achados de necropsia. O diagnóstico definitivo é determinado com o isolamento do agente.

Erisipela suína

A erisipela é uma doença mundialmente distribuída que causa grandes prejuízos para a atividade suinícola em razão da ocorrência de aborto, da redução das taxas de crescimento, da pior qualidade de carcaça e dos custos de medicamentos para o tratamento dos animais doentes. É uma doença sistêmica causada pela bactéria *Erysipelothrix rhusiopathiae*, membro da família Corynebacteriaceae, um microrganismo Gram-positivo em forma de bastonete, anaeró-

bio facultativo, imóvel, que não produz esporos e não resiste a pH ácido. Sua patogenicidade não é restrita aos suínos. A *E. rhusiopathiae* é um agente incomum de artrite em bovinos, caprinos e ovinos.

Suínos portadores eliminam o agente por fezes e secreções oronasais, as quais são consideradas a principal fonte de contaminação do ambiente. Entretanto, a infecção por meio de solução de continuidade da pele pode ocorrer. A entrada do patógeno no organismo ocorre por meio das tonsilas e dos órgãos linfoides ao longo do aparelho digestório. A principal via de transmissão é a ingestão de água e alimentos contaminados.

A caracterização e os sinais clínicos da doença podem variar de acordo com o curso. A gravidade das lesões depende, principalmente, da idade do suíno, dos níveis de anticorpos, da virulência da amostra, da intensidade da contaminação e da associação com fatores imunossupressores.

O curso agudo se caracteriza por septicemia, com febre alta, prostração, anorexia e ocorrência de alta taxa de mortalidade. Após o terceiro dia, é possível perceber lesões cutâneas eritematosas e salientes, às vezes em formato de losango, que podem evoluir para áreas de necrose. Essas lesões eritematosas podem ser observadas em qualquer parte do corpo, com destaque para o abdome; inicialmente, apresentam coloração avermelhada, e, em seguida, arroxeada. Hemorragias podem ocorrer nas serosas de todos os órgãos, e acredita-se que as lesões cutâneas e as hemorragias sejam decorrentes da inflamação de arteríolas (arteriolites) e da trombose, ambas induzidas pela ação bacteriana.

No curso subagudo, as lesões são menos graves que as observadas na doença aguda. Os animais apresentam poucas lesões de pele, estado febril moderado e apetite normal. O curso crônico se caracteriza pela presença da bactéria em locais como articulação e coração, ocasionando quadros de artrite e endocardite valvular. A endocardite valvular é a lesão mais comum e a responsável por morte súbita no plantel. Nesses casos, com frequência, a válvula mais acometida é a mitral, embora as outras válvulas cardíacas possam ser afetadas.

Macroscopicamente, observam-se massas nodulares e vegetativas, branco-amareladas, extremamente friáveis, associadas a hemorragia, localizadas na válvula cardíaca. A lesão vegetativa pode projetar-se para o interior da câmara cardíaca, ocasionando redução desta. Se o animal sobreviver por mais tempo, a principal consequência da endocardite valvular para o coração será a hipertrofia excêntrica do ventrículo por conta da insuficiência valvular. O restante dos órgãos pode apresentar lesões tromboembólicas em decorrência de embolismo bacteriano.

Diagnósticos diferenciais de suínos infectados por *E. rhusiopathiae* devem ser realizados nos casos de infecções causadas pelo vírus da PSC, *Streptococcus suis* e *Actinobacillus suis*. O diagnóstico definitivo inclui testes sorológicos, como ensaio imunossorvente ligado à enzima (ELISA, *enzyme-linked immunosorbent assay*), titulação por microaglutinação e aglutinação da cultura. Diferentes tecidos dos suínos, como tonsilas e linfonodos, podem ser utilizados para a realização de técnicas de isolamento do agente.

A erisipela suína é uma zoonose. O agente (*E. rhusiopathiae*) é responsável por uma dermatopatia humana, conhecida como erisipeloide, bastante restrita a pessoas cuja ocupação envolve peixes, moluscos, aves industriais ou carnes infectadas. É expressa por três formas: solitária discreta, com edema e vermelhidão locais, notadamente nas mãos; difusa, que pode estar associada à febre; e sistêmica, que é rara e acompanhada de endocardite.

Linfadenite ulcerativa

Corynebacteriuum pseudoturbeculosis é agente da linfangite ulcerativa, doença crônica e contagiosa que afeta principalmente equinos, mas também bovinos. A infecção por *C. pseudoturbeculosis* em equinos foi descrita pela primeira vez em 1915, associada a abscessos localizados no músculo peitoral e na parede abdominal, e atualmente são consideradas três formas clínicas: abscessos superficiais externos, forma visceral e linfadenite ulcerativa.

Dois biovares são reconhecidos para espécie, biovar *ovis*, agente da linfadenite caseosa em pequenos ruminantes, e o biovar *equi* causador de infeção em equinos. O microrganismo é amplamente distribuído no ambiente em todas as regiões do mundo. A transmissão se dá por contato direto ou indireto e a bactéria entra no equino por meio de feridas na pele ou mucosas, picadas de insetos ou contaminação iatrogênica. Idade, equinos entre 6 meses e 5 anos; excesso de insetos; estábulos mal higienizados ou superpovoados são considerados fatores de risco para infecção. A linfadenite ulcerativa apresenta-se por edema, celulite, paniculite dos membros, e com a cronificação ao longo do trajeto do vaso linfático afetado observam-se nódulos firmes que se ulceram ou fistulam drenando material purulento. O cavalo pode apresentar claudicação, anorexia, letargia, hipertermia e perda de peso. O diagnóstico preventivo da doença é baseado nos achados clínico-patológicos, porém o isolamento do agente no exsudato das lesões é necessário para diagnóstico definitivo.

Tóxicos exógenos com ação sobre o sistema cardiovascular

A função cardíaca pode ser afetada direta ou indiretamente pela ação de substâncias exógenas de diferentes naturezas. Estas substâncias, classificadas como cardiotóxicas, incluem toxinas de plantas, medicamentos e componentes encontrados no ambiente. De modo geral, o efeito cardiotóxico vai depender da dose, do tempo de exposição, da espécie animal e da suscetibilidade individual. A seguir, serão discutidos os principais tóxicos exógenos com ação sobre o sistema cardiovascular.

Inúmeras plantas tóxicas podem levar a alterações cardíacas por conterem substâncias conhecidas como glicosídeos cardioativos e monofluoroacetato de sódio (Tabela 2.5). Geralmente, são plantas que crescem em pastagens com excesso de pastejo ou podem estar misturadas a feno, grão e silagens. Alguns exemplos de plantas cardiotóxicas, seja em condições naturais ou experimentais, incluem *Nerium oleander* (espirradeira), *Digitalis purpurea* (luva-de-raposa-púrpura), *Apocynum cannabinum* (apócinos), *Convallaria majalis* (lírio-do-vale), *Kalmia* spp. (loureiro), *Rhododendron* spp. (azaleia), *Ateleia glazioviana*, *Palicourea*, *Amorimia* e *Niedenzuella* (*Tetrapterys*).

A patogenia da cardiotoxicidade dos glicosídeos cardioativos se deve ao bloqueio da adenosina trifosfatase (ATPase) sódio-potássio da célula, ocasionando excesso de sódio no interior das células excitáveis do miocárdio. Isso acarreta alterações no ritmo cardíaco em decorrência da hipercontratilidade do miocárdio.

Macroscopicamente, observa-se congestão de mucosas, petéquias ou sufusões epi e endocárdicas e necrose no miocárdio. Microscopicamente, podem ser encontradas hemorragias subendoteliais no miocárdio e necrose hialina subendocárdica. O monofluoroacetato de sódio bloqueia a produção de adenosina trifosfato (ATP) no ciclo de Krebs, resultando em anoxia citotóxica. Não costumam ser observadas alterações macroscópicas significativas em ruminantes em razão da rápida evolução para o óbito; porém, podem ser vistas lesões inespecíficas como congestão de grandes vasos, petéquias em epicárdio, endocárdio e músculos papilares, além de hidropericárdio.

Além da intoxicação direta pela ingestão, existem drogas derivadas de plantas que podem ser cardiotóxicas, ocasionando disfunções cardíacas. Substâncias como atropina (derivada de *Atropa belladona*), muscarina (derivada de *Amanita muscaria*) e ergotamina (alcaloide, derivada de *Claviceps purpurea*) também apresentam ação cardiotóxica. A atropina bloqueia a acetilcolina na sinapse, ocasionando taquicardia. As alterações à necropsia não são específicas. Notam-se áreas pálidas no miocárdio compatíveis com degeneração e necrose. O diagnóstico definitivo é determinado pela presença da planta no conteúdo ruminal.

Duas substâncias utilizadas na terapêutica veterinária são classificadas como potenciais agentes cardiotóxicos: a antraciclina e a monensina. A *antraciclina*, representada pela doxorrubicina, é uma classe de antibióticos utilizados como antineoplásicos, bastante empregada na medicina veterinária. Contudo, seu uso tem sido restringido em razão dos efeitos colaterais graves, dose-dependentes, incluindo cardiotoxicidade. O mecanismo de ação não é totalmente conhecido, mas acredita-se que esteja relacionado com a diminuição da síntese de proteínas contráteis. À macroscopia, observam-se aumento de volume e diâmetro do ventrículo esquerdo e, histologicamente, reação inflamatória, degeneração e necrose das miofibrilas associadas à fibrose são observadas.

A ingestão de *monensina* causa cardiotoxicidade, principalmente em equinos. Entretanto, altos níveis desse ionóforo podem causar alterações cardíacas em outras espécies, como bovinos, suínos e aves. A monensina é um ionóforo com ação anticoccidiana, utilizado como aditivo em alimentos com o objetivo de estimular o desenvolvimento e o ganho de peso. A monensina possui alta afinidade pelo íon Na^+, e ao se ligar a este íon, o veicula por meio da membrana celular, causando aumento do gradiente de Na^+ intracelular, estimulando a bomba de Na^+/K^+ dependente de ATP. Como consequência, ocorre aumento de cálcio, intracelular (interior das mitocôndrias) com o intuito de manter a homeostase. As mitocôndrias vão ficando saturadas de cálcio comprometendo o processo de fosforilação oxidati-

Tabela 2.5 Principais plantas cardiotóxicas do Brasil para animais de produção.

Planta	Princípios tóxicos	Sinais clínicos (principais)	Espécies afetadas naturalmente	Lesões macroscópicas[a]	Lesões microscópicas[a]
Palicourea marcgravii	MFA	Morte súbita principalmente após esforço físico por falha cardíaca, ingurgitamento da jugular, tontura, tremores musculares e quedas	Bovina, bubalina, ocasionalmente pequenos ruminantes	Congestão de grandes vasos; palidez cardíaca moderada a acentuada	Coração: petéquias em endocárdio, miocárdio e músculos papilares (fase agônica);[b] tumefação,[c] vacuolização e necrose de cardiomiócitos. Rins: alterações degenerativas e circulatórias
Amorimia (Mascagnia) rigida	MFA	Relutância em caminhar, depressão, tremores musculares, respiração ofegante, morte súbita, falha cardíaca aguda associada ao exercício	Bovina (mais frequente), caprina e ovina	Coágulos no ventrículo esquerdo Edema pulmonar	Pulmão: edema Rim: degeneração hidrópico-vacuolar, necrose de células epiteliais tubulares
Niedenzuella multiglandulosa/ Niedenzuella acutifolia	MFA	Edema de barbela, ingurgitamento da jugular, arritmia cardíaca, dispneia. Aborto e sintomatologia neurológica	Bovina	Áreas claras no epicárdio Manchas esbranquiçadas no miocárdio	Coração: fibrose multifocal
Ateleia glazioviana	Desconhecido	Edema de peito e ingurgitamento da jugular, morte súbita. Aborto e sintomatologia neurológica	Bovina e ovina	Áreas esbranquiçadas no miocárdio	Coração: tumefação e necrose de miofibras cardíacas, fibrose intersticial (miocárdio)
Nerium oleander	Cardenolídeos	Andar cambaleante, desidratação, salivação, taquipneia e taquicardia	Bovina, ovina, caprina, equina, cisnes	Hemorragias no coração, manchas esbranquiçadas no miocárdio	Coração: hemorragias subendoteliais no endocárdio, necrose em miocárdio

MFA = monofluoracetato de sódio. [a]Outras lesões podem ser observadas. [b]Geralmente, quando presentes, as lesões são inespecíficas nas intoxicações por plantas que contêm MFA. [c]Lesões de intoxicação crônica experimental em caprinos.

va com redução da produção de ATP. Há perda da integridade das membranas mitocondriais e o excesso de Ca^{2+} é liberado no citoplasma da célula muscular, com ativação de fosfolipases e enzimas proteolíticas responsáveis por causar necrose muscular.

Os sinais clínicos observados pela intoxicação por monensina incluem arritmias, apatia, incoordenação, decúbito permanente e movimentos de pedalagem. Macroscopicamente, o miocárdio pode apresentar palidez difusa, com dilatação discreta de ventrículos. Na histologia, verificam-se degeneração e necrose de miocárdio. Alterações de degeneração e necrose são observadas também no músculo estriado esquelético.

O *gossipol* é uma substância cardiotóxica encontrada no farelo de algodão, utilizado como concentrado proteico principalmente para bovinos e suínos. A intoxicação por gossipol pode ocorrer em várias espécies, como bovinos, suínos, caninos, ovinos, caprinos e aves. As lesões macroscópicas relacionadas com o sistema cardiovascular são: hi-

drotórax, hidropericárdio e hidroperitônio resultantes da insuficiência cardíaca congestiva. No coração, observa-se dilatação biventricular como resposta de intensa hipertrofia. Histologicamente, são evidenciadas degeneração e necrose das fibras musculares cardíacas.

Agentes tóxicos, como *selênio, mercúrio* e *arsênico*, causam sinais clínicos de insuficiência cardíaca. A intoxicação por selênio pode ocorrer em duas situações: durante a terapia da deficiência de selênio ou por meio de ingestão de plantas com elevado teor de selênio, denominadas acumuladoras obrigatórias, a exemplo de plantas do gênero *Astragalus*.

As lesões macroscópicas são hidropericárdio, hidrotórax, hidroperitônio e alterações congestivas dos pulmões e vísceras abdominais. Essas podem ser ocasionadas pela IC decorrente de necrose do miocárdio e em razão da degeneração fibrinoide das arteríolas.

A intoxicação por mercúrio é decorrente da ingestão acidental de compostos que contêm esse metal. A principal lesão encontrada é uma gastrenterite hemorrágica; contudo, degeneração hialina do miocárdio também é um achado descrito. A intoxicação por arsênico está associada diretamente a lesões do miocárdio, arritmias e cardiomiopatias. Histologicamente, observam-se degeneração e necrose intensas do miocárdio.

BIBLIOGRAFIA

ASTRA, L. I.; HAMMOND, R.; TARAKJI, K. Doxorubicin-induced canine CHF: advantages and disadvantages. *J. Card. Surg.*, [s.l.], v. 18, p. 301-306, jul./ago. 2003.

AUPPERLE, H.; MÄRZ, I.; ELLENBERGER, C.; *et al.* Primary and secondary heart tumors in dogs and cats. *J. Comp. Pathol.*, [s.l.], v. 136, n. 1, p. 18-26, jan. 2007.

BALOGH, E.; SÓTONYI, P. Multiple cardiac anomalies in sheep: a case study and review of the literature. *Acta Vet. Hung.*, Budapeste, v. 51, n. 1, p. 15-27, 2003.

BARROS, C.S.L.; FIGHERA, R.A.; ROZZA, D.B.; *et al.* Doença granulomatosa sistêmica em bovinos no Rio Grande do Sul associada ao pastoreio de ervilhaca (*Vicia* spp). *Pesq. Vet. Bras.*, Rio de Janeiro, v. 21, n. 4, p. 162-171, out./dez. 2001.

BEHEREGARAY, W. K.; GIANOTTI, G. C.; LAMBERTS, M.; *et al.* Linfangiectasia intestinal associada à linfangite lipogranulomatosa em cão da raça pit bull. *Acta Scientiae Veterinarie.*, Porto Alegre, v. 36, p. 63-67, out 2007.

BHARDWAJ, K.; BAWEJA, I. K.; KAUR, M.; *et al.* Gelatinous transformation of bone marrow. *J. Assoc. Physicians Índia.*, Mumbai, v. 51, p. 1029-1030, out. 2003.

BOLLEN, P.; SKYDSGAARD, M. Restricted feeding may induce serous fat atrophy in male Göttingen minipigs. *Exp. Toxicol. Pathol.*, [s.l.] v. 57, p. 347-349, jul. 2006.

BOSTON, S. E.; HIGGINSON, G.; MONTEITH, G. Concurrent splenic and right atrial mass at presentation in dogs with HSA: a retrospective study. *J. Am. Anim. Hosp. Assoc.*, Lakewood, v. 47, n. 5, p. 336-341, set./out. 2011.

BROOKES, V. J.; BARRETT, T. E.; WARD, M. P.; *et al.* A scoping review of African swine fever virus spread between domestic and free-living pigs. *Transbound Emerg. Dis.*, Weinheim, v. 68, p. 2643-2656, set. 2021.

CACERES, S.; PENÃ, L.; ANDRES, P. J.; *et al.* Establishment and characterization of a new cell line of canine inflammtory mammary câncer. *PLoS One.* San Francisco, v.10, n. 3, 25 mar. 2015.

CALIARI, M. V.; MACHADO, R. P.; LANA, M.; *et al.* Quantitative analysis of cardiac lesions in chronic canine chagasic cardiomiopathy. *Rev. Inst. Med. Trop. S. Paulo*, São Paulo, v. 44, n. 5, p. 273-278, set./out. 2002.

CAPELLI, G.; GENCHI, C.; BANETH, G.; *et al.* Recent advances on *Dirofilaria repens* in dogs and humans in Europe. *Parasites & Vectors*, Rio de Janeiro, v. 11, p. 663, 19 dez. 2018.

CARVALHO, T. P.; OLIVEIRA, A. R.: DUARTE, M. S.; *et al.* Cardiac fibroelastosis associated with thromboembolism and paresis in a cat. *Braz. J. Vet. Pathol.*, São Paulo, v. 12, p. 63-68, 2019.

CATENA, C.; NOVELLO, M.; LAPENNA, R.; *et al.* New risk factors for atherosclerosis in hypertension: focus on the prothrombotic state and lipoprotein (a). *J. Hypertens*, Manchester (UK), v. 23, p. 1617-1631, set. 2005.

CAUZINILLE, L. Fibrocartilaginous embolism in dogs. *Vet. Clin. North. Am. Small Anim. Pract.*, [s.l.], v. 30, n. 1, p. 155-167, jan. 2000.

CHOI, C.; CHAE, C. Localization of classical swine fever virus from chronically infected pigs by in situ hybridization and immunohistochemistry. *Vet. Pathol.*, [s.l.], v. 40, n. 1, p. 107-113, jan. 2003.

CHUNG, W.; CÔTÉ, E.; ROLAND, R. Tetralogy of Fallot with concurrent patent foramen ovale and tricuspid valve dysplasia in a dog. *Can. Vet. J.*, Ottawa, v. 59, p. 993-996, set. 2018.

COSTAGLIOLA, A.; PIEGARI, G.; OTROCKA-DOMAGALA, I.; *et al.* Immunopathological features of canine myocarditis associated with *Leishmania infantum* infection. *Biomed. Res. Int.*, [s.l.], v. 2016, p. 1-6, 2016.

DEL PIERO, F. Equine viral arteritis. Review. *Vet. Pathol.*, [s.l.], v. 37, p. 287-296, jul. 2000.

DETMER, S. E.; BOULJIHAD, M.; HAYDEN, D. W.; *et al.* Fatal pyogranulomatous myocarditis in 10 Boxer puppies. *J. Vet. Diagn. Invest.*, [s.l.], v. 28, p. 144-149, mar. 2016.

DETWEILER, D. K. Estresse circulatório normal e patológico. *In.*: REECE, W.O. *Dukes*. Fisiologia dos animais domésticos. 11ª ed. Rio de Janeiro: Guanabara Koogan, 1996,. p. 224-240.

DIESSLER, M. E.; CASTELLANO, M. C.; MASSONE, A. R.; *et al.* Cutaneous lymphangiosarcoma in a young dog: clinical, anatomopathological and lectin histochemical description. *J. Veter. Med. A.*, [s.l.], v. 50, p. 452-456, nov. 2003.

DYCE, K. M.; SACK, W. O.; WENSING, C. J. G. O Sistema Cardiovascular. In: DYCE, K. M.; SACK, W. O.; WENSING, C. J. G. *Tratado de Anatomia Veterinária*. 4 ed. Rio de Janeiro: Guanabara Koogan, 2010. p. 223-267.

ECCO, R.; SNEL-OLIVEIRA, M. V.; BARROS, R. M.; *et al.* Patent ductus arteriosus in Murrah buffalos. *Vet. Pathol.*, [s.l.], v. 45, p. 542-545, jul. 2008.

FAN, J.; LIAO, Y.; ZHANG, M.; *et al.* Anti-classical swine fever virus Strategies. *Microorganisms*, Basel, v. 9, n. 4, p. 761, abr. 2021.

FIGHERA, R. A.; SOUZA, T. M.; KOMMERS, G. G.; *et al.* Patogênese e achados clínicos, hematológicos e anatomopatológicos da infecção por *Rangelia vitalli* em 35 cães (1985-2009). *Pesq. Vet. Bras.*, Rio de Janeiro, v. 30, p. 974-987, nov. 2010.

FLORES, M. M.; PANZIEIRA, W.; KOMMERS, G. D.; *et al.* Aspectos epidemiológicos e anatomopatológicos do hemangiossarcoma em cães: 40 casos (1965-2012). *Pesq. Vet. Bras.*, Rio de Janeiro, v. 32, p. 1319-1328, dez. 2012.

FREEMAN, L. M.; RUSH, J. E. Nutrition and cardiomyopathy: lesions from spontaneous animal models. *Curr. Heart Fail Rep.*, [s.l.], v. 4, p. 84-90, jun. 2007.

FRIES, R.; ACHEN, S.; O'BRIEN, M. T.; *et al.* Primary cardiac tumor presenting as left ventricular outflow tract obstruction and complex arrhythmia. *J. Vet. Cardiol.*, [s.l.], v. 19, n. 5, p. 441-447, out. 2017.

GARLAND, T.; BAUER, N.; BAILEY JR, M. Brain emboli in the lungs of cattle after stunning. *Lancet*, London, v. 348, p. 610, ago. 1996.

GELMETTI, D.; MERONI, A.; BROCCHI, E. Pathogenesis of encephalomyocarditis experimental infection in young piglets: a potential animal model to study viral myocarditis. *Vet. Res.*, Les Ulis, v. 37, p. 15-23, jan./fev. 2006.

GORDON, S. G.; MILLER, M. W. Transarterial coil embolization for canine patent ductus arteriosus occlusion. *Clin. Tech. Small Anim. Pract.*, [s.l.], v. 20, p. 196-202, ago. 2005.

GRIFFIN, M. A.; CULP, W. T. N.; REBHUN, R. B. Canine and feline haemangiosarcoma. *Vet. Rec.*, London, v. 189, p. e585, nov. 2021.

GUEDES, M. T.; SOUZA, B. C.; SOUSA, T. J.; *et al. Corynebacterium pseudotuberculosis* infection in horses: clinical, microbiological and prevention aspects. *Pesq. Vet. Bras.*, Rio de Janeiro, v. 35, p. 701-708, ago. 2015.

GUIMARAES, L. B.; SERAKIDES, R.; RIBEIRO, L. G. R.; *et al.* Anomalous chordae tendineae associated with mitral valve dysplasia in a cat. *Braz. J. Vet. Pathol.*, São Paulo, v. 6, p. 73-75, 2013.

GUNASEKARAN, T.; OLIVIER, N. B.; SMEDLEY, R. C.; *et al.* Pericardial effusion in a dog with pericardial hemangiosarcoma. *J. Vet. Cardiol.*, [s.l.], v. 23, p. 81-87, jun. 2019.

HARVEY, A.; WATSON, C.; ANGELL, B.; *et al. Corynebacterium mustelae* endocarditis in a dog. *J. Comp. Pathol.*, [s.l.], v. 185, p. 82-86, maio 2021.

ILHA, M. S.; LORETTI, A. P.; BARROS, C. S. L. Linfangiectasia intestinal e linfangite lipogranulomatosa em dois caninos. *Ciência Rural*, Santa Maria, v. 34, p. 1155-1161, jul./ago. 2004.

ISHIYAMA, D.; MAKINO, E.; NAKAMURA, Y.; *et al.* Clinical and postmortem findings of pentalogy of Fallot in an 18-month-old Holstein heifer. *J. Vet. Med. Sci.*, Tokyo, v. 5, p. 1676-1679, dez. 2019.

JANUS, I.; NOSZCZYK-NOWAK, A.; NOWAK, M.; *et al.* Myocarditis in dogs: etiology, clinical and histopathological features (11 cases: 2007–2013). *Ir. Vet. J.*, [s.l.], v. 67, p. 28, dez. 2014.

KERSHAW, O.; HEBLINSKI, N.; LOTZ, F.; *et al.* Diagnostic value of morphometry in feline hypertrophic cardiomyopathy. *J. Comp. Path.*, [s.l.], v. 147, p. 73-83, jul. 2012.

KIM, H. L.; CALHOUN, M. C.; STIPANOVIC, R. D. Accumulation of gossypol enantiomers in ovine tissues. *Comp. Biochem. Physiol. B. Biochem. Mol. Biol.*, [s.l.], v. 113, p. 417-420, fev. 1996.

KIM, S. K.; HYUN, C. B.; CHO, K. O. Unusual metastasis of malignant aortic body tumor to multiple bones in a dog. *Vet. Med. Sci.*, Tokyo, v. 67, n. 6, p. 625-627, jun. 2005.

KIM, Y.; REINECKE, S.; MALARKEY, D. E. Cutaneous angiomatosis in a young dog. *Vet. Pathol.*, [s.l.], v. 42, p. 378-381, maio 2005.

KIM, D. Y.; ZINN, M. M.; ODEMUYIWA, S. O.; *et al.* Myocarditis caused by naturally acquired canine distemper virus infection in 4 dogs. *J. Vet. Diagn. Invest.*, [s.l.], v. 33, n. 1, p. 167-169, jan. 2021.

KIMURA, Y.; HARADA, T. SASAKI, T.; *et al.* Primary cardiac lymphoma in a 10-week-old dog. *J. Vet. Med. Sci.*, Tokyo, v. 80, n. 11, p. 1716-1719, 2018.

KLIEWER, M. A.; MAO, L.; WEIGMAN, B. J. *et al.* Ultrasound elastographic measurement of rigor mortis in an animal model: a feasibility study for improved time-of-death estimates in forensic investigations. *AJR Am. J. Roentgenol.*, Leesburg, v. 216, p. 1126-1133, abr. 2021.

KRAUSPENHAR, C.; FIGHERA, R. A.; GRAÇA, D. L. Anemia hemolítica em cães associada a protozoários. *Medvep – Rev. Cient. Med. Vet. Pequenos Anim. Anim. Estim.*, São Paulo, v. 1, n. 4, p. 273-281. 2003.

LAGANGA, P.; MARCONATO, L.; CANCEDDA, S.; *et al.* Radiation therapy for the treatment of canine progressive cutaneous angiomatosis: description of 2 cases. *Can. Vet. J.*, Ottawa, v. 59, p. 1067-1070, out. 2018.

LANGHEINRICH, A. C.; BOHLE, R. M. Atherosclerosis: humoral and cellular factors of inflammation. *Virchows Arch.*, Berlin, v. 446, p. 101-111, fev. 2005.

LEW, F. H.; MCQUOWN, B.; BORREGO, J.; *et al.* Retrospective evaluation of canine heart base tumours treated with toceranib phosphate (Palladia): 2011-2018. *Vet. Comp. Oncol.*, [s.l.], v. 17, n. 4, p. 465-471, dez. 2019.

LITWAK, K. N.; MCMAHAN, A.; LOTT, K. A.; *et al.* Monensin toxicosis in the domestic bovine calf: a large animal model of cardiac dysfunction. *Contemp. Top. Lab. Anim. Sci.*, [s.l.], v. 44, p. 45-49, maio 2005.

LORETTI, A. P.; BARROS, S. S. Hemorrhagic disease in dogs infected with an unclassified intraendothelial piroplasm in southern Brazil. *Vet. Parasitol.*, [s.l.], v. 134, n. 3-4, p. 193-213, dez. 2005.

LUCINA, S. B.; SARRAFF, A. P.; WOLF, M.; *et al.* Congenital heart disease in dogs: a retrospective study of 95 cases. *Top. Companion Anim. Med.*, [s.l.], v. 43, p. 100505, jun. 2021.

LUPPI, M. M.; MALTA, C. M.; OCARINO, N. M.; *et al.* Cutaneous angiomatosis in a lhama. *J. Comp. Pathol.*, [s.l.], v. 142, p. 223-227, fev-abr. 2010.

MACEDO, J. T. S. A.; LUCENA, R. B.; TOCHETTO, C.; *et al.* Linfedema primário congênito em bovinos Red Angus. *Pesq. Vet. Bras.*, Rio de Janeiro, v. 29, p. 713-718, set. 2009.

MANNA, P.; SINHA, M.; SIL, P. C. Arsenic-induced oxidative myocardial injury: protective role of arjunolic acid. *Arch. Toxicol.*, [s.l.], v. 82, p. 137-149, mar. 2008.

MARTÍN-ALGUACIL, N.; AVEDILLO, L. Cantrell syndrome (thoracoabdominal ectopia cordis; anomalous umbilical cord; diaphragmatic, pericardial and intracardiac defects) in the pig (*Sus scrofa domesticus*). *J. Comp. Pathol.*, [s.l.], v. 174, p. 99-103, jan. 2020.

MCCAULEY, S. R.; CLARK, S. D.; QUEST, B. W.; *et al.* Review of canine dilated cardiomyopathy in the wake of diet-associated concerns *J Anim Sci.*, [s.l.], v. 98, p. 1-20, jun. 2020.

MCEWEN, B. J. E. Congenital cardiac rhabdomyomas in red wattle pigs. *Can Vet J.*, Ottawa, v. 35, n. 1, p. 48-49, jan. 1994.

MELO, F. G.; OCARINO, N. M.; REIS, A. M. S.; *et al.* The *Solanum glaucophyllum* Desf. extract reduces mineralized matrix synthesis in osteogenically differentiation rat mesenchymal stem cells *in vitro*. *J Anim Physiol Anim Nutr (Berl).*, [s.l.], v. 104, p. 1256-1266, set. 2020.

MELO, M. M. Plantas tóxicas para animais domésticos. *Cad Téc Vet Zootec.*, Belo Horizonte, v. 49, p. 1-75, 2006.

MEUTEN, D. J. (ed.). *Tumors in domestic animals.* 5 ed. Ames: Wiley Blackwell. 2017.

NIJS, M. I.; VINK, A.; BERGMANN, W.; *et al.* Left ventricular cardiac myxoma and sudden death in dog. *Acta. Vet. Scand.*, [s.l.], v. 58, p. 41, jun. 2016.

NOSZCZYK-NOWAK, A.; NOWAK, M.; PASLAWSKA, U.; *et al.* Cases with manifestation of chemodectoma diagnosed in dogs in Department of Internal Disease with Horses, Dogs and Cats Clinic, Veterinary Medicine Faculty, University of Environmental and Life Sciences, Wroclaw, Poland. *Acta. Vet. Scand.*, [s.l.], v. 52, n. 1, p. 1-7, maio 2010.

OCARINO, N. M.; NASCIMENTO, E. F.; PANIAGO, J. G. G.; *et al.* Displasia miocardial ventricular bilateral em um cão Shar-pei. *Arq. Bras. Med. Vet. Zootec.*, Belo Horizonte, v. 68, p. 765-767, jun. 2011.

OLIVEIRA, F. N.; RAFFI, M. B.; SOUZA, T. M.; *et al.* Peritonite infecciosa felina: 13 casos. *Ciência Rural*, Santa Maria, v. 33, n. 5, p. 905-911, 2003.

OLIVEIRA L. B.; SIQUEIRA, G. H. L.; SONNE, L.; *et al.* Arrhythmogenic Right Ventricular Cardiomyopathy in Two Dogs. *Braz. J. Vet. Pathol.*, São Paulo, v. 7, n. 1, p. 14-16, 2014.

OPRIESSNIG, T.; FORDE, T.; SHIMOJI, Y. *Erysipelothrix* spp.: past, present, and future directions in vaccine research. *Front. Vet. Sci.*, Lausanne, vol. 7, p. 174, 15 abr. 2020.

OPRIESSNIG, T.; JANKE, B. H.; HALBUR, P. G. Cardiovascular lesions in pigs naturally or experimentally infected with porcine circovirus type 2. *J. Comp. Pathol.*, [s.l.], v. 134, p. 105-10, jan. 2006.

PARK, I. C.; LEE, H. S.; KIM, J. T.; *et al.* Pentalogy of Fallot in a Korean Sapsaree dog. *J. Vet. Med. Sci.*, Tokyo, v. 69, p. 73-76, jan. 2007.

PAVARINI, S. P.; GOMES, D. C.; BANDINELLI, M. B.; *et al.* Malignant peripheral nerve sheath tumor as a cause of chronic cardiac insufficiency in cattle. *Acta Vet. Scand.*, [s.l.], v. 55, n. 1, p. 7, 31 jan. 2013.

PEDDLE, G.; SLEEPER, M. M. Canine bacterial endocarditis: a review. *J. Am. Anim. Hosp. Assoc.*, Lakewood, v. 43, n. 5, p. 258-263, 2007.

PÉREZ, J. M.; ALESSI, C.; GRZECH-WOJCIECHOWSKA, M. Diagnostic methods for the canine idiopathic dilated cardiomyopathy: a narrative evidence-based rapid review. *Res. Vet. Sci.* [s.l.], v. 128, p. 205-216, set./out. 2020.

PESCADOR, C. A.; OLIVEIRA, E. C.; GOMES, M. J. P.; *et al.* Lesões de pele causadas por *Erysipelothrix rhusiopathiae* em um feto suíno abortado. *Ciência Rural*, Santa Maria, v. 37, n. 5, p. 1475-1479, set./out. 2007.

PIACENTI, A. M.; OCARINO, N. M.; SILVA, A. E.; *et al.* Mesotelioma pleural com metástase renal em gato. *Arq. Bras. Med. Vet. Zootec.*, Belo Horizonte, v. 56, p. 762-767, 2004.

RADI, Z.; METZ, A. Canine cardiac rhabdomyoma. *Toxicol. Pathol.*, [*s.l.*], v. 37, n. 3, p. 348-350, abr. 2009.

RAUSCH, W. P.; KEENE, B. W. Spontaneous resolution of an isolated ventricular septal defect in a dog. *J. Am. Vet. Med. Assoc.*, [*s.l.*], v. 223, p. 219-220, jul. 2003.

RECH, R. R.; SCHILD, A. L.; DRIEMEIER, D.; *et al.* Febre catarral maligna em bovinos no Rio Grande do Sul: epidemiologia, sinais clínicos e patologia. *Pesq. Vet. Bras.*, Rio de Janeiro, v. 25, n. 2, p. 97-105, abr./jun. 2005.

RIVERA, P. A.; BORGARELLI, M. Cardiovascular images: constrictive pericarditis and tricavitary effusion in a dog with pericardial mesothelioma. *J. Vet. Cardiol.*, [*s.l.*], v. 32, p. 55-59, dez. 2020.

ROBINSON, W. F.; ROBINSON, N. A. Cardiovascular system. In: GRANT MAXIE, M. *Jubb, Kennedy, Palmer's pathology of domestic animals.* 6 ed. St. Louis: Elsevier, 2016. v. 3, cap 1, p. 1-101.

ROLIM, V. M.; CASAGRANDE, A. R.; A. WOUTERS, T. B.; *et al.* Myocarditis caused by Feline Immunodeficiency Virus in five cats with hypertrophic cardiomyopathy. *J. Comp. Pathol.*, [*s.l.*], v. 154, p. 3-8, jan. 2016.

ROSA, F. A.; LEITE, J. H.; BRAGA, E. T.; *et al.* Cardiac lesions in 30 dogs naturally infected with Leishmania infantum chagasi. *Vet. Pathol.*, [*s.l.*], v. 51, p. 603-6, maio 2014.

SALGUERO, F. J.; RUIZ-VILLAMOR, E.; BAUTISTA, M. J.; *et al.* Changes in macrophages in spleen and lymph nodes during acute African swine fever: expression of cytokines. *Vet. Immunol. Immunopathol.*, [*s.l.*], v. 90, p. 11-22, nov. 2002.

SANTOS, C. E. P.; PESCADOR, C. A.; UBIALI D. G.; *et al.* Intoxicação natural por *Solanum glaucophyllum* (Solanaceae) em búfalos no Pantanal Matogrossense. *Pesq. Vet. Bras.*, Rio de Janeiro, v. 31, p. 1053-1058, dez. 2011.

SANTOS, F. P.; PASCON, J. P. E.; PEREIRA, D. T. P.; *et al.* Clinical and histopathological features of myocarditis in dogs with visceral leishmaniasis. *Arq. Bras. Med. Vet. Zootec.*, Belo Horizonte, v. 67, n. 6, p. 1519-1527, nov./dez. 2015.

SCANSEN, B. A. Equine Congenital Heart Disease. *Vet. Clin. North Am. Equine Pract.*, [*s.l.*], v.35, p. 103-117, abr. 2019.

SCHMIEDT, C.; KELLUM, H.; LEGENDRE, A. M.; *et al.* Cardiovascular involvement in 8 dogs with *Blastomyces dermatitidis* infection. *J. Vet. Intern. Med.*, [*s.l.*], v. 20, n. 6, p. 1351-1354, nov./dez. 2006.

SCHORN, C.; HILDEBRANDT, N.; SCHNEIDER, M.; *et al.* Anomalies of the aortic arch in dogs: evaluation with the use of multidetector computed tomography angiography and proposal of an extended classification scheme. *BMC Vet. Res.*, [*s.l.*], v. 17, n. 1, p. 387, 16 dez. 2021.

SCHREIBER, N.; BARON, M.; ROMERO-PALOMO, F.; *et al.* Endocardial fibroelastosis in a dog with congestive heart failure. *J. Vet. Cardiol.*, [*s.l.*], v. 32, p. 33-39, dez. 2020.

SCURTU, I.; TAULESCU, M. SCURTU, L.; *et al.* Obstructive right ventricular outflow tract myxosarcoma in a adult dog. *J. Vet. Cardiol.*, [*s.l.*], v. 29, p. 47-5, jun. 2020.

SOUSA, M. G.; GERARDI, D. G.; ALVES, R. O.; *et al.* Displasia da válvula tricúspide e anomalia de Ebstein em cães: relato de caso. *Arq. Bras. Med. Vet. Zootec.*, Belo Horizonte, v. 58, p. 762-767, out. 2006.

STENNER, V. J.; MACKAY, B.; KING, T.; *et al.* Prototecosis in 17 Australian dogs and a review of the canine literature. *Med. Mycol.*, [*s.l.*], v. 45, n. 3, p. 249-266, maio 2007.

SWANN, J. W.; PRIESTNALL, S. L.; DAWSON, C.; *et al.* Histologic and clinical features of primary and secondary vasculitis: a retrospective study of 42 dogs (2004-2011). *J. Vet. Diagn. Invest.*, [*s.l.*], v. 27, n. 4, p. 489-96, jul. 2015.

TIDHOLM, A.; JÖNSSON, L. Histologic characterization of canine dilated cardiomyopathy. *Vet. Pathol.*, [*s.l.*], v. 42, n. 1, p. 1-8, jan. 2005.

TREGGIARI, E.; PEDRO, B.; DUKES-MCEWAN, J.; *et al.* A descriptive review of cardiac tumors in dogs and cats. *Vet. Comp. Oncol.*, [*s.l.*], v. 15, n. 2, p. 273-288, jun. 2017.

UZAL, F. A.; PARAMIDANI, M.; ASSIS, R.; *et al.* Outbreak of clostridial myocarditis in calves. *Vet. Rec.*, London, v. 152, n. 5, p. 134-136, 1 fev. 2003.

UZAL, F. A.; PUSHNER, B.; TAHARA, J. M.; *et al.* Gossypol toxicosis in a dog consequent to ingestion of cottonseed bedding. *J. Vet. Diagn. Invest.*, [*s.l.*], v. 17, p. 626-629, nov. 2005.

YAMASAKI, E. M.; BRITO, M. F.; MOTA, R. A.; *et al.* Paratuberculose em ruminantes no Brasil. *Pesq. Vet. Bras.*, Rio de Janeiro, v. 33, p. 127-140, fev. 2013.

YANG, C.; KOHNKEN, R. Age-Related Changes in the Canine Aorta. *Vet. Pathol.*, [*s.l.*], v. 58, n. 2, p. 376-83, mar. 2021.

ZHU, L.; LI, C.; LIU, Q.; *et al.* Molecular biomarkers in cardiac hypertrophy. *J. Cell. Molecular Med.*, [*s.l.*], v. 23, p. 1671-1677, mar. 2019.

ZUMAQUERO, L.; SIMÓN, F.; CARRETÓN, E. *et al.* Prevalence of canine and human dirofilariosis in Puebla, Mexico. *Vet. Parasitol.*, [*s.l.*], v. 282, p. 109098, jun. 2020.

Sistema Digestório 3

Roberto Maurício Carvalho Guedes ◆ **Janildo Ludolf Reis Junior**
Ricardo Evandro Mendes ◆ **Saulo Petinatti Pavarini**

INTRODUÇÃO

As doenças do sistema digestório estão entre as mais comuns em medicina veterinária. Citam-se, como exemplos, as cólicas por impacção de cólon maior em equinos, o timpanismo e a acidose láctica ruminal em bovinos, a dilatação e o vólvulo gástrico em caninos e os fecalomas em felinos. Os animais jovens são frequentemente acometidos por problemas digestórios infecciosos, como aqueles causados por vírus (parvovirose canina, gastrenterite transmissível em suínos), bactérias (colibacilose, salmonelose e clostridioses em várias espécies domésticas) e parasitas (coccidioses e helmintoses em várias espécies domésticas).

O sistema digestório é composto de uma série de órgãos tubulares e glândulas associadas (fígado e pâncreas, abordados no Capítulo 4, *Fígado, Vias Biliares e Pâncreas Exócrino*) que têm como função básica decompor o alimento ingerido em unidades menores, que possam ser absorvidas e utilizadas para a manutenção do organismo. Há um padrão estrutural geral para todos os órgãos tubulares do sistema digestório. Existem quatro camadas: a primeira, mais próxima ao lúmen, a *túnica mucosa* (epitélio, lâmina própria e *muscularis mucosae*); e em sequência a *túnica submucosa*, a *túnica muscular* e a *túnica serosa* ou *adventícia* (serosa sem mesotélio).

Desde a junção mucocutânea da cavidade oral até a porção aglandular do estômago, presente em algumas espécies animais, o epitélio de revestimento da mucosa é estratificado pavimentoso. Em algumas porções da mucosa do tubo digestório, como gengiva periodontal, superfície da língua, palato duro, bochechas, pré-estômagos dos ruminantes e porção não glandular do estômago de equinos e suínos, o epitélio de revestimento é queratinizado. Já o epitélio do estômago glandular e dos intestinos é simples prismático. O sistema digestório é dividido didaticamente em vias digestórias anteriores, da cavidade bucal à porção final do esôfago, e vias digestórias posteriores, do estômago à ampola retal.

CAVIDADE ORAL

Uma das barreiras da mucosa oral é o espesso revestimento epitelial estratificado pavimentoso, o qual se mantém íntegro mesmo perante agressões, como ingestão de alimentos fibrosos. A saliva promove a lubrificação da superfície, inicia o processo de digestão e contém imunoglobulina A (IgA) e agentes antimicrobianos como a lisozima, os quais auxiliam no controle e no equilíbrio da microbiota oral. As tonsilas, mencionadas a seguir, e os nódulos linfoides isolados são estimulados continuamente por antígenos diversos e iniciam a resposta imune diante de agressões específicas.

A cavidade oral contém uma rica microbiota – constituída por bactérias aeróbias e anaeróbias e, algumas vezes, fungos –, que varia dependendo da dieta, do pH e dos anticorpos. A presença dessa população de microrganismos em equilíbrio também tem papel importante na manutenção da integridade da mucosa, pois evita a supremacia e a superpopulação de bactérias potencialmente patogênicas. Desse modo, solução de continuidade da mucosa causada por lesões diretas, imunodepressão e desequilíbrio da microbiota são as principais condições para o início de processos patológicos na cavidade oral, principalmente os inflamatórios.

Lesões sem significado clínico e alterações *post mortem*

A desidratação de mucosas descobertas – particularmente a ponta da língua –, a presença de conteúdo gástrico na cavidade oral decorrente de refluxo *post mortem* e as impressões dentárias – principalmente na língua, em razão da rigidez cadavérica – são os principais achados que não devem ser considerados relevantes na avaliação *post mortem*. Outro achado comum, principalmente no clima tropical brasileiro, é a presença de larvas de moscas na cavidade oral, decorrente da eclosão de postura ocorrida *post mortem*; esse achado pode auxiliar na interpretação do local e do tempo decorrido após a morte. Ademais, melanose oral, que também pode ser observada no esôfago, é uma lesão sem significado clínico, que será descrita posteriormente (ver tópico *Pigmentações e alteração da cor*).

Anomalias do desenvolvimento

Alterações congênitas comuns aos sistemas respiratório e digestório – a *queilosquise*, ou *lábio leporino*, e a *palatosquise* ou *fenda palatina* – são frequentemente observadas em leitões e bezerros (Figura 3.1) provenientes de rebanhos endogâmicos e, de maneira esporádica, em caninos. Nesse caso, classifica-se a lesão como primária. Por outro lado, a lesão pode ser classificada como secundária se for, por exemplo, induzida em cordeiros pela ingestão de plantas tóxicas, como *Conium macularum* e *Veratrum californicum*, e em leitões pela ingestão de sementes de *Crotalaria retusa* por matrizes suínas gestantes.

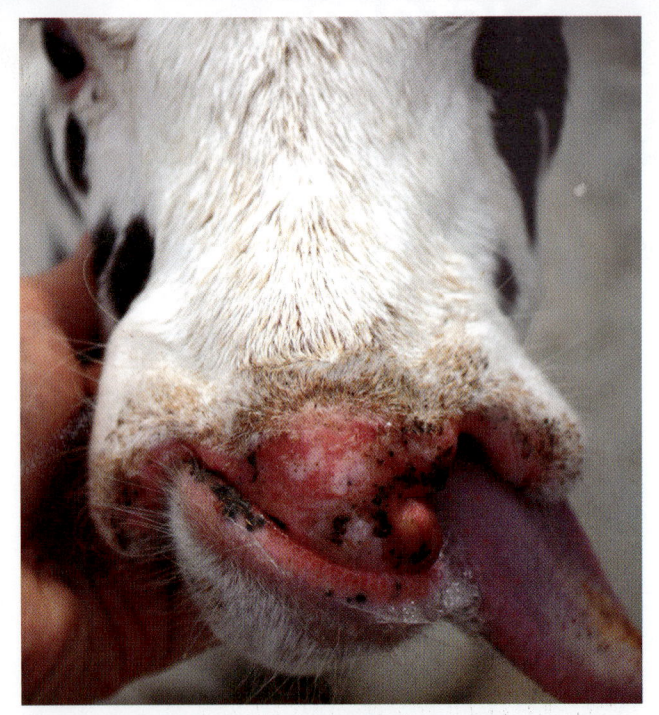

Figura 3.1 Queilosquise em bovino. Lábio leporino bilateral em bezerro.

No Nordeste brasileiro, casos de abortos e malformações, incluindo queilosquise, têm sido observados em caprinos e ovinos em consequência do consumo de plantas como *Mimosa tenuifolia* e *Poincianella pyramidalis* durante a gestação. Outro exemplo de *palatosquise* induzida (secundária) ocorre em filhotes de ninhada de gatas tratadas com griseofulvina também durante a gestação. A queilosquise, decorrente da não fusão do processo maxilar e do processo nasal medial, afeta o lábio superior e pode ser uni ou bilateral. Essa lesão pode ocorrer isoladamente ou em associação à *palatosquise*, que tem comprimento variável e afeta o osso e a mucosa da linha média do palato duro. Esse é um defeito da fusão longitudinal das prateleiras palatinas laterais, a partir dos processos maxilares, que forma abertura e comunicação entre as cavidades oral e nasal (Figura 3.2).

Como consequência, essas anomalias podem levar à caquexia pela dificuldade de preensão, mastigação ou deglutição do alimento. Além disso, animais com *palatosquise* podem aspirar conteúdo alimentar e desenvolver pneumonia aspirativa, confirmada microscopicamente pela detecção de leite ou fibras vegetais associados a bactérias e células inflamatórias preenchendo o lúmen de alvéolos e vias respiratórias.

As malformações da maxila e/ou mandíbula são frequentes causas desses problemas e geralmente têm origem hereditária. O *bragnatismo superior* (subdesenvolvimento de maxila) e o *bragnatismo inferior* (subdesenvolvimento da mandíbula – Figura 3.3) são anomalias do desenvolvimento observadas com mais frequência em cães e suínos (superior) e em bovinos e equinos (inferior). Por sua vez, o *prognatismo*, crescimento acima do normal, acomete mais a espécie ovina, é sempre mandibular e deve ser diferenciado do bragnatismo superior. Por fim, a *agnatia*, ausência de mandíbula, é uma anomalia mais observada em ovelhas e, com frequência, associada à microglossia ou aglossia (subdesenvolvimento ou ausência de língua).

Alterações da cavidade e da mucosa bucal
Pigmentações e alterações da cor

Pigmentações e alterações da cor e da aparência da mucosa oral são frequentes nos animais domésticos e refletem alterações locais ou sistêmicas. A pigmentação melânica (*melanose*), focal ou difusa é normal e comum em várias raças caninas e aumenta com a idade (Figura 3.4). Em gatos de pelagem laranja a melanose oral ocorre comumente nos lábios e é denominada de lentigo (Figura 3.5). Essas alterações não causam transtorno algum para o funcionamento normal das estruturas da cavidade oral e são consequência do acúmulo de melanócitos nessas regiões. Na *icterícia*, a mucosa oral apresenta-se difusamente corada de amarelo (Figura 3.6), consequência de condições hemolíticas, afecções hepáticas ou obstruções de vias biliares. Já na *cianose*, a mucosa adquire coloração vermelho-azulada escura e indica alterações relacionadas com o funcionamento cardíaco, circulatório ou respiratório. Nas *anemias*, a mucosa fica extremamente

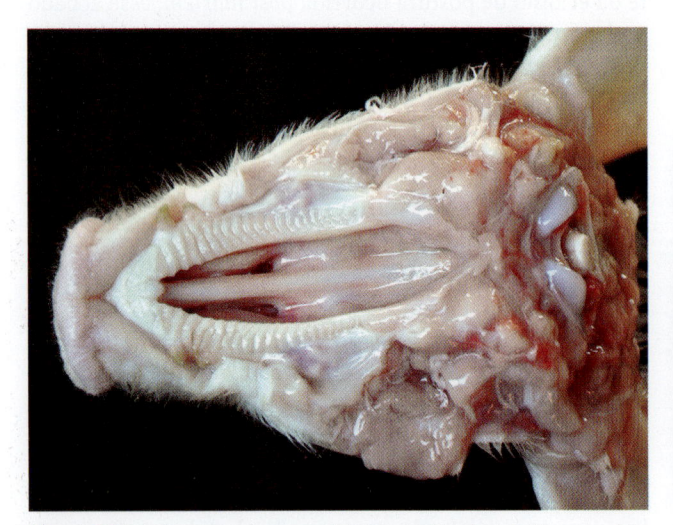

Figura 3.2 Suíno neonato com palatosquise. Fenda palatina completa com comunicação entre a cavidade oral e a cavidade nasal.

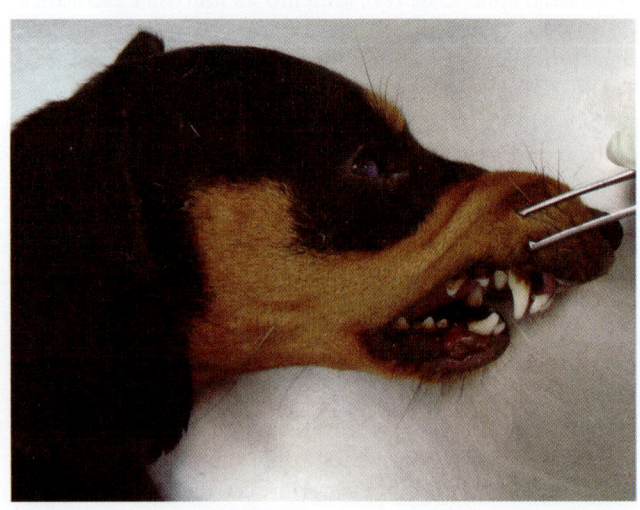

Figura 3.3 Bragnatismo inferior em cão. (Cortesia do Dr. Renato de Lima Santos, Universidade Federal de Minas Gerais, Belo Horizonte, MG.)

pálida, caso em que é importante diferenciar a palidez da cadavérica observada no exame *post mortem*. Na *metaemoglobinemia*, intoxicação por nitritos ou nitratos que oxidam o ferro, impossibilitando o transporte de oxigênio pela hemoglobina, as mucosas tornam-se amarronzadas.

Alimento e corpos estranhos

A presença de alimento na boca de um cadáver é sempre um achado significativo. Sugere, em muitos casos, doenças que resultam em dificuldade ou ausência da capacidade de deglutição. É comum em cavalos com encefalite, leucoencefalomalácia e encefalopatia hepática. Nesses casos, ocorre interferência direta nas fases involuntárias de deglutição, coordenadas pelo sistema nervoso central (SNC). O alimento apresenta-se mal mastigado, bem diferente do alimento regurgitado após a morte. Alterações neurológicas podem também causar transtornos em que o animal se torna furioso, como a raiva em cães, e morde objetos, causando lesões traumáticas na mucosa oral e nos dentes. Além da raiva, outras encefalites podem alterar o comportamento do animal e fazer com que ele morda objetos ou instalações, o que causa igualmente lesões traumáticas na mucosa oral (Figura 3.7).

Ossos e outros corpos estranhos na faringe de bovinos sugerem alotriofagia (ingestão de substâncias ou materiais sem qualquer valor nutricional) por deficiência de fósforo. Alimento mal triturado ou consumido com muita avidez, como batatas e outros tubérculos, ou mesmo grandes corpos estranhos ingeridos por brincadeira (bolas de borracha) podem ficar retidos na entrada da laringe e ocasionalmente provocar morte por asfixia. Corpos estranhos pontiagudos, como agulhas, aparas de madeira ou fibras vegetais, podem ser causas de traumatismo da mucosa e predispor processos inflamatórios necróticos profundos ou granulomatosos. Corpos estranhos lineares como fios e linhas de costura, durante a deglutição, podem-se fixar na parte caudal da língua de cães e gatos, comprimir o freio e dar uma laçada ao redor da base da língua. Em razão da contínua tração pelo ato da deglutição, ocorrem necrose e laceração do freio da língua (Figura 3.8). Em raras situações, quando esses corpos estranhos lineares são muito longos, estes podem provocar obstruções intestinais (efeito sanfona) e necroses lineares nas porções mesentéricas da mucosa intestinal.

Alterações circulatórias

Insuficiência cardíaca congestiva é um exemplo típico de causa de congestão (hiperemia passiva) da mucosa oral, bem como de quadros de choque circulatório, especialmente choque séptico, em que a mucosa se apresenta com coloração vermelho-escura (Figura 3.9). Congestão e aumento de volume edematoso da língua são lesões específicas da doença da língua azul dos ovinos. Congestão aguda e cianose, caracterizadas por mucosas de cor vermelho-azulada e associadas a úlceras na mucosa labial superior e porção ventral da língua, são comuns em cães com uremia. Pequenas hemorragias são sinais de septicemia e coagulação intravascular disseminada; hemorragias mais extensas acompanham as inflamações locais, os traumas e as diáteses hemorrágicas, causadas por intoxicação aguda por samambaia (*Pteridium arachnoideum*, previamente classificada como *Pteridium aquilinum*) em bovinos e envenenamento por dicumarínicos. Petéquias na superfície

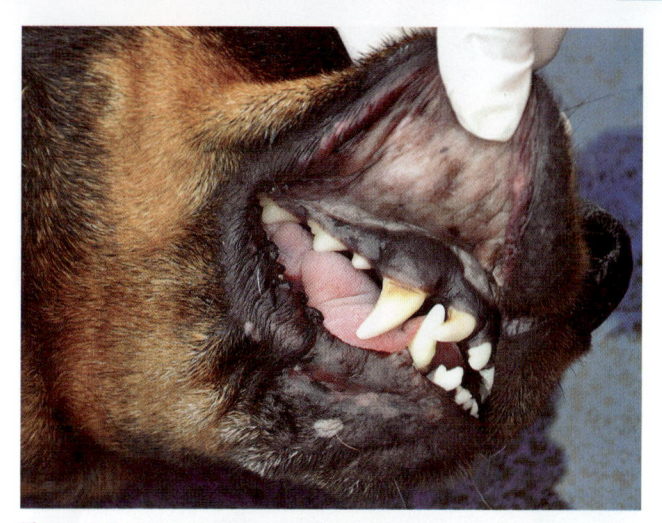

Figura 3.4 Melanose oral em cão. Manchas negras multifocais a coalescentes em lábios e gengiva.

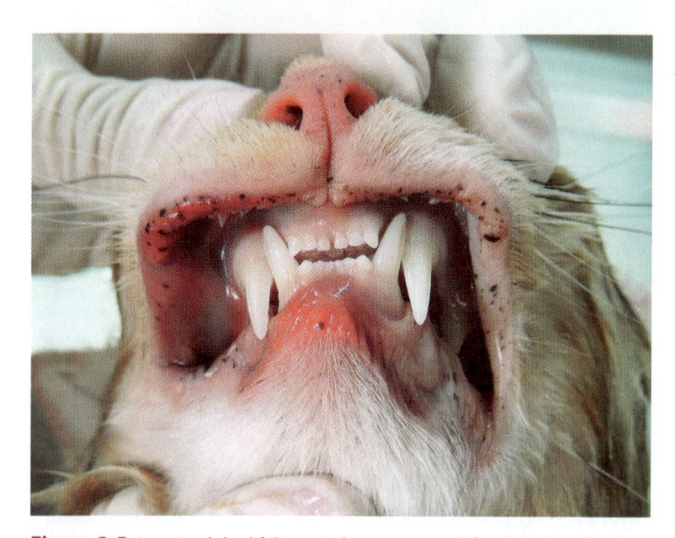

Figura 3.5 Lentigo labial felino. Melanização multifocal em borda labial e plano nasal.

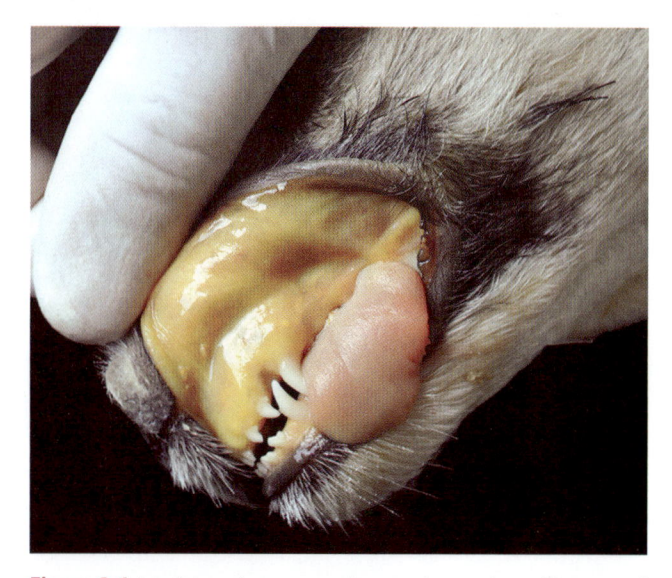

Figura 3.6 Icterícia oral em um canino com leptospirose. Mucosa oral de coloração amarela difusa e acentuada.

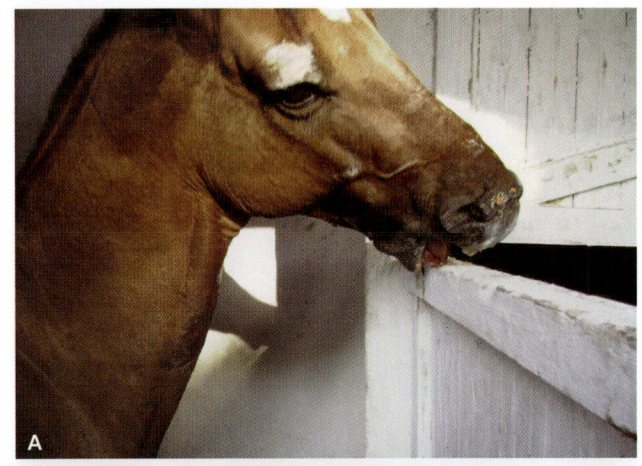

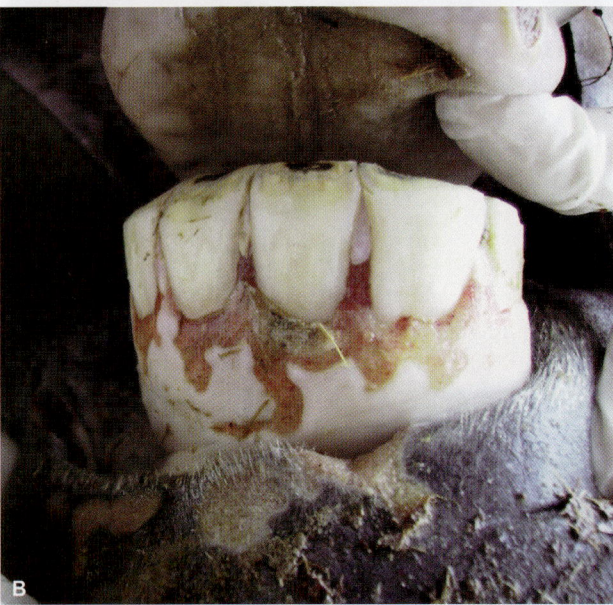

Figura 3.7 Estomatite traumática em um cavalo com alterações neurológicas secundárias à encefalite. **A.** Comportamento anormal com compressão constante da mandíbula. **B.** Estomatite ulcerativa traumática. (Cortesia do Dr. Antonio Carlos Alessi, Universidade Estadual Paulista, Jaboticabal, SP.)

ventral e no freio da língua de cavalos são muito sugestivas em relação à anemia infecciosa equina; entretanto, deve-se fazer diagnóstico diferencial para outras condições trombocitopênicas como as púrpuras. A hiperemia ativa ocorre nas inflamações da cavidade oral (estomatites) e caracteriza-se por coloração vermelho-viva da área afetada. Essa característica pode desaparecer ou ser de difícil visualização após a morte.

Alterações inflamatórias

Os processos inflamatórios da cavidade oral podem ser difusos (estomatite) ou localizados. Os processos localizados são denominados segundo a região acometida; por exemplo: faringe, *faringite*; lábio, *queilite*; língua, *glossite*; gengiva, *gengivite*; tonsila, *tonsilite*; palato mole, *angina*. Nas *estomatites superficiais*, as lesões limitam-se ao epitélio de revestimento da mucosa, originando uma erosão. Quando o tecido conjuntivo (submucosa) é atingido, essas estomatites produzem uma úlcera e passam a ser designadas *estomatites profundas* – as quais frequentemente são precedidas por estomatites superficiais.

Estomatites superficiais

Os processos inflamatórios superficiais da mucosa oral podem ser iniciados por vários mecanismos. Lesões diretas à mucosa oral, provocadas por irritantes químicos, compostos tóxicos, queimaduras térmicas ou elétricas e traumas diretos por alimento muito fibroso ou corpos estranhos, podem formar soluções de continuidade no epitélio de revestimento da mucosa e predispor à infecção bacteriana secundária. Algumas doenças virais se manifestam com lesões vesiculares na cavidade oral, as quais se rompem, propiciando contaminação bacteriana secundária. À exceção desses casos, a estomatite é reflexo do desequilíbrio da microbiota da cavidade oral. Condições como doenças sistêmicas, doenças autoimunes, imunossupressão, desequilíbrios nutricionais e hormonais, alteração na quantidade, na composição e no pH da saliva e antibioticoterapia prolongada podem alterar o equilíbrio da microbiota, possibilitando a supremacia e o desenvolvimento de algumas espécies de bactérias potencialmente patogênicas, advindo a inflamação.

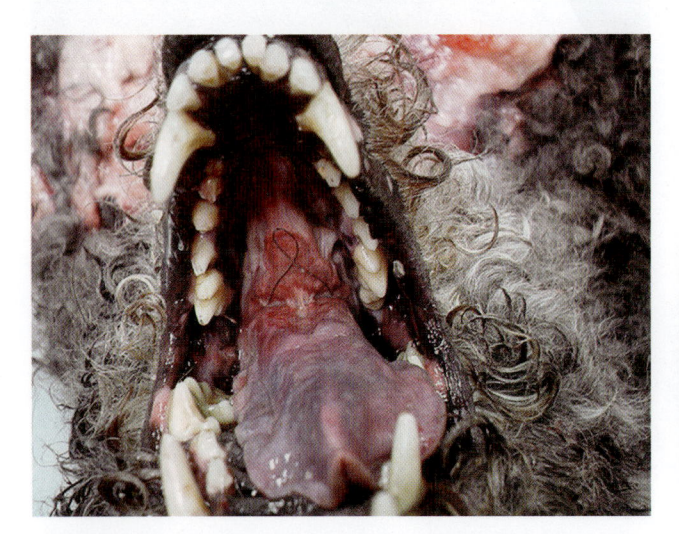

Figura 3.8 Corpo estranho linear oral em cão. Linha de costura enlaçada à base da língua e consequente ferida cortante de seu freio ventral.

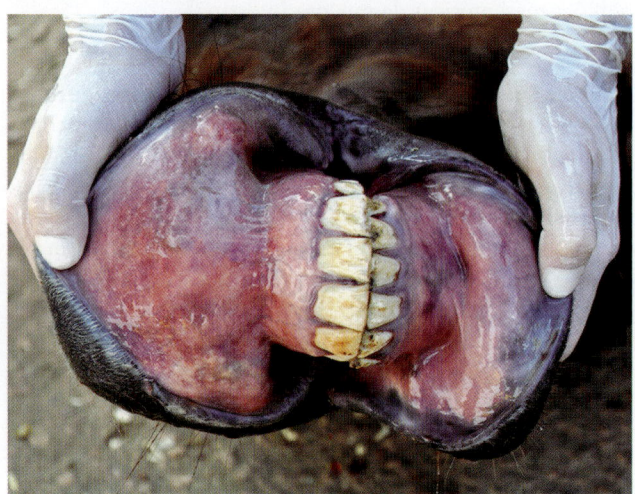

Figura 3.9 Congestão acentuada da mucosa oral em um equino com choque circulatório.

Estomatite catarral

A estomatite catarral é um tipo de estomatite superficial comum e inespecífica que cursa com doenças debilitantes. Caracteriza-se por hiperemia da mucosa e edema, principalmente das fauces posteriores, acompanhados por discreta gengivite. Além do edema, o aumento de volume é agravado pela hiperplasia dos tecidos linfoides ali existentes (palato, tonsilas e mucosa faringiana). A irritação ocasiona intensa formação e descamação epitelial. Esse epitélio descamado, associado ao excesso de muco produzido pelas glândulas palatinas, e numerosas células inflamatórias e bactérias da cavidade oral acumulam-se sobre a mucosa, formando uma camada ou placa cinza-esbranquiçada ou castanho-acinzentada, pegajosa e untuosa, e uma membrana diftérica ou crupal, de acordo com a profundidade da lesão.

Em condições de imunodepressão, antibioticoterapia prolongada e alterações do ciclo do epitélio, leveduras do gênero *Candida* podem desenvolver-se nas camadas paraqueratóticas da mucosa e provocar uma estomatite caracterizada por placas irregulares de material brancacento e pseudomembranoso (Figura 3.10). A candidíase oral é um exemplo típico de estomatite catarral, a qual acomete mais frequentemente potros, leitões e cães jovens.

Estomatite vesicular

Caracteriza-se pela formação de vesículas nas camadas superficiais do epitélio ou entre o epitélio e a lâmina própria. Essa estomatite é típica de algumas infecções virais, tais como: febre aftosa em bovinos, suínos e ovinos; estomatite vesicular em bovinos, suínos e equinos; doença vesicular dos suínos em suínos; exantema vesicular em suínos; senecavírus em suínos; calicivirose felina e doenças autoimunes, como pênfigo vulgar e penfigoide bolhoso. As duas doenças autoimunes supracitadas podem ocorrer em cães, gatos, equinos e mesmo em seres humanos.

Clinicamente, estas são quase indistinguíveis, caracterizando-se por salivação excessiva, halitose, erosões e ulcerações, principalmente nas junções mucocutâneas. As lesões ulceradas estão presentes sobretudo na superfície dorsal da língua e no palato duro. Pequenas vesículas são observadas entre a membrana basal e o epitélio ou entre as camadas de queratinócitos do epitélio. Acantólise, perda das conexões intercelulares que resulta em perda da coesão entre queratinócitos – os quais ficam flutuando no líquido seroso das vesículas (células acantolíticas) –, é característica microscópica importante do pênfigo vulgar. Desse modo, o pênfigo vulgar caracteriza-se, histologicamente, pela acantólise intraepidérmica e, imunologicamente, pela presença de autoanticorpos antidesmogleína 3, uma caderina (glicoproteína) desmossômica responsável pela adesão intercelular. Essa caderina está presente de forma mais proeminente nos queratinócitos da camada basal da epiderme e do epitélio da mucosa oral. Por sua vez, o penfigoide bolhoso caracteriza-se, histologicamente, por formação de vesículas subepidérmicas, e, imunologicamente, por produção de autoanticorpos direcionados contra o antígeno 2 de penfigoide bolhoso (BPAG 2, do inglês *bullous pemphigoid antigen 2*), que é uma forma transmembrana de colágeno tipo XVII em hemidesmossomos de queratinócitos basais (de pele ou epitélio mucoso), o que resulta na separação epidérmica-dermal na lâmina lúcida. Além dos anticorpos anti-BPAG2, complemento e ativação de neutrófilos são necessários para o desenvolvimento da doença. Imunofluorescência direta pode demonstrar os autoanticorpos e proteínas do complemento em espaços intercelulares do epitélio pavimentoso escamoso, bem como na membrana basal, nas duas enfermidades, respectivamente.

As doenças virais mencionadas anteriormente serão descritas com mais detalhes ao fim deste capítulo. De modo breve, as vesículas formadas durante a infecção viral de queratinócitos são acúmulos de líquido seroso dentro do epitélio, os quais se iniciam com uma degeneração hidrópica da célula epitelial (edema intracelular). Seguindo-se ao edema intracelular, ocorrem ruptura parcial das paredes celulares e edema intercelular. Os líquidos intra e intercelular fundem-se e formam a vesícula; duas ou mais vesículas adjacentes coalescem, formando uma bolha (forma visível macroscopicamente), que tem pequeno período de sobrevivência, pois, com o atrito da mastigação, sofre uma ruptura que ocasiona erosões. Caso não haja complicações, ocorre reparação completa da erosão; mas, com a progressão da doença, ao atingir a submucosa, origina-se uma úlcera.

Estomatites erosiva e ulcerativa

As estomatites erosiva e ulcerativa caracterizam-se por perdas locais de epitélio; são superficiais na erosiva e profundas na ulcerativa. Como, na maioria dos casos, as úlceras são consequência de erosões, geralmente são discutidas em conjunto. As estomatites erosivas e ulcerativas geralmente são inespecíficas, mas também estão associadas a uma série de importantes doenças e síndromes, tais como: diarreia bovina a vírus (BVD, do inglês *bovine viral diarreha*) (bovinos, pequenos ruminantes e suínos); febre catarral maligna (FCM) (bovinos e ruminantes selvagens – Figura 3.11); ectima contagioso ovino (infecção pelo vírus Orf); gengivoestomatite linfoplasmocitária felina (causa desconhecida); úlcera indolente em gatos (causa desconhecida, parte do complexo de granuloma eosinofílico felino); granuloma linear dos cães (em animais da raça Husky Siberiano); rinotraqueíte

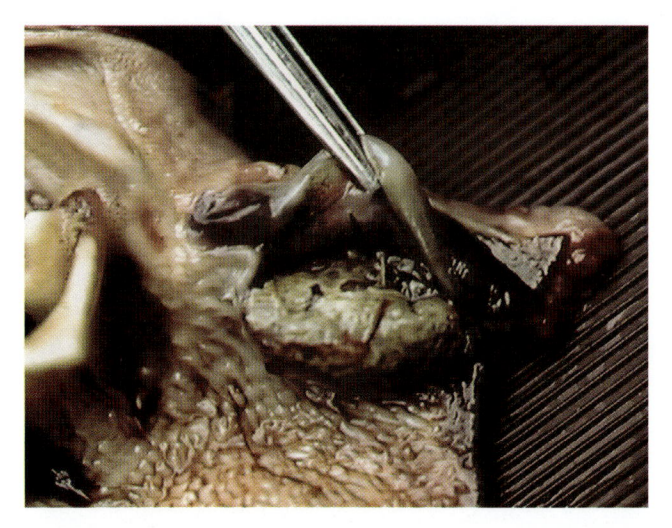

Figura 3.10 Tonsilite catarral em cão. Intenso edema da prega tonsilar e pseudomembrana brancacenta recobrindo a superfície tonsilar em cão jovem acometido por cinomose.

infecciosa felina; uremia, principalmente em cães e gatos (Figura 3.12), embora também ocorra em outras espécies (Figura 3.13); estomatite e glossite ulcerativa dos suínos (forma de apresentação da epidermite exsudativa dos suínos).

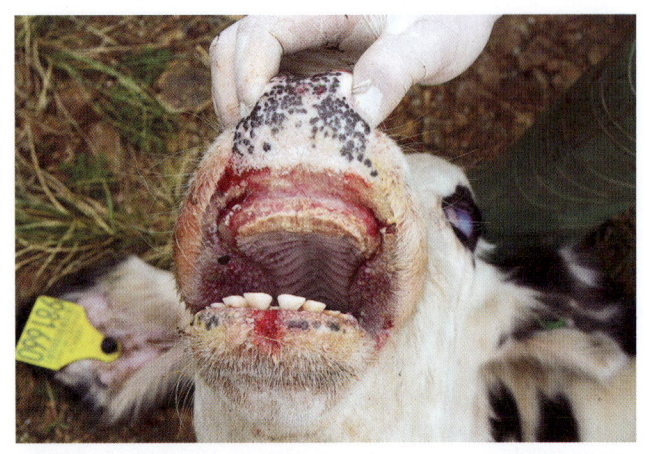

Figura 3.11 Estomatite ulcerativa em bovino. Tecido necrótico difuso de coloração amarelada no pulvino dentário e multifocal no lábio superior em bovino jovem acometido por FCM.

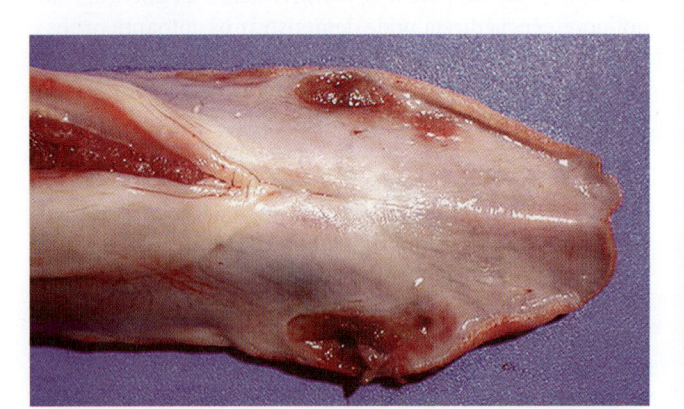

Figura 3.12 Glossite ulcerativa urêmica em cão. Lesão ulcerativa bilateral e simétrica na porção ventral rostral da língua de cão com insuficiência renal crônica bilateral.

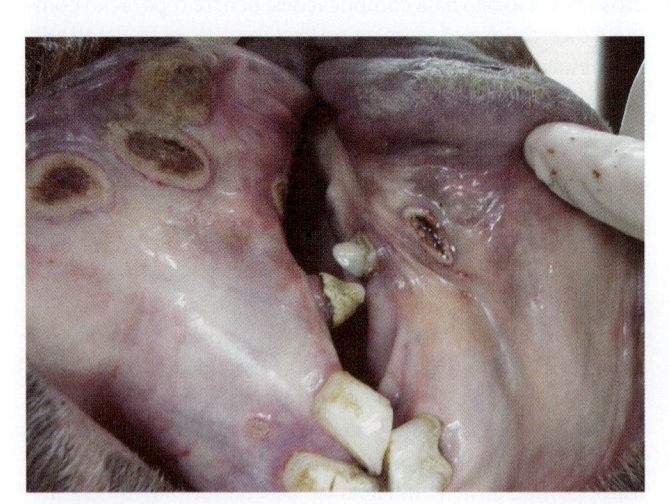

Figura 3.13 Estomatite ulcerativa secundária à insuficiência renal crônica em equino. (Cortesia do Dr. Renato de Lima Santos, Universidade Federal de Minas Gerais, Belo Horizonte, MG.)

O quadro urêmico prolongado em cães pode levar, além da estomatite ulcerativa (urêmica), à necrose da ponta e das margens da língua (Figura 3.14), e há até mesmo possibilidade de fragmentação. No limite entre a área em necrose e o tecido vivo, geralmente se desenvolve uma linha de hiperemia. As erosões, como já foi mencionado, reparam-se completamente. As úlceras, por serem mais profundas e atingirem a camada proliferativa do epitélio, não se regeneram, apenas cicatrizam. Essa distinção é mais facilmente detectada à histologia do que à macroscopia.

A gengivoestomatite crônica felina, também denominada gengivoestomatite linfoplasmocítica felina, é a principal enfermidade oral de gatos. Ela possui etiologia incerta e afeta animais adultos, suas manifestações clínicas são halitose, disfagia, anorexia e sialorreia. As lesões são friáveis, ulceradas e por vezes proliferativas, podem ocorrer na gengiva, na língua, no palato e no arco glossopalatino – de maneira bilateral e simétrica. Histologicamente, a doença caracteriza-se por intenso infiltrado de linfócitos e plasmócitos, além de células de *Mott*, mastócitos, macrófagos e neutrófilos (Figura 3.15).

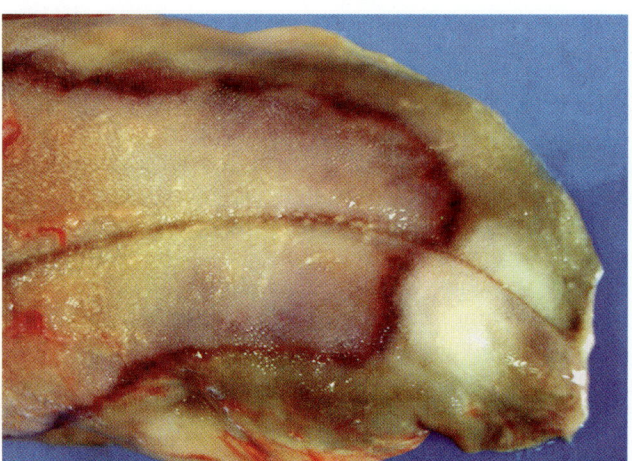

Figura 3.14 Necrose das bordas rostrolaterais da língua, secundária à insuficiência renal crônica em cão. (Cortesia do Dr. Antonio Carlos Alessi, Universidade Estadual Paulista, Jaboticabal, SP.)

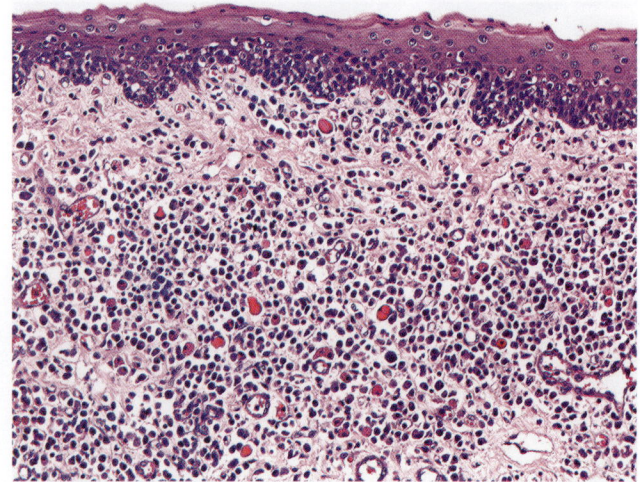

Figura 3.15 Gengivoestomatite crônica felina. Mucosa oral com acentuado infiltrado inflamatório composto por plasmócitos, linfócitos, células de Mott e mastócitos.

A estomatite ulcerativa crônica dos cães (EUCC) é uma enfermidade inflamatória dolorosa e crônica, de patogenia pouco compreendida, que não responde bem aos principais protocolos de tratamento atualmente disponíveis. A doença também é conhecida como estomatite paradental ulcerativa crônica, entretanto tal denominação tem sido abandonada, uma vez que parcela significativa (40%) dos casos ocorre em áreas da mucosa oral desprovidas de dentes adjacentes. Na maioria dos casos, a EUCC e a periodontite ocorrem de modo concomitante e, como inicialmente foram observados cães com EUCC e com lesões na mucosa bucal adjacentes a dentes com periodontite, estabeleceu-se essa relação paradental. De fato, em muitos casos, os dentes adjacentes às áreas de lesão de mucosa apresentavam placas bacterianas ou cálculos, sugerindo associação entre placa bacteriana/periodontite e EUCC. Algumas raças como Maltês, Cavalier Charles Spaniel, Labrador Retriever e Galgo Inglês são mais propensas a desenvolver a doença.

Macroscopicamente, são observadas úlceras de tamanho, aparência e distribuição variados, as quais podem ser encontradas na mucosa alveolar e bucal, nas margens laterais da língua e na junção mucocutânea dos lábios. Microscopicamente, a mucosa apresenta necrose com erosão e/ou ulceração e áreas de hiperplasia epitelial. Na interface mucosa/lâmina própria, há denso infiltrado em padrão liquenoide composto por linfócitos B, plasmócitos, linfócitos T, neutrófilos e menor quantidade de mastócitos (mucosite de interface). Há ainda outros dois padrões histológicos observados com menos frequência, como o granulomatoso (clinicamente mais agressivo), com predomínio de histiócitos, e o padrão profundo, com infiltrado inflamatório atingindo a mucosa bucal profunda e a musculatura esquelética dos lábios.

Estomatites profundas

As estomatites profundas são consequências da invasão do tecido conjuntivo da boca por microrganismos, frequentemente constituintes da microbiota oral, ocasionada por lesão prévia do epitélio de revestimento da mucosa oral. Dependendo do organismo invasor, a estomatite pode ser purulenta, necrótica, gangrenosa ou granulomatosa.

A *estomatite purulenta*, ou *celulite*, ocorre quando microrganismos piogênicos invadem, pelas lesões da mucosa, a submucosa e os músculos. A inflamação pode ser difusa e desenvolver-se, em alguns casos, em um fleimão, facilitado pela lassidão do tecido conjuntivo submucoso e intermuscular. Nesses casos, língua, bochechas, lábios, palato mole e/ou faringe aumentam muito de volume em razão do edema e hiperemia difusos, o que pode complicar o fluxo normal de ar para as vias respiratórias. Depois de determinado tempo, formam-se abscessos que, se forem profundos, deixam um trajeto fistuloso de difícil cura.

A *estomatite necrótica*, principalmente em bezerros, leitões e cordeiros, aparece nas infecções por *Fusobacterium necrophorum* (bactéria filamentosa, Gram-negativa, anaeróbia) e outros anaeróbios produtores de toxinas que causam lesão tissular em áreas previamente lesionadas da mucosa oral. A doença é denominada necrobacilose oral e ocorre frequentemente em bezerros alimentados com volumoso de má qualidade (grande quantidade de lignina), que provoca essas lesões. Causas iatrogênicas, provocadas pela utilização inadequada de guia de sonda ruminal em bovinos ou pelo corte de dentes de leitões com instrumentos contaminados, também são observadas com frequência. As lesões geralmente se localizam nas bordas laterais da língua, na face interna das bochechas e nas gengivas. Suas características básicas são ulceração (necrose de coagulação) e exsudação de fibrina. Esse exsudato recobre a úlcera na forma de membrana acinzentada, irregular e friável, de aspecto sujo e odor fétido (placa diftérica ou fibrinonecrótica). Pode ocorrer extensão das úlceras para a laringe, causando laringite necrótica, ou mesmo aspiração de material necrótico contaminado e consequente pneumonia de aspiração.

A *estomatite gangrenosa* é uma inflamação pseudomembranosa ou gangrenosa, de evolução rápida, provocada pela invasão do conjuntivo da submucosa por espiroquetas e fusiformes, além de outros vários microrganismos da própria microbiota oral. Os fatores predisponentes são pouco conhecidos, mas acredita-se que sejam traumatismos e debilidade da própria mucosa. Essa enfermidade foi descrita em seres humanos e em macaco-*rhesus* (*Macaca mulatta*) e macaco-cynomolgus (*Macaca fascicularis*), cães, gatos, leitões e cordeiros, especialmente em imunodeprimidos. As lesões são muito semelhantes às da necrobacilose oral (estomatite necrótica), mas são mais destrutivas e intensamente fétidas; com frequência apresentam bolhas gasosas, podem perfurar as bochechas e induzir reabsorção óssea e morte. Elas apresentam-se como uma extensa área necrótica, que forma um nódulo de tonalidade cinza-esverdeada.

A *estomatite granulomatosa* pode ser causada por *Mycobacterium tuberculosis* var. *bovis* (sinonímia *Mycobacterium bovis*) e compromete principalmente bordas laterais, dorso e papilas circunvaladas da língua. Esse é um processo raro, que normalmente decorre da ingestão de leite contaminado ou do contato contínuo com material pulmonar expectorado nos casos de tuberculose pulmonar.

A *actinobacilose*, muito frequente em bovinos, é causada por *Actinobacillus lignieresii*, uma bactéria Gram-negativa em forma de bacilo, ovoide, não esporulável, da microbiota oral. O patógeno induz lesão piogranulomatosa profunda (infiltrado de neutrófilos associados a macrófagos), principalmente na língua, se introduzido na submucosa, mediante lesões prévias dos tecidos superficiais. A actinobacilose é, primariamente, uma linfangite. Os linfáticos da língua atingidos apresentam-se espessos, com nódulos em todo o seu trajeto. O processo expande-se para os linfonodos regionais e para as camadas submucosa e muscular da língua. Ocasionalmente, a lesão pode afetar os tecidos moles da maxila e região nasolabial, com aumento de volume da face (apresentação clínica denominada de cara de hipopótamo – Figura 3.16).

Histologicamente, há inflamação piogranulomatosa envolta por tecido fibrovascular proliferado. As bactérias podem ser observadas no centro dos piogranulomas, no interior de reações de Splendore-Hoeppli (Figura 3.17). Nas formas crônicas da doença, há destruição do tecido muscular da língua e substituição por tecido fibroso denso, o que provoca aumento de seu volume e consistência, justi-

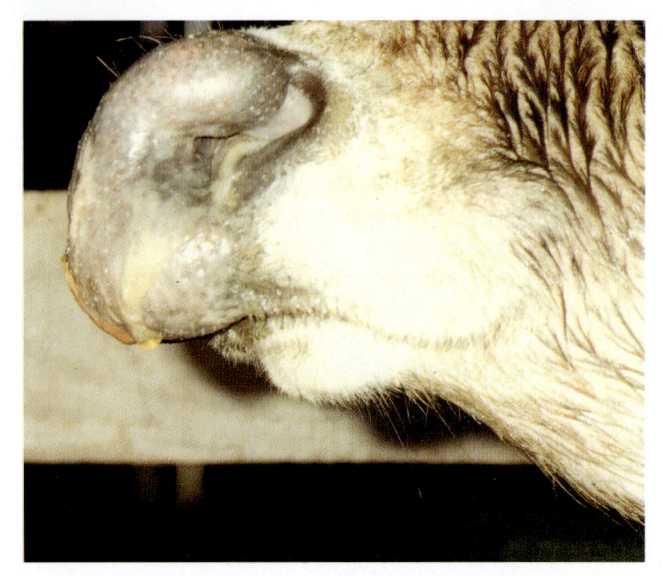

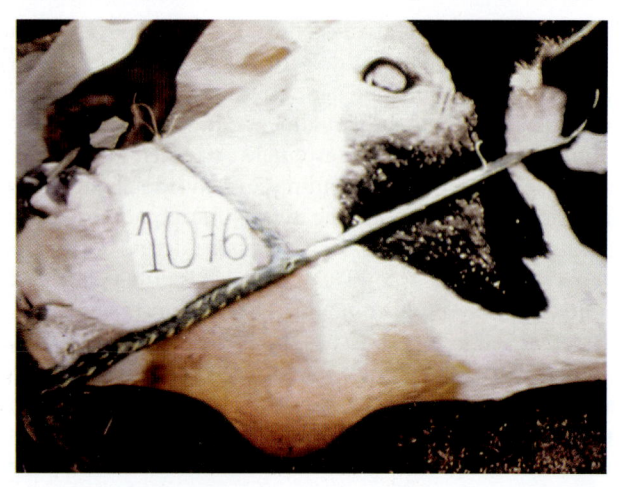

Figura 3.18 Actinomicose em bovino. Aumento de volume unilateral mandibular ventral, de consistência dura.

Figura 3.16 Actinobacilose em bovino com comprometimento de lábio superior e narina. Acentuado aumento de volume de lábio superior e narina, associado à secreção catarral purulenta drenando da narina esquerda.

ficando o nome popular *língua de pau*. Essas alterações têm consequências graves para bovinos acometidos, uma vez que se tornam difíceis a preensão e a mastigação de forragens, funções nas quais a língua tem papel determinante.

Actinomicose é uma osteomielite rara, que afeta a mandíbula e, menos comumente, a maxila de bovinos. É causada por *Actinomyces bovis*, bactéria filamentosa Gram-positiva. Sua morfologia, semelhante à de fungos, levou a essa nomenclatura. Provoca aumento de volume da mandíbula (Figura 3.18), dor e consequente inapetência. A reação granulomatosa no osso provoca osteólise e cavitações na estrutura do osso lamelar. Trajetos fistulosos podem ser vistos no osso (Figura 3.19), no qual o exsudato é drenado, causando possível comprometimento secundário de linfonodos regionais.

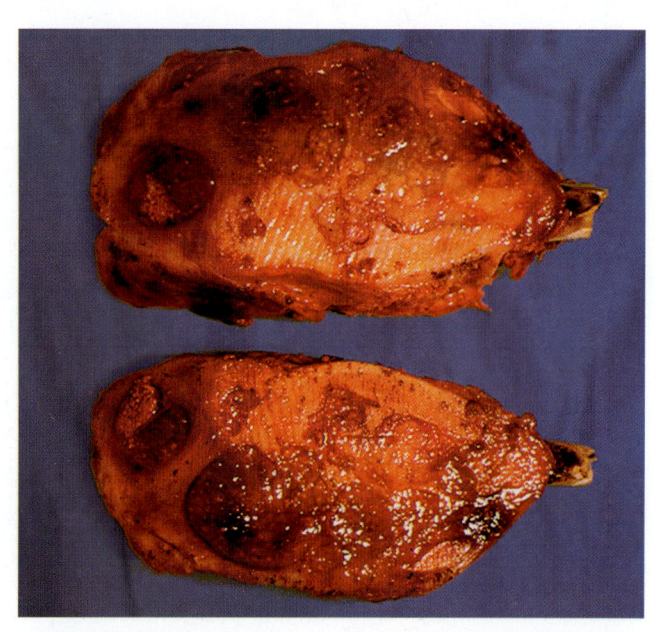

Figura 3.19 Actinomicose em bovino. Ramo da mandíbula seccionado transversalmente exibe reação inflamatória supurativa multifocal, principalmente junto à sua região ventral. No polo oposto, aparece um dente molar.

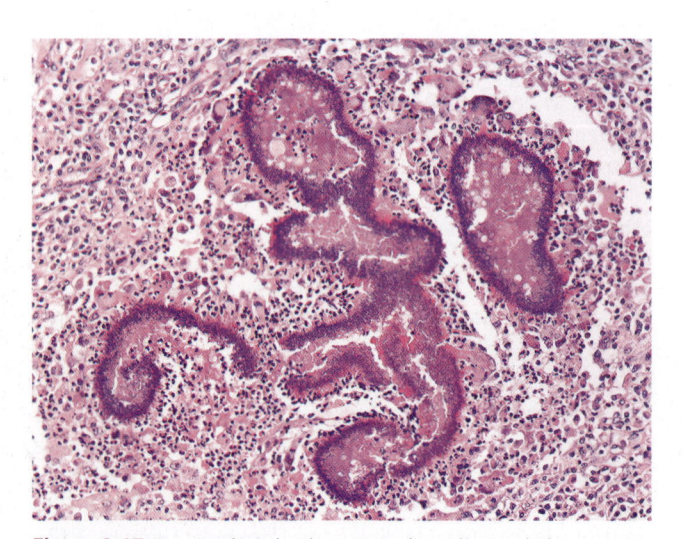

Figura 3.17 Reação de Splendore-Hoeppli em língua de bovino com actinobacilose. Infiltrado inflamatório piogranulomatoso com cocobacilos ao centro, de onde irradiam estruturas eosinofílicas em forma de clava na periferia.

As *doenças parasitárias da cavidade oral* que merecem destaque são a triquinelose e a cisticercose, ambas zoonoses. A triquinelose é causada por larvas do nematoide *Trichinella spiralis* encistadas em músculos esqueléticos de seres humanos, suínos, ratos e camundongos. A transmissão ocorre pela ingestão de carne contaminada com larvas encistadas, que são liberadas no estômago, desenvolvem-se até vermes adultos nas glândulas do duodeno e depositam larvas nas vias linfáticas que chegam à circulação sanguínea sistêmica. Algumas dessas larvas atingem a musculatura estriada esquelética, principalmente músculos mastigatórios, causando uma reação inflamatória eosinofílica. A larva somente pode ser vista à microscopia. Estudos de prevalência dessa enfermidade no Brasil têm demonstrado negatividade do rebanho suíno nacional, mesmo a doença sendo endêmica na Bolívia e na Argentina.

Taenia solium é um longo parasita, cestódeo, encontrado nas vias digestórias do ser humano em vários países do mundo, incluindo o Brasil. Segmentos gravídicos desse parasita são eliminados nas fezes, e os suínos que tiverem acesso às fezes de seres humanos contaminados se infectam. A oncocerca é eliminada no estômago, penetra na parede intestinal e é carreada no sangue para vários locais, como coração, masseter, língua e musculatura escapular. A larva torna-se cisticerco no músculo e impele uma reação do tecido conjuntivo, que vem a encistar o parasita. Pode ser observada reação inflamatória linfocítica e eosinofílica ao redor do cisto. Macroscopicamente, observam-se pequenas vesículas bem delimitadas por tecido conjuntivo (Figura 3.20), principalmente nos músculos citados anteriormente. Avaliação rotineira desses músculos é feita ao abate para verificação de ausência de infecção.

Alterações proliferativas

Estudos demonstram que mais de 50% das lesões tumoriformes do sistema digestório estão localizadas na cavidade oral e na orofaringe. Entre elas estão as descritas a seguir: hiperplasia gengival, papilomatose oral, carcinoma de células escamosas, melanoma, fibrossarcoma e plasmocitoma. Neoplasias dentárias serão descritas mais adiante (ver seção "Dente e periodonto").

Hiperplasia gengival

Hiperplasia gengival ocorre por crescimento excessivo do estroma da submucosa gengival; por isso, ela também é conhecida como hiperplasia fibrosa. É uma lesão não neoplásica que acomete diversas espécies de animais, especialmente cães idosos. Cães da raça Boxer são predispostos. A doença ocorre por causa de lesões traumáticas ou inflamatórias da gengiva, administração de certas drogas (p. ex., ciclosporinas) ou de maneira idiopática.

Macroscopicamente, pode-se observar aumento difuso, multifocal ou focal (nodular) da gengiva, caracterizado por um tecido firme, esbranquiçado e revestido por mucosa gengival, que pode ou não estar ulcerada (Figura 3.21).

Na hiperplasia nodular, há aumento de volume tecidual ao redor de um ou mais dentes, cujas coroas podem ficar parcialmente cobertas. A forma nodular assemelha-se muito ao que clinicamente é chamado de épulis (ver definição adiante), um termo inespecífico usado para descrever aumento de volume da gengiva.

Microscopicamente, o estroma proliferado é composto de tecido conjuntivo denso (maduro) e hipocelular. É comum haver hiperplasia do epitélio gengival de revestimento, com formações em ninhos ou projeções digitiformes para dentro do estroma proliferado. Infiltração de plasmócitos e linfócitos pode estar presente no estroma logo abaixo do epitélio. Em casos com ulceração da mucosa, há infiltração de neutrófilos.

Papiloma oral

O papiloma de cavidade oral é uma lesão tumoriforme benigna, originária das células da camada espinhosa, que se subdivide em papilomas escamosos (neoplasia benigna, de origem não infecciosa) e papilomas virais (lesões hiperplásicas causadas pelo papilomavírus). Dentre essas duas apresentações o papiloma de origem viral é o mais frequente, e suas lesões persistem por um período que varia de 1 mês e meio a 3 meses, quando normalmente ocorre remissão espontânea e desenvolvimento de imunidade.

Suas características são crescimentos exofíticos (verrucosos), elevações papilares lisas e solitárias a princípio, mas que passam a crescimentos múltiplos, firmes e branco-acinzentados semelhantes à couve-flor, localizados principalmente nas junções mucocutâneas (comissura labial).

As espécies mais comumente afetadas são os caninos (Figura 3.22) e os bovinos. Em cães, é causado pelo papilomavírus canino tipo I (CPV-I) e acomete sobretudo caninos jovens em contato direto com indivíduos infectados. A doença pode ocorrer em cães adultos em situação de imunodepressão. Nos bovinos, o papilomavírus bovino tipo 4 (BPV-4) tem sido identificado com maior frequência em casos de papilomatose oral e esofágica, os quais, na maioria das vezes, estão relacionados à intoxicação crônica por *Pteridium arachnoideum*.

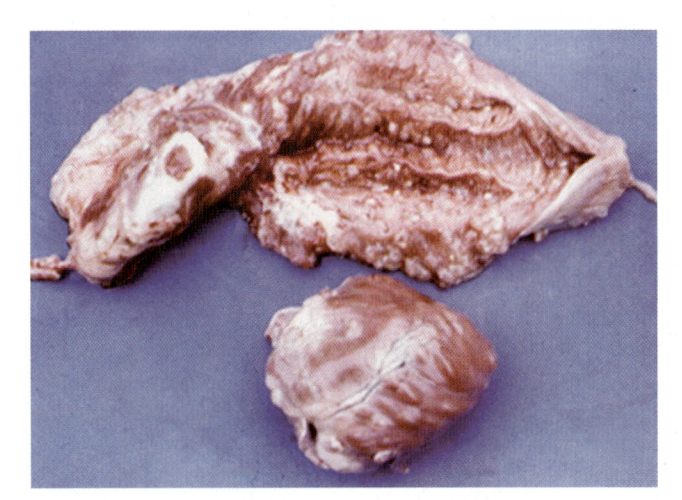

Figura 3.20 Cisticercose em suíno. Várias vesículas parasitárias milimétricas difusamente distribuídas no músculo orbicular da língua e no miocárdio. (Cortesia do Dr. R. Hilton Girão Nogueira, Universidade Federal de Minas Gerais, Belo Horizonte, MG.)

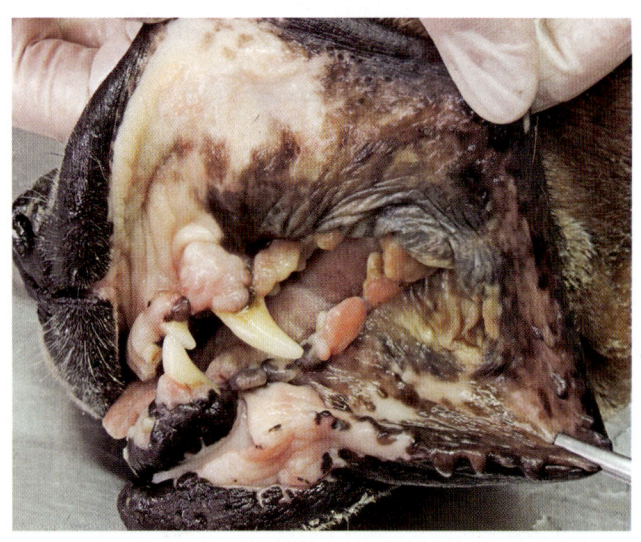

Figura 3.21 Hiperplasia gengival canina. Ao redor dos dentes, há proliferação gengival multifocal formando pequenas massas.

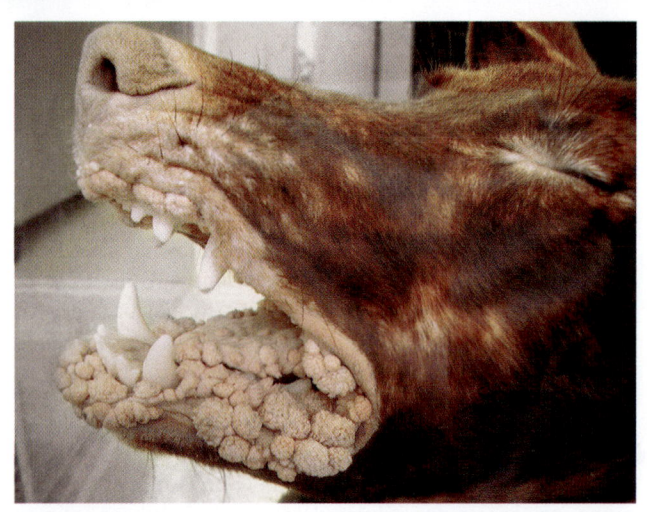

Figura 3.22 Papilomatose oral em cão que apresenta, nos lábios e na cavidade oral, múltiplas lesões pedunculadas e acinzentadas, que mostram superfície rugosa. (Cortesia do Dr. R. Hilton Girão Nogueira, Universidade Federal de Minas Gerais, Belo Horizonte, MG.)

Histologicamente, observam-se projeções papiliformes ou digitiformes finas e pedunculadas, que crescem para a superfície da mucosa ou para a derme, revestidas por epitélio espesso em razão da proliferação das camadas espinhosa (acantose), granulosa (hipergranulose) e corneal (hiperqueratose ortoqueratótica). Degeneração hidrópica e, raramente, corpúsculos de inclusão basofílicos intranucleares podem ser observados em queratinócitos da camada espinhosa. Queratinócitos das camadas mais superficiais do estrato espinhoso ou do estrato granuloso podem apresentar perda das pontes de adesão intercelulares (individualização) e citoplasma com halo claro ao redor do núcleo condensado ou de grânulos citoplasmáticos grandes. Essas células são conhecidas como coilócitos. Antígeno viral pode ser encontrado no núcleo dessas células por meio da técnica de imuno-histoquímica.

Carcinoma de células escamosas

O carcinoma de células escamosas é um tumor maligno de queratinócitos da camada espinhosa, muito comum nos animais domésticos. No gato, é a neoplasia mais frequente da cavidade oral; nos cães, é uma das três neoplasias malignas mais frequentes nessa localização; e, nos bovinos, tem ocorrência elevada em determinadas regiões e está relacionado com o consumo de samambaia (*Pteridium arachnoideum*) por longos períodos. Esse é um tumor extremamente invasivo e destrutivo, tem crescimento rápido e pode produzir metástases nos linfonodos regionais – mais raramente, em outros órgãos. Ele atinge principalmente as tonsilas em cães, a língua em gatos e bovinos (especialmente a base da língua), a gengiva em cães e equinos e, às vezes, o palato duro em equinos. Quando se localiza nas porções caudais da cavidade oral, pode interferir na deglutição. Apresenta-se como uma massa que varia de branco-acinzentada a amarelada, espraiada, de superfície irregular e ulcerada.

Histologicamente, são observados ninhos interligados de células epiteliais pleomórficas com pontes intercelulares (desmossomos) visíveis, citoplasma amplo e núcleo volumoso,

com cromatina frouxa, nucléolos evidentes de coloração magenta e frequentes figuras de mitose. Em neoplasias bem diferenciadas, são observadas pérolas córneas no interior desses ninhos de queratinócitos, ao passo que, em tumores anaplásicos, quase não é observada queratinização. Essa neoplasia é reconhecida por estar associada à abundante proliferação de tecido conjuntivo fibroso e por marcada inflamação. Extensas áreas de necrose da neoplasia podem ser observadas em tumores de crescimento rápido. O diagnóstico pode ser difícil em neoplasias pobremente diferenciadas; nesses casos, a técnica de imuno-histoquímica, com a utilização de marcadores para citoqueratinas, é recomendada para o diagnóstico definitivo. Algumas alterações prévias da mucosa oral, como periodontite crônica, em cães e cavalos são consideradas pré-neoplásicas.

Melanoma

O *melanoma oral* é geralmente de alta malignidade e prognóstico desfavorável, em contraste com os melanomas cutâneos, que costumam apresentar um bom prognóstico. É a neoplasia mais comum da cavidade oral do cão, porém é rara nas outras espécies de animais domésticos. A média de idade dos caninos afetados é de 11 anos. Pode atingir gengiva, mucosa bucal, lábios, língua e palato e se caracteriza por massas de superfície frequentemente ulceradas, podendo ser pigmentado (melanótico) (Figura 3.23 A) ou não pigmentado (amelanótico). Seu crescimento é rápido, o que faz com que áreas de necrose e ulceração sejam comuns.

À microscopia, as células neoplásicas podem variar de redondas a fusiformes ou a poligonais, com formação de pequenos ninhos (Figura 3.23 B). Por esse motivo, um melanoma pode ser confundido com neoplasias de células redondas, fibrossarcoma ou carcinoma. A contagem de figuras mitóticas é variável, mas normalmente elevada. No caso das neoplasias melanocíticas, contagem de mitoses igual ou maior que 4 figuras de mitose por 10 campos de maior aumento é um parâmetro de malignidade. A quantidade de melanina no citoplasma de células tumorais também é variável e depende do grau de diferenciação da neoplasia. São observadas metástases frequentes nos linfonodos regionais, nos pulmões e até mesmo em sítios distantes como o sistema nervoso central.

É difícil estabelecer diagnóstico definitivo em neoplasias pobremente diferenciadas, especialmente no caso dos melanomas amelanóticos. Desse modo, deve-se utilizar a imuno-histoquímica, com marcadores como vimentina ou outros mais específicos para melanócitos, como TRP (do inglês *tyrosinase-related proteins*) 1 e 2, Melan-A e antígeno melanocítico PNL2.

Fibrossarcoma

É a segunda neoplasia maligna mais frequente na cavidade oral de gatos e uma das três mais frequentes em cães. Particularmente em cães, cerca de um quarto dos casos de fibrossarcoma oral ocorre em animais com menos de 5 anos de idade, e raças de grande porte são mais frequentemente acometidas. Os fibrossarcomas orais são cerca de cinco vezes mais frequentes nessa espécie que os fibromas orais. A gengiva é o local mais acometido, tanto mandibular quanto maxilar.

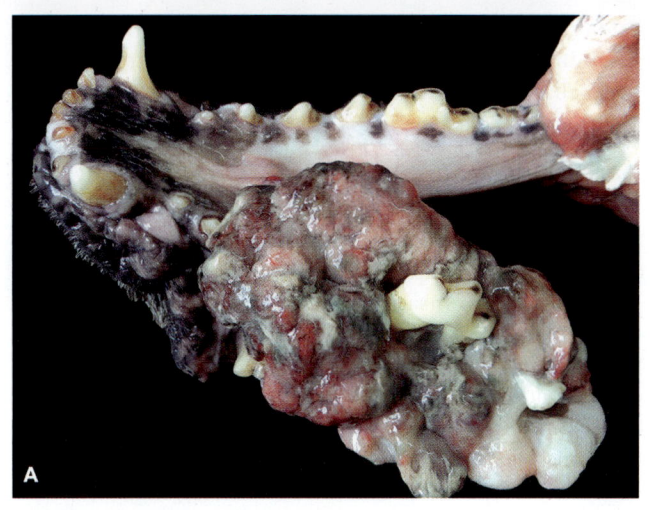
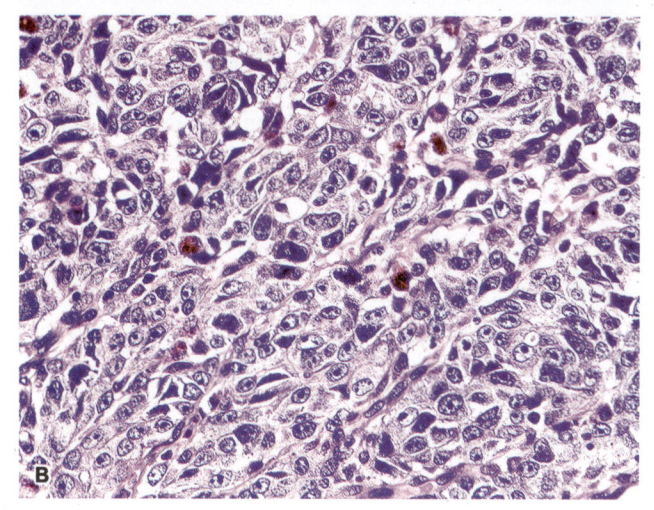

Figura 3.23 Melanoma oral canino. **A.** Mandíbula com massa ulcerada de coloração enegrecida, entremeada por áreas brancas, envolvendo os dentes molares e pré-molares. **B.** Melanoma melanótico apresentando células neoplásicas, que variam de alongadas a epitelioides, exibindo evidente pleomorfismo e, por vezes, pigmento melânico citoplasmático.

Suas características são, macroscopicamente, massas únicas e unilaterais firmes, de coloração branco-acinzentada a rósea e superfície lisa, não é comum que sejam ulceradas. Histologicamente, são observadas células fusiformes de pleomorfismo variável, dependendo do grau de diferenciação da neoplasia, separadas por pequena quantidade de colágeno e fibras reticulares. Essas células fusiformes estão distribuídas em feixes dispostos em diferentes sentidos, visualizados longitudinalmente, perpendicularmente ou obliquamente em um mesmo campo. Tumores com elevado grau de malignidade apresentam numerosas figuras mitóticas, intenso pleomorfismo e comportamento infiltrativo; infiltração e invasão óssea na maxila ou mandíbula são frequentemente observadas. Metástases não são frequentes e, quando observadas, ocorrem em linfonodos regionais e nos pulmões.

Fibrossarcomas devem ser diferenciados de outras neoplasias de células fusiformes, especialmente do melanoma amelanótico. A imuno-histoquímica é, muitas vezes, necessária para essa diferenciação. Esses tumores são positivos para vimentina, porém negativos para os marcadores específicos para melanócitos, assim como negativos para citoqueratinas. Desse modo, o fibrossarcoma deve ser diferenciado das neoplasias mais importantes da cavidade oral: melanoma e carcinoma de células escamosas.

Plasmocitoma oral

Plasmocitoma oral é uma neoplasia de comportamento benigno, que pode ser observada em qualquer localização da cavidade oral, e é mais descrita em cães com média de idade de 8 anos. Apresenta crescimento lento, raramente invade tecidos adjacentes ou faz metástases. Antigamente, acreditava-se que sua incidência era baixa; entretanto, hoje se sabe que muitos plasmocitomas orais foram diagnosticados como melanomas amelanóticos de maneira inadequada.

Macroscopicamente, são caracterizados como massas lobuladas e avermelhadas, localizadas principalmente nos lábios ou na gengiva, mas também podem acometer a língua. Microscopicamente, são tumores bem delimitados, compostos de população celular densa arranjada em ninhos ou em manto sustentados por escasso estroma fibrovascular. As células neoplásicas apresentam citoplasma eosinofílico abundante e bem delimitado, com frequente halo claro perinuclear. Os núcleos variam de redondos a ovalados, de aspecto hipercromático, e são frequentemente excêntricos. Pleomorfismo é muito observado com células bi ou multinucleadas. Na técnica de imuno-histoquímica, esse tumor é reativo para anticorpos contra a cadeia pesada da classe IgG ou IgA (mais frequentemente a primeira) e para o oncogene do mieloma múltiplo – 1 (MUM1).

DENTE E PERIODONTO

Constituintes

O exame dentário nos animais domésticos é geralmente superficial (exceto para estimar a idade); entretanto, as doenças dentárias são comuns e constituem fator limitante da produção e duração da longevidade. Os três tecidos duros que formam o dente são o esmalte, a dentina e o cemento (que são variantes do tecido ósseo). O *esmalte*, que recobre a coroa e a dentina, é formado por 95% de minerais e 5% de matéria orgânica. Esse tecido é duro, denso, brilhante, permeável, translúcido e branco; é secretado pelos ameloblastos apenas nos dentes em desenvolvimento, ou seja, antes da erupção dentária. Os ameloblastos, durante sua vida ativa, são extremamente sensíveis ao estresse metabólico e a fatores tóxicos e infecciosos. Na fluorose e em algumas viroses, como a cinomose e a BVD, a lesão é suficientemente grave para provocar hipoplasia ou aplasia do esmalte. Essas alterações se manifestam quando a infecção viral ou intoxicação ocorre durante a formação da dentição permanente, nos primeiros meses de vida do animal.

A *dentina* constitui a maior parte do dente, é secretada continuamente pelos odontoblastos e está sujeita a alterações metabólicas, tóxicas e infecciosas, tais como o osso. Esse tecido é constituído de 65% de minerais e 35% de matéria orgânica. O *cemento*, que recobre a raiz e a porção inclusa da dentina, é uma substância semelhante ao osso, avascular e secretada pelos cementoblastos. Em relação à sua constituição, é formado por 55% de minerais e 45% de matéria orgânica. Como a dentina, o tecido está em contínua renovação, pois sofre permanente aposição e reabsorção. O cemento constitui um dos elementos do periodonto (estrutura de sustentação do dente), no qual as fibras de Sharpey do osso alveolar se prendem (Figura 3.24).

Alterações do desenvolvimento do dente

A *Anodontia*, ou ausência de dentes, é hereditária em bezerros e associada a defeitos da pele (hipotricose congênita). Por sua vez, a *Oligodontia*, menor número de dentes que o normal, ocorre mais frequentemente em cães de raças braquicefálicas, mas pode ser também observada em equinos e gatos. Essa alteração tem de ser diferenciada da *pseudo-oligodontia*, que é a falha na erupção do dente, a qual é diagnosticada somente por radiografias.

Poliodontia, número excessivo de dentes (normalmente dentes incisivos), também ocorre mais frequentemente em cães braquicefálicos. *Poliodontia heterotópica* é a presença de dente ou dentes extras localizados fora da arcada dentária. O exemplo mais comum dessa alteração ocorre em equinos, com formação de dente ectópico, o qual se desenvolve a partir do cisto braquiogênico, encontrado na região parotídea nessa espécie animal. Esses cistos se originam de falha de fusão da primeira fenda braquial e consequente deslocamento do germe dental embrionário, do primeiro arco braquial em direção à orelha. A retenção de dentes decíduos após a erupção da dentição permanente, conhecida como *pseudopoliodontia*, ocorre em equinos, gatos e cães, particularmente em raças miniaturas.

Desgaste dentário

A forma do dente adulto está associada à conformação e ao atrito do dente oposto, bem como à natureza do alimento ingerido. A intensidade de desgaste dentário depende do tipo de dente, da espécie animal e da qualidade do alimento mastigado. Se houver oclusão e uso normal dos dentes, a porção extra-alveolar não se altera. Nos bovinos e equinos, o uso normal dos molares leva ao desgaste e ao alisamento das superfícies oclusais. O desgaste pode estar acelerado nas

odontodistrofias nutricionais e metabólicas (deficiência de vitamina A, raquitismo, osteomalacia, osteodistrofia fibrosa generalizada), tóxicas (fluorose) e hipoplasia do esmalte.

Alterações dentárias com envolvimento bacteriano

O esmalte é recoberto por uma película translúcida, formada pela adsorção seletiva de constituintes da saliva, essencial para a formação da placa dentária. A *placa dentária* é uma massa dentária densa e não calcificada, firmemente aderida à superfície do dente e resistente à remoção pelo fluxo salivar. Sua formação ocorre pela aderência de bactérias à película do esmalte e de outras bactérias já aderidas.

As bactérias que se aderem são tipos específicos de microrganismos, com capacidade de aderência e de resistência à remoção mecânica pela saliva. Estes são, em geral, Gram-positivos (*Streptococcus* spp., *Actinomyces* spp.), e alguns sintetizam polímeros extracelulares que formam a matriz da placa e propiciam às bactérias aderência umas às outras. Outros utilizam polímeros produzidos pelo animal para se aderirem à película do esmalte. Com o tempo, a placa aumenta em massa e complexidade, passa a ocorrer então aderência de microrganismos Gram-negativos.

A placa é metabolicamente ativa e utiliza carboidratos da dieta para produzir polímeros adesivos, energia, ácidos e enzimas que incitam reações inflamatórias; é considerada de importância etiológica na cárie e na doença periodontal. A placa dentária mineralizada constitui o chamado *cálculo* ou *tártaro dentário* (Figura 3.25). A mineralização é precipitada pela saliva, de modo que os cálculos são mais frequentes próximos às aberturas dos ductos salivares e se localizam nas áreas de transição esmalte-cemento (colo dentário). As alterações microscópicas observadas na dentina são iguais, independentemente do tipo de dente: incisivo, pré-molar e molar; entretanto, são menos comumente observadas nos caninos. Frequentemente, em casos graves, o tártaro acumula-se também subgengivalmente. A placa e o cálculo diferenciam-se da *matéria alba* – mistura de proteínas salivares, células epiteliais descamadas, leucócitos desintegrados e bactérias que se aderem ao dente. A matéria alba, porém, não é organizada e é facilmente removida.

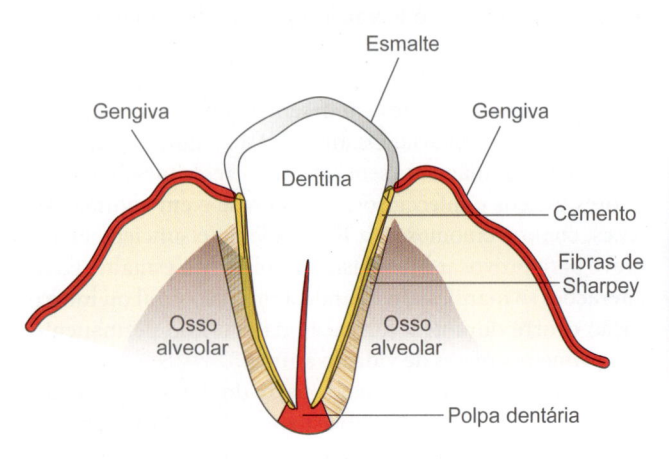

Figura 3.24 Desenho esquemático das estruturas anatômicas do dente e do periodonto.

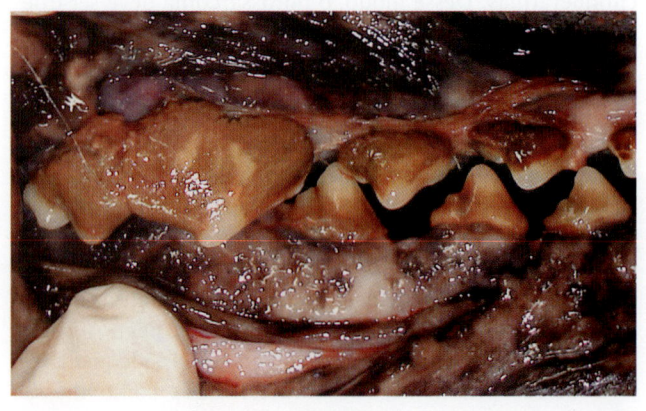

Figura 3.25 Tártaro dentário em cão. Placas amarronzadas firmemente aderidas aos dentes pré-molares e molares. (Cortesia da Dra. Roselene Ecco, Universidade Federal de Minas Gerais, Belo Horizonte, MG.)

Cárie dentária é uma descalcificação destrutiva dos tecidos duros do dente, acompanhada de degradação enzimática da matriz orgânica. Existem dois tipos: *cárie de superfície lisa* e *cárie cavitária* ou *fendida*. A primeira desenvolve-se logo abaixo dos pontos de contato entre dentes adjacentes ou em torno do colo dentário e requer a participação da placa dentária para se iniciar. As cáries cavitárias ocorrem na superfície oclusal e não necessitam da placa para se instalarem. A *necrose infundibular do dente do equino* é o seu melhor exemplo; esta ocorre com frequência nos primeiros molares maxilares do equino, principalmente em animais acima de 12 anos de idade. No equino, as invaginações da superfície oclusal dos dentes molares são normalmente preenchidas por cemento antes da erupção. O processo inicia-se na superfície e progride até a porção mais profunda. Entretanto, é comum que a erupção dentária ocorra antes que esse processo se complete, induzindo necrose do tecido cementogênico e determinando hipoplasia de cemento nessa região, com formação de uma cavidade. Esse preenchimento infundibular incompleto propicia o acúmulo de alimento e bactérias, o qual pode progredir para processo de formação da cárie.

A desmineralização nas cáries de superfície lisa é desencadeada pelo ácido láctico produzido pela placa, que mantém o pH baixo na superfície do dente. A progressão da cárie vai depender de vários fatores, tais como o pH da saliva, a dureza do esmalte e sua resistência à descalcificação. Nas odontodistrofias, as cáries progridem rapidamente. A lise da matriz orgânica ocorre mediante enzimas produzidas pelas bactérias da placa ou derivadas de leucócitos (a placa é quimiotáxica para os leucócitos). Nas áreas cariadas, o esmalte perde o brilho, torna-se opaco e manchado. Quando a dentina é exposta, a cárie torna-se marrom ou preta.

As cáries das superfícies de oclusão ocorrem por alterações primárias do esmalte e da dentina (hipoplasia, hipomineralização) e desenvolvem-se pela ação de bactérias que se acumulam nas áreas iniciais de perda tecidual. Com a progressão das cáries, por expansão direta ou através dos túbulos dentinários, bactérias podem atingir a polpa dentária, resultando em processo inflamatório denominado *pulpite*.

Doença periodontal

A doença periodontal é um processo crônico que afeta os elementos de sustentação do dente (periodonto) e culmina com a perda dentária. O periodonto – estrutura anatômica e funcional responsável pela fixação e manutenção do dente na maxila e na mandíbula – é formado por gengiva, cemento, ligamento periodontal e osso alveolar (processo alveolar do osso maxilar ou do mandibular). Essa enfermidade é muito comum nos animais domésticos e no ser humano, mas sua etiologia e patogenia são confusas e conflitantes, principalmente quanto à gênese.

Conforme a maioria dos autores compreende, o processo é desencadeado pela placa bacteriana em associação à gengivite (a teoria mais aceita); mas existem evidências de que a doença é uma manifestação da osteodistrofia fibrosa generalizada ou do hiperparatireoidismo, em que a reabsorção do osso alveolar além dos limites normais da renovação óssea é causa primária. Independentemente de uma ou outra teoria,

a reabsorção do osso alveolar é a lesão mais notável, da qual resulta a maioria dos sinais clínicos da doença estabelecida: aumento dos espaços interdentários, retração gengival com exposição gradual de colo e raiz dentários, alargamento do sulco gengival com impacção de alimento (Figura 3.26), formação de bolsa periodontal, aumento da motilidade e perda do dente. Inicialmente, a gengiva mostra-se hiperêmica, edematosa e, em fase mais avançada, necrótica (gengivite fibrinonecrótica).

Odontodistrofias

As odontodistrofias afetam o desenvolvimento (hipoplasia) ou a mineralização (hipomineralização) dos tecidos mineralizados do dente e são consequências de uma interferência na amelogênese, odontogênese ou cementogênese (mineralização defectiva do esmalte, da dentina ou do cemento, respectivamente). Como o cemento e a dentina são renovados de maneira contínua, mesmo após erupção dentária ocorrem reações regenerativas, restando poucas marcas morfológicas. Algumas alterações podem ser o retardo ou a prevenção da erupção dentária, a má oclusão e o desgaste anormal do dente. Alterações no esmalte apresentam-se com depressões múltiplas, enrugamento ou ausência total do esmalte (hipoplasia de esmalte) (Figura 3.27) ou com áreas opacas, semelhantes a gesso, intercaladas com esmalte aparentemente normal (hipomineralização).

De modo geral, as consequências das odontodistrofias são aumento da suscetibilidade às cáries, anormalidade do desgaste dentário (que normalmente está aumentado), alterações na erupção dentária, alterações na oclusão dentária e formação de cistos em componentes dentários.

Em relação ao caso de *odontodistrofia de causas tóxicas*, aqui somente será considerada a *fluorose dentária*, por sua importância como doença emergente no Brasil, especialmente em bovinos. Os riscos de fluorose dentária em bovinos no país têm aumentado pelo uso rotineiro e indiscriminado de fosfatos não elaborados (fosfatos de rocha) como fonte de fósforo suplementar. Os fosfatos de rocha brasileiros, apesar de, em sua maioria, conterem níveis baixos de flúor, têm

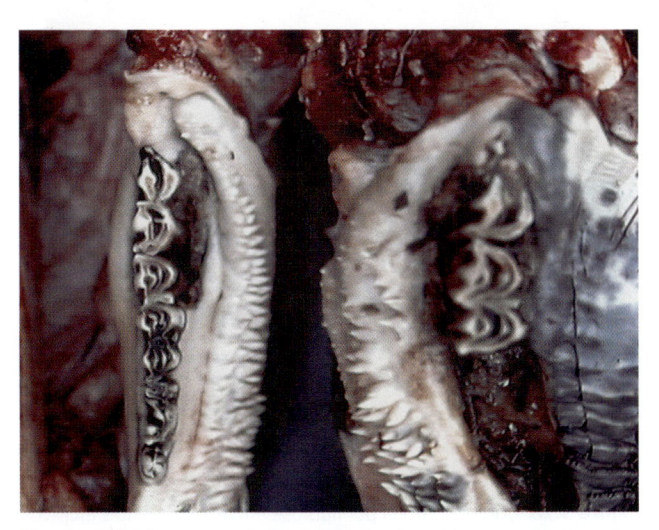

Figura 3.26 Doença periodontal em bovino. Alargamento do sulco gengival. (Cortesia da Dra. Vera Alvarenga Nunes, Universidade Federal de Minas Gerais, Belo Horizonte, MG.)

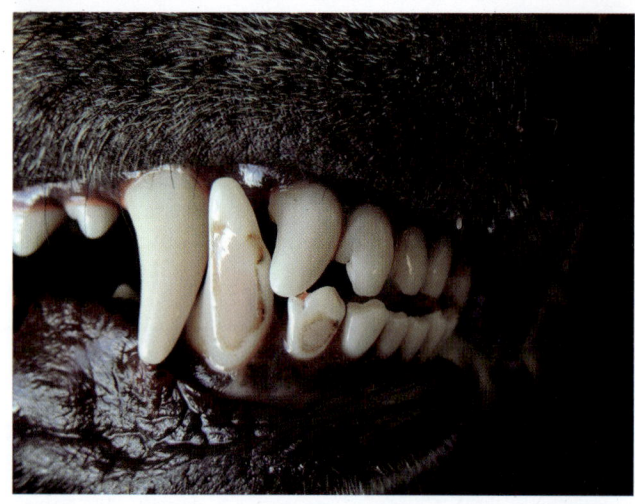

Figura 3.27 Hipoplasia de esmalte em um cão. Ausência parcial do esmalte do canino e incisivo inferior.

baixos níveis de fósforo e baixa biodisponibilidade. Com isso, a quantidade de rocha a ser fornecida para alcançar os níveis desejados de fósforo é grande, aumentando os riscos de intoxicação.

O flúor apresenta efeito cumulativo e passagem transplacentária, de modo que a fluorose (intoxicação crônica) só se manifesta após duas, três ou mais gerações. Tem grande tropismo pelos tecidos mineralizados do organismo, nos quais se incorpora à molécula de hidroxiapatita, por substituição de uma oxidrila. É tóxico para as células ósseas e dentárias ativas e, por sua ação sobre os ameloblastos e odontoblastos, provoca hipoplasia do esmalte e da dentina, respectivamente. Macroscopicamente, as alterações apresentam-se como manchas focais, vistas como áreas de opacidade do esmalte, que progridem para manchas calcárias opacas, amarelas, marrom-escuras ou pretas, além de haver desgaste excessivo (Figura 3.28), erosões e fissuras dos dentes.

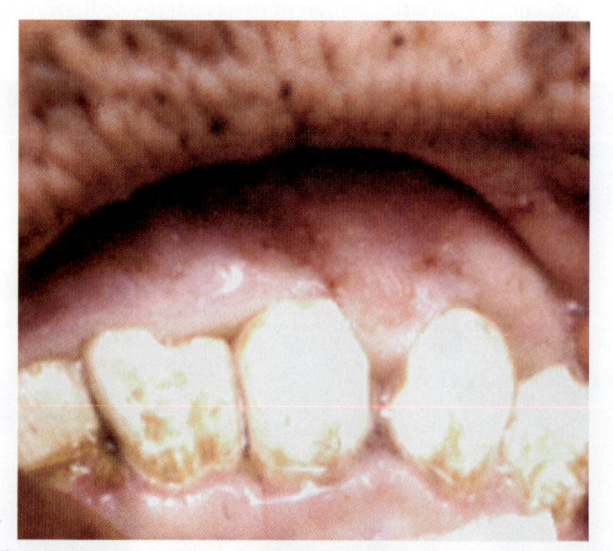

Figura 3.28 Odontodistrofia por fluorose em bovino. Dentes incisivos com conformação anormal e esmalte com manchas amarronzadas. (Cortesia da Dra. Vera Alvarenga Nunes, Universidade Federal de Minas Gerais, Belo Horizonte, MG.)

As *odontodistrofias de causas infecciosas* são representadas pela infecção de filhotes de cães com o vírus da cinomose ou de bezerros com o vírus da BVD. Esses vírus podem produzir lesões, principalmente em ameloblastos (células mais suscetíveis), antes da erupção de dentes definitivos, e consequentemente culminar com malformações no esmalte. Nas *odontodistrofias nutricionais*, deficiências de cálcio, fósforo, vitamina D, cobre e vitamina C, caso sejam crônicas, podem provocar lesões dentárias, principalmente em animais jovens.

Representando as *odontodistrofias metabólicas*, o hiperparatireoidismo primário (neoplasia funcional de paratireoide), ou secundário renal, ou nutricional podem induzir reabsorção óssea, bem como dentária. As alterações dentárias formam-se mais lentamente que as ósseas, em função de o metabolismo destas últimas ser mais acelerado. Mesmo assim, lesões representadas por hipoplasia de esmalte, hipomineralização da dentina e atraso na erupção dentária podem ser provocadas pelos processos graves anteriormente listados.

Alterações neoplásicas do dente e do periodonto

Tumores de origem odontogênica são raros em animais domésticos, com exceção dos cães. Sua classificação configura, em algumas oportunidades, um desafio diagnóstico e se baseia na diferenciação celular; consideram-se os aspectos morfológicos tanto do componente epitelial (epitélio odontogênico) quanto do componente mesenquimal (ectomesênquima odontogênico). Dessa maneira, os tumores odontogênicos podem ser divididos em: tumores do epitélio odontogênico sem ectomesênquima odontogênico (ameloblastomas); tumores do epitélio odontogênico com ectomesênquima odontogênico, com ou sem formação de tecido dentário duro (fibromas ameloblásticos e odontomas); e os tumores do mesênquima e/ou ectomesênquima odontogênico, com ou sem epitélio odontogênico (fibroma odontogênico periférico, cementoma e os mixomas/mixossarcomas odontogênicos).

Embora haja várias neoplasias de origem odontogênica, duas delas se destacam por sua maior frequência em medicina veterinária, o fibroma odontogênico periférico (anteriormente denominado épulis fibromatoso com origem no ligamento periodontal) e o ameloblastoma acantomatoso canino (anteriormente conhecido como épulis acantomatoso), os quais serão aqui abordados. Vale ressaltar que os termos *epúlide* e *épulis* têm sido evitados, uma vez que há muita confusão na literatura. Esses termos são muito usados clinicamente e se referem somente ao aumento de volume neoplásico ou não neoplásico da gengiva.

Fibroma odontogênico periférico

O fibroma odontogênico periférico, previamente denominado épulis fibromatoso com origem no ligamento periodontal, é uma neoplasia benigna que acomete com frequência cães com idade superior a 3 anos. Macroscopicamente, desenvolve-se como uma massa, que varia de branca a róseo-acinzentada, nos espaços interdentários ou na superfície palatina da gengiva, e afeta principalmente a maxila rostral e a mandíbula caudal (Figura 3.29 A). O tumor apresenta tamanho variado e pode chegar a vários centímetros. É uma lesão de aspecto multinodular, exofítica e séssil, com superfície lisa e consistência dura. Microscopicamente, há três componentes histológicos: proliferação de tecido mesenquimal, semelhante ao ligamento periodontal, constituído por densa população de fibroblastos estrelados ou fusiformes em interface com denso colágeno fibrilar; deposição de material eosinofílico, homogêneo, por vezes mineralizado com características de osso, cemento ou dentina; e variável quantidade de epitélio odontogênico, que pode formar pequenos agrupamentos isolados ou pequenas projeções que se anastomosam (Figura 3.29 B).

Ameloblastoma acantomatoso canino

Anteriormente denominado ameloblastoma periférico, adamantinoma e epúlide acantomatoso, o ameloblastoma acantomatoso é um tumor originado do epitélio odontogênico, que ocorre somente em cães. O tumor é mais comumente observado em caninos idosos (acima de 10 anos de idade) e acomete com mais frequência a mandíbula rostral (50% dos casos), sobretudo em torno dos dentes incisivos e caninos. É uma neoplasia expansiva, que infiltra o osso alveolar, levando à perda dos dentes. Sob a perspectiva macroscópica, apresenta-se como massas irregulares e exofíticas, que surgem imediatamente adjacentes aos dentes; sua superfície é verrucosa e varia de rosa a levemente acinzentada (Figura 3.30).

A principal característica histológica dessa neoplasia é a proliferação do epitélio odontogênico em cordões largos, que se anastomosam (interconectam) para dentro do estroma proliferado. Na periferia desses cordões, as células epiteliais estão dispostas em paliçadas e, no centro, apresentam aspecto acantocítico marcado; ou seja, com junções intercelulares (desmossomos) proeminentes (Figura 3.31). A porção mesenquimal proliferada apresenta muitos fibroblastos estrelados em meio a um estroma colagenoso denso e a vasos sanguíneos evidentes. Como mencionado anteriormente, é uma neoplasia invasiva, com frequente destruição óssea, mas nunca metastática.

Tonsilas

As tonsilas são proeminências da fossa tonsilar no cão e no gato. No suíno, concentram-se na porção caudal do palato mole; e, nos equinos, estão dispersas pela mucosa da faringe e da epiglote. Além de se concentrarem no palato mole em ruminantes, em bovinos há as tonsilas linguais e na paraepiglote em pequenos ruminantes.

A tonsila é revestida por epitélio estratificado pavimentoso, semelhante ao encontrado na cavidade oral, que se projeta para o interior do órgão e forma sacos cegos, as criptas. Abaixo do epitélio de revestimento estão os folículos linfoides, ricos em linfócitos B. As células epiteliais das tonsilas são capazes de fagocitar bactérias, por exemplo, e de auxiliar macrófagos a apresentarem antígenos a linfócitos B para produção de IgA.

As alterações morfológicas encontradas são semelhantes àquelas descritas em outros tecidos linfoides. Por se localizar no sistema digestório, sofre exposição e estimulação antigênica frequentes. Várias bactérias são habitantes normais

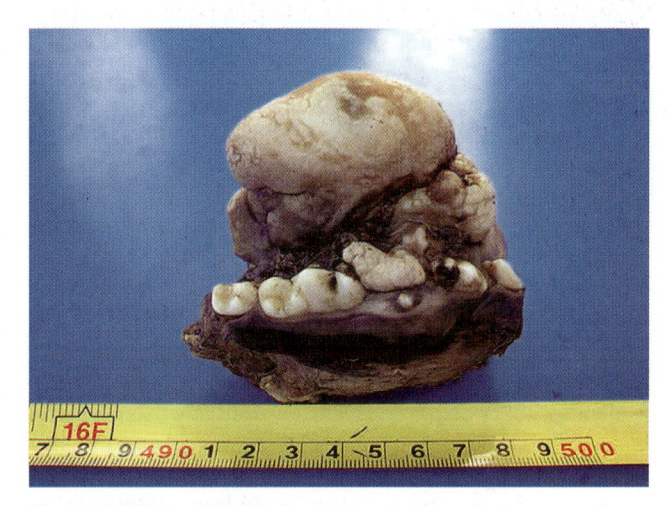

Figura 3.30 Ameloblastoma acantomatoso em cão. Massa neoplásica junto aos molares inferiores do lado direito. (Cortesia do Dr. Antonio Carlos Alessi, Universidade Estadual Paulista, Jaboticabal, SP.)

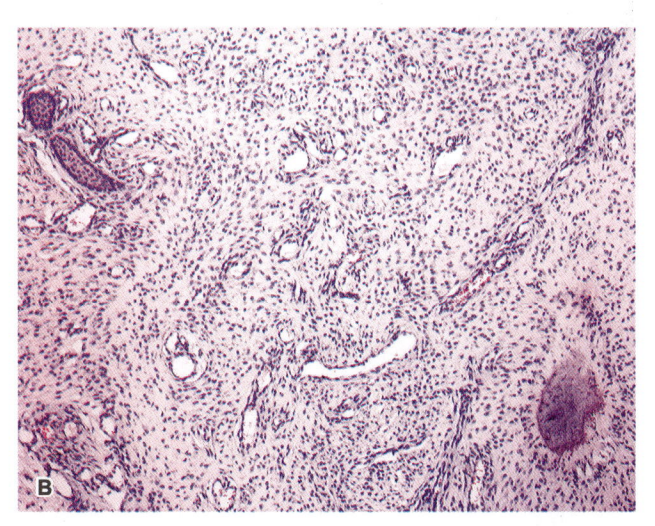

Figura 3.29 Fibroma odontogênico periférico em um cão. **A.** Nódulo de coloração rósea, com ulceração na superfície, envolvendo o canino inferior esquerdo. **B.** Fibroma odontogênico periférico em um cão. Observam-se três componentes histológicos: epitélio odontogênico, células mesenquimais fusiformes entremeadas por vasos e cemento.

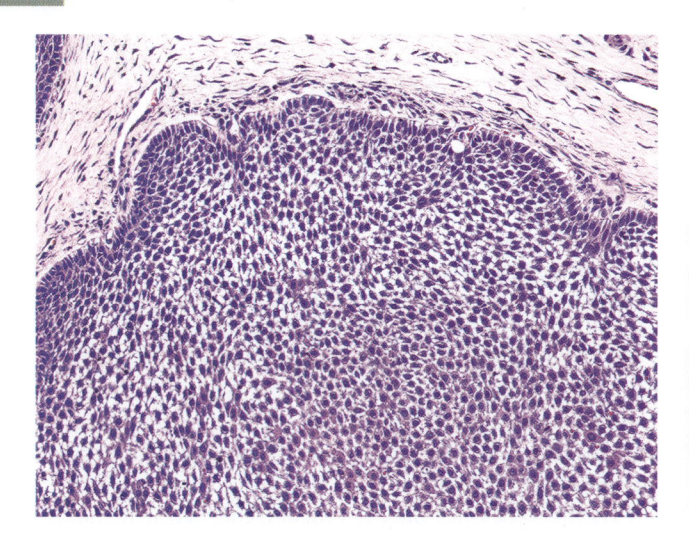

Figura 3.31 Ameloblastoma acantomatoso canino. Junções intercelulares (desmossomos) proeminentes entre as células epiteliais proliferadas.

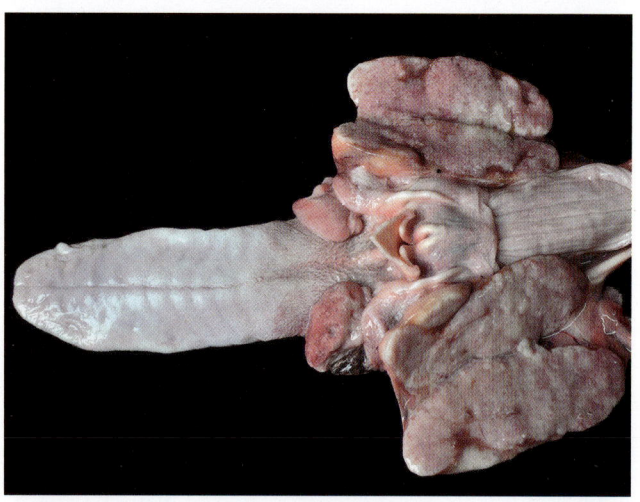

Figura 3.32 Linfoma com envolvimento tonsilar em cão. Aumento bilateral e acentuado das tonsilas e dos linfonodos retrofaríngeos.

de suas criptas. Dessa maneira, a tonsila pode servir como porta de entrada de uma série de microrganismos e local de persistência para muitos outros. No caso dos suínos, alguns animais são carreadores assintomáticos de *Erysipelothrix rhusiopathiae* (agente causador da erisipela), *Salmonella* sp., *Streptococcus suis* e *Glaesserella* (*Haemophilus*) *parasuis*.

Em algumas situações, pode ocorrer a proliferação exacerbada de bactérias nas criptas tonsilares, como no caso de *Pasteurella multocida* em suínos e carneiros, o que causa tonsilites purulentas. A tonsila também é local primário de multiplicação de alguns vírus, como o herpesvírus da doença de Aujeszky (pseudorraiva), que causa tonsilite necrótica no suíno. Lesões de necrobacilose, citadas anteriormente, podem localizar-se nas tonsilas de suínos. Vírus linfotrópicos – como os da panleucopenia felina, do parvovírus canino, da cinomose, da BVD, da doença vesicular do suíno, o circovírus porcino tipo 2, o vírus da síndrome respiratória e reprodutiva suína e da peste suína clássica – frequentemente utilizam as tonsilas como portas de entrada e persistência no organismo. Assim, elas são o órgão escolhido para detecção desses agentes.

As neoplasias da tonsila podem ser originárias do epitélio escamoso (carcinoma de células escamosas) ou do tecido linfoide (linfoma). O linfoma tonsilar ocorre normalmente em caninos como parte da apresentação multicêntrica da doença e, macroscopicamente, apresenta-se de forma bilateral e simétrica (Figura 3.32). Já o carcinoma de células escamosas tonsilar ocorre em cães com idade média de 10 anos, de maneira unilateral, como lesões em forma de placa frequentemente ulceradas (Figura 3.33). Os sinais clínicos associados cursam com tosse, dispneia, disfagia e aumento dos linfonodos retrofaríngeos e submandibulares. O comportamento do carcinoma de células escamosas tonsilar é mais agressivo que o dos demais carcinomas escamosos da cavidade oral, e metástases precoces são detectadas nos linfonodos regionais.

Glândulas salivares

As doenças das glândulas salivares são incomuns e representam cerca de 0,3% das amostras enviadas para diagnós-

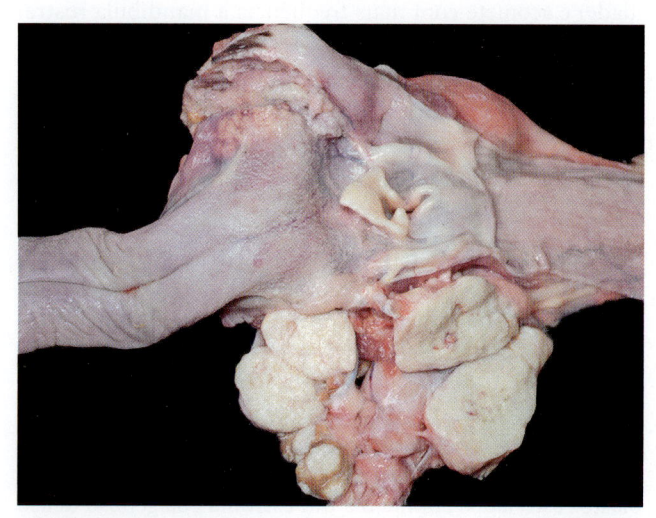

Figura 3.33 Carcinoma de células escamosas tonsilar em cão. Lesão nodular e erodoulcerativa em tonsila direita, com metástases em linfonodos regionais.

tico de cães, uma vez que, ao contrário dos seres humanos, em que o paramixovírus da caxumba tem tropismo por glândulas salivares, os animais domésticos não têm um patógeno específico dessa glândula. As alterações mais frequentes das glândulas salivares são funcionais e, portanto, sem lesões evidentes.

O *aptialismo* é a redução da produção de saliva, uma condição rara, que acompanha a febre, a desidratação (causada pela acidose láctica em bovinos, por exemplo) e as sialoadenopatias obstrutivas. Pode ocorrer como efeito da utilização de espasmolíticos. Já o *ptialismo*, também denominado *sialorreia*, resulta do excesso de produção de saliva e é visto como acúmulo anormal de saliva na cavidade bucal. Ocorre em várias condições, como na intoxicação por organofosforados, na intoxicação por metais pesados (como o chumbo), nas encefalites e, principalmente, nas estomatites ulcerativas. Além disso, ocorre nas intoxicações por drogas (p. ex., cloridrato de xilazina) e substâncias parassimpaticomiméticas (p. ex., alcaloides produzidos por fungos, como

Rhizoctonia leguminicola – que produz a eslaframina e é o agente causador da doença de mancha negra em legumes e feno em equinos).

Corpos estranhos que se fixam nos ductos excretores das glândulas salivares são, em geral, de origem vegetal. Ocasionalmente esses corpos se alojam nos ductos das glândulas salivares e levam à inflamação (sialoadenite), à redução do fluxo salivar decorrente de obstruções, muitas vezes parciais, e ao edema provocado pela inflamação, dilatação da porção anterior à área obstruída e, em casos graves, hipotrofia glandular.

Cálculos salivares ou *sialólitos*, formados pela deposição de minerais (carbonato de cálcio) em lâminas concêntricas em torno de um núcleo (pequeno corpo estranho), são frequentes em cavalos, principalmente nos mais velhos. Provocam as mesmas alterações que o corpo estranho anteriormente citado. Com frequência, o núcleo no qual se depositam os minerais para formação do sialólito são partículas vegetais que penetraram o ducto excretor da glândula.

Dilatações ou *ectasias* são decorrentes da estagnação do fluxo salivar e podem ser causadas por estenose congênita, obstrução dos ductos por corpos estranhos, sialólitos ou estreitamento do lúmen em função de inflamações. Os ductos dilatados apresentam-se como cordões flutuantes, às vezes com divertículos ou distensões císticas.

Nomeia-se *rânula* a distensão cística dos ductos das glândulas sublinguais. Nesses casos, o epitélio de revestimento dos ductos ainda se encontra preservado. Cavidades císticas, uni ou multiloculadas, adjacentes aos ductos são chamadas de *mucocele* e, presumivelmente, são o resultado de ruptura destes, em geral de causa traumática. O aspecto macroscópico do conteúdo dessas dilatações costuma ser de coloração amarelada ou amarronzada e é bastante viscoso (Figura 3.34). Nem sempre é possível realizar essa distinção entre rânula e mucocele macro ou microscopicamente. O diagnóstico confirmatório de rânula/mucocele pode ser facilmente alcançado pelo exame citopatológico de punção aspirativa por agulha fina. Nesses casos, a amostra caracteriza-se por apresentar baixa celularidade, constituí-

da por macrófagos com citoplasma amplo e vacuolizado, frequentemente com cristais de hematoidina dispostos em fundo de lâmina e com abundante quantidade de material anfofílico amorfo.

Sialoadenites, inflamação das glândulas salivares, são raramente observadas em animais domésticos, mas respondem por 65% das afecções das glândulas salivares em cães. Ocorrem mais por via ascendente (ductos) e normalmente são causadas por corpos estranhos ou sialólitos ou são extensão de uma infecção na cavidade bucal. As vias hematogênica e direta (traumatismo) são outras possíveis portas de entrada. Sialoadenites ocorrem ainda como parte de doenças sistêmicas, tais como raiva, febre catarral maligna, cinomose e garrotilho. São vistas, também, na deficiência de vitamina A e em condições semelhantes, nas quais ocorre metaplasia escamosa do epitélio dos ductos, levando a estase salivar e infecção secundária.

Infartos de glândulas salivares têm sido relatados em cães e gatos em uma enfermidade denominada de sialometaplasia necrotizante. Esta está descrita em 3% das afecções na glândula salivar. É uma doença tumoriforme que afeta especialmente a glândula salivar submandibular de caninos de pequeno porte. Animais acometidos apresentam aumento e enrijecimento da glândula salivar, com algia acentuada na região, além de vômitos. Sob a perspectiva histológica, há proeminente necrose de coagulação dos lóbulos glandulares, com inflamação e fibrose, além de hiperplasia dos ductos glandulares com metaplasia escamosa. O interessante dessa lesão é que ela pode ser facilmente confundida com neoplasia tanto macroscopicamente, pelo aumento de volume e pela consistência firme da lesão, quanto microscopicamente, por causa da hiperplasia e metaplasia escamosa dos ductos glandulares.

Neoplasias das glândulas salivares são raramente descritas em animais domésticos, e há maior número de relatos em cães e gatos de idade avançada (acima de 10 anos de idade). A maioria dessas neoplasias é unilateral e maligna, tem origem epitelial e ocorre com maior frequência nas glândulas parótida e mandibular. Dentre os diferentes tipos de tumores primários das glândulas salivares, os adenocarcinomas, os carcinomas mucoepidermoides e os carcinomas acinares são os mais comuns. Com exceção dos carcinomas acinares, que exibem um prognóstico melhor, as neoplasias epiteliais malignas da glândula salivar apresentam crescimento rápido e infiltrativo, com metástases para linfonodos regionais e para os pulmões. Cabe destacar que, nessa glândula, podem ocorrer tumores, de modo similar aos tumores mamários, com proliferação de células mioepiteliais e formação de tecido ósseo e cartilaginoso. Normalmente esses são tumores benignos, entretanto há relatos de carcinossarcoma de glândula salivar no cão.

ESÔFAGO

O esôfago merece atenção especial durante o exame *post mortem* de animais que apresentaram taxa de crescimento inadequada, caquexia, ptialismo, disfagia, regurgitação, pneumonia por aspiração e timpanismo (no caso de ruminantes). Existem dois esfíncteres esofágicos: o cranial e o

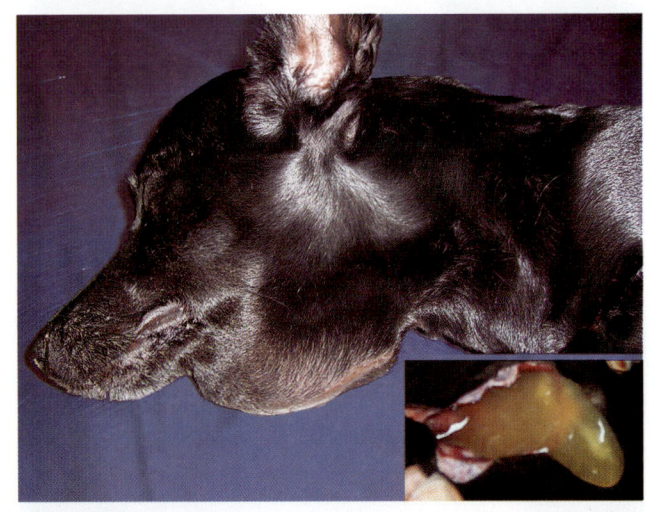

Figura 3.34 Mucocele em cão. Dilatação sacular na porção ventral da mandíbula. Detalhe: conteúdo amarelado viscoso fluindo do interior da dilatação sacular.

caudal. O cranial, localizado na abertura cranial do esôfago, junto à laringe e faringe, impede a aspiração e a entrada de ar no esôfago. O caudal não é um esfíncter verdadeiro, e sim uma válvula reforçada pelo anel gastresofágico, que tem como principal função a prevenção de refluxo estomacal. Sua atividade é controlada por estímulos mecânicos, nervosos, hormonais (gastrina) e químicos.

Há três tipos de ondas peristálticas responsáveis por progressão do alimento no esôfago e por manutenção do tônus da parede. As ondas peristálticas primárias são contínuas e rápidas, desde a faringe até a cárdia, e são reguladas por fibras colinérgicas dos nervos vago e pneumogástrico. As ondas secundárias são resultantes da distensão ou deformação da parede e da ativação de receptores mecânicos e plexos desta. Já as ondas peristálticas terciárias ou segmentares, curtas, débeis e espontâneas são estimuladas por plexos da parede esofágica.

Antes de iniciar a discussão sobre alterações de esôfago, é interessante entender como ocorre a progressão do alimento desde a cavidade oral até o estômago. A deglutição ou ingestão do alimento pode ser dividida em três fases: bucal, faringiana e esofágica. A fase bucal é voluntária e reflexa, e a língua tem papel fundamental para a movimentação do bolo alimentar de um lado da cavidade oral para outro, possibilitando a mastigação adequada e, finalmente, a propulsão do alimento para a porção caudal da cavidade oral. Dessa maneira, glossites, estomatites, alterações funcionais da língua (actinobacilose) ou alterações no nervo glossofaríngeo ou hipoglosso podem causar falhas da primeira fase da deglutição e, consequentemente, ptialismo, disfagia e/ou presença de alimento na boca do animal.

A fase faringiana é involuntária e rápida e resulta em apneia (inibição do centro inspiratório pela deglutição); ocorrem o fechamento da glote e a passagem do alimento para a porção cranial do esôfago. Essa fase é executada pelos músculos palatofaringianos e laringianos e pelo peristaltismo da faringe. Faringites, tonsilites, laringites, neoplasias na faringe ou na base da língua e encefalites podem provocar falhas dessa segunda fase da deglutição. *Acalasia* (falha de relaxamento), ou incoordenação cricoesofágica, é uma condição reconhecida em cães e caracterizada pela dificuldade de abertura do esfíncter esofágico cranial e pelo impedimento da fase faringiana da deglutição.

Na terceira fase da deglutição, a fase esofágica, o alimento é impulsionado em direção ao estômago por ondas peristálticas involuntárias. Desse modo, alterações mecânicas ou funcionais da parede esofágica podem produzir falha dessa fase da deglutição. *Disfagia* é, por definição, uma falha da deglutição causada por qualquer falha em uma das três fases (bucal, faringiana ou esofágica).

Lesões sem significado clínico e alterações *post mortem*

Durante a fase agônica ou mesmo após a morte, com movimentação e manipulação da carcaça, o conteúdo gástrico pode passar para o lúmen esofágico em consequência do relaxamento do anel gastresofágico (esfíncter caudal). Em casos avançados de autólise, ocorre maceração do epitélio esofágico, que se solta em fitas.

Alterações do desenvolvimento

Alterações congênitas do esôfago são extremamente raras em animais domésticos e, se presentes, pode ser difícil diferenciá-las de processos adquiridos.

Hipertrofia da musculatura lisa da porção caudal do esôfago, mais frequentemente da camada circular, é observada em equinos (Figura 3.35). Em geral, essa alteração está associada à hipertrofia muscular da parede do íleo, mas esses são achados incidentais de necropsia, sem consequência para a função normal do órgão. O pregueamento segmentar transversal normal da mucosa caudal do esôfago de gatos (Figura 3.36) não deve ser confundido com essa lesão.

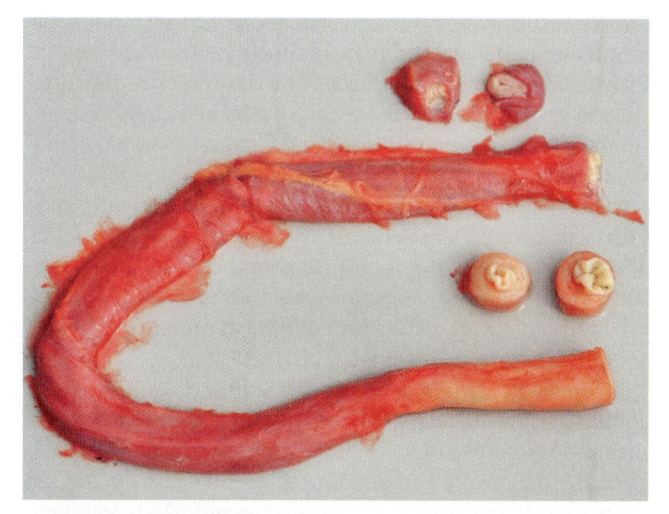

Figura 3.35 Hipertrofia da musculatura lisa da porção distal do esôfago em equino. Considerado um achado incidental de necropsia de equinos.

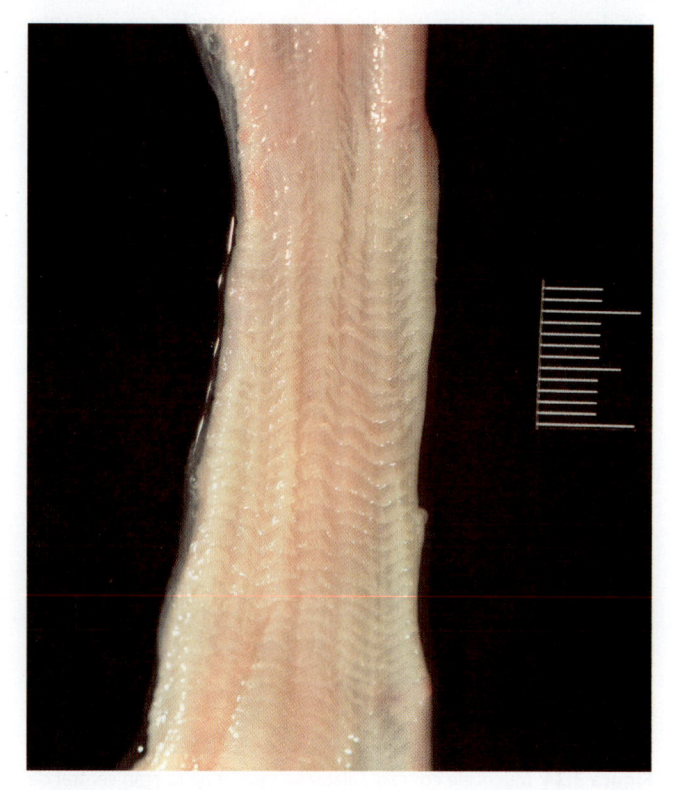

Figura 3.36 Pregueamento normal da mucosa (aspecto serrilhado) esofágica caudal em gato.

A *duplicação congênita* do esôfago é uma condição que, como é comum, não causa sinais clínicos e pode resultar em pequena distensão de um dos órgãos que tenha fundo cego. A pequena quantidade de alimento e de secreções acumulada é normalmente drenada para o órgão duplo comunicante. Aplasias segmentares são também raras e provocam alterações obstrutivas e condição de megaesôfago, comentados a seguir.

As fístulas esofagotraqueais são de difícil diferenciação, no que concerne aos processos congênitos e adquiridos, e ocorrem especialmente junto à bifurcação da traqueia. As imperfurações ou obliterações congênitas do segmento cervical são constituídas por um cordão compacto musculoconjuntivo, sem lúmen. Alterações congênitas dos grandes vasos do coração, como, por exemplo, a persistência do quarto arco aórtico direito, podem levar a compressão e obstrução esofágica, consequentemente ao megaesôfago.

Estenose, obstrução e perfuração

A obstrução ou a impacção do esôfago ocorrem quando alimentos grandes ou inadequadamente mastigados e insalivados são retidos em seu lúmen. Esse processo frequentemente está associado à ingestão de manga ou seu caroço, beterraba, batata, sabugo, maçã, limão, osso (vértebras), fruta-de-lobo, laranja, coco da macaúba, massas de grãos ou de alimentos fibrosos, entre outros.

Os locais de obstrução geralmente são aqueles em que o esôfago apresenta desvios normais, com o lúmen naturalmente mais estreito (segmento sobre a laringe, entrada da cavidade torácica, base do coração e imediatamente antes do hiato esofágico). As complicações das obstruções por obturação incluem necrose compressiva, ulceração da mucosa e, às vezes, perfuração (Figura 3.37) e morte. Outra consequência é a dilatação da porção na qual há acúmulo de alimento, caracterizando megaesôfago secundário (Figura 3.38).

Quando o corpo estranho é removido ou dissolvido, a mucosa ulcerada cicatriza-se, o que pode desencadear um estreitamento do lúmen (estenose). Aliás, *estenose* é outra causa de obstrução esofágica; pode ser congênita ou adquirida. A estenose adquirida geralmente é consequência de reparações de esofagites, neoplasias intraluminais e intramurais (Figuras 3.39 e 3.40) e compressões externas. Em gatos, quadros de estenose proximal esofágica têm sido observados em animais que fazem tratamento prolongado, por via oral, com doxiciclina ou anti-inflamatório não esteroide (AINE) sem o consumo de água após a administração dos fármacos.

As compressões externas ocorrem por aumento de volume dos órgãos adjacentes ao esôfago; por exemplo: por aumento neoplásico ou inflamatório de linfonodos, neoplasias do timo e da tireoide e bócio; por anomalias vasculares, comuns em cães, como aorta destra (arco aórtico direito), persistência de ducto arterioso e do ligamento arterioso e artérias subclávias aberrantes; e, finalmente, por encurtamento do tórax por hemivértebra (condrodistrofia). No local da estenose, a mucosa pode estar ulcerada e sofrer perfurações. Obstruções, estenoses ou compressões externas completas

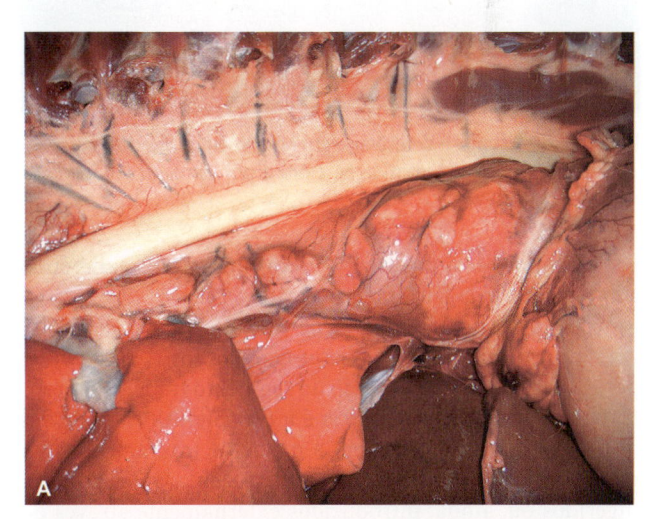

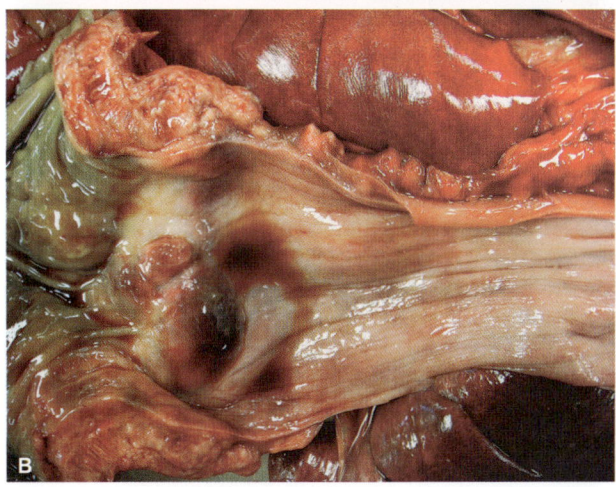

Figura 3.39 Leiomiossarcoma intramural no esôfago de cão. **A.** Massas irregulares brancacentas de consistência firme visualizadas na serosa do segmento caudal do esôfago. **B.** Nódulos irregulares proeminentes para o lúmen esofágico caudal e espessamento da parede na região da cárdia.

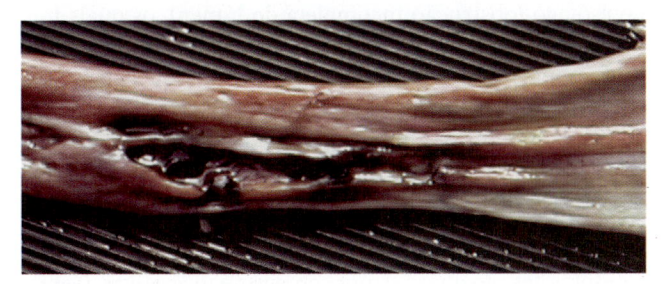

Figura 3.37 Esofagite ulcerativa em cão. Úlcera linear com hemorragia na mucosa esofágica.

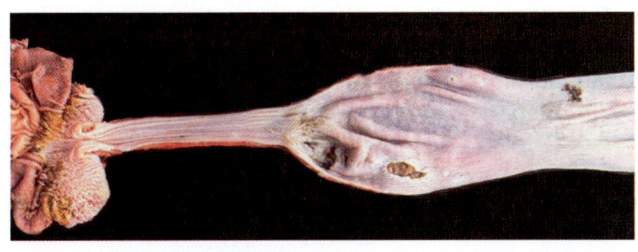

Figura 3.38 Megaesôfago (ectasia esofágica) em equino, secundário à obstrução por ingestão de semente de manga. (Cortesia do Dr. Antonio Carlos Alessi, Universidade Estadual Paulista, Jaboticabal, SP.)

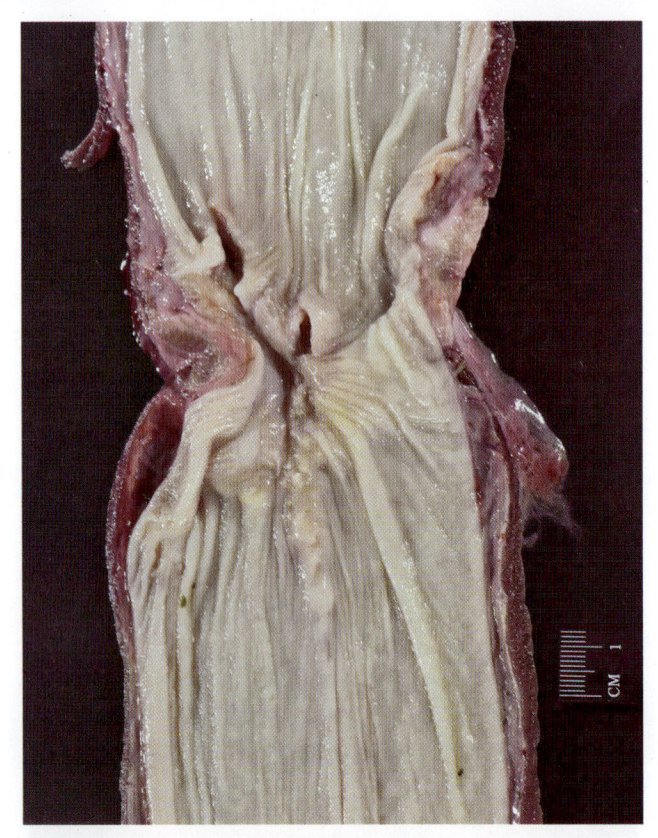

Figura 3.40 Estenose de esôfago em bovino em razão do carcinoma escamoso em caso de intoxicação crônica por samambaia (*Pteridium arachenoideum*).

provocam quadros de disfagia e, em ruminantes, também o timpanismo, pela falha da eructação.

Caso a perfuração ocorra na porção cervical do esôfago, desenvolvem-se celulite e/ou fleimão dos tecidos moles periesofágicos. Na perfuração do segmento torácico do esôfago, a principal consequência é a pleurite. As perfurações do esôfago também ocorrem a partir de traumatismos da parede produzidos por objetos perfurantes (arame, agulhas) ingeridos ou, ainda, introduzidos externamente através do pescoço, ou por meio da administração forçada de medicamentos (com dosificador ou pistola), ou por passagem de sonda gástrica ou de endoscópio.

Megaesôfago

O megaesôfago é mais comumente observado na espécie canina, mas já foi descrito em felinos, ovinos, equinos e bovinos. Suas características são atonia, flacidez e dilatação do lúmen esofágico, por causa de distúrbios no peristaltismo decorrentes de disfunção motora segmentar ou difusa. Com isso, há dificuldades para que o bolo alimentar seja propulsionado para o estômago e consequente acúmulo de ingesta no lúmen esofágico, o que propicia esofagites, regurgitação de alimento não digerido, pneumonias aspirativas e perfuração esofágica.

Essa condição ocorre de forma idiopática ou como consequência de obstrução física parcial ou total, estenose, doenças inflamatórias (polimiosites) ou necróticas da musculatura esofágica (língua azul em ovinos) e persistência do arco aórtico direito. Normalmente, atinge o segmento

imediatamente cranial à porção obstruída ou estenótica. Em quase todos os casos, a dilatação apresenta-se cranialmente ao estômago, exceto quando é causada pela persistência do arco aórtico direito, porque, nesse caso, a dilatação ocorre cranialmente ao coração, uma vez que o anel vascular que obstrui o esôfago está na altura desse órgão.

O megaesôfago é também o resultado da perda do tônus da musculatura esofágica. No cão, um tipo de megaesôfago congênito (megaesôfago congênito idiopático) é, provavelmente, o resultado de lesões funcionais nos neurônios motores superiores do centro da deglutição ou no ramo sensorial aferente do arco reflexo que controla o peristaltismo esofágico. É frequente nas raças Dogue Alemão e Pastor Alemão, acometendo animais jovens e provocando disfagia progressiva. No início do processo, o animal consegue deglutir apenas líquido, e a isso se segue incapacidade total de deglutição (disfagia). Frequentemente, esse evento coincide com o desmame.

Dilatação funcional por perda de tônus ocorre também na *miastenia gravis* (doença autoimune, associada a tumores tímicos, que resultam na formação de anticorpos contra os receptores da acetilcolina nas junções neuromusculares), na doença de Chagas, no lúpus eritematoso sistêmico e no hipotireoidismo (por denervação e atrofia muscular). Animais com megaesôfago frequentemente apresentam sinais clínicos como caquexia, apetite voraz, desidratação, regurgitação, rinite e pneumonia aspirativa.

Divertículo esofágico

As dilatações parciais, atingindo parte da circunferência do lúmen, são denominadas *divertículos*. São dilatações saculares da parede (*divertículo de tração*) ou hérnias da mucosa para dentro da muscular (*divertículo de impulso*), que se comunicam com o lúmen por aberturas de diâmetro variado, normalmente em forma de gretas. O divertículo de impulso mais comum é resultado da impacção de corpos estranhos no esôfago (obstrução incompleta do lúmen), os quais forçam a mucosa para dentro da camada muscular distendida ou rompida. O divertículo de tração é consequência da organização de aderências fibrosas periesofágicas. Nos divertículos há sempre acúmulo de alimento ou corpo estranho, o que, potencialmente, pode provocar esofagite local, ulceração e perfuração.

Esofagites

As esofagites são quase sempre erosivas e ulcerativas. Geralmente inespecíficas, acompanham alterações inflamatórias da orofaringe e do rúmen-retículo, tal como ocorre nas infecções pelos vírus da BVD, FCM, peste bovina (doença globalmente erradicada), que geralmente estão associadas a erosões lineares longitudinais (Figura 3.41), estomatite papular, rinotraqueíte infecciosa bovina (IBR, do inglês *infectious bovine rhinotracheitis*) e calicivírus felino (erosões arredondadas). Podem ocorrer também pela ingestão de irritantes químicos, cáusticos e alimentos muito quentes. Os defeitos superficiais (erosões) reparam-se completamente; por outro lado, a cicatrização das úlceras pode provocar fibrose e consequentemente estenose (estreitamento do lúmen).

As *esofagites por refluxo* nos monogástricos resultam da ação de ácido clorídrico, pepsina, sais biliares e, possivelmente, enzimas pancreáticas sobre a mucosa esofágica. O dano sobre a mucosa é assinalado por áreas hiperêmicas, erosões lineares e ulcerações, às vezes recobertas por membrana fibrinonecrótica (Figura 3.42). Esse processo atinge principalmente a porção caudal do esôfago, mas pode estender-se até sua extremidade cranial. As causas mais frequentes dessa alteração estão associadas à perda da integridade funcional do esfíncter esofágico em decorrência do aumento da pressão intra-abdominal, do efeito de agentes pré-anestésicos e da anestesia geral. A esofagite por refluxo ocorre, ainda, nos casos de vômitos crônicos, nas anomalias do hiato esofágico e nas úlceras da porção esofágica do estômago, principalmente em equinos e suínos.

Esofagite por *Candida albicans* é comum em suínos como um problema secundário a doenças imunodepressoras (peste suína clássica e circovirose suína) ou intercorrentes com antibioticoterapia, inanição e refluxo gástrico. As manifestações são idênticas às da candidíase oral. Alguns parasitas são causas de esofagite, como larvas de *Gasterophilus* spp. que, em equinos, provocam ulcerações focais insignificantes. Larvas de *Hypoderma lineatum*, em bovinos, incitam hemorragias na submucosa e na serosa. Em animais tratados com organofosforados, os produtos das larvas mortas produzem inflamação aguda, com hemorragia, edema e necrose – e consequente obstrução do lúmen –, timpanismo e mesmo perfurações.

Sarcocystis gigantea produz lesões nodulares brancas e císticas ao corte, de até 1,5 cm de diâmetro, na musculatura esofágica de ovinos (Figura 3.43). Com frequência menos comum, a língua e a laringe podem ser afetadas. Normalmente, esses parasitos não induzem resposta inflamatória local e são considerados achados incidentais de necropsia ou identificados na linha de abate de ovinos. *Gongylonema*, um nematoide spirurídeo, pode ser encontrado na mucosa esofágica de suínos e ruminantes formando tratos seperfiformes brancacentos ou vermelhos quando repletos de sangue, mas não há consequência para o hospedeiro.

Spirocerca lupi em cães provoca esofagites granulomatosas. Os granulomas localizam-se na submucosa e comunicam-se com o lúmen esofágico por um pequeno orifício. No centro dos granulomas, há nematoides espirurídeos adultos em meio a material necrótico (Figura 3.44). Neoplasias mesenquimais, como osteossarcomas e fibrossarcomas, podem desenvolver-se nos locais em que os granulomas se formaram.

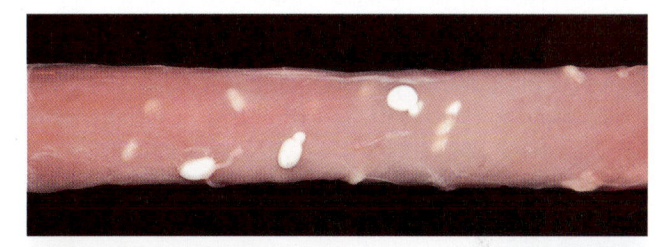

Figura 3.43 Infecção por *Sarcocystis gigantea* em ovino. Lesões nodulares, multifocais e brancas na musculatura esofágica.

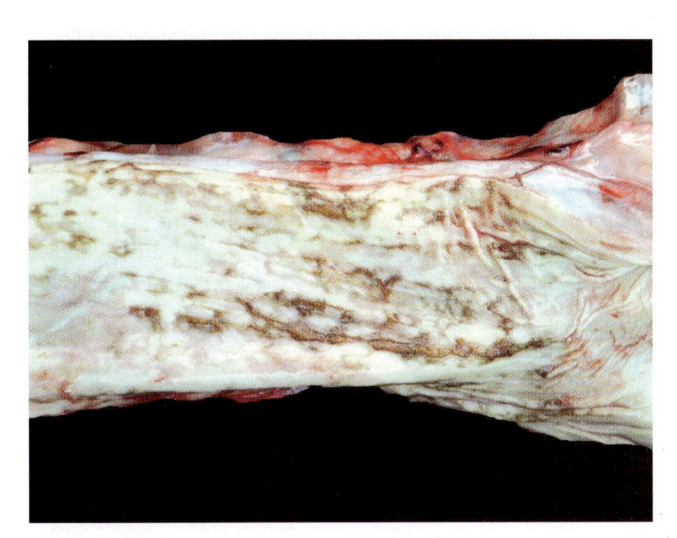

Figura 3.41 Esofagite em bovino com BVD. Múltiplas lesões ulcerativas e lineares na mucosa esofágica.

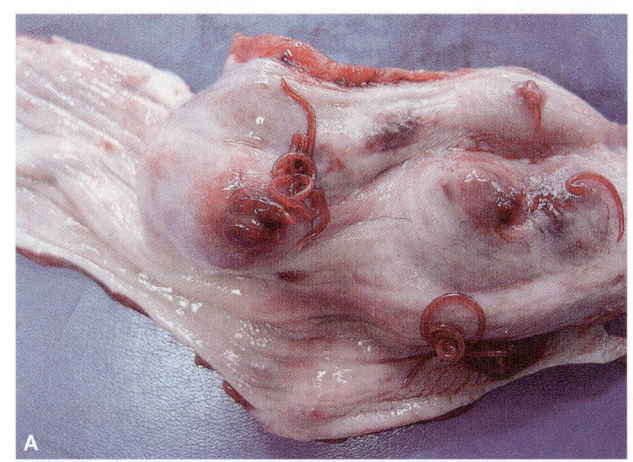

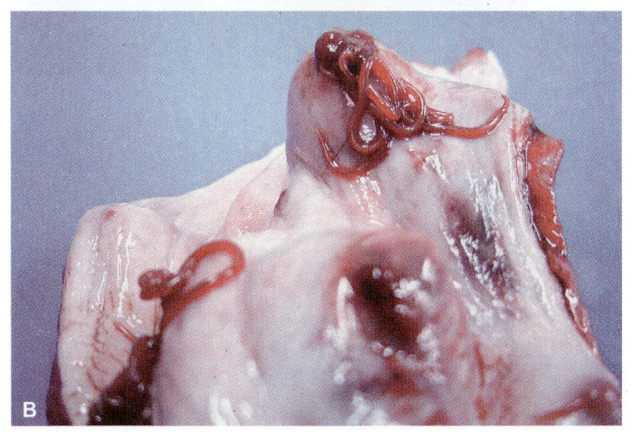

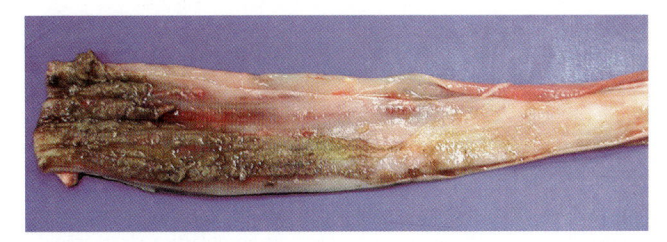

Figura 3.42 Esofagite de refluxo em cão. Úlceras lineares recobertas de exsudato fibrinonecrótico na porção caudal do esôfago.

Figura 3.44 Esofagite parasitária por *Spirocerca lupi* em cão. **A.** Nódulos de tamanhos variados na porção caudal do esôfago apresentando orifício com parasita espiralado vermelho. **B.** Detalhe dos parasitas.

Alterações proliferativas

Papilomas são observados com maior frequência em bovinos, têm forma semelhante aos descritos na cavidade oral (Figura 3.45). Sua ocorrência está associada ao papilomavírus bovino tipo 4 (BPV-4), e sua distribuição pode ser focal ou difusa. Quando difuso, pode provocar hipertrofia muscular secundária, pela dificuldade de deglutição do alimento e ruminação. Já o fibropapiloma esofágico em bovinos está associado à infecção pelo papilomavírus bovino tipo 2 (BPV-2).

No Brasil, carcinomas de células escamosas no esôfago associados a múltiplos papilomas estão relacionados à ingestão crônica de samambaia (*Pteridium arachnoideum*). Entretanto, no vale de Nasampolai, no Quênia, foi relatada frequente associação entre papilomas e carcinomas de células escamosas no esôfago, em ausência de consumo de samambaia. Portanto, as duas condições indutoras dessas transformações neoplásicas são a ingestão crônica de samambaia e a infecção pelo papilomavírus bovino, e pode existir efeito sinérgico entre esses dois fatores. O carcinoma de células escamosas esofágico pode ser observado como uma massa exofítica e ulcerativa ou com uma lesão endofítica e infiltrativa, que frequentemente leva a estenose do órgão (Figura 3.46).

Existe evidente associação entre presença de lesões crônicas por *Spirocerca lupi* em cães e desenvolvimento de osteossarcomas e fibrossarcomas esofágicos (Figura 3.47). Entretanto, o estímulo carcinogênico associado ao desenvolvimento desses tumores não é conhecido. Osteopatia hipertrófica pulmonar, caracterizada por proliferação periosteal de ossos dos membros pélvicos e torácicos e geralmente associada à neoplasia pulmonar, é ocasionalmente diagnosticada em cães com sarcomas esofágicos por *S. lupi*.

PRÉ-ESTÔMAGOS

Apesar de os pré-estômagos serem de extrema importância para a fisiologia digestória dos animais poligástricos e, ainda, serem órgãos que frequentemente exibem alterações macro e microscópicas que auxiliam no diagnóstico de enfermidades em tais espécies, o exame minucioso desses tecidos é comumente negligenciado durante a necropsia. A avaliação macroscópica dos pré-estômagos, especialmente do rúmen e retículo, é de fundamental importância. Nesse procedimento é essencial considerar os aspectos morfológicos da mucosa, assim como a quantidade e a qualidade do conteúdo ruminal. A mucosa deve ser sempre inspecionada, especialmente a parte ventral, para observação de possíveis úlceras, alterações circulatórias indicativas de inflamação, bem como a maceração *post mortem* normal e esperada da mucosa ruminal e reticular. Fita de pH deve ser utilizada para determinação de acidose ou alcalose.

Do mesmo modo, as características do conteúdo ruminal, por exemplo, podem trazer informações sobre tipo e quantidade de determinado alimento ingerido (excesso de grãos em animais com acidose láctica, folhas ou sementes de plantas tóxicas, corpos estranhos perfurantes *etc.*). O odor ruminal é típico. Em situações de uremia crônica e intoxica-

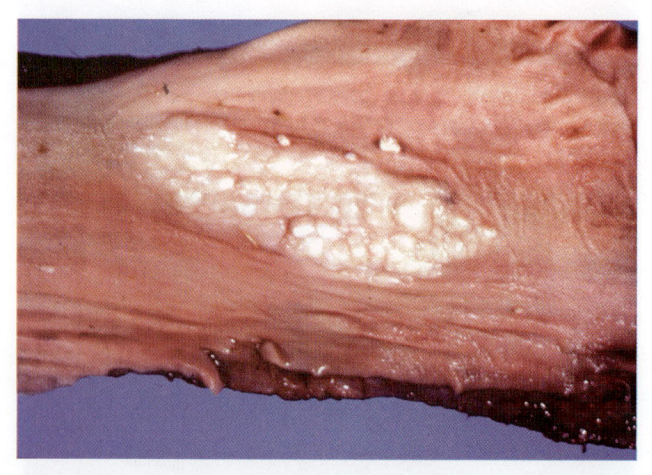

Figura 3.45 Papiloma esofágico em bovino. Pequena placa brancacenta irregular com pequenas projeções na mucosa caudal do esôfago.

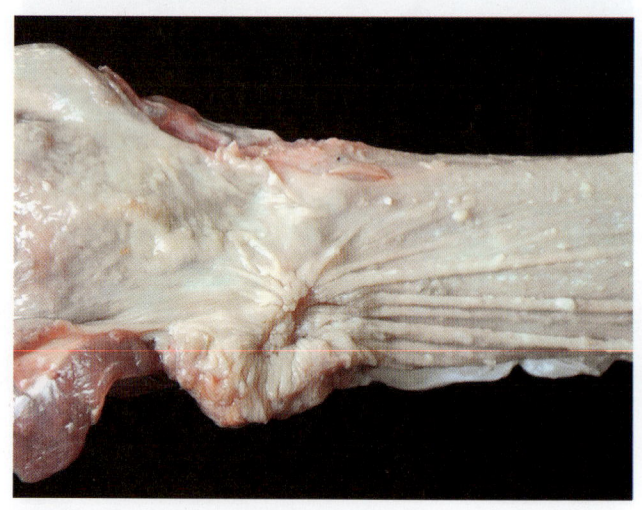

Figura 3.46 Carcinoma de células escamosas esofágico estenosante em bovino intoxicado cronicamente por *Pteridium arachnoideum*, com múltiplos papilomas na mucosa.

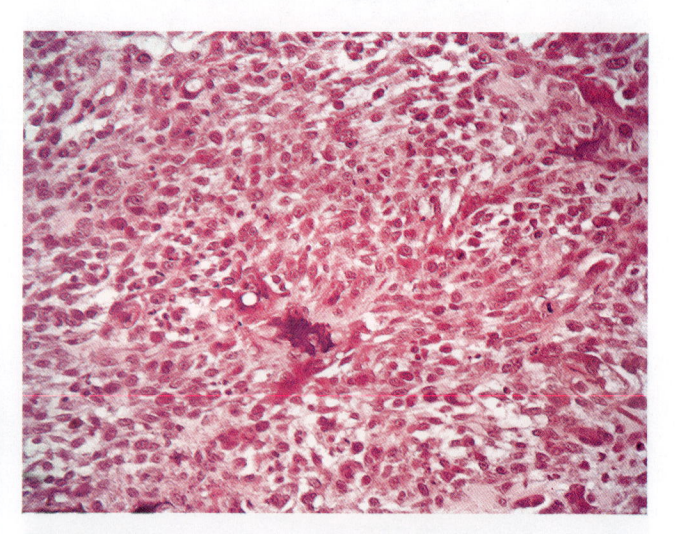

Figura 3.47 Fibrossarcoma esofágico associado ao parasitismo por *Spirocerca lupi* em cão. Observam-se proliferação fibroblástica e formação de tecido osteoide, adquirindo aspecto de um osteossarcoma. (Cortesia do Dr. Antonio Carlos Alessi, Universidade Estadual Paulista, Jaboticabal, SP.)

ção por ureia, nitrato/nitrito, ácido cianídrico ou pesticidas (organofosforados), essa característica pode estar alterada. Outras alterações estão descritas a seguir, ilustrando mais detalhadamente a relevância dos pré-estômagos do ponto de vista anatomopatológico.

Alterações *post mortem* e distróficas da mucosa

A mucosa dos pré-estômagos desprende-se rapidamente após a morte. Decorridos em torno de 30 a 40 min, ocorre o desprendimento da mucosa ruminal; ou seja, desprendimento do epitélio estratificado pavimentoso ceratinizado de sua lâmina própria. Tal condição é caracterizada pelo desprendimento de uma membrana de coloração escura que recobre o conteúdo do rúmen e que expõe a submucosa, geralmente pálida ou ligeiramente avermelhada. Esse é um evento normal denominado maceração *post mortem*; caso não ocorra, é indicativo de alterações da mucosa ou do ambiente ruminal, como alterações distróficas da mucosa, rumenite aguda, cicatrização da mucosa e distúrbios da fermentação microbiana. Em bovinos, na transição entre o retículo e o omaso há estruturas enegrecidas, firmes, em formato de unha de gato (Figura 3.48), denominadas papilas ungueais (não lesão). Essas estruturas são mais proeminentes nos bovinos velhos que são alimentados com dietas fibrosas e podem ser confundidas com papilomas.

As alterações distróficas da mucosa são variações morfológicas das papilas ruminais e dependem de uma série de fatores, tais como tipo, proporção e níveis de ácidos graxos voláteis no conteúdo ruminal, pH e proporção e qualidade do alimento volumoso (fibra). Dietas com altas proporções de concentrado aumentam os níveis dos ácidos propiônico e butírico, em detrimento do ácido acético, e consequentemente provocam diminuição do pH ruminal, contudo não o suficiente para resultar em rumenite. Dessa maneira, ocorrem hiperqueratose e paraqueratose da mucosa. Essas lesões, reversíveis quando se ajusta a dieta (cerca de pelo menos 15% de fibra), aparecem também na deficiência de vitamina A e na alimentação com rações peletizadas. As papilas ruminais tendem a formar massas (Figura 3.49), nódulos ou rosetas (aspecto de pipoca ou torrão de terra) intensamente coradas de preto. A aderência de pelos ou de cotanilhos (pelos vegetais) entre as papilas pode originar inflamações focais e abscessos.

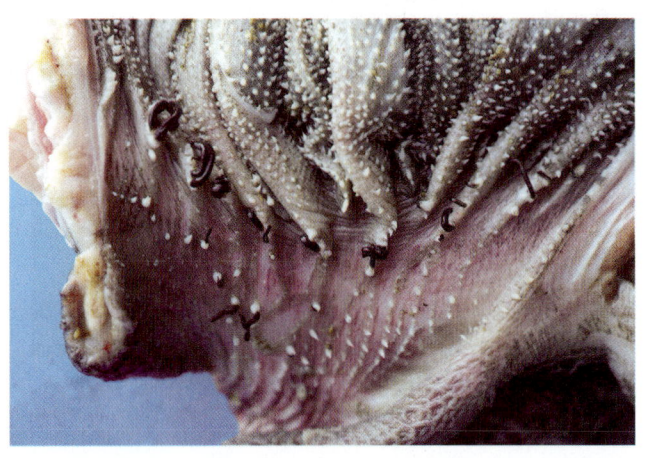

Figura 3.48 Papilas ungueais na transição retículo-omasal em bovino (não lesão). Estruturas enegrecidas e firmes em formato de unha de gato.

Timpanismo

É a distensão dos pré-estômagos por acúmulo excessivo de gases, por sua não eliminação, decorrente de falha na eructação. Em condições normais, qualquer quantidade de gás produzida nos pré-estômagos é eliminada na eructação, processo que, nos ruminantes, compreende cinco estágios ou fases:

• Estágio de separação, quando as bolhas gasosas formadas durante a fermentação ruminal normal atravessam a ingesta e se coalescem com o gás livre do saco dorsal
• Estágio de deslocamento, em que, por uma contração do rúmen, o gás livre é deslocado para a frente e para baixo, em direção à cárdia
• Estágio de transferência, quando a cárdia se abre e o gás passa para o esôfago
• Estágio esofágico, em que, por uma contração retrógrada do esôfago, o gás é empurrado para a faringe
• Estágio faringopulmonar, em que, pela abertura do esfíncter nasofaringiano, o gás passa aos pulmões, nos quais parte é absorvida e parte é exalada na expiração.

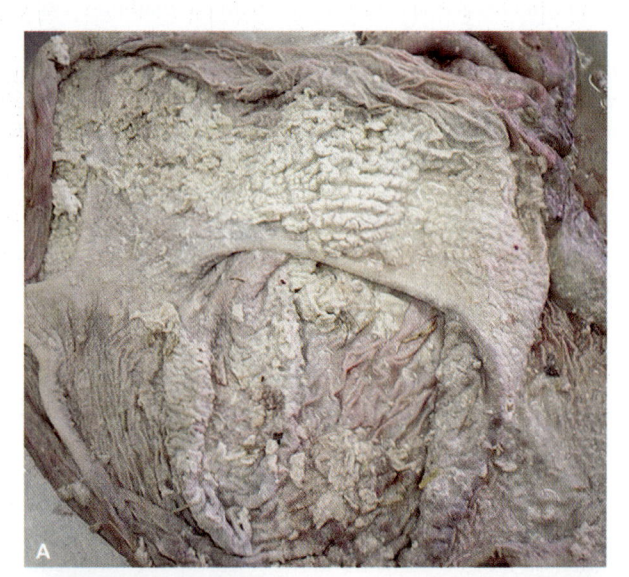

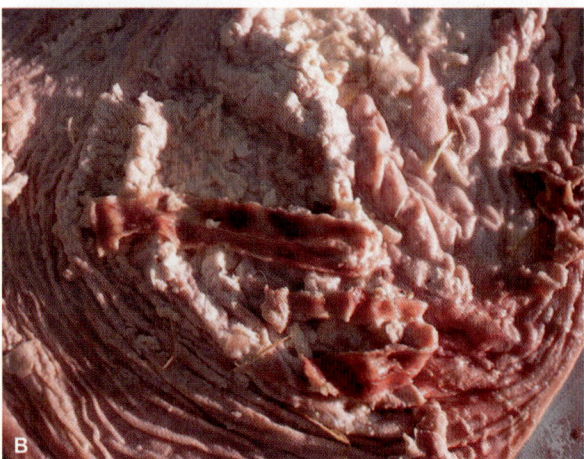

Figura 3.49 **A** e **B.** Paraqueratose ruminal em bovino. Mucosa espessada com placas de material brancacento que se desprendem com facilidade. (Cortesia da União Pioneira de Integração Social, Brasília, DF.)

O timpanismo é classificado em primário e secundário. O *timpanismo primário*, também chamado de espumoso, é essencialmente nutricional e é resultante de falha no primeiro estágio da eructação. Normalmente é agudo, mas pode ser crônico. A falha no primeiro estágio é provocada pelo aumento de tensão superficial e estabilidade das bolhas gasosas que não se coalescem e ficam presas à ingesta na forma de espuma (*timpanismo espumoso*).

Os agentes tensoativos ou são proteínas solúveis, presentes nas plantas (particularmente leguminosas), ou são resultantes do aumento da viscosidade do líquido ruminal (dietas ricas em concentrados e pobres em fibras, principalmente se a granulação do concentrado for muito fina). Entre as leguminosas, destacam-se a alfafa (verde, *in natura*, feno ou farelo), o trevo-branco e o trevo-vermelho. O principal fator de risco nesses casos é o consumo de uma dieta formada com mais de 50% de leguminosas; ocorre também com consumo de gramíneas de crescimento vigoroso, em especial aveia e azevém. O timpanismo por excesso de concentrado finamente moído não deve ser confundido com a acidose láctica, discutida a seguir, na qual o timpanismo é secundário, por atonia ruminal.

O *timpanismo secundário*, também chamado de patológico e de gás livre, é decorrente de alterações patológicas que afetam os outros estágios da eructação, principalmente os estágios 2, 3 e 4. Como o primeiro estágio não se altera (o gás atravessa normalmente a ingesta), o gás retido é o gás livre presente no saco dorsal (timpanismo de gás livre). O comprometimento patológico da eructação pode ser por atonia ruminal (estágio 2), obstruções físicas e funcionais da cárdia (estágio 3) – como carcinomas de células escamosas ou corpos estranhos– e obstrução esofágica (estágio 4), descritas anteriormente. O comprometimento do estágio 5 como causa de timpanismo é improvável, já que uma insuficiência pulmonar nesse nível seria fatal antes de interferir com a eructação. A atonia ruminal e a consequente falha no estágio 2 da eructação podem ser causadas por lesão vagal induzida por pleurite necrótica, reticulopericardite traumática ou leucose enzoótica bovina (linfoma). Acidose láctica, aderências do rúmen ao peritônio parietal, secundárias à peritonite, ou mesmo alimento muito fibroso podem impedir a movimentação normal do rúmen. Uma das características do timpanismo secundário é a cronicidade e a recorrência, embora possa ser agudo.

Independentemente do tipo de timpanismo, a morte, quando ocorre, é por anoxia. Com a dilatação dos pré-estômagos, há aumento da pressão intra-abdominal, compressão sobre o diafragma, inibição dos movimentos respiratórios e desvio de grande volume de sangue para fora das vísceras abdominais. Ocorrem também acentuado comprometimento da hemodinâmica das vísceras abdominais, compressão da veia cava caudal e redirecionamento do fluxo sanguíneo para as áreas craniais do animal. O animal acometido geralmente é encontrado morto, com o abdome intensamente distendido e exsudação de sangue pelos orifícios naturais. O sangue é escuro e pouco coagulado (anoxia), e são comuns hemorragias puntiformes no tecido subcutâneo do pescoço e do tórax, na traqueia e nas serosas (ação da anoxia sobre o endotélio vascular). Há intensa congestão da porção cra-

nial da cavidade torácica (Figura 3.50 A), edema e congestão pulmonares e isquemia por compressão do fígado, que se encontra pálido. Os membros pélvicos do animal apresentam-se pálidos (Figura 3.50 B). No esôfago, observam-se intensa congestão de sua porção cranial e média (segmento cervical do esôfago) e palidez intensa de sua porção caudal (segmento intratorácico), que sofre compressão em razão da dilatação dos pré-estômagos. A essa delimitação evidente no esôfago dá-se o nome de linha de timpanismo (Figura 3.50 C).

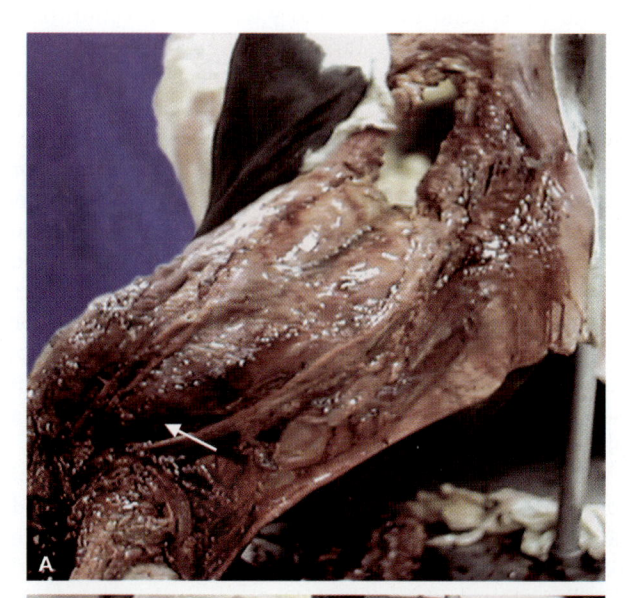
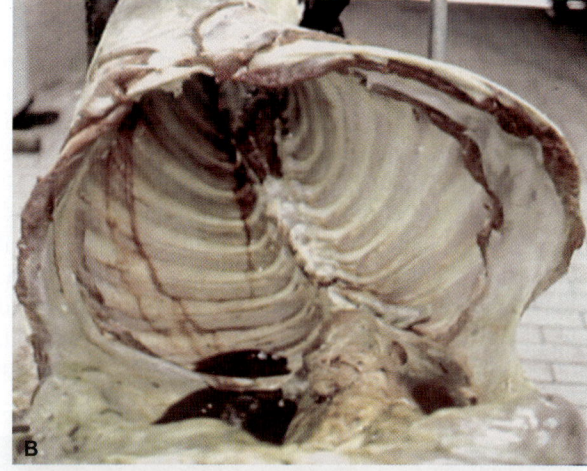
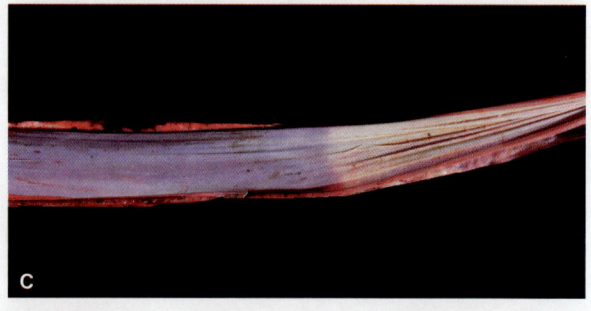

Figura 3.50 Lesões macroscópicas de timpanismo em bovino. **A.** Intensa congestão e hemorragia da região cervical (*seta*). **B.** Intensa palidez da porção caudal do tórax e da cavidade abdominal. **C.** Linha de demarcação de timpanismo no esôfago caudal (*seta*), com a porção cranial congesta e a caudal pálida.

O conteúdo ruminal é espumoso (Figura 3.51) no timpanismo primário e tem três fases distintas no timpanismo secundário (sólida, líquida com partículas em suspensão e gasosa). Hérnia inguinal, ruptura de diafragma e prolapso de reto são frequentemente observados em animais que morrem com timpanismo, mas essas alterações devem ser consideradas com cautela, uma vez que podem ser achados *post mortem*. Para definir entre *ante* e *post mortem*, alterações circulatórias como congestão, edema e hemorragia são verificadas apenas antes da morte do animal.

Corpos estranhos

Os corpos estranhos localizados nos pré-estômagos compreendem aqueles formados nesses compartimentos a partir de pelos (*tricobezoares* ou *egagrópilos* – Figura 3.52) ou fibras vegetais (*fitobezoares*) e aqueles ingeridos. Os primeiros são comuns em animais jovens, particularmente naqueles cuja dieta é baixa em fibra ou deficiente em sódio, e em animais com dermatoses pruriginosas.

Algumas vezes, essas estruturas estão revestidas por minerais, tornando-se duras, de superfície lisa, polida e brilhante. Por serem lisas, mesmo aquelas que não sofreram

mineralização podem ser regurgitadas para o esôfago ou propelidas para o piloro e o intestino. Nesses órgãos, podem provocar obturação do lúmen (obstrução esofágica ou intestinal), e nisso reside sua única importância patológica.

Foi verificado aumento da frequência de fitobezoares em bovinos que ingeriram quantidades excessivas de estilosantes Campo Grande (*Stylosanthes capitata* e *S. macrocephala*). Geralmente acontece em pastagens consorciadas nas quais o estilosante predomina, em detrimento da gramínea, em decorrência de manejo inapropriado. Essa leguminosa apresenta fibras grosseiras, que facilitam a formação dos bezoares. No entanto, a Empresa Brasileira de Pesquisa Agropecuária (Embrapa) recomenda o uso de estilosantes sob condições apropriadas, considerando as vantagens da consorciação de leguminosas com gramíneas.

Dos corpos estranhos ingeridos encontrados nos pré-estômagos, têm importância os pontiagudos e perfurantes (pregos, pedaços de arame, grampos), os quais, em geral, ficam retidos no retículo, possivelmente pela conformação anatômica de suas pregas (em forma de colmeia), e podem perfurá-lo. As perfurações parciais, que atingem somente as pregas da mucosa, provocam um processo inflamatório local (*reticulite focal*), sem maiores consequências. As perfurações totais, que atingem toda a parede reticular, provocam *reticuloperitonite* e, conforme a direção tomada pelo objeto perfurante, podem ter consequências graves. Uma delas é a pericardite, em razão da proximidade do coração, gerando o quadro de reticulopericardite traumática.

A reticuloperitonite, no início, é focal e fibrinosa (Figura 3.53). Com a organização do processo (Figura 3.54 A), surgem aderências de extensão variada (Figura 3.54 B), e o tecido de granulação formado tenta envolver o corpo estranho, mas, ao mesmo tempo, molda um canal por onde o corpo estranho pode progredir (Figura 3.55). Se houver a progressão, instala-se, ao longo de seu trajeto, um processo inflamatório purulento, com formação de abscessos. Dependendo da distância da progressão, do tamanho do corpo estranho (os pequenos podem sofrer dissolução) e da direção tomada, podem ser atingidos o diafragma e o pericárdio, levando à *pericardite traumática* (direção cranioventral).

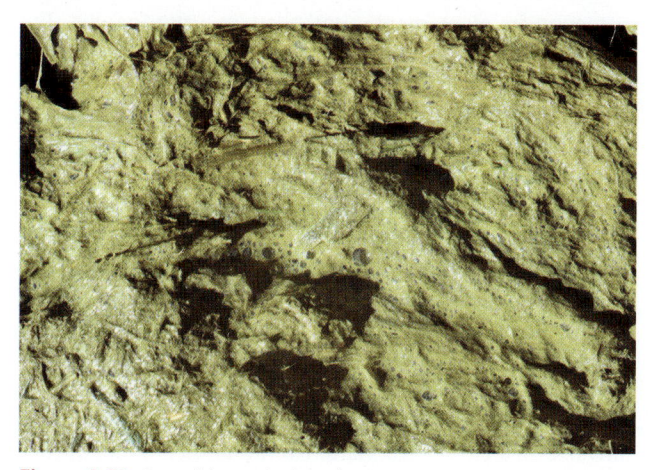

Figura 3.51 Conteúdo ruminal em bovino com timpanismo primário. Conteúdo ruminal homogêneo e espumoso.

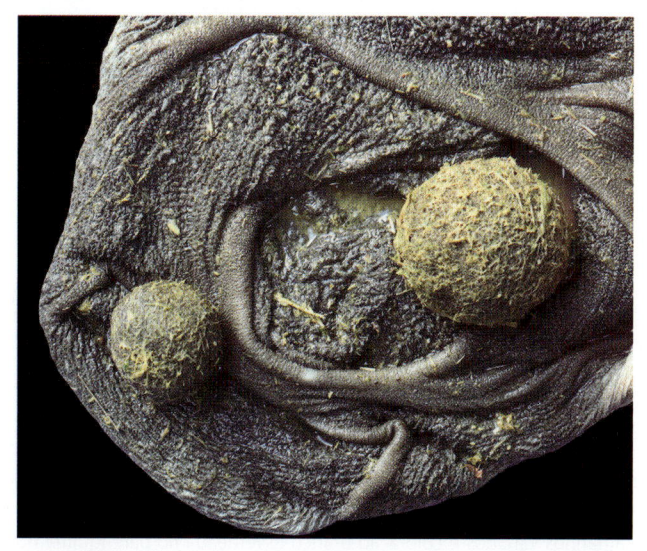

Figura 3.52 *Tricobezoares* ou *egagrópilos* no lúmen ruminal em bovino.

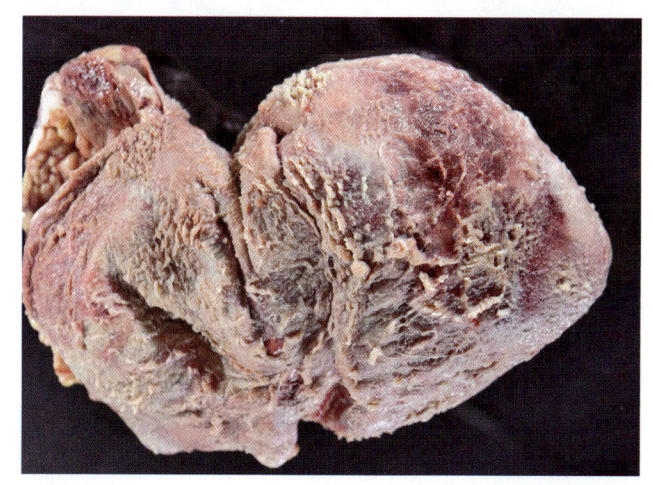

Figura 3.53 Pericardite fibrinosa em bovino. Pericárdio visceral e parietal com superfícies irregulares brancacentas (fibrina) intercaladas por áreas avermelhadas (congestão).

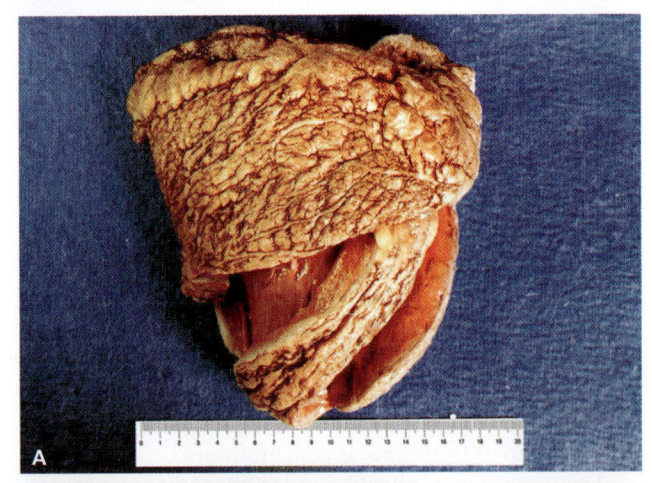

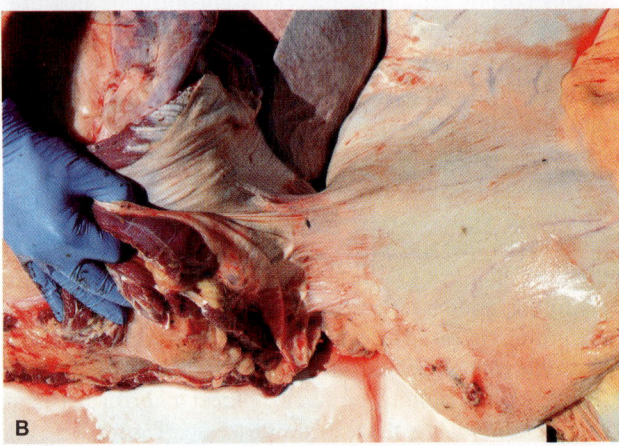

Figura 3.54 Reticuloperitonite crônica em bovino. **A.** Pericárdio espessado, áspero e de coloração alterada em razão do processo inflamatório crônico. **B.** Aderências entre retículo e diafragma.

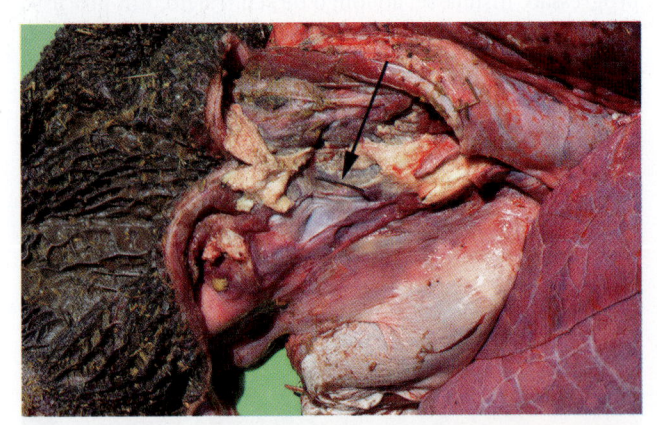

Figura 3.55 Reticuloperitonite em bovino. Trajeto fistuloso de corpo estranho linear (*seta*) entre o retículo e o saco pericárdico.

Quando a direção tomada é a ventral, o resultado é a formação de abscessos subperitoneais e subcutâneos próximos ao processo xifoide. Com o desvio para a lateral direita, há envolvimento da parede do omaso e, para a lateral esquerda, do baço, o que pode resultar em esplenite abscedativa (Figura 3.56). O fígado raramente sofre perfuração, mas são comuns os abscessos metastáticos (tromboembolismo bac-

teriano), assim como as aderências entre o retículo, o diafragma e o lobo hepático esquerdo. Outras consequências menos comuns são: perfuração de artérias regionais (morte súbita por hemorragia), perfuração do miocárdio ou de artérias coronárias, quando ocorre morte fulminante, e perfuração da pleura e do pulmão, podendo resultar em pleurite e pneumonia gangrenosas.

O comprometimento das goteiras entre retículo, omaso e abomaso dá origem a aderências e atonia ruminal persistente, esta denominada *paralisia vagal*. Nesse caso, o abomaso está distendido e impactado por ingesta desidratada, e o rúmen está cheio de líquido, sem odor ou sinais de fermentação e com ausência de maceração da mucosa.

Acidose láctica e rumenites

Alterações inflamatórias do rúmen, denominadas rumenites, estão frequentemente associadas à *acidose láctica*, ou *acidose ruminal*, que ocorre como resultado da ingestão de quantidades excessivas de carboidratos altamente fermentáveis, normalmente originários de grãos; por isso, a condição também é conhecida clinicamente pelos termos *sobrecarga* ou *indigestão por grãos*. É comum em animais em engorda confinada, em vacas leiteiras de elevada produção e, menos frequentemente, em pequenos ruminantes. Em sua forma aguda, provoca a morte e, em sua forma crônica, queda de produção.

Logo após a ingestão de quantidades elevadas de carboidratos, o pH ruminal cai, por causa do aumento de ácidos graxos dissociados. Com isso, há rápida proliferação de *Streptococcus* spp., principalmente *S. bovis*, que produzem D e L-ácido láctico, reduzindo o pH para 5 a 4,5. Assim, há diminuição no número de *Streptococcus* spp., mas proliferação de lactobacilos que produzem ainda mais ácido láctico.

Nos casos agudos, o pH ruminal atinge 4 a 4,5. Com a queda do pH, ocorrem atonia ruminal, o que resulta em timpanismo secundário, e parada reflexa da salivação, o que faz cessar o tamponamento do rúmen, uma vez que a secreção salivar é rica em bicarbonato. Com o aumento da concentração de H^+ no rúmen, por motivo de elevada concentração de ácidos orgânicos, principalmente ácido láctico, ocorrem aumento da pressão osmótica e passagem de líquido do san-

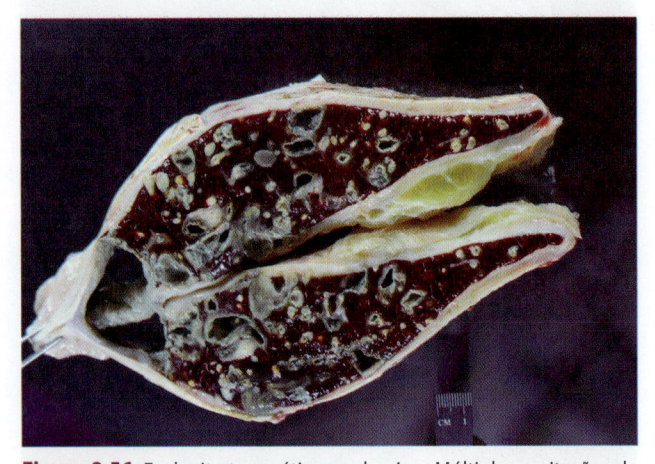

Figura 3.56 Esplenite traumática em bovino. Múltiplas cavitações de tamanhos variados e coloração branco-esverdeada no parênquima do baço, associada a edema focal com deposição de fibrina na cápsula.

gue e dos tecidos para o rúmen, resultando em hemoconcentração e desidratação. Essa é a fase crítica da doença, já que, com a redução do volume plasmático, ocorre anúria, podendo resultar em uremia e colapso circulatório.

As alterações macroscópicas nesses casos são poucas, caracterizadas por hiperemia da mucosa ruminal e conteúdo ruminal líquido amarelado (Figura 3.57), de odor ácido, com pH igual ou menor que 5. Histologicamente, há marcada degeneração hidrópica do epitélio de revestimento ruminal e reticular. Infiltrado neutrofílico e ulceração da mucosa podem ocorrer dependendo do tempo de evolução da doença (Figura 3.58).

Com o pH baixo, há inibição e morte de quase toda a microbiota ruminal, persistem apenas microrganismos anaeróbios e fungos. Caso o animal sobreviva à fase aguda, caracterizada pela desidratação intensa (desequilíbrio hídrico), algumas sequelas se desenvolvem a médio e longo prazos.

Entre essas sequelas, citam-se: necrose isquêmica do córtex renal, de causa não compreendida, a qual pode levar o animal à morte; absorção de lactato de sódio no rúmen e no intestino, a qual, pelo equilíbrio de equações no sangue, promove aumento de ácido láctico e consequentemente acidose metabólica, que, por sua vez, leva à redução da eficiência na hematose, complicação da hematose e morte; insuficiência circulatória periférica, causada principalmente pela acidose metabólica e pela absorção intestinal da histamina produzi-

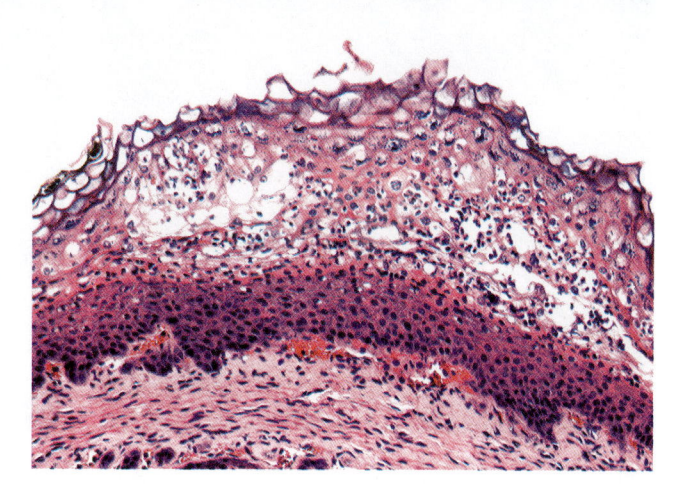

Figura 3.58 Acidose ruminal em bovino. Marcada degeneração hidrópica do epitélio ruminal com infiltrado neutrofílico.

da no rúmen, as quais induzem aumento de permeabilidade capilar e laminite; e alcalose metabólica, por causa da hiperventilação, alcalose respiratória, na tentativa de corrigir a acidose metabólica, e morte. Outras quatro importantes sequelas subagudas e crônicas que podem ocorrer em animais que sobrevivem a casos leves ou subclínicos de acidose láctica são as rumenites necrobacilar e mucormicótica, os abscessos hepáticos e a polioencefalomalácia.

A rumenite necrobacilar é provocada por *Fusobacterium necrophorum*, um dos microrganismos que sobrevivem ao pH baixo. Esse patógeno invade as áreas necróticas da mucosa, provocadas pelo ácido, e incita a exsudação de fibrina, agravando a necrose. Caso o animal se recupere, a úlcera cicatriza-se (Figura 3.59 A) e contrai-se, formando uma figura semelhante a uma estrela (Figura 3.59 B). Outra sequela dessa condição é o desenvolvimento de hepatite necrobacilar (Figura 3.60 A).

A rumenite mucormicótica é mais grave e profunda que a necrobacilar; é provocada por fungos dos gêneros *Mucor*, *Absidia*, *Mortierella* e *Rhizopus*, que também sobrevivem à diminuição do pH ruminal. Os fungos invadem os vasos a partir das lesões iniciais da acidose láctica, provocando vasculite e tromboses. Com isso, ocorrem múltiplos infartos da parede, acompanhados por inflamação fibrino-hemorrágica, que se estendem ao peritônio e podem resultar em peritonite fibrino-hemorrágica. A mucormicose ruminal é quase sempre fatal.

Os abscessos hepáticos secundários (Figura 3.60 B) à acidose láctea ocorrem por perda da integridade da mucosa ruminal e reticular, facilitando a invasão de bactérias ruminais para a circulação porto-hepática existente nos pré-estômagos e no fígado. Menos frequentemente, em bovinos leiteiros, pode ocorrer o tromboembolismo da veia cava caudal, quando esses abscessos se formam logo abaixo da veia cava e se rompem para o lúmen do vaso. Em consequência, há intensa flebite com posterior liberação de êmbolos sépticos, os quais terminam por se alojar nos pulmões, causando morte por choque hipovolêmico em razão da hemoptise acentuada e/ou pneumonia embólica.

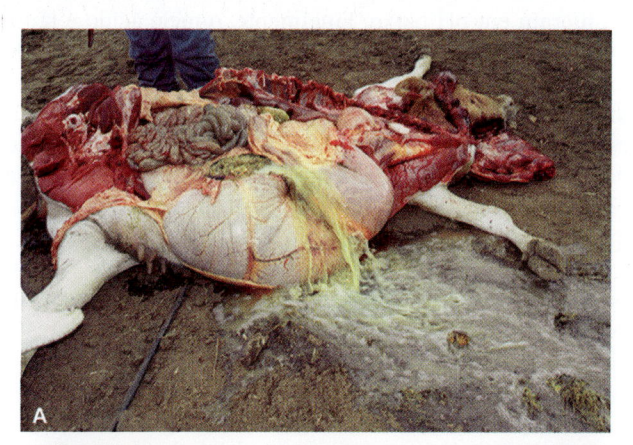

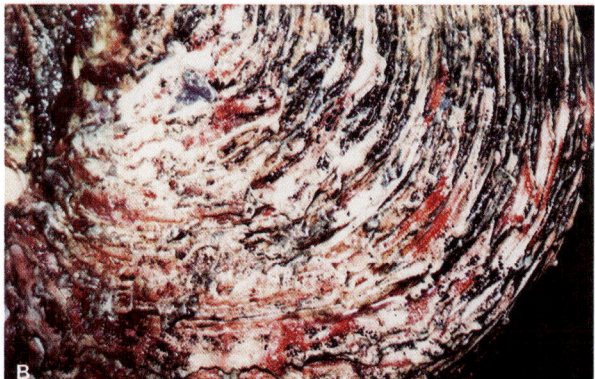

Figura 3.57 Alterações macroscópicas da acidose láctica em bovino. **A.** Intensa dilatação ruminal, com conteúdo líquido. (Cortesia do Dr. David Driemeier, Universidade Federal do Rio Grande do Sul, Porto Alegre, RS.) **B.** Acentuada hiperemia e erosões multifocais da mucosa ruminal. (Cortesia do Dr. Antonio Carlos Alessi, Universidade Estadual Paulista, Jaboticabal, SP.)

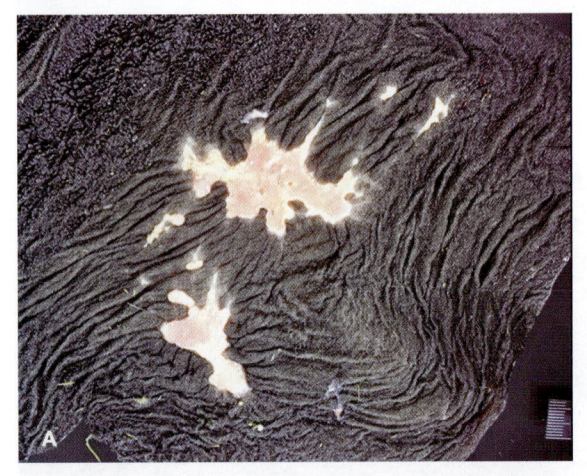
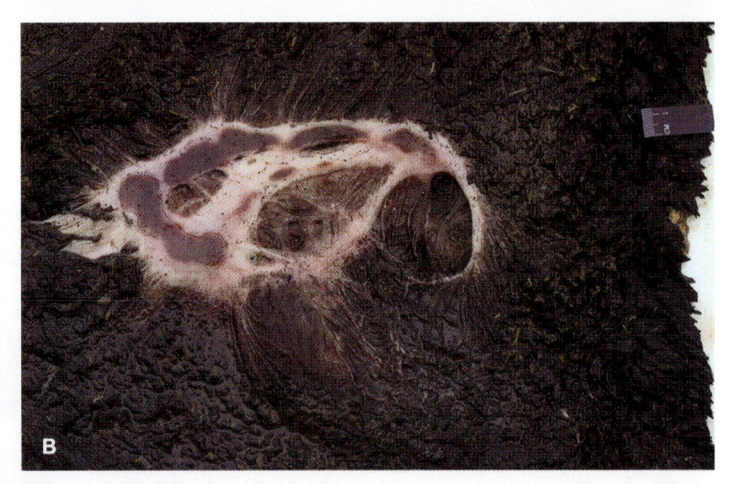

Figura 3.59 Cicatriz de úlcera ruminal em bovino. **A.** Múltiplas áreas despigmentadas, com contornos irregulares e irradiados e ausência de papilas ruminais. **B.** Área focal de fibrose com superfície lisa central e contração irradiada ao seu redor.

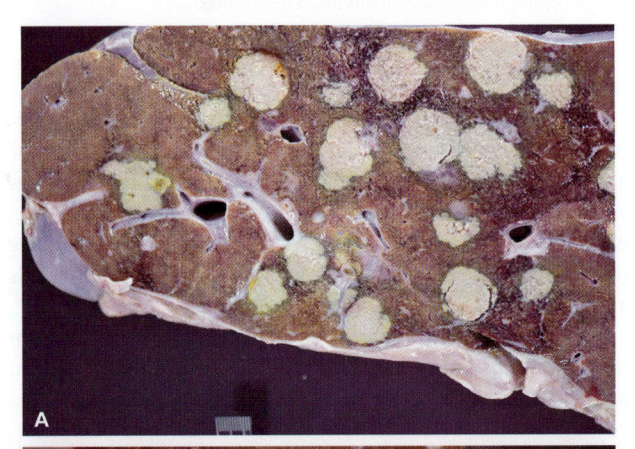

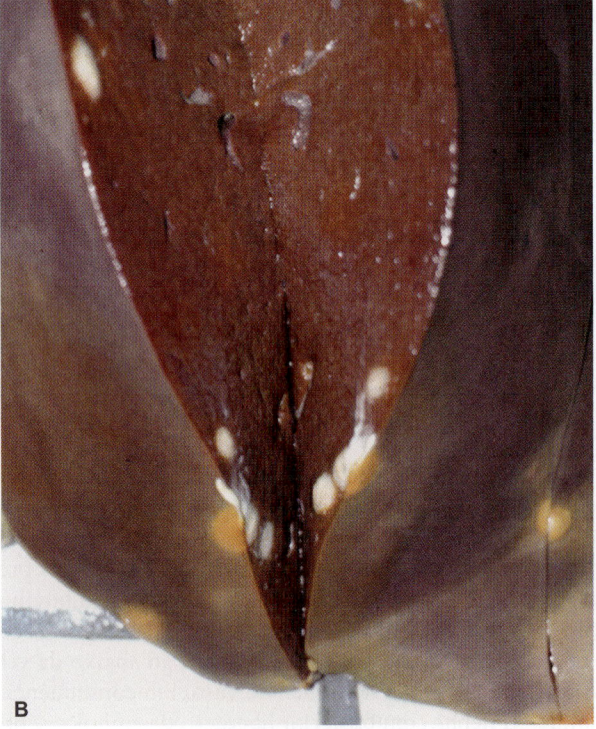

Figura 3.60 Hepatite necrobacilar em bovino. **A.** Abscessos maduros multifocais a coalescentes no parênquima hepático. **B.** Múltiplos pequenos abscessos hepáticos.

Polioencefalomalácia é outra sequela da acidose decorrente da deficiência de tiamina. Esta, em ruminantes, é totalmente produzida pela microbiota ruminal. Desse modo, em quadros de acidose láctica, a concentração ruminal de tiamina é drasticamente reduzida por três mecanismos. Primeiro, por causa do baixo pH, há morte de microrganismos produtores de tiamina. Segundo, bactérias, tais como *Streptococcus bovis*, que são grandes consumidoras de tiamina, proliferam em pH baixo. Finalmente, o meio ácido é favorável ao desenvolvimento de microrganismos produtores de tiaminase (enzima que destrói a tiamina), tais como *Clostridium sporogenes* e *Bacillus thiaminollyticus*. Como a tiamina não é estocada, advém a deficiência em decorrência do desequilíbrio da microbiota ruminal. Além dessa situação, a polioencefalomalácia pode ter outras causas e mecanismos, que serão discutidos no Capítulo 8, *Sistema Nervoso*.

As rumenites também acontecem por outras causas: podem ocorrer em doenças virais da mucosa do trato digestório, principalmente em bovinos (doenças vesiculares já citadas nos tópicos sobre estomatites); em bezerros aleitados em balde, pode ocorrer discreta rumenite, uma vez que, sem o reflexo para fechamento da goteira esofágica (o reflexo é desencadeado pelo ato de sugar), o leite alcança o rúmen, onde sofre putrefação e provoca inflamação; consumo acidental excessivo de ureia (como suplemento de nitrogênio não proteico ou na forma de fertilizante), que leva à rumenite química em consequência da produção de amônia.

Alterações proliferativas

Somente são importantes os papilomas, os fibropapilomas (Figura 3.61) e os carcinomas de células escamosas (Figura 3.62). Os papilomas ruminais são causados pela infecção com o papilomavírus bovino 4 (BPV-4). Suas características macro e microscópicas são idênticas às da cavidade oral e do esôfago (Figura 3.63). São especialmente importantes para bovinos infectados que pastejam em áreas com samambaia (*Pteridium arachnoideum*), pois se acredita que o BPV-4 funcione como indutor, e que os compostos carcinogênicos da samambaia (ptaquiloside) sejam promotores para a formação de carcinomas de células escamosas do trato digestório anterior. Nesses casos, os carcinomas de células escamosas desenvolvem-se na entrada do rúmen e podem levar a um timpanismo secundário, por causa da obstrução dessa região.

Fibropapilomas ruminais são observados em bovinos e estão associados a infecção por papilomavírus bovino 2 (BPV-2). São lesões nodulares e firmes, que variam de 0,5 a 3,0 cm, têm superfície rugosa e normalmente não acarretam a doença clínica. Os linfomas, em particular nos casos de leucose enzoótica bovina, são infrequentes nos pré-estômagos, mas ocasionalmente podem ocorrer no rúmen (Figura 3.64 A) e são descritos, com frequência, no abomaso, formando grandes massas branco-amareladas (Figura 3.64 B).

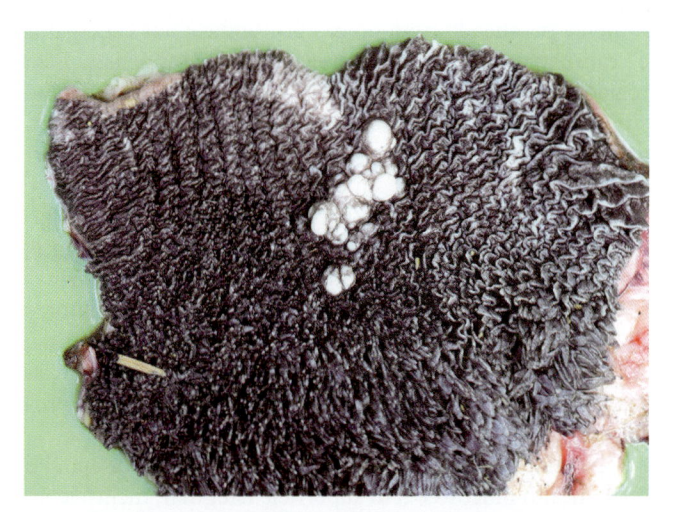

Figura 3.61 Fibropapiloma na mucosa ruminal de um bovino.

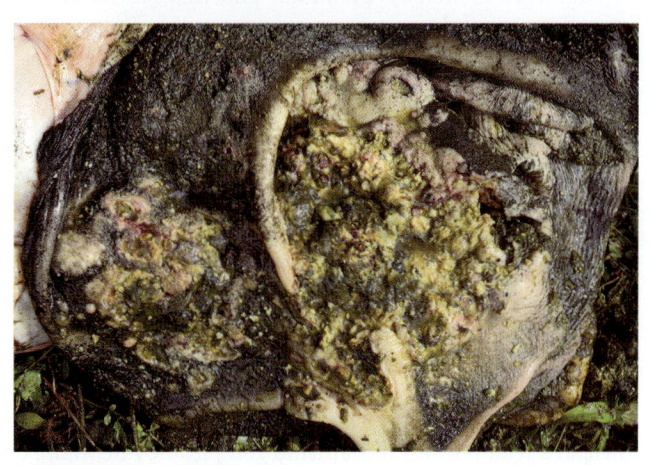

Figura 3.62 Carcinoma de células escamosas em rúmen de um bovino. Área focalmente extensiva ulcerada constituída por nodulações irregulares e superfície necrótica.

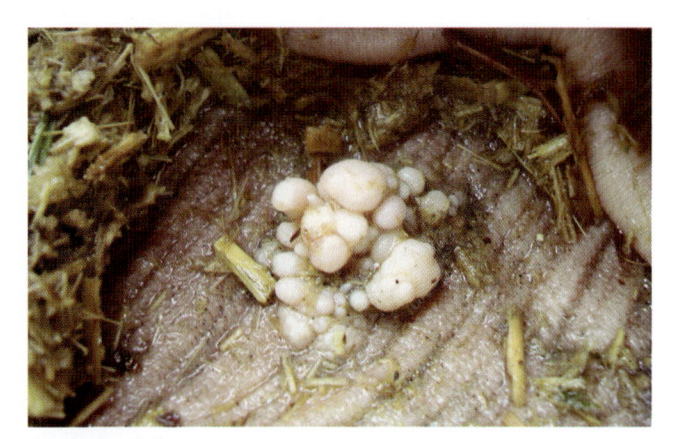

Figura 3.63 Papiloma na mucosa ruminal de um bovino. (Cortesia do Dr. Renato de Lima Santos, Universidade Federal de Minas Gerais, Belo Horizonte, MG.)

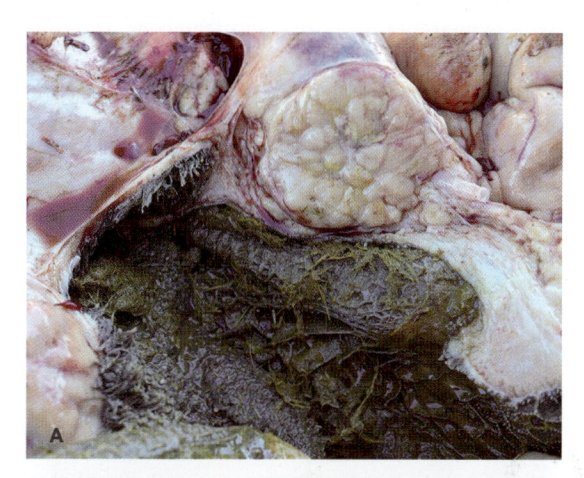

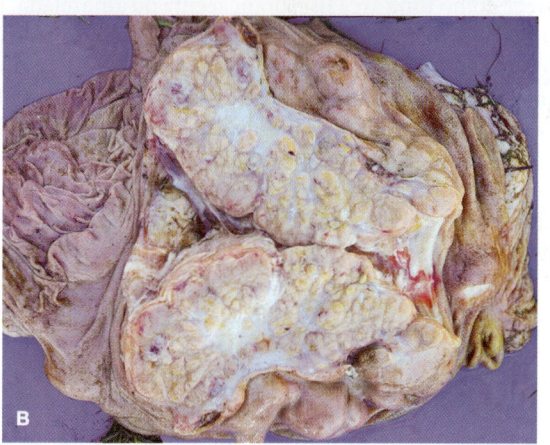

Figura 3.64 Linfoma no rúmen e abomaso de bovino. **A.** Massa neoplásica nodular, de coloração amarelada, localizada na parede do rúmen. **B.** Massa neoplásica multinodular, de coloração amarelada, na parede do abomaso.

ESTÔMAGO E ABOMASO

Lesões sem significado clínico e alterações *post mortem*

A rigidez cadavérica da musculatura lisa do estômago vazio ou pouco cheio, no cão, pode provocar forte contração e retração de sua porção caudal, levando à conformação de uma ampulheta (estômago de ampulheta *post mortem*). As pregas da mucosa apresentam-se bem destacadas.

A embebição biliar ocorre basicamente de duas formas. A bile flui do colédoco para o duodeno, acumulando-se próximo à papila duodenal. Esse acúmulo faz com que a bile flua para o lúmen gástrico, no qual permanece durante bastante tempo, com consequente impregnação da mucosa. O local onde mais se nota essa embebição é a *pars oesophagea* em equinos e suínos. A segunda forma pela qual ocorre embebição biliar é diretamente pelo contato da serosa gástrica com a serosa da vesícula biliar. Após a morte do animal, a parede da vesícula torna-se permeável à bile e extravasa quantidades suficientes para provocar a formação de uma mancha circular, de coloração amarelada ou esverdeada, na serosa do estômago.

A maceração *post mortem*, ocasionada pela autodigestão da mucosa gástrica, é a princípio observada nas cristas das pregas, que aparentam erosões ou ulcerações, sob a forma de estriações (Figura 3.65). Esse aspecto de desgarramento da mucosa, tão evidente, é frequentemente interpretado de maneira equivocada como intoxicação ou algum outro processo patológico. Cabe acrescentar que, por influência da hemoglobina proveniente do sangue extravasado, que sofreu hemólise, e do suco gástrico, que altera a hemoglobina, a mucosa adquire um aspecto acastanhado. Tardiamente, o processo de maceração alastra-se por toda a mucosa, expondo muito amplamente a submucosa.

Constituição e função

O estômago é dividido em três ou quatro porções, dependendo da espécie animal. A região esofágica (*pars oesophagea*) está presente e é bem desenvolvida em suínos e equinos. Esta aparece como uma área lisa, brancacenta ou amarelada, pelo fato de ser recoberta por epitélio estratificado escamoso, e não apresenta células mucosas. Nos equinos, corresponde a uma área muito extensa, que abrange o terço cranial do estômago, incluindo o saco cego. Nos suínos, constitui uma área retangular em torno da cárdia (quadrilátero esofágico).

A região das *glândulas cárdicas* é também desenvolvida no suíno e no cavalo; apresenta coloração acinzentada e reveste o divertículo, o fundo e a metade do corpo. Em cães, gatos e ruminantes, essa região se restringe a uma estreita zona na cárdia e na abertura omasal. As glândulas cárdicas são estruturas tubulares ramificadas, revestidas quase exclusivamente de células mucosas, com algumas células endócrinas intercaladas; pode haver, nos suínos, células parietais. Abrem-se nas fossetas gástricas, que são revestidas por epitélio colunar mucoso alto e contínuo, com revestimento superficial. As porções anteriores (*pars oesophagea* e cárdica), no suíno e no equino, estão modificadas para possibilitar a

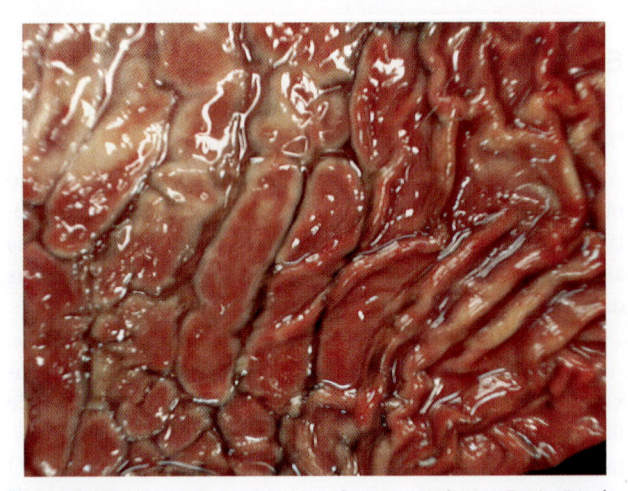

Figura 3.65 Maceração *post mortem* da mucosa gástrica. Estriações deprimidas localizadas nas criptas das pregas gástricas.

fermentação bacteriana e a produção de ácidos graxos voláteis em pH relativamente alto (acima de 5), tamponado por saliva e secreções das próprias glândulas cardíacas.

A região das *glândulas fúndicas,* ou oxínticas, é a responsável pela secreção de ácido. Nos suínos e equinos, é identificada como uma área vermelho-amarronzada, ligeiramente pregueada (sem pregas profundas); nos cães, gatos e ruminantes, as rugas ou pregas são proeminentes. Essa região é revestida, na superfície e nas fossetas, por epitélio simples colunar alto mucoso. As glândulas fúndicas têm várias classes de células, assim distribuídas: *istmo*, compartimento proliferativo na superfície da mucosa; *colo*, que se estende desde o istmo até porções mais profundas das criptas, as quais têm células mucosas com capacidade de mitose, células parietais produtoras de ácido e células endócrinas (ECL, produtoras de histamina e serotonina; EC, produtoras de serotonina e peptídeos; D, produtoras de somatostatina; A, D_1 e X, que não têm função esclarecida); e *base*, porção mais profunda das criptas, que têm células principais, produtoras de pepsinogênio.

A região das *glândulas pilóricas* é recoberta por epitélio colunar alto mucoso e tem superfície irregular, inclusive no antro pilórico. A região estende-se cranialmente ao longo da curvatura menor. As glândulas pilóricas são tubulares, formadas por células mucosas interpostas por células endócrinas G (produtoras de gastrina) e D (produtoras de somatostatina) e algumas células parietais.

Regulação da secreção gástrica

As funções básicas da secreção gástrica são: hidrólise das proteínas pela ação do ácido clorídrico e da pepsina; início de emulsificação das gorduras, em razão dos movimentos peristálticos; continuidade (por algum tempo) da ação da amilase salivar e ação da lipase lingual, particularmente sobre a gordura do leite, liberando ácidos graxos de cadeia curta que são absorvidos diretamente do estômago dos recém-nascidos.

A secreção ácida é função das células parietais, e sua regulação é feita por um mecanismo complexo e integrado, o qual envolve fatores neurócrinos, endócrinos e parácrinos. A secreção é estimulada pelos hormônios histamina, acetilcolina e gastrina, denominados *secretagogos*, todos apresentando receptores específicos na membrana celular. Os três estão sempre presentes e continuamente envolvidos com a secreção ácida basal. Os efeitos da gastrina e da acetilcolina dependem da histamina (sinergismo).

A histamina, derivada dos mastócitos da lâmina própria e de células enteroendócrinas locais, é um estimulante parácrino permissivo constante. Essas moléculas de histamina se ligam a receptores H_2 específicos na membrana celular das células parietais. Esses receptores desencadeiam um processo de sinalização intracelular pela ativação da adenilciclase, resultando em aumento da formação de adenosina monofosfato cíclico (cAMP). Consequentemente, há o início de eventos metabólicos que culminam com a secreção de ácido clorídrico no estômago.

A acetilcolina é um agonista neurócrino, liberado próximo às células parietais pelos processos de neurônios pós-ganglionares parassimpáticos. Sua liberação é fásica e aumenta com o estímulo vagal, durante a fase de estimulação central da fase cefálica (resposta de Pavlov), com a distensão da parede (via vagovagal) e por reflexo intramural. Seu efeito está ligado ao influxo de Ca^{++}.

Gastrina é liberada no sangue pelas células G do antro pilórico. Sua liberação é estimulada por ação direta de cálcio, aminoácidos e peptídeos da ingesta; por estímulo vagal, na fase cefálica; e por reflexo vagovagal fúndico pilórico, associado ao reflexo local intramural, resultante da distensão. Além da estimulação da secreção de ácido clorídrico, a gastrina também apresenta um efeito trófico, induzindo hiperplasia de células parietais.

A secreção ácida é inibida pela concentração de ácido no antro pilórico e pela presença de ácido, gordura e soluções hipermolares no duodeno. É mediada por reflexo neural e mediadores químicos, como secretina, polipeptídeos e outras enterogastronas.

Barreiras da mucosa gástrica

As células mucosas com seu produto secretado, ou seja, o muco, protegem a mucosa da difusão do ácido clorídrico e das enzimas proteolíticas. O muco protege a mucosa da digestão enzimática (proteólise enzimática), porque, apesar de ser permeável ao ácido, não possibilita a difusão de grandes moléculas. Além disso, as glândulas mucosas cárdicas, no suíno, e pilóricas, nas demais espécies, secretam bicarbonato, o que também é feito pelas células mucosas da superfície da região fúndica, possibilitando a neutralização da ação destrutiva do ácido clorídrico. A secreção de bicarbonato é estimulada pelas prostaglandinas E_2 e F_2 (PGE_2 e PGF_2).

Além dessas barreiras (muco e bicarbonato), o aumento do fluxo sanguíneo, mediado pelas prostaglandinas (PG), inibe a secreção ácida estimulada pela histamina. As PGI_2, PGA e PGE promovem vasodilatação, aumento do fluxo sanguíneo e inibição da secreção gástrica de ácido clorídrico. Em resumo, as barreiras da mucosa gástrica residem em secreção de muco (barreira física), secreção de bicarbonato (barreira química) e aumento do fluxo sanguíneo.

Respostas da mucosa gástrica à lesão

As células parietais são as mais suscetíveis aos mais variados agentes lesivos do estômago, já as células mucosas são as principais responsáveis pela proteção da mucosa contra lesões. Dessa maneira, dependendo da agressão, existe uma tendência para hiperplasia de células mucosas e atrofia e redução de células parietais.

A reparação da mucosa superficial ocorre por proliferação das células do istmo, em resposta a erosões agudas provocadas por agentes físicos e químicos. A *atrofia da massa de células parietais sem hiperplasia de células mucosas* pode ocorrer nas doenças gastrintestinais em geral, incluída a inapetência. Já a *atrofia da massa de células parietais com hiperplasia de células mucosas* provoca acloridria, por ausência do mecanismo trófico da gastrina, e é uma resposta a nematoides intestinais e a síndromes que envolvem perda de apetite.

Em agressões mais graves e persistentes, ocorre *metaplasia e hiperplasia de células mucosas*. Nesse caso, as células parietais são substituídas por células mucosas, em resposta a processos inflamatórios agudos ou crônicos, eventos imu-nológicos e traumas crônicos por implantação de corpos estranhos que deixem a mucosa permeável a antígenos presentes no lúmen. Esse processo também ocorre em casos de infecção por vírus da diarreia viral bovina e da rinotraqueíte e de parasitoses por parasitos dos gêneros *Ostertagia*, *Trichostrongylus* e *Hyostrongylus*.

Nessas lesões metaplásicas e hiperplásicas, a mucosa mostra-se espessa, saliente (bordas da úlcera), nodular (ostertagiose) ou com superfície ondulada, adquirindo aspecto cerebriforme, ou seja, lembrando os giros cerebrais (lesão disseminada). A superfície do estômago é pálida e brilhante, sem que a profusa secreção de muco seja óbvia. A hiperplasia ou a metaplasia de células mucosas, apesar de desencadear maior proteção à mucosa, pois elimina o perigo da corrosão ácida local e promove a transferência de lisozima e IgA ou seus análogos para o lúmen, desencadeia acloridria. O pH chega próximo da neutralidade, o Na^+ substitui o H^+ no conteúdo gástrico e a secreção de bicarbonato está estimulada. Essa condição propicia a colonização progressiva do estômago e do intestino superior por microrganismos oportunistas, particularmente os fungos.

Estenose pilórica

Estenose pilórica é uma alteração funcional, de origem congênita ou adquirida, comumente descrita no cão e raramente observada no gato e no equino. A forma congênita é caracterizada clinicamente por retardo no esvaziamento gástrico, vômitos recorrentes e crescimento reduzido após o desmame. Em alguns cães, pode ser observada hipertrofia da musculatura lisa da região pilórica, entretanto pouco se conhece sobre a etiopatogenia dessa lesão em animais domésticos. Estenose pilórica adquirida ocorre por obstrução física e pode estar associada a corpos estranhos, inflamação crônica (fibrose), ulceração gástrica e neoplasias. Em cães, outra possível causa de obstrução/estenose pilórica é uma enfermidade denominada gastropatia hipertrófica pilórica crônica, que se caracteriza por hipertrofia da mucosa do antro gástrico, ou hipertrofia da musculatura lisa pilórica, ou ainda ambas. A doença ocorre com maior frequência em cães de meia-idade a idosos machos e de raças pequenas.

Dilatação e deslocamento gástrico

A *dilatação gástrica* pode ser primária ou secundária. A primária é de origem nutricional e, na maioria das vezes, relacionada com a ingestão de alimentos facilmente fermentáveis. Normalmente, é aguda e, nos suínos e equinos, tem patogenia similar à da acidose láctica dos ruminantes. Nessas duas espécies, a porção anterior do estômago possibilita fermentação microbiana.

A dilatação gástrica secundária é causada por um impedimento físico ou funcional do esvaziamento do estômago e pode ser aguda ou crônica. Ocorre nas obstruções físicas (corpos estranhos, neoplasias e constrições) (Figura 3.66) e funcionais, por motivo de estenose pilórica; na atonia por distensão da parede do estômago (aerofagia, diminuição do trânsito causada por alimento grosseiro e pouco digerível); na atonia "nervosa" (paralisia vagal); na obstrução do intestino delgado; e, ainda, pode ser reflexa à distensão do cecocolo.

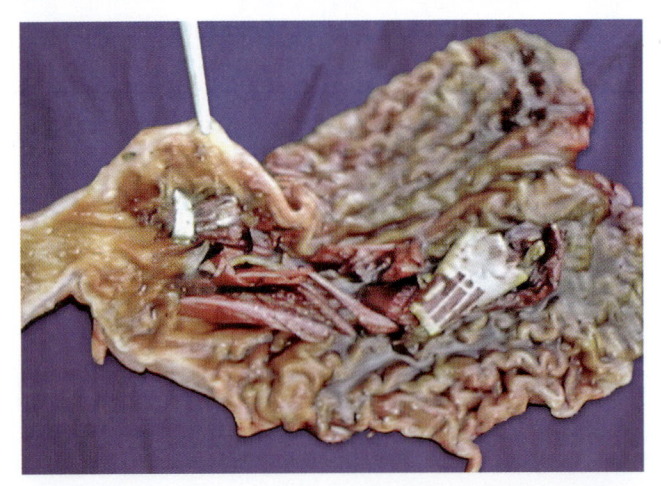

Figura 3.66 Corpo estranho aderido à mucosa gástrica de cão. Material plástico e metal de fechamento de embutido aderidos à mucosa pilórica, associados a discreto espessamento da parede estomacal nessa região.

A primeira consequência da dilatação gástrica é a atonia, decorrente da distensão mecânica da parede. Essa distensão agrava a dilatação e provoca deslocamento variável do órgão dentro da cavidade abdominal, podendo culminar com torção ou vólvulo, sobretudo no cão. Em outras espécies, particularmente no cavalo, a dilatação progride para a ruptura. Mesmo não havendo essas consequências drásticas (torção e ruptura), a morte do animal ocorre rapidamente pelos distúrbios metabólicos desencadeados com a retenção das secreções no estômago, pela dificuldade do retorno venoso na cavidade abdominal e pelas interferências na circulação sistêmica.

Os órgãos abdominais apresentam congestão passiva ou isquemia, principalmente os mais próximos ao estômago dilatado, em razão da compressão mecânica. Há também aumento da pressão intratorácica, com atelectasia pulmonar e congestão passiva dos órgãos torácicos e dos tecidos cervicais e craniais. Ocorre anoxia acentuada com todas as suas consequências, inclusive sobre o endotélio vascular, resultando em hemorragias puntiformes e edema.

Nos casos de dilatação primária com acidose láctica, ocorre passagem concomitante de líquido do sangue e dos tecidos para o lúmen estomacal, o que causa hemoconcentração, anúria e desidratação. Os equinos que sobrevivem algum tempo podem apresentar laminite, em decorrência da falha circulatória periférica. No cão, a dilatação gástrica ocorre especialmente nas raças grandes e gigantes, como Pastor Alemão, Dogue Alemão, Fila Brasileiro, São Bernardo, entre outras raças de grande porte, em especial as que têm maior profundidade de tórax.

Fatores predisponentes da dilatação gástrica incluem componentes que induzem a distensão, como produção exacerbada de gás, obstrução da cárdia – levando a impedimento da eructação –, e obstrução do piloro, por causa do impedimento da passagem do conteúdo gástrico para o intestino delgado. A causa da produção excessiva de gás no estômago de cães com dilatação gástrica não é bem entendida, há várias teorias propostas. De acordo com uma delas, o CO_2 é oriundo de processos fisiológicos da própria digestão. Outras teorias seriam a aerofagia e a suposição de que esporos de *Clostridium perfringens* presentes no alimento poderiam esporular com concomitante produção de gás. Rações comerciais com altos níveis de gordura na formulação aumentam os riscos de dilatação gástrica.

Torção do estômago, ou *vólvulo gástrico*, é uma alteração que ocorre quase exclusivamente nos cães de grande porte e ocasionalmente em matrizes suínas durante o período de gestação em gaiolas individuais, sob manejo de arraçoamento manual único ao dia. A torção do estômago é invariavelmente uma consequência da dilatação gástrica e, dessa maneira, a doença é denominada, em cães, síndrome dilatação vólvulo-gástrica.

Há muitas tentativas de explicar a etiopatogenia da torção gástrica. Acredita-se que episódios recorrentes de dilatação gástrica possam predispor a frouxidão ou laceração do ligamento gastro-hepático (no cão, esse ligamento mantém mais ou menos fixa a região da cárdia). Ainda, dilatações recorrentes, associadas a refeições volumosas em intervalos muito longos (1 vez/dia, por exemplo), seguidas de exercício pós-prandial (que provocariam movimentos antiperistálticos violentos), são consideradas prováveis causas da torção. Predisposição genética também tem sido apontada como causa da doença.

Nesses casos, o estômago gira ao redor do esôfago em sentido horário. A curvatura maior move-se ventrocaudalmente e, então, desloca-se dorsalmente para a direita. Isso força o piloro e o duodeno cranialmente para a direita, em sentido horário, em torno do esôfago, fazendo com que fiquem à esquerda do plano médio, comprimidos entre o estômago dilatado e o esôfago. O baço, que segue o deslocamento do ligamento gastresplênico, fica na posição ventral direita, entre o estômago, o fígado e o diafragma. Dobra-se em forma de "V" e torna-se extremamente aumentado e congesto, podendo sofrer torção, infarto e ruptura (Figura 3.67). O esôfago fica completamente fechado nas torções de 270 a 360°. Ocorre infarto venoso da parede gástrica, que fica escura e edematosa, e há extravasamento de sangue para o lúmen. A mucosa sofre necrose isquêmica e pode ocorrer ruptura do estômago.

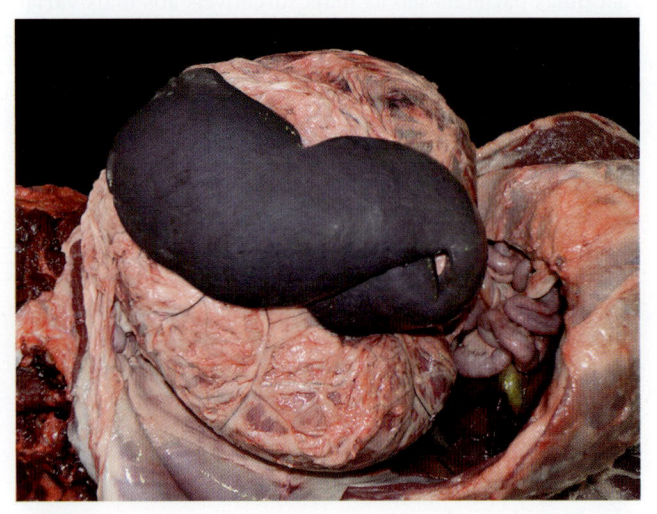

Figura 3.67 Vólvulo gástrico em cão. Estômago dilatado e rotacionado com tração do ligamento gastresplênico, além de baço congesto e em formato de "V".

A obstrução das veias, associada à pressão exercida pelo estômago dilatado, diminui o retorno venoso (veias porta e cava caudal), causando diminuição do débito cardíaco e choque circulatório. Há, ainda, distúrbios do equilíbrio ácido-básico e hidreletrolítico, liberação de fator depressor do miocárdio (produzido pelo pâncreas isquêmico) e necrose isquêmica do miocárdio. Essa é uma enfermidade grave, com alto risco de morte, especialmente nos casos em que não seja realizado rápido tratamento (clínico e/ou cirúrgico).

Deslocamento do abomaso é um problema clínico comum em vacas leiteiras de alta produção, particularmente no fim da gestação ou logo após o parto. Alguns animais apresentam problemas intercorrentes, como acetonemia, hipocalcemia, metrite e retenção de placenta. Ocasionalmente pode ocorrer em bovinos machos. Os pré-requisitos para o deslocamento parecem ser a atonia e o aumento da produção de gás. Parece que o afluxo de grande quantidade de ácidos graxos voláteis do rúmen para o abomaso (advindos de grande quantidade de concentrados na dieta) e a hipocalcemia são os desencadeantes da hipomotilidade.

O deslocamento pode ser esquerdo ou direito. O esquerdo é menos grave e, por vezes, imperceptível à necropsia, pois o manuseio do cadáver pode corrigi-lo. Nessa apresentação, o abomaso desliza pela parede abdominal, indo alojar-se na fossa paralombar esquerda, por cima do rúmen. Essa condição pode ser intermitente, e é raramente fatal nos casos de intervenção clínica/cirúrgica. Entretanto, o deslocamento direito, mais raro, normalmente se complica com a torção/vólvulo do abomaso sobre sua curvatura menor, com envolvimento do omaso, levando o animal à morte em poucas horas. Sob perspectiva macroscópica, omaso e abomaso encontram-se torcidos no sentido anti-horário, sobre a curvatura menor de ambos, normalmente em ângulo de 360°, com o duodeno fazendo uma laçada que envolve os dois órgãos. As serosas, tanto do omaso quanto do abomaso, estão intensamente congestas e edemaciadas e ambos os órgãos estão distendidos por gás (Figura 3.68).

Corpos estranhos e impacção

Uma grande variedade de corpos estranhos pode ser encontrada no estômago de monogástricos e, de maneira mais rara, no abomaso. Muitos deles são ingeridos por acaso e desencadeiam discreta gastrite aguda ou crônica e, ocasionalmente,

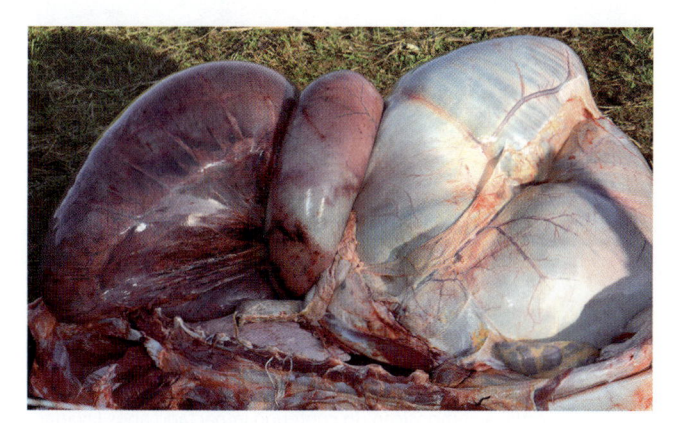

Figura 3.68 Deslocamento de abomaso para o lado direito em bovino. Abomaso deslocado para a porção lateral direita da cavidade abdominal. Parede do abomaso mostrando áreas de congestão e hemorragias.

ulceração. Corpos estranhos endógenos, formados por pelos ou vegetais, *tricobezoares* e *fitobezoares*, respectivamente, podem ser encontrados em animais domésticos; principalmente os tricobezoares, no estômago de gatos, bezerros ou matrizes suínas. Nestas últimas, podem alcançar grandes dimensões e tomar o formato do órgão (Figura 3.69 A e B).

A impacção gástrica ocorre nos equinos e nos ruminantes e é provocada por conteúdo que se condensa, como resultado de restrição hídrica, ingestão de alimentos muito fibrosos e grosseiros e de grãos finamente moídos que empastam com facilidade (em particular no caso de trigo, cevada, arroz e milho). Também pode ser decorrente de estenose pilórica, física ou funcional; esta última é mais comum e, em geral, resulta da *indigestão vagal* (ou *paralisia vagal*). Esta, por sua vez, é ocasionada por reticuloperitonite traumática e suas complicações, lesões inflamatórias e neoplásicas do vago intratorácico e traumas cirúrgicos do vago – e de aderências entre o omaso e o abomaso. Bovinos com impacção por indigestão vagal apresentam intenso acúmulo de ingesta com aspecto semelhante ao do conteúdo ruminal ou mais ressecado, no abomaso e omaso, em consequência da intensa distensão de ambos (Figura 3.70 A e B). Particularmente, o abomaso pode desenvolver divertículos de impulso em sua curvatura maior (Figura 3.71).

Distúrbios metabólicos graves são provocados pelo sequestro de cloretos no rúmen, regurgitados do abomaso, e pela hipopotassemia, resultante da diminuição da ingestão de alimentos e continuidade da excreção renal. A impactação gástrica consequente do consumo de resíduos antropogênicos, especialmente plástico (Figura 3.72), é uma importante causa de morte de tartarugas marinhas de vida livre no litoral brasileiro.

Ruptura e perfuração

A ruptura do estômago é quase sempre consequência da dilatação e ocorre como um esgarçamento (10 a 15 cm de comprimento) da parede da curvatura maior, na qual a parede é mais fina e menos resistente à distensão. É mais comum nos equinos, provavelmente pelo reduzido tamanho do estômago e pelo trânsito normalmente rápido do alimento, que fazem com que a parede do órgão não suporte bem a distensão.

Com a ruptura, há hemorragia (Figura 3.73) e extravasamento do conteúdo estomacal para a cavidade abdominal, provocando irritação peritoneal, choque e morte. Se a sobrevida do animal ultrapassar 6 h após a ruptura, desenvolve-se peritonite difusa.

As perfurações são menores que as rupturas e estão associadas a úlceras pépticas. Essas úlceras ocorrem principalmente em cães, na região pilórica e transição gastroduodenal (Figura 3.74), e em bovinos de leite, na curvatura maior (Figura 3.75). Neoplasias gástricas primárias também têm sido associadas a perfurações gástricas (Figura 3.76).

Alterações circulatórias

Hiperemia ativa da digestão é fisiológica e necessária à proteção da mucosa (ver seção "Barreiras da mucosa gástrica"). Contudo, pode ocorrer hiperemia patológica, difusa e acentuada, em consequência da ingestão de agentes químicos – como arsênio, tálio ou AINE –, e focal nas irritações locais por corpos estranhos e lesões virais do abomaso. A mucosa

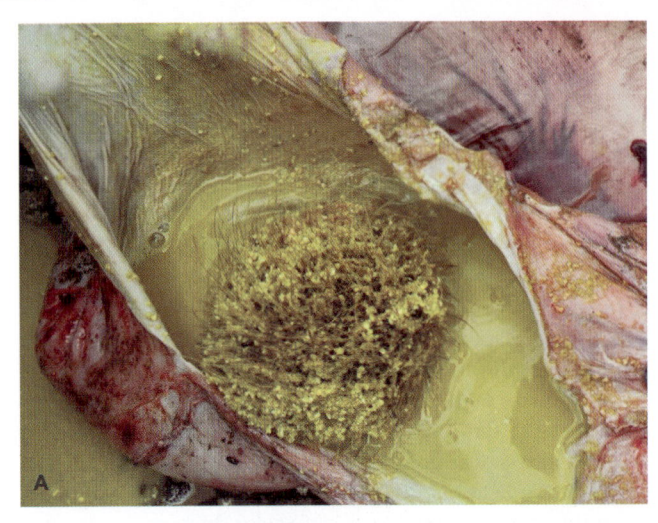
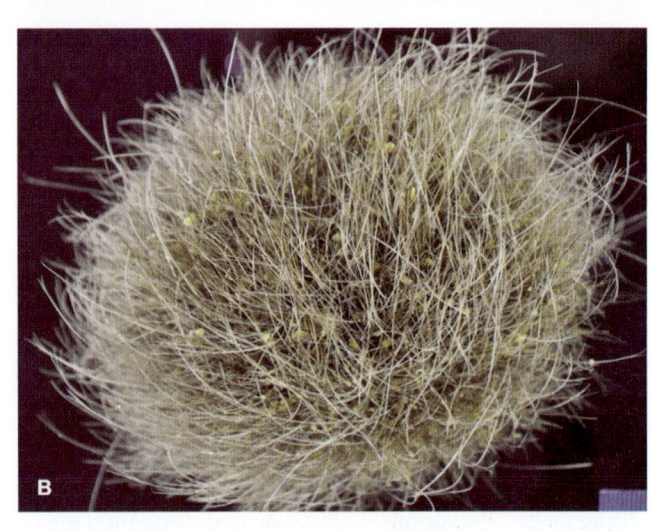

Figura 3.69 *Tricobezoar* ou *egagrópilo*. **A.** No lúmen gástrico de uma matriz suína. **B.** Detalhe do *tricobezoar*.

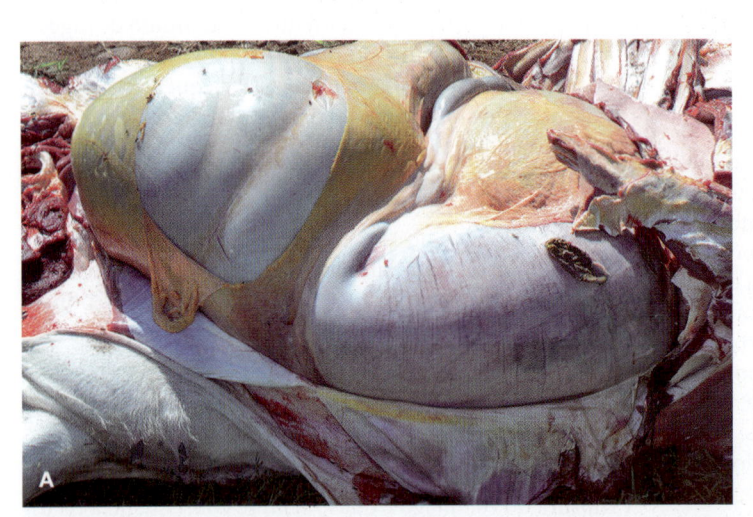
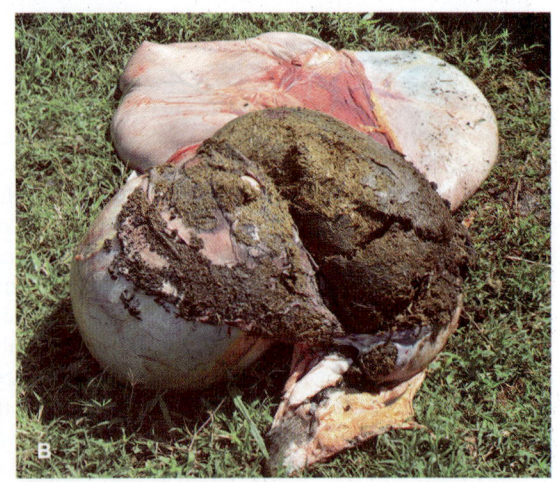

Figura 3.70 Impacção de abomaso por indigestão vagal em bovino. **A.** Acentuada distensão do abomaso associado a hemorragias de serosa. **B.** Conteúdo abomasal ressecado, semelhante ao normalmente observado no omaso.

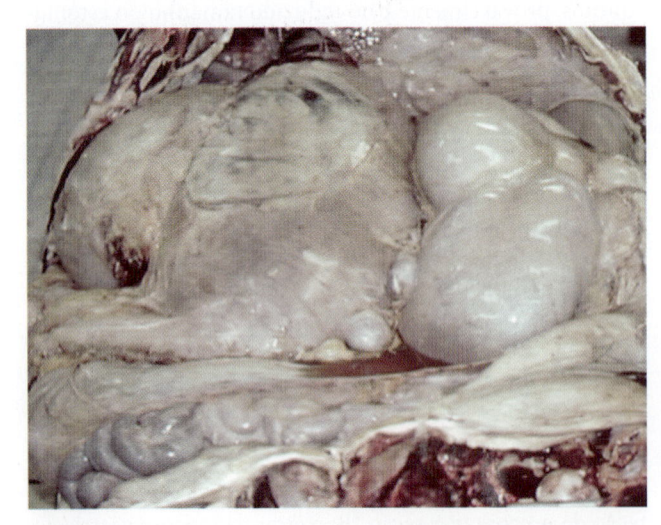
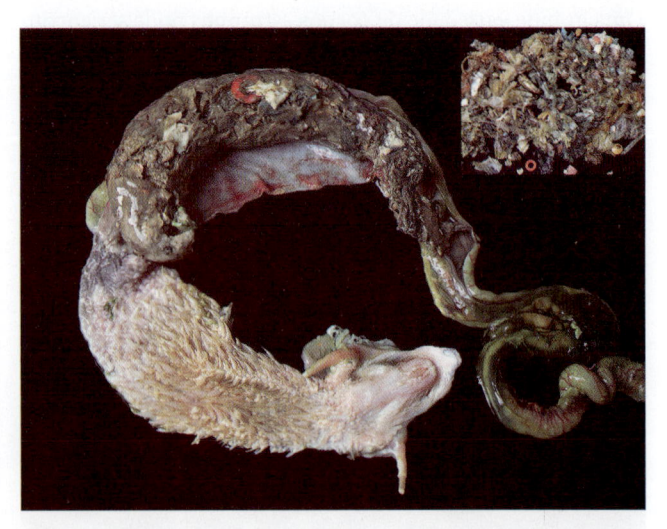

Figura 3.71 Impacção de abomaso por indigestão vagal em bovino. Intensa dilatação de omaso e abomaso, ainda na cavidade abdominal, com divertículos de impulso na curvatura maior do abomaso.

Figura 3.72 Tartaruga marinha com impactação gástrica. No detalhe, é possível observar a composição do conteúdo impactado após lavagem (plástico).

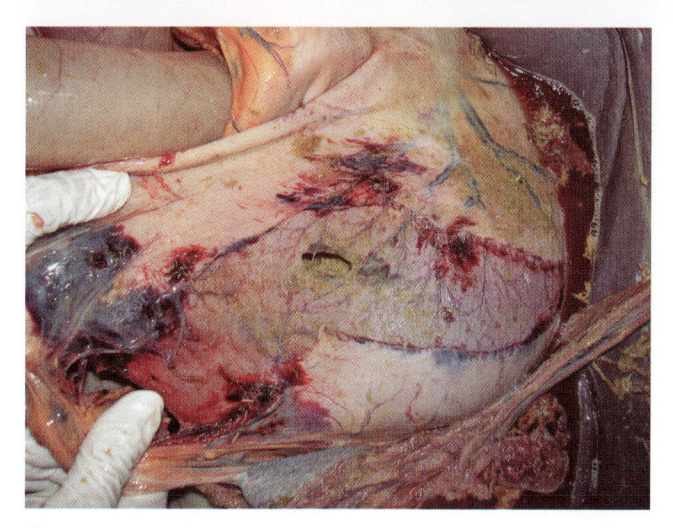

Figura 3.73 Ruptura e perfuração gástrica em equino. Extensa ruptura da camada muscular da parede gástrica, sobre a curvatura maior, com hemorragia nas bordas e pequena perfuração na porção central. (Cortesia da Dra. Roselene Ecco, Universidade Federal de Minas Gerais, Belo Horizonte, MG.)

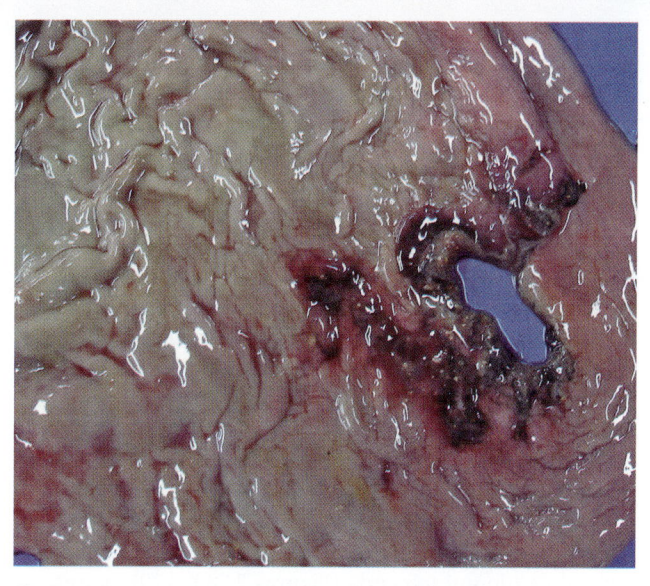

Figura 3.76 Perfuração gástrica em equino. Mucosa gástrica com úlcera perfurada e bordas hemorrágicas. (Cortesia da Dra. Roselene Ecco, Universidade Federal de Minas Gerais, Belo Horizonte, MG.)

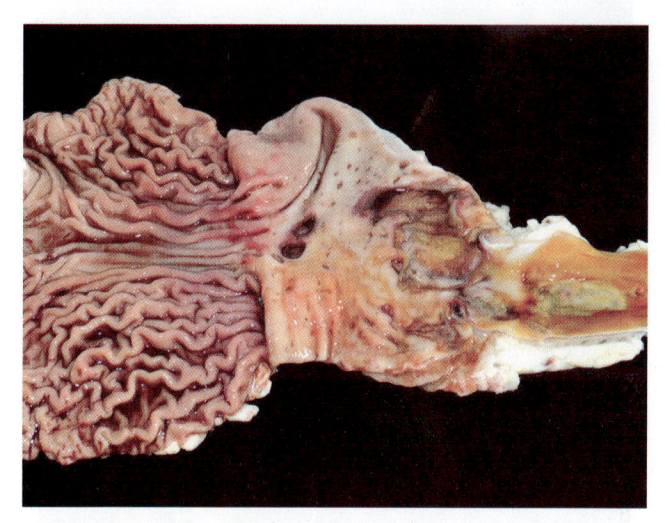

Figura 3.74 Úlcera com perfuração gástrica em canino. Múltiplas ulcerações em região de transição gastroduodenal.

mostra-se de coloração avermelhada (vermelho-brilhante), difusa ou focalmente, e pode estar acompanhada de hemorragias puntiformes e erosões superficiais.

Na congestão ou *hiperemia passiva*, a mucosa apresenta coloração vermelho-escura a azulada. Ocorre como manifestação da hipertensão portal (p. ex., na cirrose hepática) e em casos de vólvulo gástrico em cães. Grave hiperemia, com gastrorragia, edema, espessamento da mucosa, ulcerações e, às vezes, calcificação, ocorre na uremia dos cães (insuficiência renal crônica), resultando na lesão denominada gastropatia urêmica (Figura 3.77). Tais lesões advêm de alterações vasculares graves (lesão do endotélio, necrose da túnica mé-

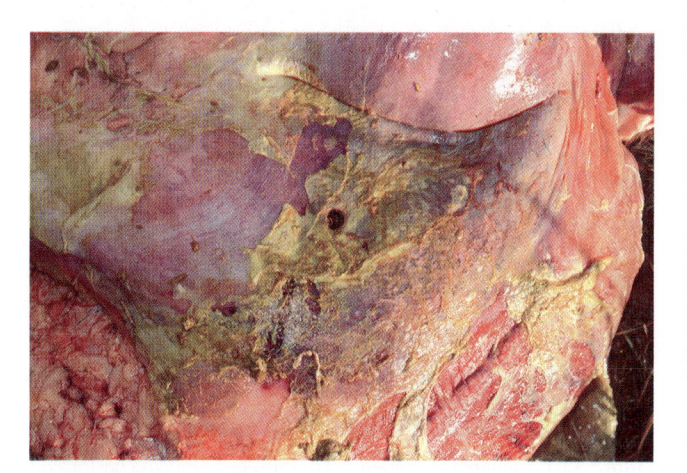

Figura 3.75 Perfuração de abomaso, secundária à úlcera, em bovino. Perfuração abomasal associada à peritonite fibrinosa.

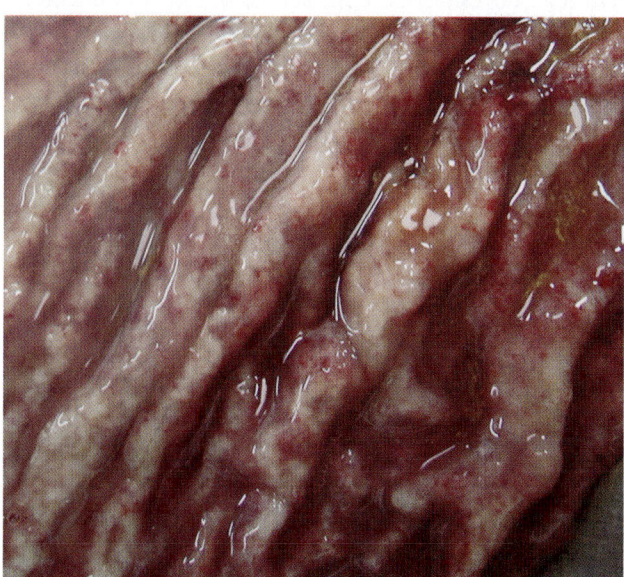

Figura 3.77 Gastropatia urêmica em cão. Intensa congestão difusa da mucosa gástrica, com áreas de calcificação brancacentas discretas no ápice de pregas. (Cortesia do Dr. Renato de Lima Santos, Universidade Federal de Minas Gerais, Belo Horizonte, MG.)

dia e, por vezes, trombose), associadas à hipercloridria em razão de diminuição da degradação e excreção da gastrina e de calcificação distrófica – resultado de alterações do metabolismo do cálcio, lesão das membranas celulares das células parietais, com consequente passagem de bicarbonato por elas, e deposição de minerais.

Infarto venoso é uma lesão comum em suínos, mas pode ser também encontrado em ruminantes e cavalos. Resulta de lesão endotelial e de trombose das vênulas por endotoxinas e outros produtos bacterianos ou tóxicos. Ocorre, em todas as espécies, na salmonelose e na colibacilose septicêmica; nos suínos, também nos casos de erisipela, doença de Glässer (causada por *Glaesserella parasuis*), peste suína clássica e peste suína africana. A mucosa fúndica fica vermelho-brilhante ou vermelho-escura, recoberta por excesso de muco; às vezes, pode estar também necrótica e macerada, desprendendo-se.

Edema apresenta-se como espessamento da parede gástrica por depósito de material gelatinoso na submucosa. Ocorre na hipoproteinemia (Figuras 3.78 e 3.79), na intoxicação por arsênio (bovinos), na doença do edema dos suínos (Figura 3.80), na gastrite aguda e em todas as condições em que há infarto venoso nos suínos. É mais facilmente demonstrável por incisões transversais na parede, em particular na curvatura maior.

Hemorragias podem ser por diapedese (hemorragias puntiformes ou sufusões) (Figura 3.81) ou por *rexe* (hemorragias com extravasamento de sangue; no caso, para a cavidade – gastrorragia), dependendo do grau de comprometimento vascular. Está presente nos processos irritativos e inflamatórios agudos, em associação à congestão nos infartos venosos e nas obliterações vasculares, como nos casos de torção gástrica. Gastrorragia acentuada ocorre em consequência de úlceras gástricas.

Alterações inflamatórias (gastrite e abomasite)

Gastrite e *abomasite* são termos usados para definir a inflamação do estômago e do abomaso, respectivamente, e podem ser classificadas como aguda ou crônica. *Gastrite* é

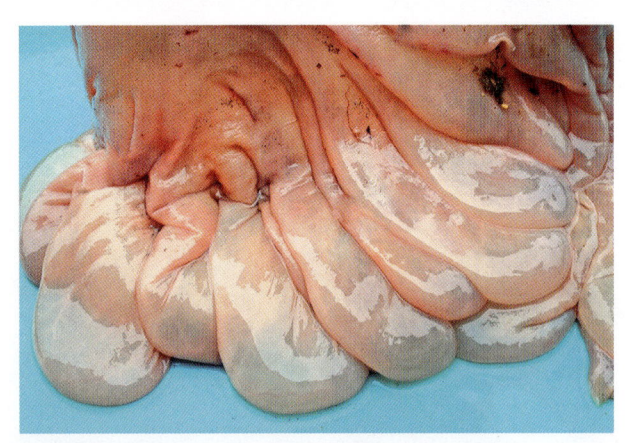

Figura 3.79 Edema acentuado da parede abomasal em bovino jovem com hemoncose.

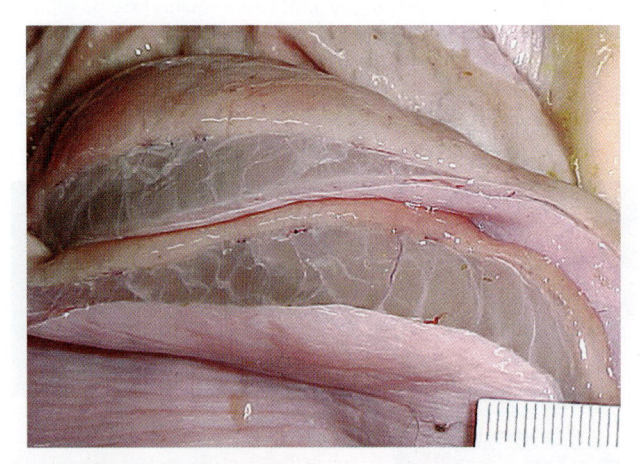

Figura 3.80 Edema de parede gástrica em suíno com doença do edema. Corte transversal da parede gástrica demonstrando espessamento em consequência do acúmulo de material gelatinoso na submucosa. (Cortesia do Dr. David Driemeier, Universidade Federal do Rio Grande do Sul, Porto Alegre, RS.)

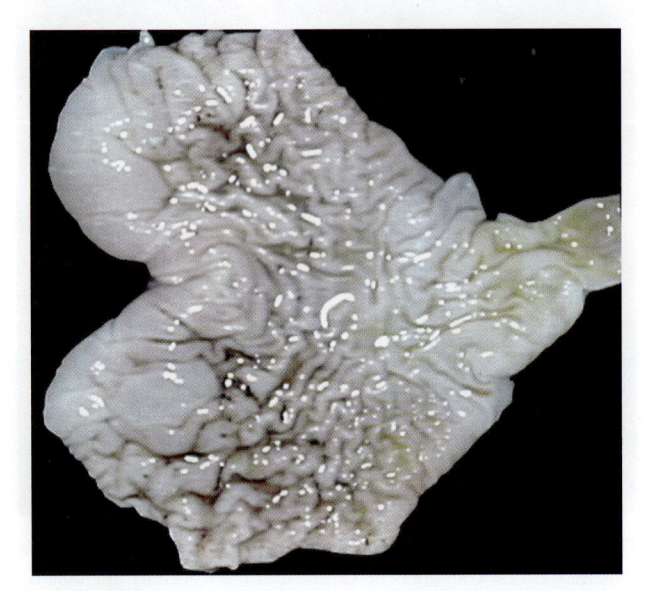

Figura 3.78 Edema de parede gástrica, associado a anemia e diarreia, em cão jovem.

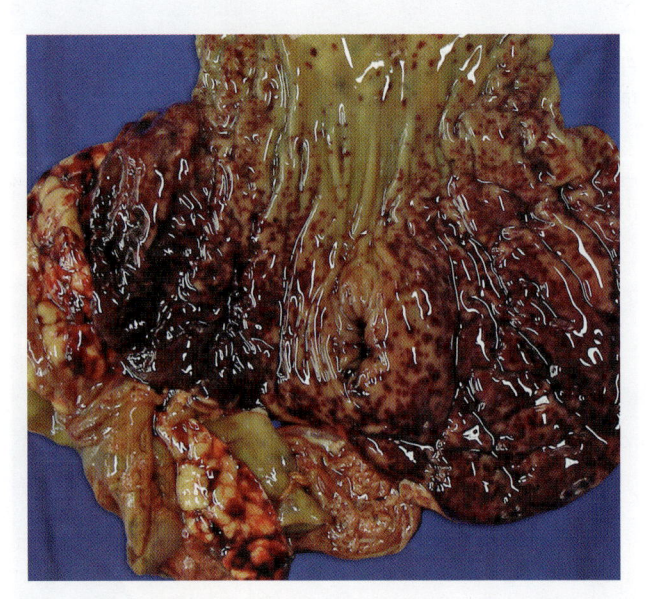

Figura 3.81 Hemorragias petequiais e sufusões na mucosa gástrica de cão com leptospirose. (Cortesia da Dra. Roselene Ecco, Universidade Federal de Minas Gerais, Belo Horizonte, MG.)

um termo consagrado, entretanto mal-empregado do ponto de vista tanto do clínico quanto do patologista. No âmbito clínico, costuma-se estabelecer o diagnóstico de gastrite com base no quadro de vômito. Já na patologia, enquadra-se como gastrite uma variedade de lesões, sobretudo no que se refere ao diagnóstico morfológico na macroscopia (ver gastrite aguda, em seguida), sem que necessariamente seja observada reação inflamatória (histologicamente).

A *gastrite aguda* caracteriza-se por hiperemia, edema, necrose, erosão e ulceração e geralmente está associada ao uso prolongado de drogas anti-inflamatórias (esteroidais e não esteroidais), estresse, isquemia, infecções sistêmicas, presença de corpos estranhos, irritação química, uremia e trauma mecânico (intubação). Apesar de não ser oriunda de processo inflamatório primário, como infiltração de leucócitos e reação vascular, ou seja, "gastrite verdadeira", é considerada, na prática, gastrite aguda.

A maioria dos casos de origem verdadeiramente inflamatória ocorre em cães e gatos com alergia alimentar e na doença inflamatória intestinal idiopática. Gastrites em pequenos animais causadas por agentes infecciosos são menos comumente descritas em comparação àquelas de origem química, mecânica ou idiopática. Apesar de *Helicobacter pylori* ser reconhecidamente importante como causa de gastrite e úlcera gástrica no ser humano e em primatas não humanos, o papel de bactérias do gênero *Helicobacter* como agentes etiológicos de gastrite e de úlceras gástricas em animais domésticos não está completamente esclarecido.

A *gastrite crônica* caracteriza-se clinicamente quando há episódio de vômito intermitente por mais de 1 semana. O diagnóstico deve ser confirmado pela histopatologia, identificando-se inflamação, edema, fibrose e dano epitelial (degeneração e necrose). Outras alterações como atrofia, hipertrofia, ulceração ou metaplasia também podem estar presentes. De maneira geral, são categorizadas de acordo com o infiltrado inflamatório: linfoplasmocítica, granulomatosa, folicular linfoide ou eosinofílica.

A *gastrite linfoplasmocitária* é a forma mais comum de gastrite crônica em cães. Enterite linfoplasmocítica pode também estar presente em animais com a doença inflamatória intestinal idiopática. Histologicamente, a gastrite linfoplasmocitária é caracterizada por infiltração de linfócitos e plasmócitos, incluindo células Mott, na lâmina própria. É frequente observar infiltração de grande número de linfócitos por entre as células epiteliais da mucosa. Como nas outras gastrites crônicas, o infiltrado inflamatório pode variar em gravidade e podem ser observadas atrofia ou fibrose.

Em caso de *gastrite granulomatosa*, *Histoplasma capsulatum*, que pode ser inalado ou ingerido, deve ser suspeitado; assim como *Pythium insidiosum* e *Cryptococcus neoformans*. Outros agentes que também já foram descritos como causa de gastrite granulomatosa em cães e gatos são *Spirocerca lupi*, *Gnathostoma spinigerum*, *Heterobilharzia americana* e *Ollulanus tricuspis*. A infecção causada pelo oomiceto *Pythium insidiosum* resulta da ingestão de zoósporos móveis presentes em água contaminada de lagos ou pastagens em áreas alagadas e pantanosas.

A *gastrite eosinofílica* é a forma menos frequente de gastrite crônica em cães; acredita-se que possa estar associada à reação de hipersensibilidade generalizada do trato gastrintestinal. Cães acima de 5 anos de idade e das raças Pastor Alemão e Rottweiler são mais comumente afetados. Macroscopicamente, a gastrite eosinofílica pode apresentar hipertrofia das pregas gástricas, ulceração da mucosa e áreas de hemorragia. Microscopicamente, essa condição deve apresentar eosinófilos em número predominante dentre a população de células inflamatórias. Causas parasitárias devem ser excluídas para seu diagnóstico. Sua etiologia é desconhecida, mas dieta e predisposição genética podem estar associadas à sua patogênese.

A *gastrite hipertrófica crônica*, hipertrofia difusa da mucosa gástrica, similar à doença de Menetrier do ser humano, só ocorre no cão. Sua etiologia é desconhecida e seus sinais clínicos são perda de peso, vômito e diarreia. Macroscopicamente, há marcada hipertrofia da região fúndica, com rugas mais largas e elevadas, que assumem aspecto cerebriforme (lembrando os giros cerebrais). Microscopicamente, há hiperplasia e hipertrofia da mucosa, e pode haver diminuição ou ausência de células parietais, dilatação cística das glândulas e infiltração de células mononucleares na lâmina própria.

A *gastrite metaplásica* crônica é frequente nos animais com parasitas gástricos, principalmente na ostertagiose e na tricostrongilose dos ruminantes. Acompanha-se de acloridria, diarreia e perda de proteína plasmática para o lúmen intestinal. Uma consequência quase invariável da acloridria, provocada por atrofia focal ou metaplasia mucosa das células parietais e por necrose ou ulcerações da mucosa, é a gastrite micótica. Sua causa são os fungos dos gêneros *Rhizopus*, *Absidia* e *Mucor*, e esse processo tem patogenia semelhante à da rumenite micótica. As hifas promovem trombose de arteríolas e vênulas, sobrevindo o infarto hemorrágico da mucosa, o qual se traduz por áreas de necrose (1 a 2 cm de diâmetro) com periferia intensamente congesta ou hemorrágica e mucosa espessa – vermelha ou pálida na área de necrose – e recoberta por hemorragia. Há edema acentuado e hemorragia da submucosa. A lesão aprofunda-se até a serosa.

Outra causa de gastrite em cães é a infecção por *Pythium insidiosum*. Esse oomiceto causa gastrite necrótica e esclerosante em cães pela ingestão de água contaminada pelos zoósporos móveis de *P. insidiosum*. Além do estômago, o intestino delgado, o intestino grosso e os linfonodos mesentéricos podem ser afetados.

Abomasites por *Clostridium* spp. são pouco conhecidas no Brasil, entretanto a abomasite necro-hemorrágica por *C. septicum* é bem caracterizada em ovinos jovens em países de clima frio, onde a doença é conhecida como *braxy*. Macroscopicamente, o lúmen contém líquido sanguinolento, a mucosa apresenta marcada congestão, hemorragia e edema; pode haver fibrina recobrindo a serosa. Microscopicamente, há extensas áreas de hemorragia, necrose e enfisema, com edema e infiltrado neutrofílico delimitando áreas de necrose. Gram-histológico pode demonstrar bacilos Gram-positivos intralesionais.

Abomasite por *C. perfringens* tem sido descrita em bezerros no Oeste dos EUA. Acredita-se que o desenvolvimento dessa doença esteja relacionado com problemas de manejo em bezerros alimentados com mamadeiras ou baldes. Nesses casos, pode não haver a formação da goteira esofágica, e o leite acumula-se no rúmen. Isso propicia a proliferação do *C. perfringens*, com concomitante produção de uma exotoxina que chega ao abomaso e causa lesão. As alterações macro e microscópicas são semelhantes às causadas por *C. septicum* em ovinos. Adicionalmente, pode haver ulcerações lineares ou circulares. Bactéria do gênero Sarcina tem sido descrita como causa de abomasite enfisematosa, hemorragias abomasais e úlceras em ovinos.

Várias doenças virais sistêmicas que causam lesões em outras regiões do sistema digestório também podem causar abomasite. Entre elas, destacam-se IBR em bezerros, BVD, FCM e a língua azul em ovinos. Muitas dessas doenças serão discutidas mais detalhadamente no fim deste capítulo.

Úlceras gástricas

As úlceras gástricas ocorrem por desequilíbrio entre os efeitos líticos do ácido clorídrico e da pepsina e a habilidade da mucosa de se manter íntegra. A hipersecreção de ácido ou a falha na integridade da mucosa são considerados fatores patogenéticos gerais. É sugerido que as úlceras gastroduodenais combinadas, envolvendo o duodeno e o piloro, são reflexos da hipersecreção, já as úlceras do corpo seriam resultantes da diminuição da resistência da mucosa.

São fatores frequentemente relacionados com a hipersecreção gástrica:

- Secreção basal anormalmente alta, causada pela expansão da massa de células parietais, em resposta ao efeito trófico da gastrina
- Gastrinomas (neoplasias do pâncreas secretoras de gastrina)
- Aumento dos níveis de histamina associado a mastocitomas em cães.

Entre os fatores relacionados com a diminuição da resistência da mucosa, citam-se:

- AINE (ácido acetilsalicílico, indometacina, fenilbutazona, entre outros) que bloqueiam a ação das ciclo-oxigenases (COX), impedindo, assim, a síntese das prostaglandinas. Entre estas últimas, a prostaglandina E2 tem efeito protetor sobre a mucosa gástrica, pois estimula a produção de bicarbonato, aumenta a síntese de mucina e promove vasodilatação. No caso do ácido acetilsalicílico, por ser lipossolúvel, este lesiona também a membrana celular, possibilitando a difusão do ácido clorídrico
- Refluxo duodenal, que, por conter substâncias lipossolúveis (sais biliares, álcoois e lisolecitina), lesiona a membrana lipoproteica da célula, tornando a mucosa permeável ao ácido
- Glicocorticoides e estresse, que apresentam uma ação combinada sobre a mucosa e a secreção ácida. Os glicocorticoides promovem o decréscimo da renovação do epitélio e a diminuição da disponibilidade de ácido araquidônico para a síntese de prostaglandinas, além de estimularem a produção de gastrina, que, por sua vez, estimula a secreção ácida
- Redução do afluxo sanguíneo por isquemia da mucosa, o que diminui a secreção de bicarbonato, favorecendo a difusão ácida, além de lesionar as células superficiais. As causas de isquemia não estão bem estabelecidas, mas acredita-se que esta seja o resultado da redução da concentração de prostaglandinas provocando hipotensão focal ou sistêmica.

Apesar do desenvolvimento dos anti-inflamatórios COX-2 seletivos (carprofeno, meloxican, etodolaco e deracoxibe) para minimizar os efeitos ulcerogênicos dos AINE no tubo gastrintestinal, eles não eliminam completamente o risco de desenvolver úlceras gástricas e devem ser utilizados com parcimônia. Entretanto, são conhecidamente menos ulcerogênicos que os AINE (naproxeno, flunexim meglimine, ibuprofeno, entre outros) e os corticoides.

Em cães, as úlceras gástricas podem ser uma complicação do hipoadrenocorticismo, em decorrência da redução dos efeitos permissivos dos glicocorticoides na mucosa gástrica, aliada à redução no fluxo sanguíneo. A doença hepática grave é a segunda principal causa de úlcera gastroduodenal em cães, provavelmente ocasionada por hipoperfusão pela hipertensão portal, atraso na renovação epitelial, acidose gástrica e hipergastrinemia.

Ulcerações recentes da mucosa gástrica (agudas) geralmente estão associadas à hemorragia (Figura 3.82), enquanto as úlceras mais antigas (crônicas) têm sua base e suas bordas revestidas de tecido de granulação e sua superfície revestida por fina camada de tecido necrótico; em caso de hemorragia constante, a úlcera pode adquirir tonalidade enegrecida por causa da hematina (Figura 3.83). Há metaplasia mucosa e hiperplasia das glândulas ao seu redor.(Figura 3.84). Com o

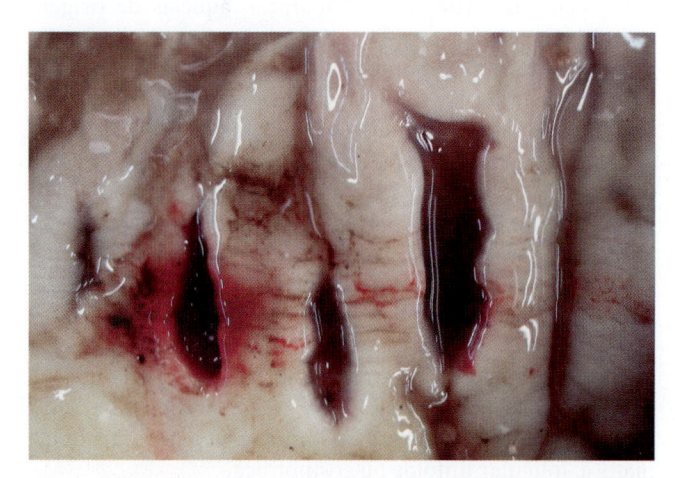

Figura 3.82 Múltiplas úlceras associadas à hemorragia, na mucosa gástrica da região pilórica em cão. (Cortesia do Dr. Renato de Lima Santos, Universidade Federal de Minas Gerais, Belo Horizonte, MG.)

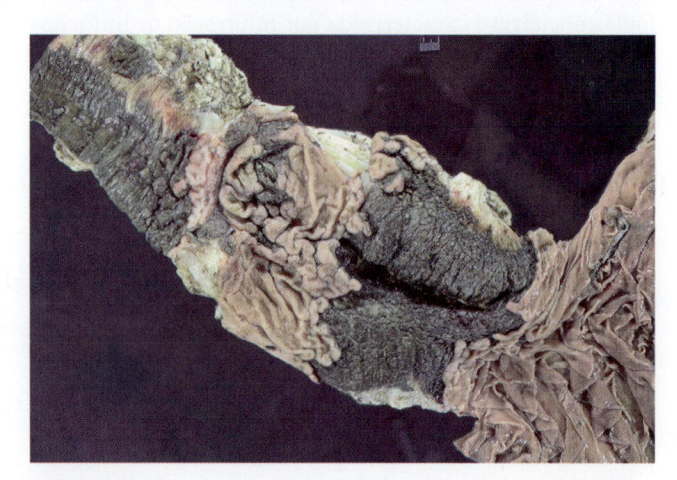

Figura 3.83 Úlceras piloroduodenais em bovino. Tonalidade enegrecida das áreas ulceradas focalmente extensas por causa da deposição de hematina.

tempo e em condições favoráveis, os tecidos adjacentes projetam-se sobre as bordas da úlcera e preenchem o defeito da mucosa (Figura 3.85).

A perfuração das úlceras gástricas e duodenais desencadeia grave hemorragia e extravasamento do conteúdo gastroduodenal para a cavidade abdominal. Úlceras perfuradas, principalmente as duodenais, podem causar pancreatite ou, quando a perfuração é pequena, cicatrizar com formação de aderências, uma vez que a irritação pelo suco gástrico leva à inflamação crônica da serosa.

Em cães, as úlceras gástricas estão frequentemente associadas às seguintes condições: hipersecreção associada a mastocitomas (produzem e secretam histamina, que estimula a secreção ácida gástrica); síndrome de Zollinger-Ellison (*i. e.*, uma tríade de hipergastrinemia, ulceração gastrintestinal e gastrite atrófica ou hipertrófica crônica), provocada por gastrinomas, que são tumores das ilhotas do pâncreas que secretam gastrina; insuficiência renal crônica; terapia com glicocorticoides ou com AINE; traumas ou grandes cirurgias (p. ex., traumas da medula espinhal); e neoplasias. Úlceras gástricas mecânicas, por abrasão, normalmente ocorrem por ingestão de material estranho ou mesmo de comida em tamanho maior que o adequado, de pedaços de roupa, de decoração ou de material vegetal. Normalmente são pouco profundas, apesar de descritas como erosões, e transitórias, pois curam-se em algumas horas.

Em bovinos, o estresse provoca erosões ou úlceras agudas, que são um achado acidental. A acidose láctica provoca ulcerações (Figura 3.86), particularmente na região pilórica, em razão da passagem do ácido láctico, produzido no rúmen, para o abomaso. A estase abomasal e o linfoma, quando há infiltração da mucosa gástrica no *linfoma multicêntrico*, são também causas comuns de úlceras gástricas em bovinos (Figura 3.87).

Nos suínos em geral as úlceras estão restritas à *pars oesophagea* (Figura 3.88) e têm patogenia ligada à erosão e às fissuras da mucosa hiperqueratótica e paraqueratótica (lesões pré-ulcerosas). Sua etiologia é multifatorial e inclui aspectos fisiológicos da espécie, componentes estruturais e nutricionais da dieta, fatores relacionados ao manejo (frequência do arraçoamento, jejuns prolongados, superlotação e fatores estressantes) e doenças intercorrentes (infecção pelo circovírus suíno tipo 2). A úlcera gástrica é uma das principais causas de morte em suínos de terminação e em matrizes adultas. Os suínos afetados podem apresentar um quadro de morte súbita. Nesses casos, há acentuada palidez

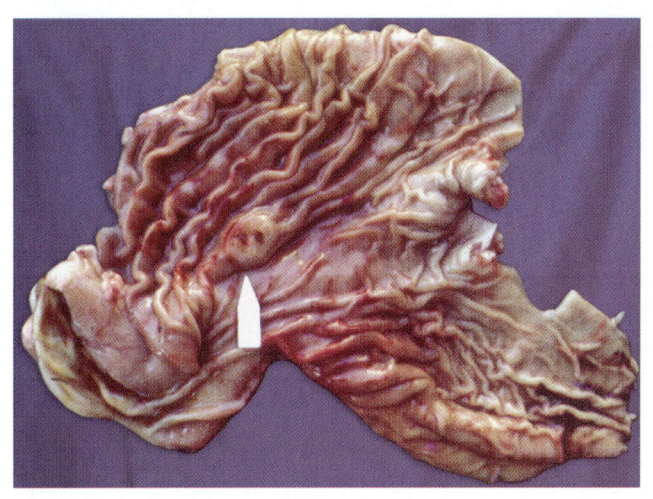

Figura 3.84 Hiperplasia e metaplasia de mucosa gástrica focal em cão. As bordas da úlcera estão elevadas, em processo de resolução de úlcera gástrica.

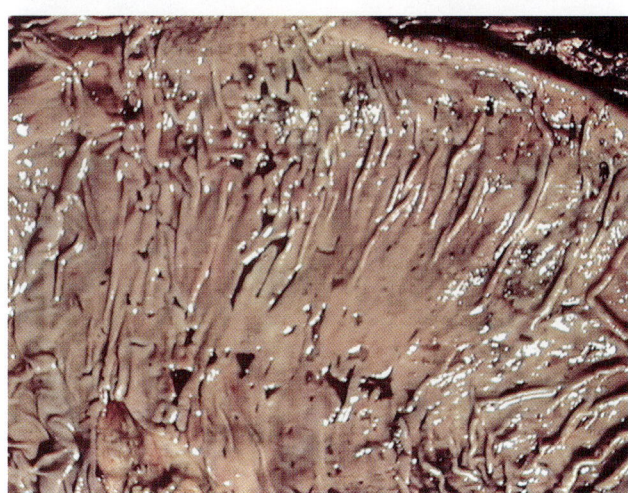

Figura 3.86 Várias úlceras abomasais lineares em bovino que se recuperou de quadro clínico de acidose láctica.

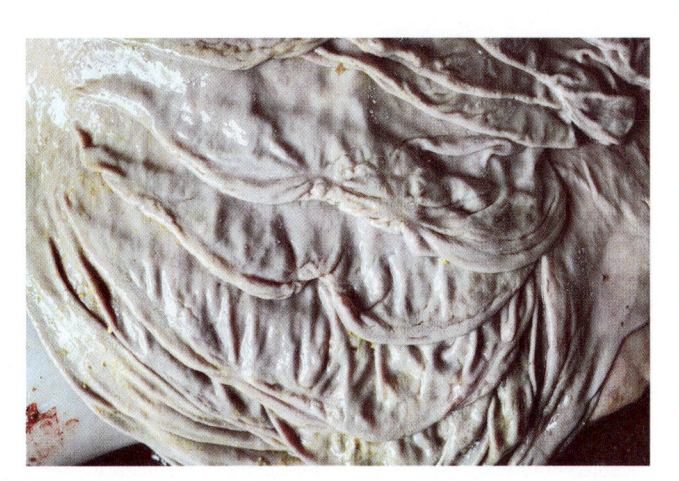

Figura 3.85 Resolução de úlcera de abomaso em bovino. Contração multifocal de pregas abomasais em decorrência de cicatrização de úlceras.

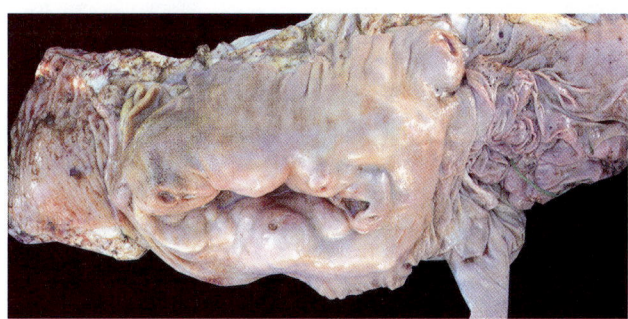

Figura 3.87 Úlceras de abomaso sobre nódulos neoplásicos em bovino com linfoma.

das mucosas e dos órgãos, sangue digerido no interior dos intestinos e intensa gastrorragia associada à ulceração focalmente extensa do quadrilátero esofágico. Ocasionalmente, em matrizes, as úlceras gástricas podem cronificar e levar à estenose do cárdia, com perda de peso e regurgitação.

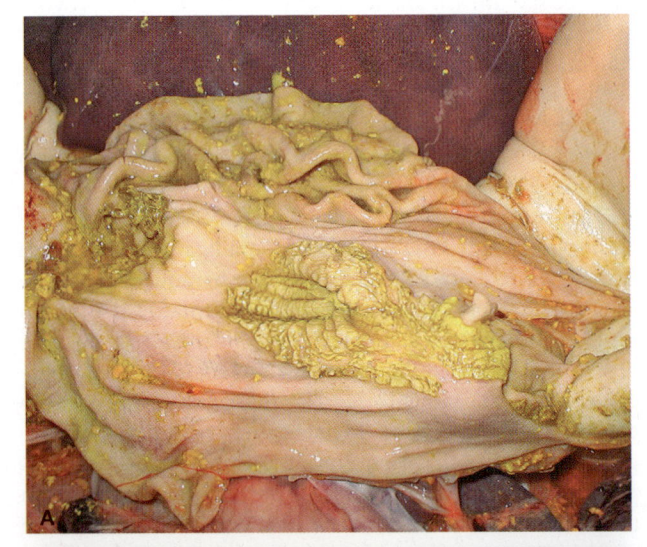

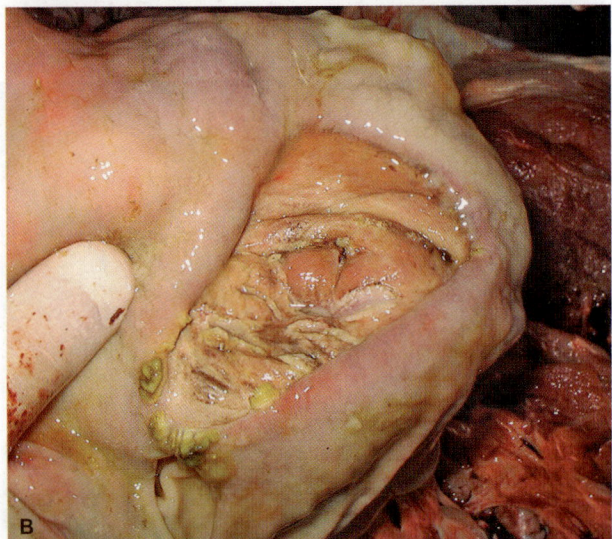

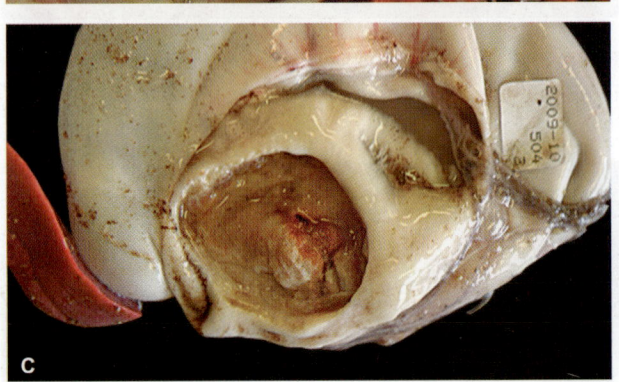

Figura 3.88 Úlceras gástricas na *pars oesophagea* de suínos. **A.** Fase inicial da úlcera, caracterizada por paraqueratose, camada elevada e amarelada, com fissuras. **B.** Úlcera gástrica ativa afetando toda a *pars oesophagea*, com hiperplasia e metaplasia de mucosa gástrica nas bordas. **C.** Úlcera gástrica crônica com intensa fibrose no fundo da área ulcerada.

Assim como os suínos, os equinos geralmente apresentam úlceras na *pars oesophagea* (Figura 3.89). Eles têm a mesma patogenia que os suínos, mas a etiologia é pouco conhecida. O fato de o equino apresentar capacidade gástrica reduzida em relação ao tamanho corporal e, consequentemente, o comportamento de alimentar-se por todo o dia, pode estar associado à maior incidência dessa lesão em equinos estabulados, com alimentação oferecida poucas vezes ao dia.

Apesar de *Helicobacter pylori* ser reconhecidamente importante na patogenia da úlcera gástrica ou péptica no ser humano, o papel de bactérias do gênero *Helicobacter* como agentes etiológicos de gastrite e de úlceras gástricas em animais domésticos ainda não é bem conhecido. Entretanto, a mucosa gástrica de cães é frequentemente colonizada por *Helicobacter* spp. (não *H. pylori*), que estão presentes em 75% dos cães saudáveis e em 100% dos cães com episódios crônicos de vômito.

Helicobacter spp. predominantes em cães são: *H. felis, H. bizzozeronii* e *H. heilmannii*; contudo, *H. pylori* já foi ocasionalmente detectado no estômago desses animais. As alterações mais frequentemente descritas associadas à bactéria em cães são: gastrite leve a moderada, redução na produção de muco, alterações glandulares, edema intersticial, fibrose da lâmina própria e vacuolização e necrose das células parietais. Ainda, há evidências de que tais *Helicobacter* spp. (não *H. pylori*) podem causar enfermidade em seres humanos e de que os suínos atuam como reservatório com potencial zoonótico; pois *H. suis* é *Helicobacter* (não*pylori*) mais prevalente em seres humanos. Esse agente foi relacionado à gastrite e a alterações na *pars oesophage*a de suínos.

Gastropatia urêmica

A gastropatia urêmica, também conhecida na prática clínico-veterinária como gastrite urêmica, foi inicialmente descrita em seres humanos em 1934. Apenas no fim dos anos 1970, foi publicado o primeiro estudo que descrevia os achados anatomopatológicos em quatro cães. Nessa espécie, a gastropatia urêmica caracteriza-se por edema e minerali-

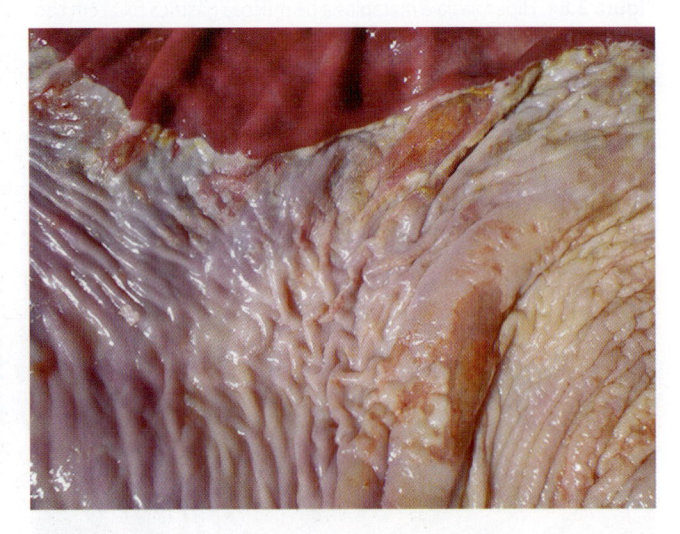

Figura 3.89 Pequenas áreas de erosão e ulceração na porção aglandular, adjacente à porção glandular (*margo plicatus*) em equino. (Cortesia da Dra. Roselene Ecco, Universidade Federal de Minas Gerais, Belo Horizonte, MG.)

zação da lâmina própria, atrofia glandular e vasos com alteração fibrinoide e trombose. Um achado histopatológico considerado típico é necrose e mineralização em banda afetando o terço médio da mucosa, com redução marcante de células parietais e principais.

Úlcera gástrica é comumente associada à uremia em cães, entretanto estudos mais detalhados e com número maior de animais demonstraram que ulceração é um achado infrequente. A patogenia das lesões vasculares e da mineralização encontradas na gastropatia urêmica é ainda pouco compreendida e controversa. Muitos livros de patologia veterinária e boa parte da bibliografia existente atribui mineralização em animais com uremia a um processo metastático (mineralização metastática); ou seja, a mineralização por hipercalcemia em tecidos moles sem que haja lesão prévia nestes. Entretanto, até o momento, não há estudos consistentes que comprovem essa teoria.

Por outro lado, em 2019, na Bahia, foi realizado um estudo com 40 cães urêmicos, em que se demonstrou mineralização em múltiplos órgãos, especialmente no estômago, e verificou-se que nenhum dos animais apresentou hipercalcemia; pelo contrário, todos apresentaram hipocalcemia. Portanto, esse estudo sugere que a mineralização em animais urêmicos ocorre por um processo distrófico, isto é, mineralização sem necessidade de hiperpotassemia em tecidos moles previamente lesionados. O referido estudo sugere que o acúmulo de toxinas em animais urêmicos resulta em lesão vascular e tecidual, predispondo assim a mineralização distrófica.

Em gatos com gastropatia urêmica, ao contrário dos cães, não foram observados ulceração, edema e alteração fibrinoide dos vasos, em um estudo realizado com 37 animais com insuficiência renal crônica. Fibrose e mineralização da mucosa gástrica são as lesões mais frequentemente observadas.

Alterações proliferativas

Apesar de as neoplasias gástricas serem pouco frequentes, os tumores que mais ocorrem no estômago são adenocarcinoma, carcinoma de células escamosas, leiomioma e linfoma. O adenocarcinoma já foi descrito em várias espécies animais, mas é mais frequentemente observado em cão com idade média de 10 anos, e o maior número de casos relatados é em machos. Geralmente, essa neoplasia se localiza na curvatura menor, próximo ao antro pilórico, e pode resultar em metástases para linfonodos regionais, fígado e pulmões. O adenocarcinoma gástrico tem comportamento bastante invasivo, pois induz espessamento da parede do estômago e desenvolvimento de úlceras (lesão de aspecto crateriforme) (Figura 3.90). Formações de nódulos não são frequentes nesse tipo de neoplasia. Histologicamente, apresenta-se como uma neoplasia epitelial infiltrativa com marcada desmoplasia. As células neoplásicas podem exibir diferenciação glandular, formação de anel de sinete e produção de muco.

Carcinoma de células escamosas gástrico é observado particularmente em equinos, mas eventualmente ocorre também em suínos. Deriva das células estratificadas da *pars oesophagea* e apresenta comportamento local invasivo, mas pouco metastático. Com frequência, esse tipo de neoplasia provoca espessamento e ulceração da mucosa gástrica (Figura 3.91).

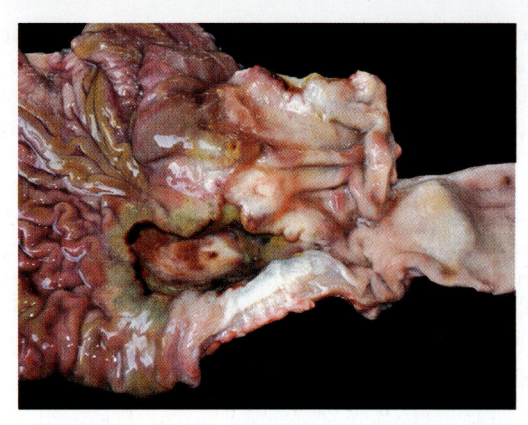

Figura 3.90 Adenocarcinoma gástrico em cão. Espessamento focalmente extenso da mucosa estomacal com ulceração.

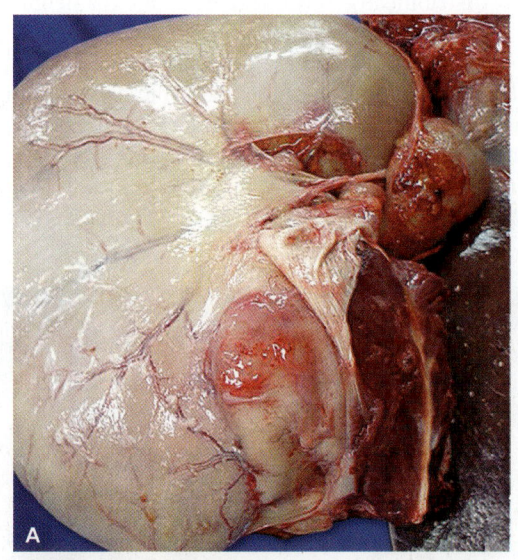

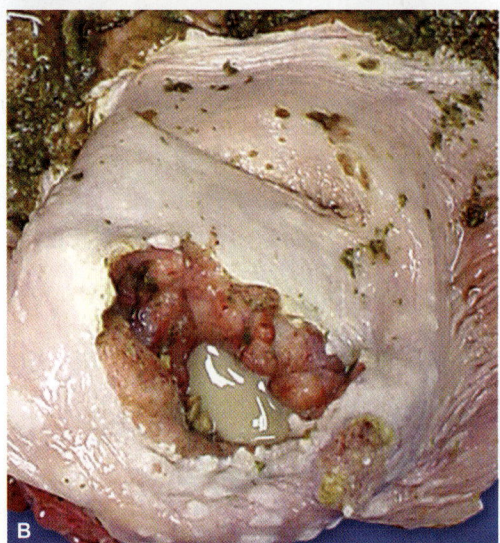

Figura 3.91 Carcinoma de células escamosas em equino. **A.** Massa de coloração ligeiramente rósea, lisa e brilhante na superfície serosa da região cárdica do estômago. **B.** Vista da mesma massa na face mucosa do estômago, em que se observa grande ulceração na porção aglandular e tecido neoplásico de superfície irregular e exsudato purulento no fundo da área ulcerada. (Cortesia da Dra. Roselene Ecco, Universidade Federal de Minas Gerais, Belo Horizonte, MG.)

Leiomiomas são os tumores gástricos mais frequentes em cães e são considerados raros nas outras espécies. São neoplasias benignas, em geral únicas, que se formam em qualquer porção do estômago, mas são mais comumente observados na região cárdica. Apresentam-se como aumento de volume nodular da parede, mas, por vezes, são sésseis, de consistência muito firme e, ao corte, têm coloração brancacenta (Figura 3.92). Esses tumores são normalmente encontrados como achados incidentais de necropsia; entretanto, quando essas massas se localizam na região cárdica ou pilórica, podem comprometer o fluxo normal da ingesta. Raros casos de leiomiossarcomas em bovino estão associados à síndrome vagal (Figura 3.93).

O linfoma gástrico/abomasal ocorre mais frequentemente em cães (Figura 3.94), gatos e bovinos (Figura 3.95). Nesta última espécie, nos casos de leucose enzoótica bovina, há extensa distribuição e infiltração de linfócitos neoplásicos, sobretudo na parede do abomaso; em consequência, úlceras abomasais são frequentes nesses casos, e ocasionalmente grandes nódulos podem causar distúrbio de esvaziamento do abomaso (Figura 3.96) – indigestão vagal tipo IV. Macroscopicamente, espessas massas tumorais são observadas na parede do órgão, as quais apresentam coloração amarelada homogênea e consistência macia (ver Figura 3.64 B).

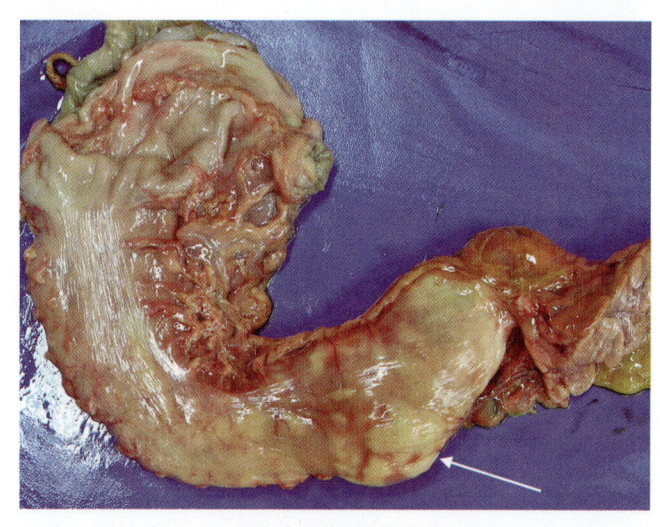

Figura 3.94 Linfoma gástrico em cão. Massa neoplásica nodular e proeminente na serosa da região pilórica (*seta*). (Cortesia da Dra. Roselene Ecco, Universidade Federal de Minas Gerais, Belo Horizonte, MG.)

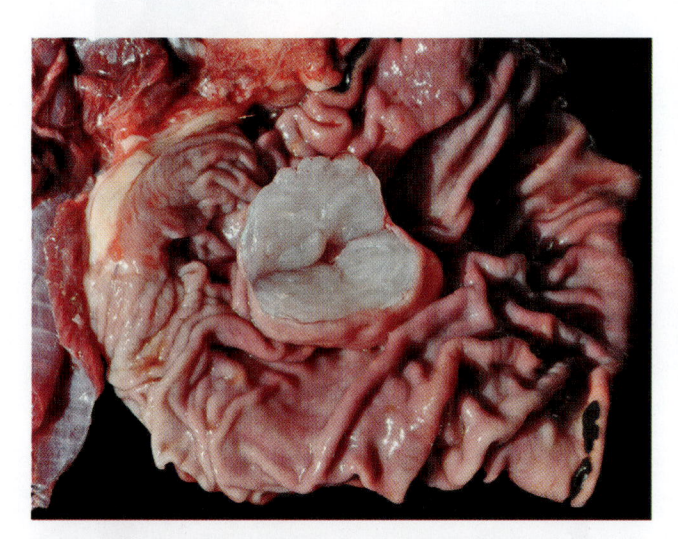

Figura 3.92 Leiomioma gástrico em canino. Lesão nodular firme e branca na submucosa estomacal.

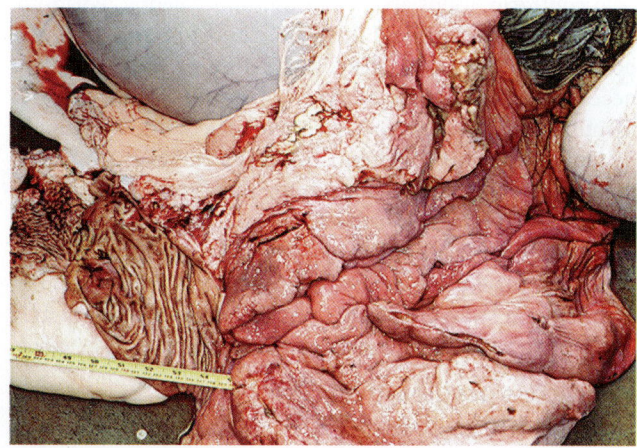

Figura 3.95 Linfoma na parede do abomaso de bovino. À direita, notam-se dobras da mucosa bastante espessadas, em consequência da infiltração de massa neoplásica. À esquerda, próximo da régua, dobras de tamanho normal. (Cortesia do Dr. Antonio Carlos Alessi, Universidade Estadual Paulista, Jaboticabal, SP.)

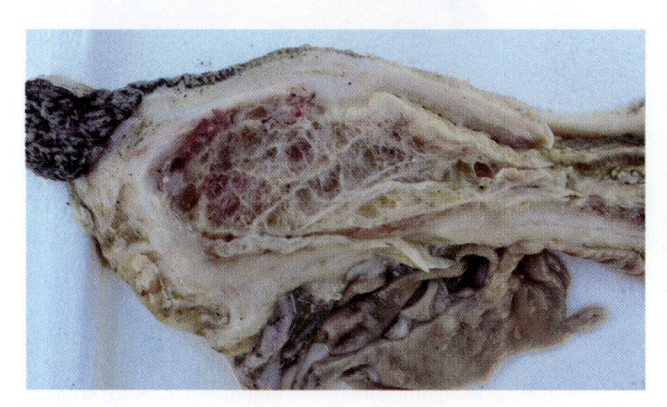

Figura 3.93 Leiomiossarcoma em bovino. Note a neoplasia entre a mucosa do rúmen (*parte superior*) e do abomaso (*parte inferior*).

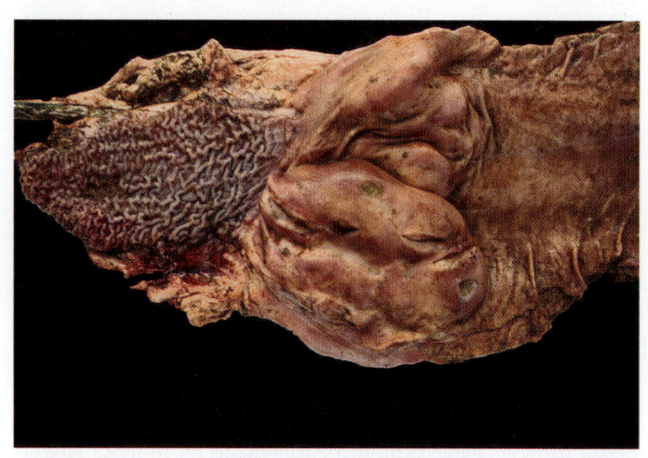

Figura 3.96 Linfoma na região pilórica do abomaso em um bovino.

INTESTINOS

Morfofisiologia

No *intestino delgado*, projeções da lâmina própria, recobertas por epitélio simples prismático com células caliciformes e microvilosidades, formam as vilosidades. O número, a forma e a altura das vilosidades variam dependendo da localização, espécie animal, idade, microbiota intestinal e estado imunológico. As criptas (criptas de Lieberkuhn) são estruturas semelhantes a glândulas revestidas por epitélio simples, com forma variável conforme a espécie e o estado proliferativo.

Nas criptas, reside o compartimento proliferativo (progenitor) do epitélio intestinal, o qual produz células que se diferenciam e se movem para o topo e a superfície das vilosidades. No compartimento proliferativo, estão as células-tronco primordiais, que dão origem a diferentes tipos de células.

Células oligomucosas são derivadas das células-tronco, contêm grânulos mucosos e são intermediárias entre as células pouco diferenciadas e as células *caliciformes*, nas quais se maturam. As células caliciformes maduras estão presentes nas criptas e nas vilosidades, com distribuição e frequência variáveis, segundo a área intestinal e a espécie. Essas células secretam mucossubstâncias neutras e ricas em ácido siálico, cuja função é obscura; provavelmente servem para insular, englobar e imobilizar microrganismos, uma vez que essas substâncias contêm lisozima e IgA. Sua secreção é estimulada por vários agentes nocivos e eventos imunológicos do intestino.

Células de Paneth migram lentamente na base das criptas. Essas células estão ausentes no cão, felino e suíno, são raras nos ruminantes e abundantes nos equinos. Apresentam grânulos secretórios eosinofílicos que contêm inúmeros peptídeos e proteínas antimicrobianas, como lisozimas, fosfolipase, DNAse, ribonuclease e alfadefensinas, importantes para a resposta imune inata.

Células enteroendócrinas derivam das células-tronco e compreendem uma população heterogênea de cerca de 12 diferentes células endócrinas ou parácrinas secretoras de aminas ou peptídeos (enterocromafins, argentafins e argirófilas). Estão distribuídas entre outras células, nas vilosidades e, principalmente, nas criptas. Hormônios como secretina e colecistocinina, bem como peptídeos e aminas com implicações endócrinas e parácrinas pouco conhecidas, são secretados por essas células.

Os *enterócitos* são responsáveis pela absorção de nutrientes, eletrólitos e água. São as células predominantes nas vilosidades e apresentam orla em escova (microvilosidades) em sua superfície apical, a qual aumenta a superfície de absorção. Embebidas no plasmalema dos microvilos estão inúmeras enzimas (aminopeptidase e dissacaridases), proteínas de ligação (do cálcio, da vitamina B_{12} e de outras vitaminas solúveis) e proteínas de transporte intracelular, acopladas com o transporte de íons sódio.

As células epiteliais das criptas, além de progenitoras das células do ápice das vilosidades, têm como função a secreção de água e eletrólitos. Já os enterócitos das vilosidades têm como funções a secreção de enzimas digestivas (dissacaridases e oligopeptidases), que atuam na segunda fase da digestão (fase epitelial), e a absorção de nutrientes. O epitélio é sustentado pela lâmina própria, constituída por tecido conjuntivo fibroso frouxo, com vasos sanguíneos, músculo liso e células inflamatórias e imunorreativas. Contornando as criptas e revestindo a lâmina basal das vilosidades existe uma bainha fibroblástica. Distribuídos na lâmina própria das vilosidades e entre as criptas estão nódulos linfoides (tecido linfoide associado à mucosa – MALT, do inglês *mucosa-associated lymphoid tissue*), eosinófilos (comuns em equinos e ruminantes, sem conotação patológica) e raros neutrófilos. Os linfócitos intraepiteliais são frequentes entre as células epiteliais das vilosidades.

O suprimento vascular da mucosa origina-se das artérias submucosas que emitem arteríolas, algumas das quais se ramificam em um plexo capilar em torno das criptas. A maioria atravessa o centro das vilosidades e ramifica-se, próximo ao topo, em um denso plexo. Os capilares das vilosidades são fenestrados na face voltada para a membrana basal. Uma ou mais vênulas drenam o sangue dos capilares, nas vilosidades e entre as criptas, e desembocam em grandes veias da submucosa, as quais culminam nas veias mesentéricas e na circulação portal. Nos suínos, parece haver anastomoses entre os capilares das vilosidades e das criptas. O vaso linfático central ou lacteal das vilosidades é suficientemente permeável a macromoléculas e quilomícrons e é a principal rota de transporte de lipídios das vilosidades.

Sugere-se que a justaposição de arteríolas e vênulas, nas vilosidades, pode resultar em um sistema multiplicador contracorrente, estabelecendo um aumento do gradiente de concentração de sódio e um decréscimo de oxigênio em direção ao topo das vilosidades. Anastomoses, entre os plexos capilares das criptas e vilosidades, propiciam um mecanismo de desvio de eletrólitos e água absorvidos nas vilosidades para as vizinhanças das criptas, nas quais ocorre a secreção.

O *sistema nervoso entérico* é constituído por dois grandes plexos, submucoso e mioentérico, os quais são responsáveis pela regulação de estímulos motores e sensoriais, respectivamente. Esse sistema é capaz de coordenar todo o funcionamento do trato gastrintestinal, bem como regular os mecanismos secretórios e absortivos pela ativação do sistema nervoso autônomo simpático e parassimpático. A liberação de norepinefrina aciona mecanismos pró-absortivos pela ativação de receptores α-2-adrenérgicos nos enterócitos. Por outro lado, a acetilcolina e o peptídeo intestinal vasoativo (VIP, do inglês *vasoactive intestinal peptide*), são os principais neurotransmissores envolvidos na estimulação dos processos secretórios.

O sistema nervoso entérico pode ser ativado por agentes tóxicos, estímulos endócrinos e mediadores inflamatórios, resultando no aumento da secreção intestinal. Sua estimulação local ocorre por arco reflexo; portanto, nervos sensoriais (via aferente) transmitem impulsos aos interneurônios (localizados nos plexos submucoso e mioentérico), que, por sua vez, comunicam-se com nervos motores (via eferente), promovendo a liberação de acetilcolina e VIP.

A *anatomia* e o *tamanho do intestino grosso*, especificamente do ceco e do cólon, variam com a espécie e dependem do grau de fermentação microbiana dos carboidratos nessa porção do intestino, embora a produção de ácidos graxos voláteis a partir de carboidratos ocorra em todas as espécies. No cavalo, o intestino grosso é o principal local de produção de energia e tem também grande significado em suínos e ruminantes. Através da parede do cólon, há um intenso movimento de eletrólitos e água. No cavalo, mais de um terço do volume de líquido extracelular está no intestino grosso. A absorção diária de líquidos nesse órgão é igual ao volume extracelular. A absorção de água e eletrólitos (mecanismo de conservação de eletrólitos) é a principal função do cólon em cães e gatos e do cólon aboral em herbívoros.

A mucosa do ceco e do cólon, em todas as espécies domésticas, é desprovida de vilosidades. A superfície é revestida por epitélio simples de células absortivas, que apresentam poucas microvilosidades, interpostas por número variável de células caliciformes. As criptas do cólon assemelham-se, em arquitetura e população celular, às do intestino delgado. As células-tronco estão presentes na base das criptas (glândulas), e as pobremente diferenciadas ocupam cerca de dois terços da porção basal. Essas células diferenciam-se progressivamente até células absortivas. Além dessas, estão presentes as células oligomucosas (derivadas das células-tronco), células caliciformes bem diferenciadas e células enteroendócrinas (cerca de 12 tipos).

A lâmina própria é reduzida entre as criptas e tem a mesma constituição que o intestino delgado. Algumas células inflamatórias e imunorreativas estão presentes na mucosa superficial. Há inúmeros plasmócitos e linfócitos nas porções profundas das criptas.

Com relação ao transporte de água e eletrólitos nos intestinos, a mucosa do intestino delgado é altamente permeável ao movimento passivo de pequenos íons e água, e é, desse modo, "porosa", apesar da presença de junções oclusivas nas margens apicais dos enterócitos absortivos. Epitélios desse tipo (presentes também na vesícula biliar e em túbulos renais proximais) são especializados na absorção de grandes volumes de sais e água em concentrações isotônicas e na separação de compartimentos de osmolaridade e composição iônica similares. A "porosidade" do epitélio do intestino delgado possibilita que o conteúdo intestinal seja isomolar com o fluido interstical. Os poros do intestino delgado são paracelulares e atuam como espaços preenchidos por água. A permeabilidade dos complexos juncionais é sensível às forças de Starling e influenciadas pelas pressões hidrostática e osmótica, de modo que fluido e soluto são absorvidos ativamente.

A absorção de sódio ocorre por três mecanismos ativos transcelulares. Os íons cloreto movem-se independentemente em uma rota paracelular ou, associados ao sódio, por via transcelular. A absorção de sódio depende de forças eletroquímicas, originadas por bomba de sódio dependente de trifosfato de adenosina, (ATP, do inglês *adenosine triphosphate*), na membrana basolateral do enterócito. O primeiro mecanismo é constituído pela absorção independente de sódio livre (Na^+), o qual penetra na célula a partir do lúmen, por uma força eletrostática de gradiente de concentração criado pela bomba de sódio, que troca K^+ por Na^+. O segundo mecanismo ocorre quando o sódio (Na^+), conjugado a solutos orgânicos (aminoácidos e glicose), move-se para dentro da célula por um gradiente eletroquímico cria-

do pela bomba de sódio. Dessa maneira, o Na^+ é bombeado pela membrana basolateral, e o soluto orgânico deixa a célula por difusão mediada por carreadores. O terceiro mecanismo ocorre pela absorção de sódio e cloro juntos por um processo neutro e pela rota transcelular. O Na^+ move-se na célula até a margem apical, por gradiente criado pela bomba de sódio, e liga-se ao Cl^-, carregando-o para dentro da célula. O Cl^- passa passivamente para o interstício, e o Na^+ é bombeado para fora.

Outro mecanismo proposto para a absorção de Na^+ e Cl^- é a troca por H^+ e HCO_3^+ que entram no lúmen. A concentração de Na^+ e Cl^- no espaço intercelular lateral causa a absorção de água por gradiente osmótico. Como as membranas celulares e os complexos juncionais são altamente permeáveis à água, o mecanismo é rápido, ocorre pelas vias transcelulares e paracelulares e alcança os capilares subepiteliais ou lacteais em pouco tempo.

O cólon dos carnívoros, o cólon espiral dos ruminantes e dos suínos e o cólon menor dos equinos são encarregados de reduzir o volume de perdas de água e eletrólitos nas fezes. O epitélio colônico é moderadamente restrito ao livre movimento de Na^+ e Cl^-, mas não de K^+. Dessa maneira, é capaz de manter as diferenças osmóticas, a composição iônica e o potencial elétrico entre o lúmen e a superfície, tornando-o mais eficiente que o intestino delgado na absorção de alguns eletrólitos e água. A absorção de ácidos graxos voláteis auxilia a absorção de água no cólon. A concentração de K^+ no conteúdo do cólon aumenta à medida que a de Na^+ diminui, o que pode ser motivado por um processo secretório ativo ou um fluxo paracelular criado por gradiente eletroquímico.

A *secreção intestinal* ocorre nas criptas e é regulada pelo monofosfato de adenosina cíclico (cAMP, do inglês *cyclic adenosine monophosphate*), o qual, por sua vez, é regulado por hormônios, particularmente a aldosterona. A secreção é isotônica, rica em eletrólitos, alcalina e livre de exsudatos. O cloreto de sódio secretado parece ter função de manutenção da fluidez do conteúdo intestinal. Em condições normais, há equilíbrio no fluxo de eletrólitos e água pela mucosa intestinal, e a absorção, que ocorre principalmente no ápice das vilosidades, normalmente é maior do que o fluxo secretório. Também no ápice das vilosidades, ocorre a secreção de enzimas digestivas que quebram os nutrientes, já particularizados depois da fase intraluminal da digestão.

Imunologia do trato gastrintestinal

A imunologia do tubo gastrintestinal é complexa e ainda pouco compreendida. O tubo gastrintestinal está continuamente exposto a antígenos alimentares, toxinas ingeridas, vírus e bactérias, além de seus produtos e parasitas e suas excreções e secreções. Apesar disso, a barreira epitelial é constituída por uma única camada de células. Desse modo, não é surpreendente que epitélio e células linfoides do sistema imunológico constituam um sistema complexo para tipificar, bloquear, neutralizar e eliminar antígenos.

O tecido linfoide do intestino, localizado na mucosa e na submucosa, excede a população de células linfoides do baço, fato que destaca a importância de vigilância imunológica local eficaz, uma vez que que os intestinos são porta de entrada para inúmeras substâncias e antígenos (anteriormente enumerados) patogênicos e não patogênicos. Dessa maneira, é necessário especial atenção para que a presença de células do sistema imune não seja interpretada como processo inflamatório em cortes histológicos desses segmentos do trato gastrintestinal.

As células epiteliais dos neonatos são capazes de absorver e transportar macromoléculas do lúmen intestinal para a região basolateral da célula. Em todas as espécies domésticas, a transferência de imunoglobulinas do colostro fornece ao neonato imunidade humoral passiva no período neonatal. A seletividade da transferência de macromoléculas varia conforme espécie e é menos específica nos neonatos de ruminantes, suínos e equinos. A permeabilidade do epitélio às macromoléculas é resultado de pinocitose, dependente de energia, que ocorre no ápice da membrana celular e na base das microvilosidades. A proteína colostral é transferida, em vacúolos ligados à membrana, do citoplasma para a membrana basolateral, na qual, por exocitose, é liberada para a circulação pela via lacteal e pelos linfáticos.

Esse transporte parece ser possível apenas enquanto perdura a imaturidade do enterócito, ou seja, de 24 a 48 h após o nascimento. Embora com capacidade reduzida, o epitélio intestinal em animais maduros pode continuar a transferir macromoléculas. Para que a absorção dessas moléculas seja possível, é necessário que escapem da hidrólise intraluminal e que a pinocitose exceda a velocidade de degradação lisossômica.

É provavelmente por esse mecanismo que os antígenos encontram as células imunoativas da mucosa. Além disso, as macromoléculas entram na circulação porta e são fagocitadas pelas células de Kupffer, o que faz com que estas sejam uma segunda barreira de defesa contra macromoléculas absorvidas, sobretudo na eliminação de endotoxinas do sangue portal.

Além da pinocitose dos enterócitos absortivos, as células epiteliais M, associadas às placas de Peyer e aos folículos linfoides (MALT), selecionam ativamente a matéria particulada e as macromoléculas presentes na superfície. As células M parecem interpostas aos enterócitos, na superfície da mucosa que recobre os agregados linfoides da mucosa e submucosa. Essas células geralmente adotam a forma de um cálice invertido; um ou mais linfócitos e ocasionalmente macrófagos são vistos em íntimo contato com sua membrana, em sua concavidade basal. Macromoléculas e material particulado (antígenos), captados pelas células M, são transmitidos aos linfócitos ou aos macrófagos intraepiteliais. Subsequentemente, essas células migram para o centro germinativo dos nódulos linfoides e promovem propagação da resposta imune contra aquele antígeno específico.

Neutrófilos transmigram o epitélio e têm função de fagocitose no lúmen intestinal. Os agregados de folículos linfoides ou placas de Peyer, bem como folículos linfoides solitários, estão distribuídos na mucosa do intestino delgado em todas as espécies. Na mucosa colônica, encontram-se apenas folículos solitários. As placas de Peyer, embora distribuídas ao longo do intestino delgado, concentram-se principalmente no íleo. São visíveis macroscopicamente como estruturas alongadas ou ovais, provocando espessamento da parede intestinal do lado oposto à inserção mesentérica. Projetam-se discretamente acima da mucosa ou apresentam-se como depressões, que não devem ser confundidas com úlceras, principalmente no cão.

Nos neonatos, em razão de seu desenvolvimento ainda incipiente, não são visíveis macroscopicamente. Nos ovinos, tendem à involução, com o avançar da idade do animal. Nas placas de Peyer, os linfócitos B estão na área da submucosa, os linfócitos T entre as bordas superiores dos folículos, e, recobrindo os folículos, está uma população mista de linfócitos T e B. A IgA secretada no lúmen intestinal bloqueia a fixação de bactérias e vírus às células epiteliais, neutraliza toxinas intraluminais e limita a absorção de antígenos alimentares ou produzidos por microrganismos, assim reduz a probabilidade de hipersensibilidade ou de outras formas de resposta imune na lâmina própria. A excreção de IgA complexada com o antígeno, pela bile, pode ser um meio de depuração do antígeno absorvido no intestino nas espécies em que isso ocorre.

Plasmócitos contendo IgG são relativamente raros na lâmina própria do intestino, com exceção dos ruminantes. Entretanto, a IgG produzida localmente e aquela circulante assumem papel importante quando há aumento da permeabilidade vascular ou inflamação, em virtude de sua habilidade em fixar o complemento e facilitar a citotoxicidade mediada por células, dependente de anticorpos e opsonização. Plasmócitos produtores de IgE estão presentes na lâmina própria, e essa classe de imunoglobulinas tem participação na resposta imune a alguns parasitas intestinais. Sua ação seria mediar a ação citotóxica dos eosinófilos e, talvez, dos mastócitos, bem como mediar as reações que envolvem as reaginas na mucosa. A secreção de IgA no lúmen parece influenciar a atividade imune e a população microbiana associada à mucosa, além de limitar o estabelecimento e ingresso de microrganismos ou de seus produtos na mucosa. O colostro, que contém anticorpos específicos, tem efeito inibitório sobre organismos entéricos, contra os quais o anticorpo foi produzido.

Os eventos inflamatórios imunomediados no intestino grosso são menos entendidos e estudados do que os que ocorrem no intestino delgado. Presumivelmente, os princípios são os mesmos. Os complexos linfoglandulares, constituídos pelos agregados linfoides submucosos que penetram as glândulas e se estendem para a mucosa, são encontrados no ceco e na porção oral do cólon no cão, bem como na junção ceco-ilíaca nos ruminantes. O epitélio que recobre as glândulas está em íntimo contato com os linfócitos do MALT. Os nódulos linfoides isolados na submucosa, não penetrantes nas glândulas, estão distribuídos pelo ceco e pelo cólon de todas as espécies. Os plasmócitos da lâmina própria são principalmente produtores de IgA, e sua localização varia com a espécie. No cão, tendem a se concentrar na porção profunda da lâmina própria, entre as glândulas. Os linfócitos intraepiteliais também estão presentes no intestino grosso.

Microbiota intestinal

A *microbiota intestinal* tem papel importante em vários processos fisiológicos. Após o nascimento, nenhuma porção do trato gastrintestinal é estéril. As bactérias que habitam o estômago e o intestino são inúmeras e constituem um ecossistema de grande complexidade. Geralmente, a população bacteriana, no estômago e intestino delgado superior dos carnívoros e ruminantes, é limitada pelo meio ácido e pelo peristaltismo. Os anaeróbios e anaeróbios facultativos, como *Escherichia coli*, aumentam a partir do intestino delgado, no qual sua concentração é de, aproximadamente, 10^7 unidades formadoras de colônia (UFC) por grama de conteúdo intestinal, até o cecocolo, que contém de 10^{10} a 10^{11} UFC por grama de conteúdo.

São proeminentes na população bacteriana do cólon os coliformes, os *Lactobacillus* e os anaeróbios estritos (*Bacterioides*, *Fusobacterium*, *Clostridium*, *Eubacterium*, *Bifidobacterium* e *Peptostreptococcus*). Em suínos e cães, encontram-se também espiroquetas. As bactérias anaeróbias sobrepassam as anaeróbias facultativas no intestino grosso.

A ecologia complexa da microbiota intestinal contrapõe-se à sua considerável estabilidade, que, se for rompida, pode voltar ao estado original. Seu principal fator de proteção contra o estabelecimento de bactérias patogênicas é a relativa resistência dessa ecologia a microrganismos estranhos. Isso fica evidente nos neonatos, cuja microbiota ainda é pobre, e por isso sua suscetibilidade às diarreias bacterianas está aumentada, o que também ocorre após alterações de manejo ou antibioticoterapia, os quais desequilibram a microbiota intestinal.

A microbiota intestinal normal atua como barreira à colonização de patógenos mediante três mecanismos:

• Produção de ácidos acético e butírico pelos anaeróbios e colicinas. Nas condições de pH e anaerobiose do intestino grosso, os ácidos graxos são altamente lesivos aos membros da família *Enterobacteriaceae*. O grande número de lactobacilos no intestino dos animais alimentados com leite tem o mesmo tipo de ação
• Anaeróbios facultativos são importantes para a manutenção do potencial de redução necessário aos anaeróbios estritos
• Competição por energia e efeito dos metabólitos de outros ácidos graxos de cadeia curta produzidos pela microbiota nativa atuam contra o estabelecimento de bactérias exógenas.

Os fatores do hospedeiro que influenciam a microbiota intestinal incluem composição da dieta, peristaltismo (livra o intestino delgado de grande número de suas bactérias), lisozimas, lactoferritina, acidez gástrica e, em bezerros lactantes, o sistema lactoperoxidase-tiocianeto-hidroperóxido. Este último é um sistema de defesa do organismo contra bactérias que se forma por oxidação do íon tiocianato pelo peróxido de hidrogênio em presença da glicoproteína lactoperoxidase. Essas substâncias estão presentes em várias secreções, como saliva e leite, mais eficientes contra bactérias Gram-negativas, como *Salmonella* sp. e *Escherichia coli*.

A microbiota entérica promove o desenvolvimento de uma população de células imunes e inflamatórias, na lâmina própria, por estimulação antigênica. A cinética do epitélio também se acelera em resposta à microbiota. Em animais livres de germes, o compartimento proliferativo das criptas é menor e menos ativo, e o trânsito celular é mais lento do que em animais estimulados por antígenos. Os efeitos da renovação alterada do epitélio intestinal e da atividade imune diminuída sobre a microbiota são pouco definidos e, provavelmente, menores do que aqueles provocados pelas bactérias do lúmen sobre o epitélio e a resposta imune.

Renovação epitelial na saúde e na doença

A mucosa intestinal é revestida por um epitélio extremamente lábil, que apresenta um ciclo de renovação constante. A duração do ciclo do epitélio é dependente da região intestinal, mais rápida nos segmentos anteriores. Em condições normais, a massa e a topografia da mucosa são mais ou menos estáveis, pois são o resultado do equilíbrio dinâmico entre a migração das células das criptas ou glândulas para as vilosidades e a descamação epitelial na extremidade das vilosidades. Esse equilíbrio é conhecido por mecanismo de *feedback* local; é mediado por calonas solúveis liberadas pelos enterócitos funcionais.

Nos animais jovens, o intestino cresce pela geração de novas criptas e, consequentemente, de novas vilosidades. À medida que o intestino chega ao tamanho maduro, o número de vilosidades estabiliza-se e, aparentemente, mantém-se estável; entretanto, vários fatores alteram o tamanho do epitélio e a taxa de sua renovação, modificando a microtopografia do intestino. Entre esses fatores, há: estimulação antigênica, tipo e forma física do alimento, microbiota, jejum, nutrientes ou substâncias digeridas no lúmen e agentes hormonais e parácrinos (gastrina, enteroglucagon, glicocorticoides e polipetídeos).

Atrofia das vilosidades é uma condição patológica comum, que resulta em má absorção de nutrientes e muitas vezes em aumento da perda de proteínas plasmáticas pelo intestino. Reconhecem-se dois tipos morfológicos: atrofia das vilosidades com criptas intactas ou hipertróficas e atrofia das vilosidades com dano às criptas (no compartimento proliferativo).

Atrofia das vilosidades com criptas intactas é vista em uma série de circunstâncias e é desencadeada, no início, por aceleração da descamação epitelial. A condição ocorre na isquemia transitória, em doenças virais (coronavírus e rotavírus, que têm tropismo por enterócitos do ápice das vilosidades), em infecção por alguns coccídios e por algumas bactérias enteroinvasivas e toxinas necrotizantes (*Clostridium perfringens*).

Atrofia das vilosidades com hipertrofia das criptas está associada a parasitismo, coccidiose superficial crônica, giardíase, antígenos alimentares (como proteína de soja), inflamação crônica da lâmina própria (como nos casos de paratuberculose ou histoplasmose), enteropatia proliferativa suína, enterite granulomatosa crônica idiopática ou enterite crônica. Os indícios são de que essa resposta advém da exposição crônica do intestino a antígenos que incitam uma reação imune mediada por células. A hipertrofia das criptas parece ocorrer antes da atrofia das vilosidades e ser independente de lesões prévias do compartimento funcional (absortivo). Sugere-se o seguinte mecanismo para o desencadeamento desse processo: inicialmente, linfócitos estimulados liberariam linfocinas, as quais teriam ação estimulatória sobre o compartimento proliferativo; em resultado, estariam induzidas a hiperplasia de criptas, não acompanhada da diferenciação celular, e a consequente atrofia de vilosidades. Com isso, ocorre má absorção de nutrientes e água, maior secreção de água e eletrólitos pelos enterócitos não diferenciados, além de diarreia.

Atrofia das vilosidades com dano às criptas, ou seja, com dano ao compartimento proliferativo, é uma resposta aos insultos que provocam necrose das células das criptas ou que impedem sua proliferação. É típica das radiações ionizantes. Por isso, algumas lesões são denominadas radiomiméticas, tais como as provocadas por químicos citotóxicos (ciclofosfamida), tóxicos inibidores da mitose, vírus (parvovírus, BVD e peste bovina, que tem tropismo por células intestinais das criptas, as quais têm elevada atividade mitótica) e isquemia. Ocorrem má absorção, diarreia, hemorragia e invasão bacteriana da mucosa, particularmente nos casos em que essa alteração está associada à imunodepressão. No linfoma alimentar felino, a atrofia das vilosidades é um achado comum.

No intestino grosso, o ciclo do epitélio é essencialmente o mesmo do intestino delgado, embora as vilosidades não estejam presentes na superfície. As células perdem a capacidade proliferativa já na parte superior da glândula, onde se diferenciam em células caliciformes ou células absortivas colunares, que migram para a superfície. A descamação ocorre entre 4 e 8 dias. O jejum reduz o ciclo, que é restaurado com a realimentação. A distensão física e a presença de alimento volumoso parecem ter efeito trófico sobre o epitélio.

As alterações do ciclo advêm do aumento da taxa de renovação, da hipertrofia do compartimento proliferativo e do dano ao compartimento proliferativo. O aumento da taxa de renovação afeta tanto o epitélio superficial quanto o glandular. Em casos graves, há microerosão da superfície. A hipertrofia do compartimento proliferativo causa alongamento e dilatação das glândulas e está associada a inflamações agudas, crônicas ou crônicas ativas da lâmina própria. É discutível se essa alteração é uma resposta a danos primários da superfície da mucosa ou à estimulação imunomediada primária do compartimento proliferativo.

Lesões consistentes, com aumento do ciclo do epitélio, são vistas em disenteria suína, colite espiroquetal, enteropatia proliferativa suína, tricuríase, colite granulomatosa canina e enteropatia inflamatória crônica canina.

Lesões do compartimento proliferativo das glândulas cecais e colônicas são provocadas pelos mesmos agentes que atuam no intestino delgado. Além desses agentes, já citados, destacam-se o coronavírus, em bezerros, e várias espécies de coccídeos de ruminantes, os quais se desenvolvem nas células de revestimento das glândulas. A evolução e as sequelas dos danos ao compartimento proliferativo são semelhantes àquelas do intestino delgado. Lesões graves levam à perda das glândulas e erosão ou ulceração da mucosa, às vezes com hemorragia. Constrições e estenose podem advir nesses casos.

Fisiopatologia das doenças entéricas

Os efeitos deletérios das doenças gastrintestinais são mediados por vários mecanismos que interagem entre si. As consequências comuns são inabilidade para comer ou inapetência, redução da taxa de crescimento, perda de peso ou caquexia, hipoproteinemia e anemia. Além disso, há desidratação e desequilíbrio ácido-básico, interligados à redução do consumo de água, à obstrução, ao vômito e à diarreia. Toxemia e alterações sistêmicas podem advir de toxinas, parasitas, bactérias ou vírus intestinais. Importante também é a má absorção de nutrientes, cuja ocorrência é comum em animais com doenças gastrintestinais, e que leva à redução do crescimento, emaciação e caquexia. Concomitantemente, pode haver perda intestinal de proteínas, com efeitos idênticos.

A digestão e a assimilação dos nutrientes têm uma fase intraluminal, mediada pelas secreções biliar e pancreática, que contêm tripsinogênio, lipase e amilase; uma fase epitelial, mediada pelos sistemas enzimáticos da superfície e do citoplasma dos enterócitos absortivos do ápice das vilosidades; e uma fase absortiva, que é a passagem dos nutrientes para as circulações linfática (particularmente no caso dos quilomícrons) e sanguínea.

A insuficiência pancreática exócrina, independentemente de sua causa primária, que pode incluir hipoplasia (congênita) ou fibrose pós-necrótica (adquirida), é a principal causa de má absorção intraluminal. Raramente, a insuficiência biliar provoca esse tipo de má absorção nos animais. A fase epitelial pode estar comprometida na perda do epitélio funcional do intestino delgado, como nos casos de ressecção intestinal ou atrofia das vilosidades, e na deficiência congênita ou adquirida de enzimas digestivas. Congestão de órgãos abdominais decorrente de cirrose hepática ou insuficiência congestiva, bem como obstruções linfáticas decorrentes de inflamação ou neoplasia, podem comprometer a fase absortiva da digestão.

Na má absorção das gorduras, a assimilação destas pode sofrer interferência nas três fases da digestão e absorção. São causas de má absorção de gorduras:

• Deficiência de lipase, decorrente de atrofia ou fibrose pancreática e de não produção de colecistocina e pancreozimina pelo epitélio atrófico, as quais são essenciais à secreção pancreática
• Não formação e não emulsificação das micelas, em consequência da colestase intra-hepática, obstrução biliar ou redução da absorção de sais biliares no íleo
• Não formação do quilomícron, causada pela indiferenciação de enterócitos no intestino atrófico e, consequentemente, não reesterificação de ácidos graxos
• Não absorção do quilomícron, causada por linfangiectasia, enterite granulomatosa ou linfoma, que impedem a drenagem linfática.

As sequelas da má absorção de lipídios são: esteatorreia, caracterizada pelo excesso de gordura nas fezes; deficiência de vitaminas lipossolúveis; má absorção de cálcio, magnésio e zinco (por formação de sabões); aumento de absorção de oxalatos; e a diarreia originária do cólon.

A má absorção de polissacarídeos pode ser provocada por deficiência de amilase pancreática e por deficiência de oligossacaridases da mucosa. A primeira deficiência, de amilase pancreática, decorre de atrofia ou fibrose pancreática, particularmente em cães com perda acentuada de função do pâncreas exócrino; além disso, também é consequência da pouca quantidade de amilase pancreática em bezerros e ruminantes mais velhos que digerem mal o amido no intestino delgado. Já a deficiência de oligossacaridases da mucosa é provocada por atrofia das vilosidades, indiferenciação de enterócitos, diferenças espécie-específicas (ruminantes não têm sacarase e têm baixos níveis de maltase) e dependência da idade (neonatos têm baixos níveis de maltase, e a lactase declina com a idade).

Na deficiência de oligossacaridases, há redução da digestão dos dissacarídeos na membrana e sua posterior fermentação pela microbiota do cólon. O efeito osmótico dos dissacarídeos não absorvidos aumenta o acúmulo de líquido no lúmen do intestino delgado, sobrevindo a diarreia. A má absorção de carboidratos é um componente importante da diarreia neonatal por rotavírus ou coronavírus, bem como de outras condições que levam à atrofia de vilosidades, por exemplo, na deficiência de cobre. A deficiência congênita de enzimas não é descrita nos animais.

As causas de má absorção de proteínas são:

• Decréscimo da protease pancreática, decorrente de insuficiência pancreática exócrina
• Não absorção de peptídeos e aminoácidos, em razão da atrofia de vilosidades e consequente redução da área de absorção ou de enterócitos indiferenciados
• Redução da enteroquinase, causada pela atrofia das vilosidades. A enteroquinase, secretada por enterócitos diferenciados do ápice das vilosidades, é necessária para ativação do tripsinogênio pancreático em tripsina e ativação de outras proteases pela tripsina.

A influência da má absorção de proteínas sobre o metabolismo energético e a atividade metabólica deve ser diferenciada dos efeitos da perda de proteínas plasmáticas e de outras proteínas endógenas pelo intestino. Má absorção de minerais e vitaminas é causada por redução da superfície absortiva pela atrofia de vilosidades – casos cujas causas já foram mencionadas.

Outra característica das doenças entéricas é a diarreia (leia mais adiante), caracterizada pelo excesso de água nas fezes em relação à matéria seca fecal. A condição reflete, em geral, grande aumento de perda fecal de água. Perda de soluto e água leva à grave depleção de eletrólitos, desequilíbrio ácido-básico, desidratação e morte.

Grande volume de líquido, derivado da ingesta e das secreções gástrica, biliar, pancreática e intestinal, entra no intestino delgado. Além disso, há um movimento passivo de água para o intestino delgado superior, a partir da circulação, em resposta a efeitos osmóticos. A absorção de moléculas osmoticamente ativas e eletrólitos por enterócitos drena a água do espaço intersticial para o lúmen. A maior parte desse líquido é absorvida ainda no intestino delgado, de modo que apenas uma pequena fração passa ao intestino grosso. Pequenas alterações no movimento unidirecional de eletrólitos e de água causam grandes efeitos no equilíbrio hídrico do intestino.

O cólon, por sua função fermentativa, tem a responsabilidade final de conservar os eletrólitos e a água para a absorção, minimizando as perdas fecais. No entanto, o cólon tem capacidade limitada para absorver eletrólitos e líquidos, e, se estes ultrapassam tal capacidade, ocorre a diarreia.

Além da má absorção e da diarreia, as alterações do metabolismo de proteínas e a anemia podem ser características importantes das doenças entéricas. As alterações do metabolismo proteico provocam grandes perdas econômicas, em virtude das reduções do ganho de peso, do crescimento da lã e da produção de leite. Quando graves, culminam em caquexia, hipoproteinemia e morte. O equilíbrio de nitrogênio pode ser afetado por redução da ingestão, decréscimo na digestão e assimilação, além de aumento do catabolismo e das perdas de nitrogênio endógeno.

São causas da redução da ingestão: inapetência, baixa qualidade do alimento, apreensão e mastigação dolorosas, alterações dentárias, disfagia crônica e vômitos recorrentes. A inapetência (ou mesmo a anorexia) é um sinal comum de indigestão, obstrução ou doença sistêmica. Em ruminantes, a inapetência é um componente importante das parasitoses gastrintestinais por *Ostertagia* sp., *Trichostrongylus* sp. ou *Oesophagostomum* sp. Os mecanismos que levam à inapetência nessas parasitoses são desconhecidos, mas os hormônios gastrina e colecistocinina ficam aumentados. A quantidade total de alimento e o tamanho de suas partículas influenciam a distensão do rúmen-retículo e a taxa de passagem da digesta. Alterações da motilidade gastrintestinal reduzem a ingestão, bem como a absorção de aminoácidos.

A má absorção de peptídeos e aminoácidos ocorre na atrofia das vilosidades, mas, a não ser que a lesão seja difusa, a absorção líquida de nitrogênio não será afetada. A perda de proteínas nas gastroenteropatias ocorre por aumento do catabolismo e pela perda de nitrogênio endógeno pelo sistema gastrintestinal. O excesso de nitrogênio endógeno que entra no intestino é derivado do aumento da renovação epitelial e da efusão de proteínas plasmáticas para o lúmen. Em condições de atrofia crônica de vilosidades, particularmente nos casos de parasitismo por *Trichostrongylus* sp. ou *Strongyloides* sp., o efeito da aceleração de renovação epitelial e o excesso de secreção de mucoproteínas são importantes para a perda de nitrogênio endógeno.

Já na perda de proteína para o intestino (efusão), há alteração da permeabilidade da mucosa a grandes moléculas. Esse processo pode ser desencadeado por: nematoides sugadores de sangue, como *Haemonchus* sp. e *Ancylostoma* sp.; hemorragias traumáticas nos locais de alimentação de alguns vermes, como *Oesophagostomum columbina*, *Chabertia* sp. ou *Strongylus* sp.; erosões, nos casos de infarto, necrose grave das criptas e enterite fibrino-hemorrágica aguda por vírus, bactérias e coccídios; e microerosões, particularmente quando ocorre atrofia de vilosidades com elevada taxa de renovação epitelial. Além disso, quando a pressão hidrostática na lâmina própria aumenta (insuficiência cardíaca congestiva, inflamações agudas ou crônicas, obstrução linfática e linfangiectasia), há aumento da permeabilidade intercelular, com perda de proteínas. A perda de proteínas plasmáticas não é seletiva, por isso há perda de albumina, imunoglobulinas, fatores de coagulação e proteínas carreadoras, como a transferrina, a ceruloplasmina e a transcortina.

Nas enteropatias com perda de proteínas, a renovação da albumina pode passar por três fases. Na fase inicial, o catabolismo fracionário aumenta; com isso, a quantidade absoluta de proteína perdida também aumenta. O *pool* de albumina circulante retrai-se, e, como há perda absoluta, a taxa fracionária permanece a mesma. Durante a segunda fase, o *pool* de proteínas circulantes estabiliza-se pela síntese compensatória de albumina no fígado. Na terceira fase, desenvolve-se a hipoalbuminemia, já que a perda intestinal se sobrepõe à síntese hepática. A hipoalbuminemia está normalmente associada à hiperglobulinemia, uma vez que a síntese compensatória de imunoglobulinas é intensa. Mais tarde, a perda das imunoglobulinas torna-se maior do que a da albumina.

A progressão e as manifestações clínicas da perda entérica de proteínas dependem da taxa de perda e da velocidade do catabolismo fracionário. Uma redução súbita e grave de proteínas plasmáticas pode provocar a morte antes que haja síntese compensatória. Se o catabolismo fracionário for gradual e pequeno, pode ocorrer compensação, e o *pool* de albumina permanece dentro do normal ou ligeiramente abaixo dele, caracterizando uma perda proteica subclínica.

A proteína perdida pelo estômago ou intestino delgado superior e aquela perdida pela esfoliação epitelial, quando ocorre atrofia de vilosidades por aumento da renovação epitelial, podem ser digeridas e absorvidas no intestino delgado. Isso vai depender da proteólise por enzimas pancreáticas e do grau de digestão e assimilação compensatória da membrana. Entretanto, a eficiência da digestão proteica não é completa. A proteína endógena e a não digerida passam ao intestino grosso, são transformadas em amônia pelas bactérias do cólon e esta é absorvida, sem que ocorra aumento do nitrogênio fecal. A amônia absorvida é convertida, no fígado, em ureia. Desse modo, animais com perda proteica pelo estômago e intestino delgado tendem a ter altos níveis de ureia no sangue e na urina.

A síntese compensatória de albumina pelo fígado é um processo anabólico, que utiliza preferencialmente os aminoácidos da dieta. Se a ingestão de proteína for baixa (inapetência), se a dieta for qualitativamente pobre ou, ainda, se a perda for grande e súbita, o animal apresenta um equilíbrio de nitrogênio negativo. Ocorre, então, aumento do catabolismo de proteínas periféricas para manter o *pool* de aminoácidos necessários à síntese de proteínas plasmáticas e intestinais, sendo preferencial a síntese dessas proteínas. Com isso, a síntese de proteínas estruturais é reduzida, resultando na redução do crescimento, na atrofia muscular e na osteoporose (redução da síntese da matriz óssea). Também, a síntese compensatória de proteínas leva a um grande gasto de energia, com depleção energética. Assim, em animais caquéticos e com hipoproteinemia, deve-se suspeitar de perda proteica pelo intestino. Cabe ressaltar que as duas principais rotas de perda de proteínas plasmáticas são os rins, nas doenças glomerulares, e o sistema gastrintestinal. Entretanto, outras rotas podem estar presentes, como alterações exsudativas da pele e hemorragias externas ou gastrintestinais.

A hipoalbuminemia, por outro lado, pode estar presente na insuficiência hepática. Na deficiência de ingestão, ingestão inadequada e inanição, a queda de albumina sérica é pequena. A hidratação inadequada de um animal com hipoalbuminemia provoca edema subcutâneo do mesentério e da submucosa do estômago e, às vezes, hidrotórax ou ascite.

Mecanismo das doenças bacterianas intestinais

O desequilíbrio da microbiota ou a vantagem competitiva podem propiciar o estabelecimento de amostras patogênicas

de bactérias ou, então, a proliferação de patógenos oportunistas da microbiota. Uma microbiota anormal, característica do cólon, pode desenvolver-se no intestino delgado. Esse supercrescimento microbiano é visto nos casos de acloridria e de modificações físicas e fisiológicas relacionadas com a estase intestinal ou perda do fluxo peristáltico normal. Também nos casos de desconjugação dos sais biliares e de má absorção de gorduras isso pode ocorrer, levando à *esteatorreia* e a outras complicações, que serão tratadas ao serem abordadas a má absorção e a diarreia, posteriormente.

A disponibilidade de quantidades anormais de substrato nutriente pode propiciar a proliferação de amostras toxigênicas de *Clostridium perfringens*. As toxinas produzidas podem ter efeito necrotizante local – com ocorrência em animais como cordeiros, leitões e bezerros e em enfermidades como a síndrome hemorrágica intestinal nos cães e colite em cavalos – ou efeitos sistêmicos. Estes últimos exemplificam bem o princípio das doenças enterotoxêmicas. No caso de *E. coli*, a toxina solúvel *shiga-like* (Stx2e), liberada por cepas toxigênicas, provoca a doença do edema dos suínos, o que exemplifica um efeito sistêmico da toxina.

Outras amostras de *E. coli* têm capacidade de se aderirem ao epitélio do intestino delgado, possibilitando sua colonização. Essas amostras produzem diarreia secretória pela ação local de toxinas, as quais estimulam mecanismos celulares reguladores da secreção de eletrólitos e água. Em contraste, diversos sorotipos de *Salmonella enterica* são patogênicos, para os animais domésticos, e enteroinvasivos, pois penetram o epitélio em vários locais, particularmente no epitélio associado aos folículos linfoides solitários ou agregados linfoides. Essas bactérias enteroinvasivas provocam inflamação aguda e causam danos extensivos à mucosa, tais como erosão e efusão de fluidos.

Já *Brachyspira hyodysenteriae* (disenteria suína), *B. pilosicoli* (colite espiroquetal) e *Lawsonia intracellularis* (enteropatia proliferativa suína) provocam proliferação epitelial e erosões superficiais. *B. hyodysenteriae* não é invasiva, mas tanto *B. pilosicoli* quanto *L. intracellularis* são encontradas no citoplasma de células caliciformes e enterócitos, respectivamente. *L. intracellularis* provoca lesões tanto no intestino delgado quanto no grosso, enquanto ambas as espécies de *Brachyspira* induzem lesão somente no intestino grosso. Na disenteria suína e na enteropatia proliferativa suína pode ocorrer diarreia hemorrágica. O principal mecanismo de diarreia nessas três enfermidades é a má absorção.

A invasão da mucosa por micobactérias, como na paratuberculose (infecção por *Mycobacterium avium* subsp. *paratuberculosis*), produz enterite granulomatosa, linfangite e linfadenite, associadas à atrofia das vilosidades e perda intestinal de proteína. Outras bactérias (*Rhodococcus equi* e *Yersinia* spp.) se localizam no tecido linfoide, provocando ulcerações e linfadenite supurada ou caseosa. Em alguns casos de bacteriemia e septicemia (*Histophilus somni* e *Pasteurella* spp.), a mucosa entérica pode ser alvo de embolismo e ulceração. Por outro lado, o inverso pode ocorrer. Em geral, as bactérias originárias do intestino penetram nos linfáticos ou na veia porta e causam bacteriemia e septicemia; esse é o caso de salmonelose e colibacilose septicêmicas.

Diarreia

A diarreia originária do intestino delgado é classificada em secretória, mal absortiva e efusiva. Apesar disso, esses mecanismos podem ocorrer em conjunto.

Na *diarreia secretória*, a secreção excede a absorção. Um exemplo típico dessa diarreia é a provocada por enterotoxinas bacterianas; a principal fonte dessas toxinas é *E. coli*. A enterotoxina lábil ao calor (LT, do inglês *labile toxin*) de *E. coli* age pela mediação do cAMP. Esse cAMP, estimulado pela toxina, provoca a parada do transporte de NaCl pela membrana celular voltada para o lúmen e, consequentemente, a redução da absorção passiva de água. Além disso, o cAMP promove a secreção de cloreto e a liberação de água para o lúmen. Por esses dois mecanismos, aumento da secreção nas criptas e redução da absorção nas vilosidades, há sobrecarga de soluto e água, que passa do intestino delgado para o cólon, advindo a diarreia. As enterotoxinas estáveis ao calor (STa, do inglês *stabile toxin a*; e STb, do inglês *stabile toxin b*) de *E. coli* e a enterotoxina de *Yersinia enterocolitica* parecem estimular a secreção da mucosa mediada pelo monofosfato de guanosina cíclico (cGMP, do inglês *cyclic guanosine monophosphate*).

Diarreia mal absortiva é exemplificada pela retenção osmótica de água no lúmen pelo sulfato de magnésio, usado como laxante. Essa diarreia ocorre na atrofia das vilosidades de qualquer origem e é causada pela retenção de eletrólitos, nutrientes e água osmoticamente associada. Se não ocorre absorção compensatória no terço final do intestino delgado, o soluto e a água adicionais passam ao cólon, sobrevindo a diarreia. Na atrofia de vilosidades há, provavelmente, aumento também da secreção. É possível que as células pouco diferenciadas que migram das criptas guardem ainda a capacidade secretória. Insuficiências pancreáticas exócrinas e comprometimento da fase intraluminal da digestão também podem induzir esse tipo de diarreia.

A *diarreia efusiva* ocorre por aumento da permeabilidade da mucosa. Há aumento do movimento de líquidos do espaço intercelular lateral para o lúmen ou aumento da transudação do líquido tissular. A chamada "secreção por filtração" é caracterizada pelo aumento do movimento do fluido, na membrana epitelial, pela rota paracelular (a força para a secreção advém do aumento da pressão hidrostática transepitelial). Esse mecanismo está presente na hipertensão porta, na insuficiência cardíaca direita, na hipoalbuminemia e na expansão do volume plasmático (hiper-hidratação). A efusão ocorre também na obstrução linfática, ou linfangiectasia, e na inflamação da lâmina própria, por motivo de aumento da permeabilidade vascular. O aumento de esfoliação do epitélio, microerosões e necroses extensas da mucosa com exposição da lâmina própria favorecem a efusão de fluidos.

A diarreia originária do intestino grosso é produto da redução da capacidade do cólon em absorver o soluto e a água que chegam do intestino delgado. A diarreia colônica é caracterizada pela passagem frequente de pequenas quantidades de fezes fluidas. A disfunção do cólon na gênese da diarreia é pouco estudada, mas os mesmos mecanismos citados para o intestino delgado (aumento da secreção, má absorção e efusão) também ocorrem, isoladamente ou em conjunto.

Erosões e ulcerações reduzem a função do cólon por perda da superfície de absorção, como ocorre na salmonelose, na disenteria suína e na colite espiroquetal. Na salmonelose, a efusão de líquido também está presente.

Os ácidos biliares (doença ileal, com má absorção ileal por lesão crônica grave) e os ácidos graxos (esteatorreia) provocam diarreia por mecanismos semelhantes. Os ácidos biliares e os ácidos graxos de cadeia longa são hidroxilados pela ação bacteriana e alteram a permeabilidade da mucosa, provocando discreta lesão do epitélio superficial. Além disso, ambos estimulam a secreção mediada pelo cAMP, por aumentarem a liberação de prostaglandinas. Esse mecanismo é visto também em vários laxantes que contêm a forma hidroxilada do ácido ricinoleico, como o óleo de rícino.

A redução da produção e, consequentemente, da absorção de ácidos graxos voláteis (por alteração da microbiota do ceco e do cólon) também provoca diarreia, porque essas macrobiotas são responsáveis por considerável absorção concomitante de água.

A sobrecarga osmótica do intestino grosso é resultante da passagem de grande volume de substrato fermentável do intestino delgado. Essa condição ocorre pelo excesso de carboidratos na dieta ou por sua má absorção no intestino delgado. A fermentação bacteriana dos carboidratos aumenta a produção de ácidos graxos voláteis. Há redução do pH, uma vez que a capacidade tamponante do carbonato é ultrapassada, com alteração da microbiota e predominância de organismos produtores de ácido láctico. Como o ácido láctico é absorvido mais lentamente, a acidez provoca aumento da permeabilidade da mucosa, em função da elevação da pressão osmótica no lúmen e, consequentemente, diarreia.

Além desses mecanismos gerais da diarreia, outros são aventados. O aumento da motilidade intestinal não parece exercer papel primário nessa patogenia. Geralmente, o intestino delgado de animais com diarreia é flácido e cheio de líquido, indicando que não há hipermotilidade. O aumento da atividade motora do cólon, nessa enfermidade, é geralmente segmentar, antiperistáltico e não relacionado com o aumento do trânsito intestinal. A hipermotilidade, se existir, é secundária ao aumento de líquido.

Na hipomotilidade intestinal, nas obstruções parciais do intestino delgado, no íleo paralítico e nas radiações, ocorre supercrescimento bacteriano, que também é favorecido pela acloridria ou hipocloridria no cão. O número de anaeróbios no lúmen aproxima-se daquele no intestino grosso. Ocorre atrofia discreta ou moderada das vilosidades e desconjugação de ácidos biliares, resultando em ácidos biliares livres, alguns dos quais são hidroxilados, o que provoca lesão do enterócito. Além disso, pela diminuição dos ácidos biliares conjugados, há má absorção das gorduras, que é exacerbada pelo dano tóxico aos enterócitos, advindo a esteatorreia. Os ácidos biliares hidroxilados e os ácidos graxos não absorvidos promovem secreção intestinal, o que resulta em diarreia.

Anemia

A cinética descrita para a albumina plasmática pode ser aplicada também à cinética do *éritron*, quando ocorre hemorragia pelo tubo gastrintestinal. A perda sanguínea de qualquer origem, inclusive a provocada por parasitas hematófagos, causa anemia. Há hiperplasia eritroide da medula óssea ou hematopoese extramedular compensatória. No caso de hemorragia continuada, a compensação pode não ocorrer. Na perda sanguínea crônica, há depleção dos estoques de ferro, com consequente anemia hipocrômica microcítica.

Obstrução intestinal

São distinguíveis, sob perspectiva da patogênese, dois tipos de obstrução intestinal: a simples e a estrangulada. Na obstrução simples, há apenas impedimento de trânsito intestinal, enquanto na estrangulada ocorre também impedimento circulatório, o qual culmina em isquemia e infarto intestinal.

Obstrução simples da porção oral do intestino (duodeno e jejuno) é tipicamente aguda e, quanto mais próxima ao estômago, mais grave. No sentido oral ao ponto da obstrução, há acúmulo de líquido oriundo da ingesta e das secreções gástricas, biliar, pancreática e intrínseca ao intestino. Além do líquido, acumula-se gás liberado pela ação bacteriana ou pela fermentação do próprio conteúdo alimentar, o que provoca distensão do intestino e consequente sequestro de água e eletrólitos no lúmen. Nas espécies que vomitam, há também estímulo ao vômito, com rápida desidratação, hipocloremia, hipopotassemia e alcalose metabólica. Todos esses fatores resultam em grave desequilíbrio hidreletrolítico e morte.

Na obstrução simples da porção aboral do intestino (íleo e intestino grosso), é possível haver distensão com desidratação, mas o desequilíbrio hidreletrolítico é menos grave, já que a absorção de líquido nas porções orais é possível. Isso previne a distensão aguda do órgão e ocasiona maior sobrevida, em comparação com obstruções da porção oral do intestino. Mesmo assim, há distensão, aumento da secreção intestinal e supercrescimento bacteriano do conteúdo intestinal estagnado. Pode sobrevir uma acidose metabólica, em consequência da desidratação, e catabolismo de gorduras e proteína muscular, em razão da parada de consumo e assimilação de alimentos. Assim, a obstrução simples da porção aboral do intestino tem um curso crônico. As obstruções incompletas ou de desenvolvimento lento podem levar à hipertrofia muscular compensatória do segmento anterior à obstrução, ao progresso da lesão primária ou ao acúmulo de digesta sólida, fazendo com que a obstrução se torne completa. As obstruções do cólon causam acúmulo excessivo de conteúdo intestinal e intensa distensão abdominal.

Qualquer que seja o segmento afetado (porções orais ou aborais), a lesão macroscópica característica é a distensão no segmento com localização oral em relação ao ponto obstruído; além disso, há acúmulo de líquido e gás no lúmen. A localização, o grau e a duração da obstrução é que determinam o grau de distensão. Com o aumento desta, há interferência no retorno venoso, e mucosa e submucosa tornam-se congestas. A desvitalização da parede intestinal distendida e a necrose da mucosa, por compressão do conteúdo ou corpos estranhos no lúmen, podem levar a gangrena, perfuração e peritonite. Os segmentos posteriores ao ponto obstruído estão normalmente colapsados e vazios.

Na *obstrução intestinal estrangulada*, a consequência é a hipoxia, que advém ou da obstrução das veias eferentes e das artérias aferentes, ou da redução do fluxo pela baixa pressão sanguínea. Ocorre perda da integridade da mucosa, o que resulta em cessação da absorção de água e eletrólitos, efusão de líquido e sangue para o lúmen, proliferação de anaeróbios no lúmen, com formação de gás, e grande distensão. Os anaeróbios, particularmente *Clostridium* spp., produzem toxinas que causam gangrena intestinal e, em consequência, possibilitam ruptura. Do lúmen, ocorre absorção de endotoxinas ou moléculas semelhantes pela mucosa desvitalizada, por meio do fluxo portal, retorno linfático ou peritônio, levando à toxemia. As endotoxinas e assemelhadas deprimem a função cardiovascular e ocasionam insuficiência circulatória. A causa da morte também pode estar associada à peritonite séptica por ruptura intestinal, pela invasão transmural de bactérias intestinais ou perfuração da parede desvitalizada, que são resultados tanto da hipoxia quanto dos efeitos necrotizantes das toxinas produzidas por *Clostridium* spp.

A obstrução das veias eferentes é a principal causa de isquemia intestinal; independentemente do agente desencadeador, a condição leva ao infarto venoso. O intestino e o mesentério tornam-se intensamente edematosos, congestos e hemorrágicos, de modo que a parede intestinal fica espessa, com coloração vermelho-escura, quase negra. O lúmen está distendido por líquido sanguinolento e gás. Como a lesão progride para gangrena, a alça torna-se negra e esverdeada, e a causa inicial está facilmente evidenciada.

São três as causas básicas de obstrução intestinal: *obstruções mecânicas*, que provocam o fechamento do lúmen intestinal; *obstrução nervosa*, também conhecida como íleo paralítico; e *obstrução vascular*, causada por trombose ou embolismo, além de ocorrer em caso de redução da perfusão. Entre as obstruções mecânicas estão os processos de estreitamento congênito (atresias e estenoses) e adquirido (inflamações, traumatismo e neoplasias); as obstruções por corpos estranhos exógenos ou endógenos (fecalólitos ou enterólitos) e parasitas; e as obstruções por compressão externa por aumento de volume de estruturas adjacentes. Todos esses exemplos são causadores de obstruções simples. Algumas obstruções mecânicas provocadas por compressões externas, como nos casos de hérnias estranguladas, torção ou vólvulo e intussuscepção, desenvolvem obstruções estranguladas. As causas de obstrução intestinal são:

- Obstrução mecânica (fechamento do lúmen)
- Estreitamentos
  - Congênitos: atresias e estenoses
  - Adquiridos: inflamação, traumatismo, neoplasias
- Obstruções
  - Corpos estranhos
  - Fecalólitos ou enterólitos
  - Parasitas
- Compressão externa
  - Aumento de volume de estruturas adjacentes
  - Hérnias
  - Torção ou vólvulo
  - Intussuscepção
- Obstrução nervosa
- Obstrução vascular
  - Trombose – embolismo
  - Redução da perfusão.

Estreitamentos congênitos e adquiridos

As *atresias* e *estenoses* intestinais são anomalias do desenvolvimento. Na fase embrionária, o intestino é constituído por células epiteliais endodérmicas, circundadas por uma camada externa de tecido conjuntivo, originário do ectoderma esplâncnico, que as suporta. Com o desenvolvimento fetal, o intestino cresce e forma alças espiraladas que se deslocam para dentro do umbigo. Nos estágios tardios de desenvolvimento fetal, o intestino abandona o umbigo, alojando-se no abdome. Durante a fase embrionária inicial, provavelmente por impedimento circulatório de um segmento, ocorrem as anomalias segmentares, que podem ser estenose (oclusão incompleta do lúmen) e atresia (oclusão completa do lúmen).

As atresias podem ser membranosas (forma-se uma membrana simples ou diafragma obstruindo o lúmen), em cordão (as extremidades cegas do intestino estão unidas por um cordão de tecido conjuntivo) e de extremidade cega (um segmento do intestino e seu mesentério estão ausentes, formando duas extremidades cegas). Podem ser causas de distocias, por distensão excessiva do abdome fetal.

A atresia do íleo é a anomalia mais comum do intestino delgado, frequente em bezerros e rara em outras espécies. A atresia do jejuno é uma condição hereditária, de característica autossômica recessiva. Já a de cólon é comum em bezerros holandeses e potros, e pode ser hereditária. Por fim, a atresia anal é o defeito congênito mais comum em todas as espécies, mais frequente em bezerros e leitões (Figura 3.97), e tem natureza hereditária. Consiste na não perfuração da membrana endodérmica que separa o intestino grosso do tecido ectodérmico do ânus. Talvez essa atresia seja a mais visibilizada pelo fato de essa alteração ser de fácil diagnóstico clínico, pois pode ser diagnosticada antes da realização da necropsia.

Como exemplo de estenose congênita, tem-se a *aganglio-se do cólon*, que ocorre em potros brancos, descendentes de pais com pelagem overo, descrita em cavalos da raça Paint Horse. Esse padrão é caracterizado por manchas brancas orientadas horizontalmente, que não ultrapassam a região dorsal entre a cernelha e a cauda. Acredita-se que haja relação entre esse padrão de pelagem com o surgimento da aglangliose colônica congênita, por herança autossômica recessiva. Os potros podem apresentar pelagem totalmente branca ou pequenas áreas pigmentadas no focinho, no abdome ou nos quartos traseiros.

Clinicamente, os animais desenvolvem cólica e morrem em até 48 h após o nascimento. Macroscopicamente, pode-se observar estenose do cólon menor, mas é possível que todo o cólon e o reto estejam estenosados. Segmentos anteriores às áreas de estenose podem apresentar-se distendidos por gás. Microscopicamente, os gânglios mioentéricos do íleo, ceco e cólon estão ausentes. Além disso, melanócitos podem ser observados apenas naquelas áreas de pigmentação restrita da pele. Essa associação entre ausência de plexos mioentéricos e ausência de melanócitos na pele pode ser explicada, uma vez que ambos são derivados da crista neural de desenvolvimento embrionário. Os estreitamentos adquiridos do intestino advêm de alterações murais, tais como abscessos intramurais, cicatrização de lesões ulcerativas (Figura 3.98) ou de enterotomias e neoplasias intestinais primárias (especialmente adenocarcinomas em cães e linfomas em gatos).

Prolapso retal

Prolapso retal ocorre com frequência em ruminantes e em suínos. As causas ou fatores predisponentes incluem: tenesmo, disúria, neuropatia, tosse crônica, diarreia, predisposição genética e ingestão de plantas fitoestrogênicas ou de rações com milho contaminado com micotoxina zearalenona. Além disso, prolapso retal em ovinos pode ser uma sequela de caudectomia, uma vez que, quando a amputação da cauda é realizada muito próximo ao sacro, há comprometimento da inervação do esfíncter anal. Subsequentemente ocorre prolapso, e a mucosa retal prolapsada torna-se congesta, possibilitando quadro de hemorragia (Figura 3.99). Dependendo da duração do processo, podem ocorrer lesões isquêmicas e/ou traumáticas à mucosa retal.

Na intoxicação por *Senecio* spp. em bovinos, frequentemente se observa tenesmo retal que moderadamente evolui para prolapso retal (Figura 3.100). Estão associados à formação e ao edema de mesentério e abomaso, os quais, quando atingem grau grave, induzem quadro de diarreia com tenesmo e possível prolapso. Após período de diarreia e drenagem do líquido acumulado no espaço intersticial das alças intestinais, o edema volta a acumular-se, de modo que

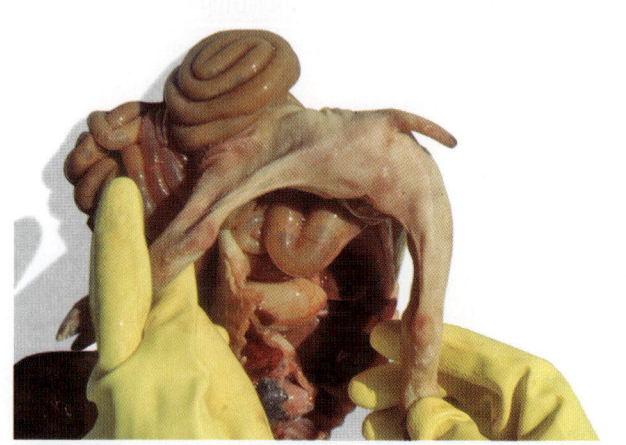

Figura 3.97 Atresia anal em suíno. Ausência de orifício anal. (Cortesia do Dr. David Driemeier, Universidade Federal do Rio Grande do Sul, Porto Alegre, RS.)

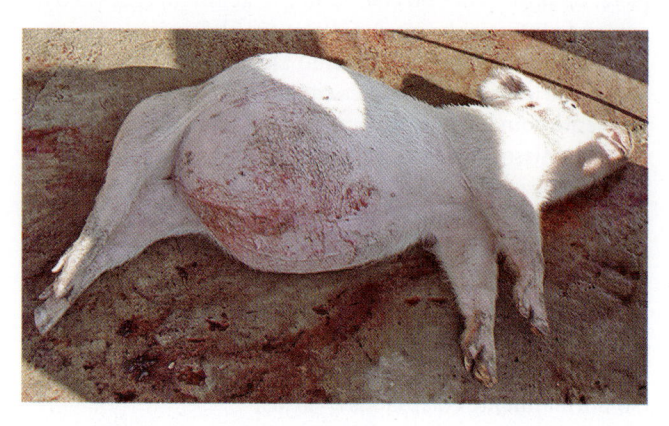

Figura 3.98 Estenose de ampola retal em suíno de 60 dias de idade. Intensa dilatação da cavidade abdominal em animal magro.

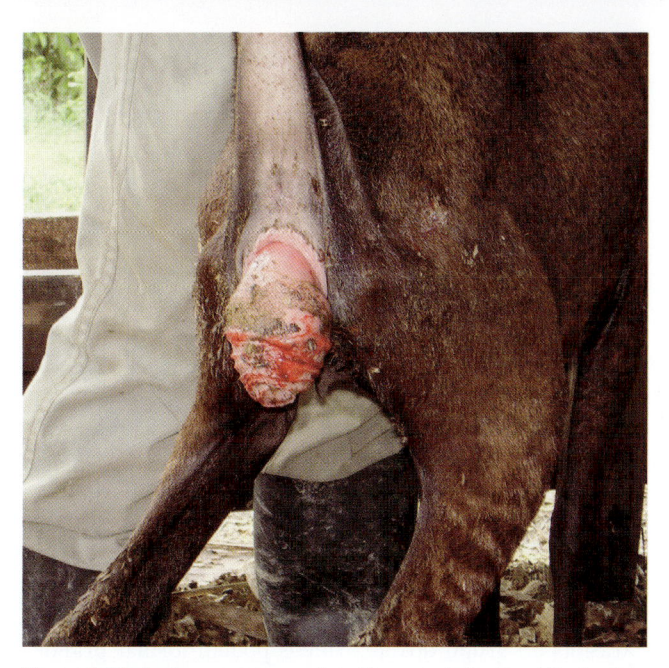

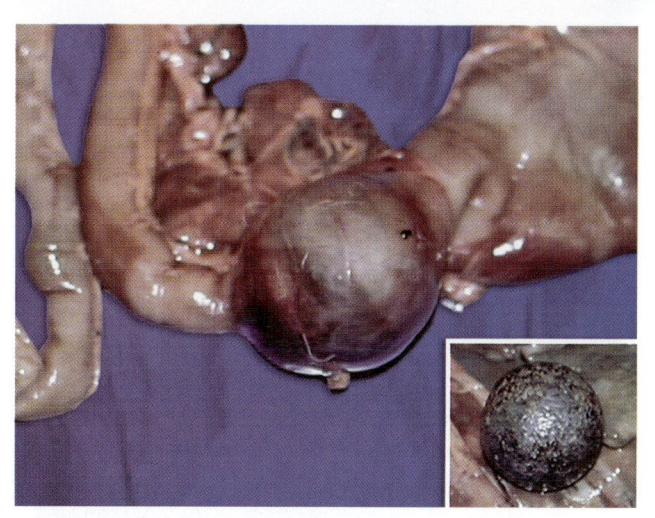

Figura 3.101 Obstrução intestinal simples anterior em cão. Porção oral do duodeno com aumento de volume regular, arredondado, com intensa congestão da serosa. Detalhe: corpo estranho redondo e esverdeado no lúmen do duodeno.

Figura 3.99 Prolapso retal em ovino. (Cortesia do Dr. Custódio Antônio Carvalho Júnior, Caxambu, MG.)

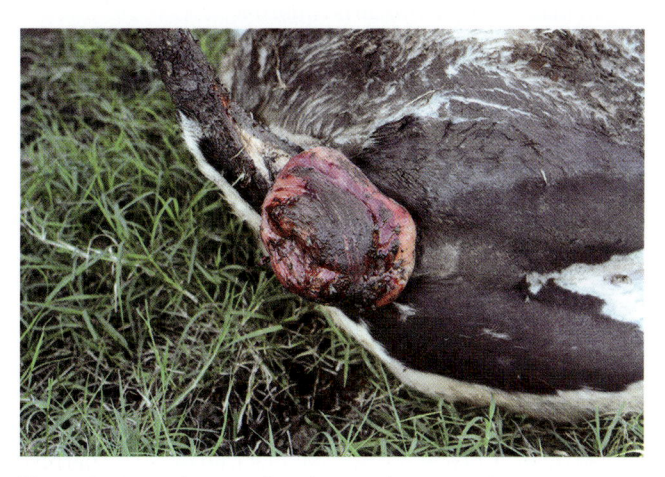

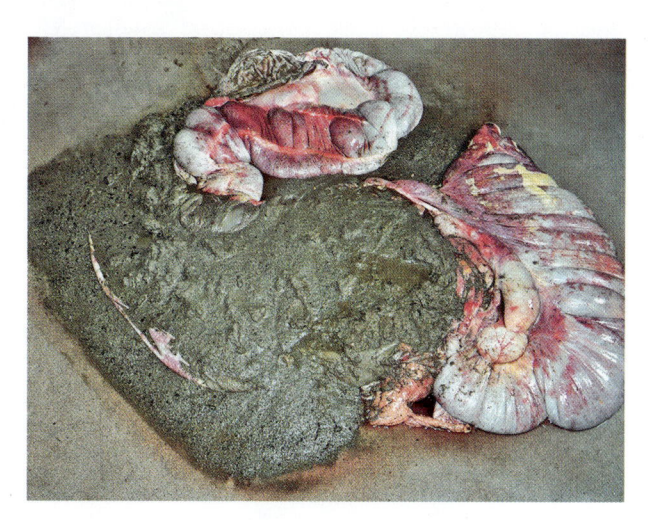

Figura 3.102 Sablose em cavalo com impactação e ruptura intestinais. Presença de grande quantidade de areia no cólon maior e no ceco após lavagem.

Figura 3.100 Prolapso retal em bovino, decorrente de intoxicação por *Senecio brasiliensis*.

o animal passa a um quadro de fezes secas. Esse mecanismo cíclico produz o conjunto de sintomas clínicos descritos, de forma intermitente, característicos da intoxicação.

Corpos estranhos

As obstruções do lúmen podem ser provocadas por corpos estranhos de natureza diversa. Pequenos corpos estranhos arredondados (Figura 3.101) ou pontiagudos podem passar pelo intestino sem nenhuma consequência. Alguns podem manter-se no órgão sem produzir alteração, até atuarem como núcleo para formação de enterólitos. Corpos estranhos maiores, pontiagudos ou não, podem induzir consequências imprevisíveis. A areia pode ficar sedimentada no cólon de equinos que pastam em solos arenosos, o que pode levar à colite crônica e obstrução, processo denominado sablose (Figura 3.102).

Objetos que ficam impactados no lúmen podem provocar obstrução parcial ou total, dependendo do tamanho, além de provocar necrose, por compressão sobre a mucosa, e eventualmente até perfuração intestinal. É comum que corpos estranhos lineares, como cordões e linhas, fixem-se na base da língua (ver Figura 3.8) e se tracionem em sentido aboral. Principalmente no intestino delgado, esses corpos estranhos lineares provocam efeito sanfona (Figura 3.103 A), bem como erosões e ulcerações na face mesentérica da parede intestinal (Figura 3.103 B), por conta do atrito contínuo proporcionado pelo peristaltismo. Com frequência observa-se, nesses casos, ruptura intestinal com desenvolvimento de peritonite séptica.

Corpo estranho metálico (arame e/ou prego) pode eventualmente se deslocar do retículo, alcançar a luz intestinal e perfurá-lo, produzindo uma duodeno-peritonite traumática (Figura 3.104).

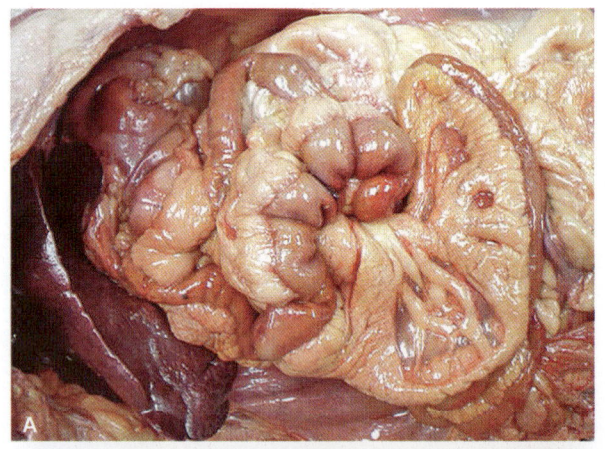

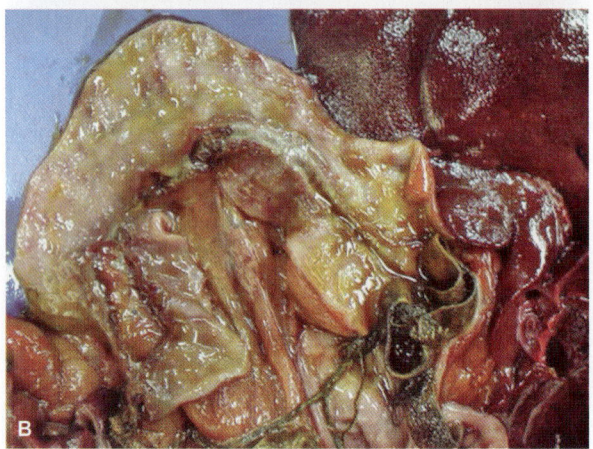

Figura 3.103 Corpo estranho linear no intestino delgado de cão. **A.** Efeito sanfona ocasionando fixação cranial de corpo estranho linear. **B.** Úlceras lineares na face mesentérica causadas por corpo estranho linear.

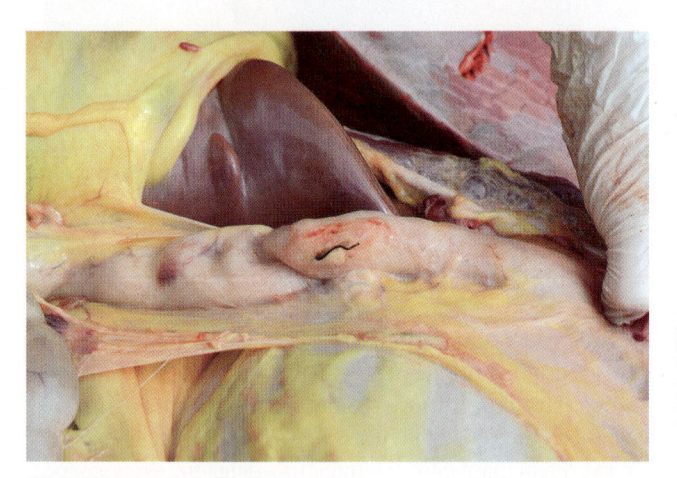

Figura 3.104 Corpo estranho metálico (arame) perfurando duodeno de bovino.

Fecalólitos ou *enterólitos* (concreção mineral) são comuns no cólon de equinos e constituem-se de concreções com lâminas concêntricas em torno de um núcleo formado por corpo estranho ou partícula alimentar (Figura 3.105). Outras concreções de fibras (fitobezoares) e de pelos (tricobezoares) podem alojar-se no intestino. A impacção do cólon por fezes (cães e gatos) e por digesta (cavalos) é comum e resulta em obstrução intestinal.

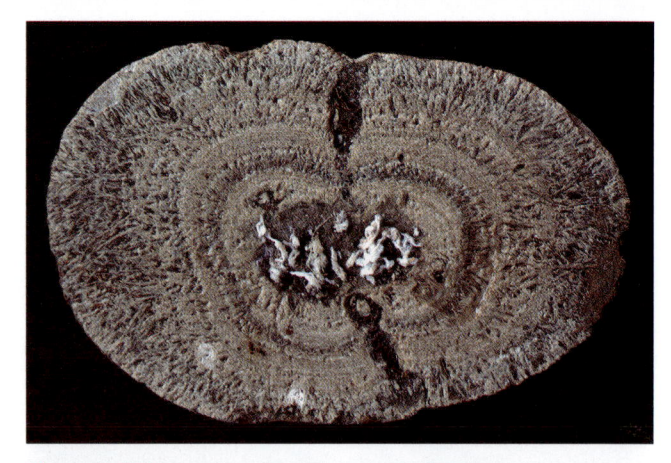

Figura 3.105 Superfície de corte de enterólito de cavalo. Concreções laminares ao redor de um centro inerte (cordão de algodão).

Parasitas

Parasitas do grupo dos ascarídeos podem formar grandes bolos (Figura 3.106) ou massas enoveladas no lúmen intestinal e causar obstrução em várias espécies animais. Um exemplo comum dessa condição ocorre em potros com infecção massiva por *Parascaris equorum*.

Compressão externa

O intestino pode sofrer fechamento do lúmen por compressão causada por aumento de volume em órgãos vizinhos, como em casos de neoplasias pancreáticas, aumento inflamatório ou neoplásico de linfonodos e necrose de gordura abdominal. Aderências formadas nos casos de peritonites também podem provocar problema semelhante.

Hérnias são deslocamentos de vísceras, principalmente intestinos, dentro da própria cavidade abdominal (hérnia interna) ou para fora dela (hérnia externa), por um forame natural (hérnias verdadeiras) ou adquirido (p. ex., eventrações e eviscerações). As hérnias só são causas de obstrução intestinal se houver encarceramento dos segmentos deslocados, os quais ocorrem quando há dilatação das alças herniadas ou estreitamento do forame.

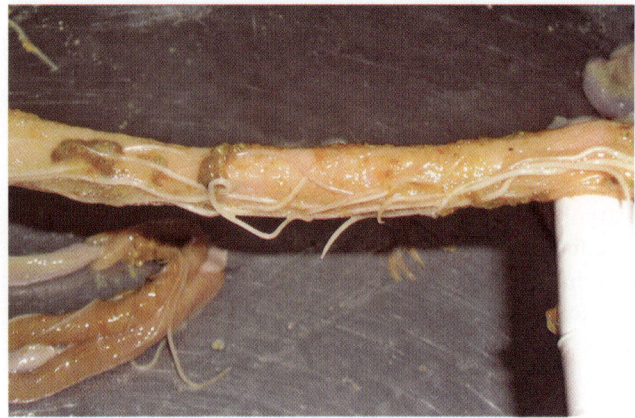

Figura 3.106 Infestação de *Ascaridia galli* no intestino delgado de uma galinha. (Cortesia do Dr. Antonio Carlos Alessi, Universidade Estadual Paulista, Jaboticabal, SP.)

As hérnias internas estão constituídas pelas alças intestinais deslocadas (conteúdo herniário) e pelo forame (anel herniário), por meio do qual as alças se insinuam. As hérnias geralmente recebem sua denominação segundo o anel herniário. *Hérnia epiploica*, ou omental, forma-se com o deslocamento de alças para a bolsa omental, pelo forame de Winslow ou por rasgaduras do omento maior ou menor. Na *hérnia mesentérica*, as alças insinuam-se por rasgaduras do mesentério (Figura 3.107). *Hérnia pélvica* sobrevém do rompimento da prega peritoneal do ducto deferente, que fixa o ducto à parede pélvica durante a castração, criando um hiato pelo qual as alças se insinuam.

As hérnias externas são formadas pelos seguintes componentes: alças intestinais ou outro conteúdo herniário, como o corno uterino em caso de hérnias inguinais em cadelas, as quais se deslocam por um forame natural ou adquirido (nesse caso, denominado anel herniário); levam consigo o peritônio parietal (que resulta em uma formação saculiforme chamada de saco herniário); e estão recobertas por pele e outros tecidos moles (envoltórios acessórios). Como as hérnias internas, são denominadas segundo o anel herniário. Na hérnia ventral, as alças intestinais insinuam-se por soluções de continuidade da parede abdominal, em decorrência do afastamento ou da ruptura de feixes musculares. Essa insinuação, por ocorrer por meio de um forame adquirido, não se enquadra na classificação de hérnia verdadeira e é um exemplo típico de eventração. Caso haja também solução de continuidade da pele e exposição das alças intestinais, dá-se o nome evisceração (Figura 3.108).

Na *hérnia umbilical*, o anel é constituído pelo forame umbilical persistente (Figura 3.109). *Hérnias inguinais* formam-se de passagem de alças pelo forame inguinal, que é aberto nos machos de todas as espécies e na cadela. A *hérnia escrotal* é uma extensão da hérnia inguinal, quando as alças intestinais se alojam na túnica vaginal. Na *hérnia femoral*, as alças insinuam-se pelo triângulo femoral, ao longo da artéria femoral.

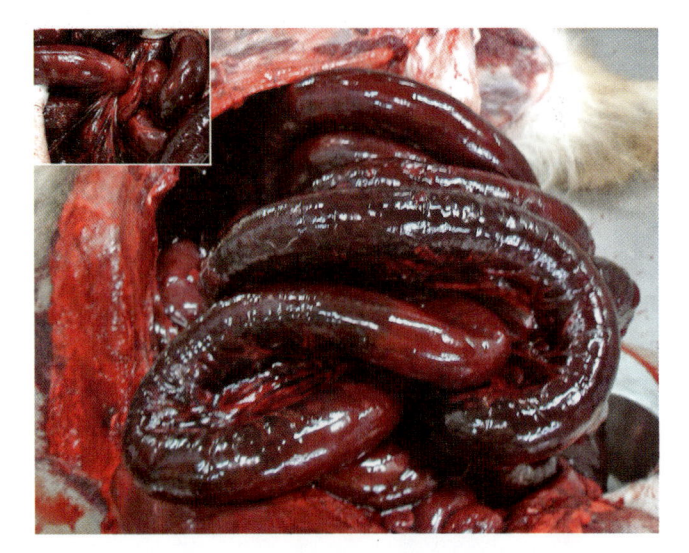

Figura 3.107 Hérnia mesentérica em cão. Intensa dilatação e congestão de alças intestinais. Detalhe: insinuação de segmento de intestino delgado por orifício no mesentério. (Cortesia da Dra. Roselene Ecco, Universidade Federal de Minas Gerais, Belo Horizonte, MG.)

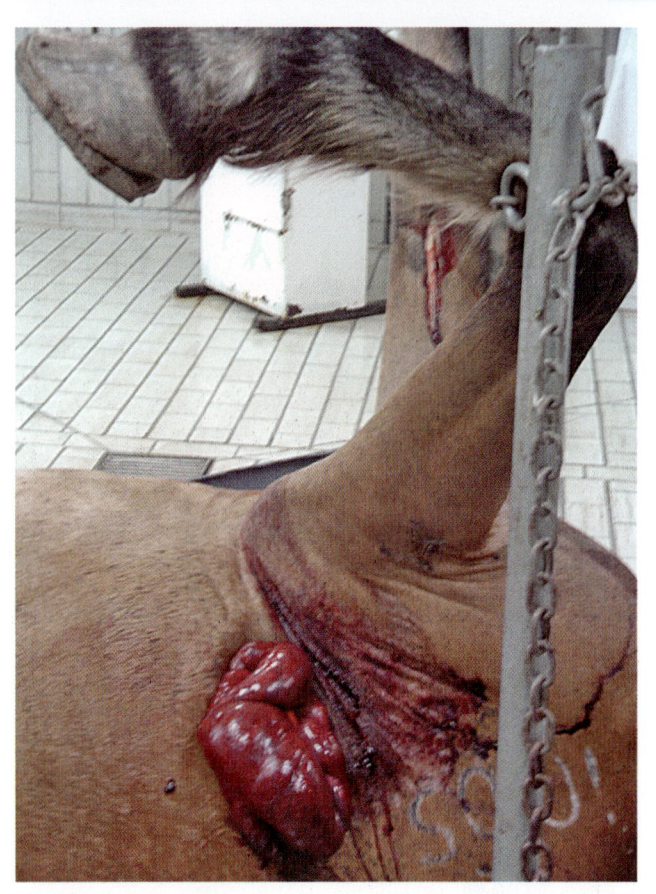

Figura 3.108 Evisceração de segmento de intestino delgado por orifício na porção torácica ventrolateral esquerda de um equino.

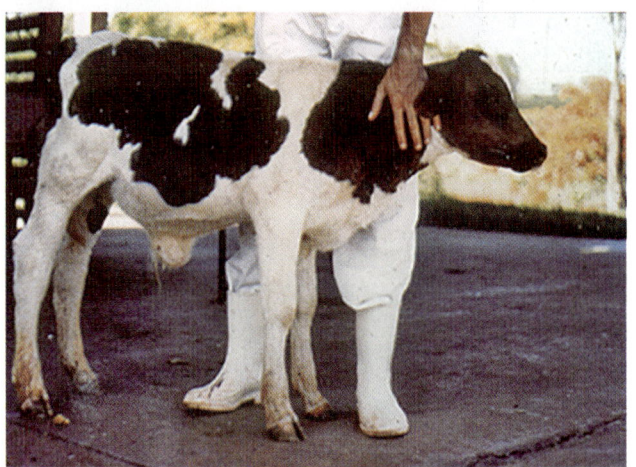

Figura 3.109 Hérnia umbilical em bezerro macho. (Cortesia do Dr. José Wanderley Cattelan, Universidade Estadual Paulista, Jaboticabal, SP.)

A *hérnia perineal*, por sua vez, ocorre por desvitalização e ruptura da fáscia perineal. Cursa com hipertrofia prostática em cães, a qual provoca tenesmo e aumento da pressão sobre os músculos perineais. Os procedimentos de redução dessa hérnia são normalmente acompanhados pela castração do macho, induzindo redução da próstata. Essa alteração também se enquadra melhor na classificação de eventração, mas o termo *hérnia perineal* já é consagrado pelo uso. Finalmente, as *hérnias diafragmáticas* podem ser defeitos congênitos ou adquiridos do diafragma (Figura 3.110), os quais permitem deslocamento de vísceras para um dos sacos pleurais e, excepcionalmente, para o saco pericárdio (*hérnia pericárdica*; Figura 3.111).

A *torção* (rotação ao redor do eixo maior das vísceras) e o *vólvulo* (torção do intestino sobre seu eixo maior) são sempre causas de obstrução estrangulada. A torção do eixo maior do mesentério é comum em suínos e ruminantes lactentes e rara em equinos, cães e gatos. Em todas as espécies acometidas é capaz de provocar morte rápida. No suíno, é provocada por excesso de produção de gás a partir de substratos altamente fermentáveis no cólon.

Nessa espécie, tal enfermidade é uma causa comum de morte súbita esporádica ou de morte de vários animais da mesma criação, especialmente na fase de terminação. Pode ser confundida com a chamada síndrome da hemorragia intestinal, denominada síndrome da dilatação intestinal porcina (PIDS) (Figura 3.112).

Nos ruminantes, é recorrente em animais lactentes ou aleitados de maneira artificial, nos quais há formação de gás e hipermotilidade, predispondo à torção. O vólvulo ocorre em qualquer espécie (Figura 3.113), mas é mais frequente nos equinos, sendo causa comum de obstrução estrangulada.

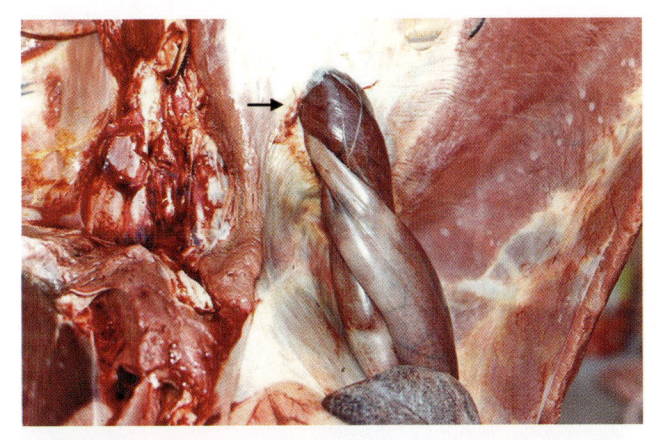

Figura 3.110 Hérnia diafragmática em equino. Insinuação de segmento de intestino delgado por orifício na porção dorsal esquerda do diafragma. Notar congestão dos segmentos adjacentes ao anel herniário (*seta*). (Cortesia do Dr. Antonio Carlos Alessi, Universidade Estadual Paulista, Jaboticabal, SP.)

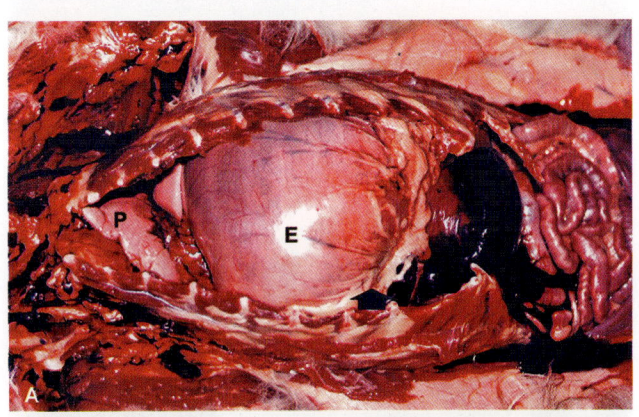

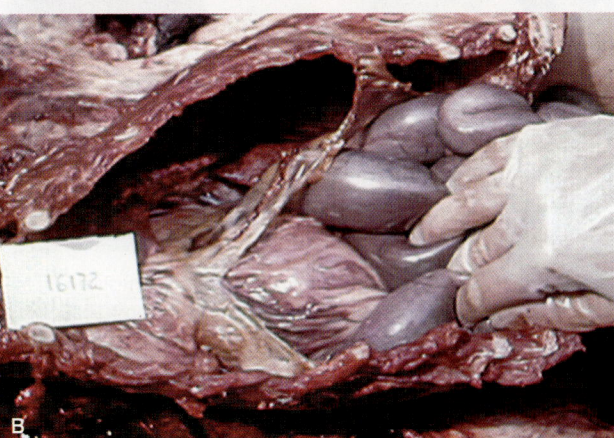

Figura 3.111 Hérnia diafragmática em cão. **A.** Insinuação de estômago (E) na cavidade torácica comprimindo os pulmões (P). (Cortesia do Dr. Antonio Carlos Alessi, Universidade Estadual Paulista, Jaboticabal, SP.) **B.** Insinuação de alças intestinais no saco pericárdico. (Cortesia do Dr. Raimundo Hilton Girão Nogueira, Universidade Federal de Minas Gerais, Belo Horizonte, MG.)

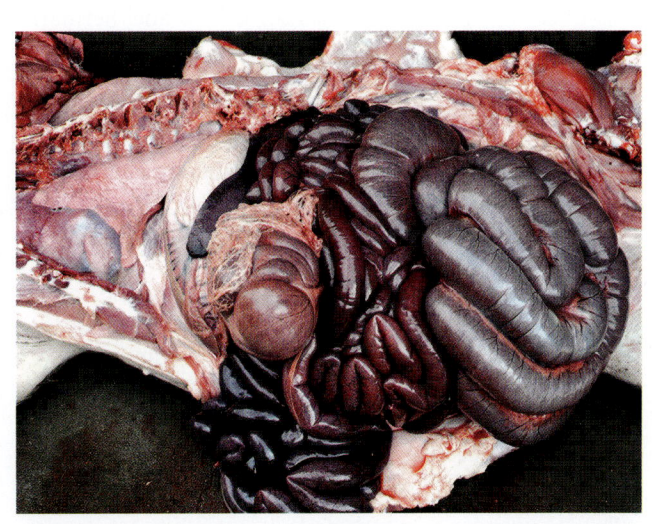

Figura 3.112 Síndrome da dilatação intestinal porcina (PIDS) com torção intestinal em suíno. Alças intestinais dilatadas e congestas.

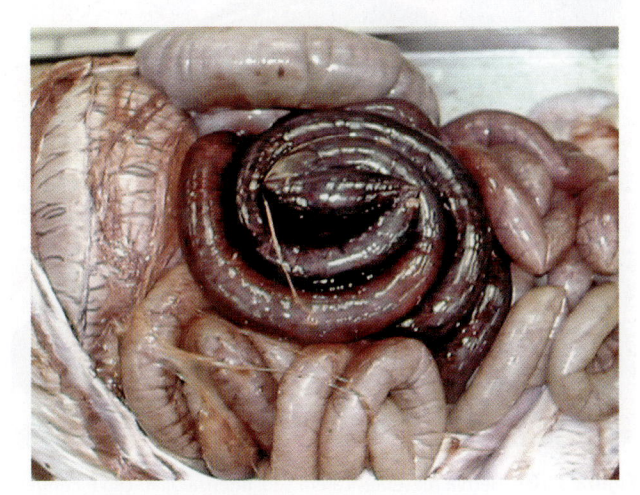

Figura 3.113 Vólvulo intestinal em suíno. Torção de segmento do intestino delgado sobre seu eixo, com consequente congestão e gangrena da porção estrangulada.

Em equinos, o vólvulo intestinal é mais recorrente no cólon maior esquerdo, por causa da diferenciada mobilidade da estrutura. Entretanto, o vólvulo do intestino delgado e o do ceco também ocorrem com frequência nessa espécie.

A *intussuscepção* é o invaginamento de um segmento do intestino dentro de outro segmento (Figura 3.114). A causa é, às vezes, inaparente, mas pode ocorrer como consequência de presença de corpos estranhos lineares, parasitismo intenso, cirurgia intestinal prévia, enterite e lesões intramurais (abscessos, tumores); é mais comum em bovinos leiteiros e em cães. A extensão da intussuscepção é limitada pela tensão do mesentério (10 a 12 cm nos pequenos animais; 20 a 30 cm nos grandes animais). A compressão dos vasos mesentéricos provoca infarto venoso, inflamação e aderência das serosas em contato. A aderência torna a invaginação não redutível, e ocorrem necrose e gangrena do segmento invaginado. Caso não haja correção cirúrgica, é invariavelmente fatal. As invaginações agônicas ou *post mortem* diferem das verdadeiras invaginações pela ausência de alterações circulatórias e aderências.

Obstrução nervosa

A obstrução nervosa é uma obstrução funcional, que se enquadra bem nas alterações macroscópicas observadas na obstrução simples, entretanto sem que haja impedimento físico de progressão da ingesta. O exemplo típico é o *íleo paralítico*, também chamado de *íleo adinâmico*.

O íleo paralítico é consequência de irritações peritoneais, como cirurgias abdominais, com manuseio das vísceras e exposição demorada destas ao meio ambiente, bem como nos casos de peritonite, em razão da irritação do peritônio por toxinas. Essa alteração resulta de uma variedade de fatores e reflexos neurogênicos que interferem na inibição dos neurônios do plexo mioentérico. As descargas tônicas contínuas desses neurônios inibem a contração da camada circular de músculo liso, advindo a atonia e a obstrução simples. Os intestinos ficam distendidos, com uma mistura de gás e líquido, e a parede é flácida. A alteração pode envolver um segmento, com exemplo com menos de 1 m de comprimento, ou vários segmentos, como nos casos de peritonite difusa. No cavalo, a dilatação e a ruptura gástricas são complicações comuns do íleo paralítico.

Outro tipo de obstrução funcional é a que ocorre na *grass sickness*, no Reino Unido e na Europa ocidental, também conhecida como *disautonomia equina*. Esta é uma enfermidade de equinos mal definida, cujas lesões estão confinadas ao trato alimentar. Em sua apresentação, há edema da parede esofágica, com congestão linear e ulceração da mucosa; o estômago torna-se distendido por líquido amarronzado alcalino, de consistência cremosa ou aquosa, com material fibroso em suspensão; há possibilidade de ocorrer ruptura desse órgão.

O intestino delgado contém muito líquido e apresenta, às vezes, algumas hemorragias e edema da junção mesentérica. O intestino grosso tem conteúdo impactado e seco, e os aglomerados fecais do cólon são pequenos e secos, recobertos por sangue. A causa dessa alteração não é bem conhecida. Alterações marcadas por cromatólise e degeneração neuronal, perda de neurônios e degeneração e perda de axônios de gânglios autônomos, sobretudo gânglios celíaco e mesentérico cranial, são achados característicos dessa condição. Isolou-se um fator neurotóxico do plasma de animais doentes, que corresponde a uma proteína com peso molecular de 30 mil dáltons ou mais. A diferenciação entre esse processo e a impacção primária do cólon é difícil.

Obstrução vascular

O tromboembolismo arterial é comum somente no cavalo e está associado à endoarterite da artéria mesentérica cranial, provocada por larvas migrantes de *Strongylus vulgaris* (Figura 3.115). Apesar de frequente, a endoarterite raramente cursa com obstrução intestinal, em virtude da facilidade do estabelecimento da circulação colateral. Entretanto, há possibilidade de que as lesões isquêmicas, que podem atingir só a mucosa ou toda a parede intestinal (Figura 3.116), induzam atonia e, consequentemente, obstrução estrangulada.

As alterações restritas ao campo circulatório da artéria mesentérica cranial (íleo, ceco e cólon maior) vão desde lesões ulcerativas ou fibrinonecróticas superficiais até apresentação de grandes áreas desvitalizadas de cor escura, flácidas e friáveis, circundadas por área de congestão, hemorragia e edema na parede. O conteúdo intestinal é fétido e de aspecto sanguinolento, por consequência da isquemia

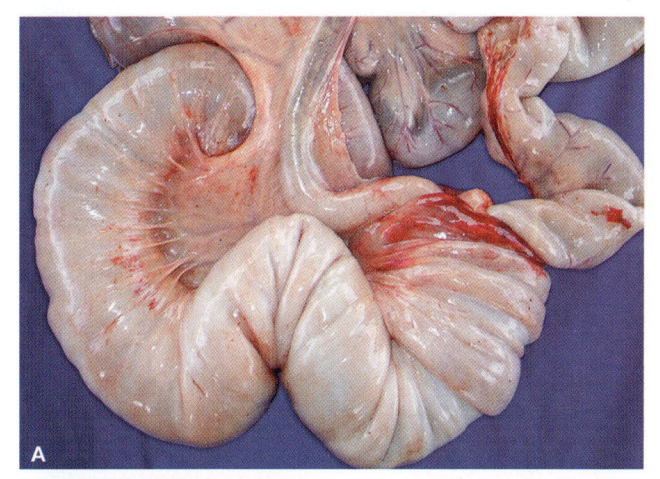
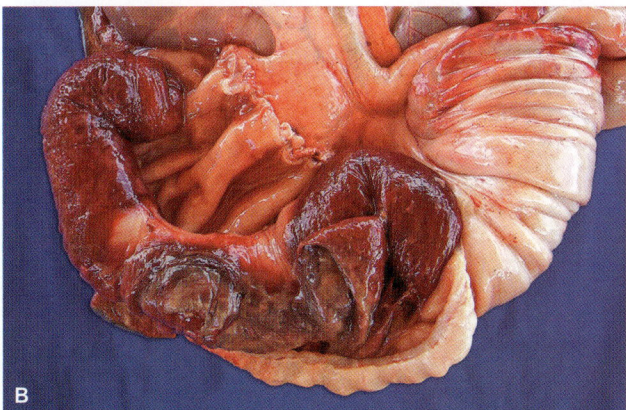

Figura 3.114 Intussuscepção intestinal em bovino. **A.** Segmento de íleo e cólon proximal interiorizados no ceco. **B.** Ceco seccionado longitudinalmente demonstrando intensa congestão do segmento interiorizado. (Cortesia da União Pioneira de Integração Social, Brasília, DF.)

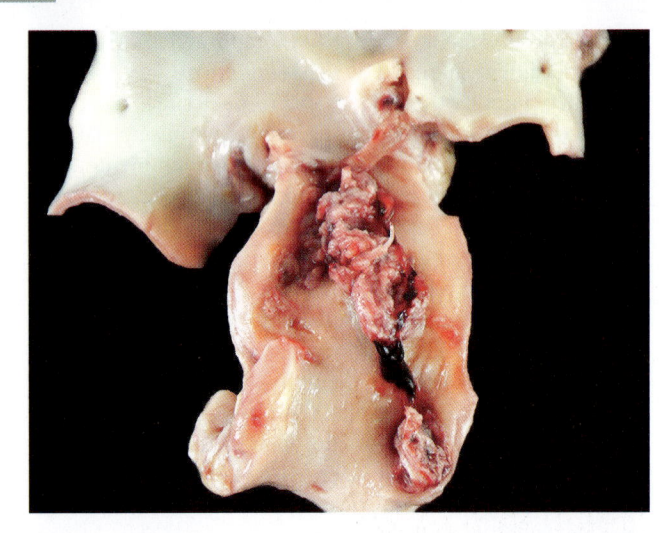

Figura 3.115 Arterite verminótica por *Strongylus vulgaris* em equino. Artéria mesentérica cranial com trombo luminal e fragmento parasitário.

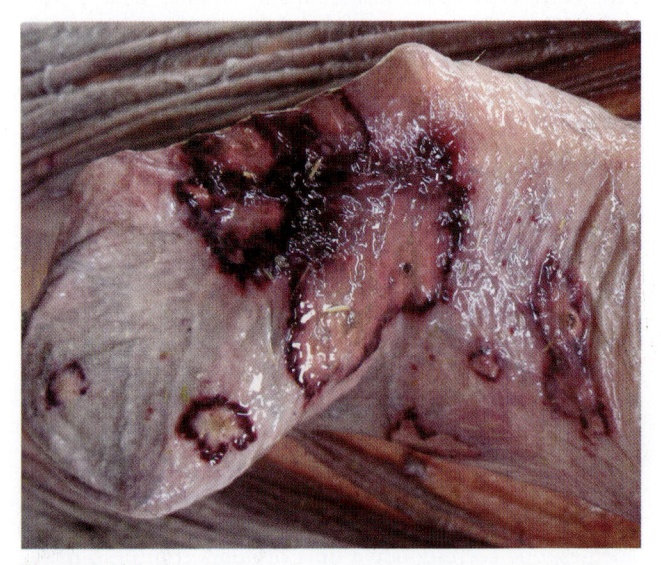

Figura 3.116 Múltiplas áreas de infarto no cólon de um equino. (Cortesia do Dr. Renato de Lima Santos, Universidade Federal de Minas Gerais, Belo Horizonte, MG.)

transmural. Às vezes, ocorre redução da perfusão, em virtude de menor fluxo sanguíneo na artéria afetada (mas sem tromboembolismo), resultando em episódios recorrentes de cólica. Outras causas de tromboembolismo são a pasteurelose septicêmica em cordeiros e a bacteriemia por *Histophilus somni* em bovinos.

Quando ocorre necrose isquêmica na mucosa, as erosões e úlceras iniciarão na porção menos oxigenada, ou seja, na área contralateral ao mesentério, e podem ter aspecto linear e longitudinal na mucosa de localização antimesentérica. Nos casos de corpo estranho linear (p. ex., corda), que produz necrose por atrito, a lesão localiza-se também na mucosa, mas próximo ao mesentério.

Em casos de miosite clostridial em bovinos, é possível que trombos de fibrina provenientes de lesão em músculo esquelético, especialmente cardíaco, produzam infarto intestinal. A lesão tende a iniciar-se na face contralateral ao mesentério, local mais distante dos vasos e consequentemente mais suscetível à isquemia (Figura 3.117 A e B).

A redução da perfusão vascular também leva a atonia e obstrução. A isquemia resultante é de difícil diagnóstico. Ocorre em circunstâncias como choque hemorrágico ou hipovolêmico, coagulação intravascular disseminada, fibrose hepática com hipertensão porta, insuficiência cardíaca com choque hipotensivo e choque endotóxico. A lesão isquêmica atinge apenas a mucosa, mas pode predispor à perfuração do reto em cavalos e ao estreitamento do lúmen, como ocorre no estreitamento retal associado à salmonelose em suínos.

Alterações inflamatórias

As alterações inflamatórias do intestino são genericamente denominadas de *enterite*, embora o termo seja empregado preferencialmente para designar a inflamação do intestino delgado. As inflamações do ceco, cólon e reto são especificamente chamadas de *tiflite* ou *cecite*, *colite* e *proctite*, respectivamente. Nos casos de envolvimento segmentar do intestino delgado, são usados os termos *duodenite* (envolvimento do duodeno), *jejunite* (envolvimento do jejuno) e *ileíte* (envolvimento do íleo). Nos processos inflamatórios difusos que envolvem também o estômago, utiliza-se o termo *gastrenterite*. A inflamação do intestino, como a do estômago, é uma alteração

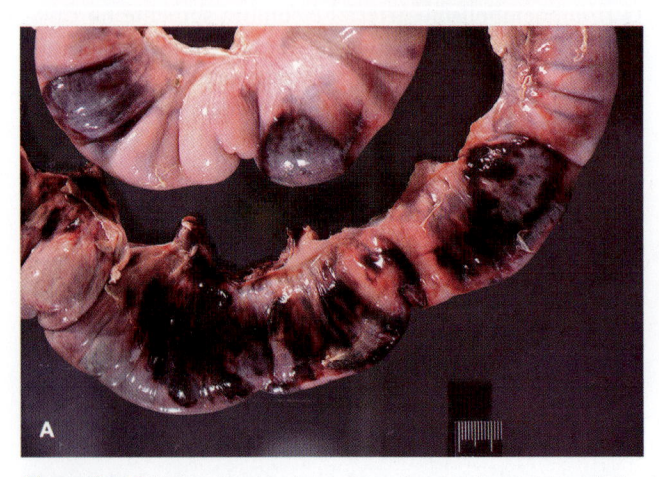

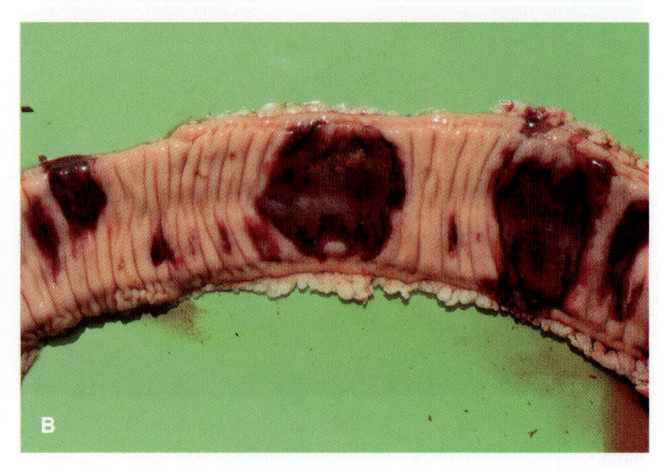

Figura 3.117 Infarto intestinal por obstrução vascular em jejuno de bovino, por tromboembolismo secundário a miosite e miocardite clostridiais. **A.** Infartos vermelhos multifocais na serosa. **B.** Infartos vermelhos multifocais na mucosa intestinal.

pouco definida, por isso pode ser confundida com alterações puramente fisiológicas ou maceração *post mortem* da mucosa.

Como todo processo inflamatório, as enterites dividem-se em agudas (Figura 3.118), subagudas, crônicas ou crônico-ativas. A inflamação pode estar limitada à mucosa, quando as células inflamatórias estão restritas à lâmina própria, ou ser transmural, atingindo submucosa, camada muscular, serosa e frequentemente linfonodos regionais.

A classificação das enterites leva em consideração o infiltrado inflamatório e as características morfológicas. Morfologicamente, existem quatro tipos básicos: catarral (Figura 3.119), hemorrágica, fibrinosa e necrótica (ou diftérica).

A classificação morfológica é feita segundo a natureza da alteração predominante, e a associação de duas ou mais alterações dá origem a outros tipos, como fibrino-hemorrágica (Figura 3.120 A), necrótico-hemorrágica (Figura 3.120 B) e fibrinonecrótica (ou fibrinodiftérica) (Figura 3.121). Outros tipos são descritos, sempre com base na alteração morfológica predominante: erosiva (erosões), ulcerativa (Figura 3.122) (úlceras), cística (dilatação cística das glândulas das criptas) e proliferativa (proliferação de células epiteliais da mucosa). Tipos adicionais aparecem quando se levam em consideração os achados histológicos e a natureza do infiltrado inflamatório: eosinofílica, linfoplasmocitária, granulomatosa, histiocitária e outras.

Nos processos inflamatórios agudos, há sempre atrofia das vilosidades, seja por aumento da taxa de descamação (ver atrofia das vilosidades com preservação das criptas) ou por redução da proliferação (ver atrofia das vilosidades com dano do compartimento proliferativo). Nos dois casos, o intestino está hipotônico, dilatado e com paredes geralmente finas, a não ser que tenha havido grave edema na lâmina própria e na submucosa. Há hiperemia ativa (arterial), tanto da serosa quanto da mucosa, caracterizada por coloração vermelho-brilhante difusa ou distribuída em pontos ou ao longo das pregas da mucosa. O conteúdo do lúmen é fluido, com flocos amarelados ou brancacentos de muco e pequenas bolhas gasosas.

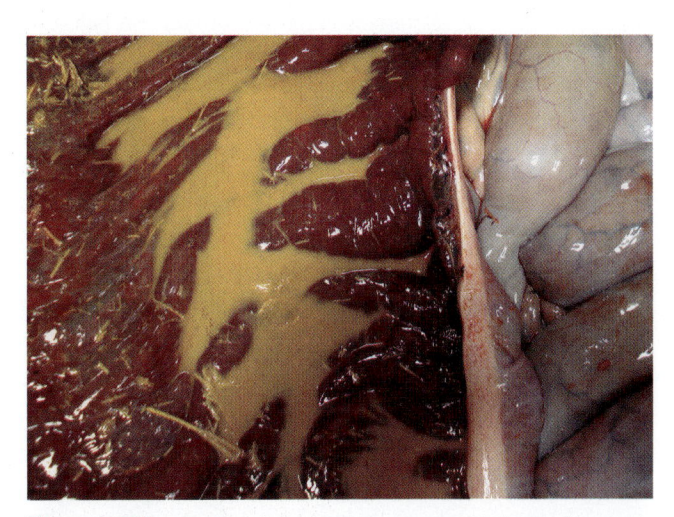

Figura 3.118 Colite aguda, em equino, caracterizada por hiperemia intensa e difusa da mucosa, com conteúdo intestinal líquido amarelado. (Cortesia do Dr. Renato de Lima Santos, Universidade Federal de Minas Gerais, Belo Horizonte, MG.)

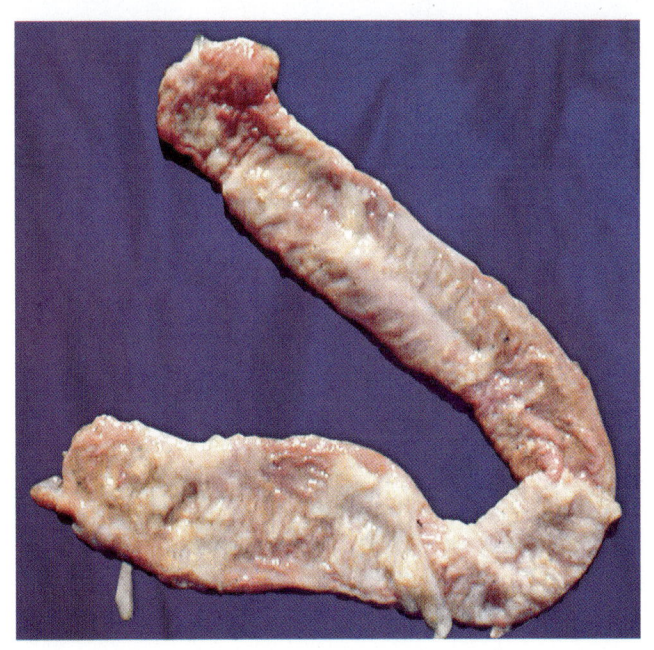

Figura 3.119 Colite catarral em suíno. Acúmulo de material catarral sobre a mucosa do segmento oral do cólon. Animal com disenteria suína, na fase inicial. (Cortesia do Dr. Ernane Fagundes do Nascimento, Universidade Federal de Minas Gerais, Belo Horizonte, MG.)

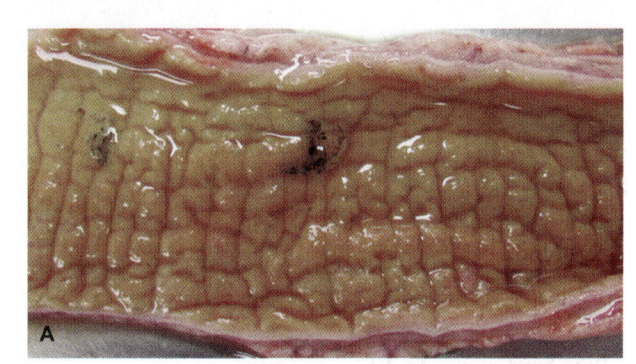

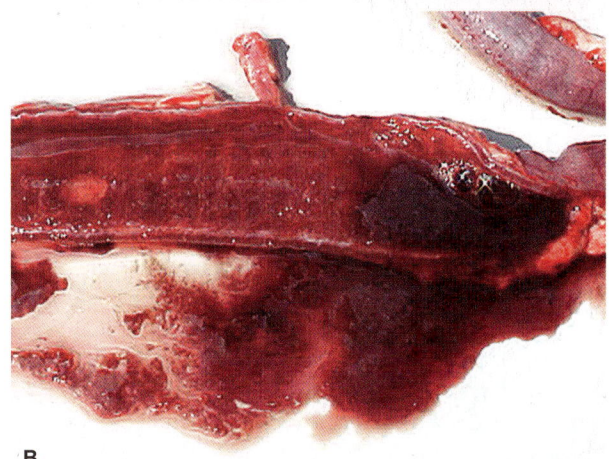

Figura 3.120 A. Enterite fibrino-hemorrágica em cão decorrente de infecção pelo parvovírus canino tipo 2. Exsudato fibrinoso aderido à mucosa intestinal. (Cortesia do Dr. Renato de Lima Santos, Universidade Federal de Minas Gerais, Belo Horizonte, MG.) **B.** Enterite hemorrágica em cão com parvovirose. (Cortesia do Dr. Antonio Carlos Alessi, Universidade Estadual Paulista, Jaboticabal, SP.)

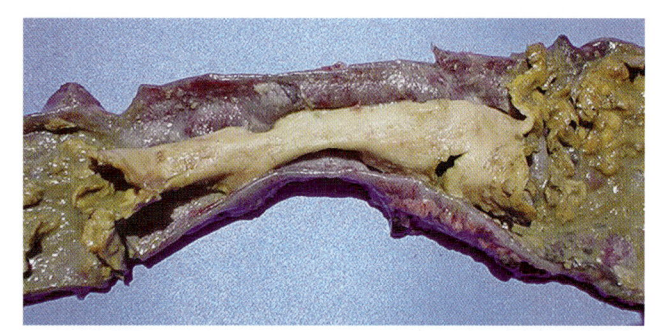

Figura 3.121 Enterite fibrinonecrótica em javali. Exsudato fibrinoso e necrótico amarelado, com formato tubular intestinal. Animal com salmonelose. (Cortesia da União Pioneira de Integração Social, Brasília, DF.)

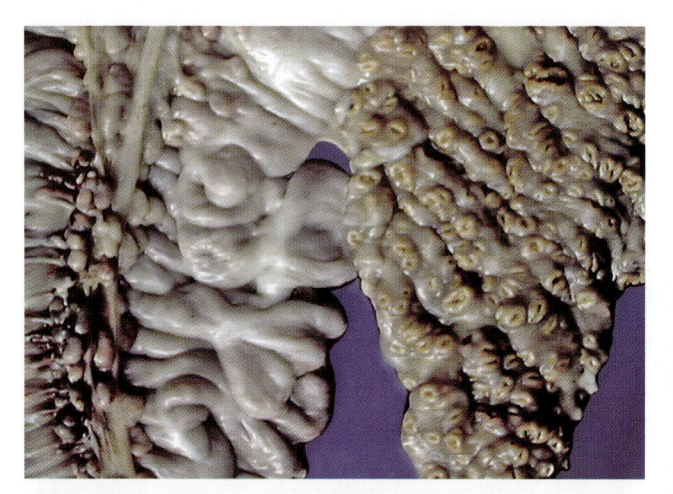

Figura 3.122 Tiflite ulcerativa em potro. Múltiplas úlceras, de bordas amareladas, distribuídas difusamente na mucosa cecal. Infecção por *Rhodococcus equi.*

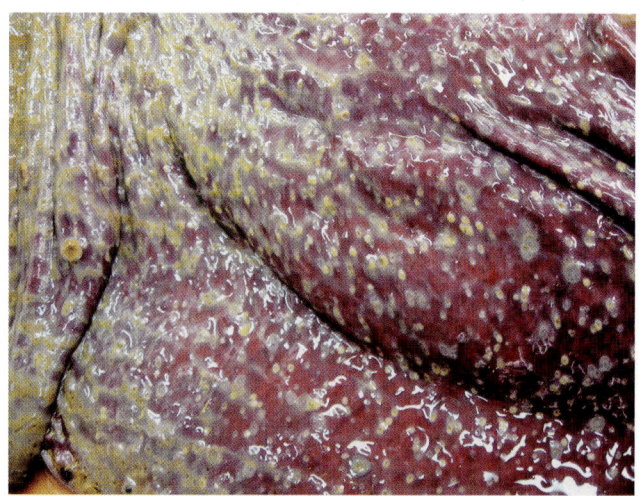

Figura 3.123 Colite ulcerativa em equino, secundária à insuficiência renal crônica. Mucosa difusamente hiperêmica com múltiplas erosões e ulcerações. (Cortesia do Dr. Renato de Lima Santos, Universidade Federal de Minas Gerais, Belo Horizonte, MG.)

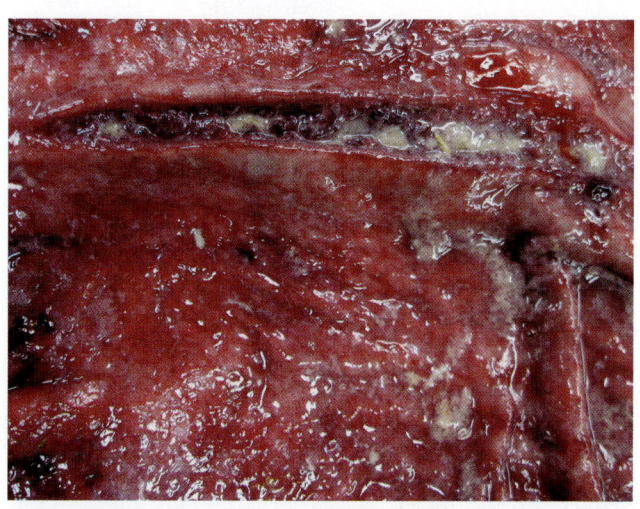

Figura 3.124 Mucosa do cólon de equino, difusamente hiperêmica, com extensa úlcera longitudinal e linear, secundária à distensão intestinal. (Cortesia do Dr. Renato de Lima Santos, Universidade Federal de Minas Gerais, Belo Horizonte, MG.)

Quando a descamação epitelial é muito grande, o conteúdo torna-se viscoso e, às vezes, acinzentado. O tecido linfoide pode estar evidenciado, e as placas de Peyer tornam-se visíveis pela serosa, mostrando superfície finamente nodular e reticulada. Essas características são próprias da enterite catarral aguda. As mesmas características, se acompanhadas de conteúdo sanguinolento no lúmen, representam a enterite hemorrágica. Algumas vezes, há exsudação de fibrina para o lúmen, na forma de filamentos ou placas espessas amareladas, ou formando cilindros e exsudação para a serosa, tornando-a opaca e com aspecto vítreo. Acompanham ainda hemorragias petequiais e pequenas erosões na mucosa, caracterizando a enterite fibrinosa.

Em casos graves, a mucosa sofre necrose de coagulação, e as áreas necróticas, consequentemente ulceradas, estão recobertas por membrana diftérica constituída por fibrina, restos celulares e células inflamatórias. Essa membrana fica levemente aderida à superfície ulcerada da mucosa, marcando aspectos da enterite necrótica (ou diftérica). Enquanto, nos cães com insuficiência renal crônica, a principal manifestação gastrintestinal é a gastropatia urêmica (ver Figura 3.77), em equinos, o mais comum é a ocorrência de colite ulcerativa associada à uremia (Figura 3.123). Colite ulcerativa também ocorre com frequência em cavalos que desenvolvem distensão acentuada do cólon, resultando em úlceras lineares longitudinais (Figura 3.124).

Nos processos inflamatórios crônicos, há também atrofia das vilosidades, mas com hipertrofia das criptas (ver atrofia de vilosidades com hipertrofia das criptas). O intestino mantém seu tônus e apresenta parede espessa, por espessamento da mucosa. O conteúdo do lúmen é constituído por muco espesso, aderido à superfície mucosa, evidenciando enterite catarral crônica. Em cursos prolongados, o conteúdo pode tornar-se mais fino e cremoso, indicando enterite purulenta.

ALTERAÇÕES PROLIFERATIVAS

Os tumores intestinais são comuns em gatos e em cães e raros nas outras espécies de animais domésticos. Há uma ampla variedade de tumores primários que afetam o sistema gastrintestinal inferior, os quais podem ser subdivididos em três grandes grupos, dependendo de sua origem e/ou morfologia celular: tumores epiteliais intestinais (papilomas, adenomas e adenocarcinomas), tumores estromais intestinais (leiomioma, leiomiossarcomas, fibrossarcomas, tumores estromais gastrintestinais e tumores de bainha de nervo periférico) e tumores de células redondas intestinais (linfoma, mastocitoma e plasmocitoma extramedular). As neoplasias malignas intestinais são mais frequentes que as benignas, e há mais casos de adenocarcinoma em cães e de linfoma em gatos.

Adenomas intestinais localizam-se preferencialmente no reto de cães de meia-idade. Esses são geralmente nódulos sésseis ou pedunculados, de cerca de poucos centímetros de diâmetro. Seus sinais clínicos mais frequentemente observados são tenesmo, prolapso do tumor, sangramento retal após defecação. Histologicamente, o padrão varia de tubular a papilar revestido por células epiteliais colunares ou cuboides pseudoestratificadas.

Adenocarcinomas são neoplasias intestinais mais frequentes em cães e ocorrem de maneira esporádica nas outras espécies. Entretanto, relatos na Nova Zelândia têm demonstrado maior frequência dessa neoplasia em ovinos idosos. Aparentemente, essa maior casuística está relacionada com a ingestão de forrageira potencialmente carcinogênica, mas não foi realizada reprodução experimental dessa enfermidade. Ao contrário dos adenomas, apesar de os adenocarcinomas se projetarem ligeiramente para o lúmen, seu comportamento é infiltrativo na parede intestinal, pois invade a submucosa, a camada muscular e até a serosa. Essa neoplasia incita reação fibrosa local e tem tendência de distribuição anelar (Figura 3.125), o que frequentemente culmina em estenoses e obstruções parciais do lúmen.

Podem ser observados quatro padrões histológicos: forma papilar, com projeções digitiformes de estroma revestido por várias camadas de células epiteliais transformadas; forma tubular, com formação de túbulos ramificados; adenocarcinoma mucinoso, em que ocorrem a formação e o acúmulo de grande quantidade de mucina, que resulta em formação de cistos, vistos macroscopicamente; e forma em anel de sinete, caracterizada pela presença de células isoladas, com citoplasma repleto de secreção mucinosa e núcleo deslocado para a periferia, o que dá o aspecto de anel de sinete.

Dentre os tumores estromais que afetam o intestino destacam-se os *leiomiossarcomas* (tumores malignos de células musculares lisas) e os tumores gastrintestinais estromais (tumores das células intersticiais de Cajal). O cão é a espécie mais frequentemente acometida por esses tipos de neoplasias. Apresentam-se macroscopicamente como massas circunscritas e brancacentas de consistência firme, com tendência de infiltração profunda na parede e na serosa intestinal. À semelhança dos adenocarcinomas, provocam estenoses, obstruções parciais ou completas e intussuscepções, e o intestino grosso é a região mais comumente afetada. Histologicamente, ambas as neoplasias podem apresentar uma população neoplásica similar, composta por células fusiformes arranjadas em feixes dispostos em diferentes sentidos. Para diferenciar esses tumores é necessário utilização de imuno-histoquímica. Os leiomiossarcomas exibem marcação para actina de músculo liso, e os tumores estromais gastrintestinais exibem marcação para o c-kit (CD 117) e Dog-1.

Linfomas acometem particularmente o intestino delgado, e o gato é a espécie mais afetada. Cerca de 20 a 30% dos linfomas em gatos têm apresentação intestinal primária e acometem gatos acima dos 10 anos de idade, sem correlação com o vírus da leucemia viral felina. Macroscopicamente podem formar nódulo (Figura 3.126 A), massas ou espessamento segmentar e/ou difuso de alças intestinais (Figura 3.126 B).

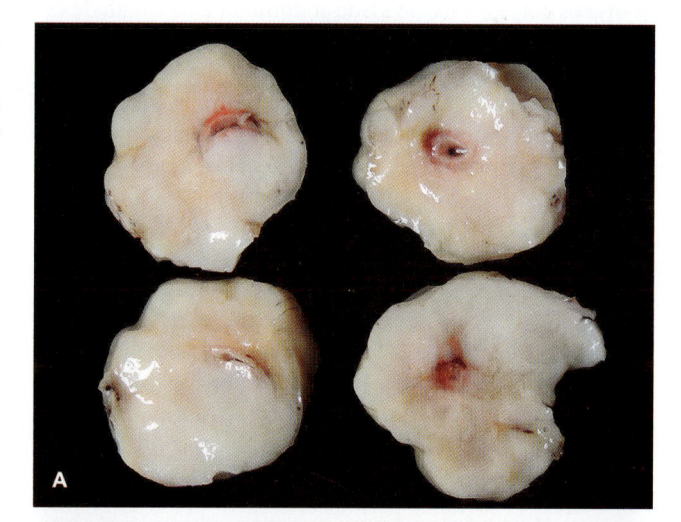

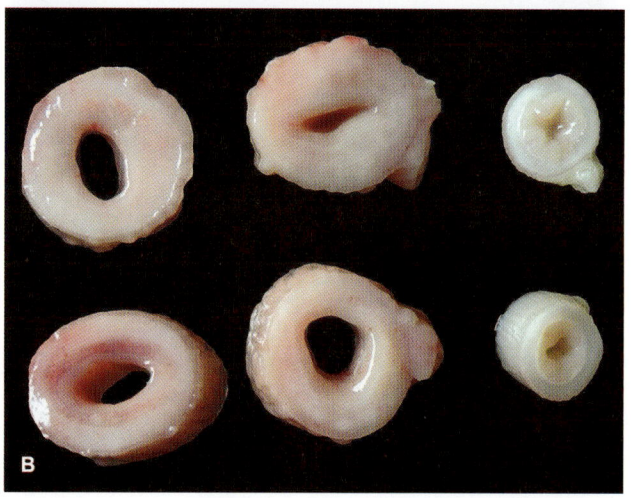

Figura 3.126 Linfoma intestinal em gato. **A.** Formação nodular branca com oclusão da luz intestinal. **B.** Espessamento circunferencial acentuado do intestino delgado comparado com o intestino delgado não afetado (direita).

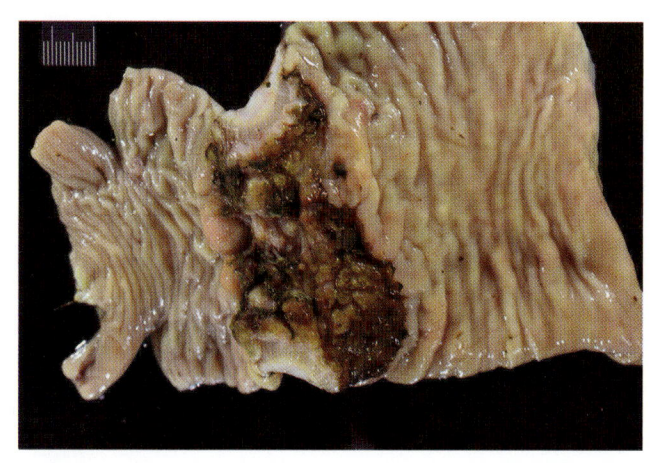

Figura 3.125 Enterite ulcerativa por adenocarcinoma intestinal em bovino.

A grande maioria dos linfomas intestinais na espécie são derivados de linfócitos T, com predomínio de linfoma de pequenas células e de baixo grau, que afetam a mucosa intestinal e assim classificados como linfoma de célula T associado à enteropatia tipo 2, segundo a Organização Mundial da Saúde (OMS). O outro tipo mais frequente é representado por um linfoma de células T grandes, que afetam de maneira transmural o intestino (linfoma de célula T associado à enteropatia tipo 1).

Há ainda, em gatos, um tipo específico de linfoma intestinal derivado de células T ou NK (em sua minoria), denominado linfoma de células granulares. Esse tipo de linfoma é transmural e apresenta um prognóstico desfavorável. Seus grânulos citoplasmáticos são facilmente detectados em preparações citopatológicas e têm difícil visualização histopatológica. Os linfomas de células B não são frequentes no intestino de gatos; entretanto, quando ocorrem, são linfomas difusos de grandes células B e afetam a junção ileocecocólica e o estômago.

PERITÔNIO

O peritônio é uma membrana serosa ampla que reveste todos os órgãos contidos na cavidade abdominal e na cavidade escrotal (*peritônio visceral*), bem como a face interna da parede da cavidade abdominal (*peritônio parietal*). Os rins são revestidos pelo peritônio apenas na face ventral, e nessa região é chamado de retroperitônio. O omento e o mesentério são membranas duplas do peritônio que se conectam ao peritônio visceral e parietal e a órgãos como estômago (omento) ou intestino e sistema reprodutor feminino (mesentério). Além disso, omento e mesentério são estruturas importantes, pois levam inervação e vasos sanguíneos a vários órgãos, além de serem fonte de tecido adiposo para reserva energética.

A superfície peritoneal é revestida por uma camada simples de *células mesoteliais*, sustentadas por uma membrana basal e por fibras colágenas e elásticas. Trata-se, então, de uma membrana fina, resistente e elástica. Em condições normais, o peritônio é transparente e apresenta superfície lisa e brilhante. A cavidade peritoneal contém pequena quantidade de líquido transparente de baixa viscosidade, suficiente para manter as superfícies teciduais úmidas e evitar atrito entre os órgãos, especialmente dos intestinos, já que estes se movimentam. O líquido peritoneal é isosmótico em relação ao plasma sanguíneo, embora não contenha proteínas de alto peso molecular; portanto, não coagula espontaneamente.

Cabe ressaltar que as células mesoteliais são permeáveis e, assim sendo, ocorre transporte ativo de fluidos em toda a superfície do peritônio, tanto do parietal quanto do visceral. Várias alterações importantes ocorrem na cavidade peritoneal, embora, na maioria dos casos, tais alterações sejam secundárias a alterações primárias em órgãos abdominais. O peritônio comumente responde às lesões com proliferação de células mesoteliais, e esse fenômeno pode ser erroneamente interpretado como alteração neoplásica, sobretudo em preparados citológicos de efusões da cavidade peritoneal.

É importante o reconhecimento das alterações *post mortem* que ocorrem nessa membrana (as quais devem ser diferenciadas de alterações *ante mortem*), dentre as quais efusões e alterações de coloração são as mais frequentes. Durante o processo autolítico que se segue à morte, há tendência de acúmulo de líquido na cavidade peritoneal por transudação. Esse líquido geralmente adquire coloração vermelho-escura, por efeito da hemólise e consequente liberação de hemoglobina. Em cadáveres com autólise moderada ou avançada, líquido com esse aspecto pode também ser observado em outras cavidades serosas. O líquido não coagula e deve ser diferenciado daqueles encontrados nos casos de hidroperitônio e de hemoperitônio (ver a seguir). Entre as alterações *post mortem* de coloração do peritônio, são importantes:

• Pseudomelanose, que é a coloração esverdeada, principalmente na serosa intestinal, decorrente da formação de sulfametaemoglobina, resultante da combinação de gás sulfídrico produzido por bactérias intestinais com hemoglobina liberada. Essa alteração tende a se iniciar no ceco
• Embebição por hemoglobina, que se traduz em uma coloração avermelhada ou rósea difusa em toda a superfície peritoneal; geralmente está associada ao acúmulo de líquido peritoneal avermelhado (conforme descrito anteriormente) (Figura 3.127). A embebição por hemoglobina é facilmente visível na superfície interna das artérias
• Embebição pela bile, que afeta principalmente a parte do fígado e das vísceras com localização adjacente à vesícula biliar (Figura 3.128).

Entre as anomalias do desenvolvimento da cavidade peritoneal, destacam-se hérnias congênitas, detalhadas anteriormente (ver Figuras 3.109 a 3.111). Uma alteração congênita pouco frequente, mas marcante da cavidade peritoneal é a condição denominada *schistosomus reflexus*, que consiste na ausência de fechamento ventral da cavidade abdominal, resultando em evisceração congênita.

A esteatonecrose (necrose do tecido adiposo) é a alteração degenerativo-necrótica mais importante da cavidade abdominal, afeta especialmente o omento e o mesentério. Em cães, essa alteração é de origem enzimática, observada na pancreatite/necrose pancreática aguda que acarreta o extravasamento de lipase dos ácinos pancreáticos necróticos. Em bovinos obesos, principalmente vacas leiteiras, a origem é possivelmente dietética (patogenia pouco compreendida). A doença da gordura amarela, também conhecida como esteatite, ocorre em animais alimentados com dietas ricas

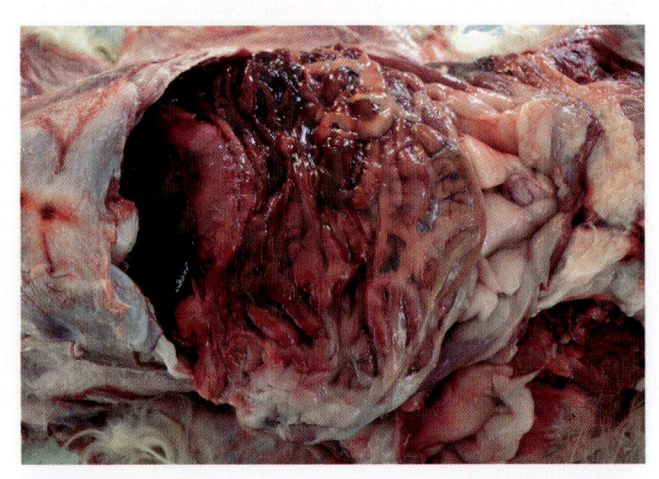

Figura 3.127 Embebição por hemoglobina em órgãos abdominais de cão.

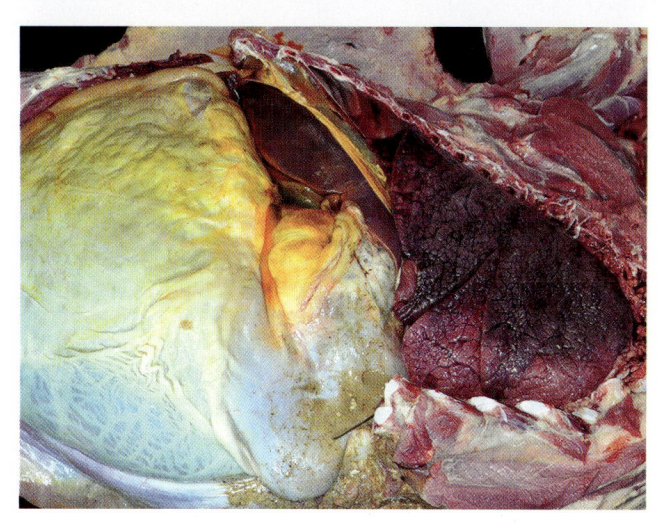

Figura 3.128 Embebição biliar abdominal em bovino. Pigmentação amarela no omento, nas proximidades da vesícula biliar.

em lipídios poli-insaturados e pobres em vitamina E, sendo mais comumente descrita em felinos alimentados com dietas à base de peixe ou, mais recentemente, alimentados com dietas não convencionais (não balanceadas). Com menos frequência, a esteatonecrose pode ser oriunda de traumas na cavidade abdominal.

Macroscopicamente, a doença apresenta-se como áreas ou massas que podem ter padrão focal, multifocal ou difuso na gordura peritoneal. Essas massas são firmes e irregulares e contêm áreas de mineralização, correspondentes a pontos esbranquiçados que variam de milímetros até poucos centímetros de diâmetro (Figura 3.129). Ao corte, a faca range como se estivesse cortando areia, confirmando conteúdo mineral. Pode haver gotículas de gordura livres boiando no líquido abdominal, especialmente em casos de pancreatite em cães. Em vacas leiteiras obesas essas massas são, na maioria dos casos, firmes e podem envolver e obstruir alças intestinais.

Microscopicamente, observam-se perda da arquitetura celular dos adipócitos com fragmentação da membra-

na plasmática; acúmulo de grande quantidade de material acelular amorfo, levemente eosinofílico, misturado com gotículas não coradas de gordura; e quantidade variável de grânulos basofílicos (mineralização) e fibrina. Podem também ser encontradas fendas de colesterol e infiltração de neutrófilos e de macrófagos contendo gotículas de gordura. Em casos mais crônicos, há ainda proliferação de tecido conjuntivo fibroso e, em bovinos com necrose difusa da gordura, reação granulomatosa com infiltração de inúmeros macrófagos epitelioides e células gigantes multinucleadas (Figura 3.130). Entre as alterações da cavidade peritoneal, destaca-se o acúmulo de conteúdo anormal, que inclui excesso de líquido peritoneal (denominado ascite ou hidroperitônio), bem como acúmulo de sangue (hemoperitônio), de urina (uroperitônio), de bile, de gás (pneumoperitônio) e de conteúdo intestinal ou ingesta.

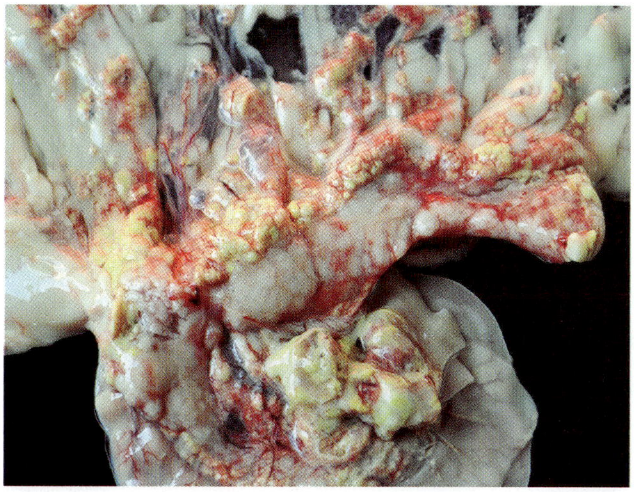

Ascite ou *hidroperitônio* é o acúmulo de líquido de origem não inflamatório na cavidade peritoneal, ou seja, de um transudato ou transudato modificado. Dessa maneira, ascite pode ser considerada manifestação de edema na cavidade peritoneal. O líquido ascítico típico é incolor ou levemente amarelado e transparente, com baixo conteúdo proteico e celular, e não coagula quando exposto ao ar (Figura 3.131).

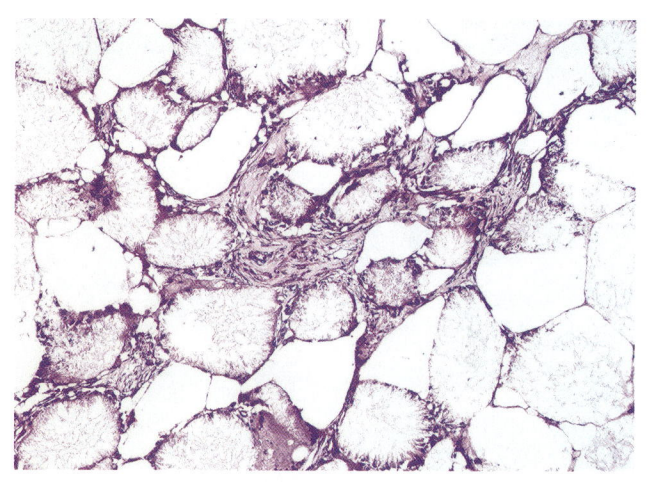

Figura 3.130 Necrose de gordura abdominal em bovino. Fendas de colesterol e infiltrado granulomatoso com discreta proliferação de tecido conjuntivo.

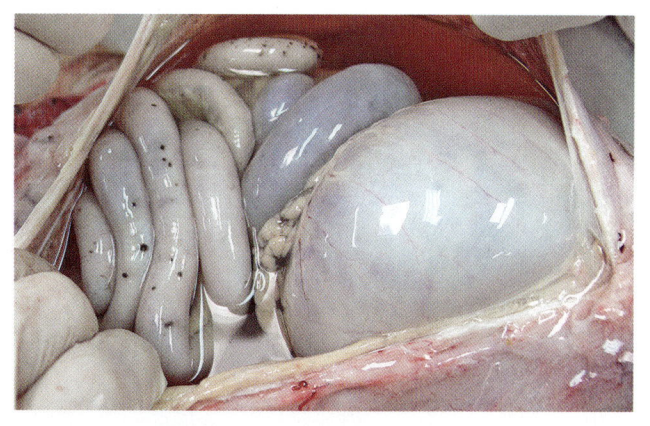

Figura 3.129 Necrose de gordura abdominal peripancreática em gato com pancreatite. Formações amareladas e firmes no tecido adiposo ao redor do pâncreas.

Figura 3.131 Ascite (hidroperitônio) em cão. (Cortesia do Dr. Renato de Lima Santos, Universidade Federal de Minas Gerais, Belo Horizonte, MG.)

As causas de ascite são comuns a outras manifestações de edema, entre as quais estão a diminuição da pressão coloidosmótica no sangue (hipoproteinemia), o aumento da pressão hidrostática ou a obstrução da drenagem linfática. Ascite por hipoproteinemia ocorre na desnutrição, nas parasitoses, nas hepatopatias e nas glomerulopatias que resultam em diminuição de concentração sérica de albumina. Outra causa importante de ascite é o aumento de pressão hidrostática especialmente por hipertensão na circulação portal. Essa condição ocorre principalmente nos casos de hepatopatias crônicas; por exemplo, a cirrose em cães ou a fibrose em animais de produção com aflatoxicose (Figura 3.132) ou intoxicados com *Senecio* spp. e crotalária.

Essas condições crônicas resultam em extensas áreas com perda de sinusoides hepáticos substituídos por tecido conjuntivo fibroso, levando à obstrução do fluxo sanguíneo pelo fígado e consequente hipertensão na circulação portal, com extravasamento de fluido do compartimento intravascular para a cavidade peritoneal. Outro mecanismo que pode resultar em ascite é o comprometimento da drenagem linfática da cavidade. Essa condição ocorre sobretudo em casos de neoplasia, particularmente nos casos de linfoma ou de carcinomatose (neoplasia epitelial maligna disseminada pela cavidade peritoneal), que podem resultar em obstrução linfática.

Hemoperitônio é o acúmulo de sangue na cavidade peritoneal (Figura 3.133).

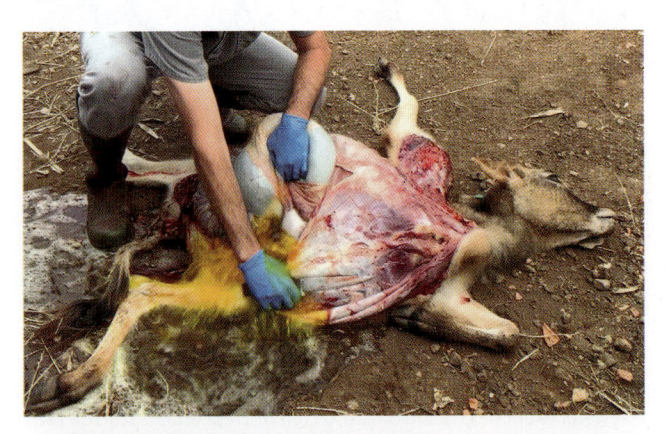

Figura 3.132 Ascite (hidroperitônio) em bovino com cirrose.

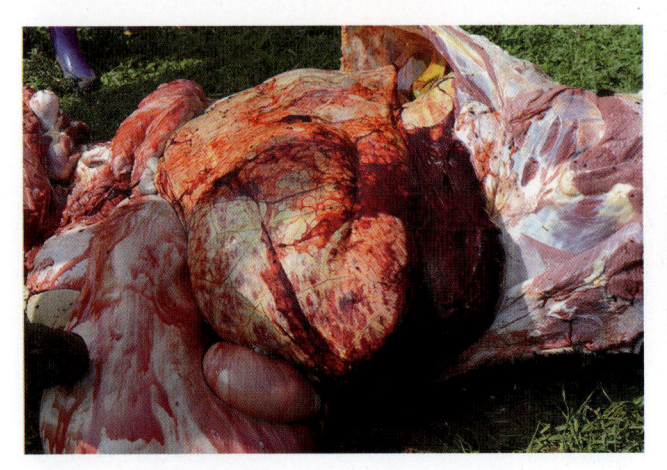

Figura 3.133 Hemoperitônio em bovino.

Geralmente, o sangue apresenta-se na forma de coágulos, mas isso não é uma constante. As causas mais comuns de hemoperitônio incluem ruptura traumática de fígado, baço ou outro órgão parenquimatoso, bem como hemangiossarcoma, que ocorre com frequência no baço de cães e pode causar hemorragias significativas, levando ao hemoperitônio. Em animais de companhia, a causa mais comum de ruptura esplênica é o traumatismo, com destaque para atropelamento. Já em bovinos, a ruptura da cápsula ocorre por esplenomegalia grave, ocasionada por babesiose (Figura 3.134) ou linfoma localizado no baço. Cabe lembrar que hemorragias petequiais ou sufusões nas superfícies serosas dos órgãos abdominais não representam hemoperitônio e estão associadas a condições que resultam em diátese hemorrágica, como nos casos de septicemia.

Uroperitônio advém da ruptura da vesícula urinária e do subsequente extravasamento de urina para a cavidade abdominal. Considerando que, em condições normais, a urina é estéril ou tem baixo conteúdo bacteriano, o acúmulo de urina na cavidade peritoneal resulta em uma resposta inflamatória irritativa e não infecciosa, denominada *peritonite química*. Dependendo da presença de intervenção terapêutica e do tempo de sobrevida, pode ocorrer uremia crônica pós-renal (ver Capítulo 5 – Sistema Urinário). Ademais, peritonite química é também ocasionada por injeção de soluções ou medicamentos por via intraperitoneal.

Bile pode estar presente na cavidade peritoneal, em função de extravasamento causado por permeabilidade aumentada ou ruptura da vesícula biliar ou de ductos biliares, como consequência de obstrução, inflamação ou trauma da vesícula e vias biliares. Isso também pode ser observado em casos de úlcera gastroduodenal perfurada. A peritonite por bile é mais comumente descrita nos cães e facilmente diferenciada de outras peritonites, uma vez que o peritônio e a superfície dos órgãos da cavidade abdominal apresentam coloração esverdeada ou verde-amarelada (Figura 3.135). Assim como em outras peritonites químicas, a peritonite por bile pode evoluir para peritonite séptica fatal. *Pneumoperitônio*, na maioria dos casos, ocorre como resultado de perfuração da parede abdominal, de perfurações gastrintestinais ou do útero. Nessas condições, ar ou gases podem

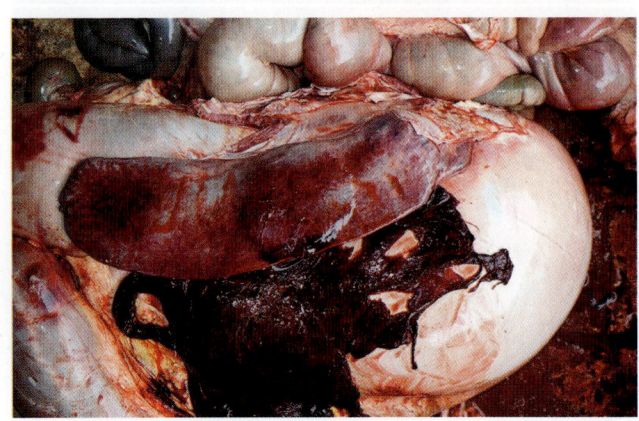

Figura 3.134 Hemoperitônio em bovino, decorrente de ruptura de cápsula em consequência de esplenomegalia acentuada, ocasionada por babesiose.

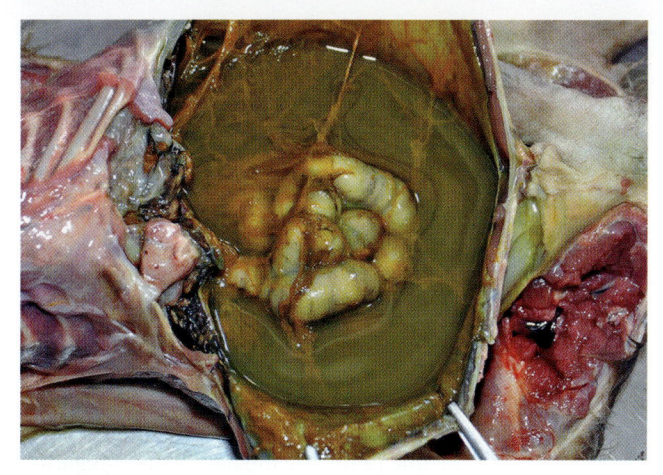

Figura 3.135 Peritonite biliar em cão. Cavidade abdominal repleta de líquido esverdeado e fibrina.

migrar para a cavidade abdominal. Além disso, é provável que a contaminação resultante das perfurações cause peritonite, com consequente produção de gases que também vão se acumular na cavidade abdominal.

Conteúdo intestinal ou ingesta na cavidade peritoneal, por ruptura ou perfuração *ante mortem* do sistema gastrintestinal (Figura 3.136), é mais frequente em equinos e bovinos. Essa ocorrência está comumente associada à peritonite bacteriana/séptica (ver discussão posterior) por causa da abundância de bactérias presentes. É importante salientar que haverá hemorragia e/ou inflamação nos bordos da área rompida nos casos de ruptura *ante mortem*.

Inflamação do peritônio, ou peritonite, é frequentemente observada em animais de produção (equinos e bovinos) e, com menos frequência, em animais de companhia (cães e gatos). Na maioria dos casos, esse processo inflamatório é de origem secundária. Dependendo da causa (séptica ou asséptica) e da espécie acometida, peritonite pode variar desde processo inflamatório agudo e difuso até crônico e focal, com produção de diferentes tipos de exsudatos (seroso, fibrinoso, purulento, hemorrágico ou granulomatoso). As principais causas de peritonite asséptica foram descritas anteriormente neste capítulo.

As peritonites sépticas são causadas por bactérias, vírus, protozoários e fungos; e as peritonites bacterianas podem ocorrer por ruptura ou perfuração do tubo gastrintestinal, mas também por perfuração ou ruptura uterina e perfuração da parede da cavidade peritoneal (Figura 3.137). Contudo, a peritonite pode também ocorrer por inflamação transmural do intestino, particularmente nos casos em que há necrose e gangrena da parede intestinal. Nesses casos, a infecção atinge a cavidade por extensão, antes mesmo de haver ruptura do intestino. Em equinos, a peritonite de origem bacteriana geralmente é difusa, aguda, fibrinosa e fatal (Figura 3.138).

Comparativamente, bovinos têm maior capacidade de conter o processo infeccioso e inflamatório na cavidade peritoneal. Como exemplo, na reticuloperitonite traumática, geralmente o processo inflamatório fica restrito ao local de perfuração do retículo, e não ocorre peritonite difusa. Entretanto, perfurações múltiplas na mucosa reticular geram lesões cicatriciais extensas, que comprometem a motilidade

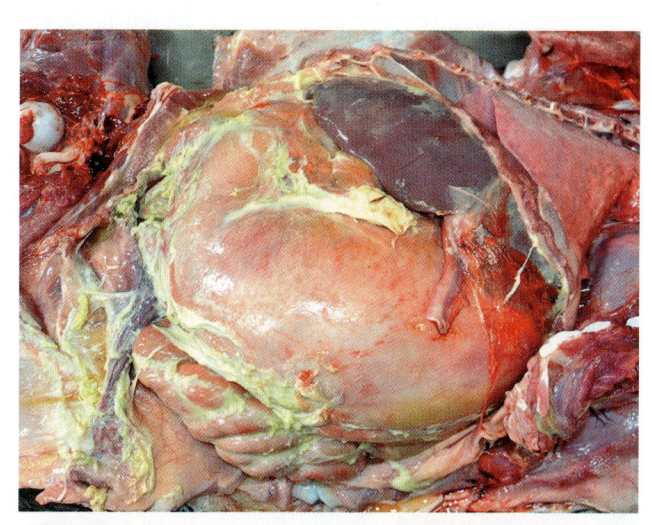

Figura 3.137 Peritonite bacterina em bezerro, decorrente da contaminação pós-castração.

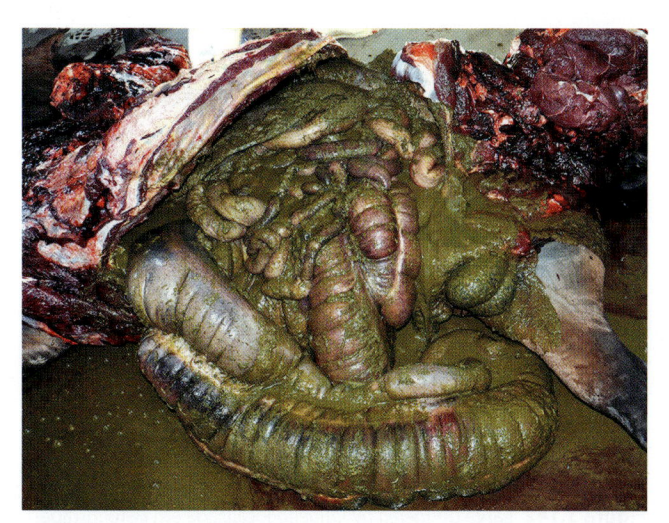

Figura 3.136 Conteúdo intestinal livre em cavidade abdominal de equino com ruptura de cólon maior, motivada por enterolitíase.

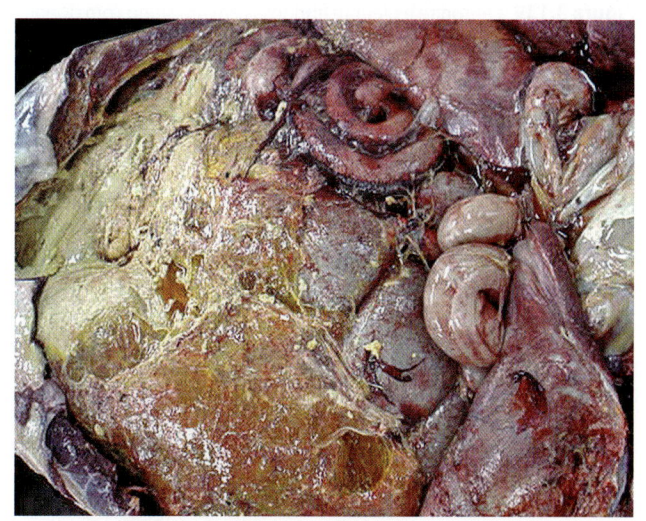

Figura 3.138 Peritonite fibrinosa aguda e difusa em equino. A cavidade peritoneal está repleta de exsudato fibrinoso, com aderência fibrinosa entre as alças intestinais. (Cortesia do Dr. Renato de Lima Santos, Universidade Federal de Minas Gerais, Belo Horizonte, MG.)

e a capacidade de separação das partículas do órgão. Além disso, lesões extensas na parede dos pré-estômagos podem levar a um quadro de indigestão vagal, com mais frequência do tipo 2. Em suínos, além das causas de peritonite já mencionadas, o processo inflamatório do peritônio está comumente associado a serosites em outras cavidades corporais nos casos de infecção por *Glaesserella* (*Haemophilus*) *parasuis* (Figura 3.139).

Em comparação a outras espécies, peritonite bacteriana é menos comum em cães, ao passo que, no gato, sua principal causa específica é a infecção por coronavírus da peritonite infecciosa felina (PIF), que pode resultar em reação efusiva ou não efusiva (Figura 3.140) e será discutida detalhadamente a seguir. Peritonite granulomatosa pode ocorrer nos casos de tuberculose generalizada ou miliar, particularmente em bovinos. Peritonites bacterianas agudas e difusas frequentemente resultam em septicemia e morte por choque séptico. Nos casos em que o processo inflamatório fica localizado ou nos casos de peritonite difusa que não resultam em morte, é comum ocorrer a formação de aderências, e, em alguns casos, ocorre formação de abscessos.

Peritonites parasitárias ocorrem por migração de vários parasitas pela cavidade peritoneal; contudo, a forma adulta ou larvária de alguns parasitas reside nessa cavidade. Nematódeos do gênero *Setaria* têm a cavidade peritoneal como seu hábitat definitivo, são adaptados a várias espécies de hospedeiros ungulados e mais comuns em equinos e bovinos. Esses parasitas geralmente não provocam alterações inflamatórias significativas na cavidade peritoneal, exceto quando ocorre migração, pelo canal inguinal, para a cavidade vaginal, o que pode resultar em periorquite.

Outro parasita encontrado na cavidade abdominal de ruminantes é a fase larvária do cestódeo *Taenia hydatigena*, previamente conhecido como *Cysticercus tenuicollis*. Essas larvas formam, nessa região, estruturas císticas (Figuras 3.141 a 3.143), que praticamente não incitam resposta inflamatória. Os hospedeiros definitivos de *Taenia hydatigena* incluem carnívoros domésticos e silvestres. Os ruminantes infectam-se ao pastejarem em áreas contaminadas com fezes de carnívoros portadores do parasita. Peritonite granulomatosa associada a ovos embrionados de *Dioctophyme*

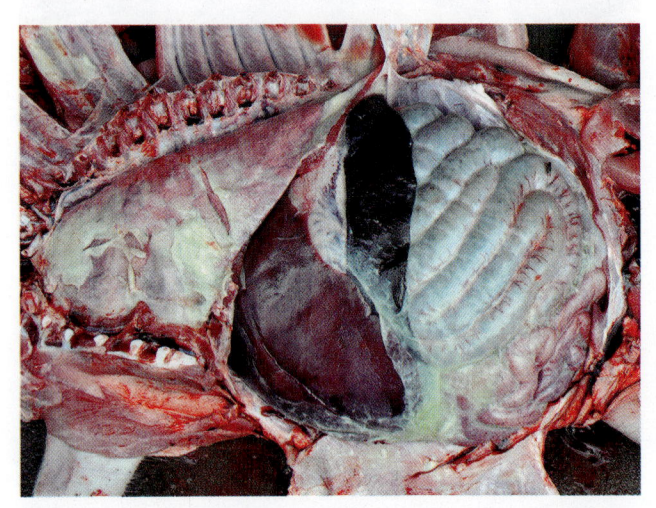

Figura 3.139 Peritonite e pleurite fibrinosas em um suíno com doença de Glasser.

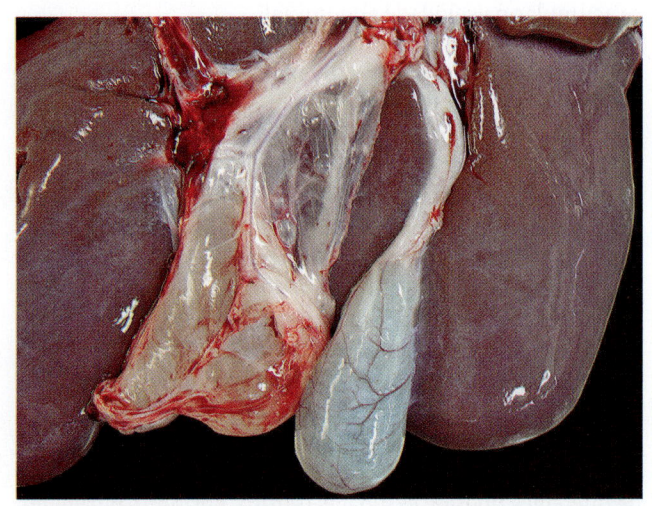

Figura 3.141 Estrutura cística na superfície do fígado de ovino, adjacente à vesícula biliar, contendo larva de *Taenia hydatigena*. (Cortesia do Dr. Renato de Lima Santos, Universidade Federal de Minas Gerais, Belo Horizonte, MG.)

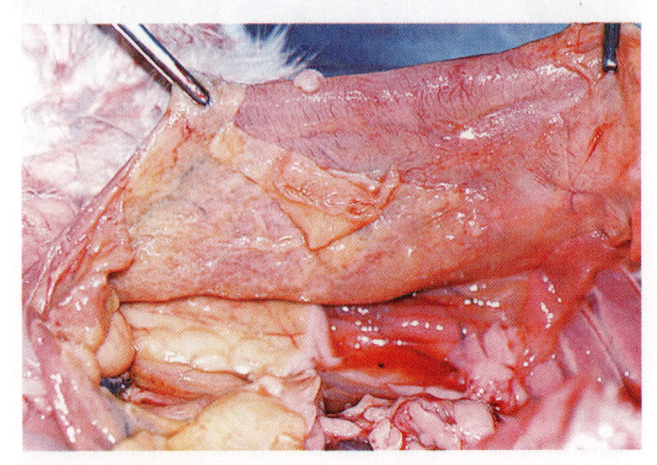

Figura 3.140 Gato com peritonite infecciosa felina (PIF). Deposição de fibrina na superfície serosa da parede abdominal. (Cortesia do Dr. Antonio Carlos Alessi, Universidade Estadual Paulista, Jaboticabal, SP.)

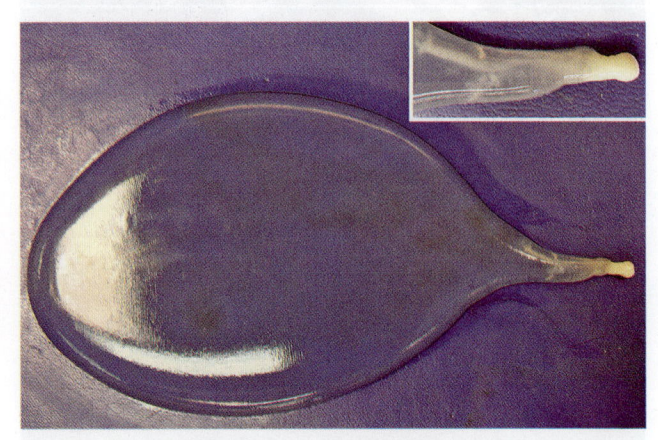

Figura 3.142 Larva de *Taenia hydatigena* localizada em cisto intraperitoneal em ovino. No detalhe, o escólex. (Cortesia do Dr. Renato de Lima Santos, Universidade Federal de Minas Gerais, Belo Horizonte, MG.)

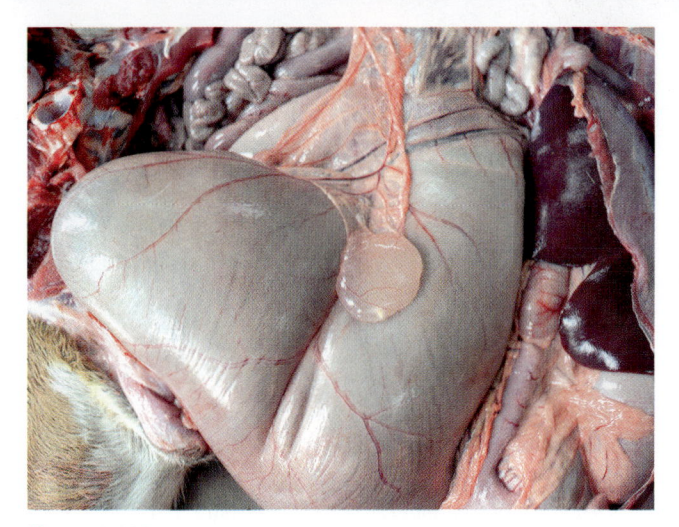

Figura 3.143 Caprino. Estrutura cística parasitária no omento contendo a forma larval da *Taenia hydatigena* (*C. tenuiculis*).

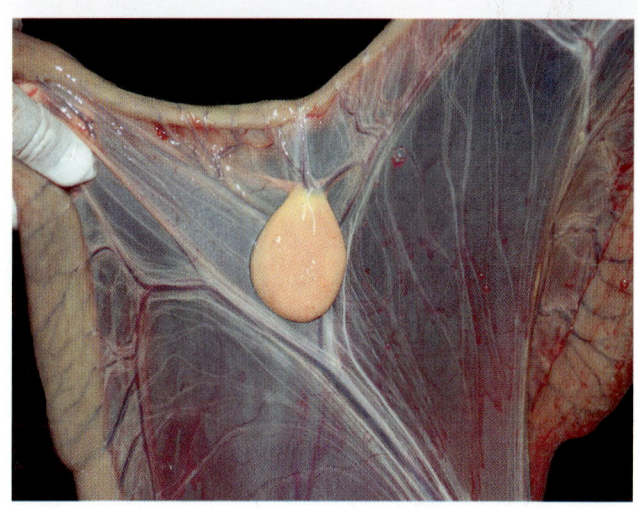

Figura 3.145 Lipoma mesentérico em equino. Formação nodular pedunculada, branca e macia no mesentério.

renale tem sido observada em caninos infectados por esse parasito; ocasionalmente, o parasito adulto pode ser encontrado em localização ectópica na cavidade abdominal.

A principal neoplasia primária da cavidade peritoneal é o *mesotelioma*. Mesoteliomas não são comuns, mas ocorrem com maior frequência em bovinos e cães. A neoplasia dissemina-se por implantação em toda a cavidade abdominal. Macroscopicamente, apresenta-se como múltiplos nódulos ou formações papiliformes distribuídos difusamente nas superfícies serosas e no peritônio parietal (Figura 3.144). Mesoteliomas também ocorrem primariamente na cavidade pleural, no saco pericárdico e na cavidade vaginal da bolsa escrotal. Essa neoplasia pode ser congênita, particularmente em bovinos.

Outro tipo de neoplasia comum na cavidade peritoneal é o lipoma, que acomete especialmente equinos. Esses tumores se caracterizam por serem estruturas nodulares que têm tendência a se tornarem pedunculadas, sólidas, de consistência flácida e aspecto semelhante ao de tecido adiposo normal (Figura 3.145). Esses tumores são benignos e carecem de importância clínica, exceto nos casos em que causem

alterações mecânicas, pois há possibilidade de ocasionarem estrangulamento de alças intestinais.

Neoplasias secundárias ou metastáticas também podem disseminar-se pelo peritônio. A mais comum delas é a proliferação de carcinomas, particularmente na condição conhecida como carcinomatose. Carcinomas ovarianos têm grande propensão à disseminação por implantação na cavidade peritoneal. Ocasionalmente, carcinomas pancreáticos (Figura 3.146) e hemangiossarcomas (Figura 3.147) também fazem metástase por implantação na cavidade abdominal.

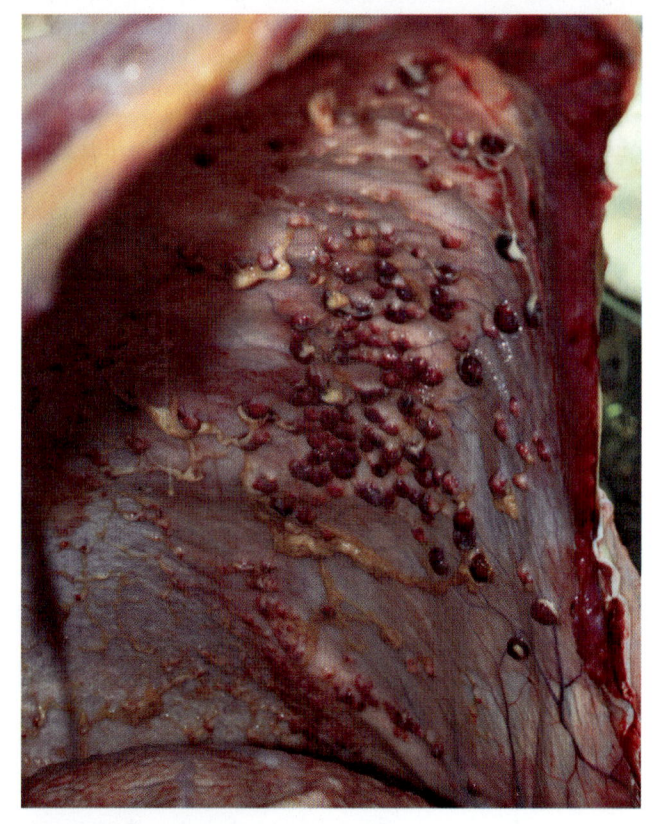

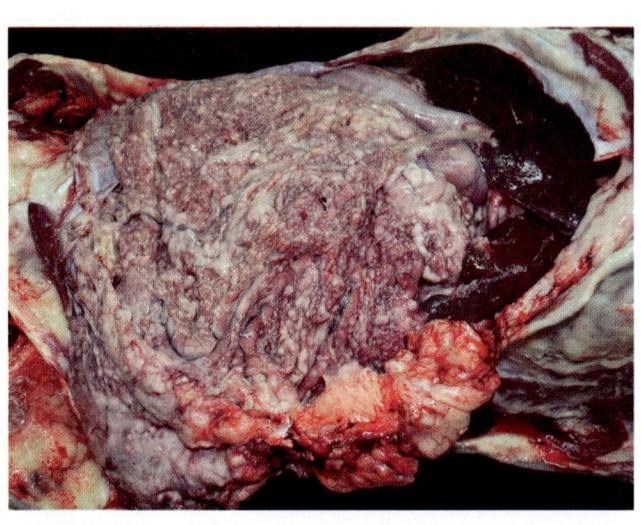

Figura 3.144 Mesotelioma peritoneal difuso em canino. Omento com múltiplas formações neoplásicas em sua superfície.

Figura 3.146 Implantação abdominal (peritônio parietal) de carcinoma pancreático em bovino.

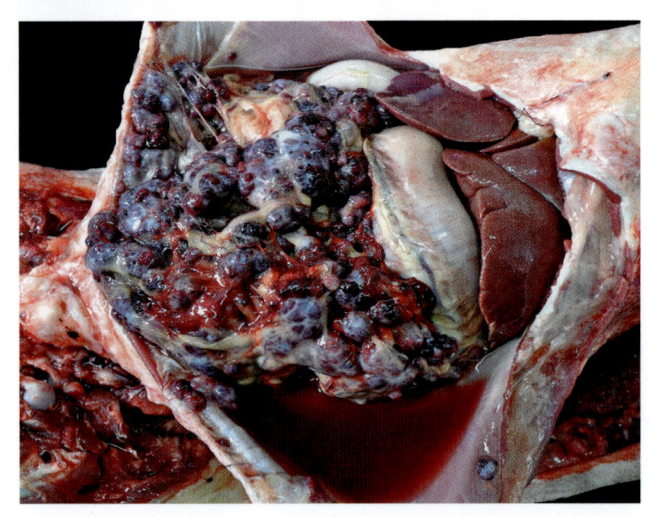

Figura 3.147 Implantação abdominal de hemangiossarcoma em cão. Superfície da cavidade abdominal repleta de neoformações avermelhadas, além de hemoperitônio.

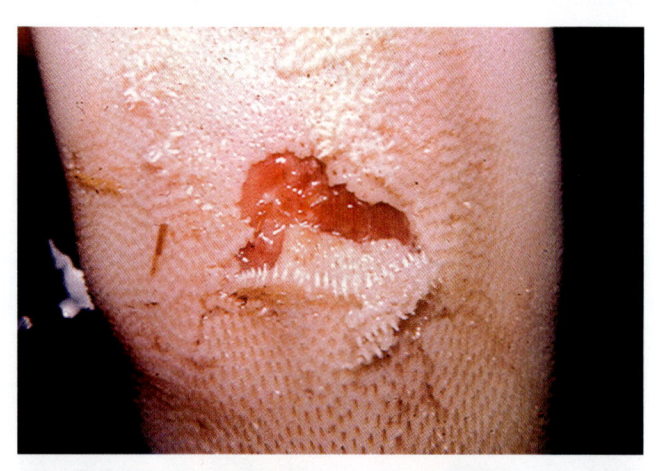

Figura 3.148 Glossite ulcerativa em bovino. Vesícula rota e ulceração na face dorsal da língua. Infecção por vírus da febre aftosa.

PRINCIPAIS DOENÇAS QUE AFETAM PRIMARIAMENTE O SISTEMA DIGESTÓRIO E O PERITÔNIO

Doenças virais do sistema digestório e do peritônio

Febre aftosa

A febre aftosa é uma doença aguda e altamente contagiosa causada por um vírus da família *Picornaviridae*, gênero *Aphtovirus*. Há sete sorotipos e mais de 70 subtipos; todos causam doença clínica semelhante, mas não ocorre proteção cruzada entre os sorotipos. Essa é considerada a enfermidade mais contagiosa do mundo, com morbidade alta, porém mortalidade e letalidade baixas. Os poucos animais que morrem da doença espontânea, de miocardite, são bovinos lactentes.

A febre aftosa afeta animais de cascos fendidos, incluindo bovinos, ovinos, caprinos e suínos, além de ruminantes selvagens, como cervídeos. Os sinais clínicos mais proeminentes em bovinos são diminuição na ingestão de alimentos e água, febre e claudicação, com rápida perda de peso. A maioria das lesões macroscópicas é observada clinicamente, como vesículas íntegras ou, mais frequentemente, rompidas, formando erosões ou úlceras na cavidade oral, especialmente na língua (Figura 3.148), focinho, bandas coronarianas dos cascos, tetos e prepúcio. Essas lesões se reepitelizam em cerca de 7 dias. Lesões em órgãos internos incluem vesículas, erosões ou úlceras nos pilares do rúmen, sobretudo se a alimentação é fibrosa. Ovinos e caprinos geralmente desenvolvem infecção subclínica. Bovinos jovens morrem por infecção dos cardiomiócitos, que resulta em miocardite linfocítica, pois o vírus tem capacidade de infectar células musculares pouco diferenciadas. A doença não afeta os equinos e não é uma zoonose. Infecção acidental com formação de uma pequena vesícula no local da inoculação pode ocorrer em pessoas que trabalham com o vírus puro em laboratório.

Apesar de ser a primeira enfermidade a vírus descrita em animais, o vírus da febre aftosa muito precisa ser estudado para que haja melhor compreensão da patogenia da doença. Isso se explica por existirem inúmeros sorotipos e subtipos do vírus, que podem alterar os mecanismos de formação da doença, além das rígidas restrições de biossegurança, de modo que apenas poucos laboratórios no mundo podem conduzir experimentos com o vírus. De modo geral, este é transmitido por contato direto ou indireto com animais infectados e suas secreções. Sabe-se que pode ocorrer disseminação em longas distâncias pelo ar, com o vírus migrando de um surto para uma área previamente livre da doença, em especial se não há barreiras físicas, como montanhas e matas. Além disso, o ser humano pode contrair o vírus em uma área contaminada e, sem que haja infecção, carreá-lo, nas vias respiratórias superiores, para uma área não contaminada. Fômites também são fontes de transmissão viral.

Acredita-se que bovinos e ovinos sejam infectados com mais frequência por via respiratória, por meio de aerossóis, enquanto suínos são mais comumente infectados por via digestiva, a partir do consumo de alimento contaminado com o vírus, ou por via cutânea, a partir do contato de lesões de pele com animais infectados e suas secreções. A maior parte do que se conhece hoje sobre a patogenia da febre aftosa foi obtida com base em estudos realizados em bovinos, uma vez que há escassos trabalhos em outras espécies. Dessa maneira, o que se segue é sobre a doença nessa espécie.

Um estudo *in vitro* descreveu o receptor celular alfa integrina como local de adesão da proteína viral 1 do vírus. A febre aftosa é, classicamente, dividida em pré-viremia, viremia e pós-viremia. A fase pré-viremia ocorre após o contato do animal com o vírus, com replicação viral em células epiteliais localizadas nos sítios primários de replicação, como a nasofaringe (6 h após a inoculação) e os septos alveolares dos pulmões (12 h após a inoculação). Linfonodos regionais são negativos para detecção viral nessa fase da infecção e, aparentemente, não são importantes para a replicação inicial ou como porta de entrada para estabelecimento da viremia. A fase de viremia inicia-se após pico de replicação viral nos sítios primários, entre 1 e 2 dias antes de o animal apresentar febre ou outros sinais clínicos. Nessa fase, o vírus dissemina-se para todo o organismo e pode ser detectado em vários tecidos, órgãos, excreções e secreções. A replicação viral é intensa em células do estrato espinhoso, em tecidos compostos de epitélio pavimentoso estratificado, resultando no surgimento das lesões características da febre aftosa (descritas anteriormente). Na fase pós-viremia, o vírus não pode mais ser detectado no sangue, entretanto títulos elevados podem ser observados nos locais onde há formação das lesões. Alguns animais podem tornar-se portadores com infecção assintomática e persistência do vírus por períodos prolongados em determinados tecidos (faringe e pulmões).

Os mecanismos desse tipo de infecção ainda não são bem compreendidos, e também não se sabe o potencial de transmissão do vírus que esses animais apresentam. Infecção assintomática talvez seja a principal preocupação dos países livres de febre aftosa ao estabelecerem relações comerciais com países em áreas endêmicas ou livres de febre aftosa com vacinação, uma vez que a vacinação não previne infecção assintomática. Ovinos e caprinos geralmente desenvolvem infecção subclínica e podem servir como transportadores do vírus entre rebanhos.

Por ser uma doença altamente contagiosa e debilitante, traz sérios prejuízos diretos para a produção animal, mas também indiretos, pois interfere nas relações comerciais entre países importadores e exportadores de produtos animais (carne, principalmente). No Brasil, o último surto de febre aftosa ocorreu em 2006; atualmente, a maior parte do território nacional é considerada livre da doença com vacinação, e há no país cinco estados e partes de outros dois livres da enfermidade sem vacinação: Rio Grande do Sul, Santa Catarina, Paraná, Rondônia, Acre e partes dos estados do Amazonas e Mato Grosso.

Estomatite vesicular

Estomatite vesicular (EV) é uma arbovirose (doença viral transmitida por um artrópode) causada pelo vírus da estomatite vesicular, que pertence ao gênero *Vesiculovirus* da família Rhabdoviridae. É uma doença aguda, que atinge primariamente equinos e suínos, é menos frequente em bovinos e rara em ovinos e caprinos. As características clínicas, macro e microscópicas da EV são idênticas àquelas observadas na febre aftosa, como febre e formação de vesículas que se rompem facilmente, formando erosões e úlceras em regiões anatômicas que apresentam tecido epitelial pavimentoso estratificado que contenha camada espinhosa proeminente (espessa), como cavidade oral, especialmente porção dorsal da língua, focinho (suínos), banda coronariana dos cascos, vulva, prepúcio e tetos (vacas leiteiras).

Os animais infectados param de se alimentar e começam a salivar, em decorrência das lesões doloridas que se formam na cavidade oral. Claudicação ocorre em função das vesículas que se formam no espaço interdigital e na banda coronariana dos cascos. Sequelas frequentemente observadas incluem laminite (equinos) e mastite bacteriana (bovinos). A EV não é uma doença fatal, e, se não ocorrer infecção secundária, os sinais clínicos duram de 7 a 10 dias. A doença ocorre geralmente em surtos, predominantemente do meio para o fim de épocas quentes e úmidas do ano, coincidindo com o aumento da população de insetos. Trata-se de uma zoonose, que causa doença semelhante à gripe e, raramente, formação de vesículas na cavidade oral e nas mãos em seres humanos.

A patogenia da doença ainda não é totalmente compreendida. Sabe-se que a transmissão ocorre essencialmente por picada de insetos hematófagos infectados com o vírus, especialmente pela mosca-da-areia (*Lutzomyia shannoni*), mosca-preta da família Simuliidae e mosquitos do gênero *Culicoides*, diretamente nas áreas em que as lesões se desenvolvem. Essas espécies de insetos são vetores competentes, uma vez que replicam o vírus no sistema digestório e o eliminam pela saliva quando se alimentam no hospedeiro. É intrigante o fato de a EV não causar viremia, de modo que insetos hematófagos possam infectar-se e, assim, fechar o ciclo da doença. Por esse motivo, alguns trabalhos tentam solucionar essa equação, demonstrando transmissão vertical (transovariana) do vírus na população de insetos hematófagos.

Outra maneira de manutenção do vírus demonstrada é a transmissão horizontal entre insetos infectados e insetos não infectados se alimentando simultaneamente em um mesmo hospedeiro (mamífero) não infectado. Outras formas menos comuns ocorrem por transmissão mecânica, a partir de insetos não hematófagos que se alimentam de secreções em lesões de animais infectados (vesículas ou úlceras) e, posteriormente, transportam o vírus para áreas de solução de continuidade (feridas) em mucosas ou pele de outro hospedeiro não infectado. Contato direto entre animal infectado e animal não infectado e fômites, especialmente ordenhadeiras, também são descritos. Acredita-se ser possível controlar a enfermidade apenas com a combinação de várias medidas preventivas, como controle de animais, estábulos, áreas circunvizinhas e meio ambiente, determinando e controlando o transmissor principal na região, entre flebotomíneos, moscas e mosquitos.

Macroscopicamente, as lesões surgem, dependendo da virulência do vírus, entre 48 e 72 h após a inoculação. A princípio, as lesões apresentam-se como edema e hiperemia. Após as 72 h, vesículas (raramente observadas, pois se rompem facilmente), erosões e ulcerações são aparentes. Essas lesões podem espalhar-se localmente, mas, em geral, tendem a regredir após 96 h da inoculação. Microscopicamente, limitam-se à camada espinhosa da epiderme, pois é nas células epiteliais dessa região que ocorre a replicação viral. Há degeneração balonosa (hidrópica), espongiose (separação entre as células epiteliais) e necrose celular individual. Essas alterações podem ser vistas entre 12 e 24 h após a inoculação do vírus. Entre 48 e 72 h, a lesão difunde-se perifericamente, e começam a ser observadas células inflamatórias (linfócitos e macrófagos, predominantemente) infiltrando a derme superficial e, em menor intensidade, transmigrando pela epiderme afetada. Além de células epiteliais da camada espinhosa, o vírus também se replica em células da linhagem histiocítica, como macrófagos ou células dendríticas. Essas células com vírus em replicação já foram demonstradas na derme superficial e em linfonodos regionais que drenavam áreas infectadas da pele.

A doença pode espalhar-se rapidamente, em forma de surtos, e resultar em perdas econômicas importantes em razão da alta morbidade, que conduz quarentena, restrição no transporte de animais e diminuição na produção de leite e carne. Sua presença em uma região pode interferir no comércio internacional de animais e seus produtos. A EV está restrita às Américas, onde ocorrem sorotipos específicos em determinadas regiões. Outro aspecto importante da doença é o fato de que esta, em bovinos e suínos, é clinicamente indistinguível da febre aftosa; portanto, todo caso de doença vesicular deve ser investigado em profundidade. Um fator-chave para a diferenciação é identificar se equinos estão ou não sendo afetados, pois equinos são altamente suscetíveis à EV e completamente resistentes ao vírus da febre aftosa. Há evidências de circulação do vírus em todas as regiões do Brasil, são descritos surtos da doença de maneira endêmica nas regiões Nordeste e Centro-Oeste e de maneira esporádica nas regiões Sul e Sudeste. Ainda que a doença seja frequente no Brasil, há escassos estudos experimentais que utilizam vírus oriundos de surtos nacionais para que sejam caracterizados os aspectos patogenéticos da EV no país.

Exantema vesicular suíno

O exantema vesicular suíno é causado por um vírus do gênero *Vesivirus*, família Caliciviridae. Existem treze sorotipos imunologicamente distintos com potencial virulência. É uma doença aguda caracterizada clinicamente por febre e formações de vesículas no focinho, na mucosa oral, na língua e na banda coronariana dos cascos; portanto, muito semelhante às outras doenças vesiculares de suínos, como febre aftosa, estomatite vesicular e doença vesicular suína. A doença pode ser transmitida por contato direto de animais sadios com animais infectados ou por fômites. A maioria dos surtos foi associada à alimentação com carne suína crua.

O exantema vesicular foi descrito pela primeira vez no estado da Califórnia, nos EUA, por volta de 1930. Mais tarde, em 1956, o exantema vesicular foi erradicado da espécie suína naquele país. Em 1973, surtos de doença vesicular ocorreram em leões-marinhos de vida livre na Califórnia, próximo à ilha de São Miguel. O vírus isolado de leões-marinhos doentes, então denominado *San Miguel sea lion virus* (SMSV), apresentou características muito semelhantes às do calicivírus do exantema vesicular suíno (VESV, do inglês *vesicular exanthema of swine virus*). Inoculações experimentais do SMSV em suínos resultaram, apesar de mais brandos, em sinais clínicos e anatomopatológicos idênticos aos observados na infecção causada pelo VESV. Por essas razões e pelas próprias características do vírus, há hipóteses de que o exantema vesicular suíno se tenha originado a partir da alimentação de suínos com peixes de água salgada contaminados com SMSV. Entretanto, um estudo genômico mais recente mostrou que o SMSV-8, isolado de nadadeira de focas em 1981, é geneticamente distinto ao SMSV/VESV. Não há relatos dessa doença no Brasil.

O sequenciamento completo da estirpe San Miguel sea lion virus-8 (SMSV-8) e a comparação com sequências de outras sequências de calicivírus do GenBank demonstraram que esse vírus é geneticamente distinto das cepas virais VESV/SMSV e pertence que a um novo clado dentro do gênero *Vesivirus*.

Doença vesicular suína

A doença vesicular dos suínos é uma enfermidade altamente contagiosa e, como o próprio nome sugere, afeta suínos. É causada por um vírus do gênero *Enterovirus*, da família Picornaviridae. A transmissão ocorre predominantemente por contato direto entre animais infectados e animais sadios. Clinicamente, é uma doença de pouca importância, porém assemelha-se muito, do ponto de vista clínico e anatomopatológico, a outras doenças vesiculares, como a febre aftosa, estomatite vesicular e exantema vesicular suíno. Por esse motivo, a presença dessa doença em determinadas regiões pode interferir nas relações comerciais internacionais de suínos e seus produtos e resultar em prejuízos econômicos importantes. Ela já foi descrita na Europa e na Ásia. Não há relatos dessa enfermidade no Brasil.

Senecavírus

O senecavírus A (SVA), anteriormente conhecido como vírus Seneca Valley, é um pequeno picornavírus não envelopado, descoberto, por acaso, em 2002, como um contaminante da cultura de células. No entanto, demostrou-se, posteriormente, que o vírus circulava silenciosamente desde, pelo menos, 1988. Há apenas uma única espécie classificada no gênero Senecavirus. Sua principal importância é a semelhança clínica com doenças vesiculares exóticas, tais como febre aftosa, doença vesicular suína e exantema vesicular de suínos. A primeira associação entre o SVA e lesões vesiculares foi relatada em 2007, em suínos provenientes do Canadá abatidos nos EUA. No Brasil, o primeiro relato é de 2014.

Morbidade e mortalidade são variáveis. A maior morbidade foi relatada em fêmeas adultas, mas a mortalidade é muito baixa em suínos adultos. A morbidade em neonatos pode chegar a 70%, e a mortalidade nos casos varia de 5 a 60%. Tanto a transmissão direta quanto a indireta provavelmente desempenham um importante papel. O SVA foi identificado em camundongos e moscas domésticas. Existem algumas evidências de que a transmissão vertical possa ocorrer.

Sinais clínicos observados em animais infectados experimentalmente incluem letargia, claudicação e anorexia. Febre entre 40,3 e 40,8°C pode ser detectada. Lesões vesiculares são encontradas no focinho (Figura 3.149), nos lábios, nas bandas coronárias (Figura 3.150) e/ou nos espaços interdigitais. Descreve-se também glossite diftérica. Há re-

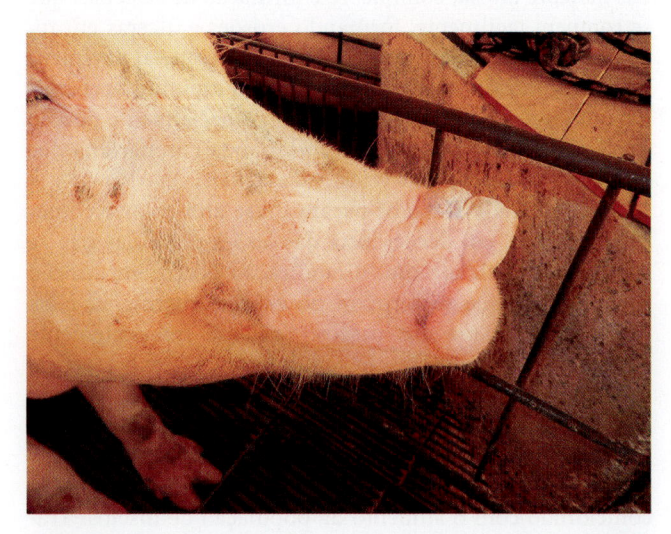

Figura 3.149 Vesícula na porção dorsal do focinho em matriz suína. Infecção por Senecavírus A. (Cortesia do Dr. Fábio Augusto Vannucci, University of Minnesota, Saint Paul, MN, EUA.)

latos de que as lesões em cascos aparecem vários dias antes das lesões no focinho, ao contrário da febre aftosa, na qual ambas têm surgimento concomitantes. As lesões rompidas formam ulcerações profundas (Figura 3.151), que cicatrizam em cerca de 2 semanas. Nos recém-nascidos, a infecção por SVA pode culminar em fraqueza, letargia, sinais neurológicos, diarreia ou morte; no entanto, os sinais clínicos geralmente desaparecem dentro de 3 a 10 dias, e a maioria dos leitões recupera-se completamente. Hemorragias petéquias no rim e lesões ulcerativas da língua e da banda coronária foram relatadas, bem como edema subcutâneo e mesentérico em leitões com diarreia.

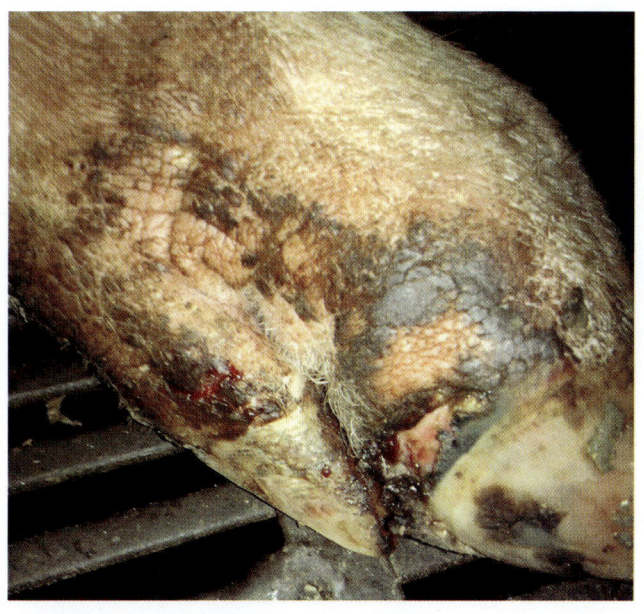

Figura 3.150 Úlceras na banda coronariana em matriz suína. Infecção por Senecavírus A. (Cortesia do Dr. Fábio Augusto Vannucci, University of Minnesota, Saint Paul, MN, EUA.)

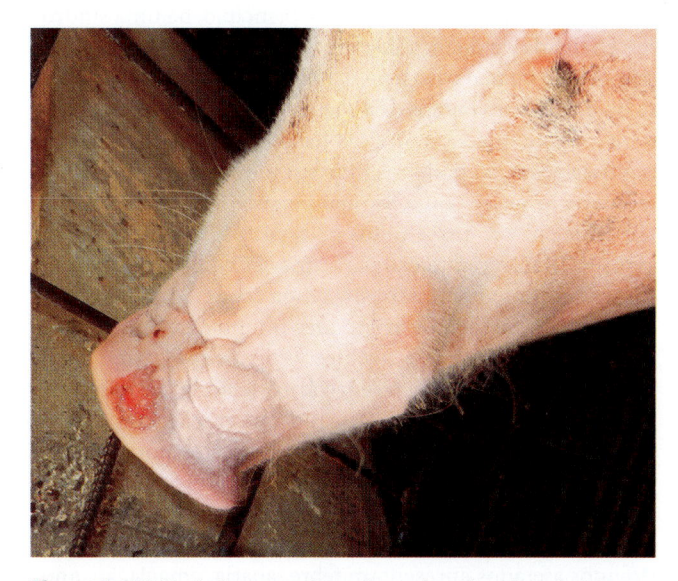

Figura 3.151 Vesícula rota e ulceração na face dorsal do focinho em matriz suína. Infecção por Senecavírus A. (Cortesia do Dr. Fábio Augusto Vannucci, University of Minnesota, Saint Paul, MN, EUA.)

Peste bovina

Doença aguda e altamente contagiosa de bovinos que afeta diversos órgãos, principalmente o sistema digestório. Denominada *rinderpest* na literatura de língua inglesa, tem significado histórico, pois é a doença animal que mais causou miséria e fome em comparação com qualquer outra, uma vez que foi responsável pela pobreza humana em vários locais do mundo. Essa também foi a primeira doença animal erradicada mundialmente, pela Organização para a Agricultura e a Alimentação, *Food and Agriculture Organization* (FAO), que desenvolveu um programa para sua erradicação por meio de vacinação e vigilância epidemiológica. Os últimos casos de peste bovina foram observados no sul da Somália e no norte do Quênia. O único relato da doença nas Américas ocorreu no Rio de Janeiro, logo após a Primeira Guerra Mundial, em animais importados da Europa.

Peste bovina é causada por um vírus da família Paramyxoviridae, gênero *Morbilivirus*. A transmissão só ocorre por contato direto entre animais e afeta bovinos de qualquer idade. O vírus replica-se inicialmente no tecido linfoide próximo à área de infecção (p. ex., tonsilas) e dissemina-se para os linfonodos regionais, nos quais ocorre alta replicação. Há, então, subsequente viremia e aparecimento dos sinais clínicos. O período de incubação é de aproximadamente 5 dias. Os sinais clínicos consistem em depressão, diarreia, desidratação e morte. Alguns animais apresentam conjuntivite, erosões e úlceras na cavidade oral, especialmente no palato, na faringe e na base da língua. Pelo fato de ocorrer replicação viral nas células epiteliais e no tecido linfoide, as lesões são mais acentuadas nos locais em que esses tecidos se apresentam de modo contíguo, como a porção caudal da faringe e a região das placas de Peyer, no intestino. As lesões ulcerativas nas placas de Peyer são graves; clinicamente, observam-se diarreia com sangue, fibrina e formação de membranas diftéricas, caracterizadas pela deposição de uma camada de fibrina sobre a superfície necrótica da mucosa. A morte ocorre por desidratação acentuada, resultado da diarreia profusa.

Histologicamente, observa-se necrose das células epiteliais e do tecido linfoide, com formação de erosões e úlceras na porção caudal da faringe, na base da língua e no intestino. Inclusões eosinofílicas tanto intracitoplasmáticas quanto intranucleares (características dos paramixovírus) são facilmente observadas nas células epiteliais, com formação de células sinciciais (Figura 3.152), em consequência da presença de uma proteína de fusão viral. Células sinciciais são comumente observadas na cavidade oral e, com menos frequência, no intestino. Há algumas cepas que provocam sinais clínicos mais leves; nesses casos, é possível que o animal sobreviva ao período de infecção intestinal aguda. Se isso ocorrer, o vírus ataca as células epiteliais do pulmão e leva ao desenvolvimento de pneumonia.

A vacina para peste bovina é uma vacina viva modificada que protege o animal contra todas as cepas por, pelo menos, 11 anos. Essa vacina foi utilizada no programa mundial de erradicação da doença.

Peste dos pequenos ruminantes

Peste dos pequenos ruminantes (PPR), também conhecida mundialmente pela denominação em francês, *peste des petits ruminants*, é uma doença aguda ou subaguda que causa

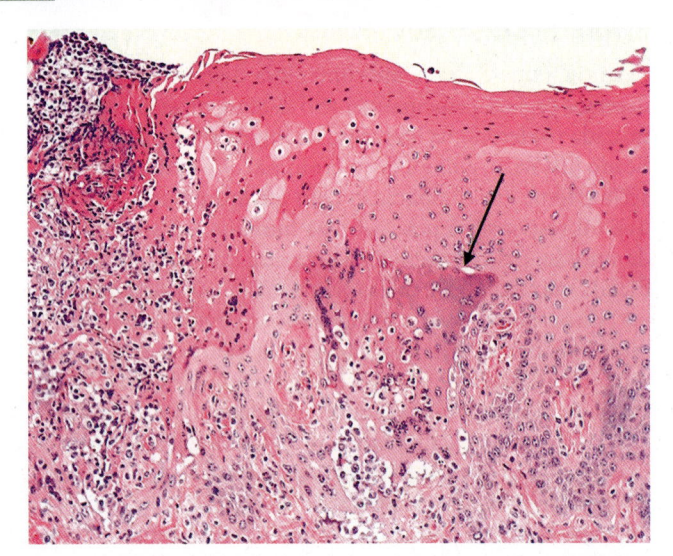

Figura 3.152 Mucosa oral de bovino com peste bovina, com erosão, intenso infiltrado inflamatório e células sinciciais (*seta*). (Cortesia do Dr. Renato de Lima Santos, Universidade Federal de Minas Gerais, Belo Horizonte, MG.)

morbidade e mortalidade consideráveis em ovinos e caprinos, em várias partes do mundo. É endêmica em grande parte da África Subsaariana, no Oriente Médio e no Sudeste Asiático. A doença é causada pelo vírus da peste dos pequenos ruminantes, um *Morbilivirus* da família Paramyxoviridae que é intimamente relacionado com o vírus da peste bovina; de fato, há muitas similaridades entre essas duas doenças. A infecção ocorre por aerossóis e contato direto. O vírus penetra nas membranas mucosas, e ocorre replicação nos linfonodos regionais, com subsequente viremia. Ao atingir o epitélio de múltiplos órgãos, o vírus provoca graves danos no sistema digestório e respiratório, respectivamente, em ordem de intensidade.

O vírus da PPR replica-se nas células epiteliais e linfoides, causando infecção citolítica em ambas. Nos órgãos em que há sobreposição desses dois tipos de células, ocorre a formação de úlceras. No sistema gastrintestinal, as lesões consistem em erosões e úlceras vermelhas e acentuadas na cavidade oral, especialmente na porção caudal da faringe e na base da língua (na qual se concentra a maior parte do tecido linfoide da cavidade oral), nas placas de Peyer e em outros agregados linfoides do intestino. Sinais clínicos incluem febre, depressão e relutância para ingerir alimentos ou beber. Diarreia é geralmente observada, mas é menos exuberante que em animais infectados com peste bovina. Caprinos parecem ser mais gravemente afetados que ovinos, e animais mais jovens são mais suscetíveis à manifestação grave da doença do que adultos. Os animais que sobrevivem à infecção intestinal aguda podem desenvolver pneumonia broncointersticial. O vírus chega ao pulmão por via hematogênica, causando danos à região cranioventral ou em todo o pulmão.

Histologicamente, é fácil reconhecer a doença. Na cavidade oral, as células epiteliais das margens das erosões e úlceras geralmente apresentam inclusões eosinofílicas intracitoplasmáticas e intranucleares. A formação de células sinciciais é frequentemente observada na cavidade oral.

No intestino, as lesões são semelhantes às observadas em animais com peste bovina, com necrose do epitélio das vilosidades e criptas e numerosos corpúsculos de inclusão eosinofílicos intracitoplasmáticos e intranucleares.

Nos animais que desenvolvem pneumonia, as lesões são parecidas com as causadas por outro morbilivírus, o da cinomose em cães. São centradas na junção bronquíolo-alvéolo, com necrose e inflamação aguda, frequentemente graves. Inclusões eosinofílicas intracitoplasmáticas e intranucleares são evidentes, e, em geral, numerosas células sinciciais formadas pela fusão das células epiteliais infectadas são observadas. Em áreas onde a doença é endêmica, o controle é feito por meio da administração de vacina viva modificada, que fornece imunidade excelente de longa duração.

Diarreia viral bovina

A diarreia viral bovina (BVD, do inglês *bovine viral diarrhea*) é um complexo de doenças relacionadas com o vírus da diarreia viral bovina (BVDV, *bovine viral diarrhea virus*) que afeta principalmente bovinos em todas as partes do mundo. Há um amplo espectro de manifestações da doença e patogênese, imunologicamente bastante complexas.

O agente etiológico é um vírus RNA que pertence ao gênero *Pestivirus*, da família Flaviviridae. Há dois genótipos – BVD tipo 1 e BVD tipo 2 – com diferenciação baseada na sequência de genes. Há variações na virulência dentro de ambos os genótipos. Existem também dois biotipos, não citopático (NCP) e citopático (CP), baseados na habilidade do vírus de provocar vacuolização citoplasmática e morte das células em cultivo. Citopatogenicidade *in vitro* nem sempre está relacionada com a virulência do vírus *in vivo*. Ambos os BVDV, tipos 1 e 2, contêm algumas cepas NCP e CP. Outro pestivírus, geneticamente e antigenicamente relacionado ao BVDV, é o vírus HoBi-like. Este foi descrito primeiramente no Brasil e causa síndromes clínicas semelhantes às observadas em casos típicos de BVD.

Doença pós-natal grave causada por BVDV ocorre em duas formas diferentes, embora as síndromes clinicopatológicas sejam muito semelhantes. A princípio, há uma síndrome chamada de doença das mucosas. Um vírus fracamente patogênico ou não patogênico, não citopático, quando infecta uma vaca com menos de 4 meses de gestação, direciona-se para o feto e infecta múltiplos tecidos. A infecção nesse estágio da gestação pode resultar em tolerância imunológica, e o bezerro nasce como animal persistentemente infectado (PI), normal em quase todos os aspectos. Contudo, se esse vírus NCP sofrer mutação para uma cepa CP ou se o bezerro for subsequentemente exposto a uma cepa CP homóloga, ele não tem capacidade de responder imunologicamente, porque criou tolerância aos agentes virais. Nesse caso, o vírus replica-se extensivamente em vários tecidos, entre eles no epitélio gastrintestinal, provocando ulcerações, e nos tecidos linfoides, que geralmente estão cobertos por membranas diftéricas ou moldes de fibrina adjacentes (Figura 3.153). A doença das mucosas apresenta baixa morbidade e alta letalidade e ocorre normalmente em bovinos de 6 a 24 meses. Bovinos afetados apresentam febre, apatia, emaciação, anorexia e sialorreia como consequência da estomatite ulcerativa (Figura 3.154 A e B). A diarreia é um achado frequente, entretanto pode estar ausente em alguns casos. Lesões de pele ocorrem com frequência, entre os dígitos e no rodete coronário, e normalmente afetam os quatro membros, o que pode ocasionar claudicação. Há possibilidade de ocorrer lesão cutânea de aspecto crostoso na cabeça, no pescoço e na região perineal; lesão cutânea de aspecto úmido ocorre entre os membros em região ventral.

No exame de necropsia, as lesões podem variar. Erosões e ulcerações podem ocorrer nos lábios, no focinho, na língua, na gengiva e no palato; normalmente serão observadas também no esôfago (terço inicial), pré-estômagos e abomaso. As lesões intestinais normalmente estão concentradas nas regiões das placas de Peyer. Microscopicamente, observa-se destruição das criptas epiteliais do intestino, sobretudo da porção caudal do intestino delgado. Uma lesão bem característica é a depleção das placas de Peyer, com subsequente herniação da cripta na área que era ocupada pela placa de Peyer. Inflamação arteriolar com degeneração hialina e necrose fibrinoide é um achado frequentemente negligenciado, mas observado no intestino e em outros órgãos. No tubo gastrintestinal superior, a lesão caracteriza-se por necrose do epitélio de revestimento, com evidente apoptose celular e infiltrado de interface linfocitário.

A outra forma grave da BVD tem sido descrita apenas nos últimos 20 anos; chamada de *BVD aguda grave*, é causada por novos isolados circulantes de BVD tipo 2. Essa é uma forma rara de apresentação da BVD, a qual é mais contagiosa e não está relacionada com infecção persistente ou reinfecção. É uma cepa muito virulenta, que infecta animais que não tiveram contato prévio com o vírus e causa doença avassaladora. O animal afetado desenvolve resposta imune, mas o vírus rapidamente a sobrepuja. Suas lesões são muito semelhantes àquelas vistas em animais com a doença das mucosas. Algumas diferenças notáveis incluem acentuada trombocitopenia em alguns casos. Embora as lesões macro e microscópicas nessas duas formas de BVD (doença das mucosas e BVD aguda acentuada) sejam semelhantes, a epidemiologia da doença aguda é bastante diferente da doença das mucosas. Nessa síndrome, vários animais podem ser afetados, e não parece existir predisposição por idade, como na doença das mucosas. A disseminação pelo rebanho e a natureza extensa das lesões intestinais têm similaridade com surtos de peste bovina, que deve ser considerada o principal diagnóstico diferencial.

Outra síndrome relacionada à BVD inclui uma doença leve que ocorre em rebanhos como resultado de um vírus circulante fracamente virulento. Essas cepas são, em geral, não citopáticas. Esses são os mesmos vírus que podem infectar uma vaca gestante e resultar no nascimento de um bezerro persistentemente infectado. Animais podem estar temporariamente febris, e até 10% do rebanho pode apresentar diarreia leve ou descarga nasal; a mortalidade é quase inexistente.

A última síndrome associada à infecção por BVDV é a dos efeitos reprodutivos ou teratogênicos do vírus. Se a infecção de animais gestantes ocorre em períodos críticos do desenvolvimento (durante os primeiros 4 meses de gestação), perdas reprodutivas podem ocorrer, como reabsorção, natimortalidade, mumificação ou o nascimento de um bezerro com malformações do sistema nervoso central, principalmente hipoplasia cerebelar, com alterações oculares congênitas (microftalmia, catarata e neurite óptica), assim como infertilidade.

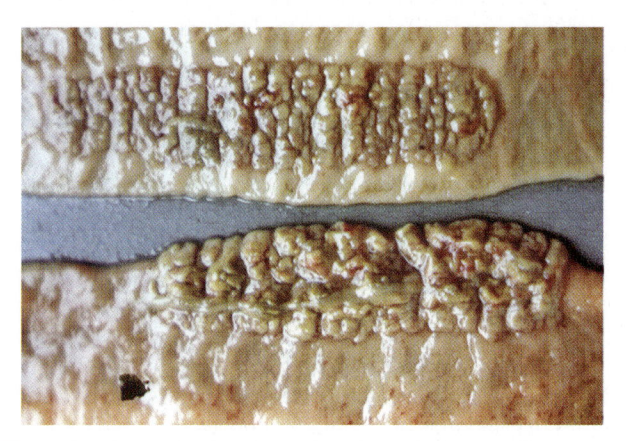

Figura 3.153 Enterite necrótica sobre placas de Peyer em bovino com diarreia viral bovina.

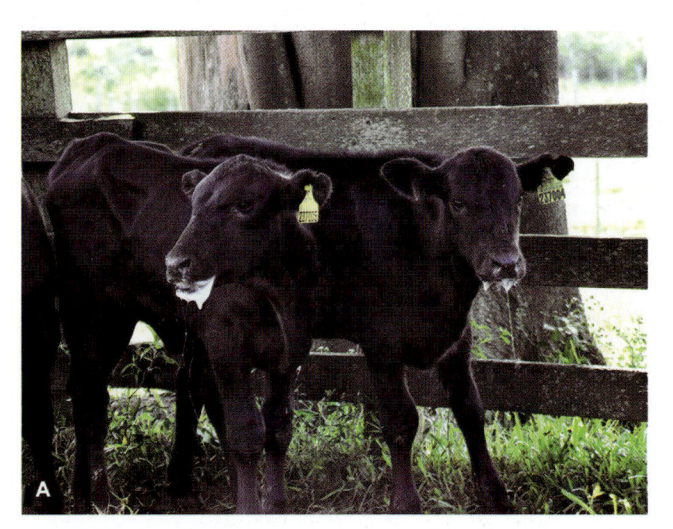

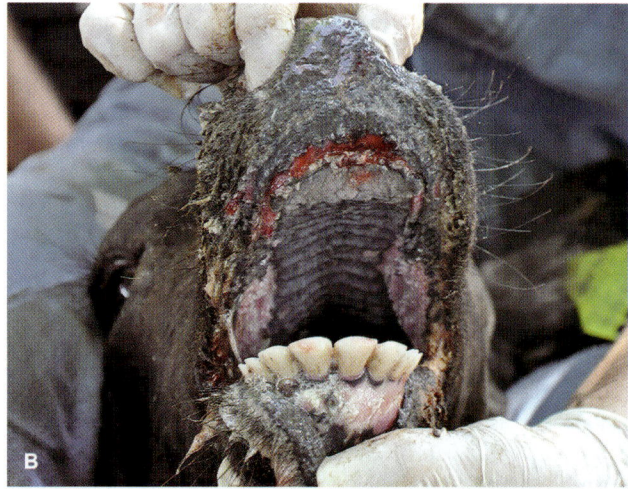

Figura 3.154 Infecção por BVDV em bovinos. **A.** Bezerros com doença das mucosas com sialorreia. **B.** Bezerro com doença das mucosas com estomatite e queilite ulcerativa acentuada.

Febre catarral maligna

Febre catarral maligna (FCM) é uma doença linfoproliferativa e esporádica, de distribuição mundial, que afeta bovinos e outros biungulados, como suínos, búfalos, cervos e bisões. É causada por quatro vírus pertencentes ao gênero *Rhadinovirus*, subfamília Gammaherpesvirinae. Os dois primeiros e mais conhecidos são o herpesvírus ovino tipo 2 (OvHV-2) e o herpesvírus alcelaphine tipo 1 (AIHV-1). Os outros dois vírus são o herpesvírus caprino tipo 2 (CpHV-2), que tem cabras domésticas como reservatório, e o herpesvírus do cervo de cauda branca (MCFV-WTD), com espécie reservatória desconhecida. No Brasil, o OvHV-2 tem sido descrito como o agente etiológico da FCM.

A infecção causada por esses vírus é subclínica nas espécies reservatório, como ovinos infectados pelo OvHV-2 e gnus infectados pelo AIHV-1, por exemplo. A FCM é epidemiologicamente importante em regiões onde ocorrem sistemas de criação que favoreçam o contato direto entre as espécies suscetíveis (principalmente bovinos) e os reservatórios do vírus (ovinos ou gnus). No Brasil, há um relato de infecção de equino com o OvHV-2, associada a lesões semelhantes às descritas em casos de febre catarral maligna em bovinos.

A doença é caracterizada por afetar diversos tecidos, uma vez que causa arterite linfocítica com subsequente necrose; portanto, os sinais clínicos podem variar de acordo com os órgãos mais severamente afetados. No sistema digestório, as lesões encontram-se principalmente na cavidade oral, como estomatite erosiva e/ou ulcerativa, predominantemente na mucosa dos lábios e dos palatos duro e mole, mas lesões semelhantes também podem estar presentes em outras regiões do sistema digestório, como língua, esôfago, pré-estômagos e abomaso. Do ponto de vista clínico e macroscópico, essa doença entra, portanto, na lista de diagnóstico diferencial de outras que cursam com lesão ulcerativa do trato digestório, como febre aftosa, estomatite vesicular, BVD, peste bovina, entre outras. Microscopicamente, há infiltração de linfócitos (predominantemente linfócitos T CD8+) na parede de artérias de pequeno a médio calibre e ao seu redor. Na parede dos vasos afetados, pode haver ainda necrose, acúmulo de material fibrinoide e trombose. Além disso, pode ser observado padrão liquenoide de infiltração, como acúmulo de grande quantidade de linfócitos, formando infiltrado em banda ou faixa que obscurece a camada basal do epitélio da mucosa. Tecidos comumente afetados que auxiliam no diagnóstico histopatológico são os rins e a *rete mirabile* do sistema nervoso central, nos quais as lesões tendem a ser proeminentes, pois são bem vascularizados.

A patogenia da FCM não é muito bem conhecida, mas o que se conhece é que as infecções causadas pelos diferentes vírus têm demonstrado ser semelhantes dos pontos de vista clínico e anatomopatológico. Os animais tendem a apresentar viremia durante todo o curso da doença, e há marcada hiperplasia de linfócitos T CD8+. Genoma viral tem sido demonstrado nessa população de linfócitos ao redor dos vasos afetados, mas não se sabe exatamente o mecanismo da lesão vascular. Apesar disso, acredita-se que macrófagos possam ser o fator iniciador da lesão, com liberação de mediadores inflamatórios, desencadeando uma cascata inflamatória e a lesão vascular.

Estomatite papular bovina

Estomatite papular bovina é uma doença zoonótica causada pelo vírus da estomatite papular bovina (parapoxvírus bovino), da família Poxviridae, gênero *Parapoxvirus*. Esse vírus apresenta semelhanças morfológicas e antigênicas com o vírus do ectima contagioso dos caprinos e ovinos (ler a seguir). A doença é de ocorrência mundial e, no Brasil, está amplamente distribuída, inclusive com casos descritos em seres humanos, ordenhadores de vacas leiteiras com lesões nos tetos. O vírus da estomatite papular bovina causa infecção normalmente discreta, com pouco significado clínico, mas as lesões que se desenvolvem na cavidade oral precisam ser diferenciadas de outras estomatites virais.

A doença manifesta-se mais comumente em animais jovens, mas pode ocorrer em animais adultos imunocomprometidos, como os infectados pelo vírus da diarreia viral bovina ou que apresentem outra doença que debilite a resposta imune. Macroscopicamente, os animais infectados podem apresentar pápulas na mucosa oral (gengivas, palatos, porções ventrais e laterais da língua e papilas bucais), no focinho, na porção rostral das narinas e, menos frequentemente, no esôfago, nos pré-estômagos e nos tetos de vacas em lactação. As lesões iniciais apresentam-se como máculas eritematosas que variam de 0,2 a 2 cm de diâmetro e que progridem rapidamente para pápulas com a porção central elevada. Logo depois (decorridos 1 ou 2 dias), a porção central da pápula torna-se cinza e deprimida (erosão), por causa da necrose, e circundada por um halo elevado (hiperplasia) (Figura 3.155). As lesões tendem a desaparecer entre 4 e 6 dias. Em abatedouro, é comum encontrar lesões cicatriciais no palato de bovinos.

Microscopicamente, de maneira semelhante a outras infecções por vírus da família Poxviridae, há uma mistura de lesão epitelial proliferativa e necrotizante ocorrendo ao mesmo tempo; ou seja, observam-se epitélio com marcada hiperplasia da camada espinhosa (acantose), degeneração balonosa e necrose nas áreas mais centrais de acantose. As células degeneradas apresentam citoplasma amplo e vacuolizado, com núcleo picnótico. Essas mesmas células podem apresentar inclusões eosinofílicas intracitoplasmáticas, as quais nem sempre estão presentes, mas, quando estão, são

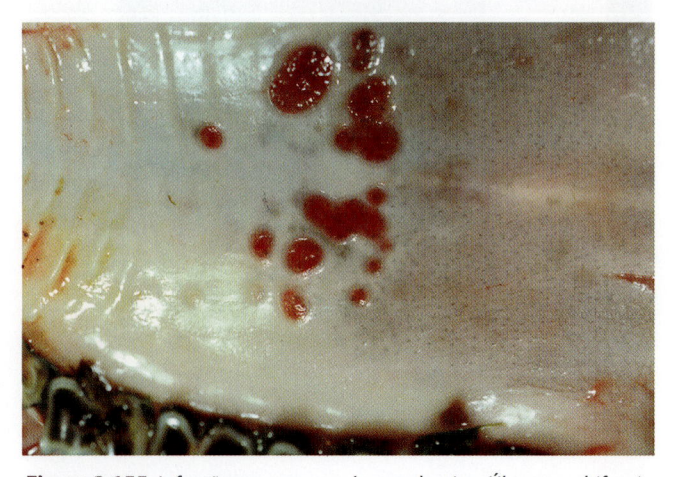

Figura 3.155 Infecção por parapoxvírus em bovino. Úlceras multifocais a coalescentes no palato duro.

visualizadas com mais frequência nas zonas de transição entre as áreas de acantose e de epitélio intacto. Nos centros necróticos, podem ser encontrados neutrófilos e/ou outras células inflamatórias infiltrando a lâmina própria superficial e o epitélio necrosado.

Ectima contagioso

O ectima contagioso é também conhecido como dermatite pustular contagiosa. *Orf* é como a doença é designada em seres humanos, por isso esse termo tem sido evitado em medicina veterinária. É uma doença zoonótica causada pelo parapoxvírus ovino, da família Poxviridae, gênero *Parapoxvirus*. O vírus infecta principalmente ovinos e caprinos jovens, mas também tem sido descrito em camelos, gazelas e outros pequenos ruminantes selvagens. Animais adultos imunocomprometidos também podem desenvolver a doença. Tem sido observado o acometimento de ovinos e caprinos por surtos de ectima contagioso em todas as regiões do Brasil.

Macroscopicamente, o que caracteriza o ectima contagioso são lesões proliferativas, crostosas e ulceradas na comissura dos lábios, no focinho ou nas narinas (Figura 3.156); de maneira menos comum, podem ser encontradas nas mucosas orais (gengiva, palatos e língua). Cordeiros infectados em fase de amamentação podem disseminar a lesão para os tetos e o úbere da mãe. Lesões no esôfago, no rúmen, no omaso, nos pulmões e na pele também são descritas. Microscopicamente, há hiperplasia da camada espinhosa da epiderme (acantose), com espessamento da camada córnea (hiperqueratose ortoqueratótica) e degeneração balonosa, mais observada nos acantócitos mais superficiais. Áreas de necrose de acantócitos, assim como pústulas intracorneais, crostas serocelulares com bactérias e ulceração, são frequentemente observadas. Inclusões eosinofílicas intracitoplasmáticas nem sempre estão presentes, mas, quando estão, são mais facilmente encontradas nas regiões de transição entre as áreas de acantose e o epitélio intacto.

A transmissão, como em outros poxvírus, ocorre a partir de abrasões na pele em contato com fômites contaminados ou, mecanicamente, por artrópodes que estejam carreando o vírus. Alimentos grosseiros, fornecidos especialmente em épocas secas do ano, favorecem a formação dessas abrasões cutâneas. Essa doença tem alta morbidade e baixa mortalidade. Esta última ocorre quando há infecção bacteriana secundária (*Fusobacterium necrophorum* ou *Dermatophilus congolensis*) ou quando a lesão é grave ou dolorosa o suficiente para impedir que o animal se alimente. A doença tende a desaparecer espontaneamente entre 2 e 4 semanas. Entretanto, o vírus pode permanecer no ambiente ou na lã por períodos prolongados (anos).

Vaccínia

A vaccínia é uma doença zoonótica infectocontagiosa causada por *Vaccinia virus* (VACV), pertencente ao gênero *Orthpoxvirus* e à família Poxviridae. A doença tem sido descrita em várias regiões do Brasil acometendo seres humanos (em maioria ordenhadores), bem como bovinos e bubalinos. Surtos ocasionais em equinos já foram relatados. Além do Brasil, apenas a Índia tem relatos de casos de infecções naturais por VACV em seres humanos e animais. Na Argentina e no Uruguai, animais assintomáticos soropositivos já foram detectados; neste último país, o vírus era geneticamente similar aos encontrados no Brasil.

A doença apresenta muitas semelhanças com a estomatite papular bovina e com o ectima contagioso no que se refere à patogenia e aos achados microscópicos. Macroscopicamente, as lesões também são semelhantes às encontradas nas outras poxviroses, mas a distribuição anatômica difere um pouco. A vaccínia apresenta mais frequentemente lesões vesiculares ou ulcerativas cutâneas acometendo os tetos e, com ocorrência menos comum, o úbere de vacas em lactação. Esses casos podem provocar lesões similares na mucosa oral, nos lábios (Figura 3.157) e no focinho de bezerros que mamaram em vacas infectadas.

O período de incubação da doença é curto, entre 2 e 5 dias, e, inicialmente, observa-se eritema seguido de pápulas, vesículas e lesões ulcerativas que podem persistir por até 1 semana. As úlceras evoluem para lesões crostosas, e 15 dias após infecção a maioria dos animais entra no estágio de cicatrização, que pode demorar até 30 dias após o início dos sinais clínicos. Os animais não apresentam febre, e observa-se com frequência o aumento dos linfonodos mamários. As vacas apresentam intensa queda na produção de leite e maior contagem de células somáticas com quadro de mamite clínica ou subclínica. No hemograma, há neutrofilia e linfocitose, que podem estar associadas a infecção viral e mastite. Em um estudo em que vacas foram experimentalmente infectadas com VACV nos tetos previamente escarificados, os animais desenvolveram lesões compatíveis com a vaccínia, e o DNA viral foi detectado no sangue e nas fezes dos animais mesmo após a resolução das lesões. A detecção do VACV ocorreu de maneira intermitente e prolongada nas fezes dos animais até o último dia de coleta (67º dia pós-infecção), demonstrando que a infecção causada pelo VACV em bovinos é sistêmica e prolongada.

Em equinos, surtos associados ao VACV já foram descritos em 2008, em Pelotas, no Rio Grande do Sul, e em 2011, na região da Zona da Mata, em Minas Gerais; não ocorreram casos de infecção de seres humanos em nenhum dos dois surtos. No surto em Pelotas, equinos de diversas idades

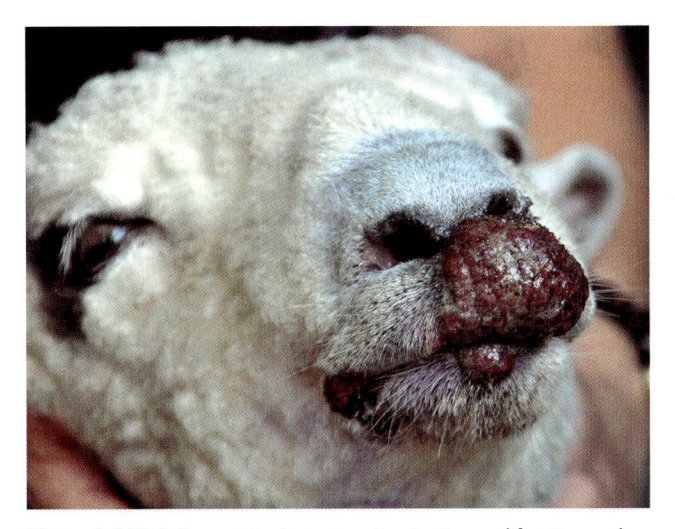

Figura 3.156 Ectima contagioso em ovino. Lesões proliferativas e ulcerativas nos lábios e na comissura labial.

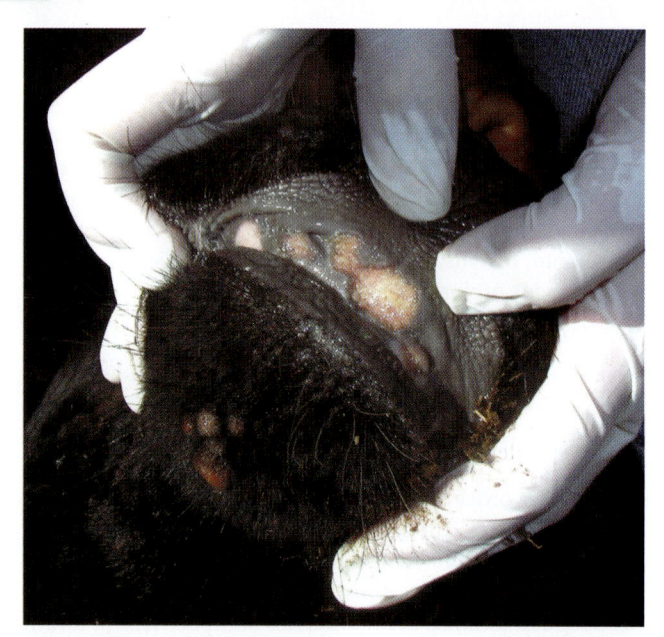

Figura 3.157 Infecção por vaccinia virus em bovino. Lesões ulcerativas multifocais no pulvino dentário. (Cortesia da Dra. Maria Isabel Maldonado Coelho Guedes, Universidade Federal de Minas Gerais, Belo Horizonte, MG.)

e categorias desenvolveram lesões vesiculares e exantemáticas no focinho, nas narinas, nos lábios e nos tetos, além da mucosa oral no caso de potros que mamaram em éguas com essas lesões. Já no surto de Minas Gerais, as lesões exantemáticas concentravam-se nos lábios e na cavidade oral, principalmente gengiva e palato. Detecção sorológica da enfermidade também já ocorreu na região central do estado de São Paulo, em equinos e gambás.

Língua azul

A língua azul (LA) é uma doença infecciosa, não contagiosa, causada pelo *Bluentongue virus* (BTV), pertencente ao gênero *Orbivirus* e à família Reoviridae. Há 28 sorotipos diferentes de BTV descritos até o momento, porém nem todos são patogênicos. A LA é uma arbovirose transmitida por mosquitos do gênero *Culicoides*, que são vetores biológicos, uma vez que o vírus se replica em tecidos do mosquito.

A infecção pode ocorrer em ruminantes domésticos e silvestres, incluindo ovinos, caprinos, bovinos, bubalinos, camelídeos, cervídeos e outros herbívoros, como elefantes. Contudo, a doença clínica acomete de maneira mais recorrente ovinos – com uma prevalência maior em ovinos de determinadas raças (de origem europeia) – e cervídeos. Embora a infecção nos bovinos seja de grande importância epidemiológica, ela é geralmente subclínica.

Nos EUA, a doença já foi descrita em cervos de cauda branca (*Odocoileus virginianus*). A enfermidade também ocorre em ruminantes silvestres no Brasil, uma vez que soropositividade e morte de cervídeos (*Mazama nana*) já foram relatadas no país. BTV-4 foi identificado sorologicamente em 39% das 49 amostras colhidas de *Tayassu tajacu*, entre os estados de São Paulo e Mato Grosso do Sul. Casos isolados de mortalidade foram descritos em cães vacinados com vacinas contaminadas com o BTV, os quais apresen-

taram problemas cardíacos e respiratórios. Posteriormente, amostras virais isoladas da contaminação vacinal foram experimentalmente inoculadas em cadelas gestantes e não gestantes, culminando em aborto e edema pulmonar grave nas cadelas gestantes e nenhum sinal clínico nas cadelas não gestantes. Em estudo sorológico realizado em cães domésticos do Marrocos, anticorpos contra o BTV foram detectados, o que sugere possibilidade de transmissão do vírus por *Culicoides* nessa espécie. Em um zoológico na Bélgica, felinos (*Lynx lynx*) apresentaram edema pulmonar grave e morte após se alimentarem da carne de ruminantes aparentemente contaminadas por BTV. A importância epidemiológica desses achados ainda é desconhecida, mas evidencia diferentes formas de transmissão e sugere o envolvimento de carnívoros domésticos e silvestres na epidemiologia da doença.

A distribuição geográfica da LA corresponde ao hábitat do vetor, nas áreas tropicais e subtropicais em todos os continentes, nas quais estão concentrados aproximadamente 70,7% do rebanho ovino mundial. Essa área inclui Américas, África, parte da Europa, Ásia e Oriente Médio. Muitos países localizados em áreas tropicais, como Ásia, Caribe e América do Sul, apresentam evidências sorológicas da presença do BTV em ovinos e outros ruminantes, porém sem relatos da ocorrência de doença.

Há vários estudos sorológicos realizados em bovinos, caprinos, ovinos e bubalinos, por meio da técnica de imunodifusão em gel de ágar (IDGA), em várias regiões do Brasil. Conforme o indicado por esses estudos, a infecção pelo BTV está amplamente distribuída em todas as regiões do país. Pelos dados sorológicos obtidos, associados à falta de relatos clínicos, acredita-se que o BTV se perpetue de forma subclínica nos rebanhos brasileiros. No Brasil, já foram identificados até o momento os sorotipos 1, 4, 8, 10, 12, 16 e 17 de BTV; já os sorotipos 2, 3, 4, 8, 9, 10, 16, 19, 21, 22 e 26 foram identificados em bovinos assintomáticos. Os sorotipos 1, 4, 12 e 17 foram identificados nos relatos de casos da doença com manifestação clínica em ovinos no Brasil. Surtos em Minas Gerais (2011), no Rio de Janeiro (2013) e no Rio Grande do Sul (2014) foram causados pelo BTV-4. O sorotipo 12 foi identificado em dois surtos de LA no Paraná, em 2001 e 2004; e em dois surtos no Rio Grande do Sul, em 2010. Os sorotipos 1, 4 e 17 foram identificados em sete surtos em cinco municípios do Rio Grande do Sul em 2014, incluindo casos de coinfecção por diferentes sorotipos.

Após a inoculação cutânea pela picada de um mosquito, ocorre replicação viral inicial no sítio da picada, sobretudo em células endoteliais e células do sistema linforreticular. A replicação primária é seguida por viremia associada principalmente aos eritrócitos. Nos ovinos e caprinos, esta dura, em média, 50 dias e 28 a 41 dias, respectivamente. Nos bovinos, pode persistir por mais de 100 dias; observa-se que esses animais são considerados de grande importância epidemiológica, por servirem como reservatórios do vírus por períodos prolongados.

Com a viremia, ocorre a disseminação do vírus para linfonodos, baço, medula óssea e outros tecidos. Nesses tecidos, o vírus replica-se em células endoteliais do sistema microvascular, resultando nas alterações patológicas características da doença. Uma grande variedade de órgãos pode ser afetada, incluindo pulmões, baço, coração, rins e vesícula urinária. Os sinais clínicos e achados macroscópicos são mais consistentemente descritos em ovinos.

A doença pode variar desde inaparente até aguda e fulminante. Febre e leucopenia são achados clínicos frequentes. Nas fases iniciais da infecção, 1 ou 2 dias após o aparecimento da febre, os animais apresentam hiperemia da mucosa oral, nasal e conjuntival, com salivação excessiva e descarga nasal. Edemas de lábios, face, orelhas, mandíbulas e região cervical (ao redor do ligamento nucal) também podem ser observados no início da infecção. Com a evolução da doença, hiperemia passa a estar presente no focinho e na pele de quase todo o corpo, bem como hemorragia nos lábios e bochechas. A língua pode, esporadicamente, apresentar edema, congestão e cianose; este último achado deu origem à denominação língua azul. Em fases mais avançadas, pode haver erosões e ulcerações nos palatos mole e duro, na gengiva, na mucosa bucal, nas margens da língua, no esôfago e nos pilares do rúmen. Edema, hiperemia e erosões ou ulcerações também podem ser observadas nos tetos e nas bandas coronarianas dos cascos. Talvez seja por esse motivo que os animais apresentam, às vezes, claudicação e dorso arqueado – em razão de dor nos cascos. Sinais de aspiração de conteúdo alimentar ocasionada por necrose esofágica são achados frequentes. Outros achados macroscópicos incluem edema, hiperemia e hemorragias no subcutâneo, nos linfonodos, nos pulmões e nas fáscias de diversos músculos (especialmente abdominais e cervicais). Efusões em cavidades corporais (pericardial, pleural e peritoneal) são frequentes. A musculatura estriada esquelética, assim como o músculo papilar do ventrículo esquerdo do coração, pode ainda apresentar áreas pálidas estriadas (necrose). Um achado característico da LA é hemorragia focal na base da artéria pulmonar. Alguns sorotipos e amostras de BTV podem ultrapassar a placenta e causar efeitos teratogênicos, especialmente no SNC, como visto no surto de BTV-8 ocorrido entre 2006 e 2008 na Europa. As lesões no encéfalo podem variar de pequenas cavitações cerebrais (porencefalia) até grave hidranencefalia. Animais que desenvolvem a doença crônica apresentam perda muscular acentuada, o que explica os sinais clínicos de fraqueza, prostração e torcicolo. Nessa fase, pode haver perda de lã.

Microscopicamente, em ovinos, os pequenos vasos da pele ou os que estão ao redor das úlceras da cavidade oral tendem a apresentar lesões discretas e inconsistentes, dificultando o diagnóstico da doença. Na fase aguda da infecção, alguns vasos podem apresentar hipertrofia endotelial, edema e hemorragia perivascular. Infiltração linfoplasmocitária é menos observada circundando esses vasos. Edema pulmonar, mesmo sendo inespecífico, é bastante característico na LA. As lesões musculares (coração, esôfago e músculos esqueléticos) são hemorragia e necrose aguda de miofibras. Características de cronicidade também podem ser observadas, como fibrose e infiltração mononuclear substituindo miofibras perdidas. Não há inclusões virais, e as alterações inflamatórias são mínimas ou ausentes.

Em surtos ocorridos no Rio Grande do Sul, as principais alterações observadas foram no coração e na musculatura do esôfago, com degeneração e necrose de miofibras, inflamação mononuclear e pequenas áreas de mineralização. Por motivo da intensa necrose muscular esofágica, era frequente o desenvolvimento de pneumonia por aspiração. As lesões podem sofrer complicações por coagulação intravascular e trombose disseminada, em função do envolvimento do endotélio. No surto ocorrido em 2013, no Rio de Janeiro, ovelhas da raça Lacaune apresentaram apatia, inapetência, edema da face, arqueamento de dorso e laminite. Duas ovelhas, no fim da gestação, tiveram morte rápida após apresentarem sintomatologia respiratória. Na necropsia, foram observadas erosões na língua, aumento de linfonodos submandibulares, congestão e edema pulmonares e hemorragia na base da artéria pulmonar. Microscopicamente, observaram-se edema pulmonar, hemorragias multifocais no miocárdio e nos músculos papilares cardíacos, vasculite e hemorragias multifocais intramurais na artéria pulmonar, estomatite ulcerativa focal e discreta, rumenite e reticulite não purulentas discretas, nefrose e pododermatite ulcerativa purulenta. A LA, em outros ruminantes, pode manifestar-se de modo diferente, quando comparada à doença em ovinos. Efusões, características em ovinos, não estão presentes em bovinos; entretanto, esta última espécie frequentemente desenvolve marcado edema pulmonar.

Doença hemorrágica epizoótica dos cervídeos

A doença hemorrágica epizoótica dos cervídeos, *epizootic hemorrhagic disease* (EHD), é uma doença viral aguda e frequentemente fatal, que afeta principalmente os cervídeos. Suas características são alterações hemorrágicas em vários órgãos e sistemas. A doença é uma arbovirose causada pelo *epizootic hemorrhagic disease virus* (EHDV), também membro do gênero *Orbivirus* e da família Reoviridae, como o BTV. O EHDV é transmitido por mosquitos do gênero *Culicoides* (vetor biológico) e infecta ruminantes domésticos e silvestres. Já foram identificados sete sorotipos desse vírus (sorotipos 1 a 7) até o momento. Cervídeos infectados podem permanecer virêmicos por até 2 meses, atuando, nesse período, como reservatórios e fontes de infecção. A infecção pelo EHDV está presente na África, na Ásia, na Austrália e em alguns países das Américas.

Na América do Norte, a infecção é considerada, junto à língua azul, a doença mais importante dos cervídeos. Animais soropositivos para o vírus já foram identificados também na América do Sul. No Brasil, poucos estudos têm sido feitos em relação ao EHDV. Já foram demonstradas evidências sorológicas da ocorrência do vírus em cervídeos de vida livre nos estados de São Paulo e Mato Grosso e em cervídeo de cativeiro em Minas Gerais. Em 2008, o EHDV foi identificado e isolado de dois cervídeos que morreram com sinais clínicos de febre hemorrágica em um zoológico, no estado de Santa Catarina. O vírus foi isolado, sequenciado e identificado como EHDV sorotipo 2.

O período de incubação da EHD é de 5 a 10 dias. Nos cervídeos, os sinais clínicos são semelhantes aos da BT, e há três manifestações clínicas da doença. Sua apresentação é caracterizada por febre alta, anorexia, fraqueza, aumento da frequência respiratória e edema acentuado na cabeça, pescoço e língua. Nessa forma da doença, os animais geralmente morrem em 8 a 36 h, e alguns são encontrados mortos sem observação prévia de sinais clínicos.

Na forma aguda, além dos sinais anteriormente citados, observa-se extensa hemorragia em vários tecidos, entre eles pele, coração e tubo gastrintestinal. Observam-se, em geral, salivação excessiva e descarga nasal, que pode ser sanguinolenta. Erosões na língua, gengiva, palato, rúmen e omaso também podem ser observadas. As formas hiperaguda e aguda apresentam altas taxas de mortalidade. Na forma crônica, o animal fica doente por várias semanas, mas se recupera gradualmente, quando podem ser observados anéis nos cascos, causados pela interrupção de seu crescimento. Nesse contexto da doença, os animais podem também apresentar úlceras e erosões no rúmen. Em ovinos, geralmente não se apresentam sinais clínicos relevantes, e a EHD é raramente observada nos bovinos. Porém, o sorotipo Ibaraki tem sido associado a surtos esporádicos de uma doença grave em bovinos no Japão, assim como, recentemente, o sorotipo 6. Ademais, este foi relacionado a bovinos enfermos e fetos abortados em bovinos de leite e corte em Israel; também há relatos de EHD em bovinos nos EUA.

Os achados macroscópicos e microscópicos da EHD são caracterizados por hemorragias que vão desde petéquias a equimoses e envolvem diferentes tecidos e órgãos, com mais frequência coração, fígado, baço, rim, pulmão e sistema gastrintestinal. Edema generalizado e aumento do fluido pericárdico são achados frequentes. As alterações encontradas são consequências da degeneração das células endoteliais dos vasos sanguíneos e da interferência no processo de coagulação.

Rotavírus

O rotavírus pertence à família Reoviridae, gênero *Rotavirus*. É espécie-específico, mas transmissão interespécies também pode ocorrer. Os rotavírus infectam várias espécies, mas são reconhecidamente importantes em animais de produção jovens – são considerados uma das principais causas de diarreia em bezerros (rotavírus bovino) e leitões (rotavírus suíno). Bezerros entre a segunda e a terceira semana de idade e leitões lactentes e, com menos frequência, os recém-desmamados, são os mais suscetíveis. A infecção tende a ser subclínica em animais adultos. Acredita-se que essa maior suscetibilidade em animais jovens seja motivada pelo ciclo celular mais lento dos enterócitos no ápice das vilosidades em animais com até 1 mês de vida, o qual contribui para que o vírus complete seu ciclo replicativo. O rotavírus causa perdas econômicas mais expressivas em sistemas de criação intensivos.

Sua transmissão ocorre por via fecal-oral. Em contato com o trato digestório, o vírus infecta enterócitos maduros presentes no ápice das vilosidades (intestino delgado). Os enterócitos infectados descamam para o lúmen intestinal, deixando as vilosidades "nuas", as quais rapidamente são reepitelizadas por enterócitos imaturos. Como o vírus tem tropismo para células maduras, a infecção tende a ser autolimitante e a cessar nesse período. Entretanto, nessa fase, o animal apresenta os sinais clínicos mais graves, como diarreia, desidratação e desequilíbrio eletrolítico, pelo fato de os enterócitos imaturos não apresentarem ainda capacidade digestiva e absortiva.

Macro e microscopicamente, as lesões são discretas e inespecíficas, uma vez que são muito semelhantes a outras causas de diarreia em neonatos. O intestino delgado pode apresentar-se distendido por gás e conteúdo intestinal líquido. Histologicamente, os achados são semelhantes aos observados em infecções por coronavírus, como achatamento e fusão de vilosidades (Figura 3.158). As vilosidades podem apresentar áreas discretas de erosão ou estar revestidas por enterócitos cuboides ou colunares. As criptas podem exibir células epiteliais proliferadas, apresentando núcleo grande com cromatina frouxa e a lâmina própria variavelmente expandida por infiltração de linfócitos e macrófagos (de maneira menos comum, também por neutrófilos sobretudo no ápice das vilosidades).

Gastrenterite transmissível dos suínos

A gastrenterite transmissível (TGE) é uma enfermidade entérica altamente contagiosa, causada por um vírus RNA membro da família Coronaviridae, grupo alphacoronavirus. O vírus da TGE apresenta reação cruzada com o coronavírus respiratório suíno (PCRV) e o coronavírus felino tipo 1, agente etiológico da peritonite infecciosa felina. A TGE é caracterizada por vômito, diarreia acentuada e desidratação; a mortalidade chega a 60% em leitões com menos de 2 semanas de idade, faixa etária que é mais suscetível por causa da renovação epitelial mais lenta, o que determina maior perda de líquido e eletrólitos, levando à rápida desidratação.

A entrada do vírus em granjas livres origina uma forma epizoótica que se espalha rapidamente entre animais com morbidade elevada. Porcas e animais mais velhos apresentam inapetência e, algumas vezes, diarreia e vômito. Rebanhos com a forma endêmica da doença manifestam quadros graves de diarreia, bem como mortalidade em leitões filhos de marrãs de reposição recentemente introduzidas na granja. A sobrevivência do vírus no ambiente é maior nas épocas mais frias do ano. Sua presença é observada na grande maioria dos países de produção suína relevante, mas é exótica no Brasil. A manifestação da doença em rebanhos está relacionada com o *status* imunitário dos animais.

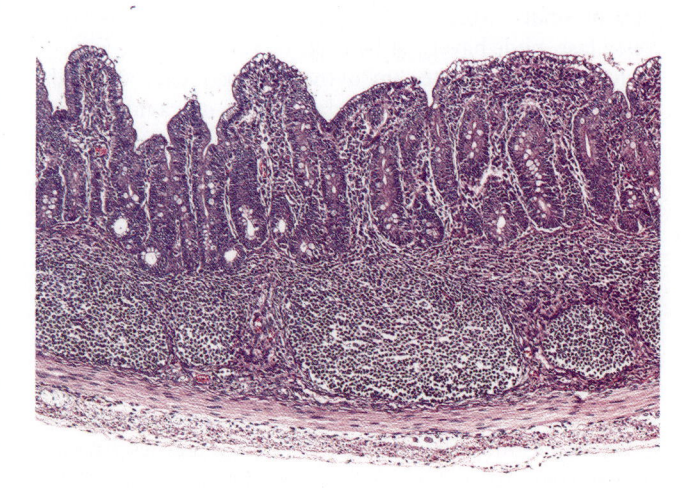

Figura 3.158 Rotavirose em suíno. Vilosidades do intestino delgado achatadas e fusionadas, além de vacuolização dos enterócitos da superfície da mucosa.

Macroscopicamente, as alterações em animais com TGE são inespecíficas, como desidratação, estômago repleto de leite coagulado e intestinos com paredes delgadas, repletos dc gás c líquido cspumoso amarelado. Microscopicamente, as principais alterações observadas são a atrofia e a fusão de vilosidades, já que o vírus infecta em particular enterócitos da porção média e do ápice das vilosidades. Em um primeiro momento, a elevada taxa de esfoliação de enterócitos faz com que o ápice das vilosidades fique desnudo, com exposição de lâmina própria, que é rapidamente recoberta por um achatamento de células prismáticas das bordas da área erodida, as quais se tornam pavimentosas. Em lesões subagudas, ocorrem fusão e extensa atrofia de vilosidades, principalmente nas regiões do jejuno e do íleo. O diagnóstico de TGE pode ser feito por imunomarcação em cortes histológicos de intestinos de leitões na fase aguda da doença. Técnicas moleculares ou isolamento viral em fragmentos de tecidos frescos ou nas fezes também são métodos utilizados para a detecção do vírus.

Diarreia epidêmica dos suínos

A diarreia epidêmica suína (PED), até 2012, concentrava-se em países sul-asiáticos, como Japão, Coreia do Sul, China e Tailândia, além de haver casos esporádicos e menos graves em países do Leste Europeu. Entretanto, em abril de 2012, ocorreu contaminação de rebanhos suínos norte-americanos, seguida de disseminação da doença para praticamente todos os estados de produção suína relevante. Logo depois, México, Canadá, Peru, República Dominicana e Colômbia relataram surtos da enfermidade.

A PED é causada também por um coronavírus do grupo do alphacoronavirus, mas não induz reação ou imunidade cruzada com o vírus da TGE. Sua manifestação clínica, transmissão e suas lesões histológicas são idênticas às observadas na TGE, o que constitui o principal diferencial; entretanto, a mortalidade de leitões de até 1 semana de idade sobrevém em até 100% em granjas com PED. O diagnóstico é realizado coonsiderando-se o quadro clínico, lesões microscópicas e técnicas laboratoriais, como a PCR e a imuno-histoquímica.

Peritonite infecciosa felina

A peritonite infecciosa felina (PIF) é uma doença viral imunomediada e fatal, distribuída mundialmente, que acomete gatos de qualquer idade, mas é mais frequente em animais entre 6 e 24 meses e acima de 13 anos. A enfermidade também está descrita em felinos silvestres, como guepardo (*Acinonyx jubatus*), gatos silvestres na Europa (*Felis silvestris*), tigres (*Panthera tigris*), puma (*Puma concolor*) e leão (*Panthera leo*). A PIF é causada pelo vírus da peritonite infecciosa felina (FIPV, do inglês *feline infectious peritonitis virus*), um coronavírus felino (FCoV, do inglês *feline coronavirus*) da família Coronaviridae.

As coronaviroses estão divididas em cinco grupos antigênicos. O grupo I inclui os coronavírus felinos, o vírus da gastrenterite transmissível suína, o coronavírus respiratório suíno, o coronavírus canino e o coronavírus humano 229E. O FCoV é ainda classificado em dois sorotipos (I e II), com base nas diferenças na sequência de aminoácidos (aa) da proteína Spike (S). Além disso, o FCoV existe como dois biotipos diferentes: coronavírus entérico felino (FECV, do inglês *feline enteric coronavirus*: FCoV avirulento), associado com doença intestinal leve; e o vírus da peritonite infecciosa felina (FIPV: FCoV virulento), agente etiológico da PIF.

Esses vírus, embora apresentem comportamento biológico distinto, são morfológica e antigenicamente indistinguíveis. Existe uma hipótese de que o FIPV se origina de uma mutação *in vivo* do FECV. A evidência mais importante é o fato de haver maior semelhança genética entre o FIPV e o FECV isolados do mesmo grupo de felinos do que a existente entre amostras de regiões geográficas diferentes. Outra observação que merece destaque é que grupos de felinos soropositivos para coronavírus têm maior probabilidade de apresentar casos de PIF, havendo ou não histórico prévio da doença nesse mesmo grupo. Em virtude disso, essa hipótese propõe que a PIF é o resultado da mutação *in vivo* (no intestino do gato infectado) do FECV para FIPV e que, com essa mutação, o vírus se torna capaz de infectar macrófagos, disseminando-se de maneira sistêmica, com consequente manifestação da doença.

Apesar de o FCoV ser muito frequente em gatos, a manifestação da PIF é esporádica. Os animais que desenvolvem a doença têm resposta imune celular ineficiente. Parece não haver predileção por sexo, mas existem relatos que indicam maior frequência em machos. A infecção pelos vírus da leucemia felina (FeLV, do inglês *feline leukemia virus*) ou da imunodeficiência felina (FIV, do inglês *feline immunodeficiency virus*) pode precipitar o aparecimento da doença em animais infectados por FCoV. A prevalência do vírus na população felina é difícil de ser aferida, pois os testes sorológicos não possibilitam a diferenciação entre o FIPV e o FCoV, nem entre os outros tipos de coronavírus.

A transmissão do FECV, que está presente nas fezes e na saliva de felinos infectados, pode ocorrer por ingestão ou por aerossóis (rota oronasal); transmissão transplacentária também é citada. Entretanto, vale ressaltar que ainda não está claro se o FIPV também pode disseminar-se pelas mesmas vias de transmissão usadas pelo FECV (ver a seguir). O FECV replica inicialmente nas tonsilas ou no epitélio do topo das vilosidades intestinais e, a partir daí, após sofrer mutação para FIPV, passa a infectar macrófagos. O vírus mutado, o FIPV, então se dissemina por todo o organismo por meio do sistema monocítico-fagocitário, alcançando, assim, o fígado, o baço, os linfonodos e outros tecidos.

A manifestação da doença é influenciada por diversos fatores, como carga viral, rota de infecção, idade e imunocompetência do hospedeiro. Gatos infectados com FCoV que não apresentam manifestação clínica são considerados portadores assintomáticos e podem transmitir o vírus para outros gatos, os quais podem desenvolver a PIF. Um aspecto importante da patogenia que tem sido demonstrado na infecção por FCoV em gatos é que, à medida que o vírus ganha capacidade de replicação em macrófagos, perde a habilidade de replicar no epitélio intestinal. FECV pode, portanto, ser isolado nas fezes, mas, uma vez mutado, o FIPV passa a ser eliminado em pequena quantidade ou deixa de ser eliminado dessa maneira. Além disso, foi observada infecção intestinal em animais inoculados por via oral com FECV, mas o mesmo não ocorreu ao se utilizar o FIPV pela mesma via;

entretanto, quando a inoculação do FIPV foi realizada por via intraperitoneal ou subcutânea, os animais desenvolveram a PIF. Juntos, esses dois aspectos do FIPV, baixa eliminação pelas fezes e baixa capacidade de transmissão por via oral, podem explicar o fato de que a doença não ocorre em surtos epidêmicos explosivos, como acontece com outras, como a panleucopenia felina, por exemplo.

Duas formas da doença são reconhecidas: efusiva e não efusiva. A forma efusiva ocorre em gatos que apresentam reação humoral intensa, porém mostram reação celular fraca ou mesmo inexistente. Assim, a formação sistêmica de imunocomplexos, sua deposição na parede vascular e a ativação do complemento causam vasculite, alteração da permeabilidade vascular e intensa exsudação cavitária. Já a forma não efusiva da doença aparece em felinos que, além da resposta humoral, expressam reação celular moderada; caracteriza-se pela formação de lesões piogranulomatosas em diversos órgãos. Uma terceira forma, denominada mista (lesão da PIF efusiva e não efusiva conjuntamente) também tem sido observada.

As lesões macroscópicas que ocorrem na forma efusiva da PIF são peritonite ou pleurite difusas, ou mesmo ambas. Nessa forma, observam-se quantidades variáveis de líquido viscoso amarelado (Figura 3.159 A), que eventualmente contém flocos de fibrina nas cavidades abdominal ou torácica, associado à deposição de exsudato esbranquiçado nas serosas parietais e viscerais e de placas necróticas disseminadas (Figura 3.159 B). Aderências discretas entre as serosas podem surgir nos quadros de evolução mais longa.

As lesões peritoneais aparecem em até 75% dos casos. Microscopicamente, as lesões nas serosas apresentam as características de inflamação fibrinosa, na qual se observa uma camada de fibrina, de espessura variável, sobrepondo-se à camada de infiltrado composto de neutrófilos, linfócitos e macrófagos. A fibroplasia e a neoformação vascular podem acompanhar esse exsudato nos casos que apresentem evolução mais longa. Lesões nodulares, mais características da forma não efusiva, também podem acometer diversos órgãos. Estas se desenvolvem ao redor das estruturas

vasculares do tecido e são caracterizadas por inflamação fibrinonecrótica e formação de piogranulomas. O infiltrado celular é formado por macrófagos, linfócitos, plasmócitos e neutrófilos.

Na forma não efusiva da doença, as lesões macroscópicas observadas são múltiplos nódulos salientes (Figura 3.160), que medem de 0,2 mm até alguns centímetros, comprometendo rins, linfonodos viscerais, fígado, intestino e pulmões. As lesões microscópicas da forma não efusiva são granulomas ou piogranulomas perivasculares, associados à vasculite ou trombovasculite sistêmica. O envolvimento do SNC e dos olhos está presente em 60% dos casos da forma não efusiva da PIF. No SNC, as lesões piogranulomatosas localizam-se preferencialmente nas leptomeninges, sobretudo na região basilar, e no sistema ventricular (ependimite e plexo coroidite), e podem ocasionar hidrocefalia não comunicante. As lesões oculares descritas incluem uveíte e iridociclite ou coriorretinite, retinite, hemorragia e descolamento da retina, além de neurite óptica.

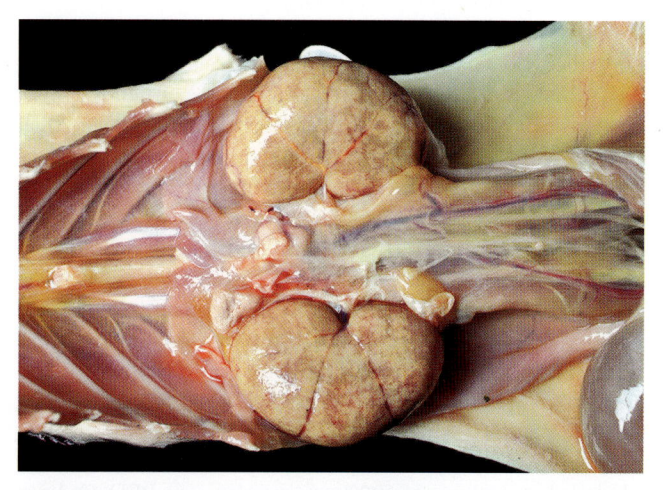

Figura 3.160 Gato com peritonite infecciosa felina não efusiva. Rins aumentados, com múltiplas pequenas nodulações que acompanham os vasos da superfície cortical.

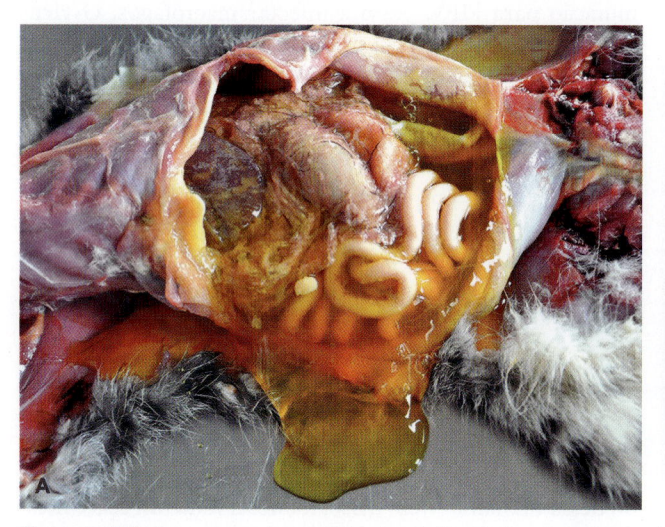

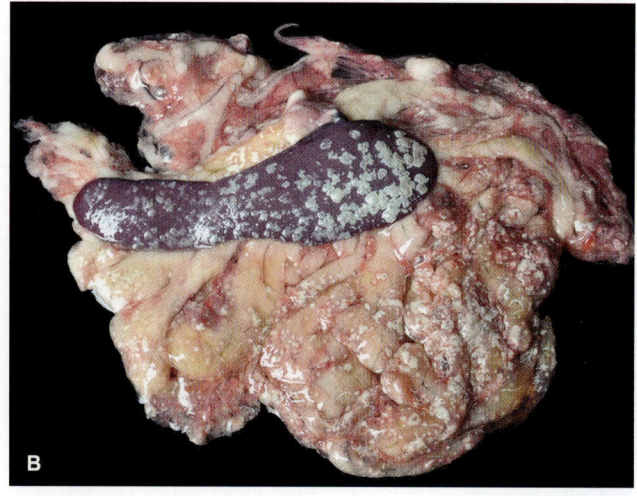

Figura 3.159 Gato com peritonite infecciosa felina efusiva. **A.** Cavidade abdominal repleta de líquido viscoso e amarelo, além de deposição de fibrina. **B.** Superfície esplênica e omento com deposição de fibrina formando pequenas placas circulares.

Coronavirose canina

O coronavírus canino é um vírus RNA, membro da família Coronaviridae, causador de gastrenterite aguda. A verdadeira importância desse tipo de infecção na população canina não é conhecida; porém, quando ocorre, apresenta morbidade alta e mortalidade baixa, acometendo mais frequentemente animais neonatos. Deve-se ressaltar que a infecção concorrente com o parvovírus canino (PVC) acentua muito a gravidade do quadro. Além disso, relatos indicam que o coronavírus canino se tem tornado mais virulento. A transmissão do vírus efetua-se pela rota fecal-oral, havendo a invasão dos enterócitos do topo das vilosidades, o que causa diarreia de grau de gravidade variável.

As lesões macroscópicas observadas concentram-se no intestino delgado e são mais consistentes e graves no íleo. Observam-se rugosidade e perda do brilho da serosa na região do jejuno e do íleo. O conteúdo desses segmentos, assim como o do cólon, tem odor fétido, consistência aquosa e coloração que varia entre o alaranjado e o vermelho intenso ou enegrecido.

Microscopicamente, as lesões concentram-se nos enterócitos. As células infectadas podem sofrer lise *in situ* e liberar partículas virais contidas em vacúolos citoplasmáticos ou podem sofrer esfoliação. Se essa esfoliação for intensa, observam-se desnudamento, atrofia e fusão de vilosidades, e os enterócitos remanescentes são células imaturas colunares baixas, cuboides ou mesmo escamosas. A lâmina própria mostra, nas fases iniciais da infecção, sinais de inflamação aguda e, nas fases mais tardias, infiltrado mononuclear discreto. A hiperplasia das criptas intestinais repõe as células perdidas e provoca regressão da atrofia e da fusão de vilosidades.

Papilomatose oral canina

O papilomavírus canino tipo 1 (CPV-1) produz lesões principalmente na cavidade oral e faringe de cães. Esse agente também foi identificado em papilomas orais de coiotes e lobos. A doença geralmente regride de maneira espontânea. Os animais jovens são mais suscetíveis; a média de idade gira em torno de 1 ano. Não existe predisposição por sexo ou raça.

O CPV-1, como outros vírus DNA oncogênicos, transforma as células infectadas subvertendo os controles celulares por intermédio de seus genes precoces. Alguns desses genes codificam proteínas multifuncionais que interagem com genes celulares e, em última análise, são responsáveis por bloqueio da apoptose ou interferência na regulação da replicação celular. Provavelmente, as proteínas codificadas por genes precoces ligam-se às codificadas por genes supressores tumorais, mais especificamente os genes *Rb* e *p53*, o que leva à perda de controle do crescimento celular e à transformação da célula. Dessa maneira, o vírus estimula a proliferação de células do estrato basal. Por outro lado, os genes tardios, que codificam proteínas do envelope viral, são expressos somente nas células epiteliais bem diferenciadas, o que possibilita que partículas virais estejam presentes nas células mais superficiais dos papilomas, facilitando a transmissão.

As lesões, que seguem sempre o padrão exofítico, são encontradas nos lábios, na língua, na faringe, no palato duro, na epiglote e, ocasionalmente, no esôfago. Em geral, são múltiplas e, a princípio, caracterizadas como pequenos nódulos esbranquiçados achatados, lisos e firmes, que posteriormente se tornam maiores, transformando-se em lesões sésseis ou pedunculadas, acinzentadas ou róseas, que mostram superfície rugosa (ver Figura 3.22).

Microscopicamente, os papilomas são constituídos por epitélio escamoso hiperplásico; são nítidas a acantose e a degeneração balonosa das células do estrato espinhoso, as quais podem ainda mostrar inclusões basofílicas intranucleares. Essa camada epitelial é sustentada por formação estromal papilar delicada. A transformação maligna dessas lesões, que resulta em desenvolvimento de um carcinoma, é um evento raro.

Parvovirose canina

A parvovirose canina é causada pelo parvovírus canino tipo 2 (PVC-2), pertencente à espécie *Protoparvovirus carnivoro tipo I*, família Parvoviridae, gênero *Protoparvovirus*. O PVC-2 é um importante agente causador de enterite em cães do mundo inteiro; é muito provável que acometa a maioria dos canídeos. Os primeiros relatos datam de 1978, porém, até hoje, a origem do vírus continua incerta. A morbidade e a mortalidade são altas, e esta última varia entre 16 e 48%. A doença clínica é mais grave nos animais jovens (a partir dos 60 dias de idade), principalmente naqueles portadores de parasitas, protozoários e determinados gêneros de bactérias intestinais, como *Clostridium* sp., *Campylobacter* spp. e *Salmonella* spp.

A transmissão do vírus ocorre pelo contato direto com cães infectados, porém a transmissão indireta, por meio de fômites, também tem papel importante. A difusão do vírus entre os cães é rápida. Após a ingestão, o vírus replica-se no tecido linfoide da região da orofaringe, nos linfonodos mesentéricos e no timo. A viremia subsequente possibilita difusão do vírus, o qual ataca células na fase S do ciclo celular; portanto, acomete principalmente tecidos com alto índice proliferativo, como o epitélio das criptas do jejuno e do íleo, o tecido linfopoético e a medula óssea. A ação inicial do vírus sobre o tecido linfoide é responsável pela linfopenia, que precede os sinais gastrintestinais. Da mesma maneira, a replicação na medula óssea e no tecido linfopoético causa neutropenia e linfopenia. Além disso, o vírus pode ser encontrado no epitélio de revestimento da cavidade oral, da língua e do esôfago e nos pulmões, no fígado, nos rins e no miocárdio. O quadro clínico inclui anorexia, letargia, pirexia, desidratação, vômito e diarreia mucoide, líquida ou sanguinolenta.

Nos animais que morrem, o quadro macroscópico caracteriza-se por lesões entéricas importantes. O intestino delgado mostra efusão fibrinosa que recobre discretamente a serosa, dando-lhe aspecto granular (Figura 3.161 A), além de hiperemia e hemorragias. Após a abertura da víscera, o conteúdo apresenta consistência mucoide ou fluida, com exsudação fibrinosa, e, na maioria dos casos, é francamente hemorrágico (Figura 3.161 B). A congestão e o edema da mucosa são acentuados; e as placas de Peyer, proeminentes. Deve-se ressaltar que essas alterações podem ser difusas ou segmentares. No estômago, o conteúdo pode ser hemorrágico ou bilioso, e a mucosa mostra congestão de grau variável. Os linfonodos mesentéricos aumentam de volume, e sua superfície de corte é úmida e hemorrágica (linfadenomegalia mesentérica). Com frequência, o baço está discretamente aumentado e apresenta, na superfície capsular, áreas claras entremeadas por áreas escuras (baço *moteado*, palavra da língua espanhola que significa manchado, malhado ou mosqueado) (Figura 3.162). A atrofia do timo é tão intensa que, muitas vezes, há dificuldade para encontrar o órgão. A medula óssea pode estar pálida e apresentar consistência semilíquida.

Microscopicamente, as lesões intestinais traduzem-se por necrose epitelial, inclusive das células das criptas de Lieberkuhn, desnudamento e atrofia das vilosidades e colapso do estroma da lâmina própria. As criptas remanescentes encontram-se dilatadas, repletas de restos celulares e leucócitos, ou mostram-se revestidas por epitélio escamoso ou hiperplásico (Figura 3.163). No tecido linfoide, a principal alteração microscópica observada é a linfocitólise, que compromete as placas de Peyer, a camada cortical do timo e os centros germinativos dos linfonodos, resultando em acentuada depleção linfoide. A medula óssea apresenta relevante diminuição de células hematopoéticas. A forma cardíaca da doença (miocardite não supurativa com corpúsculos de inclusão intranuclear) é rara e causa morte súbita em filhotes com idade entre 3 e 8 semanas.

Panleucopenia felina

A panleucopenia felina é uma doença altamente contagiosa que afeta gatos no mundo todo. A doença é causada por cepas de *Protoparvovirus carnivoro tipo 1*, incluindo Parvovírus felino (anteriormente denominado vírus da panleucopenia felina) e Parvovírus canino tipo 2.

A doença em gatos apresenta similaridades com a parvovirose canina, uma vez que acomete gatos jovens, especialmente os não vacinados. Uma vez que animais doentes eliminam o vírus em fezes diarreicas, a transmissão do vírus ocorre principalmente por rota fecal-oral. Além disso, como o vírus persiste no ambiente, os fômites também podem servir de fonte de transmissão. O vírus utiliza linfonodos da região oronasal como sítio de replicação primário,

para, posteriormente, ganhar a corrente sanguínea (viremia) e infectar células em fase S do ciclo celular, em tecidos mitoticamente ativos, como medula óssea, criptas intestinais e tecidos linfoides. O tropismo viral por várias células hematopoéticas da linhagem branca explica o quadro clínico que deu nome à doença (panleucopenia). Enterite, variando de mucoide a hemorrágica, também é um sinal clínico comum em animais doentes. Gatas infectadas no terço final da gestação podem gerar fetos com lesões no sistema nervoso central. O achado mais comumente descrito é a hipoplasia cerebelar. Gatas infectadas no início da gestação apresentam morte fetal, com mumificação ou aborto.

Macroscopicamente, animais que morrem por panleucopenia apresentam-se desidratados, com mucosas pálidas (anêmicas) e sinais de diarreia nos pelos ao redor do ânus. Ao exame interno, as vísceras podem encontrar-se pálidas e, à manipulação, deixam fluir sangue claro, pouco viscoso, que não se coagula ou se coagula lentamente (anemia). O timo pode estar marcadamente atrofiado em animais

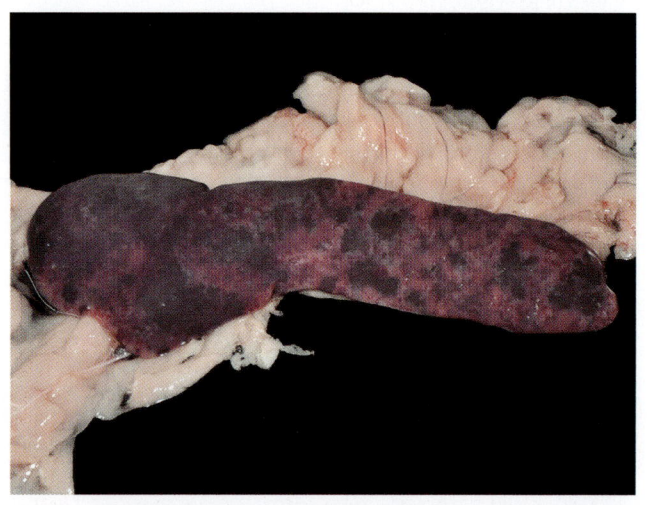

Figura 3.162 Parvovirose canina. Baço discretamente aumentado, com áreas claras entremeadas por áreas escuras na superfície capsular (baço *moteado*).

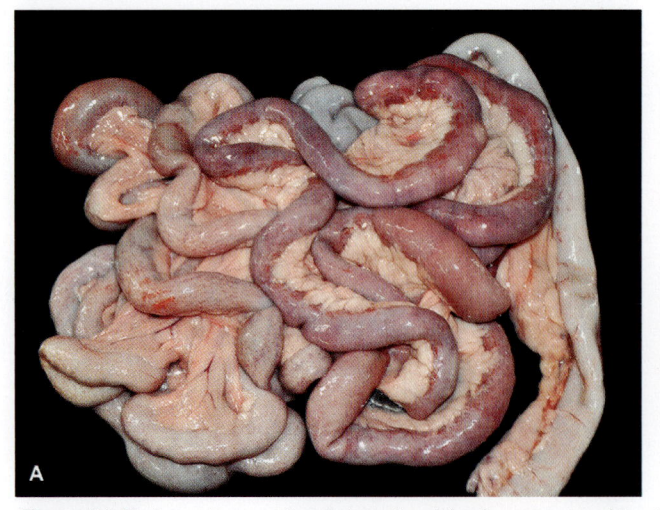

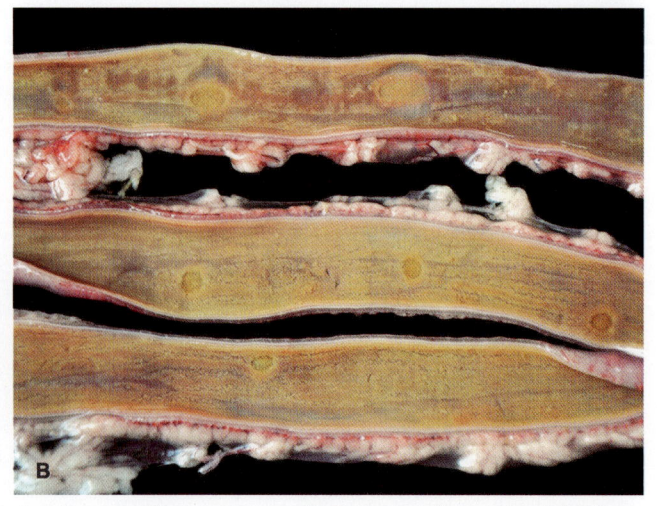

Figura 3.161 Parvovirose canina. **A.** Intestino delgado, com serosa hiperêmica, de aspecto levemente granular. **B.** Mucosa do intestino delgado revestida por fibrina, além de evidenciação das placas de Peyer.

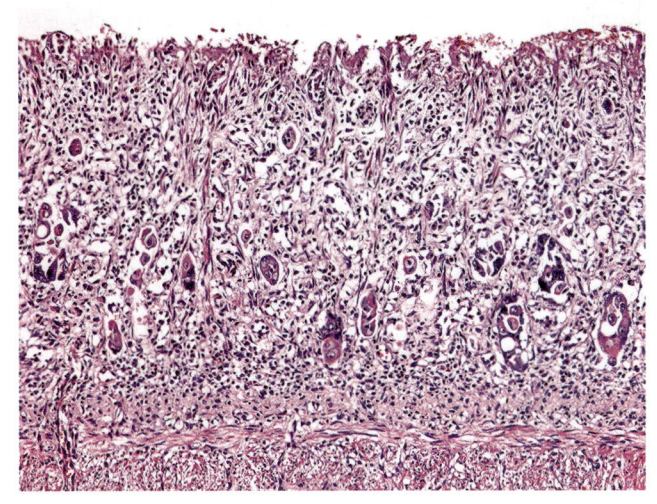

Figura 3.163 Parvovirose canina. Fusionamento das vilosidades e acentuada necrose do epitélio das criptas intestinais.

jovens. Lesões entéricas nem sempre estão presentes à necropsia, mas, quando estão, observam-se conteúdo intestinal líquido vermelho ou marrom, mucosa do intestino delgado congesta e/ou com hemorragia petequial ou sufusão. Focos com deposição de fibrina podem ser observados na mucosa do intestino delgado, especialmente sobre as placas de Peyer. A medula óssea pode estar pálida e apresentar consistência semilíquida.

Microscopicamente, a lesão mais característica é necrose com dilatação das criptas intestinais, que ocorre de forma multifocal e mais consistentemente no íleo (o cólon é afetado com menos frequência); portanto, não é incomum que múltiplos cortes histológicos do intestino delgado sejam necessários para visualizar essa alteração. O lúmen das criptas afetadas, além de dilatado, pode conter células epiteliais descamadas, fragmentos de células necrosadas e células inflamatórias. As criptas tornam-se revestidas por epitélio cuboidal ou pavimentoso (achatado). Animais que morrem na fase aguda (início da infecção) da doença podem apresentar inclusões basofílicas intranucleares no epitélio de revestimento das criptas. Já animais que morrem em fases mais avançadas da doença apresentam criptas em processo regenerativo, com epitélio de revestimento proliferado, composto de células empilhadas em várias camadas, com núcleo grande e claro. Em consequência da destruição das criptas, há atrofia, achatamento e fusão de vilosidades, que podem também apresentar-se revestidas por células epiteliais de aspecto pavimentoso, cuboide, ou por células com características proliferativas, com núcleo grande, cromatina frouxa e nucléolo proeminente. Em casos mais graves, erosões, ulcerações e depósitos de fibrina, com hemácias misturadas ou não com bactérias, estão presentes na superfície das vilosidades. Infiltrados de neutrófilos e eosinófilos às vezes são vistos expandindo a lâmina própria nas áreas mais afetadas. As alterações histológicas nos órgãos linfoides ocorrem no início da doença e se resumem basicamente em depleção linfoide por linfocitólise. Esta última ocorre em linfócitos infectados pelo vírus em razão da característica marcante dos parvovírus de induzir apoptose. Associado à depleção linfoide há

grande número de histiócitos (histiocitose) que apresentam citoplasma amplo, levemente eosinofílico, contendo fragmentos basofílicos (corpúsculos apoptóticos) de linfócitos. Também nas fases mais iniciais da doença, a medula óssea apresenta-se hipocelular, com acentuada depleção de todas as linhagens celulares. Pode ocorrer hiperplasia de células-tronco na medula óssea em fases mais tardias da doença.

Bocavírus canino

O bocavírus canino (CBoV) pertence ao gênero *Bocaparvovirus* da família Parvoviridae. Três tipos de bocavírus já foram descritos em cães (bocavírus canino tipos 1, 2 e 3). O CBoV-1, anteriormente conhecido como vírus minuto canino, causa infecção sistêmica fatal em filhotes recém-nascidos, mas, na maioria dos casos, especificamente em animais mais velhos, causa infecção subclínica. A infecção por CBoV-2, por sua vez, resulta em doença respiratória e intestinal, de maneira semelhante à bocavirose em seres humanos. Já o CBoV-3 foi detectado incidentalmente no fígado de um cão.

A patogenia da doença ainda é desconhecida. A enterite causada pelo CBoV-2 pode variar desde uma infecção branda, com inclusões intranucleares em enterócitos e com mínima reação inflamatória, até enterite grave, com atrofia e fusão de vilosidades, necrose de criptas e depleção linfoide da medula óssea e de linfonodos. Pneumonia intersticial é outra lesão associada ao CBoV-2. A maioria dos vírus da família Parvoviridae replica em células mitoticamente ativas (epitélio de criptas, por exemplo), entretanto tem sido demonstrado CBoV replicando em células não mitoticamente ativas, como nos neurônios.

Doenças bacterianas do sistema digestório
Actinobacilose

Actinobacilose é uma doença crônica, que frequentemente se apresenta como estomatite profunda. Ocorre sobretudo em bovinos, mas também acomete outros ruminantes e suínos. O agente etiológico, *Actinobacillus lignieresii*, está presente na microbiota normal da cavidade oral de animais saudáveis. Quando há lesão da mucosa oral, esse organismo tem acesso a estruturas mais profundas, nas quais pode provocar reação inflamatória crônica.

A língua é a estrutura da cavidade oral mais comumente afetada. Casos mais graves costumam ser acompanhados de intensa fibroplasia, com substituição de fibras musculares da língua por tecido conjuntivo fibroso denso, que justificam o nome popular da doença, "língua de pau". O sulco da língua é o local em que as lesões se desenvolvem preferencialmente, talvez por ser onde fibras de plantas se alojam naturalmente, causando trauma. Da perspectiva macroscópica, as lesões presentes na submucosa variam em tamanho e, normalmente, são centralizadas por pequenos grânulos amarelos, chamados de "grânulos de enxofre". Eventualmente, a patologia pode envolver também tecidos ósseos da face, mimetizando a actinomicose.

Da perspectiva microscópica, as lesões aparecem como piogranulomas, com cordões de cocobacilos no centro, de onde irradiam estruturas eosinofílicas que consistem em complexos imunes, fenômeno conhecido como Splendore-Hoeppli. Essas estruturas, por sua vez, são circundadas por numerosos neutrófilos e, mais externamente, macrófagos epitelioides, células gigantes e tecido conjuntivo fibroso (ver Figura 3.17). Pode ocorrer disseminação para os linfáticos, com frequente reação inflamatória granulomatosa, com piogranulomas em linfonodos regionais (Figura 3.164). Em alguns casos, há possibilidade de que outras estruturas, além da língua, envolvam-se – especialmente quando a doença acomete ovinos. Eventualmente, lesões podem ser encontradas nos pré-estômagos de ruminantes, bem como em linfonodos cervicais, pulmão, membros pélvicos e tecidos moles da maxila e região nasolabial, com aumento de volume da face (ver Figura 3.16).

Actinomicose

A actinomicose é causada por bactérias do gênero *Actinomyces*, que fazem parte da microbiota normal da cavidade oral e da mucosa nasofaringiana. Os agentes são bastonetes Gram-positivos, que podem apresentar-se filamentosos ou ramificados. São comensais de baixa patogenicidade, que penetram nos tecidos por meio de lesões traumáticas.

A forma clássica da doença aparece nos bovinos e é causada por *Actinomycesbovis*. A lesão característica é o aumento de volume irregular da mandíbula ou, com menos frequência, da maxila, em razão do comprometimento das estruturas ósseas por um processo de evolução longa e progressiva, de características piogranulomatosas. O agente é introduzido por meio de ferimentos penetrantes nos tecidos moles da região da mucosa oral, como as gengivas e o periodonto. Esses ferimentos podem ser produzidos por arames e fragmentos grosseiros de vegetais ou de madeira. O envolvimento do tecido ósseo acontece posteriormente. De maneira eventual, a patologia pode envolver também tecidos moles da face, mimetizando a actinobacilose.

As lesões caracterizam-se por exsudato purulento e viscoso, envolvido por tecido de granulação proliferado que comprime os tecidos normais da região. O aumento de volume da estrutura óssea é resultado da reação inflamatória e da proliferação do tecido ósseo. As áreas de reabsorção óssea coincidem com os focos supurativos presentes na lesão.

A superfície de corte da área lesionada apresenta coloração branco-acinzentada, na qual se destacam as áreas de supuração de coloração amarela, em meio à qual estão presentes grânulos amarelos, denominados "grânulos de enxofre".

Microscopicamente, o agente forma colônias basofílicas, muitas vezes em forma de roseta, circundadas por halo eosinofílico, material conhecido como Splendore-Hoeppli. Ao redor dessas estruturas, a reação é composta de neutrófilos e, mais externamente, de macrófagos epitelioides que apresentam citoplasma abundante e espumoso (Figura 3.165). Eventualmente, são também observados, nessa região, linfócitos e células gigantes tipo Langhans. Cada foco de reação é envolvido por tecido de granulação, que separa e circunda a lesão como um todo. Nos casos de longa duração, pode ocorrer mineralização.

O diagnóstico pode ser feito observando-se as lesões características. O emprego do método de Gram, tanto nos exames citológicos quanto histopatológicos, pode auxiliar na identificação do agente. O exame a fresco dos focos de supuração (grânulos de enxofre) pode evidenciar as rosetas, que mostram estruturas em forma de clava em arranjo radial. Esse exame é realizado colocando-se o material coletado entre lâmina e lamínula, após diluição em água ou clarificação com hidróxido de sódio, para ser observado ao microscópio sob baixa iluminação.

O diagnóstico diferencial inclui actinobacilose, nocardiose e estafilococose (botriomicose). A morfologia das colônias e dos microrganismos, além de suas reações tintoriais, fornece os dados necessários para a diferenciação. Deve-se ressaltar que, na actinobacilose dos bovinos, os tecidos moles são envolvidos preferencialmente e, de perspectiva microscópica, as colônias têm tamanho maior.

A enfermidade ocorre predominantemente em bovinos, mas está descrita em outras espécies, como seres humanos (face, tórax, cérebro e pulmão), sagui (*Callithrix penicillata*) na forma pulmonar, animais de companhia (tegumento, pulmão, cérebro e intestino) e outros animais silvestres.

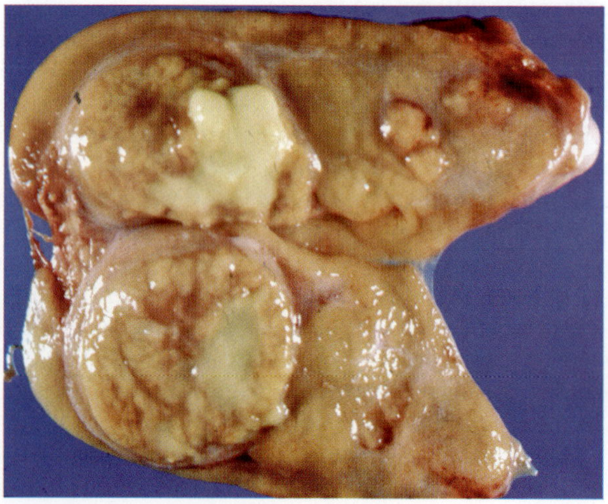

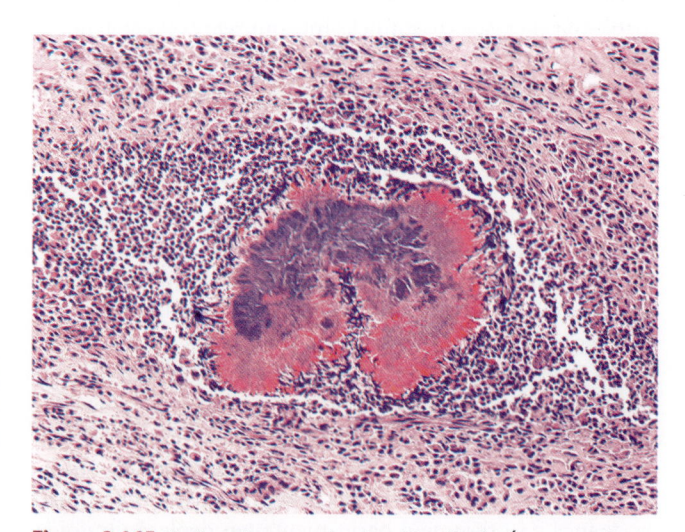

Figura 3.164 Actinobacilose em bovino, caracterizada por linfadenite piogranulomatosa. (Cortesia da Dra. Roselene Ecco, União Pioneira de Integração Social, Brasília, DF.)

Figura 3.165 Actinomicose em bovino. Mandíbula. Área central com miríade bacteriana circundada por halo eosinofílico. Ao redor dessas estruturas, há infiltrado de neutrófilos degenerados e, mais externamente, macrófagos e tecido conjuntivo fibroso.

Bactérias do gênero *Actinomyces* também produzem lesões em outras espécies. *A. hordeovulneris* é o agente responsável por abscessos e infecções sistêmicas em cães; *A. israelii* está associado a lesões granulomatosas em seres humanos e, mais raramente, a lesões piogranulomatosas em bovinos e cães; *A. suis* é o causador de mastites piogranulomatosas em suínos; e *A. vicosus* está relacionado com quadros de pneumonia, piotórax e abscessos subcutâneos em cães.

Clostridioses

Os microrganismos do gênero *Clostridium* são bacilos esporulados, anaeróbios, Gram-positivos. Em sua forma vegetativa, que se desenvolve nos tecidos infectados dos animais, aparecem de modo isolado, formando pares ou, mais raramente, cadeias. Seus esporos são ovais ou esféricos e de posição central, subterminal ou terminal.

As bactérias desse gênero com frequência são divididas em duas categorias: as invasoras dos tecidos, como no caso da gangrena gasosa; e as produtoras de toxina (enterotoxemia, botulismo e tétano). Deve-se ressaltar que essa divisão é arbitrária, já que todas produzem toxinas.

Sob a denominação de enterotoxemia, estão agrupados os processos intestinais produzidos pelas potentes exotoxinas de *Clostridium perfringens*, microrganismo presente no solo e no intestino dos animais. Os diferentes tipos da bactéria são denominados por letras maiúsculas (A, B, C, D e E), e sua ação sobre a mucosa intestinal decorre da produção de uma ou mais toxinas, que são denominadas por letras gregas, como alfa, beta e gama.

Clostridium perfringens tipo A é causador de diarreia hemorrágica em cães, que se caracteriza por necrose e hemorragia da mucosa do intestino delgado e grosso (Figura 3.166). Leitões lactentes, particularmente nos primeiros 5 dias de vida, podem ser acometidos por diarreia pastosa e desidratação causadas por *C. perfringens* tipo A, as quais, normalmente, não provocam morte, mas afetam o peso ao desmame. A grande dificuldade no diagnóstico dessa condição em leitões é a ausência de algum marcador de patogenicidade, como algum gene de toxina, já que o agente faz parte da microbiota normal. Dessa maneira, o aspecto histológico

de miríade de bacilos aderidos à superfície de enterócitos, particularmente no intestino delgado (Figura 3.167), e ausência de detecção de outro enteropatógeno relevante nessa faixa etária têm sido os norteadores do diagnóstico.

Clostridium perfringens tipo B é responsável pela disenteria dos cordeiros (*lamb disentery*), que acomete animais com menos de 3 semanas de idade, principalmente na Europa e na África do Sul. A doença caracteriza-se por curso agudo, e alguns animais morrem sem mostrar sinais clínicos. Geralmente, o quadro clínico inclui diarreia aquosa e sanguinolenta, decúbito e sinais de dor abdominal. A principal lesão encontrada é a enterite hemorrágica, com ou sem ulcerações. Eventualmente, ocorre o envolvimento do cólon. Esses segmentos intestinais mostram coloração vermelho-azulada intensa. Também são observadas petéquias e equimoses no endocárdio e epicárdio, além de hidropericárdio. Na enterotoxemia dos bezerros e dos potros, também causada por *C. perfringens* tipo B, as lesões intestinais são muito semelhantes às descritas para os cordeiros.

Clostridium perfringens tipo C produz quadros de enterotoxemia em ovinos adultos, assim como em cordeiros, bezerros, potros e leitões. Na maioria dos casos, os animais não mostram sinais clínicos, em razão do curso rápido da doença. As lesões são semelhantes às descritas para o tipo B. Nos ovinos adultos, um achado marcante é o acúmulo de líquido amarelo-claro na cavidade peritoneal. Em cordeiros, bezerros e potros, o quadro de enterite necrótica ocorre durante os primeiros dias de vida, comprometendo o jejuno e o íleo. A evolução da doença nos leitões pode durar de 12 a 48 h, e o segmento intestinal comprometido é o jejuno. Além disso, os suínos (Figura 3.168) podem apresentar linfadenite hemorrágica, que compromete a cadeia mesentérica e o líquido sero-hemorrágico nas cavidades pleural, peritoneal e pericárdica, além de provocar hemorragias no pericárdio e nos rins.

Clostridium perfringens tipo D é o responsável por quadros de enterotoxemia em ovinos, caprinos e raramente em bovinos. Essa é a forma clássica de enterotoxemia dos ovinos e dos caprinos e ocorre com maior regularidade em animais

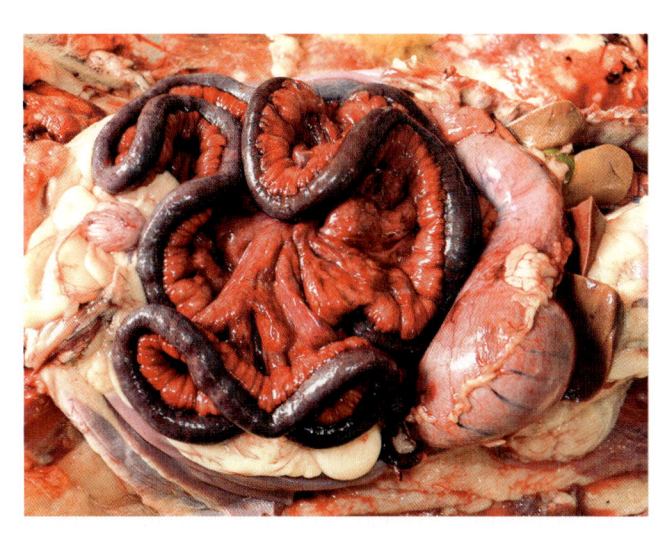

Figura 3.166 Enterocolite hemorrágica por *Clostridium perfringens* em cão. Serosa intestinal com hiperemia e hemorragia difusa e acentuada.

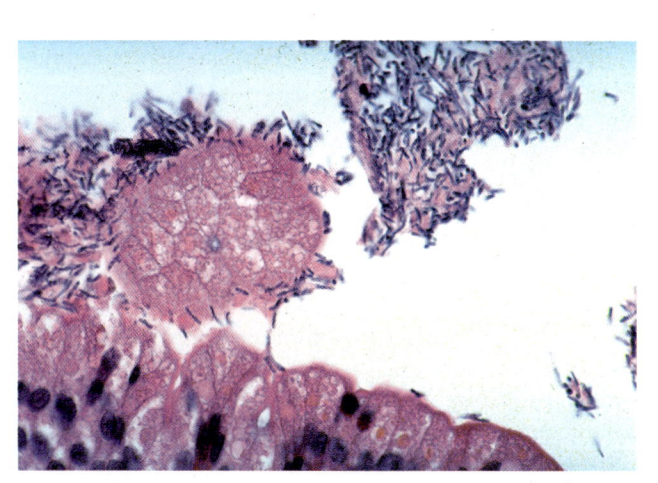

Figura 3.167 Infecção por *Clostridium perfringens* tipo A em leitões jovens. Grande quantidade de bacilos em contato direto com enterócitos. (Cortesia do Dr. Jim Collins, University of Minnesota, Saint Paul, MN, EUA.)

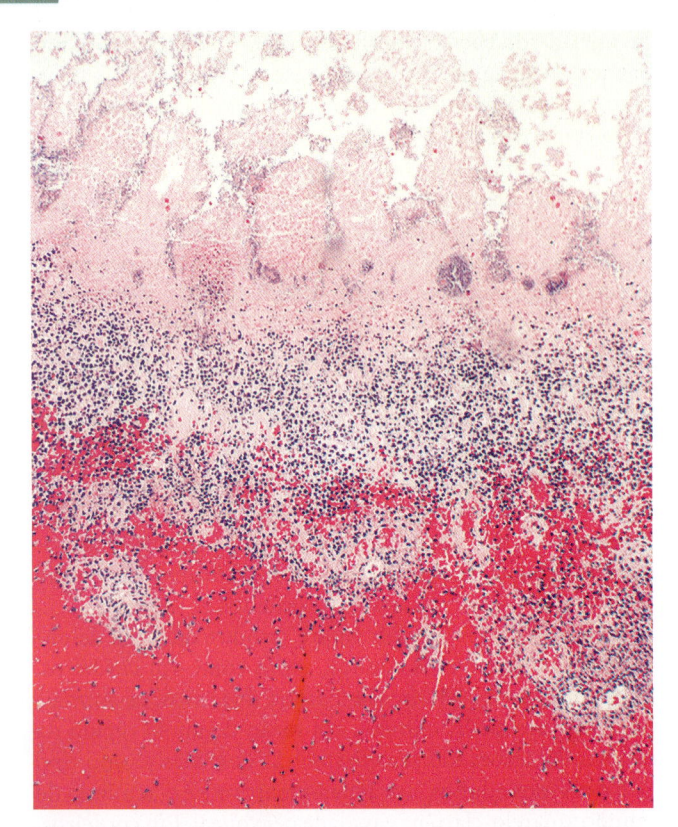

Figura 3.168 Enterite necro-hemorrágica aguda causada por *C. perfringens* tipo C em leitão neonato. Intensa necrose profunda da mucosa, com grande quantidade de bacilos nessa área, associada a enfisemas na submucosa e à intensa hemorragia em submucosa, muscular e serosa.

jovens (acima de 2 semanas de idade). Geralmente a enfermidade está relacionada com a mudança brusca para dieta rica em grãos, o que proporciona um meio favorável para o desenvolvimento do agente.

C. perfringens tipo D produz duas toxinas: alfa e épsilon. A toxina épsilon causa dano vascular principalmente nos capilares cerebrais. A doença pode ser aguda, subaguda ou crônica. Na forma aguda, os sinais clínicos podem não ser notados, pois o quadro evolui de modo muito rápido. Excitação, incoordenação, convulsão e coma podem preceder a morte. Opistótono, andar em círculo e a tendência de pressionar a cabeça contra objetos estáticos, como paredes, são também sinais de envolvimento (malácia) do SNC. Outros sinais, como anorexia, diarreia e fezes recobertas por muco, eventualmente estão presentes. Hiperglicemia e glicosúria são sempre observadas. Nos cordeiros, as lesões encontradas são discretos focos de hiperemia na parede intestinal e o acúmulo de líquido no interior do saco pericárdico. Nos animais mais velhos, são mais comuns as lesões hemorrágicas do miocárdio, assim como petéquias e equimoses, as quais comprometem a musculatura abdominal e a serosa intestinal. Em geral, há grande quantidade de alimento no rúmen e no abomaso. Os rins mostram-se amolecidos e friáveis, em consequência da autólise rápida, dando origem ao nome "rim pulposo" (*pulp kidney*) para a doença. Suas lesões mais específicas ocorrem no sistema nervoso central. Observa-se, em ovinos, malácia focal bilateral e simétrica dos gânglios basais e do tálamo, além de desmielinização, também si-

métrica e bilateral, da substância branca subcortical e dos pedúnculos cerebelares. Diferentemente dos ovinos, os caprinos não apresentam com frequência malária simétrica no SNC e podem apresentar, nos casos subagudos e crônicos, enterocolite fibrinosa com evidente edema de mesocólon.

A enterocolite dos equinos causada por bactérias do gênero *Clostridium* é uma doença aguda e esporádica, que se caracteriza por diarreia e cólica. A etiologia do processo está relacionada com *C. difficile* e *C. perfringens*. Alterações na dieta dos animais e antibioticoterapia são fatores predisponentes. Dor abdominal, diarreia e distensão abdominal são os sinais clínicos presentes, e a lesão principal é a enterocolite necrótica.

Além de equinos, *Clostridioides* (*Clostridium*) *difficile* pode ser encontrado em várias espécies animais e no ser humano. Esse patógeno é considerado importante para seres humanos e para algumas espécies animais. Atenção tem sido dada ao potencial zoonótico, especialmente na transmissão para o ser humano via consumo de produtos de origem animal. Como descrito acima, a relevância clínica da infecção por *C. difficile* foi primeiramente descrita na espécie equina, com quadro de enterocolite em potros e em animais adultos. Apesar de a infecção por *C. difficile* estar muito associada ao uso de antimicrobianos em seres humanos e já ter sido também atribuída a equinos, tem-se demonstrado que esse fator de risco é inconsistente, ou seja, nem todos os relatos de infecção *C. difficile* em equinos tem relação com uso de antimicrobianos.

Os animais infectados desenvolvem desde uma diarreia discreta até a enterocolite hemorrágica aguda fatal. Cepas toxigênicas de *C. difficile* também podem ser isoladas de potros e animais adultos saudáveis. As razões pelas quais alguns equinos desenvolvem a doença e outros não são desconhecidas. Especula-se que a resposta talvez esteja na diferença de microbiota intestinal entre animais doentes e saudáveis. *C. difficile* tem aparecido também como um importante agente de diarreia neonatal em suínos. Esse agente faz parte da microbiota normal dos suínos, mas, em condições particulares, multiplica-se e produz as toxinas A e B, que são citolíticas. Os animais mais acometidos são frequentemente leitões neonatos, de até 5 dias de idade. Os fatores predisponentes ainda são pouco conhecidos, mas o uso indiscriminado de medicação preventiva para controle de outras enfermidades entéricas bacterianas, como *E. coli* enterotoxigênica, tem sido associado ao aparecimento de casos.

Clinicamente, leitões apresentam diarreia pastosa, que afeta o ganho de peso e o peso final ao desmame, mas que raramente leva à morte. À necropsia, o edema de mesocólon acentuado (Figura 3.169 A) tem um valor preditivo positivo alto. Histologicamente, existem edema marcante de mesocólon, redução do número de células caliciformes em segmentos do intestino grosso e intenso infiltrado neutrofílico multifocal nas porções superficiais da lâmina própria no cólon espiral que, por vezes, rompe o revestimento epitelial de enterócitos e extravasa para o lúmen, dando um aspecto de "erupção de vulcão" (Figura 3.169 B).

O diagnóstico é baseado na observação de lesões macro e microscópicas e na detecção de toxinas A/B em amostras de fezes, utilizando testes de ELISA de captura. Em bovinos

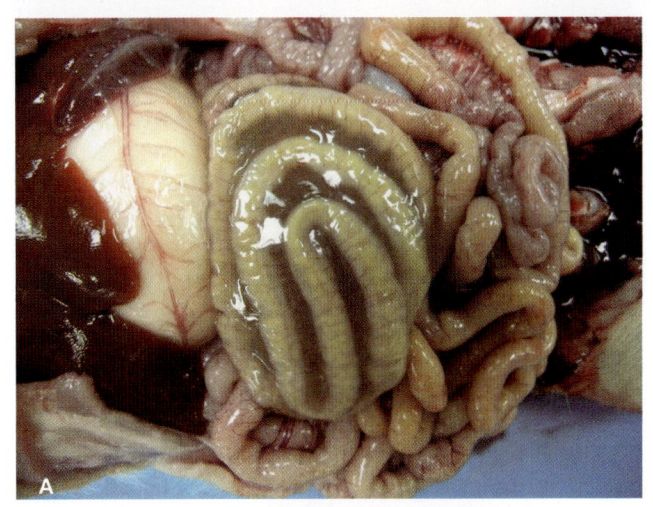

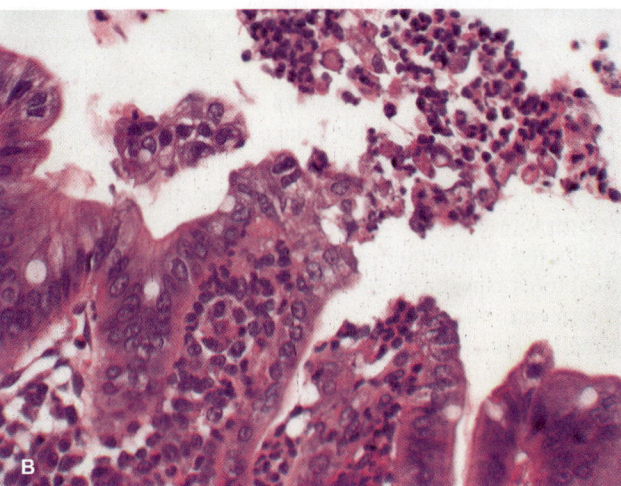

Figura 3.169 *Clostridioides (Clostridium) difficile* em leitão de 3 dias de idade. **A.** Intenso edema de mesocólon. **B.** Infiltrado neutrofílico na porção superficial da lâmina própria, rompendo o epitélio de revestimento e extravasando para lúmen intestinal.

e em pequenos ruminantes, ainda não é claro se *C. diffici-le* representa um verdadeiro patógeno. Apesar de já ter sido relatada a associação entre diarreia em bezerros e toxinas de *C. difficile*, a doença ainda não foi reproduzida experimentalmente nessa espécie. Em cães e gatos, de maneira semelhante ao observado em ruminantes, ainda não é claro o verdadeiro papel de *C. difficile* como patógeno intestinal. A associação entre diarreia e toxinas de *C. difficile* tem sido relatada de forma inconsistente nessas espécies. Entretanto, tem-se demonstrado relação entre eliminação fecal de *C. difficile* em cães e gatos de tutores imunocomprometidos ou em tratamento com antimicrobianos ou inibidores de bomba de prótons (omeprazol, por exemplo). Essa relação pode ser explicada pelo maior risco de eliminação do patógeno pelos seres humanos com transmissão para cães e gatos.

A síndrome do jejuno hemorrágico é uma enfermidade emergente em bovinos de leite (especialmente no sul do país) esporádica, superaguda e fatal, que causa enterite necro-hemorrágica. Na necropsia, observam-se hematoma (na submucosa e muscular) e edema (principalmente na junção do mesentério) na parede do intestino delgado, as-

sociado a profuso conteúdo hemorrágico na luz intestinal. Este pode ser líquido, ou em forma de grandes coágulos, ou ambos. Ainda, há desde petéquias até sufusões na serosa, e eventualmente mucosa. A ingestão de grande quantidade de grãos na dieta parece ser um importante fator de risco, assim como o pico de lactação em animais de alta produção. Até o momento, não há consenso quanto à etiologia da enfermidade, mas alguns autores citam uma possível relação com toxinas produzidas por *C. perfringens* tipo A.

Colibacilose

Escherichia coli é um bacilo ou cocobacilo curto, Gram-negativo, flagelado, com fímbrias e, algumas vezes, encapsulado. Resiste por alguns dias à temperatura ambiente. Cresce aeróbica ou anaerobicamente em uma grande variedade de meios de cultura, e algumas cepas são hemolíticas.

Existe uma grande variedade de cepas de *E. coli*, e já foi descrita na literatura, em um mesmo indivíduo, a presença de 25 cepas diferentes. A grande maioria das cepas de *E. coli* é de comensais inofensivos constituintes da microbiota intestinal. Entretanto, existem algumas que são produtoras de toxinas, as quais têm sido apontadas como principal grupo de patógenos causadores de diarreia. A doença ocorre quando cepas patogênicas específicas infectam uma população suscetível ou quando fatores ambientais e/ou de manejo atuam com uma redução da imunidade específica, propiciando o crescimento e a supremacia de determinadas cepas potencialmente patogênicas de *E. coli*, presentes na microbiota intestinal.

E. coli enterotoxigênica, *enterotoxigenic Escherichia coli* (ETEC), é o agente infeccioso mais frequentemente isolado de casos de diarreia em animais jovens. No suíno, a colibacilose pode ser dividida em três tipos quanto à faixa etária em que ocorre: neonatal (primeiros dias após nascimento), animais jovens (da primeira semana até o desmame) e pós-desmame. Esta última, por sua vez, é subdividida em diarreia pós-desmame e doença do edema, e pode ocorrer associação entre essas duas formas. O desenvolvimento dessas diferentes formas clínicas depende de fatores da virulência presentes em variadas cepas de *E. coli*, da idade e do estado imunitário dos leitões.

Os dois principais fatores de virulência da ETEC são as adesinas, representadas por fímbrias e enterotoxinas. Esses dois fatores são essenciais para o desenvolvimento da doença. Isolados de ETEC provenientes de suínos produzem seis diferentes tipos de fímbrias: F4 (K88), F5 (K99), F6 (987 P), F18, F41 e adesina envolvida em aderência difusa (*adhesin involved in diffuse adherence* – AIDA). Essas fímbrias adesivas se ligam especificamente a receptores presentes na membrana plasmática dos enterócitos, e possibilitam, assim, a colonização bacteriana da superfície celular e a produção de toxinas. A suscetibilidade à ETEC é determinada, em grande parte, pela presença desses receptores celulares nos enterócitos. A idade do animal e a maior ou menor suscetibilidade de certas linhagens de animais estão associadas à disponibilidade de receptores celulares para fixação de fímbrias bacterianas. Desse modo, particularmente no suíno, a suscetibilidade a diferentes cepas de *E. coli* depende da idade e da linhagem genética desses animais.

ETEC causa diarreia aquosa profusa e/ou alterações circulatórias sistêmicas em decorrência da liberação de enterotoxinas, como toxina lábil ao calor (LT), toxinas termoestáveis (STa, STb e EAST1) e toxina Shiga (STx2e). A diarreia produzida é do tipo secretória (provocada pelas toxinas LT, STa, STb e EAST1), em que não ocorre lesão do epitélio de revestimento intestinal, mas sim estímulo ao aumento da secreção de íons por enterócitos das criptas intestinais. Como as moléculas de bicarbonato são um importante constituinte da secreção intestinal, o conteúdo diarreico aquoso, nos casos de infecções por *E. coli* toxigênica, é normalmente alcalino. A toxina Shiga (STx2e), produzida por cepas de *E. coli* que causam doença do edema em leitões recém-desmamados, é absorvida no intestino e causa aumento da permeabilidade vascular sistêmica. Consequentemente, ocorre transudação de líquidos para o interstício.

A disseminação de *E. coli* patogênica pode ocorrer via aerossóis (alcançando distâncias de até 1,5 m), ração, veículos e leitões e por outros animais. Cepas causadoras de colibacilose pós-desmame tendem a ser similares em grandes áreas geográficas e regiões. A simples presença das cepas patogênicas mencionadas anteriormente é essencial para a ocorrência de infecções pós-desmame, mas não suficiente. A presença simultânea de fatores predisponentes como:

- Linhagens de suínos que expressem receptores para adesinas (fímbrias) de *E. coli* específicas
- Coinfecções por rotavírus
- Coinfecção pelo vírus da síndrome respiratória e reprodutiva suína (PRRS, do inglês *porcine reproductive and respiratory syndrome*), ausente no Brasil
- Possivelmente, coinfecção pelo circovírus suíno tipo 2
- Deficiências nos processos de higiene e desinfecção, bem como excesso de contaminação ambiental. Além disso, superlotação, qualidade da água e nutrientes inadequados podem também predispor ao desencadeamento da enfermidade.

A primeira manifestação clínica em leitões acometidos pela diarreia pós-desmame é a morte súbita de alguns animais a partir de 2 dias após o desmame. Associados a isso, observam-se redução marcante do consumo de ração e aparecimento de diarreia aquosa. Por apresentar pH alcalino, essa diarreia pode também causar irritação na pele da região perianal, que se apresenta normalmente bastante avermelhada. Os animais afetados desidratam-se rapidamente e ficam apáticos, mas ainda procuram os bebedouros. A temperatura corporal não se altera. O pico da mortalidade ocorre entre 6 e 10 dias depois do desmame. Apesar do atraso no ganho de peso, os animais que sobrevivem se recuperam clinicamente. À necropsia, como o processo é rápido, os leitões apresentam boa condição corporal, intensa desidratação, olhos fundos e intestinos dilatados, ligeiramente edematosos e congestos. O conteúdo intestinal é líquido ou mucoso.

Nos casos agudos de doença do edema, o edema subcutâneo é marcante, principalmente nas pálpebras, orelhas, fronte, focinho e lábios. A diarreia, que frequentemente apresenta estrias de sangue, só é aparente em alguns poucos animais, no estágio final da doença. Nos animais que sobrevivem à fase aguda, observam-se distúrbios nervosos unilaterais, caracterizados por andar em círculos ou com a cabeça inclinada lateralmente, e atrofia muscular progressiva, associada a fraqueza e perda de peso. Nesses casos mais crônicos, o edema subcutâneo dificilmente é observado. À necropsia, observa-se edema marcante da parede do cólon espiral e estômago. Em alguns casos, existe associação entre diarreia pós-desmame e doença do edema. A anorexia é o primeiro sinal clínico observado e pode durar vários dias. Em seguida, tem início uma diarreia de curta duração, raramente fatal, que dura, em média, 1 semana. Normalmente, sintomatologia nervosa é observada já em ausência de diarreia. Edema subcutâneo associado à ataxia progressiva, que culmina com decúbito lateral, é frequentemente observado.

O exame histológico do intestino delgado, principalmente íleo, revela a presença de bacilo difusamente aderido à superfície intestinal (Figura 3.170). No caso de doença do edema, animais que desenvolvem a forma mais crônica apresentam lesões necróticas simétricas no encéfalo, semelhantes às descritas nos quadros de enterotoxemia de cordeiros por *C. perfringens*.

Colibacilose enterotoxigênica em bezerros, cordeiros e potros acomete animais de poucos dias de vida e é causada por cepas com fímbrias do tipo F41 e F5. Acomete, frequentemente, bezerros de 2 a 3 dias de idade. Animais mais velhos apresentam redução progressiva da suscetibilidade à infecção, o que pode ser justificado pela diminuição de receptores específicos em enterócitos, decorrente do desenvolvimento do animal. Lesões macro e microscópicas são semelhantes às observadas em suínos.

Cepas de *E. coli* êntero-hemorrágicas (EHEC, *enterohemorragic Escherichia coli*) são particularmente patogênicas para bezerros entre 3 dias e 2 meses de idade. Animais afetados morrem em poucos dias, mas pode existir recuperação total entre 7 e 10 dias. Macroscopicamente, as lesões concentram-se no reto e no cólon, mas podem estender-se para o ceco e o íleo, provocando enterite fibrinosa ou fibrino-hemorrágica. A mucosa do cólon está congesta com muco e material necrótico aderido em sua superfície. Linfonodos mesentéricos estão aumentados de volume e congestos. Microscopicamente, vilosidades podem estar atrofiadas, e os epitélios do intestino tanto delgado quanto grosso estão

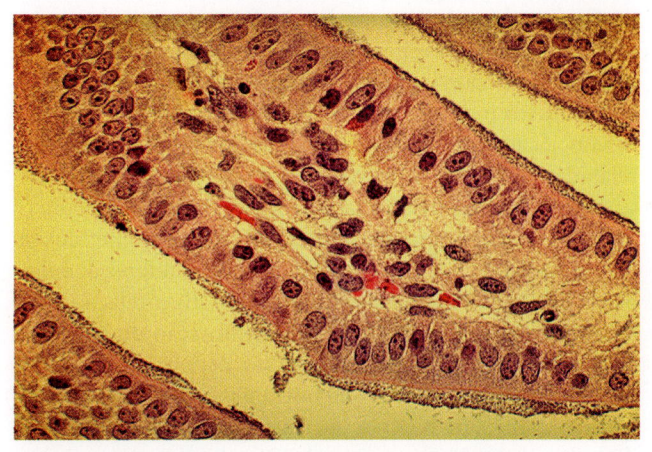

Figura 3.170 Infecção por *Escherichia coli* enterotoxigênica em leitão neonato. Notar a grande quantidade de colônias de cocobacilos em íntimo contato com a superfície apical de enterócitos. (Cortesia do Dr. Jim Collins, University of Minnesota, Saint Paul, MN, EUA.)

delgados, com áreas de microerosão. Observam-se colônias bacterianas, cocobacilos, em íntimo contato com enterócitos, principalmente das criptas.

Cepas de *E. coli* êntero-invasivas têm sido associadas a casos de colite granulomatosa em cães das raças Boxer e Bulldog Francês. Técnicas de biopsias colônicas examinadas por hibridização *in situ* fluorescente (FISH, do inglês *fluorescence in situ hybridization*), em cães Boxer sadios e cães com colite granulomatosa, demonstraram frequente associação com aderentes e invasivas de *E. coli*. Da mesma maneira, por meio de avaliação retrospectiva de casos de cães da raça Bulldog Francês, considerando histórico, quadro clínico e ensaios de FISH, encontrou-se associação entre colite granulomatosa e presença desse mesmo patotipo de *E. coli* em animais jovens.

Colites por espiroquetas em suínos

São duas as espiroquetas enteropatogênicas para o suíno identificadas no Brasil até o momento, a *Brachyspira pilosicoli*, causadora da colite espiroquetal, e a *Brachyspira hyodysenteriae*, causadora da disenteria suína. Outras duas espécies de espiroquetas, *B. hampsonii* e *B. suanatina*, foram identificadas e associadas a surtos de disenteria suína na América do Norte e em países nórdicos, respectivamente. As *Brachyspira* spp. são espiroquetas anaeróbicas flageladas e Gram-negativas. A *B. hyodysenteriae* produz β-hemólise em ágar-sangue, e a *B. pilosicoli* causa fraca hemólise. Ambas têm crescimento lento e fastigioso *in vitro*. Existe uma grande diversidade de cepas, antigenicamente diferenciadas tanto de *B. hyodysenteriae* quanto de *B. pilosicoli*, que apresenta variados atributos relativos à motilidade no muco intestinal e à adesão a enterócitos. Desse modo, diferentes cepas apresentam diferenças em patogenicidade.

O período de incubação da disenteria suína pode variar de 2 dias a 3 meses, mas com frequência observam-se os primeiros sinais clínicos entre 10 e 14 dias após exposição natural. A doença espalha-se de maneira gradual no rebanho. Esporadicamente, alguns animais podem desenvolver a forma hiperaguda, com hipertermia (40 a 40,5°C), condição que leva à morte em um período de poucas horas após a infecção, com pouca ou nenhuma evidência de diarreia. Na forma aguda da disenteria suína, a *B. hyodysenteriae* causa colite grave, que cursa com diarreia pastosa e amarelada a princípio, mas que, no decorrer de poucas horas ou dias, torna-se amplamente mucosa e sanguinolenta; se não for tratada, pode levar os suínos à morte. Clinicamente, pode ser confundida com a forma aguda da enteropatia proliferativa. Em sua forma crônica, causa diarreia catarral, depressão e redução do ganho de peso diário, assemelhando-se com colite espiroquetal e ileíte crônica. Suínos de todas as idades podem infectar-se, até leitões lactentes, mas a infecção é mais comum em animais de recria e terminação.

A colite espiroquetal tem apresentação mais branda que a disenteria suína. Afeta de animais desmamados até cevados de terminação; com frequência esporádica, também acomete matrizes gestantes, principalmente associadas a eventos de mistura de animais e mudança de dieta. Sem dúvida, a idade mais acometida é a de animais na recria, de 1 a 2 semanas após alojamento. A diarreia, que se inicia pastosa, torna-se mucosa após algumas horas. Raramente, alguns animais apresentam melena. A diarreia é autolimitante, persiste entre 2 e 14 dias, apesar de haver casos de recorrência após tratamento. Não é observada mortalidade, o impacto da doença é representado basicamente por piora na conversão alimentar e redução do ganho de peso.

Tanto *B. hyodysenteriae* quanto *B. pilosicoli* têm tropismo por células caliciformes, particularmente abundantes no intestino grosso. O mecanismo de destruição tissular de *B. hyodysenteriae* não foi totalmente elucidado, mas duas toxinas parecem ter importante papel: as hemolisinas e as lipo-oligossacaridases. Acredita-se que ambas tenham ação direta sobre enterócitos superficiais da mucosa colônica. Não ocorre invasão bacteriana além da camada da lâmina própria da mucosa; consequentemente, as lesões observadas são mais superficiais, ao contrário da salmonelose. A diarreia ocorre por diminuição da absorção de líquidos pelo epitélio lesionado e por ligeiro aumento da permeabilidade intestinal.

No caso de *B. pilosicoli*, grupamentos de bactérias aderem à superfície de enterócitos, em um ângulo de 90°, algumas vezes formando uma borda em escova visível em preparações histológicas coradas com hematoxilina e eosina. Essas bactérias induzem modificação estrutural do citoesqueleto de enterócitos e destruição de microvilosidades. Ocorre penetração da bactéria no espaço intercelular, o que favorece a descamação de enterócitos e a exposição da lâmina própria. A diarreia ocorre como consequência de uma redução da absorção de líquidos e ácidos graxos voláteis.

Na disenteria suína e na colite espiroquetal, as lesões entéricas são restritas ao intestino grosso. Na disenteria suína, no início do quadro diarreico, a mucosa apresenta-se difusamente edematosa e hiperêmica, com conteúdo aquoso-mucoso abundante. Material muco-hemorrágico ou necrótico aderido à mucosa é visto com poucos dias após início da sintomatologia clínica, o qual progride rapidamente para uma necrose extensa, mas superficial, da mucosa, que está coberta por uma membrana fibrinonecrótica. Outras possíveis lesões observadas são aumento de volume e edema de linfonodos mesentéricos e edema de mesocólon.

Na colite espiroquetal, o mesocólon pode estar edematoso (Figura 3.171), e o segmento oral do cólon, repleto de gás. O conteúdo do ceco e do cólon tem consistência pastosa, coloração verde-amarelada e aspecto mucoso. As lesões de mucosa são caracterizadas por lesões fibrinonecróticas e erosões superficiais focais a coalescentes (Figura 3.172). Histologicamente, como na disenteria suína, observa-se necrose superficial de mucosa, frequentemente associada à fina camada de exsudato fibrinonecrótico na área erodida. Trombos de fibrina podem ser observados em capilares e vênulas da lâmina própria superficial. Normalmente, edemas de lâmina própria, de submucosa e de serosa estão presentes. Com o aumento da taxa de renovação epitelial, enterócitos das criptas tornam-se hiperplásicos, principalmente células caliciformes, e frequentemente estão dilatados, com o acúmulo de restos celulares e muco no lúmen. A coloração histoquímica pela prata ou imuno-histoquímica para o gênero *Brachyspira* revela grande quantidade de espiroquetas aderidas à superfície de enterócitos em ambas as enfermidades (Figura 3.173 A e B). A identificação da espécie de *Brachyspira* na lesão intestinal pode ser feita por meio de hibridização *in situ* fluorescente (FISH) (Figura 3.174).

Paratuberculose (doença de Johne)

A paratuberculose, ou doença de Johne, é uma doença infecciosa debilitante que afeta ruminantes. Ocorre em quase todas as partes do mundo, com morbidade significativa e grandes perdas econômicas decorrentes da queda de produção. O agente etiológico é *Mycobacterium avium* subsp. *paratuberculosis* (*Map*), uma bactéria álcool-ácido resistente de crescimento lento. Os hospedeiros naturais incluem ruminantes domésticos e silvestres, bem como camelídeos, embora raramente a doença possa ocorrer em outras espécies. Acredita-se que a infecção aconteça durante os primeiros 6 meses de vida, mesmo que, por causa do período de incubação (2 a 10 anos), a doença só se manifeste anos mais tarde. A bactéria é internalizada no intestino por meio das células epiteliais e permanece, inicialmente, no íleo e nos linfonodos mesentéricos. Há resistência na digestão intra-celular, e a ela persiste indefinidamente dentro dos macrófagos. O mecanismo de persistência não é totalmente conhecido, mas talvez o *Map* iniba a maturação dos lisossomos. Nos estágios iniciais da infecção, as células imunes dentro da lâmina própria são hiper-responsivas, o que provavelmente contribui para a pouca resposta imune da mucosa e a replicação do microrganismo. Cedo ou tarde, a lâmina própria é preenchida e expandida por macrófagos, resultando em má absorção.

Os sinais clínicos, quando aparecem, consistem em diarreia crônica, perda de peso e diminuição da produção de leite. Os animais clinicamente afetados liberam grande quantidade de microrganismos no ambiente, mas permanecem bem e alertas. Macroscopicamente, o intestino tem parede espessada, com numerosas e proeminentes pregas transversais, formando uma aparência corrugada (cerebriforme) (Figura 3.175). O espessamento da mucosa é mais proeminente no íleo. Diferentemente das pregas que são vistas no intestino normal de ruminantes durante a necrop-

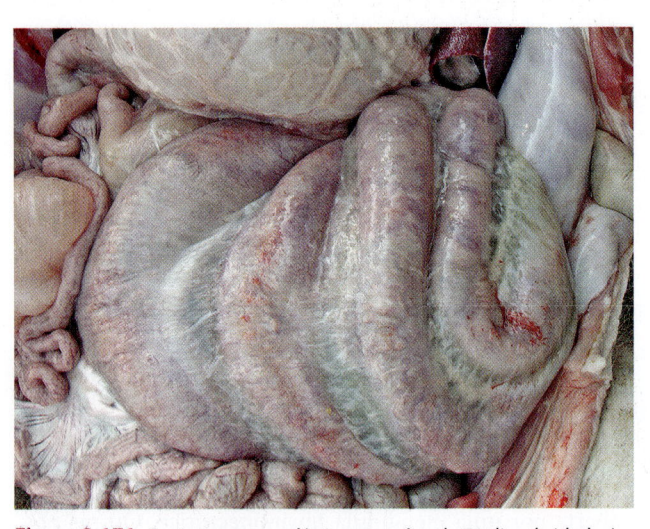

Figura 3.171 Espiroquetose colônica em suíno de 70 dias de idade. Intenso edema de mesocólon.

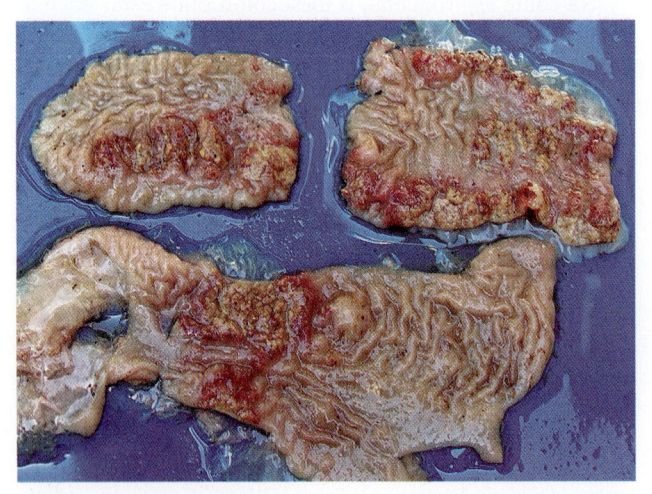

Figura 3.172 Espiroquetose colônica em suíno. Colite necrótica multifocal. (Cortesia do Dr. David Barcellos, Universidade Federal do Rio Grande do Sul, Porto Alegre, RS.)

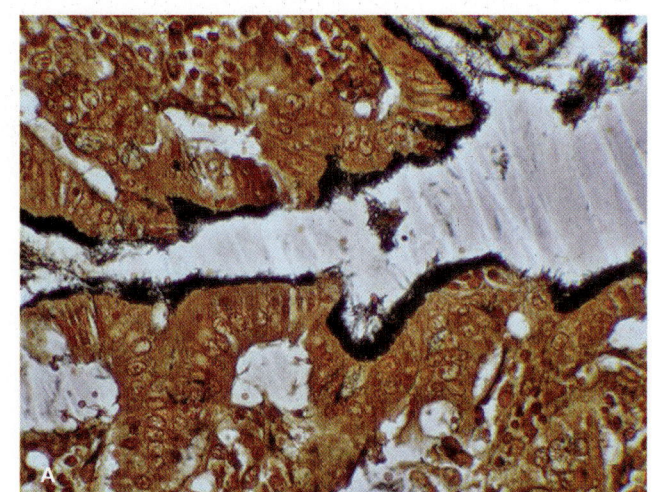

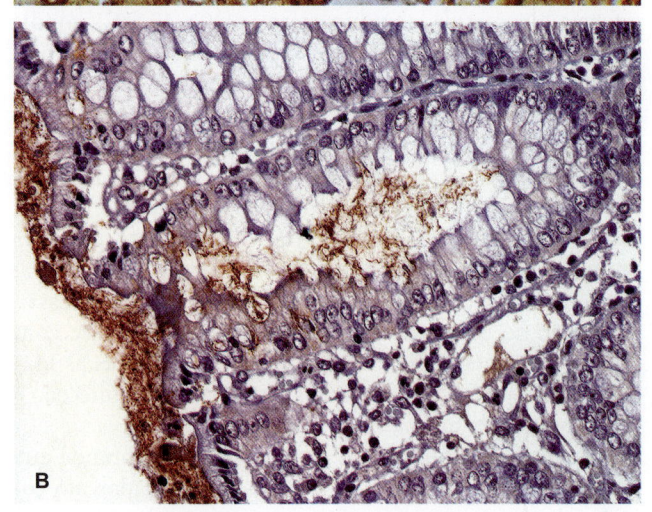

Figura 3.173 Intestino grosso de suíno infectado por *Brachyspira* spp. **A.** Notar a espessa camada de bactérias intimamente aderidas à superfície de enterócitos. Coloração de Warthin-Starry. **B.** Imuno-histoquímica para *Brachyspira* spp. Marcação em bactérias na superfície da mucosa intestinal.

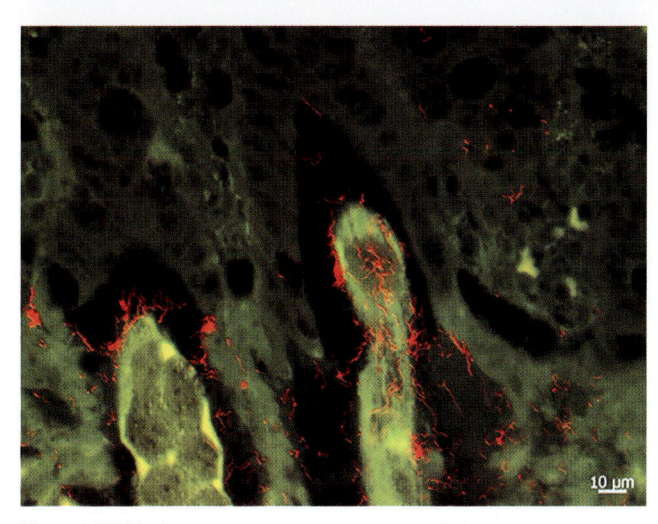

Figura 3.174 Hibridização *in situ* fluorescente (FISH) com sonda molecular específica para *Brachyspira hyodysenteriae* em intestino grosso de suíno. Fluorocromo CY3.

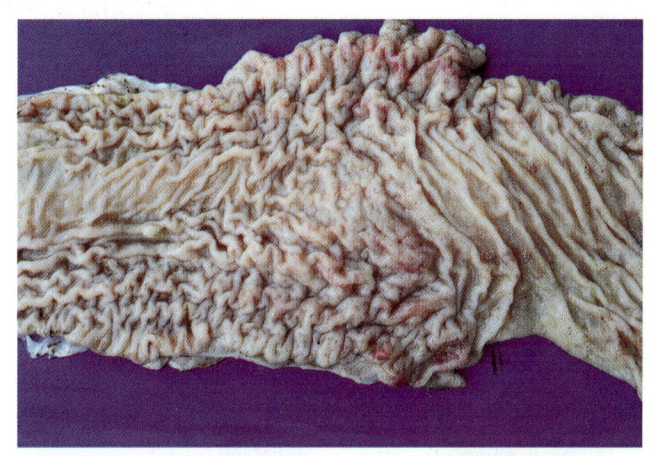

Figura 3.175 Paratuberculose em intestino delgado de bovino. Pregueamento intestinal evidente.

sia, as pregas observadas na doença de Johne não podem ser esticadas e desfeitas. As lesões são multifocais ou difusas, mais concentradas no íleo, mas também ocorrem no jejuno, no ceco e no cólon.

Sob a perspectiva histológica, observa-se que a lâmina própria está marcadamente expandida por macrófagos epitelioides, resultando em ampla separação das glândulas e frequente encurtamento ou fusão das vilosidades. Como consequência do espessamento da lâmina própria, forma-se uma grande distância da célula epitelial até o vaso quilífero; por conseguinte, ocorre síndrome da má absorção. Alguns vasos quilíferos podem estar dilatados e preenchidos por macrófagos com numerosos microrganismos. Granulomas multifocais podem estar presentes nos linfonodos mesentéricos. Esses principais achados são vistos em todos os casos de paratuberculose, mas existe uma divisão histológica em dois principais tipos, provavelmente motivados pelo reflexo da resposta imune do hospedeiro.

Em uma avaliação simplista e excessiva dos casos, as duas classificações extremas são lepromatosa e tuberculoide, com variações intermediárias. Aqueles da categoria lepromatosa são associados a uma alta resposta humoral, ao passo que as lesões associadas à forma tuberculoide são mais dependentes da imunidade celular. A maioria dos casos de paratuberculose apresenta-se na forma lepromatoide extrema, evidenciando a lâmina própria, que contém predominantemente macrófagos epitelioides e comumente células gigantes tipo Langhans. Também, nessa forma, os macrófagos podem ser observados na submucosa associados a edema e, de maneira ocasional, arterite granulomatosa e trombose. Vasos linfáticos da serosa e mesentéricos estão espessos (linfangiectasia). Microrganismos em forma de bastonete podem ser detectados facilmente pela coloração álcool-ácido resistente; em geral, estão em agregados dentro dos macrófagos afetados; por isso, essa forma é denominada "multibacilar" (Figura 3.176).

Na minoria dos casos, os macrófagos são acompanhados por numerosos linfócitos; às vezes, os linfócitos são as células predominantes, e a lesão é denominada tuberculoide. Esse tipo de lesão geralmente tem menor número de micobactérias quando se usa a coloração álcool-ácido resistente, e é denominado "paucibacilar". Nesses casos, a parte basal da lâmina própria é extensivamente infiltrada, e as lesões na submucosa são menos acentuadas que aquelas observadas na forma multibacilar. Células gigantes ou pequenos granulomas, especialmente na região das placas de Peyer, podem ser observados. Na forma paucibacilar os linfonodos mesentéricos são mais afetados, com acentuada inflamação granulomatosa, frequentemente com numerosas células gigantes tipo Langhans. Outras lesões observadas em casos de paratuberculose incluem mineralização da aorta ou do átrio esquerdo. O mecanismo dessas lesões é desconhecido, mas pode estar associado ao funcionamento inadequado dos macrófagos.

Enteropatia proliferativa

A enteropatia proliferativa (EP) é uma doença infectocontagiosa que acomete suínos, equinos e outras espécies animais, como *hamster* e coelho. Seu agente etiológico é uma bactéria intracelular obrigatória, *Lawsonia intracellularis*.

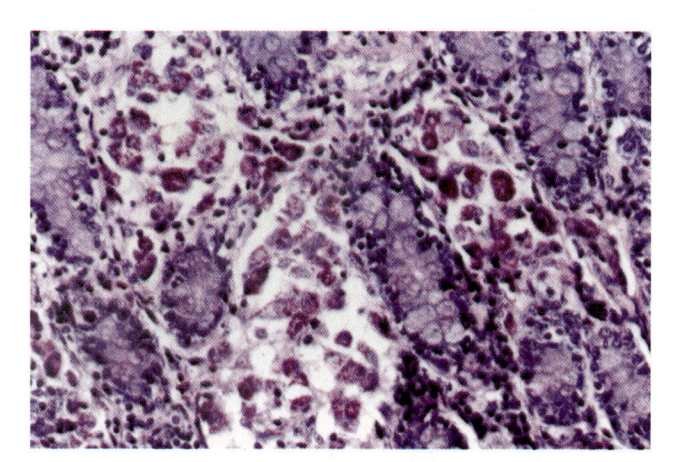

Figura 3.176 Intestino delgado de bovino infectado pelo *Mycobacterium avium paratuberculosis*. Atrofia de vilosidades e afastamento de criptas intestinais em razão da intensa infiltração macrofágica na lâmina própria. Intensa marcação citoplasmática de bacilos álcool-ácido resistentes em macrófagos na lâmina própria. Coloração de Ziehl-Neelsen.

A EP é caracterizada pelo espessamento da mucosa intestinal, causado pela proliferação de enterócitos imaturos infectados pela bactéria *L. intracellularis*.

A doença pode ser reproduzida experimentalmente com culturas puras de *L. intracellularis* ou com homogeneizados de mucosa intestinal de suínos doentes. A bactéria é um bacilo vibrioide curvo, pequeno, Gram-negativo, microaerofílico, com flagelo unipolar único. Por ser um microrganismo intracelular obrigatório, *L. intracellularis* necessita de cultivos celulares com células ainda em multiplicação. Desse modo, são necessárias condições semelhantes ao isolamento viral, em que cultivos celulares também se fazem necessários. Até o momento, é impossível o isolamento de *L. intracellularis* em meios de cultivo bacteriológicos convencionais.

Na espécie suína, a enteropatia proliferativa apresenta duas formas clínicas distintas: a forma aguda ou hemorrágica, que acomete animais de reposição e cevados próximos à idade de abate e é caracterizada por diarreia sanguinolenta e morte súbita; e a forma crônica, que acomete leitões em crescimento e é caracterizada por redução do ganho de peso e, por vezes, diarreia transitória. Essa doença já foi relatada em todos os países de expressiva produção suinícola, independentemente do padrão sanitário dos rebanhos.

Pouco se sabe sobre os mecanismos celulares de infecção por *L. intracellularis*. Estudos *in vitro* demonstraram que, após 10 min de exposição, a bactéria pode ser encontrada em íntimo contato com a membrana de células eucariotas permissíveis à infecção. Uma hora após a exposição, a bactéria pode ser encontrada em vacúolos no citoplasma de células eucarióticas. Três horas após a inoculação, a bactéria é observada livremente no citoplasma de células infectadas. A bactéria então se multiplica no citoplasma celular por divisão binária, e, 5 a 10 dias após a infecção, protrusões celulares repletas de bactérias rompem-se, liberando-as no meio extracelular.

Suspeita-se de que o contato inicial entre bactéria e membrana celular seja receptor específico e dependente, entretanto ainda não existem dados comprobatórios. Foi relatada atividade citolítica de *L. intracellularis* em células infectadas. A expressão de uma proteína hemolisina que pode estar relacionada com a adesão e a invasão celulares foi descrita *in vitro* e *in vivo*; contudo, ainda há necessidade de experimentos funcionais para a investigação desses mecanismos.

Casos de diarreia hemorrágica e morte súbita em marrãs ou mesmo porcas de primeiro e segundo parto, em alguns casos, são situações bastante comuns. Lesões no íleo caracterizadas por espessamento da parede intestinal, edema e congestão do mesentério, rugosidade da mucosa com pregas espessas e evidentes e conteúdo fibrino-hemorrágico com coágulo no lúmen intestinal são normalmente encontradas (Figura 3.177). Caso essas lesões não sejam observadas no íleo, a avaliação de toda a extensão do jejuno é de extrema importância, pois é muito comum que existam lesões somente no jejuno ou em qualquer porção do intestino grosso. Síndrome hemorrágica intestinal é outro diagnóstico diferencial relevante. Em casos de síndrome hemorrágica suína, que são normalmente esporádicos, as alças intestinais encontram-se bastante distendidas, com gases e congestas e com a parede intestinal delgada. Caso lesões macroscópicas

sejam observadas somente no intestino grosso, salmonelose e espiroquetose colônica devem ser consideradas importantes diferenciais, mas enteropatia proliferativa suína (EPS) acomete, em alguns casos, somente essa porção intestinal.

Animais intensamente afetados pela forma crônica apresentam edema de mesentério próximo à inserção com a alça intestinal lesionada. A serosa intestinal apresenta aspecto cerebroide, assemelhando-se às circunvoluções cerebrais. A parede intestinal está espessada, e a mucosa, com pregas bem evidentes. Como na forma aguda, o íleo é mais frequentemente afetado, mas lesões podem ser encontradas somente no jejuno, ceco ou cólon. Espessamento da mucosa intestinal com evidente pregueamento é a lesão macroscópica típica observada (Figura 3.178). Uma membrana fibrinonecrótica pode estar presente em animais com lesões avançadas (Figura 3.179). Nos casos mais brandos da forma crônica, as lesões são bem pequenas, com 5 a 10 cm de extensão, e podem passar despercebidas.

As duas formas clínicas da doença têm basicamente as mesmas características histopatológicas. Observa-se proliferação das células epiteliais das criptas de Lieberkuhn

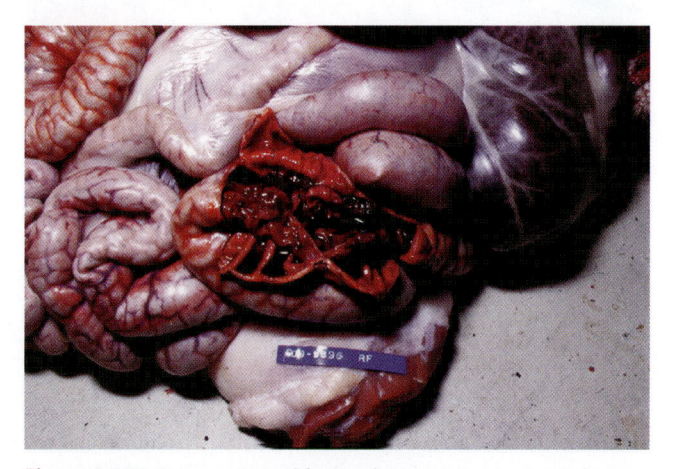

Figura 3.177 Enteropatia proliferativa hemorrágica em marrã de reposição. Serosa do intestino delgado hiperêmica e irregular, espessamento da parede do intestino delgado, evidenciação de pregas do intestino delgado e conteúdo intestinal sanguinolento coagulado.

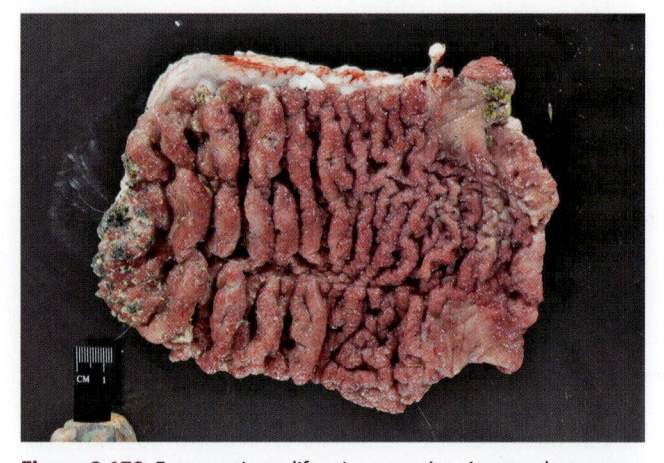

Figura 3.178 Enteropatia proliferativa em suíno. Acentuado pregueamento da mucosa da porção final do íleo associado à hiperemia.

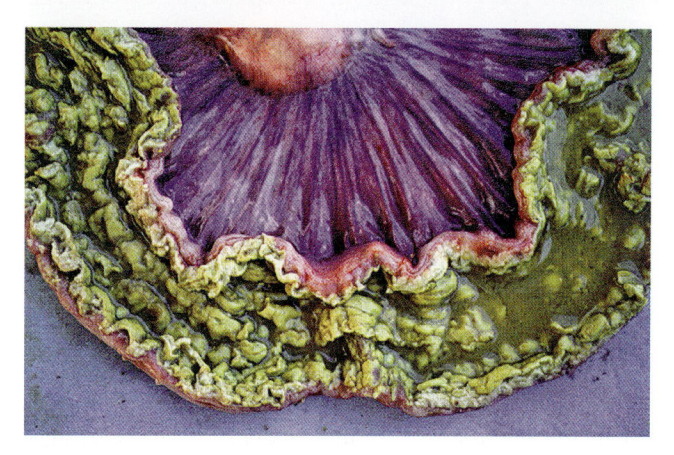

Figura 3.179 Enteropatia proliferativa necrótica em suíno. Intenso espessamento da parede intestinal, que apresenta mucosa corrugada e material necrótico amarelado superficial. Intensa congestão e edema de mesentério.

no intestino delgado e nas glândulas mucosas do intestino grosso, com a presença de um microrganismo intracelular curvo na porção apical desses enterócitos. Essas criptas estão alongadas e alargadas, com um número aumentado de células epiteliais imaturas de elevada contagem mitótica. Há redução marcante do número de células caliciformes nas criptas afetadas (Figura 3.180 A).

A infiltração de células inflamatórias não é uma característica marcante da enfermidade. Intestinos afetados pela forma aguda da EPS apresentam congestão grave de vasos sanguíneos da mucosa e acúmulo de sangue no lúmen intestinal. Estudos ultraestruturais de áreas lesionadas em *hamsters* e suínos demonstraram um encurtamento de microvilosidades em enterócitos altamente infectados pela bactéria.

Lawsonia intracellularis foi demonstrada na porção apical de enterócitos imaturos por meio de técnicas histoquímicas, como coloração pela prata (Warthin Starry, Young modificado ou Levaditi) (Figura 3.180 B), imunofluorescência indireta e imunoperoxidase usando anticorpo monoclonal específico contra *L. intracellularis* (Figura 3.180 C).

Salmonelose

Os microrganismos do gênero *Salmonella* sp. são aeróbios, móveis e Gram-negativos. Dentro da subespécie *Salmonella enterica enterica,* agrupam-se os principais subtipos causadores de doença em mamíferos e aves domésticas. Entre eles encontram-se os sorotipos Typhimurium, Newport, Dublin, Anatum, Montevideo, Cholerasuis e Enteriditis.

As fezes dos animais doentes ou de portadores inaparentes, assim como de roedores e pássaros silvestres, ao contaminarem os alimentos e a água, propiciam a propagação da doença. Alguns animais, os portadores inaparentes ou carreadores,

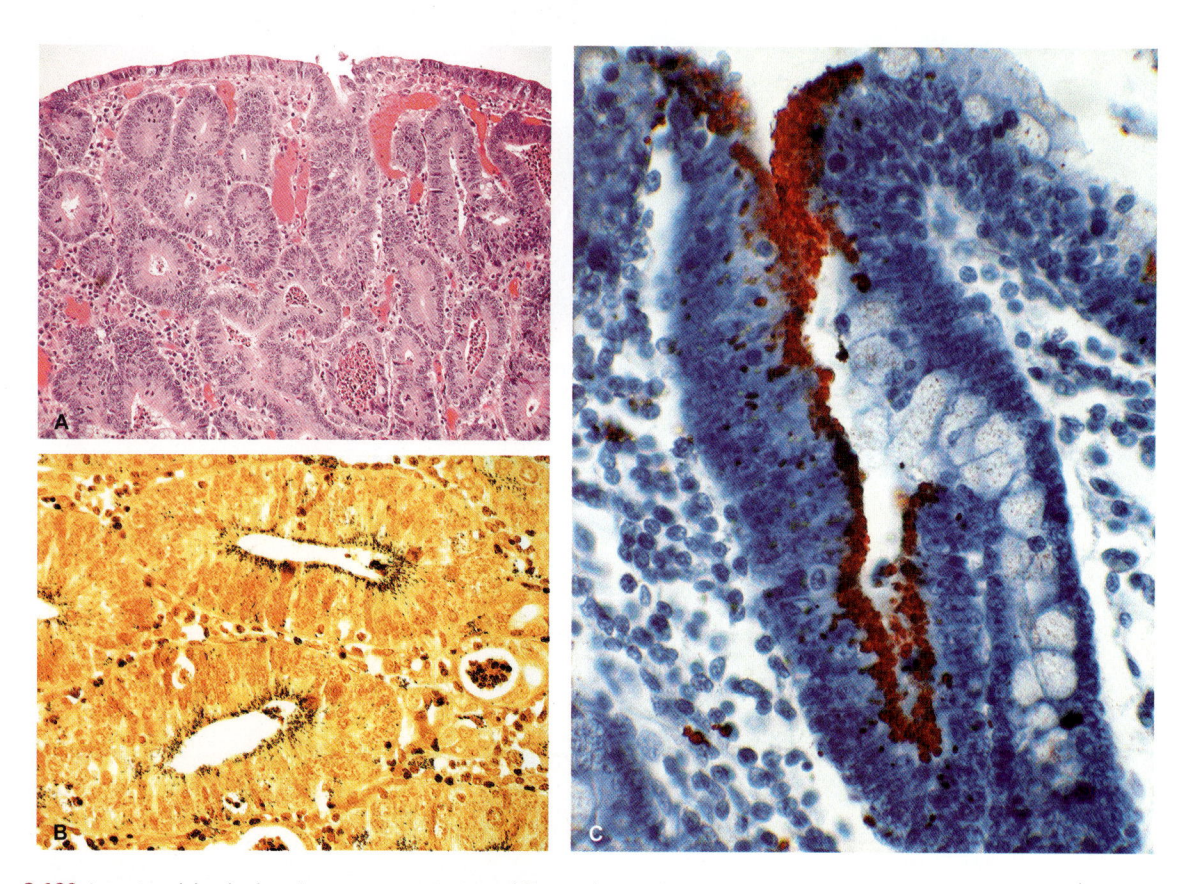

Figura 3.180 Intestino delgado de suíno com enteropatia proliferativa hemorrágica. **A.** Notam-se ausência de vilosidade e intensa hiperplasia de enterócitos em criptas intestinais, ausência de células caliciformes e acúmulo de restos celulares e células inflamatórias em algumas criptas dilatadas. Há congestão intensa de lâmina própria. **B.** Evidenciação de bacilos curtos (*Lawsonia intracellularis*) no ápice dos enterócitos proliferados das criptas intestinais através de impregnação pela prata. Warthin-Starry. **C.** Intensa marcação de *Lawsonia intracellularis* no ápice de enterócitos hiperplásicos. Imuno-histoquímica.

adquirem o agente do ambiente e não adoecem, porém podem persistir disseminando a bactéria por semanas ou meses.

A via de infecção é a oral, o que possibilita que o agente alcance o intestino e invada a mucosa. Essa invasão é precedida da aderência da *Salmonella* à superfície apical das células M intestinais. Essas células epiteliais recobrem estruturas linfoides, como as placas de Peyer. A bactéria, após atravessar as células M, alcança o tecido linfoide subjacente, e a penetração na lâmina própria leva ao quadro de enterite e diarreia. Embora haja predisposição para a invasão de células M, *Salmonella* também invade eficientemente enterócitos e até mesmo células caliciformes (Figura 3.181). A fagocitose por macrófagos intestinais e a multiplicação da bactéria nessas células podem facilitar a invasão do organismo, resultando em doença sistêmica. A capacidade de sobrevivência de *Salmonella* no interior dos macrófagos depende de mecanismos moleculares bacterianos. Esse processo é complexo e envolve alterações das características do fagossomo, que se transforma em um nicho de replicação bacteriana intra-

celular. Por outro lado, em adultos imunocompetentes, o infiltrado neutrofílico na mucosa, típico da resposta aguda, muitas vezes caracteriza os quadros de infecção autolimitante. A enterocolite e a septicemia são as formas que caracterizam a salmonelose nos animais domésticos.

Há evidências experimentais de que *Salmonella enterica* é muito bem adaptada ao ambiente intestinal inflamado. Assim, *Salmonella* sp. tem fatores de virulência e mecanismos de patogenicidade que induzem e estimulam a resposta inflamatória intestinal do hospedeiro. Por outro lado, no ambiente intestinal inflamado, a *Salmonella* tem a capacidade de competir com a microbiota, o que favorece a proliferação intestinal do patógeno, a qual, associada à enterite e consequentemente à diarreia, resulta em abundante contaminação do ambiente, favorecendo a transmissão da doença.

O quadro macroscópico de enterocolite manifesta-se por hiperemia ou hemorragia da mucosa, que se mostra espessada e recoberta por exsudato avermelhado, amarelado ou acinzentado, com ou sem a presença de ulcerações (Figura 3.182). Em bovinos, é comum a observação de quadro diarreico grave com eliminação de grande quantidade de fibrina (Figura 3.183).

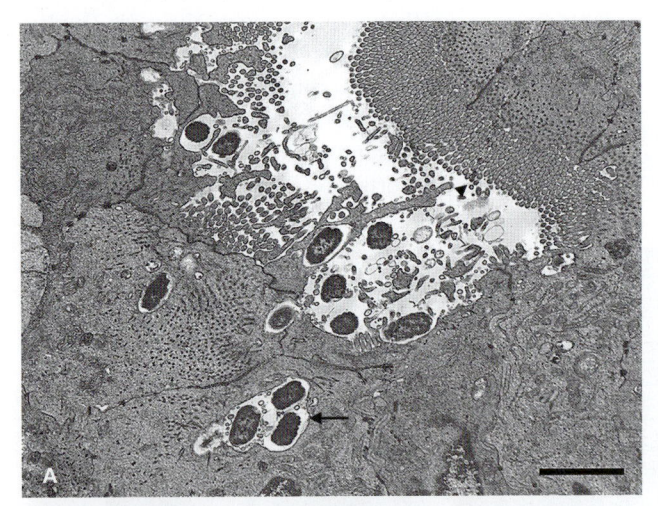

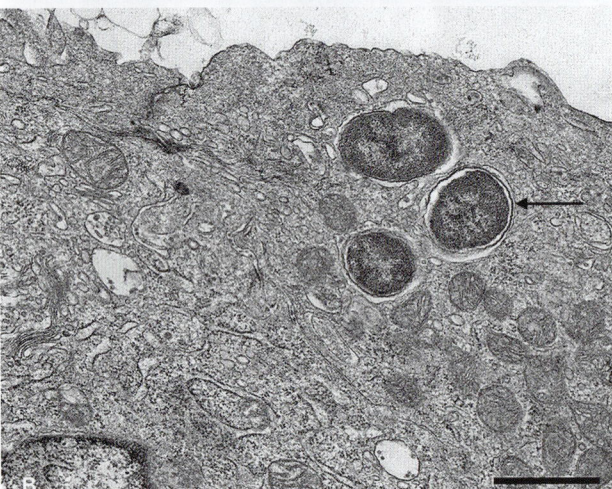

Figura 3.181 Microscopia eletrônica de transmissão. Mucosa intestinal de bezerro, 15 min após inoculação experimental com *Salmonella enterica* sorovar Typhimurium. **A.** Bactéria em contato com as microvilosidades de um enterócito com formação de projeções citoplasmáticas (*cabeça de seta*) e bactérias internalizadas em enterócitos (*seta*). Barra = 2,4 μm. **B.** Célula M com bactérias intracitoplasmáticas (*seta*). Barra = 1 mm. (Imagens reproduzidas, com autorização, de Santos *et al.*, 2002.)

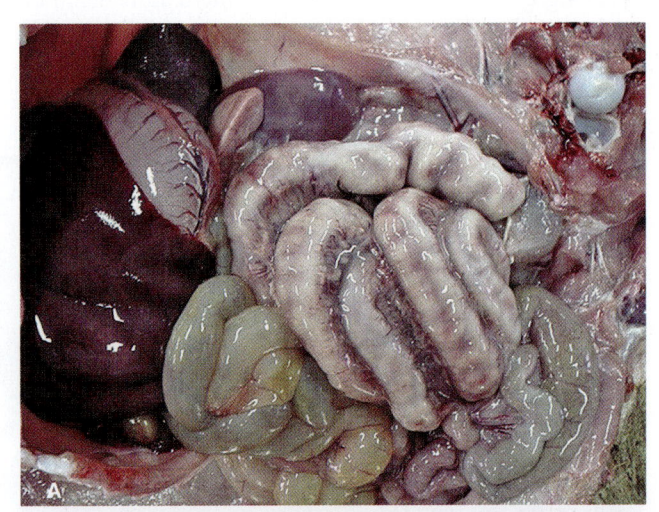

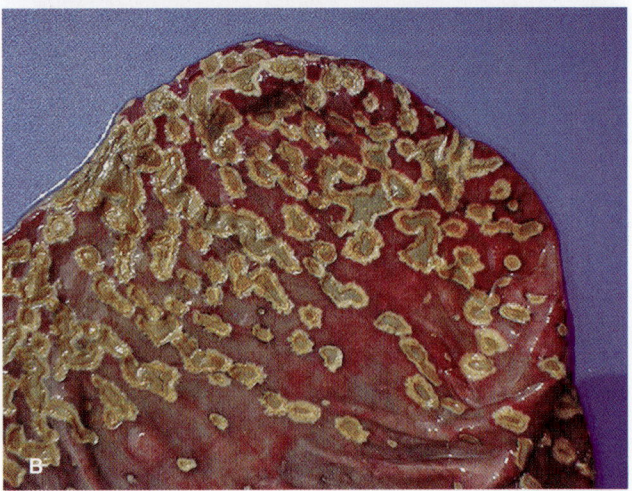

Figura 3.182 Salmonelose em javali. **A.** Cólon espiral de coloração brancacenta, de parede espessada e edema de mesocólon. **B.** Úlceras multifocais no ceco. (Cortesia da Dra. Roselene Ecco, União Pioneira de Integração Social, Brasília, DF.)

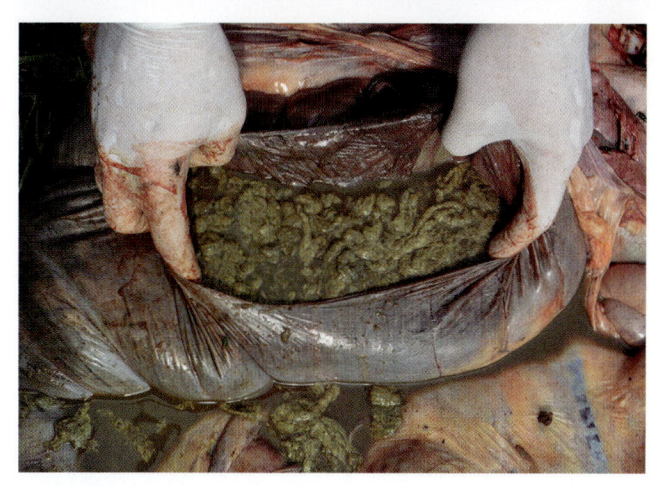

Figura 3.183 Salmonelose em bovino. Grande quantidade de fibrina e material necrótico (mucosa) no lúmen do intestino grosso.

Microscopicamente, observam-se hemorragia, edema e necrose da mucosa (Figura 3.184) associados ao infiltrado inflamatório inicialmente neutrofílico, o qual, depois de 24 a 48 h de infecção, passa a ser predominantemente histiocítico. A chegada do agente pela via linfática até os linfonodos mesentéricos provoca o aumento de volume dessas estruturas, resultado de congestão, edema, hemorragia e necrose. Além dessas alterações, o exame microscópico revela acúmulo de histiócitos.

Nos suínos, é comum a presença de úlceras intestinais de limites bem demarcados (Figura 3.185), chamados de botões pestosos. Nessa espécie, a proctite ulcerativa pode levar à formação de cicatrizes que provocam a estenose do segmento retal; esses animais mostram retardo no desenvolvimento, distensão abdominal e constipação intestinal, desenvolvendo inclusive megacólon.

O quadro septicêmico ocorre principalmente em bezerros, cordeiros, potros e leitões recém-nascidos. Observam-se petéquias e equimoses nas serosas pleural e peritoneal, no endocárdio, nos rins e nas meninges. As lesões hepáticas caracterizam-se pelo aumento de volume do órgão e pela presença de focos de necrose. Muitos desses focos correspondem, microscopicamente, a um tipo de lesão hepática muito frequente, porém não patognomônica, da salmonelose, que são os nódulos paratíficos. Estes consistem em pequenos agregados histiocitários que mostram infiltrado linfocitário de grau variável e que podem ou não estar associados a focos de necrose. Em casos septicêmicos, é comum o desenvolvimento de colecistite fibrinosa (Figura 3.186). Pneumonia intersticial lobular, focos necróticos múltiplos renais e esplenomegalia associada a congestão e hiperplasia da polpa branca são também achados comuns nessa forma da doença.

Rodococose

A rodococose é uma doença de distribuição mundial causada por *Rhodococcus equi*, um cocobacilo Gram-positivo, intracelular facultativo (actinomiceto), encontrado no solo e no intestino de animais saudáveis de várias espécies. Existem cepas não virulentas e virulentas dessa bactéria; estas últimas são frequentemente isoladas de áreas endêmicas da doença.

R. equi infecta várias espécies e, ocasionalmente, o ser humano. Contudo, potros entre 3 semanas e 5 meses de idade são mais suscetíveis e podem desenvolver tanto a forma respiratória (pneumonia piogranulomatosa) quanto a intestinal (enterocolite e tiflite ulcerativa) ou as duas formas concomitantemente. Cerca de 50% dos animais com pneumonia também apresentam a forma intestinal. Acredita-se que esta última se desenvolva após o estabelecimento da pneumonia, uma vez que a lesão pulmonar favorece a deglutição de secreções pulmonares com a bactéria. Abscessos ou piogranulomas subcutâneos também podem ser observados em equinos. Sugere-se que essa lesão seja decorrente da migração de larvas de *Strongyloides westeri*, que carreiam a bactéria do intestino para a pele. A transmissão ocorre pela via pulmonar ou oral e, normalmente, está associada a ambientes secos em que haja poeira e fezes contaminadas. Após a inalação ou ingestão, de modo semelhante ao que ocorre nas micobacterioses, as cepas virulentas de *R. equi* invadem macrófagos e inibem a fusão de fagossomo com lisossomos, propiciando a replicação da bactéria no citoplasma dessas células. Consequentemente, há intensa produção de citocinas, principalmente TNF-alfa e IL-1, o que resulta em dano tecidual (necrose).

Clinicamente, os animais apresentam febre, tosse, corrimento nasal e diarreia. Macroscopicamente, as lesões intestinais podem ocorrer na mucosa de todo o intestino delgado e grosso, entretanto ocorrem com maior frequência no ceco e cólon maior (tiflocolite piogranulomatosa). As lesões são caracterizadas por úlceras multifocais, de aspecto crateriforme, entre 1 e 2 cm de diâmetro, frequentemente recobertas por material necrótico ou purulento (ver Figura 3.122). Nos pulmões, há duas formas da doença, uma com nódulos milimétricos disseminados (forma miliar, mas aguda), e outra apresentando nódulos maiores (centímetros) e menos numerosos (forma crônica). Em ambas as apresentações a distribuição é predominantemente cranioventral. Ao corte, esses nódulos apresentam material caseoso ou purulento. Os linfonodos mesentéricos e mediastínicos podem estar aumentados de volume (Figura 3.187 A) ou apresentar material purulento ou caseoso ao corte. Menos comumente, outros órgãos também apresentam abscessos/piogranulomas, como rins, ossos, fígado e baço. Microscopicamente, o principal achado da doença, no sistema digestório, é a inflamação piogranulomatosa com necrose. Essas alterações podem estar presentes na mucosa dos intestinos delgado e grosso e nos linfonodos mesentéricos. Inúmeros neutrófilos, macrófagos e macrófagos epitelioides, com poucas células gigantes multinucleadas de Langhans, são os componentes celulares predominantes das lesões. Os macrófagos apresentam citoplasma amplo, que contém, de forma variável, agregados de cocobacilos Gram-positivos (Figura 3.187 B). Em fases mais crônicas da doença, as lesões no intestino evoluem para úlceras, frequentemente recobertas por material fibrinonecrótico.

Yersiniose (*Yersinia enterocolitica* e *Y. pseudotuberculosis*)

A yersiniose a ser abordada neste capítulo está relacionada à enterocolite e à tiflite. É causada por *Yersinia enterocolitica*

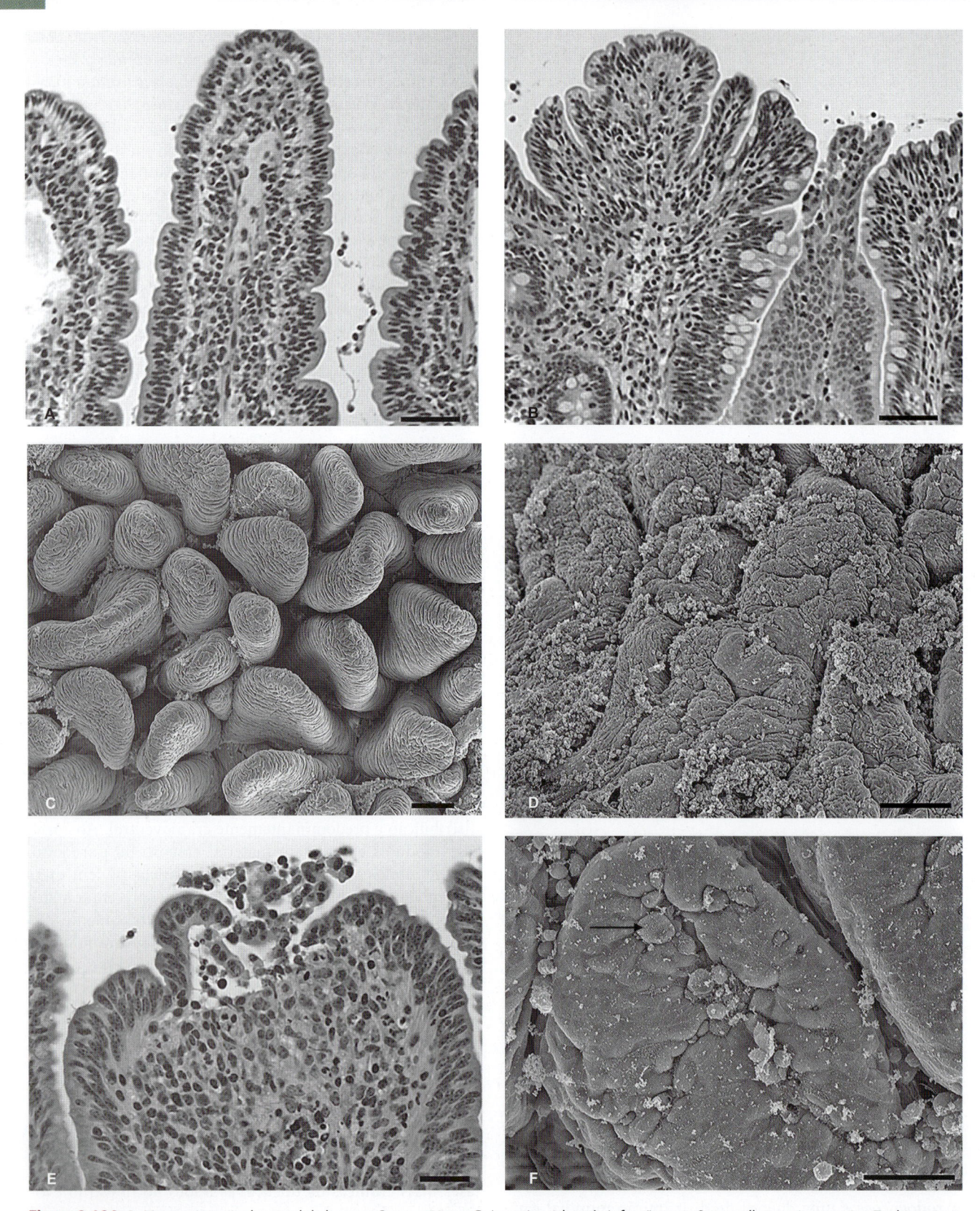

Figura 3.184 A. Mucosa intestinal normal de bezerro. Barra = 50 μm. **B.** Intestino 2 h após infecção com *Samonella enterica* sorotipo Typhimurium, com retração acentuada das vilosidades. Barra = 50 μm. **C.** Microscopia eletrônica de varredura da mucosa intestinal normal na placa de Peyer – mesmo segmento de **A.** Barra = 100 μm. **D.** Microscopia eletrônica de varredura da mucosa intestinal 3 h após infecção – mesmo segmento de **B.** Barra = 100 μm. **E.** Mucosa intestinal 3 h após infecção, com desprendimento de enterócitos e erosão na extremidade da vilosidade. Barra = 30 μm. **F.** Microscopia de varredura do mesmo segmento de **E.** Barra = 30 μm. (Imagens reproduzidas, com autorização, de Santos *et al.*, 2002.)

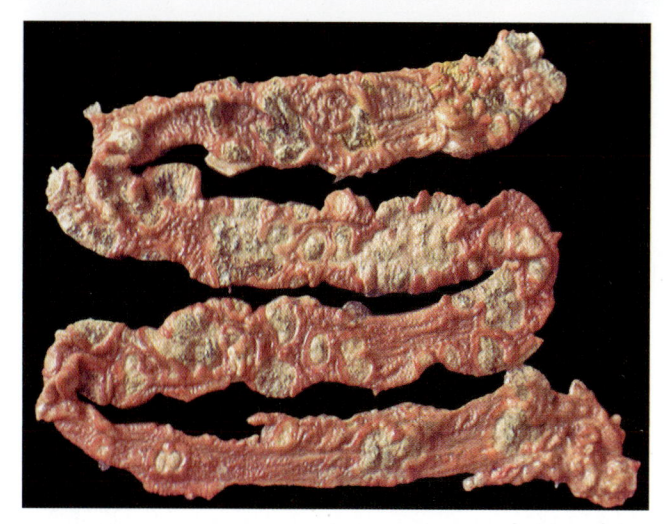

Figura 3.185 Salmonelose crônica em suíno. Múltiplas úlceras botonosas bem delimitadas no intestino grosso. (Cortesia do Dr. Ernane Fagundes do Nascimento, Universidade Federal de Minas Gerais, Belo Horizonte, MG.)

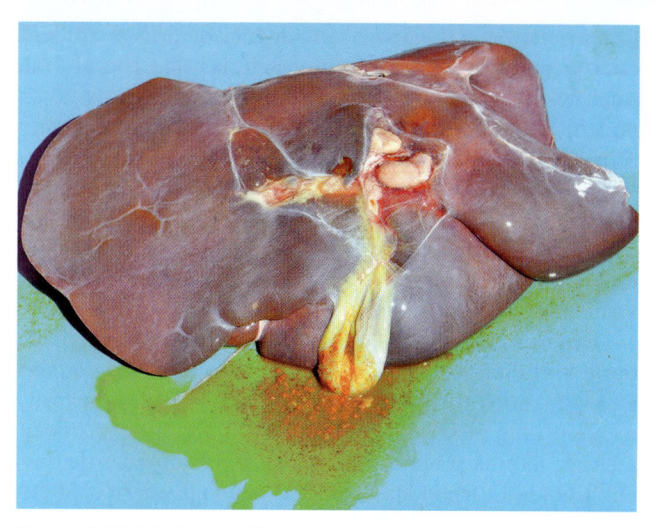

Figura 3.186 Colecistite fibrinosa em um bezerro com salmonelose. Conteúdo vesical amarelo e granular.

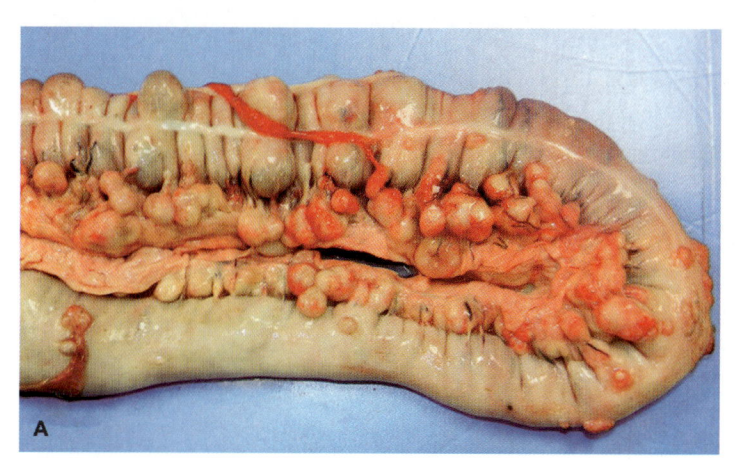

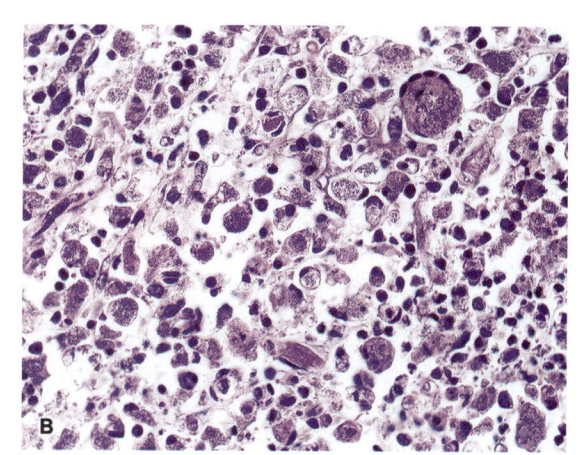

Figura 3.187 Colite piogranulomatosa por *Rhodococcus equi* em potro. **A.** Inúmeros linfonodos mesentéricos adjacentes aos cólons ventral e dorsal esquerdo aumentados de volume, entre os quais alguns estão hiperêmicos. Pequenos nódulos salientes na serosa da curvatura pelvina do cólon maior. (Cortesia da Dra. Pâmela Aparecida Lima, Universidade Federal de Minas Gerais, Belo Horizonte, MG.) **B.** Mucosa intestinal com grande número de macrófagos e ocasionais células gigantes multinucleadas com bactérias cocoides no citoplasma.

e *Yersinia pseudotuberculosis*, cocobacilos Gram-negativos que acometem várias espécies, entre elas bovinos, ovinos, suínos, equinos, caninos e felinos. Aves e roedores são considerados reservatórios da doença. Primatas não humanos jovens parecem ser mais suscetíveis à yersiniose. A transmissão é fecal-oral e ocorre pela ingestão de comida ou água contaminada. Em seres humanos, a doença está comumente associada à infecção alimentar. No intestino, a bactéria invade enterócitos e células M para se multiplicar nas placas de Peyer, resultando em necrose e ulceração da mucosa na qual estão distribuídas. Pode haver lesão supurativa nos linfonodos mesentéricos e, menos comumente, septicemia, com abscessos e necrose no fígado, no baço e nos pulmões. Não se conhece a situação dessa doença em espécies domésticas no Brasil. Em 2012 foi descrito um surto da doença em chinchilas no Rio Grande do Sul.

Macroscopicamente, animais infectados desenvolvem enterocolite e tiflite fibrinonecrótica e ulcerativa. É comum que os linfonodos mesentéricos estejam aumentados. Hepato

e esplenomegalia, com múltiplos pontos brancos bem delimitados de necrose ou pequenos abscessos, são achados em animais com septicemia. Microscopicamente, da porção final do íleo até o cólon e o ceco, há enterocolite e tiflite fibrinonecrótica e ulcerativa, com acentuado infiltrado inflamatório, predominantemente neutrofílico, na lâmina própria. Em meio aos neutrófilos, podem ser observadas grandes colônias de cocobacilos Gram-negativos formando microabscessos. As placas de Peyer são frequentemente acometidas, com acúmulo de grande quantidade de restos celulares (necrose). Pode haver atrofia de vilosidades e hiperplasia de criptas no intestino delgado. Os linfonodos mesentéricos podem apresentar inflamação, que varia de purulenta à piogranulomatosa, com colônias bacterianas centralizando os infiltrados inflamatórios.

Campilobacteriose

A campilobacteriose é uma das mais frequentes causas de gastrenterite bacteriana no ser humano; é uma doença zoonótica causada principalmente por *Campylobacter jejuni* e

Campylobacter coli. Por ser uma doença de origem alimentar, os seres humanos adquirem a bactéria pela via fecal-oral. Enterites, principalmente causadas por *C. jejuni*, também podem ocorrer nos animais. As principais fontes de contaminação para o ser humano e para os animais são aves doentes ou portadoras, assim como consumo de água ou alimentos contaminados. O gênero *Campylobacter* compreende bactérias pequenas, Gram-negativas, em forma de bastão ou espiral. No intestino, aderem à membrana celular, e as cepas virulentas conseguem penetrar nas células por endocitose.

Nos cães, a enterocolite ou a diarreia secretória mediada por toxina compõem o quadro clínico. As fezes são líquidas e contêm muco e, eventualmente, sangue. A lesão observada é enterocolite discreta associada a infiltrado linfoplasmocitário na lâmina própria. Não parece haver dúvidas de que, em filhotes, *C. jejuni* atua como patógeno primário. No entanto, em animais mais velhos, sua ação seria como microrganismo oportunista. Assim, para a instalação do processo, teria que haver a participação de fatores predisponentes, como o estresse, ou a ação de outros patógenos entéricos, como parvovírus, coronavírus e *Giardia* sp.

Doenças do sistema digestório causadas por fungos e oomicetos

Candidíase

Candidíase é uma das doenças micóticas mais frequentes em medicina veterinária e pode ser causada por várias espécies de fungos do gênero *Candida* – a espécie mais descrita em animais é *Candida albicans*. *Candida* spp. são organismos oportunistas, que podem ser encontrados como leveduras na superfície de mucosas do trato digestório de indivíduos sadios. Entretanto, quando há perda da integridade epitelial, alteração da microbiota local ou imunossupressão, as leveduras transformam-se em hifas e pseudo-hifas e, dessa maneira, invadem e lesam a mucosa. A doença ocorre com mais frequência em animais jovens, como leitões, cães, bezerros e potros. As lesões localizam-se em áreas queratinizadas da mucosa, sobretudo cavidade oral, esôfago, rúmen, omaso, retículo e mucosa gástrica escamosa de leitões e potros. Há também a forma cutânea e sistêmica da doença.

Macroscopicamente, as lesões do sistema digestório são caracterizadas por espessamento da mucosa, que forma placas ou pseudomembranas esbranquiçadas ou amareladas, as quais, quando removidas, deixam tecido ulcerado e congesto (Figura 3.188). Microscopicamente, pseudo-hifas (cadeias de blastoconidia), hifas septadas e leveduras são encontradas, com auxílio de colorações especiais (PAS [do inglês *periodic acid Schiff* – ácido periódico-Schiff] ou GMS [do inglês *Grocott methenamine silver*, coloração de metenamina de prata de Grocott-Gomori]), em meio à camada córnea proliferada (hiperqueratose paraqueratótica), às crostas serocelulares ricas em neutrófilos degenerados e às bactérias (Figura 3.189). A presença de úlceras ou erosões é comum. Pode haver também espongiose e proliferação do estrato espinhoso (acantose) em áreas mais preservadas da epiderme, que, assim como a derme superficial, tem possibilidade de estar variavelmente infiltrada, em especial por neutrófilos.

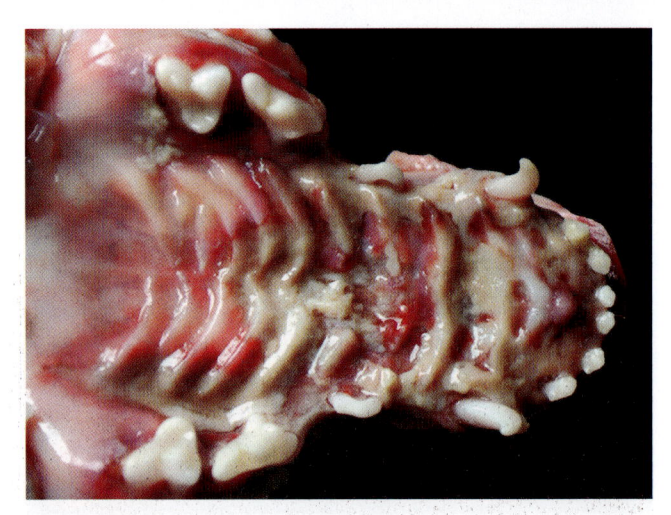

Figura 3.188 Canino com candidíase oral. Mucosa oral recoberta parcialmente por uma pseudomembrana branca.

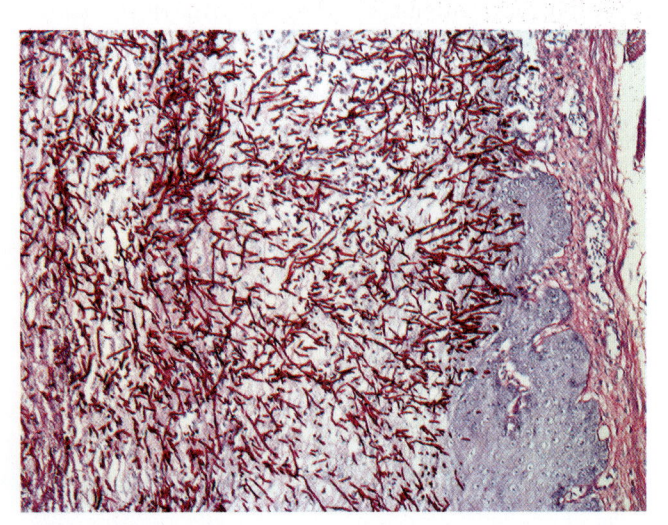

Figura 3.189 Candidíase em pomba. Inglúvio. Inúmeras pseudo-hifas evidenciadas pela coloração de ácido periódico-Schiff (PAS) na superfície da mucosa.

Zigomicoses

As zigomicoses são doenças micóticas causadas por fungos do filo Zygomycota, da ordem Mucorales (mucormicoses), incluindo os gêneros *Absidia*, *Mucor* e *Rhizopus*, e da ordem Entomophthorales (entomoftoramicose), incluindo os gêneros *Conidiobolus* e *Basidiobolus*. As mucormicoses causam lesões no rúmen, retículo e omaso de bovinos cuja dieta é rica em concentrados e que desenvolvem quadros de acidose ruminal recorrente. Essas lesões também podem estar associadas a outras doenças debilitantes. Esses fungos invadem pequenas artérias e causam arterites, trombose e, em consequência, hemorragia e infarto transmural do segmento afetado.

Pitiose

A pitiose é causada pelo oomiceto *Pythium insidiosum*, pertencente ao reino Straminipila. Por muito tempo, acreditou-se que se tratava de um fungo; porém, posteriormente, verificou-se que pertencia a outro reino. Entre outras diferenças, sua reprodução se efetua por oogamia e, além disso, em seu ciclo de vida, há formação de zoósporos biflagelados móveis de ambientes aquáticos. *P. insidiosum* habita a água e solos úmidos de regiões tropicais e subtropicais. A pitiose é mais descrita como causa de lesões cutâneas e, com frequência rara, de lesão gastrintestinal em cavalos que pastejam em áreas alagadas. Por outro lado, em cães, espécie animal mais acometida depois dos equinos, a infecção por *P. insidiosum* resulta predominantemente em lesões gastrintestinais facilmente confundidas com neoplasia; com menos frequência, resulta em lesões cutâneas. Outras espécies também são suscetíveis à pitiose, como felinos, ovinos e bovinos, mas a doença é raramente associada a lesões gastrintestinais nessas espécies. No Brasil, é comum em equinos no Pantanal mato-grossense, no norte do estado do Rio de Janeiro e nos estados de Minas Gerais, Rio Grande do Sul e alguns do Nordeste.

A transmissão de *P. insidiosum* ocorre a partir de zoósporos flagelados móveis presentes na água, os quais infectam o animal por meio de pequenas feridas cutâneas ou de sua ingestão (infecção gastrintestinal). Os zoósporos apresentam grande tropismo por pelo, feridas e mucosa intestinal; portanto, o local de desenvolvimento da lesão está intimamente relacionado com as partes do corpo em contato direto com ambientes aquáticos que contenham os zoósporos. Outro modo potencial de transmissão, ainda pouco estudado, é a picada de insetos, uma vez que há relato de isolamento de *P. insidiosum* de larvas de mosquitos do gênero *Culex* na Índia. Isso implica a possibilidade, ainda não comprovada, de que insetos sirvam de vetores da doença. Em equinos, a distribuição das lesões cutâneas ocorre predominantemente em partes baixas do corpo ou nas que permanecem mais tempo em contato com a água. Essas características enfraquecem a hipótese de que mosquitos sejam vetores importantes da doença.

Clinicamente, a forma gastrintestinal da pitiose é mais descrita em cães jovens e imunossuprimidos que tiveram contato com ambientes aquáticos como lagos, rios, pântanos ou áreas produtoras de arroz irrigado. Essa forma de apresentação é raramente descrita em equinos. A doença é caracterizada por vômito e diarreia crônicos, emagrecimento progressivo, formação de massas palpáveis no abdome, anemia e eosinofilia. Estômago e intestinos delgado e grosso são os órgãos mais frequentemente acometidos, e esôfago, o mais infrequente. As lesões podem disseminar-se para linfonodos mesentéricos e pâncreas, bem como para outros órgãos da cavidade abdominal.

Macroscopicamente, sua característica é espessamento transmural, que tende a ser segmentar, ou mesmo massas irregulares de tamanhos variados. Essas massas são firmes e esbranquiçadas (fibrose) e têm múltiplos pontos amarelados (necrose). O lúmen desses órgãos pode apresentar-se estenosados e, em alguns casos, obstruídos. Ulceração da mucosa e edema, assim como envolvimento de omento e de linfonodos mesentéricos, ocorrem com frequência. Microscopicamente, há múltiplas nodulações coalescentes, representadas por inflamação piogranulomatosa em geral na submucosa e na muscular dos segmentos afetados. Na maioria das vezes, essas lesões apresentam área central com necrose, contendo imagens negativas de hifas, circundada por numerosos eosinófilos e, em menor quantidade, por neutrófilos, macrófagos epitelioides e células gigantes multinucleadas. Mais externamente, há abundante proliferação de tecido conjuntivo

fibroso. Arterite necrotizante é outro achado histopatológico menos habitual. Em cortes corados com o método de GMS, as hifas, facilmente visualizadas nas áreas de necrose, variam de 4 a 10 µm de largura e apresentam ramificações irregulares em ângulo reto e raras septações. Por se tratar de um oomiceto, e não de um fungo, as hifas de *P. insidiosum* são negativas ou pobremente coradas pelo método do PAS, pois suas paredes não contêm quitina.

Histoplasmose

A histoplasmose é uma doença causada por *Histoplasma capsulatum*, um fungo dimórfico presente no solo, especialmente nos que contêm matéria orgânica rica em nitrogênio, como fezes de aves e de morcegos. No ambiente, *H. capsulatum* está sob a forma de micélio e, no hospedeiro, sob a forma de leveduras. *H. capsulatum* apresenta distribuição mundial, e a histoplasmose é endêmica em determinadas regiões. No Brasil, a doença ocorre em seres humanos, e há poucos relatos em cães e gatos. É provável que ela esteja subdiagnosticada ou que casos diagnosticados em animais não sejam amplamente publicados no país.

Em gatos, a histoplasmose manifesta-se normalmente como dermatite ou pneumonia granulomatosa. Já em cães, a infecção por *H. capsulatum* resulta em pneumonia e enterite granulomatosa. Doença disseminada também afeta essas espécies, principalmente animais jovens e imunocomprometidos. A transmissão ocorre por inalação ou ingestão dos esporos de *H. capsulatum*.

Ao exame macroscópico do trato gastrintestinal, os intestinos delgado e grosso apresentam espessamento da parede e mucosa intestinal com áreas de ulceração. Os linfonodos mesentéricos podem estar aumentados e firmes. Microscopicamente, há inflamação granulomatosa transmural com macrófagos epitelioides apresentando citoplasma expandido, com leveduras de 2 a 4 µm de diâmetro, delimitadas por uma parede não corada (cápsula) de 4 µm de espessura. As leveduras são mais facilmente visualizadas em cortes corados com PAS.

Doenças do sistema digestório causadas por protozoários e algas
Coccidiose

Os parasitas dos gêneros *Eimeria* e *Isospora* são importantes patógenos intestinais dos animais domésticos. Embora existam várias espécies em cada um desses gêneros, algumas se destacam por sua maior patogenicidade.

O ciclo evolutivo de *Eimeria* serve como base para a compreensão do ciclo dos outros coccídeos; envolve a liberação, nas fezes, dos oocistos não esporulados. A forma infectante, o oocisto esporulado, aparece após divisão assexuada chamada de esporogonia, pela qual são formados quatro esporocistos, cada um com dois esporozoítos. Quando ingerido, o oocisto esporulado libera os esporozoítos, que invadem as células epiteliais intestinais e se transformam em trofozoítos. As sucessivas divisões do núcleo do trofozoíto dão origem a uma forma multinucleada denominada esquizonte. À medida que se agregam porções de citoplasma ao redor de cada núcleo, surgem os merontes ou merócitos, que dão origem aos merozoítos. Nesse contexto, a célula epitelial rompe-se e libera os merozoítos, que invadem outras células intestinais, de modo que ocorrem novas divisões esquizogônicas. Quando se encerram essas divisões, os merozoítos dão origem às formas sexuadas, microgametas (gameta masculino) e macrogametas (gametas femininos), iniciando a reprodução sexuada por gametogonia. Os merozoítos precursores dos gametas masculinos geram vários microgametas dentro da mesma célula intestinal. Estes a rompem e invadem outras que contêm o macrogameta, fecundando-o. Assim, forma-se o oocisto no interior da célula que, antes, só continha o macrogameta. Após a ruptura da célula, os oocistos não esporulados são liberados nas fezes.

Nos ruminantes, *Eimeria zuernii* e *E. bovis* parasitam bovinos; *E. crandallis* e *E. ovinoidallis* parasitam ovinos; *E. arloingi* e *E. ninakohlyakimovae* parasitam caprinos. Nos bovinos, o quadro manifesta-se por diarreia escura, o que originou a denominação "curso negro". As lesões fibrino-hemorrágicas, observadas nos casos fatais, desenvolvem-se no ceco e no cólon, mas podem também acometer o íleo terminal nas infecções por *E. bovis*. O conteúdo intestinal é fluido e tem coloração que varia de acastanhada à enegrecida, dependendo da quantidade de sangue presente. A mucosa apresenta-se hiperêmica, de aspecto rugoso e, por vezes, com focos de ulceração (Figura 3.190). As diferentes formas evolutivas de *Eimeria* podem ser observadas microscopicamente no interior das células da mucosa intestinal, que descamam em grande quantidade (Figura 3.191). Além disso, erosões, exsudação fibrinosa, hemorragia e infiltrado neutrofílico difuso completam o quadro microscópico. Embora sejam mais claramente detectadas em cortes histológicos, as formas evolutivas do parasita também são detectadas em raspados ou esfregaços de mucosa.

A eimeriose é uma doença frequente em pequenos ruminantes, especialmente em animais jovens submetidos a situações de superlotação e estresse. Há mais de 12 tipos diferentes de *Eimeira* que afetam cada uma dessas espécies (cabras e ovelhas), e algumas delas podem infectar ambas (infecção cruzada). As lesões ocorrem no intestino delgado ou no intestino grosso, dependendo da espécie de *Eimeira* envolvida, entretanto pode haver sobreposição de lesões, pois é comum a infecção por mais de uma espécie de *Eimeira* ao mesmo tempo. *E. ovinoidallis* (ovinos) e *E. ninakohlyakimovae* (caprinos) produzem lesões semelhantes, que se limitam a edema e congestão da mucosa do íleo terminal, ceco e cólon espiral. Nos ovinos, *E. crandallis* provoca atrofia de vilosidades, e são observados também esquizontes gigantes na lâmina própria. À medida que o processo avança, as criptas do intestino delgado e do ceco tornam-se hiperplásicas. Nos caprinos, a infecção por *E. arloingi* leva ao aparecimento de focos esbranquiçados, visíveis através da serosa, no intestino delgado (Figura 3.192). Após a abertura das alças, nota-se que esses focos representam áreas hiperplásicas elevadas da mucosa que se mostram intensamente infectadas.

Nos equinos, *E. leuckarti* é encontrado em cortes histológicos de intestino. É muito fácil a identificação dos gamontes gigantes no interior de células epiteliais hipertróficas na lâmina própria do intestino delgado (Figura 3.193). Alguns autores relacionam *E. leuckarti* a processos patológicos intestinais. A prevalência desse parasita pode ser alta nos potros.

Nos suínos, o principal agente da coccidiose é *Cystoisospora suis*, responsável por quadro de diarreia em leitões no período entre 5 e 30 dias de idade; ou seja, mesmo ao desmame, que ocorre por volta de 3 semanas, os leitões podem continuar com diarreia por cystoisosporose. A morbidade é alta, e a mortalidade geralmente é baixa. Conforme o grau de infecção, as lesões variam-se desde enterites leves, nas quais o conteúdo intestinal é fluido e amarelado, até quadros mais graves de enterite fibrinosa ou fibrinonecrótica, sempre comprometendo o segmento aboral do intestino delgado. O ambiente com oocistos é a principal forma de contaminação. As porcas não têm papel importante na transmissão para os leitões. No diagnóstico diferencial, devem ser consideradas enterites por *Strongiloides ramsoni*, infecção por *Escherichia coli* enterotoxigênica, gastrenterite transmissível suína, enterotoxemia por *C. perfringens* e enterites por rotavírus.

Em cães e gatos, *Cystoisospora* spp. é responsável por quadros de diarreia aquosa em filhotes. As espécies envolvidas são *Cystoisospora canis*, *C. ohioensis*, *C. burrowsi* e *C. neorivolta* nos cães, e *C. felis* e *C. rivolta* nos gatos.

Criptosporidiose

Cryptosporidium sp. é um coccídio de tamanho diminuto, de ciclo evolutivo direto, que se desenvolve por esquizogonia, gametogonia e esporogonia em vacúolos parasitóforos no ápice da célula intestinal. Esses microvacúolos apresentam a aposição de duas membranas da célula hospedeira e são, provavelmente, formados pela inversão das microvilosidades. A partir da ingestão dos oocistos, ocorre a liberação dos esporozoítos, que se desenvolvem em vacúolos parasitóforos, os quais abrigam também a esquizogonia, a gametogonia e a produção de oocistos. A maioria dos oocistos produzidos tem parede espessa e é eliminada nas fezes. No entanto, cerca de 20% dos oocistos têm por característica apresentar parede delgada; assim, rompem-se ainda dentro do hospedeiro e liberam os esporozoítos, que vão penetrar nas células intestinais, reiniciando o ciclo. É esse mecanismo que produz a autoinfecção interna, que leva à cronicidade em indivíduos imunocompetentes, e às hiperinfecções mortais em indivíduos imunocomprometidos. As espécies de importância médico-veterinária são *Cryptosporidium parvum*, que parasita ruminantes, camundongos e seres humanos; *C. andersoni*, que parasita bovinos; *C. suis*, que parasita suínos; *C. felis*, que parasita felinos; e *C. canis*, que parasita caninos.

Em todos os hospedeiros, a infecção por Cryptosporidium sp. causa atrofia de vilosidades (Figura 3.194 A), em graus variáveis, bem como achatamento e fusão dessas estruturas. A hiperplasia das criptas é outro achado importante. Nos cortes histológicos de amostras bem preservadas, os coccídios podem ser observados junto à porção apical do epitélio intestinal que recobre as vilosidades (Figura 3.194 B). As lesões concentram-se na região do íleo. O quadro diarreico associado decorre da má absorção resultante das alterações morfológicas da mucosa intestinal. Deve-se ressaltar que o parasitismo por *Cryptosporidium* sp., além de provocar doença nos animais domésticos, é zoonose importante, uma vez que as pessoas podem, por exemplo, ser infectadas por *C. parvum* oriundo de bovinos.

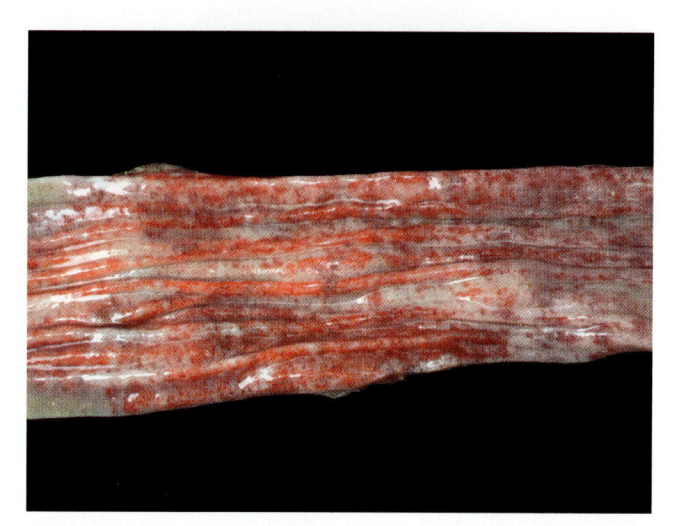

Figura 3.190 Eimeriose em bovino. Cólon com mucosa hiperêmica e ulcerada, além de apresentar aspecto levemente rugoso.

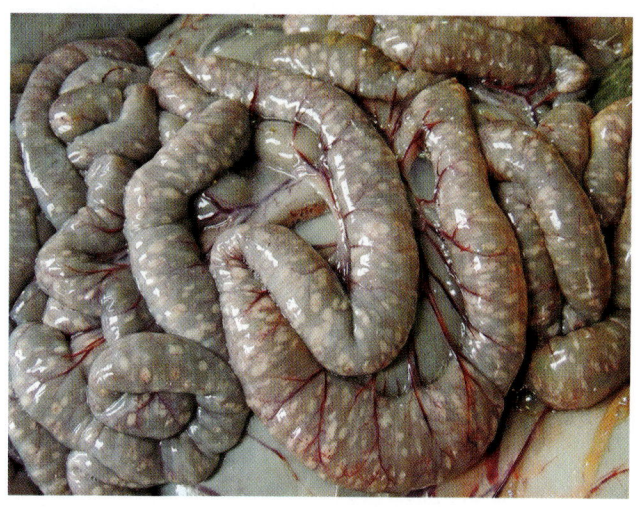

Figura 3.192 Eimeriose em caprino. Intestino delgado com focos esbranquiçados visíveis através da serosa.

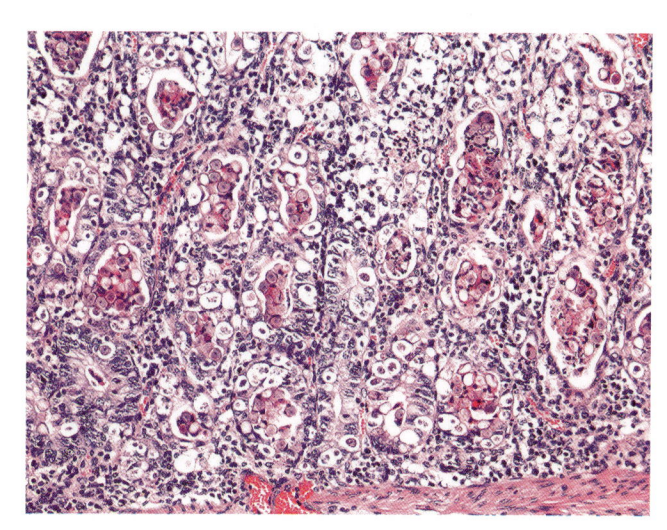

Figura 3.191 Eimeriose em bovino. Cólon com criptas necróticas preenchidas por oocistos de *Eimeria* sp. e debris celulares. Em enterócitos, é possível observar diferentes formas evolutivas de *Eimeira* sp. (macro e microgametócitos).

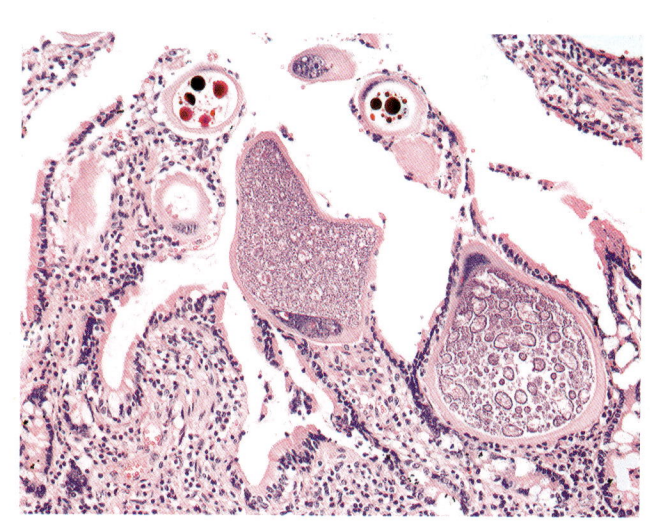

Figura 3.193 Infecção por *Eimeria leuckarti* em cavalo. Intestino delgado com gamontes de grandes proporções no ápice das vilosidades.

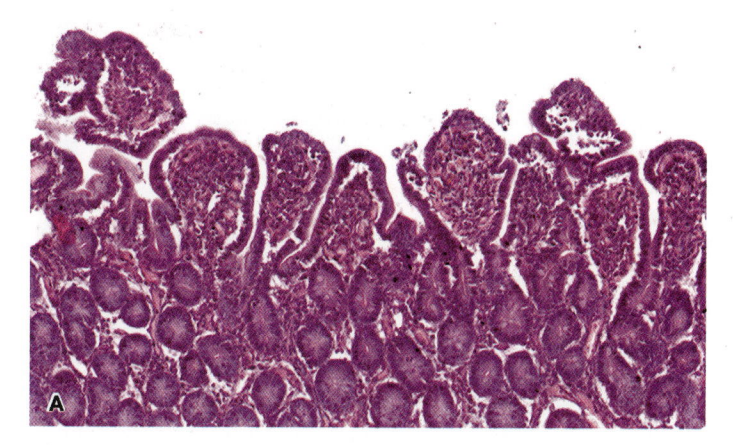

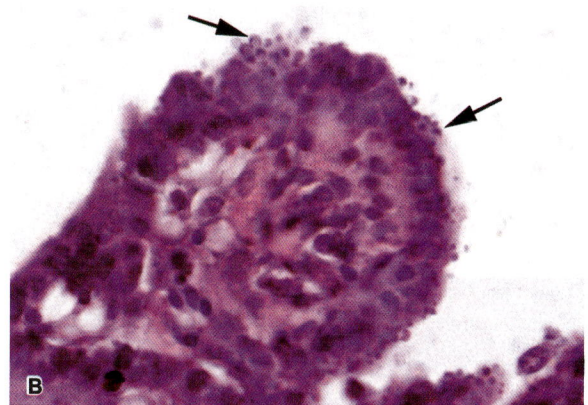

Figura 3.194 Infecção por *Cryptosporidium* sp. Em bezerro. **A.** Acentuada hipotrofia das vilosidades intestinais. **B.** Múltiplos organismos aderidos à superfície apical dos enterócitos (*setas*). (Cortesia do Dr. Renato de Lima Santos, Universidade Federal de Minas Gerais, Belo Horizonte, MG.)

Giardíase

Giardia spp. é um protozoário piriforme com flagelos posteriores, aparelho sugador ventral e quatro núcleos. *Giardia lamblia* parasita o intestino delgado de uma grande variedade de espécies, a citar: seres humanos, cães, gatos, bovinos, coelhos, cavalos, cobaios, entre outras. Infecção assintomática é a condição mais comum; entretanto, principalmente em indivíduos jovens ou imunocomprometidos, pode ocorrer doença. Em cães e gatos, cuja enfermidade é mais importante, apesar de ser incomum, o principal sinal clínico é diarreia crônica intermitente, que pode persistir por vários meses. As fezes apresentam-se pastosas e mucosas, e, apesar da manutenção do apetite, animais doentes sofrem redução do ganho de peso ou mesmo perda de peso, o que sugere um processo de má absorção.

    G. lamblia parasita o intestino delgado, particularmente o duodeno, por meio da adesão em microvilosidades, causando danos e encurtamento do órgão. Não são observadas lesões histológicas marcantes em animais com giardíase, e pode estar presente um maior número de células inflamatórias na lâmina própria e, mais frequentemente, aumento do número de linfócitos intraepiteliais. O diagnóstico é realizado por meio da identificação dos organismos em preparações frescas de fezes ou sua visualização em preparações histológicas coradas com hematoxilina e eosina ou Giemsa.

Prototecose

A prototecose é uma doença causada pela alga aclorofílica *Prototheca zopfii* ou *P. wickerhamii*. Em animais, *P. zopfii* é a principal causa da doença. Fatores predisponentes para a prototecose intestinal são pouco conhecidos. É possível que *Prototheca* seja uma invasora oportunista de lesões intestinais preexistentes. Em bovinos, a infecção resulta em mastite e, em cães, apresenta diferentes manifestações (cutânea, ocular, neurológica e entérica) – a colite hemorrágica é a apresentação mais comum.

    Animais afetados desenvolvem diarreia hemorrágica e perda de peso progressiva. Macroscopicamente, há colite e enterite hemorrágica e ulcerativa, além de possível comprometimento de linfonodos mesentéricos (linfadenomegalia). Microscopicamente, é observado discreto infiltrado linfo-histioplasmocitário associado a estruturas esféricas a ovoides com cerca de 5 a 12 μm, de cápsula refringente, dispersas na lâmina própria e/ou dispostas em cordões entre feixes de tecido conjuntivo na submucosa (Figura 3.195).

    Linfáticos dilatados da lâmina própria e seios linfáticos de linfonodos mesentéricos podem estar dilatados e repletos com o organismo. *Prototheca* é evidenciada através de colorações especiais como PAS e GMS. Presença de endosporulação, com formação de 2 a 20 esporangióforos dentro de um único esporângio, é característica de *Prototheca* spp. e *Chlorella* spp. *Chlorella* apresenta grânulos citoplasmáticos PAS positivos, os quais se tornam negativos após digestão com diastase, enquanto *Prototheca* não apresenta esses grânulos.

Artrópodes e helmintos parasitas do sistema gastrintestinal

Serão apresentadas aqui as características gerais de cada parasita, bem como seu ciclo evolutivo e sinais clínicos, e

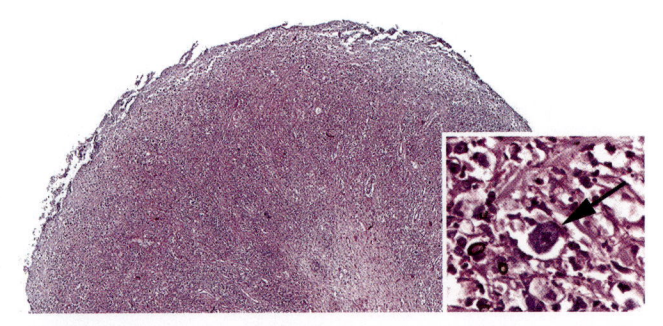

Figura 3.195 Infecção por *Prototheca* sp., em cão, associada a enterites necrotizantes difusa e acentuada. Detalhe: grande número de *Prototheca* sp. Intralesional (*seta*). (Cortesia do Dr. Renato de Lima Santos, Universidade Federal de Minas Gerais, Belo Horizonte, MG.)

as lesões por eles produzidas isoladamente. Cabe ressaltar que, geralmente, em condições naturais, as infecções são mistas e muitas vezes estão acompanhadas de outros tipos de comprometimento, como a desnutrição. São, portanto, esperadas algumas variações na apresentação dos diferentes tipos de parasitoses.

Gasterophilus spp.

Os estágios larvares das moscas do gênero *Gasterophilus* são parasitas do sistema gastrintestinal dos cavalos. *Gasterophilus nasalis* é a espécie mais comum nas regiões neotropicais, inclusive no Brasil. Em 2007 foi assinalado o estabelecimento definitivo de *G. intestinalis* na região Sul do Brasil. As fêmeas de *G. nasalis* depositam seus ovos no espaço intermandibular, e, após a eclosão, ocorre uma fase de migração oral, que ainda não foi completamente esclarecida. Essas larvas de primeiro estágio formam bolsas de material purulento na gengiva dos cavalos. As de terceiro estágio têm coloração castanha e encontram-se fixadas na mucosa da ampola duodenal (Figura 3.196). Quando maduras, desprendem-se e saem com as fezes. Já no solo, as pupas darão origem aos adultos em um período de 3 a 12 semanas. As larvas de terceiro estágio provocam lesões sob a forma de erosões e ulcerações ao longo da região dorsal da ampola duodenal.

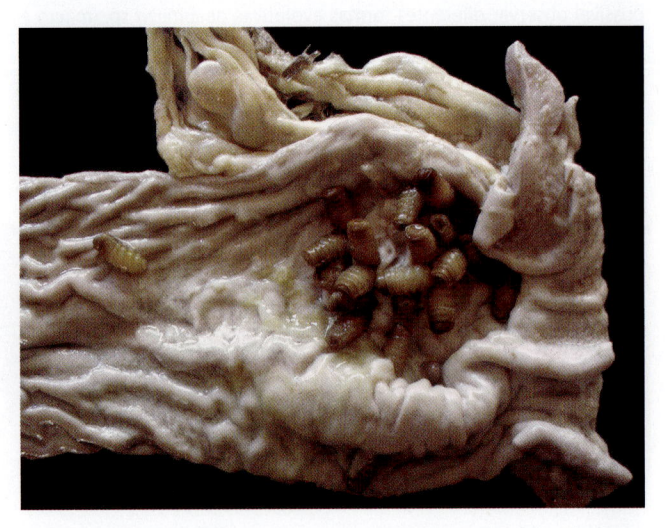

Figura 3.196 Gasterofilose em equino. Diversos exemplares de *Gasterophilus nasalis* fixados à mucosa da ampola duodenal.

Microscopicamente, observa-se, no ponto de fixação das larvas, acúmulo de restos celulares, associado à exsudação fibrinosa. Eventualmente, também ocorre hiperplasia epitelial nas bordas da lesão, atrofia de vilosidades e metaplasia escamosa da mucosa. O infiltrado inflamatório é composto de linfócitos, macrófagos e grande número de eosinófilos. As úlceras alcançam a submucosa, que costuma mostrar sinais de inflamação crônica. A despeito das lesões produzidas pelas larvas de *Gasterophilus* sp., encontram-se poucas evidências de que estas sejam responsáveis por quadros clínicos importantes. No entanto, são citados casos de ruptura de estômago, abscessos subserosos e esplênicos, além de peritonite em animais parasitados.

Paramphistomum cervi

Paramphistomum cervi é um trematódeo que se localiza no rúmen de bovinos e raramente de ovinos. Os parasitos adultos são hermafroditas de cor rosa, têm corpo em forma de gota e medem 1 cm de comprimento (Figura 3.197). Quando estão na água, os ovos desse parasita eclodem miracídios, que invadem caramujos, nos quais se desenvolvem as cercárias. Estas abandonam o caramujo e se encistam na vegetação. Depois de ingeridas por hospedeiros adequados, as metacercárias desencistam-se no duodeno e migram pelo abomaso até o rúmen. Esses parasitos são bem tolerados pelo hospedeiro e normalmente não causam sinais clínicos ou lesões graves. Entretanto, os adultos podem ser responsáveis por atrofia das papilas ruminais, e as formas larvares, quando estão em grande número, produzem enterite proximal moderada.

Physaloptera spp.

Parasitas do gênero *Physaloptera* localizam-se no estômago de felinos (*P. praeputiallis*) e caninos (*P. canis*). As formas larvares encontram-se em besouros, baratas e grilos. Camundongos e rãs podem atuar como hospedeiros paratênicos. Após a ingestão de um desses hospedeiros por cães ou gatos, as larvas são liberadas, e advém o desenvolvimento direto dos adultos, que medem entre 30 e 40 mm e são encontrados fixados na mucosa gástrica ou duodenal (Figura 3.198). No ponto de fixação do parasita, observa-se a formação de pequenas úlceras, que podem eventualmente sangrar. Infecções graves levam a anemia e perda de peso.

Habronema spp. e Draschia megastoma

Habronema muscae, *H. microstoma* e *Draschia megastoma* são parasitas do estômago de equinos e medem cerca de 13 mm de comprimento. Os dois primeiros são encontrados livres na superfície mucosa, envoltos por secreção mucoide. Já os exemplares de *D. megastoma* são encontrados, envoltos por exsudato esverdeado, no interior de nódulos submucosos multiloculares exofíticos, esféricos ou ovalados, que medem cerca de 5 cm de diâmetro. Os nódulos têm um pequeno orifício pelo qual seu interior se comunica com o lúmen gástrico, facilitando a eliminação dos ovos do parasita. Essas lesões se localizam preferencialmente nas proximidades do *margo plicatus*. Após a eclosão dos ovos, as larvas de *Habronema* spp. e *D. megastoma* são ingeridas por larvas de moscas; *Musca domestica* é hospedeiro intermediário de *H. muscae*, *D. megastoma* e *Stomoxys calcitrans*, que serve também de hospedeiro intermediário para *H. microstoma*. No interior do inseto, as larvas desenvolvem-se até larva de terceiro estágio (L3), a partir do qual podem ser depositadas no focinho dos equídeos, onde são ingeridas, alcançando o sistema digestório. Quando são depositadas em feridas cutâneas, dão origem a lesões que caracterizam a habronemose cutânea (também chamada de ferida de verão ou esponja). Essas larvas não completam seu desenvolvimento, porém mantêm o processo inflamatório ativo, ao impedirem a cicatrização.

Hyostrongylus rubidus

É um parasita do estômago de suínos que mede em torno de 9 mm. As larvas de terceiro estágio, quando ingeridas, invadem as glândulas gástricas e mudam para o quarto e o quinto estágios. Provocam gastrite catarral, erosões e úlceras gástricas. Microscopicamente, observam-se metaplasia e hi-

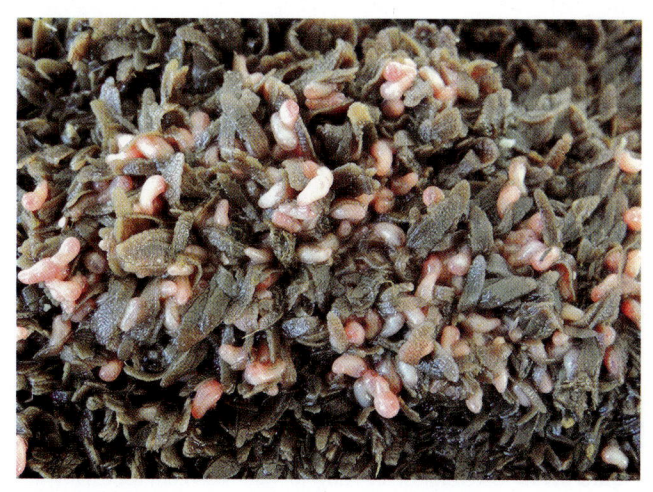

Figura 3.197 Infecção por *Paramphistomum cervi* em bovino. Rúmen com inúmeros trematódeos de coloração rosa aderidos à mucosa.

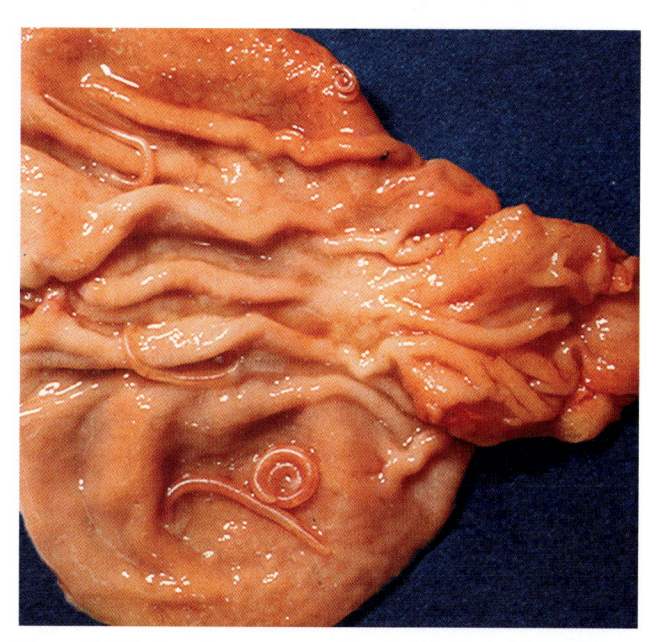

Figura 3.198 *Physaloptera praeputiallis* aderidos à mucosa gástrica de gato.

perplasia das glândulas infectadas, associadas à presença de infiltrado inflamatório constituído por neutrófilos, eosinófilos, linfócitos e plasmócitos. A hiperplasia glandular leva ao aparecimento de nódulos esbranquiçados na mucosa.

Trichostrongylus axei

São parasitas filiformes, com aproximadamente 7 mm de comprimento, encontrados no estômago de monogástricos e no abomaso de ruminantes. Por causa de seu tamanho diminuto, mesmo em infecções maciças os parasitas podem passar despercebidos. Os ovos eclodem logo após serem liberados nas fezes, e as larvas infectantes (L3) desenvolvem-se rapidamente. Estas, após a ingestão, cavam galerias na mucosa gástrica das regiões fúndica e pilórica, mudando para L4 e, posteriormente, para L5. O parasita adulto se estabelece parcialmente embebido na mucosa. Nos ruminantes, a lesão relacionada com esse tipo de parasitismo é a formação de placas circulares ou irregulares salientes na mucosa do abomaso, em consequência da resposta hiperplásica ao parasitismo. Nos equinos, a infestação ocorre em animais que dividem o pasto com ruminantes e manifesta-se, também, pela formação de placas esbranquiçadas na mucosa. Outras espécies de *Trichostrongylus* sp. são parasitas do intestino delgado de ruminantes.

Ostertagia ostertagi e Teladorsagia circumcincta

Ostertagia ostertagi e *Teladorsagia circumcincta* são parasitas do abomaso de bovinos e pequenos ruminantes, respectivamente. Ambos medem em torno de 14 mm, têm coloração acastanhada e provocam, em seus hospedeiros correspondentes, um quadro denominado ostertagiose. O ciclo biológico desses parasitas é muito semelhante ao de *T. axei*, com as larvas L3 abrigando-se na mucosa. Porém, podem causar tipos diferentes de infecção, em razão da capacidade das larvas de permanecerem em hipobiose. Dessa maneira, na ostertagiose do *tipo I*, observada principalmente em bezerros e cordeiros, as larvas infectantes que se desenvolveram no pasto infectam os ruminantes, dando origem diretamente a um grande número de vermes adultos.

A ostertagiose do *tipo II* ocorre quando as larvas ingeridas se tornam dormentes, ou têm seu desenvolvimento inibido no período inicial de L4 (larvas hipobióticas), e emergem, em sincronia, da mucosa. Nas regiões de clima temperado, as larvas são ingeridas na primavera, e a doença manifesta-se no verão ou outono subsequentes. Nas regiões mais frias, as larvas são adquiridas no fim do outono, e a doença se manifesta no término do inverno ou no início da primavera. Assim, as formas larvares do parasita são protegidas das condições adversas do meio ambiente, como o frio intenso do inverno nas regiões frias ou a seca nas regiões quentes.

As lesões produzidas nas glândulas gástricas pela ostertagiose levam à abomasite crônica, que se manifesta pelo espessamento da mucosa, com formação de nódulos salientes e umbilicados, principalmente na região fúndica (Figura 3.199). O pH gástrico eleva-se de 3 até 6 a 7. O pepsinogênio converte-se para pepsina reduzida e pode transpor a mucosa lesionada e alcançar o plasma. Por isso, altos níveis de pepsinogênio no plasma são indicativos de ostertagiose.

Haemonchus spp.

São parasitas hematófagos que medem de 18 mm (machos) a 30 mm (fêmeas). Nestas, a cor branca do útero espiralado, em contraste com a cor vermelha enegrecida de seu intestino, fornece uma característica morfológica importante para o reconhecimento do verme, a qual levou a denominação *barber pole worm*. Esse termo se refere à semelhança que existe entre o aspecto descrito das fêmeas de *Haemonchus* sp. e o tipo de poste listrado, utilizado nos EUA, para identificar as barbearias. Todas as espécies desse gênero são parasitas de abomaso de ruminantes. *H. contortus* acomete principalmente ovinos e caprinos, ao passo que *H. placei* acomete principalmente bovinos.

O ciclo é semelhante ao de outros tricostrongilídeos parasitas de ruminantes. As larvas de terceiro estágio (infectantes) penetram nas glândulas do abomaso e aí mudam para quarto estágio. Posteriormente, emergem para o lúmen, no qual prosseguem seu desenvolvimento. Deve-se destacar que tanto os estágios adultos quanto os larvais são patogênicos, pois ambos são sugadores de sangue.

Nas regiões de clima temperado, o fenômeno da hipobiose observado nas infestações por *Ostertagia* sp. pode também ser observado nas infestações por *Haemonchus* sp. Nesses casos, as L4 têm seu desenvolvimento inibido e podem emergir simultaneamente da mucosa do abomaso. Isso pode ocorrer com *H. placei* durante o inverno, o que possibilita que as larvas retomem o desenvolvimento durante a primavera, eliminando ovos nos pastos em um período mais favorável.

Nos ovinos, o quadro de haemoncose pode ser superagudo, agudo ou crônico, dependendo do número de larvas ingeridas e da resposta do hospedeiro. As lesões observadas estão relacionadas com a perda de eritrócitos e proteína. Portanto, os achados característicos da haemoncose incluem a palidez das mucosas e dos tecidos em geral, o descoramento e a fluidez excessiva do sangue, além de edema submandibular (papeira), hidrotórax, hidropericárdio e hidroperitônio. O abomaso mostra conteúdo aquoso de coloração escura e a mucosa edemaciada e com hemorragias multifocais. Os parasitas podem ser identificados se movimentando sobre a mucosa, se ainda vivos, ou em meio ao conteúdo, se mortos (Figura 3.200).

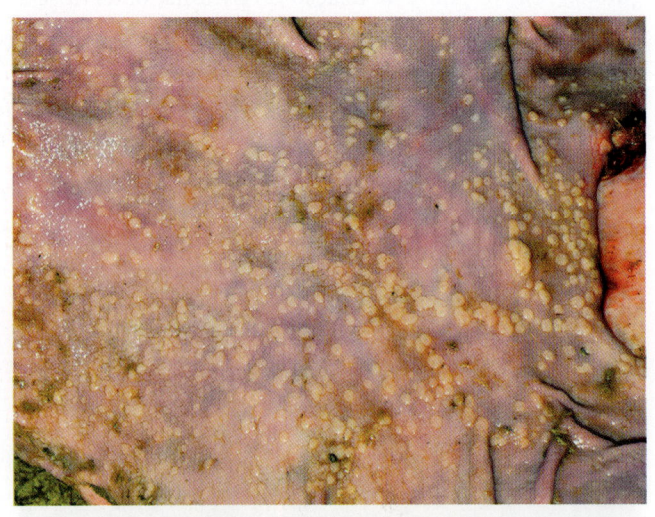

Figura 3.199 Ostertagiose em bovino. Abomaso com espessamento multifocal da mucosa, com formação de pequenas nodulações salientes e umbilicadas.

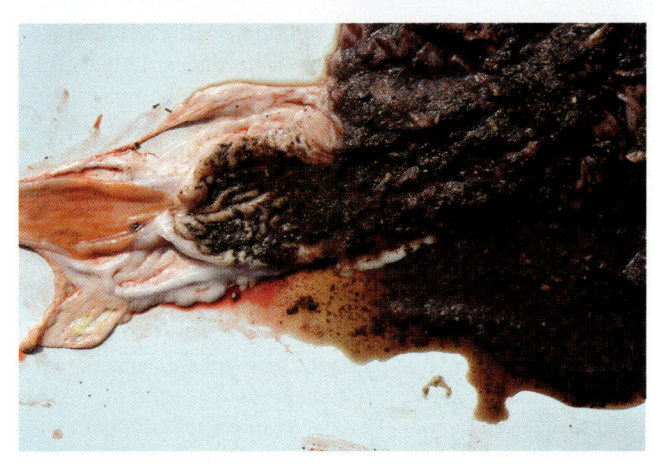

Figura 3.200 Haemoncose em ovino. Abomaso com conteúdo achocolatado, semelhante à "borra de café", associado a incontáveis estruturas parasitárias nematoides, particularmente próximo à válvula pilórica.

Nematodirus spp. e Cooperia spp.

Cooperia punctata, C. oncophora e *C. pectinata* são parasitas do intestino delgado de bovinos, ao passo que *C. curticei* tem como hospedeiros ovinos e caprinos. Os vermes medem cerca de 9 mm de comprimento e são encontrados nas infecções leves, nos primeiros 3 a 6 m do intestino, e, além desse limite nas infecções graves. O ciclo biológico é semelhante ao dos demais tricostrongilídeos, mas não provocam escavações na mucosa intestinal; contudo, permanecem inseridos entre as vilosidades. Provocam atrofia de vilosidades e redução das enzimas associadas a estas, o que causa diarreia e hipoproteinemia.

As espécies de *Nematodirus* também são encontradas no intestino delgado de ruminantes; *N. sphatiger* e *N. fillicolis* são parasitas de ovinos; e *N. helvetianus*, parasita de bovinos. *N. battus* infecta principalmente ovinos e pode produzir doença em bezerros. Os vermes adultos costumam alcançar até 25 mm, embora o comprimento varie bastante.

O ciclo biológico de *Nematodirus* sp. é diferente do ciclo dos outros tricostrongilídeos, já que a evolução até L3 se passa dentro do ovo; para algumas espécies, os estímulos do meio ambiente, principalmente as condições climáticas, influenciam na eclosão. À semelhança de *Cooperia* sp., as larvas e os adultos não penetram na mucosa, mas abrigam-se entre as vilosidades intestinais.

A maioria das espécies não provoca doença clínica, porém *N. battus* produz um quadro entérico específico em ovinos jovens, caracterizado por diarreia grave. Microscopicamente, observam-se atrofia de vilosidades e hiperplasia das criptas, além de reação inflamatória representada pelo aumento do número de linfócitos, plasmócitos e eosinófilos na lâmina própria. Ocorre ainda redução dos níveis de fosfatase alcalina e de dissacaridases na mucosa, alteração correlacionada com a gravidade do quadro diarreico apresentado. Na necropsia dos ovinos acometidos, observam-se desidratação, enterite catarral e edema dos linfonodos mesentéricos.

Oesophagostomum spp.

São parasitas de intestino grosso de ruminantes (*O. columbianum, O. venulosum, O. radiatum* e *O. ovina*) e de suínos (*O. dentatum* e *O. brevicaudum*). Os adultos medem entre 8 e 12 mm de comprimento, são finos e têm coloração branca ou cinza. O ciclo biológico é direto. As larvas são ingeridas e penetram na mucosa do intestino grosso em algumas horas, retornando ao lúmen entre 6 e 20 dias. Nas porcas, ocorre um pico de eliminação de ovos logo após o parto; esse pico propicia uma fonte importante de infecção dos leitões. A penetração das larvas na parede do intestino grosso origina a formação de nódulos, e são essas lesões as responsáveis pelo quadro clínico de diarreia fétida, por vezes fatal. Por esse motivo, esses parasitas são denominados "vermes nodulares".

À necropsia, a principal alteração é a presença de nódulos de tamanhos variáveis (5 a 10 mm) na serosa do intestino grosso (Figura 3.201), preenchidos por exsudato esverdeado envolvendo apenas uma larva viva. Esse é o quadro observado nos surtos. Esses nódulos, posteriormente, podem calcificar-se. Os nódulos representam, na verdade, uma reação exacerbada de hospedeiros previamente sensibilizados à presença das larvas. Os parasitas adultos eventualmente podem provocar diarreia em cordeiros.

Trichuris spp.

Os parasitas desse gênero medem entre 40 e 70 mm, a parte anterior de seu corpo é afilada, e a posterior, mais robusta. São encontrados no ceco e eventualmente no cólon de caninos (*T. vulpis*), felinos (*T. campanula, T. serrata*), suínos (*T. suis*), bovinos (*T. discolor*) e pequenos ruminantes (*T. ovis, T. globulosa, T. skrjabini*). Os vermes adultos fixam-se na mucosa do intestino grosso, inserindo a porção afilada do corpo no epitélio, sem ultrapassar os limites da membrana basal. O ciclo evolutivo é direto. A larva infectante desenvolve-se dentro do ovo e só eclode quando é ingerida pelo hospedeiro. Com isso, sobrevive no ambiente por anos, o que propicia a reinfecção de animais confinados em ambientes contaminados. Após a eclosão, a larva penetra na mucosa do intestino anterior, migrando, posteriormente, para o ceco.

As infestações discretas não levam à produção de doença clínica. Nas infestações graves de cães, os parasitas são encontrados em grande número no ceco e no cólon, pro-

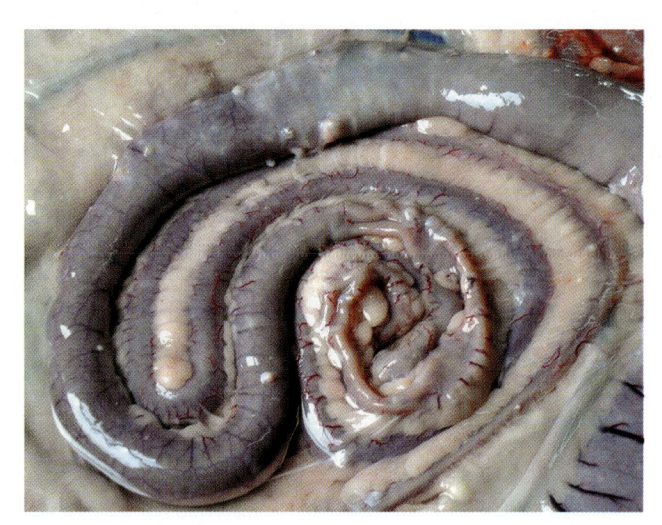

Figura 3.201 Infecção por *Oesophagostomum* spp. em ovino. Formações nodulares brancas na serosa do cólon espiral.

vocando episódios de diarreia decorrente da tiflocolite erosiva. O conteúdo nesses segmentos intestinais é nitidamente hemorrágico. Nos ruminantes, eventualmente, podem ocorrer quadros de tiflocolite hemorrágica. Nos suínos (Figura 3.202), o quadro é semelhante, porém deve-se ressaltar que as lesões podem ser potencializadas pela microbiota intestinal, em função de uma provável supressão da resposta imune provocada pelo parasita.

Strongyloides spp.

Os membros desse gênero alternam entre gerações de vida livre e de vida parasitária. As formas parasitas são fêmeas partenogenéticas que produzem larvas capazes de reinfectar o hospedeiro ou larvas que se desenvolvem como indivíduos de vida livre. Fora do hospedeiro, vivem os machos e as fêmeas de vida livre, que geram larvas heterogônicas, com reprodução sexuada ou assexuada, ou larvas infectantes (homogônicas). Estas, quando encontram o hospedeiro adequado, penetram na pele e se desenvolvem até chegarem a ser fêmeas partenogenéticas parasitas no intestino. Portanto, não existem machos parasitas, e as fêmeas partenogenéticas não têm gônadas masculinas; nelas, os ovos desenvolvem-se por partenogênese mitótica e geram as larvas rabditiformes homogônicas, além das larvas heterogônicas, as quais darão origem a machos e fêmeas de vida livre.

Após a penetração na pele do hospedeiro ou, menos frequentemente, após sua ingestão, as larvas alcançam a circulação sanguínea. Nos animais jovens, ao chegar aos pulmões, rompem a parede alveolar e seguem pelas vias respiratórias, carreadas pelo movimento ciliar até a faringe. Após serem deglutidas, as larvas, que medem de 2 a 6 mm de comprimento, estabelecem-se em galerias no fundo das criptas ou junto à base das vilosidades do intestino delgado. Em alguns hospedeiros, como caninos, equinos, suínos e ruminantes, algumas larvas migram para outros tecidos e alcançam a glândula mamária; há possibilidade de transmissão para a prole por meio do leite; essa é uma via importante de infecção dos animais lactentes.

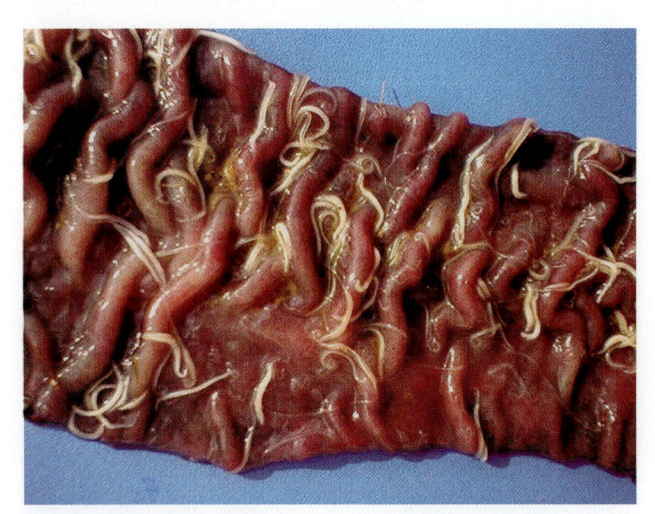

Figura 3.202 Tricuríase em javali. Intensa infestação por *Trichuris suis* na mucosa do ceco. (Cortesia da União Pioneira de Integração Social, Brasília, DF.)

O principal sinal clínico da infecção é a diarreia, que acomete animais jovens. A atrofia das vilosidades, a hiperplasia das criptas e o infiltrado mononuclear, que comprometem a lâmina própria, são os achados histopatológicos relacionados com a presença do parasita no intestino delgado. As espécies de interesse veterinário são *S. ransomi* (suínos), *S. westeri* (equinos), *S. papillosus* (ruminantes), *S. stercolaris* (caninos) e *S. felis* (felinos).

Ancylostoma spp., Uncinaria sp., Globocephalus sp. e Bunostomum sp.

Os ancilostomídeos são parasitas hematófagos encontrados no intestino delgado de cães (*Ancylostoma caninum*, *A. braziliense*, *A. ceylanicum*, *Uncinaria stenocephala*), gatos (*A. braziliense*, *A. tubaeformae*), suínos (*Globocephalus ursubulatus*) e ruminantes (*Bunostomum trigonocephalus*). Esses parasitas, de coloração acinzentada ou escura, medem entre 10 e 15 mm.

A infecção dos hospedeiros pode ocorrer por ingestão ou penetração percutânea das larvas. Os ovos, na fase de mórula, são encontrados nas fezes, e as larvas embainhadas desenvolvem-se em 6 a 8 dias. As larvas deglutidas evoluem diretamente até adultas no intestino. Aquelas que penetram na pele do hospedeiro alcançam a circulação sanguínea e chegam aos pulmões. Após romperem a parede alveolar, seguem, pelo trato respiratório, até a faringe, na qual são então deglutidas. Nos cães, nem todas as larvas, independentemente da via de infecção, evoluem até adultas. Uma parte delas, após penetrar em células musculares esqueléticas ou mesmo na parede do intestino, entra em estado de dormência. Estímulos ainda não bem estabelecidos podem reativá-las, estas são as que evoluem até adultas no intestino do hospedeiro. As larvas dormentes podem também migrar para a glândula mamária e ser transmitidas, pelo leite, para os lactentes. Além disso, é possível ocorrer a reativação das larvas no período final da gestação, o que possibilita a transmissão transplacentária.

A gravidade da infecção depende da virulência e do número de parasitas, assim como da idade e da resistência do hospedeiro. Cães jovens, quando recebem as larvas pelo leite, podem apresentar um quadro hiperagudo, caracterizado por anemia grave, debilidade, fezes escuras e morte. A exposição a um grande número de larvas, seja em animais jovens, seja em adultos, leva a um quadro agudo de anemia. O quadro crônico pode ser assintomático, e o diagnóstico é feito pela presença de ovos nas fezes. Além disso, a ancilostomose é capaz de complicar secundariamente o quadro clínico de animais que apresentam outros processos, como desnutrição.

As lesões observadas nos animais parasitados por ancilostomídeos são palidez das mucosas e dos tecidos em geral, edema subcutâneo e efusões cavitárias. Nos casos crônicos, associa-se a essas alterações a caquexia. O conteúdo intestinal é escuro ou francamente hemorrágico, e a mucosa mostra hemorragias puntiformes múltiplas, resultantes da ação direta dos parasitas, que podem ser encontrados em grande número aderidos à mucosa ou em meio ao conteúdo (Figura 3.203). Deve-se destacar que, nos quadros hiperagudos de animais muito jovens, o número de parasitas pode não ser muito grande. O resultado da migração larval pelos

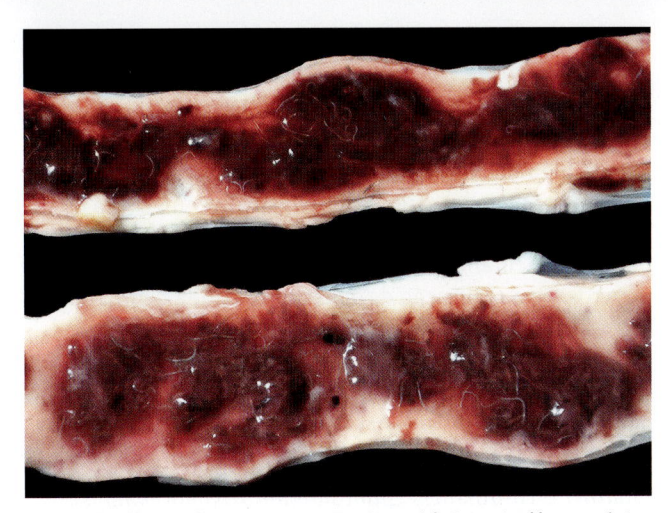

Figura 3.203 Ancilostomose em cão. Conteúdo intestinal hemorrágico com inúmeros exemplares de *Ancylostoma* sp.

pulmões leva ao aparecimento de hemorragias focais no parênquima. Para os cães, *A. caninum* é mais patogênico do que *A. braziliense* e *U. stenocephala*, porque suga mais sangue. Os parasitas do gênero *Bunostomum* produzem quadro de anemia e hipoproteinemia em animais com menos de 1 ano. As larvas dos ancilostomídeos, principalmente de *A. braziliense*, estão relacionadas com o quadro de dermatite serpiginosa (bicho geográfico) em seres humanos, a qual se caracteriza por eritemas lineares tortuosos e intensamente pruriginosos. Essas lesões são resultantes da penetração da larva na pele de indivíduos que têm contato com ambiente contaminado por fezes de cães e gatos.

Estrongilídeos (Strongylus vulgaris, S. edentatus, S. equinus e Triodontophorus) e ciatostomíneos (pequenos estrôngilos)

Na família Strongylidae, encontram-se duas subfamílias importantes para os equídeos, as subfamílias Strongylinae, conhecidos como grandes estrôngilos, e Cyathostominae, os pequenos estrôngilos. Os grandes estrôngilos incluem os gêneros *Strongylus* e *Triodontophorus*, parasitas de intestino grosso. *Strongylus vulgaris*, *S. edentatus* e *S. equinus* são vermes hematófagos que parasitam o ceco e o cólon e podem ser responsáveis por quadros de anemia. No entanto, a migração das larvas no organismo dos equídeos produz lesões importantes, que sobrepujam as relacionadas com os parasitas adultos.

Deve-se ressaltar que o ciclo evolutivo de cada uma dessas três espécies é diferente. Assim, as larvas infectantes (L3) de *S. vulgaris* são ingeridas e penetram na parede do ceco e do cólon, ocorrendo aí a muda para o quarto estágio (L4). Elas penetram em pequenas arteríolas, alcançando a íntima. Sobre a camada mais interna, as larvas migram pelos vasos cada vez mais calibrosos, que são os ramos da artéria mesentérica cranial. As larvas geralmente se fixam nas artérias dessa região durante aproximadamente 4 meses. Após alcançarem o quinto estágio, desprendem-se e chegam carreadas pela circulação sanguínea até o ceco e o cólon, ficando encapsuladas em nódulos na parede desses segmentos intestinais; em seguida, os adultos jovens migram para o lúmen intestinal.

As lesões vasculares produzidas pelas larvas são as tromboarterites. Eventualmente, formam-se aneurismas dos ramos da artéria mesentérica, como consequência da destruição da camada elástica dos vasos pelo processo inflamatório induzido pelas larvas. As alterações levam à redução do fluxo sanguíneo intestinal em razão da obstrução vascular parcial. Além disso, o envolvimento dos plexos nervosos intestinais, contíguos ao vaso comprometido, induz ao comprometimento da motilidade intestinal. Apesar da gravidade das lesões vasculares, o infarto intestinal é raro. Quando ocorre, o infarto é consequência da obstrução de vasos intestinais por êmbolos originários das lesões trombóticas arteriais. Formam-se então lesões hemorrágicas circunscritas e elevadas, geralmente localizadas no ceco e no cólon, que variam de tamanho conforme o calibre do vaso obstruído. Clinicamente, esse quadro é denominado de cólica tromboembólica.

As larvas de *S. edentatus* ultrapassam a parede do intestino grosso e penetram no fígado, dando início a um período de migração no parênquima hepático que dura em torno de 2 meses. Essa migração deixa como sinal a presença de placas fibróticas na cápsula hepática e na face peritoneal do diafragma. Posteriormente, as larvas migram pelo ligamento hepático e atingem os tecidos retroperitoneais até alcançarem, de volta, a parede da base do ceco e, em seguida, o lúmen da víscera. Já as larvas de *S. equinus*, após permanecerem em nódulos na parede do intestino grosso, migram pela cavidade peritoneal até o fígado. Migram pelo parênquima hepático também por cerca de 2 meses e depois voltam à cavidade peritoneal ou penetram no pâncreas, onde sofrem a última muda, para, em seguida, voltar ao intestino como adultos. A migração das larvas de *Strongylus* sp., principalmente *S. edentatus*, produz ainda uma lesão muito frequente na serosa da borda antimesentérica do íleo, denominada de *hemomelasma ilei* (Figura 3.204). Essa alteração aparece na forma de placas hemorrágicas subserosas e é geralmente um achado incidental, sem expressão clínica. *Triodontophorus tenuicolis*, outro parasita importante dessa subfamília, localiza-se no cólon ventral, onde forma grupos aderidos à mucosa, causando ulceração. Esses parasitas não migram por outros órgãos além do intestino; são, portanto, menos patogênicos.

Os pequenos estrôngilos ou ciatostomíneos são importantes causas de diarreia e morte em equinos, especialmente em potros. Sua patogenicidade está relacionada com a emergência das larvas (L4) a partir de nódulos localizados na parede do intestino grosso. Os parasitas adultos, mesmo que em grande quantidade (Figura 3.205), não são considerados patogênicos. As lesões ocorrem no ceco e no cólon maior e variam conforme a intensidade da infecção. Em infecções leves a moderadas, é possível observar discreta elevação da mucosa com múltiplos pontos pretos na superfície, aspecto denominado de "sal com pimenta" (Figura 3.206 A). Já em infecções graves, há linfadenomegalia regional e acentuado espessamento e ulceração da mucosa do ceco e cólon maior. Ao corte, é possível observar os parasitas, de coloração vermelha, emergindo da submucosa intestinal. Histologicamente, há intenso infiltrado eosinofílico e granulomatoso rodeando as formas L3 e L4 do parasita (Figura 3.206 B).

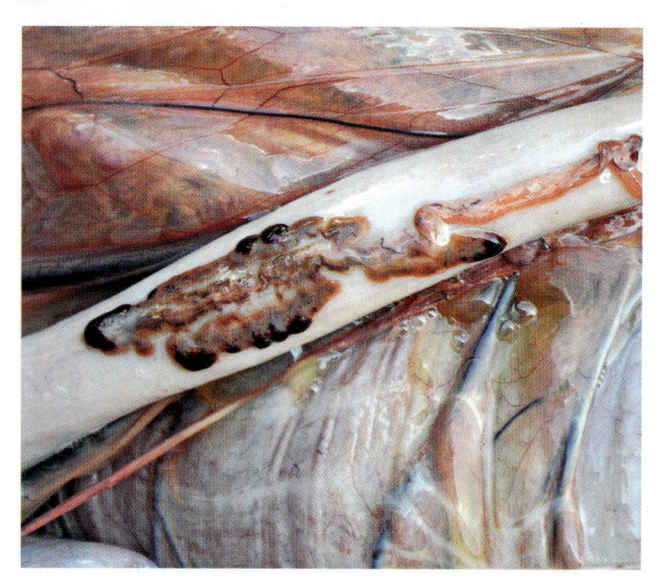

Figura 3.204 *Hemomelasma ilei* em equino. Serosa do íleo com lesão enegrecida (migração larval de *Strongylus* sp.).

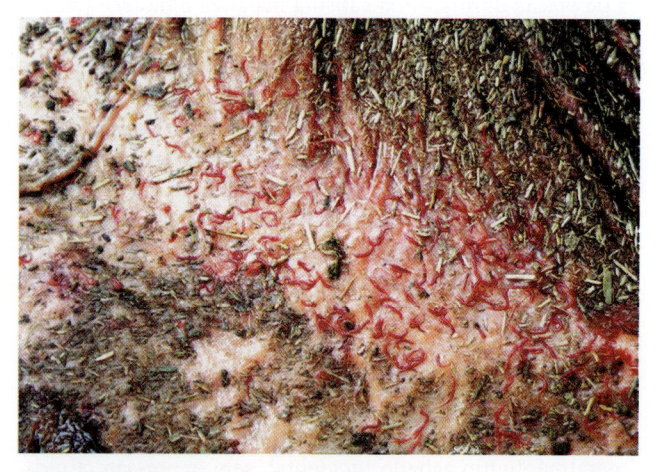

Figura 3.205 Pequenos estrôngilos no cólon de um equino. (Cortesia do Dr. Antonio Carlos Alessi, Universidade Estadual Paulista, Jaboticabal, SP.)

Ascarídeos (*Ascaris* sp., *Parascaris* sp., *Toxocara* sp. e *Toxascaris* sp.)

Os ascarídeos estão entre os maiores parasitas que acometem os animais domésticos. O tamanho varia nas espécies, porém alguns, como *Parascaris equorum*, chegam a 50 cm de comprimento. O ciclo evolutivo envolve migração no organismo do hospedeiro, com um padrão peculiar para cada gênero. No entanto, duas características comuns a todos os gêneros são a realização de duas mudas ainda dentro do ovo e a eclosão da larva de terceiro estágio dentro do hospedeiro. Outra característica dos ascarídeos é sua especificidade quanto ao hospedeiro parasitado. Entre os membros mais importantes da ordem Ascaridida, parasitas dos animais domésticos, podem ser citadas as espécies *Ascaris suum* (suínos), *Parascaris equorum* (equinos), *Toxocara vitulorum* (bovinos e bubalinos), *Toxocara canis* (caninos), *Toxocara cati* (felinos) e *Toxascaris leonina* (caninos e felinos).

O ciclo evolutivo de *A. suum* se inicia com a ingestão dos ovos e a liberação das larvas que penetram na parede do ceco e do cólon. Pelas veias do sistema porta, as larvas chegam ao fígado, onde deambulam por alguns dias. Após penetrarem na veia cava caudal, as larvas chegam aos pulmões, perfuram a parede alveolar e seguem pelos bronquíolos e brônquios até a faringe, de onde são deglutidas. Desse modo, alcançam o intestino delgado, no qual terminam seu desenvolvimento. Os parasitas adultos, quando em grande número, além de espoliar o hospedeiro, podem provocar obstrução intestinal. Podem, ainda, penetrar no ducto colédoco, produzindo obstrução e icterícia, ou simplesmente se alojar na vesícula biliar. A migração das larvas produz lesões parenquimatosas no fígado, causando manchas brancacentas de origem cicatricial na cápsula hepática, denominadas manchas de leite (*milk spot*). Nos pulmões, focos hemorrágicos são os resultados da ação das larvas, eventualmente associados a um quadro clínico de tosse. Microscopicamente, nesse órgão observa-se bronquiolite eosinofílica. Larvas ou seus restos podem ser observados em diferentes órgãos, sempre circundados por reação granulomatosa, à qual se as-

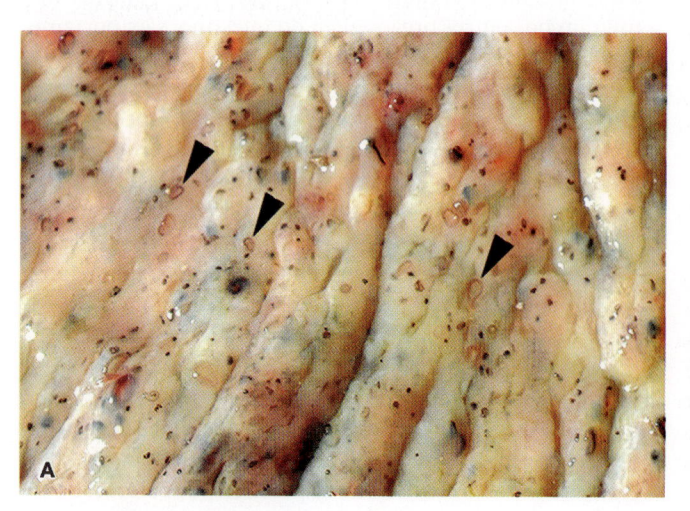

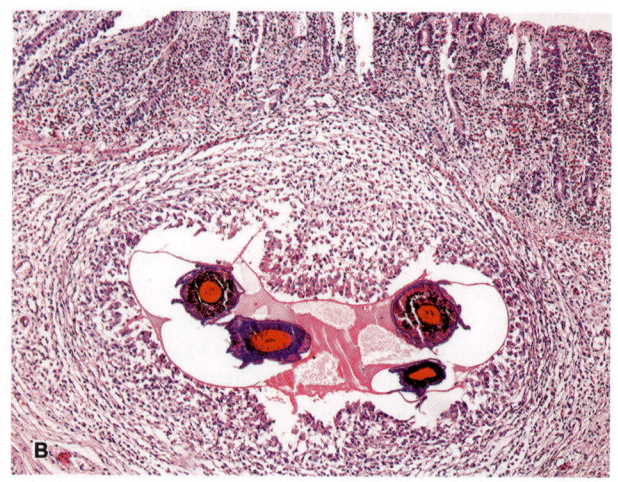

Figura 3.206 Infecção por ciatostomíneos em equino. **A.** Mucosa de cólon maior com discreta elevação da mucosa com múltiplos pontos pretos na superfície ("sal com pimenta") e larvas localizadas na submucosa (*cabeças de seta*). **B.** Em submucosa de cólon maior há intenso infiltrado eosinofílico e granulomatoso rodeando formas larvais do parasita.

sociam muitos eosinófilos. Os suínos com mais de 4 meses de idade tornam-se resistentes às infecções por *A. suum*.

Parascaris equorum apresenta ciclo evolutivo semelhante a *A. suum*, realizando migração hepatotraqueal. A espoliação e as lesões produzidas pelas larvas são efeitos importantes. Quadros de tosse e inflamação respiratória catarral, associadas à pneumonia focal, são consequências da migração larval. Os adultos podem provocar processos intestinais graves, como obstrução intraluminal, intussuscepção e, mais raramente, perfuração. Os potros com mais de 1 ano de idade são resistentes às infecções por *P. equorum*.

Toxocara vitulorum é parasita de bovinos e bubalinos, principalmente em países em desenvolvimento. Os bezerros se infectam por via transmamária e, possivelmente, também por via transplacentária. As larvas que eclodem no intestino dos animais mais velhos e, portanto, já resistentes, acumulam-se nos pulmões, fígado e rins, permanecendo quiescentes, não completando seu desenvolvimento. Os bezerros são infectados ao ingerir o leite de suas mães, principalmente nos primeiros 8 dias de lactação. É possível também que, durante a gestação, as larvas atravessem a placenta e infectem o feto. Nos animais jovens, o ciclo evolutivo é hepatotraqueal. Bezerros de até 6 meses de idade apresentam diarreia e comprometimento do desenvolvimento, podendo ocorrer também obstrução intestinal. A infecção por *T. vitulorum* é particularmente grave em bezerros bubalinos.

Toxocara canis é parasita de intestino delgado de cães jovens, que se infectam ingerindo o ovo com a larva infectante. Os parasitas adultos medem entre 4 e 18 cm e são encontrados envoltos em muco; alguns assumem posição espiralada. O ciclo é semelhante ao dos outros ascarídeos citados, com a eclosão e a penetração da larva na parede intestinal. A rota seguida até o retorno ao intestino é a hepatotraqueal. Nos animais mais velhos, que desenvolvem resistência ao parasita, as larvas podem permanecer na circulação e alojar-se em outros órgãos, tornando-se quiescentes. No caso das cadelas, as larvas acumuladas nos tecidos são reativadas durante a prenhez, atravessam a placenta e infectam o feto. Algumas larvas também alcançam o filhote recém-nascido pela via transmamária. Hospedeiros paratênicos, representados por roedores, ovinos, suínos, macacos e seres humanos, também podem albergar larvas inibidas em seus tecidos. A ingestão de um hospedeiro paratênico, como um roedor, ou de seus tecidos pode levar à infecção do cão. As larvas se mantêm vivas nos tecidos somáticos por vários meses, produzindo o quadro denominado de *larva migrans* visceral. Em crianças que ingerem ovos de *T. canis*, pode ocorrer envolvimento hepático, ocular e do sistema nervoso central. Na toxocarose dos cães jovens, observam-se desenvolvimento retardado e pelo arrepiado e sem brilho, além de abdome distendido e diarreia mucoide. Pode ocorrer também obstrução intestinal, por causa da presença de massas enoveladas de parasitas. Pneumonia verminótica, ascite e esteatose hepática são achados nas infecções graves. Granulomas eosinofílicos, em diferentes órgãos, como o rim, causados pela migração larval, são observados em filhotes e em animais adultos. A *larva migrans* ocular também pode ocorrer nos cães.

O ciclo evolutivo de *T. cati*, parasita de intestino delgado de felinos, difere em alguns pontos do ciclo de *T. canis*. A via transplacentária não ocorre nos felinos, e, na infecção por ingestão de ovos, a via traqueal continua ativa durante toda a vida dos gatos. Do mesmo modo que em outras espécies, a via transmamária é importante para os filhotes, porém o hábito predatório, característico dos felinos, torna os hospedeiros paratênicos também importantes. Os efeitos do parasitismo sobre os gatos são semelhantes aos descritos para *T. canis* nos cães.

Oxyuris equi

São parasitas de ceco e intestino grosso de equídeos, nos quais são encontrados em meio ao conteúdo digestório, do qual se alimentam. Os adultos medem de 1 a 15 cm, e as fêmeas apresentam a característica cauda afilada. No momento da postura dos ovos, estas insinuam-se pelo ânus do animal e os depositam na região perianal. Os ovos são aglutinados por uma substância gelatinosa irritante, que causa prurido intenso, fazendo com que os animais parasitados esfreguem a região do períneo contra mourões, troncos de árvores, postes e outros locais. Assim, um dos sinais da parasitose é a presença de pelos arrepiados e áreas alopécicas na base da cauda, além de escarificações na região perineal. As larvas causam lesões discretas na mucosa intestinal, e os parasitas adultos são considerados apatogênicos.

Cestódeos

Os membros da classe Cestoda apresentam corpo achatado dorsoventralmente, em forma de fita, e dividido em segmentos chamados de escólice (cabeça), colo e estróbilo (constituído por proglotes). Na porção anterior da cabeça estão os órgãos de fixação, que são as ventosas e, eventualmente, os ganchos (acúleos).

Dipylidium caninum parasita o intestino delgado de cães e gatos. As proglotes são eliminadas nas fezes ou alcançam o meio exterior passando ativamente pelo ânus. Após a liberação, os ovos são ingeridos por larvas de pulgas (*Ctenocephalides* spp. e *Pulex irritans*) ou por piolhos mastigadores (*Trichodectes canis*), nos quais se desenvolvem até o estágio de larva cisticercoide. O hospedeiro definitivo adquire o parasita quando ingere o inseto com cisticercoides. As formas adultas desenvolvem-se no intestino delgado em poucas semanas. São reconhecidos por medirem entre 15 e 20 cm e apresentarem proglotes grávidas mais longas do que largas, em forma de semente de pepino. São pouco patogênicos para cães e gatos e aparecem como achados incidentais nas necropsias.

Na família Anoplocephalidae, são encontrados diversos gêneros de parasitas de importância médico-veterinária, tais como *Anoplocephala* sp., *Paranoplocephala* sp. e *Moniezia* sp. Ácaros oribatídeos encontrados nas pastagens são os hospedeiros intermediários, abrigando os cisticercoides dos parasitas dessa família. A ingestão dos ácaros com a pastagem faz com que as formas larvares penetrem no hospedeiro definitivo. *Anoplocephala magna*, que mede cerca de 80 cm de comprimento, e *Paranoplocephala mammilana*, com cerca de 5 cm, são parasitas considerados apatogênicos do intestino delgado de equídeos. No entanto, *Anoplocephala perfoliata* é encontrada no ceco ou no íleo terminal, frequentemente formando aglomerados fixados à válvula ileocecal (Figura 3.207). Nessa região, formam-se erosões e ulcerações ou mesmo espessamentos irregulares

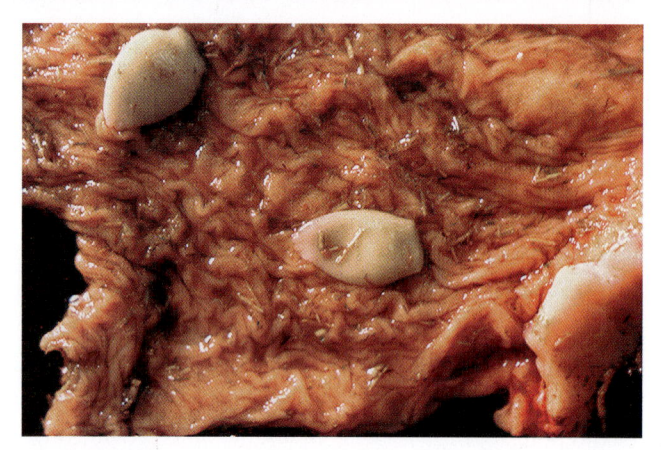

Figura 3.207 Dois exemplares de *Anoplocephala perfoliata* na mucosa do ceco de um equino.

da mucosa. A associação do parasitismo por *A. perfoliata* e o aparecimento de quadros de cólica espasmódica, assim como de compactações de íleo, intussuscepções ileocólica e cecocecal, têm sido relatados por vários autores. Embora a presença do parasita possa levar à obstrução parcial da válvula ileocecal, não existe evidência concreta da relação desse parasita com o processo de hipertrofia de íleo nos equinos.

O gênero *Moniezia* é o mais difundido dos cestódeos parasitas de ruminantes. As espécies *M. benedeni*, *M. expansa* e *M. caprae* habitam o intestino delgado e são consideradas pouco patogênicas ou mesmo apatogênicas, porém alguns autores sustentam que, quando em grande número, podem causar obstrução intestinal.

Outros cestódeos podem ser encontrados principalmente no intestino delgado de carnívoros. Podem ser citados, nos cães, *Echinococcus granulosus*, *Taenia pisiformes*, *Taenia hidatigena*, *Taenia ovis*, *Taenia serialis* e *Taenia multiceps*; nos gatos, *Taenia taeniformis* é outro cestódeo muito comum.

Tóxicos exógenos com ação sobre o sistema digestório

Neste segmento, serão abordados os processos nos quais o sistema digestório é alvo principal do agente tóxico ou aqueles em que as lesões dos órgãos desse sistema, mesmo de maneiras secundárias, têm participação importante no quadro apresentado pelo animal.

Intoxicação por arsênio

As formas orgânicas e inorgânicas do arsênio podem produzir quadros de intoxicação nos animais, sendo influenciadas pela espécie animal envolvida e pelo tempo de exposição. Dentro do grupo dos arsenicais inorgânicos, podem ser citados trióxido de arsênico, pentóxido de arsênico, arsenito de potássio, arsenito de sódio, arsenato de chumbo e arsenato de cálcio. Deve-se ressaltar que, em função da redução da utilização dessas substâncias, atualmente esse tipo de intoxicação se tornou pouco frequente. Outro dado importante é que, entre as espécies domésticas, os felinos parecem ser mais sensíveis. Em razão do tipo de mecanismo de ação dos compostos arsenicais, os tecidos ricos em enzimas oxidativas, como aqueles do tubo gastrintestinal, o fígado, os rins, os pulmões e as células endoteliais e da epiderme, são mais

comprometidos. No tubo gastrintestinal, a mucosa mostra-se hiperêmica e edemaciada de início, porém, com a evolução do processo, ocorre a necrose do epitélio e dos tecidos subjacentes. Além dessas lesões, observam-se degeneração e necrose hepática e dos túbulos renais.

O grupo dos arsenicais orgânicos inclui substâncias utilizadas como estimulantes para grandes animais, desfolhantes, praguicidas na lavoura (arsenicais orgânicos alifáticos) e no tratamento de dirofilariose dos cães (arsenicais orgânicos aromáticos) e aditivos na ração de aves e suínos. As lesões são semelhantes às produzidas pelos arsenicais inorgânicos. No Brasil, há descrições de surtos de intoxicação por arsênio orgânico em bovinos em virtude da ingestão de pastagens contaminadas com herbicidas à base de arsênio. Os bovinos afetados apresentaram diferentes graus de rumenite, abomasite e enterite ulcerativa e necrotizante.

Fluoracetato de sódio

Composto altamente tóxico para todas as espécies, utilizado como rodenticida. Por tratar-se de substância incolor, inodora e solúvel em água, pode ser ingerido acidentalmente; além disso, é também identificado em envenenamentos propositais. A dose tóxica é de 0,1 a 8 mg por quilograma de peso vivo. O diagnóstico pode ser difícil se não houver histórico de exposição ao veneno, já que os sinais clínicos são inespecíficos. O fluoracetato de sódio atua bloqueando a produção celular de energia, mais especificamente o ciclo do ácido tricarboxílico. Os animais intoxicados apresentam hiperestimulação do sistema nervoso central (cães) ou alteração da função cardíaca (equinos, ovinos e caprinos). Os dois tipos de comprometimento podem ser observados em suínos e felinos. As lesões são inespecíficas; porém, podem-se observar cianose, hemorragias subepicárdicas e enterite acentuada.

Intoxicação por ureia

No manejo nutricional de bovinos, a ureia é utilizada como fonte de nitrogênio, havendo, portanto, a possibilidade de ocorrência de quadros de intoxicação quando a quantidade administrada aos animais é exagerada. O quadro tóxico surge como consequência dos efeitos locais e sistêmicos da amônia produzida pela hidrólise da ureia pela urease no interior do rúmen. Os sinais clínicos incluem ataxia e convulsão. À necropsia, o rúmen mostra odor amoniacal, hiperemia ou até necrose coagulativa da mucosa. Tanto o rúmen quanto o abomaso apresentam pH elevado. Eventualmente, podem-se observar abomasite e enterite graves, além de hepatite tóxica e necrose de túbulos renais. No cérebro, ocorrem degeneração neuronal, congestão e hemorragias de meninge.

Intoxicação aguda por cobre

A intoxicação por cobre não é incomum e, embora possa acometer qualquer espécie doméstica, afeta principalmente os ovinos. A ingestão de 20 a 100 mg de cobre por quilograma de peso vivo desencadeia o quadro em ovinos e em bezerros. Por serem mais resistentes, os bovinos adultos necessitam de 200 a 800 mg de cobre por quilograma de peso para que os sinais de intoxicação se manifestem. O quadro clínico caracteriza-se por dor abdominal, diarreia, anorexia, desidratação e choque. As lesões observadas são de gastrenterite grave, com aparecimento de erosões e úlceras de abomaso. Os animais que sobrevivem por mais tempo podem desenvolver quadro hemolítico semelhante ao observado na intoxicação crônica por cobre. Concentrações superiores a 15 partes por milhão (ppm) de cobre nos rins são indicativas de intoxicação aguda por cobre.

Intoxicação por chumbo

Esse tipo de intoxicação é mais comum em caninos e bovinos. Entre os cães, os animais mais jovens são mais suscetíveis, e o contato ocorre no ambiente doméstico, principalmente com tintas à base de chumbo. No ambiente rural, graxas, pesos de chumbo e baterias são as fontes do metal, além da vegetação nas margens das rodovias. O quadro de intoxicação aguda ocorre mais frequentemente em animais jovens e caracteriza-se por sinais gastrintestinais e nervosos. No quadro subagudo, mais frequente em ovinos e bovinos adultos, observam-se anorexia, estase ruminal, diarreia, cegueira e incoordenação. Na necropsia de animais que morrem de intoxicação aguda, pode ser detectada, em meio ao conteúdo digestório, a provável fonte de chumbo, além dos sinais de gastrenterite. No SNC, observam-se microscopicamente necrose cortical laminar e edema da substância branca. Nos rins, além da necrose tubular, podem ser detectadas inclusões ácido-resistentes nas células epiteliais renais. Níveis superiores a 10 ppm de chumbo no fígado ou no córtex renal são indicativos de intoxicação.

Intoxicação por Ricinus communis (mamona)

O vegetal Ricinus communis é um arbusto cujas sementes são utilizadas para a produção de óleo de mamona, administrado em tintas, vernizes, óleos combustíveis e lubrificantes. Essas sementes têm uma potente toxina, denominada ricina. Esta é uma fitotoxina com peso molecular que varia de 60 mil a 65 mil dáltons e que é eliminada do óleo de mamona durante o processamento. Seja de forma natural ou experimental, a toxicidade da ricina foi comprovada nas espécies domésticas, assim como em seres humanos. A toxicidade resulta da inibição da síntese proteica, do dano direto à membrana celular provocado por alterações estruturais e funcionais, do estímulo à liberação de citocinas e do acionamento dos mecanismos de apoptose. O quadro clínico caracteriza-se por diarreia sanguinolenta, salivação, fraqueza, tremores e incoordenação. As lesões observadas são gastrite aguda grave (ou abomasite nos ruminantes), hiperemia e edema da mucosa do intestino delgado, principalmente duodeno e jejuno, que podem estar associados à hemorragia petequial e presença de conteúdo sanguinolento. Microscopicamente, a mucosa intestinal mostra áreas de necrose; ocorrem degeneração hidrópica, esteatose e necrose de hepatócitos, além de necrose tubular renal.

Outras plantas tóxicas que provocam lesões do trato digestório estão apontadas na Tabela 3.1

Tabela 3.1 Plantas tóxicas com ação sobre o sistema digestório.

Nome científico (nome popular)	Distribuição	Principais espécies animais acometidas	Princípio tóxico	Sinais clínicos	Lesões
Bacharis coridifolia (miomio) Bacharis megapotamica	Paraná, Santa Catarina e Rio Grande do Sul	Bovinos e ovinos	Tricotecenos macrocíclicos	Nos ruminantes, timpanismo, ataxia e tremores musculares	Congestão, edema e necrose da mucosa dos pré-estômagos
Stryphnodendron coriaceum (barbatimão, fava)	Piauí, Maranhão, Tocantins, Ceará e Bahia	Bovinos	Saponinas	Sialorreia, corrimento nasal e ocular, paralisia de rúmen, diarreia sanguinolenta e fotossensibilização	Hiperemia e aderência de papilas dos pré-estômagos, erosões de abomaso e vesículas microscópicas na mucosa do trato digestório anterior
Sisyrinchium platense (alho-macho, alho-bravo)	Rio Grande do Sul	Bovinos e ovinos	Desconhecido	Sialorreia, corrimento nasal e ocular	Não relatadas

BIBLIOGRAFIA

ABUTARBUSH, S. M.; RADOSTITS, O. M. Obstruction of the small intestine caused by a hairball in 2 young beef calves. *Can. Vet. J.*, [s. l.], v. 45, p. 324-325, 2004.

ADASKA, J. M.; ALY, S. S.; MOELLER, R. B. et al. Jejunal hematoma in cattle: a retrospective case analysis. *J. Vet. Diagn. Invest.*, [s. l.], v. 26, p. 96-103, 2014.

ADDIE, D. D. Feline coronavirus – that enigmatic little critter. *Vet. J.*, [s. l.], v. 167, p. 5-6, 2004.

ALMEIDA, A. P.; MALM, C.; LAVALLE, G. E. et al. Salivary gland carcinosarcoma in a dog. *Braz. J. Vet. Pathol.*, [s. l.], v. 3, p. 136-140, 2010.

ALMEIDA, P. R.; LORENZETTI, E.; CRUZ, R. S. et al. Diarrhea caused by rotavirus A, B, and C in suckling piglets from southern Brazil: molecular detection and histologic and immunohistochemical characterization. *J. Vet. Diagn. Invest.*, [s. l.], v. 3, p. 370-376, 2018.

ALONSO, R. C.; MOURA, P. P.; CALDEIRA, D. F. et al. Poxviruses diagnosed in cattle from Distrito Federal, Brazil (2015-2018). *Transbound. Emerg. Dis.*, [s. l.], v. 67, p. 1563-1573, 2020.

ALVES, G. E. S.; SANTOS, R. L.; FALEIROS, R. R. et al. Peritonite experimental em equinos: frequência e localização de aderências. *A Hora Vet.*, [s. l.], v. 16, n. 92, p. 15-17, 1996.

AMORIM, 1.; TAULESCU, M. A.; DAY, M. J. et al. Canine gastric pathology: a review. *J. Comp. Pathol.*, [s. l.], v. 154, p. 9-37, 2016.

ANDERSON, D. E.; MIESNER, M. D. Rectal Prolapse. *Vet. Clin. North Am. Food Anim. Pract.*, [s. l.], v. 24, p. 403-408, 2008.

ANTONIASSI, N. A. B.; PAVARINI, S. P.; RIBEIRO, L. A. O. *et al.* Alterações clínicas e patológicas em ovinos infectados naturalmente pelo vírus da língua azul no Rio Grande do Sul. *Pesq. Vet. Bras.*, [*s. l.*], v. 30, p. 1010-1016, 2010.

ARCHER, D. C.; PROUDMAN, C. J.; PINCHBECK, G. *et al.* Entrapment of the small intestine in the epiploic foramen in horses: a retrospective analysis of 71 cases recorded between 1991 and 2001. *Vet. Rec.*, [*s. l.*], v. 155, p. 793-797, 2004.

ARGENZIO, R. A. Comparative pathophysiology of nonglandular ulcer disease: a review of experimental studies. *Equine Vet. J.*, [*s. l.*], v. 29, p. 19-23, 1999.

ASSUNÇÃO, G. S. M.; OCARINO, N. M.; SOFAL, L. C. *et al.* Dentinal lesions in dogs with dental calculus. *J. Comp. Pathol.*, [*s. l.*], v. 185, p. 8-17, 2021.

AUDI, J.; BELSON, M.; PATEL, M. *et al.* Ricin poisoning: a comprehensive review. *J. Am. Med. Assoc.*, [*s. l.*], v. 294, p. 2342-2351, 2005.

BACCARO, M. R.; MORENO, A. M.; CORRÊA, A. *et al.* Resistência antimicrobiana de amostras de *Escherichia coli* isoladas de fezes de leitões com diarreia. *Arq. Inst. Biol.*, [*s. l.*], v. 69, n. 2, p. 15-18, 2002.

BACCARO, M. R.; MORENO, A. M.; SHINYA, L. T. *et al.* Identification of bacterial agents of enteric diseases by multiplex PCR in growing-finishing pigs. *Braz. J. Microbiol.*, [*s. l.*], v. 34, p. 225-229, 2003.

BACHA JR., W. J.; BACHA, L. M. *Color Atlas of Veterinary Histology.* 2. ed. Philadelphia: Lippincott Williams & Wilkins, 2000. p. 119-162.

BALARO, M. F.; LIMA, M. S.; DEL FAVA, C. *et al.* Outbreak of Bluetongue virus serotype 4 in dairy sheep in Rio de Janeiro, Brazil. *J. Vet. Diagn. Invest.*, [*s. l.*], v. 26, p. 567-570, 2014.

BALDINI, M. H. M.; ROSA, J. C. C.; MATOS, A. C. D. *et al.* Multiple bluetongue virus serotypes causing death in Brazilian dwarf brocket deer (*Mazama nana*) in Brazil, 2015-2016. *Vet. Microbiol.*, [*s. l.*], v. 227, p. 143-147, 2018.

BANWELL, J. G. Pathophysiology of diarrheal disorders. *Rev. Infect. Dis.*, [*s. l.*], v. 12, p. 30-35, 1990.

BARCELLOS, D. E. S.; MASTHIESEN, M. R.; UZEDA, M. *et al.* Prevalence of *Brachyspira* species isolated from diarrhoeic pigs in Brazil. *Vet. Rec.*, [*s. l.*], v. 146, p. 398-403, 2000.

BARRATT-BOYES, S. M.; MACLACHLAN, N. J. Dynamics of viral spread in bluetongue virus infected calves. *Vet. Microbiol.*, [*s. l.*], v. 40, n. 3-4, p. 361-371, 1994.

BATT, R. M. Exocrine pancreatic insufficiency. *Vet. Clin. North. Am. Small Anim. Pract.*, [*s. l.*], v. 23, p. 595-608, 1993.

BECKER, D. L. Análise do desempenho do sistema de vigilância sanitária animal no surto de doença vesicular em suínos no Estado de Santa Catarina – Brasil. 2019. Dissertação (Mestrado em Ciências) – Pós-Graduação em Produção e Sanidade Animal, Instituto Federal Catarinense, Concórdia, 2019.

BEGG, L. M.; O'SULLIVAN, C. B. The prevalence and distribution of gastric ulceration in 345 racehorses. *Aust. Vet. J.*, [*s. l.*], v. 81, p. 199-201, 2003.

BENARROCH, E. E. Enteric nervous system. *Neurology*, [*s. l.*], v. 69, p. 1953-1967, 2007.

BENETKA, V.; KÜBBER-HEISS, A.; KOLODZIEJEK, J. *et al.* Prevalence of feline coronavirus type I and II in cats with histopathologically verified feline infectious peritonitis. *Vet. Microbiol.*, [*s. l.*], v. 99, p. 31-42, 2004.

BERGHAUS, R. D.; MCCLUSKEY, B. J.; CALLAN, R. J. Risk factors associated with hemorrhagic bowel syndrome in dairy cattle. *J. Am. Vet. Med. Assoc.*, [*s. l.*], v. 15, p. 1700-1706, 2005.

BERRY, W. L. *Spirocerca lupi* esophageal granulomas in 7 dogs: resolution after treatment with doramectin. *J. Vet. Intern. Med.*, [*s. l.*], v. 14, p. 609-612, 2000.

BERTONE, A. L. Neoplasms of the bovine gastrintestinal tract. *Vet. Clin. North Am. Food Anim. Pract.*, [*s. l.*], v. 6, p. 515-524, 1990.

BEZERRA, C. S.; CARGNELUTTI, J. F.; SAUTHIER, J. T. *et al.* Epidemiological situation of vesicular stomatitis virus infection in cattle in the state of Paraíba, semiarid region of Brazil. *Prev. Vet. Med.*, [*s. l.*], v. 15, p. 68-75, 2018.

BHOWMIK, A.; OKSALA, N.; ROIVAINEN, R. *et al.* Regulation of restitution after superficial injury in isolated guinea pig gastric mucosa. *APMIS*, [*s. l.*], v. 112, p. 225-232, 2004.

BIANCHI, M. V.; KONRADT, G.; SOUZA, S. O. *et al.* Natural outbreak of BVDV-1 d-induced mucosal disease lacking intestinal lesions. *Vet. Pathol.*, [*s. l.*], v. 54, p. 242-248, 2017.

BIANCHI, M. V.; MELLO, L. S.; WENTZ, M. F. *et al.* Fatal parasite-induced enteritis and typhlocolitis in horses in southern Brazil. *Rev. Bras. Parasitol.*, [*s. l.*], v. 28, p. 443-450, 2019.

BIANCHI, M. V., RIBEIRO, P. R., STOLF, A. S. *et al.* Epidemiological and pathological aspects of noninfectious diseases of the gastrointestinal tract in 114 horses in Southern Brazil. *Pesq. Vet. Bras.*, [*s. l.*], v. 40, p. 242-253, 2020.

BIFFI, C. P.; OGLIARI, D.; MELCHIORETTO, E. *et al.* Seneciosis in cattle associated with ingestion of *Senecio brasiliensis* under different forms of consumption in Santa Catarina state, Brazil. *Pesq. Vet. Bras.*, [*s. l.*], v. 39, p. 561-563, 2019.

BITTEGEKO, S. B.; ARNBJERG, J.; NKYA, R. *et al.* Multiple dental developmental abnormalities following canine distemper infection. *J. Am. Anim. Hosp. Assoc.*, [*s. l.*], v. 31, p. 42-45, 1995.

BJORLAND, J.; BROWN, D.; GAMBLE, H. R. *et al.* *Trichinella spiralis* infection in pigs in the Bolivian Altiplano. *Vet. Parasitol.*, [*s. l.*], v. 47, n. 3-4, p. 349-354, 1993.

BLANCO, M.; BLANCO, J. E.; GONZALEZ, E. A. *et al.* Genes coding for enterotoxins and verotoxins in porcine *Escherichia coli* strains belonging to different O:K:H serotypes: relationship with toxic phenotypes. *J. Clin. Microbiol.*, [*s. l.*], v. 35, p. 2958-2963, 1997.

BLIKSLAGER, A. T.; ROBERTS, M. C.; GERARD, M. P. *et al.* A. How important is intestinal reperfusion injury in horses? *J. Am. Vet. Med. Assoc.*, [*s. l.*], v. 211, p. 1387-1389, 1997.

BOOTH, A.; REID, M.; CLARK, T. Hypovitaminosis A in feedlot cattle. *J. Am. Vet. Med. Assoc.*, [*s. l.*], v. 190, p. 1305-1308, 1987.

BORIA, P. A.; WEBSTER, C. R.; BERG, J. Esophageal achalasia and secondary megaesophagus in a dog. *Can. Vet. J.*, [*s. l.*], v. 44, p. 232-234, 2003.

BOWMAN, D. B.; LYNN, R. C.; EBERHARD, M. L. *et al. Parasitologia Veterinária de Georgis.* 8. ed. Barueri: Manole, 2006. 422 p.

BOYLE, E. C.; BISHOP, J. L.; GRASS, G. A. *et al. Salmonella*: from pathogenesis to therapeutics. *J. Bacteriol.*, [*s. l.*], v. 189, p. 1489-1495, 2007.

BRESHEARS, M. A.; HOLBROOK, T. C.; HAAK, C. E. *et al.* Pulmonary aspergillosis and ischemic distal limb necrosis associated with enteric Salmonellosis in a foal. *Vet. Pathol.*, [*s. l.*], v. 44, p. 215-217, 2007.

BRITO, M. F.; TOKARNIA, C. H.; PEIXOTO, P. V. Intoxicação experimental pelas favas de *Stryphnodendron obovatum* (Leg. Mimosoideae) em bovinos. 2. Achados anátomo e histopatológicos. *Pesq. Vet. Bras.*, [*s. l.*], v. 21, p. 61-71, 2001.

BROEKMAN, L. E.; KUIPER, D. Megaesophagus in the horse. A short review of the literature and 18 own caese. *Vet. Q.*, [*s. l.*], v. 24, p. 199-202, 2002.

UZAL, F. A.; PLATTNER, B. L.; HOSTETTER, J. M. The alimentary system. *In*: MAXIE, M. G., *Jubb and Kennedy's Pathology of domestic animals.* 6. ed. St. Louis: Elsevier, 2016. p. 1-257.

BROWN, C. C.; PICCONE, M. E.; MASON, P. W. *et al.* Pathogenesis of wild-type and leaderless foot-and-mouth disease in bovines. *J. Virol.*, [*s. l.*], v. 70, p. 5638-5641, 1996.

BROWN, C. C.; TORRES, A. An immunohistochemical study of cattle infected with rinderpest virus. *Vet. Pathol.*, [*s. l.*], v. 31, p. 194-200, 1994.

BUCK, L. Y.; MARUTANI, V.; LORENZETTI, E. *et al.* Utrastructural and molecular characterization of non *Helicobacter pylori* species in the gastric mucosa of naturally infected pigs. *Braz. J. Vet. Pathol.*, [*s. l.*], v. 11, p. 42-49, 2018.

BUMBAROV, V.; GOLENDER, N.; JENCKEL M. *et al.* Characterization of bluetongue virus serotype 28. *Transbound. Emerg. Dis.*, [*s. l.*], v. 67, p. 171-182, 2020.

CAFFARENA, R. D.; RABAZA, A.; CASAUX, L. *et al.* Natural lymphatic ("atypical") actinobacillosis in cattle caused by *Actinobacillus lignieresii*. *J. Vet. Diagn. Invest.*, [*s. l.*], v. 30, p. 218-225, 2018.

CAMPO, M. S. Animal models of papillomavirus pathogenesis. *Virus Res.*, [*s. l.*], v. 89, p. 249-261, 2002.

CAMPO, M. S. Bovine papillomavirus and cancer. *Vet. J.*, [*s. l.*], v. 154, p. 175-188, 1997.

CARDEN, D. L.; GRANGER, D. N. Pathophysiology of ischemia-reperfusion injury. *J. Pathol.*, [*s. l.*], v. 190, p. 255-266, 2000.

CHAE, C. Postweaning multisystemic wasting syndrome: a review of aetiology diagnosis and pathology. *Vet. J.*, [*s. l.*], v. 168, p. 41-49, 2004.

CHANG, E. B.; FIELD, M.; MILLER, R. J. α2-adrenergic receptor regulation of ion transport in rabbit ileum. *Am. J. Physiol.*, [*s. l.*], v. 242, p. 237-242, 1982.

CHENG, K. J.; MCALLISTER, T. A.; POPP, J. D. *et al.* A review of bloat in feedlot cattle. *J. Anim. Sci.*, [*s. l.*], v. 76, p. 299-308, 1998.

CHEVILLE, N. F. Uremic gastropathy in the dog. *Vet. Pathol.*, [*s. l.*], v. 16, p. 292-309, 1979.

CHIHAYA, Y.; MATSUKAWA, K.; OHSHIMA, K. *et al.* A pathological study of bovine alimentary mycosis. *J. Comp. Pathol.*, [*s. l.*], v. 107, p. 195-206, 1992.

CARGNELUTTI, J. F.; OLINDA, R. G.; MAIA, L. A. *et al.* Outbreaks of Vesicular stomatitis Alagoas virus in horses and cattle in northeastern Brazil. *J. Vet. Diagn. Invest.*, [*s. l.*], v. 26, p. 788-94, 2014.

CARNEIRO, C.; SCHWERT, C. I.; HENKER, L. C. *et al.* Doenças diagnosticadas pelo Laboratório de Patologia Veterinária no quinquênio 2013-2017. *Boletim Diag. Lab. Patol. Vet.*, [*s. l.*], v. 2, p. 33-48, 2018.

COLGIN, L. M.; SCHULMAN, F. Y.; DUBIELZIG, R. R. Multiple epulides in 13 cats. *Vet. Pathol.*, [*s. l.*], v. 38, p. 227-229, 2001.

COSTA, E. A.; BOMFIM, M. R. Q.; FONSECA, F. G. *et al.* Ovine herpervirus 2 infection in foal, Brazil. *Energ. Infect. Dis.*, [*s. l.*], v. 15, p. 844-845, 2009.

KUMAR, V.; ABBAS, A. K.; ASTER, J. C. *Robbins & Contran – Pathologic basis of disease.* 10 ed. Amsterdam: Elsevier, 2020. 1392 p.

CROOM JR., W. J.; HAGLER JR., W. M.; FROETSCHEL, M. A. *et al.* The involvement of slaframine and swain-sonine in slobbers syndrome: a review. *J. Anim. Sci.*, [*s. l.*], v. 73. p. 1499-1508, 1995.

CRUZ JR., E. C.; SALVARANI, F. M.; SILVA, R. O. S. A surveillance of enteropathogens in piglets from birth to seven days of age in Brazil. *Pesq. Vet. Bras.*, [*s. l.*], v. 33, p. 963-969, 2013.

CRYER, B. Mucosal defense and repair. Role of prostaglandins in the stomach and duodenum. *Gast. Clinic North Am.*, [*s. l.*], v. 30, p. 877-894, 2001.

DAGUER, H.; GENIZ, P. V.; SANTOS, A. V. Ausência de *Trichinella spiralis* em suínos adultos abatidos em Palmas, Estado do Paraná, Brasil. *Ciênc. Rural*, [*s. l.*], v. 35, n. 3, p. 660-663, 2005.

DALTO, A. C.; BANDARRA, P. M.; PAVARINI, S. P. *et al.* Clinical and pathological insights into Johne's disease in buffaloes. *Trop. Anim. Health. Prod.*, [*s. l.*], v. 44, p. 1899-1904, 2012.

DEMAULA, C. D.; LEUTENEGGER, C. M.; BONNEAU, K. R. *et al.* The role of endothelial cell-derived inflammatory and vasoactive mediators in the pathogenesis of bluetongue. *Virology*, [*s. l.*], v. 296, n. 2, p. 330-337, 2002.

DHAND, N. K.; SANDHU, K. S.; SINGH, J. *et al.* Outbreak of actinobacillosis in dairy cows. *Vet. Rec.*, [*s. l.*], v. 153, n. 9, p. 280, 2003.

DIAS, T. C.; QUEIROZ, D. M. M.; MENDES, E. N. *et al.* Chicken carcasses as a source of *Campylobacter jejuni* in Belo Horizonte, Brazil. *Rev. Inst. Med. Trop.*, [*s. l.*], v. 32, p. 414-418, 1990.

DING, X.; AOKI, V.; MASCARO JR., J. M. *et al.* Mucosal and mucocutaneous (generalized) pemphigus vulgaris show distinct autoantibody profiles. *J. Inv. Dermatol.*, [*s. l.*], v. 109, p. 592-596, 1997.

DOBEREINER, J.; DUTRA, I. S. R.; VALADÃO, I. The etiology of "cara inchada", a bovine epizootic periodontitis in Brazil. *Pesq. Vet. Bras.*, [*s. l.*], v. 24, p. 50-56, 2004.

DOBEREINER, J.; TOKARNIA, C. H.; CANELLA, C. F. C. Ocorrência da hematúria enzoótica e de carcinomas epidermoides no trato digestivo superior de bovinos no Brasil. *Pesq. Vet. Bras.*, [*s. l.*], v. 2, p. 489-504, 1967.

DONALD, H. P.; WIERE, G. Observations on mandibular prognathism. *Vet. Rec.*, [*s. l.*] v. 66, p. 479-483, 1954.

DOSTER, A. R. Porcine gastric ulcer. *Vet. Clin. North Am. Food Anim. Pract.*, [*s. l.*], v. 16, p. 163-174, 2000.

DOW, S. W.; ROSYCHUK, R. A.; MCCHESNEY, A. E. *et al.* Effects of flunixin and flunixin plus predinisone on the gastrintestinal tract of dogs. *Am. J. Vet. Res.*, [*s. l.*], v. 51, p. 1131-1138, 1990.

DUCOS, A.; PINTON, A.; BERLAND, H. M. *et al.* Cleft palate associated with an unbalanced karyotype in piglets sired by a heterozygous carrier boar with balanced constitutional reciprocal translocation. *Vet. Rec.*, [*s. l.*], v. 154, p. 659-661, 2004.

EVERMAN, J. F.; ABBOTT, J. R.; HAN, S. Canine coronavirus-associated puppy mortality without evidence of concurrent canine parvovirus infection. *J. Vet. Diagn. Invest.*, [*s. l.*], v. 17, p. 610-614, 2005.

FARROW, C. S. Reticular foreign bodies. Causative or coincidence? *Vet. Clin. North Am. Food Anim. Pract.*, [*s. l.*], v. 15, p. 397-408, 1999.

FAVERO, C. M.; MATOS, A. C.; CAMPOS, F. S. *et al.* Epizootic hemorrhagic disease in brocket deer, Brazil. *Emerg. Infect. Dis.*, [*s. l.*], v.19, p. 346-348, 2013.

FEIGE, K.; SCHWARZWALD, C.; FÜRST, A. *et al.* Esophageal obstruction in horses: a retrospective study of 34 cases. *Can. Vet. J.*, [*s. l.*], v. 41, p. 207-210, 2000.

FELIX, S. M.; SILVA, C. E.; SCHMIDTT, E. *et al.* Presence of *Gasterophilus* (Leach, 1817) (Diptera: Oestridae) in horses in Rio Grande do Sul State, Brazil. *Parasitol. Latinoam.*, [*s. l.*], v. 62, p. 122-126, 2007.

FRANCIS, D. H. Enterotoxigenic *Escherichia coli* infection in pigs and its diagnosis. *J. Swine Health Prod.*, [*s. l.*], v. 10, n. 4, p. 171-175, 2002.

FRANCO-LUIZ, A. P.; OLIVEIRA, D. B.; PEREIRA, A. F. *et al.* Detection of Vaccinia Virus in Dairy Cattle Serum Samples from 2009, Uruguay. *Emerg. Infect. Dis.*, [*s. l.*], v. 22, p. 2174-2177, 2016.

FREITAS, M. G. *Helmintologia veterinária.* 4. ed. Belo horizonte: Rabelo, 1980. 396 p.

FREW, D. G.; DOBSON, J. M. Radiological assessment of 50 cases of incisive or maxillary neoplasia in the dog. *J. Small Anim. Pract.*, [*s. l.*], v. 33, p. 11-18, 1992.

FUBINI, S. L.; DUCHARME, N. G.; ERB, H. N. *et al.* Failure of omasal transport attributable to perreticular abscess formation in cattle 29 cases (1980-1986). *J. Am. Vet. Med. Assoc.*, [*s. l.*], v. 194, p. 811-814, 1989.

FUBINI, S. L.; GRÖHN, Y. T.; SMITH, D. F. Right displacement of the abomasum and abomasal volvulus in dairy cows: 458 cases (1980-1987). *J. Am. Vet. Med. Assoc.*, [*s. l.*], v. 198, p. 460-464, 1991.

GARDNER, D. G. Canine acanthomatous epulis. The only common spontaneous ameloblastoma in animals. *Oral Surg. Oral Med. Oral Pathol. Oral Radiol. Endod.*, [s. l.], v. 79, p. 612-615, 1995.

GARDNER, D. G. Epulides in the dog: a review. *J. Oral Pathol. Med.*, [s. l.], v. 25, p. 32-37, 1996.

GARDNER, D. G. Spontaneous squamous cell carcinomas of the oral region in domestic animals: a review and consideration of their relevance to human research. *Oral Dis.*, [s. l.], v. 2, p. 148-154, 1996.

GARRETT, E. F.; PO, E.; BICHI, E. R. et al. Clinical disease associated with epizootic hemorrhagic disease virus in cattle in Illinois. *J. Am. Vet. Med. Assoc.*, [s. l.], v. 247, p. 190-195, 2015.

GAVA, A.; DA SILVA NEVES, D.; GAVA, D. et al. Brachen fern (*Pteridium aquilinum*) poisoning in cattle in southern Brazil. *Vet. Hum. Toxicol.*, [s. l.], v. 44, p. 362-365, 2002.

GEBHART, C. J.; GUEDES, R. M. C. *Lawsonia intracellularis*. In: GYLES, C. L. et al. (ed.). *Pathogenesis of bacterial infections in animals*. 4. ed. Ames: Blackwell Publishing, 2010. p. 503-512.

GERARD, M. P.; BLIKSLAGER, A. T.; ROBERTS, M. C. et al. The characteristics of intestinal injury peripheral to strangulating obstruction lesions in the equine small intestine. *Equine Vet. J.*, [s. l.], v. 31, p. 331-335, 1999.

GERBER, P. F.; GALINARI, G. C. CORTEZ, A. et al. Orbivirus infections in collared peccaries (*Tayassu tajacu*) in southeastern Brazil. *J. Wildl. Dis.*, [s. l.], v. 48, p. 230-2, 2012.

GIARETTA, P. R.; SUCHODOLSKI, J. S.; JERGENS, A. E. et al. Bacterial biogeography of the colon in dogs with chronic inflammatory enteropathy. *Vet. Pathol.*, [s. l.], v. 57, p. 258-265, 2020.

GLOCK, R. D.; DEGROOT, D. B. Sudden death of feedlot cattle. *J. Anim. Sci.*, [s. l.], v. 76, p. 315-319, 1998.

GOLDSTEIN, R. E.; MARKS, S. L.; KASS, P. H.; et al. Gastrin concentrations in plasma of cats with chronic renal failure. *J. Am. Vet. Med. Assoc.*, [s. l.], v. 213, p. 826-828, 1998.

GOLENDER, N.; KHINICH, Y.; GOROHOV, A. et al. Epizootic hemorrhagic disease virus serotype 6 outbreak in Israeli cattle in 2015. *J. Vet. Diagn. Invest.*, [s. l.], v. 29, p. 885-888, 2017.

GONZÁLEZ, J.; GEIJO, M. V.; GARCIA-PARIENTE, C. et al. Histopathological classification of lesions associated with natural paratuberculosis infection in cattle. *J. Comp. Pathol.*, [s. l.], v. 133, p. 184-196, 2005.

GORDON, J. I.; HOOPER, L. V.; MCNEVIN, M. S. et al. Epithelial cell growth and differentiation. III. Promoting diversity in the intestine conversations between the microflora, epithelium and diffuse GALT. *Am. J. Physiol.*, [s. l.], v. 273, p. 565-570, 1997.

GUILFORD, W. G.; STROMBEDK, D. R. Gastric structure and function. In: GUILFORD, W. G. et al. (ed.). *Strombedk's small animal gastroenterology*. 3. ed. Philadelphia: WB Saunders, 1996. p. 239-255.

GULBAHAR, M. Y.; DAVIS, W. C.; GUVENC, T. et al. Myocarditis associated with foot-and-mouth disease virus type I in lambs. *Vet. Pathol.*, [s. l.], v. 44, p. 589-599, 2007.

GUIMARÃES, L. L. B.; ROSA, J. C. C.; MATOS, A. C. D. et al. Identification of bluetongue virus serotypes 1, 4, and 17 co-infections in sheep flocks during outbreaks in Brazil. *Res. Vet. Sci.*, [s. l.], v. 113, p. 87-93, 2017.

HALL, J. A.; WILLER, R. L.; SEIM, H. B.; et al. Gross and histologic evaluation of hepatogastric ligaments in clinically normal dogs and dogs with gastric dilatation-volvulus. *Am. J. Vet. Res.*, [s. l.], v. 56, p. 1611-1614, 1995.

HALLE, S.; BUMANN, D.; HERBRAND, H. et al. Solitary intestinal lymphoid tissue provides a productive port of entry for *Salmonella enterica* serovar Typhimurium. *Infect. Immun.*, [s. l.], v. 75, p. 1577-1585, 2007.

HAN, E. Diagnosis and management of reflux esophagitis. *Clin. Tech. Small Anim. Pract.*, [s. l.], v. 18, p. 231-238, 2003.

HARVEY, H. J. Pharyngeal mucoceles in dogs. *J. Am. Vet. Med. Assoc.*, [s. l.], v. 178, p. 1282-1283, 1981.

HASSEL, D. M.; LANGER, D. L.; SNYDER, J. R. et al. Evaluation of enterolithiasis in equids: 900 cases (1973-1996). *J. Am. Vet. Med. Assoc.*, [s. l.], v. 214, p. 233-237, 1999.

HASSINGER, K. A. Intestinal entrapment and strangulation caused by rupture of the duodenocolic ligament in four dogs. *Vet. Surg.*, [s. l.], v. 26, p. 275-280, 1997.

HAWKEY, C. J. Nonsteroidal anti-inflammatory drug gastropathy. *Gastroenterology*, [s. l.], v. 119, p. 521-535, 2000.

HAYDEN, D. W.; HENSON, M. S. Gastrin-secreting pancreatic endocrine tumor in a dog (putative Zollinger-Ellison syndrome). *J. Vet. Diagn. Invest.*, [s. l.], v. 9, p. 100-103, 1997.

MUNDAY, J. S.; LÖHR, C. V.; KIUPEL, M. Tumors of the alimentary tract. In: MEUTEN, D. J. *Tumors in domestic animals*. 5. ed. Ames: Willey Blackwell, 2017. p. 499-601.

HEADLEY, S. A.; OLIVEIRA, T. E. S.; CUNHA, C. W. A review of the epidemiological, clinical, and pathological aspects of malignant catarrhal fever in Brazil. *Braz. J. Microbiol.*, [s. l.], v. 51, p. 1405-1432, 2020.

HOLAND, R. E. Some infectious causes of diarrhea in young farm animals. *Clin. Microb. Rev.*, [s. l.], v. 3, p. 345-375, 1990.

HOOPER, P. T.; SCANTAN, W. A. *Crotalaria retusa* poisoning of pigs and poultry. *Aust. Vet. J.*, [s. l.], v. 53, p. 109-114, 1977.

HORZINEK, M. C. Rinderpest: the second viral disease eradicated. *Vet. Microbiol.*, [s. l.], v. 149, p. 295-297, 2011.

ISAACSON, R. E. Enteric bacterial pathogens, villus atrophy and microbial growth. *Vet. Q.*, [s. l.], v. 20, p. 68-72, 1998.

JACOBS, R. M.; NORRIS, A. M.; LUMSDEN, J. H. et al. Laboratory diagnosis of malassimilation. *Vet. Clin. North Am. Small Anim. Pract.*, [s. l.], v. 19, p. 951-977, 1989.

JOHNSON, R. Intestinal atresia and stenosis: a review. *Vet. Res. Comm.*, [s. l.], v. 10, p. 95-111, 1986.

JONES, S. L.; BLIKSLAGER, A. T. Role of the enteric nervous system in the pathophysiology of secretory diarrhea. *J. Vet. Inter. Med.*, [s. l.], v. 16, p. 222-228, 2002.

LAGUARDIA-NASCIMENTO, M.; OLIVEIRA, A. P. F.; AZEVEDO, I. C. et al. Spread of poxviruses in livestock in Brazil associated with cases of double and triple infection. *Arch. Virol.*, [s. l.], v. 162, p. 2797-2801, 2017.

KAMOMAE, Y.; KAMOMAE, M.; OHTA, Y. et al. Epizootic hemorrhagic disease virus serotype 6 infection in cattle, Japan, 2015. *Emerg. Infec. Dis.*, [s. l.], v. 24, p. 902-905, 2018.

KIPER, M. L.; TRAUB-DARGATZ, J.; CURTIS, C. R. Gastric rupture in horses: 50 cases (1979-1987). *J. Am. Vet. Med. Assoc.*, [s. l.], v. 196, p. 333-336, 1990.

KLEEN, J. L.; HOOIJER, G. A.; REHAGE, J.; et al. Subacute ruminal acidosis (SARA): a review. *J. Vet. Med. A. Physiol. Pathol. Clin. Med.*, [s. l.], v. 50, p. 406-414, 2003.

KUMAR, P.; TRIPATHI, B. N.; SHARMA, A. K. et al. Pathological and immunohistochemical study of experimental peste des petits ruminants virus infection in goats. *J. Vet. Med. B. Infect. Dis. Vet. Public Health*, [s. l.], v. 51, n. 4, p. 153-159, 2004.

KURADE, N. P.; TRIPATHI, B. N.; RAJUKUMAR, K. et al. Sequential development of histologic lesions and their relationship with bacterial isolation, fecal shedding, and immune responses during progressive stages of experimental infection of lambs with *Mycobacterium avium* subsp. *paratuberculosis*. *Vet. Pathol.*, [s. l.], v. 41, p. 378-387, 2004.

KWAN, P. S. L.; BARRIGAS, M.; BOLTON, F. J. et al. The molecular epidemiology of *Campylobacter jejuni* populations in dairy cattle, wildlife and the environment in a farmland area. *Appl. Env. Microbiol.*, [s. l.], v. 27, p. 1-36, 2008.

LABARTHE, N.; SERRÃO, M. L.; FERREIRA, A. M. *et al.* A survey of gastrintestinal helminths in cats of the metropolitan region of Rio de Janeiro, Brazil. *Vet. Parasitol.*, [*s. l.*], v. 13, p. 133-139, 2004.

LANDSVERK, T. Indigestion in young calves. IV. Lesions of ruminal papillae in young calves fed barley and barley plus hay. *Acta Vet. Scand.*, [*s. l.*], v. 19, p. 377-391, 1978.

LAWSON, G. H. K.; GEBHART, C. J. Proliferative enteropathy: review. *J. Comp. Pathol.*, [*s. l.*], v. 122, p. 77-100, 2000.

LEITE-FILHO, R. V.; BIANCHI, M. V.; FREDO, G.; *et al.* Empysematous abomaisits in a lamb by bacteria of the Sarcina genus in Southern Brazil. *Ciência Rural*, [*s. l.*], v. 46, p. 300-303, 2016.

LEME, R. A.; OLIVEIRA, T. E. S.; ALFIERI, A. F. *et al.* Pathological, immunohistochemical and molecular findings associated with senecavirus A-induced lesions in neonatal piglets. *J. Comp. Pathol.*, [*s. l.*], v. 155, p. 145-155, 2016.

LEME, R. A.; MIYABE, F. M.; AGNOL, A. M. D. *et al.* A new wave of Seneca Valley virus outbreaks in Brazil. *Transbound. Emerg. Dis.*, [*s. l.*], v. 66, p. 1101-1104, 2019.

LENGHAUS, C.; STUDDERT, M. J. Acute and chronic viral myocarditis. Acute diffuse nonsuppurative myocarditis and residual myocardial scarring following infection with canine parvovirus. *Am. J. Pathol.*, [*s. l.*], v. 115, p. 316-319, 1984.

LIEBLER-TENORIO, E. M.; RIDPATH, J. F.; NEILL, J. D. Distribution of viral antigen and development of lesions after experimental infection with highly virulent bovine viral diarrhea virus type 2 in calves. *Am. J. Vet. Res.*, [*s. l.*], v. 63, n. 11, p. 1575-1584, 2002.

LIESKE, D. E.; RISSI, D. R. A retrospective study of salivary gland diseases in 179 dogs (2010–2018). *J. Vet. Diag. Invest.*, [*s. l.*], v. 32, p. 604-610, 2020.

LIMA, M. T.; OLIVEIRA, G. P.; AFONSO, J. A. B. *et al.* An update on the known host range of the Brazilian vaccinia virus: an outbreak in buffalo calves. *Front. Microbiol.*, [*s. l.*], v. 9, 3327, 2019.

LIMA, W. S. Seasonal infection pattern of gastrointestinal nematodes of beef cattle in Minas Gerais State – Brazil. *Vet. Parasitol.*, [*s. l.*], v. 74, p. 203-214, 1998.

LOMMER, M. J.; VERSTRAETE, F. J. Concurrent oral shedding of feline calicivirus and feline herpesvirus 1 in cats with chronic gingivostomatitis. *Oral Microbiol. Immunol.*, [*s. l.*], v. 18, p. 131-134, 2003.

MACÊDO, N. R.; AL-GHAMDI, G.; GEBHART, C. J. *et al.* Enteropatia proliferativa em equinos. *Ciênc. Rural*, [*s. l.*], v. 38, p. 889-897, 2008.

MACÊDO, N. R.; MENEZES, C. P. L.; LAGE, A. P. *et al.* Detecção de cepas patogênicas pela PCR multiplex e avaliação da sensibilidade a antimicrobianos de *Escherichia coli* isoladas de leitões diarreicos. *Arq. Bras. Med. Vet. Zootec.*, [*s. l.*], v. 59, p. 1117-1123, 2007.

MACLACHLAN, N. J. The pathogenesis and immunology of bluetongue virus infection of ruminants. *Comp. Immunol. Microbiol. Infect. Dis.*, [*s. l.*], v. 17, n. 3-4, p. 197-206, 1994.

MACY, D. W. Cancer-causing viruses. *In*: MORRISON, W. B. *Cancer in dogs and cats*. Medical and surgical management. Baltimore: Williams & Wilkins, 1998. p. 19-30.

MANCHESTER, A. C.; HILL, S.; SABATINO, B. *et al.* Association between granulomatous colitis in French Bulldog invasive Escherichia coli and response to fluoroqunolone antimicrobials. *J. Vet. Intern.*, [*s. l.*], v. 27, p. 56-61, 2013.

MARTELLA, V.; CAVALLI, A.; PRATELLI, A. *et al.* A canine parvovirus mutant is spreading in Italy. *J. Clin. Microbiol.*, [*s. l.*], v. 42, p. 1333-1336, 2004.

MARTIN JR., B. B.; FREEMAN, D. E.; ROSS, M. W. *et al.* Cecocolic and cecocecal intussusception in horses: 30 cases (1976-1996). *J. Am. Vet. Med. Assoc.*, [*s. l.*], v. 214, p. 80-84, 1999.

MATOS, A. C. D.; REHFELD, I. S.; GUEDES, M. I. M. C. *et al.* Bovine vaccinia: insights into the disease in cattle. *Viruses*, [*s. l.*], v. 9, p. 120-133, 2018.

MAZUR, C.; FERREIRA, I. I.; RANGEL FILHO, F. B. *et al.* Molecular characterization of Brazilian isolates of orf virus. *Vet. Microbiol.*, [*s. l.*], v. 11, p. 253-259, 2000.

MCORIST, S.; GEHBART, C. J. Proliferative enteropathies. *In*: STRAW, B. E.; ZIMMERMAN, J. J.; D'ALLAIRE, S. *et al.* (ed.). *Disease of Swine*. 9. ed. Ames: Blackwell, 2006. p. 727-738.

MCORIST, S.; GEBHART, C. J.; BOID, R.; *et al.* Characterization of *Lawsonia intracellularis* gen. nov, sp nov, the obligately intracellular bacterium of porcine proliferative enteropathy. *Int. J. Syst. Bacteriol.*, [*s. l.*], v. 45, p. 520-525, 1995.

MCORIST, S.; JASNI, S.; MACKIE, R. A. *et al.* Reproduction of porcine proliferative enteropathy with pure culture of Ileal symbiont intracellularis. *Infect. Immun.*, [*s. l.*], v. 61, p. 4286-4292, 1993.

MENDES, E. N.; QUEIROZ, D. M. M.; CISALPINO, E. O. *et al.* Ocorrência de *Campylobacter jejuni* em crianças com e sem diarreia, em Belo Horizonte. *Vet. Microbiol.*, [*s. l.*], v. 18, p. 25-30, 1987.

MENDES, R. E.; MINGOTTI., T. R.; EDWARDS, J. F. *Atlas de Patologia Veterinária*. Blumenau: Editora IFC, 2020. 125 p.

MIELKE, S. R.; GARABED, R. Environmental persistence of foot-and-mouth disease virus applied to endemic regions. *Transbound. Emerg. Dis.*, [*s. l.*], v. 67, p. 543-554, 2020.

MOON, H. W. Comparative histopathology of intestinal infections. *Adv. Exp. Med. Biol.*, [*s. l.*], v. 412, p. 1-19, 1997.

MORIN, M.; SAUVAGEAU, R.; PHANEUF, J. B. *et al.* Torsion of abdominal organs in sows: a report of 36 cases. *Can. Vet. J.*, [*s. l.*], v. 25, p. 440-442, 1984.

MUIR, P.; PAPASSOULIOTIS, K.; GRUFFYDD-JONES, T. J. *et al.* Evaluation of carbohydrate malassimilation and intestinal transit time in cats by measurement of breath hydrogen excretion. *Am. J. Vet. Res.*, [*s. l.*], v. 52, p. 1104-1109, 1991.

MUIR, W. W.; WEISBRODE, S. E. Myocardial ischemia in dogs with gastric dilatation-volvulus. *J. Am. Vet. Med. Assoc.*, [*s. l.*], v. 181, p. 363-366, 1982.

MULLEY, R. C.; EDWARDS, J. J. Prevalence of congenital abnormalities in pigs. *Aust. Vet. J.*, [*s. l.*], v. 61, p. 116-120, 1984.

MUNJAL, S. K.; TRIPATHI, B. N.; PALIWAL, O. P. Progressive immunopathological changes during early stages of experimental infection of goats with *Mycobacterium avium* subspecies *paratuberculosis*. *Vet. Pathol.*, [*s. l.*], v. 42, n. 4, p. 427-436, 2005.

MURRAY, M. J. Pathophysiology of peptic disorders in foals and horses: a review. *Eq. Vet. J.*, [*s. l.*], v. 29, p. 14-18, 1999.

NAGARAJA, T. G.; CHENGAPPA, M. M. Liver abscesses in feedlot cattle: a review. *J. Anim. Sci.*, [*s. l.*], v. 76, p. 287-298, 1998.

NARITA, M.; INUI, S.; SHIMIZU, Y. Tonsilar changes in pigs given pseudorabies (Aujeszky's Disease) virus. *Am. J. Vet. Res.*, [*s. l.*], v. 45, p. 247-251, 1984.

NASCIMENTO, E. M.; CAMPOS, É. M.; MAIA, L. Â. *et al.* Megaesophagus in sheep and goats. *Ciência Rural*, [*s. l.*], v. 46, p. 1450-1455, 2016.

NATARO, J. P.; KAPER, J. B. Diarrheagenic *Escherichia coli*. *Clin. Microbiol. Rev.*, [*s. l.*], v. 11, p. 142-201, 1998.

NEILL, J. D. The complete genome sequence of the San Miguel sea lion virus 8 reveals that it is not a member of the vesicular dxanthema of swine virus/San Miguel sea lion virus species of the Caliciviridae. *Genome Announc.*, [*s. l.*], v. 11, e01286, 2014.

NEITZKE, J. P.; SCHIEFER, B. Incidence of mycotic gastritis in calves up to 30 days of age. *Can. Vet. J.*, [*s. l.*], v. 15, p. 139-144, 1974.

NEWGREEN, D.; YOUNG, H. M. Enteric nervous system: development and developmental disturbances – Part 2. *Pediat. Dev. Pathol.*, [*s. l.*], v. 5, p. 228-301, 2002.

NICHOLLS, P. K.; STANLEY, M. A. Canine papilloma virus – a centenary review. *J. Comp. Pathol.*, [*s. l.*], v. 120, p. 219-233, 1999.

NICHOLSON, A.; WATSON, A. D.; MERCER, J. R. Fat malassimilation in three cats. *Aust. Vet. J.*, [*s. l.*], v. 66, p. 110-113, 1989.

NJAA, B. L.; CLARK, E. G.; JANZEN, E. *et al.* Diagnosis of persistent bovine viral diarrhea virus infection by immunohistochemical staining of formalin-fixed skin biopsy specimens. *J. Vet. Diagn. Invest.*, [*s. l.*], v. 12, n. 5, p. 393-399, 2000.

OETZEL, G. R.; BERGER, L. L. Protein-energy malnutrition in domestic ruminants. Part I. Predisposing factors and pathophysiology. *Comp. Cont. Educ. Pract. Vet.*, [*s. l.*], v. 7, p. 672-680, 1985.

OETZEL, G. R.; BERGER, L. L. Protein-energy malnutrition in domestic ruminants. Part II. Diagnosis, treatment and prevention. *Comp. Cont. Educ. Pract. Vet.*, [*s. l.*], v. 8, p. 16-22, 1986.

OGUEJIOFOR, C. F.; THOMAS, C.; CHENG, Z. *et al.* Mechanisms linking bovine viral diarrhea virus (BVDV) infection with infertility in cattle. *Anim. Health Res. Rev.*, [*s. l.*], v. 20, p. 72-85, 2019.

O'HAGAN, B. J. Fluoroacetate poisoning in seven domestic dogs. *Aust. Vet. J.*, [*s. l.*], v. 82, p. 756-758, 2004.

OLIVEIRA-SEQUEIRA, T. C. G.; AMARANTE, A. F. T. *Parasitologia animal.* São Paulo: EPUB, 2002. 149 p.

OWAKI, S.; KAWABUCHI, S.; IKEMITSU, K. *et al.* Pathological findings of hemorrhagic bowel syndrome (HBS) in six dairy cattle cases. *J. Vet. Med. Sci.*, [*s. l.*], v. 77, p. 879-881, 2015.

PALTRINIERI, S.; GRIECO, V.; COMAZZI, S. *et al.* Laboratory profiles in cats with different pathological and immunohistochemical findings due to feline infectious peritonitis (FIP). *J. Feline Med. Surg.*, [*s. l.*], v. 3, p. 149-159, 2001.

PAULSEN, D. B.; BUDDINGTON, K. K.; BUDDINGTON, R. K. Dimension and histologic characteristics of the small intestine of dogs during postnatal development. *Am. J. Vet. Res.*, [*s. l.*], v. 64, p. 618-626, 2003.

PECK, D. E.; REEVES, W. K.; PELZEL-MCCLUSKEY, A. M. *et al.* Management strategies for reducing the risk of equines contracting vesicular stomatitis virus (VSV) in the Western United States. *J. Equine Vet. Sci.*, [*s. l.*], v. 90, p. 1-10, 2020.

PENSAERT, M.; HAELTERMAN, E. O.; BURNSTEIN, T. Transmissible gastroenteritis of swine. Virus-intestinal cell interaction. I. Immunofluorescence, histopathology and virus production in the small intestine through the course of infection. *Arch Gesamte Virusforsch*, [*s. l.*], v. 31, p. 321-334, 1970.

PALADINO, E. S.; GUEDES, R. M. C. Síndrome da dilatação intestinal suína. *Ciencia Rural*, [*s. l.*], v. 41, p. 1266-1271, 2011.

PANZIERA, W.; PAVARINI, S. P.; SONNE, L. *et al.* Poisoning of cattle by *Senecio* spp. in Brazil: a review. *Pesq. Vet. Bras.*, [*s. l.*], v. 38, p. 1459-1470, 2018.

PANZIERA, W.; KONRADT, G., BASSUINO, D. M. *et al.* Timpanismo em bovinos, secundário à obstrução esofágica por *Citrus limon* (limão siciliano). *Pesq. Vet. Bras.*, [*s. l.*], v. 36, p. 397-400, 2016.

PENSAERT, M.; HAELTERMAN, E. O.; HINSMAN, E. J. Transmissible gastroenteritis of swine. Virus-intestinal cell interaction. II. Electron microscopy of the epithelium in isolated jejunal loops. *Arch Gesamte Virusforsch*, [*s. l.*], v. 31, p. 335-351, 1970.

PERES, M. G.; BACCHIEGA, T. S.; APPOLINÁRIO, C. M. *et al.* Vaccinia virus in blood samples of humans, domestic and wild mammals in Brazil. *Viruses*, [*s. l.*], v. 10, p. 42-54, 2018.

PESTEANU-SOMOGYI, L. D.; RADZAI, C.; PRESSLER, B. M. Prevalence of feline infectious peritonitis in specific cat breeds. *J. Feline Med. Surg.*, [*s. l.*], v. 8, p. 1-5, 2006.

PETERSON, P. B.; WILLARD, M. D. Protein-losing enteropathies. *Vet. Clin. North Am. Small Anim. Pract.*, [*s. l.*], v. 33, p. 1061-1082, 2003.

PLOWRIGHT, W.; LINSELL, C. A.; PEERS, F. G. A focus of rumenal cancer in Kenyan cattle. *Br. J. Cancer*, [*s. l.*], v. 25, p. 72-80, 1971.

PROST, L. R.; SANOWAR, S.; MILLER, S. I. *Salmonella* sensing of antimicrobial mechanisms to promote survival within macrophages. *Immunol. Rev.*, [*s. l.*], v. 219, p. 55-65, 2007.

RAMOS, C. I.; BELLATO, V.; DE SOUZA, A. P. *et al.* Epidemiologia das helmintoses gastrintestinais de ovinos no Planalto Catarinense. *Ciênc. Rural*, [*s. l.*], v. 34, p. 1889-1895, 2004.

RAMOS-VARA, J. A.; BEISSENHERZ, M. E.; MILLER, M. A. *et al.* Retrospective study of 33 canine oral melanomas with clinical, histologic and immunohistochemical review of 129 cases. *Vet. Pathol.*, [*s. l.*], v. 37, p. 597-608, 2000.

RAMSEY, D. T. Feline chlamydia and calicivirus infections. *Vet. Clin. North Am. Small Anim. Pract.*, [*s. l.*], v. 30, p. 1015-1028, 2000.

RANEN, E.; LAVY, E.; AIZENBERG, I. *et al.* Spirocercosis-associated esophageal sarcomas in dogs; a retrospective study of 17 cases (1997-2003). *Vet. Parasitol.*, [*s. l.*], v. 119, p. 209-221, 2004.

RAVINDRA, N.; SADASHIVA, N.; MAHADEVAN, A. *et al.* Central nervous system actinomycosis: a clinico-radiological and histopathological analysis. *World Neurosurg.*, [*s. l.*], v. 116, p. 362-370, 2018.

REHAGE, J.; KASKE, M.; STOCKHOFE-ZURWIEDEN, N. *et al.* Evaluation of the pathogenesis of vagus indigestion in cows with traumatic reticuloperitonitis. *J. Am. Vet. Med. Assoc.*, [*s. l.*], v. 207, p. 1607-1611, 1995.

RELUN, A.; CESBRON, N.; BOURDEAU, P. *et al.* Atypical actinobacillosis affecting hind limbs and lungs in a single beef cattle herd. *J. Vet. Intern. Med.*, [*s. l.*], v. 33, p. 297-301, 2019.

RIBELIN, W. E.; BAILEY, W. S. Esophageal sarcoma associated with *Spirocerca lupi* infection in the dog. *Cancer*, [*s. l.*], v. 2, p. 1242-1246, 1958.

RIVETTI JR, A. V.; GUEDES, M. I.; REHFELD, I. S. *et al.* Bovine vaccinia, a systemic infection: evidence of fecal shedding, viremia and detection in lymphoid organs. *Vet. Microbiol.*, [*s. l.*], v. 162, p. 103-111, 2013.

ROBERTS, G. L. Fusobacterial infections: an underestimated threat. *Br. J. Biomed. Sci.*, [*s. l.*], v. 57, p. 156-162, 2000.

ROHRBACH, B. W.; CANNEDY, A. L.; FREEMAN, K. *et al.* Risk factors for abomasal displacement in dairy cows. *J. Am. Vet. Med. Assoc.*, [*s. l.*], v. 214, p. 1660-1663, 1999.

ROSSI, M.; HÄNNINEN, L.; REVEZA, J. *et al.* Occurrence and species level diagnostics of *Campylobacter* spp., enteric *Helicobacter* spp. and *Anaerobiospirillum* spp. in healthy and diarrheic dogs and cats. *Vet. Microbiol.*, [*s. l.*], v. 129, p. 304-314, 2008.

SAIF, L. J.; SESTAK, K. Transmissible gastroenteritis and porcine respiratory coronavirus. *In*: STRAW, B. E.; ZIMMERMAN, J. J.; SALIKI, J.; BROWN, C. C. *et al.* Differential immunohistochemical staining of peste des petits ruminants and rinderpest antigens in formalin-fixed, paraffin-embedded tissues using monoclonal and polyclonal antibodies. *J. Vet. Diagn. Invest.*, [*s. l.*], v. 6, p. 96-98, 1994.

SANFORD, S. E. Gastric zygomycosis (mucormicosis) in 4 suckling pigs. *J. Am. Vet. Med. Assoc.*, [*s. l.*],v. 186, p. 393-394, 1985.

SANTOS, R. L. Pathobiology of *Salmonella*, intestinal microbiota, and the host innate immune response. *Front. Immunol.*, [*s. l.*], v. 5, p. 252, 2014.

SANTOS, R. L.; ZHANG, S.; TSOLIS, R. M. *et al.* Morphologic and molecular characterization of *Salmonella typhimurium* infection in neonatal calves. *Vet. Pathol.*, [*s. l.*], v. 39, n. 2, p. 200-215, 2002.

SAURA-MARTINEZ, H.; AL-SAADI, M.; STEWART J. P. *et al.* Sheep-Associated Malignant Catarrhal Fever: Role of Latent Virus and Macrophages in Vasculitis. *Vet. Pathol.*, [*s. l.*], v. 58, p. 332-345, 2021.

SCHERER, C. F.; O'DONNELL, V.; GOLDE, W. T. *et al.* Vesicular stomatitis New Jersey virus (VSNJV) infects keratinocytes and is restricted to lesion sites and local lymph nodes in the bovine, a natural host. *Vet. Res.*, [*s. l.*], v. 38, n. 3, p. 375-390, 2007.

SCHEID, H. V.; ESTIMA-SILVA, P.; MARQUES, S. L. et al. Actinobacillosis outbreak in cattle with clinical manifestation of hippopotamus-like face. Pesq. Vet. Bras., [s. l.], v. 40, p. 355-359, 2020.

SCHOLES, S. F.; WELCHMAN, D. B.; HUTCHINSON, J. P. et al. Clostridium perfringens type D enterotoxaemia in neonatal lambs. Vet. Rec., [s. l.], v. 160, p. 811-812, 2007.

SCHUTTE, J. G.; VAN DEN INGH, T. S. Microphthalmia, brachygnathia superior, and palacheiloschisis in a foal associated with griseofulvin administration to the mare during early pregnancy. Vet. Q., [s. l.], v. 19, p. 58-60, 1997.

SEARCY-BERNAL, R.; GARDNER, I. A.; HIRD, D. W. Effects of and factors associated with umbilical hernias in a swine herd. J. Am. Vet. Med. Assoc., [s. l.], v. 204, p. 1660-1664, 1994.

SEIBOLD, H. R.; BAILEY, W. S.; HOERLEIN, B. F. et al. Observations on the possible relation of malignant esophageal tumors and Spirocerca lupi lesions in the dog. Am. J. Vet. Res., [s. l.], v. 16, p. 5-14, 1955.

SEQUEIRA, J. L.; TOSTES, R. A.; OLIVEIRA-SEQUEIRA, T. C. G. Prevalence and macro- and microscopic lesions produced by Gasterophilus nasalis (Diptera: Oestridae) in the Botucatu Region, SP, Brazil. Vet. Parasitol., v. 102, p. 261-266, 2001.

SHAHAR, R.; SHAMIR, M. H.; NIEBAUER, G. W. et al. E. A possible association between acquired nontraumatic inguinal and perineal hernia in adult male dogs. Can. Vet. J., [s. l.], v. 37, p. 614-616, 1996.

SHELTON, G. D.; HO, M.; KASS, P. H. Risk factors for acquired myasthenia gravis in cats: 10 cases (1986-1998). J. Am. Vet. Med. Assoc., [s. l.], v. 216, p. 55-57, 2000.

SHOUP, D. I.; SWAYNE, D. E.; JACKWOOD, D. J. et al. Immunohistochemistry of transmissible gastroenteritis virus antigen in fixed paraffin embedded tissues. J. Vet. Diagn. Invest., [s. l.], v. 8, p. 161-167, 1996.

SILVA, T. G.; LIMA, M. S.; SPEDICATO, M. et al. Prevalence and risk factors for bluetongue in the State of São Paulo, Brazil. Vet. Med. Sci., [s. l.], v. 4, p. 280-287, 2018.

SIMPSON, H. V. Pathophysiology of abomasal parasitism: is the host or parasite responsible? Vet. J., [s. l.], v. 160, p. 177-191, 2000.

SIMPSON, K.; DOGAN, B.; RISHNIW, M. et al. Adherent and invasive Escherichia coli associated with granulomatous colitis in boxer dogs. Infect. Immunit., [s. l.], v. 74, p. 4778-4792, 2006.

SINGH, I.; DEB, R.; KUMAR, S. et al. Deciphering foot-and-mouth disease (FMD) virus-host tropism. J. Biomol. Struct. Dyn., [s. l.], v. 37, p. 4779-4789, 2019.

SIPO, W.; FISHER, L.; SCHINDLER, M.; et al. Genotyping of Clostridium perfringens isolated from domestic and exotic ruminants and swine. J. Vet. Med., [s. l.],v. 50, p. 360-362, 2003.

SOBESTIANSKY, J.; BARCELLOS, D. Doenças de suínos. Goiânia: Cânone Editorial, 2007. 770 p.

SOUSA, D. E. R.; WILSON, T. M.; MACHADO, M. et al. Pulmonary actinomycosis in a free-living black-tufted marmoset (Callithrix penicillata). Primates., v. 60, p. 119-123, 2019.

SORBYE, H.; SVANES, K. The role of blood flow in gastric mucosal defence, damage and healing. Dig. Dis., [s. l.], v. 12, p. 305-317, 1994.

SPILLER, R. C. Role of nerves in enteric infection. Gut, [s. l.], v. 51, p. 759-762, 2002.

STALLKNECHT, D. E.; GREER, J. B.; MURPHY, M. D. et al. Effect of strain and serotype of vesicular stomatitis virus on viral shedding, vesicular lesion development, and contact transmission in pigs. Am. J. Vet. Res., [s. l.], v. 65, n. 9, p. 1233-1239, 2004.

STENFELDT, C.; PACHECO, J. M.; BORCA, M. V. et al. Morphologic and phenotypic characteristics of myocarditis in two pigs infected by foot-and-mouth disease virus strains of serotypes O or A. Acta Vet. Scand., [s. l.], v. 56, p. 42-49, 2014.

STEPHEN, J. The pathogenesis of infectious diarrhea. Can. J. Gastroenterol., [s. l.], v. 15, p. 669-683, 2001.

STEVENS, G.; MCCLUSKEY, B.; KING, A. et al. Epizootic hemorrhagic disease outbreak in domestic ruminants in the United States. PLoS One, [s. l.], v. 10, e0133359, 2015.

STOUT, A. E.; ANDRÉ, N. M.; WHITTAKER G. R. Feline coronavirus and feline infectious peritonitis in nondomestic felid species. J. Zoo. Wildl. Med., [s. l.], v. 52, p. 14-27, 2021.

ZIMMERMAN, J. J.; KARRIKER, L. A..; RAMIREZ, A. et al. Diseases of swine. 11. ed. Ames: Blackwell Publishing, 2019. 1108 p.

STROMBERG, P. C.; SCHWINGHAMMER, K. A. Esophageal gongylonemisasis incattle. Vet. Pathol., [s. l.], v. 25, p. 241-244, 1988.

TAKEHANA, K.; MASTY, J.; YAMAGUCHI, M. et al. Fine structural and histochemical study of equine Paneth cells. Anat. Histol. Embryol., [s. l.], v. 27, n. 2, p. 125-129, 1998.

TAN, Z. L.; NAGARAJA, T. G.; CHENGAPPA, M. M. Fusobacterium necrophorum infections: virulence factors, pathogenic mechanism and control measures. Vet. Res. Comm., [s. l.], v. 20, p. 113-140, 1996.

THORSEN, J.; COOPER, J. E.; WARWICK, G. P. Esophageal papillomata in cattle in Kenya. Trop. Animal Heal. Prod., [s. l.], v. 6, p. 95-98, 1974.

TODOROFF, R. I.; BRODEY, R. S. Oral and pharyngeal neoplasia in the dog: a retrospective study of 361 cases. J. Am. Vet. Med. Assoc., [s. l.], v. 175, p. 567-571, 1979.

TOKARNIA, C. H.; BRITO, M. F.; BARBOSA, J. D. et al. Plantas tóxicas do Brasil. 2. ed. Rio de Janeiro: Helianthus, 2012. 566 p.

TORREMORELL, M.; CALSAMIGLIA, M.; PIJOAN, C. Colonization of suckling pigs by Streptococcus suis with particular reference to pathogenic serotype 2 strains. J. Vet. Res., [s. l.], v. 62, p. 21-26, 1998.

TOWSKI, P.; ROZZA, D. B.; PESCADOR, C. A. et al. Muco-cutaneous candidiasis in two pigs with postweaning multisystem wasting syndrome. Vet. J., [s. l.], v. 171, n. 3, p. 566-569, 2006.

TRAUB, R. J. The veterinary public health significance of Giardia and Cryptosporidium: getting things in perspective. Vet. J., [s. l.], v. 177, p. 309-310, 2008.

TRINDADE, G. S.; LOBATO, Z. I.; DRUMOND, B. P. et al. Short report: Isolation of two Vaccinia virus strains from a single bovine vaccinia outbreak in rural area from Brazil: Implications on the emergence of zoonotic orthopoxviruses. Am. J. Trop. Med. Hyg., [s. l.], v. 75, p. 486-490, 2006.

TROSTLE, S. S.; MARKEL, M. D. Incarceration of the large colon in the gastroplenic ligament of a horse. J. Am. Vet. Med. Assoc., [s. l.], v. 202, p. 773-775, 1993.

TRUYEN, U. Evolution of canine parvovirus. A need for new vaccines. Vet. Microbiol., [s. l.], v. 117, p. 9-13, 2006.

UBIALI, D. G.; SILVA, R. G. F.; OLIVEIRA, L. P. et al. Obstrução intestinal em bovinos associada ao consumo de Stylosanthes sp. (Fabaceae Papilionoideae). Pesq. Vet. Bras., [s. l.], v. 33, p. 148-154, 2013.

UZAL, F. A.; SONGER, J. G. Diagnosis of Clostridium perfringens intestinal infections in sheep and goats. J. Vet. Diagn. Invest., [s. l.], v. 20, p. 253-265, 2008.

VAN DER GAAG, I.; TIBBOEL, D. Intestinal atresia and stenosis in animals: a report or 34 cases. Vet. Pathol., [s. l.], v. 17, p. 55-574, 1980.

VATN, S.; SJAASTAD, O. V.; ULVUND, M. J. Histamine in lambs with abomasal bloat heamorrhage and ulcers. J. Vet. Med. A. Physiol. Pathol. Clin. Med., [s. l.], v. 47, p. 251-255, 2000.

VENTURIELLO, S. M.; BEN, G. J.; COSTANTINO, S. N. et al. Diagnosis of porcine trichinellosis: parasitological and immunoserological tests in pigs from endemic areas of Argentina. Vet. Parasitol., [s. l.], v. 74, n. 2-4, p. 215-228, 1998.

VON SAMSON-HIMMELSTJERNA, G.; EPE, C.; WIRTHERLE, N. *et al.* Clinical and epidemiological characteristics of *Eimeria* infections in first-year grazing cattle. *Vet. Parasitol.*, [*s. l.*], v. 136, p. 215-221, 2006.

WALDRON, D. R.; SMITH, M. M. Salivary mucoceles. *Probl. Vet. Med.*, [*s. l.*], v. 3, p. 270-276, 1991.

WALLACE, J. L.; BELL, C. J. Gastromucosal defense. *Curr. Opin. Gastroenterol.*, [*s. l.*], v. 12, p. 503-511, 1996.

WEISS, R. D. N.; SANTOS, M. N. Determinação da etiologia de granulomas actinomicoides em bovinos no Rio Grande do Sul através da histoquímica. *Pesq. Vet. Bras.*, [*s. l.*], v. 12, p. 71-76, 1992.

WENDT, M. Stomach torsion in swine. *Tier. Prax*, [*s. l.*], v. 15, p. 375-376, 1987.

WOHLSEIN, P.; WAMWAYI, H. M.; TRAUTWEIN, G. *et al.* Pathomorphological and immunohistological findings in cattle experimentally infected with rinderpest virus isolates of different pathogenicity. *Vet. Microbiol.*, [*s. l.*], v. 44, n. 2-4, p. 141-149, 1995.

YAO, X.; FORTE, J. G. Cell biology of acid secretion by the parietal cell. *Ann. Rev. Physiol.*, [*s. l.*], v. 65, p. 103-131, 2003.

YOSHIDA, K.; YANAI, T.; IWASAKI, T. *et al.* Clinicopathological study of canine oral epulides. *J. Vet. Med. Sci.*, [*s. l.*], v. 61, n. 8, p. 897-902, 1999.

ZHANG, M.; ZHANG, X. Y.; CHEN, Y. B. Primary pulmonary actinomycosis: a retrospective analysis of 145 cases in mainland China. Int. J. Tuberc. Lung. Dis., [s. l.], v. 21, p. 825-831, 2017.

Fígado, Vias Biliares e Pâncreas Exócrino

4

Paula Roberta Giaretta ◆ Claudio Severo Lombardo de Barros

MORFOLOGIA E FUNÇÃO

Estrutura macroscópica do fígado

O fígado é de cor marrom-avermelhada, com parênquima friável, bordas afiladas e superfície lisa recoberta por cápsula de tecido conjuntivo que se adere estreitamente a um folheto do peritônio visceral recoberto por células mesoteliais (Figura 4.1). Tem uma face convexa voltada para o diafragma (*face diafragmática*) e uma côncava em contato com as vísceras abdominais (*face visceral*). Está posicionado predominantemente abaixo das costelas com bordas laterais paralelas que não ultrapassam o arco costal. É dividido em lobos, por fissuras particularmente profundas em cães, gatos e suínos, pouco profundas em equinos e quase ausentes em bovinos.

Um diagrama com a silhueta hepática em diferentes espécies é apresentado na Figura 4.2. Diagramas como esses são úteis para assinalar a distribuição das lesões hepáticas na necropsia. Quando removido da cavidade abdominal, o lado direito do fígado pode ser prontamente identificado pela presença da impressão do rim direito no processo caudado do lobo caudado. O peso aproximado do fígado em relação ao peso corpóreo é de 3 a 4% em cães, 2 a 3% em suínos, 2% em gatos e 1 a 1,5% em herbívoros. Em fetos e recém-nascidos, o fígado é relativamente maior (Figura 4.3) que no adulto, provavelmente pela sua função hematopoética nessa fase do desenvolvimento.

O *ligamento falciforme* tem depósito abundante de tecido adiposo e fixa o fígado à linha média do abdome. Na margem livre do ligamento falciforme, encontra-se a veia umbilical, que, após o nascimento, transforma-se no *ligamento redondo*; os ligamentos triangulares localizam-se à direita e à esquerda dos lobos hepáticos, fixando-os ao diafragma; o *ligamento coronário* une o fígado ao diafragma e está co-

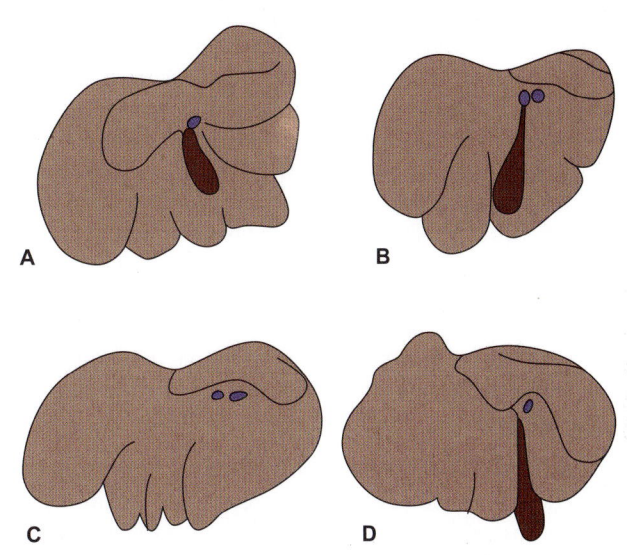

Figura 4.2 Diagrama mostrando o contorno normal do fígado de várias espécies. **A.** Cão e gato. **B.** Suíno. **C.** Equino. **D.** Bovino.

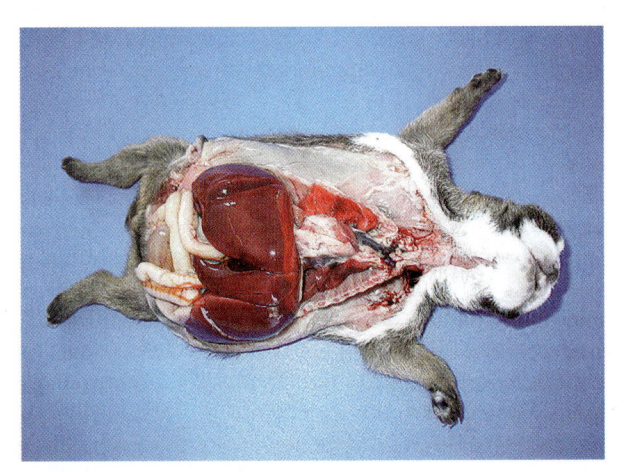

Figura 4.3 Fígado de cão recém-nascido. O fígado é volumoso em relação aos outros órgãos. Em fetos e recém-nascidos, o fígado é relativamente maior que em adultos, provavelmente por causa da intensa hematopoese nessa fase do desenvolvimento.

Figura 4.1 Aspecto macroscópico normal do fígado de um bovino. O fígado é marrom-avermelhado, com superfície capsular lisa.

nectado, em ambos os lados, aos *ligamentos triangulares*. Os ligamentos *hepatoduodenal* e *gastro-hepático* são partes do omento menor e conectam o duodeno e o estômago ao hilo hepático, e o ligamento *hepatorrenal* une o rim direito ao processo caudado.

O fígado apresenta dupla circulação aferente: pela *veia porta* e pela *artéria hepática*; esses vasos penetram no fígado junto à *fissura portal*, em uma estrutura referida como *porta hepática*, e se distribuem pelos lobos hepáticos. A veia porta é responsável por aproximadamente 75% do sangue que chega ao fígado vindo dos pré-estômagos e do estômago glandular, intestinos, baço e pâncreas. Esse fluxo venoso é importante para as funções hepáticas, porque possibilita a absorção de nutrientes e a captação e o metabolismo de substâncias tóxicas ou imunogênicas e microrganismos, que são absorvidos do intestino e chegam ao fígado pela circulação portal. A artéria hepática é responsável pelo suprimento de sangue oxigenado e contribui com 25 a 30% do sangue aferente, penetra o fígado e se distribui pelos lobos paralelamente à veia porta. O sangue da veia porta e da artéria hepática mistura-se nos sinusoides hepáticos. O fluxo eferente do fígado ocorre pela veia hepática, um vaso curto tributário da veia cava caudal.

Nas espécies sem vesícula biliar (equídeos, girafas, ratos, elefantes), o *ducto hepático comum* (DHC) é formado na parte ventral da fissura portal pela união dos *ductos hepáticos direito* e *esquerdo*. Nas espécies que possuem vesícula biliar, o *ducto cístico*, contendo o material excretado da vesícula, encontra o *ducto hepático* (formado pela convergência dos ductos hepáticos menores que vêm do fígado) e forma o *ducto colédoco* que penetra a porção cranial do duodeno. A vesícula biliar tem um formato aproximado de pera e está fortemente aderida ao fígado.

Estrutura microscópica do fígado

Projeções de tecido conjuntivo (*septos interlobulares*) partem da cápsula e dividem o fígado em pequenas porções de tamanho e forma aproximadamente iguais, denominadas *lóbulos hepáticos*. Os septos interlobulares são bem desenvolvidos no fígado de suínos, mas quase imperceptíveis nas outras espécies domésticas. O *lóbulo hepático* é uma estrutura hexagonal ou poligonal com aproximadamente 1,5 mm de largura e pouco mais que isso de altura, com o ápice ligeiramente convexo.

No centro do lóbulo há uma *veia centrolobular* (também chamada de *vênula hepática terminal*) para onde convergem as placas de hepatócitos; no ângulo do hexágono localizam-se os espaços-porta (Figura 4.4), onde se podem observar três (*tríade portal*) tipos de estruturas tubulares: ramos da veia porta, ramos da artéria hepática e ductos biliares revestidos por epitélio cúbico ou colunar simples (Figura 4.5). Vasos linfáticos também podem ocasionalmente ser observados no espaço-porta; no entanto, como têm paredes muito delicadas, colapsam facilmente, tornando difícil sua detecção. Nervos são ocasionalmente observados. O tecido conjuntivo que mantém essas estruturas juntas é mais abundante nos espaços-porta que em outras regiões do fígado, especialmente nas regiões com epitélio biliar colunar. A placa limitante, uma monocamada perpendicular e descontí-

nua de hepatócitos, forma o limite externo do sistema portal (Figura 4.6). A nomenclatura da localização de alterações no parênquima hepático varia conforme a organização anatômica utilizada.

O fígado é subdividido em ácinos quando considerado uma glândula secretora de bile (Figura 4.7). O ácino é cen-

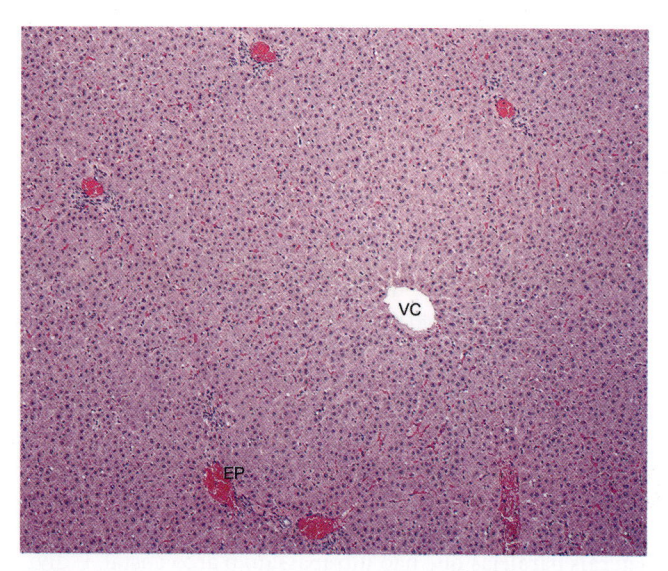

Figura 4.4 Estrutura histológica normal do lóbulo hepático. Os limites irregulares e hexagonais do lóbulo são definidos por uma tênue faixa de tecido conjuntivo e pelas estruturas tubulares dos espaços-porta (EP). Os sinusoides originam-se na margem do lóbulo, fazem seu trajeto entre as placas de hepatócitos em anastomose e convergem para a veia centrolobular (VC). Nesta imagem, os sinusoides aparecem como fendas entre os hepatócitos. (Cortesia da Dra. Raquel Rech, University of Georgia, Athens, Georgia, EUA.)

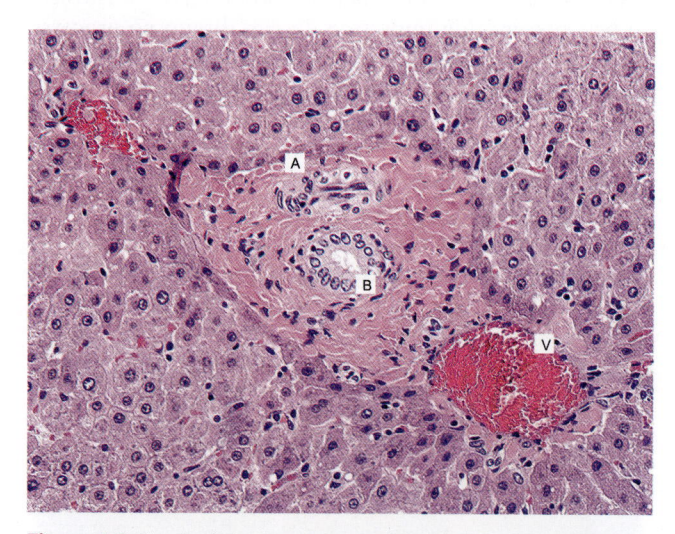

Figura 4.5 Fígado de bovino. Estrutura histológica normal do espaço-porta. No espaço-porta, encontram-se três tipos de estruturas tubulares (*tríade portal*). O vaso com lúmen de maior diâmetro e com parede mais delgada é um ramo da veia porta (V). O vaso de diâmetro menor, com parede muscular mais espessa, é um ramo da artéria hepática (A) que irriga o fígado com sangue oxigenado. A estrutura revestida de epitélio colunar simples é um ducto biliar (B) interlobular. Vasos linfáticos também podem ser observados no espaço-porta; porém, por terem paredes muito delicadas, colapsam frequentemente e são difíceis de visualizar. (Cortesia da Dra. Raquel Rech, University of Georgia, Athens, Georgia, EUA.)

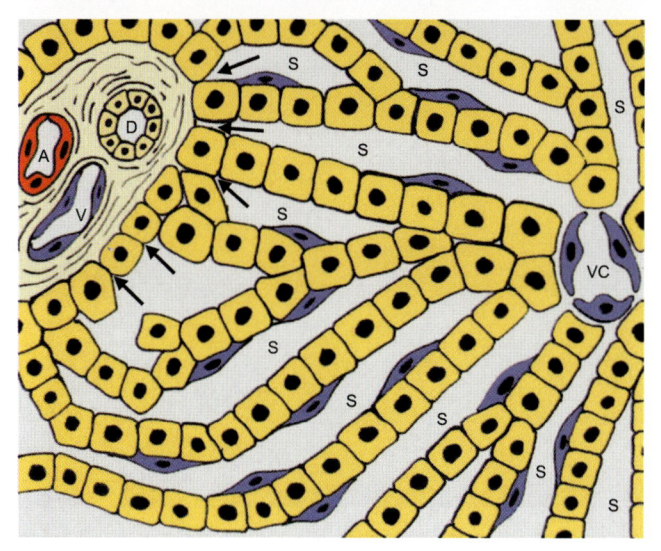

Figura 4.6 Esquema do lóbulo hepático normal. O espaço-porta contém ramos da artéria hepática (A), da veia porta (V) e do ducto biliar interlobular (D). As placas de hepatócitos e os sinusoides (S) convergem para a veia centrolobular (VC). A placa limitante (*setas*) forma o limite externo do sistema portal. (Desenho do Dr. Daniel Rissi, Universidade Federal de Santa Maria, Santa Maria, RS.)

trado nos ramos distributivos dos vasos das áreas portais (zona 1). A zona 1 situa-se mais próximo do suprimento de sangue e tem a maior concentração de oxigênio, e a zona 3 fica mais afastada desse suprimento, próximo da veia centrolobular. A zona 2 corresponde à área intermediária entre as zonas 1 e 3. Cada veia centrolobular recebe sangue de vários ácinos. As zonas 1, 2 e 3 são conhecidas também como zonas de Rappaport.

O leitor deve ser aqui advertido de que os termos *centrolobular*, *periacinar* e *zona 3* indicam a mesma região; do mesmo modo que centroacinar, periportal e zona 1 são sinônimos e indicam a mesma região hepática; e, ainda, que a zona média do lóbulo pode ser referida tanto como mediozonal quanto como zona 2. Neste capítulo, serão utilizadas

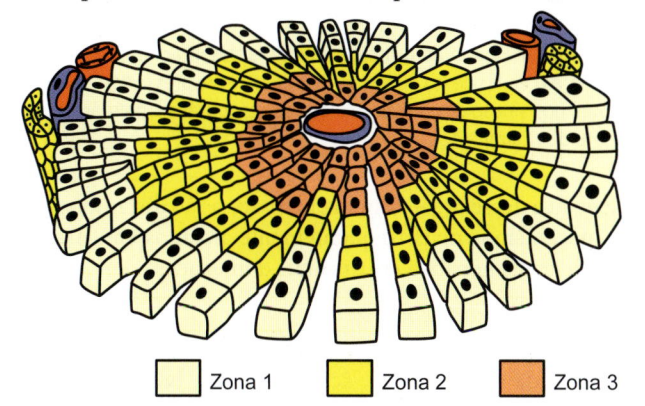

Zona 1	Zona 2	Zona 3

Figura 4.7 Representação esquemática do ácino hepático. O ácino é centrado nos ramos distributivos dos vasos das áreas portais (zona 1). A zona 1 situa-se mais próxima do suprimento de sangue, e a zona 3 fica mais afastada desse suprimento, e próxima à veia centrolobular. A zona 2 está entre as zonas 1 e 3. Isso é conhecido como conceito de zonas hepáticas de Rappaport. (Desenho do Dr. Daniel Rissi, Universidade Federal de Santa Maria, Santa Maria, RS.)

consistentemente apenas as denominações que levam o lóbulo clássico em consideração, isto é, centrolobular, mediozonal e periportal.

Os hepatócitos são organizados em placas de uma camada de células separadas por sinusoides, que diferem de capilares sanguíneos por possuírem endotélio descontínuo ou fenestrado e não apresentarem membrana basal típica. Uma delicada trama de matriz extracelular constituída principalmente por colágeno tipos III e IV apoia as células endoteliais dos sinusoides (Figura 4.8). Os componentes da matriz extracelular impregnados pela prata e comumente designados como *fibras de reticulina* consistem principalmente de colágeno III, com fibronectina e outras glicoproteínas, e podem ser observados arranjados radialmente a partir da veia centrolobular (Figura 4.9). O espaço entre os hepatócitos e as células endoteliais é denominado *espaço de Disse* (Figura 4.8). As superfícies dos hepatócitos que estão voltadas para o lúmen dos sinusoides contêm abundantes microvilosidades, que aumentam a área de superfície do hepatócito, facilitando a captação de substâncias oriundas do plasma e a secreção de produtos do metabolismo hepático. Essa superfície da membrana tem receptores para glicoproteínas, hormônios, peptídeos, fatores de crescimento, entre outros mecanismos de sinalização e transporte celular.

Células hepáticas estrelares (também chamadas de lipócitos ou células de Ito) são encontradas no espaço de Disse, projetando-se entre hepatócitos (Figura 4.10), e são responsáveis pelo armazenamento de vitamina A no citoplasma. Em casos de lesão hepática, elas são capazes de se transformar em miofibroblastos e têm participação importante na fibrose hepática. O lúmen dos sinusoides contém macrófagos denominados *células de Kupffer* (Figura 4.8), que realizam a fagocitose de agentes infecciosos e células senescentes e, em menor proporção, servem como células processadoras de antígeno para os linfócitos. As células de Kupffer se originam de monócitos e proliferam localmente e participam da resposta imune do fígado, respondendo à opsonina e sintetizando um vasto espectro de mediadores inflamatórios, incluindo interleucinas, fator de necrose tumoral e eicosanoides. O fígado também tem *mastócitos* e um número significativo de linfócitos, principalmente linfócitos T, células *natural killers* e grandes linfócitos granulares (células NKT).

A bile flui pelo lóbulo em uma direção oposta ao fluxo do sangue, da região centrolobular para a periportal. O sistema biliar inicia-se no canalículo, constituído pela união de porções modificadas das membranas celulares de hepatócitos adjacentes, que formam um lúmen para a secreção da bile. Os canalículos drenam para *canais de Hering*, que representam a transição hepatobiliar e são revestidos parcialmente por hepatócitos e parcialmente por colangiócitos. Acredita-se que as *células progenitoras bipotenciais* hepáticas (células ovais) fiquem localizadas nesses canais. Dos canais de Hering, a bile drena para colangíolos que convergem para os ductos biliares interlobulares (ver Figura 4.5), que são revestidos por epitélio cuboide ou colunar e estão localizados nas áreas portais. A bile daí flui para os ductos hepáticos direito e esquerdo, que se unem para formar o ducto hepático.

A *vesícula biliar* é um divertículo revestido por epitélio simples, colunar alto, com núcleos localizados na base e mi-

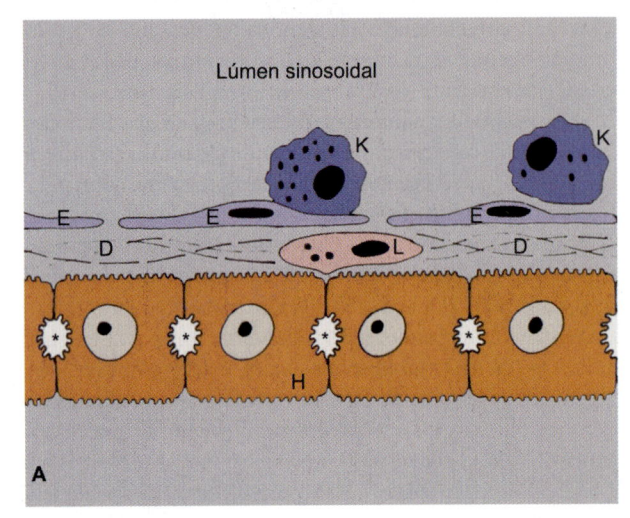

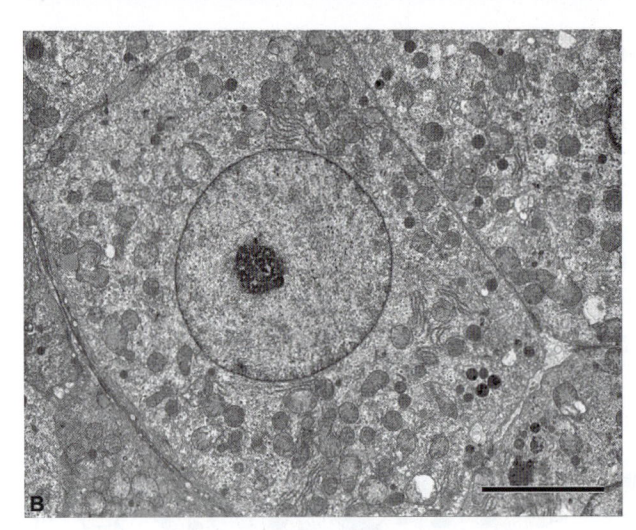

Figura 4.8 A. Representação esquemática do sinusoide hepático. O lúmen vascular é revestido de células endoteliais (E) descontínuas. As células de Kupffer (K) repousam sobre as células endoteliais e se projetam para o lúmen do sinusoide. Entre as células endoteliais e os sinusoides há um espaço denominado *espaço de Disse* (D). O contato do plasma com os hepatócitos (H) no espaço de Disse é vital para a função hepática, e lesões que bloqueiem esse contato induzem graves sinais de insuficiência hepática. *Células hepáticas estrelares*, também chamadas de *lipócitos* ou *células de Ito (L)*, são encontradas no espaço de Disse. As paredes dos canalículos biliares (o início do sistema biliar) são formadas apenas pelas membranas celulares de hepatócitos adjacentes. Fibrilas de colágeno são encontradas no espaço de Disse. (Desenho do Dr. Daniel Rissi, Universidade Federal de Santa Maria, Santa Maria, RS.) **B.** Microscopia eletrônica de transmissão mostrando um hepatócito e suas relações com mais outros quatro hepatócitos. À direita e levemente abaixo, as membranas celulares de três hepatócitos adjacentes formam o início de um canalículo biliar. (Cortesia do Dr. Mauro Soares, Universidade Federal de Pelotas, Pelotas, RS.)

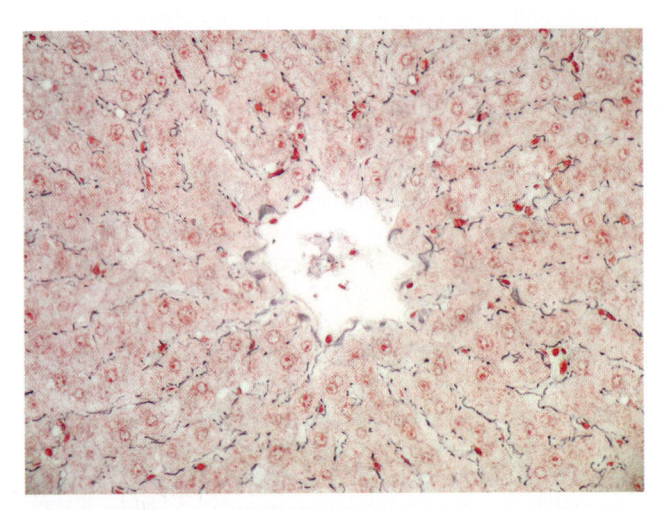

Figura 4.9 Matriz extracelular do fígado normal de um bovino. A reticulina (colágeno tipo III) aparece como linhas pretas arranjadas radialmente a partir da veia centrolobular. Coloração de Gordon e Sweet.

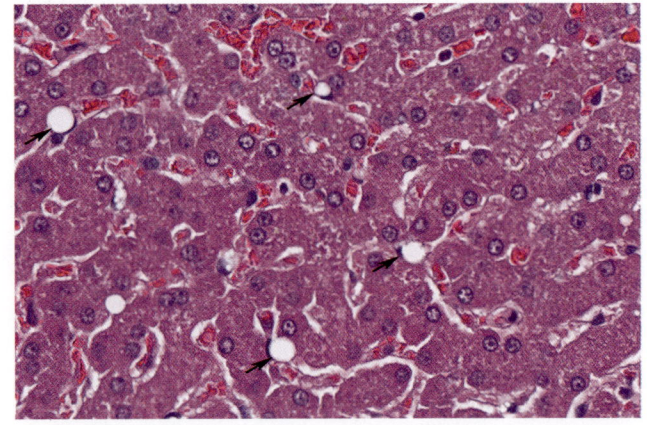

Figura 4.10 Fígado de um cão. Quando apresentam lipídios no citoplasma, as células de Ito ou células hepáticas estrelares (*setas*) ficam evidentes nos sinusoides. Essas células são responsáveis pelo armazenamento de vitamina A.

crovilosidades no ápice. O epitélio repousa sobre uma membrana basal e, abaixo dela, há uma submucosa formada por tecido conjuntivo frouxo com vasos sanguíneos e linfáticos. Abaixo da submucosa está a camada de tecido muscular liso e, mais externamente, uma adventícia de tecido conjuntivo.

Função hepática

O fígado mantém diversas funções metabólicas e bioquímicas. Uma premissa em patologia, válida para o estudo de qualquer sistema, é que, na doença, não ocorre nenhum mecanismo novo, mas sim alterações ou supressões de mecanismos fisiológicos preexistentes. Se os mecanismos fisiológicos são compreendidos, é mais fácil deduzir o que ocorre no organismo na forma de sinais clínicos, na insuficiência específica desse órgão. Em razão disso, serão discutidos aqui os mecanismos mais frequentemente afetados em casos de insuficiência hepática em animais domésticos.

Metabolismo da bilirrubina

A *bile* é o produto aquoso da excreção dos hepatócitos, constituída de colesterol, ácidos biliares, bilirrubina, íons inorgânicos, entre outros. Pela bile, são excretados do organismo excessos de colesterol, bilirrubina e substâncias exógenas metabolizadas pelo fígado, e a secreção facilita a digestão por meio dos ácidos biliares e neutraliza o pH do quimo.

A *bilirrubina* é um subproduto da degradação do grupo heme, originado principalmente da hemoglobina de eritrócitos senescentes (Figura 4.11). Macrófagos no baço, medula óssea e fígado normalmente fagocitam os eritrócitos e degradam a hemoglobina em heme e globina. No macrófago, grupo heme é oxidado pela heme oxidase em *biliverdina*, reduzida em bilirrubina pela biliverdina redutase. A globina é fragmentada, e seus aminoácidos são reaproveitados. O ferro do grupo heme é reciclado, transferido para proteínas ligadas ao ferro. O ferro pode ficar armazenado em células do sistema fagocítico mononuclear na forma de hemossiderina. A bilirrubina formada é então liberada e ligada à albumina para circular no plasma; essa forma é conhecida como *bilirrubina não conjugada* ou *bilirrubina de reação indireta*. A bilirrubina não conjugada é metabolizada no fígado, em um processo que envolve três fases: captação, conjugação e secreção. Na primeira fase, a bilirrubina não conjugada é separada da albumina e captada na superfície do sinusoide por carreadores, transferida para a ligandina, uma proteína de transporte intra-hepático.

A segunda fase ocorre no retículo endoplasmático do hepatócito, onde a bilirrubina é conjugada a uma ou duas moléculas de ácido glicurônico pela enzima UDP-glicuroniltransferase. A forma resultante dessa conjugação é denominada *bilirrubina conjugada* ou *bilirrubina de reação direta*, que é hidrossolúvel e menos tóxica. Na terceira fase, a bilirrubina conjugada é excretada com a bile nos canalículos biliares. Sob condições normais, pouca bilirrubina escapa para a circulação sistêmica. A microbiota intestinal reduz a bilirrubina conjugada secretada com a bile em *urobilinogênio*. Parte do urobilinogênio é absorvida no íleo e no cólon e transportada de volta ao fígado pela *circulação êntero-hepática*, sendo novamente secretada na bile. Uma pequena porção de urobilinogênio passa da circulação para a urina. O urobilinogênio que não é absorvido no intestino é reduzido em *estercobilina*, responsável pela cor das fezes.

Metabolismo dos ácidos biliares

Os ácidos biliares perfazem mais de dois terços da composição orgânica da bile. Ácidos biliares primários (principalmente o ácido cólico e o ácido quenodesoxicólico) são sintetizados nos hepatócitos a partir do colesterol, conjugados aos aminoácidos taurina ou glicina, e então secretados na bile. No lúmen do intestino, os ácidos biliares atuam como detergentes que facilitam, emulsificam e solubilizam lipídios e substâncias lipossolúveis (vitamina A, D, E K), facilitando sua digestão e absorção no intestino. Além disso, os ácidos biliares são maneiras de excreção de colesterol e fosfolipídio do fígado pela bile, são substâncias bacteriostáticas e bactericidas e podem atuar sistemicamente como hormônios.

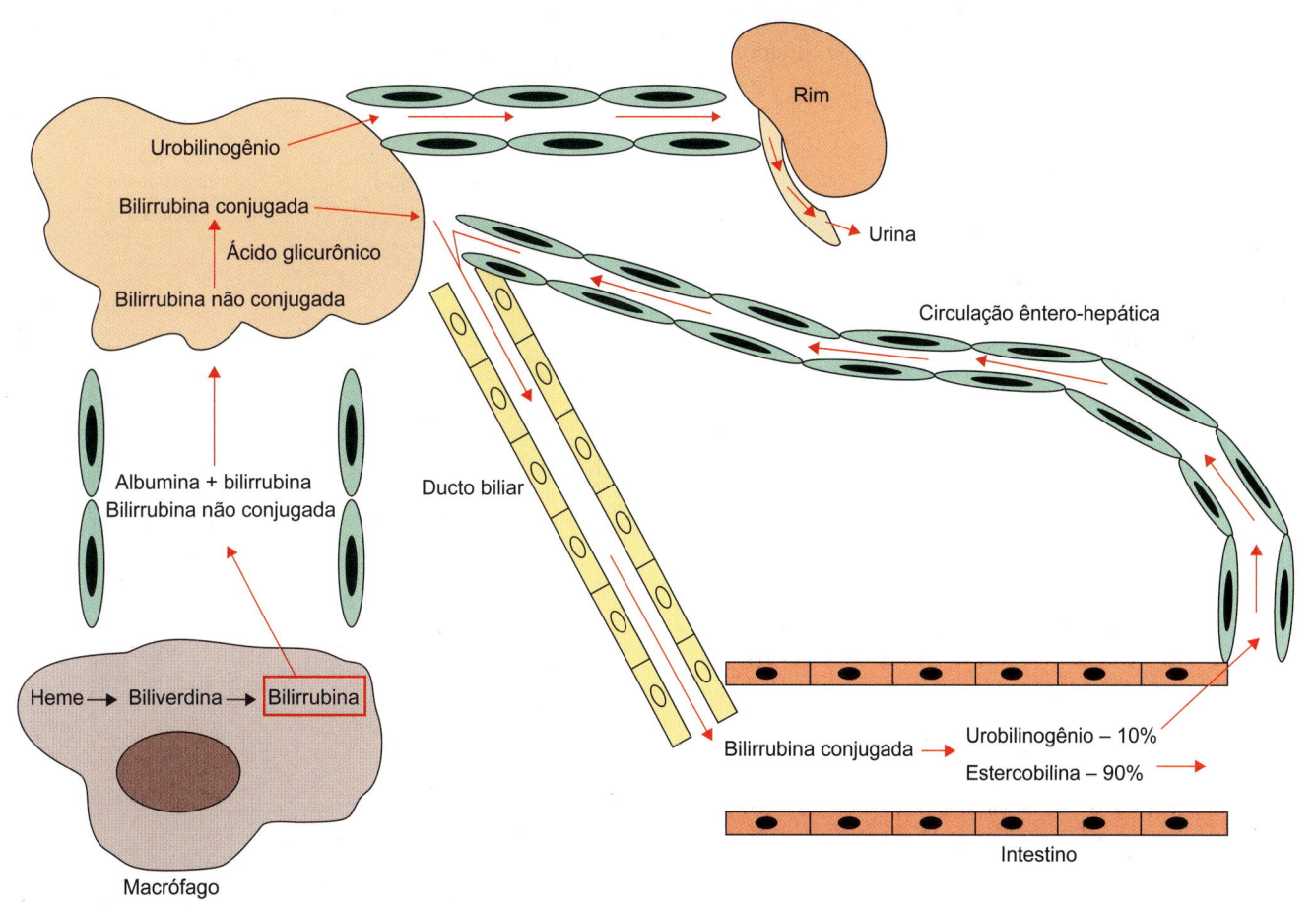

Figura 4.11 Esquema do metabolismo da bilirrubina. A bilirrubina oriunda do metabolismo do heme em células do sistema fagocitário mononuclear é ligada à albumina para ser veiculada à corrente circulatória (hemobilirrubina ou bilirrubina não conjugada) e chegar ao fígado, onde é conjugada a duas moléculas de ácido glicurônico, formando o diglicuronato de bilirrubina (bilirrubina conjugada). A bilirrubina não conjugada é excretada, por meio das vias biliares, no intestino, onde é transformada em urobilinogênio e estercobilina e eliminada nas fezes. Parte do urobilinogênio volta ao fígado e, novamente, ao intestino, formando o chamado ciclo êntero-hepático. Parte do urobilinogênio que chega à circulação sanguínea é eliminada na urina.

Mais de 90% dos ácidos biliares primários são reabsorvidos do intestino pelos transportadores de ácidos biliares localizados principalmente na mucosa do íleo e retornam ao fígado através da circulação êntero-hepática, para serem reciclados. No lúmen do íleo e do intestino grosso, os ácidos biliares primários que não são reabsorvidos são desconjugados por meio de enzimas da microbiota. Depois de desconjugados, os ácidos biliares são transformados em ácido desoxicólico e ácido litocólico, os principais ácidos biliares secundários, e serão excretados nas fezes.

Metabolismo dos lipídios

O fígado é responsável pela oxidação e transformação de ácidos graxos livres, síntese, transformação e catabolização de lipoproteínas e secreção de enzimas para o metabolismo de lipoproteínas. Os ácidos graxos chegam ao fígado de duas fontes: da dieta absorvida no intestino ou dos depósitos adiposos do organismo. Ácidos graxos com menos de dez átomos de carbono podem ser absorvidos diretamente do sistema gastrintestinal, ligados à albumina e levados ao fígado pela circulação porta. No entanto, a maioria dos ácidos graxos de cadeia curta é incorporada em fosfolipídios ou triglicerídios pelo epitélio intestinal e transportada para o fígado pelo sangue portal. O restante dos ácidos graxos absorvidos do sistema gastrintestinal é transportado como triglicerídios em *quilomícrons*, partículas lipoproteicas de até 1.000 nm.

Os ácidos graxos liberados do tecido adiposo chegam ao fígado ligados à albumina (Figura 4.12). Uma das principais funções do fígado no metabolismo das gorduras é esterificar os ácidos graxos em triglicerídios para exportá-los para outros tecidos. Os triglicerídios são empacotados com proteínas, carboidratos e colesterol no retículo endoplasmático rugoso do hepatócito na forma de lipoproteínas de muito baixa densidade (VLDL, do inglês *very low density lipoproteins*) e lipoproteínas de alta densidade (HDL, do inglês *high density lipoproteins*).

As VLDLs e HDLs são liberadas nos sinusoides hepáticos. Quando as VLDLs alcançam a circulação sistêmica, são captadas pelo tecido adiposo, ou as lipases endoteliais alteram sua composição, removendo os triglicerídios e formando lipoproteínas de densidade intermediária (IDL, do inglês *intermediary density lipoproteins*) e lipoproteínas de baixa densidade (LDL, do inglês *low density lipoproteins*), que retornam por endocitose ao hepatócito, onde seus constituintes são catabolizados e reciclados. Além de formar as lipoproteínas para exportação, o fígado pode oxidar os ácidos graxos livres nas mitocôndrias para obtenção de energia.

Grande quantidade de ácidos graxos e triglicerídios circulam continuamente pelo fígado. A síntese e a liberação de VLDL são processos hepatocelulares dependentes de energia; por isso, lesão hepática que resulte em decréscimo na produção é frequentemente associada à deposição de lipídio (triglicerídios) no citoplasma do hepatócito, um processo

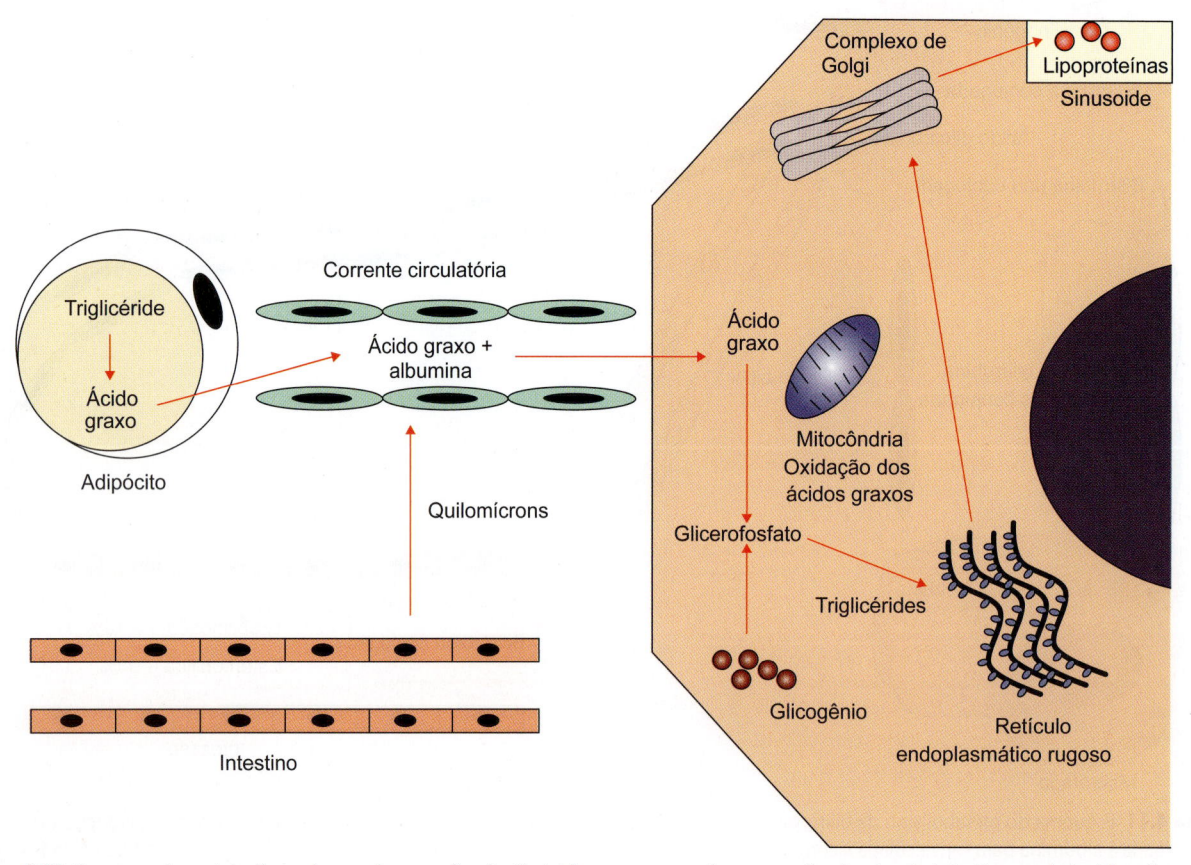

Figura 4.12 Esquema do metabolismo das gorduras no fígado. Os ácidos graxos que chegam ao fígado vêm do intestino ou do tecido adiposo. No fígado, parte é oxidada nas mitocôndrias para produção de energia e parte é sintetizada em triglicerídios no retículo endoplasmático. Esses triglicerídios são acoplados a proteínas (lipoproteínas), que são acondicionadas no aparelho de Golgi e liberadas para os sinusoides. (Desenho do Dr. Daniel Rissi, Universidade Federal de Santa Maria, Santa Maria, RS.)

conhecido como *lipidose hepatocelular* (ver tópico "Alterações degenerativas e atrofia").

Metabolismo dos carboidratos

O fígado é responsável pela gliconeogênese, armazena glicose na forma de glicogênio e libera a glicose para a circulação quando necessário. Monossacarídeos absorvidos do sistema gastrintestinal são levados pelo sangue portal até o fígado, no qual a maioria da glicose é fosforilada em glicose-6-fosfato pela enzima hexoquinase. O restante da glicose é liberado para a circulação sistêmica. A maioria da glicose-6-fosfato é convertida em glicogênio e armazenada, e uma pequena porcentagem é oxidada para formar trifosfato de adenosina. Glicocorticoides, catecolaminas, glucagon e hormônio tireoidiano aumentam a gliconeogênese (a síntese de glicose a partir de precursores não carboidratos) e a glicogenólise no fígado, enquanto a insulina inibe a gliconeogênese.

Neutralização de substâncias tóxicas

O fígado processa uma série de reações enzimáticas que alteram a atividade e as propriedades físicas de vários compostos endógenos e exógenos, um processo conhecido como *biotransformação*. Substâncias submetidas à biotransformação geralmente são hidrofóbicas e necessitam ser convertidas em compostos hidrossolúveis para serem eliminados do organismo pela bile ou pela urina. Na fase 1, grupos polares são adicionados ao composto ou grupos polares preexistentes são expostos por oxidação, hidroxilação ou redução, a partir de enzimas localizadas no retículo endoplasmático liso do hepatócito. Essas enzimas são conhecidas como enzimas do sistema P-450 ou *oxidases de função mista* e são mais abundantes nos hepatócitos da região centrolobular. Na fase 2, o produto da fase 1 é conjugado ao ácido glicurônico, sulfato ou glutationa por enzimas que são encontradas principalmente no citoplasma do hepatócito. Reações de fase 3 envolvem o transporte das moléculas conjugadas através da membrana do hepatócito correspondente ao canalículo biliar por meio de transportadores, permitindo a excreção na bile. Exemplos de substâncias endógenas biotransformadas no fígado incluem amônia (ciclo da ureia), bilirrubina e hormônios esteroides (estrógenos, cortisol, aldosterona). Além disso, o processo de biotransformação hepática envolve substâncias exógenas, como medicamentos e toxinas de plantas.

Alguns substratos, denominados *indutores*, são capazes de saturar as enzimas envolvidas na biotransformação. A indução e a saturação enzimáticas causam hipertrofia do retículo endoplasmático liso e aumento de todas as enzimas ali contidas, a fim de acelerar a remoção do substrato. Exemplos de *indutores enzimáticos* são barbitúricos, fenilbutazona e hidrocarbonetos clorados. E algumas substâncias podem inibir a atividade das oxidases de função mista, prolongando o efeito de outros substratos. Essas substâncias incluem cloranfenicol, organofosforados, morfina, cimetidina e quinidina. A biotransformação hepática resulta, às vezes, na formação de um metabólito tóxico a partir de compostos não tóxicos submetidos à biotransformação. Exemplos incluem ácido acetilsalicílico, halotano e o princípio ativo de certas plantas, como *Senecio* spp.

Metabolismo das proteínas

A maioria das proteínas é sintetizada no fígado. Por exemplo, a albumina é a proteína mais abundante do plasma e é produzida exclusivamente no fígado. São ainda sintetizados no fígado o fibrinogênio e outros fatores da coagulação e da fibrinólise (fatores II, V, VII a XIII, antitrombina 3, proteína C, plasminogênio, inibidor do ativador de plasminogênio, α2-antiplasmina, α 2-macroglobulina e α 1-antitripsina), proteínas de transporte (haptoglobulina, transferrina, ceruloplasmina, proteínas de transporte de hormônios), proteínas reagentes da fase aguda (α e β-globulinas) e do sistema complemento.

O fígado realiza ainda a transaminação, isto é, a transferência reversível de um grupo amina de um aminoácido para um α-cetoácido, um novo aminoácido e um novo cetoácido. A eliminação do grupo amina (desaminação) dos aminoácidos é um passo necessário para que certas substâncias possam ser usadas como fonte de energia ou convertidas em gordura ou carboidratos. A maior parte da desaminação ocorre no fígado, e a amônia é um subproduto dessa reação. O fígado é responsável pela conversão de amônia livre em ureia, a principal maneira de excreção do grupo amina em mamíferos. A ureia formada é liberada do hepatócito para o sinusoide e, através da circulação, é transportada ao rim como nitrogênio ureico para excreção.

Estrutura e função do pâncreas

O pâncreas é um órgão glandular em forma de V (Figura 4.13), localizado junto à porção cranial do duodeno. Apresenta uma porção intermediária adjacente à porção cranial do duodeno, o *corpo do pâncreas*, uma porção no lado direito do mesoduodeno, o *lobo pancreático direito*, e uma porção esplênica, o *lobo pancreático esquerdo*. No equino, o corpo do pâncreas envolve a veia porta.

O pâncreas é branco-róseo, e sua superfície aparece lobulada. A secreção pancreática exócrina é conduzida para o intestino por dois condutos, o *ducto pancreático* e o *ducto pancreático acessório*, cuja presença e importância variam entre as diferentes espécies. O ducto pancreático acessório

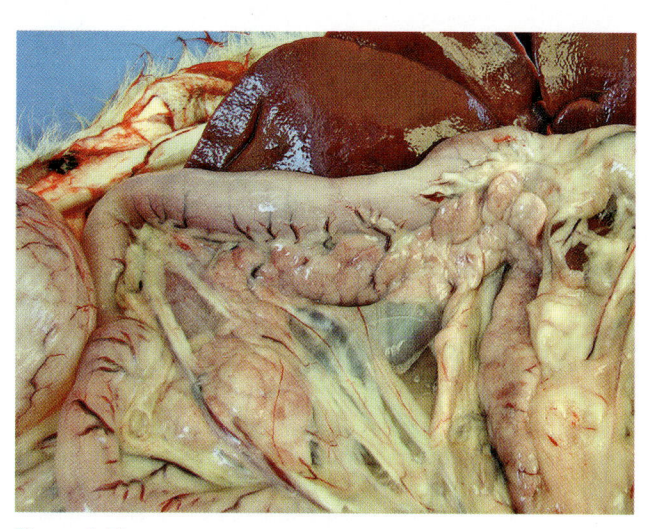

Figura 4.13 Aspecto macroscópico normal do pâncreas de um cão. O pâncreas é um órgão lobulado, branco-róseo, com forma aproximada de um V e localizado junto à porção cranial do duodeno.

penetra o intestino na papila menor no duodeno descendente; o ducto pancreático entra no duodeno cranial, na papila duodenal principal, com o ducto biliar ou imediatamente adjacente a ele.

Histologicamente, o pâncreas é uma glândula mista de função exócrina e endócrina, revestido externamente por uma fina cápsula de tecido conjuntivo coberta por peritônio. Septos de tecido conjuntivo partem da cápsula e dividem o parênquima exócrino do pâncreas em *lóbulos*. Esses septos são extremamente delgados, mas prontamente visíveis nas preparações histológicas, pois geralmente aparecem distendidos por artefatos de fixação. As principais estruturas são os *ácinos*, que compõem a porção exócrina; os *ductos*, que transportam a secreção exócrina; e as *ilhotas de Langerhans*, a porção endócrina do pâncreas (Figura 4.14).

A porção exócrina do pâncreas perfaz 80 a 85% do tecido pancreático e consiste em células secretórias organizadas em ácinos e conectadas a um sistema de ductos que leva seu produto de secreção até o intestino delgado. Um ácino pancreático (Figura 4.15) é formado por células piramidais com o núcleo localizado na base e com o ápice voltado para o centro do ácino. O núcleo é cercado por um citoplasma basofílico rico em retículo endoplasmático rugoso; o citoplasma entre o núcleo e o ápice das células contém grânulos de zimogênio eosinofílicos. Dependendo da incidência do corte, ocasionalmente podem ser notadas células com o núcleo claro e o citoplasma fracamente eosinofílico localizadas no centro do ácino, as denominadas *centroacinares* que formam o início do sistema ductal excretor do pâncreas exócrino, os chamados *ductos intercalados*.

O sistema ductal do pâncreas exócrino inicia-se com os ductos intercalados que se comunicam sucessivamente com os *ductos intralobulares, interlobulares e coletores*. Dependendo de seu diâmetro, os ductos são revestidos por células epiteliais achatadas, cuboides ou colunares, e as células caliciformes podem ser observadas entre as células colunares nos ductos maiores.

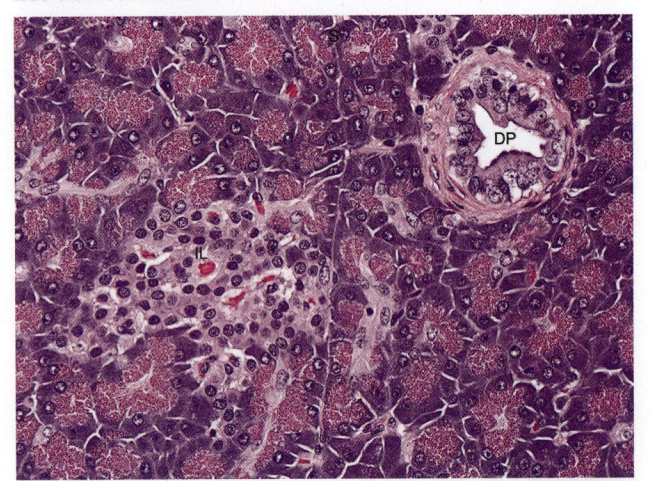

Figura 4.14 Aspecto histológico normal do pâncreas de um cão. Vários ácinos, a porção exócrina, cercam uma ilhota de Langerhans (IL), a porção endócrina. Septos (S), que delimitam o lóbulo pancreático, e um ducto pancreático (DP), que conduz a secreção exócrina até o intestino, podem ser observados. A base das células acinares é basofílica. Os grânulos eosinofílicos observados nas células acinares são de grânulos de secreção de zimogênio.

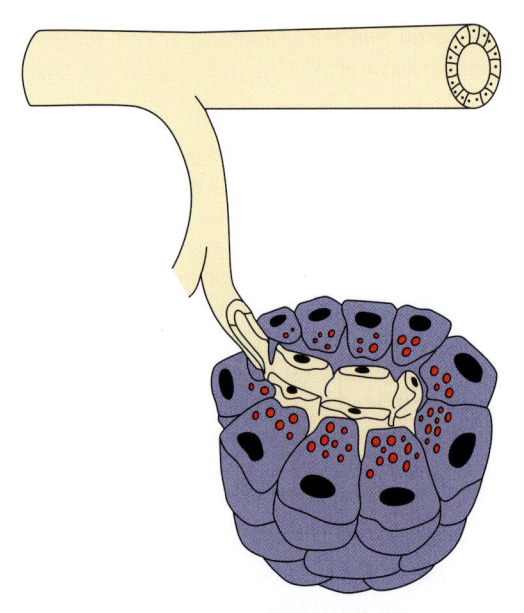

Figura 4.15 Esquema do ácino pancreático normal mostrando células piramidais (*azul*) com o núcleo localizado na base e com o ápice voltado para o centro do ácino. O citoplasma é basofílico rico em retículo endoplasmático rugoso; o citoplasma entre o núcleo e o ápice das células contém grânulos de zimogênio eosinofílicos. As células claras no centro do ácino são as células centroacinares que formam o início do sistema ductal excretor do pâncreas exócrino, os chamados ductos intercalados. O sistema ductal do pâncreas exócrino inicia-se com os ductos intercalados, que se comunicam sucessivamente com os ductos intralobulares, interlobulares e coletores. (Desenho do Dr. Daniel Rissi, Universidade Federal de Santa Maria, Santa Maria, RS.)

O pâncreas exócrino produz e secreta dois tipos de solução. Uma delas consiste em enzimas secretadas pelas células acinares que digerem ou hidrolisam as proteínas, as gorduras e os carboidratos presentes no quimo. A outra é secretada pelas células epiteliais dos ductos e consiste em uma solução tampão concentrada de bicarbonato de sódio, que serve para elevar o pH do quimo. A maior parte das enzimas pancreáticas é secretada pelas células acinares na forma inativa (proenzimas), o que impede a digestão das células pancreáticas pelas enzimas que elas próprias sintetizam. Após entrarem no intestino delgado, as enzimas são convertidas nas suas formas ativas. As enzimas *ribonuclease* e *desoxirribonuclease* degradam, respectivamente, ácido ribonucleico (RNA, do inglês *ribonucleic acid*) e ácido desoxirribonucleico (DNA, do inglês *deoxyribonucleic acid*) em nucleotídios. Enzimas proteolíticas incluem *tripsina* e *quimotripsina* (secretadas, respectivamente, como os precursores inativos tripsinogênio e quimotripsinogênio) e a carboxipeptidase, que atua sobre peptídios. Tripsina e quimotripsina fragmentam proteínas inteiras, e carboxipeptidases fragmentam aminoácidos. Outras enzimas secretadas pelas células acinares do pâncreas incluem *amilase pancreática* (converte o amido em maltose, um dissacarídeo), *maltase* (hidrolisa a maltose em glicose) e *lipase pancreática* (hidrolisa gorduras em ácidos graxos e glicerol). O pâncreas também produz o fator intrínseco, importante para a absorção de cobalamina (vitamina B12) no íleo e é responsável pela homeostase do zinco, armazenando e secretando esse metal.

NÃO LESÕES, LESÕES SEM SIGNIFICADO CLÍNICO E ALTERAÇÕES *POST MORTEM*

Não lesões são estruturas normais que, por serem pouco conhecidas ou semelhantes a lesões, são ocasionalmente interpretadas como tais. Lesões sem significado clínico são as que não resultam em manifestações clínicas e, portanto, não podem ser associadas às causas da morte do animal. Alterações *post mortem* resultam de processos autolíticos ou putrefativos que ocorrem após a morte.

Não lesões

Corpúsculos de Pacini

Corpúsculos de Pacini ou corpúsculos lamelares são mecanorreceptores localizados em vários órgãos que possam ser deformados pela pressão, como pele, tecido subcutâneo, cápsula articular, mesentério e parede da bexiga. Esses corpúsculos são normalmente proeminentes no tecido conjuntivo interlobular do pâncreas e no mesentério de gatos e podem ser visualizados macroscopicamente como estruturas ovais bem definidas, de 1 a 5 mm no maior diâmetro (Figura 4.16 A). Ocasionalmente, podem ser confundidos com cistos parasitários. Histologicamente, o corpúsculo de Pacini consiste em um axônio central circundado por várias camadas de lamelas perineurais (Figura 4.16 B).

Lesões sem significado clínico

Telangiectasia

Telangiectasia ou peliose hepática é uma dilatação cavernosa dos sinusoides em áreas onde hepatócitos foram perdidos. Macroscopicamente, aparecem como áreas deprimidas, vermelhas ou vermelho-azuladas, arredondadas, de contornos irregulares e distribuídas aleatoriamente pelo parênquima hepático tanto na superfície capsular (Figura 4.17 A) como no parênquima (Figura 4.17 B), podendo variar de milímetros até alguns centímetros de diâmetro. Histologicamente (Figura 4.17 C), há ectasia dos sinusoides e perda de hepatócitos; a lesão é, por vezes, associada à fibrose focal. Ocorre com maior frequência em bovinos, espécie em que consiste, provavelmen-te, na lesão hepática mais comum e aparentemente sem significado clínico. No entanto, por motivos estéticos, a telangiectasia é uma causa frequente de condenação do fígado de bovinos em abatedouros, onde é conhecida como *angiomatose*.

Várias etiologias e patogêneses têm sido propostas para essa lesão. Isquemia local é uma das hipóteses, em que uma alteração primária da barreira sinusoidal seja responsável pela deposição de componentes da matriz extracelular (fibronectina, laminina, colágeno tipo IV) na região perissinusoidal; tornando a troca de oxigênio e substratos entre sangue e hepatócitos mais difícil, resultando em atrofia e ruptura das placas de hepatócitos. Telangiectasia também sem significado clínico aparente ocorre no parênquima subcapsular do fígado de gatos senis (Figura 4.18) e raramente em cães. Pode ser confundida com neoplasias vasculares (hemangiomas ou hemangiossarcomas).

Em seres humanos, a lesão é referida como peliose hepática e é associada a doenças crônicas, transplantes de rim, infecção por *Bartonella* spp. e efeitos adversos de várias drogas e toxinas, incluindo azatioprina, estrógenos e andrógenos, embora a relação causal não seja comprovada.

O termo *peliose* tem sido aplicado também às lesões de dilatação de sinusoides, observadas principalmente no fígado e no baço de bovinos intoxicados por espécies de plantas do gênero *Pimelea*, uma doença que ocorre na Austrália e é conhecida como "doença de Saint George". Entretanto, na intoxicação por *Pimelea* spp., as dilatações sinusoides e de vênulas ocorrem também em outros órgãos e são responsáveis por grave comprometimento circulatório.

Hiperplasia nodular do fígado

Hiperplasia nodular do fígado consiste em nódulos de hepatócitos bem delimitados, de tamanhos variáveis, em geral múltiplos, distribuídos aleatoriamente pelo parênquima hepático e que não interferem na função do órgão. A lesão acontece com alta frequência em cães e é rara em outras espécies, embora tenha sido relatada em suínos.

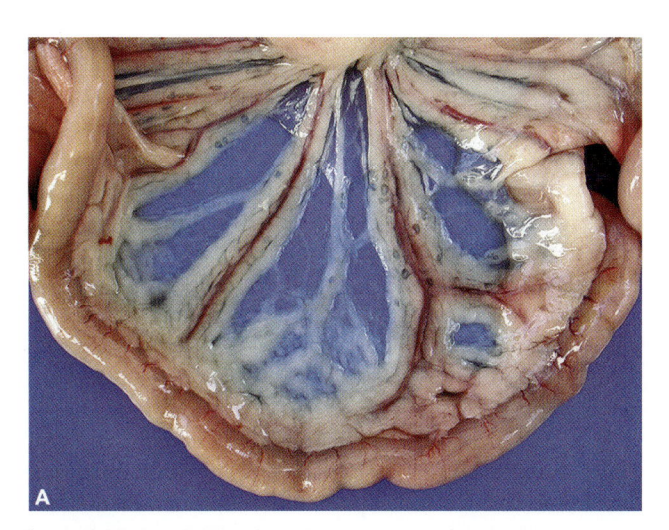
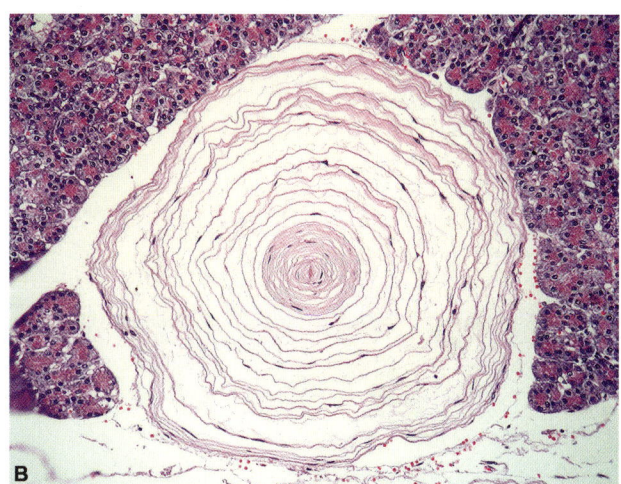

Figura 4.16 Corpúsculos de Pacini no pâncreas de gato. **A.** Essas estruturas são mecanorreceptores, observadas macroscopicamente no pâncreas e no mesentério de gatos como estruturas ovais bem definidas, de 1 a 5 mm no maior diâmetro. **B.** Corte histológico de um corpúsculo de Pacini mostrando o aspecto laminar característico, semelhante à casca de cebola.

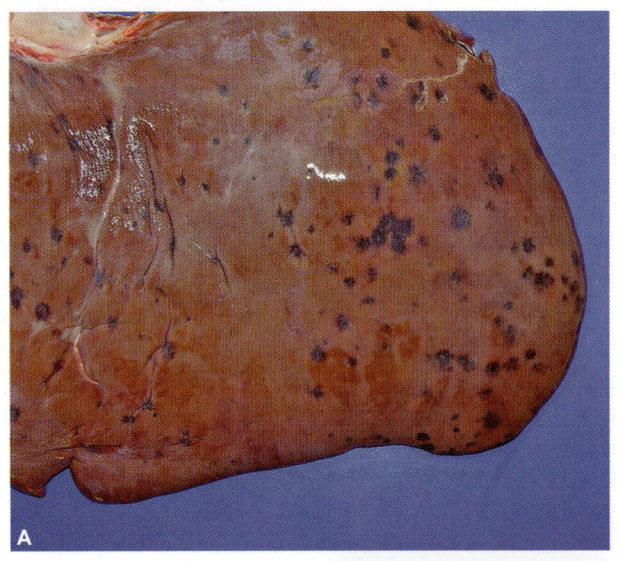

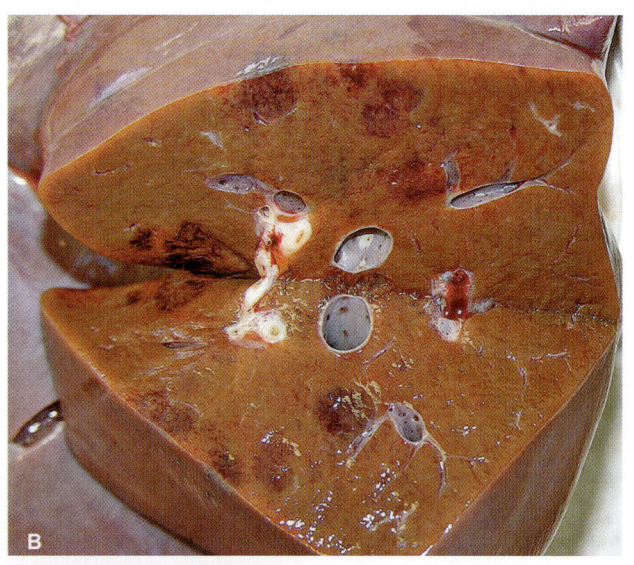

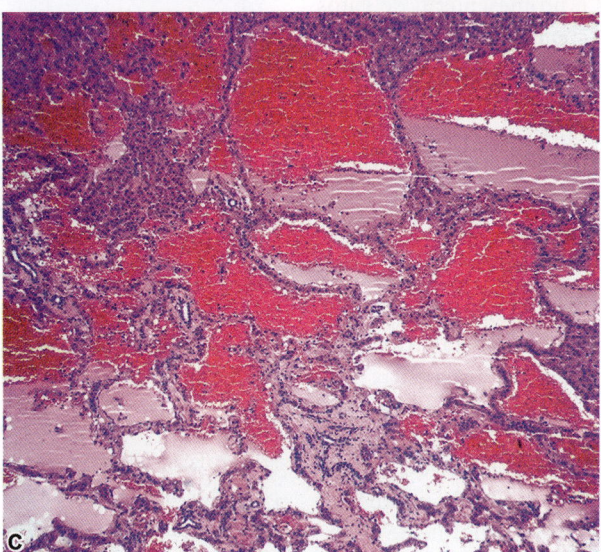

Figura 4.17 Telangiectasia no fígado de um bovino. **A.** Áreas deprimidas, vermelhas ou vermelho-azuladas, arredondadas, de contornos irregulares, aparecem distribuídas aleatoriamente pelo parênquima na superfície capsular do fígado. **B.** Áreas semelhantes podem ser observadas também na superfície de corte. **C.** No aspecto histológico, observa-se acentuada ectasia dos sinusoides.

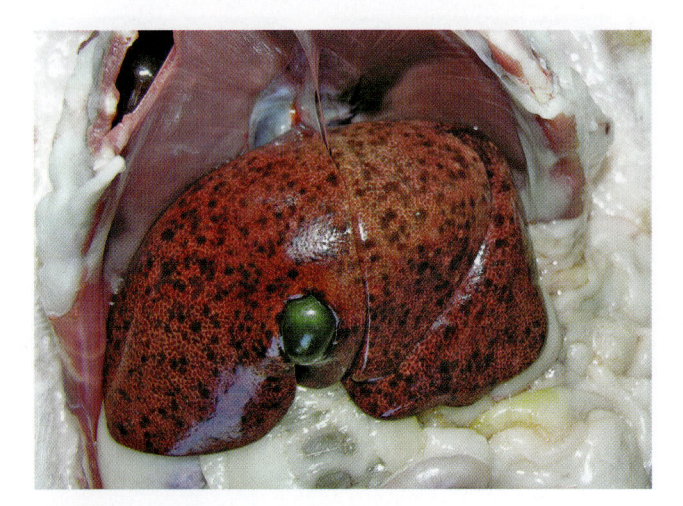

Figura 4.18 Telangiectasia no fígado de um gato. As lesões consistem em manchas escuras e deprimidas logo abaixo da cápsula e podem ser confundidas com tumores vasculares.

A incidência da hiperplasia nodular está relacionada com a idade e é comum em cães adultos e senis. Não há evidências de que a hiperplasia nodular seja pré-neoplásica.

Macroscopicamente, nódulos hiperplásicos aparecem salientes na cápsula ou podem estar limitados ao parênquima hepático (Figura 4.19). São, em geral, esféricos ou ovoides, com 0,2 a 3 cm de diâmetro, e não têm cápsula fibrosa definida que os delimite. Em alguns casos, os nódulos são pálidos, em razão da deposição de lipídios no citoplasma dos hepatócitos; do contrário, podem ter cor normal ou, dependendo da quantidade de sangue, ser mais vermelhos que o parênquima circunjacente.

Ao exame histopatológico, os nódulos de hiperplasia hepática consistem de hepatócitos de aspecto normal aumentados de volume, podendo apresentar citoplasma vacuolizado por acúmulo de lipídios ou glicogênio e dispostos em placas de uma a duas células de espessura. A organização lobular é parcialmente mantida, o que permite a diferenciação do

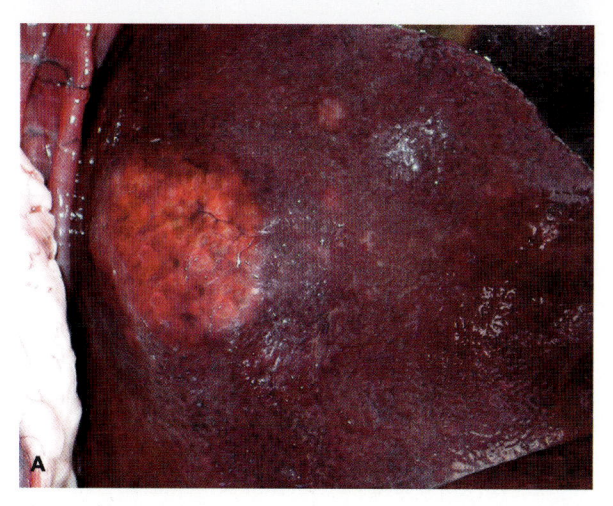

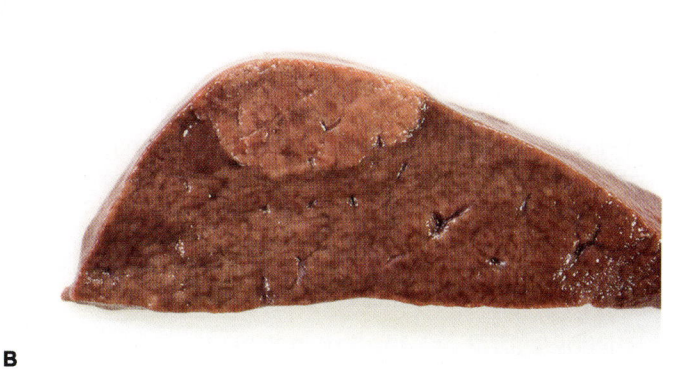

Figura 4.19 Hiperplasia nodular no fígado de um cão. **A.** O nódulo bege-amarelado saliente na cápsula hepática representa hiperplasia benigna de hepatócitos. O nódulo é claro em função da lipidose dos hepatócitos hiperplásicos. **B.** Superfície de corte bege-amarelada de um nódulo de hiperplasia nodular.

adenoma hepatocelular que não preserva a arquitetura lobular. Os nódulos da hiperplasia nodular não são associados à fibrose, o que serve para distingui-los dos nódulos regenerativos associados a hepatopatias crônicas (ver tópico *Resposta do fígado à agressão*).

Acentuação do padrão lobular

Um grau moderado de acentuação do padrão lobular é observado frequentemente no fígado de gatos (Figura 4.20) e equinos, sem associação com lesões necróticas. O exame histopatológico do fígado, nesses casos, revela apenas congestão centrolobular e discreta vacuolização (lipidose) dos hepatócitos.

Lipidose de tensão

Lipidose de tensão (Figura 4.21) identifica-se por áreas focais bem demarcadas, pálidas ou amareladas, de forma

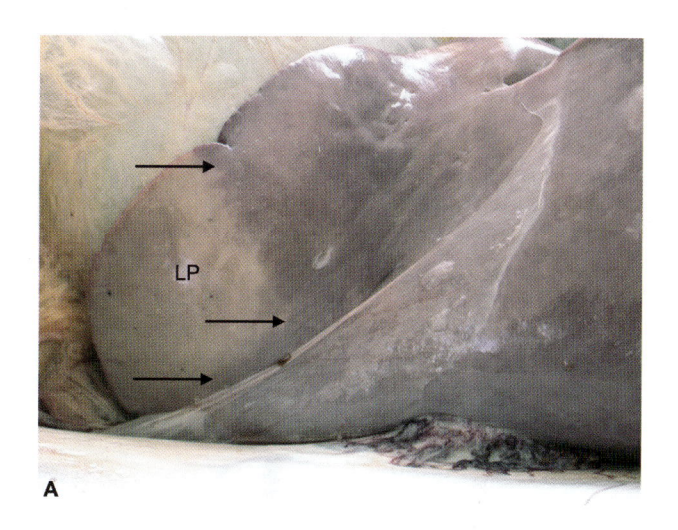

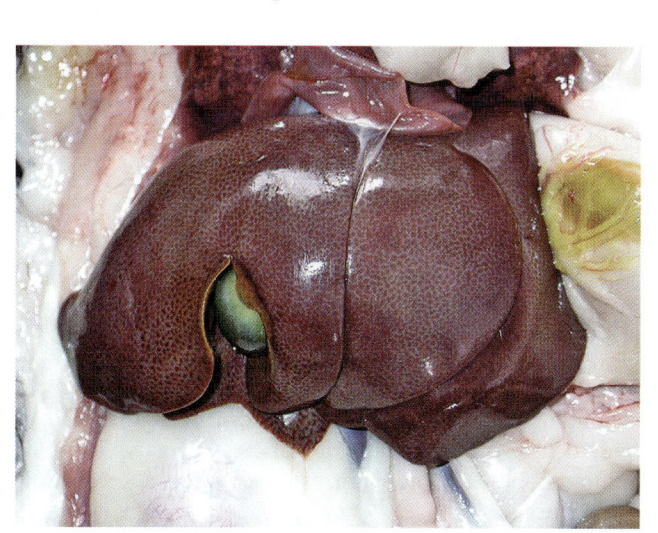

Figura 4.20 Acentuação do padrão lobular no fígado de um gato. Um grau moderado de acentuação do padrão reticular é observado na superfície capsular. Não foram encontradas alterações histológicas além de uma quantidade levemente maior de sangue nos sinusoides da região centrolobular.

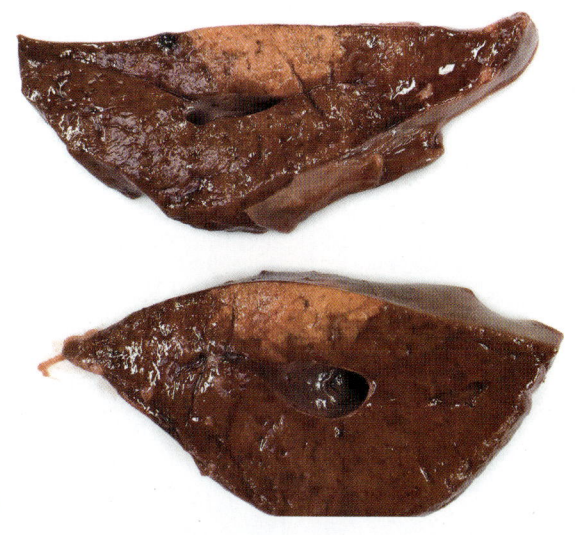

Figura 4.21 Fígado de bovino com lipidose de tensão. **A.** Aspecto da superfície capsular. A área de lipidose de tensão (LP) é bem demarcada (*setas*) em relação à área normal. **B.** Aspecto pálido da superfície de corte de uma área de lipidose de tensão.

geométrica, localizadas próximo às bordas do fígado ou em qualquer local do órgão onde existam ligamentos de tecido conjuntivo ou aderências fibrosas. Essas áreas são planas, têm bordas retas e se estendem para o parênquima em uma profundidade semelhante à sua largura. São comuns em equinos, aparecem com menor frequência em bovinos e raramente em outras espécies. Acredita-se que a tensão exercida pelos ligamentos ou aderências sobre o fígado prejudique a perfusão sanguínea e induza a hipoxia local e degeneração hepatocelular. Microscopicamente, os hepatócitos dessa área apresentam lipidose hepatocelular com manutenção da arquitetura lobular. Como as lesões são focais, não interferem com as funções hepáticas.

Manchas leitosas na cápsula hepática

Manchas leitosas na cápsula hepática de suínos (Figura 4.22) são áreas de cicatriz fibrosa deixadas pela migração de larvas de *Ascaris suum* e menos comumente do nematódeo renal *Stephanurus dentatus*. Ao migrarem pelo parênquima, as larvas deixam trajetos de necrose tecidual que induzem inflamação eosinofílica e linfoplasmocitária e, finalmente, cicatrização. O tecido conjuntivo fibroso espesso tem um aspecto macroscópico opaco e brancacento, semelhante a uma mancha de leite.

Fibrose capsular

Fibrose capsular ocorre na superfície diafragmática do fígado sob duas formas: como placas grandes de tecido conjuntivo, ocupando a superfície do órgão, ou como franjas finas e longas (1 a 5 mm) de tecido conjuntivo aderidas à cápsula (Figura 4.23). Essas lesões são mais comuns em equinos e provavelmente resultam da cicatrização de peritonites assépticas, e têm sido também associadas à migração de larvas de *Strongylus edentatus*.

Cistos biliares solitários

Cistos biliares solitários são encontrados raramente como achado incidental no fígado de todas as espécies. Apresentam uma parede de tecido conjuntivo delgada, são revestidos por epitélio do tipo biliar e contêm líquido claro, razão pela qual são também referidos como *cistos serosos* (Figura 4.24). A origem provável da maioria dessas alterações é congênita,

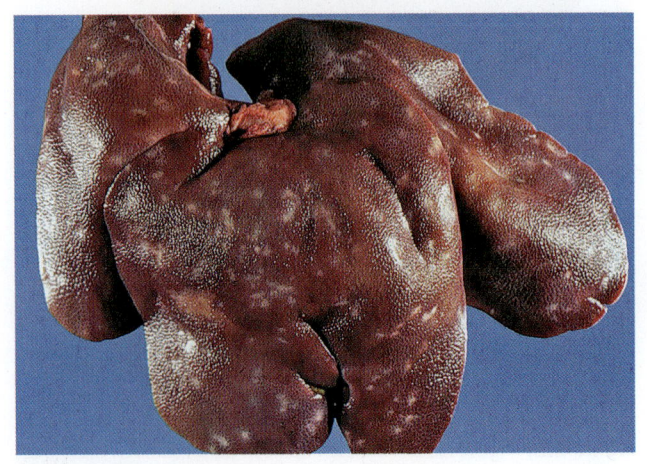

Figura 4.22 Manchas leitosas na cápsula do fígado de um suíno. Áreas brancas e multifocais de fibrose semelhantes a manchas de leite derramado sobre a cápsula.

em razão do desenvolvimento anormal dos ductos biliares intra-hepáticos. Cistos biliares adquiridos também ocorrem ocasionalmente no fígado. Macroscopicamente, os cistos biliares devem ser diferenciados de cistos parasitários, como cisto hidático e *Cysticercus tenuicollis* (ver seção "Principais doenças que afetam primariamente o fígado") e neoplasias císticas do epitélio biliar.

Hiperplasia cística mucinosa da vesícula biliar

Hiperplasia cística mucinosa da vesícula biliar é um achado incidental de necropsia em cães velhos (idade média de 10 anos). Macroscopicamente, a mucosa encontra-se espessada por múltiplos cistos (Figura 4.25 A), e a bile está viscosa ou semissólida. Histologicamente, há hiperplasia cística da mucosa, com glândulas preenchidas por muco (Figura 4.25 B). Uma lesão incidental semelhante tem sido descrita em ovinos.

Anomalias da vesícula biliar

Anomalias da vesícula biliar, como vesículas bi ou trilobadas e vesículas extremamente tortuosas ou inseridas no parênquima, são achados de necropsia relativamente comuns em gatos e não são associadas a sinais clínicos.

Hiperplasia nodular do pâncreas exócrino

Hiperplasia nodular do pâncreas exócrino (Figura 4.26) é muito comum em cães e gatos mais velhos como um achado incidental de necropsia e ocorre ocasionalmente no pâncreas de bovinos adultos. A lesão consiste em nódulos pálidos, de até 5 mm de diâmetro, múltiplos e salientes na cápsula e que aprofundam no parênquima. Não há sinais clínicos associados a essa lesão. Histologicamente, consistem em nódulos bem delimitados, mas não encapsulados, de células acinares bem diferenciadas com eosinofilia variada devido à quantidade de grânulos de zimogênio.

Cistos pancreáticos

Cistos pancreáticos solitários ou múltiplos podem ser observados ocasionalmente em todas as espécies; são, provavelmente, malformações congênitas de origem ductular. Alternativamente, a obstrução da drenagem ductular, em animais adultos, pode resultar em cistos sem significado clínico. Cistos pancreáticos podem ocorrer em animais com doença renal policística, uma doença genética mais comumente observada em gatos Persa.

Nódulos de tecido pancreático ectópico

Nódulos de tecido pancreático ectópico ocorrem ocasionalmente no duodeno, estômago, baço, vesícula biliar e mesentério do cão e do gato.

Lipomatose pancreática

Acúmulo incidental de tecido adiposo bem diferenciado pode ocorrer no interstício do pâncreas de gatos, bovinos e suínos obesos, dando um aspecto pálido ao parênquima (Figura 4.27).

Alterações *post mortem*

Alterações post mortem no fígado

Alterações da cor ocorrem após a morte e são denominadas livores cadavéricos (*livor mortis*). Após a morte e antes de

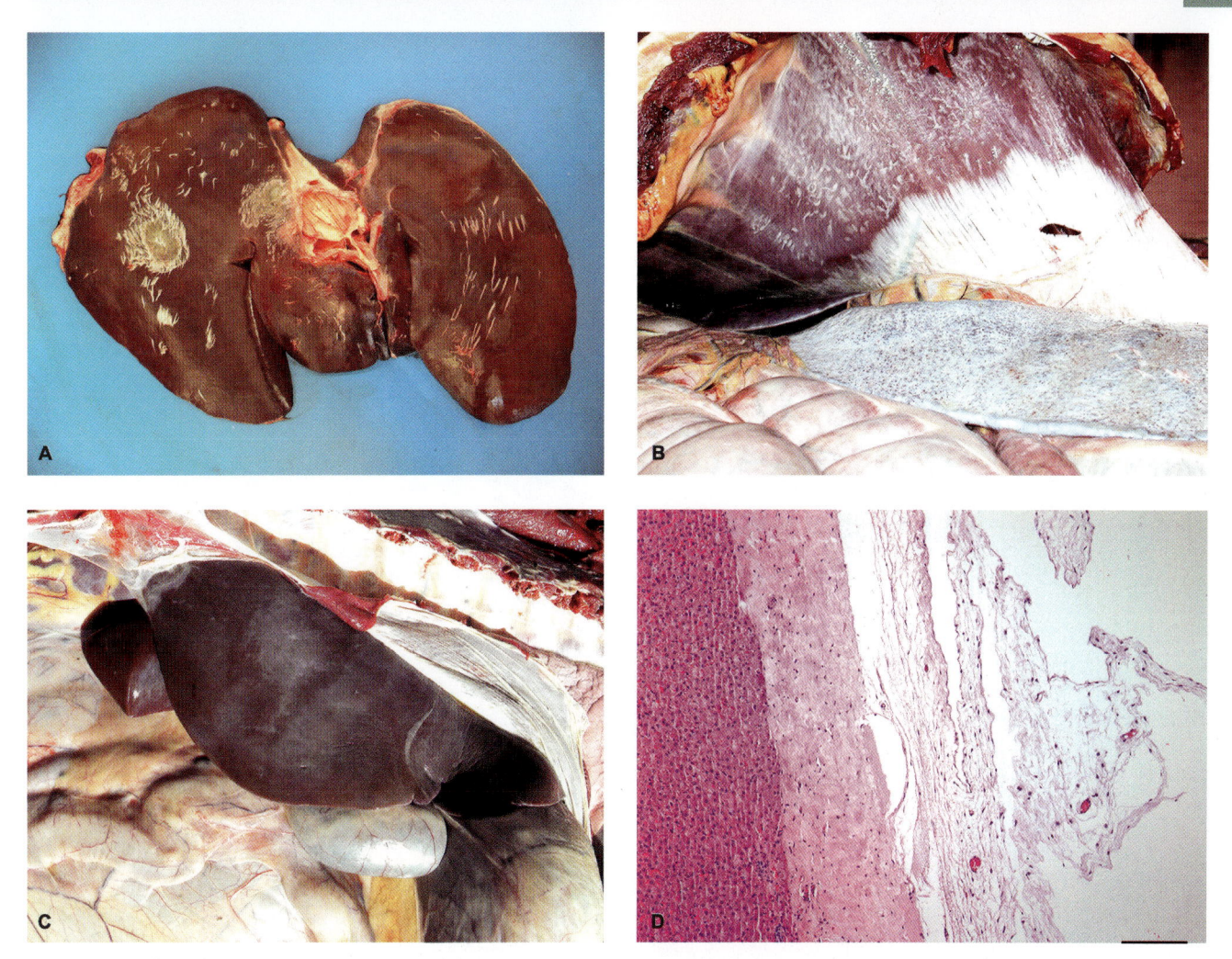

Figura 4.23 Franjas e placas fibrosas no fígado e no diafragma. **A.** Numerosas franjas fibrosas são observadas na superfície diafragmática do fígado de um equino. **B.** Franjas semelhantes aparecem no diafragma. **C.** Placas fibrosas de espessamento na cápsula hepática do fígado de um bovino. Essas lesões provavelmente resultam da cicatrização de peritonites assépticas. **D.** Aspecto histológico de uma área de franja fibrosa do fígado de um equino. A cápsula hepática está espessada por deposição de tecido conjuntivo denso e tecido conjuntivo frouxo entremeado por alguns capilares sanguíneos.

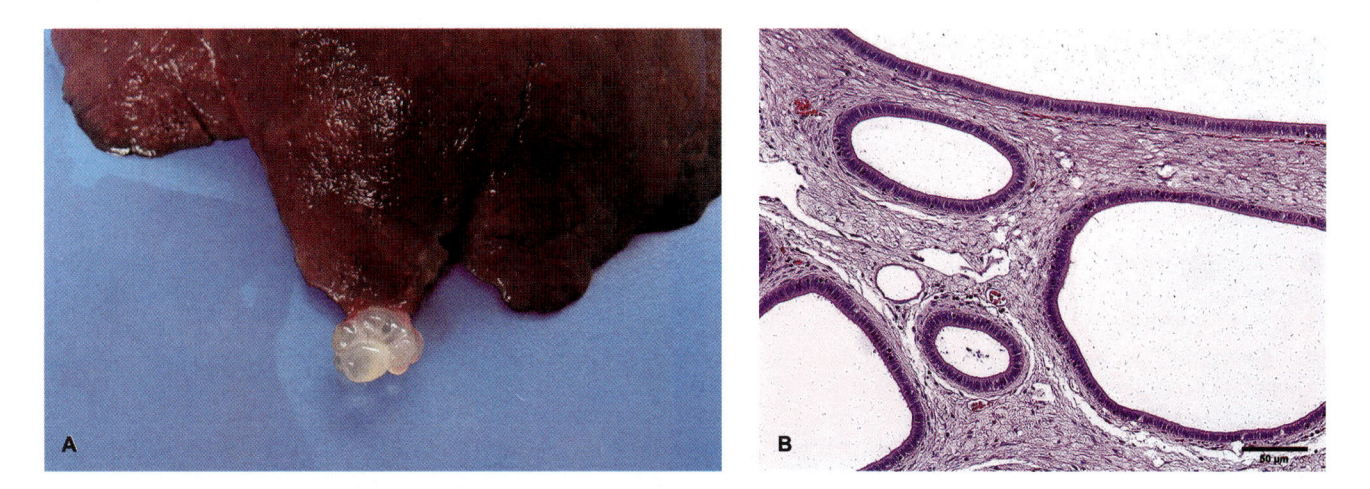

Figura 4.24 Cisto seroso congênito no fígado de um coelho. **A.** A lesão aparece como cisto multiloculado contendo líquido translúcido. Esses cistos devem ser diferenciados de cistos parasitários e de neoplasias císticas do sistema biliar. **B.** Os cistos consistem em ductos biliares ectásicos, delineados por epitélio colunar e sustentados por estroma fibrovascular.

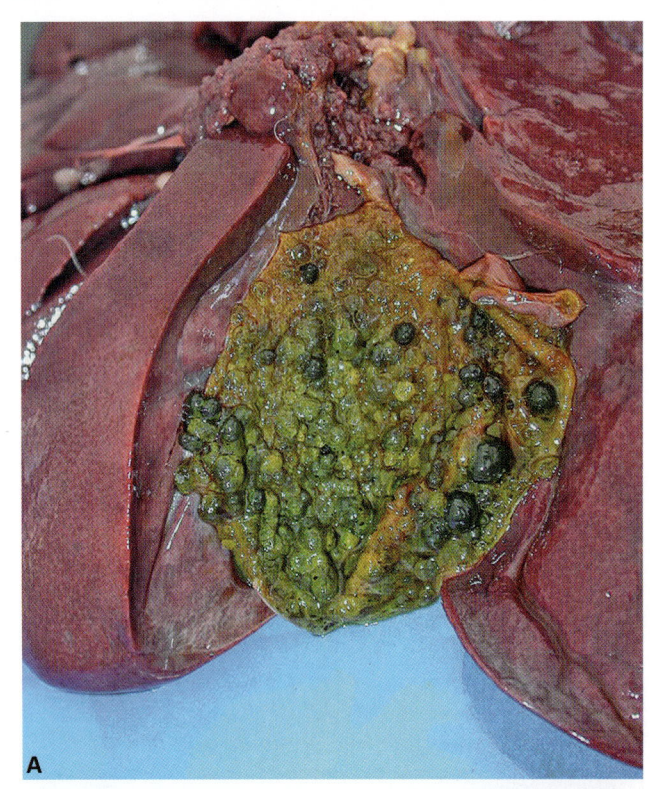

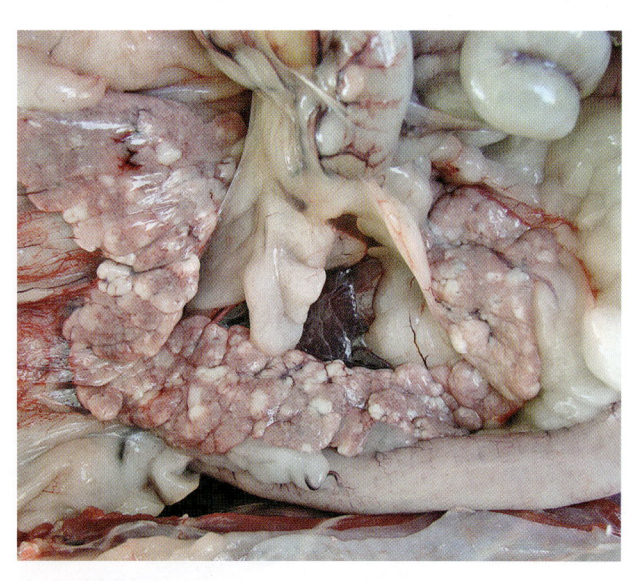

Figura 4.26 Hiperplasia nodular no pâncreas de um cão. A lesão consiste em nódulos bege a rosados e múltiplos de tamanho variado e salientes na cápsula.

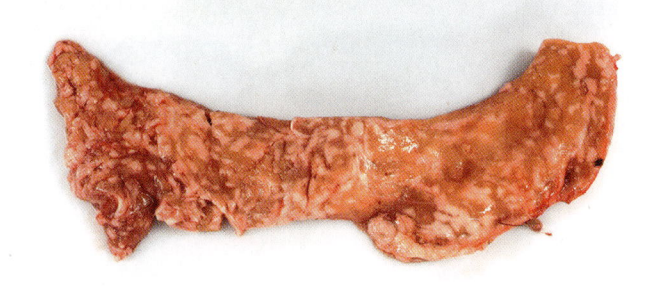

Figura 4.27 Lipomatose pancreática em um bovino. O parênquima pancreático está entremeado por múltiplas áreas bege a brancas e macias.

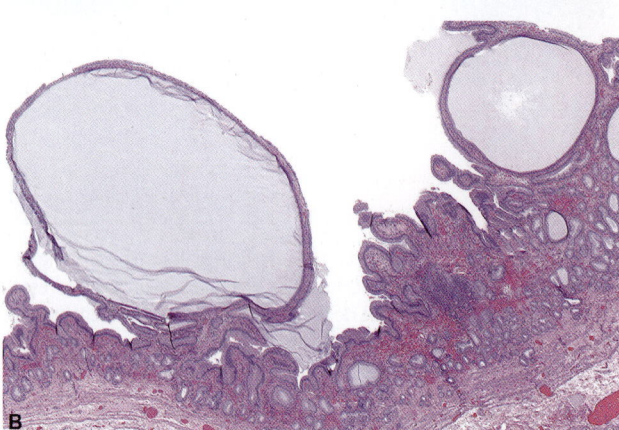

Figura 4.25 Hiperplasia cística mucinosa da vesícula biliar em um cão. **A.** A mucosa da vesícula biliar contém múltiplos cistos preenchidos por líquido amarelo-esverdeado. Esse é um achado incidental de necropsia em cães senis. **B.** O epitélio da vesícula biliar apresenta hiperplasia cística e preenchimento por mucina.

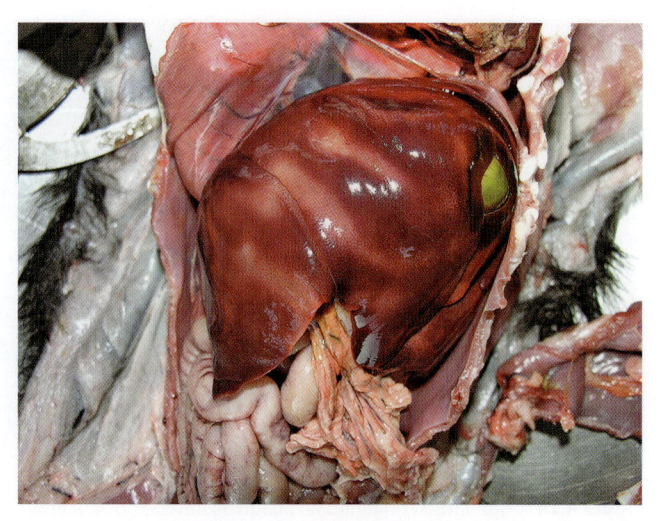

Figura 4.28 Marcas da pressão das costelas sobre o parênquima hepático de um cão. As faixas pálidas e deprimidas na superfície hepática são marcas causadas pela pressão exercida pelas costelas no fígado, comprimido contra a caixa torácica pelas vísceras gastrintestinais distendidas.

coagular, o sangue se distribui pelo organismo sob a ação da gravidade ou da pressão dos órgãos gastrintestinais, expandidos por gases produzidos pelas bactérias saprófitas. A pressão exercida no fígado comprimido contra as costelas produz áreas paralelas mais pálidas na superfície hepática de onde o sangue foi expulso pela pressão (Figura 4.28).

A *embebição por hemoglobina* é a impregnação dos tecidos com esse pigmento sanguíneo que resulta da lise eritrocitária *post mortem* e que torna as áreas afetadas vermelho-escuras. A *pseudomelanose* é uma alteração da cor dos tecidos em contato com os intestinos. Essa alteração resulta da combinação do sulfeto de hidrogênio (produzido por bactérias da putrefação no intestino) com o ferro liberado de eritrócitos lisados. O sulfeto de ferro é um pigmento que mancha os tecidos de azul-acinzentado, verde ou preto.

A pseudomelanose hepática ocorre como áreas pretas ou azul-acinzentadas e é observada principalmente na face visceral em razão do contato com o intestino (Figura 4.29). *Manchas pálidas* de 1 a 3 mm de diâmetro ocorrem na superfície capsular e são correspondentes a áreas de colonização por bactérias saprófitas, autólise e putrefação (Figura 4.30). Com o tempo, essas áreas coalescem em áreas maiores, disseminam-se pelo fígado e tornam-se crepitantes, enfisematosas e salientes, devido à produção de gás pelas bactérias saprófitas (Figura 4.31). Coloração amarela ou esverdeada, devida à *embebição biliar*, ocorre nas porções do fígado e em outros tecidos adjacentes à vesícula biliar à medida que sua parede autolisa, permitindo a difusão da bile (Figura 4.32).

Alterações *post mortem* no pâncreas

Alterações *post mortem* no pâncreas ocorrem rapidamente; a dissociação por autólise das células exócrinas pode ocorrer em 4 h após a morte. Temperaturas elevadas, animais com lã ou excessivo depósito adiposo subcutâneo e manuseio inadequado do órgão na necropsia (causando ruptura das células acinares) aceleram o processo de autólise. A cor branco-rósea do órgão torna-se marrom-avermelhada escura (embebição por hemoglobina) ou esverdeada (pseudomelanose) à medida que a autólise progride. Frequentemente há extravasamento *post mortem* de soro e eritrócitos para o interstício pancreático, dando a falsa impressão de edema e hemorragia. Microscopicamente, alterações autolíticas do pâncreas e do tecido adiposo peripancreático podem ser semelhantes àquelas observadas na necrose pancreática. A ausência de inflamação e de alterações circulatórias auxiliam na identificação da autólise.

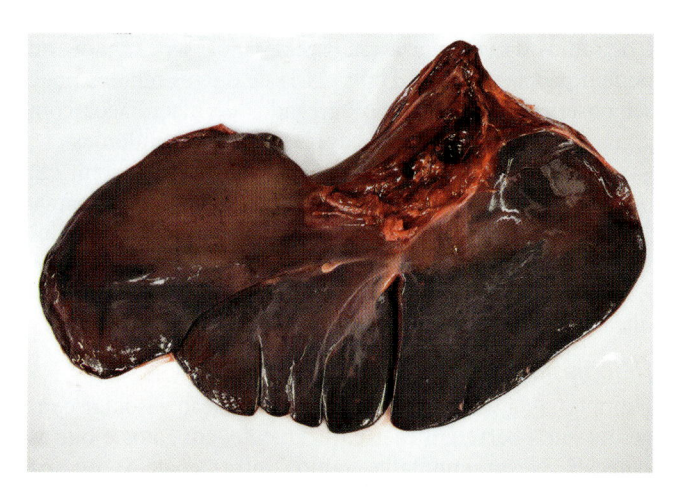

Figura 4.29 Pseudomelanose na superfície capsular visceral de um equino. A superfície do fígado em contato com os intestinos apresenta manchas verde-escuras a pretas.

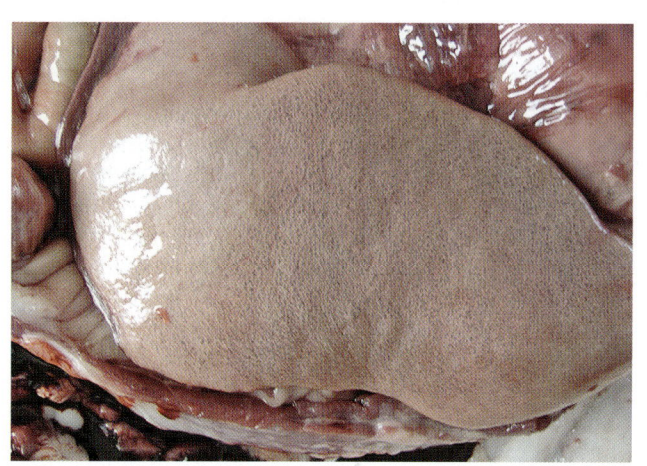

Figura 4.31 Enfisema hepático *post mortem* em fígado de cão. O fígado está aumentado de volume e crepitante, devido à produção de gás pelas bactérias saprófitas durante o processo de putrefação.

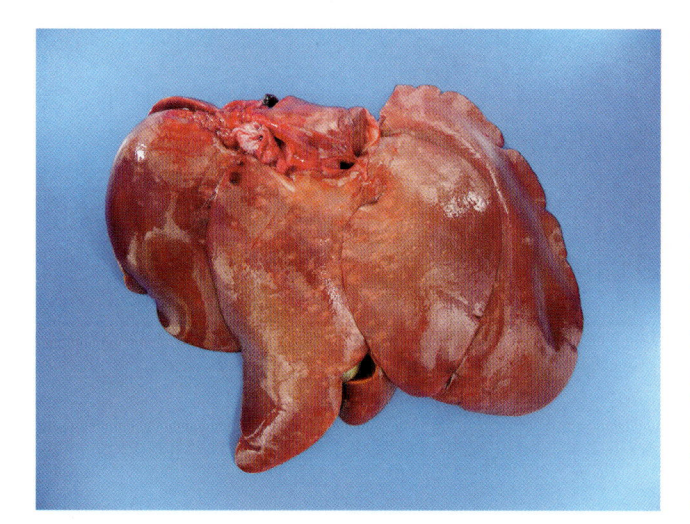

Figura 4.30 Áreas de autólise na superfície capsular do fígado de um cão. Múltiplas manchas pálidas correspondentes a colônias de bactérias da putrefação são vistas na superfície do fígado. Áreas de autólise podem ser confundidas com áreas de necrose na macroscopia.

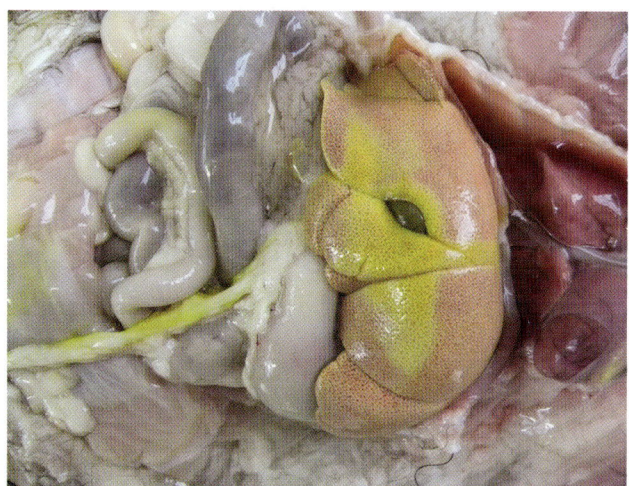

Figura 4.32 Embebição biliar *post mortem* no fígado de um gato. Após a morte, a bile extravasa da vesícula biliar e confere uma cor amarelo-esverdeada a partes do fígado e de outros tecidos adjacentes. O parênquima hepático está difusamente pálido devido à lipidose hepática.

FÍGADO

Anomalias do desenvolvimento

Malformações da placa ductal

Doenças císticas congênitas do fígado compõem um grupo complexo de condições que resultam de malformações da placa ductal durante o desenvolvimento embriológico do fígado. As lesões são caracterizadas por dilatação de segmentos dos ductos biliares intra-hepáticos revestidos por epitélio cuboidal ou colunar, com graus variáveis de fibrose e, ocasionalmente, reação ductular (Figura 4.33).

Frequentemente, lesões císticas hepáticas são associadas com doença renal policística, como nos gatos Persa com mutação nos genes *polycystic kidney disease-1* (PKD1) e PKD2. As lesões podem ser incidentais ou estar associadas a sinais clínicos, dependendo da extensão das lesões e do grau de fibrose associada. A dilatação dos ductos biliares predispõe à infecção bacteriana ascendente e desenvolvimento de colangite.

Derivação portossistêmica congênita

A derivação (*shunt*) portossistêmica congênita geralmente consiste na malformação de um vaso geralmente único que comunica a circulação portal (ou seus tributários) com a circulação sistêmica (cava ou alguma outra veia), desviando o sangue do fígado. Ocorrem em cães, menos comumente em gatos e, mais raramente, em outras espécies e resultam em manifestações clínicas graves, pois a exclusão do fígado no percurso do sangue impede as funções de neutralização de substâncias tóxicas. Além disso, fatores de crescimento hepático veiculados pelo sangue são desviados do fígado de animais afetados por derivações portossistêmicas congênitas, resultando em hipoperfusão e atrofia hepática (micro-hepatia). Animais afetados apresentam deficiência no desenvolvimento e distúrbios neurológicos relacionados à encefalopatia hepática (ver seção "Síndromes clínicas de insuficiência hepática"), como depressão e convulsões. Os níveis de amônia no sangue estão elevados, e cristais de biu-

rato de amônia podem ser eliminados na urina (Figura 4.34) ou resultar em quadro de obstrução por urolitíase. Tipicamente não há hipertensão portal ou ascite. Em cães de raças de pequeno porte, a derivação portossistêmica, em geral, é extra-hepática, envolvendo, via de regra, derivações entre a veia porta e a veia cava caudal (porto-cava), a veia porta e a veia gástrica (porto-frênica) ou a veia porta e a veia ázigos (porto-ázigos), comum em cães Yorkshire Terrier e Poodle miniatura. Em raças de cães de grande porte (p. ex., Golden Retriever, Labrador Retriever, Boiadeiro Australiano), a derivação portossistêmica costuma ser intra-hepática, mais comumente no lobo esquerdo. Na maior parte das vezes, a identificação da derivação portossistêmica congênita é difícil durante o exame *post mortem*.

Alterações histopatológicas no fígado são indicativas de hipoperfusão hepática e incluem atrofia de hepatócitos e lóbulos hepáticos pequenos com tríades portais mais próximas umas das outras (Figura 4.35). Nos espaços-porta, as arteríolas podem ser múltiplas e tortuosas (reduplicação arteriolar), e os ramos da veia porta estão colapsados, sem sangue, ou podem não ser visíveis. Hiperplasia de ductos biliares pode ser observada, assim como agregados de macrófagos com pigmento de lipofuscina no citoplasma (lipogranulomas).

As lesões no fígado não são específicas e ocorrem em outras condições que cursam com hipoperfusão hepática (hipoplasia da veia porta, malformações e fístulas arteriovenosas, obstrução da veia porta). O diagnóstico clínico geralmente é realizado por meio de exames de imagem como ultrassonografia e tomografia computadorizada.

Hipoplasia da veia porta

Hipoplasia da veia porta é uma malformação vascular congênita que ocorre em cães e, raramente, em gatos e outras espécies. Nessa anomalia, ramos intra-hepáticos ou extra-hepáticos da veia porta são pouco desenvolvidos ou ausentes e o fígado é pequeno. Essa condição também era previamente referida como fibrose hepatoportal, displasia microvascular e hipertensão portal não cirrótica. Histologicamente, há diminuição do diâmetro dos ramos da veia porta nos espaços-porta ou ausência dos ramos. As demais alterações microscópicas lembram as encontradas nas deri-

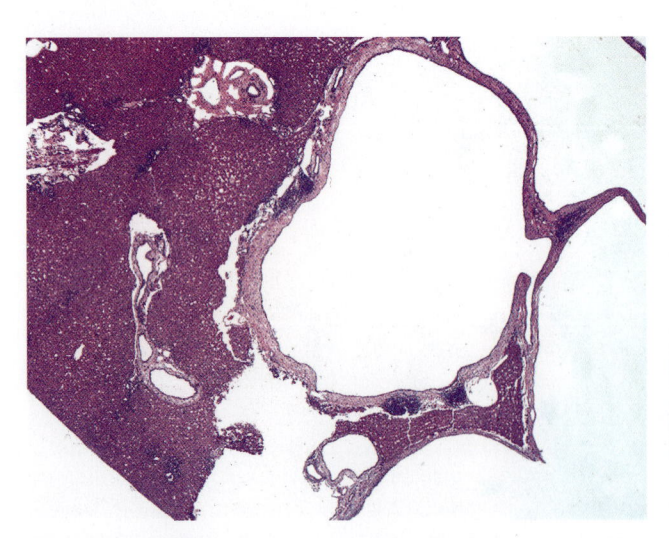

Figura 4.33 Malformação da placa ductal no fígado de um gato. Múltiplos ductos biliares estão dilatados formando saculações delineadas por epitélio cuboidal achatado. Há discreta fibrose periductal e infiltrado multifocal de linfócitos ao redor dos ductos.

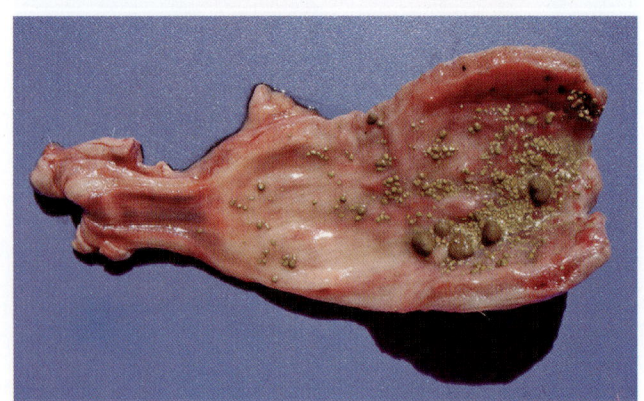

Figura 4.34 Cristais verdes de biurato de amônia na bexiga urinária de cão portador de derivações portossistêmicas congênitas. Nesses casos, os níveis de amônia estão elevados no sangue e na urina, com formação dos cristais que são eliminados na urina.

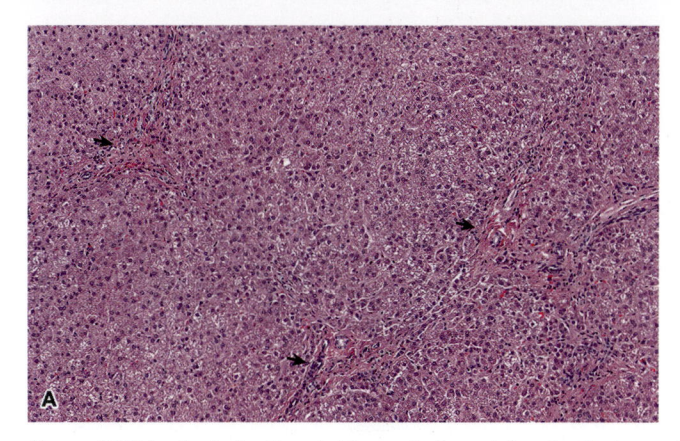 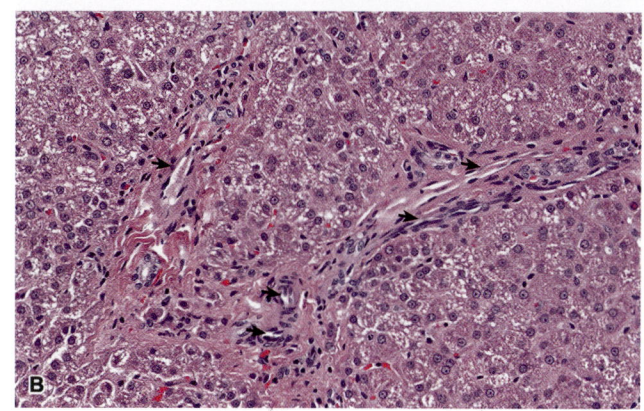

Figura 4.35 Lesões indicativas de hipoperfusão portal no fígado de um cão com derivação portossistêmica congênita extra-hepática. **A.** Os lóbulos hepáticos estão diminuídos de tamanho em função da atrofia dos hepatócitos. Consequentemente, as tríades portais (*setas*) aparentam estar mais próximas umas das outras. **B.** Tríades portais com aumento no número de arteríolas (*setas*) que apresentam um padrão tortuoso.

vações portossistêmicas congênitas e são caracterizadas por atrofia de hepatócitos e reduplicação de arteríolas. Fibrose e hiperplasia biliar podem ser observadas. Ao contrário do que ocorre nas alterações portossistêmicas congênitas, os casos de hipoplasia da veia porta podem ser acompanhados de hipertensão portal e ascite, podendo resultar em derivações portossistêmicas extra-hepáticas adquiridas.

Malformações arteriovenosas

Malformações arteriovenosas, também referidas como fístulas arteriovenosas congênitas ou derivações arterioportais congênitas, são comunicações diretas entre os ramos da artéria hepática e da veia porta, com consequente mistura do sangue arterial de alta pressão com o sangue venoso. O fluxo retrógrado de sangue na veia porta resulta em hipertensão portal e desenvolvimento de ascite e, ocasionalmente, derivações portossistêmicas adquiridas extra-hepáticas. São alterações pouco frequentes, mas têm sido relatadas em cães e gatos. Podem ocorrer em qualquer lugar no parênquima hepático e envolver um ou mais lobos. Em alguns casos, as malformações arterioportais podem ser observadas macroscopicamente como vasos dilatados, tortuosos e pulsáteis sob a cápsula de um lobo hepático atrófico. As alterações microscópicas incluem hiperplasia e anastomoses de arteríolas com vênulas e atrofia do parênquima hepático. Os vasos envolvidos apresentam espessamento da íntima, proliferação de células musculares lisas da camada média de arteríolas com degeneração e mineralização e, ocasionalmente, trombose dos ramos da veia porta. Fístulas arteriovenosas hepáticas também podem ser adquiridas.

Alterações circulatórias

Congestão

Congestão aguda ou crônica do fígado está quase invariavelmente ligada à insuficiência cardíaca direita. Adicionalmente, congestão aguda ocorre em cães em casos de choque por diversas causas. Nesses casos, o fígado está tumefeito e escuro e deixa fluir grande quantidade de sangue na superfície de corte. Microscopicamente, os sinusoides aparecem ingurgitados de sangue e dilatados. A uma insuficiência cardíaca direita aguda corresponderá uma lesão congestiva aguda no fígado. Em casos em que a insuficiência cardíaca direita permanece por longo tempo, alterações morfológicas características vão se sucedendo no fígado.

O sangue acumula-se no centro do lóbulo, em razão do impedimento do efluxo venoso por estase do sangue na circulação geral. A estase centrolobular causa anoxia, lipidose e atrofia hepatocelulares e subsequente perda dos hepatócitos do centro do lóbulo. Eritrócitos ocupam os espaços deixados pela perda de hepatócitos, formando um lago de sangue. Essas alterações são observadas macroscopicamente como acentuação do padrão lobular, em que as áreas vermelhas correspondem a estase sanguínea centrolobular intercaladas com áreas mais pálidas que correspondem a hepatócitos periportais mais ou menos íntegros. Na *congestão crônica*, há deposição de tecido conjuntivo fibroso preenchendo os espaços deixados pelos hepatócitos perdidos, especialmente nos ruminantes e equinos.

O fígado assume um padrão reticular bem marcado, em razão do contraste das zonas centrolobulares de congestão, com perda de hepatócitos e fibrose que se alternam com zonas de parênquima periportal composto de hepatócitos tumefeitos com lipidose. As zonas centrolobulares estão também frequentemente deprimidas, em razão da perda de hepatócitos e da fibrose.

Com a evolução do quadro, a fibrose centrolobular liga as veias centrolobulares umas às outras e às tríades portais (*fibrose cardíaca* ou *cirrose cardíaca*). Esse padrão reticular hepático é comparado à superfície de corte de uma noz-moscada e conhecido como *fígado de noz-moscada* (Figura 4.36). Macroscopicamente, o fígado parece aumentado de volume, azulado e com cápsula espessa e é, em geral, acompanhado de ascite e raramente de derivações portossistêmicas adquiridas.

Em cães, gatos e suínos, as bordas dos lobos centrais do fígado tornam-se arredondadas, e há transudação de líquido por meio da cápsula do fígado. Como esse líquido é rico em fatores da coagulação, tende a coagular, formando aderências de fibrina entre os lobos hepáticos (Figura 4.37). Com o tempo, há deposição de tecido fibrovascular sobre essa película de fibrina, formando placas fibrosas espessas.

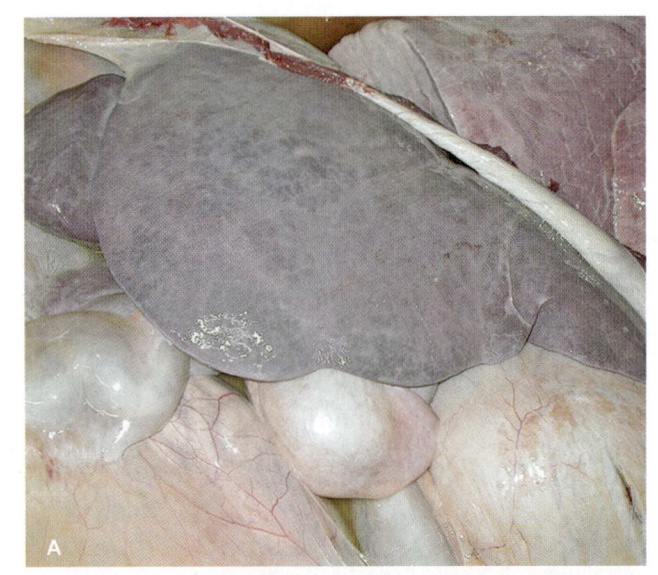

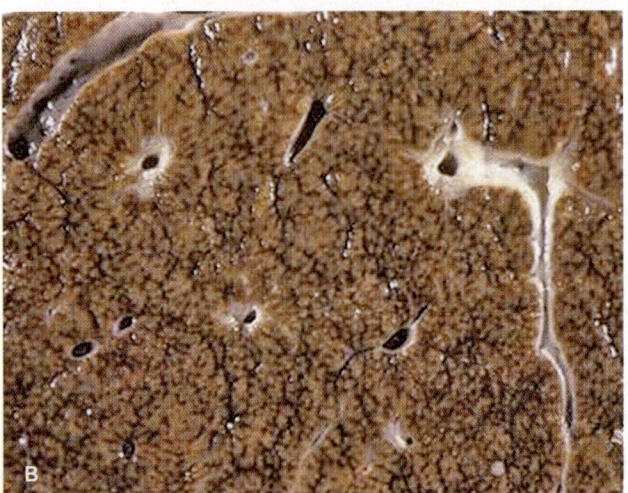

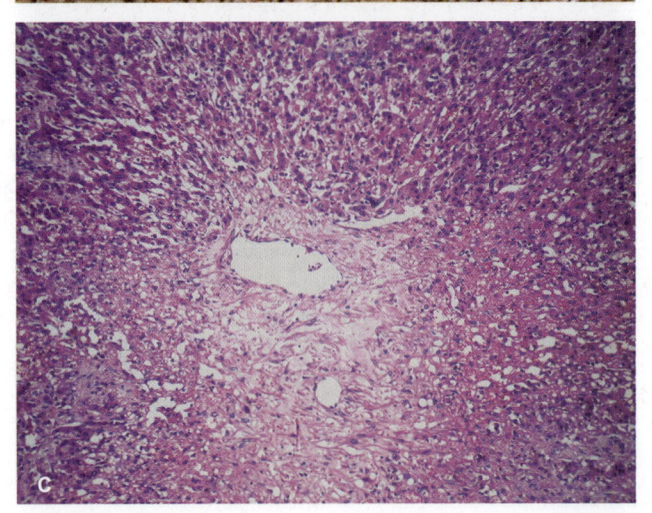

Figura 4.36 Fígado de noz-moscada em consequência de insuficiência cardíaca crônica em um bovino. **A.** Aspecto macroscópico da superfície capsular cinza azulada do fígado aumentado de tamanho. **B.** Aspecto macroscópico (espécime fixado em formol) da superfície de corte com padrão reticular acentuado e firme. **C.** Aspecto histológico mostrando perda de hepatócitos, fibrose e congestão centrolobulares.

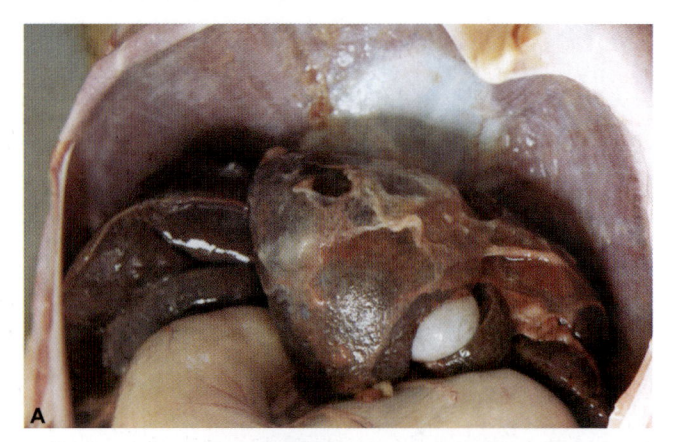

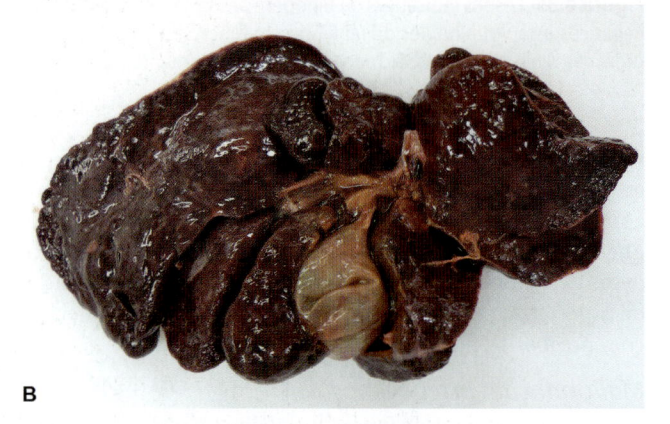

Figura 4.37 Fígado de um cão com insuficiência cardíaca direita. **A.** As bordas centrais estão arredondadas; há placas de fibrina na superfície capsular. **B.** Superfície visceral do fígado aumentado de tamanho, vermelho-escuro com bordas arredondadas e com aderências de fibrina entre os lobos.

Em cães, o líquido ascítico na insuficiência cardíaca crônica é vermelho diluído (transudato modificado), ao contrário do líquido claro que ocorre na ascite resultante de lesão hepática primária crônica (Figura 4.38). O aspecto do líquido ascítico é valioso para diferenciar lesões cardíacas primárias de lesões hepáticas primárias em casos de ascite em cães. Em bovinos, o líquido ascítico é claro, tanto na insuficiência cardíaca como na insuficiência hepática.

O padrão macroscópico de noz-moscada pode ser imitado por algumas formas de necrose centrolobular tóxica, mas o termo *fígado de noz-moscada* deve ser reservado para designar a lesão secundária à insuficiência cardíaca congestiva crônica do coração direito. O espessamento da cápsula hepática por tecido fibroso, o parênquima mais firme e o aspecto arboriforme escuro e deprimido da lesão centrolobular ajudam no diagnóstico diferencial.

O reconhecimento da lesão de noz-moscada e o entendimento de que é uma lesão hepática secundária são importantes, pois a lesão cardíaca primária deve ser investigada na necropsia. Essas lesões cardíacas podem estar localizadas no endocárdio (incluindo as valvas), no miocárdio ou no pericárdio. As causas mais comuns de insuficiência cardíaca congestiva e fígado de noz-moscada encontram-se na Tabela 4.1.

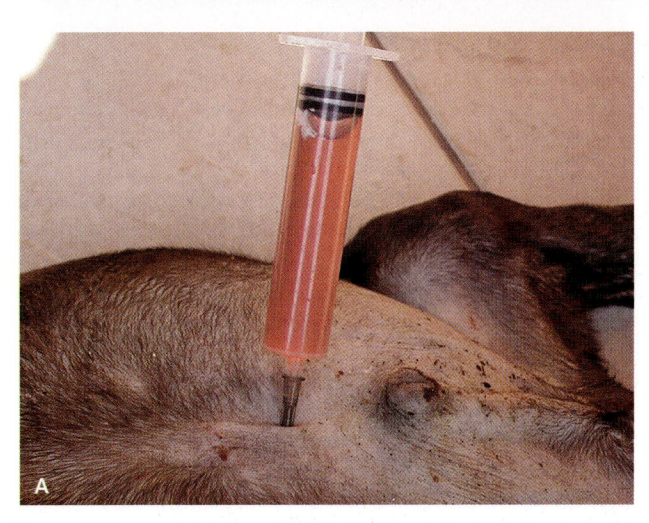
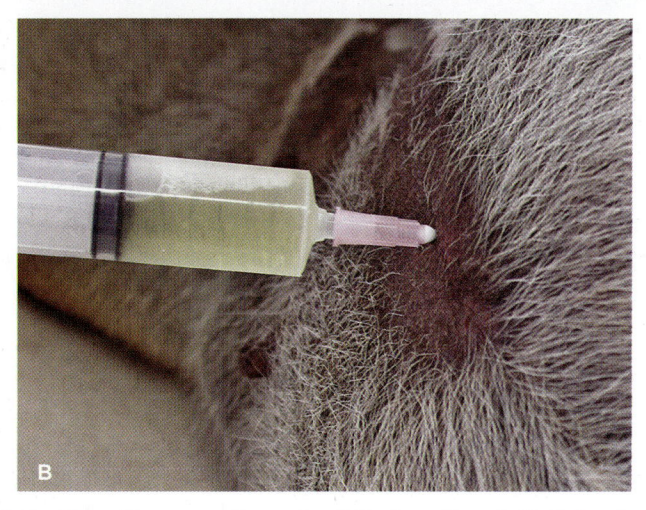

Figura 4.38 Aspectos diferenciais do líquido ascítico em cães. **A.** Punção do líquido ascítico em um cão com insuficiência cardíaca direita. **B.** Punção do líquido ascítico em um cão com cirrose. Em cães, o líquido ascítico em insuficiência cardíaca congestiva é vermelho-diluído (transudato modificado), ao contrário do líquido claro que aparece em ascite resultante de lesão hepática primária crônica.

Tabela 4.1 Condições associadas à insuficiência cardíaca congestiva direita e fígado de noz-moscada em algumas espécies domésticas.

Espécie	Condição
Bovinos	Pericardite restritiva (traumática)
	Endocardite valvar de tricúspide
	Fibrose do miocárdio induzida pela ingestão de *Ateleia glazioviana*
	Fibrose do miocárdio induzida pela ingestão de *Niedenzuella* (*Tetrapterys*) *multiglandulosa* e *Niedenzuella acutifolia*
	Fibrose do miocárdio induzida pela intoxicação crônica por antibióticos ionóforos
	Linfoma (leucose bovina enzoótica) no miocárdio
	Pneumopatias (*cor pulmonale*)
	Trombose da veia cava caudal
	Defeitos congênitos do septo interventricular em bezerros
	Miocardite congênita por infecção *in utero* pelo vírus da diarreia bovina
Cães	Insuficiência valvar de tricúspide por endocardiose
	Cardiomiopatia primária (principalmente cardiomiopatia dilatada)
	Insuficiência valvar de tricúspide por endocardite
	Dirofilaríase
	Cardiopatias congênitas (principalmente estenose de valva pulmonar)
	Fibrose do miocárdio associada à terapia antineoplásica com doxorrubicina
	Miocardite em filhotes pela infecção por parvovírus canino tipo 2
	Neoplasias (quimiodectoma de base de coração, hemangiossarcoma do átrio direito, linfoma do miocárdio)
Gatos	Cardiomiopatia primária (principalmente cardiomiopatia hipertrófica)
	Cardiopatias congênitas
Suínos	Pericardite constritiva crônica (*Glaesserella* [*Haemophilus*] *parasuis*)
Equinos	Endocardite valvular de tricúspide
	Cardiopatias congênitas
	Pericardite
	Pneumopatias (*cor pulmonale*)

Hipertensão portal

Hipertensão portal é um distúrbio circulatório caracterizado por pressão alta persistente na veia porta e geralmente é acompanhada de consequentes derivações portossistêmicas adquiridas, ascite e esplenomegalia congestiva. As principais causas de hipertensão portal estão associadas ao impedimento do fluxo intra-hepático do sangue, como ocorre em casos de doença hepática crônica com fibrose, perda da arquitetura lobular e formações de nódulos regenerativos (cirrose).

Impedimento pré-hepático do fluxo portal pode também levar à hipertensão portal, mas esses casos são menos comuns e incluem trombose da veia porta, compressão da veia porta por tumores ou abscessos e hipoplasia congênita de segmentos da veia porta. Impedimento pós-hepático do fluxo portal, como ocorre na insuficiência cardíaca congestiva, também pode resultar em hipertensão portal.

Causas de hipertensão portal pós-hepática incluem o comprometimento da circulação do sangue nos ramos principais da veia hepática, veia cava caudal ou no lado direito do coração [por exemplo, por feocromocitomas e tumores de base do coração (quimiodectomas)].

Derivações portossistêmicas adquiridas

Derivações (*shunts*) portossistêmicas adquiridas intra e extra-hepáticas ocorrem devido à hipertensão portal secundária e a várias doenças hepáticas crônicas. São comunicações entre o sangue portal e a circulação sistêmica. O prejuízo funcional dessas comunicações decorre do fato de o sangue portal ser desviado dos hepatócitos, comprometendo a metabolização de substâncias tóxicas pelo fígado, principalmente da amônia. Ao contrário das derivações congênitas – que são únicas ou, ocasionalmente, duplas –, as derivações portossistêmicas adquiridas são múltiplas, tortuosas e de aspecto varicoso (Figura 4.39).

Derivações adquiridas originam-se de comunicações portossistêmicas preexistentes e não funcionais que se dilatam em resposta à hipertensão portal. Tendem a se desenvolver entre as veias mesentéricas e a veia cava caudal, veias renais e na região do cárdia.

Infarto

Infartos do fígado são incomuns, em razão da dupla circulação (veia porta e artéria hepática) do sangue aferente. Quando ocorrem, os infartos geralmente localizam-se na margem do órgão. São bem demarcados e hemorrágicos, quando agudos, e pálidos com o passar do tempo. Histologicamente, consistem em uma área de necrose de coagulação separada do parênquima normal por células inflamatórias e hemorragia.

Áreas de necrose de coagulação descritas como infartos ocorrem no fígado de bovinos na hemoglobinúria bacilar e na intoxicação aguda por samambaia (Figura 4.40). Infarto venoso causado pela torção dos lobos esquerdos ocorre raramente em cães.

Trombose da veia porta

Trombose da veia porta é incomum em animais e geralmente é secundária a outras condições como neoplasias com invasão da veia porta, aneurismas da veia porta, inflamação local, hepatopatias, pancreatite, cirurgia abdominal, doenças imunomediadas ou condições que cursam com hipercoagulabilidade como a nefropatia com perda de proteínas e hiperadrenocorticismo. A obstrução pode ser parcial ou total e ter um curso agudo ou crônico. Hipertensão portal pode ser observada em casos crônicos de trombose parcial da veia porta.

Deslocamentos, torções e ruptura
Alterações da posição e ruptura

Aumento difuso do fígado com as bordas se estendendo além da linha das costelas ocorre na maioria das espécies domésticas em casos de congestão passiva crônica e infiltração neoplásica, por exemplo. Deslocamentos craniais do fígado ocorrem, ainda, relacionados com a hérnia diafragmática em todas as espécies, mas com maior frequência em cães (Figura 4.41) e gatos e menos frequentemente em bovinos e outras espécies.

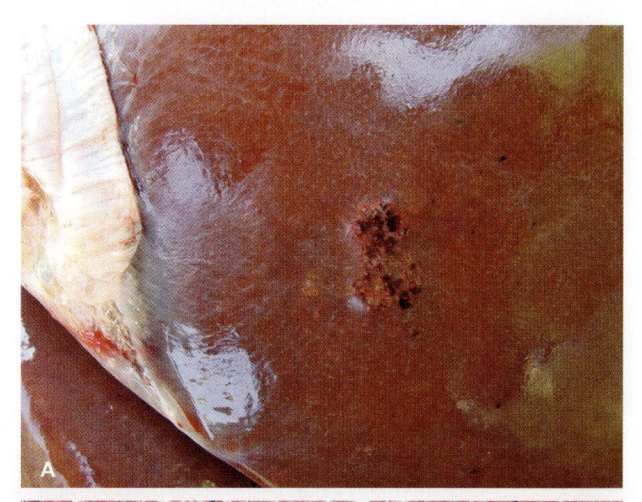

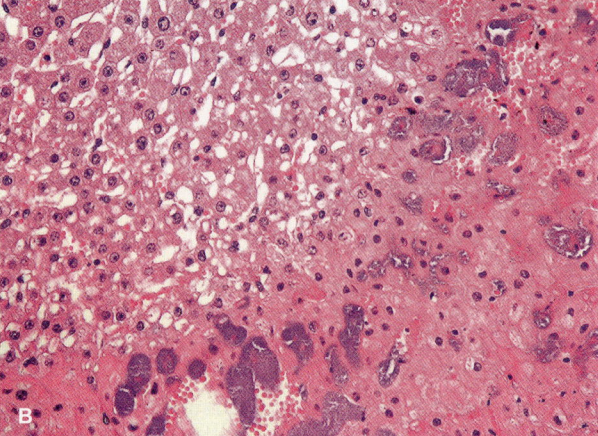

Figura 4.40 Infarto no fígado de bovino em intoxicação por *Pteridium arachnoideum* (samambaia). **A.** Aspecto macroscópico mostrando área quadrangular de necrose bem demarcada por hemorragia. **B.** Aspecto histológico. Uma área de necrose de coagulação é separada do parênquima normal por agregados de bactérias.

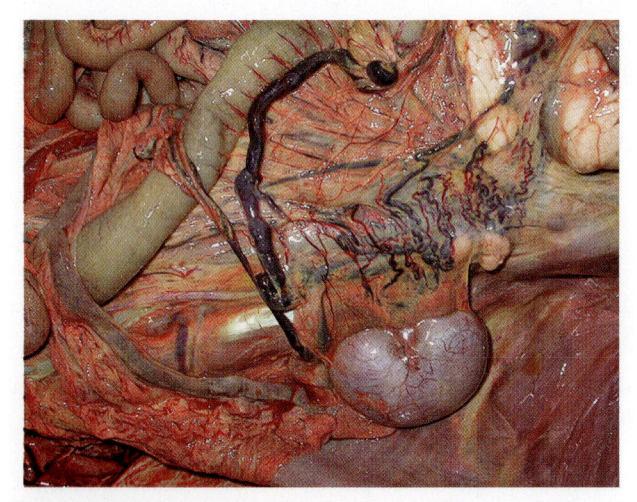

Figura 4.39 Derivações portossistêmicas adquiridas em cão com hipertensão portal. As derivações portossistêmicas adquiridas são múltiplas, tortuosas e de aspecto varicoso. Nesse caso, são secundárias à hipertensão portal por cirrose hepática.

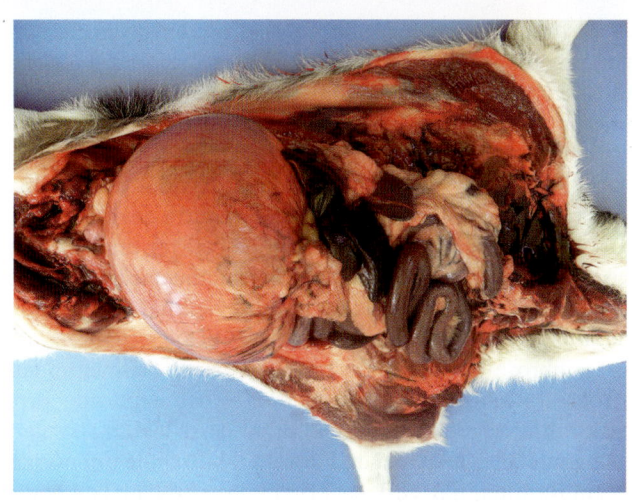

Figura 4.41 Deslocamento cranial do fígado em um cão com hérnia diafragmática adquirida, de causa traumática. Alças intestinais, o baço e parte do fígado encontram-se na cavidade torácica. O estômago está dilatado por gás.

A hérnia diafragmática pode ser congênita ou adquirida e levar ao encarceramento de um dos lobos hepáticos e comprometimento do retorno venoso pela pressão do anel herniário sobre a raiz do lobo, resultando em congestão crônica, de modo semelhante ao que ocorre na torção de lobo hepático (Figura 4.42). Com o passar do tempo, há necrose dos hepatócitos por anoxia, perda de hepatócitos e fibrose. O lobo afetado se torna mais firme, vermelho-escuro e opaco (Figura 4.43). Em alguns casos, pode haver ruptura do lobo afetado seguida de hemorragia e choque hipovolêmico.

A torção do fígado ou de um lobo hepático é um evento pouco frequente em animais domésticos, com exceção de coelhos. Nessa espécie, a torção hepática ocorre principalmente em consequência do manuseio do animal, mais comum em coelhos utilizados como animais de companhia (Figura 4.44). É também descrita no cão, espécie na qual o lobo lateral esquerdo é particularmente predisposto à torção por ser mais volumoso e bem destacado em relação aos outros lobos. As consequências da torção do lobo hepático são semelhantes às descritas para o encarceramento do lobo na hérnia diafragmática.

A ruptura hepática é frequente em cães vítimas de atropelamento por veículos automotores. O fígado é frágil em relação a seu grande volume e é particularmente suscetível às acelerações e pressões bruscas que ocorrem nos atropelamentos por carro. O trauma por compressão do tórax durante manobras vigorosas de ressuscitamento é uma causa comum de ruptura hepática em pequenos animais, e o traumatismo com fratura de costelas associado ao parto é causa ocasional de ruptura hepática em potros. Condições que tornam o fígado maior e mais friável, como lipidose (p. ex., a hiperlipemia em pôneis), congestão aguda e infiltrado neoplásico (p. ex., linfoma em cães), predispõem à ruptura hepática.

A ruptura hepática pode ser observada na necropsia como uma grande laceração na cápsula hepática ou em um padrão linear pouco profundo, entrecortando-a (Figura 4.45). Se a hemorragia não for muito acentuada, podem ocorrer coagulação do sangue sobre as linhas de ruptura e posterior fibrinólise do coágulo, com reabsorção em um período de 1 a 2 dias.

Em casos de necropsia, as linhas de ruptura podem não estar associadas à hemorragia; a ausência de hemorragia não possibilita a conclusão de que se trata de uma ruptura *post mortem*, como ocorre em rupturas de outros órgãos. A ruptura hepática tem pouca influência sobre a função do fígado; sua importância clínica está associada à quantidade e à velocidade da perda sanguínea. A perda de grandes quantidades de sangue (aproximadamente 30% da volemia) em um curto espaço de tempo pode levar ao choque hipovolêmico, frequentemente fatal. A ruptura das vias biliares provoca uma peritonite química e reação inflamatória asséptica do peritônio à bile, uma condição designada *peritonite biliar*.

Adaptações e acúmulos intracelulares nos hepatócitos

Atrofia

Atrofia hepatocelular ocorre por falta prolongada de nutrientes, lesão nas vias biliares, hipoperfusão por alteração do fluxo sanguíneo da veia porta ou da artéria hepática (com resultante falta de fatores tróficos) ou por comprometimento do fluxo venoso secundário à pressão direta provocada por lesões que ocupam espaço no fígado (p. ex., amiloidose, neoplasias) ou em órgãos vizinhos.

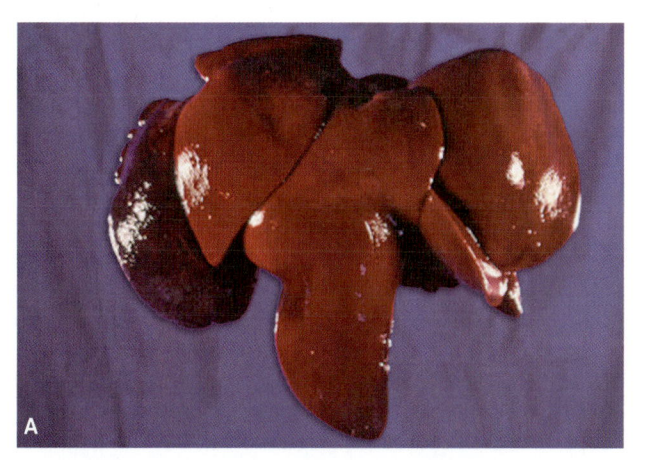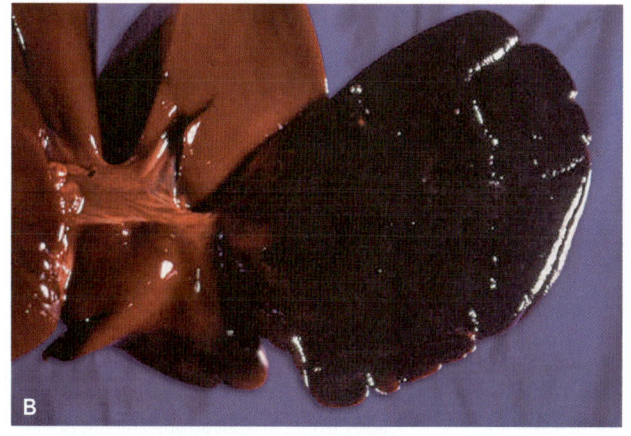

Figura 4.42 Congestão crônica do lobo lateral esquerdo do fígado de um cão com hérnia diafragmática. **A.** O lobo afetado está firme, vermelho-escuro e opaco. **B.** Maior aproximação da lesão mostrada em A.

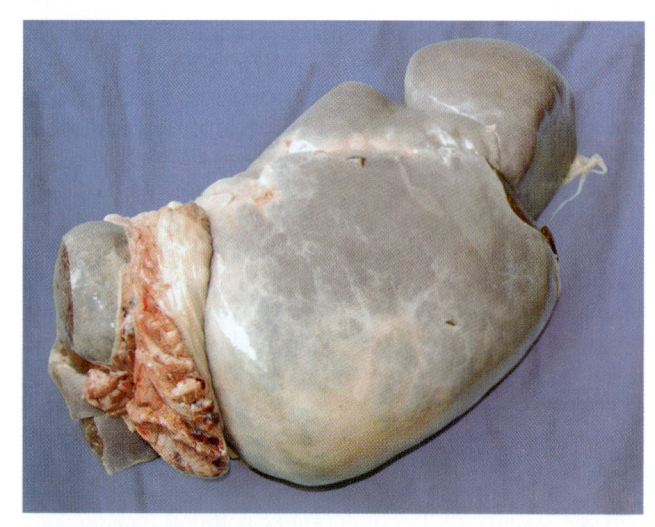

Figura 4.43 Fibrose hepática em bovino, em razão do encarceramento de hérnia diafragmática. (Cortesia do Dr. David Driemeier, Universidade Federal do Rio Grande do Sul, Porto Alegre, RS.)

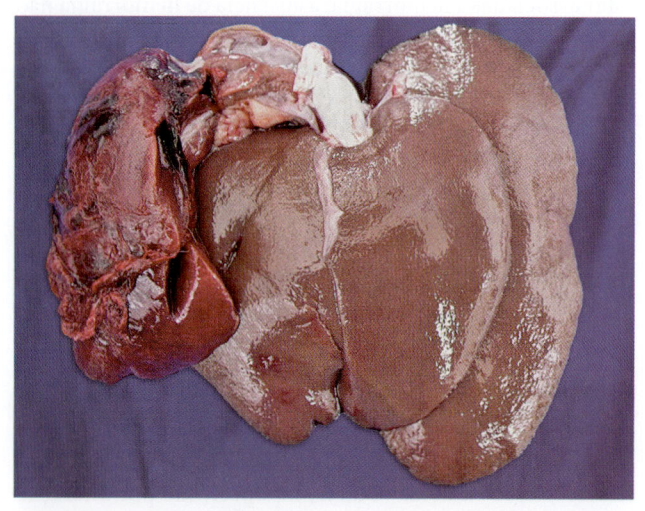

Figura 4.44 Torção de lobo hepático de um coelho após manuseio excessivo do animal. O lobo afetado mostra congestão aguda e está recoberto por fibrina.

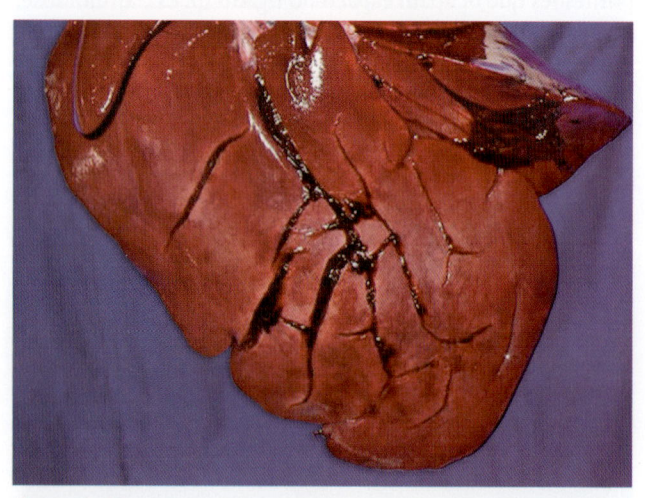

Figura 4.45 Ruptura no fígado de um cão após atropelamento por automóvel. A ruptura ocorreu em um padrão linear pouco profundo, entrecortando a cápsula hepática.

Os mecanismos de produção da atrofia envolvem autofagia, processo em que as organelas são sequestradas em autolisossomos, formando corpúsculos residuais observados à microscopia de luz como lipofuscina (Figura 4.46) e à macroscopia como uma coloração parda. Fígados atróficos de vacas senis de descarte ou bovinos desnutridos por alguma outra causa têm uma coloração mais escura devido à lipofuscina hepatocelular. A atrofia pode ocorrer também por perda de células por apoptose, com fragmentação celular e fagocitose dos fragmentos por células vizinhas. O processo de autofagia predomina na atrofia hepática.

A fibrose na fasciolose resulta, preferencialmente, em atrofia do lobo hepático esquerdo. Isso é explicado pela maior dificuldade da drenagem biliar desse lobo mais sujeito à gravidade. A atrofia do lobo lateral direito é um evento comum em equinos senis. Ao nascimento, o lobo lateral direito do potro é o mais desenvolvido, mas, com o passar do tempo, essa porção do fígado frequentemente sofre atrofia (Figura 4.47). Acredita-se que a causa da atrofia do lobo lateral direito é a distensão da base do ceco e do cólon dorsal direito, a qual resulta em compressão dos sinusoides hepáticos desse lobo, que fica comprimido contra a superfície visceral do diafragma. Histologicamente, há poucos hepatócitos remanescentes em meio ao tecido conjuntivo fibroso recoberto por uma cápsula.

Hipertrofia

A hipertrofia hepatocelular consiste no aumento do tamanho do hepatócito e, consequentemente, do fígado, com frequência acompanhada da indução de enzimas hepáticas (transaminases, fosfatase alcalina e gamaglutamil transferase).

A hipertrofia do hepatócito é associada com a exposição a agentes químicos ou medicamentos, como o fenobarbital, por exemplo. O aumento do hepatócito geralmente decorre da proliferação de organelas como o retículo endoplasmático liso ou peroxissomos, afetando os hepatócitos de maneira difusa ou com predisposição para certas regiões do lóbulo, dependendo da substância.

Pigmentações
Hemossiderose

Hemossiderose é o depósito excessivo de *hemossiderina* no organismo. A hemossiderina é um pigmento granular, marrom-dourado, composto por moléculas de ferritina contendo ferro férrico e se acumula preferencialmente no citoplasma das células do sistema fagocítico mononuclear. A hemossiderina cora-se de azul na coloração do azul da Prússia/*Perls* (ferrocianeto de potássio), o que possibilita que ele seja diferenciado de outros pigmentos, como hematina, lipofuscina e pigmentos biliares.

Nas espécies que normalmente apresentam melanomacrófagos no fígado (p. ex., répteis, anfíbios e peixes), a melanina deve ser diferenciada da hemossiderina. Nos casos de hemossiderose hepática, a deposição de hemossiderina não é, em geral, suficiente para ser observada macroscopicamente. Microscopicamente, é observada no citoplasma de células de Kupffer ou, quando a pigmentação é extensa, no citoplasma dos hepatócitos (Figura 4.48).

A hemossiderose difusa ocorre em todas as espécies domésticas e é geralmente associada à hemólise excessiva com

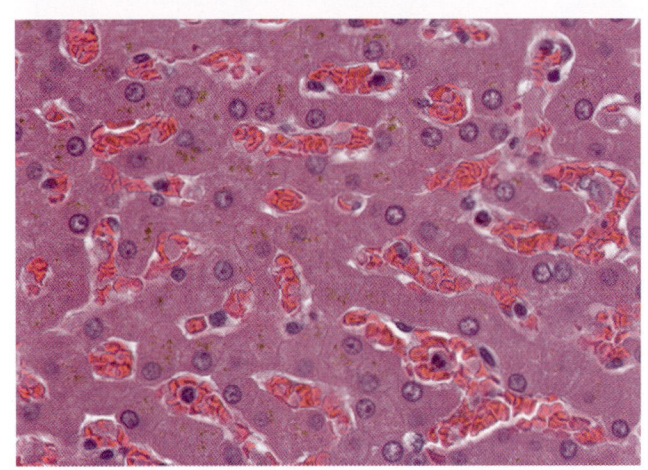

Figura 4.46 Hepatócitos de um cão com pigmento granular marrom dourado (lipofuscina) no citoplasma. O acúmulo de lipofuscina é comum nos hepatócitos de cães e gatos senis.

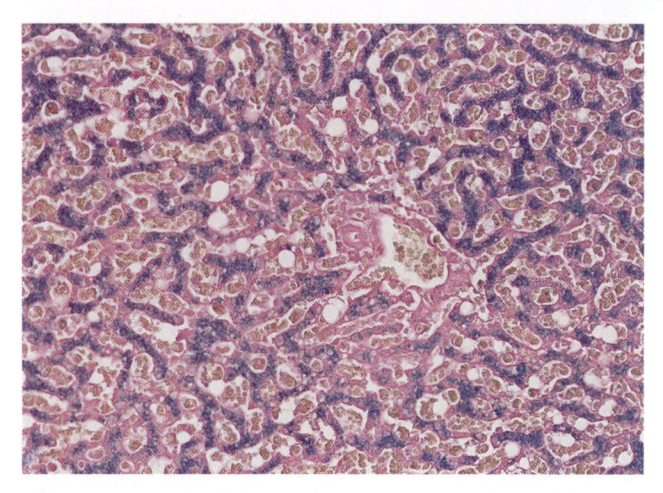

Figura 4.48 Hemossiderose no fígado de um cão. Coloração pelo azul da Prússia.

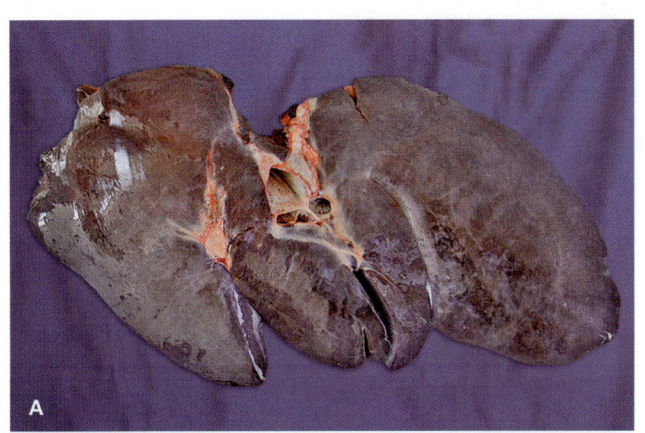

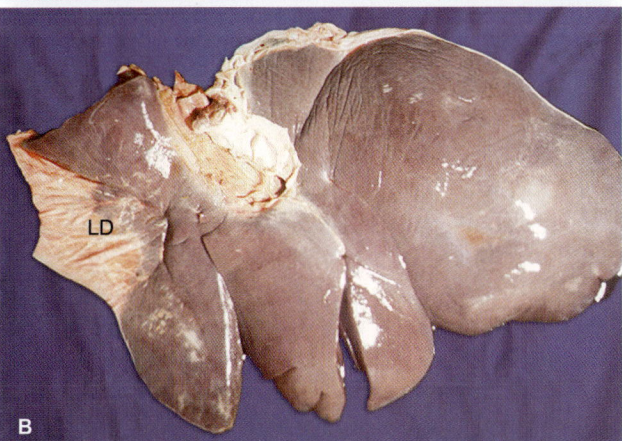

Figura 4.47 A. Fígado normal de um cavalo. **B.** Atrofia do lobo lateral direito (LD) do fígado em cavalo velho. (Cortesia do Dr. David Driemeier, Universidade Federal do Rio Grande do Sul, Porto Alegre, RS.)

reutilização do íon ferro. Em ruminantes, pode ocorrer em razão do excesso de ferro na forragem. Anemias hemolíticas, como as que ocorrem na tripanossomíase, anemia infecciosa equina após transfusões de sangue e em doenças com eritropoese ineficaz, resultam em hemossiderose hepática.

Não há prejuízo da função do órgão afetado por hemossiderose; portanto, não há sinais clínicos associados à condição.

Hemocromatose

Hemocromatose é uma doença geralmente hereditária que leva à sobrecarga de ferro no organismo, depositada na forma de hemossiderina em células de diferentes tecidos e associada a lesões e distúrbios funcionais do órgão afetado. É descrita com maior frequência em seres humanos, mas tem sido observada em várias espécies animais, incluindo espécies silvestres – como aves ranfastídeas, rinocerontes, antas – e espécies domésticas – como equinos, ovinos e bovinos da raça Salers.

Dois tipos de hemocromatose são reconhecidas: a *primária* ou *hereditária* (em que um defeito hereditário causa absorção excessiva de ferro) e a *secundária* ou *adquirida*. Em bovinos da raça Salers, a hemocromatose é causada por um defeito hereditário autossômico recessivo e é comparada à hemocromatose primária em seres humanos. Em animais em cativeiro, acredita-se que dieta com baixa concentração de taninos favoreça a absorção e a deposição crônica de ferro, propiciando a hemocromatose secundária.

Esses animais, quando em liberdade, ingeririam uma dieta rica em taninos que controlaria a absorção de ferro. Hemocromatose semelhante à forma secundária de seres humanos é ocasionalmente observada em ovinos e bovinos que ingerem excesso de ferro associado à pastagem ou à água.

Os seguintes mecanismos têm sido propostos para a ação tóxica do ferro: peroxidação lipídica por reações de radicais livres catalisadas pelo ferro (reação de Fenton); indução da síntese de colágeno; e interações diretas entre o ferro e o DNA da célula. E o diagnóstico definitivo de hemocromatose requer a evidência de lesão hepática como a necrose e/ou apoptose hepatocelular, fibrose e a confirmação dos níveis excessivos de ferro pela biopsia hepática.

Bilirrubina

Excesso de bilirrubina ocorre no fígado em casos de colestase intra ou extra-hepática ou em doenças hemolíticas e pode dar uma tonalidade alaranjada (Figura 4.49 A) ou esverdeada (Figura 4.49 B) ao fígado. Microscopicamente, um pigmento amarelo ou amarelo-esverdeado distende os canalículos hepáticos (Figura 4.49 C) e é ocasionalmente observado no citoplasma dos hepatócitos.

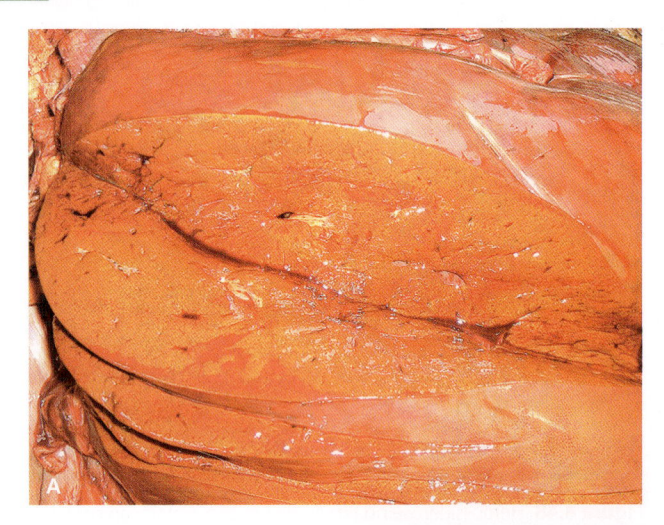
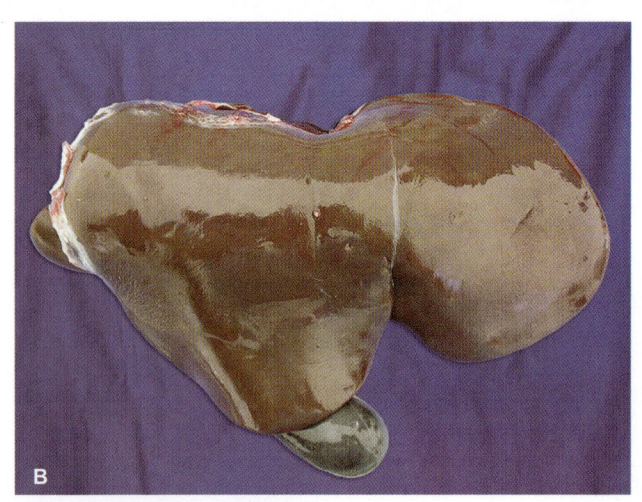
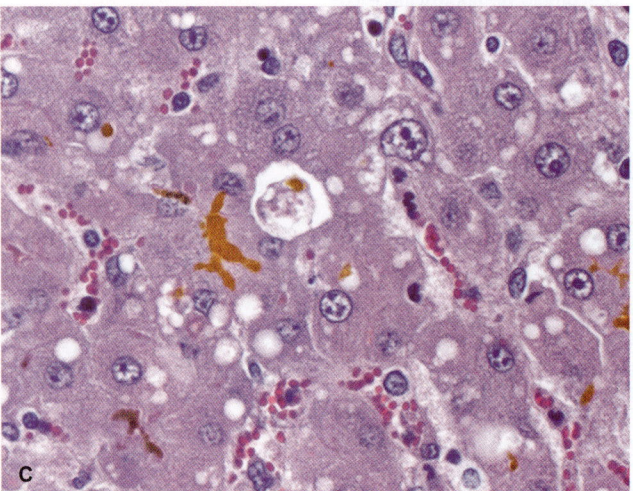

Figura 4.49 Fígado com pigmento de bilirrubina. **A.** Fígado amarelado de um potro em consequência do excesso de bilirrubina em doença hemolítica (leptospirose). **B.** Fígado verde em razão do excesso de bilirrubina em doença colestática. Intoxicação em ovino por *Brachiaria decumbens*. **C.** Histopatologia do fígado de um ovino com bilestase decorrente de intoxicação por cobre. Os canalículos biliares estão distendidos por pigmento amarelado.

Em cães, o pigmento de bile não costuma se acumular no citoplasma dos hepatócitos. Na coloração histoquímica de Hall's, a bilirrubina é corada de verde, permitindo a diferenciação de outros pigmentos que podem acumular no fígado como lipofuscina, ceroide, hemossiderina e cobre.

Lipofuscina e ceroide

Lipofuscina é um pigmento insolúvel marrom amarelado, finamente granular e geralmente perinuclear composto por lipídios e fosfolipídios em um complexo com proteínas.

Acredita-se que a lipofuscina seja derivada de peroxidação de lipídios das membranas das organelas durante o processo de atrofia celular. Por isso, a lipofuscina também é conhecida como o pigmento do envelhecimento, observada principalmente no citoplasma de hepatócitos de cães e gatos senis (Figura 4.46).

A lipofuscina é autofluorescente e pode ser corada por métodos histoquímicos que detectam lipídios como *Sudan* III e *Oil red O*, bem como pela coloração de *Schmorl* e *ácido periódico-Schiff* (PAS). Já o ceroide é um pigmento de acúmulo intra e extracelular com mecanismos de formação e características histoquímicas semelhantes à lipofuscina. O termo *ceroide* tem sido utilizado para definir o lipopigmento que ocorre em condições patológicas como doenças do depósito lisossomal (p. ex., ceroide lipofuscinose), má nutrição e estresse celular.

Hematina

A hematina ácida é um pigmento marrom a preto que ocorre por um artefato de fixação e deve ser distinguida da hemossiderina. Forma-se nos tecidos pela exposição da hemoglobina ao formol com pH < 6 durante a fixação de tecidos e consiste em cristais geralmente extracelulares, birrefringentes sob a luz polarizada e que ocorrem principalmente em áreas de congestão e hemorragia. Esse artefato é conhecido no jargão da histopatologia como *pigmento de formol*, por resultar da fixação dos tecidos em formol não tamponado.

A hematina parasitária ou hemozoína é um pigmento marrom a preto e granular resultante da digestão da hemoglobina por parasitas que se alimentam de sangue (Figura 4.50). Seu acúmulo é comum no fígado de ruminantes infectados pelo trematódeo *Fasciola hepatica* em ruminan-

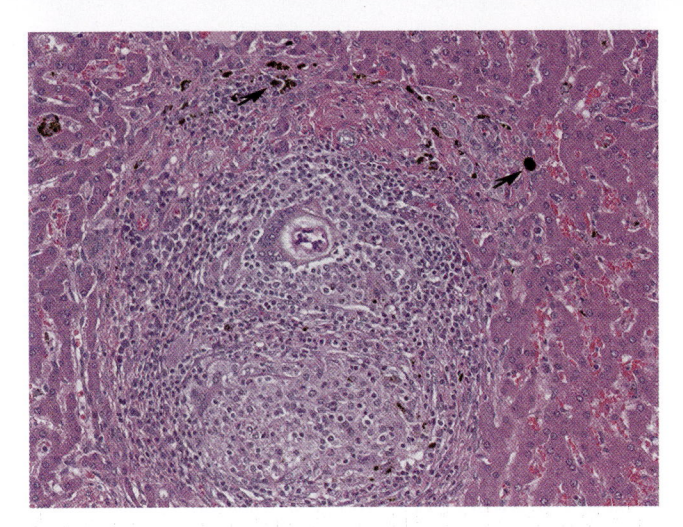

Figura 4.50 Hematina parasitária no fígado de um cão com esquistossomíase por *Heterobilharzia americana*. Pigmento marrom-escuro a preto e extracelular no fígado (*setas*). Observam-se um granuloma e um ovo de trematódeo no citoplasma de uma célula gigante multinucleada.

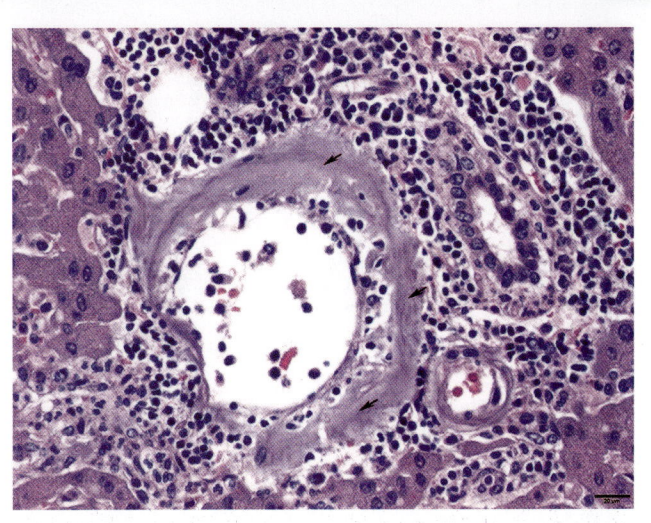

Figura 4.51 Amiloidose hepática em um esquilo com hepatite bacteriana. Há deposição de material amorfo e eosinofílico (amiloide) ao redor de um vaso sanguíneo (*setas*). Inflamação neutrofílica e linfoplasmocitária é observada no espaço-porta.

tes, cães com esquistossomose por *Heterobilharzia americana,* bem como em pacientes humanos com malária, causada por protozoários do gênero *Plasmodium.*

Em contraste com o que ocorre com a hemossiderina, a hematina ácida e a hematina parasitária não se coram pelo azul da Prússia. A ocorrência de hematina nos tecidos é particularmente indesejável nas marcações imuno-histoquímicas quando se utiliza um substrato marrom-escuro, como diaminobenzidina (DAB). O uso de substrato de outra cor (vermelha) como a fosfatase alcalina é preferível em tecidos como o fígado e o baço, que frequentemente acumulam pigmentos.

Melanose congênita

O termo *melanose* é aplicado para designar acúmulos normais de melanina em vários órgãos, incluindo o fígado. Cordeiros e leitões de raças pigmentadas (p. ex., Suffolk, Duroc) são mais frequentemente afetados pela melanose congênita hepática, e o depósito ocorre como áreas preto-azuladas de 1 a 2 cm de diâmetro e contornos irregulares, localizadas no tecido conjuntivo interlobular ou na cápsula. Essas áreas tendem a desbotar e desaparecer com a idade.

Amiloidose

Amiloidose ocorre na maioria das espécies de animais domésticos e cursa com a deposição extracelular de proteínas compostas de mantos de bainhas β-plissadas de fibrilas insolúveis e não ramificadas. A condição resulta do enovelamento anormal de proteínas, que pode resultar em amiloidose localizada, com depósitos em um único órgão, ou amiloidose generalizada ou sistêmica, envolvendo vários tecidos. Macroscopicamente, o fígado afetado é pálido, aumentado de tamanho e apresenta um aspecto de cera. Histologicamente, a amiloidose hepática é caracterizada por um material eosinofílico, amorfo e hialino geralmente depositado no espaço de Disse ao longo dos sinusoides, mas também nas tríades portais e na parede dos vasos sanguíneos (Figura 4.51).

É observado como um material amorfo laranja a vermelho na coloração especial de vermelho congo e torna-se verde birrefringente quando preparações coradas por essa técnica são examinadas ao microscópio com luz polarizada. Com o acúmulo progressivo, a amiloidose resulta na atrofia por pressão dos hepatócitos adjacentes. Na amiloidose primária, as fibrilas de amiloide são referidas como amiloide de cadeia leve (AL), derivado das imunoglobulinas de cadeias leves produzidas por plasmócitos. Amiloidose secundária ou reativa ocorre em consequência da inflamação prolongada, como em infecções bacterianas crônicas. A amiloidose secundária é a mais comum em animais, com tipos de fibrilas associadas a amiloide (AA) derivadas da proteína associada a amiloide sérico (SAA) produzida pelo fígado. Esse tipo de amiloide pode ser diferenciado do amiloide do tipo AL pelo tratamento dos tecidos com permanganato de potássio. O amiloide AA geralmente é sensível a esse tratamento e perde a afinidade pelo vermelho congo. Imuno-histoquímica também pode ser utilizada para a diferenciação. Em cães e gatos, formas familiares de amiloidose têm sido descritas. Uma predisposição hereditária para amiloidose tem sido observada em gatos Abissínios e cães Shar-Pei. Casos esporádicos de amiloidose familiar têm sido observados em cães das raças Beagle, Grey Collie, English Foxhound e em gatos da raça Siamês.

Inclusões intranucleares

Inclusões intranucleares ocorrem em hepatócitos nas infecções por vírus em animais jovens; por exemplo, adenovírus canino 1 (hepatite infecciosa canina), vírus da pseudorraiva (doença de Aujeszky) em suínos, herpesvírus equino 1 e herpesvírus canino 1. Inclusões virais são associadas à necrose hepatocelular, geralmente multifocal aleatória com escassa resposta inflamatória. Outros tipos de inclusões não associadas à infecção ocorrem no núcleo de hepatócitos. As mais comuns são inclusões cristalinas e fortemente eosinofílicas de contornos geométricos (em geral retangulares) observadas particularmente em cães adultos ou senis (Figura 4.52).

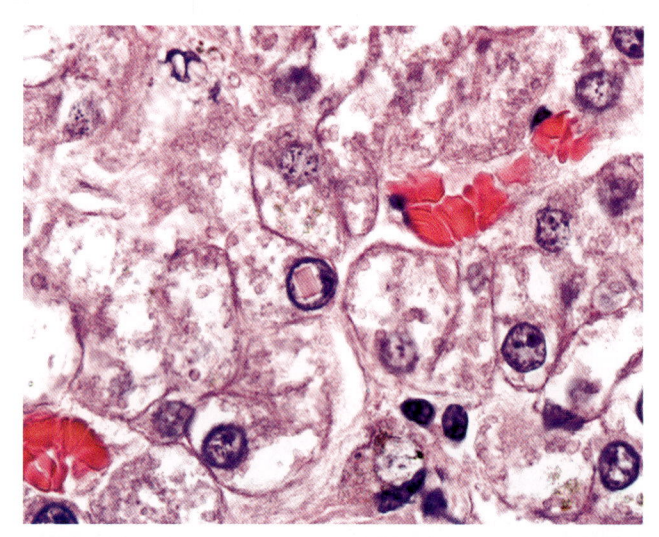

Figura 4.52 Inclusões cristalinas eosinofílicas de contorno geométrico (retangular) no núcleo do hepatócito. Essas inclusões são observadas particularmente em cães adultos ou senis e não são associadas à doença. (Cortesia da Dra. Raquel Rech, University of Georgia, Athens, Georgia, EUA.)

São provavelmente de constituição proteica, mas sua composição exata não foi ainda determinada.

Mesmo quando grandes, não interferem na função da célula, mas devem ser diferenciadas das inclusões virais (que geralmente são associadas a lesões) e das inclusões intranucleares que ocorrem na intoxicação por chumbo. Estas últimas, embora ocorram em hepatócitos, são mais comuns no epitélio dos túbulos renais e são positivas na coloração de Ziehl-Neelsen, enquanto as inclusões cristalinas eosinofílicas são negativas.

Outro tipo de inclusão intranuclear comum em hepatócitos (mais adequadamente referida como pseudoinclusão) consiste em glóbulos eosinofílicos, às vezes vazios, revestidos por membrana. Ocorrem com frequência em fígados com lesões crônicas, principalmente na intoxicação por plantas que contenham alcaloides pirrolizidínicos (Figura 4.53), na aflatoxicose e em células neoplásicas. Essas inclusões, quando observadas ao microscópio eletrônico, revelam ser fragmentos de citoplasma contendo glicogênio e organelas invaginados para o interior do núcleo e envoltos por membrana nuclear.

Macrófagos espumosos

Aglomerados de macrófagos com citoplasma espumoso (Figura 4.54), os quais, por vezes, fundem-se em células gigantes multinucleadas, ocorrem com distribuição centrolobular a aleatória no parênquima hepático de bovinos clinicamente saudáveis mantidos em pastagens de *Brachiaria* spp. À microscopia eletrônica, estruturas em forma de fendas com imagem negativa aparecem nesses macrófagos e em hepatócitos vizinhos (Figura 4.55). Achados semelhantes ocorrem nos linfonodos hepáticos e mesentéricos e, por vezes, no baço. Embora os bovinos com esse achado isolado geralmente não apresentem sinais clínicos, lesões semelhantes têm sido descritas associadas à colangiopatia com acúmulo de cristais em casos de fotossensibilização em ruminantes causados por *Brachiaria* spp. É provável que a lesão seja cau-

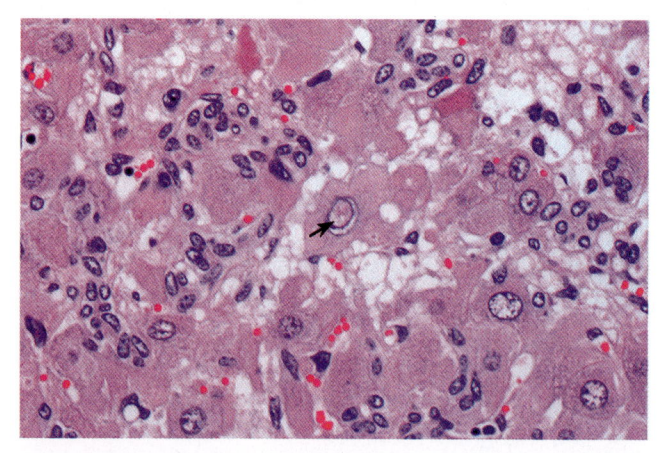

Figura 4.53 Pseudoinclusão revestida de membrana (*seta*) no núcleo de um hepatócito em intoxicação por *Senecio brasiliensis* em equino. Trata-se de invaginação de porções de citoplasma no núcleo do hepatócito.

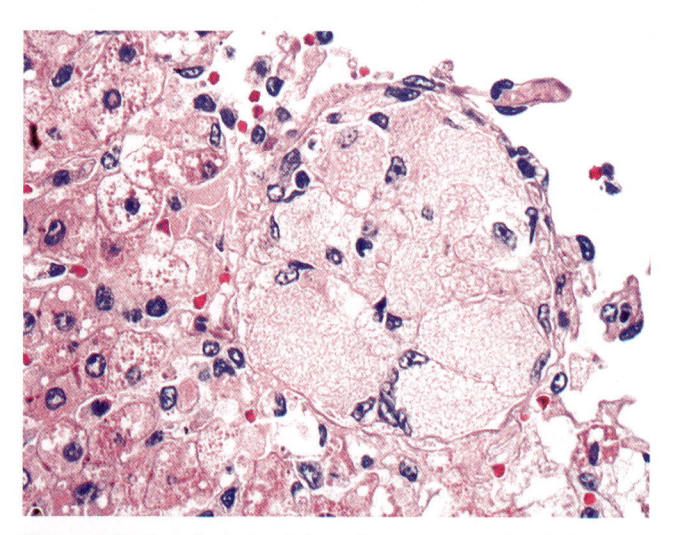

Figura 4.54 No lado direito da foto, observa-se um acúmulo de macrófagos espumosos, alguns multinucleados, entre os hepatócitos. Esses acúmulos de macrófagos são comuns no fígado de bovinos com intoxicação por *Bachiaria* spp.

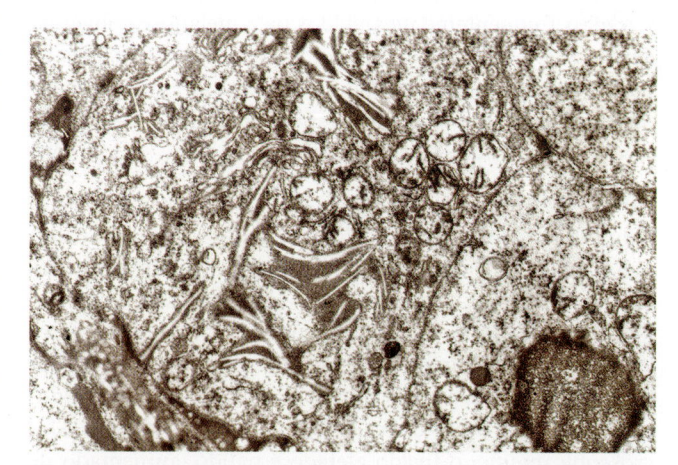

Figura 4.55 Fotomicrografia eletrônica de transmissão de macrófago hepático com acúmulos de numerosas imagens negativas de cristais aciculares no citoplasma. Essas alterações correspondem aos macrófagos espumosos observados na histopatologia do fígado na Figura 4.54. Acetato de uranila-cisistema de chumbo. (Cortesia do Dr. David Driemeier, Universidade Federal do Rio Grande do Sul, Porto Alegre, RS.)

sada pelas saponinas esteroidais presentes nas plantas e que a ausência de sinais clínicos represente menor intensidade das lesões hepáticas.

Degeneração vacuolar

Vacúolos ocorrem no citoplasma dos hepatócitos e podem ou não significar alterações degenerativas. O material anteriormente existente nesses vacúolos geralmente é perdido durante o processamento do tecido para exame histológico. Enquanto a natureza do material que ocupava os vacúolos não é determinada, é comum usar os termos inespecíficos *alteração vacuolar*, *degeneração vacuolar* ou *hepatopatia vacuolar* para designar a condição. As degenerações vacuolares são padrões de lesão reversível do hepatócito e englobam três tipos principais: degeneração hidrópica, acúmulo de glicogênio e lipidose.

Degeneração hidrópica

A degeneração hidrópica é uma lesão aguda do hepatócito, precedida de tumefação e seguida de formação de vacúolos de bordas indistintas na célula (Figura 4.56), com preservação da localização do núcleo no centro da célula. Essa alteração pode provocar tumefação acentuada e danos mais graves ao hepatócito, e, nessas situações, a alteração é, por vezes, denominada *degeneração balonosa*.

A degeneração hidrópica e suas variantes resultam de lesões tóxicas, metabólicas e hipóxicas que levam à insuficiência na bomba de sódio e potássio da membrana celular. O influxo de água e sódio resultante expande os compartimentos membranosos das organelas, como retículo endoplasmático e complexo de Golgi. Um tipo especial de degeneração hidrópica, a "degeneração plumosa", ocorre no citoplasma de hepatócitos de uma área submetida à colestase crônica. Nessa condição, o pigmento biliar retido dá um aspecto espumoso difuso ao citoplasma combinado com acúmulo intracelular de pigmento de bilirrubina (Figura 4.57).

Acúmulo de glicogênio

O acúmulo de glicogênio no citoplasma do hepatócito é exemplificado por uma condição em cães conhecida como *hepatopatia por glicocorticoide* (Figura 4.58), também refe-

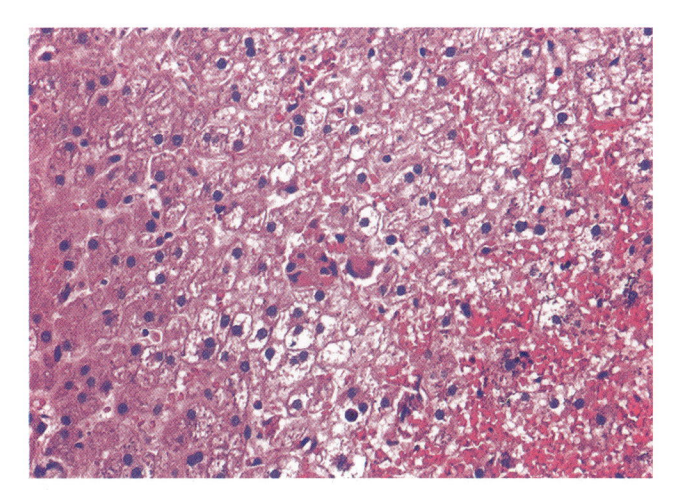

Figura 4.56 A degeneração hidrópica hepatocelular caracteriza-se por formação de vacúolos intracitoplasmáticos e, por vezes, intranucleares, de bordas indistintas, no citoplasma.

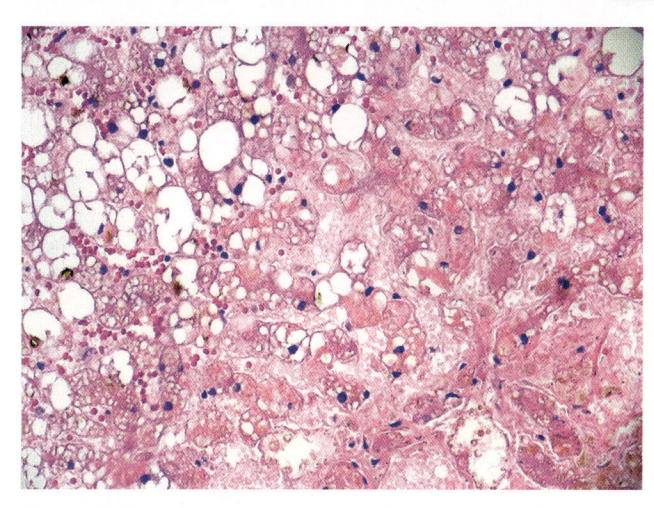

Figura 4.57 Degeneração plumosa, um tipo especial de degeneração hidrópica, observada na área do fígado de um gato submetido à colestase crônica. Nessa condição, o material biliar retido dá um aspecto espumoso difuso e marrom ao citoplasma.

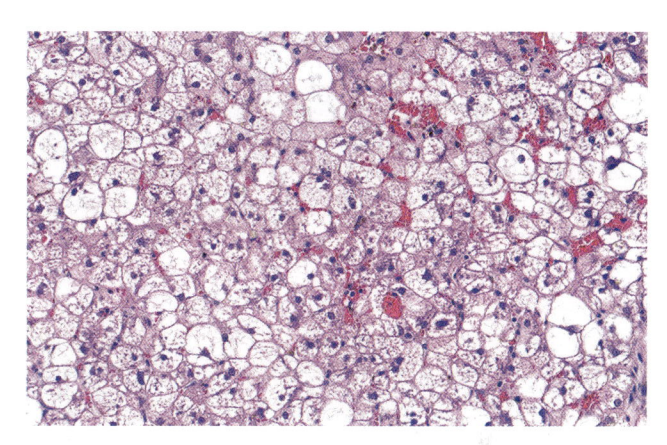

Figura 4.58 Hepatopatia glicocorticoide no fígado de um cão com hiperadrenocorticismo. Os hepatócitos estão tumefeitos, e o citoplasma apresenta vacúolos de tamanhos variáveis com aspecto rendilhado e que podem aumentar várias vezes o tamanho da célula e deslocar o núcleo para a periferia.

rida como *hepatopatia induzida por esteroide*. Nessa condição, o acúmulo de glicogênio resulta de hiperadrenocorticismo, causado por tumores funcionais do córtex adrenal ou da pituitária ou de terapia com glicocorticoides. Macroscopicamente, o fígado é castanho alaranjado, aumentado de volume e com bordas arredondadas (Figura 4.59). Os hepatócitos ficam tumefeitos e o citoplasma apresenta vacúolos de tamanhos variáveis de aspecto rendilhado que podem deslocar o núcleo perifericamente.

A vacuolização celular na hepatopatia glicocorticoide deve ser diferenciada da alteração que ocorre no citoplasma do hepatócito na lipidose hepática. Nesta última, os vacúolos lipídicos são esféricos e bem definidos, enquanto as margens dos vacúolos na hepatopatia glicocorticoide são mal definidas.

Além do acúmulo de glicogênio, há degeneração hidrópica do citoplasma do hepatócito. A patogênese dessa condição é incerta, uma vez que o depósito de glicogênio, por si só, não explica o influxo de líquido para o interior da cé-

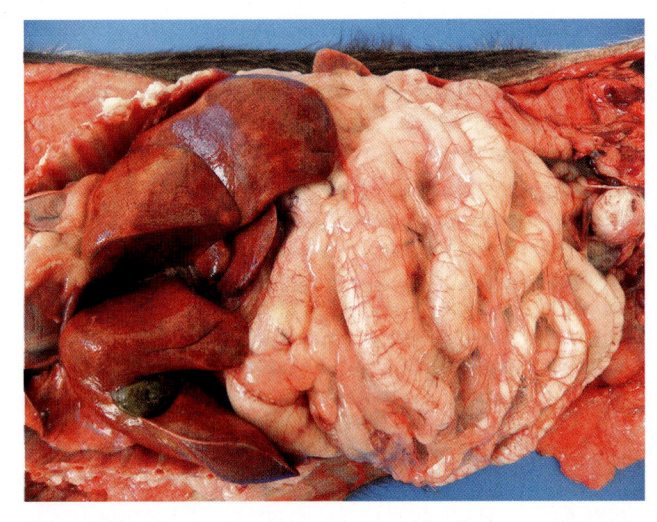

Figura 4.59 Hepatopatia glicocorticoide no fígado de um cão com hiperadrenocorticismo. O fígado está alaranjado e aumentado de tamanho, com bordas arredondadas e que ultrapassam o arco costal.

lula. Têm sido sugeridas possíveis perturbações nos canais de íons hepatocelulares e aquaporinas. Menos comumente, o acúmulo de glicogênio também pode ocorrer em decorrência de doenças hereditárias com depósito de glicogênio (glicogenoses). O conteúdo de glicogênio nos hepatócitos é mais bem demonstrado em cortes de congelamento ou pela fixação do fígado em etanol a 80%, seguidos da coloração pelo PAS.

Lipidose hepática

Lipidose hepática, *degeneração gordurosa* ou *esteatose* são termos usados para descrever acúmulo de triglicerídios na forma de glóbulos redondos de tamanhos variáveis no citoplasma de hepatócitos. Nas preparações histológicas de rotina há perda da maior parte do conteúdo lipídico durante o processamento do tecido, e esses glóbulos aparecem como vacúolos (espaços vazios) de bordas bem definidas no citoplasma da célula (Figura 4.60 A). Para melhor caracterização da lipidose, cortes de congelamento são preferíveis e o

conteúdo lipídico do vacúolo pode ser confirmado por meio de colorações especiais (p. ex., *Sudan* IV e *Oil red O*) ou pela microscopia eletrônica (Figura 4.60 B).

Os ácidos graxos livres oriundos do tecido adiposo ou provenientes da alimentação são normalmente transportados para os hepatócitos. Lá são esterificados em triglicerídios, convertidos em colesterol ou fosfolipídios ou oxidados em corpos cetônicos. A liberação dos triglicerídios dos hepatócitos requer sua associação com proteínas (lipoproteínas). O acúmulo excessivo de triglicerídios no fígado pode resultar de defeitos em qualquer um dos eventos da sequência entre a entrada dos ácidos graxos e a saída das lipoproteínas.

O significado da degeneração gordurosa depende da causa e da gravidade do acúmulo de triglicerídios. Quando é leve, pode não causar defeito na função celular. Uma degeneração gordurosa mais grave e difusa pode causar insuficiência hepática.

O aspecto microscópico dos glóbulos de triglicerídios nos hepatócitos varia desde pequenas e diminutas gotículas, que não deslocam o núcleo do hepatócito e caracterizam a apresentação conhecida como *lipidose hepática microvacuolar*, até gotas de gordura maiores que deslocam o núcleo para a periferia, conforme ocorre *lipidose hepática macrovacuolar*.

Lipidose aguda com predominância de acúmulo microvesicular tende a resultar em um fígado discretamente aumentado de volume, sem muita alteração na textura. Do ponto de vista funcional, a lipidose microvacuolar pode levar a consequências mais graves do que a lipidose microvesicular pelo fato de estar associada com lesões mitocondriais nas hepatopatias tóxicas.

Em lesões mais crônicas, ocorre lipidose hepática macrovacuolar; nesse caso, o fígado tende a ser amarelo, aumentado de volume e mais friável. Em geral, cada hepatócito contém um grande vacúolo que desloca o núcleo para a periferia, e os sinusoides ficam comprimidos, de modo que, quando observado em aumento menor, o aspecto do tecido hepático lembra o do tecido adiposo.

Quando a lipidose é difusa e acentuada, fragmentos do fígado podem flutuar na água ou no fixador. A lipidose he-

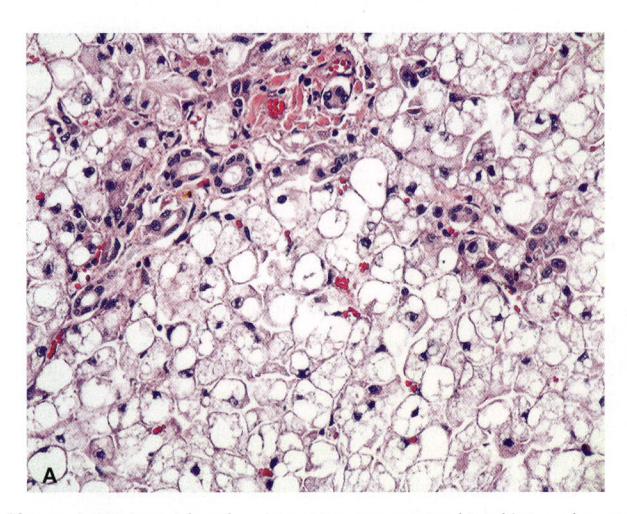
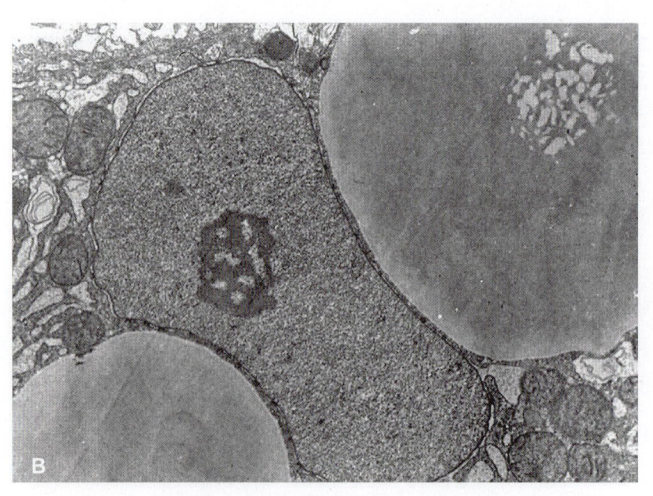

Figura 4.60 A. Lipidose hepática. Nas preparações histológicas de rotina, o espaço antes preenchido por gordura no citoplasma aparece como um vacúolo vazio e de bordas bem delimitadas no citoplasma do hepatócito. **B.** Fotomicrografia eletrônica de transmissão mostrando o núcleo de um hepatócito comprimido por duas gotas intracitoplasmáticas de gordura em intoxicação por *Senecio brasiliensis* em equinos.

pática é, em geral, reversível, embora um fígado que tenha degeneração gordurosa por algum tempo tenda a apresentar fibrose, acúmulo de pigmento e hiperplasia nodular.

Cetose bovina

O aumento da mobilização de triglicerídios durante as fases finais de gestação ou durante lactação intensa em ruminantes causa deposição de triglicerídios nos hepatócitos e é considerado um evento normal (lipidose hepática fisiológica). Porém, algumas vacas leiteiras altamente produtoras, quando em privação de energia, podem desenvolver uma forma grave de cetose clínica com acidose metabólica (Figura 4.61 A).

A cetose (acetonemia) aguda de vacas leiteiras em lactação com alimentação deficiente ou com deficiência de energia secundária ao deslocamento de abomaso é geralmente associada à lipidose hepática com um padrão predominantemente microvacuolar centrolobular a difuso. Lesões de degeneração gordurosa no rim são frequentemente associadas a cetose bovina (Figura 4.61 B). A condição pode também ocorrer em vacas de corte durante a gestação com uma manifestação clínica individual ou de rebanho. Acredita-se que a patogênese inclua superalimentação, que resulta em deposição de gordura nos estoques do organismo e uma privação súbita de energia.

Condições que ocorrem na lactação ou no final da gestação (p. ex., equilíbrio negativo de energia, hipoglicemia, altas concentrações de hormônios lipolíticos) estimulam a mobilização de gordura dos depósitos orgânicos, o que resulta em aumento do aporte de ácidos graxos no fígado. Sinais clínicos frequentes incluem anorexia, perda de peso e sinais neurológicos em razão da encefalopatia hepática.

Toxemia da prenhez

A toxemia da prenhez em ovelhas é uma condição semelhante à cetose bovina, porém com maior taxa de mortalidade. Os fatores de risco para ovelhas que desenvolvem a condição incluem fase final da gestação, obesidade ou gestação de fetos grandes ou múltiplos. Essa condição afeta principalmente ovelhas criadas intensivamente e pode ser associada a diminuição súbita na alimentação e a condições climáticas ou situação que resultem em hiporexia. Geralmente um período de anorexia ou fome por 1 a 2 dias é o fator precipitante e pode ser precedido por uma queda gradual no plano de nutrição durante a prenhez.

A anorexia e a fome resultam em hipoglicemia e hiperacetonemia semelhantes à cetose bovina; o decréscimo no consumo de alimento é acompanhado por uma perda elevada de glicose (em função das exigências de um feto muito grande ou de fetos múltiplos). Pode ocorrer como um problema de rebanho, com muitos animais afetados por várias semanas. Os sinais clínicos incluem distúrbios neurológicos como apatia, ataxia, cegueira, alterações no comportamento, pressão da cabeça contra objetos, andar em círculos, tremores e convulsões. Outros sinais incluem constipação intestinal, bruxismo e hálito cetônico. Nas fases terminais, as ovelhas entram em decúbito e tornam-se comatosas, geralmente morrendo dentro de 4 a 7 dias após o início dos sinais clínicos. Pode ocorrer distocia com morte fetal. Nesses casos, a morte pode ocorrer por toxemia resultante da decomposição dos fetos.

Hiperlipidemia equina

A hiperlipidemia equina é um distúrbio do metabolismo dos lipídios, primariamente de pôneis, principalmente da raça Shetland, mas ocorre também, com alguma frequência, em cavalos das raças miniaturas e em asininos.

Éguas no fim da gestação ou início da lactação são mais frequentemente afetadas que garanhões ou machos castrados. Animais bem nutridos ou obesos parecem ser predispostos à doença. Muitos equídeos com hiperlipidemia apresentam um histórico de estresse recente (p. ex., transporte, clima inclemente, alterações na dieta) que resulta em balanço energético negativo. Os sinais clínicos incluem inapetência, letargia, incoordenação e fraqueza. Cólica intermitente, diminuição da motilidade intestinal e da produção de fezes são achados comuns em casos graves. Diarreia desenvolve-se nas fases finais, e a maioria dos equinos afetados apresenta sinais neurológicos. Outros sinais clínicos em casos avançados incluem pirexia, taquipneia, icterícia, membranas mucosas congestas e edema subcutâneo ventral.

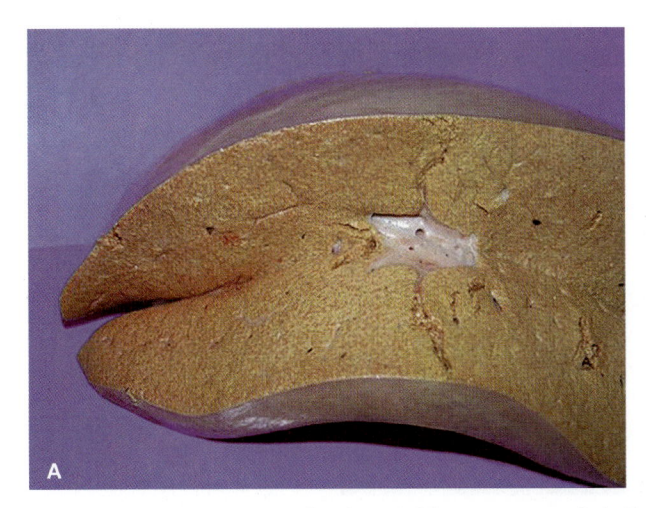
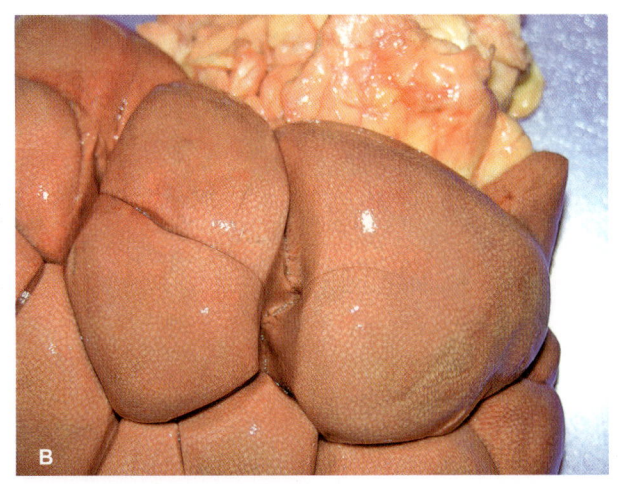

Figura 4.61 Cetose bovina. **A.** O fígado está difusamente amarelado devido à deposição de triglicerídios no citoplasma do hepatócito. **B.** Nessa condição, frequentemente o rim também é afetado por lipidose das células dos túbulos renais e macroscopicamente aparece marrom-amarelado.

Doenças intercorrentes incluem hiperadrenocorticismo, disfunção da *pars intermedia* da pituitária, síndrome metabólica equina, distúrbios gastrintestinais, laminite e metrite. Resistência à insulina é um fator que contribui para os distúrbios do metabolismo energético em equinos, especialmente em pôneis.

Na hiperlipidemia, a lipólise do tecido adiposo é induzida pela ativação da lipase hormônio-responsiva durante períodos de estresse e/ou balanço energético negativo. As concentrações de triglicerídios plasmáticos estão aumentadas (> 100 mg/dℓ) em equinos com hiperlipidemia, e o plasma de equídeos acentuadamente afetados (> 500 mg/dℓ) se torna lipêmico, com uma aparência leitosa. Outros achados incluem hipoglicemia, acidose metabólica, evidência de insuficiência hepática (p. ex., aumento das atividades das enzimas séricas, hiperbilirrubinemia, hiperamonemia, prolongamento do tempo de protrombina) e azotemia.

Lesões de necropsia incluem lipidose acentuada no fígado e, em graus variáveis, no miocárdio, músculo esquelético, rim e córtex adrenal. Casos de ruptura hepática em razão da lipidose são descritos.

Alterações histopatológicas incluem lipidose hepática, ocasionalmente necrose hepatocelular e evidências de coagulação intravascular disseminada (CID), caracteriza-das por hemorragias das serosas e trombos microscópicos em vários órgãos e infartos no miocárdio e rins. Pequenos êmbolos lipídicos podem ocorrer no pulmão, miocárdio e encéfalo e podem ser detectados em cortes de congelação corados por *Sudan* IV.

Lipidose hepática felina

A lipidose hepática felina é a doença hepatobiliar mais comum em gatos. A condição é caracterizada por acúmulo de triglicerídeos nos hepatócitos, resultando em vacuolização microvesicular ou macrovesicular difusa em mais de 80% dos hepatócitos, com aumento de mais de 50% do peso do fígado (Figura 4.62), comprometimento da função hepática e acúmulo de pigmento biliar nos canalículos e nas células de Kupffer. Os sinais clínicos incluem vômito, anorexia, fraqueza, perda de peso e icterícia (Figura 4.62). Ocorre encefalopatia hepática com sinais neurológicos caracterizados por alteração do comportamento, salivação e depressão.

Há hiperbilirrubinemia e elevação na atividade sérica da fosfatase alcalina e menos significativamente da alanina aminotransferase. A patogênese da lipidose hepática é multifatorial e não esclarecida completamente; no entanto, envolve um desequilíbrio no metabolismo lipídico, com aumento da mobilização e da captação pelo fígado de ácidos

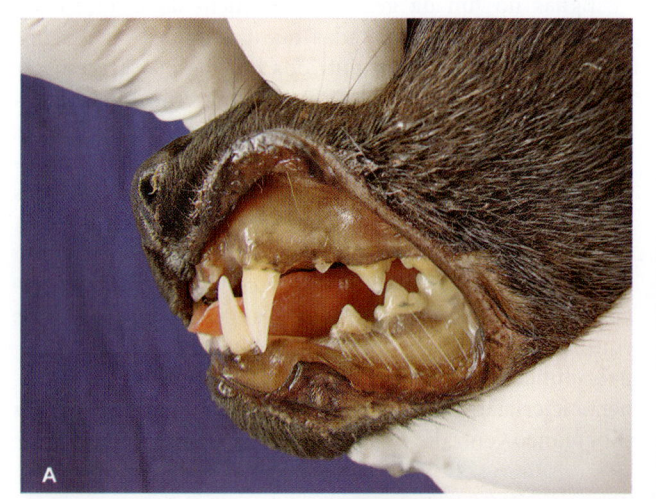
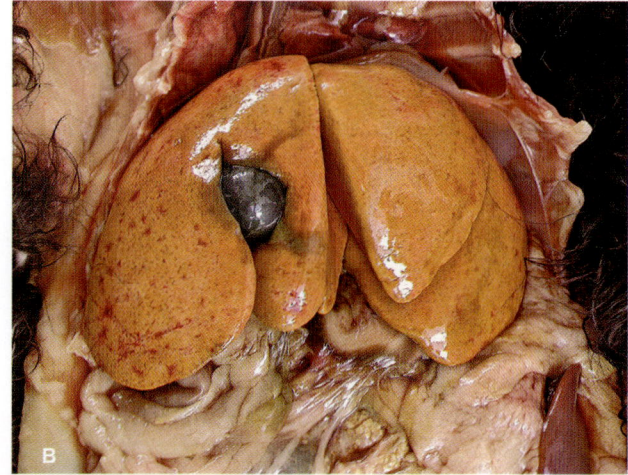
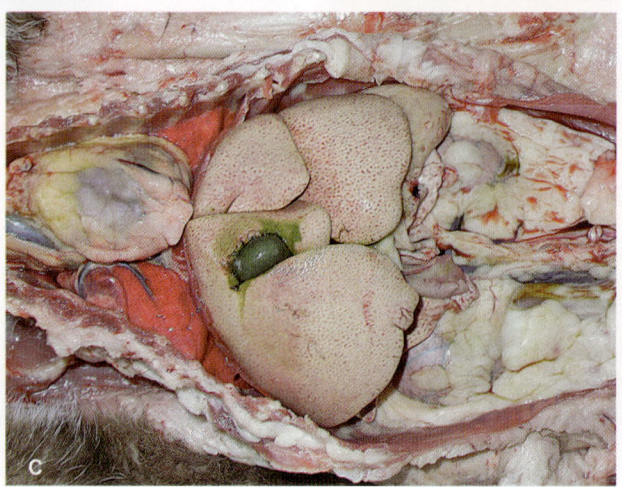

Figura 4.62 Lipidose hepática felina. **A.** Icterícia da membrana mucosa oral. **B.** Aspecto macroscópico do fígado na lipidose hepática felina. O fígado está amarelado e aumentado de volume. **C.** Degeneração gordurosa hepática em um gato com diabetes.

graxos não esterificados, alterações na formação e liberação de VLDL e comprometimento da oxidação de ácidos graxos nos hepatócitos. O balanço energético negativo, geralmente causado pela anorexia, é considerado o fator desencadeador da lipidose, com sinais clínicos iniciando dentro de um período de 2 a 14 dias após o início da anorexia.

Gatos obesos aparentam ser predispostos. Os felinos têm uma capacidade limitada de adaptar o metabolismo das proteínas para conservar nitrogênio e rapidamente desenvolvem deficiência de aminoácidos essenciais e deficiência no metabolismo das proteínas quando submetidos a anorexia. A lipidose tem sido classificada em primária e secundária.

A lipidose hepática felina primária ocorre em um gato saudável sujeito a anorexia por indisponibilidade de alimento, alimento pouco palatável, mudança do ambiente ou outro fator estressante. Lipidose hepática felina secundária é a forma mais comum, em que a anorexia é decorrente de outras doenças como diabetes melito, pancreatite, colangites, enterites, doença renal e neoplasia.

Lipidose hepática canina

Em cães, a lipidose hepática de significância clínica (Figura 4.63) é mais comum em filhotes e em cães de raças de pequeno porte (Toy) como o Yorkshire Terrier, Chihuahua e Fox Terrier, caracterizada por vacuolização microvesicular. Na maioria dos casos, a doença clínica se desenvolve entre 4 e 6 semanas. Semelhantemente às demais espécies, a condição geralmente é desencadeada por um episódio de anorexia relacionado com fatores estressantes. Hipoglicemia e elevação de corpos cetônicos são relatadas nesses casos, que geralmente cursam com sinais neurológicos. Outras condições que cursam com lipidose hepática em cães incluem diabetes melito e hiperlipidemia primária idiopática, relatada em cães das raças Beagle e Schnauzer Miniatura.

Causas hipóxicas e anóxicas de lipidose hepática

A síntese e o transporte de lipoproteínas dependem do metabolismo oxidativo. Assim, a hipoxia leva à acumulação de triglicerídios no citoplasma de hepatócitos. Causas comuns de hipoxia hepatocelular são *anemia* e *congestão passiva*

crônica. A hipoxia é também, provavelmente, a causa da lipidose hepática focal, conhecida como lipidose de tensão e explicada com mais detalhes no tópico *Lesões sem significado clínico*, neste capítulo.

Lipidose hepática associada a intoxicações

Há vários estágios no ciclo do metabolismo dos lipídios hepáticos que podem ser afetados por diferentes toxinas, resultando em degeneração gordurosa hepática. A maioria das toxinas que causam lipidose em situações espontâneas produz também necrose hepatocelular; a serem discutidas em tópico apropriado deste capítulo. No entanto, é oportuno frisar que a ocorrência de lipidose hepática requer tempo, e é mais provável que ocorra em toxicoses com cursos clínicos prolongados em que exista um balanço energético negativo.

Lipodistrofia hepática

Bezerros Galloway afetados por uma condição de provável origem genética, conhecida como *lipodistrofia hepática*, desenvolvem letargia, tremores e opistótono, em razão da encefalopatia hepática.

Os bezerros geralmente não sobrevivem além de 6 meses. Lesões macroscópicas incluem fígados aumentados de volume, pálidos e firme. Ao exame microscópico, há acentuada lipidose hepática, fibrose portal e hiperplasia de ductos biliares.

Deficiências nutricionais

Embora a lipidose hepática seja mais frequentemente associada a distúrbios no metabolismo de energia, algumas deficiências nutricionais específicas produzem essa condição. A deficiência de cobalto e vitamina B_{12} de ocorrência espontânea é descrita em cordeiros (e ocasionalmente em cabritos) como *doença do fígado branco de ovinos*. Embora essa doença não tenha sido descrita no Brasil, tem certa importância na Austrália, na Nova Zelândia e na Europa.

Ovinos afetados apresentam baixas concentrações de cobalto nos tecidos e de vitamina B_{12} no plasma e respondem bem à suplementação. Na necropsia, o fígado está aumentado de volume, pálido e friável. Histologicamente, nos estágios iniciais, a lipidose hepática é centrolobular, mas se torna difusa e associada ao acúmulo de ceroide em hepatócitos e macrófagos. Há também dissociação e necrose de hepatócitos e proliferação de ductos biliares.

Doenças de depósito lisossomal

Como em outros tecidos, a deficiência hereditária de enzimas lisossômicas específicas ocasiona depósitos no citoplasma de hepatócitos de substratos normalmente catabolizados pela enzima deficiente ou ausente. Esses depósitos lisossomais são menos pronunciados nos hepatócitos do que no sistema nervoso central e é pouco provável que causem insuficiência hepática.

Doenças de depósito lisossomal de origem genética com acúmulos nos hepatócitos incluem as deficiências de beta-1-galactosidase (gangliosidose GM_1) e beta-hexosaminidase (gangliosidose GM_2) em gatos; e alfamanosidose e a deficiência de alfa-l-iduronidase (mucopolissacaridose tipo I) em cães. Corpos de poliglucosano podem ser observados nos hepatócitos de cães e bovinos com doença de Lafora (Figura 4.64). A inibição tóxica das hidrolases dos lisosso-

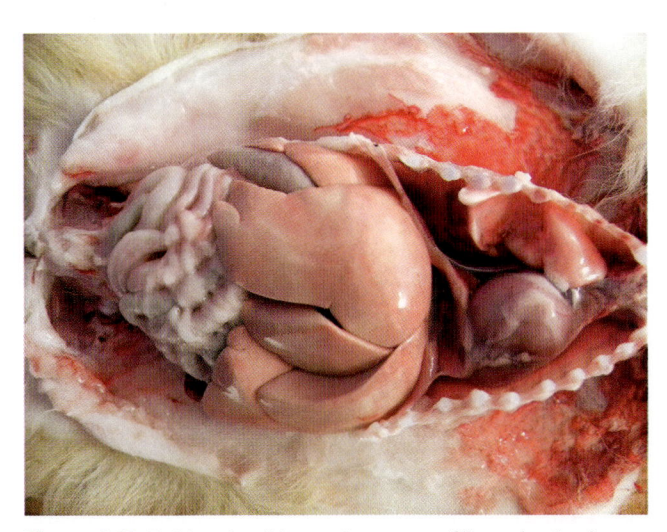

Figura 4.63 Lipidose hepática canina em um filhote de cão da raça Spitz Alemão. O fígado está acentuadamente amarelo pálido e aumentado de volume, com bordas que ultrapassam o arco costal.

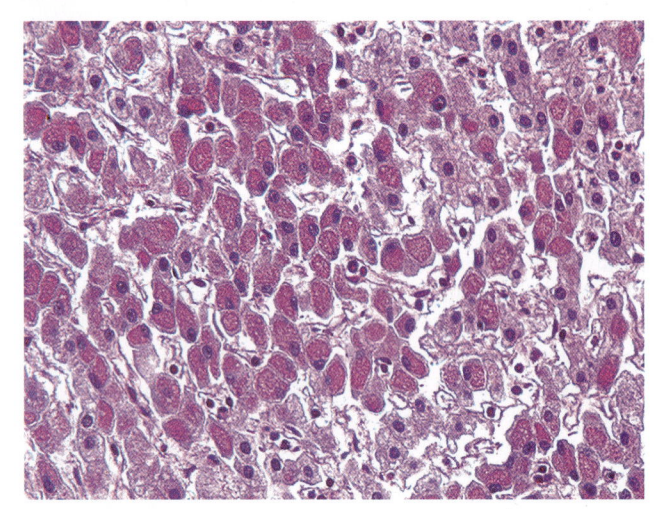

Figura 4.64 Doença de Lafora em um bovino. Os hepatócitos apresentam acúmulo citoplasmático de material positivo na coloração de ácido periódico-Schiff.

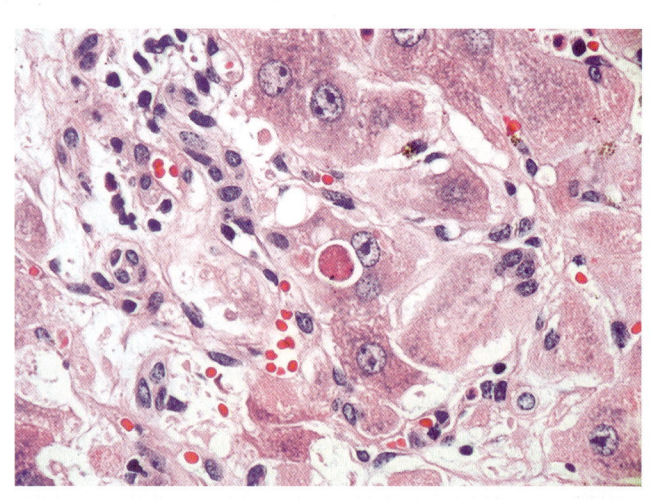

Figura 4.65 Corpúsculo de Councilman em fígado de bovino em intoxicação por *Senecio* spp.

mos pode causar doenças de depósito lisossomal adquiridas. Exemplo disso é a intoxicação por *Sida carpinifolia* em caprinos, ovinos e bovinos.

Necrose hepatocelular
Tipos de necrose hepatocelular

A morte de hepatócitos corresponde à lesão celular irreversível e manifesta-se classicamente sob dois tipos principais: *necrose* e *apoptose*. Entretanto, há evidências de que exista uma sobreposição entre essas duas manifestações, e que a mesma toxina possa causar apoptose ou necrose, dependendo da dose de exposição.

Apoptose é uma forma de morte celular programada dependente das caspases, que possibilita a remoção dos restos celulares envolvidos por membrana celular sem vazamento de enzimas ou inflamação. Pode ser iniciada por eventos extrínsecos (via ativação de receptores na superfície celular) e intrínsecos (por dano de DNA ou mitocondrial).

A apoptose no fígado também é referida como morte de células individuais, em que os chamados *corpúsculos de Councilman* (sinonímia *Councilman-Rocha Lima*), descritos originalmente na febre amarela, são um exemplo clássico desse processo (Figura 4.65). Os hepatócitos apoptóticos são estruturas esféricas, retraídas e eosinofílicas, com núcleo retraído e cromatina condensada, geralmente circundadas por halo claro.

Manifestações morfológicas de necrose hepatocelular incluem *necrose coagulativa* (Figura 4.66) e *necrose lítica* (Figura 4.67). O primeiro tipo ocorre quando lesões (geralmente tóxicas ou hipóxicas) súbitas e intensas afetam os hepatócitos, que se apresentam morfologicamente com citoplasma hipereosinofílico e retraído, mas mantêm a arquitetura celular geral, embora o núcleo esteja picnótico (cariopicnose) ou fragmentado (cariorrexia). Na necrose coagulativa, há desnaturação (coagulação) das proteínas citoplasmáticas, o que impede que as enzimas lisossomais liquefaçam os componentes citoplasmáticos dos hepatócitos. Na necrose lítica, os hepatócitos estão desintegrados. Observam-se apenas fragmentos e detritos celulares na área

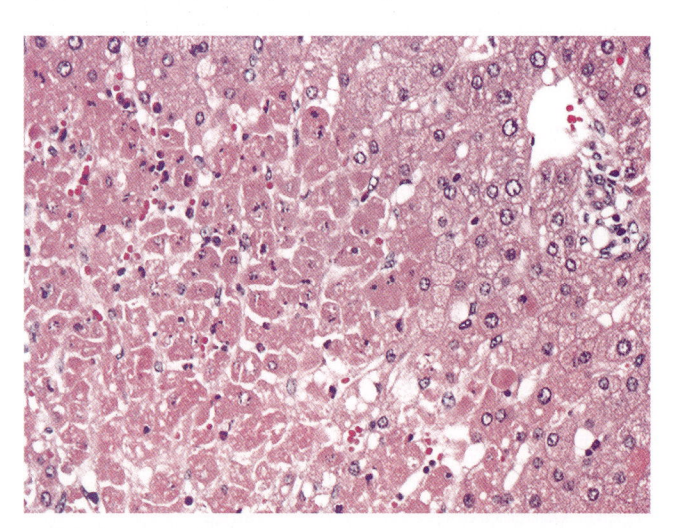

Figura 4.66 Necrose hepatocelular de coagulação de hepatócitos centrolobulares em anemia hemolítica em bovino com anaplasmose. Os hepatócitos do centro do lóbulo estão com citoplasma eosinofílico e um pouco encolhido, mas mantêm a arquitetura celular geral, embora o núcleo esteja picnótico, em cariorrexia ou ausente.

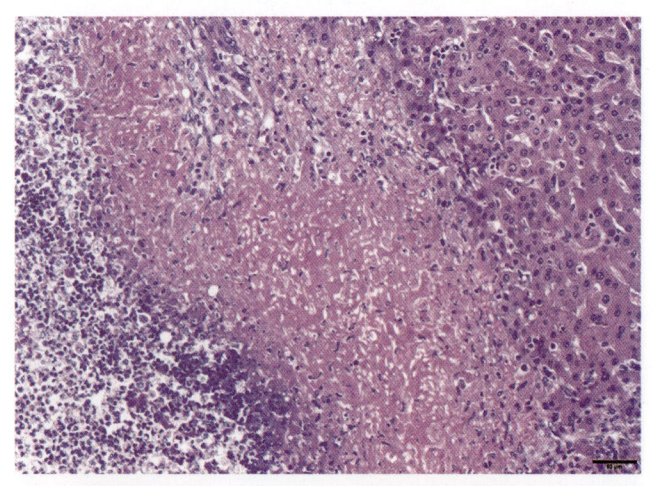

Figura 4.67 Fígado de um esquilo com hepatite bacteriana. Necrose hepatocelular lítica à esquerda, fígado normal à direita. Na área de necrose, os hepatócitos estão desintegrados e se observam apenas fragmentos, detritos celulares e neutrófilos.

necrosada, que pode estar infiltrada por células inflamatórias, principalmente neutrófilos.

Padrões de distribuição da necrose hepatocelular

A maneira como as áreas de necrose distribuem-se no parênquima hepático pode, na maioria das vezes, ser percebida macroscopicamente, e sua interpretação tem importância prática, pois propicia a redução das possibilidades diagnósticas, isto é, cada padrão é característico de um grupo de agentes etiológicos.

Necrose hepatocelular aleatória focal ou multifocal

Ocorre em hepatócitos esparsos ou grupos de hepatócitos com distribuição focal ou multifocal no parênquima hepático. O termo *aleatória* indica que os focos de necrose não obedecem a nenhum padrão anatômico consistente, mas distribuem-se ao acaso, sem uma localização previsível dentro do lóbulo. Esse padrão é típico de muitos agentes infecciosos, incluindo protozoários, vírus e bactérias que chegam ao fígado pela via hematógena. Quando grandes o suficiente para serem visualizadas macroscopicamente, as lesões aparecem como áreas pálidas, de 1 mm até vários centímetros, e bem demarcadas do parênquima adjacente (Figura 4.68).

Histologicamente, há focos de necrose (geralmente lítica) associada a infiltrado inflamatório. Em razão disso, muitas vezes essa lesão é referida como hepatite necrotizante multifocal aleatória.

Necrose hepatocelular zonal

Frequentemente, a necrose hepática exibe uma distribuição zonal (Figura 4.69), isto é, que segue um padrão de distribuição com base nas áreas anatômicas bem definidas do lóbulo hepático. A necrose pode afetar hepatócitos ao redor da veia centrolobular (*necrose centrolobular*; Figura 4.69 B), entre o centro e a periferia do lóbulo (*necrose mediozonal*; Figura 4.69 C), ou nos hepatócitos localizados próximos às tríades portais (*necrose periportal*; Figura 4.69 D). *Necrose paracentral* (Figura 4.69 E) é semelhante à centrolobular, mas afeta apenas uma cunha cujo ápice está direcionado para veia centrolobular, podendo ocorrer em casos de coagulação intravascular disseminada. A *necrose em ponte* é a manifestação morfológica da confluência de áreas de necro-

se ligando estruturas vasculares, podendo ocorrer entre regiões centrobulares (necrose centro-central), espaços-porta (porto-portal) ou entre a região centrolobular e um espaço-porta (centroportal). A *necrose massiva* (Figura 4.69 F) ou *maciça* atinge completamente todo o lóbulo hepático, isto é, todos os hepatócitos de um lóbulo estão afetados. A necrose massiva pode afetar apenas alguns lóbulos hepáticos (nesse caso é, por vezes, denominada submassiva) ou a maior parte do parênquima hepático. O mesmo tipo de insulto que produz necrose centrolobular pode, quando em dose maior, produzir necrose massiva.

A necrose centrolobular (Figura 4.70) é a mais comum de todos os tipos de necrose zonal, porque os hepatócitos do centro do lóbulo são mais sensíveis aos insultos tóxicos e hipóxicos, pois estão distantes do suprimento de oxigênio e possuem maior atividade de enzimas de função mista, capazes de transformar certas substâncias em compostos tóxicos.

Necrose centrolobular pode resultar da hipoxia de anemia aguda ou crônica, da hipoxia induzida por congestão crônica ou por insultos tóxicos, como hepatotoxinas de ação aguda. Degeneração e necrose periportal são bastante incomuns, mas ocorrem em certas intoxicações, como as causadas por ngaione (princípio ativo de *Myoporum* spp.) em ovinos, intoxicação por fósforo e álcool alílico.

O fato de alguns tóxicos produzirem necrose com distribuição periportal pode ser decorrente da interação do princípio tóxico em questão com a maior tensão de oxigênio na região, pela maior concentração do princípio ativo que chega pela veia porta ou artéria hepática ou por serem princípios tóxicos primários que não requerem metabolização.

A necrose, seja centrolobular ou periportal, produz uma acentuação do padrão lobular do órgão. Se a necrose for associada à hemorragia, a zona necrosada do lóbulo aparece macroscopicamente vermelha e deprimida, cercada por uma área mais clara, que corresponde a hepatócitos vacuolizados. Embora a alteração zonal tipicamente produza um padrão lobular acentuado na macroscopia e a necrose centrolobular seja o tipo mais comum, geralmente é necessário o exame microscópico para determinar qual zona está afetada.

Em casos de anemia grave, o fígado pode apresentar acentuação do padrão lobular em razão da hipoxia (Figura 4.71). Exemplos comuns em veterinária são as anemias por perda de sangue, como hemoncose em ovinos e a ancilostomose em cães, e as doenças hemolíticas, como a babesiose em bovinos e a rangeliose em cães. Os hepatócitos da região centrolobular estão mais distantes do suprimento de oxigênio que é provido pelo ramo da artéria hepática no espaço porta e, por isso, são mais intensamente afetados. Necrose de coagulação associada, por vezes, à lipidose hepatocelular demarca o centro do lóbulo (Figura 4.72), e acentuação do padrão lobular pode ser observada macroscopicamente. Esse tipo de lesão deve ser diferenciado da necrose centrolobular produzida por hepatotoxinas de ação aguda.

O aspecto do fígado com necrose massiva varia. A necrose massiva pode ser difusa, afetando todos os lóbulos, ou ser localizada a certas áreas ou lobos do fígado, levando a necrose dos hepatócitos de todas as regiões dos lóbulos nas áreas afetadas. Na fase aguda, o órgão pode estar discretamente aumentado de volume com superfície externa lisa e

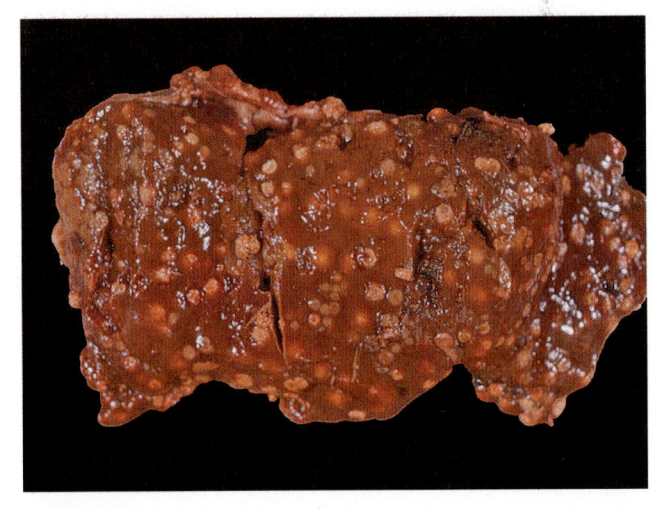

Figura 4.68 Necrose multifocal aleatória no fígado de um cordeiro (hepatite abscedativa), secundária à onfaloflebite.

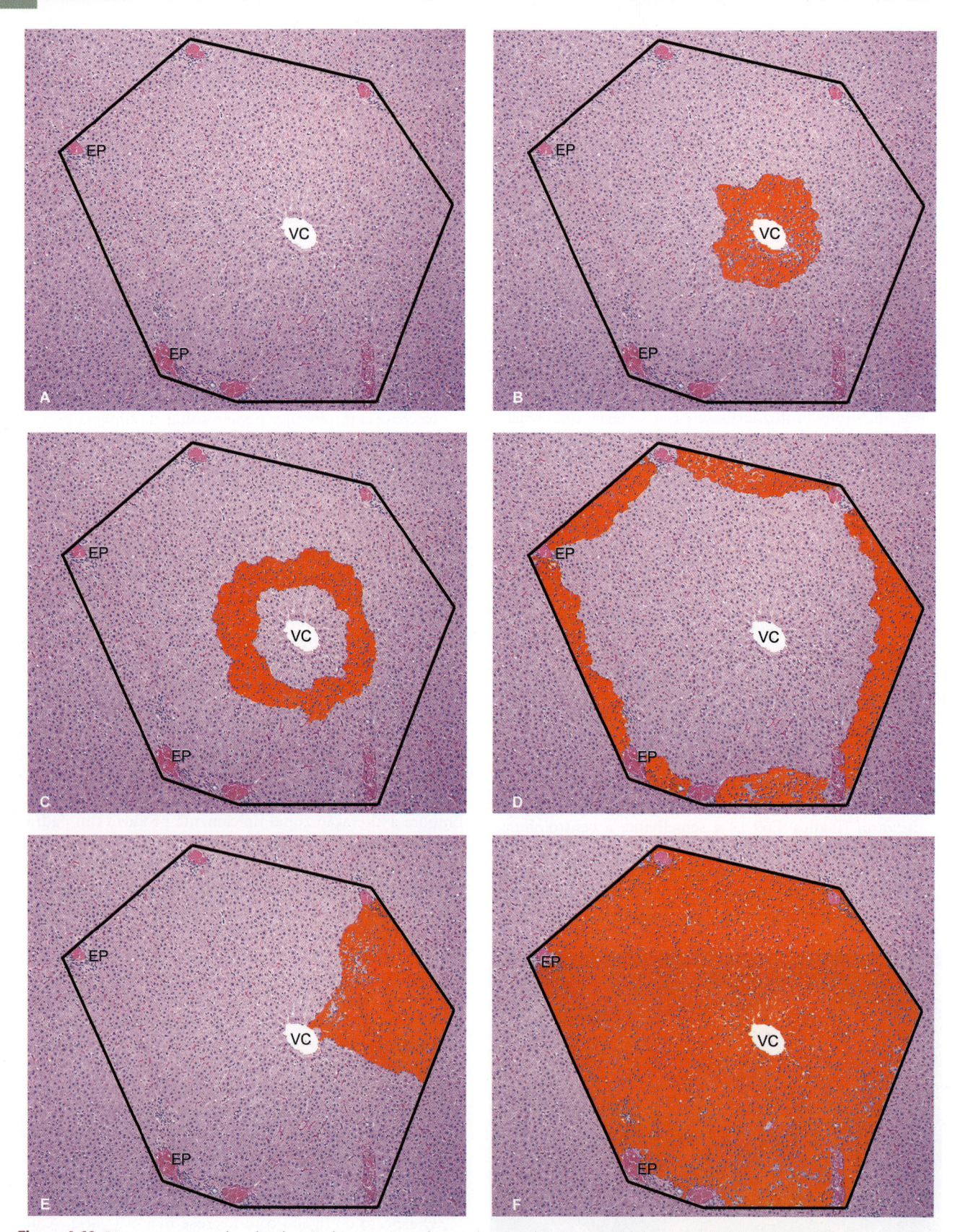

Figura 4.69 Diagrama mostrando a distribuição da necrose zonal no parênquima hepático. **A.** Fígado normal. *As linhas pretas* delimitam um lóbulo. **B.** Necrose centrolobular. **C.** Necrose mediozonal. **D.** Necrose periportal. **E.** Necrose paracentral. **F.** Necrose massiva. EP: espaço-porta; VC: veia centro-lobular.

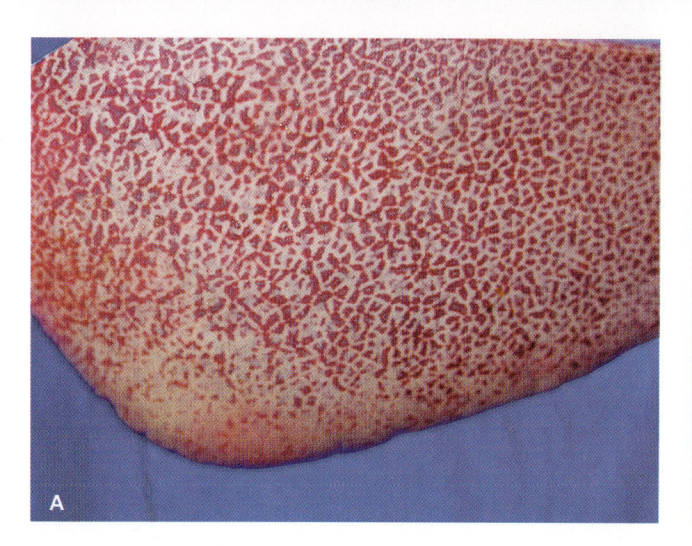
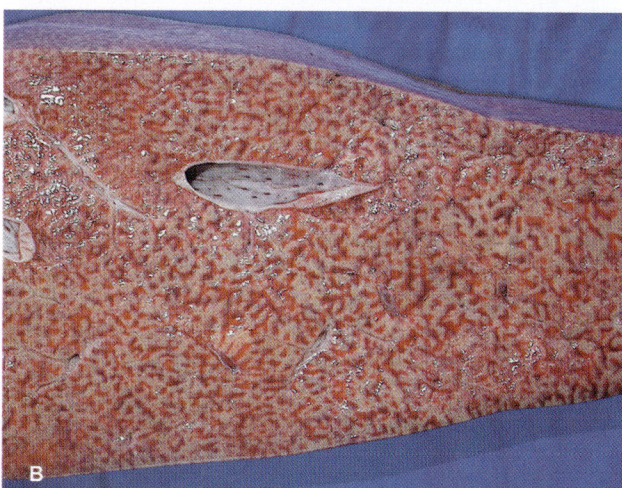

Figura 4.70 Acentuação do padrão lobular no fígado de um ovino com hepatotoxicose aguda. As áreas vermelhas e deprimidas correspondem à necrose hemorrágica do centro do lóbulo. As áreas claras circunjacentes às áreas vermelhas são de hepatócitos com degeneração vacuolar mais ou menos conservados. **A.** Aspecto da superfície natural. **B.** Aspecto da superfície de corte.

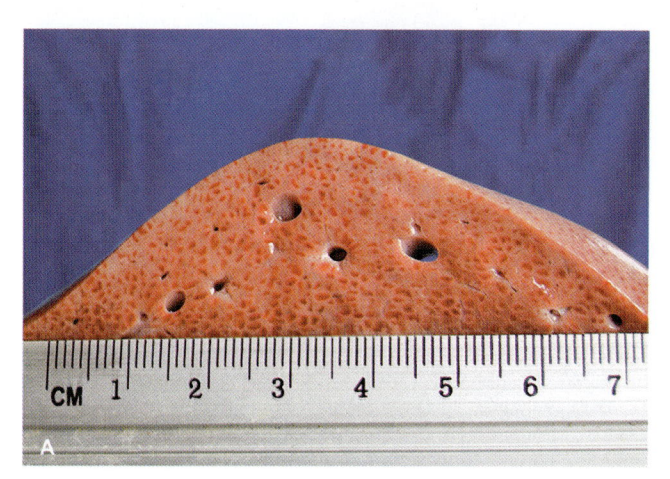
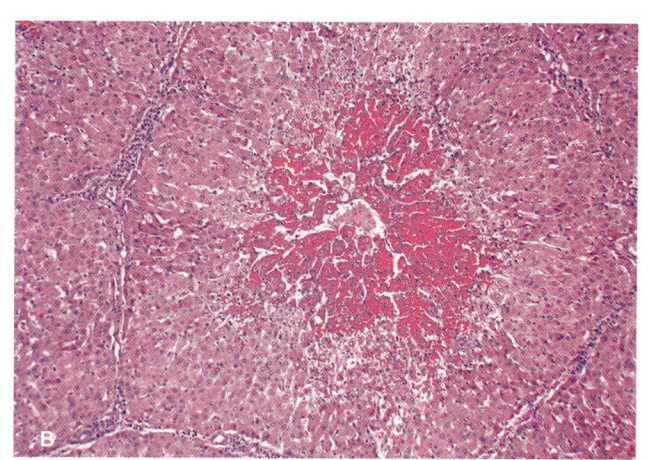

Figura 4.71 Fígado de suíno que morreu por anemia acentuada decorrente de perfuração de úlcera gástrica. **A.** Necrose centrolobular representada por áreas vermelhas e deprimidas do lóbulo. **B.** Histopatologia do fígado mostrado em **A**, com necrose de coagulação e hemorragia centrolobulares. (Cortesia do Dr. David Driemeier, Universidade Federal do Rio Grande do Sul, Porto Alegre, RS.)

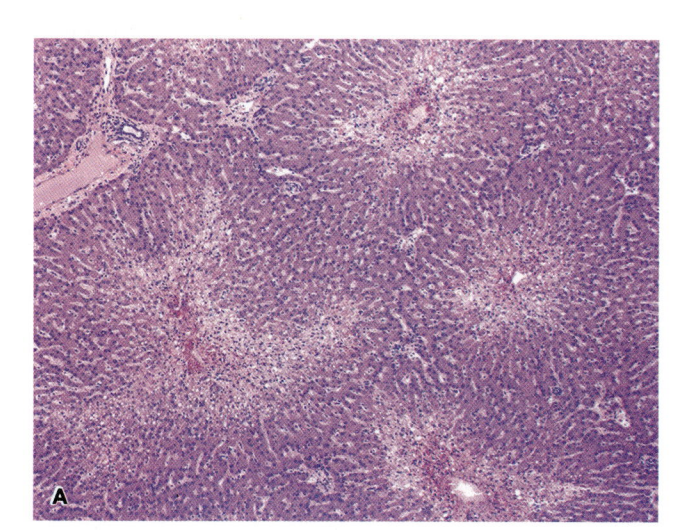
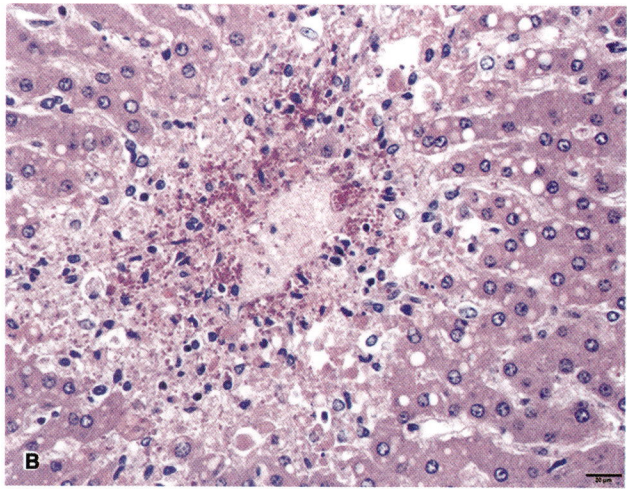

Figura 4.72 Fígado de um ovino com anemia grave decorrente de hemoncose. **A.** Áreas multifocais pálidas de degeneração e necrose centrolobular. **B.** Maior aumento de uma área centrolobular mostrando hemorragia, degeneração lipídica e necrose de coagulação dos hepatócitos.

parênquima escuro devido à extensa congestão. Com o passar do tempo, se o fígado estiver difusamente afetado, este pode se tornar menor e flácido. Se o processo é localizado, o fígado, tipicamente, é pequeno, com cápsula enrugada, com as áreas de necrose do parênquima deprimidas e com áreas de congestão espalhadas pelo órgão. Microscopicamente, as áreas afetadas consistem no colapso do parênquima e preenchimento por sangue dentro de um estroma de tecido conjuntivo desprovido de hepatócitos ou com hepatócitos com necrose de coagulação. Exemplos de causas de necrose massiva incluem intoxicação por acetoaminofeno e por cogumelos de *Amanita* spp. e hepatose dietética dos suínos com deficiência de vitamina E e selênio.

Resposta do fígado à agressão

Após a necrose de hepatócitos pode ocorrer regeneração do parênquima ou substituição do parênquima perdido por fibrose ou hiperplasia biliar. Essas reações não são excludentes. O resultado de uma lesão hepática depende da natureza, da extensão e da duração do insulto.

Regeneração hepatocelular

O fígado tem grande capacidade regenerativa em resposta à perda de células por diferentes tipos de agressões. Após a retirada cirúrgica de 70% de seu parênquima, o fígado pode se regenerar quanto ao volume e ao funcionamento originais em um período de 6 semanas em um indivíduo saudável.

Como em qualquer órgão, a regeneração é um processo fisiológico estimulado pela necessidade de maior quantidade de tecido funcional e é encerrada quando essa demanda é alcançada. O sucesso da regeneração hepática depende de as áreas afetadas apresentarem adequado suprimento sanguíneo, drenagem livre de bile e manutenção do arcabouço original de reticulina (colágeno tipo III).

Necrose hepática extensa geralmente é seguida por regeneração do parênquima sem fibrose, desde que o arcabouço de reticulina da porção afetada permaneça intacto e que não ocorra colapso, como na necrose hepática massiva. No entanto, na necrose massiva ou quando a lesão for repetitiva, as áreas afetadas irão colapsar após a remoção dos hepatócitos necróticos, resultando em cicatriz (fibrose) pós-necrótica (Figura 4.73).

Se a integridade estrutural do fígado for danificada durante a agressão celular, a regeneração poderá ser desordenada. Embora a massa hepática possa retornar a seu tamanho normal, as relações estruturais da arquitetura hepática não serão restauradas, e ocorrerá regeneração nodular do parênquima com distorção da arquitetura normal do fígado.

Fibrose

Fibrose é a consequência da maioria das lesões hepáticas crônicas, caracterizada pelo aumento da deposição de matriz extracelular ou pela formação de uma cicatriz subsequente a uma lesão crônica (Figuras 4.73 e 4.74). O acúmulo progressivo de matriz extracelular no fígado ocorre em consequência de dano celular repetido, que resulta em um desequilíbrio entre a deposição e a remoção da matriz, com reticulação (*crosslinking*) dos componentes. As lesões causadoras de fibrose podem ser decorrentes da ação de drogas ou substâncias tóxicas, agentes infecciosos ou causas metabólicas e autoimunes.

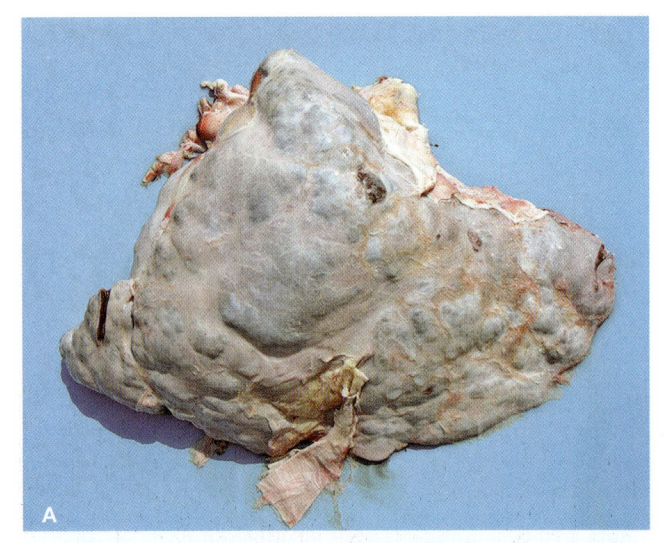

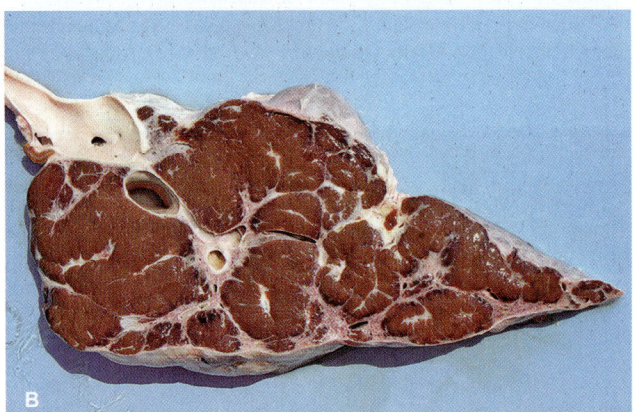

Figura 4.73 Fibrose pós-necrótica em fígado de bovino. Quando ocorrer necrose extensa, com destruição do arcabouço de matriz extracelular, as áreas afetadas irão colapsar após a remoção dos hepatócitos necróticos, resultando em cicatriz (fibrose) pós-necrótica. **A.** Aspecto da superfície natural. **B.** Aspecto da superfície de corte. (Cortesia do Dr. David Driemeier, Universidade Federal do Rio Grande do Sul, Porto Alegre, RS.)

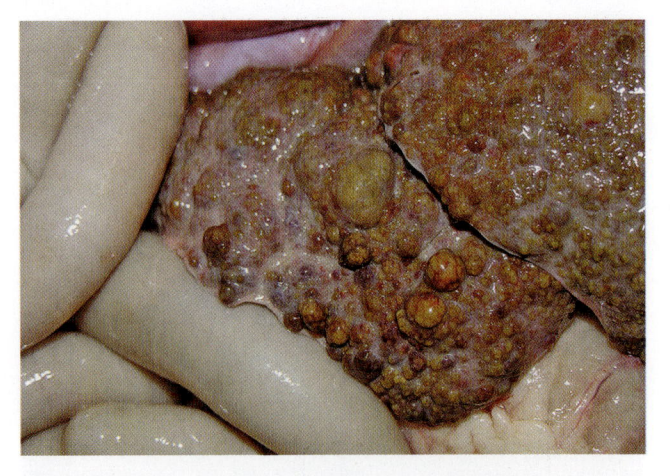

Figura 4.74 Regeneração hepática nodular no fígado de um cão após necrose com destruição do arcabouço de matriz extracelular desordenada. A regeneração é errática e não mimetiza o parênquima hepático normal, formando nódulos funcionalmente ineficazes. As partes claras correspondem ao tecido conjuntivo fibroso.

A matriz extracelular depositada é composta principalmente de colágeno tipo I em quantidade aumentada, embora colágenos dos tipos III e IV também sejam produzidos em menor proporção. As células hepáticas estrelares ou células de Ito ativadas se diferenciam em miofibroblastos e são a principal fonte de síntese de colágeno dos tipos I, III e IV, laminina, sulfato de condroitina, proteoglicanos, undulina, elastina, dermatano e hialuronano.

Os fibroblastos residentes da região portal do fígado são envolvidos no desenvolvimento da fibrose nas doenças colestáticas, como as doenças biliares. A fibrose tem importância prognóstica na progressão e estadiamento da doença hepática. As principais colorações histoquímicas para avaliação da fibrose incluem a coloração pelo *tricrômico de Masson*, que cora as fibras de colágeno tipo I, o *Picrosirius red*, que sob luz polarizada permite a diferenciação do colágeno tipo I e III, e a coloração de *reticulina*, que cora o colágeno tipo III.

O padrão da fibrose varia com o tipo de insulto hepático. A fibrose centrolobular geralmente está associada à insuficiência cardíaca congestiva direita ou à lesão tóxica crônica. O uso repetitivo de fármacos, como dimetilnitrosamina e tetracloreto de carbono, pode causar fibrose que se estende da região centrolobular até os espaços-porta, formando septos que podem se estender pelo parênquima hepático e alcançar outras áreas centrolobulares. A perda dos cordões de hepatócitos nas áreas afetadas promove o colapso e a condensação da matriz extracelular residual.

Fibrose periportal resulta de lesão inflamatória crônica ou lesão hepatotóxica causada por um pequeno grupo de toxinas que afetam os hepatócitos periportais diretamente. O termo *fibrose em ponte* é aplicado quando a fibrose se estende de um espaço-porta ao centro do lóbulo (fibrose centroportal), entre espaços-porta (fibrose portoportal) ou do centro de um lóbulo a outro centro lobular (fibrose centrocentral).

A fibrose portal, também chamada de fibrose biliar, está associada à inflamação crônica da região portal e geralmente é observada em cães com hepatite crônica, em gatos com colangite crônica e em bovinos com fasciolose hepática. A fibrose biliar está centrada nos ductos biliares dos espaços-porta e ocorre tanto pela proliferação de ductos biliares reativos como pela proliferação de células de Ito ativadas na região periductular. A fibrose secundária a grandes áreas de necrose massiva é conhecida como fibrose pós-necrótica (ver Figura 4.73).

Hiperplasia de ductos biliares

A hiperplasia de ductos biliares ou reação ductular é uma resposta inespecífica a vários tipos de lesão hepática. Pode ocorrer rapidamente, em particular nos animais jovens, mas, na maioria das vezes, é observada em lesões hepáticas de longa duração, principalmente após doenças que causam obstrução física do fluxo da bile ou como resposta a determinadas toxinas.

A hiperplasia biliar ou reação ductular pode ser decorrente da hiperplasia de ductos preexistentes, da diferenciação das células ovais (células hepáticas precursoras e bipotenciais) ou da metaplasia de hepatócitos. Em animais domésticos, a proliferação de ductos biliares (Figura 4.75) é encontrada em várias formas subagudas ou crônicas de lesão hepática, como na aflatoxicose em várias espécies, in-

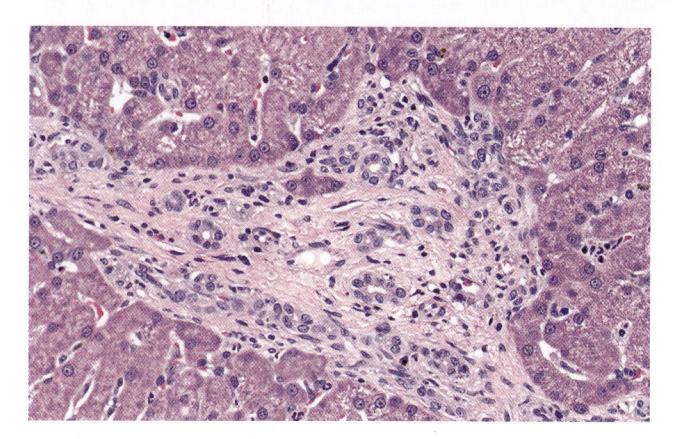

Figura 4.75 Aspecto histológico da hiperplasia de ductos biliares no fígado de um cão com hepatite crônica. Há aumento no número de ductos biliares e fibrose no espaço-porta.

toxicação por alcaloides pirrolizidínicos em herbívoros, na infecção pelo trematódeo *Fasciola hepatica* em ruminantes e ao redor de abscessos e cistos parasitários (principalmente cisto hidático) em várias espécies.

Cirrose

Muitos patologistas consideram *cirrose* um termo impreciso, com definições muito variáveis, e tendem a evitar seu uso. No entanto, esse termo é amplamente usado por clínicos e tem uma conotação universalmente aceita de doença hepática crônica, portanto seu uso será mantido neste capítulo.

Cirrose é um processo difuso caracterizado por fibrose em ponte, formação de nódulos de regeneração e perda da arquitetura funcional do fígado. É uma lesão crônica e irreversível e constitui o desenlace de várias afecções hepáticas. Em razão disso, a expressão *fígado de estágio terminal* é alternativamente usada para designar essa condição.

Na cirrose, a arquitetura do fígado é alterada (Figura 4.76) por perda do parênquima hepático, condensação do tecido conjuntivo fibroso preexistente (fibrose passiva), deposição

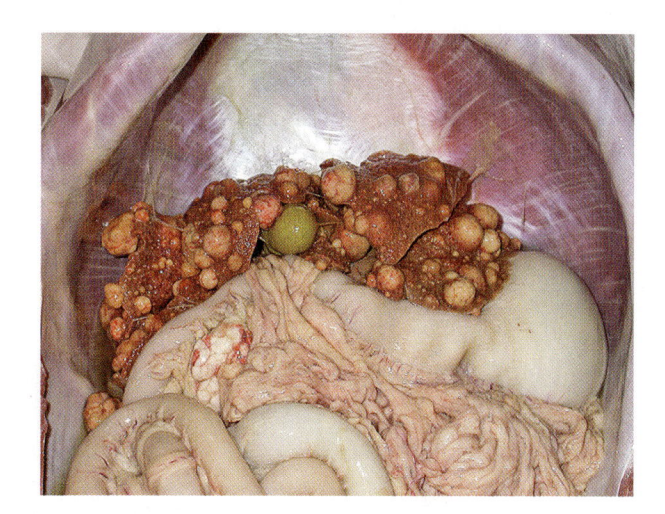

Figura 4.76 Cirrose hepática em cão. Na cirrose, a arquitetura do fígado é alterada por perda do parênquima hepático, condensação do tecido conjuntivo fibroso preexistente (fibrose passiva), deposição de tecido conjuntivo fibroso (fibrose) e regeneração hepatocelular em nódulos entre os feixes fibrosos.

de tecido conjuntivo fibroso (fibrose) e regeneração hepatocelular em nódulos entre os feixes fibrosos (Figura 4.77).

Esses nódulos de regeneração hepatocelular são característicos da cirrose e resultam de uma tentativa do organismo de reparar a função dos hepatócitos perdidos. No entanto, os nódulos regenerativos não têm comunicação anatômica adequada com as vias excretoras e a vasculatura hepática, e, por isso, essa tentativa é fracassada. Principalmente nos cães, a retração do tecido fibroso e a proliferação dos nódulos regenerativos dão ao fígado um aspecto nodular, em que os nódulos de degeneração do parênquima são separados por bandas de tecido fibroso que aparecem como depressões na superfície hepática.

As causas de cirrose são numerosas. Por se tratar de uma lesão crônica, a causa iniciadora é difícil de detectar quando o diagnóstico é realizado. Insultos tóxicos crônicos resultam da ingestão continuada de hepatotoxinas, como nos herbívoros que ingerem plantas tóxicas que contêm alcaloides pirrolizidínicos e nos cães que recebem tratamento prolongado com fármacos anticonvulsivantes.

Obstrução biliar extra-hepática e colestase provocam intensa fibrose, que primariamente afeta as tríades portais, estendendo-se para o parênquima hepático. Hepatites crônicas, como a hepatite associada ao cobre, podem resultar em cirrose. Um tipo de cirrose, referida como cirrose biliar, resulta de inflamações crônicas do sistema biliar (colangites), e um exemplo deste último tipo é a infecção por *Fasciola hepatica* em ruminantes. Em espécies domésticas diferentes do cão, a regeneração nodular geralmente não é um aspecto notável da cirrose.

Anomalias vasculares frequentemente estão associadas às lesões de cirrose. As principais são as derivações portossistêmicas adquiridas. Essas alterações podem ser intra e extra-hepáticas e desviam o sangue do fígado. Consequentemente, o fígado com cirrose não realiza suas funções normais, e os animais afetados invariavelmente demonstram sinais de insuficiência hepática como a hipoalbuminemia, encefalopatia hepática e icterícia.

Alterações inflamatórias

Agentes que causam inflamação no parênquima hepático ou nas vias biliares chegam ao fígado pela via hematógena (p. ex., doenças infecciosas, como hepatite infecciosa canina), pela via ascendente pelo sistema biliar (p. ex., colangite neutrofílica dos felinos) ou pela penetração direta (p. ex., abscessos hepáticos em bovinos causados por corpo estranho metálico).

A via hematógena é, de longe, a mais comum, em razão do grande aporte sanguíneo que o fígado recebe pela sua dupla circulação, sangue arterial pela artéria hepática e sangue venoso do sistema gastrintestinal pela veia porta. A hepatite de origem hematógena é caracterizada por focos múltiplos e aleatórios de necrose, associados ou não a infiltrado inflamatório celular. O reconhecimento desse padrão de lesão, denominado *hepatite necrotizante multifocal*, é importante para estabelecer o diagnóstico de hepatite de causa infecciosa.

A inflamação do parênquima hepático é denominada *hepatite*, e esse termo é usado para designar condições inflamatórias difusas ou focais causadas por agentes infecciosos conhecidos (mesmo que o componente de células inflamatórias seja mínimo) ou sem causa determinada, mas com predominância do componente inflamatório celular. A natureza e a distribuição das lesões inflamatórias hepáticas são determinadas pela natureza do agente infeccioso (p. ex., vírus, bactéria, fungo) e por qualquer predileção que tenham por determinado tipo celular no fígado. A inflamação dos ductos biliares intra ou extra-hepáticos é denominada *colângio-hepatite*. Se a inflamação ocorre ao redor dos ductos biliares, sem, no entanto, afetá-los, é denominada *pericolangite*. Se a necrose afeta hepatócitos da placa limitante, localizados na junção com as tríades portais, é denominada *hepatite de interface*, previamente conhecida como necrose em saca-bocado (*piecemeal necrosis*).

Hepatopatia reativa não específica

Por receber aporte significativo de sangue venoso vindo do intestino, o fígado é exposto a endotoxinas e citocinas inflamatórias que podem induzir a uma resposta imune local com hipertrofia e hiperplasia de células de *Kupffer* e infiltrado discreto a moderado de plasmócitos, linfócitos e ocasionalmente neutrófilos (Figura 4.78).

Quando o infiltrado inflamatório não é acompanhado de outras lesões do parênquima (p. ex., necrose ou apoptose de hepatócitos, fibrose, remodelamento da arquitetura do lóbulo), o diagnóstico de hepatite não é apropriado. A terminologia hepatopatia reativa não específica é preferível, pois esses achados histológicos não costumam resultar em sinais clínicos, e doenças extra-hepáticas são comuns nesses casos e devem ser investigadas.

Hepatite aguda

A hepatite aguda frequentemente acompanha a necrose hepatocelular. Neutrófilos e, subsequentemente, linfócitos,

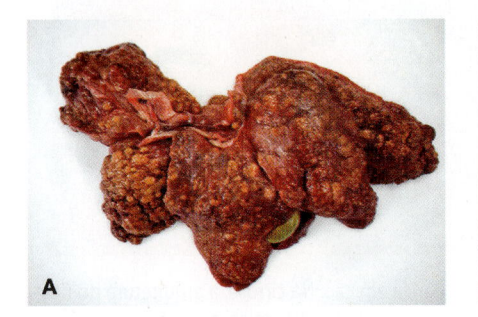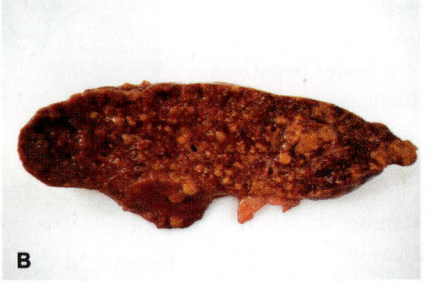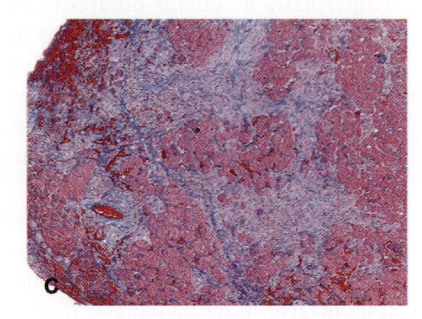

Figura 4.77 Cirrose hepática. **A.** Superfície capsular mostrando cirrose macronodular em fígado de cão. **B.** Superfície de corte de fígado de cão com cirrose hepática macronodular com múltiplos nódulos de regeneração, alguns deles separados por tecido conjuntivo. **C.** Aspecto histológico de fígado de cão com cirrose micronodular evidenciando a fibrose em azul. Coloração de tricrômico de Masson.

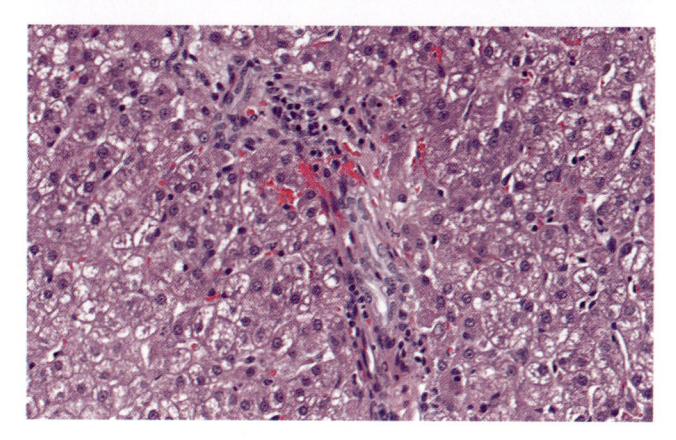

Figura 4.78 Infiltrado inflamatório discreto é comum no fígado de animais com diversas condições sistêmicas. A terminologia *hepatopatia reativa não específica* é preferível nesses casos em que a inflamação não é acompanhada de necrose hepatocelular ou fibrose, que seriam características da hepatite crônica.

plasmócitos e macrófagos infiltram áreas de necrose hepatocelular, especialmente se um agente infeccioso está envolvido na lesão, atraídos pelos estímulos quimiotáticos usuais. As células de *Kupffer* se tornam mais numerosas e reativas. Se a lesão não for fatal, o tecido necrótico é gradualmente removido por fagócitos e substituído por parênquima regenerado ou por tecido fibroso. A persistência do agente pode causar a evolução para um processo inflamatório crônico, como um abscesso ou um granuloma.

Macroscopicamente, a inflamação aguda, em geral, é detectada se acompanhada por necrose hepatocelular. Vários padrões podem ocorrer. Focos aleatórios de hepatite neutrofílica como consequência de septicemia bacteriana (Figura 4.79) ou migração parasitária são relativamente comuns em bovinos e equinos (Figura 4.80). Em bezerros e potros, hepatites necrotizantes multifocais são, na maioria das vezes, produzidas por bactérias, como *Trueperella pyogenes*, *Salmonella* spp., *Actinobacillus equuli*, *Escherichia coli*, *Streptococcus* spp. e *Staphylococcus* spp., *Clostridium piliforme*. Em muitos desses casos, as bactérias chegam ao fígado pelos vasos umbilicais, da veia porta ou da artéria hepática.

Onfaloflebite é a principal causa de abscessos hepáticos em bezerros. Vírus como o herpesvírus equino tipo 1, herpesvírus bovino tipo 1 e herpesvírus canino tipo 1 são causas comuns de hepatite necrotizante em fetos ou animais jovens, com corpúsculos de inclusão intranucleares e eosinofílicos característicos nos hepatócitos (Figura 4.81). *Toxoplasma* spp. e *Neospora* spp. são exemplos de protozoários que podem resultar em lesões semelhantes em fetos e animais imunossuprimidos.

Hepatite crônica

Se o organismo elimina completamente o agente etiológico, o processo inflamatório tende a se resolver rapidamente; no entanto, a persistência do estímulo antigênico resulta em cronicidade do processo, isto é, em *hepatite crônica*.

A inflamação crônica do fígado geralmente é facilmente perceptível, macroscopicamente, por fibrose, granuloma ou abscesso. As lesões focais, como abscessos ou granulomas, não alteram a função hepática, ao passo que a hepatite

crônica difusa caracterizada por fibrose, como as hepatites crônicas dos cães em estágio avançado, podem resultar em insuficiência hepática. As hepatites crônicas dos cães, a colangite/colângio-hepatite dos gatos e os abscessos hepáticos em bovinos serão tratados nos tópicos seguintes, enquanto as outras inflamações específicas (agudas ou crônicas) do fígado e das vias biliares serão tratadas em tópico correspondente neste capítulo (ver seção "Principais doenças que afetam primariamente o fígado").

Hepatite crônica em cães

Em cães, a *hepatite crônica* é caracterizada por inflamação linfocítica, plasmocitária ou granulomatosa de distribuição portal, multifocal, zonal ou panlobular, em combinação com apoptose/necrose de hepatócitos e graus variáveis de fibrose e regeneração. A distribuição portal da inflamação é mais comum, podendo atingir o parênquima adjacente (hepatite de interface).

A terminologia *hepatite crônico-ativa* é um diagnóstico morfológico introduzido na patologia veterinária a partir da patologia humana, por volta da década de 1970. Em razão de ter sido utilizada indiscriminadamente para designar qualquer doença inflamatória do fígado que persiste por poucas semanas e que apresenta lesões que lembram as observadas na hepatite crônico-ativa dos humanos, perdeu sua especificidade, e seu uso foi abandonado na medicina humana. Dessa forma, essa nomenclatura deve ser evitada.

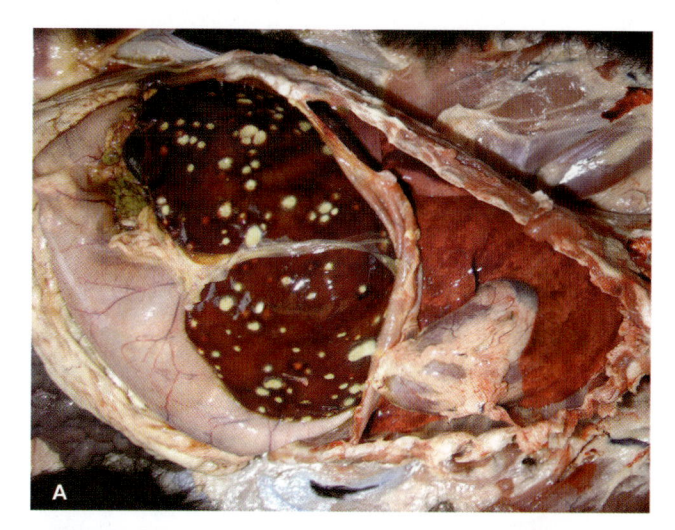
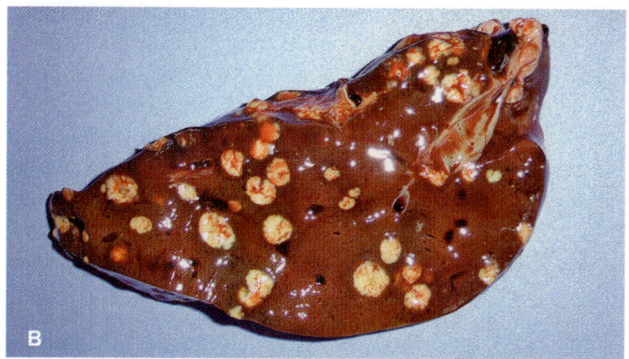

Figura 4.79 A. Hepatite necrotizante abscedativa secundária à onfaloflebite em cordeiro. **B.** Superfície de corte de **A** mostrando vários abscessos de distribuição aleatória.

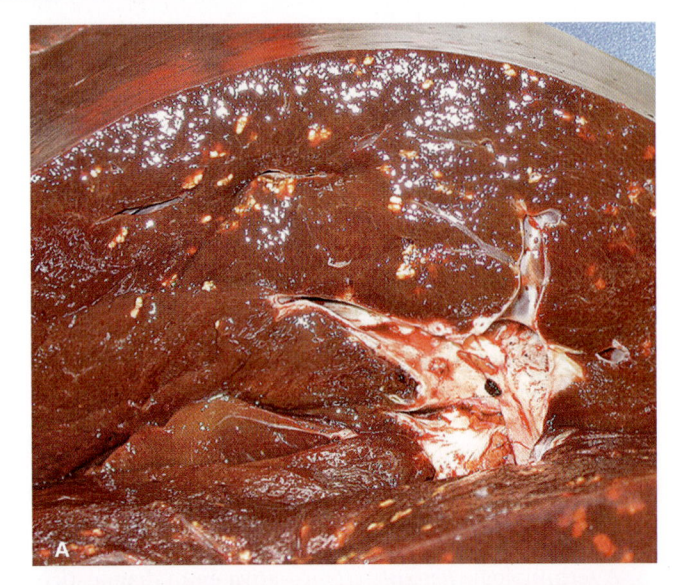

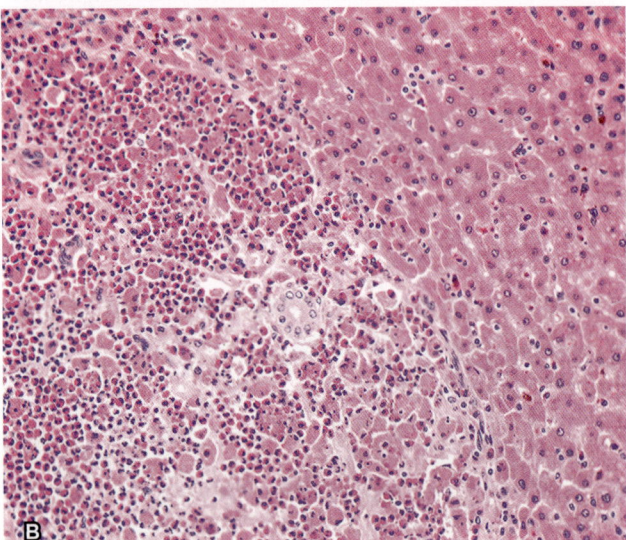

Figura 4.80 A. Fígado de equino com focos brancos causados por migração parasitária. **B.** Aspecto histológico de áreas de necrose de hepatócitos com infiltrado de eosinófilos.

Durante vários anos, um grande número de diferentes agentes etiológicos infecciosos e tóxicos foi apontado como possível causa de hepatite crônica em cães, embora a maioria dos casos de hepatite crônica em cães é classificada como idiopática. Entre as causas identificadas em casos de hepatite crônica em cães, incluem-se excesso de cobre hepático, leptospirose, *Mycobacterium* spp., *Bartonella* spp., *Ehrlichia canis*, *Helicobacter canis,* prototecose, histoplasmose e outros fungos dimórficos (Figura 4.82), leishmaniose, uso contínuo de anticonvulsivantes como o fenobarbital, primidona, carprofeno, aflatoxinas e cicasina de *Cyca revoluta*.

Embora agentes infecciosos sejam causas incomuns de hepatite crônica, colorações especiais como PAS, Grocott ou *Gomori methenamine silver* [GMS] para fungos e algas, Gram, *Steiner* ou *Warthin-Starry* para bactérias e *Ziehl-Neelsen* para bactérias álcool-ácido resistentes são recomendadas, bem como a coloração de rodanina ou ácido rubeânico para o cobre.

Hepatite crônica associada ao cobre

O acúmulo excessivo de cobre no fígado é considerado a causa tóxica mais comum de hepatite crônica em cães, identificada em aproximadamente um terço de todos os casos de hepatite crônica em cães. Por esse motivo, amostras de biopsias hepáticas com inflamação devem ser submetidas à coloração especial para cobre para investigar essa possibilidade.

Algumas raças de cães são predispostas a hepatite crônica associada ao acúmulo de cobre, incluindo Bedlington Terrier, Dobermann Pinscher, West Highland White Terrier, Dálmata, Skye Terrier, Cocker Spaniel Americano, Cocker Spaniel Inglês, Poodle e Labrador Retriever. A importância do acúmulo de cobre na hepatite crônica felina, no entanto, é pouco estudada.

O fígado é um órgão importante na regulação das concentrações normais de cobre no organismo, pois 80% do cobre absorvido da dieta são excretados na bile. O acúmulo de cobre pode resultar de distúrbio primário no metabolismo do cobre, excesso de cobre na dieta ou ocorrer secundariamente à diminuição da eliminação do cobre associada a várias doenças colestáticas.

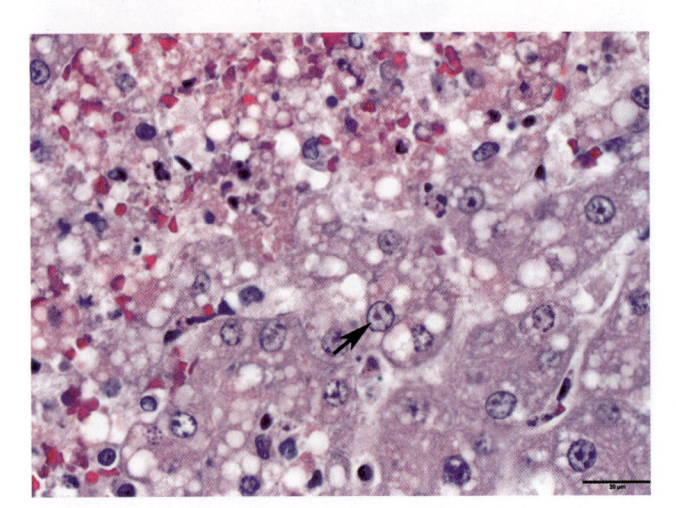

Figura 4.81 Necrose hepatocelular em um filhote de cão com infecção por herpesvírus canino tipo 1. Observa-se um hepatócito com inclusão intranuclear eosinofílica (*seta*).

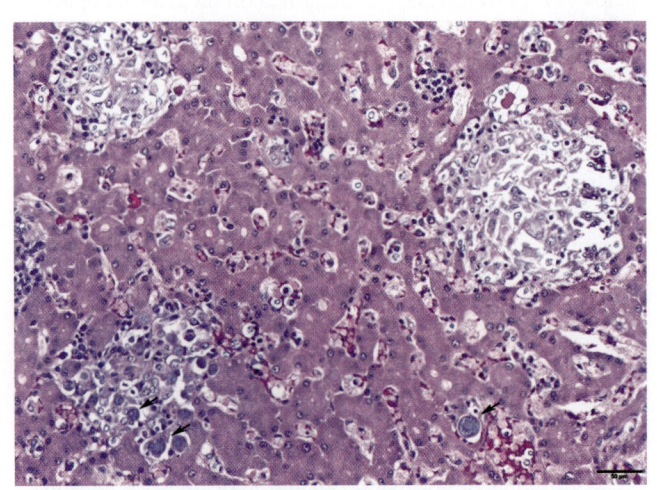

Figura 4.82 Múltiplos granulomas no fígado de um cão com coccidioidomicose. Leveduras grandes (esférulas) são observadas pelo parênquima e nas áreas de inflamação (*setas*).

Quando a concentração de cobre no fígado excede a capacidade de transporte e armazenamento pelos hepatócitos, ocorre a liberação, resultando em estresse oxidativo e lesão aos hepatócitos. Acredita-se que a maior prevalência de casos de hepatite crônica associada ao cobre em cães a partir da década de 1990 seja decorrente da concentração elevada de cobre biodisponível na maioria das rações comerciais para cães.

Os critérios para o diagnóstico de hepatite associada ao cobre em cães incluem evidência histológica de inflamação hepática crônica associada à necrose e/ou fibrose, acúmulo de cobre demonstrado pelas colorações histoquímicas, geralmente na região centrolobular e concentrações hepáticas de cobre geralmente superiores a 1.000 µg/g de peso seco. Substâncias quelantes de cobre como a penicilamina são utilizadas para o tratamento, de modo a reduzir as concentrações hepáticas de cobre e evitar a progressão da doença.

Macroscopicamente, nos estágios iniciais da doença, o fígado dos cães com hepatite crônica associada ao cobre pode estar normal ou tumefeito e liso, com acentuação do padrão lobular. Com a cronicidade, o fígado diminui de tamanho e assume um aspecto nodular, podendo evoluir para cirrose. Histologicamente, em cortes de fígado corados por hematoxilina e eosina, evidenciam-se grânulos marrom-dourados contendo cobre nos hepatócitos ou em agregados de macrófagos (Figura 4.83).

As colorações de rodanina e ácido rubeânico podem ser utilizadas para confirmar que o pigmento é cobre. Nos cães com hepatite crônica, há infiltrado inflamatório, constituído por linfócitos, plasmócitos, macrófagos e neutrófilos, localizado predominantemente nas áreas periportais. A maioria dos hepatócitos está tumefeita, e muitos apresentam degeneração gordurosa ou necrose individual. Necrose em ponte e necrose em saca-bocado são vistas ocasionalmente. Adjacentemente às áreas de necrose pode haver focos de bilestase intracelular e intracanalicular. Fibrose em ponte, de um espaço-porta a outro ou estendendo-se de um espaço-porta para o interior do lóbulo, também pode ocorrer.

A última fase da doença é caracterizada por cirrose micro ou macronodular, com regeneração hepatocelular, hiperplasia de ductos biliares e fibrose. Em alguns casos, a cirrose é inativa e, em outros, observa-se a coexistência de inflamação e cirrose.

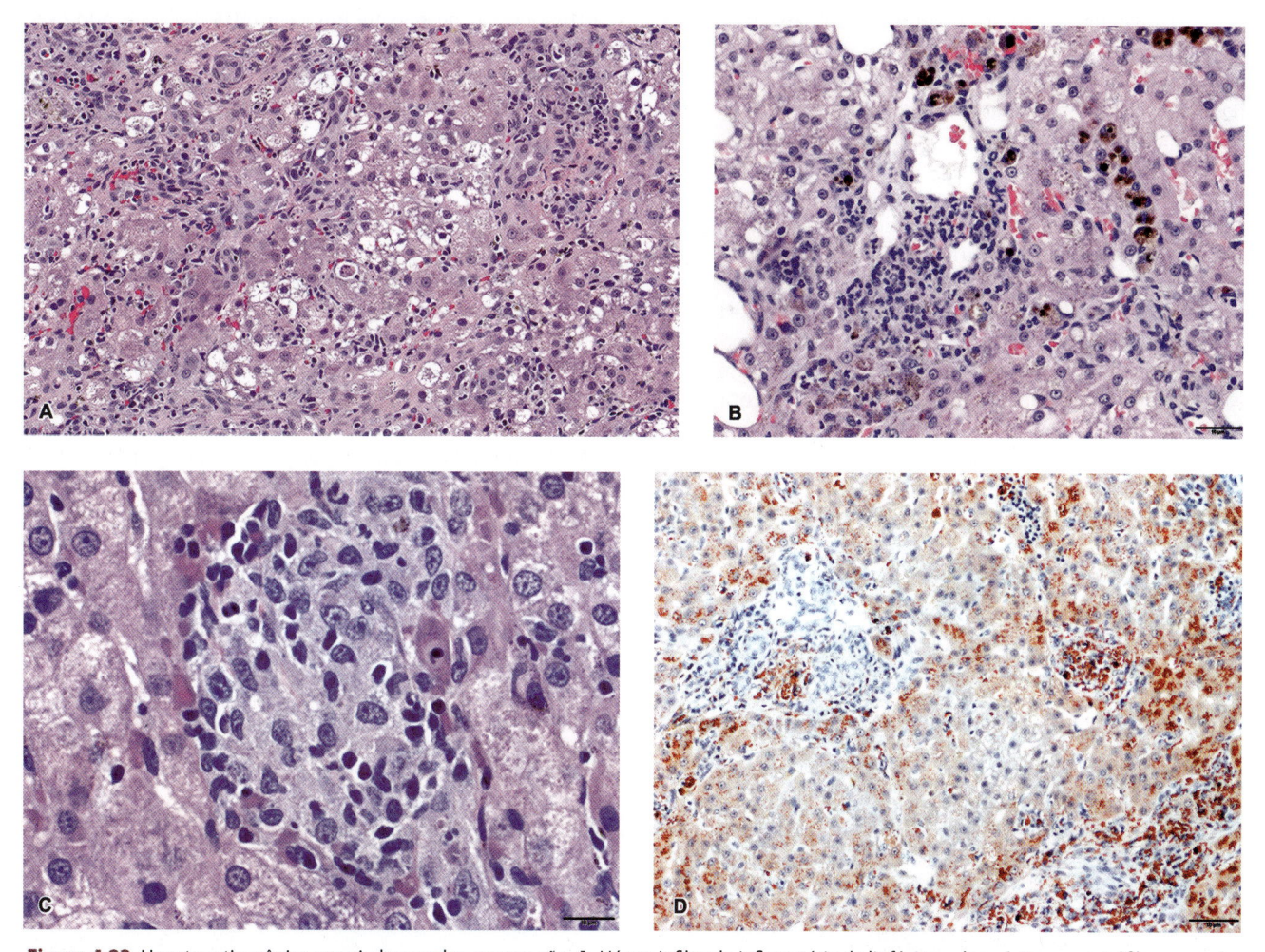

Figura 4.83 Hepatopatia crônica associada ao cobre em um cão. **A.** Há um infiltrado inflamatório de linfócitos, plasmócitos e neutrófilos no parênquima com degeneração e necrose individual de hepatócitos. Os ductos biliares estão proliferados e há discreta fibrose. **B.** Há infiltrado inflamatório constituído por neutrófilos e macrófagos. Pigmento castanho a marrom-escuro é encontrado no citoplasma de hepatócitos e macrófagos. **C.** Agregados de macrófagos com pigmento cinza e granular no citoplasma (granulomas de cobre). **D.** Coloração de rodanina demonstrando abundante depósitos de cobre (laranja a vermelho) no citoplasma de hepatócitos e macrófagos.

Em cães da raça Bedlington Terrier, a hepatite crônica associada ao cobre é um distúrbio autossômico recessivo causado pela mutação do gene COMMD1 que provoca o acúmulo progressivo de cobre no fígado, devido à ligação anormal do cobre com a ceruloplasmina. A doença é observada sob três apresentações: hepatite aguda fulminante, hepatite crônica ou cirrose e assintomática (cães com a lesão, mas sem sinais clínicos).

Nos estágios iniciais, os hepatócitos centrolobulares possuem maior depósito de pigmento de cobre, mas, com o tempo, a deposição torna-se difusa. Muitos dos cães afetados com mais de 1 ano apresentam concentrações de cobre que podem alcançar até 12.000 µg/g de peso seco. Hoje, em função da identificação do gene causador e do controle dos criadores, a doença é raramente observada na raça.

Raramente, a liberação aguda de cobre pelos hepatócitos necrosados pode levar à anemia hemolítica intravascular, podendo ser detectados altos níveis plasmáticos de cobre, diminuição do hematócrito, hemoglobinemia, hemoglobinúria e formação de corpúsculos de Heinz nas hemácias.

Hepatite lobular dissecante

A hepatite lobular dissecante é descrita em cães como uma variante da hepatite crônica de prognóstico desfavorável. A doença tende a ocorrer em cães jovens a adultos com uma média de 2 anos, variando de 3 meses a 7 anos. Cães da raça Poodle e Cocker Spaniel aparentam ser predispostos.

Sinais clínicos incluem ascite, anorexia, polidipsia, icterícia, e em casos avançados, sinais neurológicos em função da encefalopatia hepática e urolitíase obstrutiva por cristais de biurato de amônia. No exame bioquímico, há elevação acentuada da ALT e hipoalbuminemia. O prognóstico é desfavorável e a evolução do quadro tende a ser rápida, com um tempo de sobrevida médio de 50 dias após o diagnóstico. O aspecto macroscópico do fígado é muito variável, podendo ser normal, diminuído de volume ou levemente tumefeito, com superfície capsular granular ou nodular (Figura 4.84). O parênquima é firme, decorrente da fibrose. Desvios portossistêmicos adquiridos são evidentes, com acentuada dilatação da veia porta e numerosos vasos anastomosados distendidos e tortuosos, comunicando principalmente as

tributárias intestinais e esplênicas da veia porta. Vasos proeminentes também podem ser vistos na superfície serosa da porção caudal do esôfago, ligando as tributárias gástricas da veia porta com as tributárias esofágicas da veia ázigos.

Microscopicamente, a alteração é caracterizada por inflamação difusa constituída por neutrófilos, linfócitos, macrófagos e ocasionais plasmócitos no interior dos sinusoides. Contudo, a lesão mais notável é a desorganização da arquitetura normal do lóbulo hepático, em que finas bandas de colágeno e reticulina dissecam o parênquima lobular em pequenos grupos de hepatócitos ou em hepatócitos individuais (Figura 4.85).

Frequentemente, há necrose individual de hepatócitos e reação ductular. Nos espaços-porta, observa-se dilatação das veias porta e dos linfáticos. Nos casos mais graves, são descritos fibrose em ponte (porto-portal), proliferação de ductos biliares, grandes nódulos de regeneração e degeneração gordurosa.

Hepatite crônica associada à leptospirose

Leptospirose é classicamente associada à insuficiência renal aguda e à hepatopatia acompanhada de icterícia (Figura 4.69). A lesão hepática característica da leptospirose aguda é a dissociação de hepatócitos (Figura 4.86), que pode ser acompanhada de necrose individual de hepatócitos. Geralmente, a inflamação hepática é discreta ou ausente na maioria dos casos de leptospirose aguda. Recentemente, a *Leptospira interrogans* foi apontada como causa incomum de hepatite crônica granulomatosa ou piogranulomatosa em cães.

Macroscopicamente, nos casos de hepatite crônica associada à leptospirose, o fígado é vermelho-escuro, e sua superfície capsular é levemente granular, com acentuação do padrão lobular e consistência firme. Microscopicamente, as alterações hepáticas consistem em inflamação portal a aleatória, predominantemente constituída por macrófagos, linfócitos e plasmócitos, com alguns neutrófilos. Necrose de hepatócitos, proliferação de ductos biliares e bilestase também ocorrem com frequência. Necrose dos hepatócitos da placa limitante e fibrose periportal e em ponte (porto-portal), bem como formação de nódulos de regeneração são descritas. As espiroquetas são esparsas na maioria dos ca-

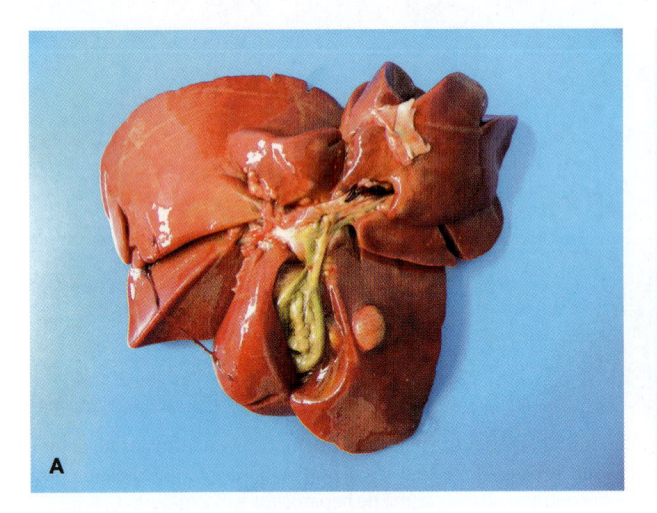
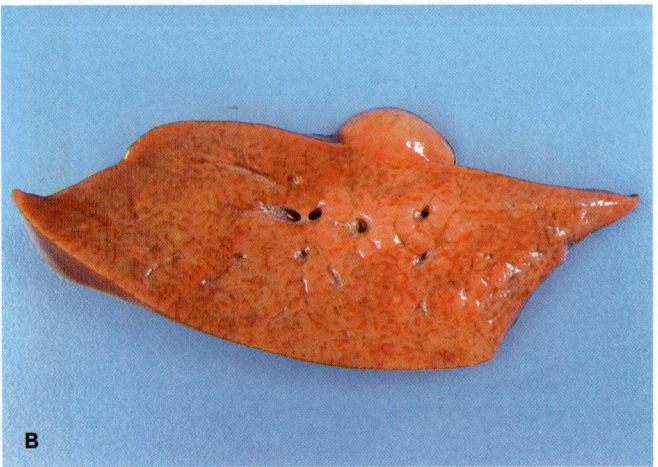

Figura 4.84 Hepatite lobular dissecante em um cão. **A.** Fígado pálido com múltiplos nódulos na superfície visceral e deposição de fibrina na superfície. **B.** Superfície de corte pálida e firme com múltiplos nódulos e padrão reticular evidente.

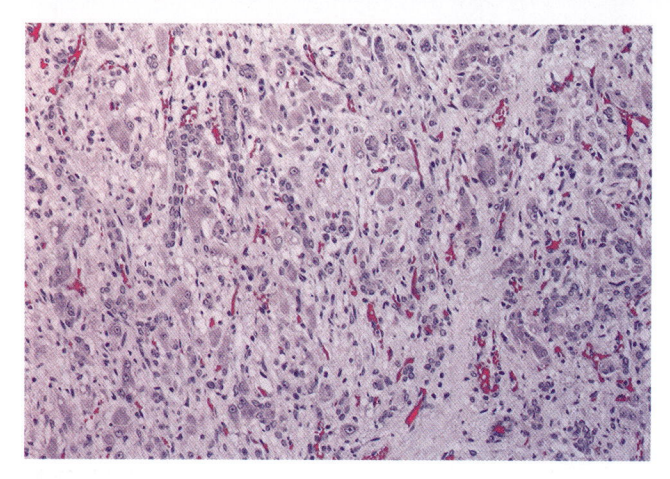

Figura 4.85 Hepatite lobular dissecante em um cão. Os cordões de hepatócitos estão separados por intensa deposição de tecido conjuntivo fibroso (fibrose dissecante), entremeados por ductos biliares e poucos linfócitos e plasmócitos.

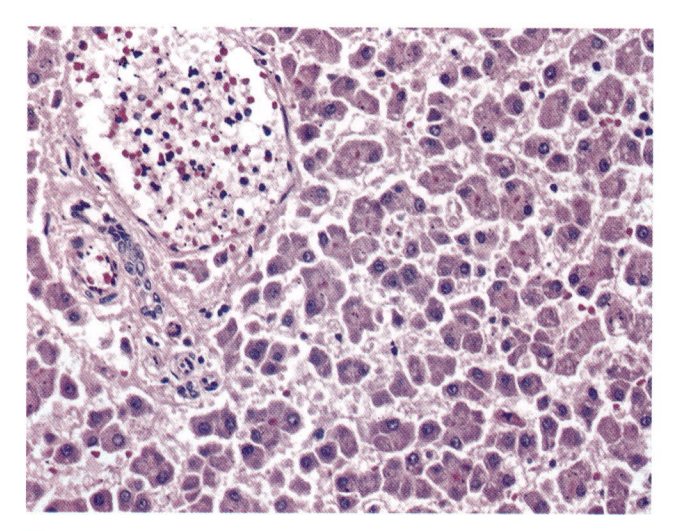

Figura 4.86 Fígado de cão com leptospirose. Observar a dissociação de hepatócitos. Apesar de ser um fenômeno *post mortem*, ocorre rapidamente em casos de leptospirose e é indicativo confiável para diagnóstico presuntivo da doença.

sos e difíceis de serem visualizadas por meio das técnicas de coloração convencionais de hematoxilina e eosina e na impregnação pela prata (*Warthin Starry* ou *Steiner*).

Assim, é possível que alguns casos de hepatite crônica associada a leptospiras tenham sido diagnosticados erroneamente como doença imunomediada com base na aparência histológica. A PCR é considerada uma técnica sensível e específica para a detecção das espiroquetas, embora não esteja disponível na maioria dos laboratórios de diagnóstico.

Tuberculose

Infecções micobacterianas são incomuns em cães. *Mycobacterium* spp. são bactérias aeróbicas álcool-ácido resistentes, em forma de bastonetes, às vezes filamentosas, não formadoras de esporos, resistentes ao ambiente e morfologicamente similares, com amplas variações na afinidade ao hospedeiro e potencial patogênico.

Em função de suas propriedades estruturais e sobrevivência intracelular, *Mycobacterium* spp. produzem inflamação granulomatosa no hospedeiro. As infecções micobacterianas são divididas em três formas clínicas, que incluem granulomas tuberculosos nos órgãos internos (tuberculosa), inflamação granulomatosa de forma difusa na pele ou órgãos internos (lepromatosa ou não tuberculosa) e inflamação subcutânea (atípica).

Mycobacterium tuberculosis e *M. bovis* são espécies produtoras de granulomas nodulares indiferenciáveis morfologicamente. Cães são suscetíveis a infecções por *M. tuberculosis* e *M. bovis*, que causam, mais comumente, lesões no sistema respiratório. Como *M. tuberculosis* é um patógeno de humanos, as infecções caninas são consideradas zoonose inversa: embora os cães sejam infectados pelos seres humanos, o contrário não tem sido observado.

Herbívoros são os hospedeiros primários de *M. bovis*, e cães podem ser infectados pelo *M. bovis* após ingestão de leite não pasteurizado e contaminado, carne não cozida ou restos de bovinos infectados. A forma de infecção digestória pode produzir granulomas tuberculoides em bovinos, cães e outras espécies domésticas e silvestres.

Os cães são mais resistentes à infecção pelo complexo de *M. avium*, em decorrência da resistência inata ao microrganismo. Quando a infecção pelo complexo de *M. avium* ocorre, é provável que o hospedeiro esteja imunossuprimido com comprometimento da imunidade celular. Os cães contaminam-se por meio da ingestão de fezes ou carne de aves infectadas pelos bacilos e contato com solo, fômites, fezes ou carcaças de aves contaminadas. Geralmente, o complexo *M. avium* promove o desenvolvimento de uma infecção disseminada em cães.

Macroscopicamente, os granulomas são branco-acinzentados ou amarelos e podem estar presentes em muitos órgãos (Figura 4.87). As lesões histológicas da tuberculose em cães diferem das relatadas em outras espécies. Necrose caseosa e células gigantes multinucleadas, que são típicas da tuberculose em outras espécies, não são comuns em cães infectados por *M. tuberculosis* e *M. bovis*. A tuberculose canina por *M. tuberculosis*, *M. bovis* e *M. avium* é descrita mais frequentemente em machos. O número de bacilos álcool ácido resistentes na coloração de Ziehl-Neelsen observados no interior dos macrófagos e células epitelioides é geralmente pequeno na tuberculose por *M. tuberculosis* e *M. bovis*, enquanto, nas lesões causadas por *M. avium* os organismos são numerosos.

Colangite/colângio-hepatite em gatos

Colangite é uma causa frequente de insuficiência hepática em gatos e consiste na inflamação dos ductos biliares, que por vezes se estende para o parênquima hepático circunjacente (colângio-hepatite). Clinicamente, observa-se insuficiência hepática, caracterizada por icterícia e caquexia. Na necropsia, o fígado tem superfície capsular irregular e é firme e nodular nos casos crônicos (Figura 4.88).

Três formas dessa síndrome são reconhecidas com base no aspecto histológico das lesões hepáticas. Essas formas incluem a colangite/colângio-hepatite neutrofílica, a colangite/colângio-hepatite linfocítica e a cirrose biliar ou colangite

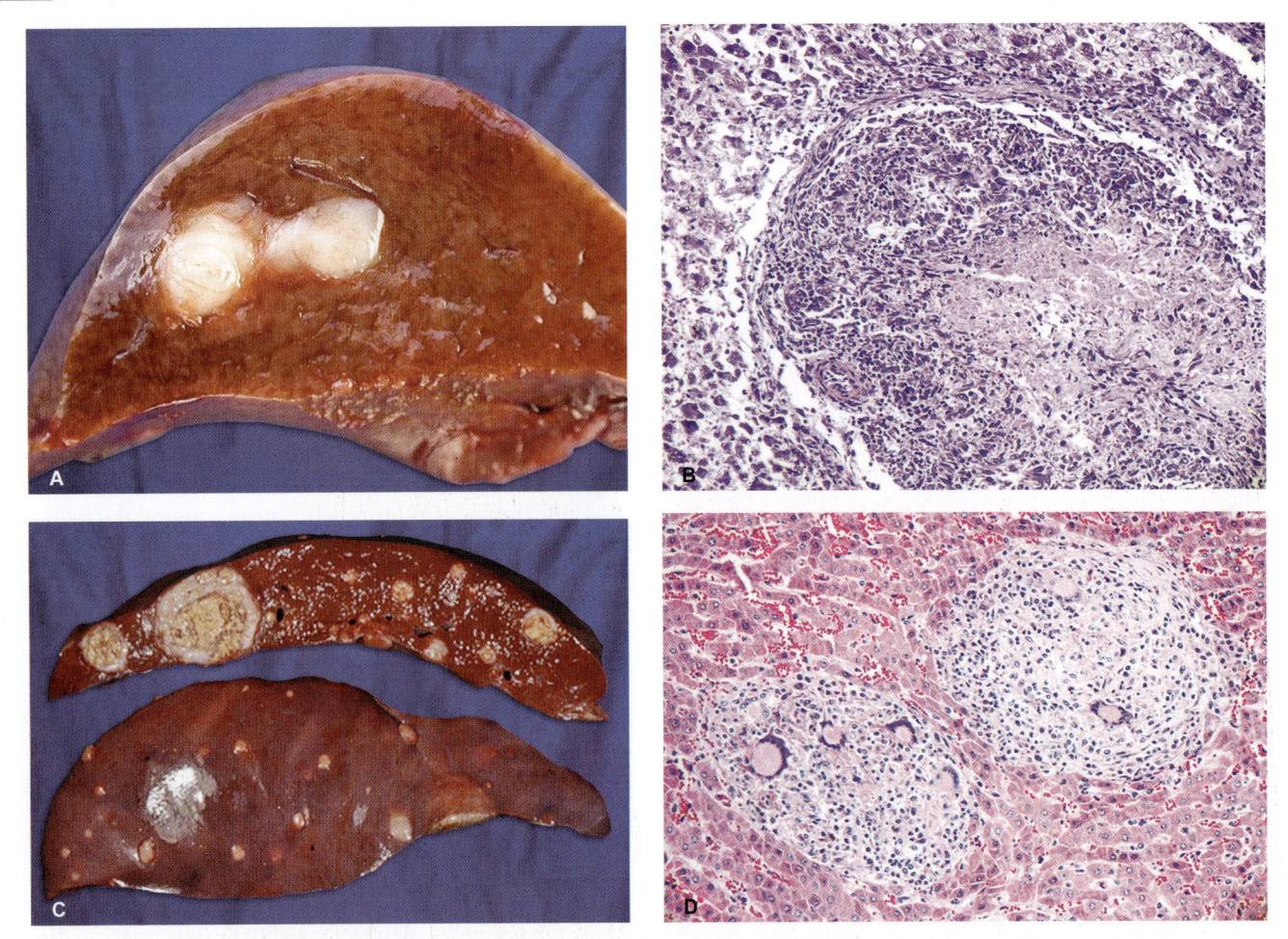

Figura 4.87 Tuberculose hepática em várias espécies. **A.** Aspecto macroscópico da tuberculose hepática em cães. Na superfície de corte do fígado, aparecem dois granulomas branco-acinzentados confluentes. **B.** Microscopia de **A** mostrando necrose central e granuloma formado por células epitelioides. Não há células gigantes. **C.** Granulomas caseocalcários na superfície de corte (acima) e capsular (abaixo), em tuberculose hepática de bovino. Na superfície de corte da lesão, observa-se uma espessa faixa cinza-pérola de inflamação granulomatosa com centro caseoso amarelado. **D.** Aspecto histológico da tuberculose em uma girafa. Há dois granulomas com células gigantes tipo Langhans. A lesão histológica é semelhante à que ocorre em bovinos, mas difere da observada em cães.

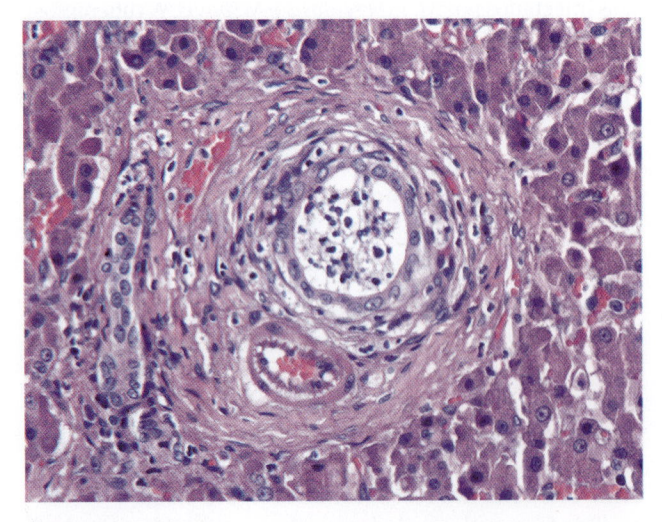

Figura 4.88 Colangite neutrofílica felina. O ducto biliar está preenchido e rodeado por neutrófilos, com fibrose periductal circunferencial.

esclerosante. Colelitíase e trematódeos como o *Platynosomum fastosum* também têm sido associados à colangite/colângio-hepatite.

A colangite neutrofílica, também conhecida como colangite supurativa, é a forma mais comum de colangite e mais prevalente nos gatos. Acredita-se que a colangite neutrofílica se desenvolva a partir de infecções bacterianas ascendentes das vias biliares, a partir do duodeno e colédoco. Os organismos mais frequentemente envolvidos são enterobactérias, principalmente *Escherichia coli*. Histologicamente, neutrófilos são observadas no lúmen e na parede dos ductos biliares (Figura 4.88). Ocasionalmente, bactérias podem ser observadas junto ao infiltrado.

Com o passar do tempo, os ductos podem apresentar ectasia, formação de abscessos, fibrose periductal, infiltrado inflamatório de linfócitos e plasmócitos e hiperplasia de ductos biliares. Infecções concomitantes do pâncreas, do intestino e do fígado são comuns em gatos e referidos como *triadite felina*. A anatomia do ducto colédoco e do ducto pancreático que se unem e se abrem em uma papila duodenal única no gato predispõe que infecções em um dos órgãos se disseminem para os outros de forma ascendente.

Colangite linfocítica, também conhecida como colangite não supurativa, é uma condição relativamente comum em gatos, com progressão lenta e de causa desconhecida. Acredita-se que a patogênese da colangite linfocítica possa ser imunomediada. Microscopicamente, a parede dos ductos biliares e os espaços-porta são infiltrados por linfócitos e deposição de quantidade variável de tecido conjuntivo fibroso e proliferação de ductos biliares (Figura 4.89). Alguns plasmócitos e eosinófilos podem ser observados.

A diferenciação da colangite linfocítica do linfoma de pequenas células pode ser difícil. A presença de fibrose periductal, infiltrado na parede dos ductos biliares e agregados de linfócitos B observados na imuno-histoquímica são lesões que dão suporte a um diagnóstico de colangite linfocítica.

Cirrose biliar geralmente corresponde ao estágio terminal das colangites e outras doenças que possam cursar com colestase crônica e está associada à inflamação crônica hepatobiliar. Os espaços-porta ficam expandidos por fibrose acentuada e concêntrica ao redor dos ductos biliares com hiperplasia de ductos biliares, colestase e inflamação crônica (Figura 4.71).

Em regiões endêmicas para a platinossomíase, como o Sudeste e o Nordeste do Brasil, essa doença deve ser considerada em gatos com colangite. O *Platynosomum fastosum* parasita os ductos biliares e a vesícula biliar de felinos de forma subclínica, na maioria das vezes.

Os gatos geralmente se infectam por meio da ingestão de lagartixas, que são hospedeiros paratênicos. A presença dos parasitas induz a dilatação e hiperplasia dos ductos biliares, inflamação variável e ocasionalmente fibrose periductal. Muitas vezes, os trematódeos ou seus ovos não são observados em cortes histológicos de fragmentos pequenos obtidos pela biopsia; assim, o exame parasitológico das fezes ou da bile é recomendado para o diagnóstico clínico (Figura 4.90).

Colangite destrutiva

A colangite destrutiva ocorre raramente em cães e é caracterizada por necrose e perda do epitélio dos ductos biliares nos espaços-porta e consequente inflamação e fibrose portal ocasional. A inflamação é composta principalmente de macrófagos com pigmento de lipofuscina.

Acredita-se que a condição seja uma reação idiossincrásica a medicamentos, especialmente as sulfonamidas. Cães com colangite destrutiva apresentam colestase grave e icterícia intensa.

Abscessos hepáticos

Abscessos hepáticos são comuns, especialmente em bovinos. Os abscessos hepáticos em ruminantes originam-se por várias vias de infecção: por extensão direta como na onfa-

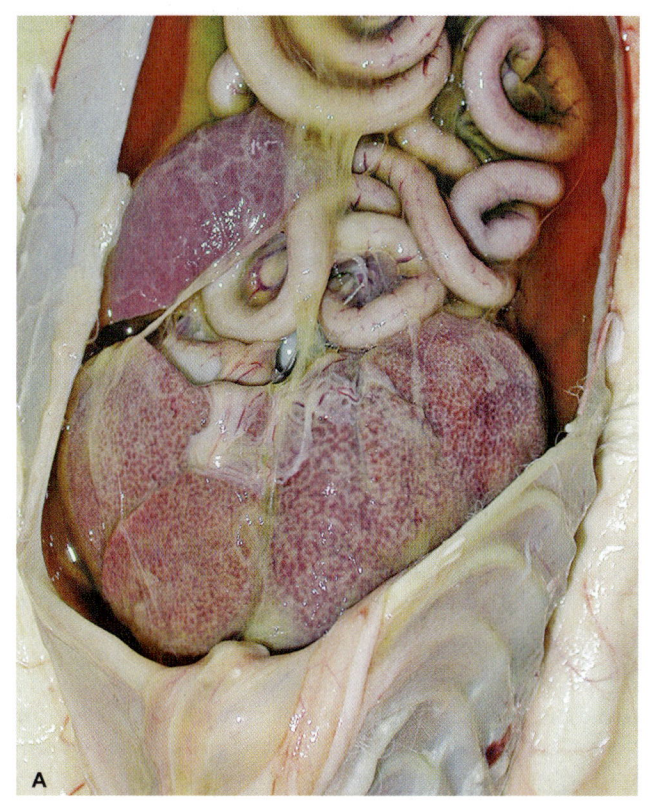

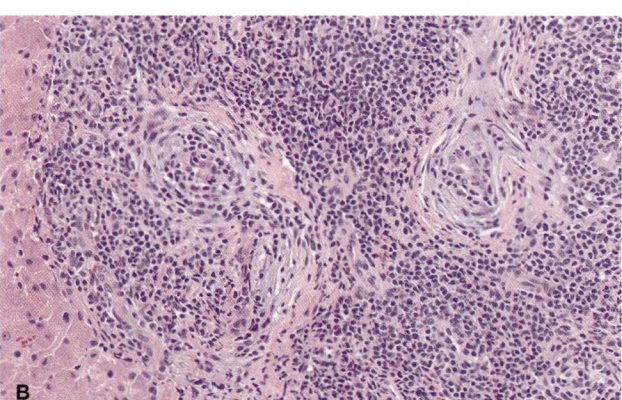

Figura 4.89 Colângio-hepatite linfocítica felina. **A.** Aspecto macroscópico mostrando a delineação do lobo por linhas amareladas que representam infiltrado inflamatório e fibrose. **B.** Infiltrado inflamatório predominantemente linfocítico que infiltra o epitélio biliar, proliferação de ductos biliares e fibrose periductal.

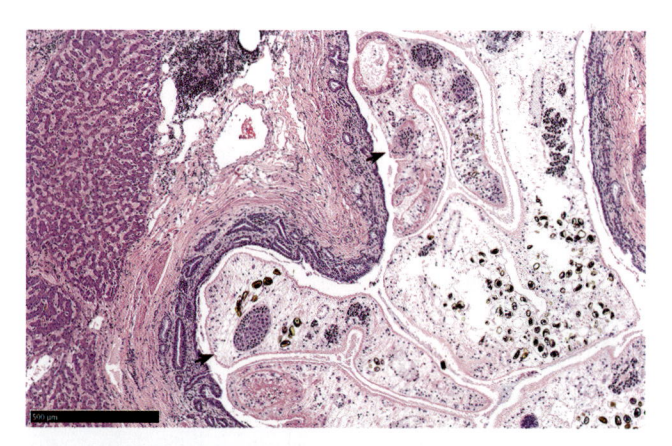

Figura 4.90 Colangite por *Platynosomum* spp. em um gato. O ducto biliar está dilatado e preenchido por trematódeos (*setas*) contendo ovos. O ducto biliar apresenta hiperplasia e está circundado por fibrose e inflamação linfoplasmocitária.

loflebite em animais jovens e na complicação de reticulite e reticuloperitonite traumática em bovinos adultos (Figura 4.91); por disseminação hematogênica de êmbolos como em abscessos secundários à rumenite por acidose láctica; ou pelas vias biliares. Os mecanismos são semelhantes nas espécies monogástricas, mas, nestas, a prevalência de abscessos hepáticos é bem menor.

Abscessos secundários à onfaloflebite são mais frequentes em bezerros, embora possam ocorrer em qualquer espécie. São frequentemente restritos ao lobo hepático esquerdo, mas, ocasionalmente, têm distribuição disseminada no parênquima hepático. Em situações de diagnóstico, normalmente não se envia material desses abscessos hepáticos para cultura bacteriológica, mas, nos casos em que se procede à cultura bacteriológica, os microrganismos mais frequentemente obtidos incluem *Trueperella pyogenes*, *Fusobacterium necrophorum*, *Streptococcus* spp. e *Staphylococcus* spp. Como não há fluxo de sangue nesses vasos após o nascimento, a chegada das bactérias no fígado ocorre por extensão direta da infecção ao longo do trombo que se forma após o nascimento.

Em bovinos adultos, os abscessos hepáticos têm grande importância econômica em bovinos de corte criados em confinamento. São, em geral, achados incidentais na inspeção durante o abate, mas, quando numerosos, podem ter importância clínica e causar a morte. A patogênese dos abscessos hepáticos de animais confinados e suas consequências estão associadas à dieta com excesso de carboidratos, à qual os bovinos confinados estão sujeitos. Em razão disso, um conjunto de condições patológicas interligadas e muito importantes em patologia bovina se desenvolve.

Resumidamente, a lesão inicial nesses bovinos com sobrecarga de carboidratos é uma rumenite secundária à acidose láctica. Como resultado dessa lesão química ao epitélio do rúmen, bactérias, como *Fusobacterium necrophorum*, são capazes de penetrar a mucosa lesionada e são transportadas ao sistema de drenagem portal do fígado, onde causam áreas de necrose de coagulação, as quais se liquefazem, originando abscessos hepáticos.

Se um abscesso se localiza adjacentemente à veia cava, pode resultar em desenvolvimento de êmbolos sépticos para o interior dessa veia. Tal condição provoca uma liberação de êmbolos para os pulmões, causando abscessos pulmonares que podem erodir a parede de artérias e levar a hemoptise intensa e morte por exsanguinação. Essa condição, que, no final das contas, iniciou-se com a acidose ruminal e passou por abscessos hepáticos, é denominada *síndrome de veia cava*.

Abscessos hepáticos causados por bactérias que ascendem pelas vias biliares são mais frequentes em suínos e estão associados à migração de ascarídeos pelos ductos biliares. Abscessos colangíticos em cavalos, cães e gatos são geralmente causados por enterobactérias como parte de uma colangite ascendente.

As *sequelas* da abscedação hepática são variáveis. Em geral, quando encapsulados, os abscessos são assintomáticos e são achados incidentais de necropsia. Os abscessos próximos da superfície do fígado tipicamente causam aderências aos órgãos adjacentes. Raramente perfuram a cápsula, mas podem invadir as veias hepáticas, produzindo tromboflebite da veia cava, endocardite, embolismo e abscessos pulmonares. Septicemia pode ocorrer principalmente em bezerros com abscessos decorrentes da onfaloflebite, mas também em bovinos adultos com necrobacilose.

Alterações proliferativas e neoplásicas

As neoplasias primárias mais comuns do fígado se originam de hepatócitos (adenoma hepatocelular, carcinoma hepatocelular), das células dos ductos biliares (colangioma/cistadenomas biliares, colangiocarcinoma) ou de células mesenquimais (hemangiossarcoma e raramente outros sarcomas como fibrossarcomas e leiomiossarcomas). Hepatocolangiocarcinoma combinado é uma neoplasia rara em cães que tem os dois componentes celulares e provavelmente se origina de células progenitoras hepáticas bipotenciais. Células neuroendócrinas localizadas nos ductos biliares podem dar origem aos carcinoides hepáticos, mas esses tumores são raros.

Lesões tumoriformes

A hiperplasia nodular do fígado (frequente em cães adultos e senis) e os cistos hepáticos em várias espécies são lesões que podem ser confundidas com neoplasias. Essas lesões foram tratadas em outra parte deste capítulo (ver tópico *Lesões sem significado clínico*). Nódulos de regeneração, que ocorrem nas hepatopatias crônicas em estágio avançado e associados a fibrose devem ser distinguidos de lesões neoplásicas.

Adenoma hepatocelular

Tumores benignos de hepatócitos (adenomas) são menos comuns que seus correspondentes malignos e devem ser diferenciados de hiperplasia nodular, que é bastante frequente em cães. Isso pode ser, às vezes, difícil, e classificações arbitrárias têm conduzido a dados controversos de incidência. Embora possa causar aumento das enzimas hepáticas, esse tipo de neoplasia não produz sinais clínicos, pois seu tamanho (2 a 8 cm de diâmetro) e sua maneira de crescimento (expansão simétrica) não causam suficiente dano ao parênquima hepático. São massas esféricas, geralmente solitárias e marrom-amareladas ou marrom-escuras (Figura 4.92).

Na microscopia, pode-se observar condensação do tecido conjuntivo circunjacente à massa, mas não há uma cápsula fibrosa. Os hepatócitos que compõem o tumor são bem

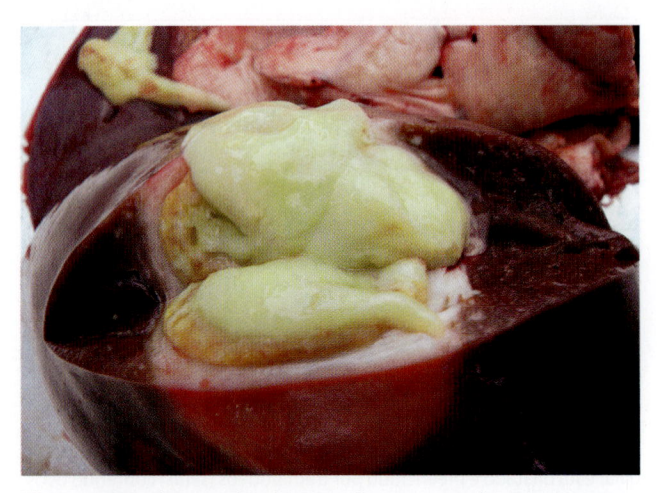

Figura 4.91 Abscesso hepático em bovino, cortado para mostrar o conteúdo purulento.

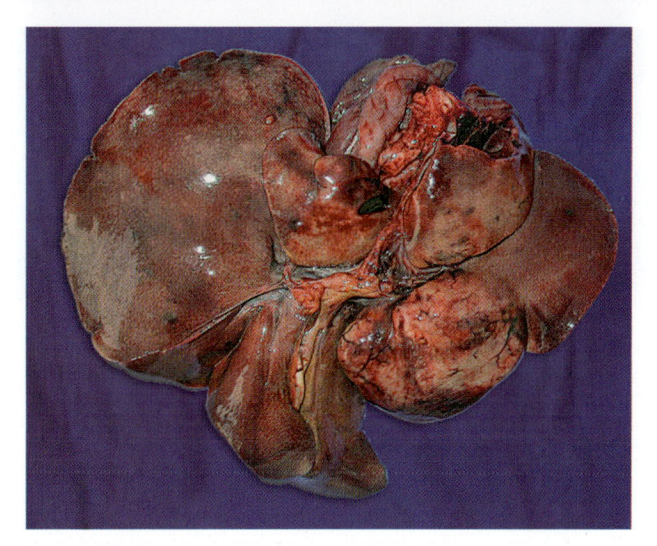

Figura 4.92 Adenoma hepatocelular em cão, caracterizado por massa esférica, marrom-amarelada, de crescimento expansivo.

diferenciados e podem estar vacuolizados (lipidose ou degeneração glicogênica). Nos nódulos que compõem o adenoma hepatocelular, não se observam as veias centrolobulares, e pode haver até uma tríade portal; isso ajuda na diferenciação de lesões hiperplásicas, pois esses aspectos anatômicos são preservados na hiperplasia nodular do fígado. Embora existam substâncias que produzem hiperplasia e neoplasias experimentalmente em animais domésticos, a etiologia do adenoma hepatocelular espontâneo em cães é desconhecida.

Carcinoma hepatocelular

Carcinomas hepatocelulares são neoplasias derivadas da transformação maligna de hepatócitos. Os carcinomas hepatocelulares constituem menos de 1% de todos os tumores de cães. Alguns levantamentos indicam que o carcinoma hepatocelular é o tumor mais frequente no fígado de cães, ao passo que outros indicam o colangiocarcinoma como o mais frequente.

A faixa etária média dos cães afetados é de 10 anos. Não há predisposição de raça, mas, segundo alguns relatos, machos são afetados mais frequentemente. O carcinoma hepatocelular cresce por extensão direta para o restante do fígado, omento e peritônio. Metástases ocorrem em 25 a 61% dos casos de carcinomas hepatocelulares.

Os sinais clínicos descritos em cães com carcinoma hepatocelular são inespecíficos e incluem anorexia, vômito, ascite, letargia e fraqueza. Raramente são relatadas convulsões, que podem ser atribuídas à encefalopatia ou à hipoglicemia causada por substâncias semelhantes à insulina secretadas pelo tumor. As atividades séricas da alanina aminotransferase (ALT) e da aspartato aminotransferase (AST) estão elevadas, embora, com base nesses dados, não seja possível distinguir entre neoplasias e outras afecções com destruição do parênquima hepático.

Há três formas de apresentação macroscópica do carcinoma hepatocelular: massiva, nodular e difusa. O carcinoma hepatocelular massivo é a forma de apresentação mais comum e caracteriza-se pelo aparecimento de um tumor grande que envolve um único lobo ou lobos adjacentes do fígado (Figura 4.93).

O lobo hepático mais frequentemente afetado é o esquerdo, que tem um volume maior. Carcinomas hepatocelulares nodulares consistem em nódulos de distribuição aleatória que geralmente afetam vários lóbulos. A forma difusa é observada como múltiplos nódulos pequenos que infiltram difusamente todo o parênquima hepático. As formas de apresentação com múltiplos nódulos podem ser causadas por metástases intra-hepáticas ou por múltiplos pontos de transformação maligna, embora seja impossível distinguir entre essas duas possibilidades morfologicamente.

O tamanho e a cor do carcinoma hepatocelular são bastante variáveis. Os tumores podem variar de alguns milímetros até 10 cm, podem ter a cor do parênquima hepático normal, apresentar lipidose e ser amarelos, vermelho-escuros quando há hemorragia, ou apresentar áreas brancas, em função da necrose da massa tumoral. Os tumores não são umbilicados e têm uma textura friável: esses aspectos ajudam na diferenciação entre carcinomas hepatocelulares e colangiocarcinomas, que são firmes e geralmente umbilicados.

Histologicamente, são classificados nos tipos trabecular, pseudoglandular ou sólido. O padrão trabecular é o mais comum e caracteriza-se por formação de trabéculas de hepatócitos neoplásicos. Ao contrário de adenomas que possuem trabéculas de espessura homogênea, no carcinoma hepatocelular as trabéculas apresentam variação no número de camadas de células, geralmente de 5 a 10 camadas.

As células neoplásicas são geralmente bem diferenciadas. Pode ocorrer necrose no interior da massa tumoral, o que leva à formação de cavidades preenchidas por sangue. No carcinoma hepatocelular pseudoglandular, os hepatócitos tumorais organizam-se em ácinos, o que pode complicar a diferenciação dessa forma de carcinoma hepatocelular. Alguns aspectos morfológicos ajudam na diferenciação: o material no lúmen dos ácinos do colangiocarcinoma é mucinoso (PAS-positivo) e proteico no carcinoma hepatocelular; o estroma conjuntivo é abundante no colangiocarcinoma e escasso no carcinoma hepatocelular.

Tumores caracterizados por crescimento de mantos densos de hepatócitos neoplásicos são denominados *carcinomas hepatocelulares sólidos*. A imuno-histoquímica para o marcador *hepatocyte paraffin 1* (Hep Par 1), também conhecido como *hepatocyte-specific antigen* (HSA), pode ser utilizada para a confirmação da origem de hepatócitos.

Colangioma/cistadenoma biliar

Colangiomas/cistadenomas biliares são neoplasias benignas e incidentais derivadas do epitélio dos ductos biliares. É provável que a maioria dos casos de colangiomas e cistadenomas biliares descritos sejam na verdade malformações congênitas da placa ductal e que a ocorrência real de neoplasias benignas dos ductos biliares seja rara. Os cistadenomas e colangiomas aparecem macroscopicamente como massas solitárias, bem circunscritas, císticas (Figura 4.94) ou sólidas.

Os tumores formados por múltiplos pequenos cistos são denominados *cistadenomas biliares*. Histologicamente, são formados por células epiteliais que se arranjam em estruturas semelhantes a túbulos ou glândulas, com moderada quantidade de tecido conjuntivo entre essas estruturas e sem hepatócitos entremeados.

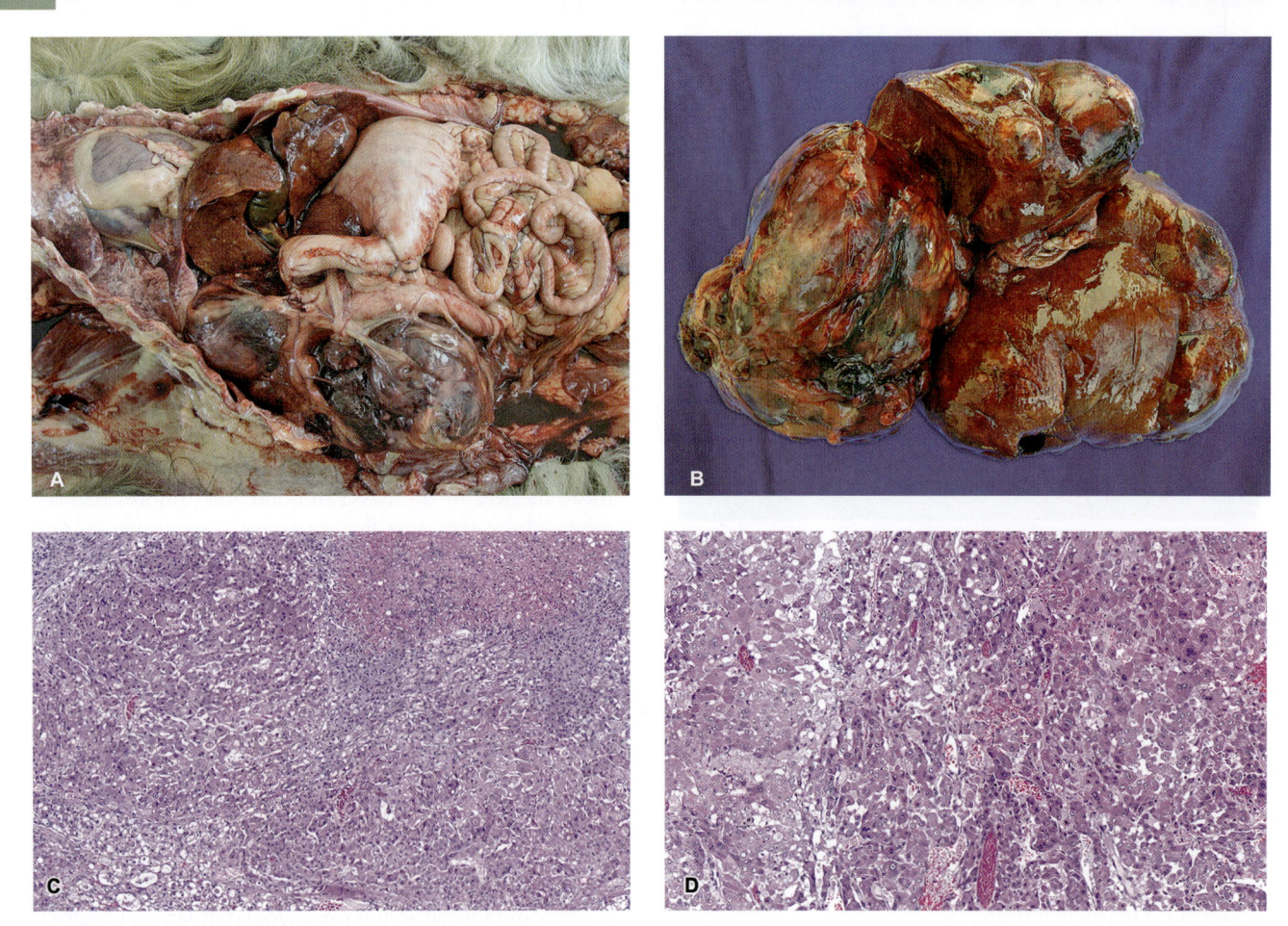

Figura 4.93 Carcinoma hepatocelular em cão. **A.** Neoplasia envolvendo os lobos hepáticos direitos do fígado. **B.** Apresentação massiva do carcinoma hepatocelular com uma massa maior hemorrágica envolvendo os lobos direitos e nódulos menores nos outros lobos. **C.** Microscopia do carcinoma hepatocelular mostrando proliferação de hepatócitos em trabéculas irregulares e área de necrose no canto superior direito. **D.** Hepatócitos pleomórficos e multinucleados arranjados formando trabéculas de espessuras variadas.

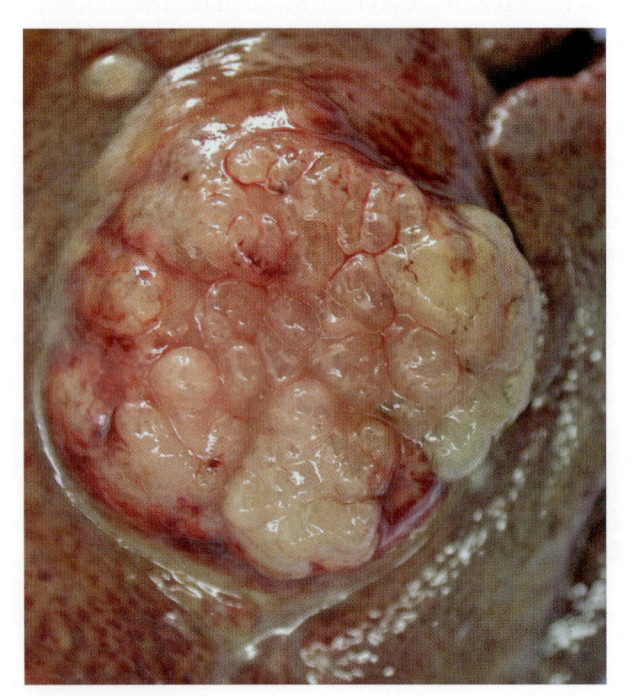

Figura 4.94 Aspecto macroscópico bem delimitado e policístico do cistadenoma biliar.

Colangiocarcinoma

O colangiocarcinoma, também chamado de carcinoma biliar ou carcinoma colangiocelular, é uma neoplasia maligna do epitélio biliar. Enquanto levantamentos realizados nos EUA apontam que carcinoma hepatocelular é a neoplasia mais frequente em cães, levantamentos realizados em outros países, como a África do Sul e o Brasil, indicam maior frequência de colangiocarcinoma. Quanto à faixa etária de maior incidência, a maioria dos cães está acima dos 10 anos.

Os sinais clínicos são inespecíficos e, muitas vezes, são os mesmos descritos para o carcinoma hepatocelular, o que torna bastante difícil o diagnóstico clínico. À palpação pode-se notar massa hepática ou hepatomegalia; há letargia, anorexia, vômito, perda de peso e dispneia; icterícia ocorre em cerca de 10 a 40% de cães com colangiocarcinoma e a fosfatase alcalina está elevada na maioria dos casos; a atividade sérica da AST e da ALT pode ou não estar elevada.

Macroscopicamente, os colangiocarcinomas aparecem com um padrão multinodular, caracterizado por múltiplos nódulos de 0,5 a 5 cm de diâmetro (Figura 4.95) ou com um padrão massivo, que oblitera todo um lobo e pode se estender para lobos adjacentes (Figura 4.96). As porções dos nódulos salientes na cápsula têm um aspecto umbilicado ca-

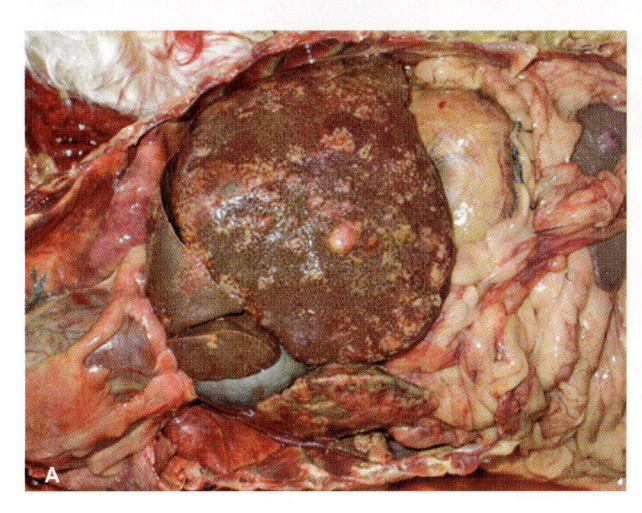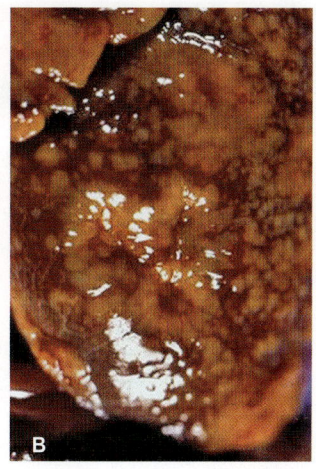

Figura 4.95 Colangiocarcinoma em cão. **A.** Padrão nodular do colangiocarcinoma caracterizado por múltiplos nódulos de 0,5 a 5 cm de diâmetro. **B.** As porções do tumor salientes na cápsula têm um aspecto umbilicado característico.

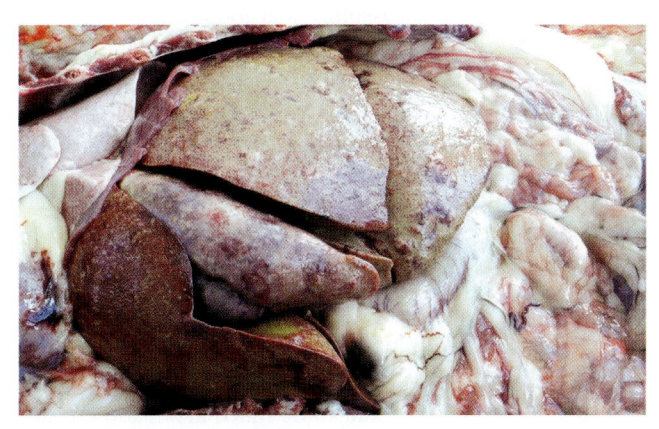

Figura 4.96 Colangiocarcinoma em cão. Padrão massivo, que oblitera todo um lobo, com múltiplas áreas pálidas de metástases para os lobos adjacentes.

racterístico, com retração central do nódulo que geralmente corresponde à necrose comumente observada nas neoplasias malignas. A superfície de corte é branca ou branco-acinzentada e bem delineada do parênquima hepático adjacente. Os tumores são firmes devido à abundância de tecido conjuntivo e podem ser císticos. Os casos com predomínio de áreas císticas são designados como cistadenocarcinomas biliares.

O aspecto histológico varia com o grau de diferenciação. Colangiocarcinomas bem diferenciados são compostos de células que retêm a característica do epitélio biliar e se arranjam em túbulos ou ácinos. São cuboides ou colunares e têm um núcleo redondo com contorno regular e quantidade moderada de citoplasma eosinofílico (Figura 4.97).

O estroma tende a ser abundante e fibroso. Colangiocarcinomas menos diferenciados tendem a ser sólidos e apresentam áreas de necrose, geralmente com desmoplasia. E o grau de anaplasia pode ser acentuado a ponto de dificultar o diagnóstico histológico. Metaplasia escamosa pode ocorrer ocasionalmente. Imuno-histoquímica para citoqueratina 7 pode ser utilizada para confirmar a origem do epitélio biliar.

A etiologia, na maioria dos casos, permanece desconhecida, mas colangiocarcinoma já foi associado ao parasitismo por *Clonorchis sinensis* no cão e no gato; e *Platynosomum fas-*

tosum no gato. É possível que carcinógenos químicos possam estar relacionados com a ocorrência espontânea dos tumores.

Hemangiossarcoma

Hemangiossarcomas primários ou multicêntricos são descritos no fígado de várias espécies, principalmente em cães (Figura 4.98). Dados epidemiológicos sobre essa neoplasia em cães são, por vezes, difíceis de avaliar, em razão da dificuldade em estabelecer o local primário do hemangiossarcoma quando a neoplasia ocorre em vários órgãos. Nesse caso, não é possível determinar o local de origem da neoplasia.

Cães acima dos 10 anos constituem a faixa etária mais afetada, e há indicações de que a raça Pastor Alemão seja a mais propensa, quando se consideram os hemangiossarcomas em qualquer uma das localizações anatômicas.

Os sinais clínicos são inespecíficos e incluem apatia, anorexia e aumento de volume do abdome. Hemangiossarcomas do baço e do fígado podem romper. Dependendo da intensidade da hemorragia, ocorrem vários graus de anemia ou mesmo hemoperitônio com choque e morte súbita.

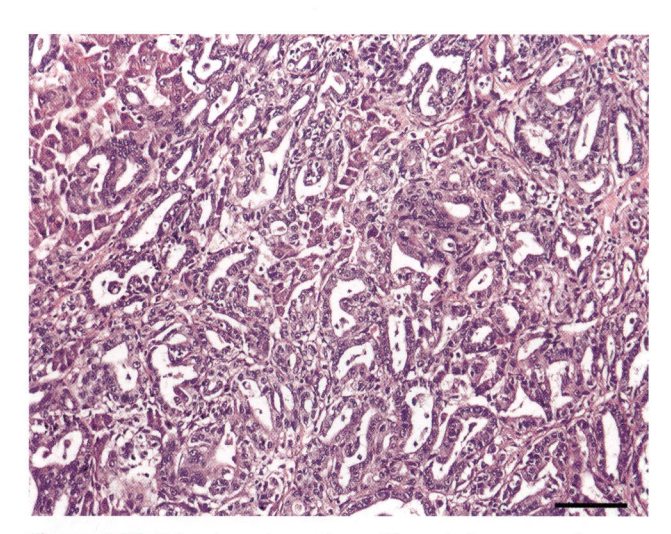

Figura 4.97 Colangiocarcinoma bem diferenciado em um cão composto de células que retêm a característica do epitélio biliar e se arranjam em túbulos ou ácinos.

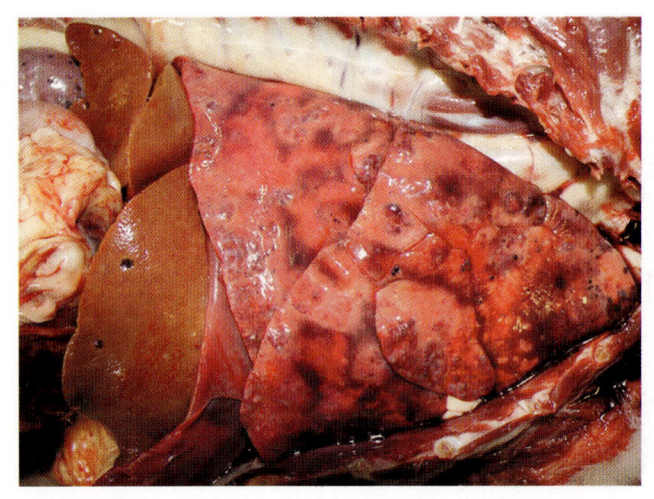

Figura 4.98 Hemangiossarcoma multicêntrico em um cão. Múltiplos nódulos vermelho-escuros e císticos são observados no parênquima do fígado, do rim e do pulmão.

Macroscopicamente, hemangiossarcomas são tumores escuros, muitas vezes formando cavidades císticas que contêm grande quantidade de sangue. Os tumores podem ocorrer como massas solitárias ou múltiplas, e seu tamanho varia de 1 a 10 cm de diâmetro. Histologicamente, os tumores são compostos de células endoteliais fusiformes, grandes e com núcleos hipercromáticos, as quais revestem cavidades, espaços císticos vasculares ou numerosas estruturas semelhantes a capilares ou se arranjam em mantos sólidos com apenas algumas fendas entre as células. Os marcadores imuno-histoquímicos Fator VIII ou CD31 podem ser utilizados em casos em que as células são pouco diferenciadas.

Neoplasias secundárias

Neoplasias secundárias do fígado incluem neoplasias multicêntricas e neoplasias metastáticas. Neoplasias multicêntricas são parte da manifestação de condições neoplásicas que afetam múltiplos órgãos, mas cujo local primário do tumor não pode ser definido, como em casos de linfoma, hemangiossarcoma multicêntrico e sarcoma histiocítico. Por ou-

tro lado, tumores metastáticos são primários de outro sítio anatômico definido e que metastatizam para outros órgãos, incluindo o fígado. Exemplos de neoplasias que comumente metastatizam para o fígado incluem o carcinoma mamário, osteossarcoma e adenocarcinoma apócrino de glândulas do saco anal.

VESÍCULA BILIAR

Doenças degenerativas
Mucocele biliar

A mucocele biliar ocorre em cães e consiste no espessamento progressivo da bile que não pode ser expelida pelo ducto biliar, resultando na distensão progressiva da vesícula biliar. A condição afeta cães maduros a senis e aparenta ser mais comum em cães das raças Schnauzer Miniatura, Pastor de Shetland, Cocker Spaniel, Chihuahua e Spitz Alemão Anão. Muitas vezes, a mucocele biliar é uma lesão incidental diagnosticada durante a ultrassonografia abdominal.

Se não for removida cirurgicamente, a vesícula biliar com mucocele geralmente aumenta progressivamente de tamanho, resultando em necrose da parede por pressão com ruptura, peritonite por bile ou obstrução do ducto biliar. Doenças endócrinas como hiperadrenocorticismo, hipotireoidismo e hiperlipidemia e uso de diferentes medicamentos têm sido associadas com o desenvolvimento de mucocele biliar em cães.

Macroscopicamente, a vesícula biliar pode estar distendida por conteúdo ressecado a gelatinoso, verde a preto, que por vezes apresenta um aspecto lamelar (Figura 4.99). Na microscopia, há hiperplasia do epitélio com projeções papilares e aumento da produção de muco arranjado em um aspecto lamelar (Figura 4.100).

Distúrbios circulatórios
Infarto da vesícula biliar

O suprimento de sangue arterial da vesícula biliar é providenciado por um único vaso, a artéria cística, ramo da artéria hepática. A oclusão da artéria cística por trombose pode resultar em infarto parcial ou total da vesícula biliar,

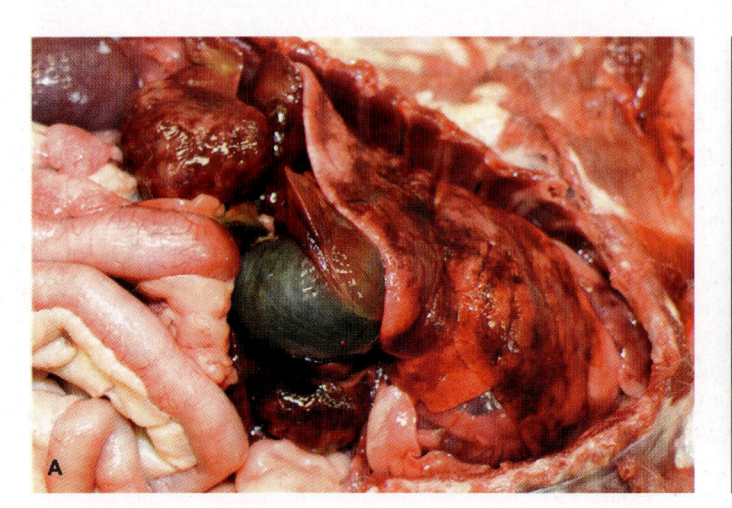
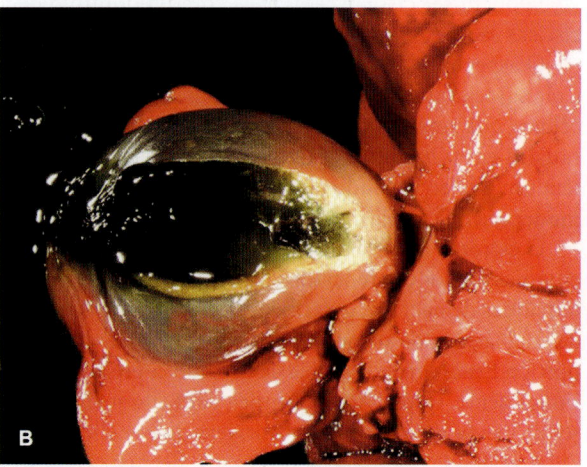

Figura 4.99 Mucocele biliar em um cão. **A.** A vesícula biliar está acentuadamente distendida e firme. **B.** Na abertura da vesícula biliar, a parede está distendida por bile de aspecto sólido, firme e gelatinoso.

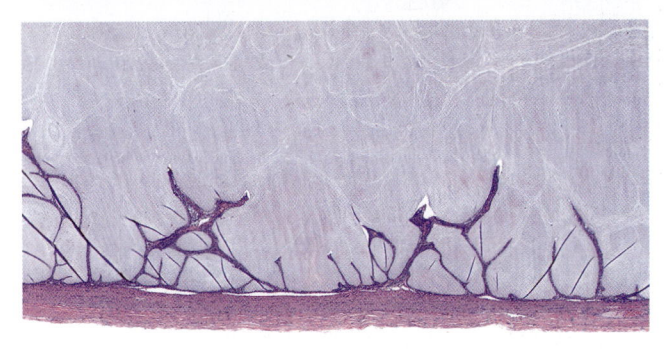

Figura 4.100 Mucocele biliar em um cão. O epitélio está hiperplásico formando papilas e cistos e há acúmulo acentuado de mucina no lúmen arranjada de forma lamelar.

descrito em cães. Ocorre necrose transmural da parede com hemorragia, edema e trombose vascular, sem evidência de inflamação significativa.

Doenças inflamatórias
Colecistite
Colecistite é vista ocasionalmente em gatos e bovinos e raramente em outras espécies. Em gatos, colecistite neutrofílica resultante de infecção bacteriana ascendente pode ser vista de forma isolada afetando somente a vesícula ou em combinação com a colangite neutrofílica. Inflamação neutrofílica com erosão do epitélio pode ser observada no estágio agudo. Colecistite fibrinosa é uma lesão característica da infecção por *Salmonella enterica* sorovar Dublin e Typhimurium em bovinos jovens.

A colecistite crônica é caracterizada por infiltrado linfoplasmocitário, fibrose ocasional e frequente hiperplasia linfoide folicular e pode se desenvolver a partir de uma colecistite neutrofílica ou ser secundária a presença de cálculos (colélitos) ou parasitas como na fasciolose.

Neoplasias
Neoplasias da vesícula biliar são consideradas raras, mas, quando ocorrem, consistem principalmente de adenomas, geralmente polipoides e pedunculados, ou adenocarcinomas que infiltram através da parede. Há também relatos de carcinoma neuroendócrino (carcinoide) na parede da vesícula biliar de cães e gatos (Figura 4.101).

PÂNCREAS
Anomalias do desenvolvimento
Hipoplasia
Hipoplasia do pâncreas exócrino ocorre esporadicamente em bezerros. Os sinais observados incluem pelos ásperos, perda de peso ou falha em ganhar peso, apesar da manutenção do apetite, e diarreia resultante de má digestão e má absorção de gorduras, carboidratos e proteínas. O órgão é pequeno, pálido e macio. Histologicamente, as ilhotas estão normais, mas os ácinos são rudimentares e formados por células indiferenciadas.

Anomalias do sistema ductal
As principais anomalias dos ductos pancreáticos incluem estenose congênita e dilatação cística dos ductos pancreáticos. Cistos congênitos intrapancreáticos ocorrem ocasionalmente em gatos com doença renal policística e em cordeiros.

Alterações degenerativas e atrofia
Degeneração celular
A degeneração das células acinares do pâncreas exócrino, caracterizada por tumefação celular, perda dos grânulos de zimogênio e vacuolização do citoplasma em função da degeneração hidrópica e, menos frequentemente, por acúmulo de lipídios é um processo inespecífico decorrente de várias condições localizadas ou sistêmicas. Exemplos incluem intoxicação por organofosforados em cães, micotoxinas como fumonisina B1 e desoxinivalenol em suínos e na obstrução dos ductos pancreáticos por neoplasias, fibrose periductal na inflamação crônica ou por corpos estranhos, como parasitas (*Eurytrema pancreaticum*) e cálculos.

Vacúolos autofágicos são indicativos de lesão subletal em células acinares analisadas por microscopia eletrônica e podem aparecer como inclusões citoplasmáticas eosinofílicas ou basofílicas na microscopia de luz. Doenças do depósito lisossomal também podem resultar em acúmulos no citoplasma das células acinares, centroacinares e dos ductos. Degeneração do epitélio dos ductos ou das células centroacinares é menos distinta do que a dos ácinos e muitas vezes secundária à inflamação ou necrose dos ácinos adjacentes.

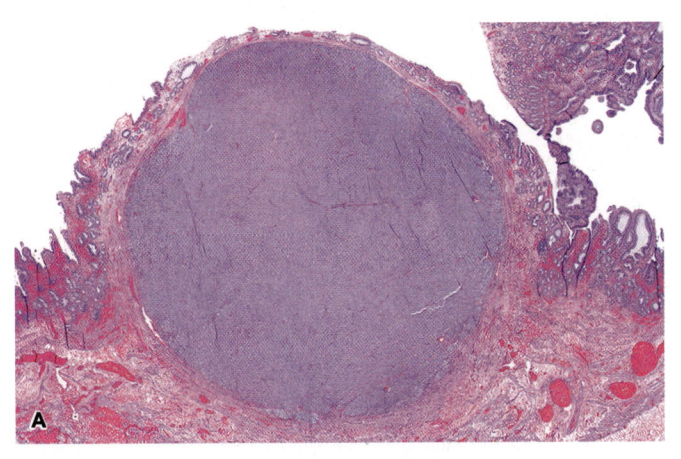
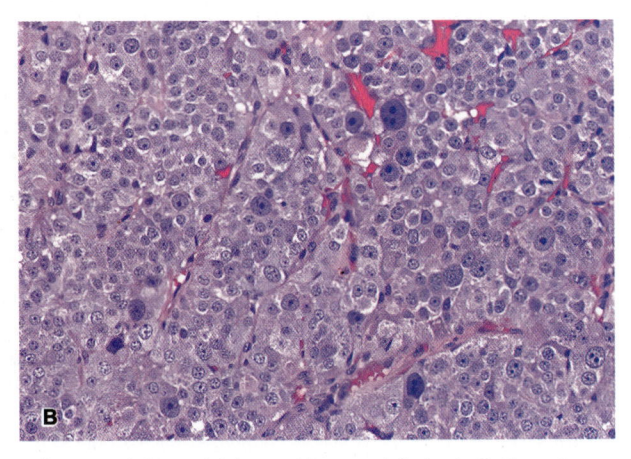

Figura 4.101 Carcinoma neuroendócrino na vesícula biliar de um cão. **A.** Na submucosa há um nódulo parcialmente delimitado. **B.** No maior aumento, as células neoplásicas apresentam citoplasma granular e pleomorfismo moderado a acentuado com nucléolos proeminentes.

Necrose celular individual

Necrose celular individual ou apoptose das células acinares é identificada como corpúsculos densos, arredondados e geralmente circundados por um halo claro. O núcleo contém cromatina condensada e pode estar fragmentado. Degeneração e necrose pancreática multifocal envolvendo pequenos agregados de células acinares é um achado microscópico comum em infecções sistêmicas por vírus.

A inflamação associada é tipicamente mínima. Na maioria dos casos, as lesões são incidentais com relação ao curso da doença. Agentes etiológicos incluem adenovírus em várias espécies, vírus da cinomose, parvovírus canino tipo 2, herpesvírus felino 1, vírus da febre aftosa, vírus da encefalomiocardite, vírus da peste suína africana e cepas virulentas do vírus da peste suína clássica. Fumonisina B1 e desoxinivalenol frequentemente causam necrose individual de células acinares em suínos.

Necrose

Várias intoxicações são descritas como causas de necrose pancreática em animais. O mesmo princípio tóxico pode causar degeneração, apoptose ou necrose das células acinares, dependendo da dose. A intoxicação por zinco causa necrose dos ácinos em condições naturais em bezerros, leitões, ovinos e aves. Em suínos, causas de necrose de células pancreáticas acinares incluem a intoxicação por *Senna occidentalis*, a intoxicação por selênio e micotoxicoses, incluindo o consumo de deoxinivalenol (vomitoxina). Esses tricotecenos também causam edema intersticial, hiperplasia de ductos biliares e necrose das células das ilhotas nessa espécie.

A necrose de coagulação de grupos de células acinares é identificável morfologicamente por um breve período após a ocorrência, pois as células necróticas rapidamente passam para o estágio de necrose de liquefação devido à liberação do conteúdo de enzimas hidrolíticas. Necrose do tecido adiposo adjacente ao pâncreas frequentemente acompanha a necrose dos ácinos.

Cálculos pancreáticos

A formação de concreções ou cálculos no sistema de ductos pancreáticos é denominada *pancreatolitíase* e ocorre com pouca frequência em bovinos. Em geral, é um achado incidental em matadouros, e a maior frequência é em bovinos com mais de 4 anos.

Lipofuscinose pancreática

A lipofuscinose pancreática é ocasionalmente observada em cães com deficiência de vitamina E. O acúmulo de lipofuscina resulta em um pâncreas de aspecto marrom do pâncreas e intestino; os linfonodos mesentéricos podem também estar afetados. Microscopicamente, aparecem grânulos marrom-dourados de pigmento localizados na porção basal das células pancreáticas acinares e nos miócitos intestinais; esses grânulos são positivos na reação com PAS, sudanofílicos e fracamente álcool-ácido resistentes.

Atrofia pancreática

Atrofia pancreática exócrina é comum, mas frequentemente negligenciada. Pode ser primária ou secundária a algum outro distúrbio do pâncreas ou de seus ductos.

Na *atrofia primária*, o órgão é difusa e uniformemente afetado (Figura 4.102). Ocorre diminuição do tamanho dos lóbulos e depleção dos grânulos de zimogênio. Alterações histológicas são difíceis de discernir se o tecido não for comparado com um controle. As células acinares sofrem atrofia primária em situações de inanição, caquexia, deficiência proteico-calórica e síndromes de má digestão ou má absorção.

A *atrofia pancreática secundária* resulta principalmente de obstrução ductal, mas também de fibrose intersticial, inflamação crônica e neoplasia. Um exemplo de atrofia pancreática secundária desse tipo é a euritrematose pancreática (ver seção "Principais doenças que afetam primariamente o fígado").

Atrofia pancreática juvenil em cães

Atrofia acinar pancreática de aparecimento juvenil é uma importante causa de insuficiência pancreática exócrina em cães e era previamente descrita como hipoplasia pancreática. É diagnosticada com maior frequência no Pastor Alemão (prevalência de 1%) como uma condição hereditária autossômica recessiva. Ocorre também com predisposição

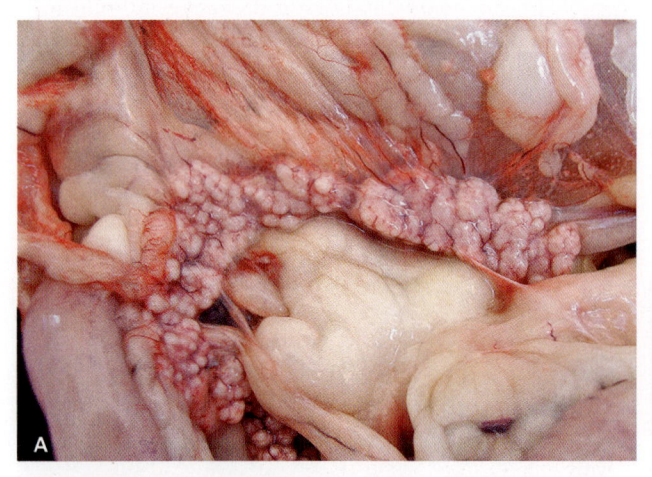 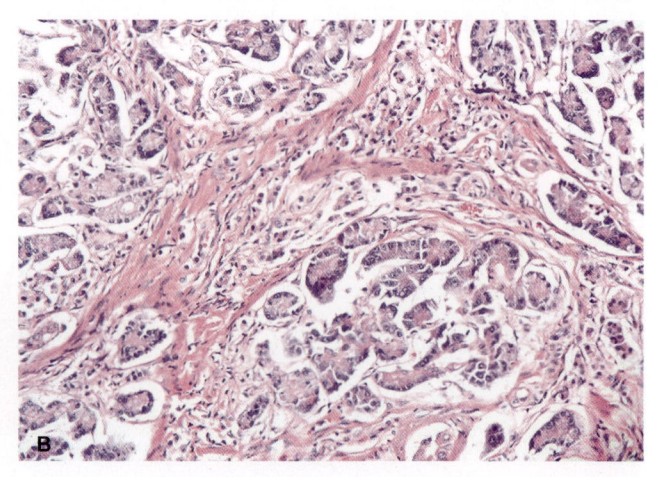

Figura 4.102 Atrofia pancreática secundária. **A.** Macroscopia. O pâncreas está difusamente nodular pela perda de parênquima e substituição por tecido conjuntivo que retrai porções do parênquima. Comparar com o aspecto do pâncreas normal da Figura 4.12. **B.** Histologia da lesão mostrada em **A.** Observa-se extensa fibrose separando restos de ácinos pancreáticos.

familiar em Collie de Pelo Longo, Galgo Inglês, Beagle e Setter Inglês e é encontrada esporadicamente em outras raças.

A atrofia do pâncreas exócrino é precedida por infiltração focal acentuada de linfócitos T e plasmócitos associados a degeneração, atrofia, apoptose e necrose de células acinares, o que geralmente leva à perda de mais de 90% do parênquima pancreático. Nesse estágio, a fibrose é mínima e a lesão é denominada *pancreatite linfocítica atrófica*. Esse aspecto morfológico sugere uma reação autoimune dirigida contra os ácinos pancreáticos exócrinos.

Os sinais clínicos aparecem, em geral, aos 6 a 12 meses, mas podem levar até 5 anos para se manifestar. Em alguns casos, o traço genético pode nunca se manifestar fenotipicamente. Fatores de estresse, como troca de residência ou de dieta, e doença intercorrente podem precipitar a atrofia pancreática juvenil. Quando o cão manifesta os sinais clínicos, a atrofia do pâncreas está avançada, e pouco resta do infiltrado inflamatório e da degeneração celular que são observados no estágio inicial da doença.

Sinais clínicos incluem diarreia volumosa e amarelada (esteatorreia) e flatulência devido a má digestão e emagrecimento progressivo, apesar do apetite estar aumentado. Os cães afetados apresentam diminuição acentuada dos valores séricos de imunorreatividade semelhante à tripsina. Achados de necropsia incluem intestinos distendidos por conteúdo volumoso e amarelado e desaparecimento dos depósitos de gordura da cavidade abdominal. O parênquima delgado do pâncreas atrófico pode ser detectado pelo mesentério desprovido de gordura. Em razão da atrofia do parênquima, os ductos principais são notavelmente conspícuos, com escasso parênquima pancreático a seu redor.

Histologicamente, o lóbulo pancreático é intensamente diminuído e composto de células acinares pequenas, alguns linfócitos e macrófagos com pigmento. Os ductos pancreáticos e as ilhotas de Langerhans geralmente têm aspecto histológico normal. Nos casos da condição na raça Galgo Inglês, tanto os ácinos quanto as ilhotas são afetados, e os cães também manifestam diabetes melito.

Alterações inflamatórias e reações do pâncreas à agressão

Necrose pancreática aguda

A *necrose pancreática aguda* é conhecida pelos clínicos veterinários como pancreatite aguda ou pancreatite necrotizante aguda. Entretanto, a condição é predominantemente caracterizada por necrose, que inicia no tecido adiposo peripancreático, seguida da necrose das células acinares marginais, progredindo para necrose e inflamação do parênquima, da periferia para o centro do órgão. É a condição pancreática mais comum no cão e ocorre ocasionalmente nos gatos.

Cães da raça Schnauzer Miniatura e Yorkshire Terrier são predispostos, bem como fêmeas com sobrepeso ou obesas. Dietas com níveis elevados de gordura, isquemia seguida de reperfusão, trauma abdominal e uso de azatioprina são apontados como possíveis causas incitantes. O evento inicial é caracterizado pela elevação intracitoplasmática de cálcio nas células acinares, com ativação intracelular de tripsinogênio para tripsina e liberação de enzimas pancreáticas ativadas no parênquima pancreático e tecidos adjacentes. Essas enzimas ativadas, particularmente a fosfolipase A e a elastase, digerem o tecido pancreático e resultam em lesão vascular com edema, hemorragia, trombose e atração de células inflamatórias. Os sinais clínicos mais comuns incluem anorexia, vômitos e dor abdominal. Se os cães se recuperam, pode ser observada fibrose no parênquima. Episódios repetidos de necrose podem ocorrer e, dependendo da extensão, podem levar a perda de ilhotas e desenvolvimento de diabetes melito e insuficiência pancreática exócrina.

Macroscopicamente, áreas de necrose pancreáticas podem afetar o pâncreas de maneira difusa ou localizada. São brancas a amareladas, macias a liquefeitas e frequentemente acompanhadas de edema e hemorragia que se estendem para o tecido adiposo peripancreático (Figura 4.103).

Áreas milimétricas brancas de aspecto de giz geralmente são distribuídas no omento adjacente. Na histopatologia, observa-se necrose do parênquima pancreático localizado predominantemente na periferia dos lóbulos, com degeneração, necrose e mineralização do tecido adiposo peripancreático (saponificação da gordura), acompanhadas de alterações circulatórias como vasculite, trombose, hemorragia e edema.

A liberação de mediadores inflamatórios e enzimas ativadas oriundas do pâncreas lesionado pode produzir lesão vascular disseminada e, subsequentemente, hemorragia disseminada, choque e CID. O fator depressor do miocárdio liberado pelo pâncreas pode resultar em arritmias e diminuição da contratibilidade cardíaca.

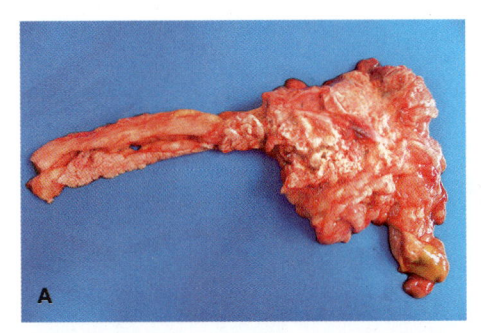
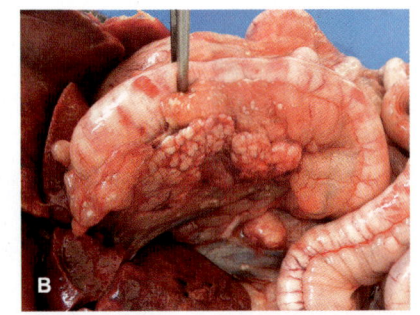
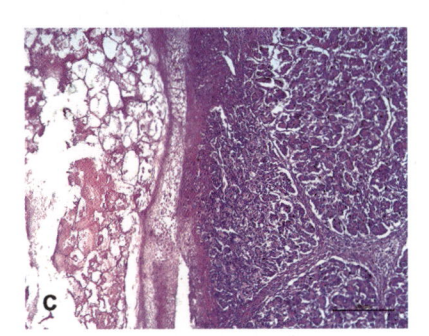

Figura 4.103 Necrose pancreática aguda em um cão. **A.** Área focalmente extensa de necrose do parênquima com aspecto de massa e edema no tecido adiposo adjacente. **B.** Áreas multifocais vermelhas e edemaciadas no parênquima do pâncreas com múltiplos focos milimétricos brancos com aspecto de giz no tecido adiposo peripancreático (saponificação da gordura). **C.** Aspecto microscópico da necrose pancreática aguda com necrose e mineralização do decido adiposo peripancreático e dos ácinos localizados na periferia do pâncreas.

Pancreatite aguda

A pancreatite aguda é um processo inflamatório neutrofílico que se inicia na região central do parênquima ou ao redor e no lúmen dos ductos. É provável que a maioria dos casos seja resultante de infecção bacteriana ascendente do intestino para o ducto pancreático ou de refluxo do conteúdo intestinal. As lesões podem coalescer, levando a edema, degeneração e necrose dos ácinos, podendo assumir um aspecto semelhante ao da necrose pancreática aguda.

Pancreatite crônica

A pancreatite crônica é tipicamente acompanhada por fibrose e atrofia do parênquima. A inflamação crônica do pâncreas é mais comum e importante no cão e ocorre em outras espécies, incluindo gatos, cavalos e bovinos, mas raramente tem importância clínica nessas espécies. No cão, a fibrose pancreática e a pancreatite crônica são consequências de destruição progressiva do pâncreas por episódios brandos recorrentes de necrose pancreática aguda e pancreatite.

O pâncreas, aparentemente, tem pouca capacidade de regeneração e responde à agressão com substituição do tecido necrótico por fibrose e com atrofia do parênquima remanescente. Assim, a destruição continuada do tecido pancreático irá causar perda progressiva, sem reposição, do tecido glandular. Se uma porção significativa do pâncreas é afetada, os cães podem desenvolver sinais de insuficiência pancreática exócrina, com ou sem sinais de insuficiência pancreática endócrina (diabetes melito).

O pâncreas de animais afetados está acentuadamente distorcido e torna-se firme, diminuído e nodular (Figura 4.104). Aderências fibrosas do pâncreas aos tecidos adjacentes podem ocorrer. A pancreatite crônica é a causa mais comum de insuficiência pancreática exócrina nos gatos (Figura 4.105). A fibrose pancreática também ocorre em cães e em ovinos intoxicados por zinco.

A pancreatite crônica e a substituição do parênquima por fibrose ocorrem ocasionalmente no cavalo, em geral como consequência de migração parasitária ou de infecção bacteriana ascendente do sistema ductal pancreático. No entanto, a pancreatite crônica no cavalo é, na maioria das vezes, clinicamente silenciosa.

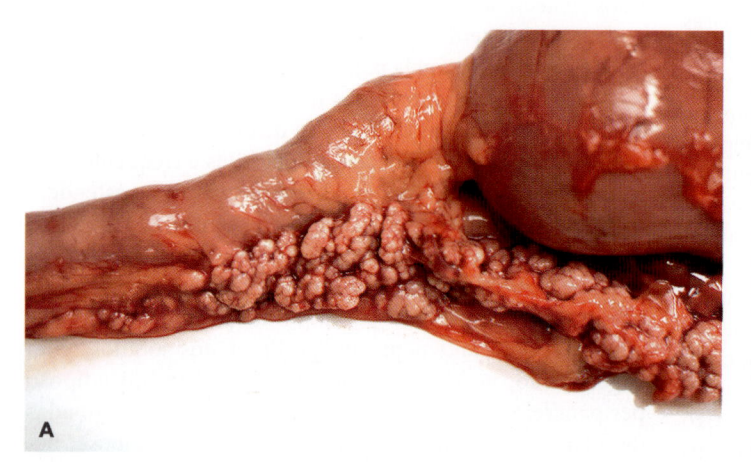
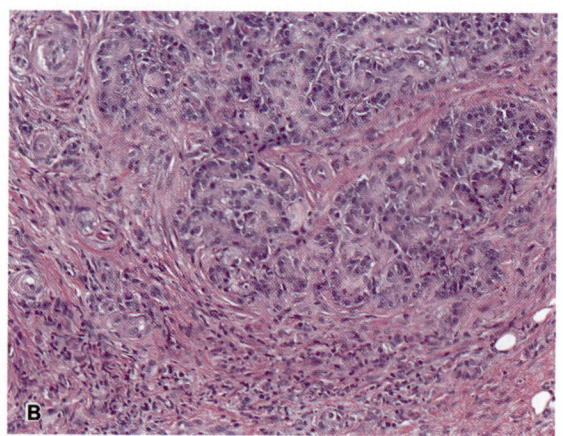

Figura 4.104 Pancreatite crônica em um cão. **A.** Macroscopia. O pâncreas está difusamente nodular e diminuído de tamanho, com retração do parênquima. **B.** Microscopia mostrando substituição do parênquima por tecido conjuntivo fibroso e infiltrado linfoplasmocitário e neutrofílico no interstício.

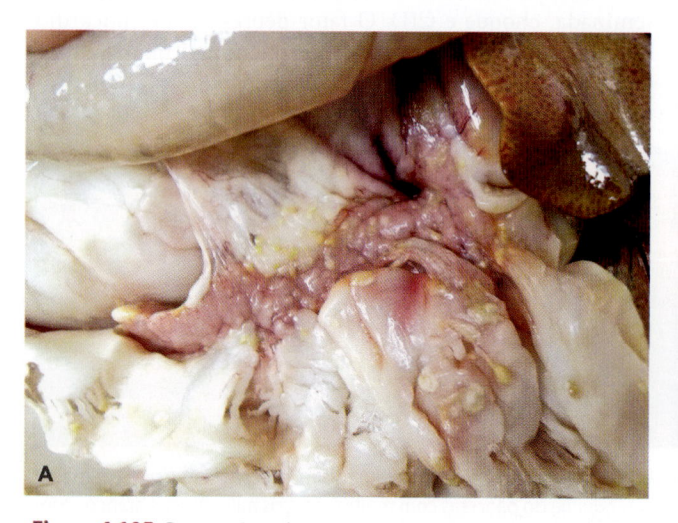
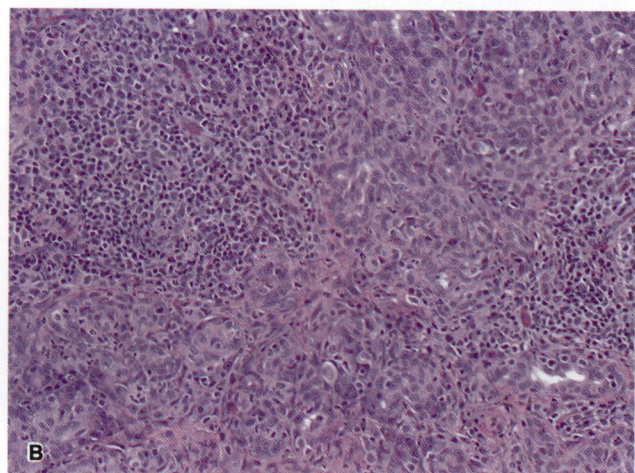

Figura 4.105 Pancreatite crônica em um gato. **A.** O pâncreas está diminuído de tamanho, firme e com aspecto irregular. **B.** Microscopia mostrando substituição dos ácinos por proliferação de ductos, deposição de tecido conjuntivo fibroso e infiltrado linfoplasmocitário e neutrofílico no interstício.

Infecções parasitárias

Vários organismos podem parasitar os ductos pancreáticos dos animais domésticos, incluindo trematódeos das famílias Opisthorchidae (*Opisthorchis tenuicollis, O. viverrini, Clonorchis sinensis, Metorchis albidus, M. conjunctus*) e Dicrocoelidae (*Eurytrema pancreaticum, E. coelomaticum, Concinnum procyonis, Dicrocoelium dendriticum*), que podem parasitar ductos pancreáticos de várias espécies animais. Ascarídeos são nematódeos gastrintestinais comuns de espécies domésticas, que, em infecções intensas podem alojar-se nos ductos pancreáticos levando à obstrução, em particular de suínos.

Euritrematose pancreática

Eurytrema coelomaticum e *E. pancreaticum* são as principais espécies de trematódeos descritas nos ductos pancreáticos e, raramente, nos ductos biliares e no duodeno de bovinos, ovinos, búfalos, camelos, suínos e outras espécies, incluindo o ser humano. *E. coelamaticum* é descrita como a espécie mais comum nos ductos pancreáticos de bovinos e ovinos. O período pré-patente em bovinos e ovinos é 80 a 100 dias.

Os ovos são eliminados nas fezes e são ingeridos pelo hospedeiro intermediário, que, no Brasil, é o caramujo *Bradybaena similaris*.

No interior do caramujo, ocorrem duas gerações de esporocistos. Aproximadamente 5 meses após a infecção, a segunda geração produz cercárias, que são liberadas no pasto, pouco antes do amanhecer. Cercárias são ingeridas pelo segundo hospedeiro intermediário, que no Brasil compreende os gafanhotos do gênero *Conocephalus*.

Os hospedeiros finais são infectados pela ingestão acidental de gafanhotos infectados com metacercárias infectantes, as quais se encistam no duodeno do hospedeiro final, migram pelos ductos pancreáticos acessórios e se distribuem por todos os ductos pancreáticos tributários.

A euritrematose é comumente encontrada no Brasil e foi encontrada nas regiões Centro-Oeste, Sudeste e Sul. Na maioria das vezes, a infecção aparenta ser incidental, embora casos esporádicos de doença clínica com emaciação, caquexia e mortalidade sejam relatados. As lesões pancreáticas causadas por *Eurytrema* spp. em ruminantes domésticos variam de leve a acentuada fibrose, inflamação e perda do tecido pancreático. Os ductos pancreáticos frequentemente estão ectásicos.

Lesões causadas por *E. pancreaticum* parecem ocorrer com maior frequência no lobo esquerdo do pâncreas. O trematódeo adulto é vermelho, com formato de folha, e mede 8 a 13 mm de comprimento por 6 a 9 mm de largura. Os parasitas são encontrados aglomerados no lúmen dos ductos, misturados a exsudato hemorrágico (Figura 4.106). Na microscopia, há hiperplasia do epitélio dos ductos, com ectasia, contendo trematódeos, ovos, restos celulares e cristais de hemoglobina no lúmen. Os ovos penetram as paredes dos ductos e causam reação granulomatosa com células gigantes multinucleadas. O tecido pancreático perdido pela parasitose é substituído, às vezes quase completamente, por tecido fibroso ou adiposo. As ilhotas geralmente são normais.

Neoplasias

Neoplasias do pâncreas exócrino podem ser *adenomas* (benignos) e *carcinomas* (malignos). Ocorrem ocasionalmente em carnívoros e raramente em outras espécies animais. As neoplasias do pâncreas endócrino estão detalhadas no Capítulo 13, *Sistema Endócrino*.

Adenomas exócrinos

Adenomas exócrinos são menos comuns que carcinomas exócrinos e foram descritos em cães e bovinos. Em geral, são pequenos (0,5 cm de diâmetro), sólidos, solitários e ocasionalmente císticos, brancos ou marrom-amarelados, levemente salientes na superfície do pâncreas e bem circunscritos.

Histologicamente, são crescimentos tubulares ou acinares de células bem diferenciadas, sustentados por delicadas trabéculas colágenas e encapsulados por fina cápsula fibrosa e comprimem o tecido pancreático adjacente. Mitoses são raras. Hiperplasia nodular do pâncreas exócrino é comum em cães e gatos senis e deve ser diferenciada de adenoma. Características que favorecem um diagnóstico de hiperplasia incluem multiplicidade das lesões, ausência de cápsula fibrosa e ausência de compressão do parênquima adjacente.

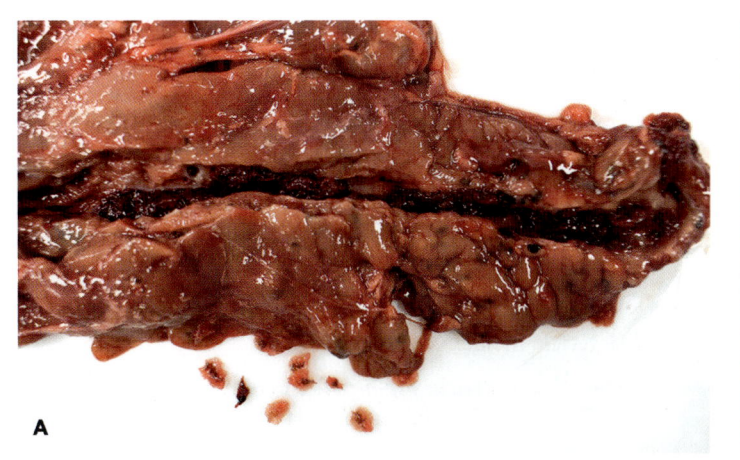
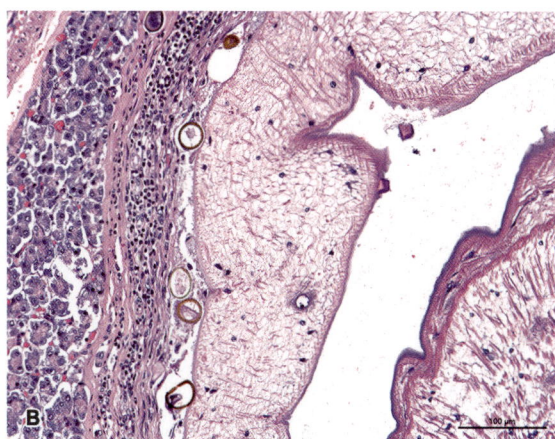

Figura 4.106 Euritrematose pancreática em bovino. **A.** O ducto pancreático foi aberto e contém exemplares de *Eurytrema* spp. misturados com exsudato hemorrágico. **B.** Corte transversal de exemplares de *Eurytrema* spp. e ovos no lúmen de um ducto pancreático de bovino. Há infiltrado linfoplasmocitário na parede do ducto.

Carcinoma exócrino

É o tumor mais comum do pâncreas exócrino. Sua frequência é mais alta em cães, moderada em gatos e baixa em equinos, bovinos e suínos. Em geral, cães mais velhos são afetados, e parece não haver predisposição por sexo ou raça.

Sinais clínicos incluem dor abdominal, vômito e perda de peso. Pelo exame físico, pode-se notar uma massa palpável e dolorosa na porção cranial do abdome. Icterícia e colestase ocorrem como resultado da obstrução do ducto biliar pelo tumor ou por lesão hepática secundária. Ocasionalmente, pode-se observar a ascite como resultado da disseminação transcelômica (por implantação) ou por compressão da circulação portal.

O efeito corrosivo do vazamento das enzimas proteolíticas de carcinomas de pâncreas pode resultar em alterações císticas no tumor primário e esteatite necrotizante na gordura do omento e do peritônio, podendo ser confundido com necrose pancreática aguda.

Os carcinomas pancreáticos localizam-se na porção média do pâncreas em cães e tendem a ser difusos (lembrando pancreatite crônica ou hiperplasia nodular) em gatos. Alguns tumores são bem definidos e nodulares; no entanto, com maior frequência, são massas pouco circunscritas, irregulares, com consistência variável, friáveis e que infiltram o estroma normal adjacente. Áreas de necrose podem ocorrer, e zonas hemorrágicas, focais ou difusas são comuns.

Histologicamente, carcinomas exócrinos apresentam um grande espectro de diferenciação. *Adenocarcinomas acinares* são bem diferenciados, com estruturas acinares revestidas por células cuboides irregulares ou por células colunares mais diferenciadas. Células individuais apresentam citoplasma eosinofílico, que frequentemente é vacuolizado, mas grânulos de zimogênio (eosinofílicos) somente são vistos em carcinomas bem diferenciados (Figura 4.107). Os núcleos são uniformes e ovais, com cromatina esparsa, situados na base das células colunares revestindo os ácinos. *Adenocarcinomas ductais* são caracterizados por células cuboidais a colunares arranjadas em túbulos ou ductos que podem conter secreção mucinosa e com frequentes áreas císticas.

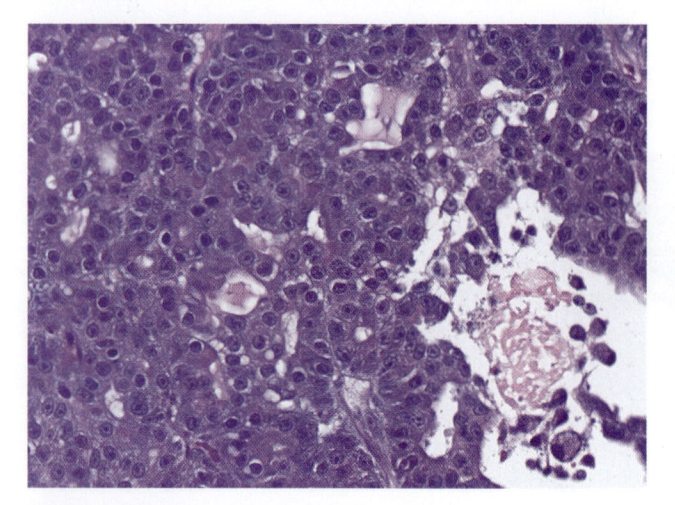

Figura 4.107 Adenocarcinoma acinar no pâncreas de um cão. As células se arranjam em um padrão sólido e ocasionalmente formando ácinos e com grânulos eosinofílicos de zimogênio no citoplasma.

Em *carcinomas pancreáticos não diferenciados*, os limites celulares não são fáceis de discernir e as células são organizadas em um padrão sólido ou de pacotes, com rara formação acinar ou ductal. As mitoses são numerosas em carcinomas não diferenciados.

Nas neoplasias pouco diferenciadas, imuno-histoquímica pode ser útil para determinar a origem endócrina ou exócrina. Células do pâncreas exócrino expressam amilase, alfa-1 antitripsina e carboxipeptidase. As células do pâncreas exócrino expressam cromogranina A, sinaptofisina, somatostatina e podem expressar insulina e glucagon.

Metástases ou disseminação transcelômica de carcinoma pancreático podem ser difíceis de distinguir de carcinomas de outra origem. Infiltração local destrutiva, crescimento contíguo disseminado e metástases transcelômicas são comuns. Os locais mais frequentes de metástases são peritônio, mesentério e órgãos gastrintestinais adjacentes, seguidos por pulmões e fígado e, menos frequentemente, baço, rim e diafragma.

SÍNDROMES CLÍNICAS DE INSUFICIÊNCIA HEPÁTICA

O fígado tem capacidade funcional e potencial regenerativo muito grandes. Assim, a insuficiência hepática ocorre somente em lesões difusas, agudas ou crônicas, quando há comprometimento de aproximadamente 75% do parênquima hepático, como ocorre nas intoxicações. Portanto, geralmente não ocorre insuficiência hepática em consequência de lesões focais ou multifocais, como abscessos, cistos e hepatite necrotizante multifocal.

O termo *insuficiência hepática* significa perda da função hepática normal como consequência de dano hepático agudo ou crônico. No entanto, nem todas as funções hepáticas são perdidas ao mesmo tempo. As consequências clínicas da insuficiência hepática incluem distúrbios do fluxo biliar (colestase e icterícia), manifestações neurológicas (encefalopatia hepática e hipoglicemia), alterações hemostáticas e hemodinâmicas (hemorragia, hipoproteinemia e edema) e manifestações cutâneas (fotodermatite e dermatite necrolítica superficial).

Distúrbios do fluxo biliar

Colestase e icterícia

O mecanismo de formação da bilirrubina foi revisado na primeira seção deste capítulo "Morfologia e função". A concentração aumentada de bilirrubina na circulação é denominada *hiperbilirrubinemia*. A coloração amarela dos tecidos produzida pela deposição desses pigmentos é chamada de *icterícia* (Figura 4.108).

As causas da hiperbilirrubinemia e, consequentemente, de icterícia incluem o seguinte:

• Hemólise (*icterícia pré-hepática*) com produção excessiva de bilirrubina não conjugada. Quando a hemólise é excessiva, a quantidade de pigmento formado excede a capacidade do fígado de conjugar e excretar a bilirrubina. Como resultado, o excesso de bilirrubina não conjugada se deposita nos tecidos, dando-lhes a cor amarela característica. Para as causas de hemólise, ver o Capítulo 6, *Sistema Hematopoético*. Deve ser lembrado que a icterícia de origem hemolítica, embora inserida neste tópico por conveniência didática, independe de disfunção hepática. Entretanto, como na hemólise grave, aguda ou crônica sempre há hipoxia centrolobular e, consequentemente, necrose centrolobular. A icterícia em ruminantes, por exemplo, na maior parte das vezes decorre de hemólise, em vez de ser sequela de lesão hepática

• Redução na captação, conjugação ou excreção da bilirrubina pelo hepatócito (*icterícia hepática*), como consequência de lesão hepática difusa grave, aguda ou crônica

• Retardamento no fluxo da bile ou colestase (*icterícia póshepática*), que ocorre por obstrução dos ductos biliares extrahepáticos. À medida que a bile se acumula, os canalículos tornam-se distendidos por bile (Figura 4.49 C). Exemplos de causas incluem a obstrução mecânica por cálculos biliares ou corpos estranhos (incluindo parasitas), neoplasias que comprimem ou obstruem os ductos biliares e processos inflamatórios ou reparatórios que resultem em fibrose. Obstrução extra-hepática leva, inicialmente, à distensão dos ductos biliares proximais à obstrução e acaba refletindo-se nos hepatócitos periportais (degeneração plumosa) e em fibrose dos espaços-porta.

Manifestações neurológicas

Encefalopatia hepática

A expressão *encefalopatia hepática* (coma hepático ou encefalopatia portossistêmica) designa uma condição neurológica resultante de uma lesão hepática difusa primária. Os sinais clínicos variam desde depressão, pressão da cabeça contra objetos (Figura 4.109), andar a esmo e outros distúrbios.

Os sinais clínicos neurológicos da encefalopatia hepática resultam do acúmulo, na corrente sanguínea, no líquido cefalorraquidiano e no encéfalo, de substâncias como amônia, ácidos graxos de cadeias curtas e mercaptanos, além de alterações nas concentrações de neurotransmissores. Normalmente, substâncias tóxicas absorvidas no intestino são eliminadas durante sua passagem pelo fígado, o que não ocorre quando há lesão hepática difusa e grave o suficiente para produzir insuficiência hepática. Como consequência, essas substâncias podem chegar ao encéfalo e, como fal-

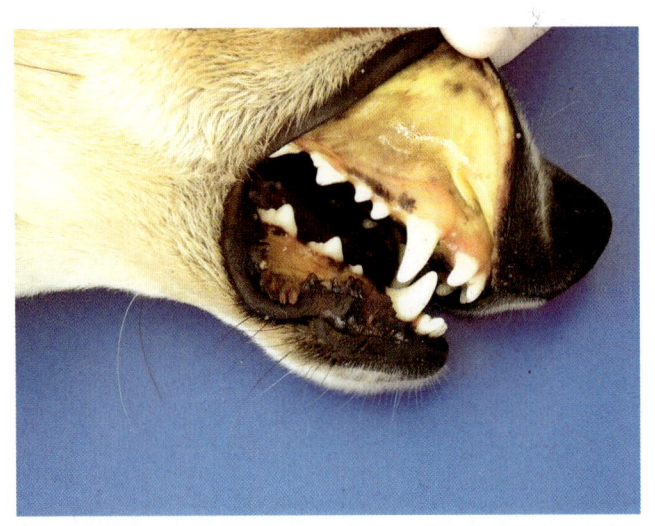

Figura 4.108 Icterícia da mucosa oral de um cão com insuficiência hepática provocada por hepatite lobular dissecante.

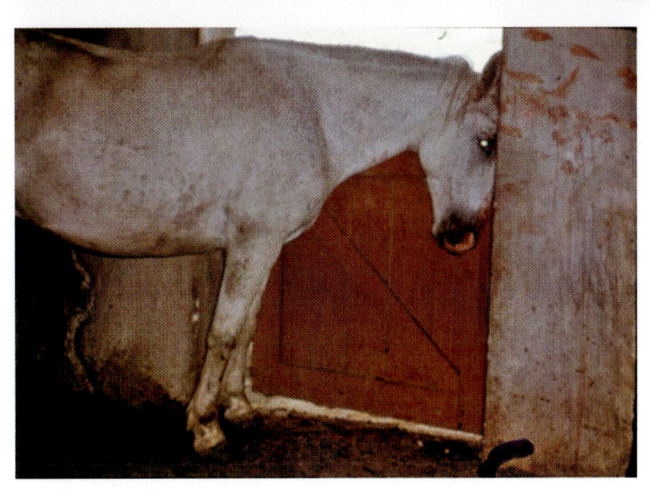

Figura 4.109 Cavalo pressionando a cabeça contra a parede da baia. Esse é um sinal neurológico relacionado com a encefalopatia hepática. A lesão hepática primária nesse caso (cirrose hepática) resultou da intoxicação crônica por *Senecio brasiliensis*.

sos neurotransmissores, causar vários sinais clínicos neurológicos. A amônia é considerada a principal substância envolvida na patogênese da encefalopatia hepática. A disfunção hepática impede a metabolização da amônia (principalmente oriunda do intestino) em ureia, o que resulta em hiperamonemia e acúmulo de amônia no encéfalo. Na encefalopatia hepática, estão aumentados os níveis de amônia no sangue e de glutamina no líquido cefalorraquidiano.

A base morfológica desses sinais neurológicos é uma degeneração esponjosa (*status spongiosus*) no sistema nervoso central causada pela hiperamonemia. A degeneração esponjosa é caracterizada por edema intramielínico (microcavitações) mais pronunciado nos sistemas mielinizados da substância branca cerebral (cápsula interna), do mesencéfalo, base do encéfalo, dos pedúnculos cerebelares e na interfase entre substância branca e cinzenta do córtex telencefálico (Figura 4.110). Essa lesão esponjosa é consistentemente encontrada em bovinos com encefalopatia hepática, em razão da cirrose e da insuficiência hepática produzidas em bovinos pela ingestão crônica de *Senecio* spp., por exemplo.

É aparente, no entanto, que existem diferenças entre as espécies na patogênese e na manifestação morfológica da encefalopatia hepática. A degeneração esponjosa que ocorre na maioria das espécies domésticas (bovinos, ovinos, cães e gatos) difere daquela observada em equinos e humanos. Nestas duas últimas espécies, as características das lesões encefálicas são astrócitos modificados conhecidos como astrócitos de Alzheimer tipo II. Essas células têm o núcleo tumefeito, vesicular (vazio), com a cromatina marginada e, ocasionalmente, nucléolo proeminente (Figura 4.111). Essas células, associadas a graus variáveis de edema, são visualizadas principalmente na substância cinzenta cortical do telencéfalo.

Hipoglicemia

A privação de glicose tem sido bem estudada em humanos e leva, inicialmente, a lesões nos grandes neurônios piramidais do córtex cerebral, o que pode resultar em necrose cortical isquêmica (neurônios vermelhos) envolvendo também o hipocampo. As células Purkinje do cerebelo também

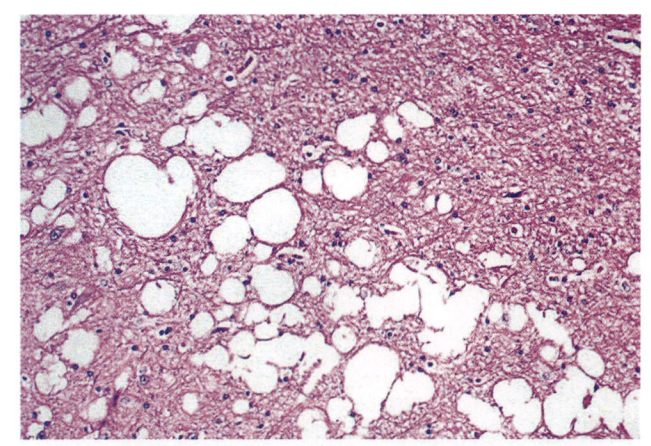

Figura 4.110 Aspecto histológico em degeneração esponjosa (*status spongiosus*) em bovino com encefalopatia hepática. A degeneração esponjosa é caracterizada por edema intramielínico (microcavitações) mais pronunciado nos sistemas mielinizados da substância branca cerebral (cápsula interna), do mesencéfalo, base do encéfalo, dos pedúnculos cerebelares e na interface entre substância branca e cinzenta do córtex telencefálico. A lesão hepática primária nesse caso (cirrose hepática) resultou de intoxicação crônica por Senecio spp.

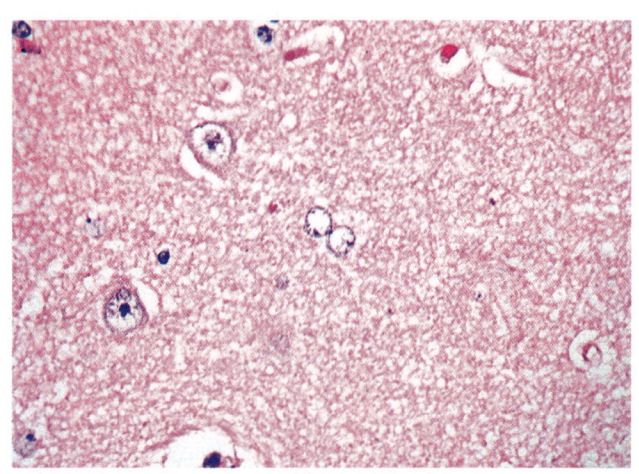

Figura 4.111 Aspecto histológico em encefalopatia hepática em equino. As características das lesões encefálicas são astrócitos modificados conhecidos como astrócitos de Alzheimer tipo II. Essas células têm o núcleo tumefeito, vesicular (vazio), com a cromatina marginada, e são visualizadas principalmente na substância cinzenta do córtex telencefálico.

são vulneráveis à hipoglicemia, mas em menor grau que à hipoxia. Se o nível e a duração da hipoglicemia forem suficientemente acentuados, tais lesões podem ser generalizadas no encéfalo.

Herbívoros com insuficiência hepática aguda apresentam sinais neurológicos, mas não apresentam a lesão clássica (*status spongiosus*) da encefalopatia hepática observada nos casos de lesão hepática crônica.

Por longo tempo, tem sido procurada uma explicação para os sinais neurológicos nesses casos, e a hipoglicemia tem sido aventada como uma possibilidade. De fato, hipoglicemia significativa foi detectada em ovinos experimentalmente intoxicados por *Perreyia flavipes*, uma larva de mosca que produz hepatotoxicose crônica. No entanto, nesses casos não foram observadas as lesões encefálicas de necrose neuronal aguda correspondentes.

Alterações hemostáticas e hemodinâmicas
Hemorragias

A lesão aguda grave do fígado pode causar hemorragia. Isso ocorre porque, durante a necrose, o sangue do animal entra em contato com uma grande proporção de tecido lesionado e endotélio vascular, o que faz disparar a cascata da coagulação, que, por sua vez, iniciará também o fenômeno de fibrinólise.

O resultado, se essa sequência de eventos for rápida, é o consumo dos fatores de coagulação. A diminuição dos fatores da coagulação é adicionalmente complicada porque esses fatores, em grande parte, são sintetizados pelo fígado. Os animais com esse quadro clínico-patológico apresentam diáteses hemorrágicas, observadas na necropsia sob a forma de petéquias e equimoses nas serosas e hemorragias da mucosa intestinal (Figuras 4.146, 4.147 e 4.148). Hemorragias aparentam ser menos comuns nas hepatopatias crônicas.

Hipoalbuminemia e edema

Hipoalbuminemia pode ocorrer em doença hepática difusa grave, pelo decréscimo na produção hepática de albumina e pelo aumento da perda de albumina no líquido ascítico ou para o intestino em razão da hipertensão portal. A hipoalbuminemia, como consequência de disfunção hepática, em geral, reflete doença hepática crônica grave, pela meia-vida relativamente longa da albumina plasmática (que varia de 8 dias em cães a 21 dias em bovinos) e pelo tempo necessário para a hipertensão portal desenvolver-se.

Lesão hepática crônica é caracterizada por fibrose difusa do fígado, o que distorce a orientação dos sinusoides. Isso aumenta a resistência ao fluxo do sangue pelo parênquima hepático e causa hipertensão portal. Com o tempo, formam-se anastomoses vasculares portossistêmicas adquiridas que conectam a veia porta e suas tributárias à circulação venosa sistêmica. O aumento da pressão no interior da vasculatura hepática causa transudação de líquido para a cavidade peritoneal, produzindo ascite. Esse mecanismo é agravado pela diminuição da pressão oncótica do plasma, pela hipoalbuminemia por redução da síntese hepática e por perda acelerada de proteínas plasmáticas para o líquido ascítico. Ascite associada à doença hepática crônica (doença hepática terminal) ocorre de maneira mais frequente em cães, e ocasionalmente em ovinos, equinos e bovinos.

Manifestações cutâneas
Fotossensibilização e fotodermatite

A sensibilização da pele por pigmentos fotodinâmicos é denominada *fotossensibilização*. A lesão cutânea que resulta da ativação desses pigmentos fotodinâmicos pela luz ultravioleta dos raios solares é chamada de *fotodermatite*. Em outras palavras, o animal pode estar fotossensibilizado, mas, se não for exposto ao sol, não desenvolverá fotodermatite, que é restrita, ou pelo menos mais extensa, às áreas pouco pigmentadas por melanina ou com menor cobertura de pelos. Pigmentos fotodinâmicos que podem induzir fotossensibilização incluem os de plantas e certos fármacos.

Há três tipos de fotossensibilização, dependendo de sua patogênese, e em apenas um deles (fotossensibilização hepatógena) a disfunção hepática está envolvida na gênese das lesões cutâneas. São eles:

• A fotossensibilização primária ocorre quando o pigmento fotodinâmico pré-formado é ingerido, entra na circulação sanguínea e se deposita nos tecidos. Algumas plantas, como *Ammi majus* (âmio-maior), *Froelichia humboldtiana* (ervanço) e *Fagopyrum esculentum* (trigo-mourisco), são conhecidas como causadoras de fotossensibilização primária

• A fotossensibilização hepatógena (Figuras 4.112 e 4.113) ou secundária ocorre em herbívoros com disfunção hepática ou obstrução biliar que comprometem a eliminação de fitoporfirinas (filoeritrina) pela bile. O pigmento fotodinâmico fitoporfirina é produzido a partir da ação da microbiota intestinal sobre a clorofila contida nas plantas e é normalmente absorvido dos intestinos e secretado com a bile, utilizando a mesma rota da bilirrubina. Assim, as mesmas causas de icterícia hepática ou pós-hepática podem ser causas de fotossensibilização hepatógena. As principais plantas que causam fotossensibilização hepatógena em herbívoros no Brasil são apresentadas na Tabela 4.5

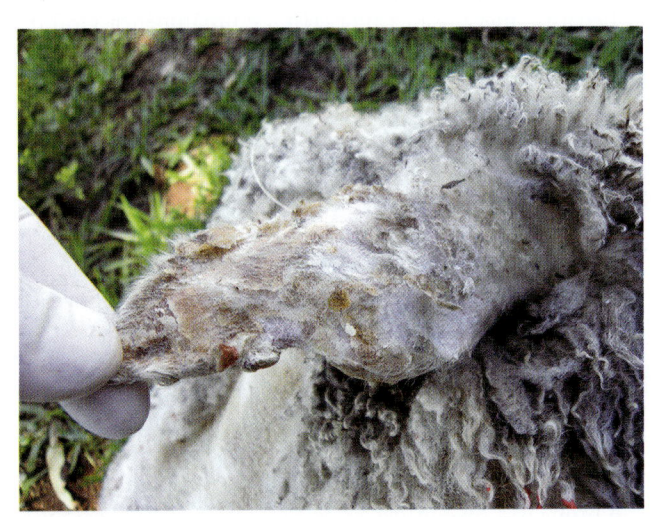

Figura 4.112 Fotodermatite hepatógena na pina de um ovino com lesão hepática produzida pela intoxicação espontânea por *Senecio brasiliensis*.

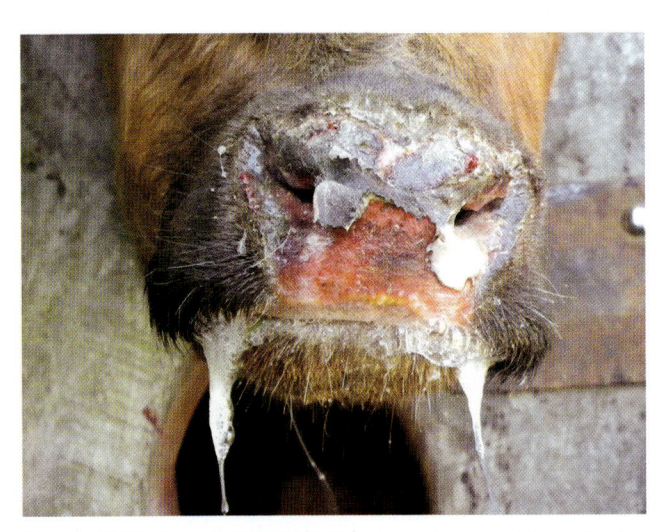

Figura 4.113 Fotodermatite hepatógena no plano nasal de um bovino com lesão hepática produzida pela intoxicação espontânea por *Senecio brasiliensis*.

• Porfiria congênita é um distúrbio metabólico raro já descrito em várias espécies de animais domésticos, mas que ocorre como uma doença congênita de gatos e bovinos. Resulta em acúmulo de porfirinas nos tecidos. As porfirinas são uma classe de moléculas fotodinâmicas que induzem lesões de pele (fotodermatite) por sensibilização. Animais com porfiria apresentam pigmentação rósea e nos dentes e ossos e fluorescência quando expostos à luz ultravioleta.

Síndrome hepatocutânea

A síndrome hepatocutânea é um distúrbio metabólico generalizado que afeta principalmente cães e, mais raramente, gatos. Sinônimos utilizados para essa condição, em grande parte derivados da literatura humana, incluem dermatite necrolítica superficial, necrose epidérmica metabólica, eritema migratório necrolítico e dermatose diabética.

Clinicamente, há lesões crostosas nos coxins, nas junções mucocutâneas, nas orelhas, na região periorbital e em pontos de pressão. Pode ocorrer prurido, resultante de infecções bacterianas secundárias. Histologicamente, na coloração de hematoxilina e eosina, as lesões têm um padrão muito característico, o qual consiste em três faixas de cores diferentes (vermelho, branco e azul), que correspondem respectivamente a uma camada de hiperqueratose paraceratótica (faixa vermelha), edema intracelular e necrose de queratinócitos do estrato espinhoso (faixa pálida ou branca) e hiperplasia das células do estrato basal (faixa azul). Esse padrão histológico tem sido comparado à bandeira francesa (Figura 4.114).

Adicionalmente, pode haver máculas e pápulas e incontinência pigmentar. Em mais de 80%, a causa subjacente das lesões de pele em cães é uma hepatopatia crônica idiopática. Na maioria dos casos de síndrome hepatocutânea, o fígado é pequeno e nodular. Histologicamente, há degeneração

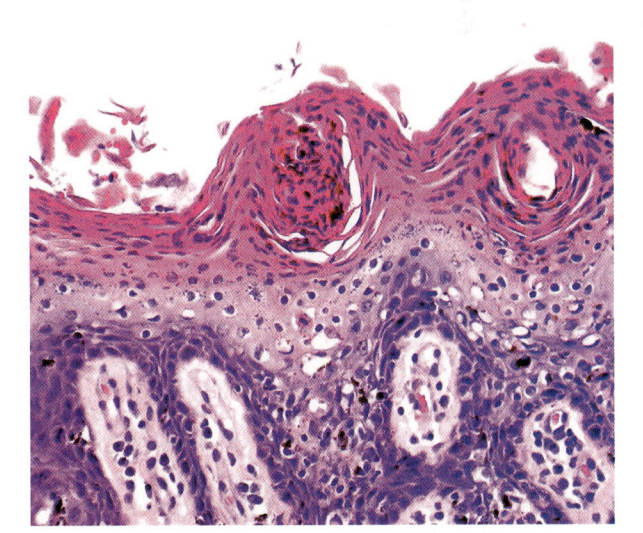

Figura 4.114 Síndrome hepatocutânea. Histologicamente, na coloração por hematoxilina e eosina, as lesões têm um padrão muito característico, o qual consiste em três faixas de cores diferentes (vermelha, branca e azul), que correspondem, respectivamente, a uma camada de hiperceratose paraceratótica (faixa vermelha); ao edema intracelular (degeneração hidrópica) e à necrose de ceratinócitos do estrato espinhoso (faixa pálida ou branca); e à hiperplasia das células do estrato basal (faixa azul). Esse padrão histológico tem sido comparado à bandeira francesa.

hepatocelular vacuolar, fibrose em ponte com hiperplasia biliar, colapso de partes do parênquima hepático e regeneração hepatocelular nodular (Figura 4.115). Uma lesão semelhante em humanos resulta, mais frequentemente, de tumor secretor de glucagon e, dos poucos casos de síndrome hepatocutânea relatados em gatos, um era associado a carcinoma de pâncreas.

A lesão hepática é idiopática, e a patogênese das lesões da pele é desconhecida, mas pode estar relacionada com o decréscimo do metabolismo hepático, o qual eleva os níveis séricos de glucagon, ou com a diminuição nos níveis de aminoácidos por aumento da gliconeogênese e distúrbio no metabolismo do zinco, possivelmente resultante de má absorção. É improvável que apenas níveis elevados de glucagon sejam diretamente responsáveis pelas lesões de pele, pois tanto cães como seres humanos podem desenvolver a doença na ausência desses níveis elevados, e a dermatite não é um resultado inevitável do estado hiperglucagonêmico.

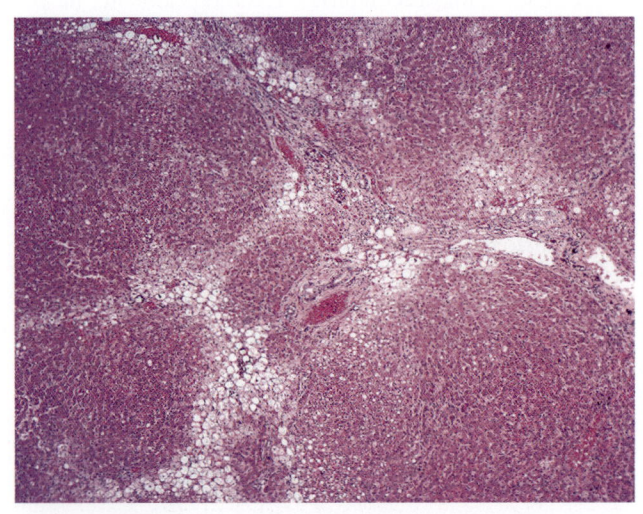

Figura 4.115 Fígado de um cão com síndrome hepatocutânea. Histologicamente, há degeneração hepatocelular vacuolar, fibrose em ponte com hiperplasia biliar, colapso de partes do parênquima hepático e regeneração hepatocelular nodular.

SÍNDROME CLÍNICA DE INSUFICIÊNCIA PANCREÁTICA EXÓCRINA

A insuficiência pancreática exócrina resulta da produção ou secreção inadequada das enzimas pancreáticas, levando a má digestão, diarreia com esteatorreia e síndrome clínica de perda de peso e polifagia.

A condição é mais comumente observada em cães e gatos. Em cães, a principal causa é a atrofia pancreática juvenil e, em gatos, a pancreatite crônica. Menos comumente, obstruções mecânicas do ducto pancreático por parasitas ou neoplasias pode resultar na síndrome, em função da falha da secreção pancreática no intestino.

A principal consequência da insuficiência pancreática exócrina é a digestão deficiente de proteínas, lipídios e carboidratos da ingesta no lúmen do intestino, que, na maioria das vezes, ocorre em função da produção e secreção deficiente de proenzimas e enzimas pancreáticas. Os animais podem apresentar diarreia com presença de gordura (esteatorreia),

flatulência, coprofagia, borborigmos intestinais, pelagem seca e opaca, perda de peso, caquexia e depleção das reservas de gordura, apesar do apetite voraz. Em gatos, nos quais a pancreatite crônica é a causa da insuficiência, sinais de diabetes como poliúria e polidipsia podem ser observados.

O pâncreas produz o fator intrínseco, necessário para a absorção da cobalamina (vitamina B12) no íleo. Dessa forma, animais com insuficiência pancreática exócrina frequentemente apresentam deficiência de cobalamina, resultando em deficiência do metabolismo de aminoácidos e DNA, anemia e sinais clínicos associados. A secreção pancreática apresenta propriedades bacteriostáticas e bactericidas no duodeno. Consequentemente, disbiose intestinal é comum em pacientes com insuficiência pancreática exócrina.

PRINCIPAIS DOENÇAS QUE AFETAM PRIMARIAMENTE O FÍGADO

Hepatite infecciosa canina

A hepatite infecciosa canina (HIC) é uma doença viral de cães e de outras espécies das famílias Canidae e Ursidae, causada por adenovírus canino 1 (CAV-1, *canine adenovirus 1*). CAV-1 é altamente resistente à inativação no ambiente, sobrevive à desinfecção com várias substâncias químicas, como clorofórmio, éter, ácido e formalina, e é estável quando exposto à radiação ultravioleta. Desinfecção por iodo, fenol e hidróxido de sódio é eficiente e o vírus é inativado após 5 min em 50 a 60°C. A HIC é mais frequentemente encontrada em cães com menos de 1 ano de idade, embora cães não vacinados de todas as idades possam ser afetados.

Após penetrar no organismo por via oronasal, CAV-1 localiza-se inicialmente nas tonsilas, onde se replica e aumenta a carga viral. Posteriormente, dissemina-se para linfonodos regionais, de onde ganha a circulação sanguínea pelos vasos. A viremia que ocorre em 4 a 8 dias após a infecção propicia a disseminação do vírus para outros tecidos e secreções orgânicas, incluindo saliva, urina e fezes. Hepatócitos, macrófagos e células endoteliais de vários tecidos são os alvos primários do vírus.

Nas formas hiperaguda e aguda, a evolução pode ser de apenas algumas horas e os sinais clínicos podem não ser percebidos. Formas subagudas, leves e inaparentes são também descritas. Cães com HIC apresentam febre, anorexia, latidos frequentes, dor abdominal, tonsilite, melena, membranas mucosas pálidas ou com petéquias e sinais clínicos de distúrbios neurológicos em cerca de um terço dos casos.

Embora a causa da morte em casos de HIC seja incerta, o fígado é o local primário da lesão causada pelo vírus, e a insuficiência hepática e a coagulação intravascular disseminada (CID) estão envolvidas. Originalmente, era aceito que a tendência disseminada à hemorragia que ocorre nos casos de HIC relacionava-se apenas à lesão direta ao endotélio associada à incapacidade do fígado de sintetizar fatores da coagulação. Ainda que provavelmente isso tenha participação na patogênese, acredita-se que a CID seja o evento central das hemorragias.

A perda do endotélio induzida pelo vírus expõe a matriz subendotelial ao ataque das plaquetas, e as células endoteliais degeneradas são fontes de tromboplastina tecidual. Em consequência da lesão endotelial disseminada produzida pelo vírus, ocorre exaustão de fatores da coagulação, o que favorece as hemorragias.

Na necropsia, cães com HIC apresentam fígado aumentado de volume, túrgido e congesto, com áreas irregulares de hemorragia e áreas mais claras (Figura 4.116). Ocasionalmente (cerca de 20% dos casos), o órgão está recoberto por filamentos de fibrina. Edema da vesícula biliar é uma lesão macroscópica característica (Figura 4.117). As lesões extra-hepáticas mais frequentes em cães afetados por HIC estão relacionadas na Tabela 4.2.

Quantidades variáveis (10 a 700 mℓ) de líquido são observadas na cavidade abdominal. Em vários casos, esse líquido é serossanguinolento ou consiste em sangue total, mas pode ser incolor ou amarelo-citrino. Os linfonodos, principalmente os mesentéricos, estão aumentados de volume e avermelhados. Víbices, sufusões e petéquias ocorrem na serosa de várias vísceras da cavidade torácica e abdominal, principalmente na pleura visceral (Figura 4.118) e na serosa do estômago e do intestino (Figura 4.119). A serosa

Tabela 4.2 Alterações macroscópicas extra-hepáticas em casos de hepatite infecciosa canina.

Sistema	Lesões
Tegumento e tecido subcutâneo	Mucosas anêmicas ou ictéricas Hemorragias na pele Edema subcutâneo Petéquias na mucosa oral
Cardiovascular	Equimoses e petéquias subepicárdicas e subendocárdicas
Hemolinfopoético	Linfonodos com hiperplasia linfoide, edema e hemorragia Hemorragias/edema do timo Tonsilas com hiperplasia linfoide e hiperêmicas
Respiratório	Hemorragias na pleura visceral Pulmões hemorrágicos e com edema Hidrotórax
Digestório	Estômago e intestino com mucosa hiperêmica e sangue no lúmen Ascite Hemorragias na serosa do estômago, do intestino e de outras vísceras da cavidade abdominal Serosa intestinal de aspecto granular (linfedema) Edema intersticial de aspecto gelatinoso no pâncreas Hemoperitônio
Urinário	Hematúria Petéquias multifocais nos rins
Nervoso	Hemorragias no encéfalo

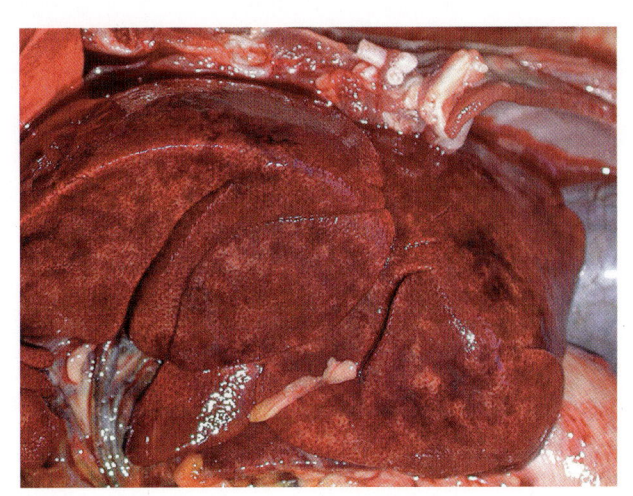

Figura 4.116 Fígado de cão com hepatite infecciosa canina. O órgão está aumentado de tamanho e apresenta hemorragias irregulares na superfície capsular.

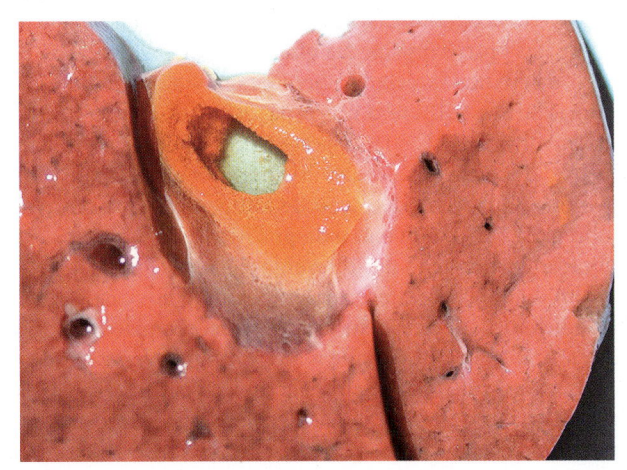

Figura 4.117 Hepatite infecciosa canina. A superfície de corte do fígado mostra acentuado edema gelatinoso da parede da vesícula biliar. (Cortesia do Dr. David Driemeier, Universidade Federal do Rio Grande do Sul, Porto Alegre, RS.)

do intestino delgado pode assumir um aspecto granular em razão do linfedema (Figura 4.120), semelhante ao descrito como característico de parvovirose. Hemorragias são também observadas no encéfalo (Figura 4.121) e, provavelmente, são responsáveis pelos distúrbios neurológicos.

As principais alterações histológicas da HIC localizam-se no fígado. A lesão hepática é de necrose hepatocelular zonal centrolobular ou aleatória (Figura 4.122). Em cerca de

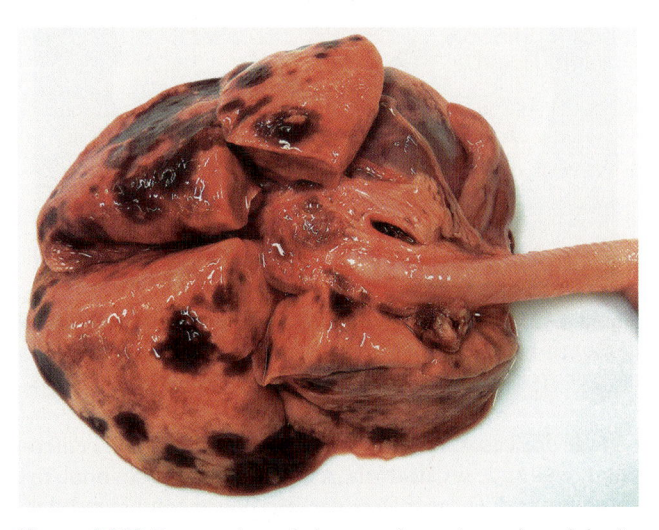

Figura 4.118 Extensas áreas de hemorragia na pleura visceral de cão afetado por hepatite infecciosa canina.

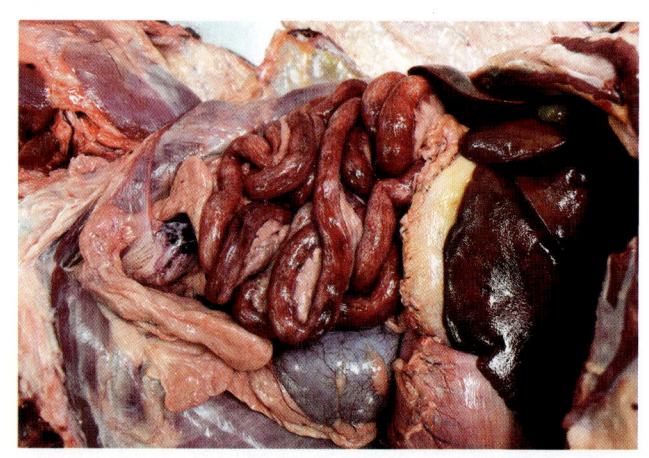

Figura 4.119 Serosa do intestino delgado com hemorragias em víbices, com aspecto de que a serosa foi pintada de vermelho com um pincel.

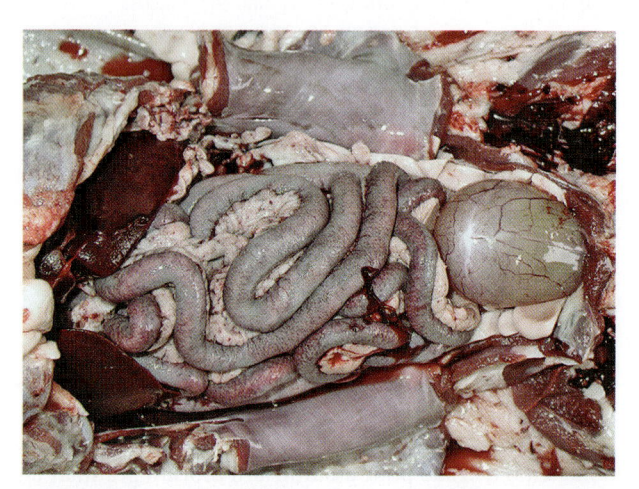

Figura 4.120 Serosa do intestino delgado com aspecto caracteristicamente granular em cão com hepatite infecciosa canina.

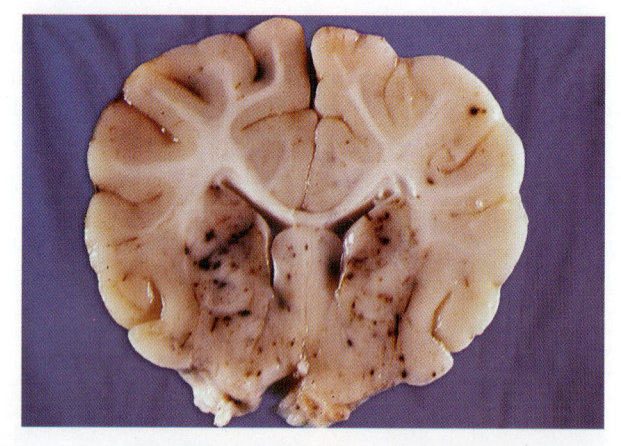

Figura 4.121 Corte transversal, rostral ao quiasma óptico, no encéfalo de cão com hepatite infecciosa canina. Os núcleos caudato, septal, putame, globo pálido e a cápsula interna mostram hemorragias multifocais.

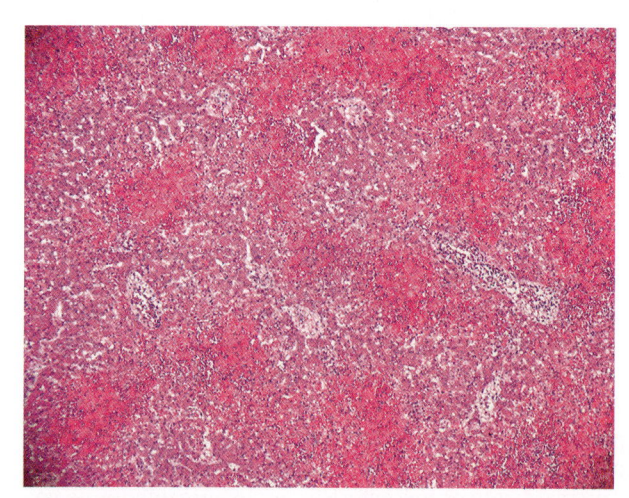

Figura 4.122 Distribuição da necrose hepática zonal centrolobular na hepatite infecciosa canina.

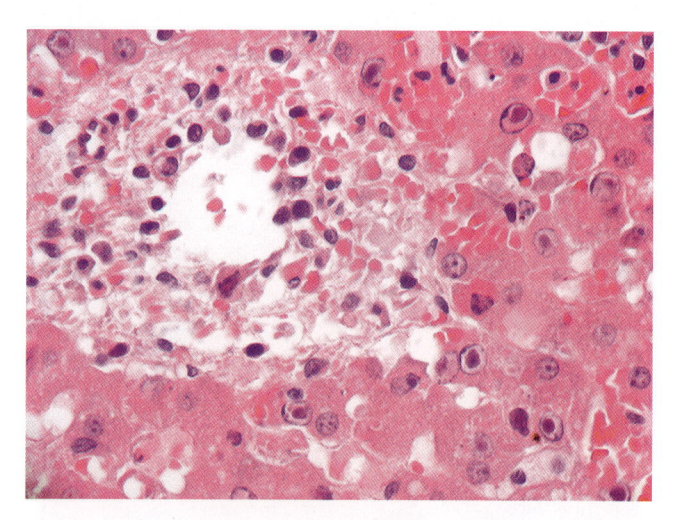

Figura 4.123 Aspecto histológico do fígado de cão com hepatite infecciosa canina mostrando hepatócitos com inclusões intranucleares anfofílicas sólidas cercadas por halo claro e com marginação da cromatina nuclear contra a carioteca.

metade dos casos, há necrose em distribuição zonal centrobular, mas pode ser aleatória. As razões da necrose zonal, incomum nas doenças infecciosas, são pouco compreendidas. Observam-se inclusões intranucleares (INs) basofílicas ou anfofílicas em hepatócitos (Figura 4.123), células de Kupf-

fer ou células endoteliais de sinusoides e vasos de pequeno calibre dos outros órgãos. Na quase totalidade dos casos, há necrose hepática associada à hemorragia e a infiltrado inflamatório misto e discreto nos espaços-porta. O diagnóstico *post mortem* de HIC é facilmente confirmado pela presença das IN características. Imuno-histoquímica usando anticorpo monoclonal para detecção de antígeno CAV-1 pode ser empregada para confirmar o diagnóstico e determinar a distribuição do antígeno nos diferentes tecidos (Figura 4.124).

Um diagnóstico diferencial importante nos casos de necrose hepática aleatória em cães é a infecção pelo herpesvírus canino tipo 1, que tende a afetar filhotes nas primeiras semanas de vida. As INs do herpesvírus canino tipo 1 são eosinofílicas e também podem ser observadas no epitélio dos túbulos renais, onde o vírus causa necrose e hemorragia (Figura 4.81).

É interessante lembrar que, nos hepatócitos e túbulos renais de cães, ocorrem IN inespecíficas, que têm sido confundidas com as inclusões de HIC. Essas IN são for-

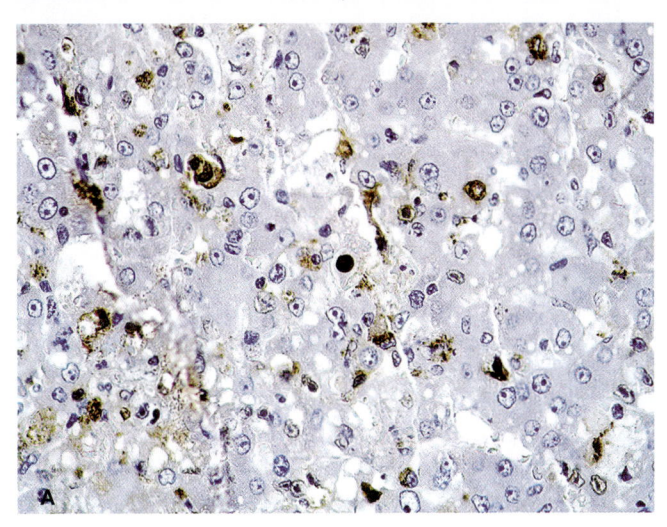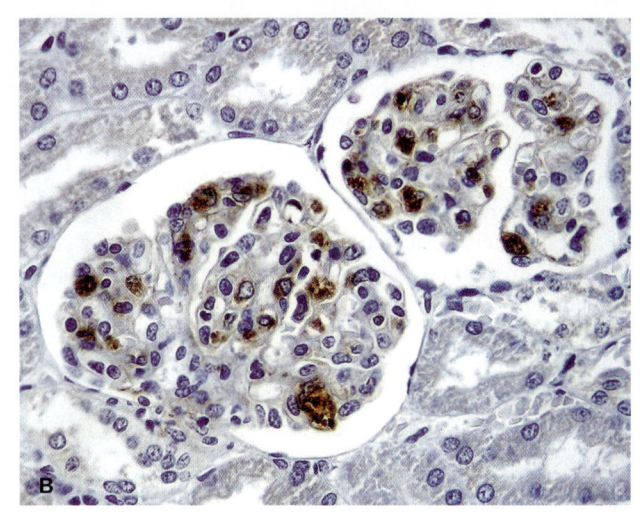

Figura 4.124 124 Aspectos imuno-histoquímicos da hepatite infecciosa canina. Método da estreptavidina-biotina-peroxidase (contracoloração com hematoxilina de Harris). **A.** Fígado. Marcação positiva preenchendo todo o núcleo de hepatócitos e de forma difusa nas células de Kupffer. **B.** Rim. Marcação positiva nas células endoteliais dos tufos glomerulares.

temente acidofílicas e poliédricas (Figura 4.52) e ocorrem em cães de meia-idade ou idosos e sem as outras alterações associadas à HIC.

Cães que sobrevivem à fase de necrose hepatocelular apresentam regeneração hepática e títulos de anticorpos. As complicações clínicas oculares na HIC ocorrem em aproximadamente 20% dos cães naturalmente infectados e em menos de 1% dos cães após a vacinação subcutânea com vírus vivo atenuado. O chamado "olho azul" tem desenvolvimento tardio em casos de cães afetados por HIC e ocorre em animais convalescentes, em geral entre 14 e 21 dias após a infecção. Essa manifestação ocular, que torna o olho opaco e azulado (Figura 4.125), resulta de uveíte e lesão no endotélio da córnea, que leva ao edema inflamatório na íris, no

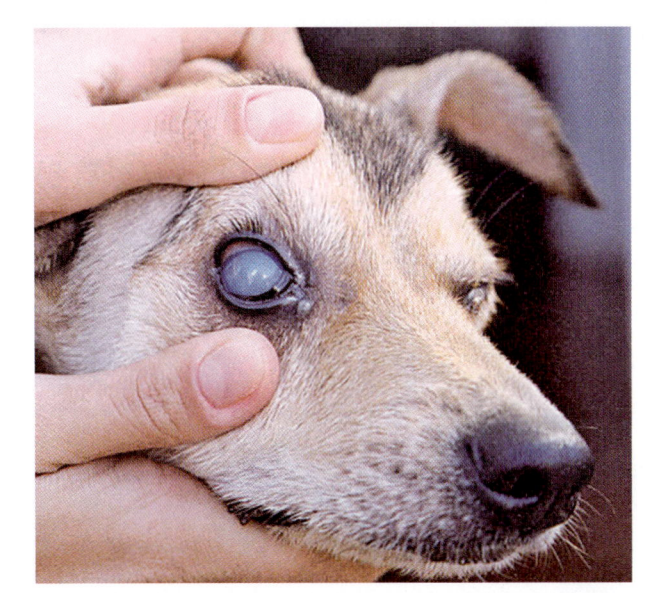

Figura 4.125 Olho azul em cão com hepatite infecciosa canina (HIC). Essa alteração tem desenvolvimento tardio em cães afetados por HIC e ocorre em animais convalescentes, em geral entre 14 e 21 dias após a infecção. Acredita-se que a lesão ocular seja uma reação de hipersensibilidade do tipo III.

aparelho ciliar e na própria córnea e de abundante infiltrado inflamatório no ângulo de filtração. Há evidências de que a lesão ocular seja uma reação de hipersensibilidade do tipo III, por deposição de imunocomplexos.

Doença de Theiler (infecção pelo parvovírus da hepatite equina)

Essa doença foi descrita pela primeira vez em 1919, na África do Sul, por Arnold Theiler, que observou que os cavalos afetados adoeceram após a vacinação contra a peste equina com vírus vivo e antissoro de origem equina. Na década de 1930, uma doença semelhante foi descrita nos EUA. Do mesmo modo, os cavalos afetados nos casos americanos tinham sido vacinados contra encefalomielite equina com vírus vivo e antissoro de origem equina. Atualmente, a doença ocorre em todos os continentes, em geral, após a administração de um produto biológico como antissoros de origem equina 4 a 10 semanas antes do início dos sinais clínicos. Casos não associados com a administração de produtos biológicos ocorrem esporadicamente.

Nos últimos 10 anos, quatro agentes etiológicos foram associados como possíveis causas da hepatite sérica equina, incluindo três vírus na família Flaviviridae: hepacivírus equino, pegivírus equino e o vírus associado à doença de Theiler (TDAV, do inglês *Theiler's disease-associated virus*). Estudos mais recentes apontam que o parvovírus da hepatite equina (EqPV-H, do inglês *equine parvovirus-hepatitis*) é o causador da doença de Theiler, capaz de causar hepatite clínica em uma pequena porcentagem dos equinos infectados. Os vírus hepatotrópicos da família Flaviviridae, previamente apontados como causas da doença de Theiler, não são associados com doença clínica em equinos.

A doença de Theiler é também referida como hepatite sérica equina, necrose hepática aguda, hepatite associada ao soro e doença do soro. Ocorre em equinos adultos, embora exista um relato de doença subclínica em uma potra de 2 meses. O aparecimento dos sinais clínicos é abrupto, e o curso da doença é de 2 a 7 dias. A maioria dos cavalos afetados tem anorexia, icterícia e sinais neurológicos relacionados com a encefalopatia hepática. Morte súbita, fotodermatite, diátese hemorrágica, febre, edema subcutâneo de declive e cólica podem ocorrer. Hemólise intravascular ocorre em estágios terminais da doença. Achados bioquímicos incluem aumento das enzimas hepáticas, e a elevação da gamaglutamil transferase é a anormalidade mais consistente, além de apresentarem testes de função hepática anormais como aumento dos ácidos biliares, hiperbilirrubinemia, hiperamonemia e, ocasionalmente, hipoglicemia.

Além da icterícia disseminada, as alterações macroscópicas são limitadas ao fígado. O fígado de animais afetados é pequeno, friável e amolecido (Figura 4.126); há acentuação do padrão lobular em função da degeneração e da necrose centrolobular, a mediozonal ou massiva de hepatócitos e da consequente congestão dessas áreas necróticas. Frequentemente, apenas estreitas faixas de hepatócitos periportais sobrevivem, e podem estar acompanhados de ductos biliares proliferados e fibrose, o que indica que a doença tem evolução mais crônica do que sugerem apenas os sinais clínicos.

Um infiltrado inflamatório linfocítico leve pode ser observado.

O diagnóstico é feito com base no histórico (que inclui administração de produtos biológicos de origem equina), na elevação das atividades séricas das enzimas hepáticas (que inclui sorbitol desidrogenase e gamaglutamil transferase) e em achados histopatológicos em biopsias hepáticas ou achados de necropsia e histopatologia *post mortem*.

Hemoglobinúria bacilar

Hemoglobinúria bacilar é uma doença infecciosa aguda e geralmente fatal de bovinos que, ocasionalmente, afeta ovinos e, raramente, suínos e equinos. *Clostridium haemolyticum* (*C. novyi* tipo D), um anaeróbio do solo, é a causa da doença, que se caracteriza por febre, hemólise intravascular, hemoglobinúria e necrose hepática focalmente extensa. Como a hemoglobinúria bacilar tem importância em bovinos e como os sinais clínicos e a patogênese das lesões em bovinos podem ser, em grande parte, extrapolados para as outras três espécies afetadas, neste tópico será dada ênfase à doença em bovinos.

A hemoglobinúria bacilar ocorre de maneira endêmica em bovinos de 10 meses a 4 anos, em regiões de pastos irrigados e com drenagem deficiente, especialmente os de pH alcalino. Nos surtos no sul do Brasil, a doença tende a ocorrer nos meses de verão e outono, embora no Uruguai ocorra durante todo o ano.

A contaminação dos pastos pode ocorrer a partir de fezes de cadáveres em decomposição; os esporos de *C. haemolyticum* podem permanecer nos ossos de cadáveres por até 2 anos, e a doença se transfere de uma área para outra por enchentes, drenagem natural, feno de pasto colhido em áreas afetadas e administrado a animais de áreas. Sob condições naturais, os esporos do microrganismo são ingeridos com alimento contaminado, absorvidos no intestino e chegam ao fígado, no qual permanecem dormentes nas células de *Kupffer* por vários meses.

Em condições de anaerobiose local, como na migração de larvas de *F. hepatica* pelo fígado, os esporos transformam-se na forma vegetativa e produzem toxina β, uma toxina hepatotóxica e exacerbadora de necrose hepática preexistente. Após ganhar a circulação sistêmica, a toxina β causa hemólise intravascular, que culmina em anemia, hemoglobinemia e hemoglobinúria. Animais afetados morrem por hipoxia e toxemia.

Na região Sul do Brasil, a doença ocorre em campos baixos de drenagem deficiente e sujeitos a inundações, como os do litoral após períodos de cheia, quando ocorre aumento na infestação por *F. hepatica*, com taxas de morbidade de 0,25 a 18% e letalidade próxima a 100%.

As taxas de morbidade podem ser bem maiores quando se introduzem bovinos de zonas indenes em zonas endêmicas. A doença ocorre também esporadicamente em locais onde não há *F. hepatica*, e acredita-se que, nesses casos, a lesão hepática inicial seja produzida por outras causas. *Cysticercus tenuicollis*, telangiectasia, trajetos produzidos pela agulha de

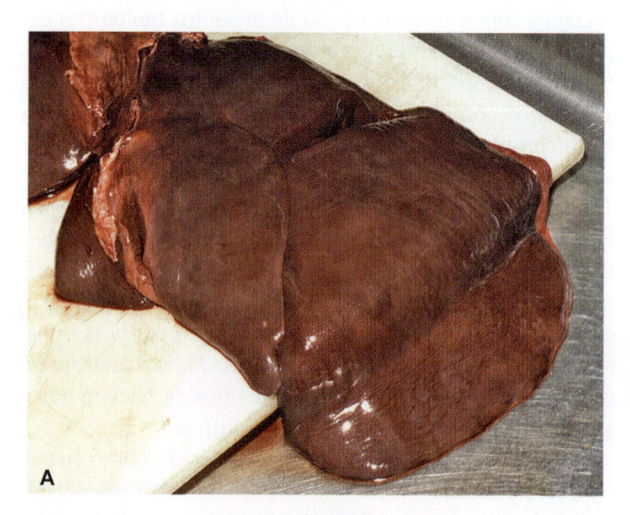
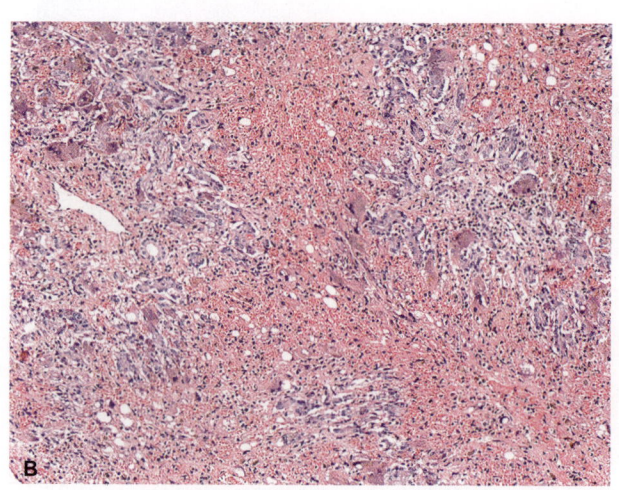

Figura 4.126 Doença de Theiler. **A.** Aspecto macroscópico do fígado de equino afetado pela doença de Theiler. O fígado é pequeno e amolecido pela necrose e por perda de hepatócitos. (Cortesia do Dr. John F. Edwards, Texas A & M University, College Station, Texas, EUA.) **B.** Aspecto microscópico do fígado. A maioria dos hepatócitos foi perdida por necrose, e restam apenas alguns acompanhados por proliferação de ductos biliares e discreta fibrose. (Cortesia do Dr. John F. Edwards, Texas A & M University, College Station, Texas, EUA.)

biopsia hepática e necrobacilose hepática são mencionados como lesões hepáticas que podem ser capazes de precipitar a doença. Em várias ocasiões, não é possível observar fasciolose concomitante ou identificar outro fator iniciador da anaerobiose. Nesses casos, a ingestão de grande quantidade de esporos foi sugerida como uma possível hipótese.

O período de incubação da hemoglobinúria bacilar é de 7 a 10 dias, e o curso clínico é agudo – em geral, 12 a 24 h, embora casos de até 4 dias de evolução sejam relatados. Provavelmente em função das condições de manejo extensivo, alguns bovinos são encontrados mortos no campo, sem que tenham sido observados sinais clínicos.

Em um exame clínico cuidadoso, observa-se febre (39,5 a 41°C) nos estágios iniciais, que tende a desaparecer com o decorrer da doença. Cessam as funções como ruminação, alimentação, lactação e defecação. As fezes são marrom-escuras, e pode haver dor abdominal e diarreia. Frequentemente, há dispneia e edema subcutâneo ventral na região do peito. A cor vermelha da urina decorre da presença de hemoglobina (Figura 4.127). Há icterícia, mas esta pode não ser muito marcante. Vacas prenhes podem abortar. Imediatamente antes da morte, dispneia grave é evidente.

Os cadáveres de bovinos que morrem de hemoglobinúria bacilar estão, em geral, em boas condições de nutrição e levemente ictéricos. O *rigor mortis* desenvolve-se rapidamente, e o períneo está sujo de urina vermelho-escura e fezes. O sangue é aquoso e coagula com dificuldade. Um achado importante são áreas de necrose de 5 a 20 cm no parênquima hepático (Figura 4.128), que normalmente afetam entre 5 e 30% do parênquima. Essas áreas geralmente são solitárias, mas podem ser múltiplas; macias a firmes, púrpuras a pálidas, bem circunscritas e geralmente distintas na superfície capsular.

A área de necrose tende a ocorrer na porção central do lobo direito ou na porção ventral do lobo esquerdo. Tais áreas têm sido descritas como infartos secundários à trombose portal; mas é possível que a trombose que ocorre nas áreas afetadas do fígado possa ser consequência, e não causa, das lesões hepáticas. A trombose pode ser encontrada tanto nas vênulas hepáticas quanto nos ramos da veia porta. Os

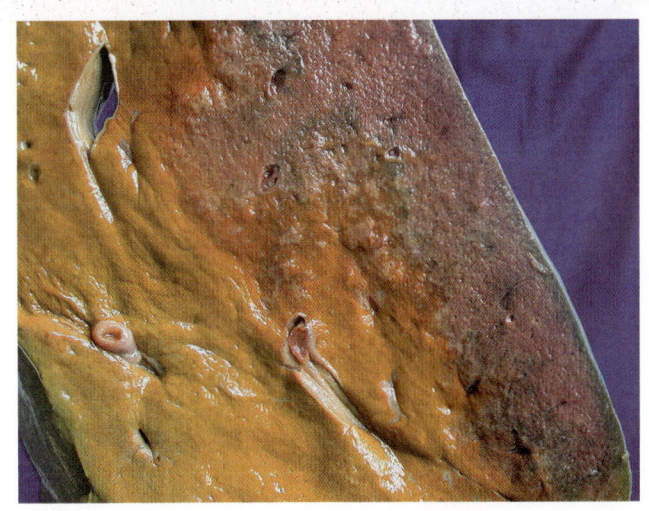

Figura 4.128 Infarto (área púrpura à direita) no fígado de bovino com hemoglobinúria bacilar. O restante do órgão está amarelado por pigmento biliar. (Cortesia do Dr. David Driemeier, Universidade Federal do Rio Grande do Sul, Porto Alegre, RS.)

rins são escuros por cauda da nefrose hemoglobinúrica (Figura 4.129), semelhantemente aos rins observados na babesiose bovina ou na intoxicação crônica por cobre em ovinos.

As serosas das vísceras abdominais estão impregnadas por hemoglobina e assumem uma coloração vinhosa (embebição hemoglobínica *ante mortem*); em alguns casos, há peritonite fibrinosa. Coágulos hemorrágicos são frequentemente observados no lúmen do abomaso e do intestino grosso.

Histologicamente, a lesão hepática corresponde a uma área de necrose de coagulação (Figura 4.130) circundada por uma camada de células inflamatórias, principalmente neutrófilos degenerados. Artérias e veias podem apresentar necrose fibrinoide da parede e trombos de fibrina no lúmen. Bacilos Gram-positivos com esporos subterminais são observados em quantidade variável entremeados nas áreas de necrose.

Em caso de suspeita de hemoglobinúria bacilar, deve-se remeter o fígado (com a lesão) e o rim em formol a 10% para exame histopatológico, tecido refrigerado da borda da área de necrose hepática para bacteriologia e lâminas de esfregaço da lesão secas ao ar para imunofluorescência. O principal diferencial para a lesão hepática é a hepatite necrótica, causada pelo *Clostridium novyi* tipo B.

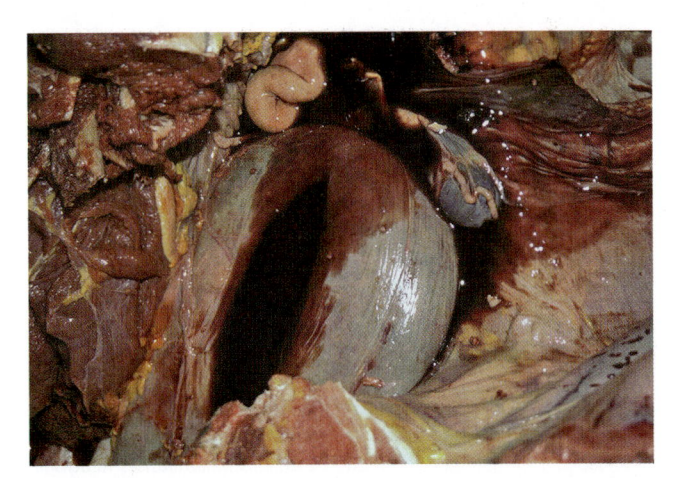

Figura 4.127 Hemoglobinúria bacilar em bovino. Bexiga repleta de urina vermelha por causa da hemoglobina eliminada com a urina.. (Cortesia do Dr. David Driemeier, Universidade Federal do Rio Grande do Sul, Porto Alegre, RS.)

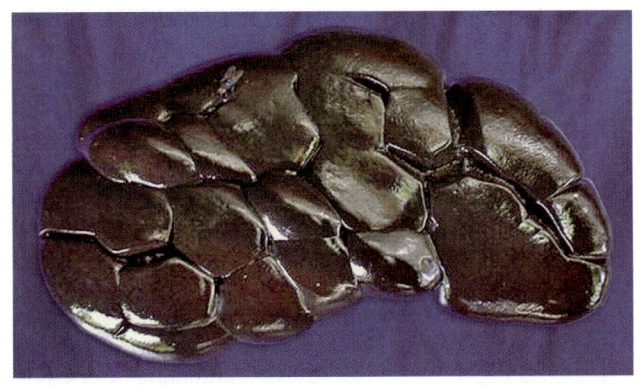

Figura 4.129 Rim marrom-escuro (nefrose hemoglobinúrica) por hemoglobinúria bacilar em bovino.

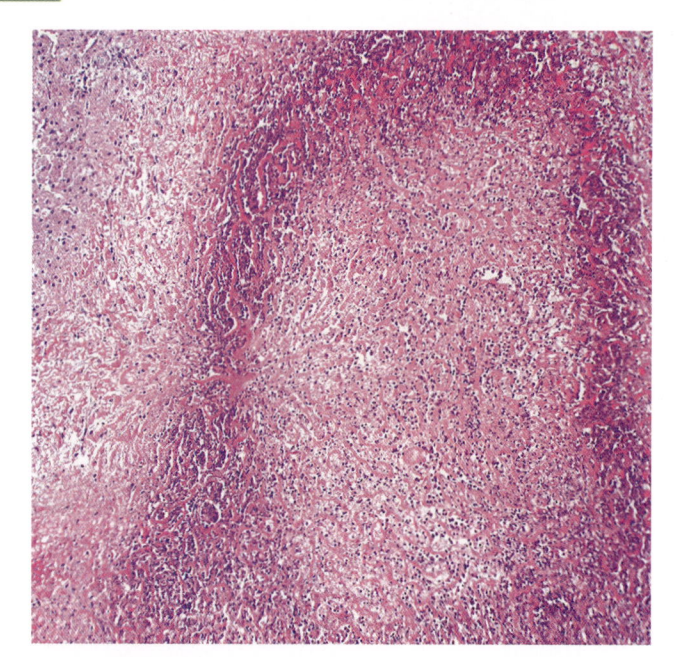

Figura 4.130 Histopatologia do infarto do fígado em hemoglobinúria bacilar em bovino. Uma área de necrose de coagulação é separada do restante do órgão por uma faixa de reação inflamatória.

O diagnóstico diferencial clínico da hemoglobinúria bacilar inclui outras doenças que cursam com urina vermelha ou vermelho-escura (hemoglobinúria, mioglobinúria e hematúria). Essas doenças incluem babesiose, hemoglobinúria pós-parto, leptospirose aguda, intoxicação crônica por cobre (principalmente em ovinos), intoxicação por *Brachiaria radicans*, intoxicação por antibióticos ionóforos, hematúria enzoótica (intoxicação crônica por samambaia – *Pteridium arachnoideum*), febre catarral maligna e pielonefrite.

Hepatite necrótica infecciosa

A hepatite necrótica infecciosa é uma doença incomum causada pelo *Clostridium novyi* tipo B, relatada em ovinos e raramente em outras espécies como equinos, bovinos, suínos e caprinos. A patogênese e os fatores predisponentes são semelhantes aos descritos para a hemoglobinúria bacilar. Fasciolose geralmente é apontada como o fator desencadeador da hipoxia e germinação dos esporos, mas em alguns casos este não é identificado. As toxinas de *C. novyi* tipo B incluem a toxina α e a toxina β. As concentrações de toxina β produzidas pelo *C. novyi* tipo B são menores do que na hemoglobinúria bacilar e por esse motivo geralmente não há ocorrência de hemólise, hemoglobinúria e nefrose hemoglobinúrica nos casos de hepatite necrótica infecciosa. O fígado de ovinos afetados geralmente apresenta múltiplas áreas pálidas de necrose circundadas por um halo hiperêmico. A lesão microscópica é indistinguível daquela observada na hemoglobinúria bacilar.

Doença de Tyzzer

A doença de Tyzzer, causada pelo *Clostridium piliforme* (antigo *Bacillus piliformis*), é uma condição infecciosa de animais de laboratório (p. ex., ratos, camundongos, coelhos, cobaios e gerbilos) e, embora com frequência esporádica, também afeta animais domésticos, como potros, bezerros,

cães, gatos e aves. Entre as espécies domésticas, é mais comum em potros. Tipicamente, animais muito jovens, imunossuprimidos, em situações de estresse e mantidos em ambientes com higiene precária são afetados. Em potros, a doença de Tyzzer é limitada a indivíduos com idade entre 7 e 42 dias. Os sinais clínicos são inespecíficos e incluem apatia que progride para decúbito, febre, taquipneia, taquicardia, icterícia, diarreia, desidratação, convulsões, choque e coma.

Na necropsia há aumento de volume, edema e hemorragia de linfonodos abdominais e focos pálidos a hemorrágicos de necrose distribuídos aleatoriamente pelo parênquima hepático (Figura 4.131). Lesões em outros órgãos incluem enterocolite, miocardite e encefalite em algumas espécies.

Microscopicamente, há múltiplos focos aleatórios de necrose de coagulação hepatocelular associados à moderada quantidade de neutrófilos (Figura 4.132). As bactérias baci-

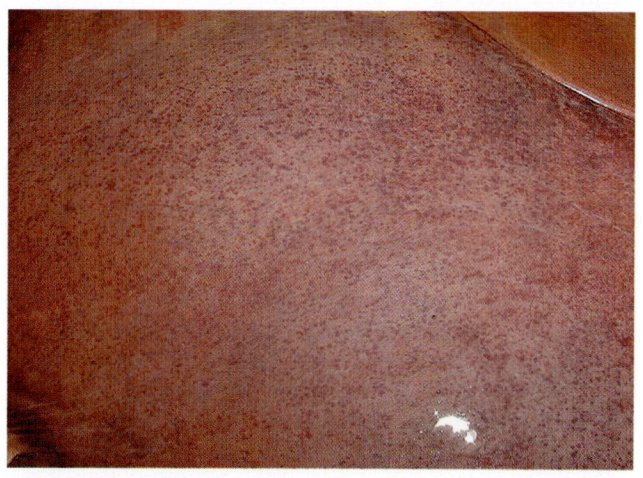

Figura 4.131 Fígado de potro afetado pela doença de Tyzzer mostrando múltiplos focos pálidos de necrose distribuídos aleatoriamente pelo parênquima. (Cortesia do Dr. John F. Edwards, Texas A & M University, College Station, Texas, EUA.)

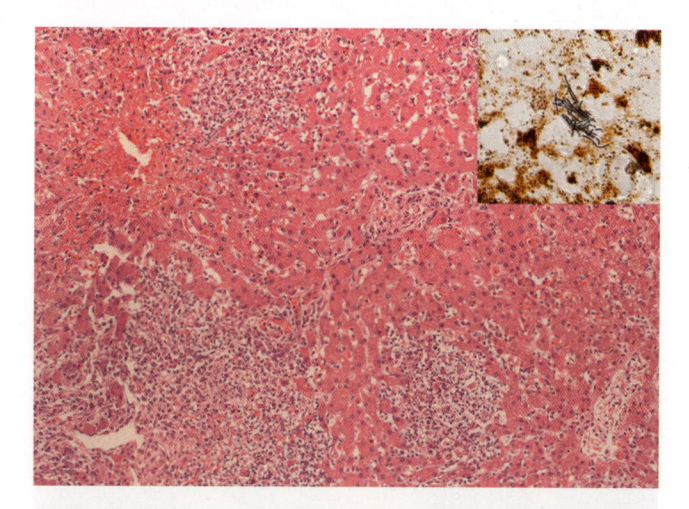

Figura 4.132 Doença de Tyzzer. Aspecto microscópico do fígado de potro afetado. Há múltiplos focos aleatórios de necrose hepatocelular associados à moderada quantidade de células inflamatórias neutrofílicas. (Cortesia do Dr. John F. Edwards, Texas A & M University, College Station, Texas, EUA.) Detalhe da foto no canto superior direito mostrando os bacilos longos arranjados em feixes e corados pela prata (coloração de *Warthin Starry*).

lares a filamentares arranjadas em feixes sobrepostos podem ser observadas no citoplasma de hepatócitos nas margens dos focos de necrose por técnicas de coloração especial, como *Warthin Starry* ou *Steiner*. Os bacilos podem ter resultados variáveis na coloração de Gram. Diferentemente dos outros *Clostridium* spp., o *Clostridium piliforme* é uma bactéria intracelular obrigatória que não é cultivada rotineiramente. Os esporos são altamente resistentes e podem permanecer viáveis por longos períodos no ambiente.

Necrobacilose hepática

A infecção do fígado por *F. necrophorum* é ocasionalmente observada após onfaloflebite em bezerros ou cordeiros e como uma complicação de rumenite em ruminantes adultos. As lesões hepáticas são múltiplas e consistem em áreas de necrose de coagulação de alguns centímetros, levemente elevadas, irregularmente arredondadas, secas e circundadas por um halo de hiperemia. Os neutrófilos que são atraídos para o local liquefazem o foco de necrose de coagulação, transformando-o em um abscesso, especialmente nos animais adultos. Histologicamente, a área de necrose central é cercada por uma zona de restos de neutrófilos e as bactérias são bacilares a filamentares e Gram-negativas.

Fasciolose

Fasciolose é uma doença parasitária do fígado causada principalmente por *Fasciola hepatica*, um trematódeo importante do fígado de animais domésticos, que tem distribuição cosmopolita. Áreas enzoóticas para fasciolose são campos baixos e úmidos, isto é, as mesmas áreas enzoóticas para o caramujo (*Lymnaea* spp.) que serve de hospedeiro intermediário. A maioria das infecções é assintomática ou resulta em perdas econômicas por redução da produtividade ou condenação do fígado afetado no abatedouro. A infecção por *F. hepatica* é um fator predisponente para a hemoglobinúria e para a hepatite necrótica infecciosa. Acredita-se que a migração das larvas pelo fígado crie um ambiente de anaerobiose adequado para a proliferação de *Clostridium* spp.

Os trematódeos adultos de *F. hepatica* têm formato de folha (Figura 4.133), medem 2 a 3 cm de comprimento e 1,5 cm

de largura e parasitam principalmente os ductos biliares ou a vesícula biliar de bovinos, ovinos, caprinos, suínos e outras espécies, incluindo o ser humano, embora sejam economicamente importantes apenas em ovinos e bovinos. Por serem parasitas hermafroditas, apenas um trematódeo pode estabelecer infecção patente. Cada parasito vive de 5 a 10 anos e pode produzir 20.000 ovos/dia.

Pela longevidade dos trematódeos adultos nos ductos biliares, bovinos e ovinos infectados podem permanecer portadores. Os ovos passam junto com a bile pelos ductos biliares até o duodeno e são eliminados nas fezes. Em uma temperatura adequada (26°C), os ovos eclodem em 10 a 12 dias, produzindo os miracídios, ou larvas de primeiro estágio, que só podem sobreviver em ambientes úmidos onde existam caramujos do gênero *Lymnaea*. O miracídio penetra ativamente no caramujo e se desenvolve em esporocistos.

Cada esporocisto dá origem a cinco a oito rédias, que, por sua vez, dão origem a rédias filhas e cercárias. Cercárias abandonam o caramujo em 4 a 7 semanas após a penetração dos miracídios e acomodam-se nas folhas de gramíneas ou outras plantas, logo abaixo do nível da água. As cercárias se encistam, tornando-se metacercárias. Sob condições favoráveis, o desenvolvimento dos ovos até cercárias encistadas leva de 1 a 2 meses. O hospedeiro final (ruminante) ingere as cercárias com as plantas. As metacercárias ingeridas excistam no intestino do hospedeiro definitivo e penetram na parede intestinal. Vinte e quatro horas após a infecção, a maioria dos trematódeos imaturos está na cavidade abdominal e, em 4 a 6 dias, a maioria penetrou na cápsula hepática e migrou através do parênquima. Embora algumas formas imaturas do trematódeo possam chegar ao fígado por via hematógena, a via usual é a transcelômica (migração pela parede intestinal), e as metacercárias penetram pela cápsula e migram pelo parênquima hepático até os ductos biliares.

A migração pelo parênquima hepático dura 5 a 6 semanas. Cerca de 7 semanas após a infecção, os trematódeos imaturos alcançam os ductos biliares, nos quais alcançam a maturidade sexual em 2 a 3 meses. A partir desse momento, os ovos são encontrados na bile e, subsequentemente, nas fezes. Alguns trematódeos podem penetrar acidentalmente as veias hepáticas e daí atingir a circulação sistêmica e localizar-se em sítios incomuns, em particular nos pulmões de bovinos.

A patogênese da doença causada por *F. hepatica* está relacionada com o efeito da ação das metacercárias no fígado (dano ao parênquima hepático) e ao efeito dos trematódeos adultos nos ductos biliares (hematofagia e colangite). Dependendo do número de metacercárias ingeridas pelo animal, a fasciolose pode ser aguda, subaguda ou crônica. As formas aguda e subaguda ocorrem quase exclusivamente em ovinos (embora esporadicamente sejam observadas em bovinos), ao passo que a doença crônica ocorre nas duas espécies e é a mais comum de manifestação da fasciolose.

A fasciolose aguda ocorre de 2 a 6 semanas após a ingestão de uma alta carga infectiva, geralmente 2.000 ou mais metacercárias. Resulta de grave dano hepático causado pela migração de numerosas larvas de *F. hepatica* pelo parênquima do fígado. Coeficientes de mortalidade acima de 10% são descritos em ovinos afetados por essa forma. Sinais clínicos

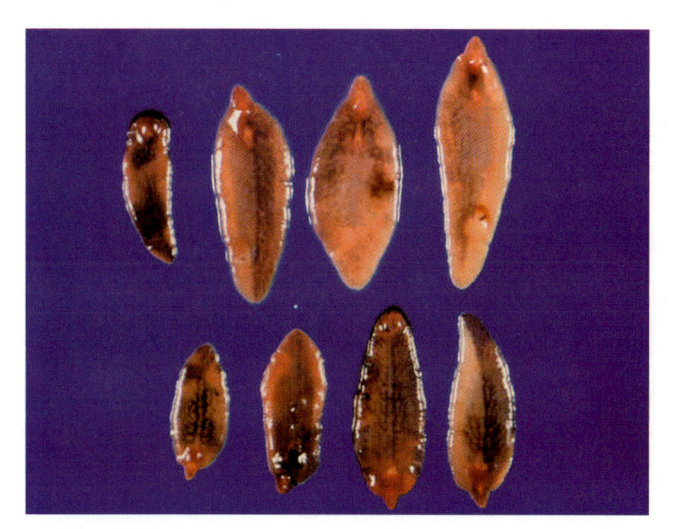

Figura 4.133 Exemplares de *Fasciola hepatica*. Esses trematódeos têm forma de folha.

geralmente não são observados em animais com morte aguda ou superaguda, mas a observação mais cuidadosa de ovinos afetados pode revelar anemia, dispneia, cólica e ascite.

Na necropsia, o fígado aparece aumentado de volume e recoberto por espessa camada de fibrina (Figura 4.134). Há abundante líquido serossanguinolento na cavidade abdominal. A superfície de corte do fígado aparece entrecortada por numerosos trajetos hemorrágicos causados pela migração das metacercárias. Alterações histológicas incluem trajetos fistulosos lineares produzidos pelas larvas migratórias. A maioria dos trajetos é circundada por hepatócitos necróticos, células inflamatórias – principalmente eosinófilos –, excreções dos trematódeos (hematina parasitária) e outros detritos não identificados.

Há deposição de conjuntivo fibroso, que ocasionalmente comunica-se com as tríades portais. Alterações nos ductos biliares são mínimas ou ausentes. A cápsula hepática está espessada por tecido conjuntivo e fibrina, resultante da reação à penetração das larvas. A forma aguda da fasciolose deve ser diferenciada da cisticercose visceral aguda causada pela migração de larvas de *Taenia hydatigena*.

A fasciolose subaguda em ovinos ocorre de 6 a 10 semanas após a ingestão de 500 a 1.500 metacercárias. Sinais clínicos dessa forma incluem marcada palidez das mucosas (anemia marcada causada por hemorragia), emagrecimento, hepatomegalia, edema subcutâneo submandibular e ascite; a mortalidade pode ser alta, mas o curso clínico é mais demorado (1 a 2 semanas). Nesse estágio já ocorre colangite, mas os trajetos hemorrágicos ainda são marcantes na superfície de corte do fígado.

A fasciolose crônica desenvolve-se lentamente, resulta da ação de trematódeos adultos nos ductos biliares e consiste em colangite e colângio-hepatite crônicas. Ocorre 4 a 5 meses após a ingestão de números menores (200 a 500) de metacercárias. Nessa fase, a espoliação é crônica (pode haver perda de cerca de 0,5 mℓ de sangue/dia pelos ductos biliares infectados), e os principais sinais clínicos são relacionados com anemia e hipoalbuminemia. Em infecções acentuadas, pode ocorrer emagrecimento, anemia e hipoalbuminemia, resultando em edema subcutâneo submandibular e ascite. Em infestações mais leves, o quadro clínico é menos grave

e pode passar despercebido. Ovos de *F. hepatica* podem ser constatados nas fezes.

Na necropsia, o fígado está firme e tem um contorno irregular; os ductos biliares estão espessados e proeminentes. As alterações biliares podem ocorrer em todos os lobos, mas consistentemente o lobo esquerdo é afetado de maneira mais acentuada (Figura 4.135). Nos casos avançados, o lobo esquerdo está atrofiado, duro e irregular; o lobo direito está hipertrofiado (hipertrofia compensatória) e leve ou acentuadamente arredondado (Figura 4.136). Na face visceral do fígado, os ductos biliares aparecem como ramificações de estruturas proeminentes, brancacentas e firmes que podem ter 2,5 cm de diâmetro; e áreas segmentares de ectasia (com diâmetro maior). O espessamento dos ductos biliares pode ser também observado na superfície de corte. Em bovinos, as lesões ductais são mais acentuadas e correspondem a uma maior deposição de tecido fibrovascular na parede ductal com mineralização associada. Os ductos biliares contêm exsudato marrom-escuro e viscoso, que é formado por bile, exsudato purulento, células ductais descamadas, fragmentos de trematódeos, excreta parasitária e ovos. O infiltrado inflamatório geralmente é linfoplasmocitário a eosinofílico. Reações granulomatosas aos ovos de *F. hepatica* são observadas frequentemente. Com o tempo, as áreas de migração das metacercárias no parênquima são substituídas por fibrose.

Migração aberrante é mais comum em bovinos, e nódulos de parasitas encapsulados são frequentemente observados no pulmão. Esses nódulos variam de um a vários centímetros; consistem em abscessos de paredes finas situados na extremidade de brônquios e contêm líquido viscoso, com aspecto marrom e parcialmente coagulado, em meio ao qual os parasitas podem ser observados.

Outras causas comuns de distomoníase em animais domésticos incluem *Fascioloides magna*, *Fasciola gigantica* e *Dicrocoelium dendriticum*. *Fasciola gigantica* é encontrada na África, na Ásia e no Havaí. Sua morfologia e seu ciclo de vida são semelhantes aos de *F. hepatica*. *Fascioloides magna* pode chegar a 7 cm de comprimento e 2 a 2,5 cm de largura. Seus hospedeiros naturais são cervídeos e alces americanos. Nos hospedeiros definitivos, *F. magna* se encista em uma cápsula fibrosa no parênquima hepático.

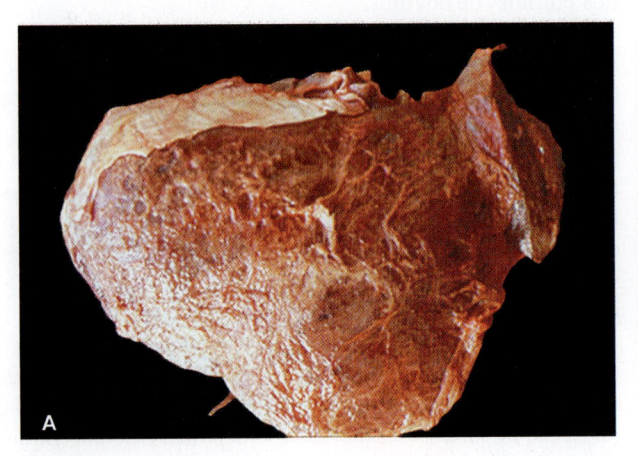 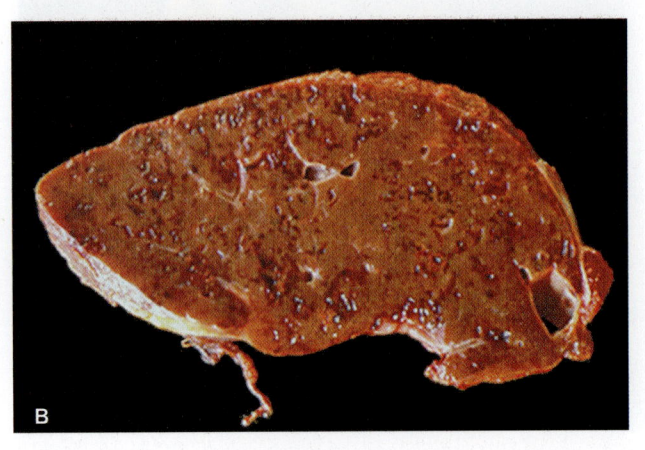

Figura 4.134 Fasciolose aguda em ovino. **A**. Superfície natural mostrando o fígado coberto por várias camadas de fibrina. **B**. Na superfície de corte, observam-se trajetos hemorrágicos por onde migraram as larvas do trematódeo.

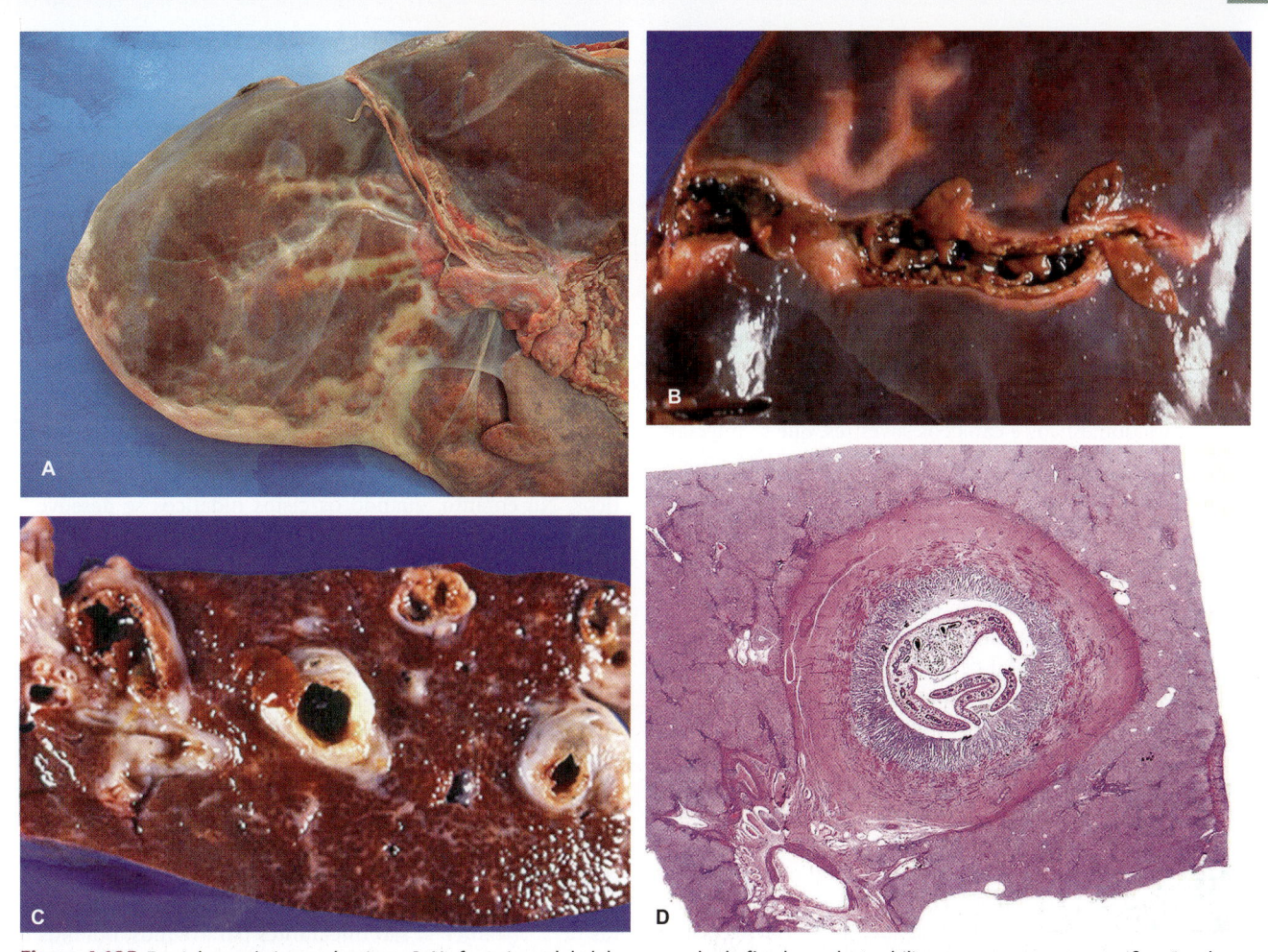

Figura 4.135 Fasciolose crônica em bovinos. **A**. Na face visceral do lobo esquerdo do fígado, os ductos biliares aparecem como ramificações de estruturas proeminentes, brancacentas e firmes com superfície interna calcificada. **B**. Vários espécimes de Fasciola hepatica são observados no lúmen do ducto. **C**. Na superfície de corte do fígado de bovino com fasciolose, observa-se acentuado espessamento dos ductos biliares, os quais têm seu revestimento epitelial necrosado e calcificado. Vê-se um exemplar de Fasciola hepatica em cada um dos ductos à esquerda. O parênquima hepático entre os ductos afetados mostra uma fina trama de tecido conjuntivo. **D**. Histopatologia da forma crônica de fasciolose bovina. Um ducto biliar está acentuadamente espessado por tecido conjuntivo fibroso e células inflamatórias. O epitélio de revestimento está hiperplásico e se pode ver a superfície de corte de três exemplares de Fasciola hepatica no interior dos ductos. (Cortesia do Dr. André M. R. Correa, Universidade Federal do Rio Grande do Sul, Porto Alegre, RS.)

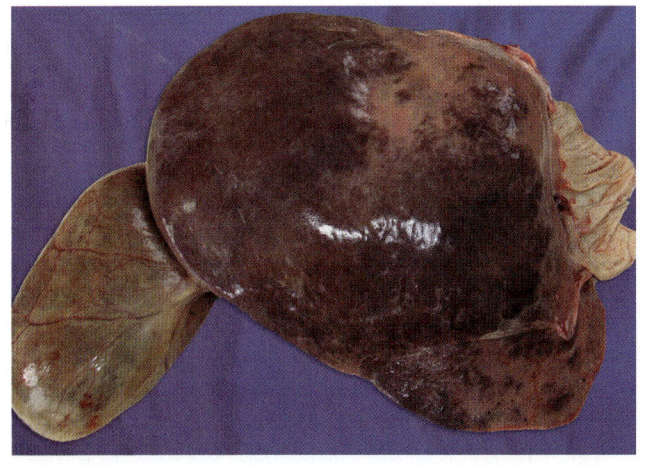

Figura 4.136 Fasciolose bovina. Há acentuada atrofia do lobo esquerdo do fígado e hiperplasia compensatória do lobo direito, que aparece arredondado e acentuadamente aumentado de volume.

O cisto comunica-se com um ducto biliar, o que possibilita que ovos e produtos excretórios do trematódeo passem do cisto para um ducto biliar e sejam posteriormente eliminados nas fezes. Em bovinos e suínos, *F. magna* se encista, mas não ocorre a comunicação com um ducto biliar; o cisto se enche com grande quantidade de ovos e produtos de excreção do trematódeo. Esses produtos de excreção são ricos em pigmento com ferro e porfirina, e o fígado afetado é intensamente pigmentado de marrom-escuro a preto.

Em ovinos, *F. magna* não se encista e migra de maneira contínua pelo parênquima, induzindo extensa necrose hepática e, frequentemente, causando a morte. Já *Fasciola gigantica* é um trematódeo que parasita os ductos biliares de ruminantes na Ásia e África e pode atingir até 7,5 cm de comprimento, enquanto *Dicrocoelium dendriticum* é um trematódeo pequeno, de 6 a 10 mm de comprimento em formato de lança que parasita dos ductos biliares de ruminantes, suínos e equinos na América do Norte, Europa e Ásia.

Hidatidose cística hepática (equinococose cística)

Hidatidose ou equinococose cística é o estágio larval do cestódeo *Echinococcus granulosus*, representada por lesões císticas (cisto hidático) que ocorrem no parênquima de vários órgãos, mas principalmente no pulmão e no fígado. Um cisto hidático tem uma parede relativamente espessa com várias camadas, preenchido por líquido, e contém inúmeros cápsulas prolígeras com inúmeras escólices.

Em geral, o ciclo de desenvolvimento característico dos cestódeos é indireto, com um hospedeiro intermediário. O cestódeo adulto é encontrado no intestino delgado do hospedeiro definitivo. No caso da hidatidose, os hospedeiros definitivos são os cães domésticos e canídeos silvestres, que se infectam ingerindo vísceras contaminadas de ruminantes. Os segmentos e ovos são liberados nas fezes dos canídeos e ingeridos pelos hospedeiros intermediários, que, no caso da hidatidose, são ruminantes, equinos, suínos e, ocasionalmente, humanos.

Quando o ovo é ingerido pelo hospedeiro intermediário, as secreções gástrica e intestinal liberam a oncosfera, que atravessa a mucosa intestinal, alcançando a circulação. Quando alcança seu local de predileção, a oncosfera perde seus ganchos e se desenvolve em estágio larval, que, no caso da hidatidose, é o cisto hidático (Figura 4.137).

Há duas cepas principais de *E. granulosus* que parasitam animais domésticos: *E. granulosus granulosus* e *E. granulosus equinus*. Como a segunda ocorre na Europa, quando for usada a denominação *E. granulosus* neste tópico, será uma referência a *Echinococcus granulosus granulosus*. *E. granulosus* é um cestódeo pequeno, de 3 a 7 mm de comprimento encontrado no intestino dos hospedeiros definitivos canídeos e que não causa sinais clínicos.

A distribuição dos cistos hidáticos nos hospedeiros intermediários varia entre as espécies: em ovinos, cerca de 70% deles ocorrem nos pulmões, e 25% no fígado; o restante é distribuído por outros órgãos. Em bovinos, 90% dos cistos hidáticos ocorrem no fígado (Figura 4.138), e o restante em outros órgãos, incluindo pulmão (Figura 4.139), coração e baço (Figura 4.140). O crescimento do cisto hidático se completa em 12 meses.

A cápsula do cisto que pertence ao parasita é formada por uma membrana hialina acelular laminada e pelo epitélio germinativo interno, de onde se originam as cápsulas prolígeras (vesículas filhas), cada uma com vários escólices. Essas cápsulas podem soltar-se no líquido do cisto, formando a "areia hidática".

Ao redor do cisto, ocorre uma reação do hospedeiro que consiste em uma cápsula espessa de tecido fibrovascular infiltrada por células mononucleares e alguns eosinófilos e uma camada de macrófagos epitelioides e células gigantes multinucleadas. Com o passar do tempo, o cisto hidático se calcifica, tornando-se inviável; nesse estágio, por vezes, é confundido com granulomas de tuberculose (Figura 4.141).

Os cistos hidáticos são bem tolerados pelo hospedeiro intermediário, exceto se ocorrerem em órgãos como o pâncreas e o sistema nervoso central, o que é raro em animais domésticos. No entanto, quando os cistos hidáticos se desenvolvem em humanos, podem resultar em sinais clínicos graves quando crescem ou rompem. Essa é, portanto, uma doença de interesse em saúde pública. O ser humano se infecta por ingestão acidental de oncosferas presas aos pelos de cães ou por ingestão de vegetais contaminados por fezes de cães.

Cysticercus tenuicollis

A forma larval (metacestódeo) da *Taenia hydatigena* é um cisticerco denominado *Cysticercus tenuicollis*. Um cisticerco é um cisto cheio de líquido com um único escólex invaginado fixado.

Taenia hydatigena é um grande cestódeo, de até 5 m de comprimento. Seu hospedeiro definitivo é o cão, mas canídeos silvestres também podem ser infestados. As oncosferas de *T. hydatigena* são infectantes para ovinos, bovinos e suínos. As oncosferas são ingeridas pelos hospedeiros intermediários, com a liberação das larvas no intestino que são transportadas pela circulação até as serosas abdominais, onde se fixam. Após 4 semanas, cada uma se desenvolve no *Cysticercus tenuicollis*, caracteristicamente grande, o qual tem até 8 cm de diâmetro.

Os cisticercos maduros podem ser encontrados nas serosas do omento, mesentério e, menos frequentemente, na pleura e no pericárdio. Não há sinais clínicos associados

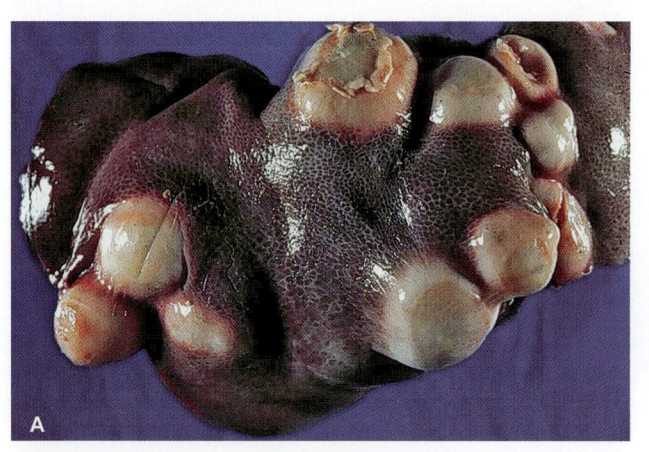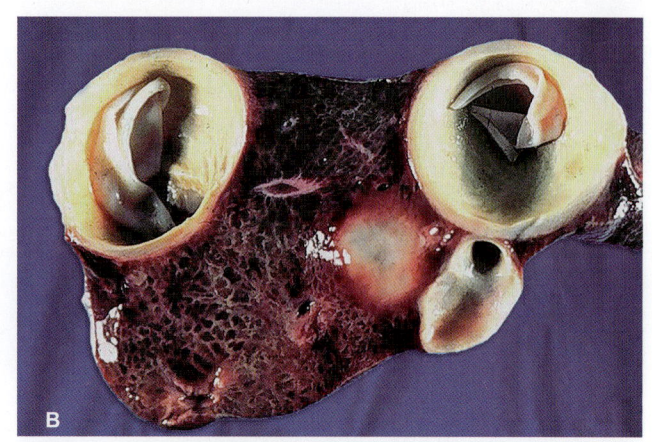

Figura 4.137 Hidatidose hepática. **A**. Na superfície capsular do fígado de um suíno, observam-se múltiplos nódulos esféricos, brancos e salientes, com 2,5 cm de diâmetro. **B**. Na superfície de corte, pode-se observar que esses nódulos são císticos, contêm líquido claro, têm uma cápsula fibrosa espessa e são revestidos por uma membrana delgada e branca. O líquido não é observado na fotografia, e os cistos aparecem como cavidades vazias nas quais se veem apenas as membranas delgadas e a cápsula fibrosa espessa.

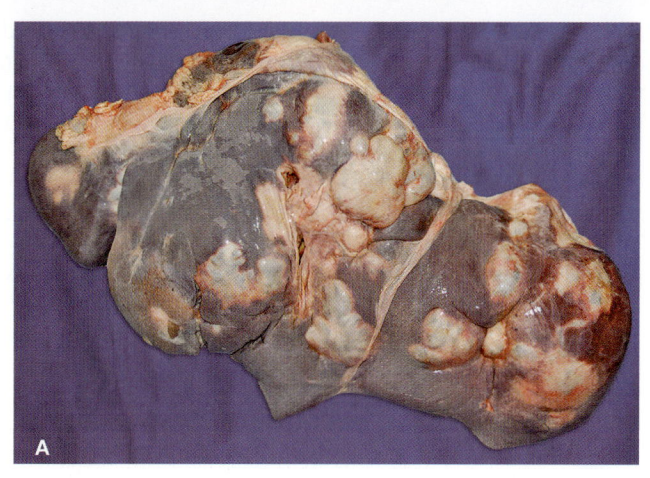
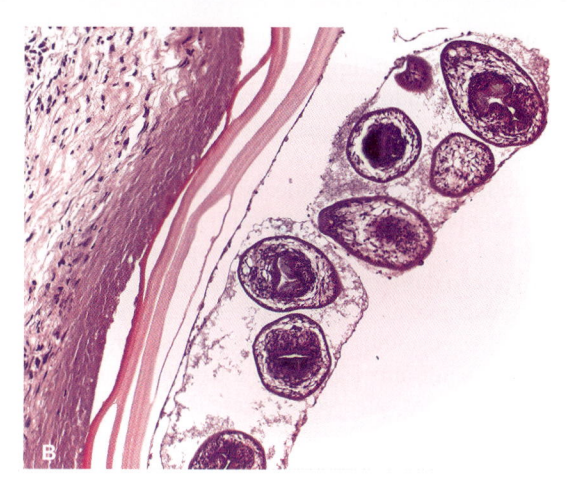

Figura 4.138 Hidatidose hepática. **A**. Praticamente todo o parênquima hepático está tomado por múltiplos nódulos esféricos com cápsula espessa (cistos hidáticos); no entanto, este bovino não apresentou sinais clínicos relacionados com a hidatidose. (Cortesia do Dr. David Driemeier, Universidade Federal do Rio Grande do Sul, Porto Alegre, RS.) **B**. Microscopia de um cisto hidático de um ovino mostrando a membrana da cápsula prolígera contendo múltiplos escólices. (Cortesia do Dr. Welden Panziera, Setor de Patologia Veterinária da Universidade Federal do Rio Grande do Sul, Porto Alegre, RS.)

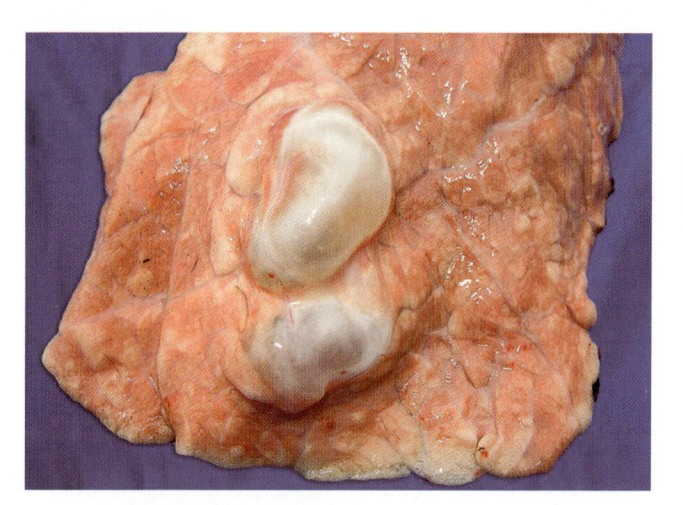

Figura 4.139 Cisto hidático em pulmão de bovino.

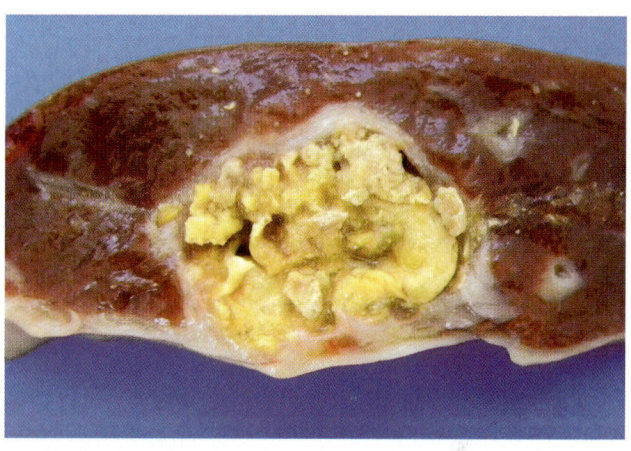

Figura 4.141 Cisto hidático degenerado e mineralizado de aspecto amarelado no fígado de um bovino.

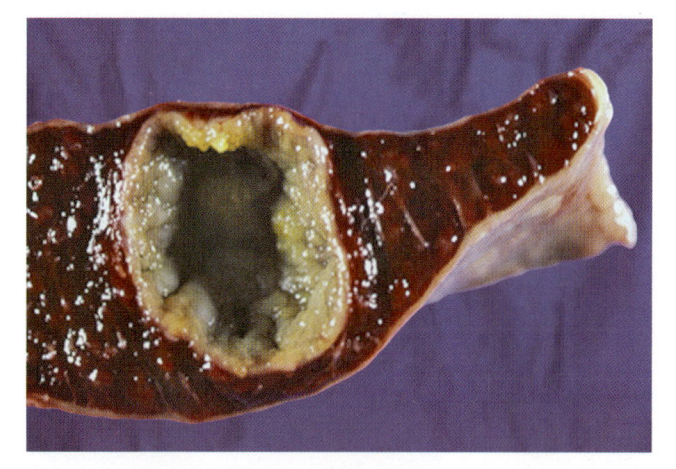

Figura 4.140 Cisto hidático em baço de bovino.

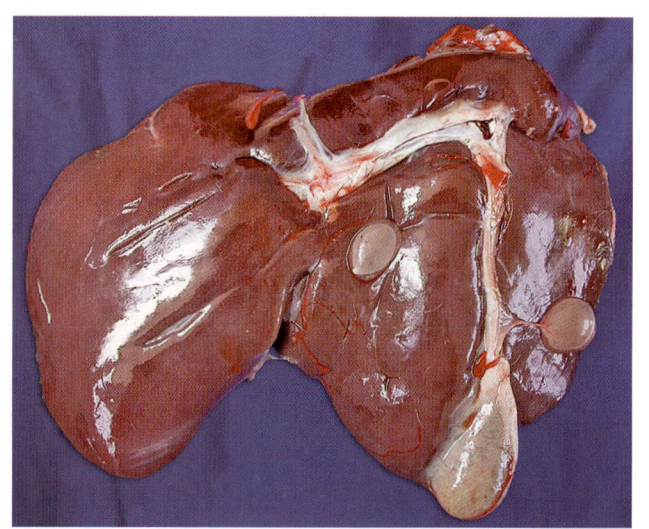

Figura 4.142 Aspecto macroscópico do *Cysticercus tenuicollis* no fígado de ovino. Os cistos (formas larvais de *Taenia hydatigena*) aparecem como estruturas esféricas ou ovaladas, translúcidas, de cerca de 2 a 3 cm de diâmetro, presas à cápsula hepática por um pedículo.

com o cisticerco maduro. Os cisticercos de *T. hydatigena* são mais comumente encontrados em ovinos (Figura 4.142), como uma lesão incidental na necropsia ou um achado de abatedouro. Raramente, em infecções com alta carga infectiva, um grande número de larvas de *Taenia hydatigena* em desenvolvimento migra pelo fígado, peritônio e até o pulmão, produzindo uma lesão traumática chamada de cisticercose visceral aguda, que pode ser fatal. Nesses casos, observam-se exsudato e deposição de fibrina na superfície capsular do fígado e no peritônio. A superfície capsular e o parênquima hepático apresentam múltiplas áreas vermelho-escuras de 2 a 3 mm de diâmetro, correspondentes aos rastros de migração das larvas (Figura 4.143).

Na microscopia, as áreas são preenchidas por eritrócitos, neutrófilos, eosinófilos e restos celulares, com larvas de cestódeos contendo um tegumento e parênquima com numerosos corpúsculos calcáreos. A presença dos corpúsculos calcáreos permite a diferenciação das larvas de trematódeos observados na forma aguda da fasciolose, que produz lesões macroscópicas semelhantes.

Capilariose

Calodium hepaticum (previamente *Capillaria hepatica*, *Hepaticola hepatica*) é um nematódeo que parasita vários hospedeiros, embora seja considerado um patógeno primário de roedores, como ratazana (*Rattus norvegicus*), rato-dos-telhados (*R. rattus*), camundongos (*Mus musculus*) e vários outros roedores silvestres. Em cães, gatos e outros animais domésticos, a infecção geralmente é assintomática, raramente resultando em doença clínica.

O ciclo de vida é direto. O parasita adulto é muito delgado, varia de 22 a 104 mm de comprimento e habita o parênquima hepático, no qual faz a ovopostura. Os ovos não são liberados na bile. Para que os ovos sejam liberados do fígado é necessário que o hospedeiro primário morra e que o cadáver se decomponha, possibilitando liberação dos ovos para o ambiente.

O hospedeiro contaminado também pode ser consumido por um predador, que liberará os ovos pelas fezes. No meio ambiente, com altos índices de oxigênio e umidade, os ovos permanecem um período que varia de 28 a 30 dias até que se tornem larvados e infectantes.

A infecção ocorre por meio da ingestão dos ovos larvados por um hospedeiro suscetível. Os ovos eclodem no intestino, e as larvas migram até o sistema-porta, atingem o fígado e desenvolvem-se até a forma adulta. No fígado, os parasitas adultos permanecem por menos de 2 meses e depositam os ovos em aglomerados.

Os parasitas adultos e os ovos favorecem a formação de granulomas. Assim, quase sempre são um achado incidental na necropsia, pois geralmente os cães não manifestam sinais clínicos associados à lesão hepática. Quando o fígado apresenta granulomas multifocais, estes são caracterizados por pontos amarelos ou áreas pálidas que variam de alguns milímetros até 1 cm de diâmetro, distribuídos aleatoriamente na superfície natural e de corte. Raramente, em casos graves, o fígado difusamente acometido é firme, pálido e levemente aumentado de volume; tem superfícies capsular e de corte irregulares, finamente granulares e com um padrão reticulado, evidenciado por listras ou faixas amarelas que se entrecruzam no parênquima (Figura 4.144).

Histologicamente, em casos em que há poucos agregados multifocais de ovos, ocorre apenas leve infiltrado inflamatório linfoplasmocitário com raros eosinófilos e discreta proliferação de fibroblastos circundando os aglomerados de ovos. Quando vários agregados de ovos e cortes transversais de parasitas adultos estão presentes no fígado, pode-se observar um infiltrado inflamatório linfoplasmocitário com eosinófilos, células gigantes e extensas faixas de tecido fibroso circundando os ovos e parasitas. Formas adultas degeneradas e calcificação de ovos são ocasionalmente encontradas.

O diagnóstico é feito por meio das características morfológicas dos ovos de *C. hepaticum*, que incluem: tamanho de 5 a 68 μm por 28 a 35 μm, parede espessa e dupla e opérculos bipolares. Cães errantes ou com hábitos de ingerir carcaças de roedores são mais predispostos, contribuindo também como disseminadores de ovos e servindo de fonte de infecção para si próprios, para outros animais e para o ser humano.

Coccidiose hepática

A coccidiose hepática em lagomorfos é causada pelo coccídio *Eimeria stiedae*, que provoca hiperplasia dos ductos biliares e afeta tanto coelhos domésticos como lagomorfos selvagens, principalmente à época do desmame. Infestações por *E. stiedae* podem se manifestar como diarreia, retardo no crescimento e no ganho de peso e por doença clínica com mortalidade. Além disso, em coelhos com altas cargas parasitárias, pode haver comprometimento da resposta imune e predisposição a doenças intercorrentes.

O ciclo evolutivo de *E. stiedae* é semelhante ao de outros coccídios. Os coelhos tornam-se infectados ingerindo oocistos esporulados (esporocistos). Os esporozoítos, ativados por tripsina e bile, deixam os esporocistos e invadem as cé-

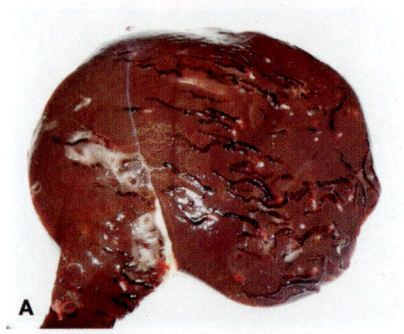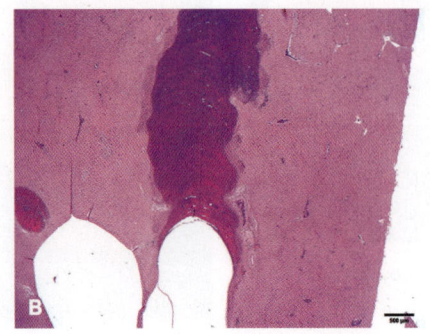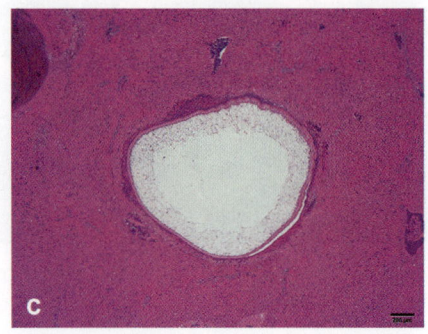

Figura 4.143 Aspecto macroscópico da hepatite aguda por migração de larvas de *Cysticercus tenuicolis* em um ovino. **A**. Superfície capsular com áreas lineares vermelho-escuras de migração das larvas **B**. Microscopia mostrando a área de migração que corresponde a necrose e infiltrado neutrofílico e eosinofílico. **C**. Larva de um cestódeo circundada por infiltrado inflamatório no parênquima hepático. (Cortesia do Dr. Patrick Staples e Dr. Roger Kelly, State Veterinary Diagnostic Laboratory, New South Wales, Austrália.)

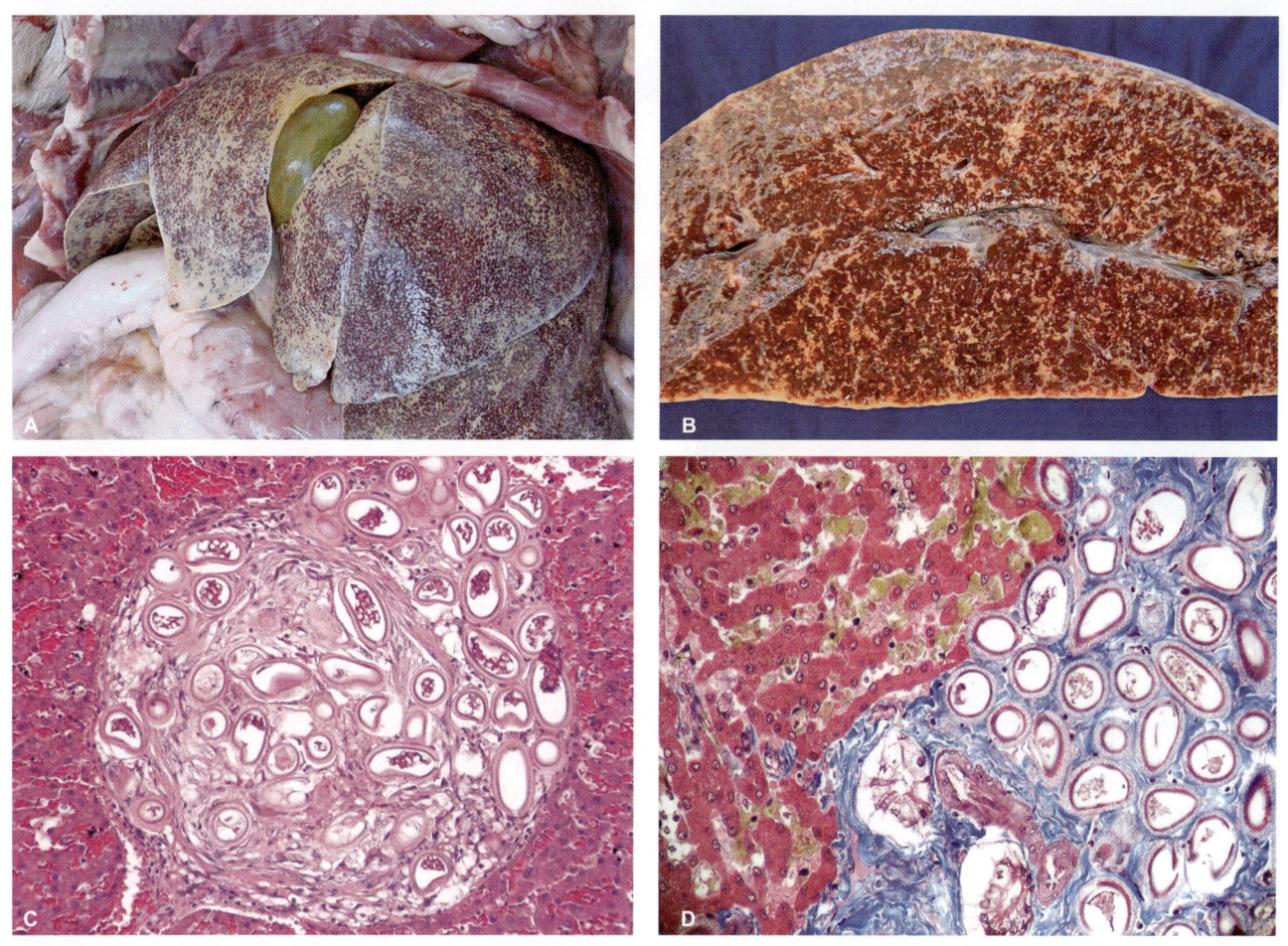

Figura 4.144 Capilariose hepática em cão. **A** e **B**. As superfícies natural e de corte estão finamente granulares e com um padrão reticulado, evidenciado por listras ou faixas amarelas que se entrecruzam no parênquima. **C**. Histologia da capilariose hepática em cão. Um aglomerado de ovos de *Calodium hepaticum* é circundado por tecido conjuntivo fibroso e mínimo infiltrado inflamatório mononuclear. Cortes longitudinais mostram ovos em forma de barril e com um tampão em cada extremidade. **D**. Coloração pelo *tricrômico de Masson* para evidenciar colágeno englobando os ovos de *C. hepaticum*.

lulas epiteliais da mucosa duodenal, migram para a lâmina própria e chegam à circulação sistêmica. Acredita-se que os microrganismos migrem para os linfonodos mesentéricos regionais e cheguem ao fígado 48 h após a ingestão dos oocistos, por via linfática ou hematogênica. Ao chegar ao fígado, os esporozoítos penetram nas células epiteliais dos ductos biliares e realizam esquizogonia e gametogonia com resultante formação dos oocistos, que passam para os ductos biliares e daí para o intestino, de onde são eliminados nas fezes em cerca de 7 semanas ou mais após a exposição. O período pré-patente é de, aproximadamente, 15 a 18 dias. Os oocistos são normalmente resistentes a alterações ambientais e, quando esporulados, permanecem infectantes por vários meses.

Achados de necropsia de coelhos afetados incluem emaciação, distensão abdominal e ausência dos depósitos de tecido adiposo. Ocasionalmente, ocorre ascite; em casos de comprometimento acentuado do fígado, há hepatomegalia e icterícia. As lesões hepáticas macroscópicas são muito características, anatomicamente associadas aos ductos biliares, e possibilitam o diagnóstico na necropsia. Consistem em estruturas lineares, amarelas e salientes na superfície do parênquima hepático (Figura 4.145) que correspondem aos ductos biliares espessados, com até 0,5 a 2 cm de diâmetro.

A parede da vesícula biliar em geral está espessada e contém bile viscosa. Na superfície de corte, podem-se notar ectasia e espessamento da parede dos ductos biliares, que contêm bile espessa verde-escura ou castanha.

A lesão microscópica característica é uma marcada hiperplasia do epitélio ductos biliares, formando projeções papilares. Há extensa fibrose e infiltrado celular inflamatório misto nas regiões periportais. Numerosos macrogametas eosinofílicos, microgametas basofílicos, merontes com merozoítos e oocistos estão geralmente presentes nas células epiteliais dos ductos parasitados. À medida que a lesão se torna crônica, o número de organismos diminui, restando apenas fibrose periportal proeminente.

Hepatose dietética

A hepatose dietética (necrose hepática nutricional) ocorre em suínos de crescimento rápido com 2 a 16 semanas de idade. É um de vários distúrbios causados pela deficiência de vitamina E e/ou selênio. A manifestação de necrose do miocárdio (doença do coração de amora) é mais comum que a hepatose dietética. As lesões incluem edema subcutâneo, transudato nas cavidades serosas e necrose hepatocelular hemorrágica.

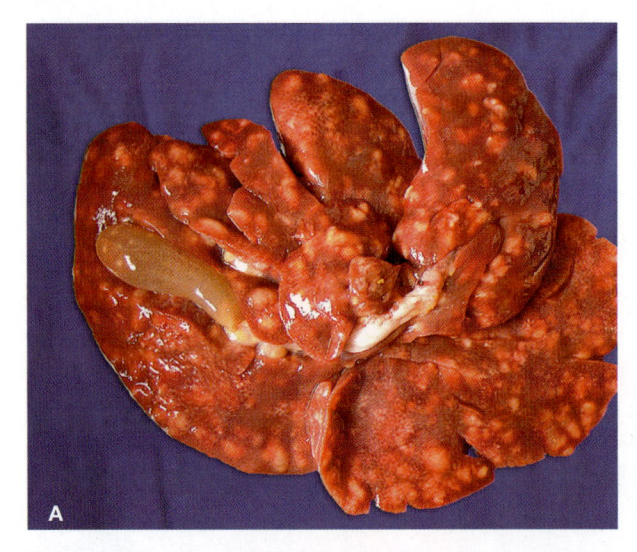 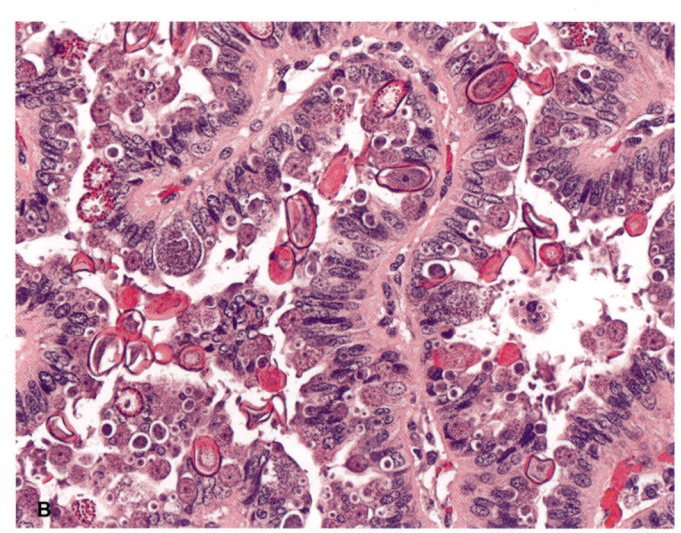

Figura 4.145 Coccidiose hepática (infecção por *Eimeria stiedae*) em coelho. **A**. Observam-se estruturas amarelas e salientes na superfície do parênquima hepático. Essas estruturas correspondem aos ductos biliares espessados por colangite proliferativa. (Cortesia do Dr. David Driemeier, Universidade Federal do Rio Grande do Sul, Porto Alegre, RS.) **B**. Há acentuada hiperplasia do epitélio dos ductos biliares, que contêm várias formas evolutivas de *Eimeria stiedae*.

Nos últimos anos, a hepatose dietética tornou-se uma doença rara em suínos, provavelmente em razão do uso de rações balanceadas de boa qualidade nas criações comerciais. Na maioria dos casos de hepatose dietética, ocorre morte súbita. Em casos esporádicos, ocorre dispneia, depressão grave, vômito, icterícia e incoordenação. A degeneração muscular é regularmente encontrada na necropsia associada às lesões hepáticas, mas geralmente os sinais de insuficiência hepática obscurecem os sinais clínicos de incapacitação muscular.

O selênio é um componente da enzima glutationa peroxidase, que previne que os peróxidos causem lesões às membranas das células. De maneira semelhante, a vitamina E é um antioxidante que sequestra radicais livres antes de causarem peroxidação dos ácidos graxos das membranas.

A hepatose dietética é caracterizada por necrose hemorrágica massiva. O aspecto do fígado reflete a extensão da necrose hepática, a gravidade das hemorragias e a duração da deficiência. Regiões de necrose massiva no fígado são visualizadas como áreas vermelho-escuras. Em suínos que sobrevivem à doença aguda, as áreas de necrose colapsam e são substituídas por faixas densas de fibrose, processo conhecido como fibrose pós-necrótica. Histologicamente, pode haver necrose massiva de vários lóbulos em uma região e outros podem ser poupados.

Tóxicos exógenos com ação sobre o fígado

O sangue da veia porta que traz o sangue drenado do intestino para o fígado transporta substâncias ingeridas, como toxinas de plantas, de fungos e de bactérias, metais, minerais e substâncias químicas, e torna esse órgão muito suscetível a lesões causadas por toxinas. Compostos lipossolúveis têm de ser transformados no fígado em produtos hidrossolúveis que possam ser eliminados na urina e na bile (ver tópico *Função hepática*). Esse processo é denominado *biotransformação hepática*. Os hepatócitos do centro do lóbulo (zona 3) são mais sensíveis a um insulto tóxico em comparação com os hepatócitos da periferia do lóbulo (zona 1) porque apre-

sentam níveis altos de enzimas do sistema P-450, que atuam transformando compostos lipossolúveis em substâncias tóxicas, e porque, no centro do lóbulo, há baixa tensão de oxigênio e níveis reduzidos de glutationa peroxidase. Os hepatócitos da periferia do lóbulo (zona 1) são mais suscetíveis a substâncias tóxicas de ação direta, em razão de sua proximidade do fluxo sanguíneo que chega pelos ramos da veia porta e artéria hepática.

Tradicionalmente, hepatotoxinas têm sido classificadas de acordo com o modo de ação e o tipo morfológico de lesão que causam. A hepatotoxicidade pode ser intrínseca ou idiossincrática. De acordo com o modo de ação, as toxinas intrínsecas são correlacionadas com a dose. Previsíveis, podem ser reproduzidas e seus mecanismos patogênicos são relativamente conhecidos; podem ter ação direta ou indireta, quando são primeiramente transformadas em metabólitos reativos. A toxicose produzida pelas toxinas idiossincráticas é menos relacionada com a dose e mais imprevisível e ocorre em apenas uma pequena proporção dos indivíduos expostos. A patogênese da hepatotoxicidade idiossincrática é, em geral, desconhecida, mas reflete uma suscetibilidade individual.

De acordo com a lesão morfológica produzida, as hepatotoxicoses podem ser classificadas em agudas ou crônicas. Qualquer uma dessas duas pode ser classificada, ainda, em citotóxica – quando a lesão afeta principalmente os hepatócitos –, colestática – quando a lesão interfere no fluxo da bile – ou mista – quando componentes citotóxicos e colestáticos ocorrem simultaneamente.

As características clínicas e macroscópicas de intoxicações agudas e fatais que destroem o parênquima hepático são bastante consistentes, independentemente da origem da toxina. O animal morre após um breve período de apatia, anorexia, cólica e distúrbios neurológicos decorrentes da encefalopatia hepática. Achados de necropsia incluem ascite leve ou moderada e hemorragias e em serosas de várias vísceras abdominais (Figura 4.146) e subcapsulares no fígado (Figura 4.147).

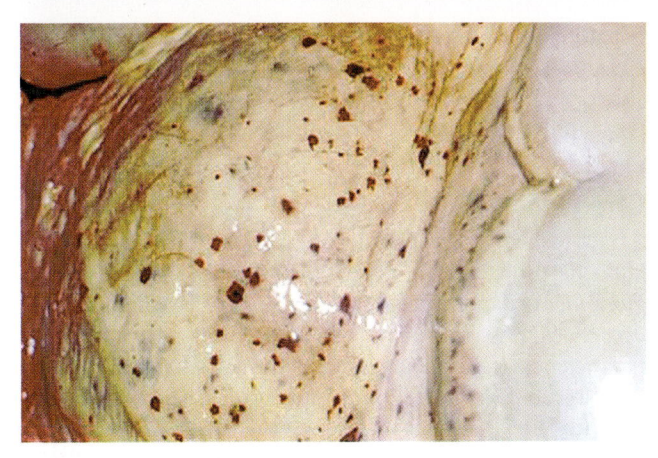

Figura 4.146 Hemorragias multifocais no omento em hepatotoxicose aguda por *Xanthium cavanillesii*. (Cortesia do Dr. David Driemeier, Universidade Federal do Rio Grande do Sul, Porto Alegre, RS.)

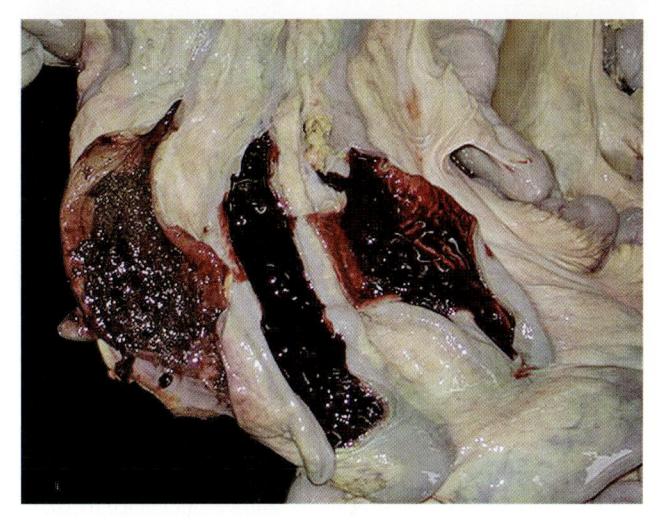

Figura 4.148 Hemorragias no lúmen do cólon espiral em hepatotoxicose aguda por *Dodonea viscosa*. (Cortesia do Dr. David Driemeier, Universidade Federal do Rio Grande do Sul, Porto Alegre, RS.)

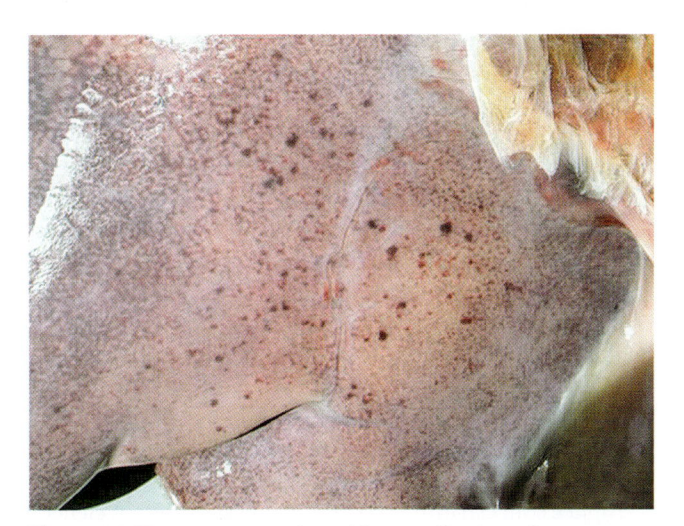

Figura 4.147 Hemorragias subcapsulares no fígado em hepatotoxicose aguda por *Dodonea viscosa*. (Cortesia do Dr. David Driemeier, Universidade Federal do Rio Grande do Sul, Porto Alegre, RS.)

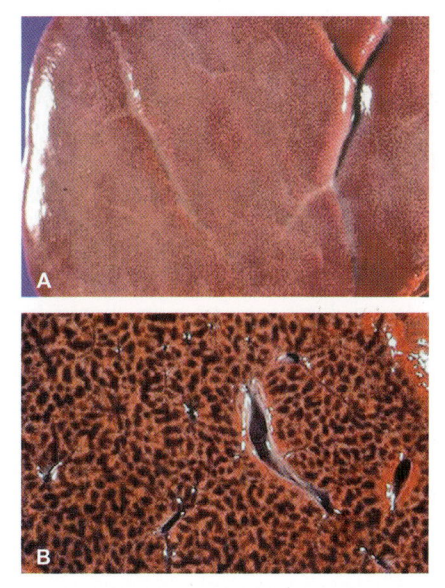

Figura 4.149 Acentuação do padrão lobular do fígado de bovino com hepatotoxicose aguda por *Xanthium cavanillesii*. **A**. Superfície natural. **B**. Superfície de corte. Há acentuada delimitação dos lóbulos por áreas centrolobulares hemorrágicas e deprimidas, circundadas por áreas mais claras, que correspondem a hepatócitos mais conservados.

O conteúdo do reto e do cólon pode estar seco e coberto de muco, e podem-se observar estrias de sangue e conteúdo sanguinolento no intestino delgado e nas porções orais do cólon. Hemorragia difusa para o lúmen do intestino, principalmente no duodeno, é comum em ruminantes (Figura 4.148). No entanto, a lesão típica é encontrada no fígado, que fica aumentado de volume e túrgido e apresenta marcada acentuação do padrão lobular, o que pode ser observado na superfície capsular, mas é mais evidente na superfície de corte (Figura 4.149), como áreas pálidas alternando-se com áreas vermelhas e deprimidas.

As áreas vermelhas correspondem à necrose e à hemorragia, localizada geralmente no centro do lóbulo, e as áreas pálidas a hepatócitos degenerados circundados por hepatócitos normais. Variações nesse padrão lobular podem ocorrer em relação à dose tóxica. Em lesões menos graves, sem hemorragia, o fígado tende a ser marrom-claro por causa da combinação de edema e acumulação de pigmento biliar e lipídios. Quando a dose é maior e a necrose é massiva, o fígado está tumefeito e uniformemente vermelho-escuro, pois a destrui-

ção de todo o lóbulo, associada à hemorragia, não possibilita a distinção entre uma lesão zonal centrolobular e uma periferia relativamente conservada. Comumente, há edema da parede da vesícula biliar e hidropericárdio, mas icterícia e fotossensibilização não são aspectos dessas intoxicações agudas.

Histologicamente, há graus variáveis de necrose de coagulação no centro do lóbulo hepático. Muitas vezes, os hepatócitos da região mediozonal estão vacuolizados (degeneração hidrópica e lipidose) e os da periferia estão mais preservados (Figura 4.150). Em outros casos, hepatócitos de todo o lóbulo são afetados (necrose massiva e hemorragia).

A lesão hepatotóxica crônica manifesta-se por padrões mais variados que a hepatotoxicidade aguda, que incluem graus variados de necrose, lipidose, fibrose, proliferação de

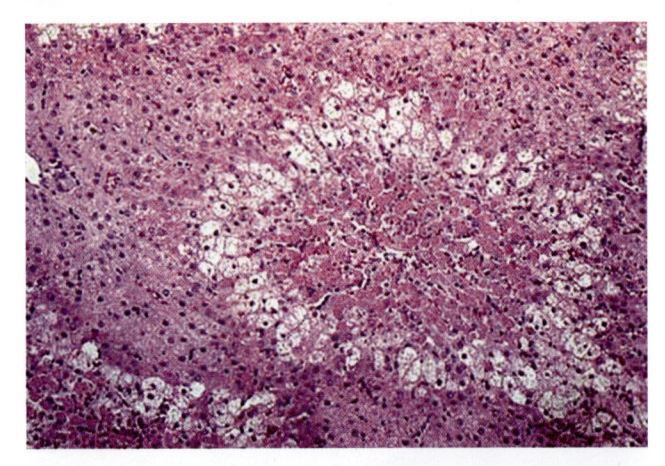

Figura 4.150 Aspecto microscópico do fígado com intoxicação por Xanthium cavanillesii. Os hepatócitos da região centrolobular mostram necrose de coagulação. Os da região mediozonal estão vacuolizados (degeneração hidrópica e lipidose) e os da periferia estão mais ou menos preservados.

ductos biliares, colangite, colangiofibrose e poliplodia de hepatócitos (megalocitose).

Os sinais clínicos de hepatotoxicoses crônicas decorrem, em geral, de problemas que resultam do comprometimento da função hepática e da excreção inadequadas, incluindo icterícia, edema, fotossensibilização e encefalopatia hepática. A maior parte das toxinas responsáveis pela hepatotoxicose crônica – espécies de *Senecio* são bons exemplos disso – pode produzir necrose massiva ou zonal aguda se administrada em doses maiores e em menor intervalo de tempo do que aquelas que os animais esperam encontrar em situação de campo.

Casos de intoxicações agudas espontâneas por plantas que classicamente causam doença crônica são ocasionalmente observados. Um exemplo disso é a intoxicação espontânea aguda que ocorre em ovinos no Nordeste brasileiro pela ingestão de *Crotalaria retusa*, uma planta tradicionalmente conhecida por seus efeitos hepatotóxicos crônicos. Ovinos morrem em consequência da intoxicação aguda 12 h após os primeiros sinais clínicos. As lesões de necropsia e histopatologia nesses casos são semelhantes, senão idênticas, às descritas anteriormente para as hepatotoxicoses agudas.

O espectro de substâncias que podem causar hepatotoxicidade é amplo e inclui metais (ferro, cobre), medicamentos (sulfas), componentes de plantas (fitotoxinas), metabólitos de fungos (micotoxinas), produtos de bactérias (microcistina-LR de cianobactérias) e vários produtos industriais (especialmente solventes aromáticos). Muitos medicamentos são também hepatotóxicos em animais idiossincraticamente sensíveis, em casos de superdose ou intoxicação acidental. Diferenças na suscetibilidade a respostas hepatotóxicas provavelmente ocorrem para todas as classes de substâncias químicas metabolizadas pelo fígado.

Tratar de cada uma dessas intoxicações individualmente não é o objetivo deste tópico, mas as principais hepatotoxinas que produzem lesões hepáticas agudas, subagudas ou crônicas em animais domésticos e os tipos de lesões que produzem estão resumidos nas Tabelas 4.3 a 4.6. Os princípios tóxicos de plantas, fungos e insetos potencialmente

hepatotóxicos e que induzem hepatotoxicoses espontâneas em animais domésticos no Brasil incluem carboxiatractilosídeo, pergidina, lofirotomina, juranossesquiterpenos e triterpenos (lantadene A e B), saponinas esteroidais, alcaloides pirrolizidínicos e aflatoxinas.

Carboxiatractilosídeos

Atractilosídeo foi inicialmente identificado como o princípio hepatotóxico da planta do Mediterrâneo, *Atractylis gummifera*, da qual recebeu o nome. É um componente dos glicosídios triterpenoides responsáveis pelo quadro de insuficiência hepática aguda em ruminantes e age por meio da inibição da respiração das mitocôndrias e da síntese de ATP nos hepatócitos. No Brasil são encontrados nas espécies de *Cestrum* spp. (Figura 4.151) e *Xanthium cavanillesii* e produzem necrose centrolobular aguda em bovinos, ovinos, caprinos e suínos.

Pergidina e lofirotomina

Necrose hepática aguda tem ocorrido em suínos, bovinos e ovinos pela ingestão de larvas de himenópteros, incorretamente denominados *mosca-serra*. A boa palatabilidade dessas larvas e possíveis deficiências nutricionais têm sido responsabilizadas como fatores predisponentes à intoxicação. Larvas de *Lophyrotoma interrupta*, *Arge pullata* (Argidae), *Perreyia lepida* e *Perreyia flavipes* (Pergidae) têm sido associadas a mortes de ovinos, bovinos e suínos em vários países.

No Brasil, a doença espontânea foi produzida apenas pela ingestão de larvas *Perreyia flavipes*, que contêm um heptapeptídio (pergidina) que causa necrose hepática centrolobular aguda por mecanismos pouco compreendidos. Fragmentos das larvas pretas de *Perreyia flavipes* podem ser encontrados no rúmen dos animais afetados. Lofirotomina, um octapeptídio produzido por larvas de *Lophyrotoma interrupta* e com estruturas semelhantes aos peptídeos cíclicos encontrados em cogumelos de *Amanita* spp. interferem com o sistema de transporte de ácidos biliares e produzem necrose hepática aguda periportal.

Furanossesquiterpenos

Terpenos e terpenoides são substâncias derivadas do carbono 5 do isopreno. Os sesquiterpenos são tóxicos comuns em plantas, e os subgrupos deles incluem sesquiterpenos furanoides (furanossesquiterpenos), ipomeanóis, ngaiones, lactonas sesquiterpênicas e esporidesmina.

Os furanossesquiterpenos (FST), como o ngaione e a miodesmona, são óleos essenciais presentes em *Lasiospermum bipinnatum* e estão contidos também nas folhas e nos frutos do *Myoporum* spp. As espécies de *Myoporum* que causam lesão hepática em ruminantes incluem *M. laetum*, *M. deserti*, *M. tetrandum* e *M. tetrandum affin*. No Brasil, a intoxicação experimental foi reproduzida em ovinos (com necrose hepática periportal) e bovinos (necrose hepática centrolobular). Ao contrário de outras hepatotoxinas de ação aguda, o ngaione de *M. laetum* produz icterícia.

Triterpenos

Os ácidos triterpênicos (lantadene A e B) ocorrem em *Lantana* spp. No Brasil, a intoxicação por *L. camara*, *L. tiliaefolia* e *L. glutinosa* foi diagnosticada em bovinos e ovinos. As

Tabela 4.3 Hepatotoxicoses agudas de interesse veterinário no Brasil.

Hepatotoxina	Espécies afetadas	Princípio tóxico	Lesão característica
Xanthium spp.	Bovinos, suínos e ovinos	Carboxiatractilosídeo	Necrose centrolobular
Cestrum axillare (*C. laevigatum*)	Bovinos, caprinos e ovinos	Carboxiatractilosídeo	Necrose centrolobular
Cestrum parqui	Bovinos	Carboxiatractilosídeo	Necrose centrolobular
Cestrum corymbossum variação *hirsutum*	Bovinos	Indeterminado	Necrose centrolobular
Cestrum intermedium	Bovinos	Indeterminado	Necrose centrolobular
Sessea brasiliensis	Bovinos	Indeterminado	Necrose centrolobular
Dodonea viscosa	Bovinos	Indeterminado	Necrose centrolobular
Myoporum laetum	Ovinos	Furanossesquiterpenos (ngaione)	Geralmente necrose centrolobular. Pode ocorrer necrose zonal variável
Cestrum intermedium	Bovinos	Indeterminado	Necrose centrolobular
Cestrum axillare (*laevigatum*)	Bovinos	Saponina, cestrumida, carboxiatractilosídeo	Necrose centrolobular
Dodonea viscosa	Bovinos	Indeterminado	Necrose centrolobular
Trema micrantha	Caprinos, ovinos e equinos	Indeterminado	Necrose centrolobular
Vernonia mollisima	Bovinos e ovinos	Indeterminado	Necrose centrolobular
Vernonia rubricaulis	Bovinos	Indeterminado	Necrose centrolobular
Microcystis aeruginosa	Bovinos, ovinos, equinos, caprinos e cães	Microcistina	Necrose centrolobular ou massiva
Perreyia flavipes (mosca-serra)	Bovinos, ovinos e suínos	Pergidina	Necrose centrolobular ou massiva
Aflatoxina	Cães, suínos e aves	Bisfuranocumarínicos	Necrose centrolobular, lipidose

Tabela 4.4 Alguns fármacos hepatotóxicos de interesse veterinário que afetam pequenos animais.

Hepatotoxina	Espécies afetadas	Lesão característica	Comentários
Medicamentos			
Acetaminofeno	Cães e gatos	Necrose centrolobular aguda	Fármaco anti-inflamatório. Causa insuficiência hepática aguda. Gatos são mais sensíveis
Paracetamol	Cães e gatos	Necrose centrolobular aguda	Fármaco anti-inflamatório. Causa insuficiência hepática aguda. Gatos são mais sensíveis
Trimetoprima-sulfonamida	Cães	Necrose submassiva ou massiva e hepatite colestática	Associação de fármacos antibióticos
Diazepam	Gatos	Necrose centrolobular ou massiva	Reação idiossincrática. Ocorre após administração oral repetida de doses terapêuticas recomendadas
Mebendazol	Cães	Necrose centrolobular aguda	Fármaco anti-helmíntico de uso comum em cães
Amiodarona	Cães	Necrose centrolobular aguda	Fármaco antiarrítmico de classe III. A mesma lesão é descrita em humanos. Provavelmente, reação idiossincrática
Carprofeno	Cães	Alteração hepatocelular vacuolar massiva, necrose lítica, apoptose e necrose em ponte com inflamação e colestase secundárias discretas	Fármaco anti-inflamatório não esteroide
Estanozolol	Gatos	Lipidose hepática com colestase	Esteroide anabolizante
Amiodarona	Cães	Hepatotoxicidade com lipidose	Foi relatada em quatro cães tratados. Esse é um dos efeitos adversos de amiodarona em humanos e relaciona-se ao efeito da droga no metabolismo lipídico
Cetoconazol	Cães e gatos	Doença hepática crônica	Fármaco antifúngico
Megestrol	Gatos	Doença hepática crônica	Fármaco antineoplásico, derivado de progesterona
Griseofulvina	Gatos	Doença hepática crônica	Fármaco antifúngico
Primidona	Cães	Doença hepática crônica e cirrose	Fármaco anticonvulsivante
Fenitoína	Cães	Doença hepática crônica e cirrose	Fármaco anticonvulsivante
Fenobarbital	Cães	Doença hepática crônica e cirrose	Fármaco anticonvulsivante

(continua)

Tabela 4.4 Alguns fármacos hepatotóxicos de interesse veterinário que afetam pequenos animais. (*Continuação*)

Hepatotoxina	Espécies afetadas	Lesão característica	Comentários
Oxibendazol-dietilcarbamazina	Cães	Doença hepática aguda e crônica, caracterizada por hepatite periportal e fibrose periportal	Anti-helmíntico para ancilostomídeos e dirofilárias
Micotoxina			
Aflatoxina	Principalmente cães	Necrose centrolobular aguda e lesão crônica com fibrose e proliferação de ductos	Associada principalmente à ingestão de polenta. Ocorre nas formas aguda e crônica

Tabela 4.5 Hepatotoxicoses associadas à fotossensibilização de interesse veterinário no Brasil.

Hepatotoxina	Espécies afetadas	Princípio tóxico	Lesão característica	Comentários
Brachiaria spp.	Ovinos, bovinos, equinos e búfalos	Saponinas litogênicas	Formação de cristais, obstrução e inflamação nos ductos biliares, necrose de hepatócitos	Espécies incluem *Brachiaria decumbens, B. humidicola, B. brizantha, B. ruziziensis*
Panicum spp.	Ovinos	Saponinas litogênicas	Formação de cristais, obstrução e inflamação nos ductos biliares, necrose de hepatócitos	Casos de intoxicação por *Panicum dichotomiflorum* reconhecidos em ovinos no Brasil
Lantana spp.	Bovinos e ovinos	Lantadene A e lantadene B	Tumefação de hepatócitos, bilestase, leve proliferação de ductos biliares	Espécies incluem *L. camara,* L. tiliaefolia, L. glutinosa.* Poucos surtos descritos no Brasil. Ocorrem também lesões degenerativas no epitélio dos túbulos renais e no miocárdio
Myoporum laetum	Ovinos	Furanossesquiterpenos	Necrose centrolobular ou periportal	Apenas um surto foi descrito no Brasil
Stryphnodendron coriaceum	Bovinos	Indeterminado	Tumefação difusa de hepatócitos. Necrose individual de hepatócitos	Ocorrem também lesões degenerativas no epitélio dos túbulos renais
Enterolobium gummiferum	Bovinos	Indeterminado	Leve tumefação de hepatócitos (experimental)	A intoxicação espontânea é pouco frequente
Enterolobium contortisiliquum	Bovinos	Indeterminado	Necrose mediozonal de intensidade variável	Há suspeita de que saponinas sejam o princípio ativo
Enterolobium timbouva	Bovinos	Indeterminado	Leve tumefação de hepatócitos (experimental)	Poucos surtos descritos no Brasil

*Também pode causar fibrose.

Tabela 4.6 Hepatotoxicoses crônicas de interesse veterinário no Brasil.

Hepatotoxina	Espécies afetadas	Princípio tóxico	Lesão característica	Comentários
Plantas				
Senecio spp.	Bovinos, equinos e ovinos	Alcaloides pirrolizidínicos	Fibrose, hepatomegalocitose, hiperplasia biliar	Associada à encefalopatia hepática e à ascite. Principal causa de morte de bovinos no estado do Rio Grande do Sul. A ocorrência em equinos e ovinos é esporádica. Várias espécies (ver texto para detalhes) dessa planta são capazes de produzir doença idêntica
Echium plantagineum	Bovinos	Alcaloides pirrolizidínicos	Hepatomegalocitose, fibrose, hiperplasia biliar	Lesões semelhantes às da intoxicação por *Senecio* spp. Apenas um surto foi documentado no Brasil
Crotalaria spp.	Ovinos, caprinos e bovinos	Alcaloides pirrolizidínicos	Hepatomegalocitose, fibrose, hiperplasia biliar	Espécies envolvidas: *C. juncea* e *C. retusa*. Em equinos ocorrem lesões pulmonares. Pode causar necrose centrolobular aguda. Ocorre no Nordeste, no Sudeste e no Centro-Oeste brasileiro
Tephrosia cinerea	Ovinos	Indeterminado	Fibrose periportal e subcapsular em ponte	Ocorre na região do semiárido do Nordeste brasileiro
Micotoxina				
Aflatoxina	Suínos, cães e aves	Bisfuranocumarínicos	Hepatomegalocitose, fibrose, hiperplasia biliar	Outras espécies podem ser afetadas, mas as três listadas são as mais frequentemente afetadas no país. Também causa doença aguda

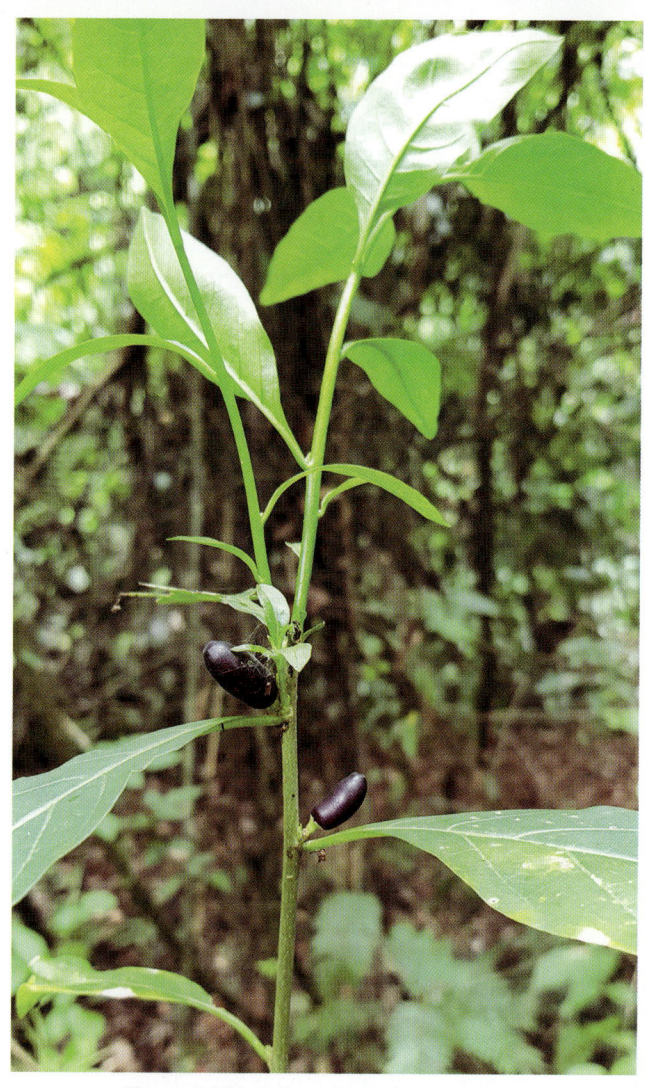

Figura 4.151 Folhas e frutos de *Cestrum spp.*

toxinas da *Lantana* são absorvidas rapidamente do intestino para o fígado, onde provocam o quadro de colestase intra-hepática. Os triterpenos são metabolizados pelas enzimas do sistema microssomal hepático, transformando-se em metabólitos ativos. Essas toxinas causam colestase intra-hepática pela inibição do transporte da bile pelos hepatócitos. Os metabólitos do lantadene provocam lesão na membrana correspondente os canalículos biliares. As principais consequências da colestase são fotossensibilização, icterícia e estase ruminal. Fotossensibilização ocorre em razão do impedimento da excreção biliar das fitoporfirinas, previamente chamadas de filoeritrinas.

Saponinas esteroidais

Saponinas esteroidais são glicosídios com núcleo tipo furostanólico ou espirostanólico que contêm uma ou várias cadeias de açúcares. Seu nome deriva da propriedade mais característica desse grupo de compostos, que é a formação de espuma persistente e abundante quando em solução aquosa. As espécies de *Brachiaria* e outras plantas (*Panicum* spp., *Tribulus terrestris*, *Agave lechiguilla* e *Nathercium ossifragum*) contêm saponinas esteroidais que induzem à deposição de cristais no sistema biliar, colangite e fotossensibili-

zação. A hidrólise das saponinas de *Brachiaria decumbens* (protodioscina) e outras plantas (dicotomina em *Panicum* spp.) resulta nas sapogeninas diosgenina e iamogenina, que, após serem metabolizadas no sistema digestório dos animais, resultam nas sapogeninas epismilagenina e episarsasapogenina, respectivamente, que são responsáveis pela formação dos cristais biliares.

Os cristais causam inflamação e obstrução do sistema biliar, além de necrose dos hepatócitos periportais, resultando em icterícia, fotossensibilização e colangite. O material cristaloide pode provocar bloqueio físico ao fluxo da bile, ou os metabólitos das saponinas podem causar colestase específica com ação similar à lantadene A. Os ovinos são mais sensíveis do que os bovinos à intoxicação, e os animais jovens são mais sensíveis que os adultos. No Brasil são descritos casos de intoxicação por *Brachiaria decumbens* em bovinos, ovinos, caprinos e bubalinos e de fotossensibilização hepatógena em equinos pela ingestão de *B. humidicola*. Há um relato de intoxicação hepatógena por cobre em um caprino em pastejo de *Brachiaria decumbens*.

Quando os animais são expostos ao sol, apresentam inquietação, balançam a cabeça e as orelhas, esfregam ou coçam as áreas afetadas em objetos e procuram a sombra. As lesões de pele iniciam-se com eritema, seguido de edema, fotofobia e dor. Ocorre espessamento das partes afetadas da pele, com presença de exsudato e formação de crostas. O resultado final é necrose e gangrena seca, que dá o aspecto de casca de árvore à pele afetada, que, finalmente, desprende-se.

São observados diferentes graus de icterícia, bilirrubinemia e bilirrubinúria. As lesões são mais graves nas regiões dorsais do corpo e nas partes expostas ao sol quando os animais se deitam. As orelhas apresentam-se contorcidas e com as bordas voltadas para cima, podendo haver ulcerações na parte ventral da língua, queratite, opacidade de córnea e cegueira. Há um aumento significativo nos níveis de γ-glutamiltransferase (GGT) e AST. Na necropsia, além das lesões de pele, de língua e oculares descritas anteriormente, observam-se diversos graus de icterícia. O fígado está aumentado de volume, com coloração amarelo-cobre intensa; há aumento de consistência e extensas áreas de fibrose em casos mais crônicos. A vesícula biliar pode apresentar-se distendida e com bile viscosa e espessa. Os rins e a urina podem ter a coloração castanho-escura em função da bilirrubina. Em casos crônicos, o fígado apresenta coloração amarelada (colestase), que se evidencia ainda mais após um período de 24 h de fixação em formol a 10%.

Histologicamente, observam-se cristais nos ductos biliares e macrófagos espumosos, às vezes com cristais no citoplasma. Pode haver necrose e degeneração de hepatócitos periportais, proliferação dos ductos biliares, estase biliar, colangite, pericolangite e fibrose periportal. Podem-se observar macrófagos espumosos nos linfonodos, no baço e, ocasionalmente, no intestino. Os macrófagos espumosos, podem ser encontrados de forma isolada no fígado e linfonodos de ruminantes sem sinais clínicos que estão em pastejo de *Brachiaria* spp.

Alcaloides pirrolizidínicos

Alcaloides pirrolizidínicos foram identificados em mais de 6.000 plantas pertencentes a três famílias – Asteraceae, Leguminosae e Boraginaceae. Os principais gêneros responsáveis por intoxicação em mamíferos domésticos são *Senecio, Crotalaria, Heliotropium, Cynoglossum, Amsinckia, Echium* e *Trichodesma*. Mais de 600 tipos de alcaloides pirrolizidínicos já foram isolados de plantas desses gêneros. São essencialmente hepatotóxicos, mas alguns têm também efeito sobre os pulmões, como a monocrotalina, ou sobre o rim. Essas toxinas são metabolizadas por enzimas do sistema P-450 que realizam a N-oxidação e a desidrogenação, transformam-se e formam os pirróis tóxicos, responsáveis pela toxicidade dos alcaloides. Os danos causados pelos alcaloides pirrolizidínicos nos hepatócitos são irreversíveis.

Existem diferenças de suscetibilidade a essas substâncias entre as espécies de animais e mesmo entre animais de uma mesma espécie; a resistência de algumas espécies resulta do equilíbrio entre as reações de bioativação, desintoxicação e excreção de tais substâncias. Os bovinos e equinos são mais suscetíveis à intoxicação por alcaloides pirrolizidínicos que os ovinos e caprinos. A resistência dos pequenos ruminantes pode ser em função da microbiota ruminal capaz de biotransformar os alcaloides com maior eficiência ou da capacidade de detoxificar os alcaloides no fígado. Raramente, ovinos e caprinos podem apresentar a forma crônica da intoxicação. Apesar de a literatura apontar os suínos como uma das espécies mais sensíveis, experimentos com administração de grandes quantidades de *Senecio brasiliensis* a suínos resultaram negativos. Pode haver variação quanto à sensibilidade à intoxicação dentro de uma mesma espécie; ovinos da raça Merino, por exemplo, são mais resistentes à intoxicação por *E. plantagineum* do que outras raças.

No sul do Brasil, a intoxicação por alcaloides pirrolizidínicos tem maior importância em bovinos e é causada pela ingestão de *Senecio* spp., incluindo *S. brasiliensis* (Figura 4.152), *S. oxypillus, S. cisplatinus, S. madascariensis, S. heterotrichius, S. selloi, S. cisplatinus* e *S. tweediei*. A planta também pode ser encontrada em áreas de alta altitude na região Sudeste. É a principal causa (mesmo levando em consideração todas as causas, como infecciosas, nutricionais, metabólicas e tóxicas) de morte em bovinos adultos no estado do Rio Grande do Sul. Naquele estado, existe apenas um relato de intoxicação por alcaloides pirrolizidínicos causada por outra espécie de planta (*Echium plantagineum*) e, de todas as intoxicações causadas por plantas tóxicas, mais da metade dos casos são por *Senecio* spp.

A intoxicação espontânea a campo em bovinos é sempre crônica, embora o curso clínico possa ser agudo, e muito característica, de modo que é possível o diagnóstico por histórico, sinais clínicos e dados de necropsia. Este pode ser confirmado pela histopatologia, mas isso não é realmente necessário se os sinais clínicos e os achados de necropsia forem conhecidos do veterinário. Isso é de importância prática, pois possibilita o diagnóstico no campo.

Pontos importantes na epidemiologia devem ser considerados. Quando ocorre a doença clínica, os animais já apresentam as lesões crônicas há algum tempo. Estima-se que a planta seja ingerida no inverno (entre maio e agosto) e que os casos clínicos se desenvolvam meses após a ingestão de *Senecio* spp. A morbidade tem variado de 5 a 60% (média de 17%) e a letalidade é de cerca de 100%. O pico das mortalidades ocorre de meados da primavera ao início do outono, mas, em razão do caráter crônico da doença, casos esporádicos podem ocorrer durante todo o ano. A intoxicação por *Senecio* spp. em bovinos é, em geral, uma doença de animais acima de 18 meses, mas já foram relatados casos de bezerros com apenas 4 meses confinados e alimentados com feno contaminado pela planta tóxica.

Os sinais clínicos e sua frequência relativa estão relacionados na Tabela 4.7. Dois cursos clínicos são observados: um crônico, quando a morte é precedida por emagrecimento (Figura 4.153) associado à diarreia intermitente ao longo de várias semanas ou meses – alguns bovinos que ingerem a planta no inverno podem morrer no inverno do ano seguin-

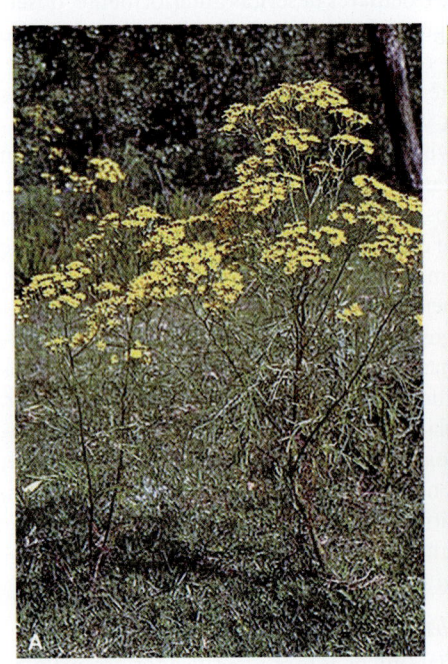
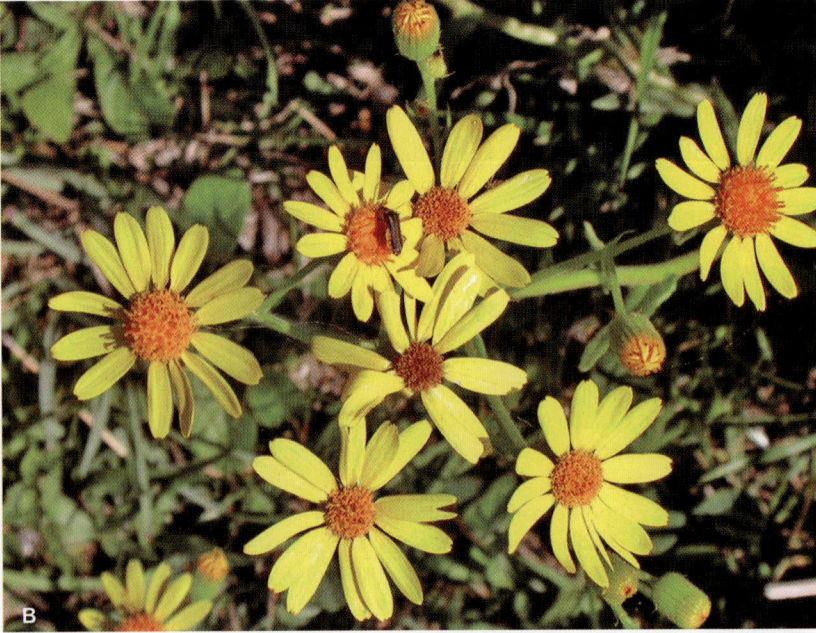

Figura 4.152 Espécime de *Senecio brasiliensis*. **A.** Planta inteira. **B.** Detalhes das flores.

Tabela 4.7 Sinais clínicos da intoxicação espontânea por *Senecio* spp. em bovinos e suas frequências relativas.

Muito frequentes (60 a 100% dos casos)
Diminuição do apetite
Animal separado do lote
Tenesmo retal
Pelos arrepiados
Moderadamente frequentes (20 a 60% dos casos)
Emagrecimento
Distúrbios nervosos
Prolapso de reto
Diarreia
Pele com odor agridoce
Ascite
Pouco frequentes (menos de 20% dos casos)
Icterícia
Fotodermatite
Edema subcutâneo de declive

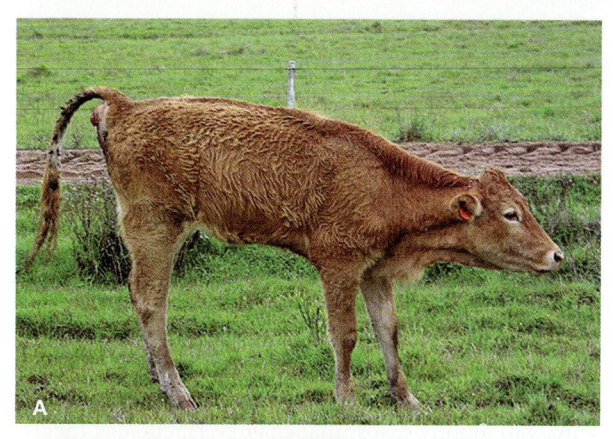

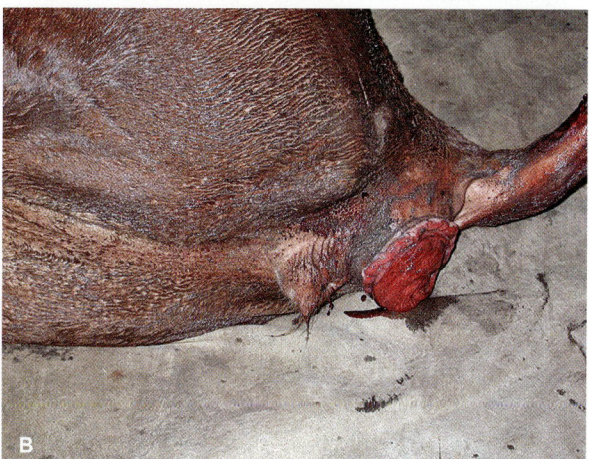

Figura 4.154 Intoxicação por *Senecio spp.* em bovinos. **A**. Tenesmo é um sinal clínico comum. **B**. Frequentemente, o tenesmo leva a prolapso de reto. (Reproduzida, com autorização, de Barros et al., 2006.)

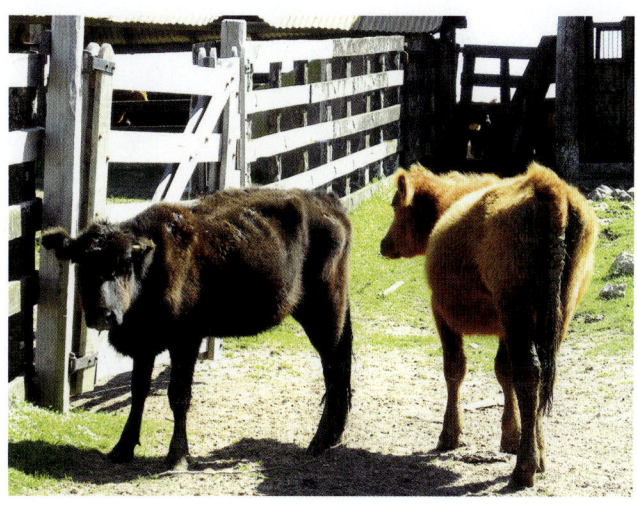

Figura 4.153 Intoxicação por *Senecio spp.* Bovinos com a manifestação clínica crônica da enfermidade, caracterizada por emagrecimento, pelos ásperos e ascite.

Tabela 4.8 Achados de necropsia em intoxicação espontânea por *Senecio* spp. em bovinos e suas frequências relativas.

Muito frequentes (60 a 100% dos casos)
Fígado difusamente firme
Edema das dobras do abomaso
Edema do mesentério
Distensão da vesícula biliar
Edema da parede da vesícula biliar
Moderadamente frequentes (20 a 60% dos casos)
Ascite
Edema dos linfonodos mesentéricos
Pólipos na mucosa da vesícula biliar
Pouco frequentes (menos de 20% dos casos)
Icterícia
Fotodermatite
Edema subcutâneo de declive
Hemorragias focais nas serosas abdominais

te; e um curso clínico agudo (24 a 96 h), o qual ocorre em animais aparentemente em boas condições nutricionais que desenvolvem sinais neurológicos, como andar em círculos, pressão da cabeça contra objetos, incoordenação e cegueira. Os bovinos podem ficar indiferentes ao ambiente ou atacar pessoas ou objetos em seu caminho. Os sinais nervosos são parte da encefalopatia hepática e quase sempre premonitórios de morte iminente. Nessa fase, tenesmo, que pode levar a prolapso de reto (Figura 4.154), é observado com frequência moderada. Icterícia e fotossensibilização não são características da intoxicação por *Senecio* spp. em bovinos, mas ocorrem em alguns poucos casos, geralmente naqueles de curso clínico protraído.

Os achados de necropsia são característicos e estão resumidos na Tabela 4.8. O fígado está afetado em todos os casos e apresenta graus variáveis de firmeza por causa da fibrose. Muitas vezes, a consistência é firme a ponto de oferecer resistência ao corte da faca. O tamanho do fígado é, com frequência, normal ou diminuído e, ocasionalmente, aumentado de maneira moderada.

A superfície capsular é, como regra, lisa e cinzenta, em razão do espessamento da cápsula (Figura 4.155). Por vezes, pequenas nodulações aparecem tanto na superfície capsular como na de corte. Na superfície de corte do fígado, pode-se observar uma trama brancacenta irregular formada por finas traves de tecido fibroso (Figura 4.156). Por vezes, essa trama fibrosa divide o parênquima em nodulações irregulares. Esses nódulos, interpretados como nódulos de regeneração, podem ser conspícuos (Figura 4.157) ou ausentes.

Alguns nódulos são variavelmente amarelos em decorrência de degeneração gordurosa. Na maioria das vezes, a cor da superfície de corte do órgão é mais clara ou marrom-amarelada, provavelmente pela quantidade de pigmento. Em alguns casos, manchas avermelhadas (necrose e hemorragia) são vistas no parênquima hepático. A vesícula biliar está frequentemente aumentada de tamanho, muitas vezes com edema da parede e contendo bile viscosa (Figura 4.158). Lesões poliposas de aspecto edematoso ocorrem em cerca de 30% dos casos na mucosa da vesícula biliar. Também em todos os casos de intoxicação por *Senecio* spp. em bovinos ocorre edema das pregas do abomaso (Figura 4.159) e do mesentério (Figura 4.160). O edema tem aspecto translúcido e gelatinoso e é, em geral, acentuado.

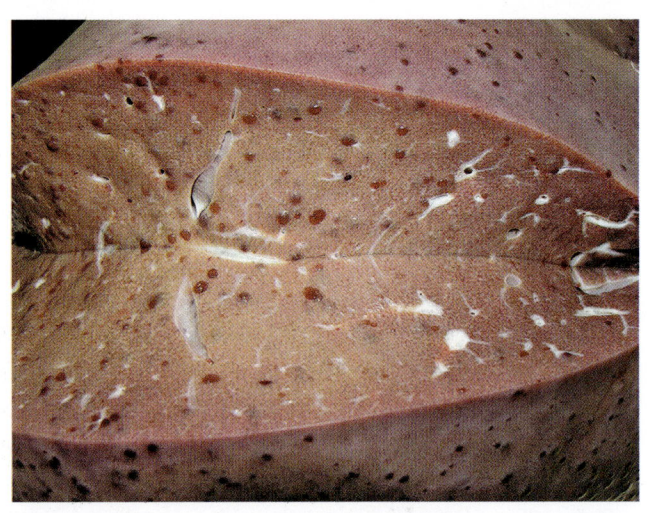

Figura 4.157 Aspecto macroscópico da superfície de corte em fígado na intoxicação por *Senecio spp.* em bovino. Nódulos de regeneração podem ser observados.

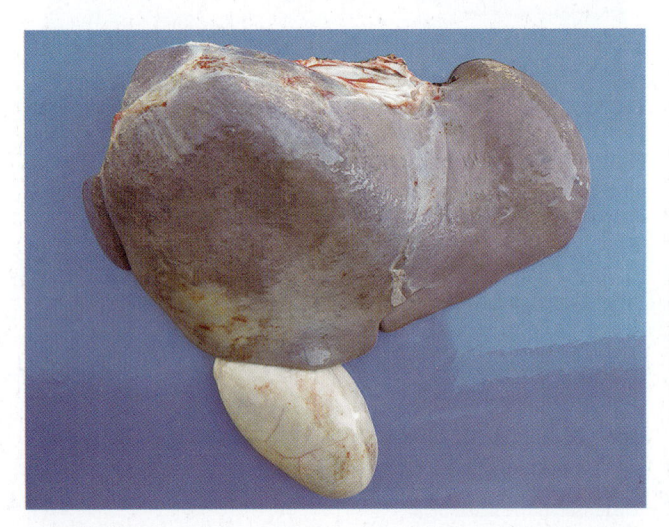

Figura 4.155 Aspecto macroscópico da superfície natural de fígado de bovino com intoxicação por *Senecio spp.*, mostrando espessamento da cápsula e distensão da vesícula biliar.

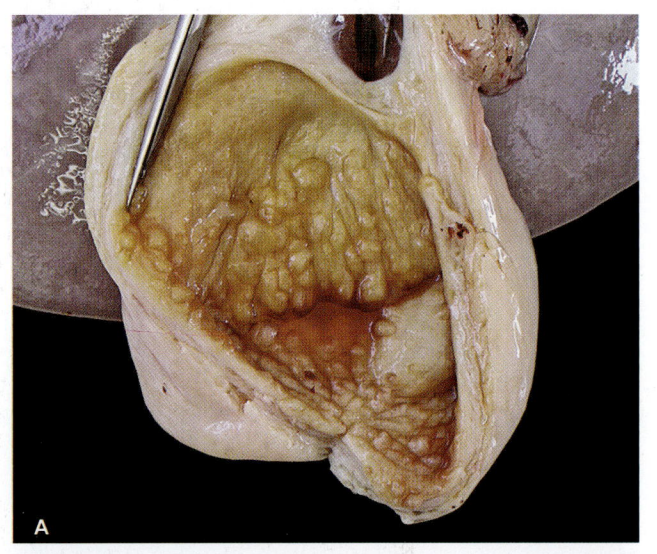

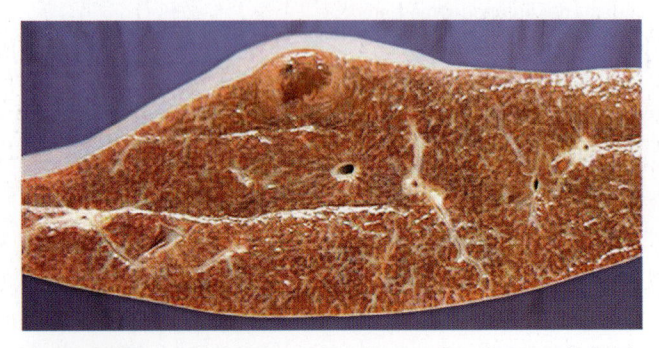

Figura 4.156 Aspecto macroscópico da superfície de corte do fígado em intoxicação por *Senecio spp.* em bovino. Observa-se trama de tecido conjuntivo entrecruzando o parênquima hepático.

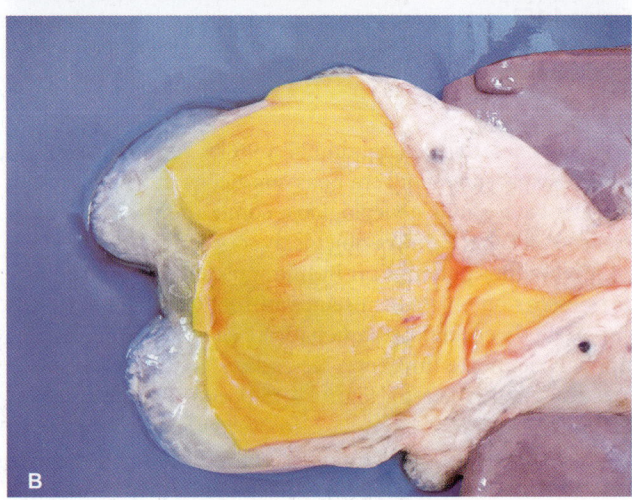

Figura 4.158 Vesícula biliar em bovinos com intoxicação por *Senecio* spp. **A**. Lesões poliposas de aspecto edematoso na mucosa da vesícula biliar ocorrem em cerca de 30% dos casos de intoxicação por *Senecio spp.* em bovinos. **B**. Edema proeminente na parede da vesícula biliar.

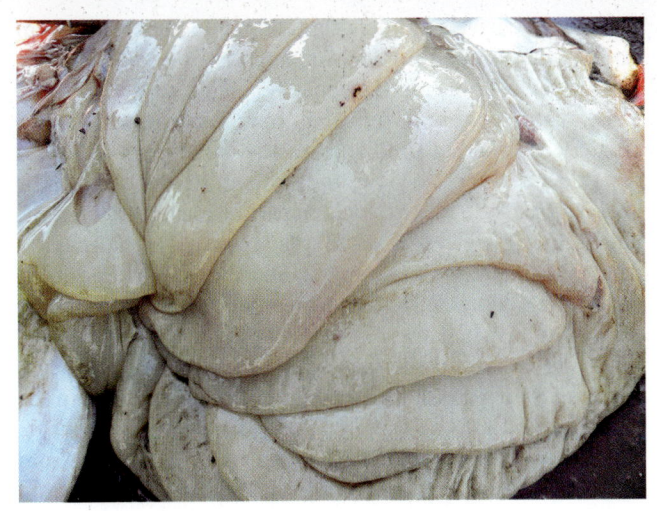

Figura 4.159 Edema das pregas do abomaso é um achado de necropsia nos casos de bovinos que morrem por intoxicação por *Senecio spp.*

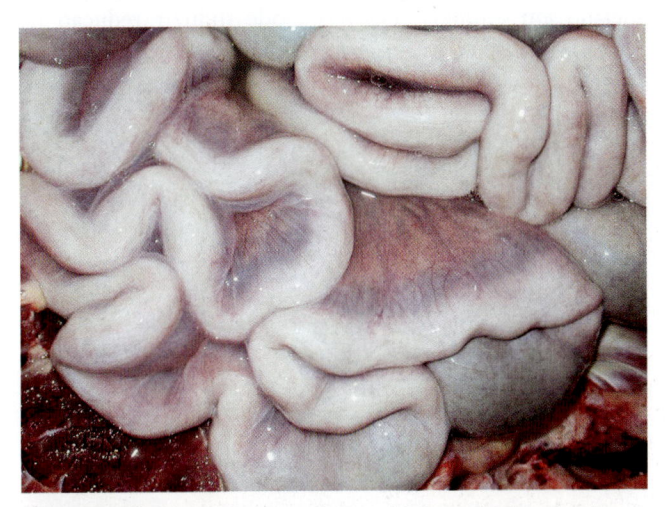

Figura 4.160 Edema do mesentério em bovinos com intoxicação por *Senecio spp.*

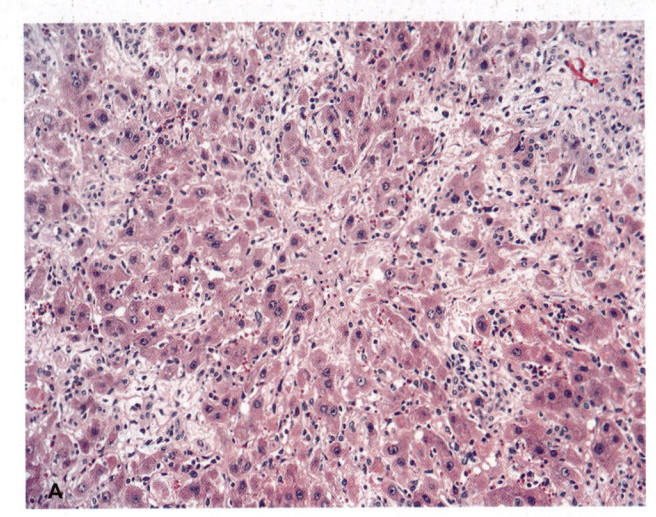

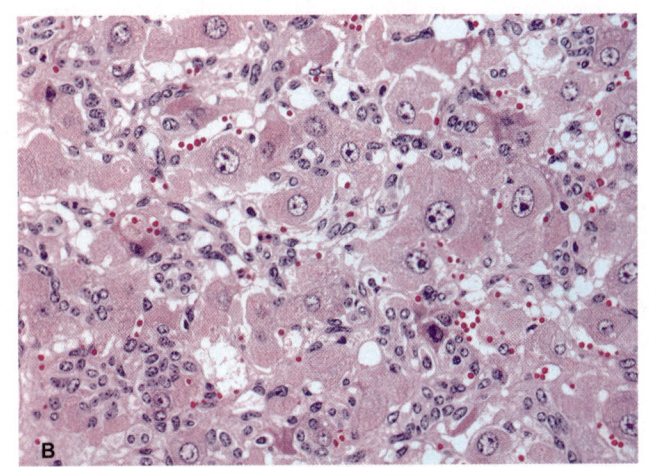

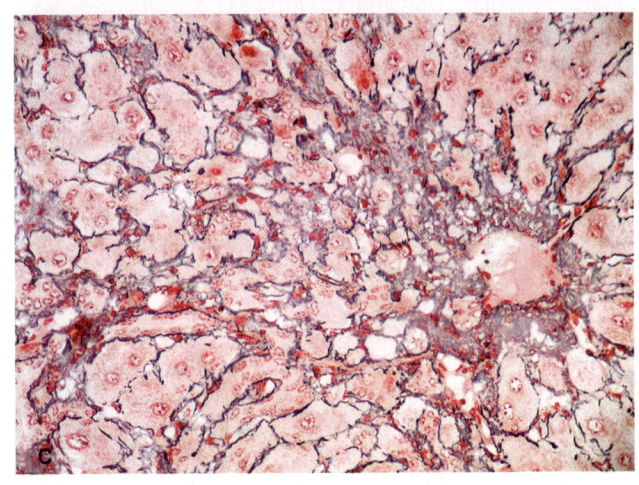

Figura 4.161 Histopatologia em intoxicação por *Senecio spp.* em bovinos. **A**. Menor aumento mostrando fibrose, hiperplasia de ductos biliares e hepatomegalocitose. **B**. Hepatócitos em megalocitose e fibrose periportal associada à hiperplasia de ductos biliares. **C**. Matriz extracelular com traçado acentuadamente irregular e englobando pequenos grupos de hepatócitos. Comparar com a matriz extracelular hepática normal no fígado mostrada na Figura 4.10. Coloração de Gordon e Sweet.

Em vários casos, principalmente em animais adultos, grande quantidade (5 a 30 ℓ) de líquido citrino ou seroso pode ser encontrada na cavidade abdominal. Edema subcutâneo da região ventral, principalmente na região da mandíbula, do pescoço e do peito, hidrotórax, hidropericárdio e lesões hemorrágicas nas serosas das vísceras abdominais, são observados em menor número de casos. Lesões inespecíficas, como hemorragias subendocárdicas e subepicárdicas, são relativamente frequentes.

Histologicamente, a lesão hepática tem todos os componentes de uma cirrose clássica. A tríade de lesões hepáticas na intoxicação por *Senecio* spp. em bovinos inclui graus variáveis de fibrose, proliferação de ductos biliares e hepatomegalocitose (Figura 4.161). A lesão pode ser algo semelhante à hepatite lobular dissecante pela desorganização da arquitetura normal do lóbulo hepático por septos de colágeno que subdividem o parênquima lobular em pequenos grupos de hepatócitos ou até em hepatócitos individuais. As lesões poliposas da mucosa da vesícula biliar consistem em hiperplasia adenomatoide associada a edema acentuado e discreto infiltrado inflamatório da lâmina própria.

Em alguns núcleos de hepatócitos, glóbulos eosinofílicos, aparentemente circundados por membrana nuclear, são observados e consistem em invaginações citoplasmáticas para o núcleo, de maneira semelhante ao que ocorre na aflatoxicose

(Figura 4.53). Degeneração esponjosa em decorrência de encefalopatia hepática ocorre na substância branca do encéfalo e é responsável pelos sinais clínicos de distúrbios nervosos. Astrócitos de Alzheimer tipo II são incomuns nos bovinos.

Equinos intoxicados por alcaloides pirrolizidínicos apresentam anorexia, perda de peso, dermatite e distúrbios neurológicos, que incluem apatia ou hiperexcitabilidade, pressão da cabeça contra objetos, andar compulsivo ou em círculo e, ocasionalmente, galope descontrolado e violento.

Na necropsia dos casos de intoxicação crônica, o fígado está firme e apresenta superfície irregular (áreas brancas entremeadas com áreas vermelho-escuras e aumento no padrão lobular). O fígado de equinos adultos é normalmente escuro e a avaliação macroscópica da acentuação do padrão lobular é muito mais difícil que no bovino.

As lesões histológicas do fígado caracterizam-se por fibrose, megalocitose e proliferação de células dos ductos biliares. Uma comparação das lesões hepáticas de equinos e bovinos intoxicados por alcaloides pirrolizidínicos de *S. brasiliensis* indica que a fibrose é menos proeminente em equinos do que em bovinos e que a megalocitose de hepatócitos é mais pronunciada em equinos do que em bovinos. No sistema nervoso, podem-se observar astrócitos de Alzheimer tipo II.

Intoxicação pelos alcaloides pirrolizidínicos de *Crotalaria* spp. em ruminantes e equinos é relatada em diversos estados do Brasil, principalmente nas regiões Nordeste, Sudeste e Centro-Oeste. A planta é popularmente conhecida como "xique-xique" ou "guizo de cascavel", em razão do aspecto dos frutos. *C. mucronata*, *C. juncea*, *C. spectabilis* e *C. retusa* são as espécies implicadas com intoxicação natural em herbívoros no Brasil. *C. mucronata* e *C. juncea* são associadas com pneumonia intersticial, enquanto *C. retusa* e *C. spectabilis* são associadas com hepatopatias aguda com necrose centrolobular ou hepatopatia crônica com as lesões descritas para a intoxicação por *Senecio* spp. A espécie mais afetada pela intoxicação por *C. retusa* é a equina, para a qual a planta parece ser palatável.

Aflatoxinas

Aflatoxinas são um grupo de compostos difuranocumarínicos produzidos principalmente como metabólitos de *Aspergillus flavus*, *A. parasiticus* e *A. nomius*; portanto, são micotoxinas. Há pelo menos 18 metabólicos cumarínicos que fazem parte desse grupo, mas as aflatoxinas B_1, B_2, G_1, G_2 e M_1 são as de maior importância em medicina veterinária.

A produção de aflatoxinas varia com a cepa de *Aspergillus* envolvida, o tipo de substrato, a temperatura, a umidade relativa e o conteúdo de umidade do substrato. O substrato para os fungos produtores de aflatoxinas são principalmente grãos após a coleta e o armazenamento, mas grãos ainda na lavoura e outros substratos – incluindo alimentos feitos de grãos, como polenta, pão e ração comercial – podem estar envolvidos em surtos de aflatoxicose.

As aflatoxinas são metabolizadas pelas oxidases de função mista do fígado em vários produtos tóxicos e não tóxicos; o mais potente deles é o metabólito 8,9-epóxido de aflatoxina B_1. Esses metabólitos ligam-se à adenina nos ácidos nucleicos das espécies sensíveis, formando adutos de DNA. Entre os animais domésticos, ovinos, equinos e bovinos adultos são bastante resistentes, mas cães, suínos e be-

zerros são sensíveis e podem ser fatalmente intoxicados com doses menores que 1 mg/kg. A aflatoxina B1 é considerada a mais potente e um carcinógeno.

A aflatoxicose pode ter várias manifestações clínicas. A aflatoxicose aguda fulminante pode ocorrer em cães como resultado da ingestão de grandes quantidades de aflatoxinas. Há sinais de insuficiência hepática, incluindo icterícia, hematoquezia e elevação da atividade sérica das enzimas hepáticas. Na necropsia observa-se necrose hemorrágica centrolobular (Figura 4.162). Em cães que sobrevivem alguns dias, a lipidose hepatocelular é marcante e pode ser uniformemente distribuída no fígado (Figura 4.163).

Outros achados de necropsia incluem hemorragia intestinal (Figura 4.164) e edema da vesícula biliar. Os casos de aflatoxicose em cães estão frequentemente relacionados com o hábito de alimentar cães com polenta, um alimento barato feito de milho e muito utilizado para cães de fazendas.

A aflatoxicose crônica é a apresentação mais comum da doença. Uma exposição prolongada de doses pequenas, mesmo em animais sensíveis, pode induzir redução no

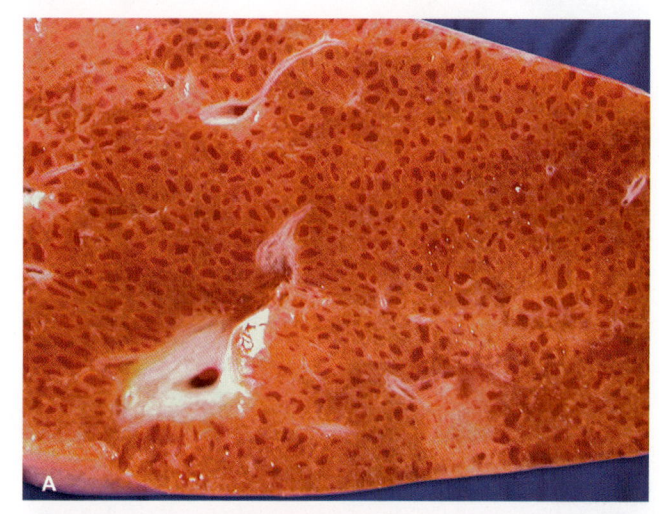
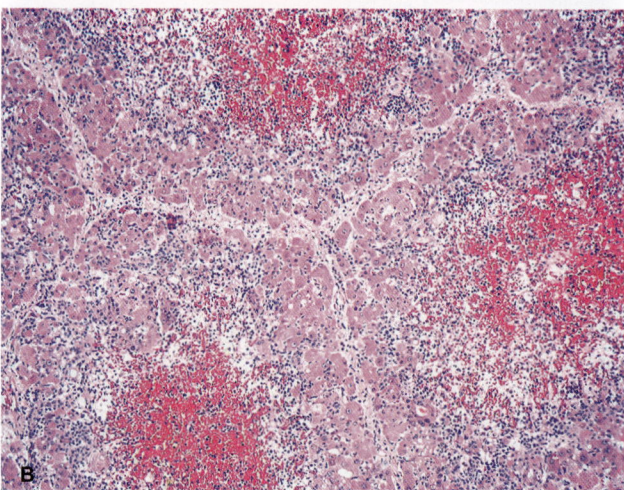

Figura 4.162 Aflatoxicose aguda em suíno. **A**. Aspecto macroscópico do fígado. Há acentuada delimitação dos lóbulos (além do normal) por áreas centrolobulares hemorrágicas e deprimidas, circundadas por áreas mais claras, que correspondem a hepatócitos mais ou menos conservados. **B**. Aspecto microscópico. Os hepatócitos da região centrolobular mostram necrose de coagulação e hemorragia.

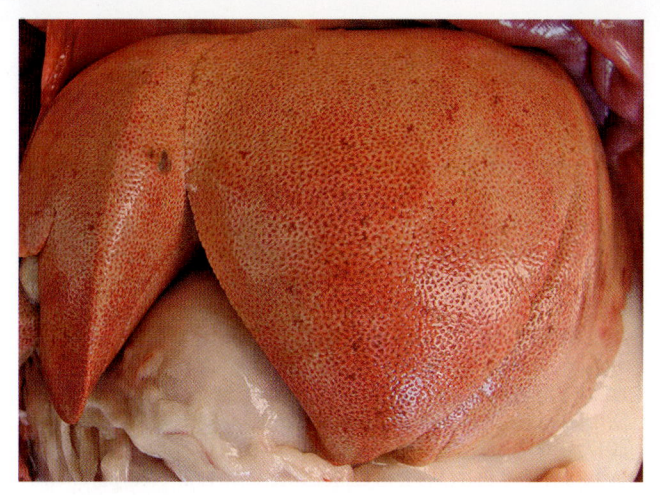

Figura 4.163 Lipidose hepática em cão com aflatoxicose subaguda.

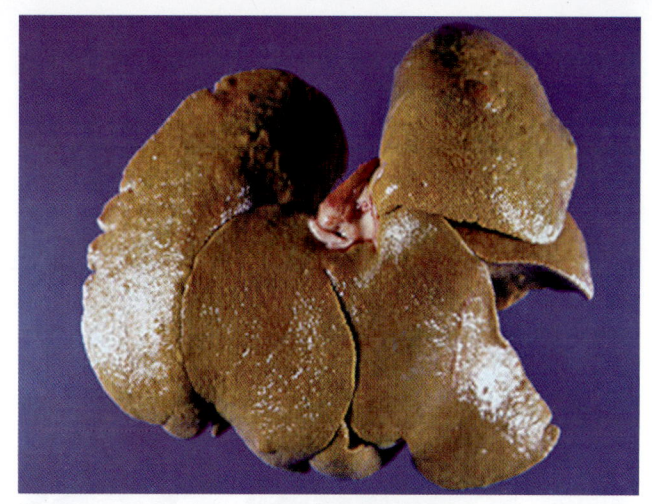

Figura 4.165 Fígado de cão com lipidose e fibrose por aflatoxicose crônica. Observar o aspecto irregular da superfície de corte.

Aflatoxinas são consideradas carcinogênicas, e carcinomas hepatocelulares e colangiocarcinomas têm sido reproduzidos pela administração oral de aflatoxinas em patos, perus, ratos, cobaias, trutas, suínos, ovinos e macacos.

Intoxicação por cobre em ruminantes

O cobre é um mineral essencial para inúmeras funções do organismo, armazenado nos hepatócitos e excretado na bile. Quando os níveis de cobre excedem a capacidade de armazenamento, ele é liberado das células e resulta em estresse oxidativo, que leva à lesão das membranas celulares. O cobre liberado do hepatócito resulta em hemólise intravascular, hemoglobinemia, hemoglobinúria e icterícia, sequencialmente.

A maioria dos casos de intoxicação por cobre ocorre nos pequenos ruminantes e está relacionada com o excesso de cobre na dieta ou na água, com a utilização de tubulações de cobre e intoxicações com sulfato de cobre utilizado como fungicida nas plantas. Os níveis nutricionais de cobre recomendados para ovinos e caprinos são inferiores aos dos bovinos. Dessa forma, surtos de intoxicação podem ocorrer quando rações comerciais de bovinos são fornecidas aos pequenos ruminantes. Ocasionalmente, bovinos podem se intoxicar devido à suplementação nutricional excessiva de cobre.

O molibdênio é um antagonista para a absorção do cobre no intestino. Dessa forma, pastagens com baixos níveis de molibdênio podem resultar em absorção excessiva de cobre no intestino, mesmo que os níveis de cobre na dieta estejam dentro dos valores recomendados.

O cobre também pode acumular-se de forma excessiva no fígado de animais com lesões hepáticas crônicas que interferem na excreção normal do cobre na bile. A intoxicação por alcaloides pirrolizidínicos em ovinos geralmente está associada ao acúmulo excessivo de cobre no fígado, uma condição denominada *intoxicação hepatógena por cobre*.

Na necropsia, observa-se icterícia e os rins e urina apresentam aspecto marrom-escuro devido à necrose hemoglobinúrica e hemoglobinúria, respectivamente. O fígado apresenta uma coloração marrom a laranja, devido à colestase (Figura 4.166). Na microscopia, grande quantidade de

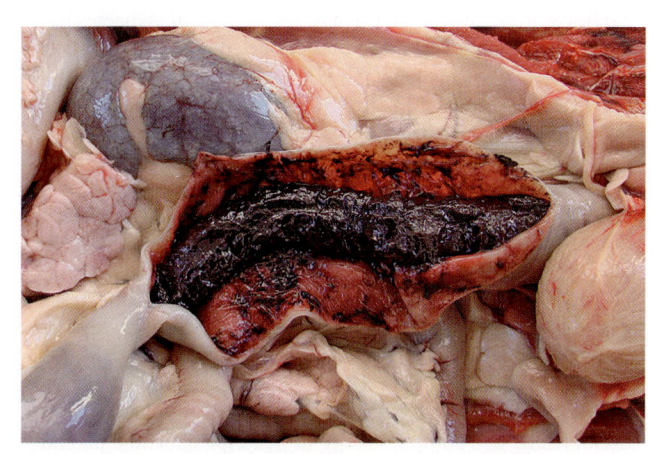

Figura 4.164 Intestino de cão com hemorragia por aflatoxicose aguda.

crescimento, baixa produtividade e suscetibilidade a outras doenças. Em muitos casos, pode ocorrer doença hepática crônica, em que o fígado está aumentado de volume, firme, nodular e amarelo, devido à lipidose (Figura 4.165). Em lesões mais avançadas, o fígado fica diminuído.

Histologicamente, a lesão mais notável e que ocorre em todas as espécies é a proliferação de ductos biliares, observada principalmente na periferia do lóbulo. Alterações nos hepatócitos incluem lipidose, tumefação e necrose focal ou apoptose. A necrose, no entanto, nunca é tão extensa como a que ocorre em casos agudos. À medida que as lesões progridem, há fibrose periportal e, eventualmente, cirrose, com o tecido fibroso dissecando o fígado e isolando nódulos de regeneração hepatocelular. Há moderado aumento de volume do citoplasma e núcleo dos hepatócitos (megalocitose). Pseudoinclusões eosinofílicas são observadas no núcleo. As alterações hepáticas na aflatoxicose crônica lembram as produzidas pelos alcaloides pirrolizidínicos, talvez pelo fato de que essas duas hepatotoxinas inibem a regeneração hepatocelular, de modo que os ductos se regeneram à medida que o fígado se torna atrófico. Entretanto, as doses de aflatoxinas necessárias para causar intoxicação em ruminantes são altas e a intoxicação é considerada rara em bovinos adultos, embora possa ocorrer ocasionalmente em bezerros que recebem ração contaminada.

pigmento de bile é visualizada nos canalículos biliares (Figura 4.167). Frequentemente, há degeneração e necrose dos hepatócitos da região centrolobular provocadas pela anemia hemolítica e hipoxia. Em múltiplas áreas, há necrose hepatocelular individual, resultante do estresse oxidativo provocado pela liberação do cobre. No interior do citoplasma de macrófagos, células de Kupffer e hepatócitos, observa-se pigmento de cobre marrom a cinza e granular, que é positivo na coloração de rodanina ou ácido rubeânico. A dosagem da concentração de cobre no fígado, rins e na urina também pode ser utilizada para a confirmação.

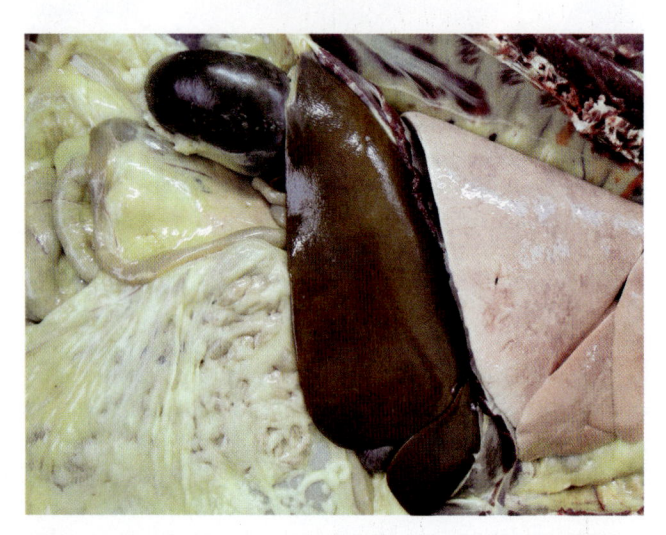

Figura 4.166 Fígado marrom-alaranjado em função da colestase em um ovino com intoxicação por cobre. O rim está marrom-escuro em razão da nefrose hemoglobinúrica e há discreta icterícia do tecido adiposo.

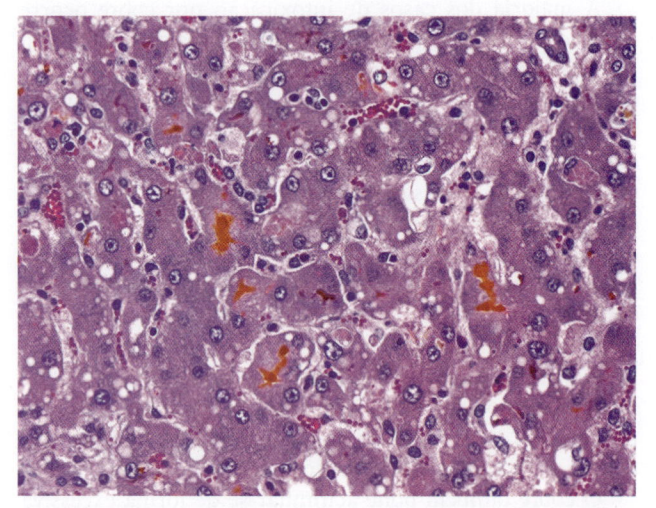

Figura 4.167 Intensa colestase e necrose multifocal individual de hepatócitos em um ovino com intoxicação por cobre.

BIBLIOGRAFIA

BAADE, S.; AUPPERLE, H.; GREVEL, V. *et al.* Histopathological and immunohistochemical investigations of hepatic lesions associated with congenital portosystemic *shunt* in dogs. *J. Comp. Path.*, v. 134, p. 80-90.

BARROS, C. S. L.; CASTILHOS, L. M. L.; RISSI, D. R. *et al.* Biópsia hepática no diagnóstico da intoxicação por *Senecio brasiliensis* em bovinos. *Pesq. Vet. Bras.*, v. 27, p. 53-60, 2007.

BROWN, D. L.; VAN WETTERE, A. J.; CULLEN, J. M. Hepatobiliary system and exocrine pancreas. In: ZACHARY, J. F. *Pathologic basis of veterinary disease.* 6. ed. St. Louis: Mosby Elsevier, 2017. p. 412-470.

CRAWFORD, J. M. Liver and biliary tract. In: KUMAR, V.; ABBAS, A. K.; FAUSTO, N. F. *Robbins and Cotran Pathologic basis of disease.* 7. ed. Philadelphia: Saunders Elsevier, 2005. p. 877-937.

CORDA, A.; DESSÌ, G.; VARCASIA, A. *et al.* Acute visceral cysticercosis caused by *Taenia hydatigena* in lambs: ultrasonographic findings. *Parasit Vectors*, v. 13, p. 568, 2020.

CULLEN, J. M.; STALKER M. J. Liver and biliary system. In: MAXIE, M. G. *Jubb, Kennedy and Palmer´s pathology of domestic animals.* 6. ed. St. Louis: Elsevier, 2016. p. 258-352. v. 2.

CULLEN, J. M. Tumors of the liver and gall bladder. In: MEUTEN, D. J. *Tumors in domestic animals.* 5. ed. Ames: Wiley Blackwell, 2017. p. 602-631.

DIVERS, T. J.; TENNANT, B. C., KUMAR, A., *et al.* New parvovirus associated with serum hepatitis in horses after inoculation of common biological product. *Emerg. Infect. Dis.* v. 24, p. 303-310, 2018.

FIGHERA, R. A.; SILVA, M. C.; SOUZA, T. M. *et al.* Aspectos patológicos de 155 casos fatais de cães atropelados por veículos automotivos. *Ciênc. Rural*, v. 38, p. 1375-1380, 2008.

FIGHERA, R. A.; SILVA, M. C.; SOUZA, T. M. *et al.* Causas de morte e razões para eutanásia de cães da Mesorregião do Centro Ocidental Rio-grandense (1965-2004), *Pesq. Vet. Bras.*, v. 28, p. 223-230, 2008.

INKELMANN, M. A.; ROZZA, D. B.; FIGHERA, R. A. *et al.* Hepatite infecciosa canina: 62 casos. *Pesq. Vet. Bras.*, v. 27, p. 325-332, 2007.

JESUS, M. F. P. ; BRITO, J. A; SILVA, V.C. *et al.* Natural infection by *Platynosomum illiciens* in a stray cat in Cruz das Almas, Recôncavo da Bahia, Brazil. *Braz. J. Vet. Pathol.*, v. 8, p. 25-28, 2015.

JONES, T. C.; HUNT, R. D.; KING, N. W. *Veterinary pathology.* 6. ed. Baltimore: Williams & Wilkins, 1997. 1392 p.

MANSFIELD, C. Pathophysiology of acute pancreatitis: potential application from experimental models and human medicine to dogs. *J. Vet. Intern. Med.,* v. 26, p. 875-887, 2012.

NAVARRO, M. A.; DUTRA F.; BRIANO, C. *et al.* Pathology of natural occurring bacillary hemoglobinuria in cattle. *Vet. Path.*, v. 54, p. 457-466, 2017.

NAVARRO, M. A.; UZAL, F.A. Pathobiology and diagnosis of clostridial diseases in animals. *J. Vet. Diagn. Investig.*, v. 32, p. 192-202, 2020.

OGILVIE, T. H. *Medicina interna de grandes animais.* Porto Alegre: ArtMed, 2000. 526 p.

ROSA, F. B.; RUBIN, M. I. B.; MARTINS, T. B. *et al.* Hepatogenous chronic copper toxicosis associated with grazing *Brachiaria decumbens* in a goat. *Braz. J. Vet. Pathol.*, v. 9, p. 113-117, 2016.

SANTOS, J. C. A.; RIET-CORREA, F.; SIMÕES, S. V. D. *et al.* Patogênese, sinais clínicos e patologia das doenças causadas por plantas hepatotóxicas em ruminantes e equinos no Brasil. *Pesq. Vet. Bras.*, v. 28, p. 1-14, 2008.

SANTOS, R. L.; OLIVEIRA, T. F. B.; OLIVEIRA, T. S. *et al.* Cholelithiasis with atrophy of the right lateral hepatic lobe in a horse. *Ciênc. Rural*, v. 37, p. 586-589, 2007.

SILVA, M. C.; FIGHERA, R. A.; BRUM, J. S. *et al.* Cirrose hepática em cães: 80 casos (1965-2003). *Pesq. Vet. Bras.*, v. 27, p. 471-480, 2007.

STRAFUSS, A. C. *Necropsy procedures and basic diagnostic methods for practicing veterinarians.* Springfield: Charles C. Thomas, 1988. 244 p.

TESSELE, B.; BRUM, J. S.; BARROS, C. S. L. Lesões parasitárias encontradas em bovinos abatidos para consumo humano. *Pesq. Vet. Bras.*, v. 33, p. 873-889, 2013.

URQUART, G. M.; ARMOUR, J.; DUNCAN, J. L. *et al. Veterinary parasitology.* 2. ed. Oxford: Blackwell Science, 1996. 307 p.

VAN DEN INGH, T. S. G. A. M.; VAN WINKLE, T. J.; CULLEN, J. M. *et al. Morphological classification of parenchymal disorders of the canine and feline liver*: hepatocellular death, hepatitis, and cirrhosis-2 (updated version). WSAVA Standards for Clinical and Histological Diagnosis of Canine and Feline Liver Diseases. Society of Comparative Hepatology. Philadelphia: Elsevier, 2006. 130 p.

WEBSTER, C. R. L. ; CENTER, S. A.; CULLEN, J. M. *et al.* ACVIM consensus statement on the diagnosis and treatment of chronic hepatitis in dogs. *J. Vet. Intern. Med.* v. 33, p. 1173-1200, 2019.

WHEATHER, P. R.; BURKITT, H. G.; DANIELS, V. G. *Functional histology.* A text and colour atlas. Norwich: Churchill Livingstone, 1979. 278 p.

Sistema Urinário 5

Rogéria Serakides ◆ Juneo Freitas Silva

EMBRIOLOGIA

Uma breve descrição da embriogênese do sistema urinário é importante para que, mais à frente, a gênese das alterações renais que ocorrem na vida pré-natal possa ser mais bem compreendida. Durante o desenvolvimento embrionário, o sistema urinário está intimamente associado ao sistema genital. Ambos têm origem mesodérmica, a partir da crista urogenital, localizada em cada lado da aorta dorsal ao longo da parede posterior da cavidade abdominal.

Uma parte da crista urogenital forma o cordão nefrogênico. Desse cordão derivam-se três conjuntos de órgãos excretores no sentido craniocaudal. O primeiro é o pronefro, que tem existência transitória e não é funcional nos mamíferos. O segundo é o mesonefro, funcional durante uma parte da vida embrionária. E o terceiro é o metanefro, que dará origem aos rins. Todas as três estruturas se organizam em vários ductos excretores.

O ducto mesonéfrico tem uma extremidade cega, que é invaginada por um tufo capilar, criando um mecanismo de filtração. A outra extremidade forma uma saída para a urina que será excretada. O mesonefro é substituído pelo metanefro quando começa a involuir, processo que se dá na direção craniocaudal.

O metanefro é constituído pelo botão ureteral e pelo blastema metanéfrico. A diferenciação dessas duas estruturas propiciará a formação dos rins. O botão ureteral, uma invaginação do ducto mesonéfrico, formará o ureter, a pelve renal, os cálices e os túbulos coletores. Após penetrar no blastema metanéfrico, sofre cerca de 12 divisões dicotômicas, e as primeiras serão reabsorvidas no fim da diferenciação, o que explica os formatos da pelve e dos cálices renais observados nas diferentes espécies animais. Enquanto o botão ureteral se diferencia, a parte externa do blastema metanéfrico dá origem à cápsula e ao interstício do rim. A condensação celular da parte interna do blastema, sob influência dos túbulos coletores provenientes do botão ureteral, formará os cordões celulares (túbulos metanéfricos), que comporão inicialmente as *vesículas renais* e depois os néfrons. Uma extremidade de cada néfron irá confluir para um túbulo coletor; a outra extremidade se torna invaginada por um tufo vascular suprido pela aorta, constituindo o glomérulo. Diferentemente dos seres humanos, os rins de cães continuam a se desenvolver após o nascimento. Até aproximadamente 8 dias de idade, novos néfrons são formados na zona subcapsular, e abaixo dessa zona, os glomérulos tornam-se cada vez mais maduros em direção à junção corticomedular.

O desenvolvimento da bexiga ocorre a partir da região cranioventral do seio urogenital. Esta se apresenta como uma dilatação que é prolongada cranialmente pelo alantoide e caudalmente pela uretra. O alantoide sofre constrição e forma um cordão fibroso, o úraco, que irá unir o umbigo ao ápice da bexiga.

MORFOLOGIA

O sistema urinário é dividido em trato superior, representado pelos rins, e inferior, que compreende os *ureteres*, a *bexiga urinária* e a *uretra*. Os rins situam-se na região sublombar e apresentam consistência firme e forma variável entre os mamíferos.

Nos animais domésticos, os rins podem ser classificados como unipiramidais (unilobares) ou multipiramidais (multilobares). Gatos, cães, pequenos ruminantes e cavalos têm rins unipiramidais. Nos gatos, um lobo está presente e os ductos papilares se abrem no cálice, sobre uma única papila renal. Em cães, pequenos ruminantes e cavalos, há fusão completa ou parcial de diversos lobos em uma única papila renal. Suínos têm rins multipiramidais, nos quais há vários lobos distintos, cada um com uma pirâmide e sua respectiva papila. Os bovinos apresentam rins multipiramidais e lobos externos distintos, cada lobo com uma pirâmide.

O parênquima renal se divide em *córtex*, localizado externamente, e região *medular*, localizada internamente. O rim é constituído por unidades funcionais, os *néfrons*. Cada néfron é composto pelo *corpúsculo renal* e um longo túbulo, diferenciado em vários segmentos sucessivos (túbulo contorcido proximal, alça de Henle e túbulo contorcido distal). Cada corpúsculo renal é formado pelo *glomérulo*, que se constitui por um tufo de capilares ramificados e anastomosados, com uma região central denominada *mesângio*, envoltos pela *cápsula de Bowman*. Os glomérulos apresentam um polo vascular, pelo qual penetra a arteríola aferente e sai a arteríola eferente, e um polo urinário, em que se origina o túbulo contorcido proximal (Figura 5.1).

O sangue chega ao rim pela artéria renal (ramo da aorta), que no hilo se divide nos ramos anterior e posterior. Estes se dividem nas artérias interlobares, que originam os ramos arciformes, os quais se estendem ao longo da *junção corticomedular*, na qual se originam as artérias interlobulares.

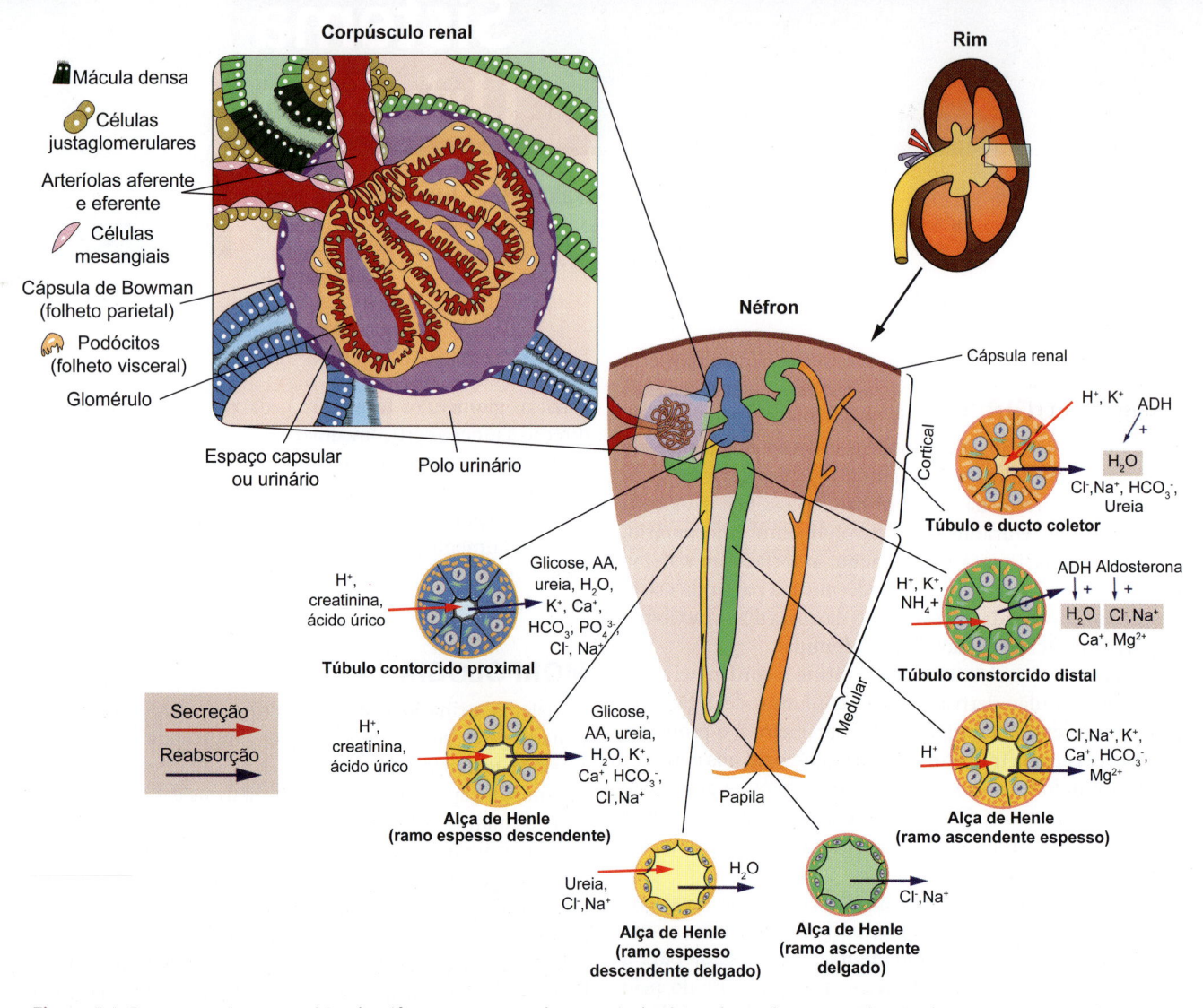

Figura 5.1 Representação esquemática do néfron, estrutura renal responsável pela produção da urina, evidenciando a organização morfológica do corpúsculo renal e dos túbulos uriníferos na região medular e cortical e o sistema de secreção e reabsorção pelos túbulos renais.

Estas se dirigem à periferia do rim e originam as arteríolas aferentes dos glomérulos, das quais emergem as arteríolas eferentes. A nutrição e a oxigenação da cortical são realizadas pelas arteríolas eferentes dos glomérulos, as quais formam capilares que irrigam os túbulos da cortical. As arteríolas eferentes formam também as arteríolas retas que se dirigem para a região medular.

Os capilares da superfície cortical reúnem-se para formar as veias estreladas. Estas se unem para compor as veias arciformes, que originam as veias interlobares. As veias interlobares formam a veia renal, a qual drena o sangue do rim. A região medular apresenta as veias retas, que também se ligam às veias arciformes. Estas veias se situam muito próximo e paralelamente às arteríolas de mesmo nome, formando um conjunto conhecido como *vasos retos do rim*. Os vasos linfáticos estão presentes nas regiões cortical e medular. Uma parte drena o interstício cortical e medular, e a outra drena a área subcapsular.

FUNÇÕES

A função primordial dos rins consiste na formação de *urina*. Para explicá-la, deve-se considerar a função dos *néfrons* (Figura 5.1). Estes desempenham várias funções que ajudam a manter a integridade fisiológica do volume e dos constituintes do líquido extracelular, como: conservação de água, cátions fixos, glicose e aminoácidos; eliminação dos produtos nitrogenados oriundos do metabolismo das proteínas (ureia, creatinina, ácido úrico e uratos); depuração do plasma dos excessos de íons sódio, potássio e cloreto; eliminação do excesso de íons hidrogênio para manutenção do pH dos líquidos corporais; e eliminação de compostos orgânicos endógenos e exógenos. Além disso, os rins secretam substâncias endócrinas, como: eritropoetina, renina, 1,25-di-hidroxicolecalciferol e prostaglandinas.

A *eritropoetina* é uma glicoproteína produzida nos rins pelas células intersticiais e/ou endoteliais dos capilares peritubulares das regiões cortical e medular, em resposta à redução na concentração de oxigênio sanguíneo, para estimular a eritropoese pela medula óssea.

A *renina* é uma glicoproteína produzida pelas células justaglomerulares (ver Figura 5.1) do aparelho justaglomerular, quando há diminuição da pressão arterial em razão da redução do volume extracelular e/ou quando há redução dos íons cloreto e sódio próximo à mácula densa (ver Figura 5.1), região do túbulo distal que faz parte do aparelho justaglomerular. A renina converte o angiotensinogênio em angiotensina I, que é convertida em angiotensina II, principalmente nos pulmões e nos rins, pela enzima conversora de angiotensina (ECA). A angiotensina II tem potente ação vasoconstritora e, do mesmo modo, estimula a secreção de aldosterona pelo córtex das adrenais e do hormônio antidiurético (ADH, do inglês *antidiuretic hormone*), também conhecido como *vasopressina*, pela neuro-hipófise, elevando a reabsorção de sódio nos túbulos distais e coletores e, consequentemente, a reabsorção de água pelos túbulos renais. Esses efeitos aumentam a pressão arterial.

Os rins são responsáveis pela etapa final de transformação da forma inativa da *vitamina D* na forma biologicamente ativa. Convertem o 25-hidroxicolecalciferol, de origem hepática, em 1,25-di-hidroxicolecalciferol, importante na absorção intestinal de cálcio.

As células do interstício, dos ductos coletores e da parede das artérias renais podem sintetizar *prostaglandinas,* que são produtos da ação das ciclo-oxigenases-2. Em condições normais, as prostaglandinas apresentam pouco significado na manutenção do fluxo sanguíneo renal, mas são muito importantes durante os períodos de hipotensão, contribuindo para a regulação do fluxo sanguíneo renal, transporte de sódio e água e filtração glomerular, diretamente pela liberação de renina e ADH e, indiretamente, pela liberação de angiotensina II, aldosterona e calicreína.

Assim, quando se faz uso de anti-inflamatório não esteroide (AINE), deve-se tomar muito cuidado com a dose, com o período de administração e com o estado de hidratação do paciente. Isso porque a vasodilatação realizada pelas prostaglandinas na região medular pode ser suprimida por esses medicamentos, uma vez que o AINE inibe a síntese das ciclo-oxigenases-2. Desse modo, como a região medular já apresenta menor aporte sanguíneo em comparação à cortical, pode haver isquemia, resultando em necrose das papilas renais e de extensas áreas da região medular.

Para que os rins realizem suas funções de maneira eficiente, são necessários: eliminação normal de urina, perfusão sanguínea adequada e tecido renal funcional. Para desempenhar bem suas funções, os rins realizam três processos essenciais: *filtração glomerular* e *reabsorção* e *secreção tubulares.*

A membrana de filtração glomerular é formada por três camadas: endotélio capilar fenestrado, membrana basal glomerular e células do epitélio visceral dos glomérulos (podócitos) (ver Figura 5.1).

A pressão do sangue no glomérulo determina a filtração contínua de líquido para a cápsula de Bowman e, a partir daí, o líquido flui para o túbulo contorcido proximal, localizado no córtex renal, juntamente com o glomérulo.

A partir do túbulo contorcido proximal, o *filtrado glomerular* penetra na alça de Henle, dividida em segmento delgado e espesso. Após passar pela alça de Henle, o filtrado glomerular penetra no túbulo distal, também situado no córtex renal. A seguir, ainda no córtex renal, os túbulos contorcidos distais se coalescem para formar cada túbulo coletor, que lança o filtrado glomerular na pelve renal pelas papilas renais (ver Figura 5.1).

O filtrado glomerular é semelhante ao plasma, exceto por não conter quantidades significativas de proteínas, pois as macromoléculas não atravessam a parede dos capilares. Normalmente, pequena quantidade de albumina é filtrada, mas é rapidamente reabsorvida no túbulo contorcido proximal. À medida que o filtrado glomerular flui pelos túbulos renais, as substâncias desnecessárias não são reabsorvidas, ao passo que as necessárias, especialmente quase toda a água e muitos eletrólitos, são reabsorvidas para o plasma dos capilares peritubulares, onde a baixa pressão sanguínea possibilita a absorção contínua de líquido para o interior desses capilares. Cerca de 99% do filtrado glomerular é normalmente reabsorvido nos túbulos, ao passo que uma pequena porção restante contribui para formar a urina.

A secreção tubular (passagem de substâncias do plasma através das células epiteliais, que revestem os túbulos, para o líquido tubular) constitui-se no segundo mecanismo pelo qual o néfron depura o plasma das substâncias indesejadas. Dessa maneira, a urina é constituída por substâncias filtradas e secretadas.

A quantidade de filtrado glomerular formada a cada minuto, em todos os néfrons de ambos os rins, é denominada *intensidade da filtração glomerular*. A pressão glomerular, a pressão coloidosmótica do plasma e a pressão na cápsula de Bowman são os fatores que determinam a intensidade da filtração glomerular. Existem algumas condições que afetam esses fatores e também a intensidade da filtração glomerular, como fluxo sanguíneo renal, constrição da arteríola aferente e constrição da arteríola eferente.

O controle da intensidade da filtração glomerular e do fluxo sanguíneo renal é realizado no interior dos rins por mecanismos locais de *feedback*. Cada néfron tem dois mecanismos de autorregulação da intensidade da filtração glomerular: o *feedback* vasodilatador da arteríola aferente e o *feedback* vasoconstritor da arteríola eferente.

O *aparelho justaglomerular* é composto pela mácula densa (células epiteliais dos túbulos contorcidos distais em contato com as arteríolas aferente e eferente), pelas células justaglomerulares (células musculares lisas das arteríolas aferente e eferente que secretam renina) e pelas células mesangiais extraglomerulares (pericitos dos rins que auxiliam na regulação do fluxo sanguíneo no polo vascular renal) (ver Figura 5.1). A redução no fluxo do filtrado glomerular determina uma baixa concentração de íons cloreto e sódio na mácula densa. Essa redução desencadeia um sinal proveniente da mácula densa para dilatar a arteríola aferente, com consequente aumento do fluxo sanguíneo para o glomérulo e elevação da pressão glomerular. As baixas concentrações de íons cloreto e sódio induzem as células justaglomerulares a liberar renina, que, por sua vez, induz a formação de angiotensina II para produzir vasoconstrição das arteríolas eferentes, resultando na elevação da pressão glomerular. A pressão glomerular elevada, associada ao aumento do fluxo sanguíneo, eleva a intensidade da filtração até o nível necessário.

O mecanismo mais importante de autorregulação do fluxo sanguíneo é o mecanismo vasodilatador da arteríola aferente. Quando o fluxo sanguíneo renal cai para valores muito baixos, a intensidade de filtração glomerular diminui. Isso causa efeito de *feedback* no aparelho justaglomerular, dilatando a arteríola aferente, o que possibilita maior fluxo sanguíneo pelo glomérulo e maior filtração.

Para compreender a importância de manter constante a filtração glomerular, imagine o que aconteceria se ela fosse muito pequena ou muito elevada. Em presença de filtração glomerular com intensidade muito pequena, o filtrado glomerular passaria pelos túbulos renais com tal lentidão que seria, praticamente, todo ele reabsorvido e os rins deixariam de eliminar os produtos catabólicos necessários. Entretanto, se a intensidade da filtração glomerular fosse muito elevada, o filtrado glomerular passaria com tal rapidez pelos túbulos renais que estes seriam incapazes de reabsorver as substâncias que deveriam ser conservadas no organismo. Assim, o filtrado glomerular deve fluir no interior dos túbulos renais com velocidade apropriada para possibilitar a eliminação de substâncias desnecessárias e a reabsorção daquelas necessárias.

Pesquisas têm demonstrado que dietas com alto teor de proteínas aumentam a filtração glomerular, causam hiperemia renal e aumentam o volume renal por causar hipertrofia do epitélio tubular e aumento do volume glomerular. Esses efeitos são mediados pelo aumento do fator de crescimento semelhante à insulina 1 (IGF-1, do inglês *insulin-like growth factor 1*). A hiperfiltração é resultante de uma vasoconstrição na arteríola eferente, que, consequentemente, aumenta a pressão glomerular; contudo, esse aumento da pressão nos capilares glomerulares predispõe à lesão glomerular. Em pacientes que sofrem de doença renal, dietas com baixo teor proteico apresentam efeito protetor sobre a função renal, reduzindo a formação de metabólitos tóxicos, como fosfato, ácido úrico e ureia.

A estrutura das células epiteliais dos túbulos renais varia consideravelmente nos diferentes segmentos do néfron, influenciando a capacidade absortiva de cada um desses segmentos (ver Figura 5.1).

O *túbulo contorcido proximal* é o segmento mais longo da porção tubular do néfron. Suas células epiteliais são cuboidais, apresentam microvilosidades e metabolismo elevado e exibem grande número de mitocôndrias para manter os processos de transporte ativo rápido. A função primordial dessas células é reabsorver cerca de 70% do filtrado glomerular. A *glicose* e os *aminoácidos* são as substâncias mais importantes reabsorvidas por transporte ativo nos túbulos proximais. Ademais, nesse segmento tubular ocorre reabsorção de água, ureia e dos íons sódio, cálcio, potássio, cloreto, bicarbonato e fosfato. Cerca de 30 a 40% da *ureia* filtrada é reabsorvida nos túbulos proximais. Os *íons hidrogênio* representam a substância mais importante secretada por transporte ativo. Já a *creatinina* não é reabsorvida pelos néfrons, mas torna-se mais concentrada à medida que ocorre a reabsorção de outras substâncias. O ácido úrico também é secretado neste segmento tubular.

O ramo espesso descendente da *alça de Henle* apresenta morfologia semelhante à do túbulo contorcido proximal, com redução apenas do número de mitocôndrias e da altura do epitélio e das microvilosidades. As substâncias secretadas e reabsorvidas neste segmento são as mesmas do túbulo contorcido proximal.

O segmento delgado da alça de Henle apresenta epitélio delgado, constituído por células que não têm microvilosidades. Além disso, suas células apresentam número reduzido de mitocôndrias, indicando mínima atividade metabólica. A capacidade de concentrar urina é diretamente proporcional ao comprimento da alça de Henle. O ramo descendente é muito permeável à água e moderadamente permeável à ureia, ao sódio, ao cloreto e à maioria dos outros íons. O ramo ascendente é muito menos permeável à água e aos solutos (ureia e íons). O segmento espesso da alça de Henle apresenta células epiteliais mais altas, semelhantes às do túbulo proximal, exceto por apresentarem menor número de microvilosidades. Essas células são especialmente adaptadas para a reabsorção de íons sódio e potássio, além de cloreto, cálcio, bicarbonato e magnésio. Por outro lado, esse segmento é quase totalmente impermeável à água e à ureia. Os íons hidrogênio são secretados por transporte ativo.

A primeira metade do *túbulo distal* tem quase as mesmas características do segmento espesso do ramo ascendente da alça de Henle. Suas células absorvem a maioria dos íons, entre eles o cálcio e o magnésio, mas são quase totalmente impermeáveis à água e à ureia. A porção final do túbulo distal e a porção cortical do túbulo coletor apresentam epitélio quase totalmente impermeável à ureia. Esses dois segmentos absorvem os íons sódio e cloreto, mas a velocidade dessa reabsorção é controlada pela *aldosterona*. Os íons potássio são ativamente secretados nesses segmentos tubulares, o que controla a concentração desses íons nos líquidos extracelulares do organismo. Esses segmentos também apresentam um tipo especial de célula epitelial, conhecida como *célula intercalada*, que secreta ativamente os íons hidrogênio. A permeabilidade à água somente é possível na presença do ADH, de modo a propiciar um meio para controlar o grau de diluição da urina. Nesse segmento ainda ocorre a secreção de íon amônio.

O *túbulo coletor* apresenta um epitélio formado por células cuboides, com superfície lisa e poucas mitocôndrias. A permeabilidade à água é controlada pelo ADH. Seu epitélio é ligeiramente permeável à ureia, além de absorver cloreto, sódio e bicarbonato. Uma característica importante desse segmento é sua capacidade de secretar íons hidrogênio e potássio. Dessa maneira, a porção final do túbulo contorcido distal e o túbulo coletor desempenham papel importante no controle do equilíbrio acidobásico dos líquidos corporais.

Embora os tampões corporais e o controle pulmonar da excreção de dióxido de carbono formem a primeira linha de defesa na manutenção do pH dos fluidos extracelulares, os rins também participam da correção do desequilíbrio acidobásico. Os rins corrigem a alcalose metabólica pela excreção de urina alcalina com excesso de íons bicarbonato. Na acidose metabólica, a correção é realizada pelo aumento da reabsorção de bicarbonato, pela secreção de íons hidrogênio e pela excreção de amônia.

CONTROLE HORMONAL

A função renal está sob o controle de três hormônios importantes: o *ADH*, a *aldosterona* e o *paratormônio (PTH)*.

O *ADH* é um polipeptídio sintetizado nos núcleos hipotalâmicos supraópticos. Quando há aumento da osmolalidade do líquido extracelular por excesso de íons sódio e outros íons negativos que os acompanham, ocorre estimulação dos osmorreceptores localizados no hipotálamo. Essa excitação estimula os núcleos supraópticos, também localizados no hipotálamo, os quais, por sua vez, estimulam a neuro-hipófise a liberar ADH. O ADH aumenta a permeabilidade à água da porção final do túbulo distal e dos túbulos coletores, pelo aumento de *aquaporinas* na membrana apical das células tubulares, promovendo maior retenção de água por osmose nos líquidos corporais, corrigindo o líquido extracelular concentrado. As *aquaporinas* são vesículas intracitoplasmáticas que apresentam poros permeáveis a água. Por outro lado, quando o líquido extracelular fica muito diluído, ocorre formação de menor quantidade de ADH, e o excesso de água é eliminado pela urina, concentrando e normalizando os líquidos corporais.

A *aldosterona* é um mineralocorticoide secretado pelas células da zona glomerular do córtex das glândulas suprarrenais. Sua secreção é estimulada pelo aumento na concentração de *angiotensina II* no sangue, pelo aumento da concentração de íons potássio e pela diminuição da concentração de íons sódio no líquido extracelular. Quando há redução excessiva do volume do líquido extracelular, ocorre queda da pressão arterial, com redução do fluxo sanguíneo para os rins, estimulando a secreção de *renina* pelas células justaglomerulares. A renina determina a formação de angiotensina I, que mais tarde é convertida em angiotensina II. A angiotensina II é um vasoconstritor potente e exerce efeito direto sobre as células da zona glomerular do córtex da adrenal, aumentando a secreção de aldosterona.

O túbulo proximal e a alça de Henle são responsáveis por reabsorver a maior parte do sódio do filtrado glomerular, conservando-o no organismo. A reabsorção de sódio na porção terminal do túbulo distal e porção cortical do túbulo coletor é muito variável, e a intensidade é controlada pela concentração sanguínea de aldosterona. Na presença de elevadas concentrações de aldosterona, os últimos vestígios de sódio tubular são reabsorvidos por essas porções do néfron, de modo que praticamente nenhum sódio é excretado na urina. A aldosterona também exerce o mesmo efeito no controle da secreção de íons potássio, uma vez que ativa a bomba Na^+/K^+ adenosinatrifosfatase (ATPase), responsável por bombear sódio do lúmen tubular para o líquido intersticial e, ao mesmo tempo, o potássio na direção oposta. O crescimento da concentração de potássio no líquido extracelular amplia a concentração de aldosterona no sangue circulante, com consequente aumento da excreção de potássio, diminuindo e normalizando a concentração desse íon no líquido extracelular.

O *PTH* é um polipeptídio secretado pela paratireoide. Sua secreção é estimulada pela hipocalcemia e pela hiperfosfatemia. A excreção de cálcio e fósforo na urina é regulada pelo PTH. Mesmo na ausência de PTH, grande parte do cálcio é reabsorvida nos túbulos proximais, na alça de Henle e na porção inicial dos túbulos distais. Porém, cerca de 10% do cálcio filtrado ainda permanece e penetra na porção terminal dos túbulos distais. Se houver grandes quantidades de PTH no sangue, praticamente todo o cálcio restante será reabsorvido nas porções terminais do túbulo distal e cortical do túbulo coletor, conservando o cálcio no organismo. O PTH, além de aumentar a conservação de cálcio pelos rins, também estimula a conversão, nos rins, do 25-hidroxicolecalciferol em 1,25-di-hidroxicolecalciferol, que é a forma ativa da vitamina D, responsável por formar a calmodulina, proteína ligadora de cálcio nas células do epitélio intestinal, aumentando a absorção de cálcio pelo trato intestinal. O PTH também diminui a reabsorção de fosfato pelos túbulos renais, aumentando sua excreção pela urina.

LESÕES DO TRATO URINÁRIO SUPERIOR

O trato urinário superior é formado somente pelos *rins*. As alterações renais em diversas doenças sistêmicas (*nefropatias*), tanto primárias quanto secundárias, têm grande importância na clínica por sua frequência e gravidade. As nefropatias são estudadas de acordo com os elementos primariamente acometidos, ou seja, os glomérulos, túbulos e/ou interstício. O comprometimento de um desses componentes geralmente acaba por lesionar os demais em decorrência da interdependência dessas estruturas.

Na doença renal crônica, geralmente há destruição de todos os componentes estruturais renais. Desse modo, nos estágios avançados de muitas nefropatias, é difícil ou até mesmo impossível definir a primeira estrutura lesionada.

Ao examinar macroscopicamente os rins, deve-se observar seu tamanho, forma, cor e consistência. Sua coloração normal é acastanhada, exceto nos gatos adultos, nos quais, por causa do conteúdo lipídico das células tubulares, a região cortical apresenta-se amarelada. Nos equinos, os glomérulos podem ser esporadicamente visíveis macroscopicamente como pontos vermelhos distribuídos pela superfície do órgão. A remoção da cápsula é essencial para avaliação dessa superfície. Desprende-se facilmente no rim normal, mas apresenta-se aderida se o parênquima adjacente tiver fibrose. Do mesmo modo, será de difícil remoção nos casos de desidratação. A razão córtex:medular normal é de 1:2 ou 1:3. Nos animais muito jovens, pode ser 1:4, porque os glomérulos e túbulos vão se desenvolvendo com o tempo.

Anomalias do desenvolvimento
Agenesia e aplasia

A *agenesia* e a *aplasia* renais correspondem à ausência completa ou a rudimentos embrionários de um ou ambos os rins, respectivamente, podendo não haver estrutura renal reconhecível macroscopicamente. Nesses casos, o ureter pode ou não estar presente. Se presente, a extremidade cranial do ureter apresenta-se fechada.

A aplasia renal pode estar associada a outras anomalias urogenitais do desenvolvimento. Em geral, é causada pelo desenvolvimento incompleto do pronefro, do mesonefro ou do botão ureteral ou por causa da ausência ou degeneração do blastema metanéfrico. Sua ocorrência é rara em todas as espécies domésticas, mas pode haver maior predisposição em famílias de cães das raças Dobermann, Pinscher e Beagle e em suínos da raça Large White.

A *aplasia unilateral* é compatível com a vida e pode ser imperceptível nos exames clínicos, podendo ser um achado acidental de necropsia desde que o outro rim seja normal (Figura 5.2). Nesse caso, o rim contralateral aumenta de volume como resultado de *hipertrofia compensatória*. Na hipertrofia renal, não há aumento do número de néfrons, e sim do volume das células tubulares e glomerulares. A *aplasia bilateral* é incompatível com a vida pós-natal e é esporádica.

Hipoplasia

A *hipoplasia renal* é o desenvolvimento incompleto do rim, de tal modo que, ao nascimento, há menor número de néfrons, lóbulos e cálices. Pode ser causada pela redução do blastema metanéfrico ou pela incompleta formação do néfron pelo botão ureteral. Pode ser uni ou bilateral, mas ocorre raramente e pode ser de difícil diagnóstico em alguns casos, particularmente se for discreta e bilateral. Quando *unilateral*, pode ocorrer hipertrofia compensatória do outro rim (Figura 5.3). A *hipoplasia bilateral*, dependendo do grau, pode causar insuficiência renal. Além disso, o rim hipoplásico parece ser mais suscetível às infecções quando comparado ao rim normal. A hipoplasia não deve ser confundida com a hipotrofia secundária às nefropatias adquiridas crônicas com fibrose (Figura 5.4). Uma redução de 50% no tamanho do rim, ou em mais de um terço na massa renal, associada à ausência de doença renal adquirida, levanta a suspeita de hipoplasia. Na avaliação macroscópica de rins hipoplásicos em bovinos ou suínos, é possível encontrar redução do número de lóbulos e cálices, mas o diagnóstico definitivo é sempre microscópico. O exame histológico é muito importante para o diagnóstico diferencial entre hipoplasia e hipotrofia, e até mesmo com relação à displasia renal. Na hipoplasia, além de haver redução no número e no tamanho dos glomérulos, poderão ser observados glomérulos fetais e resquícios de estruturas embrionárias.

Rim supranumerário

Rim supranumerário está entre as anomalias mais raras do trato geniturinário. Sua embriogênese é pouco conhecida, mas acredita-se que possa se formar a partir de dois botões ureterais que se originam da extremidade caudal dos ductos mesonéfricos, de modo que eles penetram no blastema metanéfrico, estruturando dois rins. Outras possibilidades são que ocorra uma bifurcação dos ductos mesonéfricos que, após penetrar no blastema metanéfrico, dá origem a dois rins, ou que o rim supranumerário se forme a partir da fragmentação do blastema metanéfrico proveniente de um infarto linear, resultando no desenvolvimento de dois rins independentes.

Na medicina humana há relatos de que o rim supranumerário é geralmente hipoplásico e ocorre com mais frequência no lado esquerdo. Pode ser encapsulado e totalmente separado do rim ipsilateral ou parcialmente fundido (Figura 5.5). Na medicina veterinária, essa alteração é considerada muito rara, havendo um relato em gato no qual os dois rins supranumerários eram hipoplásicos e estavam presentes um de cada lado.

Como as malformações renais são frequentemente associadas a alterações em outros órgãos, em particular no

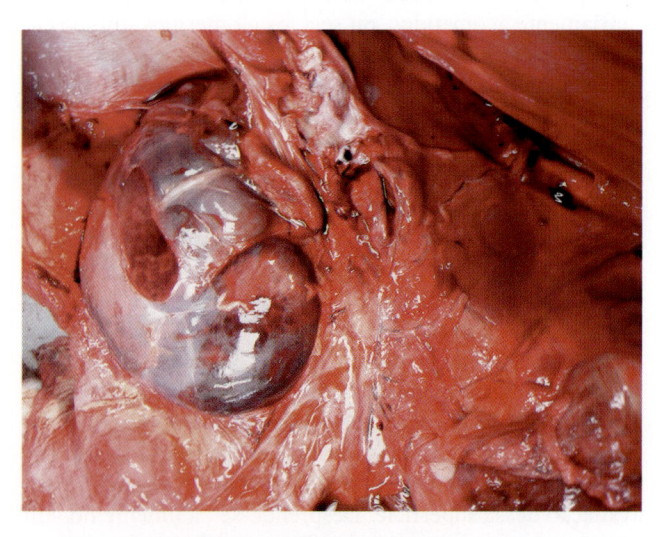

Figura 5.2 Agenesia renal unilateral em potro.

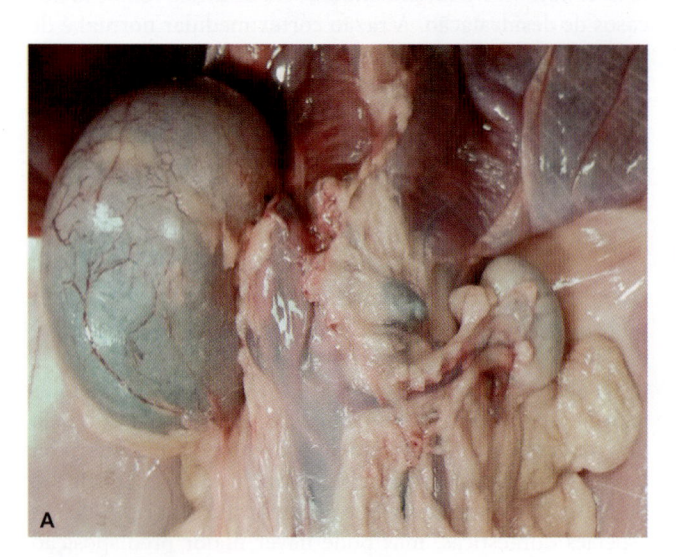

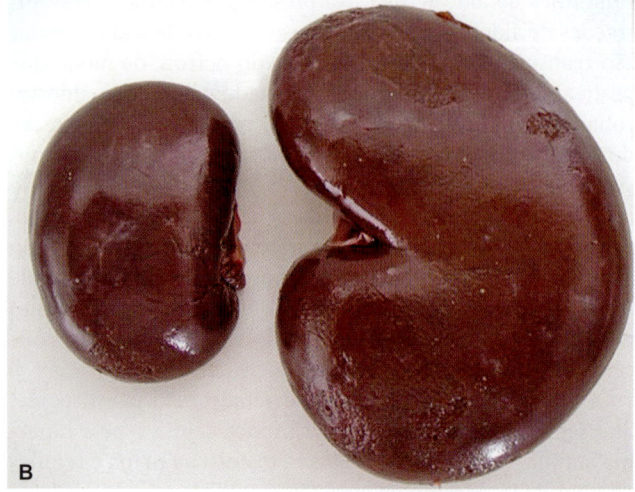

Figura 5.3 Hipoplasia renal. **A**. Rins de cão com hipoplasia unilateral. **B**. Rins de ovino com hipoplasia unilateral. (Cortesia do Dr. José Cláudio A. Souza, Universidade Federal Rural de Pernambuco, Garanhuns, PE.)

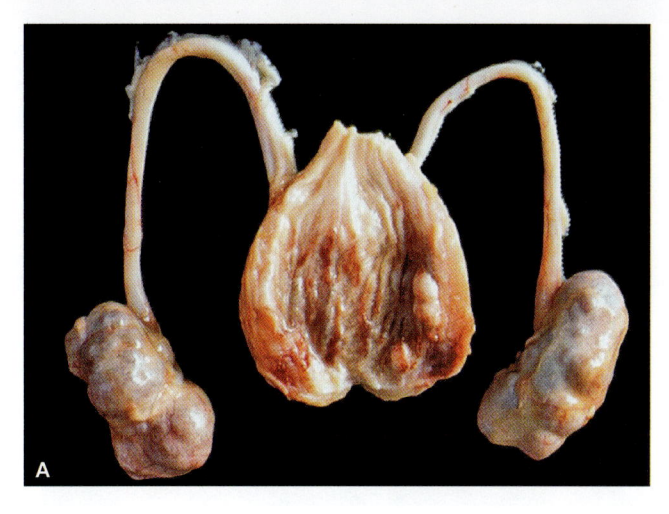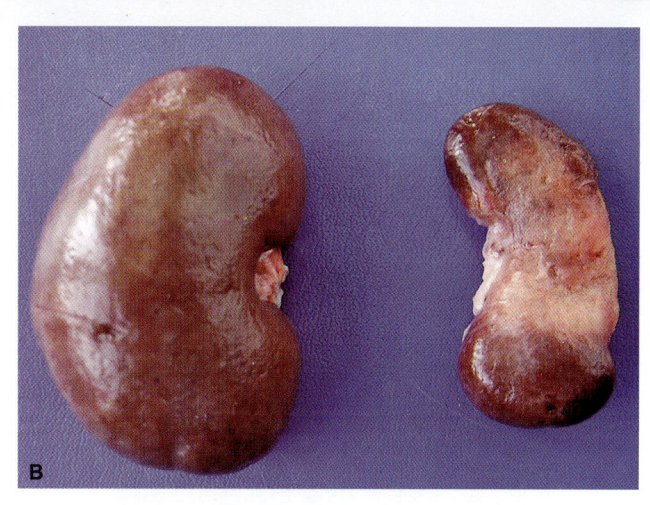

Figura 5.4 Rins de cão. **A**. Hipotrofia unilateral por fibrose. **B**. Hipotrofia bilateral por fibrose.

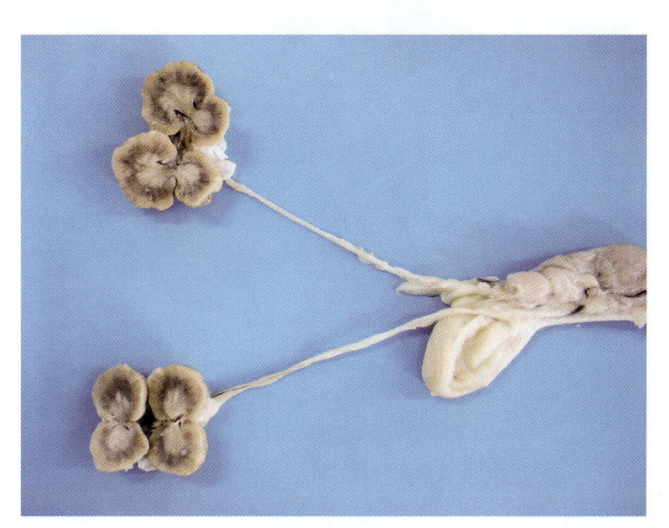

Figura 5.5 Rins supranumerários bilaterais em gato.

trato geniturinário, os poucos casos diagnosticados em seres humanos também têm sido relacionados a outras anomalias urogenitais, que incluem o rim em ferradura, ureter ectópico, duplicação uretral, pênis duplo e atresia vaginal.

Ectopia renal

Os *rins ectópicos* estão situados fora de sua posição sublombar normal, como resultado de migração anormal durante o desenvolvimento fetal. Ocorre com mais frequência em suínos e, geralmente, a ectopia acomete apenas um dos rins.

A cavidade pélvica e a região inguinal são as localizações mais frequentes em que os rins ectópicos se situam. Embora sejam estrutural e funcionalmente normais, o posicionamento incorreto do ureter pode causar obstrução do fluxo urinário e predispor esse órgão à hidronefrose e à infecção urinária, com subsequentes pielonefrite e processos inflamatórios das vias urinárias inferiores, descritos a seguir.

Persistência ou ausência de lobulação fetal

Os rins são lobulados durante a vida fetal. Após o nascimento, essa lobulação desaparece e, entre os animais domésticos, apenas o bovino mantém os rins lobulados por toda a

vida. A ausência de lobulação (bovino) ou sua persistência (demais espécies domésticas) pode ser parcial ou total e está presente durante toda a vida do animal sem apresentar significado clínico (Figura 5.6).

Cistos

São conhecidos três tipos de *cistos renais*: *solitários* (uriníferos), *múltiplos* (rins policísticos) e *cistos de retenção*. Os dois primeiros tipos são anomalias congênitas; todavia, os cistos de retenção são adquiridos.

Os *cistos solitários* localizam-se com mais frequência na cortical. Ocorrem nos suínos, nos bovinos e nos cães e, mais raramente, nas demais espécies. O tamanho do cisto solitário nessas espécies varia geralmente de 1 a 2 cm; no entanto, em bovinos, alguns cistos podem chegar a até 15 cm. Pode haver um ou mais cistos que fazem saliência na superfície do órgão. Apresentam cápsula transparente ou esbranquiçada e opaca (Figura 5.7 A) e contêm líquido semelhante à urina. Microscopicamente, são constituídos por membrana conjuntiva revestida por epitélio cúbico com compressão do parênquima renal adjacente.

Os *rins policísticos* apresentam seu parênquima substituído por formações císticas numerosas, pequenas e coalescentes (Figura 5.7 B e C). São mais comuns em bezerro, suíno e gato, mas podem estar presentes em qualquer espécie animal. No gato são observados com frequência na raça Persa e associados à doença renal policística autossômica dominante (ADPKD, do inglês *autossomal dominant polycystic kidney disease*), e no suíno são também determinados por genes autossômicos dominantes. O rim, quando seccionado transversalmente, apresenta aspecto semelhante ao favo de mel. Os cistos apresentam diâmetro que varia de alguns milímetros a 3 cm e contêm líquido semelhante à urina. Além disso, microscopicamente, são observados nas regiões cortical e/ou medular e suas paredes são constituídas por tecido conjuntivo fibroso revestido internamente por células cúbicas ou achatadas. O tecido renal adjacente também pode mostrar sinais de atrofia por compressão.

Os *cistos de retenção* constituem uma lesão adquirida. Podem ser numerosos ou não, e geralmente são menores que os congênitos. Localizam-se nas regiões cortical e/ou me-

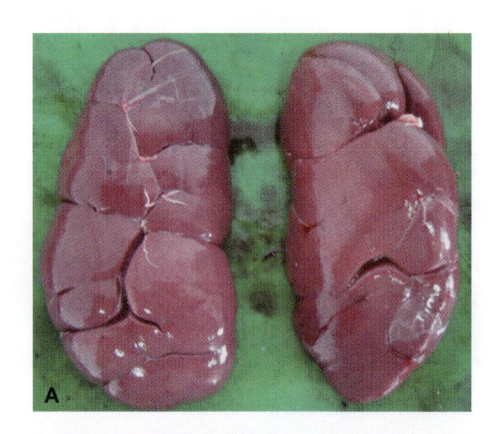

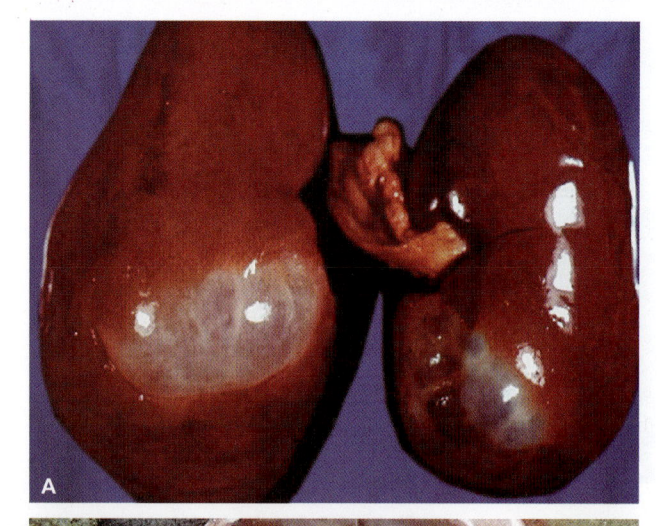

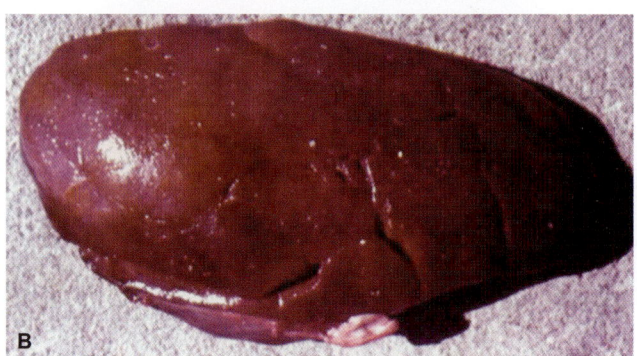

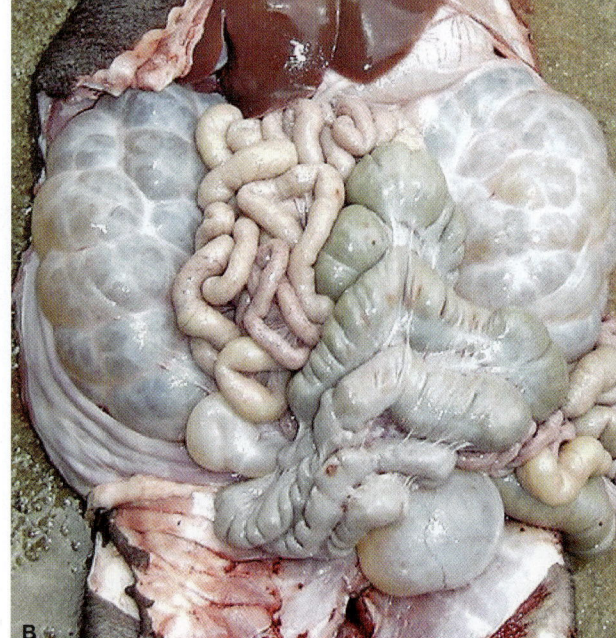

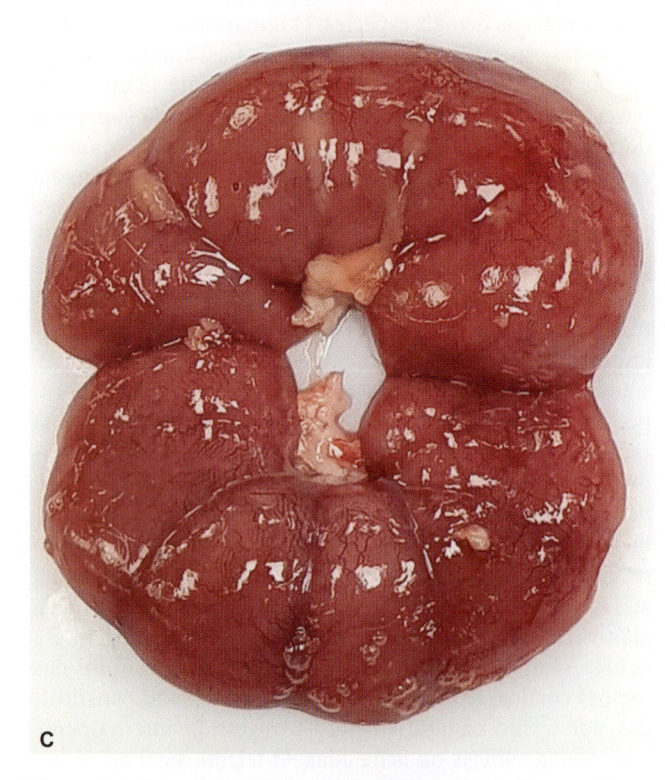

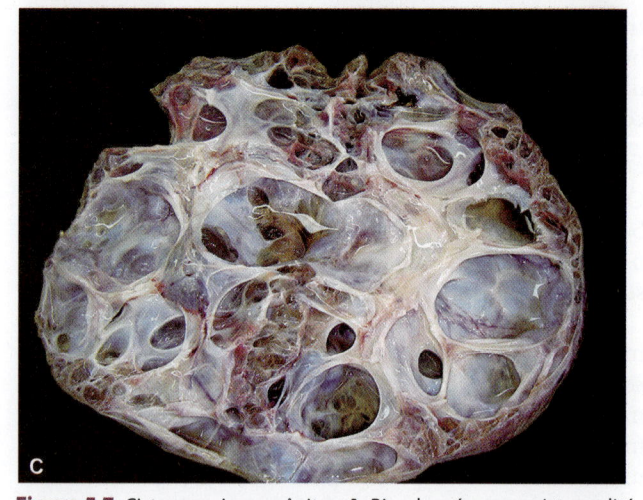

Figura 5.6 A. Ausência de lobulação parcial em rim de bovino. **B**. Ausência de lobulação total em rim de bovino. (Cortesia do Dr. José Cláudio A. Souza, Universidade Federal Rural de Pernambuco, Garanhuns, PE.) **C**. Persistência de lobulação parcial em rim de cão.

Figura 5.7 Cistos renais congênitos. **A**. Rim de suíno com cistos solitários. **B**. Rim de suíno policístico. (Cortesia do Dr. Ernane Fagundes do Nascimento, Universidade Federal de Minas Gerais, Belo Horizonte, MG.) **C**. Rim de suíno policístico com estruturas cavitárias nas regiões cortical e medular. (Cortesia do Dr. Ernane Fagundes do Nascimento, Universidade Federal de Minas Gerais, Belo Horizonte, MG.)

dular (Figura 5.8 A a C). Estão presentes nas doenças renais crônicas que resultam em compressão e obstrução dos túbulos renais por tecido conjuntivo fibroso com dilatação da porção tubular anterior a essa obstrução. Microscopicamente, os cistos adquiridos são delimitados por epitélio tubular achatado ou cuboide de permeio com a grande quantidade de tecido conjuntivo fibroso (Figura 5.8 D).

Displasia renal

A displasia renal pode ser definida como um desenvolvimento anormal do parênquima renal, em decorrência de nefrogênese anômala, com falha na interação entre o *botão ureteral* e o *blastema metanéfrico*. Deve ser diferenciada da fibrose renal e da hipoplasia renal. A displasia pode ser uni ou bilateral, podendo afetar todo o rim ou ser focal.

As causas da displasia renal ainda não são totalmente conhecidas. O caráter hereditário e familiar da doença foi identificado em cães das raças Lhasa Apso, Shih Tzu e Terriers. O crescimento e a ramificação do botão ureteral e a epitelização do mesênquima são regulados por genes específicos. Defeitos ou anormalidades nesses genes causam agenesia, hipoplasia ou displasia renal. Fatores de transcrição e fatores de crescimento, como Wnt11, GDNF, WT1, PAX2 e β-catenina, têm efeitos potenciais na ramificação ureteral, de modo que anormalidades nessa etapa da nefrogênese resultam em displasia.

O controle da proliferação e da apoptose das células do botão ureteral é a principal função dos fatores de crescimento e parece ser essencial para a ramificação ureteral normal. A matriz extracelular influencia, ainda, a formação do néfron. Anormalidades na produção de alguns proteoglicanos, tais como sulfato de heparina, podem aumentar a proliferação epitelial do botão ureteral, com ramificação anormal e consequente displasia. Infecções neonatais por herpesvírus canino podem alterar a expressão de fatores envolvidos na proliferação e diferenciação do tecido renal, resultando em displasia, embora esse vírus seja também uma causa importante de necrose renal em neonatos.

Macroscopicamente, o rim displásico apresenta-se com tamanho reduzido, firme, esbranquiçado e com superfície irregular (Figura 5.9 A). Histologicamente, caracteriza-se pela presença de túbulos adenomatosos (Figura 5.9 B), glomérulos e túbulos imaturos ou fetais (Figura 5.9 C), tecido mesenquimal primitivo com aspecto mixomatoso e fibrose intersticial. Presença de tecido cartilaginoso e/ou ósseo, inflamação, cistos e hipertrofia compensatória de alguns glomérulos são alterações que também podem estar presentes.

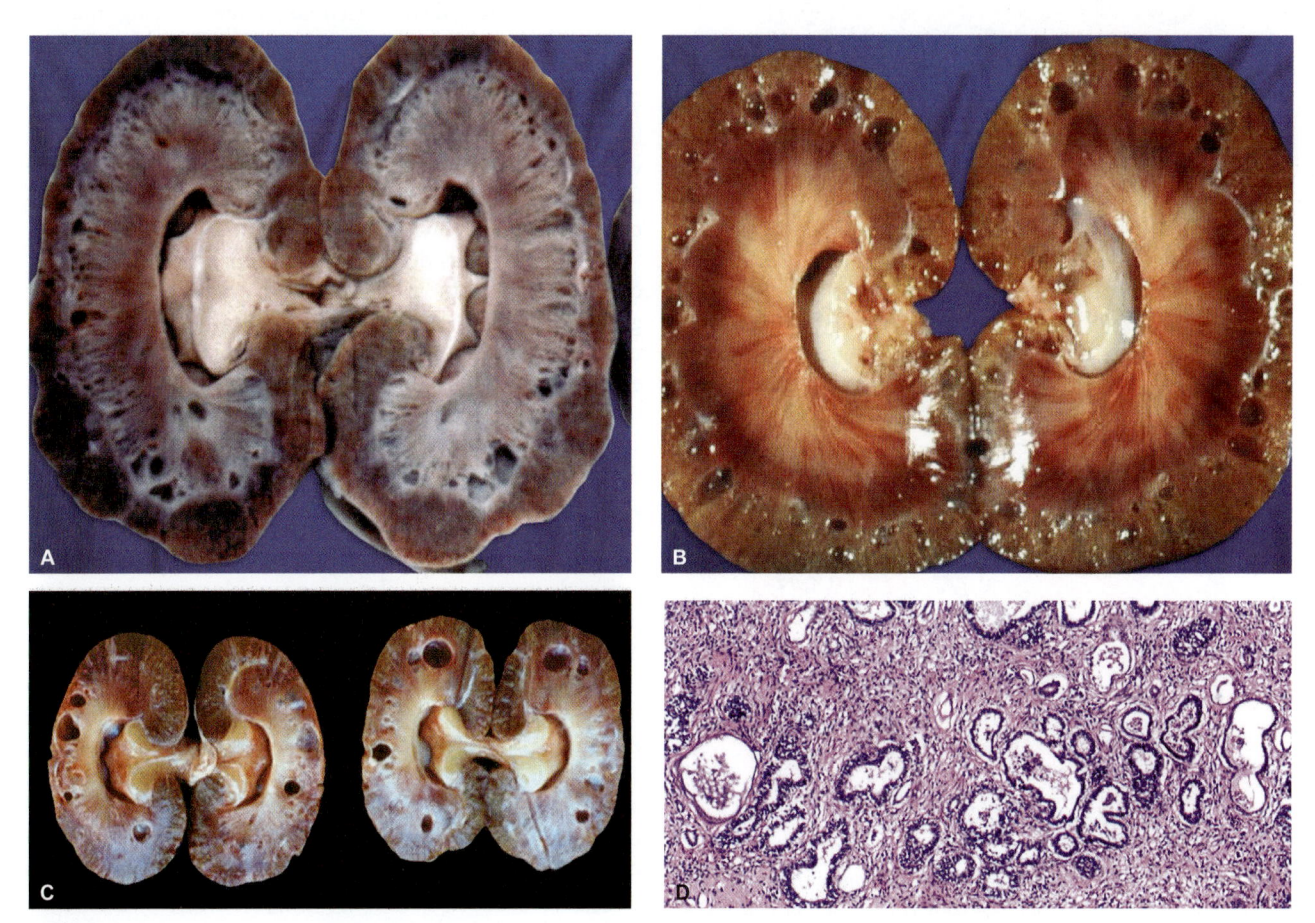

Figura 5.8 Cistos adquiridos em rins de cão. **A**. Rins com fibrose intensa e várias estruturas cavitárias na região medular. **B**. Rins com várias estruturas cavitárias no córtex interno. **C**. Rins com inúmeras estruturas cavitárias no córtex interno e na região medular. **D**. Rim descrito em **A** com túbulos dilatados envoltos por intensa proliferação de tecido conjuntivo fibroso.

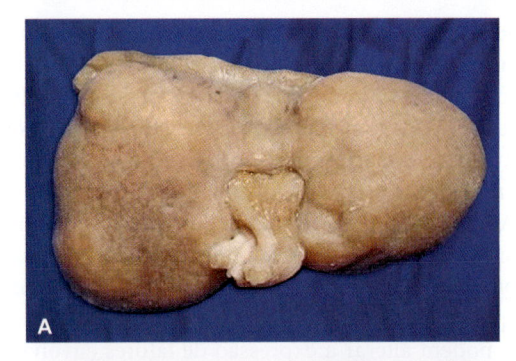

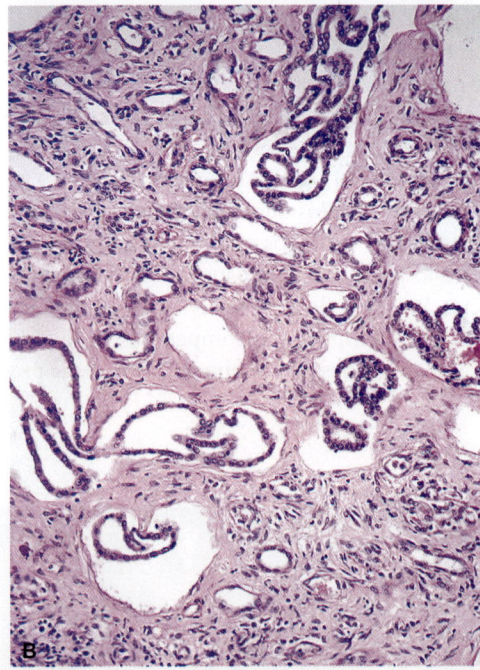

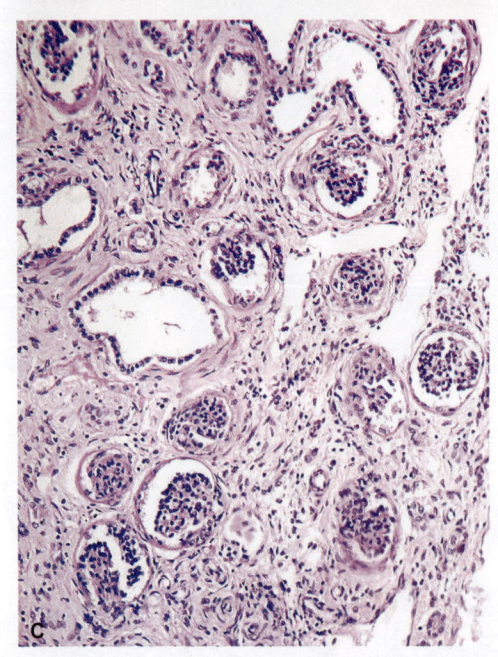

Figura 5.9 Displasia renal em cão. **A**. Rim de tamanho reduzido, esbranquiçado, firme e com a superfície cortical irregular. (Cortesia da Dra. Roselene Ecco, Universidade Federal de Minas Gerais, Belo Horizonte, MG.) **B**. Rim descrito em **A** com túbulos adenomatosos. **C**. Rim descrito em **A** com glomérulos "fetais".

ALTERAÇÕES CIRCULATÓRIAS

Hiperemia

A *hiperemia*, não apenas no rim, mas em qualquer outro órgão ou tecido, é o acúmulo de sangue no interior dos vasos sanguíneos. Pode ser ativa ou passiva.

A *hiperemia ativa* caracteriza-se pela estase de sangue arterial e está associada aos processos inflamatórios agudos do rim, tais como nefrites, glomerulites e glomerulonefrites, e aos processos septicêmicos e/ou toxêmicos causados por erisipela, clostridiose, leptospirose, colibacilose, entre inúmeros outros agentes infecciosos. Os rins podem estar aumentados de volume, ter sangue fluindo pela superfície de corte e se apresentam uniformemente avermelhados, embora, em alguns casos, a hiperemia possa se restringir à região medular. Microscopicamente, todos os vasos, em especial os capilares, estão cheios de sangue.

A *hiperemia passiva*, ou *congestão*, caracteriza-se pela estase de sangue venoso. Pode ser encontrada na insuficiência cardíaca congestiva ou insuficiência cardíaca direita, na compressão ou trombose das veias renais e cava caudal. Os rins afetados estão aumentados de volume e escuros, deixando fluir sangue ao corte. A junção corticomedular encontra-se saliente e escura (Figura 5.10 A).

Hemorragia

As *hemorragias* são especialmente comuns no córtex renal em uma variedade de bacteriemias e viremias e, algumas vezes, são encontradas em animais saudáveis abatidos. Podem ser de origem bacteriana (salmonelose, erisipela, clostridiose, leptospirose, entre outras) e viral (peste suína, febre catarral maligna). Entretanto, as intoxicações (dicumarínicos, venenos de serpentes do gênero *Crotalus*), a deficiência de fatores da coagulação sanguínea e os traumatismos são também causas frequentes de hemorragia (Figura 5.10 C e D).

As hemorragias do parênquima renal são do tipo petequial, especialmente na salmonelose e na leptospirose (Figura 5.10 B), maiores e irregulares no tamanho e na forma na erisipela suína. Além disso, em geral, são hemorragias extensas nas enterotoxemias por *Clostridium perfringens*, nas intoxicações por dicumarínico e nos traumatismos. A superfície deve ser cortada a fim de se examinar a profundidade da hemorragia e diferenciá-la de infarto agudo.

Infarto

Os *infartos renais* são áreas de necrose de coagulação resultantes da isquemia por obstrução vascular causada por êmbolos ou trombos localizados nas artérias e nas veias renais ou em suas ramificações.

A dimensão do infarto depende do calibre e do número de vasos sanguíneos ocluídos. Assim, se uma artéria arciforme é obstruída, há necrose das regiões cortical e medular. Todavia, se há somente obstrução da artéria interlobular, a região de infarto limita-se ao córtex. O infarto de todo o rim, por oclusão da artéria renal principal, é raro. Se o material que oblitera o vaso é séptico, formam-se abscessos que podem ser cicatrizados, ser sequestrados ou ser eliminados pela pelve.

Os infartos renais têm várias causas, muitas comuns a infartos em outros órgãos. Todas as doenças que resultam

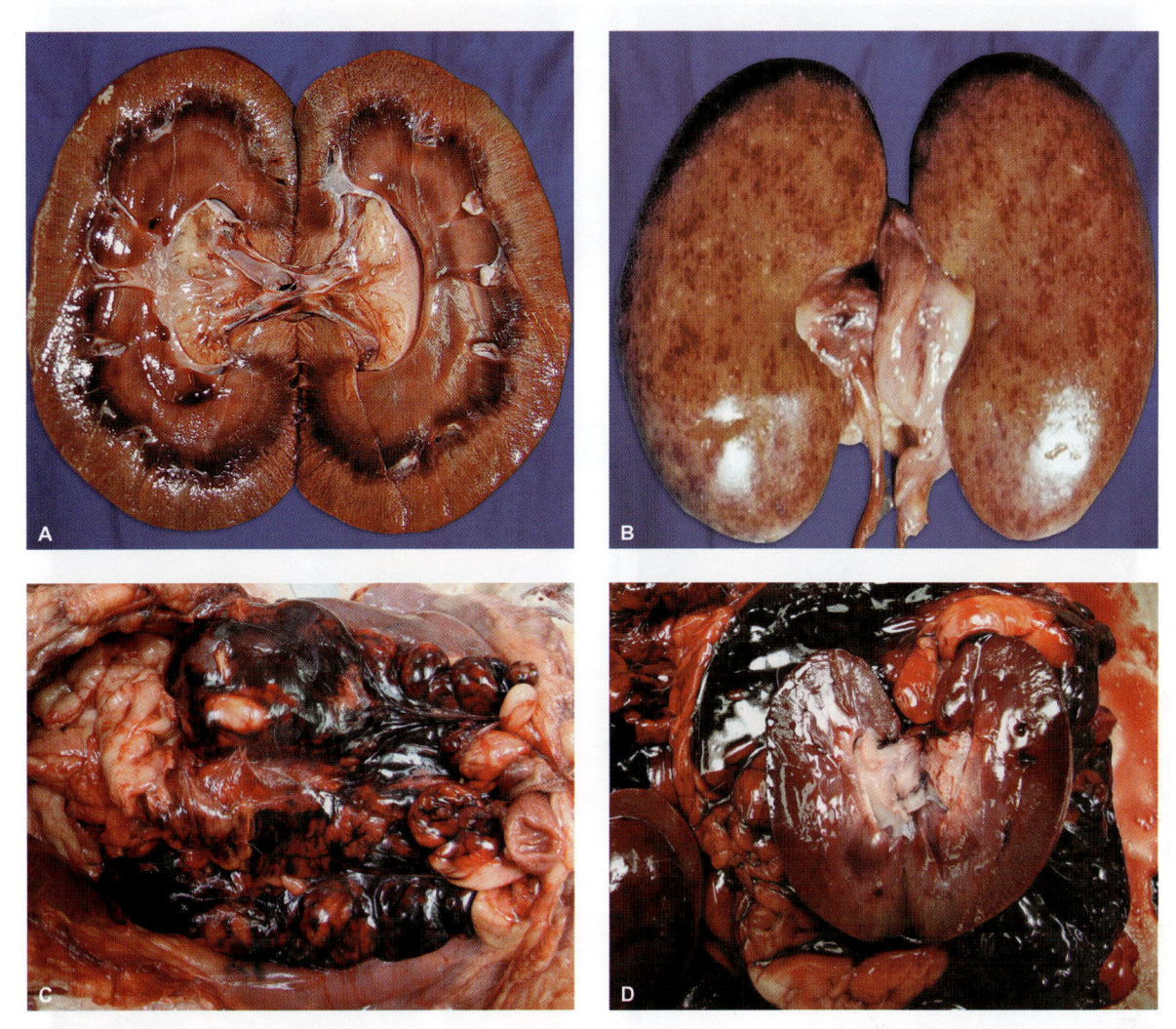

Figura 5.10 A. Rim de cão com congestão. **B**. Rim de cão com hemorragias petequiais causadas por leptospirose. **C** e **D**. Rins de cão com hemorragia perirrenal intensa causada por trauma.

na formação de tromboêmbolos são causas potenciais de infartos renais. Entre elas, destacam-se endocardites valvulares, pneumonias, doenças periodontais graves, trombose das veias renais por abscessos e endarterite das artérias aorta e renais por *Strongylus vulgaris* (equinos), mamites em bovinos, neoplasias malignas metastáticas e outras.

A *trombose das artérias* resulta em infartos que, no início, são vermelhos (Figura 5.11 A e B) e tornam-se cinza-pálido dentro de 2 a 3 dias (Figura 5.11 C) em razão da lise dos eritrócitos e da degradação da hemoglobina. Ao corte, a área infartada apresenta-se em forma de cunha, com a base voltada para a superfície do órgão. Embora menos comuns, ocasionalmente, são observados infartos venosos. Seu aspecto hemorrágico persiste por mais tempo, em decorrência do contínuo fluxo de sangue arterial para a área infartada.

A resolução do infarto ocorre por lise e fagocitose do tecido necrosado e pela substituição por tecido conjuntivo fibroso, deixando áreas esbranquiçadas e deprimidas em relação à superfície do rim (Figura 5.11 D). Pode ocorrer ainda calcificação distrófica em infartos antigos.

Microscopicamente, os infartos mais recentes têm uma área central de necrose de coagulação, circundada por uma zona de hiperemia, hemorragia e por uma zona de infiltração de células inflamatórias constituída principalmente por neutrófilos, vários inclusive degenerados, e alguns linfócitos.

A maioria dos infartos renais não apresenta significado clínico, uma vez que os rins têm grande reserva funcional, embora algumas vezes possam ser observadas dor e hematúria. Quando bilaterais e extensos, são causas importantes de hipertensão arterial e até mesmo de insuficiência renal.

ALTERAÇÕES DEGENERATIVAS

Nefrose ou necrose tubular aguda

A *nefrose* é um processo degenerativo das células tubulares que pode evoluir para necrose tubular (Figura 5.12). Ambas são causas importantes de insuficiência renal aguda. Geralmente, a nefrose é o resultado de um insulto tóxico (*nefrose tóxica exógena* ou *endógena*) ou isquêmico (*nefrose isquêmica*) ao rim. Tanto o insulto tóxico quanto o isquêmico podem alterar a célula tubular, por afetar a respiração celular, alterar o sistema de transporte tubular e danificar as organelas.

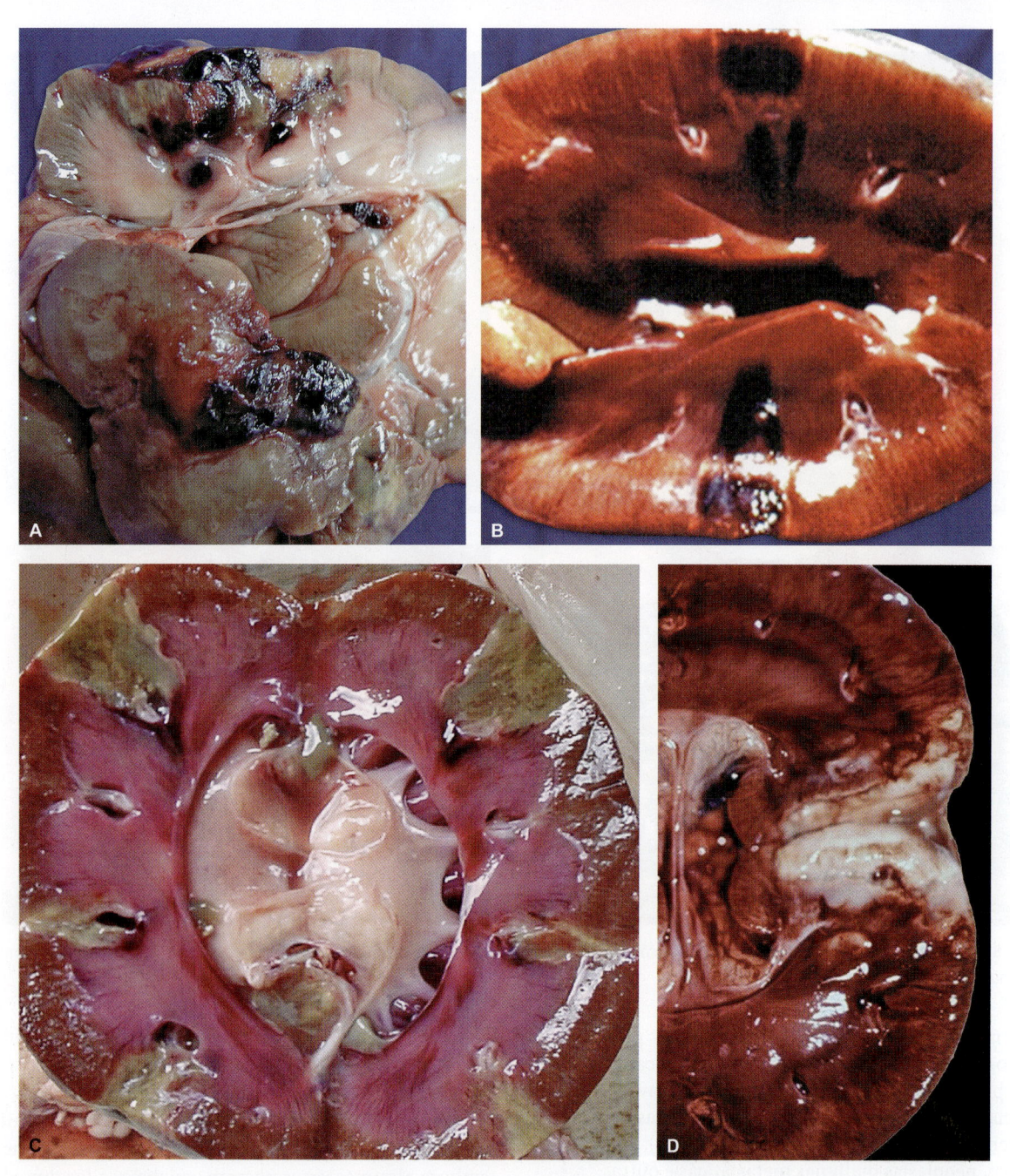

Figura 5.11 Infarto renal. **A.** Infarto recente em rim de bovino. **B.** Infarto recente em rim de cão. **C.** Múltiplos infartos antigos em rim de ovino. (Cortesia do Dr. José Cláudio A. Souza, Universidade Federal Rural de Pernambuco, Garanhuns, PE.) **D.** Infarto antigo com fibrose em rim de lobo-guará. (Cortesia do Dr. José Cláudio A. Souza, Universidade Federal Rural de Pernambuco, Garanhuns, PE.)

Ambos os rins podem ser afetados igualmente. O tempo de exposição, a quantidade, a solubilidade e o tipo de nefrotoxina, em adição a outros fatores, tais como o estado de saúde prévio do animal e sua hidratação, determinam a gravidade e a reversibilidade da doença.

As células do epitélio tubular, em particular aquelas dos túbulos proximais, são mais suscetíveis à isquemia e às nefrotoxinas, por serem metabolicamente muito ativas e pelo grande volume de filtrado glomerular que reabsorvem no processo de formação da urina.

A nefrose caracteriza-se morfologicamente pela destruição das células do epitélio tubular e, clinicamente, por supressão da função renal, com oligúria ou anúria e consequente azotemia ou até uremia.

O dano tubular pode resultar em oligúria ou anúria em razão da vasoconstrição da arteríola aferente pela ativação do sistema renina-angiotensina por motivos desconhecidos, levando à diminuição da filtração glomerular, assim como por *debris* no lúmen tubular, que podem bloquear o fluxo urinário, aumentando a pressão intratubular e diminuindo a filtração glomerular. Ou então, pela passagem de filtrado glomerular do lúmen dos túbulos danificados em decorrência do aumento da pressão intratubular, para o interstício, com consequente aumento da pressão intersticial e colapso

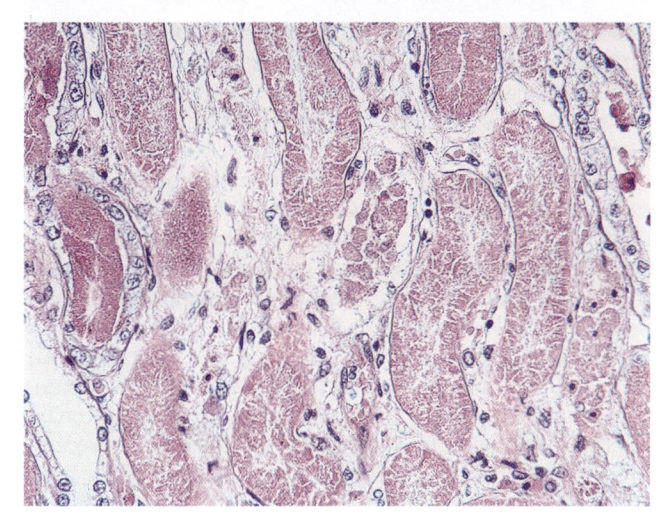

Figura 5.12 Necrose tubular em rim de cão.

dos túbulos renais. Ainda é desconhecido qual desses mecanismos é o mais importante no desencadeamento da anúria, mas acredita-se que seja necessária a associação desses efeitos, embora um ou outro possa predominar dependendo do agente lesivo.

Nefrose isquêmica

Ocorre por *hipotensão grave*, por conta de hemorragias extensas e/ou intensas, desidratação e anemias e por insuficiência cardíaca congestiva. Nesses estados, ocorre vasoconstrição das arteríolas aferentes, redução do aporte sanguíneo para os rins e subsequente redução da filtração glomerular.

Caracteriza-se histologicamente por necrose multifocal ao longo do néfron, em particular dos túbulos proximais e de alguns segmentos dos túbulos distais. Além disso, há ruptura da membrana basal tubular e, por esse motivo, a nefrose isquêmica é considerada nefrose tubulorréxica.

Nefrose tóxica exógena

Os rins desempenham papel importante na *biotransformação* de muitos fármacos e tóxicos. Essa biotransformação geralmente resulta na formação de metabólitos menos tóxicos e outros mais tóxicos, que podem danificar as células tubulares. A toxicidade de muitos agentes exógenos é exacerbada nos estados de desidratação.

Geralmente, a nefrose tóxica exógena caracteriza-se histologicamente por necrose extensa dos túbulos proximais, mantendo a integridade da membrana basal tubular. Nesse caso, quando não há ruptura da membrana basal tubular, a nefrose é considerada não tubulorréxica.

A nefrose pode ser reversível, mas a preservação da membrana basal é necessária para a regeneração epitelial. Quando há ruptura da membrana basal, a cura do processo ocorre por cicatrização, e as sequelas dependerão da sua extensão. A nefrose tóxica exógena pode ser causada por uma variedade de substâncias. A seguir, são descritas algumas causas de nefrose que constam na Tabela 5.1:

• *Antibióticos*: certos agentes farmacêuticos são nefrotóxicos quando administrados em dosagens incorretas ou com demasiada frequência. Aminoglicosídios, como gentamicina, neo-micina e estreptomicina, são nefrotóxicos. Os aminoglicosídios são eliminados pelo filtrado glomerular sem serem metabolizados, podendo se acumular e danificar principalmente as células dos túbulos proximais, ocasionando destruição da borda em escova e disfunção lisossomal, com consequente necrose tubular. A superdose de oxitetraciclina pode causar necrose tubular aguda e insuficiência renal em cães. A administração de tetraciclina é contraindicada em animais com doenças renais associadas ou não à insuficiência renal

• *Sulfonamidas*: as sulfonamidas, em particular as menos solúveis, formam cristais, observados macroscopicamente na região medular, na pele e até na bexiga urinária. Os cristais são amarelos e formam linhas radiais na região medular. O epitélio dos túbulos proximais e da cápsula de Bowman sofre intensa degeneração hidrópica. A nefrotoxicidade da sulfonamida se intensifica nos animais desidratados

• *Antifúngicos*: a anfotericina B é um agente antifúngico que causa vasoconstrição da arteríola aferente, diminuindo o fluxo sanguíneo renal e a filtração glomerular

• *Metais pesados*: mercúrio inorgânico, arsênico inorgânico, chumbo, cádmio e tálio formam um grupo de nefrotoxinas. A nefrose decorre da lesão da membrana celular ou das mitocôndrias, e é frequentemente relacionada com a interação dos metais com os grupos sulfidrila das proteínas

• *Etilenoglicol*: é uma substância utilizada como anticongelante para uso em radiadores de veículos refrigerados a água, e sua intoxicação ocorre pela ingestão voluntária acidental. Em regiões de clima frio, é comum que as pessoas tenham frascos desse produto em casa para reabastecimento, propiciando situações de perigo. Pequenas quantidades já são suficientes para haver intoxicação, uma vez que seu sabor adocicado estimula a ingestão. O glicoaldeído e o glioxilato são os principais metabólitos nefrotóxicos do etilenoglicol que causam depleção de ATP e danos aos fosfolipídios de membrana e às enzimas celulares. Cristais de oxalato de cálcio birrefringentes sob luz polarizada podem ser visualizados nas células e nos lumens tubulares e no interstício

• *Monensina*: é um antibiótico ionóforo utilizado para o controle da coccidiose e para estimular o ganho de peso dos animais. Os equinos são suscetíveis à toxicose pela monensina, podendo ser acometidos de nefrose, e até mesmo por alterações cardíacas, uma vez que a monensina e os ionóforos em geral são cardiomiotóxicos (informação mais detalhada pode ser encontrada no Capítulo 2, *Sistema Cardiovascular*). O uso inadvertido de rações com monensina para equinos geralmente é a causa da intoxicação

• *Micotoxinas*: *Aspergillus* e *Penicillium* produzem um grande número de micotoxinas nefrotóxicas, principalmente as ocratoxinas e as citrininas. Citrininas causam degeneração tubular em suínos, equinos, ovinos e cães. As ocratoxinas são degradadas no rúmen e provavelmente não apresentam toxicidade para os ruminantes

• *Oxalatos*: determinadas plantas constituem importante fonte de oxalato (*Cenchrus*, *Panicum* e *Setaria*). O cálcio se liga ao oxalato na ingesta, processo conhecido como *quelação*, formando oxalato de cálcio, o qual pode se cristalizar no lúmen dos vasos ou dos túbulos renais, causando, nestes últimos, obstrução tubular e insuficiência renal aguda. A nefrotoxicidade dos oxalatos também pode, em parte, decorrer da quelação do cálcio e do magnésio intracelulares, interferindo com a fosforilação oxidativa

- *Plantas*: *Amaranthus retroflexus, Isotropis* spp. *Palicourea marcgravii* e *Lantana camara*. Ingestão de lírio branco (*Lilium longiflorum*) e hemerocallis (*Hemerocallis flava*) por gatos causa nefrose e necrose tubular grave, com óbito por insuficiência renal aguda. Acredita-se que os agentes tóxicos sejam os glicoalcaloides esteroides. As lesões tubulares são resultantes da hipoxia relacionada com a fusão mitocondrial com formação de megamitocôndrias.

Nefrose tóxica endógena

A hemoglobina, a mioglobina, os pigmentos biliares e a hemossiderina são os principais agentes tóxicos endógenos capazes de causar nefrose (ver Tabela 5.1):

- *Nefrose hemoglobinúrica*: em geral, está associada a uma crise hemolítica intravascular aguda (p. ex., intoxicação crônica pelo cobre em ovinos, leptospirose, babesiose, hemoglobinúria bacilar em razão de *Clostridium hemolyticum*, hemoglobinúria pós-parturiente, transfusão de sangue incompatível). Normalmente, a hemoglobina liberada das hemácias circulantes é convertida em pigmentos biliares nas células do sistema reticuloendotelial. Se a hemólise exceder a capacidade desse sistema de remover a hemoglobina, a proteína se acumulará no sangue (hemoglobinemia) até que seja filtrada e se acumule nos túbulos renais ou seja eliminada pela urina (hemoglobinúria). A hemoglobina não é uma nefrotoxina primária, mas causa nefrose em associação à baixa tensão de oxigênio causada pela hemólise. O córtex renal dos animais com hemoglobinúria se cora em vermelho-acastanhado ou negro-azulado. Há também, algumas vezes, cilindros hemáticos intratubulares, que são visualizados no córtex como estrias avermelhadas. Do mesmo modo, a urina se apresenta acastanhada e, por vezes, enegrecida, ao contrário do que acontece na hematúria, que confere à urina uma coloração avermelhada com a presença de coágulos sanguíneos
- *Nefrose mioglobinúrica*: pode estar presente na mioglobinúria paralítica dos equinos, na miopatia por captura de animais selvagens, nos traumas musculares graves e nas miopatias nutricionais difusas causadas por deficiência de vitamina E e selênio (doença do músculo branco). Nesses estados, elevadas concentrações séricas de mioglobina são filtradas, acumulando-se nos túbulos renais. A mioglobina é uma molécula menor que a hemoglobina, e é mais facilmente filtrada. Assim, pode haver mioglobinúria sem que os níveis de mioglobina plasmática estejam muito elevados. O aspecto macroscópico da urina e dos rins com nefrose mioglobinúrica é semelhante ao da nefrose hemoglobinúrica; porém, o diagnóstico diferencial pode ser realizado levando-se em consideração o histórico clínico e os achados de necropsia e mediante técnicas imuno-histoquímicas para identificação desses pigmentos em secções histológicas do rim afetado

- *Nefrose colêmica*: concentrações elevadas de bilirrubina e de ácidos biliares no sangue, em decorrência da icterícia, promovem acúmulo desses pigmentos no epitélio dos túbulos renais, causando degeneração. Cordeiros, bezerros e potros recém-nascidos são animais que podem manifestar excesso de bilirrubina no sangue, por conta da imaturidade dos mecanismos de conjugação hepática, com consequente bilirrubinúria e lesão do epitélio tubular. O rim apresenta coloração amarelada ou esverdeada e até enegrecida (Figura 5.13), dependendo da quantidade de pigmento biliar. A urina pode estar mais amarelada e, às vezes, com coloração alaranjada
- *Nefrose por hemossiderina*: a origem do pigmento hemossiderina advém da degradação da hemoglobina presente no filtrado glomerular. A nefrose por hemossiderina geralmente está associada a anemias hemolíticas crônicas. Nesses casos, a hemoglobina é filtrada nos glomérulos e absorvida nas células do túbulo proximal, onde o ferro da hemoglobina é convertido em hemossiderina. Quando há degeneração desse epitélio, resultante da baixa tensão de oxigênio causada pela hemólise, células tubulares com hemossiderina são liberadas na urina, resultando em hemossiderinúria. Pequenas quantidades de hemossiderina não são detectadas macroscopicamente, mas grandes acúmulos conferem ao rim coloração acastanhada. A coloração pelo azul da prússia confirma a presença de hemossiderina nas secções histológicas.

À necropsia, a lesão macroscópica de *nefrose isquêmica* pode ser difícil de reconhecer. Em muitos casos, porém, os rins apresentam-se aumentados de volume, pálidos e com

Tabela 5.1 Principais causas de nefrose tóxica exógena e endógena nos animais.

Nefrose tóxica exógena
- Antibióticos: gentamicina, neomicina, estreptomicina, canamicina, tobramicina, amicacina, tetraciclinas, polimixinas e cefalosporinas
- Sulfonamidas
- Antifúngico: anfotericina B
- Antiparasitário: monensina (equinos)
- Antineoplásicos: cisplatina, doxorubicina, metotrexato
- Metais pesados: mercúrio inorgânico, arsênico inorgânico, chumbo, cádmio, tálio e bismuto
- Etilenoglicol
- Meio de contraste
- Micotoxinas: ocratoxinas e citrininas
- Herbicida: paraquat
- Oxalatos: Cenchrus, Panicum e Setaria
- Plantas: *Amaranthus retroflexus, Isotropis* spp., *Lantana camara, Lilium longiflorum, Hemerocallis flava, Palicourea marcgravii*

Nefrose tóxica endógena
- Hemoglobina: hemólise intravascular aguda, causada por intoxicação crônica pelo cobre, leptospirose, babesiose, hemoglobinúria bacilar em razão de *Clostridium hemolyticum*, hemoglobinúria pós-parturiente e transfusão de sangue incompatível
- Mioglobina: mioglobinúria paralítica dos equinos, miopatia por captura de animais selvagens, traumas musculares graves e deficiência de vitamina E e selênio
- Bilirrubina: icterícia pré-hepática, hepática e/ou pós-hepática
- Hemossiderina: crises hemolíticas crônicas

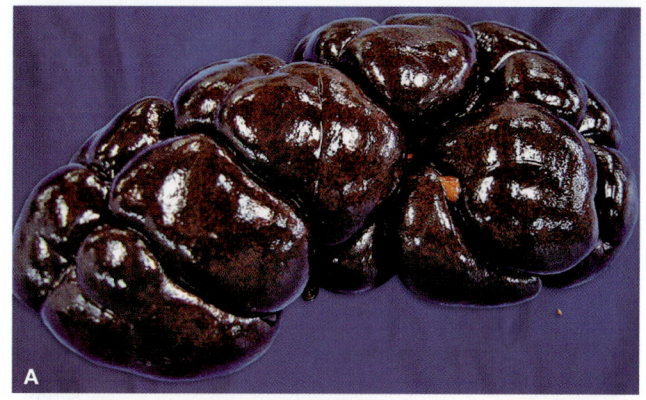

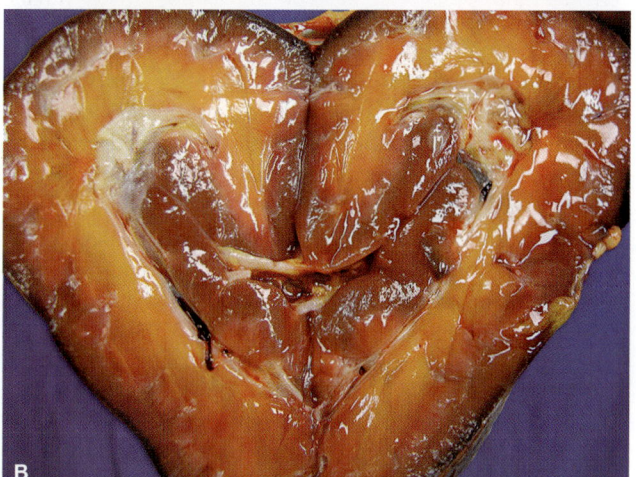

seando-se no histórico, em toda a necropsia e em colorações especiais, como azul da prússia (método de Perls) e método de Hall para hemossiderina e bilirrubina, respectivamente. Isso porque estas podem ser realizadas nos cortes histológicos que possibilitem identificar o tipo de pigmento causador da nefrose. Histologicamente, a *nefrose aguda* caracteriza-se por picnose, cariorrexia e cariólise das células tubulares, vacuolização citoplasmática (Figura 5.14 B), desprendimentos dessas células para dentro do lúmen e formação de cilindros e cristais, acompanhados ou não por áreas de regeneração epitelial.

Animais que sobrevivem à nefrose ou à necrose tubular podem se recuperar sem que haja disfunção renal ou podem desenvolver fibrose renal com subsequente insuficiência renal crônica.

Necrose da região cortical

A necrose cortical pode ser observada em casos de endotoxemia por bactérias Gram-negativas. Nessas situações, por conta da septicemia, há coagulação intravascular disseminada, com liberação de mediadores inflamatórios no rim, como o fator de necrose tumoral α (TNF-α) e o óxido nítrico (NO), que estão entre os principais fatores responsáveis pela hipotensão e, consequentemente, isquemia e necrose do córtex renal. A necrose cortical é a principal causa de insuficiência renal aguda em animais que desenvolvem endotoxemia.

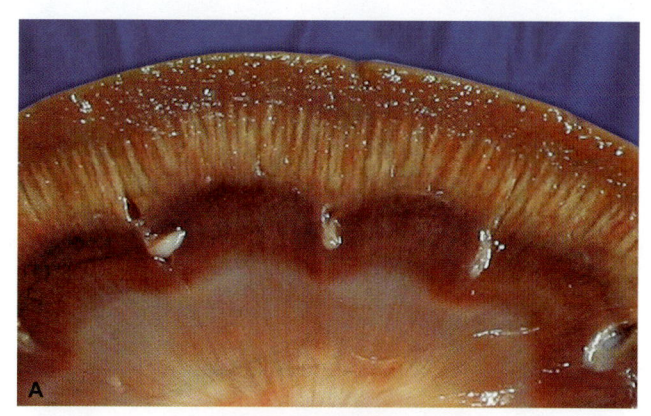

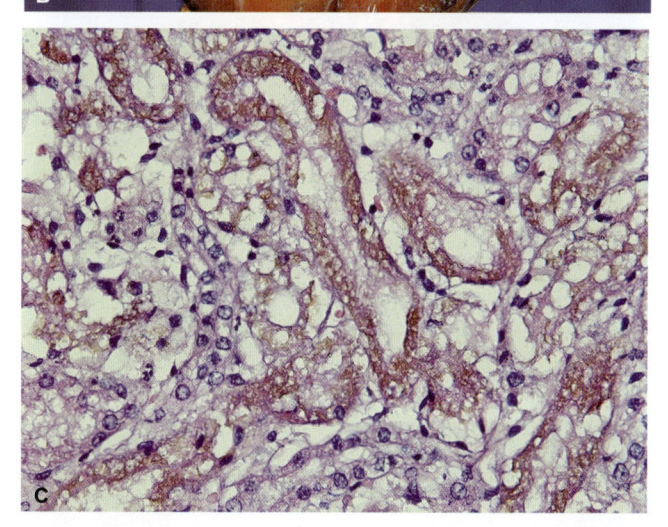

Figura 5.13 A. Nefrose tóxica endógena por bilirrubina em rim de bovino com córtex enegrecido. **B.** Nefrose tóxica endógena por bilirrubina em rim de bovino com a região medular amarelada. **C.** Rim de cão com túbulos apresentando vacuolização, picnose e cariorrexia das células tubulares e pigmento amarelado biliar intracitoplasmático.

estriações corticais esbranquiçadas (Figura 5.14 A). Nas *nefroses tóxicas endógenas*, a coloração do rim pode ser muito variável, dependendo da quantidade e do tipo de pigmento acumulado. Baseando-se somente nas características macroscópicas do rim, talvez seja difícil diferenciar as nefroses hemoglobinúrica, mioglobinúrica, colêmica e por hemossiderina. No entanto, é possível fazer essa diferenciação ba-

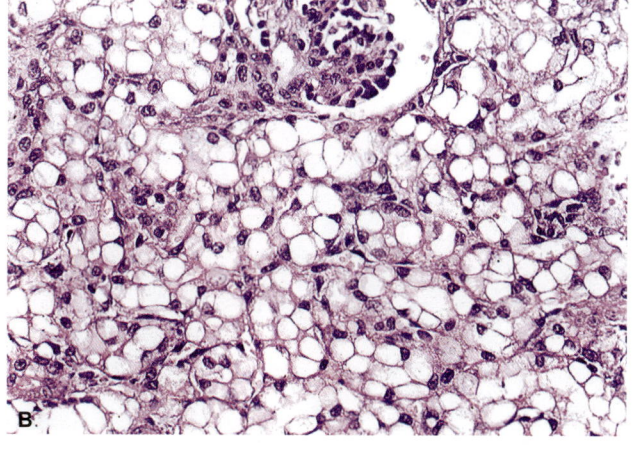

Figura 5.14 A. Nefrose isquêmica em rim de cão, com estriações esbranquiçadas no córtex interno. **B.** Rim mencionado em **A** com vacuolização citoplasmática das células tubulares.

A necrose cortical caracteriza-se por áreas esbranquiçadas que se aprofundam ao corte (Figura 5.15) e que devem ser diferenciadas da nefrite intersticial.

Necrose da região medular

O anti-inflamatório não esteroide (AINE), como fenilbutazona, ácido acetilsalicílico e flunixina meglumina, é um inibidor potente da síntese de prostaglandinas em vários tecidos, entre eles, os rins. Nos casos de hipotensão e desidratação, as prostaglandinas, sintetizadas nos rins, mantêm a perfusão sanguínea normal da região medular, contribuindo para a regulação do fluxo sanguíneo renal, transporte de sódio e água e filtração glomerular, diretamente pela liberação de renina e hormônio antidiurético e, indiretamente, pela liberação de angiotensina II, aldosterona e calicreína.

Quando se faz uso de AINE, a vasodilatação promovida pelas prostaglandinas na região medular pode ser suprimida. Assim, o uso desses fármacos, que compromete a ação protetora das prostaglandinas renais, em animais desidratados causa necrose das papilas renais e da região medular (Figura 5.16). Esse tipo de lesão tem sido observado com mais frequência em equinos.

Nefrose por ácido úrico

A nefrose por ácido úrico é causada pela precipitação de cristais desse ácido nos túbulos renais, principalmente nos ductos coletores, por conta do pH ácido desse segmento tubular, levando à obstrução de néfrons e ao desencadeamento de insuficiência renal aguda.

Os rins de suínos, cães e gatos recém-nascidos são imaturos e incapazes de produzir urina hipertônica. Quando esses animais apresentam anorexia com perda de fluidos e eletrólitos, começam a catabolizar as proteínas teciduais, e os níveis sanguíneos de ureia e ácido úrico tornam-se muito elevados. O excesso de ácido úrico, oriundo do catabolismo proteico, acumula-se na região medular como precipitados de coloração amarelada.

Nefrocalcinose

A nefrocalcinose distrófica ocorre quando há lesão prévia do tecido renal, após processos degenerativos e/ou inflamatórios do rim. O cálcio que se precipita é o intracelular e proveniente das células lesionadas, particularmente das mitocôndrias. A nefrocalcinose metastática é decorrente da hipercalcemia e, para que ocorra, não é necessário haver lesão prévia do tecido renal. Esse tipo de nefrocalcinose pode ser encontrado como manifestação do hiperparatireoidismo primário, intoxicação por vitamina D (pode causar nefrocalcinose metastática e/ou distrófica), excesso de cálcio alimentar e neoplasias que resultam em hipercalcemia da malignidade (linfossarcoma e osteossarcoma).

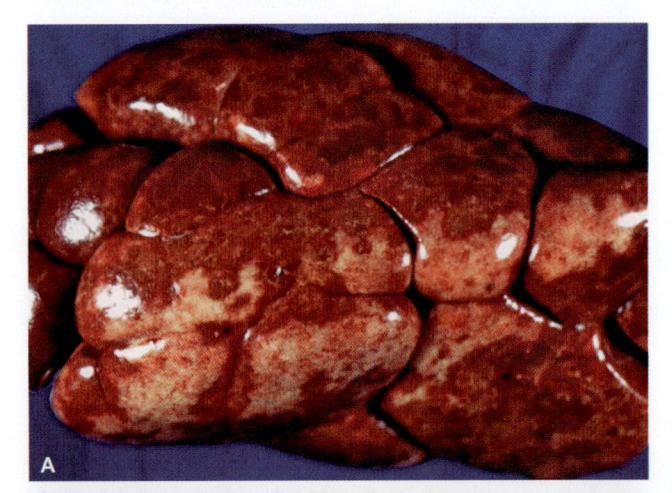

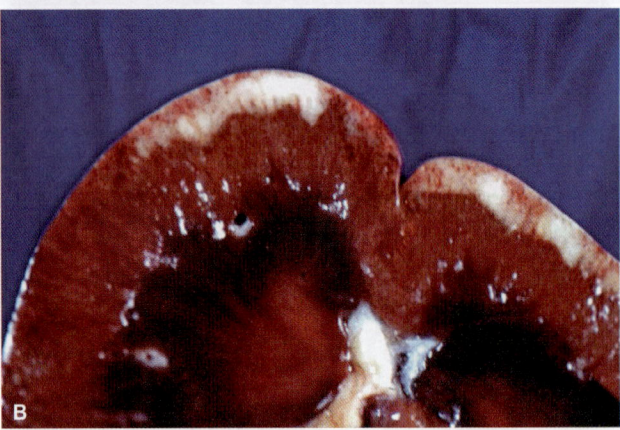

Figura 5.15 A. Rim de bovino com áreas extensas de necrose no córtex externo. **B.** Fatia do rim descrito em **A** com áreas de necrose aprofundando-se no córtex interno.

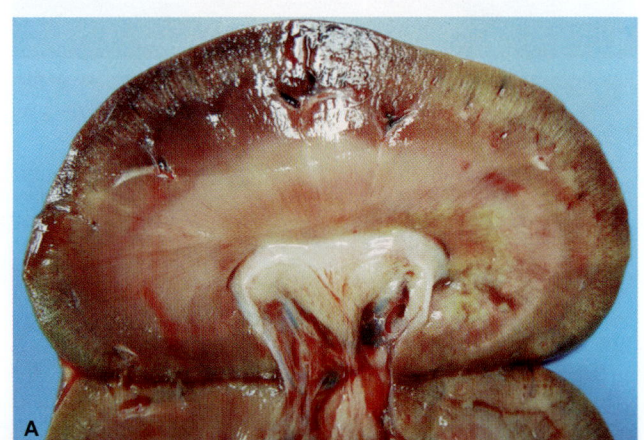

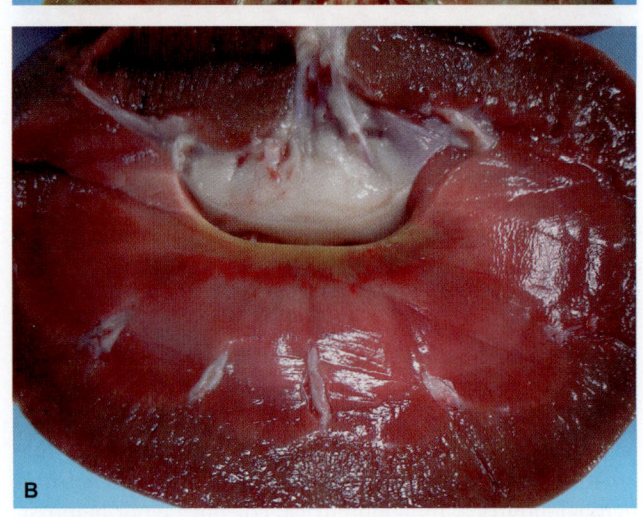

Figura 5.16 A e **B.** Rins de cão com necrose da região medular.

Debris celulares calcificados podem obstruir os lumens tubulares, causando atrofia de néfrons com fibrose intersticial e inflamação crônica não específica. Coloração pelo Von Kossa confirma a presença de cálcio no tecido (Figura 5.17).

Amiloidose

A amiloidose é uma doença sistêmica na qual o *amiloide* é depositado extracelularmente em uma variedade de locais, em particular no glomérulo renal e na parede de túbulos e vasos. O nome *amiloide* é originário da antiga observação de que a superfície de um órgão com amiloidose, ao ser pincelada com solução de iodo e banhada com ácido sulfúrico diluído, cora-se por azul-violeta, o que é um resultado positivo da presença de amido. Inclusive, esta é uma técnica simples e útil para o diagnóstico presuntivo da doença na sala de necropsia (Figura 5.18).

O amiloide é um material proteico insolúvel, altamente resistente à degradação proteolítica, e é produzido por fagócitos a partir de diversas proteínas amiloidogênicas. O principal componente do amiloide consiste em *proteínas fibrilares*. O restante é formado pelo *componente P*, uma glicoproteína.

As proteínas fibrilares do amiloide são divididas em dois tipos. Uma proteína *amiloide de cadeia leve* (AL) se origina dos plasmócitos e contém fragmentos aminoterminais de cadeias leves de imunoglobulinas. A outra é conhecida como *proteí-*

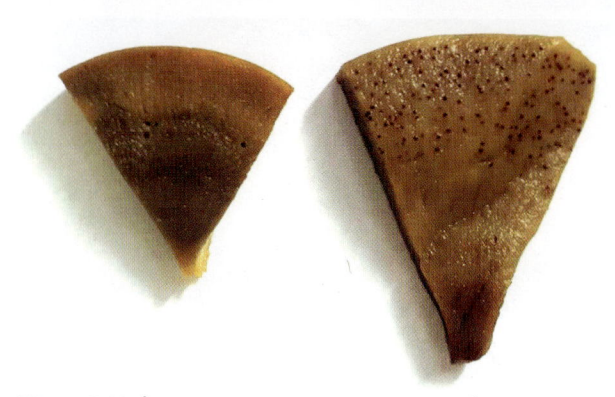

Figura 5.18 À esquerda, fragmento de rim normal. À direita, fragmento de rim apresentando os glomérulos, representados por estruturas milimétricas arredondadas, cheios de amiloide corados pelo teste do lugol. (Cortesia da Dra. Ayisa Rodrigues de Oliveira, Universidade Federal de Minas Gerais, Belo Horizonte, MG.)

na associada ao amiloide (AA), que não é uma imunoglobulina, mas é derivada da *proteína sérica associada ao amiloide* (SAA). A SAA e o componente P do amiloide são sintetizados pelo fígado em resposta às diversas citocinas, e liberadas pelos macrófagos nos processos inflamatórios crônicos.

A *amiloidose primária* se apresenta como consequência de várias formas de discrasias plasmocitárias, tais como o mieloma múltiplo e o plasmocitoma, entre outras. A *amiloidose secundária*, forma mais comum nas espécies de animais domésticos, ocorre em associação às inflamações crônicas multissistêmicas (leishmaniose, blastomicose, pneumonias, metrites, mastites e outras). Também é frequente em cavalos doadores de soro hiperimune. A amiloidose secundária raramente é diagnosticada em animais com doenças autoimunes, tais como lúpus eritematoso sistêmico, artrite reumatoide e dermatomiosite. Formas hereditárias de amiloidose podem ser observadas em algumas raças de cães (Sharpei, Beagles, Gray Collies) e gatos (das raças Abissínio, Siamês, Oriental e os domésticos de pelo curto).

À necropsia, o depósito de amiloide pode ser encontrado no fígado, nos linfonodos, nas adrenais, no pâncreas e no baço, mas o rim é um dos órgãos mais comumente acometidos.

Os rins com *amiloidose* podem apresentar-se pálidos, aumentados de volume e com consistência mais firme. O córtex tem aspecto delicadamente granular (Figura 5.19 A). Os glomérulos repletos de amiloide podem tornar-se visíveis como pontos acobreados sobre o córtex e na superfície de corte.

Histologicamente, o amiloide é depositado no mesângio, no subendotélio dos capilares glomerulares, na membrana basal dos túbulos renais e na parede vascular (ver Figura 5.19 B). Parte da arquitetura glomerular normal é substituída por material eosinofílico, homogêneo e ligeiramente fibrilar. Quando o amiloide envolve todo o glomérulo, este fica aumentado de volume, os lumens capilares tornam-se obliterados e o enovelado capilar pode apresentar-se com o aspecto de uma grande esfera eosinofílica e hipocelular. A presença do amiloide pode causar isquemia, degeneração e atrofia do tecido renal com consequente fibrose. Há também vários túbulos com o lúmen contendo cilindros hialinos de proteína, uma vez que a proteinúria é uma característica marcante da amiloidose.

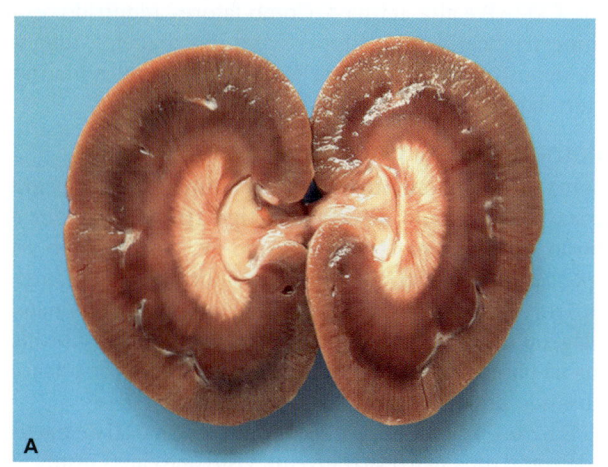

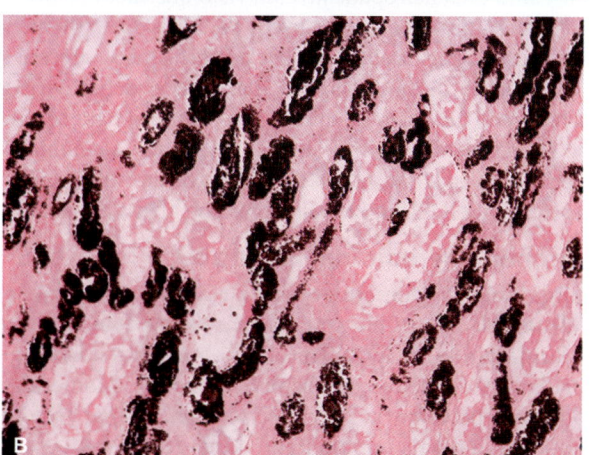

Figura 5.17 Nefrocalcinose em cão. **A.** Estriações esbranquiçadas na medular. **B.** Rim de cão com áreas de nefrocalcinose evidenciadas em negro pela coloração de Von Kossa.

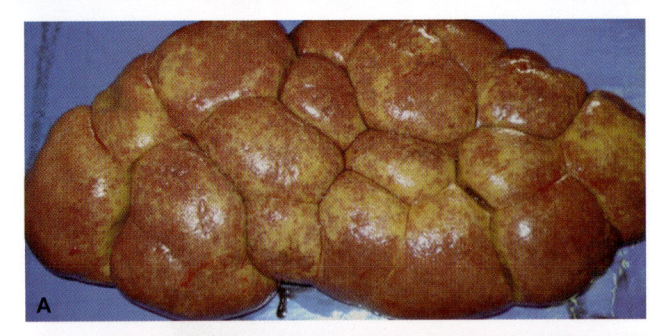

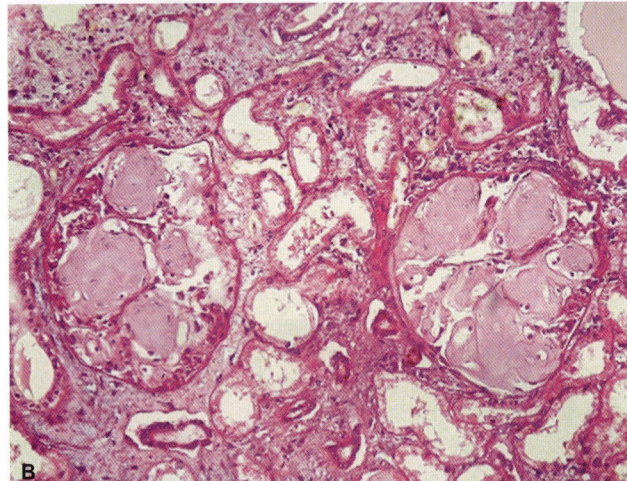

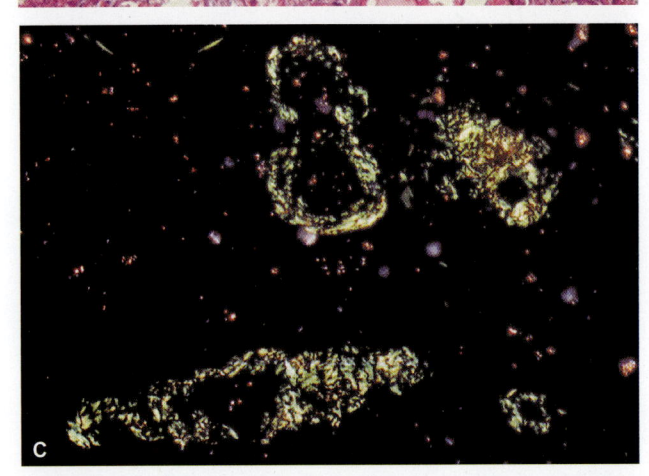

Figura 5.19 Amiloidose renal. **A.** Rim de bovino com superfície cortical discretamente irregular e áreas amareladas multifocais coalescentes. (Cortesia do Dr. José Cláudio A. Souza, Universidade Federal Rural de Pernambuco, Garanhuns, PE.) **B.** Rim representado em **A** com depósitos de amiloide no interior dos glomérulos. (Cortesia do Dr. José Cláudio A. Souza, Universidade Federal Rural de Pernambuco, Garanhuns, PE.) **C.** Rim de ganso com depósitos de amiloide birrefringentes sob luz polarizada.

Várias técnicas de coloração histoquímica podem ser utilizadas para diferenciar o amiloide de outros depósitos extracelulares eosinofílicos, como: colágeno, fibrina e complexos imunes. O amiloide pode ser demonstrado pela birrefringência que apresenta quando corado por vermelho do congo sob luz polarizada (Figura 5.19 C). Embora o vermelho do congo seja um bom método para a identificação do amiloide, a técnica perde especificidade quando o material não é fixado em formalina. A coloração do amiloide com azul de toluidina resulta em uma cor avermelhada sob luz polari-

zada que não é afetada pela fixação. A imuno-histoquímica também pode ser utilizada para a diferenciação das diversas formas de amiloide.

Glomeruloesclerose segmentar focal (GSF)

É caracterizada pelo espessamento da membrana basal glomerular, hipercelularidade mesangial e esclerose de parte do tufo glomerular. É uma causa comum de síndrome nefrótica e proteinúria em cães e em seres humanos. No entanto, em gatos, tanto as glomerulopatias primárias quanto a proteinúria não são comuns, embora a proteinúria seja um importante preditor da progressão de doença renal e mortalidade em gatos e nas outras espécies animais.

A GSF deve ser diferenciada da glomeruloesclerose global, ou seja, que afeta todo o glomérulo. A GSF é uma glomerulopatia que não tem associação com a deposição de complexo imune, é resultante de alterações estruturais nos podócitos (podocitopatia) e causa achatamento, morte e perda de podócitos pela urina. Assim, ocorre exposição da membrana basal glomerular, aderência do capilar à cápsula de Bowman (sinéquia) e esclerose focal. Com o tempo, a esclerose pode atingir mais glomérulos e todo o tufo glomerular.

Estudos sugerem fatores genéticos e adquiridos no desenvolvimento da lesão, inclusive a predisposição racial, como cães da raça Schnauzer Miniatura. Entre os genéticos estão mutações relacionadas às proteínas Nefrin, Neph3/filtrin, CD2AP e alfa-actina 4. Como fatores adquiridos estão a hipertrigliceridemia, a hipertensão e a diabetes, uma vez que depósitos de lipídios na matriz mesangial e hialinose arteriolar também foram observados na lesão.

Glomerulopatia por colágeno tipo III

É uma doença glomerular rara em animais e que se caracteriza pelo acúmulo de colágeno tipo III e, em menor extensão, fibronectina e colágeno tipo IV, no mesângio e no espaço subendotelial, adjacente à membrana basal glomerular. Difere da matriz glomerular normal, pois nesta não há colágeno tipo III. O acúmulo de colágeno tipo III e fibronectina na parede capilar compromete a membrana de filtração, causando proteinúria e doença renal terminal.

Em cães, a glomerulopatia por colágeno tipo III é caracterizada como uma nefropatia juvenil, visto que causa insuficiência renal crônica em animais jovens a adultos. Até o momento, predisposição racial ou alterações genéticas não parecem ser características dessa doença. O diagnóstico definitivo pode ser realizado por meio da imuno-histoquímica para colágeno tipo III ou métodos histoquímicos utilizando a combinação de ácido periódico-*Schiff* (PAS), hematoxilina e tricrômico de Masson (PASH/TRI) e *Picrosirius red* sob luz polarizada.

Nefropatia hereditária ligada ao X

É uma doença glomerular que afeta cães, semelhante à síndrome de Alport em seres humanos, na qual há defeito na formação do colágeno tipo IV na membrana basal glomerular. Esse defeito compromete a filtração glomerular e resulta em proteinúria progressiva, doença renal crônica e insuficiência renal antes de 1 ano de idade.

Em cães, a doença foi associada ao aumento da expressão renal do miR-21, um micro-RNA associado a fibrose renal e aumento da expressão do fator de crescimento transformador β1 (TGF-β1). A doença é causada por defeito na expressão do gene *COL4A5*, localizado no cromossomo X, impossibilitando a síntese completa das cadeias proteicas α5, necessárias para a formação do colágeno tipo IV.

Hidronefrose

É a dilatação da pelve e dos cálices renais decorrente da obstrução do fluxo urinário associada à progressiva atrofia do parênquima renal. A obstrução urinária também aumenta a suscetibilidade a infecções.

A *obstrução urinária* pode ocorrer de maneira rápida ou lenta, pode ser completa ou parcial, unilateral ou bilateral, e pode localizar-se desde a uretra até a pelve renal. É representada por lesões intrínsecas ao trato urinário ou por lesões extrínsecas, que comprimem o ureter e a uretra.

Suas causas mais comuns são: cálculos urinários, hiperplasia prostática, processos inflamatórios (p. ex., prostatite, ureterites, uretrites), neoplasias (carcinoma de próstata, neoplasias de bexiga, carcinoma de cérvix ou útero), hérnia perineal (com deslocamento da bexiga urinária), distúrbios funcionais (lesão de medula espinhal com paralisia de bexiga) e anomalias congênitas (estenoses). Qualquer obstrução do trato urinário pode causar hidronefrose, porém a extensão e a duração dessa obstrução determinarão a gravidade da lesão renal.

Em seguida à obstrução, há dilatação tubular renal associada ao aumento da pressão intratubular. Os glomérulos permanecem funcionais, e grande parte do filtrado glomerular se difunde para o interstício, de onde é removido pelos vasos linfáticos e veias. A compressão do parênquima resulta em compressão de vasos sanguíneos intersticiais, com diminuição do fluxo sanguíneo renal e consequente isquemia, atrofia e necrose tubular e fibrose intersticial. Eventualmente, os glomérulos tornam-se atrofiados e fibrosados.

As alterações macroscópicas iniciais de hidronefrose consistem em dilatação progressiva da pelve e dos cálices renais, fazendo com que o rim adquira um formato mais arredondado, com adelgaçamento da medular (Figura 5.20 A e B) e do córtex. No estágio mais avançado, o rim apresenta-se semelhante a um saco, com paredes delgadas (Figuras 5.20 C e 5.21), repleto de fluido translúcido, mas sem aspecto de exsudato.

Se a obstrução for unilateral, o rim não acometido poderá compensar totalmente a perda da função do rim afetado, impedindo a ocorrência de azotemia e uremia.

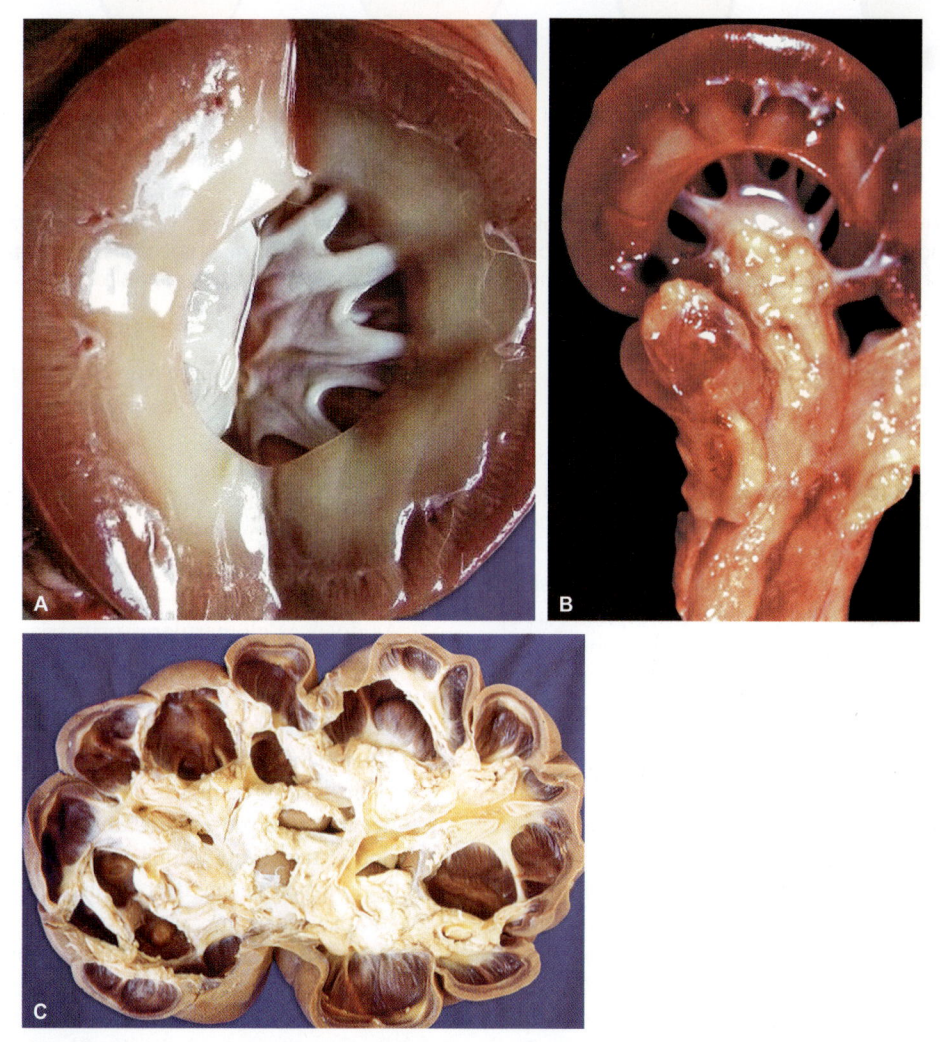

Figura 5.20 A. Hidronefrose discreta em rim de cão. (Cortesia da Dra. Aliny Pontes, Universidade Federal de Minas Gerais, Belo Horizonte, MG.) **B.** Hidronefrose discreta em rim de caprino decorrente da obstrução ureteral por linfoma. **C.** Hidronefrose grave em rim de bovino. (Cortesia do Dr. José Cláudio A. Souza, Universidade Federal Rural de Pernambuco, Garanhuns, PE.)

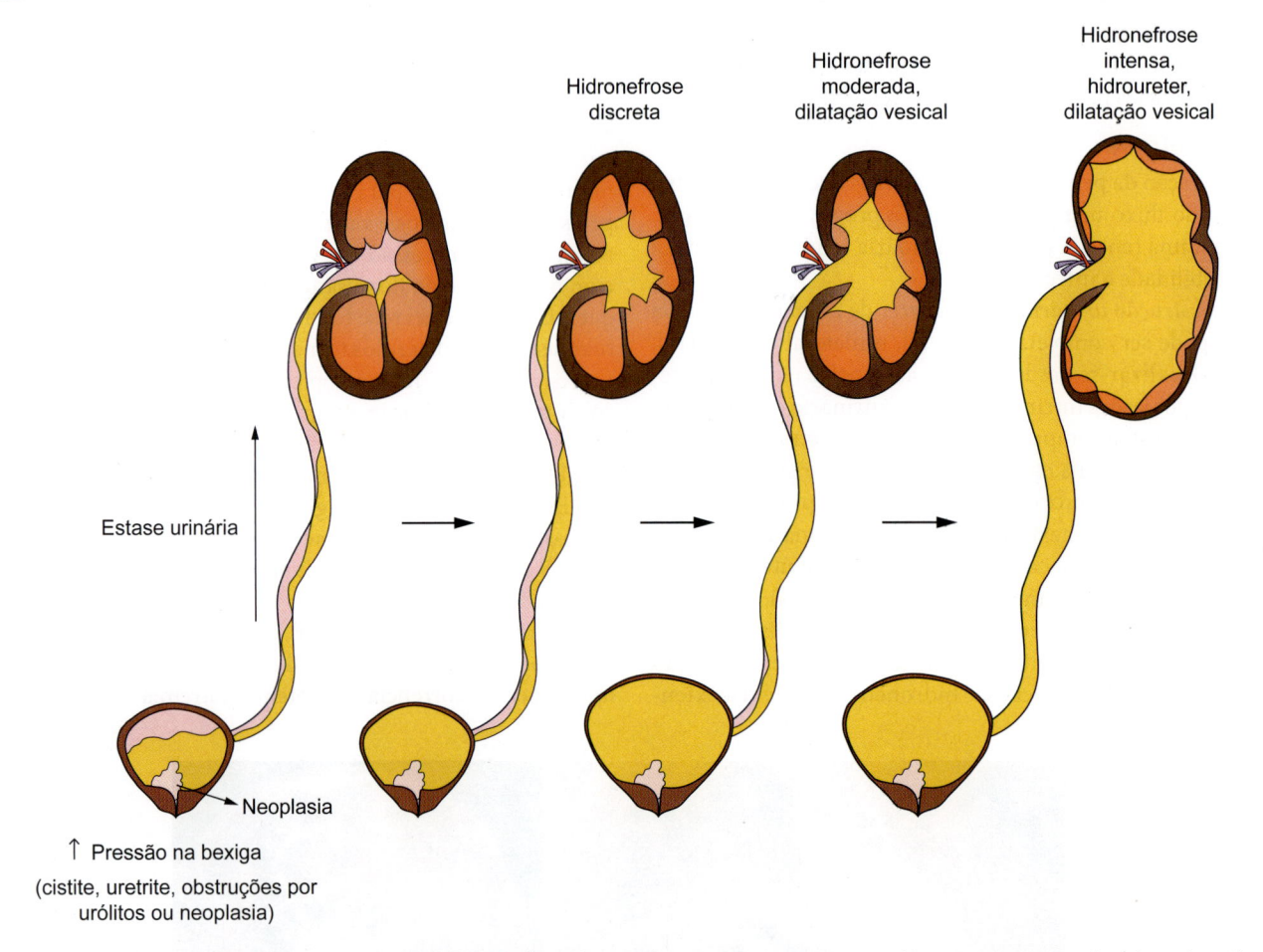

Hidronefrose
discreta

Hidronefrose
moderada,
dilatação vesical

Hidronefrose
intensa,
hidroureter,
dilatação vesical

Estase urinária

Neoplasia

↑ Pressão na bexiga
(cistite, uretrite, obstruções por
urólitos ou neoplasia)

Figura 5.21 Desenho esquemático da evolução da hidronefrose do grau discreto ao intenso. Nota-se dilatação progressiva da pelve e dos cálices renais, com adelgaçamento da medular e do córtex, fazendo com que o rim adquira um formato mais arredondado. Acompanha a hidronefrose, a dilatação da bexiga e o hidroureter, uma vez que a obstrução urinária é decorrente de neoplasia na transição vesicouretral.

ALTERAÇÕES INFLAMATÓRIAS

Glomerulite

A glomerulite é a inflamação do glomérulo. Pode ocorrer nas septicemias e em doenças virais sistêmicas agudas, como: hepatite infecciosa canina, infecção por citomegalovírus em leitões neonatos e cólera suína.

Na glomerulite viral, as lesões são brandas, transitórias e resultam da replicação viral no endotélio capilar. Na hepatite infecciosa canina e nas infecções por citomegalovírus, podem ser observadas inclusões intranucleares no endotélio dos vasos glomerulares induzidas pelos vírus durante a viremia. A hepatite infecciosa canina também pode causar glomerulonefrite imunomediada e nefrite intersticial não supurada aguda.

Glomerulonefrite imunomediada

Antes de discursar sobre a glomerulonefrite, é importante esclarecer algumas questões conceituais sobre o uso dos termos *glomerulonefrite, glomerulopatia* e *glomerulonefropatia*, que não devem ser utilizados como sinônimos. *Glomerulopatia* ou *glomerulonefropatia* são termos abrangentes que se referem a qualquer doença localizada no glomérulo, inflamatória ou não. Já o termo *glomerulonefrite*, que é um tipo de

glomerulopatia, não serve para designar todas as doenças do glomérulo e somente deve ser utilizado quando há sinais de inflamação glomerular.

As doenças glomerulares, de modo geral, são primárias, quando o rim é o único órgão acometido ou o órgão predominantemente afetado, ou secundárias, causadas por doenças sistêmicas, tais como amiloidose (já descrita) e doenças metabólicas.

As doenças glomerulares primárias, quase sempre, são causadas pela deposição de complexos imunes. Estes, por sua vez, causam a glomerulonefrite imunomediada, que será a doença descrita a partir de agora.

A patogênese da glomerulonefrite imunomediada envolve a deposição de complexos imunes solúveis no interior dos glomérulos ou a presença de anticorpos antimembrana basal glomerular, e esta última é uma forma rara nos animais.

A glomerulonefrite decorrente da deposição de complexos imunes ocorre em associação com infecções persistentes e que resultam em antigenemia prolongada. Pode ocorrer em todas as espécies domésticas associada a várias doenças sistêmicas listadas na Tabela 5.2, dentre elas: hepatite infecciosa canina, piometra, dirofilariose, lúpus eritematoso sistêmico, erliquiose, leishmaniose e neoplasias (caninos), leucemia felina, peritonite infecciosa felina e neoplasias (felinos), anemia infecciosa (equinos), diarreia viral bovina, mamites, metrites e piometra (bovinos) e peste suína africana, peste suína clássica e circovirose (suínos).

Glomerulonefrite de natureza hereditária também já foi diagnosticada em cães Beagle, mas sem conhecimento da gênese desse processo.

A patogenia da glomerulonefrite por imunocomplexo relaciona-se à formação de complexos imunes solúveis, circulantes em presença de antígenos e anticorpos equivalentes que se depositam na membrana basal glomerular, ou de um ligeiro excesso antigênico no plasma que se deposita diretamente na membrana basal glomerular com posterior fixação *in situ* de anticorpos. Esses complexos na membrana basal dos capilares glomerulares estimulam a fixação de complemento, com formação de C3a, C5a e C567, que são quimiotáticos para neutrófilos.

Durante os estágios iniciais da doença, os neutrófilos, ao fagocitarem os complexos imunes, liberam enzimas lisossômicas, metabólitos do ácido araquidônico e espécies reativas de oxigênio, que lesionam a membrana basal. Posteriormente, pode ocorrer a liberação local de citocinas, oxidantes e outros mediadores, tanto pelos neutrófilos quanto pelas células glomerulares, que lesionam os podócitos e as células endoteliais e mesangiais.

É importante ressaltar que as próprias células mesangiais podem iniciar a inflamação na ausência dos neutrófilos, uma vez que são capazes de produzir mediadores inflamatórios como espécies reativas de oxigênio, interleucina 1, metabólitos do ácido araquidônico, dentre outros. Fragmentos do complemento também podem causar a liberação de histamina de mastócitos, aumentando a permeabilidade capilar e, consequentemente, promovendo maior deposição de complexos imunes ao longo da membrana basal glomerular.

Mais tarde, monócitos infiltram-se nos glomérulos e são responsáveis pela continuidade das lesões, amplificando a liberação de citocinas e outros peptídeos imunomodulatórios, e, também, estimulando a síntese de matriz pelas células mesangiais por meio da liberação de interleucina 1, endorfina β, fator de necrose tumoral, fator de crescimento derivado de plaquetas (PDGF) e fator de crescimento transformante β (TGF-β). A liberação desses peptídeos e a ativação das células mesangiais e dos macrófagos podem amplificar a inflamação local ou melhorar a lesão glomerular pela fagocitose dos imunocomplexos (Figura 5.22).

A extensão da deposição dos complexos imunes na parede dos capilares glomerulares depende da quantidade de complexos imunes na circulação sanguínea, do tamanho e da carga molecular dos complexos, da força de ligação entre antígeno e anticorpo e da permeabilidade vascular local. O aumento da permeabilidade vascular local, que decorre da liberação de aminas vasoativas por plaquetas, basófilos e/ou mastócitos, é necessário para que os complexos imunes deixem a microcirculação e se depositem nos glomérulos.

A glomerulonefrite imunomediada não altera significativamente o aspecto macroscópico dos rins, o qual depende da gravidade e da extensão das lesões glomerulares e do estágio agudo ou crônico da doença. Os rins podem apresentar-se pálidos ou com coloração normal e com glomérulos visíveis como pontos vermelhos no córtex (Figura 5.23). Normalmente, os glomérulos dos equinos são visíveis como pontos vermelhos sobre a superfície cortical e esse critério não deve ser utilizado na avaliação de glomerulonefrite nessa espécie animal. Na fase crônica da doença, o rim apresenta diminuição de volume e com superfície irregular; ao corte, o córtex pode estar adelgaçado, e os glomérulos visíveis como pontos acinzentados e pálidos. Nesse estágio, a glomerulonefrite é indistinta macroscopicamente da nefrite intersticial crônica.

Microscopicamente, a glomerulonefrite pode ser classificada quanto à lesão dos glomérulos:

• *Proliferativa*: predomina a proliferação celular, com aumento do número de células mesangiais, endoteliais e leucócitos. Pode haver ainda hipertrofia das células parietais da cápsula de Bowman, sem alterações significativas da membrana basal dos capilares glomerulares (Figura 5.24 A)
• *Membranosa*: predomina o espessamento da membrana basal capilar e da cápsula de Bowman (Figura 5.24 B). É a forma mais comum de glomerulonefrite imunomediada em gatos. Pelo fato de não haver hipercelularidade, com aumento do número de células mesangiais, endoteliais e leucócitos, a glomerulonefrite membranosa tem sido nomeada glomerulonefropatia ou glomerulopatia membranosa
• *Membranoproliferativa*: estão presentes tanto a hipercelularidade quanto o espessamento da membrana basal e da cápsula de Bowman (Figura 5.24 C). É a forma mais comum de glomerulonefrite imunomediada em cães
• *Glomeruloesclerose global*: caracterizada por glomérulos hialinizados pela presença de matriz colagênica no mesângio (Figura 5.24 D) e fibrose periglomerular. Quando os glomérulos se tornam hipocelulares, reduzidos de tamanho e afuncionais, são denominados *glomérulos obsoletos*. Alguns estudos diferenciam a glomeruloesclerose da fibrose glomerular. O termo "fibrose glomerular" não é adequado, pois a deposição de colágeno na matriz é realizada principalmente pelas células mesangiais, enquanto a fibrose implica na síntese de colágeno pelos fibroblastos. A glomeruloesclerose não é apenas o estágio terminal da glomerulonefrite, mas

Tabela 5.2 Causas de glomerulonefrite imunomediada nas espécies animais domésticas.

Espécie animal	Causas
Cães	Hepatite infecciosa canina, piometra, dirofilariose, lúpus eritematoso sistêmico, erliquiose, leishmaniose, babesiose (*Babesia gibsoni*), borreliose (*Borrelia burgdorferi*), neoplasias, hereditária (raças Beagle, Bernese Mountain, Brittany Spaniels)
Gatos	Leucemia felina, peritonite infecciosa felina e neoplasias
Equinos	Anemia infecciosa equina, *Streptococcus equi*, herpesvírus
Bovinos	Diarreia viral bovina, coccidiose, mamites, metrites e piometra
Ovinos	Hereditária (raça Finnish Landrace)
Suínos	Peste suína africana, peste suína clássica, circovirose, hereditária (raça Norwegian Yorkshire)

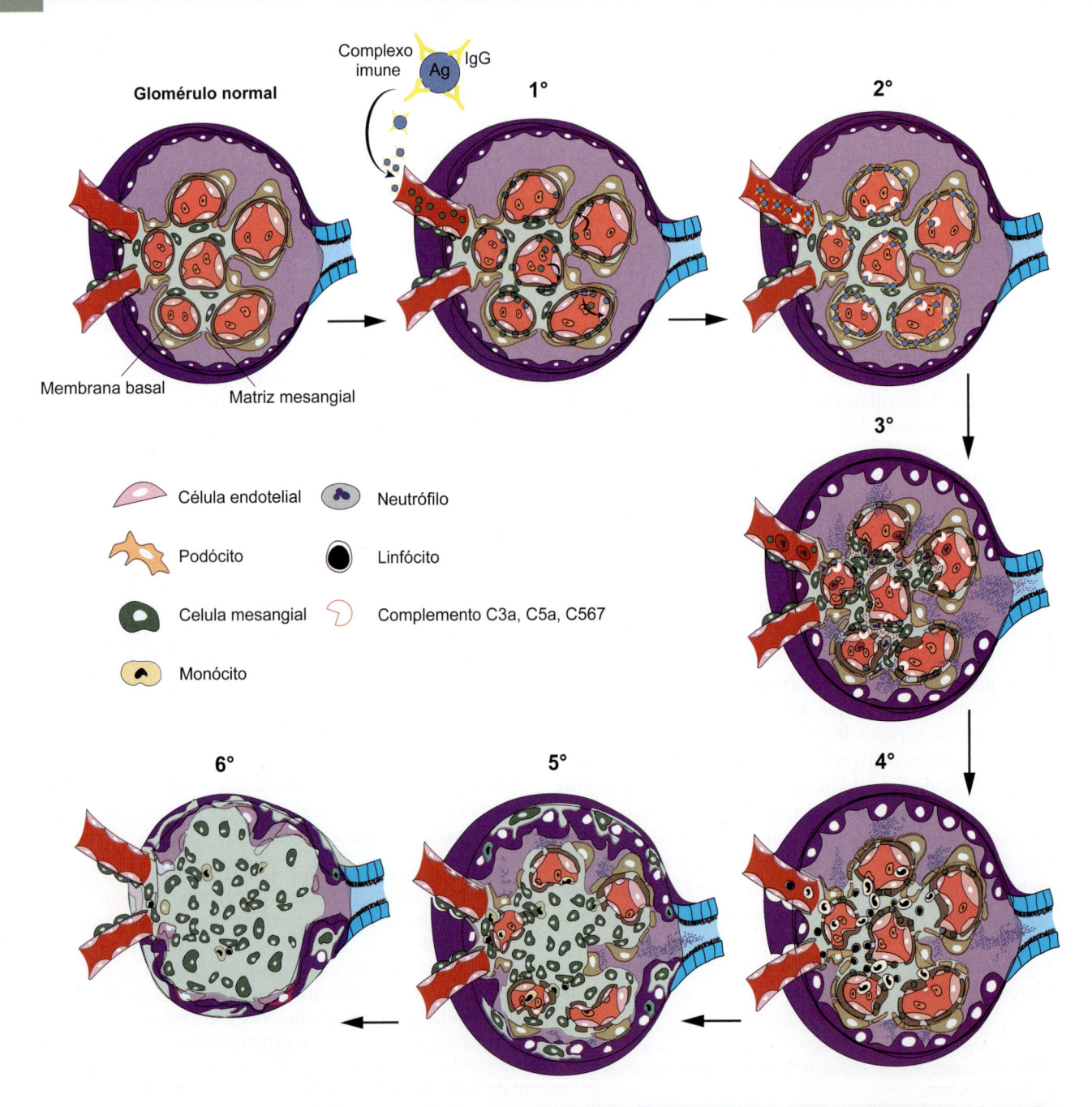

Figura 5.22 Representação esquemática da patogenia da glomerulonefrite imunomediada. 1° Antigenemia persistente e deposição de complexo imune (antígeno + anticorpo) na membrana basal glomerular. 2° Espessamento da membrana basal glomerular e fixação de complemento com atração de neutrófilos. 3° Fagocitose dos complexos imunes pelos neutrófilos, com liberação de enzimas e lesão da membrana basal, endotélio, podócitos e células mesangiais. 4° Infiltração de monócitos e proliferação de células mesangiais. 5° Aumento da matriz mesangial e redução da área dos capilares glomerulares. 6° Glomérulo hipocelular, reduzido de tamanho e afuncional (glomérulo obsoleto).

pode estar presente em consequência de qualquer insulto crônico com perda da função glomerular. Pode também ser encontrada em cães e gatos com diabetes melito, em que há progressiva hialinização do mesângio glomerular, pela deposição de material glicoproteico.

Microscopicamente, não somente a glomerulonefrite, mas as doenças glomerulares em geral também podem ser descritas como difusas (acometem > 50% dos glomérulos),

focal (acomete < menos que 50% dos glomérulos), global (acomete todo o tufo glomerular) e segmentar (acomete parte do glomérulo). Sua natureza imunomediada é confirmada por imunofluorescência ou imuno-histoquímica, utilizando anticorpos contra IgG, LLC e/ou C3. A microscopia eletrônica de transmissão ainda permite a visualização de depósitos eletrodensos mesangiais e subendoteliais que sugerem a deposição de complexo imune.

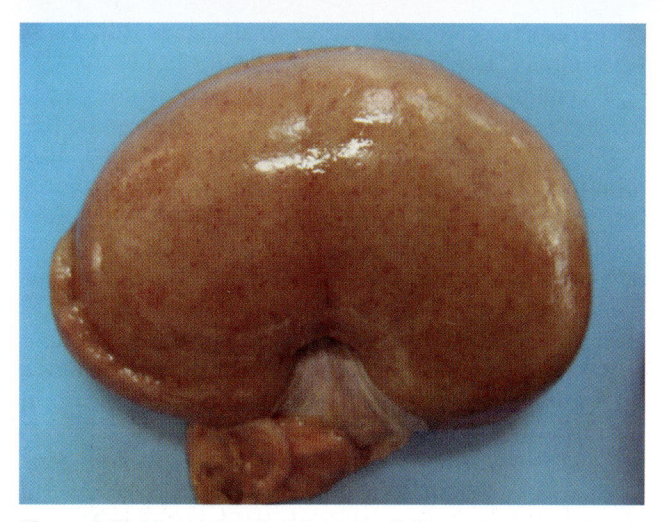

Figura 5.23 Glomerulonefrite imunomediada em rim de cão causada por *Leishmania* sp. e evidenciada por pontos vermelhos na superfície cortical.

Nefrite intersticial (não supurada)

A *nefrite intersticial aguda* ocorre como resultado de septicemias bacterianas e infecções virais, em que os agentes infecciosos penetram nos túbulos renais e incitam uma resposta inflamatória.

A *nefrite intersticial aguda focal* é uma forma comumente encontrada como achado acidental de necropsia em animais de matadouro ou pelo exame histopatológico. A causa nem sempre é determinada, mas pode estar associada, muitas vezes, a infecções bacterianas hematogênicas por *Escherichia coli*, *Salmonella* sp. e *Brucella* sp. A nefrite intersticial focal também ocorre nos bovinos com febre catarral maligna e nos equinos com anemia infecciosa equina. Macroscopicamente, a lesão é menos grave quando comparada à forma difusa e consiste na presença de uma área acinzentada ou esbranquiçada localizada no córtex e, às vezes, na região medular.

A *nefrite intersticial aguda multifocal ou difusa* pode estar presente nas infecções por *Leptospira interrogans* so-

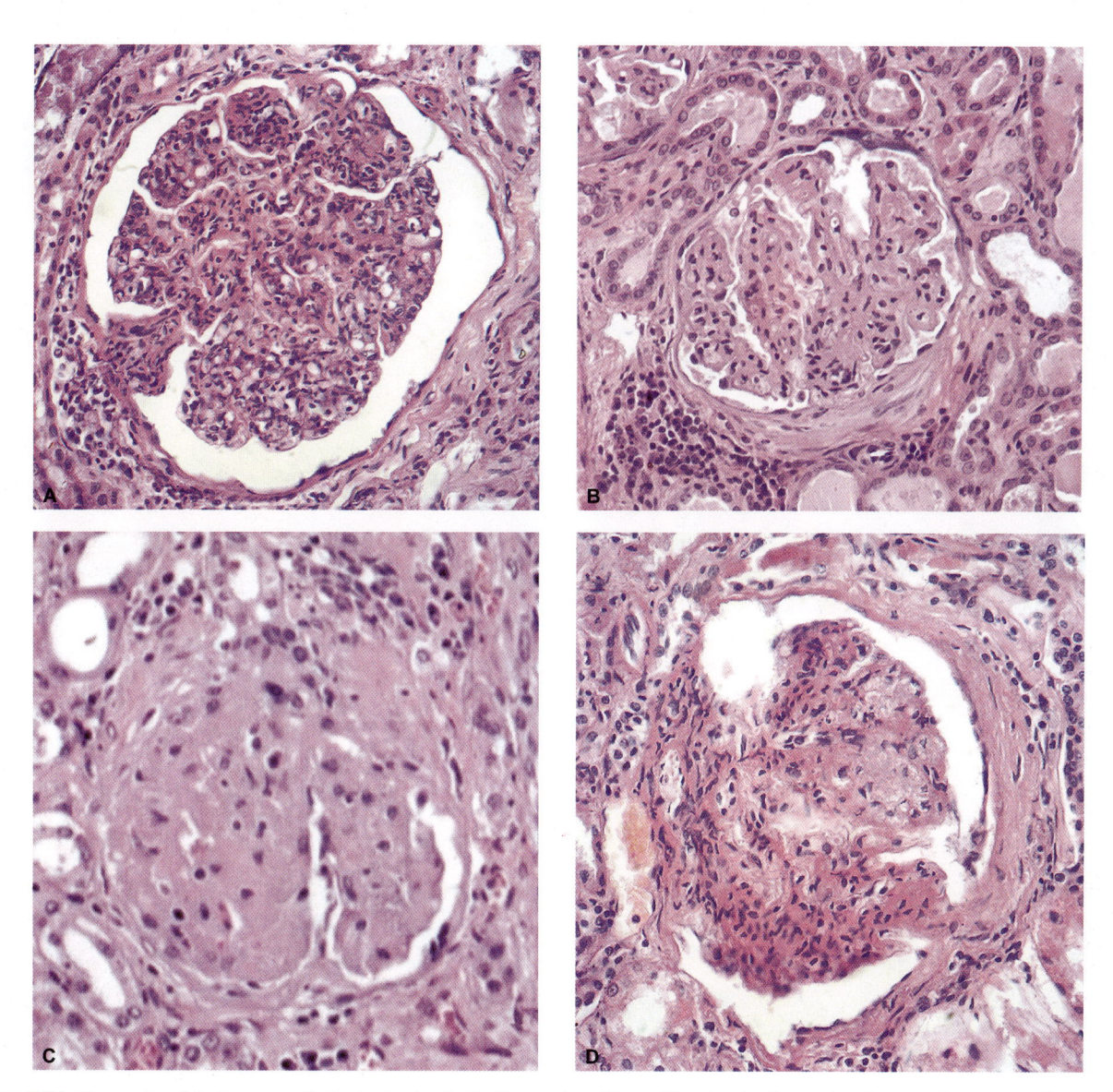

Figura 5.24 Glomerulonefrite imunomediada em rim de cão. **A.** Glomerulonefrite proliferativa. **B.** Glomerulonefrite membranosa. **C.** Glomeruloesclerose. **D.** Glomerulonefrite membranoproliferativa.

rovariedades Canicola e Icterohemorrhagiae (cães) e Pomona (suínos), na circovirose suína (infecção pelo circovírus suíno tipo 2), *Leishmania infantum, Borrelia burgdorferi, Hepatozoon canis* e o vírus da hepatite infecciosa canina (adenovírus canino tipo 1).

Macroscopicamente, os rins podem apresentar volume aumentado, conter múltiplos pontos esbranquiçados por toda a superfície do órgão e no córtex interno (nefrite intersticial multifocal; Figura 5.25 A) ou áreas esbranquiçadas coalescentes difusas por todo o córtex externo e interno (nefrite intersticial difusa; Figura 5.25 B).

Na *nefrite intersticial crônica*, os rins apresentam-se pálidos, com superfície cortical rugosa ou irregular, recoberta por pontos esbranquiçados, coalescentes ou não, dependendo da extensão (Figura 5.26 A), e, às vezes, com cistos adquiridos (Figura 5.26 B).

Histologicamente, independentemente da extensão, a nefrite intersticial caracteriza-se pela infiltração de linfócitos, plasmócitos e macrófagos no interstício (Figura 5.27). Na forma crônica da doença ocorre fibrose intersticial.

Nefrite supurada embólica

Ocorre como resultado de bacteriemia com tromboembolismo, em que as bactérias localizadas nos glomérulos e nos capilares intersticiais causam a formação de pequenos abscessos dispersos por todo o córtex renal (Figura 5.28 A) e, às vezes, circundados por hemorragia (Figura 5.28 B).

É comum essa doença ocorrer na actinobacilose de potros por causa do *Actinobacillus equuli* e no garrotilho (infecção pelo *Streptococcus equi*). Em suínos, a causa mais comum é a *Erysipelothrix rhusiopathiae*, embora outros agentes, como o *Streptococcus* sp. e o *Actinomyces* sp., sejam também frequentemente isolados dessas lesões. Nos bovinos, êmbolos oriundos de endocardite valvular, causada por *Trueperella (Arcanobacterium) pyogenes*, de mamites, onfaloflebites e artrites, entre outras, podem se alojar nos rins e causar infarto e/ou nefrite supurada embólica. Em ovinos e caprinos, é comum ocorrer abscedação renal causada pelo *Corynebacterium pseudotuberculosis*.

Microscopicamente, os capilares glomerulares e peritubulares apresentam numerosas colônias bacterianas. Há necrose e infiltração extensa de neutrófilos (Figura 5.28 C).

Ademais, pode haver hemorragia glomerular ou intersticial. Os êmbolos podem ainda ocluir vasos de calibres maiores, causando infartos.

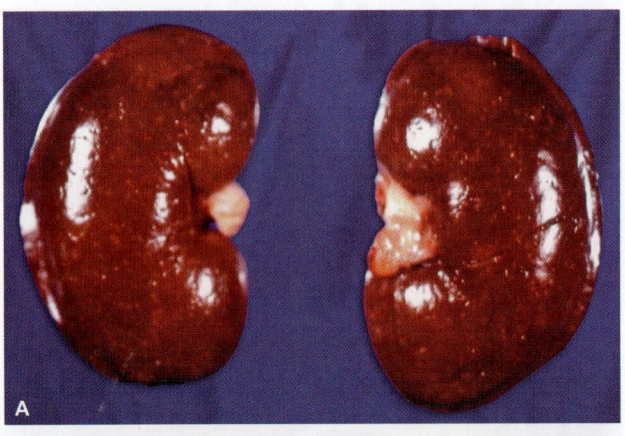

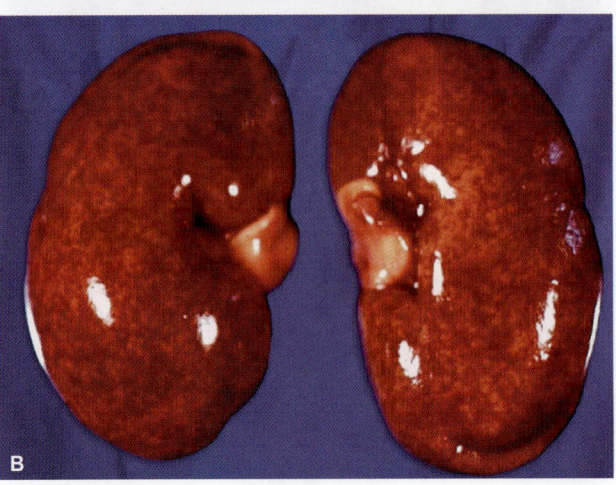

Figura 5.25 A. Nefrite intersticial multifocal aguda em cão. **B.** Nefrite intersticial difusa aguda em cão.

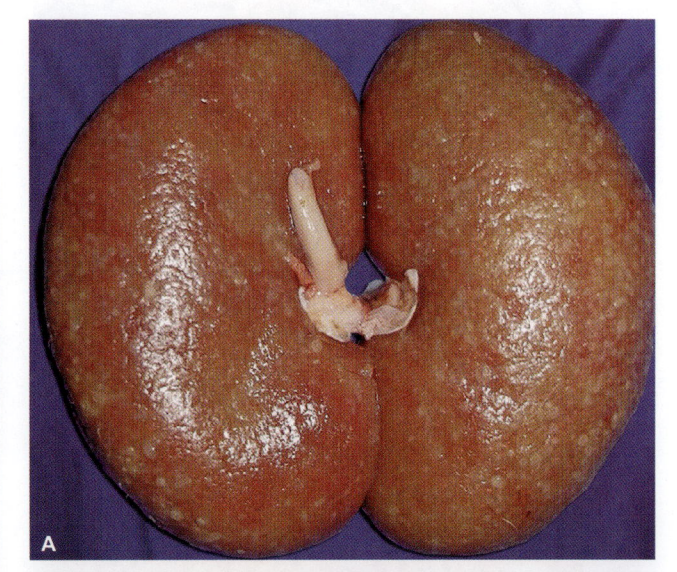

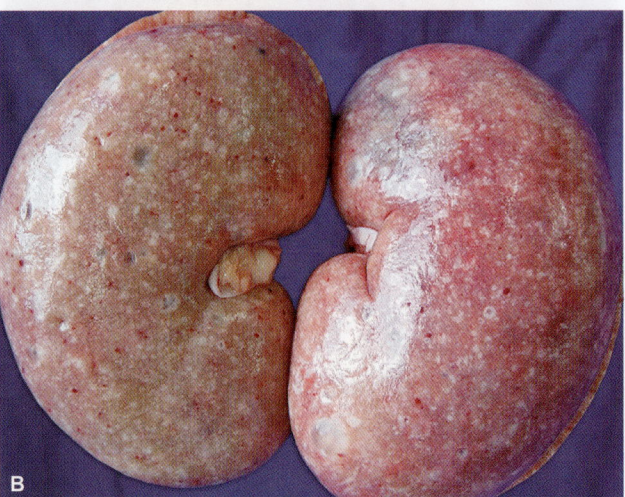

Figura 5.26 A. Nefrite intersticial difusa crônica em cão. **B.** Nefrite intersticial crônica com cistos adquiridos em cão.

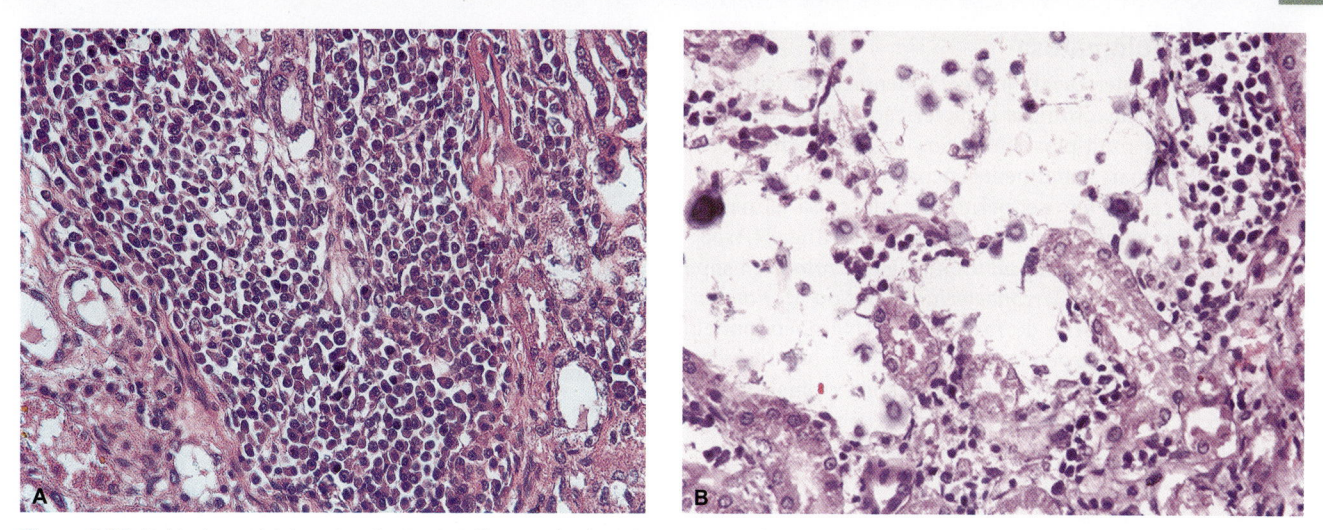

Figura 5.27 Nefrite intersticial em rins de cão. **A.** Infiltração de plasmócitos e macrófagos no interstício causado por *Leishmania* sp. **B.** Nefrite intersticial causada por *Cryptococcus neoformans*.

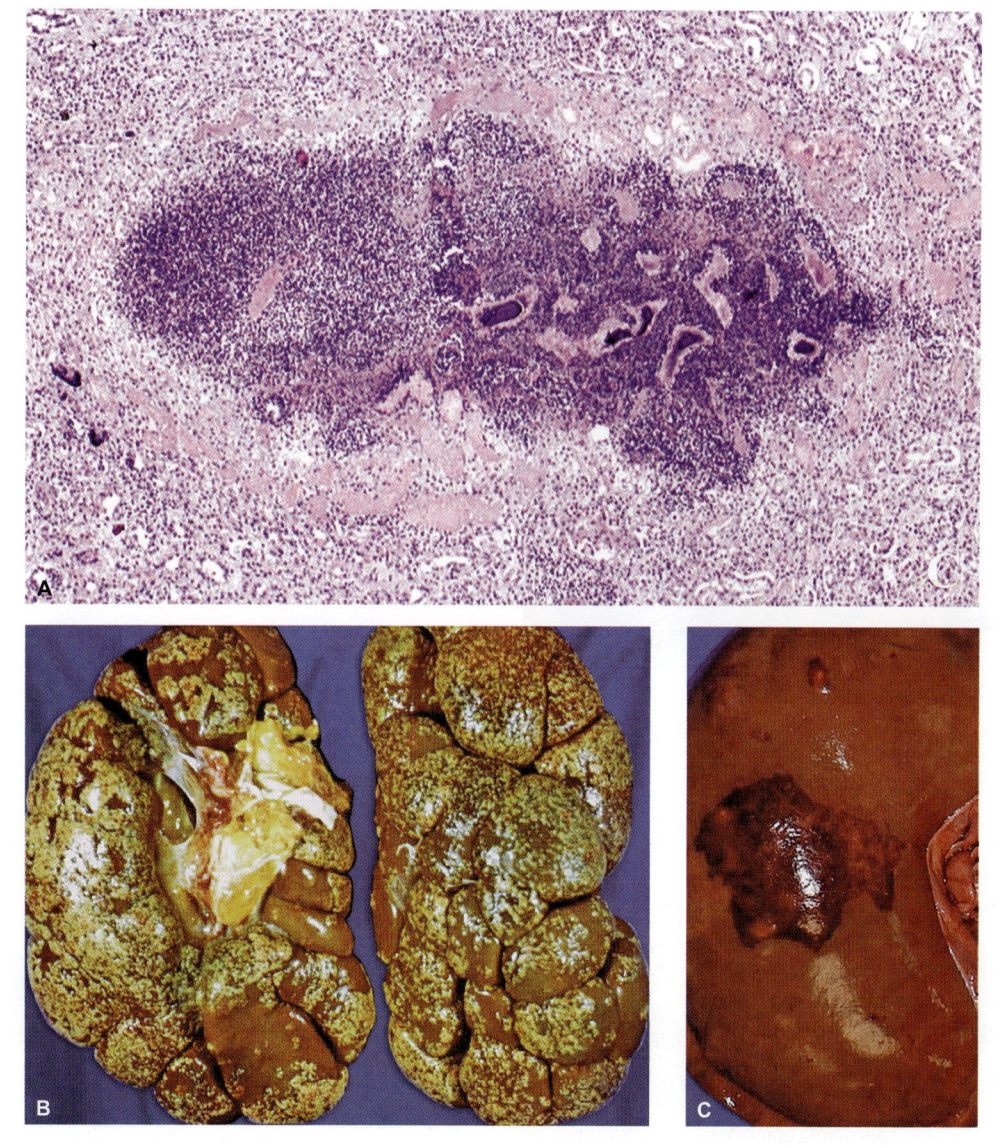

Figura 5.28 Nefrite tromboembólica. **A.** Múltiplos abscessos coalescentes no córtex externo em rim de bovino. **B.** Pequenos abscessos circundados por extensa área de hemorragia em rim de cão. **C.** Rim com nefrite tromboembólica com colônias bacterianas circundadas por intenso infiltrado inflamatório.

Nefrite granulomatosa

Doença tubulointersticial que geralmente acompanha as doenças sistêmicas crônicas caracterizadas pela formação de granulomas múltiplos em vários órgãos, incluindo os rins, e que são mais comumente encontrados no córtex.

Entre as causas tem-se: peritonite infecciosa felina, infecção por *Encephalitozoon cuniculi* em cães, fungos (*Aspergillus* spp., *Histoplasma capsulatum*), algas (*Prototheca* spp.) e bactérias superiores (*Mycobacterium bovis* ou *M. tuberculosis*). Larvas migratórias de *Toxocara canis* também podem induzir a formação de pequenos granulomas, com diâmetro entre 2 e 3 mm, dispersos por todo o córtex renal de cães (Figura 5.29 A). *Halicephalobus gingivalis* é um nematódeo de cavalos que pode causar meningoencefalite e, ocasionalmente, lesões granulomatosas associadas à migração larval em outros órgãos, podendo ocorrer nefrite granulomatosa.

Corynebacterium pseudotuberculosis também pode causar lesões renais granulomatosas. O aspecto macroscópico é típico e caracteriza-se pela presença de massas esbranquiçadas que, ao corte, têm aspecto semelhante ao da cebola cortada ao meio e focos de mineralização que rangem.

Na tuberculose, o envolvimento renal não é tão usual. Entretanto, esporadicamente, podem ser encontrados nódulos ou massas esbranquiçadas friáveis ou firmes e com focos de mineralização que rangem ao corte no parênquima renal ou no tecido perirrenal (Figura 5.29 B).

Pielonefrite

É a inflamação da pelve e do parênquima renal (túbulos e interstício) resultante da ascensão de infecção do trato urinário inferior, embora possa ocorrer, com raridade, por infecção hematogênica e por parasitas que se alojam na pelve renal, como *Dioctophyme renale*, que acomete cães, lobos-guará e outras espécies domésticas e selvagens (ver adiante). Embora a lesão característica desse parasita seja uma pielonefrite, em algumas situações é possível que ocorra fibrose renal resultante da destruição do parênquima (Figura 5.30).

Os agentes etiológicos são, na maioria dos casos, integrantes da microbiota normal do trato intestinal ou patógenos oportunistas, como: *Escherichia coli*, *Staphylococcus* sp., *Streptococcus* sp., *Enterobacter* sp., *Proteus mirabillis*, *Klebsiella*, *Acinetobacter* sp. e *Pseudomonas* sp.

Uma das defesas do trato urinário é a descamação normal das células epiteliais. A esterilidade da bexiga é mantida por seu esvaziamento contínuo e por defesas imunes, uma vez que as bactérias crescem bem na urina de baixa osmolalidade ou de pH alcalino.

Entre os fatores que predispõem ao desencadeamento da pielonefrite, têm-se a obstrução urinária causada por anomalia ureteral em animais jovens, urolitíases, tumores e hiperplasia prostática. As fêmeas são mais predispostas à infecção do trato urinário inferior por apresentarem uretra mais curta, por alterações hormonais que afetam a aderência das bactérias à mucosa e por serem mais suscetíveis aos traumas uretrais durante o coito.

A patogenia da pielonefrite depende de um refluxo anormal de urina contaminada pelas bactérias do trato urinário inferior para a pelve renal e túbulos coletores (refluxo vesicoureteral). Em condições normais, há pouco refluxo vesicoureteral durante a micção. Quando há aumento da pressão no interior da bexiga, desencadeado por obstruções, cistite e uretrite, esse refluxo é maior.

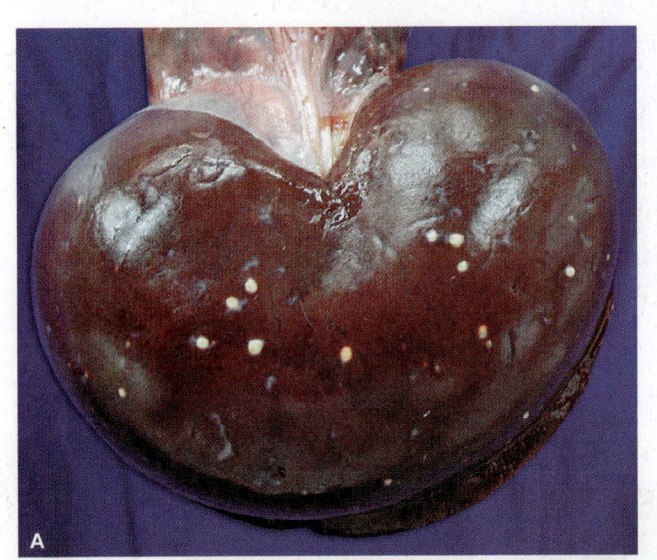

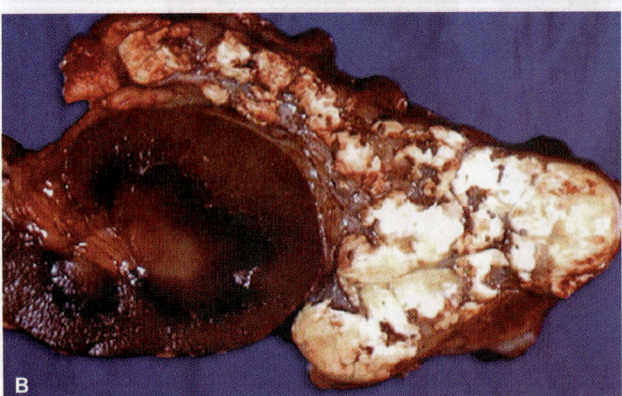

Figura 5.29 A. Rim de cão com nefrite granulomatosa causada por *Toxocara canis*. **B.** Rim de ovino com processo inflamatório granulomatoso perirrenal em decorrência da tuberculose. (Cortesia do Dr. José Cláudio A. Souza, Universidade Federal Rural de Pernambuco, Garanhuns, PE.)

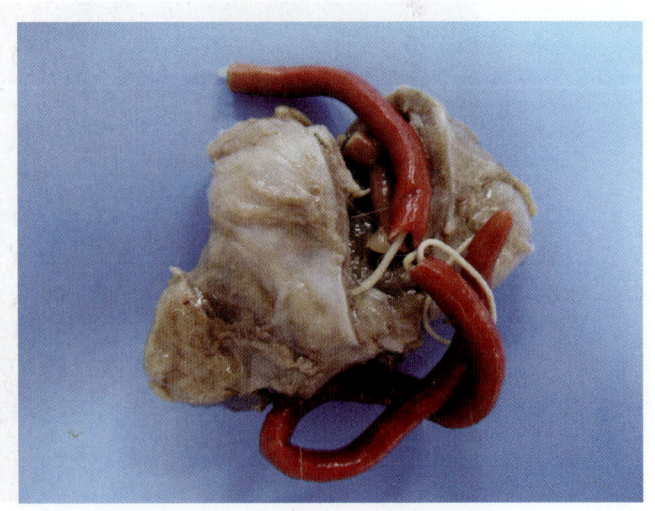

Figura 5.30 *Dioctophyme renale* em rim de cão com fibrose. (Cortesia da Dra. Natália Melo Ocarino, Universidade Federal de Minas Gerais, Belo Horizonte, MG.)

A infecção do trato urinário inferior pode favorecer o refluxo vesicoureteral por diversos mecanismos. Quando a parede da bexiga está inflamada, ou seja, nos casos de cistite, há maior refluxo vesicoureteral. As endotoxinas liberadas por bactérias Gram-negativas podem inibir o peristaltismo ureteral normal, favorecendo o refluxo.

Após o refluxo anormal de urina contaminada, as bactérias ascendem para a pelve e podem facilmente colonizar a região medular. A região medular é mais suscetível à infecção por apresentar suprimento sanguíneo pobre e osmolalidade intersticial elevada, que inibe a atividade fagocitária dos leucócitos, além da elevada concentração de amônia, que inibe a ativação de complemento.

Macroscopicamente, a pielonefrite em geral é bilateral, mas não necessariamente simétrica. As membranas mucosas da pelve e dos ureteres apresentam-se hiperêmicas ou hemorrágicas (Figura 5.31 A e B) e revestidas por exsudato, que pode ser purulento, hemorrágico, fibrinoso, fibrinonecrótico ou outros. A pelve pode estar dilatada, contendo exsudato (Figura 5.31 C e D). Os rins podem apresentar estrias vermelhas ou acinzentadas, irregulares e radialmente orientadas, estendendo-se em direção à superfície renal. Na pielonefrite

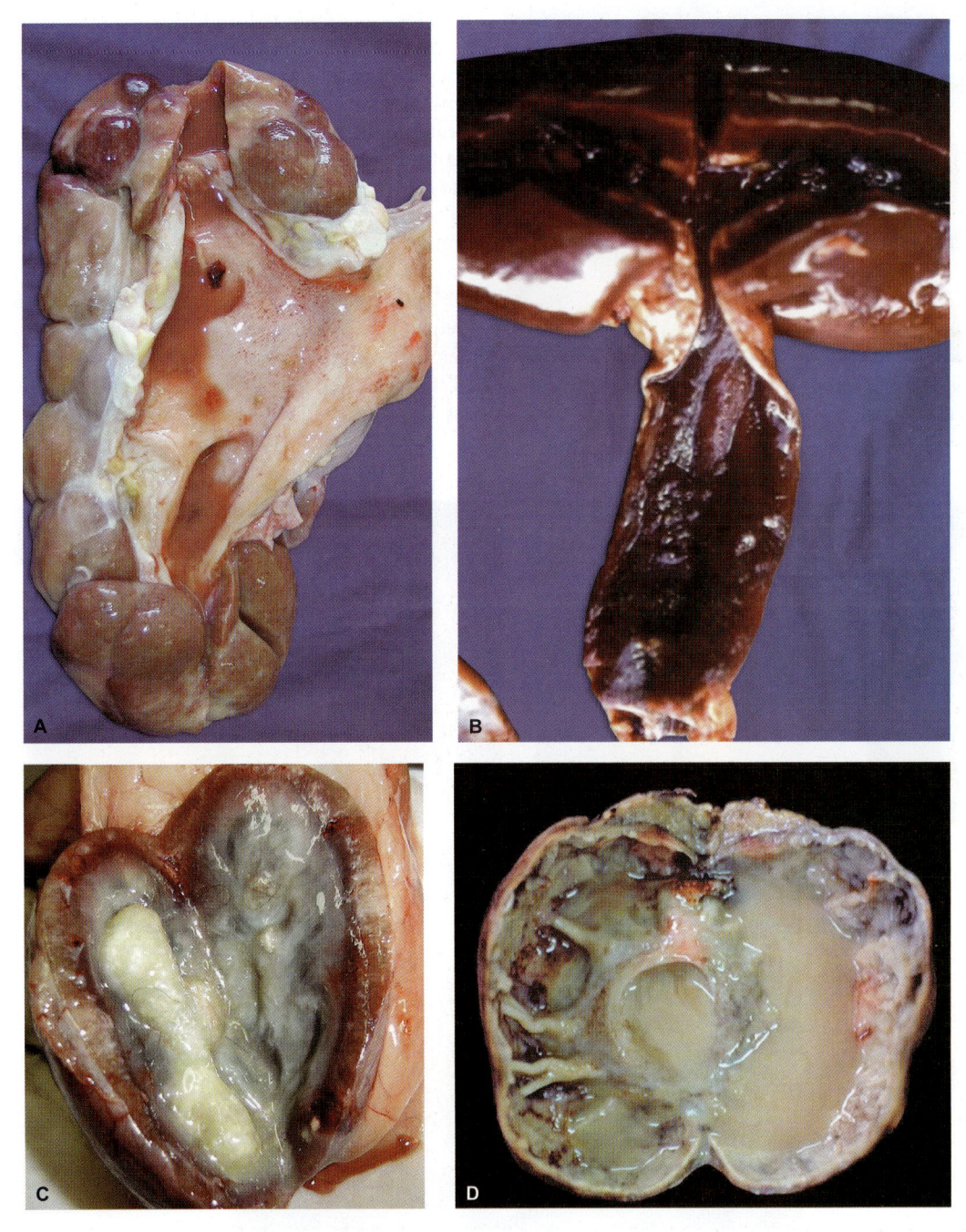

Figura 5.31 **A.** Rim de bovino com pielonefrite purulenta. (Cortesia do Dr. José Cláudio A. Souza, Universidade Federal Rural de Pernambuco, Garanhuns, PE.) **B.** Rim de suíno com pielonefrite e ureterite hemorrágicas. **C.** Rim de cão com pielonefrite purulenta. **D.** Rim de cão com pielonefrite purulenta associada à destruição das regiões cortical e medular.

crônica, há necrose extensa, com destruição da medular e fibrose das regiões cortical e medular (Figura 5.32).

Fibrose renal

Em geral, a fibrose renal ocorre como manifestação crônica da fase de cura de uma lesão renal preexistente (inflamação de glomérulos, túbulos e interstício e degeneração e necrose dos túbulos renais).

A *fibrose* pode ser *focal* (Figura 5.33 A), *multifocal* ou *difusa* e *uni* ou *bilateral* (Figura 5.33 B e C). Os rins com fibrose difusa apresentam-se pálidos, com superfície irregular, diminuídos de tamanho, firmes e com a cápsula bastante aderida ao córtex externo. Em conjunto, pode ocorrer a formação de cistos (cistos de retenção) por todo o córtex e a medula.

Microscopicamente, tem-se fibrose intersticial com atrofia dos túbulos renais, que apresentam o epitélio achatado, a membrana basal espessada e hialinizada e o diâmetro diminuído. Podem também ser observados infiltrados inflamatórios.

ALTERAÇÕES PROLIFERATIVAS

Embora os tumores renais primários sejam raros, o carcinoma e o nefroblastoma são as duas neoplasias renais mais frequentes. O *linfoma multicêntrico* acomete, com frequência, os rins em todas as espécies domésticas; entretanto, o linfoma primário do rim é considerado raro em qualquer espécie animal. Os tumores renais benignos são encontrados acidentalmente na necropsia ou ao abate e é raro apresentarem significado clínico, ao contrário dos tumores malignos, que são de grande importância clínica.

A frequência de tumores renais primários nos animais domésticos é de, aproximadamente, 1% do total das neoplasias descritas. Das neoplasias primárias do rim de cães, 75 a 90% são epiteliais. As neoplasias renais são 4,5 vezes mais frequentes em gatos, se comparados a cães, e são raras nas demais espécies.

Os tumores renais podem ser múltiplos ou bilaterais; no entanto, os mais frequentes são unilaterais e podem ser de origem epitelial, mesenquimal ou embrionária (Fi-

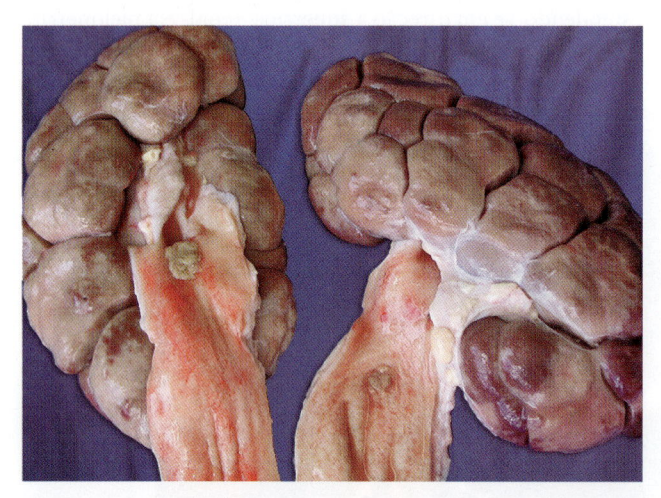

Figura 5.32 Rim de suíno com pielonefrite e ureterite crônicas. (Cortesia do Dr. José Cláudio A. Souza, Universidade Federal Rural de Pernambuco, Garanhuns, PE.)

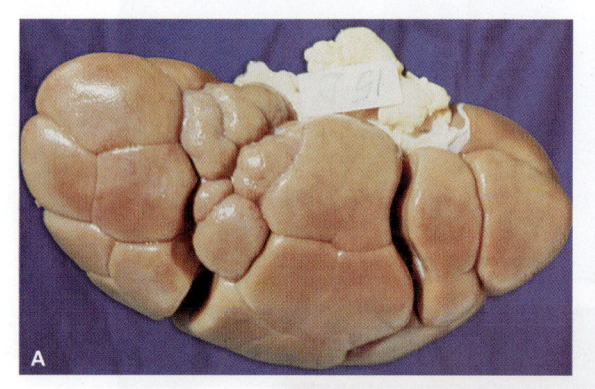

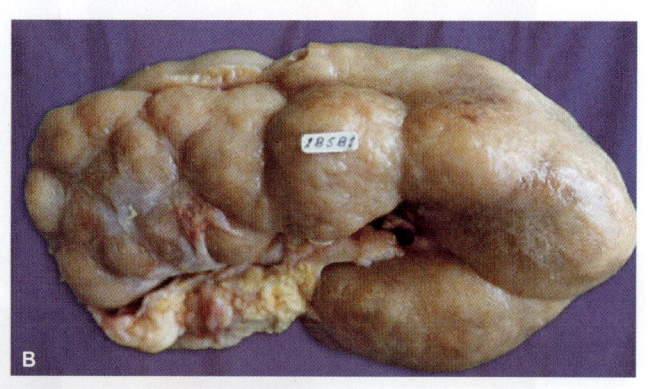

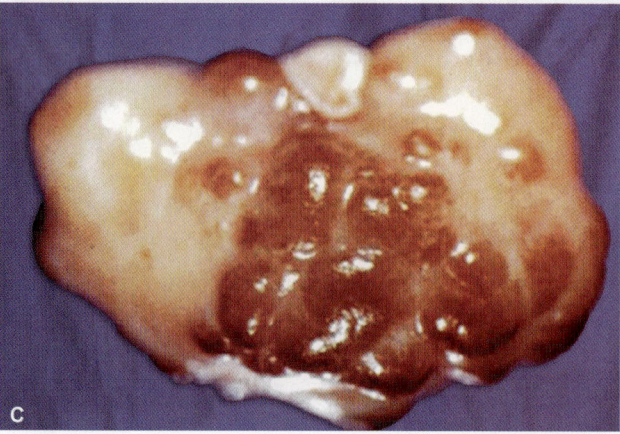

Figura 5.33 A. Rim de bovino com fibrose focal. (Cortesia do Dr. José Cláudio A. Souza, Universidade Federal Rural de Pernambuco, Garanhuns, PE.) **B.** Rim de bovino com fibrose difusa. **C.** Rim de cão com fibrose difusa.

guras 5.34 C e 5.35 B). Neoplasias da pelve renal (Figuras 5.34 D e 5.35 C) são ainda mais raras em comparação às neoplasias epiteliais ou mesenquimais do parênquima renal.

O rim é também um local frequente de metástases, que podem ocorrer pelas vias hematogênica, linfática ou por extensão direta de neoplasias localizadas em órgãos vizinhos (p. ex., neoplasia de glândula adrenal).

Geralmente, os carcinomas renais são positivos para citoqueratina e vimentina. Os sarcomas são positivos para vimentina. A uromodulina é um marcador muito utilizado na detecção de neoplasias de origem renal, já que essa proteína é sintetizada unicamente pelos rins. O *renal cell carcinoma* (RCC) é um antígeno presente em células do carcinoma renal humano, mas o uso de anticorpo humano anti-RCC em carcinoma renal de bovino demonstrou reação cruzada.

Adenoma renal

Esse tumor é raro e pode ocorrer em todas as espécies, embora tenha sido mais relatado em equinos e bovinos. Em geral, é assintomático, e é um achado acidental de necropsia ou durante o abate. Macroscopicamente, apresenta-se como nódulos ou massas solitárias, pobremente encapsuladas, mas bem delimitadas, branco-acinzentadas ou amareladas, localizadas no córtex.

Em caninos e felinos, com frequência são menores que 2 cm, e, em bovinos e equinos, maiores que 6 cm, podendo apresentar áreas centrais de hemorragia e necrose. Microscopicamente, as células epiteliais bem diferenciadas formam proliferações tubulares, acinares ou papilares. São subclassificadas em tubular, papilar, sólida ou mista. Este último subtipo é mais frequentemente observado no carcinoma renal. As células tumorais são cuboides ou colunares, dispostas

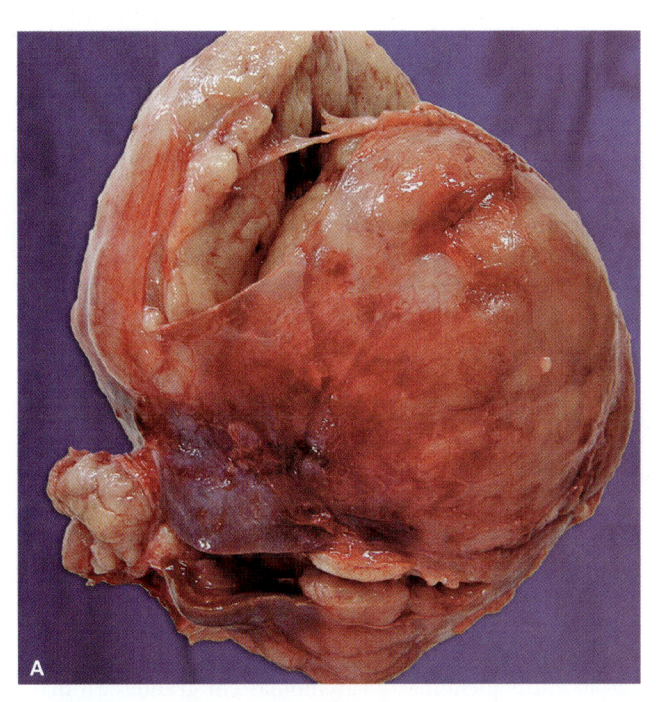

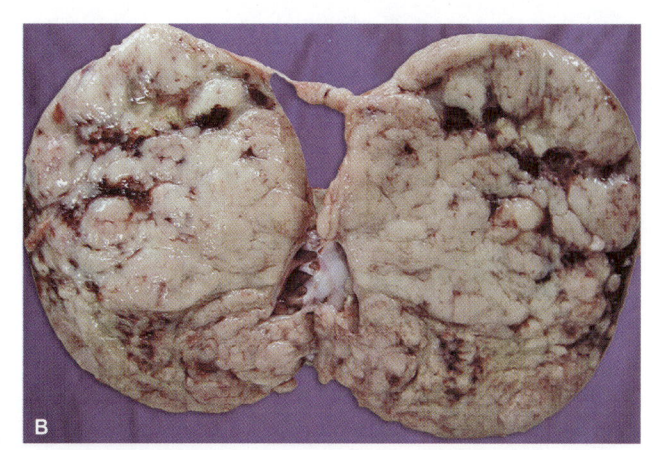

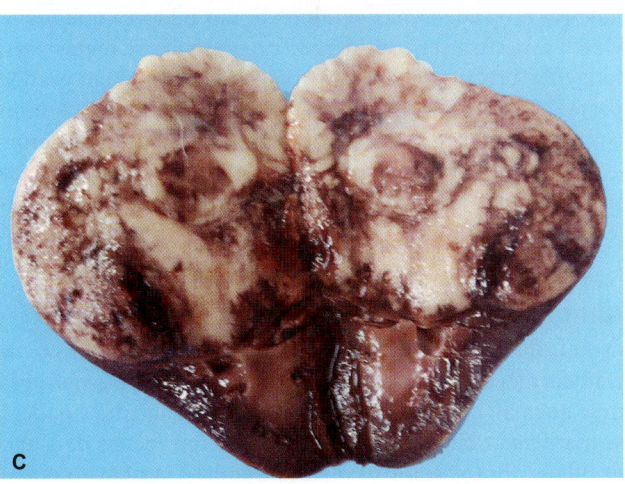

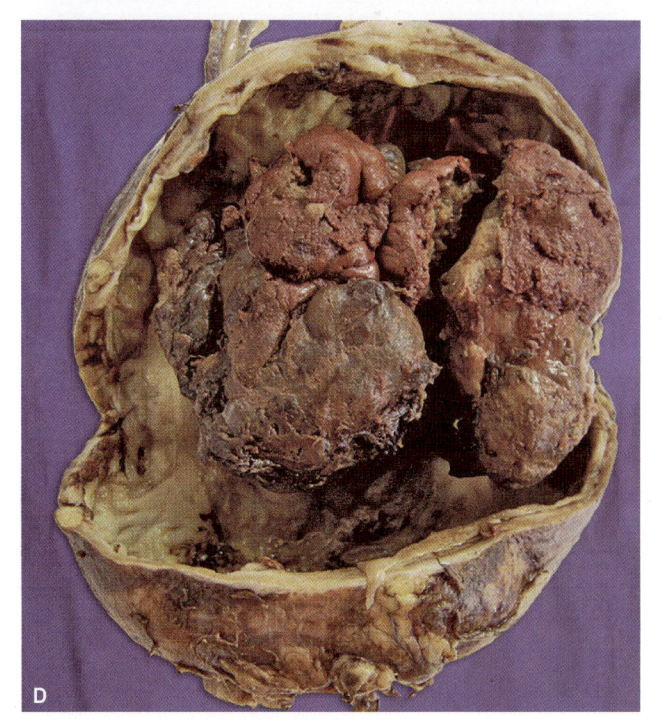

Figura 5.34 A. Carcinoma tubular em rim de cão. **B.** Carcinoma tubular acometendo todo o parênquima renal de cão. **C.** Nefroblastoma em rim de cão. (Cortesia da Dra. Natália Melo Ocarino, Universidade Federal de Minas Gerais, Belo Horizonte, MG.) **D.** Carcinoma de células escamosas da pelve renal com atrofia intensa das regiões cortical e medular.

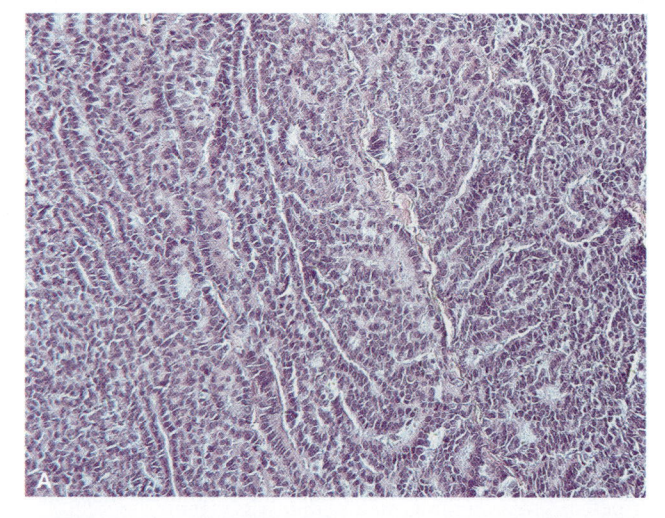

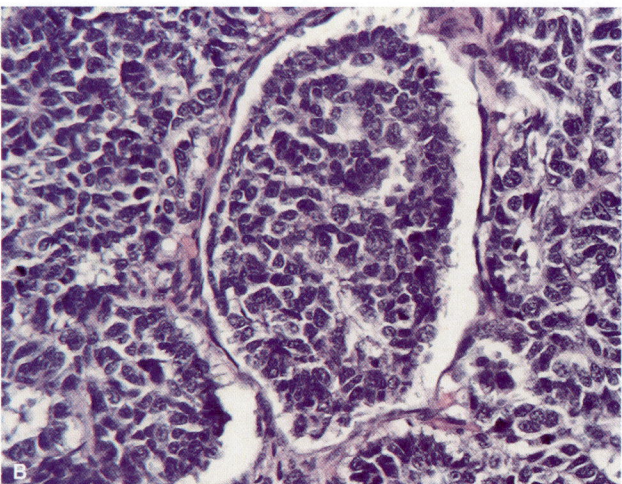

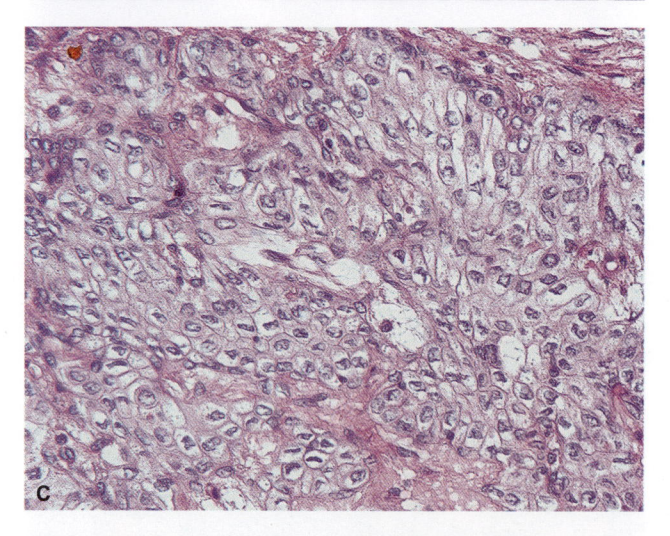

Figura 5.35 A. Carcinoma tubular em rim de cão com células neoplásicas epiteliais dispostas em padrão tubular. **B.** Nefroblastoma em rim de cão com células neoplásicas formando estruturas semelhantes a glomérulos. **C.** Carcinoma urotelial em pelve renal de cão.

em uma única camada, e apresentam citoplasma eosinofílico. Os núcleos são únicos e dispostos centralmente com um único nucléolo. Mitoses são raras.

Carcinoma renal

Assim como os adenomas, os carcinomas também se originam das células do epitélio tubular renal. É a neoplasia primária renal diagnosticada com mais frequência, principalmente em cães, gatos e equinos. Entre as espécies domésticas, é rara no bovino e no suíno. Nos bovinos, geralmente esse tumor é assintomático, sendo um achado acidental à necropsia ou ao abate. Em equinos causam cólicas, perda de peso, hematúria, hemoperitônio e edema. A neoplasia pode ainda ser detectada por palpação retal. Em cães e gatos, a massa também pode ser detectada à palpação abdominal e há perda de peso, hematúria, polaciúria e proteinúria. Azotemia pode ser observada esporadicamente. Alguns raros carcinomas renais podem secretar eritropoetina ou um peptídeo semelhante à eritropoetina, com consequente policitemia absoluta.

Em geral, são unilaterais, localizando-se no córtex de um dos polos do rim, mas é possível que estejam presentes dos dois lados. Podem ter 2 cm de diâmetro ou acometer todo o rim (ver Figura 5.34 A). Em alguns casos, o tecido neoplásico invade a pelve ou o tecido perirrenal. Têm consistência firme, coloração amarelo-pálida entremeada por áreas escuras de necrose e hemorragia (ver Figura 5.34 B). Alguns carcinomas podem ser císticos.

Microscopicamente, os carcinomas renais dividem-se em papilar, tubular, sólido ou misto. As células neoplásicas podem ser cromófobas, eosinofílicas ou claras. Apresentam-se como células cuboides, colunares ou poliédricas e de tamanho variado, dispostas em túbulos (Figura 5.35 A), ácinos, bainhas e lóbulos. Figuras mitóticas são numerosas e o estroma fibrovascular é moderado. De modo geral, 50 a 60% dos cães, 5% dos bovinos e 70% dos equinos com carcinomas renais apresentam metástases. Os locais mais frequentes são pulmões, linfonodos regionais, fígado e adrenais.

É possível que a diferenciação histológica entre adenoma e carcinoma seja difícil às vezes. Para isso, pode-se levar em consideração o tamanho do tumor, já que os adenomas são geralmente menores que 2 cm e os carcinomas são maiores. No entanto, esse critério não deve ser usado para a diferenciação entre adenomas e carcinomas em grandes animais, nos quais os adenomas geralmente são maiores que 6 cm. Outro aspecto a ser considerado é a presença de metástases, todavia é preciso lembrar que não está presente em grande parte dos tumores renais malignos. Apesar disso, é comum os carcinomas serem invasivos, com células muito pleomórficas e com muita atipia celular. Ao contrário, os adenomas são bem delimitados, não invasivos e constituídos por células epiteliais bem diferenciadas e com raras mitoses.

Nefroblastomas (nefroma embrionário, tumor de Wilms)

O nefroblastoma origina-se do blastema metanéfrico. A transformação neoplásica pode ocorrer durante a nefrogênese normal; nesse caso, a neoplasia será congênita e poderá se manifestar em fetos ou em animais com menos de 1 ano de idade. Entretanto, os nefroblastomas também podem ocorrer em animais adultos em razão da transformação maligna de resquícios de tecido nefrogênico. Nos cães, é o segundo tumor renal mais comum. Por outro lado, são raros em todas as outras espécies domésticas, exceto em suínos e galinhas, em que geralmente são assintomáticos e detectados por ocasião do abate.

Macroscopicamente, os nefroblastomas são solitários ou múltiplos, de coloração branco-acinzentada, e têm focos de hemorragia e consistência firme, podendo conter áreas friáveis de necrose. Geralmente, são de grandes dimensões, podendo comprometer grande parte do rim afetado. Microscopicamente, o tumor caracteriza-se por uma mistura de tecido renal embrionário com estruturas semelhantes a glomérulos (ver Figura 5.35 B), túbulos e tecido mixomatoso. Também podem ter em sua composição diversos tipos de tecido mesenquimal, como cartilagem, osso, músculos liso e estriado e tecido adiposo.

Em seres humanos, o tumor é positivo para a desmina e negativo para outros marcadores musculares. O blastema e o estroma são positivos para vimentina, e o componente epitelial é positivo para citoqueratina.

Em suínos e galinhas, metástases são raras, mas mais de 50% dos cães ou gatos com nefroblastoma apresentam metástases, com predomínio para linfonodos regionais, pulmões, fígado e rim contralateral.

O nefroblastoma deve ser diferenciado do teratoma. O teratoma renal é uma neoplasia muito rara, que contém constituintes dos três folhetos embrionários primitivos (ectoderma, mesoderma e endoderma). Diferentemente do nefroblastoma, o teratoma renal tem tecido linfoide, glândulas e folículos pilosos, entre outros.

Tumores mesenquimais

Outra origem para neoplasias renais é o tecido mesenquimal dos rins. Sarcomas indiferenciados, fibroma ou fibrossarcoma e hemangioma ou hemangiossarcoma têm sido descritos. Raros casos de leiomioma ou leiomiossarcoma e de lipoma ou lipossarcoma também já foram relatados. A origem renal das neoplasias mesenquimais malignas somente é comprovada quando não há nenhum outro local com a mesma neoplasia.

Metástases de tumores

Em comparação às neoplasias primárias, metástases para os rins são duas vezes mais frequentes em cães e sete vezes mais em gatos. Localizam-se especialmente no córtex e, em geral, são bilaterais.

Linfomas (linfossarcomas) podem ser observados com alguma frequência nos rins de bovinos e felinos, como parte do linfoma multicêntrico. Surgem como nódulos de coloração cinza-esbranquiçada, são múltiplos (Figura 5.36 A) ou isolados ou encontrados como infiltrados linfomatosos difusos, que uniformemente aumentam o tamanho do rim afetado e conferem a este coloração esbranquiçada (Figura 5.36 B). Por isso, requerem o diagnóstico diferencial com processos inflamatórios difusos. O linfoma pode causar azotemia, por comprometer, na maioria dos casos, mais de 75% do parênquima renal (azotemia renal) ou por obstruir as vias urinárias (azotemia pós-renal). Além do mais, pode estar associado à anemia ou à policitemia e à hipercalcemia da malignidade. *Fibrossarcomas, hemangiossarcomas* (Figura 5.36 C) e alguns tipos de *carcinomas*, em particular os *mamários* (Figura 5.36 D), podem apresentar metástases nos rins.

ALTERAÇÕES DO TRATO URINÁRIO INFERIOR

Anormalidades do desenvolvimento

Agenesia ureteral

A agenesia ureteral é um distúrbio raro, caracterizado por completa ausência congênita do ureter, e geralmente ocorre em associação à agenesia renal. Pode ser uni ou bilateral.

Ureter ectópico

A ocorrência de ureter ectópico é a anomalia ureteral mais importante. Já foi descrito em bovinos, equinos, cães e gatos. Pode ser uni ou bilateral e a incontinência urinária que se inicia logo após o nascimento é a manifestação clínica mais frequente. O ureter ectópico esvazia-se na uretra, na vagina, no colo da bexiga, na próstata, no ducto deferente e, raramente, na cérvix, no útero ou na tuba uterina. Os ureteres ectópicos podem contaminar-se mais facilmente por bactérias, predispondo o animal à pielite e à pielonefrite.

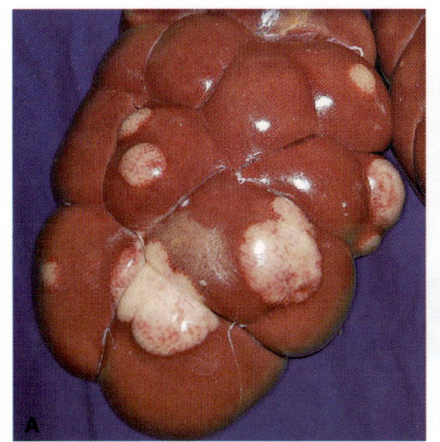 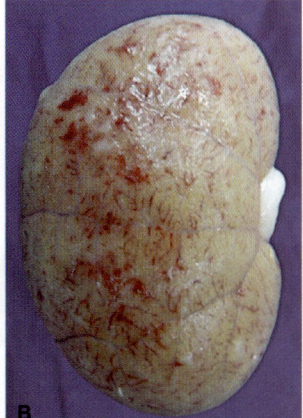 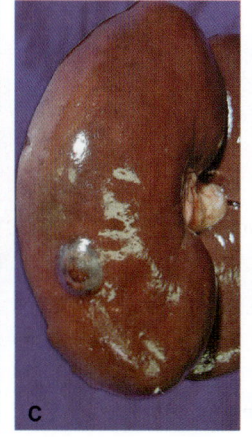 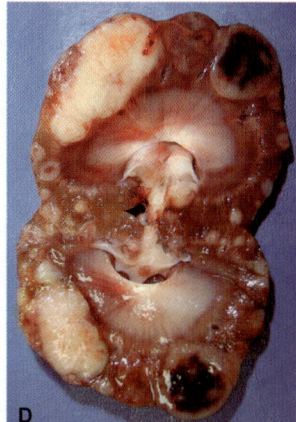

Figura 5.36 A. Rim de bovino com metástase de linfoma multicêntrico. (Cortesia do Dr. José Cláudio A. Souza, Universidade Federal Rural de Pernambuco, Garanhuns, PE.) **B.** Rim de gato com metástase de linfoma multicêntrico. **C.** Rim de cão com metástase de hemangiossarcoma. **D.** Rim de cão com metástase de carcinoma mamário.

Úraco patente ou persistente

O úraco é uma estrutura fisiológica durante a vida fetal, que comunica a bexiga em desenvolvimento ao alantocórion, permitindo que a urina fetal seja encaminhada para a cavidade alantoideana. Por ocasião do nascimento, com a ruptura do cordão umbilical, o úraco junto com uma veia e duas artérias, que compõem o umbigo, sofrerão involução.

O úraco patente ou persistente é a malformação do trato urinário inferior mais comum. Ocorre quando o úraco fetal deixa de se fechar e involuir, formando um canal direto entre o ápice da bexiga e o umbigo (Figura 5.37). Em geral, os potros são mais afetados que os bezerros, apresentando o coto umbilical sempre úmido. Em alguns casos, há goteja-mento contínuo de urina pelo umbigo, e o animal, durante a micção, pode eliminar urina tanto pela uretra quanto pelo umbigo, por meio do úraco aberto. Os animais afetados apresentam maior suscetibilidade às infecções bacterianas da bexiga e à toxemia e/ou septicemia.

Hidroureter ou megaureter

O hidroureter é também conhecido como megaureter e pode ser definido como a dilatação do ureter decorrente da obstrução do fluxo urinário. Suas causas são as mesmas da hidronefrose, de modo que estão quase sempre associadas a esta, podendo também ser uni ou bilateral. O calibre do ureter aumenta, sua parede fica mais adelgaçada, e seu lúmen fica repleto de urina.

Antes da ruptura do cordão umbilical (feto)

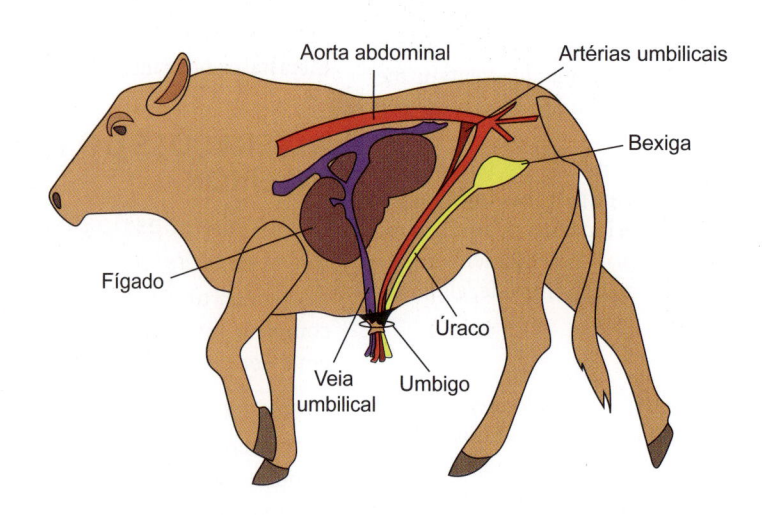

Após ruptura do cordão umbilical

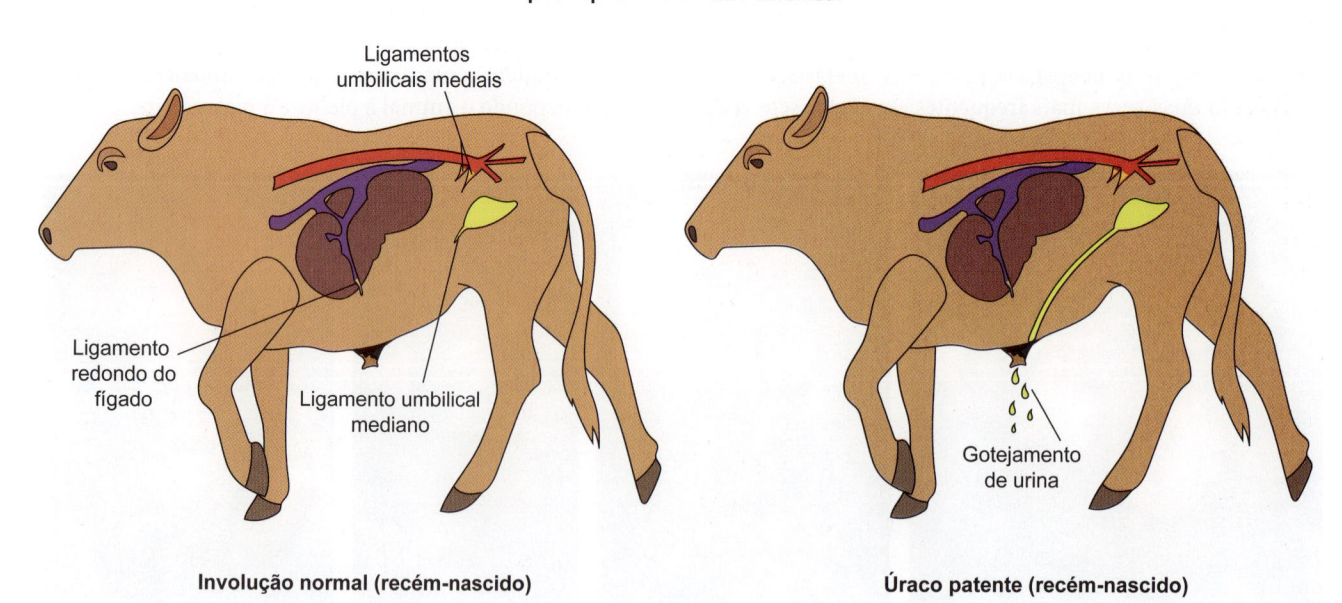

Involução normal (recém-nascido)   **Úraco patente (recém-nascido)**

Figura 5.37 Desenho esquemático da involução normal ou persistência do úraco. Por ocasião do nascimento, com a ruptura do cordão umbilical, esta estrutura juntamente com uma veia e duas artérias umbilicais que fazem parte do umbigo devem involuir. Quando deixa de se fechar e involuir, forma-se um canal entre o ápice da bexiga e o umbigo, permitindo que a urina extravase pelo local.

A alteração é considerada megaureter gigante quando o ureter se apresenta bastante dilatado, com diâmetro 10 vezes ou mais, acima do normal, com paredes adelgaçadas e lúmen repleto de urina (Figura 5.38). O megaureter gigante tem sido descrito em seres humanos, mas é raro em animais.

Divertículo vesical

Pode ocorrer a formação de divertículo vesical durante a oclusão uracal (a mucosa se fecha, mas a oclusão da musculatura da bexiga é incompleta) e tem como consequência a obstrução uretral persistente. Nesses casos, forma-se no ápice da bexiga uma saculação ovoide de tamanho variável (de 1 a 10 cm de diâmetro). Os divertículos não são frequentes, mas são clinicamente importantes porque se constituem em locais de estase urinária, predispondo à cistite e à formação de cálculos urinários.

ALTERAÇÕES CIRCULATÓRIAS

As hemorragias do trato urinário inferior são os distúrbios circulatórios mais importantes e comuns. Ocorrem nos ureteres e na uretra em associação à urolitíase.

Na bexiga, as hemorragias geralmente são petequiais ou equimoses, localizam-se na mucosa (Figura 5.39) e são decorrentes de processos septicêmicos ou toxêmicos. Podem estar presentes na peste suína, salmonelose, púrpura hemorrágica do equino e na intoxicação por samambaia. As hemorragias também podem estar presentes nas cistites agudas, nas neoplasias, na ruptura da bexiga e também nos quadros de eversão da bexiga decorrente de tenesmo, parto distócico ou outros.

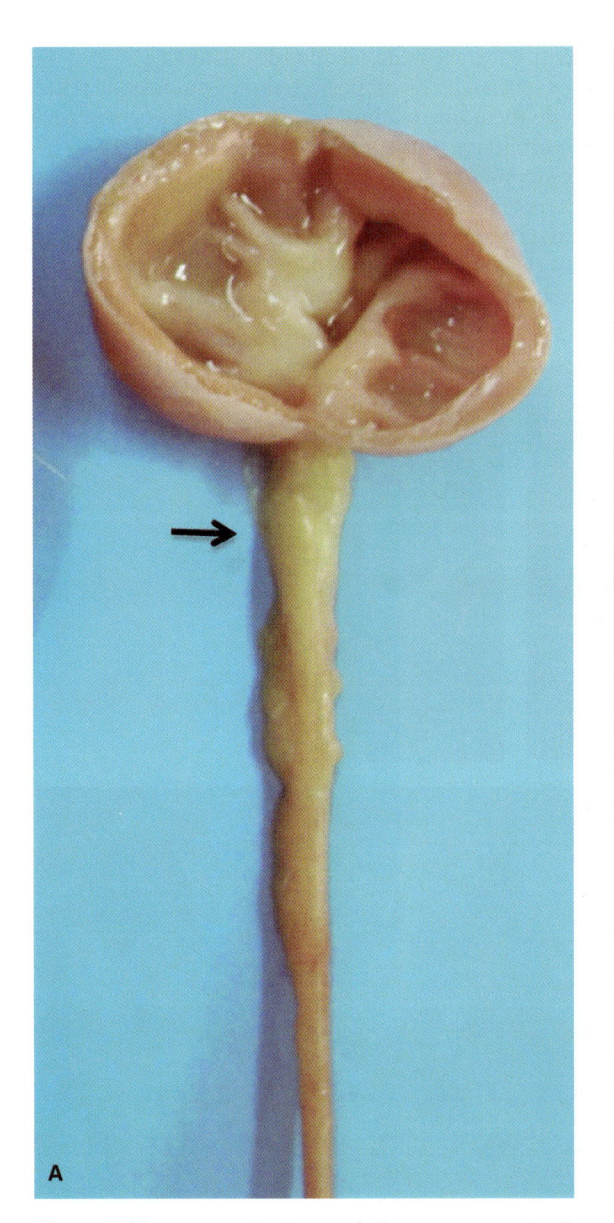
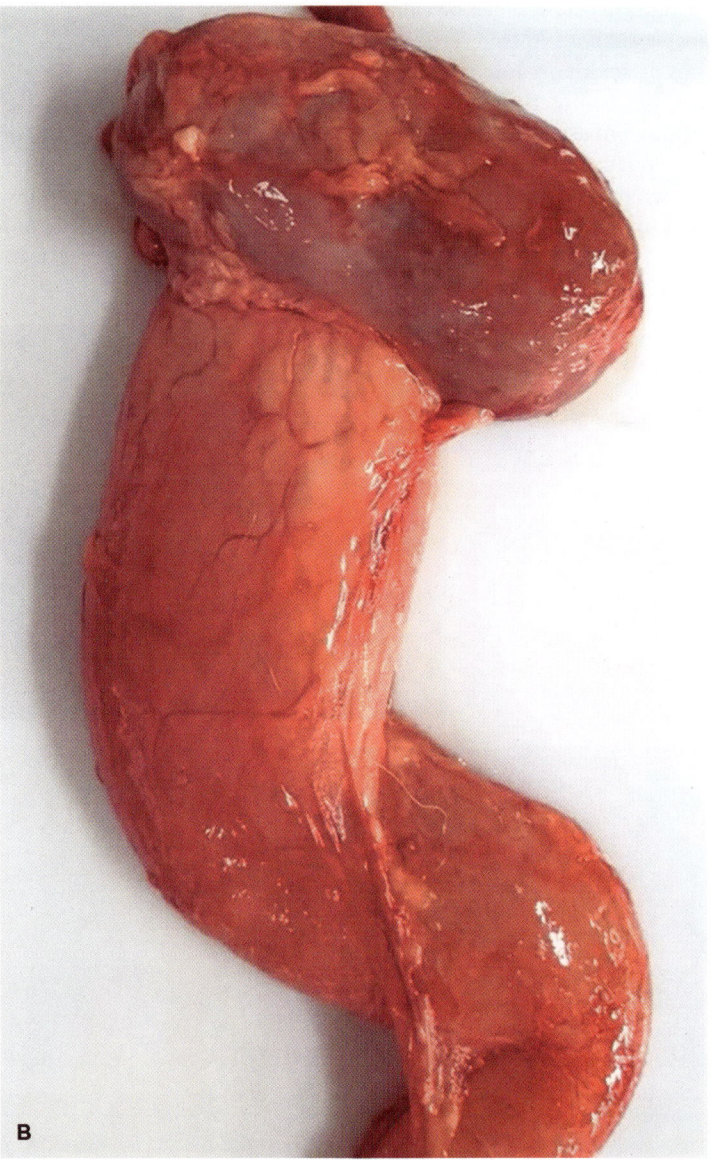

Figura 5.38 **A.** Ureter de cão com hidroureter caracterizado por moderada dilatação na porção cranial do ureter (*seta*) associada à hidronefrose grave. **B.** Megaureter gigante em cão com dilatação do ureter cerca de 10 × mais seu diâmetro normal. (Cortesia da Dra. Natália Melo Ocarino, Universidade Federal de Minas Gerais, Belo Horizonte, MG.)

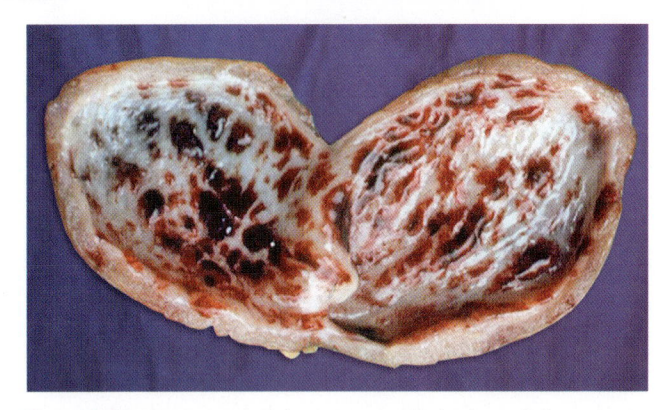

Figura 5.39 Mucosa vesical de cão com múltiplas áreas de hemorragia.

ALTERAÇÕES DEGENERATIVAS

Urolitíase

Urolitíase é a presença de cálculos nas vias urinárias (*urólitos*). *Cálculos* são concreções formadas pela precipitação de sais de ácidos orgânicos e inorgânicos ou por outros elementos, tais como cistina, xantina, fosfato, carbonato, sílica ou uratos, em associação a uma matriz orgânica (proteína).

Podem ser encontrados na pelve renal (Figura 5.40), no ureter, na uretra e na bexiga (Figura 5.41). Variam no tamanho, na forma e na coloração, dependendo de sua localização e constituição.

A gênese da urolitíase está relacionada com a interação de vários fatores fisiológicos, nutricionais e associados ao manejo. Um núcleo central é necessário para a formação do cálculo. Células descamadas do epitélio, células inflamatórias, mucoproteínas, microrganismos e parasitas (*Trichosomoides crassicauda*, parasita da bexiga de rato) podem servir de núcleo ao redor do qual ocorre precipitação de minerais.

A urina, normalmente, é uma solução saturada que contém grande quantidade de solutos. Vários fatores podem predispor à precipitação dos solutos, com subsequente formação de cálculos, entre estes:

- *pH urinário*: os sais de oxalatos precipitam-se mais facilmente em presença de pH ácido. Em pH alcalino, sais de estruvita e de carbonato precipitam-se de maneira mais fácil
- *Infecções bacterianas*: as colônias bacterianas, junto com o epitélio esfoliado e os leucócitos, podem servir de núcleo, ao redor do qual ocorre precipitação dos constituintes minerais dos cálculos. As infecções bacterianas predispõem particularmente à formação de cálculos de estruvita
- *Fatores nutricionais*: a composição dos cálculos pode refletir o tipo de dieta que o animal recebe. São importantes na gênese da urolitíase: alimentos ricos em fosfato, ingestão de plantas contendo oxalatos, deficiência de vitamina A – induz alterações metaplásicas no urotélio (epitélio de transição) das vias urinárias e subsequente descamação epitelial – e dietas comerciais ricas em magnésio. Estas predispõem, em gatos, à formação de cálculos de estruvita, que, em associação com o

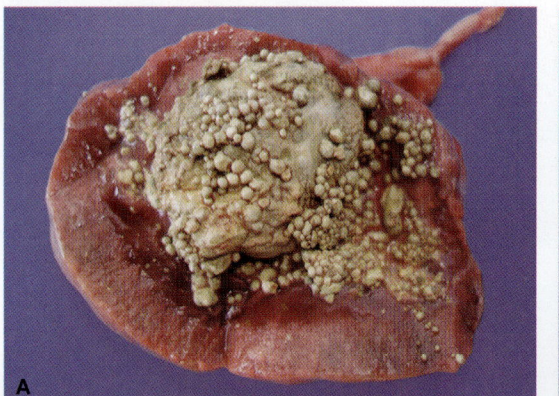
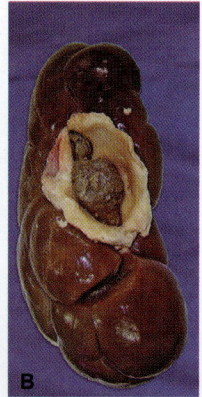
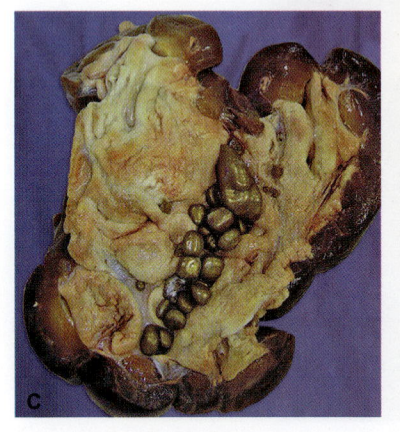
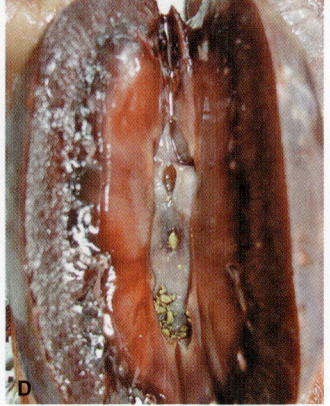
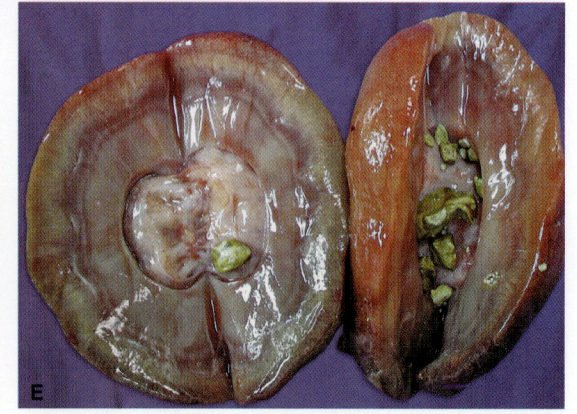

Figura 5.40 A. Rim de cão com grande quantidade de urólitos. **B.** Ureter dilatado e obstruído por urólito. (Cortesia do Dr. José Cláudio A. Souza, Universidade Federal Rural de Pernambuco, Garanhuns, PE.) **C.** Rim de bovino com vários urólitos na pelve. (Cortesia do Dr. José Cláudio A. Souza, Universidade Federal Rural de Pernambuco, Garanhuns, PE.) **D.** Rim de cão com pequenos urólitos na pelve. **E.** Rim de cão com vários urólitos na pelve.

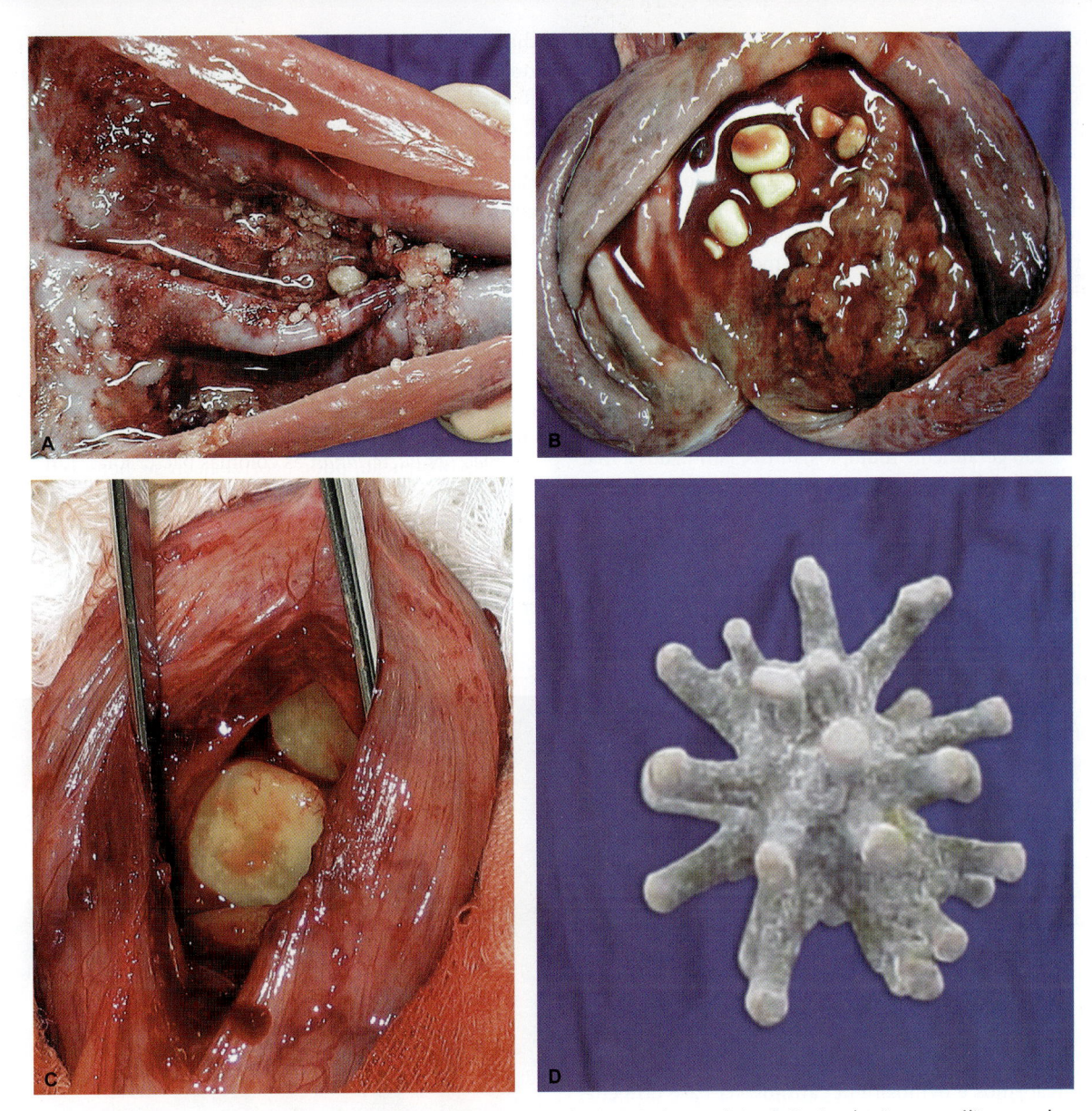

Figura 5.41 A. Bexiga de gato com urólitos de variados tamanhos associados à cistite hemorrágica. **B.** Bexiga de cão com urólitos grandes associados à cistite necro-hemorrágica. **C.** Bexiga de cão com urólitos grandes. (Cortesia da Dra. Alessandra Estrela S. Lima, Universidade Federal da Bahia, Salvador, BA.) **D.** Urólito vesical de oxalato encontrado em cão.

processo inflamatório, desencadeia a síndrome urológica felina. Essa síndrome se caracteriza por disúria, hematúria e obstrução uretral em machos
• *Consumo de água*: a ingestão reduzida de água favorece a eliminação de urina concentrada, predispondo à precipitação dos constituintes dos cálculos
• *Estrógeno*: a ingestão de estrógeno presente no trevo subterrâneo e a implantação ou as injeções de estrógeno podem predispor, principalmente os ovinos, à formação de cálculos
• *Defeitos hereditários*: cálculos de uratos são encontrados com mais frequência em cães da raça Dálmata, apesar de esses animais apresentarem quantidade normal de uricase nos rins, uma enzima que converte o ácido úrico em alantoína. Essa raça excreta elevadas concentrações de ácido úrico na urina em razão de um defeito hepatocelular, consequência de herança autossômica recessiva, que resulta em incompleta conversão do ácido úrico em alantoína, que é mais solúvel.

Os tipos de cálculos urinários descritos a seguir são os mais comuns nas espécies domésticas:

• *Sílica*: cálculos de sílica são esbranquiçados ou escuros, firmes, frequentemente laminados e radiopacos. São comuns em ruminantes mantidos a pasto e raros em equinos
• *Estruvita*: é um fosfato hexa-hidratado de amônio e magnésio. Os cálculos de estruvita são esbranquiçados ou cinza, firmes, radiopacos e facilmente quebráveis. Animais com infecção do trato urinário são os mais suscetíveis a esse tipo de cálculo. Gatos cuja dieta contenha de 0,15 a 1% de magnésio também podem apresentar esse tipo de cálculo
• *Oxalato*: cálculos de oxalato são esbranquiçado ou amarelados, duros e com a superfície lisa ou coberta por estruturas semelhantes a espinhos (ver Figura 5.40 D). Embora os mecanismos envolvidos na sua formação não sejam totalmente esclarecidos, a hipercalciúria e a hiperoxalúria parecem estar

envolvidas na etipatogenia dos cálculos de oxalato. No entanto, dietas pobres em cálcio podem predispor à formação de cálculos de oxalato por conta do aumento da reabsorção óssea, que resulta em aumento das concentrações de hidroxiprolina, liberada pela degradação do colágeno da matriz óssea. A hidroxiprolina é um dos precursores do oxalato

• *Xantina*: os cálculos de xantina amarelados ou acastanhados, frequentemente laminados, radioluscentes, friáveis e de contornos irregulares. A xantina é um metabólito das purinas e raramente aparece na urina, porque normalmente é degradada a ácido úrico pela xantina-oxidase. Sua incidência pode estar relacionada com a deficiência de molibdênio, que é componente da xantina-oxidase. O alopurinol, medicamento utilizado no tratamento da leishmaniose, pode inibir a xantina-oxidase, predispondo à formação desse tipo de cálculo

• *Uratos*: são geralmente múltiplos, duros, laminados e marrom-esverdeados. São encontrados com mais frequência em cães da raça Dálmata, que excretam elevadas concentrações de ácido úrico na urina em razão de um defeito hepatocelular que resulta em incompleta conversão do ácido úrico em alantoína. Raças de cães como Buldog Inglês, Schnauzer Miniatura, Shih Tzu e Yorkshire Terrier também apresentam elevada incidência para ter esse tipo de cálculo. Cães com desvios porto-sistêmicos apresentam diminuição do metabolismo da amônia e do urato no fígado, elevada excreção e concentração urinária de cristais de biurato de amônio. Por consequência, há formação de cálculos de urato de amônia.

A tendência de os cálculos se alojarem ao longo da uretra nos machos está relacionada com fatores anatômicos (uretra mais longa e com diâmetro menor quando comparada à da fêmea) e com a castração prematura, particularmente em ruminantes, pois reduz o calibre da uretra, favorecendo sua obstrução por cálculos. O local mais comum para a instalação do cálculo uretral nos machos difere em cada espécie animal.

Em ruminantes, são encontrados com maior regularidade no arco isquiático, na flexura sigmoide ou no processo uretral (caprinos e ovinos). Em caninos, na base do pênis. Nos felinos, alojam-se ao longo de toda a uretra. Em equinos e suínos, os cálculos são observados com menor frequência. A urina dos equinos adultos saudáveis apresenta grande quantidade de mucoproteínas e minerais; no entanto, a despeito disso, a urolitíase é esporádica, com uma frequência menor que 0,5%. Os fatores que causam urolitíase nessa espécie não são bem esclarecidos. Em suínos, urólitos de urato podem ser encontrados em recém-nascidos na região medular e na pelve renal. Esses cálculos podem ocorrer, com mais frequência, em animais que não foram amamentados e que estejam desidratados.

Em caprinos e ovinos, a urolitíase é uma das principais doenças do trato urinário e apresenta grande importância econômica. Além de afetar o fluxo urinário, causando anúria, oligúria e disúria, compromete o ganho de peso e pode causar a morte dos animais. Entre os principais fatores envolvidos na ocorrência nessa espécie está a conformação anatômica da sua uretra distal, onde se observa o apêndice vermiforme (processo uretral) (Figura 5.42), que tem lúmen bem reduzido, e fatores nutricionais, representados por uma dieta mineral desbalanceada e alta concentração de minerais na alimentação, especialmente de magnésio, potássio e fósforo. Esses minerais contribuem para a formação de urólitos de estruvita. Por isso, a razão entre Mg, K, P e Ca na dieta tem recebido maior atenção na prevenção da formação de urólitos nessa espécie. A ingestão de água alcalina e a hipovitaminose A também estão envolvidas no desenvolvimento da doença.

As consequências da urolitíase dependem do tamanho, da quantidade, da superfície e da localização dos cálculos. À necropsia, os animais com obstrução da uretra por urólitos apresentam dilatação da bexiga urinária (Figura 5.43), associada ou não à ruptura da parede, com subsequente peritonite química aguda. Pode ainda haver hidroureter (dilatação do ureter por estase urinária) e hidronefrose. No local da obstrução, pode ocorrer necrose, hemorragia e ulceração da mucosa, favorecendo o crescimento bacteriano, com o desencadeamento de uretrite (Figura 5.44), cistite e pielonefrite. Essas alterações são manifestadas clinicamente por dificuldade de micção (estrangúria), dor à micção (disúria) e/ou hematúria.

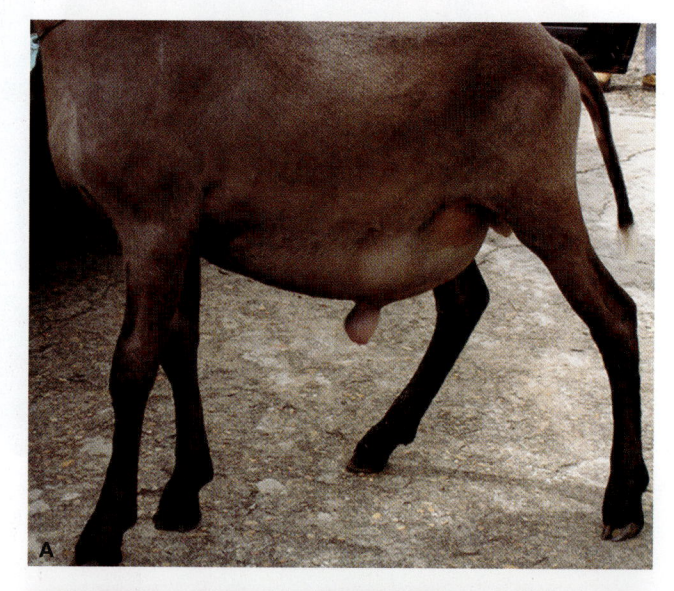

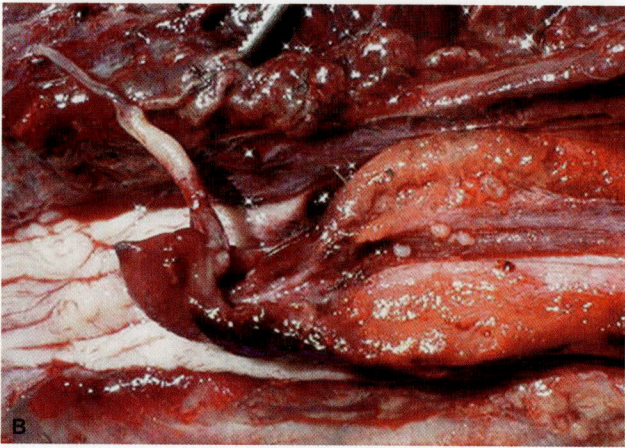

Figura 5.42 A e **B**. Uretrite em ovino resultante de obstrução por urólitos. (Cortesia do Dr. Custódio Antônio Carvalho Júnior.)

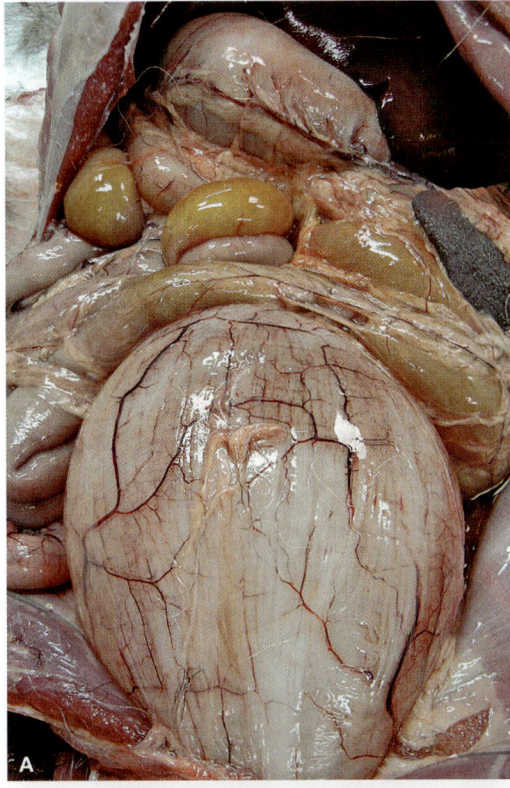

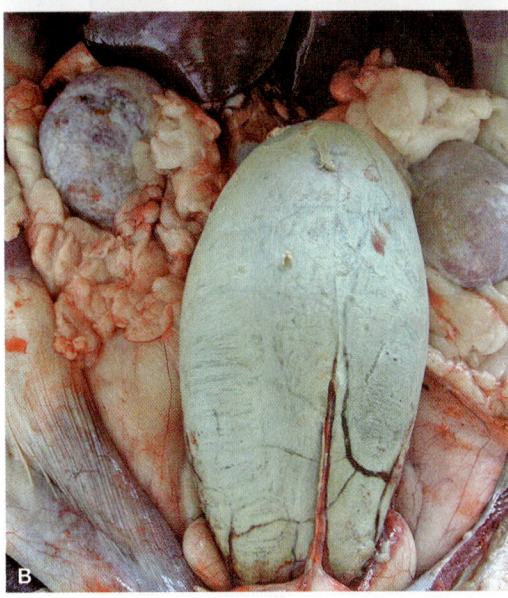

Figura 5.43 A. Dilatação de bexiga de cão. **B**. Dilatação de bexiga de caprino. (Cortesia do Dr. José Cláudio A. Souza, Universidade Federal Rural de Pernambuco, Garanhuns, PE.)

ALTERAÇÕES INFLAMATÓRIAS

A inflamação do ureter (*ureterite*) e da uretra (*uretrite*), é rara na ausência de cistite. Portanto, será dada maior importância à inflamação da bexiga (*cistite*). Em condições normais, bactérias penetram na bexiga com frequência, mas são removidas pela eliminação repetida de urina, antes de colonizarem ou invadirem a mucosa.

O trato urinário inferior é normalmente isento de bactérias, exceto na extremidade da uretra, adjacentemente ao

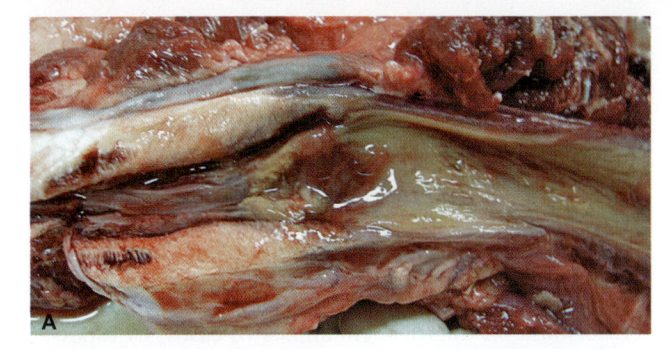

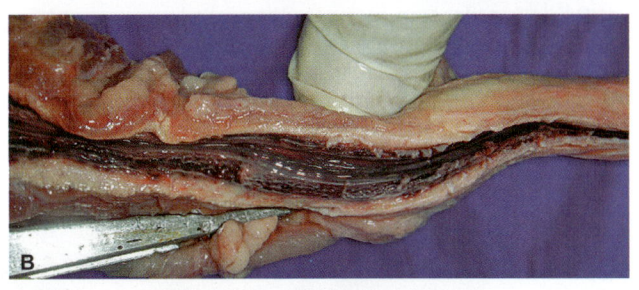

Figura 5.44 A. Uretrite necro-hemorrágica focal em cão. **B**. Uretrite hemorrágica difusa em caprino. (Cortesia do Dr. José Cláudio A. Souza, Universidade Federal Rural de Pernambuco, Garanhuns, PE.)

óstio uretral externo. A esterilidade da bexiga é mantida por eliminação repetida de urina, pelas propriedades antibacterianas (a acidez da urina dos carnívoros, a imunoglobulina A e a secreção de mucina pela mucosa inibem a adesividade bacteriana) e pelos fatores bacteriostáticos (são representados pelos ácidos orgânicos).

Entre os fatores que favorecem a colonização bacteriana, predispondo os animais à cistite, estão:

• *Retenção urinária*: é um dos fatores mais importantes. Ocorre em razão de obstruções (urolitíases, tumores, inflamações) ou de causas neurogênicas (mielite, compressão da medula espinhal por espondilose, hérnia ou prolapso de disco intervertebral, compressão da inervação sacral para a bexiga por partos distócicos). Animais muito pesados e confinados podem permanecer deitados por tempo prolongado, retendo urina por mais tempo, o que compromete a esterilidade da bexiga
• *Traumatismos na mucosa vesical*: por cálculos ou cateterismo inadequado
• *Micção incompleta*: pode ocorrer como resultado de divertículo de bexiga e de refluxo vesicoureteral
• *Uretra curta*: as fêmeas apresentam uretra mais curta, formando uma barreira menos eficaz às infecções ascendentes
• *Infecção umbilical*: em bezerros, cistites estão associadas, de modo mais comum, às infecções umbilicais e à persistência de úraco.

A cistite ocorre quando as bactérias se tornam capazes de suplantar os mecanismos normais de defesa, aderindo à mucosa da bexiga ou invadindo-a. As bactérias mais comumente envolvidas nas cistites são: *Escherichia coli*, *Proteus vulgaris*, *Streptococcus* sp., *Staphylococcus* sp., *Corynebacterium renale* e *Actinobaculum suis* (antigo *Eubacterium suis*).

As bactérias atingem a lâmina própria da mucosa vesical, causando lesão vascular e inflamatória. A cistite aguda apresenta-se de várias formas: fibrinosa, catarral, hemorrágica, purulenta, necrótica, diftérica ou ainda fibrino-hemorrágica ou necro-hemorrágica.

Na inflamação catarral aguda, há moderada hiperemia e edema de submucosa, e a superfície da mucosa é coberta por uma camada de exsudato catarral (Figura 5.45 A). A urina apresenta-se turva. Histologicamente, há degeneração e descamação do epitélio e infiltração leucocitária. Podem, ainda, ocorrer hemorragias (cistite hemorrágica).

Quando o processo inflamatório é grave, a cistite pode ser fibrinosa ou diftérica; em ambos os casos, há espessamento da parede, com incrustações amarelo-escuras e friáveis na mucosa (Figura 5.45 B). Grande parte da mucosa pode tornar-se necrótica e apresentar áreas de ulcerações, predispondo à ruptura. A cistite hemorrágica (Figura 5.45 C e D) pode ser encontrada frequentemente na urolitíase, na intoxicação crônica por samambaia e, mais raramente, em bovinos com febre catarral maligna, por conta da vasculite.

Nos casos de cinomose, não há inflamação da bexiga, mas é comum o achado de corpúsculos de inclusão virais (paramixovírus) intracitoplasmáticos em células uroteliais da bexiga, que, inclusive, é um dos sítios de eleição para coleta de amostras para diagnóstico histopatológico da doença.

A cistite crônica também pode ocorrer de diversas formas. A mais simples ocorre em associação com cálculos vesicais. A bexiga apresenta mucosa hiperplásica, difusamente espessada, com infiltração linfoplasmocitária e fibrose da lâmina própria:

• *Cistite crônica folicular*: comum em cães e caracteriza-se pela presença de formações nodulares branco-acinzentadas localizadas na mucosa, frequentemente circundadas por um

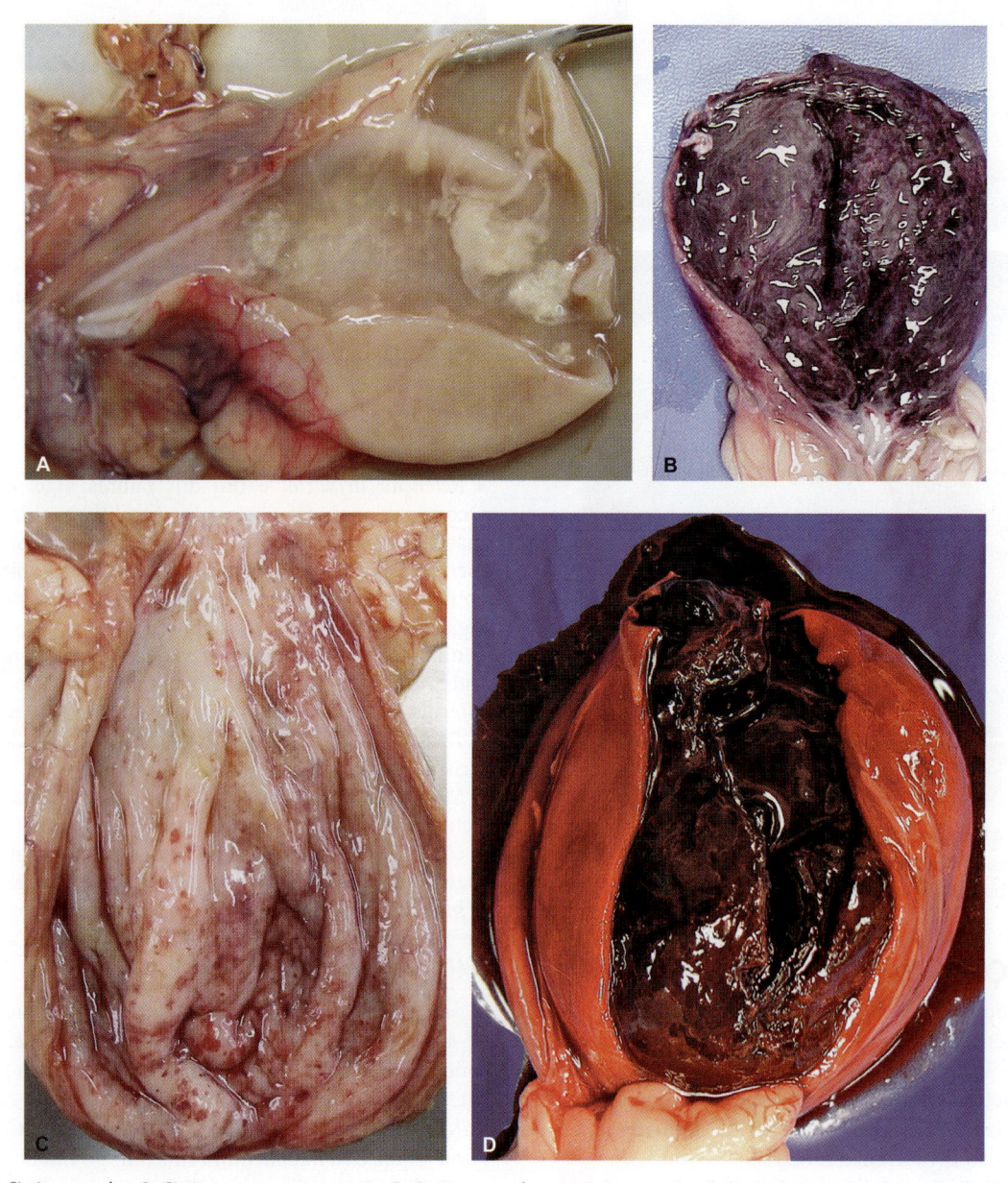

Figura 5.45 Cistites agudas. **A**. Cistite seromucosa em cão. **B**. Cistite necro-hemorrágica em cão. **C**. Cistite hemorrágica em cão. **D**. Cistite hemorrágica em cão.

halo de hiperemia ou hemorragia (Figura 5.46 A e B). Histologicamente, os nódulos são agregados linfocitários

• *Cistite crônica polipoide*: comum em algumas espécies, principalmente nos bovinos. Caracteriza-se pelo espessamento da mucosa, com presença de pólipos constituídos por tecido conjuntivo fibroso e revestidos por epitélio, e pela infiltração de células inflamatórias (Figura 5.46 C). O epitélio pode sofrer metaplasia para o tipo glandular ou sofrer ruptura, causando hematúria intermitente

• *Cistite micótica*: ocorre ocasionalmente, quando fungos oportunistas (*Candida albicans* ou *Aspergillus* sp.) colonizam a mucosa vesical. Essas infecções, em geral, são secundárias à cistite bacteriana crônica, em especial quando os animais estão imunossuprimidos ou foram submetidos a prolongada terapia com antibióticos. A bexiga apresenta-se ulcerada, com espessamento da parede em decorrência de edema, inflamação e fibrose

• *Cistite enfisematosa*: causada por bactérias produtoras de gás. É mais frequente na presença de glicosúria e, por isso, alguns animais com diabetes melito podem apresentar cistite enfisematosa. Caracteriza-se, macroscopicamente, por espessamento e crepitação da parede da bexiga, causados pela presença de bolhas de gás (Figura 5.46 D)

• *Cistite idiopática felina (CIF)*: é uma das principais doenças do trato urinário inferior de felinos, na qual o sinal clínico mais comum é a obstrução urinária acompanhada de polaciúria, estrangúria, disúria e hematúria. Uretrite com urólitos ou formação de *plug* uretral e espasmo do músculo uretral têm sido propostos como as principais causas da obstrução na CIF, embora a doença possa ocorrer na ausência destes. A bexiga com CIF caracteriza-se por edema, vasodilatação e pela presença de um infiltrado inflamatório representado por grande número de mastócitos na submucosa. A mucosa e a muscular são relativamente normais e não há neoplasia ou bacteriúria associada. A etiopatogenia dessa doença ainda não foi esclarecida, mas biopsias têm revelado aumento do número de nociceptores (receptores de dor). A ativação desses receptores resulta na liberação de neuropeptídios, entre eles a substância P, norepinefrina, epinefrina e acetilcolina, que causam dor, vasodilatação, aumento da permeabilidade vascular, com edema da submucosa, contração do músculo liso e degranulação de mastócitos. Todas essas alterações são sugestivas de um processo inflamatório de origem neurogênica. Os nociceptores podem ser estimulados pelo estresse ou por compostos da própria urina, como pH ácido, potássio, magnésio e cálcio. Além disso, a camada de glicosaminoglicanos que recobre e protege a mucosa vesical apresenta-se reduzida em gatos com CIF, o que aumenta a permeabilidade da bexiga. Essa alteração possibilita que substâncias nocivas da urina atravessem a mucosa e causem inflamação.

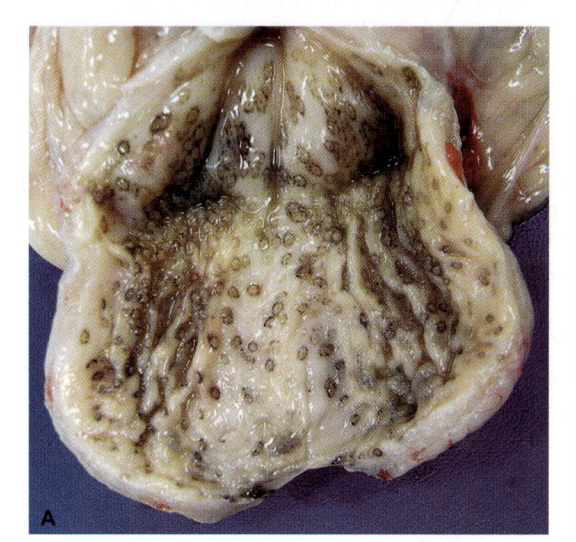

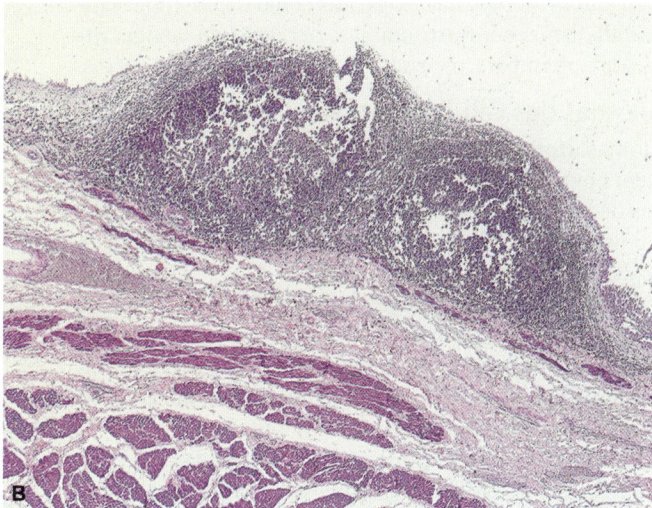

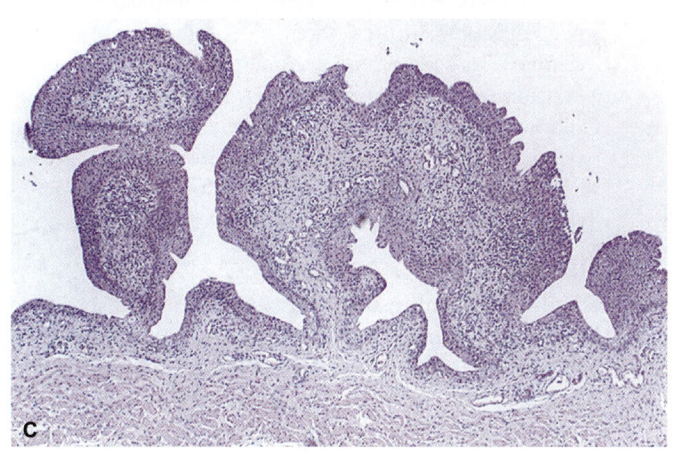

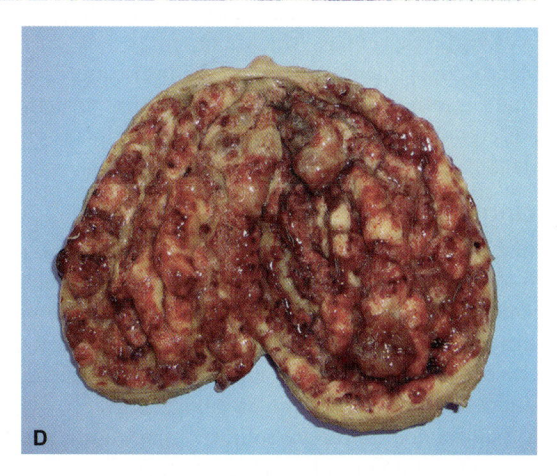

Figura 5.46 Cistites crônicas. **A** e **B**. Cistite folicular em cão. **C**. Cistite polipoide em bezerro. **D**. Cistite enfisematosa em cão.

ALTERAÇÕES PROLIFERATIVAS

As neoplasias do trato urinário inferior são mais comuns nos bovinos com hematúria enzoótica e nos cães. Embora as neoplasias da bexiga sejam as mais frequentes do trato urinário inferior, provavelmente por armazenar temporariamente a urina, possibilitando maior contato entre os agentes carcinogênicos e o epitélio, constituem menos de 1% do total das neoplasias caninas.

Em cães, os tumores epiteliais da bexiga são mais comuns, compreendendo 90% das neoplasias do trato urinário inferior, e, na sua maioria, são malignos com metástases. Entre 75 e 90% das neoplasias de bexiga urinária são carcinomas uroteliais. Também têm sido descritos papilomas de células transicionais e carcinomas indiferenciados, entre outros tipos.

Doenças paraneoplásicas associadas a tumores de bexiga e uretra incluem hipercalcemia, osteopatia hipertrófica e policitemia. Azotemia pós-renal está presente em 15% dos cães com tumores de bexiga ou uretra. Ruptura de bexiga causada pela invasão de células neoplásicas na parede é muito rara. Os tumores mesenquimais constituem os 10% restantes dos tumores do trato urinário inferior. São representados por leiomioma, leiomiossarcoma, fibroma, fibrossarcoma e rabdomiossarcoma.

Há uma variedade de substâncias e agentes capazes de induzir carcinogênese na bexiga, tais como triptofano, ciclofosfamida, benzeno, nitrosaminas, parasitas de bexiga, ingestão de samambaia, o vírus da papilomatose, entre outros.

Papilomas das células uroteliais

Papilomas uroteliais são raros, mas 14% dos tumores de bexiga em bovinos que consumiram samambaia e 17% dos tumores de bexiga em cães são classificados como papilomas. Nos bovinos, o papiloma de bexiga pode estar associado ao vírus da papilomatose bovina.

Em ratos, papilomas de bexiga podem estar associados ao *Trichosomoides crassicauda*, parasita de bexiga. De modo experimental, o papiloma induzido por carcinógenos químicos pode evoluir para carcinoma, embora essa evolução não tenha sido demonstrada nos papilomas espontâneos. Apresentam aparência papiliforme ou pedunculada. Histologicamente, as estruturas papilares são revestidas por epitélio de transição bem diferenciado, constituído por uma a cinco camadas de células. Mitoses são raras.

Macroscopicamente, o papiloma é indistinto do adenoma, que é muito raro. No adenoma, as células uroteliais são bem diferenciadas, mas há formação de glândulas e infiltração da lâmina própria, o que difere do papiloma.

Carcinomas uroteliais

São mais diagnosticados na bexiga em comparação a outros locais do trato urinário inferior. Bovinos com hematúria enzoótica frequentemente apresentam esse tipo de neoplasia. Em cães, são encontrados com mais frequência na região do trígono vesical. Em gatos, localizam-se geralmente no fundo ou na parede ventral da bexiga.

A maioria dos tumores é solitária, mas alguns são múltiplos, acometendo grande parte da mucosa vesical. Podem ser papilares ou não papilares e infiltrativos ou não infiltrativos. O tipo papilar infiltrativo é o mais comum, no qual as células neoplásicas uroteliais apresentam intensa atipia e formam papilas recobertas por várias camadas de células. As células neoplásicas infiltram-se na parede da bexiga. Em geral, metástases para os pulmões e linfonodos regionais estão presentes na maioria dos casos.

Carcinomas de células escamosas

Macroscopicamente, esses tumores apresentam crescimento infiltrativo, são nodulares ou sésseis e, em geral, são ulcerados, podendo ser indistintos do carcinoma urotelial. O diagnóstico diferencial é realizado com base na presença de disqueratose, pontes intercelulares e formação de pérolas córneas, presentes no carcinoma de células escamosas.

Adenocarcinomas

Originam-se a partir de áreas de metaplasia do epitélio de transição ou de remanescentes do úraco. Macroscopicamente, podem ser papilares ou não papilares e infiltrativos. Histologicamente, formam ácinos, túbulos e glândulas com secreção intratubular que pode conter mucina.

Adenocarcinomas de bexiga infiltrativos podem ser difíceis de ter sua origem comprovada. Por isso, deve ser realizado diagnóstico diferencial com adenocarcinomas de útero ou próstata. Nesses casos, deve-se recorrer ao exame imuno-histoquímico combinando marcadores do epitélio prostático ou uterino com citoqueratina, entre outros marcadores.

Carcinomas indiferenciados

São as neoplasias primárias mais raras e que não se enquadram em nenhuma das características histológicas dos outros tipos citados anteriormente. As células neoplásicas não se dispõem em um padrão histológico definido, apresentam citoplasma indistinto e intenso pleomorfismo nuclear. Metástases podem ser observadas. O exame imuno-histoquímico, em alguns casos, pode ser necessário para a diferenciação entre carcinoma indiferenciado e sarcoma.

Leiomiomas e leiomiossarcomas

Os leiomiomas e leiomiossarcomas originam-se da camada muscular da bexiga. As características macro e microscópicas são similares ao tumor localizado em outros locais. Formam massas solitárias ou múltiplas, circunscritas, firmes e pálidas. Histologicamente, são compostos por células fusiformes com limite citoplasmático indistinto e áreas de músculo liso. O leiomiossarcoma tem intensa atipia celular e elevado índice mitótico, mas é raro apresentar metástase. Colorações de Masson e Van Gieson podem ser utilizadas para diferenciá-los de fibroma ou fibrossarcoma. Se necessário, pode ser realizada análise imuno-histoquímica para detecção de alfa-actina de músculo liso e desmina.

Fibromas e fibrossarcomas

Os fibromas e fibrossarcomas originam-se do tecido conjuntivo da lâmina própria, projetando-se para o lúmen da bexiga como nódulos solitários. O fibrossarcoma infiltra-se em todas as camadas da bexiga e pode apresentar metástase. Macroscopicamente, são indistintos do leiomioma e do leiomiossarcoma. Na imuno-histoquímica são negativos para desmina e alfa-actina de músculo liso.

Hemangiomas e hemangiossarcomas

Os hemangiomas ou hemangiossarcomas são observados com frequência na bexiga de bovinos com hematúria enzoótica (Figura 5.47 A). Contudo, em outras espécies animais, são tumores primários ou secundários raramente encontrados tanto na bexiga quanto em outros locais do trato urinário inferior. Hemangiossarcomas pouco diferenciados podem ter seu diagnóstico comprovado pela detecção imuno-histoquímica do fator VIII.

Rabdomiossarcomas

Rabdomiossarcomas são raros e ocorrem na bexiga e, ocasionalmente, na uretra de cães jovens. Originam-se do músculo esquelético da uretra e bexiga ou do mesênquima indiferenciado. Já foram diagnosticados em associação à osteopatia hipertrófica. Formam massas neoplásicas que se projetam para o lúmen da bexiga. Apresentam intenso pleomorfismo, células multinucleadas e intensa mitose. Para confirmar seu diagnóstico, são necessárias demonstrações microscópicas das estriações transversais e longitudinais do músculo esquelético e técnica imuno-histoquímica para detecção de desmina e/ou mioglobina, entre outros marcadores musculares.

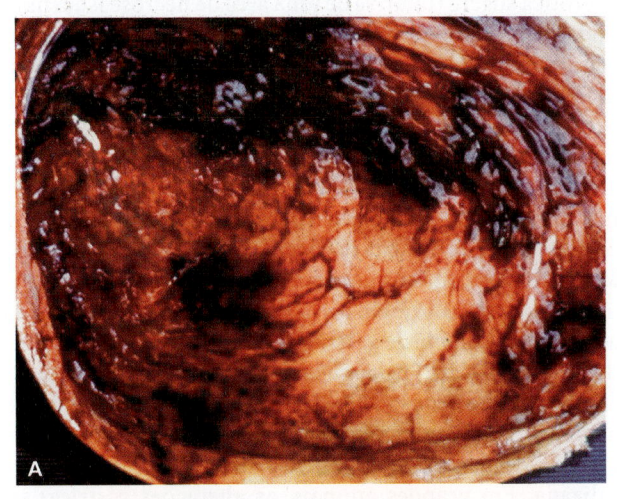

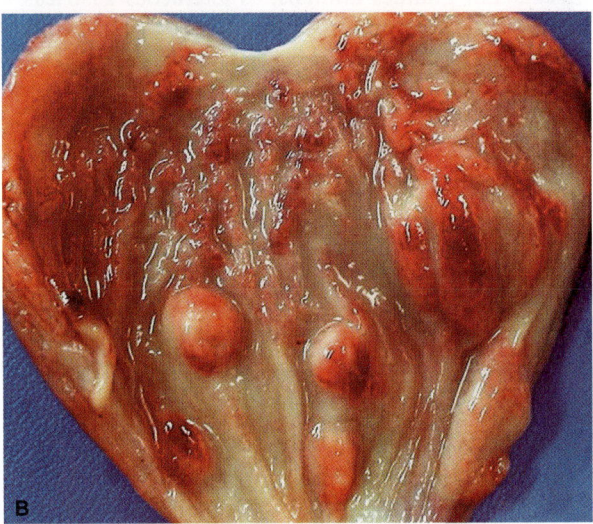

Figura 5.47 **A**. Bexiga de bovino com pequenos hemangiossarcomas na mucosa causados por intoxicação crônica por samambaia. **B**. Bexiga de caprino com metástase de linfoma multicêntrico.

Metástases

Metástases de neoplasias primárias para as vias urinárias inferiores são raras. Entretanto, no linfoma multicêntrico em bovinos e pequenos ruminantes, pode haver acometimento do ureter e da bexiga (Figura 5.47 B), com subsequente obstrução urinária.

SÍNDROMES CLÍNICAS

Insuficiência renal

Antes de descrever acerca da insuficiência renal, é importante definir *uremia* e *azotemia*. A uremia é uma síndrome caracterizada por distúrbios bioquímicos (elevação de ureia e creatinina, entre outros), associados a sinais clínicos e lesões sistêmicas. *Azotemia* é um termo utilizado de modo errôneo como sinônimo de uremia; refere-se apenas à elevação de ureia e creatinina sanguíneas, sem sinais clínicos e lesões sistêmicas. Entre as causas de uremia ou azotemia estão:

• *Pré-renal*: causada por diminuição do aporte vascular para os rins, insuficiência cardíaca congestiva, choque circulatório e hipovolemia (hemorragias e desidratação graves). Essas alterações diminuem a perfusão renal e, por consequência, reduzem a taxa de filtração glomerular, retendo no sangue as substâncias desnecessárias e tóxicas que deveriam ser eliminadas pela urina. Além disso, podem resultar em isquemia, com degeneração e necrose das células do epitélio tubular como resultado. Nesse caso, a azotemia pré-renal pode ser suplantada pela azotemia de origem renal. Dificilmente ocorre uremia pré-renal, já que as causas listadas anteriormente podem acarretar a morte do animal ou provocar nefrose isquêmica antes de causar uremia pré-renal. Por isso, o mais comum é a ocorrência de azotemia pré-renal
• *Renal*: causada por lesões agudas ou crônicas que reduzem a função renal a níveis incompatíveis com a normalidade. A insuficiência renal aguda caracteriza-se por azotemia (azotemia renal), entre outras alterações bioquímicas. A insuficiência renal crônica caracteriza-se por uremia e pode ser utilizada como sinônimo de uremia renal
• *Pós-renal*: causada por obstrução completa do fluxo urinário por causas intrínsecas ao trato urinário inferior (urolitíase, tumores de bexiga e de uretra) ou extrínsecas (tumores de útero, hiperplasia de próstata, prostatite grave e paralisia da bexiga causada por lesões da medula espinhal). É mais frequente em obstrução da uretra ou da bexiga e ocorre mais raramente em obstrução ureteral bilateral. A obstrução ureteral unilateral não causa azotemia ou uremia se o rim contralateral for saudável.

Os distúrbios bioquímicos da uremia caracterizam-se por alterações no controle do volume de fluidos extracelulares e do equilíbrio acidobásico e eletrolítico, no metabolismo de hormônios e na excreção de produtos oriundos do catabolismo proteico, tais como:

• *Diminuição da filtração glomerular*: a uremia desenvolve-se quando a filtração glomerular é reduzida para 75% do normal. Até esse ponto, acontecem alterações adaptativas nos néfrons intactos, que mantêm a função renal em níveis adequados. A diminuição da filtração glomerular promove a retenção de substâncias indesejadas (sulfatos, fosfatos, ureia, ácido úrico, creatinina). Assim, níveis sanguíneos de ureia e principalmente da creatinina servem como parâmetros para avaliar a função dos rins

• *Diminuição da reabsorção tubular*: provoca perda de água e eletrólitos, com consequente desidratação e desequilíbrio eletrolítico. A desidratação advém também da perda da responsividade ao ADH e por lesões da região medular dos rins, podendo ser agravada por vômitos e diarreia, que acompanham os quadros de uremia

• *Diminuição da secreção tubular*: ocorre retenção de potássio, que pode levar à cardiotoxicidade, e de íons hidrogênio, o que resulta em desequilíbrio acidobásico. A acidose metabólica advém da retenção de íons hidrogênio, da redução da capacidade dos túbulos contorcido distal e coletor em produzir amônia e da diminuição da reabsorção de íons bicarbonato

• *Formação deficiente da forma ativa da vitamina D*: a transformação do 25-hidroxicolecalciferol em 1,25-di-hidroxicolecalciferol está comprometida nos rins lesionados, o que resulta em comprometimento da absorção intestinal de cálcio. O déficit de cálcio pode levar à *tetania* (contrações espasmódicas dos músculos esqueléticos) e à fraqueza muscular. Quando as concentrações de cálcio no meio extracelular diminuem, o sistema nervoso torna-se progressivamente mais excitável, em razão do aumento da permeabilidade da membrana axônica dos neurônios aos íons sódio, facilitando o desencadeamento do potencial de ação. Nesse caso, as fibras nervosas tornam-se tão excitáveis que começam a descarregar espontaneamente uma série de impulsos nervosos que passam para os músculos esqueléticos e desencadeiam as contrações musculares tetânicas

• *Retenção de fosfatos*: os rins, impossibilitados de excretar fósforo pela urina, causam hiperfosfatemia e hipocalcemia absoluta. A hipocalcemia é agravada ainda pela impossibilidade de os rins lesionados converterem o 25-hidroxicolecalciferol em 1,25-di-hidroxicolecalciferol. As paratireoides são estimuladas a produzir paratormônio. Ocorre excessiva reabsorção óssea na tentativa de equilibrar os níveis séricos de cálcio e fósforo. Além disso, paratormônio aumenta a excreção renal de fósforo; porém, os rins lesionados não respondem e continuam retendo fósforo no organismo. Esse quadro caracteriza o hiperparatireoidismo secundário renal

• *Formação deficiente de eritropoetina*: a habilidade dos rins lesionados de formar eritropoetina apresenta-se comprometida, resultando em produção diminuída de eritrócitos pela medula óssea, com consequente anemia arregenerativa.

Insuficiência renal aguda

A insuficiência renal aguda (IRA) ocorre por conta da redução súbita da função renal. Suas causas mais frequentes são as glomerulonefrites imunomediadas e a necrose tubular aguda. Na IRA ocorre oligúria ou anúria, azotemia, pequena ou nenhuma perda de eletrólitos e hiperpotassemia. O quadro pode ser reversível, mas a morte do animal pode ser consequente à cardiotoxicidade, pelo excesso de íons potássio e de outros tóxicos no sangue e pela acidose metabólica. As lesões extrarrenais, quando presentes, são discretas.

Insuficiência renal crônica

A insuficiência renal crônica (IRC) ocorre em razão da incapacidade dos rins de desempenhar suas funções, como resultado da perda progressiva e gradual do tecido renal por um período prolongado (meses ou anos). Comumente, é irreversível e é o resultado final de muitas doenças renais, em geral, mas não necessariamente, crônicas. IRC não é sinônimo de doença renal crônica, de modo que é possível haver IRC sem lesão renal crônica, e vice-versa.

Na IRC podem ser observadas diversas lesões extrarrenais. Independentemente de a uremia ser ou não originada nos rins, as lesões que resultam da uremia são semelhantes e são principalmente extrarrenais e multissistêmicas. A síndrome urêmica é causada por um conjunto de toxinas conhecidas como *toxinas urêmicas* representadas pela creatina, creatinina, metilaminas, mioinositol, oxalato, fenilacetilglutamina, fosfato, poliaminas, ácido úrico, amônia, ureia, paratormônio, dentre outras. A seguir, estão descritas as lesões extrarrenais associadas à IRC.

Sistema digestório

Podem ser observadas estomatite, glossite e esofagite ulcerativas e necrotizantes, que se caracterizam pela presença de material mucoide castanho de odor fétido, aderente às mucosas erodidas ou ulceradas (Figura 5.48 A, B e D). *Necrose de ponta de língua* é observada raramente (Figura 5.48 C) e sua gênese não é bem compreendida, mas a existência de degeneração vascular associada à presença de trombos na área necrótica sugere tratar-se de uma área de necrose isquêmica. Pode haver também *gastrite ulcerativa e hemorrágica*, que se caracteriza pela presença de extensas áreas edemaciadas, ulceradas e hemorrágicas na mucosa gástrica. É comum ocorrer a mineralização das camadas média e profunda da mucosa gástrica (Figura 5.49 A e B). O conteúdo estomacal contém fluido, com coloração avermelhada e odor de amônia. A patogenia das úlceras não está clara; entretanto, parecem ser consequência da degeneração fibrinoide das arteríolas, da ação da amônia gerada pelas bactérias produtoras de urease, que transformam a ureia da saliva em amônia, e pelo aumento circulante de gastrina, o qual eleva a síntese de ácido clorídrico (HCl) pela mucosa gástrica (Figura 5.50).

Em cães e gatos, as lesões intestinais assemelham-se às do estômago, mas são menos frequentes, menos graves e geralmente a mucosa intestinal não se apresenta mineralizada. Em grandes animais, as alterações gástricas são discretas ou inexistem, e são substituídas por colite ulcerativa e hemorrágica.

Translocação bacteriana pode ocorrer pelo comprometimento da mucosa intestinal. Pancreatite hemorrágica (Figura 5.49 C) pode estar presente em consequência dos excessos de gastrina e secretina, que têm sua secreção estimulada pela acidez gástrica excessiva. A gastrina e a secretina estimulam a secreção excessiva de enzimas pancreáticas (amilase e lipase), que são ativadas e autodigerem o parênquima pancreático, favorecendo a inflamação (Figura 5.51). As lesões gastrintestinais da uremia em cães e gatos são acompanhadas clinicamente por vômitos, diarreia e melena (sangue parcialmente digerido nas fezes; Figura 5.49 D).

Sistema respiratório

A *mineralização ou calcificação do tecido conjuntivo subpleural dos espaços intercostais* é a lesão mais frequente em cães com uremia. É precedida por degeneração e necrose do tecido conjuntivo, estendendo-se para o músculo intercostal e para a pleura parietal. Essas lesões apresentam-se como

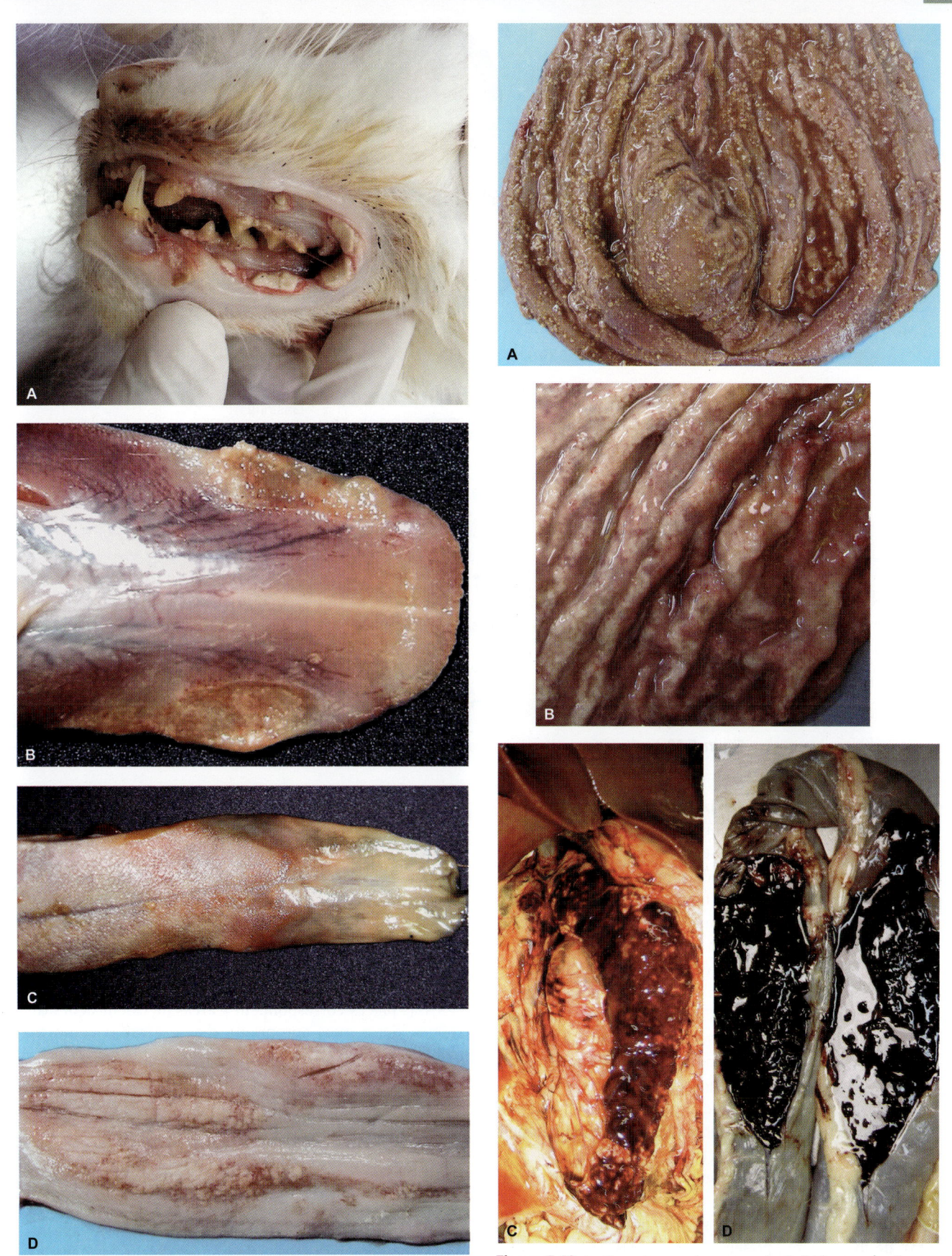

Figura 5.48 Lesões extrarrenais por uremia. **A**. Estomatite ulcerativa e necrotizante em gato. **B**. Glossite ulcerativa em gato. **C**. Necrose de ponta de língua em cão. **D**. Esofagite com áreas de mineralização em cão.

Figura 5.49 Lesões extrarrenais por uremia. **A**. Estômago de cão com extensas áreas de mineralização. **B**. Estômago de cão com mineralização e hemorragia. **C**. Pancreatite hemorrágica difusa em cão. **D**. Intestino de cão com melena.

Insuficiência renal crônica

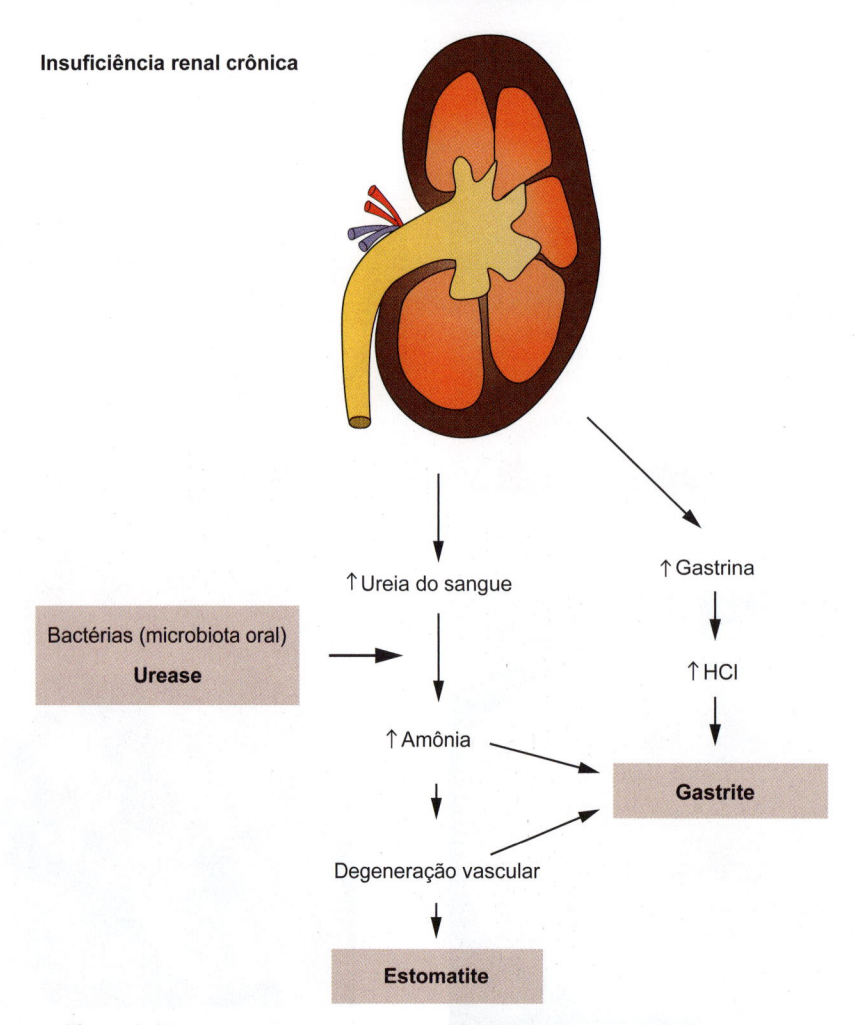

Figura 5.50 Lesões extrarrenais por uremia. Etiopatogenia da estomatite e gastrite.

espessamentos granulares horizontais e de coloração branacenta nos espaços intercostais (Figura 5.52 A). Na pneumopatia urêmica, os pulmões estão firmes, com superfície rugosa, coloração esbranquiçada e rangentes ao corte (Figura 5.52 B a D). Hemorragias nos pulmões (Figura 5.52 F), na pleura parietal e no diafragma também são frequentes e, independentemente do sistema acometido, as hemorragias têm como causa as alterações degenerativas vasculares e o comprometimento da função plaquetária, geradas pelas toxinas urêmicas (Figura 5.53). Histologicamente, há calcificação da parede dos septos alveolares (Figura 5.52 E), dos brônquios, dos bronquíolos e das arteríolas. Alguns animais urêmicos têm pneumonia aguda em decorrência da imunossupressão. Com menor frequência, é possível observar também mineralização da mucosa da laringe, da traqueia (Figura 5.52 G) e do diafragma (Figura 5.52 H).

O *edema pulmonar* pode resultar do aumento da permeabilidade dos capilares alveolares a partir de lesão endotelial causada pelas toxinas urêmicas. Edemas na insuficiência renal, de modo geral, podem ocorrer pelas lesões vasculares degenerativas e como consequência de hipoproteinemia, advinda principalmente quando há algum tipo de doença glomerular (glomerulopatia) que permite a perda de proteína pela urina (proteinúria) (Figura 5.53).

Sistema cardiovascular

Endocardite atrial ulcerativa e mucoarterites, apesar dos nomes, são doenças primariamente degenerativas, que ocorrem em razão da degeneração fibrinoide do tecido conjuntivo subendocardial do átrio e da superfície endotelial da aorta e do tronco pulmonar. As mucoarterites caracterizam-se pela presença de placas branco-amareladas granulares e rugosas, firmes e rangentes ao corte, na camada interna dos vasos sanguíneos.

Essas placas correspondem a áreas de calcificações distróficas. Seria mais apropriado diagnosticá-las como mineralizações ou calcificações, em vez de mucoarterites. A endocardite atrial ulcerativa é mais frequente no átrio esquerdo e caracteriza-se também por placas branco-amareladas granulares e rugosas, firmes e rangentes ao corte no endocárdio (Figura 5.54 A). Do mesmo modo que as áreas encontradas nos vasos, também correspondem a áreas de calcificações distróficas. Algumas áreas do endocárdio podem apresentar úlceras, mas a ruptura do átrio com hemopericárdio é rara. Na uremia, podem ser observadas extensas hemorragias e áreas esbranquiçadas de degeneração e mineralização no miocárdio ventricular (Figura 5.54 B). Em alguns casos, sobre o pericárdio visceral ainda é possível ser observada fibrina que extravasa como consequência das lesões degenerativas vasculares.

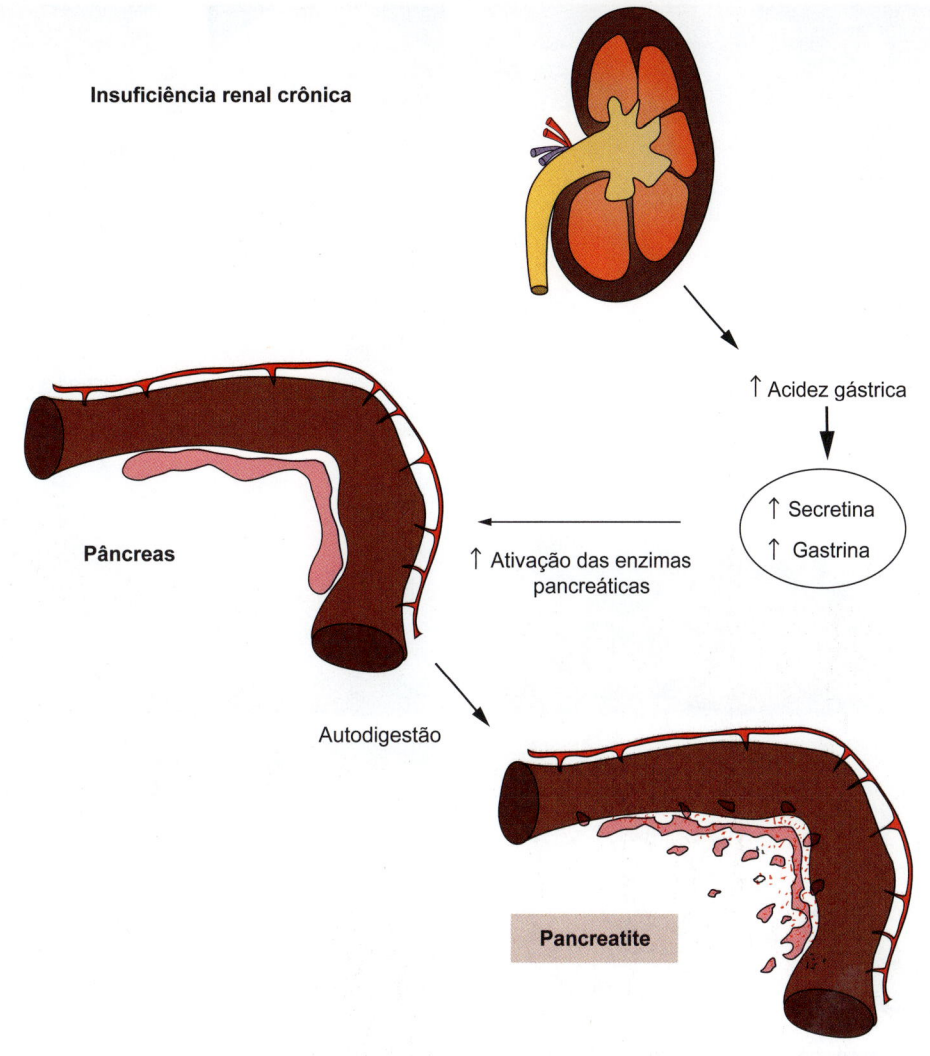

Figura 5.51 Lesões extrarrenais por uremia. Etiopatogenia da pancreatite.

Sistemas locomotor e endócrino

Quando a taxa de filtração glomerular apresenta redução de menos de 25% do normal, ocorre hiperfosfatemia. Isso resulta em hipocalcemia, que se torna mais grave pela redução da capacidade dos rins lesionados de produzir a forma ativa da vitamina D, acarretando diminuição da absorção intestinal de cálcio. Ocorre hipertrofia das paratireoides e consequente aumento da secreção de paratormônio (hiperparatireoidismo). O PTH age nos rins para aumentar a excreção de fósforo, a síntese de vitamina D ativa e a reabsorção tubular de cálcio, mas nenhuma dessas ações é atendida pelo rim insuficiente. No entanto, há aumento descontrolado da reabsorção óssea, causando *osteodistrofia fibrosa* generalizada, a qual se caracteriza pela substituição do tecido ósseo por tecido conjuntivo fibroso (Figura 5.55).

As lesões ósseas, principalmente do ponto de vista macroscópico, são menos comuns em comparação com as lesões em outros sistemas. Os ossos da face, em especial o processo alveolar da mandíbula e maxila, são afetados primeiro, e de modo e mais grave, por apresentarem fluxo ósseo mais elevado. Por consequência, há aumento da mobilidade

dentária e intensa proliferação de tecido conjuntivo na mandíbula, causando distorção desta (*mandíbula de borracha*). Além disso, os outros ossos do esqueleto também podem sofrer os efeitos do aumento da reabsorção óssea, tornando-se mais suscetíveis às fraturas.

As calcificações de tecidos moles são distróficas, por serem precedidas de alterações degenerativas, causadas pelas toxinas urêmicas. O cálcio que se precipita e dá origem às áreas de calcificação no tecido é de origem celular, ou seja, está presente nas organelas, em especial, nas mitocôndrias das células que morreram, e não no meio extracelular. Além do mais, na insuficiência renal crônica não há, em nenhum momento, hipercalcemia, condição necessária para que ocorra calcificação metastática. Os efeitos da uremia sobre a osteodistrofia fibrosa generalizada e o perfil do cálcio e do fósforo estão mais detalhados no capítulo de Ossos e Articulações.

Sistema urinário

As lesões renais que causam uremia são variadas, mas, na maioria dos casos, os rins apresentam-se fibrosados e mineralizados. Alguns animais com uremia podem, porém, ter

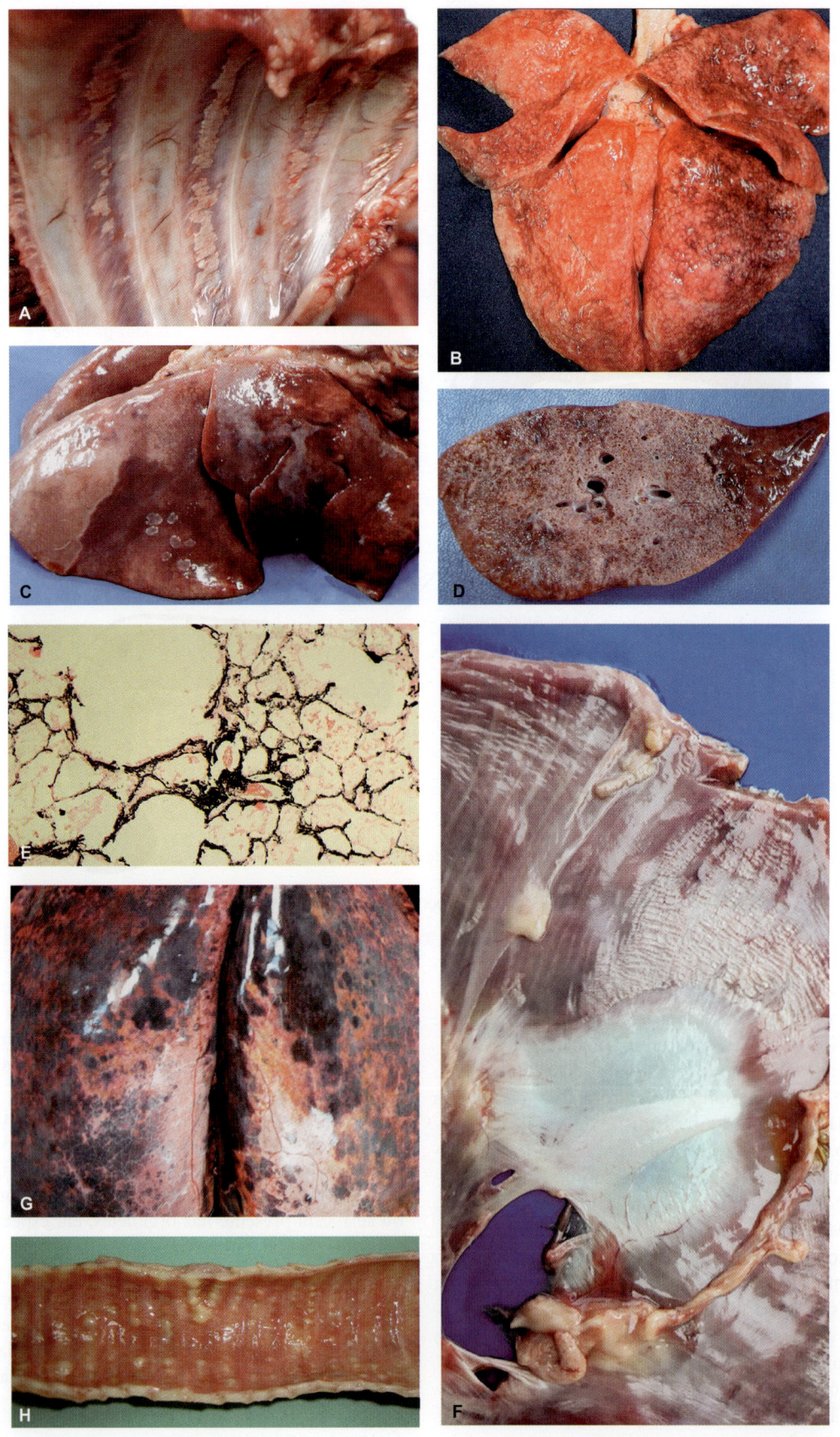

Figura 5.52 Lesões extrarrenais por uremia. **A**. Mineralização de pleura parietal em cão. **B**. Pulmões de gato com mineralização. **C**. Pulmão de cão com extensas áreas de mineralização. **D**. Fatia do pulmão descrito em **C** com área mineralizada distinta da área não mineralizada. **E**. Pulmão com calcificação dos septos alveolares pela técnica de Von Kossa. **F**. Pulmões de equino com extensas áreas de hemorragia. **G**. Traqueia de cão com áreas de mineralização. **H**. Diafragma de cão com áreas de mineralização.

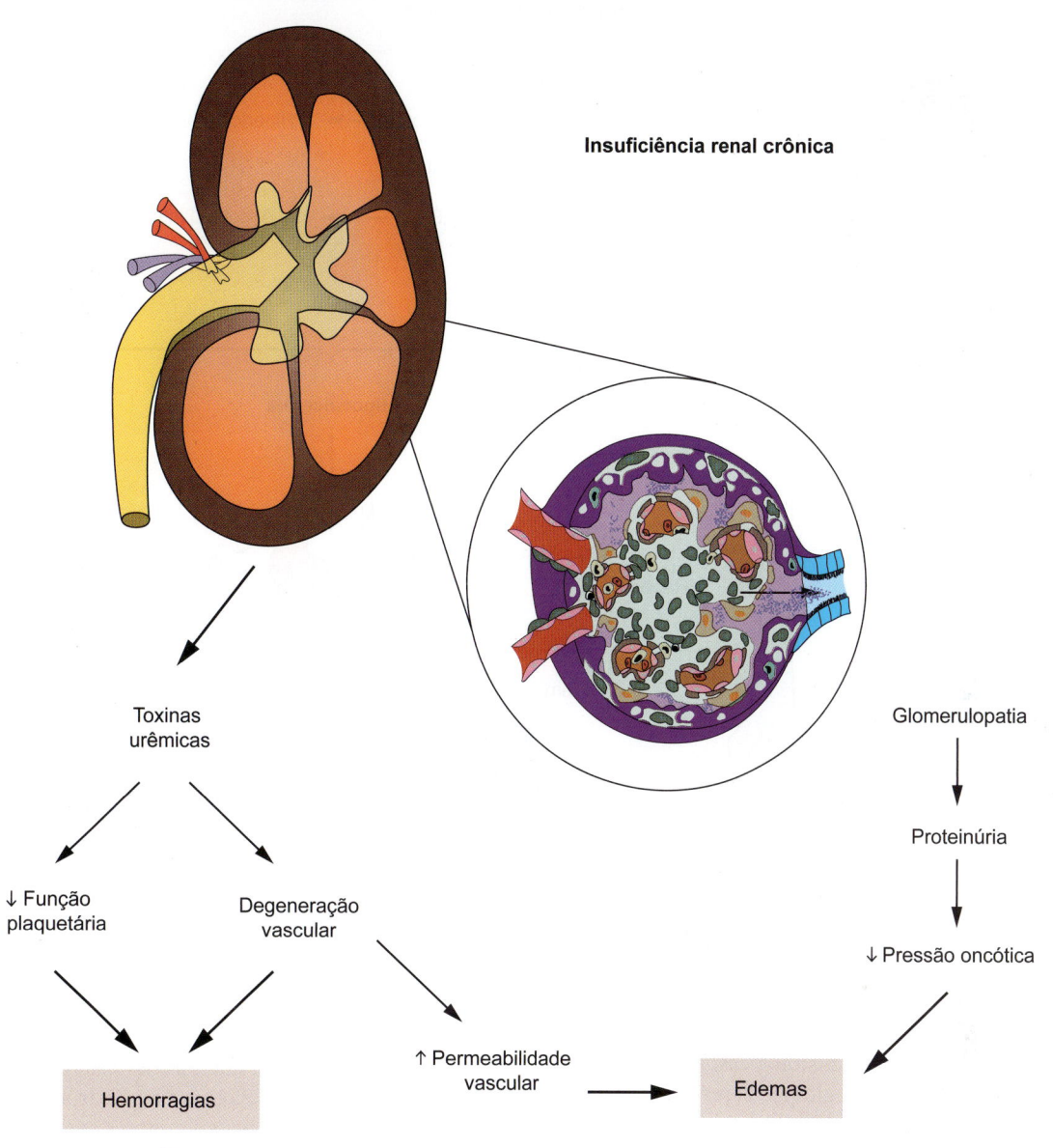

Figura 5.53 Lesões extrarrenais por uremia. Etiopatogenia das hemorragias e edema.

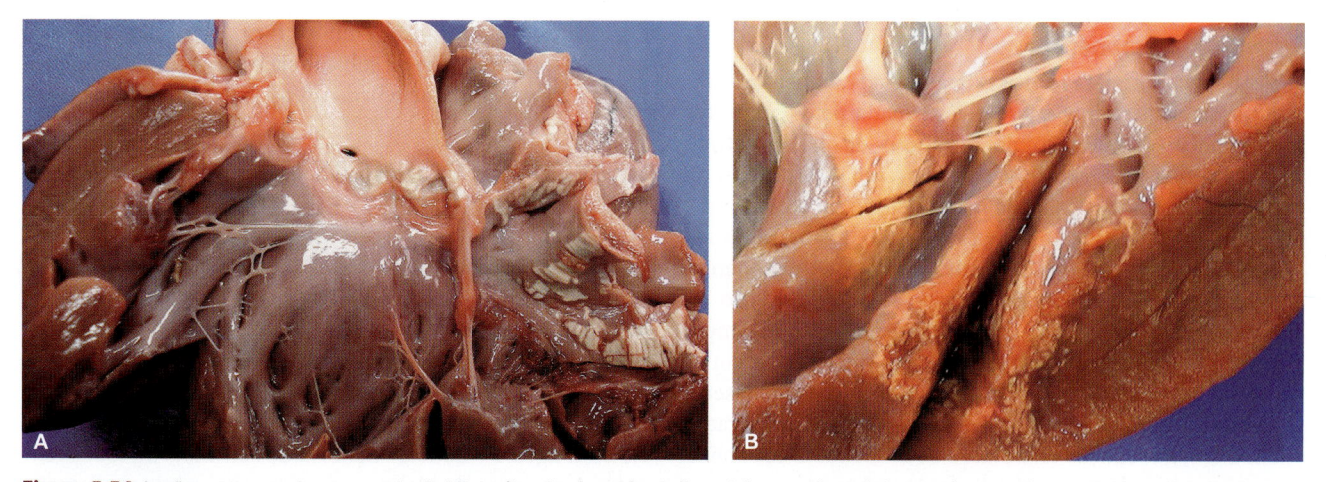

Figura 5.54 Lesões extrarrenais por uremia. **A**. Mineralização do endocárdio atrial esquerdo e da íntima da aorta de cão. **B**. Mineralização do miocárdio ventricular em cão.

Insuficiência renal crônica

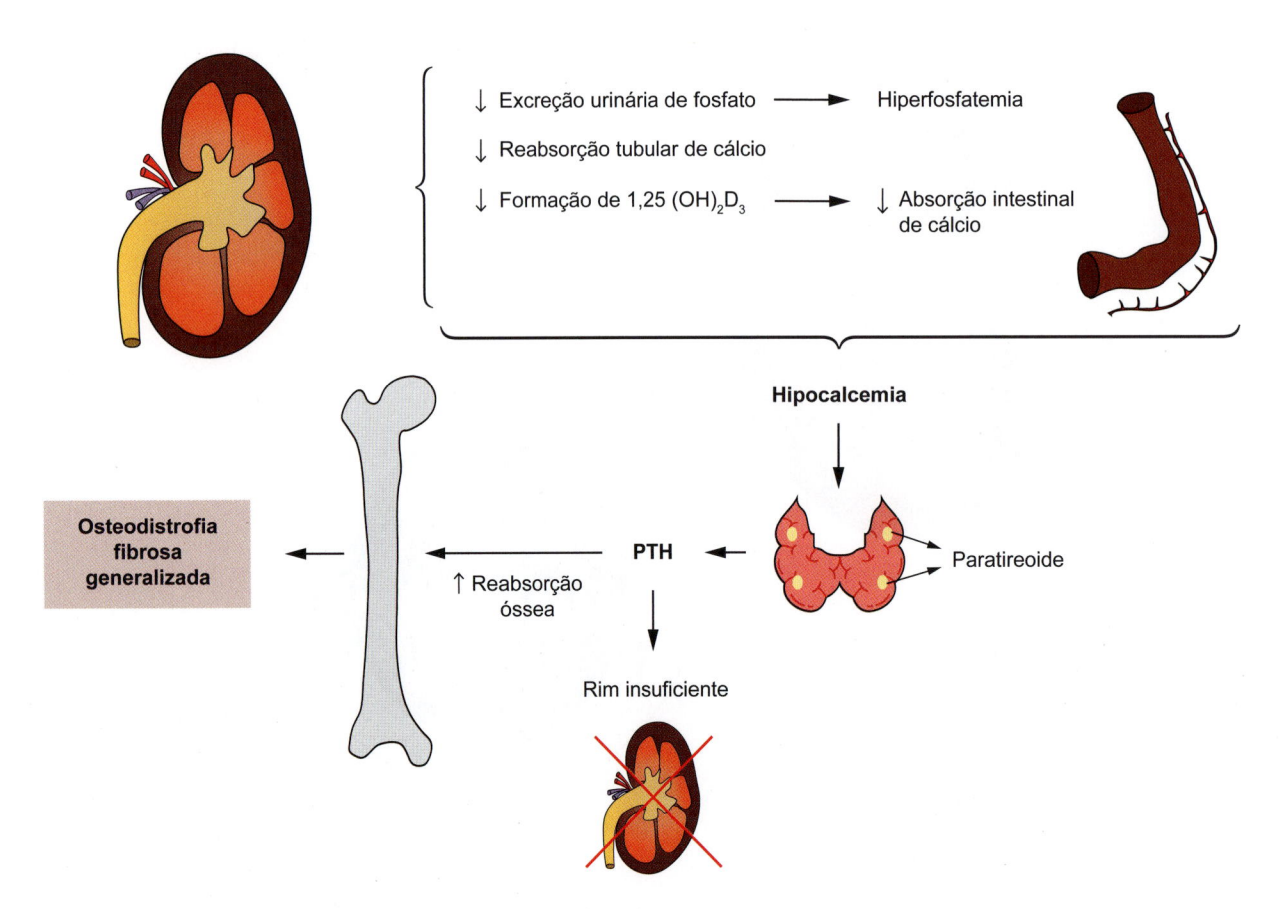

Figura 5.55 Lesões extrarrenais por uremia. Etiopatogenia da osteodistrofia fibrosa generalizada.

alterações macroscópicas renais pouco perceptíveis quando comparadas às alterações histológicas, particularmente quando são exclusivamente glomerulares. Lesões renais também podem ser consequência da uremia. Pode ocorrer *nefrocalcinose* como resultado da mineralização das membranas basais dos túbulos renais, da cápsula de Bowman e do epitélio tubular necrosado, especialmente na região medular e no córtex interno.

Sistema hematopoético

A insuficiência renal crônica está associada à anemia aplásica ou arregenerativa, que é determinada pelos seguintes mecanismos: diminuição da produção de eritropoetina; depressão tóxica da eritropoese decorrente do acúmulo de catabólitos; hemólise causada pela retenção de creatinina e ácido guanidínico-succínico; e pela perda de sangue em razão de lesões renais e/ou gastrintestinais. Assim, a anemia na uremia não é exclusivamente por conta da redução na síntese de eritrócitos, mas também por hemólise e hemorragia, embora a hemólise tenha menor importância como causa da anemia causada pela uremia. Do contrário, seria esperada icterícia pré-hepática, que não tem sido observada. Além disso, há redução do número de linfócitos T no sangue periférico e em alguns órgãos linfoides, aumentando a suscetibilidade de animais urêmicos às infecções secundárias.

Sistema nervoso

Na uremia, não são observadas lesões macroscópicas do sistema nervoso, mas animais com essa síndrome podem apresentar sintomas neurológicos e motores, que caracterizam a encefalopatia urêmica. Postula-se que algumas das causas da encefalopatia urêmica sejam alterações nos aminoácidos (glicina, glutamina e aminoácidos aromáticos) e desequilíbrios nos neurotransmissores (ácido gama-aminobutírico, dopamina e serotonina). Embora rara, há relatos de degeneração espongiforme da substância branca com astrogliose reativa como consequência da uremia em animais.

PRINCIPAIS DOENÇAS QUE AFETAM PRIMARIAMENTE O SISTEMA URINÁRIO

Doença do trato urinário inferior de felinos

A doença do trato urinário inferior de felinos (DTUIF), também conhecida como *síndrome urológica felina*, representa um conjunto de alterações patológicas que podem afetar a bexiga e/ou a uretra e os ureteres de gatos e se caracteriza clinicamente por hematúria, disúria, polaciúria, estrangúria e/ou agressividade. A maioria dos animais afetados têm entre 2 e 6 anos de idade, com os machos mais comumente afetados em razão da predisposição à obstrução uretral.

As fêmeas também podem ser acometidas, mas geralmente pela forma não obstrutiva. Gatos da raça Persa são mais predispostos à doença.

Macroscopicamente, os animais afetados pela DTUIF apresentam a bexiga intensamente distendida, podendo-se verificar desde uma cistite seromucosa até uma cistite hemorrágica ou necro-hemorrágica. Os animais podem ter hidroureter e hidronefrose, em decorrência da retenção urinária, e, nos casos obstrutivos por urolitíase, podem ser observadas áreas de hemorragia e necrose ao longo da uretra do animal causadas pelo urólito.

Os animais também podem desenvolver peritonite por continuidade do processo inflamatório a partir da bexiga ou por ruptura da bexiga. A peritonite pode ser química, se a urina não estiver contaminada por microrganismos, ou séptica, quando há cistite causada por microrganismos. Pode haver, ainda, hemoperitônio resultante da ruptura de bexiga, além de azotemia ou uremia pós-renal.

Alguns fatores estão envolvidos na gênese da DTUIF, como a castração de animais muito jovens, antes da maturidade sexual (comprometendo o total desenvolvimento da uretra peniana), a obesidade, o sedentarismo, pouca ingestão de água e dieta à base de alimentos secos. A etiologia é multifatorial, mas a maioria dos casos é considerada idiopática, sendo a cistite idiopática, descrita anteriormente, a causa mais comum de DTUIF em gatos. Além disso, pode haver a implicação de outras causas nesta doença, como os defeitos anatômicos congênitos, as neoplasias, a urolitíase e os processos inflamatórios de origem bacteriana.

Hematúria enzoótica

A hematúria enzoótica é conhecida também pelos nomes de *hematúria vesical, cistite crônica hemorrágica, hematúria essencial* e *hematúria vesical crônica.* É uma síndrome que se caracteriza por hematúria persistente e anemia, associada às hemorragias e/ou neoplasias do trato urinário inferior.

Acomete principalmente os bovinos, mas também já foi relatada em ovinos, bubalinos e equinos. É uma síndrome cuja causa principal é a intoxicação crônica por *Pteridium aquilinum* (samambaia), que tem distribuição cosmopolita e vegeta em lugares de maior altitude, beiras de estradas, capoeiras e solos ácidos, pobres em fósforo e arenosos. Intoxicação por outras espécies de samambaia, como *P. arachnoideum* e *P. caudatum,* já foram também identificadas no Brasil.

A samambaia é tóxica tanto seca quanto verde e tem ação cumulativa; embora não seja uma planta palatável, o animal a consome principalmente nas situações em que há escassez de alimento (falta de pasto por seca, superpopulação ou outras situações). Outras variedades da planta também podem, menos frequentemente, causar hematúria enzoótica.

A infecção pelo papilomavírus bovino (BPV-2) foi identificada em lesões neoplásicas e não neoplásicas da bexiga de bovinos expostos a *P. aquilinum* e/ou com hematúria enzoótica, tendo sido a expressão da oncoproteína viral E5 e a modificação da atividade da telomerase pelo BPV-2 observadas após o desenvolvimento da neoplasia. A intoxicação aguda por *P. aquilinum* em bovinos é menos frequente e causa aplasia de medula, com trombocitopenia, anemia e leucopenia. Em equinos, a tiaminase presente na samambaia causa deficiência de tiamina (vitamina B_1), com consequentes distúrbios neurológicos.

O ácido chiquímico, a quercetina e principalmente o ptaquilosídeo estão entre os carcinógenos isolados da planta e podem ser responsáveis pelo desenvolvimento de tumores no trato gastrintestinal e urinário. O efeito carcinogênico de *P. aquilinum* pode, porém, variar de acordo com a espécie animal. O ptaquilosídeo é eliminado não somente na urina, mas também no leite, sugerindo ser um risco potencial para a saúde humana.

A enfermidade acomete animais geralmente com idade superior a 4 anos e apresenta curso crônico. Intervalos sem sintomas podem ocorrer e perdurar por semanas ou meses (Figura 5.56 A). Entretanto, não se conhecem casos de cura espontânea e definitiva se os animais continuarem expostos à causa.

A doença caracteriza-se principalmente por hematúria intermitente, anemia e emagrecimento. As lesões da bexiga podem ser circulatórias, inflamatórias, hiperplásicas ou neoplásicas (Figura 5.56 B). Geralmente, essas neoplasias apresentam-se como formações polipoides, múltiplas, pedunculadas ou sésseis, que se ulceram e sangram facilmente. Neoplasias na pele, nos rins e no ureter podem ocorrer, mas são raras. Estudos mostraram mutação específica e aumento da expressão no gene *h-ras* em lesões da bexiga (cistites e neoplasias) de bovinos alimentados com *P. aquilinum.*

O exame histológico desses tumores revela diversos tipos neoplásicos de origem epitelial (papilomas, adenomas, carcinoma uroteliais, adenocarcinoma e carcinoma de célula escamosa) e mesenquimal (fibroma ou fibrossarcoma, hemangioma ou hemangiossarcoma e leiomiossarcoma), com mais frequência de tumores epiteliais malignos, em especial carcinoma urotelial.

Mais de um tipo de tumor pode coexistir na bexiga. Metástases são raras, entretanto, já foram descritas nos linfonodos ilíacos e nos pulmões. Em alguns casos, a hematúria não está relacionada com a presença de neoplasias, e sim com a ectasia de vasos sanguíneos. Alterações não neoplásicas, tais como proliferação de capilares, infiltrados linfocitários, hemorragia, processo granulomatoso, alterações metaplásicas de células epiteliais e nódulos de tecido conjuntivo de aspecto embrionário, também foram evidenciadas.

Em bovinos acometidos por hematúria enzoótica não há tratamento eficiente. A melhora do animal pode ocorrer na fase inicial da doença se forem retirados dos pastos com samambaia e receberem alimentação adequada. É possível tentar o uso de transfusões de sangue e antibioticoterapia para controlar infecções bacterianas secundárias que se instalam em razão da leucopenia. Contudo, como medidas profiláticas, é preciso: retirar os animais das pastagens que contenham samambaia, realizar a calagem e a adubação do solo e evitar as queimadas, que contribuem para sua proliferação, pois favorecem a brotação.

Leptospirose canina

A leptospirose é uma doença que afeta o ser humano e várias espécies animais. As manifestações clínicas e patológicas são variáveis, de acordo com o sorotipo e a espécie animal afetada. As leptospiras podem permanecer viáveis por longo

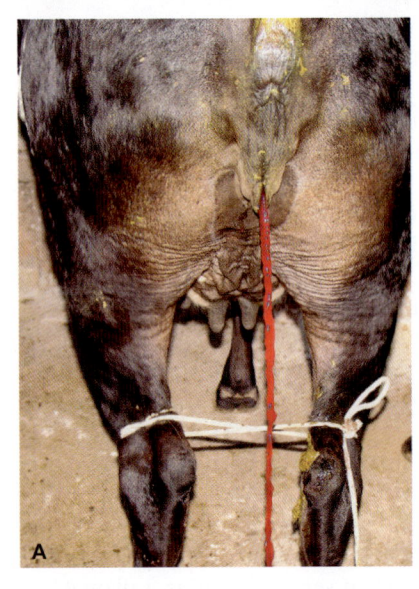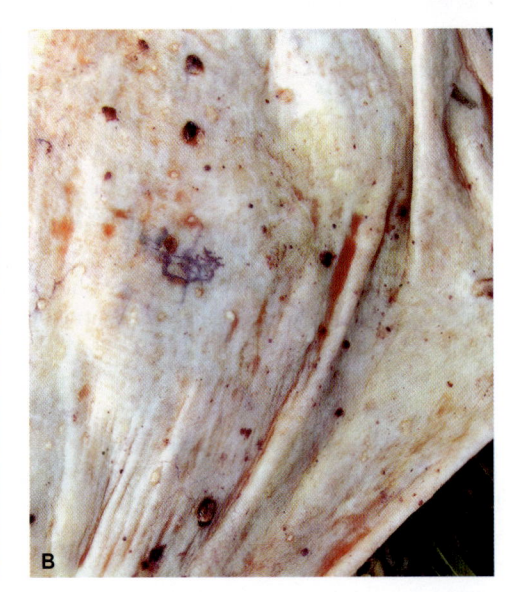

Figura 5.56 Hematúria enzoótica em bovino. **A**. Vaca cronicamente intoxicada por *Pteridium aquilinum*, com sinais de hematúria. **B**. Bovino cronicamente intoxicado por *Pteridium aquilinum* com hemorragias multifocais e pequenas formações polipoides na mucosa da bexiga urinária. (Cortesia da Dra. Mary Suzan Varaschin, Universidade Federal de Lavras, Lavras, MG.)

período em ambiente úmido, mas morrem facilmente quando expostas ao calor e ao ambiente seco. Fora do animal, permanecem viáveis na urina por poucas horas.

O gênero *Leptospira* apresenta duas espécies: *L. biflexa* (não patogênica) e *L. interrogans* (patogênica), as quais são ainda divididas em sorotipos (sorogrupos). A leptospirose canina pode ocorrer pela infecção por vários sorotipos de *Leptospira*. O sorotipo Canicola tem no cão seu hospedeiro reservatório, e a transmissão se dá de cão para cão. O sorotipo Icterohaemorrhagiae é adquirido de ratos. Nos EUA, a vacinação que protege contra os sorotipos Canicola e Icterohaemorrhagiae promoveu uma mudança epidemiológica, fazendo surgirem casos cada vez mais crescentes de leptospirose causada pelos sorotipos Gryppotyphosa e Pomona.

Em todas as espécies, após bacteriemia, as leptospiras alojam-se nos rins, onde se multiplicam nos lumens tubulares e são excretadas na urina, principal meio de transmissão. Ratos infectados pelo sorotipo Icterohaemorrhagiae eliminam o microrganismo na urina, sem apresentar nenhum sinal da doença. Quando os cães se contaminam com a urina do rato, o mesmo microrganismo geralmente causa doença grave. Sinais clínicos e lesões podem ocorrer durante a fase de bacteriemia, antes da presença do microrganismo nos rins.

Embora a leptospirose frequentemente cause a morte em poucos dias, as lesões encontradas à necropsia variam de acordo com o curso da doença; nos casos de leptospirose aguda fatal, as lesões hepáticas e renais podem ser discretas.

Basicamente, são encontrados hemorragia intensa, anemia hemolítica causada pela toxina hemolisina, icterícia, linfonodos e baço aumentados de volume e hemorrágicos, lesão hepatocelular caracterizada microscopicamente pela dissociação de hepatócitos, iridociclite e aborto. Nos rins, a leptospira causa nefrite intersticial difusa e aguda, caracterizada pela presença de córtex pálido ou com inúmeros pontilhados esbranquiçados. Hemorragias petequiais no córtex também são observadas com frequência.

O microrganismo pode ser identificado isoladamente, apresentando-se delgado, espiralado e enrolado ou em grumos no interior dos túbulos renais, dos capilares sinusoides e dos hepatócitos de secções histológicas coradas pela prata ou pela imuno-histoquímica, embora a visualização do agente seja mais difícil nos casos de leptospirose aguda fatal.

Os animais que sobrevivem ao quadro septicêmico/toxêmico podem morrer com quadro anatomopatológico de icterícia e hemorragia associado à uremia. Dependendo do grau da lesão renal, mesmo após a cura da doença, alguns cães podem apresentar nefrite crônica, com insuficiência renal crônica como sequela permanente.

Infecção por herpesvírus em cães

A família Herpesviridae é dividida em três subfamílias: Alphaherpesvirinae, Betaherpesvirinae e Gammaherpesvirinae. Pertencem à subfamília Alphaherpesvirinae os agentes virais que provocam necrose. Esses herpesvírus têm diversos hospedeiros.

Cães infectados com o herpesvírus canino, na maioria das vezes, não apresentam a doença clínica, mas cães adultos podem ter o vírus associado a uma discreta traqueobronquite. Em cães neonatos, em geral, a infecção é fatal. Esses animais são infectados no útero, ou durante o nascimento, pela exposição ao vírus na vagina da mãe. A infecção pode causar natimortalidade ou matar dentro de 3 semanas, período após o qual geralmente é assintomática.

À necropsia, podem ser observadas mais frequentemente hemorragias e áreas de necrose esbranquiçadas no córtex renal (Figura 5.57), nos pulmões e, com menor frequência, em outros órgãos. Também pode haver hidroperitônio e hidrotórax, linfadenomegalia e esplenomegalia.

Microscopicamente, todos os órgãos afetados apresentam necrose focal ou multifocal, mas as lesões tendem a ser mais graves nos rins e nos pulmões. Inclusões virais intranucleares podem ser observadas esporadicamente.

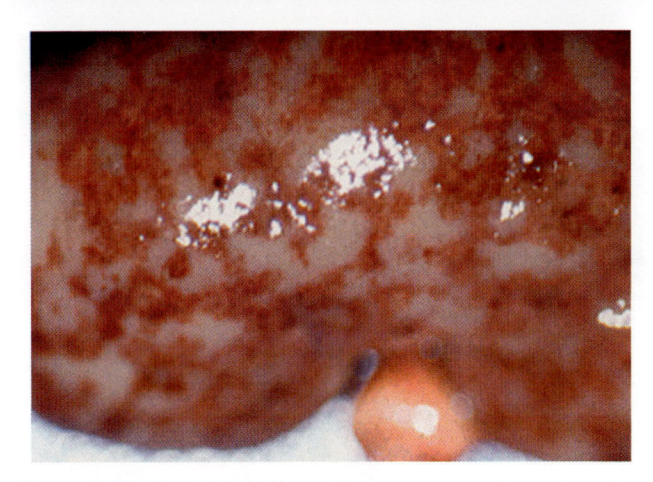

Figura 5.57 Infecção pelo herpesvírus canino em cão neonato. Rim com áreas de necrose esbranquiçadas multifocais entremeadas com áreas de hemorragia. (Cortesia do Dr. Renato de Lima Santos, Universidade Federal de Minas Gerais, Belo Horizonte, MG.)

O diagnóstico definitivo requer o isolamento viral, lembrando que o vírus pode ser encontrado em animais com infecção latente. Nesses casos, o isolamento viral sem lesões macro e microscópicas não deve ser interpretado como diagnóstico da doença.

Infecção por adenovírus em cães

Muitos adenovírus de mamíferos já foram isolados, mas, com exceção do vírus da hepatite infecciosa canina, quase todos não causam doenças graves em animais não imunossuprimidos.

Os adenovírus tipo 1 (ADV-1) e tipo 2 (ADV-2) pertencem ao gênero *Mastadenovirus*, família Adenoviridae, e estão intimamente relacionados antigenicamente. No entanto, o ADV-1 reconhece as células endoteliais vasculares e as células parenquimatosas hepáticas e renais como alvo para a replicação viral, enquanto o ADV-2 se replica de modo eficiente no trato respiratório e, até certo ponto, no epitélio intestinal. A infecção pelos adenovírus tem sido descrita mundialmente em várias espécies de mamíferos como cães, raposas, lobos e coiotes, entre outros.

A *hepatite infecciosa canina* é uma doença sistêmica causada pelo ADV-1, que acomete principalmente cães jovens. Sua transmissão é por meio do contato com secreções respiratórias contaminadas. O ADV-1 é eliminado na urina até 6 a 9 meses após a infecção. O período de incubação da doença em cães é de 4 a 6 dias após a ingestão de material infectado, e de 6 a 9 dias após o contato direto com outros infectados.

Essa doença ocorre em todo o mundo, mas a prática da vacinação tem reduzido consideravelmente os casos clínicos. Febre é o primeiro sinal clínico e geralmente apresenta um curso bifásico. No primeiro pico febril (1 a 2 dias), alguns cães se recuperam da infecção. No entanto, cães que apresentam um segundo pico de hipertermia geralmente têm um quadro mais grave da doença. Nessa situação, os sinais clínicos mais frequentes são anorexia, taquicardia, hiperventilação, vômito e diarreia. Dor e distensão abdominal podem ocorrer por causa da hepatite e do acúmulo de líquido na cavidade. Desconforto respiratório também pode ser observado como consequência de laringite, traqueíte e, com menos frequência, pneumonia.

Macro e microscopicamente, as lesões podem ser variáveis dependendo do curso da doença. De maneira geral, hemorragias de serosas podem ser observadas, uma vez que o vírus causa lesão endotelial. Além disso, o fígado apresenta congestão e áreas esbranquiçadas de necrose (Figura 5.58 A) e a parede da vesícula biliar está espessa e edemaciada (Figura 5. 58 B). Opacidade de córnea também pode estar presente em alguns animais em decorrência de deposição antígeno-anticorpo na câmara anterior do olho. Essa lesão é autolimitante e desaparece após a recuperação do animal.

Microscopicamente, há necrose hepática multifocal na região periportal com inclusões intranucleares. Nos rins, o vírus pode se multiplicar nas células endoteliais glomerulares, causando glomerulite com inclusões intranucleares (Figura 5.58 C). Em alguns casos, são encontradas inclusões nas células epiteliais dos túbulos renais. Nefrite intersticial multifocal ou difusa também já foi descrita como consequência da infecção viral nos rins, mas a lesão renal mais importante causada pelo adenovírus 1 é a glomerulonefrite imunomediada.

O diagnóstico da doença é feito com base nas lesões macro e microscópicas e na presença de corpúsculo de inclusão intranuclear. Além disso, podem ser realizados isolamento viral e análise imuno-histoquímica para detecção do vírus.

Dioctofimose

A dioctofimose é uma doença causada pelo *Dioctophyme renale*. Esse parasita pertence à ordem Dorylaimidae, família Dioctophymidae, e é comumente conhecido como *verme gigante do rim*, o maior nematoide encontrado em mamíferos. As fêmeas podem atingir até 103 cm de comprimento, e os machos, até 45 cm de comprimento.

D. renale alcança a maturidade em várias espécies de mamíferos, inclusive o ser humano, que são os hospedeiros definitivos, e localizam-se principalmente na pelve renal. No entanto, são também frequentemente observados fora do rim, livres na cavidade abdominal, e mais raramente na cavidade torácica, e até mesmo associados a outros órgãos, como o fígado, por exemplo.

D. renale tem um ciclo de vida que leva vários meses para se tornar um parasita adulto, em que hospedeiros intermediários e paratênicos são necessários. Os ovos que são produzidos pelas fêmeas no rim dos hospedeiros definitivos (mamíferos) são expulsos pela urina. Assim, o ciclo de vida se inicia com a ingestão dos ovos pelo hospedeiro intermediário (oligoquetas) de água doce. Neles, se desenvolvem as larvas de terceiro estágio. A infecção dos hospedeiros definitivos, geralmente carnívoros, pode ocorrer por ingestão de água contendo o hospedeiro intermediário infectado ou pelo consumo dos hospedeiros paratênicos que ingeriram as oligoquetas infectadas e contêm as larvas encistadas em sua musculatura ou vísceras (peixes e outros vertebrados como sapos, salamandras, entre outros). Nos mamíferos, os parasitas atingem o quarto estágio larval e a fase adulta, localizando-se principalmente no rim, onde os ovos são expulsos na urina. Quando alcançam a água, os ovos podem ser ingeridos pela oligoqueta (hospedeiro intermediário), reiniciando um novo ciclo.

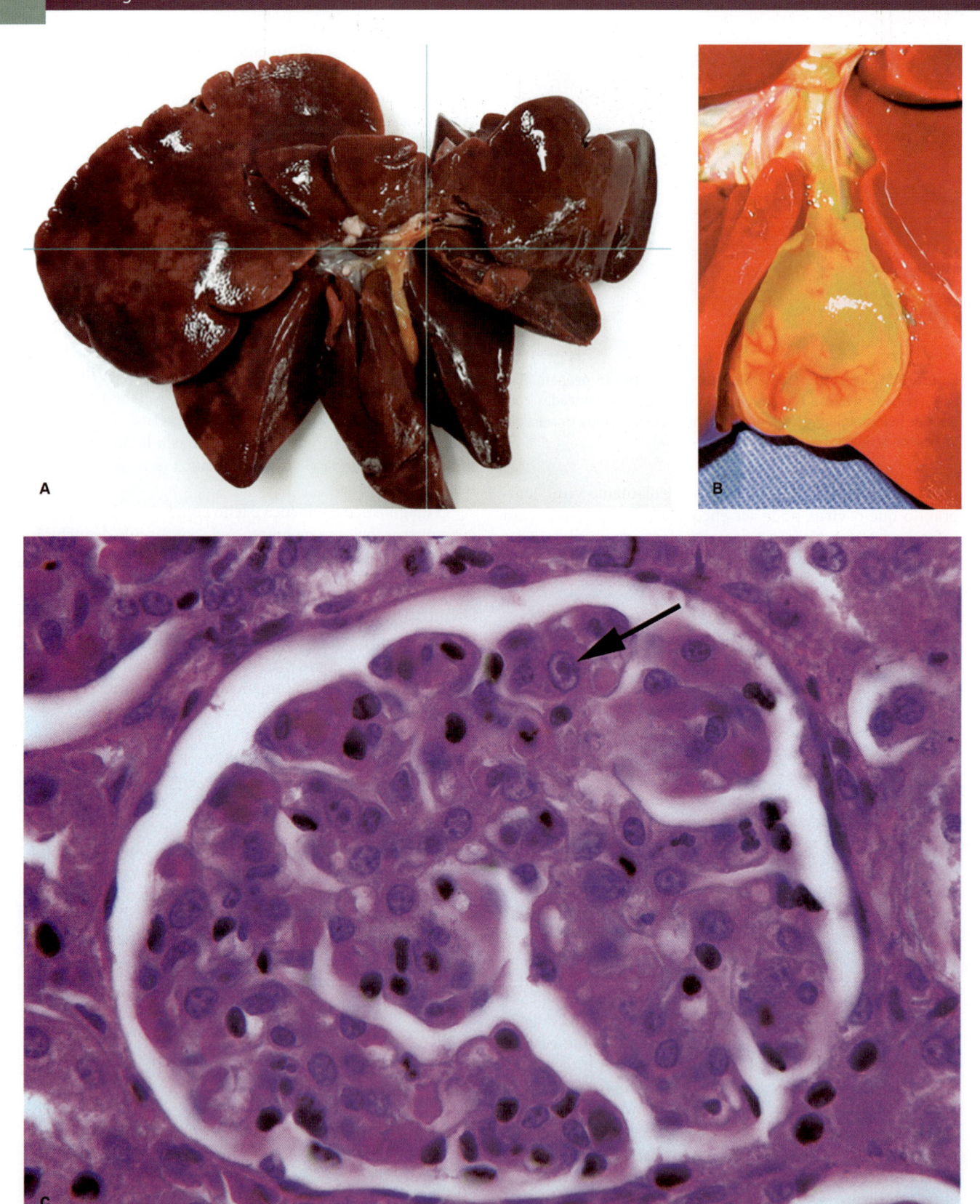

Figura 5.58 Infecção por adenovírus tipo 1. **A**. Fígado de cão com áreas de necrose esbranquiçadas extensas e coalescentes em todos os lobos. **B**. Vesícula biliar de cão com parede espessa e edemaciada. **C**. Rim de lobo Guará com corpúsculo de inclusão eosinofílico intranuclear (*seta*) no glomérulo. (Cortesia da Dra. Ayisa Rodrigues de Oliveira, Universidade Federal de Minas Gerais, Belo Horizonte, MG.)

No Brasil, larvas de terceiro estágio de *D. renale* foram encontradas em *Acestrorhynchus lacustris* (Characiformes), *Gymnotus sylvius* (Gymnotiformes), *Hoplosternum littorale* (Siluriformes). Larvas de terceiro estágio também foram encontradas na rã *Rhinella icterica* (*Chaunus ictericus*), tartarugas de água doce *Trachemys dorbigni* (Emydidae) e *Phrynops hilarii* (Chelidae) e em serpente *Philodryas patagoniensis* (Dipsadidae).

Há relatos de dioctofimose em 33 países, distribuídos pelos continentes americanos, europeu e asiático. No mínimo, 49 mamíferos já foram reconhecidos como hospedeiros definitivos nesses países. Os cães são os hospedeiros mais comuns na Argentina e no Brasil, seguidos por *Neovison vison* nos EUA e por *Nasua nasua* (quati) na América do Sul. No Brasil e na Argentina, o número de cães infectados é muito maior do que todas as outras espécies hospedeiras em todo o mundo. No Brasil, o parasita adulto tem sido diagnosticado raramente em gatos domésticos. Em mamíferos selvagens há registros em carnívoros, tais como: *Galictis cuja* (furão), *Lontra longicaudis* (lontra), *Speothos venaticus* (cachorro-vinagre), *Chrysocyon brachyurus* (lobo-guará) *Cerdocyon thirty* (cachorro-do-mato), *Nasua nasua* (quati), *Leopardus geoffroyi* (gato-do-mato-grande), *Choloepus didactylus* (preguiça-real) e o primata *Cebus* (*Sapajus*) *apella* (macaco-prego).

A infecção do rim direito é mais frequente que a do esquerdo e a de ambos os rins é rara. A infecção ectópica é muito frequente e observada em todas as espécies hospedeiras, com predomínio na cavidade abdominal. No entanto, há relato de vários locais ectópicos raros onde o parasita já foi encontrado, como: glândula mamária, parede abdominal, subcutâneo, ovário, útero, testículo, escroto, bexiga, fígado, parede do estômago, tórax, entre outros.

Os sinais clínicos geralmente são inespecíficos. O animal parasitado pode apresentar febre, prostração, fraqueza, anemia, dificuldades para caminhar, ascite, emagrecimento, hematúria, piúria, distensão abdominal, vômitos, anorexia, desidratação, desconforto abdominal à palpação, entre outros. No entanto, em geral, a infecção é assintomática, e por isso, o diagnóstico, com frequência, é acidental durante a necropsia de rotina, ou durante exames de imagem ou ainda procedimentos cirúrgicos com laparatomia.

As características macroscópicas do rim parasitado são variáveis e dependentes principalmente do número de parasitas e do curso da doença. O rim pode estar reduzido de volume, fibrosado, contendo apenas o parasita e a cápsula, ou aumentado de volume, dependendo do tamanho e do número de parasitos envolvidos na lesão. O rim pode estar aumentado em até quatro vezes o tamanho normal, com destruição total do parênquima, onde a cápsula envolve um enovelado de parasitas adultos. Em casos raros, o rim pode ser totalmente destruído e desaparecer por completo e o parasita pode ser encontrado livre na cavidade. O rim contralateral (não parasitado) quase sempre apresenta hipertrofia compensatória. Lesões extrarrenais como peritonite e hemorragias são relatadas quando o parasita é encontrado na cavidade abdominal.

A análise do sedimento urinário é um método comum de diagnóstico. No entanto, a ausência de ovos na urina não é um sinal definitivo da ausência de infecção. Os parasitas podem estar localizados na cavidade abdominal, sem possibilidade de liberar os ovos na urina. Além disso, há casos em que somente o parasita macho foi encontrado nos rins. A ultrassonografia abdominal pode ser muito útil no diagnóstico, particularmente quando o parasita está livre na cavidade abdominal. Exames radiográficos também podem ser úteis, embora nem sempre permitam evidenciar o parasita.

BIBLIOGRAFIA

ALLAN, G. M.; ELLIS, J. A. Porcine circoviruses: a review. *J. Vet. Diagn. Invest.*, [S. l.], v. 12, n. 1, p. 3-14, 2000.

BIASIOLI, S.; D'ANDREA, G.; FERIANI, M. *et al.* Uremic encephalopathy: an updating. *Clin. Nephrol.*, East Windsor, v. 25, n. 2, p. 57-63, 1986.

BOGVIST, S.; MONTGOMERY, J. M.; HURST, M. *et al. Leptospira* in slaughtered fattening pigs in southern Vietnam: presence of the bacteria in the kidneys and association with morphological findings. *Vet. Microbiol.*, [S. l.], v. 93, n. 4, p. 361-368, 10 jun. 2003.

BORZACCHIELLO, G.; IOVANE, G.; MARCANTE, M. L. *et al.* Presence of bovine papillomavirus type 2 DNA and expression of the viral oncoprotein E5 in naturally occurring bladder tumours in cows. *J. Gen Virol.*, London, v. 84, pt. 11, p. 2921-2926, nov. 2003.

BOWLES, M. H.; MOSIER, D. A. Renal amyloidosis in a family of beagles. *J. Am. Vet. Med. Assoc.*, Schaumburg, v. 201, n. 4, p. 569-574, 15 ago. 1992.

BRADLEY, A. M.; LAPPIN, M. R. Intravesical glycosaminoglycans for obstructive feline idiopathic cystitis: a pilot study. *J. Feline Med. Surg.*, [S. l.], v. 16, n. 6, p. 504-6, jun. 2014.

BRATER, D. C. Effects of nonsteroidal anti-inflammatory drugs on renal function: focus on cyclooxygenase-2 – Selective Inhibition. *Am. J. Med.*, [S. l.], v. 107, n. 6A, p. 65S-71S, 13 dez. 1999.

BRIDGEWATER, D.; DI GIOVANNI, V.; CAIN, J. E. *et al.* b-catenin causes renal dysplasia via upregulation of Tgfb2 and Dkk1. *J. Am. Soc. Nephrol.*, Washington, v. 22, n. 4, p. 718-731, abr. 2011.

BROWN, C. A.; ELLIOTT, J.; SCHMIEDT, C. W. *et al.* Chronic kidney disease in aged cats: clinical features, morphology, and proposed pathogeneses. *Vet. Pathol.*, [S. l.], v. 53, n. 2, p. 309-326, mar. 2016.

BUFFINGTON, C. A. T. Idiopathic cystitis in domestic cats – Beyond the lower urinary tract. *J. Vet. Intern. Med.*, Greenwood Village, v. 25, n. 4, p. 784-796, jul.-ago. 2011.

CAMPO, S.; JARRETT, W. F.; BARRON, R. *et al.* Association of bovine papillomavirus type 2 and bracken fern with bladder cancer in cattle. *Cancer Res.*, Philadelphia, v. 52, n. 24, p. 6898-6904, 15 dez. 1992.

CARDOSO, K. M. M. C.; SOUZA, I. P.; SILVA, C. I. F. *et al.* Bilateral primary obstructive giant megaureter in an adult dog. *J. Comp. Pathol.*, [S. l.], v. 170, p. 101-104, jul. 2019.

CARLTON, W. W.; MCGAVIN, M. D. *Patologia veterinária especial de Thomson.* 2 ed. Porto Alegre: Artmed, 1998.

CARVALHO, T.; PINTO C.; PELETEIRO, M C. Urinary bladder lesions in bovine enzootic haematuria. *J. Comp. Pathol.*, [S. l.], v. 134, n. 4, p. 336-46, maio 2006.

CAYE, P.; PERERA, S. C.; MENDES, C. B. M. *et al.* Ectopic *Dioctophyme renale* in the thoracic and abdominal cavities associated with renal parasitism in the dog. *Parasitol. Int.*, [S. l.], v. 80, fev. 2021.

CHU, C. P.; HOKAMP, J. A.; CIANCIOLO, R. E. *et al.* RNA-seq of serial kidney biopsies obtained during progression of chronic kidney disease from dogs with X-linked hereditary nephropathy. *Sci Rep. Sci Rep.*, London, v. 7, n. 1, p. 1-14, dez. 2017.

CIANCIOLO, R. E.; BENALI S. L.; ARESU L. Aging in the canine kidney. *Vet. Pathol.*, [S. l.], v. 53, n. 2, p. 299-308, mar. 2016.

CIANCIOLO, R. E.; MOHR, F. C.; ARESU, L. *et al.* World Small Animal Veterinary Association renal pathology initiative: classification of glomerular diseases in dogs. *Vet. Pathol.*, [S. l.], v. 53, n. 1, p. 113-35, jan. 2016.

CIANCIOLO, R. E.; MOHR, F. C. Urinary system. In: MAXIE, M. G. *Jubb, Kennedy, and Palmer's Pathology of Domestic Animals.* 6 ed. St. Louis: Elsevier, 2016. v. 2, p. 376-464.

CLARK, S. D.; SONG, W.; CIOANCIOLO, R. *et al.* Abnormal expression of miR-21 in kidney tissue of dogs with X-linked hereditary nephropathy: a canine model of chronic kidney disease. *Vet. Pathol.*, [S. l.], v. 56, n. 1, p. 93-105, jan. 2019.

DAVIS K L; BURNUM, A. L.; BECK, J. A. *et al.* Diagnosis of collagen type III glomerulopathy using picrosirius red and PASH/Masson's trichrome stain. *Vet. Pathol.*, [S. l.], v. 57, n. 5, p. 675-680, set. 2020.

DECARO, N.; MARTELLA, V.; BUONAVOGLIA, C. Canine adenoviruses and herpesvirus. *Vet. Clin. Small Anim.*, [S. l.], v. 38, n. 4, p. 799-814, jul. 2008

DEFAUW, P. A. M.; MAELE, I. V.; DUCHATEAU, L. *et al.* Risk factors and clinical presentation of cats with feline idiopathic cystitis. *J. Feline Med. Surg.*, [S. l.], v. 13, n. 12, p. 967-975, dez. 2011.

DIBARTOLA, S. P.; TARR, M. J.; WEBB, D. M. *et al.* Familial renal amyloidosis in Chinese Shar Pei dogs. *J. Am. Vet. Med. Assoc.*, Schaumburg, v. 197, n. 4, p. 483-487, 15 ago. 1990.

DICKIE, C. W.; HAMANN, M. H.; CARROLL, W. D. *et al.* Oxalate (Rumex venosus) poisoning in cattle. *J. Am. Vet. Med. Assoc.*, Schaumburg, v. 173, n. 1, p. 73-74, 1 jul. 1978.

DROLET, R.; D'ALLAIRE, S.; LAROCHELLE, R. *et al.* Infections agents identified in pigs with multifocal interstitial nephritis at slaughter. *Vet. Rec.*, London, v. 150, n. 2, p. 139-143, 2 fev. 2002.

DUARTE, J. B. A.; NASCIMENTO, J. E. A.; NASCIMENTO, M. *et al.* Bacterial translocation in experimental uremia. *Urol. Res.*, [S. l.], v. 32, n. 4, p. 266-270, ago. 2004.

DVANAJSCAK, Z.; COSSEY, L. N.; LARSEN, C. P. A practical approach to the pathology of renal intratubular casts. *Semin. Diagn. Pathol.*, [S. l.], v. 37, n. 3, p. 127-134, maio 2020.

EATON, K. A.; BILLER, D. S.; DIBARTOLA, S. P. *et al.* Autosomal dominant polycystic kidney disease in Persian and Persian-cross cats. *Vet. Pathol.*, [S. l.], v. 34, n. 2, p. 117-126, mar. 1997.

EIRAS, J.; ZHU, X-Q, YURLOVA, N. *et al. Dioctophyme renale* (Goeze, 1782) (Nematoda, Dioctophymidae) parasitic in mammals other than humans: A comprehensive review. *Parasitol. Int.*, [S. l.], v. 81, p. 102269, abr. 2021.

EWOLDT, J. M.; JONES, M. L.; MIESNER, M. D. Surgery of obstructive urolithiasis in ruminants. *Vet Clin North Am. Food Anim*, [S. l.], v.24, n. 3, p. 455-465, nov. 2008.

FLORES, R. V. *Soluções salinas hipertônica e isotônica na fluidoterapia de bezerros neonatos com desidratação induzida por diarreia osmótica: estudo comparativo do perfil clínico, hematológico, bioquímico sérico e renal.* 2005. Dissertação (Mestrado) – Escola de Veterinária, Universidade Federal de Minas Gerais, Belo Horizonte, 2005.

FORRESTER, S. D.; LITTLE, S. E. The etiopathogenesis of acute renal failure. *Vet. Med.*, v. 89, p. 204-211, 1994.

GEORGE, J. W.; NIELSEN, S. W.; SHIVELEY, J. N. *et al.* Canine leishmaniasis with amyloidosis. *Vet. Pathol.*, [S. l.], v. 13, n. 5, p. 365-373, 1976.

GRECO, D. S. Congenital and inherited renal disease of small animals. *Vet. Clin. North. Am. Small. Anim. Pract.*, [S. l.], v. 31, n. 2, p. 393-399, mar. 2001.

GRINDEM, C. B.; JOHNSON, K. H. Amyloidosis in a case of canine systemic lupus erythematosus. *J. Comp. Pathol.*, [S. l.], v. 94, n. 4, p. 569-573, out. 1984.

GUNN-MOORE, D. A. Feline lower urinary tract disease. *J. Feline Med. Surg.*, [S. l.], v. 5, n. 2, p. 133-138, abr. 2003.

HALL, J. E.; Hall, M. E. *Guyton & Hall Tratado de Fisiologia Médica.* 14 ed. Rio de Janeiro: Elsevier, 2021.

HARGIS, A. M.; MOORE, M. P.; RIGGS, C. T. *et al.* Severe secondary amyloidosis in a dog with dermatomyositis. *J. Comp. Pathol.*, [S. l.], v. 100, n. 4, p. 427-433, maio 1989.

HENRY, J. B. *Clinical diagnosis and management by laboratory methods.* 18 ed. Philadelphia: W. B. Saunders, 1991. p. 412-413.

JONES, C. T.; HUNT, P. *Veterinary pathology.* 5 ed. Philadelphia: Lea & Febiger, 1983.

JONES, E.; PALMIERI, C.; THOMPSON, M. *et al.* Feline idiopathic cystitis: pathogenesis, histopathology and comparative potential. *J. Comp. Pathol.*, [S. l.], v. 185, p. 18-29, maio 2021.

JUNQUEIRA, L. C.; CARNEIRO, J. *Histologia básica.* 6 ed. Rio de Janeiro: Guanabara Koogan, 1985.

KIM, D. Y.; TAYLOR, H. W.; EADES, S. C. *et al.* Systemic AL amyloidosis associated with multiple myeloma in a horse. *Vet. Pathol.*, [S. l.], v. 42, n. 1, p. 81-84, jan. 2005.

KIM, S. Y.; LIM, A. Y.; JEON, S. K. *et al.* Effects of dietary protein and fat contents on renal function and inflammatory cytokines in rats with adriamycin-induced nephrotic syndrome. *Mediators Inflamm.* [S. l.], v. 2011, p. 945123, 2011.

KING, A. J.; LEVEY, A. S. Dietary protein and renal function. *J. Am. Soc. Nephrol.*, Washington, v. 3, n. 11, p. 1723-1737, maio 1993.

KING, L. G.; GIGER, U.; DISERENS, D. *et al.* Anemia of chronic renal failure in dogs. *J. Vet. Intern. Med.*, Greenwood Village, v. 6, n. 5, p. 264-270, set.-out.1992.

KITCHEN, D. N.; CARLTON, W. W.; TUITE, J. Ochratoxin A and citrinin induced nephrosis in Beagle dogs. II. Pathology. *Vet. Pathol.*, [S. l.], v. 14, n. 3, p. 261-272, maio 1977.

KLAHR, S.; SLATOPOLSKY, E. Toxicity of parathyroid hormone in uremia. *Annu. Rev. Med.*, San Mateo, v. 37, p. 71-78, 1986.

KNOTEK, M.; ROGACHEV, B.; WANG, W. *et al.* Endotoxemic renal failure in mice: Role of tumor necrosis factor independent of inducible nitric oxide synthase. *Kidney Int.*, [S. l.], v. 59, n. 6, p. 2243-2249, jun. 2001.

KUMAR, V.; ABBAS, A.; ASTER, J. *Robbins & Cotran Pathologic Basis of Disease.* 10 ed. St. Louis: Elsevier, 2020.

LIMA, S. R.; SILVA, L. A.; DIAS, G. B. G. *et al.* Renal dysplasia in dogs: retrospective study (2008-2013). *Acta Scientiae Veterinariae*, Porto Alegre, v. 45, suppl 1, p. 1-5, 18 abr. 2017.

LULICH, J. P.; OSBORNE, C. A.; O'BRIEN, T. D. *et al.* Feline renal failure: questions, answers, questions. *Comp. North. Am.*, v. 14, p. 127-151, 1992.

MASCARENHAS, C. S.; MULLER, G.; MACEDO, M. R. P. *et al.* The role of freshwater fish in the life cycle of *Dioctophyme renale* in Southern Brazil. *Vet. Parasitol. Reg. Stud. Reports*, [S. l.], v. 16, p. 100274, abr. 2019.

MENDES, R. E.; MOREIRA, F.; ROCHA, C. S.; PILATI, C. Estudo morfológico de rins de bovinos abatidos em frigoríficos industriais sob inspeção estadual no oeste e planalto catarinense, Brasil. *Ciência Animal Brasileira*, [S. l.], v. 10, n. 1, p. 281-287, 2009.

MENSUA, C.; CARRASCO, L.; BAUTISTA, M. J. *et al.* Pathology of A amyloidosis in domestic sheep and goats. *Vet. Pathol.*, [S. l.], v. 40, n. 1, p. 71-80, jan. 2003.

MEUTEN, D. J.; MEUTEN, T. L. K. Tumors of the urinary system. *In*: MEUTEN, D. J. *Tumors in domestic animals.* 5 ed. Ames: Wiley Blackwell, 2017. p. 632-688.

MOORE, K. L.; PERSAUD, T. V. N. *Embriologia clínica.* 7 ed. Rio de Janeiro: Elsevier, 2004.

MORRISON, W. I.; WRIGHT, N. G. Canine leptospirosis: an immunopathological study of interstitial nephritis due to *Leptospira canicola. J. Pathol.*, [S. l.], v. 120, n. 2, p. 83-89, out. 1976.

NIETO, C. G.; NAVARRETE, I.; HABELA, M. A. *et al*. Pathological changes in kidneys of dog with natural *Leishmania* infection. *Vet. Parasitol.*, [*S. l.*], v. 45, n. 1-2, p. 33-47, dez. 1992.

OCARINO, N. M.; SILVA, A. E.; FRANÇA, S. A. *et al*. Renal cell carcinoma with bone metaplasia in a horse. *J. Equine Vet. Sci.*, [*S. l.*], v. 26, n. 4, p. 168-170, 2006.

PARAS, K. L.; MILLER, L.; VEROCAI, G. G. Ectopic infection by Dioctophyme renale in a dog from Georgia, USA, and a review of cases of ectopic dioctophymosis in companion animals in the Americas. *Vet. Parasitol. Reg. Stud. Reports*, [*S. l.*], v. 14, p. 111-116, dez. 2018.

PEIXOTO, P. V.; FRANÇA, T. N.; BARROS, C. S. L. *et al*. Histopathological aspects of Bovine Enzootic Hematuria in Brazil. *Pesq. Vet. Bras.*, Rio de Janeiro, v. 23, p. 65-81, 2003.

PEREIRA, D. A.; AGUIARA, J. A. K.; HAGIWARAB, M. K. *et al*. Changes in cat urinary glycosaminoglycans with age and in feline urologic syndrome. *Biochim. Biophys. Acta*, [*S. l.*], v. 1672, n. 1, p. 1-11, 7 abr. 2004.

PERIYASAMY, S. M.; CHEN, J.; COONEY, D. *et al*. Effects of uremic serum on isolated cardiac myocyte calcium cycling and contractile function. *Kidney Int.*, [*S. l.*], v. 60, n. 6, p. 2367-2376, dez. 2001.

RASKOVA, J.; CZERWINSKI D. K.; SHEA, S. M. *et al*. Cellular immunity and lymphocyte populations in developing uremia in the rat. *J. Exp. Pathol.*, [*S. l.*], v. 2, n. 4, p. 229-245, verão 1986.

READ, W. K. Renal medullary crest necrosis associated with phenylbutazone therapy in horses. *Vet. Pathol.*, [*S. l.*], v. 20, n. 6, p. 662-669, nov. 1983.

REINACHER, M. Diseases associated with spontaneous feline leukemia virus (FeLV) infection in cats. *Vet. Immunol. Immunopathol.*, [*S. l.*], v. 21, n. 1, p. 85-95, maio 1989.

REIS, S. D. S.; MACÊDO, J. T. S. A.; OLIVEIRA, R. S. *et al*. Enzootic hematuria in cattle from Northeastern Brazil. *Braz. J. Vet. Pathol.* São Paulo, v. 9, n. 2, p. 78-82, 2016.

RHA, J. Y.; LABATO, M. A.; ROSS, L. A. *et al*. Familial glomerulonephropathy in a litter of beagles. *J. Am. Vet. Med. Assoc.*, Schaumburg, v. 216, n. 1, p. 46-50, 1 jan. 2000.

RISSI, D. R.; BROWN, C. A. Diagnostic features in 10 naturally occurring cases of acute fatal canine leptospirosis. *J. Vet. Diagn. Invest.*, [*S. l.*], v. 26, n. 6, p. 799-804, nov. 2014.

RIVAS, A. L.; TINTLE, L.; MEYERS-WALLEN, V. *et al*. Inheritance of renal amyloidosis in Chinese Shar-pei dogs. *J. Hered.*, Oxford, v. 84, n. 6, p. 438-442, nov.-dez. 1993.

RUIZ-VILLAMOR, E.; QUEZADA, M.; BAUTISTA, M. J. *et al*. Classical swine fever: pathogenesis of glomerular damage and immunocharacterization of immunocomplex deposits. *J. Comp. Pathol.*, [*S. l.*], v. 124, n. 4, p. 246-254, maio 2001.

SANNA-CHERCHI, S.; CARIDI, G.; WENG, P. L. *et al*. Genetic approaches to human renal agenesis/hypoplasia and dysplasia. *Pediatr Nephrol*, [*S. l.*], v. 22, n. 10, p. 1675-1684, out. 2007.

SERAKIDES, R.; RACHID, M. A.; VEADO, J. C. C. *et al*. Carcinoma de células de transição da uretra com metástases cardíaca e pulmonar em cão. *Arq. Bras. Med. Vet. Zootec.*, Belo Horizonte, v. 52, p. 430-432, 2000.

SERAKIDES, R.; RIBEIRO, A. F. C.; SILVA, C. M. *et al*. Proliferative and inflammatory changes in the urinary bladder of female rats naturally infected with *Trichosomoides crassicauda*: report of 48 cases. *Arq. Bras. Med. Vet. Zootec.*, Belo Horizonte, v. 53, p. 183-187, 2001

SERAKIDES, R.; SANT'ANA, F. J. F.; CARNEIRO, R. A. *et al*. Leiomiossarcoma pulmonar e renal em cão: relato de caso. *Arq. Bras. Med. Vet. Zootec.*, Belo Horizonte, v. 52, p. 599-603, 2000.

SERAKIDES, R.; SANTOS, R. L.; ALVES, V. A. F. *et al*. Anatomopathological and immunohistochemical studies of metastatic renal carcinoma in a cow. *Arq. Bras. Med. Vet. Zootec.*, Belo Horizonte, v. 51, p. 21-25, 1999.

SHERWOOD, B. F.; LEMAY, J. C.; CASTELLANOS, R. A. Blastomycosis with secondary amyloidosis in the dog. *J. Am. Vet. Med. Assoc.*, Schaumburg, v. 150, n. 11, p. 1377-1381, jun. 1967.

SILVA, E. R. Urolitíase obstrutiva em pequenos animais. *Rev. Bras. Med. Vet.*, Belo Horizonte, v. 19, p. 144-147, 1997.

SILVA, F. P.; VELASCO, I. T. *Sepse*. São Paulo: Manole, 2007.

SOUSA, D. R.; ARCHANJO, A. B.; IGNACCHITI, M. D. C. *et al*. PCR amplification of DNA sequence of bovine papillomavirus type 2 in urinary bladder of cattle with enzootic hematuria in Espírito Santo, Brazil. *Braz. J. Vet. Pathol.*, São Paulo, v. 7, n. 3, p. 146-150, 2014.

STEFFEY, M. A.; BROCKMAN, D. J. Congenital ectopic ureters in a continent male dog and cat. *J. Am. Vet. Med. Assoc.*, Schaumburg, v. 224, n. 10, p. 1607-1610, maio 2004.

STEVENS, A.; LOWE, J. S. *Histologia*. São Paulo: Manole, 1995.

TURGEON, M. L. *Clinical hematology theory and procedures*. 4 ed. Philadelphia: Lippincott Williams & Wilkins, 2005.

WALDRON, D. R. Ectopic ureter surgery and its problems. *Probl. Vet. Med.*, [*S. l.*], v. 1, n. 1, p. 85-92, jan.-mar. 1989.

WANG, J.; SUN, W.; WANGA, X. Comparison of effect of high intake of magnesium with high intake of phosphorus and potassium on urolithiasis in goats fed with cottonseed meal diet. *Res. Vet. Sci.*, [*S. l.*], v. 87, n. 1, p. 79-84, ago. 2009.

WORKENEH, B.; MITCH, W. E. High-protein diet in diabetic nephropathy: what is really safe? *Am. J. Clin. Nutr.*, Oxford, v. 98, n. 2, p. 266-268, ago. 2013.

WOUTERS, F.; BARROS, C. S. L.; WOUTERS, A. T. B. *et al*. Síndrome urológica felina: 13 casos. *Ciência. Rural*, Santa Maria, v. 28, p. 497-500, 1998.

WRIGHT, N. G.; FISHER, E. W.; MORRISON, W. I. *et al*. Chronic renal failure in dogs: a comparative clinical and morphological study of chronic glomerulonephritis and chronic interstitial nephritis. *Vet. Rec.*, London, v. 98, n. 15, p. 288-293, 10 abr. 1976.

YAU, W.; MAUSBACH, L.; LITTMAN, M. P. *et al*. Focal segmental glomerulosclerosis in related Miniature Schnauzer dogs. *Vet Pathol.*, [*S. l.*], v. 55, n. 2, p. 277-285, mar. 2018.

Sistema Hematopoético
6

MORFOLOGIA E FUNÇÃO

O conhecimento da morfologia e o entendimento da função das células e dos órgãos que compõem o *sistema hematopoético* são fundamentais para o estudo das lesões que o acometem. No passado, acreditava-se que apenas as células produzidas na medula óssea faziam parte do tecido hematopoético; por isso, preconizou-se a utilização do termo *mieloide* – que vem do grego *myelos* e significa medula – para caracterizar um tecido composto de eritrócitos, plaquetas, granulócitos (neutrófilos, eosinófilos e basófilos) e todos os seus precursores.

Nessa época, como se julgava que os linfócitos eram originários apenas dos órgãos linfoides, e que os monócitos eram derivados dos linfócitos, acreditava-se que tais células não mantinham relação com a medula óssea, ou seja, não faziam parte do sistema hematopoético. Para agrupar essas duas células e os órgãos onde eram produzidas (timo, linfonodos e baço), adotou-se a expressão *tecido linfoide*.

Com o passar dos anos, foi descoberto que os linfócitos são também derivados da medula óssea e que os monócitos não emergem dos mesmos precursores que os linfócitos. Para tentar corrigir essas incongruências, tem-se utilizado a expressão *tecido hematopoético* para definir um tecido composto de todas as células sanguíneas, de seus precursores presentes na medula óssea, independentemente de pertencerem à linhagem mieloide ou linfoide, e dos órgãos linfoides sólidos, como timo, baço, linfonodos, tonsilas e tecido linfoide associado à mucosa (MALT, do inglês *mucosa-associated lymphoid tissue*). Entretanto, alguns autores também utilizam a expressão *tecido linfo-hematopoético*, a qual, apesar de redundante, está igualmente correta.

Com base nessas explicações, deve-se entender que o significado do termo *mieloide* foi mudando no decorrer dos anos, a partir do conhecimento que ia sendo produzido por meio das pesquisas, mas muitas das doenças que foram descritas nessa mesma época permanecem com seus nomes originais.

Isso tende a confundir aqueles que estão iniciando em hematologia e hematopatologia. Para tentar dirimir essas dúvidas, deve-se lembrar que *mieloide*, dependendo do contexto, pode significar: tudo que está relacionado com a medula óssea, independentemente da linhagem celular, um conceito ultrapassado; qualquer célula não linfoide produzida pela medula óssea, um conceito muito usual; e qualquer célula não linfoide produzida pela medula óssea, mas que também não pertença às linhagens eritroide, megacariocítica ou monocítica, ou seja, apenas granulócitos e seus precursores, um conceito pouco usual.

Apesar de ser obviamente defasado, o primeiro conceito nos ajuda a entender o porquê de um tumor de plasmócitos que se origina na medula óssea e se constitui em um distúrbio linfoproliferativo ter sido e continuar sendo chamado de mieloma. O segundo conceito é o mais útil de todos, pois possibilita, por exemplo, dividir os tumores hematopoéticos em dois grandes grupos (distúrbios mieloproliferativos e linfoproliferativos), algo fundamental na conduta diagnóstica e prognóstica dos pacientes.

Por sua vez, o terceiro conceito é muito utilizado pelos patologistas que atuam na avaliação citológica da medula óssea, pois, no momento da realização do mielograma, os compartimentos não linfoides precisam ser separados. Exclusivamente nesse ponto, consideram-se como mieloide apenas as células precursoras dos granulócitos, possibilitando relacionar o compartimento mieloide com o eritroide, por exemplo, a fim de estabelecer a relação mieloide-eritroide, fundamental para entender as lesões da medula óssea.

Com base no que foi explicado, deve-se compreender que nenhum dos três conceitos é mais ou menos correto. Todos necessitam ser interpretados à luz de seu tempo e utilizados, cada um deles, em cada uma das situações específicas, da maneira mais correta possível.

Hematopoese

A palavra *hematopoese* vem do grego: *haima* significa sangue e *poiesis,* produzir. Desse modo, por esse termo entende-se a produção de todas as células sanguíneas, ou seja, eritrócitos, leucócitos e plaquetas. A palavra *hematopoese* é uma variante também empregada, com o mesmo significado.

Nos mamíferos, a hematopoese é extravascular; já nas outras classes de vertebrados, a eritropoese e a trombocitopoese são intravasculares. Durante a vida intrauterina, o primeiro local de produção das células sanguíneas no embrião é o saco vitelino. Com o desenvolvimento fetal, esse espaço é gradualmente substituído pelo fígado e pelo baço até, aproximadamente, a metade da gestação, momento quando a produção passa a ser medular.

Embora após o nascimento a medula óssea seja a única responsável pela produção das células sanguíneas, podem-se observar focos hematopoéticos aleatórios no fígado e no baço de todas as espécies de mamíferos domésticos. Esses focos são vistos, por exemplo, até 45 dias no fígado e 175 dias no baço de cães. Em camundongos, focos de hematopoese esplênica podem ser encontrados por toda a vida.

A teoria mais aceita na hematologia moderna é de que existe uma célula-mãe, indiferenciada, que dá origem a todas as células sanguíneas. Essas células são denominadas *células-tronco* (*stem cells*) ou *células pluripotenciais*. Embora esse seja considerado um conceito moderno, comprovado há apenas cerca de 60 anos (década de 1960), teorias sobre precursores hematopoéticos comuns são descritas na literatura desde meados de 1920.

Atualmente, sabe-se que, na cinética hematopoética, as células-tronco sofrem divisão mitótica e metade das novas células produzidas diferencia-se em *células-tronco mieloides* e *células-tronco linfoides*. A outra metade continua indiferenciada, mantendo o estoque fisiológico de células-tronco medulares. Essas células pluripotenciais mais diferenciadas dão origem às unidades formadoras de colônias (UFC) e, posteriormente, aos precursores hematopoéticos específicos de cada linhagem, de acordo com a necessidade homeostática mantida por meio de estimulação molecular específica e da retroalimentação. Uma pequena exceção nesse processo ocorre com as linhagens eritroide e megacariocítica, nas quais há uma etapa prévia à formação da UFC-eritroide e da UFC-megacariocítica. Nessa fase, é produzida a unidade formadora de eclosão (BFU, do inglês *burst forming unity*) eritroide (BFU-eritroide) e megacariocítica (BFU-megacariocítica), respectivamente. Com base nessas explicações, pode-se entender que a hematopoese compreende a eritropoese, a megacariocitopoese, a granulocitopoese, a monocitopoese e a linfopoese.

As divisões da hematopoese têm por finalidade melhor explicar a produção dos elementos figurados do sangue. Eritrócitos, plaquetas, granulócitos e monócitos são produzidos pela medula óssea e liberados diretamente na circulação. Entretanto, uma exceção a isso ocorre com os linfócitos, que saem da medula óssea para povoar os órgãos linfoides primários e, posteriormente, os secundários. Dessa maneira, existem locais de produção de linfócitos em órgãos linfoides primários (timo e bursa de Fabricius) e secundários (linfonodos, baço, tonsilas e MALT).

No indivíduo adulto, além da medula óssea e dos órgãos pertencentes ao tecido linfoide, outros órgãos estão envolvidos na hematopoese, mas não fazem parte do sistema hematopoético. O fígado, por exemplo, é um órgão hemocaterético importante e, quando necessário, pode retomar seu potencial hematopoético fetal. Outras funções hepáticas consistem em armazenar o ácido fólico e o ferro, metabolizar a bilirrubina, produzir os fatores de coagulação e participar na produção da eritropoetina por meio da síntese do eritropoietinogênio. O rim atua na hematopoese principalmente sintetizando trombopoetina, eritropoetina e seus precursores (pró-eritropoetina e eritrogenina). O estômago produz o fator intrínseco, a proteína responsável pela absorção entérica da vitamina B_{12}. Além disso, o ácido clorídrico liberado pela mucosa gástrica é vital para a absorção do ferro. O intestino delgado age absorvendo os nutrientes necessários direta ou indiretamente na hematopoese, como: ferro, vitamina B_{12}, ácido fólico, cobalto, cobre e vitamina B_6.

Eritrócitos

Os *eritrócitos* (também denominados hemácias ou glóbulos vermelhos) dos mamíferos são células anucleadas que têm a função de carrear hemoglobina, ou seja, levam oxigênio aos tecidos indiretamente. Sob microscopia eletrônica de varredura, os eritrócitos dos mamíferos são vistos como discos bicôncavos. Observações feitas a partir da técnica de cinemicrografia demonstraram que o plano bicôncavo é orientado na direção do fluxo, o que dá à célula um aspecto de paraquedas quando vista de lado.

Em esfregaços sanguíneos de rotina, os eritrócitos assumem uma coloração rosada. Existem diversas variações na forma dos eritrócitos, as quais, de acordo com a espécie, são consideradas fisiológicas; exemplos disso incluem os mamíferos das famílias Camelidae, Cervidae e Bovidae, os quais, sob condições fisiológicas, apresentam eliptócitos (eritrócitos elípticos), drepanócitos (eritrócitos em forma de foice) e equinócitos (eritrócitos em forma de engrenagem) circulantes, respectivamente.

O tamanho e, consequentemente, o volume, a concentração de hemoglobina e a vida média dos eritrócitos variam principalmente de acordo com a espécie animal e, em menor grau, com a raça e a idade. Técnicas precisas para definir o diâmetro dos eritrócitos incluem medição em fotomicrografia e holografia com microscópio de interferência. No entanto, na rotina hematológica, o *volume corpuscular médio* (VCM) pode ser conseguido por meio de cálculo, dividindo-se o hematócrito pelo número de eritrócitos, ou pode ser determinado diretamente pelos contadores automatizados de células. A *concentração de hemoglobina corpuscular média* (CHCM) é obtida pela divisão da hemoglobina pelo hematócrito.

O número de eritrócitos varia inversamente ao volume da célula, ou seja, um cão que tem o VCM de aproximadamente 70 fentolitros, tem cerca de 7×10^6 eritrócitos/mm³ de sangue; já uma cabra que tem o VCM aproximado de 20 fentolitros, tem cerca de 13×10^6 eritrócitos/mm³ de sangue. A quantidade de eritrócitos, os níveis de hemoglobina, os valores de hematócrito, o VCM e a CHCM normais para as espécies domésticas e de laboratório estão demonstrados na Tabela 6.1.

Plaquetas

As *plaquetas* são fragmentos citoplasmáticos que têm a função de coordenar o processo hemostático, em especial a hemostasia primária. Além disso, atualmente sabe-se que as plaquetas interagem com leucócitos durante a inflamação e a reparação, participando do processo de resposta tecidual, secretando vários mediadores químicos. Essa "função secundária" tem sido muito estudada e os resultados obtidos com o plasma rico em plaquetas parecem ser promissores no campo terapêutico.

O termo *plaqueta* é utilizado para designar porções citoplasmáticas derivadas de megacariócitos medulares, uma denominação usual para mamíferos. Nas outras classes de vertebrados, os trombócitos são as células equivalentes.

As plaquetas são estruturas discoides, com tamanho e, consequentemente, volume variáveis em cada espécie animal. Em relação à forma, são discoides na maioria das espécies, mas nos caprinos, por exemplo, têm aspecto piriforme.

Tabela 6.1 Valores de referência dos parâmetros hematológicos para as espécies domésticas e de laboratório.

Espécies	Eritrócitos[3]	Hemoglobina[4]	Hematócrito[5]	Volume corpuscular médio[6]	Concentração de hemoglobina corpuscular média[7]	Leucócitos[8]	Neutrófilos[9]	Bastonetes[10]	Linfócitos[11]	Monócitos[12]	Eosinófilos[13]	Basófilos[14]	Plaquetas[15]
Bovino	5 a 10	8 a 15	24 a 46	40 a 60	30 a 36	4.000 a 12.000	600 a 4.000 (15 a 45)	0 a 120 (0 a 2)	2.500 a 7.500 (45 a 75)	25 a 840 (2 a 7)	0 a 2.400 (0 a 20)	0 a 200 (0 a 2)	100 a 800
Bubalino	5,1 a 8,3	9 a 13,5	26 a 34	40 a 56	30 a 39	6.200 a 13.100	1.200 a 6.900 (13 a 54)	0 a 100 (0 a 1)	2.500 a 9.700 (26 a 75)	60 a 1.400 (1 a 12)	170 a 1.500 (2 a 14)	0 a 320 (0 a 4)	–
Camundongo	7,8 a 9,1	12,3 a 14,5	39 a 45	45 a 53	29 a 34	4.500 a 10.500	500 a 2.600 (10 a 30)	Raros (raros)	3.400 a 8.200 (67 a 87)	0 a 200 (0 a 3)	0 a 100 (0 a 2)	Raros (raros)	200 a 500
Cão	5,5 a 8,5	12 a 18	37 a 55	60 a 77	32 a 36	6.000 a 17.000	3.000 a 11.500 (60 a 77)	0 a 300 (0 a 3)	1.000 a 4.800 (12 a 30)	150 a 1.350 (3 a 10)	100 a 1.250 (2 a 10)	Raros (raros)	200 a 500
Caprino	8 a 18	8 a 12	22 a 38	16 a 25	30 a 36	4.000 a 13.000	1.200 a 7.200 (30 a 48)	Raros (raros)	2.000 a 9.000 (50 a 70)	0 a 550 (0 a 4)	50 a 650 (1 a 8)	0 a 120 (0 a 1)	300 a 600
Chinchila	5,6 a 8,4	11,8 a 14,6	27 a 54	28 a 40	31 a 34	5.400 a 15.600	2.100 a 8.400 (39 a 54)	Raros (raros)	2.400 a 9.400 (45 a 60)	0 a 800 (0 a 5)	0 a 800 (0 a 5)	0 a 200 (0 a 1)	200 a 500
Cobaia	4,4 a 5,5	11,1 a 13,7	38 a 45	80 a 88	29 a 31	8.400 a 14.100	900 a 5.000 (14 a 40)	Raros (raros)	4.600 a 9.900 (53 a 82)	0 a 750 (0 a 6)	0 a 600 (0 a 4)	0 a 100 (0 a 1)	300 a 700
Coelho	5,4 a 6,7	11,6 a 14,2	38 a 44	64 a 72	30 a 33	6.600 a 13.000	1.900 a 7.500 (32 a 58)	Raros (raros)	3.100 a 4.800 (32 a 58)	0 a 900 (1 a 8)	0 a 300 (0 a 3)	100 a 500 (1 a 5)	200 a 700
Equino[1]	6,8 a 12,9	11 a 19	32 a 53	37 a 59	31 a 39	5.400 a 14.400	2.260 a 8.580 (22 a 72)	0 a 1.000 (0 a 8)	1.500 a 7.700 (17 a 68)	0 a 1.000 (0 a 14)	0 a 1.000 (0 a 10)	0 a 290 (0 a 4)	100 a 350
Equino[2]	5,5 a 9,5	8 a 14	24 a 44	37 a 59	31 a 39	6.000 a 12.000	2.260 a 8.580 (35 a 75)	0 a 1.000 (0 a 2)	1.500 a 7.700 (15 a 50)	0 a 1.000 (2 a 10)	0 a 1.000 (2 a 11)	0 a 290 (0 a 3)	100 a 350
Furão	7,1 a 10,2	12 a 16,9	33 a 47	44 a 53	33 a 37	4.900 a 13.800	– (24 a 77)	– (raros)	– (14 a 67)	– (1 a 5)	– (2 a 9)	– (raros)	–
Gato	5 a 10	8 a 15	24 a 45	39 a 55	30 a 36	5.500 a 19.500	2.500 a 12.500 (35 a 75)	0 a 300 (0 a 3)	1.500 a 7.000 (20 a 55)	0 a 850 (1 a 4)	0 a 1.500 (2 a 12)	Raros (raros)	300 a 800
Gerbo	7,1 a 9,4	13,1 a 17,9	42 a 50	46 a 60	30 a 34	4.300 a 12.800	– (9 a 26)	– (raros)	– (68 a 78)	– (0 a 7)	– (0 a 2)	– (0 a 2)	430 a 710
Hamster	5 a 9,2	14 a 18	41 a 54	57 a 75	30 a 36	2.500 a 12.500	400 a 5.000 (15 a 40)	Raros (raros)	1.100 a 10.600 (45 a 85)	0 a 500 (0 a 4)	0 a 400 (0 a 3)	0 a 100 (0 a 1)	250 a 950
Ovino	9 a 15	9 a 15	27 a 45	28 a 40	31 a 34	4.000 a 12.000	700 a 6.000 (10 a 50)	Raros (raros)	2.000 a 9.000 (40 a 75)	0 a 750 (0 a 6)	0 a 1.000 (0 a 10)	0 a 300 (0 a 3)	250 a 750
Rato	7,6 a 8,9	14 a 16	45 a 50	51 a 63	31 a 33	5.900 a 10.700	1.000 a 3.200 (17 a 33)	Raros (raros)	3.700 a 7.300 (59 a 78)	0 a 600 (0 a 6)	0 a 600 (0 a 7)	Raros (raros)	800 a 1.200
Suíno	5 a 8	10 a 16	32 a 50	50 a 68	30 a 34	11.000 a 22.000	– (28 a 47)	– (0 a 4)	– (39 a 62)	– (2 a 10)	– (0 a 11)	– (0 a 2)	325 a 715

[1]Equino, tipo sanguíneo. [2]Equino, tipo linfático. [3]Eritrócitos. Valores em milhões/mm^3 de sangue. [4]Hemoglobina. Valores em g/dℓ de sangue. [5]Hematócrito. Valores em %. [6]Volume corpuscular médio. Valores em fentolitros. [7]Concentração de hemoglobina corpuscular média. Valores em %. [8]Leucócitos. Valores por mm^3 de sangue. [9]Neutrófilos. Valores por mm^3 de sangue e valores em % (entre parênteses). [10]Bastonetes. Valores por mm^3 de sangue e valores em % (entre parênteses). [11]Linfócitos. Valores por mm^3 de sangue e valores em % (entre parênteses). [12]Monócitos. Valores por mm^3 de sangue e valores em % (entre parênteses). [13]Eosinófilos. Valores por mm^3 de sangue e valores em % (entre parênteses). [14]Basófilos. Valores por mm^3 de sangue e valores em % (entre parênteses). [15]Plaquetas. Valores em milhares/mm^3 de sangue.

Após a ativação plaquetária, a forma da plaqueta é alterada, passando de um disco achatado para uma esfera com numerosos pseudópodes. Na coloração de rotina para hematologia, as plaquetas coram-se pela eosina e são vistas nos esfregaços em um tom rosa-claro.

Quando o sangue é coletado com anticoagulante, as plaquetas podem ser evidenciadas em toda a extensão da lâmina, separadas umas das outras, entre os eritrócitos. Quando o esfregaço é feito com sangue não anticoagulado, as plaquetas ficam agregadas, principalmente nas margens da lâmina. A quantidade de plaquetas para as espécies domésticas e de laboratório está demonstrada na Tabela 6.1.

Neutrófilos

Os *neutrófilos* maduros são células com 10 a 15 µm de diâmetro que apresentam núcleo segmentado, que se cora pela hematoxilina nas preparações histológicas, ou seja, em uma cor arroxeada. Fisiologicamente, na maior parte das espécies domésticas, os neutrófilos circulantes são considerados maduros quando apresentam de dois a cinco segmentos. O citoplasma dos neutrófilos é abundante e tem aparência clara. No entanto, no ser humano e em alguns mamíferos selvagens, são vistas granulações eosinofílicas que correspondem aos grânulos específicos.

Os neutrófilos têm a função de defender o organismo contra os mais diferentes tipos de agressão, atuando principalmente no que se refere à imunidade natural. A fagocitose e a destruição dos microrganismos são as principais funções dos neutrófilos, mas a liberação dos grânulos específicos auxilia na destruição dos microrganismos mortos no tecido.

Heterófilos

Em algumas espécies de mamíferos, em especial em roedores e lagomorfos, os grânulos dos neutrófilos coram-se pela eosina (são eosinofílicos), e essas células são então denominadas de *heterófilos*, do grego *heteros*, que significa diferente. O núcleo dos heterófilos dos mamíferos é semelhante ao dos neutrófilos tradicionais, diferenciando-se por apresentar, em geral, apenas dois segmentos. Essa característica nuclear associada à presença de grânulos eosinofílicos no citoplasma faz com que heterófilos sejam com frequência confundidos com eosinófilos. A diferenciação entre essas duas células é mais fácil de ser feita pela citologia do que pela histologia.

Eosinófilos

Os *eosinófilos* maduros são células com 12 a 17 µm de diâmetro que, assim como os neutrófilos maduros, apresentam núcleo segmentado. A quantidade de segmentos varia com o tempo de permanência na circulação e, como essa célula fica pouco tempo no sangue, normalmente os eosinófilos circulantes têm apenas dois segmentos. Em todas as espécies, mas principalmente em bovinos e suínos, podem ser vistos eosinófilos circulantes na forma de bastão. Em cobaias, seu núcleo é monolobulado, ao passo que, no rato, tem conformação anular.

Em disparidade com os grânulos dos neutrófilos, os grânulos dos eosinófilos têm acentuada afinidade pela eosina, o que faz com que se corem em vermelho-alaranjado. Esse fenômeno decorre da característica que os grânulos têm de absorver corantes ácidos. Os grânulos eosinofílicos agru-

pam-se no citoplasma, muitas vezes obliterando parte do núcleo da célula. Suas formas e tamanhos variam com a espécie, podendo ser, por exemplo, pequenos e bastonados em gatos e grandes e redondos em equinos.

Várias são as funções dos eosinófilos, destacando-se seu efeito parasiticida, a modulação do processo alérgico, a ampliação da inflamação durante a reação de hipersensibilidade imediata, a destruição tecidual em alguns tumores, a atuação na coagulação e a fagocitose.

Basófilos

Os *basófilos* são células com 10 a 12 µm de diâmetro que, na maioria das espécies domésticas, são vistas na circulação nas fases de mielócito, metamielócito ou bastonete. Seus grânulos, diferentemente dos eosinófilos, não têm afinidade pela eosina, e sim por corantes básicos. Desse modo, coram-se em lilás.

Basófilos ocorrem com certa frequência na circulação de equinos e, ocasionalmente, em ruminantes e suínos. Nas demais espécies domésticas, sobretudo no cão, o achado de basófilos circulantes é considerado uma situação incomum e até rara. Sua função é um assunto controverso, mas acredita-se que essas células sejam importantes pelo menos em alguns processos, que incluem modulação da resposta alérgica, reações cutâneas a carrapatos, hemostasia, citotoxicidade tumoral e lipólise.

Linfócitos e plasmócitos

Os *linfócitos* são um grande e heterogêneo grupo de células com morfologia semelhante, porém com funções bastante distintas. São divididos em B e T, levando em conta, para isso, os diferentes receptores de superfície. As *células B*, derivadas da medula óssea (nos mamíferos) ou da bursa de Fabricius (nas aves), são responsáveis pela resposta imune humoral desencadeada diante da presença de antígenos. As *células T*, oriundas do timo, são a base da resposta imune celular. Os *plasmócitos* resultam da diferenciação dos linfócitos B e são responsáveis por produzir imunoglobulina, a base da resposta imune humoral. As *células nulas* (NK, do inglês *natural killers*) são linfócitos que não têm receptores semelhantes aos descritos para células B ou T. Essas células "atacam" células tumorais, células infectadas por vírus e células normais com antígenos desconhecidos, ou seja, parecem ser oriundas de um sistema imune natural e primitivo, constituindo a primeira linha de defesa contra infecções virais e tumores.

Os linfócitos T são encontrados principalmente no sangue e na linfa, mas também ocorrem nas áreas paracorticais dos linfonodos, nas bainhas periarteriolares do baço e nas áreas interfoliculares do MALT. Essas células têm a função de secretar citocinas, que irão estimular a ação de outras células e produzir metabólitos tóxicos, que irão destruir outras células. Já os linfócitos B estão presentes principalmente na medula óssea, nos tecidos linfoides secundários (linfonodos, baço, tonsilas e MALT) e, em menor quantidade, na circulação. As células nulas (NK) constituem 10 a 15% dos linfócitos do sangue periférico.

Citologicamente, os linfócitos são classificados em pequenos ou grandes, e a quantidade de cada um desses dois tipos celulares varia de acordo com a espécie animal. Em cães, por exemplo, há predomínio quase absoluto de pequenos linfócitos na circulação, ao passo que, em equinos, há uma equiparação entre os tamanhos.

Os linfócitos maduros caracterizam-se por terem uma relação nucleocitoplasmática estreita, o que faz com que essas células apresentem morfologia peculiar. O núcleo dos linfócitos é não segmentado, redondo ou levemente clivado e formado por cromatina grosseira com muitos anéis nucleolares. A presença de nucléolos é um achado relativamente comum em alguns linfócitos circulantes, principalmente de bovinos, caprinos, suínos, camundongos e cobaias. O citoplasma dos linfócitos é escasso e tem aparência clara. Em cobaias e alguns outros roedores selvagens, mas principalmente em capivaras, os linfócitos apresentam agregados vermelho-púrpura no citoplasma, denominados corpúsculos de Kurloff. As células nulas se caracterizam por apresentarem grânulos azurofílicos no citoplasma, e, por isso, também são chamadas de linfócitos granulares.

Monócitos e macrófagos

No passado, acreditava-se que o endotélio sinusoidal da medula óssea e do baço exercia atividade fagocítica. Essa afirmação era baseada no fato de que havia captação de corantes por células endoteliais após sua inoculação na circulação periférica de animais de laboratório. Essas evidências levaram à criação do então chamado *sistema reticuloendotelial*. Na década de 1970, a microscopia eletrônica possibilitou que essas observações pudessem ser corrigidas e hoje se sabe que as células endoteliais não têm capacidade fagocítica.

Estudos ultraestruturais demonstraram que os macrófagos perivasculares inserem pseudópodes por entre as células endoteliais no lúmen dos sinusoides, no afã de captar as partículas ali suspensas, como os corantes utilizados nesses antigos testes. Assim, após terem sido estabelecidas tais evidências, o sistema reticuloendotelial passou a chamar-se *sistema fagocítico mononuclear* e a ter como componentes apenas os monócitos, os macrófagos e seus precursores medulares. Atualmente, o sistema fagocítico mononuclear é mais bem referido como *sistema monocítico macrofágico*.

Os *monócitos* são células grandes, de até 20 μm de diâmetro, com citoplasma abundante e núcleo pleomórfico, que varia sua forma de acordo com a espécie animal. Assim, podem ter núcleos redondos, ovais, ameboides, alongados ou bastonados.

Os *macrófagos*, que nada mais são do que monócitos que entraram no tecido, assemelham-se aos monócitos, mas suas características morfológicas variam de acordo com o tecido no qual se encontram e, principalmente, com o tipo de lesão na qual estão envolvidos. Desse modo, macrófagos livres em um líquido abdominal são muito diferentes daqueles observados em uma inflamação granulomatosa no baço ou em uma doença de depósito nos linfonodos. Uma forma especializada de monócito, denominada *azurófilo*, é reconhecida em répteis, principalmente nos ofídios.

Monócitos e macrófagos são os mais importantes fagócitos do organismo. Todavia, tais células têm uma gama de funções que vai muito além da destruição de microrganismos ou da remoção de restos celulares.

Nas últimas três décadas, o estudo sistemático dos monócitos e macrófagos demonstrou que essas células têm importância fundamental na inflamação, reparação e imunidade adquirida, secretando citocinas e dando origem a células dendríticas apresentadoras de antígenos, respectivamente. Os valores absolutos e relativos de todos os tipos de leucócitos nas espécies domésticas e de laboratório estão demonstrados na Tabela 6.1.

Mastócitos

Os *mastócitos* são oriundos da medula óssea e são vistos com frequência em muitos tecidos, mas principalmente na pele e no trato respiratório. Em situações fisiológicas, não ocorrem na circulação em quantidade suficiente para serem observados em esfregaços sanguíneos; entretanto, quando técnicas de concentração de leucócitos são utilizadas, mastócitos podem ser visualizados em pequena quantidade, junto aos demais leucócitos. Uma exceção a isso é vista em camundongos de laboratório, espécie que apresenta mastócitos circulantes em grande quantidade, o que possibilita sua visualização em esfregaços sanguíneos de rotina.

Mastócitos são maiores do que basófilos e apresentam uma quantidade muito maior de grânulos, que são pequenos e distribuem-se por todo o citoplasma, por vezes obliterando a visualização do núcleo. Diferentemente dos basófilos, mastócitos são mononucleares e seus núcleos são redondos ou ovais, formados por cromatina agregada e sem nucléolos.

Medula óssea

A *medula óssea* é um dos maiores tecidos existentes no corpo dos mamíferos, correspondendo a 2 a 2,5% do peso corporal do cão e do coelho adultos. É semifluida, está contida dentro da cavidade medular de todos os ossos e é constituída por um arcabouço de tecido conjuntivo no qual está presente uma quantidade muito grande de células mesenquimais que dão origem aos elementos figurados do sangue. Após o nascimento, o tecido medular é dividido em dois tipos básicos, a *medula óssea vermelha* (ativa) e a *medula óssea amarela* (inativa).

No período fetal, todos os ossos do corpo têm medula óssea vermelha, um modo de apresentação em que há intensa atividade hematopoética, principalmente eritropoética. Como as células mais maduras da linhagem eritroide contêm hemoglobina, esse pigmento dá a cor vermelha ao tecido.

Após o nascimento, com o desenvolvimento do indivíduo, a medula óssea vermelha passa a ser percebida apenas nas extremidades dos ossos longos, mas permanece em todos os ossos chatos. A porção média dos ossos longos, na qual havia medula óssea vermelha nos períodos fetal e neonatal, é progressivamente substituída por tecido conjuntivo rico em adipócitos, a chamada medula óssea amarela.

A medula óssea amarela mantém uma mínima quantidade de células hematopoéticas primitivas e, assim, funciona como uma reserva de células sempre prontas a proliferar. Dessa maneira, quando o organismo está diante de algum déficit celular, a medula óssea amarela pode ser rapidamente convertida em medula óssea vermelha, que novamente preenche a cavidade medular.

Em relação à presença de medula óssea vermelha nos ossos longos, há algumas diferenças notáveis entre as espécies domésticas. Cães e gatos adultos, por exemplo, têm grande quantidade desse tecido na extremidade proximal, mas pequena quantidade na extremidade distal dos ossos longos. Ruminantes adultos, por sua vez, têm ínfima quantidade de medula óssea vermelha nos ossos longos, a despeito da localização. O conhecimento dessas variações é necessário principalmente no que se refere à coleta de material, pois uma punção aspirativa por agulha fina (PAAF) ou uma biopsia por trepanação feita em um local errado pode ter um resultado inadequado.

O microambiente da medula óssea é constituído de uma trama de fibras reticulares, colágeno e laminina associadas a uma grande quantidade de sinusoides e células reticulares, número variável de lipócitos e moderada quantidade de macrófagos. Esse estroma é preenchido por células sanguíneas precursoras e maduras, que constituem as linhagens hematopoéticas. As células hematopoéticas dispõem-se em ninhos nas proximidades dos sinusoides. Os precursores eritroides, por exemplo, aglomeram-se ao redor de um macrófago, que, no decorrer da maturação, será responsável pela fagocitose do núcleo estruído pelos metarrubrícitos (eritrócitos imaturos nucleados).

A multiplicação e a maturação das células hematopoéticas seguem uma sequência que está relacionada com a proximidade do sinusoide, o que leva, mecanicamente, as células mais maduras a terem contato direto com as células reticulares e, em consequência, com o endotélio. Isso é importante porque, à medida que o aumento da população hematopoética ocorre, as células são escoadas para o interior dos sinusoides e dali ganham a circulação.

Nesse ponto, é importante relembrar um conceito básico, descrito no clássico livro de histologia do Dr. Arthur Ham, a partir da pergunta: "Por que o tecido mieloide e, consequentemente, a formação das células sanguíneas da linhagem mieloide fica restrita, no adulto, às cavidades ósseas?" A principal teoria que explica o porquê de as células hematopoéticas serem produzidas no interior dos ossos baseia-se principalmente no aspecto físico. Aqueles que defendem essa tese acreditam que, se a hematopoese ocorresse fora das cavidades ósseas, o tecido hematopoético proliferaria até substituir por completo determinado órgão. Esse tipo de problema não ocorre com a cavidade óssea, pois, por não ser possível a expansão, células produzidas se acomodam de maneira limitada. As excedentes, que acabam sempre sendo as mais maduras e, por consequência, as localizadas ao redor dos sinusoides, utilizam os vasos sanguíneos como um escoadouro.

Alguns pesquisadores determinaram que hepatócitos têm a capacidade de inibir a hematopoese *in vitro*. Esse achado corrobora a opinião de que as células parenquimatosas de órgãos, que não a medula óssea, produzem substâncias que antagonizam a hematopoese, talvez como um método de defesa contra o que foi anteriormente explicado.

A avaliação da medula óssea sob o aspecto morfológico requer o conhecimento da cinética hematopoética e, assim, o reconhecimento dos precursores de cada linhagem celular. Obviamente, identificar todas essas células não é tarefa muito simples e requer certa prática. Avaliar a medula óssea por meio da histologia é uma tarefa não menos difícil, em especial porque a distinção entre as células hematopoéticas é bem mais complicada utilizando esse método. Em geral, utiliza-se o critério da maturação, ou seja, identificam-se as células mais maduras e assume-se que aquelas que estão a sua volta são seus precursores. Cortes semifinos (com cerca de 1 μm) podem auxiliar o patologista naqueles casos em que a identificação das células é duvidosa.

Linfonodos

Os *linfonodos* típicos, vistos na maior parte dos animais, são estruturas discoides ou reniformes, de tamanho variável; são divididas em uma zona cortical externa (*córtex*) e uma zona medular interna (*medula*). Externamente, os linfonodos são envoltos por gordura e circundados por uma cápsula de tecido conjuntivo denso. Nessa cápsula, que se irradia em direção ao córtex na forma de trabéculas, penetram múltiplos linfáticos aferentes que trazem a linfa até o linfonodo. Esses linfáticos desembocam no seio subcapsular, por onde a linfa flui até os seios corticais e medulares e, em seguida, é drenada pelos vasos linfáticos eferentes. No córtex subjacente à cápsula estão situados os *folículos linfoides primários*, constituídos basicamente por linfócitos B. A medula localiza-se abaixo da zona cortical e é composta de plasmócitos, linfócitos e macrófagos, que se distribuem em cordões ao redor dos seios linfáticos. Entre essas zonas há um acúmulo menos organizado de células, basicamente linfócitos T, denominado *região paracortical* ou paracórtex.

Os vasos sanguíneos e os vasos linfáticos eferentes entram e saem dos linfonodos através do hilo. As arteríolas que partem dessas artérias ascendem para o interior dos linfonodos pelas trabéculas e pelos cordões medulares, mas chegam aos centros germinativos já na forma de capilares. Esses capilares retornam em direção à medula como uma estrutura vascular diferenciada, chamada vênula pós-capilar. Essas vênulas, visíveis principalmente na região paracortical, têm um endotélio alto, que possibilita a passagem dos linfócitos do sangue para os linfonodos.

Fisiologicamente, quando um antígeno chega ao linfonodo a partir da linfa, ocorre estimulação de linfócitos B, que se proliferam, aumentando o tamanho e dando um aspecto mais claro ao centro do folículo (*centro germinativo*). Os folículos estimulados e que apresentam centros germinativos são denominados de *folículos linfoides secundários*. Além dos linfócitos B em proliferação, nos centros germinativos também há muitos macrófagos (alguns deles repletos de corpúsculos tingíveis) e células dendríticas que apresentam antígenos. Ao redor do centro germinativo pode ser vista uma faixa escura, denominada *zona do manto* ou *coroa externa*. Esse colar que envolve o centro germinativo é mais espesso em um dos polos e acredita-se que os linfócitos B formadores dessa zona sejam oriundos dos linfócitos que se multiplicaram no centro germinativo após o estímulo antigênico. Além dos linfócitos B, alguns poucos linfócitos T estão presentes entre o centro germinativo e a zona do manto. A depender do tipo de estímulo antigênico, pode ser formada outra faixa de linfócitos B não estimulados ao redor desse colar de células; essa região é chamada *zona marginal*.

Algumas espécies animais apresentam modificação na conformação dos linfonodos, entre elas: suínos, porcos selvagens, rinocerontes, hipopótamos e golfinhos. Nesses animais, os linfonodos têm um padrão invertido em relação ao que é observado em outras espécies, ou seja, os folículos linfoides estão localizados na zona medular. O fluxo de linfa nesse caso é também invertido, isto é, penetra no hilo e flui pela cápsula. Alterações morfológicas menos evidentes ocorrem em equinos, nos quais os folículos linfoides se fundem parcialmente, e em bovinos, nos quais são vistos grandes centros germinativos.

Uma variante dos linfonodos que ocorre em algumas espécies, mas principalmente em ruminantes, é denominada *hemolinfonodo* (nódulo hemal). Essas estruturas são muito semelhantes aos linfonodos, diferenciando-se por apresentarem cápsula c trabéculas contendo músculo liso, o que lhes garantiu a coloquial denominação de "baços em miniatura". Hemolinfonodos podem ocorrer em várias localizações, mas sobretudo ao longo da coluna vertebral e no sulco jugular. O desconhecimento dessa variante anatômica do linfonodo faz com que comumente alguns clínicos coletem-no durante a necropsia, por acreditar tratar-se de algum tipo de lesão. Dessa maneira, hemolinfonodos são "não lesões" muito importantes em patologia de ruminantes.

Baço

O aspecto macroscópico do *baço* varia sobremaneira entre as espécies domésticas. Baços de bovinos e suínos são estruturas alongadas, semelhantes a uma cinta, e guardam certa semelhança com os baços de cães e gatos, os quais, embora também sejam alongados, são mais irregulares. Diferentes desses são o baço dos equinos, que é triangular, e o dos pequenos ruminantes, que tem a forma de uma folha. Anatomicamente, o baço é dividido em duas faces: diafragmática e visceral. Com exceção dos ruminantes, em que o baço é aderido ao saco dorsal do rúmen, nas outras espécies domésticas a face visceral está presa ao estômago pelo ligamento gastresplênico. Em equinos, o baço mantém relação com o rim esquerdo pelo ligamento esplenorrenal.

O baço é envolto por uma espessa cápsula de tecido conjuntivo denso revestida por mesotélio, de onde partem trabéculas que dão suporte ao órgão. Tanto a cápsula quanto as trabéculas têm fibras musculares lisas, que variam em quantidade de acordo com a espécie animal.

O parênquima esplênico é dividido em uma área composta de grande quantidade de sinusoides e em aglomerados linfoides, denominados *polpa vermelha* e *polpa branca,* respectivamente. A polpa branca é formada pelas *bainhas periarteriolares*, um cordão de linfócitos que circunda e acompanha toda a extensão das artérias centrais. *Nódulos linfoides* se formam lateralmente a partir dessas bainhas e são denominados corpúsculos esplênicos (corpúsculos de Malpighi). Assim como os folículos linfoides presentes nos linfonodos, os nódulos linfoides do baço podem apresentar centro germinativo, zona do manto e zona marginal.

A polpa vermelha, a maior das duas áreas, é formada por uma rede de fibras reticulares que dão suporte aos sinusoides e *cordões esplênicos* (cordões de Billroth). Os cordões esplênicos, que, segundo alguns autores, poderiam ser considerados continuações das trabéculas, são constituídos principalmente por macrófagos, os quais são responsáveis pelo processo hemocaterético.

O aporte sanguíneo do baço é oriundo da artéria esplênica, a qual penetra pelo hilo e divide-se em vários ramos, que irão irrigar o órgão a partir das trabéculas. Esses ramos, denominados artérias trabeculares, penetram na polpa esplênica e dão origem às artérias centrais, que são envoltas pelas bainhas periarteriolares de linfócitos. Nos locais onde se formam nódulos linfoides a partir dessas bainhas, a artéria central emite novos ramos. Cada um desses ramos, denominados artérias foliculares, supre um nódulo linfoide e continua pela polpa vermelha, na qual se subdivide em uma rede de vasos menores, chamados arteríolas penicilares. Ao redor dessas arteríolas concentram-se macrófagos na forma de uma bainha, denominada bainha periarteriolar de macrófagos. São os macrófagos que constituem essas bainhas os responsáveis pela retirada de microrganismos da circulação sanguínea. As arteríolas penicilares se ramificam em dois ou três capilares arteriais terminais, que passam através dos elipsoides e desembocam diretamente nos sinusoides esplênicos (*teoria da circulação fechada*) ou nos cordões da polpa (*teoria da circulação aberta*). Na última hipótese, o sangue passa dos cordões da polpa para o lúmen dos sinusoides através de fendas em suas paredes. Independentemente das controvérsias sobre essas teorias, o sangue é retirado pelos sinusoides, veias da polpa vermelha, veias trabeculares, veia esplênica e veia porta, em sequência.

Com base na quantidade de trabéculas, no percentual de fibras musculares lisas presentes na cápsula e nas trabéculas e no volume do tecido linfoide, alguns autores têm classificado os baços como: de defesa, de armazenamento e intermediário. *Baços de defesa*, vistos em coelhos, são ricos em tecido linfoide, têm poucas trabéculas e menor quantidade de fibras musculares lisas; já *baços de armazenamento*, como os dos equinos, cães e gatos, têm muitas trabéculas, que, por serem ricas em fibras musculares lisas, possibilitam a expansão do órgão e, com isso, o armazenamento de até um terço da volemia. Baços de ruminantes e suínos são um meio-termo no que se refere à capacidade de acumular sangue e, por isso, são chamados *baços intermediários*.

Timo

O *timo* é um órgão linfoepitelial de fundamental importância, pois é responsável por diferenciar as células linfoides imaturas (pró-*timócitos*), recém-chegadas da medula óssea, em linfócitos T (*timócitos*), que, posteriormente, irão colonizar os órgãos linfoides secundários. Durante a vida fetal, o timo se forma ao longo da traqueia, da região cervical até o mediastino, e continua sua evolução após o nascimento, por um período que varia de acordo com a espécie. No cão, por exemplo, o timo cresce até 3 semanas de vida, ao passo que, em equinos, essa evolução pode chegar a 1 ano. Após esse período, o timo começa a involuir, até quase não ser mais visualizado, o que, em média, ocorre quando o animal alcança a maturidade sexual.

No entanto, resquícios do timo são comumente encontrados na necropsia de cães adultos. Em ratos adultos jovens, o timo pode ser volumoso, pois demora mais tempo para regredir, ao passo que, nos camundongos, essa involução é incompleta. O timo em involução é menor, mais leve, tem menos linfócitos e corpúsculos tímicos e está infiltrado por uma quantidade variável de tecido fibroadiposo.

Macroscopicamente, o timo é dividido em um lobo torácico e dois lobos cervicais. Em cães, gatos e equinos, os lobos cervicais são inconstantes ou apenas rudimentares; já em ruminantes e suínos, são maiores que o lobo torácico. Nessas duas espécies, os lobos torácico e cervicais estão unidos na entrada do tórax pelo lobo intermédio. Externamente, o timo é revestido por uma fina cápsula de tecido conjuntivo frouxo, da qual partem septos que subdividem o órgão em lóbulos.

Na histologia, os lóbulos tímicos são constituídos por uma zona medular (medula) e uma zona cortical (córtex). Tanto o córtex quanto a medula do timo são formados por pró-timócitos e timócitos, que estão distribuídos na forma de um manto de células. Entretanto, a densidade desses linfócitos é muito maior no córtex do que na zona medular. A população de células epiteliais reticulares mantém íntima relação com a cápsula, acompanha os septos e emerge no parênquima, circundando os vasos sanguíneos.

Assim, as células epiteliais do timo funcionam como as paredes de um labirinto, dando sustentação ao tecido linfoide na forma de um citorretículo epitelial e servindo como ponto-chave da barreira tímica. Aleatoriamente, na zona medular, observam-se agregados concêntricos de células epiteliais degeneradas, conhecidos como *corpúsculos tímicos* (corpúsculos de Hassall). Esses corpúsculos são hialinos, variam de 20 a 100 µm de diâmetro e podem sofrer queratinização ou mineralização.

Funcionalmente, os pró-timócitos migram do córtex para a medula e, nesse período, são influenciados pelos hormônios tímicos, que os diferenciam em timócitos. Os hormônios tímicos, timopoietina e timosina, são produzidos pelas células epiteliais. Durante a diferenciação, os pró-timócitos proliferam, e sua maioria morre por apoptose, o que assegura que apenas os timócitos autotolerantes deixem o timo.

LESÕES SEM SIGNIFICADO CLÍNICO E ALTERAÇÕES *POST MORTEM*

Lesões sem significado clínico são observadas no sangue, na medula óssea, no baço, nos linfonodos e no timo dos animais domésticos. Alterações *post mortem* são vistas também em todos esses tecidos, mas são mais comuns no baço pela sua estreita relação anatômica com o trato gastrintestinal.

Lesões sem significado clínico

Lesões sem significado clínico são vistas com certa frequência durante a necropsia, a análise citológica do sangue e a avaliação histológica dos tecidos hematopoéticos. O reconhecimento de que essas alterações são apenas achados incidentais e não estão associadas à manifestação clínica apresentada pelo paciente é de vital importância para o sucesso do diagnóstico. Dessa maneira, é necessário que o patologista tenha bem estabelecido quais são as lesões que não têm um verdadeiro significado clínico.

Pigmentações

Os pigmentos, endógenos e exógenos, são vistos com grande frequência como lesões sem significado clínico no tecido hematopoético das espécies animais. Alguns desses pigmentos, como a *hemossiderina*, são partes constituintes de lesões que cursam com manifestação clínica, como as decorrentes da crise hemolítica, mas com certa frequência também ocorrem como lesões sem significado clínico.

Drenagem nodal de pigmentos de tatuagem

O conjunto de linfonodos que drena determinada área do organismo (linfocentro) pode, de acordo com cada espécie animal, com seu tipo de criação e com seus hábitos, demonstrar deposições de pigmentos exógenos inalados, ingeridos, ou depositados na pele. Assim, os linfonodos de animais tatuados podem conter pigmentos (*pigmentos de tatuagem*) que coram o parênquima. Tatuagens são feitas na face interna das pinas de cães, gatos e ovinos, e o linfocentro retrofaríngeo drena essas áreas. Macroscopicamente, um pigmento verde, azul ou preto é observado sobretudo no córtex (Figura 6.1), mas, por vezes, também na medular do linfonodo drenante. Na histologia, acúmulos de macrófagos carregados de pigmento são vistos nos seios corticais e medulares.

Antracose nodal

Outra forma importante de deposição de pigmento nos linfonodos é vista nos linfocentros mediastinal e brônquico, em particular em cães e equídeos com *antracose*. Nesses casos, macroscopicamente, os linfonodos são escuros, variando de cinza-azulado a preto (Figura 6.2). Na superfície de corte observam-se pontos pretos multifocais e coalescentes, tanto no córtex quanto na medula. Na histologia, o pigmento de carvão é visto livre ou no interior de macrófagos, principalmente nos seios, mas também nos cordões medulares.

Drenagem nodal de hemossiderina

Acúmulos de hemossiderina são vistos com grande frequência em linfonodos que estão drenando áreas de hemorragia, mas também por drenagem de ferro injetável. Macroscopicamente, os linfonodos afetados são difusamente castanhos, verdes ou bronzeados, tanto na superfície natural quanto na de corte. Na avaliação histológica desses

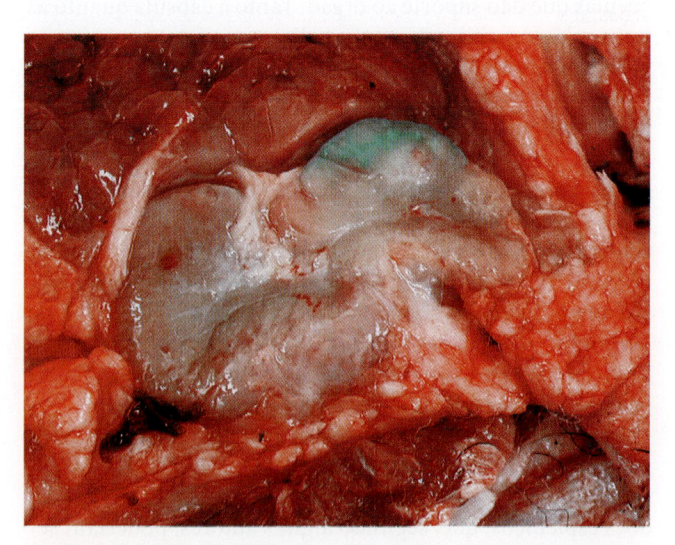

Figura 6.1 Ovino; superfície de corte do linfonodo retrofaríngeo. Pigmento verde-claro em uma área focal do córtex. Este linfonodo drenava uma tatuagem no pavilhão auricular.

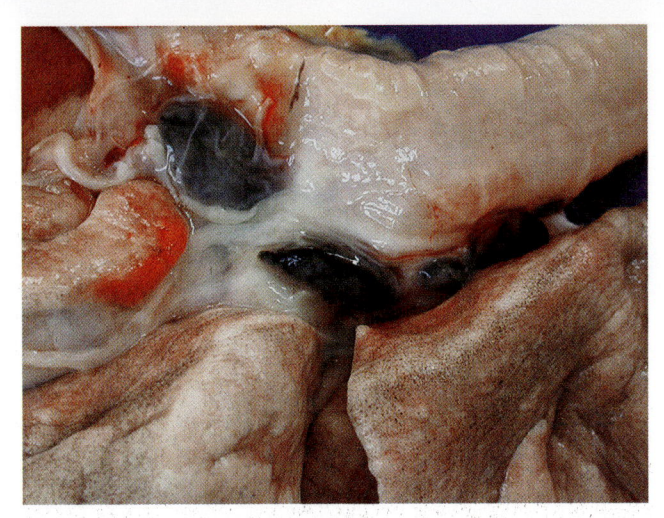

Figura 6.2 Cão; linfonodos mediastinais craniais. Enegrecimento difuso decorrente da drenagem de compostos de carvão (antracose).

linfonodos, macrófagos com citoplasma repleto de grânulos castanho-dourados são observados em quantidade variável. Esses grânulos são maiores e mais heterogêneos que os grânulos de ceroide descritos a seguir. Em casos de dúvida, cortes de linfonodos podem ser corados pelo azul da Prússia; se positivos, trata-se de hemossiderina.

Drenagem nodal de ceroide

Acúmulos de ceroide são, em geral, vistos em linfonodos que estão drenando áreas de necrose. Isso é muito comum nos linfonodos que drenam tumores. Na avaliação histológica dos linfonodos, encaminhados comumente com tumores mamários (linfonodos sentinelas), são observados macrófagos com citoplasma repleto de grandes grânulos marrons com frequência. Esses grânulos são menores e mais homogêneos que os grânulos de hemossiderina vistos em casos de drenagem nodal de hemossiderina, drenagem de eritrócitos, hemorragia nodal ou crise hemolítica. Quando houver dúvida, cortes de linfonodos podem ser corados pelo azul da Prússia; se negativos, trata-se de ceroide.

Drenagem nodal de hematinas ácidas

Acúmulos de hematinas ácidas são vistos com certa frequência nos linfonodos hepáticos de ruminantes parasitados por *Fascioloides magna*. Essas hematinas são o produto de excreção dos parasitos e se originam do processo de digestão da hemoglobina. Histologicamente, esses acúmulos são vistos como um pigmento negro no citoplasma de macrófagos drenados para o interior dos seios medulares.

Hemozoína em eritrócitos e macrófagos

Uma forma de hematina ácida é descrita há muitos anos nos eritrócitos circulantes e nos macrófagos esplênicos de macacos parasitados por *Plasmodium* spp. Tais acúmulos são conhecidos como *hemozoína* ou *pigmento malárico* e se formam em razão da digestão da hemoglobina pelo protozoário. O pigmento é visto nos eritrócitos na forma de múltiplos e pequenos pontos negros. Quando os eritrócitos são retirados da circulação pelo sistema monocítico macrofágico, o pigmento fica retido no citoplasma dos macrófagos.

Pigmento biliar em macrófagos

O pigmento biliar é o pigmento endógeno com maior importância clínica, mas, ocasionalmente, pode ser visto no interior de macrófagos do baço e dos linfonodos como uma lesão sem nenhum significado clínico. Macrófagos carregados de bilirrubina ocorrem principalmente em linfonodos que drenaram áreas de hemorragia. A presença de *macrófagos esplênicos com bilirrubina* é frequente em filhotes, sobretudo nos recém-nascidos, e decorre da rápida hemocaterese nessa fase da vida, pela necessidade de troca da hemoglobina fetal. À parte da causa e do local, seja linfonodo ou baço, histologicamente a bilirrubina é vista como um pigmento homogêneo e amarelo ou amarelo-alaranjado no citoplasma dos macrófagos.

Acúmulos de hematoidina no baço

Com certa frequência, principalmente em cães idosos, um pigmento semelhante ao biliar, chamado *hematoidina*, ocorre nas trabéculas do baço. Acredita-se que seja uma forma supersaturada de bilirrubina que se tornou insolúvel com o passar dos anos. Na histologia, o pigmento é visto principalmente como uma mancha amarelo-ouro livre nas trabéculas, mas também no citoplasma de macrófagos e células gigantes multinucleadas.

Hemossiderose esplênica

O baço é o principal órgão responsável pelo processo hemocaterético nos animais e é de se esperar que quantidades significativas de ferro oriundas desse processo sejam armazenadas no interior dos macrófagos que residem nos cordões esplênicos. Assim, ferro oxidado na forma de hemossiderina é comum no baço de todas as espécies domésticas.

Entretanto, há grande variação na quantidade desse pigmento de acordo com a espécie animal; um exemplo disso é visto no baço de bovinos normais e criados a campo em algumas regiões do Brasil, como no Rio Grande do Sul. A avaliação histológica nesses casos demonstra grande quantidade de macrófagos carregados de hemossiderina.

Embora muitas teorias tenham sido aventadas para esse fato, uma explicação definitiva ainda não é conhecida. Alguns pesquisadores acreditam que essa *hemossiderose esplênica* seja decorrente dos elevados níveis de ferro presentes no solo e, por conseguinte, de um excesso na absorção desse mineral por meio da dieta. Na histologia, a hemossiderina é vista como um pigmento granular e castanho-dourado no citoplasma de macrófagos dispersos pela polpa vermelha (Figura 6.3).

Melanose nodal e esplênica

O termo *melanose* significa a presença de melanócitos normais e, como resultado, melanina em locais onde normalmente não ocorrem, sobretudo em vísceras, mas também em outros tecidos, como músculos, encéfalo, medula espinhal e outros. Essas "ectopias celulares" são congênitas e costumam ser vistas em animais domésticos. Acúmulos de melanócitos, na forma de melanose, podem ser vistos raramente nos linfonodos e no baço dos animais domésticos, em especial em suínos da raça Duroc e em ovinos das raças Suffolk e Hampshire Down, mas também em cães da raça Chow-Chow. Em ratos, *melanose esplênica* capsular e trabecular é uma lesão encontrada na necropsia com frequência.

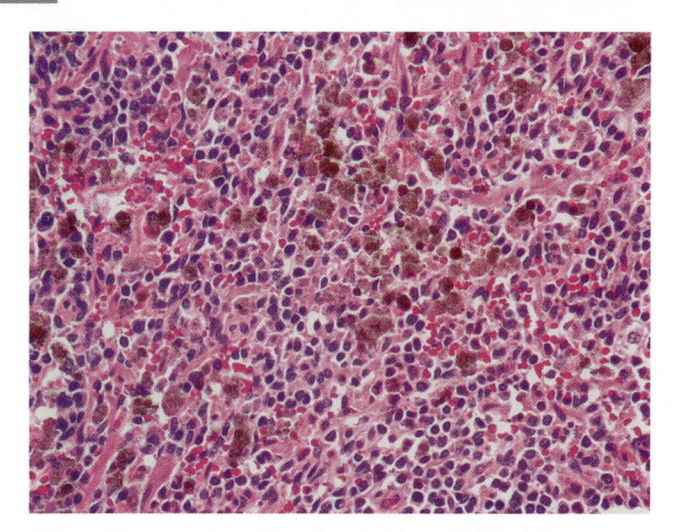

Figura 6.3 Bovino; baço. Grande quantidade de macrófagos carregados de hemossiderina. Hemossiderose é um achado incidental muito comum nessa espécie animal em algumas regiões do Brasil.

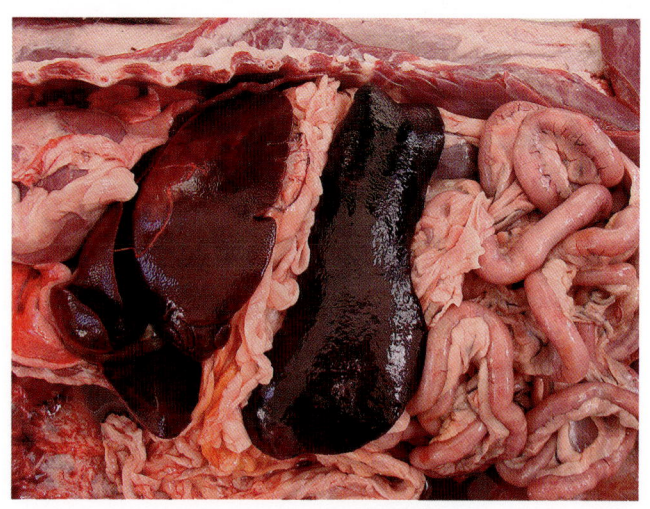

Figura 6.4 Cão; baço. Aumento de volume acentuado associado à anestesia com barbitúricos. Essa é uma forma comum de esplenomegalia por congestão em cães.

Inclusões de hemolinfonodos em linfonodos

Lesões sem significado clínico são, com grande frequência, observadas durante o abate de ruminantes e suínos. Em bovinos, ocasionalmente encontram-se *inclusões de hemolinfonodos* no interior dos linfonodos ou encravados em suas cápsulas. Essa lesão é vista como estruturas redondas e intensamente vermelhas, únicas ou múltiplas, na superfície natural ou de corte dos linfonodos.

Na histologia, um padrão típico de hemolinfonodo – caracterizado principalmente pela presença de fibras de músculo liso na cápsula e nas trabéculas e por grande quantidade de sangue nos seios – pode ser observado com facilidade. Esses aspectos possibilitam diferenciar as inclusões de hemolinfonodos em linfonodos de hematomas ou metástases de hemangiossarcoma, por exemplo.

Enfisema nodal

Quando inspecionados no frigorífico, com certa frequência, os linfonodos dos suínos e ruminantes demonstram crepitação ao corte e múltiplas pequenas cavitações no parênquima, o que lhes dá uma consistência esponjosa. Esse *enfisema nodal* é decorrente da insuflação subcutânea utilizada para facilitar a esfola e, em suínos, deve ser diferenciado daquele que é visto na enterite por *Clostridium perfringens* tipo C. Nos casos em que o enfisema é acentuado, os linfonodos flutuam na água.

Congestão esplênica por anestesia

Uma das lesões sem significado clínico mais observadas na necropsia é a esplenomegalia decorrente da *congestão esplênica* que ocorre em animais submetidos à anestesia por barbitúricos, mas também por outros anestésicos. Nessas situações, um baço grande e que, quando cortado, deixa fluir muito sangue pode ser o achado mais surpreendente da necropsia (Figura 6.4). Na histologia, os sinusoides esplênicos estão repletos de sangue, o que dificulta muito a avaliação da polpa vermelha.

Lesões eritroides sem significado clínico

A avaliação de esfregaços sanguíneos cursa com o achado de várias alterações da morfologia celular que não estão re-

lacionadas com o quadro hematológico apresentado pelo paciente. Assim, por exemplo, deve-se entender que as alterações da morfologia eritroide só serão significativas se forem vistas em uma quantidade importante de células, a ponto de causar dimorfismo eritroide.

As alterações eritroides mais encontradas e que, quando em pequena quantidade, devem ser consideradas sem significado hematológico incluem: esquizócitos (eritrócitos fragmentados), queratócitos (eritrócitos com duas projeções bilaterais, que lhes dão uma aparência de chifre), selenócitos (eritrócitos que ocorrem como manchas ou borrões ao fundo do esfregaço), excentrócitos ou "células mordidas" (eritrócitos com porção não corável por causa da ausência de hemoglobina) e equinócitos (eritrócitos em forma de engrenagem). Em gatos, pode haver pequena quantidade de corpúsculos de Heinz na circulação sem que haja nenhum tipo de manifestação clínica; entretanto, na presença de anemia hemolítica, um aumento na frequência de observação deve servir para incluir lesões oxidativas à hemoglobina por agentes oxidantes no diagnóstico diferencial.

Inclusões leucocitárias sem significado clínico

Alterações da morfologia leucocitária podem também ser vistas como lesões sem significado clínico, as mais frequentes ocorrem com neutrófilos e incluem as chamadas "células ácidas", que são neutrófilos circulantes que fagocitaram restos nucleares de outros leucócitos ou de células endoteliais. Uma anomalia caracterizada pela presença de grânulos eosinofílicos no citoplasma de neutrófilos é reconhecida em gatos da raça Sagrado da Birmânia, pertencentes a Gatis Canadenses. Um achado semelhante foi descrito em gatos das raças Siamês e Himalaio. Em potros normais, inclusões puntiformes e eosinofílicas, semelhantes a grânulos tóxicos, podem ser vistas com maior frequência quando o plasma está lipêmico.

Outras lesões sem significado clínico

Algumas lesões sem significado clínico que são vistas no tecido hematopoético estão relacionadas com a idade dos animais. Assim, certas anomalias do desenvolvimento e alterações senis ocorrem incidentalmente na necropsia. Exemplos disso incluem: baços duplos, coristomas pancreáticos no baço, nódulos sideróticos, calcificação das trabéculas esplênicas, atrofia nodal senil, atrofia esplênica senil e hiperplasia focal tímica. Todas essas lesões serão abordadas em seus respectivos tópicos.

Alterações *post mortem*
Alterações hemodinâmicas
Coagulação da medula óssea

Tão somente cinco minutos após a morte, toda a medula óssea de um indivíduo passa do estado líquido para o sólido, uma vez que, assim como no sangue circulante, ocorre coagulação das proteínas presentes nesse tecido. Dessa maneira, uma medula óssea sólida na necropsia, embora tenha aspecto normal para o patologista, constitui uma alteração *post mortem*. Isso é interessante sob vários aspectos. Um deles diz respeito à viabilidade das células para confecção de esfregaços a partir de material obtido da medula óssea. Apesar do pequeno intervalo de tempo, após a coagulação da medula óssea, a avaliação citológica das células hematopoéticas fica muito prejudicada e isso decorre da grande quantidade de artefatos induzidos pela coagulação, e não por autólise.

Distribuição irregular de sangue no baço

Dos órgãos linfoides do sistema hematopoético, o baço é o que mais rapidamente demonstra alterações *post mortem*. Assim como explicado para a medula óssea, o aspecto aparentemente normal do baço em seguida à morte já é uma alteração, pois não condiz com o que é visto no período *ante mortem*.

Durante a vida, em decorrência da pressão venosa, a maioria dos sinusoides está repleta de sangue. Após a morte, a pressão do sistema vascular cai, de modo a forçar a passagem de sangue para a veia porta. Assim, o baço do cadáver terá sempre menos sangue e, por consequência, será menos volumoso do que era em vida.

Isso também ocorre quando, imediatamente após a esplenectomia, são retiradas as pinças que prendiam a veia esplênica. Na histologia, a não ser que sejam tomadas medidas especiais, os cortes do baço revelarão um parênquima colapsado e não distendido por sangue, como no animal vivo.

No cão, com grande frequência, a expulsão de sangue é incompleta. Assim, o baço pode apresentar um padrão bicolor por haver algumas áreas com mais e outras com menos sangue (Figura 6.5). Essa alteração *post mortem* do baço de cães é denominada *distribuição irregular de sangue* e, às vezes, é confundida com outras lesões, principalmente com infartos.

Retardo na coagulação do sangue

Uma situação vista com frequência na necropsia é causada pelo agente eutanasiante conhecido comercialmente como T61, composto de iodeto de mebezônio, embutramida e tetracaína. O composto farmacológico tem causado problemas na necropsia.

O sangue dos animais em que o T61 foi utilizado não coagula prontamente após a morte e esse *retardo na coagulação* leva, pelo menos, algumas horas para ocorrer. Assim, quando a necropsia é realizada logo após a morte, a quantidade

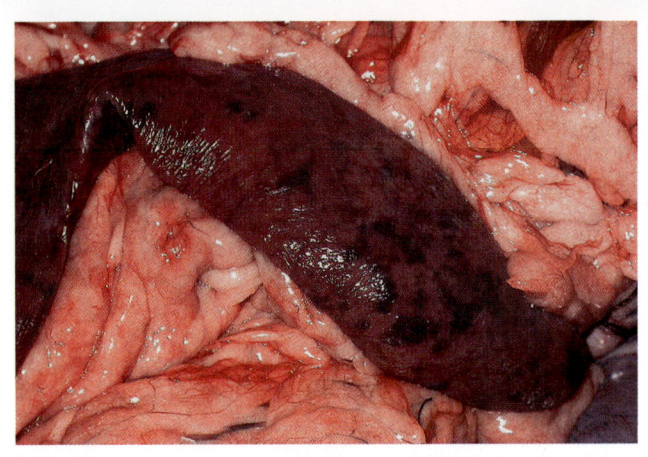

Figura 6.5 Cão; baço. Distribuição irregular de sangue. Notar que as áreas mais escuras estão no mesmo nível das áreas mais claras, o que possibilita diferenciar essa alteração *post mortem* de infartos.

de sangue que flui dos vasos cortados é tanta que dificulta a avaliação macroscópica das vísceras. O baço desses animais é grande, tem as bordas arredondadas e, ao corte, deixa fluir muito sangue. Essa congestão também ocorre em órgãos não hematopoéticos, em especial no fígado e nos rins. Na histologia, os sinusoides do baço são tão repletos de sangue que se torna impossível avaliar os cordões esplênicos. Como essas alterações estão relacionadas com a eutanásia, não é possível julgar se ocorrem nos últimos segundos de vida ou logo após a morte.

Autólise
Autólise do sangue e da medula óssea

As alterações *post mortem* observadas no sangue variam de acordo com o tipo de célula. Eritrócitos, por exemplo, são muito resistentes à autólise e podem ser avaliados muitas horas depois da morte de um indivíduo ou da coleta do sangue. O contrário ocorre com os leucócitos, que, nas mesmas condições, já demonstram sinais indicativos de autólise. Entre os leucócitos, os que mais rapidamente apresentam alterações autolíticas são os neutrófilos. As plaquetas, assim como os eritrócitos, são muito resistentes à autólise.

Alterações autolíticas dos eritrócitos só podem ser evidenciadas em esfregaços sanguíneos após 48 h, pois, nessa fase, tais células já demonstram crenação. Isso decorre do excesso de cálcio intracelular, armazenado indevidamente pela incapacidade que a bomba reguladora de cálcio tem em excretar o mineral quando os níveis de trifosfato de adenosina (ATP, do inglês *adenosine triphosphate*) caem abaixo de 20%. O cálcio elevado causa perda seletiva de potássio e, como resultado, de água. Isso explica a mudança na forma da célula, de um discócito para um equinócito.

Os neutrófilos, após 4 h da morte ou da coleta do sangue, já apresentam um esfacelamento da cromatina, o que dá às bordas do núcleo um aspecto penugento (cariólise). Em uma fase mais adiantada da autólise, os neutrófilos se rompem e apenas fragmentos de núcleo (cariorrexia) ou restos de cromatina são observados em meio aos eritrócitos; tais neutrófilos são denominados necrobióticos.

Alterações autolíticas em eosinófilos e basófilos são semelhantes, mas, ao redor dos restos de cromatina, observam-se grânulos vermelho-alaranjados ou lilases, respectivamente. Após apenas alguns poucos minutos da coleta de sangue, os monócitos já demonstram vacuolizações citoplasmáticas. Isso é tão comum que passou a ser interpretado como uma característica para o reconhecimento da célula, mas deve-se ressaltar que monócitos circulantes não apresentam vacúolos.

Linfócitos são muito resistentes à autólise, e, às vezes, são as únicas células viáveis em um esfregaço sanguíneo realizado durante a necropsia. Uma característica da autólise dos linfócitos é a presença de núcleos duplos e de manchas de cromatina, semelhantes às de Gümprecht, em meio aos eritrócitos.

Depois de várias horas da morte, quando a autólise do cadáver já é acentuada, a medula óssea vermelha perde sua característica sólida e volta a um estado semilíquido ou líquido. Nesse estágio, a medula óssea amarela é rosada em decorrência da embebição por hemoglobina. Quando isso acontece, na histologia, os precursores hematopoéticos já não podem ser mais diferenciados.

Autólise dos órgãos hematopoéticos sólidos

Nos linfonodos, alterações *post mortem* macroscópicas só são vistas quando a autólise é acentuada. Nesses casos, quando a cápsula é cortada, o parênquima do órgão tem uma consistência pastosa. O timo, do mesmo modo que os linfonodos, torna-se muito friável algum tempo após a morte e pode estar embebido em hemoglobina. Quando isso ocorre, na histologia, tanto nos linfonodos quanto no timo, um manto de linfócitos com núcleos picnóticos é o aspecto mais típico.

Das alterações *post mortem* decorrentes de autólise, a que é observada com maior frequência no baço é a pseudomelanose. Manchas escuras focais, focalmente extensas, ou multifocais são vistas já algumas horas após a morte, em especial na face visceral do órgão. Isso ocorre pela íntima relação do baço com o estômago, a qual possibilita sua colonização por bactérias da putrefação. Estas produzem o sulfeto de hidrogênio que irá se ligar ao ferro presente na molécula de hemoglobina, oriunda da hemólise *post mortem*, para formar o sulfeto de ferro que pigmenta o tecido. Em uma etapa posterior, o baço torna-se "polposo" (Figura 6.6), distendido por bolhas, e libera gás quando cortado (putrefação).

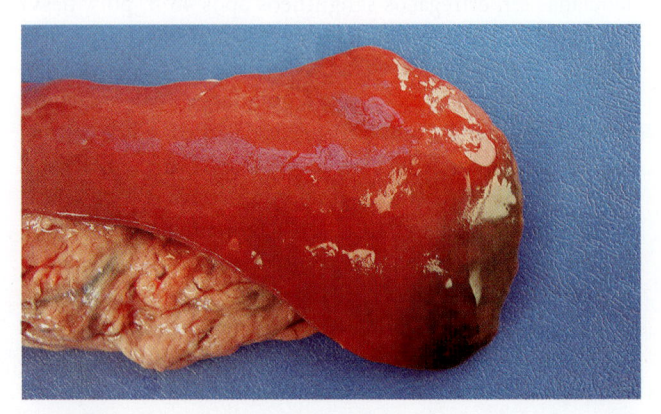

Figura 6.6 Cão; baço. Além da mancha negra na extremidade do órgão (pseudomelanose), há um nítido aspecto "polposo", o que possibilita o diagnóstico de putrefação.

MEDULA ÓSSEA

Os distúrbios da medula óssea incluem uma variedade de lesões descritas nas espécies animais, como: aplasias, hipoplasias, distúrbios mielotísicos, proliferação cíclica de células-tronco, hiperplasias e neoplasias. Alguns desses distúrbios são primários da medula óssea (p. ex., algumas formas de aplasia), outros ocorrem secundariamente a doenças não medulares (p. ex., alguns tipos de hipoplasias) e outros ainda são simplesmente manifestações compensatórias da medula óssea diante do decréscimo das células circulantes (p. ex., hiperplasias).

É importante lembrar que os distúrbios da medula óssea têm características um pouco diferentes daqueles que afetam outros órgãos, principalmente porque a medula óssea é um tecido em constante expansão, desde antes do nascimento até a morte do indivíduo. Além disso, muitos termos e expressões utilizados para medula óssea têm significados parcial ou completamente distintos daqueles empregados no cotidiano do diagnóstico em outros sistemas orgânicos.

Anomalias do desenvolvimento

Anomalias do desenvolvimento no que se refere à medula óssea são basicamente distúrbios quantitativos ou qualitativos dos precursores das células sanguíneas. Essas alterações são frequente e detalhadamente descritas em seres humanos e apenas raramente diagnosticadas em animais; incluem uma variedade de formas de aplasia, hipoplasia, proliferação cíclica das células-tronco e doenças metabólicas que predispõem à mieloptise. Todas essas doenças serão comentadas adiante no tópico *Alterações degenerativas*, em conjunto com as causas adquiridas de cada um desses distúrbios.

Alterações circulatórias

Alterações circulatórias não constituem um processo patogênico importante no que se refere à medula óssea. Com exceção de ocasionais infartos ósseos que se estendem até a cavidade medular e causam necrose das células hematopoéticas, as demais alterações circulatórias são apenas coadjuvantes dos mecanismos associados à lesão medular.

Alterações degenerativas

As alterações degenerativas da medula óssea são comumente diagnosticadas na rotina clínica e anatomopatológica. Essas alterações incluem: aplasia medular, hipoplasia medular ("aplasia pura"), mieloptise, proliferação cíclica de células-tronco e necrose medular.

Aplasia medular

A expressão *aplasia medular* designa um distúrbio em que ocorre parada na multiplicação e maturação dos precursores hematopoéticos presentes na medula óssea. Nessa situação, todos os componentes medulares (mieloide, eritroide e megacariocítico) são afetados, o que leva à pancitopenia, ou seja, leucopenia, trombocitopenia e anemia. A aplasia medular é uma das mais frequentes causas de distúrbio hematológico descrito em animais.

Clinicamente, animais com aplasia de medula óssea demonstram sinais relacionados com déficit na hemostasia primária, ou seja, petéquias e sufusões em mucosas e na pele. Essas hemorragias tornam-se mais graves à medida que o distúrbio progride, e sinais clínicos como melena, hematoquezia, hematêmese, hematúria e metrorragia podem ocorrer no período *ante mortem*. Os sangramentos se desenvolvem mais cedo do que outros sinais clínicos em decorrência da pequena vida média das plaquetas, que varia de 3 a 10 dias nos mamíferos domésticos. Embora esse seja o achado mais precoce, muitos dos indivíduos afetados por aplasia medular não morrerão logo no início da doença nem por hemorragia.

Sinais clínicos relacionados com a neutropenia também são precoces e são importantes para a suspeita clínica da aplasia medular. Lembrando-se de que a vida média dos neutrófilos é de 12 a 24 h e que o compartimento de reserva na medula óssea pode manter o número de neutrófilos circulantes por apenas 5 dias na maior parte das espécies, entende-se a precocidade dos sinais clínicos.

Animais com neutropenia grave apresentam febre e, em alguns casos, sinais clínicos de sepse. Essa carência de neutrófilos faz com que a imunidade inata seja afetada diretamente, possibilitando a invasão de microrganismos pela circulação, em especial por bactérias (bacteriemia), e a colonização de diferentes órgãos.

Sinais clínicos relacionados com a anemia ocorrem nos casos em que a perda de sangue é acentuada em decorrência da trombocitopenia. Anemia arregenerativa primária por aplasia de medula óssea é vista apenas nos pacientes que se mantêm vivos por várias semanas, pois a vida média eritroide é longa em todas as espécies de mamíferos.

Hematologicamente, o típico paciente com aplasia medular é pancitopênico. Entretanto, dependendo da evolução da doença, essa diminuição das três linhagens celulares pode não ser perceptível.

A primeira manifestação sanguínea vista em animais com aplasia medular é a leucopenia. Após alguns dias, a diminuição na contagem plaquetária torna-se também evidente. A anemia pode demorar algumas semanas para ser evidenciada, ainda mais naqueles indivíduos que não desenvolverem sangramentos copiosos. Isso porque, na ausência da hemorragia, o desenvolvimento da anemia depende primariamente da não produção de eritrócitos pela medula óssea, de modo que é inversamente proporcional à vida média eritroide em cada espécie. Assim, aplasia medular crônica caracteriza-se invariavelmente por pancitopenia, mas a maior parte dos casos de aplasia medular aguda cursa apenas com leucopenia e trombocitopenia.

Embora, na teoria, todos os leucócitos possam estar diminuídos na aplasia medular, já que todas essas células são sintetizadas primariamente na medula óssea, a leucopenia é quase sempre decorrente de neutropenia. Eosinopenia e monocitopenia não são evidenciadas na maior parte dos casos, podendo, inclusive, ocorrer uma leve monocitose compensatória.

Além disso, o número total de linfócitos se altera pouco, e dificilmente ocorre linfopenia. A explicação para esse fenômeno é baseada no fato de que o tecido linfoide secundário (linfonodo, baço e outros agregados linfoides) tem a capacidade de manter sozinho a linfopoese. Assim, nas espécies em que linfócitos são os leucócitos predominantes, como nos ruminantes, a leucopenia é leve ou não detectável.

Tanto a anemia quanto a trombocitopenia apresentada pelos animais com aplasia medular são arregenerativas.

A avaliação citológica da medula óssea de animais com aplasia medular demonstra uma relação mieloide:eritroide (M:E) normal, mas apenas uma pequena quantidade de precursores eritroides e mieloides, com ausência quase completa de mitoses. Linfócitos, plasmócitos, células do estroma medular e macrófagos estão presentes em quantidade normal, mas podem parecer super-representados em decorrência da diminuição das outras células hematopoéticas. Em alguns casos, pode-se notar uma quantidade aumentada de macrófagos carregados de ferro e isso decorre da não utilização desse mineral em consequência da queda brusca da eritropoese, o que aumenta seu estoque disponível na forma de ferritina e hemossiderina, sequencialmente. Alguns autores têm citado que parece haver um aumento real na quantidade de mastócitos na medula óssea de cães com aplasia, mas uma relação entre essas células e o processo ainda não foi estabelecida.

Na necropsia, animais com aplasia medular demonstram múltiplas hemorragias na forma de petéquias e sufusões na pele, nas mucosas oral, ocular e genital, no tecido subcutâneo e na serosa de múltiplos órgãos, principalmente do tubo digestório. Às vezes, há hemorragia na câmara anterior do olho (hifema) e grande quantidade de sangue nas cavidades abdominal e torácica. Hemorragias na forma de petéquias são vistas com frequência na mucosa do estômago, da bexiga e dos intestinos delgado e grosso. Nos casos mais graves, ocorrem hemorragias multifocais ou focalmente extensas no encéfalo. Palidez das mucosas, descoloração das vísceras e sangue com aspecto aquoso, achados típicos de anemia – são vistos apenas naqueles casos nos quais a doença cursou de forma crônica ou quando houve hemorragia importante.

Com certa frequência, principalmente em bovinos, podem-se observar áreas de necrose lítica (por vezes referida como infartos) no fígado. Esses "infartos" são decorrentes de embolismo e proliferação bacterianos e ocorrem nos animais que apresentam acentuada leucopenia por neutropenia e, consequentemente, septicemia.

A medula óssea dos indivíduos cronicamente aplásicos é vermelho-pálida, amarelo-acinzentada ou brancacenta (Figura 6.7 A); já a pertencente aos pacientes agudamente aplásicos tem aparência macroscópica normal. Pode parecer estranho afirmar que uma medula aplásica é macroscopicamente indistinguível de uma medula óssea normal, mas, nos casos agudos, isso é correto, pois, para haver perda da coloração vermelha que dá nome à medula óssea ativa, é necessário que o paciente esteja gravemente anêmico.

Desse modo, como na maior parte dos casos de aplasia medular aguda, não há anemia ou é leve. Por consequência, a medula óssea continua vermelha, por vezes apenas um pouco mais pálida.

Na histologia, independentemente da evolução, torna-se nítida a substituição da medula óssea ativa por tecido adiposo (Figura 6.7 B). Considera-se necessária a substituição de mais de 75% da medula óssea original por tecido adiposo para se confirmar histologicamente um diagnóstico de aplasia. Nos casos de aplasia medular aguda, os sinusoides medulares estão marcadamente ectásicos e congestos, o que explica o porquê da manutenção macroscópica da cor vermelha.

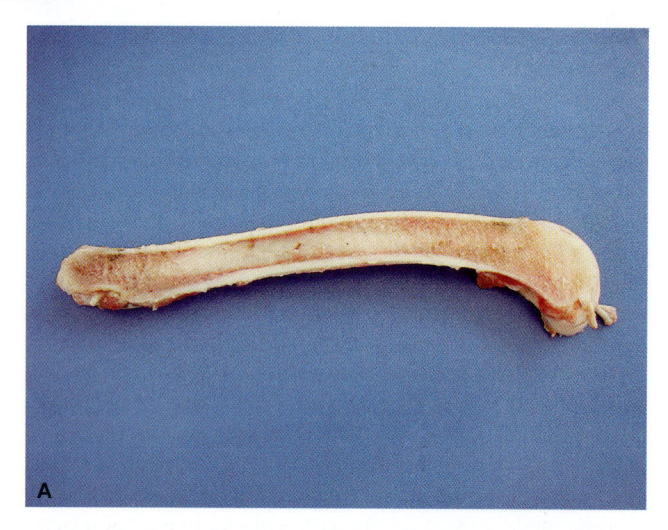
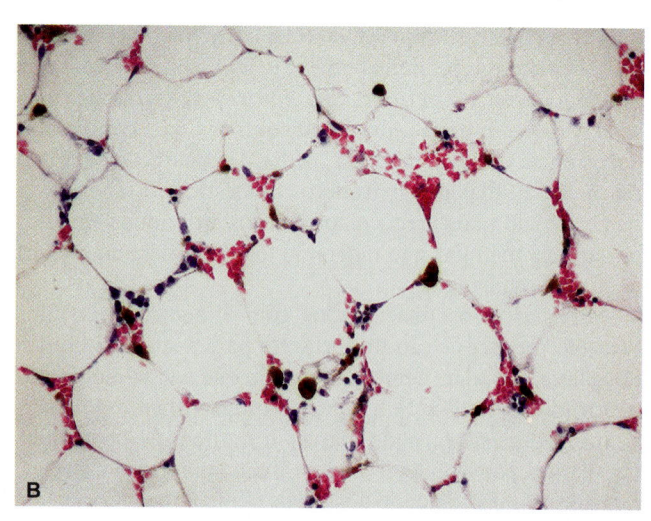

Figura 6.7 Cão; medula óssea. **A**. Aspecto gorduroso e coloração brancacenta por aplasia medular crônica. **B**. Há muitos adipócitos maduros que substituem o tecido hematopoético. Os sinusoides estão levemente distendidos por eritrócitos e há macrófagos carregados de hemossiderina. As poucas células precursoras hematopoéticas vistas na figura não são suficientes para sustentar a demanda sanguínea. Esse é o aspecto histológico clássico da aplasia medular.

Aplasia medular adquirida

Aplasia medular adquirida em animais domésticos tem sido associada principalmente às seguintes situações: reação idiossincrásica a fármacos, hiperestrogenismo endógeno (sobretudo decorrente de sertolioma e apenas raramente associado a tumor de células da granulosa) e exógeno (principalmente associado a injeções de cipionato de estradiol visando abortamento), quimioterapia, radioterapia corporal total, intoxicação por samambaia (*Pteridium aquilinum* e *Cheilanthes sieberi*), estaquibotriotoxicose (toxina de *Stachybotrys* spp.) e doenças infecciosas – parvovirose canina, panleucopenia felina, erliquiose monocitotrópica canina crônica e infecção pelo vírus da leucemia felina (FeLV, do inglês *feline leukemia virus*) e pelo vírus da imunodeficiência felina (FIV, do inglês *feline immunodeficiency virus*). Especula-se ainda que cães possam desenvolver aplasia de medula óssea como um processo imunomediado, semelhante ao que ocorre em seres humanos.

Embora qualquer fármaco possa idiossincrasicamente levar à aplasia de medula óssea, os mais citados como causadores dessa alteração são o cloranfenicol em cães e gatos e a fenilbutazona em cães e equinos. Outros medicamentos já apontados como causa de aplasia em animais incluem: fenbendazole (cães), tiacetarsamida (cães), ácido meclofenâmico (cães), sulfa/trimetoprima (cães), quinidina (cães), griseofulvina (gatos), metimazol (gatos), albendazol (cães e gatos), cefalosporinas (cães e gatos) e furazolidona (bovinos e suínos).

Apesar de casos de aplasia medular decorrentes da exposição a uma infinidade de substâncias químicas, mas principalmente ao benzeno, já terem sido muitas vezes descritos em seres humanos, relatos semelhantes são incomuns em animais. Os mais conhecidos são da década de 1950 e retratam bovinos e equinos que desenvolveram aplasia medular por conta da ingestão de farelo de soja que passou por extração do óleo com produto à base de tricloroetileno ou de S-diclorovinil-L-cisteína.

Aplasia de medula óssea congênita adquirida é raramente descrita em veterinária. Essas situações estão associadas ao uso de fármacos durante a gestação e incluem um relato em potro e outro em bezerro. Nesses dois casos, a égua fez uso de uma associação de fármacos (sulfonamida, pirimetamina, ácido fólico e vitamina E) e a vaca foi tratada com sulfametazina.

Aplasia medular hereditária

Aplasia medular hereditária é descrita com regularidade em seres humanos, mas apenas raramente relatada em animais. As doenças mais frequentes em hematologia humana são a anemia de Fanconi, a síndrome de Estren-Dameshek e a anemia aplásica associada à disqueratose congênita. Casos semelhantes a essas doenças não foram ainda relatados em animais.

Cães, principalmente os da raça Basenji, podem desenvolver disfunção tubular renal com consequente glicosúria. Essa condição é chamada de síndrome de Fanconi e não deve ser confundida com a anemia de Fanconi.

Hipoplasia medular

O termo *hipoplasia* designa um estado de crescimento incompleto de determinado tecido, mas, quando se utiliza essa conotação em hematologia, mais especificamente relacionada com a medula óssea, a expressão deve ser encarada de maneira singular. A *hipoplasia medular* é o processo pelo qual apenas um compartimento da medula óssea sofre alteração, ou seja, é uma forma de parada na multiplicação e maturação que afeta apenas uma linhagem celular (mieloide, eritroide ou megacariocítica). Essa singularidade de afetar apenas uma das linhagens faz com que a hipoplasia medular seja também denominada "aplasia pura". Assim, podem-se dividir as hipoplasias medulares em: hipoplasia eritroide, hipoplasia mieloide e hipoplasia megacariocítica.

A avaliação citológica da medula óssea de pacientes com hipoplasia demonstra alterações da relação mieloide:eritroide de acordo com o compartimento medular envolvido. Nos casos de hipoplasia eritroide, é notado aumento da relação mieloide:eritroide, o que possibilita o diagnóstico com certa facilidade. Quando há diminuição nessa relação, o diagnóstico de hipoplasia mieloide pode ser estabelecido. Uma diminuição grave na quantidade de megacariócitos, pré-megacariócitos e megacarioblastos possibilita o diagnóstico de hipoplasia megacariocítica.

Na necropsia, os achados são compatíveis com o compartimento medular lesionado, ou seja, animais com hipoplasia megacariocítica demonstram hemorragias na forma de petéquias e sufusões, de modo semelhante ao que foi descrito para aplasia medular. Quando a hipoplasia é eritroide, observam-se palidez das mucosas, descoloração das vísceras e sangue com aspecto aquoso. Nos casos de hipoplasia mieloide, os achados incluem aqueles relacionados com a síndrome da resposta inflamatória sistêmica (SIRS, do inglês *systemic inflammatory response syndrome*).

Vale ressaltar que apenas a hipoplasia eritroide causa alteração macroscópica na medula óssea, vista como um variável esmaecimento da coloração vermelho-brilhante, que, nos casos mais graves, torna-se brancacenta, tal como o aspecto visto na aplasia medular crônica.

Hipoplasia eritroide

A *hipoplasia eritroide* é comumente descrita em hematologia veterinária, principalmente quando relacionada com distúrbios endócrinos (hipotireoidismo, hipoadrenocorticismo e hipopituitarismo). A insuficiência renal crônica é também rotineiramente associada à hipoplasia eritroide em decorrência da menor produção de eritropoetina. Causas menos comuns de anemias hipoplásicas adquiridas são descritas em animais, em especial cães e equinos que receberam eritropoetina recombinante humana e desenvolveram reação imune contra o hormônio. Outras causas adquiridas de hipoplasia eritroide em veterinária incluem a vacinação contra a parvovirose canina e a infecção pelo FeLV.

Uma rara forma de anemia hipoplásica, conhecida como anemia diseritropoética, tem sido raramente relatada em animais, principalmente em cães. A apresentação congênita dessa anemia diseritropoética, semelhante à doença dos seres humanos, acomete bovinos da raça Polled Hereford e é associada a alteração da pelagem, visível já a partir do nascimento, e alopecia progressiva, em especial da cabeça.

Hipoplasia mieloide

A *hipoplasia mieloide* ocorre com certa frequência em seres humanos, principalmente de forma hereditária e em pacientes pediátricos. Nos animais, algumas variantes da hipoplasia mieloide hereditária já foram descritas e incluem: síndrome de Chédiak-Higashi em várias espécies domésticas (cães, gatos e bovinos), de laboratório (camundongos e ratos) e selvagens (raposas, martas, tigres, bisões e orcas); neutropenia associada à anemia megaloblástica dos cães da raça Schnauzer Gigante (semelhante à síndrome de Imerslund-Gräsbeck) e deficiência de fator estimulante de colônia granulocítica que ocorre em cães Rottweiler. Animais com caquexia, subnutrição proteica (*kwashiorkor-like*) e deficiência vitamínica podem, eventualmente, desenvolver neutropenia decorrente de uma hipoplasia mieloide transitória e responsiva à alimentação balanceada. O FeLV e o FIV têm sido associados a hipoplasia mieloide em gatos. É possível que algumas neutropenias idiopáticas adquiridas que respondem ao corticoide em cães e gatos possam ocorrer por hipoplasia mieloide.

Hipoplasia megacariocítica

A *hipoplasia megacariocítica* é a causa menos frequente de hipoplasia medular descrita em animais e seres humanos. Essa diminuição seletiva na síntese de plaquetas tem sido associada principalmente à infecção pelo vírus da diarreia viral bovina (BVDV, do inglês *bovine viral diarrhea virus*) em bovinos, à anemia infecciosa equina e à deficiência de trombopoetina em seres humanos.

Foi descrita em cães e gatos uma forma de trombocitopenia autoimune na qual há produção de anticorpos contra os megacariócitos; essa entidade clínica é denominada trombocitopenia amegacariocítica idiopática. Embora a hipoplasia megacariocítica seja uma alteração hematopoética rara, tem sido associada, com certa frequência, ao tratamento com dapsona em cães e com ribavirina em gatos. Além disso, uma hipoplasia de duas linhagens celulares (mieloide e megacariocítica) que causa bicitopenia foi relatada em equinos.

Mieloptise

O termo *mieloptise* reflete um distúrbio no qual há substituição dos espaços virtuais ocupados pelas células que compõem os compartimentos hematopoéticos da medula óssea. Essa substituição pode ser decorrente de proliferação neoplásica ou displásica de um tipo celular da própria medula óssea (*leucemia* ou *mielodisplasia*, respectivamente), substituição das células hematopoéticas por colágeno (*mielofibrose*), invasão óssea adjacente (*osteopetrose*), distúrbio metabólico sistêmico (*doenças de depósito lisossomal*), inflamação ou proliferação neoplásica metastática.

De acordo com a evolução e com a patogênese de cada uma dessas doenças precipitantes, o hemograma do paciente com distúrbio mielotísico evidenciará leucopenia por neutropenia, anemia e trombocitopenia arregenerativas. Os achados hemocitológicos são altamente variáveis e podem ser vistos como uma grande quantidade de dacriócitos se o fenômeno mielotísico for ocasionado por mielofibrose e osteopetrose ou pela presença de células mieloides ou linfoides indiferenciadas (blastos) ou pouco diferenciadas na circulação nos casos de leucemia.

O diagnóstico do processo mielotísico e sua categorização são baseados na avaliação citológica ou histológica. A suspeita clínica de mielofibrose, por exemplo, é estabelecida após tentativas frustradas de PAAF da medula óssea ou pelo aparecimento de muitas células fusiformes e pequena quantidade de precursores hematopoéticos nos esfregaços realizados com material obtido da medula óssea do tecido. O diagnóstico definitivo dessa condição necessita ser confirmado por meio do exame histológico, no qual se observa a substituição da medula óssea ativa por fibroblastos bem diferenciados em meio a abundante quantidade de colágeno maduro (Figura 6.8).

Essa proliferação de tecido conjuntivo ocupa a maior parte da ou toda a medula óssea e acaba por formar ilhas isoladas de precursores hematopoéticos. Na necropsia, um tecido fibroso é visto obliterando completamente a cavidade medular e, ao corte, esse tecido tem a consistência tão firme quanto a de um ligamento.

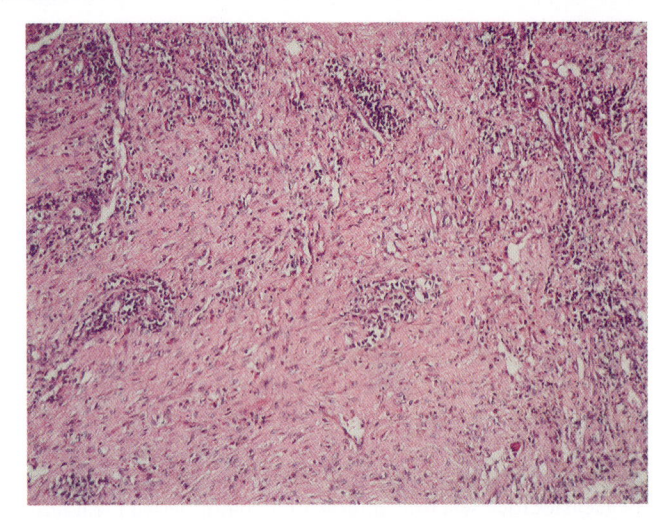

Figura 6.8 Cão; medula óssea. Grande quantidade de fibroblastos em meio ao colágeno oblitera o espaço previamente ocupado por células precursoras hematopoéticas. Essa forma de mieloptise é denominada mielofibrose.

O diagnóstico da osteopetrose é realizado pela histologia, mas achados radiográficos característicos associados a uma PAAF fracassada da medula óssea, em virtude da ossificação acentuada da cavidade medular, são fortes indícios da doença. O diagnóstico das leucemias mieloides agudas, dos distúrbios mieloproliferativos crônicos, das síndromes mielodisplásicas, das leucemias linfoides, do mieloma múltiplo e do linfoma medular obedece a critérios específicos e é discutido em outros tópicos deste capítulo.

Proliferação cíclica de células-tronco

A *proliferação cíclica das células-tronco* é uma rara forma de distúrbio da medula óssea que afeta seres humanos, cães, gatos e equinos. Esse tipo de alteração caracteriza-se, como o próprio nome diz, pela produção e liberação de uma ou mais linhagens hematopoéticas de maneira cíclica.

De acordo com cada doença específica, ocorre uma parada temporária na multiplicação celular que obedece a determinado ciclo. Após esse intervalo, a medula volta a tornar-se ativa de forma hiperplásica.

A entidade clínica que cursa com proliferação cíclica de células-tronco mais importante em hematologia veterinária é a chamada hematopoese cíclica canina ou neutropenia cíclica da raça Collie cinza-prata. Essa condição é muito estudada e serve como modelo para alguns distúrbios semelhantes que afetam seres humanos. A utilização de ciclofosfamida no tratamento de cães com anemia hemolítica autoimune e linfoma tem sido, com frequência, associada à neutropenia cíclica semelhante à vista nos cães Collie cinza-prata. Em alguns poucos gatos infectados pelo FeLV, uma situação similar tem sido descrita. Filhotes de cães de várias raças têm desenvolvido neutropenia cíclica que desaparece após alguns meses de vida. Em equinos, uma rara forma de neutropenia cíclica familiar ocorre associada a trombocitopenia.

Necrose medular

Alterações necróticas da medula óssea causam diminuição de todas as linhagens celulares, ou seja, pancitopenia, e não podem ser diferenciadas clínica ou hematologicamente de aplasia medular. As principais causas de necrose da medula óssea são a SIRS e a coagulação intravascular disseminada (CID).

Em gatos, casos de necrose das células hematopoéticas da medula óssea estão frequentemente associados à infecção pelo FeLV. Ao contrário da aplasia ou da hipoplasia da medula óssea, situações nas quais ocorre necrose das células hematopoéticas não são comuns e, nesse tipo de alteração medular, os precursores de todas as linhagens estão presentes, porém demonstram alterações nucleares e citoplasmáticas que possibilitam estabelecer um diagnóstico de necrose medular. Entretanto, se o paciente não morrer logo após a necrose, a substituição das células mortas por tecido adiposo ou por tecido conjuntivo pode não possibilitar a diferenciação de aplasia ou mielofibrose, respectivamente.

Alterações inflamatórias
Mielites

Doenças inflamatórias, de origem tóxica ou infecciosa, podem ser vistas afetando a medula óssea. Os exemplos conhecidos na literatura médica humana incluem as micoses sistêmicas e a tuberculose, situações que predispõem o indivíduo ao desenvolvimento de mieloptise. Em animais, vários são os microrganismos que podem se estabelecer na medula óssea e incitar inflamação, quase sempre granulomatosa, mas mieloptise secundária a esse fenômeno ainda não foi comprovada. Essas *mielites granulomatosas* ocorrem, quase sempre, em áreas multifocais e são vistas em casos de coccidioidomicose, blastomicose, criptococose, histoplasmose, aspergilose e leishmaniose.

Na leishmaniose por *Leishmania infantum* (sinonímia *Leishmania chagasi*) em cães é comum se observar um infiltrado constituído, na sua maioria, por macrófagos espumosos, e por menor quantidade de macrófagos epitelioides, na medula óssea. Estabelecer a frequência com que essa lesão ocorre em uma população geral de cães com a doença é difícil, uma vez que costuma ser vista nos casos em que é feita a PAAF da medula óssea, um procedimento utilizado muito mais quando amastigotas não são encontrados nos linfonodos. Dessa maneira, há um viés na população utilizada para estabelecer essa frequência. O que se pode afirmar com segurança é que, quando punções nodais que visam encontrar amastigotas para confirmar o diagnóstico falham e a medula óssea precisa ser examinada por citologia, é muito comum encontrar um infiltrado histiocítico ou granulomatoso nos esfregaços.

Em bovinos, uma doença granulomatosa sistêmica de etiologia tóxica tem sido descrita em vários países onde os animais são alimentados com ração à base de polpa cítrica. As vacas afetadas desenvolvem anorexia, febre, queda na lactação, lesões cutâneas e hemorragias graves.

Embora não existam ainda estudos sistemáticos que comprovem a patogenia do processo, alguns animais estudados desenvolveram neutropenia e trombocitopenia arregenerativa. A avaliação citológica e histológica da medula óssea desses animais demonstrou intensa infiltração por macrófagos, caracterizando uma alteração tipicamente mielotísica como causa da hemorragia. Outra doença granulomatosa sistêmica que faz parte da chamada "síndrome do prurido, pirexia e hemorragia dos bovinos", a intoxicação por ervilhaca-peluda (*Vicia villosa*), foi associada à mielite granulomatosa suficientemente grave para explicar o quadro de hemorragia disseminada observado à necropsia.

Alterações proliferativas

Hiperplasia medular

A expressão *hiperplasia medular* refere-se ao estado compensatório da medula óssea em que há produção exacerbada de uma ou mais linhagens celulares. É a lesão mais frequente na medula óssea de todas as espécies animais, mas, como não é comum realizar PAAF ou biopsia por trepanação em pacientes com anemia regenerativa, desvio à esquerda regenerativo e trombocitopenia regenerativa, essa alteração é menos vista do que as aplasias ou hipoplasias.

Embora a expressão *hiperplasia medular* seja amplamente utilizada para descrever o processo de regeneração de todas as células que compõem a medula óssea, quase sempre essa hiperplasia é mais importante em uma linhagem específica. No entanto, como algumas citocinas responsáveis pela estimulação da fase de multiplicação são as mesmas para diversas células blásticas, é muito comum que as três linhagens (mieloide, eritroide e megacariocítica) possam estar conjuntamente hiperplásicas. Essa hiperplasia trilinhagem também é vista como um fenômeno de rebote após episódios agudos e não fatais de aplasia medular, principalmente naqueles cães e gatos que sobreviveram à infecção pelos parvovírus causadores da parvovirose canina e da panleucopenia felina. Nessas situações, a quantidade de blastos é muito alta, e o histórico prévio do paciente é fundamental para que não ocorra um diagnóstico equivocado de distúrbio mieloproliferativo.

Hiperplasia eritroide

É provável que a *hiperplasia eritroide* seja a forma mais frequente de hiperplasia medular descrita em seres humanos e animais. Essa alteração compensatória da medula óssea constitui o mais importante processo de produção de eritrócitos em um indivíduo anêmico, pois, embora ocorra também em outros órgãos, a quantidade de células liberadas por uma medula óssea hiperplásica é incalculavelmente maior do que a produzida por eritropoese extramedular.

Principalmente, hiperplasia eritroide é vista em resposta a perdas agudas ou crônicas de eritrócitos, como aquelas que ocorrem por hemorragia ou hemólise (Figuras 6.9 e 6.10).

No entanto, com exceção dos pacientes que apresentam anemia por insuficiência medular, basicamente todos os outros tipos de anemia cursam com hiperplasia medular. Contudo, em indivíduos que desenvolvem anemia por má síntese de hemoglobina ou anemia megaloblástica, a hiperplasia eritroide é ineficaz.

Hiperplasia mieloide

Assim como a hiperplasia eritroide, a *hiperplasia mieloide* é uma alteração frequente da medula óssea dos animais. Essa forma de hiperplasia ocorre como uma resposta inata do organismo diante de estímulos agressores. Dessa maneira, como a medula óssea é o único local de produção de neutrófilos, eosinófilos e basófilos dos mamíferos domésticos, é de se esperar que a hiperplasia mieloide seja um achado frequente em pacientes que estão desenvolvendo vários tipos de inflamação.

Hiperplasia mieloide com diferenciação em neutrófilos

A maior parte dos casos de hiperplasia mieloide se refere à *hiperplasia mieloide com diferenciação em neutrófilos*. Infecções bacterianas agudas ou crônicas são as principais causas de uma demanda exacerbada de neutrófilos e, por conseguinte, o estímulo indireto para maior proliferação dos precursores neutrofílicos.

Dentre as principais situações clínicas em que uma hiperplasia de grande magnitude pode ser observada estão: piometra, polisserosites, como peritonite e pleurite bacterianas, pancreatite aguda e formação de abscessos e piogranulomas. Nessas circunstâncias, é comum que a hiperplasia mieloide acentuada culmine em uma elevação substancial no número de neutrófilos maduros e imaturos (bastonetes, metamielócitos e mielócitos) na circulação. Com isso, um hemograma que revele reação leucemoide neutrofílica (ao redor de 75.000 neutrófilos/mm³ de sangue) ou leucocitose neutrofílica extrema (ao redor de 100.000 neutrófilos/mm³ de sangue) deve ser esperado. Outras causas de hiperplasia mieloide do componente neutrofílico incluem necrose tecidual extensa, síndrome paraneoplásica e neutropenia imunomediada.

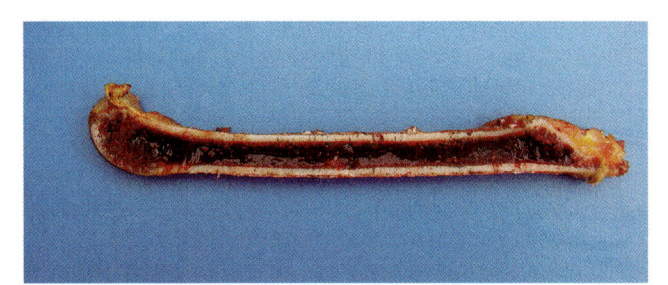

Figura 6.9 Gato; medula óssea. Medula óssea ativa que ocupa não apenas as extremidades, mas também a porção central da cavidade medular; um típico padrão de hiperplasia medular com predomínio eritroide. Neste caso, a regeneração era secundária a uma crise hemolítica.

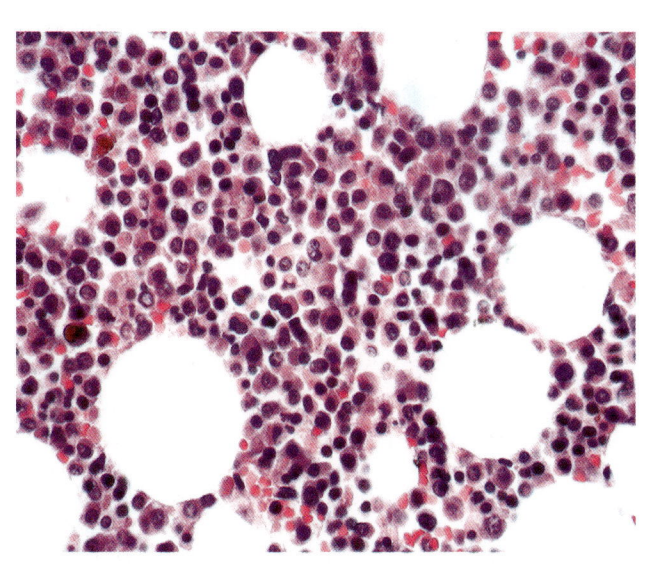

Figura 6.10 Cão; medula óssea. Hiperplasia dos componentes eritroide e mieloide em caso de anemia hemolítica autoimune.

Hiperplasia mieloide com diferenciação em eosinófilos

Hiperplasia mieloide com diferenciação em eosinófilos é um achado comum e ocorre principalmente em animais com doenças parasitárias ou alérgicas. Em alguns casos, essa hiperplasia pode ser grave o suficiente para necessitar diferenciação de leucemia eosinofílica crônica. Nessas situações utiliza-se a expressão *síndrome hipereosinofílica*. Um infiltrado de eosinófilos maduros e imaturos pode ocorrer em vários órgãos em associação com essa síndrome e, quando isso é visto, utiliza-se a expressão *doença eosinofílica disseminada*. Os órgãos mais afetados nesses casos incluem coração, fígado e pulmões.

Lesões eosinofílicas idiopáticas localizadas também estão associadas à hiperplasia mieloide com diferenciação em eosinófilos e consequente eosinofilia sanguínea periférica. Nesses casos, os órgãos mais afetados incluem: pele (complexo eosinofílico felino e dermatite eosinofílica aguda canina, semelhante à síndrome de Wells), estômago e intestinos (gastrenterite eosinofílica, incluindo a fibroplasia esclerosante e eosinofílica gastrintestinal felina), coração (endomiocardite eosinofílica, semelhante à endomiocardite de Loeffler) e pulmões (infiltrado pulmonar com eosinófilos).

Algumas neoplasias, principalmente os tumores de mastócitos, produzem substâncias quimiotáticas para eosinófilos, o que, de modo indireto, causa hiperplasia mieloide com diferenciação em eosinófilos. Esse tipo de hiperplasia, que também é descrita em alguns raros casos de linfoma, pode ser considerada uma síndrome paraneoplásica.

Hiperplasia mieloide com diferenciação em basófilos

Hiperplasia mieloide com diferenciação em basófilos é uma situação rara, descrita em alguns poucos relatos na literatura e associada a dirofilariose, mastocitose sistêmica, urticária pigmentosa (uma rara forma de mastocitose cutânea), trombocitemia essencial e granulomatose linfomatoide. Aparentemente, essas associações são observadas em cães e gatos.

Hiperplasia megacariocítica

A *hiperplasia megacariocítica* é a resposta à diminuição na quantidade de plaquetas circulantes. Nos animais, ocorre em resposta à destruição acelerada, ao aumento no consumo e ao sequestro esplênico de plaquetas. Para mais informações, consulte o tópico *Causas das hemorragias* (em *Distúrbios hemorrágicos*) na seção "Síndromes clínicas".

Hiperplasia do componente monocítico

A *hiperplasia do componente monocítico* é uma alteração incomum e, quando ocorre, está relacionada, em especial, à inflamação crônica, independentemente da causa. É importante diferenciar a hiperplasia monocitária das reações inflamatórias mediadas por macrófagos que afetam a medula óssea. Essas verdadeiras mielites granulomatosas ocorrem em áreas multifocais, mas, de modo pouco frequente, podem manifestar-se de forma difusa.

Segundo estudos, foi considerado que algumas proliferações de macrófagos da medula óssea ocorrem como uma forma diferenciada de lesão medular. Essas lesões variantes foram denominadas pela expressão *hiperplasia de macrófagos reativos* e incluem as infecções por *Histoplasma capsulatum*, *Leishmania infantum* (sinonímia *Leishmania chagasi*), *Mycobacterium* spp., *Cytauxzoon felis* e *Phialemonium obovatum*.

Hiperplasia linfoide da medula óssea

A *hiperplasia do componente linfoide* da medula óssea é uma alteração descrita apenas de modo incomum e está relacionada com a estimulação antigênica prolongada, como a que ocorre em algumas doenças infecciosas. Cães com leishmaniose, erliquiose, tripanossomíase e rangeliose frequentemente apresentam uma população linfoide muito acima dos limites considerados normais. Nesses casos, além de linfócitos, frequentemente há grande quantidade de plasmócitos, alguns deles com múltiplas inclusões citoplasmáticas eosinofílicas (corpúsculos de Russel). Esses plasmócitos com citoplasma repleto de inclusões são semelhantes a mórulas e têm sido denominados como células de Mott.

Distúrbios mieloproliferativos

A expressão *distúrbio mieloproliferativo* é utilizada para descrever qualquer forma de proliferação hematopoética descontrolada que se origine de células não linfoides, seja neoplásica, displásica ou metaplásica. Por outro lado, a expressão *distúrbio linfoproliferativo* indica todas as neoplasias que emergem dos linfócitos e, consequentemente, dos plasmócitos.

Fazem parte do grupo dos distúrbios mieloproliferativos as *leucemias mieloides agudas* (LMA), os *distúrbios mieloproliferativos crônicos* (DMC), as *síndromes mielodisplásicas* (SMD) e a *metaplasia mieloide agnogênica*. Além disso, podem ser incluídos nesse grupo os tumores que emergem dos histiócitos (histiocitoma, histiocitoses e sarcomas histiocíticos) e dos mastócitos (mastocitomas e mastocitose sistêmica).

Os distúrbios linfoproliferativos incluem as leucemias linfoides (agudas e crônicas), os linfomas e as discrasias plasmocitárias (plasmocitomas e mielomas). Com isso, pode-se observar que os distúrbios neoplásicos do sistema hematopoético não se restringem apenas a leucemias, linfomas e mielomas. Além disso, tumores originários de algumas células hematopoéticas podem iniciar-se em órgãos que não a medula óssea ou o tecido linfoide. Exemplos disso incluem os mastocitomas, os plasmocitomas e os tumores histiocíticos, que costumam afetar a pele.

O termo *leucemia* denota uma neoplasia maligna que se origina de qualquer célula hematopoética no interior da medula óssea e que tem potencial para liberar células neoplásicas na circulação. Por sua vez, o termo *pré-leucemia* indica um grupo de distúrbios hematológicos potencialmente capazes de evoluir até leucemia mieloide aguda, mas está em desuso e tem sido progressivamente substituído por *mielodisplasia*.

Em hematopatologia, mielodisplasia é considerada uma lesão maligna caracterizada pela proliferação celular de um ou mais compartimentos medulares, mas que, de modo quantitativo, não preenche os critérios necessários para ser categorizada como leucemia mieloide aguda. Várias entidades clínicas foram descritas com base em diferentes lesões mielodisplásicas e constituem hoje um grupo de doenças denominado como síndromes mielodisplásicas.

Durante muitos anos foram pesquisadas classificações para os distúrbios leucêmicos que pudessem auxiliar clinicamente aqueles que trabalham no diagnóstico de tais doenças. O resultado de tantas pesquisas levou a uma variedade de classificações que sempre tiveram como principal objetivo separar os diversos tipos de leucemia que ocorrem em seres humanos, mas que, com o passar do tempo, acabaram modificadas para o uso em veterinária.

Desse modo, existem várias maneiras de se classificar os distúrbios leucêmicos: quanto ao curso clínico (leucemia aguda ou crônica); quanto ao tipo celular (leucemia mieloide ou linfoide); e quanto à presença de células neoplásicas na corrente sanguínea (leucemia leucêmica, subleucêmica ou aleucêmica).

Baseando-se nessa grande quantidade de métodos classificatórios, em 1976, um grupo formado por hematologistas e hematopatologistas franceses, norte-americanos e ingleses (Grupo FAB) se reuniu para traçar critérios fenotípicos que possibilitassem separar os distúrbios leucêmicos de seres humanos em grupos, levando em conta principalmente a evolução do processo e o tipo de célula da qual o tumor se origina. Em 1991, um grupo de veterinários (o Grupo de Estudos da Leucemia Animal da Sociedade Americana de Patologia Clínica Veterinária) utilizou essa classificação para traçar os parâmetros que possibilitariam diagnosticar os distúrbios leucêmicos em animais.

Com base nesses consensos, as neoplasias do sistema hematopoético de seres humanos e animais podem ser divididas da seguinte maneira: distúrbios mieloproliferativos e distúrbios linfoproliferativos. Os distúrbios mieloproliferativos incluem neoplasias de qualquer célula de origem mieloide, ou seja, granulócitos (neutrófilos, eosinófilos e basófilos), monócitos/macrófagos, eritrócitos, megacariócitos e mastócitos. Os distúrbios linfoproliferativos são restritos apenas às neoplasias dos linfócitos e plasmócitos.

Leucemias mieloides agudas

Sob a expressão LMA encontra-se um grande grupo de neoplasias hematopoéticas que têm em comum o fato de se originarem de precursores mieloides e de serem doenças rapidamente progressivas. Todas essas neoplasias são descritas em seres humanos, cães, gatos e, ocasionalmente, em outras espécies animais. Sob essa denominação, são englobados oito tipos principais de leucemia, a saber: leucemia mieloide aguda sem maturação (LMA M1), leucemia mieloide aguda com maturação (LMA M2), leucemia promielocítica aguda (LMA M3), leucemia mielomonocítica aguda (LMA M4), leucemia monoblástica/monocítica aguda (LMA M5), eritroleucemia aguda/eritroleucemia aguda com predominância eritroide (LMA M6/LMA M6-Er), leucemia megacarioblástica aguda (LMA M7) e leucemia com mínima diferenciação mieloide (LMA M0). Os critérios para a classificação de cada um desses distúrbios mieloproliferativos agudos podem ser contemplados na Tabela 6.2.

Em geral, os achados hematológicos mais importantes em animais afetados por LMA incluem anemia normocítica normocrômica (anemia arregenerativa) e trombocitopenia arregenerativa, duas citopenias que decorrem basicamente de mieloptise. Essa anemia por insuficiência medular exacerba-se pelos constantes sangramentos por causa da trombocitopenia e pode, de acordo com o grau de hemorragia, tornar-se ferropriva.

Embora anemia e trombocitopenia mielotísicas sejam achados frequentes em pacientes com LMA, deve-se ressaltar que, na LMA M6/LMA M6-Er e na LMA M7, respecti-

Tabela 6.2 Critérios para a classificação dos distúrbios mieloproliferativos agudos dos mamíferos domésticos.

Distúrbios mieloproliferativos agudos	Critérios de classificação[1]
LMA M1	> 20% de blastos do TCN[2] > 90% de blastos do TCNE[3] ou > 20% de blastos do TCN < 10% de CCGM[4] do TCN
LMA M2	> 20% de blastos do TCN Entre 30 e 90% de blastos do TCNE ou > 20% de blastos do TCN > 10% de CCGM do TCN
LMA M3	> 20% da soma de blastos e promielócitos do TCN
LMA M4	> 20% de blastos do TCN > 20% de CCGM do TCN > 20% de CCMM[5] do TCN
LMA M5a	> 20% de blastos do TCN > 80% de CCM[6] do TCN > 80% da soma de monoblastos e promonócitos de CCM
LMA M5b	> 20% de blastos do TCN > 80% de CCM do TCN < 80% da soma de monoblastos e promonócitos de CCM
LMA M6	> 20% de blastos do TCN[7] > 50% de CCE[8] do TCN
LMA M6-Er	> 20% de blastos do TCN > 50% de CCE do TCN
LMA M7	> 20% de blastos do TCN > 30% de CCMeg[9] do TCN
LMA M0	> 20% de blastos do TCN > 90% de blastos do TCNE < 3% dos blastos positivos para mieloperoxidase e *sudan black* B ICQ[10] ou IHQ[11] positiva para marcadores mieloides

[1]Critérios baseados na avaliação citológica da medula óssea (mielograma). [2]Total de células nucleadas da medula óssea. [3]Total de células não eritroides da medula óssea. Nessa contagem também estão excluídos linfócitos, plasmócitos, macrófagos e mastócitos. [4]Células do componente granulocítico em maturação. Esse componente é obtido pela soma de promielócitos, mielócitos, metamielócitos, bastonetes e granulócitos maduros. [5]Células do componente monocítico em maturação. Esse componente é obtido pela soma de promonócitos e monócitos. [6]Células do componente monocítico. Esse componente é obtido pela soma de monoblastos, promonócitos e monócitos. [7]Nessa situação estão excluídos os rubriblastos. [8]Células do componente eritroide. Esse componente é obtido pela soma de rubriblastos, pré-rubrícitos, rubrícitos e metarrubrícitos. [9]Células do componente megacariocítico. Esse componente é obtido pela soma de megacarioblastos, promegacariócitos e megacariócitos. [10]Imunocitoquímica. [11]Imuno-histoquímica.

LMA M1 = leucemia mieloide aguda sem maturação; LMA M2 = leucemia mieloide aguda com maturação; LMA M3 = leucemia promielocítica aguda; LMA M4 = leucemia mielomonocítica aguda; LMA M5 = leucemia monoblástica/monocítica aguda; LMA M6 = eritroleucemia aguda; LMA M6-Er = eritroleucemia aguda com predominância eritroide; LMA M7 = leucemia megacarioblástica aguda; LMA M0 = leucemia com mínima diferenciação mieloide.

vamente, as citopenias ocorrem também pela incapacidade de maturação das células neoplásicas, e não apenas por mieloptise. Além disso, nos casos de LMA M6-Er, uma alteração megaloblastoide de causa desconhecida contribui muito para a anemia desenvolvida pelos animais afetados.

Em relação ao leucograma, nos casos de LMA M0, LMA M1, LMA M2 e LMA M3, frequentemente há leucopenia por neutropenia, dada a impossibilidade de os blastos neoplásicos maturarem. Leucopenia por neutropenia ainda pode ocorrer em pacientes com LMA M6/LMA M6-Er e LMA M7, mas, nesses casos, é um achado tardio e tem sido atribuída à mieloptise.

Embora leucopenia por neutropenia seja o achado hematológico mais evidente em relação ao leucograma dos pacientes com LMA, nos casos de LMA M5 frequentemente ocorre leucocitose por monocitose. Além disso, os animais com LMA M5 desenvolvem neutropenia menos grave do que a vista nas outras formas de LMA ou até mesmo neutrofilia. É comum animais com LMA M4 apresentarem leucocitose por neutrofilia e/ou monocitose.

A presença de células leucêmicas na circulação (*leucemia leucêmica*) é uma característica, até certo ponto, comum de todas as LMA (Figura 6.11). Entretanto, em algumas situações, essas células podem estar ausentes (*leucemia aleucêmica*) ou ocorrer em pequena quantidade e, como resultado, estar presentes apenas de modo esporádico (*leucemia subleucêmica*) na corrente sanguínea.

Nos pacientes em que há grande quantidade de células leucêmicas circulantes, uma leucocitose que varia de 25.000 a 50.000 leucócitos/mm³ de sangue pode ser evidente, mas, de qualquer maneira, a neutropenia será quase sempre um achado constante. Algumas vezes, uma leucocitose com até 500.000 leucócitos/mm³ pode estabelecer-se. Esse é um achado pouco comum e ocorre quando uma grande quantidade de células leucêmicas invade a circulação em uma fase terminal da LMA, ou como uma transformação blástica de algum DMC.

O diagnóstico de LMA sempre se inicia pelo hemograma e, em seguida, requer uma confirmação pela avaliação morfológica da medula óssea, principalmente por meio de técnicas citológicas. Para animais, o mielograma consiste na avaliação de, pelo menos, 200 células nucleadas e o diagnóstico de LMA se faz quando os blastos correspondem a 30% ou mais do total de células nucleadas da medula óssea, excluindo os linfócitos, os plasmócitos, os macrófagos e os mastócitos. Atualmente, alguns autores consideram que o limite mínimo de blastos para se estabelecer um diagnóstico de LMA é de 20% e recomendam a avaliação de 500 células nucleadas.

Nos casos incomuns, em que não é possível o diagnóstico por meio da citologia, seja por uma PAAF fracassada ou pela dificuldade na interpretação dos resultados do mielograma, torna-se necessária a realização de biopsia por trepanação, seguida de avaliação histológica. Nessas situações, os diferentes tipos de LMA são vistos como uma acentuada proliferação de células redondas pouco diferenciadas que ocupa a maior parte ou a totalidade da medula óssea e substitui os componentes de maturação e armazenamento das células hematopoéticas que compõem esse tecido (Figura 6.12).

Embora a utilização de cortes semifinos possa auxiliar na classificação da linhagem hematopoética em proliferação, e a morfometria possibilite a quantificação aproximada das células, não há dúvidas de que esse é um método mais demorado, caro e trabalhoso. Assim, a histologia auxilia muito mais no diagnóstico das metástases e das lesões associadas à leucemia do que na confirmação e classificação do processo leucêmico na medula óssea. Com base nesse aspecto, tem-se recomendado a realização de PAAF e citologia como procedimento padrão em todos os pacientes com suspeita de LMA.

Na necropsia, os pacientes leucêmicos apresentam palidez das mucosas, descoloração das vísceras e sangue com aspecto aquoso, achados típicos de anemia. É comum haver múltiplas hemorragias na forma de petéquias e sufusões na pele, nas mucosas oral, ocular e genital, no tecido subcutâneo e na serosa e mucosa de múltiplos órgãos. A cavidade medular dos ossos longos está repleta de medula óssea ativa, com colorações que variam do vermelho-intenso nos casos de LMA M6/LMA M6-Er até o vermelho-pálido nas outras formas de LMA.

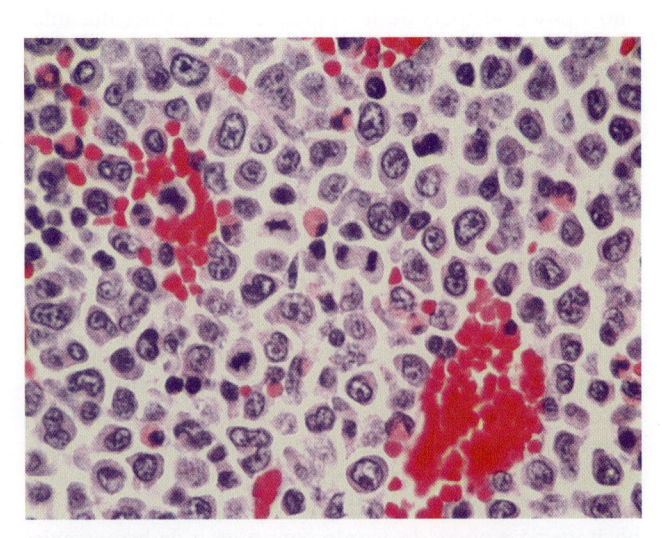

Figura 6.12 Gato; medula óssea. Grande quantidade de células hematopoéticas imaturas com alta relação núcleo-citoplasmática e nucléolo evidente. Esses blastos, que correspondem a mais de 30% do total de células nucleadas presentes no campo, possibilitam o diagnóstico de leucemia mieloide aguda.

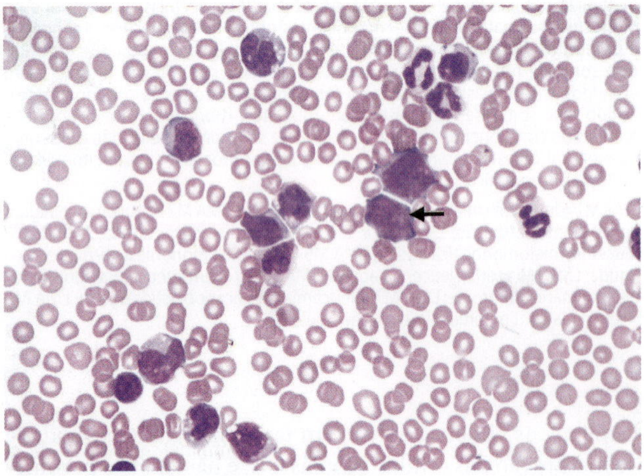

Figura 6.11 Cão; esfregaço sanguíneo. Monoblasto (*seta*), pré-monócitos, monócitos e neutrófilos em um caso de leucemia mielomonocítica aguda.

Metástases iniciais de LMA ocorrem como um aglomerado de células no interior dos vasos sanguíneos, que, com a evolução da lesão, migram para o parênquima. No baço, o acúmulo de células blásticas é visto na polpa vermelha; com o passar do tempo, a coalescência dessas áreas obscurece até mesmo a polpa branca. No fígado, células blásticas são observadas nos sinusoides e obliterando as veias centrolobulares, mas uma aglomeração de blastos leucêmicos ao redor dos espaços-porta também é um achado comum à maioria das LMA. Nos linfonodos, as células leucêmicas formam aglomerados no interior dos seios subcapsulares e acabam por ser drenadas para a zona medular. Assim como no baço, nos linfonodos também ocorre substituição linfoide e aumento de volume do órgão, à medida que a estrutura nodal é obliterada pelas células leucêmicas. Essa infiltração neoplásica no baço, no fígado e nos linfonodos causa aumento de volume difuso desses órgãos (esplenomegalia, hepatomegalia e linfadenomegalia difusas, respectivamente) e, de modo muito menos frequente, formação de nódulos ou massas. Nos casos de LMA M6, e principalmente LMA M6-Er, um tracejado serpiginoso e vermelho e um avermelhamento difuso são típicos no fígado e nos linfonodos, respectivamente, o que faz das metástases hepáticas e nodais da "mielose eritrêmica" lesões patognomônicas em hematopatologia.

Sarcoma granulocítico

Um achado de necropsia encontrado com pequena frequência em seres humanos e raramente em cães, gatos e suínos com LMA é a presença de metástases na forma de grandes massas neoplásicas em órgãos parenquimatosos. Nos últimos anos, esses tumores foram denominados por diferentes termos, que incluem principalmente *sarcoma granulocítico* e *mieloblastoma*. Em alguns casos, tais tumores assumem uma coloração amarelo-esverdeada ou verde e são chamados de *cloromas* (Figura 6.13).

Embora, na maioria dos casos em que foi descrita em seres humanos, essa alteração, seja, com certeza, decorrente de metastatização, em animais acredita-se que esses tumores possam se iniciar em órgãos sólidos, principalmente no pulmão, nos intestinos e na pele, tornando-se mais tarde associados ou não a LMA. Em bovinos, casos de sarcoma granulocítico são descritos no músculo esquelético de indivíduos que não aparentavam ter LMA.

Distúrbios mieloproliferativos crônicos (DMC)

A expressão *DMC* engloba uma variedade de leucemias de origem mieloide que têm em comum a evolução lenta e a liberação de grande quantidade de células neoplásicas bem diferenciadas na circulação. Essas neoplasias, consideradas raras em veterinária, são descritas em seres humanos, cães, gatos e, às vezes, em outras espécies animais.

Diferentemente do que ocorre com as LMA, nos DMC, os achados da medula óssea são menos úteis para o diagnóstico do que as características do sangue periférico. Atualmente, em hematologia veterinária, DMC englobam: leucemia granulocítica crônica (Figura 6.14), leucemia eosinofílica crônica, leucemia basofílica crônica, leucemia mielomonocítica crônica, leucemia monocítica crônica, trombocitemia essencial e policitemia vera.

Os animais com DMC podem desenvolver os mesmos sinais que aqueles com LMA; entretanto, a gravidade da manifestação clínica vai aumentando de acordo com o desenrolar da doença. A evolução média das entidades clinicopatológicas que constituem os DMC em animais varia de 6 meses a 4 anos, o que difere muito daquela vista em animais com LMA, que é de apenas poucas semanas. Assim, no momento do diagnóstico, alguns pacientes podem estar aparentemente saudáveis, enquanto outros nitidamente demonstram emaciação e apresentam vários sinais que indicam insuficiência medular, como febre, hemorragias mucocutâneas e palidez das mucosas.

Ao contrário do que ocorre na LMA, os achados hematológicos dos pacientes com DMC não podem ser abordados em conjunto, pois diferem muito de uma forma da doença para outra. Algumas poucas características comuns a esses DMC incluem achados relacionados com a insuficiência

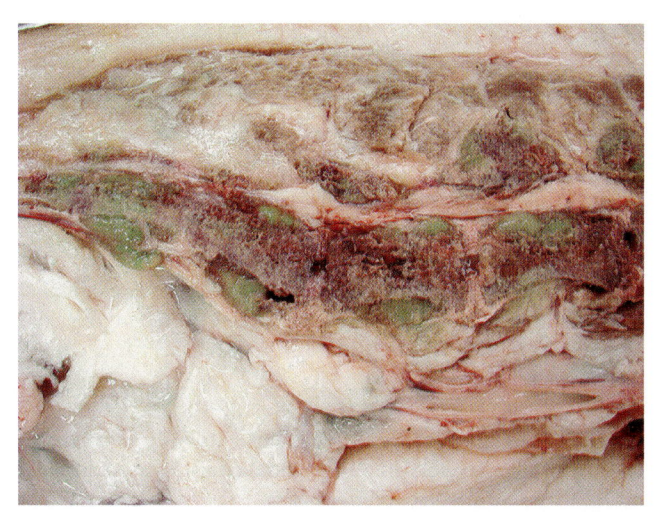

Figura 6.13 Porco; superfície de corte da coluna vertebral lombossacral. Múltiplas massas verdes com localização subperiosteal. Esse padrão de apresentação é característico de cloroma, uma forma de sarcoma granulocítico.

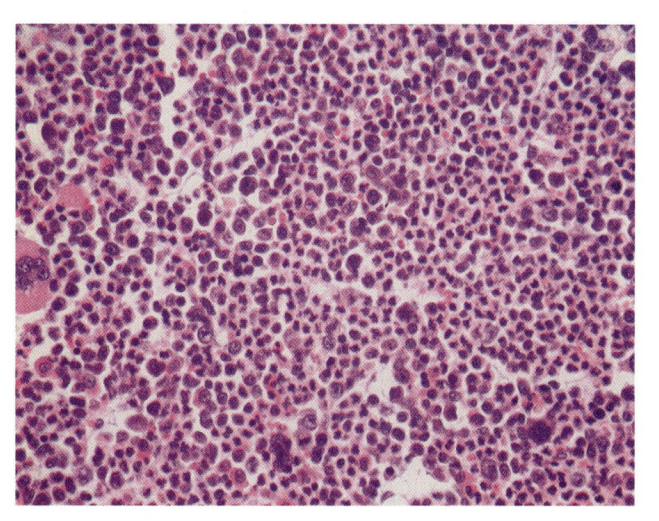

Figura 6.14 Gato; medula óssea. Marcada amplificação do compartimento de armazenamento de neutrófilos associada à pequena quantidade de blastos. Esse padrão proliferativo com manutenção da maturação dos neutrófilos é típico de leucemia granulocítica crônica, um distúrbio mieloproliferativo crônico.

medular mielotísica terminal, quer seja por proliferação neoplásica acentuada no interior da medula óssea, quer seja por mielofibrose secundária. De qualquer maneira, em diferentes fases da doença as células leucêmicas bem diferenciadas são liberadas em grande quantidade na circulação, o que causa quadros hematológicos variados, de acordo com cada forma de DMC.

Uma característica importante de todos os DMC, em especial da leucemia granulocítica crônica, é a transformação súbita do caráter crônico em leucemia francamente aguda, situação referida como transformação blástica ou crise blástica. Essa agudização do processo crônico ocorre principalmente em seres humanos, mas também tem sido descrita em animais e pode ser ou não precedida de uma fase intermediária da doença, chamada de fase de aceleração.

Para se confirmar o diagnóstico da DMC, é necessário efetuar uma PAAF da medula óssea. Ao contrário do que ocorre com as LMA, nem sempre a avaliação isolada do mielograma fornece todos os critérios necessários para a realização do diagnóstico e, principalmente, para a diferenciação dos vários tipos de DMC. Assim, sua interpretação deve ser feita em conjunto com os sinais clínicos e, principalmente, com os hemogramas.

Histologicamente, as várias formas de DMC são ainda mais complicadas de serem diagnosticadas do que as LMA. Isso ocorre porque a quantidade de células blásticas presentes na medula óssea é quase sempre pequena o suficiente para não possibilitar uma diferenciação entre DMC, SMD e hiperplasia. Além disso, a separação histológica dos diferentes tipos de DMC pode ser impossível de ser realizada.

Dessa maneira, o diagnóstico *ante mortem* por meio de hemogramas seriados e de uma avaliação citológica da medula óssea é muito mais fácil, barato e preciso. Entretanto, uma característica importante e comum a todas as DMC é a frequência com que esses distúrbios estão associados à mielofibrose, uma lesão reconhecível apenas pela histologia. Metástases são comuns e afetam mais frequentemente o baço e menos frequentemente o fígado e os linfonodos. Outros órgãos, como os rins, são afetados apenas raramente.

Tumores de mastócitos com envolvimento da medula óssea

A expressão *mastocitose sistêmica* é utilizada em patologia veterinária para descrever uma condição na qual ocorre neoplasia de mastócitos em vários órgãos viscerais ao mesmo tempo. Nos casos de mastocitose sistêmica, quando há comprometimento da medula óssea e, portanto, liberação de mastócitos neoplásicos na circulação, tem-se utilizado a expressão *leucemia de mastócitos*.

Em cães, mas não em gatos, *mastocitomas cutâneos* poderão raramente cursar com liberação de células neoplásicas na circulação (*mastocitemia neoplásica*). Essa situação também é interpretada por alguns autores, mas não por nós, como leucemia de mastócitos. Além disso, a leucemia mastocitária poderá ocorrer primariamente ou como um tumor *de novo*.

No hemograma, cães e gatos com leucemia de mastócitos demonstram uma variável mastocitemia, que nem sempre é suficiente para causar leucocitose. Os mastócitos podem ter morfologia normal ou apresentar diversas anormalidades.

Leucocitose decorrente de eosinofilia ou basofilia pode também ser vista e, mais raramente, tem-se descrito síndrome hipereosinofílica.

Cães e gatos desenvolvem anemia hemorrágica ou ferropriva decorrente da perda de sangue por úlceras gastroduodenais. Uma anemia mielotísica, que ocorre pela proliferação dos mastócitos neoplásicos na medula óssea, foi descrita em alguns casos. Quando isso ocorre, há também leucopenia por neutropenia e trombocitopenia.

A avaliação citológica da medula óssea por meio de PAAF demonstra um predomínio de mastócitos neoplásicos. Deve-se ressaltar que a presença de pequena quantidade de mastócitos na medula óssea é considerada um achado normal, e um leve aumento nessa proporção pode ser visto em casos de aplasia medular, mielofibrose e linfoma ou como um achado incidental.

Distúrbios linfoproliferativos

As expressões *neoplasias linfoides*, *distúrbios linfoproliferativos* e *leucose linfoide* denotam um grande grupo de entidades neoplásicas malignas que se manifestam com diferentes aspectos clínicos e patológicos, mas que têm em comum originar-se dos linfócitos. Assim, um dos aspectos mais confusos no que se refere ao diagnóstico desse importante tipo de câncer é a distinção entre linfoma e leucemia linfoide.

Por definição, *leucemia linfoide* é uma forma de apresentação do distúrbio linfoproliferativo em que as células neoplásicas se originam da medula óssea, podendo (leucemia linfoide leucêmica) ou não (leucemia linfoide aleucêmica) ser liberadas na circulação. O *linfoma* (*linfossarcoma*) é uma forma de apresentação do distúrbio linfoproliferativo, no qual o tumor se origina em órgãos sólidos, em especial linfonodo, baço e MALT, ou seja, fora da medula óssea.

Embora esses conceitos sejam corretos e reflitam a maioria dos casos, não é incomum que, em algumas situações, a distinção entre essas duas formas de apresentação da neoplasia linfoide seja muito tênue ou, até mesmo, impossível de ser realizada. As leucemias linfoides serão revisadas a partir de agora, mas os linfomas serão abordados adiante no tópico sobre a Alterações proliferativas dos linfonodos. Leucemias linfoides são classificadas em dois grandes grupos, *leucemias linfoblásticas agudas* (LLAs) e *leucemias linfoides crônicas* (LLC).

Leucemias linfoblásticas agudas

As leucemias linfoblásticas agudas (LLAs) englobam um grupo de neoplasias agressivas que se originam na medula óssea a partir de linfócitos precursores B ou T ou de células nulas. Além de em cães e gatos, as LLAs já foram descritas em outros animais domésticos (equinos, bovinos e cobaias) e em muitos mamíferos selvagens. Entretanto, com exceção de gatos e cobaias, são consideradas neoplasias raras em todas as espécies animais.

Nos gatos, de 60 a 80% dos casos de LLA são causados pelo FeLV. Alguns casos de LLA em gatos têm sido associados à infecção pelo FIV. Em cobaias, estão associados à infecção por um retrovírus, mas não necessariamente são causados por ele.

A suspeita clínica das LLA, com frequência, é estabelecida a partir de algum achado do hemograma. Isso ocorre porque quase todos os sinais apresentados pelo paciente com LLA são inespecíficos. Entretanto, achados clínicos decorrentes de insuficiência medular mielotísica (como palidez das mucosas, hemorragias mucocutâneas e febre) ou associados à infiltração de órgãos parenquimatosos (como esplenomegalia, hepatomegalia e linfadenomegalia) podem levar à suspeita dessa neoplasia.

Os achados hematológicos mais importantes observados em animais com LLA incluem pancitopenia mielotísica, ou seja, anemia normocítica normocrômica, trombocitopenia arregenerativa e neutropenia. Na maioria dos casos não ocorre leucopenia, porque essa forma de leucemia se caracteriza por liberar uma quantidade significativa de blastos neoplásicos na circulação (Figura 6.15).

Dessa maneira, por mais grave que seja a neutropenia mielotísica apresentada pelo paciente, os blastos circulantes compensam o déficit quantitativo dos neutrófilos e mantêm ou até aumentam a leucometria. Na necropsia, animais com LLA apresentam a cavidade medular de seus ossos longos repletas de um tecido vermelho-claro (Figura 6.16). Metástases são comuns e ocorrem, principalmente, no baço (Figura 6.17) e no fígado e são menos comuns nos linfonodos (Figura 6.18).

Na histologia, essas metástases têm um padrão de distribuição muito semelhante ao das metástases de LMA. No baço, dois padrões histológicos podem ser observados, por vezes, em conjunto. Em um deles há obliteração completa da polpa vermelha (Figura 6.19), já no outro há aglomerados de células neoplásicas formando verdadeiros agregados linfoides entre a íntima e a média de arteríolas e artérias esplênicas ("colonização subendotelial") (Figura 6.20).

Histologicamente, a medula óssea afetada se caracteriza por uma substituição completa do tecido hematopoético por linfócitos imaturos, basicamente linfoblastos (Figura 6.21); essas células podem ser B ou T. Síndromes paraneoplásicas são incomuns, mas incluem hipercalcemia, principalmente em cães, e dermatopatia esfoliativa, idêntica àquela descrita como associada ao timoma em gatos.

Leucemias linfoides crônicas

A LLC tem sido ocasionalmente descrita em cães e raramente em gatos e bovinos. No gato, esse distúrbio linfoprolifera-

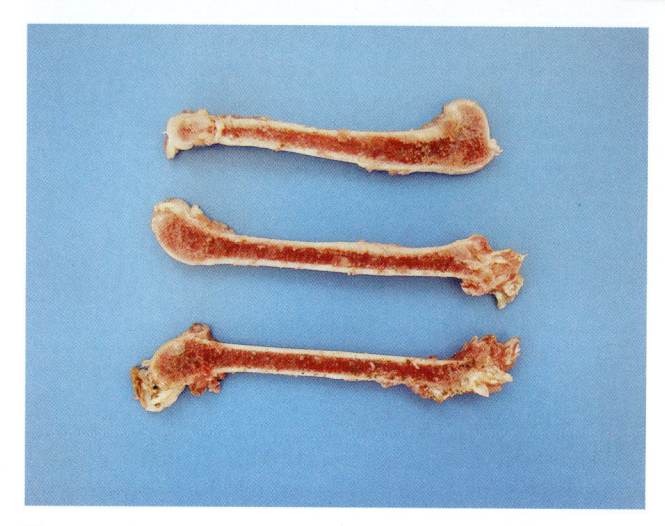

Figura 6.16 Gato; medula óssea. Cavidade medular repleta de tecido vermelho-pálido em caso de leucemia linfoblástica aguda.

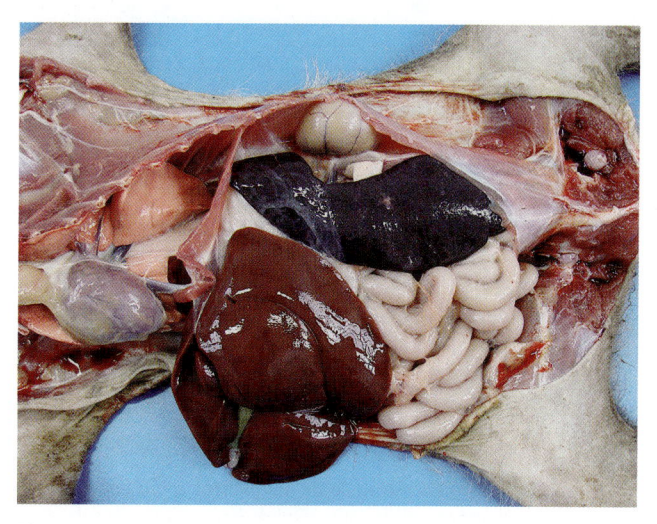

Figura 6.17 Gato; baço. Acentuada esplenomegalia difusa decorrente da metastatização em caso de leucemia linfoblástica aguda.

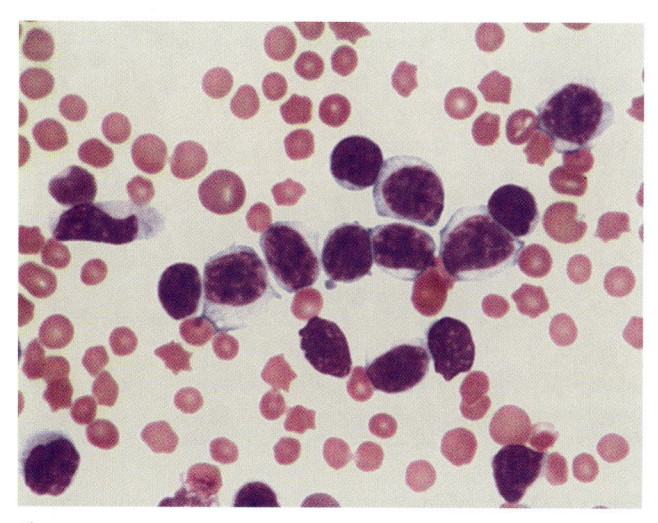

Figura 6.15 Cão; esfregaço sanguíneo. Leucocitose acentuada decorrente da grande quantidade de blastos neoplásicos.

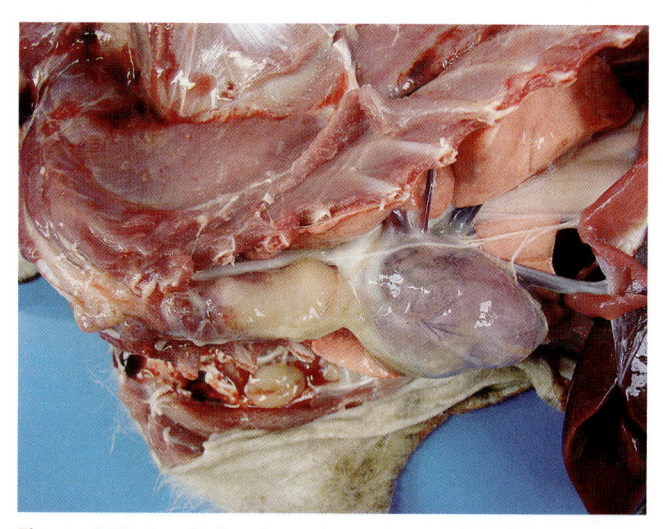

Figura 6.18 Gato; linfonodos torácicos. Acentuada linfadenomegalia decorrente da metastatização em caso de leucemia linfoblástica aguda.

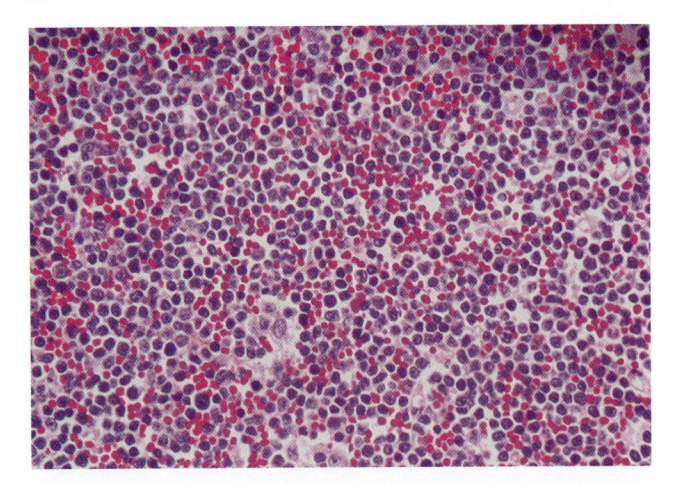

Figura 6.19 Gato; baço. A polpa vermelha está completamente infiltrada por linfoblastos, neste caso de leucemia linfoblástica aguda.

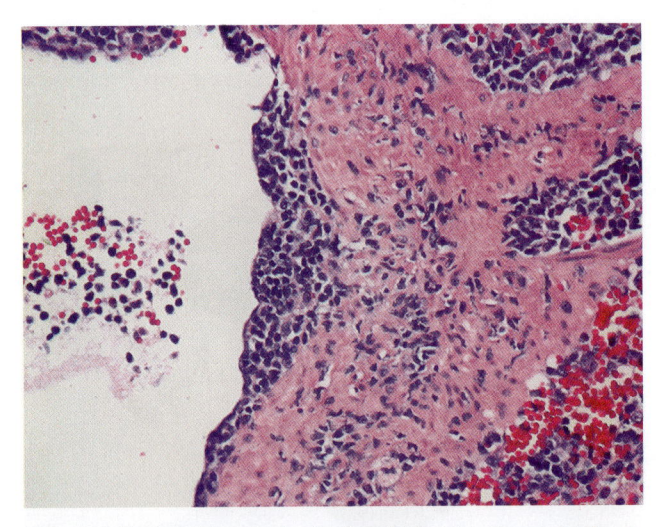

Figura 6.20 Gato; baço. Acúmulo de linfoblastos sob o endotélio de revestimento da artéria trabecular esplênica. Essa colonização subendotelial" é típica da metastatização leucêmica no baço.

tivo não está associado à infecção pelo FeLV nem pelo FIV. Uma rara variante da LLC, denominada leucemia de grandes linfócitos T granulares, é considerada comum em certas linhagens de ratos (p. ex., no Fischer 344).

Por ocasião do diagnóstico, cães com LLC apresentam sinais clínicos inespecíficos. Com a evolução da doença, desenvolve-se linfadenomegalia, hepatoesplenomegalia e, mais raramente, metástases cutâneas e sinais clínicos compatíveis com a síndrome da hiperviscosidade. No hemograma, pode haver uma variação na contagem de linfócitos entre 8.000 e 600.000 células/mm^3 de sangue (Figura 6.22). O aparecimento de manchas ou sombras de Gümprecht é comum e se deve à intensa fragilidade das membranas celulares desses linfócitos. Cães com LLC desenvolvem anemia normocítica normocrômica e trombocitopenia arregenerativa em 80% e 50% dos casos, respectivamente.

O diagnóstico da LLC é realizado principalmente pelo grau de linfocitose. Todavia, atualmente a quantidade de linfócitos não tem sido descrita como tão importante quanto a demonstração da origem monoclonal dessas células. Na necropsia, as alterações medulares ocasionadas pela LLC são menos intensas e podem não ser perceptíveis na macroscopia. Metástases são vistas com grande frequência em um estado terminal da LLC e podem ocorrer em qualquer órgão, mas são muito mais comuns no baço, no fígado e nos linfonodos. Essa é, basicamente, a única forma de leucemia que metastatiza com certa frequência para a pele de cães.

Mielomas

Os *tumores plasmocitários* são entidades clinicopatológicas correlatas oriundas dos plasmócitos de qualquer tecido, mas com maior frequência da medula óssea. Quando o acometimento medular é localizado, utiliza-se a denominação *mieloma solitário* ou *plasmocitoma ósseo solitário*. Entretanto, quando a medula de vários ossos é afetada, sincrônica ou sequencialmente, essas neoplasias são referidas como *mieloma múltiplo*, *mieloma plasmocitário* ou *sarcoma plasmocitário*. *Plasmocitoma extramedular* ou *plasmocitoma extraósseo* é uma neoplasia localizada, originária de plasmócitos presen-

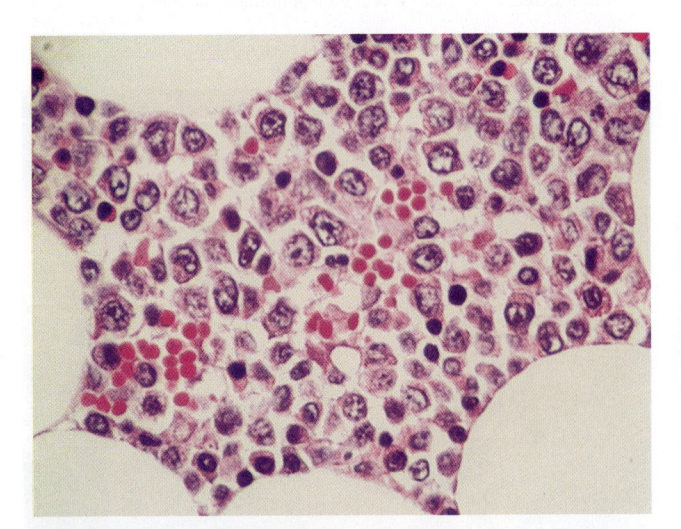

Figura 6.21 Gato; medula óssea. Substituição do tecido hematopoético por grande quantidade de linfoblastos em caso de leucemia linfoblástica aguda. Os linfoblastos neoplásicos têm o núcleo redondo, formado por cromatina frouxa e com nucléolo evidente, e o citoplasma escasso.

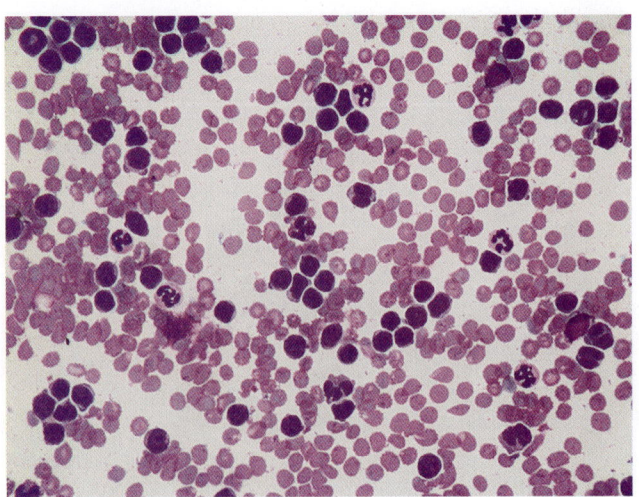

Figura 6.22 Cão; esfregaço sanguíneo. Leucocitose acentuada decorrente da grande quantidade de linfócitos neoplásicos maduros, alguns dos quais são binucleados, em caso de leucemia linfoide crônica.

tes em qualquer tecido mole, mas principalmente na pele, no baço, nas cavidades oral e nasofaríngea e no trato digestório.

Por muitos anos, foi aceito que uma característica importante de todas as formas de apresentação dos tumores dos plasmócitos era que apenas em raras ocasiões ocorria liberação de células neoplásicas na circulação (leucemização), o que é conhecido pelas expressões *leucemia dos plasmócitos* e *leucemia das células do mieloma*. Contudo, embora ainda pouco descritos em animais, atualmente sabe-se que cerca de 60% dos pacientes humanos com tumores plasmocitários ósseos (mielomas) podem ter a doença descoberta pela presença de plasmócitos circulantes (plasmocitemia). Com isso, quando o total de plasmócitos na circulação ultrapassar 2.000/mm³ de sangue ou 20% do total de leucócitos circulantes, um diagnóstico de leucemia dos plasmócitos pode ser estabelecido, com ou sem a presença de um mieloma concomitante detectável.

Na necropsia, animais com mieloma apresentam massas macias ou gelatinosas, brancas, róseas ou vermelhas, em qualquer osso, em especial nas vértebras (Figura 6.23). Metástases de mieloma são vistas no fígado, no baço e nos linfonodos. Na histologia, os mielomas aparecem como uma proliferação de células redondas que oblitera a medula óssea. Esses plasmócitos variam desde pequenas células com núcleo redondo e localizado excentricamente (Figura 6.24) até grandes células com moderada quantidade de citoplasma e núcleos redondos ou ovais (plasmoblastos; Figura 6.25).

É comum ocorrerem células binucleadas ou multinucleadas, que, em alguns casos, dão ao tumor uma aparência moderadamente pleomórfica. O citoplasma dos plasmócitos neoplásicos é abundante e pode apresentar grandes grânulos eosinofílicos (corpúsculos de Russel), que dão à célula um aspecto de mórula ou cacho de uva (célula de Mott). Plasmócitos com citoplasma intensamente eosinofílico ("células em chama") também podem ser vistos.

Outro aspecto interessante é o fato de essas células exibirem uma grande zona clara perinuclear ("vazio perinuclear") que corresponde ao proeminente aparelho de Golgi. Amiloide pode ser visto tanto nas áreas onde há células neoplásicas, como na forma de síndrome paraneoplásica, principalmente nos rins e no fígado (Figura 6.26), mas também em muitos outros órgãos.

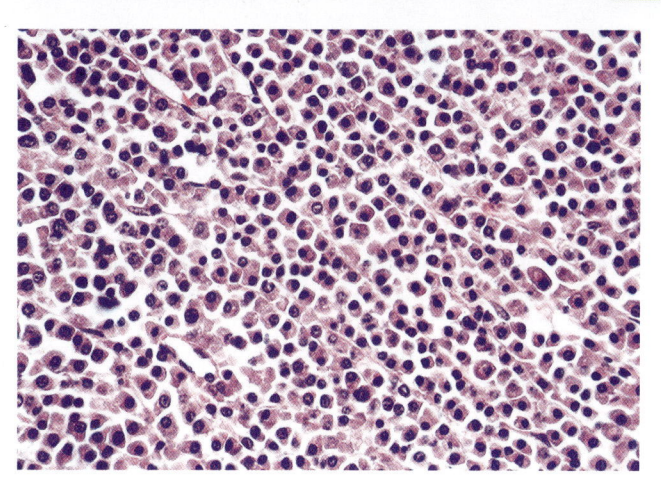

Figura 6.24 Cão; medula óssea. Proliferação de plasmócitos bem diferenciados formando paliçadas em caso de mieloma. Observar o citoplasma abundante e eosinofílico, o núcleo excêntrico e a zona clara perinuclear bem evidente em algumas células.

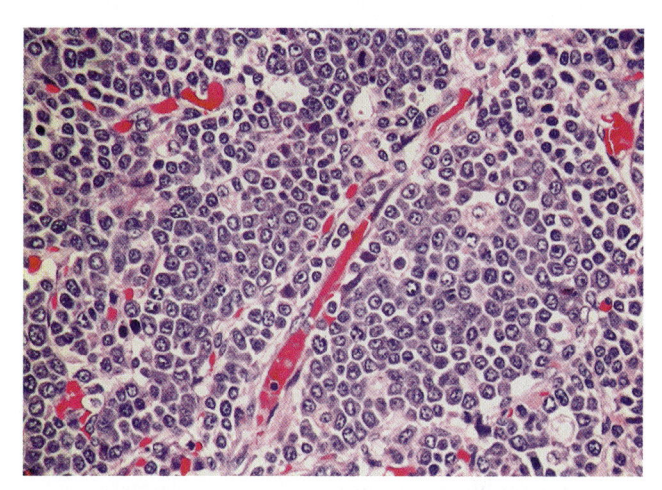

Figura 6.25 Cão; medula óssea. Proliferação de plasmócitos na forma de um manto de células em caso de mieloma. Neste caso, ao contrário daquele demonstrado na Figura 6.24, as células são menos diferenciadas e caracterizadas por cromatina nuclear mais frouxa e por nucléolo conspícuo (plasmoblastos).

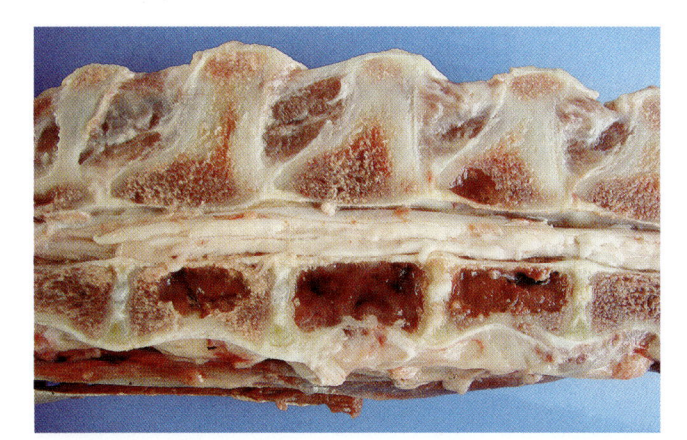

Figura 6.23 Cão; superfície de corte da coluna vertebral. Os corpos vertebrais estão parcial ou completamente substituídos por um tecido gelatinoso e vermelho. Essa é a mais clássica apresentação macroscópica do mieloma.

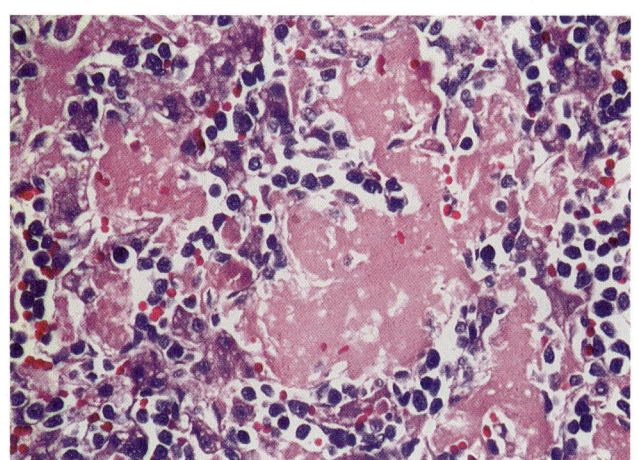

Figura 6.26 Cão; fígado. Amiloidose. Observe o material homogeneamente eosinofílico em meio aos plasmócitos neoplásicos em caso de mieloma múltiplo com acometimento visceral.

Mielofibrose

Mielofibrose é o termo utilizado para definir a deposição de colágeno na medula óssea. Nesses casos, a fibrose substitui gradativamente o tecido mieloide e, por fim, ocupa virtualmente todos os espaços medulares. Assim, essa é uma lesão que culmina em mieloptise e, por consequência, insuficiência medular crônica.

Embora fibroblastos medulares possam proliferar e produzir colágeno assim como ocorre em outros órgãos (p. ex., fígado e rim) uma fibrose pós-lesional dificilmente é apontada como o mecanismo de desenvolvimento da mielofibrose em animais, a não ser após radioterapia corporal total. Dessa maneira, a mielofibrose é descrita com muito mais frequência em associação à DMC e à LLC.

Outras doenças que culminam em mielofibrose nos cães incluem a anemia hemolítica não esferocítica hereditária e a deficiência de piruvatoquinase. Acredita-se que alguns gatos infectados pelo FeLV e que se tornam persistentemente virêmicos possam desenvolver mielofibrose. Uma mielofibrose hereditária tem sido descrita, já há alguns anos, em jovens cabritos pigmeus.

O diagnóstico da mielofibrose foi abordado anteriormente com outras lesões que culminam em mieloptise, no tópico sobre alterações degenerativas da medula óssea. Mielofibrose como parte do distúrbio mieloproliferativo conhecido como metaplasia mieloide agnogênica será descrito adiante no tópico sobre alterações proliferativas do baço.

LINFONODOS

Dadas as características morfológicas e fisiológicas dos linfonodos, a maioria das alterações observadas no cotidiano do diagnóstico desse órgão reflete sua função. Os distúrbios dos linfonodos incluem uma variedade de lesões descritas nas espécies animais, mas principalmente alterações inflamatórias e proliferativas (hiperplasias e neoplasias).

Anomalias do desenvolvimento

As anomalias do desenvolvimento dos linfonodos são alterações vistas apenas raramente, e uma exceção a isso parece ocorrer com várias espécies animais clonadas, as quais, com certa frequência, nascem com um padrão nodal variavelmente desorganizado.

Hipoplasia nodal

A principal anomalia do desenvolvimento nodal é a *hipoplasia dos linfonodos*, uma rara alteração hereditária descrita em cães, gatos, bovinos (raças Hereford, Ayrshire e Wagyu) e suínos. Os animais afetados apresentam linfonodos muito pequenos, impossíveis de serem palpados clinicamente e pouco perceptíveis na necropsia. Essa acentuada diminuição no tamanho dos linfonodos impossibilita a drenagem linfática e causa edema subcutâneo (linfedema), principalmente nos membros, e, com menor frequência, ascite ou anasarca.

Na maioria das vezes, nos cãezinhos afetados, e também em bovinos Red Angus, há aplasia segmentar de vasos linfáticos, o que, para alguns autores, é mais importante no desenvolvimento do linfedema do que a hipoplasia nodal. Independentemente da lesão (hipoplasia nodal e/ou aplasia segmentar dos vasos linfáticos), a doença apresentada por cãezinhos, gatinhos, bezerros e leitões, é denominada linfedema primário congênito.

Outras anomalias nodais

Em camundongos de laboratório, observa-se acentuada hipoplasia da zona paracortical dos linfonodos em casos de aplasia do timo. Esses roedores servem como modelo experimental para a síndrome de DiGeorge que afeta seres humanos.

Aplasia tímica e, como resultado, hipoplasia da zona paracortical dos linfonodos também ocorrem raramente em bovinos, gatos, cães, ratos e cobaias.

Hipoplasia dos folículos linfoides e da zona paracortical dos linfonodos é vista em equinos, cães, camundongos e bovinos com imunodeficiência combinada grave. Já a hipoplasia dos folículos linfoides ocorre nos casos de agamaglobulinemia primária em equinos e hipoplasia da zona paracortical nos casos de paraqueratose hereditária dos bovinos dinamarqueses e acrodermatite letal dos cães da raça Bull Terrier.

Alterações circulatórias

Edema nodal

As alterações circulatórias dos linfonodos refletem, em especial, uma de suas funções, a drenagem da linfa. Assim, talvez a alteração circulatória mais frequente de ser observada em animais seja o *edema nodal* decorrente da drenagem de determinadas áreas do corpo.

Indivíduos com edema pelos mais diferentes motivos demonstram na necropsia um padrão nodal caracterizado macroscopicamente por leve linfadenomegalia regional. Ao corte, esses linfonodos são macios e suculentos (Figura 6.27). Na histologia há distensão dos seios (Figura 6.28) e dissociação por fluido proteináceo da população linfo-histiocitária presente nos cordões medulares.

Hemorragia nodal

Diferentemente do edema, a *hemorragia nodal* é uma lesão pouco observada na rotina. Hemorragias nos linfonodos são vistas em associação com certas doenças que cursam com vasculite e CID, como peste suína clássica e hepatite infecciosa canina. Hemorragias nodais são também muito comuns em casos de peste suína africana; entretanto, sua patogênese não está associada à CID, e sim à trombocitopenia e ao

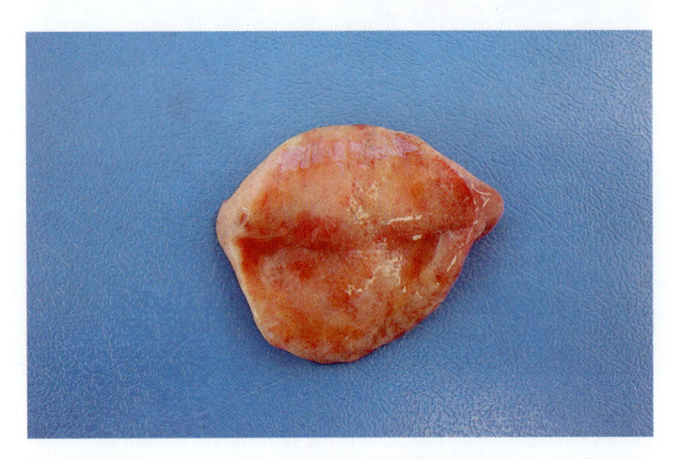

Figura 6.27 Cão; superfície de corte de linfonodo. Edema nodal visto como uma superfície de corte brilhante e úmida.

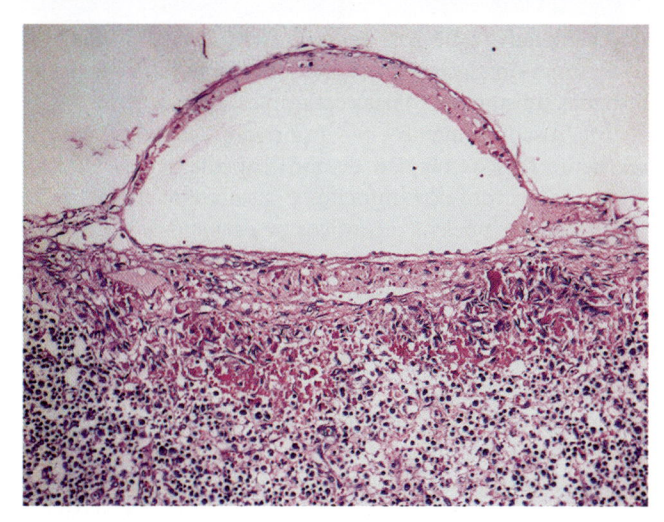

Figura 6.28 Cão; linfonodo. Marcada distensão do seio subcapsular por material eosinofílico drenado (edema nodal).

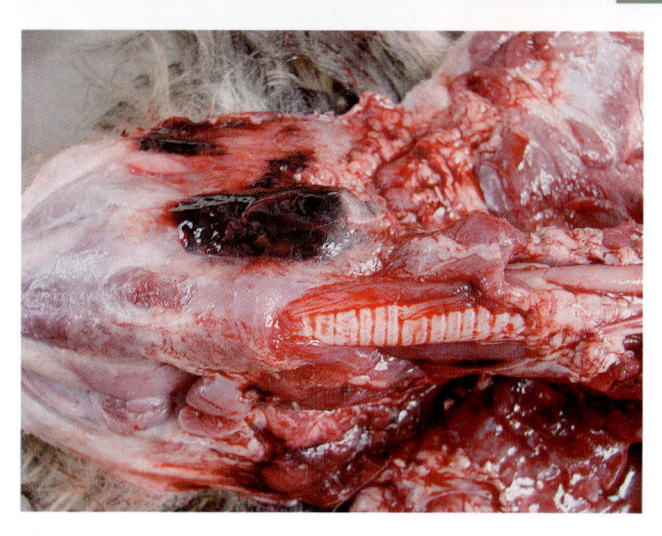

Figura 6.30 Cão; linfonodos submandibulares. Área focalmente extensa de hemorragia que obscurece o linfonodo. Neste caso, diferentemente daquele demonstrado na Figura 6.29, a linfadenomegalia é decorrente da drenagem do sangue localizado no tecido subcutâneo, e não de hemorragia nodal primária.

prolongamento no tempo de protrombina e tromboplastina parcial ativada.

Em todos esses casos, a hemorragia pode ser observada tanto na superfície natural quanto ao corte, na forma de múltiplas petéquias ou sufusões, ou mais frequentemente como um linfonodo difusamente vermelho (Figura 6.29). Nos equinos, hemorragias em linfonodos da cavidade abdominal têm sido atribuídas à migração errática de *Strongylus* spp.

Drenagem de eritrócitos

Uma alteração nodal vista com frequência é a *drenagem de eritrócitos* de áreas que sofreram hemorragias. Nesses casos, os linfonodos também podem se tornar difusamente vermelhos, tanto na superfície natural (Figura 6.30) quanto ao corte, dependendo da quantidade de eritrócitos no seu interior.

Na histologia, os seios medulares e, às vezes, também os seios corticais se mostram repletos de eritrócitos e fibrina (Figura 6.31). Além disso, uma grande quantidade de ma-

crófagos residentes dos cordões medulares pode ser vista exercendo eritrofagocitose (Figura 6.32). O resultado dessa eritrofagocitose é o acúmulo de ferro na forma de grânulos castanho-dourados no interior dos macrófagos (hemossiderose nodal; Figura 6.33). Embora essa alteração possa ser observada em qualquer linfonodo que esteja drenando uma área de hemorragia, é, particularmente comum nos linfonodos mesentéricos de animais com enterite hemorrágica, como em cães com parvovirose.

Eritrofagocitose e hemossiderose nodal

Outra alteração circulatória nodal é observada em animais que estão desenvolvendo anemia hemolítica extravascular. Nesses casos, os eritrócitos anormais são retirados por macrófagos do baço, do fígado, da medula óssea e, também, dos

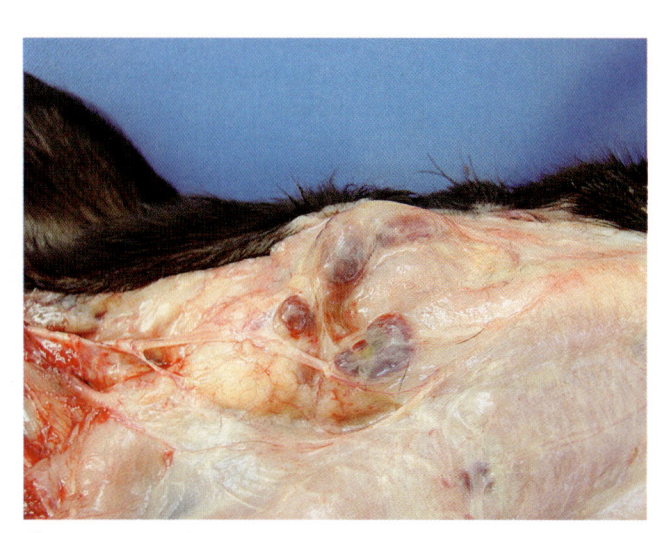

Figura 6.29 Cão; linfonodos submandibulares. Avermelhamento difuso característico de hemorragia nodal em um caso de hepatite infecciosa canina.

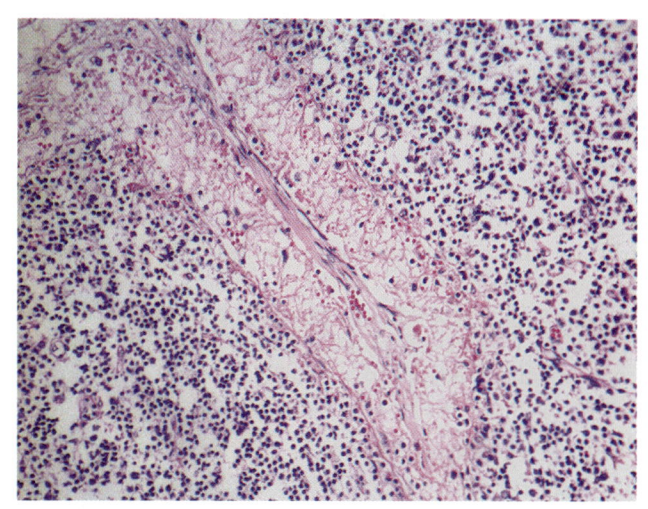

Figura 6.31 Cão; linfonodo. Seio cortical peritrabecular distendido por grande quantidade de fibrina e alguns poucos eritrócitos.

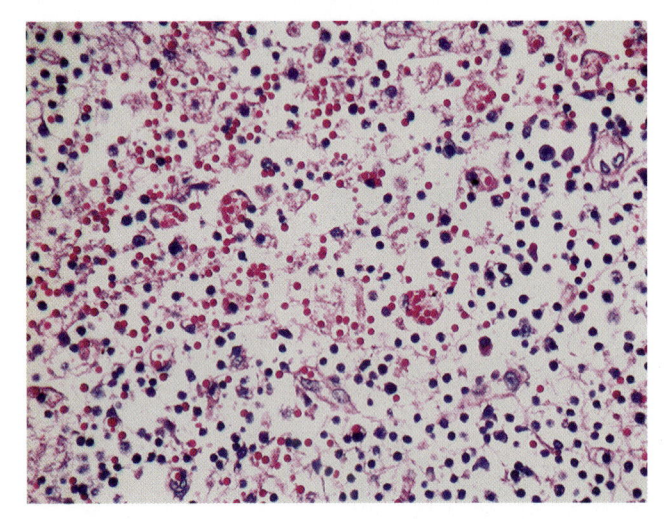

Figura 6.32 Cão; linfonodo. Seio medular marcadamente distendido por eritrócitos livres e macrófagos exercendo eritrofagocitose.

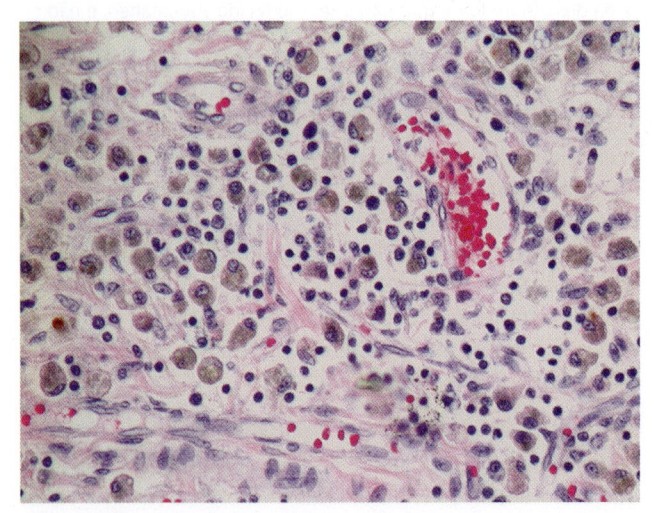

Figura 6.33 Cão; linfonodo. Grande quantidade de macrófagos com citoplasma repleto de hemossiderina nos cordões medulares.

linfonodos. Assim, macrófagos com eritrócitos fagocitados no citoplasma são observados em grande quantidade nos cordões medulares.

Nos casos não tão agudos, os macrófagos tornam-se carregados de hemossiderina. A *eritrofagocitose* e a *hemossiderose nodal* decorrentes de hemólise são lesões com morfologia idêntica àquelas descritas antes para linfonodos que estão drenando áreas de hemorragia. No entanto, ao contrário desses, os linfonodos de um animal com hemólise não apresentam os seios medulares e corticais repletos de sangue, o que serve como forma de diferenciação das duas situações. As várias doenças e situações clínicas que cursam com hemólise podem ser contempladas neste capítulo, no tópico *Anemias*, da seção "Síndromes clínicas".

Alterações degenerativas
Necrose linfoide

As alterações degenerativas dos linfonodos são vistas, em especial, na forma de *necrose linfoide*, quase sempre afetando os linfócitos dos folículos. Várias doenças infecciosas têm

sido associadas à necrose linfoide Além disso, a utilização de algumas drogas imunossupressoras e a ingestão de determinadas substâncias tóxicas causam essa lesão.

Macroscopicamente, os linfonodos afetados podem ser hemorrágicos ou não demonstrar alterações. Na histologia, a necrose dos linfócitos é vista como uma grande quantidade de núcleos picnóticos ou cariorréxicos nos centros germinativos.

Necrose linfoide é descrita em várias doenças infecciosas, em particular naquelas de origem viral, como: cinomose, peste bovina, peste dos pequenos ruminantes, parvovirose canina, panleucopenia felina, hepatite infecciosa canina, peste suína africana, peste equina africana, diarreia viral bovina/doenças das mucosas, anemia infecciosa equina, febre do Vale do Rift, varíola dos camundongos, doença hemorrágica viral dos coelhos, síndrome da lebre castanha europeia, febre hemorrágica dos símios, infecção pelo citomegalovírus dos camundongos, infecção por morbilivírus em focas e cetáceos e infecção por herpesvírus em cães, bovinos (forma neonatal da rinotraquéite infecciosa bovina), equinos (aborto por herpesvírus equino tipo 1) e camundongos (infecção pelo vírus da necrose do timo). Experimentalmente, macacos e roedores de laboratório desenvolvem extensa necrose linfoide quando infectados pelos arenavírus causadores da febre de Lassa e da febre hemorrágica argentina e boliviana.

Uma acentuada necrose linfoide é vista em casos de intoxicação por *Baccharis coridifolia* (miomio) em bovinos, ovinos e equinos, uma planta tóxica comum no Sul do Brasil. Lesão idêntica ocorre em bovinos, ovinos e bubalinos intoxicados por *Baccharis megapotamica* no Rio Grande do Sul, e em bovinos intoxicados por *Polygala klotzschii* (limãozinho ou laranjinha) em São Paulo e no Mato Grosso do Sul, e por *Riedeliella graciliflora* em São Paulo. A ingestão de grande quantidade de folhas de cinamomo (*Melia azedarach*) por bovinos, o que pode ocorrer após poda ou queda das árvores, causa necrose linfoide massiva em linfonodos, baço e no MALT.

Experimentos realizados com ricina, um dos princípios tóxicos presentes nas sementes de *Ricinus communis* (mamona), demonstraram que ratos desenvolvem acentuada necrose linfoide após inoculação dessa substância por via intramuscular. No entanto, essa lesão, a princípio, não foi ainda descrita em casos naturais de intoxicação por mamona em nenhuma espécie animal. O tratamento com altas doses de corticosteroides e ciclofosfamida também induz necrose linfoide e, por esse motivo, é empregado em quase todos os protocolos quimioterápicos que visam tratar pacientes com linfoma.

Atrofia linfoide nodal

Atrofia linfoide é vista nos linfonodos de indivíduos que sobrevivem por alguns dias após episódios de necrose linfoide, ou seja, é uma consequência comum da lesão descrita anteriormente. Essa *depleção linfoide*, como também é chamada, pode ser reversível, dependendo da intensidade e da causa da necrose. É comum verificar rarefação dos folículos e do tecido linfoide paracortical e muitos macrófagos repletos de corpúsculos tingíveis em meio à pequena população de linfócitos residuais.

Em algumas ocasiões se observa moderada atrofia generalizada dos linfonodos superficiais e profundos de cães, gatos e macacos com idade avançada, uma lesão denominada atrofia nodal senil. Essa alteração é vista também em bovinos e equinos, mas com frequência bem menor.

Macroscopicamente, linfonodos atróficos são pequenos e, ao corte, apresentam intensa pigmentação marrom-escura da zona medular. Na histologia, demonstram nítida atrofia folicular e variável espessamento da cápsula e das trabéculas. A cor marrom-escura vista na macroscopia é decorrente do acúmulo de macrófagos carregados de pigmento nos cordões medulares.

Outras causas de atrofia linfoide incluem caquexia e infecção por vírus imunossupressores, como o FIV e o vírus da imunodeficiência símia (SIV, do inglês *simian immunodeficiency virus*). Na caquexia, os linfonodos também demonstram atrofia folicular marcada, caracterizada por pequenos centros germinativos, por uma fina zona do manto e por variável atrofia da zona paracortical.

Uma forma diferenciada de atrofia dos linfonodos ocorre quando há obstrução dos vasos linfáticos eferentes, uma situação incomum vista após canulação linfática. Nesses casos, além de atrofia dos folículos linfoides, há dilatação acentuada dos seios medulares, denominada transformação vascular dos seios. Quando ocorre obstrução dos vasos linfáticos eferentes e dos vasos sanguíneos, essa lesão pode ser exacerbada em decorrência do desenvolvimento de fibrose. Tal situação é vista quando um animal de grande porte permanece em decúbito por tempo prolongado.

Alterações inflamatórias
Linfadenites inespecíficas

Alterações inflamatórias, de origem infecciosa ou tóxica, são vistas com grande frequência nos linfonodos. As linfadenites podem estar associadas à drenagem de determinada área inflamada, ser decorrentes de lesões primárias dos linfonodos ou ocorrer como parte de uma doença multicêntrica. Assim, por exemplo, *linfadenite neutrofílica aguda* e *linfadenite piogranulomatosa crônica* podem ser vistas nos linfonodos bronquiais em um caso de pneumonia aguda ou nos linfonodos mamários em um caso de mastite crônica, respectivamente, como um reflexo localizado do quadro inflamatório primário.

Várias denominações têm sido utilizadas para expressar essa lesão nodal, e as mais comuns são *linfadenite inespecífica*, *linfadenopatia reativa* e *reação de drenagem*. Quando, apesar de inespecífica, a linfadenite é conhecida por ser decorrente de drenagem de bactérias que infectam secundariamente determinada lesão, utiliza-se a expressão *linfadenite bacteriana ordinária*. De outro modo, quando a linfadenite é primária ou faz parte de uma doença multicêntrica, o mais usual é que ocorra na forma de linfadenomegalia generalizada ou, pelo menos, regional. De qualquer modo, a distinção entre um processo puramente de drenagem e o acometimento nodal pela inflamação pode ser muito tênue, ou até mesmo arbitrário, se o histórico clínico não estiver disponível.

Macroscopicamente, em casos de linfadenite inespecífica aguda, os linfonodos podem ou não estar aumentados de volume, mas mantêm-se móveis. Ao corte, são macios e

deixam fluir pequena quantidade de linfa. Quando aumentados, a superfície de corte tende a protrair da cápsula. Nos casos de linfadenite inespecífica crônica, a principal característica é a presença de linfonodos imóveis, aderidos ao tecido adiposo por quantidade variável de tecido conjuntivo ou fibrovascular. Ao corte, quando a inflamação é supurativa, pode drenar quantidades significativas de pus (Figura 6.34) ou, nos casos ainda mais crônicos, pode haver massa caseosa obliterando parcial ou totalmente a arquitetura nodal. Essa massa caseosa pode ser homogênea ou distribuir-se em camadas concêntricas, assemelhando-se à superfície de corte de uma cebola.

Histologicamente, a linfadenite inespecífica aguda se caracteriza por hiperemia e edema e pela presença de células inflamatórias, em especial neutrófilos, nos seios subcapsular (Figura 6.35), corticais e medulares. No início, quando a inflamação é leve, os neutrófilos restringem-se aos seios, mas,

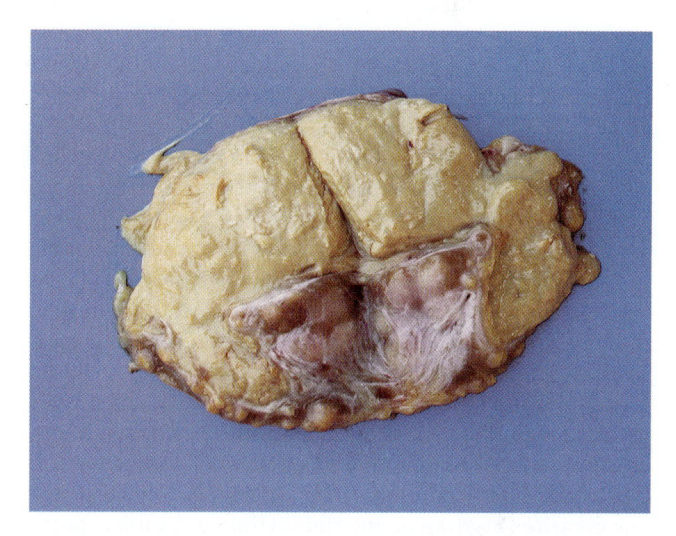

Figura 6.34 Bovino; superfície de corte de linfonodo. Grande quantidade de pus em caso de linfadenite crônica.

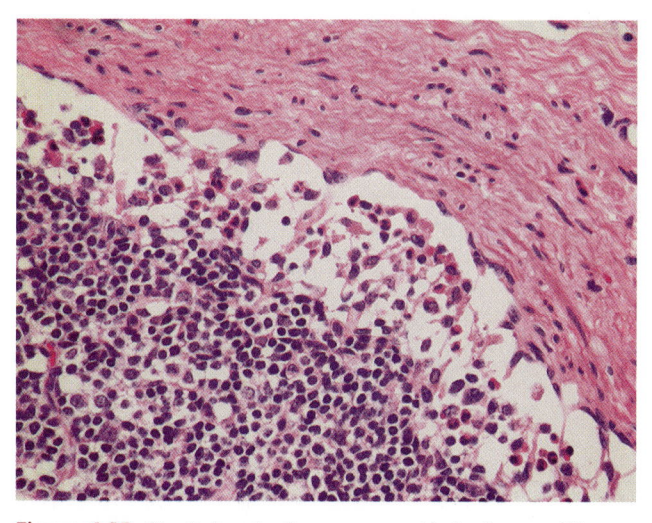

Figura 6.35 Cão; linfonodo. Pequena quantidade de neutrófilos no seio subcapsular. Esse padrão de apresentação histológica é típico de linfadenite inespecífica aguda e decorre da drenagem de um sítio inflamatório.

com a evolução da inflamação, essas células misturam-se à população linfo-histiocitária residente dos cordões medulares. Em seguida, outras regiões do linfonodo passam a ser obliteradas à medida que a inflamação progride. Nos casos graves, quando o estímulo local é persistente, a drenagem do microrganismo causal para os linfonodos poderá induzir a formação de abscesso; um exemplo disso ocorre no garrotilho dos equinos. Nessas linfadenites inespecíficas crônicas, pode haver proliferação de tecido conjuntivo, formando a cápsula dos abscessos ou na forma de espessas trabéculas, que acabam por distorcer a morfologia normal do linfonodo ou até mesmo esclerosá-lo.

Embora a presença de neutrófilos seja o aspecto mais comum, linfonodos que drenam áreas de inflamação granulomatosa poderão tornar-se repletos de macrófagos epitelioides (Figura 6.36). Um exemplo disso ocorre em cães com furunculose de origem bacteriana ou parasitária (sarna demodécica). No último caso, exemplares de *Demodex canis*, às vezes, são encontrados nos linfonodos em meio a inflamação granulomatosa rica em células gigantes multinucleadas.

Uma linfadenite granulomatosa é descrita em filhotes de cães, quase sempre em lactentes, em associação com lesões de pele, principalmente na face, e denominada dermatite e linfadenite granulomatosa estéril juvenil ou "garrotilho dos cãezinhos". As lesões cutâneas são alopécicas e exsudativas, lembrando a piodermite bacteriana, mas não são responsivas a antibioticoterapia. Esses linfonodos afetados tornam-se marcadamente aumentados de volume com a evolução das lesões de pele. Essa condição não tem causa definida, mas, em virtude da sua excelente resposta à corticoterapia, suspeita-se que seja imunomediada.

Linfadenite eosinofílica é vista em várias situações; por exemplo, quando uma larva de nematódeo intestinal migra erraticamente até os linfonodos mesentéricos, ou quando um linfonodo superficial drena áreas de miíase. Nos casos em que parasitos morrem no interior do linfonodo, um aspecto caracterizado por múltiplos granulomas ou piogranulomas é esperado. Exemplos dessa reação incluem linfadenites mesentéricas causadas por migração errática de *Strongylus* spp. em equinos, *Fasciola hepatica* e *Linguatula serrata* em bovinos e *Oesophagostomum columbianum* em ovinos.

Linfadenites específicas

Várias doenças infecciosas específicas cursam com linfadenite; entre estas, destacam-se infecções bacterianas, fúngicas e por protozoários. Embora muitas doenças virais dos animais estejam associadas a leve linfadenomegalia, esse aumento de volume dos linfonodos é decorrente, quase sempre, de edema ou hiperplasia linfoide. Uma exceção é vista na forma de linfadenite granulomatosa, que ocorre na infecção pelo circovírus dos suínos. Infecções fúngicas são descritas com grande frequência causando lesão nos órgãos linfoides, mas nenhuma dessas doenças afeta exclusivamente os linfonodos. Nesses casos ocorre linfadenomegalia localizada ou generalizada, dependendo principalmente do fungo e do estado imunológico do paciente. Entre as doenças fúngicas vistas como causa de linfadenite, a criptococose é a mais comum de ser diagnosticada em nossa rotina de necropsia.

Na teoria, embora qualquer bactéria possa colonizar os linfonodos e causar linfadenite supurativa, caseosa, granulomatosa ou piogranulomatosa, com maior frequência, essas alterações estão associadas aos seguintes agentes: *Mycobacterium* spp. (tuberculose e micobacterioses atípicas em várias espécies animais; Figuras 6.37 e 6.38), *Actinobacillus lignieresii* (actinobacilose em ruminantes), *Streptococcus equi* (garrotilho em equinos), *Streptococcus porcinus* (linfadenite cervical em suínos), *Streptococcus zooepidemicus* (linfadenite estreptocócica em cobaias), *Corynebacterium pseudotuberculosis* (linfadenite caseosa em ovinos e caprinos), *Corynebacterium kutscheri* (pseudotuberculose em camundongos e ratos), *Yersinia pestis* (peste bubônica em seres humanos e gatos), *Rhodococcus equi* (linfadenite granulomatosa em equinos, suínos e gatos) e *Bartonella vinsonii* subsp. *berkhoffii* (semelhante à doença da arranhadura do gato em cães).

Talvez a mais importante, e certamente a mais conhecida, apresentação de linfadenite como lesão de uma doença específica ocorra na tuberculose, tanto em seres humanos

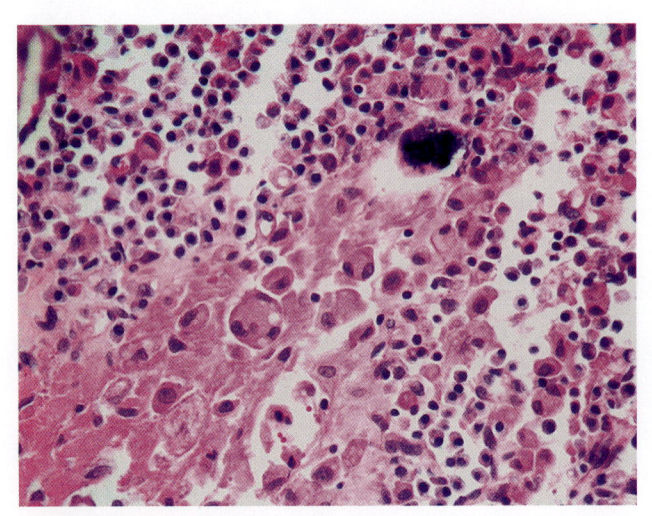

Figura 6.36 Cão; linfonodo. Grande quantidade de macrófagos epitelioides nos cordões medulares. Esse padrão de apresentação histológica é típico de linfadenite inespecífica crônica e decorre da drenagem de um sítio inflamatório.

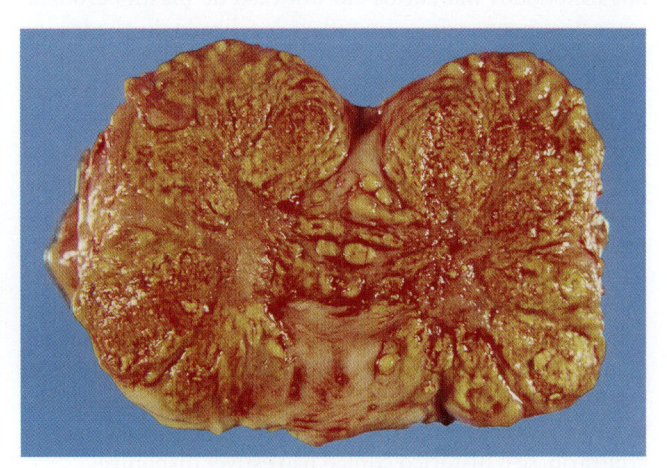

Figura 6.37 Bovino; superfície de corte de linfonodo. Material caseoso e intensamente amarelo obscurece o parênquima nodal. Essa lesão é característica de tuberculose em bovinos.

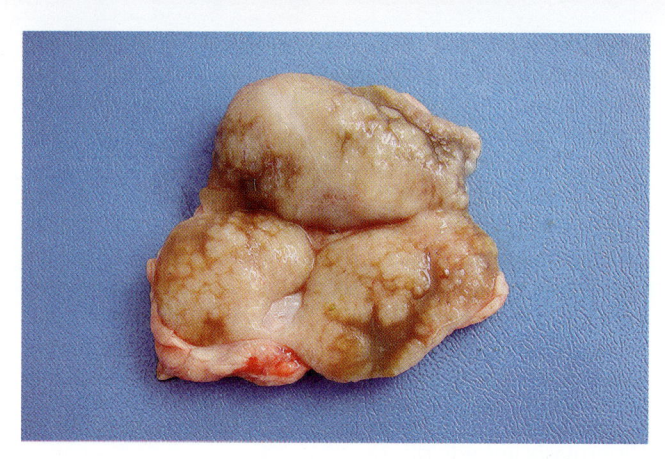

Figura 6.38 Bovino; superfície de corte de linfonodo. Múltiplos nódulos brancacentos e coalescentes obliteram, quase por completo, o parênquima nodal em caso de paratuberculose (doença de Johne). Apesar da semelhança com hiperplasia linfoide, esses nódulos protraem ao corte, o que sugere inflamação granulomatosa.

quanto em animais. Pacientes infectados por *Mycobacterium* spp. causadoras da tuberculose (*M. tuberculosis*, *M. bovis*, *M. microti* e *M. africanum*) desenvolvem nos linfonodos, e também em outros órgãos, de acordo com cada espécie de hospedeiro, uma lesão característica, macro e microscopicamente.

Em certas situações, a linfadenite tuberculosa pode ser a apresentação clínica mais importante do paciente avaliado, mas isso não é tão comum em animais quanto em seres humanos. No geral, em animais, a tuberculose é vista pelo inspetor sanitário no frigorífico ou pelo patologista na sala de necropsia quando se examina um cadáver bovino. Nesses casos, linfonodos (geralmente dos grandes) demonstram um típico som e/ou textura ao serem cortados com a faca, como se houvesse areia no seu interior. À superfície de corte observam-se múltiplas áreas, por vezes coalestentes, repletas de material caseoso (necrose caseosa) misturado a minúsculos grãos amarelos (calcificação). Tais áreas podem, e com frequência isso ocorre, obscurecer completamente o tecido nodal, deixando-o irreconhecível. Após manusear o linfonodo e desde que o material caseoso seja removido por pressão, tais áreas demonstram ser circundadas por uma cápsula espessa.

Embora esse seja, sem dúvida alguma, um padrão típico do linfonodo na tuberculose, também é válido para bovinos, mas não para muitas outras espécies. Em macacos e cães, por exemplo, o material caseoso é pouco calcificado e, portanto, mais branco. Quando o linfonodo é comprimido, o cáseo é bem mais fluido, o que torna fácil confundir com pus. Em gatos, geralmente os linfonodos quando cortados demonstram um padrão mais homogêneo, ou seja, estão substituídos por um material intensamente friável, branco, opaco e pouco mineralizado.

Na histologia, os granulomas tuberculosos são vistos como múltiplos nódulos constituídos por área central repleta de detritos celulares (necrose caseosa), variavelmente calcificada, circundada por macrófagos epitelioides (inflamação granulomatosa). Uma segunda orla de células inflamatórias mononucleares, basicamente linfócitos e macrófagos recém-migrados, se distribui ao redor, na forma de um colar. Por fim, uma terceira camada circunda e encerra todo esse tecido inflamado, uma cápsula constituída de fibroblastos, colágeno e pequenos vasos sanguíneos e linfáticos.

Neutrófilos, eosinófilos e células gigantes multinucleadas podem ser vistos, em quantidade variável, de acordo com a evolução do granuloma e a espécie animal afetada, na transição entre o infiltrado granulomatoso e a área de necrose caseosa.

O diagnóstico definitivo da tuberculose afetando os linfonodos se inicia pela suspeita a partir da observação da típica lesão macroscópica, passa pela confirmação da lesão como um granuloma por meio da histopatologia e finda pela detecção do microrganismo causador da lesão. Para isso, utiliza-se a tradicional técnica histoquímica (HQ) de Ziehl-Neelsen, que permite detectar os bacilos álcool-ácidos resistentes (BAAR). Atualmente, alguns laboratórios de anatomopatologia também lançam mão da imuno-histoquímica (IHQ) para detectar tais bacilos. Apesar de ser comum usar a tuberculose como exemplo para demonstrar lesões micobacterianas paucicelulares, podem ocorrer casos da doença em que a lesão é multicelular, em especial, quando o paciente está marcadamente imunossuprimido.

Com essas duas técnicas (HQ e/ou IHQ), na maior parte dos casos, o resultado é definido como linfadenite tuberculosa, quando positivo, ou como linfadenite tuberculoide, quando negativo. Entretanto, é importante ressaltar que, nos casos muito crônicos, quando predominam "granulomas velhos", resultados falso-negativos podem dificultar o diagnóstico correto da tuberculose. Para esses casos, recomenda-se realizar reação em cadeia da polimerase (PCR, do inglês *polymerase chain reaction*) de amostras de tecidos frescos para elucidação definitiva. Atualmente, podem ser encontrados *primers* que permitem a detecção de *Mycobacterium* spp. em geral e outros que viabilizam a detecção de *Mycobacterium* spp. causadores de tuberculose.

Em bovinos, um conjunto de doenças granulomatosas sistêmicas de etiologia tóxica tem sido descrito em vários países. É denominado "síndrome do prurido, pirexia e hemorragia dos bovinos" e associado à ingestão de polpa cítrica, ervilhaca (*Vicia* spp.), silagem com o conservante químico denominado comercialmente como *Sylade*® e ração contendo diuriedo-isobutano.

Em todas essas toxicoses, os linfonodos costumam ser um dos órgãos mais afetados. Macroscopicamente, os linfonodos superficiais e profundos tornam-se aumentados de volume. Na superfície de corte, dois padrões podem ser observados: em um deles, o córtex apresenta múltiplos nódulos brancos, branco-amarelados ou branco-acinzentados, multifocais ou coalescentes, de tamanho variável, mas com menos de 1 cm de diâmetro cada; no outro, a superfície nodal torna-se completamente obliterada por tecido homogêneo brancacento. Na histologia, um infiltrado inflamatório constituído de macrófagos epitelioides, linfócitos, plasmócitos, eosinófilos e células gigantes multinucleadas oblitera total ou parcialmente os linfonodos.

Alterações proliferativas
Hiperplasia linfoide

As alterações proliferativas observadas com maior frequência nos linfonodos de animais são as hiperplasias secundárias à infecção por microrganismos patogênicos.

Essas proliferações linfoides reativas são vistas em várias doenças infecciosas, mas, em especial, naquelas de origem viral, riquetsial ou causadas por protozoários. Na maioria dessas situações, os indivíduos afetados não demonstram linfadenomegalia generalizada; porém, em alguns casos, como nas tripanossomíases, nas teilerioses, na leishmaniose e na forma crônica da peste suína africana, esse pode ser um aspecto clínico importante. Alterações inflamatórias focais e crônicas, causadas por bactérias, como visto na doença periodontal em cães, ou focais e agudas, causadas por vírus, como visto no complexo respiratório felino, frequentemente desencadeiam linfadenomegalia localizada, também denominada solitária ou regional.

Hiperplasia linfoide folicular

Na *hiperplasia linfoide folicular*, macroscopicamente, os linfonodos afetados são aumentados de volume. Ao corte, são túrgidos. Na superfície de corte são vermelhos, úmidos e brilhantes. Grandes áreas brancas e irregulares se projetam do córtex em direção à medular (Figura 6.39) e, por vezes, obscurecem a relação corticomedular (Figura 6.40), em um padrão semelhante ao raro linfoma folicular.

Histologicamente, a hiperplasia linfoide folicular é vista como um aumento na quantidade de folículos linfoides e no tamanho dos centros germinativos (Figura 6.41). Nos casos em que muitos folículos estão presentes, eles podem estar muito próximos uns dos outros e ser vistos também no paracórtex e na medular. Os centros germinativos são compostos de pequenos linfócitos com citoplasma escasso e núcleo formado por cromatina condensada com contorno clivado (centrócitos), de grandes linfócitos com citoplasma abundante e núcleo constituído por cromatina frouxa com vários nucléolos (centroblastos) e de variável quantidade de macrófagos carregados de corpúsculos tingíveis. O aspecto mais comum é um predomínio de centroblastos (Figura 6.42). O número de macrófagos varia com a intensidade da proliferação e com o grau de apoptose, mas geralmente é alto. Às vezes, a zona do manto é espessa. Raramente observa-se também uma zona marginal conspícua.

Hiperplasia linfoide difusa

Na *hiperplasia linfoide difusa*, macroscopicamente, os linfonodos afetados são aumentados de volume. Na superfície de corte, há uma faixa vermelha que separa o córtex da medular (Figura 6.43) ou ocorre perda completa da diferenciação corticomedular.

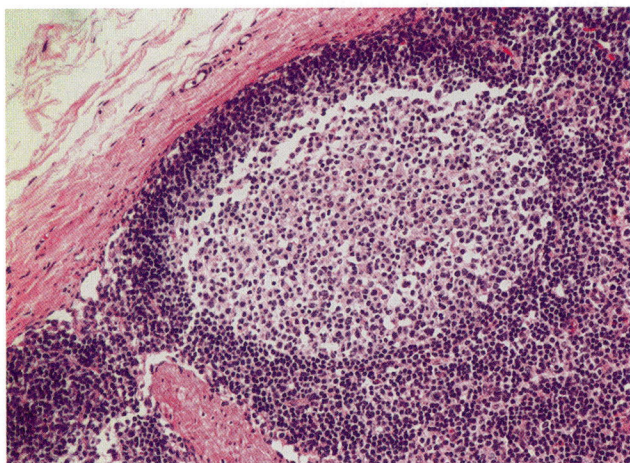

Figura 6.41 Cão; linfonodo. Folículo linfoide secundário caracterizado por um grande centro germinativo que empurra a zona do manto contra a cápsula nodal.

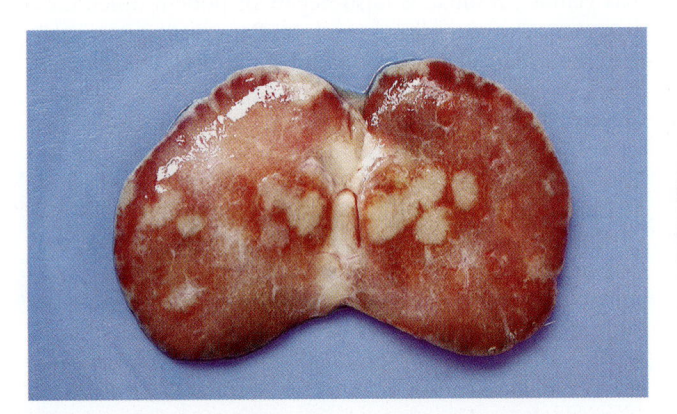

Figura 6.39 Cão; superfície de corte de linfonodo. Grandes áreas brancas e irregulares se projetam do córtex em direção à medular. Esse é o padrão folicular da hiperplasia linfoide.

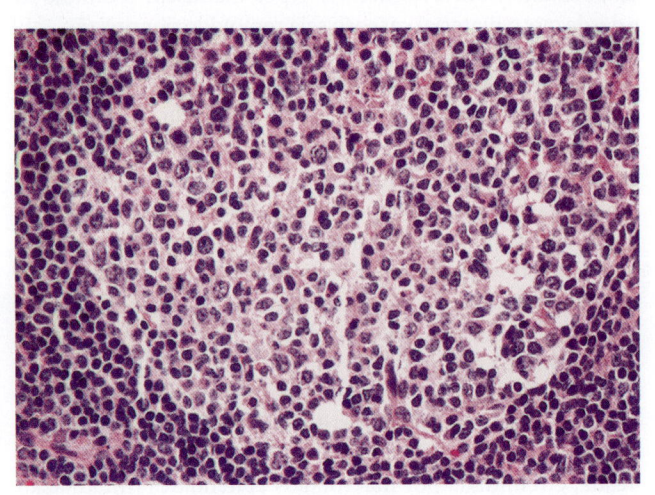

Figura 6.42 Cão; linfonodo. Centro germinativo constituído por uma dupla população linfoide (centrócitos e centroblastos) em um caso de hiperplasia linfoide folicular.

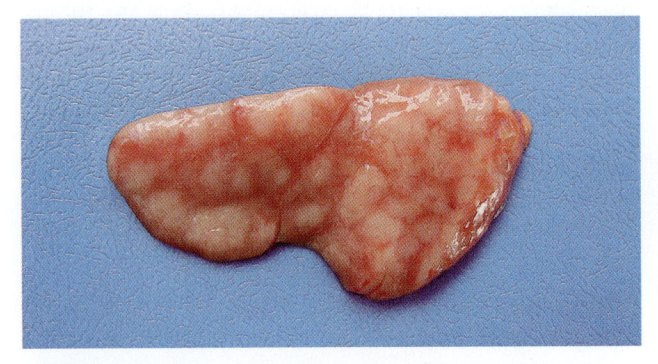

Figura 6.40 Equino; superfície de corte de linfonodo. Obscurecimento completo do parênquima nodal por nódulos brancacentos em um caso de hiperplasia linfoide folicular acentuada.

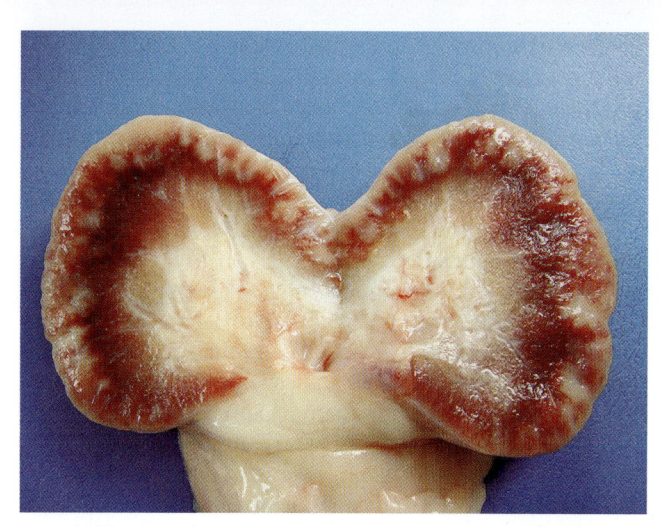

Figura 6.43 Ovino; superfície de corte de linfonodo. Há uma faixa de tecido vermelho que separa o córtex da medular. Essa faixa corresponde ao paracórtex difusamente espessado e é característica da hiperplasia linfoide difusa.

Histologicamente, a hiperplasia linfoide difusa é vista como uma acentuada proliferação linfo-histioplasmocitária que causa "apagamento" completo ou quase completo do córtex nodal. Nessa forma de hiperplasia, predominam pequenos linfócitos e uma quantidade variável de linfoblastos, macrófagos, linfócitos plasmocitoides e plasmócitos, em um padrão que, quando observado em menor aumento, é denominado coloquialmente como "roído por traças". Os folículos linfoides podem manter-se íntegros, estar atrofiados ou até ausentes. A quantidade de macrófagos carregados de corpúsculos tingíveis é frequentemente alta (Figura 6.44). Esse padrão de hiperplasia pode mimetizar um linfoma difuso, e o principal critério para a diferenciação é o pleomorfismo populacional.

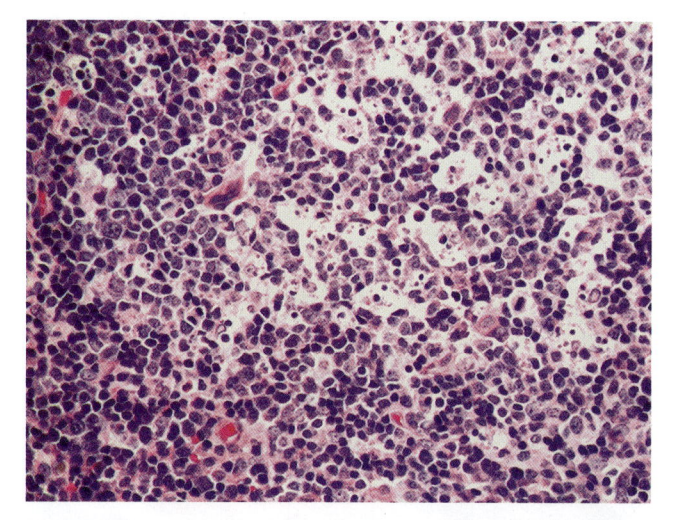

Figura 6.44 Cão; linfonodo. Proliferação linfoide com padrão difuso e de alto grau. A grande quantidade de macrófagos com corpúsculos tingíveis dá ao tecido um padrão típico de "céu estrelado". A diferenciação deste caso de hiperplasia linfoide difusa de um linfoma se deve basicamente ao pleomorfismo populacional.

Hiperplasia linfoide difusa ocorre após vacinações e nos primeiros 10 a 14 dias após a estimulação por qualquer microrganismo. Todavia, em algumas doenças, predomina até a cura ou a morte do animal. Entre as doenças que cursam com essa forma de hiperplasia destacam-se: rangeliose canina, erliquiose monocitotrópica canina, teilerioses, doença das martas aleutianas, doença de Jembrana e febre catarral maligna. Esse tipo de hiperplasia também é visto nos linfonodos que estão drenando áreas onde há uma neoplasia maligna, principalmente câncer de mama. Nesses casos, é comum a hiperplasia ser referida como paracortical.

Hiperplasia linfoide mista

Um *padrão misto de hiperplasia linfoide*, caracterizado por proliferação folicular e difusa concomitantemente, tem sido descrito para os linfonodos de gatos infectados pelo FIV. Nesses casos, há marcada diferenciação em plasmócitos, e essas células predominam não só na medular, mas também no paracórtex e no córtex, mimetizando uma metástase de mieloma ou plasmocitoma. Células de Mott são frequentes, mas há poucos plasmoblastos em comparação a uma verdadeira neoplasia maligna de plasmócitos.

Hiperplasia linfoide folicular atípica

Um padrão diferenciado de hiperplasia folicular que se caracteriza por centros germinativos grandes, irregulares e parcialmente unidos foi descrito em gatos sob a denominação *hiperplasia linfoide folicular atípica*. Essa lesão tem sido associada à infecção por FeLV e FIV e é considerada limítrofe (*borderline*) entre hiperplasia linfoide e linfoma.

Distúrbios linfoproliferativos

Linfoma

O *linfoma* (*linfossarcoma*) é uma forma de apresentação do distúrbio linfoproliferativo em que o tumor se origina em órgãos sólidos, principalmente linfonodo, baço e MALT, ou seja, fora da medula óssea. Durante muitos anos, a etiologia do linfoma foi exaustivamente investigada e atribuída a uma gama de fatores.

No gato, aproximadamente 70% dessas neoplasias já foram associados à infecção pelo FeLV, mas isso tem mudado muito em alguns países, em razão da vacinação em massa da população felina. Nos bovinos, o vírus da leucemia bovina (BLV, do inglês *bovine leukemia virus*), causador da *leucose enzoótica bovina* (LEB), está amplamente distribuído pelo mundo e leva a grandes perdas econômicas. Em ovinos, o BLV é também responsabilizado pelo desenvolvimento do linfoma. Já nos *hamsters* e nos coelhos, linfomas são associados a poliomavírus e herpesvírus, respectivamente. No cão, a etiologia do linfoma ainda permanece indeterminada, pois, embora muitos pesquisadores tenham relatado corpúsculos de inclusão ou identificado partículas retrovirais em linfócitos neoplásicos oriundos de cães com linfoma, nenhuma evidência substancial que pudesse comprovar essa associação foi encontrada até hoje.

O linfoma é a neoplasia hematopoética mais comum de ser relatada em várias espécies animais, com prevalência anual de 13 a 24:100.000 em cães, 41,6:100.000 em gatos, 0,5 a 2:100.000 em ovinos e 0,3 a 2,5:100.000 em suínos. A prevalência do linfoma bovino é alta em áreas onde o BLV ocorre de forma enzoótica e baixa nos rebanhos livres da infecção.

Em rotina de necropsias, linfoma é a forma de câncer mais diagnosticada em gatos. Além disso, linfoma é o câncer mais associado com morte nessa espécie. Para cães, perfazem 8,8% das causas de morte ou razões para eutanásia, atrás apenas de câncer de mama. Em países nos quais a esterilização precoce de cães é comum, linfoma é o tipo de câncer mais fatal.

Linfomas em bovinos, principalmente aqueles associados à infecção pelo BLV, são o terceiro grupo mais fatal de câncer, atrás apenas daqueles induzidos pela radiação solar e pelo consumo de samambaia (*Pteridium aquilinum*), principalmente carcinomas de células escamosas. Nos EUA, linfomas constituem cerca de 60% dos tumores descritos em bovinos leiteiros.

O linfoma também é diagnosticado ocasionalmente em equinos, mas sua prevalência parece ser bem menor do que a vista em cães, gatos e bovinos. Em camundongos, estima-se que a prevalência do linfoma chegue de 1 a 2%, mas, na cepa AKR, todos os camundongos morrem de linfoma até 1 ano de idade.

Em coelhos, o linfoma é considerado como a neoplasia mais frequente da espécie. Em compensação, em ratos e *hamsters* é tido como um tumor incomum. No entanto, a prevalência do linfoma em *hamsters* pode chegar a 80% quando a doença estiver associada ao poliomavírus.

Uma classificação de linfoma muito utilizada em medicina veterinária, em especial para cães e gatos, é baseada na distribuição anatômica das massas tumorais: multicêntrico, mediastínico, alimentar, extranodal e leucêmico. Em gatos, uma nova categoria foi introduzida já há alguns anos: o linfoma nodal. Em equinos, o linfoma é subdividido em subcutâneo, alimentar, abdominal, esplênico e multicêntrico. Por sua vez, em suínos, é mais frequentemente classificado como multicêntrico, tímico e cutâneo.

Diferentemente das outras espécies domésticas, há uma classificação própria para os linfomas em bovinos. Basicamente, os linfomas bovinos são divididos em esporádicos e enzoóticos. Como a própria denominação sugere, linfomas esporádicos são incomuns a raros, já linfomas enzoóticos são muito frequentes.

Linfomas enzoóticos são causados pelo BLV e afetam bovinos na faixa etária de 2 a 15 anos, mas com maior frequência aqueles entre 5 e 7 anos. *Linfomas esporádicos* são raros, ocorrem em bovinos jovens e são subdivididos nas formas multicêntrica, tímica e cutânea. *Linfoma multicêntrico*, também chamado *linfoma de bezerro* ou *linfoma juvenil*, ocorre em bezerros de 1 a 6 meses de vida. *Linfoma tímico*, também chamado *linfoma adolescente*, acomete bovinos com 6 meses a 2 anos e 6 meses de vida. *Linfoma cutâneo* afeta bovinos com 1 a 4 anos de idade.

Distribuição anatômica dos linfomas
Linfoma multicêntrico

O *linfoma multicêntrico* acomete os linfonodos superficiais e profundos, o baço, o fígado, as tonsilas e a medula óssea. Órgãos menos comuns de serem acometidos incluem rins, coração, adrenais e pulmões.

Aproximadamente 80% dos casos de linfoma canino são do tipo multicêntrico, o que faz dessa forma a mais diagnosticada na espécie. Em contrapartida, em gatos, essa é a menos comum apresentação do linfoma.

Os sinais clínicos apresentados por pacientes com linfoma multicêntrico são variáveis, pois dependem muito do órgão no qual o tumor se localiza. Mas os mais comuns incluem: linfadenomegalia generalizada, anorexia, apatia, perda de peso, caquexia, esplenomegalia, hepatomegalia, tonsilomegalia, desidratação, febre, ascite, edema subcutâneo localizado, principalmente nos membros pélvicos, palidez das mucosas e icterícia.

Pacientes caninos e felinos, em geral, são diagnosticados em *estágio clínico III*, ou seja, quando já há acometimento generalizado dos linfonodos. Com a evolução do quadro clínico, e na ausência de terapia eficaz, passam ao *estágio IV* (com esplenomegalia e/ou hepatomegalia) e, posteriormente, ao *estágio V* (leucemização). Esse é o resultado desde que a doença não seja abreviada por eutanásia ou alguma complicação fatal, tais como síndromes paraneoplásicas, ou hemorragia em decorrência da ruptura de órgãos parenquimatosos.

Na necropsia, a linfadenomegalia generalizada é o achado mais frequente em casos de linfoma multicêntrico (Figura 6.45). Ao corte, os linfonodos são macios, homogêneos e brancos, cinza ou levemente vermelhos, de modo que não é possível fazer uma delimitação corticomedular (padrão difuso; Figura 6.46). Mais raramente, um padrão caracterizado pela presença de nódulos brancos coalescentes pode ser visualizado (padrão folicular; Figura 6.47).

Esses linfonodos tornam-se marcadamente aumentados de volume e podem, em alguns casos, necrosar e formar tratos, semelhantes às fístulas com o tecido subcutâneo e a pele. O baço, que é afetado em cerca de 50% dos casos, será abordado no tópico sobre alterações proliferativas do baço.

Rupturas esplênicas são uma causa importante de morte de pacientes com linfoma multicêntrico. Áreas de necrose focal por causa de infartos são comuns e podem precipitar essas rupturas. O fígado dos cães afetados demonstra aumento de volume difuso (hepatomegalia difusa) em cerca de 50% dos casos, mas nódulos (hepatomegalia nodular) ou massas (hepatomegalia massiva) são incomuns.

Nos casos de hepatomegalia difusa, o fígado pode ser duas ou três vezes maior do que o normal. À superfície natural e ao corte, é variavelmente amarelo. Quando as tonsilas são acometidas, perdem sua conformação pregueada e

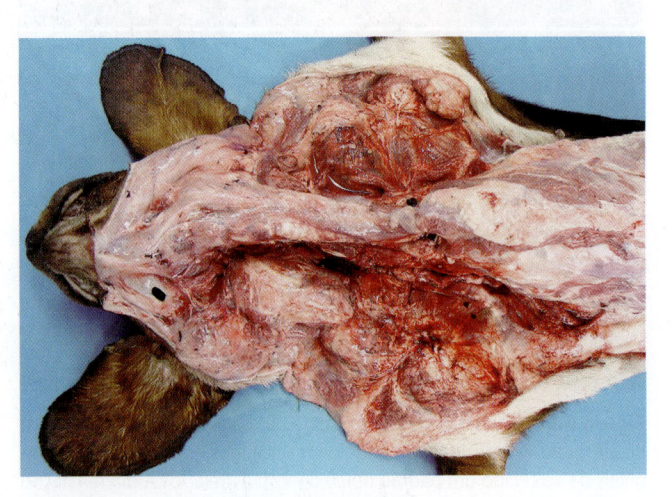

Figura 6.45 Cão; linfonodos. Marcada linfadenomegalia superficial generalizada em caso de linfoma multicêntrico.

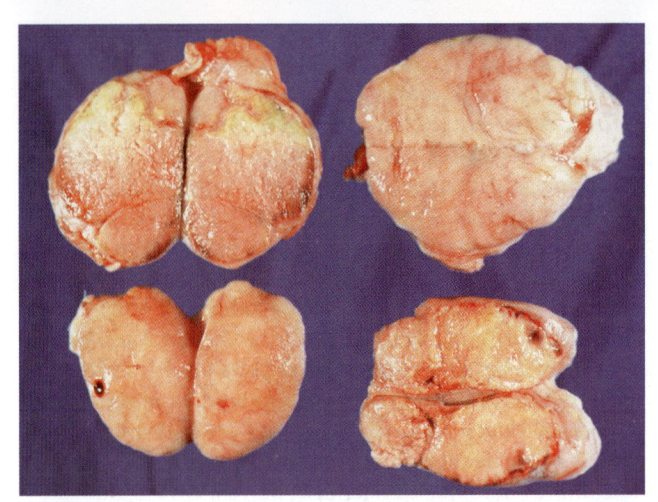

Figura 6.46 Cão; superfície de corte dos linfonodos submandibulares e retrofaríngeos. Observar a total perda da delimitação corticomedular por linfoma.

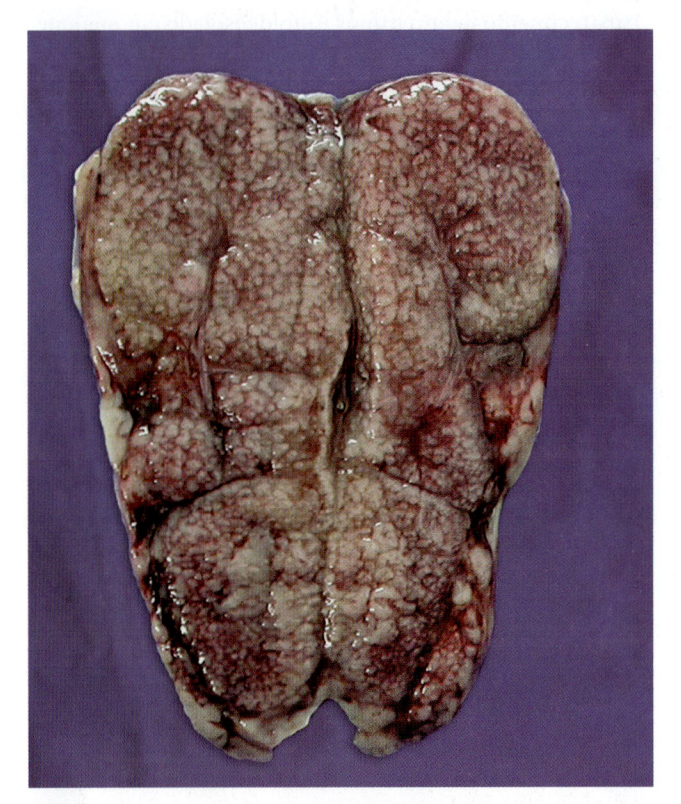

Figura 6.47 Cão; superfície de corte do linfonodo poplíteo. Típico padrão de linfoma folicular.

aparecem como massas bilaterais de superfície regular e não ulcerada. Nos casos em que os rins são afetados, nódulos de diversos volumes podem ser notados com facilidade. Às vezes, esses nódulos coalescem e formam uma grande e única massa que pode obscurecer a arquitetura renal normal. Ocasionais casos em que nódulos ocorrem nas proximidades da pelve renal podem causar compressão e hidronefrose.

Quando o linfoma acomete o coração, geralmente se apresenta como áreas brancas no miocárdio, mas padrões endomiocárdico e epicárdico semelhantes à fibroelastose e pericardite, respectivamente, podem raramente ocorrer.

Linfoma alimentar

O *linfoma alimentar* é definido pela presença da neoplasia no tubo digestivo (linfoma gastrintestinal) e/ou nos linfonodos mesentéricos. A forma alimentar é pouco descrita em cães (5% a 7% dos casos), mas muito comum em gatos. Como a maior parte dos linfomas alimentares felinos ocorre em gatos FeLV negativos, nos EUA e na Europa, com o declínio do *status* retroviral positivo em razão da vacinação, esses linfomas são, na atualidade, os mais diagnosticados nas rotinas clínica e anatomopatológica.

Clinicamente, cães e gatos com linfoma alimentar desenvolvem síndrome de má absorção e, por consequência, diarreia e caquexia. Em alguns casos, pode ocorrer um espessamento segmentar do intestino, mais frequentemente na região ileocecocólica de cães, mas é possível que apareça em qualquer local do jejuno de gatos, o que pode causar obstrução intestinal parcial.

Apesar do linfoma alimentar poder ocorrer em qualquer local do tubo digestivo, sua ocorrência é muito maior nos intestinos do que no estômago, e maior ainda comparando-se intestino delgado com intestino grosso. Uma exceção a isso ocorre em bovinos com LEB, nos quais é mais comum o acometimento do abomaso do que dos intestinos.

O linfoma intestinal epiteliotrópico, e que emerge de células T, é uma apresentação comum de ser diagnosticada na rotina da medicina felina. Esses tumores são o tipo mais frequente de linfoma alimentar que ocorre em gatos, não possuem uma causa reconhecida e aparentemente não são associados à infecção persistente pelo FeLV.

Os pacientes afetados desenvolvem uma doença consuntiva que, em geral, cursa com diarreia crônica em decorrência da má absorção. Entretanto, outras doenças intestinais de gatos podem ter um padrão de apresentação clínica idêntico. Dessa maneira, é comum que biopsias intestinais sejam submetidas ao laboratório de patologia para realização do diagnóstico diferencial para essa forma de linfoma.

Os gatos afetados pelo linfoma epiteliotrópico do intestino geralmente apresentam um espessamento da lâmina própria decorrente de um infiltrado celular. Isso, inclusive, pode ser suspeitado por meio de exame ultrassonográfico por um imaginologista experiente. Esse infiltrado pode ser mais ou menos característico para um diagnóstico diferencial entre linfoma e enterite linfocitária, mas, em muitos casos, em especial naqueles em que uma amostra é muito pequena e obtida por endoscopia, pode ser difícil essa distinção. Nessas situações, critérios fenotípicos previamente validados devem ser utilizados, o que nem sempre, mesmo com auxílio de métodos imunofenotípicos, permite uma definição. Atualmente, técnicas de clonalidade têm sido cada vez mais utilizadas para permitir ao patologista escapar desse "dilema diagnóstico".

Na necropsia, um aumento de volume acentuado dos linfonodos mesentéricos (Figura 6.48) é visto na maior parte dos casos caninos. O padrão da lesão nesses linfonodos é idêntico ao que ocorre na forma multicêntrica. Em alguns animais, os linfonodos gástricos, periportais e peripancreáticos podem estar unidos em uma grande e única massa; noutros, forma-se massa semelhante a partir do linfonodo cecal.

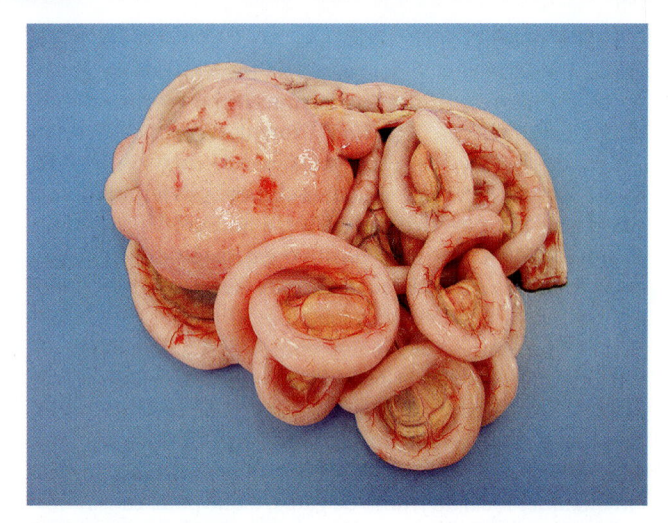

Figura 6.48 Gato; linfonodo mesentérico. Grande massa lisa e rosada é o achado mais típico nos casos de linfoma alimentar.

No intestino delgado, dois padrões de lesão podem ser visualizados: em um deles há espessamento regular e difuso de toda a mucosa; no outro, um ou mais nódulos de tamanhos variáveis infiltram a submucosa e projetam-se pela camada muscular até alcançarem a serosa.

O primeiro padrão é muito comum em gatos e raro em outras espécies nas quais já foi descrito, desencadeia sinais clínicos de síndrome de má absorção e causa emagrecimento progressivo. Essa apresentação culmina histologicamente em um linfoma de células T da mucosa, também referido, em analogia a patologia humana, como linfoma de células T associado à enteropatia (EATL) tipo II.

O segundo padrão é menos comum em gatos, e mais frequente em bovinos, e pode causar anemia por perda de sangue quando os nódulos ulceram. Essa apresentação culmina histologicamente em um linfoma de células T transmural, também referido, em analogia a patologia humana, como EATL tipo I. Embora seja possível ocorrer obstrução intestinal associada à presença desses nódulos, isso é incomum, e, quando ocorre, geralmente está associado a emaranhados de fibras vegetais não digeridas, principalmente em gatos.

Linfoma mediastínico

A *forma mediastínica* envolve o timo (forma tímica) e/ou os linfonodos mediastinais. Essa é apenas a terceira variante de linfoma em cães (5% dos casos), ou seja, de incomum a rara. Já nos gatos, é tida como a mais prevalente naqueles locais onde a ocorrência de infecção pelo FeLV é enzoótica, como no Brasil.

Cães com essa forma de linfoma raramente têm comprometimento do timo, mas o contrário é visto em gatos, nos quais a apresentação tímica perfaz a maior parte da forma mediastínica. Os sinais clínicos encontrados em cães e gatos com linfoma mediastínico incluem dispneia, taquipneia, tosse, regurgitação, cianose, alterações nos sons pulmonares e cardíacos e manifestações relacionadas com a síndrome da veia cava cranial. Esses sinais ocorrem por compressão das vias respiratórias e do esôfago, mas podem ser agravados pelo derrame pleural.

Na necropsia, nota-se massa tumoral gigantesca, que ocupa o mediastino por completo e, nos casos mais adiantados da doença, a maior parte da cavidade torácica (Figura 6.49). À superfície natural, é geralmente rosada, por vezes branca ou vermelha, e variavelmente irregular. Ao corte, é muito macia. Na superfície de corte é homogênea, úmida e brilhante. Invasão do tabique mediastínico e do saco pericárdico ocorre sempre. Nos casos de massas muito grandes, invasão da pleura parietal, músculos intercostais e costelas é comum. Derrame cavitário translúcido ou levemente vermelho (hidrotórax), vermelho-escuro (hemotórax), branco ou variavelmente rosa (quilotórax) pode também estar presente. Quilotórax, em geral, ocorre quando a massa infiltra e rompe o ducto torácico. Nos casos de síndrome da veia cava cranial, podem ser encontrados trombos de até 5 cm de comprimento que se estendem da veia cava cranial até o átrio direito. Nesses casos, a ocorrência de edema desfigurante da cabeça é frequente.

Linfoma extranodal

O aparecimento de um tumor linfoide isolado em qualquer órgão não pertencente ao tecido linfoide primário ou secundário deve ser considerado como *linfoma extranodal*, também denominado *linfoma solitário*. É comum que essa forma de apresentação seja vista como um tumor isolado que pode afetar qualquer tecido corpóreo, mas principalmente a pele, os rins e o canal vertebral.

No cão, o linfoma extranodal é incomum, e quase sempre ocorre como um linfoma de pele. Já em equinos, o linfoma subcutâneo, uma apresentação do linfoma extranodal, é considerado a forma clínica mais frequente. Em gatos, linfomas extranodais são uma apresentação frequente, principalmente ocorrendo como linfoma renal bilateral e "linfoma espinhal".

A expressão *linfoma espinhal* denota um linfoma extranodal que surge a partir de linfócitos residentes na gordura que reveste o canal vertebral. Esses tumores ocorrem como massas muito macias, branco-rosadas a beges, que se alastram ao longo do canal vertebral comprimindo a duramáter e, como resultado, a substância branca. Essa é uma

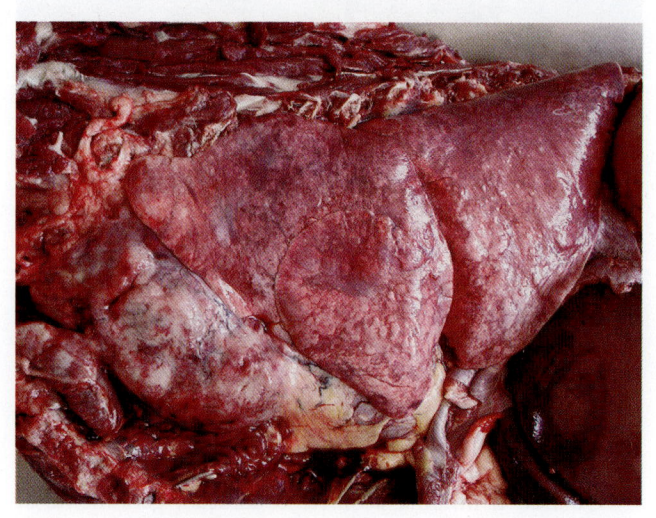

Figura 6.49 Cão; mediastino. Grande massa irregular que oblitera parte da cavidade torácica. Essa apresentação é típica de linfoma mediastínico.

apresentação clinicopatológica muito comum do linfoma felino, e os pacientes afetados desenvolvem paresia/paraplegia progressiva.

O leitor deve, nesse ponto, ser alertado para não utilizar a expressão *linfoma espinhal* para os raríssimos linfomas que emergem do corpo das vértebras (linfoma ósseo), das raízes neurais (linfoma neural ou neurolinfomatose) ou da própria medula espinhal (linfoma espinomedular). Outros locais primariamente afetados e descritos com certa frequência incluem: cavidade nasal e nasofaringe, língua, pálpebras e olhos, ossos e trato urinário inferior, em especial na vesícula urinária. Os órgãos não citados devem ser considerados sítios anatômicos raros para emersão de um linfoma extranodal.

Na pele, linfomas aparecem como tumores epiteliotrópicos ou não epiteliotrópicos. Linfomas epiteliotrópicos são aqueles em que as células neoplásicas, que são exclusivamente linfócitos T, estão presentes na epiderme.

Existem, pelo menos, duas formas de linfoma epiteliotrópico. Na mais comum, denominada usual e inadequadamente como *micose fungoide*, os linfócitos neoplásicos obscurecem a junção dermoepidérmica e invadem a epiderme, formando aglomerados celulares classicamente denominados de microabscessos de Darier-Pautrier. Micose fungoide pode ocorrer exclusivamente como uma doença cutânea ou mucocutânea, mas, de modo atípico, um envolvimento sanguíneo concomitante pode também ser identificado (síndrome de Sézary). Na mais rara delas, os linfócitos neoplásicos estão distribuídos predominantemente na epiderme, o que lembra, em menor aumento, o padrão histológico visto na doença de Paget do mamilo. Essa forma de linfoma é denominada, por esse aspecto microscópico, de *reticulose pagetoide*. Casos dessa rara forma de linfoma são descritos em seres humanos, cães e gatos e denominados doença de Woringer-Kolopp e doença de Ketron-Goodman, dependendo se são localizados ou disseminados na pele, respectivamente.

Linfomas cutâneos não epiteliotrópicos são pouco comuns e emergem da população linfoide dérmica. No cão, são quase exclusivamente oriundos de linfócitos T, mas, ocasionalmente, linfomas cutâneos de células B podem ocorrer. Pelo menos quatro formas de apresentação de micose fungoide têm sido descritas em animais, especialmente em cães, espécie em que a doença é mais estudada: cutânea, mucocutânea, ulcerativa da mucosa oral e tumor *d'emblée* ("repentino"). Essas formas podem ocorrer isolada, sequencial ou concomitantemente.

A apresentação mais clássica é a forma cutânea que, em geral, progride em três estágios (fases clínicas): (1) fase eritrodérmica, pré-micótica ou de mancha; (2) fase de placa ou micótica; e (3) fase tumoral. A forma mucocutânea se apresenta como uma lesão ulcerativa, com ou sem despigmentação, principalmente da região nasolabial, mas também genital, anal e palpebral. Na forma ulcerativa da mucosa oral, a gengiva, a língua e o palato podem estar ulcerados, com ou sem espessamento da mucosa. As formas mucocutânea e ulcerativa podem ser vistas isoladas, mas, na maioria das vezes, ocorrem concomitantemente à cutânea.

O tumor *d'emblée* é um tipo de apresentação do linfoma cutâneo pouco descrito em veterinária, caracterizado pelo surgimento repentino de uma tumoração, sem a progressão usual das fases pré-micótica ou micótica. Na síndrome de Sézary há um quadro clássico de micose fungoide, com eritrodermia e descamação generalizadas ou multifocal, pápulas, nódulos ou placas, metástase nodal e presença de linfócitos neoplásicos no sangue periférico.

Raros casos de reticulose pagetoide são descritos em veterinária e incluem relatos em cães, porquinhos-da-Índia (*Cavia porcellus*) e alpacas. Na maioria das situações, as lesões descritas em cães ocorrem nas junções mucocutâneas, em especial nas junções nasolabial e palpebral, no plano nasal, na cavidade oral e nos coxins digitais, isolada ou concomitantemente.

A lesão nas junções mucocutâneas e no plano nasal ocorre principalmente na forma de despigmentação, com ou sem ulceração. Todavia, pápulas ou pequenos nódulos eritematosos e macios, e mais raramente vesículas, podem ser observados. Na cavidade oral, há ulceração da mucosa, particularmente da gengiva, mas também do epitélio lingual, incluindo, em alguns casos, a presença de pápulas e/ou placas avermelhadas que, quando localizadas na superfície dorsal da língua, podem ser rugosas, branco-acinzentadas, firmes e perifericamente delimitadas por uma linha vermelha. Na pele dos coxins costumam ser notadas erosões e/ou úlceras, recobertas por crostas hemorrágicas, as quais podem se estender para a pele hirsuta adjacente. Placas ou nódulos cutâneos, únicos ou múltiplos, eritematosos ou queratóticos, alopécicos e frequentemente ulcerados, podem ser observados em qualquer local da superfície corporal, mas em especial na região do tronco.

Linfomas não epiteliotrópicos podem ser localizados ou múltiplos. Esses tumores são vistos como pápulas, nódulos, placas ou massas ulceradas e sangrantes. No geral, são descritos na pele de cães com menor frequência do que os linfomas epiteliotrópicos, especialmente a micose fungoide. Contudo, talvez sejam menos diagnosticados de modo definitivo do que realmente vistos. Em razão da baixa suspeição por parte dos dermatologistas acerca de linfomas na presença de tumores cutâneos e ao "pouco hábito" dos patologistas em diagnosticar essas neoplasias na pele, acredita-se que sua real prevalência possa ser sub-representada.

Em cães, a maior parte dos linfomas cutâneos, mas também dos subcutâneos, primários se originam de células T. Linfomas B nessa localização são raríssimos. Os linfomas de bovinos que ocorrem na pele não estão associados ao BLV e são sempre de células T. Nos gatos, embora linfomas cutâneos também sejam quase sempre oriundos de células T, casos de linfoma subcutâneo B são descritos como um incomum tipo de sarcoma de aplicação (previamente sarcoma associado à injeção e sarcoma associado à vacina).

Linfoma nodal

Em gatos, alguns casos (aproximadamente 6%) de linfoma envolvem, pelo menos no início, apenas os linfonodos da cabeça e do pescoço. Essa apresentação foi denominada de *linfoma nodal*.

Os sinais clínicos restringem-se a linfadenomegalia superficial localizada, que envolve, em especial, os linfonodos retrofaríngeos (Figura 6.50), mas também os submandibulares. O aumento de volume pode ser marcante, invadir a musculatura adjacente e dificultar a deglutição, o que faz com que alguns gatos tenham salivação excessiva. No geral, os casos de linfoma nodal felino correspondem histologicamente a um linfoma semelhante ao de Hodgkin.

Nos cães, linfomas nodais são descritos com baixa prevalência, ao redor de 5%. Para alguns autores, a maior parte desses casos refere-se ao chamado linfoma da zona T, uma forma de linfoma de células T periféricas que emerge principalmente dos linfonodos submandibulares nessa espécie.

Linfoma leucêmico

O estágio terminal do linfoma pode cursar com a colonização da medula óssea por linfócitos neoplásicos liberados a partir dos órgãos hematopoéticos sólidos afetados. Esse fenômeno resulta no chamado *linfoma medular*, uma lesão que tem aspecto morfológico indistinguível do encontrado nos casos de leucemia linfoide.

Quando esse processo ocorre, linfócitos neoplásicos originários da medula linfomatosa podem ganhar a circulação. Nesses casos, têm-se utilizado as expressões *linfoma leucêmico*, *leucemia das células do linfoma*, *linfoma em fase leucêmica* e *leucemização do linfoma* para descrever tal fenômeno.

Além disso, nos casos terminais de leucemia linfoide, com frequência, há metastatização de células leucêmicas para os linfonodos e outros órgãos hematopoéticos sólidos, o que dá ao tecido afetado uma aparência idêntica à do linfoma. Desse modo, quando a distribuição habitual da doença não é respeitada, é impossível diferenciar leucemia linfoide de linfoma, a não ser que o paciente seja monitorado desde o início da doença.

A maioria dos animais com linfoma, independentemente do padrão anatômico, é hematologicamente normal ou apresenta alterações sanguíneas inespecíficas. Assim, a realização do hemograma não deve ser encarada como procedimento necessário para se firmar ou excluir o diagnóstico.

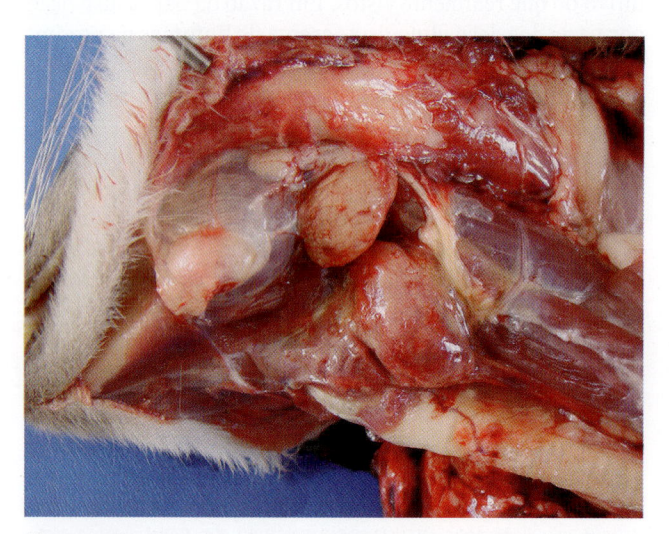

Figura 6.50 Gato; linfonodo retrofaríngeo. Marcada linfadenomegalia superficial localizada que invade a musculatura adjacente. Essa apresentação anatômica do linfoma (linfoma nodal) é reconhecida apenas nessa espécie.

Uma anemia leve a moderada é o achado hematológico mais frequente em animais com linfoma, em particular em gatos e bovinos, mas também nos cães e em equinos. As anemias associadas ao linfoma incluem: anemia paraneoplásica, anemia mielotísica, anemia por deficiência de eritropoetina, anemia hemolítica autoimune, anemia hemolítica por hiperesplenismo, anemia hemorrágica, anemia ferropriva e anemia das doenças crônicas.

Linfocitose é um achado pouco frequente em cães e gatos afetados, ocorrendo, no máximo, em 20% dos casos. Uma exceção é vista em gatos com linfomas de grandes linfócitos T granulares, nos quais se observa linfocitose em até 80% dos casos. Nos casos de linfoma leucêmico, o número de linfócitos pode facilmente chegar a 200.000 a 300.000 linfócitos/mm³ de sangue e causar marcado espessamento da capa flogística (camada branca vista logo acima da camada vermelha após a centrifugação do sangue em capilares ou tubos de ensaio).

Classificação dos linfomas

Uma das áreas que, ao longo dos anos, mais provocaram controvérsia dentro da hematopatologia diz respeito à classificação dos linfomas não Hodgkin em seres humanos. Muitas maneiras de classificação foram descritas, adotadas e posteriormente descontinuadas à medida que eram substituídas por variantes mais atuais. Entre as principais classificações estão: classificação de Rappaport, sistema Kiel, classificação de Lukes-Collins, *Working Formulation* (WF) *of Non-Hodgkin's Lymphomas for Clinical Usage* e *Revised European-American Classification of Lymphoid Neoplasms* (REAL). Todos esses métodos, descritos originalmente para o linfoma humano, foram, com o passar do tempo, aplicados na classificação dos linfomas dos animais.

No Brasil, por muitos anos, a classificação utilizada pela maioria dos patologistas veterinários baseou-se em uma modificação da *Working Formulation*. Essa classificação subdivide os linfomas de acordo com o índice mitótico, o padrão de distribuição da neoplasia nos linfonodos, o tamanho das células e a forma do seu núcleo. Assim, os linfomas são referidos como: de alto grau, grau intermediário ou baixo grau; foliculares ou difusos; de grandes células, pequenas células ou mistos; e clivados ou não clivados.

Nos últimos anos, cada vez mais patologistas veterinários têm se utilizado do conhecimento que vem sendo gerado por meio de métodos comparativos de diagnóstico para aperfeiçoar uma classificação de linfomas para animais. Para isso, desde meados dos anos 2000, o sistema Real empregado como base para a classificação da Organização Mundial da Saúde (OMS) tem sido aplicado comparativamente para o linfoma de animais. Por esse sistema, os linfomas e as leucemias linfoides são subdivididos com base principalmente no imunofenótipo em quatro grandes grupos: neoplasias de células B precursoras, neoplasias de células T precursoras, neoplasias de células B periféricas (maduras) e neoplasias de células T periféricas (maduras) e de células nulas (Tabela 6.3).

Os tumores linfoides de células B, T e NK precursoras incluem casos de leucemias linfoblásticas agudas, mas ocasionalmente podem também aparecer como linfomas

Tabela 6.3 Resumo da classificação histológica dos distúrbios linfoproliferativos, segundo a Organização Mundial da Saúde (OMS), aplicado ao diagnóstico para animais domésticos.

Neoplasias de células B precursoras	Neoplasias de células T maduras e de células nulas (NK)

Leucemia linfoblástica aguda de células B
Linfoma linfoblástico de células B
	Leucemia linfocítica crônica de células T ou NK
	Leucemia prolinfocítica de células T
	Linfoma de zona T
	Linfoma de células T periféricas[3]
	Linfoma anaplásico de grandes células T[3]
	Distúrbios linfoproliferativos de grandes linfócitos granulares:
	• Leucemia aguda de grandes linfócitos T granulares
	• Leucemia crônica de grandes linfócitos T granulares
	• Linfoma de grandes linfócitos T granulares
	Distúrbios linfoproliferativos de células T do adulto:
	• Leucemia de células T do adulto
	• Linfoma de células T do adulto[3]
	Distúrbios linfoproliferativos agressivos de células NK:
	• Leucemia agressiva de células NK
	• Linfoma agressivo de células NK
	Linfomas com padrão vascular
	• Linfoma angioimunoblástico
	• Linfomas angiotrópicos de células T/NK
	• Linfoma de células T/NK extranodal, tipo nasal
	• Linfoma intravascular de células T
	• Linfomas extranodais de células T
	Linfomas cutâneos de células T:
	• Linfomas cutâneos não epiteliotrópicos[1,2,3]
	• Linfomas cutâneos epiteliotrópicos
	  ■ Micose fungoide
	    ♦ Síndrome de Sézary
	  ■ Reticulose pagetoide (RP)
	    ♦ RP localizada (doença de Woringer-Kolopp)
	    ♦ RP disseminada (doença de Ketron-Goodman)
	Linfoma de células T semelhante à paniculite subcutânea
	Linfomas intestinais de células T
	Linfoma de células T associado à enteropatia (EATL):
	• EATL-I (linfoma transmural)
	• EATL-2 (tipo da mucosa)
	Linfomas hepáticos de células T:
	• Linfoma hepatoesplênico de células T
	• Linfoma hepatocitotrópico de células T

Neoplasias de células T e NK precursoras	
Leucemia linfoblástica aguda de células T ou NK Linfoma linfoblástico de células T ou NK	
Neoplasias de células B maduras	

Leucemia linfocítica crônica de células B
Leucemia prolinfocítica de células B
Linfoma linfocítico de pequenas células B (SSL-B)
SSL-B – tipo intermediário
Linfoma linfoplasmocítico
Linfoma plasmoblástico
Linfomas nodulares:
• Linfoma centrofolicular[1]
  ■ CFL grau I
  ■ CFL grau II
  ■ CFL grau III (IIIa 0 u IIIb)
• Linfoma de células do manto[1]
• Linfoma da zona marginal[1]
• Linfoma de grandes células B (denominados por padrão celular):
• Linfoma centroblástico
• Linfoma imunoblástico
• Linfoma anaplásico
• Linfoma de células B rico em células T
Linfoma de grandes células B (denominados por arranjo vascular):
• Linfoma intravascular de grandes células B
• Linfoma angiocêntrico de células B com células T reativas[2]
Linfoma de grandes células B (denominados por localização inicial):
• Linfoma tímico primário de células B
• Linfoma do SNC primário de células B
• Linfoma cutâneo primário de células B
• Linfoma efusivo primário
Linfoma de Burkitt
Leucemias de células de Burkitt
Linfoma difuso de pequenas células da polpa vermelha esplênica
Tricoleucemia	

Neoplasias plasmocitárias	**Linfoma de Hodgkin:**

Mieloma:
• Mieloma solitário (plasmocitoma ósseo solitário)
• Mieloma múltiplo
Plasmocitoma extramedular (por padrão celular):
• Plasmocitoma indolente
• Plasmocitoma anaplásico
Plasmocitoma extramedular (por localização anatômica):
• Plasmocitoma cutâneo
• Plasmocitoma de mucosas
• Plasmocitoma oral
• Plasmocitoma nasofaríngeo
• Plasmocitoma gastrintestinal
• Plasmocitoma esplênico
Leucemia de plasmócitos
	• Linfoma de Hodgkin clássico (LHc):
	  ■ LHc rico em linfócitos
	  ■ LHc com celularidade mista
	  ■ LHc com esclerose nodular
	  ■ LHc depletado de linfócitos
	• Linfoma de Hodgkin predominantemente linfocítico nodular

[1]Todos os linfomas nodulares podem ocorrer afetando primariamente os linfonodos (nodais), o baço (esplênicos) ou o tecido linfoide associado à mucosa (do MALT). Cada um desses linfomas emerge, de acordo com a espécie animal acometida, mais em uma ou em outra localização. Linfomas centrofoliculares são, em geral, nodais, enquanto linfomas de células do manto são quase sempre esplênicos e linfomas da zona marginal se originam principalmente do baço e do MALT ("MALTomas"). [2]O linfoma angiocêntrico de células B com células T reativas é mais conhecido por granulomatose linfomatoide. [3]Os linfomas cutâneos não epiteliotrópicos apresentam-se principalmente como linfoma anaplásico de grandes células T e, de modo menos comum, como linfoma de células T periféricas e linfoma de células T do adulto.

linfoblásticos. Esses linfomas são incomuns em todas as espécies de mamíferos domésticos, mas às vezes podem ser vistos, principalmente em cães. Para mais informações sobre leucemias linfoblásticas agudas, consulte o tópico *Distúrbios linfoproliferativos* na seção "Medula óssea".

Os linfomas de células B periféricas (maduras) compreendem o maior grupo de linfomas de células B, com vários tipos principais de linfomas, a saber: linfoma de grandes células B, linfoma linfocítico de células B, linfoma linfoplasmocítico, linfoma centrofolicular, linfoma de células do manto, linfoma da zona marginal e linfoma de Burkitt. Os linfomas de grandes células B compreendem uma espécie de "guarda-chuva" que engloba diversos linfomas, alguns dos quais ocorrem com grande frequência em animais domésticos.

Esses linfomas possuem nomes próprios nem sempre muito fáceis de serem compreendidos. Alguns linfomas de células B periféricas são denominados com base na morfologia da célula de origem, como: linfoma centroblástico, linfoma imunoblástico e linfoma anaplásico. Outros linfomas recebem o nome baseado no fato de que possuem uma população heterogênea de células, como o linfoma de células B rico em células T e histiócitos. Entretanto, para alguns linfomas, o sítio anatômico de origem é tão característico que o nome está relacionado ao local onde ocorre, mas não ao tipo de célula, como: linfoma mediastínico primário, linfoma cutâneo primário, linfoma primário do SNC e linfoma efusivo primário, todos linfomas de grandes linfócitos B que emergem do timo, da derme (raramente do tecido subcutâneo), do encéfalo (raramente a medula espinhal) e das serosas (pleura e/ou peritônio), respectivamente. Além disso, alguns linfomas de grandes células B que emergem, em especial dos linfonodos, mas que podem ocorrer em qualquer tecido, tendem a apresentar uma alta relação com vasos sanguíneos, o que lhes vale nomes peculiares, como: linfoma angiocêntrico de células B com células T reativas (granulomatose linfomatoide) e linfoma intravascular de grandes células B.

Os linfomas de células T periféricas (maduras) ou de células nulas compreendem o maior grupo, com vários tipos: linfoma de células T periféricas, linfoma anaplásico de grandes células T, linfoma de grandes linfócitos granulares e linfoma semelhante ao de células T do adulto. Esses quatro tipos morfológicos de linfoma podem ocorrer em qualquer tecido, embora tenham maior predileção por alguns deles, chamados, portanto, de não específicos (sinônimos: não especificado e inespecífico – NOS, do inglês *not otherwise pecified*). O linfoma de células T periféricas é visto principalmente de forma extranodal, quase sempre na pele, mas, em alguns casos, pode ocorrer de forma multicêntrica, afetando linfonodos, baço, fígado, rins e coração, sincronicamente. O linfoma anaplásico de grandes células T também é visto principalmente na pele, mas já foi descrito no fígado e rins de cães, inclusive em uma apresentação intravascular. Já o linfoma de grandes linfócitos granulares é visto principalmente como um linfoma intestinal felino. Outros linfomas de células T periféricas recebem seus nomes em razão da localização onde ocorrem: linfomas cutâneos epiteliotrópicos, linfomas cutâneos não epiteliotrópicos, linfoma subcutâneo semelhante à paniculite, linfomas intestinais (linfomas entéricos) epiteliotrópicos, linfoma hepatocitotrópico e linfoma hepatoesplênico. Finalmente, alguns linfomas de células T são denominados mais por apresentarem uma relação vascular do que pela morfologia de suas células ou pelo órgão onde ocorrem: linfoma intravascular de células T e linfoma angiotrópico de células T/NK.

Por muitos anos, patologistas veterinários discutiram sobre a ocorrência de uma lesão que sugerisse haver um linfoma pelo menos semelhante àquele descrito para seres humanos como doença de Hodgkin. Desde então, tem sido aceito que algumas espécies animais desenvolviam esse tipo de linfoma. Um exemplo são os relatos de uma doença idêntica na anatomopatologia em *skunks* (gambás) norte-americanos. Há menos tempo, casos de linfomas em gatos, principalmente com apresentação nodal, foram bem caracterizados e, a partir desse momento, tem sido mais amplamente aceito que linfoma de Hodgkin (linfoma semelhante a Hodgkin, ou *Hodgkin-símile*, como preferem alguns) ocorra em animais. O linfoma de Hodgkin (LH) humano tem sido classificado como clássico (LHc) ou predominantemente linfocítico nodular de acordo com o padrão histopatológico. Os casos clássicos são subclassificados em LHc com esclerose nodular, rico em linfócitos, com celularidade mista ou depletado de linfócitos. Aparentemente, apenas casos de LH clássicos ricos em linfócitos ocorrem em animais. É possível que muitos dos casos descritos na literatura mais antiga como LH clássicos com celularidade mista sejam, na verdade, linfomas de grandes células B ricos em células T e histiócitos. Os demais tipos, LH clássicos com esclerose nodular ou depletados de linfócitos, não foram relatados em animais.

Metástases nodais

Com alta frequência, os linfonodos são afetados por metástases de neoplasias originárias de qualquer local do organismo. Com base no fato de que as neoplasias malignas epiteliais metastatizam por via linfática, seria de se esperar que esses tumores fossem os mais prevalentes no que se refere à metastatização nodal. Entretanto, neoplasias malignas mesenquimais (sarcomas) e melanomas também colonizam os linfonodos com grande frequência.

Independentemente da origem, algumas neoplasias se caracterizam por causarem metástases nodais com alta frequência (p. ex., carcinomas mamários; Figuras 6.51 e 6.52; mastocitomas cutâneos, osteossarcomas esqueléticos, colangiocarcinomas e melanomas orais). Outras, por sua vez, afetam os linfonodos apenas em um estágio tardio da doença (p. ex., carcinoma de células escamosas cutâneo, fibrossarcoma cutâneo e leucemias). Algumas formas de câncer metastatizam apenas de modo não frequente e, portanto, metástases nodais tornam-se incomuns (p. ex., tumor vené-

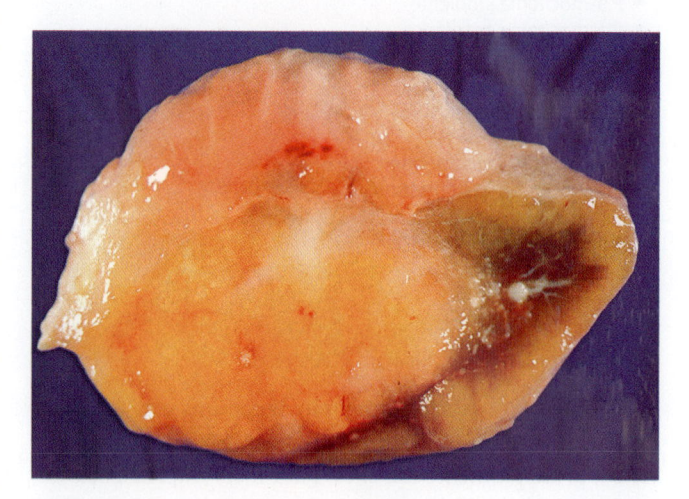

Figura 6.51 Cão; linfonodo axilar. Obliteração parcial da arquitetura nodal por massa branco-amarelada (metástase de carcinoma mamário).

reo transmissível – TVT). Por fim, tumores não anaplásicos, como o histiocitoma cutâneo canino, podem ter suas células drenadas pelos linfonodos, um padrão semelhante à metastatização e referido por alguns autores como "colonização nodal". Nesse caso específico, sua comum involução espontânea do tumor cutâneo cursa em sincronia com a diminuição de volume do linfonodo drenante.

BAÇO

O baço, assim como os linfonodos, demonstra uma variedade de alterações associadas à sua característica de órgão linfoide. Com isso, a maioria das lesões descritas para os linfonodos, em especial as degenerativas, também é vista no baço. Ainda mais importantes são as lesões de origem circulatória, que refletem a função principal do órgão.

Ao contrário dos linfonodos, a retirada do baço não acarreta maiores complicações clínicas. Dessa maneira, é mais comum o patologista receber o baço como uma peça cirúrgica do que como um fragmento oriundo de biopsia incisional. Uma exceção é a biopsia realizada por PAAF, que é cada vez mais usada no diagnóstico das alterações esplênicas proliferativas.

Anomalias do desenvolvimento

As anomalias do desenvolvimento do baço são raras, e exceções a isso são os *baços acessórios*, vistos ocasionalmente na necropsia de cães e jumentos, e a *agenesia do baço*, comum em determinadas cepas de camundongos cruzados de forma consanguínea.

Baços duplos ocorrem raramente em suínos, bovinos e ovinos. Nas duas últimas espécies, essa duplicação faz parte de uma síndrome de defeitos viscerais múltiplos. É comum encontrar dois baços completamente separados na necropsia de gatos; entretanto, baseado no fato de que em geral esses pacientes são ferais, é prudente considerar a possibilidade de que esses "baços duplos" sejam uma sequela de ruptura prévia decorrente de traumas mecânicos.

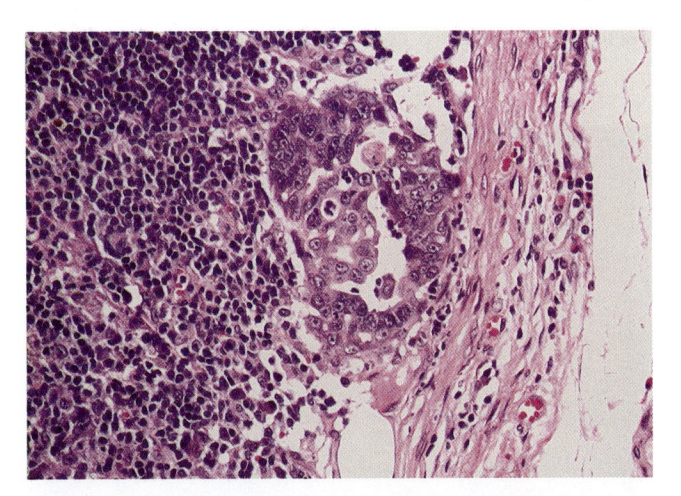

Figura 6.52 Gato; linfonodo. Células epiteliais arranjadas em forma de ácino no interior do seio subcapsular. Esse padrão é típico de metastatização por via linfática e, neste caso, tratava-se de um carcinoma túbulo-papilífero de glândula mamária.

Outra rara alteração do desenvolvimento que pode ser encontrada no baço é a presença de pequenas ilhas de tecido pancreático exócrino ou endócrino (*coristomas*). O inverso também ocorre, ou seja, é raro um tecido esplênico ser visto encravado no pâncreas de cães e gatos. Na rotina, a segunda anomalia é bem mais frequente que a primeira.

Em bovinos, gatos, cães e algumas espécies de laboratório (camundongos, ratos e cobaias), há acentuada *hipoplasia das bainhas periarteriolares do baço* como consequência da aplasia do timo. Hipoplasia das bainhas periarteriolares e dos nódulos linfoides do baço é vista em equinos, cães, camundongos e bovinos com imunodeficiência combinada grave. *Hipoplasia dos nódulos linfoides* ocorre nos casos de agamaglobulinemia primária em equinos e hipoplasia das bainhas periarteriolares nos casos de paraqueratose hereditária dos bovinos dinamarqueses e acrodermatite letal dos cães da raça Bull Terrier.

Alterações circulatórias

A grande capacidade do baço de se adaptar a diferentes quantidades de sangue, principalmente nas espécies animais que têm os chamados baços de armazenamento, faz desse órgão o mais afetado por alterações circulatórias, algumas delas sem significado clínico, outras incompatíveis com a vida. Quase todos os tipos de alterações circulatórias podem ser considerados comuns no baço. Assim, hiperemia, congestão, hemorragia, trombose e embolismo são lesões que, com grande frequência, acarretam manifestações clínicas que indicam doença esplênica.

Congestão esplênica

A característica do baço de armazenar sangue torna difícil determinar quando a congestão deixa de ser funcional e passa a ser considerada patológica. No entanto, esplenomegalia acentuada decorrente do maior acúmulo de sangue, diagnosticada por palpação, ultrassonografia, laparotomia exploratória ou durante a necropsia, com raras exceções, deverá sempre ser considerada uma lesão.

Congestão é a alteração circulatória mais comum no baço e está associada à obstrução venosa. Por outro lado, a hiperemia é observada apenas em algumas ocasiões, como em casos de carbúnculo hemático em várias espécies, enterotoxemia por *Clostridium* spp. em bovinos e erisipela em suínos. Congestão esplênica também é vista em animais que foram anestesiados com barbitúricos, um grupo de drogas com a capacidade de relaxar o músculo liso capsular/trabecular. Essa forma de congestão esplênica foi abordada previamente no tópico *Lesões sem significado clínico*.

Em animais, a congestão esplênica ocorre principalmente em casos de *torção de baço*. Entretanto, alguns autores citam que, assim como em seres humanos, essa lesão também pode ser vista em associação com trombose da veia esplênica, congestão venosa central e hipertensão portal.

A torção de baço acontece em todas as espécies domésticas, mas com maior frequência afeta cães e suínos. No cão, torção de baço ocorre quase sempre em decorrência de dilatação gástrica-vólvulo. *Trombose da veia esplênica* é vista em casos de torção de baço e, de modo menos regular, em associação com trombose portal ou abscessos esplênicos.

Congestão esplênica secundária à congestão venosa central tem sido atribuída à obstrução da veia cava caudal por múltiplos exemplares de *Dirofilaria immitis*. Além disso, alguns autores descrevem a congestão esplênica e, consequentemente, a esplenomegalia como complicações comuns da insuficiência cardíaca congestiva direita.

Embora hipertensão portal seja constante em animais, particularmente em cães com hepatopatias crônicas, congestão esplênica e, por conseguinte, esplenomegalia não ocorrem em associação com essa alteração nas espécies domésticas. Em um estudo interessante, observou-se que, dos cães que morreram ou foram eutanasiados por apresentarem cirrose e que tinham sólidas evidências de hipertensão portal na necropsia, nenhum desenvolveu esplenomegalia. Acredita-se que isso seja decorrente do desenvolvimento das veias velar-omental, que desviam o sangue para a veia renal esquerda e, assim, não deixam que o baço se torne congesto e, por esse motivo, aumentado de volume.

Macroscopicamente, um baço típico de congestão é grande, tem as bordas arredondadas e, ao corte, deixa fluir acentuada quantidade de sangue vermelho-escuro, a qual, em cães de grande porte, pode chegar a 1 ℓ. Os baços que estão torcidos têm formato curvilíneo, semelhante a um bumerangue (Figura 6.53). De acordo com o tempo de evolução da torção, áreas enegrecidas, correspondentes a infartos, podem ser vistas em uma extremidade ou afetando todo o órgão. Nos casos crônicos, é acentuadamente friável e pode romper-se durante a manipulação.

Na histologia, observa-se uma grande quantidade de eritrócitos no interior dos sinusoides, o que acaba por torná-los distendidos a ponto de ser difícil o reconhecimento das outras estruturas do órgão. Áreas multifocais, focalmente extensas ou, com maior frequência, todo o órgão, podem estar necróticos em decorrência da estagnação de sangue pouco oxigenado. Quando isso acontece, observam-se trombos venosos compostos de plaquetas, fibrina, alguns leucócitos e grande quantidade de eritrócitos. Nos casos em que a necrose total do órgão já ocorreu há alguns dias, o aspecto histológico é o de um tecido homogeneamente eosinofílico e amorfo, no qual não é possível delimitar as estruturas e, em alguns casos, afirmar com precisão que se trata de um baço.

Hemorragia esplênica

A *hemorragia esplênica* é vista em áreas de necrose do baço por diferentes causas, que vão desde infecção por certos microrganismos, como na peste suína clássica e na hepatite infecciosa canina, até infartos. Hemorragias esplênicas subcapsulares são, quase sempre, decorrentes de ruptura do parênquima com manutenção da cápsula. Nesses casos, formam-se grandes hematomas subcapsulares (Figura 6.54), por vezes difíceis de diferenciar de hemangiomas. Com o tempo, os eritrócitos presentes nesses hematomas são retirados por macrófagos e o resultado desse processo é a formação de uma cicatriz. Hemorragias causadas por traumatismo serão abordadas mais adiante, no tópico *Ruptura esplênica e suas consequências*.

Trombose e infarto esplênico

Trombose esplênica, venosa ou arterial, é vista com certa frequência na rotina e causa infarto em razão da estagnação de sangue pouco oxigenado ou da ausência do sangue arterial, respectivamente. *Trombose venosa*, como foi explicado anteriormente, é quase sempre uma consequência da torção de baço.

Já a *Trombose arterial* é uma lesão comum de ser diagnosticada em cães e quase sempre está associada ao tromboembolismo visto nos casos de endocardite. Além disso, trombose arterial, mas que afeta quase exclusivamente os capilares, é vista em situações que resultam em CID, como na peste suína clássica e na hepatite infecciosa canina. É raro que ocorra trombose arterial esplênica em situações que cursam com estados hipercoagulantes primários, como trombocitemia essencial, policitemia vera e leucemia megacarioblástica aguda, ou ser decorrente da quebra dos mecanismos antitrombóticos, como é visto na síndrome nefrótica. Também rara é a trombose arterial decorrente do aumento da viscosidade do sangue, vista em casos de mieloma, plasmocitoma e macroglobulinemia de Waldenström.

Uma forma comum de trombose esplênica ocorre em baços de cães e gatos com linfomas ou leucemias. Nesses

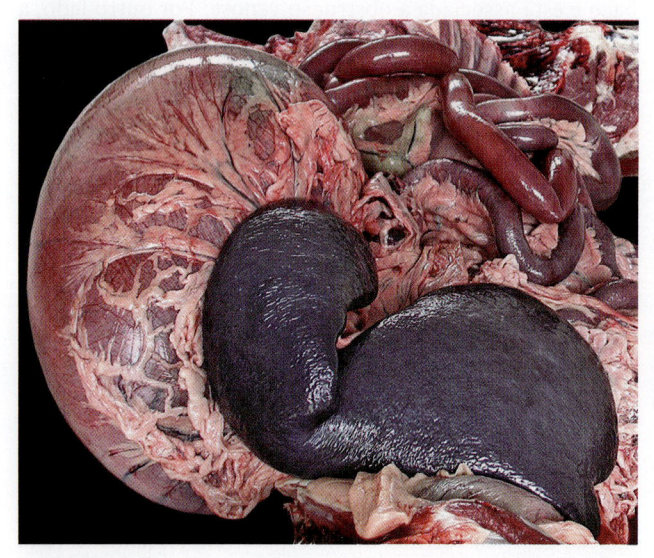

Figura 6.53 Cão; baço. Acentuada esplenomegalia e típico formato de bumerangue em torção esplênica associada à dilatação gástrica-vólvulo.

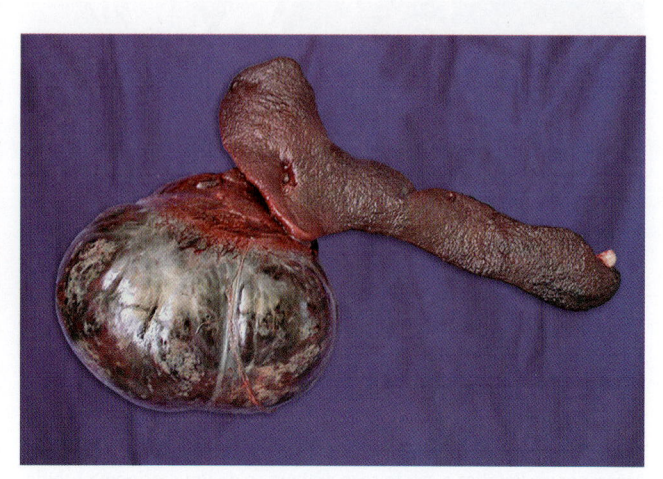

Figura 6.54 Cão; baço. Grande hematoma pedunculado.

casos, as células neoplásicas invadem e colonizam o subendotélio arteriolar até levar à ruptura da barreira endotelial. A exposição do sangue intraluminal às células neoplásicas e ao colágeno subendotelial leva à trombose. Esse mecanismo é importante para se entender a patogênese da ruptura esplênica como causa de morte de alguns pacientes, como hemopatias malignas.

Macroscopicamente, o baço de animais com trombose arterial apresenta áreas vermelho-escuras ou negras, variavelmente elevadas e com distribuição relacionada com o calibre da artéria obstruída. Assim, infartos decorrentes de CID tendem a ser multifocais (Figura 6.55), enquanto aqueles secundários ao tromboembolismo são focais ou focalmente extensos (Figura 6.56). No entanto, a liberação de êmbolos múltiplos de uma única vez ou em diferentes intervalos de tempo pode causar um padrão multifocal semelhante ao visto em casos de CID. Casos de trombose arterial esplênica associada a estados hipercoagulantes ou ao aumento da viscosidade do sangue tendem a causar infartos totais ou subtotais. Nessas circunstâncias, os trombos podem ser observados na artéria esplênica como um grande tampão, vermelho-escuro, friável e fortemente aderido, que obstrui totalmente o lúmen do vaso.

Em todas essas situações, uma complicação fatal, mas incomum, é a ruptura das áreas de infarto. É interessante ressaltar que o grau de aumento de volume de um infarto está diretamente relacionado com a quantidade de sangue acumulado, ou seja, a elevação da área afetada é decorrente da hemorragia secundária ao infarto. Esse aspecto característico faz do baço o melhor exemplo de órgão que desenvolve infarto do tipo hemorrágico em patologia veterinária.

Na histologia, os infartos decorrentes de trombose arterial têm distribuição equivalente ao aspecto macroscópico, ou seja, podem ser difusos e afetar a polpa branca, a polpa vermelha e as trabéculas ou ser focais e acometer apenas a polpa vermelha subcapsular. Inicialmente, nas áreas afetadas observam-se células com citoplasma eosinofílico e com núcleos picnóticos ou cariorréxicos, mas, com a evo-

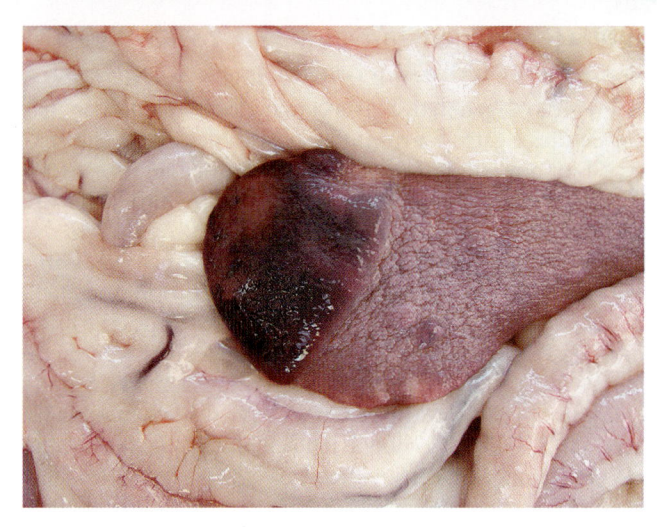

Figura 6.56 Cão; baço. Área focalmente extensa, enegrecida e elevada. Esta apresentação macroscópica é típica de infarto esplênico secundário a tromboembolismo e, neste caso, estava associado à endocardite bacteriana da valva mitral.

lução da lesão, apenas uma grande massa de células coaguladas torna-se visível. Nas lesões mais recentes, pode ser difícil visualizar as células necróticas em razão da grande quantidade de sangue acumulado. Ao redor dessas áreas, as artérias apresentam trombos compostos de quantidades variáveis de plaquetas, fibrina, eritrócitos e alguns leucócitos, dispostos em camadas concêntricas, formando lamelas.

Baço exangue

Uma alteração vista apenas no baço e que está intimamente relacionada com sua função é a diminuição no tamanho do órgão por causa da expulsão dos eritrócitos presentes nos sinusoides. Esse fenômeno ocorre em casos de anemia grave, quando o baço libera grande quantidade de eritrócitos para a circulação como uma maneira de compensar a hipoxia tecidual. Dor acentuada, como acontece em casos de cólica equina, também leva à contração esplênica e, portanto, à diminuição do volume do órgão. Todavia, nesse caso, os animais demonstram policitemia em decorrência do aumento do compartimento eritroide circulante. Macroscopicamente, o baço é pequeno e flácido, tem a cápsula marcadamente enrugada (Figura 6.57) e, ao corte, não deixa fluir sangue (*baço exangue*).

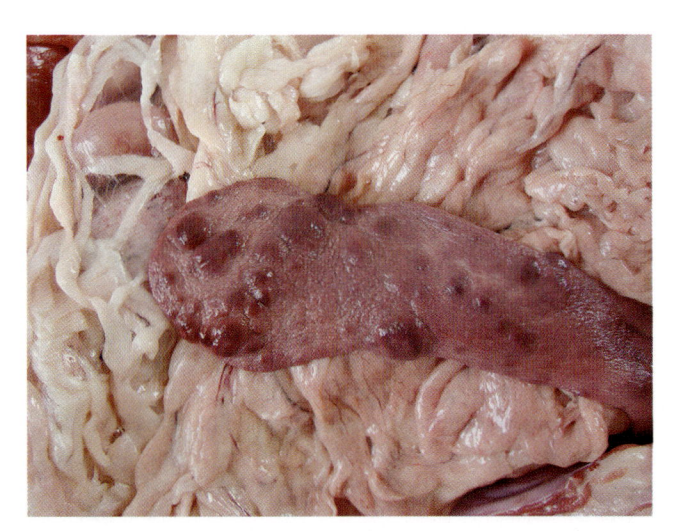

Figura 6.55 Cão; baço. Múltiplas áreas multifocais enegrecidas e elevadas. Esta apresentação macroscópica é típica de infarto esplênico como parte de um quadro de coagulação intravascular disseminada.

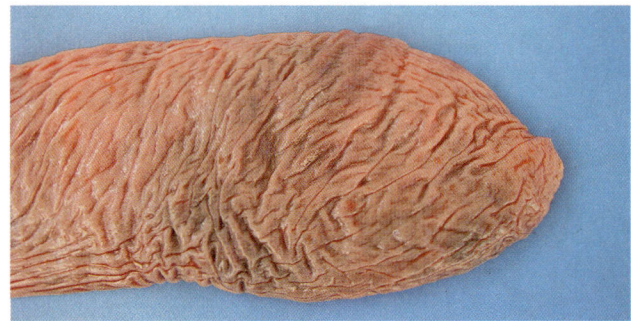

Figura 6.57 Cão; baço. Cápsula acentuadamente enrugada em razão da diminuição de volume do baço por contração esplênica excessiva em um caso de anemia (baço exangue).

Alterações degenerativas
Ruptura esplênica e suas consequências

A alteração degenerativa vista com maior frequência em baços de cães e gatos é a ruptura esplênica de origem traumática. Embora essa lesão possa ocorrer em qualquer espécie, é mais comum nos pequenos animais, pelo alto índice de atropelamento por veículos automotivos.

Ruptura de baço é uma das emergências clínicas mais importantes em veterinária e, por isso, é vista com frequência na sala de necropsia. Na maioria dos casos, a ruptura é total, ou seja, do parênquima e da cápsula, o que leva à perda de variável quantidade de sangue para o interior da cavidade abdominal (Figura 6.58). Quando essa perda sanguínea é acentuada, sobrevém choque hipovolêmico, que, se não corrigido a tempo, culmina em morte.

Nos animais que não morrem pela ruptura esplênica, encontram-se *cicatrizes capsulares* bem delimitadas (Figura 6.59) e *fissuras recobertas por mesotélio* ou o baço é totalmente separado em duas partes (Figura 6.60). Outra constante alteração nesses casos é a implantação de fragmentos esplênicos no omento. Quando esses pequenos agregados de tecido esplênico, referidos coloquialmente como "*filhas do baço*", espalham-se pelo omento e peritônio, a lesão é chamada de *esplenose* (Figura 6.61). Todas essas alterações acabam por ser vistas como um achado incidental na necropsia, se esse indivíduo morre tempos depois por outra causa, e isso é uma prova irrefutável de que ruptura de baço em cães e gatos nem sempre está associada à perda de grande quantidade de sangue e, em razão disso, à morte.

Isso é importante de ser mencionado, pois a ruptura de baço é a causa de morte mais apontada pelos clínicos veterinários em se tratando desse tipo de trauma. Trabalhos científicos indicaram que ruptura de fígado é bem mais comum de resultar em morte de cães atropelados por veículos automotivos.

Nódulos sideróticos

Uma lesão frequentemente observada no baço de cães idosos é um acúmulo de concreções branco-amareladas a

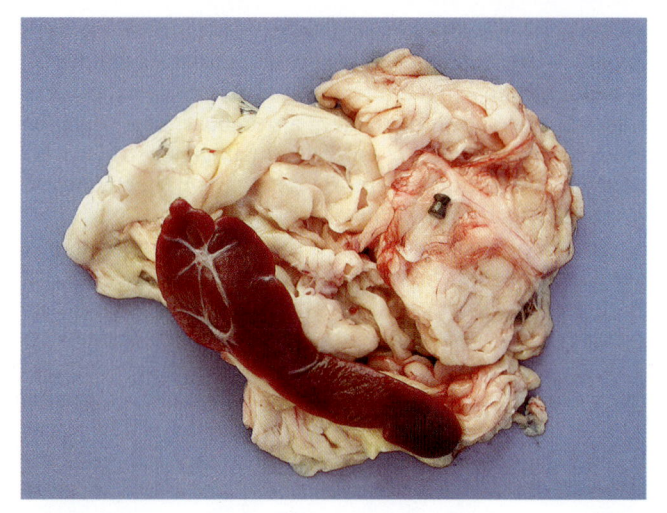

Figura 6.59 Gato; baço. Cicatriz focalmente extensa como sequela de ruptura esplênica antiga. Há um projétil de arma de ar comprimido preso ao omento. Essa rara evidenciação de causa e efeito é a prova de que a maioria das rupturas esplênicas não leva à morte.

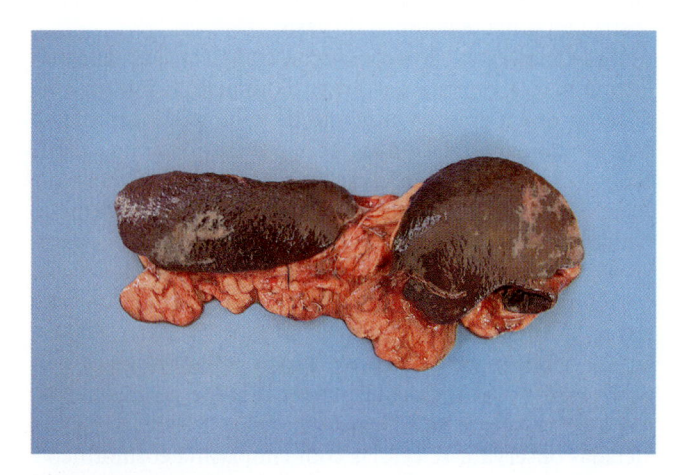

Figura 6.60 Cão; baço. Separação completa como consequência de ruptura esplênica antiga.

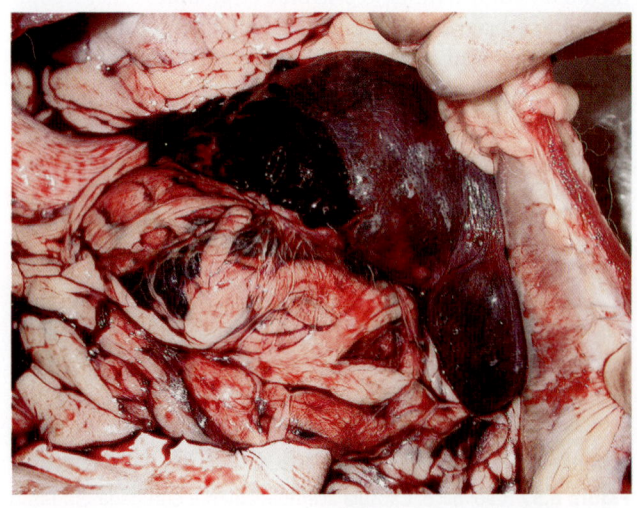

Figura 6.58 Cão; baço. Ruptura esplênica completa (parênquima e cápsula) e consequente hemoperitônio.

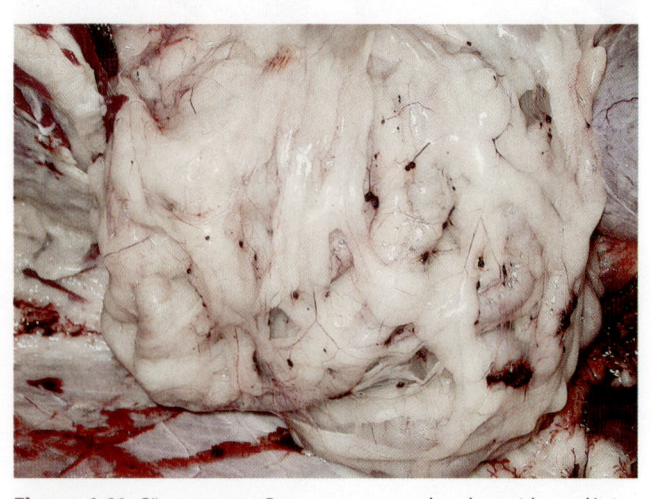

Figura 6.61 Cão; omento. Pequenos agregados de tecido esplênico aleatoriamente distribuídos (esplenose). Essa lesão é referida coloquialmente como "filhas do baço".

marrons, principalmente ao longo das margens do órgão. Essas incrustações, conhecidas como *nódulos sideróticos, siderofibróticos, siderocalcinóticos, placas sideróticas* ou corpúsculos de Gamna-Gandy, podem ser focais (Figura 6.62) ou afetar parte de uma das faces esplênicas (Figura 6.63). Na histologia, tais alterações são vistas como um espessamento da cápsula por tecido conjuntivo, associado à deposição de cálcio e ao acúmulo de macrófagos carregados de hemossiderina e de hematoidina livre entre as células e o colágeno.

Amiloidose esplênica

Uma alteração degenerativa incomum do baço, exceto em animais utilizados para produção de soros hiperimunes, é a deposição de amiloide. *Amiloidose* pode ser secundária a uma discrasia plasmocitária ou resultante de algum processo inflamatório crônico ou de estimulação antigênica prolongada.

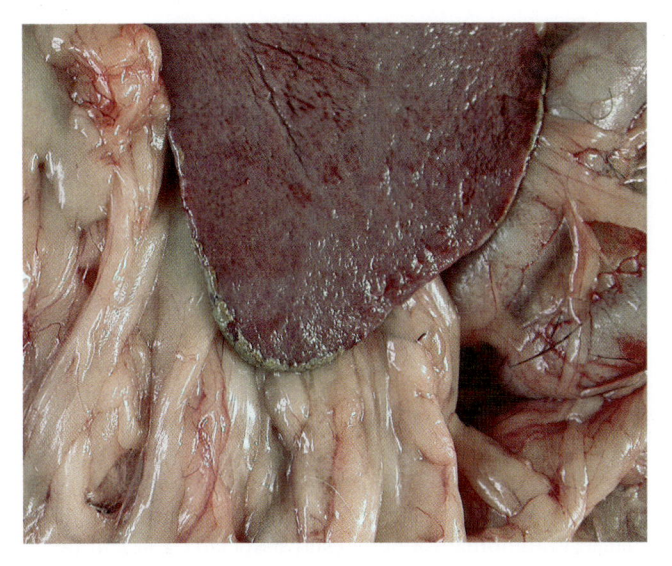

Figura 6.62 Cão; baço. Concreções marrons ao longo da margem de um dos polos (nódulos sideróticos).

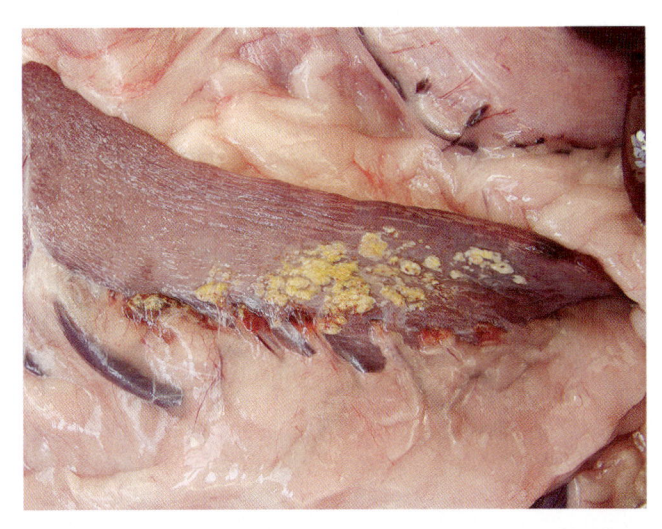

Figura 6.63 Cão; baço. Concreções amarelas na face visceral (nódulos sideróticos).

Doenças hereditárias caracterizadas por deposição multicêntrica de amiloide foram descritas em cães da raça Shar-Pei e gatos da raça Abissínio. *Hamsters* e gerbilos idosos desenvolvem amiloidose esplênica como parte de um quadro multicêntrico.

Macroscopicamente, o amiloide é visível quando os acúmulos são grandes o suficiente e, nesses casos, aparecem como pontos brancos ou lardáceos, opacos e firmes, que protraem na superfície de corte, uma lesão coloquialmente denominada "baço de sagu". Na histologia, corado pela hematoxilina e eosina, é visto como acúmulos hialinos ao redor das arteríolas centrais. Na coloração especial vermelho-congo, aparece alaranjado sob iluminação comum ou verde-maçã sob luz polarizada. Essa coloração especial é fundamental para diferenciar amiloidose de hialinose tanto no baço quanto no coração e nos pulmões.

Necrose linfoide

Assim como foi descrito para os linfonodos, várias doenças infecciosas, principalmente virais, algumas drogas imunossupressoras e determinadas substâncias tóxicas têm sido associadas à necrose linfoide no baço. Macroscopicamente, o baço afetado não demonstra alterações, a não ser nas doenças que também cursam com alteração circulatória. Na histologia, a necrose dos linfócitos costuma ser vista nos nódulos linfoides, que podem estar parcialmente substituídos por um aglomerado de macrófagos repletos de corpúsculos tingíveis.

Atrofia linfoide esplênica

Ocasionalmente, observa-se uma atrofia linfoide de intensidade variável no baço de cães e equinos idosos; uma lesão denominada *atrofia esplênica senil*. A inanição prolongada também causa atrofia linfoide no baço de cães.

Alterações inflamatórias

Alterações inflamatórias, de origem infecciosa ou tóxica, ocorrem no baço quase sempre como parte de uma doença inflamatória multicêntrica. Infecções bacterianas, por exemplo, podem afetar o baço e ser vistas na forma de pequenos agregados de neutrófilos íntegros, abscessos, granulomas ou piogranulomas, de acordo com cada bactéria específica. Quando essas infecções bacterianas evoluem para SIRS, um acúmulo de neutrófilos é visto na zona do manto e nos cordões esplênicos. Nesses casos, podem ocorrer necrose dos linfócitos presentes nos folículos, os quais são gradualmente substituídos por macrófagos epitelioides, e coagulação de proteínas plasmáticas nos centros germinativos (*hialinose intrafolicular*; Figura 6.64).

Abscessos esplênicos

Em bovinos, *abscessos no baço* são vistos em casos de reticuloperitonite traumática, quando algum corpo estranho metálico oriundo do rúmen penetra a cápsula do órgão. Abscessos esplênicos são pouco observados como uma complicação de onfaloflebites em bovinos, em um quadro clínico denominado coloquialmente como "mal da tarde". Já em equinos, abscessos esplênicos têm sido atribuídos à migração errática de *Strongylus* spp.

Em cães, abscessos podem assumir grandes dimensões e encerrar muitos litros de pus. Esses abscessos ocorrem,

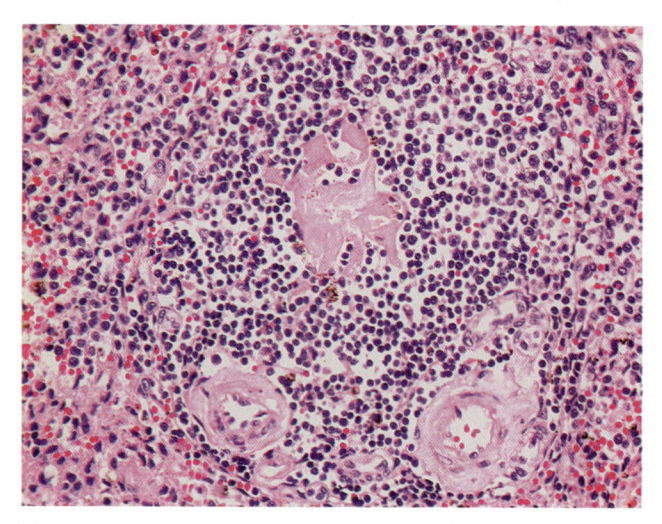

Figura 6.64 Gato; baço. Material hialino intrafolicular (hialinose intrafolicular).

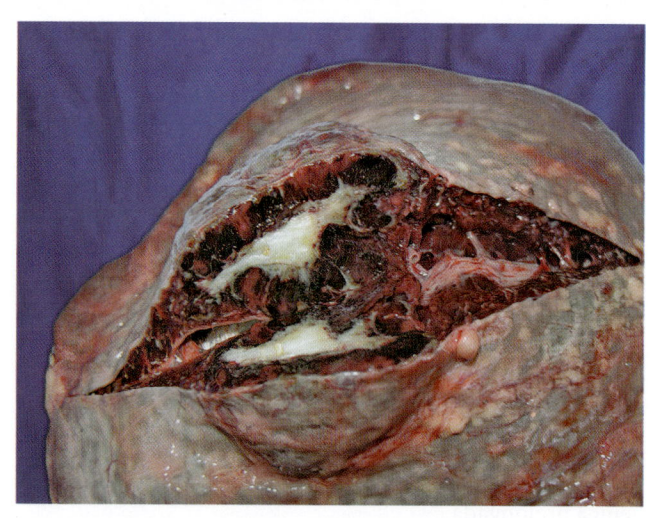

Figura 6.66 Bovino; superfície de corte do baço. Em abscessos muito antigos, o pus desidrata e, ao corte, é visto solidificado.

principalmente, como sequelas do embolismo bacteriano nos casos de endocardite valvar bacteriana. Acredita-se que, durante a doença aguda, bactérias se desprendem das valvas e são carregadas pela circulação. Essas bactérias "colonizam" as áreas de infarto que frequentemente ocorrem no baço. Assim, de acordo com essa teoria, as áreas de infarto serviriam como uma espécie de "meio de cultura" para proliferação bacteriana. Com o passar dos meses, a inflamação é encerrada pela cápsula e por uma membrana piogênica, formando o abscesso. Esses abscessos podem ser encontrados durante uma laparotomia exploratória ou na necropsia e, portanto, podem ser achados incidentais. Não é, porém, incomum que se tornem marcadamente grandes, a ponto de levarem ao desenvolvimento de sinais clínicos e morte. Em todos esses casos, o que se observa macroscopicamente são nódulos ou massas de tamanhos variáveis, os quais, quando cortados, deixam fluir pus (Figura 6.65) ou são sólidos (Figura 6.66), por vezes caseosos, em decorrência de longos períodos de desidratação do abscesso.

Esplenites granulomatosas ou piogranulomatosas

Esplenite não é uma lesão vista com frequência em animais, pelo menos não como resultado de baços submetidos à rotina de patologia cirúrgica nem durante a necropsia. Entretanto, ocasionalmente, baços podem apresentar como lesão principal uma inflamação rica em "neutrófilos degenerados" (supurativa), macrófagos epitelioides (granulomatosa) ou ambos (piogranulomatosa). Em um estudo recente, 5% dos baços caninos submetidos a avaliação em um serviço de patologia receberam o diagnóstico morfológico de esplenite ou de periesplenite.

Infecções bacterianas causam *esplenite granulomatosa* ou *piogranulomatosa*. Exemplos disso incluem tuberculose e actinobacilose em bovinos, respectivamente. Por acaso, micoses profundas envolvem o baço como parte de um quadro sistêmico, o que pode ocorrer em todas as espécies, mas é mais frequente em cães e gatos. Nessas situações, a inflamação granulomatosa pode estar associada à vasculite e à trombose, principalmente se os fungos em questão forem os causadores da aspergilose, da feoifomicose e da zigomicose. Esplenite por leveduras podem causar nódulos esplênicos e mimetizar tumores. As principais leveduras envolvidas incluem os gêneros *Cryptococcus*, *Candida* e *Histoplasma*.

Esplenite associada a protozoários ocorre de modo quase exclusivo em casos de leishmaniose, mas a infecção disseminada por *Toxoplasma gondii* pode também causar esplenite granulomatosa. Para mais informações sobre como aparecem as lesões esplênicas em casos de leishmaniose, consultar a seção "Principais doenças que afetam primariamente o sistema hematopoético", no tópico *Leishmaniose*. Entretanto, nos casos de toxoplasmose há necrose aleatória, frequentemente associada a acúmulos de neutrófilos, o que não ocorre na leishmaniose.

Em ruminantes, cistos hidáticos íntegros ou calcificados ocorrem no baço com certa frequência (Figura 6.67). Em macaco-*rhesus* (*Macaca mulatta*), as larvas do pentastomídeo *Armillifer armillatus* podem ser encontradas incrustadas no baço. Em ambos os casos, pode ou não haver infiltrado inflamatório granulomatoso circundando os parasitos. Esplenite granulomatosa é vista também em casos de "síndrome do prurido, pirexia e hemorragia dos bovinos".

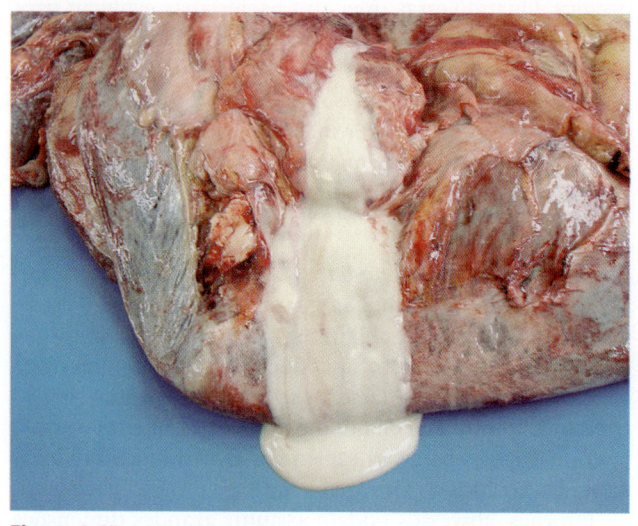

Figura 6.65 Equino; baço. Grande massa que distorce a arquitetura esplênica e que, quando seccionada, deixou fluir pus (abscesso).

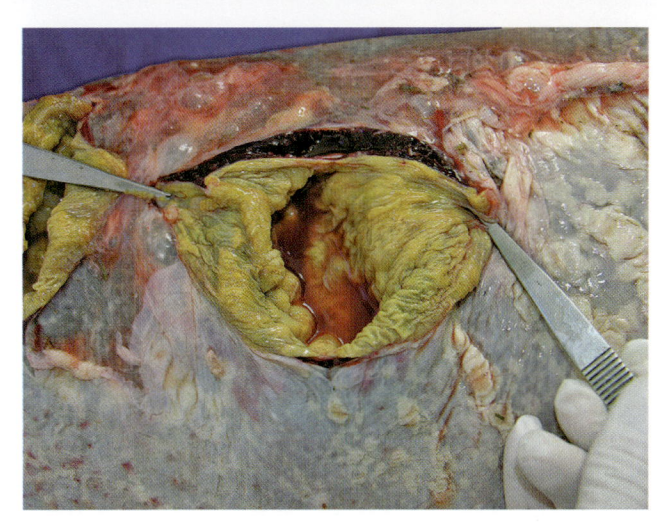

Figura 6.67 Bovino; superfície de corte do baço. Cisto circundado por parênquima esplênico e revestido de uma espessa membrana amarela (cisto hidático degenerado).

Periesplenites

Em relação às alterações inflamatórias, cabe ainda ressaltar que peritonite por várias causas é vista no baço na forma de uma serosite supurativa, granulomatosa ou piogranulomatosa. Essas *periesplenites* ocorrem com frequência em casos de peritonite pós-cirúrgica em todas as espécies, reticuloperitonite traumática em bovinos e peritonite infecciosa felina (PIF). Nesta última espécie, a lesão assume um aspecto macroscópico "glaceado", que lembra um campo coberto de gelo ("geada esplênica"; Figura 6.68). Quando bovinos com tuberculose desenvolvem a chamada forma perlácea da doença, a qual se caracteriza pela formação de miríades de nódulos hemisféricos lisos nas serosas (polisserosite tuberculosa), a superfície esplênica pode ser afetada. Periesplenites também são comumente observadas em casos de leishmaniose visceral em cães.

Hiperplasia mesotelial esplênica

Peritonite associada à *hiperplasia mesotelial* é vista em casos de ruptura de bexiga e vesícula biliar ou quando, iatrogenicamente, substâncias irritantes ou medicamentos são intro-

duzidos na cavidade abdominal. Exemplares de *Cysticercus tenuicollis*, a forma larval da *Taenia hydatigena* do cão, aparecem na cavidade abdominal de ruminantes, em especial ovinos e veados sul-brasileiros, e podem, raramente, ser vistos aderidos à serosa do baço, onde induzem leve hiperplasia mesotelial focal.

Alterações proliferativas

Diferentemente dos linfonodos, as alterações proliferativas observadas no baço de animais são quase sempre neoplásicas. Isso ocorre porque biopsias incisionais de baço são realizadas com baixa frequência e, desse modo, o patologista só se depara com hiperplasia da polpa branca durante a necropsia. Além disso, a real prevalência das hiperplasias linfoides do baço talvez seja baixa, já que, ao contrário dos linfonodos, o baço não tem a função de drenar linfa. Adicionalmente, o baço é um órgão muito afetado por neoplasias, visto, principalmente, seu frequente envolvimento em casos de linfoma e hemangiossarcoma multicêntricos.

Hiperplasia linfoide
Hiperplasia da polpa branca

A *hiperplasia da polpa branca* pode ser vista inicialmente apenas como uma expansão do volume das bainhas linfoides periarteriolares, mas, com a manutenção da estimulação antigênica, há formação de nódulos linfoides com centros germinativos delineados por uma zona do manto conspícua. Essa lesão é inespecífica e ocorre tanto na infecção bacteriana sistêmica crônica como em algumas doenças causadas por vírus, riquétsias ou protozoários. Macroscopicamente, a hiperplasia da polpa branca é vista como um pontilhado brancacento e multifocal na superfície de corte do baço (Figura 6.69). Hiperplasia da polpa branca isoladamente não causa esplenomegalia.

Plasmocitose da polpa vermelha

Uma forma diferenciada de hiperplasia linfoide, e que pode ocorrer concomitantemente com hiperplasia da polpa branca, é o acúmulo de plasmócitos na polpa vermelha. Essa lesão é comum em doenças infecciosas que cursam com marcante estimulação antigênica, principalmente: PIF, calicivirose felina, rangeliose canina, erliquiose monocitotrópica canina e

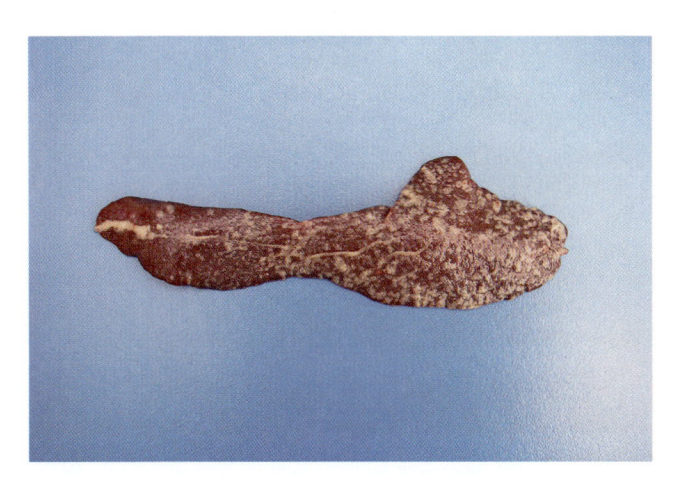

Figura 6.68 Gato; baço. Na peritonite infecciosa felina, a deposição de fibrina dá ao órgão um aspecto "glaceado" (periesplenite fibrinosa).

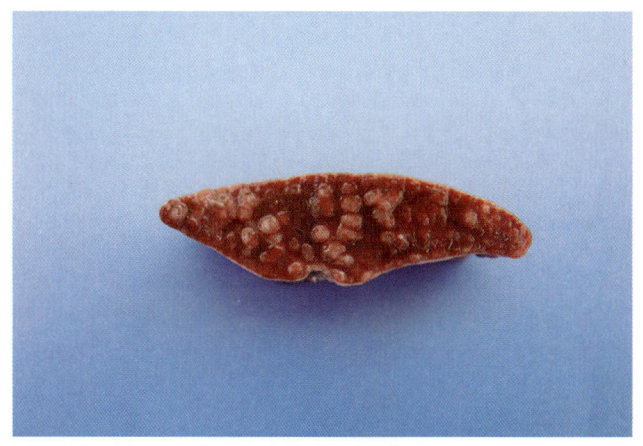

Figura 6.69 Cão; superfície de corte do baço. Acentuada hiperplasia da polpa branca.

leishmaniose canina. Apesar de ser pouco comum em patologia veterinária, a melhor forma de diagnosticar morfologicamente essa lesão é pela expressão *plasmocitose da polpa vermelha*, à semelhança de como é feito por alguns hematopatologistas em patologia humana. Macroscopicamente, plasmocitose da polpa vermelha cursa com variável grau de esplenomegalia difusa, que, em alguns casos, é acentuada, causando aumento de três a cinco vezes o volume do baço. À superfície de corte, os baços afetados são homogeneamente vermelho-claros e não flui sangue ("baço carnoso"). Histologicamente, um acúmulo de plasmócitos maduros, misturado a menor quantidade de plasmoblastos e raras células de Mott e "células em chama", oblitera completamente a polpa vermelha (Figura 6.70). Esse aspecto pode ser desafiador ao patologista menos experiente, pois mimetiza o padrão esplênico visto em casos de mieloma múltiplo.

Hiperplasia esplênica nodular

Hiperplasia esplênica nodular (HEN), também denominada *esplenoma*, é uma proliferação linfoide, hiperplásica e nodular, vista ocasionalmente na maioria das espécies domésticas, mas comum em cães, sobretudo nos idosos. Assim, os "*nódulos de hiperplasia*", como são coloquialmente chamados, constituem o mais comum tumor esplênico canino. Macroscopicamente, hiperplasia esplênica nodular ocorre como uma projeção hemisférica do parênquima, principalmente solitária, mas às vezes múltipla. Esses nódulos quase sempre são pequenos, com até 2 cm de diâmetro, mas, ocasionalmente, nódulos maiores podem ser encontrados. São homogeneamente brancos (Figura 6.71), difusamente vermelhos ou pontilhados de branco sobre um fundo vermelho (Figura 6.72). Ao corte, são muito macios e a superfície de corte pode ser homogeneamente branca, cinza ou rósea ou, mais comumente, demonstrar um padrão variegado com áreas claras e escuras (Figura 6.73). Em ambas as apresentações pode haver focos amarelos de necrose ou vermelhos de hemorragia. Com base no fato de que tais nódulos são macroscopicamente muito distintos uns dos outros, alguns autores têm sugerido uma categorização. Assim, já há alguns anos, tem sido recomendado que patologistas discriminem qual o tipo de HEN. Quando na histologia houver uma proliferação bifenotípica de linfócitos (grandes e pequenos, imaturos e maduros, respectivamente) na forma de grandes agregados (Figura 6.74), interrompida por ilhas de polpa vermelha normais ricas em plasmócitos, fibroblastos, linfócitos e células hematopoéticas, um diagnóstico de HEN tipo linfoide deve ser estabelecido. Essas proliferações linfoides nodulares não são encapsuladas e, em maior aumento, lembram muito um linfoma nodular (como os linfomas de células do manto e da zona marginal), mas, como são sabidamente benignas, devem sempre ser consideradas lesões não neoplásicas. Critérios utilizados para distinguir HEN tipo linfoide de linfoma de células do manto esplênico (LCME) e linfoma da zona marginal esplênica (LZME) incluem (a favor do diagnóstico de linfoma): irregularidade morfológica dos agregados linfoides, coalescência dos agregados linfoides, monomorfismo celular (grandes células B semelhantes a imunoblastos [LZME] e pequenas células B semelhantes a pequenos linfócitos maduros [LCME]), perda dos linfócitos T que delineiam os agregados linfoides e maior atividade proliferativa.

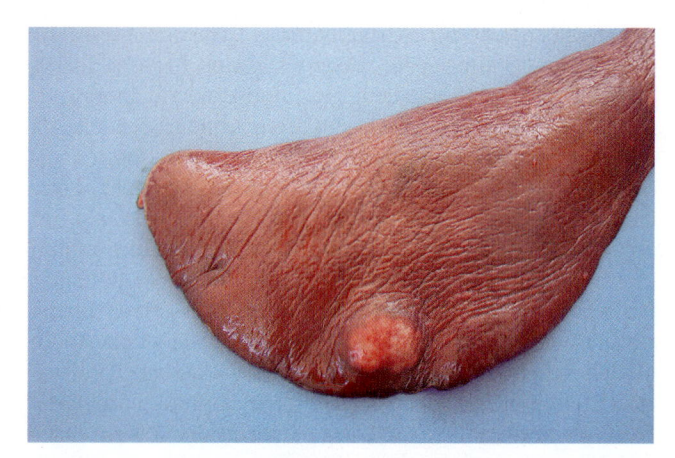

Figura 6.71 Cão; baço. Nódulo brancacento que se projeta hemisfericamente na face diafragmática (hiperplasia esplênica nodular).

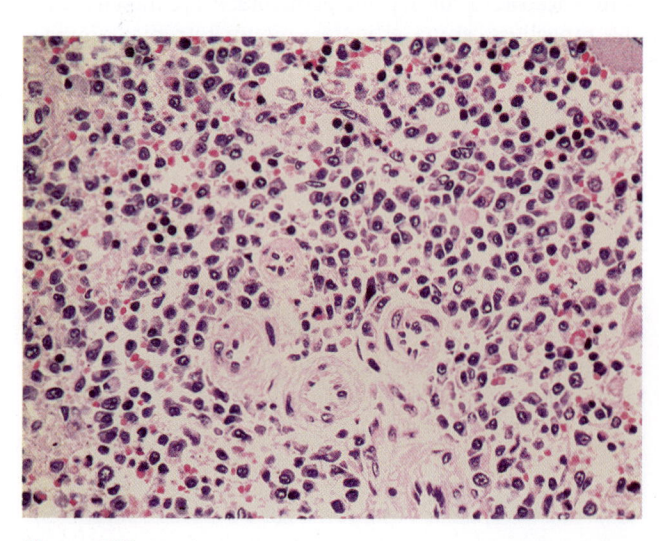

Figura 6.70 Cão; baço. Grande quantidade de plasmócitos maduros obscurece a polpa vermelha (plasmocitose da polpa vermelha).

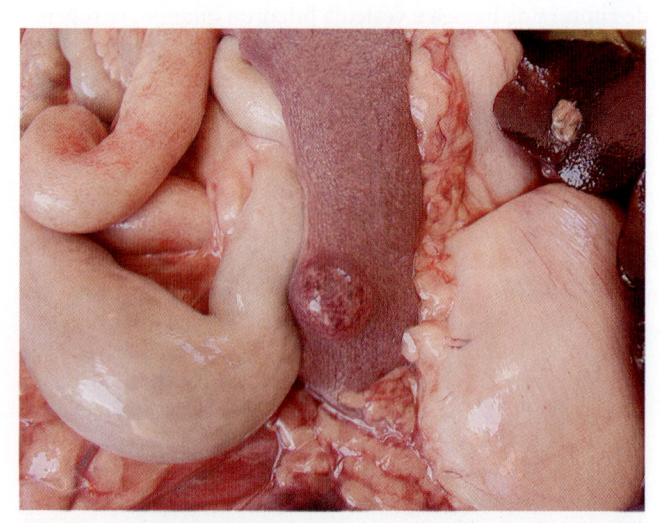

Figura 6.72 Cão; baço. Essa apresentação nodular que ocorre como um pontilhado brancacento é incomum, mas patognomônica de hiperplasia esplênica nodular.

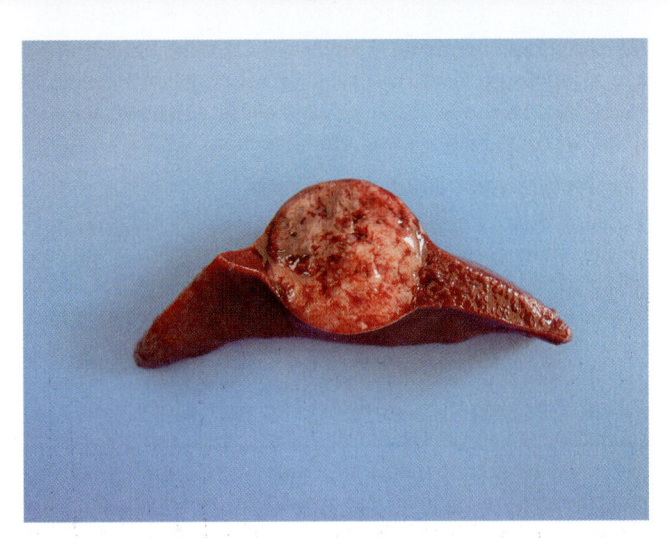

Figura 6.73 Cão; superfície de corte do baço. Padrão variegado com áreas claras e escuras é o aspecto típico da hiperplasia esplênica nodular.

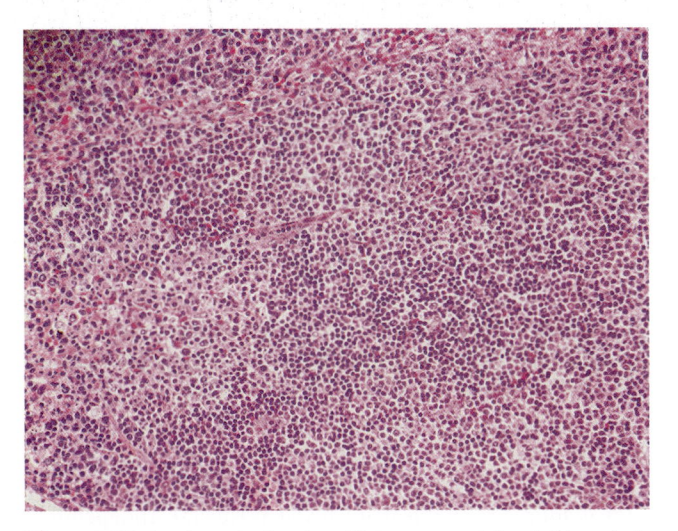

Figura 6.74 Cão; baço. Padrão histológico característico da hiperplasia esplênica nodular em menor aumento. O predomínio do tecido linfoide é evidente.

A HEN é, sem sombra de dúvida, a forma da lesão mais descrita em cães. Entretanto, nos casos em que o tecido linfoide não está presente como constituinte do nódulo, esse diagnóstico deve ser evitado. Nesses casos, se o tecido predominante consiste em aglomerados de precursores hematopoéticos, principalmente da linhagem eritroide e megacariocítica, ou de um tecido idêntico à polpa vermelha esplênica normal, um diagnóstico de HEN tipo hematopoético ou HEN simples (semelhante ao hamartoma da polpa vermelha dos seres humanos) deve ser preferido. A HEN complexa consiste em uma mistura de múltiplos focos linfoides com trabéculas de músculo liso e áreas de fibroplasia/fibrose. Geralmente são vistos espaços vazios, os quais correspondem a seios artefatualmente distendidos. Quantidade variável de histiócitos, plasmócitos e células hematopoéticas podem estar presentes entre o tecido linfoide.

Com relativa frequência, ocorre ruptura dos "nódulos de hiperplasia". Nesses casos, formam-se hematomas, com fre-quência pequenos, mas ocasionalmente grandes (Figura 6.75). Esses hematomas obscurecem completamente ou pelo menos distorcem a morfologia dos nódulos e dificultam sobremaneira seu diagnóstico. Desse modo, é possível que a prevalência da hiperplasia esplênica nodular seja ainda maior, uma vez que muitos casos são diagnosticados apenas como hematomas esplênicos. No entanto foram descritos casos fatais associados à ruptura desses nódulos. À luz dessas novas evidências, apesar de a hiperplasia esplênica nodular ser, na maioria das vezes, uma lesão que não traz nenhuma consequência ao paciente, considerá-la, por definição, como uma lesão sem significado clínico pode ser, no mínimo, imprudente.

Outras alterações proliferativas não neoplásicas
Hiperplasia da polpa vermelha

A pouco utilizada expressão *hiperplasia da polpa vermelha* é utilizada para descrever um aumento na quantidade de macrófagos da polpa vermelha esplênica e ocorre em basicamente duas situações: crise hemolítica e hiperesplenismo. *Esplenomegalia associada à crise hemolítica* é uma lesão frequentemente vista na rotina do diagnóstico anatomopatológico, dada a alta prevalência das doenças hemolíticas nos animais domésticos. Um baço com esse padrão de lesão é facilmente reconhecido, mas não auxilia na diferenciação dos mecanismos causadores de doença hemolítica. Embora a esplenomegalia seja um achado conspícuo em casos de hemólise extravascular, também ocorre quando a hemólise é intravascular; assim, não há como diferenciar essas duas situações apenas pelo aumento de volume do baço. Quando a crise hemolítica é aguda, um baço bastante aumentado de volume pode ser clinicamente detectável por palpação; já nos casos de hemólise crônica, a esplenomegalia pode não ser grave o suficiente para ser diagnosticada sem o auxílio da ultrassonografia.

Macroscopicamente, o baço visto em casos de crise hemolítica é grande e tem as bordas arredondadas (Figura 6.76), um aspecto semelhante ao do baço de congestão; entretanto, diferentemente deste, ao corte ocorre protrusão da polpa vermelha e não flui sangue (Figura 6.77). Nos casos em que a distensão é acentuada, áreas multifocais enegrecidas, por vezes serpiginosas, podem ser observadas na superfície capsular e ao corte.

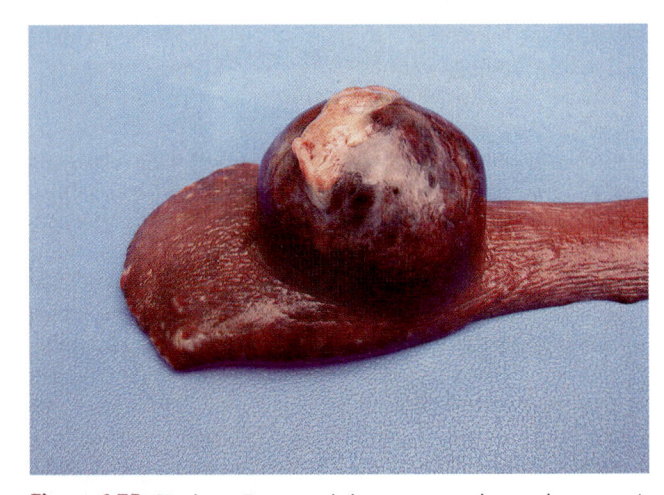

Figura 6.75 Cão; baço. Esse grande hematoma se desenvolveu a partir da ruptura de um "nódulo de hiperplasia".

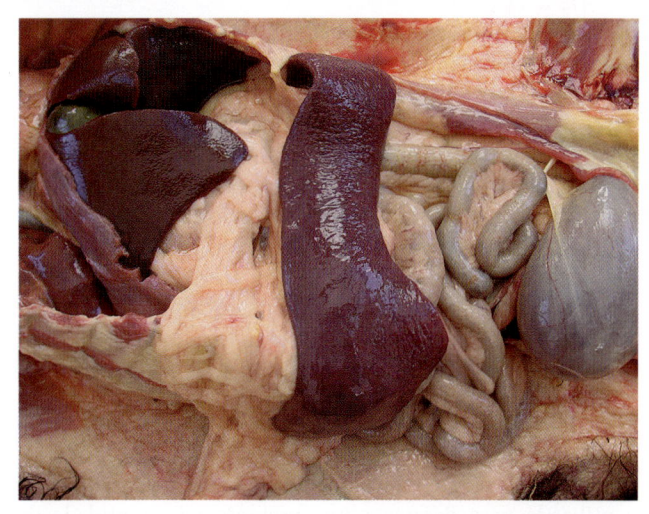

Figura 6.76 Cão; baço. Acentuada esplenomegalia decorrente de crise hemolítica.

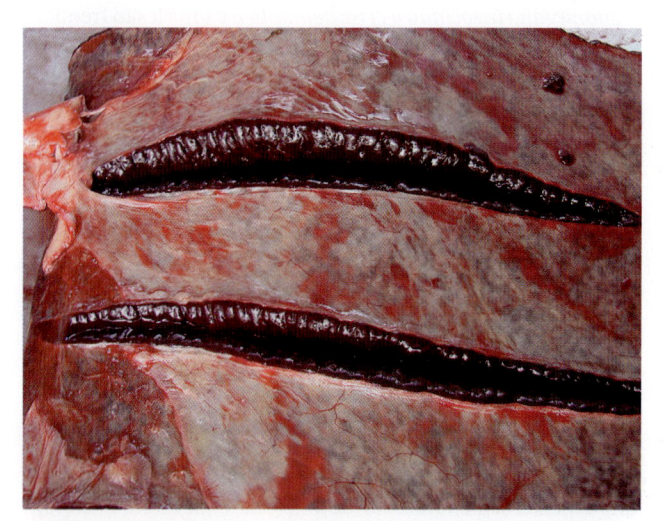

Figura 6.77 Bovino; superfície de corte do baço. Típica protrusão da polpa vermelha em um caso de babesiose.

Na histologia, os sinusoides estão repletos de eritrócitos e há grande quantidade de macrófagos realizando eritrofagocitose nos cordões esplênicos. Nos casos subagudos e crônicos, os macrófagos tornam-se carregados de ferro na forma de grânulos castanho-dourados (hemossiderose).

Áreas multifocais de necrose, que correspondem às manchas enegrecidas observadas na macroscopia, são vistas aleatoriamente, mas parecem ocorrer quase exclusivamente em baços de gatos. De acordo com a evolução da crise hemolítica, quantidades variáveis de precursores eritroides e, em menor grau, mieloides e megacariocíticos são observadas (hematopoese extramedular). Nos casos em que a doença hemolítica é infecciosa, poderá haver, ao mesmo tempo, hiperplasia da polpa branca e/ou plasmocitose da polpa vermelha.

Esplenomegalia associada ao hiperesplenismo é uma causa importante de esplenomegalia em seres humanos e sua ocorrência foi confirmada nos cães. O termo *hiperesplenismo* é utilizado em hematologia para definir uma situação na qual o baço tem sua função hemocaterética aumentada, o que leva ao incremento na fagocitose de eritrócitos e plaque-

tas e, consequentemente, à anemia e à trombocitopenia. No cão, o hiperesplenismo está relacionado com a ocorrência de metaplasia mieloide e histiocitose esplênicas ou está associado ao sarcoma histiocítico hemofagocítico.

Hematopoese extramedular no baço

Hematopoese extramedular é vista no baço de todas as espécies animais como uma resposta compensatória à anemia, principalmente por perda de sangue ou hemólise. Casos graves de trombocitopenia ou infecções, em especial as bacterianas, podem também cursar com essa alteração.

Macroscopicamente, o baço não demonstra alterações ou, nos casos mais graves, pode estar difusa e levemente aumentado de volume. De acordo com a causa, esse retorno do potencial hematopoético fetal ocorre como uma proliferação que predomine em uma linhagem (eritroide, mieloide ou megacariocítica; Figura 6.78).

Em filhotes, a hematopoese extramedular no baço pode ser vista até, aproximadamente, 2 meses após o nascimento, de acordo com cada espécie. Em camundongos de laboratório, a hematopoese esplênica ocorre por toda a vida e, durante a prenhez, pode ser tão acentuada a ponto de causar esplenomegalia.

Infiltrado esplênico com eosinófilos

Outra maneira de aumento de volume do baço ocorre em animais com *síndrome hipereosinofílica*, principalmente em gatos, mas também em cães. Nesses casos, com maior frequência no gato, o baço está difusamente aumentado, mas uma apresentação na forma de grandes nódulos, solitários ou múltiplos, também pode ocorrer, em especial no cão.

Quando mais de um órgão é afetado, a expressão *doença eosinofílica disseminada* deve ser utilizada. Esses casos necessitam ser diferenciados de leucemia eosinofílica crônica, embora isso possa ser difícil.

Na histologia, observa-se um *infiltrado difuso de eosinófilos maduros e imaturos na polpa vermelha*. Independentemente da espécie, predominam eosinófilos imaturos, em

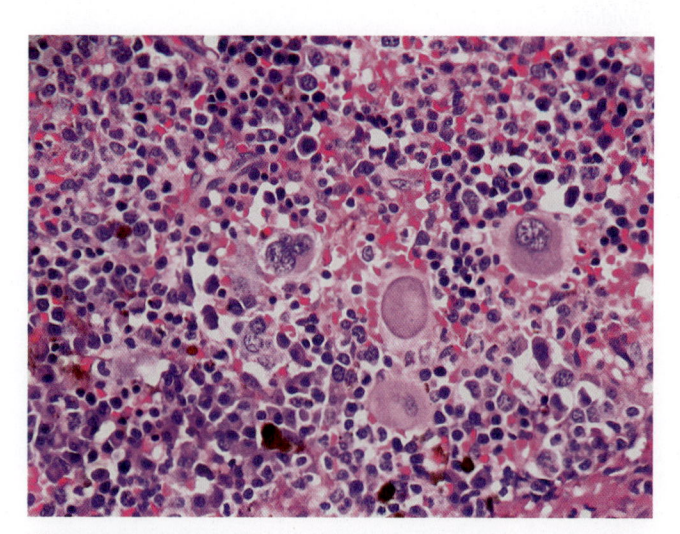

Figura 6.78 Cão; baço. Hematopoese extramedular com maioria eritroide e megacariocítica como resposta compensatória à anemia hemolítica e trombocitopenia em um caso similar à síndrome de Evans em seres humanos.

especial metamielócitos e mielócitos. Nos casos em que há nódulos, estes são compostos de uma proliferação de eosinófilos e macrófagos espumosos sustentada por finos septos de tecido conjuntivo. No citoplasma dos macrófagos há grande quantidade de pigmento eosinofílico, na forma de grânulos de diferentes dimensões. Esses são os grânulos dos eosinófilos que foram fagocitados por macrófagos. Extensas áreas de necrose de liquefação são comuns nesses nódulos.

Nódulo fibro-histiocítico esplênico

Nódulo fibro-histiocítico ocorre ocasionalmente no baço de animais, sobretudo em cães. Para alguns autores, tal apresentação é um estágio entre a hiperplasia esplênica nodular e o sarcoma anaplásico com células gigantes (previamente histiocitoma fibroso maligno). Assim, considerá-lo sinônimo de qualquer um desses dois tumores está incorreto. Com base nessa teoria, casos de hiperplasia esplênica nodular poderiam evoluir para um sarcoma anaplásico e, nesse processo, passar por uma fase limítrofe entre hiperplasia e neoplasia (*borderline*), denominada nódulo fibro-histiocítico.

Entretanto, esse *continuum patologicum* não é consenso entre patologistas. Alguns casos de nódulo fibro-histiocítico canino têm sido descritos na literatura sob a denominação *pseudotumor inflamatório*, à semelhança do que ocorre em medicina humana.

Mais recentemente, alguns autores insatisfeitos com as denominações pouco específicas *nódulo fibro-histiocítico esplênico, histiocitoma fibroso benigno e pseudotumor inflamatório* resolveram estudar mais a fundo essas massas esplênicas e caracterizadas com base nos aspectos imuno-histoquímicos. Baseados nesses achados pode-se perceber que muitos desses diagnósticos prévios eram hiperplasia nodular esplênica, linfoma, principalmente linfoma da zona marginal esplênico, sarcoma histiocítico e sarcomas estromais, como leiomiossarcoma. Com isso, esse é um diagnóstico que está em desuso, o qual aparentemente é dado mais em razão da força do hábito de alguns patologistas veterinários.

Macroscopicamente, nódulos fibro-histiocíticos ocorrem como nódulos (Figura 6.79) ou massas, têm dimensões muito variáveis (2 a 18 cm de diâmetro) e são mais frequentemente únicos, apesar de haver alguns poucos relatos de nódulos duplos, triplos e múltiplos.

Ao corte são firmes. À superfície de corte, são homogeneamente brancos (Figura 6.80), mas alguns podem demonstrar áreas vermelhas de hemorragia entremeadas.

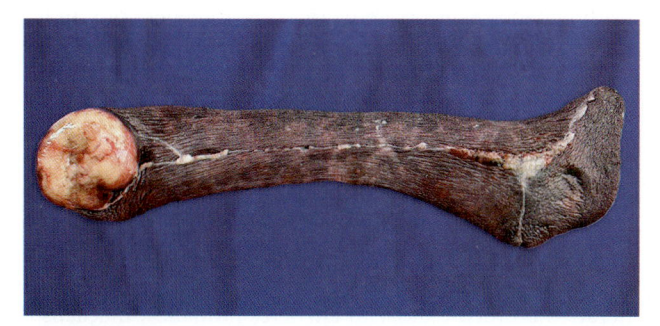

Figura 6.79 Cão; baço. Nódulo brancacento em um dos polos (nódulo fibro-histiocítico esplênico).

Assim como descrito para hiperplasia esplênica nodular, hematomas podem ocorrer em decorrência da ruptura dos nódulos fibro-histiocíticos, mas diferem ao se localizarem ao redor ou dentro dos nódulos, não obscurecendo o tumor, e, por conseguinte, dificilmente atrapalham o diagnóstico. Além disso, é comum que a ruptura dos nódulos maiores leve à aderência do omento.

Na histologia, o nódulo fibro-histiocítico clássico é constituído na maior parte por dupla população de células: fibroblastos/células histiocitoides e linfócitos (Figura 6.81). Áreas de proliferação fibroblástica são vistas como feixes de células fusiformes arranjados em várias direções e separados por estroma colagenoso escasso a moderado. Entre essas células há aglomerados de células histiocitoides, mas também variam em quantidade de linfócitos, plasmócitos e eosinófilos. Células gigantes multinucleadas são vistas de maneira esparsa, mas não em todos os casos. Nódulos

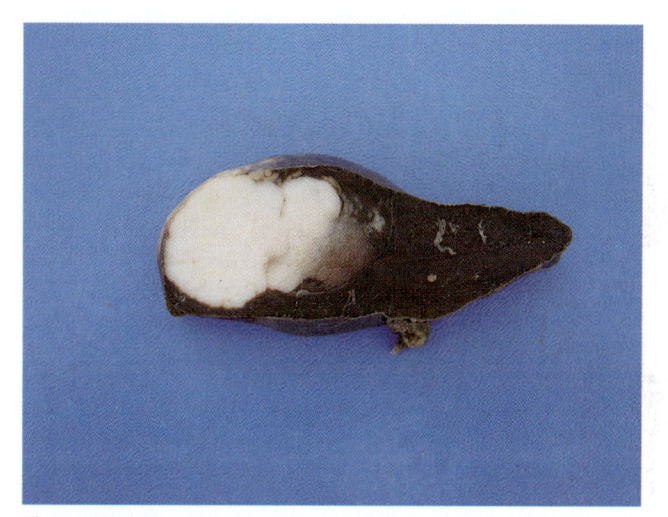

Figura 6.80 Cão; superfície de corte do baço; peça fixada em formol. Massa homogeneamente branca (nódulo fibro-histiocítico esplênico).

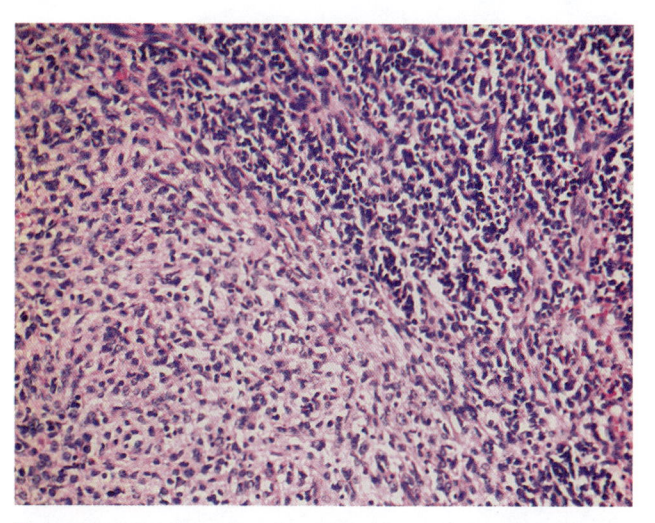

Figura 6.81 Cão; baço. Área de transição de um nódulo fibro-histiocítico esplênico. À direita superior observa-se o componente linfoide, idêntico ao visto na hiperplasia esplênica nodular. À esquerda inferior está a "área fibro-histiocitoide".

linfoides, acúmulos de plasmócitos e focos de proliferação de células hematopoéticas, principalmente da linhagem eritroide, idênticos aos descritos anteriormente para hiperplasia esplênica nodular, são vistos na periferia ou como pano de fundo (*background*) das "áreas fibro-histiocitoides".

A variação nos padrões macroscópico e histológico reflete o fato previamente explicado de que esse diagnóstico funciona mais como um "guarda-chuva" do que realmente por ser uma entidade clinicopatológica específica.

Distúrbios linfoproliferativos

Linfoma no baço

O linfoma é a neoplasia que mais frequentemente afeta o baço de todas as espécies domésticas. Mas, com exceção dos equinos, linfomas não emergem isoladamente do baço, sendo vistos apenas nos casos em que a doença assume um caráter multicêntrico, o que ocorre em 57% dos casos em cães, 43% em gatos e 30% em bovinos. Uma forma interessante de linfoma foi descrita em uma oportunidade afetando apenas o baço e o fígado de um cão, apresentação rara, chamada de linfoma hepatoesplênico, em analogia à doença humana.

Macroscopicamente, o linfoma no baço pode apresentar dois padrões. No mais comum deles há aumento difuso do órgão (esplenomegalia difusa; Figura 6.82); já no outro padrão há múltiplas pápulas ou ocasionais nódulos brancos de tamanhos variáveis que se distribuem de modo aleatório (esplenomegalia nodular; Figura 6.83), podendo confluir e formar grandes massas que protraem sob a cápsula. Nesse caso ocorre necrose, o que deixa o tumor vermelho ou preto.

Um baço difusamente aumentado de volume e com múltiplos nódulos ao mesmo tempo é raro. Quando há esplenomegalia difusa, a superfície de corte pode ser homogeneamente vermelho-clara ("baço carnoso"; Figura 6.84).

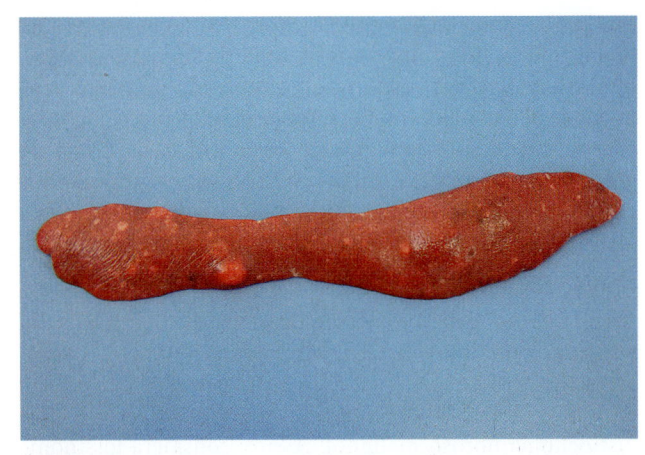

Figura 6.83 Gato; baço. Esplenomegalia nodular é um padrão bem menos visto em casos de linfoma.

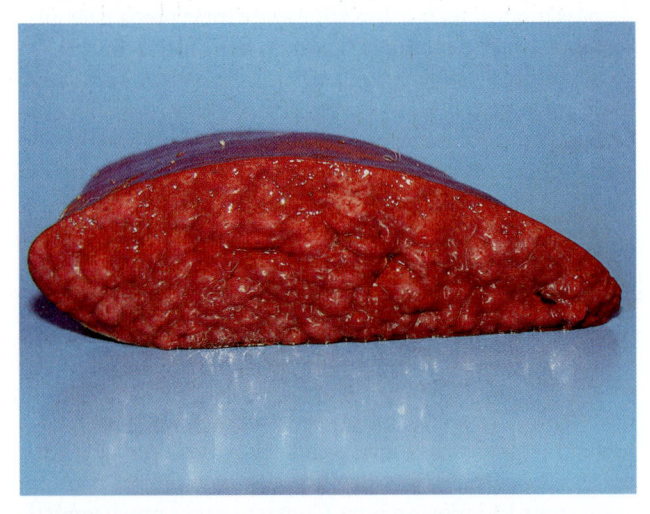

Figura 6.84 Cão; superfície de corte do baço. Nos casos em que o padrão de aumento é difuso, a superfície de corte é homogeneamente vermelho-clara e sem sangue ("baço carnoso").

É muito raro o linfoma no baço aparecer em um padrão folicular caracterizado por múltiplos pontos brancos coalescentes, vistos tanto na superfície natural (Figura 6.85) quanto ao corte (Figura 6.86). Nos casos em que há esplenomegalia nodular, quase sempre se observam, ao corte, grandes áreas de necrose preenchidas por sangue ou pus. Áreas de necrose também são vistas em baços difusamente aumentados e decorrem de infartos. É menos comum ter um baço aumentado de tamanho, rompido ou torcido encontrado na necropsia.

Distúrbios mieloproliferativos

Metaplasia mieloide agnogênica

Uma proliferação de células hematopoéticas, idêntica à vista em casos de hematopoese extramedular, mas muito mais acentuada, ocorre no baço, no fígado e nos linfonodos em associação com mielofibrose. Esse raro distúrbio mieloproliferativo crônico é descrito em seres humanos, macacos e cães sob a denominação *metaplasia mieloide agnogênica* ou *metaplasia mieloide com mielofibrose*. Embora a doença

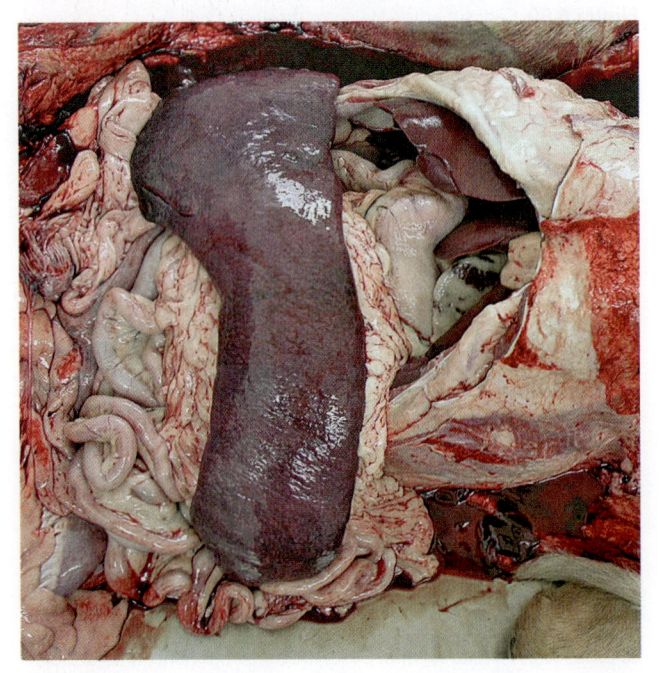

Figura 6.82 Cão; baço. Acentuada esplenomegalia difusa é o padrão macroscópico típico do linfoma.

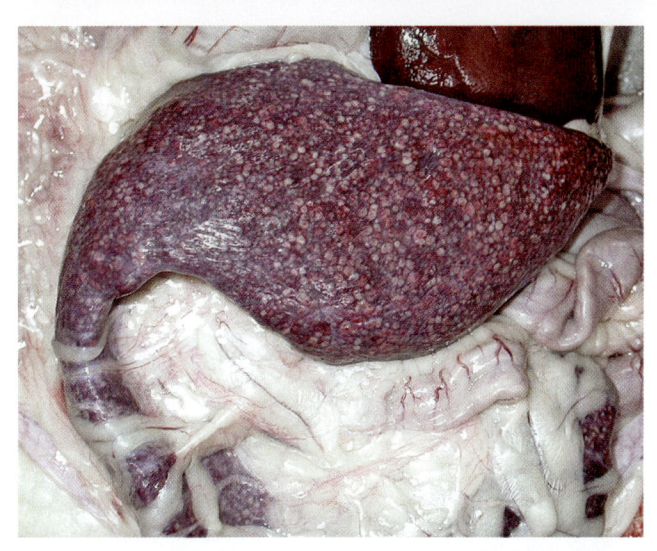

Figura 6.85 Cão; baço. Múltiplos pequenos nódulos brancos que coalescem em linfoma folicular.

MMEHH se caracteriza clinicamente por esplenomegalia progressiva e por sinais de anemia, sem ocorrência de icterícia. Os cães acometidos desenvolvem anemia arregenerativa ou pouco regenerativa, quase sempre Coombs negativa, associada a normoblastemia, leucocitose e trombocitopenia, o que é completamente diferente de uma crise hemolítica clássica. O baço desses cães é difusa e uniformemente aumentado de volume e, com certa frequência, demonstra nódulos ou massas, geralmente múltiplas, e/ou infartos hemorrágicos.

Na histologia, esse diagnóstico é realizado quando há uma associação das seguintes lesões: proliferação de precursores hematopoéticos (metaplasia mieloide), em especial, eritropoéticos (Figura 6.87); expansão dos cordões esplênicos por histiócitos (histiocitose), incluindo células gigantes multinucleadas; e presença de eritrócitos e/ou hemossiderina (Figura 6.88) no citoplasma de macrófagos (uma evidência de eritrofagocitose e, por conseguinte, de hiperesplenismo). Outros achados incluem hiperplasia das bainhas periarteriolares de linfócitos e macrófagos, trombose e infartos.

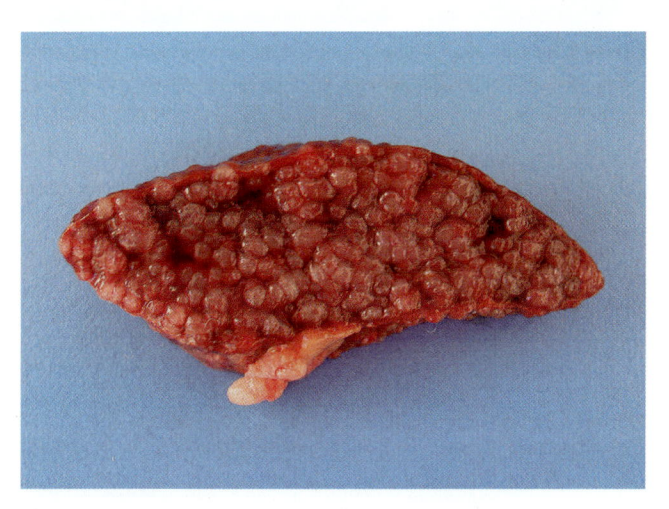

Figura 6.86 Cão; superfície de corte do baço. Múltiplos nódulos branco-acinzentados e coalescentes obscurecem completamente o parênquima esplênico em um caso de linfoma folicular.

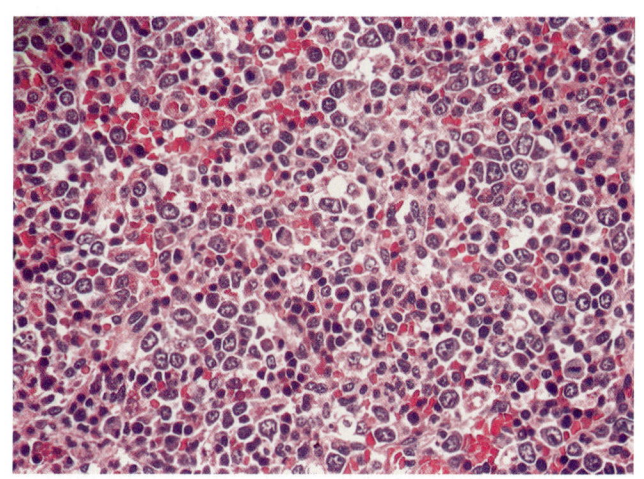

Figura 6.87 Cão; baço. Marcada metaplasia mieloide, principalmente eritropoética.

seja referida há muitos anos pela expressão metaplasia mieloide, não se deve perder o enfoque de que é um distúrbio hematopoético maligno e sempre fatal.

Metaplasia mieloide esplênica, histiocitose e hiperesplenismo

A *metaplasia mieloide esplênica* também tem sido descrita em cães em associação com aumento na quantidade de histiócitos (histiocitose) e em sua atividade fagocítica (hiperesplenismo). Assim, a condição *metaplasia mieloide esplênica, histiocitose e hiperesplenismo* (MMEHH) constitui-se em um diagnóstico morfológico que parece indicar um padrão histológico esplênico que demonstra a causa (hiperesplenismo) e o efeito (metaplasia mieloide) das citopenias por sequestro. Entretanto, se essa "condição" é uma forma específica de hiperesplenismo primário ou apenas uma manifestação de algumas ou várias doenças que cursam com hiperativação dos macrófagos esplênicos, um hiperesplenismo secundário, permanece uma incógnita.

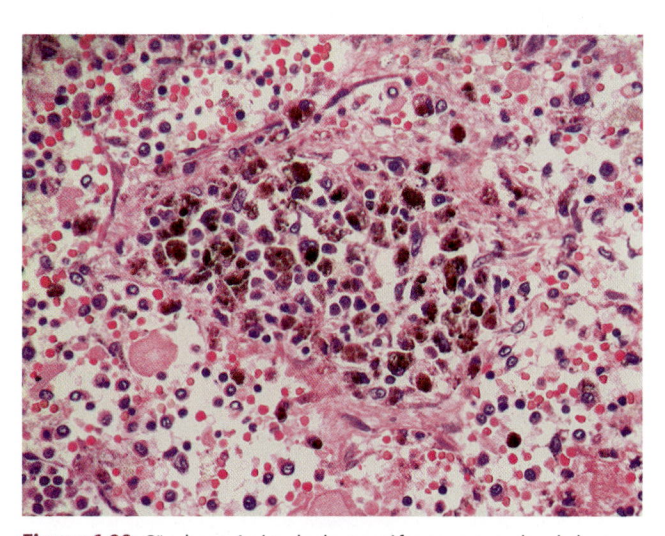

Figura 6.88 Cão; baço. Acúmulo de macrófagos carregados de hemossiderina. Hemossiderose como uma consequência de hiperesplenismo é vista em cães velhos, anêmicos e com esplenomegalia em associação com metaplasia mieloide (ver Figura 6.87) e histiocitose.

Com base nos aspectos previamente discutidos, tem-se recomendado o diagnóstico de MMEHH em cães apenas naqueles casos em que não há evidência clínica de crise hemolítica aguda e de neoplasia hemofagocítica (sarcoma histiocítico hemofagocítico).

Tumores vasculares esplênicos

Os *tumores vasculares* (*hemangiomas* e *hemangiossarcomas*) afetam, com grande frequência, o baço das espécies domésticas, em especial cães e gatos e, menos frequentemente equinos. No cão, o hemangiossarcoma pode acometer exclusivamente o baço ou ocorrer como uma doença multicêntrica que envolve vários órgãos, mas principalmente pele, baço, fígado, coração (átrio direito) e pulmões.

A maioria dos tumores vasculares esplênicos de cães e gatos é diagnosticada clinicamente após um episódio de anemia aguda ou choque. Isso ocorre porque os indivíduos afetados não demonstram sinais clínicos até que o tumor alcance grandes proporções, a ponto de romper-se espontaneamente. Nesses casos, a acentuada perda de sangue para a cavidade abdominal causa sinais de anemia grave ou choque hipovolêmico, que, se não corrigidos a tempo, culminam com a morte. Quando os animais sobrevivem à ruptura de hemangiossarcomas, células endoteliais neoplásicas são semeadas no omento, no peritônio e nas serosas dos órgãos da cavidade abdominal, em um padrão típico de metastatização por implantação.

Macroscopicamente, as neoplasias vasculares são vistas como nódulos ou massas, focais (Figura 6.89), multifocais (Figura 6.90) ou difusos (Figura 6.91), de tamanhos variados, mas que podem ter grandes dimensões. Em cães maiores, com certa frequência, esses tumores podem chegar de 5 a 10 kg e de 20 a 40 cm de diâmetro. Os tumores maiores quase sempre são focais, ocorrem em um dos polos ou emergem de uma das superfícies do baço, possibilitando a identificação do restante do órgão. Ao corte, frequentemente são friáveis e deixam fluir grande quantidade de sangue. A superfície de corte varia de homogeneamente vermelha nos hemangiomas (Figura 6.92) a variavelmente brancacenta nos hemangiossarcoma (Figura 6.93). Entretanto, em algumas dessas neoplasias malig-

nas, pode ser difícil encontrar áreas sólidas. Com isso, tentar diferenciar hemangiomas, hemangiossarcomas e hematomas na macroscopia, às vezes, pode ser desastroso.

Na histologia, os hemangiossarcomas consistem em uma proliferação de células fusiformes, poligonais ou ovoides que formam canais vasculares separados por colágeno colapsado preexistente. Essas células têm núcleo grande, redondo ou oval e formado por cromatina frouxa, com um ou mais nucléolos

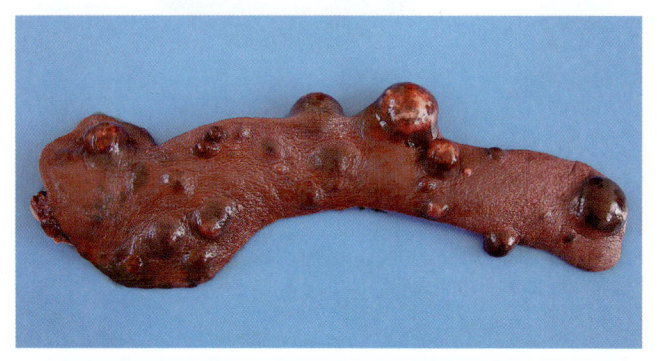

Figura 6.90 Cão; baço. Nódulos multifocais vermelhos ou variegados de vermelho e branco. Esse padrão é menos visto em casos de tumores vasculares.

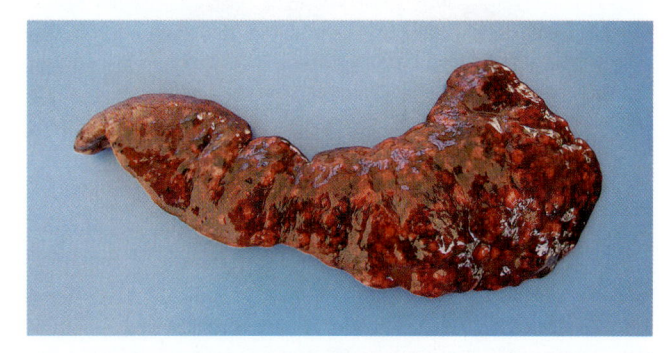

Figura 6.91 Cão; baço. Esplenomegalia difusa e caracterizada por superfície natural irregular. Esse padrão de apresentação de tumores vasculares é raro.

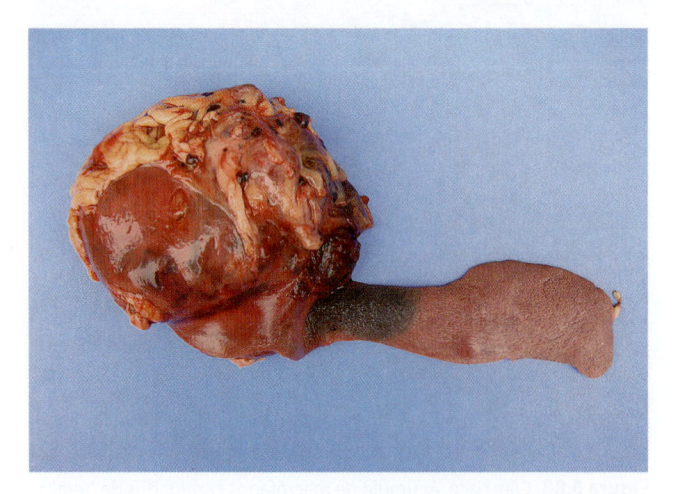

Figura 6.89 Cão; baço. Massa focalmente extensa e parcialmente recoberta por omento aderido. Esse é o padrão mais comum de apresentação dos tumores vasculares.

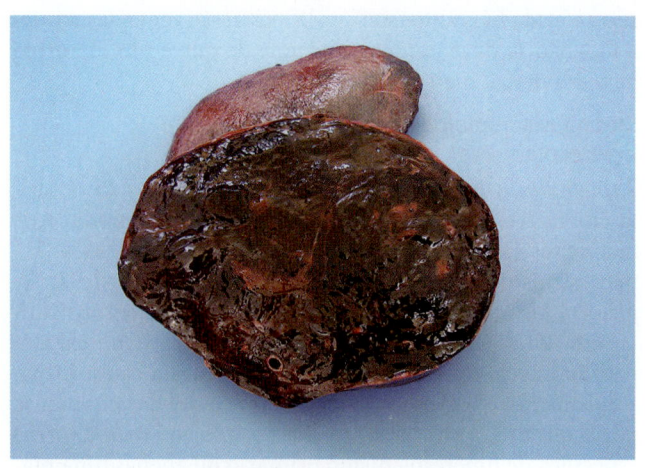

Figura 6.92 Cão; superfície de corte do baço. Nos hemangiomas o aspecto é sempre homogeneamente vermelho; entretanto, hemangiossarcomas podem mimetizar esse padrão de apresentação.

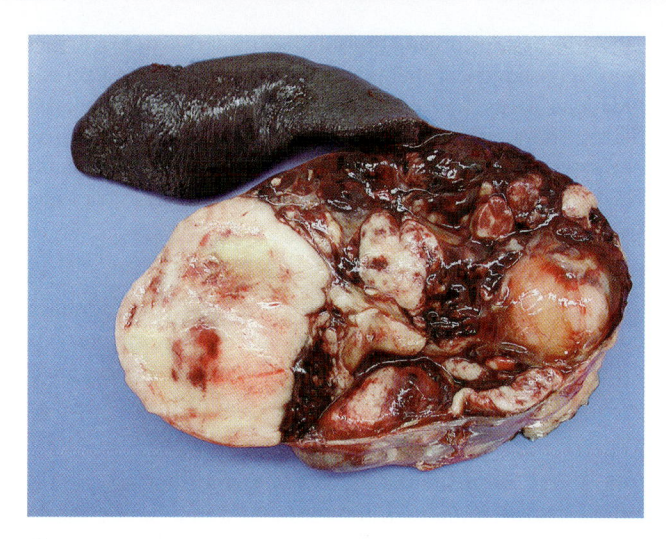

Figura 6.93 Cão; superfície de corte do baço. Uma característica diferenciadora dos hemangiossarcomas é a presença de um tecido brancacento em meio às áreas vermelhas. Essa particularidade é inconstante, mas, quando ocorre, possibilita a diferenciação na macroscopia.

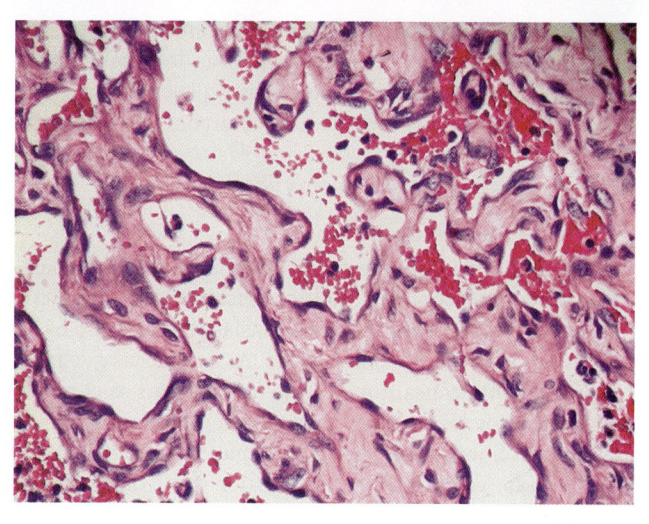

Figura 6.95 Cão; baço. Proliferação de células fusiformes que formam canais vasculares repletos de eritrócitos. Os núcleos fusiformes, formados por cromatina agregada e sem nucléolo, possibilitam o diagnóstico de hemangioma.

conspícuos (Figura 6.94). Os hemangiomas demonstram o mesmo padrão conformacional, mas características citológicas totalmente benignas (Figura 6.95). Em ambos os tumores, em especial nos de grande dimensão, algumas áreas são totalmente necróticas e tornam-se repletas de sangue e trombos, o que mimetiza um hematoma. Em alguns desses casos, observar ao microscópio áreas representativas do tumor com células viáveis a ponto de estabelecer o comportamento (hemangioma *versus* hemangiossarcoma) pode ser desafiador. Apesar de haver evidências na literatura de que cães com frequência desenvolvem crise hemolítica intravascular por causa do efeito microangiopático exercido por esses trombos, na prática, tem-se visto que isso é realmente incomum.

Outros tumores esplênicos primários

Outros tumores vistos com menor frequência no baço incluem mielolipoma, plasmocitoma e leiomioma. Macros-

copicamente, *mielolipomas* aparecem como nódulos bem circunscritos, idênticos à hiperplasia esplênica nodular. À superfície de corte, são branco-pálidos (Figura 6.96). Na histologia, tais áreas correspondem, em geral, a uma mistura de grande quantidade de adipócitos bem diferenciados e pequena proporção de precursores hematopoéticos. As áreas vistas macroscopicamente como brancas correspondem aos adipócitos, já as vermelho-claras, quase sempre periféricas, refletem o acúmulo de células hematopoéticas de várias linhagens.

Macroscopicamente, *plasmocitomas* aparecem como nódulos bem circunscritos, semelhantes à hiperplasia esplênica nodular. Na histologia, são vistos como uma proliferação bem delimitada de pequenas células, com núcleo redondo e localizado excentricamente, as quais se dispõem em lençóis ou cordões separados por finas trabéculas de tecido conjun-

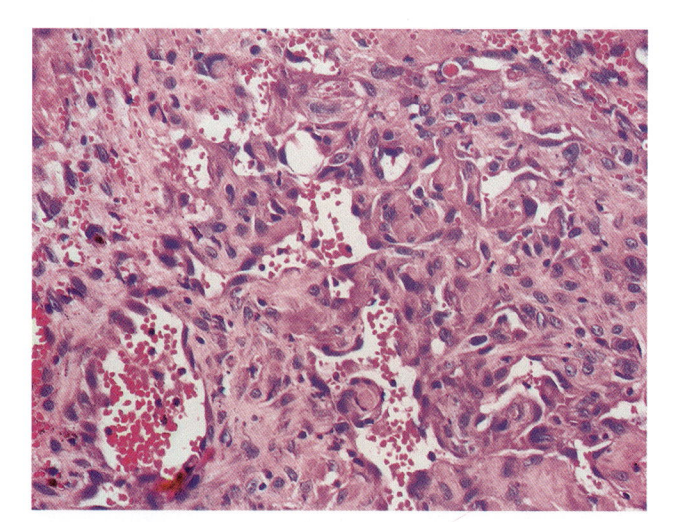

Figura 6.94 Cão; baço. Proliferação de células fusiformes que formam canais vasculares repletos de eritrócitos. Os núcleos ovais, formados por cromatina frouxa e com nucléolo proeminente, possibilitam o diagnóstico de hemangiossarcoma.

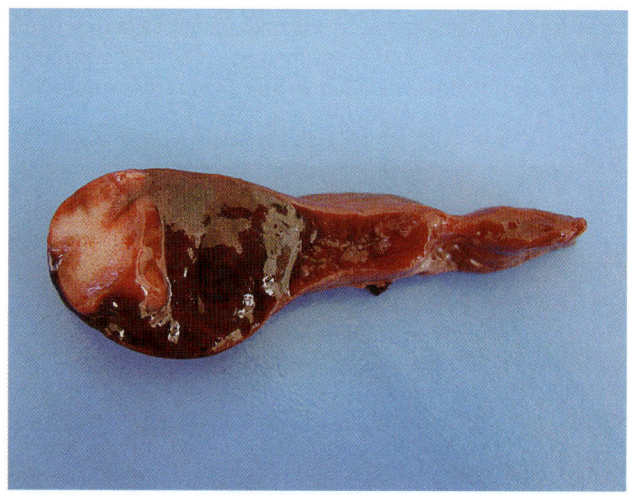

Figura 6.96 Cão; superfície de corte do baço. Uma área focalmente extensa branco-pálida circundada por um halo vermelho-claro é o aspecto típico de mielolipoma. Notar hematoma ao redor da neoplasia decorrente de sua ruptura.

tivo. Frequentemente os plasmocitomas esplênicos apresentam amiloide. Outras neoplasias primárias descritas no baço de animais, basicamente de cães, incluem leiomiossarcoma, fibrossarcoma, mixossarcoma, osteossarcoma, condrossarcoma, lipossarcoma e sarcoma anaplásico com células gigantes (previamente histiocitoma fibroso maligno).

Metástases esplênicas

Como os linfomas e os hemangiossarcomas aparecem basicamente como neoplasias multicêntricas ou em certas circunstâncias específicas, como neoplasias primárias do baço, *metástases esplênicas* são incomuns. As neoplasias que mais frequentemente causam metástase no baço são os carcinomas mamários (Figura 6.97), os mastocitomas cutâneos, o colangiocarcinoma, o mieloma múltiplo e as leucemias.

Contudo, vale lembrar que a maior parte dos tumores de mastócitos no baço é vista na forma de mastocitose sistêmica e que apenas alguns casos de tumores de mastócitos no baço podem realmente ser considerados metástases. Metástases por implantação ("carcinomatose abdominal"), como as vistas em casos de carcinoma do epitélio celômico do ovário e mesotelioma, afetam vários órgãos da cavidade abdominal, entre eles o baço.

TIMO

O timo é o órgão hematopoético em que menos frequentemente são observadas lesões durante a necropsia, talvez porque ocorra apenas durante uma pequena parte da vida ou porque realmente seja um local incomum de alterações morfológicas. Entre as poucas lesões descritas para o timo, destacam-se as anomalias do desenvolvimento e as alterações proliferativas.

Anomalias do desenvolvimento

Aplasia do timo

A *aplasia do timo*, vista de forma natural, é uma rara alteração descrita em seres humanos, roedores de laboratório (camundongos, ratos e cobaias), gatos, cães e bovinos. No entanto, nas últimas duas décadas, camundongos de laboratório foram selecionados transgenicamente para desenvolver essa anomalia e, assim, servir como modelo experimental para a síndrome de DiGeorge que afeta seres humanos.

As lesões dos órgãos linfoides secundários que ocorrem como consequência da aplasia tímica afetam com exclusividade as áreas dependentes do timo e incluem: hipoplasia da zona paracortical dos linfonodos, hipoplasia das bainhas periarteriolares do baço e hipoplasia das áreas interfoliculares do MALT. Além dessas lesões, animais com aplasia tímica são geralmente alopécicos.

Hipoplasia do timo

Hipoplasia do timo é vista em equinos, cães, camundongos e bovinos com imunodeficiência combinada grave, em bovinos dinamarqueses com paraqueratose hereditária e em cães da raça Bull Terrier com acrodermatite letal.

Cisto branquial

Outra rara anomalia do desenvolvimento descrita para o timo é o *cisto branquial*, uma estrutura que se origina do epitélio da bolsa branquial. Macroscopicamente, tais estruturas são vistas como múltiplos pequenos cistos no mediastino cranial. Com menor frequência, um cisto único e grande pode ocorrer.

Na histologia, ambos se caracterizam por uma parede fina e delineada por células epiteliais ciliadas, cuboides ou colunares. Ilhas de tecido tireoidiano e paratireoidiano ectópicos podem ser encontradas no timo de camundongos.

Alterações circulatórias

Alterações circulatórias são pouco descritas no timo, e uma exceção a isso são as hemorragias, vistas com certa frequência em associação com morte agônica, choque, ou CID. Nesses casos, o órgão apresenta múltiplas petéquias e/ou sufusões nas superfícies natural e de corte.

Na histologia, um acúmulo de eritrócitos é visto dissociando os linfócitos do córtex e da medula. *Hemorragia tímica idiopática e fatal* foi descrita associada à involução do órgão em cães (Figura 6.98).

Alterações degenerativas

Necrose linfoide

Tem sido reconhecido na literatura que algumas doenças infecciosas, principalmente virais, podem cursar com *necrose dos timócitos*. Fetos abortados de éguas infectadas

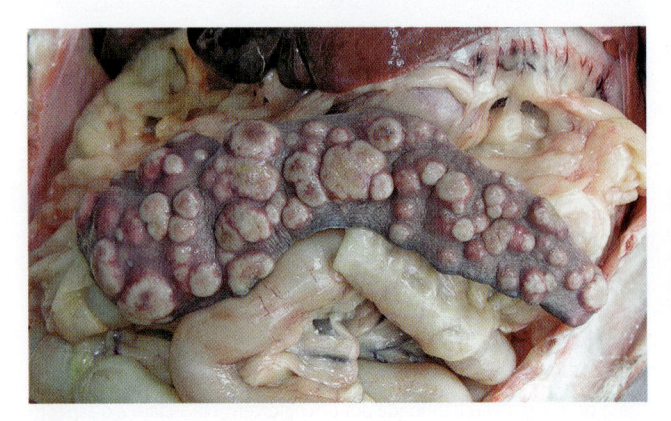

Figura 6.97 Cão; baço. Múltiplos nódulos brancos e coalescentes (metástases de carcinoma mamário).

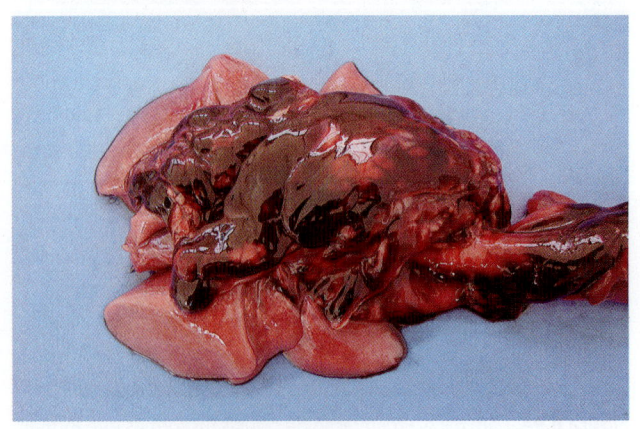

Figura 6.98 Cão; timo. Hemorragia difusa que obscurece o timo de um filhote. Neste caso, a hemorragia foi fatal e não estava associada a histórico de trauma (hemorragia tímica idiopática).

pelo herpesvírus equino tipo I demonstram acentuada necrose tímica. Um herpesvírus conhecido como vírus da necrose do timo é a causa mais importante de necrose do timo em camundongos. Caso esses animais permaneçam vivos por alguns poucos dias após a ocorrência de necrose, haverá atrofia linfoide tímica.

Macroscopicamente, de acordo com a evolução de cada uma dessas doenças, o timo dos animais afetados pode não demonstrar alterações, estar variavelmente edemaciado ou ser atrófico. Na histologia, observa-se acentuada linfólise, principalmente nas áreas subcapsulares. Nos casos de infecção por herpesvírus, corpúsculos de inclusão intranucleares e eosinofílicos podem ser observados nas células epiteliais.

Atrofia linfoide tímica

Atrofia linfoide é vista no timo de fetos e filhotes que sobrevivem por alguns dias após episódios de necrose linfoide, ou seja, é uma consequência comum da lesão anteriormente descrita. Fetos abortados de éguas infectadas pelo herpesvírus equino tipo I e camundongos infectados pelo vírus da necrose do timo podem, portanto, demonstrar atrofia tímica.

No entanto, as infecções pelo vírus da panleucopenia felina e pelo FeLV parecem ser as únicas que realmente causam atrofia do timo a ponto de acarretar transtornos relacionados com a imunidade celular. Peste suína clássica de evolução crônica foi também associada à atrofia tímica.

Macroscopicamente, os lóbulos podem estar colapsados ou angulados, com apenas algumas poucas camadas de pró-timócitos. A medular torna-se pobre em timócitos, mas rica em macrófagos.

Do mesmo modo como ocorre com os linfonodos e com o tecido linfoide do baço, a inanição pode causar atrofia tímica. Nesses casos, observam-se um aumento relativo na quantidade de células epiteliais medulares e um estreitamento na distância entre os corpúsculos de Hassall e a cápsula, o que causa perda da diferenciação corticomedular. Macrófagos com restos de linfócitos necróticos no citoplasma podem ser abundantes.

Alterações inflamatórias

Alterações inflamatórias primárias são raras no timo de animais. Já inflamações da cápsula podem ocorrer por contiguidade, em casos de pleuropneumonia, pleurite, mediastinite ou pericardite.

Alterações proliferativas

Entre as alterações proliferativas do timo destacam-se as neoplasias, em particular linfomas tímicos e timomas. Nos gatos, o linfoma é considerado a alteração mais comum de ser encontrada no timo, correspondendo a 63% das lesões em uma grande revisão. Nos cães, o timoma é um pouco mais frequente do que o linfoma tímico: 50% contra 33% em um estudo retrospectivo de lesões tímicas. Algumas linhagens de camundongos, como o SCID, desenvolvem linfoma tímico com grande frequência.

Hiperplasia linfoide

Hiperplasia tímica difusa

A *hiperplasia tímica difusa* afeta basicamente todas as espécies domésticas, pois é decorrente de estimulação antigênica prolongada. Entretanto, é mais comum em bovinos e coelhos.

Hiperplasia tímica focal

A *hiperplasia focal do timo* é encontrada incidentalmente em camundongos e ratos idosos. Essa lesão é nodular e guarda certa semelhança com outros "*nódulos de hiperplasia*" vistos em outros órgãos parenquimatosos de animais idosos.

Hiperplasia folicular tímica

A *hiperplasia folicular tímica* é uma rara lesão, caracterizada pelo desenvolvimento de folículos linfoides na junção corticomedular do timo. Esses folículos são idênticos aos encontrados nos linfonodos e ocorrem em casos de doenças autoimunes, em particular na miastenia *gravis* adquirida, mas também na anemia hemolítica autoimune e no lúpus eritematoso sistêmico.

A miastenia *gravis* adquirida é um distúrbio neuromuscular em que há produção de autoanticorpos contra os receptores para acetilcolina na placa pós-sináptica. Isso causa bloqueio desses receptores e, consequentemente, fraqueza muscular exacerbada pelo exercício e aliviada pelo descanso. Miastenia *gravis* adquirida é descrita em cães e gatos e está intimamente associada à hiperplasia folicular tímica e ao timoma.

Distúrbios linfoproliferativos

Linfoma tímico

Linfomas comumente ocorrem no timo de gatos e podem ser vistos isolados nessa localização ou também podem afetar os linfonodos mediastínicos. Ambas as situações caracterizam a forma mediastínica da doença, a qual é responsável por 18 a 48% dos casos de linfoma nessa espécie.

A maioria dos gatos com *linfoma tímico* é positiva para o FeLV. Nos cães, linfomas que afetam apenas o timo são raros. Em bovinos, a forma tímica é uma das apresentações do linfoma esporádico e, por acometer indivíduos de 6 meses a 2 anos e 6 meses, é também chamada de forma adolescente.

Os sinais clínicos encontrados em cães e gatos com linfoma tímico não podem ser diferenciados dos que ocorrem quando o linfoma afeta apenas os linfonodos mediastínicos. Em bovinos, espécie na qual os lobos cervicais do timo são bem desenvolvidos, esses sinais são acrescidos de um aumento de volume que se estende ventralmente desde a entrada do tórax até próximo ao ramo da mandíbula.

Macroscopicamente, em cães e gatos, os linfomas tímicos são vistos como massa irregular, friável, branca, rósea ou vermelha, que ocupa o mediastino e, com o decorrer da doença, quase toda a cavidade torácica (Figura 6.99). No gato, é raro que essa massa tenha áreas duras, que correspondem a metaplasia óssea. Derrame cavitário com características idênticas às descritas para o linfoma mediastínico pode ocorrer e, ocasionalmente, incitar pleurite fibrosante e atelectasia pulmonar.

Tumores tímicos epiteliais

Timoma

Os *timomas* correspondem às neoplasias que se originam do epitélio tímico e podem ser benignos ou malignos. Embora alguns timomas sejam ricos em linfócitos T, essa população celular não faz parte do clone neoplásico. Assim, deve ficar claro que timomas são sempre neoplasias epiteliais, embo-

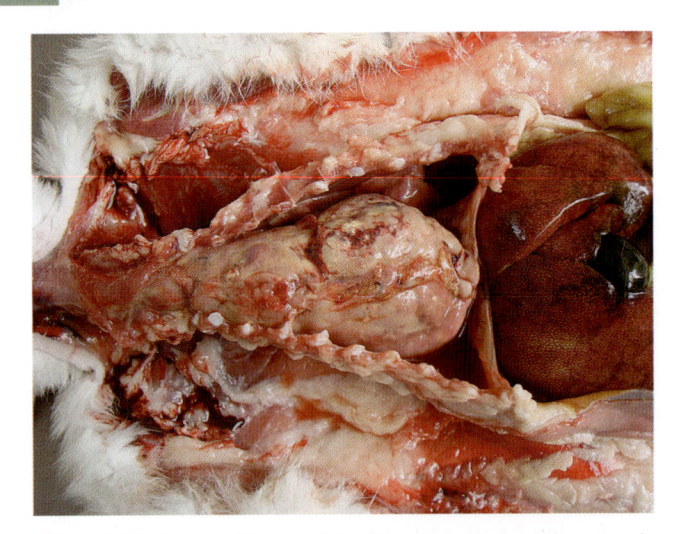

Figura 6.99 Gato; cavidade torácica. Grande massa irregular e rosada que ocupa a maior parte da cavidade torácica. Essa é a apresentação clássica do linfoma tímico em felinos.

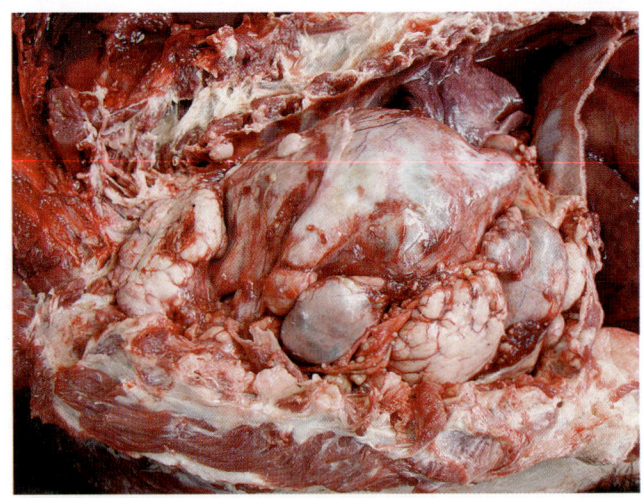

Figura 6.100 Cão; cavidade torácica. Grande massa branco-acinzentada e multilobulada que ocupa quase toda a cavidade torácica. Esse é um dos padrões de apresentação do timoma.

ra algumas classificações mais antigas tragam expressões como *timoma linfoide* e *timoma linfoepitelial*.

Timomas são descritos incomumente em cães, gatos, ovelhas, cabras e coelhos, mas são muito raros nas outras espécies domésticas. O timoma benigno é bem encapsulado e, por isso, dificilmente está associado a sinais clínicos, sendo mais frequentemente visto como uma lesão incidental durante a avaliação radiológica do tórax, alguma cirurgia torácica ou à necropsia. Timomas malignos são invasivos e, ocasionalmente, podem metastatizar de forma intratorácica ou, com menor frequência, disseminada.

Clinicamente, cães e gatos com timoma demonstram apatia, anorexia, perda de peso, dispneia, regurgitação e, em alguns casos, manifestações relacionadas com a síndrome da veia cava. No entanto, ao contrário do linfoma tímico, os derrames cavitários são infrequentes.

Além dos sinais clínicos diretamente induzidos pelo crescimento do tumor, várias síndromes paraneoplásicas têm sido associadas ao timoma canino e felino, como: miastenia *gravis*, hipercalcemia e polimiosite. Uma dermatite esfoliativa associada ao timoma felino foi descrita como uma síndrome paraneoplásica.

Macroscopicamente, os timomas ocorrem como massas brancas, cinza-claras ou amarelas que obliteram o mediastino e, por vezes, grande parte da cavidade torácica (Figura 6.100). Ao corte, são firmes, e a superfície de corte é lobulada, com cistos e áreas de necrose e hemorragia. Às vezes, uma única e grande cavitação repleta de restos necróticos misturados a sangue coagulado e fibrina é vislumbrada quando do corte da massa. Nesses casos, apenas uma pequena quantidade de tecido viável adjacente à cápsula poderá estar disponível para o diagnóstico.

Na histologia, os *timomas benignos* se caracterizam por uma proliferação de células poliédricas e/ou fusiformes, entremeadas por uma quantidade variável de timócitos. Os *timomas malignos* podem ser morfologicamente idênticos aos benignos, diferindo apenas por haver invasão da cápsula (*timoma invasivo*) ou ocorrer como uma neoplasia acentuadamente anaplásica (*carcinoma tímico*). Esses timomas, embora anaplásicos, podem apresentar áreas de diferenciação escamosa.

Com base no fato de que timomas benignos e malignos podem ter um padrão morfológico idêntico, em algumas situações é mais confiável considerar as características físicas do que as histológicas para definir o comportamento dessas neoplasias.

SÍNDROMES CLÍNICAS

Anemias

A *anemia* é uma síndrome clinicopatológica caracterizada pela diminuição na quantidade de hemoglobina de um indivíduo para níveis abaixo dos limites mínimos considerados fisiológicos (ver Tabela 6.1). Essa queda nos níveis de hemoglobina geralmente é acompanhada do decréscimo no número de eritrócitos e, consequentemente, no hematócrito.

É interessante refletir acerca desse conceito, pois muitos profissionais associam anemia exclusivamente à diminuição do hematócrito ou dos eritrócitos. Apesar de a maior parte das anemias realmente estar associada a hematócrito e contagens de eritrócitos abaixo dos valores de referência para a espécie em questão, algumas anemias cursam, pelo menos no início, apenas com diminuição dos níveis de hemoglobina. Ou seja, nessas anemias se mantém a quantidade de eritrócitos e, por consequência, os valores de hematócrito dentro de limites considerados fisiológicos. Um bom exemplo disso ocorre no início das anemias ferroprivas primárias, nas quais, durante algumas semanas a meses, de acordo com cada espécie animal, há diminuição apenas dos níveis de hemoglobina.

Na maior parte dos casos, a anemia não é uma condição primária, mas ocorre secundariamente a outros distúrbios e, desse modo, seu reconhecimento pode também auxiliar no diagnóstico de doenças que afetam outros sistemas orgânicos que não o hematopoético. Assim, as características peculiares do éritron possibilitam que o diagnóstico da anemia possa ser realizado com certa facilidade por meio apenas do hemograma. Além disso, os achados presentes nesse exame quase sempre tornam possível definir com boa exatidão a patogênese e a etiologia da anemia. Contudo, em alguns casos, é necessária a realização de outros testes laboratoriais, que vão desde simples avaliações citológicas ou histológicas da medula óssea até complexas provas bioquímicas que visam estabelecer alterações eritrocíticas hereditárias.

Na clínica, animais anêmicos, independentemente do tipo de anemia ou de sua causa, desenvolvem sinais decorrentes de três mecanismos básicos: diminuição do éritron, hipoxia e compensação orgânica. A redução do éritron provoca palidez das mucosas, descoloração da pele e perda da viscosidade sanguínea; este último mecanismo é observado na forma de murmúrios cardíacos, denominados "sopros anêmicos". Os achados clínicos relacionados com a hipoxia ocorrem quando a anemia é mais grave e incluem taquipneia, intolerância ao exercício e cianose; já o principal sinal relacionado com a compensação orgânica é a taquicardia.

Na necropsia, as lesões encontradas em animais anêmicos variam principalmente com a patogenia da síndrome. Assim, os achados em um animal com anemia hemolítica serão totalmente diferentes daqueles observados em um animal com anemia aplásica. Dessa maneira, considerações quanto às lesões macroscópicas e quanto aos achados citológicos e histológicos de cada tipo de anemia serão descritas separadamente.

Classificação morfológica das anemias

Os chamados índices hematimétricos são essenciais para a classificação das anemias, pois, com eles, é possível chegar mais facilmente à patogênese do processo. Antigamente, quando os índices não eram utilizados, classificavam-se as anemias em *regenerativas* ou *arregenerativas* apenas pela presença ou não de alguns achados no esfregaço. Os índices hematimétricos incluem o *volume corpuscular médio* (VCM), a hemoglobina corpuscular média (HCM) e a *concentração de hemoglobina corpuscular média* (CHCM). Desses três índices, apenas o VCM e a CHCM são necessários para a classificação das anemias. Para a maior parte dos patologistas clínicos, a HCM é uma informação inútil.

Existem várias maneiras de classificar as anemias e uma delas consiste na diferenciação das formas regenerativa e arregenerativa utilizando como subsídio apenas a morfologia eritroide. Nos quadros regenerativos ocorre reticulocitose e estão presentes os seguintes achados: anisocitose, policromasia e presença de corpúsculos de Howell-Jolly e de eritrócitos nucleados circulantes (normoblastemia), principalmente metarrubrícitos (metarrubricitemia), mas, ocasionalmente, também rubrícitos (rubricitemia). Tais achados hemocitológicos indicativos de regeneração são comuns a todas as espécies de mamíferos, com exceção dos equídeos. Alguns dados hemocitológicos indicativos de boa regeneração podem ser restritos a apenas algumas ordens ou famílias de mamíferos e exemplos disso incluem o pontilhado basófilo, que acomete bovídeos, e os anéis de Cabot, vistos em alguns primatas e nos camelídeos.

Reticulocitose (mais que 1,5% de reticulócitos do total de eritrócitos circulantes em mamíferos domésticos adultos) só pode ser determinada em colorações especiais, como azul de metileno e azul-cresil brilhante, pois os retículos que caracterizam os reticulócitos só precipitam com esses corantes. Desse modo, os eritrócitos jovens e com citoplasma ainda repleto de organelas (mitocôndrias, ribossomos e complexo de Golgi) recebem outro nome na coloração de rotina (corantes do tipo Romanowsky): policromatófilos. A presença de muitos policromatófilos é denominada de policromasia ou policromatofilia e representa indiretamente reticulocitose.

Outro método para classificar as anemias é pelos índices hematimétricos citados anteriormente. Esse procedimento é hoje o mais empregado em hematologia veterinária e divide as anemias em seis grandes grupos: macrocítica hipocrômica, macrocítica normocrômica, microcítica hipocrômica, microcítica normocrômica, normocítica hipocrômica e normocítica normocrômica.

O termo *macrocítica* significa que o VCM é alto, acima dos valores considerados fisiológicos para determinada espécie (ver Tabela 6.1). Com isso, os termos *normocítica* e *microcítica* indicam VCM normal e diminuído, respectivamente. O termo *hipocrômica* é definido como a diminuição da CHCM abaixo dos valores normais para a espécie e, por consequência, a palavra *normocrômica* significa uma CHCM normal.

Como se pode perceber, não existe anemia hipercrômica, pois as células não armazenam quantidades maiores de hemoglobina no seu interior. As anemias que são hipercrômicas devem sempre ser consideradas falsas, pois decorrem, basicamente, de técnicas laboratoriais imprecisas e de hemólise artefatual, principalmente por coleta realizada de modo incorreto. Entretanto, quando essas duas hipóteses puderem ser afastadas, hipercromia é um achado clássico de hemoglobinemia ou metemoglobinemia secundárias à crise hemolítica intravascular. Embora as anemias hemolíticas intravasculares também sejam falsamente hipercrômicas, essa falsa hipercromia auxilia sobremaneira na suspeita clínica.

A *anemia macrocítica hipocrômica* é a única essencialmente regenerativa e ocorre por dois mecanismos básicos: *hemorragia* ou *hemólise*. A *anemia macrocítica normocrômica* decorre de distúrbios na fase de multiplicação eritroide, mais especificamente por deficiência de elementos necessários na síntese do material nucleico, como a vitamina B_{12}, o ácido fólico e o cobalto. As *anemias normocítica hipocrômica* e *microcítica hipocrômica* se desenvolvem pela má síntese de hemoglobina, oriunda da deficiência de ferro, das doenças crônicas, dos distúrbios no metabolismo das porfirinas ou da globina.

Anemias *normocíticas normocrômicas* são, em sua essência, arregenerativas, ou seja, decorrentes de diferentes causas de insuficiência medular, como aplasia de medula, hipoplasia eritroide, mieloptise e proliferação cíclica de células-tronco. A *anemia microcítica normocrômica* se estabelece durante a evolução final da anemia normocítica normocrômica ou no início das anemias por má síntese de hemoglobina.

Classificação das anemias quanto à patogênese
Anemias hemorrágicas

A perda de sangue é a causa mais comum de anemia em seres humanos e animais. A importância que algumas formas das *anemias hemorrágicas* têm, como é o caso das infestações por nematódeos hematófagos, pode ser diretamente relacionada com a excessiva perda econômica decorrente dessas doenças. As anemias decorrentes de processos hemorrágicos são classificadas em agudas ou crônicas, de acordo com o padrão de sangramento apresentado pelo paciente.

É fundamental ressaltar que a anemia desenvolvida por um paciente com hemorragia aguda só é perceptível após 24 h. Isso porque, durante o sangramento, é perdido sangue total, ou seja, tanto o componente sólido (eritrócitos) quanto o líquido (plasma). Dessa maneira, como essa perda é proporcional, a anemia não pode ser detectada antes que o organismo reponha a volemia. Isso explica o motivo pelo qual um indivíduo que morre de choque após perder grande quantidade de sangue de forma rápida é hipovolêmico, mas não anêmico. Entretanto, se for mantido vivo, tornar-se-á anêmico no dia seguinte.

Hematologicamente, as anemias hemorrágicas em seu auge são regenerativas, isto é, ocorrem como anemias macrocíticas hipocrômicas. Nos esfregaços podem-se observar anisocitose, policromasia (Figura 6.101), normoblastemia, presença de corpúsculos de Howell-Jolly e, em bovídeos, pontilhado basofílico. Obviamente que essa regeneração eritroide não é imediata, sendo perceptível em sua plenitude apenas após 5 a 7 dias. Esse fato faz com que alguns autores considerem, incorretamente, a anemia hemorrágica aguda como normocítica normocrômica (arregenerativa).

Uma característica interessante descrita em animais com sangramento crônico é o desenvolvimento de uma trombocitose reativa, vista como um aumento no número e no tamanho das plaquetas que ocorre como fenômeno de rebote à perda plaquetária crônica. Em relação ao leucograma, a estimulação prolongada, acentuada e inespecífica da medula óssea causa liberação aumentada de neutrófilos e seus precursores e, assim, a anemia hemorrágica pode cursar com desvio à esquerda regenerativo leve. Outros achados de leucograma estão associados à causa específica da hemorragia.

A anemia hemorrágica crônica é observada com grande frequência na forma de anemia por deficiência de ferro. Isso ocorre porque a perda crônica de sangue associada à marca-

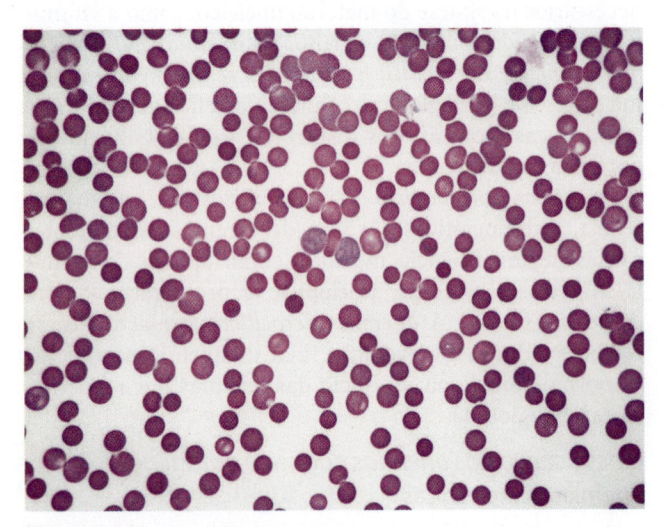

Figura 6.101 Cão; esfregaço sanguíneo. Leve policromasia e moderada anisocitose em um caso de anemia hemorrágica secundária a sangramento intracavitário pós-traumático.

da eritropoese compensatória acaba por exaurir as reservas orgânicas desse mineral.

Assim, embora seja notório que a anemia ferropriva em animais não é uma condição comum, essa é uma exceção, pois a deficiência de ferro secundária à hemorragia é a causa mais importante de anemia em veterinária. Desse modo, a maioria dos pacientes com sangramento crônico que são avaliados hematologicamente demonstrará anemia microcítica hipocrômica, pois a perda crônica de sangue tornou-os ferropênicos.

Os animais que morrem em decorrência de anemia hemorrágica grave apresentam na necropsia um conjunto de lesões que possibilita estabelecer o diagnóstico. As mucosas externamente visíveis (oral, ocular e genital) são pálidas e o sangue é vermelho-claro e não tem viscosidade, um aspecto coloquialmente descrito como "sangue aquoso".

Os órgãos parenquimatosos demonstram acentuada palidez, o que é mais frequente nos rins, no fígado, no pâncreas e no pulmão. O baço é pequeno e, ao corte, não deixa fluir sangue (baço exangue). O fígado, além de pálido, pode demonstrar acentuação do padrão lobular.

Quando a hemorragia é crônica, líquido translúcido pode ser encontrado nas cavidades, no saco pericárdico ou no tecido subcutâneo e a gordura pericárdica frequentemente sofre atrofia serosa. Além disso, nesses casos, em animais adultos, a medula óssea gordurosa é substituída por medula óssea ativa. Quando a hemorragia é aguda, a medula óssea não demonstra alterações macroscópicas.

Na histologia, independentemente da duração do processo, podem-se observar degeneração vacuolar ou necrose de coagulação paracentral a centrolobular e, ocasionalmente, degeneração e necrose tubular renal. Nos casos de hemorragia crônica, a medula óssea demonstra acentuada eritropoese, com baixos estoques de ferro. Já nos casos de hemorragia aguda, o aspecto é o de uma medula óssea normal. Outras lesões estão relacionadas com a causa primária da hemorragia.

Anemias hemorrágicas agudas

As *anemias hemorrágicas agudas* são um achado comum na rotina clínica, principalmente quando estão associadas a lesões traumáticas ou procedimentos cirúrgicos. Outras causas menos comuns de anemia hemorrágica aguda incluem: ruptura de tumores (p. ex., tumores vasculares esplênicos em cães, gatos e equinos), gastrite hemorrágica (p. ex., intoxicação por diclofenaco em cães e gatos), cistite hemorrágica (p. ex., distúrbio do trato urinário inferior dos felinos, DTUIF) e hemorragia secundária à congestão aguda localizada (p. ex., torção intestinal ou uterina em várias espécies). Às vezes, as anemias por sangramento agudo desenvolvem-se secundariamente a déficits hemostáticos, como trombocitopenias, trombocitopatias, deficiências ou inibições dos fatores de coagulação e hiperfibrinólise. As várias doenças e situações clínicas que cursam com déficit hemostático podem ser contempladas neste capítulo no tópico *Distúrbios hemorrágicos*, da seção "Síndromes clínicas".

Anemias hemorrágicas crônicas

As *anemias por hemorragia crônica* são de extrema importância em veterinária, principalmente por ocorrerem associadas a infestações por parasitos hematófagos, tais como nematódeos, carrapatos, pulgas, piolhos, moscas, mosquitos, percevejos, reduvídeos ("barbeiros"), baratas-d'água, anelídeos ("sanguessugas"), algumas espécies de peixes candirus ("peixes-vampiros") e de morcegos ("morcegos-vampiros").

Helmintos hematófagos compreendem, em especial, duas famílias de nematódeos, os ancilostomídeos e os tricostrongilídeos. Várias espécies de ancilostomídeos parasitam seres humanos e animais e causam acentuada espoliação eritroide e proteica, o que frequentemente leva a anemia e hipoproteinemia de intensidade variável.

Infestações por tricostrongilídeos são frequentes em ruminantes e muito menos comuns nas outras espécies nas quais já foram descritas. Embora exista uma variedade muito grande de parasitas nessa família, apenas alguns poucos são hematófagos.

Os ancilostomídeos hematófagos parasitas de animais incluem: *Ancylostoma caninum* (cães), *A. braziliense* (cães e gatos), *A. ceylanicum* (cães e gatos), *A. tubaeforme* (gatos), *Uncinaria stenocephala* (cães e gatos), *U. lucasi* (focas), *Bunostomum phlebotomum* (bovinos), *B. trigonocephalum* (ovinos, caprinos e veados), *Gaigeria pachyscelis* (ovinos e caprinos), *Agriostomum vryburgi* (bovinos e bubalinos), *Globocephalus urusubulatus* (suínos), *G. longemucronatus* (suínos) e *Necatur americanus* (seres humanos e macacos). Os tricostrongilídeos hematófagos de importância veterinária incluem: *Haemonchus contortus* (ovinos, caprinos e bovinos), *H. placei* (bovinos), *H. similis* e *Mecistocirrus digitatus* (ovinos, caprinos, bovinos, bubalinos e suínos).

Outras causas de sangramento crônico incluem neoplasias sangrantes (p. ex., tumores gastrintestinais ulcerados, como leiomiossarcoma), ulcerações gastroduodenais (p. ex., úlceras gástricas e/ou duodenais associadas ao uso continuado de ácido acetilsalicílico, à insuficiência hepática crônica e aos tumores de mastócitos), nefropatias que cursam com hematúria crônica (p. ex., pielonefrite crônica e neoplasias renais), distúrbios hemostáticos e uma variedade de outras situações menos frequentes.

Anemias hemolíticas

Anemia hemolítica é uma das consequências da hemólise, consiste na diminuição da quantidade de eritrócitos e, consequentemente, no decréscimo da concentração de hemoglobina, que ocorre por um encurtamento da vida média dos eritrócitos. Os distúrbios hemolíticos são divididos de várias maneiras: intravasculares ou extravasculares, intrínsecos ou extrínsecos e infecciosos ou não infecciosos.

A expressão *hemólise intravascular* define a forma de hemólise em que ocorre a ruptura dos eritrócitos dentro dos vasos sanguíneos. Por sua vez, a *hemólise extravascular* denota a retirada exacerbada dos eritrócitos pelo sistema monocítico macrofágico.

A hemólise extravascular é o principal mecanismo patogênico responsabilizado no desenvolvimento de anemia hemolítica em muitas das espécies animais, principalmente em cães e gatos. Em contrapartida, a hemólise intravascular é bem mais comum em ruminantes.

Várias são as anormalidades que podem levar à retirada prematura dos eritrócitos da circulação. Alterações na forma dos eritrócitos são as causas mais facilmente compreendidas. Entretanto, mudanças antigênicas imperceptíveis ao microscópio são, provavelmente, as causas mais comuns de hemólise não infecciosa na maioria das espécies.

A ruptura dos eritrócitos na circulação ocorre fisiologicamente em todas as espécies. Nos seres humanos, por exemplo, sabe-se que aproximadamente 3% dos eritrócitos são perdidos por esse processo.

Desse modo, um perfeito mecanismo de retirada da hemoglobina livre da circulação não possibilita que o pigmento se dissocie nos tecidos. Quando ocorre destruição acelerada dos eritrócitos dentro do vaso, a grande quantidade de hemoglobina livre no plasma supera a capacidade desse sistema de retirada, o que provoca hemoglobinemia e, em scquência, deposição de hemoglobina nos tecidos, em particular nos rins. O resultado desse processo é devastador e, portanto, hemoglobinúria está diretamente relacionada com a insuficiência renal que se estabelece nos pacientes acometidos por crise hemolítica intravascular, independentemente da patogênese (tóxica ou isquêmica).

Hematologicamente, os distúrbios hemolíticos são vistos como anemia macrocítica hipocrômica com sinais de regeneração excessiva, ou seja, os mesmos achados hemocitológicos descritos para anemia hemorrágica, mas muito mais evidentes. Nos esfregaços observam-se anisocitose, policromasia (Figura 6.102), normoblastemia, corpúsculos de Howell-Jolly e, em bovídeos, pontilhado basofílico. Em alguns casos, podem ocorrer trombocitose e desvio à esquerda regenerativo em pacientes que estão desenvolvendo processo hemolítico. Acredita-se que isso ocorra pela estimulação prolongada, acentuada e inespecífica da medula óssea. Ocasionalmente, os desvios à esquerda podem ser acentuados o suficiente para serem considerados como reação leucemoide ou leucocitose neutrofílica extrema. Outros achados hematológicos estão relacionados com a etiopatogênese do distúrbio e incluem, por exemplo, a presença de esferócitos (anemias hemolíticas imunomediadas), queratócitos, esquizócitos (anemias hemolíticas microangiopáticas), corpúsculos de Heinz, excentrócitos e metemoglobinemia (anemias hemolíticas por agentes oxidantes).

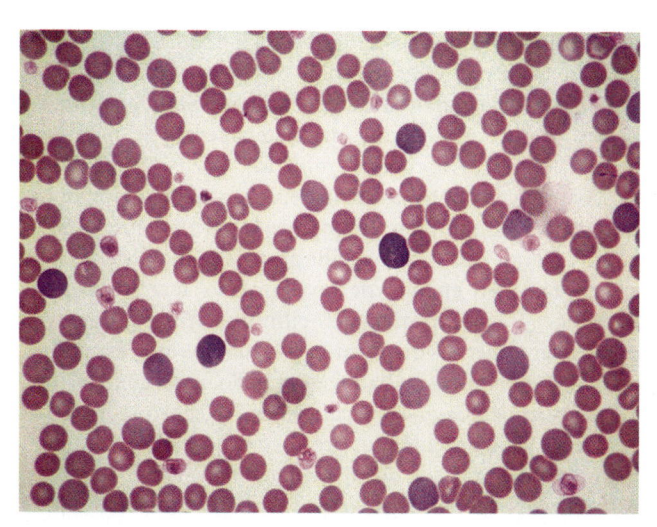

Figura 6.102 Cão; esfregaço sanguíneo. Acentuada policromasia e anisocitose em um caso de anemia hemolítica.

Os animais que morrem em decorrência de crise hemolítica apresentam, na necropsia, uma gama de achados que possibilitam o diagnóstico com certa facilidade. As mucosas externamente visíveis (oral, ocular e genital) são ictéricas, mais gravemente quando a hemólise é extravascular. O sangue, à semelhança do que ocorre em todas as outras anemias, é vermelho-claro e perde a viscosidade ("sangue aquoso"). Crises hemolíticas intravasculares hiperagudas ou agudas podem causar apenas palidez das mucosas, e casos crônicos podem cursar com icterícia leve. No entanto, mesmo nesses casos, a icterícia pode ser observada na íntima das grandes artérias, nas serosas de alguns órgãos, nos ligamentos, na cápsula articular e no tecido subcutâneo.

O baço dos animais que desenvolveram crise hemolítica, principalmente extravascular, é acentuadamente aumentado de volume e tem aparência carnosa. Ao corte, ocorre protrusão da polpa vermelha sobre a cápsula. O fígado, que também frequentemente está aumentado de volume, assume uma coloração vermelho-alaranjada em decorrência da grande quantidade de pigmento biliar, e a vesícula biliar frequentemente está bastante distendida por bile espessa. Nos casos em que a hemólise é intravascular, no interior da bexiga há urina pigmentada por hemoglobina, a qual assume uma coloração semelhante à do vinho tinto. Os rins são vermelho-escuros, marrons ou negros e a serosa do estômago e dos intestinos é rosada ou marrom, um padrão típico de embebição por hemoglobina *ante mortem*.

O aspecto macroscópico da medula óssea de animais com anemia hemolítica varia de acordo com a evolução da crise. Quando a hemólise é hiperaguda, não se observam alterações, mas, nos casos quando a doença cursou de forma aguda e, em especial, naqueles em que ocorreram múltiplas crises, a medula óssea é acentuadamente vermelha e ocupa toda a cavidade medular dos ossos longos.

Vários são os achados histológicos que um quadro hemolítico poderá desencadear. Entre eles, destacam-se: degeneração e necrose tubular aguda induzida pela hemoglobinúria ou metemoglobinúria ("nefrose hemoglobinúrica"); degeneração vacuolar e necrose hepática paracentral a centrolobular causada pela hipoxia; infartos focais em decorrência do bloqueio de pequenos capilares por restos de eritrócitos rompidos nas anemias hemolíticas microangiopáticas ou por aglutinação de eritrócitos na doença das aglutininas frias (abordadas mais adiante neste capítulo); e hemossiderose em pacientes que se recuperam de distúrbios hemolíticos extravasculares crônicos.

Histologicamente, a hemoglobina e a metemoglobina são vistas no rim como um pigmento vermelho e cilíndrico no interior dos túbulos (cilindros de hemoglobina), que apresentam seu epitélio de revestimento acentuadamente necrótico. É comum que esses cilindros sejam fragmentados, e os fragmentos dispõem-se nos túbulos em várias direções, como baquetas radiadas. No fígado, mais comumente, há necrose de coagulação paracentral a centrolobular rodeada, ocasionalmente, por áreas de degeneração vacuolar. No entanto, em casos nos quais a anemia não é tão grave, pode ocorrer apenas degeneração vacuolar centrolobular. O acúmulo de pigmento biliar é um achado muito prevalente, mas sua intensidade pode variar. O pigmento é visto como

tampões amarelo-esverdeados nos ductos biliares e nos canalículos. Nos casos mais graves pode haver acúmulo de pigmento biliar no interior dos hepatócitos.

Tanto no fígado quanto no baço, nos linfonodos e na medula óssea é possível observar uma grande quantidade de macrófagos com eritrócitos no citoplasma (eritrofagocitose). Nos casos de hemólise subaguda ou crônica, a eritrofagocitose é acompanhada de grande quantidade de macrófagos com citoplasma repleto de hemossiderina (Figura 6.103).

A medula óssea dos animais que desenvolvem crise hemolítica aguda a crônica, mas não hiperaguda, demonstra acentuada eritropoese, vista na citologia como queda na relação mieloide:eritroide e, na histologia, como substituição do tecido adiposo por células hematopoéticas com alta taxa mitótica. Focos de proliferação eritroide extramedular podem ser observados com grande frequência no baço e no fígado e menos comumente nos linfonodos e nas adrenais.

Embora existam alguns critérios morfológicos para diferenciar as várias doenças que causam crise hemolítica, a pesquisa de alterações eritroides e hemoparasitos no sangue do animal morto é um método muito útil. Assim, durante a necropsia, esfregaços sanguíneos podem ser realizados com sangue obtido a partir da transfixação dos vasos sanguíneos musculares quando o cadáver está sendo desmembrado ou coletado durante a abertura do coração.

Quando fragmentos de órgãos são enviados ao laboratório, impressões de tais tecidos podem também ser tentadas. Nesses casos, os melhores resultados são conseguidos com baço e fígado.

Vale ressaltar que esfregaços ou impressões de órgãos realizados em salas de necropsia ou a campo necessitam ser rapidamente secos ao ar e armazenados em caixas. Isso porque a grande quantidade de moscas nesses ambientes pode rapidamente consumir o material não fixado presente nas lâminas.

Para fins didáticos, as anemias hemolíticas serão divididas em infecciosas e não infecciosas. Entretanto, não se deve perder a noção de que muitas das doenças infecciosas que cursam com crise hemolítica têm mecanismos imunológicos e, portanto, são também imunomediadas.

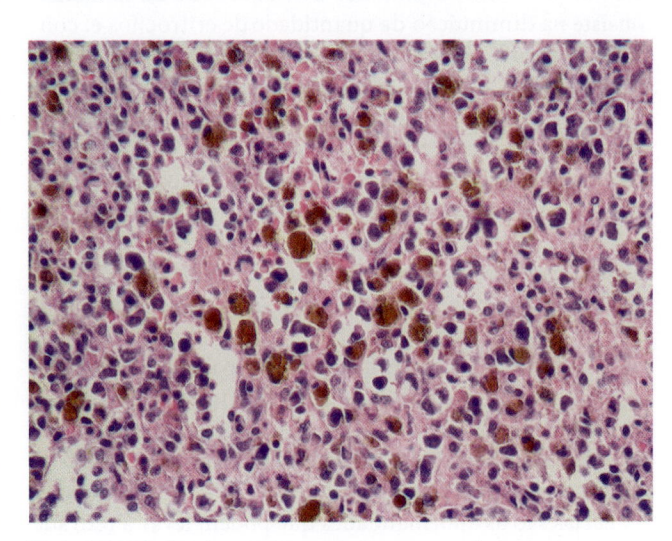

Figura 6.103 Cão; baço. Hemossiderose acentuada é vista, neste caso, como uma consequência de hemólise crônica.

As anemias hemolíticas não infecciosas são menos comuns do que os distúrbios induzidos por microrganismos, principalmente em regiões de clima tropical e subtropical. Contudo, em várias regiões do mundo onde o clima é temperado, distúrbios hemolíticos não infecciosos são as principais causas de hemólise nos mamíferos domésticos.

As anemias hemolíticas não infecciosas são subdivididas de acordo com sua etiopatogênese em: imunomediadas, por agentes oxidantes, decorrentes de traumatismo nos eritrócitos, por defeitos metabólicos hereditários e por anormalidades hereditárias de membrana eritroide. Algumas anemias hemolíticas não são infecciosas, mas também não se enquadram em nenhuma dessas outras cinco categorias. Essas anemias hemolíticas serão abordadas no tópico *Outras anemias hemolíticas não infecciosas*.

Anemias hemolíticas infecciosas

Várias são as causas de *distúrbios hemolíticos induzidos por agentes infecciosos* nos mamíferos domésticos. Entre os quadros mais importantes destaca-se a hemólise induzida por hemoparasitos, a qual, em algumas espécies, leva a grandes prejuízos econômicos. As principais doenças hemolíticas infecciosas descritas em animais são: babesiose (várias espécies), rangeliose (cães), tripanossomíase (várias espécies), teileriose (ruminantes e equinos), citauxzoonose (gatos e grandes felídeos selvagens), malária (primatas), anaplasmose (ruminantes), micoplasmose hemotrópica (gatos, suínos e bovinos), leptospirose (bezerros, cordeiros, cabritinhos, leitões e potrinhos), hemoglobinúria bacilar (ruminantes, suínos e equinos), doença do cordeiro amarelo (ovinos), dirofilariose (cães e gatos), anemia infecciosa equina (equinos) e anemia hemolítica associada à infecção pelo FeLV (gatos).

Neste ponto, cabe ressaltar que leptospirose em cães não cursa com crise hemolítica e que a icterícia apresentada comumente por esses animais é hepática e decorre de uma disfunção colestática induzida por mediadores químicos liberados por macrófagos estimulados pelas espiroquetas. Muitas dessas doenças serão abordadas posteriormente, na seção "Principais doenças que afetam primariamente o sistema hematopoético".

Anemias hemolíticas imunomediadas

As *anemias hemolíticas imunomediadas* resultam da diminuição da sobrevida eritroide mediada por imunoglobulinas e/ou pelo complemento. Esses componentes imunes podem se fixar direta ou indiretamente na membrana do eritrócito, causar opsonização e, por consequência, levar à retirada dos eritrócitos pelo sistema monocítico macrofágico.

Todo esse processo pode ocorrer por ligação direta de anticorpos na membrana eritroide, ser oriundo da adsorção de imunocomplexos na superfície do eritrócito ou decorrer de modificações antigênicas na membrana da célula. Os distúrbios hemolíticos mediados pelo sistema imune incluem as anemias hemolíticas autoimunes e as anemias hemolíticas isoimunes.

A *anemia hemolítica autoimune* é resultante da produção de autoanticorpos contra a membrana do eritrócito, o que pode ocorrer de maneira primária ou secundária. Em veterinária, a anemia hemolítica autoimune é considerada uma das causas mais frequentes e importantes de doença hemolítica em cães. Contudo, é descrita com uma frequência muito menor em gatos e raramente em outras espécies.

O termo *primário*, ou *idiopático*, é usado quando o distúrbio ocorre sem nenhuma doença subjacente ou precipitante. A hemólise imune secundária, por sua vez, está ligada ao uso de fármacos, ao contato com substâncias químicas e à infecção por alguns microrganismos. Os fármacos mais responsabilizados são o levamisol, em cães, e o propiltiouracila, em gatos. Em relação aos microrganismos, várias enfermidades infecciosas podem cursar com hemólise imune, entre elas: erliquiose monocitotrópica aguda (cães), anaplasmose (bovinos), babesiose (cães), rangeliose (cães), micoplasmose hemotrópica (gatos), tripanossomíase por *Trypanosoma evansi* (equinos e cães), leptospirose (bovinos), anemia infecciosa equina (equinos) e anemia hemolítica imunomediada associada à infecção pelo FeLV (gatos).

A *isoeritrólise neonatal*, também conhecida como *doença hemolítica do recém-nascido* ou *eritroblastose fetal*, é um distúrbio hemolítico isoimune que ocorre pela incompatibilidade sanguínea, oriunda da passagem de anticorpos via colostro. Essa doença é frequentemente descrita em equinos e seres humanos, mas ocorre muito raramente em cães e gatos. Nos bovinos, existem vários relatos da ocorrência da isoeritrólise neonatal após a premunição das fêmeas para anaplasmose e babesiose. Fato semelhante ocorre em suínos, espécie na qual a doença costuma acontecer como resultado do uso de vacinas para peste suína clássica. Tanto em bovinos quanto em suínos, a doença não associada à vacinação é rara.

Anemias hemolíticas por agentes oxidantes

O glutation é um tripeptídeo formado de ácido gamaglutâmico, cisteína e glicina que tem como principal função atuar no metabolismo antioxidativo do eritrócito, ou seja, não permitir que ocorra transformação de hemoglobina em metemoglobina. Sua síntese do glutation ocorre a partir do ácido gamaglutâmico que se liga à cisteína, pela ação da enzima gamaglutamilcisteína-sintetase, e forma gamaglutamilcisteína. A união da gamaglutamilcisteína com a glicina e a ação sobre essas da enzima glutation-sintetase formam o glutation.

Sabe-se que uma das maneiras de se retirarem os peróxidos de dentro do eritrócito, principalmente o peróxido de hidrogênio produzido na oxigenação da hemoglobina, é fazer com que esse participe da reação de oxidação do glutation. O glutation é oxidado pela enzima glutation-peroxidase, que tem selênio em sua molécula. Se esse mecanismo não ocorresse, haveria acúmulo de peróxido na célula, o que é destrutivo para proteínas. Após a oxidação do glutation, ele passa a ser não funcional e pode ser expulso da célula, ser transformado em 5-oxoprolina pela enzima gamaglutamil-transpeptidase-ciclotransferase ou ser reduzido e assim reutilizado.

Para que haja redução do glutation oxidado pela enzima glutation-redutase é necessária a presença da coenzima riboflavina e de nicotinamida-adenina-dinucleotídio (NADH) e fosfato de nicotinamida-adenina-dinucleotídio (NADPH).

As chamadas *anemias hemolíticas por agentes oxidantes* são resultantes da quebra do metabolismo antioxidativo do eritrócito, uma alteração bioquímica que leva à formação de metemoglobina e, portanto, a alterações morfológicas eritroides. O aumento nos níveis de metemoglobina causa desnaturação da molécula proteica, que pode ser visualizada na forma de inclusões eritroides conhecidas como corpúsculos de Heinz.

Esses corpúsculos são semelhantes a uma bolha e podem ser mais bem visualizados quando se utilizam colorações supravitais. Muitos agentes oxidantes têm a capacidade de induzir essas transformações e podem estar presentes em plantas, fármacos ou substâncias químicas (Tabela 6.4). Apesar de todas as espécies animais, domésticas e selvagens, aves e mamíferos, serem sensíveis a essa forma de hemólise, os felídeos em geral são bem mais afetados. Isso ocorre porque nesse grupo de animais (família Felidae) existe um maior número de grupamentos sulfidrila na molécula de hemoglobina do que em outras espécies animais, o que predispõe à oxidação do pigmento.

Os agentes oxidantes podem agir levando à metemoglobinemia e formação de corpúsculos de Heinz por diferentes mecanismos. Alguns atuam bloqueando a glicólise anaeróbica ou a hexose monofosfato por causar inibição enzimática. Esse bloqueio desencadeia diminuição direta dos níveis de ATP intraeritrocítico, o que altera a permeabilidade de membrana eritroide, e também diminui muito os níveis de formação de NADH e NADPH, que são vitais para a manutenção do metabolismo do glutation. Isso porque esses dinucleotídios atuam junto a glutation-redutase e a riboflavina para reduzir o glutation normalmente oxidado. Dessa maneira, qualquer substância química, natural ou sintética, seja animal, vegetal ou mineral, que inibir as enzimas dessas vias do metabolismo, culminará em hemólise por esse mecanismo.

Anemias hemolíticas por trauma aos eritrócitos

As *anemias hemolíticas decorrentes de traumatismo aos eritrócitos* ocorrem, em especial, em razão das alterações da microvasculatura e são denominadas *anemias hemolíticas microangiopáticas*. Essas alterações vasculares levam à formação de microtrombos, o que faz com que os eritrócitos se rompam no momento da aderência aos filamentos de fibrina.

Na teoria, qualquer enfermidade que curse com alterações da microvasculatura e desencadeie formação de microtrombos pode originar crise hemolítica intravascular e, por consequência, anemia hemolítica. Mas, na prática, os quadros são relacionados principalmente com CID, síndrome hemolítico-urêmica (síndrome de Gasser) e hemangiossarcoma.

A hemólise intravascular decorrente do impacto dos eritrócitos com outras estruturas que não vasos sanguíneos ocorre de modo bem menos comum. Isso é descrito em seres humanos, mas também experimentalmente em animais, e as causas incluem, basicamente, próteses valvares e cateteres arteriais que permanecem por tempo prolongado. Ocasionalmente em cães infectados por *Dirofilaria immitis* e que possuem uma grande quantidade de nematódeos adultos no interior do ventrículo e átrio direitos, o fluxo sanguíneo faz com que os eritrócitos que chegam pelas veias cava caudal e cranial colidam contra os vermes. Nesse processo, eritrócitos rompem e liberam hemoglobina na circulação (hemoglobinemia). Os pacientes afetados desenvolvem hemoglobinúria, um sinal que deve remeter a essa patogênese

para explicar tal crise hemolítica nessa forma incomum da doença, uma vez que é muito mais conhecida por causar insuficiência cardíaca congestiva e suas complicações.

Tabela 6.4 Causas de formação de corpúsculos de Heinz no ser humano e nas espécies domésticas.

Medicamentos	Espécies afetadas
Acetaminofeno[1]	Gatos e cães
Azul de metileno	Gatos, cães e seres humanos
Benzocaína	Cães e gatos
Dapsona	Seres humanos
Fenacetina	Gatos e seres humanos
Fenazopiridina	Gatos e seres humanos
Fenil-hidrazina	Cães e seres humanos
Fenotiazina	Equinos
Nitrofurantoína	Seres humanos
Propofol	Gatos
Sulfametoxipiridina	Seres humanos
Vitaminas, minerais e aminoácidos	Espécies afetadas
Cobre	Várias espécies
Metionina	Gatos
Vitamina K	Cães
Zinco	Cães e seres humanos
Plantas	Espécies afetadas
Bordo-vermelho (*Acer rubrum*)	Equinos
Brachiaria radicans	Bovinos
Cebola comum (*Allium cepa*)	Várias espécies
Cebolas selvagens (*Allium* spp.)	Equinos, bovinos e ovinos
Ditaxis desertorum	Bovinos
Feijão-fava (*Vicia faba*)[2]	Seres humanos
Indigofera suffruticosa	Bovinos
Nabos selvagens (*Brassica* spp.)	Bovinos
Substâncias químicas	Espécies afetadas
Anilina	Seres humanos
Cresol	Seres humanos
Naftalina	Seres humanos e cães
Nitratos e nitritos	Várias espécies
Nitrobenzeno	Seres humanos
Petróleo	Aves marinhas
Propilenoglicol	Gatos
Substâncias de origem animal	Espécies afetadas
Substâncias fenólicas presentes no almíscar defensivo dos *skunks*[3]	Cães
Substâncias presentes no veneno de abelhas (*Apis mellifera*)	Cães

[1] Princípio ativo conhecido na Europa como paracetamol. [2] O favismo só ocorre em pacientes humanos com deficiência de glicose-6-fosfato-desidrogenase. [3] Mamíferos norte-americanos pertencentes à ordem Carnivora, família Mustelidae. Compreendem três gêneros: *Mephitis, Conepatus* e *Spilogale*.

Anemias hemolíticas por defeitos metabólicos hereditários

Os eritrócitos maduros dos mamíferos são células desprovidas de núcleo, ribossomos, mitocôndrias e outras organelas, o que faz com que dependam de um metabolismo totalmente anaeróbico. A glicose é capturada ativamente, porém sem dependência de insulina, e é desdobrada a fim de produzir energia por duas vias, a saber: via Embden-Meyerhof (glicólise anaeróbica) e via pentose-fosfato (derivação da hexose monofosfato). A energia produzida é necessária para sintetizar o glutation, recuperar os nucleotídios, manter a hemoglobina na forma divalente, as enzimas na forma reduzida e a integridade de membrana.

A glicólise anaeróbica é responsável por 90% da metabolização da glicose intraeritrocítica. A cada mol de glicose que entra na via, são produzidos dois moles de lactato e dois moles de ATP. Além de constituir a única fonte de ATP do eritrócito, essa via possui também a função de produção de 2,3-difosfoglicerato por meio do ciclo de Rapaport-Webering, e a função de formar NADH, que é utilizado pela enzima metemoglobina-redutase. A metemoglobina-redutase tem a finalidade de reduzir a metemoglobina formada todos os dias, que é em torno de 3%. A glicólise anaeróbica é composta por 13 enzimas que, quando deficientes, levam a quadros hemolíticos.

A via pentose fosfato tem seu início na transformação de glicose-6-fosfato em 6-fosfogliconolactona, pela enzima glicose-6-fosfato-desidrogenase. Essa via corresponde a 10% do metabolismo da glicose e tem como função maior gerar NADPH, que é utilizado na redução do glutation e na síntese de nucleotídios de adenina.

As descrições de *anemias hemolíticas por defeitos metabólicos hereditários* são diversas, tanto em seres humanos quanto em animais, em especial no que se refere a deficiências enzimáticas relacionadas com o metabolismo antioxidativo dos eritrócitos, ou seja, deficiências de enzimas da glicólise anaeróbica, hexose monofosfato e metabolismo da glutationa. Quando ocorre a deficiência de alguma dessas enzimas, há maior possibilidade de a hemoglobina sofrer oxidação.

Desse modo, muitos dos pacientes com alterações do metabolismo antioxidativo terão maior chance de desenvolver anemia hemolítica por formação de corpúsculos de Heinz. Outros distúrbios metabólicos hereditários bem mais raros ocorrem por alterações no metabolismo das porfirinas e dos nucleotídios.

No início, a *deficiência de piruvatoquinase* foi descrita em cães das raças Beagle, Basenji, West Highland White Terrier e Cairn Terrier. Entretanto, hoje, sabe-se que ocorre em várias outras raças de cães e também em gatos. A *deficiência de fosfofrutoquinase* é a segunda anomalia mais comum de ser descrita em cães e ocorre naqueles das raças English Springer Spaniel e Cocker Spaniel Americano. A *deficiência de glicose-6-fosfato-desidrogenase* é relatada em seres humanos, cães, gatos, equinos, ratos e camundongos, mas apenas infrequentemente essa anomalia provoca sinais clínicos ou alterações laboratoriais.

As anomalias enzimáticas hereditárias relacionadas com o metabolismo da glutationa já descritas em hematologia veterinária incluem a *deficiência de γ-glutamilcisteína-sintetase* em ovinos, a *deficiência de glutationa-sintetase* nos cães condrodisplásicos da raça Malamute do Alasca e a *deficiência de glutationa-redutase* em equinos. As anomalias enzimáticas hereditárias que culminam em metemoglobinemia incluem a *deficiência de metemoglobina-redutase* em cães e gatos e a *deficiência de citocromo b_5-redutase* em cães, gatos e equinos.

As *porfirias* constituem um grupo de doenças que transcorrem pela deficiência de alguma enzima do ciclo das porfirinas. Esse ciclo é responsável pela produção de protoporfirina, que se liga ao ferro para formar o heme. As porfirias são divididas em hepáticas e eritropoéticas, mas apenas as últimas são responsáveis por quadros hemolíticos de causa não bem compreendida.

As porfirias eritropoéticas que acometem animais são a protoporfiria eritropoética e a porfiria eritropoética. A *porfiria eritropoética*, também conhecida por doença de Gunther ou *dentes rosados*, é um raro distúrbio metabólico eritrocítico que acomete seres humanos, gatos, suínos e bovinos das raças Holandês e Shorthorn. Já a *protoporfiria eritropoética* é uma alteração metabólica eritrocítica descrita em seres humanos e bovinos da raça Limousin.

Anemias hemolíticas por anormalidades hereditárias de membrana

A membrana citoplasmática do eritrócito é constituída por uma mistura de fosfolipídios, colesterol e glicolipídios organizados em uma dupla camada e atravessados ao acaso por canais proteicos transmembranosos em um modelo denominado mosaico-fluido. Essa membrana foi, durante muitos anos, considerada o principal modelo de estudo de membranas plasmáticas, já que o eritrócito maduro não possui outras membranas.

Os lipídios constituem 44% da membrana, enquanto 48% correspondem a proteínas e apenas 8% a carboidratos. Ultraestruturalmente, os cortes finos de membrana eritrocítica fixados com tetróxido de ósmio ou permanganato de potássio revelam duas camadas elétron-densas (osmofílicas), de 2,5 nm de espessura cada, separadas por uma camada penetrável por elétron, essa com 2 nm de espessura. Na totalidade das camadas, a membrana eritroide tem aproximadamente 7 nm de espessura.

A membrana eritroide é extremamente resistente, uma vez que a célula precisa transpor capilares com até metade de seu diâmetro e sobreviver a uma jornada turbulenta de aproximadamente 500.000 passagens pelo coração até o fim da vida de um humano idoso, por exemplo. O eritrócito tem acentuada capacidade de manter a integridade de sua membrana e, ao mesmo tempo, exibir extrema deformidade sob circunstâncias fisiológicas. As dificuldades intensas que essas células devem ultrapassar a fim de conseguir circular por todo o organismo estão relacionadas às forças de cisalhamento, ao alongamento e ao encurvamento. Essa deformidade celular depende basicamente da elasticidade da membrana plasmática e da viscosidade do citoplasma. Quando alterações nos constituintes dessa membrana ocorrem, como em casos de anomalias genéticas que levam a modificações dessa configuração lipídico-proteica, a maleabilidade é perdida. Como resultado, eritrócitos deformados obstruem pequenos capilares esplênicos e são removidos pelo sistema monocítico-macrofágico, ou seja, têm encurtada sua meia-vida.

Várias são as *anormalidades hereditárias de membrana* relatadas para o eritrócito humano, algumas delas com alta prevalência. Em animais, são descritas poucas anomalias, que têm ocorrência rara e estão vinculadas a determinadas raças, em especial, nos cães.

Os distúrbios de membrana ocorrem em consequência de defeitos quantitativos e/ou qualitativos em suas proteínas formadoras e acabam por desencadear alterações da conformação celular. Entre as enfermidades hereditárias de membrana eritroide relatadas em animais, a mais importante parece ser a *estomatocitose hereditária* que ocorre nos cães da raça Malamute do Alasca. Os cães afetados são condrodisplásicos e a doença está associada à deficiência da enzima glutationa-sintetase.

Um distúrbio semelhante é descrito em cães das raças Schnauzer miniatura e Drentse-Partrijshond. Outras anormalidades de membrana eritroide incluem: *eliptocitose hereditária por deficiência da proteína 4.1* em cães e *deficiência da proteína 3* em bovinos da raça Japanese Black.

Outras anemias hemolíticas não infecciosas

Outras anemias hemolíticas, de causa desconhecida ou com patogênese que não se assemelha a nenhuma das anteriormente citadas, são encontradas em animais e, entre elas, destacam-se: hemoglobinúria pós-parto, crise hemolítica associada à insuficiência hepática, intoxicação por chumbo, anemia hemolítica não esferocítica hereditária, deficiências vitamínicas e intoxicação pela água.

A *hemoglobinúria pós-parto* é descrita em sua maioria em vacas de leite no período pós-parto. A enfermidade transcorre pela deficiência de fósforo, que, em bovinos, está associada à permanência do animal em campos cujo solo é pobre nesse mineral. Além dos bovinos de leite, a doença já foi relatada em bovinos de corte, caprinos, ovinos e bubalinos.

Várias doenças hepáticas, principalmente distúrbios crônicos do fígado, são associadas a crises hemolíticas descritas em seres humanos e animais. Na maioria das vezes, isso é oriundo do aumento nos níveis de colesterol plasmático e, por consequência, da elevação da porcentagem de lipídios na membrana eritroide, o que causa acantocitose e hemólise extravascular subsequente.

Em equinos, um *distúrbio hemolítico intravascular fulminante* é associado à insuficiência hepática crônica ou aguda. A *anemia hemolítica não esferocítica hereditária* é um distúrbio idiopático herdado como um caráter autossômico dominante, descrito principalmente em cães das raças Poodle e Beagle. A doença se desenvolve, em média, no primeiro ano de vida e os animais acometidos têm uma grande tendência para desenvolver mielofibrose e osteosclerose.

A *intoxicação pelo chumbo* pode levar ao desenvolvimento de hemólise em seres humanos e animais, embora o mais usual seja esse elemento causar anemia sideroblástica por inibir enzimas do metabolismo das porfirinas. A forma crônica da intoxicação é responsável pelo aparecimento de anemia hemolítica, que tem causa desconhecida, embora, para alguns autores, ocorra pela inibição que o chumbo determina na enzima pirimidina-5'-nucleotidase.

A *intoxicação pela água* ocorre pela ingestão excessiva de água, a ponto de produzir sensível hipotonicidade plasmática e, assim, hemólise intravascular. A doença é descrita em bezerros aleitados, que, ao terem o primeiro acesso à água, bebem quantidades exageradas, ou em bezerros recém-desmamados que são privados de água. Casos esporádicos ocorrem em outras espécies, como os descritos em jovens cabritos pigmeus que ingeriram grandes volumes de água administrados por mamadeiras.

Anemias por má síntese de hemoglobina

As *anemias por má síntese de hemoglobina* ou *anemias hipocrômicas* são, como o próprio nome diz, oriundas de distúrbios na formação da hemoglobina. As alterações do metabolismo normal do ferro são de longe as principais causas de anemia hipocrômica, que ocorre em animais quase sempre associada à perda contínua de sangue ou a doenças crônicas. Menos comumente, problemas relacionados com a síntese de porfirinas são relatados. Por sua vez, os distúrbios na produção da globina (*talassemias*) são descritos apenas em seres humanos.

Hematologicamente, as anemias por má síntese de hemoglobina têm como principal característica a menor quantidade dessa proteína dentro da célula, o que provoca o aparecimento de grande quantidade de eritrócitos pouco hemoglobinizados (torócitos). A microcitose é uma constante nesse tipo de anemia, mas pode se desenvolver antes ou depois da hipocromia, dependendo da espécie animal afetada. Morfologicamente, a anemia que se desenvolve é microcítica hipocrômica no seu auge, podendo ser normocítica hipocrômica ou microcítica normocrômica no início do processo. Muitas vezes, uma anisocitose acentuada é bem evidenciada, em decorrência do intenso contraste entre os discócitos normais e os micrócitos. Além da hipocromia, as anemias por má síntese de hemoglobina frequentemente estão associadas à presença de codócitos (células-alvo; Figura 6.104).

Nos casos de anemia por má síntese de hemoglobina não associada à carência de ferro, e sim a anomalias na síntese de porfirinas, pode ocorrer acúmulo compensatório do mineral. Nessa situação, o armazenamento de ferro dentro do eritrócito é evidenciado como inclusões coradas pelo azul da Prússia, chamadas de *corpúsculos de Pappenheimer* ou *side-*

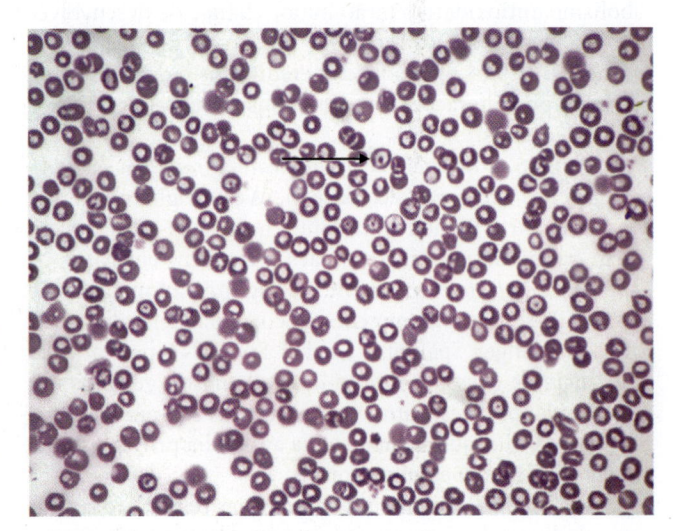

Figura 6.104 Cão; esfregaço sanguíneo. Acentuada hipocromia em anemia ferropriva secundária a sangramento intestinal crônico. A anisocitose é leve e há muitos codócitos (*seta*).

rossomas. As células com essas inclusões são conhecidas por siderócitos e seus precursores são chamados sideroblastos.

O diagnóstico diferencial das anemias por má síntese de hemoglobina pode ser difícil de ser estabelecido apenas pelo hemograma. Assim, em muitos casos, é necessária uma avaliação bioquímica dos parâmetros férricos, a qual inclui a determinação do ferro sérico, da transferrina e ferritina plasmáticas e, menos comumente, da protoporfirina eritrocítica livre.

Os animais que morrem em decorrência de anemia por má síntese de hemoglobina, basicamente por deficiência de ferro por causa de hemorragias crônicas, apresentam na necropsia achados idênticos aos descritos para as anemias hemorrágicas. Nos casos de anemia ferropriva secundária à perda de sangue, a medula óssea demonstra acentuada eritropoese, mas baixos estoques de ferro. Nas anemias das doenças crônicas, a eritropoese medular é pouco evidente e há acentuado acúmulo de ferro, principalmente em macrófagos da medula óssea, baço e linfonodos, mas também em hepatócitos, em especial, em gatos. Na anemia sideroblástica, a eritropoese medular também é pouco conspícua e os precursores eritroides apresentam acúmulo de ferro intramitocondrial, principalmente ao redor do núcleo, daí a expressão *sideroblastos em anel*. Vale lembrar que os precursores eritroides normais têm de um a quatro agregados de ferritina e nenhum ferro visível nas mitocôndrias.

Anemias ferroprivas

A *anemia por deficiência de ferro*, também conhecida como *anemia ferropriva* ou *anemia ferropênica*, ocorre quando as reservas de ferro corporal se tornam inadequadas para as necessidades da eritropoese. Isso é decorrente da má ingestão do mineral, da sua má absorção, de sangramentos contínuos ou de anormalidades hereditárias no metabolismo do ferro.

Nos animais, as anemias ferroprivas são consideradas incomuns ou até mesmo raras quando relacionadas com a má ingestão do elemento. Isso se deve, principalmente, ao fato de que os animais têm acesso à terra, que poderá supri-los em uma determinada carência. Situações associadas a sangramentos contínuos são bem descritas e parecem constituir, na prática, a única forma dessa deficiência em algumas espécies. Já anormalidades hereditárias no metabolismo do ferro não foram ainda reconhecidas em animais.

As anemias por deficiência de ferro oriundas da má ingestão do mineral são comuns em seres humanos e raras em animais, sendo observadas em veterinária quase que somente em leitões. Os fatores responsáveis pelo desenvolvimento de anemia ferropriva nos leitões são a baixa reserva corporal de ferro ao nascimento, a alta taxa de crescimento e a baixa concentração de ferro no leite materno. Em filhotes de cães, uma deficiência de ferro com posterior anemia pode ocorrer em casos de inanição ou quando há competição nas ninhadas de cães de raças gigantes, o que faz com que os mais fracos não tenham acesso ao alimento.

Casos esporádicos de alimentação incorreta em cães, como dietas exclusivas de leite, pão ou polenta, têm sido observados na prática clínica e decorrem da baixíssima concentração de ferro no leite, na farinha de trigo e na farinha de milho, respectivamente. Entretanto, com a adição de ferro às farinhas de trigo e milho, regulamentada pelo governo federal brasileiro em 2002, no intuito de combater a deficiência de ferro dos seres humanos, esses casos são cada vez mais raros. Bovinos neonatos criados em currais de cimento, e sem acesso ao solo, também podem desenvolver anemia ferropriva primária e isso, inclusive, é almejado pelos criadores de vitelo.

Má absorção de ferro é uma situação rara e ocorre em animais com síndrome de má absorção ou naqueles que sofreram gastrectomia total, já que a ausência do ácido gástrico não possibilita redução do ferro férrico em ferroso. Síndrome de má absorção pode ocorrer em animais com insuficiência pancreática crônica e é menos comum em cães com intolerância ao glúten ou enterite linfoplasmocitária e em gatos com linfoma intestinal de padrão difuso. Ruminantes que ingerem uma dieta rica em fitatos por longos períodos podem também desenvolver anemia ferropriva.

Anemias das doenças crônicas

A expressão *anemia das doenças crônicas* ou *anemia paradoxal* é utilizada para descrever o processo anêmico que se estabelece secundariamente a doenças inflamatórias crônicas ou ao câncer. A base desse fenômeno decorre do sequestro de ferro por macrófagos, mas a diminuição da sobrevida eritroide e a eritropoese reduzida em virtude da liberação de fator de necrose tumoral por parte de macrófagos ativados também contribuem para agravar a anemia.

Uma proteína denominada hepcidina é responsável pela indução de anemia nas doenças crônicas. Essa proteína, que tem sua expressão elevada nas doenças crônicas, liga-se à ferroportina e induz sua degradação. A ferroportina é a proteína responsável pela exportação celular de ferro, e o bloqueio dos canais de ferro da membrana plasmática leva ao acúmulo intracelular do mineral e, por conseguinte, a menor concentração circulante e, portanto, menor disponibilidade desse elemento para a eritropoese. Em veterinária, as doenças mais associadas à anemia das doenças crônicas são cirrose hepática em cães, tuberculose em bovinos e câncer nas diferentes espécies animais.

Anemias sideroblásticas

A *anemia sideroblástica* é um distúrbio associado a vários defeitos na via de biossíntese da porfirina, os quais ocasionam uma menor síntese do heme e desencadeiam maior captação de ferro pelo eritrócito. Essa expressão é utilizada porque designa a formação de depósitos excessivos de ferro dentro da mitocôndria dos precursores eritroides, de uma maneira compensatória à diminuição da quantidade de hemoglobina. As anemias sideroblásticas são bem descritas em seres humanos e em animais e podem ser adquiridas ou hereditárias.

A forma adquirida da anemia sideroblástica já foi relatada em várias espécies, em especial associada à intoxicação pelo chumbo, pois esse elemento inibe as enzimas ALA-desidrase e ferroquetalase. Em cães, o uso de cloranfenicol causa inibição da ferroquetalase e desencadeia anemia sideroblástica. A deficiência de vitamina B_6 (piridoxina), uma coenzima na reação de formação do ácido delta-aminolevulínico, está associada à anemia sideroblástica em várias espécies, sobretudo nos suínos. O cobre, elemento necessário na formação da enzima ALA-desidrase, quando deficiente, parece ser responsável por um processo anêmico que se desencadeia em ruminantes e suínos.

Anemias megaloblásticas

As *anemias megaloblásticas* são assim denominadas por haver um grande número de megaloblastos na medula óssea e megalócitos na corrente sanguínea. Os megaloblastos são precursores eritroides nucleados maiores que os normoblastos correspondentes. Os megalócitos, por sua vez, são grandes eritrócitos circulantes.

O distúrbio megaloblástico é oriundo da síntese reduzida de ácido desoxirribonucleico (DNA, do inglês *deoxyribonucleic acid*) na fase de multiplicação eritroide, uma alteração que causa diminuição no número de mitoses e liberação de eritrócitos maiores que os normais. O menor número de divisões nucleares e citoplasmáticas não possibilita a redução no tamanho da célula e leva à dissociação nuclear:citoplasmática.

A megaloblastose é oriunda de deficiências de vitamina B_{12} ou ácido fólico, que são substâncias necessárias à multiplicação eritroide, pois funcionam como coenzimas da síntese de nucleotídios. Mais raramente, distúrbios relacionados com drogas e anomalias adquiridas ou hereditárias da síntese de DNA são responsáveis pelo desenvolvimento da anemia megaloblástica.

Hematologicamente, as diferentes apresentações da anemia megaloblástica ocorrem de forma semelhante, ou seja, como anemia macrocítica normocrômica com achados hemocitológicos típicos, principalmente a presença de macrócitos. Em cães, às vezes, os macrócitos são ovalados (macro-ovalócitos) e nota-se um grande número de eritrócitos com corpúsculos de Howell-Jolly e pontilhado basofílico. A alteração megaloblástica acomete também o compartimento mieloide e megacariocítico medular, o que causa a liberação de grandes neutrófilos e eosinófilos maduros e imaturos com núcleo pseudo-hipersegmentado (macropolícitos ou pleocariócitos) para o sangue periférico.

Os achados de necropsia observados em animais que morrem de anemia megaloblástica são semelhantes aos descritos para as anemias hemorrágica e ferropriva. Entretanto, como a maior parte dessas anemias é secundária a alterações sistêmicas, a necropsia é importante para desvendar o real motivo da deficiência de vitamina B_{12} ou ácido fólico. A avaliação citológica da medula óssea nesses casos revela eritropoese anormal, caracterizada por grande quantidade de megaloblastos, baixo índice mitótico e dissociação nuclear:citoplasmática.

Na histologia, pode-se observar uma medula óssea aparentemente sem alterações. Desse modo, a avaliação citológica é necessária, mas pode ser substituída pela verificação dos precursores eritroides em corte semifinos.

Anemias megaloblásticas por distúrbios relacionados à vitamina B_{12}

A anemia megaloblástica oriunda de distúrbios relacionados à vitamina B_{12} é a principal causa de alteração na fase de multiplicação eritroide descrita em seres humanos, mas é incomum a rara em animais, principalmente pelo tipo de alimentação. Uma exceção a isso diz respeito à deficiência de cobalto nos ruminantes, pois esses animais necessitam do mineral para que a microbiota ruminal sintetize a vitamina B_{12}. A anemia megaloblástica por deficiência de cobalto é também descrita em equinos e coelhos, mas com menor frequência.

Distúrbios megaloblásticos secundários à má absorção de vitamina B_{12} têm sido ocasionalmente relatados em várias espécies animais, já anemia megaloblástica por deficiência de fator intrínseco (anemia perniciosa) ainda parece ser uma doença exclusiva de seres humanos.

A má absorção de vitamina B_{12} é oriunda de doenças intestinais, da competição pela vitamina B_{12} exercida por bactérias ("supercrescimento bacteriano") e por cestódeos (parasitismo por *Diphyllobothrium latum* – difilobotríase), da produção de fator intrínseco anormal ou da diminuição da captação do complexo fator intrínseco/vitamina B_{12} (síndrome de Imerslund-Gräsbeck). Em animais, as doenças intestinais que levam à chamada síndrome de má absorção são, com certeza, as principais causas de deficiência dessa vitamina. Entre elas, destacam-se: intolerância ao glúten (sobretudo em cães), enterite linfoplasmocitária (principalmente em cães), linfoma intestinal de padrão difuso (principalmente em gatos) e insuficiência pancreática crônica (em várias espécies). Embora enterite linfoplasmocitária possa acometer cães de qualquer raça, diminuição nos níveis séricos de vitamina B_{12} é mais bem descrita na raça Lundehund Norueguês, pois esses cães apresentam, ao mesmo tempo, gastrite atrófica crônica.

O "supercrescimento bacteriano" tem sido descrito com frequência em cães e gatos no Brasil, mas não foi ainda associado à anemia megaloblástica. Ao que parece, difilobotríase e anemia megaloblástica concomitante têm sido descritas no país apenas em seres humanos que têm hábito de consumir peixe cru, principalmente salmão.

A ressecção cirúrgica do íleo em decorrência de neoplasias também leva à anemia megaloblástica. Foi comprovado que cães Schnauzer Gigantes desenvolvem uma diminuição da captação do complexo fator intrínseco/vitamina B_{12} semelhante à síndrome de Imerslund-Gräsbeck dos seres humanos.

Anemias megaloblásticas por distúrbios relacionados ao ácido fólico

A anemia megaloblástica oriunda de distúrbios relacionados ao ácido fólico é incomum em seres humanos e rara em animais. Ocorre quase de modo exclusivo em lactentes humanos que se alimentam apenas com leite de cabra, um dos alimentos mais pobres nessa vitamina.

No passado, anemia megaloblástica por deficiência de ácido fólico foi descrita em cães e gatos que eram alimentados somente com rações comerciais enlatadas, uma vez que o processo de enlatamento destrói a vitamina. Atualmente, as rações úmidas comercializadas são acrescidas de ácido fólico e essa deficiência por esse motivo não acontece mais.

Assim como foi descrito para a deficiência de vitamina B_{12}, anemia megaloblástica por deficiência de ácido fólico pode desenvolver-se em casos de síndrome de má absorção. Uma causa interessante de anemia megaloblástica por deficiência de ácido fólico consiste em algumas situações fisiológicas (gestação) e patológicas (neoplasias malignas e hipertireoidismo) que estão associadas ao aumento da necessidade da vitamina. Alterações adquiridas do metabolismo dos folatos também são descritas em seres humanos e animais e ocorrem por hepatopatia ou pelo uso de drogas inibidoras, como: metotrexato, pirimetamina, triantereno, pentamidina e trimetoprima. Outros fármacos, como a fenitoína, o fenobarbital e a primidona podem causar anemia megaloblástica por deslocarem a vitamina de seus transportadores plasmáticos ou por inibirem as conjugases intestinais. Entretanto, parecem não inibir diretamente o ácido fólico.

Anemias por insuficiência medular

As *anemias por insuficiência da medula óssea* são alterações hematológicas rotineiramente diagnosticadas em medicina veterinária. A expressão *insuficiência medular* é aqui utilizada para retratar tanto a disfunção primária do órgão como a que ocorre secundariamente a alterações em outros sistemas. As causas de anemia por insuficiência medular incluem: aplasia medular crônica, hipoplasia eritroide, mieloptise, proliferação cíclica de células-tronco e necrose medular.

Os achados hematológicos encontrados em pacientes com aplasia medular crônica caracterizam uma pancitopenia, ou seja, ocorre anemia arregenerativa (normocítica normocrômica ou microcítica normocrômica), trombocitopenia arregenerativa e leucopenia por neutropenia. Por sua vez, os achados hematológicos de animais que desenvolvem hipoplasia eritroide estão relacionados apenas à anemia arregenerativa (normocítica normocrômica ou microcítica normocrômica), porque os valores de leucócitos e de plaquetas permanecem dentro da normalidade.

O processo mielotísico, assim como a aplasia medular crônica, costuma causar pancitopenia. De acordo com a patogenia do distúrbio mielotísico, vários achados hematológicos poderão ser encontrados nos esfregaços sanguíneos. As causas e os achados citológicos e histológicos referentes à medula óssea de animais com aplasia medular crônica, hipoplasia eritroide, mieloptise e proliferação cíclica de células-tronco foram descritos no tópico *Alterações degenerativas* da seção "Medula óssea".

Distúrbios hemorrágicos

Os distúrbios hemorrágicos, com certa frequência, acometem os animais domésticos, principalmente cães e gatos. Atualmente, uma variedade muito grande de doenças associadas a manifestações hemorrágicas tem sido descrita nessas duas espécies, algumas em analogia a distúrbios hemostáticos humanos.

Padrões de apresentação das hemorragias

A avaliação clínica de um indivíduo com algum tipo de déficit hemostático que culmina em hemorragia é a principal parte da abordagem diagnóstica e não deve ser sobrepujada por provas laboratoriais. Uma boa conduta investigativa inclui a caracterização do tipo de sangramento, sua localização, gravidade e frequência de ocorrência.

Quanto às apresentações das hemorragias, pode-se classificá-las em petéquias, sufusões, equimoses e hematomas. O termo *petéquia* se refere a hemorragias puntiformes de tamanhos que variam da cabeça de um alfinete até alguns poucos milímetros. *Sufusões* são hemorragias maiores, de formatos variados, vistas como se o tecido tivesse sido pintado. *Hematomas* são acúmulos de sangue que dão ao tecido afetado uma nítida terceira dimensão. *Equimose* é uma forma de apresentação de hemorragia que varia entre a sufusão e o hematoma, ou seja, é uma hemorragia irregular, com um determinado volume, que não pode ser chamada de hematoma, mas que, ao mesmo tempo, não pode ser considerada sufusão. *Púrpura* é o termo utilizado para descrever uma forma de apresentação de hemorragia caracterizada pela ocorrência de múltiplas petéquias e sufusões amplamente distribuídas por todo o corpo.

Relação entre os padrões de apresentação e as causas das hemorragias

O desenvolvimento de petéquias e sufusões na pele e nas mucosas ou um quadro de púrpura são indicativos de distúrbio da hemostasia primária (déficit plaquetário ou alteração vascular). Já o aparecimento de hematomas e equimoses é típico de déficit na hemostasia secundária (coagulação) ou exacerbação da hemostasia terciária (fibrinólise).

Um fato importante é que petéquias encontradas em regiões de traumatismo ou de alta pressão hidrostática são mais comuns de serem associadas a distúrbios plaquetários; já petéquias de origem vascular ocorrem em qualquer lugar do corpo. Essa diferença auxilia muito no estabelecimento da suspeita clínica inicial entre uma doença primariamente hematopoética ou vascular. Na CID, há hemorragias nas mais variadas formas e isso ocorre pelo consumo dos fatores de coagulação e plaquetas e pela liberação de grande quantidade de plasmina.

Avaliação laboratorial do paciente com hemorragia

Atualmente, uma grande variedade de testes laboratoriais está disponível para a avaliação do perfil hemostático. Entre esses testes, os mais comumente utilizados em pacientes com suspeita de distúrbio plaquetário são: contagem plaquetária, avaliação da morfologia plaquetária (ambas comumente realizadas junto com o hemograma), tempo de sangramento, teste de retração do coágulo, testes de adesão e agregação e determinação do fator de von Willebrand. Exames mais específicos incluem mielograma, microscopia eletrônica de transmissão das plaquetas e dos megacariócitos, análise de glicoproteínas de membrana e determinação dos constituintes dos corpos densos, dos níveis de monofosfato de adenosina cíclico (cAMP, do inglês *cyclic adenosine monophosphate*) e dos anticorpos antiplaquetários.

Em relação aos déficits na hemostasia secundária, os testes diagnósticos mais utilizados em veterinária incluem: tempo de tromboplastina parcial ativada (TTPA), tempo de protrombina (TP) e tempo de trombina (TT). Nos casos em que há suspeita de deficiência hereditária de um fator de coagulação específico, isso poderá ser determinado por bioensaios baseados no TP e utilizando-se plasma comercial deficiente no fator específico. Outros testes relacionados com distúrbios da coagulação incluem a determinação do fibrinogênio, dos produtos de degradação da fibrina (PDF), da vitamina K, das proteínas induzidas pelo antagonismo da vitamina K (PIAVK), da varfarina e dos inibidores adquiridos da coagulação.

Em relação aos resultados de alguns desses testes, é importante destacar que trombocitopenia leve é considerada quando a quantidade de plaquetas declina abaixo de 100.000/mm^3 de sangue. Nessa faixa, os animais afetados apresentam apenas prolongamento do sangramento pós-traumático ou pós-cirúrgico.

Trombocitopenia moderada ocorre quando a quantidade de plaquetas oscila em torno de 50.000/mm^3 de sangue e costuma ser associada ao aparecimento de petéquias e sufusões em mucosas e na pele. Por sua vez, a trombocitopenia grave, que cursa também com hematúria e melena ou hematoquezia, só é vista quando as plaquetas diminuem abaixo de 10.000/mm^3 de sangue. Valores plaquetários muito baixos, menores que 5.000/mm^3 de sangue, são considerados uma emergência hematológica, na qual pode ocorrer sangramento cavitário, cegueira por hemorragia retiniana ou distúrbios neurológicos em decorrência da hemorragia cerebral.

Ao contrário dos valores plaquetários, não é necessária uma diminuição tão acentuada nos fatores de coagulação para que o animal desenvolva diátese hemorrágica. Hematomas subcutâneos e equimoses na pele já podem ser notados quando, aproximadamente, 25% de alguns fatores de coagulação estão deficientes. Níveis em torno de 50% na quantidade são suficientes para ocasionar diátese hemorrágica com risco de morte. Isso explica por que se atribuem as hemorragias vistas na CID muito mais a um déficit da hemostasia secundária do que da hemostasia primária.

Avaliação anatomopatológica do paciente com hemorragia

Os achados de necropsia encontrados em animais com alterações hemorrágicas incluem hemorragias em múltiplos órgãos, principalmente nas serosas, com padrão semelhante ao discutido anteriormente para pele e mucosas. Distúrbios plaquetários resultam também na formação de múltiplas petéquias na mucosa do estômago e dos intestinos delgado e grosso, o que explica a melena ou a hematoquezia apresentada por muitos dos animais afetados.

A presença de sangue na urina costuma ser resultado de hemorragia vesical e pode estar associada a déficit tanto na hemostasia primária como na secundária. Em alguns casos, cães e gatos com trombocitopenia grave ou distúrbios da coagulação poderão apresentar petéquias ou hematomas intramedulares no encéfalo, respectivamente.

Sangramento ocular pode ser visto nas trombocitopenias mais graves, na forma de sufusões na esclera e petéquias na retina, ou em casos de deficiência hereditária de fatores de coagulação, como sangue no interior das câmaras (hifema). Hemorragia para o interior das articulações é indicativa de distúrbio da coagulação. Na CID, hemorragias na forma de equimoses e hematomas são vistas disseminadas por muitos órgãos; além disso, pode haver grandes coleções de sangue no interior das cavidades torácica (hemotórax) e abdominal (hemoperitônio).

Causas das hemorragias

Alterações que cursam com sangramento podem ser decorrentes de lesão vascular, diminuição na quantidade de plaquetas (trombocitopenia), déficit na funcionalidade das plaquetas (trombocitopatias) ou distúrbios da coagulação (coagulopatias). Alterações vasculares não serão abordadas neste capítulo, pois não são doenças primárias do sistema hematopoético.

Trombocitopenias

A diminuição quantitativa das plaquetas, denominada *trombocitopenia* ou *plaquetopenia*, é a alteração hemostática que é mais diagnosticada no laboratório clínico. Em todas as espécies domésticas, trombocitopenias são mais frequentes do que trombocitopatias e distúrbios da coagulação. Entretanto, proporcionalmente, causam menos manifestações clínicas graves e, em consequência, mortes do que esses dois outros distúrbios hemostáticos.

Quanto à patogênese, as trombocitopenias podem ser divididas em quatro grupos: trombocitopenias por má síntese plaquetária, trombocitopenias por aumento no consumo plaquetário, trombocitopenias por destruição acelerada das plaquetas e trombocitopenias por sequestro plaquetário.

Trombocitopenias por má síntese plaquetária

As *trombocitopenias por má síntese plaquetária* são diagnosticadas com frequência em todas as espécies domésticas e podem ocorrer por aplasia medular, hipoplasia megariocítica, mieloptise, proliferação cíclica de células-tronco ou necrose medular. Nesses casos, além de trombocitopenia, os indivíduos afetados podem, de acordo com cada condição específica, desenvolver anemia e/ou leucopenia por neutropenia. Assim, as trombocitopenias por má síntese plaquetária frequentemente fazem parte de um quadro pancitopênico.

Do mesmo modo, clinicamente, os pacientes afetados poderão desenvolver, além de hemorragias, sinais relacionados com anemia e neutropenia, como palidez das mucosas e febre, respectivamente. As causas de cada um desses mecanismos que provocam trombocitopenias por má síntese plaquetária foram contempladas no tópico "*Alterações degenerativas*" da seção "Medula óssea".

Trombocitopenias por aumento no consumo plaquetário

As *trombocitopenias por aumento no consumo plaquetário*, também chamadas de *trombocitopenias de consumo*, são talvez as mais diagnosticadas em todas as espécies domésticas, pois estão associadas à CID. Assim, várias situações clínicas que cursam com CID demonstrarão algum grau de déficit plaquetário quantitativo.

Embora CID curse sempre com trombocitopenia, o consumo dos fatores de coagulação é muito mais importante na sua patogênese, o que pode ser comprovado pelo tipo de sangramento apresentado pelos animais afetados. Outras causas de trombocitopenia por aumento no consumo plaquetário incluem trombose e síndrome hemolítico-urêmica (síndrome de Gasser).

Trombocitopenias por destruição acelerada das plaquetas

As *trombocitopenias por destruição acelerada das plaquetas* são comumente diagnosticadas em cães e gatos, com menor frequência em equinos e suínos e apenas raramente em ruminantes. O aumento na destruição plaquetária é quase sempre autoimune e, às vezes, isoimune.

A *trombocitopenia autoimune* pode ser primária ou ocorrer de modo secundário em casos de exposição a certos medicamentos (paracetamol, ácido acetilsalicílico, fenitoína, levamisol, meticilina, penicilina e sulfisoxazol em cães e gatos), neoplasias linfoides ou transfusões sanguíneas incompatíveis. Trombocitopenia autoimune primária é idiopática e pode ser vista como uma alteração isolada ou, muitas vezes, em associação com anemia hemolítica autoimune (similar à síndrome de Evans em seres humanos). Em ambas as situações, a doença pode ser apenas hematológica ou fazer parte de um quadro autoimune generalizado, como no lúpus eritematoso sistêmico.

A *trombocitopenia isoimune* é descrita em várias espécies, mas parece ter importância epidemiológica apenas em suínos, os quais desenvolvem trombocitopenia neonatal com mais frequência do que isoeritrólise neonatal. Os leitões neonatos afetados manifestam um quadro de púrpura e morrem em decorrência das hemorragias encefálicas. Trombocitopenia isoimune foi também associada à plasmaférese e à transfusão sanguínea incompatível, situações nas quais os anticorpos antiplaquetas são recebidos pelo indivíduo e opsonizam suas plaquetas.

A infecção por *Anaplasma* (*Ehrlichia*) *platys* parece ser importante como causa de trombocitopenia em cães, mas dificilmente essa riquétsia induz doença clínica, referida como trombocitopenia cíclica canina. Para mais informações, consulte o tópico *Erliquiose*, na seção "Principais doenças que afetam primariamente o sistema hematopoético", no fim deste capítulo.

Outras causas de trombocitopenia por destruição acelerada das plaquetas incluem a síndrome de Wiskott-Aldrich e a anomalia de May-Hegglin em seres humanos. Doenças semelhantes a essas não são descritas em animais.

Trombocitopenia por sequestro plaquetário

As *trombocitopenias por sequestro plaquetário* são vistas em casos de *hiperesplenismo* e, assim como as anemias hemolíticas associadas a esse mecanismo, foram confirmadas em cães. Entre as condições associadas a sequestro plaquetário estão o sarcoma histiocítico hemofagocítico e a metaplasia mieloide esplênica com histiocitose e hiperesplenismo, ambas doenças primariamente esplênicas e que foram abordadas na seção "Alterações progressivas", no tópico *Baço*.

Trombocitopatias

O termo *trombocitopatia* designa uma condição de mau funcionamento plaquetário que pode ser herdada (trombocitopatia hereditária) ou adquirida (trombocitopatia ad-

quirida). As trombocitopatias são, na maior parte das vezes, diagnosticadas por exclusão, ou seja, a suspeita clínica de disfunção plaquetária só ocorre após a confirmação de que a hemorragia não está associada a trombocitopenia significativamente importante. Nesse caso, o aumento no tempo de sangramento associado a um padrão hemorrágico compatível com distúrbio da hemostasia primária é característico de trombocitopatia hereditária ou adquirida.

Trombocitopatias hereditárias

As *trombocitopatias hereditárias* são distúrbios hematológicos raros, descritos em seres humanos e animais. Essas disfunções plaquetárias são muito menos comuns do que as variantes adquiridas, ocorrendo cada uma delas em uma determinada espécie, com nítida predisposição racial.

As trombocitopatias hereditárias podem ser divididas de acordo com a fase do processo hemostático primário que a disfunção compromete. Desse modo, podem ser associadas a defeitos de adesão, agregação ou ativação plaquetária (reação de liberação plaquetária).

As disfunções plaquetárias foram classificadas em distúrbios das glicoproteínas de membrana, defeitos nos grânulos plaquetários e defeitos nas vias de sinalização plaquetária. Os defeitos nos grânulos das plaquetas podem ser separados em ausência/diminuição na quantidade de grânulos e decréscimo nos constituintes dos grânulos, por falha no armazenamento e/ou liberação.

Embora todas essas enfermidades, com exceção da doença de Von Willebrand, sejam consideradas raras, são extremamente importantes, pois suas patogêneses nos ensinaram muito sobre a hemostasia primária. Um exemplo disso foi a revelação de que o fator de Von Willebrand precisava se ligar à glicoproteína Ib (GPIb) para que a adesão ocorresse, o que só foi descoberto estudando-se a síndrome de Bernard-Soulier em seres humanos. A Tabela 6.5 traz várias trombocitopatias hereditárias, seus defeitos específicos, as espécies afetadas e a forma de herança.

Tabela 6.5 Trombocitopatias hereditárias no ser humano, nas espécies domésticas e de laboratório.

Distúrbios	Defeitos	Espécies afetadas	Herança
Deficiência de ciclo-oxigenase	Deficiência da enzima ciclo-oxigenase	Seres humanos	AD
Doença de Von Willebrand	Deficiência do fator de Von Willebrand	Seres humanos e cães	AD
Deficiência de tromboxano-sintetase	Deficiência da enzima tromboxano-sintetase	Seres humanos	AD
Doença de depósito de glicogênio do tipo I	Falha no armazenamento ou alteração na liberação de adenosina difosfato	Seres humanos*	AR
Doença do grupamento de reserva	Falha no armazenamento ou alteração na liberação de adenosina difosfato	Seres humanos Cães[1] Suínos	AD AR –
Hematopoese cíclica canina	Redução na atividade da fosfolipase C	Cães[2]	AR
Mucopolissacaridoses	Falha no armazenamento ou alteração na liberação de adenosina difosfato	Seres humanos*	AR
Síndrome da plaqueta cinzenta	Diminuição dos grânulos alfa	Seres humanos	AR
Síndrome de Bernard-Soulier	Deficiência dos receptores glicoproteína Ib	Seres humanos	AR
Síndrome de Chédiak-Higashi	Falha no armazenamento ou alteração na liberação de adenosina difosfato	Seres humanos Gatos[3] Bovinos[4]	AR

(continua)

Tabela 6.5 Trombocitopatias hereditárias no ser humano, nas espécies domésticas e de laboratório. *Continuação*

Distúrbios	Defeitos	Espécies afetadas	Herança
Síndrome de Ehlers-Danlos	Distúrbio congênito do colágeno	Seres humanos*	AR
Síndrome de Hermansky-Pudlack	Ausência ou diminuição dos corpos densos	Seres humanos Camundongos	AR
Síndrome de May-Hegglin	Falha no armazenamento ou alteração na liberação de adenosina difosfato	Seres humanos	AD
Síndrome de Wiskott-Aldrich	Falha no armazenamento ou alteração na liberação de adenosina difosfato	Seres humanos	AR
Trombastenia de Glanzmann (tipos I e II)	Deficiência de glicoproteína IIb/IIIa (quantitativa)	Seres humanos	AR
Trombopatia canina	Diminuição na atividade da enzima fosfodiesterase	Cães[5]	AR
Trombopatia trombastênica canina	Deficiência de glicoproteína IIb/IIIa (quantitativa)	Cães[6]	AR
Variante da trombastenia de Glanzmann	Deficiência de glicoproteína IIb/IIIa (qualitativa)	Seres humanos	AR
Variante da trombopatia trombastênica canina	Deficiência de glicoproteína IIb/IIIa quantitativa	Cães[7]	AR
	Defeito na via de sinalização de glicoproteína IIb/IIIa	Bovinos[8]	–
	Metabolismo anormal do monofosfato de adenosina cíclico de causa desconhecida	Cães[9]	–

[1]Cães da raça Cocker Spaniel Americano. [2]Cães da raça Collie, principalmente os de pelagem cinza-prata. [3]Gatos da raça Persa. [4]Bovinos da raça Japanese Black. [5]Cães da raça Basset Hound. [6]Cães da raça Otterhound. [7]Cães da raça Grande Pirineus. [8]Bovinos da raça Simental. [9]Cães da raça Spitz. *Doenças hereditárias descritas em várias espécies animais, mas que não foram ainda comprovadas como causa de trombocitopatia. AD = autossômica dominante; AR = autossômica recessiva.

Trombocitopatias adquiridas

As *trombocitopatias adquiridas* têm sido bem descritas em animais, principalmente nos últimos anos. Todavia, muitas ainda não têm um mecanismo totalmente elucidado, como em seres humanos.

Embora as causas de disfunção plaquetária adquirida nos animais sejam numerosas, é pouco provável que essas condições sejam, isoladamente, responsáveis por diátese hemorrágica. Na maior parte das vezes, o que ocorre é a exacerbação do sangramento pós-cirúrgico ou pós-traumático. De modo mais raro ainda, pode ocorrer sangramento espontâneo decorrente da trombocitopatia adquirida e esses casos são descritos quase sempre em pacientes trombocitopênicos, com distúrbios na coagulação (p. ex., hemofilia) ou com alguma trombocitopatia hereditária (p. ex., doença de Von Willebrand) associada. A Tabela 6.6 traz algumas trombocitopatias adquiridas, seus mecanismos patogênicos e as espécies em que essas alterações já foram descritas.

Coagulopatias

Sob as expressões *distúrbios da coagulação* ou *coagulopatias*, estão agrupadas várias situações clínicas que culminam na quebra das hemostasias secundária e terciária e, por isso, induzem trombose e/ou hemorragia. Serão abordadas neste capítulo apenas as situações que cursam com hemorragia.

Distúrbios da coagulação, embora pouco prevalentes, são as causas mais importantes de diátese hemorrágica em animais domésticos. Os principais mecanismos patogênicos responsáveis pelos distúrbios da coagulação incluem: deficiência na síntese dos fatores de coagulação, síntese de fatores de coagulação alterados, inibição dos fatores de coagulação e exacerbação da fibrinólise.

Deficiência na síntese de fatores de coagulação

A *deficiência na síntese dos fatores de coagulação* pode ocorrer de modo hereditário ou adquirido. As doenças hereditárias, em particular as hemofilias, são bem reconhecidas como causa de diátese hemorrágica em várias espécies. Embora deficiências de todos os outros fatores de coagulação já tenham sido descritas na literatura, casos de cada uma dessas condições são raros de serem vistos na rotina (Tabela 6.7).

As doenças adquiridas reconhecidas na literatura como causas de deficiência na síntese de fatores de coagulação incluem principalmente aquelas que cursam com insuficiência hepática, particularmente a cirrose. No entanto, em um estudo, observou-se que, de 80 cães que morreram ou foram eutanasiados por apresentarem cirrose, apenas um (1,25%) apresentou hemorragias na necropsia.

Assim, apesar de a insuficiência hepática diminuir os níveis dos fatores de coagulação e prolongar os tempos de coagulação de modo drástico, é difícil que um paciente demonstre sangramento espontâneo. As hemorragias são vistas quase exclusivamente quando ocorrem desafios à hemostasia, como em uma situação de trauma mecânico, incluindo cirurgias (p. ex., biopsia hepática). Nesses casos, a hemorragia pode, inclusive, ser fatal.

Síntese de fatores de coagulação alterados

A *síntese de fatores de coagulação alterados* é descrita em associação com a deficiência na ingestão ou absorção de vitamina K, um cofator necessário na carboxilação pós-ribossômico de quatro fatores de coagulação (II, VII, IX e X). Deficiência primária de vitamina K não ocorre em herbívoros, mas, em cães e gatos, pode ser vista quando se utiliza sulfaquinoxalina por tempo prolongado, um coccidiostático que reduz de modo drástico a microbiota intestinal produtora de vitamina K_2 e K_3. Deficiência na absorção de vitamina K é, às vezes, relatada em cães e gatos com síndrome de má absorção. Esses casos, quase sempre, estão relacionados com intolerância ao glúten (principalmente em cães), enterite linfoplasmocitária (sobretudo em cães), linfoma intesti-

Tabela 6.6 Trombocitopatias adquiridas no ser humano e nas espécies domésticas e de laboratório.

Distúrbios	Defeitos	Espécies afetadas
Acidente ofídico com serpentes do gênero *Bothrops*	Competição entre PSD e fibrinogênio por glicoproteína IIb/IIIa* Diminuição da afinidade do receptor $\alpha_2\beta_1$ pelo colágeno* Degradação do fvW*	Várias espécies
Coagulação intravascular disseminada	Competição entre PDF e fibrinogênio por GPIIb/IIIa*	Seres humanos e cães
Cirrose	Competição entre PDF e fibrinogênio por GPIIb/IIIa* Diminuição de GPIb*	Seres humanos e cães
Infecção por *Ehrlichia canis*	Revestimento plaquetário por imunoglobulina	Cães
Infecção por *Yersinia pestis*	Competição por GPIb	Várias espécies
Leucemia megacarioblástica	Plaquetas neoplásicas	Seres humanos, cães e gatos
Lúpus eritematoso sistêmico	Síntese de anticorpos antifvW*	Seres humanos
Mielodisplasias	Plaquetas displásicas	Seres humanos e gatos
Neoplasias produtoras de imunoglobulinas	Revestimento plaquetário por imunoglobulina Síntese de anticorpos antifvW*	Seres humanos e cães
Policitemia vera	Plaquetas neoplásicas	Seres humanos, cães e gatos
Realização de *bypass* cardiopulmonar	Exaustão nos estoques de difosfato de adenosina	Seres humanos
Trombocitemia essencial	Plaquetas neoplásicas	Seres humanos, cães e gatos
Uremia	Modificação funcional ou estrutural no fvW* Competição entre PDBPM e fibrinogênio por GPIIb/IIIa	Seres humanos e cães
Uso de antibióticos betalactâmicos	Inibição do influxo de cálcio	Seres humanos
Uso de anti-inflamatórios não esteroides	Inibição da ciclo-oxigenase	Várias espécies
Uso de barbitúricos	Inibição do influxo de cálcio	Seres humanos
Uso de dextrana	Revestimento plaquetário pela dextrana	Seres humanos, cães e gatos
Uso de medicamentos fibrinolíticos	Competição entre PDF e fibrinogênio por GPIIb/IIIa*	Seres humanos

*Mecanismo patogênico reconhecido apenas para seres humanos e/ou animais de laboratório. FvW = fator de Von Willebrand; GPIb = glicoproteína Ib; PDBPM = produtos de degradação de baixo peso molecular; PDF = produtos de degradação da fibrina; PSD = peptídios semelhantes à desintegrina.

Tabela 6.7 Deficiências hereditárias dos fatores de coagulação no ser humano e nas espécies domésticas.

Distúrbios	Defeitos	Espécies afetadas	Herança
Deficiência de pré-calicreína	Deficiência de pré-calicreína	Seres humanos, cães e equinos	AR[1]
Deficiência do antecedente da tromboplastina plasmática	Deficiência do antecedente da tromboplastina plasmática	Seres humanos e cães	AR
Disfibrinogenemia	Síntese anormal de fibrinogênio	Seres humanos e cães	AR
Hemofilia A	Deficiência do fator anti-hemofílico	Seres humanos, cães e gatos	RX[2]
Hemofilia B	Deficiência do fator de Christmas	Seres humanos, cães e gatos	RX
Hemofilia AB	Deficiência dos fatores anti-hemofílico e de Christmas	Seres humanos e cães	RX
Hipofibrinogenemia	Deficiência de fibrinogênio	Seres humanos e cães	AD
Hipoproconvertinemia	Deficiência de proconvertina	Seres humanos e cães	AD
Hipoprotrombinemia	Deficiência de protrombina	Seres humanos e cães	AR
Traço de Hageman	Deficiência do fator de Hageman	Seres humanos e cães	AR
Traço de Stuart-Prower	Deficiência do fator de Stuart-Prower	Seres humanos e cães	AD

AD = autossômica dominante; AR = autossômica recessiva; RX = recessiva ligada ao cromossomo X.

nal de padrão difuso (em especial, em gatos) e insuficiência pancreática crônica (em várias espécies).

Raros casos de deficiência primária de vitamina K em veterinária foram associados a alimentação inadequada. O mais conhecido deles foi descrito em 1935, quando uma doença hemorrágica ocorreu em pintos alimentados com dietas purificadas.

Inibição dos fatores de coagulação

A *inibição dos fatores de coagulação* ocorre pelo antagonismo que determinadas substâncias exercem sobre essas moléculas, principal, mas não exclusivamente, naqueles que são dependentes da vitamina K.

Os primeiros relatos de doença hemorrágica, que mais tarde foram comprovados como decorrentes da inibição dos fatores de coagulação dependentes de vitamina K, datam da década de 1930, quando foram descritos casos de intoxicação por trevo-doce mofado em bovinos.

A descoberta de que toxinas produzidas por fungos tinham a capacidade de inibir a coagulação é um marco na história da medicina, pois possibilitou que medicamentos e venenos pudessem ser produzidos em grande escala a partir dessa descoberta. Assim, desde essa época, surtos de intoxicação pelos derivados da varfarina (do inglês *varfarina*, epônimo WARF, que significa *Wisconsin Alumni Research Foundation*) já foram descritos em todas as espécies domésticas.

A inibição dos fatores de coagulação pode ocorrer sem estar relacionada com o metabolismo da vitamina K. Em veterinária, isso é visto principalmente nos casos de agravos com alguns animais peçonhentos, em especial serpentes dos gêneros *Bothrops* (jararacas) e *Lachesis* (surucucus). O veneno dessas serpentes contém uma grande quantidade de proteínas que induzem hemorragia por múltiplos mecanismos patogênicos, entre os quais: atividades anticoagulantes, atividades antiagregantes plaquetárias, atividades fibrinolíticas, atividades coagulantes e atividades agregantes plaquetárias. As atividades anticoagulantes descritas em algumas espécies de jararaca incluem proteínas ativadoras da proteína C e proteínas inibidoras da trombina (botrojaracinas) e dos fatores IX e X da coagulação. Acidentes com lepidópteros (erucismo), comuns no Sul do Brasil, têm patogênese menos conhecida e, ao que parece, só foram descritos em seres humanos.

Exacerbação da fibrinólise

Exacerbação da fibrinólise não costuma ser diagnosticada como causa de diátese hemorrágica em pacientes veterinários, talvez porque a avaliação laboratorial da via fibrinolítica seja muito pouco realizada na rotina. Distúrbios fibrinolíticos que culminam em hemorragia incluem hiperplasminemia primária e secundária.

Na hiperplasminemia primária, ocorre aumento na formação da plasmina ou diminuição nos níveis de α-2-antiplasmina e, portanto, degradação da fibrina, do fibrinogênio, do fator V e do fator VIII. Hiperplasminemia primária por aumento na formação de plasmina é vista em casos de choque térmico e nos estágios terminais das leucemias mieloides agudas e de alguns outros tipos de cânceres disseminados. Já hiperplasminemia primária por diminuição nos níveis de α-2-antiplasmina parece ocorrer apenas em casos de insuficiência hepática crônica, como na cirrose. Na hiperplasminemia secundária, o mecanismo é semelhante, ou seja, decorre da formação de grande quantidade de plasmina, mas é desencadeado por CID.

Imunodeficiências

A imunidade pode ser dividida em dois tipos básicos, inata e adaptativa. A *imunidade inata*, também denominada inespecífica, nativa ou natural, consiste nos mecanismos químicos e celulares capazes de, em conjunto, defender o indivíduo de microrganismos invasores. Assim, um ponto-chave na imunidade inata é a capacidade que granulócitos, principalmente neutrófilos, e macrófagos têm de realizar fagocitose e destruir uma grande quantidade de microrganismos. A *imunidade adaptativa*, também denominada específica ou adquirida, responde por intermédio de células e anticorpos contra os agentes agressores, fenômenos denominados de resposta imune mediada por células e resposta imune humoral, respectivamente. Distúrbios decorrentes da ineficiência desses mecanismos ocorrem de forma hereditária ou adquirida e serão discutidos aqui.

Imunodeficiências hereditárias

As *imunodeficiências hereditárias*, ou primárias, podem ser decorrentes de defeitos nas imunidades inata (não específica) ou adaptativa (específica ou adquirida). Ambas as situações já foram descritas na maioria das espécies animais e são vistas quase sempre associadas a determinadas raças ou linhagens sanguíneas. Por sua vez, as imunodeficiências hereditárias relacionadas com déficit na imunidade inata afetam basicamente os neutrófilos.

Algumas dessas doenças também causam alteração da função plaquetária e foram citadas no tópico *Trombocitopatias*. As imunodeficiências hereditárias relacionadas com déficit na imunidade adaptativa acometem os linfócitos e podem se manifestar como doenças em que há comprometimento das imunidades celular e/ou humoral.

Defeitos herdados na imunidade inata

Os *defeitos herdados na imunidade inata* são vistos quase sempre como anormalidades na função neutrofílica, ou seja, podem ocorrer por déficit na migração celular, ativação celular ou fagocitose. Deve-se suspeitar das anormalidades funcionais dos neutrófilos em qualquer neonato que apresente sucessivas infecções bacterianas graves na presença de um número normal ou aumentado de neutrófilos. Essas infecções podem ser: graves e fulminantes, graves e recorrentes ou leves e persistentes.

Infecções fulminantes ocorrem com certa frequência em neonatos, na forma de doença respiratória que evolui rapidamente para SIRS e morte. Infecções leves são vistas, por exemplo, na forma de periodontite, estomatite ou gengivite persistentes. Já infecções graves e recorrentes podem se apresentar como osteomielite recidivante.

A dificuldade na realização do diagnóstico dessas condições em animais é o maior entrave para o estabelecimento de muitas entidades já consagradas em seres humanos. Na Tabela 6.8, estão descritos os principais defeitos herdados na imunidade inata, as espécies afetadas e a forma de herança.

Defeitos herdados na imunidade adaptativa

Os *defeitos herdados na imunidade adaptativa* são vistos como anormalidades da resposta imune celular e/ou humoral. Quando essas alterações são seletivas com relação à resposta imune celular ou humoral, entende-se que ocorrem por anormalidades na via de diferenciação dos linfócitos T e B, como em uma alteração do desenvolvimento tímico ou medular, respectivamente. Já quando ambas as respostas imunes (celular e humoral) são afetadas, supõe-se que o defeito seja anterior à diferenciação dos linfócitos em células T ou B. Entre as muitas doenças decorrentes de defeitos herdados na imunidade adaptativa, destacam-se: imunodeficiência combinada grave, agamaglobulinemia primária, hipogamaglobulinemia transitória e deficiências seletivas de imunoglobulina M (IgM), IgG e IgA.

Tabela 6.8 Imunodeficiências decorrentes de defeitos herdados da imunidade inata no ser humano e nas espécies domésticas e de laboratório.

Distúrbios	Defeitos	Espécies afetadas	Herança
Anomalia de Pelger-Huet	Deficiência na quimiotaxia	Seres humanos, cães, gatos e coelhos	AD
BLAD	Deficiência na adesão*	Bovinos[1]	AR
Deficiência de complemento (C3)	Deficiência na opsonização	Seres humanos e cães[2]	AR
Deficiência de mieloperoxidase	Deficiência na explosão respiratória	Seres humanos	AR
Doença granulomatosa crônica	Deficiência na explosão respiratória	Seres humanos	RX
LAD tipo I	Deficiência na adesão*	Seres humanos	–
LAD tipo II	Deficiência na adesão*	Seres humanos	–
Síndrome da granulocitopatia canina	Deficiência na adesão*	Cães[3]	AR
Síndrome de Chédiak-Higashi	Deficiência na quimiotaxia[4]	Várias espécies[5]	AR
Síndrome de Wiskott-Aldrich	Deficiência na quimiotaxia	Seres humanos	AR
	Deficiência na quimiotaxia	Seres humanos	AR
Síndrome do "leucócito preguiçoso"	Deficiência na explosão respiratória	Cães[6]	–
	Deficiência na explosão respiratória	Cães[7]	–

[1]Bovinos da raça Holandês. [2]Cães da raça Brittany Spaniel. [3]Cães da raça Setter Irlandês. [4]Acredita-se que a fusão entre lisossomos primários e entre lisossomos primários e secundários também compromete de modo substancial a morte intracelular, já que, nesses casos, há incompleta liberação das enzimas lisossômicas no fagossomo durante a formação do fagolisossomo. [5]Seres humanos, cães, gatos, bovinos (Hereford, Japanese Black e Brangus), bisões, martas (aleutianas), raposas, ratos, camundongos (gene bg), tigres brancos e orcas. [6]Cães da raça Dobermann. [7]Cães da raça Weimaraner. *Todos esses distúrbios da adesão dos neutrófilos são decorrentes da deficiência de CD11a/CD18, uma importante glicoproteína responsável pela adesão neutrofílica. Uma exceção a isso é a LAD tipo II, que ocorre pela ausência de sialil-Lewis X, o carboidrato que liga as glicoproteínas semelhantes à mucina com as selectinas endoteliais. Acredita-se que essas doenças possam também cursar com deficiência na explosão respiratória, mas, até o fim desta edição, não havia provas que sustentassem essa teoria. AD = autossômico dominante; AR = autossômica recessiva; BLAD = deficiência de adesão leucocitária dos bovinos; LAD = deficiência de adesão leucocitária; RX = recessiva ligada ao cromossomo X.

Imunodeficiência combinada grave

A expressão *imunodeficiência combinada grave* refere-se a um distúrbio hereditário da imunidade que afeta várias espécies animais (equinos, cães, camundongos e bovinos) e se caracteriza por anormalidades da resposta imune celular e humoral. Em equinos, espécie na qual a doença assume seu caráter mais importante, esse distúrbio é visto principalmente em potros árabes e herdado como um traço autossômico recessivo. Nos cães, a síndrome foi descrita nas raças Basset Hound e Cardigan Welsh Corgis e é herdada como um caráter recessivo ligado ao cromossomo X. Em todas as espécies afetadas, os animais aparentam nascer saudáveis e assim permanecem até começarem a manifestar a doença de modo clínico, o que ocorre, nos potros e cãezinhos, em torno dos 2 meses de vida.

Clinicamente, os potros afetados apresentam apatia, anorexia, febre e estertoração pulmonar, já que as pneumonias por *Rhodococcus equi*, *Pneumocystis carinii* e adenovírus equino são as principais complicadoras da síndrome. Os cãezinhos acometidos desenvolvem piodermite, otite média, enterite e pneumonia, alterações que frequentemente culminam em SIRS. Infecções virais, como cinomose, parvovirose e adenovirose pulmonar, também são frequentes. Vários outros sinais clínicos podem ser observados, de acordo com cada infecção oportunista. Os potros e os cãezinhos afetados morrem com até 6 meses de idade.

No hemograma, os potros demonstram acentuada linfopenia, por vezes grave o suficiente para causar leucopenia. Nos cães, por sua vez, essa linfopenia não é tão significativa. Os níveis das globulinas são muitos baixos.

Na histologia, os linfonodos e o baço dos animais afetados não apresentam folículos linfoides nem bainhas periar-
teriolares e nódulos linfoides, respectivamente. Na região paracortical dos linfonodos, há apenas macrófagos. O timo é acentuadamente hipoplásico, podendo restringir-se a menos de 10% do volume normal.

Agamaglobulinemia primária

A *agamaglobulinemia primária* é uma doença rara que afeta apenas potros e se caracteriza pela ausência absoluta de linfócitos B e, por consequência, níveis séricos de imunoglobulina próximos ao zero. No hemograma, os potros não demonstram linfopenia, uma vez que os linfócitos B correspondem a apenas 17 a 38% do total de linfócitos nessa espécie.

Na histologia, os linfonodos e o baço dos animais afetados não têm folículos nem nódulos linfoides, respectivamente. Diferentemente da imunodeficiência combinada grave, a região paracortical dos linfonodos e as bainhas periarteriolares do baço são normais.

Hipogamaglobulinemia transitória

A *hipogamaglobulinemia transitória* decorre de um retardo intrínseco no início da síntese de imunoglobulinas. Essa alteração foi descrita em equinos e cães que, durante esse período, tornam-se suscetíveis a infecções oportunistas. A deficiência seletiva na síntese de IgM é descrita em equinos e cães, ao passo que a deficiência seletiva na síntese de IgG é relatada em equinos e bovinos e a deficiência seletiva na síntese de IgA ocorre em cães.

Imunodeficiências adquiridas

As imunodeficiências adquiridas ou secundárias, assim como as hereditárias, podem ser decorrentes de defeitos nas imunidades inata ou adaptativa. Ambas as situações ocorrem em veterinária, mas defeitos imunológicos adquiridos que afetam a imunidade adaptativa são muito mais comuns.

Defeitos adquiridos na imunidade inata

As *imunodeficiências adquiridas por* déficit *da imunidade inata* são vistas principalmente em neutrófilos e podem ocorrer em qualquer uma das etapas da migração celular (marginação, rolagem, aderência, diapedese e quimiotaxia), ativação celular (produção de metabólitos do ácido araquidônico, desgranulação, secreção de enzimas lisossômicas, ativação de moléculas adesivas e surto oxidativo) ou fagocitose (opsonização e morte intracelular). Esses distúrbios estão demonstrados, de modo resumido, na Tabela 6.9.

Defeitos adquiridos na imunidade adaptativa

As *imunodeficiências adquiridas relacionadas com déficit na imunidade adaptativa* ocorrem principalmente em associação à infecção por lentivírus, um grupo de retrovírus que ganhou notoriedade como causa de imunossupressão após ter sido relacionado com a AIDS. Em veterinária, lentivírus foram descritos como causa de imunodeficiência em várias espécies, mas os que induzem doença semelhante à AIDS são o FIV e o SIV, em gatos e macacos, respectivamente. As doenças induzidas por esses dois vírus têm sido consideradas importantes modelos de estudo das infecções lentivirais.

Além dos lentivírus, uma grande quantidade de outros vírus foi associada à imunodeficiência adquirida em animais. Basicamente, todos os vírus citados neste capítulo como causa de necrose linfoide nos linfonodos, no baço ou no timo podem levar à linfopenia e, por conseguinte, à hipogamaglobulinemia e/ou redução na capacidade de responder celularmente a antígenos. Contudo, na prática, essas alterações foram comprovadas apenas em casos de cinomose e diarreia viral bovina.

Infecção pelo FIV

A infecção pelo FIV em gatos causa uma variedade muito grande de apresentações clínicas, a maioria delas em razão da imunossupressão induzida pelo vírus. A prevalência da infecção pelo FIV na população de gatos é muito variável e depende, entre outras coisas, do tipo de população felina estudada. Assim, a prevalência da infecção em gatos confinados será sempre muito menor do que a que é vista em gatos de vida livre.

Nos EUA, por exemplo, acredita-se que 1,5 a 3% dos gatos saudáveis estejam infectados. Já no Japão, o índice de gatos soropositivos chega a 29%.

A transmissão do FIV pode ocorrer de forma horizontal ou vertical. Na forma horizontal, o vírus é transmitido pela saliva, em especial por mordidas, o que faz do gato macho não castrado, que tem comportamento errante e agressivo, seu principal disseminador na natureza. Foi descrito que a transmissão vertical ocorre por meio transplacentário e por meio do colostro, mas parece ser pouco importante.

O FIV, ao contrário do vírus da imunodeficiência humana (HIV, do inglês *human immunodeficiency virus*) e do SIV, infecta tanto linfócitos T CD4$^+$ quanto T CD8$^+$. Após o contato, os gatos podem persistir assintomáticos por muitos anos, para só então vir a padecer de alguma doença associada ao vírus.

Clinicamente, gatos infectados pelo FIV desenvolvem as mesmas cinco fases vistas na AIDS, ou seja, fase da doença aguda, do carreador assintomático, da linfadenomegalia generalizada persistente, do complexo relacionado com a AIDS e da AIDS propriamente dita. Assim, os distúrbios associados à infecção pelo FIV incluem doenças decorrentes de imunodeficiência, como toxoplasmose, micoplasmose hemotrópica, sarna demodécica, dermatofitose e infecção

Tabela 6.9 Imunodeficiências decorrentes de defeitos adquiridos da imunidade inata no ser humano e nas espécies domésticas e de laboratório.

Distúrbios	Defeitos	Espécies afetadas
Cirrose	Deficiência na quimiotaxia	Seres humanos
Deficiência de zinco	Deficiência na quimiotaxia	Macacos *rhesus*
Desnutrição	Deficiência na quimiotaxia	Seres humanos
Diabetes melito	Deficiência na adesão Deficiência na quimiotaxia	Seres humanos
Hemodiálise	Deficiência na adesão	Seres humanos
Hipertermia	Deficiência na quimiotaxia	Seres humanos
Hipofosfatemia	Deficiência na quimiotaxia Deficiência na fagocitose	Cães
Infecção pelo BVDV	Deficiência na fagocitose	Bovinos
Infecção pelo FeLV	Deficiência na quimiotaxia	Gatos
Infecção por *Prototheca* spp.	Deficiência na quimiotaxia	Cães
Insuficiência renal crônica	Deficiência na quimiotaxia	Seres humanos
Piodermite bacteriana	Deficiência na quimiotaxia	Cães
Saturnismo	Deficiência na fagocitose	Bovinos
SIRS	Deficiência na quimiotaxia	Seres humanos
Uso de antibióticos[1]	Deficiência na fagocitose	Bovinos
Uso de anti-inflamatórios não esteroidais[2]	Deficiência na fagocitose	Bovinos

[1] Gentamicina, eritromicina, oxitetraciclina e cloranfenicol. [2] Ácido acetilsalicílico e ibuprofeno. BVDV = vírus da diarreia viral bovina; FeLV = vírus da leucemia felina; SIRS = síndrome da resposta inflamatória sistêmica.

por herpesvírus, calicivírus e poxvírus, distúrbios neurológicos, distúrbios oftalmológicos, doenças da cavidade oral, glomerulonefrites, poliartrite progressiva crônica e neoplasias hematopoéticas, particularmente linfomas.

No hemograma, um achado consistente é a linfopenia progressiva. Entretanto, a maioria dos gatos também demonstrará anemia, trombocitopenia e/ou neutropenia em algum estágio da doença.

Infecção pelo FeLV

Uma síndrome de imunossupressão semelhante à vista em casos de infecção pelo FIV foi descrita em gatos infectados pelo FeLV. Os animais afetados desenvolvem linfopenia em decorrência da diminuição acentuada nos níveis de linfócitos T CD4⁺.

As doenças desenvolvidas por esses gatos incluem: PIF, síndrome semelhante à panleucopenia felina, estomatite bacteriana, estomatite por calicivírus, micoplasmose hemotrópica, toxoplasmose, criptococose, criptosporidiose, giardíase e bartonelose.

Estomatite bacteriana, vista principalmente como gengivite ulcerativa e necrotizante aguda (GUNA), uma lesão semelhante à chamada angina de Vincent descrita em seres humanos, é comum em gatos FeLV positivos. Essa lesão também é frequente em gatos infectados pelo FIV, mas pode ocorrer como complicação da doença periodontal mesmo na ausência de infecção por qualquer um desses retrovírus. A GUNA ocorre por um desequilíbrio na microbiota gengival e, em geral, está relacionada etiopatogenicamente com o supercrescimento dos seguintes gêneros de bactérias: *Prevotella*, *Fusobacterium* e *Treponema*.

Ao que tudo indica, não importa com qual tipo de vírus (A, B, C, D ou T) o gato esteja infectado para a ocorrência da síndrome imunossupressiva. Os pacientes afetados podem demonstrar atrofia linfoide nodal e esplênica. Entretanto, em muitos dos casos, o tecido linfoide avaliado pela histologia não demonstra qualquer alteração morfológica ou está hiperplásico; inclusive, às vezes, pode ocorrer hiperplasia atípica.

Outras causas de defeitos adquiridos na imunidade adaptativa

Afora as infecções por lentivírus e por outros vírus que causam depleção linfoide, várias outras causas de imunossupressão por déficit na imunidade adaptativa foram descritas em animais. Toxinas ambientais, como bifenilo, dieldrina, DDT e alguns metais pesados (chumbo, cádmio e mercúrio), já foram tidas como causa de imunossupressão em diversas espécies animais.

Drogas que afetam o sistema imune, utilizadas com frequência no tratamento do linfoma e das doenças autoimunes, podem, de acordo com a posologia, causar imunossupressão marcada. Entre as muitas drogas imunossupressoras utilizadas em veterinária, destacam-se os glicocorticoides e a ciclofosfamida.

Além disso, animais desnutridos, em estágio terminal de câncer, politraumatizados ou queimados morrem comumente de complicações relacionadas com SIRS, o que tem sido associado à imunossupressão por alguns autores. Outras situações que também têm sido relacionadas com a imunossupressão em animais incluem desmame precoce, privação do sono, transporte prolongado e anestesia geral.

PRINCIPAIS DOENÇAS QUE AFETAM PRIMARIAMENTE O SISTEMA HEMATOPOÉTICO

Babesiose

A *babesiose*, ou *piroplasmose*, é um distúrbio hemolítico, predominantemente intravascular, que acomete várias espécies de mamíferos e é causada por protozoários do gênero *Babesia*. Babesiose tem grande importância econômica nos países de clima tropical, principalmente no que se refere ao gado bovino.

No Brasil, a babesiose ocorre de forma enzoótica em bovinos, bubalinos, cães e equinos. Em outras espécies de mamíferos domésticos, como gatos, suínos, ovinos e caprinos, uma doença clínica associada à infecção por *Babesia* sp. ainda não foi descrita no país.

Os protozoários do gênero *Babesia* são parasitos heteroxenos, ou seja, necessitam de um hospedeiro intermediário e de um hospedeiro definitivo para completar o seu ciclo. Quase todos os hospedeiros intermediários já descritos para as diferentes espécies de *Babesia* spp. são carrapatos, cujos gêneros e espécies variam de acordo com a distribuição mundial da doença (Tabela 6.10).

A infecção pelo protozoário acontece no momento do repasto sanguíneo dos carrapatos. Esse tipo de transmissão é decorrente do processo de desenvolvimento da *Babesia* no hospedeiro intermediário, as quais, em um estágio final, infectam as células das glândulas salivares e são inoculadas com a saliva. Após a inoculação da *Babesia* na corrente sanguínea do hospedeiro definitivo, ocorrem a penetração e a reprodução assexuada dos parasitos nos eritrócitos. A saída dos protozoários dos eritrócitos causa ruptura da membrana eritroide e, consequentemente, hemoglobinemia.

A *babesiose bovina* no Brasil tem sido associada a apenas duas espécies de *Babesia* sp.: *B. bigemina* e *B. bovis*. Outras espécies de *Babesia* spp. descritas para bovinos fora da América do Sul incluem: *B. divergens*, *B. major*, *B. ovata*, *B. occultans* e *B. jakimovi*.

A *babesiose bubalina* é muito menos comum do que a doença em bovinos, mas surtos de infecção por *B. bovis* e *B. bigemina* têm sido descritos nessa espécie no Norte do Brasil. A *babesiose dos pequenos ruminantes* é uma doença incomum a rara fora da África e tem sido associada principalmente a duas espécies de *Babesia* sp., *B. ovis* e *B. motasi*, mas outras três espécies já foram relatadas em ovinos: *B. sergenti*, *B. foliata* e *B. crassa*.

A *babesiose equina* é causada por duas espécies de *Babesia* sp., *B. equi* e *B. caballi*, e tem ampla distribuição mundial. Entretanto, não há como deixar de comentar que essa é, talvez, a doença equina mais superdiagnosticada no Brasil.

No Rio Grande do Sul, por exemplo, é comum que o mau desempenho de equinos atletas seja atribuído à infecção por *Babesia* sp. Isso é uma lenda que, infelizmente, propagou-se por intermédio tanto de criadores como de profissionais desatentos.

B. equi foi reclassificada como *Theileria equi*, em razão de características de seu ciclo. Com isso, a doença também tem sido chamada de teileriose equina.

Tabela 6.10 *Babesia* spp. e *Anaplasma* spp., seus hospedeiros definitivos e seus carrapatos transmissores.

Espécie	Hospedeiros	Transmissor	Espécie	Hospedeiros	Transmissor
Babesia bigemina	Bovinos e bubalinos	*Rhipicephalus (Boophilus) annulatus* *Rhipicephalus (Boophilus) australis* *Rhipicephalus (Boophilus) calcaratus* *Rhipicephalus (Boophilus) decoloratus* *Rhipicephalus (Boophilus) microplus* *Haemaphysalis punctata* *Rhipicephalus bursa* *Rhipicephalus evertsi evertsi*	*Babesia gibsoni*	Cães	*Haemaphysalis bispinosa* *Rhipicephalus sanguineus*
			Babesia ovis	Ovinos e caprinos	*Dermacentor variabilis* *Rhipicephalus bursa*
			Babesia motasi	Ovinos e caprinos	*Amblyomma variegatum* *Haemaphysalis bispinosa* *Haemaphysalis intermedia* *Haemaphysalis otophila* *Haemaphysalis punctata*
Babesia bovis	Bovinos e bubalinos	*Rhipicephalus (Boophilus) annulatus* *Rhipicephalus (Boophilus) calcaratus* *Rhipicephalus (Boophilus) microplus* *Ixodes persulcatus* *Ixodes ricinus*	*Babesia perroncitoi*	Suínos	*Dermacentor reticulatus* *Hyalomma aegyptium* *Hyalomma marginatum isaaci* *Rhipicephalus sanguineus*
Babesia divergens	Bovinos	*Dermacentor reticulatus* *Ixodes ricinus*	*Babesia trautmanni*	Suínos	*Rhipicephalus (Boophilus) decoloratus* *Rhipicephalus simus* *Rhipicephalus turanicus*
Babesia major	Bovinos	*Haemaphysalis punctata*	*Babesia cati*	Gatos	–
Babesia ovata	Bovinos	*Haemaphysalis longicornis*	*Babesia felis*	Gatos	–
Babesia occultans	Bovinos	*Hyalomma marginatum rufipes*	*Babesia microti*	Roedores	*Ixodes dammini*
Babesia jakimovi	Bovinos	*Ixodes ricinus*	*Anaplasma marginale*	Bovinos e bubalinos	*Rhipicephalus (Boophilus) decoloratus* *Rhipicephalus (Boophilus) microplus* *Dermacentor albipictus* *Dermacentor andersoni* *Hyalomma marginatum rufipes* *Ornithodoros savignyi* *Rhipicephalus evertsi* *Rhipicephalus simus*
Theileria (Babesia) equi	Equinos	*Rhipicephalus (Boophilus) microplus* *Dermacentor marginatus* *Dermacentor reticulatus* *Hyalomma anatolicum excavatum* *Hyalomma detritum* *Hyalomma plumbeum* *Rhipicephalus bursa* *Rhipicephalus evertsi* *Rhipicephalus evertsi mimeticus* *Rhipicephalus turanicus*			
			Anaplasma centrale	Bovinos	*Rhipicephalus simus*
Babesia caballi	Equinos	*Dermacentor nitens* *Dermacentor marginatus* *Dermacentor reticulatus* *Dermacentor silvarum* *Dermacentor pictus* *Hyalomma plumbeum* *Hyalomma truncatum* *Rhipicephalus bursa* *Rhipicephalus evertsi* *Rhipicephalus turanicus*	*Anaplasma caudatum*	Bovinos	–
			Anaplasma ovis	Ovinos e caprinos	*Dermacentor albipictus* *Dermacentor andersoni* *Dermacentor occidentalis* *Dermacentor silvarum* *Haemaphysalis otophila* *Hyalomma plumbeum* *Ornithodoros lahorensis* *Rhipicephalus bursa* *Rhipicephalus turanicus*
Babesia canis	Cães	*Dermacentor marginatus* *Dermacentor reticulatus* *Haemaphysalis leachi* *Hyalomma plumbeum* *Rhipicephalus sanguineus*	*Anaplasma mesaeterum*	Ovinos e caprinos	*Haemaphysalis punctata* *Ixodes ricinus*

A *babesiose canina* é causada por *B. canis* e *B. gibsoni*. *B. canis* tem três subespécies: *B. canis canis*, *B. canis vogeli* e *B. canis rossi*. Por sua vez, *Babesiose felina* é considerada uma doença rara e foi associada a *B. cati* e *B. felis*. As espécies *B. herpailuri* e *B. pantherae* ocorrem como parasitos de felídeos selvagens africanos, mas podem, experimentalmente, infectar gatos.

A *babesiose suína*, causada por *B. perroncitoi* e *B. trautmanni*, atualmente, é tida como uma doença rara em virtude do tipo de manejo. Os roedores são acometidos principalmente por *B. microti*, uma forma da infecção que tem importância em saúde pública, pois essa é uma das espécies que infectam seres humanos. Outras espécies de *Babesia* spp. já descritas em seres humanos são *B. bovis* e *B. divergens*.

A babesiose nos animais domésticos ocorre clinicamente como uma doença de evolução aguda a crônica em que os afetados desenvolvem apatia, anorexia, febre, palidez das mucosas e hemoglobinúria. Em alguns casos, principalmente quando a doença tem uma evolução subaguda, pode-se observar icterícia, com intensidade que varia de acordo com a espécie afetada.

A *babesiose bovina* causada por *B. bovis* é uma doença hiperaguda ou aguda que se caracteriza principalmente por manifestações clínicas neurológicas. Embora alguns autores sejam categóricos em afirmar que a babesiose bovina por *B. bovis* apenas incomumente cursa com anemia e hemoglobinúria, em um estudo observou-se que todos os bovinos com babesiose por *B. bovis* apresentavam tais manifestações clínicas. Entretanto, casos esporádicos de babesiose bovina por *B. bovis* sem anemia e hemoglobinúria também ocorrem.

Os achados hematológicos observados em animais com babesiose, com exceção dos equinos, são típicos de anemia hemolítica, ou seja, caracterizam-se por uma anemia macrocítica hipocrômica com regeneração excessiva e por altas contagens de reticulócitos. Nos esfregaços sanguíneos, evidenciam-se anisocitose, policromasia, normoblastemia, corpúsculos de Howell-Jolly e, em ruminantes, pontilhado basofílico.

Quando a doença é hiperaguda, como na babesiose por *B. bovis* em bovinos, observa-se com mais frequência anemia normocítica normocrômica, pois, frequentemente, não há tempo suficiente para regeneração eritroide.

Um achado característico de hemólise intravascular é a coloração marrom-acastanhada do plasma, em decorrência da hemoglobinemia. A presença de muitos esquizócitos é outro indicativo seguro de hemólise intravascular. Como os níveis de hemoglobina livre no plasma são muito altos, sua determinação por espectrofotometria poderá demonstrar resultados erroneamente elevados e, assim, um equivocado aumento da CHCM (pseudo-hipercromia). Portanto, uma falsa anemia hipercrômica deve ser sempre esperada na babesiose, e isso ajuda na suspeita clínica da doença.

Os cães que apresentam a forma aguda da doença têm até 75% dos seus eritrócitos destruídos em poucos dias. No passado, acreditava-se que apenas as células parasitadas eram destruídas. Entretanto, atualmente, há boas evidências de que muitos cães desenvolvem anemia hemolítica imunomediada secundária à infecção. Isso ocorre na tentativa de controlar a propagação da doença e acaba agravando o processo. Desse modo, além dos achados anteriormente descritos, muitos casos de babesiose canina cursam com esferocitose.

A autoaglutinação dos eritrócitos em salina ocorreu em 21% dos cães infectados em um grande estudo e, destes, 85% eram positivos no teste de Coombs. Isso demonstrou a formação de autoanticorpos e confirmou definitivamente essa teoria.

As diferentes espécies de *Babesia* spp. que parasitam os eritrócitos são vistas como corpos piriformes, ovais ou redondos de tamanhos variados (Figura 6.105). Embora atualmente haja várias técnicas para diferenciar todas essas espécies, baseadas tanto na morfologia como em testes sorológicos e provas moleculares, a distinção pode ser feita pelo tamanho, pela espécie animal afetada e pela localização geográfica.

Em relação ao número de protozoários, pode-se observar um ou vários em uma mesma célula. Nos equinos infectados por *B. equi*, podem ser vistos dois pares do patógeno por eritrócito, o que forma os chamados corpúsculos cruciformes (cruz de Malta). Além disso, nesses casos, é possível encontrar piroplasmas no citoplasma de linfócitos. Com base, principalmente, nessa fase exoeritrocítica, *B. equi* foi reclassificada como *Theileria equi*.

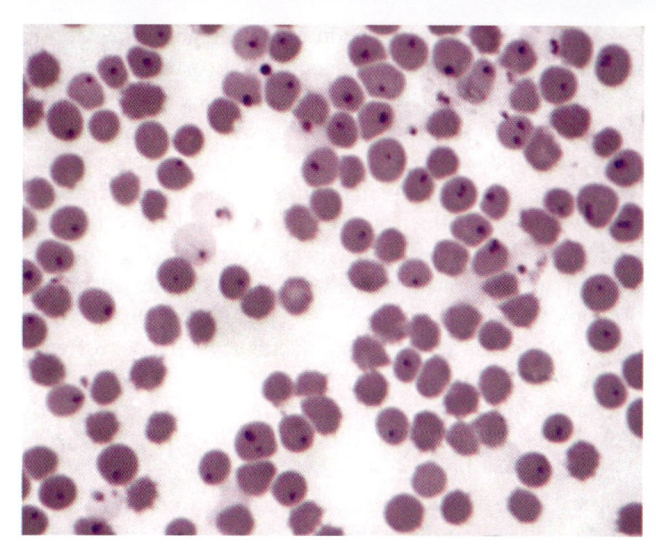

Figura 6.105 Bovino; esfregaço sanguíneo. Intenso parasitismo por *Babesia bovis*.

Na necropsia, os animais com babesiose apresentam um conjunto de lesões que caracterizam tipicamente uma doença hemolítica intravascular com alguns achados que demonstram haver certo grau de hemólise extravascular. Assim, embora a presença de urina pigmentada por hemoglobina seja o achado de necropsia mais prevalente, esplenomegalia e hepatomegalia são também alterações importantes.

As mucosas externamente visíveis são pálidas (doença hiperaguda ou crônica) ou ictéricas (doença aguda ou subaguda) e o sangue tem aspecto aquoso. O baço é acentuadamente aumentado de volume (Figura 6.106). Ao corte, ocorre protrusão da polpa vermelha. A superfície de corte tem uma aparência carnosa. O fígado é grande e assume uma coloração vermelho-alaranjada ("fígado cor de tijolo"). Os rins são vermelho-escuros ou negros e a serosa do intestino delgado assume um tom róseo, causado pela embebição por hemoglobina *ante mortem*. Nos casos subagudos ou crônicos, a medula óssea é acentuadamente vermelha e preenche parte da cavidade medular dos ossos longos. Quando

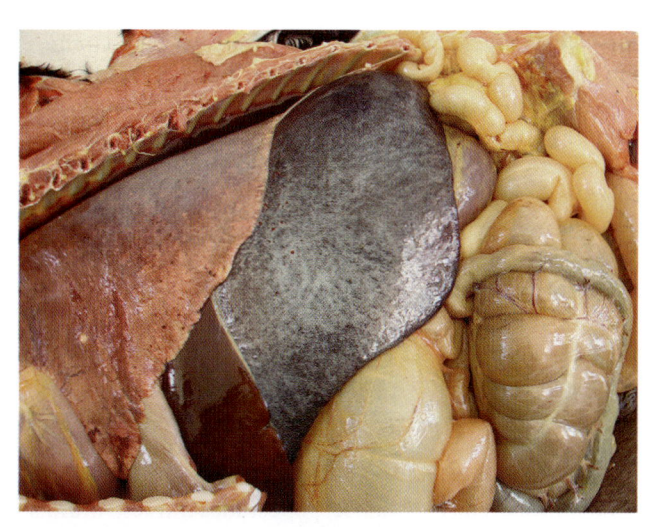

Figura 6.106 Equino; baço. Acentuada esplenomegalia por congestão em um caso de babesiose por *Babesia caballi*.

a doença é aguda, esse achado é bem menos conspícuo e, na doença hiperaguda, obviamente não ocorre.

Um achado importante e que ocorre apenas na babesiose por *B. bovis* é a estagnação dos eritrócitos parasitados nos pequenos capilares encefálicos, o que causa intensa congestão e é responsável pelos sinais clínicos neurológicos descritos nessa forma da doença. O encéfalo dos bovinos afetados, principalmente a substância cinzenta cortical e dos núcleos, assume uma coloração vermelho-cereja, considerada patognomônica para babesiose cerebral em bovinos. Quando essa lesão é observada à necropsia, podem ser realizados esfregaços do córtex telencefálico.

Na citologia, é possível observar os vasos sanguíneos repletos de eritrócitos parasitados por *B. bovis*. Apesar de a babesiose cerebral ter sido relatada em cães no passado, é possível que o quadro neurológico descrito nesses artigos antigos seja, na verdade, oriundo de encefalomalácia focal simétrica decorrente da intoxicação por aceturato de diminazeno, um fármaco atualmente reconhecido como neurotóxico para essa espécie.

Na histologia, a hemoglobina é vista no rim como cilindros de pigmento vermelho no interior dos túbulos (cilindros de hemoglobina). O efeito isquêmico exercido pela anemia aguda grave e uma contestada toxicidade da hemoglobina sobre o néfron são responsáveis pelo desenvolvimento de necrose tubular aguda (nefrose hemoglobinúrica). No fígado, há necrose de coagulação paracentral a centrolobular e acúmulo de pigmento biliar. No baço, no fígado, nos linfonodos e na medula óssea, é possível observar eritrofagocitose acentuada. Nos casos de babesiose com evolução subaguda ou crônica, a eritrofagocitose é acompanhada de hemossiderose.

Nos casos subagudos e crônicos, há hiperplasia acentuada da medula óssea, principalmente do componente eritroide. Esse fenômeno é observado como uma substituição do tecido adiposo por células hematopoéticas em proliferação e pela inversão da relação mieloide:eritroide. Nos casos agudos, esses achados medulares podem ser muito leves e estão ausentes na doença hiperaguda.

Rangeliose

A *rangeliose canina*, também referida como *nambyuvú*, "*peste do sangue*", "*mal do sangue*" e *febre amarela canina*, é um distúrbio hemolítico extravascular que afeta cães no Sul do Brasil. Nos últimos 50 anos, até o fim do século XX, essa doença foi esquecida pela comunidade acadêmica e, desse modo, não é comentada em livros ou descrita em artigos científicos. Entretanto, durante todo esse período, a população de áreas rurais e os veterinários locais permaneceram convivendo com a doença, o que, para muitos pesquisadores, fazia parte do imaginário popular.

Essa crença quase folclórica no *nambyuvú* fez com que a doença voltasse a ser estudada, a partir de 2001, por um grupo de pesquisadores que vem trabalhando no sentido de trazer à tona vários aspectos sobre essa doença. Embora o microrganismo causador da rangeliose, outrora conhecido como *Rangelia vitalii*, ainda não tenha uma classificação taxonômica exata, acredita-se, por estudos ultraestruturais, que seja um protozoário pertencente ao filo Apicomplexa, classe Sporozoasida.

Por mais que estudos moleculares tenham demonstrado intensa homologia entre *R. vitalii* e *Babesia* spp., não se pode deixar de mencionar que *Babesia* spp. são parasitos exclusivamente de eritrócitos, ao contrário de *R. vitalii*, que faz parte de seu ciclo em células endoteliais. Em nossa opinião, por causa da ocorrência de uma fase exoeritrocítica, *R. vitalii* se assemelha mais a *Theileria* sp. do que a *Babesia* sp.

Clinicamente, os cães com rangeliose desenvolvem sinais de hemólise extravascular e/ou doença hemorrágica, como palidez das mucosas seguida por icterícia, esplenomegalia e hepatomegalia. Outros achados clínicos incluem apatia, anorexia, febre, vômito, diarreia, corrimento oculonasal, taquipneia, taquicardia, linfadenomegalia superficial, edema subcutâneo dos membros pélvicos, petéquias e sufusões nas mucosas e hemorragia pela pele, principalmente nas orelhas e pela cavidade nasal (epistaxe).

Os achados hematológicos observados em cães com rangeliose são característicos de hemólise extravascular e incluem, principalmente, uma anemia macrocítica hipocrômica com regeneração excessiva. Nos esfregaços sanguíneos, evidenciam-se anisocitose, policromasia, normoblastemia e corpúsculos de Howell-Jolly. A maioria dos cães afetados apresenta também esferocitose de intensidade variável (Figura 6.107).

Eritrofagocitose é ocasionalmente observada, principalmente nos casos em que a esferocitose é muito grave. Nesses cães, pode ocorrer anemia normocítica normocrômica em decorrência do extremo contraste entre os pequenos e falsamente hipercrômicos esferócitos e os grandes e hipocrômicos policromatófilos recém-liberados da medula óssea.

Na necropsia, os cães com rangeliose apresentam um conjunto de lesões que são típicos de uma doença hemolítica extravascular. As mucosas externamente visíveis, o tecido subcutâneo e as serosas são acentuadamente ictéricos, o sangue tem aspecto aquoso e há esplenomegalia (Figura 6.108) e hepatomegalia. O fígado desses cães assume uma coloração

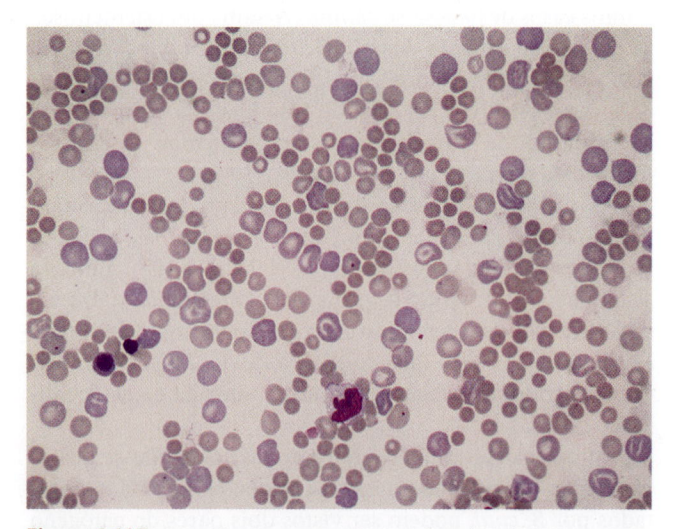

Figura 6.107 Cão; esfregaço sanguíneo. Acentuada policromasia e anisocitose em um caso de rangeliose. O evidente dimorfismo eritroide decorre do contraste entre os grandes e intensamente basofílicos policromatófilos e os pequenos esferócitos. A lesão que essa imagem retrata é a mais confiável evidência do mecanismo imunológico incriminado na crise hemolítica que caracteriza essa doença.

vermelho-alaranjada, que, nos casos mais graves, é quase esverdeada. Ao corte, demonstra acentuação do padrão lobular. O baço, além de aumentado várias vezes de volume, é carnoso, e todos os linfonodos são edemaciados e suculentos ao corte. A medula óssea é bastante vermelha e preenche toda a cavidade medular dos ossos longos (Figura 6.109).

Na histologia do baço e dos linfonodos, é possível observar intensa eritrofagocitose e, de acordo com a evolução da doença, hemossiderose e hiperplasia linfoide. Essa hiperplasia caracteriza-se por acentuada diferenciação plasmocitária (Figura 6.110), que, em alguns casos, lembra o padrão observado no mieloma. No entanto, os plasmócitos são maduros e há poucos plasmoblastos, células de Mott e "células em chama". No baço, há acentuada hiperplasia das bainhas periarteriolares de macrófagos. Nos órgãos não linfoides, em especial fígado e rins, essa mesma proliferação linfoplasmocitária é observada. Às vezes, há inflamação granulomatosa nos linfonodos e nas tonsilas, inclusive com células gigantes multinucleadas (Figura 6.111). No fígado, há necrose de coagulação centrolobular e acúmulo de pigmento biliar. Na medula óssea, observa-se acentuada hiperplasia eritroide e megacariocítica, o que é visto pela inversão da relação mieloide:eritroide e pelo aumento na quantidade de megacariócitos e megacarioblastos, respectivamente.

As lesões encontradas na necropsia de cães com rangeliose são características de anemia hemolítica extravascular. Essas lesões, em associação com os achados hematológicos, confirmam uma anemia hemolítica imunomediada, que pode ser atribuída à rangeliose pelo achado de um protozoário redondo, com aproximadamente 2 μm de diâmetro, de citoplasma azul-claro e núcleo violáceo (zoíto). Esse microrganismo é visto apenas no interior de células endoteliais de capilares (Figura 6.112). Ocasionalmente, esses microrganismos podem ser encontrados no interior de eritrócitos, livres na circulação ou no citoplasma de neutrófilos e monócitos. A presença dos parasitos nos eritrócitos (fase eritrocítica) é prévia à doença clínica e, por isso, diagnosticá-la apenas por meio da avaliação dos esfregaços sanguíneos é incomum. Acredita-se que a presença de parasitos livres na circulação e no citoplasma de leucócitos decorra da ruptura das células endoteliais parasitadas e subsequente fagocitose desses organismos pelos leucócitos.

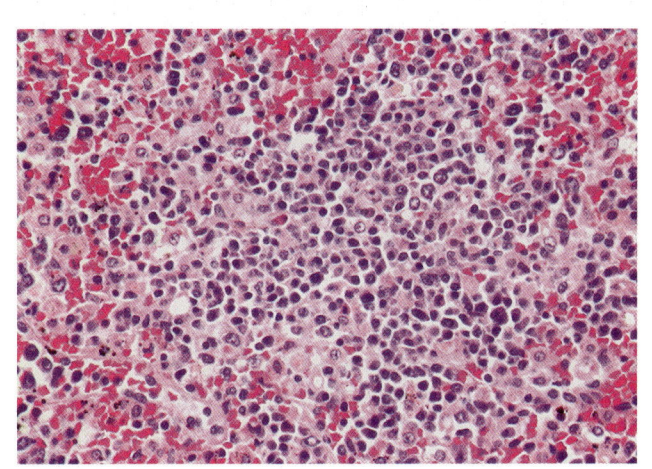

Figura 6.110 Cão; baço. Acúmulo de plasmócitos e plasmoblastos na polpa vermelha em um caso de rangeliose. Plasmocitose da polpa vermelha é uma lesão comum na rangeliose, mas também ocorre na erliquiose, na tripanossomíase e na leishmaniose.

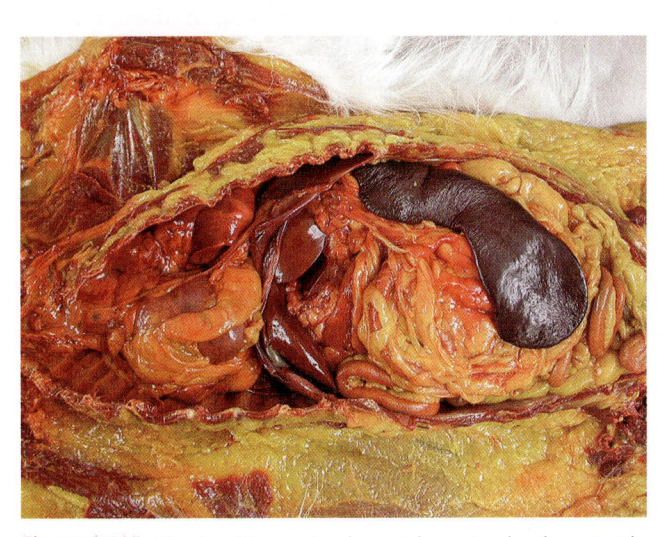

Figura 6.108 Cão; icterícia acentuada, mais bem visualizada no tecido subcutâneo e no omento, e marcada esplenomegalia. Essa combinação de lesões é a marca registrada de uma crise hemolítica aguda e caracteriza a necropsia de um caso de rangeliose.

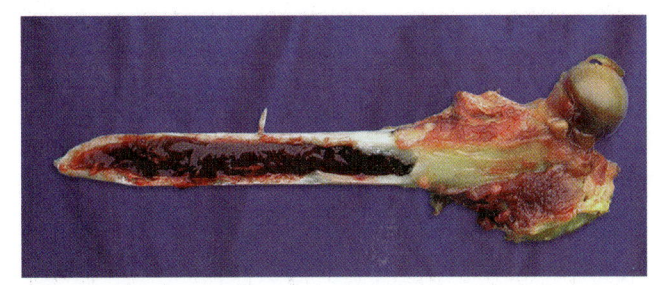

Figura 6.109 Cão; medula óssea. Preenchimento completo da cavidade medular por tecido intensamente vermelho em um caso de rangeliose. O periósteo está acentuadamente amarelo em decorrência da icterícia.

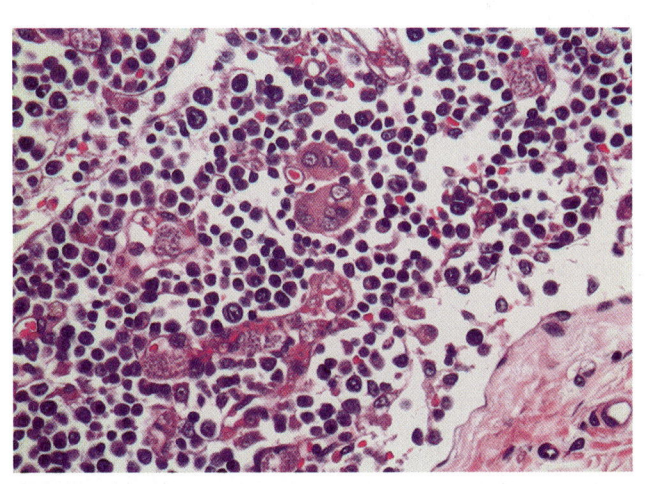

Figura 6.111 Cão; linfonodo. Inflamação granulomatosa com células gigantes multinucleadas é vista em alguns casos de rangeliose, principalmente nos linfonodos. Notar que as células endoteliais dos capilares do cordão medular estão parasitadas por múltiplos zoítos de *Rangelia vitalii*.

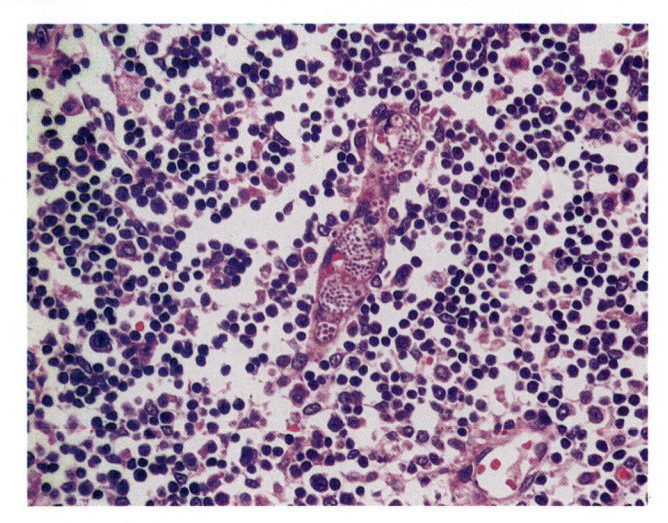

Figura 6.112 Cão; linfonodo. No centro da imagem, há um capilar com as células endoteliais intensamente parasitadas por zoítos de *Rangelia vitalii*.

Tripanossomíase

As *tripanossomíases* formam um grupo heterogêneo de doenças que causam manifestações clínicas variadas nas espécies animais em que são descritas. Entre os aspectos que possibilitam agrupar todas essas entidades clínico-patológicas, estão a característica ainda pouco compreendida que os tripanossomas têm de causar doença crônica debilitante em seus hospedeiros e o fato de quase todas essas condições estarem intimamente associadas à transmissão por artrópodes, particularmente insetos. Na África, por exemplo, a transmissão da tripanossomíase em todas as espécies animais ocorre por meio de muscídeos hematófagos do gênero *Glossina* (moscas-tsé-tsé).

No início, tripanossomas foram relatados na Índia, por Evans, em 1880, como microrganismos que infectavam o sangue de equinos e camelos e causavam uma doença conhecida localmente como *surra*. Alguns anos mais tarde, em 1885, Bruce descreveu na África um microrganismo semelhante que infectava várias espécies animais que sofriam de uma doença debilitante chamada pelos nativos de *nagana*. Esses organismos foram, mais tarde, denominados *Trypanosoma evansi* e *T. brucei*, em homenagem a seus descobridores. Atualmente, o termo *nagana* refere-se a todas as formas de *tripanossomíase africana*. O termo *surra* é utilizado para descrever a doença causada por *T. evansi* que ocorre na Ásia, nas Américas e no Norte da África e afeta equinos, camelos, elefantes e cães.

A tripanossomíase em bovinos, causada por *T. vivax, T. congolense* e *T. brucei brucei*, é uma das doenças mais importantes que afetam os rebanhos da África. A tripanossomíase em equinos ocorre de forma enzoótica na Ásia (*T. evansi*), na África (*T. brucei brucei*) e em alguns países das Américas (*T. evansi*), onde a trípanossomíase é também conhecida como *derrengadera, murrina, peste boba, "mal das cadeiras"* ou *"peste quebra-bunda"*. A tripanossomíase em pequenos ruminantes e suínos não tem a mesma importância econômica que a doença que afeta bovinos, equinos e camelos.

A *tripanossomíase em cães* pode ser subdividida em tripanossomíase americana e africana. A expressão tripanossomíase americana é utilizada apenas para descrever infecções por *T. cruzi*, o causador da doença de Chagas, ao passo que tripanossomíase africana é utilizada para se referir à infecção por várias espécies de *Trypanosoma* spp. que não *T. cruzi*. Embora o nome *tripanossomíase africana* dê a entender apenas a doença que ocorre na África, Trypanosoma spp. associados a essa enfermidade, em especial *T. evansi*, estão muito distribuídos pelo mundo, inclusive nas Américas. Por não cursar com alterações hematopoéticas importantes, a doença de Chagas não será abordada neste capítulo.

No Brasil, tripanossomíase foi descrita em bovinos (*T. vivax*) no Pará, no Mato Grosso do Sul e na Paraíba; em búfalos (*T. vivax*) na Amazônia; em equinos (*T. evansi*) no Pantanal mato-grossense e no Rio Grande do Sul; e em cães (*T. evansi*) nas regiões Centro-Oeste, Sudeste e Sul. Ao contrário da África, no Brasil, a transmissão desses microrganismos foi associada à mosca dos estábulos (*Stomoxys calcitrans*), mutucas (moscas da família Tabanidae) e morcegos hematófagos (*Desmodus rotundus*). Além disso, aventou-se a hipótese de que, em determinadas situações, *T. evansi* possa também ser transmitido pelo carrapato-estrela (*Amblyomma sculptum*, antes denominado *A. cajennense*).

A *tripanossomíase em bovinos* é classicamente dividida em aguda, subaguda ou crônica. A doença aguda se caracteriza por apatia intensa e febre, que causa queda abrupta na produção de leite e pode levar ao abortamento. A tripanossomíase subaguda é mais branda e cursa com recuperação espontânea na maioria dos casos. No entanto, essa melhora clínica quase sempre é parcial, já que muitos dos bovinos aparentemente recuperados evoluem para a forma crônica da doença. Tripanossomíase crônica, a forma mais frequente da doença, ocorre em bovinos que se recuperaram em parte da doença aguda e subaguda ou é vista em indivíduos que apresentaram infecção subclínica prévia. Os bovinos afetados pela forma crônica desenvolvem acentuada perda de peso, atrofia muscular, palidez das mucosas, linfadenomegalia periférica e pelagem baça.

Dois quadros clínicos foram associados à *tripanossomíase em equinos* por *T. evansi*. O mais frequente deles (forma caquetizante) é caracterizado por emagrecimento progressivo, apesar de apetite voraz, palidez das mucosas, febre, letargia, fraqueza muscular, edema subcutâneo, incoordenação e instabilidade dos membros pélvicos e atrofia das grandes massas musculares dos membros pélvicos, o que deu à doença os nomes coloquiais de "mal das cadeiras" e "peste quebra-bunda". Os equinos afetados por essa forma da doença morrem dentro de semanas ou meses, entretanto alguns indivíduos permanecem em mau estado corporal por anos. Um quadro clínico diferente ocorre na forma de uma doença neurológica central, que pode ou não ser a fase final da forma crônica anteriormente descrita.

Os sinais clínicos observados em cães com tripanossomíase por *T. evansi* são semelhantes aos descritos para bovinos e equinos e incluem principalmente apatia, anorexia, palidez das mucosas, perda de peso, pelagem baça e edema subcutâneo, principalmente na cabeça e nos membros pélvicos, no escroto (hidrocele) e prepúcio. Sinais clínicos oftalmológicos e neurológicos também ocorrem, em especial nas infecções por *T. brucei brucei*, mas casos de uveíte foram relatados também por *T. evansi*.

No geral, os achados hematológicos de animais com tripanossomíase, excetuando-se a infecção por espécies não patogênicas, doença de Chagas e durina, estão associados à anemia. Trombocitopenia é muito frequente em bovinos infectados por *T. vivax* e pode cursar com hemorragia.

Embora existam muitas hipóteses para explicar a queda no número de eritrócitos na tripanossomíase, acredita-se que crises hemolíticas recidivantes sejam as causas mais importantes da anemia. Entre as possíveis causas de hemólise em animais com tripanossomíase estão: autoimunidade, liberação de hemolisinas, ativação inespecífica do sistema monocítico macrofágico, microangiopatia associada à CID, efeito traumático induzido diretamente pelo parasito e hiperesplenismo.

As diferentes espécies de tripanossomas que infectam animais domésticos são parasitos semelhantes, vistos na forma de tripomastigotas circulantes. Assim, o diagnóstico definitivo da doença é realizado pela pesquisa dos tripanossomas no sangue. Várias técnicas podem ser utilizadas, mas a procura dos parasitos em esfregaços do tipo "gota úmida" ainda é o teste mais empregado no mundo. Outros métodos de diagnóstico incluem a pesquisa dos tripanossomas em esfregaços sanguíneos ou de capa flogística e a observação da capa flogística dos capilares de micro-hematócrito diretamente ao microscópio (método de Woo).

Os tripomastigotas circulantes têm corpo alongado, núcleo redondo ou oval com cariossoma conspícuo e membrana ondulatória e quinetoplasto bem desenvolvidos. Apesar da parasitemia ser variável, casos em que muitos tripomastigotas são vistos por campo não são incomuns.

Na necropsia, bovinos com tripanossomíase aguda apresentam palidez das mucosas e hemorragias na forma de petéquias e equimoses nas mucosas e serosas. Outros achados constantes incluem esplenomegalia e hiperplasia linfoide nos linfonodos e baço. Na tripanossomíase crônica, a anemia é mais evidente e o edema mais acentuado, podendo haver ascite e hidrotórax. Além disso, achados de doença consuntiva, como atrofia muscular e atrofia serosa da gordura, são usuais. Assim como na tripanossomíase aguda, pode ocorrer esplenomegalia e linfadenomegalia; entretanto, nos casos muito crônicos, esse aspecto pode não ser mais evidente.

Equinos com tripanossomíase apresentam esplenomegalia, hepatomegalia e hiperplasia dos folículos linfoides do baço e dos linfonodos. Na infecção por *T. evansi*, um achado característico é a atrofia das grandes massas musculares dos membros pélvicos e, na forma da doença em que há sinais neurológicos centrais, pode ser observado um achatamento das circunvoluções telencefálicas e edema das substâncias branca e cinzenta.

A principal característica das tripanossomíases que afetam cães, tanto nos casos agudos como nos crônicos, é a intensa palidez das mucosas. Cães com tripanossomíase aguda podem apresentar linfadenomegalia periférica generalizada e esplenomegalia. Entretanto, nos casos mais crônicos, esses achados podem não ocorrer.

Cães com tripanossomíase demonstram marcada esplenomegalia difusa e linfadenomegalia superficial e profunda. Nos casos crônicos são comuns caquexia, edema subcutâneo, incluindo hidrocele, e palidez acentuada de mucosas. No Rio Grande do Sul, a concomitância da infecção por *T. evansi* com o parasitismo por *Dioctophyme renale* faz refletir sobre os aspectos epidemiológicos em comum dessas duas doenças. Os casos têm sido diagnosticados basicamente em cães utilizados para a caça do javali.

Na histologia, em bovinos, equinos e cães, o baço e os linfonodos apresentam intensa hiperplasia linfoide reativa, eritrofagocitose e hemossiderose. Nos casos mais crônicos, a hiperplasia linfoide pode não ser evidente. Outros achados incluem um infiltrado inflamatório mononuclear nos órgãos não linfoides e aqueles decorrentes de anemia acentuada, vistos principalmente no fígado na forma de necrose de coagulação centrolobular.

Em equinos infectados por *T. evansi*, observa-se também neurite não supurativa, miosite e necrose muscular. Nessa espécie, quando a infecção por *T. evansi* cursa com apresentação neurológica central, há acentuada meningoencefalite linfoplasmocitária com malácia. Nessas situações, uma característica marcante do infiltrado inflamatório é a presença de células de Mott e plasmoblastos.

Leishmaniose

A *leishmaniose* é uma doença crônica causada por protozoários quinetoplastídeos intracelulares do gênero *Leishmania*, que desenvolvem seu ciclo biológico em dois hospedeiros, um vertebrado e um invertebrado. O hospedeiro vertebrado varia em relação à espécie de *Leishmania* envolvida. Todavia, o invertebrado que transmite o microrganismo é sempre um psicodídeo (mosquito-palha) da subfamília Phlebotominae. No Velho e no Novo Mundo, esses insetos pertencem aos gêneros *Phlebotomus* e *Lutzomyia*, respectivamente.

A leishmaniose é uma das doenças parasitárias humanas mais importantes em várias regiões do mundo, principalmente nos trópicos. O aspecto zoonótico da leishmaniose e sua importância em saúde pública fazem do veterinário uma peça fundamental no que se refere ao seu controle e à sua prevenção e, da doença, um alvo de debates virtualmente intermináveis.

Em seres humanos, que são considerados hospedeiros incidentais para as *Leishmania* spp., a doença é vista na forma de três síndromes clínicas distintas: leishmaniose visceral (também denominada calazar ou febre dum-dum), leishmaniose cutânea (também denominada botão do oriente ou úlcera de Bagdá) e leishmaniose mucocutânea (também denominada espúndia).

Leishmaniose visceral em seres humanos é causada por *Leishmania* spp. do complexo *donovani*, que inclui as espécies *L. donovani* e *L. infantum* no Velho Mundo e *L. chagasi* no Novo Mundo. Desde meados de 2000, muitos autores têm assumido, com base em estudos filogenéticos, que *L. infantum* e *L. chagasi* são o mesmo microrganismo. Assim, será utilizada a denominação *L. infantum* para descrever o agente causador da doença canina que será aqui retratada. Cães e canídeos selvagens são reconhecidos como os principais reservatórios naturais da leishmaniose visceral humana, apesar de muitas outras espécies serem também incriminadas (p. ex., gambás) ou suspeitadas (p. ex., gatos, equinos, galinhas e os próprios seres humanos).

Leishmaniose cutânea em seres humanos é causada, no Velho Mundo, por *L. aethiopica*, *L. major* e *L. tropica*; já no Novo Mundo, a doença está associada à infecção por *L. mexicana* e *L. braziliensis*. Esta última espécie (*L. braziliensis*) é também a causa da *leishmaniose mucocutânea*, uma forma da doença só descrita no Novo Mundo. Os principais reservatórios para leishmaniose cutânea e mucocutânea são roedores, mas acredita-se que cães, gatos e equinos também possam exercer essa função, principalmente para *L. tropica*, *L. mexicana* e *L. braziliensis*.

A transmissão da leishmaniose se dá principal, mas não exclusivamente, pelo repasto sanguíneo dos flebótomos dos gêneros anteriormente descritos. Nesse momento, ocorre a ingestão de macrófagos infectados por amastigotas. No intestino anterior dos flebótomos, os macrófagos liberam os amastigotas, que se transformam em promastigotas infecciosos não replicativos (PINR). Esses promastigotas migram até a cavidade oral do inseto, que, então, ao realizar novo repasto sanguíneo em outro vertebrado, inocula-os na pele com a saliva. Na pele do hospedeiro vertebrado, os promastigotas são fagocitados por macrófagos e a acidez no interior do fagolisossomo provoca a perda do flagelo. Desse modo, o estágio intracelular no hospedeiro vertebrado consiste sempre em amastigotas que se reproduzem por divisão binária no interior do fagolisossomo.

Acredita-se que o grau de disseminação dos amastigotas pelo corpo esteja relacionado com a espécie de *Leishmania* e com a temperatura dos órgãos afetados. Em seres humanos, por exemplo, as *Leishmania* spp. responsáveis pela forma visceral crescem *in vitro* a 37°C, ao passo que as espécies que determinam leishmaniose cutânea só o fazem a 34°C.

Outras formas de transmissão reconhecidas para a leishmaniose canina incluem transfusão sanguínea e transmissões transplacentária, transmamária e venérea. Suspeita-se, há anos, que a ingestão das vísceras de reservatórios selvagens por cães seja uma forma de transmissão, mas não há evidências científicas que comprovem isso. Apesar de material genético de *L. infantum* ter sido amplificado a partir de pulgas (*Ctenocephalides felis felis*) e carrapatos (*Rhipicephalus sanguineus*), a transmissão por esses artrópodes não é aceita pela maior parte dos pesquisadores.

As diferenças entre a apresentação clínica da leishmaniose em cães e seres humanos criaram dificuldade na sua classificação, pois, ao contrário das três formas bem distintas descritas anteriormente, os cães desenvolvem uma combinação do que, em seres humanos, seria leishmaniose visceral e cutânea. Com base nisso, tem-se admitido que a leishmaniose em cães seja sempre considerada como uma doença generalizada que afeta a pele e as vísceras, sequencial ou sincronicamente, sendo chamada de leishmaniose visceral muito mais por estar associada à mesma espécie (*L. infantum*) que causa a forma visceral em seres humanos do que por ser semelhante a ela.

A leishmaniose clínica em gatos era considerada uma doença rara até alguns anos, mas tem sido cada vez mais descrita por veterinários em todo o Brasil. Nos EUA, os poucos casos relatados estão associados, em especial, com *L. mexicana*, e ocorreram na forma de lesões nodulares no nariz e nas orelhas. Os casos que vêm sendo relatados no Brasil compartilham esses achados cutâneos.

Manifestação clínica sistêmica, com linfadenomegalia, perda de peso e lesões oculares, que incluem uveíte e panoftalmite, também podem ocorrer. Tais casos no Brasil têm sido associados à infecção por *L. infantum*. Até que ponto a leishmaniose felina é/será uma doença importante no país ainda não se sabe; entretanto, é nítido o aumento no número de diagnósticos nos últimos anos, principalmente na Região Nordeste.

Especula-se que uma relação com a imunossupressão induzida pela infecção crônica pelo FIV possa favorecer o desenvolvimento da doença. Estudos recentes mostram que os mosquitos-palhas que exercem hematofagia em gatos com leishmaniose por *L. infantum* são capazes de se infectar e, mais tarde, transmitir os promastigotas infectantes a outros gatos, cães e seres humanos.

No Brasil, leishmaniose em cães é uma doença muito comum, principalmente no Nordeste, Sudeste e Centro-Oeste, mas, em algumas áreas do país, o número de casos diagnosticados é surpreendente. Em grandes cidades, como Belo Horizonte (MG), Campo Grande (MS) e Araçatuba (SP), essa talvez seja a doença infecciosa canina mais prevalente.

Até poucos anos, o estado do Rio Grande do Sul não tinha registros de casos autóctones de leishmaniose. Casos importados de outras regiões do país ou da Argentina eram ocasionalmente diagnosticados. Em 2009, foram diagnosticados os primeiros pacientes com leishmaniose canina autóctones nesse estado. De lá para cá, milhares de novos casos têm sido diagnosticados anualmente e a doença parece se espalhar com rapidez, já abrangendo toda a região conhecida como Fronteira Oeste, vizinha da Argentina. A partir de 2017, outras regiões do estado, como a Região Central, passaram de áreas com transmissão esporádica para áreas com transmissão intensa. Hoje, na maior parte do RS, leishmaniose canina por *L. infantum* já pode ser considerada uma das doenças mais importantes como causa de morte ou razão para eutanásia.

Em cães infectados, a leishmaniose se manifesta de acordo com a eficiência da resposta imune mediada por células. A resistência à infecção experimental com *L. infantum* em cães, por exemplo, está associada à proliferação de linfócitos T CD4 T_A1 e produção de interleucina 2, fator de necrose tumoral e interferona-gama, mediadores químicos que induzem atividade antileishmanial por meio da apoptose dos amastigotas no interior dos macrófagos parasitados. Assim, apenas quando essa resposta não for eficiente, o que ocorre em 3 a 10% dos casos, os cães afetados desenvolverão doença clínica. Esses casos ocorrem, com frequência, em cães com distúrbios imunossupressivos, como câncer, doença autoimune, outras doenças infecciosas e terapia com drogas imunossupressoras. O período de incubação varia de 3 meses a 7 anos.

Clinicamente, os cães afetados desenvolvem uma doença sistêmica debilitante caracterizada, principalmente, por lesões de pele, lesões oculares, linfadenomegalia periférica generalizada, perda de peso a caquexia, atrofia muscular, palidez das mucosas, esplenomegalia, claudicação e artralgia. Esses sinais clínicos são considerados comuns na leishmaniose. Febre e hemorragias, principalmente epistaxe, ocorrem em menor frequência. Acredita-se que as hemorragias vistas ocasionalmente em cães com leishmaniose sejam decorrentes de altos níveis de paraproteínas circulantes, as quais induzem uma trombocitopatia caracterizada por má agregação plaquetária. Sinais de periodicidade variável incluem aqueles relacionados com uremia (vômito, diarreia, incluindo melena, poliúria e polidipsia e presença de úlceras orais), pois são comuns em cães gravemente afetados em um estágio final da doença, e incomuns naqueles que começaram a apresentar sinais clínicos. Sinais clínicos vistos raramente incluem icterícia, púrpura e manifestações respiratórias.

As lesões cutâneas observadas em cães com leishmaniose ocorrem, quase sempre, como uma dermatite esfoliativa com distribuição generalizada, mas que predomina na cabeça, principalmente no focinho, na região periorbital e nas pinas. As escamas que esfoliam são grandes, floculares e branco-prateadas, o que faz lembrar cinzas de cigarro. Essas lesões podem ser eritematosas, mas, a não ser que estejam secundariamente infectadas por bactérias (piodermite secundária), não são pruriginosas. Outras apresentações dermatológicas incluem: dermatite ulcerativa, incluindo úlceras nas junções mucocutâneas, onicogrifose, despigmentação cutânea, hiperqueratose nasodigital e dermatite nodular.

Lesões oculares incluem conjuntivite e queratite, que, com frequência, ocorrem em conjunto (ceratoconjuntivite), mas também uveíte, blefarite e celulite orbital. Apesar de onicogrifose ser muito associada à leishmaniose, essa é uma manifestação clínica descrita apenas em cerca de 30% dos cães. Além disso, outras doenças também apresentam essa lesão.

No hemograma, observam-se anemia normocítica normocrômica e trombocitopenia arregenerativa. A anemia é decorrente da cronicidade da doença, mas pode ser agravada por hemorragias gastrintestinais. Os achados do leucograma são variáveis e pode ocorrer tanto leucocitose por neutrofilia e/ou monocitose como leucopenia por linfopenia. Quando citometria de fluxo está disponível, é possível determinar que a linfopenia se deve à diminuição dos linfócitos T CD4.

Outro achado laboratorial muito prevalente é a hipergamaglobulinemia, em geral policlonal, mas que pode ser monoclonal. Esse aumento da gamaglobulina pode elevar os níveis da proteína plasmática total em alguns casos, mas nem sempre, pois é comum ocorrer hipoalbuminemia ao mesmo tempo. Dessa maneira, a realização do proteinograma é um ponto crucial no diagnóstico da leishmaniose.

Na necropsia, cães com leishmaniose apresentam emaciação, lesões de pele e aumento de volume marcado dos linfonodos, do baço (Figura 6.113) e, menos frequentemente, do fígado. A cápsula esplênica é variavelmente espessada por um tecido brancacento e apresenta sufusões multifocais (Figura 6.114). Nos casos em que os rins são afetados, um padrão macroscópico típico de glomerulonefrite pode ser observado. Os rins geralmente estão aumentados de volume e são variavelmente claros, por vezes muito pálidos.

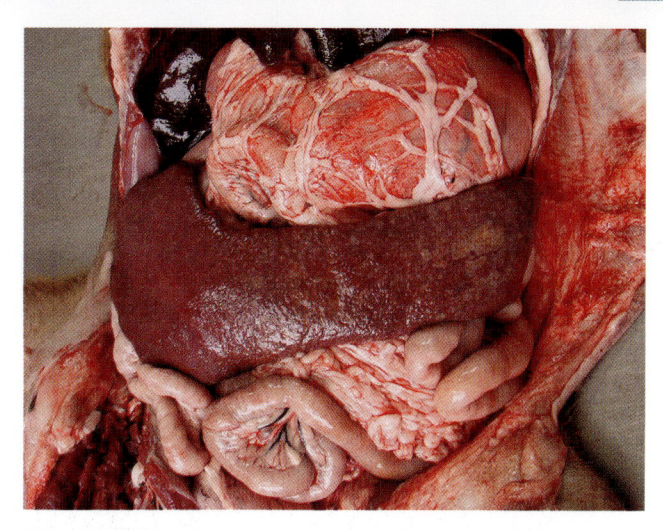

Figura 6.113 Cão; baço. Acentuada esplenomegalia difusa em um caso de leishmaniose. Em conjunto com as lesões de pele e a linfadenomegalia generalizada, esse é o achado de necropsia mais comumente visto nessa doença.

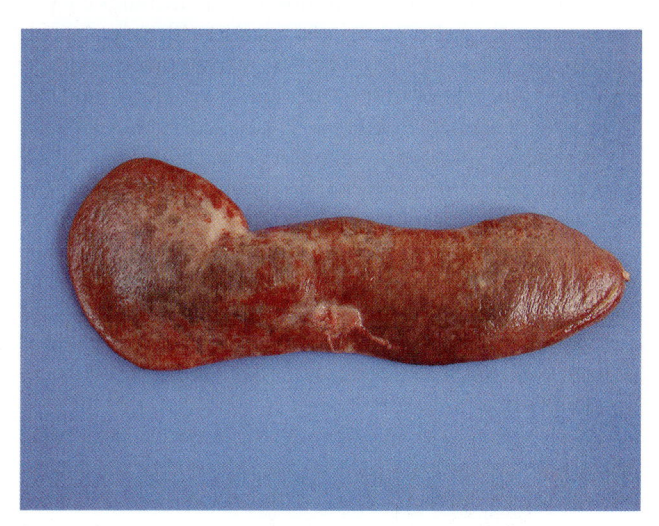

Figura 6.114 Cão; baço. A cápsula da face diafragmática está espessada por tecido conjuntivo e apresenta múltiplas pequenas sufusões. Essa periesplenite é uma lesão típica de leishmaniose.

Na histologia, a lesão clássica é um acentuado acúmulo de macrófagos em múltiplos órgãos (Figura 6.115), mas em especial na pele, nos linfonodos, no baço, no fígado e na medula óssea. Além dos macrófagos, há quantidade variável de linfócitos e plasmócitos. Em alguns casos, uma inflamação francamente granulomatosa, inclusive raramente com células gigantes multinucleadas, pode ser evidente, principalmente no fígado. Na pele, vários padrões de lesão já foram descritos, mas os dois principais incluem dermatite perianexal com marcada atrofia sebácea e dermatite da interface com variável grau de incontinência pigmentar. Lesões por deposição de imunocomplexos em vasos sanguíneos, principalmente nos glomérulos (glomerulonefrite) e na úvea (uveíte), mas ocasionalmente em arteríolas de diversos órgãos, são vistas com frequência. Necrose fibrinoide e leucocitoclástica arteriolar quando ocorre podem cursar com trombose e infartos, o que é comum principalmente nas pontas das orelhas. Essa mesma lesão vascular é vista, de modo menos frequente, em ramos coronários e causa infarto cardíaco, com ocorrência de morte súbita ou desenvolvimento de insuficiência cardíaca.

Em cortes corados pela hematoxilina e eosina, estruturas ovais ou redondas, que variam de 1,5 a 2 μm de diâmetro, podem ser evidentes, de acordo com os protocolos de coloração. Seus núcleos são redondos e eosinofílicos e estão adjacentes a uma estrutura em forma de vara, quase imperceptível, mas que a microscopia eletrônica confirma ser um quinetoplasto bem desenvolvido.

Embora a visualização dos amastigotas seja possível pela histologia, é muito mais fácil de ser conseguida pela citologia (Figura 6.116). Assim, recomenda-se que, durante a necropsia, sejam realizadas impressões de diferentes órgãos, mas principalmente dos linfonodos e da medula óssea.

Nos casos em que os amastigotas não puderem ser evidenciados pela histologia e a citologia não estiver disponível, imuno-histoquímica é a alternativa indicada. Quando, mesmo com essa técnica, não for possível definir o diagnóstico, a amplificação do DNA a partir dos tecidos incluídos em parafina por meio da PCR é a opção a ser considerada.

Na experiência de muitos autores, a lesão mais prevalente e, portanto, mais característica de leishmaniose, em relação ao sistema hematopoético, é uma hiperplasia linfoide nodal generalizada que se caracteriza por: acentuada proliferação linfo-histioplasmocitária da zona paracortical (hiperplasia linfoide paracortical); aumento no tamanho dos folículos linfoides (hiperplasia linfoide folicular); distensão dos cordões medulares por plasmócitos, plasmoblastos, células de Mott e "células em chama" (Figura 6.117); acúmulo de macrófagos nos seios corticais e medulares (histiocitose sinusal) com citoplasma repleto de hemossiderina (hemossiderose); e aumento na quantidade do estroma nodal (fibrose nodal). A segunda lesão mais prevalente e, com isso, também muito característica da leishmaniose em cães é uma hiperplasia esplênica difusa que se caracteriza por: acen-

tuada distensão da polpa vermelha por grande quantidade de plasmócitos, plasmoblastos, células de Mott e "células em chama" (plasmocitose da polpa vermelha); diminuição no tamanho dos nódulos linfoides (atrofia da polpa branca); aumento do número de histiócitos nos cordões esplênicos (histiocitose); acúmulo de macrófagos na forma de uma bainha ao redor das arteríolas penicilares (hiperplasia da bainha periarteriolar de macrófagos); e descontinuidade da cápsula esplênica devido à "extrusão" de plasmócitos e linfócitos, o que induz deposição de tecido conjuntivo fibroso (periesplenite linfoplasmocitária e fibrosante).

Diversas formas de leishmaniose causadas por *Leishmania* spp., consideradas atípicas e não zoonóticas, têm sido descritas em uma gama de mamíferos da América do Sul, principalmente roedores. No Rio Grande do Sul, por exemplo, porquinhos-da-Índia desenvolvem frequentemente uma forma de leishmaniose mucocutânea caracterizada por múltiplos nódulos na pele, com destaque para as orelhas,

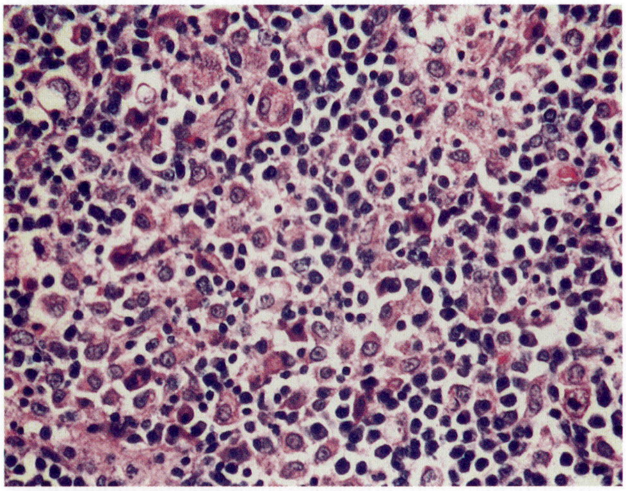

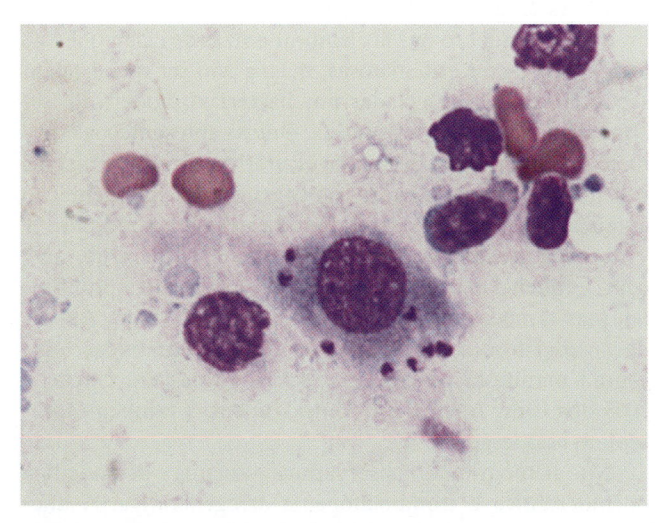

Figura 6.116 Cão; esfregaço nodal. Macrófago com amastigotas de *Leishmania infantum*. Os organismos têm cerca de 2 μm de diâmetro, núcleo basofílico, citoplasma abundante e quinetoplasto evidente.

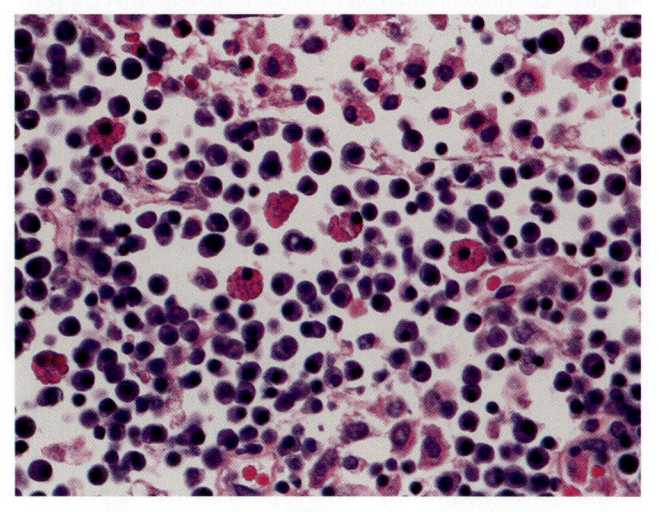

Figura 6.117 Cão; linfonodo. Distensão do cordão medular por plasmócitos. Observar a grande quantidade de células de Mott.

Figura 6.115 Cão; linfonodo. Grande quantidade de macrófagos epitelioides misturados ao tecido linfoide residente. Em muitos casos, como neste, a visualização dos amastigotas não é possível; assim, imuno-histoquímica e PCR podem ser necessárias para confirmar o diagnóstico.

e em junções mucocutâneas, como no focinho e na região periocular. Essa doença, causada por *Leishmania enriettii*, tem sido descrita no Sul do Brasil desde a década de 1940, mas, infelizmente, até hoje é pouco conhecida e diagnosticada pelos clínicos.

Erliquiose

A *erliquiose* é uma doença que ocorre de forma enzoótica em várias regiões do mundo onde o clima é tropical. Essa condição é causada pelas riquétsias do gênero *Ehrlichia*, que são transmitidas por carrapatos, e tem sido frequentemente diagnosticada em cães do Sudeste, Centro-Oeste e Nordeste do Brasil e, menos frequentemente, na Região Sul. Embora a erliquiose seja descrita em várias espécies animais e no ser humano, a doença, primariamente hematopoética, tem importância epidemiológica apenas em cães.

Em relação às *Ehrlichia* spp. que infectam animais, é importante ressaltar que essas riquétsias estão muito mais ligadas aos seus hospedeiros intermediários (carrapatos) do que aos definitivos (vertebrados), ou seja, não parece haver especificidade no que se refere ao hospedeiro definitivo. Assim, diferentes espécies de erlíquias podem parasitar diversos animais, domésticos e selvagens, desde que sejam infestados pelos carrapatos vetores.

Nos cães, *E. canis*, *E. chaffeensis*, *E. ewingii* e *E. equi* estão entre as espécies já reconhecidas como causadoras da doença clínica naturalmente. Outras espécies, previamente pertencentes a esse gênero e que, portanto, foram descritas como causadoras de erliquiose, incluem: *Neorickettsia risticii*, *Anaplasma phagocytophilum* e *A. platys*.

A *erliquiose monocitotrópica canina*, também conhecida como *pancitopenia tropical canina* e *febre hemorrágica canina*, ocorre na África, na Ásia e nas Américas, principalmente nos EUA e no Brasil, e ficou mais conhecida após a morte de vários cães do exército americano durante a guerra do Vietnã. É causada principalmente por *E. canis*, que é transmitida pelo carrapato marrom do cão (*Rhipicephalus sanguineus*), mas também por *E. chaffeensis*, veiculada por uma infinidade de outros carrapatos. Uma subespécie de *N. risticii* (previamente *E. risticii*), denominada *N. risticii atypicalis*, foi também incriminada como causa dessa forma de erliquiose em cães. Alguns autores têm denominado a doença causada por *N. risticii atypicalis* como neoriquetsiose monocitotrópica canina, mas isso é ainda pouco comum.

A *erliquiose trombocitotrópica canina* é causada por *A. platys* (previamente *E. platys*), uma riquétsia que afeta exclusivamente plaquetas. Com base na mudança taxonômica, a doença tem sido referida como anaplasmose canina, uma expressão ainda pouco comum nos meios acadêmicos. Infecções por *A. platys* são quase sempre vistas em cães como um achado incidental, pois, embora essa riquétsia induza trombocitopenia, é raro ocorrerem sinais clínicos.

A *erliquiose granulocitotrópica canina* é uma doença predominantemente musculoesquelética e, portanto, não será abordada neste capítulo. Essa forma de erliquiose é causada por *E. ewingii*, *E. equi* e *Anaplasma phagocytophilum* (previamente *E. phagocytophila*).

Os sinais clínicos apresentados por cães com erliquiose monocitotrópica aguda são, em geral, pouco específicos e incluem apatia, inapetência ou anorexia, febre, corrimento oculonasal, perda de peso e linfadenomegalia superficial. Entretanto, quando ocorrem esplenomegalia e hemorragias, a doença é mais facilmente suspeitada pelo clínico. Essas hemorragias são vistas na forma de petéquias e sufusões na pele e nas mucosas, mas também como a mais tradicional apresentação dessa fase da doença: epistaxe.

Anemia pode ocorrer na doença aguda, por causa da hemólise imunomediada, mas é leve e cursa, quase sempre, apenas com icterícia subclínica. Icterícia clínica é uma manifestação incomum a rara na erliquiose. É possível que casos de erliquiose com marcada icterícia descritos na literatura sejam coinfecções por *Babesia canis*. Erliquiose monocitotrópica crônica se caracteriza por sinais que indicam aplasia medular, como palidez das mucosas, febre e hemorragias na forma de petéquias e sufusões na pele e nas mucosas, hematoquezia ou melena e hematúria.

No hemograma, os cães com erliquiose monocitotrópica aguda apresentam anemia leve a moderada, trombocitopenia acentuada e variável grau de monocitose (Figura 6.118) e/ou linfocitose. A trombocitopenia é regenerativa e muitas macroplaquetas estão presentes nos esfregaços sanguíneos (Figura 6.119). A anemia é regenerativa, quase sempre macrocítica hipocrômica, e associada à esferocitose (Figura 6.120). Monócitos ativados e linfócitos reativos são comumente observados. Ao contrário da apresentação hematológica da doença aguda, cães com erliquiose monocitotrópica crônica desenvolvem pancitopenia como consequência da aplasia da medula óssea. No início, apenas trombocitopenia e leucopenia por neutropenia podem estar presentes, mas, com a evolução da doença, ocorre anemia grave. Em alguns casos, pode não haver leucopenia e isso ocorre quando uma linfocitose acentuada compensa a menor quantidade de neutrófilos circulantes. A anemia e a trombocitopenia são arregenerativas. Um achado laboratorial muito prevalente na doença crônica é a hiperproteinemia por hipergamaglobulinemia, principalmente policlonal, mas ocasionalmente monoclonal. Essa alteração é decorrente da intensa estimulação antigênica provocada pela riquétsia e é vista também em cerca de um terço dos casos da doença aguda.

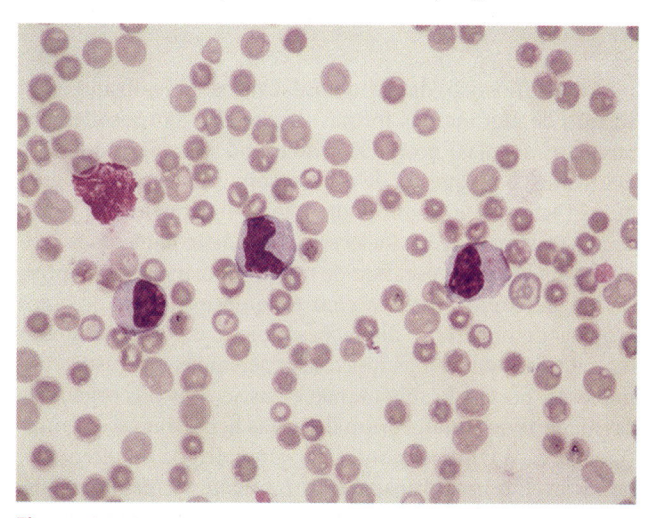

Figura 6.118 Cão; esfregaço sanguíneo. Três monócitos em um único campo de grande aumento, um indicativo microscópico de monocitose, o achado hematológico mais prevalente na erliquiose monocitotrópica aguda.

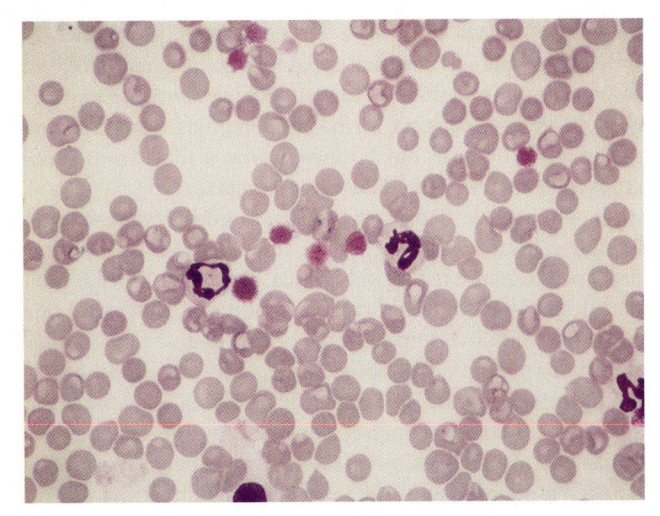

Figura 6.119 Cão; esfregaço sanguíneo. Múltiplas macroplaquetas. Apesar de esse achado hematológico ser inespecífico, é muito comum na erliquiose monocitotrópica aguda.

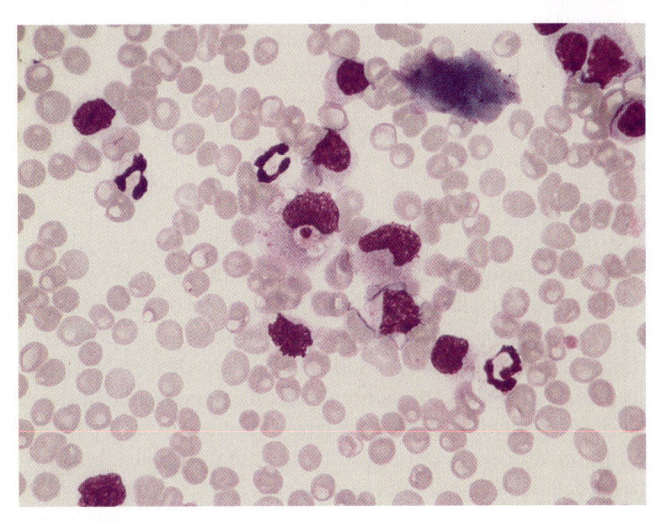

Figura 6.121 Cão; esfregaço sanguíneo. Monócito circulante com uma grande mórula no citoplasma.

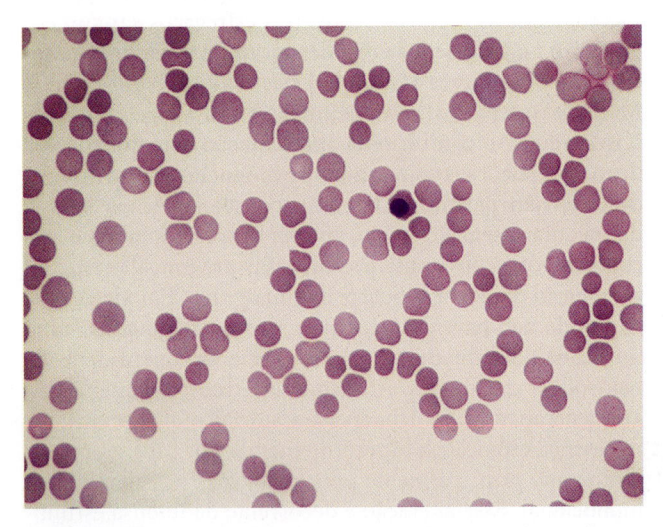

Figura 6.120 Cão; esfregaço sanguíneo. A esferocitose observada nessa imagem explica a crise hemolítica desenvolvida por alguns pacientes com erliquiose monocitotrópica aguda.

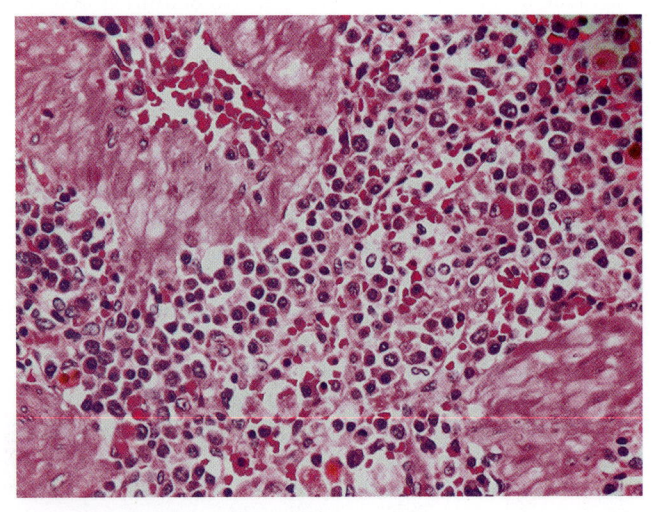

Figura 6.122 Cão; baço. Plasmocitose da polpa vermelha em um caso de erliquiose monocitotrópica crônica.

O diagnóstico da erliquiose canina é realizado pelo achado de alguma das formas da bactéria (corpos elementares ou mórulas) no interior de monócitos (Figura 6.121), neutrófilos e plaquetas, de acordo com cada espécie de erlíquia. Técnicas de imunofluorescência indireta ou PCR são necessárias para se estabelecer o diagnóstico nos casos crônicos, em razão da escassez de microrganismos circulantes.

Na necropsia, os cães com erliquiose monocitotrópica crônica demonstram alterações típicas de aplasia medular, ou seja, palidez das mucosas e petéquias e sufusões nas mucosas, no tecido subcutâneo e nas serosas dos órgãos da cavidade abdominal. Foram descritas hemorragias em múltiplos órgãos e linfadenomegalia generalizada de intensidade variável. A medula óssea é difusamente vermelho-pálida, amarelo-acinzentada ou brancacenta. Na histologia, um infiltrado inflamatório mononuclear é visto em vários órgãos, principalmente ao redor de vasos sanguíneos. Esse infiltrado é predominantemente plasmocitário e mais evidente no baço (Figura 6.122) e nos linfonodos. Nos locais onde deveria haver medula óssea ativa, de acordo com a faixa etária do cão, há gordura. Às vezes, glomerulonefrite membranoproliferativa pode ser um achado evidente.

Cães com erliquiose monocitotrópica aguda demonstram, à necropsia, hemorragias nas mucosas, na pele e no tecido subcutâneo, leve icterícia e variável grau de esplenomegalia. Na histologia, inflamação mononuclear, predominantemente plasmocitária, é vista em vários órgãos, mas em especial na medular dos linfonodos, na polpa vermelha do baço e delineando as trabéculas da medula óssea. Há hematopoese extramedular acentuada, principalmente no baço, e a medula óssea é muito hiperplásica. Essa hematopoese extramedular e a hiperplasia medular são principalmente das linhagens eritroide e megacariocítica. Nesses casos agudos, mas não nos crônicos, impressões de órgãos e confecção de esfregaços sanguíneos durante a necropsia são fundamentais para o diagnóstico, pois possibilitam a pesquisa das mórulas e dos corpos elementares no citoplasma dos monócitos e macrófagos.

Anaplasmose

A *anaplasmose* é um distúrbio hemolítico exclusivamente extravascular que acomete os ruminantes domésticos e selvagens e é causado pelas riquétsias do gênero *Anaplasma*. Essa doença, que, em conjunto com a babesiose por *B. bovis* e *B. bigemina*, constitui o *complexo tristeza parasitária bovina*, tem grande importância econômica nos países de clima tropical e subtropical, em especial no que se refere à criação de gado bovino.

No Brasil, a anaplasmose tem sido descrita apenas em bovinos e bubalinos, mas, em outros países, principalmente na África, a doença pode ocorrer como surtos em ovinos e caprinos. No entanto, anaplasmose em pequenos ruminantes domésticos não tem, em nenhum lugar do mundo, a mesma importância econômica que a doença vista em bovinos.

E. platys e *E. phagocytophila* foram reclassificadas como *A. platys* e *A. phagocytophilum*, respectivamente, e as doenças previamente referidas como erliquiose trombocitotrópica canina e erliquiose granulocitotrópica canina têm sido, por esse motivo, referidas em conjunto como "anaplasmose canina", uma expressão ainda pouco comum. Entretanto, a doença aqui retratada como anaplasmose é específica de ruminantes.

As espécies de *Anaplasma* spp. que afetam ruminantes domésticos incluem *A. marginale*, *A. centrale* e *A. caudatum* em bovinos, *A. marginale* em bubalinos e *A. ovis* em ovinos e caprinos. Embora essas espécies sejam específicas para seus hospedeiros, raramente infecções por *A. ovis* podem ocorrer em bovinos. Além disso, infecções latentes por *A. marginale* são ocasionalmente descritas em ovelhas e cabras. Uma espécie de anaplasma (*A. mesaeterum*) foi relatada infectando ovinos e caprinos.

Diferentemente da babesiose, para que ocorra a transmissão do anaplasma, não há necessidade de hospedeiros intermediários para completar o ciclo. Dessa maneira, embora a transmissão também seja realizada por carrapatos, outros artrópodes podem veicular o agente. Os insetos hematófagos já incriminados na transmissão mecânica de *Anaplasma* spp. bovinos incluem: mosca dos estábulos (*Stomoxys calcitrans*), mutucas (moscas da família Tabanidae), moscas hipoboscídeas da espécie *Hippobosca rufipes* e mosquitos do gênero *Psorophora*. A transmissão direta por meio da contaminação de agulhas ou instrumentos cirúrgicos com sangue é outra forma de disseminação da doença.

Clinicamente, a anaplasmose ocorre como uma doença aguda, mas formas hiperaguda e crônica também já foram descritas. Os animais afetados pela forma aguda apresentam apatia, anorexia, febre e palidez das mucosas seguida de icterícia. Em decorrência da febre, podem ocorrer queda abrupta da produção de leite e abortamento. Outro sinal clínico importante em animais com anaplasmose é o escurecimento das fezes, que passam de uma coloração verde-oliva para marrom-acastanhada. Ao contrário da babesiose, não há hemoglobinúria na anaplasmose, um ponto-chave na diferenciação das duas doenças.

Os achados hematológicos vistos na anaplasmose são característicos de anemia hemolítica. No hemograma, observa-se anemia macrocítica hipocrômica com achados hemocitológicos compatíveis com regeneração excessiva, entre eles: anisocitose, policromasia, normoblastemia, corpúsculos de Howell-Jolly e pontilhado basofílico.

Em esfregaços sanguíneos, as diferentes espécies de *Anaplasma* spp. aparecem como pequenos pontos, densos e roxos, com 0,3 a 1 μm de diâmetro, dispostos no centro (*A. centrale*) ou na margem (*A. marginale* e *A. caudatum*). Em ovinos e caprinos, *A. ovis* ocorre também como pequenos pontos, densos e roxos, com 0,4 a 0,8 μm de diâmetro. Essas inclusões são vistas principalmente na periferia dos eritrócitos, mas aproximadamente 30 a 40% dessas células podem apresentar os corpúsculos no centro ou submarginalmente.

Na necropsia, os bovinos com anaplasmose apresentam um conjunto de lesões que caracterizam tipicamente uma doença hemolítica extravascular: mucosas e serosas ictéricas, sangue com aspecto aquoso, esplenomegalia e hepatomegalia. À semelhança do que ocorre na babesiose, o fígado assume uma coloração marrom-alaranjada ("fígado cor de tijolo"), mais pronunciada na superfície de corte. A medula óssea dos bovinos afetados é acentuadamente vermelha, em decorrência da marcada hiperplasia eritroide.

Na histologia do fígado, há necrose de coagulação centrolobular e bilestase. No baço, nos linfonodos e na medula óssea, é possível observar eritrofagocitose e, de acordo com a evolução da doença, hemossiderose de intensidade variável.

Micoplasmoses hemotrópicas

No início deste século, ocorreram marcadas mudanças taxonômicas que afetaram em especial bactérias das ordens Rickettsiales, Chlamydiales e Mycoplasmatales. Essas modificações se basearam na análise molecular dos genes que codificam o RNA ribossômico, principalmente o gene 16S. Foi com base nessa reclassificação taxonômica que *Haemobartonella felis* é atualmente referida como *Mycoplasma haemofelis*, e *Eperythrozoon suis* e *E. parvum* são atualmente referidos como *M. haemosuis* e *M. parvum*, respectivamente. Situação idêntica ocorreu com *H. muris* e *E. wenyonii*, na atualidade referidos como *M. haemomuris* e *M. wenyonii*, respectivamente. Assim, as doenças descritas na edição anterior como *hemobartonelose felina* e *eperitrozoonose suína* serão agora abordadas juntas, sob o título *micoplasmoses hemotrópicas*.

Micoplasmose hemotrópica felina, antes denominada hemobartonelose felina e *anemia infecciosa felina*, ocorre como uma importante doença hemolítica de gatos em todo o mundo, mas principalmente nas áreas onde há alta taxa de infecção pelo FeLV. Nesses locais, essa é, sem dúvida, a mais importante doença hemolítica infecciosa dessa espécie animal. Além de gatos, micoplasmose hemotrópica é também uma doença epidemiologicamente importante em suínos de algumas partes do mundo, principalmente no Sul da África.

No Brasil, atualmente, por causa da criação tecnificada de suínos, a micoplasmose hemotrópica é uma doença rara. Isso ocorre porque o principal transmissor da bactéria é o piolho *Haematopinus suis*, um parasito cada vez mais raro na suinocultura moderna. Os casos descritos são esporádicos, estão relacionados com a criação não industrial e ocorrem quando medidas de higiene não são respeitadas.

A doença acomete suínos de qualquer categoria, mas é vista principalmente em leitões lactentes. Casos esporádicos de micoplasmose hemotrópica em bovinos são descritos ao redor do mundo, básica, mas não exclusivamente, em bezerros ou bovinos adultos esplenectomizados.

Clinicamente, gatos com micoplasmose hemotrópica apresentam uma doença de evolução aguda caracterizada por apatia, anorexia, febre, icterícia, esplenomegalia e hepatomegalia. Os suínos afetados desenvolvem apatia, anorexia, febre, palidez das mucosas ou icterícia. Com base no fato de que a resposta imune desencadeada pelos suínos infectados é do tipo anticorpos a frio, ocorre aglutinação dos eritrócitos parasitados nas áreas mais frias do corpo, como nas orelhas. Esse processo provoca hiperemia passiva (congestão) localizada, estase sanguínea e trombose, sequencialmente. Dessa maneira, as orelhas dos suínos afetados podem estar intensamente vermelhas, cianóticas ou necróticas, dependendo do estágio da lesão no momento do exame clínico. Os suínos que desenvolvem essa lesão e não morrem perdem parte das orelhas, quase sempre as pinas.

No hemograma, observa-se anemia macrocítica hipocrômica com achados hemocitológicos compatíveis com regeneração excessiva, entre eles: anisocitose, policromasia, normoblastemia e corpúsculos de Howell-Jolly. Nos casos em que a doença cursa com hemólise imunomediada, há esferocitose e, por vezes, eritrofagocitose.

Nos suínos, é relatada a ocorrência de aglutinação eritroide macroscopicamente visível nos tubos de ensaio utilizados para coleta. O plasma dos gatos e dos suínos afetados é fortemente amarelo (icterícia) ou, poucas vezes, pode assumir uma coloração marrom-acastanhada por causa da hemoglobinemia. Sugere-se que os eventuais casos em que se observa hemoglobinemia sejam decorrentes de reação imunomediada pelo sistema complemento.

Micoplasmas hemotrópicos de gatos ocorrem, em especial, como pontos isolados, com aproximadamente 0,5 μm de diâmetro, semelhantes a corpúsculos de Howell-Jolly, ou múltiplos, na forma de cadeias ramificadas. Algumas vezes, também podem ser vistos como bastões e é raro que apareçam como pequenas estruturas anelares. Micoplasmas hemotrópicos de suínos são vistos como pequenos pontos, anéis, discos e bastões, densos e escuros, únicos ou na forma de aglomerados ao redor da circunferência do eritrócito, com 0,8 a 1 μm de diâmetro (*M. haemosuis*) ou 0,5 a 0,8 μm de diâmetro (*M. parvum*).

Na necropsia, gatos e suínos com micoplasmose hemotrópica apresentam as mucosas e as serosas marcadamente ictéricas. O sangue tem aspecto aquoso e há esplenomegalia acentuada (Figura 6.123). O fígado é um pouco aumentado de volume e há marcada acentuação do padrão lobular. A medula óssea é vermelha e se estende por boa parte da cavidade medular dos ossos longos (Figura 6.124).

Na histologia do fígado, há necrose de coagulação centrolobular associada à eritrofagocitose por células de Kupffer e à grande quantidade de pigmento biliar, principalmente nos canalículos, mas também nos ductos biliares e no citoplasma dos hepatócitos. No baço e nos linfonodos, é possível observar eritrofagocitose. Nos casos em que a doença não é tão aguda, hemossiderose nodal e esplênica de intensidade variável e hiperplasia linfoide com diferenciação plasmocitária são achados comuns. Na medula óssea, há marcada hiperplasia eritroide.

Anemia infecciosa equina

A *anemia infecciosa equina* é uma doença cosmopolita que afeta equídeos e causa graves perdas econômicas nos países

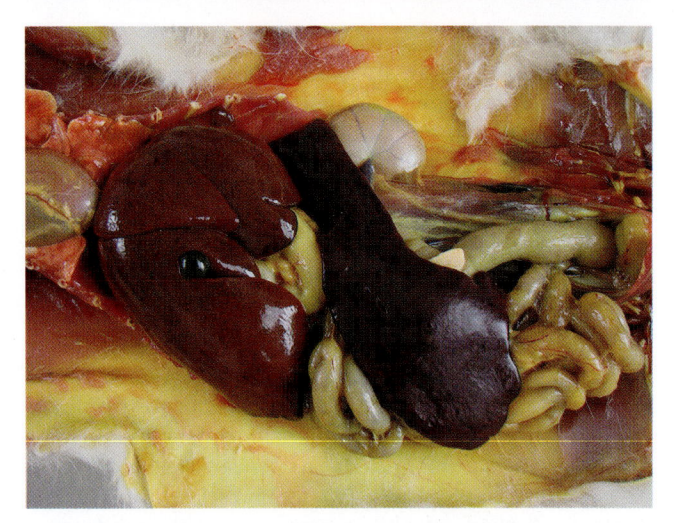

Figura 6.123 Gato; baço. Acentuada esplenomegalia difusa devido à crise hemolítica em um caso de micoplasmose hemotrópica.

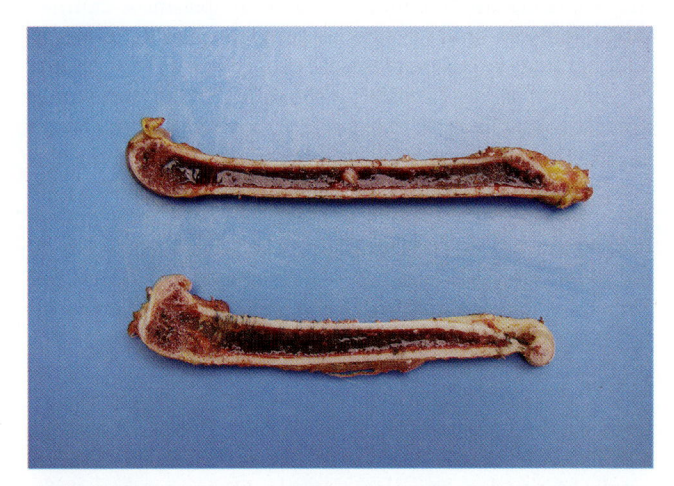

Figura 6.124 Gato; medula óssea. Medula óssea ativa que ocupa não apenas as extremidades, mas também a porção central da cavidade medular, um típico padrão de hiperplasia medular com predomínio eritroide em um caso de micoplasmose hemotrópica.

onde ocorre. Essa doença é causada pelo vírus da anemia infecciosa equina, um lentivírus que é transmitido mecanicamente por moscas e mosquitos hematófagos, principalmente mutucas (moscas da família Tabanidae), moscas-dos-estábulos (*Stomoxys calcitrans*) e mosquitos do gênero *Culex*. Além disso, instrumentos cirúrgicos, agulhas hipodérmicas e outros fômites sujos de sangue podem também veicular o vírus. Transmissão vertical ocorre e as possíveis rotas são a transplacentária e o colostro.

Clinicamente, a anemia infecciosa equina é subdividida em três formas: aguda, subaguda e crônica. No entanto, nem sempre essas formas podem ser diferenciadas umas das outras com exatidão.

Na forma aguda, os equídeos desenvolvem apatia, febre, palidez ou icterícia das mucosas, edema subcutâneo de decúbito e petéquias. Muitos dos animais afetados morrem. Entretanto, outros evoluem para uma forma subaguda caracterizada pelos mesmos sinais clínicos, mas que ocorrem como crises recorrentes.

A forma crônica da anemia infecciosa equina, a diagnosticada com maior frequência, pode ser vista em animais que antes desenvolveram doença aguda e subaguda ou naqueles que nunca apresentaram sinais clínicos que indicassem estarem infectados. Os animais afetados tornam-se caquéticos e apresentam episódios recidivantes de febre. A palidez das mucosas ou a icterícia podem ser acentuadas, em especial naqueles equinos que evoluíram da doença aguda e subaguda.

O hemograma dos equinos afetados se caracteriza principalmente por demonstrar anemia de intensidade variável, de acordo com a fase da doença. Os animais com anemia infecciosa equina aguda desenvolvem anemia leve a moderada, que se agrava nos que não morrem e evoluem para as formas subaguda ou crônica. No entanto, aqueles equinos que desenvolvem uma doença crônica, manifestada apenas por picos febris ocasionais, podem recuperar os parâmetros eritroides e apresentar recidivas de anemia, o que explica a intensa hemossiderose observada nesses casos. A anemia é normocítica normocrômica e, embora não tenha uma patogênese totalmente esclarecida, parece ser, pelo menos em parte, decorrente de um processo hemolítico imunomediado, deflagrado contra a membrana eritroide. Acredita-se que a ativação da cascata do complemento pelo vírus provoque a formação de imunocomplexos que acabam por se depositar na superfície dos eritrócitos. Assim, quando isso ocorre, os eritrócitos opsonizados são retirados da circulação pelo sistema monocítico macrofágico. As crises hemolíticas recorrentes refletem as frequentes modificações antigênicas do vírus.

Equídeos afetados apresentam, frequentemente, trombocitopenia e hiperproteinemia por hipergamaglobulinemia. Acredita-se que essa trombocitopenia possa estar relacionada com um processo imunomediado semelhante ao descrito para a anemia ou que decorra de hipoplasia megacariocítica induzida pela liberação de fator de necrose tumoral. Uma importante alteração leucocitária consiste na presença de grânulos de hemossiderina no citoplasma de neutrófilos ou monócitos (sideroleucócitos), a qual, por muitos anos, antes da implementação do teste de Coggins, foi utilizada para se fazer o diagnóstico clínico dessa doença.

Na necropsia, os equídeos apresentam achados referentes ao estadiamento da doença. Assim, na forma aguda, pode ser observado um quadro tipicamente hemolítico, caracterizado por icterícia, esplenomegalia e hepatomegalia. Na forma subaguda, a doença tem como principal característica a anemia, que é evidenciada pela perda da viscosidade sanguínea e pela descoloração dos tecidos. Pode ocorrer também icterícia, esplenomegalia, hepatomegalia e hiperplasia eritroide da medula óssea. Na doença crônica, os achados de necropsia incluem principalmente aqueles relacionados com a anemia crônica e a caquexia.

Na histologia, as principais alterações podem ser observadas no fígado, baço, linfonodos, medula óssea e rim. A despeito do estágio da doença, se o animal desenvolveu anemia grave, haverá necrose de coagulação centrolobular e acúmulo de quantidade variável de pigmento biliar. Nos casos agudos, os sinusoides estão distendidos por grande quantidade de sangue e as células de Kupffer são hipertróficas e podem estar repletas de hemossiderina no citoplasma, um reflexo do processo hemocaterético. O baço dos equídeos afetados, independentemente do estadiamento, demonstra achados típicos de hemólise extravascular, ou seja, uma grande distensão dos sinusoides por eritrócitos. Outra característica é a presença de grande quantidade de macrófagos, que se acumulam nos cordões esplênicos e podem ser vistos exercendo eritrofagocitose.

Leucose enzoótica bovina

Como foi explicado nas alterações proliferativas dos linfonodos e da medula óssea, pela expressão *leucose linfoide* entende-se um grupo de entidades neoplásicas malignas que se manifesta com diferentes aspectos clínicos e patológicos, mas que tem em comum originar-se dos linfócitos. O adjetivo *enzoótica*, que denota a frequência de ocorrência da doença em uma população, reflete a etiologia desse distúrbio, pois, por ser associada ao BLV, a leucose se mantém na população bovina com alta prevalência quando medidas de controle não são empregadas.

Com base nesses critérios, *leucose enzoótica bovina* (LEB) pode ser definida como uma doença linfoide maligna que ocorre de forma enzoótica em bovinos e é induzida pelo BLV. Na maior parte dos casos, a LEB decorre da formação de massas linfomatosas em órgãos sólidos (linfoma), mas, ocasionalmente, poderá haver o envolvimento primário da medula óssea (leucemia linfoide).

A LEB é uma das mais importantes doenças de origem infecciosa que afetam o rebanho brasileiro, principalmente o gado leiteiro. Essa maior prevalência nas raças leiteiras decorre do tipo de criação, que, por ser intensiva, propicia maior proximidade entre os animais e requer práticas de manejo constantes. Esses fatores influenciam muito a disseminação do BLV, que é transmitido horizontalmente por fômites sujos de sangue, principalmente instrumentos cirúrgicos, luvas de palpação e agulhas hipodérmicas. Outras formas comprovadas de transmissão horizontal do BLV incluem insetos hematófagos e transfusão sanguínea, que foi o mais importante meio de disseminação da doença no Rio Grande do Sul quando as práticas de premunição para tristeza parasitária bovina ainda eram realizadas no gado oriundo do Uruguai.

Transmissão vertical do tipo transplacentária ocorre em apenas 4 a 18% dos casos. Embora a doença tenha baixa prevalência em rebanhos destinados ao corte, quando esses bovinos são criados em confinamento os índices de infecção podem assemelhar-se aos observados no gado leiteiro.

No Brasil, vários levantamentos epidemiológicos sobre LEB foram realizados, todos utilizando avaliação sorológica de rebanhos. Embora, em algumas regiões do país, a prevalência da infecção pelo BLV seja muito alta, é importante ressaltar que apenas 1 a 5% dos bovinos sorologicamente positivos desenvolverão linfoma ou leucemia linfoide. Os bovinos que apresentam a doença têm, no mínimo, 2 anos, mas o pico máximo de ocorrência do linfoma está entre 5 e 8 anos. Uma forma de proliferação linfoide não neoplásica associada à infecção pelo BLV ocorre em aproximadamente 30% dos bovinos e é denominada de linfocitose persistente.

Bovinos afetados por LEB podem desenvolver uma variedade de sinais clínicos referentes à localização dos tumores. Assim, como os principais órgãos afetados são os linfonodos, o abomaso e o coração, os sinais poderão incluir linfadenomegalia superficial generalizada, anemia por perda sanguínea pelo trato gastrintestinal e aqueles decorrentes de insuficiência cardíaca congestiva direita, como edema subcutâneo (edema de barbela e "peito inchado"), pulso venoso positivo e ascite.

Outra forma de apresentação clínica muito comum é vista como uma doença neurológica crônica, caracterizada por paresia progressiva dos membros pélvicos. Essa manifestação é típica de formação de massas linfomatosas no canal vertebral e, com isso, compressão da medula espinhal.

Alguns sinais clínicos vistos em casos de LEB são constantes e independem dos órgãos afetados. Esses sinais talvez ocorram como síndrome paraneoplásica e são: apatia, anorexia, perda de peso, queda na lactação e febre. Como vários outros órgãos são também afetados, os demais sinais clínicos poderão incluir: hifema, exoftalmia, distocia, dispneia, constipação intestinal, embotamento, anosmia e diarreia. Nos casos em que a doença é primariamente leucêmica, anemia acentuada poderá ser o sinal clínico mais importante.

O hemograma não é um exame de importância para o diagnóstico da LEB, pois apenas infrequentemente os bovinos afetados desenvolverão achados que possam sugerir a doença. Assim, em alguns casos, principalmente quando há acometimento do trato gastrintestinal pelos tumores, uma anemia normocítica normocrômica de intensidade variável é observada. Linfocitose, um aspecto típico da linfocitose persistente, não é um achado muito prevalente na LEB, mas pode ocorrer em até 64% dos bovinos afetados. Nos casos em que há envolvimento medular primário (leucemia linfoide) ou secundário (linfoma medular), poderão ocorrer anemia normocítica normocrômica, leucopenia por neutropenia e trombocitopenia arregenerativa decorrentes de mieloptise. Nesses casos, linfócitos neoplásicos poderão entrar na circulação e ser vistos em esfregaços sanguíneos, caracterizando uma leucemia linfoide leucêmica ou um linfoma leucêmico, quase sempre indiferenciáveis.

À necropsia, as alterações decorrem dos órgãos afetados pelas massas linfomatosas. Os linfonodos estão aumentados em cerca de 70% dos casos, e, em alguns casos, podem alcançar grandes proporções. Foi registrado, durante a necropsia de uma vaca, um linfonodo pré-escapular que pesava 2,5 kg. A linfadenomegalia é frequentemente mais localizada do que generalizada (9:1), e os linfonodos profundos são mais acometidos do que os superficiais (2:1). Em um grande estudo com base na necropsia, a frequência de acometimento dos linfonodos foi a seguinte: mesentéricos (52%), mediastínicos (38%), pré-escapulares (30%), ilíacos internos (28%), inguinais superficiais (26%), traqueobrônquicos (19%), hepáticos, ilíacos externos, cervicais, mandibulares e retrobulbares (17%).

Ao corte, são macios, por vezes friáveis. A superfície de corte é homogeneamente branca ou cinza, não sendo possível fazer uma delimitação corticomedular (padrão difuso). Nos linfonodos maiores, são comuns áreas necróticas amarelas ou vermelhas, multifocais ou focalmente extensas (Figura 6.125). Muito raramente, um padrão caracterizado pela presença de centenas de nódulos brancos multifocais pode ocorrer (padrão folicular). No abomaso, outro órgão

muito acometido pelo linfoma, observam-se espessamento e mudança na cor das pregas gástricas e/ou formação de grandes massas, nódulos ou placas, recobertos por mucosa íntegra ou ulcerada. No coração, acometido em cerca de 40% dos casos, múltiplas massas brancas, levemente amarelas ou parcialmente vermelhas (hemorragia), sésseis ou polipoides, projetam-se do miocárdio sempre para o interior do átrio direito, por vezes alcançando o ventrículo direito e raramente infiltrando o ventrículo esquerdo por meio do septo interventricular. Nesses casos, achados de necropsia típicos de insuficiência cardíaca, como fígado de noz-moscada e ascite, são comuns. Quando afetam a medula espinhal, em cerca de 15% dos casos, os tumores ocorrem principalmente na região lombar e estão dispostos extraduralmente ao longo do canal vertebral, comprimindo a medula espinhal. Quando ocorrem no intestino delgado, em cerca de 10% dos casos, crescem como pólipos ou massas através da serosa e podem obstruir o trânsito intestinal e levar a ruptura, extravasamento de conteúdo e peritonite. Outros órgãos/tecidos afetados com certa frequência (menos de 10% dos casos) incluem: músculo esquelético, útero, ovários e ureteres. Raramente qualquer outro órgão/tecido pode ser acometido.

Na histologia, os linfomas bovinos induzidos pelo BLV podem apresentar múltiplos padrões. Quanto à distribuição tecidual, linfomas vistos em casos de LEB são sempre difusos. Em relação à dimensão dos linfócitos neoplásicos, cerca de 85% são de grandes células e 12% são de pequenas células. Linfomas mistos, ou seja, constituídos por grandes e pequenas células, representaram apenas 3% dos casos.

Quanto ao número de mitoses, 85% dos linfomas são de grau intermediário, 10% são de grau e 5%, de alto grau. No que se refere à morfologia do núcleo, linfomas nos quais predominam linfócitos não clivados perfazem a maior parte dos casos (60%), mas linfomas de linfócitos clivados também são vistos com certa frequência (38%). Linfomas em que há uma mistura de proporções iguais de linfócitos clivados e não clivados são incomuns (2%). Com base na WF, a distribuição é a seguinte: difuso de grandes células não clivadas

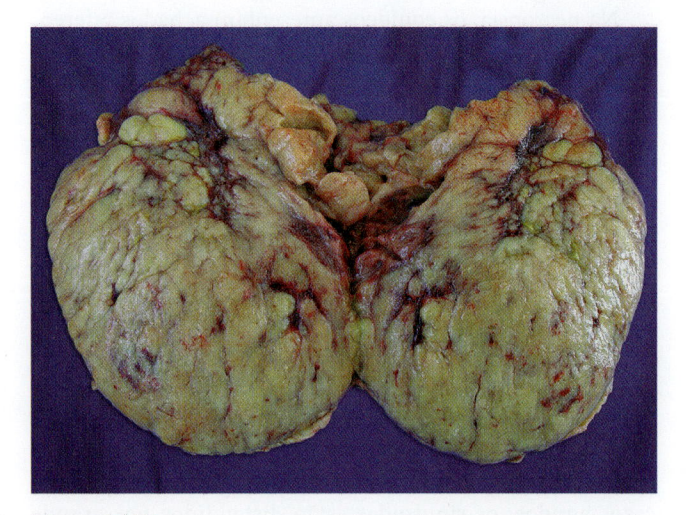

Figura 6.125 Bovino; superfície de corte do linfonodo pré-escapular. Observar a substituição da arquitetura nodal por um tecido branco-amarelado com áreas multifocais de hemorragia em um caso de leucose enzoótica bovina.

(46,5%), difuso de grandes células clivadas (33,7%), difuso de pequenas e grandes células (4,6%), difuso de pequenas células – tipo plasmocitoide (7%), imunoblástico (3,5%), difuso de pequenas células – tipo intermediário (2,3%), difuso de pequenas células não clivadas (1,2%) e difuso de pequenas células não clivadas – tipo Burkitt (1,2%). Quando o sistema REAL é aplicado aos linfomas bovinos induzidos pelo LBV, observa-se que a maior parte dos casos consiste em linfomas difuso de grandes células B (92%), quase sempre centroblástico (81%) e apenas ocasionalmente imunoblástico (11%). Outros linfomas podem ocorrer, incluindo linfoma linfoplasmocítico, linfoma linfocítico crônico e linfoma tipo Burkitt, mas juntos perfazem menos de 10% dos casos.

Infecção pelo vírus da leucemia felina (FeLV)

O vírus da leucemia felina (FeLV) é da família Retroviridae que infecta gatos e causa uma grande diversidade de doenças. Esse vírus, descrito pela primeira vez em meados da década de 1960, foi inicialmente relacionado ao desenvolvimento de linfomas e leucemias linfoides, e ficou conhecido como a principal etiologia no desenvolvimento de distúrbios linfoproliferativos e mieloproliferativos em gatos.

O FeLV foi descrito antes do vírus linfotrópicos T humanos (HTLV-1 e 2) e, dessa maneira, gatos serviram, e ainda servem, como modelos animais para o estudo das leucemias linfoides e linfomas induzidos por retrovírus.

Atualmente, sabe-se que as doenças não neoplásicas atribuídas ao FeLV podem ser até duas vezes mais comuns do que as neoplasias, as quais, inclusive, renderam nome ao vírus. Dentre esses distúrbios destacam-se doenças atribuídas a pelo menos outros seis mecanismos: (1) resposta inflamatória à infecção; (2) distúrbios reprodutivos; (3) lesões degenerativo-necróticas da medula óssea; (4) lesões/doenças autoimunes; (5) lesões/doenças por imunocomplexo; e (6) lesões/doenças associadas à imunossupressão. Dentre as lesões degenerativo-necróticas destacam-se: necrose medular aguda, aplasia medular crônica e hipoplasia eritroide ("aplasia eritroide pura"). Lesões/doenças imunomediadas do tipo autoimune incluem principalmente anemia hemolítica autoimune, trombocitopenia autoimune e uma associação de ambas as doenças (similar à síndrome de Evans em seres humanos). Raros casos de agranulocitose em decorrência da neutropenia autoimune foram descritos em gatos e associados à infecção pelo FeLV. Lesões/doenças imunomediadas por imunocomplexos incluem casos de glomerulonefrite, poliartrite e uveíte anterior. Dentre as principais doenças infecciosas a que gatos FeLV positivos estão mais suscetíveis podem ser citadas: peritonite infecciosa felina, micoplasmose hemotrópica, estomatites bacterianas, principalmente gengivite ulcerativa e necrotizante aguda, toxoplasmose, criptosporidiose, giardíase e bartonelose.

As lesões observadas em cada uma dessas condições podem ser encontradas em diferentes capítulos deste livro. Para distúrbios da medula óssea, como leucemias, síndromes mielodisplásicas, necrose medular aguda, aplasia medular crônica e hipoplasia eritroide consulte, neste capítulo, o tópico *Medula óssea*. Por sua vez, no tópico *Linfonodos* são abordados linfomas, incluindo aqueles associados à infecção progressiva pela FeLV. Por fim na seção "Síndromes clínicas", o leitor encontra informações adicionais sobre anemia hemolítica autoimune e trombocitopenia autoimune.

A prevalência da infecção pelo FeLV em gatos saudáveis varia, em média, de 1% a 8% nas diferentes partes do mundo onde o vírus já foi descrito, mas em todos esses locais está mais relacionada ao comportamento social dos gatos. Assim, costuma-se dividir os gatos infectados em pelo menos três grandes grupos: os que vivem isolados, os que vivem em contato com outros e os que vivem em ambientes com grande quantidade de gatos.

Os gatos que vivem isolados são quase sempre aqueles que moram em apartamentos ou casas que não têm acesso à rua. Esses gatos, ditos domiciliados, dificilmente têm contato com outros gatos e, a não ser que tenham sido adquiridos previamente infectados, raramente entram em contato com o vírus. Como não poderia ser diferente, os gatos que vivem isolados têm uma prevalência muito baixa para a infecção pelo FeLV, em média 1%.

Os gatos que vivem em contato com outros gatos, como aqueles que moram em casas com acesso à rua, ditos semidomiciliados, demonstram uma prevalência de infecção muito maior do que os anteriores. Além disso, nesse grupo estão incluídos os gatos ferais, ou seja, aqueles que vagam pela cidade e não possuem uma moradia nem um tutor definidos. Nesse grupo, os índices de infecção podem ser altos, mas por haver uma variação muito grande em seus componentes, ou seja, gatos de rua e gatos com acesso à rua, a prevalência oscila entre 1% e 8%.

Os gatos que vivem em ambientes com grande quantidade de gatos, como em abrigos ou locais de acúmulo, são os que têm o maior risco de infecção, pois a promiscuidade com que vivem faz com que não infrequentemente todos os indivíduos estejam infectados. Em média, a prevalência da infecção pelo FeLV em gatos nesses locais é ao redor de 33%.

Baseado nessas explicações, pode-se entender que, de acordo com os hábitos de criação mais comuns em cada região, haverá diferenças significativas na prevalência da infecção pelo FeLV.

A transmissão do FeLV ocorre principalmente através do contato íntimo entre gatos, daí as altas prevalências da infecção em abrigos com muitos gatos. A saliva é considerada o fluido mais importante no que se refere à transmissão do vírus e, dessa maneira, o frequente hábito de lamber outros gatos permite a disseminação da infecção. Além das lambidas, o FeLV pode ser veiculado pela saliva por meio de mordidas, à semelhança do que ocorre com o vírus da imunodeficiência felina (FIV).

A transmissão vertical também ocorre e é um excelente método de propagação da infecção. Gatas prenhes podem transmitir o vírus a suas crias, o que também ocorre durante e após o parto. Durante o parto, o contato do sangue materno com o fetal pode servir como uma forma de contágio. No pós-parto, os neonatos são infectados durante o aleitamento.

Outras formas de transmissão estão relacionadas com o contato sanguíneo de caráter iatrogênico, como quando não são trocadas agulhas e seringas em campanhas de vacinação, quando instrumentais cirúrgicos não são esterilizados entre cirurgias ou quando é realizada transfusão sanguínea a partir de um doador não conhecidamente infectado. Não há evidências de que o FeLV possa ser transmitido mecanicamente por artrópodes hematófagos.

O diagnóstico da infecção pelo FeLV é realizado pela associação entre os achados clinicopatológicos e a positividade da imunofluorescência indireta (AIF) ou da análise imunoabsorvente ligada à enzima (ELISA). É oportuno neste momento tecer alguns comentários sobre a patogênese e os testes de detecção da infecção pelo FeLV.

Gatos infectados pelo FeLV podem tornar-se não virêmicos (*gatos NV*), transitoriamente virêmicos (*gatos TV*) ou persistentemente virêmicos (*gatos PV*) e isso depende se a infecção é abortada (*infecção abortiva*), regride (*infecção regressiva*) ou progride (*infecção progressiva*), respectivamente. Dos gatos que se infectam e desenvolvem viremia, basicamente aqueles com até 1 ano de idade, mas em especial aqueles entre 4 e 5 meses de idade, todos serão positivos nos testes iniciais de detecção de antígeno previamente citados. Aproximadamente dois terços (66%) desses desenvolverão viremia transitória e a metade (33%) eliminará o vírus em até 6 semanas. Esses gatos não desenvolvem nenhuma doença associada ao vírus, ou seja, a infecção é regressiva e o paciente tornar-se-á negativo após esse período, tanto no ELISA quanto na AIF. A outra metade (33%) dos gatos transitoriamente virêmicos se tornará latentemente infectada (*gatos LI*), mas a maioria não apresentará nenhum sinal clínico relacionado a essa latência, ou seja, da mesma maneira, a infecção também regride e o paciente negativará nesses testes.

Uma pequena parcela dos gatos LI pode evoluir para gatos PV, principalmente quando submetidos à corticoterapia em altas doses, mas também após os 10 a 12 anos de idade, pela imunossupressão senil. Quando isso ocorre, o paciente volta a positivar nos testes citados.

No contraponto está aproximadamente um terço (33%) dos gatos infectados pelo vírus, aqueles que desenvolverão viremia persistente e, com isso, alguma das lesões/doenças relacionadas com a infecção descritas no início desse tópico, ou seja, infecção progressiva. Em nossa rotina, gatos infectados com persistência morrem em até dois (54%), três (67%) ou seis (88%) anos. Tais pacientes serão positivos tanto no ELISA quanto na AIF por toda a sua vida.

Os testes utilizados para confirmar a infecção pelo FeLV incluem pesquisa de anticorpos e antígenos. Entretanto, baseado nas colocações expressas no parágrafo anterior, é fácil deduzir que a pesquisa de anticorpos para o vírus não tem valia diagnóstica, pois a maior parte dos infectados, e que irão soroconverter, o que corresponde à maioria, é transitoriamente virêmica e, por isso, jamais desenvolverá alguma doença associada ao vírus.

Testes sorológicos podem, entretanto, ser úteis em levantamentos epidemiológicos que visam estimar a prevalência da infecção em uma determinada região geográfica. Dessa maneira, a técnica utilizada para o diagnóstico da infecção pelo FeLV é a pesquisa de antígenos, mais especificamente a proteína nuclear *gag* p27. Dois métodos podem ser utilizados para esse fim, AIF e ELISA. A AIF utiliza esfregaços sanguíneos ou de medula óssea e deve ser realizada em laboratórios de referência, pois exige processamento especial. Já ELISA pode ser feito através de testes rápidos no próprio consultório e utiliza sangue total, soro ou plasma. Análises com detecção antigênica em saliva ou lágrima foram implementadas e depois descontinuadas. Ainda hoje, a AIF é o teste confirmatório de eleição recomendado pela American Association of Feline Practitioners (AAFP) para o diagnóstico da infecção pelo FeLV, baseado no fato de que, embora menos sensível, essa prova é mais específica. A AAFP recomenda a utilização do ELISA para triagem por ser mais prático, já que pode ser utilizado como teste rápido na própria clínica veterinária, e sensível.

No Brasil, em especial por conta dos custos, testes imunocromatográficos na forma de testes rápidos ganharam espaço nos últimos anos. Tais testes ajudam na triagem dos casos, mas não devem ser utilizados como diagnóstico definitivo, pois falso-negativos e falso-positivos são comuns.

Já há alguns anos, e mais recentemente no Brasil, com a maior facilidade do uso da PCR, a detecção do material genético do FeLV tem sido possível. Apesar de os testes de detecção do antígeno serem ainda muito utilizados em todo o mundo, em algumas situações essa nova tecnologia se mostra útil, como quando se faz necessário detectar gatos LI antes que, por exemplo, retornem a um estado PV.

Para gatos saudáveis, na forma de testes de rotina (*checkup*) ou como testes pós-contato com outro gato suspeito ou confirmado, casos positivos deverão ser confirmados após 90 dias por AIF. Quando esse esquema é utilizado, a maior parte dos gatos inicialmente positivos no ELISA são negativos na AIF, o que demonstra que foram infectados, mas conseguiram debelar a infecção, ou seja, foram gatos TV. Gatos doentes que apresentam doenças não previamente reconhecidas pela literatura como associadas ao FeLV devem seguir a mesma sistemática.

Outra dificuldade na interpretação dos testes que buscam antígenos é a grande quantidade de falso-positivos e falso-negativos. No caso do ELISA, os resultados falso-positivos ocorrem quando se utiliza sangue total, porque ao não realizar a centrifugação da amostra, o usuário não sabe se o sangue está ou não hemolisado. Laboratórios que utilizam sistema de dupla lavagem conseguem ter níveis de falso-positivo próximo de zero.

Em relação à AIF, resultados falso-positivos podem ocorrer quando os esfregaços sanguíneos ou medulares forem muito espessos, quando a fluorescência de fundo estiver alta ou por erro de interpretação. Falso-negativos podem ocorrer naqueles gatos com doenças hematopoéticas que cursam com neutropenia e trombocitopenia, visto o antígeno ser identificado no citoplasma de neutrófilos e em plaquetas.

Carbúnculo hemático

A denominação *carbúnculo hemático* refere-se a uma doença zoonótica, causada pela bactéria *Bacillus anthracis*, que afeta todos os mamíferos domésticos, e principalmente o gado. É uma doença histórica, retratada na Bíblia como duas das sete pragas do Egito. Além disso, *B. anthracis* foi o primeiro agente infeccioso reconhecidamente associado à doença e serviu como modelo na elaboração dos postulados de Koch.

Atualmente, carbúnculo hemático é reconhecido em todos os continentes, mas se caracteriza por ocorrer sempre nas mesmas regiões, as quais, no Sul do Brasil, passaram a ser conhecidas popularmente como "campos malditos". Nos últimos anos, por causa do aprimoramento dos programas de vacinação em vários países, houve uma redução global progressiva da doença. Entretanto, em vários locais, principalmente na África, o carbúnculo hemático ainda ocorre de forma enzoótica ou é visto esporadicamente na forma de epizootias.

B. anthracis é um bacilo Gram-positivo, grande e encapsulado, que se prolifera e produz esporos sob condições aeróbicas, como quando as carcaças dos animais que morreram da doença são necropsiadas. Esses esporos podem permanecer no solo por muitos anos, em especial naqueles que são alcalinos, úmidos e ricos em matéria orgânica. O início e a manutenção dos surtos de carbúnculo hemático dependem das propriedades específicas da bactéria, de fatores ambientais, de fatores que afetam a disseminação do microrganismo e de certas atividades humanas.

A doença clínica causada por *B. anthracis* depende da espécie animal afetada. Em ruminantes, que são considerados muito sensíveis, o carbúnculo hemático ocorre na sua forma mais grave, uma septicemia que se manifesta como uma doença hiperaguda e invariavelmente fatal (morte súbita). Nos suínos, espécie considerada muito resistente, *B. anthracis* tende a ficar confinado nos linfonodos regionais, em especial nos cervicais. Em seres humanos, é reconhecido que a infecção por *B. anthracis* ocorre, em 95% dos casos, na forma de uma lesão cutânea persistente e localizada (forma cutânea). A maioria (90%) não apresenta maiores complicações, mas uma pequena porcentagem (10%) evolui para doença septicêmica fatal. Menos frequentemente (5% dos casos), as outras duas formas de apresentação (carbúnculo intestinal e carbúnculo pulmonar) podem ocorrer.

No Brasil, o carbúnculo hemático já foi descrito em vários estados, afetando bovinos, ovinos, equinos, suínos e seres humanos. Entretanto, a real prevalência da doença é desconhecida, mas frequentemente superestimada por pecuaristas e veterinários de campo.

Em ruminantes e equinos, a infecção por *B. anthracis* ocorre por via oral, acima de tudo quando há soluções de continuidade na mucosa, ao passo que suínos e carnívoros se infectam após ingerirem carne e vísceras de herbívoros que morreram da doença. Em seres humanos, o contágio ocorre principalmente pelo contato com tecidos de animais mortos, como pele e carne. Nesses casos, a doença afeta indivíduos que trabalham em alguma etapa do processamento desses tecidos. Outra maneira de contágio é por via inalatória, que causa a forma respiratória vulgarmente conhecida como doença dos classificadores de lã. Além disso, a ingestão de carne de animais mortos por carbúnculo hemático, um hábito não tão incomum em alguns países em desenvolvimento, é considerada uma causa de infecção em seres humanos.

Clinicamente, os ruminantes afetados desenvolvem uma doença hiperaguda fulminante, que dura cerca de 2 h. Nos raros casos em que esses animais são vistos nesse curto intervalo de tempo, demonstram febre, ansiedade, tremores musculares, congestão das mucosas, dispneia e convulsões. Ocasionalmente, ruminantes desenvolvem doença aguda, com evolução de até 72 h. Nesses casos, os animais afetados apresentam apatia, anorexia, petéquias nas mucosas e na pele, parada ruminal, diarreia hemorrágica, queda na lactação, lactorragia, abortamento e edema subcutâneo das regiões da garganta, do tórax e do períneo.

Em suínos, desenvolve-se com maior frequência um quadro clínico subagudo a crônico caracterizado por febre, linfadenomegalia cervical, dispneia e edema subcutâneo na face e na região cervical (forma faringiana). Nos casos em que o edema faringiano é muito grave, a morte sobrevém por asfixia.

Nos equinos, a doença se manifesta na forma de múltiplos focos edematosos subcutâneos, principalmente nas partes ventrais do corpo e períneo. Isso decorre da forma de infecção nessa espécie, quase sempre associada a picadas de mosca-dos-estábulos (*Stomoxys calcitrans*).

Na necropsia, ruminantes que morreram subitamente em decorrência de infecção por *B. anthracis* demonstram alterações caracterizadas por edema e hemorragia. Dependendo da rota da infecção, da suscetibilidade do hospedeiro e da virulência da bactéria, a natureza e a extensão das lesões variam na necropsia. A maioria dos animais afetados demonstra alterações *post mortem* rápidas, caracterizadas por timpanismo, ausência de *rigor mortis* e secreção serossanguinolenta ou sangue fluindo pelos orifícios corporais, principalmente pelas narinas.

Outros achados incluem esplenomegalia, edema pulmonar, acúmulo de líquido tingido de sangue nas cavidades corporais e petéquias e equimoses nas serosas de múltiplos órgãos. Além de aumentado, o baço é friável e, ao corte, pode ter um aspecto semifluido.

Devem ser realizados esfregaços e impressões das secreções serossanguinolentas e do baço, respectivamente, a fim de se tentar observar os bacilos. Na citologia, *B. anthracis* ocorre como grandes bacilos, com 1 a 1,5 × 3 a 10 μm, truncados e com as extremidades arredondadas, solitários ou na forma de pequenas cadeias, circundados por uma cápsula bem desenvolvida.

Embora o aspecto morfológico dessa bactéria seja bastante característico, as secreções serossanguinolentas e os fragmentos de baço coletados durante a necropsia deverão ser enviados para cultivo e inoculação em animais de laboratório, a fim de se determinar o diagnóstico definitivo. O exame histológico nesses casos tem pouca valia, pois serve apenas para excluir outros diagnósticos diferenciais.

No baço, uma grande quantidade de eritrócitos pode ser vista distendendo os sinusoides e livre nos cordões esplênicos. A quantidade de sangue é tanta que obscurece a polpa branca.

Em suínos, as lesões observadas na forma faringiana da doença incluem edema subcutâneo gelatinoso e amarelo na região cervical, aumento de volume das tonsilas, linfadenomegalia cervical e esplenomegalia. Na histologia, observam-se tonsilite e linfadenite, que, nos casos crônicos, podem mimetizar as lesões de tuberculose.

Linfadenite caseosa

A *linfadenite caseosa*, também conhecida como *pseudotuberculose ovina e caprina*, é uma doença bacteriana crônica que afeta pequenos ruminantes domésticos e induz a formação de piogranulomas em um ou mais linfonodos. *Corynebacterium pseudotuberculosis*, o bacilo Gram-positivo causador dessa doença, está presente no material fecal depositado no solo e infecta ovinos e caprinos por meio de soluções de continuidade na pele ou na mucosa oral.

Além de causar linfadenite caseosa, *C. pseudotuberculosis* foi isolado de casos de linfangite ulcerativa, mastite, abscessos peitorais, foliculite e furunculose ("acne contagiosa") em equinos. Nos bovinos, essa bactéria foi associada à linfangite ulcerativa.

No Brasil, linfadenite caseosa está disseminada como doença subclínica em ovinos e como doença clínica em caprinos. Nos ovinos, a linfadenite caseosa é vista principalmente durante a avaliação da carcaça na linha de abate dos frigoríficos. Em algumas áreas do Rio Grande do Sul, por exemplo, lesões de linfadenite caseosa são encontradas nos linfonodos de aproximadamente 8% dos ovinos adultos abatidos. Quando apenas cordeiros são considerados, a prevalência dessas lesões é menor, não ultrapassando 1,5%. Piogranulomas solitários podem, de modo menos frequente, ser encontrados durante o abate em qualquer víscera, como um achado incidental, mas em especial no pulmão.

Em locais onde a caprinocultura é uma atividade importante, como no Nordeste do Brasil, a prevalência da doença clínica pode chegar a 50% em algumas propriedades; entretanto, morte associada à linfadenite caseosa não é comum. Em um estudo realizado no Canadá, a linfadenite caseosa foi apontada como causa da morte de 3,9% dos caprinos de propriedades onde *C. pseudotuberculosis* ocorre de forma enzoótica, demonstrando que, mesmo nessas condições, a letalidade por complicações relacionadas com a doença é realmente muito baixa. No Nordeste do Brasil, acredita-se que o tipo de vegetação dessa região, rica em plantas cactáceas, esteja relacionado com a alta prevalência da doença.

Clinicamente, ovinos e caprinos afetados desenvolvem linfadenomegalia superficial localizada. Em ovinos, os principais linfonodos afetados são os pré-escapulares (Figura 6.126) e os subilíacos. Por sua vez, em caprinos, os linfonodos da cabeça são mais acometidos, o que sugere que, nessa espécie, a infecção ocorre na maioria das vezes pela mucosa oral. Casos de linfadenomegalia localizada que afeta os linfonodos cervicais e pré-escapulares também ocorrem em caprinos. Os linfonodos afetados são grandes, macios ou firmes e frequentemente, drenam pus branco, branco-amarelado ou verde por meio de soluções de continuidade que se abrem na pele.

Quando a doença cursa com linfadenomegalia generalizada ou com acometimento de múltiplas vísceras abdominais e torácicas, ocorre emagrecimento progressivo. Nesses casos, os sinais clínicos podem também ser decorrentes de pneumonia, hepatite, mastite, artrite e orquite ou ocorrerem por ocupação de espaço na caixa craniana e no canal vertebral. Ocasionalmente, casos de doença hemolítica em pequenos ruminantes têm sido associados à infecção por *C. pseudotuberculosis*.

Na necropsia, os piogranulomas, em geral, restringem-se a apenas um ou a alguns linfonodos regionais, mas também podem, com menor frequência, ser vistos de modo isolado em órgãos parenquimatosos ou, raramente, ocorrer de forma generalizada e afetar, ao mesmo tempo, tanto linfonodos quanto vísceras. Os linfonodos afetados costumam estar aumentados de volume, mas quase sempre muito grandes.

Ao corte, são firmes e, com frequência, deixam fluir certa quantidade de pus ou cáseo. Na superfície de corte, observa-se massa purulenta ou caseosa que oblitera totalmente a ar-

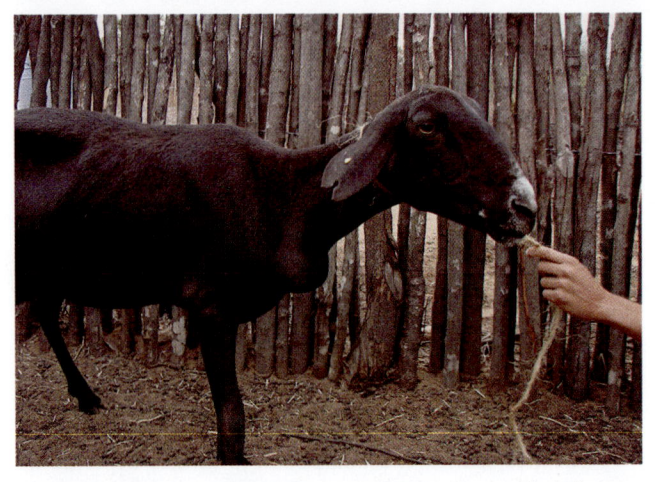

Figura 6.126 Ovino; linfonodo pré-escapular. Acentuada linfadenomegalia em um caso de linfadenite caseosa.

quitetura nodal e, infrequentemente, dispõe-se em camadas concêntricas de aspecto lamelar, assemelhando-se à superfície de corte de uma cebola. Nos casos em que a doença é apontada na morte ou eutanásia de caprinos, os piogranulomas são vistos, em especial, no canal vertebral, encéfalo, fígado, pulmão, linfonodos torácicos e retrofaríngeos.

Na histologia, observa-se uma área central de necrose caseosa, ocasionalmente calcificada, circundada principalmente por neutrófilos e eosinófilos, mas também por macrófagos epitelioides (piogranulomas). Ao redor dessa massa caseosa central, pode haver várias camadas de tecido conjuntivo fibroso, que são intercaladas por outras áreas de necrose caseosa, o que dá o típico, mas pouco comum, aspecto laminado da lesão. Assim, nos casos em que a lesão está bem estabelecida, a não ser pela cápsula, pode não ser possível definir que se trata de um linfonodo.

Histoplasmose

A *histoplasmose* é causada por fungos leveduriformes da espécie *Histoplasma capsulatum* que estão subdivididos em: *Histoplasma capsulatum* var. *capsulatum*, causador da histoplasmose clássica; *Histoplasma capsulatum* var. *duboisii*, causador da histoplasmose africana; e *Histoplasma capsulatum* var. *farciminosum*, causador da linfangite epizoótica em equinos.

A histoplasmose clássica é uma doença cosmopolita, ao passo que a histoplasmose africana ocorre raramente fora do continente africano e a linfangite epizoótica é enzoótica no Leste Europeu, na Ásia e na África. Com exceção da histoplasmose clássica, as demais doenças não ocorrem no Brasil.

A *histoplasmose clássica* é uma doença que afeta todas as espécies domésticas e muitos mamíferos selvagens, mas é vista com maior frequência em cães e gatos, em especial naqueles imunossuprimidos e com menos de 4 anos de idade. A infecção por *Histoplasma capsulatum* var. *capsulatum* ocorre por via respiratória ou digestória, por meio da inalação ou ingestão de microconídios provenientes do solo contaminado por fezes de aves e morcegos (guano). Embora a histoplasmose não seja uma doença contagiosa, surtos em cães têm sido descritos e relacionados com a exposição conjunta a áreas intensamente contaminadas, como viveiros de frango e furnas habitadas por morcegos.

A disseminação das leveduras é sanguínea ou linfática e, ocasionalmente, monócitos e neutrófilos circulantes repletos de microrganismos são vistos em esfregaços sanguíneos. Os cães afetados podem desenvolver doença pulmonar, doença gastrintestinal ou, menos comumente, histoplasmose disseminada, ao passo que, em gatos, a infecção quase sempre tem natureza multissistêmica.

A histoplasmose disseminada se caracteriza clinicamente por perda de peso progressiva, linfadenomegalia periférica generalizada, palidez das mucosas, febre, sinais clínicos de envolvimento pulmonar (dispneia, ruídos pulmonares anormais e alterações radiológicas), esplenomegalia, hepatomegalia, manifestações oculares e dermatite ulcerativa. Sinais relacionados com o comprometimento gastrintestinal, como tenesmo, diarreia aquosa profusa (diarreia do intestino delgado), diarreia com muco e/ou sangue (diarreia do intestino grosso), são frequentes nos cães, mas incomuns em gatos. O comprometimento do intestino delgado pode cursar com má absorção e levar à enteropatia, com perda proteica que culmina em ascite por acúmulo de líquido quiloso.

No hemograma, pode ocorrer anemia normocítica normocrômica em decorrência da cronicidade da doença e da perda sanguínea pelo trato gastrintestinal. Em gatos, a obliteração da medula óssea por macrófagos carregados de microrganismos pode raramente ser grave a ponto de causar pancitopenia mielotísica.

Na necropsia, na forma disseminada da doença, todos os linfonodos, superficiais e profundos, estão aumentados de volume. Ao corte, são macios. A superfície de corte é homogeneamente branca, com ocasionais áreas de necrose, e se assemelha muito ao padrão visto no linfoma. Principalmente no pulmão, mas também em vários outros órgãos, podem ser observados múltiplos nódulos brancos de diferentes tamanhos. O fígado e o baço podem estar difusamente aumentados, mas sem nenhuma nodulação evidente. A mucosa intestinal, principalmente na junção ileocecal, pode tornar-se espessa e corrugada.

Na histologia, um infiltrado de células inflamatórias, principalmente macrófagos, oblitera a zona medular dos linfonodos e dissocia as células parenquimatosas em outros órgãos. Esses macrófagos têm o citoplasma repleto de estruturas ovais e homogeneamente basofílicas que variam de 2 a 4 μm de diâmetro. Tais leveduras têm parede simples e, ocasionalmente, um único brotamento em base estreita. Além de macrófagos, pode ser vista uma variável quantidade de células gigantes multinucleadas, linfócitos e plasmócitos, em alguns locais formando granulomas com áreas de necrose caseosa central.

Nos casos mais graves, todo o linfonodo pode ser obliterado por inflamação granulomatosa ou piogranulomatosa. Técnicas histoquímicas, principalmente PAS (ácido periódico/reativo-*Schiff*), podem ser utilizadas para melhor visualização dos microrganismos.

Tóxicos exógenos com ação sobre o sistema hematopoético

As substâncias tóxicas que têm ação sobre o sistema hematopoético são numerosas e podem causar várias manifestações hematopatológicas decorrentes de anemia hemolítica (autoimune ou por agentes oxidantes), anemia megaloblástica, aplasia medular, defeitos hemostáticos (trombocitopenias, trombocitopatias ou distúrbios da coagulação), necrose linfoide ou déficit na imunidade (inata ou adaptativa). Muitas dessas substâncias foram descritas no decorrer deste capítulo. Será dada ênfase, aqui, apenas às intoxicações por substâncias químicas ou plantas que afetam o gado e causam perdas econômicas no Brasil, como: intoxicação por *Pteridium aquilinum*, intoxicação por plantas que causam anemia hemolítica e intoxicação por cobre.

Intoxicação por samambaia

Pteridium aquilinum (samambaia) é uma planta cosmopolita, que, no Brasil, ocorre do Rio Grande do Sul até a Bahia, e também no Amazonas, Acre, Mato Grosso e em Pernambuco. A ingestão de samambaia causa três síndromes clínicas distintas em ruminantes, principalmente em bovinos; dessas, apenas a que cursa com aplasia de medula óssea será aqui abordada. Essa forma aguda de intoxicação, denominada síndrome hemorrágica aguda, é vista quando os animais ingerem grande quantidade da planta (10 a 30 g/kg) em períodos relativamente curtos (de semanas a poucos meses), o que ocorre, muitas vezes, após a queima do campo e o rebrotar do vegetal. Do mesmo modo que na radiação, os animais afetados desenvolvem aplasia medular grave, quase sempre fatal.

Os sinais clínicos associados à síndrome hemorrágica aguda aparecem em 3 semanas após o início da ingestão até 8 semanas após seu término e incluem hemorragias cutâneas espontâneas ou desencadeadas por picadas de insetos hematófagos, principalmente pela mosca-do-chifre (*Haematobia irritans*). Esse quadro clínico é conhecido coloquialmente pelos pecuaristas do Sul do Brasil como "suor de sangue".

Outras manifestações clínicas muito frequentes incluem o aparecimento de petéquias e sufusões nas mucosas, epistaxe, gengivorragia, hematoquezia, hematúria e febre alta. Alguns bovinos desenvolvem intensa salivação e dificuldade de deglutição, mas isso é muito mais comum experimentalmente do que na doença natural.

No hemograma, há acentuada neutropenia, que induz apenas leucopenia leve, pois o número absoluto de linfócitos se mantém normal. Com base no fato de que os neutrófilos diminuem de modo acentuado, os linfócitos dão a falsa impressão de estarem aumentados (linfocitose relativa). A trombocitopenia é em geral marcada e a anemia normocítica normocrômica é vista com frequência relativa, mas sua gravidade depende da quantidade de sangue perdido, pois o déficit eritroide está muito mais relacionado com a hemorragia do que com a insuficiência medular, já que a vida média dos eritrócitos bovinos é muito alta.

Assim, nos estágios iniciais da doença, pode haver apenas neutropenia e trombocitopenia. Entretanto, após alguns dias, uma anemia leve pode ser evidente e completar o típico quadro pancitopênico visto nas aplasias medulares.

Na necropsia, os bovinos afetados apresentam múltiplas hemorragias na forma de petéquias e sufusões na pele, nas mucosas, no tecido subcutâneo e na serosa de múltiplos órgãos, principalmente no tubo digestório. No interior do intestino, há grandes coágulos misturados a fezes. No interior da bexiga, há coágulos de sangue, e a urina é tingida de vermelho. Em alguns casos, a hemorragia vesical é difusa e causa intenso espessamento da parede da bexiga. Hemartrose e hifema podem ocorrer. Ocasionalmente, há grande quantidade de sangue nas cavidades abdominal e torácica. Achados indicativos de anemia, como palidez das mucosas e sangue com aspecto aquoso, também podem ser vistos, principalmente naqueles bovinos nos quais a doença ocorre de forma subaguda. Infartos em vários órgãos, com destaque para o fígado, são encontrados com frequência e acredita-se que sejam decorrentes de embolismo bacteriano secundário à neutropenia. A medula óssea é vermelha e não difere da medula de um bovino normal.

Na histologia, tornam-se nítidas a rarefação da medula óssea ativa e a substituição por gordura (aplasia medular). Os sinusoides medulares são dilatados e repletos de eritrócitos, o que explica a manutenção macroscópica da coloração normal. Recomenda-se que a avaliação da medula óssea sempre seja realizada em ossos chatos, principalmente no esterno ou nas vértebras, mas nunca em ossos longos. Principalmente no fígado, mas ocasionalmente no baço, nos rins e no coração, há áreas focais extensas ou multifocais de necrose de coagulação. Nesses locais ou próximo a eles, observam-se trombos de fibrina e aglomerados de bactérias, por vezes obstruindo completamente a luz de capilares e sinusoides.

Intoxicação por plantas que causam anemia hemolítica

A intoxicação por plantas que causam anemia hemolítica inclui uma variedade de situações descritas em todo o mundo. No Brasil, quatro plantas foram reconhecidas como causadoras dessa alteração em bovinos: *Allium cepa*, *Brachiaria radicans*, *Ditaxis desertorum* e *Indigofera suffruticosa*.

A. cepa é a cebola comum, que é oferecida aos animais em determinadas circunstâncias. A intoxicação por cebola comum ocorre em basicamente todas as espécies domésticas e, no Brasil, foi descrita naturalmente em bovinos e búfalos e experimentalmente em gatos. *B. radicans* é uma gramínea utilizada como pastagem para ruminantes que, ocasionalmente, tem causado surtos de anemia hemolítica em bovinos. Acredita-se que a intoxicação ocorra apenas quando os animais ingerem uma quantidade de planta maior que a de costume, o que ocorre após jejum prolongado. *D. desertorum* é uma invasora vista apenas no oeste da Bahia e *I. suffruticosa*, conhecida vulgarmente como anileira ou anil; é uma planta arbustiva descrita em boa parte do sertão nordestino. Embora surtos naturais de intoxicação por *I. suffruticosa* só tenham sido descritos em bovinos, suspeita-se que ovinos e caprinos com crise hemolítica no semiárido nordestino possam ter sido intoxicados por essa planta.

Clinicamente, os bovinos intoxicados por essas quatro plantas apresentam palidez das mucosas, taquipneia, taquicardia e hemoglobinúria. No hemograma, observam-se hemoglobinemia e achados compatíveis com anemia hemolítica, como policromasia, anisocitose, normoblastemia e corpúsculos de Howell-Jolly.

No caso de intoxicação por *D. desertorum*, podem estar também presentes sinais clínicos de cólica, em razão do efeito cáustico da planta sobre o trato gastrintestinal, principal-

mente no rúmen e no abomaso. No caso de intoxicação por *A. cepa*, são comuns a ocorrência de corpúsculos de Heinz nos eritrócitos e a presença de excentrócitos nos esfregaços sanguíneos. Nesses casos, testes devem ser realizados para confirmar a presença de metemoglobina no plasma (metemoglobinemia) e na urina (metemoglobinúria).

Um achado diferenciador ocorre em bovinos intoxicados de modo natural e em ovinos e caprinos intoxicados experimentalmente por *I. suffruticosa*. Nesses animais, observa-se, de início no curso da intoxicação, uma urina azul, por causa do pigmento (anilina) presente na planta. Experimentalmente, ovinos e caprinos desenvolvem uma doença clínica diferente dos bovinos, pois a hemólise é exclusivamente extravascular, não ocorrendo, portanto, hemoglobinúria.

Na necropsia, os bovinos apresentam um conjunto de lesões que são típicas de uma doença hemolítica intravascular. Os rins são marrons ou negros e, na histologia, há grande quantidade de hemoglobina no interior dos túbulos (cilindros de hemoglobina). No fígado, há necrose de coagulação centrolobular em decorrência da anemia acentuada desenvolvida pelos animais. A serosa dos intestinos e dos estômagos é difusamente rosada devido à embebição por hemoglobina *ante mortem*.

Intoxicação por cobre

A *intoxicação por cobre* já foi descrita em todas as espécies domésticas, mas é muito mais comum em ovinos. Essa intoxicação é dividida em duas formas: aguda e crônica.

Intoxicação aguda por cobre ocorre quando os animais ingerem, acidentalmente, grandes quantidades de cobre de uma única vez, o que desencadeia transtornos gastrintestinais graves por causa da propriedade cáustica do mineral. *Intoxicação crônica por cobre* decorre do excessivo acúmulo de cobre nos hepatócitos por períodos prolongados e é vista em três situações diferentes: quando os animais têm acesso a alimentos com grande quantidade de cobre (intoxicação crônica primária), quando há aumento na disponibilidade de cobre na pastagem (intoxicação crônica fitógena), ou quando se desenvolve lesão hepática crônica grave a ponto de não ser possível a excreção do mineral (intoxicação crônica hepatógena). Embora essa forma de toxicose tenha evolução crônica, pois os animais demoram alguns meses até desenvolverem a doença, a apresentação clínica é aguda e ocorre na forma de crise hemolítica quase invariavelmente fatal. Os fatores que levam a desencadear a crise hemolítica após esse período incluem principalmente situações de estresse decorrentes de práticas de manejo ou de mudanças climáticas.

Clinicamente, os ovinos afetados pela forma crônica dessa toxicose demonstram sinais clínicos típicos de crise hemolítica, caracterizados por apatia, anorexia, taquicardia, taquipneia, icterícia e hemoglobinúria. No hemograma, observa-se anemia macrocítica com sinais de intensa regeneração medular, como: anisocitose, policromasia, normoblastemia, corpúsculos de Howell-Jolly e pontilhado basofílico. Outros achados hematológicos, característicos de anemia hemolítica por agentes oxidantes, incluem: corpúsculos de Heinz, excentrócitos e metemoglobinemia. Como os níveis de metemoglobina livre no plasma são muito altos, a determinação por espectrofotometria resulta em elevação espúria da CHCM (pseudo-hipercromia).

Na necropsia, os animais intoxicados cronicamente por cobre apresentam um conjunto de lesões que indicam crise hemolítica intravascular. A pele, as mucosas, o tecido subcutâneo e as serosas dos órgãos da cavidade abdominal são ictéricos. Em alguns casos, ocorre embebição por hemoglobina *ante mortem*. Há esplenomegalia, e a urina é pigmentada por metemoglobina, o que lhe dá uma coloração semelhante à do vinho tinto. Os rins são difusamente vermelho-escuros ou negros ou demonstram um fino pontilhado enegrecido, e o baço pode estar levemente aumentado de volume. Os achados relacionados com o fígado variam de acordo com a patogênese da intoxicação e, assim, nos casos de intoxicação crônica primária e intoxicação crônica fitógena, o fígado assume uma coloração bronzeada em decorrência da grande quantidade de pigmento biliar e pode demonstrar acentuação do padrão lobular. No entanto, na intoxicação crônica hepatógena, as lesões primárias do fígado também estarão presentes. Nesses casos, como as plantas que contêm alcaloides pirrolizidínicos são as etiologias mais comuns, o fígado está diminuído de volume, firme, marrom-amarelado ou esverdeado, e, frequentemente, demonstra múltiplos nódulos de regeneração bem circunscritos que variam de 0,1 a 0,3 cm de diâmetro e podem salientar-se na cápsula, ou seja, um típico padrão de cirrose hepática.

Na histologia, observa-se acentuada necrose tubular aguda, com cilindros de hemoglobina no interior dos túbulos contornados e coletores (nefrose hemoglobinúrica). No baço, é possível observar macrófagos exercendo eritrofagocitose. As lesões histológicas no fígado variam de acordo com a patogênese da intoxicação. Assim, quando a intoxicação crônica é primária ou fitógena, há necrose de coagulação centrolobular, necrose aleatória de hepatócitos, pseudoinclusões nucleares, acúmulo de pigmento biliar e variável quantidade de macrófagos repletos de pigmento castanho ao redor dos espaços-porta e entre os hepatócitos remanescentes. A histoquímica utilizando o PAS e a rodanina revela que esse pigmento é uma mistura de lipofuscina-ceroide e cobre, respectivamente. Nos casos em que a crise hemolítica é secundária a intoxicações por plantas que contêm alcaloides pirrolizidínicos, além dessas lesões há também hepatomegalocitose, proliferação de ductos biliares e fibrose periportal, por vezes acompanhada de inflamação não supurativa nas tríades portais.

Intoxicação crônica primária por cobre

A *intoxicação crônica primária* tem sido descrita quando os animais têm acesso a pastagens próximas a áreas onde se trabalha com fundição e mineração ou pastagens que foram tratadas com pesticidas, fungicidas ou fertilizantes à base de cobre. Em ovinos, uma das mais importantes formas de intoxicação crônica primária é a utilização de rações preparadas para outras espécies, principalmente para bovinos. Outras maneiras de intoxicação crônica primária por cobre incluem: alimentação com cama de aviário e consumo de água com moluscicida ou água de pedilúvio com substâncias à base de cobre. Ovelhas criadas como animais de esti-

mação podem intoxicar-se se alimentadas com ração para pequenos animais, acima de tudo aquelas destinadas a gatos.

Intoxicação crônica fitógena por cobre

Intoxicação crônica fitógena está associada principalmente a baixos níveis de molibdênio ou excesso de sulfatos na pastagem. Ovinos, por exemplo, acumulam grande quantidade de cobre no fígado quando submetidos, por longos períodos, a dieta com alta relação cobre/molibdênio.

Intoxicação crônica hepatógena por cobre

Em ovinos, mas não nas outras espécies, *intoxicação crônica hepatógena* é a principal causa de crise hemolítica associada ao cobre. Esse tipo de interação é visto principalmente nas intoxicações por plantas que contêm alcaloides pirrolizidínicos, como *Senecio* spp. (maria-mole) no Brasil e *Echium* spp. e *Heliotropium* spp. na Austrália; ou fomopsinas, como *Lupinus* spp. na África do Sul. Foi também descrito um surto de intoxicação crônica por cobre de origem hepatógena decorrente da ingestão de *Crotalaria retusa* (guizo-de-cascavel) no semiárido paraibano.

BIBLIOGRAFIA

BAIN, B. J. *Blood cells:* A practical guide. 5 ed. Ames: Wiley-Blackwell, 2015.

BAIN, B. J. *Leukaemia diagnosis.* 5 ed. Ames: Wiley-Blackwell, 2017.

BAIN, B. J. *Variant haemoglobins:* A guide to identification. Ames: Wiley-Blackwell, 2011.

BAIN, B. J.; CLARK, D. M.; WILKINS, B. S. *Bone marrow pathology.* 5 ed. Ames: Wiley-Blackwell, 2019.

BANKS, W. J. Sistema linfático e imunidade. In: BANKS, W. J. *Histologia veterinária aplicada.* 2 ed. São Paulo: Manole, 1992. cap. 19, p. 370-390.

COETZER, J.; TUSTIN, R. C. *Infectious diseases of livestock.* 2 ed. Cape Town: Oxford University Press, 2004. 1950 p.

CRISTO, T. G.; BIEZUSG. G.; NORONHA, L. F. *et al.* Feline Leukemia virus associated with leukemia in cats in Santa Catarina, Brazil. *J. Comp. Pathol.,* [*S. l.*], v. 170, p. 10-21, 2019.

CRISTO, T. G.; BIEZUSG. G.; NORONHA, L. F. *et al.* Feline lymphoma and hight correlation with feline leukemia virus infection in Brazil. *J. Comp. Pathol.* [*S. l.*], v. 166, p. 20-28, 2019.

D'ONOFRIO, G.; ZINI, G. *Morphology of blood disorders.* 2 ed. Ames: Wiley-Blackwell, 2014. 800 p.

ETTINGER, S. J.; FELDMAN, E. C.; CÔTÉ, E. *Textbook of veterinary internal medicine* – Diseases of the dog and the cat. 8 ed. St. Louis: Elsevier, 2017.

FAILACE, R.; FERNANDES, F. B. *Hemograma* – Manual de interpretação. 6 ed. Porto Alegre: ARTMED, 2015. 482 p.

FERRI, F.; ZINI, E.; AURIEMMA, E. *et al.* Splenitis in 33 dogs. *Vet. Pathol.,* [*S. l.*], v. 54. p. 147-154, 2017.

FIGHERA, R. A. *Anemia em medicina veterinária.* Pallotti: Santa Maria, 2001. 214 p.

FIGHERA, R. A. *Leucemia em medicina veterinária.* Labvet: Santa Maria, 2000. 47 p.

FIGHERA, R. A. Mielograma. *In:* GRANDI, F.; BESERRA, H. E. O.; DA COSTA L. D. *Citopatologia veterinária diagnóstica.* São Paulo: MedVet, 2014. cap. 13, p. 120-145.

GIL, J. I. Órgãos hematopoéticos. In: GIL, J. I. *Manual de inspeção sanitária de carnes.* 2 ed. Lisboa: Fundação Calouste Gulbenkian, 2000. p. 301-370.

GREER, J. P.; ARBER, D. A.; APPELBAUM, F. R. *et al.* Wintrobe's *Clinical Hematology.* 14 ed. São Paulo: Manole, 2018. 2623 p.

GROSS, T. L.; IHRKE, P. J.; WALDER, E. J.; *et al*. Infectious nodular and diffuse granulomatous and pyogranulomatous disease of the dermis. In: GROSS, T. L.; IHRKE, P. J.; WALDER, E. J.; *et al*., *Skin disease of the dog and cat* – Clinical and histopathologic diagnosis. 2 ed. Oxford: Blackwell, 2005. cap. 12, p. 272-319.

HAM, A. W.; CORMACK, D. H. Os tecidos hematopoéticos: o tecido mieloide. In: HAM, A. W.; CORMACK, D. H. *Histologia*. 8 ed. Rio de Janeiro: Guanabara Koogan, 1983. cap. 12, p. 279-304.

HAM, A. W.; CORMACK, D. H. Tecido linfático. In: HAM, A. W.; CORMACK, D. H. *Histologia*. 8 ed. Rio de Janeiro: Guanabara Koogan, 1983. cap. 13, p. 305-345.

HARVEY, J. W. *Veterinary hematology*: A diagnostic guide and color atlas. St. Louis: Saunders, 2011. 368 p.

HAWKEY, C. M.; DENNETT, T. B. *A Colour atlas of comparative veterinary hematology* – Normal and abnormal blood cells in mammals, birds and reptiles. Ipswich: Wolfe, 1989. 192 p.

HOARE, C. A. *The Trypanosomes of mammals* – A zoological monograph. Oxford: Blackwell, 1972. 748 p.

HOFFBRAND, A. V; STEENSMA, D. P. *Hoffbrand's Essential haematology*. 8 ed. Ames: Wiley-Blackwell, 2019. 423 p.

HOSKINS, J. D. *Veterinary Pediatrics* – Dogs and cats from birth to six months. 3 ed. St. Louis: Elsevier, 2001. 594 p.

JAIN, N. C. *Essentials of veterinary hematology*. Philadelphia: Lea & Febiger, 1993. 417 p.

JAIN, N. C. *Schalm's veterinary hematology*. 4 ed. Philadelphia: Lea & Febiger, 1986. 1221 p.

KÖNIG, H. E.; LIEBICH, H. G. *Anatomia dos animais domésticos* – Texto e atlas colorido. 7 ed. Porto Alegre: ARTMED, 2021. 856 p.

KUMAR, V. K.; ABBAS, A. K.; ASTER, J. C. *Robbins* – Patologia Básica. 10 ed. Rio de Janeiro: GEN Guanabara Koogan, 2018. 952 p.

MAKRIS, M.; GREAVES, M. *O sangue nas doenças sistêmicas*. São Paulo: Manole, 1998. 101 p.

MAZARO, R. D.; FIGHERA, R. A.; LORENZETTI, D. M. *et al*. Aspectos anatomopatológicos do linfoma cutâneo em cães. *Clin. Vet.*, [*S. l.*], v. 15, p. 56-76, 2020.

MAZARO, R. D.; LUZ F. S.; HERBICHI, A. *et al*. Uncommon anatomical sites and anatomopathological presentations of lymphoma in dogs. *Pesq. Vet. Bras.*, [*S. l.*], v. 40, p. 271-283, 2020.

MÉNDEZ, M. C.; RIET-CORREA, F. Plantas que causam necrose do tecido linfático. In: MÉNDEZ, M. C.; RIET-CORREA, F. *Plantas tóxicas e micotoxicoses*. Pelotas: Editora Universitária, 2000. p. 101-103.

NAOUM, P. C. *Hemoglobinopatias e talassemias*. São Paulo: Sarvier, 1997.

NELSON, R. W.; COUTO, C. G. *et al*. *Medicina interna de pequenos animais*. 5 ed. Rio de Janeiro: GEN Guanabara Koogan, 2015. 1512 p.

PANZIERA, W.; BIANCHI, R. M.; FACIN, T. *et al*. Classificação de 86 casos de linfoma em bovinos de acordo com a *Working Formulation (WF) of Non-Hodgkin's Lymphomas for Clinical Usage* e the *Revised European-American Classification of Lymphoid neoplasms (REAL)*. Pesq. Vet. Bras. [*S. l.*], v. 36, p. 856-864, 2016.

PANZIERA, W.; BIANCHI, R. M.; PEREIRA, P. R. *et al*. Aspectos epidemiológicos, clínicos e anatomopatológicos do linfoma em bovinos: 128 casos (1965-2013). *Pesq. Vet. Bras.*, [*S. l.*], v. 34, p. 856-864, 2014.

RAPAPORT, S. I. *Hematologia – Introdução*. 2. ed. São Paulo: Roca, 1990.

REAGAN, W. J.; ROVIRA, A. R. I.; DeNICOLA, D. B. *Veterinary hematology – Atlas of common domestic and non-domestic species*. 3 ed. Ames: Wiley-Blackwell, 2019.

SABATTINI, S.; LOPPARELLI, R. M.; RIGILLO, A. *et al*. Canine splenic nodular lymphoid lesions: immunophehotyping, proliferative activity, and clonality assessment. *Vet. Pathol.*, [*S. l.*], v. 54, p. 147-154, 2017.

SANO-MARTINS, I. S.; SANTORO, M. L. Distúrbios hemostáticos em envenenamentos por animais peçonhentos no Brasil. In: CARDOSO, J. L. C.; FRANÇA, F. O. S.; WEN, F. H.; *et al*. *Animais peçonhentos no Brasil*. Biologia, clínica e terapêutica dos acidentes. São Paulo: Sarvier, 2003. Cap. 31, p. 289-309.

SYKES, J. S.; GREENE, C. E. *Infectious diseases of the dog and cat*. 4 ed. St. Louis: Elsevier Sauders, 2012. 1376 p.

TIZARD, I. R. *Imunologia veterinária*. 10 ed. São Paulo: GEN Guanabara Koogan, 2020. 547 p.

VALLADA, E. P. *Manual de técnicas hematológicas*. São Paulo: Atheneu, 1999. 423 p.

VALLI, V. E. O.; KIUPEL, M.; BIENZLE, D. *et al*. Hematopoietic system. In: MAXIE, M. G. *Jubb, Kennedy, and Palmer's Pathology of domestic animals*. 6 ed. St. Louis: Elsevier, 2016. v. 3, cap. 2, p. 102-268.

VALLI, V. E.; BIENZLE D.; MEUTEN D. J.; *et al*. Tumors of the hemolymphatic system. In: MEUTEN D. J. *Tumors in domestic animals*. 5 ed. Ames: Wiley-Blackwell, 2017. Cap. 7, p. 213-321.

WEISS, D. J.; WARDROP, K. J. *Schalm's Veterinary Hematology*. 6 ed. Ames: Wiley-Blackwell, 2010. 1206 p.

WELLMAN, M. L.; RADIN, M. J. Bone marrow evaluation in dogs and cats. Saint Louis: Ralston Purina Company, 1999. 108 p.

WITHROW, S. J.; VAIL, D. M.; PAGE, R. L. *Withrow & MacEwen' Small animal clinical oncology*. 5 ed. Philadephia: Saunders, 2012. 768 p.

YAWATA, Y. *Atlas de doenças hematológicas* – Citologia e histologia. 3 ed. São Paulo: Manole, 1998. 207 p.

Sistema Tegumentar 7

Lissandro Gonçalves Conceição • Fabrícia Hallack Loures

MORFOLOGIA E FUNÇÃO DA PELE

A pele é o maior e o mais facilmente explorável órgão do corpo, fundamental à manutenção da vida. Para cumprir essa tarefa vital, ela desempenha as principais funções descritas a seguir, todas muito importantes para manter a homeostase orgânica:

• Invólucro, para manter a estabilidade de um ambiente interno, proporcionando bom funcionamento visceral e atuando como barreira contra a perda de água, eletrólitos e macromoléculas
• Proteção contra agressões de natureza química, física e biológica
• Flexibilidade, elasticidade e rigidez, o que possibilita o movimento e mantém a forma
• Regulação da temperatura promovida pela cobertura pilosa, pelo plexo vascular e pela sudorese
• Imunorregulação: ceratinócitos, células de Langerhans e linfócitos participam ativamente na proteção contra agentes infecciosos e neoplasias
• Ação antimicrobiana conferida pelas substâncias presentes na superfície da pele e que são produtos, em grande parte, do suor apócrino e da secreção sebácea
• Pigmentação: a pigmentação da pele, conferida, em grande parte, pela melanina (produto dos melanócitos), é um importante fator de fotoproteção
• Produção de anexos cutâneos: pelos, garras, casco e glândulas. Esses anexos influenciam nas relações social e sexual e na defesa individual
• Indicador da saúde: várias doenças internas e o estado nutricional repercutem na aparência da pele e da pelagem. O estado da pele auxilia no diagnóstico e na evolução terapêutica.

A função imunorreguladora da pele vem merecendo destaque nos últimos tempos, haja vista o número de publicações encontradas a esse respeito.

Os órgãos linfoides são classificados como primários, secundários e terciários. Os órgãos linfoides primários, ou centrais, compõem-se da medula óssea e do timo. Todos os leucócitos, incluindo as células T e B, desenvolvem-se na medula óssea. No feto, também derivam do fígado. Os órgãos secundários são o baço e os linfonodos, que recebem o sangue e a linfa contendo as células que apresentarão os antígenos aos linfócitos presentes nesses tecidos. Os tecidos linfoides terciários incluem a pele, o intestino e os brônquios. Nesses órgãos, o tecido linfoide e o linfonodo periférico recebem denominação diferenciada: na pele, é chamado de *tecido linfoide associado à pele* (SALT, do inglês *skin-associated lymphoid tissue*); no intestino, de *tecido linfoide associado ao intestino* (GALT, do inglês *gut-associated lymphoid tissue*); e, nos brônquios, de *tecido linfoide associado aos brônquios* (BALT, do inglês *bronchiolar-associated lymphoid tissue*).

A epiderme funciona como o posto mais periférico do sistema imunológico. As células de Langerhans, os ceratinócitos, os linfócitos T epiteliotrópicos, as células T dendríticas e os melanócitos desempenham importantes funções imunológicas. Na derme, igualmente importantes, são as células dendríticas, os mastócitos e o endotélio das vênulas pós-capilares.

Os ceratinócitos não são simples "observadores", mas participam ativamente na iniciação, na amplificação e, possivelmente, na inibição da resposta imunológica cutânea. Para isso, os ceratinócitos se valem da produção de vários mediadores inflamatórios solúveis e da indução de moléculas de adesão, que, por sua vez, influenciam a localização e a função das células imunes.

Os ceratinócitos produzem interleucina 1 (IL-1) e várias citocinas (IL-3, prostaglandinas, leucotrienos e interferona) e apresentam também atividade fagocítica. Já as células de Langerhans apresentam os antígenos e estimulam a proliferação das células T *helper*; também estimulam as células T citotóxicas, produzem IL-1, têm atividade fagocítica e contêm várias enzimas.

Uma das maneiras como a pele exerce seu papel imunológico envolve a participação ativa dessas células dendríticas apresentadoras de antígenos (APC, do inglês *antigen-presenting cells*; células de Langerhans), as quais são as principais apresentadoras de antígenos do epitélio escamoso. As células de Langerhans se ligam aos antígenos exógenos e os apresentam aos linfócitos T *helper*; portanto, a principal função das células APC no sistema imune cutâneo é a ativação das células T. Desse modo, as células APC participam da proteção contra agentes infecciosos e o desenvolvimento de processos neoplásicos.

Para que a resposta imune aconteça, é necessária a presença dos linfócitos residentes, ativados pelas células APC. E para que os linfócitos se estabeleçam na pele, é necessária a expressão de várias moléculas de adesão presentes nas células endoteliais e receptores para essas moléculas nos linfócitos circulantes.

As *células T* podem ser subdivididas em dois subtipos de acordo com a natureza dos seus receptores: TCRαβ ou TCR-2 e TCRγδ ou TCR-1. As células TCR-2 expressam as moléculas CD4 ou CD8. As células CD4+ funcionam como células T *helper* (TH), e as células CD8+ funcionam como células T citotóxicas ou supressoras (TS). As células T *helper* podem ser da subclasse TH1 ou TH2. As células TH1 produzem IL-2, interferona gama (IFN-γ), fator de necrose tumoral alfa (TNF-α, do inglês *tumor necrosis factor alpha*), TNF-β, IL-3 e o fator estimulador de colônias de granulócitos-macrófagos (GM-CSF, do inglês *granulocyte-macrophage colony-stimulating factor*). Desse modo, as células TH1 estimulam a imunidade celular.

A subclasse TH2 produz IL-4, IL-5, IL-6 e IL-10, que estimulam a imunidade dependente de anticorpos. Os linfócitos Tγδ representam, talvez, a primeira linha de defesa contra os agentes infecciosos na superfície corpórea. Na maioria das espécies domésticas, a maior parte das células T epidérmicas é TCRγδ. Os ceratinócitos em descanso podem ser ativados por uma série de estímulos e produzir uma série de mediadores da inflamação. Entre esses mediadores destacam-se as citocinas.

Essas moléculas têm efeitos pleiotrópicos e sobrepostos e evocam um grande espectro de reações inflamatórias. Os ceratinócitos por meio da produção de IL-1, IL-6, IL-8, fator ativador e quimiotático para monócitos (MCAF, *monocyte chemotactic activator factor*), TNF-α, fator estimulante de colônias, fatores de crescimento, fator transformador de crescimento beta e contra IL-1 têm um grande número de funções imunológicas.

Várias citocinas estimulam os ceratinócitos ativados a expressar moléculas de adesão, particularmente a molécula de adesão intercelular 1 (ICAM-1, do inglês *intercellular adhesion molecule 1*), que se liga ao antígeno associado à função linfocitária 1 (LFA-1, do inglês *lymphocyte function associated antigen 1*) das células T de memória. Dessa maneira, os ceratinócitos influenciam o tráfego de linfócitos na epiderme. Há evidências de que uma subpopulação de células T reside na pele.

Após o reconhecimento antigênico, as células APC apresentam esses antígenos aos linfócitos residentes cutâneos, aumentando a velocidade da resposta imunológica. Os mastócitos, que se localizam na região perivascular, funcionam como "porteiros", regulando a resposta microvascular e a localização tissular de vários leucócitos. Os mastócitos regulam essa atividade por meio da ação da IL-1 e do TNF-α. Essas citocinas estimulam as células endoteliais a expressarem moléculas de adesão que recrutam os linfócitos T de memória.

A molécula de adesão leucocitária endotelial 1 (ELAM-1, do inglês *endothelial-leukocyte adhesion molecule 1*) é a mais importante molécula de adesão vascular nas primeiras horas da resposta inflamatório-imunológica. A ELAM-1 reconhece moléculas de carboidratos na superfície das células T de memória, neutrófilos, eosinófilos, monócitos e células *natural killer* (NK). Outras moléculas de adesão expressas pelas células endoteliais ativadas pelo IFN-γ, pela IL-1 e pelo TNF são a ICAM-1 e a molécula de adesão vascular celular 1 (VCAM-1, do inglês *vascular cell adhesion molecule 1*).

Os linfócitos expressam integrinas (LFA-1 e VLA-4 [do inglês *very late antigen 4*], um dímero de CD49 e CD29) que se ligam a essas moléculas de adesão.

Devido à ação combinada das células imunocompetentes presentes na derme e na epiderme, bem como dos fatores solúveis modificadores da resposta biológica, a pele deve ser vista como um órgão imunológico. A falha desse órgão imunológico favorece o aparecimento de enfermidades cutâneas.

A imunossupressão favorece o estabelecimento de infecções crônicas ou recorrentes, bem como o desenvolvimento de neoplasias. Por outro lado, a hiper-reatividade e a perda de controle na inibição desses mecanismos imunológicos podem provocar as doenças imunomediadas ou autoimunes.

A pele, que tem origem ectodérmica, endodérmica e da crista neural, é constituída, morfologicamente, por epiderme, derme e panículo adiposo. Na derme, encontram-se anexos cutâneos, vasos sanguíneos e linfáticos e nervos.

A seguir, as principais estruturas, com uma breve descrição morfológica e funcional.

Epiderme

A epiderme, porção mais externa da pele, é formada por epitélio escamoso estratificado, composto predominantemente de ceratinócitos (cerca de 85% das células) e menor número de melanócitos (perto de 5%), células de Langerhans (3 a 8%) e células de Merkel (2%).

A epiderme pode ser dividida em cinco camadas, classificadas da mais interna para a mais externa: camada basal (estrato basal), camada espinhosa (estrato espinhoso), camada granular (estrato granuloso), camada clara (estrato lúcido) e camada córnea (estrato córneo). Em geral, a epiderme é mais delgada na pele hirsuta e espessa nas áreas glabras.

Na pele hirsuta dos cães e dos gatos, ela apresenta apenas duas a três camadas de células nucleadas. A epiderme mais espessa é encontrada nos coxins e no plano nasal de cães e gatos. A superfície da epiderme do coxim é lisa em gatos, mas papilomatosa e irregular nos cães. A epiderme da maioria das espécies mamíferas domésticas não apresenta cristas epidérmicas como a pele humana, à exceção da pele da bolsa escrotal, do plano nasal e dos coxins podais.

O *estrato basal* compreende uma única camada de células colunares a cuboides, que se mantêm em íntimo contato com a membrana basal, que separa a epiderme da derme. A maioria dessas células é de ceratinócitos que estão em constante divisão e migração para as camadas ascendentes da epiderme.

As células-filhas movem-se para as camadas externas da epiderme e, progressivamente, tornam-se preenchidas por queratina, perdem seu núcleo e são definitivamente liberadas como células córneas mortas. Os ceratinócitos basais apresentam heterogeneidade morfológica e funcional, tendo algumas populações celulares a função de fixar a epiderme, enquanto outras têm função proliferativa e reparadora (célula indiferenciada).

Os *melanócitos* são células produtoras de pigmento e estão presentes na camada basal da epiderme, na bainha externa da raiz dos folículos pilosos, nas células matriciais dos folículos pilosos e nos ductos das glândulas sebáceas e sudoríparas. A concentração de melanócitos é aproximadamente igual entre indivíduos da mesma espécie, existindo, em geral, um melanócito para cada 10 a 20 ceratinócitos na camada de células basais.

Os pigmentos de melanina são os principais responsáveis pela coloração normal da pele e do pelo. As melaninas abrangem uma ampla gama de pigmentos, como as eumelaninas (marrom-escuras) e as feomelaninas (amarelas ou vermelho-amarronzadas). Os grânulos de melanina são formados em organelas intracelulares dos melanócitos denominadas *melanossomos*. O processo bioquímico de formação da melanina é complexo e envolve a oxidação da tirosina em dopa e desta em dopaquinona, que sofre uma série de reações oxidativas para formar eumelanina ou feomelanina. Depois de formados, os grânulos de melanina são incorporados ao pelo e aos ceratinócitos epidérmicos por endocitose das pontes dendríticas de melanossomos maduros.

A *melanogênese* e a proliferação melanocítica são reguladas localmente pelos ceratinócitos e células de Langerhans e são estimuladas pelo fator de crescimento fibroblástico básico, pelo ácido araquidônico, pelos leucotrienos e pelas prostaglandinas. Além disso, a luz ultravioleta e a inflamação aumentam a produção de melanina no local da pele acometido.

Os hormônios (principalmente andrógenos, glicocorticoides e hormônios tireoidianos) também são capazes de modular a melanogênese. Tradicionalmente, os controladores da melanogênese são o hormônio estimulador de melanócitos (MSH, *melanocyte-stimulating hormone*) e o hormônio adrenocorticotrófico (ACTH, *adrenocorticotrophic hormone*) da glândula pituitária. No entanto, o papel desses hormônios na melanogênese é ainda pouco conhecido. Os melanócitos têm as seguintes funções: cosmética e de atração sexual; barreira contra a radiação ionizante; quelantes de radicais livres; e participação nos processos inflamatórios.

As *células de Merkel* são células especializadas (mecanorreceptores de adaptação lenta) localizadas na camada basal da epiderme ou logo abaixo dela e ocorrem apenas nos coxins tilotríquios.

O *estrato espinhoso* é composto de células oriundas do estrato basal. Na pele com pelos, essa camada tem uma ou duas fileiras de células. Nos coxins, no plano nasal e nas junções mucocutâneas, o estrato espinhoso torna-se muito mais espesso. Os ceratinócitos dessa camada são levemente basofílicos a eosinofílicos, nucleados, poliédricos a cuboides e parecem estar ligados por pontes intercelulares. Essas células sintetizam grânulos lamelares (ceratossomas, grânulos recobertos por membrana e corpúsculos de Odland), importantes na função de barreira da epiderme. Os ceratinócitos mantêm-se coesos por meio de moléculas de adesão. As pesquisas da etiopatogênese de várias doenças vesicopustulares (p. ex., pênfigo) têm contribuído muito para o conhecimento dessas moléculas de adesão que compõem os desmossomos.

As *células de Langerhans* são células dendríticas mononucleares localizadas na epiderme suprabasal ou basal. Essas células se originam na medula óssea, são de origem monocítico-macrofágica e têm funções processadoras de antígenos e estimuladoras do aloantígeno. As células de Langerhans fagocitam o antígeno, migram para áreas paracorticais dos linfonodos, via vasos linfáticos, e estimulam a proliferação de linfócitos T auxiliares. São células claras, semelhantes aos melanócitos, mas não coram com dopa para melanina. Essas células têm características histoquímicas e imuno-histoquímicas que variam entre as espécies.

O *estrato granuloso* consiste em células achatadas, com núcleos degenerados e citoplasma preenchido por grandes grânulos cerato-hialinos fortemente basofílicos. Essa camada tem, em geral, espessura de uma a três fileiras de células, podendo chegar a quatro a oito fileiras de células na pele glabra e infundíbulo dos folículos pilosos. Os grânulos cerato-hialinos, mais precisamente descritos como agregados insolúveis, são compostos de profilagrina, precursora da filagrina, que exerce importantes funções de barreira e na queratinização epidérmica e folicular.

O *estrato lúcido* é uma camada fina e compacta de células anucleadas e ceratinizadas. Essa camada é mais bem desenvolvida nos coxins podais, menos desenvolvida no plano nasal e ausente em todas as outras áreas de pele normal dos cães e gatos. Também está presente na região nasal, nos lábios e na coroa do casco nos ovinos. Nos bovinos, essa camada ocorre na região perianal e na coroa do casco e, nos caprinos, ocorrc na região nasal e na coroa do casco.

O *estrato córneo*, a camada mais externa da pele, é formado por uma camada de células achatadas, anucleadas e eosinofílicas (corneócitos), constantemente desprendidas da epiderme. Sua descamação gradual é normalmente equilibrada pela proliferação basocelular, o que possibilita a manutenção constante da espessura epidérmica.

Essa camada forma a barreira básica de defesa física da pele. Suas células espessas, fortemente ceratinizadas, são permeadas por uma emulsão de sebo e suor que se concentra nas camadas exteriores da queratina. Além dessa propriedade, a emulsão confere uma barreira química a patógenos. Substâncias hidrossolúveis na emulsão compreendem sais inorgânicos e proteínas que inibem os microrganismos.

O estrato córneo é mais espesso na pele mais glabra. O ceratinócito terminal diferenciado apresenta uma estrutura especializada, denominada *envelope celular*, formado por várias proteínas estruturais que promovem suporte físico e resistência química, física e biológica. A ligação cruzada entre essas proteínas estruturais é catalisada por importantes enzimas, as transglutaminases, que dependem do cálcio.

Os lipídios epidérmicos têm importante papel na diferenciação e queratinização epidérmica e se originam principalmente dos ceratinócitos em processo de maturação. O sebo produzido pelas glândulas sebáceas é levado à superfície por meio do crescimento piloso e parece não existir difusão espontânea para a região interfolicular.

O produto mais importante da epiderme é a *queratina*, proteína fibrosa que contém ligações de dissulfetos e constitui a maior barreira entre o animal e o ambiente externo. A queratina é dividida em queratina mole, presente na pele, e dura, constituinte de pelo, casco e unha. Também é dividida em alfaqueratina, presente em pele e pelo, e betaqueratina, presente em escama e pena. Para produzir a queratina, as células da epiderme passam pelos processos de multiplicação, diferenciação e queratinização, nessa ordem.

A *ceratogênese* é um processo complexo que envolve a participação de várias enzimas, mensageiros intracelulares e várias citocinas (fator de crescimento epidérmico, fator de crescimento fibroblástico, fator de crescimento semelhante à insulina, neuropeptídios, fatores estimulantes de colônias, interferons, vários hormônios e compostos nutricionais, entre outros). Muito importante para a manutenção fisiológica do estrato córneo é a camada intercelular de lipídios, a qual se origina dos chamados grânulos lamelares, que são sintetizados dentro dos ceratinócitos da camada espinhosa.

Os grânulos lamelares alcançam o estrato granuloso e o córneo, fundem-se à membrana citoplasmática e liberam seus conteúdos lipídicos, dos quais as ceramidas estão entre os mais importantes. Em resumo, os lipídios epidérmicos exercem importante função de barreira, hidratação da pele, coesão e descamação dos corneócitos e controle da proliferação e diferenciação epidérmica.

Alterações na formação quantitativa e qualitativa desses lipídios epidérmicos desempenham importante papel na etiopatogênese de várias condições dermatopatológicas.

A zona da membrana basal (ZMB) confere a junção dermoepidérmica, e é a interface físico-química entre a epiderme e a derme subjacente. Essa zona exerce importantes funções, como as de fixar a epiderme à derme, manter a função e a proliferação epidérmicas, manter a arquitetura tecidual, promover reepitelização de feridas e regular o transporte de nutrientes entre derme e epiderme.

A ZMB é mais proeminente nas áreas mais glabras e nas junções mucocutâneas e é mais bem visualizada com a coloração de ácido periódico-Schiff (PAS, do inglês *periodic acid-Schiff*). No exame ultraestrutural, a ZMB é composta da membrana plasmática basocelular, lâmina lúcida, lâmina densa e sublâmina densa. As pesquisas sobre várias doenças, como penfigoide bolhoso, epidermólise bolhosa e lúpus eritematoso, têm proporcionado grande ganho de conhecimento sobre essa estrutura dermoepidérmica.

Derme

A derme é composta de fibras, substância básica amorfa e células, além de conter anexos cutâneos, músculo eretor do pelo, vasos sanguíneos, vasos linfáticos e nervos. Representa a maior parte da força tênsil e da elasticidade da pele. Está envolvida na remodelação, na manutenção e no reparo da pele, modulando também a estrutura e a função da epiderme.

Nas áreas pilosas, a derme é mais espessa e mais fina nas áreas glabras. Em virtude de não existir derme papilar na pele dos mamíferos domésticos (com exceção dos suínos), os termos *derme superficial* e *derme profunda* são mais apropriados.

A matriz do tecido conjuntivo dérmico compreende principalmente as fibras colágenas, elásticas e reticulares. Todas essas fibras são sintetizadas pelos fibroblastos. As fibras colágenas são formadas por feixes espessos compostos de múltiplas fibrilas proteicas que se coram em azul pelo tricrômico de Masson. Essas fibras têm grande força tênsil e representam aproximadamente 90% de todas as fibras dérmicas e 80% da matriz extracelular dérmica.

Existem pelo menos 17 tipos genética e estruturalmente diferentes de colágeno. Os colágenos I, III e V predominam na derme. A síntese de colágeno é estimulada por vitamina C, somatomedina C e fator de crescimento semelhante à in-

sulina 2 e é inibida por glicocorticoides, retinoides, vitamina D_3, paratormônio e interferona-γ.

Os cavalos têm, na derme reticular, uma camada especial formada por fibras colágenas finas entrelaçadas a fibras elásticas finas e reticulares. Devido à aparência reluzente, essa camada é denominada *espelho equino*.

As fibras reticulares são estruturas finas e ramificadas, que podem ser mais bem detectadas com as colorações especiais com impregnação pela prata. As fibras elásticas são formadas por ramos finos, únicos, que apresentam grande elasticidade. São mais bem visualizadas pelas colorações de Verhoeff e Van Gieson.

Em geral, a derme superficial contém fibras colágenas mais finas, com arranjo frouxo e distribuídas de maneira irregular, além de uma rede de fibras finas de elastina. A derme profunda apresenta fibras colágenas espessas, densamente organizadas, que tendem a ficar paralelas à superfície cutânea. Nessa região, as fibras de elastina são mais espessas e menos numerosas que as da derme superficial. Na derme superficial, as fibras elásticas são formadas pelas fibras eulaninas e oxitalanas que ancoram na zona da membrana basal.

A *substância básica amorfa* intersticial da derme consiste em um gel viscoelástico de origem fibroblástica, composto de glicosaminoglicanos e proteoglicanos. Preenche os espaços interfibras e envolve as estruturas da derme, além de possibilitar a passagem de eletrólitos e nutrientes dos vasos dérmicos para a epiderme avascular. Enquanto as fibras insolúveis (colágeno e elastina) conferem resistência a forças de tensão, a substância básica confere, dissipa e resiste à força compressiva. Além disso, a substância básica amorfa da derme pode estar envolvida em migração, diferenciação e crescimento celular, estocagem de água, lubrificação e fibrilogênese colagênica.

As *fibronectinas* são glicoproteínas presentes na membrana basal e na derme, especialmente na região perivascular e perineural. Estão envolvidas em várias funções celulares e vasculares.

Pequenas quantidades de mucina (substância azulada e de aspecto granular na coloração por hematoxilina e eosina) são frequentemente vistas na pele normal canina e felina, em particular ao redor dos apêndices e vasos sanguíneos.

A derme é ocupada por uma população esparsa de células, entre as quais o fibroblasto é a célula intersticial responsável pela síntese e degradação da matriz do tecido conjuntivo dérmico. Essa célula é responsável pela síntese das fibras dérmicas, colagenase e outras enzimas importantes na remodelação normal ou patológica do colágeno. O fibroblasto também produz várias citocinas que podem influenciar na proliferação epidérmica e no metabolismo cutâneo.

Os *dendrócitos dérmicos* distribuem-se por toda a derme, mas localizam-se principalmente na região perivascular. Essas células têm função de apresentação de antígenos, mas diferem imunofenotipicamente das células de Langerhans epidérmicas.

Nos cortes histológicos incluídos em parafina, o fibroblasto apresenta aspecto fusiforme; porém, em tecidos estudados por microscopia eletrônica, verificou-se que essas células são altamente dendríticas, razão pela qual têm sido denominadas *dendrócitos dérmicos*.

Os *mastócitos* são com frequência encontrados ao redor dos vasos sanguíneos superficiais e anexos cutâneos. Essas células são facilmente identificadas por seu aspecto de "ovo frito" e presença de grânulos intracitoplasmáticos ligeiramente corados. Esses grânulos contêm numerosas substâncias, principalmente heparina e histamina, além de outros mediadores da inflamação, como hidrolases ácidas e outras enzimas. Os mastócitos são facilmente reconhecidos em colorações especiais, como azul de toluidina e Giemsa-orceína ácida. Em geral, a pele normal do gato contém de 4 a 20 mastócitos, e a do cão, de 4 a 12 mastócitos por campo de grande aumento na microscopia óptica.

É importante notar que os bovinos e os equinos têm, normalmente, discreto infiltrado perivascular na derme superficial, composto predominantemente de linfócitos e histiócitos. Outras células observadas em menor número na pele normal canina e felina são os neutrófilos, eosinófilos, linfócitos, histiócitos e plasmócitos. Os eosinófilos são normalmente encontrados em pequeno número na derme dos grandes animais. Esse número de eosinófilos pode dobrar durante os meses de verão.

Folículos pilosos

Os folículos pilosos estão geralmente posicionados em um ângulo de 30 a 60° em relação à superfície cutânea. Em uma análise longitudinal, o folículo piloso pode ser subdividido em região infundibular ou região pilossebácea, que compreende o segmento entre a desembocadura do ducto sebáceo e o óstio folicular; istmo folicular (ou porção média), que corresponde à porção entre o ducto sebáceo (onde se inicia a queratinização tricolemal) e a inserção do músculo eretor do pelo (onde termina a visualização dos grânulos trico-hialinos); e segmento inferior, que se localiza entre a inserção do músculo eretor do pelo até a base do folículo piloso, a papila folicular.

O folículo piloso tem cinco componentes principais: a papila dérmica folicular, a matriz folicular, a haste pilosa, a bainha interna da raiz folicular e a bainha externa da raiz folicular. As células da matriz folicular dão origem à bainha interna da raiz e ao pelo propriamente dito. A bainha interna da raiz é constituída de três camadas concêntricas, denominadas, da mais interna para a mais externa, *cutícula da bainha da raiz interna* (única fileira de células achatadas), *camada de Huxley* (uma a três fileiras de células nucleadas) e *camada de Henle* (uma única fileira de células anucleadas). Essas camadas contêm grânulos citoplasmáticos eosinofílicos denominados *grânulos trico-hialinos*. Esses grânulos representam o componente proteico mais importante e são os marcadores da bainha interna da raiz folicular. A principal função dessa camada é moldar o pelo dentro do canal pilar.

A bainha externa da raiz é uma invaginação e continuação da epiderme. É mais espessa próximo da região da epiderme, adelgaçando-se na parte mais profunda do folículo. A partir do istmo folicular, a bainha externa da raiz é revestida pela bainha interna da raiz. Nessa região, a bainha externa da raiz não se ceratiniza e é constituída por células de citoplasma claro rico em glicogênio; na região do istmo folicular, ela sofre queratinização tricolemal e não forma grânulos cerato-hialinos e, na porção superior do folículo, na região infundibular, ela sofre queratinização, tal como ocorre na superfície epidérmica.

A bainha externa da raiz folicular é circundada pela membrana basal de aspecto vítreo que representa a reflexão para baixo da membrana basal da epiderme e pela bainha fibrosa da raiz (zona de tecido colagênico denso e fibroso). A papila dérmica folicular é contínua com o tecido conjuntivo da derme e revestida por uma continuação da camada basal. A bainha interna da raiz folicular e o pelo crescem a partir de células epiteliais presentes na papila, chamadas de células matriciais. A papila folicular é importante na embriogênese e na função do ciclo folicular e sofre alterações morfológicas de acordo com a fase do ciclo piloso.

Nos mamíferos, encontram-se dois tipos de folículos com funções táteis:

• Folículos sinusais (vibrissas ou pelos do bigode), que se localizam na região nasal, nos lábios, nas pálpebras e no carpo (este último nos felinos). Esses folículos têm vasos sanguíneos sinusoidais cavernosos, septos fibrosos e nervos entre a bainha externa da raiz e a bainha fibrosa da raiz. Esses pelos são grossos e rígidos e funcionam como mecanorreceptores
• Folículos tilotricos, que se encontram espalhados entre os folículos. Esses folículos são maiores que os folículos "normais" e têm, na região da glândula sebácea, um complexo neurovascular que circunscreve o folículo piloso. Cada folículo tilotrico está associado a um coxim tilotrico, que é composto de epiderme mais espessa que recobre uma área convexa de tecido conjuntivo delicado, vascularizado e inervado. Nervos amielinizados presentes nessa região se associam às células de Merkel. Esse conjunto tilotrico funciona como mecanorreceptor.

Cães, gatos, ovinos e caprinos apresentam folículos compostos, formados, em geral, por um grupo de dois a cinco folículos primários maiores, que são margeados por grupos de folículos secundários menores. Entre os folículos primários, existem o folículo primário principal e o central e os folículos pilosos primários laterais. Os folículos primários emergem de poros distintos e separados, enquanto os secundários emergem de um poro comum.

Os folículos pilosos primários são acompanhados de glândulas sebáceas e sudóriparas e de músculo eretor do pelo; os secundários podem ter apenas glândulas sebáceas. Em média, 5 a 25 pelos secundários podem acompanhar um pelo primário. Os bovinos, os equinos e os seres humanos apresentam folículos pilosos simples, caracterizados pela presença de apenas um pelo, uma glândula sebácea, uma glândula sudorípara e músculo eretor do pelo por folículo.

A haste pilosa é subdividida em medula, córtex e cutícula. A medula, parte mais interna do pelo, é formada por colunas longitudinais de células cúbicas que, afora próximo da raiz do pelo, têm ar e vacúolos de glicogênio no interior. O córtex é formado por células fusiformes completamente ceratinizadas, as quais contêm pigmento e conferem cor ao pelo, além de contribuir para a maior parte da propriedade mecânica dele. A cutícula, porção mais externa do pelo, é formada por células anucleadas, planas e ceratinizadas que se arranjam como as telhas em um telhado. Os pelos secundários apresentam medula mais estreita e cutícula mais proeminente.

Os folículos pilosos não são estáticos, eles obedecem a um ciclo de crescimento dividido em fases: 1– fase anagênica ou anágeno (várias subfases) que consiste no crescimento ativo e produção do pelo; 2 – um período de descanso chamado de *fase telogênica* ou *telógeno*, no qual o pelo é retido no folículo piloso como forma inativa, que é eliminado subsequentemente (exógeno); 3 – e uma fase de transição entre essas duas, denominada *fase catagênica* ou *catágeno* (várias subfases), em que ocorre importante involução das estruturas foliculares. Essa atividade cíclica ocorre fundamentalmente na parte inferior do folículo piloso, sítio de fenômenos apoptóticos, regenerativos e de remodelação.

O controle dessa atividade cíclica é complexo e envolve várias interações celulares, citocinas, fatores de crescimento (EGF, TGFβ1, TGFβ2) e seus receptores, enzimas, fatores neurais (neuropeptídeos, neurotrofinas) e inúmeras vias de sinalização que regem a interação epitélio-mesenquimal (papila folicular).

Toda essa complexa interação sofre ainda influência de diversos fatores: hormonais, nutricionais, ambientais (fotoperíodo/latitude, temperatura), patológicos, além da variabilidade interespécie, da localização anatômica dentro da mesma espécie, bem como nas diferentes raças.

O processo cíclico folicular e de reposição pilosa, em várias espécies, não ocorre de forma homogênea, mas em padrão mosaico, pois os folículos pilosos avizinhados se encontram em diferentes fases do ciclo.

Glândulas sebáceas

As glândulas sebáceas são holócrinas, alveolares e ramificadas, presentes em toda a pele hirsuta. Elas se ligam ao infundíbulo folicular por meio de um ducto escamoso e são formadas por células basaloides de reserva, situadas na periferia da glândula, e sebócitos maduros, que produzem o material lipídico conforme migram para o centro acinar.

As glândulas sebáceas são maiores e mais numerosas nas junções mucocutâneas e nas regiões interdigital, dorsal da cauda, mentoniana, cervicodorsal e lombossacra. São maiores no cavalo e menores no porco; nos ovinos, diminuem seu número e tamanho com o passar da idade. Estão ausentes nos coxins podais e no plano nasal dos cães e gatos.

O produto sebáceo confere maciez, brilho e elasticidade à pele, além de ter atividade antimicrobiana por meio de triglicerídios, ésteres graxos e ácidos graxos. É de grande importância também na manutenção da hidratação da pele. As glândulas sebáceas são inervadas e vascularizadas.

A secreção sebácea sofre influência hormonal; os andrógenos estimulam a hiperplasia e hipertrofia sebácea e os estrógenos e glicocorticoides causam involução glandular. Nos bovinos, a produção sebácea é maior no verão. Nos grandes animais, a maior proporção dos lipídios da superfície deriva das glândulas sebáceas, e não da epiderme.

Glândulas sudoríparas

Estudos têm sugerido que as glândulas sudoríparas apócrinas e écrinas sejam denominadas *epitriquiais* e *atriquiais*, respectivamente. As *glândulas sudoríparas epitriquiais* ou *paratriquiais* estão presentes em toda a pele hirsuta e ausentes no plano nasal e nos coxins podais. Localizam-se abaixo das glândulas sebáceas e ligam-se ao infundíbulo folicular por meio de um ducto.

Essas glândulas são mais numerosas nas junções mucocutâneas, na coroa do casco e nas regiões interdigital, cervicodorsal e lombossacra. As glândulas epitriquiais são de formato sacular ou tubular e em espiral. Nos bovinos, as glândulas não têm formato espiral. O epitélio secretor é composto de monocamada de células planas a colunares que são envoltas por monocamada de células fusiformes mioepiteliais.

O ducto é revestido por duas camadas de células cúbicas e uma cutícula epitelial, mas sem células mioepiteliais. As glândulas sudoríparas epitriquiais apresentam ação de feromônio e antimicrobiana. Glândulas seromucoides especializadas estão presentes na região nasolabial dos bovinos, dos ovinos e dos caprinos. Essas glândulas multilobulares, tubuloalveolares e seromucoides secretam quase constantemente nos bovinos.

Glândulas semelhantes são encontradas na região labial e no aspecto caudomedial do carpo (glândula carpal) nos suínos. Essas glândulas, nos suínos, localizam-se profundamente na interface da derme profunda e do panículo. O órgão mentoniano ou mandibular dos suínos consiste em grandes glândulas sebáceas e sudoríparas localizadas na região intermandibular.

As *glândulas sudoríparas atriquiais* (merócrinas, écrinas) estão presentes apenas nos coxins podais. São pequenas e espirais e estão localizadas na derme profunda e no subcutâneo. As glândulas atriquiais se abrem diretamente na superfície epidermal, ao contrário das glândulas epitriquiais, que se abrem no infundíbulo do folículo piloso.

Suor e termorregulação

Os seres humanos e os equinos são únicos a produzir quantidade de suor para fazer termorregulação. Algumas raças bovinas também dissipam calor por meio da produção de suor. Na maioria dos grandes animais, o plexo vascular periférico e as anastomoses vasculares são importantes na perda ou na conservação do calor.

Nos pequenos animais, a rede vascular anastomosante não é muito extensa. Alguns autores afirmam que há grande variação na produção de suor epitriquial e que dadas raças de cães podem ter glândulas epitriquiais e produzir suor especialmente na região axilar, inguinal e no abdome ventral.

Algum suor epitriquial pode ser observado em determinados animais febris ou excitados e pode ocorrer nos coxins de cães e gatos excitados ou agitados. Aparentemente, o suor epitriquial em cães e gatos desempenha pouco ou nenhum papel na termorregulação. Nessas duas espécies, devido à ausência de glândulas epitriquiais, grande perda de calor ocorre pela eliminação de água por meio do sistema respiratório.

Glândulas especializadas

As glândulas especializadas são as glândulas perianais, a glândula do meato acústico externo (glândulas ceruminosas), os sacos anais e a glândula da cauda. As glândulas perianais e da cauda são formadas por células hepatoides e são glândulas sebáceas modificadas, que sofrem ação da testosterona. A glândula da cauda (também conhecida como órgão supracaudal) de cães e gatos tem forma ovalada e localiza-se na superfície dorsal, sobre a quinta à sétima vértebra coccígea.

Os pelos que emergem dessa região são mais grossos e são únicos por cada folículo piloso. A glândula caudal pode sofrer alterações em decorrência de enfermidade cutânea seborreica, hiperplasia e transformação neoplásica (benigna e maligna). As glândulas hepatoides estão presentes também na região do prepúcio, na região inguinal e na linha média dorsal.

Vascularização sanguínea e linfática

O sistema vascular sanguíneo cutâneo se divide em três plexos intercomunicantes de veias e artérias. O plexo profundo localiza-se na interface dermopanicular. Os ramos superiores desse plexo irrigam as porções profundas dos folículos pilosos e as glândulas sudoríparas epitriquiais. Os vasos ascendentes alimentam a porção média dos folículos, as glândulas sebáceas e os músculos eretores dos pelos.

Continuando na ascensão, os vasos nutrem a parte superficial do folículo piloso e a epiderme. Os vasos constituem-se de arteríolas, capilares venosos e arteriais e vênulas. A maioria dos vasos do plexo superficial é de vênulas pós-capilares, que são vasos mais fisiologicamente reativos e envolvidos no processo inflamatório. As células endoteliais desses vasos participam ativamente no tráfego cutâneo dos leucócitos.

A expressão de várias moléculas de adesão nas células endoteliais é estimulada durante o processo inflamatório. As anastomoses arteriovenosas ocorrem em toda a extensão da pele, mas são mais comuns nas extremidades (membros e pavilhões auriculares) e, embora ocorram em toda a derme, são mais proeminentes na derme profunda. As anastomoses arteriovenosas participam na termorregulação.

Os vasos linfáticos originam-se da rede capilar localizada na derme superficial e perianexial e drenam em um plexo linfático localizado na região subcutânea. Participam no controle da microcirculação e do movimento do fluido intersticial, além de ligar a pele aos linfonodos, desempenhando, portanto, importante função na imunorregulação.

O material estranho que penetra a epiderme e a derme é recolhido e drenado pelo sistema vascular linfático da pele. O plexo linfático cutâneo superficial é não contrátil. Os vasos mais profundos apresentam músculo liso mural, exibem peristalse e direcionam o fluxo para os linfonodos. Em geral, os vasos linfáticos se diferenciam dos vasos sanguíneos por apresentarem lúmen maior a angular, por apresentarem endotélio mais plano e por não terem pericitos.

Nervos

A inervação cutânea tem funções sensoriais (calor, tato, frio, pressão, dor e prurido), controla o tônus vasomotor e regula a atividade secretora glandular. A área do corpo suprida pelos ramos de um nervo espinhal é conhecida como dermátomo. Os nervos participam, ainda, da modulação da resposta inflamatória, da proliferação e do reparo tecidual. Os neuropeptídios induzem várias células (ceratinócitos, mastócitos e células endoteliais) a produzir citocinas. Em geral, os nervos acompanham a vascularização, vários órgãos cutâneos (p. ex., corpúsculo de Meissner e corpúsculo de Pacini), glândulas sebáceas, folículos pilosos e músculo eretor do pelo. Apenas no cavalo as glândulas sudoríparas apócrinas são inervadas. Terminações nervosas penetram na epiderme.

A pele tem a maior superfície sensorial do corpo, cuja função é exercida por termorreceptores (unidades frias e quentes), mecanorreceptores (corpúsculo de Pacini, corpúsculo de Meissner e corpúsculo de Ruffini) e nociceptores.

Tecido subcutâneo

O tecido subcutâneo, ou panículo adiposo, é de origem mesenquimal. É a mais profunda e espessa camada da pele. Região labial e mentoniana, ouvido externo e ânus não apresentam panículo adiposo; nesses locais, a derme está em contato direto com o tecido muscular e a fáscia. Traves de tecido fibroso colagênico contíguo à derme dividem o tecido gorduroso em lóbulos.

As principais funções do tecido subcutâneo são: reserva de energia, coxim de proteção, termogênese, manutenção da forma externa, reserva e metabolismo de esteroides. O maior componente bioquímico do panículo é o triglicerídio. O tecido panicular não tem vasos linfáticos, e os vasos capilares apresentam paredes mais delgadas do que em outras porções da derme. Além disso, a espessura do tecido adiposo é inversamente proporcional à vascularização sanguínea.

VOCABULÁRIO DERMATOPATOLÓGICO

A dermatopatologia emprega um vocabulário próprio e especializado e, por vezes, a definição de um ou outro termo não se enquadra exatamente nos conceitos da patologia geral. No entanto, são esses termos os encontrados nos textos de dermatologia e dermatopatologia e, portanto, empregados na especialidade.

Considerando que o exame histopatológico é um importante recurso diagnóstico para o clínico dermatologista, é essencial conhecer o significado dos termos que definem as principais alterações histopatológicas da pele. Sem dúvida, o clínico aproveita muito mais um laudo histopatológico quando não se limita à leitura do diagnóstico e dos comentários. O entendimento dos achados microscópicos auxilia no conhecimento do processo fisiopatológico, e o produto dessa compreensão resulta na melhor escolha terapêutica. Desse modo, são apresentados a seguir os termos mais empregados atualmente para descrever as principais alterações que ocorrem na epiderme, na derme e na região panicular.

Alterações epidérmicas

• Hiperqueratose: refere-se ao aumento da espessura do estrato córneo da epiderme. Essa alteração pode ser subdividida em hiperqueratose ortoceratótica (anuclear; Figura 7.1) e paraceratótica (nuclear; Figura 7.2). A hiperqueratose pode também ser classificada como lamelar (p. ex., na ictiose), compacta (p. ex., no prurido crônico de baixa intensidade) ou em cesta de balaio (dermatofitose, endocrinopatias), de acordo com a característica morfológica. A hiperqueratose reflete nada mais do que alteração na epidermopoese, que pode ter diversas etiologias (alergias, micoses, seborreias, endocrinopatias, dermatose nutricional e parasitária, entre outras)

• Hipoqueratose: refere-se à espessura diminuída do estrato córneo. Pode ocorrer nas doenças cutâneas seborreicas ou por fricção e maceração nas áreas intertriginosas

• Hiperplasia (acantose): a hiperplasia epidérmica representa o aumento da espessura da epiderme devido ao maior número de células. Leva-se em consideração apenas a porção não ceratinizada da epiderme (Figura 7.3). Embora o termo *acantose* seja usado como sinônimo, ele significa aumento da espessura do estrato espinhoso. A atividade mitótica, pouco observada na epiderme normal, é vista com frequência na docarcinomatosa. É comum em qualquer dermatose de longa duração, mas pode ocorrer também em processos subagudos. A hiperplasia psoriasiforme é incomum e observada na dermatose psoriasiforme liquenoide do Springer Spaniel, no linfoma epiteliotrópico e nas lesões cronicamente traumatizadas (alergia crônica e dermatite acral por lambedura). Vale registrar que psoríase clínica tal qual se observa no ser humano não é descrita em animais domésticos, salvo alguns modelos restritos produzidos em animais de experimentação. A hiperplasia papilomatosa ocorre em algumas neoplasias, calosidades, nevos epidérmicos, dermatite seborreica e dermatose responsiva ao zinco. A hiperplasia pseudocarcinomatosa é observada em processos supurativos, granulomatosos, neoplásicos e em úlceras crônicas

• Atrofia: atrofia epidérmica é definida como a diminuição da espessura da epiderme não ceratinizada, devido à diminuição do tamanho celular. Diminuição da espessura epidérmica decorrente da redução do número de células é definida como hipoplasia (Figura 7.4). Essas alterações são vistas nas endocrinopatias (principalmente no hiperadrenocorticismo),

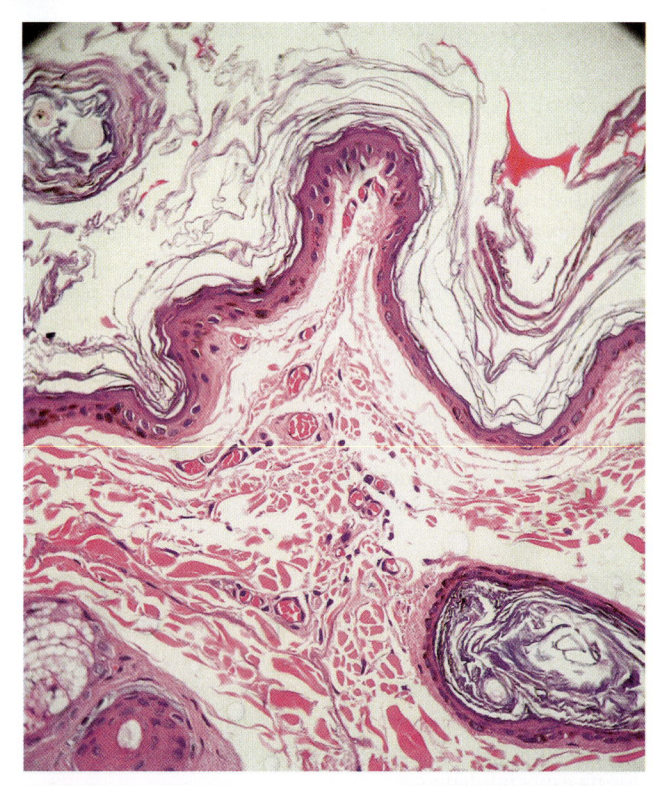

Figura 7.1 Ortoqueratose em endocrinopatia. Aumento da espessura do estrato córneo, que apresenta queratina lamelar e frouxa em excesso. Notar o infundíbulo folicular abaixo e à esquerda, exibindo dilatação e ortoqueratose.

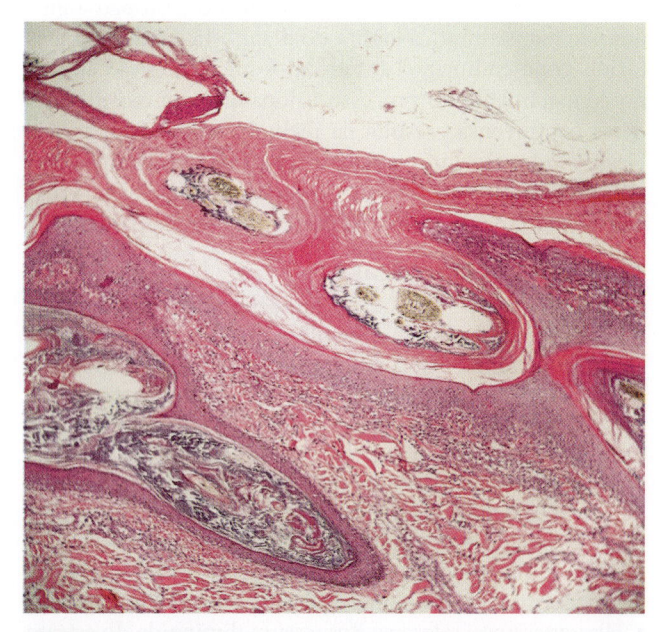

Figura 7.2 Hiperqueratose paraceratótica em dermatose responsiva ao zinco. Notar núcleos na camada córnea. A paraqueratose também acomete o infundíbulo folicular.

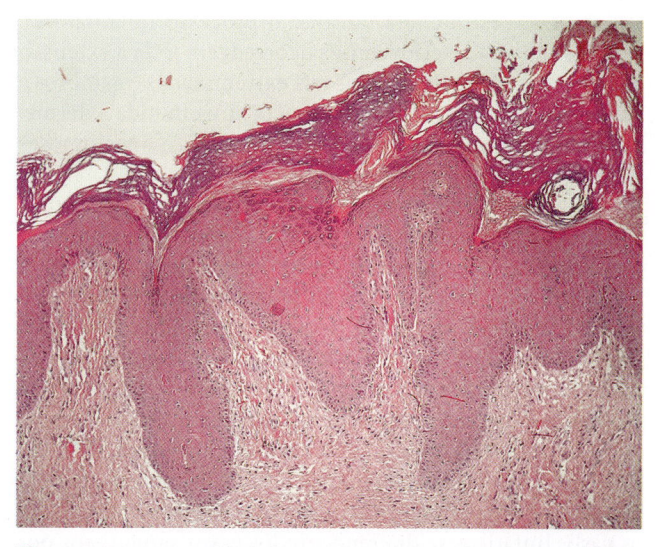

Figura 7.3 Acantose (hiperplasia epidérmica) em dermatite actínica. A epiderme apresenta-se hiperplásica (aumento do número de células que compõem suas camadas) e com ortoqueratose compacta.

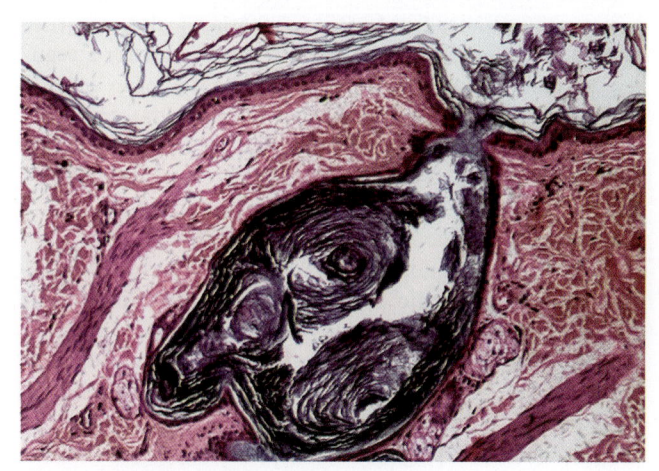

Figura 7.4 Atrofia epidérmica em endocrinopatia. A espessura da epiderme resume-se a uma única camada celular.

hiperplasia. As cristas epidérmicas, ausentes na pele hirsuta e normal de cães e gatos (presente apenas nos suínos), podem ocorrer nos processos acantóticos. A hiperplasia epidérmica, de acordo com o aspecto morfológico, pode ser classificada como regular, irregular, psoriasiforme, papilomatosa e pseu-

em algumas dermatoses do desenvolvimento e doenças imu-nomediadas (p. ex., lúpus eritematoso, principalmente em seres humanos, e alopecia pós-vacinal)

• Hipergranulose e hipogranulose: trata-se de aumento ou diminuição da espessura do estrato granuloso, respectivamente. São alterações comuns e de pouco valor diagnóstico. A hipergranulose acompanha, frequentemente, a hiperplasia e a ortoqueratose epidérmicas

• Disqueratose: este termo indica queratinização defeituosa e prematura das células da epiderme e anexos. Ocorre nas dermatoses liquenoides, complexo pênfigo, dermatose responsiva ao zinco, carcinoma de células escamosas, ceratoacantoma e papiloma

• Espongiose: refere-se ao edema intercelular (entre os ceratinócitos). Recebe esse nome em função do aspecto de esponja que a epiderme adquire (Figura 7.5). Representa a presença de um processo exsudativo comum a vários quadros inflamatórios agudos ou subagudos. Alguns exemplos nos quais ocorre a espongiose são placa eosinofílica felina, granuloma eosinofílico felino, dermatites seborreicas, malasseziose, dermatose responsiva ao zinco e dermatite de contato

• Edema intracelular (degeneração hidrópica, vacuolar ou balonosa) das células da capa basal: não é uma alteração comum e é observada em algumas enfermidades infecciosas, autoimunes ou metabólicas (p. ex., dermatite necrolítica superficial, infecções virais, lúpus eritematoso, dermatose liquenoide, erupções por fármacos e dermatomiosite (Figura 7.6)

• Degeneração reticular: esta alteração resulta da confluência de várias células edematosas, formando vesículas intraepidérmicas multiloculares. É observada em qualquer dermatose inflamatória aguda ou subaguda, mas principalmente na dermatofilose e na dermatite aguda por contato (Figura 7.7)

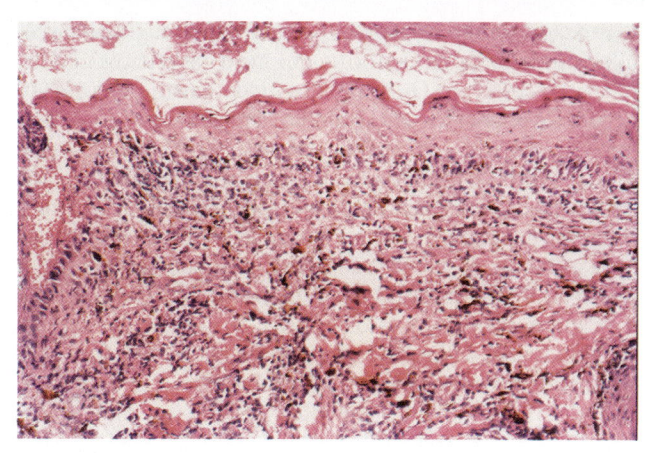

Figura 7.6 Vacuolização da camada basal da epiderme. As células da capa basal exibem degeneração hidrópica decorrente do processo inflamatório presente na interface dermoepidérmica.

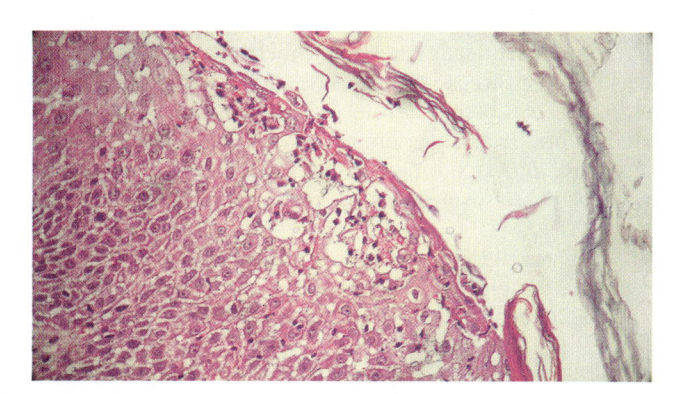

Figura 7.7 Os edemas intercelular ou intracelular, quando intensos, conferem aspecto de rede à epiderme. Na evolução da degeneração reticular, surge lesão vesicopustulosa.

• Acantólise: é o fenômeno resultante da perda da coesão entre os ceratinócitos (Figura 7.8). Ocorre nas doenças autoimunes vesicopustulares, como as do complexo pênfigo, e algumas neoplasias. Os ceratinócitos soltos localizados dentro da pústula ou na crosta são chamados de *acantolíticos*

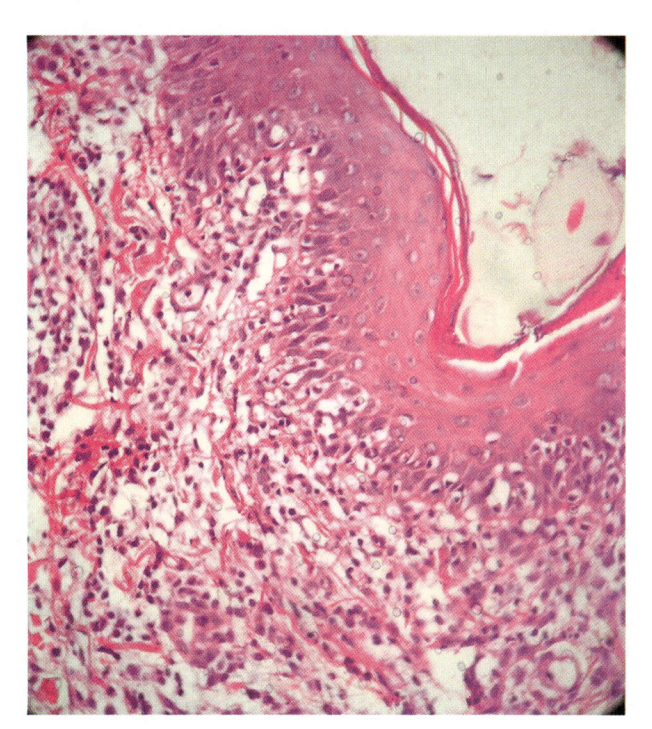

Figura 7.5 Espongiose epidérmica em dermatite alérgica. Os espaços intercelulares são visíveis e ocupados por infiltrado celular linfocitário (exocitose linfocitária).

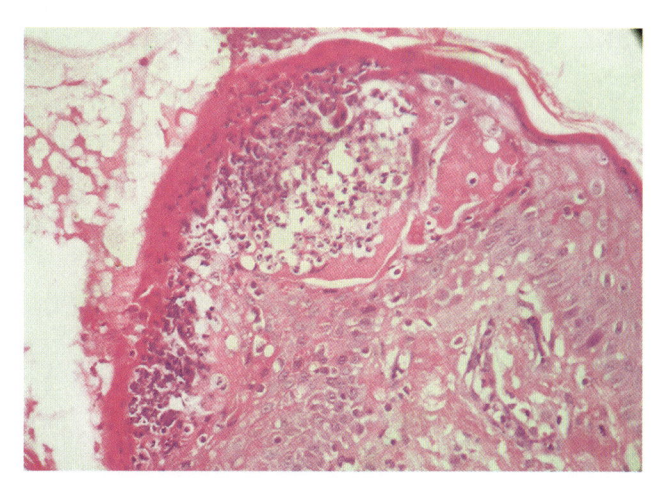

Figura 7.8 Pústula neutrofílica intraepidérmica em piodermite superficial. Tecnicamente um microabscesso neutrofílico, a pústula pode aparecer em qualquer um dos extratos da epiderme.

• Exocitose: termo empregado quando ocorre migração de células inflamatórias ou eritrócitos por meio dos espaços intercelulares da epiderme. Os neutrófilos predominam no exsudado agudo. Os eosinófilos são vistos nas ectoparasitoses e nas dermatites alérgicas, com maior intensidade principalmente na espécie felina. Os linfócitos são vistos na enfermidade seborreica, malasseziose, doença atópica, ectoparasitismo, dermatoses imunomediadas (p. ex., lúpus eritematoso) e linfoma cutâneo epiteliotrópico. A exocitose de células inflamatórias é um achado comum e não específico para algumas doenças

• Pústulas e microabscessos: referem-se às coleções intra ou subepidérmica de fluido e células inflamatórias. Esses achados podem ainda ser classificados de acordo com a localização da pústula dentro ou abaixo da epiderme e sua celularidade. Seu conteúdo pode ser neutrofílico (p. ex., nas infecções secundárias; ver Figura 7.8), eosinofílico (p. ex., nas ectoparasitoses e alergias; Figura 7.9), linfocitário (p. ex., na seborreia e no linfoma epiteliotrópico; Figura 7.10) ou histiocitário (p. ex., no histiocitoma)

• Hiperpigmentação: hiperpigmentação, ou hipermelanose, refere-se à quantidade excessiva de melanina existente na epiderme e, com frequência, nos melanófagos dérmicos. Pode estar presente apenas nas células da camada basal ou por toda a epiderme. Trata-se de um achado comum em dermatoses alérgicas crônicas, hormonais, distúrbios do desenvolvimento e alguns processos neoplásicos (p. ex., no melanocitoma; Figura 7.11)

• Hipopigmentação: refere-se à quantidade diminuída de melanina na epiderme. Pode estar associada a processos idiopáticos, congênitos ou adquiridos na melanização, efeitos tóxicos de substâncias químicas sobre os melanócitos, distúrbios pós-inflamatórios e hormonais e dermatoses com degeneração hidrópica de células basais (p. ex., no lúpus eritematoso)

• Crosta: denominação dada à massa ressecada formada pela combinação variada de queratina, soro, restos celulares, microrganismos e restos de medicamentos. As crostas podem ser, de acordo com a composição predominante, serosas, hemorrágicas, sorocelulares e em paliçada. A presença de crosta indica que houve um processo exsudativo anterior e pode ter importância diagnóstica; portanto, deve ser sempre rigorosamente pesquisada, pois pode haver esporos e hifas de dermatófitos, leveduras e ceratinócitos acantolíticos. As bactérias são habitantes comuns dos resíduos superficiais e, geralmente, não têm valor diagnóstico. Leveduras, como *Malassezia pachydermatis*, podem ser achados ocasionais ou ter importância diagnóstica se acompanhadas de outras alterações epidérmicas

• Hiperqueratose epidermolítica: refere-se à degeneração da camada granulosa da epiderme e é vista em enfermidades como queratose actínica, ictiose, queratose seborreica, papilomas e nevo epidérmico, entre outras.

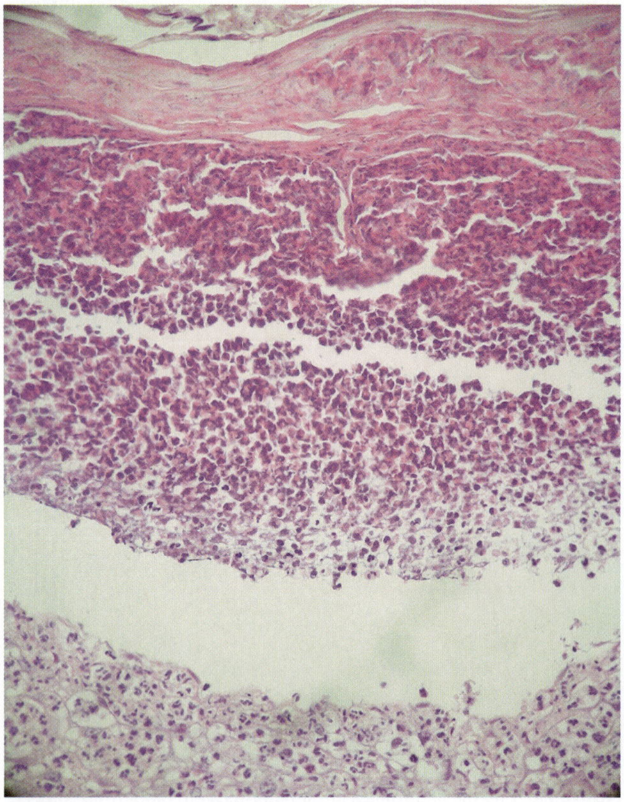

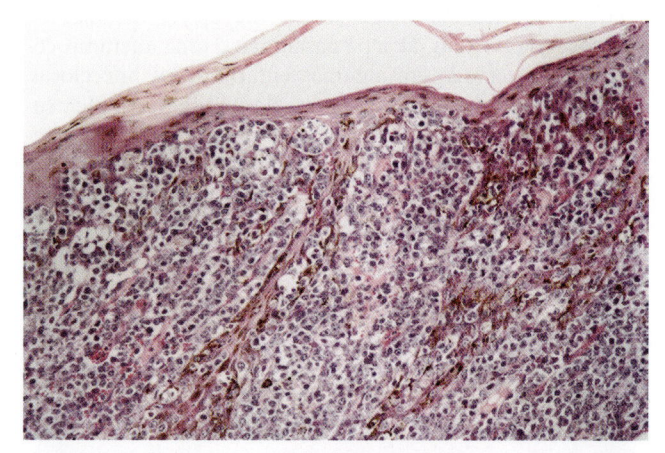

Figura 7.10 Microabscessos de Pautrier em linfoma cutâneo epiteliotrópico (micose fungoide). As pústulas preenchidas por linfócitos neoplásicos coalesceram e ocupam quase toda a espessura da epiderme.

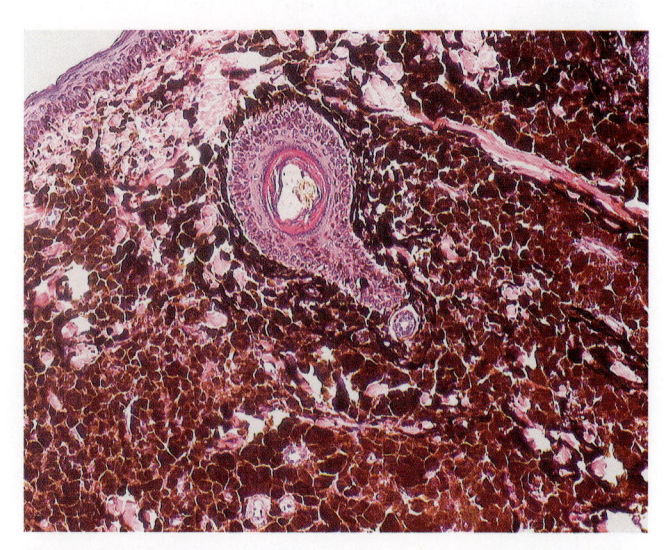

Figura 7.11 Hiperpigmentação melânica em melanocitoma. A pigmentação citoplasmática é tão intensa que dificulta a visualização nuclear.

Figura 7.9 Pústula eosinofílica intraepidérmica. Notar o acúmulo de eosinófilos no espaço subcorneal, entre a capa córnea e os ceratinócitos.

Alterações dérmicas

• Hialinização: perda da estrutura fibrilar com aumento da eosinofilia das fibras colágenas, conferindo a estas um aspecto vítreo. Pode ocorrer nas vasculites e colagenoses

• Degeneração fibrinoide: deposição ou substituição do colágeno por substância eosinofílica, fibrilar ou granular, lembrando fibrina. É observada em algumas doenças do tecido conjuntivo

• Atrofia: fibrilas colágenas finas com redução do número de fibroblastos e resultante diminuição da espessura dérmica, verificada nas dermatoses hormonais, principalmente no hiperadrenocorticismo

• Displasia: desorganização e fragmentação das fibras colágenas. Ocorre na síndrome de Ehlers-Danlos e na fragilidade cutânea adquirida (Figura 7.12)

• Calcificação distrófica: refere-se à deposição de sais de cálcio no colágeno dérmico. É vista no hiperadrenocorticismo canino, na calcinose circunscrita, na otite crônica proliferativa e em reações a corpo estranho

• Tecido de granulação: processo caracterizado pela proliferação de fibroblastos, colágeno e vasos sanguíneos (Figura 7.13). Geralmente, nota-se proliferação vascular com orientação perpendicular à superfície epidérmica e proliferação fibrilar colagênica paralela à superfície epidérmica. Em geral, é acompanhado de graus variados de edema e infiltrado inflamatório crônico intersticial. O tecido de granulação significa que está ocorrendo processo de reparo tecidual

• Fibroplasia: proliferação fibroblástica, com formação e desenvolvimento excessivo de tecido fibroso

• Desmoplasia: é a fibroplasia induzida por processos neoplásicos

• Fibrose: último estágio da fibroplasia, com aumento no número de fibroblastos e de fibrilas colágenas e com diminuição do processo inflamatório e da proliferação vascular

• Incontinência pigmentar: presença de grânulos de melanina fagocitados por melanófagos (macrófagos dérmicos; Figura 7.14). Essa alteração pode ser observada na derme superficial e na região perifolicular (melanose perifolicular) e ocorre em decorrência de processos que lesionam as células da camada basal e a zona da membrana basal (degeneração hidrópica basocelular), como é visto no lúpus eritematoso e no eritema multiforme. A incontinência pigmentar pode

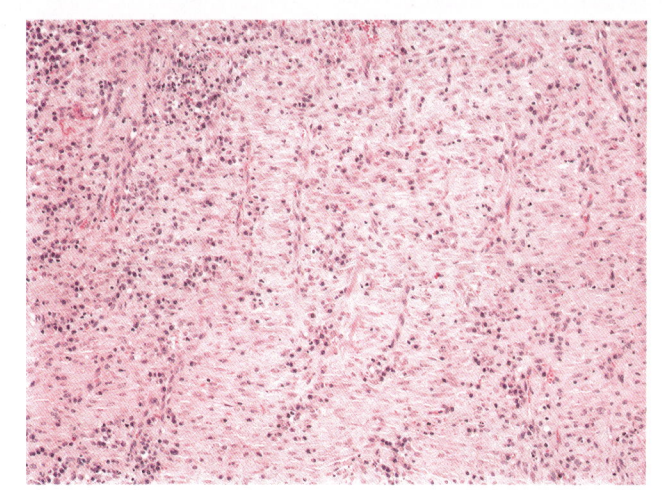

Figura 7.13 Tecido de granulação, formado por fibroplasia (proliferação fibroplásica), proliferação vascular e variável infiltrado inflamatório intersticial.

também ser observada nos processos endócrinos ou inflamatórios nos quais existe hiperpigmentação epidérmica e nas dermatites por *Malassezia* sp.

• Mucinose: também conhecida por mixedema, degeneração mucoide, mixoide ou mucinosa, refere-se ao aumento da quantidade de mucina na derme. Ocorre secundariamente a muitas dermatoses (como alopecia mucinosa e dermatoses alérgicas associadas à eosinofilia tecidual), hipotireoidismo, acromegalia, lúpus eritematoso e dermatomiosite. A mucinose é um achado praticamente constante na pele dos cães da raça SharPei.

Alterações foliculares

O epitélio folicular é acometido pela maior parte das alterações histopatológicas descritas para a epiderme. A seguir, apresentam-se algumas das principais alterações únicas do folículo ou da região perifolicular:

• Queratose folicular: refere-se à hiperqueratose (ortoqueratose ou paraqueratose) da região infundibular do folículo piloso (Figura 7.15). Essa alteração é observada em seborreia primária, dermatose responsiva à vitamina A, displasia foli-

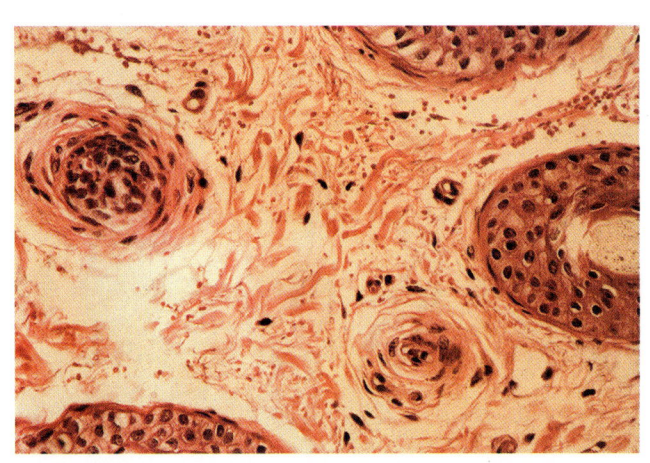

Figura 7.12 Displasia colagênica em astenia cutânea em equino. As fibras colagênicas são delgadas e frouxamente organizadas entre os folículos pilosos.

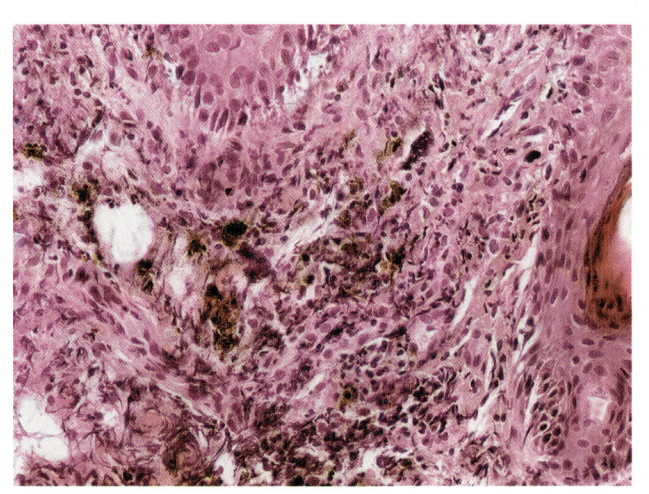

Figura 7.14 Incontinência pigmentar. O pigmento melânico é derramado na derme superficial e fagocitado por macrófagos.

cular, acne felina, demodiciose canina, dermatofitose, síndrome do comedão do Schnauzer e endocrinopatias

• Queratinização tricolemal: condição também denominada *folículos em chama*, refere-se à queratinização proeminente, de aspecto eosinofílico, que penetra na bainha externa dos folículos pilosos (Figura 7.16). Parece ser um indicador exclusivo de doenças endócrinas e displásicas do folículo piloso. Trata-se de um achado frequente na alopecia X

• Perifoliculite, foliculite e furunculose (foliculite penetrante ou perfurante): são diferentes graus de inflamação folicular. Ver o item "Doenças inflamatórias da pele: padrões histopatológicos", a seguir

• Displasia folicular: formação incompleta ou defeituosa de folículos pilosos e das hastes pilosas, observada na displasia folicular, na alopecia por diluição de cor e na displasia dos pelos pretos (Figura 7.17)

• Melanose perifolicular: presença de melanina livre ou fagocitada na região da derme perifolicular. Trata-se de um achado frequente na demodiciose canina e na displasia folicular de origem pigmentar (Figura 7.17)

• Fibrose perifolicular: o aumento do tecido colagênico na região perifolicular é verificado na foliculite crônica, na dermatomiosite e na adenite sebácea granulomatosa

• Atrofia folicular: refere-se à diminuição do tamanho ou miniaturização folicular (Figura 7.18). Pode ser vista em dermatoses hormonais, nutricionais, isquêmicas e vasculites.

Alterações glandulares

As alterações glandulares ocorrem acompanhando muitas dermatoses supurativas e granulomatosas. As glândulas sebáceas podem tornar-se atróficas ou císticas nas dermatoses crônicas, hormonais e do desenvolvimento. Também

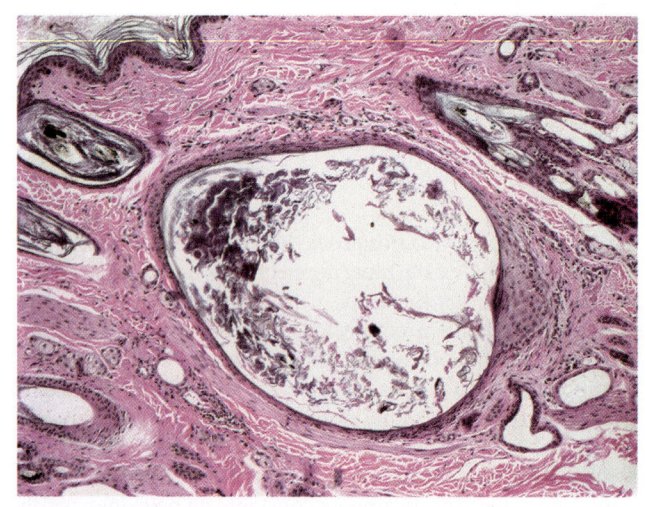

Figura 7.15 Queratose folicular. O folículo piloso encontra-se dilatado e preenchido por hiperqueratose ortoceratótica.

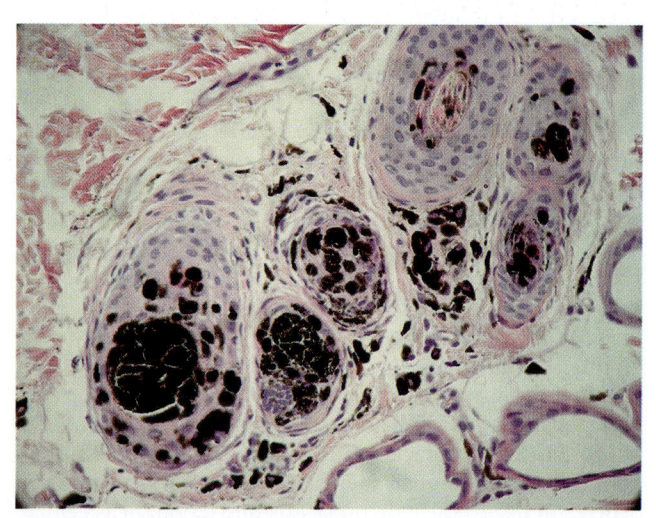

Figura 7.17 Displasia folicular de origem pigmentar. Os folículos pilosos exibem grumos grosseiros e densos de melanina. Notar também o derrame de pigmento melânico na derme perifolicular (incontinência ou melanose perifolicular).

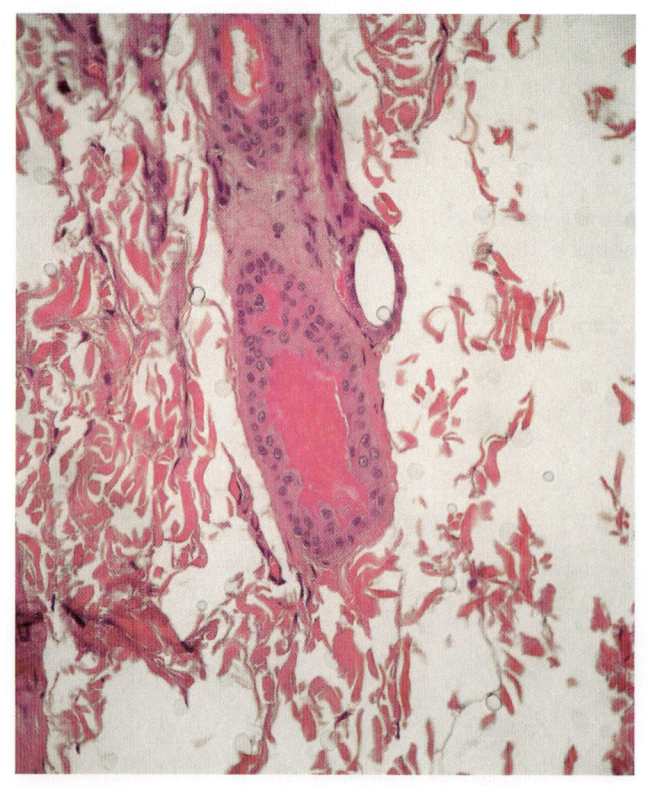

Figura 7.16 Folículos em chama em endocrinopatia. A queratinização tricolemal é proeminente e eosinofílica, por vezes com aspecto de chama.

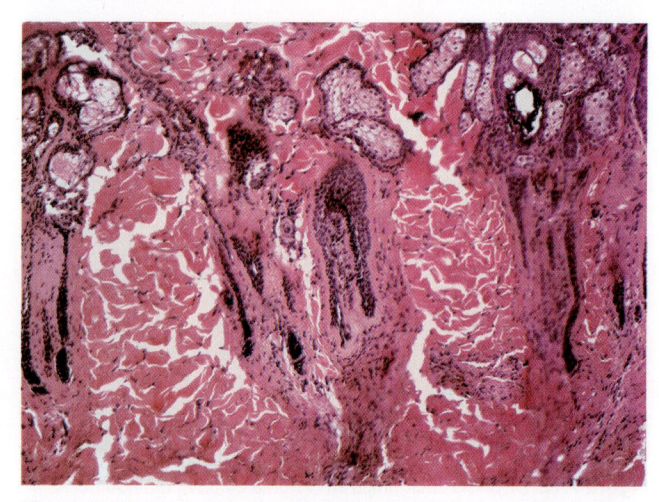

Figura 7.18 Atrofia folicular. Os folículos pilosos são atróficos, representados por finos cordões epiteliais.

podem apresentar-se hiperplásicas em dermatoses crônicas, nevo da glândula sebácea e hiperplasia nodular sebácea. As glândulas sudoríparas apócrinas estão, frequentemente, envolvidas nos processos supurativos e granulomatosos. Podem apresentar-se dilatadas ou císticas em muitas dermatoses inflamatórias, do desenvolvimento e hormonais.

A hidradenite supurativa acompanha, frequentemente, os quadros inflamatórios do folículo piloso (perifoliculite, foliculite e furunculose). A peri-hidradenite plasmocitária ocorre na dermatite acral de lambedura. A adenite sebácea granulomatosa é uma dermatose inflamatória que acomete primariamente as glândulas sebáceas (Figura 7.19).

Alterações vasculares

No tecido normal, os vasos sanguíneos da derme adventícia não são muito grandes e apresentam, em seu lúmen, apenas poucos eritrócitos. Os vasos sanguíneos da pele podem demonstrar várias alterações patológicas: dilatação (ectasia), tumefação endotelial, hialinização da parede vascular, degeneração fibrinoide, vasculite, tromboembolismo e extravasamento de células. Dilatação, congestão vascular, proeminência endotelial e hemorragia (púrpura) são observadas em várias condições inflamatórias da pele, com intensidade variável de acordo com a gravidade do caso. A degeneração fibrinoide e a presença de células inflamatórias no endotélio vascular caracterizam a inflamação vascular.

Alterações do tecido adiposo subcutâneo (panículo adiposo ou hipoderme)

O panículo está sujeito às alterações vasculares e do tecido conjuntivo descritas anteriormente. Pode apresentar suas próprias alterações inflamatórias (*paniculite* ou *esteatite*; Figura 7.20), sem nenhum envolvimento significativo de epiderme, derme ou anexos, ou ser acometido, por extensão, a partir de processos inflamatórios presentes na derme.

Três tipos de necrose são descritos para o tecido adiposo: necrose gordurosa microcística (várias paniculites), necrose hialina (p. ex., lúpus eritematoso e dermatites isquêmicas) e necrose com mineralização (p. ex., paniculite pancreática).

Alterações diversas

• Displasia: desenvolvimento defeituoso e anormal das células individuais ou estruturas morfológicas. Na dermatopatologia, esse termo é utilizado para descrever os ceratinócitos displásicos que ocorrem na queratose actínica ou doença de Bowen. O termo também é usado para descrever o desenvolvimento anormal da epiderme e dos folículos pilosos, como nos casos de displasia epidérmica da raça West Highland White Terrier e displasia folicular pigmentar, respectivamente
• Nódulos linfoides: por nódulos linfoides, entende-se agregados densos, circunscritos, localizados geralmente na derme profunda ou região subcutânea, compostos de linfócitos maduros que, em geral, circundam ou são periféricos a um processo patológico primário ou apresentam arranjo angiocêntrico. Ocorrem em lúpus eritematoso, complexo granuloma eosinofílico, picadas de artrópodes (pseudolinfoma) e paniculites; nesta última, os nódulos linfoides são vistos na paniculite pós-vacinal, que ocorre com maior frequência nos

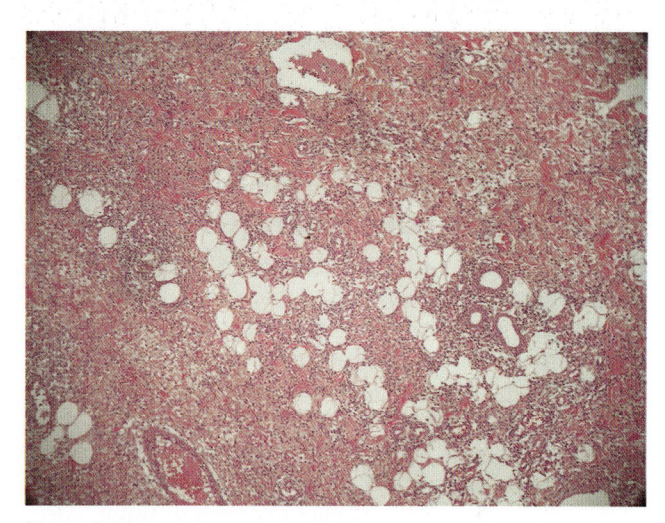

Figura 7.20 Paniculite difusa. O tecido panicular subcutâneo encontra-se difusamente infiltrado de células inflamatórias. No quadrante inferior esquerdo, nota-se área de degeneração colagênica e, logo acima, a presença de lipocistos.

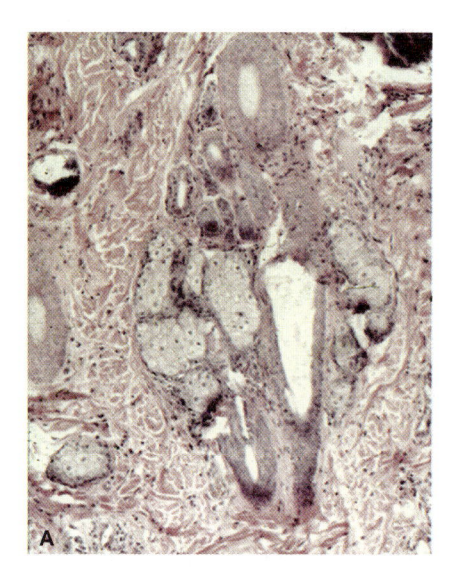 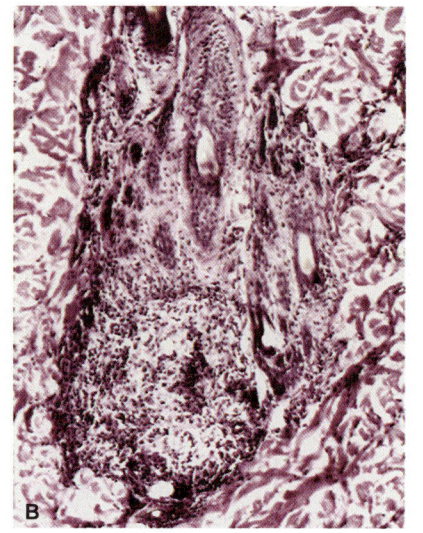

Figura 7.19 Adenite sebácea granulomatosa. **A**. Unidade pilossebácea normal. **B**. Glândula sebácea acometida por infiltrado inflamatório nodular e piogranulomatoso.

Poodles. São observados com maior frequência nas espécies felina e equina. Nos equinos, também são observados nas várias dermatoses eosinofílicas

• Figura em chama: refere-se à degeneração eosinofílica do colágeno devido à degranulação dos eosinófilos. Podem ser vistas nos granulomas eosinofílicos canino e felino, na pustulose eosinofílica estéril, nos mastocitomas e em reações a picadas de insetos. Em tese, qualquer dermatose inflamatória ou neoplásica que apresente grande número de eosinófilos pode exibir essa alteração colagênica. Trabalhos têm demonstrado que, nas dermatites eosinofílicas dos felinos, as figuras em chama não representam verdadeira degeneração colagênica

• Nevo: refere-se a um defeito circunscrito do desenvolvimento da pele, resultante da hiperplasia de um ou mais dos seus componentes. O termo *nevo* deve ser acompanhado do nome da estrutura que se encontra acometida (p. ex., nevo epidérmico, vascular, sebáceo e colágeno)

• Zona Grenz: refere-se à estreita zona de colágeno, geralmente mais densa e compacta, que existe entre a epiderme e a alteração patológica na derme (neoplásica ou granulomatosa). É observada frequentemente nos plasmocitomas cutâneos em cães.

DOENÇAS INFLAMATÓRIAS DA PELE | PADRÕES HISTOPATOLÓGICOS

Na medicina humana, os primeiros trabalhos escritos e utilizados no aprendizado da dermatopatologia apresentavam o assunto baseando-se na categoria etiológica das doenças. Embora tenha sido possível aprender com essa abordagem, há que se mencionar a dificuldade que isso representava.

A razão para isso era a existência de doenças etiologicamente diferentes que apresentavam achados histopatológicos semelhantes – e o reverso, doenças com etiologia parecida, mas com achados microscópicos distintos. Além disso, os livros, por mais bem feitos ou editados, forneciam, por vezes, fotografias apenas em grande aumento, mal focadas, que, no máximo, davam uma ideia ao leitor. Dessa maneira, o patologista tinha que se valer de uma grande memória ou poder de abstração, para, quando exposto a um caso mais difícil, encaixar a pintura vista em seu microscópio a algumas das fotografias presentes na obra.

Naturalmente, o patologista é ajudado pela solicitação do exame com os dados sobre o paciente, por exemplo, os sinais clínicos e suspeitas diagnósticas, mas a realidade ainda é outra; o que se observa ainda com frequência são os pedidos incompletos, mal preenchidos.

A leitura do exame histopatológico exige a interpretação da combinação de diferentes formas, cores e arranjos. Esse atributo serve para as doenças inflamatórias, degenerativas, deposicionais ou neoplásicas. No entanto, o reconhecimento dos padrões histopatológicos é particularmente útil para o diagnóstico das doenças inflamatórias da pele.

A utilização dos padrões histopatológicos para o diagnóstico foi introduzida pela primeira vez na dermatopatologia humana em uma série de palestras ocorridas em Boston, ministradas por Wallace e Clark e refinadas, posteriormente, pelos excelentes trabalhos de Ackerman e Mihm, para as doenças inflamatórias e neoplásicas, respectivamente.

A finalidade é, com a objetiva de pequena ampliação, categorizar as lesões inflamatórias da pele em um dos nove padrões definidos por Ackerman. Com as objetivas de maior ampliação, faz-se o exame detalhado da lesão (natureza do infiltrado celular e agentes infecciosos, entre outros) para chegar ao diagnóstico morfológico final.

Esse método de análise por padrões foi adaptado e aplicado à medicina veterinária inicialmente pelo Dr. Danny W. Scott, da Universidade de Cornell, e vem sendo utilizado, com variações, por outros dermatopatologistas veterinários.

Os padrões histopatológicos podem ser classificados e resumidamente interpretados como descrito a seguir:

• Dermatite perivascular (Figura 7.21)
• Dermatite intersticial (Figura 7.22)
• Dermatite de interface (Figura 7.23)
• Vasculite (Figura 7.24)
• Dermatite vesicular/pustular intraepidérmica (Figura 7.25)
• Dermatite vesicular/pustular subepidérmica (Figura 7.26)
• Perifoliculite, foliculite e furunculose (Figuras 7.27 a 7.29)
• Dermatite nodular e difusa (Figuras 7.30 e 7.31)
• Paniculite (Figuras 7.32 e 7.33)
• Dermatite fibrosante (Figura 7.34)
• Dermatose atrófica (Figura 7.35).

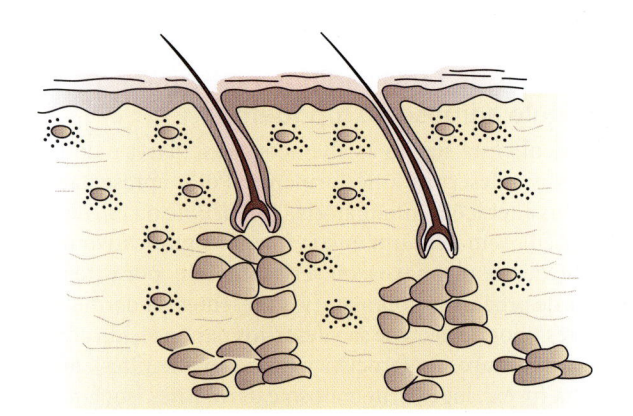

Figura 7.21 Dermatite perivascular superficial e profunda. O infiltrado inflamatório se arranja ao redor dos vasos sanguíneos superficiais e profundos. (Desenho de Oribes Conceição.)

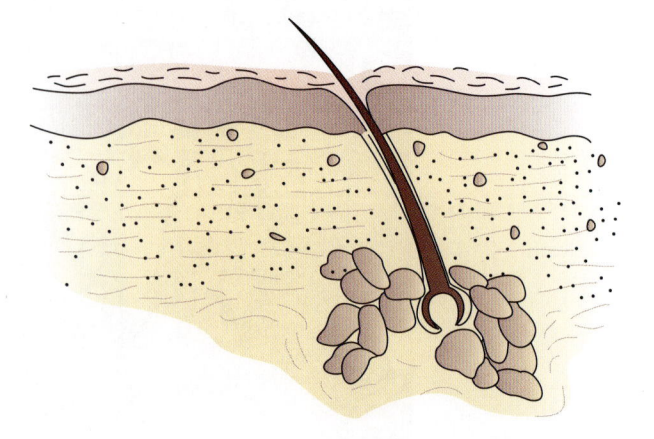

Figura 7.22 Dermatite intersticial. O infiltrado inflamatório se localiza entre as fibras colágenas da derme superficial e profunda. Não há grande alteração da arquitetura tecidual. (Desenho de Oribes Conceição.)

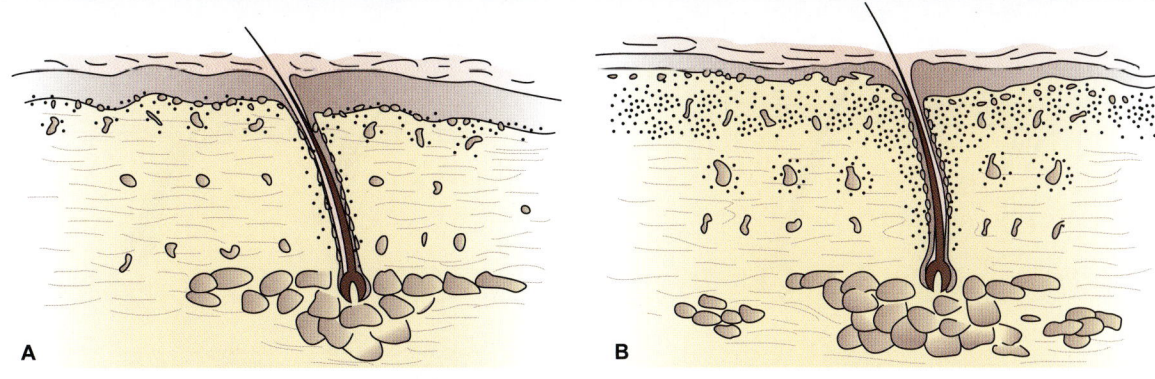

Figura 7.23 A. Dermatite de interface – hidrópica. O infiltrado inflamatório acomete a interface dermoepidérmica. Acompanhada de vacuolização da capa basal da epiderme. **B**. Dermatite de interface liquenoide. Ocorre denso infiltrado inflamatório em faixa na derme superficial, obscurecendo a interface e, frequentemente, também ao redor dos anexos cutâneos (folículos pilosos e glândulas). (Desenho de Oribes Conceição.)

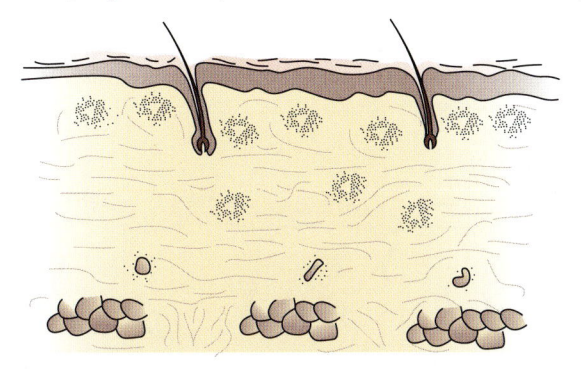

Figura 7.24 Vasculite. O infiltrado inflamatório tem como alvo a parede vascular, podendo ocasionar edema, hemorragia e necrose. (Desenho de Oribes Conceição.)

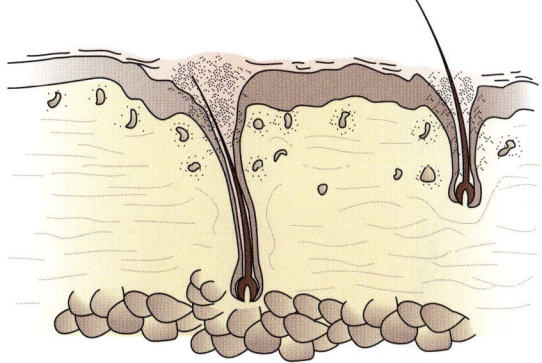

Figura 7.27 Foliculite luminal. O infiltrado inflamatório situa-se dentro do lúmen do folículo piloso. (Desenho de Oribes Conceição.)

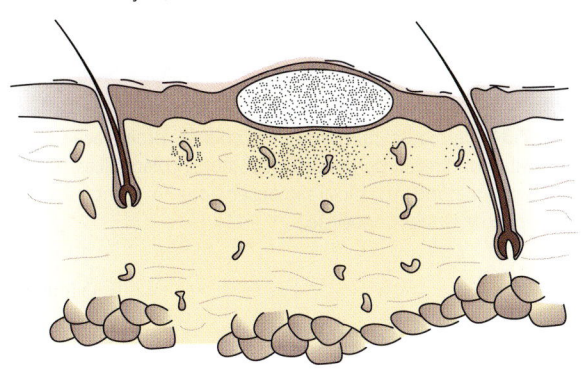

Figura 7.25 Dermatite pustular intraepidérmica. O infiltrado inflamatório localiza-se dentro da epiderme em qualquer nível: subcorneal, intraespinhoso ou suprabasal. Esta imagem ilustra o intraespinhoso. (Desenho de Oribes Conceição.)

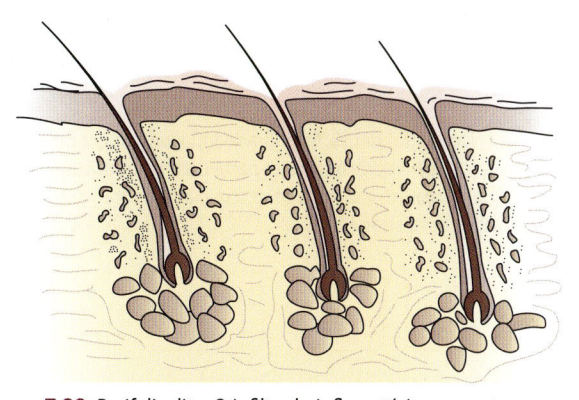

Figura 7.28 Perifoliculite. O infiltrado inflamatório concentra-se na região perifolicular, por vezes em nítido arranjo perivascular. (Desenho de Oribes Conceição.)

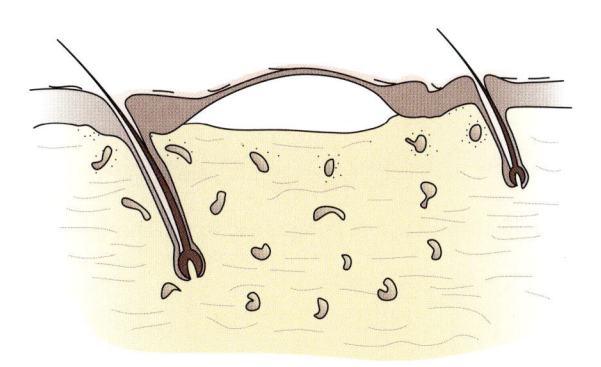

Figura 7.26 Dermatite vesicular subepidérmica. A clivagem dermoepidérmica localiza-se abaixo da zona da camada basal. (Desenho de Oribes Conceição.)

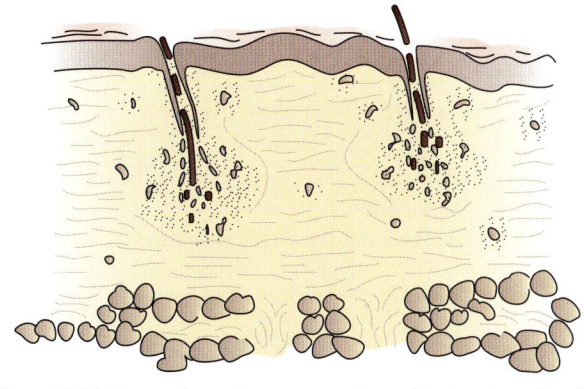

Figura 7.29 Furunculose. O processo inflamatório invade e destrói a unidade folicular. Bactérias, fungos e ácaros são frequentes causadores desse padrão histopatológico. A furunculose é a principal causa de dermatite nodular em pequenos animais. (Desenho de Oribes Conceição.)

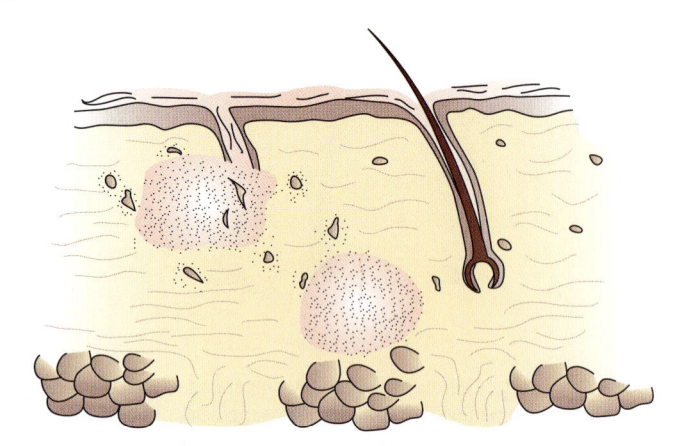

Figura 7.30 Dermatite nodular. O infiltrado inflamatório organiza-se em nódulos em diferentes regiões da derme. (Desenho de Oribes Conceição.)

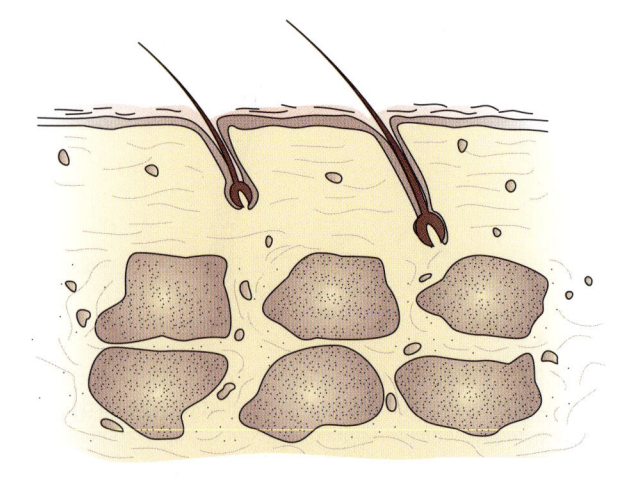

Figura 7.33 Paniculite lobular. O infiltrado inflamatório localiza-se predominantemente nos lóbulos paniculares, com menor infiltração septal. (Desenho de Oribes Conceição.)

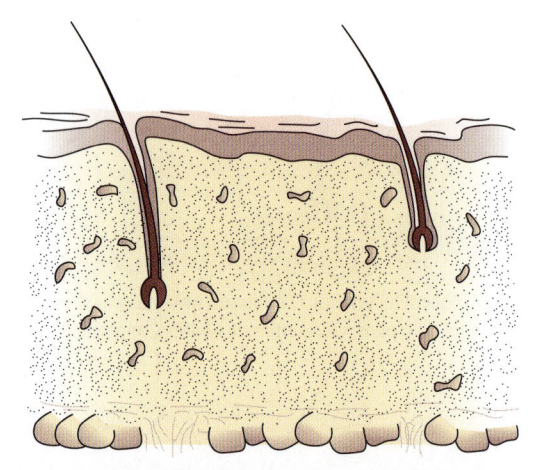

Figura 7.31 Dermatite difusa. O infiltrado inflamatório ocorre em toda a extensão da derme e pode acometer parte do tecido subcutâneo. Esse padrão frequentemente resulta da coalescência do padrão nodular. (Desenho de Oribes Conceição.)

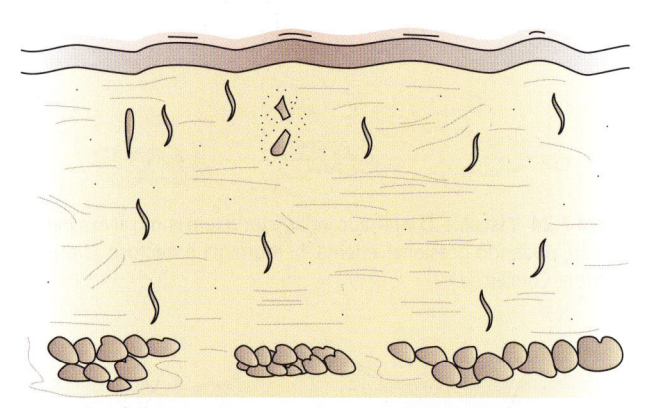

Figura 7.34 Dermatite fibrosante. Fibroplasia, proliferação vascular (geralmente em direção perpendicular às fibras colagênicas) e variável infiltrado inflamatório intersticial são observados em combinação variada. (Desenho de Oribes Conceição.)

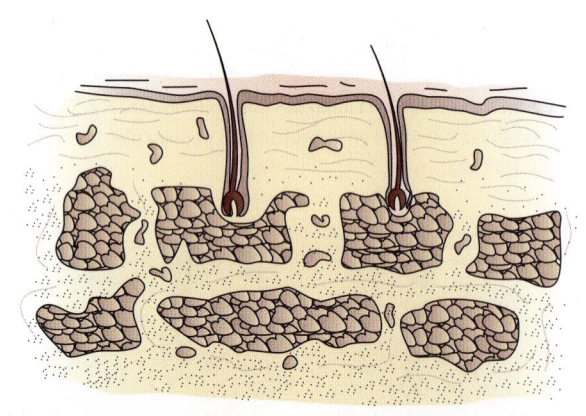

Figura 7.32 Paniculite septal. O infiltrado inflamatório situa-se predominantemente nos septos fibroneurovasculares interlobulares, com menor acometimento lobular. (Desenho de Oribes Conceição.)

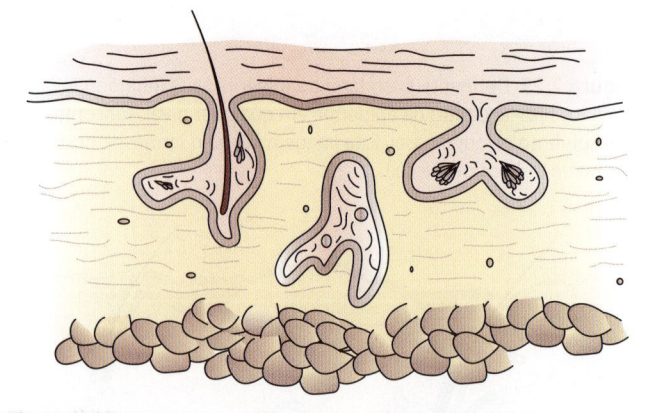

Figura 7.35 Dermatose atrófica. Nesse padrão, geralmente ocorre atrofia da epiderme e dos anexos, com ortoqueratose epidérmica e folicular. (Desenho de Oribes Conceição.)

É importante lembrar que muitos desses padrões podem coexistir em uma mesma lâmina histológica, e padrões diferentes podem ocorrer durante a evolução de uma dada doença, assim como muitas doenças diferentes podem ter padrões semelhantes. É importante que o patologista sempre considere esses conceitos e saiba dar diferentes valores às alterações observadas.

Em geral, o padrão histopatológico predominante é também o mais importante. Entretanto, é importante enfatizar que, independentemente do método do exame histopatológico, o resultado final só poderá ser maximizado se o clínico fornecer ao patologista as informações necessárias para a melhor correlação anatomoclínica. Além disso, é fundamental que o clínico escolha bem o local da biopsia, colete vários fragmentos sempre que possível, proceda à adequada técnica de coleta e fixe adequadamente o espécime obtido na biopsia.

Na medicina humana, alguns desses padrões inflamatórios foram modificados, e alguns foram agrupados para criar um padrão mais abrangente. Por exemplo, a dermatite perivascular superficial e a dermatite perivascular superficial e profunda foram agrupadas em um padrão único: a dermatite perivascular. No entanto, para ser fiel à literatura veterinária e por ser exigido um estudo muito mais aprofundado, será adotada a abordagem mais tradicional, que é a encontrada nos livros-texto. A Tabela 7.1 descreve sucintamente esses padrões, as principais alterações histopatológicas e suas principais correlações clínicas.

Dermatite perivascular

É o padrão histopatológico observado com mais frequência e o de mais difícil interpretação. A chamada *dermatite crônica hiperplásica perivascular superficial* representa o estereótipo de muitas enfermidades crônicas da pele. Esse padrão caracteriza-se pela disposição angiocêntrica da reação inflamatória, podendo estar localizada na derme superficial e/ou na profunda (ver Figura 7.21).

Tabela 7.1 Padrões histopatológicos inflamatórios, principais alterações histopatológicas e exemplos de correlatos clínicos.*

Padrão histopatológico	Alteração histopatológica principal	Exemplos de enfermidades
Dermatite hiperplásica perivascular	Hiperplasia epidérmica e/ou anexial. Infiltrado inflamatório em arranjo angiocêntrico em plexo vascular superficial e/ou profundo	Hipersensibilidades, micoses superficiais, enfermidade cutânea seborreica, ectoparasitoses, piodermites, doenças nutricionais, dermatites eosinofílicas, algumas endocrinopatias (hipotireoidismo, hormônios sexuais)
Dermatite de interface	+/- denso Infiltrado inflamatório em faixa que acomete a interface dermoepidérmica; variável vacuolização da capa basal e +/- acometimento dos anexos	Lúpus eritematoso, eritema multiforme, farmacodermia, dermatopatias isquêmicas, síndrome uveodermatológica
Dermatite pustulovesiculosa intraepidérmica	Vesícula e/ou pústula em diferentes níveis de localização epidérmica e com variável infiltrado inflamatório	Impetigo, pênfigos, dermatofitose, ectoparasitoses, poxviroses, lúpus eritematoso, eritema multiforme, farmacodermia, dermatomiosite
Dermatite vesicopustulosa subepidérmica	Vesícula e/ou pústula em diferentes níveis de localização epidérmica e com variável infiltrado inflamatório	Penfigoides, epidermólise bolhosa, queimaduras, processos isquêmicos (vasculites), lúpus eritematoso, necrólise epidérmica tóxica, eritema multiforme
Perifoliculite, foliculite, furunculose	Infiltrado inflamatório em arranjo perifolicular, folicular (mural, luminal) e ruptura de folículo piloso	Piodermite bacteriana, dermatofitose, demodiciose, malasseziose, dermatite seborreica, foliculites murais, furunculose eosinofílica, alopecia areata, pênfigos, farmacodermia, lúpus eritematoso, eritema multiforme
Dermatite nodular/difusa	Infiltrado inflamatório em coleções relativamente circunscritas (nodular) e coalescentes (difusa), +/- obscurecendo as estruturas morfológicas teciduais.	Várias enfermidades infecciosas granulomatosas (p. ex., criptococose, esporotricose, histoplasmose, leishmaniose, micobacteriose, pitiose, prototecose, micetomas, nocardiose, actinomicose, abscessos), granuloma eosinofílico, granuloma por picada de artrópode, adenite sebácea, síndrome granuloma estéril, granuloma por corpo estranho, secundária a foliculite/furunculose
Vasculite	Infiltrado inflamatório que alveja e agride a parede do vaso sanguíneo, +/- edema púrpura e alterações isquêmicas	Vasculite alérgica (imunomediada), farmacodermia, lúpus eritematoso, septicemia, febre maculosa, erliquiose, neosporose, dermatopatia isquêmica (dermatomiosite, vasculite induzida pela vacina antirrábica)
Paniculite	Infiltrado inflamatório que acomete o panículo adiposo em sua região lobular, septal ou ambas	Mesmas enfermidades infecciosas granulomatosas/piogranulomatosas da dermatite nodular/difusa, paniculite nodular estéril, paniculite traumática, paniculite pancreática, paniculite linfocitária secundária à vacina antirrábica, paniculite por corpo estranho
Dermatite fibrosante	Fibroplasia, variável proliferação vascular e infiltrado inflamatório subagudo a crônico	Inúmeros processos patológicos inflamatórios de base com formação de reparo tecidual (tecido de granulação)
Dermatose atrófica	+/- Atrofia da epiderme, anexos, atenuação colagênica, hiperqueratose epidérmica e folicular	É um padrão histopatológico, mas não é um padrão inflamatório. Endocrinopatias, dermatopatia isquêmica, alopecia padrão, fases tardias da adenite sebácea, displasia folicular, alopecia pós tosa, alopecia paraneoplásica

*A natureza, a extensão e a intensidade do processo inflamatório estão na dependência, entre outras, da etiologia, do tempo de evolução, da região/área biopsiada e da gravidade do processo patológico.

Os vasos sanguíneos frequentemente tornam-se dilatados e com as células endoteliais proeminentes. É importante notar que, qualquer que seja o processo, as células inflamatórias alcançam a derme pelos vasos; portanto, o momento inicial de vários padrões inflamatórios, como pustular epidérmico, nodular, intersticial e difuso, começa com angiocentricidade. Isso reforça o conceito do desenvolvimento dinâmico das lesões. Nesse sentido, deve-se atentar para a eventual progressão do padrão histológico.

A dermatite perivascular pode ser subdividida em três tipos com base nas alterações epidérmicas existentes.

Dermatite perivascular pura

É a dermatite perivascular sem alterações epidérmicas significativas. Esse padrão é observado nas reações agudas de hipersensibilidade (p. ex., urticárias) e na dermatofitose. Os estágios iniciais, que, eventualmente, evoluirão para dermatite hiperplásica e espongiótica, podem apresentar-se como dermatite perivascular pura.

Dermatite perivascular espongiótica

Dermatite perivascular com espongiose epidérmica acentuada, na qual extensa vesiculação espongiótica pode causar o desaparecimento da zona da membrana basal, resultando em vesículas subepidérmicas. A epiderme geralmente apresenta graus variados de hiperplasia e hiperqueratose. Esse padrão é observado na dermatite de contato, dermatite seborreica, malasseziose, escabiose, placa eosinofílica e dermatite miliar felina.

Dermatofilose, dermatofitose e infecções virais podem também ser espongióticas. O infiltrado celular pode fornecer pistas etiológicas. Os linfócitos predominam em dermatofitose, malasseziose, dermatite seborreica, dermatite de contato e atopia. Quando os eosinófilos existem em grande número, as suspeitas recaem sobre ecto e endoparasitoses, doenças alérgicas e eventuais quadros nutricionais (dermatose responsiva ao zinco).

Alguns casos de alergia alimentar em cães podem exibir grande número de eosinófilos. Nas espécies felina e equina, os eosinófilos são geralmente abundantes nos processos de hipersensibilidade. Nessas espécies, com frequência, o arranjo inflamatório é perivascular superficial e profundo. Exemplos dessas doenças incluem as dermatites eosinofílicas felina e equina, várias alergias (atopia, alergia alimentar, alergia a culicoides), síndrome hipereosinofílica felina e doença multissistêmica epiteliotrópica eosinofílica equina.

Nos suínos, os principais exemplos são a dermatite pustular psoriasiforme, a dermatose responsiva ao zinco e a pitiríase rósea. É preciso lembrar que o número de eosinófilos pode diminuir quando o animal é tratado com glicocorticoides. Grande número de plasmócitos ou neutrófilos geralmente ocorre secundariamente a agentes infecciosos. Importante notar que os cães são, em geral, mais "plasmocitários", ao passo que os felinos e equinos são mais "eosinofílicos" em suas respostas inflamatórias. A dermatite perivascular profunda é menos frequente e pode ser vista nos distúrbios sistêmicos (p. ex., lúpus eritematoso sistêmico, septicemia, síndrome hipereosinofílica, infecções virais e histiocitose sistêmica canina) ou em importantes reações locais (vasculite, celulite, placa eosinofílica, reações a picadas de carrapatos). A espongiose, quando intensa, pode romper a membrana basal da epiderme e provocar o padrão vesicular subepidérmico.

Dermatite perivascular hiperplásica

Na dermatite perivascular hiperplásica, há graus variados de hiperplasia epidérmica, podendo ou não ocorrer hiperqueratose epidérmica e discreta espongiose. Em uma fase mais crônica, a dermatite espongiótica pode evoluir para uma dermatite hiperplásica com pouca espongiose; portanto, os comentários etiopatogênicos listados anteriormente servem também para esse padrão. Mais do que simplesmente relatar essas alterações, deve-se valorizar a relação entre elas. Esse padrão é frequentemente tido como não específico e não diagnóstico, mas, com atenção às alterações da queratina, epiderme, infiltrado celular e histórico do caso, o patologista pode ajudar o clínico. Exemplos de enfermidades que apresentam esse padrão são hipersensibilidades crônicas, dermatofitose, dermatofilose, doenças da queratinização, dermatite acral de lambedura e linfoma cutâneo. O padrão da queratinização, quando apresenta importante alteração, pode auxiliar nos comentários anatomoclínicos. A hiperqueratose ortoceratótica difusa com dermatite perivascular aponta para endocrinopatias, deficiências nutricionais, anormalidades do desenvolvimento (ictiose, displasia folicular e alopecia por diluição da cor) e distúrbios seborreicos secundários. A paraqueratose difusa é vista em dermatofitose, dermatofilose, ectoparasitoses, dermatose responsiva ao zinco, dermatite superficial necrolítica, dermatose do alimento genérico, acrodermatite letal do Bull Terrier, malasseziose e dermatose responsiva à vitamina A.

Dermatite intersticial

Esse padrão caracteriza-se pela infiltração de células entre os feixes das fibras colágenas da derme (ver Figura 7.22). O infiltrado tende a ser mal delimitado, de intensidade leve a moderada, e não altera as características morfológicas da pele. O infiltrado pode ser superficial ou profundo, obedecendo às mesmas relações que no padrão perivascular. Os felinos e os equinos tendem a mostrar acometimento superficial e profundo, ao passo que, nos cães, o acometimento superficial é mais frequente. É muito comum observar o padrão misto perivascular com graus variados de acometimento intersticial. Caso a derme superficial esteja envolvida e a epiderme esteja normal, a urticária é uma possibilidade, mas, se a epiderme estiver hiperplásica, as causas presumíveis são infecções estafilocócicas, dermatofitose, dermatite por leveduras e ectoparasitismo. Um infiltrado celular do tipo *generic dog food dermatosis* adiciona pistas diagnósticas. Quando a derme superficial e profunda está acometida, pode-se estar diante de infecção bacteriana ou fúngica (numerosos neutrófilos ou macrófagos), placa eosinofílica incipiente, oncocercíase, habronemose (numerosos eosinófilos) e fase inicial da pododermatite plasmocitária (numerosos plasmócitos).

Dermatite de interface

Esse padrão já foi anteriormente incluído como um subtipo do padrão perivascular. Atualmente, a maioria dos autores, assim como nós, prefere defini-lo como um padrão distinto. É um padrão histopatológico "forte" com relações anatomoclínicas relativamente restritas.

Nesse tipo de dermatite, a junção dermoepidérmica é o foco do processo patológico e encontra-se camuflada pela degeneração hidrópica das células da camada basal (dermatite de interface hidrópica), pelo infiltrado celular denso na derme superficial (dermatite de interface liquenoide) ou por ambos (dermatite de interface hidrópica e liquenoide; ver Figura 7.23). São comuns a esse padrão a presença de células necróticas, a satelitose linfocítica e a incontinência pigmentar. O espessamento da membrana basal não é um achado comum na medicina veterinária.

Alguns patologistas utilizam o termo *dermatite de interface* para descrever o padrão constituído por discreto infiltrado celular e reservam o termo *liquenoide* para densos infiltrados celulares. Outros ainda preferem utilizar dos termos *dermatite de interface pobre em células* (predomina lesão vacuolar da camada basal) e *dermatite de interface rica em células* (denso infiltrado celular e lesão da camada basal).

O termo *histológico liquenoide* não deve ser confundido com liquenificação, que é um achado clínico caracterizado por espessamento, hiperpigmentação e aumento do grafismo da pele cronicamente inflamada. A reação tecidual liquenoide revela um padrão de inflamação em forma de faixa, que se localiza abaixo da epiderme, paralelamente à junção dermoepidérmica – composto, predominantemente, de linfócitos, histiócitos e plasmócitos.

Originalmente, o termo *liquenoide*, empregado na medicina humana, refere-se a lesões histológicas semelhantes às encontradas na doença humana líquen plano (doença papular plana descamativa que se assemelha, clinicamente, à formação botânica líquen).

A dermatite de interface hidrópica (pobre em células) é vista em algumas erupções medicamentosas, lúpus eritematoso sistêmico, necrólise epidérmica tóxica e eritema multiforme. Várias dessas dermatites de interface pobre em células são acompanhadas de vasculite ou vasculopatia. As dermatoses isquêmicas (dermatomiosite, alopecia pós-vacinal e dermatopatia isquêmica multifocal) são exemplos dessa ocorrência.

A dermatite de interface liquenoide na qual predominam os linfócitos e plasmócitos pode ser vista em farmacodermias, foliculite mural linfocitária, lúpus eritematoso (principalmente o discoide), pênfigo eritematoso, dermatite liquenoide idiopática, dermatite liquenoide psoriasiforme e queratose liquenoide. Quando o infiltrado celular é histiolinfocitário, a síndrome uveodermatológica tem que ser considerada; a leishmaniose visceral, principalmente quando acompanhada de vasculite, pode também apresentar esse padrão histopatológico. Os neutrófilos podem, variavelmente, compor o infiltrado quando existirem ulceração e infecção secundária em qualquer uma dessas doenças.

Deve-se prestar atenção especial aos imitadores do padrão interfacial. Nessas enfermidades, o infiltrado celular está intimamente associado à epiderme; porém, não agride as células da camada basal, assim como não ocorre degeneração hidrópica da camada basal e não se observam células necróticas. Alguns exemplos desses imitadores são dermatite intertriginosa, piodermite mucocutânea, linfoma cutâneo epiteliotrópico, algumas acaríases cutâneas (queiletielose, escabiose), leishmaniose. Obviamente, a natureza do infiltrado celular auxilia no diagnóstico.

Em grandes animais, além das várias doenças imunológicas supracitadas, a dermatite de interface pobre em células pode ocorrer também na diarreia viral bovina e na peste bovina (ver Capítulo 3, *Sistema Digestório*). O padrão liquenoide pode ocorrer na febre catarral maligna e na doença eosinofílica epiteliotrópica multissistêmica em equinos.

Apesar de os achados histopatológicos terem, nesse grupo de enfermidades, algumas semelhanças, outros testes diagnósticos são geralmente necessários. O teste de imunofluorescência direta deve ser interpretado com cautela em cães e gatos. Cães e gatos normais podem apresentar deposição granular de imunoglobulina M (IgM) na zona da membrana basal na pele do plano nasal.

Vasculite

É o padrão inflamatório observado quando o processo inflamatório é direcionado aos vasos sanguíneos (ver Figura 7.24). É um padrão de difícil diagnóstico na medicina veterinária. A degeneração fibrinoide não é comum em animais. As vasculites podem ser classificadas de acordo com o tipo de vaso acometido (pequenos vasos ou grandes vasos) e conforme o tipo celular envolvido (neutrofílico, eosinofílico, linfocitário e histiocitário).

As vasculites de pequenos vasos são muito mais frequentes e incluem as vasculites alérgicas (leucocitoclástica) como o principal grupo de enfermidades. Como exemplo de vasculite de grande vaso (veia ou artéria subcutânea) inclui-se a poliarterite nodosa. A vasculite neutrofílica pode ser classificada como leucocitoclástica ou não leucocitoclástica. Na primeira, há fragmentação do núcleo dos neutrófilos; a chamada *poeira nuclear* é vista ao redor ou dentro das paredes dos vasos. É provável que as vasculites linfocíticas e histiocíticas não representem entidades distintas, mas sim a evolução ao longo do tempo da vasculite neutrofílica. Pelo fato de os sinais histopatológicos clássicos de vasculite em animais não serem marcantes como em seres humanos, deve-se atentar para os sinais que podem denunciar uma possível vasculite.

Alguns desses sinais são número maior de leucócitos dentro da parede do vaso em relação ao espaço perivascular, hemorragia, edema e deposição de fibrina dentro ou próximo do vaso, sinais de infarto cutâneo, presença de cariorrexia dentro ou próximo do vaso e degeneração endotelial associada ao processo inflamatório.

A vasculite neutrofílica é a mais frequente em medicina veterinária. A vasculite neutrofílica leucocitoclástica pode ser vista em erupções medicamentosas, lúpus eritematoso sistêmico, dermatomiosite, hipersensibilidade a infecções, leishmaniose e febre maculosa das Montanhas Rochosas. A forma não leucocitoclástica ocorre na septicemia.

A urticária geralmente se manifesta por edema dérmico resultante de alterações vasculares diretas ou imunomediadas causadas por alérgenos ou agentes físicos. Entretanto, alguns casos clínicos de urticária podem ser caracterizados, microscopicamente, por vasculites.

A vasculite linfocítica é rara e pode ser vista em erupções medicamentosas, paniculite vacinal e dermatomiosite ou como um distúrbio idiopático. Infiltração vascular por linfócitos atípicos ocorre na granulomatose linfomatoide.

A vasculite eosinofílica é ainda menos comum, vista em lesões induzidas por artrópodes, granuloma eosinofílico felino e, ocasionalmente, em mastocitomas.

Dermatites vesicular e pustular intraepidérmica

A dermatite vesicular e pustular intraepidérmica refere-se ao padrão inflamatório caracterizado pela formação de vesículas e pústulas dentro da epiderme (ver Figura 7.25). Esse padrão pode ser classificado conforme a posição da vesícula ou pústula dentro da epiderme, ou seja, subcorneal, intragranular ou intraespinhosa, pan-epidérmica ou suprabasal.

A seguir, encontram-se alguns exemplos de enfermidades relacionadas com essas localizações epidérmicas. A localização subcorneal ocorre em impetigo, dermatofitose, dermatite bovina esfoliativa, dermatose pustular subcorneal, pênfigo superficial (foliáceo e eritematoso) e farmacodermias. A intraepidérmica, a forma mais comum (granular, espinhosa, ou ambas), é vista em piodermites superficiais (p. ex., piodermite superficial extensiva), pênfigo superficial, ectoparasitoses (acaríases) e processos alérgicos (dermatite alérgica a pulgas, atopia, alergia alimentar e farmacodermias).

O controverso pênfigo pustular pan-epidérmico, um híbrido, talvez, entre o pênfigo eritematoso e o *vegetans*, é um exemplo de localização de pústulas em todas as camadas da epiderme. A forma suprabasal é vista no raro pênfigo vulgar e no pênfigo paraneoplásico. A degeneração hidrópica da camada basal da epiderme, quando intensa, pode provocar a formação de vesículas suprabasais ou mesmo intraepidérmicas. As principais enfermidades nesse contexto são lúpus eritematoso, eritema multiforme, necrólise epidérmica tóxica, dermatomiosite e farmacodermias.

É importante notar que as lesões vesiculares tendem, em animais, a acumular leucócitos precocemente, dando origem a lesões vesicopustulares e pustulares. Em função da delgada epiderme dos animais e da facilidade do trauma, às vezes amplificada pelo prurido, essas lesões vesicopustulares rompem-se, deixando no local lesões secundárias eritematocrostosas. Nesse sentido, as lesões vesicopustulares devem ser prontamente biopsiadas para o diagnóstico histopatológico. As vesículas e pústulas intraepidérmicas podem ser produzidas por espongiose, acantólise e degeneração balonosa.

É comum associar-se a esse padrão uma dermatite perivascular ou, com menor frequência, a dermatite de interface (farmacodermia, pênfigo eritematoso). Várias doenças virais (p. ex., herpesvírus e poxvírus) provocam degeneração balonosa dos ceratinócitos e consequente formação de vesículas intraepidérmicas. Em geral, as pústulas intraepidérmicas imunomediadas são formadas por um processo de acantólise, enquanto as bacterianas por um processo de espongiose e degradação enzimática neutrofílica da epiderme. Entretanto, essa distinção não deve ser utilizada para categorizar as pústulas intraepidérmicas, uma vez que algumas pústulas bacterianas contêm células acantolíticas e algumas imunomediadas apresentam espongiose.

Um estudo histopatológico comparativo entre o pênfigo foliáceo e a foliculite superficial demonstrou que, além de a densidade de células acantolíticas ser maior no pênfigo foliáceo, a presença dessas células ocorre 180 vezes mais nessa doença que na foliculite superficial. A presença de micropústulas espongióticas intraepidérmicas foi descrita na atopia canina.

As pústulas podem apresentar, em seu conteúdo, neutrófilos, eosinófilos, linfócitos e células acantolíticas. O conteúdo neutrofílico é o mais comum nesse padrão e pode ocorrer no impetigo, na piodermite superficial extensiva, na candidíase mucocutânea, nos pênfigos superficiais, nas farmacodermias e nas raras dermatose pustular subcorneal e dermatose da imunoglobulina A (IgA) linear.

Os eosinófilos ocorrem nas ectoparasitoses (p. ex., dermatite alérgica a pulgas, escabiose, queleitielose), doenças alérgicas (atopia, alergia alimentar e alergia de contato), malasseziose, algumas enfermidades autoimunes (pênfigo foliáceo e eritematoso), farmacodermias e em raras dermatoses eosinofílicas estéreis (p. ex., pustulose eosinofílica estéril). Tecnicamente, o conteúdo mononuclear não pode ser chamado de pústula. Entretanto, no linfoma cutâneo epiteliotrópico, é tradicional chamar as coleções intraepiteliais de linfócitos malignos de *microabscessos de Pautrier*. Coleções epidérmicas de células mononucleares ocorrem também em alguns histiocitomas cutâneos em cães.

Dermatites vesicular e pustular subepidérmica

Esse padrão histopatológico caracteriza-se pela separação da epiderme e da derme subjacente (ver Figura 7.26). Para o perfeito entendimento do processo patológico envolvido na clivagem, é necessário um estudo ultraestrutural. Os principais mecanismos responsáveis são: ataque enzimático (processos inflamatórios) ou imunomediado à região da membrana basal; defeitos genéticos das estruturas ancorantes da interface dermoepidérmica; lesões físicas (queimaduras e tração) e isquemia de diversas etiologias; degeneração hidrópica da camada basal da epiderme; intensa espongiose da epiderme com ruptura da membrana basal; intenso edema da derme superficial, como em urticárias, vasculites, ectoparasitismo, secundário a processos inflamatórios intensos da derme.

As principais causas de clivagem dermoepidérmica são os processos edematosos da derme e os artefatos de coleta do espécime, especialmente quando houver grande força de tração exercida por um instrumento com pouco corte. As dermatites vesiculares podem ser classificadas de acordo com o conteúdo celular: pobre em células, neutrofílicas e eosinofílicas. As chamadas *doenças mecanobolhosas*, raras dermatoses caracterizadas por defeitos de ancoragem dermoepidérmica (p. ex., epidermólise bolhosa), constituem o principal exemplo dessa categoria. Essa enfermidade já foi descrita em cães, gatos, cavalos, bezerros, ovinos e suínos.

A necrólise epidérmica tóxica e o eritema multiforme *major* (síndrome de Stevens-Johnson) também podem levar a esse padrão pobre em células, e o infiltrado inflamatório é geralmente maior no eritema multiforme. A dermatite vesicopustular rica em células (neutrófilos e eosinófilos) é representada pelo penfigoide bolhoso. A pesquisa de anticorpos circulantes para algumas enfermidades autoimunes bolhosas tem sido objeto de estudos. A dermatose da IgA linear pode provocar acúmulo subepidérmico de neutrófilos.

Foliculite, perifoliculite e furunculose

É o segundo padrão inflamatório mais visto na espécie canina, frequente também em outras espécies. Essas três alterações geralmente representam um contínuo patológico e podem estar presentes na mesma amostra. A dermatite pustular, perivascular superficial e as alterações da epiderme podem acompanhar (e geralmente acompanham) a foliculite e a furunculose.

As foliculites são mais bem classificadas de acordo com a região histológica acometida. Podem acometer a parede folicular (foliculite mural), o lúmen folicular (foliculite luminal), o istmo e o bulbo folicular (bulbite folicular).

A foliculite mural é subdividida em interface, infiltrativa, necrotizante e pustular.

A foliculite mural de interface ocorre em demodiciose, dermatofitose, lúpus eritematoso, dermatopatia isquêmica, eritema multiforme, vasculites ou vasculopatias. A foliculite mural infiltrativa é observada em foliculite mural linfocitária felina, alopecia linear equina, alopecia mucinosa, reações adversas a alimentos e farmacodermias. Dermatite seborreica, malasseríase e dermatite atópica podem exibir foliculite mural espongiótica linfocitária.

Embora a adenite sebácea granulomatosa e a micose fungoide (linfoma cutâneo epiteliotrópico) também sejam classificadas nessa categoria por alguns autores, são consideradas doenças distintas e não primariamente folicular ou inflamatória, respectivamente. A furunculose eosinofílica, a hipersensibilidade a culicoides em equinos, a hipersensibilidade a picadas de mosquito na espécie felina, a infecção por herpesvírus na espécie felina, a dermatose papular unilateral e as farmacodermias podem levar à foliculite eosinofílica necrotizante.

As foliculites eosinofílicas constituem um assunto interessante; dividem mais ou menos as mesmas alterações histopatológicas, mas têm etiologias diferentes. As condições isquêmicas podem provocar foliculite necrotizante pobre em células ou com predomínio de neutrófilos.

A foliculite mural pustular é observada com maior frequência nos pênfigos superficiais (foliáceo e eritematoso) e na foliculite eosinofílica estéril. As foliculites bacterianas, dermatofítica e demodécica resultam eventualmente nesse padrão mural; no entanto, a acantólise é mínima ou ausente. A bulbite folicular (inflamação direcionada ao bulbo folicular) é observada na *alopecia areata*.

Finalmente, a foliculite luminal (ver Figura 7.27), a forma mais comum de foliculite, ocorre em infecções bacterianas, demodiciose, dermatofitose e foliculites eosinofílicas (p. ex., alergias, foliculite eosinofílica da pina). É importante chamar a atenção para a existência de sobreposição de achados entre esses tipos de foliculite, devendo-se valorizar, em determinado caso, o padrão predominante.

Perifoliculite significa presença de células inflamatórias na derme ao redor do folículo piloso, sem, no entanto, invadir o epitélio folicular (ver Figura 7.28). Nesse padrão, observa-se infiltrado marginal ao plexo vascular perianexial. A perifoliculite pode ser vista nas infecções foliculares crônicas (bacterianas, dermatofíticas e demodécicas), na adenite sebácea e na leishmaniose. É comum encontrar também periadenite sebácea e apócrina. A peri-hidradenite plasmocitária ocorre com frequência no grupo das dermatites de lambedura.

Furunculose (foliculite penetrante ou perfurante) significa ruptura do folículo piloso (ver Figura 7.29). Esse achado é visto principalmente na foliculite luminal supurativa, quer seja bacteriana ou demodécica. Com menor frequência, enquadra-se nesse padrão também a furunculose dermatofítica. Apenas se faz o diagnóstico de foliculite fúngica quando se visualizam hifas e esporos do agente etiológico no folículo piloso ou na haste pilosa.

Na dermatofitose, os folículos anagênicos são mais acometidos, ao passo que, na foliculite bacteriana, os folículos em telógeno encontram-se acometidos, e as bactérias são observadas com menor frequência. É importante ter a ciência de que, caso o patógeno não seja identificado na histopatologia, não se podem eliminar as causas infecciosas do diagnóstico diferencial; portanto, faz-se necessária a realização de culturas para bactérias aeróbicas, anaeróbicas e fungos, assim como colorações especiais.

Alguns achados adicionais podem revelar informações importantes para o diagnóstico das lesões foliculares e perifoliculares: a fibrose perifolicular (sugestiva de foliculite crônica, dermatopatia isquêmica e adenite sebácea granulomatosa crônica) e a melanose perifolicular (característica da demodiciose canina e displasia folicular pigmentar).

A inflamação folicular é um achado comum macro e microscópico e sua importância deve sempre ser avaliada com critério. Esse padrão inflamatório é, geralmente, uma complicação secundária comum às dermatoses alérgicas, parasitárias, seborreicas e hormonais; portanto, é essencial, no reconhecimento desse padrão, uma leitura nas "entrelinhas", buscando as principais causas.

Dermatites nodular e difusa

A dermatite nodular refere-se ao padrão inflamatório da derme em que há um aglomerado de células inflamatórias organizado em nódulos distintos, facilmente reconhecidos, múltiplos ou solitários, de localização perivascular ou perianexial (ver Figura 7.30). Na dermatite difusa, os agregados celulares do padrão nodular se fundem, resultando em um infiltrado celular difuso, em que não mais se observa a morfologia normal da derme (ver Figura 7.31).

É comum observar o infiltrado nodular e difuso na mesma lâmina. Esse infiltrado pode estender-se até a região do panículo adiposo. A natureza do infiltrado celular leucocitário é útil para investigar a causa da lesão. Em ambos os padrões, o infiltrado celular pode ser neutrofílico, histiocitário, linfocitário, plasmocitário, eosinofílico ou misto.

Quando o infiltrado celular for predominante macrofágico ou histiocitário e a reação tecidual for circunscrita, subaguda a crônica, tem-se a formação de um granuloma. Os infiltrados inflamatórios granulomatosos apresentam tipos celulares específicos, como as células espumosas, as epitelioides e as células gigantes multinucleadas. Os infiltrados granulomatosos que contêm grande número de neutrófilos são denominados *piogranulomatosos*.

O padrão granulomatoso ou piogranulomatoso, muito frequente na espécie canina, pode ser classificado como infeccioso ou não infeccioso. As causas mais frequentes de infiltrado nodular/difuso piogranulomatoso em cães são a furunculose (bacteriana, fúngica ou parasitária) e os cistos anexiais rotos.

Como causas dos processos granulomatosos infecciosos destacam-se as seguintes enfermidades: leishmaniose (visceral e cutânea), esporotricose, criptococose, histoplasmose, pitiose, micetomas eumicóticos e actinomicóticos, micobacterioses e prototecoses. As causas não infecciosas incluem os diversos tipos de corpos estranhos exógenos (espinho vegetal e animal, fio de sutura, partículas minerais, medicamentos) e endógenos (queratina, restos epiteliais, calcificação distrófica ou metastática) e condições granulomatosas estéreis (granuloma/piogranuloma estéril idiopático canino, celulite juvenil, sarcoidose, necrose axilar nodular equina).

Nesse padrão histopatológico, é imperativo que se pesquisem agentes infecciosos ou corpos estranhos por meio de colorações especiais, culturas, luz polarizada e técnicas de biologia molecular (p. ex., PCR e sequenciamento gênico). Nunca se deve informar sobre a possível etiologia estéril de um processo granulomatoso sem antes examinar para agentes infecciosos; o resultado terapêutico pode ser desastroso.

Outros tipos celulares podem predominar no padrão nodular/difuso, associados ou não a células macrofágicas. Os eosinófilos são observados em habronemose, dirofilariose, pitiose, granulomas eosinofílicos, principalmente nos felinos e equinos, picadas por artrópodes, otite proliferativa eosinofílica canina e na síndrome hipereosinofílica felina. Focos de furunculose também podem conter grande número de eosinófilos.

Nesses processos eosinofílicos, quando existe a associação com histiócitos, formam-se, com frequência, os granulomas em paliçada. Nesses granulomas, os histiócitos arranjam-se como estacas, paralelamente uns aos outros, e margeiam uma zona central de degeneração colagênica. O xantoma cutâneo, a calcinose circunscrita e as reações a corpos estranhos podem também demonstrar granulomas em paliçada. Os granulomas chamados de *sarcoídicos* exibem células epitelioides destituídas de infiltrado marginal linfoplasmocitário e fibroplasia. Por esse motivo, são conhecidos pelo termo *granulomas nus*. São vistos na sarcoidose e em algumas reações a corpos estranhos.

Os infiltrados nodulares/difusos predominantemente linfocitários são pouco frequentes e ocorrem mais nas espécies felina e equina quando existe grande estímulo antigênico. Esses infiltrados podem ser vistos nas reações vacinais, associados a granuloma eosinofílico, pseudolinfoma, reações a artrópodes e mastocitoma.

O infiltrado perivascular superficial e profundo a difuso plasmocitário é comum nos animais domésticos, em particular em cães. As infecções crônicas (principalmente as piodermites) estão entre as principais causas.

Paniculite

O panículo adiposo faz parte do tecido subcutâneo e situase entre a derme e a fáscia. A *paniculite* refere-se à inflamação do panículo adiposo. É classificada morfologicamente em lobular (envolvendo os lóbulos gordurosos; ver Figura 7.32), septal (acomete os septos conjuntivos interlobulares; ver Figura 7.33) e difusa (ambas as áreas histológicas são atingidas).

Diferentemente da medicina humana, esses três padrões têm pouco valor etiológico na medicina veterinária e podem ser vistos em uma única lesão no mesmo paciente. Em cães, a paniculite difusa é o padrão mais comum e, em gatos, a septal é a mais encontrada.

Levando-se em consideração o infiltrado celular inflamatório, a paniculite pode ser supurativa, piogranulomatosa, granulomatosa, linfocítica ou eosinofílica. É comum observar algum grau de comprometimento panicular quando existe furunculose e infiltrado nodular/difuso na derme. Nesse caso, deve-se decidir qual o padrão predominante, pois as paniculites podem ascender para a derme profunda.

O panículo é particularmente sensível ao trauma e à isquemia. Como as alterações de lesão celular são difíceis de serem observadas no tecido gorduroso, há sinais que indicam esses eventos.

Várias enfermidades infecciosas podem causar paniculite: esporotricose, criptococose, feo-hifomicose, micetomas, pitiose, botriomicose e micobacteriose, entre outras. Geralmente, o infiltrado inflamatório nessas enfermidades é piogranulomatoso. O raciocínio é o mesmo das lesões nodulares e difusas; deve-se examinar para agentes infecciosos por meio de colorações especiais e culturas microbianas. A luz polarizada é utilizada para exame de corpos estranhos.

Algumas formas de paniculites piogranulomatosas são estéreis. Exemplos incluem a paniculite nodular estéril e a paniculite traumática, as mais frequentes. A paniculite pancreática ocorre em associação à pancreatite ou neoplasia pancreática. Nos casos de paniculite com envolvimento septal, deve-se procurar por vasculite. O protótipo para a paniculite septal em seres humanos é a doença conhecida como eritema nodoso.

A principal causa para a paniculite linfocítica em cães é a reação vacinal. Os cães da raça Poodle e outros *toys* ou miniaturas são predispostos a essa reação. Embora alguns autores descrevam vasculite linfocítica associada à paniculite vacinal, isso não tem sido observado com frequência. O lúpus eritematoso profundo, também conhecido como paniculite lúpica, exibe alterações muito semelhantes.

Paniculite eosinofílica é pouco comum em cães e gatos e pode, ocasionalmente, estar associada à vasculite fibrinoide. Em gatos, a paniculite eosinofílica pode apresentar alterações semelhantes ao observado na derme nos casos de placa eosinofílica. Em grandes animais, a paniculite é interpretada do mesmo modo que em pequenos animais. Na paniculite lobular supurativa e piogranulomatosa, é importante pesquisar agentes infecciosos.

Dermatite fibrosante

A dermatite fibrosante ocorre quando a fibroplasia associada ao processo inflamatório é o achado dominante. Praticamente na maioria dos processos inflamatórios crônicos encontram-se trechos de tecido de granulação. Esse tecido pode ser jovem, caracterizando-se por maior celularidade fibro-histiocitária, fibrilas colágenas mais delgadas e numerosas e proliferação vascular (ver Figura 7.34).

Com o avançar do processo, há diminuição da vascularização e da inflamação, com espessamento e hialinização das fibras colágenas. Na fase final do reparo tecidual, há a fibrose. Tecido de granulação exuberante é comum na espécie equina, independentemente de sua causa. A fibrose, ou fibroplasia, pode ainda ser o resultado direto de um processo patológico primário, sem que tenha existido lesão prévia do colágeno dérmico (p. ex., dermatopatia isquêmica, esclerodermia e dermatomiosite).

A dermatite fibrosante tem pouca especificidade diagnóstica e apenas nos diz que houve lesão antecedente. Por esse motivo, o patologista deve procurar por sinais que podem revelar o processo de base. Os recortes do bloco podem ser recompensadores nesses casos, pois podem revelar fragmentos de ácaros, pelos infectados por dematófitos, fragmentos de pelo e corpos estranhos.

Dermatose atrófica

O padrão atrófico não se enquadra na categoria das doenças inflamatórias da pele, mas, como se trata de um padrão com marcante significado anatomoclínico, está descrito neste capítulo. Esse padrão caracteriza-se por vários graus de atrofia da epiderme, da derme e dos anexos (ver Figura 7.35).

As principais alterações ocorrem, no entanto, nos folículos pilosos, principalmente os secundários. Também estão presentes a atrofia de glândulas sebáceas ou a formação anormal de lipídios. As atrofias da epiderme e da derme são menos comuns. Deve-se tomar cuidado especial na descrição da atrofia epidérmica, particularmente em cães e gatos; nessas espécies, a epiderme é naturalmente delgada.

Um conjunto de alterações, além das já citadas, pode estar presente nesse padrão: ortoqueratose epidérmica, dilatação e ortoqueratose folicular infundibular, melanose epidérmica e anexial, predomínio de folículos pilosos em estágio telogênico ou catagênico, atrofia da derme, queratinização tricolemal proeminente. O padrão atrófico é observado nas endocrinopatias. Exemplos deste último incluem hipotireoidismo, hiperadrenocorticismo, desbalanço dos hormônios sexuais. Das condições não endócrinas incluem-se a alopecia-padrão, fases tardias de *alopecia areata* e adenite sebácea granulomatosa, displasia folicular, hipotricose ou alopecia congênita, alopecia pós-tosa, dermatoses isquêmicas e alopecia paraneoplásica.

Há pouca especificidade, nesse padrão, para uma ou outra causa da endocrinopatia presente e, nesses casos, há a necessidade de exames complementares. Entretanto algumas alterações histopatológicas sugerem algumas enfermidades:

mucinose dérmica (hipotireoidismo), *calcinosis cutis* (hiperadrenocorticismo), diminuição da densidade de fibras elásticas (alopecia X), hipertrofia e vacuolização dos músculos eretores do pelo (hipotireoidismo), proeminentes folículos em chama (alopecia X).

As enfermidades que levam ao padrão atrófico são reconhecidamente fatores predisponentes para as infecções bacterianas ou fúngicas da pele. Portanto, a presença de inflamação não é rara e pode dificultar o diagnóstico.

NEOPLASIAS CUTÂNEAS

As neoplasias cutâneas têm grande importância em medicina veterinária devido à sua elevada frequência, especialmente nos cães e nos gatos. A facilidade com que a lesão é reconhecida pelo proprietário ou pelo clínico em parte contribui para o aumento do número de casos diagnosticados. Geralmente, essas lesões correspondem a uma grande parcela dos casos de rotina nos laboratórios de histopatologia veterinária. Dependendo do serviço, a incidência dos tumores cutâneos, dentre as amostras de biopsias, varia de 19 a 46%.

As neoplasias da pele são muito variáveis quanto à sua histogênese, uma vez que, potencialmente, todos os diversos componentes tissulares da pele podem dar origem a diferentes processos neoplásicos; portanto, são muito frequentes as neoplasias cutâneas de origem epitelial, que têm origem não somente na epiderme, mas também nos anexos cutâneos. Ressalte-se que cada segmento do folículo piloso, por exemplo, pode originar diferentes processos neoplásicos. Além das neoplasias epiteliais, as neoplasias mesenquimais, melanocíticas e de células redondas são também muito comuns nos animais domésticos. Neoplasias cutâneas ocorrem em todas as espécies domésticas, mas, de maneira geral, são mais frequentes no cão. Na Tabela 7.2, relacionam-se as neoplasias cutâneas mais importantes em cães, com indicação de predisposição racial e por sexo, segundo fontes internacionais, e a frequência com base em dados obtidos no Brasil.

Tabela 7.2 Frequência* e predisposição racial** e por gênero das principais neoplasias cutâneas em cães.

Neoplasia	Predisposição racial [razão das chances (*odds ratio*)]	Sexo	Frequência
Papiloma	Dogue Alemão (4,3), Setter Irlandês (2,9) e Beagle (2,3)	Não	3,9% (30/761)
Carcinoma de células escamosas	Keeshound (3,6), Schnauzer Standard (2,5), Basset Hound (2,2) e Collie (1,9)	Não	7% (53/761)
Carcinoma basoescamoso	Scottish Terrier (3,8), Springer Spaniel Inglês (2,1), Cocker Spaniel Americano (1,9) e Golden Retriever (1,6)	Não	0,4% (3/761)
Acantoma infundibular ceratinizante	Elkhound Norueguês (28,9), Yorkshire Terrier (4,6), Pequinês (4,1), Lhasa Apso (3,5), Bichon Frisé (3,4), Pastor Alemão (3,3), Poodle Standard (2,4), Keeshound (2,3), Samoieda (2,2) e Shetland Sheepdog (1,7)	Não	1,4% (11/761)
Tricoblastoma	Kery Blue Terrier (12,3), Wheaton Terrier (3,9), Bichon Frisé (3,7), cruza de Cocker e Poodle (3), Shetland Sheepdog (2,9), Husky (2,5), Cocker Spaniel (2,1), Poodle Miniatura (2,1), Airedale Terrier (2), Springer Spaniel Inglês (1,7), Collie (1,6) e Yorkshire Terrier (1,5)	Não	4,6% (35/761)
Pilomatricoma	Kerry Blue Terrier (57,6), Soft Coated Wheaton Terrier (16,3), Poodle Standard (12,9), Old English Sheepdog (8,9), Bichon Frisé (8,1), Airedale Terrier (7,1), West Highland White Terrier (4), Schnauzer Standard (3,4), Basset Hound (3,2), Poodle Miniatura (3,2), Lhasa Apso (2,1) e Schnauzer Miniatura (1,9),	Não	0,7% (5/761)

(continua)

Tabela 7.2 Frequência* e predisposição racial** e por gênero das principais neoplasias cutâneas em cães. *Continuação*

Neoplasia	Predisposição racial [razão das chances (*odds ratio*)]	Sexo	Frequência
Tricoepitelioma	Basset Hound (14,7), Bull Mastiff (4,7), Gordon Setter (3,4), Poodle Standard (3), Setter Irlandês (3), Soft Coated Wheaton Terrier (2,7), Springer Spaniel Inglês (2,6), Golden Retriever (2,5), Schnauzer Standard (2) e Schnauzer Miniatura (1,5)	Fêmeas castradas	1,6% (12/761)
Ceratoacantoma	Não	Não	–
Carcinoma de células escamosas subungueal	Schnauzer Gigante (15), Gordon Setter (13,3), Poodle Standard (5,9), Schnauzer Standard (4,9), Scottish Terrier (3,7), Labrador Retriever (2,4), Rottweiler (2,3), Dachshund (2,2), Schnauzer Miniatura (1,7) e Poodle Miniatura (1,5)	Não	–
Adenoma/epitelioma sebáceo	Cocker Spaniel Inglês (4,2), Cocker Spaniel Americano (3,9), Samoieda (2,8), Husky Siberiano (2,8), cruza de Cocker e Poodle (2,6), Malamute do Alasca (2,2), West Highland White Terrier (2), Cairn Terrier (1,9), Dachshund (1,9), Poodle Miniatura (1,7), Poodle Toy (1,6) e Shih Tzu (1,5)	Não	3,2% (24/761)
Carcinoma sebáceo	Cocker Spaniel Americano (4,1), West Highland White Terrier (3,2), Scottish Terrier (3,1) e Husky Siberiano (2,9)	Não	0,9% (7/761)
Adenoma/epitelioma carcinoma da glândula hepatoide	Husky Siberiano (4), Samoieda (2,9), Pequinês (2,8), cruza de Cocker e Poodle (2,3), Cocker Spaniel Americano (2,1), Brittany Spaniel (1,8), Lhasa Apso (1,7), ShihTzu (1,7), sem raça definida (1,5) e Beagle (1,5)	Machos	5,8% (44/761)
Carcinoma da glândula hepatoide	Husky Siberiano (8,4), ShihTzu (2,6), sem raça definida (1,6)	Machos	4,2% (32/761)
Adenoma apócrino	Lhasa Apso (2,4), Old English Sheepdog (2,3), Collie (2), Shih Tzu (1,8) e Setter Irlandês (1,7)	Não	0,7 (5/761)
Carcinoma apócrino	Old English Sheepdog (4,2), Shih Tzu (2,1), Pastor Alemão (2) e Cocker Spaniel Americano (1,7)	Não	1,7% (13/761)
Adenoma ceruminoso	Cocker Spaniel Americano (7,3) e Shih Tzu (5,1)	Não	0,5% (4/761)
Carcinoma ceruminoso	Cocker Spaniel Americano (4,8)	Machos castrados	–
Melanocitoma	Vizsla (6,8), Schnauzer Miniatura (6,4), Schnauzer Standard (4,9), Chesapeake Bay Retriever (4), Schnauzer Gigante (3,5), Dobermann Pinscher (3,4), Airedale Terrier (3), Setter Irlandês (3), Brittany Spaniel (2,6), Golden Retriever (2,2), SharPei (1,9), Rottweiler (1,9) e Cairn Terrier (1,8)	Não	1,3% (10/761)
Melanoma	Scottish Terrier (3,8), Schnauzer Standard (3,5), Schnauzer Miniatura (3,5), Setter Irlandês (2,8), Golden Retriever (2,1), Dobermann Pinscher (2,1)	Não	3,3% (25/761)
Melanoma maligno subungueal	Scottish Terrier (12,1), Schnauzer Standard (7,4), Setter Irlandês (4,2), Schnauzer Miniatura (4,2), Rottweiler (3,1) e Golden Retriever (1,9)	Não	–
Fibroma	Rhodesian Ridgebacks, Dobermann Pinscher e Boxer	Não	2,2% (17/761)
Fibrossarcoma	Golden Retriever e Dobermann Pinscher	Não	1,3% (10/761)
Sarcoma pleomórfico (anteriormente denominado histiocitoma fibroso maligno ou fibro-histiocitoma maligno)	Golden Retriever e Rottweiler	Não	0,3% (2/761)
Mixoma	Não	Não	0,1% (1/761)
Mixossarcoma	Não	Não	0,5% (4/761)
Hemangiopericitoma	Raças de grande porte	Não	1,8% (14/761)
Schwannoma	Não	Não	0,7% (5/761)
Lipoma	Não	Fêmeas	6,2% (47/761)
Lipossarcoma	Shetland Sheepdog	Não	0,7% (5/761)
Hemangioma	Raças de pelo curto e pele clara	Não	3,3% (25/761)
Hemangiossarcoma	Pastor Alemão e Golden Retriever	Não	3,3% (25/761)
Dermatofibrose nodular	Pastor Alemão	Fêmeas	0,1% (1/761)
Mastocitoma	Boxer, Pug, Boston Terrier, Bull Terrier, Weimaraner e Labrador Retriever	Não	20,9% (158/761)
Histiocitoma cutâneo canino	Scottish Terrier, Bull Terrier, Boxer, Cocker Spaniel Inglês, Retrievers, Dobermann Pinscher e Shetland Sheepdog	Não	2,6% (20/761)

(continua)

Tabela 7.2 Frequência* e predisposição racial** e por gênero das principais neoplasias cutâneas em cães. *Continuação*

Neoplasia	Predisposição racial [razão das chances (*odds ratio*)]	Sexo	Frequência
Histiocitose maligna	Rottweiler, Golden Retriever e Bernese Mountain Dog	Não	–
Plasmocitoma	Cocker Spaniel Americano, Airedale Terrier, Kerry Blue Terrier, Poodle Standard, Scottish Terrier	Não	0,3% (2/761)
Linfoma	Briard, Cocker Spaniel Inglês, Bulldog, Scottish Terrier, Golden Retriever	Não	0,3% (2/761)
Tumor venéreo transmissível	Não	Não	0,5% (4/761)

*Adaptada de SOUZA *et al.*, 2006. **Adaptada de GOLDSCHMIDT E HENDRICK, 2002.

Neste tópico, foram adotados os critérios propostos por Meuten (2017). Embora não seja o objetivo esgotar o assunto neste capítulo, a seguir estão descritas as principais neoplasias cutâneas que ocorrem nos animais domésticos.

Neoplasias da epiderme

Papiloma

São neoplasias benignas da epiderme, com aspecto macroscópico de crescimento exofítico, semelhante à couve-flor. Esse tipo de neoplasia frequentemente é causado por vírus epiteliotrópico, havendo vários tipos de papilomavírus identificados com potencial para indução de papilomas. Contudo, papilomas podem se desenvolver espontaneamente na ausência de infecção viral. Nos casos em que há infecção viral, geralmente as lesões são múltiplas, e o quadro clínico é conhecido como *papilomatose*.

A papilomatose oral canina e dos pré-estômagos do bovino está detalhada no Capítulo 3, *Sistema Digestório*. Papilomas ocorrem em todas as espécies domésticas, embora sejam mais comuns em bovinos e equinos, não havendo predisposição racial ou por sexo, mas tendem a acometer animais mais jovens.

Em bovinos, a papilomatose é conhecida no meio rural brasileiro como "figueira" ou verruga (Figura 7.36). Em geral, causada pelo vírus da papilomatose bovina (VPB), acomete bovinos leiteiros principalmente até 2 anos de idade. Fêmeas são mais suscetíveis.

A ocorrência está ligada ao estado imune do animal; imunidade baixa e sistema de criação em confinamento aumentam a incidência. A transmissão se dá por contato direto entre animais ou contato indireto por meio de cordas, bebedouros, cercas e também carrapatos e moscas. As lesões ocorrem mais na cabeça, ao redor dos olhos e no pescoço, mas tetas e outras regiões podem ser afetadas. Quando ocorre no espaço interdigital, pode causar desconforto e claudicação.

O fibropapiloma é relativamente comum no pênis dos touros, com grande potencial de regressão espontânea em 1 a 12 meses. O bovino geralmente reage ao vírus produzindo imunidade e consequente cura. A remoção cirúrgica ou acidental das verrugas pode estimular a imunidade pela agressão local, com exposição do vírus ao organismo do animal afetado e estímulo de uma resposta imune.

Em cães, há pelo menos três diferentes síndromes clinicamente reconhecidas: papiloma cutâneo, papiloma invertido, pápulas e placas pigmentadas múltiplas. O papiloma cutâneo ocorre geralmente em cães de meia-idade a idosos (machos e Cockers parecem ser predispostos), e é no-

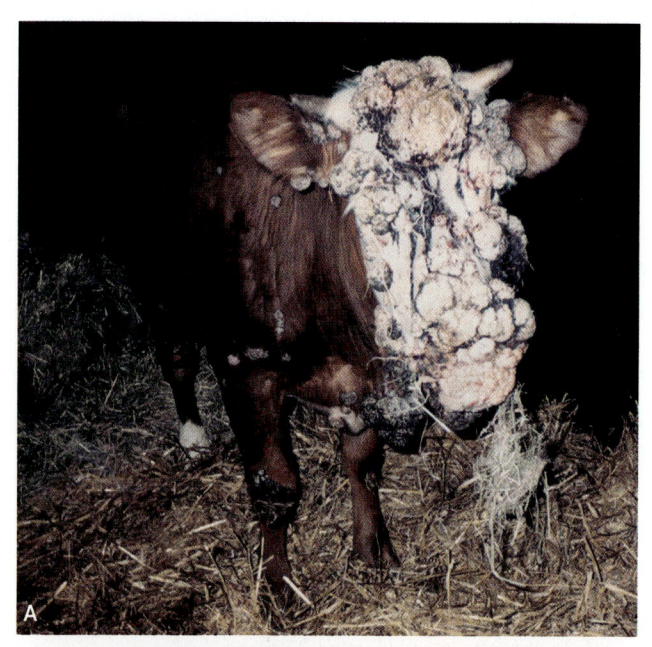
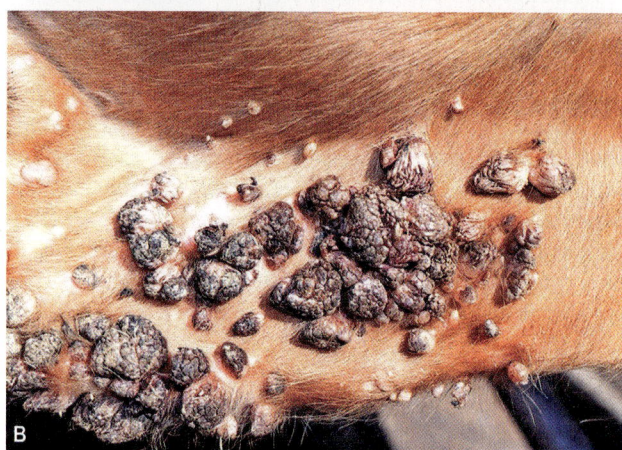

Figura 7.36 A e B. Papilomatose bovina. (Cortesia dos Drs. Geraldo Eleno Silveira Alves, Universidade Federal de Minas Gerais, Belo Horizonte, MG [A] e Antonio Carlos Alessi, Universidade Estadual Paulista, Jaboticabal, SP [B].)

tado principalmente na cabeça, nas pálpebras e nas patas. Trata-se de lesões, em geral, pedunculadas ou com aspecto de couve-flor, bem circunscritas, hiperceratóticas e de pequeno tamanho.

A placa viral pigmentada é vista com certa frequência nos consultórios. Notam-se várias máculas, pápulas e placas fortemente enegrecidas que, na evolução, exibem superfície escamosa e ceratótica. Pugs e Schnauzers são predispostos. Múltiplos papilomas também podem ocorrer nas patas de cães adultos, e a participação de vírus não foi definitivamente demonstrada.

O papiloma invertido, que ocorre no cão, também devido à infecção por papilomavírus, se diferencia do papiloma clássico por apresentar crescimento endofítico, ou seja, com crescimento epidermal projetando para a derme com um "core" central de queratina, e não para a superfície cutânea. Essas lesões são mais encontradas no abdome ventral e nos membros torácicos.

Nos equinos as lesões ocorrem com maior frequência na face ao redor das narinas e dos lábios. O quadro patológico denominado placa aural equina (papiloma auricular equino), de ocorrência comum no Brasil, também é causado por um papilomavírus. As lesões consistem em placas arredondadas, com 1 a 3 cm de diâmetro, hiperceratóticas, hipocrômicas na face côncava dos pavilhões auriculares. No Brasil há aparente predileção para as raças Mangalarga e Quarto de Milha.

Na Tabela 7.3, encontram-se os tipos de papilomavírus em caninos, equinos e bovinos, e a sinopse das manifestações macroscópicas.

Histologicamente, o papiloma é caracterizado, submacroscopicamente, por crescimento exofítico da epiderme, formando projeções papiliformes que são sustentadas por abundante tecido fibrovascular. O epitélio tem de moderada a intensa hiperplasia da camada basal com grande número de figuras mitóticas, o que diminui nos estágios de regressão da lesão. Também são observadas acantose, hipergranulose e hiperqueratose, predominantemente ortoceratótica, com áreas de paraqueratose (Figura 7.37).

Frequentemente, são observados disqueratose e ceratinócitos da camada espinhosa superficial com núcleo picnótico e excêntrico, com halo claro na periferia, denominados *coilócitos*. Corpúsculos de inclusão intranucleares basofílicos podem ser observados em alguns casos, mas não são parâmetros consistentes para o diagnóstico. Geralmente, nos papilomas ocorre regressão espontânea devido ao desenvolvimento de imunidade celular; no entanto, transformação para carcinoma de células escamosas tem sido documentada em alguns casos em cães.

Tumor de células basais

Trata-se de neoplasia epitelial derivada da epiderme, de aspecto basaloide, ou seja, semelhante à camada basal da epiderme normal, e que não apresenta diferenciação escamosa ou de anexos cutâneos. De acordo com a nova classificação, a maioria das neoplasias previamente classificadas como tumor de células basais (ou basolioma ou, ainda, basalioma) foi reclassificada como tricoblastoma (ver detalhes sobre o tricoblastoma a seguir).

Essa neoplasia é mais comum nos gatos, incomum nos cães e nos cavalos e rara nas demais espécies domésticas. Nos felinos, os tumores basocelulares que exibem alguma formação ductal foram reclassificados como adenoma apócrino ductal. Ocorre com maior frequência na cabeça ou no pescoço, em membros e tronco, podendo, raramente, ser multicêntrica.

Tabela 7.3 Papilomavírus em caninos, bovinos e equinos e manifestações clínicas.

Animal	Tipo de papilomavírus*	Sinais clínicos
Canino	CPV-1	Papiloma exofítico e endofítico, infecção assintomática, carcinoma invasivo de células escamosas
	CPV-2	Papiloma exofítico e endofítico
	CPV-3	Placa pigmentada, carcinoma de células escamosas *in situ* e invasivo
	CPV-4	Placa pigmentada
	CPV-5	Placa pigmentada
	CPV-6	Papiloma endofítico
	CPV-7	Papiloma exofítico
	CPV-8	Placa pigmentada
	CPV-9	Placa pigmentada
	CPV-10	Placa pigmentada
	CPV-11	Placa pigmentada
	CPV-12	Placa pigmentada
	CPV-13	Papiloma mucosa oral
	CPV-14	Placa pigmentada
	CPV-16	Placa pigmentada
Equino	EcPV-1	Papilomatose equina viral
	EcPV-2	Papiloma genital e carcinoma de células escamosas *in situ* e invasivo
	EcPV-3	Papiloma auricular
	EcPV-4	Papiloma auricular e placa vulva e inguinal
	EcPV-5	Papiloma auricular
	EcPV-6	Papiloma auricular
	EcPV-7	Massa peniana indefinida
Bovino	BPV-1	Fibropapiloma cutâneo, mamilar, ruminal e genital; papiloma ruminal; Neoplasia de bexiga; sarcoide equino
	BPV-2	Fibropapiloma cutâneo, mamilar, ruminal e genital; papiloma ruminal; Neoplasia de bexiga; sarcoide equino
	BPV-3	Papiloma cutâneo
	BPV-4	Papiloma oral, rúmen, esôfago; neoplasia bexiga
	BPV-5	Fibropapiloma teta e rúmen; papiloma cutâneo e do rúmen
	BPV-6	Papiloma teta
	BPV-7	Papiloma teta
	BPV-8	Papiloma cutâneo, fibropapiloma
	BPV-9	Papiloma teta
	BPV-10	Papiloma teta, papiloma língua
	BPV-11	Papiloma cutâneo
	BPV-12	Papiloma língua
	BPV-13	Papiloma auricular, sarcoide equino

Modificada de MAULDIN, PETERS-KENNEDY, 2016, p. 509-736, v. 1; GOLDS - DCHMIDIT, GOLDSDCHMIDIT, 2017, p. 88-141.

*CPV = papillomavirus canino; EcPV = papillomavirus equino; BPV = papillomavirus bovino.

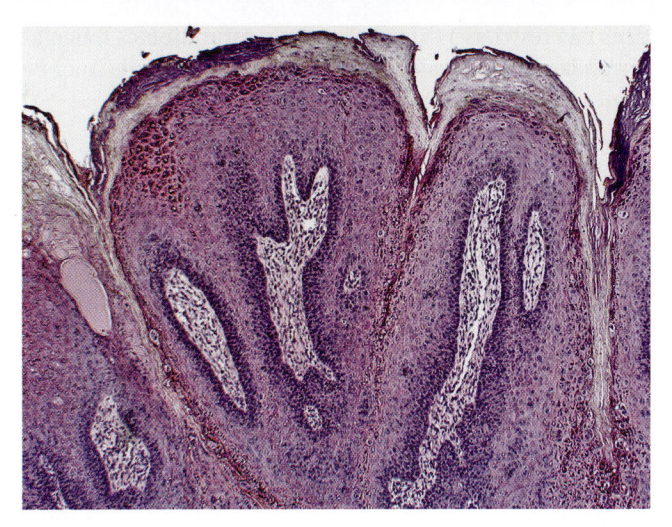

Figura 7.37 Cão; papiloma cutâneo. Projeções exofíticas revestidas de epiderme hiperplásica, com acantose, hipergranulose e hiperqueratose, sustentadas por abundante estroma fibrovascular. (Cortesia do Dr. Renato de Lima Santos, Universidade Federal de Minas Gerais, Belo Horizonte, MG.)

Macroscopicamente, são nódulos cutâneos ou subcutâneos, eventualmente com hipotriquia ou ulceração da epiderme adjacente; são, em geral, firmes, arredondados e bem circunscritos, com dimensões reduzidas (1 a 2 cm em diâmetro), mas podendo alcançar tamanho avantajado. Histologicamente, a neoplasia consiste em massa intradérmica multilobular, circunscrita, que pode atingir a região panicular, constituída por ilhas de células epiteliais basaloides, arredondadas ou poliédricas, sustentadas por moderado estroma conjuntivo e que frequentemente exibe necrose central (degeneração cística). As células são muito pouco pleomórficas e o índice mitótico é variável, mas em geral é baixo. Pode haver melanócitos entremeados às células neoplásicas e melanófagos no estroma.

O tumor de células basais pode apresentar baixo grau de malignidade – nesses casos, é denominado *carcinoma de células basais*. Tende a ocorrer em gatos e cães idosos. Os gatos da raça Siamês e cães das raças Spaniel, Sheepdog e Poodle são predispostos à condição. Metástases para linfonodos ou locais distantes são possíveis nesses casos, embora raramente documentadas.

O principal parâmetro de malignidade é a invasão dos tecidos adjacentes com intensa fibroplasia do estroma. Geralmente, o índice mitótico nessa neoplasia é mais intenso do que no benigno. Esse tumor tem a característica de ser localmente invasivo. Duas variantes histológicas são descritas: o tipo *infiltrativo* e o tipo de *células claras*. O tipo *infiltrativo* apresenta maior chance de recorrência e invasão vascular.

Carcinoma de células escamosas

Também conhecido como *carcinoma espinocelular* ou *carcinoma epidermoide*, o carcinoma de células escamosas (CCE) é um tumor epidermal com diferenciação escamosa. O CCE é muito comum em felinos, bovinos, equinos e cães, menos frequente em pequenos ruminantes e suínos.

O principal fator predisponente para esse tipo de neoplasia na pele é a exposição prolongada à luz solar, bem como áreas despigmentadas da pele ou com ausência ou escassez de pelos. Portanto, dermatose solar (actínica) é uma lesão que precede o aparecimento do CCE. A *queratose actínica* é considerada uma lesão neoplásica específica.

Macroscopicamente, principalmente aos olhos do neófito, a *queratose actínica* pode passar por um processo inflamatório cutâneo inespecífico (placa de dermatite seborreica), mas tecnicamente é um *CCE in situ*. Na evolução, a lesão se torna mais infiltrada, e existem microinvasão dérmica e desmoplasia.

Um novo tipo de papilomavírus tem sido associado ao CCE canino. A relação com a etiopatogênese viral é ainda mais estabelecida nos casos de carcinoma bowenoide multicêntrico de células escamosas, que ocorre em felinos. Nos gatos, é neoplasia com incidência entre 9 e 14 anos de idade, desenvolve-se com maior frequência na pina, no plano nasal e nas pálpebras.

As lesões tipicamente evoluem de placas eritematocrostosas para lesões ulceradas e destrutivas. Nos pavilhões auriculares, é comum observar, nos casos avançados, intensa perda tecidual, espessamento, ulceração e crostas hemáticas bem aderidas. Nos casos com acometimento nasal são comuns o espirro e a epistaxe.

Em cerca de 50% dos gatos com CCE há o envolvimento com papilomavírus.

Nos cães, ocorre em animais idosos (6 a 13 anos de idade) e é mais comum na cabeça, no abdome, nos membros e no períneo; os cães acometidos tipicamente têm pelagem curta, clara e com histórico de prolongados banhos de sol. As lesões abdominais podem ser extensas, infiltrativas e enduradas à palpação.

O CCE é a neoplasia digital mais comum no cão. O quadro inicia-se com dor, aumento de volume e claudicação e pode ser tratado inicialmente como um processo inflamatório infeccioso, devido à descarga de material purulento. As raças Rottweiler, Setter, Schnauzer, Labrador Retriever, Scottish Terrier e Dachshund são algumas das predispostas ao CCE subungueal.

Animais com papilomavírus e imunocomprometidos podem evoluir para CCE invasivo com prognóstico desfavorável. Nos equinos e bovinos, o CCE ocorre predominantemente nas junções mucocutâneas, particularmente nas pálpebras, conjuntiva ocular (em associação com a conjuntivite purulenta), vulva e períneo.

Macroscopicamente, as lesões que predominam tendem inicialmente a ser placas ulceradas e com infecção secundária, resultando em acúmulo de exsudato purulento na superfície, mas podem também ser proliferativas, com aspecto vegeto-verrucoso, podendo formar, ocasionalmente, um chifre (corno) cutâneo. Histologicamente, as células neoplásicas se dispõem em ilhas ou cordões ligados à superfície epidermal. Na maioria dos casos bem diferenciados, é observada a formação de "pérolas córneas", que correspondem à deposição de lamelas concêntricas de queratina no centro de ninhos ou cordões de células neoplásicas (Figura 7.38).

O grau de diferenciação celular é extremamente variável entre diferentes tumores. Em alguns casos, podem ser observados pleomorfismo e anaplasia acentuados, assim como algumas células multinucleadas. Os nucléolos podem ser múltiplos e proeminentes.

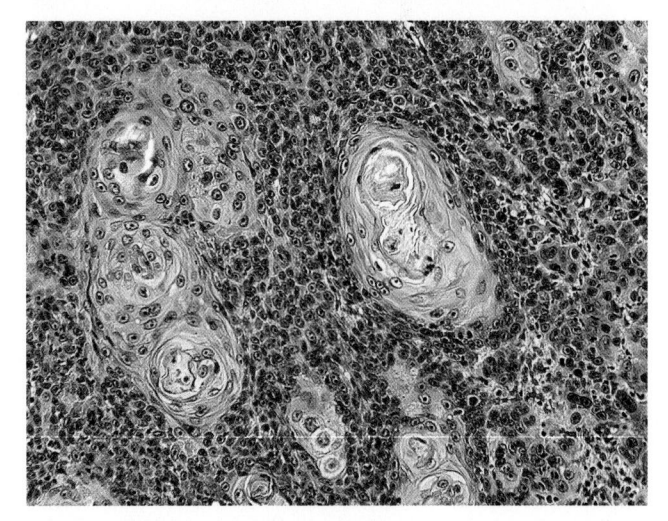

Figura 7.38 Cão; carcinoma de células escamosas. Ninhos de células epiteliais neoplásicas com diferenciação escamosa e deposição central concêntrica de lamelas de queratina ("pérolas córneas"). (Cortesia do Dr. Renato de Lima Santos, Universidade Federal de Minas Gerais, Belo Horizonte, MG.)

O índice mitótico é variável, mas pode ser elevado. Frequentemente, há reação desmoplástica na derme e/ou no subcutâneo adjacente, assim como infiltrado inflamatório misto. Geralmente, o carcinoma de células escamosas tem crescimento lento e tem maior potencial invasivo do que metastático. Nos casos em que ocorre metástase, geralmente os avançados e menos diferenciados, o local mais comum são os linfonodos regionais.

Têm sido propostos níveis de gradação histológica, de acordo com a diferenciação tumoral: bem diferenciado, moderadamente diferenciado e pouco diferenciado. Vários subtipos histológicos têm sido descritos na medicina humana e veterinária; CCE de células fusiformes, acantolítico ou pseudoglandular e verrucoso ou *carcinoma cuniculatum*. A variante verrucosa em geral apresenta evolução lenta e indolente.

O CCE não ocorre exclusivamente na pele, pois é também comum no sistema digestório, em particular na cavidade oral dos gatos, nos casos de intoxicação crônica por samambaia (*Pteridium arachnoideum [aquilinum]*) em bovinos. Além da frequente ocorrência na terceira pálpebra de bovinos e no prepúcio de cavalos.

O carcinoma bowenoide multicêntrico de células escamosas ocorre principalmente em gatos, e as evidências não corroboram origem actínica, mas sim viral (papilomavírus). Os animais acometidos são, em geral, idosos, com distribuição lesional no segmento cefálico, membros, tórax dorsal e abdome. Iniciam-se como lesões maculopigmentadas, placas ceratoverrucosas e crostosas, tornando-se mais infiltradas e evoluindo para ulceração.

Como regra, esses casos chegam ao hospital com longo histórico de tratamento tópico e sistêmico com antibióticos, antifúngicos e anti-inflamatórios. Histologicamente, notam-se hiperplasia e displasia epitelial, com maturação incompleta dos ceratinócitos, pleomorfismo nuclear, perda de polarização, vacuolização citoplasmática e figuras mitóticas não restritas à camada basal. Os infundíbulos foliculares podem estar igualmente acometidos e sinais de micro e franca invasão são observados na evolução do caso.

Carcinoma basoescamoso

Trata-se de um tumor de baixo grau de malignidade, de crescimento lento, com predomínio de células basaloides (semelhante ao carcinoma de células basais), porém com áreas de diferenciação escamosa. É uma neoplasia incomum, que acomete principalmente os cães. Ocorre com maior frequência na cabeça, no pescoço e nos membros. Na periferia dos lóbulos neoplásicos, predominam células basaloides pouco diferenciadas, frequentemente pigmentadas. No centro, observa-se diferenciação ceratinocítica e escamosa.

Neoplasias dos anexos cutâneos

O folículo piloso em quaisquer de suas três partes (infundíbulo, istmo e segmento inferior) pode dar origem a processos neoplásicos distintos, conforme detalhado a seguir. Glândulas anexas (sebáceas e sudoríparas apócrinas) da pele também podem originar diferentes neoplasias.

Acantoma infundibular ceratinizante

O acantoma infundibular ceratinizante (AIC) ocorre em cães e era anteriormente denominado ceratoacantoma, entre outras denominações, as quais incluem epitelioma cornificante ou ceratinizante intracutâneo e papiloma escamoso. Contudo, o termo *ceratoacantoma* deve ser utilizado somente nos casos de tumor subungueal (ver o item ceratoacantoma subungueal).

A causa do acantoma infundibular ceratinizante em cães é desconhecida, mas casos de lesões múltiplas podem ter base hereditária, como demonstrado em seres humanos. O tumor geralmente se desenvolve em cães de 4 a 9 anos de idade, acometendo principalmente a cauda, o dorso, o pescoço e os membros. As raças aparentemente predispostas ao desenvolvimento da forma generalizada incluem Pastor Alemão, Old English Sheepdog e Keeshound, enquanto Collie, Lhasa Apso e Yorkshire são predispostos às lesões solitárias.

As lesões variam de 0,5 a 4 cm de diâmetro e são firmes a flutuantes. O acantoma infundibular ceratinizante é uma neoplasia benigna originária do infundíbulo do folículo piloso. Vários desses tumores têm um poro central que se comunica com a superfície epidermal. Esse poro corresponde ao infundíbulo do folículo piloso preexistente; alguns tumores, entretanto, são inteiramente dérmicos ou subcutâneos, não existindo comunicação com a epiderme.

Macroscopicamente, o tumor é bem delimitado em relação à derme adjacente, com material ceratinizado no centro, que pode protruir, formando um chifre cutâneo. Histologicamente, dependendo do plano de corte, em alguns casos é possível identificar o poro pelo qual o tumor se comunica com a superfície epidermal.

O tumor tem uma cavidade central preenchida por material ceratinizado e revestida por epitélio escamoso, com arquitetura complexa, formada por cordões, trabéculas e blocos sólidos, de células que podem conter grânulos ceratohialinos (células do estrato granuloso). As atipias nucleares e mitoses atípicas são mínimas.

O tecido epitelial neoplásico é bem delimitado, comprimindo a derme adjacente e embebido em estroma fibrovascular que pode ser ocasionalmente mucinoso. Pode ocorrer metaplasia cartilaginosa ou óssea focal. Pela importância clínica, destaca-se que o rompimento das lesões císticas pode ocorrer e dar origem a lesões piogranulomatosas, abcedantes, com tratos drenantes e descarga de exsudato inflamatório.

Tricolemoma

É uma neoplasia incomum nos cães e rara ou ausente em outras espécies de animais domésticos. Trata-se de proliferação neoplásica benigna derivada do istmo ou do segmento inferior da bainha radicular externa do folículo piloso. Dessa maneira, as células apresentam citoplasma claro em virtude da grande quantidade de glicogênio. Ademais, os blocos celulares costumam ser revestidos por espessa membrana basal. Essas duas origens possibilitam a diferenciação em dois tipos histológicos: *do istmo* ou *do bulbo* (também chamado de *inferior*). Os Afghan Hounds podem ser predispostos, e as lesões localizam-se principalmente na região cervical e na cabeça. As lesões são, em geral, firmes e ovoides e variam de 1 a 7 cm de diâmetro.

Tricoblastoma

Essa neoplasia era anteriormente classificada como tumor de células basais. Trata-se de neoplasia benigna derivada de células germinativas do folículo piloso. Esse tumor é muito comum nos cães e nos gatos, incomum nos cavalos e raro nas demais espécies domésticas. Nos cães e nos gatos, ocorrem predominantemente em animais entre 4 e 10 anos de idade. Os cães das raças Cockers Spaniel, Bichon Frisé, Kerry Blue Terrier e Shetland Sheepdog parecem ser predispostos. Embora possa ocorrer em outras localizações, a cabeça e o pescoço são os locais mais comuns.

Macroscopicamente, o tricoblastoma é um tumor solitário, exofítico, com 0,5 a 2 cm de diâmetro; pode, raramente, chegar a até 18 cm de diâmetro e se projeta na superfície cutânea, mantendo-se bem delimitado em relação à derme adjacente. A superfície do tumor pode apresentar hipotriquia e ulceração secundária ao atrito. Ao corte, o tumor é multilobulado, podendo apresentar graus variáveis de pigmentação.

Histologicamente, vários subtipos de tricoblastoma podem ser reconhecidos, incluindo: cordonal, medusoide, trabecular, de células fusiformes e de células granulares; contudo, a classificação em subtipos não tem nenhuma influência sobre o prognóstico do tumor, que é benigno e só apresenta recorrência pós-cirúrgica se a exérese não for completa.

Os subtipos mais comuns são o cordonal (Figura 7.39) e o medusoide (Figura 7.40) ou a combinação deles. As células se dispõem em cordões, que se fundem e são sustentados por abundante estroma conjuntivo de aspecto hialino e, em geral, paucicelular.

Os núcleos são ovais ou alongados e arranjados perpendicularmente à orientação dos cordões de células neoplásicas (Figura 7.39). O padrão medusoide se caracteriza por áreas de padrão sólido das quais emergem células neoplásicas em padrão cordonal (Figura 7.40).

A atividade mitótica pode ser moderada, porém sem atipias. A neoplasia se estende desde a interface dermoepi-

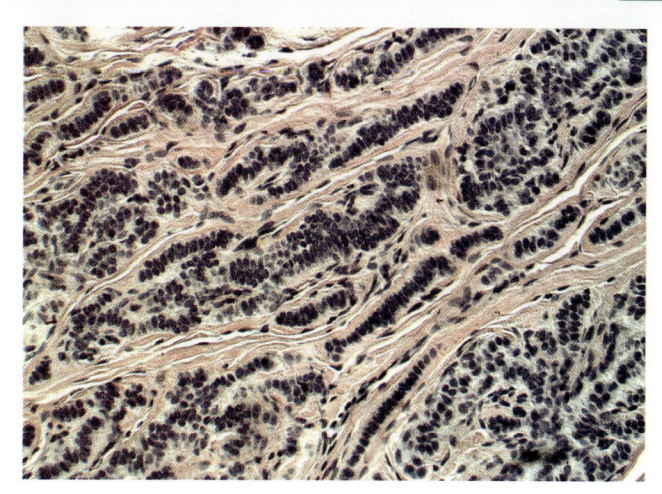

Figura 7.39 Cão; tricoblastoma do tipo cordonal. Cordões de células neoplásicas basaloides com núcleos ovalados, dispostos perpendicularmente ao eixo dos cordões, com abundante estroma fibroso. (Cortesia do Dr. Renato de Lima Santos, Universidade Federal de Minas Gerais, Belo Horizonte, MG.)

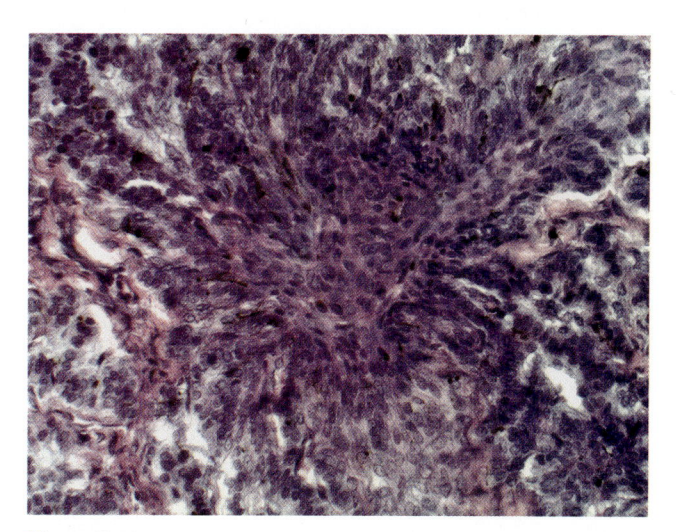

Figura 7.40 Cão; tricoblastoma do tipo medusoide. Ninhos de células neoplásicas basaloides com projeções cordonais na periferia. (Cortesia do Dr. Renato de Lima Santos, Universidade Federal de Minas Gerais, Belo Horizonte, MG.)

dérmica, derme, podendo atingir o subcutâneo. Raramente existem variantes malignas e aqui se aplica a expressão *carcinoma tricoblástico*.

Pilomatricoma (epitelioma de Malherbe, pilomatrixoma)

Trata-se de um tumor benigno de origem do folículo piloso com diferenciação exclusivamente pilomatrical (matriz folicular). É comum nos cães, geralmente acima de 5 anos de idade, a maioria na faixa etária entre 2 e 7 anos; e raro nas demais espécies de animais domésticos. Aparentemente, o Poodle e o Old English Sheepdog são raças predispostas.

Pilomatricomas desenvolvem-se principalmente no dorso, no pescoço, no tórax e na cauda, geralmente solitários. Histologicamente, o pilomatricoma é constituído por lóbulos com células basofílicas com núcleos hipercromáticos e citoplasma escasso, semelhantes às células da matriz do folículo piloso, as quais se localizam na periferia dos lóbulos, que ficam preenchidos por material ceratinizado e que, portanto, têm aparência cística.

Outra característica marcante desse tumor é a queratinização abrupta das células basaloides (sem diferenciação escamosa), com formação de células ceratinizadas conhecidas como "células fantasmas", características de diferenciação pilomatrical (Figura 7.41).

Frequentemente, nos cortes histológicos, notam-se nódulos granulomatosos suscitados pela ruptura das estruturas císticas, causando extravasamento de material ceratinizado para a derme e panículo adiposo. A recorrência é incomum, e metástases não são descritas.

Raramente, esse tumor pode, contudo, apresentar características de malignidade, com invasão estromal, de vasos linfáticos e metástases para linfonodos, pulmões, ossos e sistema nervoso. Nesses casos, o tumor é denominado *pilomatricoma maligno* ou *carcinoma pilomatrical*. Macroscopicamente, pode haver lesões satélites ao tumor principal e invasão de planos tissulares mais profundos.

Tricoepitelioma

Trata-se de um tumor que contém componentes de todos os segmentos do folículo piloso e resulta na produção de formas abortivas de pelo. A causa dos tricoepiteliomas em cães e gatos é desconhecida. São comuns nos cães, incomuns nos gatos e raros ou ausentes em outras espécies de animais domésticos.

Cadelas castradas com mais de 5 anos de idade têm maior risco de desenvolver tricoepitelioma. Aparentemente, os gatos Persas têm predisposição. Localizam-se com maior frequência no pescoço, no dorso, no tórax e na cauda, com maior chance de ocorrência na região dorsolombar, com diâmetro de 0,5 a 5 cm. Algumas das raças caninas que podem ser predispostas incluem Pastor Alemão, Golden Retriever, Basset Hound, Cocker Spaniel, Schnauzer Miniatura e Poodle Standard. De característica tipicamente solitária, raros casos podem exibir multicentricidade, frequentemente alopécicos ou ulcerados. Ao corte, os nódulos podem ser multilobulados e, geralmente, são bem delimitados, embora possam ser invasivos em alguns casos.

Histologicamente, a característica comum de todos os tricoepiteliomas é a diferenciação tricogênica, embora o padrão histológico seja muito variável, dependendo da diferenciação dos três segmentos do folículo piloso. As células epiteliais neoplásicas formam blocos e ilhas sustentadas por estroma conjuntivo ou mucinoso. No centro dessas ilhas, ocorre diferenciação em bainha externa ou interna do folículo piloso ou diferenciação pilomatrical (com queratinização abrupta e formação de "células fantasmas"), com acúmulo de queratina e formas anormais ou abortivas de pelo (Figura 7.42).

O tricoepitelioma também pode ser cístico e, nesse aspecto, a ruptura das cavidades císticas suscita reação granulomatosa tipo corpo estranho com cristais de colesterol. Esse tumor geralmente é benigno, embora raramente se encontre a contrapartida maligna, que é invasiva, de crescimento rápido, e pode causar metástases para linfonodos e pulmão (*tricoepitelioma maligno*).

Tumores epiteliais do leito subungueal

Tumores derivados do epitélio ungueal incluem papiloma invertido, ceratoacantoma, carcinoma de células escamosas e carcinoma basocelular. Macroscopicamente, localizam-se caudalmente à base da unha, tanto dos membros torácicos quanto dos pélvicos, podem ser ulcerados e guardam certas similaridades histológicas ao já descrito neste capítulo para as outras localizações. A reabsorção óssea da terceira falange ocorre pela compressão tumoral ou invasão maligna; pode haver osteomielite. Uma síndrome de metástase digital de carcinoma pulmonar (carcinoma mucoepidermoide ou adenoescamoso, carcinoma de células escamosas e adenocarcinoma) é bem documentada em felinos. Os gatos exibem claudicação, aumento de volume e dor digital em um ou mais dígitos. Os dígitos podem estar alopécicos, eritematosos, ulcerados, infectados e com onicomadese (perda da unha).

Histologicamente, há variação morfológica de acordo com subtipo do tumor pulmonar primário. Os agregados epiteliais suscitam desmoplasia, invadem o tecido mole e ósseo, podendo atravessar os espaços interfalangianos; inva-

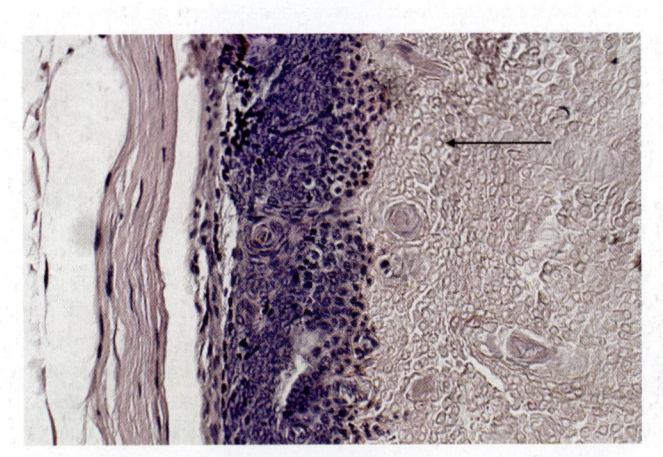

Figura 7.41 Cão; pilomatricoma. Periferia de lesão nodular encapsulada com camada múltipla de células matriciais. Notar a queratinização abrupta com formação de células fantasmas (*seta*). (Cortesia do Dr. Renato de Lima Santos, Universidade Federal de Minas Gerais, Belo Horizonte, MG.)

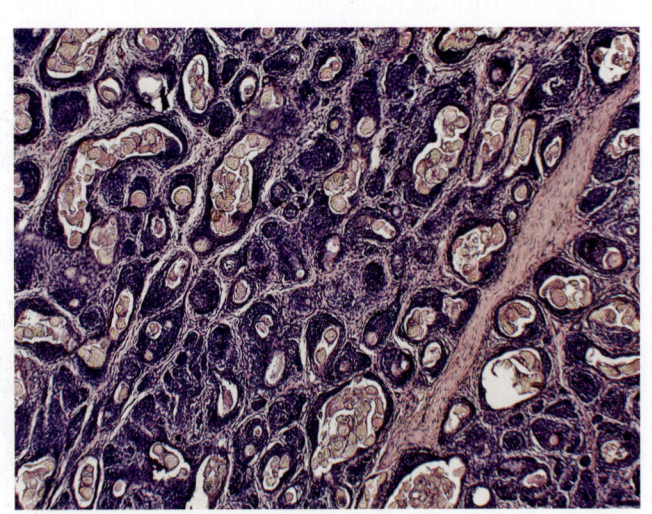

Figura 7.42 Cão; tricoepitelioma. Ninhos de células epiteliais neoplásicas com diferenciação nos diferentes segmentos do folículo piloso e formas abortivas de pelo. (Cortesia do Dr. Renato de Lima Santos, Universidade Federal de Minas Gerais, Belo Horizonte, MG.)

são vascular é comum. Quando presentes, as células ciliadas ou estruturas glandulares produtoras de mucina auxiliam muito no descarte dos diagnósticos diferenciais.

Adenoma, epitelioma e carcinoma sebáceos

São neoplasias que exibem diferenciação sebácea. Os tumores com diferenciação sebácea incluem adenoma, adenoma ductal, epitelioma e carcinoma. Para as neoplasias oriundas das glândulas sebáceas palpebrais, emprega-se o termo de Meibômio ou tarsal (descritas no Capítulo 9, *Bulbo do Olho e Anexos*). O adenoma, o epitelioma e o carcinoma da glândula hepatoide serão descritos a seguir.

A característica comum desses tumores é a diferenciação sebácea. Tumores sebáceos são comuns nos cães, incomuns nos gatos e raros nas demais espécies de animais domésticos. Nos cães, compreendem cerca de 6 a 21% de todos os tumores cutâneos e acometem animais com 9 a 10 anos de idade, em média. A hiperplasia nodular sebácea corresponde a cerca de 53% dos casos, que ocorrem com frequência nos cães das raças Cocker Spaniel, Poodle, Dachshund e Schnauzer.

As neoplasias sebáceas podem ser solitárias ou múltiplas; consistem em pápulas e nódulos com superfície lisa ou irregular, frequentemente com aspecto de couve-flor, hiperceratóticas, eritematorrosadas ou amarelo-esbranquiçadas, podendo estar ulceradas ou pigmentadas. Ocorrem em várias regiões do corpo, com maior frequência na cabeça, no pescoço, nos membros, no tronco e nas pálpebras. Seu tamanho varia de 3 mm a 7 cm de diâmetro.

Principalmente nas lesões múltiplas, pode ocorrer prurido. Ao corte, são nódulos em geral alopécicos, bem delimitados ou localmente invasivos, amarelados ou esbranquiçados, embora possam ser parcialmente pigmentados pela presença de melanócitos entre as células neoplásicas.

Histologicamente, os adenomas sebáceos têm predomínio de sebócitos bem diferenciados, com menor população de células da reserva ou ductos (< 50%), se estendem da interface dermoepidérmica e derme até o tecido subcutâneo; os sebócitos não exibem atividade mitótica (Figura 7.43).

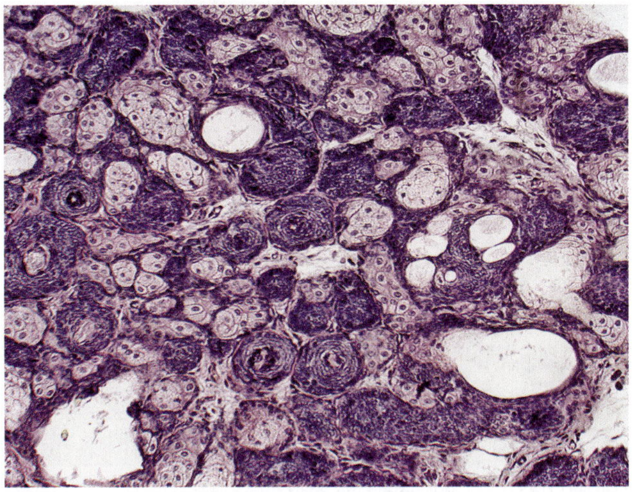

No adenoma ductal, há grande número de ductos (> 50%) de diferentes tamanhos que contêm queratina e conteúdo sebocítico. No epitelioma sebáceo, há predomínio de células basaloides da reserva, maior invasividade, menor número de sebócitos e ductos; as células basaloides podem exibir conspícua atividade mitótica, pigmentação melânica, com variável população melanocítica.

No epitelioma sebáceo (Figura 7.44), pode ocorrer recidiva após excisão incompleta. Invasão do estroma, atipias celulares, variável lipidização citoplasmática, anisocitose, mitoses não restritas às células da reserva, por vezes atípicas, são as características do carcinoma sebáceo. Embora incomum, pode ocorrer metástase para os linfonodos regionais. É comum observar em todos os tipos de neoplasia sebácea infiltrado inflamatório predominantemente mononuclear (Figura 7.45). Nos felinos, os tumores sebáceos ocorrem com menor frequência, tendem a ser solitários e se localizar na cabeça, no pescoço e no tronco.

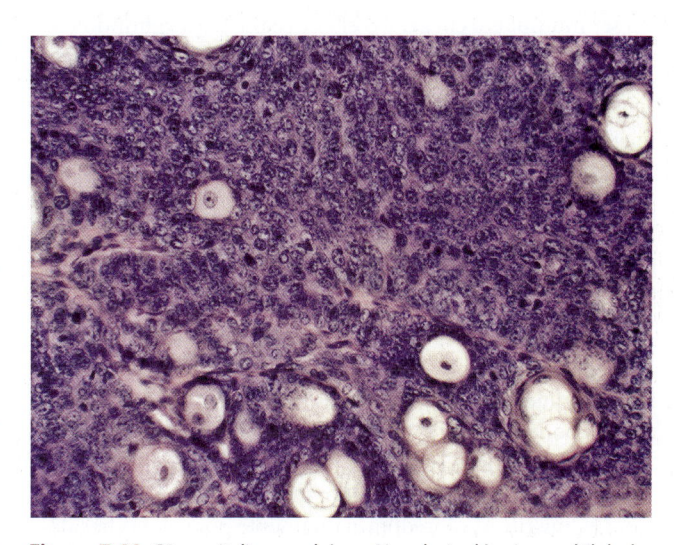

Figura 7.44 Cão; epitelioma sebáceo. Neoplasia dérmica multilobular com predomínio de células basaloides (células de reserva) e algumas células com diferenciação sebácea. (Cortesia do Dr. Renato de Lima Santos, Universidade Federal de Minas Gerais, Belo Horizonte, MG.)

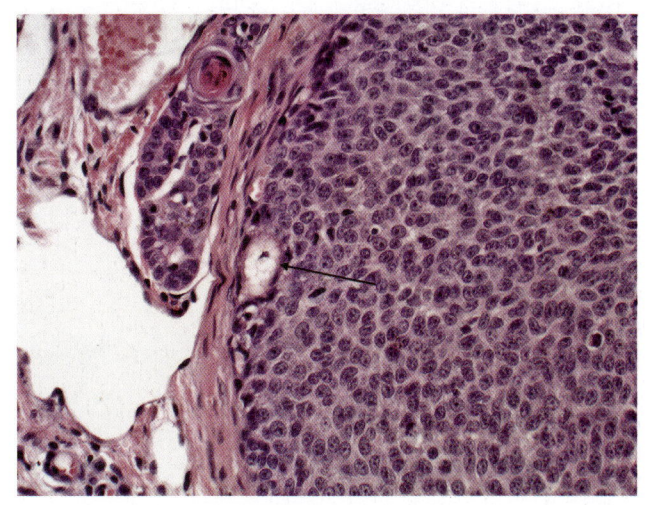

Figura 7.45 Cão; carcinoma sebáceo. Neoplasia epitelial invasiva com predomínio de células basaloides e raras células com diferenciação sebácea (*seta*). (Cortesia do Dr. Renato de Lima Santos, Universidade Federal de Minas Gerais, Belo Horizonte, MG.)

Figura 7.43 Cão; adenoma sebáceo. Neoplasia dérmica multilobular com franca diferenciação sebácea. (Cortesia do Dr. Renato de Lima Santos, Universidade Federal de Minas Gerais, Belo Horizonte, MG.)

Adenoma, epitelioma e carcinoma da glândula hepatoide

A glândula hepatoide, também chamada de glândula perianal, é uma glândula sebácea modificada presente na região perianal de cães. Também está presente na cauda e na região prepucial dos machos e região mamária das cadelas. A glândula recebe esse nome devido à semelhança de suas células com hepatócitos.

Esses tumores são bem mais frequentes nos machos do que nas fêmeas. Os cães das raças Cocker Spaniel, Pastor Alemão, Dachshund, ShihTzu, Husky Siberiano e Lhasa Apso parecem ser predispostos. Analogamente aos tumores sebáceos, a diferença entre adenoma e epitelioma hepatoide é que, no primeiro, há predomínio de células hepatoides bem diferenciadas, enquanto, no segundo, predominam células basaloides.

Esses tumores ocorrem principalmente na região perianal, no prepúcio e na cauda, exofíticos ou endofíticos, podendo ser múltiplos e chegar a 5 cm de diâmetro, evoluindo para ulceração. Com o envolvimento de todo o perímetro circumanal, a lesão tem aspecto de "donuts". O pico de incidência para os adenomas e epiteliomas varia de 8 a 13 anos de idade. Ao corte, exibem superfície amarronzada e aspecto multilobular.

Histologicamente, os adenomas são bem delimitados, encapsulados e expansivos, constituídos por cordões ou trabéculas simples ou anastomosantes de células hepatoides bem diferenciadas (Figura 7.46); o estroma interlobular contém vasos sanguíneos e variável infiltrado inflamatório mononuclear. Mitoses são raras e confinadas às células de reserva.

Os adenomas são de crescimento lento e se desenvolvem sob a influência de andrógenos. Crescimento de novo do tumor pode ocorrer nos tecidos subjacentes a partir do tecido glandular hiperplásico. Os epiteliomas são tumores de baixo grau de malignidade, com maior potencial de invasão local e constituídos predominantemente por células basaloides (células de reserva), que não formam lóbulos distintos, e menor contingente de células com diferenciação hepatoide (Figura 7.47).

A atividade mitótica pode ser conspícua, mas o pleomorfismo nuclear é discreto. Após a remoção cirúrgica há maior chance de recorrência em comparação aos adenomas; metástases são consideradas raras. A contrapartida maligna é o carcinoma da glândula hepatoide, que ocorre principalmente na região perianal, embora possa ocorrer em outras áreas, como na cauda e no prepúcio. A evolução clínica é mais rápida, e eles são maiores, com maior extensão de ulceração e necrose do que os tumores benignos.

Histologicamente, os carcinomas são menos organizados em lóbulos distintos, compostos predominantemente de células indiferenciadas, pleomórficas, hipercromáticas, com nucléolos evidentes e mitoticamente ativas. Apenas algumas células individuais apresentam diferenciação hepatoide. Podem ocorrer metástases para os linfonodos regionais, principalmente o sacral e o ilíaco interno. É interessante observar o fato de todos os tipos histológicos dos tumores hepatoides expressarem receptores andrógenos, sugerindo benefícios, mesmo nos tumores malignos, de terapia endócrina ou da castração.

Adenoma e carcinoma apócrinos

São tumores derivados das glândulas apócrinas, atualmente denominadas paratriquiais; portanto, é possível que esses tumores sejam renomeados como adenoma ou carcinoma paratriquial ou epitriquial. Os tumores apócrinos consistem de adenoma apócrino, adenoma apócrino ductal, adenoma apócrino complexo e misto, carcinoma apócrino, carcinoma apócrino ductal e carcinoma apócrino complexo e misto.

O adenoma apócrino é neoplasia benigna comum nos cães e incomum nos gatos; e raros nas demais espécies domésticas. As raças de cães com risco elevado incluem Lhasa Apso, Old English Sheepdog, Malamute do Alaska e Chow-Chow. Ocorrem com frequência no segmento cefálico e região cervical com pico de incidência entre 8 e 12 anos de idade.

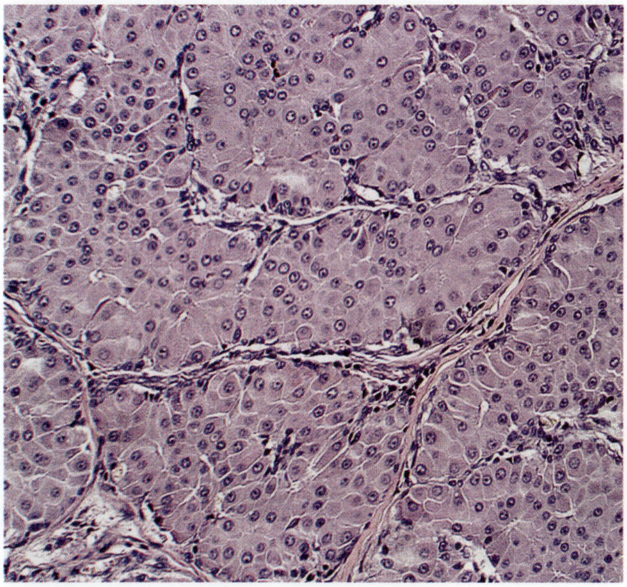

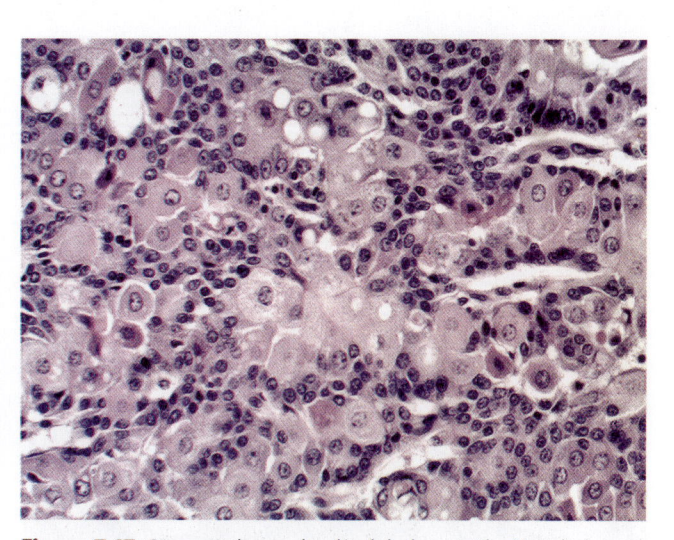

Figura 7.46 Cão; adenoma da glândula hepatoide. Neoplasia multilobulada constituída de células com diferenciação hepatoide. (Cortesia do Dr. Renato de Lima Santos, Universidade Federal de Minas Gerais, Belo Horizonte, MG.)

Figura 7.47 Cão; epitelioma da glândula hepatoide. Neoplasia com predomínio de células basaloides (células de reserva) e algumas células com diferenciação hepatoide. (Cortesia do Dr. Renato de Lima Santos, Universidade Federal de Minas Gerais, Belo Horizonte, MG.)

Ao corte, são multilobulados ou císticos (cistadenoma), contendo fluído claro ou coloração azul-arroxcada. Geralmente são tumores solitários (93% dos casos), bem circunscritos, firmes, elevados e variam de 0,5 a 10 cm de diâmetro.

Histologicamente são revestidos por única camada de células epiteliais cúbicas, com citoplasma abundante, núcleo na posição basal da célula e que exibem secreção morfologicamente compatível com apócrina (mimetizando as glândulas normais); circunscrevendo os ácinos, existem macrófagos pigmentados, plasmócitos, linfócitos, embebidos em estroma fibrovascular (Figura 7.48). Quando ocorrem projeções papilares para o lúmen glandular, denomina-se *adenoma apócrino papilar*. Com frequência, são observados túbulos dilatados cisticamente, com achatamento do epitélio.

No adenoma apócrino ductal, a neoplasia exibe diferenciação para o ducto epitelial, e essa neoplasia era anteriormente denominada tumor basocelular felino. Nos gatos podem ocorrer em indivíduos muito jovens (p. ex., 1 ano de idade). A principal característica histológica é a dupla camada de células epiteliais que reveste o ducto (Figura 7.49). Pleomorfismo celular e nuclear e a atividade mitótica são mínimas, mas pode haver diferenciação escamosa.

Os carcinomas apócrinos são relativamente comuns em cães, mas menos nos gatos. Cabeça, região inguinal e axilar são os locais mais acometidos. Em gatos citam-se também a pina e a região perioral.

A apresentação clínica (macroscópica) é variada, com nódulos de 1 a vários centímetros de diâmetro. Alguns carcinomas apócrinos podem se manifestar como placas ulceradas, infiltrativas, pobremente delimitadas, mimetizando uma dermatite piotraumática, ocorrendo principalmente no abdome ventral, proximal dos membros ou região cervical. Essa forma é chamada de *carcinoma inflamatório*, em que pode ocorrer embolização linfática e importante edema cutâneo e subcutâneo regional.

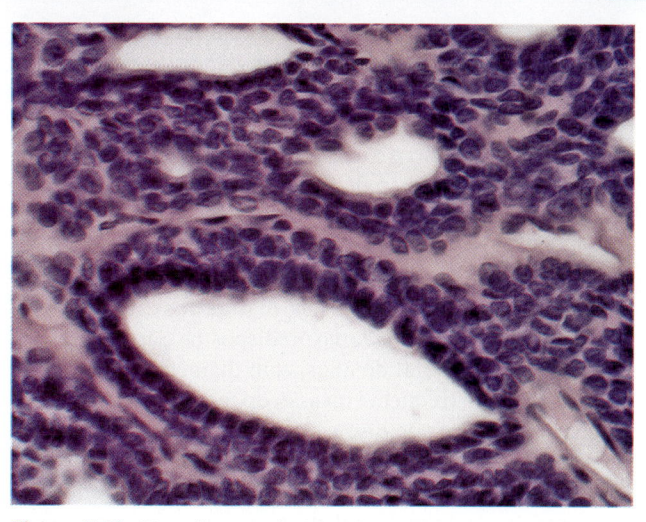

Figura 7.49 Cão; adenoma ductal apócrino. Formações tubulares revestidas de epitélio duplo. (Cortesia do Dr. Renato de Lima Santos, Universidade Federal de Minas Gerais, Belo Horizonte, MG.)

Histologicamente os carcinomas apócrinos podem ser sólidos, císticos, tubulares ou tubulopapilares. O carcinoma apócrino tem características histológicas semelhantes ao adenoma, contudo tende a apresentar índice mitótico mais elevado, focos de necrose e crescimento invasivo que, frequentemente, atinge o subcutâneo e induz resposta desmoplásica no estroma conjuntivo adjacente. As características citológicas de malignidade variam em função da diferenciação tumoral.

A velocidade de crescimento dos carcinomas apócrinos é variável, mas tende a ser maior nos tumores com intenso componente inflamatório. Podem ocorrer metástases para linfonodos regionais e para o pulmão. O carcinoma apócrino inflamatório pode produzir doença neoplásica metastática intersticial no pulmão, em vez do padrão nodular que ocorre no carcinoma apócrino nodular ou outras neoplasias metastáticas no pulmão.

Assim como na contrapartida benigna, o carcinoma apócrino ductal apresenta diferenciação para o epitélio ductal apócrino. São neoplasias incomuns descritas em cães e gatos. São mais invasivos, menos circunscritos, geralmente ulcerados, ocorrendo com maior frequência nos membros e na cabeça. No exame histológico, quando comparados ao adenoma, as células epiteliais estão em multicamadas, são hipercromáticas, pleomórficas e maior atividade mitótica. Essa neoplasia é de crescimento lento com baixo índice metastático.

Além da proliferação do componente epitelial da glândula (ácinos ou ductos), em alguns casos também pode ocorrer a proliferação de células mioepiteliais – denominados *adenoma* ou *carcinoma complexo*. Quando o componente mioepitelial sofre metaplasia cartilaginosa ou óssea, o tumor é chamado de *adenoma* ou *carcinoma misto*. São incomuns nos cães e raros em outras espécies. Ocorrem com maior frequência na cabeça e no pescoço.

Os sacos anais do cão são estruturas glandulares apócrinas, pareadas, bilaterais, situadas no aspecto ventrolateral do ânus, entre os músculos esfincterianos interno e externo. Essas glândulas produzem secreção que é eliminada por

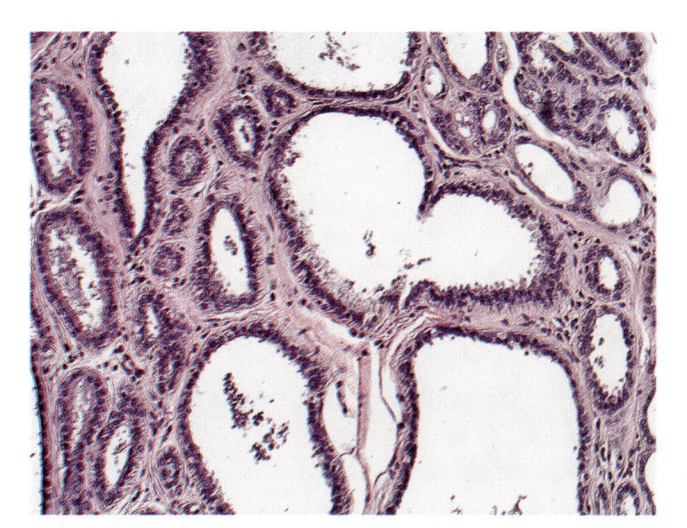

Figura 7.48 Cão; adenoma apócrino. Formações tubulares, algumas com dilatação cística, revestidas de epitélio simples, cuboide a colunar, com núcleos basais e projeções citoplasmáticas para o lúmen. (Cortesia do Dr. Renato de Lima Santos, Universidade Federal de Minas Gerais, Belo Horizonte, MG.)

meio de ductos escamosos que se abrem na pele glabra perianal. Os tumores originados dessas glândulas são denominados *adenoma* ou *carcinoma da glândula apócrina do saco anal*, que não podem ser diferenciados macroscopicamente. O carcinoma dos sacos anais é neoplasia relativamente comum em cães, com pico de incidência entre 8 e 12 anos de idade, e incomum nos gatos.

O Cocker Spaniel e o Pastor Alemão apresentam risco elevado para a neoplasia. Anteriormente, descreviam-se as fêmeas idosas como predispostas, mas outros estudos apontam os machos castrados como predispostos. São localizados na região ventrolateral do ânus, com diâmetro variando de 0,5 a 10 cm, com frequente invasão do tecido mole perirretal suscitando quadros de disquesia; metade dos casos é exofítica e a outra endofítica, percebida apenas pelo exame retal.

Poliúria e polidipsia podem ser observadas secundárias à hipercalcemia da malignidade. Como a maioria dos casos tem diagnóstico tardio, a invasão local, as metástases para os linfonodos regionais e a hipercalcemia são achados comuns. Os locais mais comuns para metástases a distância são pulmão, baço e fígado.

Histologicamente, são descritos quatro padrões distintos: sólido, roseta, tubular assemelhado aos tumores apócrinos (Figura 7.50) e de células claras, podendo coexistir em diferentes combinações no mesmo tumor.

Adenoma e carcinoma écrinos

São tumores derivados de glândulas écrinas dos coxins podais, também conhecidos como tumores atriquiais. São neoplasias raras, tubuloacinares, benignas ou malignas, que foram descritas nos cães e nos gatos e são, em geral, lesões solitárias, bem ou mal circunscritas, frequentemente ulceradas, variando de 1 a 3 cm nos cães.

O carcinoma écrino é neoplasia agressiva que recorre com frequência e exibe rápida metástase para os linfonodos regionais. Em gatos, os tumores écrinos são, geralmente, malignos com potencial metastático para os pulmões. Além da morfologia tubuloacinar, podem ser cribriformes ou papilares, em diferentes combinações e revestidas por uma ou mais camadas células epiteliais cúbicas a poligonais, hipercromáticas e, em geral, com alta atividade mitótica e figuras atípicas.

Adenoma e carcinoma ceruminosos

Glândulas ceruminosas são glândulas apócrinas modificadas, presentes no conduto auditivo, que podem originar neoplasias com diferenciação ceruminosa (Figura 7.51). Esses tumores estão detalhados no Capítulo 10, *Ouvido*.

Neoplasias melanocíticas

Neoplasias melanocíticas são derivadas de melanócitos, que são as células responsáveis pela pigmentação da pele e de algumas mucosas. Melanoblastos são células de origem neuroectodérmica que se diferenciam originalmente na crista neural e migram para colonizar os tecidos-alvos, principalmente a pele. Neoplasias melanocíticas benignas são denominadas *melanocitomas*, enquanto sua contrapartida maligna é chamada de *melanoma* (ou *melanoma maligno*). Além da pele, a cavidade oral do cão é um local primário comum de melanomas, que, nessa localização, são sempre considerados malignos (ver detalhes no Capítulo 3, *Sistema Digestório*).

Histologicamente, as neoplasias melanocíticas cutâneas são classificadas como juncional, quando a proliferação melanocítica, geralmente em ninhos, ocorre na epiderme e na junção dermoepidérmica, podendo envolver o infundíbulo de folículos pilosos; dérmica, quando a proliferação melanocítica ocorre na derme, sem componente epitelial; e composta, quando há proliferação juncional e dérmica.

Melanocitoma

É um tumor benigno originário de melanócitos da epiderme, da derme ou de anexos. É comum em cães, cavalos e algumas raças de suínos (p. ex., Duroc), menos comum em gatos e bovinos; raro em pequenos ruminantes (Figura 7.52).

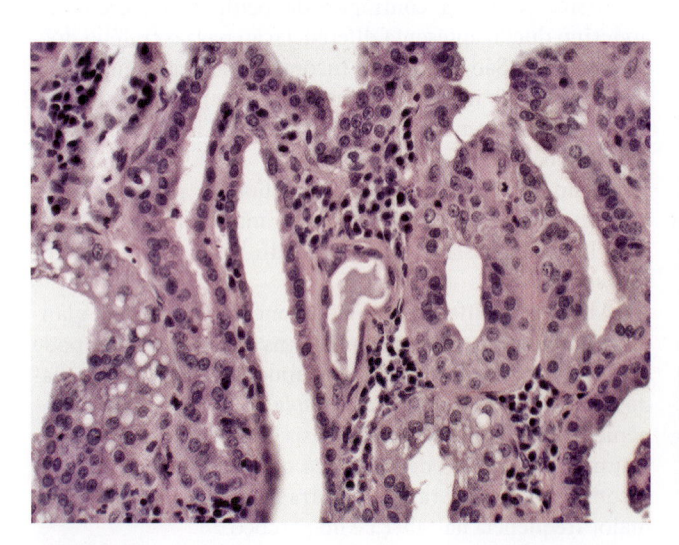

Figura 7.50 Cão; adenoma apócrino do saco paranal. Formações tubulares revestidas de camada simples de células cuboides a colunares, semelhantemente ao adenoma apócrino. (Cortesia do Dr. Renato de Lima Santos, Universidade Federal de Minas Gerais, Belo Horizonte, MG.)

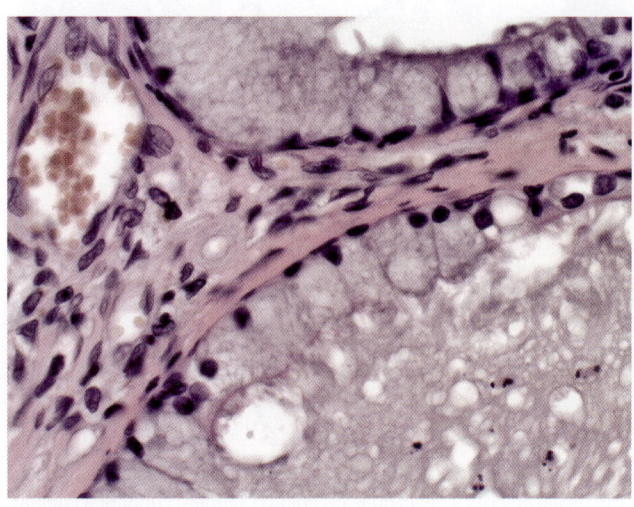

Figura 7.51 Cão; adenoma ceruminoso. Túbulos e cistos revestidos de epitélio com diferenciação ceruminosa. (Cortesia do Dr. Renato de Lima Santos, Universidade Federal de Minas Gerais, Belo Horizonte, MG.)

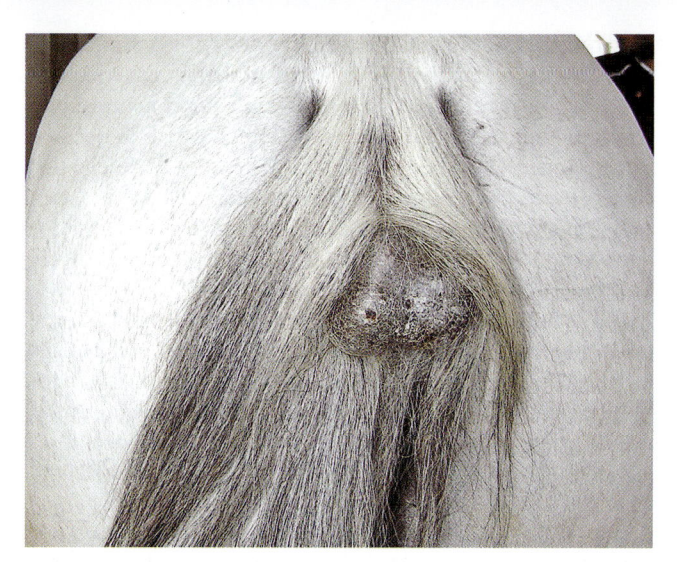

Figura 7.52 Equino; melanoma. Nódulo cutâneo pigmentado na cauda de um cavalo tordilho. (Cortesia do Dr. Geraldo Eleno Silveira Alves, Universidade Federal de Minas Gerais, Belo Horizonte, MG.)

Nos cães, os melanocitomas ocorrem com um pico de incidência entre 7 e 12 anos de idade. As raças mais predispostas incluem Scottish Terrier, Airedale, Cocker Spaniel, Boxer, Golden Retriever, Schnauzer Miniatura e Doberman. Geralmente, são lesões solitárias, papulonodulares e firmes; variam de 0,5 a 5 cm de diâmetro e são encontradas principalmente na cabeça (pálpebras e focinho), patas e tronco. Nos equinos, ocorrem frequentemente em animais jovens – sem predisposição racial e sexual aparente –, principalmente nos membros e tronco, com diâmetro de 1 a 6 cm.

A pele sobrejacente pode ser normal, alopécica, hiperpigmentada, hiperceratótica ou ulcerada. As lesões ulceradas, geralmente de maior tamanho, merecem avaliação muito cuidadosa na diferenciação com melanoma. A aparência macroscópica dos melanocitomas é variável, podendo ter aspecto de pequenas manchas até nódulos de 5 cm de diâmetro, geralmente pigmentados, de coloração preta ou amarronzada (Figura 7.53).

A localização anatômica é particularmente importante nos cães: como regra as lesões localizadas na pele hirsuta são em geral benignas, enquanto aquelas nas junções mucocutâneas e leito ungueal são malignas; mas o diagnóstico definitivo depende da histopatologia.

Histologicamente, nos melanocitomas juncionais ou compostos, há acúmulo de melanócitos com grande quantidade de pigmento citoplasmático na porção basal da epiderme ou na bainha externa do folículo piloso e na derme superficial, por vezes arranjados em grupos pequenos e separados por delgado estroma fibrovascular (Figura 7.54).

Nos melanocitomas dérmicos, a morfologia das células neoplásicas é mais variável, podendo ser epitelioides (poliédricas), redondas ou fusiformes, com quantidades variáveis de melanina intracitoplasmática, ou mais raramente de células claras ou dendríticas (Figura 7.55). Em alguns casos,

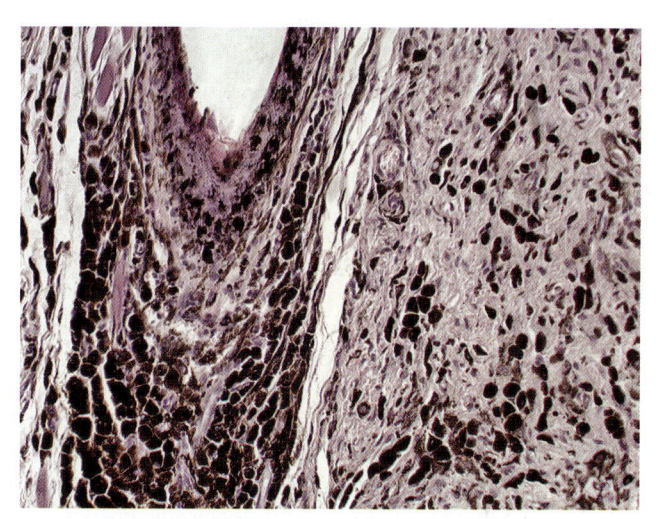

Figura 7.54 Cão; melanocitoma composto. Proliferação melanocítica juncional e dermal com grande número de células pigmentadas. (Cortesia do Dr. Renato de Lima Santos, Universidade Federal de Minas Gerais, Belo Horizonte, MG.)

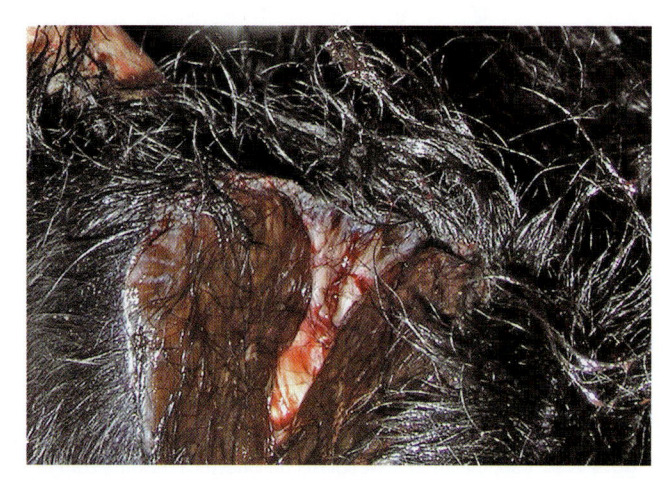

Figura 7.53 Cão; melanoma. Nódulo cutâneo, sólido, pigmentado e bem delimitado. (Cortesia do Dr. Renato de Lima Santos, Universidade Federal de Minas Gerais, Belo Horizonte, MG.)

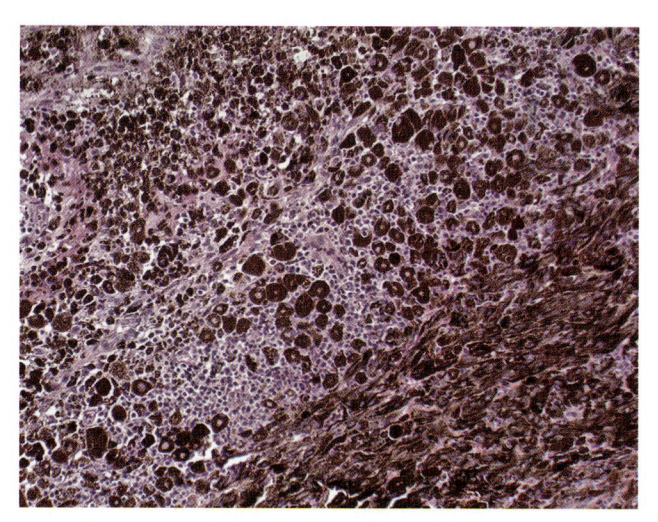

Figura 7.55 Cão; melanocitoma dérmico. Proliferação melanocítica dermal, com células arredondadas e poligonais e células fusiformes, fortemente pigmentadas. (Cortesia do Dr. Renato de Lima Santos, Universidade Federal de Minas Gerais, Belo Horizonte, MG.)

as células podem ter um arranjo neuroide; trata-se de um achado frequente e não surpreendente, considerando-se a origem celular da crista neural.

Nos tumores pobremente pigmentados, a coloração de Fontana-Masson pode favorecer a identificação de melanina no citoplasma das células neoplásicas. O pleomorfismo é discreto, os nucléolos inconspícuos e o índice mitótico, baixo (menos que 3 figuras mitóticas por 10 campos de maior aumento).

A forte pigmentação dos melanocitomas pode prejudicar ou impedir a avaliação adequada das características citológicas e figuras de mitose, e são recomendáveis, em alguns casos, técnicas especiais de descoloração do corte.

O exame de imuno-histoquímica está indicado para os casos paucipigmentados e com elevado índice mitótico para diferenciar de outros tumores malignos (p. ex., sarcomas e carcinomas pouco diferenciados). Os melanocitomas em cães são de crescimento lento e, em geral, de fácil excisão cirúrgica. Nos cavalos tordilhos, os melanocitomas raramente fazem metástases, mesmo com lesões volumosas e numerosas.

Melanoma

Melanoma designa neoplasias melanocíticas malignas. Melanomas são mais comuns na cavidade oral do cão, como mencionado, e em junções mucocutâneas, em particular nos lábios, escroto e dígitos (subungueal). Melanoma primário também pode ocorrer nos coxins podais, olhos, sistema gastrintestinal, cavidade nasal e sacos anais. As raças predispostas ao melanoma são as mesmas para o melanocitoma e com pico de incidência entre 10 e 13 anos de idade. Aproximadamente 10% dos melanomas malignos se desenvolvem na pele pilosa. Pelo fato de as lesões se desenvolverem em regiões pilosas e muitas vezes protegidas, a indução neoplásica actínica não parece ser um fator desencadeante para os melanonas animais, assim como, acredita-se, na espécie humana. As lesões apresentam circunscrição, aspecto (placa, nódulo, tumor, verrucoso, hiperceratótico) e pigmentação (cinza, marrom, preto, eritematoso) variados.

Não é incomum os melanomas serem fracamente pigmentados ou absolutamente despigmentados, embora a intensidade de pigmentação e o tamanho da lesão não sejam características confiáveis para a determinação do grau de malignidade; contudo, lesões invasivas, que acometem planos tissulares profundos, são potencialmente malignas e devem ser examinadas histologicamente. Nos gatos, ocorre maior proporção de melanomas malignos originados na pele hirsuta em relação às mucosas.

No que se refere às neoplasias cutâneas malignas, o melanoma é relativamente comum nos equinos, principalmente nos cavalos tordilhos e idosos. A patogênese inclui, provavelmente, um distúrbio no metabolismo da melanina que leva à formação de novos melanoblastos, que, com o tempo, sofrem transformação maligna. As lesões se localizam, principalmente, na região perianal e face ventral da base da cauda e, com menor frequência, em lábios, base da orelha, região periorbital e genitália externa. Em geral, as lesões são múltiplas em placa ou nódulo-tumorais, hiperpigmentadas, alopécicas ou ulceradas.

Três padrões de crescimento são descritos para o melanoma cutâneo equino: 1 – crescimento lento sem metástases; 2 – evolução lenta durante anos, com crescimento súbito e rápido com metástases; e 3 – crescimento rápido desde o início com metástases. Aproximadamente dois terços dos cavalos necropsiados com melanoma têm metástases, porém sem sintomatologia clínica. É sugerido que, nos cavalos não tordilhos, o melanoma apresente comportamento biológico mais agressivo.

Histologicamente, ao contrário dos melanocitomas, frequentemente há envolvimento das porções superficiais da epiderme (infiltração pagetoide), e os melanócitos neoplásicos exibem atipias como anisocariose, núcleos grandes e vesiculares e nucléolos múltiplos e conspícuos, por vezes em contato com a superfície interna da membrana nuclear (Figura 7.56).

Em equinos, diferentemente de cães e gatos, os melanócitos malignos tendem inicialmente a se acumular ao redor dos anexos da pele (folículos pilosos e glândulas sudoríparas atriquiais). Um dos parâmetros histológicos importantes para a determinação de malignidade é o índice mitótico, que, nos tumores malignos, geralmente é maior ou igual a três figuras de mitose por 10 campos consecutivos de maior aumento. No entanto, o exame de imuno-histoquímica para o índice de proliferação celular Ki67 parece ser mais preciso para o prognóstico do que os achados histopatológicos. Em equinos, porém, não houve diferença entre os índices Ki67 e PCNA nos casos de melanoma com metástase comprovada e dos melanocitomas; inútil, portanto, na diferenciação entre essas duas condições.

O melanoma maligno geralmente tem crescimento rápido, podendo ocorrer metástases para os linfonodos regionais e os pulmões, além de eventuais metástases para outros órgãos como fígado, meninges e glândulas adrenais (Figura 7.57).

Foram descritos cinco tipos histológicos diferentes para os melanomas felinos: em anel de sinete, epitelioide, células balonosas, misto epitelioide e fusiforme. Em cães, o tipo

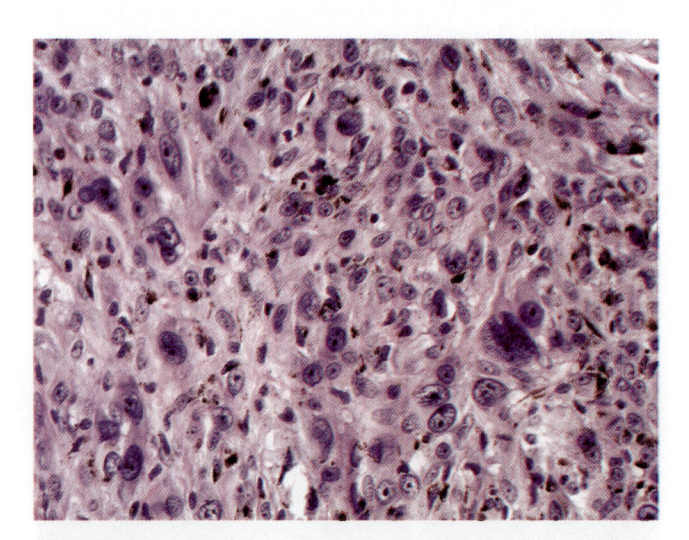

Figura 7.56 Cão; melanoma. Neoplasia melanocítica maligna com intenso pleomorfismo e anaplasia. A maioria das células neoplásicas não é pigmentada. (Cortesia do Dr. Renato de Lima Santos, Universidade Federal de Minas Gerais, Belo Horizonte, MG.)

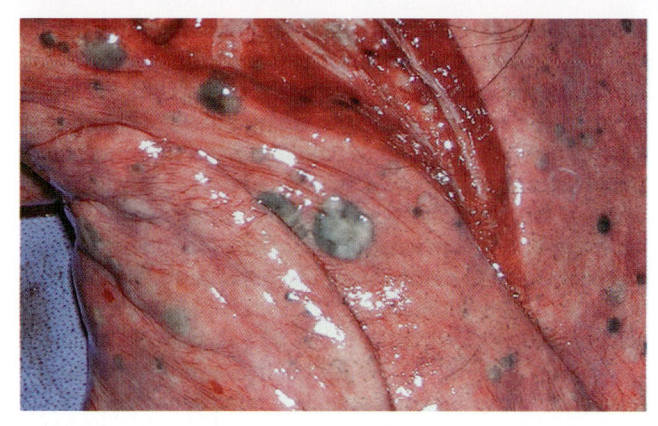

Figura 7.57 Cão; melanoma. Metástase pulmonar de melanoma cutâneo. Vários nódulos, variavelmente pigmentados, no parênquima pulmonar. (Cortesia do Dr. Renato de Lima Santos, Universidade Federal de Minas Gerais, Belo Horizonte, MG.)

celular encontrado na histopatologia (p. ex., redondo, fusiforme ou poligonal/epitelioide) não influencia no prognóstico; entretanto nos felinos, o tipo epitelioide pode apresentar comportamento biológico mais agressivo.

Melanoma subungueal

Neoplasias melanocíticas derivadas de melanócitos do epitélio ungueal são o segundo tipo mais frequente de neoplasia maligna digital em cães, correspondendo a aproximadamente 8% dos melanomas malignos de cães. As características morfológicas são semelhantes às descritas anteriormente, mas, nesse caso, frequentemente há lise do tecido ósseo da terceira falange (Figura 7.58).

Aumento de volume da região, ulceração, linfadenomegalia e claudicação são os sinais clínicos mais frequentes. Em cães com melanoma maligno digital, 32 a 40% apresentam metástases para linfonodos regionais ou outras localidades no momento do diagnóstico; e 10 a 26% adicionais desenvolveram metástases após o tratamento definitivo.

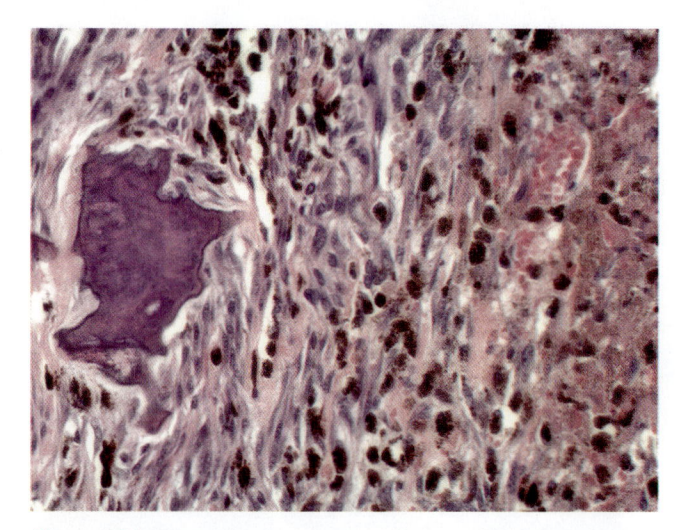

Figura 7.58 Cão; melanoma subungueal. Vários melanócitos neoplásicos fusiformes e não pigmentados, com algumas células pigmentadas e lise óssea. (Cortesia do Dr. Renato de Lima Santos, Universidade Federal de Minas Gerais, Belo Horizonte, MG.)

Neoplasias mesenquimais

Na dermatopatologia, agrupam-se nas neoplasias mesenquimais aquelas oriundas do tecido mesenquimal de suporte da derme e tecido subcutâneo, incluindo tecido fibroso conjuntivo, vasos sanguíneos e linfáticos, nervos, tecido adiposo e músculo liso, como também tumores de células redondas de origem mesenquimal.

Fibroma e fibrossarcoma

São neoplasias derivadas de fibroblastos; o fibrossarcoma cutâneo é mais comum do que o fibroma.

O fibroma é uma neoplasia incomum, mais frequente em cães e raros nas outras espécies. Os fibromas em cães e gatos ocorrem em animais mais velhos, e as raças predispostas incluem Doberman, Boxer e Golden Retriever, mais comuns em membros, cabeça, flanco e virilha. Costumam ser bem circunscritos, de consistência variável, pedunculados ou sésseis e podem ser dérmicos ou subcutâneos. O diâmetro das lesões varia de 1 a 5 cm.

Os fibrossarcomas ocorrem em todas as espécies de animais domésticos, embora sejam mais comuns nos gatos do que nos cães. A causa dos fibrossarcomas em animais idosos é desconhecida, mas acredita-se que, em gatos novos, podem ser induzidos pelo vírus do sarcoma felino (FeSV), um mutante do vírus da leucemia felina (FeLV). As lesões induzidas pelo FeSV são multicêntricas e podem produzir metástases, enquanto nos gatos idosos, as lesões não induzidas por vírus são tipicamente solitárias.

As lesões ocorrem com maior frequência em tronco, pina e membros, com morfologia irregular e nodular, são firmes, mal circunscritas e de tamanho variável (1 a 15 cm). As metástases ocorrem em menos de 20% dos casos, geralmente para os linfonodos e pulmões.

Nos cães, os fibrossarcomas são em geral solitários, irregulares e nodulares, firmes e mal circunscritos e acometem mais comumente os membros. Esses tumores podem ser bem delimitados ou infiltrativos, firmes e de coloração esbranquiçada ao corte.

O fibrossarcoma é raro na espécie equina e, quando ocorre, é, em geral, solitário, pouco circunscrito, macio a firme, frequentemente ulcerado. Pode ocorrer em qualquer região do corpo, mas principalmente na pálpebra, no tronco e nos membros.

Histologicamente, as células neoplásicas são fusiformes e dispostas em feixes, com quantidades variáveis de matriz extracelular colagênica (Figura 7.59). Exibem núcleos que variam de volumosos e homogêneos até intensamente pleomórficos e hipercromáticos, dependendo do grau de diferenciação neoplásica. Os principais diagnósticos diferenciais incluem o tumor de bainha de nervo periférico, leiomiossarcoma e melanoma.

A coloração de Tricrômico de Masson e a imuno-histoquímica podem ser úteis na definição da histogênese. Por sua frequente característica invasiva e pelo fato de acometer locais onde é difícil conseguir margens cirúrgicas livres, esses tumores têm alto potencial de recorrência pós-cirúrgica, mas as metástases são incomuns. Importante ressaltar uma variante do fibrossarcoma canino, fibrossarcoma maxilar canino bem diferenciado, mais frequente

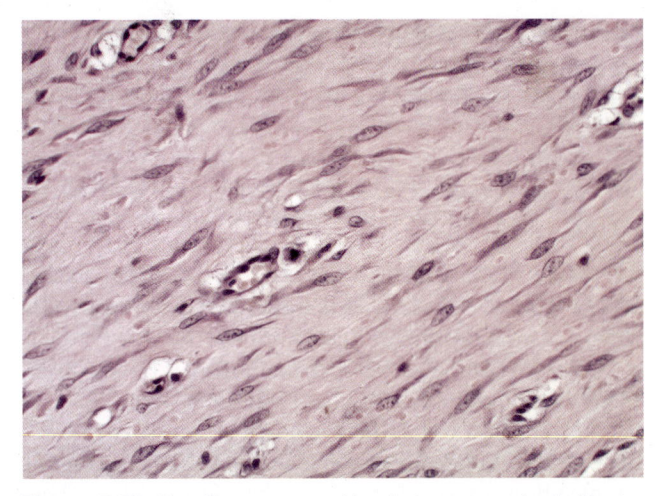

Figura 7.59 Cão; fibrossarcoma. Neoplasia mesenquimal dérmica constituída de fibroblastos arranjados em feixes com deposição de moderada quantidade de matriz extracelular colagênica. (Cortesia do Dr. Renato de Lima Santos, Universidade Federal de Minas Gerais, Belo Horizonte, MG.)

em cães da raça Golden Retriever e outras de grande porte. Nesses casos, há aumento de volume mal delimitado da região maxilar e mandibular que acomete a derme e o tecido subcutâneo.

Histologicamente, consiste em proliferação paucicelular de fibrócitos bem diferenciados em abundante estroma colagênico em padrão fascicular repetitivo, que penetra o tecido normal, dificultando a exérese cirúrgica completa. Devido ao seu aspecto histológico benigno, pode ser equivocadamente confundido com o fibroma.

Sarcoide equino

Trata-se de uma neoplasia localmente invasiva que ocorre em equinos, decorrente de infecção com papilomavírus bovino tipos I e II. O envolvimento do papilomavírus bovino tem sido demonstrado pelas técnicas de PCR e hibridização *in situ*.

Além da infecção dos fibroblastos, o papilomavírus tem sido encontrado na epiderme, nos folículos pilosos e nas glândulas sebáceas. Com distribuição cosmopolita e frequência dentre as doenças neoplásicas de 35 a 90%, pode acometer equinos de qualquer idade.

Macroscopicamente, são reconhecidos seis tipos de sarcoide: verrucoso, fibroblástico, nodular, misto, maligno, plano (também conhecido como oculto). Embora o sarcoide possa ocorrer em qualquer local do corpo, tende a aparecer em locais de trauma (feridas, picadas de insetos) e é mais frequente na cabeça, no pescoço, na pina, na comissura labial, nas pálpebras, nos membros e nas porções ventrais do tórax e do abdome (Figura 7.60).

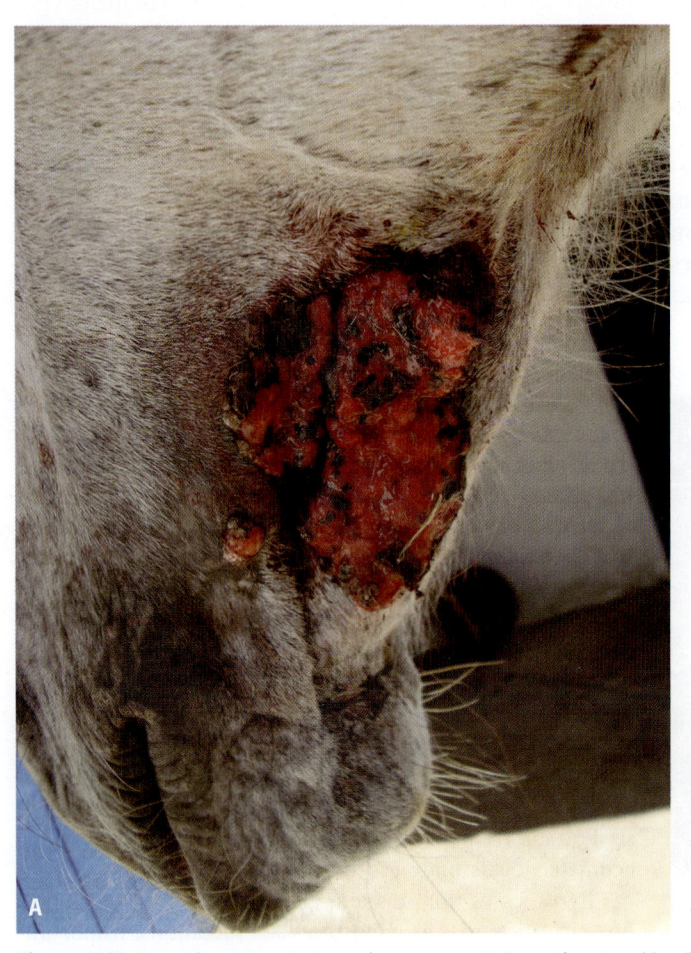
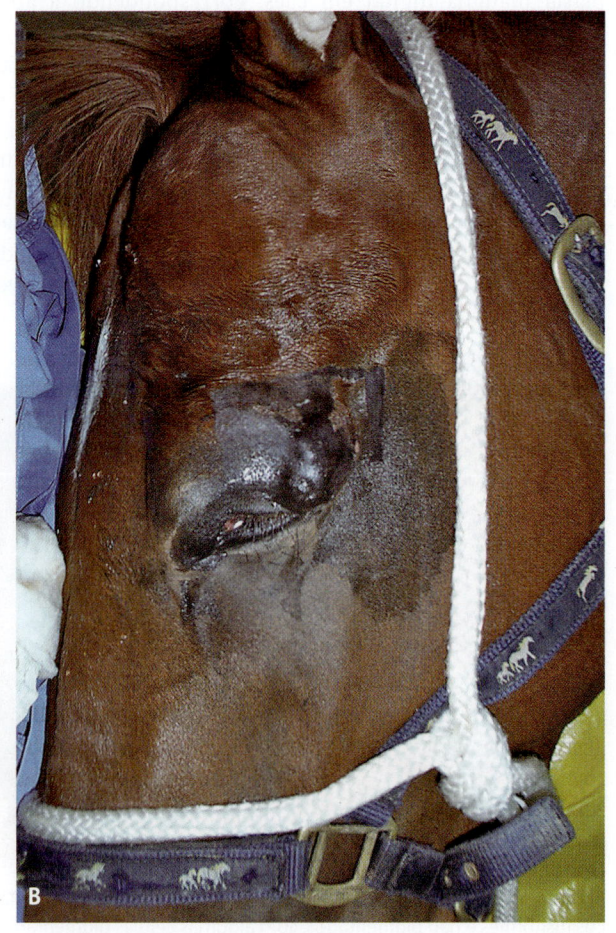

Figura 7.60 Sarcoide equino. **A**. Sarcoide verrucoso. **B**. Sarcoide misto. (Cortesia do Dr. Geraldo Eleno Silveira Alves, Universidade Federal de Minas Gerais, Belo Horizonte, MG.)

As lesões podem variar de 0,5 a 20 cm de diâmetro, e cerca de 14 a 84% dos casos apresentam lesões múltiplas. Lesões satélites circundando a lesão primária central são comuns. Ainda, as lesões podem se espalhar para outros locais do corpo ou para outros cavalos por meio de fômites, mordeduras, picadas de insetos e contato direto.

Trauma, estado imunológico e fatores genéticos do animal atuam em conjunto no desenvolvimento da neoplasia. Certos antígenos leucocitários equinos parecem estar associados à maior suscetibilidade ao sarcoide e variam entre as diferentes raças. Considerando-se que um agente viral comum em bovinos seja o agente etiológico do sarcoide equino, aquelas raças mais utilizadas no manejo do gado bovino podem apresentar risco mais elevado para o desenvolvimento da neoplasia.

É amplamente reconhecido que a manipulação do tecido para biopsia pode estimular o crescimento de um sarcoide quiescente para forma agressiva, portanto a recomendação atual é que seja indicado o diagnóstico histopatológico para aqueles casos em que o proprietário se comprometa com tratamento imediato e indicado para o paciente.

A lista dos diagnósticos diferenciais é ampla e varia de acordo com tipo macroscópico – exemplos: papiloma para o verrucoso, outras neoplasias e granulomas para o nodular, foliculites infecciosas para o oculto, tecido de granulação, carcinoma de células escamosas ou granulomas infecciosos para o fibroblástico.

Histologicamente, há intensa proliferação fibroblástica na derme, em diversos arranjos (redemoinhos, intercruzantes, paliçadas, emaranhados, espinha de peixe) com variável quantidade de matriz extracelular colagênica, importante hiperplasia da epiderme, com cristas epidérmicas penetrantes (Figura 7.61).

Devido a essa variabilidade de padrão histopatológico, alguns autores preconizam que o diagnóstico de outras neoplasias mesenquimais (p. ex., tumor de bainha de nervo periférico, fibrossarcoma etc.) seja feito após a negatividade do exame de PCR para papilomavírus.

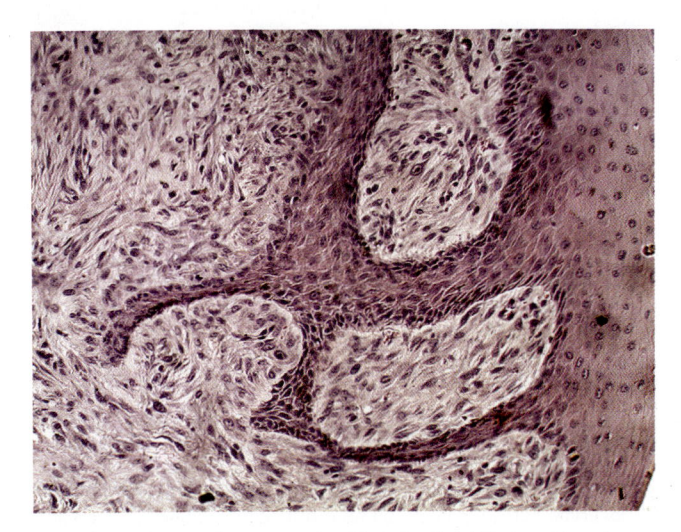

Figura 7.61 Sarcoide equino. Proliferação fibroblástica dermal com proliferação dermal formando projeções na derme superficial. (Cortesia do Dr. Renato de Lima Santos, Universidade Federal de Minas Gerais, Belo Horizonte, MG.)

O pleomorfismo nuclear e atividade mitótica variam, mas podem ser proeminentes em tumores agressivos e de crescimento rápido. A identificação do papilomavírus por PCR pode ser útil para o diagnóstico de lesões com pobre proliferação epitelial. Embora não ocorram metástases, o sarcoide equino não pode ser interpretado como neoplasia benigna, considerando a extensão, agressividade local, invasividade e destruição teciduais. Dessa forma as recorrências pós-cirúrgicas são muito frequentes, especialmente nos casos com margens cirúrgicas comprometidas.

Sarcoma de aplicação felino

Sarcoma de aplicação felino (SAF) é um processo neoplásico mesenquimal maligno induzido por aplicação medicamentosa em gatos. O SAF teve incidência aumentada nos anos 1980, coincidindo com o licenciamento e o uso de vacinas inativadas contra a FeLV e a raiva.

O SAF pode ser visto em gatos jovens, mas a idade média de acometimento é de 8,1 anos. O tempo para o desenvolvimento do tumor após a aplicação varia de 4 semanas a 10 anos e geralmente se associa à robusta reação inflamatória no local de aplicação. Ocorre com todos os tipos de vacinas utilizadas em gatos, contendo ou não adjuvantes em sua composição. Assim, é sugerido que o SAF se inicia a partir de reação inflamatória induzida por medicação injetável, que promove proliferação descontrolada de fibroblastos e miofibroblastos.

Nos casos biopsiados, precocemente é possível observar áreas de transformação sarcomatosa dentro do processo inflamatório ou áreas de transição da inflamação para sarcoma. Outros medicamentos, como antibióticos, anti-inflamatórios e antieméticos, assim como suturas não absorvíveis e microchipagem, também podem resultar em SAF.

O SAF ocorre nos locais de aplicação (p. ex., pescoço, tórax, região lombar, flancos e membros), e estima-se incidência de 1 a 4 e até 13 a 16/10.000 casos desenvolvam neoplasia no local de aplicação. As chances de desenvolver SAF aumentam com repetidas aplicações no mesmo local, com o uso das vacinas antirrábicas ou contra a FeLV e com o uso de vacinas com adjuvantes – vacinas sem adjuvantes parecem ser mais seguras para os gatos.

Macroscopicamente, o SAF se apresenta como massa no tecido subcutâneo, decrescimento rápido, firme, irregular, uni ou multilobuladae com frequente espaço central cístico, com conteúdo fluido de aspecto aquomucinoso. Esse tipo de sarcoma tende a ser maior, mais agressivo e invasivo que outros tipos de sarcomas não induzidos por aplicação. Estes últimos são menores, com menor taxa de crescimento e frequentemente se originam na derme em vez do tecido subcutâneo.

Os SAF são neoplasias invasivas, que, na evolução, alcançam rapidamente o tecido subcutâneo, a musculatura e até os processos espinhosos da coluna cervical, evidenciados pelos exames complementares de imagem. Microscopicamente, em baixa ampliação, o SAF pode aparentar circunscrição, mas, ao exame cuidadoso, identificam-se as projeções tumorais ("línguas") que invadem e dissecam entre os planos faciais. Ademais, podem se apresentar em diferentes tipos histológicos: a forma mais comum é o fibrossarcoma, embora outros sarcomas também possam ser induzidos, incluindo-se sarcoma pleomórfico, osteossarcoma, condrossarcoma, lipossarcoma, mixossarcorma, sarcoma miofibroblástico e rabdomiossarcoma.

Há um espectro de tumores bem diferenciados a pouco diferenciados, mas a maioria dos casos exibe pleomorfismo celular, pleomorfismo nuclear, hipercromasia, áreas de necrose, alta atividade mitótica e células multinucleadas em variáveis quantidades, sendo comum o achado de infiltrado linfo-histiocitário na periferia do tecido neoplásico (Figura 7.62).

Eventualmente, os macrófagos na periferia do tumor podem conter pigmento citoplasmático amarronzado ou acinzentado derivado do adjuvante utilizado na vacina, o que corrobora o diagnóstico de SAF. Seu potencial metastático é considerado baixo nas fases iniciais da evolução, mas aumenta com o passar do tempo e ocorre nos linfonodos regionais, mediastino e pulmões; também é aceito como maior potencial metastático do que os outros tipos de sarcomas. No entanto, a recorrência pós-cirúrgica é muito frequente, e os pacientes apresentam histórico de múltiplos procedimentos cirúrgicos.

Sarcoma pleomórfico

Com a denominação anterior de *histiocitoma fibroso maligno* e também chamado de *sarcoma anaplásico com células gigantes* ou *sarcoma anaplásico indiferenciado*, refere-se a neoplasia maligna incomum, com a hipótese de provável origem miofibroplásica indiferenciada. Com ocorrência em várias espécies animais, é mais observado em cães e gatos de meia idade a idosos.

Esse tumor pode ser exclusivamente cutâneo, mas também ocorre em locais internos, como o baço, ou multicentricamente (pulmão, linfonodos, fígado, baço), podendo haver envolvimento cutâneo nesses casos. Trata-se, geralmente, de lesões solitárias, firmes, mal circunscritas, invasivas (aos ossos e músculos), com variação na forma e no tamanho.

Há predisposição anatômica para os membros (particularmente os dígitos) e a região escapular. Em felinos, pode ser uma das manifestações histológicas do SAF. Embora

esse tumor seja classificado em diferentes tipos histológicos, a característica comum é uma proliferação fibroblástica com células histiocíticas, com frequente megacariose e células multinucleadas (Figura 7.63), com um componente inflamatório misto variavelmente presente. O potencial metastático, considerado outrora como baixo, revelou-se elevado em um estudo.

Mixoma e mixossarcoma

São neoplasias de origem fibroblástica, mas diferem do fibroma/fibrossarcoma pela produção de matriz extracelular mixoide, rica em mucopolissacarídeos e pobre em colágeno. Ocorrem em animais idosos, com maior frequência nos membros, dorso e virilha. Em geral, são neocrescimentos macios, mal circunscritos e infiltrativos, o que determina dificuldade em obter margens cirúrgicas livres.

Histologicamente, há proliferação de fibroblastos fusiformes ou estrelados com abundante matriz mixoide, que se cora levemente em azul na coloração de hematoxilina e eosina. A diferenciação histológica entre o mixoma e o mixossarcoma pode ser problemática. Maior celularidade, pleomorfismo nuclear, hipercromasia, índice mitótico e mitoses atípicas favorecem o diagnóstico de malignidade.

Tal como nos fibrossarcomas, o potencial metastático dos mixossarcomas não é alto, mas as recorrências são prováveis com as margens cirúrgicas comprometidas. Os principais diagnósticos diferenciais se fazem com as variantes mixoides do tumor de bainha do nervo periférico e lipossarcoma.

Tumor de parede perivascular (hemangiopericitoma, miopericitoma)

Hemangiopericitoma era o nome tradicionalmente dado a esses tumores. Entende-se, entretanto, que esse nome é inapropriado, pois os casos animais não guardam similaridade com a contrapartida humana.

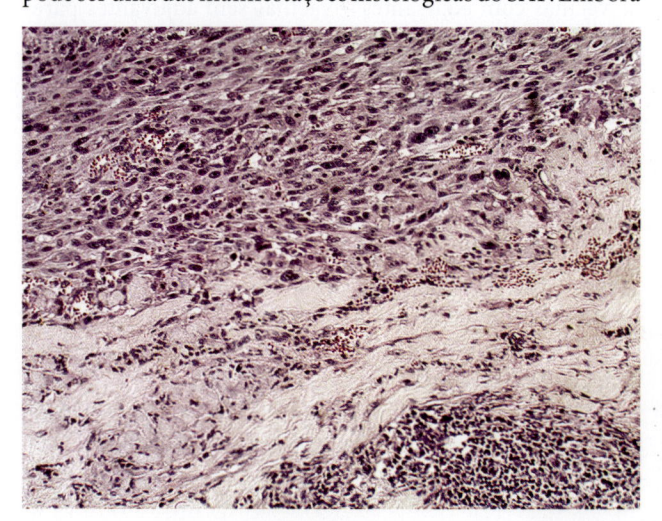

Figura 7.62 Gato; sarcoma pós-vacinal. Proliferação dermal sarcomatosa com foco de infiltrado inflamatório linfo-histiocitário na periferia da lesão. (Cortesia do Dr. Renato de Lima Santos, Universidade Federal de Minas Gerais, Belo Horizonte, MG.)

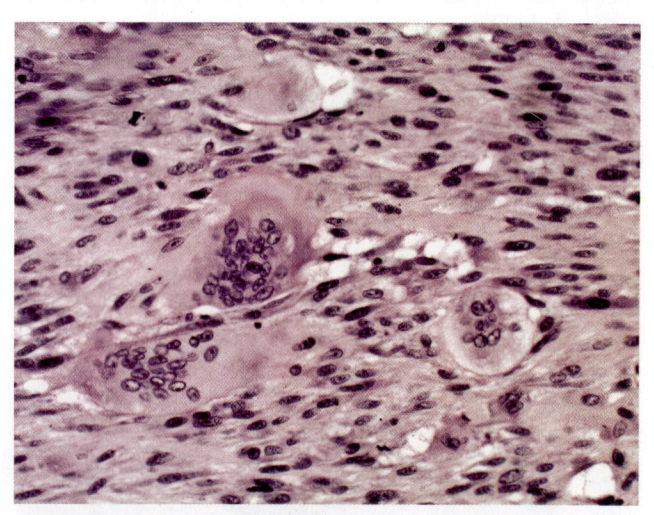

Figura 7.63 Gato; sarcoma pleomórfico (anteriormente denominado histiocitoma fibroso maligno ou fibro-histiocitoma maligno. Neoplasia dermal com células fusiformes fibroblastoides e células com características histiocitárias e abundância de células gigantes multinucleadas. (Cortesia do Dr. Renato de Lima Santos, Universidade Federal de Minas Gerais, Belo Horizonte, MG.)

Há a indicação de que esses tumores incluem ampla lista de tumores originários das células perivasculares, dependendo do tipo de vaso: miopericitoma, angioleiomioma, angioleiomiossarcoma, angiofibroma, angiomiofibroblastoma. Dessa forma, parece que o termo *tumor de parede perivascular* (TPP) seja mais apropriado no momento.

O TPP é comum somente nos cães, com média de idade de acometimento de 7 a 10 anos e mais frequente nas raças grandes. São geralmente solitários, multilobulados, circunscritos ou infiltrativos e acometem com maior frequência os membros, principalmente nas regiões da articulação umerorradioulnar e tibiotársica. A característica histológica mais importante para a identificação desse tumor é a proliferação, com acúmulo em disposição concêntrica, de células mesenquimais fusiformes ao redor de vasos (aspecto de impressão digital; Figura 7.64).

Histologicamente, em alguns casos, o TPP pode ser praticamente indistinguível de tumor de bainha de nervo periférico e neurofibroma. Em um recente estudo sobre a histogênese dos tumores com morfologia compatível com tumor de bainha de nervo periférico e tumor de parede perivascular foi demonstrado que nenhum dos casos teve expressão pura para os marcadores de músculo liso; muitos casos foram negativos para marcadores de músculo liso e positivos para marcadores neurais.

Apesar da aparente circunscrição em algumas amostras, é frequente a invasão de planos teciduais, o que responde pela frequente recidiva pós-cirúrgica. Pleomorfismo, anaplasia e índice mitótico são geralmente discretos, mas se apresentam aumentados no tecido neoplásico de recorrência pós-cirúrgica e nos tumores menos diferenciados. Metástases, embora possíveis, são tidas como raras.

Tumor da bainha de nervo periférico (schwanoma) e neurofibroma

São tumores derivados das células de Schwann ou células da bainha de nervos periféricos. O tumor de bainha de nervo periférico e o neurofibroma estão descritos em detalhes no Capítulo 8, *Sistema Nervoso*.

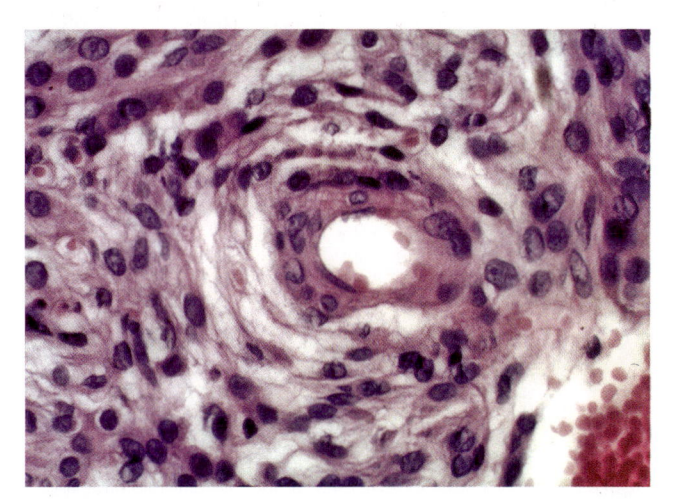

Figura 7.64 Cão; tumor de parede perivascular (hemangiopericitoma). Proliferação de pericitos dispostos concentricamente ao redor de vasos sanguíneos. (Cortesia do Dr. Renato de Lima Santos, Universidade Federal de Minas Gerais, Belo Horizonte, MG.)

Lipoma e lipossarcoma

O lipoma é uma neoplasia benigna derivada do tecido adiposo, que ocorre em todas as espécies domésticas. Os lipomas são comuns nos cães e infrequentes nas outras espécies. Em cães, as fêmeas são predispostas, nos felinos predominam nos machos Siameses castrados e nos equinos são mais vistos nos adultos jovens, mas sem predileção racial ou de sexo.

São tumores não encapsulados, bem circunscritos, branco-amarelados, untuosos ao toque e boiam na água ou solução de formalina. Em geral, os indivíduos obesos são predispostos. Histologicamente, o lipoma é absolutamente indistinto de tecido adiposo unilocular bem diferenciado. Dependendo da abundância de tecido conjuntivo ou vascular, o tumor pode ser denominado *fibrolipoma* ou *angiolipoma*, respectivamente.

Os lipomas ocorrem principalmente em cães idosos, podendo ser únicos ou múltiplos, com maior incidência no tórax, abdome e região proximal de membros. Podem ser sésseis ou pedunculados, bem circunscritos, macios, geralmente subcutâneos e de tamanho bem variado (1 a 30 cm). Alguns lipomas podem ser infiltrativos (*lipoma infiltrativo*) e, nesses casos, são mal definidos, profundos e infiltram a musculatura subjacente, fáscia, tendões e cápsulas articulares, sendo de difícil excisão cirúrgica.

Já o lipoma clássico tem crescimento lento e expansivo, e é curado por excisão cirúrgica. Sua contrapartida maligna, o *lipossarcoma*, é bem mais rara e subdividida de acordo com o grau de diferenciação e tipo celular. Em cães, ocorrem em uma média de idade de 10 anos, com localização anatômica semelhante ao lipoma.

O grau de diferenciação dos lipossarcomas é muito variável. Quando bem diferenciado, as células se assemelham aos adipócitos normais; outras células exibem vacúolos gordurosos que variam em número e tamanhos e núcleos arredondados de variados tamanhos e pleomórficos.

No lipoma pleomórfico ou anaplásico, as células são altamente pleomórficas, contendo frequentemente células gigantes multinucleadas, fazendo diagnóstico diferencial com sarcoma histiocítico e sarcoma anaplásico. Nesses tumores pobremente diferenciados, as células são anaplásicas, com apenas algumas células contendo vacúolos citoplasmáticos, que podem ser evidenciados por colorações para lipídio em cortes de congelação (sem inclusão em parafina).

No lipossarcoma mixoide há uma mistura de células fusoides, lipoblastos e lipócitos assentados em estroma mucinoide. A recorrência pós-cirúrgica de lipossarcoma não é comum com margens cirúrgicas amplas, sendo mais observada na variante pleomórfica. Metástases são raras e podem ocorrer no pulmão, no fígado e nos ossos.

Hemangioma e hemangiossarcoma

São neoplasias do endotélio de vasos sanguíneos. O hemangioma cutâneo é neoplasia benigna comum nos cães e rara nas outras espécies de animais domésticos. Com localização dérmica ou subcutânea, pode ocorrer em qualquer lugar do tegumento.

A literatura, bem como a experiência desses autores, diz que os hemangiomas e os hemangiossarcomas ocorrem com maior frequência no abdome ventral glabro dos cães de pele e pelagem claras; e são devidos ao dano actínico crônico. Entretanto, nos gatos, não há evidência científica de que a exposição solar crônica seja um fator etiológico para os hemangiomas, mas sim para os hemangiossarcomas da pina em gatos brancos.

Nos equinos, os hemangiomas podem ocorrer em animais bem jovens e em geral nas extremidades distais. Nos bovinos, equinos e suínos, os hemangiomas podem ser congênitos. Macroscopicamente, são neoplasias bem delimitadas de coloração eritematosa a amarronzada, fazendo diferencial com tumores melanocíticos. Esses tumores vasculares tendem a ocorrer em animais idosos (10 anos de idade ou mais) e, nos gatos, são encontrados com maior frequência no segmento cefálico, região cervical, membros, região axilar e inguinal. Histologicamente, os hemangiomas são formados por canais vasculares de diferentes tamanhos e, assim, chamados de *hemangiomas cavernosos*, quando predominam grandes vasos ectásicos preenchidos por hemácias e revestidos por camada única de células endoteliais uniformes com mínimo pleomorfismo (Figura 7.65). Por sua vez, são denominados *hemangiomas capilares* quando ocorre proliferação de vasos menores, com endotélio mais proeminente, por vezes com um discreto pleomorfismo. Trombos, hemorragia e focos de hemossiderose são achados frequentes, principalmente no hemangioma cavernoso. São tumores de crescimento lento e curados pela excisão cirúrgica.

Nos cães, os hemangiossarcomas induzidos pelo sol podem ser múltiplos, de coloração eritematosa, e podem ulcerar, sangrando com facilidade por ação do trauma, o que resulta, por vezes, em importantes quadros anêmicos. Os hemangiossarcomas superficiais actínicos são geralmente múltiplos, podem apresentar-se na forma de placa ou nódulos, com variável circunscrição, geralmente com menos de 2 cm de diâmetro. Como já apontado, os cães de pelagem clara e glabra, como os das raças Dálmata, Beagle, Greyhound, Whippet e American Pitbull, apresentam risco aumentado.

Os hemangiossarcomas profundos, subcutâneos, são solitários, mal circunscritos, têm aspecto esponjoso e podem alcançar diâmetros avantajados. Nos gatos, são geralmente solitários, de crescimento rápido ocorrendo principalmente na cabeça, na pina, em membros e região inguinal. Hemangiossarcomas podem ocorrer como neoplasias cutâneas ou se desenvolver em locais internos, como o átrio ou o baço. Apresentam-se como massas avermelhadas ou pretas, em que flui sangue na superfície de corte.

Histologicamente, as células podem ser fusiformes a poligonais, pleomórficas e hipercromáticas com áreas em padrão sólido entremeadas por formações vasculares, mais ou menos definidas, anastomosantes, revestidas por endotélio que varia de bem a pobremente diferenciado e, aqui, com conspícua atividade mitótica (Figura 7.66).

A variante epitelioide do hemangiossarcoma, reconhecida em seres humanos, também já foi descrita em animais. Embora hemangiossarcomas cutâneos tenham potencial metastático, são menos agressivos do que os hemangiossarcomas viscerais; não obstante, não devem ser negligenciados, pois a malignidade e o potencial metastático avançam se não adequadamente tratados. O estadiamento clínico é baseado na profundidade da localização histopatológica: estágio I (dérmico), estágio II (subcutâneo) e estágio III (profundo envolvendo a musculatura). Esse estadiamento tem importância prognóstica e terapêutica.

Linfangioma e linfangiossarcoma

São neoplasias derivadas do endotélio de vasos linfáticos descritas com mais frequência em cães, gatos e cavalos. São bem mais raras do que hemangiomas e hemangiossarcomas. Os linfangiomas podem ocorrer em animais de 1 a 8 anos de idade, como massas flutuantes, podendo alcançar 18 cm de diâmetro, assim como surgir vesículas que drenam conteúdo de aspecto seroleitoso. As regiões axilar e inguinal e os membros são as áreas mais acometidas.

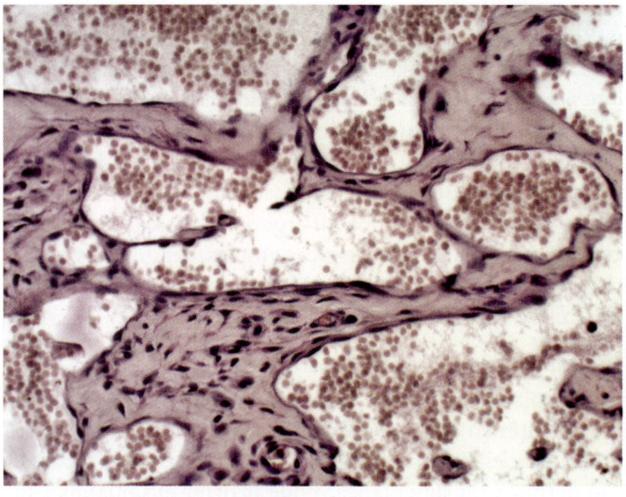

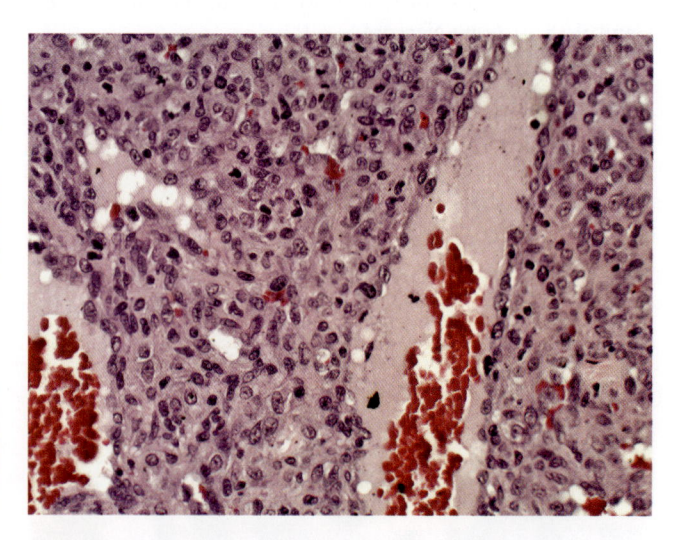

Figura 7.65 Cão; hemangioma cutâneo. Formações cavitárias repletas de sangue e revestidas de endotélio bem diferenciado. (Cortesia do Dr. Renato de Lima Santos, Universidade Federal de Minas Gerais, Belo Horizonte, MG.)

Figura 7.66 Cão; hemangiossarcoma cutâneo. Células neoplásicas sarcomatosas, predominantemente em padrão sólido, com formações vasculares revestidas de células endoteliais pobremente diferenciadas. (Cortesia do Dr. Renato de Lima Santos, Universidade Federal de Minas Gerais, Belo Horizonte, MG.)

Os linfangiossarcomas são massas mal circunscritas e podem ulcerar com descarga de linforreia com variável conteúdo hemático. O quadro clínico patológico conhecido anteriormente como angiossarcoma abdominoventral felino é linfangiossarcoma. A diferenciação entre hemangioma/hemangiossarcoma e linfangioma/linfangiossarcoma baseia-se principalmente na ausência de eritrócitos e aposição direta do endotélio às fibras espessas de colágeno do estroma adjacente, sem presença de membrana basal.

A imunomarcação específica para o endotélio linfático (LYVE 1 e PROX-1) define o diagnóstico nos casos problemáticos. São comuns as recorrências pós-cirúrgicas e há possibilidade de metástases nos linfangiossarcomas.

Neoplasias de células redondas

Mastocitoma

Proliferação neoplásica de mastócitos que ocorre em todas as espécies de animais domésticos. Sua manifestação mais comum é a cutânea, embora ocorra envolvimento visceral em alguns casos. Em cães, o mastocitoma é muito frequente, ocorre em média de idade de 8 anos; na raça SharPei, pode ocorrer precocemente.

Macroscopicamente, o mastocitoma é conhecido por sua variação morfológica. As lesões podem ser macias a firmes, papulosas a nodulares, sésseis a pedunculadas, dérmicas ou subcutâneas, bem ou mal circunscritas, alopécicas ou não, urticariformes ou difusas edematosas, lembrando celulite eritematosa ou homocrômica. A ulceração e a necrose são achados frequentes principalmente nas lesões maiores. Em geral, são lesões solitárias, mas multicentricidade não é rara. Sua distribuição anatômica é de 50% no tronco, 40% nas extremidades e 10% na cabeça. Histologicamente, na maioria dos casos, é possível reconhecer as células neoplásicas como mastócitos pela presença de grânulos citoplasmáticos basofílicos; contudo, frequentemente é necessária uma coloração especial (Giemsa ou azul de toluidina) para evidenciar os grânulos metacromáticos no citoplasma das células neoplásicas (Figura 7.67).

Quanto mais bem diferenciado o mastocitoma, maior a quantidade de grânulos citoplasmáticos. As células neoplásicas distribuem-se difusamente na derme, por vezes enfileiradas, entremeando as fibras de colágeno, que compõe o estroma, com frequência frouxo e edematoso. A lesão não é encapsulada; é pobremente delimitada e invasiva. Na maioria dos casos, é possível observar abundante infiltrado de eosinófilos associado às células neoplásicas.

Outra característica frequente associada ao mastocitoma é a colagenólise, ou seja, a fragmentação e a destruição das fibras de colágeno da derme, bem como vasculite eosinofílica. Existe um sistema de classificação tradicional para o mastocitoma em cães, que varia de grau I a III. O mastocitoma de grau I é bem diferenciado, é restrito à derme superficial e tem baixa contagem mitótica. No mastocitoma de grau II, o tumor é maior, estendendo-se até a derme profunda ou o subcutâneo; há pleomorfismo discreto e contagem mitótica moderada (em geral, menos de duas figuras de mitose por campo de maior aumento). O mastocitoma de grau III é anaplásico e se estende até o subcutâneo. A contagem mitótica é elevada, frequentemente com mitoses atípicas, e, em geral, não é possível observar grânulos citoplasmáticos sem o auxílio de coloração especial. Mesmo com colorações especiais, a quantidade de grânulos geralmente é pequena, e várias células podem não apresentar grânulos (Figura 7.68).

Nesses casos, também é possível observar cariomegalia com nucléolos proeminentes. Esse sistema de classificação tem bom valor preditivo de prognóstico, e os mastocitomas de grau I têm menor probabilidade de recorrência pós-cirúrgica e taxa de sobrevivência elevada (mais de 90% nos primeiros 3 anos após o diagnóstico).

Nos tumores de grau II, a taxa de sobrevivência é intermediária (aproximadamente 55%), enquanto os mastocitomas de grau III têm elevada taxa de metástases e recorrência pós-cirúrgica e baixa taxa de sobrevivência nos 3 anos subsequentes ao diagnóstico (aproximadamente 10 a 15%).

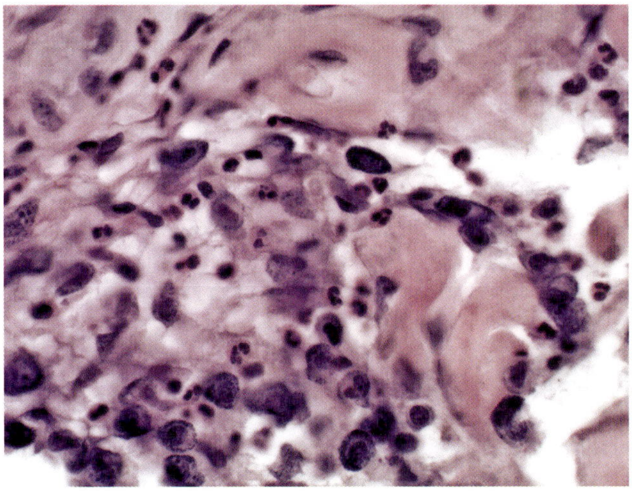

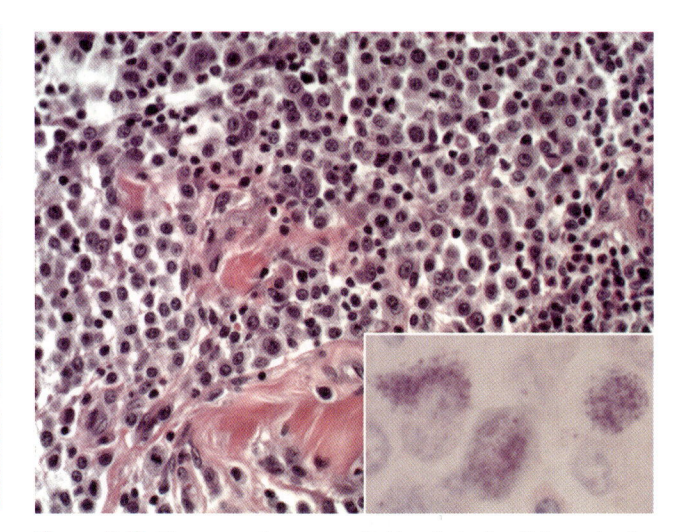

Figura 7.67 Cão; mastocitoma grau I. Neoplasia de células redondas com infiltração dérmica de mastócitos bem diferenciados, com abundante granulação basofílica citoplasmática, infiltração eosinofílica difusa e colagenólise. (Cortesia do Dr. Renato de Lima Santos, Universidade Federal de Minas Gerais, Belo Horizonte, MG.)

Figura 7.68 Cão; mastocitoma grau III. Neoplasia de células redondas com mastócitos anaplásicos e pleomórficos com intensa colagenólise. Detalhe: grânulos citoplasmáticos metacromáticos em células neoplásicas, evidenciados pela coloração de Giemsa. (Cortesia do Dr. Renato de Lima Santos, Universidade Federal de Minas Gerais, Belo Horizonte, MG.)

Metástases são mais frequentes para o linfonodo regional e, eventualmente, para o fígado e o baço.

Mais recentemente, foi sugerida uma nova proposta de classificação, considerando dois graus de malignidade: o baixo e o alto. Nessa classificação, o tumor é considerado de alto grau quando ocorre qualquer um dos seguintes critérios: pelo menos 7 mitoses em 10 campos de maior aumento; pelo menos três células multinucleadas (3 núcleos ou mais) em 10 campos de maior aumento; ao menos 3 núcleos bizarros em 10 campos de maior aumento; cariomegalia (ao menos 10% das células têm diâmetros nucleares que variam pelo menos, duas vezes).

O tempo médio de sobrevida foi menor que 4 meses para os tumores de alto grau e maior que 2 anos para os de baixo grau; os tumores de alto grau exibiram metástases e o aparecimento de novos tumores em períodos mais curtos. Além do grau histológico, outros fatores impactam o prognóstico dos mastocitomas. Os tumores confinados na derme sem envolvimento nodal, tumores exclusivamente subcutâneos, tumores com baixos índices de proliferação celular (Ki67, AgNORs ou PCNA), tumores menores e com baixas taxas de crescimento, ausência de sinais sistêmicos ou recorrência pós-cirúrgica, ausência de mutação do gene para c-Kit e padrão citoplasmático na imunomarcação do c-Kit estão todos associados ao melhor prognóstico.

Mastocitomas são comuns nos gatos, embora com frequência menor do que aquela observada em cães. Nos gatos, ocorrem em três síndromes clínicas distintas: mastocitoma cutâneo, mastocitoma esplênico/visceral e mastocitoma intestinal, com possibilidade de sobreposição entre as formas. As lesões dermatológicas ocorrem com maior frequência na cabeça e no pescoço, com aspecto lesional bem variado: múltiplas lesões papulonodulares de 0,5 a 5 cm de diâmetro, bem circunscritas e eritematosas; lesões múltiplas brancoamareladas, elevadas, firmes, bem circunscritas, que variam de 2 a 10 mm de diâmetro; lesões únicas ou múltiplas, elevadas, firmes, eritematosas, bem circunscritas, de tamanhos variados (1 a 7 cm), que podem estar ulceradas e ser pruriginosas; por último, lesão solitária, firme a macia, bem circunscrita, de tamanho variado (1 a 7 cm).

Histologicamente observam-se o mastocítico e o histiocítico (atípico), este último por lembrar processo reacional histiocítico/macrofágico, neoplasia histiocítica ou granuloma eosinofílico. O tipo histiocítico tende a acometer gatos mais jovens (média de 2,4 anos de idade), enquanto o mastocítico ocorre em gatos mais idosos (média de 10 anos de idade). Os tumores mastocíticos podem ser subdivididos em bem diferenciado e pleomórfico (anaplásico) com características histológicas de malignidade (pleomorfismo, anisocitose e anisocariose), mas que não correspondem necessariamente a pior comportamento biológico e maior potencial metastático. O infiltrado celular acessório por eosinófilos é menos comum do que em cães, mas ocorre com maior frequência nos subtipos pleomórfico e histiocítico; nódulos linfoides também são vistos nos mastocitomas felinos.

Importante frisar que a maioria dos mastocitomas cutâneos felinos são benignos, e o grau histológico, assim como descrito para cães, não parece ter valor preditivo. Cerca de 10% dos mastocitomas cutâneos felinos se comportam agressivamente. Em contrapartida, disseminação sistêmica com metástases são comuns nos mastocitomas viscerais.

Os fatores associados a pior prognóstico incluem multicentricidade (5 ou mais lesões simultâneas), acometimento do linfonodo regional, pobre granulação citoplasmática, alto índice de Ki67 e alta contagem mitótica (> 5 figuras de mitose por 10 campos de maior aumento). Os casos com maior contagem mitótica ou padrão alterado para imunomarcação do c-Kit apresentam pior prognóstico, independentemente do tipo histológico.

Em equinos, o mastocitoma ocorre mais frequentemente em machos e afeta principalmente a cabeça e os membros. Nos cavalos, é em geral benigno, podendo até mesmo, ocasionalmente, regredir de maneira espontânea. Apresentam-se em geral como lesões únicas e ocorrem principalmente na cabeça, no pescoço, no tronco e nos membros. Também existem relatos de mastocitoma em bovinos e suínos e, nessas espécies, o tumor tem potencial maligno.

Doenças proliferativas histiocíticas

As doenças proliferativas histiocíticas compreendem um grupo de enfermidades que atualmente são mais bem caracterizadas graças ao desenvolvimento e à utilização de anticorpos específicos direcionados às células de diferenciação histiocítica. Os resultados dessas pesquisas permitiram o reconhecimento de distintas condições patológicas que carreiam diferentes comportamentos biológicos, prognósticos e abordagens terapêuticas.

Antes dessa importante e fundamental categorização, o diagnóstico definitivo no terreno morfológico era um enorme desafio, considerando que essas enfermidades faziam diagnóstico diferencial próximo com enfermidades inflamatórias granulomatosas ou reacionais e com o linfoma. Vale ressaltar que o termo *histiócito* tem sido amplamente utilizado para descrever células oriundas de células-tronco CD34$^+$, da linhagem das células dendríticas ou macrofágica, que se diferenciam de acordo com a estimulação de diferentes citocinas e fatores de crescimento.

A seguir, encontra-se a descrição das doenças histiocíticas mais observadas nos animais: histiocitoma cutâneo, histiocitose de células de Langerhans, sarcoma histiocítico e uma condição não neoplásica reacional denominada *histiocitose reacional*. Essas enfermidades são mais importantes e mais frequentemente descritas em cães e gatos.

O *histiocitoma cutâneo* é um tumor benigno que afeta de maneira exclusiva os cães, principalmente animais jovens, com menos de 4 anos de idade, embora animais de qualquer idade possam ser acometidos. Foi demonstrado que o tumor se origina da proliferação de células de Langerhans epidérmicas. Essas células expressam os marcadores CD11 c, E-caderina, CD18 e CD1.

Macroscopicamente, apresenta-se como uma pequena massa elevada, alopécica, eritematosa, em forma de botão, podendo ocorrer erosão ou ulceração. Essa condição cursa, geralmente, com lesão única, observada com frequência na cabeça, na pina e nos membros.

Quadros com múltiplas lesões podem ocasionalmente ocorrer e têm sido documentados nos SharPei. O rápido desenvolvimento (1 a 4 semanas) chama a atenção e suscita preocupação do tutor, porém as lesões podem sofrer regressão espontânea, mediada por linfócitos T citotóxicos CD8⁺, o que levanta dúvidas em relação a seu verdadeiro caráter neoplásico. Nesse sentido, tem sido sugerido o termo *histiocitose epidermotrópica de células de Langerhans*.

Casos de histiocitomas múltiplos e metastáticos têm sido raramente descritos e requerem a técnica de imuno-histoquímica para diferenciar do linfoma, mas provavelmente representam casos de histiocitose de células de Langerhans, descrita a seguir.

Histologicamente, há acúmulo de células com aspecto de histiócitos da junção dermoepidérmica até a derme profunda, com silhueta trapezoide quando examinado em pequena ampliação. Essas células são arredondadas e geralmente têm baixo pleomorfismo e anaplasia (Figura 7.69), embora com perfis nucleares irregulares (redondos, ovalados, reniformes, clivados), elevado índice mitótico e áreas coalescentes de necrose, dependendo do estágio de desenvolvimento ou regressão do tumor. Frequentemente, há infiltrado linfocitário nas margens profundas do tumor. O epiteliotropismo das células neoplásicas é achado frequente, em diferentes intensidades, especialmente quando ocorre em animais idosos, e requer a diferenciação com o linfoma cutâneo.

A histiocitose de células de Langerhans (HCL) caracteriza-se pelo acometimento difuso ou multifocal de tumores formados pela proliferação de células de Langerhans, podendo ou não ocorrer metástases para os linfonodos regionais e órgãos internos. Pode acontecer em qualquer raça, mas o SharPei parece ser mais representado. Pode haver regressão espontânea, mesmo que tardia. Entretanto, por causa de complicações, como extensa ulceração e infecção secundárias, os casos não regressivos são em geral eutanasiados. Os achados histopatológicos e o perfil imuno-histoquímico da HCL são semelhantes ao do histiocitoma cutâneo; no entanto, exibem mais atipias celulares.

O complexo do *sarcoma histiocítico* (SH) agrupa os quadros proliferativos das células dendríticas intersticiais. Pode ocorrer como lesões múltiplas na pele e no baço e se disseminar rapidamente para vários órgãos, como pulmão, baço, fígado, estômago, pâncreas, mediastino, globo ocular e sistema nervoso. Esses locais, assim como as regiões articulares e periarticulares, podem também ser sítios primários da neoplasia.

A forma disseminada da doença, anteriormente denominada *histiocitose maligna*, hoje é mais bem designada de sarcoma histiocítico disseminado.

Inicialmente relatado nos cães da raça Montanhês de Bernese, a condição já é reconhecida em várias raças, com destaque para os da raça Rottweiler. Uma forma localizada de SH pode ocorrer, e é vista com mais frequência na extremidade dos membros. Independentemente de sua localização e forma, o SH exibe microscopicamente denso lençol de células mononucleares grandes, pleomórficas, com acentuadas atipias, hipercromasia, células multinucleadas e alta atividade mitótica com figuras atípicas.

Componente fusocelular pode estar presente e ser conspícuo. O perfil imuno-histoquímico é consistente com células dendríticas intersticiais: CD1a, CD11 c e CD18 positivos e CD4 negativo.

A histiocitose reacional (HR) é condição patológica caracterizada pela proliferação não neoplásica, benigna, perivascular, de células dendríticas intersticiais ativadas, apresentadoras de antígenos.

Duas formas ocorrem: a HR cutânea e a HR sistêmica. Sua causa exata é desconhecida, mas existe uma desregulação imunológica entre a interação linfócitos T e células dendríticas, levando à proliferação persistente de ambas as populações celulares. Na HR cutânea, a doença restringe-se à pele, ao subcutâneo e a linfonodos drenantes, em geral multifocais, com a presença de nódulos, placas e tumores, ulcerados ou não, envolvendo face, pavilhões auriculares, plano nasal, tronco, região cervical, membros, períneo e escroto.

A doença tende a acometer animais de meia-idade a idosos e pode apresentar um curso de regressões espontâneas e recorrências. Quando envolve outros órgãos (olhos, epitélio nasal, medula óssea, baço, fígado, pulmão), o diagnóstico é de HR sistêmica.

Histologicamente, consiste em denso lençol de células histiocitoides com perfis irregulares e variáveis níveis de infiltrado linfocitário e neutrofílico, tudo concentrando-se na derme média e profunda em arranjo angiocêntrico e/ou foliculocêntrico, com ocasional invasão vascular e áreas de necrose isquêmica. A imuno-histoquímica revela positividade para CD1a, CD11 c, CD18, Thy-1 e CD4.

Plasmocitoma

O acúmulo de células neoplásicas plasmocitoides na pele pode ocorrer no caso da doença sistêmica, com envolvimento da medula óssea, denominada *mieloma múltiplo*, que está devidamente descrita no Capítulo 6, *Sistema Hematopoético*. Contudo, pode ocorrer plasmocitoma extramedular, exclusivamente cutâneo.

Em cães, aparece geralmente em animais idosos como nódulos cutâneos elevados, que podem estar associados a alopecia e ulceração (principalmente nos dígitos) e que se localizam com maior frequência na pina, no tronco, nos membros e nos dígitos; cavidade oral e reto são outros locais de acometimento.

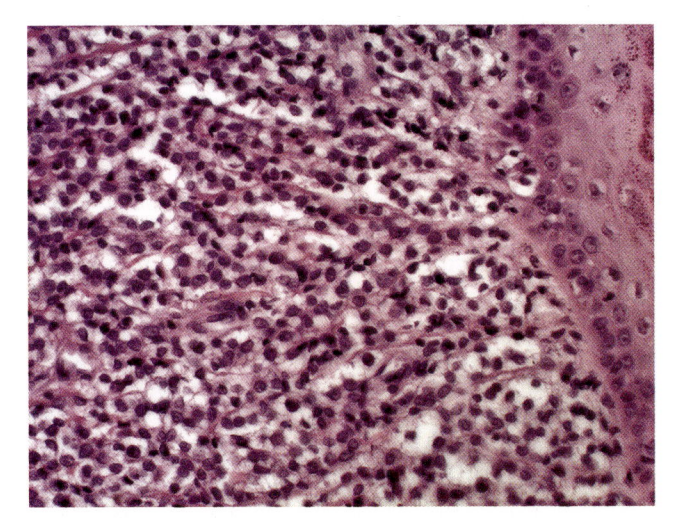

Figura 7.69 Histiocitoma cutâneo canino. Infiltração de células histiocitoides na derme superficial. (Cortesia do Dr. Renato de Lima Santos, Universidade Federal de Minas Gerais, Belo Horizonte, MG.)

Geralmente, são lesões únicas, de localização dérmica com 1 a 2 cm de diâmetro, mas não são incomuns lesões maiores. As células são pobremente diferenciadas, e a maioria delas, principalmente na região central da massa, não tem semelhança com a morfologia típica de plasmócito.

À medida que se examina a periferia das lesões, as células adotam morfologia mais plasmocitoide. Frequentemente se observam células intensamente pleomórficas, podendo haver multinucleação e megacariose (células monstros), achados esses que são úteis na identificação dessa neoplasia. O índice mitótico geralmente é baixo e pode haver deposição de pequenas quantidades de material amiloide no tumor, que são mais facilmente vistas com a coloração especial de vermelho-congo.

Tumores pouco diferenciados podem ser confundidos com outras neoplasias (p. ex., sarcoma histiocítico), requerendo a imuno-histoquímica para a definição da histogênese (marcador MUM-1). Algumas subclassificações morfológicas, como hialina, clivada, madura e polimórfica, são citadas, mas não aparentam ter nenhuma implicação prognóstica.

Geralmente, os plasmocitomas cutâneos apresentam comportamento clínico benigno, mas os tumores digitais, quando incompletamente excisados, podem recorrer com maior agressividade. A presença de metástases sugere pesquisa minuciosa para mieloma múltiplo.

Linfoma cutâneo

O linfoma é um dos tumores mais importantes em cães e gatos. As formas mais comuns de linfoma, como a apresentação multicêntrica em cães e a digestória nos gatos, entre outras, estão detalhadas no Capítulo 6, *Sistema Hematopoético*. A manifestação cutânea do linfoma é relativamente incomum e ocorre com mais frequência em cães e gatos, embora ocorra também em outras espécies.

O linfoma cutâneo é classificado em epiteliotrópico e não epiteliotrópico. O linfoma cutâneo epiteliotrópico (LCE) compreende os quadros de micose fungoide (MF – em tese, uma nomenclatura inapropriada, mas de uso histórico e tradicional na medicina humana), síndrome de Sézary e reticulose pagetoide – as duas últimas mais raras. Clinicamente, o LCE ocorre em cães e gatos idosos (9 a 12 anos de idade), sem predisposição racial para os gatos, mas em cães, os das raças Cocker Spaniel, Boxer e Bulldog parecem ser mais representados. Em cães, o LCE, na sua forma mais frequente, pode apresentar-se de quatro principais formas, com combinações, entre elas: 1 – quadros maculares que evoluem para placas e lesões nódulo-tumorais, ulceradas ou não; 2 – eritrodermia esfoliativa com intenso prurido (mimetizando enfermidade alérgica/seborreica ou parasitária) que evolui para os quadros nódulo-tumorais; 3 – lesões mucocutâneas com despigmentação e ulceração, fazendo diagnóstico diferencial com doenças autoimunes (p. ex., lúpus eritematoso, pênfigo, penfigoide bolhoso); 4 – lesões em mucosa oral, proliferativas ou ulceradas mimetizando por vezes quadros de estomatites crônicas.

Os coxins podais podem apresentar infiltração, despigmentação, hiperqueratose ou ulceração, podendo haver claudicação. O prurido é sinal clínico comum e pode amplificar as lesões ulcerativas. Os animais acometidos podem exibir linfadenomegalia e sinais sistêmicos. Em gatos, as lesões são, na maior parte das vezes, placas anulares de alopecia e descamação, podendo receber o diagnóstico diferencial de dermatofitose ou demodicose.

O linfoma cutâneo nos gatos não está associado à FeLV na maioria dos casos. O linfoma cutâneo epiteliotrópico é uma neoplasia originária de células T, em cães linfócitos CD8$^+$, que morfologicamente podem variar de linfócitos pequenos bem diferenciados a células grandes, semelhantes a histiócitos.

As células neoplásicas infiltram-se difusamente na epiderme e no epitélio de anexos cutâneos (folículos pilosos, glândulas sebáceas e glândulas sudoríparas apócrinas), podendo formar os microabscessos de Pautrier. As células neoplásicas também se infiltram na derme, mas o que diferencia essa forma é o epiteliotropismo.

O linfoma cutâneo em bovinos pode ou não estar associado ao quadro de leucose bovina. Geralmente ocorre de forma indolente, em animais de 2 a 3 anos de idade que exibem lesões tumorais, principalmente na região dorsolateral do tronco; na evolução, pode ocorrer visceralização com sinais sistêmicos. O LCE é raro em cavalos e se apresenta como lesões nódulo-tumorais; também pode ser indolente e com visceralização tardia. Um sistema de estadiamento do LCE em medicina humana, empregando tumor/linfonodo, metástase e sistema sanguíneo, parece ser aplicável em animais.

O linfoma cutâneo não epiteliotrópico caracteriza-se, clinicamente, pelo desenvolvimento multifocal de nódulos dérmicos ou subcutâneos, alopécicos, eritematopurpúricos, que podem ulcerar. Placas confluentes de configuração anular e serpiginosas podem ocorrer ocasionalmente. Gamopatia monoclonal, síndrome da hiperviscosidade e hipercalcemia podem ocorrer esporadicamente. A progressão desse tipo de linfoma é em geral rápida com envolvimento linfonodal e sistêmico.

Histologicamente, caracteriza-se pela infiltração difusa ou em aglomerados de células linfoides T ou B neoplásicas na derme, que podem ser linfócitos pequenos e bem diferenciados ou células grandes. Geralmente, há infiltração de linfócitos não neoplásicos, plasmócitos e histiócitos, o que pode dificultar o diagnóstico diferencial com um processo inflamatório. O linfoma cutâneo tende a progredir para visceralização com prognóstico desfavorável.

Tumor venéreo transmissível

O local mais comum do tumor venéreo transmissível (TVT) é a mucosa do sistema genital de cães sexualmente ativos e de ambos os sexos. Eventualmente, há envolvimento extragenital tegumentar, cavidade nasal ou outros locais anatômicos. Na pele, ocorre na forma de nódulos e tumores ou massas multilobuladas de tamanhos variados, solitários ou múltiplos, podendo ocorrer alopecia, necrose e ulceração. O TVT está descrito em detalhes no Capítulo 14, *Sistema Reprodutivo Feminino*, e no Capítulo 15, *Sistema Reprodutivo Masculino*.

Lesões proliferativas não neoplásicas

Dentro dessa categoria, incluem-se os cistos cutâneos, os hamartomas (nevos), algumas queratoses e algumas doenças de depósitos como calcinose cutis, mucinose e amiloidose cutâneas.

Cisto cutâneo é estrutura não neoplásica, em forma de saco, dilatada e revestida por epitélio. A classificação do cisto depende do tipo do epitélio de revestimento. Dessa maneira, os cistos podem ser foliculares, sudoríparos apócrinos, sebáceos (ductal) e dermoide. Os cistos foliculares respondem pela maioria dos cistos em cães e gatos, subclassificados de acordo com a porção do folículo piloso acometida: cisto folicular infundibular, cisto folicular ístmico e cisto folicular matrical. A maioria dos cistos foliculares são únicos, bem circunscritos, lisos, firmes a flutuantes com diâmetro variando de poucos milímetros a vários centímetros. A eliminação de conteúdo caseoso e pastoso gera o diagnóstico clínico equivocado de cisto sebáceo. Ocorrem geralmente na região cefálica, na cervical, no tronco e nos membros. Todos os tipos de cisto podem sofrer ruptura e resultar em reação inflamatória piogranulomatosa/granulomatosa tipo corpo estranho com ou sem infecção bacteriana secundária; por esse motivo está contraindicada a expressão do conteúdo cístico.

O cisto dermoide (cisto pilonidal) assume importância clínico-patológica em algumas raças de cães e gatos (p. ex., Rhodesina Ridgeback e gato da raça Burmese). Frequentemente de base genética hereditária e localizado ao longo da linha média dorsal, o cisto dermoide pode comunicar-se com a medula espinhal e ocasionar sérios problemas neurológicos.

O hamartoma (ou nevo) é uma lesão circunscrita do desenvolvimento, caracterizada pela hiperplasia, mais ou menos organizada, de um ou mais componentes da pele. O termo *hamartoma* deve ser seguido pelo termo que identifica sua origem: *hamartoma epidérmico, hamartoma colagênico, hamartoma vascular, hamartoma fibroanexial, hamartoma folicular, hamartoma sebáceo, hamartoma apócrino* e *hamartoma comedonico*.

Em um estudo clínico epidemiológico nacional, o hamartoma fibroanexial foi o tipo mais comum, seguido pelo hamartoma colagênico. Em estudos clínicos epidemiológicos brasileiros, o hamartoma fibroanexial ocorreu em cães com média de idades de 6,3 anos em um dos estudos e 7 anos em outro, acometendo principalmente os membros e dígitos, sem predisposição sexual, mas com predisposição para os Dobermans e Schnauzers.

Microscopicamente, o hamartoma fibroanexial caracteriza-se pela proliferação de estruturas folículo-infundibulares císticas, ortoceratóticas, de silhuetas bizarras, circundadas por variável proliferação aposebácea, em estroma colagênico denso e inflamado.

Calcinose cutis é o termo que se emprega quando ocorre deposição de sais de cálcio na pele. Pode ser de origem distrófica localizada ou multifocal. A forma localizada está relacionada a diversos processos inflamatórios, degenerativos ou neoplásicos, e a manifestação multifocal associa-se ao hiperadrenocorticismo, diabetes melito ou penetração percutânea de sais de cálcio.

A calcificação metastática ocorre nos casos de insuficiência renal crônica, citada principalmente na região dos dígitos. Quando nenhuma condição de base é identificada, a calcinose é dita idiopática (p. ex., calcinose circunscrita dos cães de grande porte).

Histologicamente observa-se depósito de material granular/linear, basofílico ao longo das fibras colágenas (calcinose cutis) ou áreas circunscritas de material granular separadas por trabéculas fibrosas, e a reação inflamatória granulomatosa gigantocelular é fenômeno reacional comum.

SÍNDROMES PARANEOPLÁSICAS COM MANIFESTAÇÕES DERMATOLÓGICAS

Síndromes paraneoplásicas são alterações orgânicas fisiopatológicas causadas não pela ação direta, física, do tumor ou suas metástases, mas pela reação orgânica (geralmente imunomediada) contra o tumor ou por substâncias produzidas pelo tumor (hormônios-símiles, peptídeos ou citocinas). Essas substâncias caem na circulação e determinam efeitos sistêmicos, muitas vezes com morbidades até maiores que a do próprio tumor. As síndromes paraneoplásicas podem apresentar-se como hematológicas, endócrinas, gastrintestinais, neuromusculares, osteológicas, nefrourológicas e dermatológicas.

A seguir, são descritas algumas síndromes paraneoplásicas dermatológicas.

A dermatofibrose nodular é uma alteração caracterizada pelo desenvolvimento de lesões nodulares por todo o corpo. Ocorre principalmente em cães da raça Pastor Alemão ou em seus cruzamentos, mas, eventualmente, outras raças podem ser afetadas. Essas lesões estão, geralmente, associadas a neoplasias renais (adenomas ou adenocarcinomas) e, nas fêmeas, também a leiomiomas uterinos.

Os nódulos localizam-se simetricamente nos membros e na cabeça e variam de 0,5 a 5 cm de diâmetro, são firmes, assintomáticos e geralmente cobertos por pelos. Os nódulos são constituídos por acúmulo de grande quantidade de matriz colagênica na derme, com bandas extremamente espessas de colágeno maduro e baixa celularidade, com esparsos fibrócitos, e se interpõem aos anexos cutâneos (Figura 7.70). Tecnicamente, a lesão é compatível com hamartoma colagênico múltiplo. Os cães acometidos exibem as lesões cutâneas nódulo-tumorais meses a anos antes dos sinais de disfunção renal, que, em geral, ocorre por volta dos 3 a 5 anos de idade.

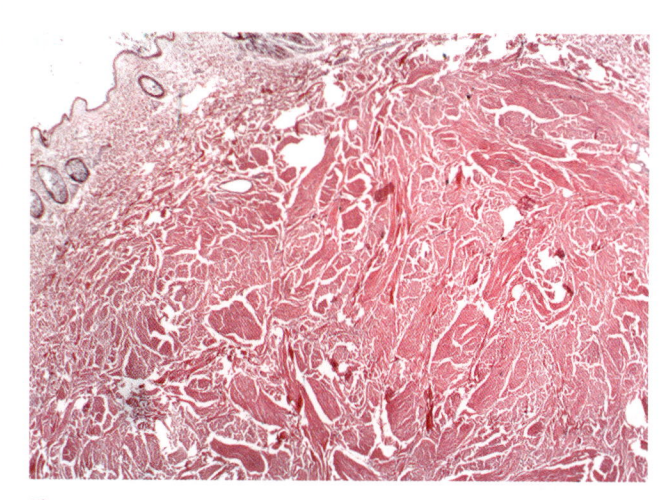

Figura 7.70 Cão; dermatofibrose nodular. Acúmulo de grande quantidade de fibras colágenas espessas na derme, em padrão nodular. (Cortesia do Dr. Renato de Lima Santos, Universidade Federal de Minas Gerais, Belo Horizonte, MG.)

A dermatite superficial necrolítica (eritema necrolítico migratório, necrose epidérmica metabólica) é vista com mais frequência em animais com hepatopatias crônicas (síndrome hepatocutânea), mas também ocorre secundária a tumores pancreáticos ou hepáticos secretores de glucagon. Essa condição está descrita a seguir em mais detalhes.

A alopecia paraneoplásica felina é condição dermatológica de gatos idosos, secundária a carcinoma pancreático ou carcinoma de ducto biliar. O quadro alopécico, com ou sem descamação, é observado na região ventral do tórax e abdome, face medial dos membros e ocasionalmente na face. A pele adquire aspecto liso, brilhante, inelástica e com fácil epilação. Os coxins podem estar doloridos, secos, crostosos e fissurados ou exsudativos e eritematosos. A malasseziose é complicação possível nesses casos.

A doença tem curso rápido e agressivo, e os gatos acometidos são em geral gravemente enfermos, com metástases hepáticas ou pulmonares na época do diagnóstico, resultando em óbito ou eutanásia. Na microscopia observam-se acantose, ausência de extrato córneo ou paraqueratose, telogenização e miniaturização folicular. As glândulas sebáceas são normais, e, com a acantose e a paraqueratose, auxiliam na diferenciação do hiperadrenocorticismo.

Hiperestrogenismo pode cursar com manifestações dermatológicas. Nos cães machos, está em geral associado a sertolioma e raramente por leydigocitomas (tumores das células intersticiais). Os testículos criptorquídicos têm 10 vezes mais chances de desenvolver neoplasia. Os animais acometidos exibem alopecia simétrica bilateral iniciando na região perineal e inguinal, progredindo para o flanco, mimetizando assim outras enfermidades endócrinas.

Podem ainda ocorrer hiperpigmentação, alterações seborreicas secundárias e melanose macular. Sinal clínico cutâneo muito sugestivo de hiperestrogenismo nos machos é a linha discrômica (em geral eritematosa) ao longo da bainha prepucial (dermatose prepucial linear). Os cães machos, além dos sinais tegumentares, podem apresentar sinais clínicos relacionados à metaplasia escamosa da próstata (prostatomegalia e prostatite), aumento mamilar, diminuição da libido, diminuição da espermatogênese, atração por outros machos e mais raramente depressão da medula óssea induzida pelo estrógeno (anemia, leucopenia e trombocitopenia). Nas fêmeas, a condição se associa aos cistos ovarianos e menos frequentemente aos tumores ovarianos (tumores da granulosa).

Alguns casos decorrem da administração exógena de estrógeno para tratamento da incontinência urinária pós ovário-histerectomia. As lesões dermatológicas são, em geral, semelhantes às descritas para os machos, acrescentadas de comedões na região ventral e vulvar, aumento da vulva e mamilos, ninfomania e alterações do ciclo estral. Nos casos em que secretam simultaneamente progesterona, pode haver hipertrofia mamária e piometra.

PRINCIPAIS DOENÇAS QUE AFETAM PRIMARIAMENTE O SISTEMA TEGUMENTAR

Não é o objetivo incluir neste capítulo uma discussão detalhada sobre as dermatoses que acometem os animais domésticos, tampouco esgotar o assunto em um livro de patologia veterinária cujo objetivo principal é a formação ampla e genérica. O leitor é direcionado aos excelentes livros de dermatologia para encontrar informações adicionais e detalhadas.

Neste tópico, serão apresentadas as enfermidades que ocorrem com maior frequência e a casuística clínica dermatopatológica. A descrição segue uma sequência, de modo que as doenças de determinada categoria (p. ex., bacterianas, fúngicas, parasitárias, micóticas etc.) sejam encontradas em proximidade, embora uma subdivisão clara não esteja presente.

Foliculite e furunculose bacterianas

A foliculite bacteriana (FB) é uma enfermidade muito frequente em cães, mas não em outras espécies. Na espécie felina, a FB foi outrora considerada doença pouco comum, mas atualmente é crescente o número de casos.

O sinal clínico é uma pápula ou pústula centrada em um folículo piloso. Muitas pústulas são microscópicas e não são visualizadas a olho nu. Nesses casos, a escassez de exsudato purulento, em geral, desvia a suspeita diagnóstica para outras doenças. As lesões seguem um contínuo de evolução, iniciando como máculas e pápulas eritematosas, evoluindo para pústulas que se rompem, deixando escamas e crostas no local. Essas lesões, descritas como papuloeritematocrostosas, são as mais frequentes nos casos de FB.

Comumente, os animais com FB recebem os diagnósticos de micoses ou de enfermidade seborreica primária, com base nos achados de exame físico. É fácil entender o motivo desse equívoco: as lesões são frequentemente arredondadas e descamativas, justamente o que ensinaram nas salas de aula como doença fúngica, e, realmente, assim também é; no entanto, a maioria das lesões foliculares, alopécicas e anulares ou numulares (lesões arredondadas) em cães é de origem infecciosa bacteriana. Na espécie felina, vale o inverso: tudo que é arredondado e descamativo é dermatofitose, até que se prove o contrário.

Caso a infecção tenha rompido os limites do muro folicular (furunculose), ocorre uma reação inflamatória piogranulomatosa na derme em resposta ao patógeno infeccioso e aos restos epiteliais e ceratossebáceos liberados das unidades anexiais. Nesses casos, a pele encontra-se mais infiltrada, espessa, hiperpigmentada (devido à necrose ou à hemorragia dérmica) e com trajetos drenantes (que descarregam conteúdo piossanguinolento), crostosa e, por vezes, ulcerada. Os animais com extensa furunculose podem exibir sinais de acometimento sistêmico, inclusive sepse. A busca do fator predisponente é mandatória nesses casos.

Não existe um padrão de distribuição de lesões característico para FB canina. O padrão de distribuição lesional dependerá e seguirá o padrão da doença primária e da região anatômica acometida; no entanto, a região do tronco é acometida com frequência na foliculite superficial canina e equina. Nos animais de pelo curto, observam-se, inicialmente no tronco, pelagem eriçada e graus variados de alopecia, que, com a evolução do processo, conferem ao animal o aspecto de pelagem falhada, tipo roído de traça (Figura 7.71).

A furunculose é descrita de acordo com a região anatômica acometida. Assim, descreve-se a foliculite e furunculose (FF) da região mentoniana, FF podal, FF nasal, FF dos calos de apoio.

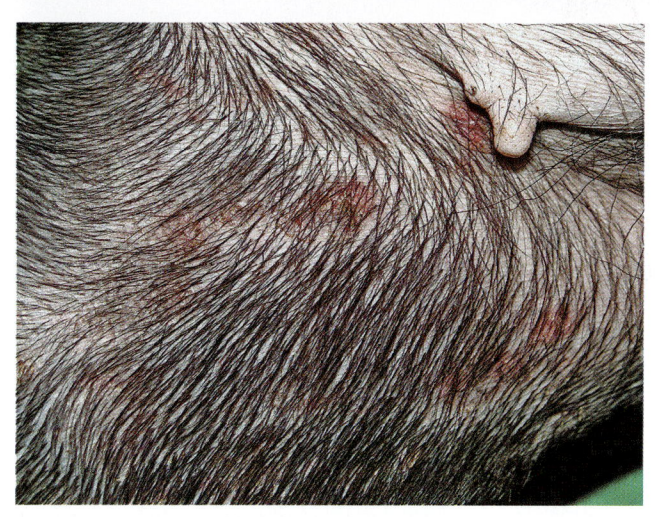

Figura 7.71 Foliculite superficial em cão. Várias placas eritematocrostosas em configurações variadas na região abdominal ventral.

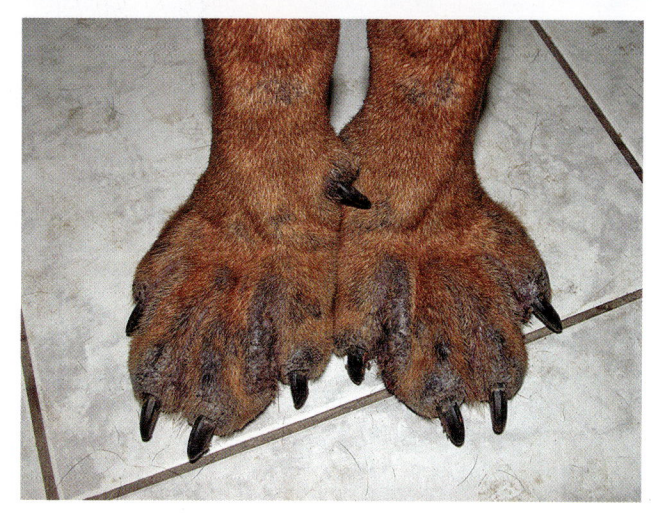

Figura 7.72 Pododermatite canina. Áreas de alopecia, espessamento cutâneo e hiperpigmentação na face dorsal dos dedos dos membros torácicos de cão acometido por demodiciose.

A FF mentoniana acomete principalmente os animais jovens de pelo curto (p. ex., os das raças Boxer, Dobermann, Pointer, Weimaraner, Dachshund). As lesões desenvolvem-se na região do mento ou dos lábios superiores. Iniciam-se como comedões, que evoluem para pápulas e depois pústulas foliculares, as quais se rompem e drenam conteúdo pio-hemorrágico.

Nas lesões mais graves, nota-se grande placa alopécica, eritematosa ou hiperpigmentada e crostosa na região mentoniana. Influência endócrina não parece ser um fator desencadeante para a doença; assim, o termo acne, também já empregado para nominar o quadro, não é apropriado. O trauma pode ser um fator determinante para o aparecimento das lesões.

A FF nasal é vista nos animais dolicocefálicos, na região da ponte nasal, e apresenta evolução muito aguda, com lesões alopécicas, papulares, nodulares, ulceradas e dolorosas. A região do focinho é poupada do processo inflamatório. A causa é desconhecida, mas o ato de fuçar o chão pode ter papel na patogênese. Geralmente, as lesões resolvem-se com a formação de cicatriz.

A FF podal, ou pododermatite, tem etiologia complexa e multifatorial. Os fatores predisponentes ou determinantes envolvem predisposição genética, má conformação das patas, fatores ambientais, parasitoses, micoses, alergias, endocrinopatias, autoimunidades e fatores psicogênicos. A pododermatite pode afetar cães de qualquer raça, sexo e idade; no entanto, examinam-se com mais frequência os machos de pelagem curta. Nas patas afetadas, observam-se alopecia, edema, eritema, discromias, trajetos drenantes, nódulos, exsudação e crostas (Figura 7.72). Geralmente, existe prurido ou dor, resultando em lambedura constante das patas inflamadas.

Uma piodermite profunda, familiar (possivelmente de herança autossômica recessiva), de etiologia não completamente esclarecida, ocorre nos cães da raça Pastor Alemão. Essa condição é conhecida como piodermite do Pastor Alemão (PPA). A hipótese mais aceita atualmente sobre a patogênese é a de que existe alguma doença primária (alergia ou endocrinopatia).

A PPA pode estar associada a atopia, alergia alimentar, dermatite alérgica a pulgas, hipotireoidismo e imunodeficiência. Sugeriu-se que os animais com PPA possam ter algum defeito na função das células T *helper* e, portanto, não são imunologicamente normais, mas a magnitude dos sinais dermatológicos sugere que esses animais apresentam hiper-reação em relação à intensidade do estímulo que ocasiona a infecção.

A doença acomete principalmente animais de meia-idade, mas não há predisposição sexual. O prurido está presente na maioria dos casos, e as lesões distribuem-se na região lombossacra, nos membros pélvicos, na região inguinal e no abdome ventral. Nos casos mais graves, há progressão para as porções mais craniais do corpo. As lesões são foliculares em origem e manifestam-se como pápulas, pústulas, alopecia, erosões, ulcerações, trajetos drenantes, crostas, hiperpigmentação, hemorragia e necrose (Figura 7.73).

Apesar da gravidade que o quadro cutâneo possa apresentar, alguns animais ainda continuam em bom estado geral; entretanto, em outros animais, é possível observar depressão, febre, linfadenomegalia e perda de peso.

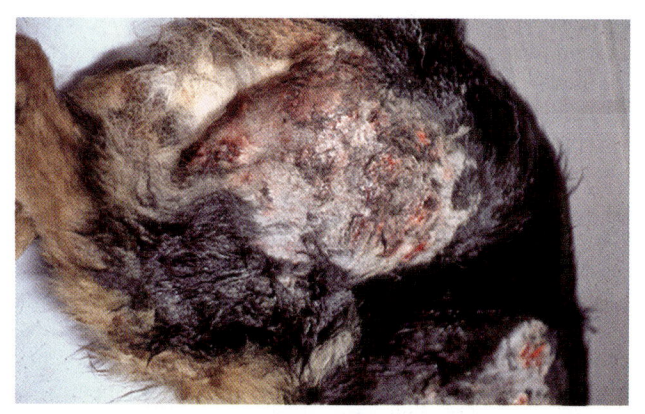

Figura 7.73 Piodermite do cão da raça Pastor Alemão. Várias placas ulceradas, confluentes, com trajetos drenantes, localizadas na face lateral de membro pélvico.

Existem opiniões diferentes sobre os achados histopatológicos na PPA, e dois padrões histopatológicos distintos foram descritos: dermatite proliferativa com acantose epidérmica e infiltrado inflamatório superficial e profundo ou foliculite, furunculose e celulite. Nossas experiências com esses casos são compatíveis com a segunda opinião.

Na espécie felina, a FB se manifesta como dermatose papulopustular. Outras formas de apresentação são dermatite miliar, dermatite erosiva e ulcerativa ou como granuloma eosinofílico.

Existem várias enfermidades que predispõem ao desenvolvimento da FB: ectoparasitoses (especialmente a demodiciose), doenças de hipersensibilidade (p. ex., atopia, dermatite alérgica a pulgas e alergia alimentar), endocrinopatias (p. ex., hipotireoidismo e hiperadrenocorticismo), enfermidade cutânea seborreica, doenças displásicas, doenças congênitas e doenças nutricionais estão entre as mais frequentes.

O principal agente etiológico apontado das piodermites em cães, inclusive no Brasil, é *Staphylococcus pseudontermedius*. Importante ressaltar que, em virtude, principalmente, do uso indevido de antibióticos na medicina moderna, humana e veterinária, tem-se observado número crescente de cepas bacterianas multirresistentes, o que é muito preocupante.

Nos equinos, a etiopatogenia parece ser muito semelhante, sugerindo-se trauma, condições higiênicas inadequadas e estresse como importantes fatores predisponentes. A região acometida varia dependendo da causa primária, entretanto as regiões toracolombar e cervical são afetadas com maior frequência. O prurido parece não ser importante, mas a dor ocorre na maioria dos casos, podendo ser, inclusive, limitante para o trabalho. Alopecia, exsudação, pelos aglutinados, crostas e ulceração são os principais sinais da foliculite bacteriana equina. A leucodermia e a leucotriquia são sequelas possíveis nesses casos. *Staphylococcus aureus* e *S. hyicus* parecem ser os principais patógenos envolvidos na FB em equinos.

A quartela (região das falanges proximais e médias) e a cauda são as duas regiões anatômicas acometidas com maior frequência por infecções piogênicas em cavalos, resultando nas denominações *foliculite da quartela* e *pioderma da cauda*. Na primeira, o quadro deve ser incluído no diferencial do grande grupo que compõe a dermatite da quartela (p. ex., vasculite, dermatofitose, dermatofilose, sarna corióptica, dermatite de contato, hipersensibilidade a moscas). A segunda é provocada por trauma repetido na cauda em decorrência, geralmente, de enfermidades alérgicas ou parasitárias, em particular nos casos de parasitismo por *Oxyurus equi*.

A foliculite bacteriana também é referida como dermatose comum em caprinos e ovinos, mas de ocorrência pouco comum nos bovinos e suínos. Nos caprinos, as lesões são mais comuns no úbere, na região ventral, na face e nos membros. Nos ovinos, a doença pode ocorrer como dermatite pustular benigna em animais jovens ou acometer de maneira mais grave a face de animais mais velhos. Nos bovinos, a FB acomete principalmente o períneo e a cauda. Más condições de higiene e trauma são os fatores predisponentes.

Histologicamente, as FBs exibem inflamação folicular infundibular luminal neutrofílica, graus variados de perifoliculite crônica, furunculose e dermatite nodular/difusa piogranulomatosa, associada ou não à paniculite. A dermatite pustular intraepidérmica também é uma alteração frequente nas FBs.

Epidermite exsudativa

Epidermite exsudativa é uma doença cutânea vesicopustulosa causada pelo *Staphylococcus hyicus*, que acomete os leitões lactentes e recém-desmamados, principalmente entre a faixa de 1 a 7 semanas. Não há aparente predisposição sexual ou racial. Trauma, nutrição inadequada, estresse e outras enfermidades podem atuar como fatores predisponentes.

Embora não tenha incidência muito alta, a doença tem distribuição cosmopolita e pode ser causa de importante prejuízo econômico, com morbidade e mortalidade de 10 a 90% e 5 a 90%, respectivamente. Pode ter curso agudo, subagudo e crônico e tem similaridades com a síndrome SSSS (do inglês *staphylococcal scalded skin syndrome*) que ocorre em seres humanos. Com isso, entende-se que o dano tecidual, por analogia com a SSSS, pode ser causado por toxinas bacterianas esfoliativas.

As formas aguda e subaguda se desenvolvem em leitões lactentes, enquanto a crônica, tipicamente em leitões desmamados. Na fase aguda, observam-se lesões perioculares recobertas por secreção oleosa marrom-escura, seguidas por dermatite pustulosa na região da narina, dos lábios, da língua e da coroa dos cascos. Máculas eritematoacastanhadas ocorrem atrás dos pavilhões auriculares, no abdome ventral, na virilha, na axila e na face medial dos membros. A seguir, todo o tegumento pode estar eritematoso e ser recoberto com exsudato espesso e oleoso com crostas amarronzadas.

Nos animais acometidos, notam-se conjuntivite e pálpebras cerradas decorrentes de ressecamento da secreção. A língua e a gengiva também são acometidas. Nas patas, há lesões erosivas na coroa do casco. Os leitões mostram depressão progressiva, anorexia e desidratação. Prurido, dor e febre não são em geral presentes.

A doença, na forma subaguda, apresenta o mesmo padrão de distribuição da aguda, no entanto a pele encontra-se mais espessa e enrugada, com ressecamento e fissuras das crostas, por vezes com aspecto de fileiras paralelas de pelos aglutinados. Nessas formas da doença, a morte ocorre entre 7 e 10 dias. Na forma crônica, as lesões eritematocrostosas restringem-se à cabeça e aos pavilhões auriculares, estando os leitões, em geral, saudáveis sob outros aspectos. Histologicamente, observa-se dermatite vesicular e pustular subcorneal ou intragranular com neutrófilos degenerados e cocos bacterianos.

Impetigo e piodermite superficial esfoliativa

Impetigo, ou *dermatite pustular superficial*, ocorre com frequência nos cães, caprinos, ovinos e bovinos, tendo *Staphylococcus* sp. como agente etiológico. Nos cães, a maioria dos casos ocorre entre 2 e 6 meses de vis e em estados de subnutrição, parasitose intestinal, viroses (p. ex., na cinomose) e más condições higiênicas. Não obstante, filhotes bem nutridos, vermifugados e vacinados podem apresentar a erupção. As regiões glabras do abdome ventral e as regiões inguinal e axilar são as mais acometidas (Figura 7.74).

Nos filhotes de gatos, as lesões localizam-se com maior frequência na região cervical dorsal e no tronco dorsal e podem estar associadas à lambedura excessiva pela mãe. Nos

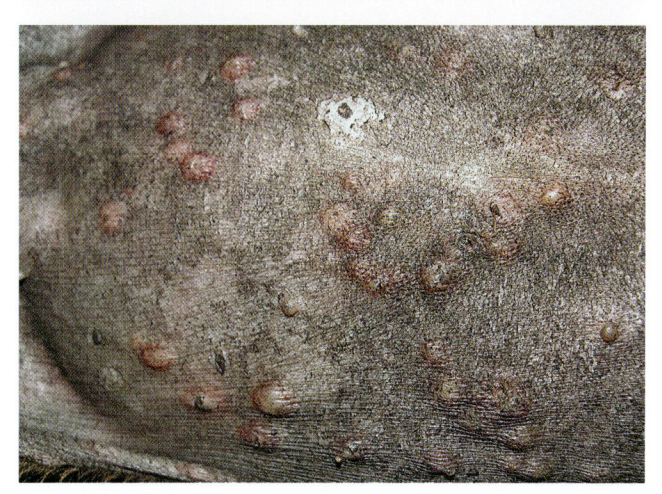

Figura 7.74 Impetigo canino. Várias pústulas localizadas na região abdominal glabra de um filhote de cão. Notar o discreto halo eritematoso ao redor das pústulas.

ruminantes, as lesões ocorrem com frequência no úbere, na base do teto e no sulco intermamário. Ocasionalmente, as lesões espalham-se para o abdome ventral, a face medial dos membros, o períneo e a face ventral da cauda.

A pústula do impetigo é subcorneal e interfolicular. A lesão inicia-se como mácula eritematosa, a qual rapidamente evolui para pústula, que se rompe com facilidade, deixando colaretes epidérmicos e crostas meliceéricas (cor semelhante à de mel). Prurido não é comum e, quando ocorre, pode estar associado à foliculite superficial. Nos cães, o impetigo bolhoso, caracterizado por grandes pústulas, é visto em associação com endocrinopatias imunossupressoras, como hiperadrenocorticismo, diabetes melito e hipotireoidismo. Histologicamente, observa-se dermatite pustular subcorneal. O exame citopatológico de uma pústula íntegra revela, geralmente, grande número de cocos fagocitados e neutrófilos degenerados. Um tipo de piodermite canina caracterizado pela coalescência de grandes colarinhos (colaretes) epidérmicos, denominado anteriormente *piodermite superficial extensiva*, foi renomeado para *piodermite superficial esfoliativa*.

Pesquisas têm sido realizadas para desvendar a patogenia das lesões pustulosas. Até o momento, não foi possível incriminar várias toxinas esfoliativas estafilocócicas como responsáveis pela formação da pústula. Clinicamente, dois quadros têm sido descritos: um caracterizado pela expansão coalescente de grandes colaretes epidérmicos, principalmente no tronco lateroventral. Há alopecia, eritema, escamocrostas anulares e na evolução hiperpigmentação ou hipopigmentação centrais; no outro quadro, observa-se eritema focal, multifocal ou generalizado encimada por importante descamação. O prurido é variável e pode ser marcante.

Erisipela

Erisipela, ou ruiva, é uma enfermidade infecciosa e hemorrágica dos suínos, cujo agente etiológico é *Erysipelothrix rhusiopathiae*. A infecção natural se dá pela ingestão de alimentos ou água contaminados e por meio de feridas cutâneas. Na evolução, há septicemia e infecção de vários órgãos, como coração, baço, rins e articulações. O período de incubação varia entre 1 e 7 dias.

A erisipela ocorre em três formas clínicas: aguda, subaguda e crônica. Na aguda, há febre alta, anorexia, claudicação e coloração azulada da pele abdominal, pavilhão auricular e dos membros. Na subaguda, as placas eritematopurpúricas assumem aspecto poligonal, retangular/losangular e podem desaparecer em alguns dias ou evoluir para lesões com centro necrótico arroxeado, já caracterizando a fase crônica. Nessa fase, há o desprendimento das placas necróticas, resultando em lesões ulceradas, firmes, enegrecidas e endurecidas; o envolvimento da pina, da cauda e da pata pode ser observado. Podem também ocorrer artrite e insuficiência cardíaca.

No exame histopatológico, na fase aguda da doença, observam-se dilatação vascular e edema; na fase subaguda e crônica, notam-se vasculite neutrofílica, hidradenite supurativa e dermatite necrotizante. Trata-se de uma zoonose e uma doença ocupacional de veterinários e tratadores. A contaminação de feridas humanas pelo agente infeccioso leva a um quadro dermatológico conhecido como erisipeloide.

Dermatofilose

A dermatofilose é uma enfermidade infecciosa comum que acomete com maior frequência bovinos, equinos, caprinos e ovinos. A doença é raramente observada nos animais de companhia.

O agente etiológico é *Dermatophylus congolensis*, um actinomiceto Gram-positivo e anaeróbio facultativo. Seu hábitat é desconhecido, e o solo com quantidade ideal de água e a pele de animais crônica ou subclinicamente infectados são as principais hipóteses.

Múltiplos fatores estão provavelmente associados ao estabelecimento e à progressão da infecção; no entanto, o trauma e a umidade parecem desempenhar papel fundamental na patogênese da doença. A incidência aumenta nas estações mais chuvosas. Estresse, imunossupressão, má nutrição, endo e ectoparasitismo (mosquitos e moscas sugadores, carrapatos), trauma (vegetação espinhosa) e dano actínico são fatores agravantes ou predisponentes. Dessa maneira, a multiplicidade de fatores provavelmente atua na iniciação, no desenvolvimento e na propagação da dermatofilose. As crostas nos animais e no meio ambiente são importantes fontes de manutenção e propagação da doença no rebanho, e nas crostas os zoósporos infectantes podem resistir a grandes variações de temperatura e por períodos prolongados. A doença tem sido conhecida por várias denominações, entre as quais a mais comum no Brasil é *estreptotricose*.

Os sinais clínicos são muito diversos, e uma boa conduta é considerar a dermatofilose como principal diferencial de qualquer dermatose alopécica e crostosa em grandes animais. A lesão elementar é papulopustulosa e evolui para placas crostosas e coalescentes. A exsudação purulenta é visível na base das lesões mais agudas. Nos casos mais crônicos, as crostas secas e aderentes aglutinam os pelos, que, quando depilados, saem com aspecto de pincel, deixando superfície erodida ou ulcerada, com variável hemorragia e exsudação purulenta. Há alopecia e descamação, e o quadro pode ser facilmente confundido com dermatofitose. Os casos crônicos são muito mais frequentes do que os agudos e predominam as crostas ressecadas, descamação e alopecia. As lesões podem causar dor, mas não são, em geral, pruriginosas.

Nos bovinos, é possível que haja lesões em qualquer sítio anatômico; no entanto, são mais frequentes o acometimento da região dorsal, peitoral, garupa, axila, virilha, face, pavilhões auriculares, porção distal dos membros, úbere, tetos, prepúcio e escroto. Nos casos mais graves, as lesões são generalizadas, os animais padecem seriamente da doença, resultando em importantes perdas econômicas. Nesses casos, é importante considerar comorbidades como a anaplasmose, a babesiose e infecções virais. No rebanho, vários animais podem estar acometidos.

Nos equinos, a dermatofilose é comum e de distribuição cosmopolita, e é mais grave nos climas subtropicais e tropicais. As lesões podem ser papulosas, crostosas, com configuração anular ou policíclica e ocorrem principalmente na região dorsal, na face, no pescoço, nos membros, na quartela e na coroa do casco (Figura 7.75).

Nos membros podem-se associar dor, edema e claudicação. Em alguns casos, a doença pode ser generalizada, com manifestação de sinais sistêmicos, como anorexia, perda de peso e de vigor físico. Na face e nos membros de coloração branca, pode ocorrer lesão eritematodescamativa, podendo representar um tipo fotodermatite induzida pelo microrganismo; lesões semelhantes podem ocorrer nos bovinos.

Animais gravemente enfermos exibem apatia, anorexia, linfadenomegalia e perda de peso. Nos caprinos, as lesões de dermatofilose são mais vistas no plano nasal, na pina, no dorso, na porção distal dos membros e na pele escrotal dos animais adultos. O pavilhão auricular e a cauda são mais acometidos nos cabritinhos.

Nos ovinos, notam-se lesões nos pavilhões auriculares, na face, no plano nasal, na pina, no dorso e nos flancos. Alguns animais manifestam crostas na região dorsal ou quadro crostoso na região da coroa do casco ao tarso ou carpo.

Nas extremidades dos ovinos, a dermatofilose recebe a denominação, em inglês, de *strawberry foot rot* – e aqui acredita-se que possa ocorrer uma combinação da dermatofilose com a dermatite pustulosa viral contagiosa. Os animais doentes podem produzir lã de baixa qualidade, implicando também em perdas econômicas. Os animais oligossintomáticos podem transmitir a doença para outros animais.

A dermatofilose é rara em cães e suínos. Nos cães, a infecção experimental induzida pela inoculação do agente na pele previamente traumatizada produziu lesão eritematocrostosa que involuiu de maneira espontânea ao cabo de, aproximadamente, 2 semanas. Essa observação reforça a importância da atuação dos fatores predisponentes ou agravantes na patogênese da doença.

A doença espontânea (de ocorrência natural) em cães se caracteriza por pápulas, exsudação, escamocrostas concavas, ressecadas, com aglutinação dos pelos, alopecia, eritema e erosões ou ulcerações. Qualquer região do tegumento pode estar acometida. Os animais podem estar emaciados, deprimidos, debilitados, refletindo possivelmente doença imunossupressora e debilitante de base.

A dermatofilose é uma zoonose. As lesões em seres humanos podem se manifestar como queratose punctata, foliculite eritematopustulosa e pruriginosa nas áreas de contato, intertrigo e raramente lesões nodulares (indivíduos imunocomprometidos).

O exame histopatológico das lesões pode revelar dermatite pustular intraepidérmica, foliculite luminal supurativa e dermatite perivascular a intersticial mista. A forma típica do microrganismo em trilho de trem pode ser vista, em cortes corados em hematoxilina e eosina, nas camadas alternantes de crostas paraceratóticas e ortoceratóticas presentes na superfície epidérmica (Figura 7.76). As colorações especiais de Brown & Brenn, Giemsa ou orceína ácida de Giemsa podem facilitar a visualização da bactéria.

Micobacterioses

As micobacterioses são infecções causadas por bactérias não formadoras de esporos, da família Mycobacteriaceae, gênero *Mycobacterium*, que apresentam similaridade morfológica, aerobiose, mas com diversidade no tropismo por hospedeiro e potencial patogênico. Embora as técnicas de biologia molecular tenham trazido avanços na taxonomia dessas bactérias, as propriedades de cultivo, em relação à velocidade de crescimento e produção de pigmento, ainda são muito utilizadas na rotina laboratorial para a classificação. Essas bactérias têm em comum a capacidade de reter a car-

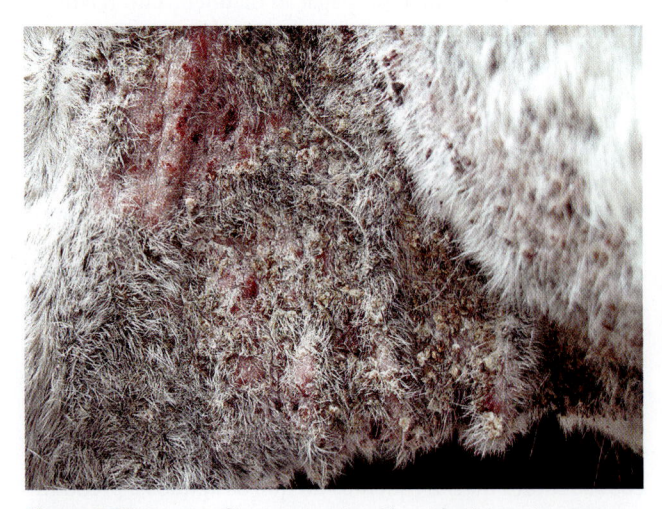

Figura 7.75 Dermatofilose em equino. Placa alopécica eritematocrostosa na região cervical ventrocranial.

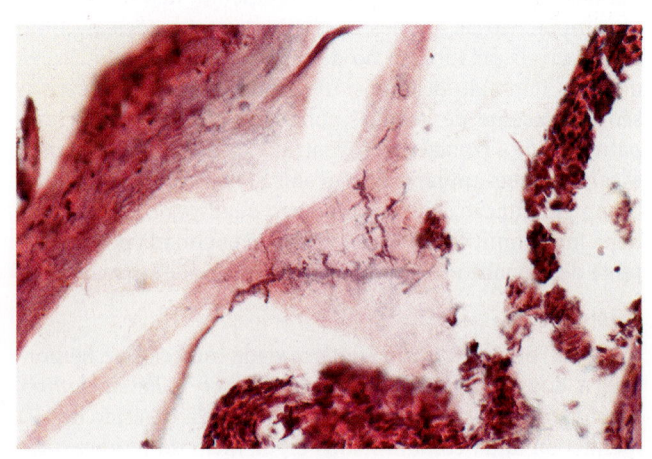

Figura 7.76 Dermatofilose. Típica apresentação cocoide em cadeia (aspecto de trilho de trem) do *Dermatophilus congolensis*, localizado na crosta epidérmica em um corte histológico de pele.

bolfucsina e outros corantes, mesmo após tratamento com ácido, álcool, ou ambos, derivando daí o termo **bactéria álcool-ácido resistente**.

Sob o ponto de vista clínico-patológico, *Mycobacterium* spp. podem ser classificadas de acordo com o crescimento em meio de cultivo: 1 – crescimento lento ou difícil cultivo, que produzem ou não tubérculos, com ou sem disseminação da infecção; 2 – crescimento rápido em que são facilmente cultiváveis; e 3 – síndromes leproides, formadoras de granulomas, que não podem ser cultiváveis por métodos padrões.

Como exemplos de agentes infecciosos de crescimento lento e que produzem tubérculos, tem-se o complexo *M. tuberculosis* que inclui *M. tuberculosis, M. bovis* e *M. microti*. Em especial, *M. bovis* e *M. microti* podem ocasionalmente produzir lesões cutâneas em várias espécies de mamíferos domésticos e silvestres. Nesses casos a porta de entrada são mordidas, arranhaduras e penetração de corpos estranhos contaminados.

Em geral, observam-se nódulos ulcerados ou não e lesões nodulares com trajetos drenantes refratários aos tratamentos. A combinação de envolvimento sistêmico é responsável pela grande lista de alterações patológicas e sinais clínicos possíveis nesses casos (p. ex., sistema respiratório, sistema digestivo, hemolinfático, nervoso e ocular).

Mycobacterium spp., também de crescimento lento, que produz granulomas, mas não produz tubérculos verdadeiros, é complexo *M. avium*. A infecção pelo complexo *M. avium* pode também resultar em lesões dermatológicas (granulomas dérmicos), além das lesões granulomatosas disseminadas envolvendo intestino, baço, fígado, linfonodos mesentéricos, sistema respiratório, sistema nervoso e olhos.

Das micobacterioses de maior interesse dermatológico, destacam-se o granuloma leproide canino, as síndromes leproides felinas e a paniculite por Mycobacterium spp. de crescimento rápido, descritas a seguir.

O granuloma leproide canino (GLC) é uma enfermidade infecciosa causada por uma nova espécie de *Mycobacterium* sp. A enfermidade apresenta distribuição cosmopolita, mas com concentração maior de casos em Zimbábue, Austrália, Nova Zelândia, Brasil e Colômbia. As raças de médio a grande porte e de pelagem curta são predispostas. Embora sem comprovação, suspeita-se da participação de artrópodes picadores ou sugadores na transmissão da enfermidade.

Macroscopicamente, notam-se lesões nodulares que podem ocorrer em qualquer lugar do corpo, mas com localização principal na porção convexa dos pavilhões auriculares e outras regiões da face. As lesões variam de poucos milímetros a vários centímetros de diâmetro, são firmes, em geral indolores, podendo ou não estar ulceradas.

Os animais não exibem sinais de acometimento sistêmico ou de envolvimento de linfonodos, mas a infecção secundária por *Staphylococcus* spp. é possível. Diante de caso clínico com forte suspeita para GLC, o diagnóstico pode ser firmado pelo exame citológico ou histopatológico com a coloração especial de Ziehl-Neelsen.

Histologicamente, observa-se dermatite nodular a difusa piogranulomatosa e linfoplasmocitária, ocorrendo frequentemente áreas coalescentes de necrose; a quantidade de bacilos varia com a lesão e dentro da mesma lesão. O cultivo

é útil para descartar outras micobacterioses, e a PCR revela bacilo relacionado ao grupo *M. simiae*.

As infecções causadas por *Mycobacterium sp.* de crescimento rápido (antigamente referida como micobacterioses atípicas) são caracterizadas por formar colônias em aproximadamente 7 dias de incubação. Algumas das espécies envolvidas, cuja taxonomia tem sido aprimorada com os estudos de biologia molecular, incluem *M. fortuitum, M. smegmatis, M. chelonei-abscessus, M. wolinskyi*, entre outras.

Essas bactérias são oportunistas ambientais (solo, coleções hídricas), causando doença em indivíduos hígidos ou imunocomprometidos. De importância dermatológica, descreve-se a paniculite felina. A doença se inicia, em geral, nas regiões inguinais ou axilares, adipocíticas, podendo se espalhar para a região lateral do tronco, períneo e base da cauda. Placas, nódulos e tratos drenantes, sem a presença de odor fétido, alternando com áreas firmes e fibrogranulomatosas, se desenvolvem após inoculação traumática inicial (corpos estranhos contaminados, mordeduras, arranhaduras, cirurgias, injeções etc.).

O quadro é progressivo, de difícil tratamento, e pode, na evolução, acometer extensas áreas da pele e panículo. Esses *Mycobacterium* spp. têm enorme predileção por tecido rico em lipídios, que fornece triglicerídeos para o metabolismo microbiano e possivelmente alguma proteção contra a resposta imunológica. Nos casos mais avançados, os gatos podem exibir sinais sistêmicos como febre, apatia, anorexia e perda de peso. Embora com ocorrência substancialmente menor, os cães também podem ser acometidos por lesões nódulo-tumorais refratárias ao tratamento. Histologicamente, observam-se dermatite e paniculite piogranulomatosa, com achado de bacilos álcool-ácido resistentes no interior de lipocistos (vacúolos lipídicos) na coloração de Ziehl-Neelsen.

A síndrome da hanseníase felina (SLF) refere-se à condição granulomatosa da pele causada por espécie de *Mycobacterium* sp. de cultivo muito difícil ou impossível. Inicialmente, o agente etiológico incriminado era apenas *M. lepraemurium*, causador de hanseníase nos ratos. No entanto, estudos recentes de biologia molecular têm descrito pelo menos três novas espécies de *Mycobacterium* spp. A síndrome é mais vista nos países de clima temperado, tendo a inoculação por brigas com roedores ou outros gatos e por meio do solo contaminado como a principal forma de contaminação.

Clínica ou macroscopicamente, a SLF apresenta-se com nódulos únicos ou múltiplos, cutâneos ou subcutâneos, indolores, localizados na cabeça, nos membros, no tronco e no escroto. As lesões variam de poucos milímetros a vários centímetros de diâmetro, podendo ser ou não ulceradas, firmes ou macias. Na evolução, pode haver comprometimento de linfonodos e até de órgãos internos.

Nas infecções por *M. lepraemurium*, os gatos tendem a ser mais jovens, e o curso da infecção é agressivo, com disseminação em poucas semanas. Nos casos envolvendo as novas espécies de *Mycobacterium* spp., os gatos tendem a ser mais idosos e imunocomprometidos; as lesões nodulares podem ser generalizadas ou localizadas. Casos de uma micobacteriose granulomatosa multissistêmica, causada por *M. visible*, também têm sido descritos nos gatos, que eram emaciados, com extensas lesões ulceradas e envolvimento de vários órgãos.

Histologicamente, a SLF exibe reação granulomatosa ou piogranulomatosa, compatível com hanseníase tuberculoide ou lepromatosa (Virchowiana), contendo lesões paucibacilares ou multibacilares, respectivamente, que reflete o estado da imunidade celular do hospedeiro.

Abscessos

Por definição, abscesso cutâneo ou subcutâneo é lesão do grupo das coleções líquidas, elevada, circunscrita, mais ou menos proeminente, contendo líquido purulento, acompanhada de calor, dor e rubor. Os abscessos podem ocorrer em todos os mamíferos. A porta de entrada, em geral, se faz por mordedura, arranhadura, penetração de corpo estranho contaminado, ruptura de lesão cística infectada, complicação cirúrgica ou por ectoparasitos. Vários patógenos bacterianos podem ser cultivados: *Pasteurella multocida, Staphylococcus* sp., *Streptococcus* B hemolítico, *Fusobacterium*, espécies de *Bacteroides* e *Clostridium*, *Peptostreptococcus*, *Corynebacterium* spp.

Em felinos, pelas disputas territoriais e por acasalamento, os locais mais acometidos são base da cauda, da cabeça e do pescoço. Abscessos recorrentes ou de difícil tratamento ocorrem nos gatos imunossuprimidos, em razão da infecção por FeLV ou pelo vírus da imunodeficiência felina (FIV), ou acometidos por agentes etiológicos específicos como *Nocardia* spp., *Actinomyces* spp., *Yersinia pestis* ou *Mycobacterium* spp.

Em suínos ocorrem principalmente na região escapular, no pescoço, nas orelhas, no flanco, na cauda e nas patas. Em cavalos, os abscessos são, em geral, causados por *Corynebacterium pseudotuberculosis*, *Clostridium* spp., *Staphylococcus* spp., *Streptococcus* spp., *Nocardia* spp., *Actinobacillus* spp. e *Rhodococcus equi* e vários anaeróbios. Em bovinos, *Trueperella pyogenes* é muito prevalente. Em ovinos e caprinos, abscessos esporádicos podem ser produzidos por qualquer evento que traumatiza a pele, como tosa, colocação de brincos, vacinação, ordenha, ferimentos penetrantes por plantas e espinhos.

A lesão macroscópica é nodular, firme a flutuante, normocrômica a eritematosa, dolorosa, que na drenagem expulsa conteúdo líquido a viscoso, purulento a piossanguinolento, com debris teciduais necróticos e por vezes com odor ofensivo. Na presença de grãos, de variável coloração, deve-se suspeitar de nocardiose, actinomicose ou actinobacilose.

Microscopicamente, no abscesso clássico inespecífico, a necrose que predomina é a de liquefação com infiltração neutrofílica massiva, variável infiltração por mononucleares (dependendo do tempo de evolução), circundados por cápsula fibrosa. Reação ou fenômeno de *Splendore Hoeppli* (agregados de bactérias inclusas em material amorfo eosinofílico, presumivelmente uma reação de antígeno – anticorpo) embebida nos piogranulomas são observados nos casos de actinomicose, actinobacilose e nocardiose.

Dermatofitose

A dermatofitose é a infecção fúngica superficial causada por fungos que infectam e se nutrem da porção ceratinizada da epiderme e de anexos cutâneos. São conhecidos como fungos dermatófitos, e os gêneros *Microsporum* e *Tricophyton* são os mais importantes.

Os dermatófitos também podem ser classificados como zoofílicos, geofílicos e antropofílicos. Dos fungos zoofílicos que causam com frequência a doença em animais, destacam-se *M. canis* (cães e gatos), *M. equinum* (cavalo), *M. nanum* (porco), *T. equinum* (cavalo), *T. verrucosum* (bovino), o complexo *T. mentagrophytes* (roedores diversos). Os fungos geofílicos são responsáveis pela decomposição do material ceratinoso no solo, após a eliminação pelos animais. Essa dermatomicose ocorre em todo o mundo, no entanto é difícil estabelecer a prevalência real. Trata-se de uma zoonose e tem importância em todos os animais domésticos.

Na dermatologia de pequenos animais, a dermatofitose assume grande importância na espécie felina. O principal agente etiológico da dermatofitose felina e canina é o *Microsporum canis*. A enfermidade parece ocorrer com maior frequência nos locais com temperatura e umidade elevadas, e é diagnosticada com frequência no Nordeste do Brasil. Certamente, a doença assume maior importância em animais jovens, especialmente os malnutridos e parasitados. No entanto, animais idosos imunossuprimidos podem desenvolver uma forma grave da doença.

A inflamação cutânea é fruto da ação de várias toxinas produzidas pelo fungo, que, por sua vez, induz à dermatite de contato. Nessa reação, participam tanto as toxinas fúngicas quimiotáticas como as citocinas produzidas pelos ceratinócitos e células inflamatórias. A intensidade da reação inflamatória, no entanto, varia com a espécie do fungo em questão; os fungos zoofílicos tendem a induzir menos inflamação do que os fungos geofílicos e antropofílicos, quando acometem os animais.

Cura ou proteção contra a reinfecção está relacionada à presença de robusta resposta imunológica tipo Th1. O contágio se faz pelo contato com os animais infectados, fômites, cama, ectoparasitos e ambientes contaminados (inclusive hospitais veterinários). Em cães e gatos, a maior parte do contágio pelo *Tricophyton* sp. ocorre pelo contato com roedores e seus ninhos, enquanto pelo *M. gypseum* ocorre por contato com o solo contaminado.

A forma infectante do dermatófito é o artrosporo, que se forma pela segmentação das hifas. O microtrauma cutâneo (p. ex., prurido, ectoparasitos) é considerado importante fator para se estabelecer a infecção. Reconhecem-se três estágios do processo infeccioso: 1 – aderência dos atrosporos ao ceratinócitos por meio de moléculas de adesão, 2 – germinação do conídeo com a emergência de um tubo a partir do artrosporo que penetra no estrato córneo; e 3 – invasão das hifas em várias direções do tecido ceratinizado, incluindo os folículos pilosos.

Dentro de alguns dias (7 dias em média), o ciclo se fecha com a segmentação das hifas e a produção de novos artrosporos. Os sinais clínicos geralmente aparecem em 1 a 3 semanas após a exposição. Os dermatófitos secretam exoproteases, endoproteases, fungalisinas que digerem a queratina e permitem a invasão tecidual. Os esporos dos dermatófitos, em condições ideais de umidade e temperatura, permanecem viáveis por longo período no ambiente.

As lesões elementares da dermatofitose animal consistem em pápulas eritematosas que podem confluir, formando placas alopécicas e eritemato-descamativas, com ou sem a presença de exsudação e crostas, comedões e onicodistrofia. Geralmente, o prurido é mínimo ou ausente, podendo, em poucos casos, ser intenso, mimetizando aqui lesões da dermatite úmida aguda ou lesões eosinofílicas ulcerativas.

As lesões são tipicamente assimétricas e envolvem com frequência, em cães e gatos, o segmento cefálico, pavilhões auriculares, membros, patas e depois evolui para outras regiões corpóreas. Os sinais clínicos da dermatofitose são muito variados, fazendo com que essa doença seja muito lembrada quando não está presente ou esquecida quando realmente ocorre. Na maioria dos animais acometidos, notam-se várias placas anulares ou policíclicas de alopecia e descamação, com variável inflamação.

Nos bovinos, o agente etiológico predominante é *Tricophyton verrucosum,* e as lesões ficam mais localizadas na cabeça, na região cervical e na pelve. Variação etária e sexual da distribuição das lesões tem sido descrita. Nos equinos, o principal agente etiológico é *T. equinum.*

As lesões podem iniciar mimetizando uma erupção urticariforme com eriçamento dos pelos. As principais regiões acometidas são cabeça, região cervical, tórax dorsolateral e axilas (Figura 7.77), com menor acometimento dos membros, exibindo frequentemente as lesões circulares ou policíclicas de alopecia, descamação, crostas, com pouco ou nenhum prurido. Raramente a enfermidade pode ser pruriginosa, fazendo diagnóstico diferencial com ectoparasitoses e alergias.

Eritema é observado apenas nos cavalos brancos. Nos cães, podem ocorrer lesões focal, multifocal, regional ou generalizada. Localizam-se frequentemente na cabeça, nos pavilhões auriculares, nas patas e na cauda. Uma dermatose facial, com despigmentação nasal, semelhante a doença autoimune, ocorre nas infecções por *Tricophyton mentagrophytes* e *Microsporum persicolor*. Outras formas de apresentação incluem enfermidade cutânea seborreica, *kerion* (lesão nodular piogranulomatosa semelhante ao histiocitoma), onicomicose assimétrica e dermatite furunculótica com variável distribuição (*Tricophyton* sp.). Lesões extensas ocorrem principalmente em animais imunossuprimidos (hiperadrenocorticismo, corticoterapia, quimioterapia anticâncer, desnutrição e parasitismo).

A dermatofitose é uma enfermidade comum nos felinos. Geralmente, o gato é o responsável pela infecção de outros animais e de seres humanos em uma propriedade urbana. *Microsporum canis* é o agente isolado com maior frequência nos casos de dermatofitose felina. A doença pode ter um curso com mínimas lesões, até graves enfermidades cutâneas seborreicas e alopécicas generalizadas (Figura 7.78).

As lesões podem ser focais, multifocais ou generalizadas. A cabeça, o pavilhão auricular e as patas são acometidos com frequência. Descamação, alopecia, eritema, crostas e dermatite miliar são sinais comuns. Manifestações menos frequentes incluem acne recorrente, blefarite crônica, dermatite crostosa mucocutânea, alopecia simétrica, otite externa, pododermatite, paroníquia (processo infeccioso/inflamatório ao redor das unhas) e pseudomicetoma dermatofítico.

Pseudomicetoma dermatofítico refere-se à infecção dermatofítica extrafolicular que envolve a derme profunda e o panículo adiposo. A reação é granulomatosa e resistente à terapia farmacológica. Os gatos persas são predispostos a essa forma de dermatofitose profunda. Há relatos também de pseudomicetoma dermatofítico nas espécies canina e equina.

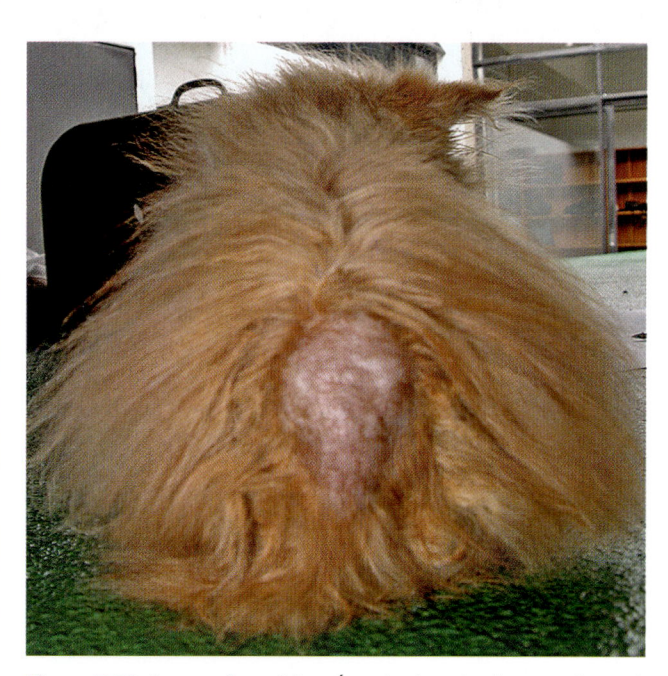

Figura 7.77 Dermatofilose equina. Placas alopécicas anulares, hipercrômicas e descamativas localizadas na região frontal.

Figura 7.78 Dermatofitose felina. Área de alopecia, descamação e mínima inflamação na região sacral.

Outra forma de dermatofitose nodular inclui o quérion, que se manifesta por lesão nodular, única ou múltiplas, alopécica, caracterizado histologicamente por granulomas centrados em fragmentos de pelos infectados por artrosporos e hifas. Os gatos da raça Persa e os cães da raça Yorkshire Terrier parecem ser mais acometidos por essas formas nodulares da dermatofitose.

Nos caprinos e ovinos, *T. verrucosum* é o agente mais isolado. As lesões distribuem-se principalmente na face, na pina, no pescoço e nos membros dos caprinos; e na face, no pescoço, no tórax e no dorso dos ovinos. Nos suínos, *M. nanum* é o agente mais comum. As lesões aparecem atrás do pavilhão auricular e no tronco e produzem crosta de coloração marrom a alaranjada.

Os achados histopatológicos da dermatofitose são variáveis, assim como a apresentação clínica. Os achados mais comuns são perifoliculite, foliculite, furunculose e dermatite pustulosa intraepidérmica (Figura 7.79). Nos casos de furunculose, é comum a dermatite nodular a difusa piogranulomatosa. Nos raros casos de pseudomicetoma, há dermatite nodular ou difusa profunda e paniculite piogranulomatosa associadas a colônias compactas de fungos. Nos casos com poucos elementos fúngicos teciduais, as colorações especiais de PAS ou prata metanamina de Grocott ou Gomori facilitam a visualização. Há o relato, em equinos, de dermatite pustular acantolítica, semelhante ao pênfigo superficial, causado pelo *T. equinum*.

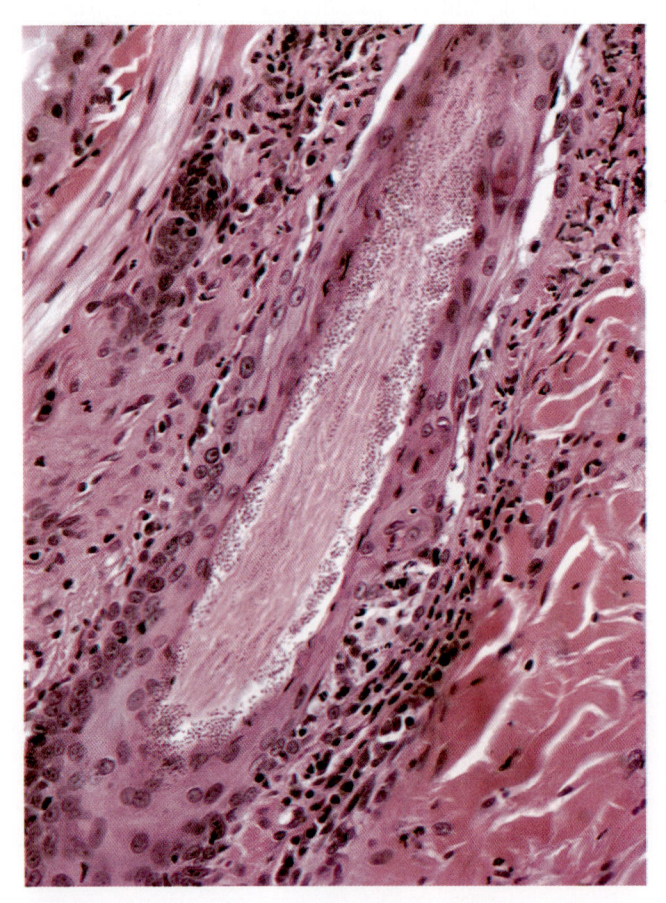

Figura 7.79 Dermatofitose. A haste pilosa e o espaço infundibular estão infectados por hifas e artroconídeos de dermatófitos.

Dermatite por *Malassezia* spp.

A levedura *Malassezia* spp. compreende um grupo único, bem definido de fungos lipofílicos que vivem quase exclusivamente na pele e nas mucosas de vertebrados de sangue quente. Uma vez que a levedura *Malassezia* spp. pode ser encontrada na pele de animais normais, seu papel na patogênese nas doenças da pele é motivo de controvérsia. O crescimento da levedura no estrato córneo depende da atividade metabólica do fungo, da resposta imunológica nativa e adaptativa do hospedeiro e possivelmente da interação com outros patógenos (p. ex., bactérias).

O balanço entre esses fatores, que determina o equilíbrio entre o comensalismo e o parasitismo, é motivo ainda de investigação científica. O complexo da resposta imunológica que determina tolerância ou inflamação envolve a participação dos ceratinócitos (p. ex., produção de peptídeos antimicrobianos, alteração da produção de citocinas), apresentação de antígenos pelas células de Langerhans epidérmicas e células dendríticas da derme, balanço da resposta Th1/Th2 em função dos perfis produzidos de interleucinas, ativação de complemento, produção de anticorpos IgE alérgenos específicos e sensibilização mastocitária.

Malassezia pachydermatis é uma levedura saprófita, lipofílica, não micelial, que tem forma de amendoim. Essa espécie é encontrada normalmente no canal auditivo, saco anal, pele interdigital, lábio, ânus, vagina e, em menor número, no tronco de cães. A outra espécie, *Malassezia sympodialis*, apresenta formato mais arredondado e é discretamente menor que *M. pachydermatis*. Essa espécie tem sido isolada da pele de gatos normais e doentes. Entretanto, a taxonomia do gênero *Malassezia* está em evolução.

Das dezoito espécies que foram descritas, *M. pachydermatis*, *M. furfur*, *M. sympodialis*, *M. globosa*, *M. slooffiae*, *M. nana*, *M. caprae*, *M. equina*, *M. cuniculi*, *M. brasiliensis*, *M. psittaci* e *M. verspertilionis* foram isoladas de animais e têm importância na dermatologia veterinária; envolvimento dessas diferentes espécies pode sofrer variação geográfica. Em um estudo nacional, *M. furfur* foi identificada nas dermatites e otites caninas, enquanto na Eslováquia *M. pachydermatis* foi a mais prevalente.

Atualmente, é aceito que a proliferação do fungo no tecido animal pode ser amplificada, tanto por condições ambientais favoráveis como por alterações na suscetibilidade do hospedeiro. Os fatores que favoreçam a proliferação fúngica e o aparecimento de sinais clínicos são produção excessiva de sebo ou cerume, umidade excessiva (áreas intertriginosas), quebra da barreira epitelial, alterações do microclima cutâneo e diminuição das defesas imunológicas. Ademais, tem-se demonstrado que *Malassezia* spp. tem um mecanismo de aderência aos ceratinócitos que é importante no estabelecimento da infecção. Esse processo facilita a ação das lipases e lipo-oxigenases do microrganismo sobre o filme lipídico cutâneo, produzindo compostos pró-inflamatórios. Outra hipótese propõe que alguns animais podem se tornar alérgicos, com produção de IgE contra os componentes da levedura, e manifestar dermatose pruriginosa. O crescimento de *Staphylococcus* spp. pode resultar em efeito sinérgico com *Malassezia* sp.

Doenças tidas como facilitadoras para o desenvolvimento da malasseziose incluem enfermidade cutânea seborreica, doenças alérgicas (p. ex., dermatite atópica e alergia alimentar), enfermidades endócrinas (p. ex., hipotireoidismo, hiperadrenocorticismo, desbalanço dos hormônios sexuais), piodermites bacterianas, dermatites intertriginosas, assim como administração crônica de antibióticos e glicocorticoides. Algumas raças de cães também são predispostas à malasseziose: Cocker Spaniel, Basset Hound, West High-Land White Terrier, Poodle, Boxer, ShihTzu, Setter Irlandês, Daschunds, Lhasa Apso e Pastor Alemão, entre outras.

Os sinais clínicos da malasseziose são variados, mas consistem em geral de dermatite e otite pruriginosa eritema, prurido, disqueratose oleosa com produção de escamas amareladas e bem aderidas, liquenificação, alopecia e hiperpigmentação. O prurido é, em geral, marcante, mas, quando não ocorre, deve-se suspeitar de hipotireoidismo, hiperadrenocorticismo, síndrome hepatocutânea e dermatose responsiva ao zinco como doenças primárias.

Ocasionalmente, *M. pachydermatis* pode causar foliculite e mimetizar os quadros de foliculite bacteriana. O padrão de distribuição das lesões segue, em geral, o padrão da dermatite predisponente primária. No entanto, frequentemente as lesões localizam-se no lábio, no plano nasal, na pele interdigital, na região axilar e inguinal, na região cervical ventral, no leito ungueal, na região perianal (paroníquia por *Malassezia* sp.) e em outras regiões intertriginosas (Figura 7.80). A paroníquia por *M. pachydermatis* confere coloração ferruginosa à placa da unha, com depósito de material graxo da mesma cor. A levedura também pode causar foliculite mentoniana e pseudocistos podais.

Três síndromes clínicas têm sido descritas na malasseziose canina: malasseziose secundária a outras condições inflamatórias da pele, caracterizada por forte odor e intenso prurido (comum); malasseziose primária, generalizada, com forte odor seborreico, início agudo, rápida resposta terapêu-

tica e ausência de recorrência (rara); e prurido intenso e autotrauma localizado no plano nasal ou na região perianal.

Nesses casos, o prurido apresenta-se desproporcionalmente à intensidade das lesões (muito raro). A dermatite regional pode localizar-se nas seguintes regiões: focinho, lábio, cervical ventral, abdome ventral e períneo, e face medial dos membros. Nos quadros de otite, observam-se prurido e/ou dor, eritema, secreção ceruminosa amarronzada seca ou cremosa.

Nos felinos, a enfermidade é bem menos frequente, mas citam-se otite externa ceruminosa, acne felina recorrente, quadros seborreicos generalizados, paroníquia (inflamação do leito ungueal) e eritrodermia (eritema generalizado com ou sem descamação).

A malasseziose felina pode se associar a doenças sistêmicas mais sérias, como infecção pelo FIV, diabetes melito, timoma, alopecia paraneoplásica e dermatite superficial necrolítica. As lesões podem localizar-se na região ventral, no meato acústico, nas patas, no mento; e, em associação, em aproximadamente metade dos casos, na dermatite facial idiopática dos gatos das raças Persa e Himalaio.

Os achados histopatológicos da malasseziose incluem hiperplasia epidérmica irregular, espongiose, paraqueratose e exocitose linfocitária. Na derme, nota-se infiltrado angiocêntrico a intersticial linfo-histiocitário. Em alguns casos, podem ser observados o alinhamento de mastócitos com a interface dermoepidérmica e a incontinência de pigmento melânico. Os organismos são encontrados em cerca de 70% dos casos, podendo localizar-se, inclusive, no infundíbulo folicular. O diagnóstico da malasseziose se faz por meio do exame físico e da positividade do exame citológico (coloração tipo Romanowsky) das amostras obtidas das lesões por meio de decalques, raspados superficiais ou *swabs*.

A dermatite por *Malassezia* sp. em equinos carece de publicações. Alguns autores informam um quadro clínico variavelmente pruriginoso e seborreico, localizado principalmente nas áreas intertriginosas da axila, virilha, prepúcio e úbere. A dermatite resultante pode ser seborreica oleosa e com odor forte. A alta umidade e intertrigo são tidos como fatores preponderantes nos equinos.

Pitiose

A pitiose é uma enfermidade cutânea e subcutânea granulomatosa de evolução crônica que acomete principalmente os equinos, embora os bovinos e os cães também possam ser acometidos. As lesões nos cães tendem a ocorrer em animais jovens, de grande porte, e manifestam-se como úlceras e nódulos com trajetos drenantes nos membros, na região do tronco e no períneo.

Nos cães, há relatos de acometimento do sistema digestório, em que ocorre gastrenterite granulomatosa. Em dois surtos epidêmicos no Nordeste do Brasil, os ovinos acometidos desenvolveram lesões ulcerativas nos membros, no abdome e na região pré-escapular. A pitiose equina e bovina tem sido descrita no Brasil.

A pitiose, tradicionalmente descrita no capítulo das dermatoses fúngicas, tem como agente etiológico *Pythium* spp., que não é um oomiceto e, portanto, não é um fungo verdadeiro. São organismos aquáticos que vivem sobre plantas

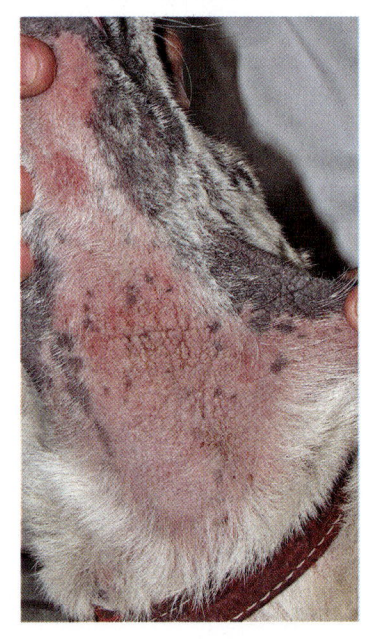

Figura 7.80 Malasseziíase canina. Extensa placa alopécica, eritematosa, liquenificada e seborreica na região submandibular.

ou substratos orgânicos aquáticos, com temperatura ótima para reprodução entre 30 e 40°C; portanto, as infecções são mais comuns em regiões de clima tropical.

O zoósporo móvel do microrganismo apresenta quimiotaxia para o tecido animal. Os animais infectam-se frequentando ou bebendo nos alagados de água estagnada. Não existe predisposição racial, sexual ou etária para o desenvolvimento da doença nos equinos. A existência de lesão cutânea prévia, inclusive microscópica, parece ser um pré-requisito para a infecção, e os animais apresentam histórico de permanecer longos tempos em terrenos alagados, pântanos e lagos.

Nos equinos, a pitiose caracteriza-se, clinicamente, por lesão única, que pode alcançar grandes dimensões. Inicia-se como lesão edematosa, que rapidamente forma trajetos drenantes e evolui rapidamente para grande massa ulcerada de aspecto granulomatoso e produz secreção hemorrágica, purulenta ou piossanguinolenta (Figura 7.81).

Muito frequente é a extrusão de tecido necrótico amarelado, que se assemelha a pequenos corais (*kunkers*). O prurido é, em geral, importante, e os animais esfregam-se contra objetos fixos.

Os locais mais acometidos são aqueles com maior contato com a água: abdome, tórax lateroventral e membros; lábio, narinas, genitália externa e região cervical podem ser ocasionalmente acometidos. As lesões localizadas nos membros podem envolvê-los completamente, causando edema. Não obstante, esses animais podem deambular sem maiores dificuldades. Em alguns casos, pode haver disseminação da infecção por meio dos planos tissulares, da fáscia e dos linfáticos. Dessa maneira, é possível o envolvimento de órgãos internos, como os sistemas digestório e respiratório, o sistema monocítico macrofágico, ossos e articulações.

A mortalidade nos casos não tratados se aproxima de 100%. Os achados histopatológicos revelam dermatite nodular a difusa, piogranulomatosa a granulomatosa, com numerosos eosinófilos. Os granulomas envolvem focos centrais de material necrótico, granular e eosinofílico.

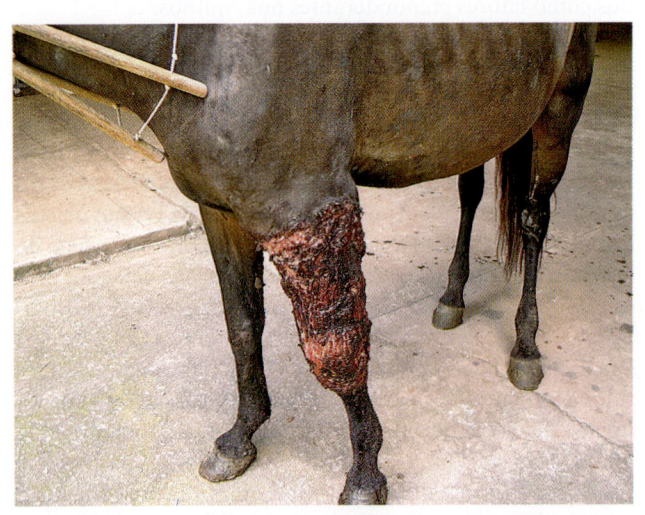

Figura 7.81 Pitiose equina. Extensa placa ulcerada, encimada por crostas hemorrágicas, que envolve toda a circunferência do membro torácico esquerdo.

As estruturas fúngicas podem ser vistas em cortes histológicos corados por hematoxilina e eosina como estruturas lineares, ramificadas, emaranhadas e não coradas. As colorações de impregnação por prata são as melhores para corar as estruturas pseudofúngicas. Ocasionalmente pode haver invasão vascular pelas hifas, determinando vasculite e trombose.

Esporotricose

A esporotricose é uma micose cutânea e subcutânea cujo agente etiológico é o fungo dimórfico, saprofítico, que habita o solo e vegetais em decomposição, conhecido como *Sporothrix* spp. Enquanto *S. schenckii* aparenta ser o agente etiológico mais frequente mundo afora, no Brasil o agente etiológico mais frequente da esporotricose felina é *S. braziliensis*.

No Brasil, a esporotricose tem grande importância, devido aos grandes surtos epidêmicos, e regiões endêmicas em vários estados da Federação, associados ao importante acometimento humano (zoonose). Esse fungo é capaz de causar doença no ser humano e em várias espécies de animais, como cavalos, cães, gatos, muares, camelos, golfinhos, pássaros, suínos e bovinos.

A infecção estabelece-se por meio de feridas traumáticas contaminadas com o elemento fúngico que pode estar presente em plantas, solo e matéria orgânica contaminadas – nesse caso, a enfermidade é de transmissão sapronótica (sapronose) e ocorre principalmente em trabalhadores da agricultura ou jardinagem.

Em gatos, as arranhaduras e mordeduras também são descritas como a principal forma de contágio. Embora a esporotricose ocorra em várias espécies de animais, é no gato que a enfermidade assume maior importância na saúde pública, decorrente do grande número de células fúngicas presentes nas lesões cutâneas e à presença de fungos nas garras e mucosa oral. Assim, veterinários, enfermeiros, estudantes e proprietários que lidam com animais doentes apresentam maior risco de contaminação (zoonose). Relata-se que não é obrigatoriamente necessária a lesão traumática para o contágio.

Três formas clínicas são descritas para a esporotricose felina: cutânea, cutânea linfática e disseminada. Combinações dessas formas podem coexistir em um animal. Nos gatos, a mais comum é a cutânea linfática. Placas, nódulos, nódulos ulcerados e lesões ulcerocrostosas desenvolvem-se principalmente na região cefálica, em pavilhões auriculares, na região cervical, nos membros, nas patas, na cauda e no períneo (Figura 7.82). Nos casos mais graves, pode haver exposição muscular e óssea. Pelo frequente acometimento das vias respiratórias, é postulado que a infecção felina possa ocorrer pela inalação fúngica.

Os sinais respiratórios podem preceder as lesões cutâneas. Na forma disseminada da doença, o fungo pode ser isolado do coração, pulmão, baço, fígado, cérebro e adrenal. A contaminação bacteriana secundária é comum e produz secreção purulenta no leito ulcerado.

Em decorrência do hábito fastidioso de limpeza, os gatos podem se autoinocular. É possível, mesmo sem evidência clínica de acometimento sistêmico, cultivar o fungo a partir de linfonodos e órgãos internos dos gatos acometidos. Nos

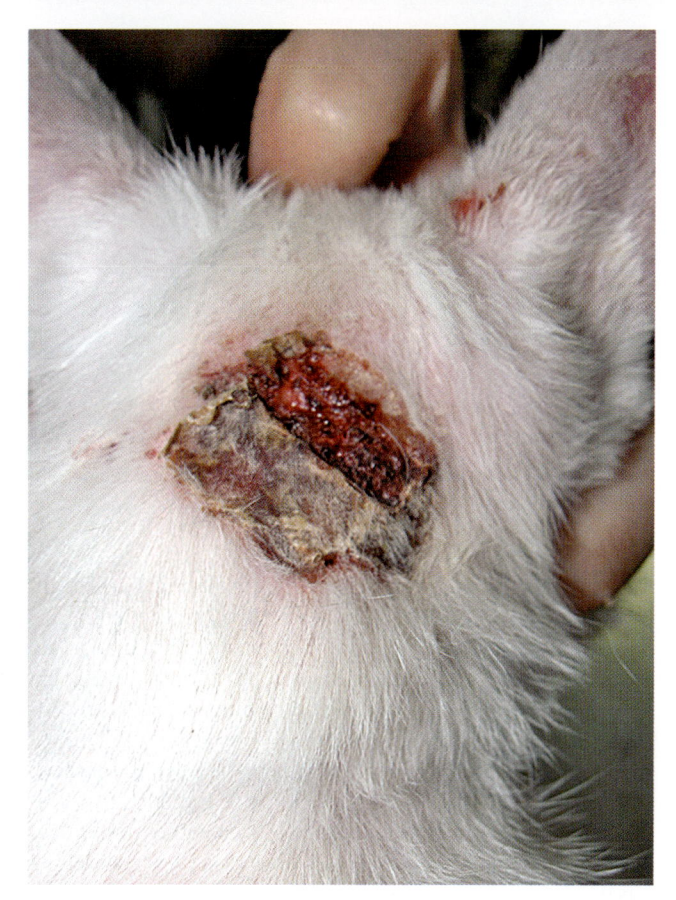

Figura 7.82 Esporotricose felina. Lesão ulcerada, com restos celulares necróticos e margens bem definidas, localizada na região cervical dorsal.

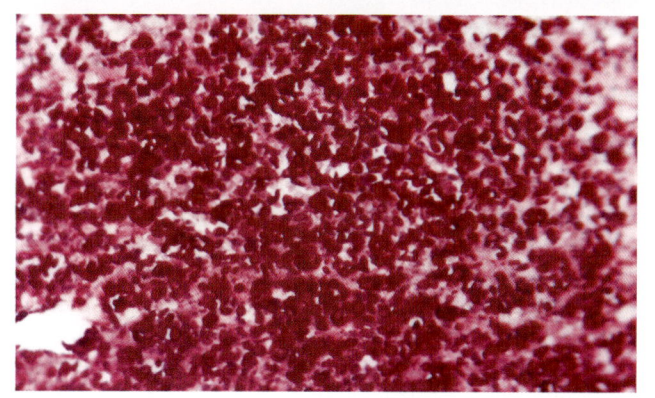

Figura 7.83 Esporotricose felina. Corte histológico de pele acometida. Inúmeras estruturas leveduriformes coradas em ácido periódico-Schiff.

Criptococose

A criptococose é uma enfermidade fúngica sistêmica que acomete o ser humano e várias espécies animais (gatos, cães, furões, cavalos, caprinos, ovinos, bovinos, golfinhos, aves, coalas e outros marsupiais), e a micose sistêmica é mais frequente em felinos, devido à maior suscetibilidade da espécie à infecção. A criptococose pode acometer indivíduos hígidos, mas são nos pacientes imunossuprimidos em que a enfermidade assume maior gravidade, com grave meningite e infecções disseminadas. Em seres humanos, a AIDS é um frequente complicador desses casos.

O gênero *Cryptococcus* conta com, ao menos, 39 espécies variavelmente encapsuladas, duas das quais têm maior importância na medicina veterinária: *C. neoformans* e *C. gatti*, com variações geográficas de envolvimento. São fungos dimórficos, com fase vegetativa leveduriforme e outra forma filamentosa. A leveduriforme é isolada em condições laboratoriais de rotina e nos tecidos dos mamíferos causando a doença.

A levedura de *C. neoformans* e *C. gatti* é envolta por cápsula de polissacarídeo com variável espessura que confere proteção contra as adversidades ambientais e escape contra as defesas imunológicas: inibição da migração, quimiotaxia e fagocitose leucocitária, depleção de complemento e desvio da resposta Th1 para Th2. É um fungo de distribuição cosmopolita.

O organismo é encontrado no hábitat de aves, principalmente os pombos, que são considerados os reservatórios mais importantes, como também em ambientes contendo material orgânico de plantas em decomposição. Os microrganismos passam pelo tubo digestório das aves, são eliminados e podem ficar viáveis nas fezes dos pombos por até 2 anos, caso não fiquem expostos à luz e à dessecação; raramente os pombos padecem de infecção sistêmica.

A via de infecção não é conhecida; no entanto, a inalação dos organismos em suspensão no ar é a hipótese mais aceita. Embora *Cryptococcus* possa se instalar nos alvéolos, a cavidade nasal pode ser o sítio primário da infecção. O período de incubação é longo, variando de 2 a 13 meses, ou mais.

A espessa cápsula glicoproteica que envolve o microrganismo inibe a apresentação antigênica e a resposta imunológica. A infecção inicial manifesta-se, geralmente, no sistema

casos graves, observam-se apatia, febre, anorexia e perda de peso. Nos cães, as principais formas da doença são a cutânea e a cutânea linfática. Vários nódulos, ulcerados ou não, ocorrem na região cefálica e no tronco. Os cães com atividade de caça ou com livre acesso ao exterior da casa são mais predispostos à infecção. Linfangite é observada na forma cutânea linfática e ocorre principalmente nos membros. Nos equinos, a esporotricose é vista com mais frequência nos membros após um acidente traumático perfurante. As regiões escapular, glútea e perineal também podem ser acometidas. A infecção ascende por via linfática, produzindo vários nódulos, que podem ulcerar e drenar conteúdo purulento. A forma cutânea linfática é a mais comum, podendo os vasos linfáticos estar infiltrados em forma de cordão. O linfonodo proximal pode estar aumentado, fistular e drenar secreção piossanguinolenta. Nódulos solitários ou múltiplos podem ocorrer em outras localizações.

A dermatite nodular a difusa piogranulomatosa é o principal achado histopatológico na esporotricose. Os elementos fúngicos são tradicionalmente muito mais numerosos nas lesões felinas do que nas de outras espécies (Figura 7.83). No entanto, lesões com poucas leveduras também têm sido reconhecidas nos gatos. Nas lesões com número reduzido de fungos intralesionais, as colorações especiais (PAS e prata metanamina de Grocott) são fundamentais para o diagnóstico. Eventualmente, corpos asteroides podem ser encontrados nos cortes histológicos.

respiratório superior ou inferior, onde se formam granulomas. Pela via hematogênica ou por contiguidade (quando da doença na cavidade nasal e dos seios nasais – osteomielite da placa cribiforme), a infecção pode alcançar o sistema nervoso central (meningoencefalite) e outros órgãos via macrófagos infectados.

Acometimento do nervo óptico por disseminação localizada ou por via hematogênica leva a coriorretinite ou neurite óptica. O envolvimento cutâneo multifocal, ósseo ou articular/periarticular se dá provavelmente por disseminação hematogênica; pode haver também disseminação para órgãos do sistema digestivo (pâncreas, linfonodos mesentéricos, intestino e estômago).

A imunossupressão causada por certos fármacos (p. ex., glicocorticoides, quimioterápicos), vírus (FeLV e FIV) e doenças debilitantes, como erliquiose, neoplasias e insuficiências orgânicas predispõe à infecção ou pode determinar maior gravidade ou pior prognóstico. Entretanto, a prevalência de infecção por FeLV e FIV não parece diferir entre os gatos doentes e os gatos sem criptococose. Ademais, muitos animais acometidos pela criptococose não exibem comorbidades imunossupressoras.

Em cães e gatos, não existe predisposição sexual e a faixa etária de acometimento é ampla, embora gatos e cães adultos jovens possam ser predispostos. Variações de acometimento em diferentes raças caninas existem e podem refletir a popularidade geográfica. Os sinais clínicos da criptococose felina incluem espirros, corrimento nasal serossanguinolento a mucopurulento, lesões papulosas ou nodulares na ponte nasal ou na pele de outras regiões do corpo, linfadenomegalia, sinais neurológicos (depressão, convulsões, mudança de comportamento, andar em círculo, ataxia, paresia e cegueira) e sinais oculares (coriorretinite, panoftalmite, deslocamento da retina, neurite óptica). A febre, em geral, é discreta ou ausente, mas a hiporexia e a perda de peso são comuns. Sinais menos frequentes são linfadenomegalia sem lesão de pele, envolvimento renal, lise óssea e tosse crônica. As lesões cutâneas são mais comuns na face, mas podem ocorrer em outras regiões. As lesões papulonodulares podem ser flutuantes ou firmes à palpação.

Os principais sinais da criptococose canina relacionam-se ao envolvimento ocular e neurológico, porém podem existir casos dermatológicos sem associação neurológica ou oftálmica. As lesões cutâneas e subcutâneas consistem em nódulos, que podem estar ulcerados e produzir secreção purulenta (Figura 7.84). As lesões localizam-se em narinas, lábios e leito ungueal e regiões inguinal, prepucial e sacrolateral.

Outras condições patológicas que podem ocorrer em cães e gatos incluem prostatite, osteomielite com lesões líticas, artrite, lesões na medula espinhal, pneumonite nódulo-intersticial, linfadenomegalia mediastinal, efusão pleural, abscesso renal, cistite, otite média, miocardite, pericardite, glossite, gengivite, hepatite, lesões no estômago e intestinos, linfadenomegalia mesentérica, peritonite, tireoidite e granuloma adrenal. Os achados patológicos são aqueles decorrentes de lesões granulomatosas envolvendo quaisquer dos órgãos acometidos.

Na pele, os achados histopatológicos revelam dermatite nodular ou difusa granulomatosa, com número variável de

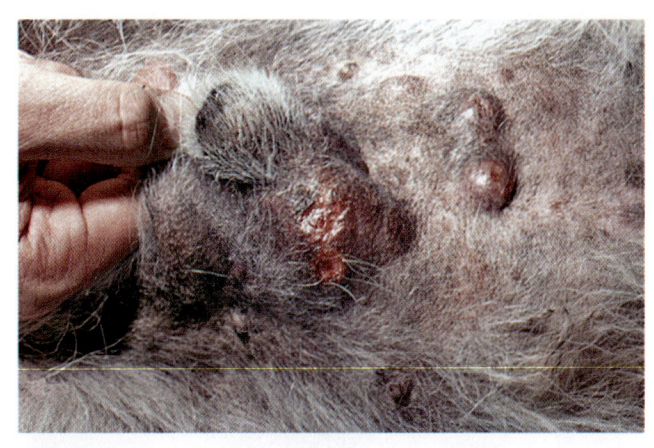

Figura 7.84 Criptococose em cão. Nódulos ulcerados nas regiões abdominal e prepucial.

macrófagos vacuolizados e microrganismos que se coram fracamente à H&E. As colorações de PAS, prata metanamina de Grocott ou Gomori coram as estruturas fúngicas, no entanto a coloração de mucicarmina, por corar a cápsula em magenta, diferencia *C. neoformans* de outros fungos leveduriformes (Figura 7.85).

As estruturas fúngicas também podem ser observadas em preparações citológicas coradas pelos métodos tipo Romanowsky ou coloração de Gram. As amostras podem ser obtidas das efusões cavitárias, dos linfonodos, das secreções nasais, das lesões nódulo-tumorais cutâneas ou orais, do líquido cefalorraquidiano e do sedimento urinário.

A criptococose é rara nos equinos. As apresentações clínicas mais frequentes são rinite, granulomas nasais e sinais neurológicos relacionados, principalmente, à meningite. Raramente, ocorreram lesões granulomatosas nos lábios e no tronco. Há relatos de pneumonia e granuloma por *C. neoformans* em equinos. Em caprinos e bovinos, a lesão mais frequente é a mastite por *Cryptococcus* sp.

Sarnas

A seguir, encontram-se as descrições das principais acaríases (ácaros microscópicos) que acometem os animais domésticos. Apenas serão descritas as sarnas mais comuns

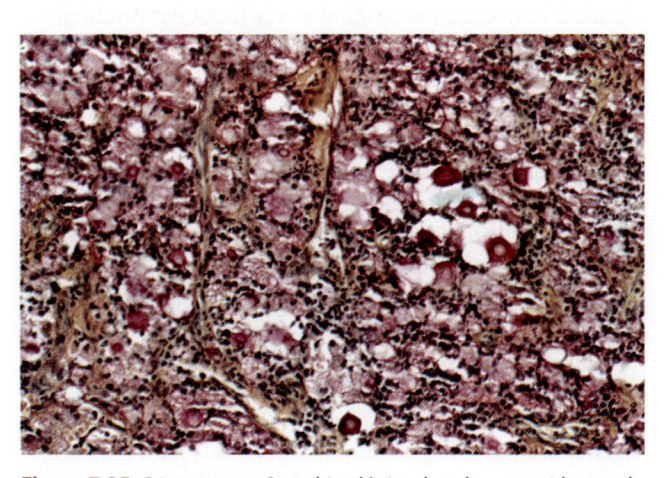

Figura 7.85 Criptococose. Corte histológico de pele acometida, corado por mucicarmina. A cápsula do fungo cora-se em magenta-alaranjado.

para determinada espécie animal, embora um mesmo ácaro possa causar doença em mais de uma espécie animal.

A demodiciose, ou sarna demodécica, também conhecida como sarna negra, é uma doença parasitária inflamatória, não contagiosa, causada pela proliferação de ácaros *Demodex* spp. dentro dos folículos pilosos e glândulas sebáceas. *Demodex* spp. são considerados saprófitos, espécie-específicos, encontrados em pequeno número na pele normal.

Os animais que adoecem têm algum tipo e grau de imunossupressão e/ou são geneticamente predispostos. Os ácaros são transmitidos da mãe para os filhotes nos primeiros dias de vida. Estudos iniciais demonstraram, nos animais acometidos, imunidade humoral preservada, mas deficiência na imunidade celular. Subsequentemente foi demonstrada a exaustão de células T, baixa contagem de células T CD4+, diminuição da relação CD4/CD8, diminuição dos níveis circulantes de interleucinas estimulantes ou de suporte IL-2 e IL-21 e aumento das citocinas imunossupressoras IL-10 e TGFβ. Esse perfil de alteração das citocinas parece ser revertido com o tratamento que reduz a carga antigênica parasitária, revertendo a exaustão das células T, permitindo que o sistema imunológico readquira o controle sobre a população de ácaros.

A sarna demodécica é descrita em bovinos, caprinos, suínos, felinos e, raramente, em equinos e ovinos; no entanto, é na espécie canina que a doença merece destaque, em razão da frequência e da gravidade que os casos podem assumir.

Nos cães, a demodiciose, causada por *Demodex canis*, pode apresentar-se como localizada ou generalizada e na forma juvenil (animais jovens) ou de início na fase adulta. É possível que, nos cães jovens, ocorra algum fator temporário de disfunção imunológica, uma vez que, quando adequadamente tratados, a recorrência é incomum. Na juvenil, a demodiciose tem uma base genética, com o envolvimento de múltiplos genes. Os sinais clínicos da demodiciose juvenil se desenvolvem nos primeiros 18 meses de vida. Já na demodiciose de início adulto, alguma doença de base imunodebilitante deve ser investigada, como, por exemplo, neoplasia, hiperadrenocorticismo, hipotireoidismo, leishmaniose, babesiose, erliquiose, corticoterapia e quimioterapia anticâncer.

A doença localizada caracteriza-se pela presença de até cinco placas alopécicas, eritematosas ou hipercrômicas, descamativas, com comedões, localizadas principalmente nos membros torácicos e na face. Os animais jovens são acometidos com maior frequência e ocorre regressão espontânea na maioria dos casos. O prurido é pouco comum e geralmente discreto, mas pode ser intenso em alguns casos, principalmente quando complicados por piodermite ou seborreia secundárias.

A forma generalizada, ao contrário da localizada, é uma doença grave que, quando não tratada, pode levar ao óbito. Algumas raças, como Doberman, SharPei, Pit Bull, Scottish Terrier, Weimaraner e Bulldog Francês, são predispostas à demodiciose. Na casuística, os cães sem raça definida e de pelagem curta também são acometidos com elevada frequência. Várias placas alopécicas e eritematodescamativas coalescem, dando origem a grandes placas que acometem grande extensão do corpo (Figura 7.86).

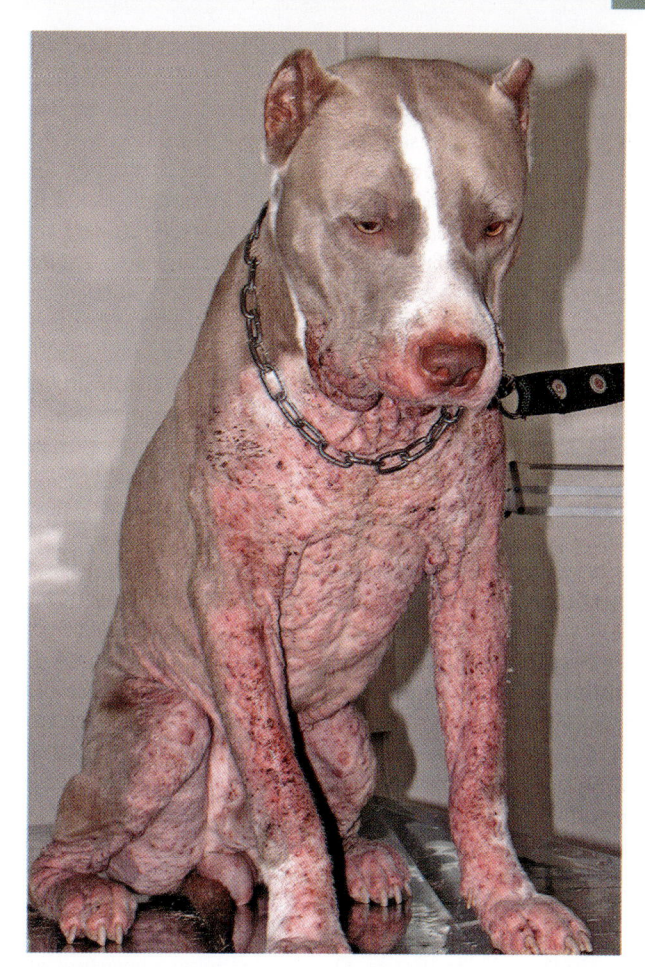

Figura 7.86 Demodiciose canina generalizada. Lesões papulares, eritematosas e crostosas acometendo os membros e as regiões abdominal e torácica ventral.

É comum o desenvolvimento de linfadenomegalia, foliculite e furunculose bacteriana secundária, que podem avançar para um quadro celulítico. Nesse ponto, os animais geralmente apresentam-se sistemicamente doentes com manifestação de dor, febre, apatia, perda de peso; quadros graves com septicemia e óbito também são relatados. A pele dos animais doentes encontra-se espessa, hiperpigmentada, com trajetos drenantes, nos quais se nota conteúdo piossanguinolento que, quando seca, origina crostas. As regiões cefálica e cervical são particularmente acometidas.

Outras formas de apresentação são a pododemodiciose, em que pode ocorrer importante inflamação, edema e trajetos drenantes e a otite demodécica, que podem ou não acompanhar a forma generalizada. Quadros eritrodérmicos também são ocasionalmente identificados. A demodiciose generalizada, quando se inicia na fase adulta, pode ser um marcador de doença sistêmica ou debilitante imunossupressora, como diabetes melito, hipotireoidismo, hiperadrenocorticismo, insuficiência orgânica e neoplasia, ou pode estar associada à administração de fármacos, como glicocorticoides ou quimioterápicos.

Os achados histopatológicos na demodiciose incluem perifoliculite, foliculite e furunculose parasitária. Os ácaros podem ser vistos dentro dos folículos pilosos, glândulas e ductos sebáceos ou soltos na derme, suscitando acentuada reação piogranulomatosa (Figura 7.87). A dermatite nodular e difusa e a dermatite fibrosante são também padrões comuns à doença. A melanose perifolicular e a foliculite mural de interface também são achados frequentes.

Outra forma de demodiciose canina, mormente nos Terriers, tem sido descrita e causada por *Demodex injai*. Esse é um ácaro mais longo e os sinais clínicos referem-se a um quadro de dermatite seborreica oleosa que ocorre predominantemente na região dorsal.

Duas espécies de ácaros podem ser encontradas na demodiciose felina: *Demodex cati* e *Demodex gatoi*. *D. cati* provoca uma dermatite com distribuição localizada ou generalizada, alopécica, eritematosa, descamativa, variavelmente pruriginosa, que acomete face, pálpebras e região cervical, sendo autolimitante na maioria dos casos. A generalizada não é comum, e os gatos acometidos devem ser examinados para doença sistêmica, como diabetes melito, leucemia viral felina, lúpus eritematoso sistêmico, hiperadrenocorticismo, imunodeficiência viral felina e carcinoma espinocelular *in situ*.

D. gatoi, um ácaro pequeno e translúcido que habita a superfície da epiderme, no estrato córneo, pode causar dermatite pruriginosa semelhante ao observado nos quadros alérgicos, escabiose, ou na alopecia simétrica felina. As lesões são vistas principalmente na cabeça, no pescoço e nos membros torácicos. Essa forma de demodiciose é considerada contagiosa para outros gatos, e é possível a ocorrência em gatos sem doença imunossupressora de base.

Nos bovinos, três espécies de ácaros causam a demodiciose: *Demodex bovis*, *Demodex ghanensis* e *Demodex* sp. ainda não classificada. Os sinais clínicos consistem em pápulas foliculares e nódulos presentes nas fossas paralombares e nas regiões cervical e do dorso. Sinais de infecção secundária podem advir.

Nos equinos, a demodiciose é rara e o agente etiológico é *Demodex equi*.

A doença manifesta-se como múltiplas áreas alopécicas com fina descamação prateada, localizadas na face medial dos membros, pescoço, tronco lateroventral e cabeça. A demodiciose equina foi descrita em associação com corticoterapia sistêmica.

A *sarna sarcóptica* (*escabiose*, agente etiológico *Sarcoptes scabies* var. *canis*) é uma causa comum de dermatite pruriginosa nos caninos, suínos, bovinos, caprinos e, raramente, nos equinos, ovinos e felinos. Nos cães, essa enfermidade contagiosa caracteriza-se por áreas eritematodescamativas e exsudativas (crosta amarelada aderida à pele) que acometem face, pavilhão auricular, região da articulação umerorradioulnar e tarsometatarsiana (Figura 7.88).

A região do tronco lateroventral é tipicamente acometida. Nos casos de longa duração, toda a superfície do corpo pode estar afetada. É comum a linfadenomegalia periférica. O prurido geralmente é intenso e pode associar-se a infecções bacterianas secundárias e à dermatite úmida aguda. Pelo prurido intenso, alguns animais tornam-se hiporéticos e podem perder peso. Os achados histopatológicos das lesões bem desenvolvidas revelam dermatite hiperplásica espongiótica perivascular a intersticial, superficial e média. Também são observados focos de crosta paraceratótica e pústula intraepidérmica com predominância de eosinófilos.

Nos suínos, a sarna sarcóptica é a ectoparasitose mais importante em todo o mundo. Parece não existir predisposição racial, etária ou sexual. A doença inicia-se com prurido intenso nas pinas, nas quais se observam crostas e escoriações. Com a evolução, o flanco, a região axilar, a região inguinal, a cauda, a garupa e o abdome são acometidos. Os ácaros são resgatados com maior frequência das crostas auriculares.

Nos bovinos, a sarna sarcóptica (escabiose) produz dermatite pruriginosa na região da face e nas regiões cervical, escapular e lombossacra. Notam-se alopecia, eritema, liquenificação, crostas e escoriação. Nos caprinos, a doença localiza-se principalmente na face, no pescoço e nos membros, assemelhando-se às lesões bovinas. Nos equinos, a escabiose é doença rara. Manifesta-se como dermatite pruriginosa, que se inicia na face, nas pinas e na região cervical, progredindo em direção caudal.

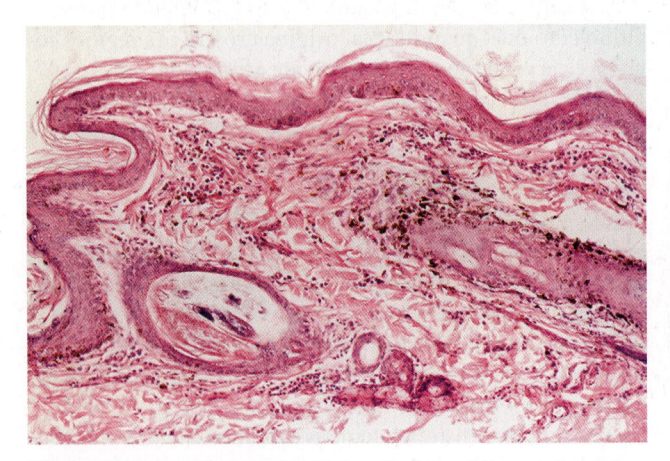

Figura 7.87 Achados histopatológicos da demodiciose canina. Infundíbulo folicular dilatado, com fragmentos de ácaros, perifoliculite mononuclear e melanose perifolicular.

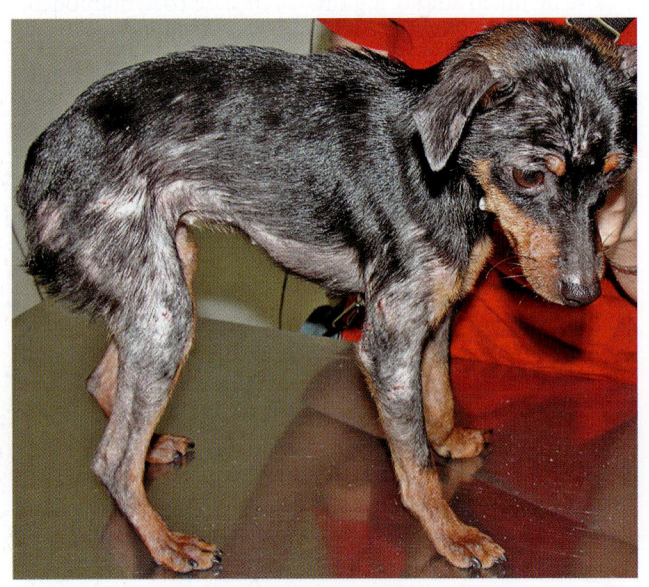

Figura 7.88 Escabiose canina. Lesões alopécicas, eritematosas e descamativas que acometem predominantemente as regiões lateroventrais do animal.

A escabiose é uma zoonose, e são frequentes os relatos de infecção humana contraída de animais doentes. A ocorrência de contágio humano é descrita em até 50% dos casos de escabiose canina. As lesões de *Sarcoptes scabei* var. *canis* em seres humanos consistem em pápulas eritematosas, vesículas, urticárias, crostas e escoriações que ocorrem principalmente nas áreas em contato com os animais: membros torácicos e pélvicos, tórax e abdome. O prurido é intenso, podendo ter maior intensidade durante a noite.

A doença pode ser autolimitante, desaparecendo em poucas semanas, ou requerer tratamento para a erradicação da infestação. Os achados histopatológicos das escabioses, de maneira geral, revelam graus variáveis de dermatite hiperplásica perivascular orto e paraceratótica, com numerosos eosinófilos. Outros achados microscópicos incluem pústulas eosinofílicas intraepidérmicas, exocitose, espongiose, focos de necrose epidérmica e, ocasionalmente, nódulos linfoides. Os ácaros são achados em uma minoria dos casos.

A escabiose felina (sarna notoédrica), cujo agente etiológico é o *Notoedris cati*, também da família Sarcoptidae, é uma ectoparasitose pruriginosa, contagiosa e não sazonal. Não parece existir predisposição etária, racial e sexual. Os animais acometidos exibem lesão alopécica, crostosa, amarelada, firmemente aderida a cabeça, pinas, região cervical, períneo e cauda. Os animais cronicamente doentes podem apresentar sinais sistêmicos e linfadenomegalia.

A sarna psoróptica, causada por *Psoroptes* spp., acomete bovinos, ovinos, caprinos e equinos. Trata-se de enfermidade parasitária e contagiosa, cujo parasita sobrevive no ambiente, fora do hospedeiro, por tempo prolongado (vários meses). Nos bovinos (*P. ovis* e *P. natalensis*), a doença manifesta-se inicialmente com lesões na região escapular e lombossacra que podem se generalizar. Notam-se pápulas não foliculares, pústulas, crostas, alopecia e liquenificação.

Nos ovinos (*P. ovis*), as lesões iniciam-se na região da garupa e do tronco com intenso prurido. As crostas amareladas aglutinam a lã, formando emaranhados úmidos. Com a evolução, as crostas tornam-se escuras e caem juntamente com a lã, ocasionando alopecia. Os animais podem demonstrar hiperestesia quando manipulados. Nos equinos, caprinos e coelhos, o *P. cuniculi* causa quadro de otite externa crostosa e pruriginosa. Os animais chacoalham a cabeça, e o pavilhão auricular pode estar alopécico e crostoso. Sinais de otite média ou interna podem também estar presentes. Os cavalos infestados pela *P. equi* manifestam sinais dermatológicos no ouvido externo, tronco, crina e cauda, acompanhados de intenso prurido (Figura 7.89). A sarna psoróptica em cavalos é uma das causas do quadro seborreico da crina e da cauda. Como várias espécies de *Psoroptes* spp. podem parasitar os equinos, não é recomendado afirmar que determinado quadro dermatológico é causado por uma espécie específica.

Os achados histopatológicos revelam graus variáveis de dermatite perivascular, com numerosos eosinófilos. Outros achados microscópicos incluem pústulas eosinofílicas intraepidérmicas, exocitose e focos de necrose epidérmica. Os ácaros são achados em uma minoria dos casos.

A *sarna corióptica* é causa comum de dermatite parasitária contagiosa e pruriginosa nos equinos, bovinos, caprinos

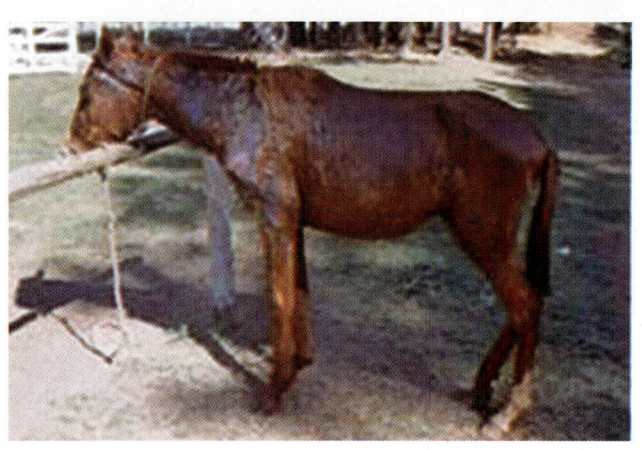

Figura 7.89 Sarna psoróptica em equino. Extensas áreas de alopecia e discreta descamação acometendo regiões do pescoço e do tronco. (Cortesia do Dr. Alexandre Serocun Borges, Universidade Estadual Paulista, Botucatu, SP.

e ovinos. Várias espécies parasitam os animais: *Chorioptes bovis* (bovinos), *C. caprae* (caprinos), *C. equi* (equinos), *C. ovis* (ovinos). Estudos genotípicos têm apontado, entretanto, que *C. caprae*, *C. ovis* e *C. equi* são variantes fenotípicas do *C. bovis*. A parasitose ocorre principalmente durante os meses frios do ano.

Nos caprinos, bovinos e ovinos, as lesões localizam-se nas patas, nos membros pélvicos, no úbere, no escroto, na cauda e no períneo. A região do flanco e a região cervical também podem ser acometidas. Nos bovinos, podem ocorrer coronite, lesões nasais, perda de peso e diminuição da produtividade. Nos ovinos, o escroto pode estar completamente envolvido por espessa crosta amarelada. Nos equinos, além das lesões já descritas, notam-se lesões nas extremidades distais dos membros e da cauda.

Os achados histopatológicos revelam graus variáveis de dermatite perivascular, com numerosos eosinófilos. Outros achados microscópicos incluem pústulas eosinofílicas intraepidérmicas, exocitose e focos de necrose epidérmica. Os ácaros são achados em uma minoria dos casos.

Leishmaniose

A leishmaniose visceral (LV) é uma enfermidade sistêmica infectocontagiosa dos seres humanos e animais que é causada por *Leishmania infantum* (sinonímia *L. chagasi*) no Brasil. No Velho Mundo, a LV ocorre nos países do Mediterrâneo, na Ásia e na África, tendo o mosquito do gênero *Phlebotomus* como vetor. No Novo Mundo, a doença ocorre nas Américas Central e do Sul, e o vetor é o mosquito do gênero *Lutzomyia*. Os canídeos selvagens e domésticos são os principais reservatórios para a LV humana. Aparentemente, não há predileção racial e sexual, e é raro o acometimento de animais com menos de 6 meses de vida.

Após a inoculação de promastigotas metacíclicas (infectantes) com a saliva do flebotomíneo e fagocitose pelos macrófagos, há a transformação para as formas amastigotas que são primariamente transportadas para os órgãos hemolinfáticos (baço, linfonodos, medula óssea e fígado) para estabelecer a infecção sistêmica.

O tipo de resposta imune frente à infecção determinará a patogenia, o tipo e a magnitude dos sinais clínicos. Em modelos murinos, os animais que desenvolvem resposta celular tipo Th2 (com maior produção de IL-4 e IL-10) desenvolvem doença grave, enquanto aqueles com resposta predominantemente Th1 (com maior produção de IFNγ e IL-12) resistem à infecção. Na LV canina, o equilíbrio ou a relação entre as respostas Th1 e Th2 determinam a forma da evolução da infecção natural. O perfil de citocinas IFNγ, TNFα e IL-2, secretados pelos linfócitos T, estimula a atividade macrofágica anti-*Leishmania*, com a produção e ação do oxido nítrico como uma das principais moléculas que medeiam a morte intracelular dos parasitos.

Os animais que se encontram sob robusta resposta imunológica celular, mantendo-se em estágio subclínico ou remissão prolongada, podem experimentar recrudescimento dos sinais clínicos, resultando em doença, quando submetidos a fatores imunodebilitantes. Em animais com resposta tipo Th2 e proliferação de linfócitos B, a excessiva resposta por imunoglobulinas não confere proteção e é detrimental, favorecendo o surgimento de fenômenos imunomediados (p. ex., anemia, trombocitopenia) e deposição de imunocomplexos (p. ex., glomerulonefrite, vasculite, poliartrite, uveíte). A glomerulonefrite e suas complicações (p. ex., tromboembolismo, perda proteica, hipertensão) e consequente insuficiência renal é uma das principais causas de óbito em cães com LV, um dos mais importantes fatores no estadiamento clínico do paciente. Ademais, a resistência ou suscetibilidade à leishmaniose parece também ter base genética.

Os dados do histórico e do exame físico de cães com LV são numerosos e incluem linfadenomegalia, dermatose, perda de peso, caquexia, apatia, febre, ceratoratoconjuntivite, blefarite, uveíte, anorexia, diarreia, vômito, melena, epistaxe, pneumonia, hepato e esplenomegalia, poliúria, polidipsia, icterícia e claudicação. As lesões cutâneas ocorrem em cerca de 80 a 90% dos casos de LV canina. O quadro dermatológico consiste, na maioria dos casos, em alopecia e distúrbio de queratinização simétrica (dermatite esfoliativa) geralmente não pruriginosa, que se inicia na região cefálica e pavilhões auriculares e progride caudalmente (Figura 7.90).

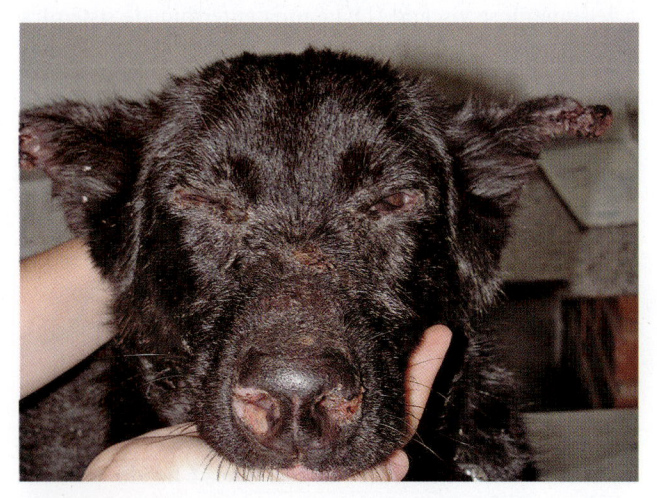

Figura 7.90 Leishmaniose visceral canina. Lesões ulceradas, alopécicas e crostosas acometendo as junções mucocutâneas, a ponte nasal e os pavilhões auriculares.

Recente pesquisa apontou diferenças no número de amastigotas e do processo inflamatório, de acordo com a região do pavilhão auricular; biopsias das porções distais revelaram maior carga parasitária. As escamas podem ser aderentes e semelhantes a lâminas de asbesto. Alguns animais desenvolvem quadro alopécico com menor produção de escamas.

Outros achados dermatológicos são nódulos cutâneos focais ou multifocais e ulceração cutânea, mucocutânea e das mucosas, hiperqueratose nasodigital, onicogrifose e dermatite papulosa, dermatite pustulosa, paniculite, despigmentação nasal, alopecia areata símile, pênfigo foliáceo símile, eritema multiforme e dermatite acral por lambedura. Placas ulceradas são vistas com frequência nos pontos de pressão, margens dos pavilhões auriculares, membros e junções mucocutâneas. Essas lesões dermatológicas são frutos da infiltração cutânea granulomatosa e pela deposição de imunocomplexos. As lesões orais geralmente se manifestam na forma de nódulos na língua ou glossite ulcerativa.

A linfadenomegalia dos linfonodos superficiais é um achado muito frequente, assim como a esplenomegalia. Informação importante é que 16 a 80% dos cães com LV apresentam alterações oculares, como ceratoconjuntivite, uveíte, blefarite, coriorretinite, descolamento de retina e podem inclusive ser os únicos sinais da enfermidade. A epistaxe pode acompanhar os sinais clássicos ou ser manifestação única da enfermidade e pode ser decorrente de coagulopatias, trombocitopatia, síndrome da hiperviscosidade, vasculite e ulcerações da mucosa nasal. Demodiciose, dermatofitose, piodermite, malasseziose, doença gastrintestinal (p. ex., hepatite e colite crônicas), pneumonia, doença renal, erliquiose, babesiose, hepatozoonose, dirofilariose e tripanosomose podem complicar os casos de LV canina.

Nos casos de doença plena, os animais são apáticos, sonolentos e com dificuldade de deambulação (polimiosite, poliartrite, fissuras e ulcerações em coxins). A miosite dos músculos mastigatórios com atrofia é um achado comum na LV canina, mas, ao contrário da contrapartida idiopática/imunomediada, a função da mastigação é preservada. Achados laboratoriais frequentes são hiperglobulinemia, hipoalbuminemia, proteinúria, aumento da atividade sérica da alanina aminotransferase (ALT) e da fosfatase alcalina (FA), trombocitopenia, azotemia, leucocitose e anticorpo antinúcleo positivo. A doença pode, em razão desses achados, mimetizar uma doença autoimune (p. ex., lúpus eritematoso sistêmico).

Nove padrões histopatológicos podem ser reconhecidos na LV canina: perifoliculite granulomatosa, dermatite intersticial, dermatites perivasculares superficial e profunda, dermatite de interface liquenoide, dermatite nodular, paniculite lobular, foliculite supurativa e dermatite pustular intraepidérmica. Em um estudo realizado no Brasil, o padrão predominante foi a perifoliculite granulomatosa (Figura 7.91). As formas amastigotas são visualizadas dentro de macrófagos ou no espaço extracelular em quantidade variável.

A leishmaniose cutânea e mucocutânea é descrita em cães provenientes de regiões endêmicas do Brasil e sua ocorrência relaciona-se com a infecção humana. Nas Américas, pelo menos oito espécies dermotrópicas de *Leishmania*

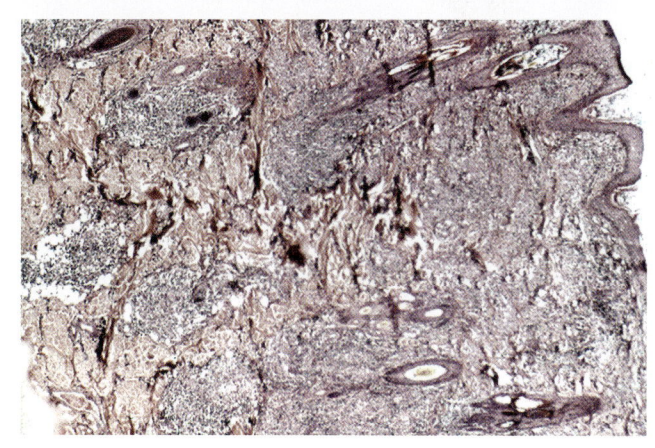

Figura 7.91 Achados histopatológicos da leishmaniose visceral canina. Padrões inflamatórios interfacial e perianexial.

foram descritas em animais e 11 espécies em seres humanos; as principais são: *L. (V.) braziliensis, L. (V.) guyanensis* e *L. (L.) amazonensis*. As lesões ulceradas ocorrem, com frequência decrescente, em pavilhão auricular, mucosa nasal, escroto e patas. A maioria dos cães exibe lesão única e apresenta boa condição geral.

Histologicamente, nota-se dermatite difusa mononuclear. A leishmaniose cutânea também ocorre em cavalos. As lesões, papulonodulares e ulceradas, localizam-se principalmente na cabeça (plano nasal e periocular), na pina, no escroto, nos membros e no pescoço. O exame histopatológico dessas lesões revela dermatite nodular a difusa linfo-histiocítica a piogranulomatosa.

Habronemose cutânea

A habronemose cutânea é uma dermatose nodular de cavalos causada por uma reação de hipersensibilidade às larvas de vermes gástricos. Três espécies de vermes estão envolvidas na doença: *Habronema muscae, Habronema majus* (sinonímia *H. microstoma*) e *Draschia megastoma*. Esses nematódeos vivem no estômago e os ovos liberados pelas fezes são ingeridos pelas larvas dos hospedeiros intermediários: *Musca domestica* e *Stomoxis calcitrans*. As larvas infectantes são então depositadas nas áreas úmidas ou lesionadas da pele, quando essas moscas se alimentam.

A dermatose desenvolve-se quando a mosca deposita as larvas dentro de feridas abertas ou regiões cronicamente úmidas, como a comissura labial ou áreas intertriginosas com acúmulo de suor. A habronemose cutânea ocorre com maior frequência nas épocas mais quentes do ano.

O quadro dermatológico caracteriza-se pela presença de lesão nodular única ou múltipla localizada nos membros, no prepúcio, no processo uretral do pênis, no canto medial do olho e na região ventral do tronco, acompanhada quase sempre de exuberante tecido de granulação; pode haver a eliminação, a partir do tecido lesionado, de material granular amarelado, mas que não exibe a ramificação observada na pitiose ou zigomicose. A terceira pálpebra, o saco conjuntival e o ducto lacrimal podem também ser acometidos. As lesões oculares podem resultar em quemose, epífora e fotofobia.

Outras áreas traumatizadas podem também apresentar as lesões, especialmente as intertriginosas. O prurido está geralmente presente. Importante mencionar que as larvas de *Habronema* e *Draschia* podem invadir outras lesões ulceradas da pele, como carcinoma espinocelular, sarcoide e outros granulomas infecciosos. O exame histopatológico revela dermatite nodular a difusa, com numerosos eosinófilos, mastócitos e focos de necrose granular e eosinofílica circundados, por granuloma em paliçada. Fragmentos de larvas podem estar presentes dentro desses focos de necrose.

Miíases

A dermatobiose, enfermidade cutânea parasitária causada pelas larvas da mosca *Dermatobia hominis*, ocorre em seres humanos, caninos, felinos, ovinos, equinos, caprinos e outras espécies de mamíferos. A enfermidade distribui-se desde o México até a Argentina e produz uma miíase cutânea furunculótica, popularmente conhecida como *berne*, que desvaloriza a pele dos animais, reduz a produção de leite e diminui o ganho de peso dos bovinos, ocasionando importantes perdas econômicas.

As moscas fêmeas não depositam os ovos sobre os animais, mas sim capturam outros dípteros e fixam sobre o abdome destes uma massa de ovos, transformando-os em foréticos ou vetores. Inúmeras espécies de dípteros atuam como vetores dos ovos de *D. Hominis*: *Musca domestica, Fannia* sp., *Stomoxys calcitrans, Tabanus* sp., *Phaenicia* sp., *Chrisomya* spp., havendo variabilidade de acordo com as diferentes regiões geográficas. Os ovos incubam por um período de aproximadamente 8 dias.

Quando esses foréticos pousam sobre os animais, as larvas emergem dos seus ovos e transferem-se imediatamente para os animais, estimuladas pelo calor e por odores emanados pelos hospedeiros. As larvas penetram pelo óstio folicular, provocando uma miíase nodular cutânea que aumenta de tamanho conforme o crescimento da larva. Os nódulos têm um opérculo central por onde drenam conteúdo sanguinolento, atraindo mais moscas e aumentando a carga parasitária do hospedeiro. O período larval dura cerca de 25 a 60 dias, quando as larvas abandonam os hospedeiros, caem no solo e pupam para dar origem aos adultos. Nos bovinos, em um estudo realizado na região sul do país, as lesões ocorreram principalmente nas áreas de pelos escuros, escápula, membros torácicos e região cervical; em um outro estudo em Minas Gerais, a região torácica lateral mostrou-se a mais acometida.

A presença de bernes está associada a regiões de dias quentes, noites mais frias, com boa precipitação chuvosa, vegetação densa e grande número de animais. A dermatobiose é considerada endêmica em vários estados brasileiros e os animais parasitados podem chegar a ter muitos nódulos. As lesões nodulares causam dor ou prurido e podem ser portas de entrada para as larvas da bicheira (*Cochliomyia hominovorax*), celulites e abscessos subcutâneos. O exame histopatológico revela dermatite profunda nodular a difusa piogranulomatosa, com eosinófilos, acompanhada por variável necrose, fibrose e fistulação. Os fragmentos da larva são facilmente observados.

A bicheira, ou miíase coletiva, é causada pelas larvas de *Cochliomyia hominivorax* ou *Cochliomyia macellaria*. Essas moscas são encontradas nas Américas do Norte e do Sul.

As fêmeas depositam cerca de 150 a 500 ovos na margem da ferida cutânea. Os ovos eclodem em 10 a 12 h e amadurecem entre 3 e 6 dias. Os ferimentos provenientes de trauma, procedimentos cirúrgicos, picadas de artrópodes, otites e fístulas de sacos anais e outras feridas erodoulceradas e exsudativas são portas de entrada para essas larvas.

As larvas se liquefazem e ampliam a lesão, formando grandes lesões cavitárias que drenam secreção piossanguinolenta de odor pútrido, muito desagradável, sentido a metros do animal. Em infecções graves e intensas, pode ocorrer a morte do animal em decorrência das complicações.

Infestação por carrapatos

Os carrapatos têm importância por sua ação local na pele dos animais, espoliação sanguínea e participação na transmissão de doenças infecciosas graves.

A ação local direta dos carrapatos, hematófagos obrigatórios, ocorre por causa da ação mecânica e da liberação local de produtos que facilitem o repasto sanguíneo e dificultem a defesa do animal. Essas substâncias estão presentes na saliva dos carrapatos com efeitos anticoagulante e anti-inflamatório, entre outros. A resistência do animal define a extensão e a gravidade das lesões, e o processo inflamatório mais proeminente se verifica em animais mais resistentes. Geralmente há dermatite com infiltrado celular inflamatório adjacente ao local da fixação do carrapato. Eosinófilos, basófilos, células mononucleares e neutrófilos estão, em geral, presentes.

A lesão local pode se complicar com infecções, formação de abscessos ou também resultar em miíases. Quando há infestações massivas, há prejuízo para o animal, devido a perda de sangue, prurido local e efeito de substâncias injetadas pelo carrapato.

Tabela 7.4 Carrapatos de maior importância veterinária no Brasil, principais hospedeiros e agentes patogênicos transmitidos.*

Espécie de carrapato	Principais hospedeiros	Agentes transmitidos
Rhipicephalus sanguineus	Cão doméstico	Ehlichia canis
		Babesia vogeli
		Rickettsia rickettsii
Rhipicephalus (Boophilus) microplus	Bovino	Anaplasma marginale
		Babesia bigemina
		Babesia bovis
		Borrelia theileri
Rhipicephalus (Boophilus) microplus	Equino (pastando com bovinos)	Theileria equi
Dermacentor nitens	Equino	Babesia caballi
Amblyomma sculptum**	Equino, capivaras, anta e porco	Rickettsia rickettsii
Amblyomma aureolatum	Cão doméstico e canídeos silvestres	Rickettsia rickettsii
		Rangelia vitalii
Amblyomma ovale	Cão doméstico e canídeos silvestres	Rickettsia parkeri
		Hepatozoon canis
Argas miniatus	Galinha doméstica	Borrelia anserina

*Contribuição do Dr. Marcelo Bahia Labruna, da Universidade de São Paulo.

**Até 2014, este táxon era considerado sinônimo de Amblyomma cajennense sensu stricto. Este último está atualmente restrito à região Amazônica.

A transmissão de agentes infecciosos tem grande importância. É reconhecida a importância do carrapato Rhipicephalus (Boophilus) microplus como principal ácaro dos bovinos no Brasil e em outros países tropicais (Tabela 7.4). Ele é o principal transmissor de babesiose e anaplasmose. Rhipicephalus sanguineous é importante na transmissão da erlichiose e babesiose caninas. Amblyomma sculptum parasita equinos, capivaras, anta e porco. A doença de Lyme e a febre maculosa são outras doenças transmitidas por carrapatos, inclusive aos seres humanos.

Dermatoviroses

Foge ao escopo deste capítulo descrever a grande pletora de dermatoses virais que afligem os animais domésticos. A abordagem, aqui, como nas demais enfermidades descritas, será limitada às mais importantes nessa categoria.

As dermatoviroses são mais importantes nos animais de produção do que em animais de estimação. Algumas dessas doenças podem resultar em alta morbidade e ter impactos produtivos. As viroses podem acometer o tegumento por infecção local, geralmente por meio de lesões prévias determinadas por ectoparasitas ou durante a fase virêmica de uma infecção sistêmica; esta última é muito mais frequente e tem como exemplos a febre catarral maligna, a febre aftosa e algumas infecções por poxvírus. Na primeira, incluem-se os papilomas induzidos pelos vírus da família Papovaviridae e a mamilite induzida por herpesvírus.

O ectima contagioso, ou dermatite pustular contagiosa, é uma enfermidade causada por um parapoxvírus epiteliotrópico que acomete principalmente caprinos e ovinos, mas com contágio ocasional em bovinos, ruminantes silvestres, seres humanos e cães. Nos caprinos e ovinos, a doença é mais frequente nos animais jovens, com alto índice de morbidade.

A infecção se estabelece por meio de feridas cutâneas, que podem aparecer em decorrência de uma pastagem seca e dura. Trata-se de um vírus resistente, que persiste por meses ou anos no ambiente. As lesões clínicas iniciam-se, geralmente, nas comissuras labiais e avançam para a região nasal, pálpebras e pavilhões auriculares. Nos casos graves, há extensão para gengiva, palato e língua.

As lesões orais são elevadas, enantematosas (com aspecto de erupção) ou acinzentadas, margeadas por halo hiperêmico. As lesões nos membros, embora menos comuns, ocorrem na coroa do casco, no interdígito e na sola. Nos casos mais graves, podem estender-se até a região da articulação fêmurtibiopatelar ou umerorradioulnar. Na glândula mamária, o envolvimento maior é no teto e na pele adjacente ao úbere. Podem também ocorrer no escroto, na vulva e no períneo.

As lesões desenvolvem-se na sequência típica para as poxviroses: mácula eritematosa que evolui para pápula eritematosa e vesícula. As vesículas se rompem e dão origem a espessas lesões crostosas de coloração marrom-acinzentada. No entanto, as lesões tendem a ser mais proliferativas do que, em geral, é observado para as poxviroses, sendo a pústula plana, podendo ou não ser umbilicada.

A doença é geralmente autolimitante, com duração de 14 a 21 dias, com estabelecimento de imunidade protetora, embora possam ocorrer recidivas. As lesões orais podem causar anorexia, hipodipsia, desidratação e perda de peso, especialmente nos animais jovens. Trata-se de uma zoonose altamente contagiosa e os tratadores podem contrair a doença (denominada *orf* ou *ectima contagioso*) manipulando os animais ou os fômites.

Em seres humanos, a doença manifesta-se como pápula eritematosa, solitária, localizada principalmente nos dedos e membros superiores; não obstante, podem ocorrer lesões na face e nas pernas. Os achados histopatológicos incluem edema e vacuolização dos ceratinócitos do estrato espinhoso, hiperplasia epidérmica acentuada, degeneração reticular, microabscessos epidérmicos, hiperqueratose ortoceratótica e paraceratótica. Na derme, observam-se edema, ectasia vascular e infiltrado mononuclear perivascular.

Mamilite herpética bovina, também conhecida por mamilite ulcerativa, é uma dermatose viral que tem o herpesvírus bovino 2 (HVB-2) como agente etiológico. A doença é mais frequente em animais lactantes e resulta em queda na produção leiteira. Infecção bacteriana secundária complica cerca de 20% dos casos. Trauma provocado pela ordenha mecânica ou por artrópodes picadores provavelmente propiciam o ingresso do vírus na pele, uma vez que a pele íntegra é refratária à penetração do vírus. A temperatura baixa parece favorecer a infecção. As lesões ocorrem no mamilo, no úbere e, ocasionalmente, no períneo. Após período de incubação de 3 a 7 dias, o mamilo torna-se edemaciado e desenvolve placas de 1 a 2 cm de diâmetro que evoluem para vesículas, necrose e úlceras na região central, que progridem para crostas espessas marrom escuras. Alguns autores referem que as vesículas são raras. As lesões no úbere, quando ocorrem, são frequentemente difusas. A dor é frequente e as vacas ressentem a ordenha. Caso não exista contaminação secundária, as lesões cicatrizam e se reepitelizam dentro de 3 semanas.

Os achados microscópicos caracterizam-se pela formação de sincício epitelial contendo grandes inclusões intranucleares eosinofílicas. Essas alterações são vistas também nos folículos pilosos e nas glândulas sebáceas. Após o quinto dia de infecção, a epiderme e os anexos tornam-se necróticos, dificultando o diagnóstico histopatológico. Essa doença foi diagnosticada uma única vez no Brasil, em animais importados; portanto, provavelmente o HVB-2 é exótico no Brasil.

Pseudocowpox (pseudovaríola) é outra causa de mamilite viral bovina. O agente etiológico é o Parapoxvírus bovino-2. A enfermidade acomete principalmente as vacas leiteiras e apresenta alta morbidade, levando à queda da produção de leite. A imunidade conferida pela infecção é de curta duração; portanto, são comuns as recorrências nos rebanhos. O período de incubação é de aproximadamente 6 dias. As lesões, que são doloridas, começam como máculas eritematosas, mas não formam pústulas umbilicadas.

Há a formação de crostas centrais escurecidas que, quando deslocadas, dão origem à forma típica de ferradura de cavalo, considerada como patognomônica para o *pseudocowpox*. O úbere é também frequentemente acometido; a porção medial dos membros, do períneo e do escroto é ocasionalmente acometida.

Trata-se de uma zoonose e os tratadores e ordenhadores desenvolvem, nos dedos, braços, pernas e face, lesão papulonodular eritematosa circundada por halo claro intermediário e halo eritematoso na periferia, com centro crostoso e deprimido, conhecida como nódulo dos ordenhadores.

Na histopatologia, nota-se inclusão eosinofílica no citoplasma dos ceratinócitos. Cabe ressaltar que, no Brasil, têm ocorrido vários surtos de mamilite associados à infecção pelo vírus vaccínia (ver Capítulo 14, *Sistema Reprodutivo Feminino*).

Sheeppox é o mais grave dos poxvírus que acometem os animais domésticos. É considerada uma doença sistêmica com alto índice de mortalidade e importantes perdas econômicas. Essa virose ocorre na Ásia e na África, mas é considerada exótica nas Américas. A transmissão ocorre por contato direto ou por meio do ambiente contaminado, no qual o vírus pode permanecer por até 6 meses nas crostas eliminadas. A infecção estabelece-se pela via respiratória ou pela pele erosada.

As lesões têm predileção pelas regiões onde a lã é esparsa, como a região lateral da face, narinas, pálpebras, vulva, escroto, úbere, prepúcio, face medial dos membros pélvicos e face ventral da cauda. Seguem a evolução típica dos poxvírus, formando pústulas umbilicadas. Pulmões, rins e sistema gastrintestinal são gravemente acometidos na maioria dos casos. A doença assume maior gravidade nos animais jovens, com alto índice de mortalidade.

A estomatite papular bovina (EPB), causada pelo Parapoxvirus bovino-1, apresenta distribuição cosmopolita e já identificada no Brasil. Sem predisposição racial ou sexual, é mais observada em animais com menos de 1 ano de idade. As lesões iniciais consistem em máculas e pápulas eritematosas, podendo ser papilomatosas ou exibir área central de necrose e crosta, com coloração variando do vermelho e amarelo-alaranjado ao amarronzado.

As lesões localizam-se frequentemente no focinho, narinas e lábios, podendo ocorrer ocasionalmente no abdome, prepúcio, escroto, mamilo, úbere e membros traseiros. Uma forma crônica de EPB é caracterizada por estomatite necroproliferativa, dermatite generalizada exsudativa e necrótica e importante hiperqueratose ao redor da boca, ânus e porção ventral da cauda. A EPB é uma zoonose causando enfermidade denominada *nódulo dos ordenhadores*, com transmissão direta, indireta ou ser humano-ser humano. As lesões em seres humanos são semelhantes às descritas para pseudovaríola. Na histopatologia nota-se inclusão eosinofílica no citoplasma dos ceratinócitos.

A estomatite vesicular (EV) é enfermidade infecciosa pouco comum, endêmica nas Américas, descrita no Brasil, que acomete bovinos, equinos, suínos, caprinos, ovinos, mamíferos silvestres e o ser humano. O agente etiológico é *Vesiculovirus* (variantes Indiana e New Jersey) da família Rhabdoviridae. Os surtos no Brasil se iniciam no verão e atingem várias regiões de dada localidade. Há a participação potencial de artrópodes hematófagos (culicoides e simulídeos) e animais silvestres na manutenção e disseminação da infecção.

Nos bovinos, as lesões vesicobolhosas são vistas no focinho/narinas, lábios e mucosa oral, podendo ser vistas também no mamilo, úbere (com possível sequela para mastite), prepúcio, coroa dos cascos e espaços interdigitais. Nos cavalos, a salivação é sinal clínico inicial, ocorrendo ocasionalmente edema da cabeça, laminite e hipocromia persistente pós-inflamatória. Sinais sistêmicos como inapetência, febre, depressão e claudicação estão variavelmente presentes.

A morbidade pode ser alta, mas a mortalidade é baixa. A EV é uma enfermidade zoonótica e os seres humanos desenvolvem síndrome gripal com ocasional envolvimento de vesículas e erosões nas junções mucocutâneas.

Os achados histopatológicos revelam edema inter e intracelular da epiderme, degeneração reticular, microvesículas espongióticas e dermatite neutrofílica perivascular superficial e profunda.

Dermatite alérgica a pulgas

A dermatite alérgica a pulgas (DAP) é a dermatite alérgica mais frequente na medicina de pequenos animais. Essa alta frequência tem estimulado uma grande corrida das indústrias farmacêuticas na busca de agentes pulicidas mais eficientes e menos tóxicos. A principal espécie de pulga responsável por esses quadros alérgicos é *Ctenocephalides felis*. Embora a literatura internacional a refira como doença alérgica sazonal, no Brasil, pelo clima favorável em várias regiões, a enfermidade pode ser observada durante todo o ano.

Não há predisposição racial e sexual; no entanto, a maioria dos cães desenvolve a doença entre 3 e 6 anos de idade, raramente antes de 6 meses de vida. A patogênese da DAP envolve os mecanismos da hipersensibilidade tipos I e IV direcionados aos componentes antigênicos presentes na saliva da pulga. Os cães com DAP têm níveis elevados de IgE alérgeno-específico.

Os alérgenos salivares são compostos proteicos com diferentes pesos moleculares. Tanto nos cães como nos gatos, a DAP manifesta-se como dermatose pruriginosa, com lesão elementar papulocrostosa, não folicular (pelo menos inicialmente) e eritematosa. Nos cães, as lesões distribuem-se tipicamente na região caudal lombossacra, na face caudomedial dos membros pélvicos, na base da cauda e no abdome ventral (Figura 7.92).

Nos animais cronicamente doentes, ocorre alopecia, eritema, hiperpigmentação, liquenificação. Erosões e ulcerações são vistas nos casos com intenso prurido. A principal causa de dermatite úmida aguda em cães é considerada a DAP. Foliculite superficial, furunculose, dermatite úmida aguda e seborreia estão presentes em muitos casos. Uma manifestação muito pouco comum a rara nos cães com DAP é o nódulo fibropruriginoso que acomete predominantemente a região dorsal.

Nos gatos, pode-se apresentar uma variedade de sinais clínicos; um ou mais dos padrões cutâneos reacionais na espécie felina podem ocorrer na DAP. A forma mais comum de apresentação é a dermatite miliar (minúsculas pápulas encimadas por crostas hematomelicéricas ou sero-hemorrágicas), distribuída nas regiões cervical e dorsolombar ou de maneira generalizada.

Qualquer uma das apresentações do complexo do granuloma eosinofílico (vide dermatites e granuloma eosinofílico) pode também ser observada. Alguns gatos lambem-se de maneira compulsiva, provocando o quadro de alopecia simétrica, eventualmente com mínima inflamação, diferenciando-se da alopecia psicogênica. O padrão de escoriação pruriginosa da cabeça e do pescoço é também de possível ocorrência, embora seja mais frequente nos quadros de hipersensibilidade alimentar. Sinais extracutâneos envolvendo sistema respiratório, conjuntivite, vômito e diarreia também são citados na DAP felina. As pulgas ocasionalmente parasitam caprinos e suínos e, raramente, ovinos, bovinos e equinos.

O exame histopatológico das lesões papulocrostosas revela dermatite hiperplásica, ulcerada ou não, perivascular a intersticial, superficial a profunda. A epiderme exibe focos espongióticos, necróticos e com exocitose leucocitária. Foliculite e furunculose são achados adicionais. O infiltrado celular é misto, porém varia com a evolução da doença. Os eosinófilos estão geralmente presentes (Figura 7.93).

Hipersensibilidade equina a picadas de insetos

Além de serem vetores para várias enfermidades infectoparasitárias nos grandes animais, os insetos podem deflagrar importantes reações cutâneas de hipersensibilidades. A hipersensibilidade cutânea a insetos é a causa mais comum de

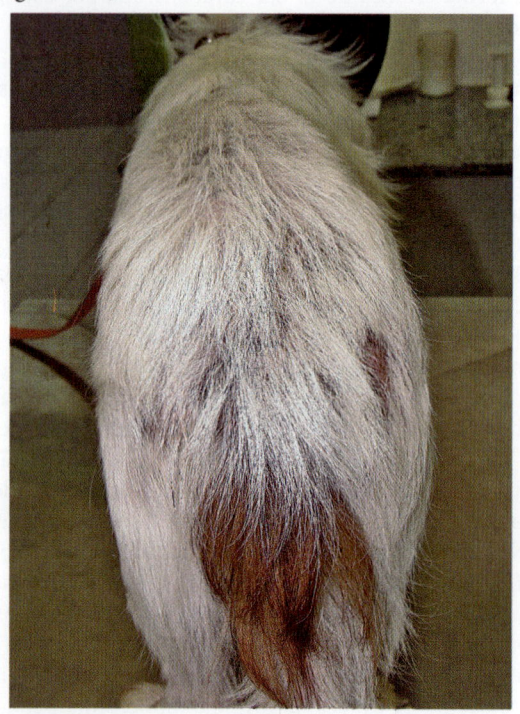

Figura 7.92 Dermatite alérgica a pulgas. Região caudodorsal apresentando discreta alopecia e eritema.

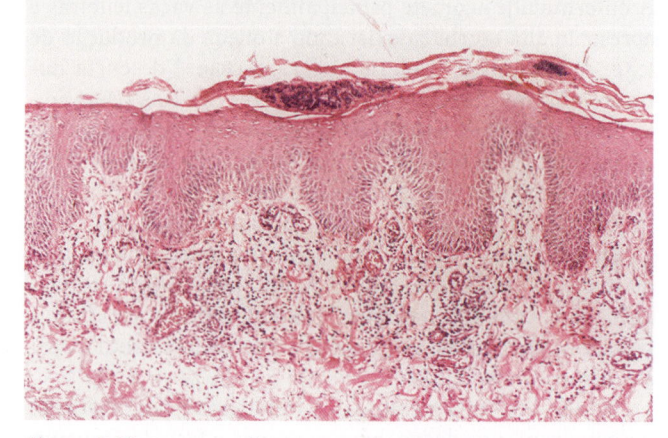

Figura 7.93 Dermatite alérgica a pulgas. Os achados histopatológicos consistem em hiperplasia epidérmica, espongiose, crosta sorocelular e infiltrado inflamatório misto, ectasia, congestão vascular e edema na derme superficial.

hipersensibilidade e dermatite pruriginosa, sendo a picada de *Culicoides* spp. a mais conhecida e documentada hipersensibilidade a insetos em equinos.

Várias espécies de *Culicoides* spp. podem causar a dermatite alérgica, e os diferentes hábitos de repasto sanguíneo determinam lesões em diferentes localizações do corpo. Outros insetos que podem causar dermatite alérgica nos equinos são espécies de *Simulium* sp., *Stomoxys calcitrans* (mosca dos estábulos), *Haematobiairritans*, *Tabanus* spp., *Aedes* spp. e insetos da ordem Hymenoptera (vespas e abelhas).

A resposta alérgica desenvolve-se aos antígenos presentes na saliva desses insetos e envolve hipersensibilidade tipos I e IV. Parece não existir predisposição etária (embora a maioria dos cavalos exiba os primeiros sinais entre 2 e 4 anos de idade) e sexual, mas é provável que algumas raças tenham risco maior de manifestar sinais; Quarto-de-Milha, Árabe e Pônei são alguns exemplos de raças predispostas. A doença, em muitas regiões do Brasil, não é sazonal, mas, nas regiões de clima temperado, ocorre tipicamente nos meses mais quentes.

Três formas de apresentação clínica ocorrem geralmente nos animais acometidos: distribuição dorsal, distribuição ventral e acometimento dos membros ou alguma combinação dessas no mesmo animal. Na distribuição dorsal, geralmente provocada pelo *Culicoides* spp., o quadro inicia-se na crina, na garupa ou na base da cauda. (Figura 7.94). Notam-se prurido, alopecia, pápulas e crostas. Com a evolução da doença, a face, as pinas e a região cervical são lesionadas pelo autotrauma e podem surgir lesões liquenificadas, erosadas e ulceradas. Melanotriquia e melanodermia são alterações pós-inflamatórias pigmentares frequentes. A região ventral, a região intermandibular, as axilas e as virilhas também são acometidas, sendo as espécies mais incriminadas *Simulium* spp. e *Haematobia* spp.

Como as lesões são frutos de reação de hipersensibilidade, apenas um ou poucos animais são sintomáticos dentro do plantel. As picadas de *Stomoxys calcitrans* e *Aedes* spp. acontecem preferencialmente na face caudolateral dos membros; região cervical, peito, garupa e virilha também podem ser acometidos (Figura 7.95).

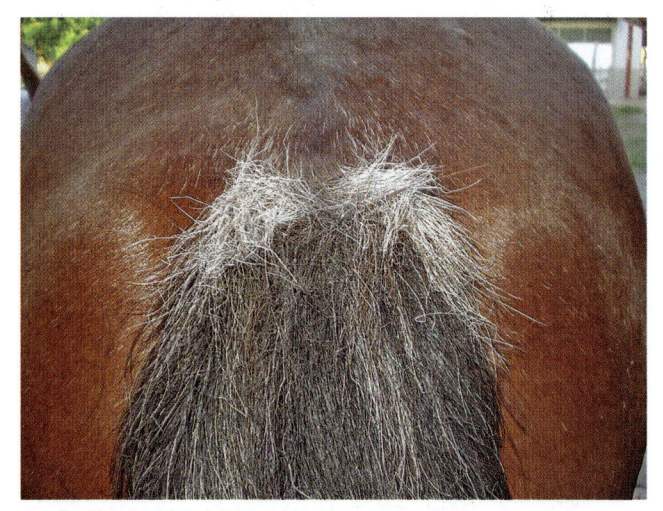

Figura 7.94 Hipersensibilidade a culicoides em equino. Área de alopecia e eriçamento dos pelos na região da base da cauda.

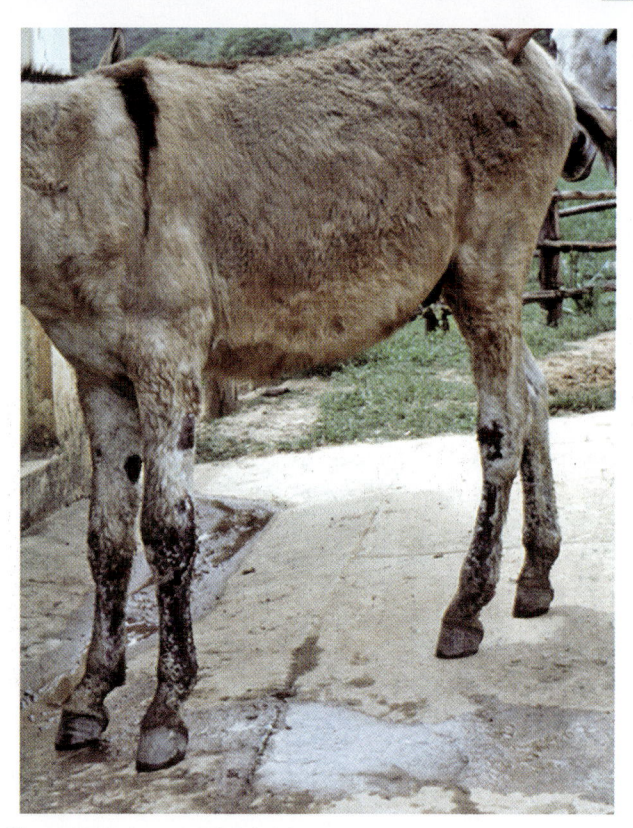

Figura 7.95 Hipersensibilidade à picada de *Stomoxys calcitrans*. Alopecia, hiperpigmentação e crostas hemorrágicas observadas nos membros torácicos de um cavalo.

As picadas por *Stomoxys calcitrans* causam muito incômodo e irritabilidade aos animais, provocando lesões papulosas ou em placas, com áreas centrais de necrose. Granuloma colagenolítico pode existir também associado à picada de *Stomoxys calcitrans*. Mosquitos do gênero *Simulium* spp. podem picar na pina, na face, na região ventral e na face medial dos membros. Uma toxina presente na saliva do *Simulium* spp. aumenta a permeabilidade vascular, que, em ataque massivo, pode causar grande perda de fluido para o espaço extravascular. Esses mosquitos causam muita irritação e incômodo aos animais, podendo levar, em casos extremos, até ao óbito.

A dermatose, conhecida como placa aural, cujo agente etiológico é um papilomavírus, tem o *Simulium* spp. como vetor. A infecção bacteriana é uma complicação possível. Nos animais com prurido crônico e intenso, podem ocorrer alterações comportamentais, como nervosismo e ansiedade, acompanhadas de perda de peso e pouca tolerância ao trabalho.

Os achados histopatológicos da hipersensibilidade à picada de inseto são semelhantes, independentemente do gênero envolvido. A epiderme encontra-se variavelmente hiperplásica, orto ou paraceratótica, espongiótica, com exocitose eosinofílica ou linfocitária. Ulceração e necrose epidérmicas podem estar presentes.

Dermatite perivascular a intersticial superficial e profunda, com grande número de eosinófilos e linfócitos, é a alteração que dá suporte ao diagnóstico, embora não seja específica para a condição. Outros padrões histopatológicos associados à hipersensibilidade a *Culicoides* spp. são dermatite nodular granulomatosa e eosinofílica (granuloma eosinofílico), foliculite eosinofílica e dermatite pustular neutrofílica/eosinofílica.

Dermatite atópica

Atopia, que em grego significa doença estranha, é o termo utilizado tradicionalmente para descrever, em seres humanos, a tríade de asma alérgica, febre do feno e dermatite atópica. Em comum, essa enfermidade apresenta história familiar da doença, associação com exposição a alérgenos ambientais, envolvimento da IgE na patogênese e predisposição a outras doenças alérgicas. O termo *atopia* refere-se a uma doença alérgica IgE-mediada aos alérgenos ambientais e com predisposição genética; é uma condição patológica que pode indicar doença em vários órgãos como rinite atópica, asma atópica e dermatite atópica.

A dermatite atópica refere-se a uma doença pruriginosa e inflamatória da pele com características clínicas associadas à IgE direcionada contra os alérgenos ambientais. Antigamente, acreditava-se que os alérgenos ganhavam acesso via sistema respiratório, daí o termo *dermatite alérgica a inalantes*. Embora essa via antigênica de acesso não possa ser desconsiderada, dados científicos dão suporte à absorção percutânea como acesso antigênico.

A clássica hipersensibilidade tipo I mediada por IgE e caracterizada pela degranulação de mastócitos, embora importante, não é o único evento na patogênese da dermatite atópica. O complexo mecanismo da patogênese da dermatite atópica envolve diminuição da barreira epidérmica (possivelmente ligada à alteração do perfil lipídico da epiderme), resposta aberrante do sistema imunológico, com a participação das células dendríticas apresentadoras de antígenos, ceratinócitos (que liberam grande quantidade de citocinas), resposta da fase tardia da degranulação de mastócitos, influência genética e determinantes ambientais.

Adiciona-se a essa lista o papel da cronicidade, da infecção cutânea estafilocócica e a malasseziose que frequentemente se associam ao quadro alérgico cutâneo. Outros fatores que podem participar dessa complexa rede da patogênese atópica incluem a teoria do bloqueio beta-adrenérgico (ou hiperatividade da fosfodiesterase) e o estresse psicológico.

Recente proposta da patogênese envolve o seguinte mecanismo: defeito genético hereditário da barreira cutânea que aumenta a chance da sensibilização. Os alérgenos capturados pelas células de Langerhans são apresentados aos linfócitos T, o que resulta em polarização para resposta Th2. Sob a influência das citocinas do perfil Th2, ocorre produção aumentada de IgE alérgeno específica e incremento da resposta eosinofílica/mastocitária.

A combinação da degranulação dos mastócitos e a liberação das citocinas liberadas pelos ceratinócitos estimulam a resposta inflamatória, levando ao recrutamento dos linfócitos Th2 e eosinófilos para o local da sensibilização. As células Th2 com estímulo antigênico libera citocinas pruridogênicas como IL-31, ocasionando o trauma autoinfligido e nova deterioração da barreira cutânea. Na cronicidade da inflamação, há o desenvolvimento também da resposta Th1, pela modulação das citocinas das células de Langerhans, com perpetuação do prurido, trauma, deficiência da barreira epidérmica e facilitação da colonização bacteriana e infecção secundária. A deficiência dos mecanismos T-regulatórios impede significativamente a tolerância aos alérgenos comuns.

A dermatite atópica (DA) parece ser a segunda mais frequente doença alérgica da pele em cães. Provavelmente, por influências genéticas, algumas raças de cães parecem ser predispostas ao desenvolvimento da DA. Terriers, Dálmata, Pug, Lhasa Apso, Poodle, Golden Retriever, Boxer, Setter Irlandês e Pastor Alemão são apontada como raças predispostas em alguns estudos, e a observação clínica, no Brasil, é semelhante.

A maioria dos cães exibe os primeiros sinais entre o 1º e o 3º anos de vida. A dermatite pruriginosa (prurido não lesional) envolve a face e as extremidades; e a região ventral é o sinal que ocorre com maior frequência na dermatite atópica canina (Figura 7.96). Queilite, blefarite, otite e pododermatite são sinais clínicos muito frequentes. Durante as fases iniciais da doença, nota-se prurido sem lesão associada (prurido *sinemateria*) ou apenas com eritema.

Com a evolução do quadro e a cronicidade, notam-se alopecia, discromia ferruginosa da pelagem (por lambedura excessiva), pápulas, pústulas, erosões, hiperpigmentação, liquenificação e alterações cutâneas seborreicas. É comum haver dermatite úmida aguda e dermatite acral por lambedura. Para fornecer mais consistência no diagnóstico, foram propostos critérios que foram introduzidos inicialmente na medicina humana e depois na veterinária. Os cães podem ser considerados atópicos se apresentarem pelo menos três dos critérios maiores e três dos critérios menores, como detalhado na Tabela 7.5. No entanto, alguns dermatologistas não reconhecem a validade desses critérios.

O exame histopatológico revela dermatite crônica hiperplásica perivascular superficial com diferentes intensidades. Alterações que podem ser vistas são agregados epidérmicos de eosinófilos e células de Langerhans. Na derme, geralmente predominam os linfócitos e os histiócitos, embora possa existir maior número de mastócitos e eosinófilos. A presença de plasmócitos e neutrófilos sugere infecção bacteriana secundária. Estruturas leveduriformes (*Malassezia* sp.) podem ser encontradas.

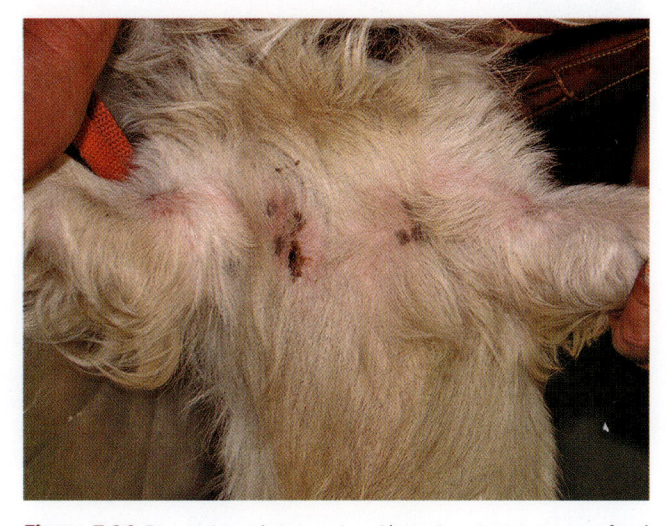

Figura 7.96 Dermatite atópica canina. Alopecia, eritema e crosta focal hemorrágica nas regiões axilares.

Tabela 7.5 Critérios clínicos para diagnóstico de dermatite atópica em cães.

Critérios maiores
Prurido
Envolvimento facial ou podal
Liquenificação da superfície flexora do tarso ou extensora do carpo
Dermatite crônica recorrente
História familiar de atopia
Raça predisposta

Critérios menores
Início dos sinais clínicos antes de 3 anos de idade
Reação intradérmica positiva a alérgenos inalados
Concentração sérica elevada de imunoglobulina G alérgeno-específica
Concentração sérica elevada de imunoglobulina E alérgeno-específica
Xerose cutânea
Piodermite superficial estafilocócica recorrente
Infecção recorrente por *Malassezia* sp.
Otite externa bilateral e recorrente
Conjuntivite bilateral e recorrente
Eritema facial e queilite
Hiperidrose

Em felinos, o Comitê Internacional das Doenças Alérgicas em Animais (ICADA – International Committe on Allergic Diseases of Animals) redefiniu os termos para as doenças alérgicas dos gatos. Dessa forma, o consenso do Comitê adotou o termo *síndrome atópica felina*, que inclui causas alérgicas ambientais, alguma manifestação clínica de asma e de reação adversa a alimentos, excluindo as causas parasitárias. Embora similaridades existam entre a doença canina e a felina, é ainda inconclusiva a participação da IgE em felinos. Atualmente, há evidências, embora não tão robustas como em cães e em seres humanos, de que alérgenos ambientais, resposta imunológica alterada (resposta Th2, aumento de eosinófilos, células dendríticas e mastócitos cutâneos e alteração na expressão de algumas citocinas), diminuição da barreira cutânea e outros fatores, como alteração da microbiota, desempenham papel na patogênese da dermatite atópica felina.

Em estudos norte-americanos, a síndrome atópica felina ocorreu entre 6 e 10% dentre todas as dermatoses felinas. A maioria dos gatos exibe sinais entre 6 meses e 2 anos de idade. Parece não existir predileção racial e sexual. Os principais padrões de lesões cutâneas são dermatite miliar (diminutas lesões papulocrostosas muitas vezes mais bem palpadas do que visualizadas, ao longo do pescoço ou tronco dorsal), dermatites eosinofílicas (granuloma eosinofílico, placa eosinofílica e úlcera indolente ou eosinofílica), alopecia simétrica (alopecia autoinduzida por lambedura, mordedura ou arrancamento, com ou sem escoriações) e dermatite pruriginosa da face, da região cervical e das pinas, também chamada de *dermatite pruriginosa cervicofacial*. Os sinais

extradermatológicos da síndrome atópica felina incluem conjuntivite, rinosinusite e otite alérgicas e asma felina (doença das pequenas vias respiratórias felinas).

A dermatite atópica equina acomete, geralmente, cavalos com idade entre 1 ano e 6 meses e 6 anos. Não parece existir predisposição sexual, e a doença pode ou não ser sazonal, na dependência dos alérgenos envolvidos. As raças Árabe e Puro-Sangue Inglês talvez sejam predispostas à dermatite atópica. O sinal clínico mais frequente na dermatite atópica equina é o prurido bilateral (*sinemateria* no início dos sinais clínicos) e a urticária pruriginosa ou não. Escoriações, alopecia autoinduzida, liquenificação, hiperpigmentação e infecção bacteriana secundária são sinais frequentemente observados. Os locais mais acometidos são face, pina, tórax ventral, abdome e membros. Outras regiões que podem estar lesionadas incluem a cervical lateral, a crina e a base da cauda.

Os cavalos acometidos se mordem, esfregam-se contra cercas, moirões, árvores, pisam nas patas, movimentam a cauda, chacoalham a cabeça. A foliculite eosinofílica estéril, pruriginosa ou não, e o granuloma eosinofílico também ocorrem na dermatite atópica equina. Sinais oculorrespiratórios, como conjuntivite e rinite alérgicas, apesar de possíveis, não são comuns. Embora a doença pulmonar obstrutiva crônica possa ser manifestação da doença atópica equina, não é comum a associação dessa doença com dermatite atópica.

O exame histopatológico da dermatite atópica equina revela dermatite hiperplásica perivascular a intersticial superficial e profunda, geralmente com grande número de eosinófilos. Em alguns casos, podem ocorrer foliculite eosinofílica e granuloma eosinofílico.

Urticária e angioedema

Urticária é uma reação anafilática cutânea e superficial. No angioedema, há envolvimento dos planos tissulares mais profundos. Essas reações podem ter mecanismos não imunológicos e imunológicos que envolvem a hipersensibilidade tipo I com degranulação de mastócitos e a hipersensibilidade tipo III.

Causas frequentes de urticárias e angioedema em pequenos animais são alimentos, plantas, picadas de artrópodes, fármacos, transfusões de sangue e vacinas. Outros estímulos relacionados incluem parasitas intestinais, infecções estafilocócicas, infecções por vírus da cinomose, estro, atopia e vasculite. Entre os fármacos, a lista é extensa, e alguns exemplos incluem penicilina, ampicilina, sulfas, tetraciclina, griseofulvina, amitraz, ivermectina, moxidectina, vitamina K, azatioprina, vincristina e contraste radiográfico.

Estímulos não imunológicos físicos, como calor, luz, frio e exercício físico, assim como estresse, podem precipitar urticária e angioedema em animais. Não existe predisposição racial, sexual ou etária, mas os quadros angioedematosos são vistos com frequência em cães jovens e na região da face (Figura 7.97), talvez pela exacerbada natureza curiosa e ativa dos cãezinhos de investigar o ambiente, expondo-se a vários alérgenos. Já a urticária crônica em seres humanos tem sido relacionada a altos títulos de anticorpos contra *Toxocara canis* e *Fasciola hepatica*.

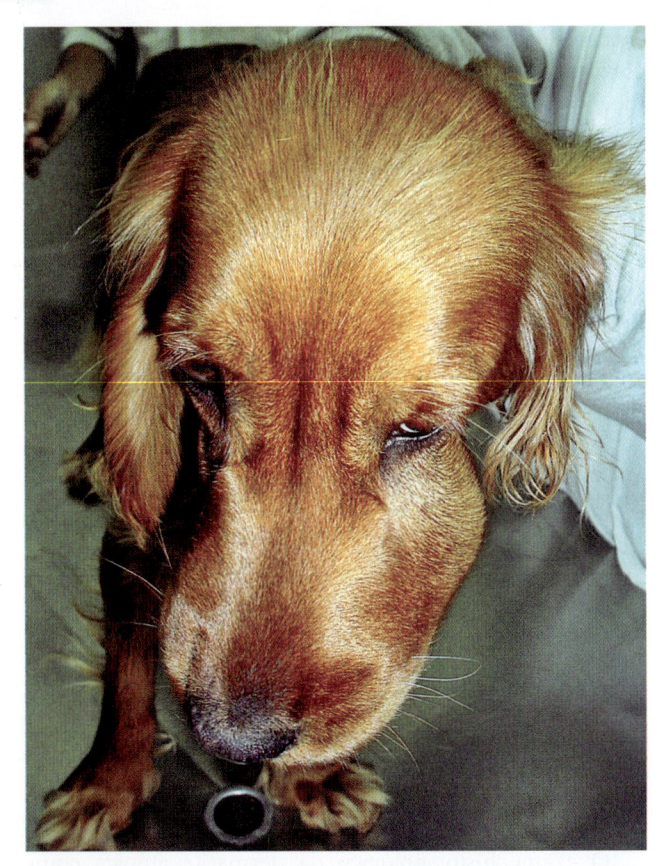

Figura 7.97 Angioedema canino. Face angioedematosa de um cão picado por abelha. O ferrão foi localizado na mucosa oral.

Nos cavalos, a urticária é padrão de reação cutânea muito comum, mas o angioedema é raro. As causas são semelhantes às de cães e gatos, adicionando-se os agentes de contato e as infecções, como garrotilho, encefalomielite, salmonelose, tétano e botulismo. Aos fármacos acrescentam-se neomicina, ciprofloxacino, estreptomicina, fenilbutazona, flunixino, vitaminas do complexo B, vacinas, antissoro, bacterinas, entre outras. O quadro de urticária pode ser agudo, crônico ou recorrente e persistente. Urticária aguda é definida como episódio que dura menos que 6 a 8 semanas; no entanto, as lesões individuais duram em geral de 24 a 48 h.

Nos bovinos, em algumas raças, descreve-se uma forma única de autoalergia ao leite, e, nessa condição, os animais se tornam sensibilizados à caseína do próprio leite.

Clinicamente, notam-se placas elevadas, eritematosas ou normocrômicas, pruriginosas ou não, com distribuição variada. As lesões desaparecem, geralmente, em menos de 24 h e não exibem exsudação de soro ou hemorragia.

Eventualmente, as lesões urticariformes podem assumir morfologia serpiginosa, linear, arciforme e papular ou podem coalescer para formar grandes placas. Em função dessa variada morfologia, os quadros de urticária em cavalos têm sido descritos como urticária papulosa (3 a 6 mm), convencional (até 5 cm), e gigante (com dimensões de até 40 cm) e configuração linear (placas lineares geralmente bilaterais) e policíclica (girada, serpiginosa). As lesões podem surgir em qualquer lugar do corpo, mas nos cavalos são vistas frequentemente na região cervical, no tronco e nos membros.

No angioedema, pode ocorrer extravasamento de soro ou hemorragia. Nos cavalos, o angioedema ocorre com maior frequência nas pálpebras, na narina e nas extremidades distais. Em cães, os quadros graves de angioedema podem acometer as vias respiratórias superiores e causar dificuldade respiratória. Anafilaxia sistêmica é uma grave complicação.

O exame histopatológico das urticárias revela discreta dermatite perivascular a intersticial, superficial ou profunda, com eosinófilos e variável edema. Alguma dificuldade diagnóstica surge ao tentar concluir sobre uma lesão em franca regressão. Quando existe edema importante, podem ocorrer clivagem dermoepidérmica, intensa espongiose e ectasia linfática. A vasculite leucocitoclástica é raramente observada.

Hipersensibilidade alimentar

A hipersensibilidade alimentar (HA), ou alergia alimentar, é uma importante causa de dermatite pruriginosa em pequenos animais. Muitos termos são empregados para melhor definir e entender as reações adversas a alimentos, no entanto essa diversidade de nomes, muitas vezes, causa mais confusão do que auxilia. Os termos *alergia alimentar* e *hipersensibilidade alimentar* são entendidos como sinônimos e usados para descrever uma resposta imunológica exagerada ou anormal à ingestão de alérgenos alimentares. No terreno clínico, no entanto, é muito difícil distinguir alergia e intolerância alimentar – esta última é empregada para descrever uma resposta fisiológica anormal ao alimento ou a algum aditivo ingerido e que pode ter origem idiossincrática, farmacológica ou metabólica.

O mecanismo imunológico envolvido na HA compreende hipersensibilidade tipos I, III e IV. Os aminoácidos livres ou pequenos peptídeos são pouco alérgenos, portanto a digestão proteica parcial ou incompleta origina peptídeos de grande peso molecular com maior potencial de imunogenicidade. Os alimentos que têm sido descritos como causa frequente de alergia alimentar em cães e gatos são carne bovina, trigo, ovos, milho, carne de galinha e laticínios.

Em uma revisão sistemática, os alérgenos mais incriminados em cães foram, em ordem decrescente: carne bovina (34%), produtos lácteos (17%), frango (15%) e trigo (13%). Já nos felinos foram carne bovina (18%), peixe (17%) e frango (5%). Os preservativos e corantes também têm sido incriminados. Os fatores predisponentes para a HA são quebra da barreira mucosa (p. ex., aumento da permeabilidade da mucosa intestinal e inflamação da mucosa) e imunorregulação deficiente (p. ex., deficiência na produção de IgA). As reações adversas a alimentos podem causar também sinais clínicos cutâneos, gastrintestinais, respiratórios, neurológicos ou hematológicos.

A prevalência da alergia alimentar em cães varia entre os estudos: variou de 1 a 2% dentre todas a condições dermatológicas e entre 9 e 40% em cães com sintomatologia pruriginosa. Nos cães, pode ocorrer entre 4 meses e 14 anos de idade, no entanto mais de um terço dos casos ocorre em animais com menos de 1 ano de idade. Em recente revisão sistemática, a idade de acometimento inicial em cães variou de 1 a 13 anos; o início dos sinais em torno de 6 a 12 meses de vida ocorreu em 22 e 38% dos casos, respectivamente.

Não há evidente predileção racial para a HA; no entanto, os cães das raças Cocker Spaniel, Labrador, Collie, Schnauzer Miniatura, SharPei, Boxer, West Highland Terrier, Pastor Alemão e Dachshund parecem ser predispostos. A HA cursa com dermatite pruriginosa, não sazonal, acompanhada, ocasionalmente, de sinais gastrintestinais, como vômito, diarreia e flatulência, que ocorrem em 10 a 15% dos casos. Conjuntivite, espirros e anafilaxia também podem ser observados. Os sinais dermatológicos não são distinguíveis da doença atópica. Nos casos de HA, podem ocorrer várias lesões primárias e secundárias: pápulas, pústulas, hiperpigmentação, alopecia, eritema, erosão, ulceração, colaretes epidérmicos, descamação, crostas e liquenificação (Figura 7.98).

Tão variadas como as lesões são também as apresentações clínicas. O padrão de prurido generalizado, com acometimento de ouvido, patas e abdome ventral são frequentemente observados em cães. A HA pode imitar várias condições dermatológicas, como foliculite superficial, ectoparasitoses, dermatite atópica, dermatite de contato, dermatite alérgica a pulgas e dermatite seborreica. Cerca de 30% dos cães com HA podem ter doença atópica ou DAP concomitantemente. Um quarto dos cães com HA pode manifestar apenas otite externa eczematoceruminosa. Outras manifestações possíveis são dermatite úmida aguda, pododermatite, urticária, angioedema e foliculite superficial recorrente sem prurido.

A prevalência da alergia alimentar em gatos se encontra entre 3 e 6% dentre as condições dermatológicas e entre 12 e 21% nos gatos com sintomatologia pruriginosa. Os sinais clínicos da HA nos gatos também são muito variados. A maioria dos gatos desenvolve os sinais por volta de 2 anos de idade. É possível que os gatos Siameses sejam mais representados nessa condição, no entanto não há comprovação de predisposição etária e sexual. Em geral, os gatos são acometidos mais tardiamente que os cães.

Os sinais dermatológicos mais frequentes são alopecia generalizada simétrica sem lesão primária, dermatite miliar, dermatite facial e cervical pruriginosa, alopecia traumáti-

ca focal ou multifocal, dermatite úmida e seborreia. O segmento cefálico (cabeça e face), ouvidos e região cervical são frequentemente acometidos. Outras manifestações possíveis são dermatites eosinofílicas (placa eosinofílica, granuloma eosinofílico), urticária, angioedema, otite bilateral ceruminosa e pododermatite. A eosinofilia periférica e a linfadenomegalia podem ocorrer em 20 a 50% e em 30% dos casos, respectivamente. Dos sinais clínicos extracutâneos, são descritos os sinais gastrintestinais, respiratórios, conjuntivite e comportamento hiperativo.

A HA em equinos parece ser muito pouco frequente, talvez pela resistência dos proprietários em investir em uma dieta-teste diagnóstica. Não há predisposição etária, racial ou sexual para a HA em equinos. Alguns dos alérgenos incriminados são alfafa, cevada, aveia, trigo e suplementos alimentares. A dermatose pode ser sazonal ou não, dependendo dos alérgenos envolvidos. Os sinais clínicos mais observados são prurido multifocal ou generalizado, urticária pruriginosa ou não pruriginosa ou ambos os padrões. As lesões autoinfligidas ocorrem, em geral, na face, pavilhões auriculares, região cervical, dorso, região ventral e cauda. Alguns animais podem exibir prurido perianal.

O exame histopatológico da alergia alimentar em cães é caracterizado por dermatite perivascular (pura, espongiótica ou hiperplásica) a intersticial superficial ou profunda, com predomínio de células mononucleares e neutrófilos. Raramente, podem ocorrer achados histopatológicos semelhantes ao linfoma epiteliotrópico. Nos felinos e equinos, é maior o número de eosinófilos no infiltrado inflamatório. Nos equinos, podem ser, ainda, observados foliculite mural necrotizante e granuloma eosinofílico. Pode haver alterações que sugiram infecção bacteriana ou fúngica (*Malassezia* sp.) associada ao quadro alérgico.

Dermatite de contato

A dermatite de contato (DC) pode ser alérgica ou irritante primária; no entanto, a distinção entre essas duas entidades não é simples e pode ser mais conceitual do que demonstrável. A dermatite irritante de contato causa inflamação na maioria dos animais expostos, com intensidade e padrão de distribuição dependentes da natureza e da concentração da substância química, do tempo de exposição e do local anatômico acometido. Não há necessidade de prévia sensibilização. Os ácidos e as bases fortes produzem lesão imediatamente após o contato e podem ser mais bem classificados como queimaduras químicas. Em pequenos animais, os agentes químicos mais comuns são sabões, desinfetantes, detergentes, solventes, pesticidas, herbicidas, plantas, medicações tópicas e colares contra pulgas.

É possível, como ocorre em seres humanos, que os indivíduos atópicos sejam mais predispostos à dermatite de contato. A dermatite irritante de contato é relativamente comum em grandes animais. A umidade prolongada, por diminuir a eficiência da barreira epidérmica, é um fator predisponente à DC. Dessa forma, tal condição é mais vista nos cavalos que transpiram muito. As substâncias mais responsabilizadas como causas da DC em equinos incluem fezes, urina, secreções cutâneas, substâncias cáusticas, óleo diesel, óleo para motor, preservativos para borracha, couro e madeira, vários parasiticidas tópicos e várias plantas.

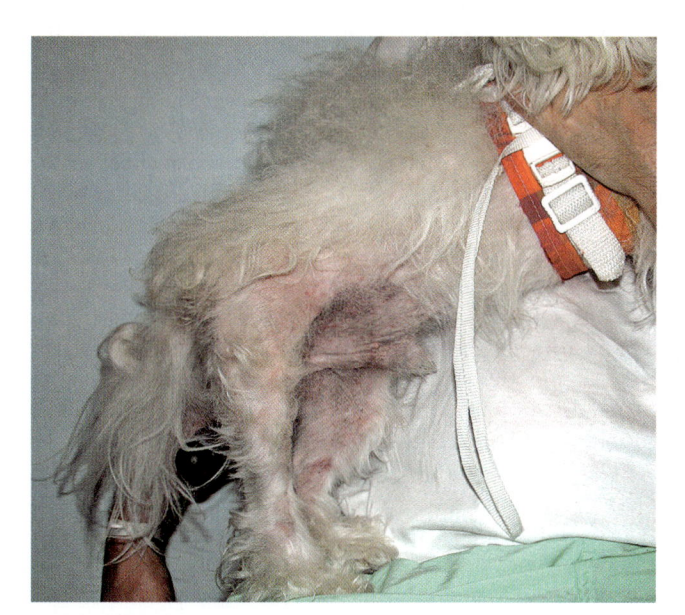

Figura 7.98 Alergia alimentar. Alopecia, eritema e hiperpigmentação acometendo membros pélvicos e abdome ventral de um cão.

A dermatite irritante de contato é muito mais frequente do que a dermatite alérgica de contato. As lesões cutâneas vão ocorrer onde houve o contato químico. As regiões mais glabras e com maior área de contato são as mais acometidas, incluindo abdome ventral, regiões axilar e inguinal, aspecto ventral da cauda, espaço interdigital, face e região perineal (Figura 7.99).

Quando houver aplicação tópica, os sinais ocorrerão nas regiões tratadas. Em grandes animais, as lesões são mais observadas na face, na região ventral e nas extremidades distais. Em todos os animais, as lesões consistem inicialmente em máculas e pápulas eritematosas, que podem evoluir para lesões alopécicas, edematosas, vesiculares, erosadas, crostosas e ulceradas. Em pequenos animais, nas lesões crônicas com insulto de menor intensidade, ocorrem hiperpigmentação e liquenificação. O prurido é sinal frequente, mas sua presença não é necessária para o diagnóstico. Sazonalidade pode ocorrer com uso de fertilizantes, herbicidas ou contato com plantas. A lesão escrotal pode ser consequência do enxágue insuficiente nos momentos de banho. Em alguns casos, pode haver dermatite úmida aguda. Em grandes animais, relatam-se como sequelas a leucodermia e a leucotriquia.

Os achados histopatológicos incluem dermatite hiperplásica perivascular superficial, vesículas, erosão, ulceração e crostas, acompanhadas ou não de alterações sugestivas de infecção. Geralmente, os neutrófilos e as células mononucleares predominam nos infiltrados inflamatórios.

A dermatite alérgica de contato ocorre com menor frequência do que o observado em medicina humana. Essa baixa ocorrência decorre da proteção natural dos pelos nos animais, do pouco acesso aos produtos químicos e cosméticos ou da falta de diagnóstico. A patogênese da dermatite alérgica de contato envolve a reação tardia de hipersensibilidade (tipo IV) a alérgenos incompletos (haptenos) que se tornam imunogênicos quando se ligam à proteína carreadora na pele.

Após penetração na pele, o hapteno liga-se a uma proteína carreadora. Esse complexo proteína-hapteno, após ser fagocitado pelas células de Langerhans, é apresentado aos linfócitos T. Os linfócitos T sensibilizados e as células de Langerhans migram para o linfonodo regional, onde os linfócitos T sofrem blastogênese para serem transformados em células T de memória, *helper* ou supressora. Essa é conhecida como a fase de indução ou sensibilização. Na fase seguinte, chamada de *eferente* ou *elicitação*, os linfócitos T sensibilizados, após novo contato com o alérgeno, são recrutados para o local da exposição ao hapteno, facilitados pela expressão de moléculas de adesão no endotélio vascular e ceratinócitos. Essas células liberam linfocinas que induzem proliferação linfocítica policlonal, atraem polimorfonucleares, ativam a fagocitose e aumentam a permeabilidade vascular, tudo isso para tentar eliminar o alérgeno. Certamente, toda essa sequência de eventos inflamatórios é o que leva também aos sinais dermatológicos observados nessa condição. É provável que a hipersensibilidade imediata tipo I também participe da patogênese da dermatite alérgica de contato. Seu desenvolvimento depende da natureza do alérgeno, da frequência do contato e da condição da pele.

As outras doenças alérgicas da pele, a dermatite seborreica e o trauma facilitam a entrada cutânea do alérgeno. Nesse sentido, é citado que a dermatite atópica está presente em 20% dos cães com DC. Esse fato não causa surpresa, considerando que ambas as condições estão relacionadas a anormalidades da barreira epidérmica.

Em pequenos animais, algumas raças parecem ser predispostas, entre elas o Pastor Alemão, os Terriers e o Labrador Retriever. Os sinais clínicos ocorrem com maior frequência nas áreas menos protegidas do corpo, tal como ocorre na dermatite irritante de contato: abdome ventral, tórax ventral, porção ventral da região interdigital, região perianal, superfície côncava da pina, região cervical ventral, porção ventral da cauda, região ventral do focinho.

O antibiótico tópico neomicina é um importante causador de reações alérgicas de contato em cães e gatos, especialmente na pina e na região periauricular (Figura 7.100).

Outras formas comuns de dermatite alérgica de contato são causadas pela vasilha de plástico (lesão na região nasal) e pelo colar antipulgas (região cervical). As lesões são, em essência, semelhantes à descrição para dermatite irritante de contato. As substâncias incriminadas como alergênicas em pequenos animais incluem várias plantas, medicamentos (neomicina, bacitracina, retinoides, miconazol, tetracaína, sabões, xampus, desinfetantes, inseticidas), água clorada e vários produtos domiciliares de limpeza. Embora essa lista seja grande, poucos trabalhos documentam essa forma de alergia nos animais. Um estudo comprovou a dermatite alérgica de contato à planta da família Commelinceae em três cães. Quando o alérgeno é medicamento ou veículo, na forma de xampus, pomada, cremes, aerossóis, os sinais clínicos aparecem nas regiões tratadas, mesmo as hirsutas.

Da mesma maneira, pouco é relatado sobre a dermatite alérgica de contato em grandes animais. O suor pode ser um fator facilitador nos equinos, uma vez que diminui a função de barreira da pele e aumenta o contato com alérgenos em potencial. Os principais alérgenos que podem causar contato em equinos são plantas de pastagem, cama, sabões, xampus, cobertores, material para cela, medicações tópicas,

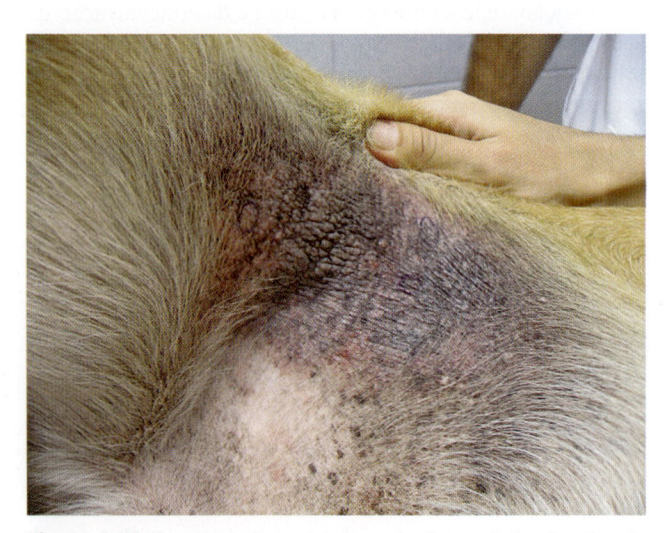

Figura 7.99 Dermatite de contato em cão da raça Labrador. Grande placa eritêmato-hipercrômica, liquenificada, localizada na região abdominal ventrolateral.

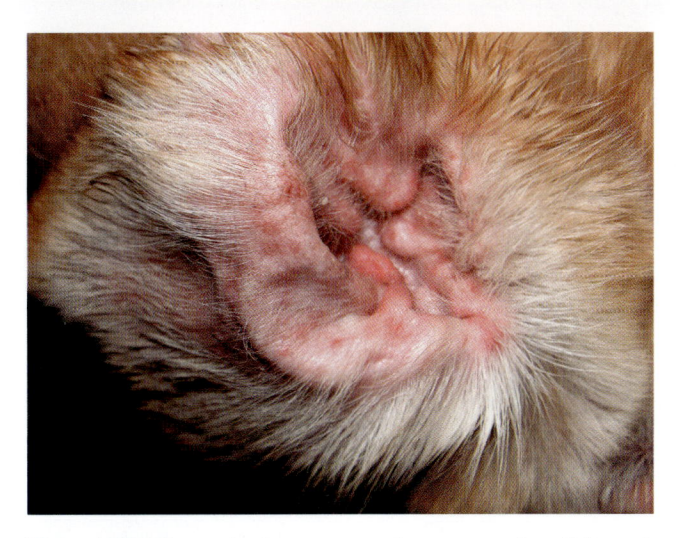

Figura 7.100 Dermatite de contato medicamentosa. O pavilhão auricular tornou-se eritematoedematoso após alguns dias do início do tratamento tópico polivalente.

cromo e algodão. Parece não existir predisposição etária, racial ou sexual. Os sinais clínicos são semelhantes aos da dermatite irritante de contato. As áreas atingidas auxiliam na investigação dos agentes: cabeça e face (repelentes, acaricidas, *sprays*); focinho e extremidades (plantas, pastagens); face e tronco (material de cela); distribuição específica de acordo com a aplicação de produto.

A dermatite hiperplásica perivascular a intersticial, superficial a profunda, com variável espongiose, é o principal achado histopatológico para a dermatite alérgica de contato. Linfócitos, neutrófilos e eosinófilos podem dominar o infiltrado inflamatório, e a explicação para essa variação não é conhecida, mas provavelmente dependente da natureza do alérgeno e do tempo de evolução. Importante enfatizar que, na suspeita de dermatite de contato, a identificação de único animal acometido sugere dermatite alérgica, enquanto a presença de vários animais sugere dermatite irritante ou infecciosa.

Hipotireoidismo e hiperadrenocorticismo

Das endocrinopatias que refletem na saúde cutânea, o hipotireoidismo e o hiperadrenocorticismo são as condições mais frequentes na medicina de pequenos animais, particularmente nos cães.

O hipotireoidismo é a endocrinopatia mais frequente na espécie canina, tendo como causas primárias principais o hipotireoidismo primário, na forma de tireoidite linfocítica e atrofia tireoidiana. A inflamação imunomediada linfoplasmo-histiocitária é o que leva à tireoidite linfocítica e à fibrose glandular subsequente.

A atrofia tireoidiana, cuja causa é desconhecida (possivelmente é degenerativa), caracteriza-se pela destruição microscópica do parênquima glandular, que é substituído por tecido adiposo. Essa enfermidade progressiva ocorre principalmente na faixa etária entre 2 e 6 anos, sem predisposição sexual aparente. Afirmar sobre predisposição racial pode levar a erros, influenciados pela popularidade de certas raças; no entanto, Golden Retriever, Dobermann Pinscher, Labrador, Cocker Spaniel e Pastor Alemão parecem ser predispostos.

O hormônio tireoidiano é necessário para as funções normais das células de todo o corpo; portanto, a lista dos sinais clínicos apresentados pode ser grande e variar de caso para caso, de acordo com a idade do animal, o tempo de doença e a raça. As manifestações clínicas e laboratoriais frequentes do hipotireoidismo nos cães adultos incluem: letargia, depressão mental, ganho de peso, inatividade física, fraqueza muscular, alopecia endócrina, anemia e hiperlipidemia. Endocrinopatia poliglandular (hipotireoidismo e hipoadrenocorticismo ou diabetes) tem sido documentada em cães. Além dessas apresentações, o animal hipotireóideo pode ter sinais atípicos da doença.

Entre as alterações dermatológicas mais frequentes no hipotireoidismo, destacam-se alopecia simétrica bilateral, alopecia da cauda (cauda de rato; Figura 7.101), alopecia focal ou multifocal, enfermidade cutânea seborreica, piodermite e malasseziose secundárias, otite externa eczematoceruminosa, crescimento exagerado dos calos de apoio, hiperpigmentação, falha do crescimento piloso após tosa e mixedema.

A alopecia desenvolve-se inicialmente nos pontos de apoio ou fricção cutânea e acomete outras regiões, tendendo a poupar o segmento cefálico e os membros. Hipertricose é referida raramente nos cães das raças Setter Irlandês e Boxer. Alguns cães adultos podem desenvolver demodiciose. Outras alterações incluem liquenificação, hiperpigmentação e formação de comedões. O hipotireoidismo, em geral, não leva o animal a se coçar, mas caso coexista enfermidade cutânea seborreica, piodermite ou malasseziose, é possível a ocorrência de prurido.

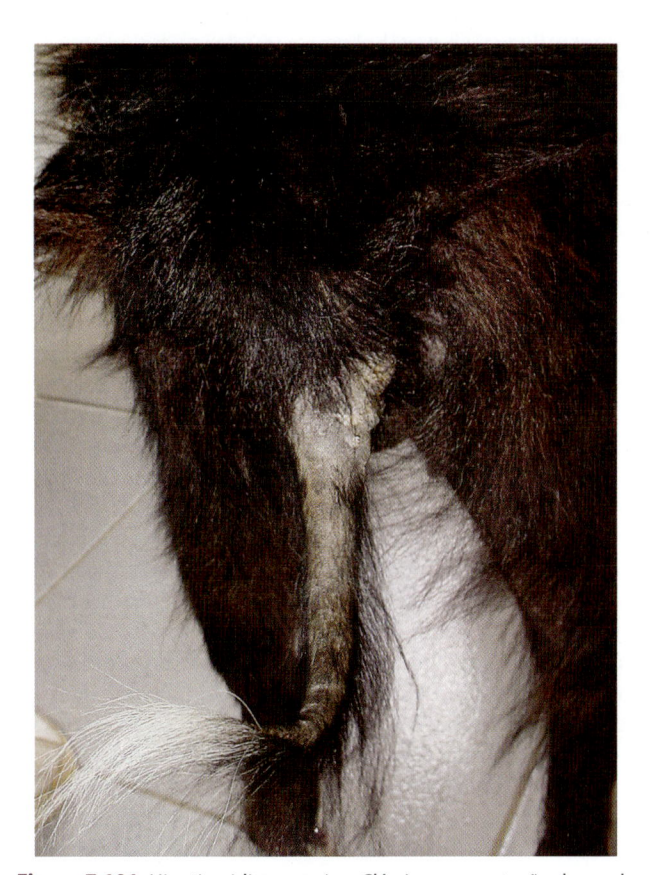

Figura 7.101 Hipotireoidismo canino. Clássica apresentação de cauda de rato.

Observam-se alguns cães cujo único sinal presente do hipotireoidismo é a foliculite bacteriana superficial e recorrente. As alterações histopatológicas são atrofia e ortoqueratose epidérmica e folicular, telogenização folicular, atrofia das glândulas sebáceas (variável), queratinização tricolemal excessiva e derme espessa. Achados considerados fortemente sugestivos para o hipotireoidismo são mucinose dérmica e hipertrofia e vacuolização dos músculos eretores dos pelos. Dermatite hiperplásica perivascular é um padrão comum ao hipotireoidismo, especialmente quando existir inflamação cutânea.

O hipotireoidismo espontâneo é raro em grandes animais. A forma mais comum da doença em grandes animais é causada pela deficiência de iodo, provocada pela ingestão de pastagem deficiente em iodo ou substâncias bociogênicas. Nesses animais, a pelagem é curta, seca, áspera e sem brilho. Mixedema é observado na face, nas pinas e em extremidades. Nos ovinos, a lã torna-se mais fina.

O hiperadrenocorticismo espontâneo e iatrogênico (síndrome de Cushing) provoca importantes sinais dermatológicos e sistêmicos. Na medicina de pequenos animais, a doença é vista com maior frequência nos cães, embora seja crescente a documentação em felinos: 85% dos cães com síndrome de Cushing (SC) de ocorrência natural são pituitária-dependentes, desenvolvendo microadenomas da pituitária ou, com menor frequência, macroadenomas.

Os tumores autônomos da adrenal (adenoma e adenocarcinoma) respondem por um menor número de casos de SC em cães, assim como a hiperplasia nodular adrenocortical. A SC resulta do excesso de cortisol endógeno no organismo, o qual influencia o metabolismo geral dos carboidratos, das proteínas e dos lipídios. Os animais de meia-idade a idosos, as fêmeas e algumas raças parecem ser predispostos à enfermidade. Poodles, Terriers e Dachshund são algumas raças predispostas ao hiperadrenocorticismo. Para o hiperadrenocorticismo iatrogênico, não há nenhuma predisposição racial, etária ou sexual. Os sinais clínicos para a SC canina incluem dermatose, aumento de volume abdominal (Figura 7.102), hepatomegalia, atrofia muscular (principalmente dos membros), exoftalmia e respiração ofegante. Poliúria, polidipsia, polifagia, obesidade e intolerância ao exercício são queixas frequentes na prima apresentação. Inicialmente, a pele e a pelagem podem tornar-se secas e o pelo pode clarear, mudar de textura e ser facilmente epilado.

A alopecia ocorre nos pontos de pressão e evolui para um padrão simétrico e bilateral na região do tronco. Eventualmente, a alopecia é restrita à região dos flancos ou à face. Nos animais de pelo curto, a alopecia pode ter aspecto de roedura de traça. A pele, especialmente a do ventre, torna-se adelgaçada, atrófica e com perda da elasticidade. Os vasos sanguíneos são facilmente visualizados. Os comedões estão frequentemente presentes na região ventral, mas podem se desenvolver também na região dorsocaudal. São comuns as infecções bacterianas secundárias. A demodiciose e a dermatofitose também podem estar associadas aos casos caninos de SC. Em 20 a 40% dos casos, notam-se flebectasias e *calcinosis cutis* (calcinose cutânea). A doença pode ser pruriginosa quando complicada com infecções bacterianas ou malasseziose secundárias.

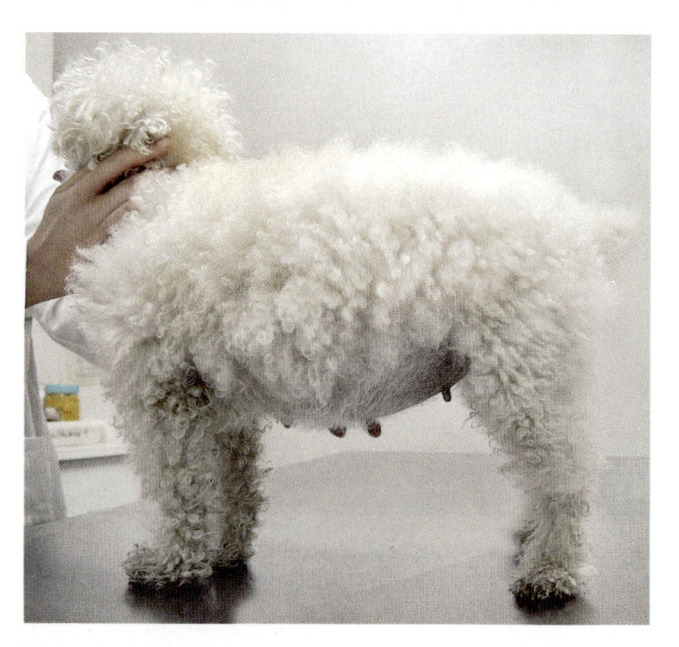

Figura 7.102 Hiperadrenocorticismo canino. Fase incipiente das alterações dermatológicas, com manto piloso, seco, sem brilho e embaraçado. Notar o abdome penduloso.

Histopatologicamente, notam-se alterações compatíveis com endocrinopatia: atrofia e ortoqueratose epidérmica e folicular, atrofia de glândulas sebáceas, melanose epidérmica, queratinização tricolemal proeminente e telogenização folicular (Figura 7.103). *Calcinosis cutis*, comedões, derme fina, flebectasias e ausência ou atrofia do músculo eretor de pelos sugerem hiperadrenocorticismo. Ainda podem ser observadas alterações de infecção secundária e foliculites demodécica e dermatofítica.

O hiperadrenocorticismo tem sido descrito em equinos, sendo também conhecido como *disfunção da pars intermedia da pituitária*. O crescimento exagerado dos pelos (hirsutismo) é a principal alteração dermatológica. A infecção bacteriana secundária (dermatofilose) é comum nesses

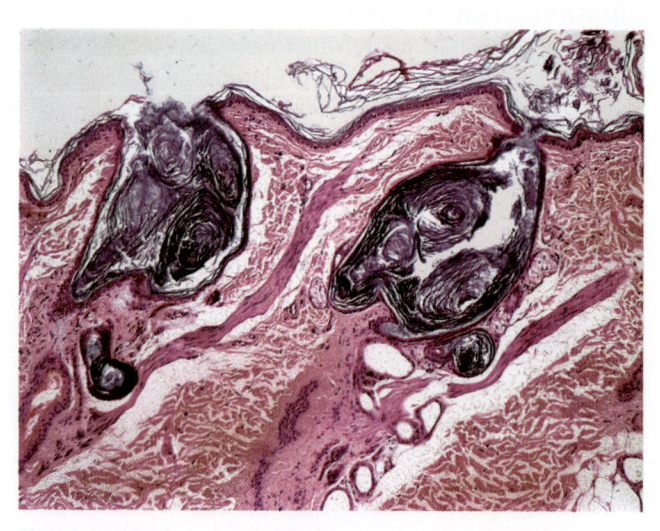

Figura 7.103 Síndrome de Cushing (hiperadrenocorticismo). Padrão histopatológico atrófico, com importante ortoqueratose e dilatação infundibular (comedões) e atrofia folicular.

casos. Podem ainda ser observados seborreia seca e xantomas cutâneos. Outros sinais incluem poliúria, polidipsia e hiperhidrose.

A SC é bem menos frequente nos felinos do que em cães. Quando ocorre, as alterações dermatológicas observadas com maior frequência são falha de crescimento piloso após a tosa ou a limpeza habitual, pele fina, cicatrização deficiente, fragilidade cutânea exagerada, pelagem feia e malcuidada, seborreia e dobra da extremidade distal da pina. Outras queixas e sinais observados são poliúria, polidipsia, polifagia, perda de peso, aumento de volume abdominal, letargia, diabetes melito resistente à insulina, diarreia e vômito.

Dermatite superficial necrolítica

Dermatite superficial necrolítica (DSN), necrose epidérmica metabólica, eritema necrolítico migratório, síndrome hepatocutânea e dermatopatia diabética são todas as nomenclaturas já utilizadas para descrever essa condição sistêmica e cutânea de etiopatogênese multifatorial que acomete o ser humano, cães, gatos e rinocerontes pretos. A DSN em cães ocorre predominantemente em animais idosos, estando associada, na maioria dos casos, a hepatopatias crônicas e, com menor frequência, a tumor pancreático produtor de glucagon. A etiopatogênese das lesões não é compreendida perfeitamente, no entanto sugere ligação com hiperglucagonemia, hipoaminoacidemia, hipoalbuminemia, deficiência de zinco, deficiência de biotina ou ácidos graxos, favorecendo, dessa forma um mecanismo local de deficiência nutricional (epidérmica).

Os animais são geralmente intolerantes à glicose ou diabéticos e desenvolvem lesões nas regiões de apoio ou trauma, face, junções mucocutâneas, membros, patas, tronco, bolsa escrotal e prepúcio (Figura 7.104). As placas no tronco podem coalescer e formar grandes lesões anulares ou policíclicas. Um achado frequente é a hiperqueratose e fissuras nos coxins podais (Figura 7.105).

As lesões são alopécicas, eritematosas, crostosas, por vezes necróticas, ulceradas ou vesiculares. Os animais mostram, em geral, sinais de envolvimento sistêmico, como hiporexia, perda de peso, insuficiência hepática ou doença

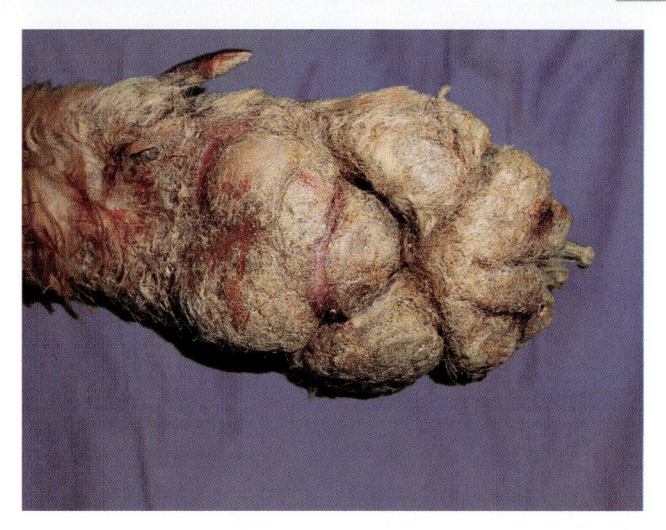

Figura 7.105 Necrose epidérmica metabólica em cão. Coxim podal com hiperqueratose, crostas e fissuras. Esse animal apresentava todas as patas acometidas e dificuldade de deambulação.

neoplásica metastática. A DSN é considerada um marcador cutâneo de grave doença sistêmica, com grave prognóstico e pouco tempo de sobrevida. O exame histopatológico é muito útil para o diagnóstico. Na epiderme hiperplásica, notam-se edema intra e extracelular (às vezes, com degeneração reticular) das camadas superficiais (estrato espinhoso) e paraqueratose acentuada. Essa combinação de alterações confere às lesões um aspecto vermelho, branco e azul, que, didaticamente em histopatologia, diz-se que lembra a bandeira da França (Figura 7.106).

Nas lesões mais crônicas, com a ausência do edema ou necrose epidérmica, é difícil o diagnóstico diferencial com dermatose responsiva ao zinco, dermatose do alimento genérico ou toxicose pelo tálio. A enfermidade é rara nos felinos.

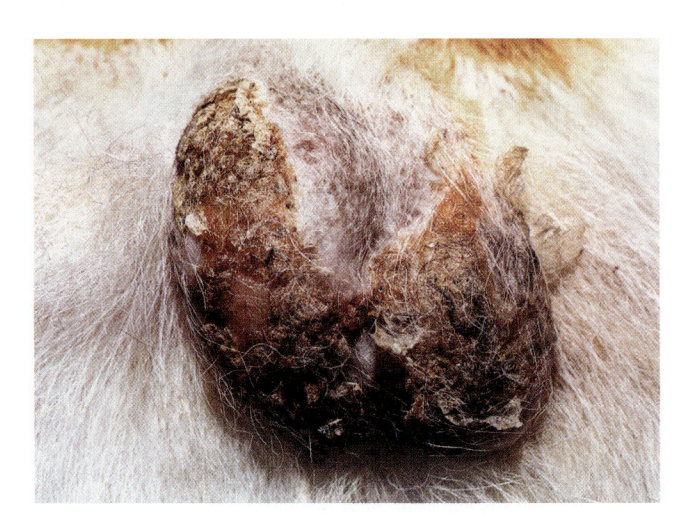

Figura 7.104 Dermatite superficial necrolítica. Lesão ulcerada e crostosa localizada na bolsa escrotal de um cão.

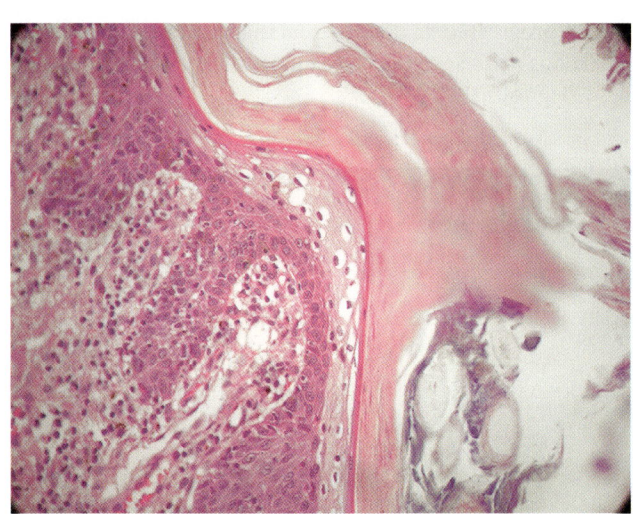

Figura 7.106 Necrose epidérmica metabólica em cão. Notar o edema da porção superficial da epiderme (edema intracelular), que está recoberta por hiperqueratose paraceratótica. Essa combinação de paraqueratose, edema e epiderme normal a hiperplásica cria o padrão de cores vermelha, branca e azul.

Alopecia X

Uma dermatose endócrina tão misteriosa quanto seu nome sugere é a denominada alopecia X ou interrupção do ciclo piloso. Vários nomes têm sido emprestados a essa condição, o que reflete as diferentes interpretações e conclusões clínico-laboratoriais e terapêuticas: pseudocushing, deficiência de hormônio de crescimento na fase adulta, dermatose responsiva ao hormônio do crescimento, dermatose responsiva à castração, dermatose dos hormônios sexuais gonadais, alopecia sexual hormonal, alopecia responsiva à biopsia, desequilíbrio dos hormônios sexuais da adrenal, síndrome semelhante à hiperplasia adrenal congênita, dermatose responsiva ao mitotane (Lysodren®), displasia folicular das raças nórdicas e displasia folicular do Husky Siberiano, entre outras.

Embora a causa e a patogênese dessa condição ainda sejam desconhecidas, é sugerida alguma desregulação da produção ou liberação dos hormônios esteroides sexuais ou sua ação nos folículos pilosos, assim como aumento na produção dos hormônios intermediários da cascata da esteroidogênese e hipercortisolemia.

Em função da hipótese de que alguma anormalidade possa ocorrer na iniciação ou manutenção da fase anagênica folicular, também foram realizados estudos genéticos e moleculares envolvendo várias citocinas e seus receptores nos folículos pilosos que tenham participação nessa função. No entanto, uma definição patogenética ainda não foi alcançada.

Dada a pluralidade das raças envolvidas, não há provas de que o mecanismo fisiopatológico ou a doença sejam únicas em todas as raças que exibem o fenótipo da enfermidade. As raças predispostas a essa condição são Lulu da Pomerânia, Poodle Miniatura, Chow-Chow, Husky Siberiano e outras de origem nórdica. O quadro inicia-se com perda dos pelos primários (retenção dos pelos secundários, conferindo aspecto de pelo de filhote) e evolui para alopecia não inflamatória nas áreas de fricção. Os locais inicialmente acometidos são região cervical (região do colar), face posteromedial dos membros pélvicos, base da cauda e períneo. Com a progressão da doença (semanas a meses), pode haver perda dos pelos secundários e todo o tronco pode ser envolvido (Figura 7.107).

A pele alopécica torna-se hiperpigmentada e os pelos remanescentes mudam de cor. A cabeça e os membros estão geralmente poupados. Os animais são normais sob outros aspectos, sem sinais sistêmicos, e geralmente não manifestam prurido ou sinal de desconforto. A maioria dos animais inicia o quadro ainda adultos jovens, mas a enfermidade pode-se iniciar em animais entre 1 e 10 anos de idade. Os machos inteiros ou castrados são predispostos, mas tanto machos como fêmeas, independentemente do estado reprodutivo, podem ser acometidos. Os testes endócrinos revelam, em muitos casos, aumento da concentração sérica dos hormônios sexuais intermediários (p. ex., 17-hidroxiprogesterona). O exame histopatológico revela dermatose de padrão atrófico e folículos pilosos em parada telogênica ou catagênica com proeminente queratinização tricolemal (folículos em chama; Figura 7.108).

Trata-se de uma doença estética sem repercussão sistêmica; se houver sinais clínicos sistêmicos, outras doenças (p. ex., hipotireoidismo, hiperadrenocorticismo, desbalanço dos hormônios sexuais, diabetes melito) devem ser investigadas. O diagnóstico da alopecia X é sempre de exclusão, eliminando a possibilidade das outras endocrinopatias.

Lúpus eritematoso

O lúpus eritematoso tem várias subclassificações em medicina humana, e recentemente a classificação da enfermidade em cães tem sido revista. Até há pouco tempo, reconheciam-se a forma sistêmica da doença (lúpus eritematoso sistêmico) e o lúpus eritematoso discoide (a forma cutânea).

A nova classificação do lúpus eritematoso cutâneo canino, derivada da classificação humana, separa-o em doença com sinais específicos e inclui o lúpus eritematoso cutâneo agudo, o lúpus eritematoso cutâneo subagudo (lúpus eritematoso cutâneo vesicular) e o lúpus eritematoso cutâneo crônico; nesta última se encontram o lúpus eritematoso esfoliativo, o lúpus eritematoso cutâneo mucocutâneo e o lúpus eritematoso discoide tanto na forma clássica facial como na forma generalizada da doença. O lúpus, sem os sinais específicos, inclui a vasculite e o lúpus bolhoso.

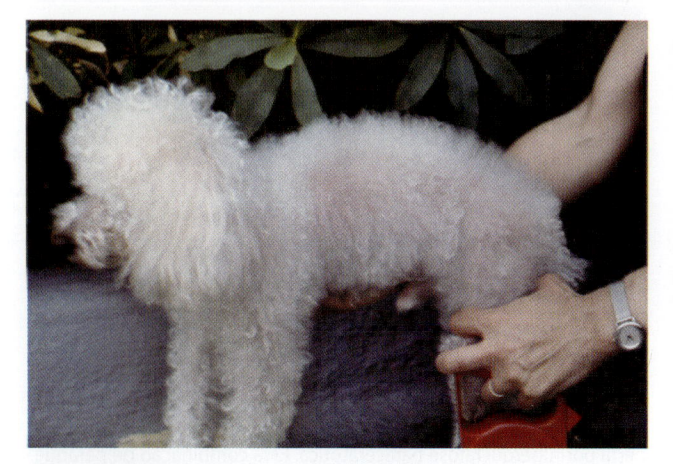

Figura 7.107 Cão da raça Poodle acometido por alopecia X, apresentando rarefação pilosa na região lateral do tronco.

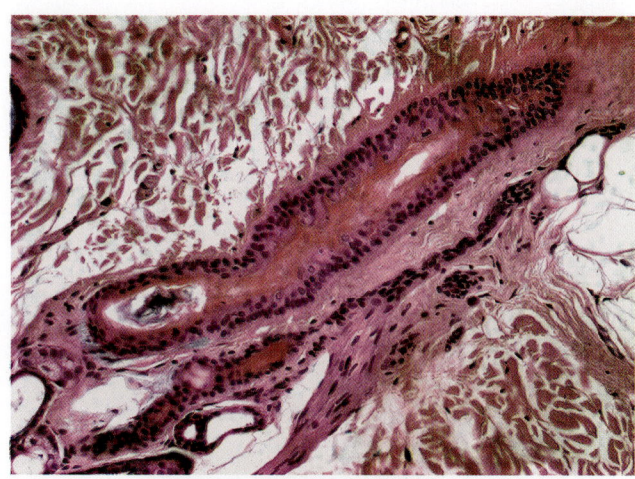

Figura 7.108 Folículos em chama. O folículo piloso apresenta proeminente queratina tricolemal de forte coloração eosinofílica, que emite delicadas projeções espiculadas para dentro da bainha interna do folículo piloso.

A seguir estão descritas algumas variantes do lúpus eritematoso cutâneo e do sistêmico.

O lúpus eritematoso é uma doença autoimune pouco comum, com exata etiologia ainda desconhecida, mas que envolve população policlonal de linfócitos e produção de autoanticorpos antinúcleo. Predisposição genética, fatores ambientais e endócrinos, bem como agentes infecciosos, podem participar da patogênese.

O lúpus eritematoso cutâneo discoide (LED) acomete cães, gatos e cavalos. Nos cães, o LED manifesta-se como lesões alopécicas, eritematosas ou hipocrômicas, escamocrostosas, com eventual erosão, ulceração e atrofia cicatricial. As principais regiões acometidas são o plano e a ponte nasal e as pálpebras (Figura 7.109); entretanto, lábios, pinas, coxins, cavidade oral (úlceras) e prepúcio podem também estar acometidos.

A despigmentação e a perda do aspecto rugoso e úmido da região nasal podem ser os sinais iniciais. Eventualmente, os animais podem apresentar somente hiperqueratose nasodigital ou dermatite da pina, caracterizada por alopecia, descamação, exsudação e crostas. Carcinoma espinocelular é uma complicação rara das lesões crônicas de LED em cães. Não parece existir predisposição etária e sexual; no entanto, as raças mais predispostas são Collie, Pastor Alemão e Husky Siberiano. Na casuística dos autores, os animais sem raça definida e dolicocefálicos também são acometidos.

Os cães acometidos com lúpus eritematoso cutâneo crônico generalizado exibem placas anulares e policíclicas, alopécicas, eritêmato-hipocrômicas, descamativas, comedos, predominando no dorso, pescoço e tórax lateral; ulceração e cicatrização central atrófica ou hipertrófica podem ocorrer em alguns casos.

No lúpus eritematoso mucocutâneo, as lesões erosivas ou ulcerativas se distribuem em diferentes combinações nas regiões anal/perianal, genital/perigenital, labial, periocular e plano nasal. A dor é um sinal clínico frequente principalmente na defecação ou micção. Os cães pastores parecem ser predispostos.

Tanto o lúpus eritematoso cutâneo quanto o sistêmico são considerados doenças incomuns a raras nos felinos. Os gatos com LED exibem também lesão facial e acometimento do tronco.

Nos equinos, o LED apresenta distribuição principalmente na face, pinas, lábios, narinas, regiões perioculares, em arranjo mais ou menos simétrico, como também na região cervical e escapular. As lesões são anulares a ovais, com variável alopecia, leucodermia, leucotriquia, crostas e erosão. As lesões de LED pioram quando expostas à luz solar e podem ter outros gatilhos como estresse, fármacos e importantes variações de temperatura. Os animais costumam encontrar-se em bom estado geral.

O achado histopatológico típico do LED é a dermatite de interface hidrópica e liquenoide, com vacuolização da capa basal, corpos de *Civatte*, espessamento da membrana basal e incontinência pigmentar (Figura 7.110). Esses achados não estão necessariamente presentes em todos os casos. Frequentemente, o infiltrado inflamatório em faixa acompanha os anexos apopilossebáceos; vasculopatia também poder ser encontrada. Estudos imunopatológicos revelam a deposição de imunocomplexos na região da membrana basal.

O lúpus eritematoso sistêmico (LES) é uma doença sistêmica, autoimune, de ocorrência pouco comum nos cães e rara nos gatos, mas não é pequeno o número de artigos científicos que tratam do assunto. Esse fato se origina, provavelmente, do bom modelo natural que o cão oferece para a investigação da doença humana.

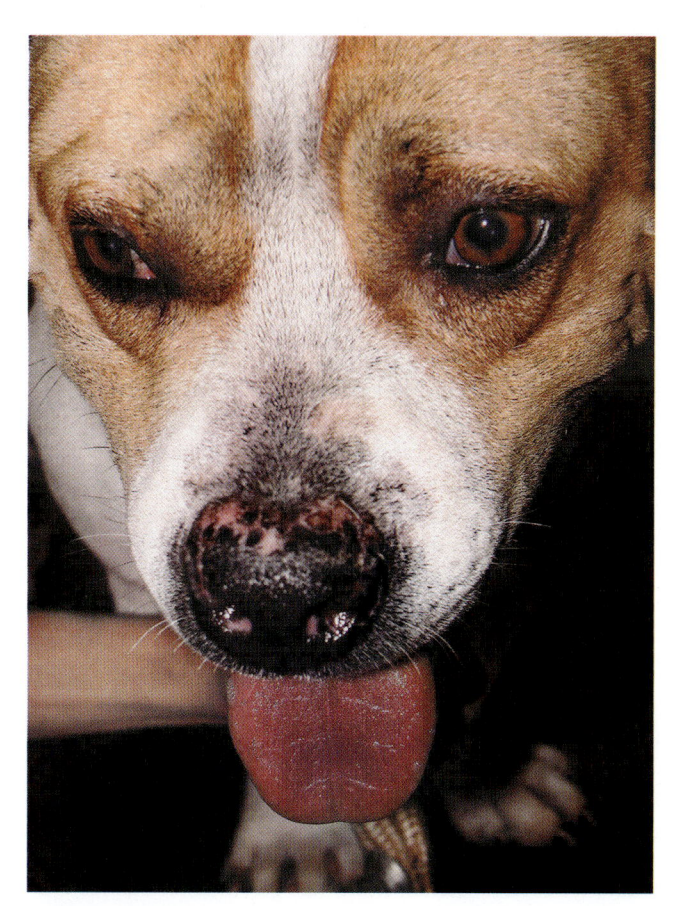

Figura 7.109 Lúpus eritematoso discoide em cão. Áreas de eritema, hipocromia (discreta), erosão e crostas acometendo a parte distal da ponte nasal e o plano nasal.

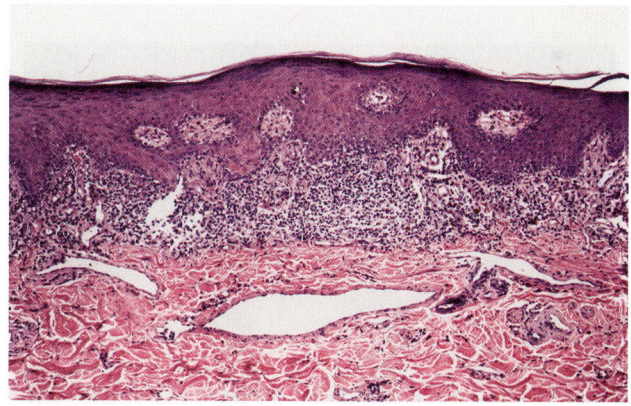

Figura 7.110 Lúpus eritematoso discoide. O padrão histopatológico típico consiste em denso infiltrado inflamatório, predominantemente linfoplasmocitário, na derme superficial, em faixa, o qual acomete a interface dermoepidérmica.

A patogênese do LES relaciona-se à deposição de complexos imunológicos nos diversos tecidos: pele, rins, articulações, vasos sanguíneos e serosas. Em menor grau, a hipersensibilidade tipo IV pode participar do processo. As alterações anatomoclínicas do LES compõem uma lista grande e incluem sinais dermatológicos, poliartrite, glomerulonefrite, anemia hemolítica, polimiosite, febre de origem desconhecida, ulceração oral, linfadenomegalia, pericardite e pleurite.

Um estudo revelou que os sinais mais frequentes se relacionavam a poliartrite, envolvimento renal e alterações dermatológicas. Alguns autores defendem o conceito dos sinais maiores, sinais menores e evidência sorológica para o diagnóstico da enfermidade, enquanto outros preferem basear-se no reconhecimento do envolvimento sistêmico, além das evidências sorológicas.

Mais recentemente têm sido adotados os critérios de diagnóstico adaptados da medicina humana (Associação Americana de Reumatologia, 1982) para a medicina veterinária. O diagnóstico de LES é feito quando pelo menos quatro dos 11 critérios são encontrados: eritema, erupção discoide, fotossensibilidade, úlceras orais, artrites, serosite, doença renal, doença hematológica, doença neurológica, doença imunológica e teste positivo para anticorpo antinúcleo (ANA).

As lesões dermatológicas variam muito na apresentação: enfermidade cutânea seborreica, alopecia, vesículas, ulceração cutânea e mucocutânea, piodermites recorrentes e refratárias, paniculite, vasculite, fissuras, hiperqueratose e ulceração dos coxins podais, eritema regional ou difuso (Figura 7.111).

As lesões podem ser focais, multifocais ou generalizadas, mas tendem a se instalar nas regiões mais glabras, como face, pinas, membros, axilas, virilhas, abdome ventral e junções mucocutâneas.

Estudos demonstraram que a dermatose lupoide hereditária da raça Pointer Alemão de pelo curto deve ser renomeada para lúpus eritematoso cutâneo crônico esfoliativo e que a então chamada *dermatose ulcerativa idiopática* dos cães das raças Collie e Shetland Sheepdog deve ser renomeada para *lúpus eritematoso cutâneo vesicular*. Os achados histopatológicos do LES variam com a forma clínica apresentada,

e as alterações mais características são semelhantes ao LED. Vasculite leucocitoclástica, dermatite vesicular subepidérmica e paniculite linfocitária são achados menos frequentes.

LES é doença rara em equinos. Os sinais cutâneos são linfedema das extremidades distais, paniculite, alopecia, descamação e leucodermia da face, do segmento cervical e do tronco. As lesões são exacerbadas pela ação do sol. Nos felinos, o LES manifesta-se com lesões de aspecto e distribuição semelhantes ao observado em cães; esses animais exibem dermatite de interface na microscopia.

Complexo pênfigo

O complexo pênfigo (em grego, "vesícula") compreende um grupo de doenças autoimunes vesicopustulosas que acomete seres humanos, cães, gatos, cavalos e caprinos. Quatro formas de pênfigo são reconhecidas nos animais: pênfigo foliáceo, pênfigo eritematoso, pênfigo vulgar e pênfigo *vegetans*.

A distinção entre essas variantes se faz por critérios clínicos e histopatológicos; por exemplo, o sítio de clivagem epidérmica e formação da vesicopústula é subcorneal a intragranular no pênfigo foliáceo e no pênfigo eritematoso, enquanto é de localização suprabasal no pênfigo vulgar. Existem outras enfermidades vesicobolhosas, raras, classificadas como doenças vesiculares subepidérmicas (p. ex., penfigoide de membranas mucosas, penfigoide bolhoso e epidermólise bolhosa), nas quais o sítio da clivagem ocorre em diferentes níveis da zona da membrana basal, necessitando, para o diagnóstico definitivo, de estudos imunopatológicos e de microscopia eletrônica. Aqui, com mais detalhes será apresentado apenas o pênfigo foliáceo (PF), por ser a forma mais comum.

A patogênese do PF envolve mecanismos multifatoriais. Algumas raças de cães são sabidamente predispostas, como Akita, Doberman, Dachshund, Chow-Chow e Cocker Spaniel. A idade média de acometimento é a de 4 anos.

Fatores ambientais são suspeitos de desencadear a doença. O clima quente com maior luminosidade pode ser um desses fatores. No Brasil, ocorre uma forma endêmica de PF em seres humanos que acomete principalmente crianças e adultos jovens que vivem na zona rural. Essa enfermidade é conhecida como *fogo selvagem*. Há evidência, embora com controvérsias, de PF como manifestação farmacodérmica e secundário a doenças alérgicas. No soro de cães acometidos com PF, detectam-se, com considerável frequência, autoanticorpos cujo título se relaciona com a gravidade da doença.

Alguns estudos têm sugerido que são autoanticorpos séricos (IgG) de cães com PF que se ligam ao antígeno 148-160 KDa (provavelmente desmogleína I), embora o alvo antigênico (antígeno maior para PF) para os autoanticorpos ainda não esteja definido em animais. O PF em cães produz sinais que, geralmente, os fazem suspeitar da doença.

A lesão primária, fundamental, do pênfigo foliáceo animal é a pústula assentada em base eritematosa; no entanto, alopecia, eritema, descamação e crostas são achados clínicos praticamente constantes. As pústulas podem ser foliculares e não foliculares, sendo as últimas geralmente maiores e de contornos mais irregulares (configuração policíclica) do que as pústulas foliculíticas. A face é acometida com frequência, e nesse local observam-se lesões, em geral, simétricas, na região

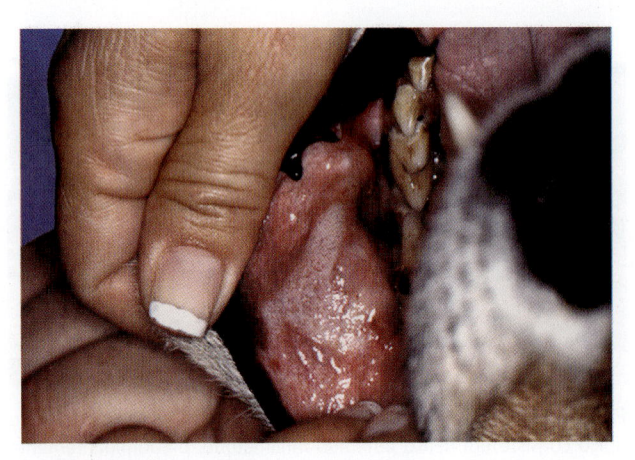

Figura 7.111 Lúpus eritematoso sistêmico em cão. Área focal de erosão em mucosa jugal, secundária à vasculite leucocitoclástica.

da ponte e do plano nasal, região periocular, pavilhão auricular e meato acústico (Figura 7.112). É comum haver hipopigmentação cutânea. Com a evolução da doença, também são acometidos tronco, regiões inguinal e axilar, membros e patas.

Achados comuns no PF canino são a hiperqueratose e as fissuras nos coxins digitais, que raramente podem ser as únicas regiões acometidas. Alopecia e eritrodermia esfoliativa, embora incomuns, podem ser observadas. Essas lesões podais, quando graves, levam os animais a claudicar. Nas lesões recentes, é possível visualizar pústulas nas margens dos coxins.

É importante reconhecer que o quadro pode ser de curso intermitente, com recorrências e involuções espontâneas. As pústulas rompem-se com facilidade e deixam em seu lugar lesões escamocrostosas, que, na maioria dos casos, dominam o quadro clínico. A retirada das crostas, em geral, deixa leito exsudativo e erosado. Alguns animais, principalmente com doença generalizada, podem exibir sinais clínicos sistêmicos, como depressão, apatia, hiporexia, perda de peso e febre. O prurido varia de intensidade e pode estar presente em um quarto a metade dos casos.

Nos cavalos, o PF é a dermatose autoimune que ocorre com maior frequência. Não existem predileção etária e sexual aparente, sendo talvez a raça Apaloosa predisposta à condição. As lesões escamocrostosas se iniciam na face ou nos membros e tornam-se multifocais ou generalizadas em meses; as pústulas íntegras são raramente observadas (Figura 7.113). Edema de membros, extremidades, abdome ventral e sinais sistêmicos podem ser observados em até 50% dos animais.

Nos felinos, além dos sinais já descritos, podem-se notar paroníquia purulenta simétrica e acometimento do mamilo.

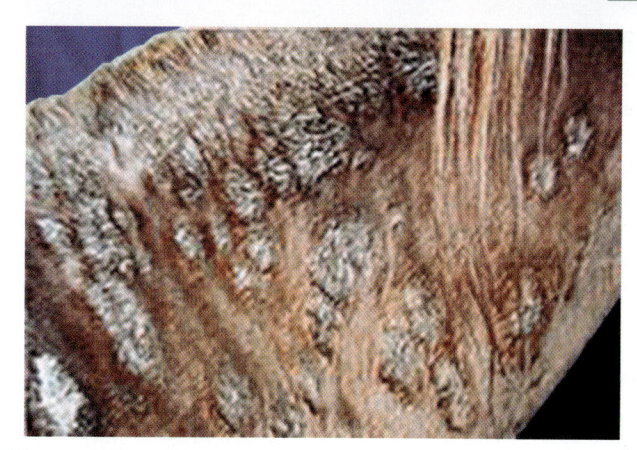

Figura 7.113 Pênfigo foliáceo em equino. Placas alopécicas escamocrostosas na região cervical lateral.

As lesões escamocrostosas predominam na face, nos pavilhões auriculares e nas patas; mais da metade dos casos pode exibir prurido e sinais sistêmicos.

O achado histopatológico que possibilita o diagnóstico de PF nas diferentes espécies é a pústula subcórnea ou intragranular com numerosas células acantolíticas (Figura 7.114). Outras alterações frequentes no PF incluem infiltrado celular liquenoide na derme superficial, exocitose neutrofílica ou eosinofílica, envolvimento da bainha externa do folículo piloso com o processo acantolítico, ceratinócitos acantolíticos e disceratóticos na superfície da erosão.

O pênfigo eritematoso produz lesões clínicas e histopatológicas semelhantes às do pênfigo foliáceo; porém, as lesões restringem-se às áreas fotossensíveis da face e pavilhões auriculares. O exame de imunofluorescência direta nos casos de pênfigo revela depósito de imunoglobulinas (principalmente IgG) nos espaços intercelulares, no entanto é considerado exame de baixa especificidade para o diagnóstico de PF. O exame de imunofluorescência indireta apresenta resultados mais confiáveis na dependência do substrato utilizado.

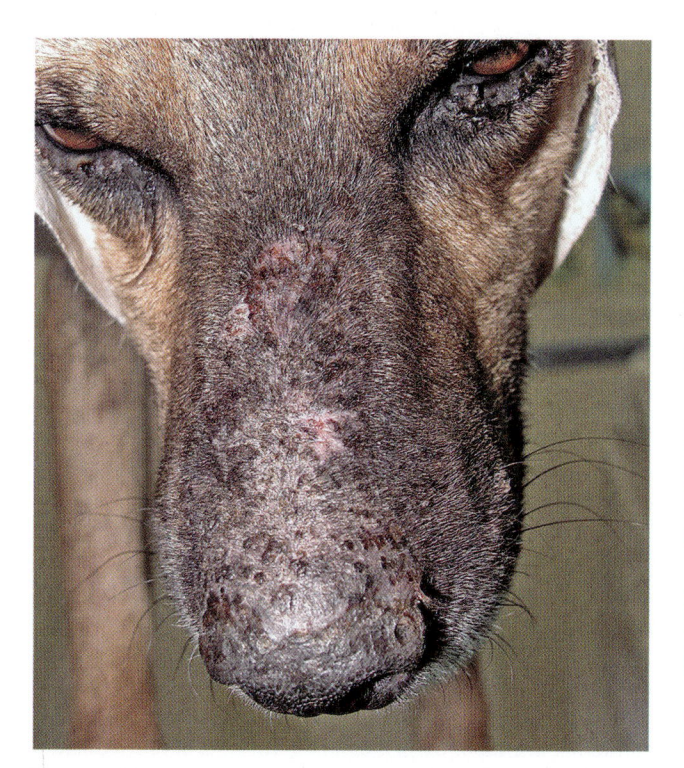

Figura 7.112 Pênfigo foliáceo canino. Placa alopécica e crostosa que acomete grande extensão da ponte nasal.

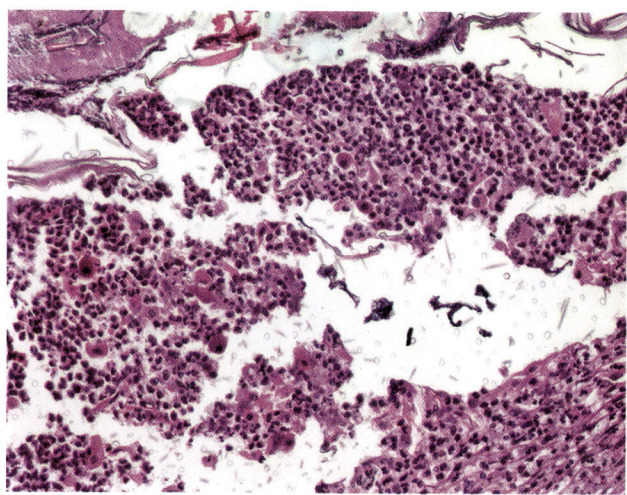

Figura 7.114 Pênfigo foliáceo. Detalhe de pústula neutrofílica subcorneal. Notar os ceratinócitos soltos (acantolíticos) entre os neutrófilos.

Farmacodermia

Outrora entendidas como raras, as farmacodermias, ou erupções cutâneas medicamentosas (ECM), são diagnosticadas com maior frequência atualmente. Sem dúvida, o que dificulta o reconhecimento das ECM é a grande variabilidade de sinais clínicos que podem manifestar.

As ECM podem imitar clinicamente qualquer outra dermatose já descrita, variando do discreto exantema cutâneo até grave doença dermatológica, com possibilidade de morte. A patogênese envolve mecanismos imunológicos e não imunológicos. Os mecanismos não imunológicos podem ser dependentes da dose, ter toxicidade cumulativa, ser provocados por erro metabólico idiossincrático, envolver interações com outros fármacos e, de um modo geral, apresentar certa previsibilidade. Por outro lado, as reações imunológicas são imprevisíveis e dependem de o fármaco estimular resposta alérgica, bem como de o organismo animal, talvez por determinância genética, responder dessa forma.

Os fármacos, exceto as proteínas, têm baixo peso molecular, geralmente a partir de 1.000 daltons e, desse modo, necessitam se ligar a proteínas para se tornar antígenos completos, portanto são consideradas haptenos. Além disso, o responsável pela reação pode ser o conservante ou o corante, e não o fármaco. As ECM podem ocorrer em várias espécies de animais.

Em geral, as manifestações clínicas mais frequentes das ECM em cães e em gatos são urticária, angioedema e anafilaxia, dermatite esfoliativa e eritrodermia, erupção maculopapular, erupção medicamentosa fixa, eritema multiforme, necrólise epidérmica tóxica, erupção bolhosa subepidérmica, pênfigo foliáceo, lúpus eritematoso, vasculite, alopecia pósvacinal (Figura 7.115), erupção eczemato-espongiótica, foliculite perfurante, fotodermatite, dermatite de contato, quadro pruriginoso alérgico, paniculite e dermatite mucocutânea, entre outras. Entre essas, as mais comuns em cães são dermatite de contato, dermatite esfoliativa, prurido e autotrauma, erupção maculopapular/urticariforme e eritema multiforme.

Nos gatos, as formas mais comuns são a dermatite de contato e o prurido com lesões autoinfligidas. Podem existir sinais sistêmicos relacionados com anemia hemolítica imunomediada, coagulação intravascular disseminada, glomerulonefrite, poliartrite, febre e anorexia. Não há, aparentemente, predisposição etária ou sexual para as ECM nos pacientes caninos e felinos.

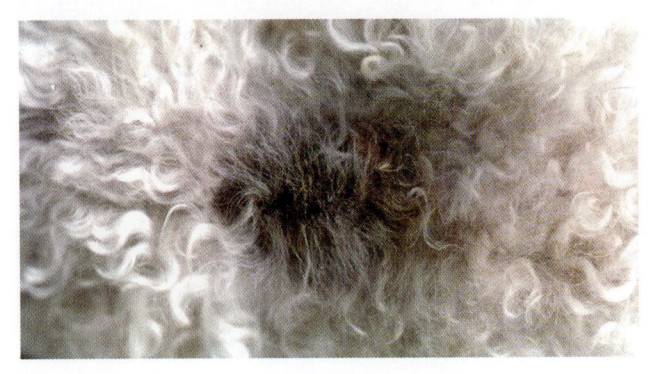

Figura 7.115 Alopecia pós-vacinal. Placa atrófica, anular e hipercrômica localizada na região torácica lateral de um cão da raça Poodle.

Qualquer fármaco pode causar ECM, mas os que encabeçam a lista em pequenos animais são agentes tópicos, sulfas (principalmente as potencializadas com trimetoprima), penicilinas, cefalosporinas, levamizol e dietilcarbamazina. As raças pequenas e peludas são predispostas à alopecia pós-vacinal. O Schnauzer Miniatura é mais sensível às sulfonamidas, à terapia tópica com xampu e aos sais de ouro. No Doberman, observa-se reação adversa às sulfonamidas.

Em cavalos, as formas clínicas mais comuns de ECM incluem dermatite de contato, dermatite esfoliativa, eritema multiforme e urticária. Outras manifestações clínicas observadas são urticária e angioedema, erupção maculopapular, paniculite, vasculite, pênfigo foliáceo, lúpus eritematoso sistêmico, tricorrexe nodosa, piogranuloma estéril, dermatite de cauda e quadro semelhante ao linfoma epiteliotrópico. Em bovinos, reação urticariforme, vasculite, eritema multiforme e necrólise epidérmica tóxica, além de perda de peso, linfadenomegalia e diminuição da produção de leite.

Os fármacos que mais causam farmacodermias em cavalos são os agentes tópicos, sulfas (principalmente as potencializadas com trimetoprima), penicilinas, fenilbutazona, ivermectina, diuréticos, antipiréticos e fenotiazínicos. Outros fármacos que, relata-se, produzem ECM em grandes animais são estreptomicina, oxitetraciclina, neomicina, cloranfenicol, ácido acetilsalicílico, dietilestilbestrol e glicocorticoides.

Os achados histopatológicos das ECM são tão diversos quanto sua apresentação clínica. Os padrões histopatológicos descritos são dermatite perivascular, dermatite de interface, vasculite, dermatite vesicopustular intraepidérmica, dermatite vesicular subepidérmica, dermatite intersticial, foliculite mural granulomatosa e paniculite. Em cavalos, adiciona-se à lista a foliculite necrótica pobre em células.

Para se avaliar, entretanto, a associação da administração de um fármaco a um evento particular, deve-se verificar a possibilidade de reação medicamentosa utilizando-se a escala de probabilidade de reação adversa a medicamentos, ou critério de escore-fármaco descrito em um estudo em cães que apresentaram grave dermatite eosinofílica. Essas escalas ou critérios são úteis, mas sua exatidão para o diagnóstico ainda é questionada.

Vasculite cutânea

Vasculite é o processo inflamatório direcionado à parede dos vasos e geralmente causada por reação imunológica aberrante. Pode envolver as reações tipo I, II e III e ser classificada de acordo com tipo celular envolvido no processo (p. ex., vasculite neutrofílica, eosinofílica, linfocítica ou granulomatosa) e o tamanho dos vasos acometidos (pequeno, médio ou grande calibre). As vasculites cutâneas, contudo, acometem, na maioria dos casos, vasos de pequeno calibre (capilares e vênulas pós-capilares). A vasculite deve ser entendida como um padrão de reação, diagnóstico morfológico, e não como diagnóstico etiológico.

Por ser reconhecido como padrão de reação, os esforços devem ser direcionados para descobrir qual gatilho antigênico é responsável pelo aparecimento do processo. Em pequenos animais, os principais gatilhos a serem considerados/investigados são fármacos, picadas por artrópodes, infecções diversas (bactérias, vírus, protozoários, riquétsias, fungos), doenças autoimunes, reação adversa a alimentos, processos neoplásicos e, por exclusão, as formas idiopáticas. Algumas vasculites têm causa genética-familiar.

A lista de fármacos suspeitas de causar vasculite é imensa e inclui, entre outros, antibióticos, antifúngicos, anti-inflamatórios não esteroidais, vacinas, furosemida, metoclopramida, enalapril, ivermectina, fenbendazole, fenilbutazona e fenobarbital. Importante ressaltar que, com os recursos da biologia molecular, muitas vasculites outrora identificadas como imunomediadas/idiopáticas são reconhecidas hoje como originadas de causas infecciosas. Das etiologias infecciosas, destacam-se peritonite infecciosa felina (coronavírus felino), *Staphylococcus pseudoinermedius* causador das piodermites caninas, vasculopatia renal e cutânea em Greyhounds (*E. coli*), angiomatose bacilar (ação direta do microrganismo sobre os vasos), doenças transmitidas por carrapatos (erliquiose, anaplasmose e borreliose) e leishmaniose.

A alergia alimentar pode manifestar-se apenas como quadros de urticária vasculite e angioedema, poucos responsivos a corticoterapia. Das causas autoimunes, a vasculite pode ocorrer no lúpus eritematoso sistêmico, no lúpus eritematoso cutâneo e na artrite reumatoide. Vasculites como manifestação de síndrome paraneoplásica de tumores sólidos ou hematopoéticos provavelmente ocorrem, mas são pouco documentada. A despeito do reconhecimento de vários gatilhos antigênicos, um número substancial de casos permanece como idiopático.

Vasculite e piogranuloma da raça Scottish Terrier foram identificadas na Dinamarca; os cães exibiam lesões ulceradas em planonasal com acometimento da cartilagem. Um tipo de vasculite foi identificado em cães da raça SharPei jovens e denominado *vasculite neutrofílica aguda febril*, acometendo especialmente a face e os membros; no entanto, ainda falta prova de possível genodermatose. Uma forma exclusiva de arterite proliferativa do plano nasal tem sido descrita em São Bernardos, Schnauzer Gigantes, Basset Hounds e Newfoundlands, com eventuais atendimentos de emergência por causa de sangramento arterial.

Os achados clínicos (macroscópicos) das vasculites são extremamente variados e dependem, por exemplo, da magnitude da lesão trombovascular, extensão de acometimento e calibre dos vasos acometidos. A reação inflamatória e as alterações seguidas dos eventos isquêmicos respondem pela natureza das lesões elementares que geralmente expressam pápulas, placas, lesões lineares a serpiginosas, edema, purpura (por vezes palpáveis), bolha hemorrágica, necrose, crosta necrótica, ulceração e acrocianose, que são vistas em diferentes combinações e extensões.

As lesões podem ocorrer em qualquer região do corpo e membranas mucosas, com favorecimento das extremidades e áreas de pressão; nódulos palpáveis são observados quando há acometimento dos vasos dos septos interlobulares do panículo adiposo. Em cães, uma forma particular da enfermidade, denominada *vasculite pobre em células* ou *dermatopatia isquêmica*, é representada pela vasculite (alopecia) pós-vacinal e pela dermatomiosite. Nessas condições, o insulto vascular e a hipoxia são considerados de baixo grau, mais discretos e de lenta evolução, levando a condi-

ções atróficas do epitélio e estruturas anexiais, degeneração colagênica, resultando em alopecia, cicatrizes, descamação e pele lisa, por vezes com aspecto abrilhantada, em vez dos quadros intensos de necrose e ulceração. A necrose trombovascular proliferativa da pina é outra condição patológica vascular que ocorre na margem apical e acomete também a face côncava do pavilhão auricular. Desenvolve-se lesão dolorida, unilateral ou bilateral, ulcerada circundada por pele espessa, escamocrostosa e hiperpigmentada.

Histologicamente, há proliferação da íntima, proliferação perivascular concêntrica de células fusiformes, esclerose acelular perivascular e recanalização trombovascular. Os animais que desenvolvem vasculites agudas necrotizantes, além dos sinais dermatológicos, podem também apresentar sinais clínicos sistêmicos, dependendo dos órgãos envolvidos; assim, não é incomum observar sinais clínicos gastrintestinais, respiratórios (pleurite, pneumonia), renais (glomerulonefropatias), neuromusculares (miopatia, neuropatia), articulares (poliartropatia) e cardíacos.

O diagnóstico das vasculites/vasculopatias depende do exame histológico. Os achados histopatológicos variam de acordo com o tipo celular predominante e o calibre do vaso acometido. Nos casos clássicos das vasculites alérgicas (hipersensíveis), há infiltração neutrofílica que acomete a parede vascular, fragmentação neutrofílica nuclear (cariorrexia/leucocitoclasia), edema, proeminência endotelial, necrose fibrinoide da parede vascular, variável edema, hemorragia e alterações isquêmicas das estruturas vicinais.

O prognóstico das vasculites depende da extensão e da intensidade do processo patológico (p. ex., vasculite aguda necrotizante disseminada *versus* vasculite focal pós-vacinal) e do reconhecimento e tratamento das condições de base quando presentes. Em equinos, a vasculite é incomum e compartilha dos mesmos mecanismos fisiopatológicos, gatilhos antigênicos e lesões elementares dos cães e gatos.

As lesões ocorrem com maior frequência na cabeça e nos membros. A púrpura hemorrágica secundária à infecção por *Streptococcus equi* (linfadenite equina – garrotilho) e outras doenças infecciosas (p. ex., mormo, anemia infecciosa equina, arterite viral equina, influenza, erliquiose granulocítica) e as vasculites secundárias às fotodermatites parecem ser as causas mais frequentes de vasculite equina. A fotoagravada é vista principalmente nos membros, quartela e região nasal.

Um tipo grave de vasculite necrotizante aguda é observado em potros com onfalite e salmonelose.

Enfermidade cutânea seborreica

A enfermidade cutânea seborreica (ECS) ou doença de queratinização, refere-se a um grupo de condições que resulta na produção excessiva de escamas cutâneas, acompanhada ou não de oleosidade. As alterações da proliferação e diferenciação celular, bem como da descamação, podem resultar na produção excessiva de escamas.

Muitas doenças dermatológicas levam à descamação excessiva e aos sinais clínicos de seborreia. Nos casos em que se identifica uma doença primária, nomeia-se a ECS como secundária, e essa é, sem dúvida, a que ocorre com maior frequência na rotina clínica. Nesse sentido, as enfermidades alérgicas, parasitárias, fúngicas, bacterianas, nutricionais, endócrinas, imunomediadas, ambientais, neoplásicas e iatrogenias, entre outras, podem, sem exceção, levar à ECS.

Quando a causa primária para a seborreia não for identificada, chama-se então de ECS primária. Essa categoria de doença será brevemente discutida aqui. Alguns autores as descrevem como doenças genéticas. A ECS pode ser ainda classificada como seca ou oleosa, de acordo com a menor ou maior produção de material graxo, respectivamente. Em muitos casos, existe sobreposição dos sinais clínicos observados.

A ECS primária pode ser subdividida em focal ou generalizada. Exemplos de doença focal são dermatose marginal da pina (vista com frequência em cães da raça Dachshund), hiperplasia das glândulas da cauda (checar problemas sexuais), síndrome do comedão da raça Schnauzer, hiperqueratose nasodigital e acne felina. A ECS primária generalizada é vista com frequência nas raças Cocker e Springer Spaniel, SharPei, Basset Hound, West Highland Terrier, Pastor Alemão, Doberman, Labrador e Golden Retriever. Spaniels, Basset Hound e SharPei são predispostos a desenvolver a seborreia oleosa e a inflamação secundária.

Os animais acometidos pela ECS generalizada apresentam graus variados de descamação, pelagem seca e quebradiça ou oleosidade. Quando a ECS está associada à inflamação (dermatite seborreica), pode haver eritema, prurido, alopecia, crostas e outros sinais clínicos associados à piodermite, um complicador comum às disqueratoses (Figura 7.116).

Os sinais podem ser mais intensos nas áreas intertriginosas, na região cervical ventral, na face, nas patas (interdígitos) e no ouvido externo. Frequentemente, os animais com a variante oleosa têm odor forte e rançoso. As infecções bacterianas e a malasseziose são complicações comuns, principalmente nos quadros oleosos, e podem ser a causa de notável prurido. Muitos animais apresentam quadro grave e desproporcional de otite eczematoceruminosa crônica, o qual pode chegar ao estágio final de otite proliferativa. Os cães com ECS primária iniciam o quadro ainda jovens e persistem com a doença durante toda a vida.

A ECS felina primária é rara, e os Persas e os Himalaias são predispostos à condição. Os gatos são acometidos na mais tenra idade, de maneira generalizada, exibindo descamação, oleosidade e aglutinação dos pelos; os debris oleosos se acumulam especialmente nas pregas faciais e ouvido externo.

A ECS primária é pouco comum nos equinos, e a forma mais comum é a seborreia da crina e da cauda. A seborreia primária equina generalizada, seca ou oleosa, caracteriza-se por distribuição algo simétrica, poupando as extremidades. A sarcoidose e a doença eosinofílica multissistêmica epiteliotrópica são causas específicas de seborreia nos cavalos.

O exame histopatológico dos animais com ECS primária revela diferentes intensidades de dermatite hiperplásica perivascular superficial e hiperqueratose orto ou paraceratótica epidérmica e folicular (Figura 7.117).

A ausência de acantose e a presença de hiperqueratose acentuada são achados fortemente sugestivos de alteração primária da queratinização. Outros achados consistentes são o edema e a ectasia vascular da derme superficial, que se projeta para cima, com aspecto papilomatoso, recoberta por epiderme ortoceratótica ou paraceratótica. Ocasionalmente, notam-se ceratinócitos disceratóticos em vários níveis da epiderme. A presença de foliculite luminal supurativa, furunculose e estruturas leveduriformes não é incomum e denuncia as complicações infecciosas. Muitos folículos pilosos encontram-se dilatados e ortoceratóticos na região infundibular.

Dermatose responsiva ao zinco, dermatose por deficiência de zinco e paraqueratose

A dermatose responsiva ao zinco tem sido descrita em várias espécies animais, incluindo as espécies canina, felina, bovina, suína, caprina e ovina. Nos cães, existem duas síndromes clínicas associadas a essa enfermidade. A síndrome 1 ocorre primariamente nos Huskies Siberianos e nos Malamutes do Alasca, embora outras raças possam também ser acometidas. Esses animais têm um defeito genético que determina má absorção intestinal de zinco. Cerca de 40% dos animais desenvolvem as lesões antes de 2 anos de idade.

Fatores como estro, gestação e outras doenças podem precipitar o aparecimento das lesões. As lesões, geralmente alopécicas, eritematosas e escamocrostosas, tendem a ter distribuição periorificial (olhos, narinas, lábio, ouvidos).

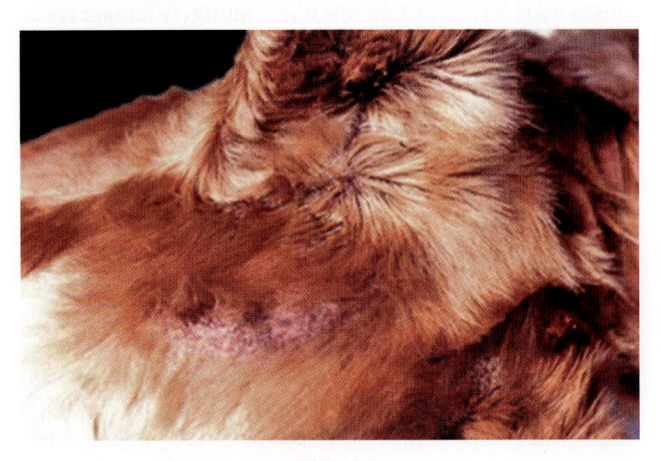

Figura 7.116 Dermatite seborreica. Cocker Spaniel acometido por placas alopécicas eritematopigmentadas e liquenificadas localizadas nas regiões ventral torácica e axilar.

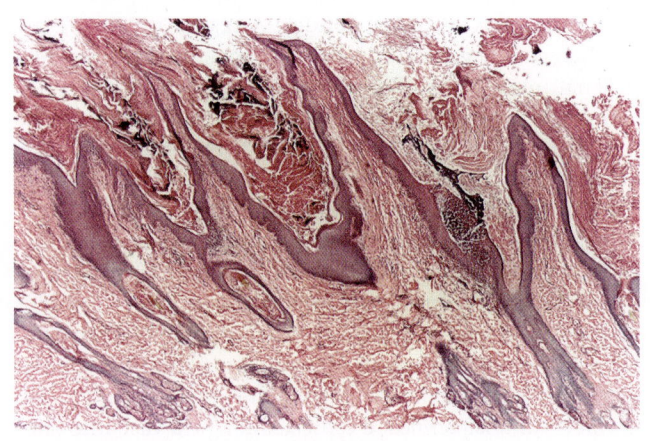

Figura 7.117 Enfermidade cutâneo-seborreica idiopática em cão da raça Cocker Spaniel. Infundíbulos foliculares dilatados, hiperplásicos e ortoceratóticos. Hiperqueratose epidérmica pronunciada.

Os pontos de apoio, períneo, região perianal, pavilhão auricular, membros e patas (especialmente hiperqueratose dos coxins) podem também estar acometidos.

Em um estudo, a lesão periocular ocorreu com maior frequência, seguida por lesões na região perioral e nos coxins podais. As lesões podem ser assimétricas, mas, com a evolução, podem tornar-se simétricas e hiperpigmentadas. O prurido ocorre em um grande número de animais, assim como as infecções secundárias bacterianas e fúngicas.

A síndrome 2 ocorre nos filhotes de cães de grande porte sob dieta deficiente em zinco ou rica em cálcio ou fitato, que interferem na absorção intestinal de zinco. As lesões dermatológicas são semelhantes às da síndrome 1, localizando-se principalmente na cabeça e nos pontos de apoio dos membros. Os filhotes podem estar deprimidos, anoréticos, com linfadenomegalia, febris e com retardo no crescimento. A dermatose do alimento genérico, pelas similaridades clínico-patológicas, provavelmente representa uma forma da síndrome 2 (Figura 7.118). Os achados histopatológicos revelam dermatite hiperplásica perivascular superficial com paraqueratose epidérmica e folicular confluente e acentuada. Achados histológicos comuns são espongiose, exocitose leucocitária, crostas sorocelulares, infiltrado dérmico eosinofílico e foliculite supurativa (Figura 7.119). Ceratinócitos disceratóticos são observados ocasionalmente. Os achados histopatológicos podem se assemelhar aos da *dermatite superficial necrolítica*.

Nos suínos, a clássica dermatose responsiva ao zinco é conhecida como paraqueratose dos suínos. Deficiência de ácidos graxos essenciais nos períodos de crescimento rápido dos leitões, infecções intestinais causadas por vírus e bactérias e alterações endócrinas podem estar envolvidas na patogênese da doença. Talvez a melhor forma de definir a paraqueratose dos suínos seja como uma enfermidade temporária de origem nutricional e metabólica em que a deficiência de zinco, ácidos graxos, cálcio, outros agentes quelantes e outras doenças participam do mecanismo patológico. A doença tem distribuição mundial e geralmente acomete animais entre 7 e 20 semanas, independentemente do sexo ou da raça.

Os sinais clínicos iniciais consistem em pápulas e máculas eritematosas no abdome ventral e na face medial dos membros. Com a evolução do quadro, as lesões tornam-se espessas, recobertas por crostas secas, e espalham-se para as extremidades distais, os pavilhões auriculares e a cauda. Os animais podem apresentar infecções secundárias (abscessos) e pouco ganho de peso. Os achados histopatológicos são semelhantes às alterações descritas para os cães.

Em bovinos, a doença não é comum e se manifesta por lesões relativamente simétricas, exibindo eritema, descamação, crostas e alopecia, envolvendo principalmente os pavilhões auriculares, face, junções mucocutâneas, ponto de pressão, porção distal dos membros, flanco e base da cauda. Uma forma hereditária de má absorção intestinal de zinco é descrita em bovinos, na raça Dutch Friesen. As lesões são vistas principalmente ao redor dos olhos, na base das orelhas, no focinho, nas extremidades distais, na região do carpo e do tarso e nas regiões axilar e inguinal.

Nos ovinos, a deficiência de zinco provoca uma dermatite crostosa no dorso e nos flancos, conferindo um aspecto sujo à lã. Ocorre perda de lã e há manifestação dolorosa. Nos caprinos, as lesões ocorrem na face, na região cervical, nos flancos, na região perineal e nas extremidades dos membros. A pele é espessa, seca e seborreica, e há hipotricose generalizada.

Dermatoses responsivas a vitaminas

A dermatose responsiva à vitamina A manifesta-se por enfermidade cutânea seborreica que responde mal aos tratamentos tradicionais. Essa enfermidade é descrita principalmente no Cocker Spaniel, mas outras raças, como Labrador Retriever e Schnauzer Miniatura, podem ser acometidas.

As lesões macroscópicas consistem em marcada dilatação e ortoqueratose folicular, cujo material ceratinoso se projeta da superfície cutânea, alopecia e escamocrostas que ocorrem principalmente na região lateroventral do tronco. A pelagem em geral é seca, opaca e emaranhada. A otite externa é achado comum. Esses animais são geralmente normais sob outros aspectos. Há também relato de uma dermatose responsiva à vitamina A, papulopruriginosa, que acomete principalmente o dorso de cães da raça Gordon Setter. Os achados histopatológicos revelam dilatação e acentuada ortoqueratose folicular infundibular, desproporcional à ortoqueratose epidérmica.

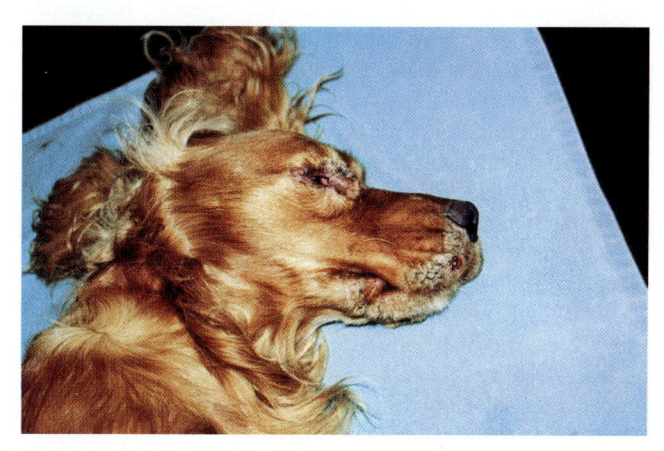

Figura 7.118 Dermatose do alimento genérico em cão. Placas escamocrostosas, alopécicas e aderidas à pele, localizadas nas regiões labial e palpebral.

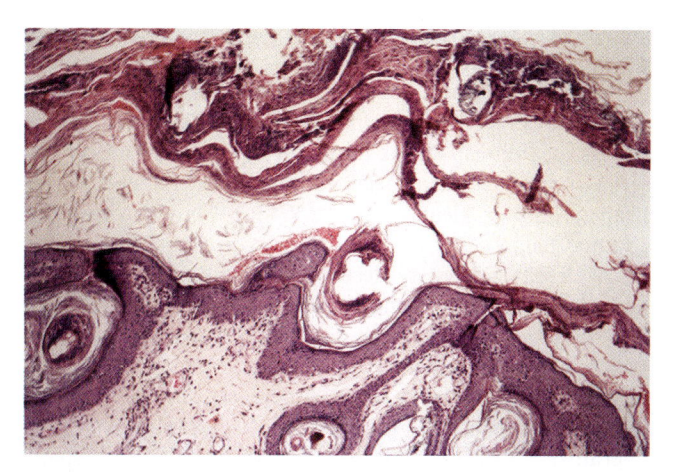

Figura 7.119 Dermatose do alimento genérico. Notar a importante hiperqueratose paraceratótica epidérmica e infundibular.

A dermatose responsiva à vitamina C é descrita em bovinos. A hipótese é que ocorra uma deficiência temporária de vitamina C em bezerros na fase de crescimento. Os sinais clínicos incluem moderada a intensa descamação, alopecia, crostas e epilação fácil. As extremidades são eritematosas com petéquias e equimoses; não se observa prurido, mas os bezerros gravemente acometidos podem ser deprimidos e com retardo no crescimento.

Em caprinos, é citada a dermatose responsiva à vitamina E e ao selênio. Os animais exibem alopecia e lesões crostosas perioculares e descamação generalizadas.

Dermatite úmida aguda

A dermatite úmida aguda (DUA), também conhecida como dermatite piotraumática, é uma dermatose aguda, da superfície, autoinfligida, que acomete frequentemente os cães. Alguns autores a classificam como dermatite bacteriana, enquanto outros a entendem como doença de etiologia ambiental. É uma condição que se desenvolve rapidamente, em questão de horas, e se caracteriza por placa alopécica, eritematoerosiva, exsudativa (exsudato fibrinoso), com limites precisos, em razão do autotraumatismo agudo e intenso (Figura 7.120).

O quadro é inicialmente pruriginoso, tornando-se doloroso na evolução. As doenças pruriginosas são as principais responsáveis pelo processo e aqui se incluem, principalmente, as várias doenças alérgicas (p. ex., dermatite atópica, alergia alimentar, dermatite alérgica a pulga, dermatite de contato e otite eczematoceruminosa alérgica) e as doenças parasitárias (p. ex., escabiose canina e felina, otoacaríase e ixodidiose). Outras causas envolvidas na etiologia são doenças do sistema musculoesquelético que deflagram dor, doença das glândulas anais, psicoses, pelagem suja e maltratada e corpos estranhos na pelagem.

A localização da lesão e sua extensão dependem da etiologia e da gravidade da doença primária. Em um estudo, os machos foram mais acometidos e a maioria dos animais apresentava menos de 4 anos de idade. As raças mais acometidas foram Rottweiler, Pastor Alemão e Golden Retriever e

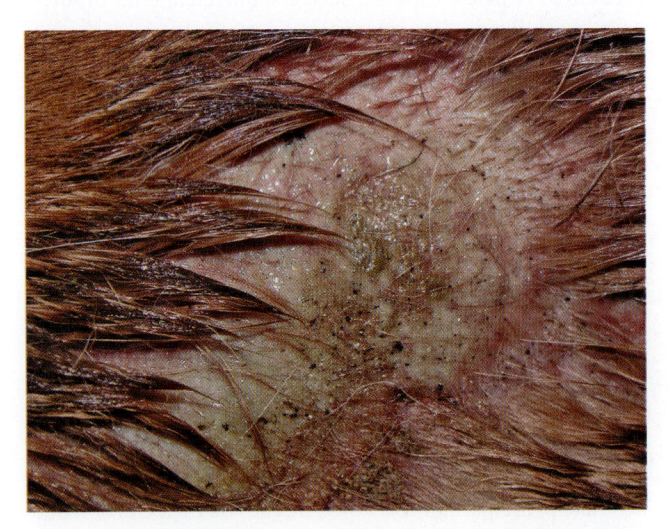

Figura 7.120 Dermatite úmida aguda em cão. Placa alopécica, exulcerada e eritematosa na região do tronco. Notar centro fibrinonecrótico que confere coloração branco-amarelada.

os locais mais acometidos foram face, região ventral e face lateral dos membros pélvicos. Tradicionalmente, os achados histopatológicos da DUA consistem em dermatite superficial com ulceração, necrose epidérmica, infiltrado neutrofílico e/ou eosinofílico e edema da derme superficial.

A foliculite piotraumática (FP) é uma dermatose que muito se assemelha, clinicamente, à DUA. A FP se distingue da DUA pela presença de placa lesional mais espessa, lesões satélites e necrose tecidual profunda. As raças predispostas à FP são Labrador, São Bernardo, Golden Retriever e Rottweiler. O exame histopatológico na FP revela foliculite e furunculose supurativa e ulceração.

Fotodermatites

As fotodermatites compreendem um grupo de dermatoses que são causadas ou desencadeadas pela exposição à luz solar, mas podem também ser induzidas pela luz artificial. A luz ultravioleta (UV) tem importância dermatológica, particularmente a UVB (290 a 320 nm) e a UVA (320 a 400 nm). A UVB é eritematogênica e causa a queimadura solar (fototoxicidade), ao passo que a UVA penetra mais profundamente na pele e está associada às reações de fotossensibilidade.

A fotossensibilidade relaciona-se à maior sensibilidade da pele aos efeitos danosos da radiação UV. Essa sensibilidade ocorre por causa da produção, ingestão, injeção ou contato com um agente fotodinâmico. O dano fotoinduzido ocorre quando a energia eletromagnética dos fótons da radiação UV é transferida para os cromóforos tissulares (ácido nucleico hemoglobina, melanina), que podem sofrer transformação química, originar radicais livres e liberar energia. É importante entender que os efeitos clínicos e histológicos da radiação UV são eritema (ectasia e congestão vascular), hiperplasia epidérmica, hiperpigmentação, elastose solar e transformação neoplásica.

Em pequenos animais, a fototoxicidade é o fenômeno mais comum e costuma-se denominá-la dermatite solar ou actínica. Nos cães, descrevem-se a dermatite nasal solar e a dermatite solar do tronco e das extremidades. Nas duas condições, as lesões ocorrem nas áreas de pele e pelagem branca ou pouco pigmentada e esparsa cobertura pilosa. Os animais dolicocefálicos e de focinhos brancos são mais suscetíveis à dermatite nasal solar.

Qualquer condição traumática ou inflamatória que resulte em alopecia e despigmentação da região nasal pode provocar a dermatite solar. Notam-se eritema, descamação, exsudação e crostas hemorrágicas. Com a evolução, podem ocorrer fissuras, ulcerações e transformação maligna (carcinoma de células escamosas). Para a dermatite actínica do tronco, observa-se predisposição racial para Dálmata, Pit Bull, Boxer Branco, Pointer Alemão, Beagle, Whippet e outros que têm abdome glabro e branco, com histórico de exposição ao sol.

As lesões podem se desenvolver rapidamente e caracterizam-se por espessamento cutâneo, comedões, erosões, hiperqueratose, crostas, ulcerações e necrose. Nesses casos, o exame histopatológico pode revelar comedos (cistos foliculares) actínicos, foliculite, furunculose, fibrose e elastose dérmicas e necrose. Com a evolução do quadro, aparecem a queratose actínica e o carcinoma espinocelular. O hemangioma cavernoso ou capilar e o hemangiossarcoma são outras complicações cutâneas do dano crônico actínico.

Nos felinos, o pré-requisito é o mesmo, isto é, animais de pele e pelos claros que são expostos à luz solar. A dermatite actínica ocorre predominantemente nas pinas, no plano e na ponte nasal, nas pálpebras e nos lábios (Figura 7.121) e pode ser notada já em animais jovens que tenham livre acesso ambiental. Nos animais não tratados, é comum a evolução da dermatite para queratose actínica e carcinoma espinocelular. As alterações patológicas são as mesmas descritas para os cães: eritema, descamação, exsudação, crostas e perda tecidual, especialmente nas pinas com envolvimento carcinomatoso.

As lesões podem ser graves, extensas e com importante perda tecidual.

Os porcos brancos podem desenvolver queimadura solar, principalmente ao longo do dorso e atrás dos pavilhões auriculares.

A fotossensibilização (FTS) tem maior importância em grandes animais e pode ser classificada de acordo com a origem do agente fotodinâmico:

• FTS primária (o agente chega à pele por ingestão, contato ou injeção), destacando-se aqui fármacos como fenotiazínicos, tetraciclinas, azul de metileno e tiazidas, bem como agentes fotodinâmicos presentes em muitas plantas
• FTS hepatógena, que no Brasil é a mais comum em grandes animais (níveis sanguíneos aumentados de filoeritrina decorrentes da enfermidade hepática), com várias toxinas derivadas de plantas e micotoxinas como agentes hepatotóxicos
• FTS decorrente da produção aberrante de pigmento (porfirias)
• FTS idiopática.

Outra classificação emprega a FTS exógena (obtida do ambiente) ou endógena (subproduto do metabolismo ou de alguma doença). As lesões clínicas podem variar significativamente de acordo com a origem do agente fotodinâmico. No caso de um contactante, as lesões se concentram nas áreas em contato ou previamente tratadas. No entanto, geralmente se dão em áreas menos pigmentadas, glabras e naturalmente fotoexpostas.

Na FTS endógena, muitas áreas hipocrômicas estão acometidas, com maior intensidade nas áreas mais fotoexpostas. Região nasal, pálpebras, pina, períneo, porções distais dos membros, úbere/teto e coroa dos casos são regiões frequentemente acometidas. Nos casos mais graves, até a pele pigmentada pode estar acometida. Eritema, edema, descamação, exsudação, vesículas, pústulas, liquenificação, erosão e ulceração são as principais lesões elementares, podendo haver importante destacamento da pele nos casos graves. Dor e inquietação são sinais frequentes nos animais doentes e precedem o aparecimento das lesões. Podem ainda estar presentes sinais de enfermidade hepática, como icterícia, letargia, anorexia, perda de peso e encefalopatia. Embora a morte não seja comum, há consideráveis perdas econômicas em razão de hiporexia, perda de peso, dificuldade de amamentação e infecções secundárias.

Dois tipos de porfiria são citados na espécie bovina: a protoporfiria bovina e a porfiria eritropoética bovina (PEB). A PEB ocorre em várias raças e partes do mundo e está associada a níveis diminuídos de uroporfirinogênio III cossintetase. Com essa deficiência enzimática, há o acúmulo de uroporfirina I e coproporfiria I no sangue, conferindo coloração vermelho-amarronzada aos dentes, ossos e praticamente todos os tecidos moles.

Os sinais clínicos incluem crescimento retardado, alteração da coloração da urina e dos dentes, anemia (palidez das mucosas) e fotodermatite. As lesões cutâneas são obviamente mais graves nas áreas mais fotoexpostas, paucipigmentadas e menos recoberta por pelos. Notam-se lesões eritematoedematosas, exsudação, vesículas, crostas, necrose e ulceração. Dor e prurido podem estar presentes. O exame histopatológico revela, na PEB, dermatite vesicular subepidérmica e depósito de material hialino, PAS-positivo no endotélio dos vasos dérmicos. Nos gatos Siameses, há descrição de uma forma de porfiria semelhante à PEB.

Nos cavalos, a FTS tem sido relacionada também à infecção por *Dermatophilus congolensis*. O tratamento da dermatofilose resulta em melhora da fotossensibilização.

Queimaduras

A queimadura ocorre quando o calor intenso lesiona a pele e o tecido subcutâneo. Pode resultar da exposição a fogo, líquidos escaldantes, superfícies quentes (motor automotivo, colchão de aquecimento, mangueiras de água deixadas ao sol, materiais metálicos diversos), vapor, ar quente (secadores), fricção por corda, luz ultravioleta ou infravermelha, eletricidade, material químico cáustico e raio elétrico.

A fonte e a intensidade do estímulo que ocasionou a queimadura, bem como o tempo de ação, determinam a gravidade do caso.

Em animais, as queimaduras são classificadas de acordo com a profundidade da lesão da pele. A superficial acomete apenas a epiderme. Nesses casos, notam-se eritema, descamação e dor. A parcial pode ser superficial ou profunda. Na queimadura parcial superficial, a epiderme e as porções superficiais da derme estão acometidas. Há eritema, edema

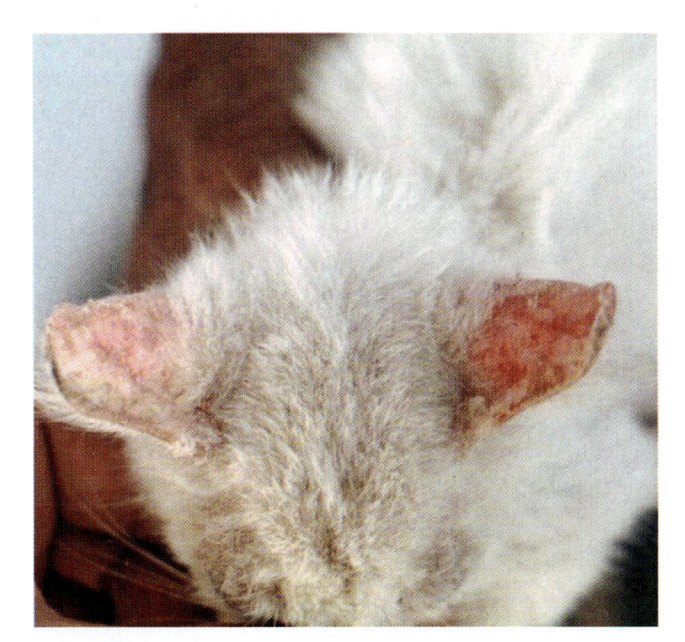

Figura 7.121 Dermatite solar felina. Os pavilhões auriculares apresentam-se alopécicos, eritematosos e descamativos.

subcutâneo e dor. A cura ocorre por reepitelização. Na queimadura parcial profunda, a epiderme e a maior porção da derme estão lesionadas; ocorre inflamação evidente e ainda existe dor. A recuperação acontece por reepitelização a partir das margens da ferida e do epitélio anexial situado na derme profunda. A queimadura de espessura total envolve todas as camadas da pele, bem como o subcutâneo, e a resolução da ferida se faz apenas das margens da lesão. A queimadura de espessura total é indolor, exibe menos edema e sangramento e apresenta escara brancacenta. A queimadura cáustica desnatura as proteínas e provoca necrose de coagulação do tecido.

Outra maneira de descrição das queimaduras envolve a classificação em graus: na queimadura de primeiro grau, há o acometimento apenas da epiderme; na de segundo grau, ocorre lesão epidérmica e da parte da derme; no terceiro grau, há o envolvimento de toda a derme; e, na de quarto grau, a lesão se estende aos tecidos subcutâneos.

Embora a pele seja o órgão primariamente afetado pela queimadura, quando há mais de 20 a 25% da superfície corpórea total queimada, outros órgãos ou sistemas também são comprometidos. As funções cardíaca, respiratória, hematológica e imunológica são prejudicadas. São comuns, na fase aguda do grande queimado, os sinais de edema generalizado, hipovolemia, baixo débito cardíaco, insuficiência renal, sepse e choque. Na fase crônica, as citocinas e outros fatores solúveis mobilizam mais células inflamatórias, levando a um estado hipermetabólico. Nessa fase hipermetabólica, ocorre aumento do débito cardíaco e são comuns algumas complicações, como pneumonia bacteriana.

As lesões clínicas podem não ser tão óbvias inicialmente por causa da cobertura pilosa. Adiciona-se isso ao fato de que algumas lesões são insidiosas e o proprietário nota apenas a alteração comportamental do animal. As queimaduras químicas, elétricas, solares ou por micro-ondas são, em geral, erosivas e necróticas. Ao exame físico das lesões de causas térmicas, como metal quente e escaldadura, nota-se pele enegrecida, dura e seca (Figura 7.122).

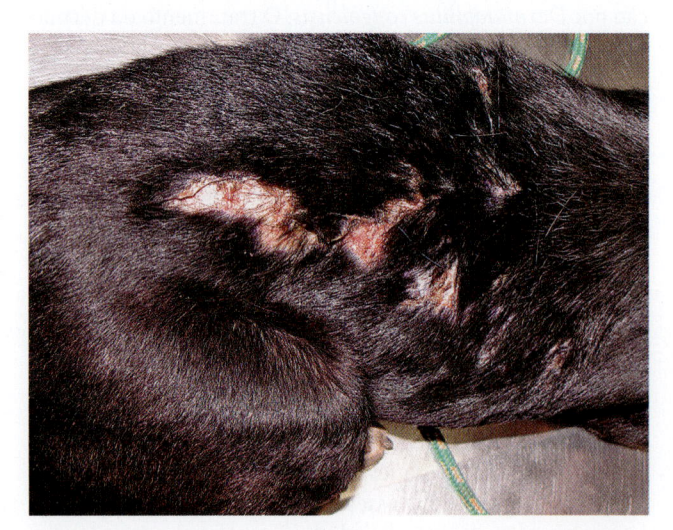

Figura 7.122 Queimadura por escaldadura em cão. Placas endurecidas de configuração linear, alopécicas e eritematosas localizadas na região dorsal.

Sob essa escara, geralmente há crescimento bacteriano, com exsudação e mau odor. Em grandes animais, as queimaduras são observadas mais no segmento cefálico e no dorso. Deve-se lembrar também que a queimadura friccional por corda ou queda também é vista em grandes animais.

O exame histopatológico revela necrose de coagulação. A necrose, que gradualmente acomete a epiderme e se aprofunda na derme, sugere lesão térmica ou química. Nas queimaduras superficiais, há necrose epidérmica e resultante clivagem dermoepidérmica.

A queimadura por micro-ondas produz necrose coagulativa de espessura total. Na queimadura elétrica, nota-se uma franja de células alongadas e com degeneração citoplasmática. Dependendo da intensidade do estímulo, a epiderme pode apresentar desde espongiose, vesiculação e clivagem até necrose coagulativa total. A ulceração está geralmente presente. A derme, em geral, apresenta-se com degeneração colagênica, palidez fibrilar, edematosa, congesta e hemorrágica. A inflamação é constituída, predominantemente, por infiltrado neutrofílico, que pode acompanhar a banda entre o tecido normal e o desvitalizado. Na evolução, aparecem o infiltrado histiocítico e o tecido de granulação. Vasculite neutrofílica e trombose venosa ou arterial podem ocorrer nas lesões por queimadura.

Alopecia-padrão

Alopecia-padrão (AP), também conhecida como calvície, é uma alteração do crescimento piloso com provável etiologia genética. Existem três formas descritas para a AP:

• Alopecia do pavilhão auricular dos Dachshunds: ocorre principalmente nos machos, com início da alopecia por volta de 6 a 9 meses de vida. A perda de pelos é progressiva, levando à alopecia completa com o passar dos anos. A pele da pina torna-se lisa, hiperpigmentada e com a vascularização proeminente (Figura 7.123)

• Alopecia ventral: é a forma mais comum e é vista em cães das raças Dachshund, Chihuahua, Pinscher Miniatura, Boxer, Boston Terrier, Greyhound e Whippet, entre outras. O início da alopecia se dá por volta de 6 meses de vida e envolve a região pós-auricular, toda a região ventral e as faces posterior e medial dos membros pélvicos. As fêmeas são predispostas a essa condição. O principal diagnóstico diferencial se faz com a alopecia responsiva ao estrógeno

• Alopecia-padrão das raças de pelos curvos: essa forma ocorre em American Water Spaniel e Portuguese Water Dog.

A histopatologia revela pelos anagênicos, folículos pilosos e hastes pilosas de tamanhos reduzidos, miniaturizados; demais anexos normais. A hipotricose é pouco comum ou rara em grandes animais. Algumas linhagens de cavalos árabes podem ter hipotricose hereditária, e várias formas da doença são descritas nos bovinos, algumas delas viáveis, outras com desfecho fatal.

Eflúvio telogênico e eflúvio anagênico

Eflúvio telogênico é uma condição alopécica que se desenvolve após algum evento estressante sofrido pelo animal. Esse evento pode ser fisiológico (p. ex., parto, gestação ou lactação) ou patológico (p. ex., processos febris, infecções ou cirurgias).

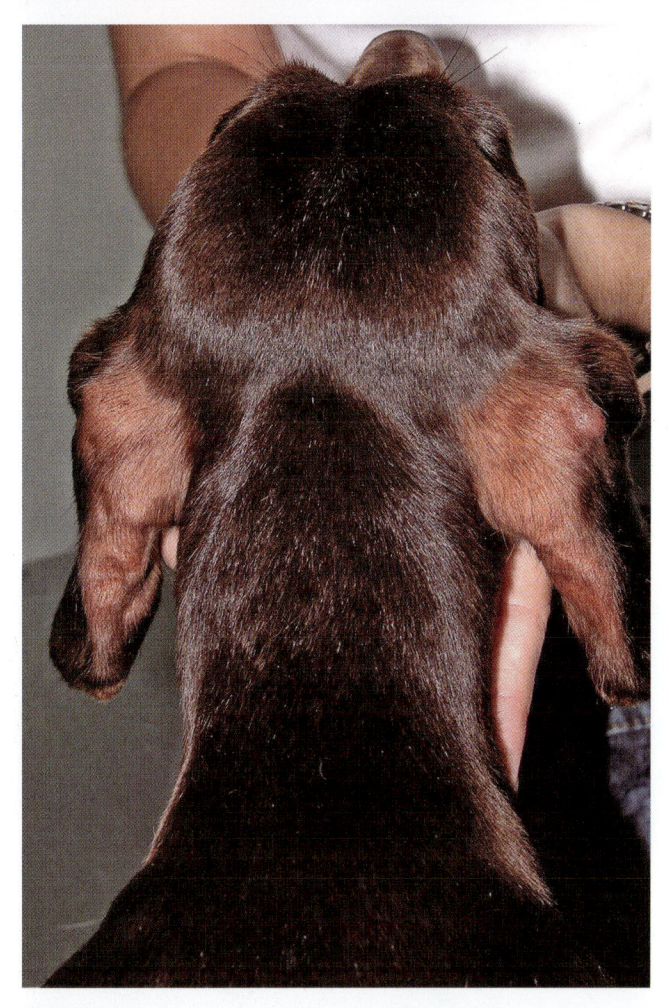

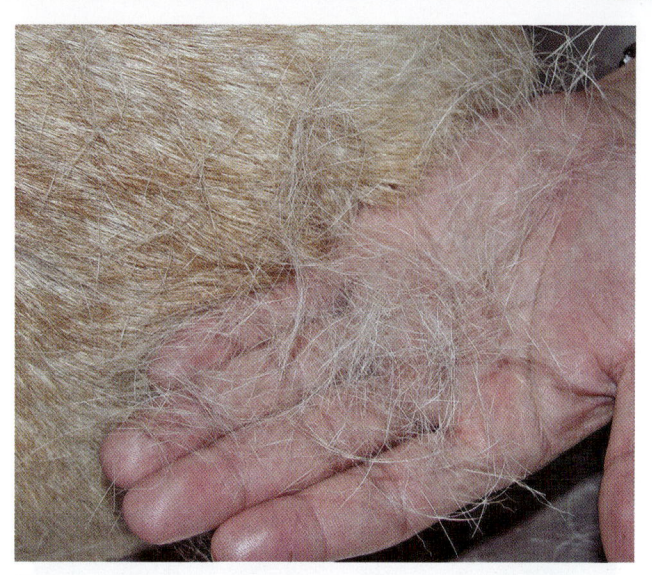

Figura 7.124 Eflúvio telogênico em fêmea da raça Labrador. Após 2 meses e meio do parto, houve queda abrupta e intensa de pelos, criando áreas hipotricóticas.

O exame histopatológico revela apoptose, fragmentação nuclear das células da matriz bulbofolicular e hastes pilosas displásicas e eosinofílicas.

Ambos os eflúvios ocorrem em várias espécies, incluindo cães, gatos e equinos, e podem ter distribuição variada: focal, multifocal, regional e simétrica.

Dermatoses psicogênicas

As queixas de lesões autoinduzidas são numerosas na dermatologia veterinária. Uma fatia dessa casuística origina-se de transtornos comportamentais. No contexto das dermatoses psicogênicas, uma das mais observadas em cães é a dermatite acral por lambedura (DAL).

A despeito da controvérsia sobre a etiologia, acredita-se que o componente psíquico participe ao menos da manutenção da doença em muitos casos. No entanto, as causas ditas primárias, como as dermatites alérgicas, artropatias, corpos estranhos, neuropatias, endocrinopatias, traumas, neoplasias e micoses, devem ser sempre descartadas antes de se considerar o diagnóstico final de dermatite psicogênica. Trata-se, portanto, de um diagnóstico de exclusão.

As doenças orgânicas primárias subjacentes estão presentes na grande maioria dos casos. Como fatores perpetuantes citam-se infecção bacteriana, osteomielite, queratina (corpo estranho endógeno), periosteíte e alterações estereotípicas comportamentais. As raças de grande porte, como Doberman, Dogue Alemão, Labrador Retriever, Golden Retriever, Pastor Alemão e Boxer, com faixa etária intermediária, são predispostas à condição.

Os animais lambem de maneira compulsiva as lesões, que se localizam principalmente nas regiões craniolaterais dos carpos e tarsos. As lesões se iniciam com alopecia e eritema e, com a cronicidade, evoluem para placas ulceradas, firmes, fibróticas, com moldura hiperceratótica e hiperpigmentada (Figura 7.125).

Há casos graves com extenso acometimento do membro afetado. Nos casos com envolvimento ósseo ou articular

Figura 7.123 Alopecia-padrão em fêmea da raça Teckel. Ambos os pavilhões auriculares se apresentam alopécicos e não inflamados.

Ocorre parada sincrônica do crescimento piloso, entrando os folículos pilosos nas fases catagênica e telogênica. O resultado é, após 4 a 12 semanas do estresse, a perda simultânea de grandes quantidades de pelos, resultando em hipotricose.

A alopecia geralmente é multifocal e assimétrica e pode envolver grande extensão do corpo. A região do tronco é acometida com frequência (Figura 7.124). Os pelos são facilmente epiláveis, e a condição se resolve tão logo os folículos pilosos reassumam a atividade anagênica. A histopatologia revela predominância de folículos pilosos em catágeno ou telógeno desprovidos de hastes pilosas.

No eflúvio anagênico, alguma enfermidade endócrino-metabólica ou fármaco citotóxico lesiona as células mitoticamente ativas, formadoras do pelo, do bulbo matrical folicular. Em seres humanos, o eflúvio anagênico ocorre como consequência de terapia anticoagulante, uso de antimetabólitos, agentes alquilantes e intoxicação por tálio e mercúrio. Com o crescimento, o pelo quebra-se onde ocorreu o maior defeito da tricogênese, resultando em alopecia.

A alopecia geralmente ocorre em alguns dias até 2 semanas após o dano folicular e acomete, com frequência, o tronco, embora o segmento cefálico e os membros possam também ser acometidos. Os pelos apresentam-se na fase anagênica com estreitamento ou fratura na haste pilosa.

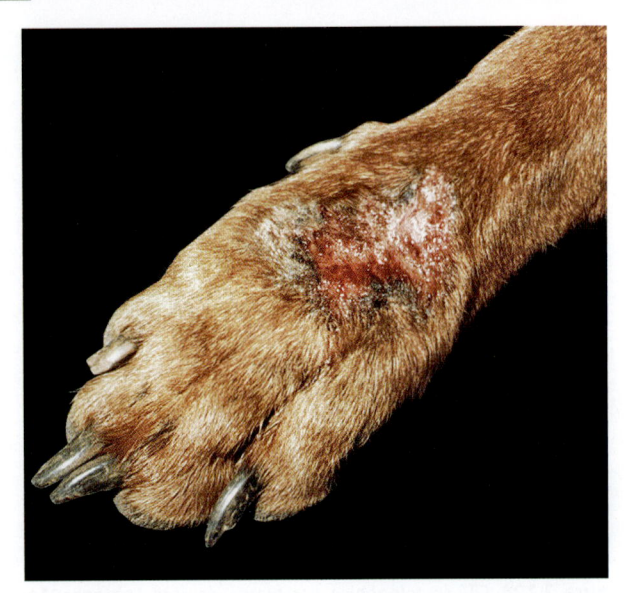

Figura 7.125 Dermatite acral de lambedura em cão da raça Dobermann. Lesão ulcerada, de margens bem definidas, firme à palpação, localizada na região metacarpiana.

(primário ou secundário), pode haver claudicação. O exame histopatológico deve ser realizado em todos os casos de DAL.

O caso típico de DAL demonstra, no exame histopatológico, superfície ulcerada ou epiderme hiperplásica, verticalização das fibras colágenas na derme superficial, hiperplasia anexial, infiltrado periglandular plasmocitário e, frequentemente, foliculite luminal supurativa e furunculose.

Outras manifestações dermatológicas de transtorno emocional em cães incluem sucção ou mordedura da cauda, sucção do flanco, sucção da mama e lambedura do ânus e das patas.

Nos felinos, a alopecia simétrica felina (ASF) é vista com frequência; no entanto, como na DAL, o diagnóstico de causa psicogênica só deve ser considerado após a exclusão de causas alérgicas, parasitárias, fúngicas, endócrino-metabólicas e neoplásicas. A língua dos felinos, com suas papilas afiladas, é responsável por esse padrão de alopecia. Em decorrência da lambedura excessiva, os pelos são cortados perto da superfície cutânea, conferindo o aspecto de falta de pelo.

O exame físico revela alopecia simétrica, bilateral, que se localiza, frequentemente, na região do tronco e nos membros (Figura 7.126).

A pele, sob a alopecia, frequentemente está íntegra, sem lesões, mas caso a lambedura seja mais direcionada e intensa em um foco, é possível a ocorrência de dermatite. É importante lembrar que a alopecia focal e a mordedura da unha podem também ser sinais de transtorno emocional nos felinos. O exame histopatológico de ASF de causa psicogênica revela mínimas alterações epidérmicas e dérmicas. Nos casos em que existe ulceração, encontra-se dermatite ulcerativa superficial, perivascular a intersticial, com neutrófilos.

Em equinos é descrita uma síndrome de automutilação. Esse comportamento estereotípico é mais visto em animais jovens e machos: os animais mordem flanco, peito, tórax lateral, membros, base da cauda, ocasionando lesões irregulares, alopécicas, inflamadas e ulcerocrostosas. Os episódios de automutilação podem durar minutos ou horas.

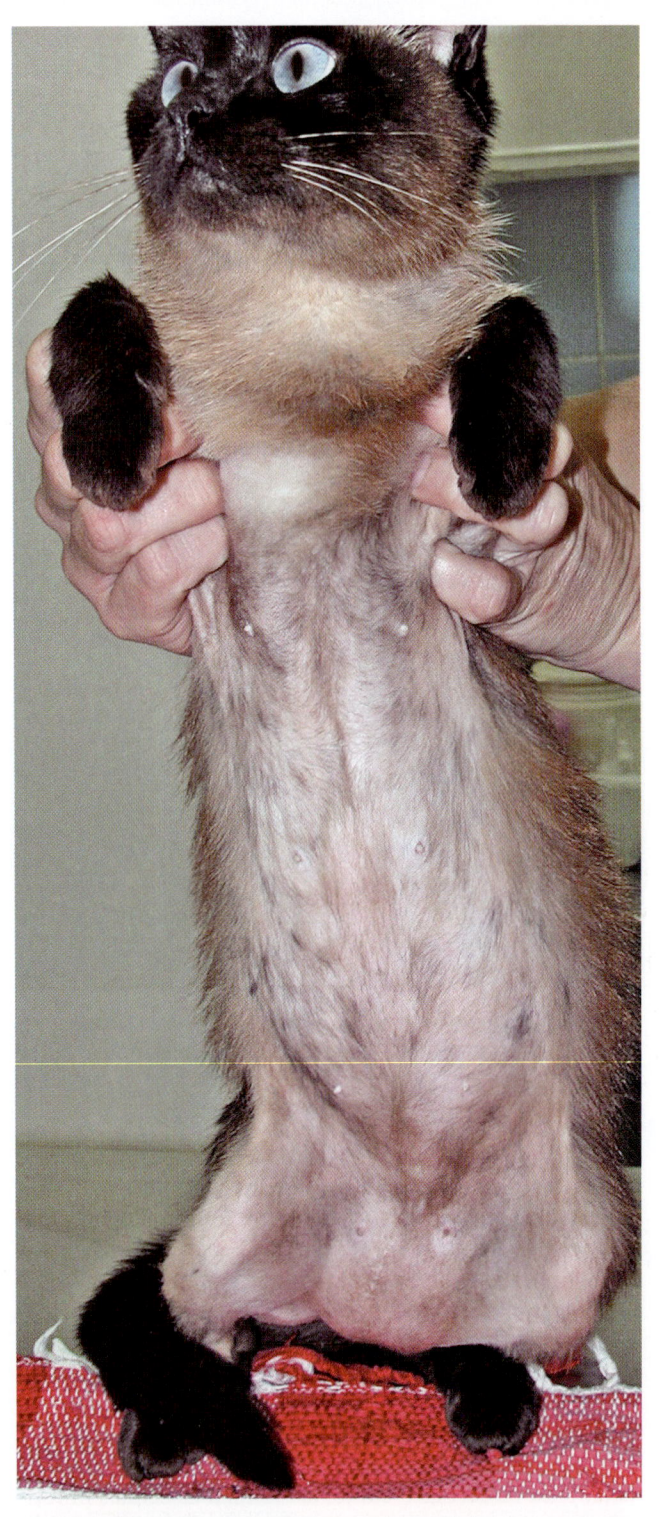

Figura 7.126 Alopecia simétrica felina. Toda a região ventral encontra-se simetricamente alopécica, com mínima inflamação, resultante de lambedura frequente da região.

Dermatites eosinofílicas e granuloma eosinofílico

Entre as espécies de animais domésticos, os felinos e os equinos são os que desenvolvem dermatites eosinofílicas com maior frequência.

O chamado *complexo do granuloma eosinofílico felino* (CGEF) abrange basicamente três formas distintas na apresentação clínica. Esse grupo de enfermidades acomete a pele, as junções mucocutâneas ou a cavidade oral em diferentes combinações. A etiologia é incerta, mas o CGEF pode representar o estágio final de várias enfermidades alérgicas da pele e deve ser entendido como um padrão de reação cutânea, frequentemente induzido por quadros de hipersensibilidades como dermatite alérgica a pulga ou a outras picadas de artrópodes, alergia alimentar e alérgenos ambientais. Entretanto, em alguns casos, quando nenhum fator desencadeador pode ser identificado o CGEF é classificado como idiopático. Tradicionalmente, as formas clínicas conhecidas são a úlcera indolente (úlcera labial), placa eosinofílica e granuloma linear (granuloma eosinofílico). A hipersensibilidade à picada de mosquito também tem sido incluída nesse grupo.

A forma clínica mais comum do granuloma eosinofílico, também conhecido como granuloma linear, é a presença de pápulas e placas em configuração linear, eritematoamareladas, alopécicas, localizadas na face caudal dos membros pélvicos (mais comum) ou dos torácicos (Figura 7.127).

Também podem ser vistas lesões orais (nódulos na língua e palato), na pina ou na região mentoniana (queixo gordo), ou lesões nodulares em qualquer região do corpo, incluindo as patas, e aqui as lesões podem ser ulceradas e crostosas. O granuloma eosinofílico tende a ocorrer mais em gatos jovens e fêmeas.

Histologicamente, o granuloma linear é a única entidade, entre as quatro, que merece receber o nome de granuloma eosinofílico. Observam-se granulomas em paliçada que, frequentemente, cerceiam focos centrais de degeneração colagênica (Figura 7.128). Os eosinófilos tissulares são, em geral, numerosos.

A placa eosinofílica se manifesta, na maioria dos casos, como placas múltiplas, coalescentes, pruriginosas, alopécicas, eritematosas, úmidas, exsudativas e brilhantes, localizadas principalmente no abdome, na face medial dos membros posteriores e anteriores e no períneo, que são locais acessíveis à lambedura. Eventualmente ocorre também na face. A infecção bacteriana secundária e a linfadenomegalia são comuns. Não há predisposição sexual e racial, e os gatos acometidos situam-se geralmente na faixa etária entre 2 e 6 anos. Nesses casos, a histopatologia revela dermatite hiperplásica espongiótica, perivascular a intersticial mista, rica em eosinófilos e mastócitos. Podem, ainda, existir vários focos de colagenólise (figuras em chamas) e mucinose folicular.

A menos eosinofílica do complexo é a úlcera indolente (úlcera labial). Também conhecida como úlcera do roedor ou úlcera eosinofílica, caracteriza-se por lesão ulcerada de tamanho variado, em geral não dolorida ou pruriginosa, vermelho-amarronzada, que se localiza principalmente no lábio superior, próximo ao filtro nasal ou adjacente ao canino, podendo ser uni ou bilateral.

As lesões podem ainda ocorrer na cavidade oral ou em outras regiões do corpo. As fêmeas são mais acometidas que os machos, mas não há predileção racial ou etária. O exame histopatológico revela dermatite hiperplásica, ulcerada, intersticial mista a fibrosante. Os eosinófilos ocorrem nas lesões novas. Nos casos crônicos, os neutrófilos e os histiócitos predominam em relação aos eosinófilos. Lesões do CGEF podem apresentar também características mistas, de mais de um tipo de lesão.

Figura 7.127 Granuloma linear felino. Placa alopécica e eritematosa, com configuração linear, localizada na face caudal do membro pélvico direito. Essa lesão é uma das manifestações do complexo do granuloma eosinofílico felino.

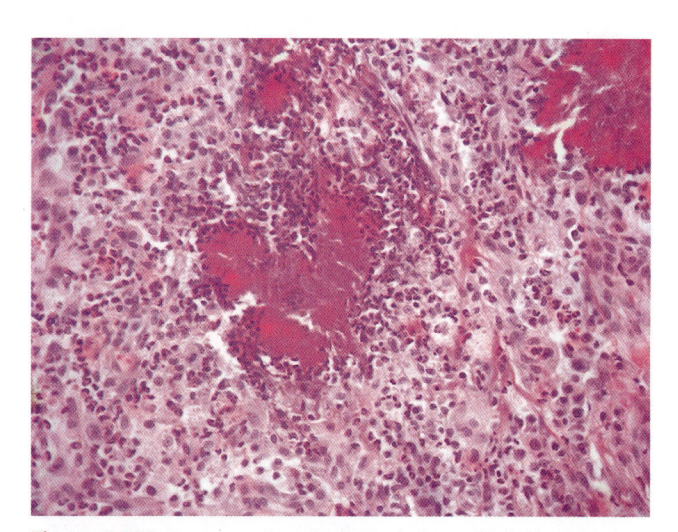

Figura 7.128 Degeneração colagênica (colagenólise). Nesse caso, o importante infiltrado inflamatório de eosinófilos está acompanhado e margeia uma área mais eosinofílica e homogênea, com aspecto de chama (em chama).

O granuloma eosinofílico é uma dermatose comum nos equinos, e é a causa mais frequente de dermatite nodular. A etiologia é desconhecida, mas provavelmente é multifatorial, envolvendo mecanismos de hipersensibilidade a insetos ou outros agentes, inclusive trauma, doença atópica ou o silicone que cobre as agulhas hipodérmicas. Aparentemente, não existe predisposição etária, racial ou sexual para a enfermidade.

As lesões, que podem ser únicas ou múltiplas, localizam-se com frequência no tronco dorsolateral e na região cervical. Trata-se de lesões papulonodulares ou nodulares, com 0,5 a 10 cm de diâmetro, normalmente não alopécicas e assintomáticas, embora em alguns casos a palpação possa suscitar reação dolorosa. Alguns nódulos podem drenar conteúdo caseoso e amarelado de seu interior. O exame histopatológico revela infiltrado granulomatoso nodular a difuso, rico em eosinófilos. Na maioria dos casos, nota-se no centro dos granulomas em paliçada um foco de degeneração colagênica (figuras em chama). Foliculite e furunculose eosinofílica e nódulos linfoides também podem ser observados.

A foliculite e a furunculose eosinofílica da face acontecem geralmente em cães meso e dolicocefálicos. A enfermidade tem evolução rápida, iniciando-se com lesões papulonodulares, em geral pruriginosas, que evoluem rapidamente para placas e nódulos ulcerados, deixando um leito pio-hemorrágico, localizadas na região da ponte e do plano nasal (Figura 7.129). No entanto, o pavilhão auricular, as pálpebras e outras regiões do corpo podem também ser acometidos.

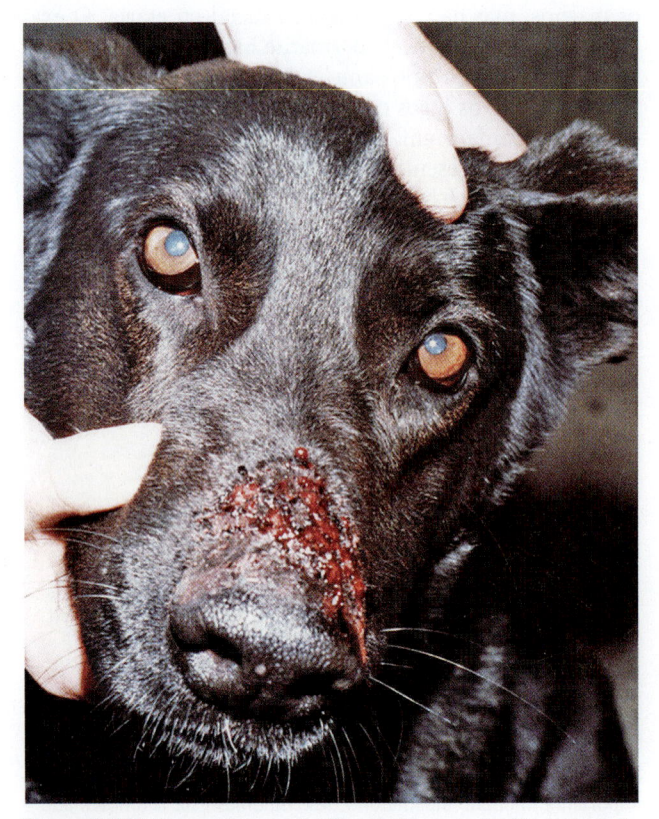

Figura 7.129 Furunculose eosinofílica da face em cão. Placa ulcerada, eritêmato-hemorrágica, localizada em região típica da ponte nasal.

Os animais geralmente manifestam dor e ressentem o exame físico, mas estão normais sob outros aspectos. A etiopatogênese não está completamente esclarecida, mas vincula-se essa enfermidade a uma possível agressão por artrópodes. O exame histopatológico revela foliculite luminal e furunculose, com abundantes eosinófilos compondo o infiltrado inflamatório. Na derme, são comuns o edema e o depósito de mucina.

Adenite sebácea granulomatosa

Adenite sebácea granulomatosa (ASG) é uma doença incomum, mas com crescente número de diagnósticos graças ao reconhecimento de sua existência; nos felinos, equinos e coelhos é considerada doença rara. A ASG pode ocorrer em cães de qualquer idade e é mais prevalente, entretanto, em cães jovens e de meia idade.

É caracterizada por processo inflamatório que tem como alvo as glândulas sebáceas. Com etiologia ainda não completamente esclarecida, as hipóteses centram em defeito imunológico genético com ataque às glândulas sebáceas, defeito do metabolismo e da estocagem lipídica nas glândulas sebáceas e alteração da queratinização glandular; essas duas últimas com posterior reação inflamatória direcionada ao tecido glandular. Qualquer das hipóteses a serem provadas, o componente genético/hereditário provavelmente ocorre, ao menos em alguns animais, considerando-se que a doença é vista com frequência em algumas raças como Akita, Samoyeda, Poodle e Vizlsa. Contudo, a enfermidade já foi descrita em mais de 50 diferentes raças. Essa variedade racial de acometimento responde possivelmente às diferentes manifestações clínicas da enfermidade. Pode apresentar-se como lesão focal autolimitante ou quadro com lesões multifocais a generalizadas, que podem ter curso intermitente, alternando períodos de melhora espontânea e piora com evolução. Nos animais de pelame longo, pode acontecer no início alteração da coloração ou textura da pelagem. Seguem-se áreas de eritema, descamação, pelagem seca e quebradiça e alopecia (Figura 7.130).

Um achado frequente são os cilindros foliculares (embainhamento da haste pilosa por material ceratossebáceo) que podem levar à aglutinação macroscópica dos pelos, aumentando a impressão de alopecia. A infecção bacteriana secundária é evento frequente, assumindo maior gravidade na raça Akita. O prurido é sinal clínico muito variável e a otite externa pode estar presente. Nos animais de pelame curto, observam-se áreas anulares ou policíclicas de alopecia e descamação, que podem se confluir ou assumir aspecto de "roído de traça". Lesões em placas ou nódulos, ulcerados ou não, também são descritos nesses animais. A cabeça, pavilhões auriculares e região cervical são mais acometidos inicialmente, com posterior multicentricidade e generalização.

Os achados histopatológicos incluem variável intensidade de adenite piogranulomatosa, hiperqueratose epidérmica e infundibular; nos casos crônicos e avançados pode haver ausência completa de glândulas sebáceas. Importante ressaltar que outras enfermidades que causam alteração de queratinização folicular e/ou granulomas e piogranulomas perianexais, por exemplo, a demodiciose, dermatofitose, leishmaniose, celulite juvenil, síndrome uveodermatológica,

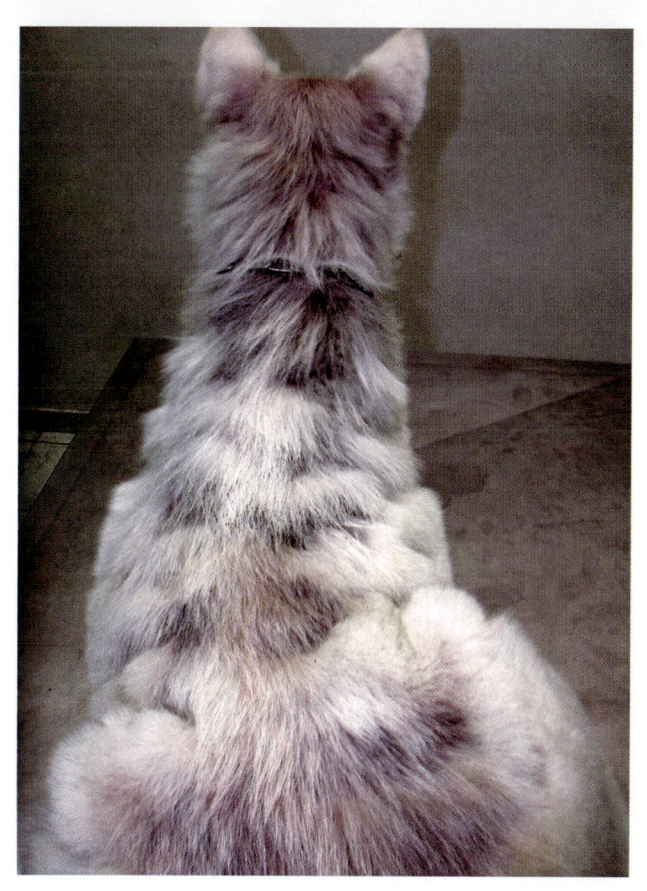

Figura 7.130 Adenite sebácea granulomatosa em um cão da raça Akita. Extensas áreas coalescentes de alopecia e descamação na região dorsal.

doenças nutricionais e doenças granulomatosas estéreis, sejam consideradas nos diagnósticos diferenciais.

Os gatos com ASG desenvolvem placas multifocais de alopecia, descamação, crostas, cilindros foliculares, pelagem quebradiça, localizadas principalmente na cabeça, pina e pescoço, com progressão caudal. Os coelhos, dermatose esfoliativa multifocal a generalizada. O cavalo acometido com ASG exibiu placas alopécicas, escamocrostosas e hipocrômicas, distribuídas na cabeça, no pescoço, no tronco e na região glútea.

BIBLIOGRAFIA

ACKERMAN, A. B.; BOER, A.; BENNIN, B. *et al. Histologic diagnosis of inflammatory skin diseases.* An algorithmic method based on pattern analysis. 3. ed. New York: Ardor Scribend, 2005. 522 p.

AFFOLTER, V. K. The immune system – Basic concepts of immunology. In: IV WORLD CONGRESS OF VETERINARY DERMATOLOGY, 2000. San Francisco. Proceedings of: IV World Congress of Veterinary Dermatology, 2000. p. 70-77.

AGUILAR, C. M. *et al.* Human, canine and equine leishmaniasis caused by *Leishmania braziliensis* in an endemic area in the State of Rio de Janeiro. *Mem. Inst. Oswaldo Cruz,* v. 82, p. 143, 1987.

ALHAIDARI, Z.; OLIVRY, T.; SPADAFORA, A. *et al.* Junctional epidermolysis bullosa in two domestic shorthair kittens. *Vet. Dermatol.,* v. 16, p. 69-73, 2006.

ANGARANO, D. W. Dermatosis of the nose and footpads in dogs and cats. In: KIRK, R. W. (org.). *Current veterinary therapy X small animal practice.* 10. ed. Philadelphia: W. B. Saunders, 1989. sec. 5, p. 616-621.

BARROS-BATTESTI, D.; ARZUA, M.; BECHARA, G. H. Carrapatos de importância médico-veterinária da região neotropical: um guia ilustrado para identificação de espécies. São Paulo: Vpx, 2006. 223 p.

BANOVIC, F; LINDER, K.; OLIVRY, T. Clinical, microscopic and microbial characterization of exfoliative superficial pyoderma-associated epidermal collaretes in dogs. *Vet. Dermatol.,* v. 28, p. 107-e23, 2017.

BOND, R. Pathogenesis of *Malassezia* dermatitis. In: THODAY, K. L.; FOIL, C. S.; BOND, R. (org.). *Advances in veterinary dermatology.* 4. ed. rev. Oxford: Blackwell Publishing, 2002. part 2.2, p. 69-74.

BOND, R.; MCNEIL, P. E.; EVANS, H. *et al.* Metabolic epidermal necrosis in two dogs with different underlying diseases. *Vet. Rec.,* v. 136, p. 466-471, 1995.

BOND R; MORRIS D; GUILLOT J. *et al.* Biology, diagnosis and treatment of *Malassezia dermatitis* in dogs and cats. Clinical Consensus Guidelines of the World Association for Veterinary Dermatology. *Vet. Dermatol.,* v.31, p. 27-74, 2020.

BORGES, A. S.; CONCEIÇÃO, L. G.; ALVES, A. L. G. *et al.* Hereditary equine regional dermal asthenia in three related Quarter horses in Brazil. *Vet. Dermatol.,* v. 16, p. 125-130, 2005.

BUERGER, R. G.; SCOTT, D. W. Lichenoid dermatitis in a cat: a case report. *J. Am. Anim. Hosp. Assoc.,* v. 24, p. 55-59, 1988.

BYRNE, K. P. Metabolic epidermal necrosis – hepatocutaneous syndrome. *Vet. Clin. North Am. Small Anim. Prac.,* v. 29, p. 1337-1355, 1999.

CANNON, A. G.; AFFOLTER, V. K. Cutaneous adverse drug reactions. In: ROBINSON, N. E. *Current therapy in equine medicine.* 5. ed. St Louis: Saunders, 2003. sec IV, p. 177-180.

CARGNELUTTI, J. F.; SANTOS,B. S.; LEBRE, S. N. *et al.* Pseudovaríola e estomatite papular em bovinos no estado de Rondônia, Brasil. *Ciência Rural,* v. 44, p. 479-485, 2014.

CASWELL, J. L.; YAGER, J. Á.; FERRER, L.; WEIR, M. Canine demodicosis: a re-examination of the histopathologic lesions and description of the immunophenotype of infiltrating cells. *Vet. Dermatol.,* v. 6, p. 9-19, 1995.

CECCO, B. S.; HENKER, L. C.; De LORENZO, C. *et al.* Epidemiological and pathological characterization of feline injection site sarcomas in southern Brazil. *J. Comp. Pathol.,* v. 172, p. 31-36, 2019.

CHABANNE, L.; MARCHAL, T.; DENEROLLE, P. *et al.* Lymphocytic subset abnormalities in German shepherd dog pyoderma. *Vet. Immunol. Immunopathol.,* v. 49, p. 189-198, 1995.

CHABANNE, L. Canine systemic lupus erithematous. Part II: diagnosis and treatment. *Compend. Contin. Educ. Pract. Vet.,* v. 21, p. 402, 1999.

CHASTAIN, C. B. Unusual manifestation of hypothyroidism in dogs. In: *Kirk's Current Veterinary Therapy XI.* 11. ed. Philadelphia: WB Saunders, 1992. sec. 5, p. 330-334.

COLUMBINI, S. Canine zinc responsive dermatosis. *Vet. Clin. North Am. Small Anim. Pract.,* v. 29, p. 1373-1383, 1999.

CONCEIÇÃO, L. G. *Piodermites em cães*: isolamento e identificação da flora bacteriana e sensibilidade estafilocócica antimicrobiana; análise dos padrões histopatológicos. 92 p. Dissertação (Mestrado) – Faculdade de Medicina de Veterinária e Zootecnia da Universidade Estadual Paulista. Botucatu, 1995.

CONCEIÇÃO, L. G. *Tumores cutâneos de células redondas em cães*: linfoma plasmocitoma e histiocitoma. Aspectos clínicos, histopatológicos e imunoistoquímicos. 183 p. Tese (Doutorado) – Universidade Estadual Paulista, Faculdade de Medicina de Botucatu. Botucatu, 2002.

CONCEIÇÃO, L. G.; ACHA, L. M. R.; LOURES, F. H.; MOREIRA, J. C. L. Necrose metabólica em cães. *Ciênc. Rural,* v. 38, p. 1463-1467, 2008.

CONCEIÇÃO, L. G.; ACHA, L. M. R.; BORGES, A. S. *et al*. Epidemiology, clinical signs, histopathology and molecular characterization of canine leproid granuloma: a retrospective study of cases from Brazil. *Vet. Dermatol.*, v. 22, p. 249-256, 2011.

CONCEIÇÃO, L. G.; FABRIS, V. E.; VIANA, J. A.; *et al*. Furunculose eosinofílica da face. *Clin. Vet.*, v. 16, p. 30-32. 1998.

CONCEIÇÃO, L. G.; FIGUEIREDO, C.; FABRIS, V. E. *et al*. Identification of bacterial flora and antimicrobial staphylococcal sensitivity from canine pyoderma in Brazil. In: KWOCHKA, K. W.; WILLEMSE, T.; VON TSCHARNER, C. (org.). *Adv. in Vet. Derm.* 3. ed. Oxford: Butterworth-Heinemann, 1998. part. 9, p. 546-547.

CONCEIÇÃO, L. G.; LOURES, F. H.; CLEMENTE, J. T. *et al*. Biopsia e histopatologia da pele: um valioso recurso diagnóstico na dermatologia – parte 2. *Clin. Vet.*, v. 52, p. 28-40, 2004.

CURTIS, C. F.; BOND, R.; BLUNDEN, A. S. *et al*. Canine eosinophilic folliculitis and furunculosis in three cases. *J. Small Anim. Pract.*, v. 36, p. 119-123, 1995.

DEBOER, D. J. Atopic dermatitis: New targets, new therapies. *J. Nutr.*, Supl., p. 2056-2061, 2004.

DEMIRCI, M.; YILDIRIM, M.; ARIDOGAN, B. C. *et al*. Tissue. *J. Dermatol.*, v. 30, p. 777-781, 2003.

DE STEFANO, E.; ARAÚJO, W. P.; PASSOS, E. C. *et al*. Pesquisa de anticorpos contra o vírus da estomatite vesicular em bovinos de corte criados na região de Araçatuba, estado de São Paulo, Brasil em 2000. *Braz. J. Vet. Res. Anim. Sci.*, v. 40, p. 29-35, 2003.

DIAS, G. S.; CONCEIÇÃO, L. G. Complexo do granuloma eosinofílico felino. *Clin. Vet.*, v. 73, p. 26-34, 2008.

DUNSTAN, R. W.; CREDILE, K. M.; WALDER, E. J. The light and skin. In: KWOCHKA, K. W.; WILLEMSE, T.; VON TSCHARNER, C. (org.). *Adv. in Vet. Derm.* 3. ed. Oxford: Butterworth-Heinemann, 1998. part. 1, v. 3, p. 3-35.

DUNSTAN, R. W.; HARGIS, A. M. The diagnosis of sebaceous adenitis in Standard Poodle dogs. In: BONAGURA, J. D.; KIRK, R. (org.). *Kirk's Current Veterinary Therapy XII. Small Animal Practice*. Philadelphia: WB Saunders, 1995. sec. 7, p. 619-622.

DYKSTRA, M. G.; SHARP, N. J.; OLIVRY, T. *et al*. A description of cutaneous-subcutaneous pythiosis in fifteen dogs. *Med. Mycol.*, v. 37, p. 427-33, 1999.

ELENITSAS, R.; HALPERN, A. C. Biopsy techniques. In: ELDER, D.; ELENITSAS, R.; JAWORSKY, C.; JOHNSON, B. *Lever's Histopathology of the Skin*. 8. ed. rev. Philadelphia: Lippincott-Raven Publishers, 1997. Capítulo 2, p. 3-4.

EPPERSON, E. D.; CASTLEMAN, W. L. Bovine papillomavirus DNA and S100 profiles in sarcoids and other cutaneous spindle cell tumors in horses. *Vet. Pathol.*, v. 54, p. 44-52, 2017.

FAVARATO, E. S.; CONCEIÇÃO, L. G. Hair cycle in dogs with different hair types in tropical region of Brazil. *Vet. Dermatol.*, v. 19, p. 15-20, 2008.

FAVROT, C.; DUNSTON, S. M.; PARADIS, M. *et al*. Isotype determination of circulating autoantibodies in canine autoimmune subepidermal blistering dermatoses. *Vet. Dermatol.*, v. 14, p. 23-30, 2003.

FELDMAN, C. E.; NELSON, R. W.; REUSCH, C. *et al. Canine and feline endocrinology and reproduction*. 4. ed. St. Louis: Saunders, 2015, 669 p.

FERRER, L; RAVERA, I; SILBERMAY, K. Immunology and pathogenesis of canine demodicosis. *Vet. Dermatol.*, v. 25, p. 427-e65, 2014.

FOLZ, S. D. Demodicosis (*Demodex canis*). *Comp. Contin. Educ.*, v. 5, p. 116-121, 1983.

FONDATI, A.; FONDEVILA, D.; FERRER, L. Histopathological study of feline eosinophilic dermatoses. *Vet. Dermatol.*, v. 12, p. 333-338, 2001.

FOURNEL, C.; CHABANE, L.; CAUX, C. *et al*. Canine systemic lupus erythematosus: a study of 75 cases. *Lupus*, v. 1, p. 133-139, 1992.

FRANK, A. F. Nonneoplastic sterile nodules. In: ROBINSON, N. E. (org.). *Current therapy in equine medicine*. 5. ed. St Louis: Saunders, 2003. sec. IV, p. 206-209.

GAYNOR, A. M.; ZHU, K. W.; DELA CRUZ JR, F. N *et al*. Localization of bovine papillomavirus nucleic acid in equine sarcoids. *Vet. Pathol.*, v. 53, p. 567-573, 2016.

GHERNATI, I.; PEYRONNET, L.; CHABANNE, L. *et al*. A case of food allergy immunohistopathologically mimicking mycosis fungoides. In: KWOCHKA, K. W.; WILLEMSE, T.; VON TSCHARNER, C. (org.). *Adv. in Vet. Derm.* 3. ed. Oxford: Butterworth-Heinemann, 1998. part. 8, p. 432-33.

GOLDSDCHMIDIT, M. H.; GOLDSDCHMIDIT, K. H. Epithelial and melanocytic tumors of the skin. In: MEUTEN D. J. *Tumors in Domestic Animals*. 5. ed. Ames: Wiley-Blackwell, 2017. p. 88-141.

GOSSELIN, Y.; PAPAGEORGES, M.; TEUSCHER, E. Black hair follicular dysplasia in a dog. *Can. Prac.*, v. 9, p. 8-15, 1982.

GRAF, R.; GUSCETTI, F.; WELLE, M. *et al*. Feline injection site sarcomas: data from Switzerland 2009-2014. *J. Comp. Pathol.*, v. 163, p. 1-5, 2018.

GREENE, C. E. Infectious diseases of the dog and cat. 4. ed. St. Louis: Elsevier Saunders, 2012. 1534 p.

GREMIÃO I. D. F; ROCHA E. M. S.; MONTENEGRO H. *et al*. Guideline for the management of feline sporotrichosis caused by *Sporothrix brasiliensis* and literature revision. *Braz. J. Microbiol.*, v. 20, p. 107-124, 2021.

GROSS, T. L.; IHRKE, J. J.; WALDER, E. J.; AFFOLTER, V. A. *Skin diseases of the dog and cat*. 2. ed. Oxford: Blackwell Publishing, 2005. 932 p.

GROSS, T. L.; STANNARD, A. A.; YAGER, J. A. An anatomical classification of folliculitis. *Vet. Dermatol.*, v. 8, p. 147-156, 1997.

GROSS, T. L.; SONG, M. D.; HAVEL, P. J. *et al*. Superficial necrolytic dermatitis (necrolytic migratory erythema) in dogs. *Vet. Pathol.*, v. 30, p. 75-81, 1993.

GUAGUERE, E.; PRÉLAUD, P. Food intolerance. In: GUAGUERE, E.; PRÉLAUD, P. (org.). *A Prac. Guide to Feline Derm*. Paris: Merial, 1999. cap. 11, p. 11.1-11.7.

HALLIWELL, R. E. Management of dietary hypersensitivity in the dog. *J. Small Animal Pract.*, v. 33, p. 156-160, 1992.

HANNIFIN, J. M. Atopic dermatitis: basic and comparative observations. In: THODAY, K. L.; FOIL, C. S.; BOND, R. *Advances in veterinary dermatology*. 4. ed. Oxford: Blackwell Science, 2002. cap. 4.1, p. 153-160.

HAWKINS, J. A.; MCDONALD, R. K.; WOODY, B. J. Sarcoptes infestation in a cat. *J. Am. Vet. Med. Assoc.*, v. 190, p. 1572-1573, 1987.

HELMAN, R. G. Pythiosis of digestive tract in dogs from Oklahoma. *J. Am. Hosp. Assoc.*, v. 35, p. 111-4, 1999.

HIRSH, B. C.; JOHNSON, W. C. Concepts of granulomatous inflammation. *Inter. J. Dermatol.*, v. 23, p. 90-100, 1984.

HOLM, B. R.; REST, J. R.; SEEWALD, W. A prospective study of the clinical findings, treatment and histopathology of 44 cases of pyotraumatic dermatitis. *Vet. Dermatol.*, v. 15, p. 369-376, 2004.

HORTA, R.; LAVALLE, G. E.; MONTEIRO, L. N. *et al*. Assessment of canine mast cell tumor mortality risk based on clinical, histologic, immunohistochemical, and molecular features. *Vet. Pathol.*, v. 55, p. 212-223, 2018.

IHRKE, P. J. *Bacterial skin diseases in the dog*. A guide to canine pyoderma. Leverkusen: Bayer AG, 1996. 97 p.

IHRKE, P. J. Malassezia dermatitis. In: IV WORLD CONGRESS OF VETERINARY DERMATOLOGY, 2000. San Francisco. Proceedings of: IV World Congress of Veterinary Dermatology, 2000, p. 175-181.

IHRKE, P. J.; GOLDSCHMIDT, M. H. Vitamin A responsive dermatosis in the dog. *J. Am. Vet. Med. Assoc.*, v. 182, p. 687-690, 1983.

INERA, M. Vasculitis in small animals. *Vet. Clin. North Am.*: Small Anim. Pract., v. 43, p. 113-134, 2013.

JACKSON, H. A.; OLIVRY, T. Ulcerative dermatosis of the Shetland Sheepdog and rough Collie dog may represent a novel vesicular variant of cutaneous lupus erythematosus. *Vet. Dermatol.*, v. 12, p. 19-27, 2001.

JOHNSTONS, L; MACKAY, B.; KING, T. *et al.* Abdominal cryptococcosis in dogs and cats: 38 cases (2000-20218). *J. Small Anim. Pract.*, v. 62, p. 18-27, 2021.

KATZ, S. I. The skin as an immunologic organ. A tribute to Marion B. Sulzberger. *J. Am. Acad. Dermatol.*, v. 13, p. 530-536, 1985.

KOUTINAS, A. F.; SCOTT, D. W. Skin lesions in canine leishmaniasis (Kala-Azar): A clinical and histopathologic study on 22 spontaneous cases in Greece. *Vet. Dermatol.*, v. 3, p. 121-129, 1993.

KOUTINAS, A. F.; KOUTINAS, C. K. Pathological mechanism underlying the clinical findings in canine leishmaniosis due to *Leishmania infantum/chagasi. Vet. Pathol.*, v. 51, p. 527-538, 2014.

KRICK, A. S.; SCOTT, D. W. Bacterial folliculitis, furunculosis and cellulitis in the German Shepherd dog: a retrospective analysis of 17 cases. *J. Am. Animal Hosp. Assoc.*, v. 25, p. 23-30, 1989.

KUHL, K. A.; SHOFER, F. S.; GOLDSCHMIDT, M. H. Comparative histopathology of pemphigus foliaceus and superficial folliculitis in the dog. *Vet. Pathol.*, v. 31, p. 19-27, 1994.

KWOCHKA, K. W. Keratinization abnormalities: Understanding the mechanisms of the scale formation. In: IHRKE, P. J.; MASON, I. S.; WHITE, S. D. *Advances in veterinary dermatology*. 2. ed. Oxford: Pergamon Press, 1993. part. 2, p. 91-112.

LOURES, F. H.; CONCEIÇÃO, L. G. Nevi and cutaneous hamartoma in dogs: a retrospective clinical and epidemiologic study of 81 cases. *Ciência Rural*, v. 9, p. 2527-2532, 2009.

LOURES, F. H.; CONCEIÇÃO, L. G.; ACHA, L. M. R. Fibroadnexal hamartoma in dog: a retrospective epidemiological and histopathological study of 102 cases. *Ciência Rural*, v. 49, p. 1-7, 2019.

LOURES, F. H.; CONCEIÇÃO, L. G.; AMORIM, R. L. *et al.* Histopathology and immunohistochemistry of peripheral neural sheath tumor and perivascular wall tumor in dog. *Arq. Bras. Med. Vet. Zootec.*, v. 71, p. 1100-1106, 2019.

MACINTIRE, D. K.; DROBATZ, K. J.; HASKIN, S. C. *et al.* Dermatologic emergencies. In: MACINTIRE, D. K.; DROBATZ, K. J.; HASKIN, S. C. *et al. Small animal emergency and critical care medicine*. Philadelphia: Lippincott Williams & Wilkins, 2005. part II, p. 373-383.

MAcFARLANE, D. Equine pituitary pars intermedia dysfunction. *Vet. Clin. North Am. Equine Practice*, v. 27, p. 93-113, 2010.

MAULDIN, E. A.; PETERS-KENNEDY, J. Integumentary system. In: MAXIE, M. G. *Jubb, Kennedy, and Palmer´s pathology of domestic animals*. 6. ed. St. Louis: Elsevier, 2016. v. 1, p. 509-736.

MALIK, R.; SMITS, B.; REPPAS, G. *et al.* Ulcerated and nonulcerated nontuberculous cutaneous mycobacterial granulomas in cats and dogs. *Vet. Dermatol.*, v. 24, p. 146-e33, 2013.

MARKS, S. L.; HENRY, C. J. CVT update: Diagnosis and treatment of systemic lupus erythematosus. In: BONAGURA, J. D. *Kirk's Current Veterinary Therapy XIII*. 13. ed. Philadelphia: W. B. Saunders, 2000. sec. 6, p. 514-16.

MARQUES, S. A.; FRANCO, S. R. V.; CAMARGO, R. M. P. C. *et al.* Esporotricose do gato doméstico (*Felis catus*): Transmissão humana. *Rev. Inst. Med. Trop. São Paulo*, v. 35, p. 327-330, 1993.

MARSELLA, R.; KUNKLE, G. A.; LEWIS, D. T. Use of pentoxifylline in the treatment of cutaneous allergic reactions to plants of the *Commelinceae* family in dogs. *Vet. Dermatol.*, v. 8, p. 121-126, 1997.

MASON, K. V. Cutaneous drug eruptions. *Vet. Clin. North Am. Small Anim. Pract.*, v. 20, p. 1633-1653, 1990.

MASON, K.; BURTON, G. Eosinophilic granuloma complex. In: GUAGUÈRE, E.; PRÉLAUD, P. (org.). *Feline dermatology*. Paris: Merial, 1999. cap. 12, p. 12.1-12.9. MASON, K. V.; FADOK, V. A. Cutaneous drug eruptions with epidermal necrosis: A discussion of pathophysiologic and comparative aspects. *Clin. Dermatol.*, vol. 12, p. 525-528, 1994.

MAULDIN, E. A.; SCOTT, D. W.; MILLER, W. H. *et al. Malassezia* dermatitis in dog: a retrospective histopathological and immunopathological study in 86 cases (1990-95). *Vet. Dermatol.*, v. 8, p. 191-202, 1997.

MAULDIN, E. A.; PALMEIRO, B. S.; GOLDSCHMIDT, M. H. Comparison of clinical history and dermatologic findings in 29 dogs with severe eosinophilic dermatitis: a retrospective analysis. *Vet. Dermatol.*, v. 17, p. 338-347, 2006.

MCDONALD, J. M.; BRADLEY, D. Acral lick dermatitis. In: BONAGURA, J. D. (org.). *Kirk's Current Veterinary Therapy XIII. Small Animal Practice*. 13. ed. Philadelphia: W. B. Saunders, 2000. sec. 7, p. 551-55.

MCKEE, P. H. *Pathology of the Skin*. 2. ed. Barcelona: Mosby-Wolf, 1999. p. 17.14.

MECKLENBURG, L.; LINEK, M.; TOBIN, D. J. *Hair Loss in Domestic Animals*. Iowa: Wiley-Blackwell. 2009. 276 p.

MEDLEAU, L. Recently described feline dermatosis. *Vet Clin. North Am. Small Anim. Pract.*, v. 20, p. 1615-1632, 1990.

MEGE, C. Skin conditions associated with behavioral disorders. In: GUAGUERE, E.; PRELAUD, P. *A practical guide to feline dermatology*. Paris: Merial, 1999, cap. 17, p. 17.1-17.11.

MEIRELES, M. C.; RIET-CORREA, F.; FISCHMAN, O. *et al.* Cutaneous pythiosis in horses from Brazil. *Mycoses*, v. 36, p. 139-142, 1993.

MILLER, W. H. Colour dilution alopecia in Doberman Pinscher with blue or fawn coat colours. A study on the incidence and histopathology of this disorder. *Vet. Dermatol.*, v. 1, p. 113-122, 1990.

MILLER Jr., W. H.; ANDERSON, W. I.; MAcCANN, J. P. *et al.* necrolytic migratory erythema in a dog with a glucagon-secreting endocrine tumor. *Vet. Dermatol.*, v. 2, p. 179-182, 1991.

MILLER, W. H. Epidermal dysplastic disorders of dogs and cats. In: BONAGURA, J. D.; KIRK, R. (org.). *Kirk's Current Veterinary Therapy XII. Small Animal Practice*. 12. ed. Philadelphia: W. B. Saunders, 1995. sec. 7, p. 597-600.

MILLER, W. H. Necrolytic migratory erythema in dogs: A cutaneous marker for gastrointestinal diseases. In: BONAGURA, J. D.; KIRK, R. (org.). *Kirk's Current Veterinary Therapy XI. Small Animal Practice*. 11. ed. Philadelphia: W. B. Saunders, 1992. sec. 7, p. 561-562.

MILLER, W. H. Symmetrical truncal hair loss in cats. *Comp. Contin. Educ.*, v. 12, p. 461-470, 1990.

MILLER, W. H.; GOLDSCHMIDT, M. H. Mycetomas in the cat caused by a dermatophyte: a case report. *J. Am. Anim. Hosp. Assoc.*, v. 22, p. 255-260, 1986.

MILLER, W. H.; SCOTT, D. W.; BUERGER, R. G. *et al.* Necrolytic migratory erythema in dogs: A hepatocutaneous syndrome. *J. Am. Animal Hosp. Assoc.*, v. 26, p. 573-581, 1989.

MONA, B. Photosensitivity. In: ROBINSON, N. E. *Current therapy in equine medicine*. 5. ed. St Louis: Saunders, 2003. sec. IV, p. 174-176.

MOORE, P. F. A review of histiocytic diseases of dogs and cats. *Vet. Pathol.*, v. 51, p. 167-184, 2014.

MORIELLO, K. A.; DEBOER, D. J. Dermatophytosis. In: GUAGUÈRE, E.; PRÉLAUD, P. *Feline dermatology*. Paris: Merial, 1999. cap. 4, p. 4.1-4.11.

MORIELLO, K.; GALBREATH, E. Dermatopathology for the "Pathophobe". In: MORIELLO, K.; MASON, I. *Handbook of small animal dermatology*. 5. Oxford: Elsevier Science, 1995. cap. 4, p. 45-63.

MORIELLO, K.; COYLER, K.; PATERSON, S. *et al.* Diagnosis and treatment of dermatophytosis in dogs and cats. *Vet. Dermatol.*, v. 28, p. 266-e68, 2017.

MORRIS, D. O. Disorders of hair and hair growth. In: CAMPBELL, K. L. (org.). *Small Animal Dermatology Secrets*. Philadelphia: Hanley &Belfus, 2004. part. III, p. 99-105.

MORRIS, D. O. *Malassezia* dermatitis and otitis. *Vet. Clin. North Am. Small Anim. Pract.*, v. 29, p. 1303-1310, 1999.

MORRIS, D. O.; BEALE, K. M. Feline Demodicosis. In: BONAGURA, J. D. *Kirk's Current Veterinary Therapy XIII. Small Animal Practice*. 13. ed. Philadelphia: W. B. Saunders, 2000. sec. 7, p. 580-582.

MORRIS, D. O.; BEALE, K. M. Cutaneous vasculitis and vasculopathy. *Vet. Clin. North Am.: Small Anim. Pract.*, v. 29, p. 1325-1335, 1999.

MORRIS, D. O.; DUNSTAN, R. W. A histomorphological study of sarcoptic acariasis in the dog: 19 cases. *J. Am. Anim. Hosp. Assoc.*, v. 32, p. 119-124, 1996.

MORRIS, D. O.; LOEFFLER, A.; DAVIS M. F. *et al.* Recommendations for approaches to meticillin-resistant staphylococcal infections of small animals: diagnosis, therapeutic considerations and preventative measures. Clinical Consensus Guidelines of the World Association for Veterinary Dermatology. *Vet. Dermatol.*, v. 28, p. 304-e69, 2017.

MOURA, E. P.; RIBEIRO, R. R.; SAMPAIO, W. M. *et al.* Histopathological and parasitological analyses of skin tissues biopsies from two distinct anatomical areas of the ears of dogs naturally infected with *Leishmania (Leishmania) chagasi*. *Braz. J. Vet. Pathol.*, v. 1, p. 10-15, 2008.

MOYA-BORJA, G. E. Controle biológico do berne, *Dermatobia hominis* e de seus foréticos: Crise e perspectiva. *Rev. Bras. Parasitol. Vet.*, v. 13, p. 111-113, 2004.

MUELLER, R. S. Bacterial dermatoses. In: GUAGUÈRE, E.; PRÉLAUD, P. *Feline Derm*. Paris: Merial, 1999. cap. 6, p. 6.1-6.11.

MUELLER, R. S. Noninflammatory alopecia in dogs. *Vet. Med.*, p. 518-534, 2003.

MUELLER, R. S.; OLIVRY, T.; PRELAUD, P. Critically appraised topic of adverse food reactions in companion animals (2): common food allergen sources in dogs and cats. *BMC Vet. Res.*, v.12,p. 1-4, 2016.

MUELLER, R. S.; OLIVRY, T. Critically appraised topic of adverse food reactions in companion animals (6): prevalence of noncutaneous manifestations of adverse food reactions in dogs and cats. *BMC Vet. Res.*, v. 14, p. 1-5, 2018.

MUNTENER, T.; DOHERR, M. G.; GUSCETTI, F. *et al.* The canine hair cycle – a guide for the assessment of morphological and immunohistochemical criteria. *Vet. Dermatol*, v. 22, p. 383-395, 2011.

MUELLER, R. S.; ROSENKRANTZ, W.; BENSIGNOR, E. Diagnosis and treatment of demodicosis in dogs and cats. Clinical consensus guidelines of World Association for Veterinary Dermatology. *Vet. Dermatol*. v. 31. p. 4-e2, 2020.

NELSON, D. R.; WOLFF, W. A.; BLODGETT, D. *et al.* Zinc deficiency in sheep and goats: three field cases. *J. Am. Vet. Med. Assoc.*, v. 184, p. 1480-1485, 1984.

NETO, R. T.; RODRIGUES, M. M. P.; AMORIM, R. L. *et al.* Padrões histopatológicos das lesões descamativas e ulcerativas da pele em cães com leishmaniose. *Semina*, v. 3, p. 667-676, 2008.

NICHOLS, P. R.; MORRIS, D. O.; BEALE, K. M. A retrospective study of canine and feline cutaneous vasculitis. *Vet. Dermatol.*, v. 12, p. 255-264, 2001.

NOLI, C.; FOSTER, A.; ROSENKRANTZ, W. *Veterinary allergy*. West Sussex: Wiley-Blackwell, 2014, 448 p.

NOLI, C.; COLUMBO, S. *Feline dermatology*. Cham Springer Nature, 2020, 653 p.

OKUDA, L. H.; SOUZA, M. N.; RIBEIRO, C. P. *et al.* Pseudovaríola bovina e estomatite papular bovina na região centro-oeste do Brasil. *Rev. Educ. Cont. Medi. Vet. Zootec. CRMV-SP*, v. 14, n. 2, p. 76-76, 2016.

OLIVRY, T.; DUNSTON, S. M.; FAHEY, M. *et al.* Autoantibodies against the processed ectodomain of collagen XVII (BPAG2, BP180) define a canine homologue of linear Ig A disease of humans. *Vet. Pathol.*, v. 37, p. 302-309, 2000.

OLIVRY, T. O.; PRELAUD, P.; HERIPRET, D.; ATLEE, B. A. Allergic contact dermatitis in the dog. *Vet. Clin. North Am. Small Animal Pract.*, v. 20, p. 1443-1456, 1990.

OLIVRY, T.; SAVARY, K. C.; MURPHY, K. M. *et al.* Bullous systemic lupus erythematosus (type I) in a dog. *Vet. Rec.*, v. 145, p. 165-169, 1999.

OLIVRY, T.; MUELLER, R. S. Critically appraised topic of adverse food reactions in companion animals (7): signalment and cutaneous manifestations of dogs and cats with adverse cutaneous reactions. *BMC Vet. Res.*, v. 15, p. 1-6, 2019.

OLIVRY, T.; MUELLER, R. S. Critically appraised topic of adverse food reactions in companion animals (3): prevalence of cutaneous adverse food reactions in dogs and cats. *BMC Vet. Res.*, v.13, p. 1-4, 2017. OLIVRY, T. A. Review of autoimmune skin diseases in domestic animals: I – superficial pemphigus. *Vet. Dermatol.*, v. 17, p. 291-305, 2006.

OLIVRY, T.; LINDER, K. E.; BANOVIC, F. Cutaneous lupus erythematosus in dogs: a comprehensive review. *BMC Vet. Res.*, v. 14, p. 1-18, 2018.

OSBORNE, C. Sebaceous adenitis in a 7 year old Arabian Gelding. *Can. Vet. J.*, v. 47, p. 583-586, 2006.

OUTERBRIDGE, C. A.; IHRKE, P. J. Folliculitis: Staphylococcal, pyoderma, dermatophylosis and dermatophytosis. In: ROBINSON, N. E. (org.). *Current therapy in equine medicine 5*. 5. ed. St. Louis: Saunders, 2003. sec. IV, p. 197-200.

PAL, M.; RANDHAVA, H. S. Caprine mastitis due to *Cryptococcus neoformans*. *Sabouraudia*, v. 14, p. 261-263, 1976.

PANCIERA, D. L. Complications and concurrent conditions associated with hypothyroidism in dogs. In: BONAGURA, J. D. *Kirk's Current Veterinary Therapy XIII*. 13. ed. Philadelphia: W. B. Saunders, 2000. sec. 5, p. 327-330.

PARADIS, M. Miscellaneous hormone responsive alopecias. In: CAMPBELL, K. L. (org.). *Small animal dermatology secrets*. Philadelphia: Hanley &Belfus, 2004. part. VII, p. 288-296.

PASCOE, P. R. *A colour atlas of equine dermatology*. Ipswuich: Wolfe Publishing, 1990. 142 p.

PINTO, S. B.; SOCCOL, V. T.; VENDRUSCOLO, E. *et al.* Bioecologia de *Dermatobia hominis (LINNAEUS JR, 1781)* em Palotina, Paraná, Brasil. *Ciência Rural*, v. 32, p. 821-827, 2002.

PIRMEZ, C.; COUTINHO, S. G.; MARZOCHI, M. C. A. *et al.* Canine American cutaneous leishmaniasis: A clinical and immunological study in dogs naturally infected with *Leishmania braziliensis brasiliensis*, in an endemic area of Rio de Janeiro, Brazil. *Am. J. Trop. Hyg.*, v. 38, p. 52-58, 1988.

POWER, H. T.; IHRKE, P. J. Selected feline eosinophilic skin diseases. *Vet. Clin. North Am. Small Anim. Pract.*,v. 25, p. 833-850, 1995.

PUGH, D. G.; BAIRD, N.; EDMONDSON, M. *et al.* Sheep, goat and cervid medicine. 3[rd]edition. Elsevier, 2020. 525 p.

RASSI, D. M.; BARCELOS, M.; CARNEIRO, F. B. Pênfigo foliáceo endêmico. In: DIÓGENES, M. J. N.; GUILLHON, R. M. P. *et al.* (org.). *Atlas de dermatopatologia tropical*. Fortaleza: Inova Gráfica, 1997. cap. 26, p. 89-93.

REEDY, L. M.; MILLER, W. H.; WILLEMSE, T. *Allergic skin diseases of dogs and cats*. 2. ed. London: W. B. Saunders, 1997. 267 p.

REES, C. A. Atopy. In: ROBINSON, N. E. *Current therapy in equine medicine*. 5. ed. St. Louis: Saunders, 2003. sec. IV, p. 181-183.

REES, C. A.; CRAIG, T. M. Cutaneous habronemiasis. In: ROBINSON, N. E. *Current therapy in equine medicine*. 5. ed. St. Louis: Saunders, 2003. sec. IV, p. 195-197.

REINKE, S. I.; STANNARD, A. A.; IHRKE, P. J. et al. Histopathologic features of pyotraumatic dermatitis. *J. Am. Vet. Med. Assoc.*, v. 190, p. 57-60, 1987.

RILEY, C. B.; BOLTON, J. R.; MILLS, J. N. et al. Crytococcosis in seven horses. *Aust. Vet. J.*, v. 69, p. 135-139, 1992.

ROSA, F. B.; OLDER, C. E.; MEASON-SMITH, C. et al. Analysis of bacterial and fungal nucleic acid in canine sterile granulomatousand pyogranulomatous dermatitis and panniculitis. *Vet. Pathol.*, v. 55, p. 124-132, 2018.

ROSENKRANTZ, W. S. Arthropod hypersensitivity. In: ROBINSON, N. E. *Current therapy in equine medicine*. 5. ed. St. Louis: Saunders, 2003. sec. IV, p. 184-186.

ROSENKRANTZ, W. S. Dermatosis imunomediadas. Pénfigo foliáceo. In: GRIFFIN, C. E.; KWOCHKA, K. W.; MACDONALD, J. M. *Enfermedades dermatológicas del perro y el gato*: ciencia y art de laterapéutica. Buenos Aires: Inter Médica, 1994. sec. IV, p. 165-174.

ROSENKRANTZ, W. S. Fotodermatitis. Dermatitis solar. In: GRIFFIN, C. E.; KWOCHKA, K. W.; MACDONALD, J. M. (org.). *Enfermedades dermatológicas del perro y el gato*: ciencia y arte de laterapéutica. Buenos Aires: Inter Médica, 1994. cap. 3, p. 365-373.

ROSENKRANTZ, W. S.; FRANK, L. A. Therapy of equine pruritus. In: IHRKE, P. J.; MASON, I. S.; WHITE, S. D. *Advances in veterinary dermatology 2*. 2. ed. Oxford: Pergamon Press, 1993. part VI, p. 433-437.

ROSSER, E. J. Advances in the diagnosis and treatment of atopy. *Vet. Clin. North Am. Small Anim, Pract.*, v. 29, p. 1437-1448, 1999.

ROSSER, E. J. Food Allergy in the cat. A prospective study of 13 cats. In: IHRKE, P. J.; MASON, I. S.; WHITE, S. D. *Adv. in Vet. Derm. 2*. 2. ed. Oxford: Pergamon Press, 1993. part. 1, p. 33-40.

ROSSER, E. J. German shepherd dog pyoderma: A prospective study of 12 dogs. *J. Am. Anim. Hosp. Assoc.*, v. 33, p. 355-363, 1997.

ROSSER, E. J. Sporotrichosis. In: ROBINSON, N. E. (org.). *Current therapy in equine medicine 5*. 5. ed. St. Louis: Saunders, 2003. sec. IV, p. 213-14.

ROSSJE, P. J.; THEPEN, T.; RUTTEN, V. P. M.; WILLEMSE, T. Feline atopic dermatitis: a review. In: THODAY, K. L.; FOIL, C. S.; BOND, R. (org.). Advances in veterinary dermatology. v. 4, 4. ed. Oxford: Blackwell Science, 2002. cap. 4.3, p. 178-187.

ROSYCHUCK, R. W. Cutaneous manifestations of the endocrine disease in dogs. *Comp. Cont. Educ.*, v. 20, p. 287-299, 1997.

ROUDEBUSH, P. Hypoallergenic diets for dogs and cats. In: BONAGURA, J. D. *Kirk's Current Veterinary Therapy XIII. Small Animal Practice*. 8. ed. Philadelphia: W. B. Saunders, 2000. sec. 7, p. 530-536.

SALMON, J. K.; ARMSTRONG, C. A.; ANSEL, J. C. The skin as an immune organ. *West J. Med.*, v. 160, p. 181-183, 1994.

SANTURIO, J. M.; MONTEIRO, A. B.; LEAL, A. T. et al. Cutaneous pythiosis insidiosi in calves in the Pantanal region of Brazil. *Mycopathologia.*, v. 141, p. 123-125, 1998.

SCHOTT II, H. C. Pituitary pars intermedia disfunction: Equine cushing disease. In: ROBINSON, N. E. *Current therapy in equine medicine 5*. 5. ed. St. Louis: Saunders, 2003. sec. XVI, p. 807-811.

SCOTT, D. W. Autoimmune skin diseases in the horse. *Equine Pract.*, v. 11, p. 20-32, 1989.

SCOTT, D. W. Canine Demodicosis. *Vet. Clin. North Am. Small Anim. Pract.*, v. 9, p. 79-91, 1979.

SCOTT, D. W. Cutaneous phlebectasias in cushingoid dogs. *J. Am. Animal Hosp. Assoc.*, v. 21, p. 351-354, 1984.

SCOTT, D. W. Excessive trichilemmal keratinization (flame follicles) in endocrine skin disorders of the dog. *Vet. Dermatol.*, v. 1, p. 37-40, 1989.

SCOTT, D. W. Histopathologic findings in endocrine skin disorders of the dog. *J. Am. Animal Hosp. Assoc.*, v. 18, p. 173-183, 1982.

SCOTT, D. W. *Large animal dermatology*. Philadelphia: W. B. Saunders, 1989. 487 p.

SCOTT, D. W. Le lupus discoïde équin: description de trois cas. *Le Point Vet.*, v. 22, p. 7-11, 1990.

SCOTT, D. W. Lichenoid reactions in the skin of dogs: clinicopathologic correlations. *J. Am. Anim. Hosp. Assoc.*, v. 20, p. 305-317, 1984.

SCOTT, D. W. Lymphoid nodules in skin biopsies from dogs, cats, and horses with nonneoplastic dermatoses. *Cornell Vet.*, v. 79, p. 267-272, 1989.

SCOTT, D. W. Marked acantholysis associated with dermatophytosis due to *Trichophyton equinum* in two horses. *Vet. Dermatol.*, v. 5, p. 105-110, 1994.

SCOTT, D. W. Pemphigus in domestic animals. *Clin. Dermatol.*, v. 1, p. 141-152, 1983.

SCOTT, D. W. Suppurative inflammation of apocrine sweat glands (suppurative hidradenitis) in the dog: a retrospective clinicopathological analysis of 100 cases. *Vet. Dermatol.*, v. 6, p. 75-78, 1995.

SCOTT, D. W. Veterinary dermatohistopathology: What's new and exciting? *Adv. Dermatol.*, vol. 6, p. 289-308, 1991.

SCOTT, D. W. Sterile granulomatous sebaceous adenitis in dogs and cats. *Vet Annu*, v.33, p. 236243, 1993.

SCOTT, D. W. *A color atlas of farm animal dermatology*. Iowa: Blackwell Publishing, 2007. 252 p.

SCOTT, D. W.; ANDERSON, W. I. Canine sebaceous gland tumors: a retrospective analysis of 172 cases. *Canine Pract.*, v. 15, p. 19-27, 1990.

SCOTT, D. W.; ANDERSON, W. I. Panniculitis in dogs and cats: a retrospective analysis of 78 cases. *J. Am. Animal Hosp. Assoc.*, v. 24, p. 551-559, 1988.

SCOTT, D. W.; HORN, R. T. Zoonotic Dermatosis of dogs and cats. *Vet. Clin. North Am. Small Anim. Pract.*, v. 17, p. 117-144, 1987.

SCOTT, D. W.; LEWIS, R. M. Pemphigus and pemphigoid in dog and man: Comparative aspects. *J. Am. Acad. Dermatol.*, v. 5, p. 148-167, 1981.

SCOTT, D. W.; MANNING, T. O.; SMITH, B. A. et al. Observations on the immunopathology and therapy of canine pemphigus and pemphigoid. *J. Am. Vet. Med. Assoc.*, v. 180, p. 48-52, 1982.

SCOTT, D. W.; MILLER, W. H. *Equine dermatology*. Missouri: Elsevier/Saunders, 2011. 536 p.

SCOTT, D. W.; MILLER, W. H. Idiosyncratic cutaneous adverse drug reactions in the horse. *Equine Pract.*, v. 19, p. 12-18, 1997.

SCOTT, D. W.; MILLER, W. H. Squamous cell carcinoma arising in chronic discoid lupus erythematosus nasal lesions in two German Shepherd dogs. *Vet. Dermatol.*, v. 6, p. 99-104, 1995.

SCOTT, D. W.; MILLER, W. H.; GRIFFIN, C. E. *Muller and Kirk's Small Animal Dermatology*. 6. ed. Philadelphia: W. B. Saunders, 2001. 1130 p.

SCOTT, D. W.; MILLER, W. H.; LEWIS, R. M. et al. Pemphigus erythematosus in the dog and cat. *J. Am. Anim. Hosp. Assoc.*, v. 16, p. 815-823, 1980.

SCOTT, D. W.; WALTON, D. K.; LEWIS, R. M. et al. Pitfalls in immunofluorescence testing in dermatology. II. Pemphigus-like antibodies in the cat, and direct immunofluorescence testing of normal dog nose and lip. *Cornell Vet*, v. 73, p. 275-279, 1983.

SCOTT, D. W.; WALTON, D. K.; MANNING, T. O. *et al.* Canine lupus erythematosus. II. *J. Am. Anim. Hosp. Assoc.*, v. 19, 481-488, 1983.

SCOTT, D. W.; WALTON, D. K.; SMITH, C. A. *et al.* Unusual findings in canine pemphigus erythematosus and discoid lupus erythematosus. *J. Am. Anim. Hosp. Assoc.*, v. 20, p. 579-584, 1984.

SCOTT, D. W.; WHITE, K. K. Demodicosis associated with systemic glucocorticoid therapy in two horses. *Equine Pract.*, v. 5, p. 31-35, 1983.

SCOTT, D. W.; YAGER, J. A.; MANNING, T. O. *et al.* Nevi in the dog. *J. Am. Anim. Hosp. Assoc.*, v. 20, p. 505-512, 1984.

SHANLEY, K. J. The seborrheic complex: An approach to underlying causes and therapy. *Vet. Clin. North Am. Small Anim. Pract.*, v. 20, p. 1557-1578, 1990.

SHEARER, J. K.; TOWNSEND, J. R.; GIBBS, E. P. J. Skin infections of the bovine teat and udder and their differential diagnosis. In: ANDREWS, A. H.; BLOWEY, R. W.; BOYD, H.*et al.* (org.). *Bovine medicine diseases and husbandry of cattle.* 2. ed. Oxford: Blackwell Science, 2004. cap. 27, p. 363-372.

SLOET VAN OLDRUITENBORGH-OOSTERBAAN, M. M.; KOEMAN, J. P.; KONEMAN, J. The hereditary zinc malabsortion syndrome in cattle. In: IHRKE, P. J.; MASON, I. S.; WHITE, S. D. *Advances in veterinary dermatology.* 2. ed. Oxford: Pergamon Press, 1993. part. 2, p. 141-149.

SMITS, B.; WILLIS, R.; MALIK, R. *et al.* Case cluster of leproid granuloma in Foxhounds in New Zealand and Australia. *Vet. Dermatol.*, v. 23, p. 465-e88, 2012.

SOBESTIANSKY, J.; BARCELLOS, D. E. S. N.; MORAES, N. *et al.* In: *Clínica e patologia suína.* Goiânia: Art 3 Impressos Especiais, 1999. 464 p.

SOSNA, C. B.; MEDLEAU, L. The clinical signs and diagnosis of external parasite infestation. Symposium on external parasite infestation. *Vet. Med.*, v. 3, p. 548-565, 1992.

SOUZA, T. M.; FIGHERA, R. A.; IRIGOYEN, L. F.; BARROS, C. S. L. Estudo retrospectivo de 761 tumores cutâneos em cães. *Ciênc. Rural*, v. 36, n. 2, p. 555-560, 2006.

SOUZA, N. R.; ADORNO, V. B.; MARCONDES, J. S. *et al.* Características clínicas e histopatologicas da placa aural em equinos das raças Manga Larga e Quarto de Milha. *Pesq. Vet Bras.*, v.28, p. 279-284, 2008.

STANNARD, A. A. Alopecia in the horse – An overview. *Vet. Dermatol.*, v. 11, p. 191-203, 2000.

STEDMAN, T. L. *Stedman's medical dictionary for health professions and nursing.*7th. ed. Baltimore: Lippincott Williams & Wilkins, 2439 2011 p.

SUTER, M. M.; BRUIN, A.; WYDER, M.; WURM, S.; CREDILE, K.; CRAMERI, F. M.; MÜLLER, E. Autoimmune diseases of domestic animals. An update. In: KWOCHKA, K. W.; WILLEMSE, T.; VON TSCHARNER, C. *Advances in veterinary dermatology.* 3. ed. Oxford: Butterworth-Heinemann, 1998. v. 3, part. 6.1, p. 321-338.

TABOSA, I. M.; RIET-CORREA, F.; NOBRE, V. M. *et al.* Outbreaks of pythiosis in two flocks of sheep in northeastern Brazil. *Vet. Pathol.*, v. 41, p. 412-415, 2004.

TIZARD, I. R. *Veterinary immunology.* 10. ed. Philadelphia: W. B. Saunders, 2017552 p.

TOBIN, D. J.; GARDNER, S. H.; LUTHER, P. B. *et al.* A natural canine homologue of alopecia areata in humans. *Brit. J. Dermatol.*, v. 149, p. 938-950, 2003.

VALLI, V. E.; BIENZLE, D.; MEUTEN, D. J. Tumors of the Hemolymphatic System. In: MEUTEN D. J. *Tumors in Domestic Animals.* 5. ed. Ames: Wiley-Blackwell, 2017. p. 203-321.

VIRGA, V. Behavioral dermatology. *Vet. Clin. North Am. Small Anim. Pract.*,v. 33, p. 231-251, 2003.

VITALE, C. B.; GROSS, T. L.; MAGRO, C. M. Vaccine-induced ischemic dermatopathy in the dog. *Vet. Dermatol.*, v. 10, p. 131-142, 1999.

VITALE, C. B.; IHRKE, P. J.; GROSS, T. L. *et al.* Systemic lupus erythematosus in a cat: fulfillment of the American Rheumatism Association criteria with supportive skin histopathology. *Vet. Dermatol.*, v. 8, p. 133-8, 1997.

WALTON, D. K.; CENTER, S. A.; SCOTT, D. W. Ulcerative dermatosis associated with diabetes mellitus in the dog. A report of four cases. *J. Am. Anim. Hosp. Assoc.*,v. 22, p. 79-88, 1986.

WARD, H.; FOX, L. E.; CALDERWOOD-MAYS, M. B. *et al.* Cutaneous hemangiossarcoma in 25 dogs: a retrospective study. *J. Vet. Intern. Med.*, v.8, p. 345-348, 1994.

WERNER, A. H.; WERNER, B. E. Sporotrichosis in man and animals. *Intern. J. Dermatol.*, v. 33, p. 692-700, 1994.

WHITE, S. D.;AFFOLTER, V. K.; DEWEY, J. *et al.* Cutaneous vasculitis in equines: a retrospective study of 72 cases. *Vet. Dermatol.*, v. 20, p. 600-606, 2009.

WHITE, S. D.; BOURDEAU, P.; ROSYCHUCK, R. A. W. *et al.* Zinc responsive dermatosis in dogs: 41 cases and literature review. *Vet. Dermatol.*, v. 12, p. 101-109, 2001.

WHITE, S. D.; LYNDER, K. E.; SCHULTHEISS, P. *et al.* Sebaceous adenitis in four domestica rabbits (*Oryctagagus cuniculus*). *Vet. Dermatol.*, v. 11, p. 53-60, 2000.

WILLEMSE, T. Autoimmune dermatoses. In: GUAGUERE, E.; PRELAUD, P. *A Prac. Guide to Feline Derm.* Paris: Merial, 1999. cap. 13, p. 13.1-13.7.

WISSELINK, M. A.; WILLEMSE, A.; KOEMAN J. P. Deep pyoderma in the German Shepherd dog. *J. Am. Anim. Hosp. Assoc.*, v. 21, p. 773-776, 1985.

WOLFROM, E.; CHENE, G.; LEJOLY-BOISSEAU, H. *et al.* Chronic urticaria and *Toxocara canis* infection. A case-control study. *Ann. Dermatol. Venereol.*, v. 123, p. 240-246, 1996.

YAGER, J. A. The skin as an immune organ. In: IHRKE, P. J.; MASON, I. S.; WHITE, S. D. *Advances in veterinary dermatology.* 2. ed. Oxford: Pergamon Press, 1993. v. 2, part. 1.1, p. 3-31.

YAGER, J. A.; WILCOCK, B. P. *Color atlas and text of surgical pathology of the dog and cat. Dermatopathology and skin tumors.* London: Wolfe Publishing, 1994. 320 p.

ZANUNCIO, V. V.; CONCEIÇÃO, L. G.; LOURES, F. H. *et al.* Hormone receptor expression, clinical and histopathological analysin feline injection site sarcomas. *J. Comp. Oncol.*, v. 19, p. 473-481, 2021.

Sistema Nervoso 8

Antonio Carlos Alessi ◆ Aline de Marco Viott
Roselene Ecco ◆ Fabiano José Ferreira de Sant'Ana

INTRODUÇÃO

Doenças do sistema nervoso dos animais são conhecidas desde os primórdios da história, mas somente após a Segunda Guerra Mundial surgiram, na literatura internacional, estudos específicos sobre a patologia desse sistema. A raiva é uma das doenças mais antigas, talvez a mais antiga, responsável por elevado número de mortes de seres humanos, cães e lobos, desde a Antiguidade até o século XIX. Hoje está bastante controlada nos seres humanos, mas ainda é problema para algumas espécies animais, conforme será visto adiante. Era atribuída a motivos sobrenaturais, pois transformava lobos e cães em ferozes criaturas que atacavam os humanos e outros seres, levando ao desfecho mortal. O tétano também é conhecido desde os tempos de Hipócrates (460 a.C.-377 a.C.), médico grego que descreveu manifestações clínicas da doença em seres humanos. Ele afirmava que "todo espasmo que se segue a um ferimento é mortal". Apenas em 1884 a etiologia foi descrita pelos italianos Giorgio Rattone e Antonio Carle em experimentos realizados com coelhos. Já a paraplegia enzoótica dos ovinos, mundialmente denominada *scrapie*, foi descrita na literatura em 1732, mas já era conhecida anteriormente. Podem ser citadas ainda outras doenças que, primária ou secundariamente, afetam o sistema nervoso de diferentes espécies, tais como cinomose, listeriose, babesiose e intoxicações. Muitos trabalhos brasileiros de pesquisa sobre causas de morte de bovinos, por exemplo, colocam as doenças do sistema nervoso em elevadas porcentagens em comparação ao conjunto do total de enfermidades da espécie. A encefalite por herpesvírus bovino tipo 5, a febre catarral maligna, o botulismo e a polioencefalomalacia, entre tantas outras doenças, frequentemente compõem um grupo de elevada prevalência. Nos equinos, são comuns os relatos de leucoencefalomalacia, encefalomielites virais, tétano e, em menor frequência, outras enfermidades de causas variadas.

No final do século XX, houve o registro da encefalopatia espongiforme bovina – conhecida popularmente como *doença da vaca louca* –, que provocou enorme impacto econômico negativo em vários países, principalmente europeus. Essa doença exigiu a tomada de uma série de medidas sanitárias direcionadas à sua prevenção ou à mitigação de riscos de sua ocorrência no Brasil. Houve um alto custo para a pecuária da maioria dos países produtores, e muitas das medidas tomadas devem permanecer por muito tempo. Assim como a raiva, essa é considerada uma zoonose mortal.

Desse modo, a neuropatologia vem ganhando destaque nos cenários nacional e internacional, e há grande evolução nos meios de diagnóstico macro e microscópico, com especial participação da imuno-histoquímica. Houve evolução também na metodologia de coleta e preservação de material, na descoberta de marcadores celulares e na biologia molecular aplicada ao diagnóstico.

Os tópicos a seguir referem-se aos conhecimentos clássicos e atuais das principais alterações macro e microscópicas do sistema nervoso dos animais, dos meios de diagnóstico e do modo como se deve proceder ao diagnóstico. Uma revisão breve sobre os aspectos morfológicos e funcionais também faz parte deste capítulo.

MORFOLOGIA E FUNÇÃO

No que concerne à *neurogênese*, o tecido nervoso, derivado do neuroectoderma, é composto de neurônios e glia, os quais estabelecem entre si relações morfológicas e funcionais. O *sistema nervoso central* (SNC) deriva da placa neural, uma monocamada de células neuroepiteliais. Com o aumento das divisões das células neuroepiteliais, a placa neural aumenta em espessura, e o neuroepitélio transforma-se em uma estrutura pseudoestratificada. Forma-se a fenda neural no interior da placa neural, e dobras elevam-se de cada lado até que haja o fechamento dorsal para constituir o tubo neural, que origina encéfalo e medula espinhal. As células neuroepiteliais do tubo neural constituem população de células precursoras que dão origem aos neurônios e à macróglia (astrócitos e oligodendrócitos) do SNC.

Os neurônios, células pós-mitóticas (terminalmente diferenciadas, pois não são capazes de entrar em processo de divisão), formam uma rede intrincada e comunicam-se entre si e com todos os tecidos do organismo. Os astrócitos, as maiores e mais numerosas células neurogliais dos mamíferos, existem na substância branca (tipo II) e na cinzenta (tipo I) e realizam a maioria das funções de preservação tecidual; os oligodendrócitos estão na substância branca como interfasciculares, produtores das bainhas de mielina e, na substância cinzenta, como satélites de neurônios. Neurônios e oligodendrócitos são células pós-mitóticas, ao passo que os astrócitos são estáveis. Uma terceira célula da neuróglia, a micróglia, pertence à linhagem fagocítica-mononuclear e ingressa no SNC no período perinatal, é originada da medula óssea. Designa-se *neurópilo* a densa rede de processos neuronais (dendritos e axônios) e neurogliais entrelaçados.

Uma segunda estrutura composta a partir do neuroectoderma é a crista neural, da qual se origina um largo espectro de tipos celulares, entre os quais estão neurônios ganglionares, as células satélites e as células de Schwann do *sistema nervoso periférico* (SNP). As células de Schwann produzem e sustentam as bainhas de mielina dos axônios do SNP e promovem a reparação de axônios lesionados.

Sistema nervoso central

Anatomicamente, o SNC consiste em *encéfalo* (cérebro, cerebelo e tronco encefálico) e *medula espinhal*. O SNP é composto de nervos periféricos e gânglios. O encéfalo, a partir das subdivisões básicas do desenvolvimento embrionário, compreende prosencéfalo – telencéfalo (hemisférios) e diencéfalo (epitálamo, tálamo e hipotálamo); mesencéfalo e rombencéfalo –, metencéfalo (cerebelo e ponte) e mielencéfalo (bulbo), conforme Tabela 8.1. O SNC conecta-se com a periferia, por meio dos nervos cranianos e espinhais, e assim recebe estímulos olfatórios e visuais, bem como informações sensoriais da pele e da parede corporal, e envia comandos motores aos músculos.

A anatomia do SNC é complexa, pois diferentes regiões contêm variações bioquímicas que estão diretamente ligadas às suas funções. Em outras palavras, os sinais neurológicos estarão ligados a áreas e regiões acometidas por lesões. Para diagnóstico, é preciso localizar as regiões para a realização de exame. Portanto, para coleta de amostras adequadas, o conhecimento adequado de neuroanatomia é necessário. Algumas regiões neuroanatômicas macroscópicas que podem ser identificadas com certa facilidade são: córtex cerebral (substância cinzenta) e a correspondente substância branca; tálamo/hipotálamo, mesencéfalo, cerebelo, bulbo e medula espinhal. Bulbo olfatório, quiasma óptico, glândula hipófise (pituitária), nervos oculomotores, corpo caloso, hipocampo e tronco encefálico também podem ser reconhecidos com facilidade.

O *neuroparênquima* compreende neurônios e células gliais de suporte (Figura 8.1). Como o SNC não apresenta vasos linfáticos nem células imunocompetentes, é considerado local privilegiado. Contudo, o espaço perivascular de Virchow-Robin é aceito como o local de comunicação entre tecido nervoso e sistema imune, fato ressaltado pela presença de linfócitos nessa localização em condições fisiológicas.

Os *neurônios* são células especializadas que possuem três componentes estruturais principais e importantes funcionalmente: corpo celular, dendritos e um axônio. Os três formam um sistema complexo que realiza funções nos níveis consciente e inconsciente e coordenam as atividades do organismo. Essas funções são realizadas por contato dos neurônios entre si e com as células da neuroglia, por meio de canais de comunicação (junções *gap*).

Tabela 8.1 Regiões anatômicas do encéfalo.

Prosencéfalo	Telencéfalo (hemisférios cerebrais)
	Diencéfalo (epitálamo, tálamo, hipotálamo)
Mesencéfalo	Mesencéfalo (teto e pedúnculo)
Rombencéfalo	Metencéfalo (cerebelo e ponte)
	Mielencéfalo (bulbo)

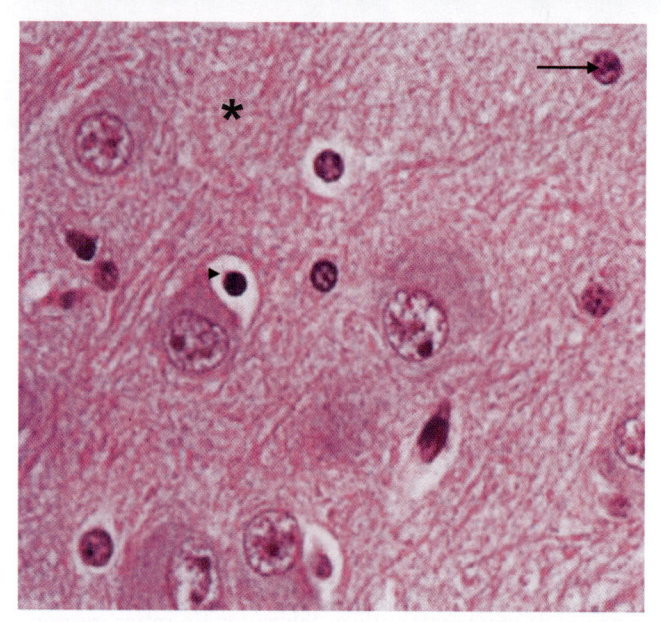

Figura 8.1 Aspecto histológico do sistema nervoso central (SNC) caracterizando neurópilo (*), astrócito (*seta*) e oligodendrócito (*cabeça de seta*) satélite de um neurônio.

Os neurônios são constituídos basicamente por três estruturas: corpo celular (também chamado de pericárdio) no qual se encontra o núcleo, prolongamentos ramificados (dendritos) e um prolongamento principal (axônio VIRCHOW). Há grandes variações no tamanho dos neurônios, as quais refletem as funções que as células desempenham e o número de conexões que estabelecem.

O núcleo do neurônio é grande e arredondado (ou oval), com um nucléolo bem visível. O citoplasma apresenta retículo endoplasmático rugoso (substância de Nissl) e complexo de Golgi bem desenvolvidos; numerosas mitocôndrias, lisossomos e corpos residuais; e um citoesqueleto constituído de microtúbulos e neurofilamentos, responsáveis por manter a forma celular e transportar moléculas e organelas. O citoesqueleto é o componente principal dos axônios; a densidade de microtúbulos é maior na porção inicial e, gradualmente, vai sendo superada pela densidade de neurofilamentos à medida que o axônio se aproxima do órgão-alvo. Mitocôndrias e lisossomos ocasionais podem ser encontrados ao longo do axônio.

O transporte realizado através do citoesqueleto, o qual se inicia no cone de implantação do pericário e continua no axônio, é anterógrado (centrífugo) ou retrógrado (centrípeto). O anterógrado pode ser lento – 1 a 4 mm por dia, para o transporte de enzimas – ou rápido – 400 mm por dia, para o transporte de organelas, vesículas e moléculas grandes. O retrógrado, por sua vez, costuma ser rápido – 300 mm por dia, para o transporte de organelas senescentes, neurotoxinas (como a tetânica), vírus (como o da raiva e da pseudorraiva) e poluentes ambientais (como chumbo, cádmio e mercúrio).

Os neurônios, por meio de junções de comunicação, formam um sincício que amplia a capacidade individual de cada célula. Para garantir a existência dessa rede de comunicação, o SNC abriu mão da possibilidade de regeneração.

Por esse motivo, a reparação do tecido nervoso pós-lesão é sempre realizada por substituição do tecido por uma cicatriz glial ou por uma cavidade cística.

Os *astrócitos* originam-se da glia radial, que, durante a neurogênese, participa da migração neuronal a várias áreas do SNC, e de progenitores na zona subventricular, região que persiste na vida adulta. A população de astrócitos é variada e compreende células como a glia de Müller da retina, os tanicitos (sob o epêndima) e a glia de Bergman cerebelar.

Nas preparações de rotina, os astrócitos são reconhecidos pelo núcleo oval ou arredondado, claro, e por sua localização estratégica ao redor dos vasos sanguíneos. O citoplasma fracamente eosinofílico é indistinto, visualizado somente quando a célula é reativa (*gemistócito*). No neurópilo, os processos são indistinguíveis dos processos das outras células.

Após os clássicos estudos de Raff *et al.* (1983), foram reconhecidos, em cultura, dois tipos principais de astrócitos: o tipo I, da substância cinzenta (correspondente ao protoplasmático), é o indutor da linhagem O-2A, que origina astrócitos tipo II (fibrosos) e oligodendrócitos. Os astrócitos são reconhecidos pela imuno-histoquímica por marcação dos filamentos intermediários de proteína ácida fibrilar glial (GFAP, do inglês *glial fibrillary acid protein* ([Figura 8.2]), e, quando jovens ou reativos, pela vimentina. Os astrócitos tipo I realizam numerosas funções no SNC: homeostase hídrica, indução da barreira hematencefálica (BHE), detoxificação de amônia, transferência de substratos e moléculas aos neurônios, regulação da sinaptogênese, modulação de respostas imunes, síntese de precursores de neurotransmissores, remoção de neurotransmissores das sinapses, regulação da neurogênese no encéfalo adulto, processamento de informação e formação de cicatriz glial, entre outras. A demarcação e proteção ao SNC por meio de estruturas como os podócitos perivasculares e da membrana limitante glial cooperam para a formação de um sincício astrocitário abrangente, garantido pela presença de junções de comunicação que os ligam entre si e com neurônios e oligodendrócitos.

Os astrócitos tipo II, embora tenham potencial para realizar algumas das funções enumeradas anteriormente, destinam-se à assistência aos oligodendrócitos na mielinização e condução nervosa.

Os *oligodendrócitos* são células macrogliais que têm como função a produção e manutenção das bainhas de mielina de axônios no SNC. Quando cumprem essa função na substância branca, são chamados de interfasciculares; na substância cinzenta, posicionam-se como satélites de neurônios (ver Figura 8.1) e têm potencialidade para formar mielina. Como o nome o sugere, os oligodendrócitos têm prolongamentos pouco detectáveis, uma vez que, não longe do corpo celular, transformam-se nas lamelas de mielina das bainhas axônicas. Eles têm um núcleo arredondado, com cromatina grumosa e nucléolo indistinto, e um citoplasma rico em aparelho de Golgi e microtúbulos. Os oligodendrócitos apresentam densidade variável de núcleo e citoplasma, de acordo com a maturidade da célula; assim, células jovens são claras, têm núcleo fracamente corado e mielinizam um único axônio; células maduras têm núcleo e citoplasma fortemente corado e mielinizam muitos axônios, até 200.

Os oligodendrócitos são células pós-mitóticas, e a reposição de novas células depende da diferenciação de precursores, chamados de *células precursoras de oligodendrócitos* (OPC, do inglês *oligodendrocyte precursor cells*). Essas células jovens da linhagem são reconhecidas no tecido pela marcação com o proteoglicano sulfatado integral de membrana NG2, enquanto células maduras são marcadas com proteína específica do oligodendrócito (OSP, do inglês *oligodendrocyte specific protein*), um marcador de oligodendrócitos maduros e mielina.

A *micróglia* é constituída pelos macrófagos residentes do SNC, considerados as células imunocompetentes do tecido. Em sua forma quiescente, essas células são reconhecidas no tecido pelo núcleo alongado de cromatina condensada e alta relação núcleo-citoplasma. O citoplasma é rico em retículo endoplasmático rugoso e lisossomos. Quando ativadas,

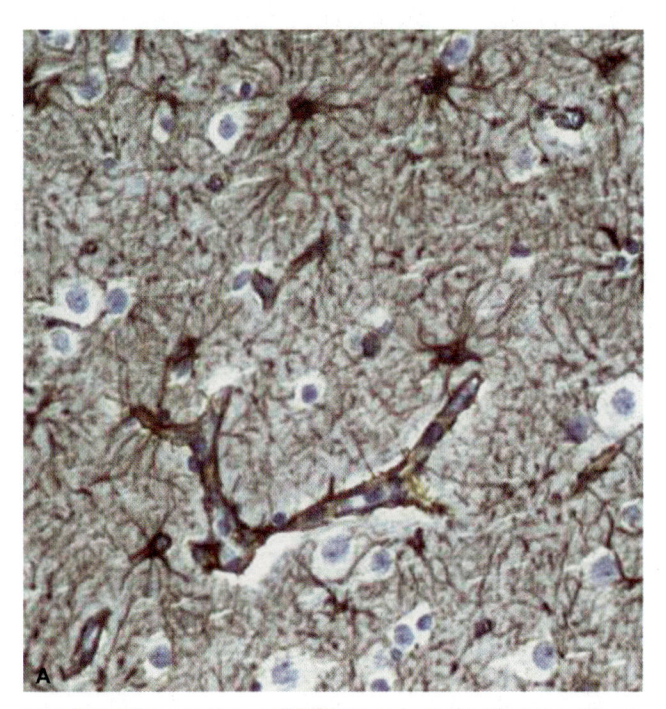

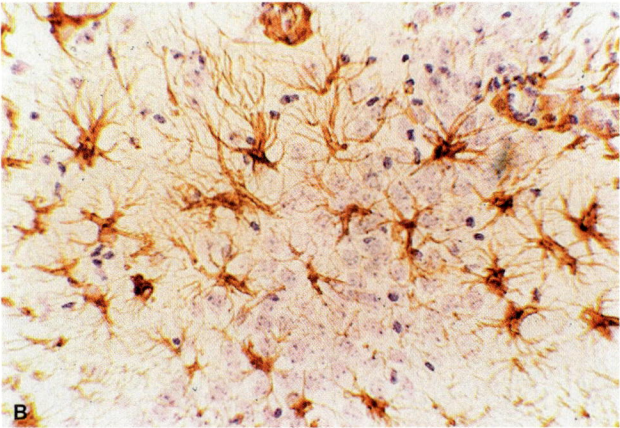

Figura 8.2 A. Astrócitos marcados para proteína ácida fibrilar glial (GFAP). Observar os processos citoplasmáticos evidentes no neurópilo. (Cortesia do Laboratório de Patologia Veterinária, Universidade Federal de Santa Maria, Santa Maria, RS.) **B**. Astrócitos reativos, marcados para GFAP. Processos citoplasmáticos hipertrofiados e evidentes.

adotam a conformação de macrófagos arredondados e expandidos, à semelhança dos macrófagos visualizados nos outros tecidos do corpo. Em estágio de ativação completa, são indistinguíveis dos macrófagos de origem hematógena. Uma das funções atribuídas aos astrócitos é a indução de um fenótipo microglial em monócitos sanguíneos.

A BHE é constituída pelas junções oclusivas entre as células endoteliais, que, por sua vez, apresentam escassas vesículas pinocitóticas. A BHE é bastante permeável a íons, vários aminoácidos, peptídios e proteínas e tem como função principal regular o transporte de moléculas entre o sangue e o tecido nervoso; desse modo, o tecido nervoso está protegido de substâncias neurotóxicas e de variações bruscas da composição sanguínea. Há áreas do SNC nas quais essa barreira não existe: a área postrema, a glândula pineal, a neuro-hipófise e o tubérculo intercolunar.

As *células ependimárias* realizam o revestimento das cavidades do sistema ventricular, do aqueduto cerebral e do canal medular. Essas células são derivadas do neuroectoderma e têm organização polar. O núcleo é redondo ou oval, com um nucléolo excêntrico, e está localizado no terço basal; enquanto as organelas, entre as quais se destacam o Golgi e os polissomos, ocupam a porção apical. A superfície livre das células tem cílios. Lateralmente, as células formam junções comunicantes, aderentes e oclusivas, próximo à superfície livre. A camada de células ependimárias é sustentada por várias camadas de processos astrocitários. O epêndima realiza funções variadas, como a movimentação do líquido cefalorraquidiano (liquor ou LCR), captura de materiais contidos no liquor e transporte de substâncias, além da função sensorial.

A *placa subependimária* é uma estreita faixa de tecido nervoso do encéfalo que contém células primitivas, remanescente da zona subventricular embrionária, e dá origem a neurônios e glia (Figura 8.3). A atividade mitótica nos indivíduos adultos é observada em várias espécies, inclusive nos primatas. Outras regiões que contêm células precursoras no encéfalo são: giro dentado do hipocampo, bulbo olfatório e camada granular externa do cerebelo.

O encéfalo e a medula espinhal são envolvidos por membranas chamadas de *meninges*. Estas são classificadas em *leptomeninges* (pia e aracnoide) e *paquimeninge* (dura-máter). A dura-máter constitui a meninge mais externa e também a mais resistente. Consiste em uma camada de tecido conjuntivo denso, constituído de numerosos feixes comprimidos de colágeno e fibroblastos fusiformes. Na superfície, pode haver tecido fibroadiposo. Ventralmente, há várias camadas de células fusiformes com citoplasma abundante e poucas fibras colágenas entre elas. Essas células se ligam por junções oclusivas ocasionais. Dentro dessa camada, localizam-se duas outras, pertencentes à *aracnoide*. Uma é plexiforme, composta de células delicadas cujo citoplasma é denso, unidas por junções oclusivas e associadas à membrana basal, que constituem a camada de células neuroteliais (ou aracnoide externa) e revestem a porção interna da dura-máter. Essas células delicadas se rompem com facilidade, deixando um *espaço subdural*. Há uma camada interna de células com numerosos processos entrelaçados e junções oclusivas que garantem uma barreira fisiológica impermeável ao liquor. A aracnoide tem espessura variável, e a face pial produz trabéculas que anastomosam para formar o *espaço subaracnóideo*.

A *pia-máter* é mais fina que a aracnoide, embora seja histologicamente semelhante. As células que a compõem estão unidas por desmossomos e junções comunicantes. O espaço subpial separa a pia da *membrana limitante glial*, constituída por processos astrocitários revestidos por fibras colágenas delgadas, assim como a pia-máter separa o espaço subaracnóideo do espaço perivascular de Virchow-Robin (Figura 8.4).

As *vilosidades* e as *granulações* da aracnoide são divertículos desta e do espaço subaracnóideo que se estendem até veias e seios venosos da dura-máter. São revestidas por endotélio e banhadas por sangue venoso, além de constituírem a principal via de drenagem do LCR, que as penetra e é transportado para o sangue.

Os *plexos coroides* originam-se de uma dobra vascular da pia-máter em contato direto com o epêndima, a chamada *tela coróidea*. São constituídos por um tufo vascular revestido por epitélio ependimário modificado; os capilares são fenestrados, e há junções oclusivas no polo apical das células epiteliais. A função dos plexos é a produção do LCR. Exis-

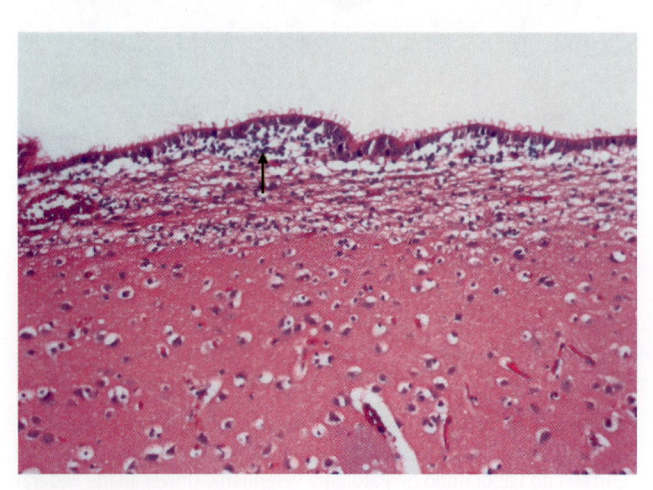

Figura 8.3 Placa subependimária. São observadas numerosas células primitivas (*seta*) sob a camada de células ciliadas do epêndima.

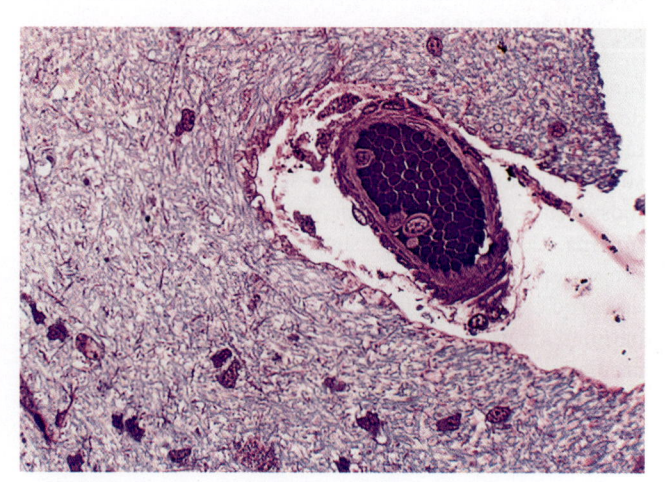

Figura 8.4 Aspecto microscópico da substância branca de cérebro de equino. Artéria normal com espaço perivascular de Virchow-Robin. Corte em resina histológica, azul de toluidina.

tem quatro plexos coroides, localizados um em cada ventrículo; ou seja, na parede medial de cada ventrículo lateral e no teto do terceiro e quarto ventrículos (Figura 8.5 A). Em alguns locais, os plexos ligam-se à parede ventricular, e as bordas livres invaginam dentro dos ventrículos. A superfície do plexo coroide é exuberante e recoberta por minúsculas vilosidades e cílios ocasionais (Figura 8.5 B). O epitélio é cúbico simples em sua maior extensão; no entanto, em algumas áreas, pode ser estratificado; o núcleo é oval ou arredondado e se localiza no centro da célula. No citoplasma são detectadas mitocôndrias e vesículas de transporte. Sobre a superfície, são encontrados macrófagos (epiplexo ou células Kolmer), encarregados de manter a área livre de detritos. O tecido fibrovascular de sustentação dos plexos contém células da aracnoide.

RESPOSTA CELULAR A LESÕES

As características únicas do tecido nervoso encefálico e medular, isto é, emaranhados de células com longos processos celulares sem matriz colagênica, fazem com que as alterações que se processam nele sejam peculiares. Na *substância branca* existem os axônios mielinizados dos neurônios, cujos corpos residem na *substância cinzenta*, organizados em tratos com trajetos definidos. As alterações dos corpos neuronais se processam na substância cinzenta, ao passo que as alterações de axônios e mielina se processam na substância branca.

Os neurônios podem apresentar alterações degenerativas, como vacuolização do citoplasma (doenças de depósito lisossomal, doenças priônicas), e necróticas (neurônio vermelho – isquêmico – e neurônio atrófico). Em ambos os casos, observam-se picnose nuclear com o núcleo triangular e o citoplasma com a coloração vermelha ou arroxeada, respectivamente (Figura 8.6). A lesão isquêmica se inicia poucos minutos após a hipoxia e, morfologicamente, há microvacuolização do citoplasma em consequência da tumefação das mitocôndrias. A lesão progride e apenas se torna irreversível após o Golgi ser incapaz de sintetizar mais membranas. Os neurônios piramidais corticais e do hipocampo e as células de Purkinje do cerebelo são preferencialmente acometidas. Neurônios atróficos são vistos na doença do neurônio motor e nas degenerações multissistêmicas.

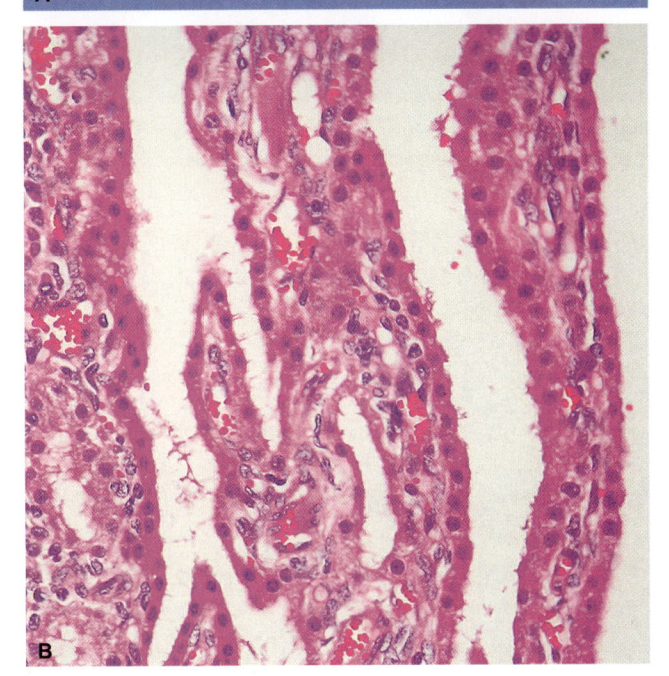

Figura 8.5 Plexo coroide. **A**. Aspecto macroscópico de plexo coroide (*seta*) junto ao quarto ventrículo em equino. **B**. Aspecto microscópico do plexo coroide.

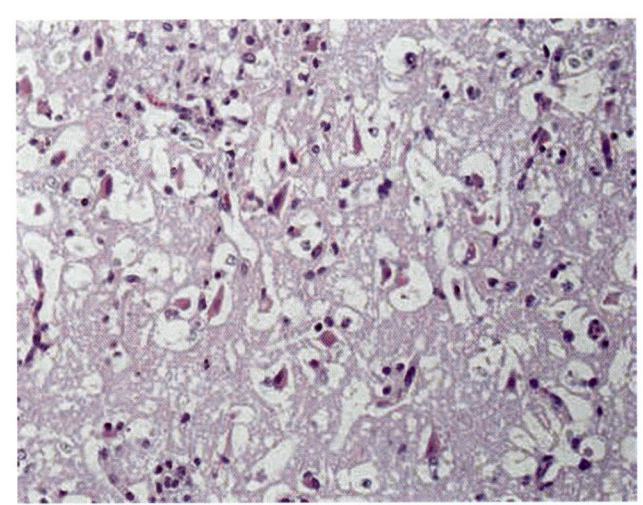

Figura 8.6 Neurônios isquêmicos (*vermelhos*). Observar o aumento do espaço neuronal e os neurônios com citoplasma e núcleo condensados. (Reproduzida, com autorização, de Rissi *et al.*, 2006.)

Ademais, podem ser visualizadas estruturas no núcleo neuronal (inclusões virais como as dos herpesvírus e morbilivírus) e no citoplasma (inclusões virais da raiva e pigmento lipofucsina; Figura 8.7).

Os neurônios danificados não são repostos; em seu lugar, forma-se uma cicatriz glial constituída por processos astrocitários ricos em filamentos de GFAP. Esses processos podem estar localizados ao longo do trajeto dos prolongamentos do neurônio perdido; e os filamentos, organizados em arranjos paralelos regulares, como *gliose isomórfica*. Se a perda tecidual for extensa, os processos e os filamentos serão colocados de modo irregular, como *gliose anisomórfica*. Alternativamente, quando a lesão compreende uma área de malacia, pode-se formar uma cavidade cística (lesão residual). A proliferação de astrócitos é denominada *astrocitose*, enquanto a expansão dos processos é chamada de *astrogliose* ou simplesmente *gliose* (Figura 8.8). A proliferação da micróglia é denominada *microgliose* – pode ser difusa ou em *nódulos microgliais* (Figura 8.9). Em processos tóxicos (encefalopatia hepática ou renal), os astrócitos mostram núcleos tumefeitos, com cromatina vacuolizada, em grupos de três ou quatro, e pouca produção de GFAP. Essas células são denominadas *Alzheimer tipo II* e são conspícuas na substância cinzenta.

O processo de degeneração das fibras nervosas após lesão direta ou após alteração metabólica do neurônio é denominado *degeneração walleriana*. O processo de degradação da porção distal da fibra lesionada é demorado e envolve a existência, ao longo da fibra, de locais onde se acumulam as células fagocitárias, as chamadas *câmaras de digestão* (Figura 8.10). A porção final do axônio afetado é um botão eosinofílico, denominado *esferoide* ou *balão axonal* (Figura 8.11), que apresenta organelas em degeneração e acúmulo de membranas; é o local a partir do qual ocorre a tentativa de regeneração celular. Os macrófagos espumosos, assim denominados devido ao aspecto de seu citoplasma, indicam que houve fagocitose de detritos celulares do SNC. Essas células fagocíticas, principalmente da micróglia, são chamadas de células *gitter* (Figura 8.12). A visualização do processo de degeneração walleriana pode ser realçada com

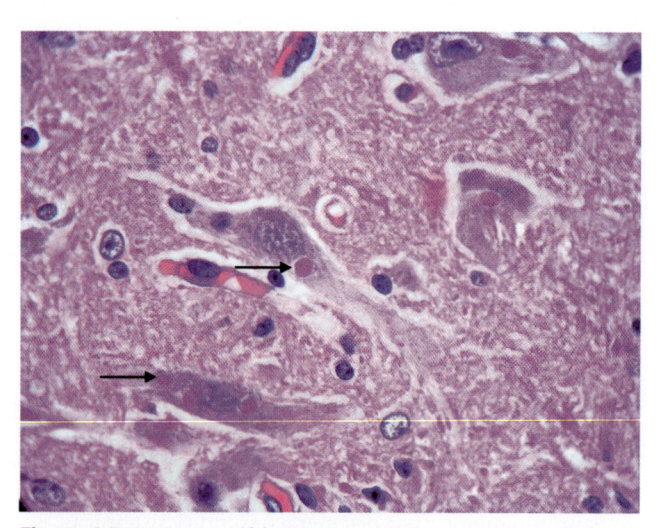

Figura 8.7 Bovino; encéfalo. Raiva: estruturas eosinofílicas densas e globulares características de corpúsculos de inclusão (corpúsculos de Negri) no citoplasma de neurônios (*setas*).

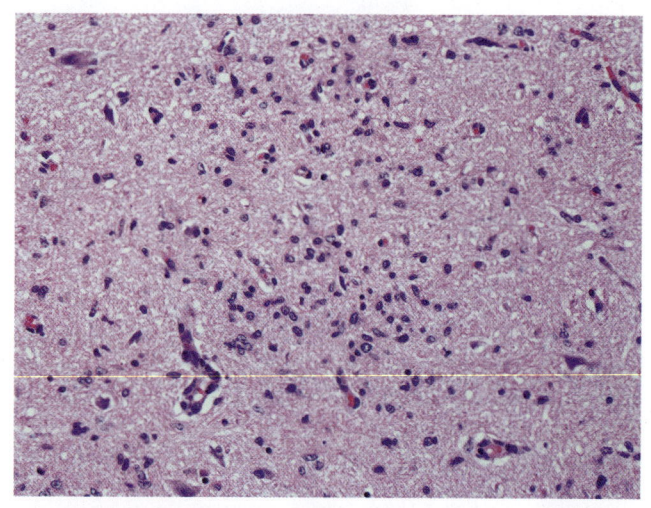

Figura 8.9 Bovino; cérebro. Acúmulos celulares arredondados de maior densidade caracterizam os nódulos microgliais.

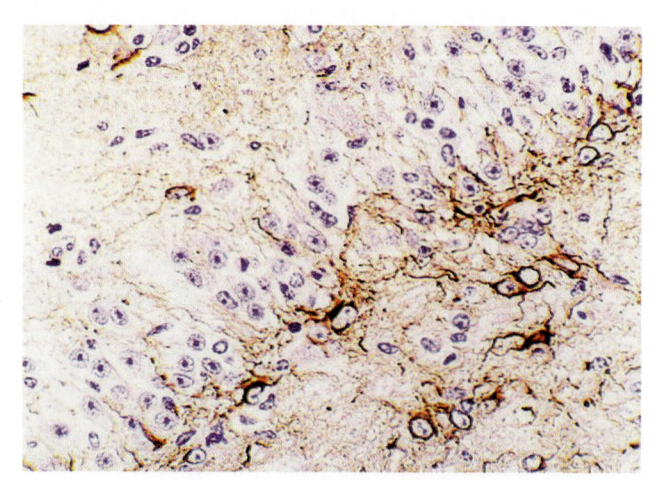

Figura 8.8 Gliose em encéfalo de bovino com raiva. Astrocitose e astrogliose. GFAP. (Cortesia da Dra. Gisele Fabrino Machado, Universidade Estadual Paulista, Araçatuba, SP.)

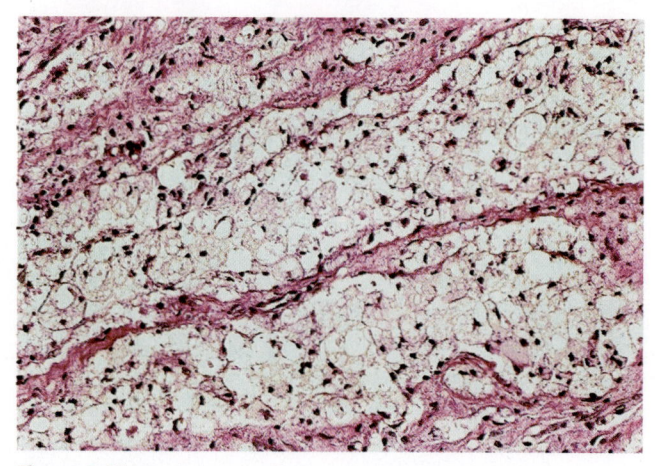

Figura 8.10 Caprino; nervo óptico. Intoxicação por closantel. Entre os septos de colágeno, os axônios foram substituídos por numerosas células *gitter*, caracterizando as câmaras de digestão.

corantes da gordura, isto é, *Oil red O*, em cortes de tecidos cortados em criostato, ou tetróxido de ósmio em cortes semifinos. A gordura proveniente da degradação celular e da mielina é vista como glóbulos vermelhos ou pretos, respectivamente, nos fagossomos dos macrófagos.

A duração do processo degenerativo depende do axônio lesionado e da distância entre lesão e corpo celular. Em geral, as alterações degenerativas iniciam-se entre 24 e 48 h após a lesão; formam-se bolhas na superfície do axônio; e ocorrem desestruturação do citoesqueleto e posterior dissolução do axônio. Esses eventos acontecem sem a intervenção de outras células, mas dependem de influxo de cálcio do *pool* extracelular. O corpo do neurônio modifica-se, produzindo proteínas com o objetivo de regenerar o axônio lesionado. Histologicamente, observam-se *cromatólise* (Figura 8.13), desaparecimento da substância de Nissl e deslocamento do núcleo para a periferia. A formação de *neuritos* (brotamentos axonais) pelos axônios danificados é abortada pela existência de fatores inibitórios, um grupo de proteínas chamadas de *nogo*, que são encontradas na bainha de mielina e no retículo endoplasmático dos oligodendrócitos. O ambiente tecidual do SNC, diferentemente do SNP, é refratário à regeneração, aspecto experimentalmente justificado como protetor, a fim de que sejam evitadas ligações sinápticas aberrantes.

Uma vez que o axônio é gravemente danificado, a mielina degenera; as bainhas tornam-se desorganizadas e fragmentadas e são retiradas por macrófagos. Quando a lesão axônica ocorre muito próximo do corpo neuronal, o neurônio morre com rapidez. Um exemplo é a morte dos neurônios motores da medula na avulsão do plexo braquial após extensão traumática das raízes, seguida de influxo de cálcio. A morte pode acontecer mais tardiamente, por apoptose, pela falta de fatores tróficos enviados pelo alvo ou pelo influxo massivo de cálcio através da membrana axônica rompida, ou ambos. Os neurônios correspondentes aos axônios danificados morrem, bem como aqueles que dependem da estimulação desses mesmos axônios (*degeneração transneuronal*). A morte, nesse caso, processa-se por apoptose. A necrose do SNC é denominada *malacia*, que se processa por liquefação, e o tecido é removido por células *gitter*.

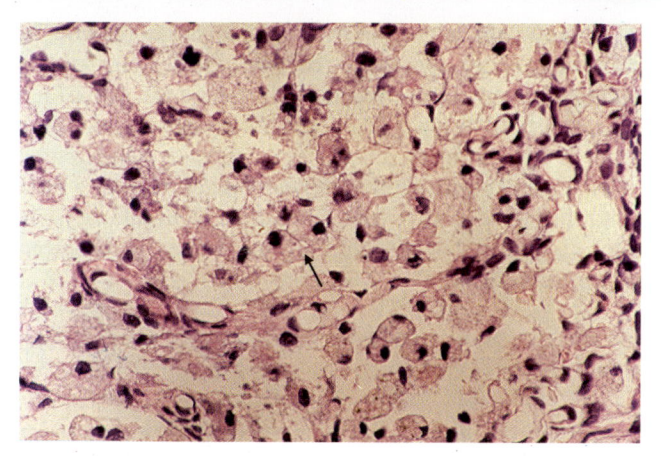

Figura 8.12 Rato; ponte. Desmielinização experimental. Células *gitter*: o citoplasma de aspecto espumoso contém numerosos vacúolos (*seta*). (Cortesia do Dr. Eduardo Bondan, Universidade Paulista, São Paulo, SP.)

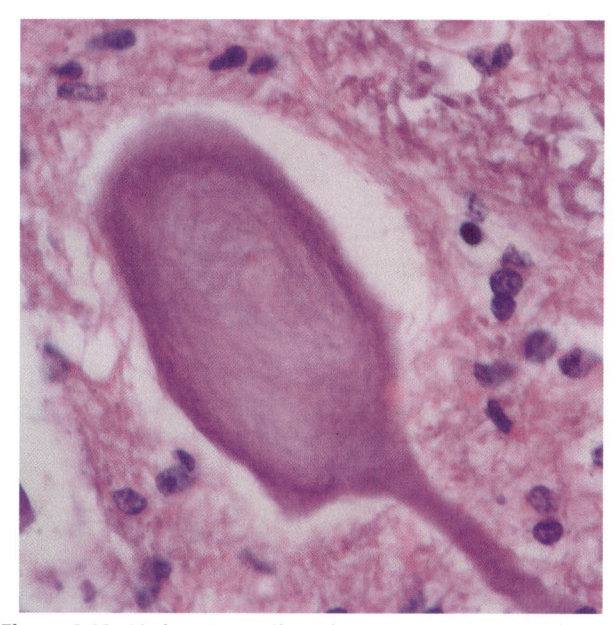

Figura 8.13 Cérebro. Cromatólise. Observar o aspecto vítreo do citoplasma do neurônio e a basofilia na periferia da célula devido aos ribossomos aí condensados. O núcleo não é evidente.

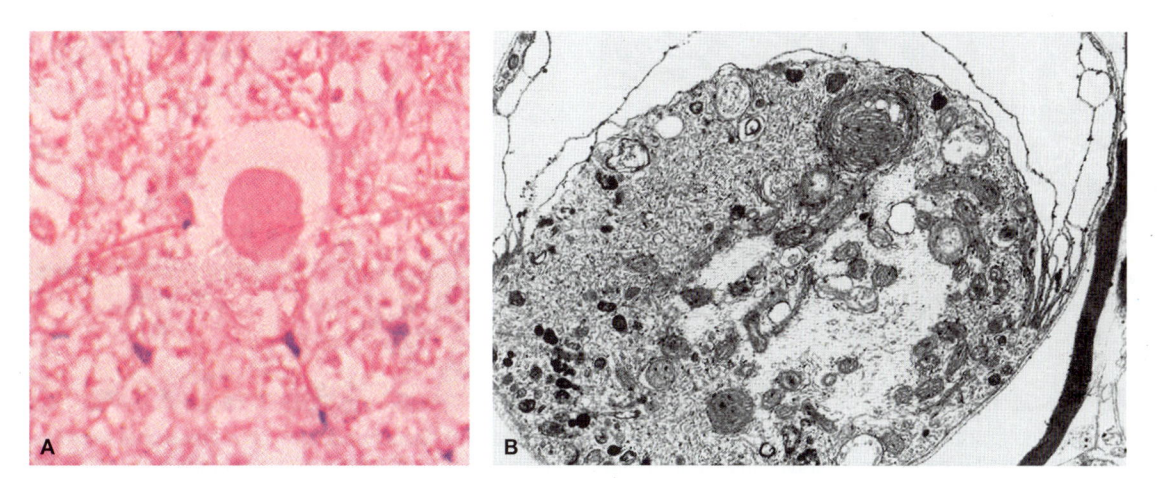

Figura 8.11 Cordeiro; medula espinhal. Intoxicação experimental por haloxon. **A**. Balão axônico. **B**. Ultraestrutura de um balão axônico com acúmulo de organelas anormais. 10.750×.

Quando um neurônio é axotomisado, os fatores tróficos e as conexões neuronais são retirados; em seu lugar proliferam inicialmente a micróglia e, depois, os astrócitos, que passarão a sustentar a célula, em substituição às sinapses perdidas. No local da axotomia, acumula-se a micróglia; não há participação de neutrófilos pela característica falta de produção de quimiocinas pelo SNC. O acúmulo de fagócitos é menor do que no SNP, portanto o tempo de evolução da degeneração é maior.

A resposta celular à lesão se dá, no início, por meio da micróglia, que deve retirar os detritos axonais, da mielina e das células; o acúmulo de células inflamatórias no espaço de Virchow-Robin constitui o *manguito* perivascular (Figura 8.14). Nas lesões mais crônicas, os *astrócitos* ao redor das áreas danificadas tornam-se reativos, com aumento do número e ramificações de processos citoplasmáticos (astrogliose) com formação da *cicatriz glial* (Figura 8.15). Nas

reações intensas, há aumento do tamanho e eosinofilia do citoplasma dos *astrócitos*, de modo que algumas células adquirem dois ou mais núcleos. Esses astrócitos reativos são chamados de *gemistócitos* (Figura 8.16). Embora se considere a cicatriz glial como causa da ausência de regeneração do tecido, modelos experimentais mostram que ela é consequência da regeneração protraída, mais do que um obstáculo à sua ocorrência.

A chamada *espongiose* do tecido nervoso define uma alteração microscópica que descreve vacuolização intracelular e intramielínica (na linha intraperiódica), expansão do espaço extracelular ou mais de um desses processos simultaneamente (Figura 8.17).

A perda das bainhas de mielina é denominada *desmielinização*. Quando o alvo do agente agressor é o oligodendrócito ou a mielina, é chamada de *desmielinização primária* ou *segmentar*, e o processo de retirada dos detritos mielínicos e celulares envolve atividade fagocítica intensa (Figura 8.18). Nos processos de lesão grave do axônio, a mielina é perdida pela falta de estimulação do oligodendrócito; a degeneração das bainhas de mielina na degeneração walleriana é secun-

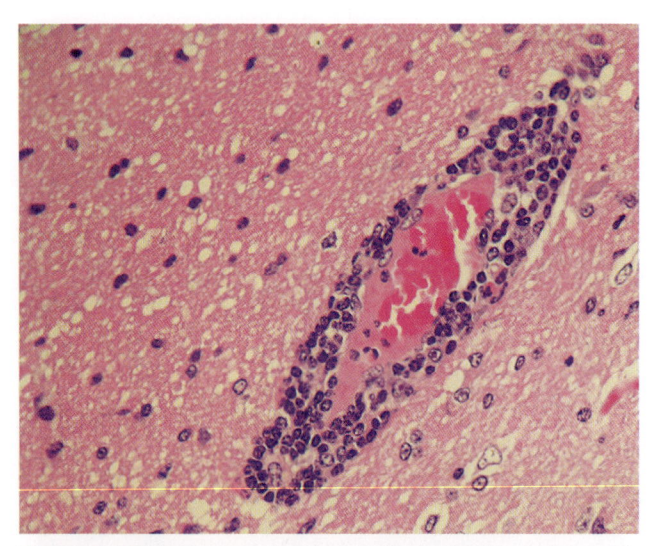

Figura 8.14 Vênula no parênquima cerebral rodeada por duas a três camadas de células inflamatórias mononucleares, caracterizando o manguito perivascular.

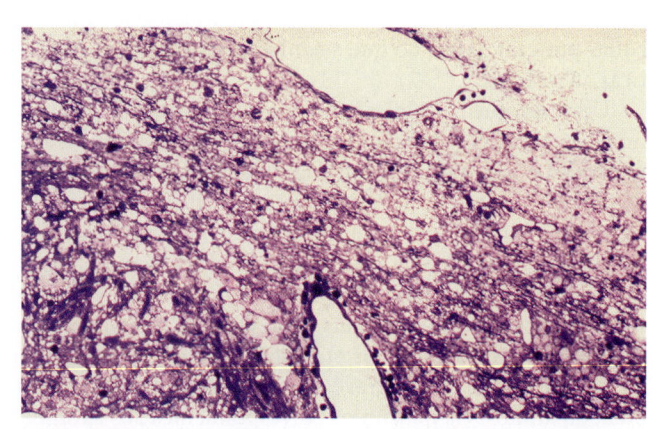

Figura 8.16 Córtex cerebral de um canino com cinomose crônica do cão idoso. Astrócitos reativos (gemistócitos) estão presentes próximo às áreas de malacia.

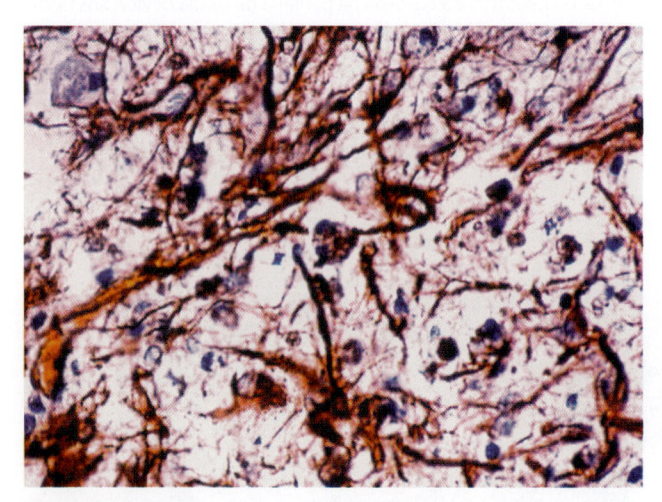

Figura 8.15 Rato; encéfalo. Cicatriz glial. Processos astrocitários hipertróficos fortemente marcados para proteína ácida fibrilar glial. Imunohistoquímica. (Cortesia do Dr. Eduardo Bondan, Universidade Paulista, São Paulo, SP.)

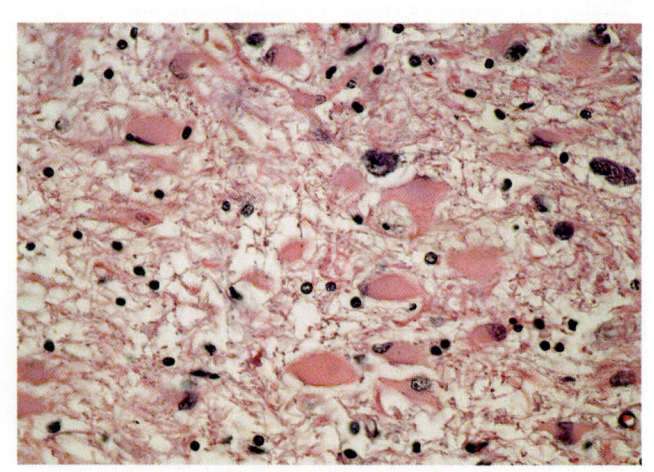

Figura 8.17 Gato; tronco encefálico. Espongiose experimental. Notar a distensão do parênquima, caracterizado por espaços não corados. Essa alteração decorre de edema intracelular e das bainhas de mielina e da expansão do espaço extracelular.

dária à lesão axônica. Quando a desmielinização ocorre pela proximidade de um processo imunoinflamatório, em que moléculas deletérias são secretadas, o processo denomina-se *bystander*.

ALTERAÇÕES SEM SIGNIFICADO CLÍNICO, ARTEFATOS, ALTERAÇÕES *POST MORTEM* E ALTERAÇÕES LIGADAS À IDADE

Em consequência da delicada natureza do tecido nervoso, muitas mudanças observadas na microscopia de luz podem ser artefatos derivados de fixação tardia, trauma físico ou alterações *post mortem*. O tecido nervoso pode ser considerado bem preservado quando não há espaços perineuronais nem falsos espaços perivasculares e, principalmente, quando o tamanho e as características tintoriais dos núcleos das células são normais, a substância de *Nissl* está preservada, o diâmetro dos axônios é uniforme e não existe separação entre as camadas celulares.

De modo semelhante, o tecido destinado à ultraestrutura está bem preservado quando não há desagregação de membranas nem tumefação de mitocôndrias e quando não há dilatação das cisternas do retículo endoplasmático e do aparelho de Golgi. Além disso, quando a cromatina de neurônios e astrócitos apresenta padrão normal, não há separação das lamelas da mielina, aumento do espaço extracelular, alterações na membrana basal dos capilares nem tumefação dos podócitos astrocitários.

Em geral, no tecido nervoso lesionado há mais alterações do que no autolisado. Pela simples manipulação, embora cuidadosa, do encéfalo não fixado, sucedem-se alterações marcantes. Os *neurônios escuros* lembram células isquêmicas, mas podem ser diferenciados delas por alguns aspectos: são arroxeados, mais do que vermelhos (Figura 8.19), e têm o núcleo condensado, com o dendrito apical em forma de saca-rolhas. Eles ocorrem mais na superfície do órgão, diferentemente dos neurônios isquêmicos, que são conspícuos na profundidade dos sulcos. Outras células, em contraste, mostram citoplasma mais fracamente eosinofílico do que o normal e mais hidratado, notadamente astrócitos. Com relação aos astrócitos, deve-se ter em mente que estes realizam o controle hídrico do tecido e, por conseguinte, muitas vezes estão tumefeitos pelo intercâmbio momentâneo de líquidos com os vasos sanguíneos.

Aspecto quase sempre observado no encéfalo, após a remoção da caixa craniana, é a existência de microfocos de hemorragia decorrentes do método de extração. Nem sempre é fácil determinar a importância dessas hemorragias, já que, muitas vezes, alterações semelhantes são lesões e, quando recentes, à semelhança dos artefatos, não ocasionam degeneração evidente no parênquima. De modo análogo, observam-se hemorragias nas meninges basais do encéfalo e espinhais quando há, respectivamente, remoção da cabeça na junção atlantoccipital e transecção da medula espinhal.

As alterações *post mortem* processam-se com rapidez no tecido mal perfundido (quando se faz fixação por perfusão), imerso tardiamente no fixador ou com proporção inadequada de fixador com relação à quantidade e espessura do tecido. A intensidade das alterações depende da doença sofrida, da duração da agonia, do ambiente onde o cadáver está e do intervalo entre a morte e a necropsia. Quando a autólise é avançada, a superfície do encéfalo perde sua estrutura normal, e há dissolução da substância branca, resultando em amolecimento completo do tecido. Em alguns casos especiais, há imagem macroscópica chamada de "queijo suíço"; nesse caso, observam-se cavitações irregulares e de tamanhos variados distorcendo o encéfalo, mais conspícuas na substância branca (Figura 8.20).

Uma prática que diminui a possibilidade de alterações *post mortem* ou decorrentes de manipulação é a perfusão vascular com formalina tamponada, se forem tecidos desti-

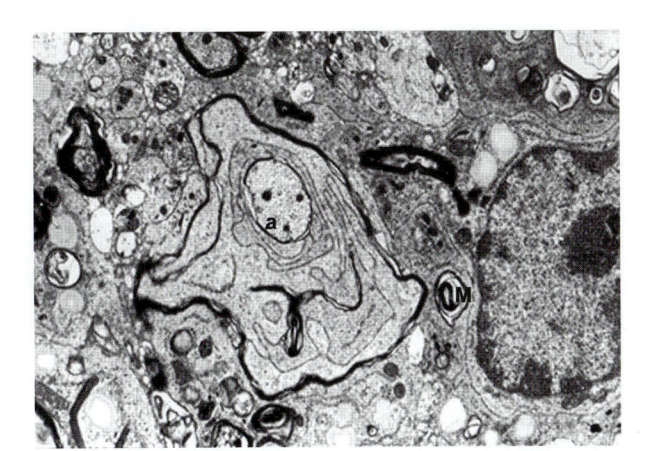

Figura 8.18 Ultraestrutura da desmielinização. Um macrófago se perfila entre as lamelas de mielina. a = axônio; M = macrófago. 9.000×.

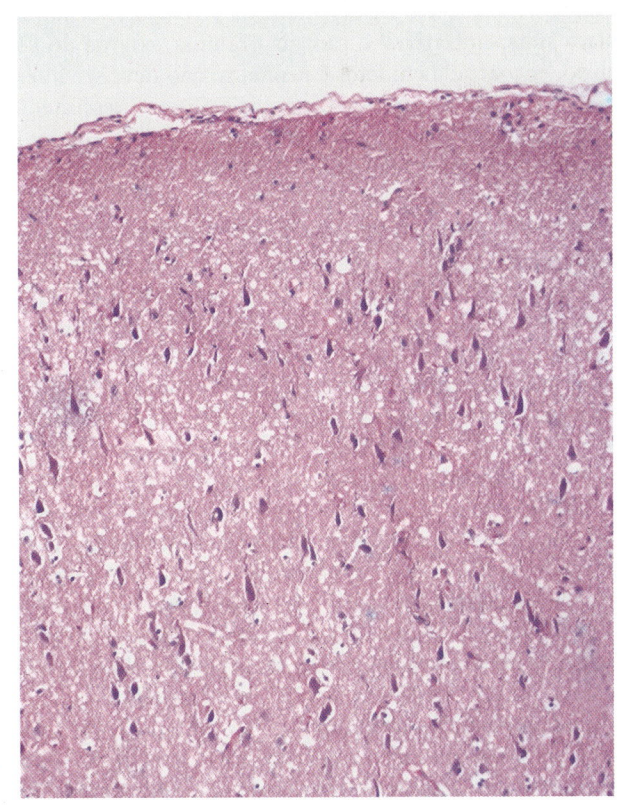

Figura 8.19 Bovino; cérebro. Autólise: neurônios escuros com núcleo e citoplasma condensados fortemente corados.

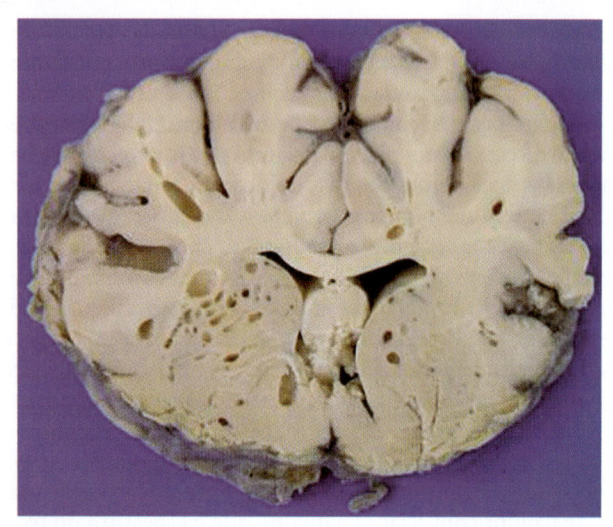

Figura 8.20 Bovino; corte coronal de cérebro. Autólise: aspecto de "queijo suíço".

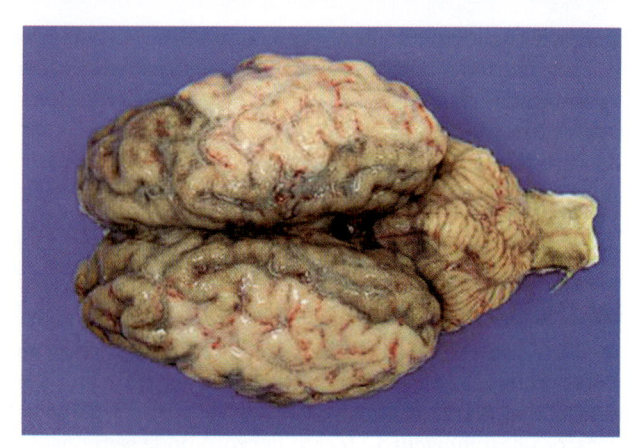

Figura 8.21 Bovino; encéfalo. Melanose meníngea.

nados à microscopia de luz, ou com glutaraldeído, se forem destinados à ultraestrutura; a retirada do encéfalo e da medula pode ser realizada até algumas horas após a perfusão. Esse procedimento não é, contudo, viável para grandes animais ou na rotina de necropsias. Portanto, são recomendadas a realização da necropsia logo após a morte e a fixação por imersão em formalina tamponada logo após a retirada do sistema nervoso, na proporção mínima de 10 volumes de fixador para um de tecido.

Na literatura, são descritas algumas estruturas teciduais e características celulares que podem induzir ao erro diagnóstico. A existência de *acúmulos de precursores celulares* (placa subependimária) e camada granular externa do cerebelo, encontrada em fetos e neonatos, não deve ser interpretada como reacional ou inflamatória. Com o crescimento do animal, as células migram para outras áreas e, em bovinos, desaparecem entre 12 e 18 meses de idade. A profusão de capilares e o acúmulo glial na área postrema e no bulbo olfatório também não devem ser confundidos com reação tecidual ou gliose.

Com relação às células, é descrita a existência de *neurônios cromatolíticos* no núcleo olivar, nos núcleos da ponte e supraópticos e no núcleo cervical lateral da medula espinhal em animais normais. Do mesmo modo, *neurônios vacuolizados* são vistos no núcleo vermelho de bovinos normais e no bulbo de ovelhas hígidas. Esferoides axonais e vacúolos no núcleo cuneiforme lateral do bulbo são observados em animais idosos e, raramente, em potros. A inconstância no número de células satélites ao redor dos neurônios é variável em regiões do córtex e sempre abundante nos gânglios espinhais e trigêmeos.

A presença de *melanina* nas meninges, em particular de ovelhas, e de *neuromelanina* em neurônios de várias localizações, isto é, *pars nervosa* da hipófise e hipotálamo, é considerada normal (Figura 8.21).

Aspectos a serem considerados são as mudanças que ocorrem com a idade. Os animais recém-nascidos têm maior quantidade de células no neuroparênquima, o que é compatível com a hipercelularidade do desenvolvimento.

Essa situação muda semanas depois, quando os neurônios que não fizeram conexão morrem por apoptose, assim como as células gliais que os acompanharam. A remoção dos restos celulares por fagócitos pode ser confundida com nódulos microgliais formados nas doenças. A substância branca, com axônios ainda não completamente mielinizados, é mais fracamente corada pela eosina nos neonatos, o que pode ser confundido com hipomielinogênese. Existindo essa suspeita, a comparação com um encéfalo considerado normal de um animal da mesma espécie e idade é requerida.

Com relação à idade, fibrose e hialinização de leptomeninges e estroma do plexo coroide são achados relatados em cães e equinos idosos. Em cães, principalmente de raças grandes e a partir dos 2 anos de idade, são detectadas placas de *ossificação da dura-máter* (Figura 8.22). A loca-

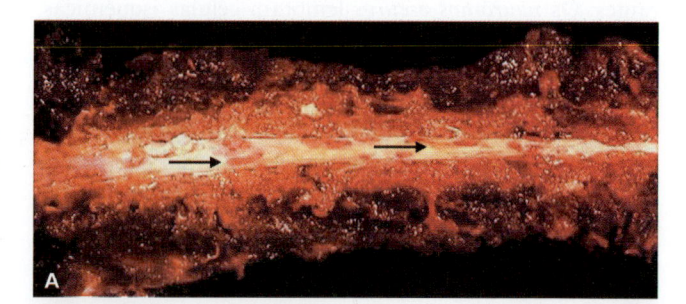

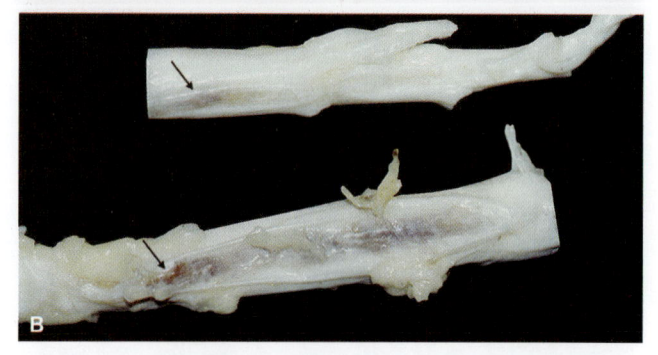

Figura 8.22 Canino; medula espinhal – dura-máter. **A**. Ossificação multifocal (*setas*). Nessas áreas, a medula óssea era funcional. (Cortesia do Laboratório de Patologia Veterinária, Universidade Federal de Santa Maria, Santa Maria, RS.) **B**. Ossificação em placas (*setas*). (Cortesia da Dra. Gisele Fabrino Machado, Universidade Estadual Paulista, Unesp FMVA, Araçatuba, SP.)

lização mais frequente é ventrolateral. Embora possam existir em quantidades elevadas, não são associadas a sinais neurológicos.

Reação idiossincrásica em equinos, ligada ao envelhecimento, é a deposição progressiva de cristais de colesterol nos plexos coroides, a qual induz reação de células gigantes e formação de *granuloma de colesterol* ou *colesteatoma* (Figura 8.23). Eventualmente, o granuloma de colesterol com proporções exacerbadas pode produzir compressão do encéfalo ou obstrução do forame interventricular, quando localizado em plexo coroide de ventrículo lateral. Essa obstrução pode resultar em hidrocefalia adquirida. Há raras descrições na literatura sobre os sinais clínicos, mas geralmente são relatadas convulsões.

Corpos de Lafora ou *corpos de poliglicosanas* são encontrados no ser humano e estão relacionados com a epilepsia mioclônica juvenil, uma doença autossômica recessiva. Ocorrem em neurônios, hepatócitos e fibras musculares; são relatados em cães das raças Beagle, Poodle e Basset Hound, associados a distúrbios neurológicos e convulsões. Em um cão da raça Corgi, foi relacionado com contrações mioclônicas da cabeça e do pescoço. Há descrições raras em bovinos, associados ao envelhecimento. Nos cães, pode ser também um achado ocasional, associado ao envelhecimento. Os corpos de Lafora têm diâmetro de 5 a 20 mm, são basófilos em cortes corados pela hematoxilina e eosina, positivos para o ácido periódico-Schiff (PAS, do inglês *periodic acid-Schiff*), resistentes à diástase e ocorrem na pericária, nos axônios e nos dendritos.

Outro aspecto a ser abordado se refere à existência de doenças com quadro clínico neurológico dramático e quase sempre fatal, sem alterações macro ou microscópicas do tecido nervoso. São incluídas aqui intoxicações por estricnina e carbamatos, intoxicação aguda por organofosforados, miastenia *gravis*, botulismo, tétano e epilepsia idiopática, entre outras. Quando o patologista não consegue formular o diagnóstico por si, o enfoque toxicológico ou bioquímico se faz necessário.

cos. Em decorrência do alto grau de diferenciação e complexidade, o tecido nervoso torna-se altamente suscetível aos agentes teratogênicos. Embora a patogenia e a etiologia das malformações do SNC sejam, em sua maior parte, ainda desconhecidas, as causas comuns de malformações podem ser agrupadas em três categorias principais: genéticas, ambientais (infecções virais, drogas e irradiação) e multifatoriais (unindo fatores genéticos e ambientais).

A incapacidade de uma parte do tubo neural em fechar-se ou a reabertura de uma região do tubo após o fechamento bem-sucedido pode dar origem a várias malformações. Todas se caracterizam por anormalidades que envolvem o tecido neural, osso ou tecidos moles sobrejacentes.

As *condições disráficas* são malformações que ocorrem por fechamento defeituoso do tubo neural durante o desenvolvimento e podem ocorrer em qualquer ponto ao longo do crânio ou da medula espinhal, sendo denominadas *cranium bifidum* e *spina bifida* (Figura 8.24) respectivamente. No *cranium bifidum*, as aberturas variam de 2 a 10 cm de diâmetro e, na *spina bifida*, podem incluir fusão incompleta de um ou mais arcos vertebrais, dependendo da extensão e da gravidade do defeito no tubo neural. As disrafias possibilitam também a herniação de meninges e/ou cérebro através da abertura da linha média. Quando ocorre no crânio, essa herniação denomina-se *meningocele* ou *meningoencefalocele*; esta última é observada quando as meninges estão acompanhadas por uma porção do cérebro (Figura 8.25). Lesão semelhante denomina-se *meningocele* e *meningomielocele*, quando ocorrem na medula espinhal; são as malformações mais comuns da medula espinhal nos animais domésticos e no ser humano. Em geral, estão localizadas sobre os nervos espinhais da região sacral ou estão posicionadas caudalmente a um segmento de *spina bifida*. Os sinais clínicos mais usuais, além do aumento de volume local, são incontinência urinária, perda da inervação sensorial e motora da cauda, ânus, períneo e órgãos excretores.

Embora essas anomalias congênitas sejam em sua maior parte de origem hereditária e possam ser vistas em qualquer espécie, suínos, cães da raça Buldogue Inglês, Pastor Alemão e gatos da raça Manx apresentam maior incidência de defeitos do tubo neural – em gatos da raça Manx, a *spina bifida* é secundária a um gene autossômico dominante. Estudos ex-

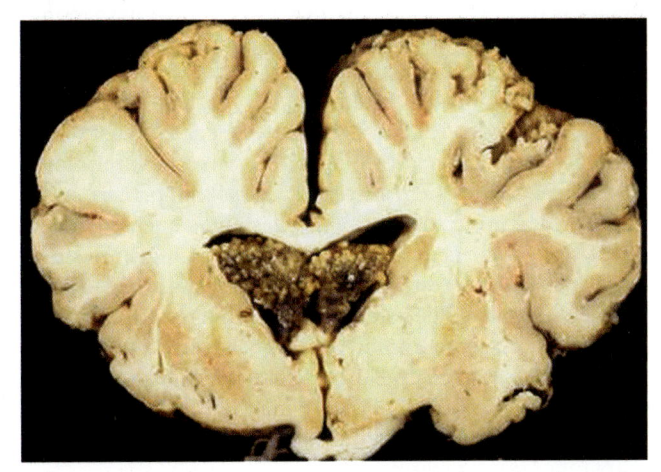

Figura 8.23 Equino; ventrículos laterais. Granuloma de colesterol.

ANOMALIAS E MALFORMAÇÕES

As malformações representam anormalidades intrínsecas que acontecem durante o processo de desenvolvimento. As malformações do SNC são comuns nos animais domésti-

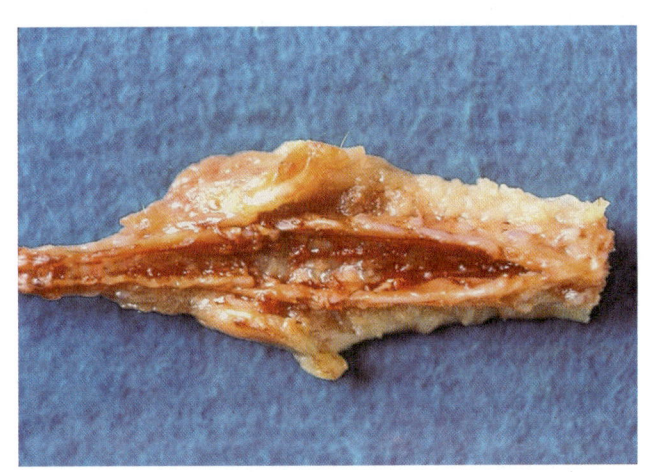

Figura 8.24 Espinha bífida em cão.

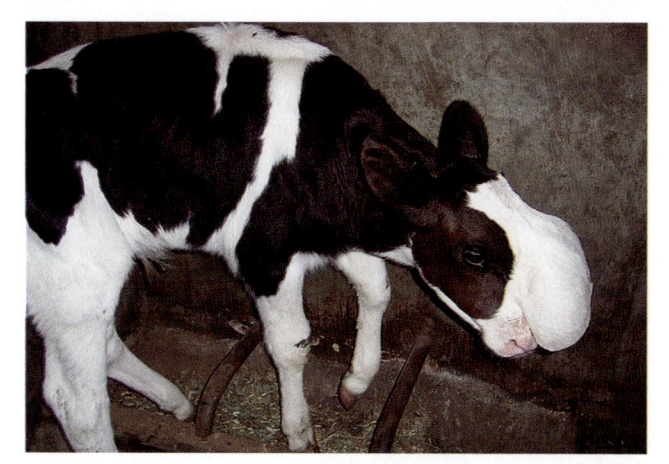

Figura 8.25 Bezerro Holandês com meningocele. O volume arredondado da pele sobre o crânio media aproximadamente 30 cm de diâmetro e alojava as meninges e o liquor. (Cortesia do Dr. Renato de Lima Santos, Universidade Federal de Minas Gerais, Belo Horizonte, MG.)

perimentais em fêmeas gestantes de felinos revelaram que a administração de drogas e medicamentos que interferem na divisão celular, como o antifúngico griseofulvina, etilenotioureia, metilmercúrio e hidroxiureia, estão associados ao aumento de malformações congênitas, principalmente *cranium bifidum*, *spina bifida* e ausência de vértebras caudais.

A *spina bifida* e o *cranium bifidum* com ou sem meningomielocele ou meningoencefalocele podem estar associados a outras anomalias congênitas das vértebras, do sistema nervoso central e dos tecidos moles adjacentes, como o observado no bovino da Figura 8.25, que apresentou uma abertura no osso do crânio correspondente a 4 cm de diâmetro (Figura 8.26) e agenesia do hemisfério cerebral esquerdo (Figura 8.27).

A *anencefalia* é a deformação da extremidade cranial do tubo neural decorrente da ausência do cérebro ou do crânio. O desenvolvimento do prosencéfalo é prejudicado, e tudo o que resta em seu lugar é a área cerebrovasculosa,

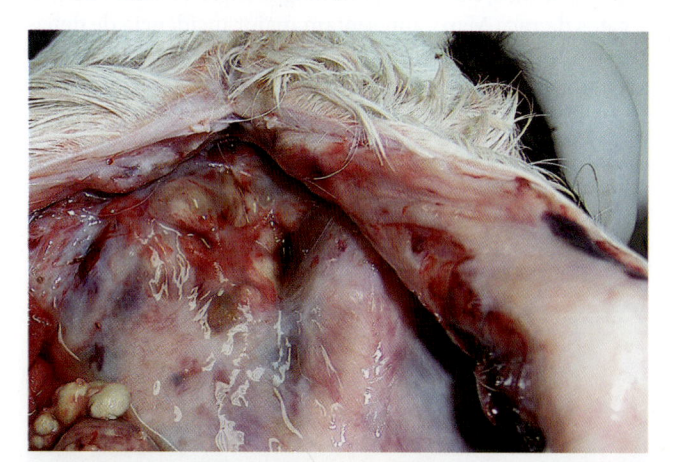

Figura 8.26 Visão da abertura da pele da meningocele mostrada na Figura 8.25. Observar a abertura no osso do crânio, correspondente a 3 cm de diâmetro, caracterizando crânio bífido. As meninges estavam aderidas ao tecido subcutâneo, impossibilitando identificá-las macroscopicamente. (Cortesia do Dr. Renato de Lima Santos, Universidade Federal de Minas Gerais, Belo Horizonte, MG.)

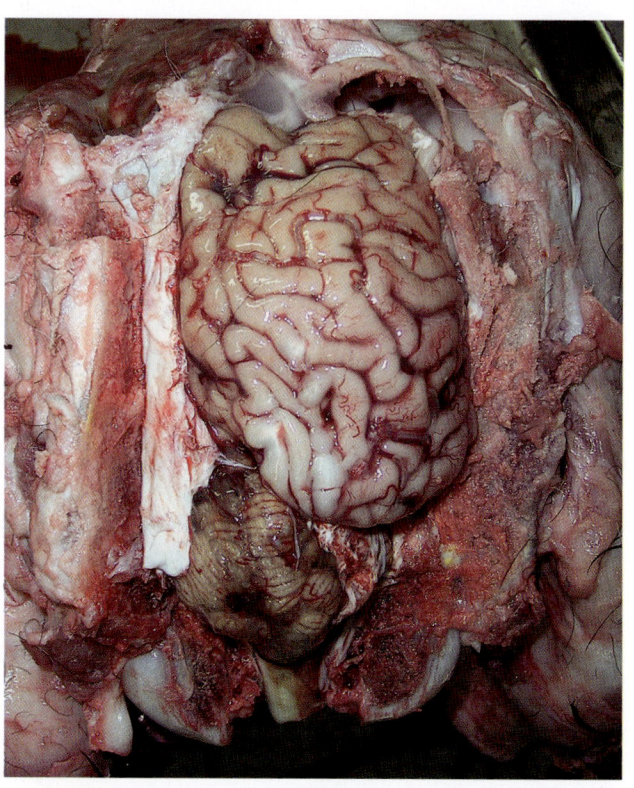

Figura 8.27 Encéfalo do animal mostrado nas Figuras 8.25 e 8.26. Observar a agenesia do hemisfério cerebral esquerdo. (Cortesia do Dr. Renato de Lima Santos, Universidade Federal de Minas Gerais, Belo Horizonte, MG.)

um remanescente achatado de tecido cerebral desorganizado com epêndima, plexo coroide e células meningoteliais; portanto, a anomalia é melhor designada como hipoplasia prosencefálica, já que resquícios do tubo neural são observados. A anencefalia verdadeira é extremamente rara nos animais domésticos.

A *exencefalia* é a exposição completa do encéfalo sem nenhum tipo de proteção da pele ou das meninges. A *holoencefalia* é um espectro de malformações caracterizadas por separação incompleta dos hemisférios cerebrais na linha média. As formas extremas apresentam anormalidades faciais, incluindo ciclopia; as variantes menos intensas mostram ausência dos nervos olfatórios e estruturas relacionadas, constituindo a *arrinencefalia*. Essas malformações são comuns nos produtos de ovelhas gestantes que consomem *Veratrum californicum* (planta existente na região oeste da América do Norte) durante o 14º dia da gestação. Essa planta libera um alcaloide esteroide altamente teratogênico que atravessa a placenta e inibe o desenvolvimento do prosencéfalo. No semiárido do Nordeste brasileiro, malformações, incluindo anencefalia em ovino e meningocele, hidranencefalia e hidrocefalia em bovinos, foram associadas à ingestão da planta *Mimosa tenuiflora*.

Com relação ao volume, o cérebro pode estar anormalmente grande (*megalencefalia*) ou pequeno (*microencefalia*) (Figura 8.28). Essas malformações são observadas, em especial, nos hemisférios cerebrais. A microencefalia é uma das numerosas manifestações congênitas induzidas por vírus; já foi observada em fetos de ruminantes infectados com os

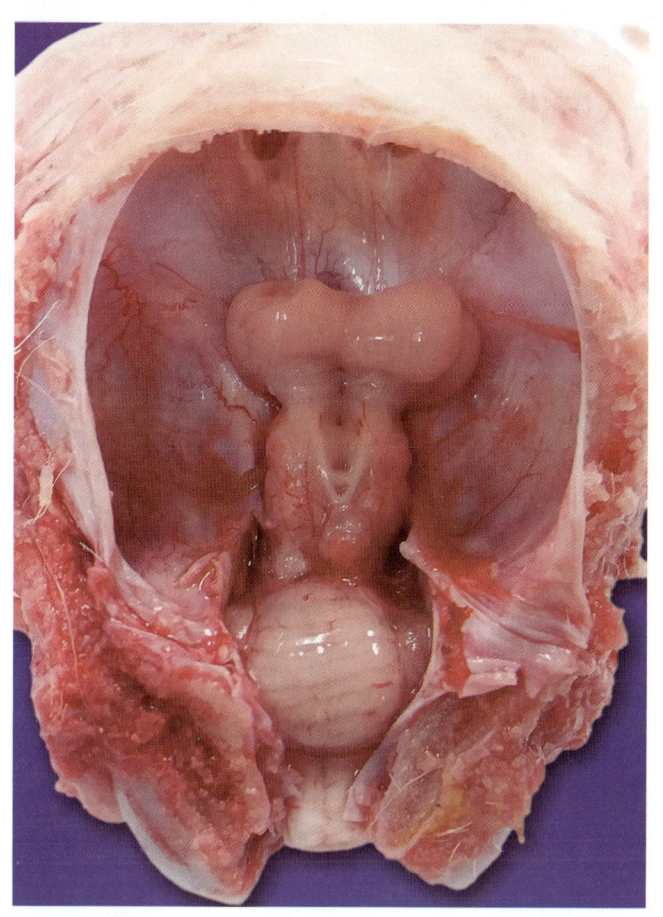

Figura 8.28 Ovino de 3 dias de vida. Microencefalia, caracterizada por telencéfalo extremamente reduzido de volume, com tronco encefálico e cerebelo de tamanho próximo do normal. (Cortesia da Dra. Clarissa Helena Santana, Universidade Federal de Minas Gerais, Belo Horizonte, MG.)

vírus Akabane, da diarreia viral bovina (BVD, do inglês *bovine viral diarrhea*) e da doença da fronteira (infecção pelo *Pestivirus D*), e o vírus *Cache Valley*. Em suínos, a microcefalia é achado comum de animais infectados com o vírus da peste suína clássica.

Na *lisencefalia* (*agiria*), as circunvoluções estão quase inteiramente ausentes; à macroscopia, a superfície cerebral é lisa, exceto pela fina demarcação dos vasos das meninges. A lisencefalia é anormal em todas as espécies, com exceção de animais de laboratório, como camundongos, ratos e coelhos. Os cães da raça Lhasa Apso têm predisposição racial para a lisencefalia; eles têm extrema dificuldade de adestramento e podem apresentar convulsões até 1 ano de idade. A *paquigiria* ocorre quando as circunvoluções são bem maiores do que o normal; nesse caso, o neocórtex apresenta-se engrossado e, ao corte, a substância branca está dispersa na substância cinzenta.

Na *hidranencefalia*, há ausência completa ou quase completa dos hemisférios cerebrais. A cavidade craniana é repleta de LCR, que é envolto pelas leptomeninges, formando uma estrutura cística. As deformidades dos ossos da caixa craniana são mínimas ou ausentes. O LCR comprime o encéfalo, resultando em quadro de atrofia. Ocasionalmente, pode haver hipoplasia cerebelar. Os animais afetados são letárgicos e tendem a andar em círculos e a pressionar a cabeça contra objetos. A cegueira é achado constante. A causa

mais comum de hidranencefalia é a infecção viral durante a gestação; entre outros, os vírus da BVD, língua azul e panleucopenia felina são os responsáveis pelo aparecimento da hidranencefalia em bovinos, ovinos e felinos, respectivamente. Além desses, o vírus Schmallemberg (Orthobunyavirus) foi associado ao desenvolvimento da síndrome da artrogripose-hidranencefalia em fetos de ovinos, bovinos e caprinos na Europa e na África.

Esses mesmos vírus estão relacionados com a *porencefalia* quando a infecção ocorre de modo mais tardio e múltiplas cavidades císticas se formam primariamente no neocórtex. Essas cavidades podem comunicar-se com o ventrículo lateral ou o espaço subaracnóideo. Costumam ser múltiplos, bilaterais e difusamente localizados; entretanto, cavidades individuais (Figura 8.29) também podem ser observadas.

No cérebro normal, o LCR é produzido pelo plexo coroide dentro dos ventrículos. Normalmente, o LCR circula através do sistema ventricular e entra na cisterna magna (comunicação com o espaço subaracnóideo) na base do tronco encefálico. A *hidrocefalia* refere-se ao acúmulo exagerado de LCR dentro do sistema ventricular do cérebro (Figura 8.30). Se a hidrocefalia se desenvolve antes do fechamento das suturas cranianas, há aumento da cabeça, manifestado pela elevação da sua circunferência. Se a hidrocefalia ocorre após a fusão das suturas, está associada à dilatação dos ventrículos e ao aumento da pressão intracraniana, sem alteração da circunferência da cabeça.

Dois mecanismos básicos podem causar aumento de volume do LCR: mecanismos compensatórios e obstrutivos. A hidrocefalia compensatória ocorre quando o parênquima cerebral é destruído ou não chega a se desenvolver adequadamente – por exemplo, em defeitos cerebrais cavitários, como na hidranencefalia e na porencefalia. Já a hidrocefalia obstrutiva ocorre em razão de fluxo irregular do LCR (hidrocéfalo interno) no encéfalo ou diminuição na reabsorção do líquido pelo sistema venoso (hidrocéfalo comunicante; Figura 8.31).

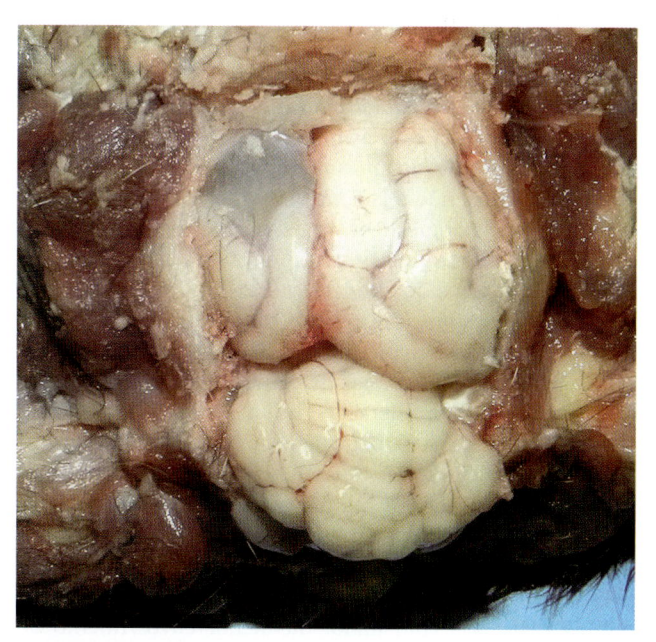

Figura 8.29 Encéfalo de gato com cavitação cística (porencefalia) no hemisfério cerebral esquerdo.

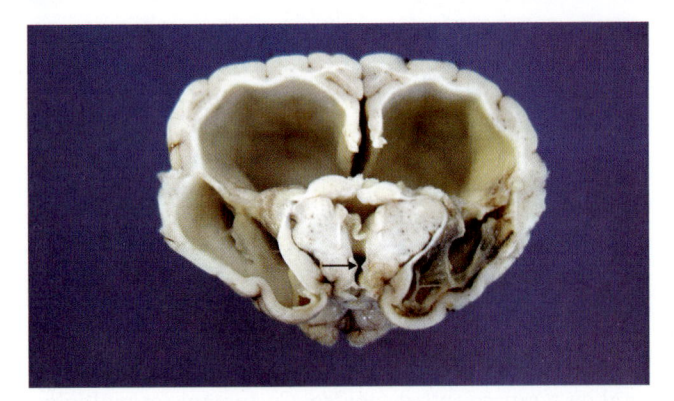

Figura 8.30 Cão; encéfalo. Hidrocefalia. Notar a expansão dos ventrículos laterais e do aqueduto mesencefálico (*seta*) associado à atrofia compressiva da substância branca adjacente. (Cortesia do Laboratório de Patologia Veterinária, Universidade Federal de Santa Maria, Santa Maria, RS.)

O ponto mais crítico da circulação do LCR é o aqueduto mesencefálico; este é o local mais comum de malformação que ocasiona a hidrocefalia obstrutiva. A estenose do aqueduto, quase sempre relacionada com a fusão dos dois colículos rostrais, é a causa mais frequente de obstrução. A estenose do aqueduto pode acontecer por inflamações pré e pós-natais que lesem a superfície ependimária do aqueduto, ou pode ser consequência de outra malformação acentuada no tronco encefálico ou processos neoplásicos (ependimoma, tumor do plexo coroide). A hiperplasia do plexo coroide, relatada em seres humanos e rara nos animais, também pode determinar hidrocefalia comunicante congênita (Figura 8.32).

O aumento da pressão intraventricular pode distender o canal central da medula espinhal, produzindo a *hidromielia*, e, na medula espinhal cervical, onde a pressão do LCR é maior, pode haver cavitações no parênquima, processo conhecido como *siringomielia*; ambos são consequências comuns da hidrocefalia.

Anormalidades cerebelares são comuns nos animais domésticos. Existem duas causas principais de malformações: uma, mais rara, relacionada com as malformações primárias da embriogênese, *abiotrofia cerebelar*; e outra, mais frequente, relacionada com as infecções virais perinatais, que causam quadros de *hipoplasia* cerebelar (Figura 8.33).

Vários vírus estão relacionados com a hipoplasia cerebelar nos animais domésticos: vírus da panleucopenia felina, da BVD e da peste suína clássica, bem como herpesvírus canino. Outros vírus que podem causar hipoplasia cerebelar em bovinos e ovinos são o vírus da língua azul e o vírus Akabane, os quais têm predileção por células que proliferam ativamente, como as células da camada germinativa externa do cerebelo. A proliferação viral nessa localização acaba causando hipoplasia da camada granular e desorganização das células de Purkinje. O vírus e a inflamação resultante também destroem os neurônios de Purkinje já diferenciados e o parênquima cerebelar, resultando em marcada atrofia do cerebelo.

À macroscopia, a hipoplasia pode apresentar-se com muitas variações, com maior ou menor envolvimento do cerebelo ou estruturas cerebelares. Em alguns casos, o cerebelo pode estar normal, e os defeitos hipoplásicos são de-

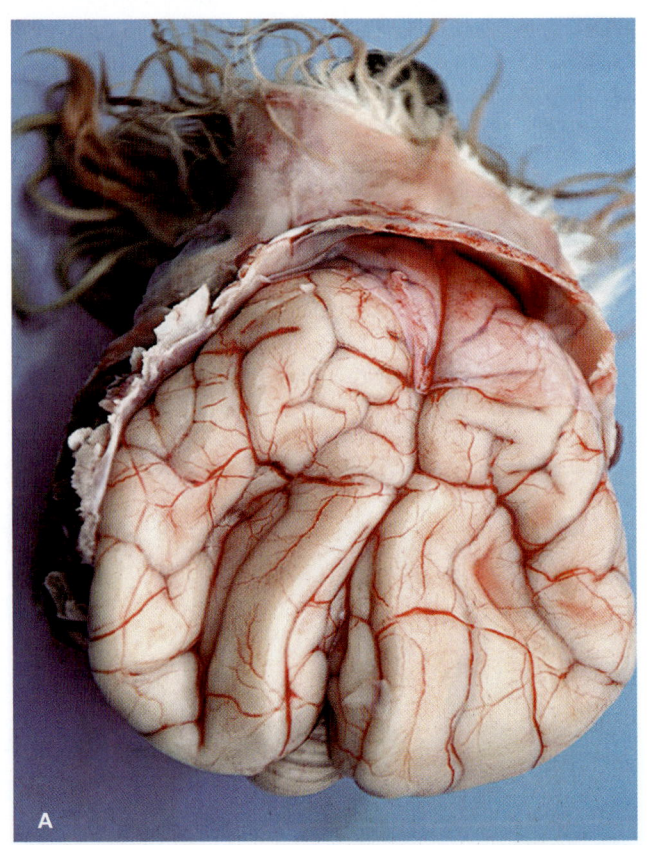

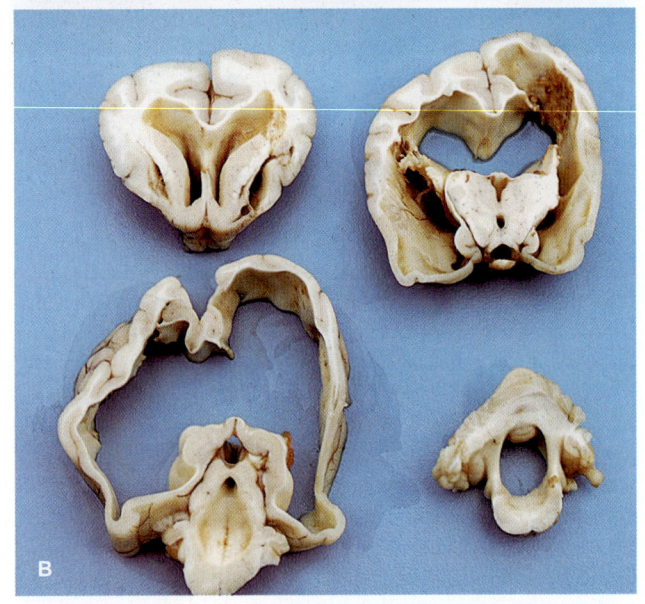

Figura 8.31 Cão; encéfalo. Hidrocefalia comunicante. **A**. Notar o encéfalo *in situ* com a superfície dos giros cerebrais achatada e os hemisférios flácidos. **B**. Múltiplos cortes transversais do encéfalo. Os ventrículos laterais e o aqueduto mesencefálico estão intensamente dilatados, com consequente compressão e atrofia do parênquima adjacente. (Cortesia do Dr. Saulo Petinatti Pavarini, Universidade Federal do Rio Grande do Sul, Porto Alegre, RS.)

tectados apenas por meio de exame microscópico detalhado. Os animais afetados apresentam vários graus de sinais neurológicos cerebelares; a ataxia e a dificuldade de permanecer em estação são usuais, mas os animais permanecem alerta e alimentam-se bem. Os movimentos são fortes e vigorosos,

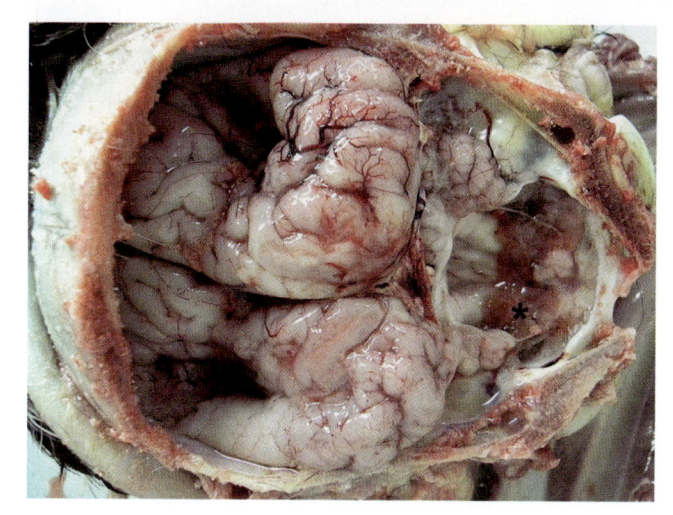

Figura 8.32 Encéfalo de um potro Mangalarga marchador com 2 dias de idade. Notar o encéfalo *in situ* com a superfície dos giros cerebrais achatada e o aprofundamento central dos hemisférios. Há perda quase completa do cerebelo, expondo o quarto ventrículo e revelando o plexo coroide hiperplásico (*), o qual determinou hidrocefalia comunicante pelo aumento na produção de liquor.

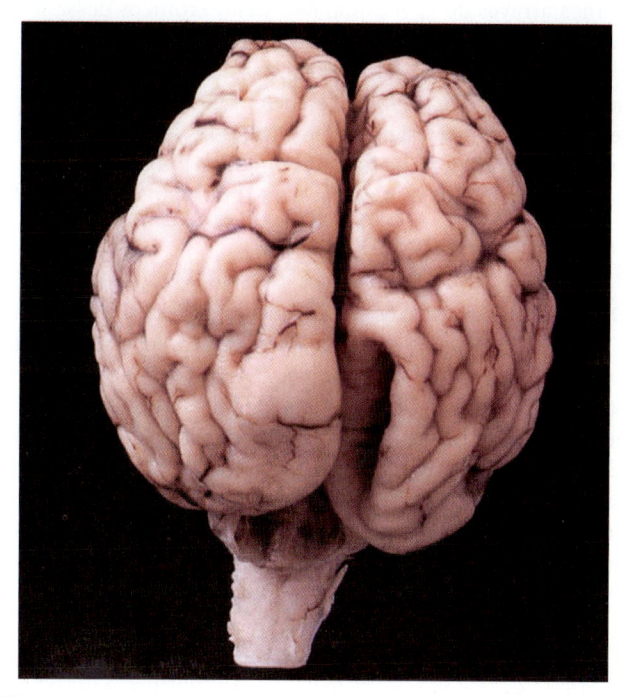

Figura 8.33 Bezerro; encéfalo. Hipoplasia cerebelar. Há acentuada redução das estruturas do órgão. Notar também a porencefalia (cavidade cística) no lobo occipital do hemisfério direito. (Reproduzida, com autorização, de Schild *et al.*, 2001.)

porém há perda da capacidade do animal em coordená-los. É habitual hipermetria como o sinal mais típico de alteração cerebelar. Ocasionalmente, a cabeça pode estar voltada para a região caudal, em posição de opistótono.

Em algumas infecções pelo vírus da diarreia viral bovina (BVDV, do inglês *bovine viral diarrhea virus*), áreas de hipomielinização multifocais moderadas a acentuadas podem ser observadas no SNC. A hipomielinização está associada aos tremores, que podem se resolver espontanea-

mente à medida que a mielinização ocorre. Condições genéticas são relatadas como causa de hipomielinogênese em cães (Figura 8.34).

A abiotrofia cerebelar é uma atrofia específica do cerebelo resultante de doença congênita ou defeito metabólico durante o desenvolvimento. Histologicamente, a perda de neurônios de Purkinje é o achado mais frequente relatado em indivíduos afetados. Com essa perda, ocorre desorganização das três camadas do córtex cerebelar e da gliose. Os neurônios de Purkinje remanescentes apresentam vacuolização citoplasmática, balões axonais e cromatólise. Essas lesões podem ser observadas alguns dias ou meses após o nascimento. Geralmente não há redução no tamanho do cerebelo, como visto na hipoplasia cerebelar, e a perda de neurônios de Purkinje é frequentemente considerada difusa em todo o cerebelo. A abiotrofia cerebelar foi documentada pela primeira vez em bovinos e desde então tem sido relatada em outras espécies, incluindo cães, gatos, ovelhas, ratos e cavalos.

As malformações da medula espinhal são mais frequentes em bovinos do que em pequenos ruminantes, mas podem ocorrer de forma esporádica em todos os animais domésticos.

A agenesia parcial da medula espinhal ocorre em bezerros e cordeiros e é chamada de *Perosomus elumbis*. Nesses animais, a parte cranial do corpo é normal, porém o segmento lombar não apresenta formação de vértebras. A medula espinhal termina na região torácica, em um canal vertebral cego. Os membros pélvicos permanecem aderidos ao corpo somente pelos tecidos moles, e os membros apresentam artrogripose e musculatura atrófica.

A duplicação do cordão espinhal (*diplomielia*) vem sendo observada em bovinos, mais comumente nos segmentos lombares e sacrais. Ocorre em duas formas: uma com a duplicação da medula recoberta por um mesmo segmento de meninge, e outra com a duplicação da medula recoberta por duas meninges distintas. Provavelmente, a diplomielia está relacionada com a anormalidade primária da notocorda. Quando há formação de dois canais vertebrais distintos, esse processo recebe o nome de *diastematomielia*. Os cães da raça Buldogue e os gatos da raça Manx são altamente predispostos a esse tipo de malformação.

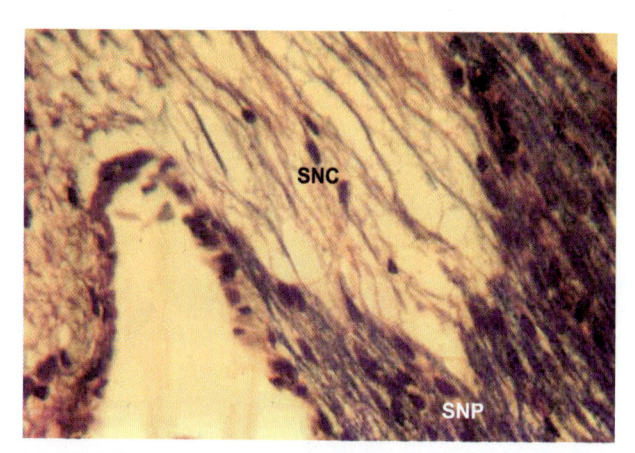

Figura 8.34 Cão; tronco encefálico. Hipomielinização congênita em Weimaraner. A mielina do sistema nervoso central (SNC) está marcadamente escassa, enquanto a do sistema nervoso periférico (SNP) está normal. *Luxol fast blue.*

Mielodisplasia é o termo geral usado para as malformações da medula espinhal; costuma vir acompanhada por numerosas anormalidades morfológicas. Hipoplasia segmentar, hidromielia, siringomielia, canal central duplicado ou ausente e distribuição anormal da substância cinzenta são achados comuns.

ALTERAÇÕES CIRCULATÓRIAS E LESÕES TRAUMÁTICAS DO SISTEMA NERVOSO CENTRAL

Tumefação cerebral e edema

O SNC localiza-se em compartimento rígido constituído por crânio, corpos vertebrais e dura-máter, no qual está protegido de agressões. No entanto, essa conformação limita a expansão do parênquima encefálico, que tem no forame magno o único local de escape. Em algumas ocasiões, o aumento da pressão intracraniana e o parênquima aumentado de volume causam protrusão pelo forame, processo chamado de *hérnia de cerebelo* (Figura 8.35), com prejuízo ao funcionamento dos centros vitais.

O aumento de volume do encéfalo pode ter diversas causas, que incluem, entre outras, alterações circulatórias, como tumefação e edema. O quadro clínico subsequente dependerá da intensidade e da extensão das estruturas acometidas.

O edema cerebral pode ser relacionado ao local do trauma ou pode ser difuso. Há dois tipos considerados principais: vasogênico e citotóxico. O *edema cerebral vasogênico* ocorre quando há alteração da BHE, com aumento da permeabilidade vascular e acúmulo de líquido no espaço extracelular do parênquima encefálico. A inexistência de circulação linfática no SNC impede a pronta reabsorção dos líquidos e a consequente compressão dos tecidos adjacentes. O edema localizado pode ser associado a inflamações, cistos parasitários, necrose focal, traumatismos, hemorragias e neoplasias do parênquima e das meninges (lesões que ocupam espaço e causam pressão). O edema difuso ou generalizado ocorre em associação a condições sistêmicas e é observado em meningites difusas, encefalites virais, toxemias bacterianas agudas, polioencefalomalacia e intoxicações por chumbo, mercúrio e sal (água).

O *edema cerebral citotóxico* ocorre quando há lesão às membranas celulares das células neurais ou endoteliais, com perturbação do equilíbrio iônico/osmótico (dependen-

te da eficiência da bomba de sódio e potássio e ATP). Esse tipo de edema é visto em casos de isquemia/hipoxia generalizada ou intoxicações. Os patologistas consideram que o espaço extracelular no neurópilo é escasso. No entanto, fisiologistas afirmam que este pode chegar até 25% do tecido, sendo preenchido por proteoglicanos e glicosaminoglicanos. A expansão no edema citotóxico, por conseguinte, depende do endotélio capilar e das células nervosas; destas, o astrócito é a célula que tem maior capacidade de absorção de líquidos, a qual se observa como aspecto diluído de processos citoplasmáticos e núcleo. Nos processos, há acúmulos de glicogênio e isolamento de feixes de filamentos de GFAP; o núcleo apresenta cromatina dispersa. Como consequência do edema astrocitário, pode haver edema neuronal e das bainhas de mielina. Os olidendróticos aparecem com o núcleo mais fracamente corado e citoplasma amplo e negativamente corado, o qual comprime o neurópilo adjacente.

Ambas as modalidades, vasogênico e citotóxico, concorrem nos casos de edema cerebral generalizado.

Um terceiro tipo de edema, o *intersticial* ou hidrocefálico, é observado na região periventricular nos casos de impedimento ao fluxo normal do LCR, que permeia a substância branca através do epêndima. Nos casos crônicos dessa modalidade, há hipertrofia astrocitária subependimária.

Quando o edema cerebral é generalizado e grave, ocorre herniação (conificação) do cerebelo. Quando o edema está relacionado com a lesão focal, o encéfalo é desviado em uma ou mais direções, pode haver assimetria, muitas vezes com comprometimento ventricular e da circulação do LCR.

Lesões dos vasos sanguíneos e alterações decorrentes

Os vasos que suprem o encéfalo derivam das artérias carótidas e vertebrais que anastomosam sob o tronco encefálico e formam o circuito arterial do encéfalo. Esses vasos anastomosam bastante livremente na pia-aracnoide, mas, uma vez que penetram o parênquima encefálico, transformam-se em artérias terminais. As artérias que penetram o parênquima são relativamente pequenas e entram em ângulo reto a partir dos vasos precursores mais largos da pia-aracnoide; a diferença intensa no diâmetro é motivo para o alojamento de êmbolos maiores. Os êmbolos menores ocluem os pequenos vasos terminais das substâncias cinzenta e branca, que entram novamente no córtex, na junção substância cinzenta-substância branca. A expansão da lesão é sempre maior para a substância branca.

À semelhança do que acontece nos outros tecidos do organismo, quando um vaso encefálico é ocluído, desenvolve-se a circulação colateral. Contudo, essa circulação terá efeito limitado à periferia da área suprida pelo vaso obstruído. O efeito da circulação colateral será governado pelo arranjo anatômico vascular, tamanho do vaso ocluído, taxa de oclusão vascular, volume da área isquêmica e quantidade e qualidade do fluxo sanguíneo.

O suprimento sanguíneo da medula espinhal deriva da artéria vertebral na região cervical e da artéria espinhal ventral na região lombar. Artérias derivadas da artéria espinhal ventral irrigam a substância cinzenta e lesões dessas artérias danificam seletivamente a substância cinzenta. A substância branca é irrigada por um complexo anastomótico das me-

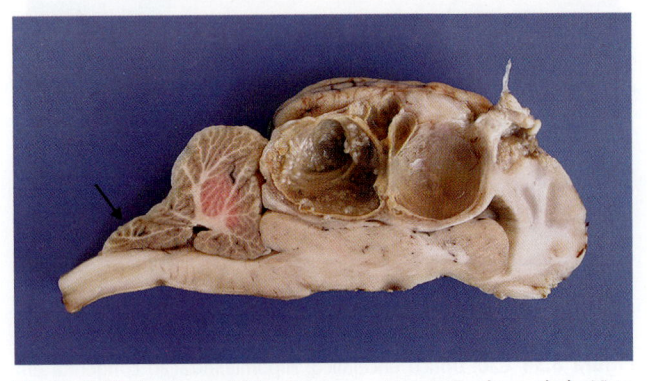

Figura 8.35 Ovino; encéfalo. Coenurose. Herniação de cerebelo. Vista sagital do encéfalo parcialmente fixado em formol a 10%. O cerebelo está achatado e empurrado caudalmente sobre a medula espinhal (*seta*).

ninges, o qual forma vasos de pequeno calibre que penetram no parênquima como vasos terminais e estão sujeitos à compressão ou à hipotensão.

A circulação de retorno é suprida pelas veias cerebrais que anastomosam de forma profusa e vertem, através dos seios da dura-máter, nas veias jugulares e em veias extracranianas. Assim, apenas oclusões múltiplas terão efeito sobre o encéfalo. De modo semelhante, o sistema venoso da medula espinhal é livremente anastomosado e drena nas veias radiculares para os plexos paravertebrais.

Lesões isquêmicas, trombose, embolia e lesões hemorrágicas

A obstrução de vasos do SNC ocasiona danos proporcionais ao tamanho do vaso ocluído e à duração da anoxia. Os elementos mais sensíveis do parênquima nervoso são os neurônios e os oligodendrócitos. Astrócitos são mais resistentes, e a micróglia e os vasos sanguíneos sobrevivem aos elementos celulares, nas chamadas lesões residuais.

Isquemia encefálica difusa pode ocorrer em animais com falência cardíaca, sob anestesia, com choque circulatório por hipotermia ou hipovolemia, anemia intensa, hipoglicemia grave e crises convulsivas intensas e frequentes (epilepsia). Necrose pode ser visualizada em neurônios da camada laminar (necrose do córtex laminar), do hipocampo e neurônios de Purkinje, embora possa haver o envolvimento de outras áreas, como núcleos do tálamo. As lesões podem ser simétricas ou não, dependendo da intensidade e duração da causa.

Uma condição relacionada a isquemia é relatada em gatos e denominada *encefalopatia isquêmica felina*. A condição é descrita como idiopática, pois a etiologia ainda não foi completamente esclarecida; contudo, há relatos que associam a condição com migração aberrante de larvas de *Cuterebra* no encéfalo (liberação de toxinas e consequente vasospasmo). A lesão ocorre preferencialmente no hipocampo e é caraterizada por necrose multifocal a coalescente das camadas de neurônios, hemorragia, edema e vasculite fibrinonecrótica. Pode estender-se para o tálamo e o lobo piriforme, e ser unilateral, mas ocasionalmente pode ser bilateral e assimétrica.

A necrose aguda do hipocampo em gatos relacionada a epilepsia, não responsiva ao tratamento medicamentoso anticonvulsivante, deve ser incluída no diagnóstico diferencial de necrose do hipocampo em gatos.

As lesões oclusivas dos vasos do SNC não são frequentes nos animais domésticos, e não há relação linear entre grau de oclusão e dano tecidual. No entanto, há condições nas quais a alteração vascular é reconhecida: a síndrome de encefalopatia isquêmica felina-infarto cerebral que ocorre em gatos maduros. Não tem patogênese esclarecida, na maioria das vezes não é comprovada lesão vascular, e as consequências da lesão vascular são muito variáveis. A degeneração tecidual tende a ser bilateral e simétrica e pode afetar o tronco encefálico.

Outra condição relatada é a síndrome convulsiva dos potros neonatos. Os potros nascem normais e, poucos dias depois, não mamam mais, andam a esmo (aparentemente cegos), emitem sons estranhos, têm dispneia, tornam-se prostrados e têm crises convulsivas. Os animais afetados têm refluxo gástrico tardio após isquemia cerebral. Histologicamente, observam-se necrose laminar cortical, necro-

se de núcleos do mesencéfalo e do tronco encefálico, bem como pequenas hemorragias multifocais no cérebro, cerebelo e mesencéfalo.

Em suínos jovens, a angiopatia cerebroespinhal aguda é um componente importante da doença do edema. Em casos crônicos, os animais adultos podem desenvolver arterites e periarterites fibrinoides.

Vasculite cerebroespinhal é relatada em várias doenças de etiologia diversa: poliarterite nodosa, que pode ter localização cerebral em suínos e espinhal em cães; peste suína, febre catarral maligna (Figura 8.36) e encefalomielite bovina esporádica. As lesões degenerativas subsequentes são decorrentes de oclusão vascular por proliferação da adventícia e estenose.

Lesões consequentes de trombose e embolia são raras nos animais domésticos. Em gatos, trombose da carótida interna ou espinhal ventral pode ser decorrente de trombose atrial ou aórtica. Em cães, após fratura de vértebras, acontecem êmbolos da medula óssea. Êmbolos cartilaginosos após ruptura do núcleo pulposo em cães e suínos são relatados nas artérias ou veias espinhais. Causam lesões isquêmicas e hemorrágicas de ocorrência súbita, seguidas de mielomalacia (Figura 8.37), com sinais de paraparesia ou tetraparesia, quando os segmentos lombares ou cervicais são afetados.

Trombos bacterianos desenvolvem-se em várias doenças: erisipela, shigelose, pasteurelose, septicemias por *Histophilus somni*, *Streptococcus* spp. e coliformes. Após a ocorrência de áreas de amolecimento perivascular, há abscedação.

A obstrução de artérias conduz a infartos (Figura 8.38), com desenvolvimento de áreas variáveis de malacia, liquefação e formação de cavidades císticas delimitadas por processos astrocitários hipertróficos. Cavidades císticas são encontradas com frequência em pacientes humanos, em decorrência de embolia provocada por lesões ateroscleróticas em artérias do círculo de Willis – muitas vezes são achados de necropsia (Figura 8.39).

A obstrução de veias por inflamação, com trombose e tromboflebite, neoplasias ou migração parasitária (*Strongylus* spp. no cavalo), provoca infartos venosos com hemorra-

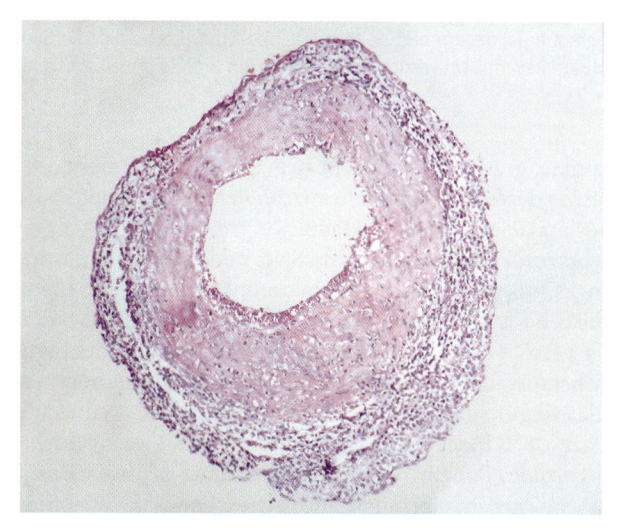

Figura 8.36 Vaso da *rete mirabile*; bovino. Vasculite em febre catarral maligna.

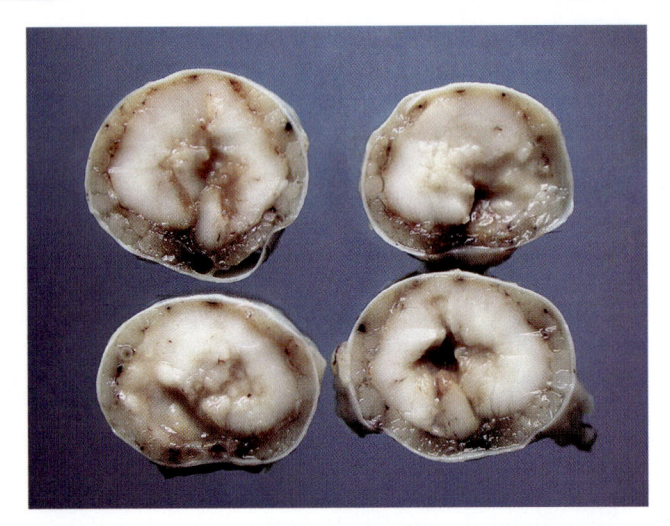

Figura 8.37 Medula espinhal de um canino da raça Dogue Alemão. Múltiplos cortes transversais na região da intumescência lombossacral (local de origem dos grandes nervos). Notar as áreas cavitárias e amolecidas caracterizando mielomalacia consequente de tromboembolismo fibrocartilaginoso. (Cortesia do Dr. Saulo Petinatti Pavarini, Universidade Federal do Rio Grande do Sul, Porto Alegre, RS.)

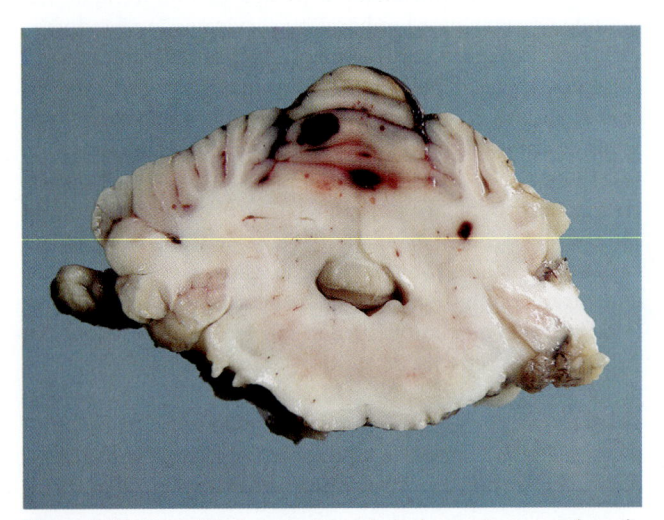

Figura 8.38 Superfície de corte do cerebelo de um cão com endocardite valvular. Infarto caracterizado por áreas vermelho-escuras (trombose e hemorragia) decorrentes de tromboembolismo. (Cortesia do Dr. Saulo Petinatti Pavarini, Universidade Federal do Rio Grande do Sul, Porto Alegre, RS.)

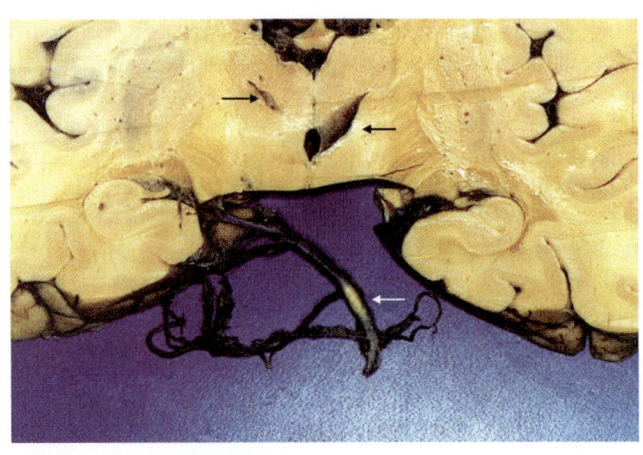

Figura 8.39 Cavidades císticas consideradas lesões residuais (*setas pretas*) decorrentes de isquemia (infarto). Observar aterosclerose (*seta branca*) em circuito arterial do encéfalo. (Cortesia do Serviço de Patologia, Unesp, Araçatuba, SP.)

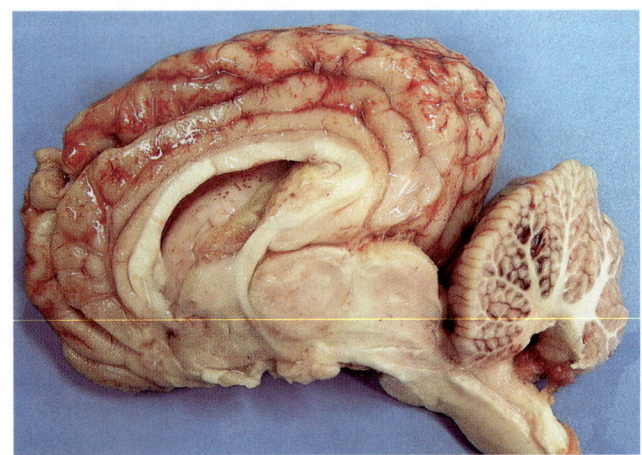

Figura 8.40 Corte sagital do encéfalo de um potro com 10 dias de vida. Hemorragia no parênquima do cerebelo (decorrente de trauma) e numerosas petéquias nas meninges e na superfície do ventrículo lateral direito (septicemia consequente de broncopneumonia aspirativa).

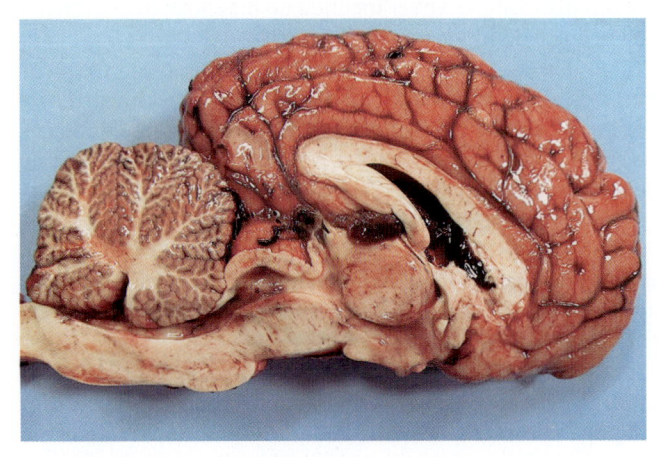

Figura 8.41 Corte sagital do encéfalo de um equino adulto. Notar a hiperemia intensa e um coágulo originado do plexo coroide preenchendo parcialmente o ventrículo lateral esquerdo. O animal apresentou diátese hemorrágica por septicemia decorrente de broncopneumonia.

gia mais grave do que nas obstruções arteriais, mas com o mesmo desfecho, isto é, a formação de uma cavidade cística após malacia do tecido afetado.

As lesões hemorrágicas do SNC podem ocorrer nas meninges, no parênquima ou em ambos e podem ser espontâneas ou traumáticas. Podem obedecer a lesões da parede dos vasos ou a alterações na coagulabilidade do sangue. As hemorragias espontâneas são caracterizadas por petéquias (Figura 8.40) ou mesmo por coágulos nos ventrículos (Figura 8.41), decorrentes de alterações nos vasos do plexo coroide. Podem ocorrer nas infecções septicêmicas, e, em equinos, hemorragias medulares têm sido atribuídas à permanência dos animais sob anestesia geral por longos períodos em decúbito dorsal (Figura 8.42). As hemorragias

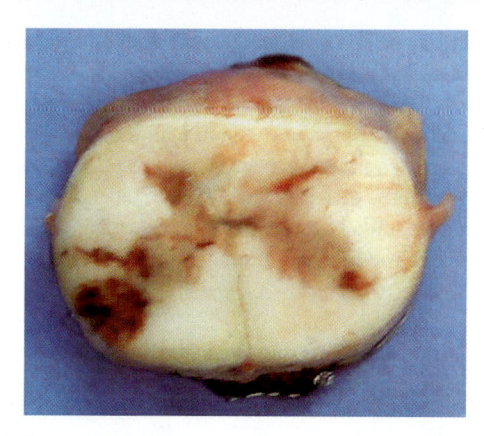

Figura 8.42 Equino. Medula espinhal com hemorragias decorrentes de anestesia geral por longo período em decúbito dorsal.

epidurais são raras em razão da aderência entre a meninge e o osso; quando ocorrem, há compressão do encéfalo e, sem tratamento cirúrgico, o paciente sofre convulsões e morte. As hemorragias subdurais desenvolvem-se por ruptura de veias, e o sangue mistura-se ao LCR. São observadas hemorragias meníngeas como sequela de partos distócicos. Petéquias ocorrem em diáteses hemorrágicas e púrpura septicêmica, tanto nas meninges como no encéfalo. A distribuição anatômica não é específica, com exceção das hemorragias da hepatite infecciosa canina, que poupam o córtex cerebral e cerebelar.

Hemorragias detectadas macroscopicamente acontecem na encefalomalacia focal simétrica, nos casos de enterotoxemia por *Clostridium perfringens* tipo D e na deficiência de tiamina em cães e gatos. Os hematomas de origem traumática podem afetar os ventrículos e induzir hidrocéfalo ou até produzir hematomielia, ou podem organizar e comprimir progressivamente o parênquima. Essas lesões nem sempre refletem o local do impacto; muitas vezes, a hemorragia desenvolve-se no lugar oposto, em virtude da elasticidade e da movimentação inercial do encéfalo. O coágulo comprime o órgão e, se for de tamanho suficiente, conduz o animal à morte.

Mielopatia isquêmica por êmbolo fibrocartilaginoso ocorre quando êmbolo similar ao núcleo pulposo do disco intervertebral causa infarto isquêmico e malacia na medula espinhal. Essa condição foi descrita em bovinos, cães, gatos, suínos e equinos. Os sinais clínicos são de superagudos a agudos, com ataxia ou paralisia dos membros torácicos e/ou pélvicos. A fisiopatologia ainda não é totalmente esclarecida, mas a migração de êmbolos fibrocartilaginosos do núcleo pulposo pode ocorrer por aumento da pressão sobre o disco intervertebral (fratura do corpo vertebral ou movimentos bruscos intensos) ou anomalias nos vasos do disco. Assim, consequentemente há entrada do material do núcleo pulposo para o interior dos vasos e migração para os vasos submeníngeos da medula espinhal.

Lesões traumáticas do sistema nervoso central

As lesões traumáticas do encéfalo são de várias categorias, mas todas refletem a mobilidade do órgão dentro da rígida caixa craniana. Nos impactos leves sobre o crânio, há a *concussão*, definida como perda temporária da função neu-

rológica consequente da rápida aceleração seguida de desaceleração, durante o trauma que atinge o crânio. Como consequência do impacto, os líquidos encefálicos deslocam-se e o sangue dos capilares sofre pressão, movendo-se para os vasos maiores. Isso determina hipoperfusão transitória que resulta na perda da consciência. Os tecidos superficiais do crânio sofrem petéquias e lacerações.

Lesões mais graves são classificadas como *contusões*. Nesse caso, há hemorragias extensas do parênquima e dos espaços meníngeos. A hemorragia desenvolve-se no local do golpe e no local oposto; neste último caso, é, em geral, mais grave e decorre da ruptura de vasos determinada pela pressão negativa de contragolpe. O quadro neurológico reflete a extensão da hemorragia (Figura 8.43) e de compressão do parênquima. Histologicamente, o tecido comprimido mostra edema e depois malacia. Outras etiologias, além das traumáticas, podem resultar em compressões semelhantes (abscessos, neoplasias e edema). Os animais afetados mostram irritabilidade e sofrem convulsões que evoluem para apatia, sonolência e coma, com o aumento da pressão sobre o tecido nervoso. A compressão dos centros nervosos motores induz paralisia. À semelhança dos seres humanos, os animais têm dor, a qual manifestam comprimindo a cabeça contra objetos.

Na *laceração*, uma lesão traumática altera a arquitetura do tecido. Pode ser causada por golpe ou por objetos penetrantes (Figura 8.44). As lacerações de contragolpe são mais comuns na superfície dos giros que contatam as proeminências ósseas. Pode haver hemorragias profundas e separação das substâncias cinzenta e branca em pequenas regiões do córtex cerebral. Quando as lacerações são causadas por objetos penetrantes, há fratura do crânio; e as feridas, quando não imediatamente letais, são suscetíveis a infecções secundárias, em particular se fragmentos de outros tecidos contaminam a região. Quando a lesão não é infectada, resolve-se pela formação de cicatriz glial ou de uma cavidade cística revestida de processos astrocitários hipertróficos. Se ocorrerem aderências meningoencefálicas, os animais sofrem ataques epileptiformes frequentes.

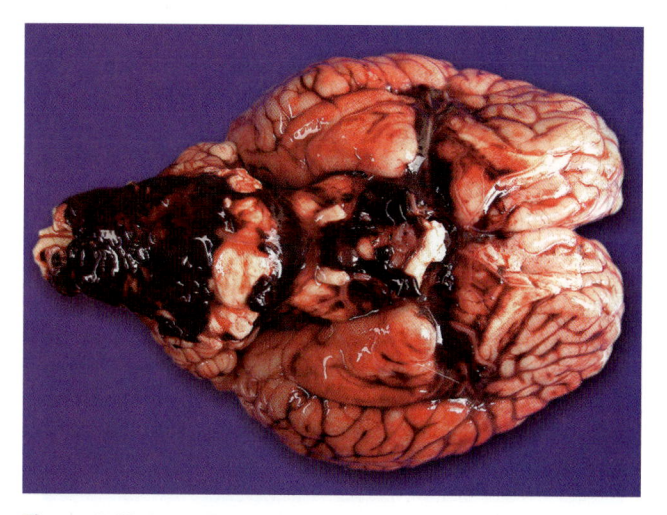

Figura 8.43 Potro. Traumatismo craniano com lesão encefálica por contragolpe. Congestão vascular e hemorragias, com formação de coágulos. (Cortesia de Dra. Gisele Fabrino Machado, Unesp, Araçatuba, SP.)

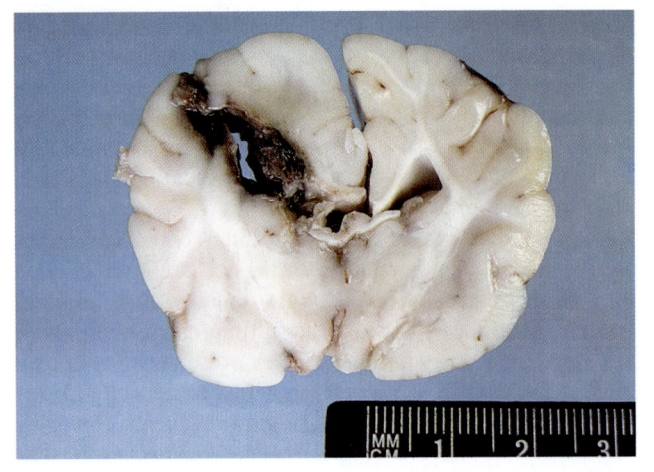

Figura 8.44 Cão filhote; encéfalo. Laceração do parênquima cerebral decorrente de mordida de um cão adulto. Há perda da arquitetura tecidual local com malacia, hemorragia e compressão do ventrículo lateral subjacente. À análise histopatológica, foi observada inflamação com infecção bacteriana secundária ao trauma perfurante. (Cortesia do Dr. Saulo Petinatti Pavarini, Universidade Federal do Rio Grande do Sul, Porto Alegre, RS.)

As lesões traumáticas à medula espinhal podem ser agudas, agudas recidivantes ou crônicas progressivas. Nos casos agudos, a compressão do tecido espinhal pode ser determinada por subluxações ou fraturas vertebrais (Figuras 8.45 a 8.47), compressão por ligamentos violentamente distendidos (como durante atropelamentos) ou fraturas patológicas decorrentes de osteomielites (Figura 8.48). As compressões agudas recidivantes são causadas por deslocamento dos discos intervertebrais (Figura 8.49) ou distensão da própria medula sobre protuberâncias ósseas, com isquemia intermitente. Já trauma crônico progressivo à medula espinhal é provocado por crescimentos tumorais primários ou metastáticos (Figuras 8.50 e 8.51), granulomas ou doenças de depósito que afetam o osso. À macroscopia, é possível observar áreas de amolecimento do tecido nervoso, acompanhadas ou não de graus variáveis de hemorragia (Figura 8.52). À histologia, há malacia do tecido traumatizado, com edema dos tecidos adjacentes; há desmielinização e degeneração walleriana das fibras motoras, caudalmente à lesão, e de fi-

bras sensitivas cranialmente. Cromatólise e perda neuronal são constantes. O desfecho será variável, de acordo com a extensão da lesão: desde gliose isomórfica até a formação de cavidade cística ou a transformação da medula em uma banda esclerótica fina. Os animais afetados por esse tipo de lesões apresentam quadros variáveis de paraplegia/tetraplegia, atrofia muscular, anestesia/hiperestesia, de acordo com o segmento da medula lesionada.

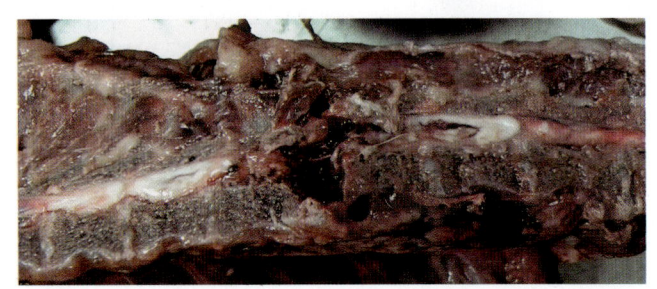

Figura 8.46 Coluna vertebral de um canino com fratura completa e laceração da medula espinhal torácica após trauma agudo.

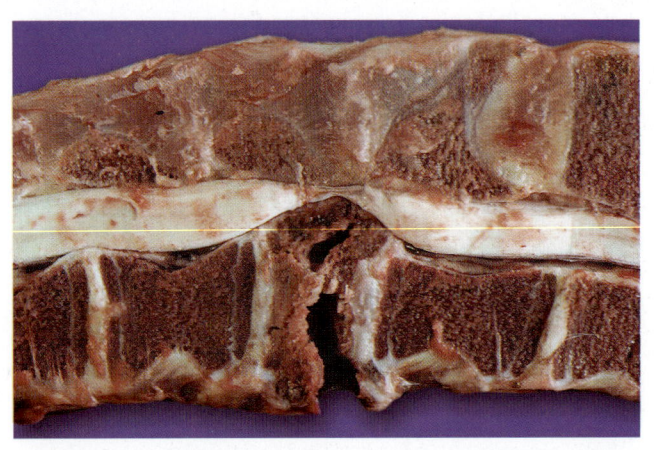

Figura 8.47 Bezerra; Fratura compressiva simples de L3 associada a estenose focal e compressão de medula espinhal. (Cortesia de Dra. Iolanda Simões Braga e Dra. Priscila Emiko Kobayashi, Unesp, Botucatu, SP.)

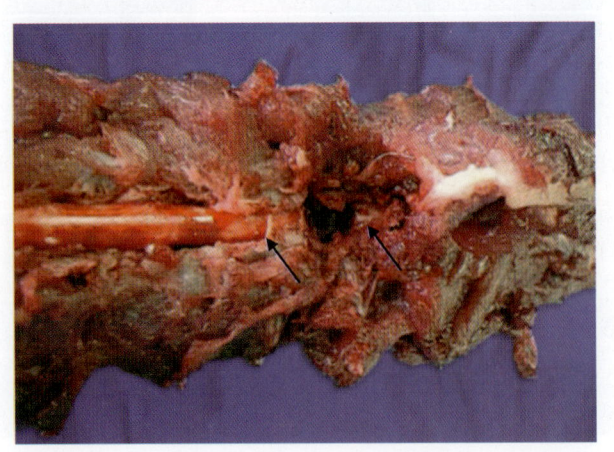

Figura 8.45 Cervo; coluna vertebral. Fratura traumática de vértebra torácica e consequente transecção completa (*entre setas*) da medula espinhal.

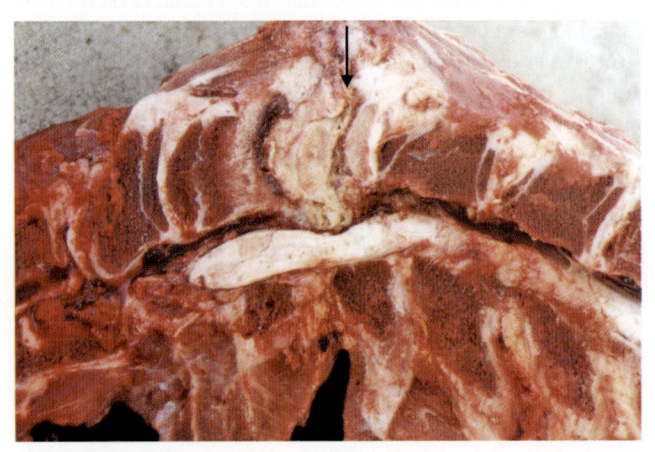

Figura 8.48 Bezerro; coluna vertebral. Compressão da medula espinhal decorrente de abscesso localizado em vértebra cervical fraturada (*seta*).

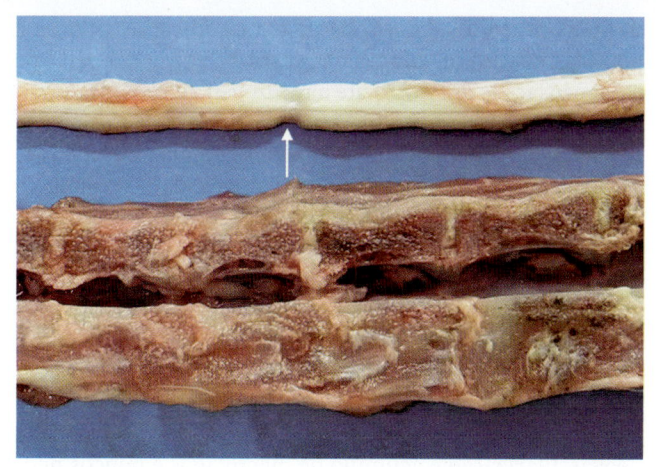

Figura 8.49 Coluna vertebral e medula espinhal de um gato. Notar a discopatia entre L3 e L4 e a compressão na medula espinhal (*seta*) correspondente ao segmento afetado.

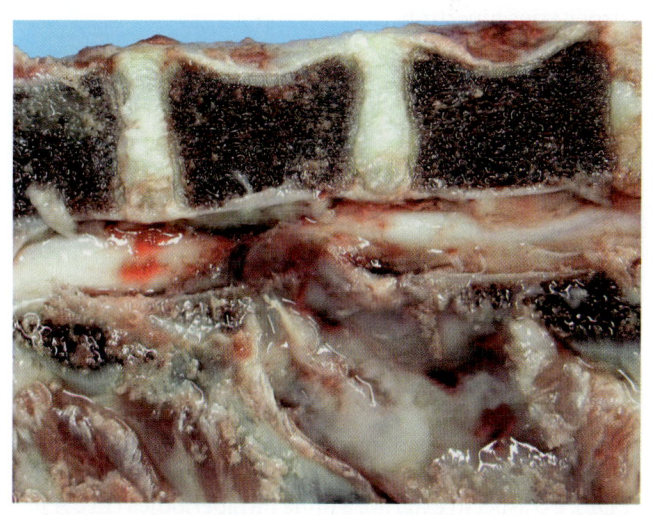

Figura 8.50 Corte longitudinal da coluna vertebral de um canino. Vértebra lombar parcialmente substituída por um osteossarcoma tipo fibroblástico com invasão do canal medular e compressão da medula espinhal.

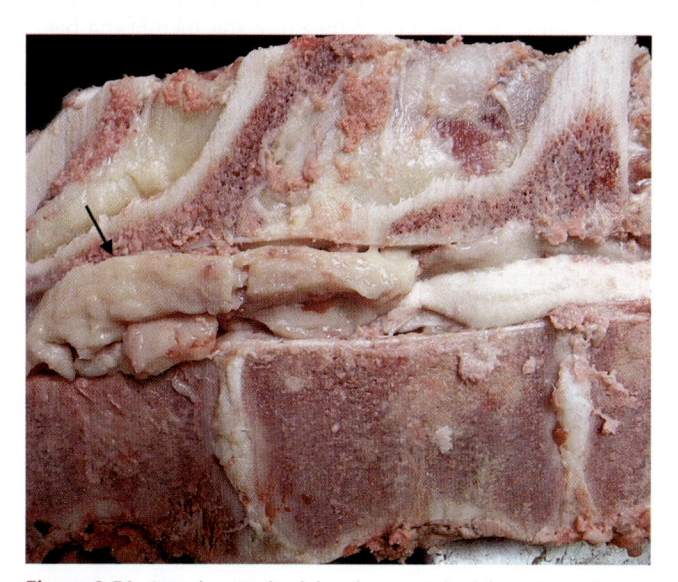

Figura 8.51 Corte longitudinal da coluna vertebral de vaca com leucose enzoótica. Infiltrado neoplásico no canal medular (*seta*) determinando compressão da medula espinhal.

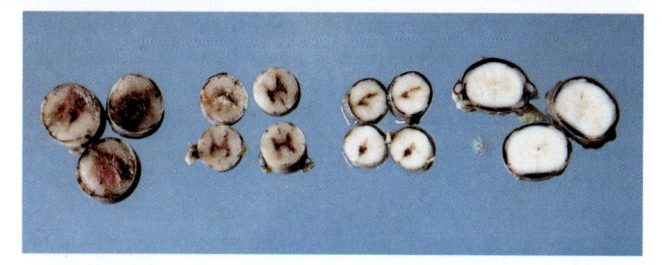

Figura 8.52 Medula espinhal de um canino da raça Dachshund com discopatia lombar. Mielomalacia hemorrágica envolvendo substâncias branca e cinzenta, especialmente nos segmentos à esquerda. (Cortesia do Dr. Saulo Petinatti Pavarini, Universidade Federal do Rio Grande do Sul, Porto Alegre, RS.)

ALTERAÇÕES DEGENERATIVAS

Alterações degenerativas do sistema nervoso podem ser classificadas por padrões principais: podem atingir especialmente a substância cinzenta, a substância branca ou ainda os axônios. Muitas vezes ocorre mais de um padrão simultaneamente em uma mesma doença. As alterações da substância cinzenta são principalmente neuronais, resultando em alterações citoplasmáticas e nucleares de neurônios, perda de neurônios devido a necrose, acúmulo de esferoides axonais, *status spongiosus*, acúmulo de material em neurônios e malacia. Na substância branca também são encontrados padrões de malacia, perda de mielina, *status spongiosus* e acúmulo de esferoides axonais. Nos axônios, especificamente, há lesões semelhantes à degeneração walleriana e edema axonal. Esses padrões serão abordados nos tópicos a seguir (ver também seção "Principais doenças que afetam primariamente o sistema nervoso").

Doenças decorrentes de lesões vertebrais

A *mielopatia estenótica cervical* (*síndrome wobbler*; "vacilante") é uma condição relatada em cães e equinos, consistente com malformação óssea congênita. Ocorrem instabilidade por subluxação vertebral, que se acentua durante o movimento, e compressão lateral e ventrodorsal da medula espinhal.

As raças caninas de grande porte, como Dogue Alemão (jovens) e Dobermann Pinscher (adultos e idosos), são as mais afetadas – os machos são mais afetados do que as fêmeas. A alteração é recorrente, e as lesões progressivas da medula desenvolvem-se em consequência da compressão que acontece durante a movimentação do pescoço.

O quadro neurológico é de ataxia progressiva, paresia até tetraparesia e atrofia muscular. Os sinais clínicos refletem lesão da medula cervical caudal, geralmente localizada entre quarta e sexta vértebras cervicais (C4-C6) no canino da raça Dogue Alemão e entre quinta e sétima vértebras cervicais (C5-C7) no da raça Dobermann Pinscher. Na medula cervical, há degeneração walleriana de axônios ascendentes e descendentes e perda dos corpos neuronais desses axônios na substância cinzenta.

O diagnóstico é feito por meio de apresentação clínica e de radiografia simples e mielografia. Atualmente, técnicas de imagem mais atuais, como tomografia computadorizada e ressonância magnética, também são utilizadas. O diagnóstico diferencial neurológico inclui alterações diversas, como doença de disco intervertebral e subluxação atlantoaxial; neoplasia intramedular, neoplasia do plexo braquial, poliomiosite e meningite; fratura ou luxação de vértebra e embolia fibrocartilaginosa. O diagnóstico diferencial não neurológico compreende enfermidades como displasias, ruptura do ligamento cruzado, hiperparatireoidismo de origem nutricional, fraqueza generalizada e poliartrite.

A doença em equídeos jovens, também denominada *incoordenação equina* ou *ataxia do potro*, apresenta-se como quadro de alterações no andar, o qual se manifesta nos primeiros 4 anos de idade, mais comumente entre 6 e 12 meses de vida. Ocorre em todas as principais raças equinas. A condição subjacente é a estenose, transitória ou persistente, do canal vertebral cervical. Uma ou mais vértebras podem ter movimentação anormal em consequência das malformações congênitas. Essa malformação determina lesão traumática, de aparecimento súbito ou insidioso, na medula espinhal.

Os animais afetados têm dificuldade na movimentação das massas musculares e caem com frequência, em particular ao tentar andar de ré ou fazer movimentos laterais. O quadro acentua-se na hiperextensão do pescoço. As quedas podem ser graves e, muitas vezes, causam a morte.

À necropsia, é possível observar as alterações ósseas, e ocasionalmente são encontradas hemorragias subdurais em animais que morrem após queda ou são encontrados mortos. A medula espinhal pode estar achatada e mais firme nos casos em que há astrogliose, quase sempre isomórfica (quando a disposição dos prolongamentos dos astrócitos está preservada e estes estão bem integrados às demais estruturas, também preservadas), e fibrose perivascular.

As lesões histológicas da medula espinhal são essencialmente degeneração walleriana dos axônios comprimidos, ascendentes e descendentes. Todos os funículos são afetados. A intensidade da perda determina áreas de malacia com gliose e numerosas células *gitter*. Os esferoides axonais são conspícuos, mas a perda neuronal não é. As lesões mais crônicas se apresentam sob a forma de cavidades císticas. Pode haver fibrose de dura-máter nas áreas mais afetadas.

O diagnóstico é feito por histórico e pelos exames neurológico e de imagem, com o pescoço em várias posições. Uma vez confirmado, na maioria dos casos, os animais são submetidos à eutanásia. O diagnóstico diferencial inclui protrusão de disco intervertebral, fratura de vértebra ou neoplasia.

Fraturas de vértebras ou penetração de corpos estranhos perfurantes causam lacerações da medula espinhal. De maneira mais comum, agressões agudas, recidivantes ou crônicas à medula espinhal podem ser infligidas pela *protrusão do disco intervertebral*, com pressão contínua e consequente isquemia do órgão. Essa condição é comum em cães das raças condrodistróficas. A paresia de aparecimento súbito ou cronicamente progressiva domina o quadro neurológico. A lesão microscópica, determinada pela compressão após o edema inicial, é de degeneração walleriana dos axônios envolvidos e de perda neuronal de grau variável. Quando o prolapso do disco é acompanhado de ruptura do anel fibroso, pode ocorrer *embolia fibrocartilaginosa*, uma síndrome hiperaguda de infarto medular. Essa síndrome pode acontecer em outras espécies domésticas e no ser humano. Afeta cães de 3 a 7 anos de idade, e o quadro neurológico é de aparecimento súbito; consiste em claudicação, paresia e paralisia em um membro ou em vários e perda dos reflexos e das sensações dolorosas até a recumbência, no transcurso de poucas horas. Os animais afetados permanecem alerta. À necropsia, é visualizada uma área de infarto de extensão variável, tumefeita, acastanhada e amolecida. Histologicamente, no início do quadro, observa-se tecido desestruturado com neurônios, glia e axônios fantasmas, abruptamente separados do tecido normal adjacente. No interior dos vasos, são detectados êmbolos cartilaginosos oclusivos, total ou parcialmente, constituídos por matriz cartilaginosa acinzentada em hematoxilina e eosina (H&E), às vezes com células condroides dentro de lacunas. Após algumas horas, as margens da área infartada são evidenciadas por marcada neovascularização e acúmulo de macrófagos e poucos neutrófilos. O tecido infartado liquefaz e a área é preenchida por células *gitter*. O desfecho do processo é a formação de uma cavidade cística delimitada por profusão de processos astrocitários hipertróficos.

Doenças da mielina

A bainha de mielina é formada por arranjos concêntricos de processos oligodendrogliais compactados ao redor de axônios do SNC. A bainha é colocada em segmentos (internodos) espaçados pelos *nodos de Ranvier*, adjacentes às regiões paranodais. A região nodal é envolvida por profusos processos astrocitários e oligodendrogliais. No SNP, a célula encarregada da mielinização é a célula de Schwann. A bainha de mielina é formada por lamelas, e sua quantidade (e consequente espessura da bainha) obedece a uma relação linear com o diâmetro do axônio mielinizado. A compactação dos processos (com a retirada do citoplasma) determina a ocorrência de duas linhas distintas na bainha: o aspecto citoplasmático do processo constitui a linha densa principal (LDP), e o aspecto externo, a linha intraperiódica (LI). A periodicidade da mielina varia de 10,7 a 11,2 nm no SNC e de 11,9 a 12,6 nm no SNP. A composição molecular da mielina difere no SNC e no SNP, e, neste último sistema, observa-se o citoplasma da célula de Schwann e sua membrana basal envolverem a fibra e ficarem em contato com fibras colágenas do endoneuro.

A destruição das bainhas de mielina com preservação do axônio denomina-se *desmielinização*, também referida como primária ou segmentar. As doenças que têm a desmielinização como processo-chave são cinomose em cães, maedi-visna nos ovinos e esclerose múltipla em seres humanos. Um processo de degradação da mielina decorrente da degeneração axônica compõe a degeneração walleriana. São muitas as doenças do SNC e do SNP que incluem a degeneração walleriana na sua patogênese: intoxicação tardia por organofosforados, harpejamento (*stringhalt*), doença do neurônio motor, entre outras.

Na desmielinização de origem inflamatória, a destruição das bainhas de mielina pode ocorrer por ataque à mielina, às células mielinizantes ou a ambas, ou, ainda, como efeito *bystander*. Muitas vezes, não se observam alterações à necropsia. Histologicamente, porém, as alterações podem ser dramáticas; restos mielínicos e celulares fagocitados por macrófagos aparecem, na microscopia óptica, como células *gitter*; nos cortes semifinos e na ultraestrutura, os detritos são observados como partículas osmiofílicas e gotículas de gordura neutra no citoplasma dos fagócitos ativados (Figura 8.53). Na maioria dos casos, o infiltrado fagocítico é marcado, bem como o linfoplasmocitário.

Na desmielinização de origem tóxica, muitas vezes o infiltrado é predominantemente composto de células *gitter*. O desfecho da desmielinização do SNC é variável; se acontece na medula espinhal, é possível observar células de Schwann invasivas mielinizando, conjuntamente com oligodendrócitos, os axônios desmielinizados. Em modelos experimentais, o processo de regeneração das bainhas perdidas pode ser completo. Nas doenças espontâneas da medula espinhal e no encéfalo, quase sempre não há regeneração total das bainhas, e o processo torna-se crônico, com astrogliose marcada.

Um processo conhecido como *swayback* *(sway* = atáxico; *back* = dorso) desenvolve-se em cordeiros, filhotes de cabra e leitões como consequência de deficiência de cobre materno/fetal. A patogênese da doença não é totalmente esclarecida, mas pode envolver deficiência de citocromo oxidase em diferentes períodos do desenvolvimento, bem como a falta de proteção da superóxido dismutase sobre a peroxidação dos lipídios da mielina. O termo *swayback* é o preferido para denominar a alteração em neonatos, enquanto a expressão *ataxia enzoótica* fica reservada para a ocorrência mais tardia da condição. Os cordeiros afetados ao nascimento permanecem muito tempo em decúbito, têm membros flácidos, caem com facilidade ao tentar se levantar e podem ser cegos. As lesões dos neonatos acontecem nos hemisférios cerebrais. Os animais afetados com a forma tardia, até 6 meses de idade, são atáxicos, com tendência a quedas e ao decúbito se pressionados, e apresentam lesões no tronco encefálico e na medula espinhal. Nos cordeiros doentes, as alterações, à necropsia, consistem em colapso do córtex, em razão das cavitações gelatinosas, bilaterais e simétricas da substância branca encefálica. Essas cavitações são mais bem observadas nos cortes coronais dos hemisférios (Figura 8.54). Histologicamente,

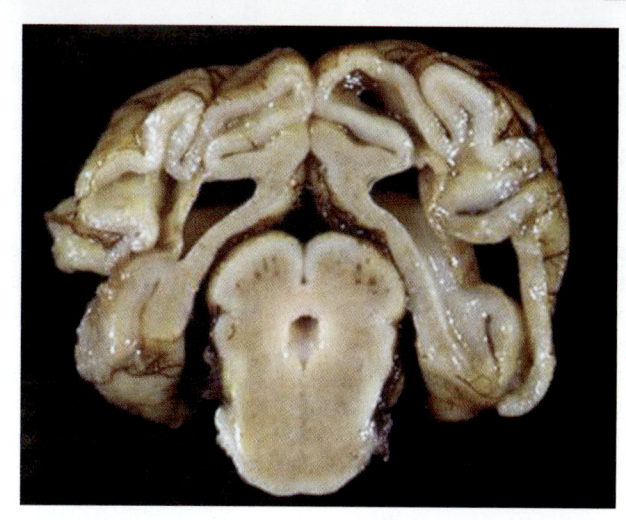

Figura 8.54 Corte coronal de encéfalo de cordeiro. *Swayback*. Notar as cavitações gelatinosas bilaterais na substância branca.

observam-se edema, astrogliose reativa e ausência de mielina. A lesão ocorre por hipomielinização e desmielinização; a lise tecidual, contudo, não tem sido adequadamente explicada. A lesão da medula espinhal é marcada por degeneração walleriana dos tratos dorsolaterais e ventromediais, das raízes e dos nervos espinhais, sugestiva de axonopatia distal. Neurônios cromatolíticos são descritos em vários núcleos, como o vermelho e o vestibular lateral, e nos neurônios motores espinhais. Nos filhotes de cabra, as lesões consistem em degeneração/displasia cerebelar e degeneração dos axônios motores periféricos. Nos leitões, degeneração walleriana é descrita, mas não se relata lesão neuronal. A administração de quantidades adequadas de cobre às matrizes sob risco e aos animais doentes deverá controlar a doença, ao menos parcialmente.

Dentre as lesões pouco comuns da mielina, pode-se citar a axonopatia progressiva dos cães Boxer. Trata-se de uma doença hereditária, com manifestações clínicas neurológicas em torno de 3 meses de idade. Há ataxia de membros pélvicos e sinais de denervação de músculos esqueléticos. As lesões principais são presença de esferoides e degeneração axonal em medula espinhal, núcleos do tronco encefálico, da substância branca cerebelar e do trato óptico.

Degenerações causadas por substâncias tóxicas e toxinas

A *encefalopatia hepática* é um distúrbio metabólico do SNC, uma autointoxicação decorrente de disfunção hepática e hiperamonemia. Ocorre em ruminantes e equinos com insuficiência hepática e em cães e gatos (raramente em outras espécies), com desvios portossistêmicos congênitos ou adquiridos. Ruminantes e equinos que ingerem plantas hepatotóxicas (*Senecio* spp., *Echium plantagineum*, *Crotalaria* spp.) mostram sinais nervosos, que, nos bovinos, são agressividade e incoordenação, ao passo que, em equinos, são sonolência, bocejos, incoordenação, dismetria, andar em círculos ou a esmo, pressão da cabeça contra objetos, tremores musculares e dor. As lesões histológicas são de espongiose cerebral por edema astrocitário e das bainhas de mielina que separam as lamelas. Essa espongiose se dá na

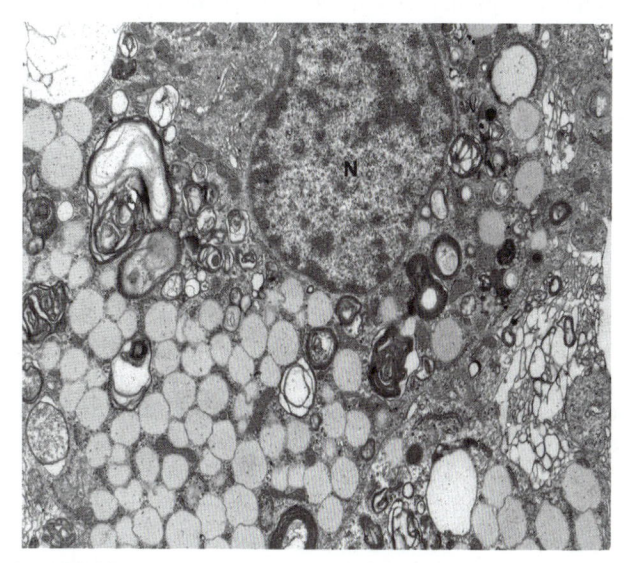

Figura 8.53 Ultraestrutura da micróglia ativada. Observar numerosos corpúsculos globoides lipídicos e restos mielínicos no citoplasma. N = núcleo. 8.600×.

junção cortical da substância branca com a cinzenta e, às vezes, na substância cinzenta do córtex telencefálico, cápsula interna, tálamo e corpos quadrigêmeos (Figura 8.55).

A degeneração do SNC causada por chumbo, organofosforados e sal é descrita na seção "Principais doenças que afetam primariamente o sistema nervoso", mais adiante. A intoxicação por selênio (Se) induz poliomalacia focal simétrica da medula espinhal em suínos. Os sinais clínicos são de ataxia, que progride para paresia dos membros torácicos ou pélvicos e para tetraparesia em alguns dias. À necropsia, é possível visualizar áreas focais de amolecimento dos cornos ventrais à altura das intumescências cervical e lombar. Essas lesões consistem em áreas marrom-amareladas de malacia ou acinzentadas e deprimidas de liquefação. Histologicamente, há grande perda neuronal, proliferação endotelial e astrocitose nas lesões mais crônicas. Lesões cutâneas podem estar associadas e auxiliam no diagnóstico.

Várias *doenças de depósito lisossomal* (por erros inatos do metabolismo) têm sido relatadas em animais: a leucodistrofia globoide em várias espécies, por deficiência da galactocerebrosidase; a fucosidose canina a-L, por deficiência da a-L fucosidase; a manosidose felina e caprina por deficiência de a e b-manosidase, respectivamente; a manosidose descrita em cães da raça Pastor Alemão, por deficiência de b-manosidase; a polineuropatia felina tipo *Niemann Pick*, por deficiência da esfingomielinase; a gangliosidose GM2 canina atípica (tipo doença de Sandhoff). Em seres humanos, a doença mais conhecida desse grupo é a *Tay-Sachs*, que, na forma adulta, ocorre por deficiência de hexosaminidase A. Glicogenose ocorre em várias espécies animais por deficiência das enzimas que desdobram glicose, isto é, amilo-1,6-glicosidase; os animais afetados mostram fraqueza muscular progressiva e ataxia. Histologicamente, observam-se acúmulos de glicogênio nos músculos esqueléticos e cardíacos, bem como em neurônios e células fagocíticas em diversas localizações (Figura 8.56). Essas doenças são de ocorrência muito rara, e o diagnóstico é feito pelo

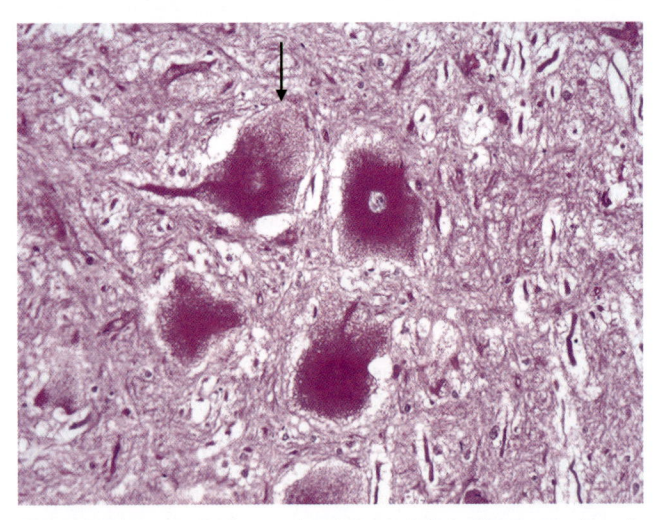

Figura 8.56 Bovino Brahman; neurônios espinhais. Glicogenose hereditária. Observar os neurônios com numerosos microvacúolos no pericário (*seta*) e substância avermelhada densamente corada. PAS, ácido periódico-Schiff. (Cortesia do Dr. David Driemeier, Universidade Federal do Rio Grande do Sul, Porto Alegre, RS.)

reconhecimento microscópico do substrato específico em várias células teciduais, notadamente neurônios. A técnica de lectino-histoquímica pode ser utilizada no diagnóstico ao identificar tipos específicos de carboidratos acumulados nas células acometidas.

A ocorrência de *hipoxia*, que é importante causa de lesão em todos os tecidos, pode ser fatal quando afeta o SNC; este é suscetível ao baixo suprimento de oxigênio, e o dano ao tecido é padrão independentemente da causa. A suscetibilidade à hipoxia, contudo, é regionalmente variável. A hipoxia decorrente de isquemia lesa o tecido nervoso quando a tensão de oxigênio não alcança o limiar mínimo para a realização das atividades fisiológicas do órgão, o que mais exige energia do organismo. Das células neuroectodérmicas, os neurônios são os mais sensíveis à privação de oxigênio, com diferenças regionais de sensibilidade e com maior expressão nos neurônios das lâminas profundas do córtex cerebral, seguidos dos neurônios dos núcleos da base (globo pálido e substância negra) e dos neurônios talâmicos.

Nos animais que sobrevivem às alterações morfológicas, que são observadas a partir de 8 a 10 h de instalação da hipoxia, estas variam de cromatólise a neurônios isquêmicos (vermelhos) (ver Figuras 8.4 a 8.10). Nas fibras mielinizadas, o axônio é mais sensível do que a bainha de mielina. Das células gliais, os oligodendrócitos são os mais sensíveis à hipoxia, seguidos dos astrócitos, da micróglia e dos endotélios. Os oligodendrócitos privados de oxigênio liberam os processos a partir das porções internas das bainhas (um tipo de reação de *dying back*, isto é, alteração a partir das porções distais de células e processos, também relatada para axônios, quando é denominada *axonopatia distal*) e tornam-se arredondados e encarquilhados. Os astrócitos mostram tumefação e empacotamento dos filamentos intermediários de GFAP. As lesões são bilaterais e simétricas. As alterações hipóxicas na substância branca ocorrem primariamente no corpo caloso e na comissura anterior e consistem em malacia.

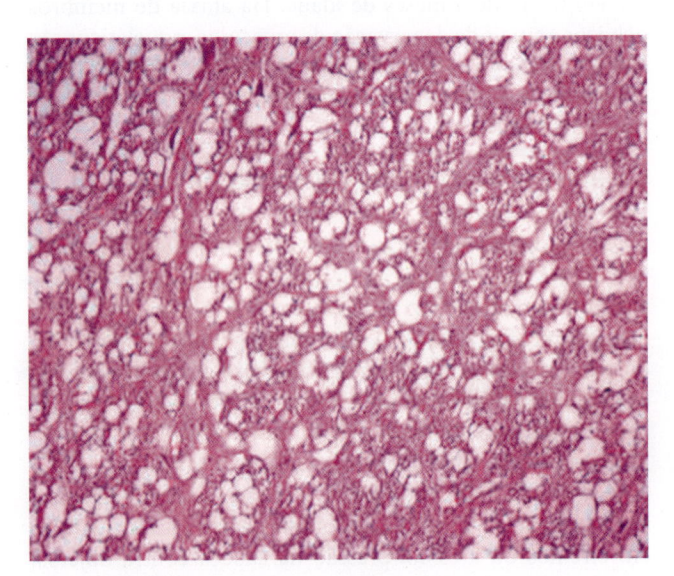

Figura 8.55 Cérebro; substância branca subcortical; encefalopatia hepática em bovino intoxicado por *Senecio* spp. Espongiose por edema das bainhas de mielina na linha intraperiódica e edema astrocitário.

Lesões degenerativas neuronais por privação de oxigênio são associadas aos *episódios trans* ou *pós-anestésicos* em espécies animais, com maior frequência em cães e gatos. As alterações consistem em necrose cérebro-cortical extensa, do córtex frontal até o occipital, e hemorragia bilateral e simétrica dos colículos caudais. A substância branca adjacente está edemaciada, e há marcada astrocitose.

Encefalomalacia focal simétrica decorrente da toxina *épsilon* do *Clostridium perfringens* tipo D é descrita em ovinos. A patogênese da lesão inclui a ligação da toxina a receptores das células endoteliais de mesencéfalo, tálamo e hipocampo. As alterações vasculares decorrentes dessa ligação ocasionam hipoxia/anoxia com necrose neuronal.

Uma forma de degeneração neuronal, progressiva e fatal, ocorre nas *encefalopatias espongiformes transmissíveis* (EET), que afetam várias espécies animais e o ser humano. São também conhecidas como doenças do príon e serão discutidas na seção "Principais doenças que afetam primariamente o sistema nervoso", posteriormente.

Entre as *doenças degenerativas idiopáticas* pode ser citada a *mielopatia progressiva*, que ocorre em cães idosos de várias raças, em particular Pastor Alemão, e não tem predileção sexual. Os cães afetados têm história de paraparesia e ataxia lentamente progressiva dos membros pélvicos. À necropsia, quando as lesões estão presentes, indicam mielopatia bilateral (não necessariamente simétrica) ao longo da medula espinhal, mais marcada nos segmentos torácicos. Histologicamente, observam-se alterações de axônios e mielina, mais bem apreciados nos cortes transversais do órgão. Há ruptura das bainhas de mielina, balões axonais e discreta astrocitose. Há relatos de condição semelhante em gatos.

A *abiotrofia cerebelar* é a condição na qual populações neuronais envelhecem e morrem prematuramente em razão da falta de fatores tróficos. Acontece em todas as espécies, e é mais comum que os sinais clínicos sejam identificados em animais jovens (meses de idade), como observado em cães (das raças Beagle, Labrador e Dogue Alemão, entre outras), bovinos (Angus, Shorthorn, Charolês, Holandês e Hereford), ovinos (Corriedale) e potros (Árabe), embora possam ter início tardio, como a desenvolvida pelo Brittany Spaniel entre 7 e 13 anos de idade. Seus sinais clínicos relatados na literatura internacional são típicos de alteração cerebelar: ataxia, hipermetria, dismetria e tremores de cabeça. As abiotrofias mais bem conhecidas envolvem o córtex cerebelar, que é normal ao nascimento, e deficiência progressiva de células no período perinatal. As células que degeneram e morrem são os neurônios de Purkinje e os neurônios da camada granular. Em alguns casos, porém, a abiotrofia envolve vários sistemas de neurônios motores e/ou sensoriais; este último caso é relatado em suínos e cães. À macroscopia, o cerebelo pode estar diminuído de tamanho e com folhas cerebelares menos proeminentes ou em menor número.

No Brasil, há registro da ocorrência de abiotrofia cerebelar (OLIVEIRA *et al.*, 2011) em um bovino da raça Nelore, com 15 meses de idade, criado no estado de Minas Gerais; esse foi o primeiro registro da doença em gado Zebu (*Bos taurus indicus*). O animal apresentou quadro clínico com tremor de cabeça, hipermetria simétrica, espasticidade, ptialismo e incoordenação; a eutanásia foi indicada. Não havia alterações macroscópicas. O exame histopatológico revelou perda de neurônios das camadas granular e molecular e dos neurônios de Purkinje do córtex cerebelar; a perda de células de Purkinje era acentuada. O diagnóstico correto dessa doença torna-se importante, pois a diferenciação de encefalopatia espongiforme bovina é de elevada importância para atender aos programas oficiais de vigilância sanitária.

ALTERAÇÕES INFLAMATÓRIAS

Reações de tecido nervoso nas doenças causadas por bactérias

O cérebro e a medula espinhal são protegidos da penetração direta de infecção pelo periósteo e pela dura-máter. Essa barreira é extremamente eficiente, mas o tecido nervoso torna-se bastante suscetível quando há processo piogênico ativo nos tecidos vizinhos. Osteomielite supurativa é um risco potencial pela infecção retrógrada por meio do sistema venoso. A dura-máter é quase sempre impermeável a processos supurativos, mas é vulnerável à penetração de agentes por troncos nervosos, placa cribriforme e osso temporal, onde a membrana é fusionada com o periósteo e não há espaço epidural. Depois que um agente infeccioso tem acesso às meninges, distribui-se rapidamente nos espaços meníngeos, e o processo supurativo torna-se difuso.

As bactérias podem chegar ao SNC por diferentes vias; uma delas é o fluxo axonal retrógrado dos nervos cranianos ou periféricos; nesse caso, o melhor exemplo entre as bactérias é *Listeria monocytogenes*. Outra maneira é a implantação direta através de feridas perfurantes. Extensão direta da infecção pode ocorrer de estruturas adjacentes, como conduto auditivo (Figura 8.57), bula timpânica, seios paranasais e etmoide. Por fim, a mais comum é a via hematógena. A grande maioria das infecções hematógenas é arterial, mas algumas são venosas e envolvem veias cranianas e paravertebrais. As veias têm diversas ramificações e anastomoses com válvulas que possibilitam fluxo lento e em várias direções. A Tabela 8.2 sumariza os principais agentes bacterianos de ocorrência no Brasil.

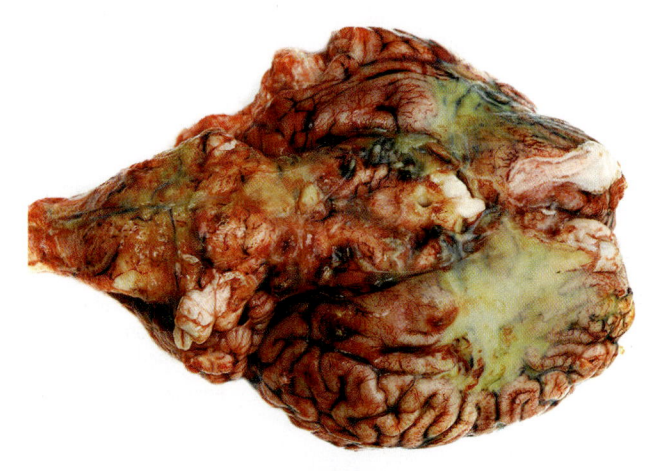

Figura 8.57 Vista ventral do encéfalo de equino com meningite purulenta por extensão de otite interna. Há áreas extensas com exsudato purulento no espaço subaracnóideo, e as meninges estão difusa e intensamente hiperêmicas. (Cortesia do Dr. Saulo Petinatti Pavarini, Universidade Federal do Rio Grande do Sul, Porto Alegre, RS.)

Tabela 8.2 Principais agentes bacterianos, com ocorrência no Brasil, que acometem o sistema nervoso, tipos de lesões, regiões do sistema nervoso com lesões, espécies acometidas e exames complementares para o diagnóstico definitivo.

Espécie	Etiologia	Lesões macroscópicas e regiões acometidas do sistema nervoso	Lesões histológicas	Diagnóstico *post-mortem*
Bovinos	*Trueperella pyogenes* *Fusobacterium necrophorum* *Streptococcus* spp. *Escherichia coli* *Pasteurella multocida*	Abscessos Leptomeningite supurativa	Encefalite necropurulenta multifocal Leptomeningite neutrofílica/ fibrinoneutrofílica	Histopatologia, histoquímica e bacteriologia
	Listeria monocytogenes	Ausente ou hiperemia das meninges e focos amarelados no tronco	Meningoencefalite neutrofílica a histocitária no cerebelo e múltiplos microabscessos com malacia no tronco encefálico, especialmente nos núcleos de neurônios	Histopatologia, IHQ e bacteriologia
	Mycobacterium bovis (tuberculose)	Espessamento nodular e caseoso das meninges	Meningite e encefalite granulomatosa caracterizada por numerosas células gigantes multinucleadas, macrófagos epitelioides e linfócitos ao redor de áreas de necrose caseosa	Histopatologia, histoquímica (coloração de Ziehl-Nielsen), bacteriologia/IHQ
	Histophilus somni	Múltiplas hemorragias nas meninges, no parênquima encefálico (mais comum entre substância branca e cinza do cérebro) e na medula espinhal. Exsudato purulento e fibrina podem estar presentes	Vasculite hemorrágica e supurativa com trombose nos vasos das leptomeninges e no parênquima, em associação com necrose e hemorragia ao redor de vasos. Bactérias podem ser visualizadas no interior de trombos nas vênulas	Histopatologia e bacteriologia
Equinos (especialmente neonatos)	*Trueperella pyogenes* *Actinobacillus equuli,* *Streptococcus* spp. *Escherichia coli* *Salmonella enterica*	Abscessos Meningites supurativas com opacidade ou meningoventriculite com acúmulo de exsudato nos ventrículos	Meningoencefalite necropurulenta multifocal Leptomeningite neutrofílica/ fibrinoneutrofílica a histiocitária	Histopatologia e bacteriologia
Pequenos ruminantes	*Listeria monocytogenes*	Ausentes ou hiperemia e edema nas leptomeninges do tronco encefálico e focos amarelados no bulbo e na medula espinhal	Meningite e encefalite cerebelar neutrofílica a histiocitária e múltiplos microabscessos com necrose do neurópilo, perda de neurônios, microgliose multifocal e degeneração axonal no tronco encefálico	Histopatologia, imuno-histoquímica, bacteriologia
	Fusobacterium necrophorum	Abscessos únicos ou múltiplos no encéfalo e medula espinhal	Necrose de liquefação, associada a restos celulares, envolta por numerosos neutrófilos	Histopatologia, histoquímica e bacteriologia
Suínos	*Glaesserella* (*Haemophilus*) *parasuis* (doença de *Glässer*)	Hiperemia das meninges e opacidade ao redor dos vasos	Leptomeningite fibrinopurulenta com formação de trombos	Histopatologia, histoquímica e bacteriologia
	Streptococcus suis (especialmente sorotipos 1 e 2)	Hiperemia das meninges e opacidade com deposição de exsudato purulento nos ventrículos com extensão para o canal medular	Leptomeningite supurativa, ependimite (com perda do epitélio), coroidite e ventriculite purulentas a fibrinopurulentas	
	Verotoxina da *Escherichia coli* (doença do edema)	Edema e áreas amareladas no tronco encefálico e cerebelo	Vasculite fibrinonecrótica com edema perivascular e necrose do neurópilo	
	Erysipelothrix rhusiopathiae	Ausentes ou áreas de hemorragia	Vasculite linfo-histiocitária multifocal com trombose	
	Escherichia coli *Streptococcus suis*	Hiperemia das meninges e opacidade ao redor dos vasos	Leptomeningite supurativa, coroidite e ventriculite fibrinopurulenta	

(continua)

Tabela 8.2 Principais agentes bacterianos, com ocorrência no Brasil, que acometem o sistema nervoso, tipos de lesões, regiões do sistema nervoso com lesões, espécies acometidas e exames complementares para o diagnóstico definitivo. *Continuação*

Espécie	Etiologia	Lesões macroscópicas e regiões acometidas do sistema nervoso	Lesões histológicas	Diagnóstico *post-mortem*
Cães	*Streptococcus* spp. *Staphylococcus* spp. *Klebsiella* spp. *Escherichia coli*	Abscessos no encéfalo ou hiperemia e exsudato purulento nas meninges	Leptomeningite neutrofílica ou necropurulenta	Histopatologia, histoquímica e bacteriologia
	Nocardia spp.	Opacidade das meninges	Leptomeningite purulenta a histiocitária	Histopatologia, histoquímica e bacteriologia
	Listeria monocytogenes (raro)	Hiperemia difusa e exsudato purulento nas leptomeninges	Leptomeningite neutrofílica e histiocitária associada a bastonetes Gram-positivos	Histopatologia, imuno-histoquímica e bacteriologia
Gatos	*Streptococcus equizooepidemicus Klebsiella* spp.	Hiperemia e opacidade das meninges	Leptomeningite neutrofílica e linfocitária associada a hiperemia e edema. Numerosos cocos são visualizados em associação com a inflamação	Histopatologia, bacteriologia, histoquímica e IHQ
	Escherichia coli	Hiperemia e opacidade das meninges	Leptomeningite neutrofílica, histiocitária, linfocitária e plasmocitária com hiperemia. Numerosos bastonetes são visualizados em associação com a inflamação	Histopatologia, bacteriologia, histoquímica e IHQ
	Pasteurella multocida	Meninges espessas e amareladas por deposição de exsudato purulento	Meningite e/ou meningoencefalomielite e ventriculite necrossupurativa a supurativa	Histopatologia, bacteriologia e histoquímica
	Streptococcus canis	Meninges do córtex rostral do encéfalo amareladas e espessas por deposição de fibrina e exsudato purulento	Meningite fibrinopurulenta com trombose nos vasos das meninges e numerosos cocos Gram-positivos	Histopatologia, bacteriologia e histoquímica

IHQ = imuno-histoquímica; PCR = *polymerase chain reaction*.

Observações: a histoquímica (p. ex., Gram histológico) possibilita a visualização de bactérias *in situ* para associar lesão e causa; contudo, testes adicionais são necessários para a identificação da etiologia específica. A PCR convencional pode ser aplicada para a identificação de diversas bactérias. Entretanto, há bactérias cujas espécies somente são identificadas com o sequenciamento genético (algumas para múltiplos genes), dificultando a aplicação na rotina de diagnóstico.

Bactérias importantes de serem discutidas neste tópico são: *Escherichia coli, Streptococcus* spp., *Trueperella (Arcanobacterium) pyogenes, Salmonella enterica, Pasteurella* spp., *Glaesserella parasuis* e *Histophilus somni*. Essas bactérias, apesar de apresentarem diferenças individuais, têm alguns aspectos comuns nas infecções. Um deles é o desenvolvimento da infecção em animais jovens de fazenda (bezerros, potros, cordeiros e leitões), principalmente em animais sem proteção colostral ou quando as bactérias encontram fácil acesso ao organismo, como na ausência e/ou má desinfecção umbilical, e em cortes de dente e cauda sem assepsia adequada. Outro aspecto é a tendência de produzir inflamação fibrinossupurativa em tecidos membranosos do organismo. Nessas membranas, estão inclusos leptomeninges, epêndima, plexo coroide, sinóvias, úvea e serosas. Acredita-se que a relação dessas infecções com superfícies resulta do transporte de bactérias em monócitos (com baixa atividade bactericida) que migram pelas vias normais, mantendo uma população de macrófagos significativa nesses locais.

As *leptomeningites supurativas* são quase sempre de origem hematógena e de ocorrência maior em animais de interesse econômico, principalmente em recém-nascidos. Acontecem também em cães e gatos, porém são menos comuns.

À macroscopia, observam-se leptomeninges muito hiperêmicas, com opacidade e com exsudato viscoso amarelado difuso. À microscopia, há grande quantidade de neutrófilos e fibrina preenchendo o espaço subaracnóideo (Figura 8.58), mais acentuado nas áreas perivasculares.

É bem conhecida a origem hematógena da maioria das leptomeningites supurativas, porém desconhecem-se os fatores que determinam sua localização. Especula-se que ambos, agente e hospedeiro, desempenhem importante papel nessa distribuição e localização. Infecções neonatais por estreptococos em bezerros, cordeiros e suínos (mas não em potros) costumam produzir combinação de poliartrite, leptomeningite, coroidite e (apenas em bezerros) endoftalmite purulenta. Já *Erysipelothrix rhusiopathiae*, que produz artrite, é uma exceção, uma vez que, apesar de produzir êmbolos sépticos que podem chegar ao encéfalo, não determina leptomeningite supurativa. Assim, observam-se algumas diferenças com relação às espécies animais quanto ao tipo de agente infec-

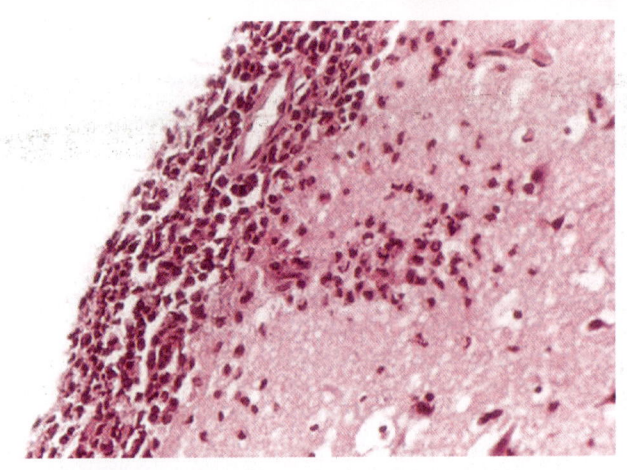

Figura 8.58 Bezerro; cérebro. Meningoencefalite bacteriana: o espaço subaracnóideo e o parênquima submeningeal estão densamente infiltrados por macrófagos e neutrófilos.

cioso, aos locais das lesões e à origem da infecção, de acordo com a descrição a seguir.

Em bezerros, infecções por *E. coli* (mais comum), *Streptococcus* spp. e *Pasteurella* spp. ocorrem em animais jovens, com idades que variam de 2 dias a 1 mês. As infecções podem acontecer durante os primeiros dias de vida, embora *Pasteurella* spp. possa afetar animais com mais idade (1 a 2 anos). A leptomeningite fibrinossupurativa pode desenvolver-se associada à ependimite e à coroidite supurativas, além de sinovite-artrite (Figura 8.59) e endoftalmites fibrinosas. Meningite e coroidite acompanhadas de ventriculite fibrinossupurativa foram documentadas em bezerros neonatos em consequência da infecção por *Streptococcus bovis* e *E. coli*. Onfaloflebite e rumenites são os focos de infecção mais considerados na origem da bacteriemia que atinge o SNC em bezerros.

Em cordeiros, as bactérias importantes são *E. coli* e *P. multocida*, porém são citados também *Staphylococcus pyogenes* e *Trueperella (Arcanobacterium) pyogenes*. A idade dos cordeiros afetados varia de 1 dia a 8 semanas. As lesões incluem leptomeningite supurativa, peritonite fibrinossupurativa e artrite.

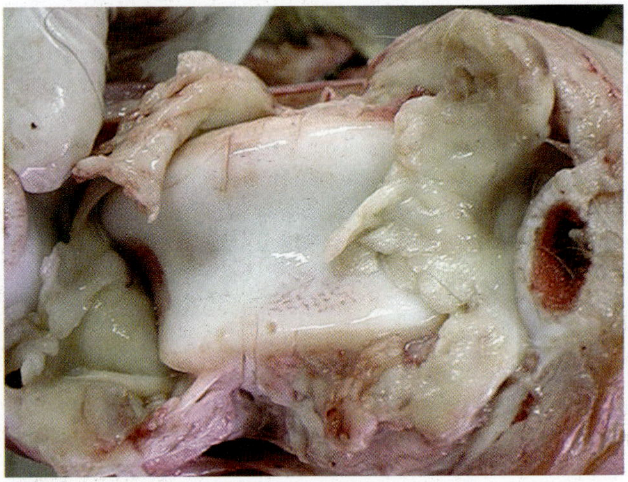

A onfaloflebite não é considerada a principal origem da septicemia ou bacteriemia em cordeiros, já que, nos casos de meningoencefalite bacteriana observados nessa espécie, a onfaloflebite estava ausente na maioria. Nesses casos, os tratos digestório e respiratório superior foram considerados focos infecciosos iniciais para o desenvolvimento da meningoencefalite bacteriana.

Em potros, as bactérias de importância incluem *E. coli*, *Trueperella pyogenes*, *Actinobacillus equuli*, *Streptococcus* spp. (Figura 8.60) e *Salmonella enterica*. Quando as infecções são neonatais (principalmente por *E. coli*), potros com meningites e/ou meningoventriculites podem morrer em 24 a 48 h. Em infecções mais tardias, os potros com meningite podem viver até 3 a 14 dias de idade. A infecção por *Salmonella enterica*, acompanhada de septicemia, leptomeningite, coroidite e ventriculite, geralmente afeta animais de 1 a 6 meses de idade e quase sempre é precedida de enterite hemorrágica por *Salmonella enterica*. *S. enterica* sorotipo *Typhimurium* é o sorotipo isolado com mais frequência nos casos de distribuição da infecção para o SNC.

As alterações microscópicas no encéfalo de potros com infecção por *Salmonella enterica* sorotipo *Typhimurium* incluem também encefalite focal, caracterizada por necrose fibrinoide e trombose de pequenos vasos, e microgranulomas no parênquima. A porta de entrada mais comum para invasão bacteriana e distribuição para o sistema nervoso nos potros são o intestino e os pulmões. Equinos com infecção supurativa nos seios cranianos e nasais e nas bolsas guturais são suscetíveis a meningites supurativas e abscessos na glândula pituitária.

Em suínos, os principais agentes pertencem ao gênero *Streptococcus*, na maioria das vezes *S. suis*, como já descrito. Outros agentes específicos incluem a forma septicêmica da *Salmonella enterica*, que causa vasculite necrótica e microgranulomas perivasculares, e *Glaesserella (Haemophilus) parasuis*, que pode ocasionar leptomeningite fibrinossupurativa difusa e polisserosite fibrinosa em suínos desmamados.

Em cães, um estudo retrospectivo com 23 animais revelou a ocorrência de meningoencefalomielite causada por diversos agentes bacterianos. *Escherichia coli*, *Streptococcus* spp. e *Klebsiella* spp. foram as bactérias mais frequentemen-

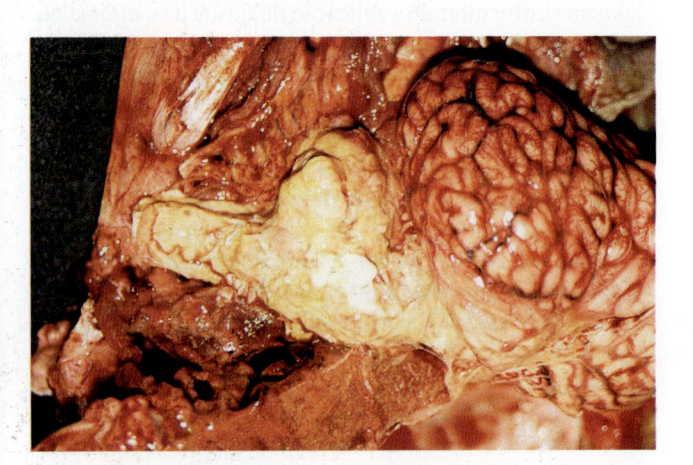

Figura 8.59 Bezerro; articulação femorotibiopatelar. Artrite fibrinosa aguda em consequência de infecção umbilical.

Figura 8.60 Encéfalo *in situ* de equino. Meningoencefalite por *Streptococcus* sp. Observam-se intensa hiperemia e acúmulo de exsudato purulento.

te isoladas. Outras bactérias incluíram *Staphylococcus* spp., *Pasteurella* spp., *Nocardia* spp. e *Actinomyces* spp.

Em gatos, infecção bacteriana localizada no encéfalo é rara. Os poucos casos documentados relacionam meningite supurativa por extensão de infecção supurativa em seios frontais e cavidade nasal e, ainda, abscesso no lobo temporal resultante da extensão de um processo infeccioso no conduto auditivo interno.

Abscessos no SNC ocorrem principalmente em animais jovens, em geral com menos de 1 ano de idade. As espécies mais afetadas são ovinos, caprinos e bovinos (Figura 8.61), porém suínos e potros também podem ser afetados. As bactérias piogênicas mais comuns são: *Trueperella pyogenes*, *Staphylococcus aureus*, *Escherichia coli*, *Streptococcus* spp., *Fusobacterium necrophorum* e *Pseudomonas* spp.

As portas de entrada para as bactérias são múltiplas, incluindo via umbilical, faringe e mucosa gastrintestinal e, também, por extensão de sinusites, rinites e faringites bacterianas; as faringites, nesses casos, podem ser traumáticas (perfuração por corpo estranho ou pistolas de dosificação, especialmente em ovinos recentemente deverminados).

Um estudo nacional que descreveu seis surtos de lesões orofaríngeas em ovinos, associados ao uso de pistolas dosificadoras, demonstrou que em dois dos episódios foram notados sinais neurológicos causados por leptomeningite supurativa (medula espinhal cervical e encéfalo), secundários aos abscessos orofaríngeos e musculares da região adjacente afetada. Infecções bacterianas que chegam ao tronco encefálico pelo nervo vestibulococlear são observadas como complicação da otite parasitária causada por *Raillietia auris*. Em infecções de neonatos, monócitos com menor capacidade bactericida podem, inadvertidamente, carrear bactérias para esses tecidos, causando infecção nas superfícies relacionadas.

Corte de cauda em ovinos (Figura 8.62), suínos e cães pode determinar infecção ascendente e formação de meningomielites e abscessos na medula espinhal (Figura 8.63).

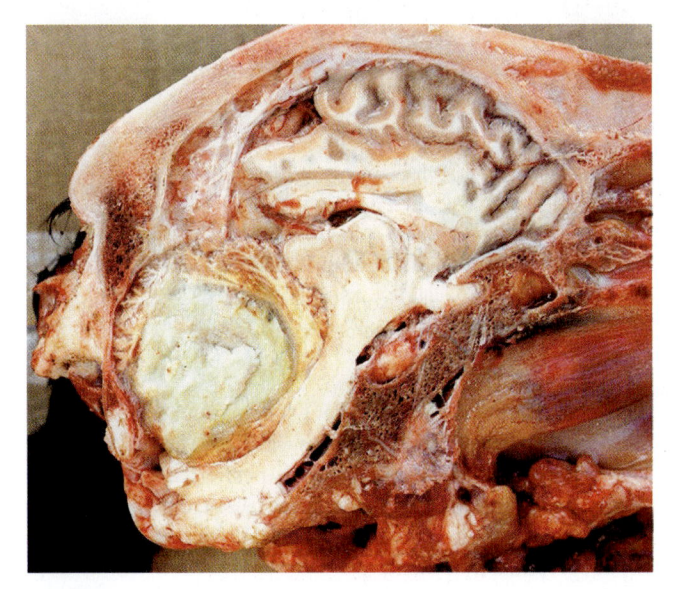

Figura 8.61 Encéfalo *in situ* de bezerro. Abscesso cerebelar causado por *Trueperella pyogenes*. Observa-se acentuada compressão do cerebelo.

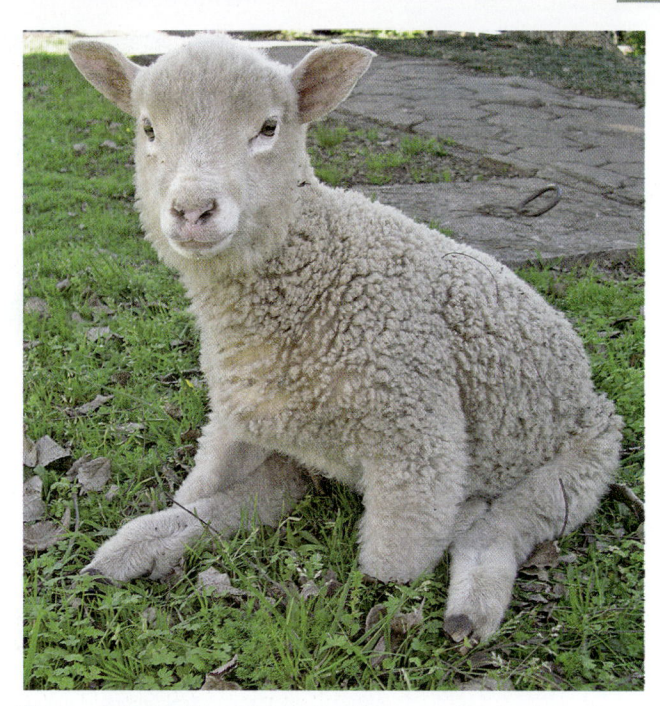

Figura 8.62 Cordeiro. Infecção medular ascendente após caudectomia. A posição de cão sentado indica lesão no segmento lombar da medula espinhal. Animais com essa alteração são alertas e conscientes.

Abscessos frontais são os mais comuns em ovinos, em razão da ocorrência de sinusite (células etmoidais) como complicação do parasitismo por *Oestrus ovis*. A bactéria quase sempre envolvida nesses casos é a *Trueperella pyogenes*.

Há relatos da ocorrência de abscessos para-hipofisários (Figura 8.64) e leptomeningite em bezerros, casos em que era utilizada a técnica de desmame interrompido pelo uso de tabuleta nasal (desmamador). Esse dispositivo é composto de material plástico rígido que fica localizado em contato direto com a mucosa nasal, na região do septo. Comumente, esse material causa erosões e úlceras nasais, que servem de porta de entrada para bactérias e outros microrganismos. A patogênese, nesses casos, não está totalmente esclarecida, mas as bactérias que ocasionam o abscesso de pituitária podem migrar pela circulação venosa nasal, cujos vasos formam o seio cavernoso, que se entremeia com a *rete mirabile* para a troca de calor, e, juntas, propiciam a deposição das bactérias nos locais adjacentes. No entanto, há relatos de casos de abscessos para-hipofisários associados à sinusite sem o uso da tabuleta nasal.

Os abscessos podem ser epidurais (entre o periósteo e a dura-máter), subdurais (entre a dura-máter e as leptomeninges) ou submeningeais (no espaço subaracnóideo ou abaixo da pia-máter, no parênquima cortical). Podem iniciar-se ao redor de um vaso com êmbolo bacteriano (Figura 8.65) ou a partir de um foco de encefalite séptica. São mais comumente encontrados na substância branca e se estendem ao longo dos tratos. A invasão bacteriana desencadeia, no início, hiperemia, infiltração de neutrófilos e necrose focal. Bactérias são encontradas na forma de cadeias ou pequenas colônias entre os neutrófilos e no interior deles. Posteriormente, macrófagos e linfócitos chegam ao local. Nas margens, há

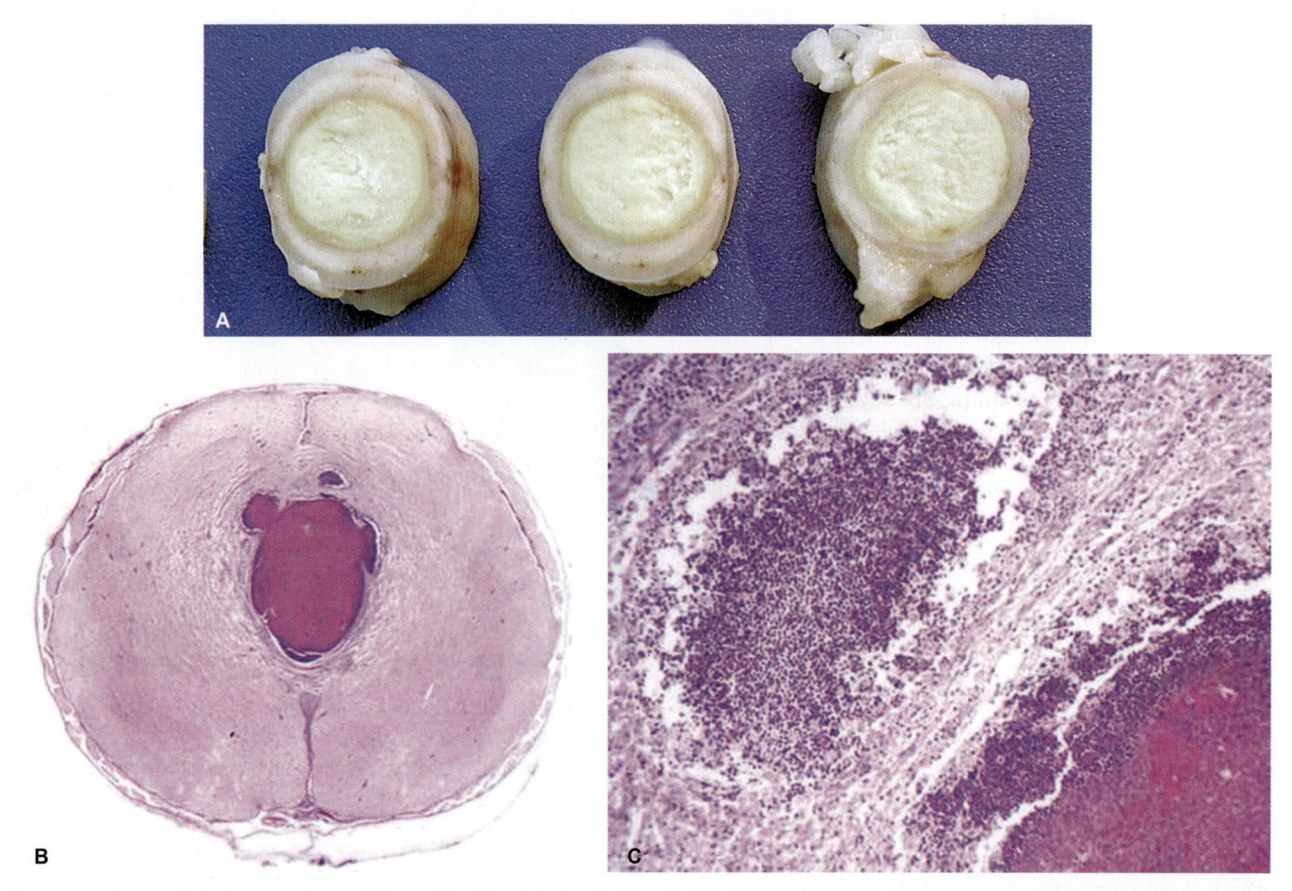

Figura 8.63 Superfície de corte da medula espinhal do cordeiro da Figura 8.62. **A**. Formação de abscesso na parte central da medula espinhal. **B**. Aspecto submacroscópico do abscesso envolvendo canal medular e substância cinzenta. **C**. Ampliação de **B**, na qual se observam composição celular rica em neutrófilos e perda do parênquima medular.

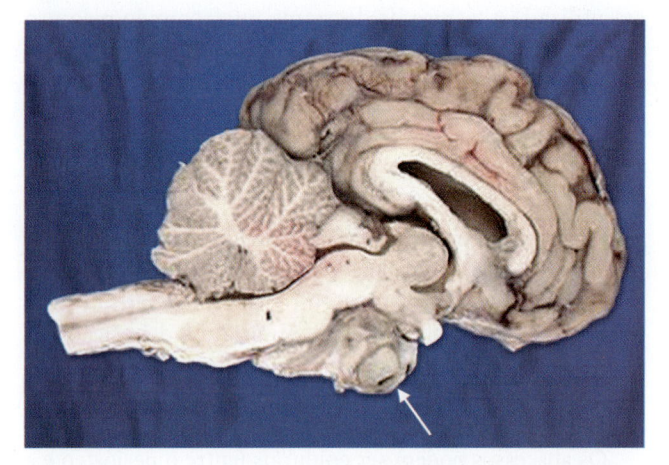

Figura 8.64 Bezerro; encéfalo. Corte sagital. Abscesso para-hipofisário (*seta*).

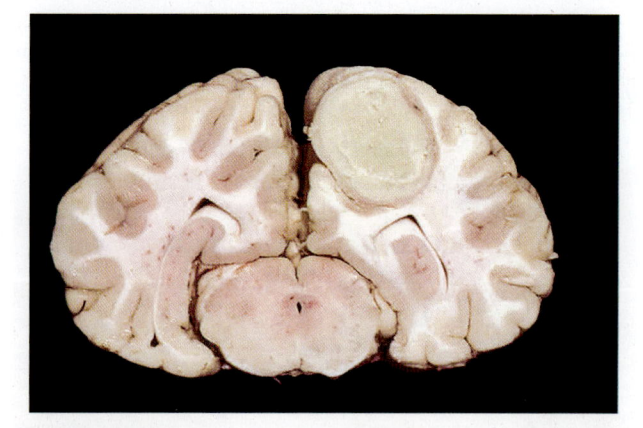

Figura 8.65 Bezerro; corte coronal do cérebro. Abscesso no hemisfério direito envolvendo córtex e leptomeninges.

edema e astrogliose reativa. O tecido nervoso é muito vulnerável ao edema, que pode destruí-lo, e o encapsulamento é muito lento. As meninges e os grandes vasos cerebrais são as únicas origens do tecido fibrovascular; assim, o encapsulamento fibroso é tardio e rudimentar.

Macroscopicamente, nos estágios iniciais, os abscessos contêm um centro liquefeito branco ou amarelado e fluido ou semissólido. As margens são irregulares e pobremente definidas mesmo à microscopia. Os neurônios e a neuróglia degeneram-se, e a micróglia e os vasos são razoavelmente resistentes e reativos em uma zona periférica estreita. Em abscessos velhos que se desintegram, o centro pode separar-se da cápsula, e o tecido ao redor tem coloração amarelada em decorrência do edema.

Os sinais e a importância clínica desses abscessos são relacionados com seu efeito compressivo sobre o neuroparênquima adjacente e com a substituição do tecido nervoso, confinado na cavidade craniana. Apatia, incoordenação, ataxia, opistótono (Figura 8.66), decúbito e pedalagem são sinais clínicos observados. Na ocorrência de abscessos múltiplos (Figura 8.67), a morte ocorre rapidamente. Os solitários possibilitam sobrevivência maior, com exceção de abscessos bulbares, porque o edema associado interfere nos centros vitais.

Nos casos de meningite bacteriana ou abscessos encefálicos, independentemente da bactéria causadora, com frequência há também lesões oculares e cegueira. A panoftalmite (inflamação de todos os tecidos oculares, incluindo a esclera) pode acontecer conjuntamente. Inflamações nesses tecidos são causadas por bactérias que podem ter acesso por via hematógena. As regiões oculares são, em especial, sensíveis e responsivas às bactérias circulantes e suas toxinas. Na inflamação aguda, predomina a exsudação de fibrina, que pode ser visualizada através da córnea como filamentos amarelados. Na endoftalmite subaguda a crônica, numerosos neutrófilos e restos celulares preenchem as câmaras oculares (Figura 8.68).

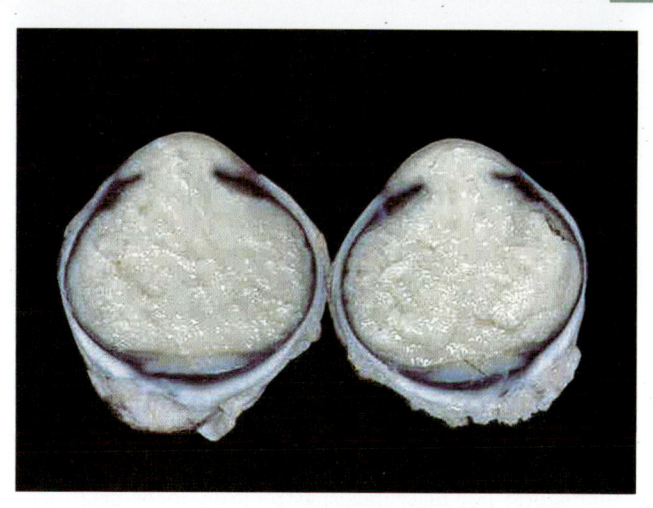

Figura 8.68 Bezerro; globo ocular. As câmaras oculares estão preenchidas por exsudato purulento, sequela de onfaloflebite abscedativa.

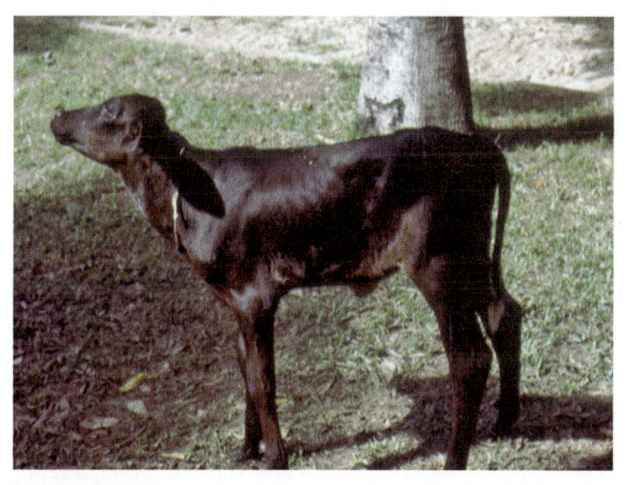

Figura 8.66 Bezerro com opistótono em decorrência de abscesso para-hipofisário. (Cortesia do Dr. Roberto Maurício Carvalho Guedes, Universidade Federal de Minas Gerais, Belo Horizonte, MG.)

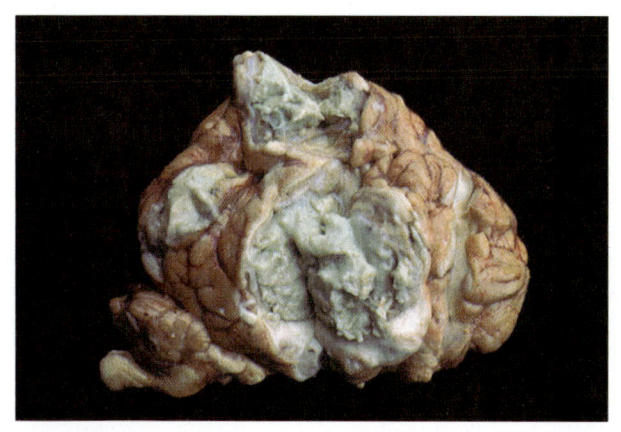

Figura 8.67 Bezerro; cérebro. Abscessos múltiplos. (Cortesia do Dr. Roberto Maurício Carvalho Guedes, Universidade Federal de Minas Gerais, Belo Horizonte, MG.)

Animais neonatos são mais suscetíveis à infecção que os adultos porque o sistema imune neonatal não está bem desenvolvido e depende de ingestão e absorção de imunoglobulinas do colostro para sua proteção imune humoral durante as primeiras semanas de vida.

A *meningoencefalite tromboembólica* é causada por *Histophilus somni*, cocobacilo Gram-negativo. Essa bactéria pode ser isolada das vias respiratórias e urogenitais de animais saudáveis. Bovinos (confinados ou em pastoreio) e ovinos (animais jovens, de 5 meses a 3 anos de idade) são suscetíveis à infecção.

No Brasil, foram encontrados poucos relatos oficiais, até o presente momento, da ocorrência dessa infecção e doença. Meningoencefalite com trombose e alterações necrossupurativas em vários órgãos (coração, pulmões, fígado e rins) foram descritas em três bezerros no Sul do Brasil, onde a doença parece ter maior importância epidemiológica. Na Argentina, é considerada condição emergente.

Tanto em bovinos quanto em ovinos, a doença causa lesões no SNC; em bovinos, porém, pode provocar pneumonia e aborto e, em ovinos, pode causar artrite, orquite-periorquite, mastite e septicemia. A patogênese da infecção por *H. somni* não é bem esclarecida. Muitos bovinos são portadores da bactéria sem apresentar a doença.

A infecção ocorre pelo contato com as secreções das vias respiratórias e urogenitais de animais portadores. Propõe-se que a multiplicação inicial das bactérias aconteça nas vias respiratórias e, em seguida, dissemine-se para outros tecidos. Ao se disseminar por via hematógena, o agente parece ter capacidade especial de se aderir às células endoteliais, expondo o colágeno subendotelial e, por conseguinte, iniciando a vasculite e a formação de trombos. *H. somni* compromete não apenas as células endoteliais, mas também a função dos macrófagos e neutrófilos de bovinos, diminuindo a atividade bactericida e, inclusive, induzindo apoptose de neutrófilos. Em todo o organismo, provoca vasculite e trombose, entretanto os vasos sanguíneos do encéfalo são os mais vulneráveis, e as bactérias proliferam-se dentro do trombo.

As alterações macroscópicas no encéfalo são caracterizadas por focos hemorrágico-necróticos disseminados (quase sempre no tronco e no córtex cerebral) com até 4 cm de diâmetro. Os recentes são vermelho-claros, e os antigos, vermelho-escuros. Trombos são observados com 1 a 30 mm de diâmetro. O LCR está aumentado de volume e turvo, com flocos de fibrina e exsudato purulento. Em traqueia, brônquios e bronquíolos há hemorragia, algumas vezes com fibrina. No pulmão há áreas de broncopneumonia.

As alterações histológicas observadas no encéfalo são de leptomeningite supurativa, vasculite, trombose (onde as bactérias podem ser notadas), edema e infiltração perivascular por neutrófilos associada à necrose do tecido perivascular. Pode haver também microabscessos e hemorragias. As lesões crônicas podem estar acompanhadas de infiltrado inflamatório por macrófagos, astrocitose, focos necróticos envoltos por cápsula fibrosa delgada e nódulos fibróticos nas leptomeninges. Vasculite trombossupurativa também pode ser verificada na mucosa do trato respiratório, coração, laringe, rim, bexiga e músculo esquelético.

Embolia séptica em cães (Figura 8.69) é pouco comum, no entanto pode ser subdiagnosticada. Vários processos infecciosos podem promover esse quadro, geralmente grave.

A infecção por *Rickettsia rickettsii*, agente da febre maculosa, tem ficado em evidência pelo aparecimento de vários casos em seres humanos no Brasil. Dos animais domésticos, os cães são os hospedeiros mais suscetíveis. *R. rickettsii* é transmitida por carrapatos (*Amblyomma sculptum, Dermacentor* spp., *Rhipicephalus sanguineous*); a doença é sazonal e pode manifestar-se com infecção inaparente até doença fatal. Os sinais clínicos são inespecíficos e consistem em febre alta, apatia, letargia e vômitos. Há petéquias e equimoses cutâneas, lesões que dão nome à doença. Os sinais neurológicos incluem ataxia, nistagmo, andar em círculos, perturbação mental, hiperestesia localizada ou generalizada, rigidez cervical, estupor, distúrbios vestibulares e convulsões. As lesões, à necropsia, são hemorragias em pele, mucosas e vísceras. À microscopia do SNC, observa-se meningoencefalite linfoplasmocitária com vasculite necrótica no córtex cerebral e no tronco encefálico; são vistos nódulos microgliais e pequenas áreas de malacia. Lesão semelhante pode ser verificada na retina. No LCR, nota-se pleocitose com predominância de neutrófilos. O diagnóstico é feito por sorologia – aumento em quatro vezes do título de imunoglobulina G (IgG) é diagnóstico –, IF em biopsias de pele, reação em cadeia de polimerase (PCR, do inglês *polymerase chain reaction*) e isolamento do agente em amostras frescas ou congeladas de vísceras ou sangue coagulado.

A *leptomeningite granulomatosa*, nos casos de tuberculose, atinge em especial bovinos jovens, algumas vezes suínos e, raramente, outras espécies. É mais comum o comprometimento das meninges encefálicas do que o das meninges espinhais. As lesões das meninges cerebrais têm origem hematogênica. As lesões macroscópicas são caracterizadas por pequenos nódulos de 2 mm de diâmetro nas meninges, nos sulcos dos giros cerebrais (Figura 8.70 A), no mesencéfalo (Figura 8.70 B) e no assoalho dos ventrículos. À microscopia, observa-se reação granulomatosa (Figura 8.71) com infiltração de grande quantidade de linfócitos, macrófagos epitelioides e células gigantes do tipo Langhans. Pela coloração de Ziehl-Neelsen, identificam-se bacilos avermelhados no citoplasma das células epitelioides e das células gigantes, típicos de *Mycobacterium* spp. Em geral, a leptomeningite tuberculosa ocorre após infecção primária nos pulmões ou no trato digestório e linfonodos associados. Após ter comprometido vários órgãos, por via hematogênica, chega ao encéfalo.

Reações de tecido nervoso nas doenças causadas por vírus

Vírus de várias famílias conseguem invadir e replicar-se no SNC dos animais e do ser humano, causando doenças neurológicas agudas e crônicas. Esse fenômeno biológico decorre principalmente da capacidade desses vírus em se ligar a receptores celulares específicos presentes no tecido nervoso, fazendo com que este seja um ambiente favorável à sua replicação. Em razão dessas características, são denominados neurotrópicos. No entanto, para chegar ao SNC, esses vírus precisam primeiro encontrar uma via de entrada.

Alguns vírus, como o herpesvírus equino e os vírus da peste suína e da hepatite infecciosa canina, replicam-se preferencialmente em células endoteliais, incluindo as dos vasos do SNC. Dessa maneira, após se replicarem, invadem os tecidos adjacentes e penetram no SNC. Outros vírus po-

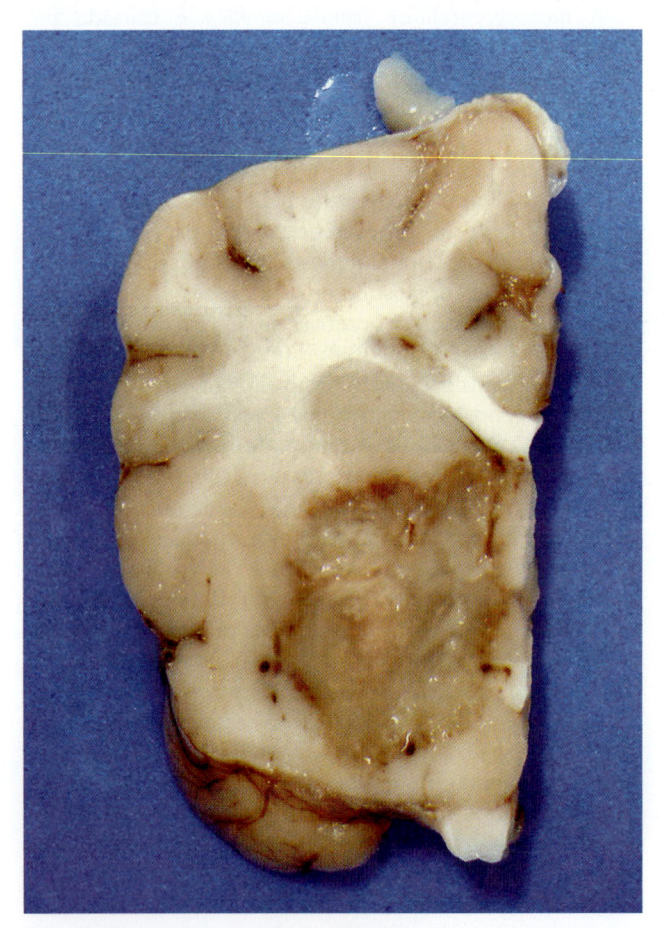

Figura 8.69 Cérebro de cão com embolismo séptico. Observa-se área bem delimitada com degeneração decorrente de isquemia e contaminação pelo agente. (Cortesia da Dra. Rosemeri de Oliveira Vasconcelos, Universidade Estadual Paulista, Jaboticabal, SP.)

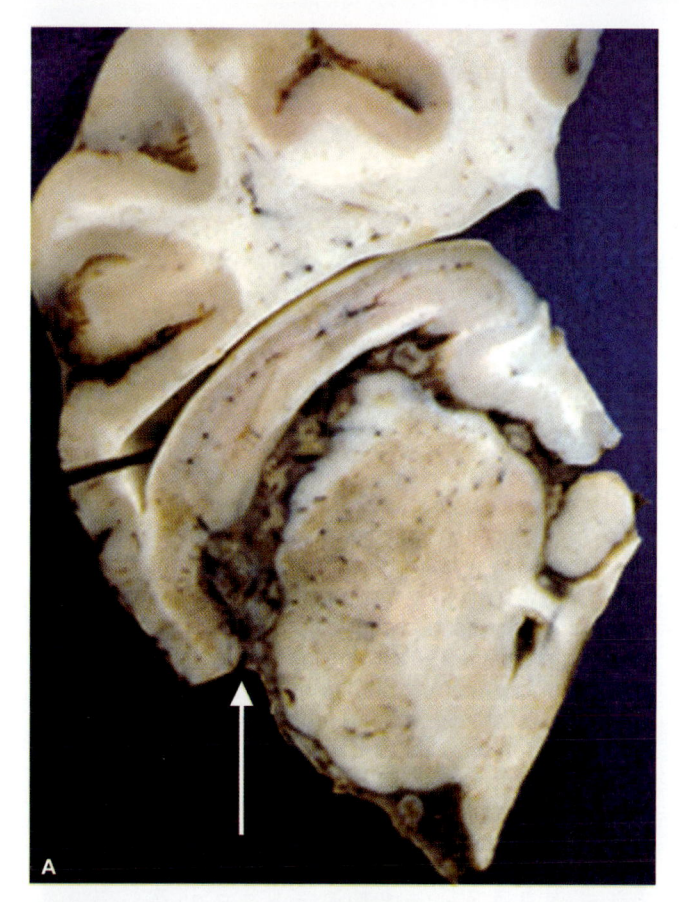

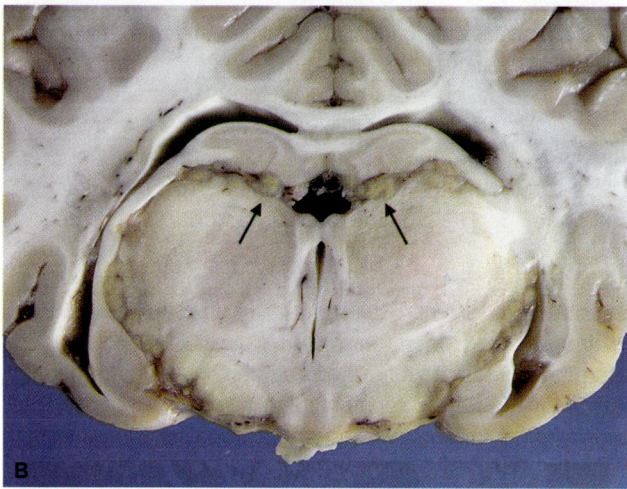

Figura 8.70 Bovino; encéfalo. Tuberculose. **A**. Observar os nódulos aglomerados nas meninges do tronco encefálico (*seta*), caracterizando inflamação granulomatosa. (Cortesia do Dr. Roberto Maurício Carvalho Guedes, Universidade Federal de Minas Gerais, Belo Horizonte, MG.) **B**. Corte coronal do encéfalo de outro bovino com tuberculose. Nódulos granulomatosos (*setas*) estão presentes nas meninges que envolvem o mesencéfalo. (Cortesia do Dr. Saulo Petinatti Pavarini, Universidade Federal do Rio Grande do Sul, Porto Alegre, RS.)

dem chegar ao SNC carreados por células mononucleares nas quais eles se replicam. Essas células têm que atravessar a BHE, o que fazem no interior de células fagocitárias e linfócitos. Os principais agentes virais, com ocorrência no Brasil, que acometem o sistema nervoso das diversas espécies de animais domésticos podem ser visualizadas na Tabela 8.3.

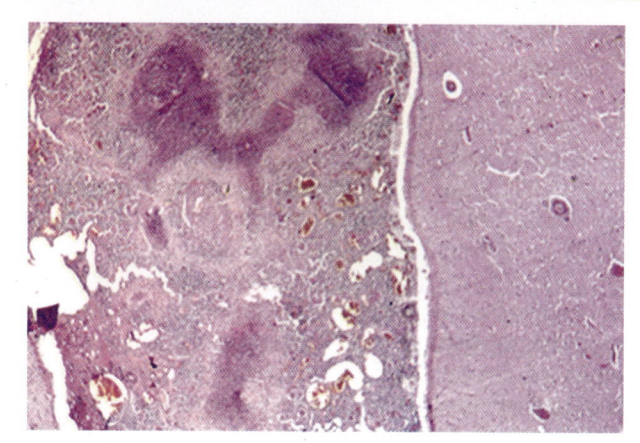

Figura 8.71 Histopatologia da Figura 8.70 A. A inflamação, caracterizada por centros caseosos, envolve as leptomeninges. (Cortesia do Dr. Roberto Maurício Carvalho Guedes, Universidade Federal de Minas Gerais, Belo Horizonte, MG.)

O SNP também pode ser via de entrada de vírus no SNC. O herpesvírus suíno (vírus da doença de Aujeszky ou pseudorraiva) pode migrar pelas terminações orofaríngeas de nervos cranianos. Do mesmo modo, nervos olfatórios também podem ser porta de entrada. O vírus da raiva, quase sempre inoculado por mordedura, replica-se, no início, em células musculares e depois avança retrogradamente pelos axônios até o SNC, no qual se dissemina também por via axônica.

As junções neuromusculares, assim como terminais nervosos da pele ou de mucosa, são vias de entrada de vírus ao SNC. Outra via é por meio do LCR, em que, por exemplo, células mononucleares que contêm o vírus da cinomose se ligam à superfície do epêndima, propiciando a invasão viral do SNC. Por fim, o epitélio olfatório pode ser via de disseminação direta para o tecido nervoso. Uma vez no SNC, os vírus podem causar danos diretamente aos neurônios, levando-os à morte por necrose ou apoptose, e danos à mielina.

A reação de defesa do SNC ao agente invasor (vírus ou outro microrganismo) não se faz de maneira estereotipada, como em outros órgãos; ao contrário, alguns mecanismos tendem a preservar os tecidos e as funções do SNC, evitando comprometimento maior que possa deixar sequelas ou levar o animal à morte. Além da BHE, que impede a migração de células sanguíneas ao SNC, e da ausência de drenagem linfática, importante para a estimulação antigênica do sistema imune, os neurônios e as células da glia, em condições normais, não expressam moléculas de complexo de histocompatibilidade principal (MHC, do inglês *major histocompatibility complex*) em sua superfície; moléculas de MHC I e II são importantes para a interação com linfócitos CD8[+] (citotóxicos) e CD4[+] (auxiliares). Embora haja células de micróglia quiescentes em todo o SNC, não existem linfócitos. Raros linfócitos são encontrados nos espaços perivasculares e no LCR.

Apesar das restrições apontadas, reações de defesa e instalação de um processo inflamatório no SNC ocorrem em muitas doenças. Estimulação do sistema imune pode acontecer em consequência de infecção em outros órgãos, drenagem do agente a partir do LCR ou apresentação de

Tabela 8.3 Principais agentes virais, com ocorrência no Brasil, que acometem o sistema nervoso, tipos de lesões, regiões do sistema nervoso com lesões, espécies acometidas e exames complementares para o diagnóstico definitivo.

Etiologia e nome da doença	Regiões de acometimento do sistema nervoso	Lesões macroscópicas	Lesões histológicas	Espécies acometidas pela doença	Diagnóstico *post mortem*
Lyssavírus Raiva	Encéfalo Medula espinhal Gânglio trigêmeo	Ausentes ou hiperemia das meninges	Encefalomielite linfoplasmocitária Necrose neuronal com neuronofagia, microgliose, corpúsculo de inclusão eosinofílico intracitoplasmático nos neurônios. Lesões similares ocorrem também no gânglio trigêmeo	Mamíferos domésticos, silvestres e marinhos	Histopatologia, imunofluorescência direta, IHQ
Herpesvírus bovino tipo BoHV-1 e BoHV-5 (*Varicellovirus*) Meningoencefalite necrotizante dos bovinos	Encéfalo Gânglio trigêmeo	Ausentes ou com hiperemia das meninges a áreas de malacia simétricas do cérebro rostral	Meningoencefalite linfoplasmocitária e histiocitária difusa acentuada, necrose neuronal com microgliose acentuada, células *gitter*, corpúsculo de inclusão basofílico intranuclear nos neurônios e astróglia. Nos casos de malacia, há necrose da lâmina cortical. Ganglioneurite ocorre associada à necrose de neurônios e neuronofagia	Bovinos	Histopatologia, IHQ, isolamento e PCR*
Herpesvírus suíno tipo 1 (*Varicellovirus*) Pseudorraiva ou doença de Aujeszky	Encéfalo (principalmente córtex e tronco), medula espinhal e gânglios basais e espinhais	Hiperemia das meninges com opacidade ao redor dos vasos	Panencefalite, mielite e meningite linfoplasmocitária difusa, necrose neuronal com neuronofagia, microgliose e corpúsculo de inclusão intranuclear nos neurônios e astrócitos. Ocorre também ganglioneurite não supurativa com necrose de neurônios	Neonatos e leitões Suínos adultos (portadores) Ruminantes e carnívoros (raramente)	Histopatologia e imunofluorescência direta, IHQ e PCR*
Herpesvírus ovino tipo 2 (*Macavirus*) Febre catarral maligna	Encéfalo Gânglio trigêmeo	Deposição de fibrina e hiperemia difusa e intensa das leptomeninges	Meningoencefalite linfo-histiocitária com vasculite/arterite linfoplasmocitária e necrotizante, necrose de neurônios e microgliose Coroidite e ganglioneurite com arterite linfo-histiocitária com necrose fibrinoide da *rete mirabile*	Bovinos, búfalos, cervos, antílopes, suínos e potros	Histopatologia e PCR*
Vírus da diarreia viral bovina (*Pestivirus*)	Cerebelo	Cerebelo subdesenvolvido, perda do padrão foliar nos lobos, quarto ventrículo achatado e pedúnculos hipoplásicos	Hipoplasia cerebelar caracterizada por desorganização e perda de neurônios da camada granular e de Purkinje. Ocasionalmente há cavitações e vasculite	Bovinos neonatos	Histopatologia e PCR
Vírus da artrite e encefalite caprina (*Lentivirus*)	Encéfalo e medula espinhal	Ausentes	Encefalomielite linfocitária desmielinizante com necrose e reação glial intensa na substância branca do cérebro e medula espinhal. Mais intensa a partir do mesencéfalo e medula espinhal	Caprinos jovens	Histopatologia e RT-PCR
Maedi-visna (*Lentivirus*)	Encéfalo e medula espinhal	Ausentes	Encefalomielite linfocitária desmielinizante com necrose da substância branca e reação glial intensa, particularmente nas áreas periventriculares do cérebro e cerebelo. Essas lesões se estendem para a medula espinhal e raízes nervosas adjacentes	Ovinos jovens	Histopatologia e RT-PCR
Vírus da peste suína clássica (*Pestivirus*)	Encéfalo	Ausentes a hemorragias multifocais	Meningoencefalite não supurativa com vasculite	Suínos	Histopatologia, isolamento e RT-PCR
Polioencefalomielite (enterovírus/*Teschovirus* suíno)	Encéfalo, medula espinhal (cornos ventrais) e gânglio trigêmeo	Ausentes ou espessamento das raízes dos nervos e gânglios da medula espinhal	Polioencefalite e mielite com ganglioneurite acentuada não supurativa com degeneração neuronal, cromatólise, necrose e meningite linfocitária	Suínos (mais comum em jovens)	Histopatologia, isolamento e RT-PCR

(continua)

Tabela 8.3 Principais agentes virais, com ocorrência no Brasil, que acometem o sistema nervoso, tipos de lesões, regiões do sistema nervoso com lesões, espécies acometidas e exames complementares para o diagnóstico definitivo. *Continuação*

Etiologia e nome da doença	Regiões de acometimento do sistema nervoso	Lesões macroscópicas	Lesões histológicas	Espécies acometidas pela doença	Diagnóstico *post mortem*
Herpesvírus equino tipo 1 e 4 (frequência menor) (*Varicellovirus*)	Encéfalo (especialmente tronco encefálico), medula espinhal e gânglio trigêmeo	Ausentes ou múltiplas petéquias nas meninges e hemorragia mais extensas no parênquima do encéfalo e medula espinhal	Vasculite linfocitária e necrotizante com trombose e necrose isquêmica do parênquima e hemorragia. Em casos mais graves podem ocorrer áreas de hemorragia e necrose na substância branca da medula espinhal e na substância branca e cinzenta do encéfalo. Pode haver ganglionite linfocitária leve do gânglio trigêmeo	Equinos jovens	Histopatologia, IHQ e PCR*
Encefalite equina do Leste (vírus da encefalite equina do Leste)	Encéfalo (lesões mais graves no lobo frontal, occipital, hipotálamo, tálamo e mesencéfalo) e medula espinhal	Ausentes a hiperemia das leptomeninges e áreas milimétricas vermelhas a marrons no córtex cerebral	Meningite e encefalite linfocitária predominantemente na substância cinzenta com focos de microgliose e raros neutrófilos (somente na fase inicial da doença). Necrose de neurônios e neuronofagia são comuns. A mielite pode ocorrer nos cornos dorsais e ventrais com distribuição multifocal	Equinos, algumas espécies de aves domésticas jovens, cães e seres humanos	Histopatologia, IHQ e RT-PCR
Encefalite equina do Oeste (vírus da encefalite equina do Oeste)	Encéfalo e medula espinhal	Ausentes	Meningite, encefalite e mielite linfocitária similar à encefalite equina do Leste	Equinos e seres humanos	Histopatologia associada a IHQ e RT-PCR
Encefalite equina venezuelana (vírus da encefalite equina venezuelana)	Encéfalo e medula espinhal	Ausentes	Encefalomielite não supurativa	Equinos e seres humanos	Histopatologia associada a IHQ e RT-PCR
Vírus do oeste do Nilo (*West Nile virus*)	Encéfalo (córtex cerebral e tronco) e medula espinhal (especialmente toracolombar)	Ausentes ou hemorragia e malacia na medula espinhal	Encefalomielite não supurativa com gliose, degeneração e necrose de neurônios com degeneração axonal. Na fase aguda há alguns neutrófilos nos focos de gliose	Equídeos (especialmente equinos), aves, cães e seres humanos. Ruminantes, cães, gatos e suínos são acometidos por doença leve ou subclínica	Histopatologia associada a PCR (preferencial) ou IHQ
Morbilivírus (cinomose)	Encéfalo e medula espinhal	Ausentes a hiperemia leve das leptomeninges	Desmielinização da substância branca, encefalite e mielite linfoplasmocitária, microgliose, astrócitos reativos e corpúsculos de inclusão intranuclear e intracitoplasmática nos neurônios e células gliais	Canídeos domésticos e silvestres, felídeos silvestres e diversos animais silvestres	Histopatologia associada a RT-PCR ou IHQ
Adenovírus canino (hepatite infecciosa canina)	Encéfalo	Hiperemia das leptomeninges e múltiplas petéquias no parênquima	Vasculite linfocitária associada a hemorragia e corpúsculos de inclusão intranucleares nas células endoteliais	Cães jovens	Histopatologia associada a PCR ou IHQ
Herpesvírus canino 1	Encéfalo (especialmente cerebelo e tronco encefálico)	Hiperemia das leptomeninges	Meningoencefalite linfocitária com hipertrofia endotelial, necrose cortical cerebelar e nódulos gliais em todo o encéfalo. Eventualmente podem estar presentes raros corpúsculos de inclusão eosinofílicos intranucleares nos neurônios	Cães neonatos (com menos de 3 meses de idade)	Histopatologia associada a PCR* ou IHQ

(continua)

Tabela 8.3 Principais agentes virais, com ocorrência no Brasil, que acometem o sistema nervoso, tipos de lesões, regiões do sistema nervoso com lesões, espécies acometidas e exames complementares para o diagnóstico definitivo. *Continuação*

Etiologia e nome da doença	Regiões de acometimento do sistema nervoso	Lesões macroscópicas	Lesões histológicas	Espécies acometidas pela doença	Diagnóstico *post mortem*
Peritonite infecciosa felina não efusiva (coronavírus felino)	Encéfalo e medula espinhal	Ausente a hiperemia das leptomeninges e do plexo coroide. Ocasional hidrocefalia e hidromielia	Meningite com vasculite e perivasculite linfoplasmocitária, histiocitária e neutrofílica na medula espinhal e encéfalo com coroidite e ependimite	Gatos domésticos e selvagens	Macroscopia, histopatologia e IHQ
Vírus da imunodeficiência felina	Encéfalo e medula espinhal	Ausentes	Microgliose e infiltrado perivascular por linfócitos na substância branca e, com menor frequência, nas meninges. Tardiamente ocorre desmielinização e vacuolização da substância branca	Gatos	Histopatologia e IHQ
Vírus da leucemia felina	Medula espinhal e tronco encefálico	Ausentes	Mielopatia caracterizada por degeneração difusa da substância branca com desmielinização e infiltrado por células *gitter*, principalmente ventromedial e dorsolateral	Gatos	Histopatologia e IHQ
Herpesvírus felino 1 (*Varicellovirus*)	Encéfalo	Ausentes	Meningoencefalite não supurativa (linfocitária), cromatólise e gliose	Gatos jovens	Histopatologia e PCR
Vírus da panleucopenia felina (*Parvovirus*)	Cerebelo, tronco encefálico e cérebro	Cerebelo subdesenvolvido, hidrocefalia e hidranencefalia	Hipoplasia cerebelar caracterizada por perda de neurônios da camada granular e de Purkinje e redução de fibras mielinizadas	Gatos neonatos	Histopatologia, IHQ, ISH e PCR
		Hiperemia com edema e herniação do cerebelo para o forame Magno	Meningoencefalite linfoplasmocitária com edema intenso. Necrose de neurônios do córtex parietal, frontal e hipocampo, com degeneração axonal da substância branca do tronco encefálico	Gatos jovens	

IHQ = imuno-histoquímica; PCR = *polymerase chain reaction*; RT-PCR = *reverse transcriptase-polymerase chain reaction*.

*É necessária a associação desse teste com o exame histopatológico para diferenciar doença de estado de latência ou portador.

antígenos junto a células endoteliais. Moléculas de adesão, tais como molécula de adesão intercelular-1 (ICAM-1, do inglês *intercellular adhesion molecule-1*) e integrina antígeno-1 associadas à função linfocitária (LFA-1, do inglês *lymphocyte function-associated antigen-1*), possibilitam que linfócitos e macrófagos penetrem a BHE. A entrada de leucócitos sanguíneos resultará em formação de manguitos perivasculares, característica importante da inflamação no SNC, e infiltração do parênquima.

Algumas das doenças causadas por vírus têm outros órgãos que não o SNC como sede principal, mas podem também causar lesões neurológicas importantes. Outras podem ser pansistêmicas e atingir o SNC. A *febre catarral maligna* ocorre em bovinos e em muitos outros ruminantes, incluindo cervídeos, e causa febre alta, apatia, salivação profusa, corrimento nasal, opacidade de córnea, ceratoconjuntivite, linfonodos aumentados de volume, dispneia, enterite hemorrágica, diarreia, hematúria e encefalite. Surtos com altas taxas de mortalidade acontecem esporadicamente. Têm-se incriminado vários vírus do gênero Rhadinovirus. Existe uma forma, conhecida como africana ou associada ao gnu, provocada pelo *alcelaphine herpesvirus 1* (AIHV-1), e uma outra, associada ao ovino, cujo agente é o herpesvírus ovino 2 (OvHV-2, do inglês *ovine herpesvirus-2*); a primeira forma é exótica, e a segunda, prevalente no Brasil. As manifestações clínicas e patológicas dessas duas formas são semelhantes, mesmo havendo diferenças na epidemiologia. As lesões microscópicas são caracterizadas por vasculite e degeneração fibrinoide em artérias de médio e pequeno calibres em múltiplos órgãos, incluindo o SNC (ver Figura 8.36). Essa vasculite é muito evidente na *rete mirabile* carotídea, importante aspecto a ser considerado no diagnóstico diferencial. Na patogênese da lesão há evidências experimentais de imunomediação.

A *artrite-encefalite caprina* (CAE, do inglês *caprine arthritis-encephalitis*) é causada por um lentivírus da família Retroviridae transmitido pelo colostro ou leite no início da vida do cabrito. A transmissão vertical não foi provada. No adulto, a doença manifesta-se por artrite, pneumonite, mastite e, raramente, encefalite. A doença neurológica manifesta-se, com mais frequência, nos caprinos jovens, na faixa etária de 2 a 4 meses, com quadro agudo de progressão rápida. O quadro é de disfunção motora espinhal, com manifestação de ataxia e paresia de membros pélvicos, mas lesões cerebrais também ocorrem.

As lesões microscópicas são constituídas de infiltrados inflamatórios mononucleares na substância branca que se localizam na região subpial, quando na medula, e subependimária, quando no cérebro. São lesões descontínuas, que se distribuem pela medula e se intensificam nas porções mais caudais. Na substância branca medular, há desmielinização ou necrose, às vezes associada à mineralização do tecido. Fibrose adventícia é observada em casos crônicos. A doença denominada maedi-visna é causada por um lentivírus antigenicamente semelhante ao vírus que causa a CAE. A maedi-visna só atinge ovinos adultos, na faixa etária de 2 a 3 anos.

A *peritonite infecciosa felina* ocorre em gatos domésticos e, eventualmente, em outros felinos. A doença é causada por um coronavírus que provoca lesões teciduais com evidências de imunomediação. Pequena porcentagem dos animais expostos manifesta quadro clínico, que pode ocorrer em qualquer idade – já foi constatado caso fatal em gato de 12 semanas. Há duas formas de apresentação: a úmida ou efusiva, mais grave, em que se verifica acúmulo de fluido peritoneal, rico em proteína, ocasionando distensão abdominal; e a denominada seca ou não efusiva, em que a presença de líquido na cavidade peritoneal é pequena, mas acontecem lesões encefálicas (Figura 8.72) e nos globos oculares; esta última tende a ser crônica.

À macroscopia, podem-se encontrar edema cerebral, opacidade de meninges, espessamento de plexo coroide e comprometimento de superfícies recobertas pelas células ependimárias; como estas acabam se perdendo, um exsudato pode recobrir as superfícies. Esse tipo de lesão também se verifica no canal central – o exsudato produzido acaba por acumular e obstruir o canal, resultando em hidromielia. Processo semelhante é verificado também nos ventrículos, nos quais o exsudato se acumula e onde pode ser encontrado durante o exame. As lesões microscópicas no SNC são similares às vistas nos demais órgãos – há desenvolvimento de um processo inflamatório piogranulomatoso ao redor de vasos, sobretudo vênulas. Esse tipo de lesão está especialmente nas superfícies externas e internas e, de maneira pouco comum, no neuroparênquima. Tal padrão auxilia na diferenciação entre essa inflamação e outras encefalomielites.

A *encefalomielite canina por herpesvírus* ocorre em filhotes de até 3 semanas de idade. Após essa idade, os animais tornam-se resistentes por toda a vida; demonstrou-se que cães, aos 6 meses, tornavam-se resistentes à inoculação experimental do vírus. Filhotes que apresentam a doença mostram lesões inflamatórias em vários órgãos. No SNC, há meningoencefalite não supurativa, com lesões graves no tronco encefálico e cerebelo, predominantemente na substância branca. Além de infiltrado inflamatório mononuclear, há hiperplasia e hipertrofia endotelial. Animais que sobrevivem podem exibir displasia cerebelar como sequela.

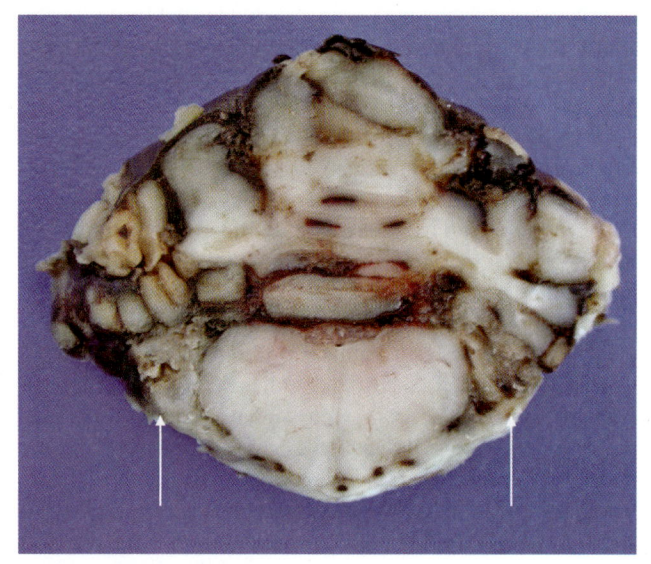

Figura 8.72 Gato; encéfalo. Cerebelo e tronco, corte coronal. Notar o espessamento nodular nas meninges (*setas*) com vasculite piogranulomatosa característica da forma não efusiva da peritonite infecciosa felina.

A *hepatite infecciosa canina* é causada pelo adenovírus canino tipo 1. A infecção pode ser aguda e provocar sinais neurológicos diversos, incluindo ataxia e cegueira. Nesses casos, o exame macroscópico pode mostrar hemorragias difusas distribuídas em tronco encefálico, assim como linfonodos edemaciados e hemorrágicos. As lesões ocorrem restritamente no tronco encefálico e núcleo caudado. A histopatologia pode revelar numerosos corpúsculos de inclusão intranucleares anfofílicos conspícuos em hepatócitos e no endotélio de vasos do SNC e de capilares glomerulares. Essas inclusões são consideradas patognomônicas para hepatite infecciosa canina. Capilares e vênulas tornam-se proeminentes em decorrência de infiltrado inflamatório mononuclear em sua parede ou ao seu redor, junto a hemácias e fibrina. Com técnicas de imuno-histoquímica, podem-se revelar antígenos virais.

Trabalhos recentes indicam que o astrovírus 3 suíno (PoAstV3) é causa recorrente de polioencefalomielite em suínos de diferentes idades.

Reações de tecido nervoso nas doenças causadas por protozoários, fungos e algas

As doenças do SNC provocadas por parasitas incluem as induzidas por protozoários e helmintos. Dentro da família Sarcocystidae (filo Apicomplexa), vários gêneros causam doença nos animais.

O *Toxoplasma gondii* é um coccídio onipresente, que tem como hospedeiro definitivo os felinos e que esporadicamente acarreta lesão mieloencefálica. A manifestação de doenças ocorre, de modo geral, em indivíduos imunossuprimidos, que não conseguem manter relação estável com o parasita encistado; a doença desenvolve-se, frequentemente, em cães com cinomose e seres humanos positivos ao vírus da imunodeficiência humana – *human immunodeficiency virus* (HIV). Os cistos de *T. gondii* são encontrados em vários tecidos, como pulmão, fígado, músculos, olho e SNC. No momento em que a vigilância imune decai, o cisto rompe-se, e os taquizoítos livres induzem diferentes graus de necrose e hemorragia tecidual, com desenvolvimento de uveíte, retinite, miosite, pneumonia e encefalite. As manifestações neurológicas são variáveis e, muitas vezes, difíceis de distinguir das ocasionadas pela doença concomitante. No SNC, o parasita invade neurônios e astrócitos, e as lesões agudas são de caráter necro-hemorrágico, com vasculite, e de encefalomielite não supurativa nas substâncias cinzenta e branca.

Neutrófilos são observados no exsudato, bem como formas livres (taquizoítos) e cistos remanescentes do *T. gondii*, contendo bradizoítos. Com o progresso da doença, há acúmulo de células da glia no parênquima, tendendo à formação de nódulos gliais e, ocasionalmente, malacia focal. Nesse momento, é mais difícil localizar o agente nas lesões. O diagnóstico *ante mortem* pode ser feito por sorologia, exame do liquor ou do fluido ocular. Nos tecidos coletados à necropsia, a identificação de *T. gondii* é facilitada pelas técnicas de imuno-histoquímica e imunofluorescência (IF). Os cistos teciduais de *T. gondii* possuem parede delgada, diâmetro de 5 a 70 mm e contêm numerosos bradizoítos de 0,7 a 1,5 mm. Em ovinos, a principal manifestação da infecção por *T. gondii* é o aborto.

Tem-se relatado infecção natural provocada por *Neospora caninum* principalmente em cães e bovinos, embora gatos, caprinos, ovinos e equinos possam ser infectados ocasionalmente. O SNC e os músculos são os órgãos mais afetados, e os animais desenvolvem encefalomielite não supurativa, polirradiculoneurite e miosite. Os cistos do parasita são encontrados no SNC (Figura 8.73).

As manifestações neurológicas observadas são perda de atenção, ataxia, rigidez dos movimentos, incoordenação, andar em círculos e paresia, em particular dos membros pélvicos. Os sinais clínicos sistêmicos são de anorexia, mialgia e insuficiências cardíaca e hepática. Em bovinos, as manifestações mais comuns são a infecção do feto e o aborto. As lesões encefálicas são de meningoencefalite não supurativa com alguns neutrófilos, necrose das substâncias branca e cinzenta, gliose e manguito perivascular linfo-histiocitário. É possível visualizar taquizoítos intracelulares e cistos com bradizoítos. O diagnóstico é feito pela demonstração de *N. caninum* em sangue, liquor e tecidos infectados; o diagnóstico diferencial mais importante é com *T. gondii*. A imuno-histoquímica fornece o diagnóstico definitivo (Figura 8.74), uma vez que, pela histopatologia, não é possível fazer a diferenciação desses dois protozoários apicomplexos. O diâmetro dos cistos de *N. caninum* mede até 107 mm, com espessura de parede um pouco maior, variando de 1 a 4 mm.

Sarcocystis neurona é causa de distúrbios neurológicos graves em equinos. Esse agente ocasiona lesões multifocais ou assimétricas, que afetam encéfalo e medula espinhal. A doença é denominada *mieloencefalite por protozoário* e será descrita mais adiante neste capítulo (ver seção "Principais doenças que afetam primariamente o sistema nervoso").

Dentro do gênero *Babesia*, a *Babesia bovis* causa, além de hemólise intravascular, encefalopatia cortical, que induz ao quadro neurológico caracterizado por incoordenação motora, andar cambaleante, movimentos de pedalagem e agressividade. Em geral, surtos da doença ocorrem em regiões de clima quente e úmido e são associados ao ectoparasitismo por *Rhipicephalus (Boophilus) microplus*. A lesão, à necrop-

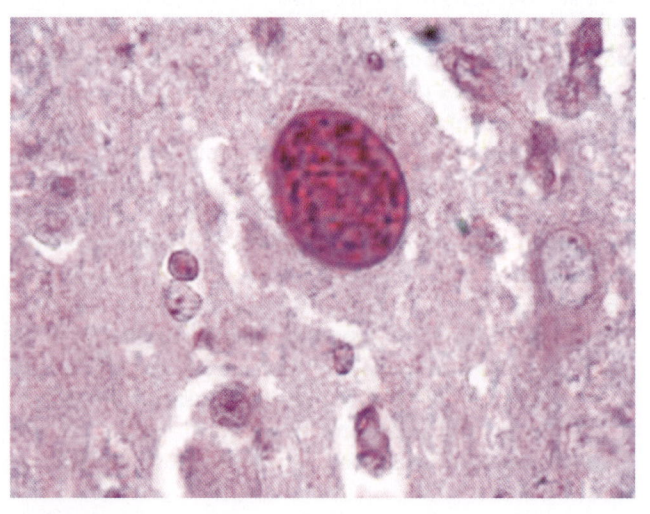

Figura 8.73 Cabra; cérebro. Cisto de *Neospora caninum*. PAS. (Cortesia do Dr. David Driemeier, Universidade Federal do Rio Grande do Sul, Porto Alegre, RS.)

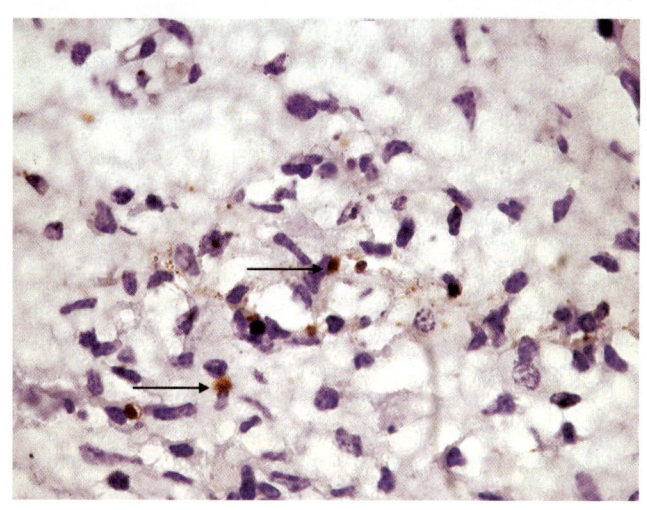

Figura 8.74 Bovino; cérebro de feto abortado. Antígeno de *Neospora caninum* detectado por imuno-histoquímica (*setas*). (Cortesia da Dra. Caroline Argenta Pescador, Universidade Federal de Mato Grosso, Cuiabá, MT.)

sia, é observada como coloração vermelho-cereja do córtex encefálico (Figura 8.75 A), resultante de embebição pela hemoglobina *in vivo* (Figura 8.75 B). As hemácias parasitadas e aglomeradas nos capilares encefálicos levam à liberação de mediadores químicos que aumentam a permeabilidade vascular e favorecem a passagem da hemoglobina para o tecido. À microscopia, observam-se os capilares repletos de hemácias parasitadas pelo protozoário (Figura 8.75 C), com impedimento à circulação normal do sangue. Embora a lesão seja patognomônica de babesiose cerebral, realiza-se impressão dos vasos corticais corada com Giemsa para melhor visualização dos parasitas. O diagnóstico clínico diferencial inclui raiva bovina e encefalopatia hepática.

A citauxzoonose é provocada por espécies de *Cytauxzoon* (Theileriidae), que são, provavelmente, transmitidas por carrapatos. A doença causada por *C. felix* é fatal em gatos domésticos e tem manifestações sistêmicas, como anemia, hemorragia e icterícia, além de manifestações nervosas. O quadro neurológico é de apatia profunda. Em coelhos também causa inflamação granulomatosa acentuada. À histologia, o protozoário, que mede de 1 a 5 μm, é visualizado dentro de macrófagos associados a endotélios (Figura 8.76). A presença do protozoário determina extensas áreas de malacia.

A família Trypanosomatidae (Sarcomastigophora) inclui espécies do gênero *Trypanosoma* que provocam doença em animais e seres humanos. Na América do Sul, as espécies *T. cruzi* e *T. evansi* são relatadas como agentes de doença grave, respectivamente, em seres humanos e equídeos. No Rio Grande do Sul, surtos de tripanossomíase decorrente de *T. evansi* foram relatados. O protozoário é transmitido, de modo mecânico, por tabanídeos e *Stomoxys calcitrans*. Os equinos com doença crônica mostram quadro neurológico de letargia, incoordenação, instabilidade e atrofia dos membros pélvicos, bem como marcha oscilante. Os animais que têm recidivas apresentam quadro agudo e têm torneio, cegueira, excitação, quedas, perturbação mental e apatia.

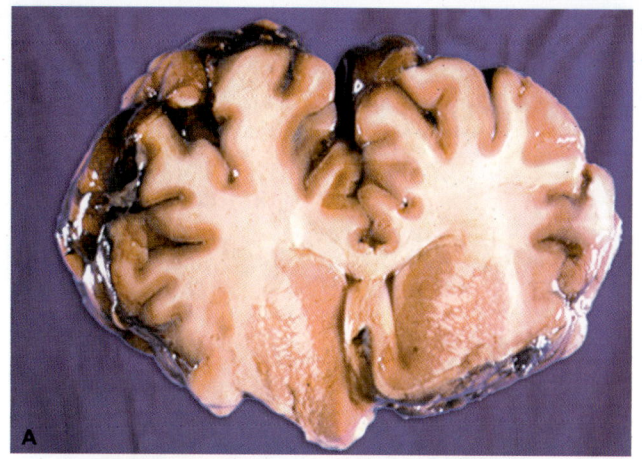

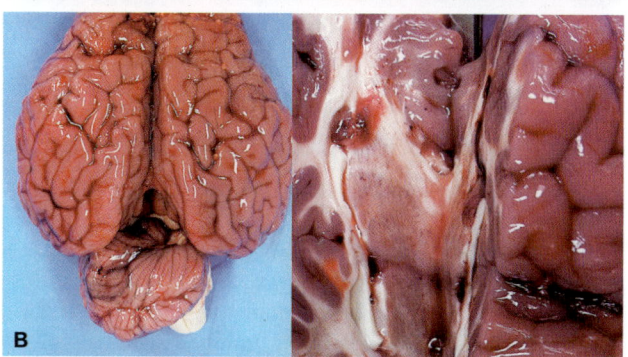

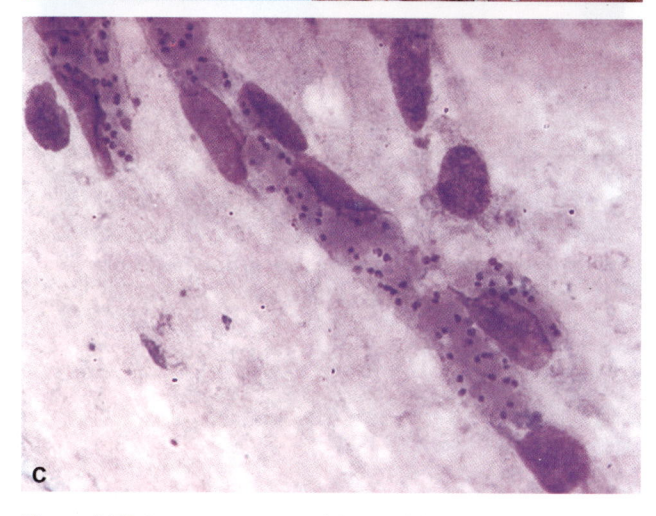

Figura 8.75 Bovino; corte coronal de encéfalo. **A.** Córtex cerebral vermelho-cereja na infecção por *Babesia bovis*. (Cortesia do Dr. Cláudio Severo Lombardo de Barros, Universidade Federal de Santa Maria, Santa Maria, RS.) **B.** Vista dorsal e da superfície em corte do encéfalo de bezerro com babesiose cerebral. Especialmente a substância cinzenta apresenta a cor vermelha característica da embebição *in vivo* pela hemoglobina. **C.** Esfregaço do córtex telencefálico; bovino. Capilar sanguíneo com grande quantidade de eritrócitos parasitados por *Babesia bovis*. Giemsa.

À necropsia, podem ser observadas áreas gelatinosas de edema e malacia nas substâncias brancas do encéfalo (Figura 8.77 A) e da medula espinhal. À histologia, há manguitos linfoplasmocitários espessos (Figura 8.77 B), em especial na substância branca, com numerosas células de *Mott* e desmielinização. O diagnóstico é realizado pela identificação das formas tripomastigotas do parasita no sangue periférico.

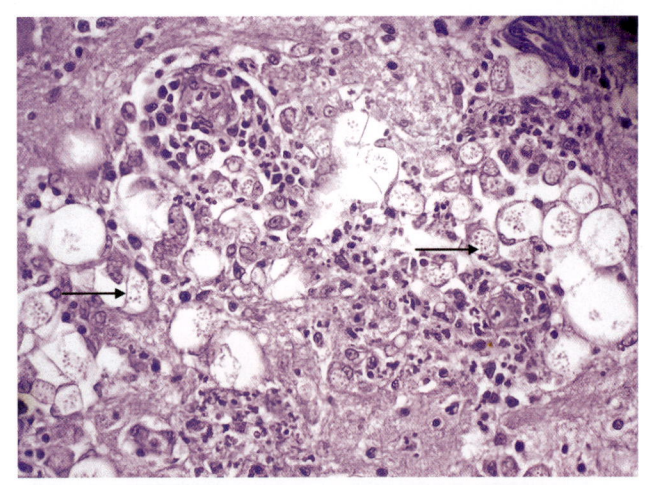

Figura 8.76 Gato; encéfalo. Nos vasos e no citoplasma dos macrófagos há miríades de merozoítos do protozoário *Cytauxzoon felix* (*setas*).

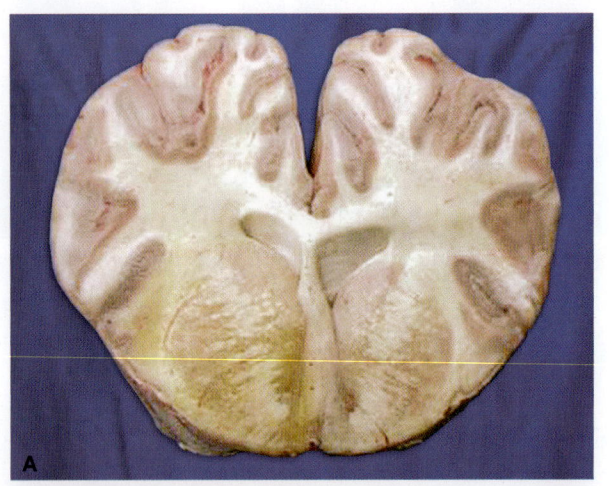

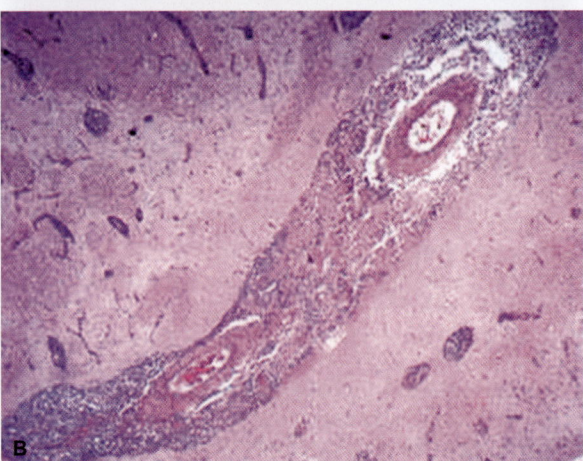

Figura 8.77 Equino; cérebro. Infecção por *Trypanosoma evansi*. **A**. Notar exsudação gelatinosa amarelada. **B**. Córtex telencefálico com infiltrado linfoplasmocitário perivascular acentuado. (Reproduzida, com autorização, de Rodrigues *et al.*, 2005.)

Outras alterações hematológicas incluem anemia, com hematócritos de 15 a 32%, e linfocitose absoluta com linfócitos atípicos.

Encephalitozoon cuniculi (Microspora, Pleistophoridae) é um protozoário que causa encefalite em coelhos, animais de laboratório, cães, gatos, macacos, carnívoros selvagens e seres humanos. A doença pode ser subclínica, e a infecção é adquirida pela ingestão de esporos que são excretados na urina dos animais, que desenvolvem nefrite. Embora o *E. cuniculi* seja o patógeno mais importante, outras espécies do gênero têm afetado indivíduos imunossuprimidos. Apesar de a via de transmissão não estar totalmente elucidada, suspeita-se que, em cães, possa ser oronasal ou transplacentária. *E. cuniculi* multiplica-se dentro de vacúolos parasitóforos no citoplasma de várias células do hospedeiro: neurônios, epêndima, epitélio do plexo coroide, endotélios, macrófagos e epitélio tubular renal.

O quadro clínico neurológico é inespecífico e consiste em inclinação da cabeça para o lado e paralisia. A ausência de lesões à necropsia é sempre relatada, ainda que possam ficar restritas a tromboses meníngeas. As lesões histológicas, quando presentes, em geral ficam restritas ao córtex cerebral e apresentam-se como pequenos granulomas com centro necrótico. Nos casos fatais, podem ser vistas grandes áreas de malacia e manguito perivascular linfocitário proeminente. O diagnóstico pode ser realizado por meio de sorologia (utilizando-se os testes de ensaio imunossorvente ligado à enzima [ELISA, do inglês *enzyme-linked immunosorbent assay*] e IF), PCR e nos cortes de cérebro pela coloração pela prata ou Giemsa.

Cryptococcus neoformans é uma levedura ubíqua, que causa micose sistêmica nas espécies de animais domésticos e selvagens e no ser humano. *C. neoformans* var. *neoformans* afeta indivíduos imunocomprometidos. A contaminação pelos esporos do fungo ocorre a partir de fezes de aves, principalmente pombos, e a doença é considerada urbana. *C. neoformans* var. *gattii* afeta indivíduos hígidos que entram em contato com folhagens úmidas de eucaliptos, e a doença é considerada rural.

A infecção ocorre pela via respiratória, raramente gastrintestinal, e a levedura multiplica-se nas vias respiratórias, nas quais forma a cápsula característica (aspecto de bolha de sabão) que a protege do sistema imune do hospedeiro. Há disseminação hematógena para vários órgãos, que incluem a pele e o SNC. Entre os gatos, os machos são mais afetados do que as fêmeas, na idade de cerca de 5 anos, e a contaminação se dá pela placa cribriforme do osso etmoidal.

Os sinais neurológicos são variáveis e refletem lesões focais ou multifocais. No gato, podem acontecer apatia, desorientação, alteração de temperamento, convulsões, andar em círculos, pressão da cabeça contra objetos, ataxia e quedas, paresias, perda do olfato e cegueira. Os cães adoecem, em média, aos 3,5 anos de idade, e os sinais nervosos são letargia, inclinação da cabeça para o lado, nistagmo, convulsões, paralisia facial, ataxia e distúrbios vestibulares, paresia e cegueira. Em caprinos, ataxia, nistagmo, cegueira, opistótono, hiperestesia e paresia espástica de membros já foram observados.

As lesões, à necropsia, são de aspecto gelatinoso das meninges, decorrente de marcada presença do fungo, que também distende a profundidade dos sulcos. Histologicamente, no gato, observa-se meningoencefalite supurativa discreta;

os organismos variam de 5 a 20 mm e são rodeados por cápsula espessa de polissacarídeos, não visível nas preparações coradas pelo H&E (Figura 8.78), mas realçadas pela prata, por PAS ou mucicarmim. Nestas últimas preparações, a cápsula é corada e pode-se observar o brotamento da levedura. No cão, a inflamação é mais granulomatosa, com numerosas células gigantes e infiltrado linfoplasmocitário discreto. O diagnóstico baseia-se no cultivo de LCR, IF, inoculação em camundongos, citologia e sorologia. Ademais, podem ser usadas a ressonância magnética e o LCAT (do inglês *latex cryptoccocal antigen test*) no soro, na urina ou no LCR.

Surtos de amebíase com comprometimento fatal no SNC têm sido diagnosticados em muitas espécies de animais domésticos e em seres humanos. As principais espécies desse grupo incluem *Acanthomoeba* em cães e ovinos, *Naegleria* spp. em bovinos e equinos e *Balamuthia* sp. em cães e primatas não humanos. Recentemente, casos esporádicos de infecção por *Naegleria fowleri* foram identificados em bovinos no Sul e Nordeste do Brasil. Esses agentes costumam causar áreas multifocais de malacia e encefalite ou meningoencefalite piogranulomatosa e necrótica acentuada, em muitas áreas do encéfalo. Confirmação do agente ameboide junto às lesões, com auxílio do PAS e principalmente da imuno-histoquímica, é indicado.

Lesões do SNC provocadas por *algas saprófitas* do gênero *Prototheca* são descritas em cães. O quadro neurológico reflete lesões no encéfalo e nos olhos, e os animais demonstram cegueira. Histologicamente, são observadas reações granulomatosas ou piogranulomatosas em uma extensão que não acompanha o número de microrganismos, o qual pode ser escasso ou muito grande. As algas são reconhecidas como estruturas de 2 a 20 mm de diâmetro, compostas de 1 a 4 organismos, com parede espessa positiva para PAS ou prata, livres ou dentro de fagócitos. As lesões oculares são bilaterais e consistem em panuveíte linfoplasmocitária a granulomatosa, com neurite óptica e descolamento exsudativo da retina. Uma vez que as algas são ubíquas, o controle da infecção torna-se difícil. A imunossupressão pode ser um pré-requisito para a ocorrência da prototecose.

Reações de tecido nervoso nas doenças causadas por helmintos

Helmintos podem causar lesões no SNC. O nematódeo filaroide *Halicephalobus gingivalis* ocasiona encefalite e granuloma nasal em equinos, em algumas regiões dos EUA, da África e do Brasil, com áreas de necrose que marcam seu trajeto dentro do encéfalo. Há, também, relatos da infecção no encéfalo de bovinos. Esse parasita é um nematódeo, encontrado no solo e na matéria orgânica, que pode acessar o sistema nervoso via lesões nas mucosas ou na pele. No Brasil, essa neuropatia tem sido diagnosticada esporadicamente em equinos, especialmente nas regiões Sudeste e Centro-Oeste. Clinicamente, observam-se cegueira, ataxia, movimentos de pedalagem, nistagmo, mudanças comportamentais e decúbito. O exame microscópico revela larvas do parasito no encéfalo, associadas a infiltrado inflamatório granulomatoso e necrose do neurópilo com degeneração axonal (Figura 8.79). Além do SNC, outros órgãos podem ser afetados por lesões associadas à migração de larvas de *H. gingivalis*. Há relato de infecção por esse parasita em seres humanos.

Larvas de *Strongylus vulgaris* esporadicamente migram para o encéfalo e provocam lesões hemorrágicas, em especial na região cerebelomedular, que determinam quadro neurológico acentuado por grave disfunção vestibular.

A migração de *Toxocara canis* pode acarretar lesão cerebroespinhal em crianças e cães, muitas vezes com envolvimento ocular.

O ciclo errático de *Spirocerca lupi* na medula espinhal de um cão (Figura 8.80) determinou mielomalacia com apresentação súbita de disfunção neurológica, que foi atribuída a etiologia traumática, embólica ou isquêmica.

As larvas de *Echinococcus* spp. causam a hidatidose em espécies domésticas e selvagens e no ser humano. Podem-se detectar cistos hidáticos em vários órgãos; os mais comumente afetados são pulmão, fígado e, mais raramente, o encéfalo e o olho.

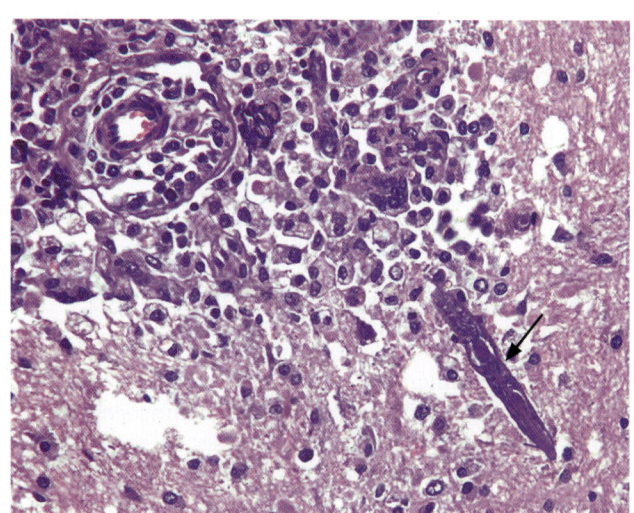

Figura 8.79 Córtex encefálico de equino Árabe acometido por *Halicephalobus gingivalis*. Há vasculite linfocitária e necrose do neurópilo associado a numerosas células *gitter*, células gigantes multinucleadas e o nematódeo seccionado longitudinalmente (*seta*). (Reproduzida, com autorização, de Santana *et al.*, 2019.)

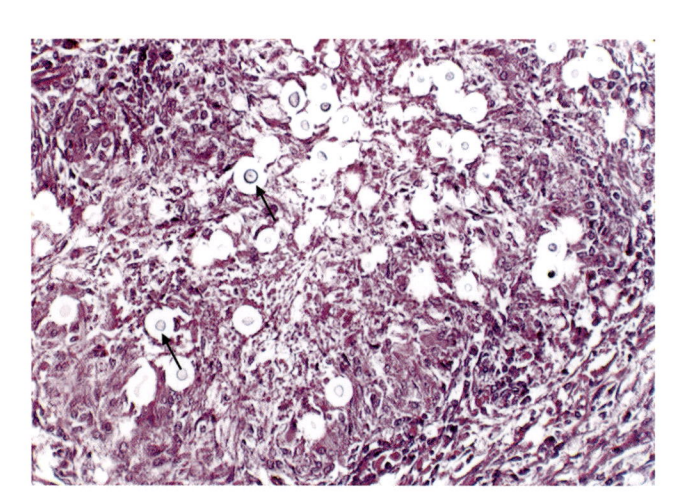

Figura 8.78 Cão; encéfalo. Observar numerosas leveduras de *Cryptococcus neoformans* (*setas*) associadas à intensa reação glial.

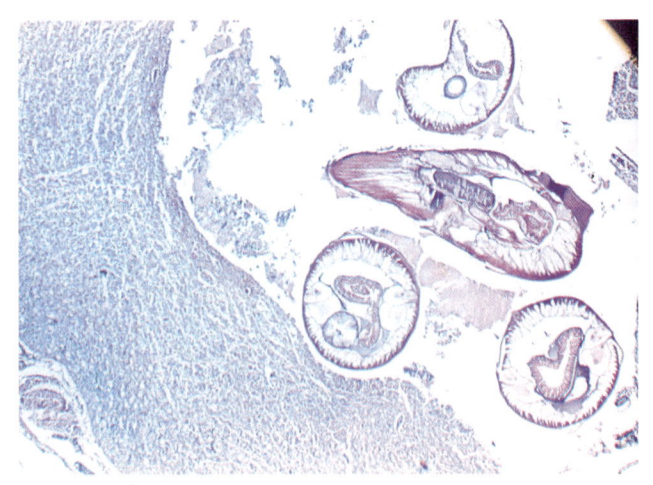

Figura 8.80 Cão; medula espinhal. Formas adultas de *Spirocerca lupi* em extensa área de malacia.

Coenurus cerebralis é a forma larvária da tênia *Multiceps* que migra para encéfalo e medula espinhal de ovelhas, muito raramente de outros herbívoros e de humanos. Essa parasitose é diagnosticada com frequência em ovinos no Sul do Brasil. A presença dos cistos de *C. cerebralis* (ver Figura 8.35) provoca síndromes características de lesões que ocupam espaço e se expandem de forma lenta; os cistos podem alcançar diâmetro de 50 mm ou mais nas ovelhas e até 13 cm nos bovinos.

As localizações mais frequentes são superfície externa dos hemisférios cerebrais, tronco encefálico, cerebelo e medula espinhal. As ovelhas afetadas mostram ataxia, pressão da cabeça contra objetos, torneio, sonolência, graus variáveis de paralisia, recumbência e, às vezes, convulsões. A hidrocefalia é complicação decorrente da compressão dos tecidos encefálicos, que podem sofrer atrofia grave. À histologia, a reação do tecido nervoso à presença de um cisto viável é muito discreta e consiste em estrutura eosinofílica amorfa rodeada por inflamação mononuclear e astrocitose. Após a morte do cisto, desenvolvem-se encefalite ou meningoencefalite granulomatosas, com malacia e mineralização.

Cisticercus bovis pode ser encontrado eventualmente em encéfalo de bovinos durante a inspeção sanitária em abatedouros frigoríficos. Pode fazer parte de um quadro de cisticercose generalizada ou ser encontrado apenas no encéfalo.

Em cães, neurocistos de etiologia nem sempre definida aparecem ocasionalmente (Figura 8.81).

DOENÇAS E LESÕES SEM ETIOLOGIA DEFINIDA

Processos necroinflamatórios em cães constituem doenças emergentes no Brasil. Encefalites ou meningoencefalites necrotizantes são diagnosticadas em cães de raças de pequeno porte, como Pug, Maltês e Yorkshire, com idades que variam de alguns meses a 7 anos. O quadro clínico que os animais apresentam é variado e reflete o local de lesão; são relatadas convulsões, apatia, andar em círculos e déficits visuais, tremores, micção involuntária e opistótono. As lesões podem ser detectadas por ressonância magnética nuclear e exame do LCR, que mostra pleocitose acentuada.

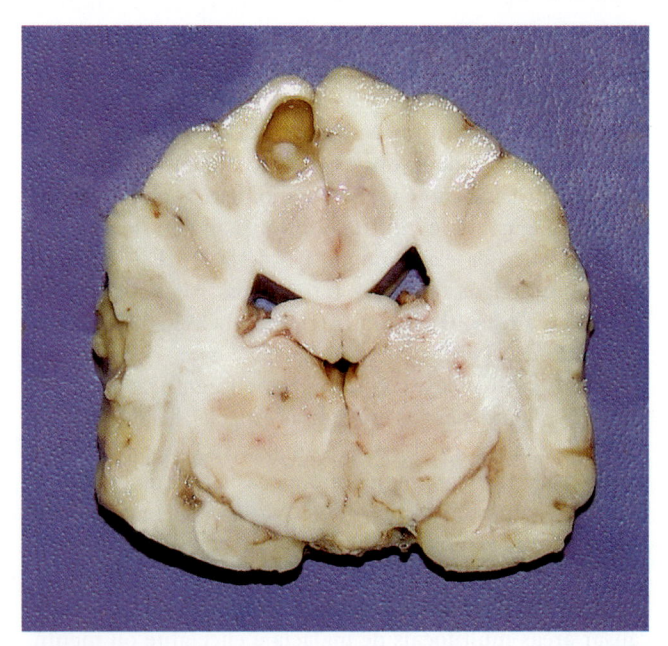

Figura 8.81 Encéfalo de cão com presença de cisto parasitário no córtex cerebral. (Cortesia da Dra. Mary Suzan Varaschin, Universidade Federal de Lavras, Lavras, MG.)

À macroscopia, as lesões ocorrem particularmente no cérebro, são bilaterais e assimétricas. Geralmente, há detecção de áreas amareladas e irregulares de amolecimento da superfície cerebral (Figura 8.82 A) e de corte. Histologicamente, há graus variáveis de malacia, especialmente na substância cinzenta (Figura 8.82 B), com numerosas células *gitter* (Figura 8.82 C), gemistocitose e infiltrado linfo-histiocitário perivascular e meningeano (Figura 8.82 D). A etiologia para a meningoencefalite necrotizante (MEN) ainda não foi completamente esclarecida, e os testes para patógenos de ocorrência comum (vírus da cinomose e da raiva) são negativos. Um estudo, que utilizou imuno-histoquímica, demonstrou a predominância de linfócitos T CD3+ intimamente associados a astrócitos positivos para IgG em cães com MEN. O envolvimento de autoanticorpos em astrócitos associados à intensa astrogliose nos casos de MEN sugere um mecanismo imunomediado na etiologia; entretanto, não confirma se a reação contra o GFAP nos astrócitos seria primária ou secundária.

A leucoencefalite necrotizante (LEN) apresenta lesões inflamatórias e necróticas semelhantes às da MEN; no entanto, atinge predominantemente a substância branca. Outra condição, chamada de *meningoencefalite granulomatosa* (MEG), é caracterizada por infiltrado perivascular composto de linfócitos, plasmócitos, macrófagos e alguns neutrófilos, bem como por formação de granulomas que contêm macrófagos epitelioides. Essas lesões ocorrem principalmente no tronco encefálico e na medula espinhal; contudo, alguns casos raros envolveram o córtex cerebral e a substância branca, e necessitam de diagnóstico diferencial com MEN. A diversidade na distribuição das lesões resulta em sinais clínicos que variam entre convulsões, andar em círculos e ataxia ou paresia e paralisia. A MEG foi descrita em raças de pequeno porte, como o Terrier.

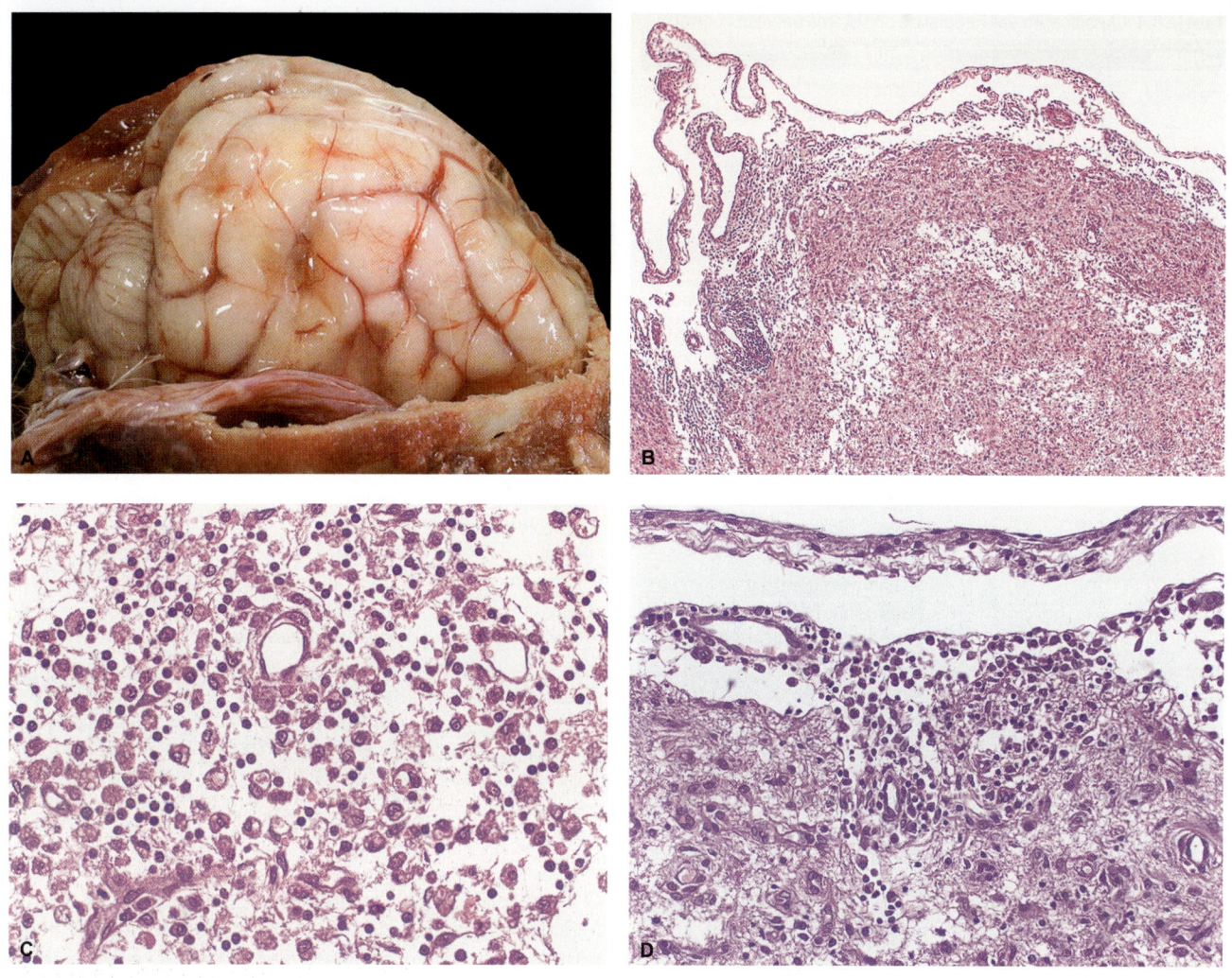

Figura 8.82 Encefalomalacia em caninos. **A**. Encéfalo de um cão Maltês com 2 anos de idade. Notar as áreas amareladas e deprimidas multifocais a coalescentes especialmente no hemisfério cerebral direito, caracterizando malacia. (Cortesia da Dra. Silvia França, Universidade Federal de Minas Gerais, Belo Horizonte, MG.) **B**. Córtex cerebral apresentando infiltrado inflamatório nas meninges com necrose extensa da substância cinzenta. **C**. As áreas de malacia contêm numerosas células *gitter*. Linfócitos e plasmócitos são as principais células inflamatórias encontradas. **D**. Próximo às áreas de necrose são comuns alguns astrócitos reativos.

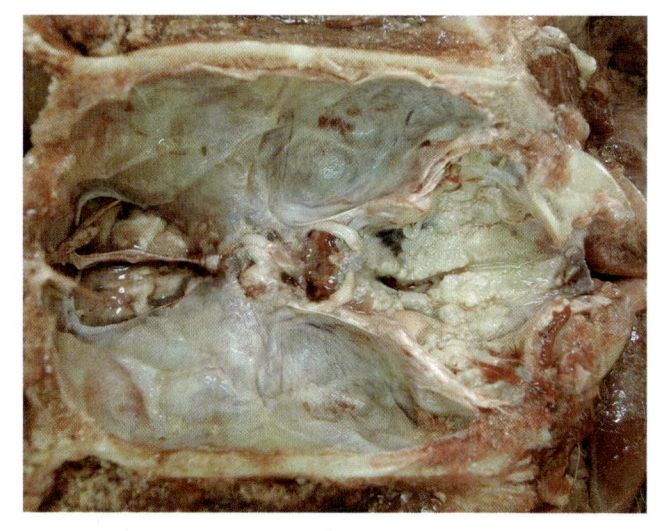

Figura 8.83 Vista ventral da cavidade craniana de um cão. A dura-máter, especialmente caudal ao quiasma óptico, está espessada, branca e irregular, caracterizando metaplasia óssea.

Metaplasia óssea de dura-máter pode ocorrer em partes diversas da caixa craniana, deixando-a com aspecto opaco, branco e irregular, geralmente sem repercussão clínica (Figura 8.83).

Alterações proliferativas

Diversos tipos de neoplasias ocorrem no SNC, benignas ou malignas, primárias (Tabela 8.4) ou metastáticas (Figura 8.84). Há também várias neoplasias que podem ser consideradas associadas ao SNC e que lhe trazem consequências (Tabela 8.5).

As neoplasias que podem ser consideradas tipicamente benignas têm crescimento lento, baixo índice mitótico, não apresentam necrose ou edema e têm proliferação vascular mínima. Assim, podem adquirir tamanho relativamente grande antes de provocarem sinais neurológicos. Muitas neoplasias em estado pré-clínico são achados casuais de necropsia. No ser humano, a atenção a sinais neurológicos mínimos e a percepção individual de sensações anormais possibilitam que a suspeita clínica se faça precocemente.

Tabela 8.4 Classificação das neoplasias do sistema nervoso central.

Origem	Tumores
Astróglia	Astrocitoma Astrocitoma anaplásico Astrocitoma fibrilar Astrocitoma gemistocítico Astrocitoma de alto grau (glioblastoma multiforme) Astroblastoma
Oligodendroglia	Oligodendroglioma Oligodendroglioma anaplásico
Neuronal	Gangliocitoma Neuroblastoma Ganglioneuroblastoma Ganglioglioma
Neuroectodérmica pobremente diferenciada	Meduloblastoma (neuroblastoma cerebelar)
Pineal	Pineocitoma Pineoblastoma
Meninges	Meningioma Tipo I – meningotelial, transicional, fibroso, psamomatoso, angiomatoso, microcístico ou secretório. Tipo II (atípico) Tipo III (maligno) – papilar ou rabdoide
Plexo coroide	Papiloma de plexo coroide Carcinoma de plexo coroide
Células ependimárias	Ependimoma Ependimoma anaplásico
Outros	Linfoma primário Microgliomatose *Gliomatosis cerebri* Espongioblastoma polar Meduloepitelioma Meduloepitelioma teratoide Histiocitose maligna primária

Tabela 8.5 Tumores associados ao sistema nervoso central (SNC) e suas consequências.

Origem	Tumores	Consequências
Adeno-hipófise	Adenoma Carcinoma	Produção excessiva de hormônios. Invasão de diencéfalo. Compressão de quiasma óptico
Neuro-hipófise	Pituicitoma	–
Células germinativas suprasselares	Tumor de células germinativas suprasselares	Compressão do diencéfalo Compressão de nervos craniais
Resquícios de ectoderma de ducto craniofaríngeo	Craniofaringioma	Compressão de pituitária, quiasma óptico e hipotálamo
Resquício de notocorda (intra-ósseo)	Cordomas	Destruição óssea (vértebra, ossos cranianos) e compressão do SNC
Células embrionárias (?)	Tumor intradural extramedular em cães jovens	Compressão medular
Esqueleto	Hemangiossarcoma Mieloma múltiplo Osteocondrossarcoma Osteocondroma Osteossarcoma Condrossarcoma	Comprometimento do SNC quando em vértebras e ossos cranianos

O diagnóstico, amplamente favorecido por exames neurológicos detalhados e auxílio de avançados métodos de diagnóstico por imagem, notadamente tomografia e ressonância magnética, também pode ser feito precocemente, favorecendo o tratamento e melhorando o prognóstico.

A classificação histológica das neoplasias do SNC, que as diferencia em benignas e malignas, nem sempre encontra correlação clínica, pois a limitação do volume craniano e do canal medular faz com que neoplasias consideradas benignas possam ter desfecho fatal para o indivíduo apenas pelo fato de ocupar volume e deslocar estruturas. Sua localização anatômica também é crucial para o prognóstico, uma vez que a neoplasia pode ter limitação à ressecção cirúrgica e provocar lesões em regiões ligadas a funções vitais. Neoplasias malignas, mesmo as mais anaplásicas, tendem a não provocar metástases fora do SNC. Ao contrário, o espaço subaracnóideo pode ser infiltrado e o LCR pode servir de meio de disseminação.

Informações sobre fatores de risco ou causas para as neoplasias primárias do SNC são escassas, mesmo para o ser humano. Ao contrário do que acontece com neoplasias de pulmão, estômago e pele, associados, respectivamente, ao tabagismo, aos carcinógenos químicos e à radiação solar, por exemplo, os tumores do SNC do ser humano só encontram alguma associação de risco na exposição a pesticidas agrícolas. Segundo alguns trabalhos, agricultores expostos a

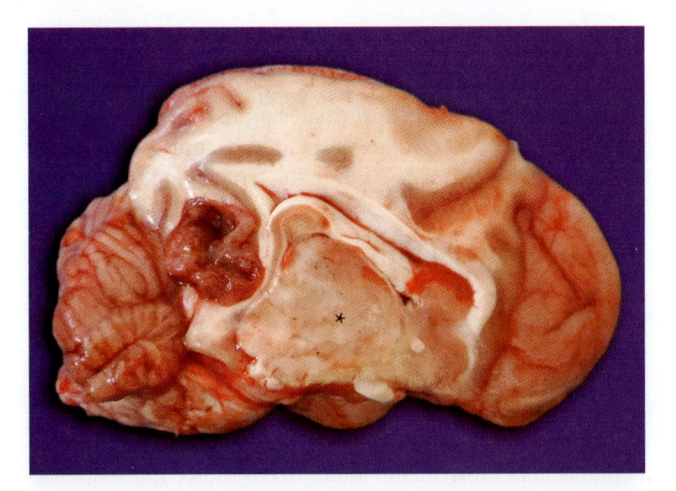

Figura 8.84 Secção sagital do encéfalo de um cão com metástase de carcinoma mamário. A neoplasia, localizada no córtex, na altura do diencéfalo, comprimiu o hipocampo rostralmente (*). (Cortesia da Dra. Mariana Flores, Universidade Federal de Santa Maria, Santa Maria, RS.)

esses produtos teriam incidência um pouco maior de tumores encefálicos, mas esses dados não são confirmados em estudos mais amplos. Nos animais, também não há evidências de causas diretas ou fatores de risco para neoplasias do SNC, porém há raças em que se nota maior predisposição – por exemplo, cães braquicefálicos, em particular da raça Boxer e Buldogue Francês. Em resumo, as neoplasias primárias do SNC podem ocorrer em consequência de múltiplos fatores ambientais e/ou predisposição genética.

Neoplasias metastáticas no SNC não são incomuns. Tumores viscerais, em especial carcinomas (Figura 8.85), estabelecem-se chegando por via hematógena; outros, pela proximidade, invadem o crânio. É o caso de carcinomas de seios paranasais, cavidade nasal ou mesmo da órbita ocular. Hemangiossarcomas (Figura 8.86), carcinomas mamários e melanomas (Figura 8.87) são neoplasias com alto grau de malignidade, que comumente produzem êmbolos metastáticos para o encéfalo.

A maior quantidade de informações sobre tumores do SNC entre os animais se refere ao cão e ao gato, seguidos por

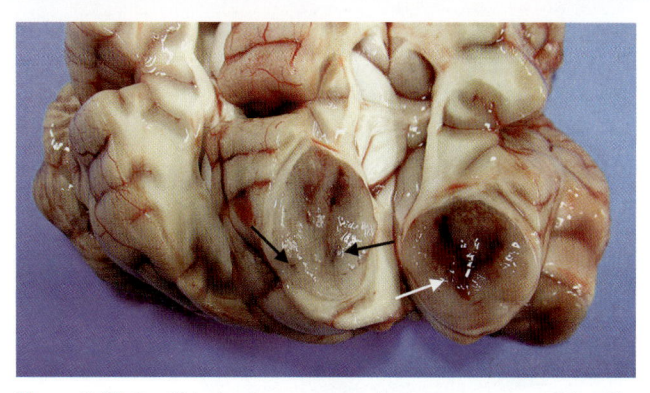

Figura 8.87 Encéfalo de cão apresentando melanoma metastático. Observa-se massa de tecido com áreas escuras (*setas pretas*) e áreas de necrose e hemorragia (*seta branca*). (Cortesia de Ana Patrícia de Carvalho da Silva, Universidade Federal de Minas Gerais, Belo Horizonte, MG.)

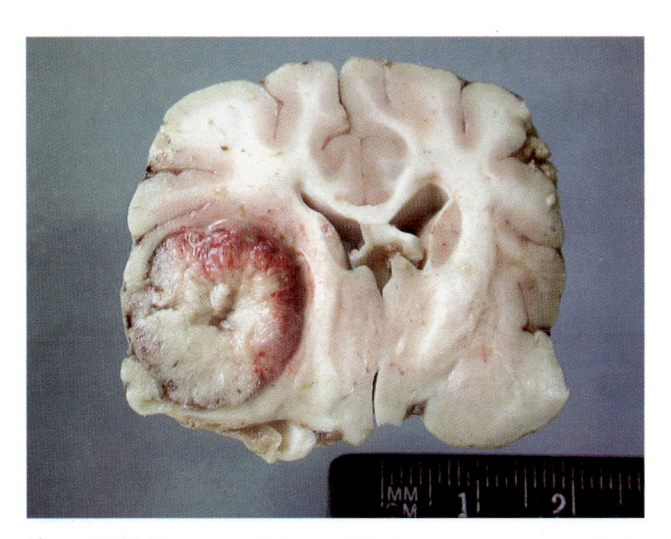

Figura 8.85 Corte coronal do encéfalo de um canino apresentando carcinoma mamário metastático no hemisfério cerebral esquerdo. Proliferação nodular firme, esbranquiçada, com áreas vermelhas (hemorragia) comprimindo o parênquima e o ventrículo lateral adjacente. (Cortesia do Dr. Saulo Petinatti Pavarini, Universidade Federal do Rio Grande do Sul, Porto Alegre, RS.)

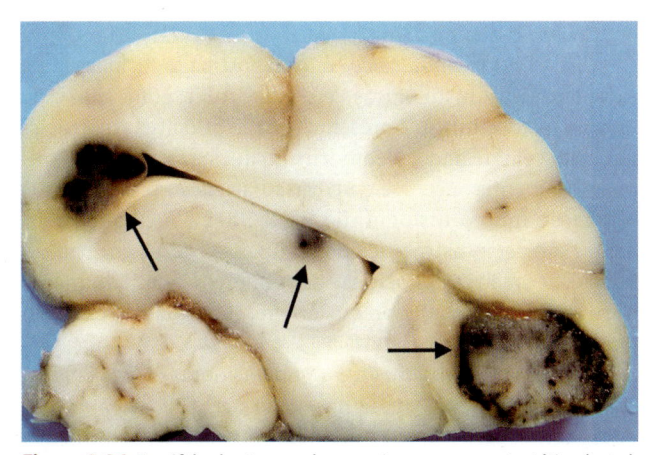

Figura 8.86 Encéfalo de cão com hemangiossarcoma metastático (*setas*).

bovinos e animais de laboratório. É crescente o número de relatos em animais selvagens. Em cães idosos, representam a principal causa de disfunções neurológicas.

Os tumores do SNC podem ter origem em células da astróglia, da oligodendróglia, neuronais, células de origem neuroectodérmica (que se mantêm pobremente diferenciadas), células da pineal, de meninges, de plexo coroide e células ependimárias. Há, ainda, tumores classificados com outros originados de células não constituintes do SNC e tumores associados, ou seja, originados em estruturas próximas. A classificação geral desses tumores está na Tabela 8.4.

Tumores da astróglia

Astrocitomas têm origem astrocítica e constituem o grupo mais frequente entre os tumores de SNC de animais e de humanos. No ser humano, a classificação histopatológica associada à pesquisa de alterações genéticas vem-se tornando importante para prognóstico e adoção de tratamento. Alterações genéticas em astrocitomas caninos foram estudadas por Stoica *et al.* (2004). Esses autores encontraram 35% de alterações genéticas para a proteína p53 e 23% em genes da proteína receptora de fator de crescimento epitelial. Sobre a classificação dos tumores da astróglia, verifica-se sua tendência de acompanhar a classificação para seres humanos.

Tumores que não constam na classificação da Organização Mundial da Saúde (OMS) para animais domésticos foram descritos por Stoica *et al.* (2004): o astroblastoma e o astrocitoma pilocítico; este último também foi descrito em gato. Dessa maneira, já foram descritos os seguintes tipos de tumores da astróglia: astrocitoma, com os subtipos fibrilar (Figuras 8.88 e 8.89), protoplasmático, gemistocítico e pilocítico; astrocitoma anaplásico; astrocitoma de alto grau (glioblastoma multiforme) e astroblastoma. Em um estudo com bovinos no Brasil, de um total de 982 animais com sinais neurológicos, houve diagnóstico de apenas um caso de neoplasia do SNC. Tratava-se de um astrocitoma.

Astrocitomas ocorrem em cães mais idosos, sem predileção por sexo, são bem mais frequentes em cães de raças braquicefálicas e representam cerca de 15% dos tumores primários de SNC. Em geral, apresentam-se em massas únicas, embora os mais malignos possam disseminar-se pelo canal

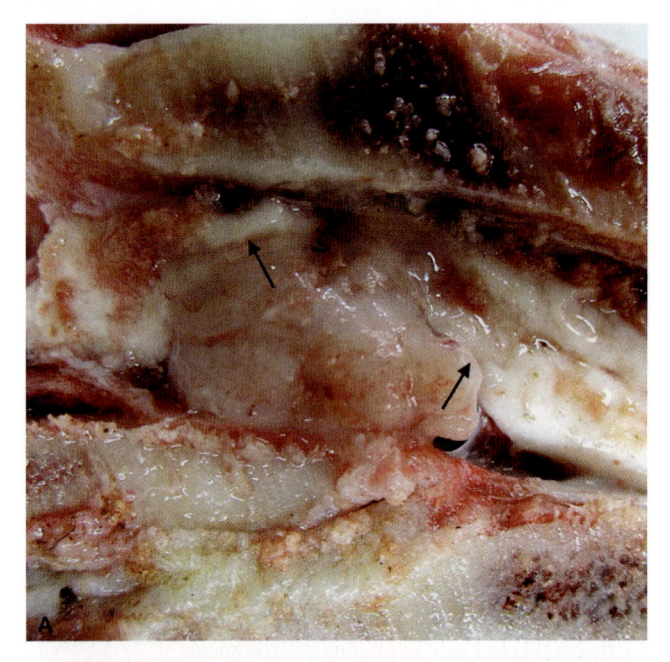

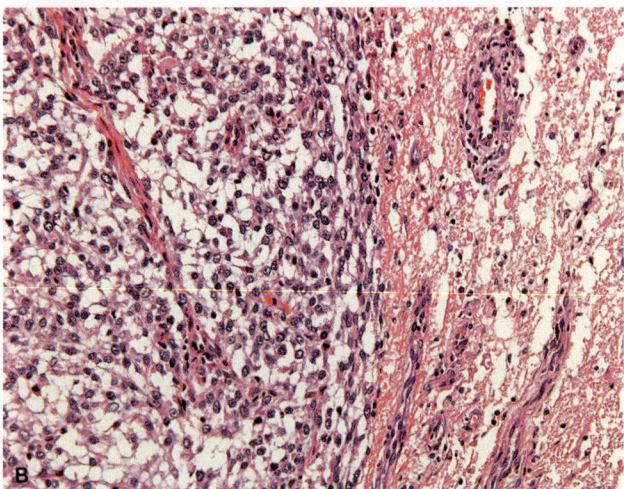

Figura 8.88 Corte longitudinal da coluna vertebral e medula espinhal de um cão Rottweiler adulto. **A**. Notar a massa de tecido esbranquiçada, no canal medular, comprimindo a medula espinhal. **B**. Histopatologia da imagem mostrada na figura **A**. Medula espinhal comprimida à direita. (Cortesia de Matheus Vilardo Lóes Moreira, Universidade Federal de Minas Gerais, Belo Horizonte, MG.)

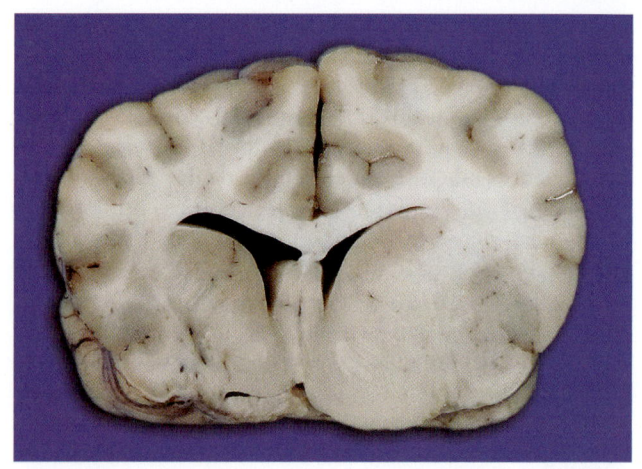

Figura 8.89 Corte transversal do cérebro canino fixado em formol. Astrocitoma fibrilar. O ventrículo lateral direito está reduzido de tamanho por compressão pela neoplasia primária. A expansão local causa assimetria dos hemisférios. (Cortesia da Dra. Mariana Flores, Universidade Federal de Santa Maria, Santa Maria, RS.)

medular, e localizam-se preferencialmente nos hemisférios cerebrais, em especial na região temporal/piriforme e no diencéfalo. Embora unilaterais, podem estar inaparentes em um encéfalo inteiro e se tornar visíveis apenas quando se fazem os cortes coronais (Figura 8.90 A); ainda assim, são vistos com alguma dificuldade quando esbranquiçados, localizam-se na substância branca e são mais bem percebidos por palpação. Desvio de estruturas ou assimetria pode ser indicativo de sua presença.

Seu aspecto histológico pode variar bastante; quando deriva de astrócitos fibrilares (tipo II) – o *astrocitoma fibrilar*, tipo mais comum –, haverá abundância de fibrilas gliais, e os astrócitos estarão bem diferenciados. Essa composição estrutural será responsável pela consistência firme do tumor (Figura 8.91). Por sua vez, o *astrocitoma protoplasmático*, derivado de astrócitos protoplasmáticos (tipo I), será composto histologicamente de astrócitos de aspecto normal. Quase sempre apresenta áreas pontuadas por microcistos. Essa composição será responsável por aspecto macroscópico gelatinoso e consistência macia da neoplasia.

O *astrocitoma gemistocítico* difere-se por apresentar astrócitos grandes, com citoplasma abundante e núcleo marginal ou múltiplo. A imuno-histoquímica para identificar GFAP, um filamento de tamanho intermediário presente no citoplasma de astrócitos, evidencia seu citoplasma e facilita o diagnóstico.

O *astrocitoma pilocítico* é assim denominado em razão do aspecto de cabelo, determinado pelas células que o compõem, as quais crescem em feixes ou entrelaçadas, alongadas, fusiformes e bipolares. O citoplasma de alguns astrócitos pode-se apresentar claro, e o núcleo pode estar com cromatina densa. Em astrocitoma pilocítico de um gato, foram observadas extensas áreas de metaplasia cartilaginosa e óssea. A demonstração de células tumorais positivas para GFAP, de vimentina e de proteína S-100 em astrócitos, geralmente por meio de técnicas de imuno-histoquímica, é excelente recurso para o diagnóstico.

Astrocitoma anaplásico é diagnosticado a partir de características histológicas, em particular com ajuda de imuno-histoquímica. Apresenta padrão pilocítico/microcístico, alta celularidade, pleomorfismo nuclear acentuado, mitoses frequentes, necrose e neovascularização proeminente. Marcação imuno-histoquímica de S-100 e GFAP pode confirmar a origem astrocítica das células, às vezes em padrão bifásico, com áreas pilocíticas bem diferenciadas, altamente fibrilares. Esses marcadores estão presentes mesmo em neoplasias pouco diferenciadas.

O *astrocitoma de alto grau – glioblastoma* (Figura 8.90 A) –, de características malignas mais acentuadas, apresenta aspecto microscópico que inclui necrose serpentiforme, proliferação microvascular ou endotelial abundante, hiper-

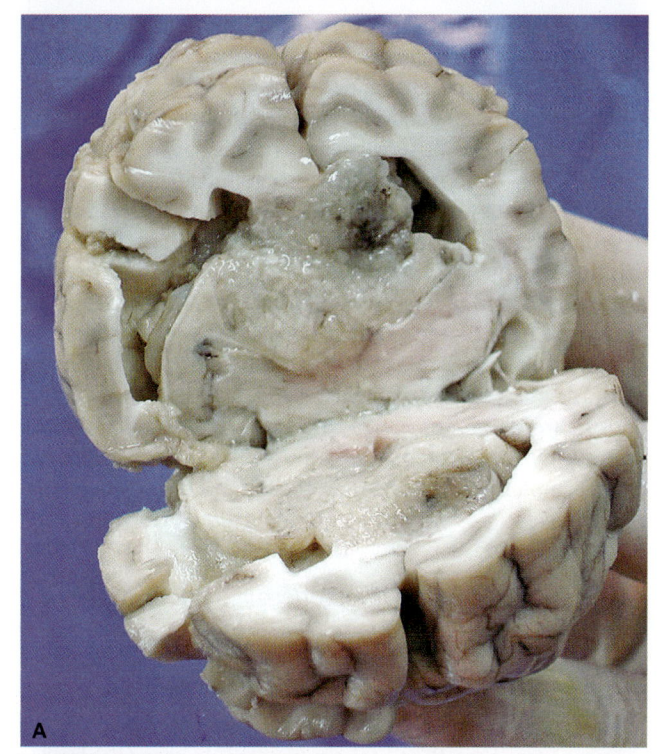

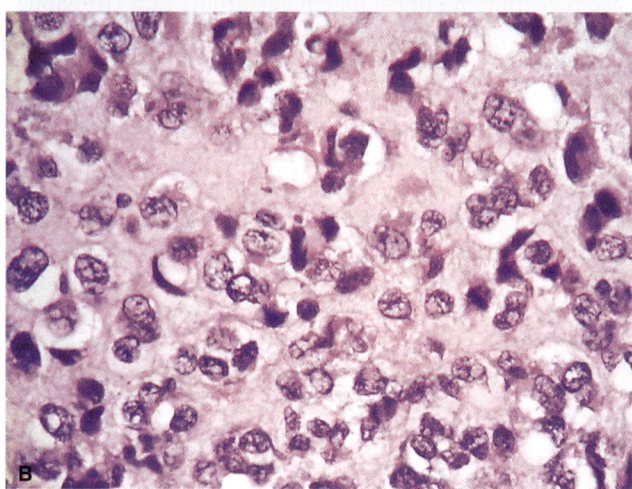

Figura 8.90 Cão; corte coronal do encéfalo. Astrocitoma de alto grau. **A**. Observar a massa tecidual neoplásica na região do mesencéfalo e entre os hemisférios. Externamente, o tumor encontra-se inaparente. **B**. Microscopia de **A**. Astrócitos neoplásicos pleomórficos.

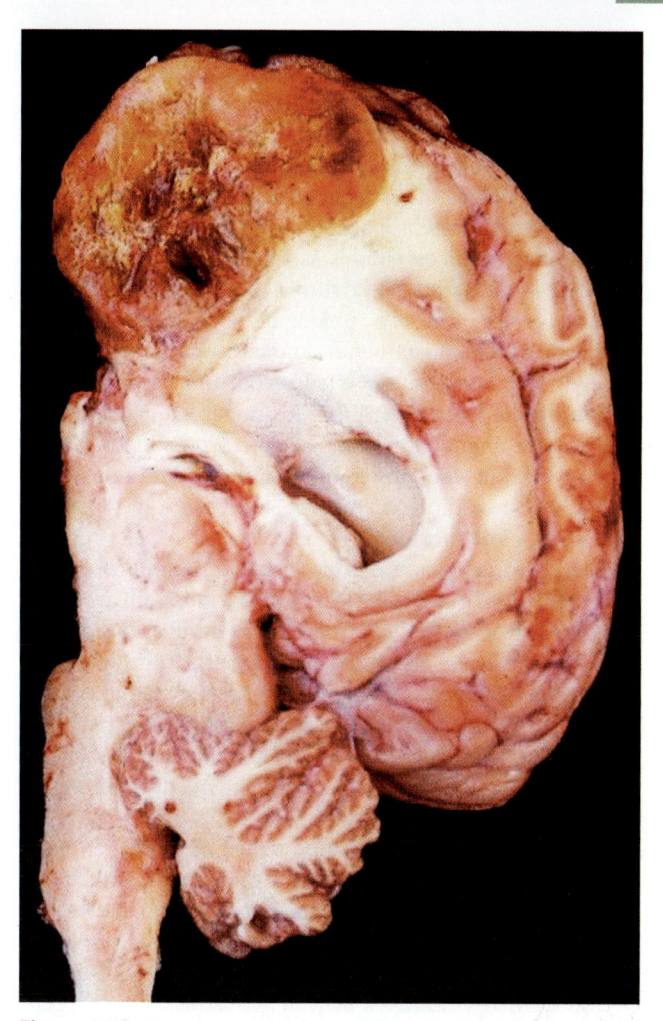

Figura 8.91 Cão; corte sagital de encéfalo. Astrocitoma fibrilar no córtex frontal.

celularidade, mitoses e anaplasia (Figura 8.90 B). A necrose ocorre em áreas de hipercelularidade, tornando-se rodeada por células fusiformes em pseudopaliçada, aspecto típico dessa neoplasia. O aspecto histológico do astrocitoma de alto grau é semelhante ao do astrocitoma anaplásico, mas difere deste por necrose e proliferação vascular ou endotelial, que se caracteriza por hiperplasia de células endoteliais, as quais invadem a luz de vasos e têm possibilidade de obstruí-los. Cortes histológicos mostrarão vasos com dupla camada de células endoteliais. No glioblastoma multiforme do ser humano, descreve-se formação esférica de tufos de células vasculares proliferadas, denominada corpo gomeruloide. Esse aspecto foi verificado também em babuínos.

O *astroblastoma* é descrito com base no aspecto histológico. O crescimento ocorre em padrão papilar. As células tumorais são alongadas e dispõem-se em arranjo radial ao redor de um vaso central. Esse aspecto é denominado *pseudorroseta*. Algumas dessas células são tanicitos. Há extensa esclerose vascular, mas não se verifica proliferação endotelial nem pleomorfismo ou atividade mitótica. Dois casos descritos foram positivos para S-100 e GFAP.

Tumores da oligodendróglia

Os tumores da oligodendróglia constituem o segundo tumor de origem neuroectodérmica e ocorrem com maior frequência em cães. Na Suíça, haveria uma inversão, segundo dados, na qual os tumores da oligodendróglia estariam em primeiro lugar. Esse dado remete à ligação desses tumores com predisposição racial. *Oligodendrogliomas* ocorrem com maior frequência em cães das raças Boxer, Boston Terrier e Buldogue, muito populares naquele país. Contudo, discrepâncias na classificação também podem acontecer entre os diferentes autores e tipos de astrogliomas, às vezes classificados como oligodendrogliomas polimórficos. Além disso, deve-se ter em mente que há dinâmica na prevalência de raças, no tempo e nas diferentes regiões do planeta.

Os oligodendrogliomas ocorrem em cães com mais de 5 anos de idade e são duas vezes mais comuns em machos do que em fêmeas. Muitos se localizam nos hemisférios cerebrais, no diencéfalo e na medula espinhal, mas podem localizar-se em outras regiões. Em dois gatos, esse tumor foi observado envolvendo o tronco encefálico em sua porção cranial, parte do cérebro, quarto ventrículo e cerebelo.

Os sinais clínicos citados são variáveis. Em um caso, foram observadas apatia, arritmia, bradicardia e dispneia acentuadas em um cão Buldogue. Déficit neurológico, mudança de comportamento, andar propulsivo, cegueira e convulsões também são citados. Em um bovino, foram observadas distaxia e paralisia dos membros pélvicos. Em descrição de oligodendroglioma localizado na medula espinhal cervical de cão, observaram-se dificuldades na movimentação cervical, perda de propriocepção e tetraparesia, 4 meses antes da morte.

Macroscopicamente, o tumor é macio a gelatinoso, róseo a acinzentado. Tumores de 3 cm ou mais mostram área central com cistos; as margens tendem a ser nítidas, mas podem ser imperceptíveis. Dependendo da localização do tumor, pode haver herniação do cerebelo no forame magno e achatamento de giros corticais cerebrais; o LCR pode estar turvo e apresentar coloração rósea e viscosidade mucinosa. Em uma novilha de 2 anos de idade, com oligodendroglioma na medula lombar, foi verificada disseminação multifocal de células no espaço subaracnóideo na medula sacral.

Microscopicamente, o oligodendroglioma típico tem aspecto de favo de mel ou ovos fritos justapostos, o que facilita o diagnóstico. As células são uniformes, pequenas e redondas, com núcleo hipercromático, citoplasma pobremente corado e limites celulares bem demarcados. Nas margens do tumor, as células podem estar dispostas em colunas. Registra-se também grande número de mitoses nas células da periferia do tumor.

Proliferação vascular, inclusive com padrão glomerular, hemorragia e necrose, também foi registrada. O fato de haver células positivas para GFAP, S-100 e vimentina incita o questionamento de ser o tumor composto de células progenitoras de astrócitos e oligodendrócitos ou de oligodendrócitos imaturos que expressam características de astrócitos.

Oligodendroglioma anaplásico é uma classificação para a forma histologicamente maligna. Observam-se presença frequente de figuras de mitose, moderado pleomorfismo nuclear e núcleos vesiculares ovoides a fusiformes. O aspecto de favo de mel só aparece em poucas áreas. Há tufos vasculares glomeruloides, assim como, eventualmente, necrose rodeada por células em pseudopaliçada, semelhantes às que ocorrem no astrocitoma de alto grau.

Tumores neuronais

São raros e sua classificação é complexa. Os tumores neuronais "verdadeiros", ou seja, não embrionários, são o *gangliocitoma*, com células nervosas maduras, bem diferenciadas e similares a células ganglionares, e o *neuroblastoma*. Foi descrito um gangliocitoma em cão com a população de células tumorais neuronais pura, sem células da glia associadas, mesmo com imuno-histoquímica para detecção de GFAP. Pequeno número de células gliais costuma ocorrer nesse tipo de tumor.

O neuroblastoma constitui a forma maligna, com neurônios pequenos, uniformes e arredondados, com núcleo rico em cromatina e citoplasma fracamente corado; portanto, é semelhante às células do oligodendroglioma. Disposição densa, em ninhos ou em pseudorrosetas pode ser encontrada. Com técnicas de imuno-histoquímica, detecta-se presença de neurofilamentos e de enolase específica do neurônio (NSE, do inglês *neuron specific enolase*), constituintes específicos de neurônios. Podem-se encontrar populações de células típicas de neuroblastoma, indiferenciadas, junto com quantidade variável de células com diferenciação avançada, com citoplasma eosinofílico abundante, com substância de Nissl proeminente e quase sempre positivas para neurofilamentos; nesse caso, o tumor será denominado *ganglioneuroblastoma*. Mistura de neurônios e glia em um mesmo crescimento tumoral originará o *ganglioglioma*. Diferenciação pós-mitótica pode ocorrer em tumores menos diferenciados.

Tumores de origem neuroectodérmica pobremente diferenciados

São basicamente os *meduloblastomas* que acontecem em crianças; são registrados em algumas espécies animais, incluindo bezerros, leitões, babuínos, cães e gatos jovens. Um caso registrado no Brasil foi em bezerro da raça Girolanda. Sinais estiveram presentes desde o nascimento, progredindo até a eutanásia realizada aos 2 meses de idade. Cerebelo e mesencéfalo foram as partes atingidas pela neoplasia. Esses tumores são malignos e quase só se localizam no cerebelo, daí serem também denominados *neuroblastoma cerebelar*, originando-se no verme. Quando ocorrem em seres humanos adultos, localizam-se nos lobos cerebelares. Têm origem na camada de células germinais externas.

Microscopicamente, em bovino, verifica-se que o tumor é infiltrativo, constituído de células uniformes que se apresentam densamente compactadas. Os núcleos são alongados, em forma de cenoura, e densos, com heterocromatina. O citoplasma é pálido e, às vezes, inaparente. Pode-se ver diferenciação neuronal focal. Figuras de mitose são comuns. A invasão de leptomeninges provoca reação fibrosa intensa. No ser humano, pode ocorrer mais que um tipo de célula, de linhagem neuronal e glial. Em razão disso, a classificação torna-se difícil e há correntes que preferem denominar esses tumores genericamente, como *tumores neuroectodérmicos primitivos supratentoriais*.

Tumores da pineal

Os tumores da pineal incluem os que têm origem em suas células especializadas. São divididos em *pineocitoma* e *pineoblastoma* e são raros em animais, mas há descrições em ratos, cavalo e em uma calopsita. Sua forma maligna é bastante agressiva no ser humano. Outras células presentes na pineal também podem dar origem a tumores; por exemplo, gliomas.

Tumores das meninges

São bastante comuns em cães, gatos e ratos. Estudos retrospectivos de tumores intracranianos de cães revelaram que 44 a 50,9% destes eram *meningiomas*. Em outro estudo, verificou-se que, em 28 casos de meningioma em cães, a idade média era de 11 anos e que 83% tinham 10 anos ou mais. Em estudo semelhante, com 160 gatos portadores de neoplasia intracraniana, os meningiomas alcançaram 58,1%.

De fato, esses tumores são considerados mais frequentes entre os gatos, em particular os de idade mais avançada. Não há predileção por sexo, diferentemente do que ocorre nos meningiomas humanos, que acometem principalmente mulheres. Algumas raças caninas como Boxer, Golden Retriever e Pastor Alemão parecem ser mais predispostas. Alguns autores sugerem que esteroides ovarianos, principalmente progesterona, participam da oncogênese do meningioma canino, assim como é bem determinado em humanos.

Os meningiomas têm origem em células meningoteliais aracnoides, presentes nos vilos aracnoides. São também denominadas meningoteliais, meningócitos ou meningoblastos e podem diferenciar-se adquirindo aspectos estruturais de células mesenquimais e epiteliais. Em condições normais, têm importantes funções dentro das leptomeninges: quando estão com suas membranas citoplasmáticas entrelaçadas, desempenham papel de proteção semelhante ao das células epiteliais e mesenquimais. Podem participar do processo de fibrose como resposta a agressões, produzindo fibronectina, laminina, colágeno tipo IV e procolágeno tipo III. Têm também papel de secreção relacionado com a circulação do LCR e são consideradas parte do sistema fagocítico mononuclear. Em células aracnoides de humanos, demonstraram-se presença de vimentina, desmoplaquina, antígeno de membrana epitelial e algumas citoqueratinas.

Estudo ultraestrutural concluiu que membranas interdigitantes, desmossomos e filamentos intermediários são encontrados em todos os meningiomas humanos, independentemente de seu padrão morfológico. Em decorrência da contribuição dupla do mesoderma e da crista neural para o desenvolvimento das meninges e da capacidade das células aracnoides de se diferenciarem e formarem estruturas com características epiteliais ou mesenquimais, os meningiomas exibem padrões morfológicos bastante variados.

Os meningiomas costumam estar aderidos à dura-máter e têm locais definidos de instalação, onde ocorrem com grande predileção segundo as espécies. Em gatos, a localização mais comum é supratentorial, próximo à foice e na fissura transversa, abaixo do hipocampo; nesta última localização, pode haver protrusão do tumor para os ventrículos laterais e o terceiro ventrículo. Em cães, as localizações mais frequentes são em convexidades, na linha média, aderido à foice do cérebro, acima do tronco encefálico, aderido ao tentório cerebelar, ou ainda associado a plexos coroides, portanto intraventricular. Também em cães, verificou-se que dois terços dos meningiomas se localizam na metade rostral do encéfalo.

Em um estudo que analisou 112 casos caninos, as principais regiões anatômicas acometidas foram bulbo olfatório (36%), convexidade cerebral (14%), região parassagital (10%), ângulo cerebelopontino (10%) e área parasselar (8%). A localização na medula espinhal (geralmente nos segmentos cervical e lombossacro) é bem menos comum (cerca de 15% dos casos), e só raramente terá posição retrobulbar (cerca de 2 a 3% dos casos). Há relato de um caso de meningioma retrobulbar em bovino. Os sinais neurológicos, como em

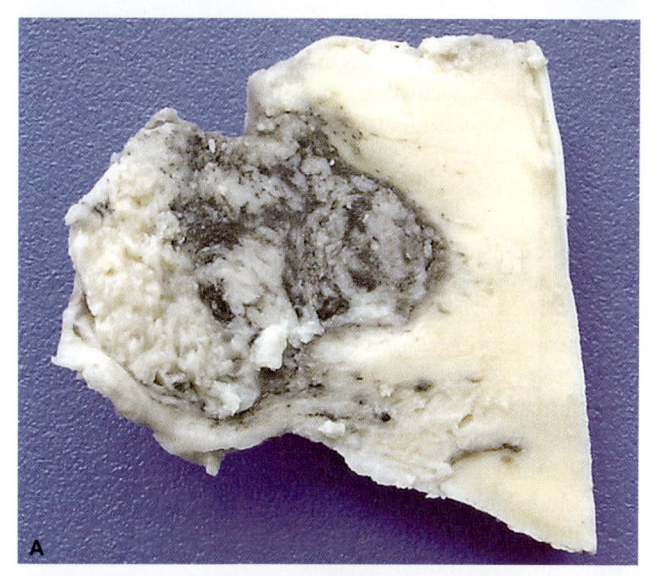

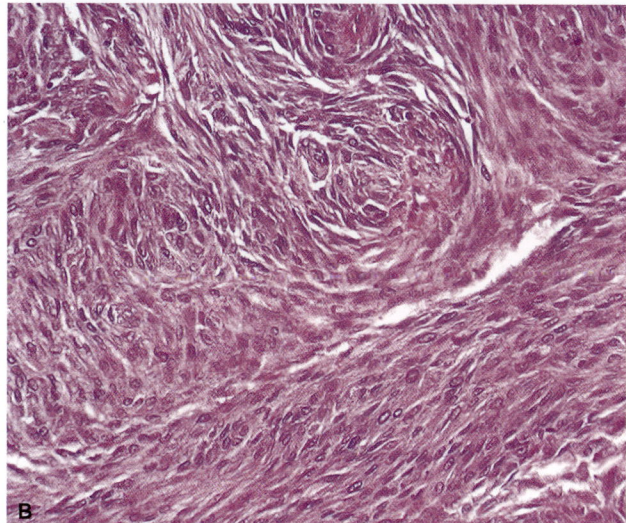

Figura 8.92 Cão; corte sagital de córtex frontal. Meningeoma transicional. **A.** Aspecto irregular da neoplasia indenta o parênquima adjacente. **B.** Há numerosas formações concêntricas na porção superior da imagem; na inferior, há arranjo fascicular das células neoplásicas.

outros tumores de SNC, dependerão da localização, velocidade de crescimento, presença de edema e outras variáveis. O crescimento geralmente é expansivo.

Na classificação adotada por Vandevelde *et al.* (2012) e por Meuten (2017): histologicamente, os meningiomas caninos apresentam muitas similaridades com sua contrapartida humana. Por isso, recentemente alguns autores têm aplicado os critérios do sistema de classificação humana da Organização Mundial de Saúde para a classificação histológica e graduação dos casos caninos. Entretanto, esses critérios não estão totalmente relacionados à acurácia prognóstica e preditiva em cães, diferentemente do que ocorre em seres humanos.

Assim, os meningiomas são classificados nos subtipos I, II (atípico) ou III (maligno). O grau I, que é o mais comum, pode ser subdividido em meningotelial, transicional, fibroso, psamomatoso, angiomatoso, microcístico e secretório.

Já os meningiomas grau III são subdivididos em papilar e rabdoide e possuem as seguintes características histológicas: anaplasia acentuada, mais de vinte mitoses em dez campos de maior aumento, necrose e invasão encefálica. Estudos apontam que os dois primeiros subtipos são os mais frequentes. Pode também ocorrer mistura de subtipos histológicos (Figura 8.92) em um único caso, o que dificulta classificação e graduação.

Os meningiomas atípicos (grau II) são subclassificados em atípicos, cordoides e de células claras. Esses tumores têm comportamento agressivo e pelo menos uma das seguintes características histológicas: anaplasia acentuada, mais de vinte mitoses em dez campos de maior aumento, necrose e invasão encefálica. Metástases desse tumor não são comuns, mas já foram descritas afetando o pulmão. Os principais marcadores imuno-histoquímicos usados no diagnóstico do meningioma são vimentina, S-100 e claudin-1, principalmente nos casos indiferenciados.

Tumores do plexo coroide

O *papiloma de plexo coroide* tem origem nos plexos coroides dos ventrículos laterais, preferencialmente no terceiro ou no quarto ventrículo, e é comum em cães a partir de 4 anos de idade. No ser humano, é mais comum em crianças. Podem causar hidrocefalia tanto por obstrução quanto por produção excessiva de LCR.

O aspecto macroscópico do papiloma de plexo coroide pode ser granular ou de couve-flor. O aspecto histológico pode ser semelhante ao de plexo coroide normal, com proliferação das estruturas papilares e baixa atividade mitótica, ou apresentar alguma atipia, necrose e infiltração no encéfalo e nas meninges. Esses tumores são quase todos negativos para GFAP, e alguns são positivos para citoqueratina. O *carcinoma de plexo coroide* (Figura 8.93) apresenta acentuada anaplasia, atipia nuclear evidente, mitoses frequentes e perda do padrão papilar, tornando-se sólido; também pode apresentar metástases extraneurais.

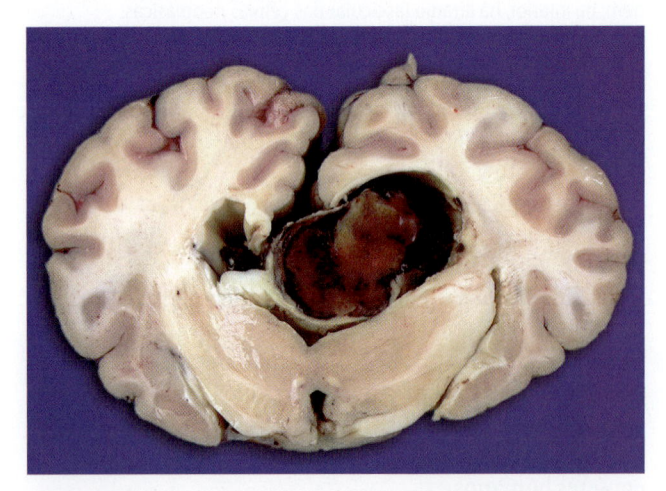

Figura 8.93 Corte transversal (na altura do córtex parietal e tálamo) de encéfalo fresco de um bovino com carcinoma de plexo coroide no ventrículo lateral. Nota-se a massa neoplásica intraventricular, macia, bem delimitada, com áreas amareladas e avermelhadas, que resultou em distensão do ventrículo lateral e assimetria entre os hemisférios.

Tumores do epêndima

Originam-se das células que revestem os ventrículos e o canal central medular, que constituem o epêndima ou epitélio ependimário. Essas células são remanescentes do neuroepitélio embrionário, e sugere-se que possam existir células-tronco entre elas. O *ependimoma* é raro nos animais, mas há relato em cães, bovinos, equinos, gatos e ratos. No ser humano, ocorre com maior frequência na medula espinhal e no quarto ventrículo, enquanto, nos animais, é encontrado principalmente nos ventrículos laterais.

Com menor frequência, os tumores sucedem no terceiro ou no quarto ventrículo e quase nunca na medula espinhal. Podem ser grandes, infiltrativos e destrutivos, invadindo os ventrículos. Em razão da obstrução, podem provocar hidrocefalia. Microscopicamente, há hipercelularidade e pronunciada proliferação vascular. As células tumorais têm núcleo uniforme arredondado, hipercromático e citoplasma de limites pouco nítidos. Podem formar rosetas verdadeiras, com lúmen central, células com núcleos basais e, às vezes, cílios. Acontecem também pseudorrosetas.

Ependimomas anaplásicos são bastante raros. Relato desse tipo de tumor maligno na medula espinhal cervical de cão da raça Maltês faz referência a uma massa cinza e marrom, com múltiplos focos de hemorragia e necrose, substituindo a área central da medula cervical. Os ventrículos laterais estavam ligeiramente dilatados.

Microscopicamente, o tumor era composto de células ependimárias com crescimento em padrão sólido ou tubulopapilar, com eventuais rosetas. Em células formando túbulos, havia cílios na superfície luminal. Registravam-se, ainda, necrose e crescimento infiltrativo, atipia e figuras de mitose. Há relato também de ependimoma anaplásico em cão com sinais iniciais característicos de uveíte, ou seja, hiperemia conjuntival, blefaroespasmo, projeção da membrana nictitante e fotofobia bilaterais. Seguiram-se sinais neurológicos com agravamento em poucos dias, e foi indicada eutanásia após diagnóstico de imagem confirmar extensa neoplasia intracraniana. A necropsia revelou neoplasia invasiva no diencéfalo, mesencéfalo e ventrículo lateral direito. A histopatologia foi compatível com ependimoma anaplásico descrito anteriormente. Imuno-histoquímica para vimentina e GFAP foram positivas.

Outros tumores do sistema nervoso central

Microgliomatose deve ser diferenciada de reticulose inflamatória (meningoencefalomielite granulomatosa, MEG) e reticulose neoplásica. Na microgliomatose, há infiltrado denso de células com núcleo ovoide ou alongado, "curvado", núcleo basofílico escuro em forma de bastão, ou seja, semelhante ao microgliócito. A MEG apresenta-se com um quadro de proliferação de fibras reticulares concêntricas entremeadas por células inflamatórias mononucleadas (Figura 8.94 A e B). Eventuais áreas de necrose podem aparecer em consequência de trombose (Figura 8.94 C). Essas células crescem difusamente na substância branca em qualquer parte do encéfalo ou como massa subpial.

Gliomatosis cerebri é quadro raro em animais. Consiste em infiltrado disperso, que pode atingir extensas áreas do SNC sem formar massas sólidas. A arquitetura do encéfalo pode estar relativamente preservada. No exame microscópico, células (de origem astroglial, olidendroglial

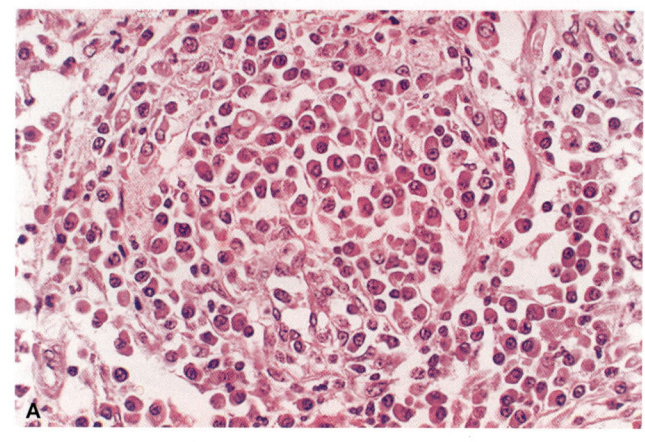

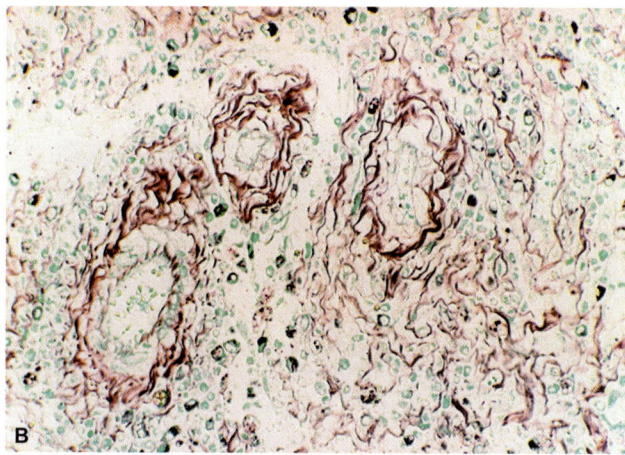

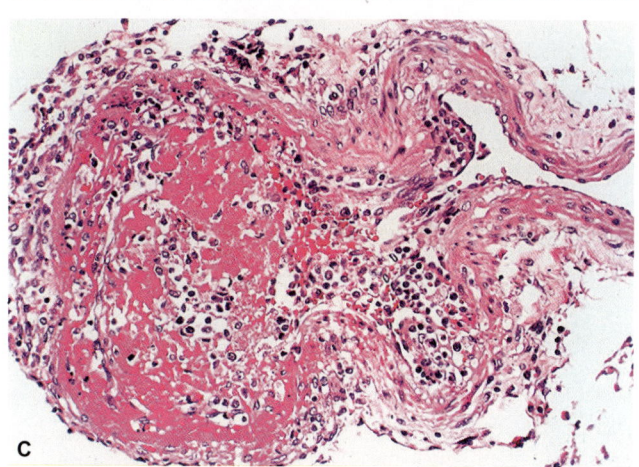

Figura 8.94 Aspecto microscópico de meningoencefalite granulomatosa em cão. **A.** Disposição concêntrica de células inflamatórias mononucleares. **B.** Disposição concêntrica de fibras reticulares entremeadas com células inflamatórias, ao redor de vasos. Tricrômico de Gomori. **C.** Trombo em vaso da área de infiltrado inflamatório. (Cortesia da Dra. Luciana Silva Jardim, Ribeirão Preto, SP.)

ou microglial) são vistas dispersas ou concentradas em algumas regiões.

Espongioblastoma polar tem esse nome em virtude de a concentração de células neoplásicas surgir próximo ao terceiro ou quarto ventrículo. Essas células, finas e fusiformes, dispõem-se em padrão de paliçada, considerado típico. No ser humano, sugere-se que essas células sejam de origem neuroglial.

Meduloepiteliomas são tumores primitivos derivados de células do neuroepitélio germinal. Estas formam estruturas tubulares e papilares simples, revestidas por epitélio colunar baixo. Em cães, há registro de ocorrência desse tumor em globo ocular; é denominado, nesse caso, *meduloepitelioma teratoide.*

Pelo menos um caso de *histiocitose maligna primária de SNC* (sarcoma histiocítico) foi registrado em cão. Verificou-se massa pobremente demarcada, no lobo parietoccipital, composta de células pleomórficas, com abundante citoplasma eosinofílico. Muitas das células eram bi ou multinucleadas, e foram vistas mitoses. A histiocitose maligna geralmente acomete vários órgãos, tais como baço, fígado, linfonodos, pulmões, medula e pele, e pode-se manifestar no SNC. Tumores não nervosos que podem afetar o SNC em razão de sua proximidade estão relacionados na Tabela 8.3.

O *linfoma primário do SNC* é raro em animais e é mais comumente diagnosticado como parte de um linfoma multicêntrico que envolve o SNC. No ser humano, o linfoma primário é associado a síndromes imunossupressivas, hereditárias ou adquiridas, induzidas por drogas ou síndrome da imunodeficiência adquirida (AIDS, do inglês *acquired immune deficiency syndrome*). A maioria dos linfomas primários do SNC em gatos e seres humanos é predominantemente de células B, mas alguns tumores de células T têm sido diagnosticados recentemente.

Linfoma angiotrópico, também denominado linfoma intravascular, é uma neoplasia que se manifesta por sinais neurológicos expressivos e é de difícil diagnóstico clínico ou mesmo macroscópico – a principal alteração geralmente é hiperemia vascular intensa (Figura 8.95 A). O diagnóstico é feito durante o exame histopatológico. O principal aspecto consiste em proliferação de células linfoides neoplásicas que aderem firmemente ao endotélio vascular de vasos do SNC, chegando até a provocar sua obstrução (Figura 8.95 B).

A proliferação de linfócitos é exclusivamente intravascular, com ausência de massas neoplásicas extravasculares ou envolvimento da medula óssea. Em cães, foi demonstrado que as células neoplásicas têm origem nos linfócitos T. A razão para a tendência de as células neoplásicas permanecerem no interior dos vasos não foi esclarecida em cães. No entanto, estudos em seres humanos têm demonstrado a ausência de moléculas de adesão (CD11a, CD18 e CD29) nas células neoplásicas.

A leucose enzoótica dos bovinos pode produzir massas tumorais, no SNC, e causar lesões a estruturas variadas. A compressão medular por massas neoplásicas pode ser grave e produzir sinais neurológicos, tais como paresia ou paralisia (Figura 8.96).

No exame do sistema nervoso central, podem-se encontrar tumores hipofisários (Figuras 8.97 e 8.98), que devem ser diferenciados daqueles já descritos neste capítulo.

SISTEMA NERVOSO PERIFÉRICO
Morfologia e função

O SNP é constituído de nervos periféricos (cujos corpos celulares se encontram no SNC), gânglios periféricos e seus nervos (da raiz dorsal, dos pares cranianos), gânglios e ner-

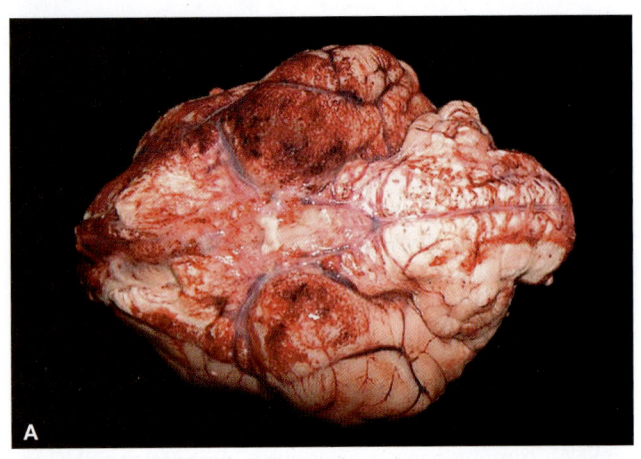

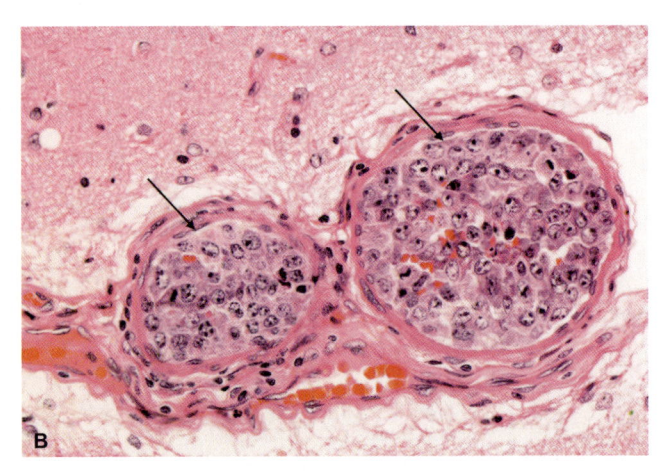

Figura 8.95 Cão; linfoma angiotrópico. **A**. Aspecto macroscópico. Observam-se congestão vascular e hemorragias em forma de petéquias. **B**. Aspecto microscópico. Células linfoides atípicas proliferadas no interior de vasos sanguíneos (*setas*). Observa-se também a presença de mitoses. (Reproduzida, com autorização, de Machado *et al.*, 2011.)

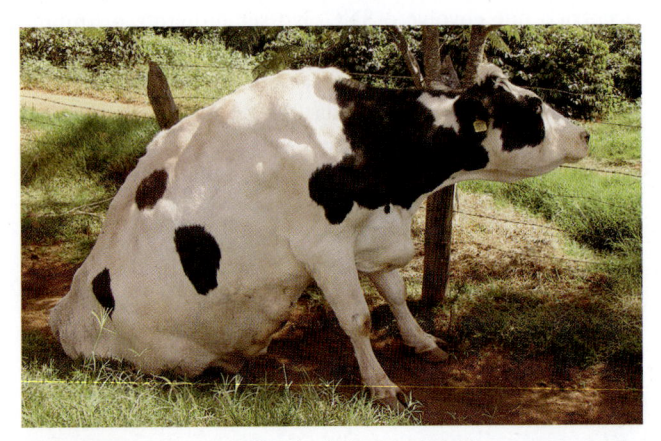

Figura 8.96 Vaca com infiltrado da leucose linfoide no canal medular lombar. Paresia de membros pélvicos. (Cortesia da Dra. Mary Suzan Varaschin, Universidade Federal de Lavras, Lavras, MG.)

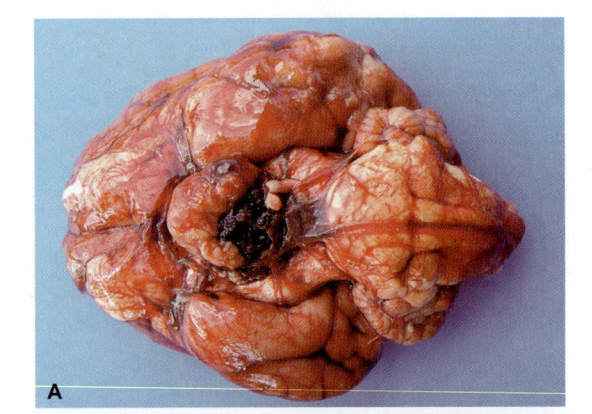

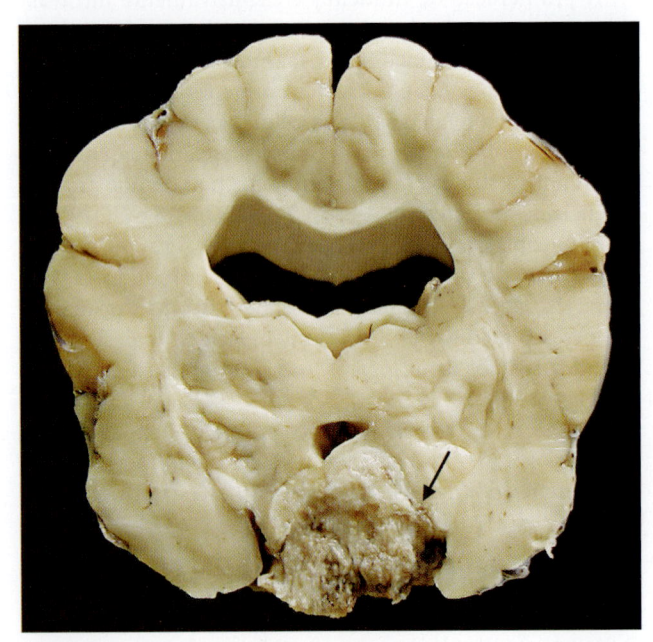

Figura 8.97 Encéfalo de cão com carcinoma de adeno-hipófise (*seta*). (Cortesia do Serviço de Patologia, Universidade Estadual Paulista, Unesp, Araçatuba, SP.)

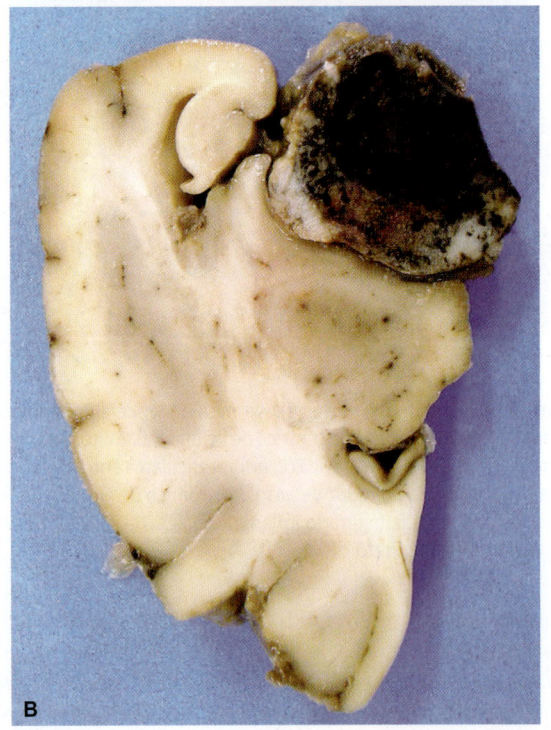

Figura 8.98 Carcinoma de adeno-hipófise. **A**. Aspecto do encéfalo, vista ventral, com a neoplasia na hipófise. **B**. Aspecto após a fixação do material em formol. (Cortesia da Dra. Rosemeri de Oliveira Vasconcelos, Universidade Estadual Paulista, Jaboticabal, SP.)

vos autônomos, plexos e células neuroendócrinas. Todas as estruturas exclusivas do SNP derivam da crista neural.

Nos gânglios periféricos, além das células ganglionares de contornos e núcleo arredondados, com nucléolo evidente, há as células de Schwann e as células satélites, derivadas de linhagem diferente das células de Schwann. As células satélites proliferam para ocupar o lugar dos neurônios perdidos, formando os nódulos de Nageotte.

Os nervos periféricos são compostos de fibras nervosas, mielinizadas ou não, o endoneuro, no qual há fibroblastos, matriz mesenquimal colagênica, vasos sanguíneos e barreira nervo-sangue, e mastócitos. Grupos de fibras nervosas, as quais compõem fascículos, são envolvidos por uma camada mesenquimal (perineuro), e os fascículos, por uma camada externa (epineuro).

As células de Schwann constituem a glia periférica; têm um núcleo grande e oval, com cromatina condensada, e um citoplasma com filamentos intermediários de GFAP. São marcadas por imuno-histoquímica para GFAP, proteína S-100 e vimentina. Essas células realizam no SNP funções que equivalem às da macróglia no SNC: controle da sobrevivência dos neurônios, promoção do desenvolvimento dos nervos periféricos (inclusive dos envoltórios mesenquimais), produção e manutenção das bainhas de mielina, controle da concentração iônica nos nodos de Ranvier e indução da reparação das fibras lesionadas.

Existem duas subpopulações de células de Schwann: as mielinizantes e as não mielinizantes. As primeiras envolvem axônios individualmente, a partir de 1 mm de diâmetro, e várias camadas de membranas celulares compõem a bainha de mielina, que, externamente, tem o citoplasma da célula de Schwann e uma membrana basal associada ao colágeno do endoneuro. As não mielinizantes envolvem vários axônios muito finos e constituem as fibras de Remak (Figura 8.99).

As células de Schwann, que promovem a regeneração e remielinizam axônios do SNP, são capazes de induzir regeneração e remielinizar axônios do SNC, que conseguem invadir após o desaparecimento dos astrócitos e da membrana limitante glial.

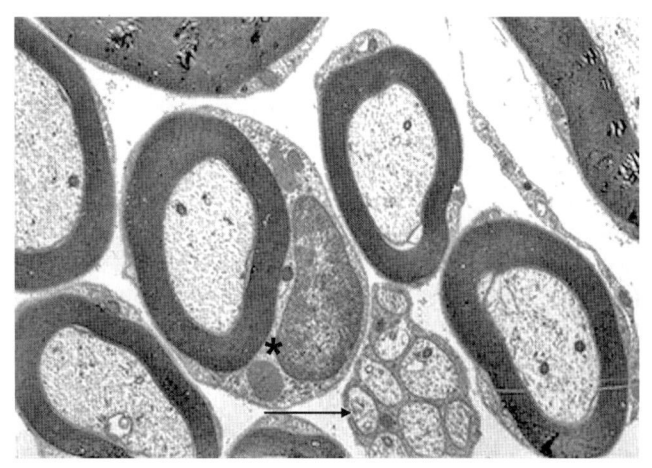

Figura 8.99 Ultraestrutura de nervo periférico de rato. Há axônios mielinizados pelas células de Schwann (*) e uma fibra de Remak (*seta*). 9.000×.

Patologia básica do sistema nervoso periférico

As fibras nervosas do SNP, por sua constante exposição ao meio externo, ocorrem em ambiente favorável à regeneração. Tal processo é garantido pela função abrangente das células de Schwann.

As lesões traumáticas aos nervos periféricos (*i. e.*, avulsão do plexo braquial e síndrome da cauda equina) são as causas mais comuns de distúrbio no sistema, e sua consequência é a atrofia dos músculos inervados pelas fibras acometidas. O processo regressivo das fibras traumatizadas é comum aos causados por outros agentes etiológicos e será descrito a seguir. O processo denomina-se *degeneração walleriana* em homenagem a Waller, que em 1850 o descreveu em detalhes pela primeira vez.

No local lesionado da fibra, formam-se dois cotos com separação completa ou parcial das fibras nervosas: coto proximal e coto distal. O coto proximal degenera até dois nodos de Ranvier, retrogradamente, ao passo que o coto distal degenera por completo. A degeneração não inclui as células de Schwann, que imediatamente rejeitam as bainhas de mielina e iniciam a proliferação.

Na porção distal do coto proximal, forma-se um intumescimento da fibra (balão ou esferoide; ver Figura 8.11) e um cilindro composto de células de Schwann (bandas de Büngner), que têm a função de direcionar e nutrir os brotamentos do esferoide axonal (neuritos). Dentro do cilindro dessas células, há detritos celulares e teciduais que são gradualmente removidos por macrófagos. Juntos, macrófagos, células de Schwann e órgão-alvo secretam fatores de crescimento para os neuritos, tais como fator de crescimento neural (NGF, do inglês *neural growth factor*), fator neurotrófico derivado do osso (BDNF, do inglês *bone-derived neurotrophic factor*), fator neurotrófico ciliar (CNTF, do inglês *ciliary neutrophic factor*), fator de crescimento semelhante à insulina tipo 1 (IGF-1, do inglês *insulin-like growth factor type-1*), sob a estimulação da interleucina 1 (IL-1), e com envolvimento da conexina 43.

Pelo fato de que as células de Schwann existem em maior número e de que não crescerão junto à fibra nervosa, como acontece durante o desenvolvimento, os internodos das fibras serão menores e mais numerosos. Fileiras desses internodos menores são observadas na regeneração de fibras. Internodos menores intercalados são sugestivos de desmielinização/remielinização. Os detritos das fibras nervosas lesionadas são mais bem visualizados no sentido longitudinal da fibra, nas chamadas *câmaras de digestão* (Figura 8.100), que contêm macrófagos espumosos, os quais removem os restos do axônio e ovoides de mielina degenerada.

O processo de degeneração inicia-se antes na bainha de mielina rejeitada por células de Schwann, a qual, 36 h após a agressão, transforma-se em ovoides. Os brotamentos axonais são detectados após 2 dias, e a proliferação das células perineurais, entre 3 e 6 dias após a lesão. A velocidade de remoção dos axônios lesionados depende da chegada dos monócitos; retardo nesse recrutamento possibilita a sobrevivência dos axônios. A finalização do processo, com reinervação do órgão-alvo, transcorre vários meses. Os neuritos, logo depois de serem formados, são mielinizados pelas células de Schwann; os que não estabelecem contato degeneram.

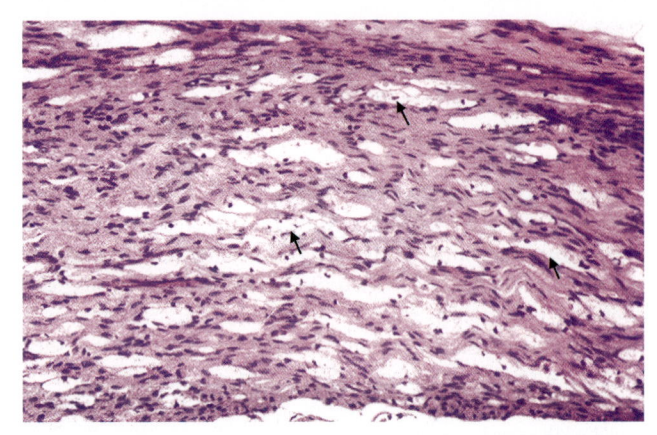

Figura 8.100 Rato Wistar; nervo periférico. Degeneração walleriana em trauma experimental. Lesão de 45 dias. O coto distal degenera completamente; observar as numerosas câmaras de digestão (*setas*). (Cortesia da Dra. Maria Fernanda Pioli Torres, Universidade Positivo, Curitiba, PR.)

A degeneração e a regeneração dos axônios não mielinizados obedecem a um padrão semelhante, embora mais rápido. Os axônios degeneram-se 24 h após a lesão, e, depois de 2 ou 3 dias, muitos já desapareceram. Em estudos experimentais, os neuritos são observados 5 ou 6 dias após o traumatismo, e o processo regenerativo pode estar debelado 6 meses após a lesão.

Existe um processo degenerativo retrógrado das fibras nervosas periféricas, denominado *axonopatia distal* (*dying back*), que ocorre por incapacidade metabólica do neurônio em manter a porção mais distante de seu axônio, e que afeta principalmente os grandes axônios mielinizados. Nesse caso, o axônio degenera-se muitas vezes até atingir a medula espinhal, e o processo apenas estaciona, com consequente regeneração das fibras, quando o agente etiológico é removido.

Quando o processo degenerativo das fibras envolve somente a bainha de mielina, com preservação do axônio (desmielinização segmentar ou primária), a remielinização pode ser completa e é reconhecida, na ultraestrutura, pela presença de bainhas finas com relação ao diâmetro do axônio. As células de Schwann proliferam e reconstituem os internodos, que também serão mais curtos e numerosos. Quando o processo desmielinizante é recorrente ou crônico, há deposição de grandes quantidades de colágeno, e, muitas vezes, as células de Schwann proliferam-se ao redor de aglomerados de colágeno concentricamente, formando os chamados *onion bulbs*. Nessas condições, pode ocorrer neuropatia hipertrófica, que é visualizada macroscopicamente como espessamento regular dos nervos. Nos processos recorrentes de desmielinização, observam a diminuição do diâmetro e até o desaparecimento dos axônios, à semelhança dos processos desmielinizantes crônicos do SNC, isto é, a esclerose múltipla.

Doenças metabólicas e degenerativas do sistema nervoso periférico

Existem etiologias nutricionais, metabólicas e tóxicas para as afecções dos nervos periféricos. *Distúrbios nutricionais* com efeitos nos nervos periféricos incluem neuropatia diabética, descrita em cães e gatos; neuropatia por hipotireoidismo em cães; neuropatia por deficiência de ácido pantotênico em suínos; e neuropatia por deficiência de riboflavina em aves.

A *neuropatia diabética* acomete cães e gatos. Os cães afetados apresentam reflexos espinhais diminuídos, fraqueza até paresia dos membros pélvicos ou paraparesia com defeitos proprioceptivos e atrofia muscular. Em gatos, há perda de reflexos, distúrbios proprioceptivos e perda muscular. Testes eletrofisiológicos mostram velocidade de condução diminuída. Os sinais desaparecem com a administração de insulina. Não há alterações macroscópicas e, histologicamente, verifica-se desmielinização/remielinização (internodos menores intercalados com internodos normais), bem como regeneração das fibras (fileiras de internodos menores). Propõe-se a ocorrência de axonopatia distal, o que aponta para distúrbio metabólico do neurônio.

Em cães adultos ou idosos, tem-se descrito neuropatia decorrente de *hipotireoidismo*. Na maioria dos animais, há afecção dos nervos craniais e periféricos. As manifestações clínicas incluem paralisia da laringe, ataxia dos membros pélvicos, paresia, atrofia muscular e alterações da condução nervosa. O quadro resolve-se com a administração de l-tiroxina. Cães que não respondem ao tratamento têm infiltrado mononuclear nos nervos periféricos, o que pode refletir reação imunomediada contra os nervos e a tireoide.

Neuropatia periférica por deficiência de *ácido pantotênico* é descrita em suínos alimentados com ração à base de grãos, como cevada, trigo e sorgo, pobres no elemento; milho e farelo de soja apresentam-no em maior quantidade. O quadro clínico inicial é de ataxia e incoordenação dos membros pélvicos, seguido de andar de ganso. Por fim, os animais acometidos não conseguem andar ou ficar em estação. As alterações histológicas restringem-se aos neurônios sensoriais, que apresentam cromatólise, encarquilhamento, até o desaparecimento (nunca além dos 20% da população do gânglio); o local é posteriormente ocupado por células satélites e macrófagos. Os nervos periféricos mostram degeneração das fibras. Discute-se o fato de a lesão inicial ser uma axonopatia distal ou degeneração axônica por morte do neurônio correspondente.

É reconhecida a ocorrência de neuropatia em galináceos jovens com *deficiência de riboflavina*, a chamada "paralisia do dedo curvado". Observa-se aumento macroscópico dos nervos periféricos. As alterações histológicas consistem em tumefação das células de Schwann, desmielinização e remielinização. A reparação das bainhas progride à medida que as aves amadurecem e o requerimento diminui; a síntese intestinal da vitamina aumenta.

Doenças degenerativas de caráter hereditário são relatadas nos animais; são raras e podem acometer raças puras, como traços autossômicos ou ligados ao sexo. Existem outras entidades degenerativas, com etiologia elucidada ou não. Nesse grupo heterogêneo de doenças degenerativas do SNP, estão inclusas as neuropatias hipertróficas de cães, gatos e potros e as neuropatias de nervos específicos, como laríngeo (hemiplegia laringeana dos equinos) e facial de cães e gatos, bem como dos membros pélvicos em equinos (harpejamento – *stringhalt*; Figura 8.101), ambas associadas à ingestão da planta *Hypochaeris radicata*. O quadro clínico observado nos animais reflete o comprometimento de setores diferentes do SNP; podem ser tremores, fraqueza, ataxia, atrofia muscular ou disestesia e automutilação.

A lesão hipertrófica compõe-se, macroscopicamente, de aumento de raízes e nervos e, histologicamente, de perfis anormais de axônios mielinizados e suas bainhas, o que reflete defeito da célula de Schwann. O acúmulo de colágeno e a formação de *onion bulbs* concorrem para o espessamento dos nervos.

As neuropatias, em geral, estão associadas à degeneração walleriana dos nervos envolvidos e nem sempre têm etiologia definida; esta pode ser traumática, tóxica ou idiopática. A ocorrência de axonopatia distal caracteriza algumas das neuropatias descritas (hemiplegia laríngea dos equinos e harpejamento).

Degeneração de nervos periféricos de origem *tóxica* pode ser causada por agentes como organofosforados em animais de produção, chumbo em várias espécies de animais domésticos, mercúrio em animais de produção e vincristina em cães.

A ação deletéria dos *organofosforados* – usados em inseticidas, acaricidas, fungicidas, herbicidas, rodenticidas e repelentes – em seres humanos e animais expostos a grandes doses ou pequenas doses acumulativas é bem documentada em casos espontâneos e experimentais. A patogenia da intoxicação experimental em ovelhas, em razão da inibição da colinesterase causada pelo organofosforado, inclui lesão subletal a neurônios dos núcleos do tronco encefálico caudal, com subsequente degeneração subterminal dos axônios correspondentes. Os animais apresentam apoio em pinça, mais evidente nos membros pélvicos (Figura 8.102), bem como ataxia e incoordenação com progressão para paraplegia; às vezes, a lesão degenerativa envolve o nervo laríngeo recorrente, motivo pelo qual os animais têm rouquidão. As alterações histológicas consistem em degeneração walleriana das fibras de maior diâmetro, que é mais bem visualizada pelo estudo de fibras desfiadas. Embora muitas vezes sejam visualizados esferoides axonais nos tratos as-

cendentes da medula espinhal, sinais de regeneração nos nervos periféricos também são observados. A intoxicação é mais importante em grandes animais, porém a intoxicação de pequenos animais, por intermédio de colares antipulgas, também é relatada; estes apresentam sinais cerebelares e fraqueza muscular.

As lesões do SNC e do SNP decorrentes da intoxicação por *chumbo* são relatadas nos animais domésticos, e a apresentação clínica é variável entre as espécies. A encefalopatia aguda é mais comum no gado, em consequência de seus hábitos alimentares pouco discriminatórios; a alteração crônica acontece em cavalos que recebem forragem contaminada. Os animais afetados mostram paralisia do lábio e do esfíncter anal; os sinais terminais são de incoordenação, tremores e dificuldade de deglutição. Cães jovens que lambem objetos podem-se intoxicar e apresentar mudança de comportamento, convulsões e megaesôfago. Descrições histológicas apontam para a degeneração axônica.

Os gatos intoxicados por chumbo apresentam quadro de alteração do SNC, que inclui ansiedade, ataques epileptiformes, histeria e cegueira. Histologicamente, pode haver extensa necrose laminar cortical e das células de Purkinje. Um caso de megaesôfago, no entanto, foi atribuído ao envolvimento periférico. Em animais de laboratório experimentalmente intoxicados, observa-se degeneração walleriana (coelho) ou desmielinização segmentar (cobaia e rato) de axônios periféricos. Em ambos os casos, células de Schwann reativas seriam as responsáveis pelas alterações; no processo crônico, a resposta das células culmina na formação de *onion bulbs*. Lesões endoteliais e edema endoneural acontecem subsequentemente à desmielinização.

A intoxicação por mercúrio é reconhecida em animais de produção, cães, gatos, aves e seres humanos. Esta ocorre em consequência da exposição a alimentos e água contaminados. A patogenia envolve a ligação covalente do mercúrio liberado com enxofre e consequente inibição de enzimas com grupos sulfidrílicos em microssomos e mitocôndrias. Embora o alvo principal da intoxicação seja o SNC, relatam-se lesões no SNP. Os sinais neurológicos são incoordenação, ataxia, tremores de intenção, fraqueza, cegueira e ataques epileptiformes. As lesões envolvem as lâminas corticais médias, as células granulares do cerebelo e, experimentalmente, os gânglios espinhais em suínos, acompanhadas de degeneração dos nervos periféricos. Os estudos realizados apontam para neuronopatia mais do que axonopatia.

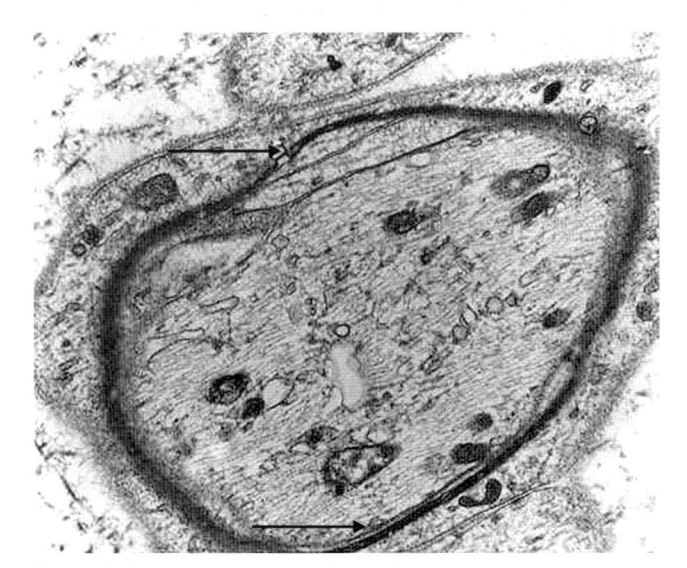

Figura 8.101 Equino; nervo periférico. Harpejamento. Aspecto ultraestrutural de axônio regenerado: a bainha de mielina é fina e não compactada (*setas*). O citoplasma da célula de Schwann envolve o axônio. 12.750×.

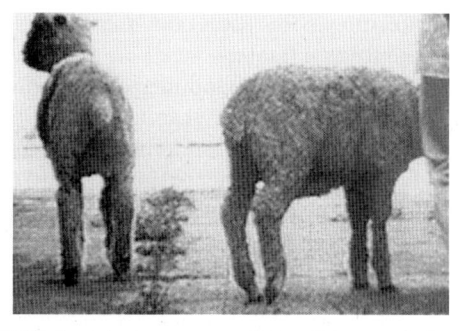

Figura 8.102 Cordeiros com os membros pélvicos apoiados em pinça. Intoxicação experimental por organofosforados. (Cortesia da Dra. Maria Verônica de Souza, Universidade Federal de Viçosa, Viçosa, MG.)

Reação ao uso da droga antineoplásica *vincristina* é relatada em cães, ainda que alguns autores afirmem que esse efeito deletério da droga nunca foi definitivamente comprovado. A alteração é a de neuropatia periférica apresentada por meio de ataxia, fraqueza dos membros pélvicos e reflexos diminuídos. Há sinais de desnervação e diminuição da velocidade da condução nervosa ciática. A biopsia de nervos periféricos revela marcada degeneração axônica. Há reversão do quadro quando o tratamento é suspenso.

Alterações inflamatórias e traumáticas

As alterações inflamatórias mais importantes do SNP são a polirradiculoneurite idiopática aguda, a polirradiculoneurite crônica e por protozoários, a ganglioneuropatia sensorial canina, a neurite da cauda equina e a neuropatia paraneoplásica.

A *polirradiculoneurite idiopática aguda* é reconhecida em cães, gatos, cabras e animais selvagens. A canina pode ocorrer sem que se tenha sido desvendada a etiologia; associação às toxinas ou às vacinas inativadas é relatada em alguns casos. Os cães afetados mostram fraqueza muscular progressiva até tetraparesia ou tetraplegia com hiporreflexia, mas a sensação de dor preservada. O quadro desenvolve-se em 24 h até algumas semanas.

As lesões iniciam-se nas raízes ventrais e nos nervos espinhais. As alterações microscópicas são de desmielinização segmentar, degeneração de mielina e axônios, infiltrado linfocitário ou de variados tipos de leucócitos, degeneração das células do corno ventral e atrofia muscular neurogênica. O quadro relatado em um gato foi de febre, anemia, icterícia e tetraparesia, além de marcada atrofia muscular 2 semanas após o início dos sinais. Histologicamente, havia extensa degeneração das fibras mielinizadas e manguitos perivasculares linfoplasmocitários, sem desmielinização segmentar. O diagnóstico diferencial deve incluir a paralisia causada por traumatismo, carrapatos e o botulismo, que induzem quadro muito semelhante nos primeiros estágios da afecção.

A *polirradiculoneurite crônica* é esporadicamente relatada em cães e gatos em condições de déficits motores ou sensoriais, progressivos ou recidivantes, associados à inflamação das raízes espinhais e dos nervos cranianos e periféricos. Os sinais clínicos evoluem em semanas a meses, e existem remissões temporárias espontâneas. Estes consistem em fraqueza de um membro, que pode ser assimétrica e unilateral, alterações do andar e da postura, bem como intolerância ao exercício, seguidas, algumas vezes, de atrofia muscular. Os sinais de envolvimento dos pares cranianos são de disfonia, atrofia dos temporais e fraqueza facial. As alterações sensoriais podem-se manifestar como hiperestesia, hipoalgesia e perda da propriocepção. A alteração histológica mais prevalente é o infiltrado linfo-histioplasmocitário perivascular em nervos, raízes e ocasionalmente em perineuro e epineuro. Em alguns relatos, o infiltrado ocorria adjacentemente à desmielinização segmentar recorrente, com formação de *onion bulbs* e posterior neuropatia hipertrófica e/ou degeneração axônica. As lesões do SNC, quando presentes, são secundárias às lesões axônicas.

A *polirradiculoneurite por protozoário* é causada por *Toxoplasma gondii* e *Neospora caninum*, que invadem axônios e células de Schwann. A doença acomete cães muito jovens, de modo que é considerada congênita. Os filhotes mostram paraparesia com os membros em extensão, dor à palpação e atrofia da musculatura correspondente. À necropsia, a atrofia muscular é evidente. As lesões histológicas das raízes, notadamente as ventrais da medula lombossacra, consistem em marcado infiltrado linfo-histioplasmocitário perivascular e intersticial, bem como visualização dos protozoários em vacúolos parasitóforos ou pseudocistos. Os axônios podem estar tumefeitos, rompidos ou desmielinizados. O diagnóstico da doença e a distinção dos parasitas são feitos por sorologia, histopatologia e imuno-histoquímica, assim como ultraestrutura.

Em cães adultos de várias raças e ambos os sexos, é descrita ganglioneuropatia sensorial canina (*gangliorradiculite*), que afeta os gânglios sensoriais. O quadro inicial é de ataxia dos membros pélvicos, hipermetria, dificuldade de apreensão de alimentos, regurgitação, disfagia, disfonia, megaesôfago e frequente automutilação decorrente de disestesia.

As alterações histológicas são de ganglioneurite com infiltrado mononuclear e degeneração axônica secundária. Visualizam-se nódulos de Nageotte nos gânglios e bandas de Büngner nas raízes; proliferações irregulares de células de Schwann indicam a degeneração de fibras não mielinizadas também. Embora não exista uma etiologia para essa neuropatia em todos os casos, em algumas raças é apontada como hereditária (Dachshund, Pointer, Border Collie) ou com predisposição à ocorrência (Husky Siberiano). Condição semelhante, sem automutilação, foi descrita, no Brasil, em cães das raças Dobermann Pinscher e Pastor Alemão e em cães sem raça definida.

A *neurite da cauda equina* é entidade relatada e bem estudada em equídeos. Até agora não se conhece a etiologia, porém sugere-se lesão autoimune induzida por infecção viral (p. ex., *influenza*, adenovírus 1). Os animais afetados na porção espinhal sacrocaudal desenvolvem parestesia perineal seguida de anestesia, incontinência urinária com retenção fecal, paralisia da cauda, atrofia dos músculos da garupa e ataxia e fraqueza dos membros pélvicos. Macroscopicamente, há espessamento marcado das raízes e dos nervos afetados; microscopicamente, a lesão é uma neurite granulomatosa com desmielinização, marcada proliferação conjuntiva de perineuro e epineuro e meningite.

Entre as *alterações traumáticas*, é relatada a *síndrome da cauda equina* (estenose lombossacral) em várias raças de cães; a envolvida com mais frequência é o Pastor Alemão. Ocorre em cães de idades variadas, principalmente após os 6 anos, e é relatada com maior frequência em fêmeas. Microtraumas repetidos são relatados como indutores de proliferação de tecido fibroso e osteófitos. A lesão envolve nervos periféricos e medula espinhal e desenvolve-se sob efeitos de pressão, edema, inflamação e isquemia.

A síndrome lembra a espondilopatia cervical (*wobbler*). Os sinais clínicos iniciais são de dor e dificuldade para levantar, o que sugere displasia coxofemoral. Posteriormente, há incontinências fecal e urinária, atonia do esfíncter anal e hiporreflexia perineal. O diagnóstico definitivo inclui radiografia e mielografia.

A *avulsão do plexo braquial* ocorre em cães e gatos após atropelamentos. O membro torácico é rotado lateral e caudalmente, e acontece avulsão incompleta das raízes dorsais e ventrais do plexo, intraduralmente, na interface com a medula espinhal. O quadro clínico envolve perda sensorial, postural e motora. O cão tem dificuldade de apoiar o membro e flexionar o cotovelo.

Em razão da lesão nervosa, há degeneração walleriana dos nervos envolvidos e consequente desnervação e atrofia dos músculos do membro. De maneira retrógrada, há lesão dos neurônios do alargamento cervical, caracterizada por degeneração e perda dessas células. Os testes eletrodiagnósticos são necessários para a avaliação do quadro, monitoramento da progressão e regeneração das lesões.

Lesões dos nervos periféricos concomitantes ao câncer (*síndromes paraneoplásicas*) são relatadas em seres humanos e animais. Em cães, consistem ora em desmielinização, ora em degeneração axônica. As neoplasias desencadeantes dessa lesão que induzem sinais detectados clinicamente são: primárias do pulmão, insulinoma, mamárias, sarcomas indiferenciados, hemangiossarcoma e leiomiossarcoma. Outras neoplasias, como mastocitoma, adenocarcinoma tireóideo e melanoma, podem causar alterações dos nervos periféricos sem, contudo, serem detectadas clinicamente.

Alterações proliferativas

Os tumores do SNP pertencem a um grupo heterogêneo de neoplasias que se originam tanto de células de Schwann quanto de fibroblastos e células perineurais. Os tumores do SNP são classificados, segundo a OMS, como schwannomas, neurofibromas, perineuromas e tumores malignos do SNP, dependendo da sua origem celular. Tumores muito raros envolvendo a proliferação de células neuroblásticas e paraganglionares (ganglioneuromas e paragangliomas) são encontrados na literatura. Estes originam-se dos gânglios craniais, espinhais e simpáticos do sistema nervoso autônomo (SNA) e das células principais paraganglionares extra-adrenais associadas aos gânglios colaterais do SNA.

Os schwannomas são neoplasias originárias das células de Schwann. São os tumores mais comuns dos nervos periféricos e representam cerca de 8% das neoplasias intracraniais e 29% dos tumores primários da medula espinhal. Já foram descritos em muitas espécies animais, como caninos, felinos, equinos, bovinos, roedores e caprinos.

Em cães, os schwannomas tendem a ocorrer em animais idosos por volta dos 8 anos de idade, e não há predisposição sexual. É mais comum que esses tumores sejam encontrados unilateralmente aos nervos da medula, com maior frequência nos nervos do plexo braquial, menos constantemente no plexo lombossacro e, por último, no tecido subcutâneo que envolve os nervos periféricos distais. Os tumores localizados no plexo braquial quase sempre provocam metástases pulmonares.

Quanto aos nervos craniais, o nervo trigêmeo é o mais envolvido. Nesse caso, o animal afetado pode apresentar apatia e desorientação, marcada ataxia, inclinação da cabeça, bem como déficits posturais; todos os sinais são mais acentuados ipsilateralmente. Em schwannomas do plexo braquial e lombossacral, costuma haver fusão e maior envol-vimento dos nervos individuais do tronco, o que promove sintomatologia multicêntrica e dificulta o diagnóstico.

Em bovinos, os schwannomas multicêntricos são comuns, mas não ocasionam deficiências neurológicas. Nesses animais, os tumores têm predileção pelo SNA, incluindo plexo epicárdico e gânglios simpáticos torácicos e cervicais. Quando há desenvolvimento intracranial, os nervos vestibulococleares estão quase sempre envolvidos.

A maioria dos schwannomas é de massas globoides que variam de alguns centímetros a 10 cm de diâmetro. Sua macroscopia se caracteriza por massas nodulares distintas como massa ou fusiforme, ou varicosa, que engrossa os nervos espinhais ou craniais. Os tumores podem ser muito firmes ou moles e gelatinosos, brancos a acinzentados, brilhantes e de superfície lisa. Muitos se difundem nos nervos e são confinados por uma cápsula de tecido conjuntivo proveniente do epineuro.

Os schwannomas consistem em denso agregado uniforme de células ovoides ou fusiformes alongadas e em bordas citoplasmáticas bem definidas, embebidas em uma matriz densa e variável de colágeno. Os tumores são compostos de denso padrão celular entrelaçado contínuo ou concêntrico (padrão Antoni tipo A) (Figura 8.103 A). Os corpos de Verocay são formados por numerosos processos celulares tumorais e núcleos arranjados em paliçadas irregulares, intercalados com abundante colágeno. São raros em comparação com a frequência em que ocorrem nos tumores humanos. As figuras de mitose são raras, e o pleomorfismo nuclear e formas bizarras são raros. Os schwannomas podem ter áreas de baixa densidade celular, com células de núcleo pequeno e escuro embebidas em estrutura frouxa de estroma fibroso (padrão Antoni tipo B) (Figura 8.103 B). Os gânglios, quando afetados, são grossos e celulares, com as fibras nervosas desorganizadas infiltradas por células fusiformes. Os corpos neuronais não são afetados.

Os schwannomas podem apresentar também um ou múltiplos focos de diferenciação mucoide, óssea e cartilaginosa (Figura 8.104). O processo pelo qual a diferenciação mencionada anteriormente ocorre ainda não está bem esclarecido; muitos patologistas introduziram o conceito de tecido ectomesenquimal. As células oriundas da crista neural, além de se diferenciarem em melanócitos, células de Schwann e células nervosas, podem contribuir na formação de músculos, osso e cartilagem nas regiões do pescoço e cabeça, o que pode explicar esse tipo de diferenciação osteogênica. Há relatos de tumores do SNP compostos de células neoplásicas repletas de glóbulos eosinofílicos intracitoplasmáticos, o que induziria a aparência de tumores de células granulares.

O que melhor define o aspecto ultraestrutural dos schwannomas é a membrana basal externa circundando as células de Schwann neoplásicas e seus processos. A membrana basal dos tumores é mais espessa, frequentemente pregueada ao longo de aparentes e redundantes voltas e, em alguns casos, parece ser duplicada. Desmossomos podem ser encontrados em continuidade entre as células, assim como fibras colágenas. Colágeno de periodicidade maior formando corpúsculos de Luse na matriz extracelular é diagnóstico.

Na citologia, schwannomas são caracterizados por escassos agregados densos de células fusiformes. Algumas

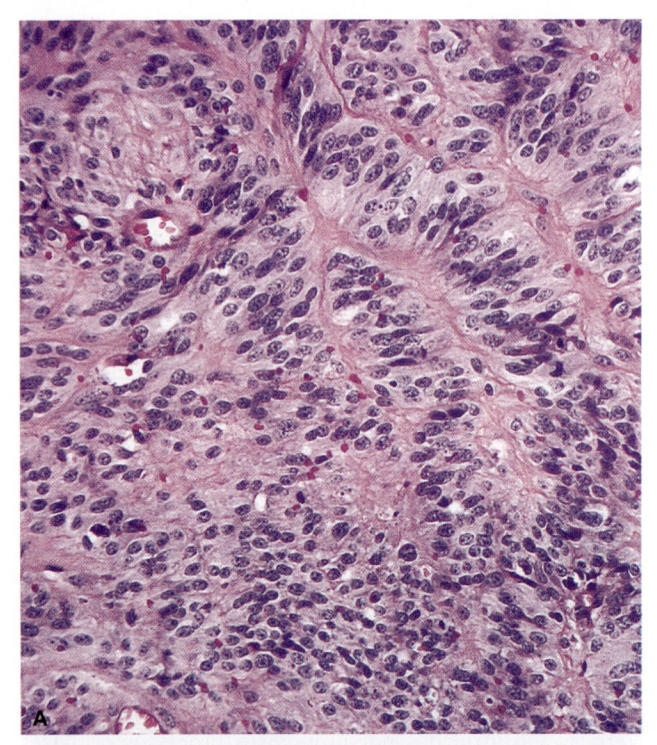

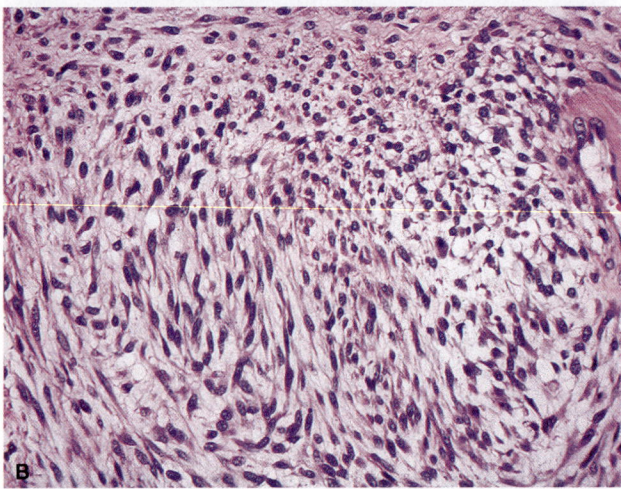

Figura 8.103 Cão; schwannoma ocular. **A**. Observar células neoplásicas fusiformes arranjadas em paliçada (padrão Antoni A). **B**. Schwannoma do plexo braquial em cão. Há áreas pouco celulares, onde as células estão frouxamente arranjadas e envoltas por matriz mixoide basofílica (padrão Antoni B).

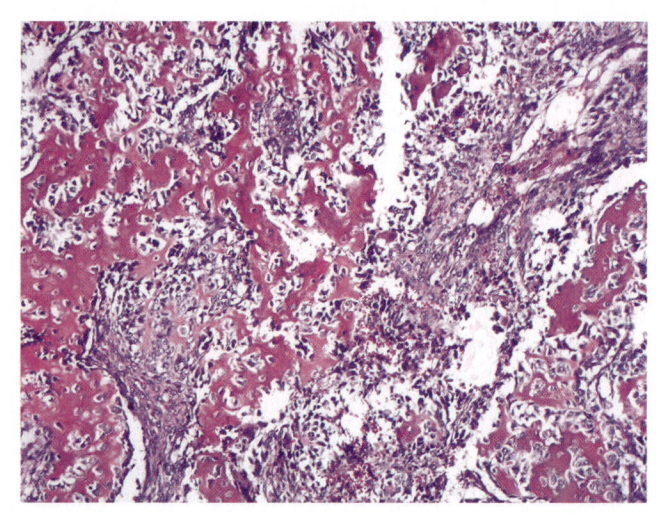

Figura 8.104 Cão; schwannoma do plexo braquial. Observam-se pequenas ilhas de tecido ósseo envoltas por ilhas de células fusiformes neoplásicas (schwannoma com diferenciação óssea).

vezes, fragmentos de axônios obtidos no aspirado tornam o diagnóstico mais fácil. Colorações especiais podem ser utilizadas como ferramenta de auxílio no diagnóstico. Se o tumor tiver diferenciação epitelioide, o PAS demonstra pequenos aglomerados de mucopolissacarídeos entre as células epitelioides. A coloração de Bielschowsky e o luxol *fast blue* demonstram fibras nervosas normais ou fragmentadas presentes no interior do tumor.

Não existem marcadores antigênicos específicos para os schwannomas. Com exceção da vimentina, a marcação em cães e gatos não é consistente e uniforme para todos os marcadores, isso muitas vezes impossibilita o diagnós-

tico. Em cães e gatos, schwannomas fixados em formalina e incluídos em parafina somente podem ser marcados pela imuno-histoquímica com proteína S-100, GFAP, vimentina, colágeno IV ou laminina. A marcação para fibrilas de reticulina costuma ser muito inconstante. Quase sempre acontece a expressão do anticorpo Leu-7. As metástases pulmonares são positivas para a proteína S-100. Marcadores adicionais específicos das células de Schwann (p. ex., a proteína básica mielínica, a proteína P_2 e a proteína P_0) podem ser usados para diferenciar schwannomas de neoplasias de outras origens que também são S-100 positivas.

Os schwannomas devem ser diferenciados de outras neoplasias mesenquimais fusiformes, incluindo leiomiossarcoma, sarcoma sinovial, fibrossarcoma, sarcoma pleomórfico (anteriormente denominado histiocitoma fibroso maligno ou fibro-histiocitoma maligno), sarcoma epitelioide e outros sarcomas de células claras. Os meningeomas caninos também podem ser considerados no diagnóstico diferencial, em particular em tumores intra ou extradurais da medula ou no tecido subcutâneo. O prognóstico dos tumores do SNP, especialmente dos schwannomas, é desfavorável.

As camadas de tecido conjuntivo que recobrem os nervos do SNP são compostas de células de Schwann, células perineurais e fibroblastos; os *neurofibromas* podem conter essas células em várias proporções, mas acredita-se que há predominância das células perineurais em sua constituição. Os neurofibromas são comuns e ocorrem solitários ou de modo difuso. Esse crescimento acontece de modo raro em todas as espécies animais, com exceção dos bovinos, nos quais acomete mais frequentemente o coração. Todas as idades são afetadas e não há predisposição sexual.

Essas neoplasias se localizam intracranialmente de modo demarcado ou extracranialmente de modo difuso e infiltrativo. Como os schwannomas, os neurofibromas tendem a se localizar ao longo do curso de um nervo, em um plexo ou gânglio. Nos bovinos, essas massas são observadas com mais frequência no miocárdio, às vezes com presença de mais de um tumor no mesmo órgão. Em seres humanos, ocorrem grandes quantidades de neurofibromas cutâneos no mesmo paciente, em um quadro conhecido como neurofibromatose de Von Recklinghausen. Distúrbio com características semelhantes já foi descrito em cães e bovinos. A neurofibromatose do tipo 1 (NF1) é uma das doenças genéticas mais proeminentes do sistema nervoso de seres humanos. A presença de neurofibromas múltiplos está associada à mutação no gene NF1, o qual, em condições normais, codifica a neurofibromina, que funciona como supressor dessas neoplasias.

Os neurofibromas subcutâneos são massas nodulares ou polipoides bem circunscritas; em alguns casos, podem ser difusas, envolvendo a pele e o tecido subcutâneo. Ao corte, são massas firmes, brilhantes e levemente bronzeadas. As neoplasias confinadas aos nervos são fusiformes e bem circunscritas. Neurofibromas plexiformes são alongados e multinodulares e envolvem vários fascículos nervosos. O principal sinal clínico observado é de hiperestesia contínua ou oscilante.

O tumor é composto de células de Schwann neoplásicas, células perineurais e fibroblastos envoltos em uma matriz de fibras colágenas e mucossubstâncias. No início, as células neoplásicas distribuem-se ao longo dos nervos e, com o passar do tempo, envolvem a sua estrutura. Os núcleos são ovoides ou fusiformes, quase sempre curvados e menores do que aqueles observados nos schwannomas. As figuras de mitose são raras. Os processos celulares são finos e costumam não ser visíveis no microscópico de luz. Tipicamente, as células são rodeadas por fibras colágenas e matriz mixoide azul alciano positiva. O colágeno apresenta disposição irregular, formando feixes semelhantes a cenouras raladas (Figura 8.105); em alguns tumores, observam-se melanócitos.

Os neurofibromas têm uma característica interessante, que é a presença de mastócitos próximo às células perineurais, conforme se observa nos estudos ultraestruturais. A análise dessa observação leva os autores a assumir a existência de interação metabólica entre esses dois tipos celulares, nos quais os mastócitos estariam envolvidos na evolução do tumor, estimulando o crescimento celular ou alterando o fenótipo da célula tumoral.

À microscopia eletrônica, os tipos celulares mais observados são as células de Schwann, associadas ou não aos axônios, e as células perineurais. Ultraestruturalmente, as células perineurais nos neurofibromas são bem características, porém pode haver similaridades com as células de Schwann. Processos citoplasmáticos alongados bi ou tripolares são arranjados em padrão reticular ou lamelar. Os processos celulares tendem a aderir uns aos outros com junções celulares semelhantes aos desmossomos. Lâmina basal, vesículas pinocíticas evidentes e filamentos intracitoplasmáticos abundantes são observados com frequência.

Marcação pela proteína S-100 é invariavelmente vista, no entanto a proporção de células reativas é menor do que a observada em schwannomas. Forte marcação por S-100 é observada no centro da neoplasia, em posição que corresponde às células de Schwann preexistentes. Os neurofibromas exibem acentuada marcação por vimentina e marcação irregular por Leu-7 (glioproteína associada à mielina). Em seres humanos, o antígeno de membrana epitelial (EMA, do inglês *epithelial membrane antigen*), em alguns casos, apresenta marcação irregular e escassa. Acredita-se que esse fenótipo negativo seja decorrente da existência de características transicionais nos componentes das células perineurais. Sabe-se que, quanto maior for a participação de células perineurais em um tumor, maior será a expressão do EMA. Vale ressaltar que esse marcador não é detectado em animais domésticos.

O diagnóstico diferencial deve ser estabelecido entre schwannomas, fibromas, tumores malignos de bainha de nervo periférico e sarcomas indiferenciados. Os neurofibromas plexiformes e os neurofibromas localizados em nervos de grande calibre devem ser observados com atenção, já que, em muitos casos, tendem a se tornar malignos.

Os *perineuromas* são tumores benignos compostos inteiramente de células neoplásicas perineurais. Essas neoplasias são extremamente raras e se desenvolvem como tumores únicos ou múltiplos ao longo do nervo. Na medicina veterinária, há relatos da sua ocorrência em cães e frangos. Em seres humanos, os perineuromas são classificados de duas formas distintas: extra e intraneural; este último caso é caracterizado por nervos periféricos cilíndricos e hipertróficos (neuropatia hipertrófica). O perineuroma extraneural é raro, e não há relatos da sua ocorrência nos animais domésticos.

Os sinais clínicos são de fraqueza muscular progressiva, com ou sem atrofia muscular, seguida de distúrbios sensoriais. Os nervos periféricos das extremidades são primariamente afetados. Lesões nos nervos cranianos são raras. As aves demonstram paralisia progressiva dos membros, como resultado da degeneração e perda das fibras dos nervos periféricos.

À macroscopia, os fascículos nervosos afetados são engrossados e pálidos; a maioria das lesões é pequena, mas, em alguns casos, em seres humanos, podem ter mais de 40 cm de diâmetro. O tumor envolve múltiplos fascículos como massa bem circunscrita não encapsulada. Ao corte, os perineuromas são firmes, brancos a acinzentados, e, às vezes, têm aspecto mixoide.

Perineuromas intraneurais consistem em células neoplásicas perineurais que se proliferam ao longo do endoneuro, formando lâminas concêntricas, ao redor dos nervos, na forma característica de pseudo-*onion bulbs* (Figura 8.106).

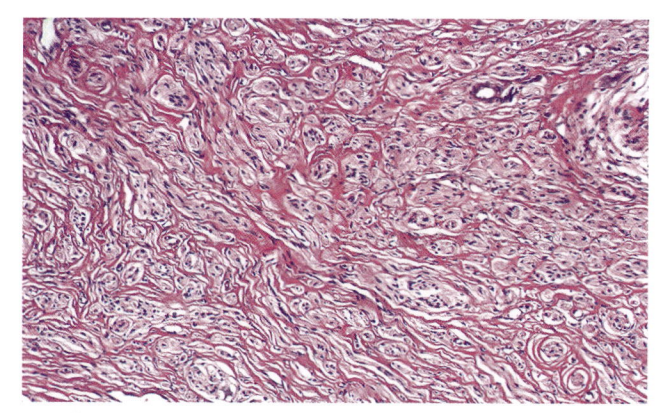

Figura 8.105 Ovino; fígado. Neurofibroma. A neoplasia caracteriza-se pela formação de ninhos concêntricos separados por feixes delgados. Os axônios são segregados por feixes de células neoplásicas.

As células perineurais neoplásicas invadem o perineuro e o endoneuro. Essas células são citologicamente normais e concentricamente dispostas em múltiplas camadas ao redor das fibras nervosas. Algumas lâminas de células perineurais neoplásicas podem envolver numerosas fibras nervosas.

Com o passar do tempo, as pseudo-*onion bulbs* começam a se anastomosar umas às outras, formando uma rede endoneural. As fibras nervosas são gradualmente comprimidas pelo crescimento celular, o que resulta em degeneração e colapso de axônios e bainhas de mielina. Macrófagos e linfócitos ocasionalmente infiltram-se nos nervos afetados em vários graus; as mitoses são raras. As células fusiformes dos perineuromas são negativas para a proteína S-100 a/b e vimentina. O principal marcador para as células perineurais normais e neoplásicas em seres humanos é o EMA, ressaltando-se que este não funciona como marcador nos animais domésticos.

Ultraestruturalmente, observam-se processos bipolares de vários tamanhos. O citoplasma fusiforme, às vezes, contém vesículas pinocíticas e uma lâmina basal descontínua. O diagnóstico diferencial inclui schwannomas e neurofibromas, que são as neoplasias mais comuns do SNP.

Os *tumores malignos de bainha de nervo periférico* (TM-BNP) são neoplasias malignas que se originam dos nervos periféricos e demonstram diferenciação nervosa, com exceção dos tumores que se originam do epineuro e do tecido vascular perineural. Os TMBNP compõem 5% das neoplasias do SNP e, na maioria dos casos, originam-se de neurofibromas. Todas as espécies animais são afetadas. As fêmeas adultas são mais acometidas, e os nervos de maior diâmetro os mais lesionados, incluindo plexo braquial e região paraespinhal.

A aparência macroscópica dos TMBNP é de massas globoides e fusiformes, aparentemente encapsuladas (Figura 8.107), de consistência firme. O local de adesão ao nervo é quase sempre observado. Ao corte, a massa é cinza-pálida, com focos de necrose e hemorragia que, algumas vezes, são extensos.

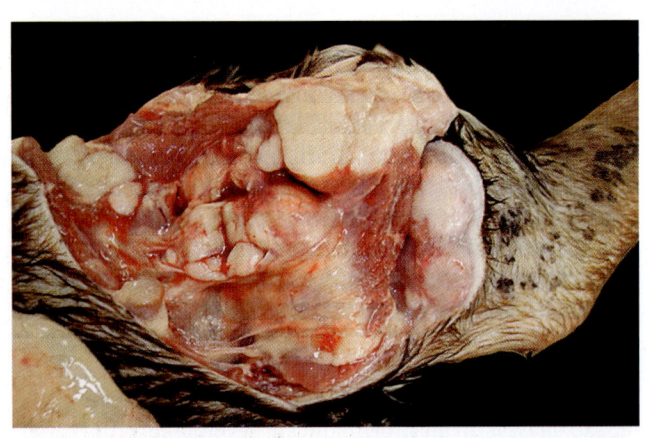

Figura 8.107 Cão; tumor maligno de bainha de nervo periférico (TMB-NP). Múltiplas massas arredondadas de tecido esbranquiçado encontram-se distribuídas próximo ao úmero. (Cortesia do Serviço de Patologia, Universidade Estadual Paulista, Unesp, Araçatuba, SP.)

As massas tumorais dos TMBNP costumam ser pouco circunscritas ou não circunscritas; as células neoplásicas exibem padrão agressivo, com alta celularidade e variação morfológica. Na grande maioria dos casos, os tumores são compostos de população homogênea de células redondas, arranjadas em lençóis ou cordões, com ou sem entrosamento de fibras reticulares. Células fusiformes ou alongadas entrelaçam-se com conjuntos de fibras vindas de outras direções. Múltiplos agregados de células grandes, poligonais e fusiformes formam estruturas semelhantes a *onion bulbs*. Os núcleos variam de redondos a ovais e vesiculares com um nucléolo proeminente.

Em alguns tumores, às vezes são observados grânulos citoplasmáticos eosinofílicos, positivos para PAS e azul alciano. Células mono ou multinucleares atípicas são comumente observadas, assim como focos de necrose acompanhados por pseudopaliçadas celulares e infiltrado inflamatório intenso de linfócitos, plasmócitos e macrófagos. Mais de quatro figuras de mitose são observadas por campo de maior aumento, assim como depósitos de hemossiderina e rara formação de rosetas.

Em consequência da pobre diferenciação das células que compõem os TMBNP, a microscopia eletrônica é de pouca utilidade no diagnóstico. Pela imuno-histoquímica, os TMBNP anaplásicos e heterogêneos tendem a ser negativos para S-100. Alguns autores têm especulado que a ausência da marcação para S-100 indica esse caráter de malignidade.

Células neoplásicas positivas para citoqueratina podem surgir como resultado de diferenciação divergente. A imunorreatividade para citoqueratina dos TMBNP pode induzir algumas confusões com relação ao diagnóstico diferencial, principalmente dos sarcomas sinoviais. Os TMBNP são altamente agressivos e têm mau prognóstico.

SÍNDROMES CLÍNICAS

Tremor congênito dos suínos

Tremor congênito (TC) é um distúrbio neurológico que ocorre entre leitões recém-nascidos, clinicamente caracterizado como um tremor da cabeça e do corpo, por causa da hi-

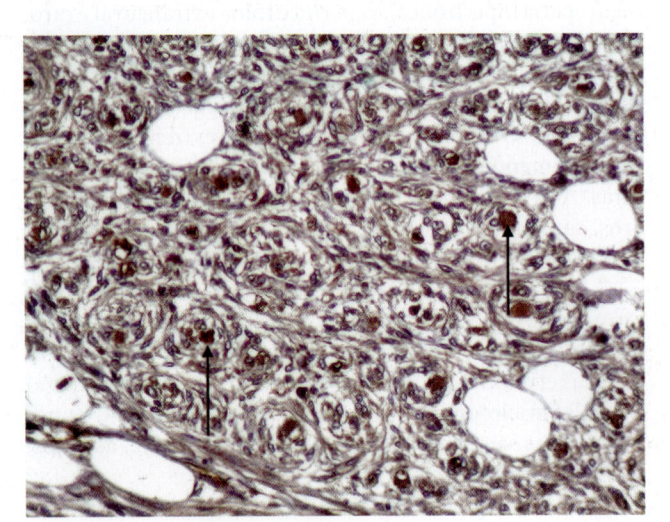

Figura 8.106 Cão; perineuroma intraneural. As células neoplásicas dispõem-se em formações concêntricas ao redor de axônios mielinizados marcados para a proteína S-100 (*setas*).

pomielinização do sistema nervoso central. Em casos graves, o tremor pode ser complicado por ataxia e afetar, nos leitões, a capacidade de sugar. Em virtude desses sinais clínicos, a doença já foi chamada de "doença do porco dançarino", e, por algum tempo, a causa dessa condição ficou obscura em função das diferentes intensidades de apresentação e etiologias. Atualmente, o TC está dividido em seis diferentes subtipos: tipos AI-V e tipo B, com base no fator causal. A classificação nas formas A e B é baseada nas lesões histopatológicas do SNC. Os tipos AI-V são caracterizados por hipomielinização e vacuolização no SNC, provavelmente em razão da mielinização retardada durante o desenvolvimento fetal, enquanto o tipo B não tem lesões evidentes no cérebro ou na medula espinhal, e suas causas são ainda desconhecidas.

O *tipo A* é dividido em cinco subtipos. O *subtipo A-I* é atribuído a efeitos do vírus da peste suína clássica e tende a apresentar sinais de ataxia mais exacerbados que as outras formas de TC. A passagem transplacentária do vírus da doença ou mesmo de vírus vacinal durante o período gestacional, entre 10 e 50 dias, produz leitões com hipomielinogênese generalizada do SNC, hipoplasia e displasia cerebelar. A medula espinhal torna-se hipoplásica. Machos e fêmeas são igualmente afetados, totalizando cerca de 40% da leitegada.

O exame macroscópico mostra o cerebelo diminuído em diferentes graus, portanto a redução pode não ser perceptível. Nos casos suspeitos, recomenda-se pesar o encéfalo total e o cerebelo separado dos pedúnculos. A relação peso do cerebelo/peso do encéfalo abaixo de 10% é indicativa de hipoplasia. A análise microscópica revelará hipomielinização com nodos de Ranvier mais espaçados e irregularidades nas lamelas de mielina paranodais. Na ultraestrutura, pode-se identificar a hipomielinização com fagocitose de mielina formada e degenerada. A infecção induzirá imunidade, de modo que a porca que teve o problema provavelmente não o terá na próxima gestação.

A causa do *subtipo A-II* foi desconhecida por muito tempo; no entanto, no momento, vários vírus diferentes foram sugeridos como o agente causador: circovírus suíno tipo 2 (PCV-2), LINDA vírus, astrovírus, vírus semelhante ao PCV P1 e pestivírus suíno atípico (APPV). Atualmente, APPV é o único vírus que comprovadamente cumpre os postulados metagenômicos de *Koch*. Os surtos duram, em geral, de 2 a 3 meses, com morbidade de 50 a 100% – é maior nas ninhadas nascidas de porcas de primeira cria. As taxas de mortalidade são geralmente baixas, mas ocasionalmente podem aproximar-se de 15 a 20%.

Macroscopicamente, não são observadas lesões no SNC, no SNP ou nos músculos esqueléticos dos leitões afetados. No entanto, vários graus de hipomielinização e vacuolização leve do SNC são achados histológicos característicos, tanto nos casos de TC em que o APPV é detectado quanto nos casos de TC em que o astrovírus é a causa. É comum que a hipomielinização seja caracterizada por axônios finamente mielinizados e ocasionalmente não mielinizados. De maneira curiosa, a extensão da hipomielinização no SNC varia entre os indivíduos afetados e entre estudos e surtos.

O *subtipo A-III* é um traço ligado ao sexo e afeta leitões machos da raça Landrace ou seus cruzamentos; há hipomielinogênese e reduzido número de oligodendrócitos em todo

o SNC, mais evidente na medula espinhal. O *subtipo A-IV* é ligado ao gene autossômico recessivo na raça Wessex, e ambos os sexos são afetados. A hipomielinogênese é acompanhada por redução na concentração de lipídios mielínicos em torno de 50% dos níveis controle. A mielina formada pode ser instável e sujeita à degeneração, no entanto não se observa fagocitose. A mortalidade é alta.

O *subtipo A-V* ocorre quando a fêmea gestante é tratada com antiparasitário à base de triclorfon entre o 45º e o 63º dia da gestação. Independentemente do sexo, 90% da leitegada podem apresentar tremor congênito, e há grande mortalidade. Há hipoplasia cerebelar e medular, bem como discreta hipomielinogênese. Tratamento com triclorfon mais tardio com relação ao tempo de gestação pode determinar apenas hipoplasia cerebelar.

Uma variedade de agentes infecciosos, intoxicações e condições pode induzir sinais neurológicos semelhantes aos do TC. Contudo, o TC pode ser diferenciado, pois é um tremor de intenção presente desde o nascimento e está ausente ou reduzido durante o sono ou repouso. A hipoglicemia e/ou a hipotermia de leitões recém-nascidos são os principais confundidores, porém, nesses casos, os tremores estão presentes durante o sono ou quando os animais estão em repouso.

Epilepsia

A epilepsia é a alteração neurológica crônica mais comum em cães, com prevalência entre 0,5% e 5% na população canina. A epilepsia não é uma única doença, mas um grupo de distúrbios caracterizados por sinais clínicos e idade de início variados, além de causas subjacentes. As crises epilépticas caracterizam-se por um episódio convulsivo com duração de 3 a 5 min, no qual o paciente apresenta recuperação gradual de consciência.

Em casos graves, desenvolve-se o *Status epilepticus*, que pode levar à morte por asfixia ou dano neuronal grave. Esse termo é utilizado quando um paciente apresenta crises epilépticas subentrantes, uma após a outra, sem a recuperação da consciência entre as crises. As causas da epilepsia podem ser classificadas, na medicina veterinária, como: epilepsia primária/genética (muitas vezes denominada epilepsia "idiopática"), epilepsia estrutural (epilepsias sintomáticas resultantes de anormalidades estruturais do cérebro), convulsões reativas (epilepsias sintomáticas resultantes de anormalidades metabólicas ou tóxicas) e desconhecidas; nesta última, a causa e a patogênese da epilepsia ainda não foram elucidadas.

Epilepsia primária/genética

A epilepsia de causa genética está relacionada a mutações genéticas e é descrita, na literatura, sob duas formas clínicas em caninos: epilepsia primária (EP) e epilepsia mioclônica progressiva (MP). Muitas dessas mutações levam a alterações em canais iônicos de membrana celular dos neurônios (canalopatias iônicas). Porém, também foram identificados genes mutados envolvidos na sinalização de neurônios, incluindo genes de receptores, tais como receptores de ácido gama-aminobutírico e receptores de acetilcolina.

As epilepsias primárias são um diagnóstico de exclusão. A maioria dos pacientes com EP é inteiramente normal entre os episódios de convulsão, embora alguns possam expressar anormalidades leves, como ataxia episódica. Apesar de essa condição ser relatada também em camundongos, alterações mutagênicas vêm sendo estudas em certas raças mais predispostas como Pastor Belga, Boxer, Pastor Alemão, SRD e Labradores. Em cães da raça Pastor Alemão diagnosticados com EP, foram observadas necrose neuronal aguda e astrocitose, distribuídas predominantemente no córtex cingulado e na área interna do córtex frontal, com menos frequência em outras áreas do cérebro. Porém, não foi possível afirmar se as lesões eram primárias, ou seja, se induziam as convulsões ou se eram uma consequência dos episódios convulsivos.

Epilepsias mioclônicas progressivas são um grupo de distúrbios geneticamente heterogêneos, clinicamente graves e intratáveis caracterizados por epilepsia, mioclonia e degeneração neurológica progressiva. Nessa condição anormalidades histológicas podem ser observadas no exame *post mortem*. A primeira mutação de MP canina a ser descrita foi para a doença de Lafora na raça Dachshund miniatura de pelo metálico. Nesses animais, os corpúsculos de Lafora são observados em vários tecidos, incluindo cérebro, músculo e fígado.

Os corpos de Lafora são agregados de poliglucosanos ou moléculas de glicogênio de formato anormal; essa formação é o resultado de uma mutação no gene EPM2B. Outras mutações que podem causar doenças de acúmulo lisossomal também podem ser incluídas como causas de MP, como a ceroide-lipofuscinose cerebral, que pode ser observada com mais frequência nas raças Setter Inglês, Buldogue e Border Collie.

Epilepsia estrutural

As causas de epilepsia nesse grupo estão associadas a qualquer dano que ocorra ao tecido nervoso desde causas congênitas, como a hidrocefalia, até adquiridas, como traumas, neoplasias intracranianas e encefalites virais, fúngicas, parasitárias ou bacterianas. Os mecanismos de geração de convulsões sintomáticas agudas após infecções ou danos variam com a causa e são frequentemente multifatoriais. O desencadeamento da cascata inflamatória com liberação de citocinas inflamatórias parece ser um fator subjacente. A estimulação prolongada de sinais pró-inflamatórios por inflamação crônica ou por convulsões pode levar a um estado patológico residual, como barreira hematencefálica danificada, morte neuronal e hiperexcitabilidade neuronal persistente, que podem contribuir para a epileptogênese.

Histologicamente, as lesões sobrepõem-se; sabe-se que, durante as convulsões, há acúmulo de aminoácidos neurotransmissores neurotóxicos, como o glutamato, o que pode acentuar a lesão de necrose neuronal. Necrose aguda de neurônios e outras lesões encefálicas decorrentes de crises epilépticas são reconhecidas no ser humano e confirmadas em modelos de experimentação, tais como roedores e primatas.

Convulsões reativas (metabólicas)

Quadros que cursam com hipo ou hiperglicemia, hiperamonemia, acidose metabólica, hipoxia, hipotensão, hipertermia, azotemia e anemia podem levar a quadros epilép-

ticos. Neurônios e células gliais são altamente dependentes de fornecimento adequado de energia para realizar funções normais, e a perturbação dessas funções pode causar uma cascata de eventos que resulta em convulsão, como desbalanço iônico e energético. Esse mecanismo explicaria a vulnerabilidade seletiva de certas áreas encefálicas e o caráter da lesão, isto é, necrose neuronal. Áreas de maior atividade neuronal seriam as mais afetadas, como córtex cerebral, córtex piriforme, núcleos basais e hipocampo. Gliose e outras alterações, como manguitos reacionais e astrocitose, também são relatadas.

PRINCIPAIS DOENÇAS QUE AFETAM PRIMARIAMENTE O SISTEMA NERVOSO

Raiva

A raiva é doença infecciosa conhecida há séculos e uma das zoonoses mais importantes. Atinge milhares de pessoas em quase todo o mundo e acomete ampla gama de animais domésticos e selvagens – praticamente todos os mamíferos – de maneira endêmica, em quase todo o planeta. A doença só não foi registrada na Austrália, tendo sido erradicada em algumas regiões – Grã-Bretanha, Nova Zelândia e Islândia. O fato de essas áreas serem ilhas parece ter favorecido o processo de erradicação e sua manutenção como área isenta.

Nas Américas, houve redução de cerca de 80% nos casos de raiva humana e canina entre os anos de 1993 e 2002. Essa redução ocorreu em virtude, principalmente, das campanhas de vacinação de cães e do tratamento das pessoas expostas. A maioria dos casos de raiva humana, cerca de 63%, têm origem em mordedura de cães raivosos. Todavia, há um alerta sobre a transmissão por animais selvagens, incluindo o morcego hematófago, uma vez que, em várias regiões, há exposição excessiva de pessoas aos morcegos. No Brasil, a raiva bovina é essencialmente transmitida por morcegos hematófagos, e registram-se centenas de casos a cada ano, embora casos de transmissão por morcegos não hematófagos também sejam ocasionalmente notificados.

No Brasil, muitos estudos apontam a raiva como uma das principais doenças neurológicas de bovinos. A existência da raiva bovina amplia a população de morcegos infectados e, por conseguinte, aumenta a exposição da população humana. Programas de vacinação de bovinos têm auxiliado no controle.

A raiva é provocada por um vírus do gênero *Lyssavirus*, pertencente à família Rhabdoviridae, cujos vírus têm amplo espectro de hospedeiros, que vão desde plantas e insetos até mamíferos. São vírus envelopados e apresentam-se, à microscopia eletrônica, com formas que lembram projétil de arma de fogo ou bastões. Seu material genético está presente em forma de um complexo helicoidal de ribonucleoproteína, no qual o ácido ribonucleico linear (RNA, do inglês *ribonucleic acid*) é associado à nucleoproteína viral. O genoma do vírus da raiva compreende apenas cinco genes codificadores de proteínas virais – nucleoproteína, fosfoproteína, proteína matriz, glicoproteína e RNA polimerase.

O vírus da raiva é neurotrópico, principalmente o vírus "fixo", que, em consequência das passagens intracerebrais seriadas, desenvolve ainda mais essa característica. Não aparece na saliva e não produz corpúsculos de inclusão. Ao contrário, o vírus denominado "de rua", por ser a forma como se mantém enzoótico e ocorre nos surtos epizoóticos, provoca lesões degenerativas em neurônios, produzindo corpúsculos intracitoplasmáticos e eosinofílicos – *corpúsculos de Negri*. Além do neurotropismo, esse vírus também tem tropismo pelas glândulas salivares; replica no epitélio acinar e é lançado para o lúmen glandular, fazendo-se presente na saliva. Nas mordidas de animais raivosos ou mesmo na lesão causada pelos morcegos hematófagos, tem excepcional condição para se disseminar na natureza.

Uma vez inoculado no hospedeiro, o vírus da raiva passa por uma fase inicial na qual se multiplica em fibras musculares locais. Em seguida, invade terminações nervosas de axônios de neurônios motores, seguindo progressão retrógrada (sentido do corpo neuronal). Já no SNC, segue a migração anterógrada para nervos periféricos, com possibilidade de atingir praticamente todos os órgãos. O vírus já foi demonstrado até mesmo no leite. Sua migração para glândulas salivares possibilita a multiplicação do vírus em células epiteliais e sua presença na saliva.

O período de incubação é bastante variável, assim como são variáveis os sinais clínicos que os animais podem apresentar, fazendo com que essa doença seja vista como de exceções. Na literatura, encontram-se dados que vão desde 1 semana, ou pouco mais, até períodos superiores a 1 ano para o período de incubação. A maioria dos casos, contudo, acontece entre 1 e 3 meses após a contaminação por traumatismo. O local de inoculação, isto é, da mordida ou da lesão causada pelo morcego, influi no período de incubação. Quando localizado próximo à cabeça, há redução do período, uma vez que o trajeto a ser percorrido pelo vírus será menor. No entanto, outros fatores também influenciam; vírus de estirpes mais agressivas, quantidade de vírus mais elevada no ponto de inoculação, sistema imune debilitado e idade jovem ou elevada do animal contribuem para a redução do período de incubação.

Os sinais clínicos apresentados pelos animais variam muito, fazem com que o diagnóstico clínico seja bastante impreciso; mas, em razão do risco de morte, os sinais possíveis não podem ser menosprezados e devem ser levados à suspeita. Mudança de comportamento concorrente com sinais neurológicos – ataxia, paresia e paralisia – são fortes indicativos, em especial nos cães. Na forma conhecida como "raiva furiosa", os animais tornam-se agressivos e tendem a morder outros animais, pessoas e objetos ao seu redor, incluindo instrumentos de contenção.

Paralisia de mandíbula, língua e faringe resultam em salivação profusa por causa da dificuldade ou impossibilidade de deglutição, com consequente broncopneumonia por falsa via. Estudo realizado na região de Araçatuba, no estado de São Paulo, revelou que 77% dos cães raivosos apresentaram agressividade, o sinal mais comum, seguido, com frequência, pela manifestação de incoordenação motora ou paralisia. Cães também podem exibir a raiva denominada "paralítica" ou "muda", na qual predomina a letargia.

Em bovinos, a raiva manifesta-se principalmente na forma paralítica. Langohr *et al.* (2003), em estudo de 25 casos de raiva em bovinos do Sul e do Centro-Oeste do Brasil,

constataram que a forma paralítica foi predominante; incoordenação dos membros pélvicos, paresia e paralisia flácida, paralisia da cauda e do esfíncter anal, hipoestesia na região pélvica, sialorreia (Figura 8.108), cegueira, bruxismo, tremores musculares na região da cabeça e opistótono foram observados. Segundo esse estudo, após curso clínico de 2 a 10 dias, o animal assumia decúbito esternal e, depois, decúbito lateral, seguido de movimentos de pedalagem e morte. Um dos bovinos apresentou agressividade e mugidos frequentes; dois exibiram prurido intenso e autolambedura. Agressividade, hiperestesia à estimulação e mugido contínuo são sinais atribuídos à forma furiosa da raiva em bovinos. Esses mesmos autores relatam que, em algumas propriedades onde houve surto de raiva bovina, alguns equinos também foram acometidos e apresentaram sinais semelhantes aos verificados em bovinos. Sinais de laminite e "mania" também são citados por outros autores.

Alterações macroscópicas em animais com raiva não constituem achados constantes; no entanto, hiperemia das leptomeninges pode ser observada (Figura 8.109). Nos pulmões, observa-se broncopneumonia aspirativa (falsa via), consequência da ganglioneurite. Na raiva furiosa, podem aparecer lesões traumáticas originadas do comportamento

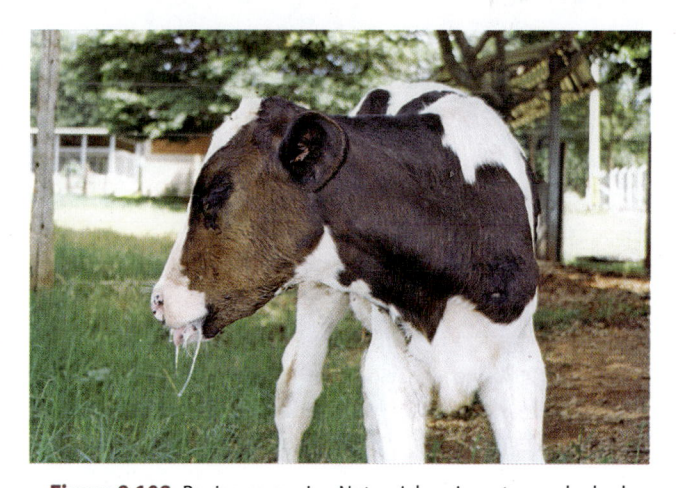

Figura 8.108 Bovino com raiva. Notar sialorreia e ptose palpebral.

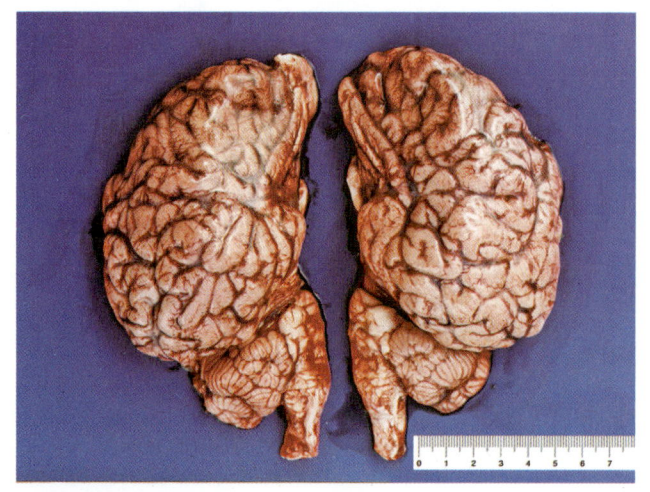

Figura 8.109 Bovino com raiva; encéfalo. Notar hiperemia difusa das leptomeninges.

agressivo do animal: automutilação, dentes fraturados, soluções de continuidade na mucosa e presença de objetos ou terra na cavidade bucal.

As alterações microscópicas são as realmente importantes e concentram-se no SNC. O quadro geral pode ser definido como meningoencefalite e mielite não supurativa (Figura 8.110) com ganglioneurite cranioespinhal (Figura 8.111). Corpúsculos de Negri em neurônios, principalmente de Purkinje e os do tronco encefálico (ver Figuras 8.7 e 8.110), são forte indicação de raiva. Eles podem aparecer em regiões coincidentes com infiltrados inflamatórios e manguitos perivasculares em neurônios aparentemente normais. A confirmação pode ser feita por imunofluorescência direta (IFD), com anticorpos contra antígenos rábicos, conforme recomendação oficial, ou imuno-histoquímica (Figura 8.112). Pseudocorpúsculos de Negri são vistos em neurônios no núcleo geniculado lateral e em células piramidais do hipocampo de gatos.

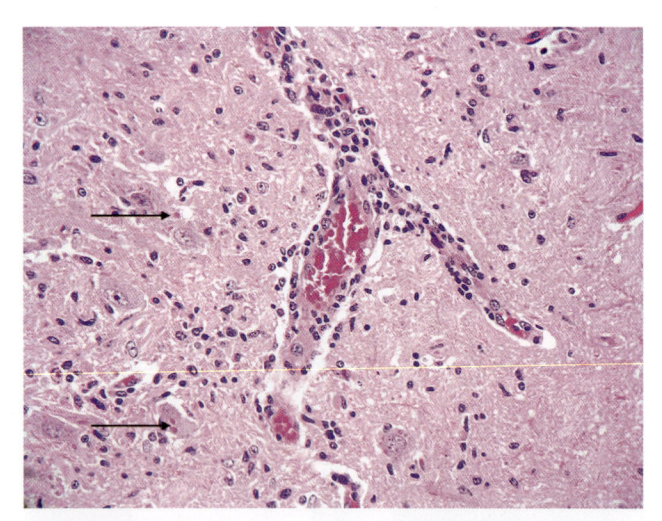

Figura 8.110 Bovino; encéfalo. Raiva: encefalite não supurativa associada à necrose neuronal e à reação das células gliais. Notar também os corpúsculos de inclusão no citoplasma dos neurônios (*setas*).

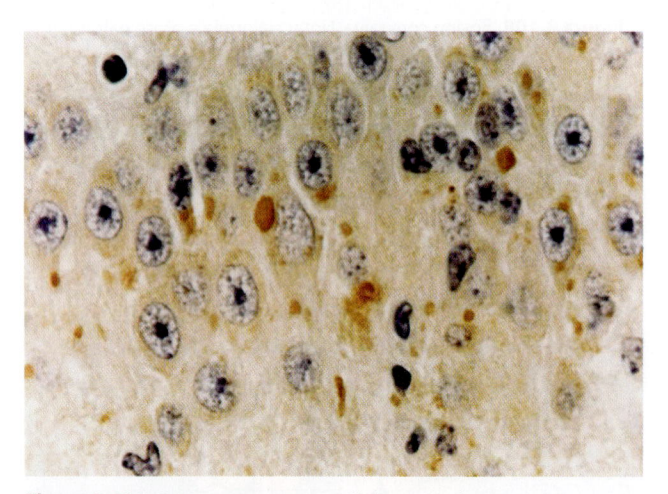

Figura 8.111 Bovino com raiva; encéfalo. Imuno-histoquímica com anticorpos contra antígenos virais do vírus da raiva. Observa-se presença de numerosos corpúsculos de Negri em neurônios e axônios corados em marrom. (Cortesia da Dra. Gisele Fabrino Machado, Universidade Estadual Paulista, Unesp, Araçatuba, SP.)

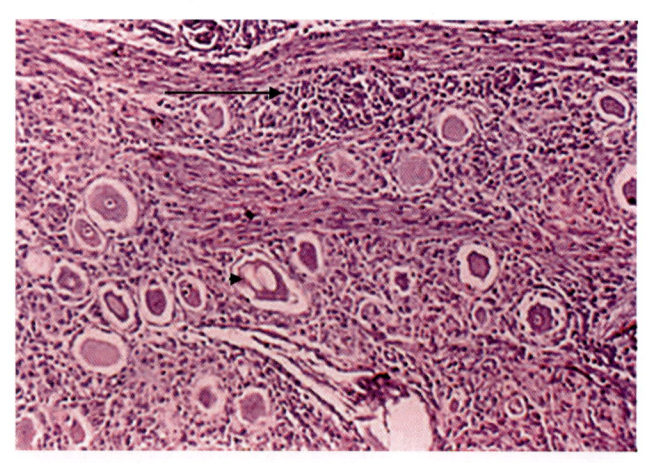

Figura 8.112 Bezerro; gânglio do nervo trigêmeo. Raiva: degeneração e necrose de neurônios (*cabeça de seta*) e infiltrado mononuclear (*seta*).

Um estudo realizado no Sul do Brasil demonstrou que, assim como ocorre em outras viroses que afetam o SNC de equinos, as lesões da raiva equina são mais frequentes na medula espinhal em comparação às encefálicas, e que o diagnóstico da doença pode não ser concluído nessa espécie, em muitos casos nos quais apenas o encéfalo (ou fragmentos dele) é enviado para diagnóstico laboratorial.

Degeneração neuronal não é comum e pode estar fora da área em que há inflamação. O infiltrado inflamatório e os manguitos perivasculares são constituídos principalmente de linfócitos, mas macrófagos e plasmócitos também são relatados.

Langohr *et al.* (2003) encontraram, em bovinos, quadro de alterações variável entre os animais, com distribuição concentrada em tronco encefálico, cerebelo e medula espinhal. Na substância cinzenta e nos núcleos do tronco encefálico, os manguitos eram mais proeminentes, chegavam a nove camadas de células. Pequenos vasos foram os mais afetados. No telencéfalo, os manguitos eram mais comuns na substância branca subcortical. Neurônios necróticos foram observados em grande número, incluindo células de Purkinje, células piramidais do hipocampo e núcleos do tronco encefálico e da substância cinzenta da medula espinhal. Relatam, ainda, neuronofagia (Figura 8.113), microgliose focal e difusa. Em 68% dos bovinos, havia corpúsculos de Negri, predominantemente nas células de Purkinje. Nos gânglios havia degeneração e perda neuronal, com formação de nódulos de Nageotte e inflamação não supurativa. Os corpúsculos de Negri são conspícuos no citoplasma das células ganglionares.

Os corpúsculos de Negri variam de tamanho, podem ser pequenos ou proporcionalmente grandes com relação ao pericário. Os pequenos tendem a ser múltiplos. Técnicas de imuno-histoquímica podem ajudar na demonstração de corpúsculos. Animais que tiveram evolução clínica prolongada geralmente apresentam essa alteração; os que tiveram evolução mais curta ou foram sacrificados logo após a constatação de sinais clínicos têm menor chance de apresentar os corpúsculos.

Vacuolização citoplasmática de neurônios foi verificada em bovinos, e vacuolização do neurópilo da substância cinzenta é relatada em raposas e *skunks* (mamífero norte-ame-

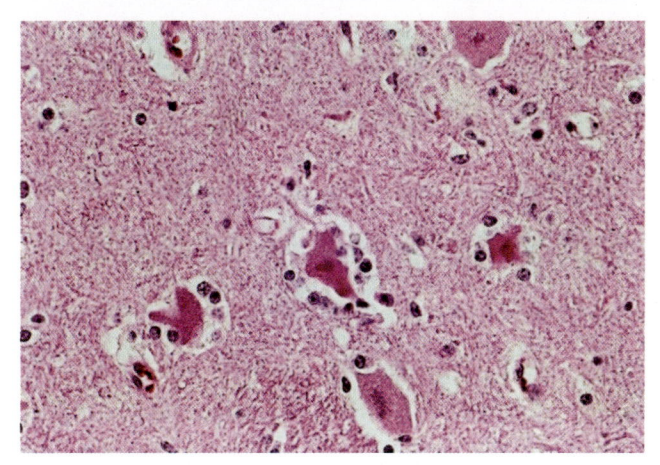

Figura 8.113 Bezerro; encéfalo. Neurônios do tronco encefálico com núcleos condensados e citoplasma intensamente eosinofílico sendo fagocitados pelas células da micróglia (neuronofagia).

ricano pertencente à ordem Carnivora, família Musteliade; compreendem três gêneros: *Mephitis*, *Conepatus* e *Spilogale*) nos EUA. Essas alterações, muito semelhantes às que ocorrem nas encefalopatias espongiformes transmissíveis, exigem interpretação diagnóstica criteriosa.

O diagnóstico de raiva não pode prescindir da pesquisa de antígeno viral (IFD) nos cortes de SNC e da prova biológica – inoculação de material suspeito por via intracerebral em camundongos lactentes. As alterações microscópicas não são específicas e devem ser diferenciadas das que ocorrem em outras enfermidades, como na encefalite por herpesvírus bovino tipo 5 (BoHV-5) e na febre catarral maligna.

A raiva transmitida por morcegos hematófagos tem especial importância no Brasil. Bovinos e equinos são vitimados em quase todo o país. Casos em humanos também são registrados em áreas rurais. A infecção do morcego se dá principalmente dentro das cavernas, onde o ambiente contém partículas contaminadas em suspensão. Situações epidemiológicas encontradas em algumas propriedades rurais, incluindo matas fechadas, terrenos acidentados, instalações residenciais abandonadas, manilhas, entre outros que mantenham ambientes escuros e, consequentemente, criem ambiente favorável à manutenção do vetor hematófago, facilitam a ocorrência de surtos periódicos da doença.

Experimentos no passado, com cães e outras espécies animais, dentro de jaulas teladas mantidas no ambiente das cavernas, mostram que a transmissão ocorre por via aerógena com relativa facilidade. Isso faz com que morcegos não hematófagos, mas que também formam colônias nessas cavernas contaminadas, adquiram o vírus. A existência dessas partículas em suspensão talvez esteja ligada ao hábito dos morcegos em emitir seus sons característicos e, com o ato, lançar saliva em forma de aerossol. O período de incubação da doença no morcego é longo, porém a eliminação do vírus na saliva é precoce, o que aumenta muito a chance de transmissão.

Botulismo

É uma doença grave decorrente de intoxicação alimentar de animais e humanos por exotoxinas produzidas pelo *Clostridium botulinum*. A bactéria *C. botulinum* é um bacilo anaeró-

bio, Gram-positivo, formador de esporos. Encontra-se amplamente difundido na natureza, em locais como solo, água estagnada e matéria orgânica de origem vegetal ou animal. Os esporos são muito resistentes e mantêm-se por longos períodos nos mais diversos ambientes. A quantidade da toxina dentro dos esporos é de apenas 1% daquela encontrada nas bactérias em proliferação. Quando prolifera em material orgânico, como cadáveres, material vegetal em decomposição e alimentos acondicionados para seres humanos, produz exotoxinas de diferentes tipos. Essas toxinas costumam intoxicar o animal por meio da alimentação. A toxina botulínica é destruída pelo calor a 80°C por 30 min ou a 100°C por 10 min. É considerada a mais potente conhecida para o ser humano e, com exceção do tipo C2, age no sistema nervoso.

Há quatro grupos biológicos e oito tipos de toxinas botulínicas: A, B, C1, C2, D, E, F e G. Esses oito tipos se diferenciam quanto a características estruturais da molécula, atividade proteolítica e características antigênicas, mas têm o mesmo efeito neurotóxico – exceto a C2, que não é considerada neurotoxina, pois só altera a permeabilidade vascular e causa diarreia em caso de botulismo em aves. Os tipos A, B, E e, mais raramente, F estão associados principalmente às doenças em seres humanos. O tipo G pode causar doença em primatas. Os tipos A, B e F são achados no solo e no trato intestinal de animais terrestres. O tipo E é encontrado em ambiente marinho.

A toxina botulínica é um polipeptídio que consiste em dois tipos de cadeia. A mais pesada estabelece ligação com o plasmalema, facilitando a entrada da toxina mais leve para o axônio terminal. Esta é uma zinco-endopeptidase que cliva as proteínas de fusão das vesículas sinápticas necessárias para a exocitose da acetilcolina. Dessa maneira, bloqueará a transmissão sináptica nas junções neuromusculares, impedindo o estímulo de contração e, portanto, provocando paralisia flácida.

A maioria dos casos de botulismo em animais é causada pelos tipos C e D, mas há registro de surto em bovinos, no Brasil, provocados pelos tipos A e B. Em cães, os tipos isolados são C1 e D, com predominância do C1.

No ser humano, frutas e produtos vegetais são os veículos mais comuns para o botulismo. Na Argentina, esses produtos foram responsáveis por 36% dos casos em seres humanos – 29% foram relacionados com carnes, e 21% com peixes. Nos EUA, de 294 surtos, 128 foram decorrentes de alimentos com base vegetal, 47 de peixe, 5 de cogumelo (*champignon*), 5 de bebidas lácteas, 16 de alimentos com base em carnes, 3 de comida mexicana e 47 ligados a outros tipos de alimentos. Nos 43 surtos restantes, não se identificou a origem. O botulismo também pode ocorrer, no ser humano, quando há desenvolvimento de *C. botulinum* em feridas externas e colonização intestinal.

As espécies mais acometidas por botulismo são bovinos, aves e equinos. Os bovinos contaminam-se com ingestão ou lambedura de ossos em pastagens, ingestão de restos de cadáveres e de água, principalmente as superficiais com matéria orgânica. Na região noroeste de Goiás, surtos periódicos da doença são associados à ingestão de água contaminada em cacimbas, que podem conter aves ou mamíferos silvestres mortos e em decomposição. Essa região tem poucas fontes hídricas (rios), e as cacimbas servem como fonte exclusiva de água aos animais, em algumas propriedades. Forragens ou cama de aviário que contenham animais mortos também são fontes comuns de contaminação.

No Mato Grosso do Sul, já foram registrados surtos de botulismo em bovinos que tinham pastejado recentemente em palhadas de milho pós-colheita. Nesse mesmo estado, outro surto recente resultou na morte de 1.090 garrotes confinados que ingeriram silagem de milho contaminada com neurotoxinas tipo C de *C. botulinum*; as taxas de mortalidade e letalidade foram de 64,7% e 99,1%, respectivamente. As aves contaminam-se, muitas vezes, ao ingerirem larvas de moscas em cadáveres em decomposição, e essas larvas podem, inclusive, concentrar a toxina.

Equinos podem-se contaminar nas pastagens, e há a hipótese de sua ligação com a *grass horse sickness*, de etiologia não elucidada. Houve registro na Austrália, em ovinos que ingeriam cadáveres de coelhos, e há casos esporádicos em cães e gatos, embora estes sejam considerados naturalmente bastante resistentes. Os casos naturais em cães são atribuídos à ingestão de cadáveres em decomposição.

No Brasil, em áreas de pastagens de várias regiões deficientes em fósforo, há registro de ocorrência de botulismo. A deficiência mineral é a principal responsável pela ingestão (osteofagia) ou lambedura de ossos nas pastagens. Com a morte de animais, o problema parece agravar-se, em razão da maior carga de contaminação pelo *C. botulinum*, que se desenvolve nos cadáveres em decomposição. Águas superficiais contaminadas com limo também são incriminadas na etiologia do botulismo.

Os sinais clínicos em bovinos aparecem horas ou dias após a contaminação. O curso pode variar também, dependendo da dose de toxinas ingerida. Na fase inicial, há incoordenação, anorexia e ataxia. Seguem-se paralisia flácida progressiva, decúbito e respiração abdominal. O quadro de paralisia tende a agravar-se, surgindo dificuldade de mastigação e deglutição. A língua pode ficar exposta, ou seja, o animal não consegue recolhê-la (Figura 8.114). Acúmulo de alimentos na boca e sialorreia também ocorrem. A morte pode acontecer em menos de 2 dias ou o quadro pode-se prolongar por 7 dias ou mais. Alguns animais se recuperam. Nas demais espécies animais, os sinais clínicos são ataxia e paralisia flácida. A parada respiratória, decorrente da falta de movimentos do diafragma e dos músculos intercostais, é causa habitual de morte.

A necropsia e os exames histopatológicos não revelam lesões específicas. Ossos no rúmen podem indicar deficiência mineral. Soro sanguíneo, fígado e conteúdo rumenal e intestinal devem ser pesquisados para presença da toxina. Recomenda-se também pesquisar as neurotoxinas botulínicas no conteúdo alimentar suspeito de contaminação, quando for o caso (água, silagem etc.). Teste biológico de neutralização de toxinas com camundongos é o mais indicado para a confirmação. Microfixação de complemento também vem sendo utilizada com sucesso.

O diagnóstico diferencial com raiva, encefalite por BHV-5 e polioencefalomalacia deve ser feito. Estudo realizado em bovinos com paralisia motora flácida dos membros pélvicos ("vaca caída") encaminhados ao Hospital Veterinário

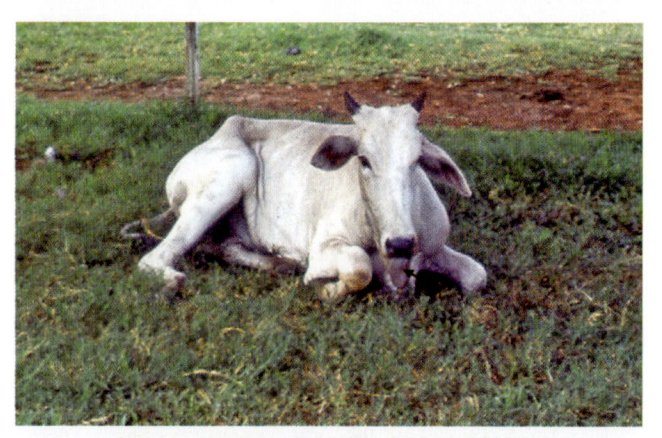

Figura 8.114 Novilha da raça Nelore com botulismo, apresentando decúbito mal posicionado em razão da paralisia flácida, queda da orelha esquerda e exposição espontânea da língua (*seta*). (Cortesia do Dr. Luiz Carlos Marques, Universidade Estadual Paulista, Unesp, Jaboticabal, SP.)

da UNESP Jaboticabal, durante o período de 2000 a 2002, confirmou que apenas 41,4% dos casos eram botulismo. Os demais casos se distribuíram entre polioencefalomalacia, raiva e encefalite não rábica, entre outros.

Tétano

Tétano é uma doença infecciosa que acomete todos os mamíferos; é caracterizada por graves espasmos musculares paralisantes. Não é contagiosa, no entanto o agente etiológico, *Clostridium tetani*, tem distribuição muito ampla na natureza. Os esporos dos bacilos estão presentes nos ambientes mais variados possíveis, incluindo o solo e fezes de animais. Esses esporos podem permanecer viáveis na natureza por até 40 anos, segundo dados de literatura internacional. A espécie equina é particularmente sensível. Ovinos e caprinos também são frequentemente acometidos.

A manifestação clínica da doença é decorrente da ação de toxinas no SNC. O início do processo ocorre em ferimentos no corpo do animal – decorrentes de ação traumática de objetos perfurantes, cortantes ou contundentes –, nos quais ocorre instalação do bacilo. Os ferimentos causados por objetos perfurantes são os mais perigosos, pois os esporos são inoculados profundamente, e o pequeno orifício propicia as condições de anaerobiose que favorecem o crescimento do bacilo. Além disso, pode ocorrer no umbigo do recém-nascido quando não há apropriada desinfecção, em ferimentos na cavidade oral ou, ainda, em ferimentos internos, no sistema digestório, produzidos por alimentos grosseiramente fibrosos. Cravos inadequados ou mesmo pregos utilizados no ferrageamento de equinos também podem ser incriminados (Figura 8.115). Ademais, durante o casqueamento, pode-se provocar lesão suficiente para a instalação da infecção. Seringas e agulhas não esterilizadas utilizadas na aplicação de vacinas e medicamentos também podem veicular o bacilo. Por outro lado, já houve caso de vacina e vermífugo contaminados com esporos do bacilo que provocou tétano em dezenas de bovinos no Brasil.

Após a instalação do bacilo na lesão, ocorre multiplicação bacteriana e posterior esporulação. Nessa fase de esporulação, as toxinas bacterianas são liberadas, sendo absorvidas

noro; trisma mandibular (saliva pode acumular-se na boca); andar cambaleante, enquanto ainda consegue; protrusão de terceira pálpebra (Figura 8.117); midríase; sudorese, hipertermia e narinas dilatadas. Em bovinos, relatam-se também timpanismo, opistótono (Figura 8.118), paralisia espástica, retenção de placenta e insuficiência respiratória que pode levar à morte. Animais podem também permanecer em decúbito e fazer movimentos decorrentes de contração muscular (Figura 8.119). A morte decorre de insuficiência respiratória por disfunção do diafragma e de outros músculos auxiliares do movimento respiratório.

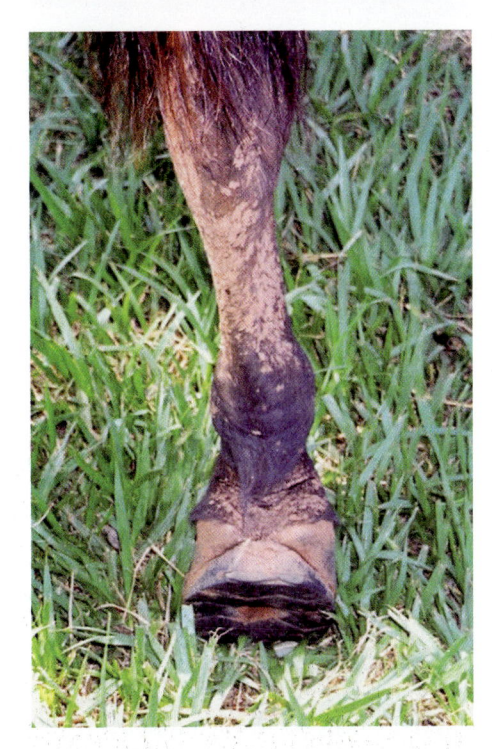

Figura 8.115 Casco de equino com "ferrageamento" inadequado. Peça improvisada a partir de pneu usada em substituição à ferradura. Fixada com pregos não apropriados, causou ferimento, no qual se instalou o *Clostridium tetani*, e levou ao quadro clínico de tétano.

localmente. Os bacilos não invadem os órgãos, permanecendo apenas no local. A neurotoxina liga-se a terminações nervosas e segue fluxo nervoso retrógrado, adentrando o SNC.

As exotoxinas produzidas pelo bacilo têm diferentes ações. Dois tipos não causam espasmos musculares, no entanto um destes, a tetanolisina, causa ou agrava necrose de tecidos no local da instalação de *C. tetani*. Porém, é o terceiro tipo, a tetanospasmina, o principal responsável pelo quadro clínico. Uma vez no SNC, adentra os neurônios inibidores e impede assim a liberação de ácido gama-aminobutírico (GABA) e glicina. Dessa maneira, impossibilita a neurotransmissão e tem como consequência a falta de inibição do estímulo inibidor, o que resulta em contração muscular, rigidez e tetania.

O tempo entre a instalação do *C. tetani* na ferida e o aparecimento do quadro clínico é variável, mas, em geral, a literatura indica de 7 a 21 dias. Vale lembrar que, no ser humano, em crianças recém-nascidas, a doença é conhecida como o mal de 7 dias. Em bovinos, no Brasil, registra-se ocorrência de tétano após período de incubação de 18 h a 4 semanas. A evolução do quadro transcorre poucos dias. No caso de equinos, a rápida instalação do quadro clínico é interpretada como mau prognóstico.

Os sinais clínicos são decorrentes da ação da tetanospasmina, ou seja, da inibição da ação de neurônios inibidores e consequentes espasmos extensores. A exemplo do equino, observam-se: posição do animal em cavalete, ou seja, quatro patas distendidas, rígidas e ligeiramente entreabertas (Figura 8.116); orelhas eretas; hiperexcitabilidade, com desencadeamento de contrações ao toque ou ao estímulo so-

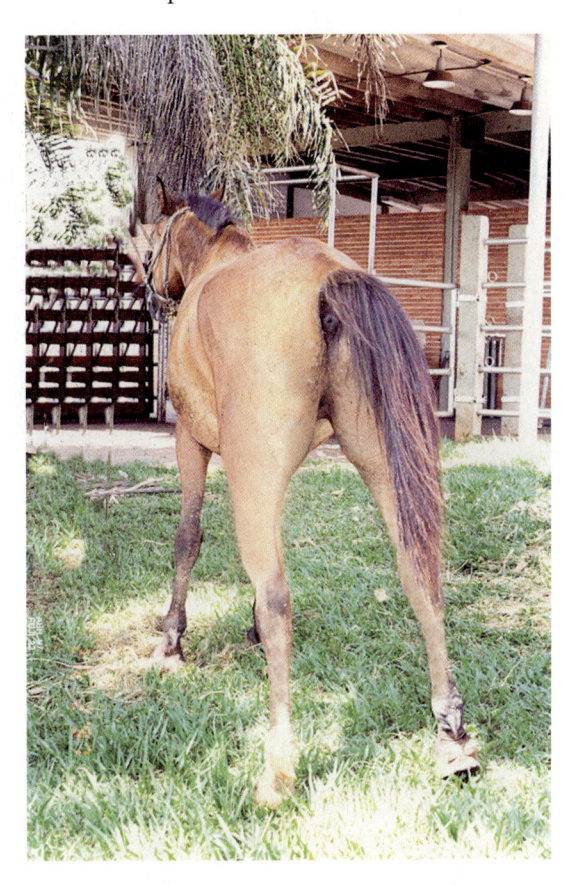

Figura 8.116 Equino com manifestação clínica de tétano. Posição em cavalete, cauda erguida e orelhas eretas.

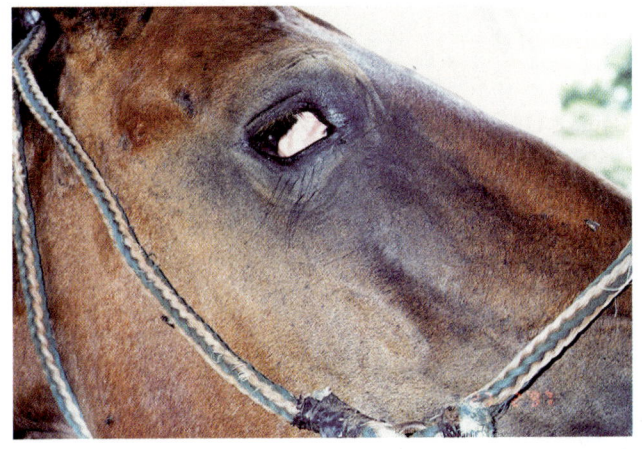

Figura 8.117 Equino com tétano. Observa-se protrusão de terceira pálpebra.

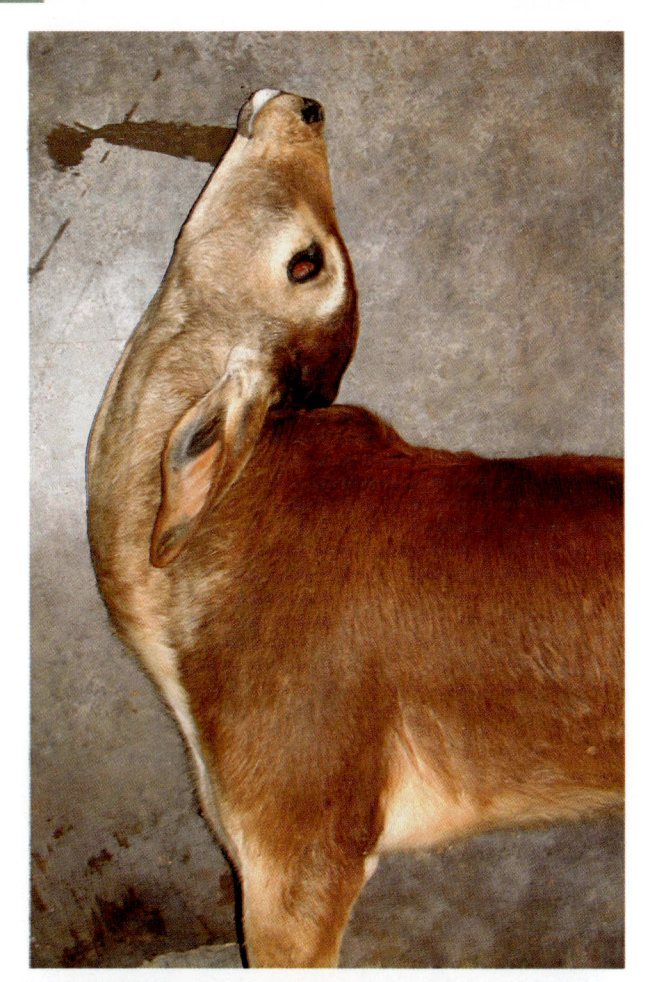

Figura 8.118 Bezerro com tétano. Observa-se opistótono. (Cortesia da Dra. Mary Suzan Varaschin, Universidade Federal de Lavras, Lavras, MG.)

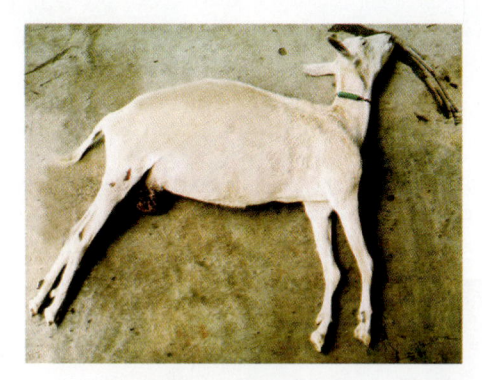

Figura 8.119 Cabra com tétano. O chão marcado indica os movimentos da cabeça e do pescoço. Observa-se que os membros estão estendidos.

Durante a necropsia, observam-se as consequências da rigidez muscular, a protrusão de terceira pálpebra e talvez o ferimento ou condição responsável pela instalação da doença. As consequências da insuficiência respiratória às vezes podem ser notadas, principalmente cianose das mucosas. Quando o ferimento está presente, um raspado profundo da lesão pode ser feito, e o material pode ser colocado sobre lâmina histológica em forma de esfregaço. Com a coloração apropriada, Gram ou outro método, podem-se observar ba-

cilos esporulados. A imagem é semelhante a um palito de fósforo curto, ou seja, o bacilo apresenta-se alongado, com uma proeminência arredondada em uma das extremidades; no entanto é uma indicação indireta. A pesquisa da presença de toxina em tecidos seria confirmatória, mas tem difícil viabilidade prática. Fratura de vértebras pode indicar fortes contrações musculares. O diagnóstico final depende bastante do histórico e da observação clínica criteriosa. Alterações macroscópicas e histológicas no sistema nervoso não são encontradas.

Encefalomielites equinas causadas por vírus da família Togaviridae

As encefalomielites equinas (EE) são doenças infecciosas e zoonóticas causadas por três tipos relacionados de Alphavirus (Togaviridae): Leste (EEE, do inglês *eastern equine encephalomyelitis*), Oeste (WEE, do inglês *Western equine encephalomyelitis*) e Venezuela (VEE, do inglês *Venezuela equine encephalomyelitis*). Além dos equinos, a EEE já foi relatada em bovinos, suínos e outros equídeos. Esses vírus RNA são transmitidos por mosquitos dos gêneros *Culex*, *Aedes*, *Culiseta* e *Anopheles*.

Os ciclos enzoóticos envolvem mosquitos, pássaros, répteis e roedores silvestres; são sazonais, com maior incidência no início do outono e fim do verão, e param na primeira geada. Em países tropicais, como o Brasil, esses períodos do ano têm temperatura e umidade mais elevadas e favorecem aumento da população dos vetores das EE. Os pássaros são os principais reservatórios dos vírus, e equinos e seres humanos são hospedeiros acidentais e finais, com títulos virais muito baixos para constituir fonte de infecção para os mosquitos. Os equinos jovens são mais suscetíveis. O vírus faz disseminação hematógena inicial para músculos, tecido conjuntivo, medula óssea e tecidos linforreticulares; em uma segunda fase de viremia, invade o SNC.

Os dados sobre a incidência das EE no Brasil são incompletos. A infecção, especialmente por EEE, foi confirmada esporadicamente em equinos por avaliações sorológicas e/ou virológicas em vários estados do Brasil e no Distrito Federal.

A maioria das infecções é inaparente. Quando há manifestações clínicas, elas são variáveis. Inicialmente, há viremia com febre e apatia. Se o animal não se recupera, há invasão do SNC, e os sinais incluem ataxia, andar em círculos e compulsivo, pressão da cabeça contra objetos, hiperexcitabilidade, paralisia – no início, afeta os pares cranianos e, depois, é geral e flácida –, anorexia, cegueira, sonolência, embotamento dos sentidos e decúbito com movimentos de pedalagem. O curso clínico é de 2 a 14 dias. Cerca de 50% dos equinos afetados pelo WEE morrem; essa porcentagem varia de 50 a 80% com o VEE e é de 90% com o EEE.

Não há lesões macroscópicas características da doença. As lesões microscópicas ocorrem na substância cinzenta: o vírus mata neurônios ao se replicar nessas células. Observam-se cromatólise, fragmentação celular e neuronofagia, nódulos microgliais, infiltrado inflamatório misto no neurópilo e manguitos perivasculares linfocitários, que podem ser verificados também na substância branca. Vasculite, trombose e necrose corticocerebral são associadas à VEE e à EEE.

Pela imuno-histoquímica, os antígenos virais podem ser marcados no pericário de neurônios, bem como em astrócitos e linfócitos perivasculares.

A distribuição das lesões varia de acordo com a estirpe do vírus. Na infecção por EEE, há envolvimento difuso da substância cinzenta do SNC e numerosas lesões; os neutrófilos são proeminentes na fase inicial da doença, encontrados em focos de necrose. Os endotélios das veias estão tumefeitos, e à luz pode ter trombos hialinos. A periferia dos vasos mostra hemorragia e edema.

Nas infecções por qualquer uma das estirpes, há envolvimento de cérebro e cerebelo, bulbos olfatórios, tálamo e hipotálamo, tronco encefálico e cornos dorsais e ventrais da medula espinhal. O gânglio do nervo trigêmeo pode estar ocasionalmente infiltrado por células mononucleares.

A epidemiologia e os sinais clínicos sugerem doença viral. O diagnóstico presuntivo pode ser formulado pela detecção das lesões; contudo, o diagnóstico definitivo é realizado por meio do envio de soro, cérebro, LCR ou sangue a um laboratório para testes complementares (isolamento viral ou testes moleculares).

O diagnóstico diferencial inclui raiva, encefalomielite por herpesvírus equino tipo 1 (HVE-1), leucoencefalomalacia, mieloencefalite equina protozoária e encefalopatia hepática.

Encefalites equinas causadas por vírus da família Flaviviridae

Os vírus dessa família pertencem ao gênero *Flavivirus* e incluem o vírus da encefalite do oeste do Nilo (WNV, do inglês *West Nile virus*) e o vírus da encefalite de São Luis (SLEV, do inglês *Saint Louis encephalitis virus*). Ambos apresentam proximidade genética com o vírus da encefalite japonesa (JEV, do inglês *Japanese encephalitis virus*). Esses vírus, que são transmitidos por mosquitos, também podem acometer o ser humano e causar doença neurológica, entretanto de menor gravidade em comparação à observada em equinos. Outras arboviroses que afetam seres humanos no Brasil e que são pertencentes a esse gênero incluem dengue, zika e febre amarela.

O vírus da encefalite do oeste do Nilo está distribuído por toda a África, região central e Sudeste Asiático, Austrália (onde é chamado de *Kunjin virus*), EUA, Canadá, México, Caribe, Colômbia e Argentina. Recentemente, essa virose foi diagnosticada em equídeos no Brasil. O ciclo biológico é mantido por mosquitos (especialmente *Culex* spp.) e pássaros. Geneticamente, o vírus é dividido em duas linhagens (WNV-1 e WNV-2). A linhagem WNV-2 é restrita a áreas enzoóticas da África e tem estirpes tanto patogênicas quanto não patogênicas; ocasionalmente, causa doença leve em seres humanos e equinos. No entanto, estirpes da linhagem WNV-1 são altamente virulentas, são as prováveis responsáveis pelos surtos na América do Norte.

No Brasil, há evidências sorológicas em equinos e aves selvagens no Pantanal mato-grossense e em equinos na Paraíba; no entanto, doença clínica e lesões nesses animais foram observadas apenas recentemente, em 2018 e 2019, nos estados do Espírito Santo, de Minas Gerais e Ceará, respectivamente. Antes disso, o primeiro caso humano brasileiro de infecção por WNV foi confirmado em um trabalhador rural do Piauí, em 2014. A patogênese da infecção pelo WNV ainda não foi completamente esclarecida; entretanto, após ser inoculado pelo vetor, o vírus provavelmente se replica em células endoteliais e fibroblastos, atingindo o encéfalo por via hematógena.

Os sinais clínicos em casos de infecção por WNV incluem ataxia, fraqueza e tremores musculares, disfagia, paralisia, trismo mandibular, decúbito lateral e movimentos de pedalagem. As taxas de mortalidade podem variar entre 35 e 45%. Lesões macroscópicas são pouco comuns, mas, quando presentes, são caracterizadas por áreas de hemorragia petequial e malacia no tronco encefálico e nos cornos ventrais da medula espinhal torácica e/ou lombar.

As lesões histológicas são observadas principalmente no tronco encefálico, no cerebelo e na medula espinhal toracolombar, são caracterizadas por polioencefalomielite não supurativa, gliose (principalmente nodular) com graus variáveis de degeneração e necrose de neurônios. Em alguns casos, observam-se hemorragia acompanhada de malacia e degeneração axônica, especialmente no tronco e na medula espinhal. Já em outros casos, as lesões são leves, caracterizadas apenas por infiltrado linfoplasmocitário ao redor de vasos do tronco encefálico. Lesões extraneurais, como miocardite e hepatite, podem ocorrer em aves, mas não são observadas em equinos. O diagnóstico é baseado na detecção do antígeno utilizando imuno-histoquímica ou PCR.

A presença do SLEV é considerada endêmica nas Américas, identificada desde o Canadá até a Argentina. Não há vacina disponível. No Brasil, o SLEV foi isolado de um equino que apresentava sinais neurológicos, no estado de Minas Gerais. A análise molecular identificou o vírus filogeneticamente. Sua inoculação em camundongos recém-nascidos provocou alterações hemorrágicas no encéfalo, fígado e rins, assim como encefalite linfoplasmocitária multifocal leve no córtex cerebral. Esse vírus também já foi isolado de pacientes humanos no Brasil.

Meningoencefalite por herpesvírus bovino

A meningoencefalite bovina causada pelo BoHV-5 foi descrita pela primeira vez em 1962, quando o vírus foi isolado a partir de um surto na Austrália. Inicialmente, o vírus foi considerado semelhante ao que causa a rinotraqueíte infecciosa bovina e a vulvovaginite pustular infecciosa, mas alguns animais apresentaram-se exclusivamente com sinais clínicos neurológicos. Suspeitou-se, então, de uma variante desse mesmo agente com características neuropatogênicas e, de fato, em 1986, por intermédio de técnicas moleculares, foi classificado como herpesvírus bovino tipo 1.3 (BoHV-1.3). Essa classificação foi aceita até 1992, quando o Comitê Internacional de Taxonomia Viral sugeriu que o vírus responsável pela encefalite bovina fosse classificado como BoHV-5.

A ocorrência de BoHV-5 foi relatada em vários países da Europa (Hungria, Itália, Escócia), EUA, Canadá, Uruguai, Argentina e Brasil. O surgimento de reação sorológica cruzada entre os diferentes tipos de herpesvírus dificulta o levantamento de mapas epidemiológicos; no entanto, o BoHV-5 foi registrado nos estados do Rio Grande do Sul, de São Paulo, do Mato Grosso do Sul, Paraná, de Goiás e do Rio de Janeiro. Um estudo realizado no sul do Brasil demonstrou que, de 22 casos de meningoencefalite herpética bovina, BoHV-5 foi isolado em sete casos, enquanto o BoHV-1 foi identificado em outros quatro casos.

Clinicamente, a doença pode ser confundida com raiva, pseudorraiva, polioencefalomalacia, intoxicação por chumbo e intoxicação por sal, entre outras. A meningoencefalite herpética é uma doença esporádica fatal que afeta bovinos jovens, principalmente bezerros de 6 a 7 meses de vida até garrotes de 2 a 3 anos de idade que tenham passado por episódios recentes de estresse e imunodepressão, como desmama, transporte, castração, mudança de pastagem, aglomerações, entre outros. Adultos podem apresentar a doença ocasionalmente. Em investigação sobre essa doença no sul do Brasil, verificou-se que os bovinos afetados tinham idade entre 2 e 24 meses. A morbidade pode chegar a 50%, mas, geralmente, tende a não ser alta, enquanto a letalidade pode atingir 100%.

Os sinais neurológicos consistem em incoordenação (Figura 8.120), cegueira, tremores musculares e morte em 4 ou 5 dias após o início dos sinais. Os bezerros afetados apresentam sinais clínicos caracterizados por anorexia, afastamento do rebanho, corrimentos nasal e ocular e sinais nervosos – apatia profunda, nistagmo, opistótono, movimentos de pedalagem, tremores, marcha para trás ou em círculos, andar cambaleante, convulsões e quedas. Pode haver, ainda, dificuldade para a ingestão de água ou apreensão de alimentos e ranger de dentes. A apatia profunda pode ser o único sinal clínico evidente nos primeiros 2 a 3 dias da doença. O curso da enfermidade é de 4 a 15 dias e, em geral, há morte dos animais. Os sinais clínicos em bezerros mortos com encefalite, logo após serem inoculados por via intranasal com estirpe americana (TX-89) do BoHV-5, incluíram tremor muscular, andar em círculos, ranger de dentes e ataxia, seguidos de decúbito lateral, convulsões, pedalagem e opistótono.

Os animais ficam debilitados com rapidez, mas, à macroscopia, pode não haver lesões específicas. As lesões macroscópicas, quando presentes, consistem em hiperemia das leptomeninges e malacia do córtex telencefálico (principalmente o frontal) (Figuras 8.121 a 8.123), que pode apresentar áreas amareladas ou acinzentadas. Em algumas ocasiões, essas áreas se apresentam muito deprimidas, e pode-se observar também cavitação da substância cinzenta, cavidades de até 2 mm no tálamo, nos núcleos da base e na cápsula interna. Em alguns casos de evolução prolongada, podem ser vistos achatamento das circunvoluções cerebrais, protrusão do cerebelo através do forame magno, congestão dos vasos meningeanos, acúmulo do LCR ou malacia. Em bezerros acometidos pela forma sistêmica, além das lesões do sistema nervoso, observam-se ulcerações no sistema digestório, principalmente abomaso e rúmen e, ainda, hepatomegalia, pericardite e pneumonia.

Os achados microscópicos incluem uma meningoencefalite não supurativa difusa. Notam-se manguitos perivasculares com várias camadas de linfócitos, bem como plasmócitos nas meninges e em diversas áreas do encéfalo. Ocorrem áreas de malacia caracterizadas por necrose neuronal laminar e segmentar, edema (espongiose) e posterior com infiltração de células *gitter* em diversas áreas do córtex do telencéfalo (Figura 8.124).

Outro achado importantíssimo para o diagnóstico inclui a visualização de corpúsculos de inclusão basofílicos intranucleares em astrócitos e neurônios, embora não ocorra em todos os casos. Ademais, podem-se observar gliose, hipertrofia de astrócitos, tumefação endotelial, além de hemorragias e neuroniofagia eventuais. Em algumas ocasiões, a doença pode-se tornar sistêmica, provavelmente porque o vírus provoca viremia. Aparentemente, o único hospedeiro natural é o bovino, que atua como principal fonte de infecção e disseminação da doença nos rebanhos.

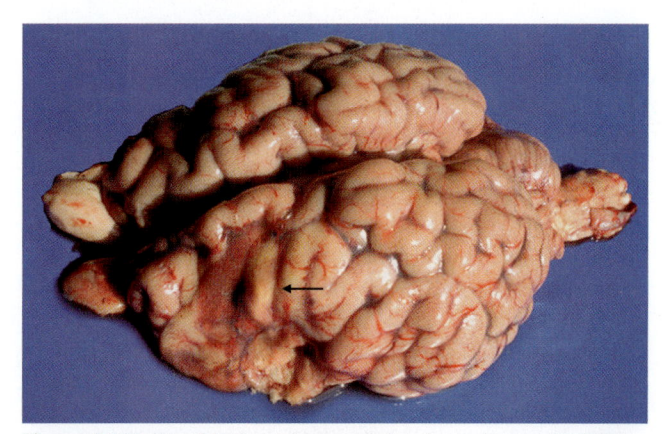

Figura 8.121 Encéfalo de bovino com infecção por herpesvírus bovino tipo 5. A seta aponta área de malacia. (Cortesia da Dra. Daniela Bernadete Rozza, Universidade Estadual Paulista, Unesp, Araçatuba, SP.)

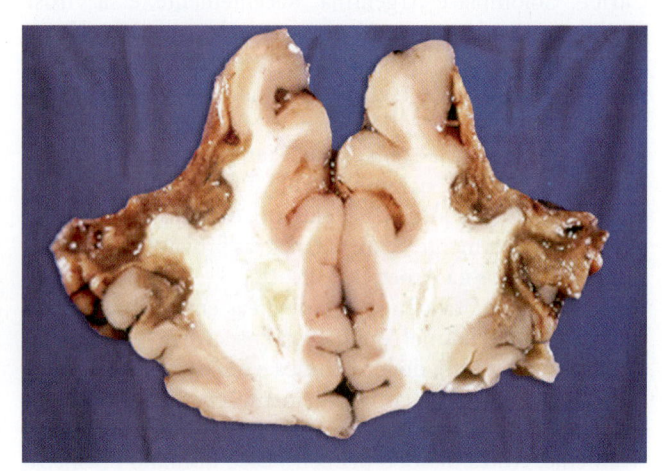

Figura 8.122 Bovino; cérebro. Infecção por herpesvírus bovino tipo 5. Extensa área de malacia, com desaparecimento do córtex telencefálico frontal.

Figura 8.120 Bezerro com infecção por herpesvírus bovino tipo 5 apresentando sinais clínicos de incoordenação.

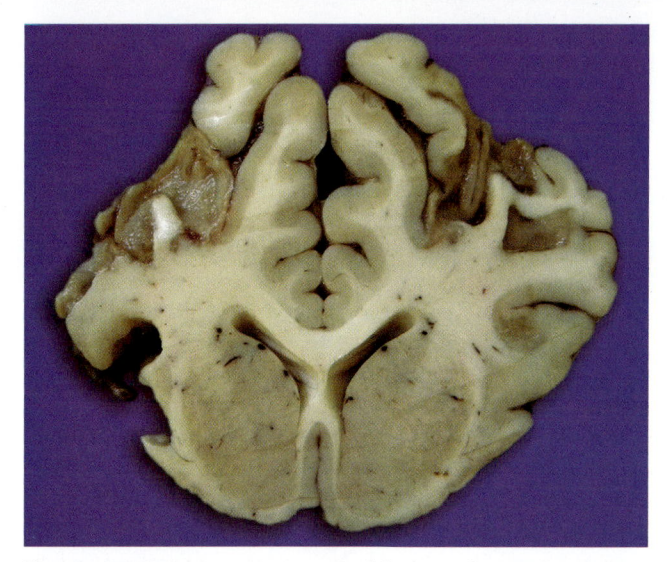

Figura 8.123 Bovino. Meningoencefalite por herpesvírus bovino (BoHV). Corte transversal de encéfalo (fixado em formol) de um bovino, na altura do córtex frontal e dos núcleos da base. Observam-se áreas simétricas e bilaterais de malacia acometendo a substância cinzenta no lobo frontal.

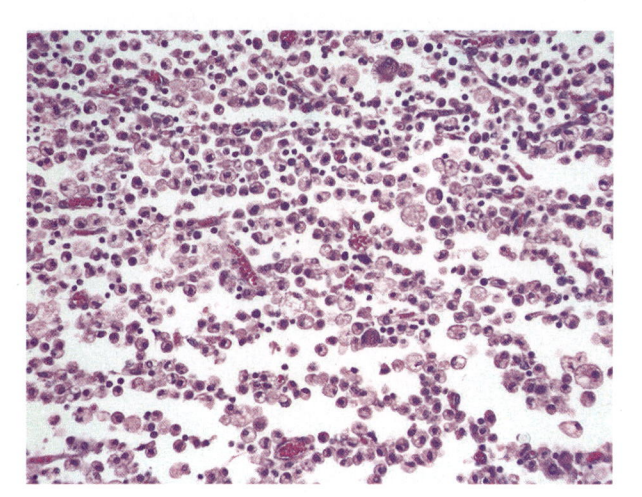

Figura 8.124 Bovino; cérebro. Infecção por herpesvírus bovino tipo 5. Extensa área de malacia. O tecido nervoso desapareceu, e restaram apenas células *gitter* e vasos sanguíneos.

Tanto o BoHV-1 como o BoHV-5 são neurotrópicos e estabelecem latência no gânglio trigêmeo logo depois de inoculação intranasal e/ou conjuntival em coelhos. Após a inoculação intranasal, o BoHV-5 invade o cérebro via nervo olfatório, o que resulta em sinais neurológicos agudos comparáveis aos que se têm encontrado nos bezerros. Lesões foram observadas, no encéfalo desses coelhos, em estruturas como bulbo olfatório, núcleo olfatório anterior, córtex piriforme e entorrinal, córtex frontal, giro hipocampal, giro dentado, amígdala, rafe dorsal e *locus ceruleus*. Esses coelhos tiveram poucos neurônios afetados no gânglio trigêmeo e nenhuma invasão viral desde a ponte até o núcleo motor do trigêmeo.

A infecção pelo BoHV-5 deve ser confirmada pelo diagnóstico laboratorial, uma vez que não existem sinais clínicos patognomônicos da doença. O melhor método de diagnóstico é o isolamento do vírus em cultivo de células de origem bovina, o qual pode ser confirmado em 1 ou 2 dias. Atualmente, outros métodos de detecção de vírus, rápidos e específicos, como a técnica da imunoperoxidase e o PCR, começam a fazer parte da rotina dos laboratórios de diagnóstico. O diagnóstico sorológico é usado para a detecção de anticorpos contra o vírus, e as técnicas mais utilizadas são a soroneutralização e o ELISA; entretanto, em razão das extensas reações cruzadas, que são induzidas por infecções por BoHV-1 e BoHV-5, ainda não existe um teste sorológico capaz de diferenciar a resposta diante de infecções por esses dois vírus.

Cinomose

É uma doença infecciosa de distribuição mundial, quase sempre fatal, que afeta canídeos e, às vezes, outras espécies. A doença é prevalente na maioria dos países, apesar de existirem vacinas há décadas. Contudo, a maioria dos casos é descrita em animais não vacinados. O agente etiológico, vírus da cinomose canina (CDV, do inglês *canine distemper virus*), é um *Morbillivirus* (Paramyxoviridae) envelopado, pouco resistente no meio ambiente, que causa encefalopatia desmielinizante. Esta pode ser aguda após doença sistêmica em cães jovens ou crônica em animais adultos e idosos, por persistência do vírus no SNC. O quadro clínico depende da idade do animal, de seu estado imunológico e da estirpe do vírus.

A cinomose vem sendo relatada de modo crescente em animais silvestres, e há relatos nas seguintes famílias: Canidae (lobos, raposas), Procyonidae (guaxinim), Mustelidae (ferrets, vison, texugos), Hyaenidae (hienas), Ursidae (urso-preto, pandas), Viverridae (civetas), Felidae (tigres, leões, leopardos), Phocidae (focas), Tayassuidae (pecari de colar), Cercopithecidae (macacos do Velho Mundo) e Myrmecophagidae (tamanduás). Por último, o vírus e a doença já foram identificados em primatas não humanos, o que traz alerta para o risco da transmissão entre as espécies, ultrapassada essa barreira. A presença de cães errantes não vacinados contra cinomose em áreas periurbanas e atropizadas pode ser uma fonte importante para a origem da infecção a esses animais. Degradação ambiental (queimadas, desmatamento) tem forçado o deslocamento dessas espécies para outras áreas em busca de alimento, possibilitando infecção e surtos da doença e contribuindo para os fatores de risco que podem levar à diminuição da população ou à extinção desses animais.

A doença sistêmica consiste em lesões epiteliais disseminadas: dermatite pustular, conjuntivite, gastrenterite e broncopneumonia mucopurulentas, acompanhadas de imunossupressão acentuada. O CDV replica-se avidamente nos órgãos linfoides primários e secundários, e, a partir deles, células infectadas migram para os órgãos-alvo epiteliais e nervosos. Como consequência, desenvolvem-se linfopenia intensa e depressão da atividade macrofágica. Outras lesões observadas em algumas ocasiões são hipoplasia do esmalte dentário e hiperplasia dos coxins plantares (Figura 8.125). Acredita-se que a infecção do SNC, na maioria dos cães, acontece cedo na doença, por meio de monócitos e linfócitos infectados. A falha no controle dessa invasão conduz ao desenvolvimento de doença nervosa fatal.

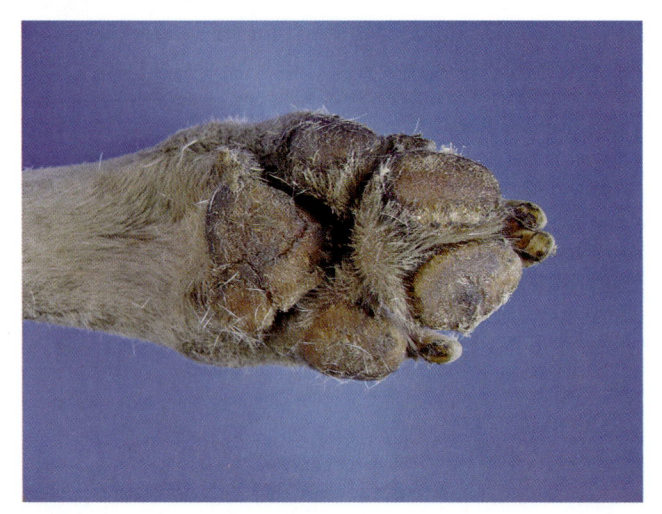

Figura 8.125 Cão; coxins plantares. Cinomose: acentuada hiperqueratose em animal na fase neurológica da doença.

Apesar de a cinomose ter sido investigada detalhadamente como modelo animal da esclerose múltipla dos seres humanos, a patogenia da lesão desmielinizante não tem sido completamente elucidada. Em revisão sobre o tema, os autores explicam a desmielinização inicial – fase degenerativa aguda da doença – pela replicação restrita do vírus nos oligodendrócitos associada à ativação maciça da micróglia. A progressão da doença – fase crônica imunoinflamatória – ocorre por reação *bystander*, pela interação de macrófagos com anticorpos antivirais. A reação *bystander* é uma resposta imune celular ao vírus que ativa as células gliais próximas, "expectadoras"; estas podem responder a antígenos não relacionados, como componentes da bainha de mielina, provocando desmielinização.

Os animais afetados pela forma nervosa manifestam sinais variáveis de ataxia, incoordenação motora e, como lesão característica, mioclonias dos músculos faciais, mastigatórios, cervicais e dos membros. Em alguns casos, os cães têm convulsões, porém os sinais mais importantes são os de defeitos na condução nervosa determinados pela desmielinização das fibras, da qual advém manifestação clínica de mioclonia persistente (tiques).

As lesões macroscópicas da cinomose nervosa nem sempre são evidentes, mas, quando são, apresentam-se com amolecimento e aspecto pálido (Figura 8.126) ou acastanhado do tecido até áreas de hemorragia. As lesões microscópicas predominantes são de desmielinização (Figura 8.127), mieloencefalite não supurativa com manguitos perivasculares linfo-histioplasmocitários, gliose, extensa astrocitose detectada por imuno-histoquímica (Figura 8.128), áreas de malacia e corpúsculos de inclusão eosinofílicos intranucleares (Figura 8.129) em células gliais e neurônios. Imunohistoquímica pode ser utilizada para identificação do antígeno nos tecidos e caracterização viral (estirpes); é realizada por testes moleculares (RT-PCR e sequenciamento).

As manifestações nervosas da cinomose estão enumeradas e detalhadas a seguir.

Encefalopatia dos cães jovens. Ocorre em animais entre 2 meses e 2 anos de idade, após ocorrência de doença sis-

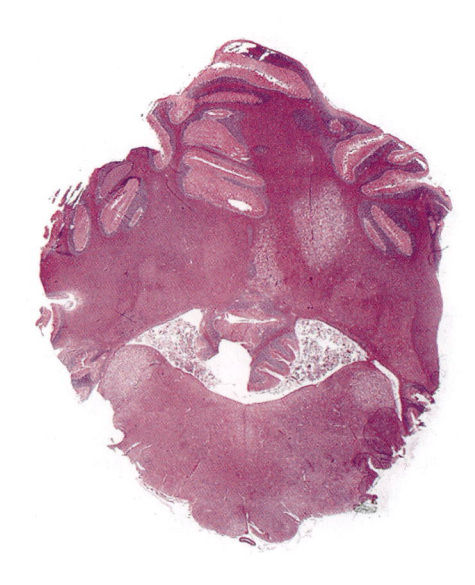

Figura 8.126 Cão; cerebelo e tronco. Cinomose: aspecto submacroscópico de áreas de desmielinização (áreas vacuolizadas).

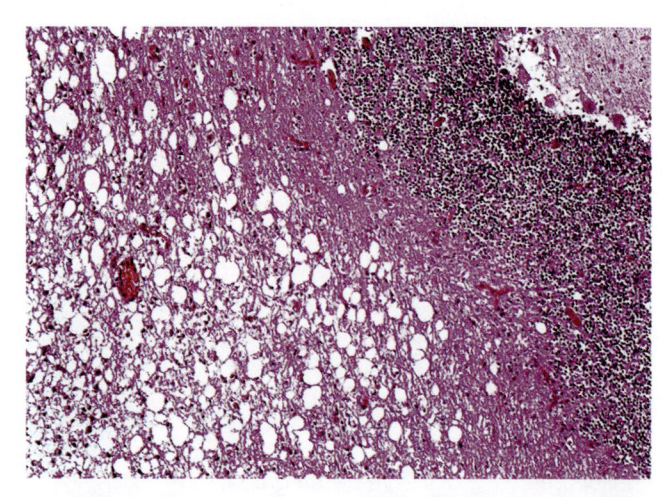

Figura 8.127 Cão; substância branca cerebelar. Cinomose: espongiose por desmielinização.

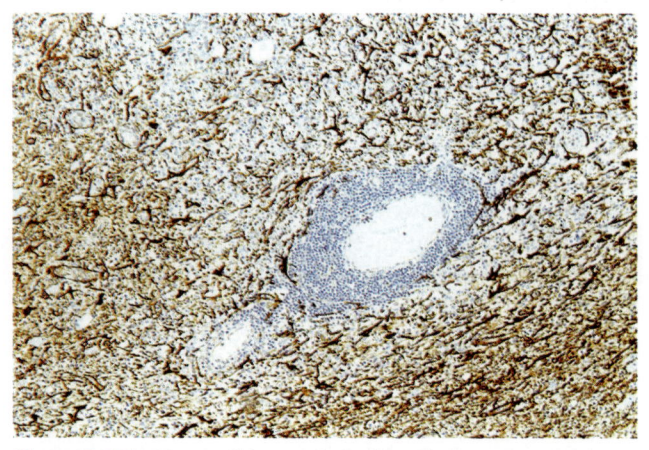

Figura 8.128 Cão; encéfalo. Marcação de astrócitos reativos em cinomose nervosa. GFAP. Imuno-histoquímica. (Cortesia do Dr. Eduardo Bondan, Universidade Paulista, São Paulo, SP.)

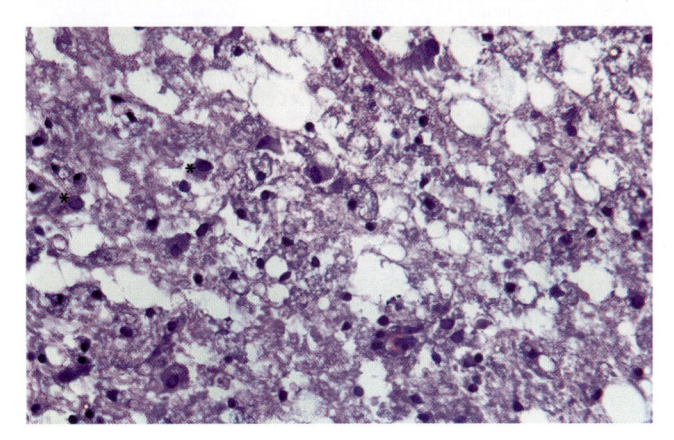

Figura 8.129 Cão; encéfalo. Corpúsculos de inclusão eosinofílicos em astrócitos (asteriscos) na fase neurológica da cinomose.

têmica determinada por ação viral e infecções bacterianas secundárias. As lesões compõem-se de desmielinização na fase aguda, que progride para encefalomielite na fase mais crônica, imunomediada. As lesões são mais frequentes na substância branca do cerebelo (ver Figura 8.127), no tronco encefálico, na medula espinhal e na substância branca subcortical; apresentam vacuolização por perda das bainhas de mielina após lesão dos oligodendrócitos e astrócitos reativos (ver Figura 8.16). Com a progressão da doença, pode haver malacia e hemorragia. Quando a substância cinzenta está envolvida, os neurônios são picnóticos e encarquilhados, há satelitose, microgliose e neuronofagia. Ocasionalmente, é possível detectar inclusões acidófilas intranucleares ou intracitoplasmáticas em neurônios e astrócitos, consideradas patognomônicas da doença. Nessa forma da cinomose, o quadro clínico caracteriza-se por mioclonias, ataxia, mono até tetraparesia e convulsões ocasionais.

Encefalite dos animais adultos. Acontece em cães adultos entre 2 e 6 anos de idade. As lesões mais importantes são desmielinização, com ocasional necrose laminar cortical, e mieloencefalite necrotizante com grandes áreas de malacia que afetam, preferencialmente, a porção caudal do cérebro, ângulo cerebelopontino, contorno do quarto ventrículo, nos pedúnculos cerebrais e cerebelares, e medula espinhal. Os animais acometidos mostram incoordenação, tetraplegia, epilepsia, inconsciência e convulsões graves nas fases finais de doença.

Encefalite esclerosante dos animais idosos. Ocorre em cães com mais de 6 anos de idade. Há panencefalite subaguda com perda seletiva do estado mental. A desmielinização não é alteração importante nesses casos. A lesão mais intensa é a gliose anisomórfica com formação de placas escleróticas, principalmente na substância cinzenta de hemisférios cerebrais, gânglios basais, tálamo, mesencéfalo e hipocampo. A existência das placas revela lesão prolongada à substância branca.

Grandes inclusões ocasionais intranucleares em neurônios e células da glia são visualizadas. Pela extensão das lesões, os animais apresentam quadro clínico semelhante ao da raiva, com desconhecimento do proprietário, apatia e andar obstinado, propulsivo ou atáxico. A doença pode ter a duração de 3 a 4 meses e progredir para coma e morte.

Encefalopatia pós-vacinal. Filhotes vacinados há 1 ou 2 semanas podem manifestar comportamento violento e agressivo, ataxia progressiva, paresia, decúbito e morte em poucos dias. As causas das lesões são o uso de uma vacina a vírus vivo mal atenuado, a suscetibilidade maior do filhote ou a reativação de um vírus latente pela vacina. As lesões podem ser disseminadas, mas são mais notórias no córtex telencefálico e na ponte e consistem em malacia, necrose neuronal, manguitos mononucleares perivasculares, numerosos balões axonais e inclusões conspícuas em neurônios

Polioencefalite com corpúsculos de inclusão pelo vírus da cinomose. Ocorre em cães jovens sem histórico de vacinação recente. Essa forma da doença pode ser consequência de infecção pelo CDV não produtiva em neurônios. Os animais demonstram sinais intermediários entre encefalopatia pós-vacinal e encefalite do cão idoso. Nessa forma, as lesões predominam na substância cinzenta, nos núcleos do tronco encefálico e no córtex cerebral; raramente ocorrem nos núcleos cerebelares. Observa-se grande quantidade de corpúsculos de inclusão em neurônios. As lesões consistem em neuronofagia, manguitos mononucleares perivasculares e nódulos gliais. Ademais, é observada discreta meningite linfo-histiocitária.

A suspeita clínica de cinomose é estabelecida pela associação entre o hemograma e os sinais clínicos. Nota-se linfopenia inicial, seguida por desvio regenerativo à esquerda, quando ocorrem infecções bacterianas secundárias. No LCR, há aumento da proteína total e pleocitose por linfocitose. O quadro clínico de mioclonias é característico e define o diagnóstico, que é confirmado por IF, imuno-histoquímica, ELISA e isolamento viral. Nos casos em que há outras manifestações (depressão, convulsões, agressividade, ataxia, entre outras), deve ser feito o diagnóstico diferencial com raiva, tumores do SNC e edema cerebral de causas diversas.

Doença de Aujeszky (pseudorraiva)

A doença de Aujeszky, também chamada de *pseudorraiva*, é uma infecção viral causada por um herpesvírus (herpesvírus porcino 1, Herpesviridae, Alphaherpesvirinae) que afeta todas as espécies domésticas, roedores, animais selvagens e de produção de pele. O agente é fracamente hospedeiro-específico e dissemina-se vertical e horizontalmente em suínos; sobrevive vários meses em tecidos dessecados e cerca de dois em instalações infectadas. O vírus é mantido em áreas enzoóticas em roedores e em suínos adultos, para os quais é altamente contagioso, mas assintomático. A transmissão ocorre por ingestão ou, de maneira predominante, por contato com secreções nasais ou feridas da pele. O vírus pode ser recuperado de secreções nasais, saliva e urina. No Brasil, a doença tem sido diagnosticada mais frequentemente nas regiões Sul, Sudeste e Centro-Oeste.

Após exposição, os suínos têm vírus em tonsilas e secreções. Nas outras espécies domésticas, que geralmente se infectam em contato próximo com suínos infectados, o vírus é estritamente neurotrópico. A doença é fatal e, em cães e gatos, a infecção acontece após a ingestão de carne suína infectada. A infecção de ruminantes pode acontecer por contato direto com animais infectados ou por alimento contaminado. À semelhança do que ocorre com outros membros da família Herpesviridae, a latência foi demonstrada em suínos após infecção experimental: o vírus persiste em tonsilas e gânglios trigeminais 1 ano após infecção. Nesse período, os animais eliminam-no por meio de secreções nasofaríngeas.

A patogênese da doença compreende:

• Infecção respiratória por contato direto ou aerossóis, replicação viral nas mucosas de faringe e laringe, propagação via linfática até linfonodos regionais e tonsilas, de onde alcança o SNC por via hematógena ou via axoplasma dos neurônios olfatórios

• Reação local em uma ferida com prurido acentuado no local de inoculação, após a qual o vírus se dissemina centripetamente, ao longo dos axônios do nervo local, em direção à medula espinhal. À medida que a medula é invadida, há disseminação centrífuga do vírus. À semelhança de outros vírus neurotrópicos, o vírus da doença de Aujeszky (VDA) propaga-se em cadeias de neurônios sinapticamente conectados. Muitas vezes, o animal morre antes de o vírus atingir o encéfalo ou as lesões se desenvolverem. A invasão do encéfalo pode ocorrer por via hematógena ou por meio dos nervos autônomos, a partir das vísceras infectadas, ou provocar o aborto no 1° mês de gestação, ou a expulsão de fetos macerados, mumificados e normais, no fim da gestação.

O sinal clínico característico da doença é o prurido intenso no local de inoculação do vírus ou na área de distribuição nervosa do tronco adjacente ao ponto de inoculação, após a infecção da medula espinhal. O curso da doença é muito variável e dependente da idade do animal afetado. Em leitões muito jovens, pode culminar em morte após 12 h de prostração; em leitões mais velhos, há incoordenação que rapidamente progride para paralisia, contrações musculares, tremores e convulsões. Há relatos de recuperação espontânea após sinais graves de encefalite. Em suínos adultos, há febre, rinite e tosse. As alterações reprodutivas relatadas anteriormente são frequentes.

A doença de Aujeszky é esporádica nas outras espécies domésticas e tem taxa de mortalidade muito alta. Os animais afetados podem morrer subitamente ou mostrar sinais de doença por 1 ou 2 dias, consistentes com febre e prurido da cabeça ou dos membros. Os cães podem estar profundamente abatidos, taquipneicos, com salivação, prurido difuso, vômitos e diarreia. A morte ocorre entre 24 e 48 h após o início dos sinais clínicos, que são altamente variáveis pelas lesões aos nervos autônomos. Os ruminantes podem morrer subitamente ou mostrar prurido intenso, com esfregação e lambedura em cabeça, flancos e pés, algumas vezes com automutilação da área afetada (local da infecção). Os animais estão excitados e mugem constantemente; têm convulsões, mania, opistótono, agressividade, ataxia e dispneia acentuada. Há febre alta (41 a 41,5°C), paralisia e morte em até 48 h.

Não há lesões específicas à necropsia. O SNC pode apresentar congestão das leptomeninges; contudo, inflamação no local de inoculação, rinite e necrose das tonsilas, da nasofaringe, da traqueia e do esôfago podem ocorrer em leitões muito novos. Os pulmões podem ter edema e necrose hemorrágica focal, e às vezes há necrose focal no fígado, no baço e nas adrenais.

As lesões histológicas do SNC compreendem alterações da substância cinzenta, com degeneração neuronal grave. Há meningoencefalite não supurativa e ganglioneurite pa-

ravertebral grave. A especificidade das lesões decorre de inclusões intranucleares acidófilas em neurônios, macróglia e endotélios. Sua localização obedece à via de exposição. Independentemente da via de infecção, os leitões desenvolvem panencefalite, com manifestações mais graves no córtex cerebral. O diagnóstico laboratorial é feito por isolamento viral ou soroneutralização e ELISA. O diagnóstico diferencial inclui doenças que causam mortalidade alta, como a peste suína clássica, gastrenterite transmissível, meningite e encefalite bacterianas e intoxicação por sal.

Mieloencefalite equina por protozoário (MEP)

É uma doença infecciosa e frequentemente fatal de equinos causada pelo *Sarcocystis neurona*. Os equinos são considerados hospedeiros terminais e aberrantes do parasita, que, diferentemente de outros *Sarcocystis*, que penetram em músculos estriados, localiza-se no SNC. O hospedeiro definitivo na América do Norte é o gambá (*Didelphis virginiana*) e, no Brasil, é *Didelphis albiventris*. Pássaros são hospedeiros intermediários. A doença é progressiva e, sem tratamento, leva o animal à morte. Outros protozoários já foram identificados recentemente como seus causadores: *Neospora caninum* e *Neospora hughesi*. Equinos de qualquer idade podem ser afetados, com predileção por adultos jovens; os cavalos de corrida são os mais representados. Sexo e localização geográfica dos animais suscetíveis não são determinantes para o aparecimento da doença. Esta, contudo, é associada à imunossupressão, causada pelo uso de altas doses de corticosteroides.

O quadro clínico é muito variável e depende da localização das lesões no SNC. Há predileção pela medula espinhal, e as lesões, que muitas vezes são assimétricas, ocorrem tanto na substância branca quanto na cinzenta.

Como a medula espinhal é mais afetada que o encéfalo (daí o nome mieloencefalite), as manifestações clínicas refletem esse comprometimento, e os animais têm ataxia, fraqueza muscular, paresia e paralisia. A perda de neurônios dos núcleos motores provoca degeneração walleriana ipsilateral do nervo envolvido e atrofia por denervação da musculatura associada, notadamente de glúteos, quadríceps femoral, infra e supraespinhosos. Quando o tronco cervical é afetado, os equinos mostram sinais de neurônio motor inferior e déficits proprioceptivos no membro ipsilateral.

As lesões encefálicas acontecem mais na ponte e no bulbo – com envolvimento dos núcleos dos pares cranianos –, e os animais apresentam ataxia, alterações da propriocepção e sinais vestibulares, flacidez e atrofia da língua e dos músculos da mastigação e disfagia. No caso de lesões do córtex telencefálico, os equinos manifestam apatia, mudanças comportamentais, cegueira e diminuição de reflexos na face contralateral.

À necropsia, podem ser observadas áreas amolecidas e de cor castanha do tecido nervoso (Figura 8.130). Histologicamente, há malacia e mielite ou mieloencefalite não supurativa, por vezes com leptomeningite. Há manguitos perivasculares linfoplasmocitários com eosinófilos, células *gitter*, células gigantes, astrocitose e, nos casos mais crônicos, cicatriz glial exuberante, com forte marcação imuno-histoquímica para GFAP e vimentina. Em cerca de um terço dos casos, é possível identificar o parasita por meio da marcação imuno-histoquímica de esquizontes e merontes. Portanto, indica-se a utilização desse método para o diagnóstico.

O agente pode ser encontrado em citoplasma de neurônios, células mononucleares e endoteliais (Figura 8.131) ou livres, não encistados, sob a forma de agregados, tanto na substância branca quanto na cinzenta. Um dos fatores que dificultam acentuadamente a identificação do agente em meio às lesões histológicas é o tratamento clínico prévio que a maioria dos equinos afetados recebe. Como o diagnóstico etiológico nem sempre é realizado, especialmente pela resposta positiva ao tratamento, existem poucos dados disponíveis sobre a real frequência/prevalência da MEP nos rebanhos brasileiros de equinos.

O diagnóstico baseia-se no quadro clínico e na resposta ao tratamento específico. O diagnóstico diferencial inclui mielopatia por estenose cervical, mielite por herpesvírus equino ou EE, doença do neurônio motor e leucoencefalomalacia. A análise do LCR é importante, sempre levando-se em consideração que animais clinicamente sadios podem ter anticorpos contra *S. neurona*. Além disso, recomenda-se que a coleta do liquor seja realizada próximo à região medular acometida (indicada pela avaliação neurológica); a coleta pode ser feita no espaço atlantoccipital ou lombossacral.

Encefalite canina por protozoários

A encefalite por protozoários em cães está associada à infecção por *Toxoplasma gondii* ou *Neospora caninum*, com manifestações clínicas muito semelhantes. A distinção entre as duas é feita por testes de alta especificidade, como imuno-histoquímica e PCR.

A *toxoplasmose*, ocasionada pelo coccídio *Toxoplasma gondii*, é a doença provocada por protozoários mais comum em animais e seres humanos. Os hospedeiros definitivos são

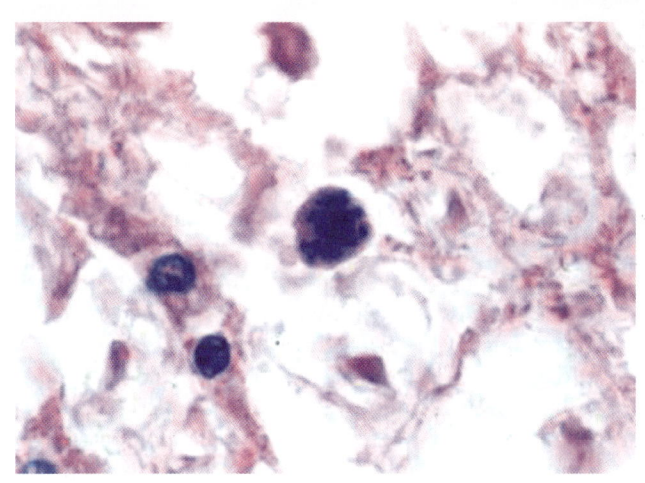

Figura 8.131 Equino; medula espinhal. Cisto de *Sarcocystis neurona*. (Reproduzida, com autorização, de Barros *et al.*, 1986.)

felinos domésticos e selvagens, que liberam oocistos nas fezes; os hospedeiros não felinos são intermediários e carregam cistos teciduais.

Os três estágios infecciosos de *T. gondii* são: taquizoítos (que ocorrem em grupos, dentro de vacúolos parasitóforos), bradizoítos (que ocorrem em cistos teciduais) e os esporozoítos (que acontecem nos oocistos). A transmissão pode ser transplacentária, por intermédio de alimentos ou água contaminados por cistos esporulados e, às vezes, pela transfusão de líquidos ou transplante de órgãos. A via transplacentária é a mais comum em seres humanos e ovinos, espécies nas quais induz malformações fetais e perdas reprodutivas graves, respectivamente.

Após o contato inicial, o parasita causa necrose do tecido linfoide associado à porta de entrada e dissemina-se para vários órgãos, incluindo o SNC e os músculos estriados, nos quais encontra vantagens nutricionais e imunológicas. Sugere-se que a entrada no SNC seja feita por meio de monócitos, pericitos e células endoteliais parasitados, os quais atuam como "cavalos de Troia" para vencer a BHE.

Os cistos de *T. gondii* podem permanecer dormentes por longos anos nos tecidos, e a doença manifesta-se após episódio de imunossupressão, notadamente quando associada à cinomose. A ruptura de células supersaturadas libera taquizoítos, forma intracelular obrigatória que invade grande gama de células nucleadas. A lesão mais característica associada à liberação dos taquizoítos é a necrose, decorrente da presença do agente, já que ele não secreta nenhuma toxina.

Cães doentes com menos de 1 ano de idade apresentam quadro clínico consistente de febre, tonsilite, icterícia, dispneia, vômitos e diarreia. As alterações musculares caracterizam-se por andar atáxico, atrofia ou rigidez muscular. Essa forma sistêmica pode vitimar o doente em 1 semana. Relata-se forma subclínica de comprometimento do miocárdio. Quando o SNC é afetado, os cães podem apresentar hiperexcitabilidade ou apatia, inclinação da cabeça, deficiência dos pares cranianos, tremores de intenção, paresia ou paralisia, ataxia e convulsões. Cães jovens podem desenvolver polirradiculite e consequente atrofia muscular neurogênica, bem como hiperextensão dos membros. Há raras manifestações oculares, como uveíte e neurite óptica.

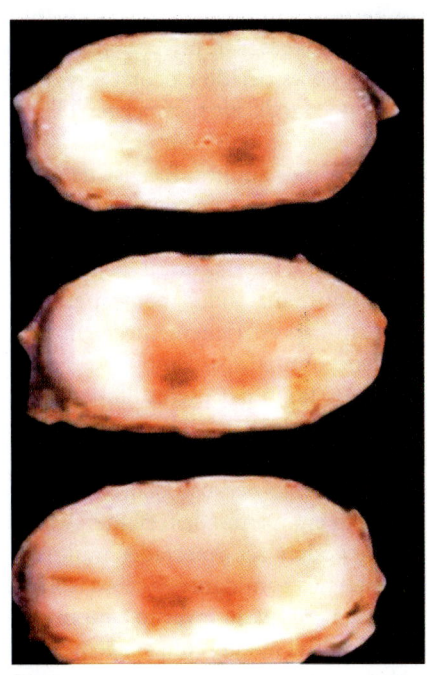

Figura 8.130 Equino; medula espinhal. Mieloencefalite equina por protozoário. Lesões bilaterais amarronzadas caracterizam áreas de necrose e hemorragia.

As lesões no SNC podem ser vistas, à macroscopia, como áreas de malacia com focos hemorrágicos (Figura 8.132), em particular em áreas subependimárias do encéfalo. À histologia, nas lesões agudas, podem ser vistos cistos do parasita, bem como taquizoítos livres nas áreas de malacia com gliose e numerosas células *gitter*; também meningoencefalomielite mononuclear e polimorfonuclear, com manguitos perivasculares. Com a cronicidade, a lesão evolui para mononuclear, com diminuição da necrose, edema tecidual, aumento dos cistos e redução dos parasitas livres, momento em que a reação inflamatória se torna granulomatosa.

O diagnóstico da doença é feito por sorologia, ELISA, PCR, histoquímica, imuno-histoquímica e microscopia eletrônica. O exame do LCR é importante: quando os títulos no LCR são maiores que os do soro, deve-se suspeitar de infecção recente ou ativa. O diagnóstico diferencial é feito com relação à neosporose (imuno-histoquímica ou PCR); outras doenças neurológicas concomitantes, em especial a cinomose, devem ser investigadas.

A *neosporose* é uma doença inflamatória causada por *Neospora caninum*, coccídio muito semelhante ao *T. gondii*, com o qual foi confundido por décadas. Ao contrário do *T. gondii*, o outro coccídio não parece ter potencial zoonótico. Seu hospedeiro definitivo é o cão, que elimina oocistos nas fezes, e várias espécies são suscetíveis ao agente, entre elas bovinos e pequenos ruminantes, equídeos, felinos e animais selvagens e de laboratório.

A transmissão mais conhecida é a transplacentária, embora a fonte de infecção da mãe seja desconhecida. Em condições experimentais, várias vias são eficientes para induzir a doença. As formas infectantes do parasita são semelhantes às do *T. gondii*, e a forma de reconhecimento de ambos nos tecidos é a espessura da cápsula, que é inferior a 0,5 mm no *T. gondii* e mede 1 a 4 mm em *N. caninum*. Essa diferença não permite diferenciação em cortes histológicos corados com HE, ou seja, a microscopia de luz utilizada na histopatologia não tem resolução suficiente para observar essas diferenças para efeito de diagnóstico. A microscopia eletrônica de transmissão é apropriada.

A neosporose manifesta-se como condição primária dos sistemas nervoso e muscular (encefalite, polirradiculoneurite e miosite), com infecção de outros sistemas orgânicos. Os sinais clínicos compreendem paralisia ascendente progressiva, mais pronunciada nos membros pélvicos, combinação de lesão do neurônio motor superior e miosite ou paralisia flácida, quando há lesão no neurônio motor inferior. Fraqueza cervical, disfagia e morte, após breve período de doença, são de ocorrência frequente. Outros sinais relatados são apatia, ataxia, incapacidade de ficar em estação e dor à palpação profunda da coluna cervical e lombar.

Lesões à necropsia incluem necrose hemorrágica dos órgãos afetados; em casos graves, há atrofia e fibrose musculares. Histologicamente, há meningoencefalomielite não supurativa e polirradiculoneurite mononuclear, com focos de neutrófilos e eosinófilos. Os cistos são sempre conspícuos (ver Figura 8.73), e sua ruptura resulta em desenvolvimento de granulomas. Em nervos periféricos, células de Schwann e axônios são parasitados pelo protozoário, e há retardo na regeneração, apesar da presença marcada de bandas de Büngner.

O diagnóstico clínico é feito por intermédio de IF indireta e ELISA do soro. O diagnóstico *post mortem* é realizado por histopatologia, imuno-histoquímica ou PCR. O principal diagnóstico diferencial é a toxoplasmose.

Listeriose

É uma doença bacteriana ubíqua e zoonótica. O principal agente causal é uma bactéria Gram-positiva do gênero *Listeria*, *L. monocytogenes*, que sobrevive, de preferência, em locais com matéria vegetal em degradação. O organismo é amplamente distribuído na natureza, em razão de sua grande capacidade de multiplicação no ambiente (pH de 4,5 a 9,6 e temperatura de 30 a 37°C). *L. monocytogenes* tem 11 sorotipos reconhecidos, entre eles 1/2a, 1/2b e 4b. Ocasionalmente, podem ocorrer casos de infecção por *L. ivanovii*, que, com frequência, está associado à ocorrência de aborto (que também é causado por *L. monocytogenes*). *L. monocytogenes* provoca infecção do SNC em bovinos, ovinos, caprinos, lhamas e bubalinos adultos. É causa de grandes perdas econômicas em ruminantes, nos quais pode, também, ocasionar mastite. Em fêmeas prenhes, pode invadir o útero e provocar abortamento. Meningite ou meningoencefalite em decorrência de septicemia podem ocorrer em ruminantes e suínos. Muitos animais aparentemente normais são soropositivos e eliminam o microrganismo nas fezes. A principal via de transmissão, tanto para seres humanos quanto para animais, é a contaminação de alimentos; por exemplo, a silagem com pH acima de 5 no caso de ruminantes.

As lesões do sistema nervoso ocorrem mais em ruminantes e consistem em meningoencefalite. A doença nervosa é endêmica, e podem ser detectados múltiplos casos em rebanhos de pequenos ruminantes e casos isolados no gado; a maioria acontece no fim do inverno e no início da primavera, em animais alimentados com silagem de má qualidade, embora alguns casos ocorram em animais em pastagem. O organismo pode ser encontrado, também, em solo, plantas, superfície da água, paredes e pisos das instalações.

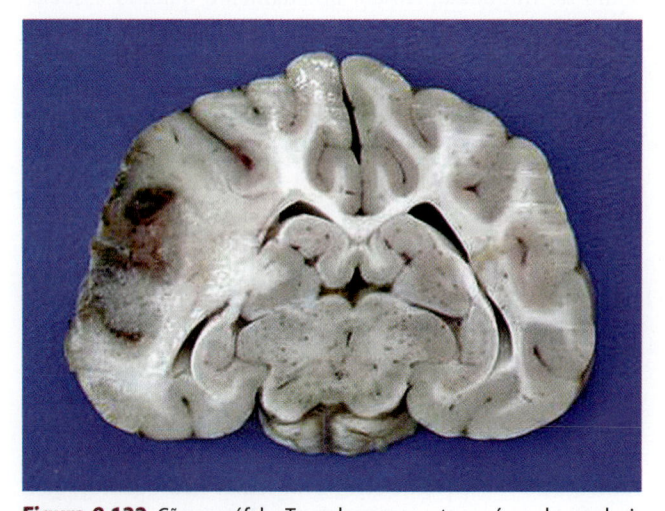

Figura 8.132 Cão; encéfalo. Toxoplasmose: extensa área de amolecimento e hemorragia à esquerda.

L. monocytogenes internaliza-se em células epiteliais intestinais ou também pode colonizar as placas de Peyer, invadindo as células M intestinais, que, como se sabe, recobrem essas placas. Em seguida, pode colonizar tecidos mais profundos e depois se disseminar, via corrente sanguínea ou linfonodos, em direção a órgãos-alvo, como fígado e baço. O processo de internalização ocorre por um mecanismo conhecido como "zíper", no qual a bactéria vai penetrando na célula até que seja totalmente internalizada. Durante esse processo, a membrana da célula vai envolvendo a bactéria e provocando alterações leves no citoesqueleto. Participam os ligantes internalinas A e B e as adesinas Ami, p60 e Auto. Em modelos experimentais, mostra-se que a bactéria é encontrada, logo após a invasão, em um fagossomo que acidifica rapidamente. *L. monocytogenes* parece impedir a fusão do fagossomo com lisossomos, não sendo destruída. Após 30 minutos, a bactéria encontra-se no citoplasma, depois de romper a membrana do fagossomo – ruptura esta que depende de ação de hemolisina, fosfolipase A e fosfolipase B. Uma vez que estão dentro do citoplasma, as bactérias multiplicam-se, duplicando-se a cada hora. Filamentos de actina são polimerizados e contribuem para reorganização e movimentação das bactérias no citoplasma e posterior passagem para outras células. Nessa reorganização, as bactérias acabam "empurradas" para a periferia, junto à membrana plasmática, constituindo pequena protrusão semelhante a um pseudópodo. Essa estrutura penetra a célula vizinha e forma um fagossomo de dupla membrana, contendo as bactérias. A virulência está ligada a seis proteínas codificadas por genes localizados em um *locus* de 9 kb denominado região central de virulência ou LIPI-1 (do inglês *Listeria pathogenicity island 1*).

Sugere-se que, em ovelhas, ela penetra através da polpa dentária no corte ou perda dos dentes. Há evidência, após casos espontâneos (em gado) ou experimentais da doença, de que, uma vez que *L. monocytogenes* tenha penetrado a submucosa oral, invade os pares de nervos trigeminais (V) e/ou faciais (VII) e, de maneira centrípeta, chega ao tronco encefálico via fluxo axonal. Tanto nas células-alvo quanto nos fagócitos, a bactéria liga-se à proteína de superfície, a internalina A, e invade as células. *L. monocytogenes* pode migrar de macrófago em macrófago, onde está protegida, sem exposição ao líquido extracelular. Dentro dos macrófagos, para evadir o fagossomo, libera a hemolisina listeriolisina, neutraliza a explosão respiratória e escapa ao citosol, onde a sobrevivência é garantida.

No Sul do Brasil, a doença tem sido diagnosticada com maior frequência em pequenos ruminantes do que em bovinos. A morbidade costuma ser baixa, enquanto a letalidade é alta, especialmente naqueles animais que não recebem tratamento específico. A evolução é de 7 a 14 dias, e adoecem animais de todas as idades. A meningoencefalite, contudo, é observada apenas em animais adultos; ruminantes jovens e monogástricos respondem com meningite. Os sinais clínicos refletem lesão inflamatória do tronco encefálico e consistem em apatia inicial, com afastamento do rebanho, seguida de sinais unilaterais de torneio, desvio lateral de cabeça (Figura 8.133) e corpo e paralisia do nervo facial, com queda da orelha e da pálpebra, e estrabismo; há também paralisia do lábio superior e da língua, com hipersalivação e dificuldade para apreender, mastigar e deglutir alimentos, como consequência da lesão do nervo trigeminal. Com a progressão das lesões, pode haver queratite e hifema. Os animais mostram, em seguida, ataxia, paresia, decúbito e morte, após 1 ou 2 semanas do início do quadro.

À necropsia, as meninges podem estar hiperêmicas e opacas, e o LCR, turvo. Em alguns casos, pode haver áreas de malacia caracterizadas por áreas focais amareladas no parênquima, principalmente nos corpos quadrigêmeos, no tálamo, na ponte e no bulbo.

As lesões microscópicas consistem em manguito mononuclear perivascular (Figura 8.134) e infiltrado de neutrófilos com formação de microabscessos (Figura 8.135 A) no mesencéfalo, na ponte, no bulbo e nas meninges correspondentes. Os focos de malacia são ricos em células *gitter*. Ademais, há ganglioneurite com necrose neuronal e dege-

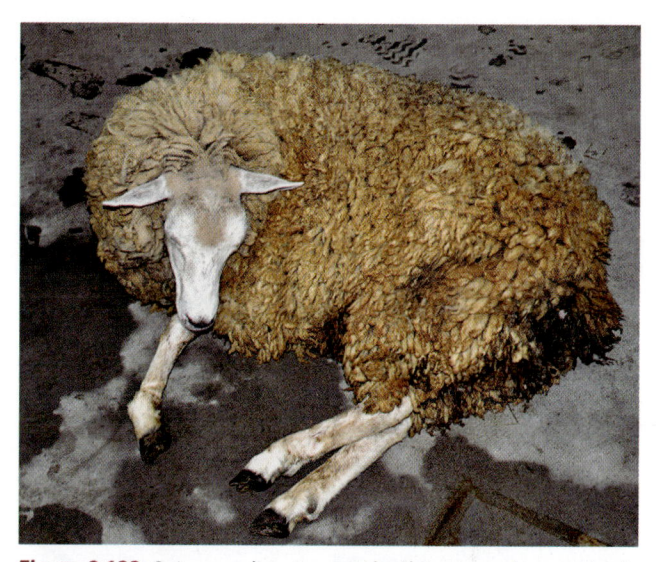

Figura 8.133 Ovino com listeriose em decúbito esternal e com desvio lateral da cabeça. (Cortesia do Dr. Saulo Petinatti Pavarini, Universidade Federal do Rio Grande do Sul, Porto Alegre, RS.)

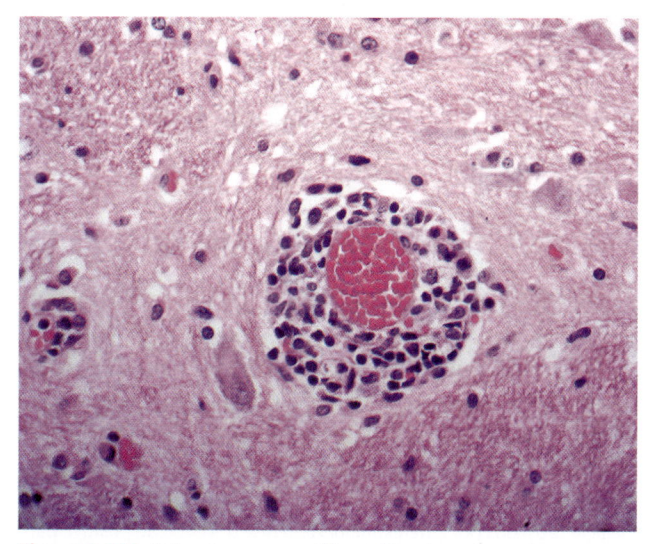

Figura 8.134 Ovino; tronco encefálico. Infiltrado perivascular mononuclear decorrente de infecção por *Listeria monocytogenes*.

neração walleriana de nervos e gânglios trigeminais. Já foi descrita, também, reação granulomatosa característica com células epitelioides e ocasionais células gigantes multinucleadas. Nos casos em que a meningoencefalite é consequência de septicemia, observam-se degeneração neuronal, vasculite e trombose, com numerosas bactérias no interior de fagócitos e neurônios.

O diagnóstico clínico é feito por sinais clínicos, dados epidemiológicos e análise do LCR, a qual mostra aumento de proteína e pleocitose de mononucleares.

O diagnóstico *post mortem* é realizado por lesões histológicas e isolamento da bactéria; a imuno-histoquímica para a detecção de antígenos bacterianos é definitiva (Figura 8.135 B), e PCR pode ser utilizada. Os diagnósticos diferenciais incluem cenurose, polioencefalomalacia, abscessos cerebrais, otite parasitária e toxemia da prenhez em ovelhas.

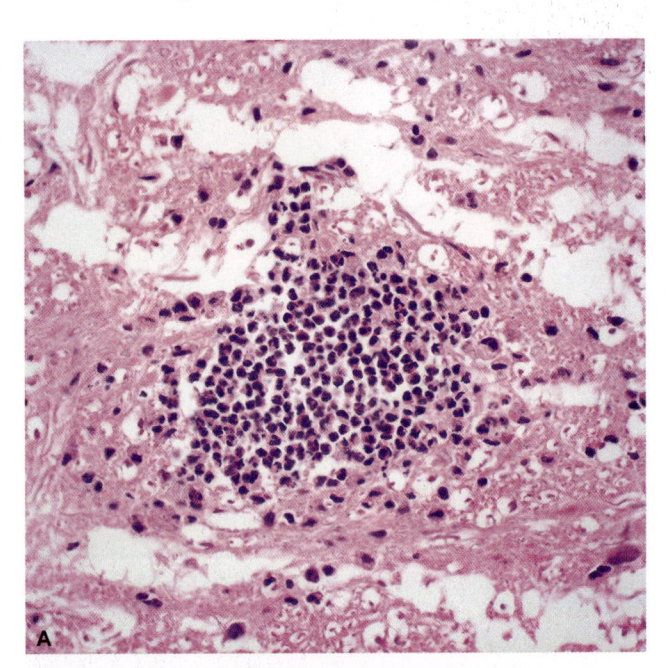

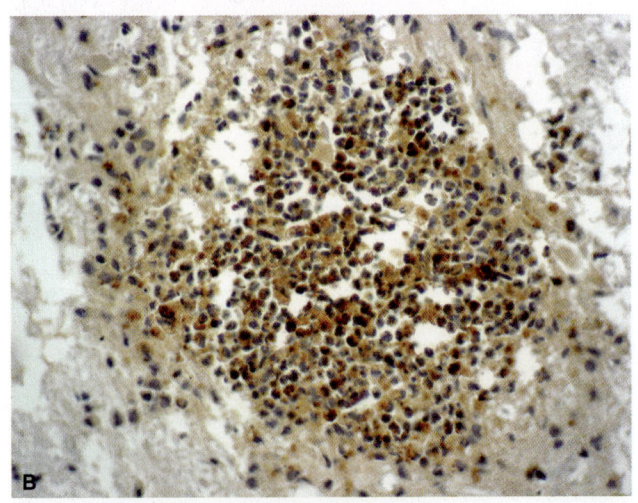

Figura 8.135 Ovino; tronco encefálico. Listeriose. **A**. Microabscessos e malacia causados por *Listeria monocytogenes*. **B**. Marcação positiva para *Listeria* sp. por imuno-histoquímica. (Cortesia da Dra. Jussara Pires Schwab, Universidade Federal do Rio Grande do Sul, Porto Alegre, RS.)

Encefalopatia espongiforme bovina

A encefalopatia espongiforme bovina (EEB), conhecida popularmente como *doença da vaca louca*, foi descrita pela primeira vez em 1987, ao serem referidos casos que ocorreram em diferentes pontos geográficos da Inglaterra a partir de 1985. A enfermidade acometia apenas gado de leite da raça Holandesa e limitava-se a animais de 3 a 6 anos de idade. Nos anos seguintes, houve grande repercussão científica e popular, no Reino Unido, em razão da possibilidade de sua transmissão a seres humanos. Mais tarde, em 1996, confirmadas a transmissão zoonótica e a disseminação da doença para outros países europeus, essa se tornou ainda mais uma enfermidade de grande repercussão econômica e sanitária. Por se tratar de enfermidade de longo período de incubação e sem método de diagnóstico para animais vivos, seu controle se mostrou complexo e caro, por isso foi necessário o abate de lotes potencialmente contaminados. Essas medidas resultaram em queda gradual da incidência; atualmente, ocorrem apenas casos esporádicos em poucos países. A tendência é que esses casos clássicos desapareçam, em razão do rígido controle epidemiológico, restando apenas casos *atípicos,* conforme será abordado na sequência.

A EEB pertence ao grupo das doenças neurodegenerativas não inflamatórias denominadas EET, ou doenças priônicas, do qual também fazem parte, entre outras, o *scrapie* de ovinos e caprinos, a doença crônica depauperante dos alces e cervos-mula, a encefalopatia transmissível do *vison* (Tabela 8.6), bem como as que acometem os seres humanos: doença de Creutzfeldt-Jakob (DCJ), variante da DCJ (vDCJ), insônia familiar fatal, síndrome de Gerstmann-Sträussler-Schencker e Kuru. As EETs manifestam-se em consequência da alteração conformacional de uma proteína denominada proteína priônica (de príon, proteína infectante, assim denominada por Prusiner em 1982).

A proteína priônica de conformação normal ou celular (PrPc) faz parte das células dos mamíferos e está, em maior quantidade, nos neurônios. É encontrada também em fungos – o que revela sua conservação ao longo da evolução – e é bastante estudada em *Saccharomyces cerevisiae*. Em sua isoforma normal, a PrPc tem estrutura conformacional rica em hélices alfa. Por outro lado, em sua forma anormal, as hélices alfa diminuem, e há aumento de lâminas pregueadas beta, as quais formam agregados. Como os estudos sobre essa proteína foram feitos inicialmente com o *scrapie*, essa forma é denominada PrPsc ou PrPres, em referência à sua resistência (parcial) à protease. A PrPsc é surpreendentemente resistente a calor, desinfetantes, radiação e protease e comporta-se como agente infeccioso e transmissível. Sua presença induz conversão de PrPc em PrPsc, em processo contínuo de interação proteína-proteína que resulta no seu acúmulo e em lesão neuronal, principalmente vacuolização, do pericário e do neurópilo, provocando disfunção e morte celular. O aspecto microscópico do encéfalo com esse tipo de vacuolização, denominado espongiforme, é considerado patognomônico das EET. No entanto, esse aspecto deve ser diferenciado de outras vacuolizações decorrentes de alterações *post mortem*, edema ou espongiose. Os sinais neurológicos e a morte inexorável do animal ou da pessoa acometida são essencialmente consequência da perda de neurônios.

Tabela 8.6 Encefalopatias espongiformes transmissíveis, espécies acometidas e ano da descrição.

Doença	Espécies acometidas	Ano da descrição	Transmissão
Scrapie	Ovinos e caprinos Muflões (*Ovis orientalis*)	1732 1991	Natural, próximo ao parto. Placenta. Vertical
Scrapie atípico	Ovinos e caprinos	1998	Esporádica
Encefalopatia transmissível do *vison*	*Vison* (*Mustela vison*)	1964	Alimentos contaminados
Doença crônica depauperante	Cervos e alces	1980	Horizontal. Fezes, urina, saliva e carcaças em decomposição. Vertical
Encefalopatia espongiforme bovina (EEB)	Bovinos Nialas (*Nyala angasii*) Elandes (*Taurotragus oryx*) Gatos domésticos Kudus (*Tragelaphus strepsiceros*) Seres humanos	1987 1988 1990 1991 1993 1996	EEB clássica: alimentos contaminados
EEB atípica	Bovinos	2004	Esporádica
Encefalopatia espongiforme felina	Gatos domésticos	1991	Alimentos contaminados
Doença de Creutzfeldt-Jacob (CJD)	Seres humanos	1968	Esporádica. Familiar
Kuru	Seres humanos	1966	Alimento contaminado (canibalismo ritual)
Doença de Gerstmann-Sträussler-Scheinker (GSS)	Seres humanos	1981	Hereditária
Insônia familiar fatal	Seres humanos	1992	Hereditária
Nova variante da CJD (nomenclatura para a doença humana originada da BSE)	Seres humanos	1996	Alimentos contaminados com príon da EEB

Tabela 8.7 Número de casos de encefalopatia espongiforme bovina (BSE) em diversos países nos períodos: 1987 a 2009, 2010 a 2012 e 2013 a 2016. Casos atípicos estão incluídos.

Países\Períodos	1987 a 2009	2010 a 2012	2013 a2021
Reino Unido	184.600	21	6
Irlanda	1.647	8	2
Portugal	1.079	13	1
França	1.013	9	6
Espanha	760	25	4
Suíça	464	3	0
Alemanha	419	0	2
Itália	144	0	0
Bélgica	133	0	0
Holanda	85	3	0
Outros países europeus	240	12	3
Japão	36	0	0
EUA	2	1	0
Canadá	18	2	1
Brasil	0	1*	5**

*Caso de BSE atípica ocorrido em uma vaca Nelore de 13 anos de idade, no estado do Paraná, em julho de 2012. **Casos de BSE atípica (H-BSE) ocorridos em vacas Nelore de 12 e 17 anos de idade, abatidas no estado do Mato Grosso, em março de 2014 e em maio de 2019, respectivamente; e mais dois casos igualmente em vacas idosas, em 2021, nos estados de Minas Gerais e Mato Grosso. (Adaptada de Organização Mundial de Saúde Animal, 2020; Ministério da Agricultura, Pecuária e Abastecimento, 2019.)

A EEB originou-se e disseminou-se pelo rebanho bovino do Reino Unido em razão do uso de alimentação com proteína de origem animal, incluindo do próprio bovino, portador ou mesmo doente. A resistência da PrPsc da EEB ao processamento industrial das rações mantinha sua capacidade infectante, então eram contaminados animais que, mais tarde, estavam inseridos na cadeia alimentar. A proibição do uso de rações com farinha de carne e ossos de ruminantes e posterior proibição de uso de qualquer farinha de origem animal fizeram com que o surto epidêmico, cujo pico aconteceu em 1992, tivesse declínio acentuado nos anos seguintes. No entanto, a doença não foi reduzida drasticamente dentro do período estimado pelo estudo de Oxford, isto é, até o ano 2001. A contaminação cruzada de equipamentos industriais e de transporte e mesmo a contaminação de instalações dificultaram a erradicação da EEB, pois o bovino é altamente suscetível à infecção, mesmo com reduzidas quantidades de material que contenha o agente. O número de casos desde o surgimento da BSE até o ano de 2009, durante o período de 2010 a 2012, e surgidos entre 2013 e 2020 está na Tabela 8.7. Verifica-se que o número recente de casos está bastante reduzido. Em 2016 foram apenas nove novos casos no mundo, registrados pela Organização Internacional de Saúde Animal (OIE), incluindo 4 casos de BSE atípica.

Uma das complicações na epidemiologia da BSE foi sua ocorrência em ovinos. Com manifestações clínicas e lesões diferentes das observadas no *scrapie*, essa ocorrência tornou-se importante em função da característica zoonótica da BSE. Seu controle acompanhou o controle da doença nos bovinos.

A origem, ou seja, o que motivou os primeiros casos, ainda é fonte de controvérsias. Mantêm-se suspeitas de que tenha vindo de alguma variação do *scrapie* ou do próprio bovino em uma manifestação espontânea, como é o caso das formas atípicas da BSE.

Sobre a patogênese da EEB, sabe-se que a infecção ocorre por meio dos alimentos contaminados com o agente; é rara a transmissão vertical e pouco provável a horizontal. A PrPsc, uma vez ingerida, liga-se às células M do epitélio intestinal, convertendo moléculas PrPc de células dendríticas e células ganglionares do sistema nervoso entérico. Daí seria conduzida, por via neural, ao SNC – medula espinhal e encéfalo. No estudo da patogênese, de fato confirmou-se a presença precoce de príons da EEB no íleo terminal de bovinos. Mais tarde, observou-se que globos oculares, tonsilas e outros órgãos também continham o agente. Gatos, do mesmo modo, contraíram a EEB ingerindo ração ou carne bovina contaminadas.

Os sinais clínicos de bovinos com EEB são, em ordem decrescente de frequência, apreensão, hiperestesia, ataxia de membros pélvicos, agitação, tremores, queda, ranger de dentes, paresia, decúbito e ataxia de membros torácicos. Todos os casos são fatais, e ocorre morte entre 2 e 10 meses após o início dos sinais clínicos.

O diagnóstico é realizado pelo exame microscópico do encéfalo, com especial atenção ao *óbex*. A alteração principal é a vacuolização espongiforme característica (Figura 8.136), que, quando presente, ocorre no óbex em mais de 99% dos casos. Outras regiões também podem apresentar vacuolização. Em nível ultraestrutural, fibrilas amiloides (SAF, fibrilas associadas ao *scrapie*) podem ser detectadas. A imuno-histoquímica para presença de PrPsc é excelente ferramenta auxiliar, do mesmo modo que técnicas de *Western blot* e de ELISA. Todos esses testes se baseiam em presença de proteína resistente à protease (proteinase K). Há *kits* comerciais disponíveis para os denominados testes rápidos, que podem ser feitos em abatedouros com coleta de amostras logo após o abate, para que se obtenha o resultado antes da liberação das carcaças para consumo. Em países com casos autóctones de EEB, os testes rápidos são importantes para retirar do consumo os animais portadores em estado pré-clínico.

BSE atípica foi descrita pela primeira vez em 2004, em bovinos, na Itália, como um novo fenótipo molecular, do tipo L. Até o momento era conhecido apenas o tipo C da BSE clássica. Durante o mesmo ano, um segundo fenótipo variante foi descrito na França, do tipo H. Este foi descrito

logo depois nestes países: Canadá, Dinamarca, Alemanha, Irlanda, Itália, Japão, Holanda, Suécia, Suíça e Reino Unido. Atualmente, há pouco mais de 70 casos descritos em todo o mundo. A BSE atípica (também denominada amiloidótica) tem ocorrido em bovinos com idade acima de 8 anos, muitas vezes em torno de 11 a 13 anos.

Em 2012, o Ministério da Agricultura, Pecuária e Abastecimento (MAPA) comunicou a ocorrência de um caso no Brasil, em um rebanho do Estado do Paraná. Tratava-se de uma vaca de 13 anos de idade que teve morte súbita, sem apresentação de quadro neurológico. A necropsia foi realizada, e material do SNC foi enviado ao exame de raiva; como este foi negativo, foram realizados exames histopatológicos, conforme recomendação oficial do MAPA. Nesse exame, também não foram constatadas lesões de nenhuma natureza. Seguindo ainda recomendação do MAPA, foi realizado exame imuno-histoquímico para proteína priônica resistente a protease, indicativo de encefalopatia espongiforme se houver resultado positivo. Exames complementares realizados em laboratório de referência internacional confirmaram a presença dessa proteína, e houve evidências de que se tratava do tipo H. Outros dois casos foram registrados em vacas de idade elevada nos anos de 2014 e 2019. Em 2021 houve registros de mais dois casos, novamente em vacas de idade avançada, que tiveram repercussão econômica não justificada, pois o assunto foi abordado mais em um plano econômico do que sanitário.

Casos de BSE atípica aparecem na vigilância sanitária sem que os bovinos tenham tido doença neurológica de instalação progressiva, como é o caso da BSE clássica. O diagnóstico é confirmado quando se realizam exames de imuno-histoquímica para identificação de proteína resistente à protease. Também não têm ligação com alimentação que contenha proteína de origem animal. Na Noruega, por exemplo, até então sem registro de qualquer tipo de caso de BSE, houve registro de um caso atípico único e isolado em 2015.

As pesquisas com forma atípica da doença ganharam importância sob o ponto de vista da origem da BSE que ocorreu no Reino Unido. Esta foi disseminada por meio da alimentação e atingiu animais na faixa etária predominante de 2,5 a 4 anos, com quadro clínico muito bem definido e pouco variável, bem como com um conjunto de lesões microscópicas no encéfalo também muito bem caracterizado e constante. Ao contrário, a BSE atípica, tanto a L quanto a H, não tem quadro clínico descrito e o exame de encéfalo não mostra vacuolização ou qualquer outra alteração; os animais acometidos são mais velhos e a disseminação independe da alimentação. Essa doença se caracteriza como esporádica e talvez ocorra em todos os rebanhos bovinos do mundo, em frequência muito baixa. A pergunta que fica é se um desses casos pode ter originado o surto epidêmico do Reino Unido. Não há evidências de que os casos atípicos possam ser transmissíveis aos seres humanos.

Scrapie

É uma das doenças do grupo das EET, conhecida há quase três séculos. Sua primeira descrição data de 1732. Essa doença está presente na grande maioria dos países, acometendo especialmente ovinos, mas, por vezes, há casos em caprinos.

A exposição oral é considerada a principal via de transmissão natural. A ovelha contaminada passa a infecção para

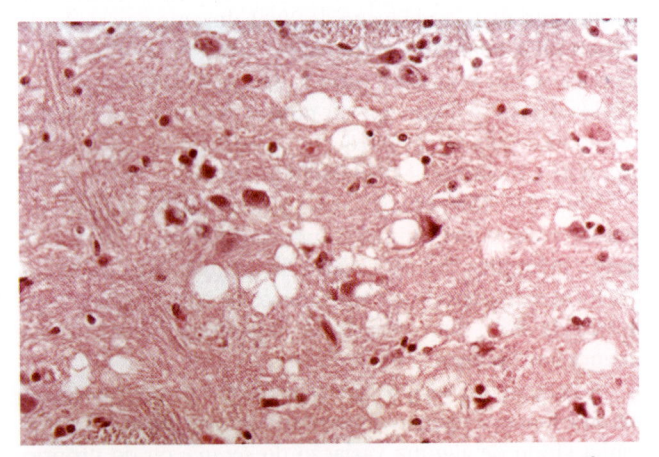

Figura 8.136 Bovino; tronco encefálico. Encefalopatia espongiforme bovina (doença da vaca louca). Numerosos vacúolos no neurópilo e no citoplasma de neurônios. (Cortesia da Unidade de Neurologia do Departamento de Clínica Médica Veterinária, University of Cambridge, Inglaterra.)

os cordeiros durante o período entre o parto e a desmama. Acredita-se que não haja transmissão vertical. As membranas e os líquidos fetais são considerados a primordial fonte de infecção. Podem contaminar o ambiente – pastagens, instalações e alimentos –, passando infecção também a outros ovinos e caprinos. Nos sistemas de criação sob confinamento, essa contaminação por tecidos e líquidos fetais atinge maior número de animais. Em urina, saliva, sêmen, colostro e leite, o príon não é detectado. O período de incubação é quase sempre acima de 1 ano e pode exceder o tempo de vida comercial do ovino. A maioria dos casos ocorre em ovinos com 2 a 5 anos de idade.

Sinais clínicos e lesões são um tanto variáveis e desenvolvem-se lentamente, mas com contínuo agravamento. Em ovinos, alguns dos sinais clínicos iniciais que podem ser verificados são: excitação, apreensão e tremores ao estímulo, parestesia, roçar em objetos fixos, fraqueza e perda de peso sem ausência de apetite. Quando deitados, os animais mordiscam os membros e os pés. Seguem-se dismetria, anorexia, emaciação, paralisia e morte. O ato de roçar sugere que há prurido, e chega a haver automutilação significativa, com perda de lã e erosões da pele. Além da dismetria, eventualmente se registram outras anormalidades ao andar – pulos semelhantes aos dos coelhos e balanço dos membros pélvicos. O animal infectado, em repouso, parece normal. Ao estímulo sonoro súbito ou movimento excessivo e estresse de manejo, o animal pode apresentar tremores ou cair, manifestando sinais semelhantes à convulsão. A evolução do quadro dura de poucos meses a 1 ano. Esse problema deve ser diferenciado de outros que afetam os ovinos – pneumonia progressiva, listeriose, raiva, parasitas externos, toxemia da prenhez e toxinas.

As lesões macroscópicas limitam-se à emaciação e àquelas resultantes de automutilação. O exame microscópico de encéfalo e medula espinhal revela lesões típicas que podem confirmar o diagnóstico, em particular quando há prática rotineira de diagnóstico dessa enfermidade. Vacúolos de grandes proporções em neurônios e vacuolização do neurópilo são aspectos típicos (Figura 8.137). A vacuolização neuronal é verificada principalmente nos núcleos reticular medular, vestibular medial, cuneiforme lateral e papiliforme; entretanto, pode ser verificada em todo o tronco encefálico e a medula espinhal. Neurônios degenerados também são observados. Em estágios mais avançados, o exame microscópico deixa clara a perda neuronal. Também se verificam astrocitose, astrogliose e, em córtex cerebral e cerebelar, depósitos amiloides perivasculares.

O diagnóstico pode-se basear em sinais clínicos e histórico nas regiões endêmicas. Em ovinos e caprinos vivos, biopsia da terceira pálpebra, tonsilas ou mucosa retal permite a detecção da proteína priônica utilizando-se IHQ. A pesquisa é feita em tecido linfoide encontrado tanto nas partes mais profundas da terceira pálpebra quanto nas tonsilas ou na mucosa retal. A vantagem principal é a utilização dessa técnica mesmo em suspeitos pré-clínicos; tem sido utilizada no Brasil com boa eficácia. No entanto, exame microscópico de encéfalo de animais suspeitos, mortos ou submetidos à eutanásia faz parte da rotina. Além dos aspectos já citados de vacuolização, a pesquisa da proteína priônica alterada resistente às proteases pode ser feita para tornar o diagnóstico mais seguro (Figura 8.138). Os métodos utilizados são os descritos para a EEB.

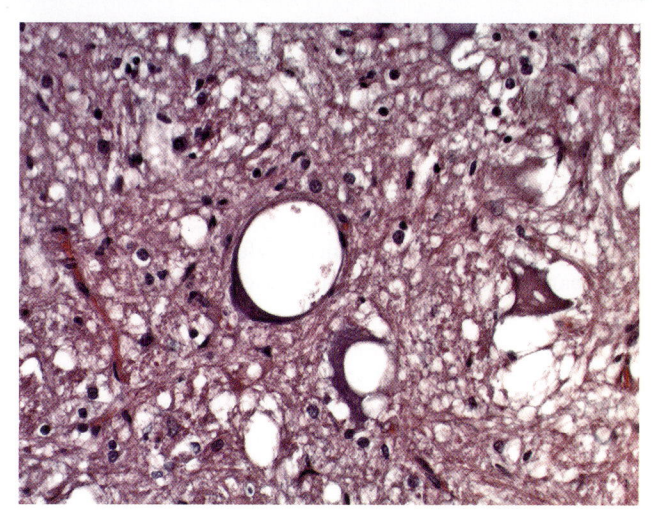

Figura 8.137 Ovino; encéfalo. *Scrapie*: observam-se neurônios vacuolizados. Ao centro, neurônio com vacúolo de grandes proporções. Há vacuolização também do neurópilo. (Cortesia do Dr. Renato de Lima Santos, Universidade Federal de Minas Gerais, Belo Horizonte, MG.)

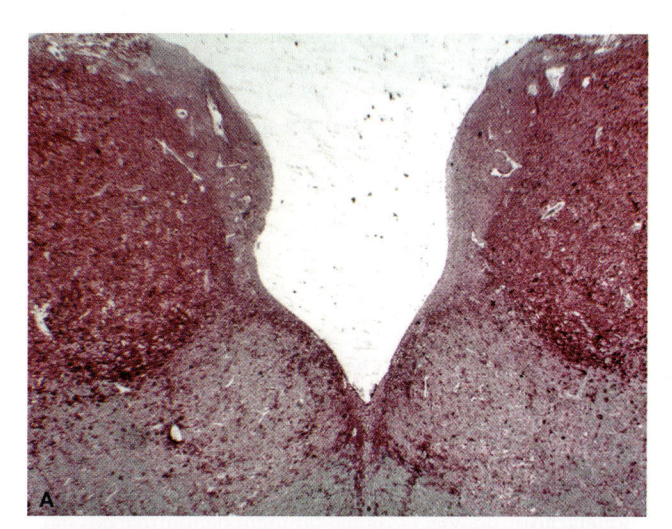

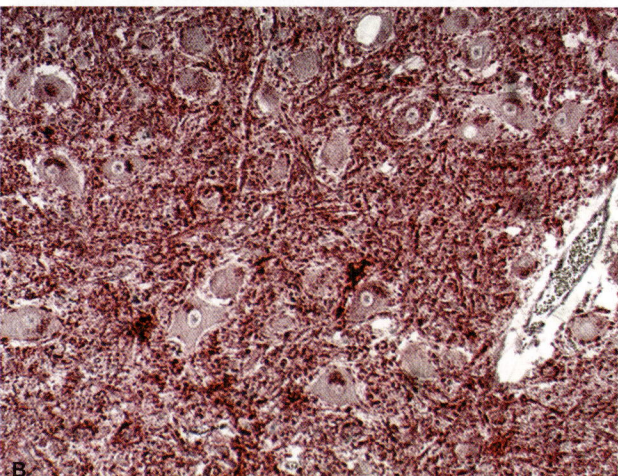

Figura 8.138 Ovino; tronco encefálico. *Scrapie*. **A**. Observa-se, à imuno-histoquímica, marcação positiva para proteína resistente à proteinase. **B**. Marcação positiva para proteína resistente à proteinase, à imuno-histoquímica, em neurônios e no neurópilo. (Cortesia do Dr. Renato de Lima Santos, Universidade Federal de Minas Gerais, Belo Horizonte, MG.)

O controle e a erradicação do *scrapie* baseiam-se na seleção de ovinos resistentes. A combinação de alelos do gene da proteína priônica pode conferir resistência ou suscetibilidade. Ovinos que carreiam genótipo ARR/ARR são os mais resistentes; ao contrário, os que carreiam o genótipo VRQ/VRQ são os mais suscetíveis. Para caprinos, não há genótipos definidos de resistência. O meio de transmissão do *scrapie*, contato entre animais, difere bastante da verificada para a EEB, na qual alimentação é importante na disseminação da doença.

Em 1998, foi diagnosticado, na Noruega, um caso de *scrapie* atípico, causado pela variante denominada Nor98. Após estudos mais completos, outros casos puderam ser diagnosticados em vários outros países europeus e também na América e na Ásia. A denominação de *scrapie atípico* gerou o termo *scrapie clássico* para a forma até então conhecida. Manifestação clínica, patologia, bioquímica e epidemiologia diferem entre ambos, mesmo que sutilmente. A forma antes desconhecida tem sido encontrada em animais com idade acima de 5 anos, geralmente um caso por rebanho.

Os depósitos de PrPSc verificados no *scrapie* atípico predominam no cerebelo, nos quais também se encontram degeneração espongiforme, perda e vacuolização de neurônios e gliose. PrPSc não é encontrado em tecidos periféricos, mas sim no sistema linforreticular, nos nervos e nos músculos. Não há evidências de que essa seja uma doença naturalmente transmissível. A placenta não é veículo de transmissão, como ocorre no *scrapie* clássico. Os casos são esporádicos, muitos são diagnosticados ao se encontrar o agente nos tecidos examinados em abatedouros. Na maioria dos casos, não havia manifestações clínicas.

Polioencefalomalacia em ruminantes

Polioencefalomalacia (PEM), ou necrose cerebrocortical (como é mais usada pelos europeus), é a denominação sinônima para a lesão que atinge lâminas da substância cinzenta do encéfalo e que consiste em necrose com amolecimento (liquefação). Todavia, essas são também denominações para doença metabólica de ruminantes – bovinos, ovinos e caprinos – cuja etiopatogenia não está totalmente esclarecida. Esse termo foi usado pela primeira vez no estado do Colorado (EUA), em 1956, em um surto da doença que acometeu bovinos jovens confinados. Um surto já foi descrito em búfalos no Brasil, embora, aparentemente, não seja comum que ocorra nessa espécie.

A PEM em ruminantes é associada, por vários autores, à deficiência de tiamina no organismo, uma vez que grande parte dos animais enfermos responde favoravelmente à administração dessa vitamina por via parenteral. A PEM, porém, pode estar associada também a outras causas: principalmente enxofre e sulfatos em excesso, intoxicação por chumbo e privação de água, com consequente intoxicação por sódio.

Além desses, outros fatores já foram envolvidos de modo ocasional na gênese da doença, como intoxicação superaguda por *Phalaris* spp., ingestão de melaço (provavelmente associada à ingestão excessiva de enxofre), mudanças bruscas na alimentação (de um pasto de baixa qualidade para outro, excelente), administração de levamisole e tiabendazol, in-

toxicação por amprólio e ingestão de plantas ricas em tiaminase. Sabe-se que, nos ruminantes, a tiamina e as outras vitaminas hidrossolúveis são sintetizadas pela microbiota rumenal; portanto, na hipótese de redução de sua disponibilidade para o metabolismo animal, deve-se considerar a possibilidade de redução em sua síntese ou, por outro lado, atividade elevada da tiaminase, diminuindo igualmente a concentração da tiamina.

A deficiência primária de tiamina pode afetar ruminantes jovens, pois eles não são capazes de sintetizar a vitamina no rúmen, mas a condição é incomum. Já a deficiência secundária é frequente e ocorre pela produção de substâncias que inativam ou competem com essa vitamina no rúmen ou no intestino. Sua deficiência de tiamina interfere no metabolismo da glicose no SNC, e a maior quantidade de ATP é gerada por glicólise pela via pentose fosfato; a enzima transcetolase limita essa via. Como a tiamina atua como cofator para essa enzima, sua carência resulta em comprometimento da glicólise e da produção de ATP. Além da redução da síntese de ATP, ocorre diminuição da eficiência da bomba de sódio e potássio, resultando em retenção de sódio, aumento da pressão osmótica intracelular e consequente alteração do volume celular por causa da maior atração de água. Esses distúrbios são responsáveis pelas alterações morfológicas iniciais observadas no SNC acometido por PEM.

Ingestão de algumas plantas com atividade tiaminolítica ou presença de *Bacillus tiaminoliticus* e de *Clostridium sporogenes* em quantidades elevadas na microbiota rumenal são citadas como causa de PEM, mas há dúvidas sobre essa situação estar diretamente envolvida. Certos tipos de samambaias australianas foram apontados como portadores de atividade tiaminolítica. Determinadas condições da dieta dos ruminantes podem resultar em desequilíbrio da concentração de tiamina com relação à presença de tiaminase. Dieta rica em carboidratos, provenientes de grãos e melaço, e dieta que contenha ureia em quantidades elevadas favorecem aumento da concentração de tiaminase ou pouca disponibilidade de tiamina no rúmen – por exemplo, dietas ricas em carboidratos e/ou pobres em forragens e mudanças de pastagens da baixa qualidade para pastos jovens e tenros. Deficiência de cobalto e administração de alguns antibióticos orais também podem cursar com distúrbios ruminais e proliferação de microrganismos produtores de tiaminase.

Moléculas análogas à tiamina, mas com atividade biológica diversa, podem ser produzidas no rúmen pela ação da tiaminase. Testes de avaliação da concentração de tiamina devem considerar essa possibilidade, uma vez que, na avaliação química, essas moléculas são computadas, levando à falsa conclusão de normalidade. O teste a ser empregado deve ser aquele que avalia apenas a tiamina ativa biologicamente. O método microbiológico é indicado por Olkowski e Gooneratne (1992).

A PEM ligada à redução de tiamina, segundo a literatura mundial, ocorre principalmente em animais jovens, após o desmame ou em condições de confinamento. Isso não ficou evidenciado em estudo realizado nos estados do Mato Grosso do Sul e de São Paulo, no qual bovinos de 4 meses a 7 anos de idade foram acometidos. Os autores não determinaram a causa da doença, embora alguns animais tenham respondido ao tratamento com tiamina. No Brasil, diferentemente de outros países, a maioria das descrições de PEM não determinaram precisamente a causa alimentar da doença. Entretanto, nos últimos anos, alguns estudos têm demonstrado que a intoxicação por enxofre está envolvida em alguns desses episódios.

Experimentalmente, em ruminantes, a administração prolongada de amprólio, um antagonista da tiamina utilizado como coccidiostático para aves e cães, resulta em quadro clínico e anatomopatológico de PEM. Esse fato depõe a favor da relação feita entre etiologia da doença e redução da disponibilidade de tiamina para o organismo. No entanto, há autores que relatam que casos de PEM ocorreram em animais nos quais as concentrações de tiamina no rúmen, no sangue e nos tecidos de bovinos e ovinos acometidos estavam dentro de valores considerados normais e que, em contrapartida, a ingestão de enxofre por esses animais estava em concentrações acima das recomendadas. Por outro lado, alguns autores verificaram que casos de deficiência comprovada de tiamina em cordeiros não resultaram na doença. O fato de animais responderem favoravelmente à administração dessa vitamina pode ser atribuído ao suposto efeito protetor inespecífico do SNC, pois, na encefalopatia causada por chumbo, também há resposta favorável a sua administração parenteral.

Intoxicação por chumbo em ruminantes. Quase sempre apresenta curso agudo, com manifestação digestiva ou neurológica. A ingestão de baixas doses de chumbo por período prolongado resulta em seu acúmulo em tecidos, mas não provoca lesão ou manifestação clínica. Em equinos, verifica-se o contrário, ou seja, a forma crônica, decorrente de acúmulo gradativo, é mais comum. Em animais de pastoreio, a intoxicação ocorre geralmente por ingestão acidental de produtos que contenham chumbo ou ingestão de pastagens contaminadas. Casos de toxicidade são frequentes em rebanhos expostos a resíduos de baterias, lubrificantes, tintas, óleos de motor, fumaça de indústrias, herbicidas ou inseticidas. Em bovinos, as doses tóxicas variam de 600 a 800 mg/kg para adultos e de 220 a 600 mg/kg para bezerros; para caprinos, são de 400 mg/kg. Doses diárias de 6 a 7 mg/kg podem resultar em intoxicação crônica.

Não há lesões típicas ou específicas na intoxicação por chumbo em bovinos; porém, quando os animais sobrevivem por vários dias, notam-se lesões de PEM. Essas lesões são atribuídas a alterações em capilares e vênulas – congestão, edema e proliferação de células endoteliais de capilares, com consequente edema da glia, isquemia e anoxia do tecido nervoso.

Polioencefalomalacia associada ao enxofre. No início da década de 1980, questionou-se, pela primeira vez, se o enxofre estaria associado à PEM. Nos anos seguintes, vários casos e surtos naturais de PEM foram associados diretamente à ingestão de enxofre, sulfatos e sulfitos na ração e na água de bebida. Em diversos casos, o enxofre está em níveis elevados na ração e na água, o que resulta em surpreendentes níveis elevados do total ingerido. A administração de melaço, rico em enxofre, somado à ureia, é situação que pode induzir PEM. Atualmente, o enxofre é considerado a principal causa de PEM no mundo, inclusive há alguns surtos recentes descritos no Brasil. As fontes desses compostos são variáveis e incluem aditivos no concentrado, como sulfato de cálcio (gipso) ou acidificadores de urina (sais de sulfato inorgânico ou sulfato de amônia), pastagens (por absorção do elemento no solo ou por contaminação com subprodutos industriais ou animais e fertilizantes), fontes de água com altos teores de enxofre e, mais raramente, erros na formulação de rações.

Ingestão excessiva desse elemento associada à baixa ingestão de microelementos, como zinco, molibdênio e principalmente cobre, tem sido implicada na patogênese da PEM. Os sulfatos ingeridos são reduzidos a sulfetos pela microbiota rumenal e ligam-se a cátions divalentes (minerais). Os sulfetos parecem ser a forma tóxica e são encontrados em maior quantidade na camada gasosa do rúmen em comparação ao fluido ruminal. A microbiota ruminal adaptada a dietas ricas em sulfatos produz grandes concentrações de sulfeto de hidrogênio (H_2S), das quais parte é detoxificada pela produção bacteriana de aminoácidos sulfurados; outra parte é absorvida pelas mucosas rumenal e intestinal ou ainda pode ser eructada. Ânions tóxicos derivados do gás sulfídrico inibem a enzima citocromo-oxidase, baixando a produção de ATP. Esse mecanismo interrompe a respiração celular, causa hipoxia e consequente necrose neuronal. Outra possibilidade é que o enxofre se ligue à hemoglobina formando a sulfemoglobina, que, por sua vez, reduz a capacidade de condução de oxigênio no sangue.

Trabalhos experimentais também mostraram a importância do enxofre na etiopatogênese da PEM, por meio da administração de dietas com diferentes níveis desse elemento, acrescentando sulfato até concentrações de 3.860, 5.540 ou 7.010 partes por milhão (ppm) a bezerros desmamados. Nas duas concentrações mais elevadas, houve casos clínicos de PEM e confirmação histológica. Lesões microscópicas também foram observadas em animais submetidos a menor concentração, embora não tivessem ocorrido sinais clínicos.

Vários experimentos têm sido conduzidos com a utilização de dosagem do teor de gás sulfídrico (H_2S) no gás rumenal. Esse gás é associado ao surgimento de PEM na administração experimental de enxofre em doses acima do recomendado, sugerindo que, nesses casos, a enfermidade seria uma forma subaguda de intoxicação por H_2S. Casos naturais da enfermidade associada à toxicidade por enxofre também têm sido confirmados em bovinos no Brasil, com altas concentrações de gás sulfídrico na camada gasosa do rúmen.

Na região semiárida do Nordeste do Brasil, houve relato de sete surtos de PEM em ovinos e caprinos. Em cinco surtos, os animais recebiam suplementação alimentar com 1,3% de flor de enxofre. Os autores sugerem que o enxofre total da dieta, considerando as demais fontes dos alimentos e da água, estaria superando o máximo tolerado pelos animais. Em sistemas de criação de bovinos, adota-se a adição de flor de enxofre ou sulfato de amônia à ureia na nutrição de ruminantes. O enxofre total proveniente dos demais sais minerais, alimentos e água deve ser estimado e ficar abaixo de 0,3%. O máximo tolerado pelos ruminantes é 0,4%.

Intoxicação por sal e polioencefalomalacia. Restrição de água e ingestão de sal em excesso – denominada intoxicação por sal – também são apontadas como causa de PEM. A condição foi observada em bovinos com restrição de água alimentados com suplemento que continha cloreto de sódio. A intoxicação direta ocorre especialmente em bovinos sedentos que têm acesso a uma fonte de água salobra ou à suplementação com cloreto de sódio após período de restrição desse mineral, mas essa condição é incomum. A intoxicação indireta é quase exclusivamente uma doença de suínos e raramente ocorre em ruminantes. Acredita-se que casos de PEM ocorridos em Mato Grosso do Sul e São Paulo possam ter tido como causa a restrição de água. A patogênese da intoxicação não foi totalmente esclarecida, porém o influxo de eosinófilos para o espaço perivascular está relacionado ao aumento de íons sódio.

Sabe-se que o sódio é o principal determinante da osmolaridade extracelular e que passa lentamente pela barreira hematencefálica. Quando as concentrações de sódio sanguíneo estão elevadas no sangue (145 a 185 mE/ℓ), o encéfalo também tem altas concentrações desse mineral, o que inibe a glicólise anaeróbica. Com acesso à água, as concentrações de sódio no sangue voltam ao normal, mas, no encéfalo, permanecem altas. Como a glicólise anaeróbica está comprometida, não há transporte ativo para fora do sistema nervoso. Assim, cria-se um gradiente osmótico, e a água passa do sangue para o encéfalo, levando ao edema cerebral.

No Brasil, a doença tem sido observada em várias regiões, sem sazonalidade aparente, acometendo bovinos de criações intensivas e extensivas. Estudos nacionais de doenças neurológicas em bovinos apontam frequência de PEM de 0,1% no Rio Grande do Sul, 1,8% na Paraíba, 3,81% no Paraná, 4,4% e 8,05% no Mato Grosso do Sul e 17,06% em Goiás. Outros estudos apontam que os índices de morbidade e letalidade variam entre 0,04 e 14% e entre 43 e 100%, respectivamente.

Os sinais clínicos de ruminantes com PEM são variados e estão associados às lesões primárias do telencéfalo, mas também às secundárias no cerebelo e tronco encefálico. Estas últimas ocorrem em função da compressão do telencéfalo com edema. Os bovinos apresentam andar cambaleante e em círculos, incoordenação, tremores musculares, cegueira total ou parcial, opistótono, nistagmo e estrabismo; afastam-se do rebanho, e muitos são encontrados em decúbito lateral ou esternal com movimentos de pedalagem. Nos casos de PEM associada à intoxicação por enxofre, odor de ovo em putrefação pode ser exalado pelos animais ou verificado na avaliação macroscópica do rúmen, em função da produção ruminal excessiva de H_2S. Em ovinos e caprinos, são enumerados cerca de 20 sinais clínicos em 10 diferentes surtos. Os mais frequentes são ataxia, cegueira, apatia e decúbito. Tanto em bovinos quanto em ovinos e caprinos há resposta favorável à administração de tiamina no início do quadro clínico. Sem tratamento, os animais morrem depois de 2 ou 3 dias, mas o curso clínico pode variar de poucas horas até 10 dias em bovinos.

O exame macroscópico do encéfalo nem sempre revela lesões ou estas costumam aparecer de maneira muito discreta. Os casos típicos apresentam amolecimento ou diminuição da consistência do córtex cerebral. Em casos de curso clínico prolongado que resultaram na morte natural do animal, podem-se notar tumefação cerebral com depressão das circunvoluções (Figura 8.139) e deslocamento caudal do cerebelo, chegando a ocorrer herniação pelo forame

magno. O telencefaloccipital também pode estar insinuado caudalmente no tentório do cerebelo. Ao corte, áreas amareladas, amolecidas ou gelatinosas e até mesmo com cavitações preenchidas por líquido amarelo e hemorragias podem ser notadas na substância cinzenta. Em cortes, transversais do encéfalo, essas lesões podem mostrar fluorescência quando examinadas sob luz ultravioleta de 365 nm, mesmo quando as lesões não são aparentes a olho nu. Acredita-se que a fluorescência seja por causa de metabólitos lipídicos em macrófagos ou de material semelhante a colágeno de alto peso molecular.

Ao exame histológico, constata-se necrose laminar e segmentar dos neurônios corticais do telencéfalo (neurônios vermelhos). Edema também é uma alteração comum e consiste em aumento dos espaços perineuronais e perivasculares e formação de numerosos vacúolos no neurópilo (espongiose) (Figura 8.140). A progressão dessa lesão pode, em alguns casos, formar fendas, às vezes vistas na macroscopia (Figura 8.141), entre as camadas de neurônios corticais ou entre as substâncias cinzenta e branca. Na toxicose por enxofre, a espongiose pode afetar as camadas profundas de neurônios corticais e estender-se para a substância branca adjacente. A necrose neuronal ocorre principalmente nas camadas mais profundas de neurônios, embora, em um estudo de casos naturais de PEM bovina, os neurônios vermelhos e o edema tenham predominado nas camadas granular externa e interna. Outros achados microscópicos importantes incluem hipertrofia dos núcleos de células endoteliais e tumefação de astrócitos. Segue-se migração de poucos neutrófilos para o neurópilo e, depois de 24 h, macrófagos. Com a liquefação, as células *gitter* tornam-se evidentes e numerosas. A remoção dos restos celulares pode dar origem, mais tarde, a cavidades císticas, limitadas por astrócitos reativos. Em casos graves, pode haver extensa necrose da substância cinzenta cortical, restando as leptomeninges assentadas sobre a coroa radiata; alguns autores usam o termo *lesão residual* para denominar esse quadro. Em alguns casos de PEM, as mesmas lesões corticais podem ser encontradas adicionalmente, com menos frequência, em outras regiões do encéfalo (mesencéfalo, tálamo, núcleos basais e hipocampo), como descritas na PEM associada às intoxicações por enxofre ou por amprólio em bovinos e ovinos.

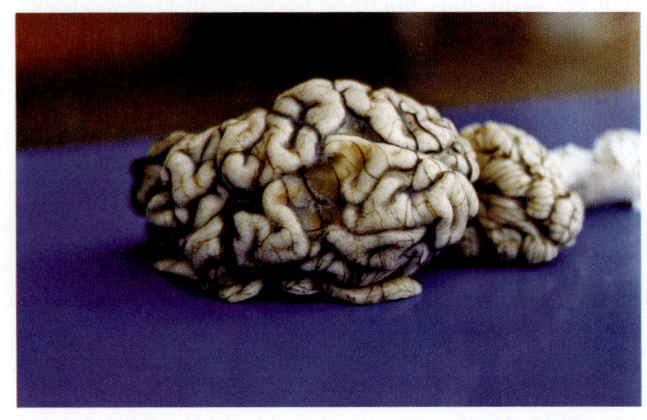

Figura 8.139 Bovino; encéfalo. Polioencefalomalacia. Observar o achatamento e a depressão das circunvoluções cerebrais decorrentes da perda de tecido cortical.

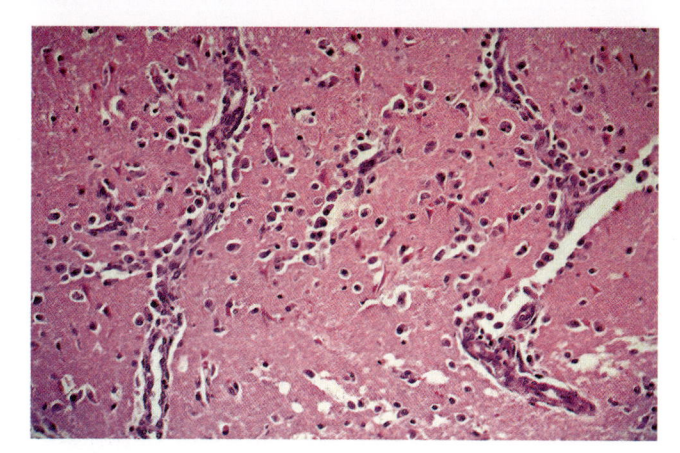

Figura 8.140 Histopatologia de telencéfalo de bovino acometido por polioencefalomalacia (PEM). Note a grande quantidade de neurônios necróticos e de macrófagos espumosos (células gitter). Essas últimas células estão localizadas especialmente nos espaços perivasculares.

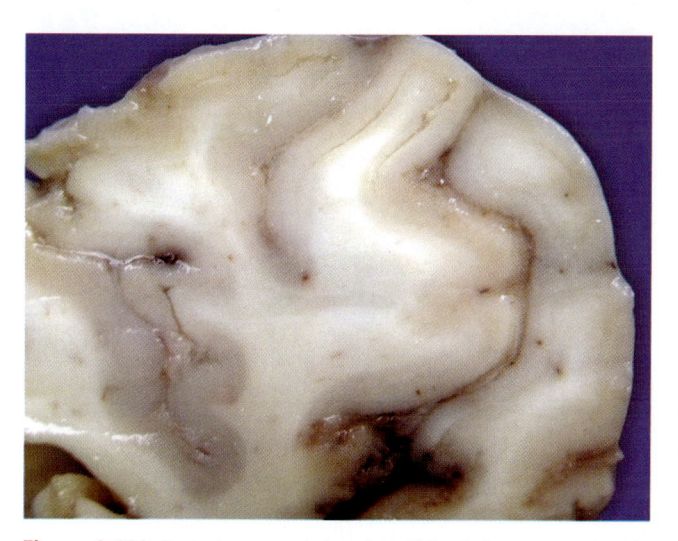

Figura 8.141 Corte transversal de telencéfalo de bovino acometido por polioencefalomalacia (PEM). Note as linhas de separação no interior da substância cinzenta, resultantes do processo avançado de malacia que pode ocorrer com maior intensidade em algumas lâminas de neurônios corticais. Ademais, há áreas multifocais e características de liquefação e amolecimento do córtex.

Leucoencefalomalacia micotóxica dos equinos

Leucoencefalomalacia dos equinos é uma doença grave e fatal, decorrente da ingestão de alimentos, em geral milho, que contenham a micotoxina fumonisina B1, produzida pelo fungo *Fusarium verticillioides* (anteriormente denominado *F. moniliforme*) e *F. proliferatum*. O milho é o melhor substrato para crescimento desse fungo, mas outros grãos, e mesmo a ração formulada, podem contê-lo. O aspecto mofado do milho ou de outros alimentos é forte indicação para a suspeita clínica de leucoencefalomalacia, denominada por alguns autores como *doença do milho mofado*.

A leucoencefalomalacia foi identificada nos EUA no século XIX e há relatos de sua ocorrência na Europa, na Ásia e na América do Sul. No Brasil é descrita desde 1982. O início dos sinais clínicos é súbito, há rápido agravamento das manifestações clínicas e morte dentro de poucas horas até 3 ou 4 dias. Clinicamente, os equídeos apresentam-se afebris, por vezes ictéricos, manifestando sinais neurológicos como ataxia, sonolência, visão deficiente, fraqueza, cambaleio, andar em círculo, paralisia faringiana parcial ou total, apoio da cabeça em objetos, disfagia e dificuldade de apreensão e mastigação dos alimentos. Os animais afetados morrem após quadro que dura, em média, 72 h.

Observações clínicas e trabalhos experimentais indicam que a ingestão deve ocorrer por período de aproximadamente 1 mês ou 1 a 5 semanas para que aconteça a doença. Apenas os equídeos são suscetíveis às lesões no SNC; entretanto, a infusão intracerebral experimental de fumonisina B1 em camundongos produz alterações estruturais e bioquímicas no encéfalo, há interrupção do metabolismo de esfingolipídios e ativação de citocinas pró-inflamatórias. Questiona-se se, nos equídeos, as endotoxinas, que podem prejudicar a integridade do endotélio vascular e, portanto, a BHE, induziriam permeabilidade maior à micotoxina com o desenvolvimento do quadro.

As moléculas de fumonisina são estruturalmente muito semelhantes à molécula de esfingosina, que é fundamental para a síntese da esfingomielina e de outros esfingolipídios. A fumonisina participa prejudicando a síntese destes. Dessa inibição resulta acúmulo de ceramida e de outros esfingolipídios complexos, com consequente acúmulo de esfinganina livre e, mais tarde, de esfingosina. Se esse processo transcorrer por longo tempo, resultará em depleção de esfingolipídios complexos (esfingomielina, cerebrosídeos e gangliosídeos), que mantêm a função e a estrutura de tecidos nervosos e das células endoteliais dos capilares. O desequilíbrio na manutenção da integridade dessas estruturas resulta em edema e necrose da substância branca. O acúmulo de esfinganina e de esfingosina no SNC é considerado biomarcador para a exposição à fumonisina. Em outras espécies, a fumonisina causa lesões em outros órgãos, e não no SNC. Em suínos, ocasiona lesões pulmonares – necrose e edema, denominada *síndrome do edema pulmonar*; em ratos, experimentalmente, provoca desenvolvimento de neoplasias hepáticas. No ser humano, associa-se o aparecimento de câncer esofágico à ação de fumonisinas.

As lesões descritas na leucoencefalomalacia invariavelmente consistem em necrose da substância branca dos hemisférios cerebrais e edema. A inspeção macroscópica do encéfalo quase sempre revela amolecimento, que pode ser sentido à palpação de sua superfície. Pode haver também sinais de edema cerebral, notadamente pelo achatamento das circunvoluções. Ao corte, observam-se áreas amareladas e amolecidas da substância branca, às vezes com pequenas hemorragias. Alterações mais acentuadas de malacia são observadas como áreas levemente deprimidas da substância branca (Figura 8.142) até extensas áreas com cavitações (Figura 8.143). As lesões podem ser bilaterais nos hemisférios cerebrais, mas dificilmente são simétricas; podem ocorrer também no tronco encefálico, cerebelo e medula espinhal. À microscopia, verifica-se ampla distribuição de áreas de malacia e cavitações irregulares ao redor de vasos sanguíneos, os quais podem mostrar parede lesionada, com camadas dissociadas por edema, e hemorragia. À microscopia eletrônica de varredura, pode-se constatar a degeneração de substância branca e de vasos (Figura 8.144). Provavelmente essas alterações vasculares são responsáveis pela súbita instalação dos sinais neurológicos. Nos espaços perivasculares, podem ocorrer células inflamatórias em pequena quantidade – linfócitos, plasmócitos e eosinófilos. Numerosas células *gitter* são vistas nas áreas de necrose liquefativa. Astrocitose pronunciada é observada nas áreas com lesões do córtex cerebral e cerebelo. Em trabalhos experimentais com camundongos, também se relata reação astrocítica precedendo a neurodegeneração no hipocampo.

Lesões macroscópicas e histológicas são características; contudo, identificação e quantificação da micotoxina, na ração consumida por equídeos que apresentam esse qua-

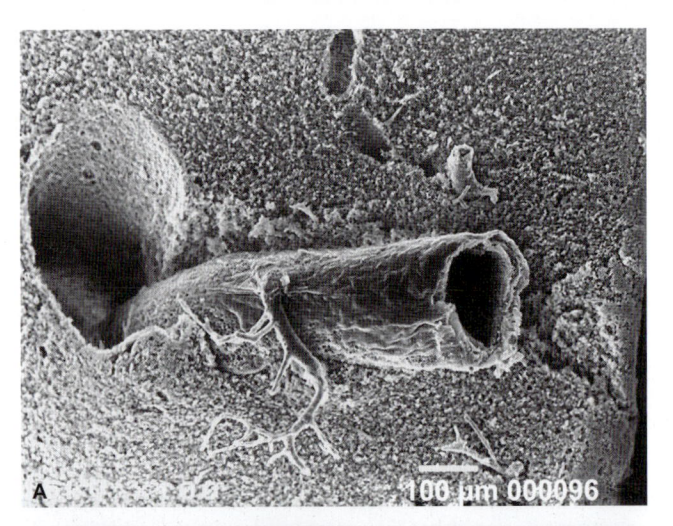

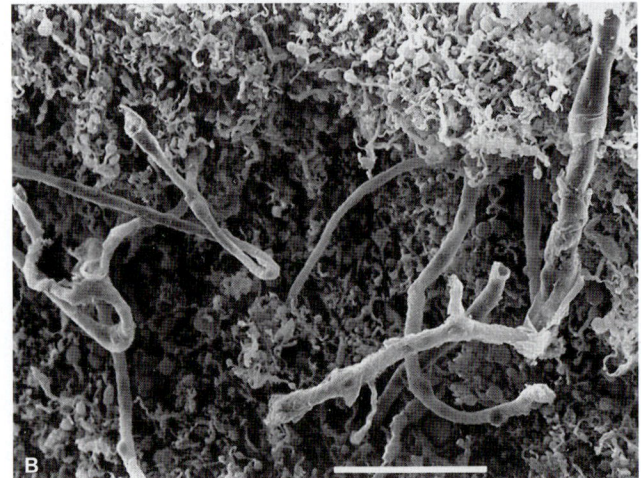

Figura 8.144 Microscopia eletrônica de varredura de substância branca de encéfalo de equino com leucoencefalomalacia. **A**. Substância branca sem alterações, mostrando os vasos sanguíneos íntegros. **B**. Substância branca degenerada e vasos sanguíneos retraídos.

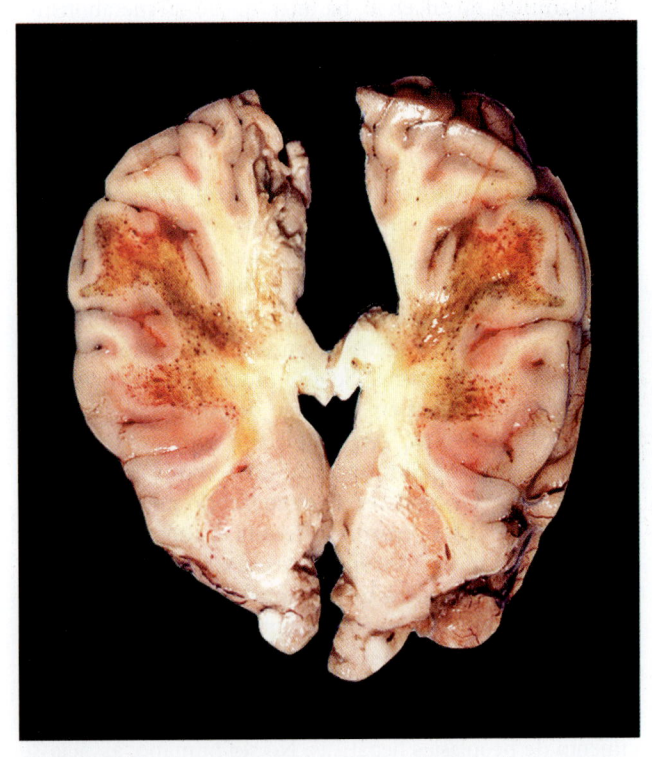

Figura 8.142 Equino; cérebro. Leucoencefalomalacia dos equinos. Notar parte da substância branca amarelada e deprimida, com pontos de hemorragia. A substância cinzenta está preservada.

dro, são útieis para diagnóstico definitivo. A histopatologia é importante para diferenciar de doenças neurológicas por agentes infecciosos.

Meningite estreptocócica suína

A meningite estreptocócica é uma doença bacteriana e infectocontagiosa, causada por *Streptococcus suis*, que acomete os suínos. *S. suis* apresenta 35 variedades capsulares, que caracterizam diferentes sorotipos, e a maioria dos isolados de casos clínicos está entre os sorotipos 1 e 8. Sorotipos distintos afetam leitões de idades diferentes. O sorotipo 2 é mais frequentemente isolado de suínos doentes em todo o mundo. Embora a maioria dos suínos seja portadora de *S. suis*, a frequência do sorotipo 2 em suínos sem a forma clínica da doença é muito baixa. Esse sorotipo tem potencial zoonótico e infecta seres humanos que trabalham diretamente com a produção animal ou em abatedouros de suínos. Hoje, no Brasil, a meningite estreptocócica é altamente frequente em todos os rebanhos, nas fases de creche, recria e terminação, em graus variados de importância, de acordo com sistema de produção, manejo e instalações.

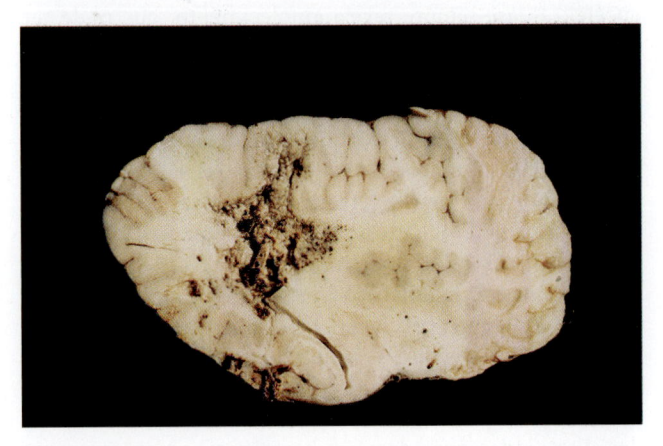

Figura 8.143 Cérebro; equino. Leucoencefalomalacia dos equinos. Extensa área cavitária, na substância branca, caracterizando necrose de liquefação.

Os fatores de virulência do *S. suis* ainda não foram completamente esclarecidos; porém, além da cápsula que confere especificidade ao sorotipo, proteínas da parede celular, como a MRP (do inglês *muraminidase-released-protein*), fator proteico celular (EF), a hemolisina (suilisina) e adesinas estão relacionadas com virulência. A associação desses fatores está diretamente ligada à patogenicidade dos isolados. A doença acomete animais jovens, geralmente entre 5 e 12 semanas de idade, contudo casos superagudos foram observados em suínos de 32 semanas. A incidência da doença no rebanho é em torno de 5%, e a maior fonte de disseminação são os animais doentes. Os recém-nascidos podem ser infectados logo após o nascimento, pelas vias oral e respiratória, quando são expostos às secreções da fêmea, ou a outros suínos portadores introduzidos na granja, ou ainda por meio de fômites. Após situação estressante (mudanças bruscas de clima e temperatura, mistura de lotes, movimentação de animais, alta densidade ou vacinações), os suínos suscetíveis manifestam a doença.

O agente prolifera-se nas tonsilas e dissemina-se para os linfonodos regionais; posteriormente, após fase de bacteriemia, coloniza articulações, serosas e pulmões por sua capacidade de invasão e multiplicação ou mesmo aderência a monócitos circulantes. A manifestação principal de doença é a meningite (Figura 8.145). Apesar de a entrada do *S. suis* sorotipo 2 no SNC não estar totalmente esclarecida, existem hipóteses que incluem a firme adesão aos endotélios vasculares (principalmente do plexo coroide), decorrente da constante bacteriemia e da secreção de toxinas, como a suilisina, a qual afeta o endotélio de maneira local, com desorganização da barreira hematencefálica.

Os sinais clínicos consistem em anorexia, apatia, febre alta (em torno de 42°C), nistagmo, dispneia, tremores musculares, incoordenação, perda do equilíbrio, decúbito lateral, movimentos de pedalagem, opistótono e convulsões. A morte pode ocorrer a partir de 4 h após o início dos sinais clínicos nervosos. Outras manifestações do agente consistem em septicemia, pneumonia, pleurite fibrinosa, artrite, endocardite, endometrite e aborto; estas particularmente são observadas nas infecções subagudas e crônicas.

Nas formas subaguda ou crônica, as alterações macroscópicas evidenciam-se por cianose das mucosas e também da pele. No encéfalo, as meninges estão intensamente hiperêmicas e brilhantes e há grande evidenciação dos vasos sanguíneos (Figura 8.146). Nos casos hiperagudos, áreas de hemorragia multifocal podem ser observadas ao longo do encéfalo e, nos casos subagudos ou crônicos, por vezes é possível observar deposição de fibrina entre os sulcos do hemisfério cerebral. Polisserosite fibrinossupurativa também pode estar presente em outras tecidos como pulmão, coração e articulações. Além dessas lesões, pode haver endocardites valvulares; no baço e nos linfonodos, há hiperplasia linfoide reacional.

Histologicamente, há depósitos de fibrina nas leptomeninges associados a neutrófilos e macrófagos epitelioides (Figuras 8.147 e 8.148). Observam-se necrose cerebelar cortical e perda de neurônios de Purkinje e granulares. Ainda pode ser notada lesão de meningocoroidite fibrinossupurativa com extensão aos tecidos subpiais e subependimários.

O diagnóstico presuntivo da doença é feito por epidemiologia, quadro clínico e lesões. A confirmação é realizada

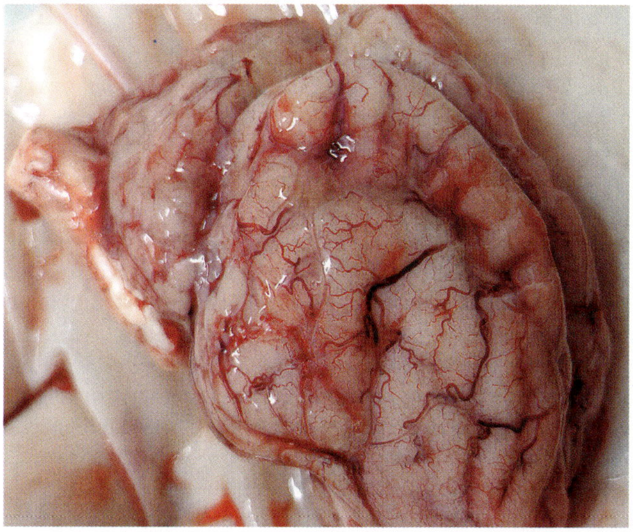

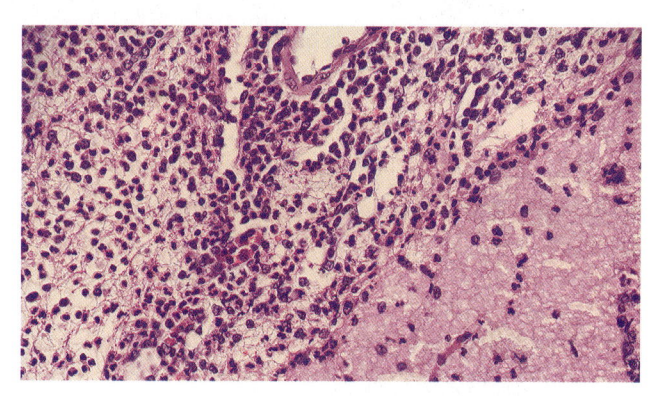

Figura 8.146 Telencéfalo de suíno com meningite estreptocócica. As leptomeninges estão intensamente distendidas por infiltrado inflamatório composto de neutrófilos e histiócitos.

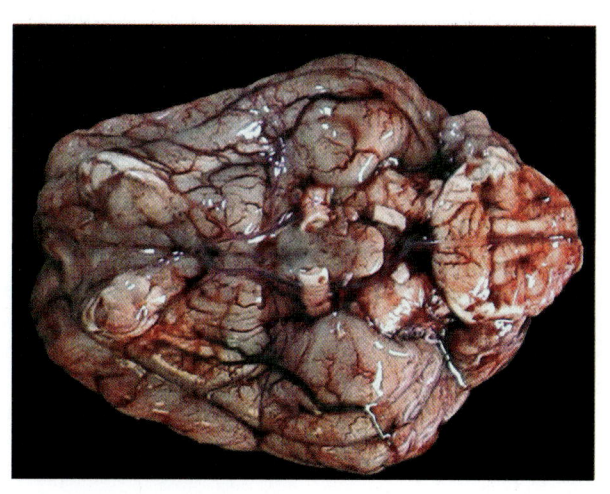

Figura 8.145 Encéfalo de suíno com meningite estreptocócica. Há hiperemia difusa acentuada dos vasos das leptomeninges. É possível observar a deposição de fibrina entre os sulcos do telencéfalo.

Figura 8.147 Suíno; aspecto ventral do encéfalo. Intensa hiperemia em leptomeningite aguda causada por *Streptococcus suis* tipo 2.

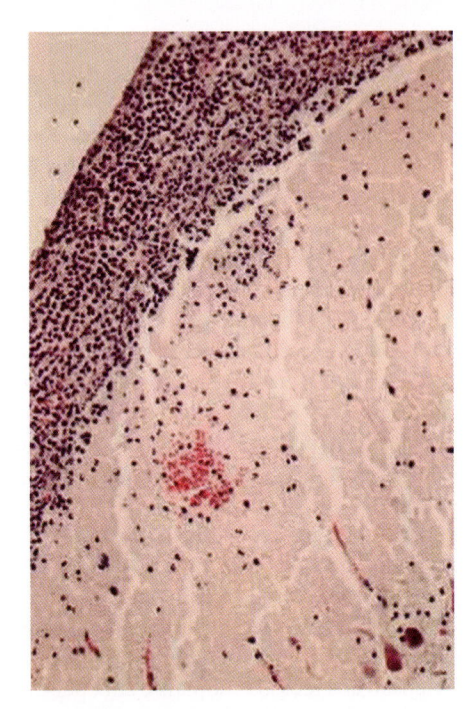

Figura 8.148 Suíno; encéfalo. Leptomeningite acentuada em infecção por *Streptococcus suis* tipo 2.

por isolamento e tipificação da bactéria das meninges ou do líquido cefalorraquidiano (cultura e antibiograma e ELISA). Os diagnósticos diferenciais incluem doenças com sinais clínicos semelhantes, como doença de Aujeszky, polioencefalomielite, listeriose, doença do edema e intoxicação por sal.

Meningite por *Glaesserella (Haemophilus) parasuis*

A meningite ou leptomeningite causada por *G. parasuis* é uma das manifestações da doença de Glässer, uma polisserosite e poliartrite bacteriana que afeta leitões. Foram descritos 15 sorotipos de *G. parasuis*, e ainda há vários isolados não tipificados. É considerada doença esporádica, que se manifesta após estresse. Por outro lado, em criações de alto padrão que são expostas ao agente, mesmo sem os fatores de risco, ocorre doença sistêmica de elevada morbidade e mortalidade, atingindo suínos em qualquer fase de produção.

O agente tem distribuição ubíqua e é habitante normal do trato respiratório superior dos suínos, fato que dificulta a compreensão da patogenia da doença por ele causada, que envolve o estado imune do suíno e a ocorrência de fatores de estresse concomitantes.

As formas clínicas da doença são polisserosite, septicemia e pneumonia. É relatada a importância dos anticorpos maternos na proteção dos leitões neonatos diante de *G. parasuis*.

A patogênese da infecção por *G. parasuis* ainda não foi totalmente esclarecida. Para causar meningite, a bactéria deveria invadir a BHE. Estudos experimentais demonstram que a bactéria invade as células endoteliais dos vasos cerebrais e produz endotoxinas, determinando, assim, as alterações inflamatórias.

A *G. parasuis* tem uma cápsula polissacarídica que dificulta a ação das opsoninas e, consequentemente, a fagocitose. Isso possibilita sua sobrevivência no hospedeiro. Na pneumonia, *G. parasuis* é reconhecida como oportunista, pois causa doença somente quando associada a outros agentes bacterianos ou virais.

Os animais manifestam doença súbita e apresentam febre, anorexia, apatia, cianose, dispneia, dores articulares, claudicação, tremores, incoordenação e decúbito lateral, estupor e hiperestesia. As lesões macroscópicas consistem em exsudação serofibrinosa a fibrinopurulenta em múltiplas superfícies serosas, incluindo peritônio, pericárdio e pleura. Superfícies articulares, particularmente do carpo e do tarso, estão quase sempre envolvidas. Fascite, miosite e rinite purulenta são relatadas. À microscopia, o exsudato consiste em fibrina, muitos neutrófilos e macrófagos em menor número. A leptomeningite, verificada às vezes apenas no exame microscópico, é fibrinossupurativa.

Menos comumente, a infecção por *G. parasuis* pode resultar em septicemia aguda caracterizada por cianose e edema pulmonar e subcutâneo, seguidos de morte, sem alterações serosas típicas.

O diagnóstico é realizado por epidemiologia e isolamento do agente. Nem sempre, porém, o isolamento tem sucesso. Nesses casos, o PCR é útil, ainda que não diferencie sorotipos virulentos e avirulentos. O diagnóstico diferencial é feito com relação às infecções por *S. suis*, *Erysipelothrix rhusiopathiae* e *Mycoplasma hyorhinis*.

INTOXICAÇÃO POR TÓXICOS EXÓGENOS COM AÇÃO SOBRE O SISTEMA NERVOSO

Intoxicação por sal

Intoxicação por sal, também conhecida como toxicidade ao cloreto de sódio ou síndrome da privação de água, ocorre comumente em suínos e aves, e ocasionalmente em ruminantes, cães, cavalos e ovinos. Decorre da ingestão excessiva de cloreto de sódio (NaCl) na ração ou no soro de leite (intoxicação direta); também pode acometer suínos em dieta com níveis normais de NaCl e com privação de água, por um período, seguida de livre acesso à água abundante (intoxicação indireta). Condições similares são relatadas quando somente o soro é a única fonte de água para os animais. Esse segundo meio de intoxicação é geralmente chamado de *síndrome da privação de água* ou *intoxicação por água* e, hoje, é o principal entre suínos. Suínos, aves, equinos e vacas de leite em lactação são mais suscetíveis que bovinos de corte, vacas de leite secas e ovinos. Suínos são particularmente acometidos em razão da alimentação mais rica em sal. Entre os fatores de risco para animais domésticos, devem-se citar também águas salinas contendo níveis altos de outros elementos, como flúor ou magnésio, e temperatura ambiente no verão, pois a água apresenta níveis de sal mais tóxicos nessa estação do que no inverno.

Os animais afetados apresentam sinais neurológicos, como convulsões intermitentes que se tornam mais acentuadas quando há acesso à água. Entre os episódios convulsivos, os animais podem desenvolver andar em círculos ou andar a esmo, cegueira aparente, tremores musculares, grave apatia, opistótono e posição de cão sentado e podem manter a cabeça pressionada contra a parede. Os sinais clínicos duram de poucas horas até 6 dias e culminam com decúbito lateral, movimentos de pedalagem e morte. Os achados macroscópicos no sistema nervoso central consistem em hiperemia das leptomeninges e leve achatamento dos giros telencefálicos em consequência do edema cerebral. Casos mais crônicos podem apresentar focos de amarelamento correspondentes à malacia no córtex telencefálico (PEM), que se tornam levemente esverdeadas com exposição à luz ultravioleta.

À microscopia, pode-se observar necrose neuronal laminar, principalmente no córtex dorsolateral. Lâminas medianas são mais afetadas. Em quadros mais avançados, podem-se verificar áreas de malacia e células *gitter*. Outra alteração típica em suínos é o infiltrado eosinofílico perivascular e leptomeningeano (Figura 8.149).

A intensidade e o tipo das lesões estão ligados à patogenia da intoxicação, que, como visto anteriormente, varia dependendo da presença ou ausência de suplementação de água. Excesso de sal, quase sempre de maneira aguda, sem restrição de água, resulta em diarreia e hipernatremia. A privação súbita de água produz hipernatremia e hipovolemia. À contínua indisponibilidade de água, a hipernatremia agrava-se, e há perda da homeostase água-sódio. A função da bomba iônica fica comprometida, o que afeta as membranas celulares.

Em uma segunda situação, em que há fornecimento de água aos suínos, a rápida hidratação resultará em hiponatremia, seguida de aumento de sódio intersticial com relação ao fluido intracelular. Isso resultará na entrada rápida de água para o interior das células, produzindo edema celular em neurônios e edema cerebral. Pode-se seguir à necrose cerebrocortical e à herniação do cerebelo pelo forame magno. Os suínos que apresentam sinais clínicos geralmente morrem. Aos que tiveram restrição de água, mas não tiveram sinais clínicos, recomenda-se administração de água em pequenas quantidades.

Intoxicação por chumbo

A intoxicação por chumbo é relatada em bovinos e ovinos; é ocasionalmente observada em equinos, nos quais tende a ocorrer de forma crônica; é rara em suínos. Até a década de 1980, a intoxicação por chumbo era considerada uma das intoxicações mais comuns para os pequenos animais. Isso decorria da presença desse metal pesado em muitos produtos industriais de uso popular, tais como tintas, gasolina e baterias. Posteriormente, após restrições legais quanto ao uso do chumbo, cujo objetivo foi evitar a contaminação do ambiente e do ser humano, esses acidentes diminuíram nos animais.

Acidentes de intoxicação pelo chumbo são verificados em cães que ingerem tintas velhas, raspadas de paredes ou tintas utilizadas para pintar objetos, que depois são roídos pelos animais. Outras fontes ainda são citadas: componentes de bateria, óleo de motor, produtos de forração de residências, cinzas contaminadas, inseticidas e rodenticidas, entre outros. Intoxicação de bovinos tem ocorrido por acesso do animal a depósitos de baterias de veículos automotores, usadas em áreas onde há indústrias de reciclagem de chumbo de baterias com chaminés defeituosas. A fuligem expelida contamina pastagens ao redor dessas instalações industriais e intoxica os bovinos que ali pastejam. Casos foram registrados em equídeos que trabalham em mineração ou vivem nas proximidades. Aves aquáticas também se intoxicam ao ingerir chumbo metálico depositado no fundo de lagos, proveniente de armas de fogo de caçadores.

Os sinais da intoxicação por chumbo costumam envolver os sistemas gastrintestinal e nervoso. Gatos apresentam anorexia, vômitos, convulsões, letargia, perda de peso e, mais raramente, ataxia de origem cerebelar ou vestibular, nistagmo vertical, poliúria, polidipsia e megaesôfago. Em relatos de intoxicação de bovinos no Brasil, foram registrados: apatia grave, tremores musculares, anorexia, temperatura corporal normal, pressão da cabeça, ranger de dentes, salivação profusa, cegueira e morte após 1 semana da instalação dos sinais clínicos. Em surto com 35 bovinos afetados, todos morreram após períodos de 2 a 7 dias depois do início do quadro clínico neurológico. Em equinos, há sinais clínicos de paralisia gradual, incluindo a paralisia laringeana, que é considerada bastante característica. A concentração de chumbo no sangue e nos órgãos dos animais intoxicados apresenta-se elevada e pode variar de 39 a 2.037 e 110 a 431, respectivamente, em rins e fígado de bovinos.

As lesões macroscópicas não são significativas ou estão ausentes nos animais com intoxicação por chumbo. É relatado edema cerebral afetando meninges do córtex caudal, acompanhado por herniação do cerebelo pelo forame magno. As lesões microscópicas incluem: necrose cortical laminar (PEM), vacuolização do neurópilo e hipertrofia do endotélio vascular no córtex cerebral. No cerebelo, as lesões vasculares nas camadas moleculares e de neurônios de Purkinje são frequentemente acompanhadas por astrocitose e microgliose. Nos cães, há ainda edema da substância branca do cérebro e da medula; e, em equinos, há degeneração segmentar axonal das fibras motoras distais, semelhante ao que ocorre em seres humanos. Lesões em outros tecidos incluem degeneração de células epiteliais de túbulos proximais renais, hemossiderose em rim, baço e fígado. Corpúsculos de inclusão intranucleares acidorresistentes podem ser observados no epitélio dos túbulos contorcidos renais e nos hepatócitos. Esses corpúsculos podem ser mais bem visualizados com a coloração de Ziehl-Nelseen.

Intoxicação por organoclorados

Os organoclorados representam a primeira classe importante de inseticidas desenvolvida pela indústria química na primeira metade do século XX. Organoclorados como di-

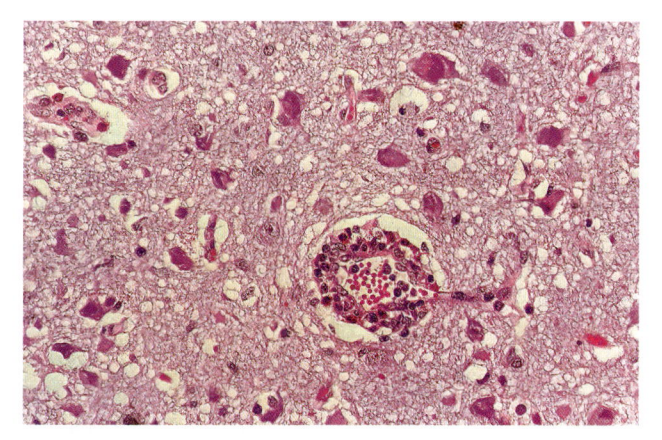

Figura 8.149 Suíno. Intoxicação por sal. Observa-se presença de eosinófilos ao redor de vaso sanguíneo do encéfalo.

clorodifeniltricloroetano (DDT), Dieldrina® ou clordecona foram banidos em boa parte do mundo, principalmente por causa de questões ambientais. O DDT ainda é usado em alguns países para combater os mosquitos transmissores da malária, enquanto o lindano ainda tem uso limitado contra piolhos. Todos os agentes desse grupo são estreitamente relacionados com os hidrocarbonetos, aos quais foram adicionados vários átomos de cloro.

A intoxicação é manifestada por sinais nervosos: os hidrocarbonetos clorados causam excitação e irritação, tremores musculares generalizados (que incluem pálpebras), ataxia, fraqueza, paralisia, convulsões e morte. Os animais intoxicados pressionam a cabeça ou investem contra objetos. Os sinais são ora iniciados, ora aumentados por estimulação externa. Durante os episódios convulsivos, são observadas dispneia e cianose, e a temperatura corporal sobe acima de 46°C, provavelmente por distúrbio do centro termorregulador.

As lesões, à necropsia, incluem petéquias e equimoses nas serosas, as quais podem ser interpretadas como lesões isquêmicas durante as convulsões. Há também congestão e edema pulmonares e o coração tem parada em sístole. Não há lesões macroscópicas no SNC. Os relatos de alterações histológicas são contraditórios e variam de congestão vascular a necrose neuronal. Outras lesões sistêmicas incluem necrose hepática aguda, necrose tubular aguda e necrose musculoesquelética multifocal.

Em consequência de ausência de lesões típicas da intoxicação, o diagnóstico definitivo é realizado pela detecção bioquímica dos compostos nos tecidos, principalmente nos depósitos de gordura. No diagnóstico diferencial, devem ser incluídos os quadros convulsivos de diversas etiologias.

Essas substâncias compõem inseticidas não mais usados para tratamento de animais; contudo, alguns, que são usados para o controle de ervas daninhas, inadvertidamente contaminam alimentos animais, persistem em seus tecidos e entram na cadeia alimentar humana. Alguns dos inseticidas mais conhecidos do grupo são diclorodifenildicloroetano (DDD), diclorodifeniltricloroetano (DDT), Aldrin®, Dieldrina®, Isodrin® e Lindane®.

Intoxicação por estricnina

A estricnina é um alcaloide altamente tóxico extraído de plantas do gênero *Strychnos*; a mais conhecida é *S. nux-vomica*. Foi muito usada no passado como rodenticida; porém, em função de sua toxicidade, seu uso foi proibido em muitos países, incluindo o Brasil. Entretanto, ela ainda permanece como um agente tóxico significante para pequenos animais e é frequentemente utilizada em casos de intoxicação criminal.

As alterações clínicas produzidas por essa intoxicação ocorrem, geralmente de 10 min a 2 h após a ingestão e, embora induzam quadro clínico com manifestações dramáticas, deixam poucas alterações nos tecidos. Os sinais clínicos caracterizam-se por espasmos tônicos intermitentes – desencadeados por estímulos externos (como ruído) –, que geralmente se iniciam pelos músculos da face e se disseminam para a musculatura em geral. Também podem ocorrer

rigidez extensora e muscular, opistótono, taquicardia, hipertermia e apneia; o vômito é raro.

Os espasmos são desencadeados por falta da inibição normal do arco reflexo espinhal, em decorrência da ligação do alcaloide à membrana sináptica com inibição da glicina, o principal neurotransmissor inibidor da medula espinhal. A morte decorre de anoxia após hiperestimulação dos músculos intercostais e diafragmáticos durante os espasmos.

Não há lesões à necropsia, exceto hemorragias petequiais decorrentes da anoxia. O diagnóstico é realizado com base nos sinais clínicos e pela detecção laboratorial do alcaloide a partir do conteúdo gástrico ou parede estomacal.

Intoxicação por organofosforados e carbamatos

Os organofosforados e os carbamatos são utilizados como inseticidas, acaricidas, parasiticidas, fungicidas, herbicidas, desfolhantes, rodenticidas e repelentes. Todos apresentam o mesmo mecanismo de ação após absorção pela mucosa oral ou respiratória, ou por via cutânea. A intoxicação pode ocorrer por excesso (erro de dosagem) ou de modo acidental. A literatura relata acidentes envolvendo animais e seres humanos e intoxicação criminosa de pequenos animais. Animais de produção intoxicam-se por contato direto com os produtos, por intermédio de água ou alimentos contaminados ou por superdosagem de antiparasitários que contenham carbamatos na composição.

A intoxicação aguda por esses produtos resulta na inibição de acetilcolinesterase (AchE). Sem a ação da AchE, a acetilcolina (Ach) acumula-se e causa atividade neurotransmissora excessiva no sistema nervoso parassimpático (colinérgico) e nas placas neuromusculares (nicotínicos); portanto, todos os receptores colinérgicos muscarínicos e nicotínicos são superestimulados por Ach, que seria normalmente destruída pela AchE. Se essa estimulação for suficientemente intensa, os receptores de Ach podem ficar bloqueados. A inibição da AchE provocada pelos organofosforados é irreversível, é necessária a síntese de novas moléculas da enzima para a retomada das funções normais. Os carbamatos ligam-se à AchE de modo reversível, e a liberação da enzima ocorre por hidrólise espontânea da colinesterase carbamilada.

Os sinais resultantes dessa superestimulação parassimpaticomimética (muscarínicos) são vômito, diarreia, sialorreia, lacrimejamento, secreção nasal serosa, miose, dispneia, micção frequente e bradicardia. Já a superestimulação neuromuscular dos receptores nicotínicos ocasiona tremores musculares, contrações, espasmos, hipertonicidade e paresia que progride para paralisia. Os sinais do SNC incluem apatia, alterações de comportamento, hiperatividade e ansiedade, e pode ocorrer atividade convulsivante tônico-clônica. Em suínos, é comum a paralisia dos membros pélvicos. Os zebuínos são mais sensíveis que as outras raças.

A morte pode ocorrer por combinação de efeitos de superestimulação colinérgica muscarínica, nicotínica e central e/ou paralisia do receptor. Dessa maneira, após o surgimento dos sinais clínicos ocorrem depressão respiratória central, edema pulmonar e incapacidade de contração diafragmática, levando a cianose e morte por asfixia.

Apenas em casos de intoxicação grave os animais morrem; contudo, a completa recuperação após dose subletal de pesticida pode levar dias ou semanas. Os animais de produção que se recuperam devem ter acesso a água abundante e alimento fibroso.

Não há alterações histológicas ou à necropsia, e o diagnóstico deve basear-se nos sinais clínicos e no histórico de uso ou acesso ao pesticida; quando necessário, deve ser confirmado por exames toxicológicos a partir de amostras de tecidos, conteúdo gástrico e urina.

Intoxicação por toxinas de plantas

Vários gêneros de plantas tóxicas afetam, direta ou indiretamente, o sistema nervoso. O quadro clínico que induzem pode ser confundido com o manifestado por consequência de infecções que também afetam o sistema nervoso. Para revisão abrangente da ocorrência de intoxicação por plantas do sistema nervoso, recomenda-se Tokarnia *et al.* (2012). Com o objetivo de facilitar a compreensão, as plantas tóxicas que causam alterações neurológicas estão subdivididas, na sequência, de acordo com a patogenia.

Plantas que causam doenças de depósito lisossomal

Solanum fastigiatum var. *fastigiatum* é um arbusto de até 1 m de altura com folhas largas e flores brancas, conhecido como "jurubeba" ou "joá-preto", que existe no Sul do Brasil como invasor de pastagens em beira de estradas, contorno de matas e campos limpos. A planta é consumida por bovinos durante todo o ano quando há carência alimentar. Para que ocorra a intoxicação é necessário que os bovinos consumam grandes quantidades da planta (1,5 a 2 g/kg/dia).

A doença caracteriza-se por sinais neurológicos causados por vacuolização dos neurônios de Purkinje em função da neurolipidose neuronal. O princípio ativo de *S. fatigiatum* var. *fastigiatum* ainda não descoberto; parece induzir complexos lipídicos refratários à degradação enzimática. Além de emagrecimento progressivo, animais intoxicados apresentam crises epileptiformes intermitentes que recrudescem quando são movimentados. As crises duram de segundos até alguns minutos e, muitas vezes, as quedas são determinantes de lesões que levam o animal à morte. Essas crises são acompanhadas por graus variáveis de ataxia, hipermetria, incoordenação e tremores musculares. Não há lesões à necropsia, exceto aquelas decorrentes de acidentes durante as crises. Histologicamente, há vacuolização das células de Purkinje do cerebelo que apresentam núcleo vesicular ou picnótico (Figura 8.150). Quando as células de Purkinje desaparecem, são substituídas por proliferação glial. São observados balões (esferoides) axonais na camada granular, substância branca cerebelar e pedúnculos cerebelares. A existência dos esferoides associada ao acúmulo de células *gitter* demonstra a ocorrência de degeneração walleriana. Não há tratamento nem cura para a doença. O diagnóstico é feito pelas lesões histológicas, e o diagnóstico diferencial inclui intoxicação por agentes termogênicos, como o fungo *Claviceps paspali*, e plantas do gênero *Cynodon*. *S. paniculatum* e *S. bonariense* causam o mesmo quadro clínico-patológico em bovinos na região Nordeste do Brasil e nos países Uruguai e Argentina, respectivamente.

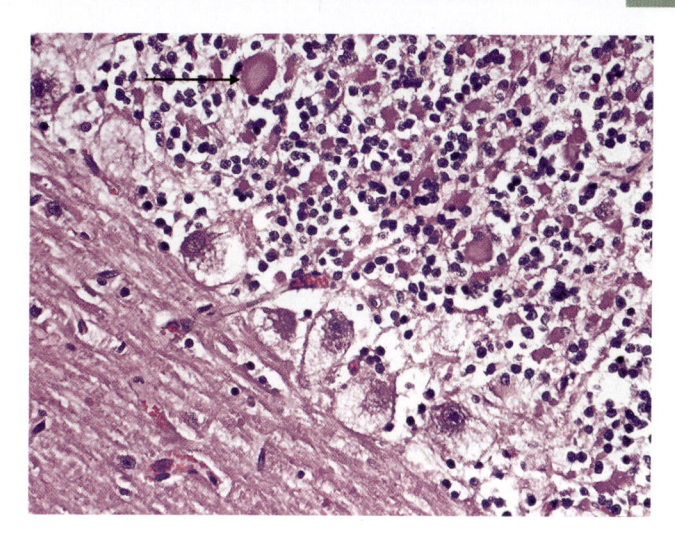

Figura 8.150 Bovino; cerebelo. Intoxicação por *Solanum fastigiatum* var. *fastigiatum*. Há vacuolização dos neurônios de Purkinje e balões axônicos (*seta*) na camada granular.

Sida carpinifolia é uma planta tóxica para pequenos ruminantes, bovinos e equinos. Conhecida popularmente como "guanxuma" ou "vassourinha", é frequente em locais úmidos e sombreados das regiões Sul, Sudeste e Centro-Oeste, onde invade principalmente áreas próximas a currais e estábulos, bem como pastagens e beira de carreadores. A toxicidade dessa espécie de planta advém da presença do alcaloide indolizidínico 1,2,8-triol, nomeado *swainsonina*, o qual inibe as enzimas a–manosidase lisossomal e a-manosidase II do complexo de Golgi, induzindo doença do armazenamento lisossomal pelo acúmulo de oligossacarídeos.

Animais que iniciam a ingestão dessa planta adquirem o hábito de ingeri-la compulsivamente, independentemente de sua palatabilidade, e induzem outros animais da mesma espécie, perpetuando esse comportamento. A dose tóxica varia entre as espécies, é de 11 a 30 g/kg/dia em ovinos e 10 a 40 g/kg/dia em bovinos.

Os principais sinais clínicos relatados são de ataxia com hipermetria (Figura 8.151) e dismetria, hiperestesia, tremores de cabeça e pescoço, ataques epileptiformes ao ser flexionada a cabeça dorsocaudalmente, posturas atípicas, nistagmo e quedas frequentes. O quadro é progressivo, mas pode estabilizar-se após retirada da planta. Todavia, os sinais neurológicos persistem por meses. Não há lesões à necropsia, mas, histologicamente, observa-se vacuolização citoplasmática com perda de neurônios cerebelares, principalmente de células de Purkinje (Figura 8.152) e neurônios do tálamo, mesencéfalo e medula espinhal. Tumefação e vacuolização citoplasmática também estão presentes no epitélio dos acinos pancreáticos, túbulos renais, hepatócitos, células foliculares da tireoide e macrófagos de órgãos linfoides.

Ipomoea spp. são relatadas como plantas indutoras de armazenamento de oligossacarídeos em ruminantes. As plantas do gênero permanecem verdes durante todo o ano; contudo, os animais somente as ingerem em grande quantidade quando há fome e, às vezes, quando há vício. *I. fistulosa* ocorre no Nordeste, na Amazônia e no Pantanal mato-grossense. É um arbusto ereto, conhecido como "manjorana",

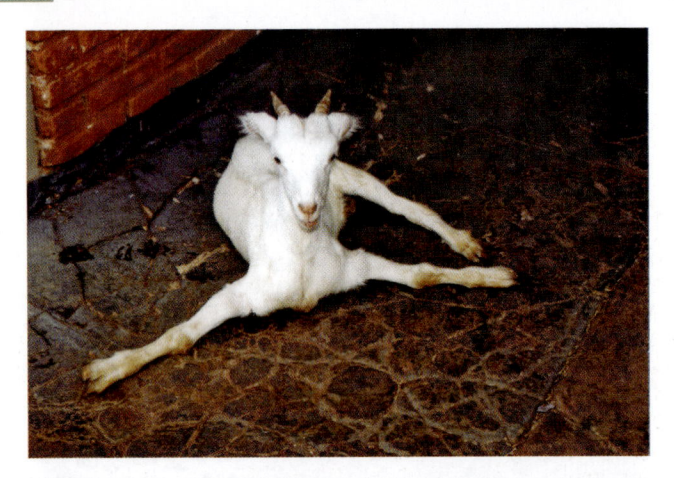

Figura 8.151 Caprino. Intoxicação por *Sida carpinifolia*. Hipermetria decorrente da degeneração dos neurônios do cerebelo.

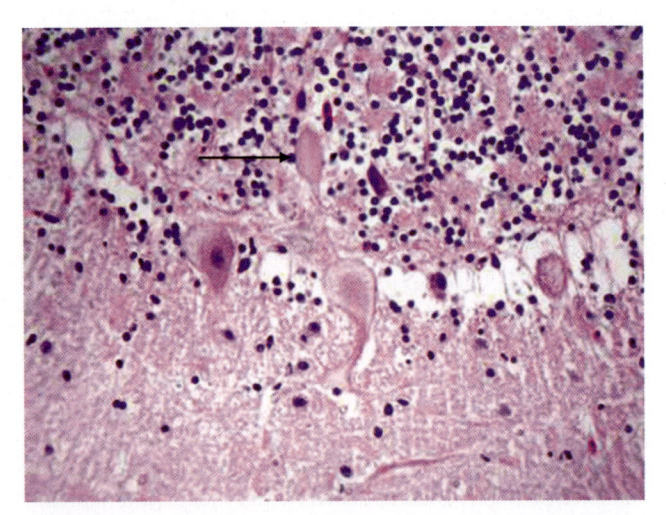

Figura 8.152 Caprino; cerebelo. Intoxicação por *Sida carpinifolia*. Há vacuolização dos neurônios de Purkinje e balões axônicos na camada granular *(seta)*. (Cortesia do Dr. David Driemeier, Universidade Federal do Rio Grande do Sul, Porto Alegre, RS.)

"algodão-bravo", "canudo" e "capa-bode". *I. asarifolia*, planta rasteira ou trepadeira, existe nas regiões Norte e Nordeste, onde é conhecida como "salsa" ou "batatarana".

O quadro clínico dos animais afetados inclui ataxia, hipermetria, sonolência, tremores musculares e emagrecimento progressivo. Os caprinos morrem após apresentar sinais clínicos, mesmo quando retirados da área que contém a planta. Os ovinos morrem se continuarem a ingerir a planta após o aparecimento dos sinais clínicos. Os bovinos apresentam característico balanço da cabeça e incoordenação dos membros pélvicos, sinais que desaparecem quando são retirados da pastagem. Não há lesões à necropsia. Na histologia, são observadas vacuolização de neurônios em várias áreas do SNC e vacuolização de células hepáticas e pancreáticas, macrófagos e linfonodos.

Os princípios tóxicos da *I. fistulosa* são identificados como swainsonina, um inibidor da a-manosidase lisossomal e calistegina B_2 e C_1, inibidoras de glicosidases. O acúmulo de oligossacarídeos promove a vacuolização ob-

servada na intoxicação. O diagnóstico é feito por reconhecimento das plantas e alterações histológicas. O diagnóstico diferencial é realizado com relação a outras doenças de armazenamento do SNC.

Surtos de intoxicação por plantas do gênero *Phalaris* (Gramineae) em bovinos e ovinos têm sido relatados em diversos países. Duas formas clínicas estão associadas à intoxicação espontânea por *Phalaris* spp., uma forma nervosa e uma forma caracterizada por morte súbita. No Brasil só foi descrita, até o momento, a forma nervosa. *Phalaris augusta* pode ser observada nos três estados da região Sul do Brasil, geralmente em locais onde houve lavoura de soja ou trigo ou associada a pastagens de aveia e azevém.

Os sinais clínicos em ovinos incluem tremores generalizados, olhar atento, hipermetria, ataxia e convulsões. A hiperexcitabilidade é uma condição comum a todos os casos naturais. As alterações de necropsia caracterizam-se por coloração verde-azulada em determinadas regiões do encéfalo, principalmente no tálamo, mesencéfalo e bulbo.

À microscopia, observa-se a presença de um pigmento finamente granular, marrom-amarelado, no citoplasma de neurônios localizados em núcleos neuronais das porções do encéfalo acometidas macroscopicamente. Embora a natureza do pigmento intracitoplasmático encontrado em neurônios seja desconhecida, é incerto que esse pigmento seja responsável pelos sinais clínicos apresentados por animais intoxicados. No exame ultraestrutural, são observados perfis de membranas de orientação e densidades diferentes no interior dos lisossomos. O diagnóstico da intoxicação é realizado pelos sinais clínicos nervosos de animais que pastoreiam por dias em pastagens com *P. angusta*, somados aos achados de necropsia e histopatológicos.

Plantas que causam lesões localizadas

Prosopis juliflora, popularmente conhecida por "algaroba" é uma árvore de 10 a 12 m de altura que se encontra amplamente difundida na região Nordeste do Brasil. É utilizada na alimentação de ruminantes por seu alto valor nutricional e palatabilidade das vagens. O consumo dessa planta leva ao desenvolvimento de uma doença denominada "cara torta". A intoxicação natural já foi descrita em bovinos e ovinos, e a intoxicação experimental, demonstrada em caprinos. A dose tóxica ainda não está bem definida, porém vagens de algaroba podem ser utilizadas na alimentação de bovinos em confinamento ou semiconfinamento, nas concentrações de 30% da alimentação, por períodos de até 1 ano, sem que seja relatada intoxicação. Os bovinos apresentam quadro clínico inicial consistente de alterações da mastigação, salivação intensa, queda da cabeça para o lado e, nas fases finais, atrofia dos masseteres e emaciação. Na reprodução experimental, cabras mostram tremores mandibulares que aumentam com a mastigação e atrofia dos músculos, principalmente da língua, decorrente de desnervação.

Os neurônios dos gânglios trigêmeos estão vacuolizados e, como consequência, há perda desses neurônios e degeneração walleriana dos nervos trigêmeos e mandibulares. A vacuolização neuronal observada na intoxicação por *P. juliflora* é semelhante à observada em algumas doenças do armazenamento em alguns aspectos. Porém, caracteriza-se por uma lesão seletiva, primária, crônica e progressiva das mitocôndrias de neurônios dos gânglios trigêmeos. O diagnóstico é realizado por epidemiologia, sinais clínicos e lesões histológicas.

Plantas que contêm tiaminase

Pteridium spp. (Dennstaedtiaceae), conhecida popularmente por samambaia-do-campo ou samambaia, está presente em todos os continentes e se desenvolve em solos ácidos, bem drenados e com boa pluviosidade. Até pouco tempo, o gênero *Pteridium* era constituído de apenas uma espécie (*Pteridium aquilinum*) e cinco subespécies. Essas subespécies foram elevadas a espécies, entre as quais duas existem no Brasil (*Pteridium arachnoideum* e *Pteridium caudatum*). *Pteridium arachnoideum* é encontrada principalmente em regiões montanhosas desde o sul da Bahia até o Rio Grande do Sul e em algumas áreas do Distrito Federal e Mato Grosso do Sul, enquanto *P. caudatum* tem sido observada em áreas baixas da Amazônia, nos estados do Amazonas, Acre e Rondônia.

A planta contém alguns princípios ativos com ação em diferentes sistemas orgânicos. O mais conhecido é um agente radiomimético que induz intoxicações agudas e crônicas em bovinos pelos efeitos anti-hematopoéticos e mutagênicos. Tiaminase do tipo I causa intoxicação em monogástricos (equinos e suínos); os ruminantes são refratários à ação da tiaminase porque a microbiota do rúmen produz muita tiamina. Porém, em ovinos, tem-se reproduzido experimentalmente um quadro de intoxicação causado por tiaminase. Nesses animais, os sinais clínicos e as lesões são indistinguíveis dos da necrose cérebro cortical por deficiência de tiamina. Lesão semelhante é observada em equinos e suínos. Os equinos afetados têm sinais de incoordenação, batimentos cardíacos fortes mesmo após exercícios leves, tremores musculares, opistótono, convulsões, decúbito e morte. Não há lesões à necropsia. Os animais respondem rapidamente à administração de tiamina. O diagnóstico baseia-se no histórico e no quadro clínico, e os diagnósticos diferenciais incluem raiva, leucoencefalomalacia e encefalomielite.

Plantas com outras ações neurológicas

Aeschynomenia indica é conhecida pelo nome popular de "angiquinho". No Brasil, é descrita como invasora de lavouras de arroz irrigadas. As épocas da produção de sementes pelo arroz e por *A. indica* coincidem, e as sementes das duas plantas podem ser colhidas e processadas juntas. No processamento do arroz, as sementes de *A. indica* são refugadas junto com a quirera (grãos de arroz quebrados), um subproduto largamente utilizado na alimentação de suínos. Os suínos jovens são os mais acometidos, principalmente aqueles da fase de creche e de início de recria A ingestão de ração contaminada pelos suínos ocasiona degeneração focal simétrica nos núcleos cerebelares e vestibulares (Figura 8.153). As alterações histológicas observadas nos suínos afetados indicam que o princípio ativo das sementes de *A. indica* seja uma angiotoxina que causa lesão às células do revestimento vascular (endotélio). Com o passar do tempo, essa lesão evolui para distensão da bainha de mielina e morte neuronal por hipoxia. Os monócitos do sangue e a micróglia residente fagocitam o tecido necrótico, formando um grande número de células *gitter*, que caracteriza os focos de necrose. Os diagnósticos diferenciais em suínos devem incluir doença do edema de suínos, causada por certas estirpes beta-hemolíticas de *Escherichia coli*, e a intoxicação por selênio, que também podem levar ao desenvolvimento de lesões neurológicas simétricas.

Hovenia dulcis é uma árvore pertencente à família Rhamnaceae e popularmente conhecida como "uva-Japão". Há relatos da ocorrência de intoxicação espontânea em bovinos e caprinos. Em bovinos, o quadro clínico-patológico é de hepatotoxidade aguda; porém, em caprinos, a manifestação é neurológica, com o desenvolvimento de polioencefalomalacia. Nesses bovinos, os sinais clínicos caracterizam-se por apatia, anorexia, sialorreia, ataxia, hipermetria, ranger de dentes, pressão da cabeça contra objetos, andar compulsivo e agressividade. Macroscopicamente, é possível notar o achatamento das circunvoluções cerebrais associada à grande quantidade de sementes da planta no rúmen. As lesões microscópicas são restritas à substância cinzenta do córtex telencefálico, as quais consistem em neurônios vermelhos (necróticos), além de espaços perineurais e perivasculares proeminentes.

Ricinus communis L. (Euphorbiaceae), um arbusto ereto com 3 a 4 m de altura, comumente chamado de "mamona". Esta planta contém uma mistura complexa de substâncias tóxicas, incluindo ricina inativadora de ribossomos do tipo II, presente na semente da planta, e alcaloide ricinina, presente nas folhas e no pericarpo. A ingestão de folhas e pericarpo causa sinais clínicos nervosos, enquanto a ingestão de frutas que contenham sementes causa doenças digestivas em ruminantes. No Brasil, essa planta é endêmica e frequentemente citada como causa de morte, principalmente de bovinos; porém, pode afetar todas as espécies animais. A intoxicação espontânea pelas folhas está sempre associada

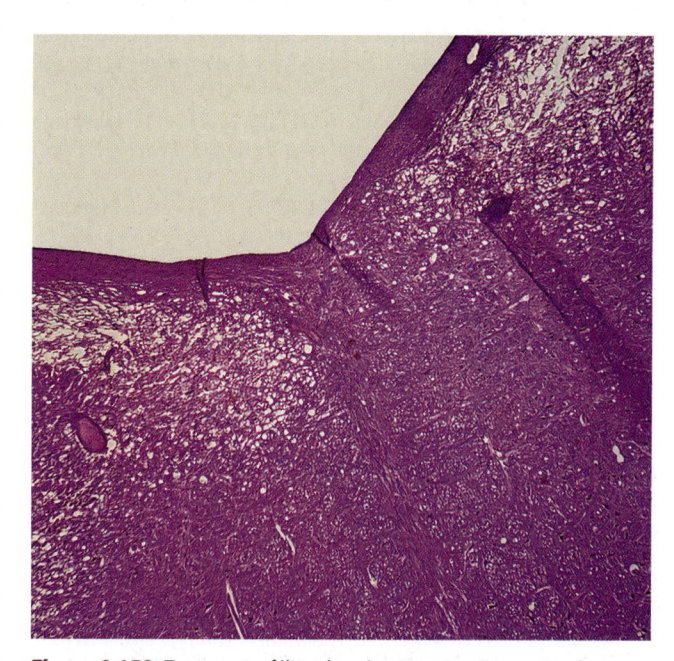

Figura 8.153 Tronco encefálico de suíno. Intoxicação por *Aeschynomenia indica* (angiquinho). Ponte na altura dos pedúnculos cerebelares. Observa-se intensa vacuolização do neurópilo e hiperemia associados a áreas de malacia bilateral simétrica na altura do fascículo longitudinal medial.

à fome intensa e, historicamente, as intoxicações ocorreram em anos de seca prolongada. Os animais intoxicados desenvolvem andar incoordenado, tremores musculares, sialorreia, movimentos de mastigação, eructação excessiva e recuperação ou morte rápida. Nenhuma lesão macroscópica ou histológica é observada no sistema nervoso central.

BIBLIOGRAFIA

ACÍN, C.; BOLEA, R.; MONZÓN, M.; *et al.* Classical and atypical scrapie in sheep and goats. review on the etiology, genetic factors, pathogenesis, diagnosis, and control measures of both diseases. *Animals*, v. 11, n. 3, p. 691, 2021.

ADORNATO, B.; LAMPERT, P. Status spongiosus of nervous tissue. Electron microscopic studies. *Acta Neuropathol.*, v. 19, p. 271-289, 1971.

ALEGRE, M.; NANNI, M.; FONDEVILA, N. Development of a multiplex polymerase chain reaction for the differentiation of bovine herpesvirus-1 and -5. *J. Vet. Med. B. Infect. Dis. Vet. Public. Health.*, v. 48, n. 8, p. 613-621, 2001.

ALESSI, A. C. Atypical BSE in Brazil and worldwide. *Braz. J. Vet. Pathol.*, v. 6, n. 1, p. 1-2, 2013.

ALESSI, A. C. What is an atypical BSE? *Braz. J. Vet. Pathol.*, v. 6, n. 2, 128-132, 2013.

ANTHONY, D. C.; CAMPBELL, S. J. Developmental influences on inflammation on the brain. In: RITHWELL, N.; LODDICK, S. *Immune and inflammatory responses in the nervous system*. 2. ed. Oxford: University Press, 2002. p. 1-13.

ARIAS, M. V. B.; GRAÇA, D. L.; NETO, O. P.; *et al.* Mielopatia degenerativa em cão Pastor Alemão. Relato de caso. *Clínica Vet.*, v. 3, n. 16, p. 23-24, 1998.

BARBER, R. M.; PORTER, B. F.; LI, Q.; *et al.* Broadly reactive polymerase chain reaction for pathogen detection in canine granulomatous meningoencephalomyelitis and necrotizing meningoencephalitis. *J. Vet. Intern. Med.*, v. 26, p. 962-968, 2012.

BARNHART, K. F.; WOJCIESZYN, J.; STORTS, R.W. Immunohistochemical staining patterns of canine meningiomas and correlation with published immunophenotypes. *Vet. Pathol.*, v. 39, p. 311-321, 2002.

BARROS, C. S. L.; BARROS, S. S.; SANTOS, M. N.; *et al.* Leucoencefalomalácia em equinos no Rio Grande do Sul. *Pesq. Vet. Bras.*, v. 4, n. 3, p. 101-107, 1984.

BARROS, C. S. L.; BARROS, S. S.; SANTOS, M. N.; *et al.* Mieloencefalite equina por protozoário. *Pesq. Vet. Bras.*, v. 6, n. 2, p. 45-49, 1986.

BARROS, C. S. L.; DRIEMEIER, D.; DUTRA, I. S.; *et al. Doenças do sistema nervoso de bovinos no Brasil*. São Paulo: Coleção Vallée, 2006. 207 p.

BASSUINO, D. M.; KONRADT, G.; CRUZ, R. A. S. Characterization of spinal cord lesions in cattle and horses with rabies: the importance of correct sampling. *J. Vet. Diagn. Invest.*, v. 28, n. 4, p. 455-460, 2016.

BELOTTO, A.; LEANES, L. F.; SCHNEIDER, M. C.; *et al.* Overview of rabies in the Americas. *Virus Res.*, v. 111, p. 5-12, 2005.

BERGMAN, P. J. Paraneoplastic syndromes. In: WITHROW, S. J.; MACEWEN, E. G. *Small animal oncology*. 3. ed. Philadelphia: Saunders, 2001. p. 35-53.

BLOOD, D. C.; STUDDERT, V. P. *Saunders comprehensive veterinary dictionary*. 2. ed. Edinburgh: Saunders, 1999. 1380 p.

BLUME, G. R.; SILVA, L. F.; BORGES, J. R. J.; *et al.* Caracterização etiológica, epidemiológica e clínico-patológica da meningoencefalite por herpesvírus bovino em bovinos no Estado de Goiás. *Pesq. Vet. Bras.*, v. 38, n. 5, p. 902-912, 2018.

BOVINE spongiform encephalopathy. World Organisation for Animal Health, 2020. Disponível em: http://www.oie.int/en/disease/bovine-spongiform-encephalopathy/#ui-id-2. Acesso em: 30 mar. 2021.

BRADLEY, R.; DONE, J. T. ; HEBERT, C. N.; *et al.* Congenital tremor type AI: light and electron microscopical observations on the spinal cords of affected piglets. *J. Comp. Pathol.*, v. 93, p. 43-59, 1983.

BRASIL. Ministério da Agricultura, Pecuária e Abastecimento. Ocorrência de caso atípico de encefalopatia espongiforme bovina no Mato Grosso. Brasília, DF: Mapa, 2019. Disponível em: https://www.gov.br/agricultura/pt-br/assuntos/noticias/ocorrencia-de-caso-atipico-de-encefalopatia-espongiforme-bovina-no-mato-grosso. Acesso em: 10 out. 2021.

BRITO, L. A. B.; NOGUEIRA, R. H. G.; PEREIRA, J. J.; *et al.* Leucoencefalomalácia em equino associada à ingestão de milho mofado. *Arq. Esc. Vet.*, v. 34, n. 1, p. 49-53, 1982.

BRITO, L. B.; RIET-CORREA, F.; ALMEIDA, V. N.; *et al.* Spontaneous poisoning by *Ricinus communis* leaves (Euphorbiaceae) in goats. *Pesq. Vet. Bras.*, v. 39, n. 2, p. 123-128, 2019.

BRITTON, A. P.; DAVIES, J. L. Rhinitis and meningitis in two shelter cats caused by Streptococcus equi subspecies zooepidemicus. J Comp Pathol., v. 143, p. 70-74, 2010.

BROWER, A.; SALAMAT, S.; CRAWFORD, J.; *et al.* Unilateral enlargement in a dog with a malignant peripheral nerve sheath tumor. *Vet. Pathol.*, v. 42, n. 3, p. 353-356, 2005.

BRUM, J. S.; GALIZA, G. J. N.; LUCENA, R. B.; *et al.* Intoxicação por sal em suínos: aspectos epidemiológicos, clínicos e patológicos e breve revisão de literatura. *Pesq. Vet. Bras.*, v. 33, n. 7, p. 890-900, 2013.

BUSH, W. W.; THROOP, J. L.; MCMANUS, P. M.; *et al.* Intravascular lymphoma involving the central and peripheral nervous systems in a dog. *J Am Anim Hosp Assoc.*, v. 39, 90-96. 2003.

CANTILE, C.; YOUSSEF, S. Nervous system. In: *Jubb, Kennedy, and Palmer's Pathology of domestic animals*. 6. ed. St. Louis: Elsevier, 2016. p. 250-406. v. 1

CAPOZZA, P.; MARTELLA, V.; BUONAVOGLIA, C.; *et al.* Emerging parvoviruses in domestic cats. *Viruses*, v. 13, p. 1077, 2021.

CAPUCCHIO, M. T.; LOTTI, D.; CORNAGLIA, E.; *et al.* Histological and immunohistochemical study of a neuroblastoma in a dog. *Clin. Neuropathol.*, v. 22, n. 4, p. 176-179, 2003.

CARCIOFI, A. C.; MARQUES, L. C.; PRADA, F.; *et al.* Estudo etiológico e epidemiológico da "doença da vaca caída". *Vet. Educ. Contin.*, v. 6, n. 1/3, p. 28-41, 2003.

CARMICHAEL, K. P.; BIENZLE, D.; MCDONNELL, J. J. Feline leukemia virus-associated myelopathy in cats. *Vet. Pathol.*, v. 39, n. 5, p. 536-545, 2002.

CAVANAGH, J. B. Peripheral nervous system. In: WELLER, R. O. *Nervous system, muscle and eyes*. 3. ed. London: Churchill Livingstone, 1990. p. 533-543.

CHANDRA, A. M. S.; GINN, P. E. Primary malignant histiocytosis of the brain in a dog. *J. Comp. Path.*, v. 121, p. 77-82, 1999.

CHAVES, R. O.; BAZZI, T.; COPAT, B. Gemistocytic astrocytoma in the spinal cord in a dog: a case report. *Arq. Bras. Med. Vet. Zootec.*, v. 68, n. 4, p. 901-906, 2016.

CHIJIWA, K.; UCHIDA, K.; TATEYAMA, S. Imunohistochemical evaluation of canine peripheral nerve sheath tumors and other soft tissues sarcomas. *Vet. Pathol.*, v. 41, p. 307-318, 2004.

CHO, D. Y.; LEIPOLD, H. W. Congenital defects of the bovine central nervous system. *Vet. Bull.*, v. 47, p. 489-504, 1977.

CHOWDHURY, S. I.; LEE, B. J.; OZKUL, A.; *et al.* Bovine herpesvirus 5 glycoprotein E is important for neuroinvasiveness and neurovirulence in the olfactory pathway of the rabbit. *J. Virol.*, v. 74, n. 5, p. 2094-2106, 2000.

CHRISMAN, C.; MARIANI, C.; PLATT, S.; *et al. Neurologia para o clínico de pequenos animais*. São Paulo: Roca, 2005. 333 p.

COHEN, B. H. *Epilepsia, International League Against Epilepsy Metabolic and Degenerative Diseases Associated with Epilepsy* (Suppl. 3). New York: Raven Press, 1993. p. 62-70.

COLCHESTER, A. C.; COLCHESTER, N. T. The origin of bovine spongiform encephalopathy: the human prion disease hypothesis. *Lancet*, v. 366, n. 9488, p. 856-861, 2005.

COLODEL, E. M.; DRIEMEIER, D.; LORETTI, A. P.; *et al.* Aspectos clínicos e patológicos da intoxicação por *Sida carpinifolia* (Malvaceae) em caprinos do Rio Grande do Sul. *Pesq. Vet. Bras.*, v. 22, n. 2, p. 51-57, 2002.

COLODEL, E. M.; LORETTI, A. P.; CRUZ, C. E. F.; *et al.* Polioencefalomalacia em caprinos associada à ingestão de *Hovenia dulcis* ("Uva-do-Japão"). Boletim do Laboratório Regional de Diagnóstico, Pelotas, p. 35-42, 1998.

CORDEIRO, Y.; MACHADO, F.; JULIANO, L.; *et al.* DNA converts cellular prion protein into de b-sheet conformation and inhibits prion peptide aggregation. *J. Biol. Chem.*, v. 276, n. 52, p. 49400-49409, 2001.

COSTA, E. A.; ROSA, R.; OLIVEIRA, T. S.; *et al.* Diagnóstico etiológico de enfermidades do sistema nervoso central de equinos no Estado de Minas Gerais, Brasil. *Arq. Bras. Med. Vet. Zootec.*, v. 67, n. 2, p. 391-399, 2015.

COSTA, E. A.; BASTIANETTO, E.; VASCONCELOS, A. C.; *et al.* An outbreak of malignant catarrhal fever in Murrah buffaloes in Minas Gerais, Brazil. *Pesq. Vet. Bras.*, v. 29, p. 395-400, 2009.

COSTA, E. A.; BOMIM, M. R. Q.; FONSECA, F. G.; *et al.* Ovine herpesvirus 2 infection in foal, Brazil. *Emerg. Infect. Dis.*, v. 15, p. 844-845, 2009.

COSTA, E. A.; VIOTT, A. M.; MACHADO, G. S.; *et al.* Transmission of ovine herpesvirus 2 from asymptomatic boars to sows. *Emerg. Infect. Dis.* v. 16, n. 12, p. 2011-2012, 2010.

COSTA, L. G. The neurotoxicity of organochlorine and pyrethroid pesticides. *Handb. Clin. Neurol.*, v. 131, p. 135-48, 2015.

COUTO, R. M.; FRANÇA, S.; RIOS, M. A. Clinical and pathological findings of necrotizing meningoencephalitis in a Maltese dog. *Braz. J. Vet. Path.*, v. 6, p. 31-36, 2013.

DANTAS, A. F. M.; RIET-CORREA, F.; MEDEIROS, R. M. T.; *et al.* Malformações congênitas em ruminantes no semiárido do Nordeste Brasileiro. *Pesq. Vet. Bras.*, v. 30, p. 807-815, 2010.

DAZZI, C. C.; GUIZZO, J. A.; PRIGOL, S. R.; *et al.* New pathological lesions developed in pigs by a "non-virulent" strain of Glaesserella parasuis. *Front. Vet. Sci.*, v. 7, 98, 2020.

DAVIDSON, M. G. Toxoplasmosis. *Vet. Clin. North Am. Small Anim. Pract.*, v. 30, n. 5, p. 1051-1062.

DEARMOND, S. J.; PRUSINER, S. B. The neurochemistry of prion disease. *J. Neurochem.*, v. 61, n. 5, p. 1589-1601, 1993.

DEFRA. Transmissible spongiform encephalopathies (TSEs) in Great Britain 2004 – a progress report. Londres: Defra publications, 2004. 55 p.

DE CECCO, B. S.; CAROSSINO, M.; DEL PIERO, F.; *et al.* Meningoencephalomyelitis in domestic cats: 3 cases of *Pasteurella multocida* infection and literature review. *J. Vet. Diagn. Investig.*, v. 33, n. 6, p. 1156-1162, 2021.

DENNIS, S. M. Perosomus elumbis in sheep. *Aust Vet J.*, v. 51, n. 3, p. 135-136, 1975.

DESCARGA, C. O; PISCITELLI, H. G.; ZIELINSKI, G. C.; *et al.* Thromboembolic meningoencephalitis due to *Haemophilus somnus* in feedlot cattle in Argentine. *Vet. Rec.*, v. 150, n. 26, p. 817, 2002.

DEWEY, C. W. External hydrocephalus in a dog with suspected bacterial meningoencephalitis. *J. Am. Anim. Hosp. Assoc.*, v. 38, n. 6, p. 563-567, 2002.

DICKINSON, P. J.; KEEL, M. K.; HIGGINS, R. J.; *et al.* Clinical and pathologic features of oligodendrogliomas in two cats. *Vet. Pathol.*, v. 37, n. 2, p. 160-167, 2000.

DINIZ, S. A.; ANDRADE-NETO, J. P.; HOSOMI, F. Y. M.; *et al.* Encefalite do cão Pug: primeiro diagnóstico no Brasil. *Clin. Vet.*, v. 11, n. 64, p. 76-78, 2006.

DUBEY, J. P.; LINDSAY, D. S. Neosporosis in dog. *Vet. Parasitol.*, v. 26, n. 2-4, p. 295-304, 2001.

DUBEY, J. P.; LINDSAY, D. S.; KERBER, C. E.; *et al.* First isolation of *Sarcocystis neurona* from the South American opossum, *Didelphis albiventris*, from Brazil. *Vet. Parasitol.*, v. 36, n. 1-2, p. 147-151, 1990.

DUQUE-VALENCIA, J; SARUTE, N.; OLARTE-CASTILLO, X. A.; *et al.* Evolution and interspecies transmission of canine distemper virus-an outlook of the diverse evolutionary landscapes of a multi-host virus. *Viruses*, v. 11, n. 7, p. 582, 2019.

DUNLOP, R. H.; MALBERT, C. H. *Veterinary pathophysiology.* Iowa: Blackwell, 2004. 527 p.

DUTRA, I. S.; DÖBEREINER, J.; SOUZA, A. M. Botulismo em bovinos de corte e leite alimentados com cama de frango. *Pesq. Vet. Bras.*, v. 25, n. 2, p. 115-119, 2005.

DUTTON, M. F. Fumonisins, mycotoxins of increasing importance: their nature and their effects. *Pharmacol. Ther.*, v. 70, n. 2, p. 137-161, 1996.

ECCO, R.; FLORES, L. A. S.; TÚRY, E.; *et al.* Aspectos clínicos e patológicos da infecção hiperaguda por *Streptoccocus suis* tipo 2 em suínos na fase de creche – relato de casos. *Hora Vet.*, v. 23, n. 134, 2003.

ECCO, R.; GRAÇA, D. L. Patologia do sistema nervoso central. In: SERAKIDES, R. *Patologia veterinária.* Belo Horizonte: Editora UFMG, 2006. p. 203-242.

EDWIN, E. E.; JACKMAN, R. Ruminant thiaminase and tissue thiamine in cerebrocortical necrosis. *Vet. Res. Commun.*, v. 5, n. 3, p. 237-250, 1982.

ELCHOS, B. N.; GODDARD, J. Implications of presumptive fatal Rocky Mountain spotted fever in two dogs and their owner. *J. Am. Vet. Med. Assoc.*, v. 223, n. 10, p. 1450-1452, 2003.

EKENSTEDT, K. J.; Oberbauer, A. M. Inherited epilepsy in dogs. *Top. Companion Anim. Med.*, v. 28, n. 2, p. 51-58, 2013.

ENEMARK, H. L.; HANSEN, M. S.; JENSEN, T. K.; *et al.* An outbreak of bovine meningoencephalomyelitis with identification of Halicephalobus gingivalis. *Vet. Parasitol.*, v. 218; p. 82-86, 2016.

FARRAR, M. D.; MILLER, D. L.; BALDWIN, C. A.; *et al.* Eastern equine encephalitis in dogs. *J. Vet. Diagn. Investig.*, v. 17, n. 6, p. 614-617, 2005.

FÄRBER, K.; KETTENMANN, H. Physiology of microglial cells. *Brain Res. Rev.*, v. 48, p. 133-143, 2005.

FERRAZ, C.; TORRES NETO, R.; ROMALDINI, A.; *et al.* Ophthalmological and neurological manifestations of a dog with intracranial anaplastic ependymoma. Case report. *Ars Veterinaria*, v. 37, n. 3, p. 158-165, 2021.

FAWCETT, J. W.; ROSSER, A. E.; DUNNETT, S. B. *Brain damage, brain repair.* Oxford: University Press, 2001. 466 p.

FERREYRA, F. S. M.; BRADNER, L. K.; BURROUGH, E. R.; *et al.* Polioencephalomyelitis in domestic swine associated with porcine astrovirus type 3. *Vet. Pathol.* v. 57, n. 1, p. 82-89, 2020.

FINKE, S.; CONZELMANN, K. K. Replication strategies of rabies virus. *Virus Res.*, v. 111, p. 120-131, 2005.

FRENCH, E. L. A specific virus encephalitis in calves: Isolation and characterization of the causal agent. *Aust. Vet. J.*, v. 38, p. 216-221, 1962.

FRENCH, N. P.; McCARTHY, H. E.; DIGGLE, P. J.; *et al.* Clustering of equine grass sickness cases in the United Kingdom: a study considering the effect of position-dependent reporting on the space-time K-function. *Epidemiol. Infect.*, v. 133, n. 2, p. 343-348, 2005.

FREYRE, A.; BONINO, J.; FALCÓN, J.; *et al.* The incidence and economic significance of ovine toxoplasmosis in Uruguay. *Vet. Parasitol.*, v. 73, p. 13-15, 1997.

FROSCH, M. P.; ANTHONY, D. C.; DE GIROLAMI, U. The central nervous system. In: KUMAR V.; ABBAS, A. K.; FAUSTO, N. *Robbins and Cotran Pathologic basis of disease.* 7. ed. Philadelphia: Elsevier, 2005. p. 1347-1419.

FULLER, G. N.; BURGER, P. C. Central nervous system. In: STERNBERG, S. S. Histology for pathologists. 2. ed. Philadelphia: Lippincott-Raven, 1997. p. 243-282.

FURLAN, F. H.; MENDES, E. R. S.; DUCATTI, K. R.; *et al.* Intoxicação aguda por *Pteridium arachnoideum* e *Pteridium caudatum* em bovinos e distribuição das plantas em Mato Grosso. *Pesq. Vet. Bras*, v. 34, n. 4, p. 343-348, 2014.

GABARDO, M. P.; OLIVEIRA, J. S. V.; ECCO, R.; GUEDES, R. M. C. Outbreak of ovine abortion by toxoplasmosis in Southeastern Brazil. *Braz. J. Vet. Pathol.*, v. 6, p. 37-42, 2013.

GALIZA, G. J. N.; SILVA, M. L. C. R.; DANTAS, A. F. M.; *et al.* Doenças do sistema nervoso de bovinos no semiárido nordestino. *Pesq. Vet. Bras.*, v. 30, n. 3, p. 267-276, 2010.

GARMA-AVIÑA, A.; TYLER, J.W. Large granular lymphocyte pleocytosis in the cerebrospinal fluid of a dog with nerotizing meningoencephalitis. *J. Comp. Pathol.*, v. 121, p. 83-87, 1999.

GARMATZ, S. L.; IRIGOYEN, L. F.; RECH, R. R.; *et al.* Febre catarral maligna em bovinos no Rio Grande do Sul: transmissão experimental para bovinos e caracterização do agente etiológico. *Pesq. Vet. Bras.*, v. 24, n. 2, p. 93-106, 2004.

GELLI, D. S.; JAKABI, M.; SOUZA, A. Botulism: a laboratory investigation on biological and food samples from cases and outbreaks in Brazil (1982-2001). *Rev. Inst. Med. Trop.*, v. 44, n. 6, p. 321-324, 2002.

GIL, L.; MAGALHAES, T.; SANTOS, B.; *et al.* Active circulation of madariaga virus, a member of the eastern equine encephalitis virus complex, in northeast Brazil. *Pathogens*, v. 10, n. 8, p. 983, 2021.

GOLDBERG, J. L.; BARRES, B. A. Nogo in nerve regeneration. *Nature*, v. 403, p. 369-370, 2000.

GOLDMAN, J. E. Developmental origins of astrocytes. In: Jessen, K. R.; Richardson, W. D. *Glial cell development.* 2. ed. Oxford: University Press, 2001. p. 55-74.

GOULD, D. H. Polioencephalomalacia. *J. Anim. Sci.*, v. 76, p. 309-314, 1998.

GRAÇA D. L.; FERNANDES, C. G.; SOUZA, M. V.; *et al.* Schwannoma de V par craneano y ganglio en Pastor alemán. Relato de un caso. *Med. Vet.*, v. 15, n. 12, p. 652-654, 1998.

GOYETTE-D. G.; AUGER, J. P.; XU, J.; *et al. Streptococcus suis*, an important pig pathogen and emerging zoonotic agent-an update on the worldwide distribution based on serotyping and sequence typing. *Emerg. Microbes Infect.*, v. 3, n. 6, e45, 2014.

GRAÇA, D. L.; FIGHERA, R. A.; FERNANDES, C. G.; *et al.* Neurohistopatología. In: PELLEGRINO, F.; SURANITI, A.; GARIBALDI, L. *El libro de Neurología para la Práctica Clínica.* Buenos Aires: Intermédica, 2003. p. 601-626.

GREENLEE, J. J. Review: update on classical and atypical scrapie in sheep and goats *Vet. Pathol.*, v. 56, n. 1 p. 6-16, 2019.

GREENE, C. E. *Infectious diseases of the dog and cat.* 3. ed. Philadelphia: Saunders/Elsevier, 2005. 1387 p.

GRENDON, J.; FROST, F.; BAUM, L. Chronic health effects among sheep and humans surviving an aldicarb poisoning incident. *Vet. Hum. Toxicol.*, v. 36, n. 3, p. 218-223, 1994.

GUEDES, R. M. C.; NOGUEIRA, R. H. G.; FACURY FILHO, E. J.; *et al.* Meningite tuberculosa bovina. *Arq. Bras. Med. Vet. Zoot.*, v. 49, n. 1, p. 131-135, 1997.

GUIZELINI, C. C.; LEMOS, R. A. A.; PAULA, J. L. P.; *et al.* Type C botulism outbreak in feedlot cattle fed contamined corn silage. *Anaerobe*, v. 55, p. 103-106, 2019.

GUPTA, R. C. Carbofuran toxicity. *J. Toxicol. Environ. Health*, v. 43, n. 4, p. 383-418, 1994.

GYLES, C. L.; PRESCOTT, J. F.; SONGER, J. G.; *et al. Pathogenesis of bacterial infections in animals.* 3. ed. Victoria: Blackwell, 2004. 456 p.

HAAS, B.; GRENIER D. Understanding the virulence of Streptococcus suis: a veterinary, medical, and economic challenge. *Med. Mal. Infect.*, v. 48, n. 3, p. 159-166, 2018.

HAMMERSCHMITT, M. E.; ALMEIDA, P. R.; DE CECCO, B. S.; *et al.* Swine polioencephalomyelitis in Brazil: identification of Teschovirus A, Sapelovirus A, and Enterovirus G in a farm from Southern Brazil. *Braz. J. Microbiol.*, v. 52, n. 3, p. 1617-1622, 2021.

HEADLEY, S. A.; SOARES, I. C.; GRAÇA, D. L. J. Glial fibrillary acidic protein (GFAP) – immunoreactive astrocytes in dogs infected with canine distemper virus. *J. Comp. Pathol.*, v. 125, p. 90-97, 2001.

HENKER, L. C.; CRUZ, R. A. S.; SILVA, F. S.; *et al.* Meningoencephalitis due to *Naegleria fowleri* in cattle in southern Brazil. *Braz. J. Vet. Parasitol.*, v. 28, n. 3, p. 514-517, 2019.

HIATT, J. L.; GARTNER, L. P. *Color textbook of histology.* Philadelphia: Saunders, 1997. p. 155-185.

HIERWEGER, M. M.; BOUJON, C. L.; KAUER, R. V.; *et al.* Cerebral Ovine Herpesvirus 2 infection of cattle is associated with a variable neuropathological phenotype. *Vet Pathol.*, v. 58, n. 2, p. 384-395, 2021.

HIGGINS, R. J.; BOLLEN, A. W.; DICKINSON, P. J.; *et al.* Tumors of the nervous system. In: MEUTEN, D. J. *Tumors of domestic animals.* 5. ed. Iowa: State Press, 2017. p. 834-891.

HIRANO, H.; HIRAHARA, K.; ASAKURA, T.; *et al.* Hydrocephalus due to villous hypertrophy of the choroid plexus in the lateral ventricles. *J. Neurosurg.*, v. 80, p. 321-323, 1994.

HIROSE, T.; SCHEITHAUER, B. W.; SANO, T.; *et al.* Perineural malignant peripheral nerve sheath tumor. *Amer. J. Surg. Pathol.*, v. 22, n. 11, p. 1368-1378, 1998.

HORA, A. S.; TONIETTI, O.; PALOMA, G. J. M.; *et al.* Felid herpesvirus 1 as a causative agent of severe nonsuppurative meningoencephalitis in a domestic cat. *J. Clin. Microbiol.*, v. 51, p. 676-679; 2013.

JACKMAN, R.; EDWIN, E. E. Cerebral autofluorescence and thiamine deficiency in cerebrocortical necrosis. *Vet. Rec.*, v. 112, n. 23, p. 548-550, 1983.

JACOBS, J. M.; CARMICHAEL, N.; CAVANAGH, J. B. Ultrastructural changes in the dorsal root and trigeminal ganglia of rats poisoned with methylmercury. *Neuropathol. Appl. Neurobiol.*, v. 1, p. 1-19, 1975.

JAGER, M. C.; SLOMA, E. A.; SHELTON, M.; *et al.* Naturally acquired canine herpesvirus-associated meningoencephalitis. *Vet. Pathol.*, v. 54, n. 5, p. 820-827, 2017.

JOLLY, R. D.; DITTMER K. E.; DORIAN J.; *et al.* b-mannosidosis in German Shepherd dogs. *Vet. Pathol.*, v. 56, n. 1, p. 743-748, 2019.

JOHNSON, C., K.; KELLY, T. R.; RIDEOUT, B., A. Lead in munitions: a persistent threat to health and conservation. *Ecohealth*, v. 10, n. 4, p. 455-464, 2013.

KAWAHARA, E.; ODA, I.; OOI, A.; *et al.* Expression of glial fibrillary acidic protein (GFAP) in peripheral nerve sheath tumors. *Am. J. Surg. Pathol.*, v. 12, n. 2, p. 115-120, 1988.

KENNEDY, J. M.; EARLE, J.; OMAR, S.; *et al.* Canine and phocine distemper viruses: global spread and genetic basis of jumping species barriers. *Viruses*, v. 11, n. 10, p. 944, 2019.

KETTENMANN, H.; RANSOM, B. R. *Neuroglia.* 2. ed. Oxford: University Press, 2005. 601 p.

KIRKPATRICK, C. J.; CURRY, A. Interaction between mast cells and perineural fibroblasts in neurofibroma. New insights into mast cell function. *Pathol. Res. Pract.*, v. 183, n. 4, p. 453-461, 1988.

KNIGHT, T. E.; KUMAR, M. S. A. Lead toxicosis in cats – a review. *J. Feline Med. Surgery*, v. 5, p. 249-255, 2003.

KOKOSINSKA, A.; MABONI, G.; KELLY, K. M.; *et al.* Lymphoplasmacytic meningoencephalitis and neuronal necrosis associated with parvoviral infection in cats. *Vet Pathol.*, v. 56, n. 4, p. 604-608, 2019.

KRAFT, S. L.; GAVIN, P. R.; DeHAAN, C.; *et al.* Retrospective review of 50 canine intracranial tumors evaluated by magnetic resonance imaging. *J. Vet. Intern. Med.*, v. 11, n. 4, p. 218-225, 1997.

KRIEK, N. P. J.; KELLERMAN, T. S.; MARASAS, W. F. O. Comparative study of the toxicity of *Fusarium verticillioides* (= *Fusarium moniliformes*) to horses, primates, pigs, sheep and rats. *Onderst. J. Vet. Res.*, v. 48, n. 2, p. 129-131, 1981.

LALLO, M. A.; BONDAN, E. F. Encefalitozoonose canina. Revisão. *Clin. Vet.*, v. 4, n. 19, p. 26-30, 1999.

LAMM, C. G.; FERGUSON, A. C.; LEHENBAUER, T. W.; *et al.* Streptococcal infection in dogs: a retrospective study of 393 cases. *Vet. Pathol.*, v. 47, n. 3, p. 387-395, 2010.

LANGOHR, I. M.; IRIGOYEN, L. F.; LEMOS, R. A. A.; *et al.* Aspectos epidemiológicos, clínicos e distribuição das lesões histológicas no encéfalo de bovinos com raiva. *Ciênc. Rural*, v. 33, n. 1, p. 125-131, 2003.

LANGOHR, I. M.; TANABE, M. Idiopathic complex polysaccharide storage disease in an Abyssinian cat. *Vet. Pathol.*, v. 42, n. 4, p. 502-506, 2005.

LEAL, J. S.; CORREA, G. L. F.; DALTO, A. G. C.; *et al.* Utilização de biopsias de terceira pálpebra e mucosa retal em ovinos para diagnóstico de scrapie em uma propriedade da Região Sul do Brasil. *Pesq. Vet. Bras.*, v. 32, n. 10, p. 990-994, 2012.

LEIPOLD, H. W.; DENNIS, S. D. Congenital defects of the bovine central nervous system. *Vet. Clin. North Am. Food Anim. Pract.*, v. 3, p. 159-177, 1987.

LEMOS, K. R.; ALESSI, A. C. Astrócitos imunorreativos à proteína glial fibrilar ácida (GFAP) em sistema nervoso central de equinos normais e de equinos com leucoencefalomalácia. *Pesq. Vet. Bras.*, v. 19, n. 3/4, p. 104-108, 1999.

LEMOS, R. A. A.; BARROS, N.; BRUM, K. B. *Enfermidades de interesse econômico em bovinos de corte*: perguntas e respostas. Campo Grande: UFMS, 2002. p. 292.

LEMOS, R. A.; DRIEMEIER, D.; GUIMARÃES, E. B.; *et al.* Lead poisoning in cattle grazing pasture contaminated by industrial waste. *Vet. Human Toxicol.*, v. 46, n. 6, p. 326-328, 2004.

LICHTENSTEIGER, C. A.; HEINZ-TAHENY, K.; OSBORNE, T. S. West Nile virus and encephalitis and myocarditis in wolf and dog. *Emerg Infect Dis.*, v. 9, p. 1303-1306, 2003.

LIMA, E. F.; RIET-CORREA, F.; TABOSA, I. M.; *et al.* Polioencefalomalacia em caprinos e ovinos na região semiárida do Nordeste do Brasil. *Pesq. Vet. Bras.*, v. 25, n. 1, p. 9-14, 2005.

LIPSITZ, D.; HIGGINS, R. J.; KORTZ, D.; *et al.* Glioblastoma multiforme: clinical findings, magnetic resonance imaging, and pathology in five dogs. *Vet. Pathol.*, v. 40, p. 659-669, 2003.

LORENZ, M. D.; KORNEGAY, J. N. *Handbook of veterinary neurology*. 4. ed. Philadelphia: Saunders, 2004. 468 p.

LORETTI, A. P.; COLODEL, E. M.; GIMENO, E. J.; *et al.* Lysosomal storage disease in *Sida carpinifolia* toxicosis: an induced mannosidosis in horses. *Equine Vet. J.*, v. 35, n. 5, p. 434-438, 2003.

LUDWIN, S. K. The perineuronal satellite oligodendrocytes – a possible role in myelination. *Acta Neuropathol.*, v. 47, p. 49-52, 1979.

LUNARDI, M.; DAROLD, G. M.; AMUDE, A. M.; *et al.* Canine distemper virus active infection in order Pilosa, family Myrmecophagidae, species Tamandua tetradactyla. *Vet. Microbiol.*, v. 220, p. 7-11, 2018.

MABBOTT, N. A.; BRUCE, M. E. The immunobiology of TSE diseases. *J. Gen. Virol.*, v. 82, p. 2307-2318, 2001.

MACHADO, G. F.; ALESSI, A. C. Glial fibrillary acidic protein (GFAP) immunoreactive astrocytes in the CNS of normal and rabies-infected adult cattle. I. Hipocampus and dentate gyrus. *Braz. J. Vet. Res. Anim. Sci.*, v. 34, n. 6, p. 332-335, 1997.

MACHADO, G. F.; CASTRO, M. B. Ç.; MELO, G. D.; *et al.* Intravascular lymphomatosis in the central nervous system of dogs: immunohistochemical investigation in two cases. *Braz. J. Vet. Pathol.*, v. 4, n. 1, p. 47-51, 2011.

MAEDA, H.; SHIBUYA, H.; SUZUKI, K.; *et al.* A case of anaplastic meningioma in a dog. *J. Vet. Med. Sci.*, v. 67, n. 11, p. 1177-1180, 2005.

MAMOM, T.; MEYER-LINDENBERG, A.; HEWICKER-TRAUTWEIN, M.; *et al.* Oligodendroglioma in the cervical spinal cord of a dog. *Vet. Pathol.*, v. 41, p. 524-526, 2004.

MEDEIROS, M. A.; RIET-CORREA, F.; PESSOA, A. F. A.; *et al.* Utilização de vagens de *Prosopis juliflora* na alimentação de bovinos e equinos. *Pesq. Vet. Bras.*, v. 32, n. 10, p. 1014-1016, 2012.

MELANDRI, V.; GUIMARÃES, A. É.; KOMAR, N.; *et al.* Serological detection of West Nile virus in horses and chicken from Pantanal, Brazil. *Mem. Inst. Oswaldo Cruz*, v. 107, p. 1073-1075, 2012.

MELLA, C. M.; PEREZ-OLIVA, O.; LOEW, F. M. Induction of bovine polioencephalomalacia with feeding system based on molasses and urea. *Can. J. Comp. Med.*, v. 40, n. 1, p. 104-110, 1976.

MELO, M. M.; OLIVEIRA, N. J. F.; LAGO, L. A. Intoxicações causadas por pesticidas em cães e gatos. Parte I: Organoclorados, organofosforados, carbamatos e piretroides. *Rev. Educ. Contin.*, v. 5, n. 2, p. 188-195, 2002.

MELO, M. M.; OLIVEIRA, N. J. F.; LAGO, L. A. Intoxicações causadas por pesticidas em cães e gatos. Parte II: amitraz, estricnina, fluoracetato de sódio e fluorcetamida, rodenticidas anticoagulantes e avermectinas. *Rev. Educ. Contin.*, v. 5, n. 3, p. 259-267, 2002.

MÉNDEZ, M. C.; RIET-CORREA, F. *Plantas tóxicas e micotoxicoses*. Pelotas: Editora UFPel, 2000. 112 p.

MENDONÇA, F. S.; DÓRIA, R. G. S.; SCHEIN F. B.; *et al.* Febre catarral maligna em bovinos no estado de Mato Grosso. *Pesq. Vet. Bras.*, v. 28, p. 155-160, 2008.

MICHIMAE, Y.; MORITA, T; SUNAGAWA, Y.; *et al.* Anaplastic ependymoma in the cervical spinal cord of a Maltese dog. *J. Vet. Med. Sci.*, v. 66, n. 9, p. 1155-1158, 2004.

MIRSKY, R.; JESSEN, K. R. Embryonic and early postnatal development of Schwann cells. In: JESSEN, K. R.; RICHARDSON, W. D. *Glial cell development*. 2. ed. Oxford: University Press, 2001. p. 2-20.

MONDINI, A.; CARDEAL, I. L.; LÁZARO, E.; *et al.* Saint Louis encephalitis virus, Brazil. *Emerg Infect Dis.*, v. 13, p. 176-178, 2007.

NAGY, J. L.; DUDEK, F. E.; RASH, J. E. Update on connexins and gap junctions in neurons and glia in the mammalian central nervous system. *Brain Res. Rev.*, v. 47, p. 191-215, 2004.

NAKAZATO, L.; LEMOS, R. A. A.; RIET-CORREA, F. Polioencefalomalácia em bovinos nos Estados de Mato Grosso do Sul e São Paulo. *Pesq. Vet. Bras.*, v. 20, n. 3, p. 119-125, 2000.

NELSON, R. W.; COUTO, C. G. *Medicina interna de pequenos animais*. 2. ed. Rio de Janeiro: Guanabara Koogan, 2001. p. 789-796.

NESSELER, A.; BAUMGÄRTNER, W.; GAEDKE, K.; *et al.* Abundant expression of viral nucleoprotein mRNA and restricted translation of the corresponding viral protein in inclusion body polioencephalitis of canine distemper. *J. Comp. Pathol.*, v. 116, p. 291-301, 1997.

NESSELER, A.; BAUMGÄRTNER, W.; ZURBRIGGEN, A.; *et al.* Restricted virus protein translation in canine distemper virus inclusion body polioencephalitis. *Vet. Microbiol.*, v. 69, p. 23-28, 1999.

NEWTON, J. R.; HEDDERSON, E. J.; ADAMS, V. J.; *et al.* An epidemiological study of risk factors associated with the recurrence of equine grass sickness (dysautonomia) on previously affected premises. *Equine Vet. J.*, v. 36, n. 2, p. 105-112, 2004.

NILES, G. A.; MORGA, S.; EDWARDS, W. C.; *et al.* Effects of dietary sulfur concentrations on the incidence and pathology of polioencephalomalacia in weaned beef calves. *Vet. Human Toxicol.*, v. 44, n. 2, p. 70-72, 2002.

NOGUEIRA, A. P. A.; SOUZA, R. I. C.; SANTOS, B. S.; *et al.* Polioencefalomalacia experimental induzida por amprólio em bovinos. *Pesq. Vet. Bras.*, v. 30, n. 8, p. 631-636, 2010.

NYSKA, A.; SHAMIR, M. H.; HARMELIN, A.; *et al.* Intracranial gangliocytoma in a dog. *Vet. Pathol.*, v. 32, n. 2, p. 190-192, 1995.

OLIVEIRA E.C.; ALMEIDA P.R.; SONNE L.; *et al.* Infectious canine hepatitis in naturally infected dogs: pathological findings and immunohistochemical diagnosis. *Pesq. Vet. Bras.*, v. 31, n. 2, p. 158-164, 2011.

OLIVEIRA, F. N.; RECH, R. R.; RISSI, D. Intoxicação em suínos pela ingestão de sementes de *Aeschynomene indica* (Leg.Papilionoideae). *Pesq. Vet. Bras.*, v. 25, n. 3, p. 135-142, 2005.

OLIVEIRA, L. B.; NÓBREGA, J.; LAUFER-AMORIM, R.; *et al.* Linfoma intravascular de células T em cão. *Vet. Zootec.*, v. 22, n. 4, p. 575-579, 2015.

OLIVEIRA, S.; GALINA, L.; PIJOAN, C. Development of a PCR test to diagnose *Haemophilus parasuis* infections. *J. Vet. Diagn. Invest.*, v. 13, n. 6, p. 495-501, 2001.

OLIVEIRA, T. S.; BULL, V.; FURTINI, R.; *et al.* Neurological diseases of cattle diagnosed through histopathology in Minas Gerais. *Braz. J. Vet. Pathol*, v. 9, n. 2, p. 62-69, 2016.

OLIVEIRA, T. S.; LIMA, S. R. D.; FURTINI, R.; *et al.* Cerebellar Abiotrophy in Nelore: First Report in Zebu Cattle (*Bos taurus indicus*). *Braz. J. Vet. Pathol.*, v. 4, n. 3, p. 235-238, 2011.

OLKOWSKI, A. A. Neurotoxicity and secondary metabolic problems associated with low to moderate levels of exposure to excess dietary sulphur in ruminants: a review. *Vet. Human Toxicol.*, v. 39, n. 6, p. 355-360, 1997.

OLKOWSKI, A. A.; GOONERATNE, S. R. Microbiological methods of thiamine measurement in biological material. *Int. J. Vitam. Nutr. Res.*, v. 62, n. 1, p. 34-42, 1992.

OMETTO, T.; DURIGON, E. L.; DE ARAUJO, J.; *et al.* West Nile virus surveillance, Brazil, 2008-2010. *Trans. R. Soc. Trop. Med. Hyg.*, v. 107, p. 723-730, 2013.

ORTOLANI, E. L. Panorama epidemiológico da mortalidade enzoótica de bovinos adultos no Brasil e no Paraguai: retrospectiva e levantamentos. *Hora Vet.*, v. 12, p. 20-25, 1993.

OSUCHOWSKI, M. F.; EDWARDS, G. L.; SHARMA, R. P. Fumonisin B1-induced neurodegeneration in mice after intracerebroventricular infusion is concurrent with disruption of sphingolipid metabolism and activation of proinflammatory signaling. *Neurotoxicity*, v. 26, n. 2, p. 211-221, 2005.

OSWEILER, G. D. *Toxicologia veterinária*. Porto Alegre: Artes Médicas, 1998. 526 p.

OZMEN, O.; MOR, F. Acute lead intoxication in cattle housed in an old battery factory. *Vet. Human Toxicol.*, v. 46, n. 5, p. 255-256, 2004.

PAIXÃO, T. A.; RÊGO, I. O. P.; SANTOS, R. L. Anti-*Sarcocystis neurona* immunostaining associated with equine protozoal myeloencephalitis (EPM) in Brazil. *Ciênc. Rural*, v. 37, n. 6, p. 1820-1823, 2007.

PAIXÃO, T. A.; SANTOS, R. L. Encefalite por *Neospora caninum* e *Toxoplasma gondii* em cães. *Clin. Vet.*, v. 9, n. 48, p. 44-52, 2004.

PALMER, S. R.; SOULSBY, L.; SIMPSON, D. I. H. *Zoonoses*. Oxford: University Press, 1998. 948 p.

PANZIERA, W.; BIANCHI, R.M.; PEREIRA, P.R.; *et al.* Ischemic myelopathy caused by fibrocartilaginous embolism in a horse. *Ciência Rural*, v. 48, n. 2, e20170436; 2018.

PARK, C. Oligodendroglioma in a French Bulldog. *J. Vet. Sci.*, v. 4, n. 2, p. 195-197, 2003.

PARK, E. S.; UCHIDA, K.; NAKAYAMA, H. Comprehensive immunohistochemical studies on canine necrotizing meningoencephalitis (NME), necrotizing leukoencephalitis (NLE), and granulomatous meningoencephalomyelitis (GME). *Vet. Pathol.*, v. 49, p. 682-692, 2012,

PATNAIK, A. K.; ERLANDSON, R. A.; LIEBERMAN, P. H. Canine malignant melanotic schwannomas: a light and electron microscopic study of two cases. *Vet. Pathol.*, v. 21, p. 483-488, 1984.

PATNAIK, A. K.; KAY, W. J.; HURVITZ, A. I. Intracranial meningioma: a comparative pathologic study of 28 dogs. *Vet. Pathol.*, v. 23, n. 4, p. 369-373, 1986.

PENNICK, K. E.; McKNIGHT, C. A.; PATTERSON, J. S.; *et al.* Diagnostic sensitivity and specifity of in situ hybridization and immunohistochemistry for Eastern equine encephalitis virus and West Nile virus in formalina-fixed, paraffin-embedded brains tissue of horses. *J. Vet. Diagn. Invest.*, v. 24, n. 2, p. 333-338, 2012.

PEREIRA, A. P. C.; COUTINHO, S. D. Criptococose em cães e gatos – revisão. *Clin. Vet.*, v. 8, n. 45, p. 24-32, 2003.

PEREZ, S. E.; BRETSCHNEIDER, G.; LEUNDA, M. R.; *et al.* Primary infection, latency, and reactivation of bovine herpesvirus type 5 in the bovine nervous system. *Vet. Pathol.*, v. 39, n. 4, p. 437-444, 2002.

PESAVENTO, P. A.; BANNASCH, M. J.; BACHMANN, R.; *et al.* Fatal *Streptococcus canis* infections in intensively housed shelter cats. *Vet. Pathol.*, v. 44, n. 2, p. 218-221, 2007.

PESCA, C.; GOBBI M.; PALOMBI C.; *et al.* Bovine malignant catarrhal fever: case reporting in Central Italy. *Vet. Italian*, v. 55, n. 3, p. 279-283, 2019.

PETERS, A.; PALAY, S. L.; WEBSTER, H. de F. *The fine structure of the nervous system.* 3. Ed. Oxford: University Press, 1991. 494 p.

PIEREZAN, F.; RISSI, D. R.; RECH, R. R.; *et al.* Achados de necropsia relacionados com a morte de 335 equinos: 1968-2007. *Pesq. Vet. Bras.*, v. 29, n. 3, p. 275-280, 2009.

PIMENTEL, L. A.; OLIVEIRA, D. M.; GALIZA, G. J. N.; *et al.* Doenças do sistema nervoso central de equídeos no semiárido. *Pesq. Vet. Brasl.*, v. 29, n. 7, p. 589-597, 2009.

PIMENTEL, L. A.; DANTAS, A. F. M.; UZAL, F.; *et al.* Meningoencephalitis caused by *Naegleria fowleri* in cattle of northeast Brazil. *Res. Vet. Sci.*, v. 93, p. 811-812, 2012.

PLATT, F. M.; WALKLEY, S. U. *Lysosomal disorders of the brain.* Oxford: University Press, 2004. 447 p.

PORTER, B. F.; SUMMERS, B. A.; LELAND, M. M.; *et al.* Glioblastoma multiforme in three Baboons (*Papio* spp). *Vet. Pathol.*, v. 41, p. 424-428, 2004.

PORTER, B.; LAHUNTA, A.; SUMMERS, B. Gliomatosis cerebri in six dogs. *Vet. Pathol.*, v. 40, p. 97-102, 2003.

PRITCHARD, D.; EGGLESTON, G. W. Nardoo fern and polioencephalomalacia. *Aust. Vet. J.*, v. 54, n. 4, p. 204-2005, 1978.

PRUSINER, S. B. Novel proteinaceous infectious particles cause scrapie. *Science*, v. 216, n. 4542, p. 136-44, 1982.

PUMAROLA, M.; ANOR, S.; BORRAS, D.; *et al.* Malignant epithelioid Schwannoma affecting the trigeminal nerve of a dog. *Vet. Pathol.*, v. 33, p. 434-436, 1996.

QUEIROZ, G. R.; OLIVEIRA, R. A. M.; FLAIBAN, K. K. M. C.; *et al.* Diagnóstico diferencial das doenças neurológicas dos bovinos no estado do Paraná. *Pesq. Vet. Bras.*, v. 38, n. 7, p. 1264-1277, 2018.

QUEIROZ, G. R.; PEREIRA., P. F. V.; BREGADIOLI, G. C.; *et al.* Intoxicação natural por *Sida carpinifolia* em caprinos no estado do Paraná. *Arch. Vet. Sci.*, v. 20, n. 2, p. 92-102, 2015.

RADAELLI, S. T.; PLATT, S. R. Bacterial meningoencephalomyelitis in dogs: a retrospective study of 23 cases (1990-1999). *J. Vet. Intern. Med.*, v. 16, n. 2, p. 159-163, 2002.

RADOSTITS, O. M.; GAY, C. C.; BLOOD, D. C.; HINCHCLIFF, K. W. *Clínica veterinária*. 9. ed. Rio de Janeiro: Guanabara Koogan, 2002. 1737 p.

RAFF, M. C.; ABNEY, E. R.; COHEN, J.; *et al.* Two types of astrocytes in cultures of developing rat white matter: differences in morphology, surface gangliosides, and growth characteristics. *J. Neurosci.*, v. 3, n. 6, p. 1289-1300, 1983.

RAISBECK, M. F. Is polioencephalomalacia associated with high-sulfate diets? *J. Am. Vet. Med. Assoc.*, v. 180, n. 11, p. 1303-1305, 1982.

RANSOM, B. R.; BEHAR, T.; NEDERGAARD, M. New roles for astrocytes (stars al last). *TINS*, v. 26, p. 520-522, 2003.

RAPP-GABRIELSON, V. J.; OLIVEIRA, S. R.; PIJOAN, C. *Haemophilus parasuis*. In: STRAW, B. E.; ZIMMERMAN, J. J.; D'ALLAIRE, S.; TAYLOR, D. J. *Diseases of swine*. 9. ed. Ames: Blackwell, 2006. p. 681-690.

RECH, R. R.; RISSI, D. R.; PIEREZAN, F.; *et al.* Raiva em herbívoros: 27 cases. In: *ENDIVET*. Campo Grande: [s. n.], 2006.

RECH, R. R.; BARROS, C. S. L. Neurologic diseases in horses. *Vet. Clin. Equine*, v. 31, p. 281-306, 2015.

RECH, R.R.; GIARETTA P.R.; BROWN C.; *et al.* Gross and histopathological pitfalls found in the examination of 3,338 cattle brains submitted to the BSE surveillance program in Brazil. *Pesq. Vet. Bras.*, v. 38, n. 11, p. 2099-2108, 2018.

RECH, R. R.; RISSI, D.; RODRIGUES, A.; *et al.* Intoxicação por *Solanum fastigiatum* (Solanaceae) em bovinos: epidemiologia, sinais clínicos e morfometria das lesões cerebelares. *Pes. Vet. Bras.*, v. 26, n. 3, p. 183-189, 2006.

REINA, M. A.; CASASSOLA, O. L.; LÓPEZ, A.; *et al.* The origin of subdural space: ultrastructure findings. *Anesth. Analg.*, v. 94, p. 991-995, 2002.

RIBAS, J. L.; MENA, H.; BRAUND, K. G.; *et al.* A histologic and immunocytochemical study of choroid plexus tumors of the dog. *Vet. Pathol.*, v. 26, n. 1, p. 55-64, 1989.

RIBAS, N. L. K. S.; CARVALHO, R. I.; SANTOS, A. C.; *et al.* Doenças do sistema nervoso de bovinos no Mato Grosso do Sul: 1082 casos. *Pesq. Vet. Bras.*, v. 33, n. 10, p. 1183-1194, 2013.

RIET-CORREA, F.; MEIRELLES, M. A.; SOARES, J. M.; *et al.* Leucoencefalomalácia em equinos associada à ingestão de milho mofado. *Pesq. Vet. Bras.*, v. 2, n. 1, p. 27-30, 1982.

RIET-CORREA, F.; MÉNDEZ, M. C.; SCHILD, A. L. *Intoxicações por plantas e micotoxicoses em animais domésticos*. Pelotas: Hemisfério Sul, 1993. 340 p.

RIET-CORREA, F.; SCHILD, A. L.; MÉNDEZ, M. C.; *et al. Doenças de ruminantes e equinos*. 2. ed. São Paulo: Varela, 2001. v. 2, 998 p.

RINGENBERG, M. A.; NEITZEL, L. E.; ZACHARY, J. F. Meningeal osteossarcoma in a dog. *Vet. Pathol.*, v. 37, p. 653-655, 2000.

RISSI, D. R.; OLIVEIRA, F. N.; RECH, R. R.; *et al.* Epidemiologia, sinais clínicos e distribuição das lesões encefálicas em bovinos afetados por meningoencefalite por herpes-vírus bovino-5. *Pes. Vet. Bras.*, v. 26, n. 2, p. 123-132, 2006.

RISSI, D. R.; PIEREZAN, F.; SILVA, M. S.; *et al.* Neurological disease in cattle in southern Brazil associated with bovine herpesvirus infection. *J. Vet. Diagn. Invest.*, v. 20, p. 346-349, 2008.

RISSI, D. R.; HOWERTH, E. W. Pathology in practice. Ischemic encephalopathy caused by aberrant migration of *Cuterebra* larva. *J. Am. Vet. Med. Assoc.*, v. 243, n. 4, p. 493-495, 2013.

RISSI, D. R.; RECH, R. R.; BARROS, R. R.; *et al.* Forma nervosa de listeriose em caprinos. *Pesq. Vet. Bras.*, v. 26, n. 1, p. 14-20, 2006.

RODRIGUES, A.; FIGHERA, R. A.; SOUZA, T. M.; *et al.* Surto de tripanossomíase por *Trypanosoma evansi* em equinos no Rio Grande do Sul: aspectos epidemiológicos, clínicos, hematológicos e patológicos. *Pesq. Vet. Bras.*, v. 25, n. 4, p. 239-249, 2005.

ROIZMAN, B. The family *Herpesviridae*: an update. *Arch. Virol.*, v. 123, p. 432-445, 1992.

ROSA, F. B.; RUBIN, M. I. B.; OLINDA, R. G.; *et al.* Granulomatous leptomeningitis in a goat associated with infection by *Cryptococcus neoformans*. *Braz. J. Vet. Pathol.*, v. 9, n. 3, p. 98-102, 2016.

ROSA, R.; COSTA, E. A.; MARQUES, R. E. Isolation of Saint Louis encephalitis from a horse with neurological disease in Brazil. *PloS Negl. Trop. Dis.*, v. 7, n. 11, e.2537, 2013.

RUEHLMANN, D.; PODELL, M.; OGLESBEE, M.; *et al.* Canine neosporosis: a case report and literature review. *J. Am. Anim. Hosp. Assoc.*, v. 31, p. 174-183, 1995.

RUMBAUGH, G. E. Disseminated septic meningitis in a mare. *J. Am. Vet. Med. Assoc.*, v. 171, n. 5, p. 452-454, 1977.

SALLIS, E. S. V.; MAZZANTI, C. M.; MAZZANTI, A.; *et al.* OSP-Immunofluorescent oligodendrocytes in the brainstem of toxically demyelinated Wistar rats. *Arq. Neuropasiquiatr.*, v. 64, p. 240-244, 2006.

SANCHEZ, A. M.; LANGOHR, I.; STIGGER, A. L.; *et al.* Doenças do sistema nervoso central de bovinos no Sul do Brasil. *Pesq. Vet. Bras.*, v. 20, n. 3, p. 113-118, 2000.

SANTANA, H. S.; OLIVEIRA, B. L.; PIMENTEL, S. P.; *et al.* Granulomatous lesions in multiple organs in a horse caused by *Halicephalobus gingivalis*. *Braz. J. Vet. Pathol.*, v. 12, n. 3, p. 111-116, 2019.

SANT'ANA, F. J. F.; RISSI, D. R.; LUCENA, R. B.; *et al.* Polioencefalomalácia em bovinos: epidemiologia, sinais clínicos e distribuição das lesões no encéfalo. *Pesq. Vet. Bras.*, v. 29, n. 7, p. 487-497, 2009.

SANT'ANA, F. J. F.; NOGUEIRA, A. P. A.; SOUZA, R. I. C.; *et al.* Polioencefalomalácia experimental induzida por amprólio em ovinos. *Pesq. Vet. Bras.*, v. 29, n. 9, p. 747-752, 2009.

SANT'ANNA, F. J. F.; BARROS, C. S. L. Polioencephalomalacia in ruminants in Brazil. *Braz J Vet Pathol.*, v. 3, n. 1, p. 70-79, 2010.

SANT'ANNA, F. J. F.; SERAKIDES, R.; GRAÇA, D. L. Pilocytic astrocytoma in a cat. *Vet. Pathol.*, v. 39, p. 759-761, 2002.

SANT'ANNA, F. J. F.; FERREIRA JÚNIOR, J. A.; COSTA, Y. A.; *et al.* Granulomatous meningoencephalitis due to *Halicephalobus gingivalis* in a horse. *Braz. J. Vet. Pathol.*, v. 5, n. 1, p. 12-15, 2012.

SANT'ANA, F. J. F.; GARCIA, E. C.; RABELO, R. E.; *et al.* Lesões orofaríngeas e neurológicas em ovinos associadas ao uso de pistolas dosificadoras. *Pesq. Vet. Bras.*, v. 27, n. 7, p. 282-286, 2007.

SANT'ANA, F. J. F.; REIS JR, J. L.; BROWN, C. C.; *et al.* Primary brain T-cell lymphoma in a cat. *Braz. J. Vet Pathol.*, v. 3, n. 1, p. 56-59, 2010.

SARDON, D.; VASQUEZ, S.; CABRERA, P.; *et al.* Choroid plexus papiloma of the fourth ventricle of the plexus in a horse. *J. Equine Vet. Sci.*, v. 28, p. 545-548, 2008.

SCHILD, A. L.; RIET-CORREA, F.; FERNANDES, C. G.; *et al.* Hipoplasia cerebelar e porencefalia em bovinos Charolês no sul do Rio Grande do Sul. *Ciênc. Rural*, v. 31, n. 1, p. 149-153, 2001.

SCHWAB, J. P.; EDELWEISS, M.; GRAÇA, D. L. Identificação de *Listeria monocytogenes* pela técnica de imuno-histoquímica em tecido nervoso central de ruminantes. *Rev. Port. Cien. Vet.*, v. 99, n. 549, p. 65-66, 2004.

SCHWAB, S.; HERDEN, C.; SEELIGER, F.; *et al.* Nonsuppurative meningoencephalitis of unknown origin in cats and dogs: an immunohistochemical study. *J. Comp. Pathol.*, v. 136, n. 2-3, p. 96-110, 2017.

SCHÖNIGER, S.; KLOSE, K.; WERNER, H.; *et al.* Nonsuppurative encephalitis in a dog. *Vet. Pathol.*, v. 49, n. 4, p. 731-734, 2012.

SCOTT, E. Y.; WOOLARD, K. D.; FINNO, C. J.; *et al.* Cerebellar abiotrophy across domestic species. *Cerebellum*, v. 17, n. 3, p. 372-379, 2018.

SCOTT, P. R.; SARGISON, N. D.; PENNY, C. D.; *et al.* A field study of ovine bacterial meningoencephalitis. *Vet. Rec.*, v. 135, p. 154-156, 1994.

SEGALÉS, J.; DOMINGO, M.; SOLANO, G. I.; *et al.* Immunohistochemical detection of *Haemophilus parasuis* serovar 5 in formalin-fixed, paraffin-embedded tissues of experimentally infected swine. *J. Vet. Diag. Invest.*, v. 9, n. 3, p. 237-243, 1997.

SEIMIYA, Y.; OHSHIMA, K.; ITOH, H.; *et al.* Clinicopathology of meningoventriculitis due to *Streptococcus bovis* infection in neonatal calves. *J. Vet. Med. Sci.*, v. 54, n. 5, p. 871-874, 1992.

SILVA, A. M.; WEIBLEN, R.; IRIGOYEN, L. F.; *et al.* Experimental infection of sheep with bovine herpesvirus type-5 (BHV-5): acute and latent infection. *Vet. Microbiol.*, v. 66, p. 89-99, 1999.

SILVA, A. S. G.; MATOS, A. C. D.; CUNHA, M. A. C. R.; *et al.* West Nile virus associated with equid encephalitis in Brazil, 2018. *Transbound. Emerg. Dis.*, v. 66, p. 445-453, 2019.

SILVA, E. O.; REIS, A. C. F.; BRACARENSE, A. P. F. R. L. Canine cerebellar protoplasmic astrocytoma: clinical, histopathological and immunohistochemical features. *Braz. J. Vet. Pathol.*, v. 3, n. 2, p. 131-136, 2010.

SILVA, L. H. Q.; BISSOTO, C. E.; DELBEM, A. C. B.; *et al.* Canine rabies epidemiology in Araçatuba and neighbourhood, Northwestern São Paulo State. *Rev. Soc. Bras. Med. Trop.*, v. 37, n. 2, p. 139-142, 2004.

SILVA, M.; AUGUSTE, A. J.; TERZIAN, A.; *et al.* Isolation and characterization of Madariaga virus from a horse in Paraíba State, Brazil. *Transbound. Emerg. Dis.*, v. 64, n. 3, p. 990-993, 2017.

SILVA, M. L.; GALIZA, G. J.; DANTAS, A. F.; *et al.* Outbreaks of Eastern equine encephalitis in northeastern Brazil. *J. Vet. Diagn. Investig.*, v. 23, n. 3, p. 570-575, 2011.

SILVA M. C.; FIGHERA R. A.; BRUM J. S.; *et al.* Clinicopathological features in 620 neurological cases of canine distemper. Aspectos clinicopatológicos de 620 casos neurológicos de cinomose em cães. *Pesq. Vet. Bras.*, v. 27, n. 5, p. 215-220, 2007.

SILVEIRA E.; VIDOR S. B.; DHEIN J. O.; *et al.* Otite bacteriana por *Klebsiella* sp. como causa de encefalite em um gato. *Acta Sci. Vet.*, v. 46, Suppl. 1, p. 274, 2018.

SILVA, R. J.; AFONSO, J. A. B.; MENDONÇA, C. L. Medulloblastoma in a calf: case report. *Braz. J. Vet. Pathol.*, v. 8, n. 1, p. 29-32, 2015.

SISO, S.; LORENZO, V.; FERRER, I. An anaplastic astrocytoma (optic chiasmatic-hypothalamic glioma) in a dog. *Vet. Pathol.*, v. 40, p. 567-569, 2003.

SOBESTIANSKY, J.; BARCELLOS, D.; MORES, N.; *et al. Clínica e patologia suína.* Goiânia: Art 3, 1999. 464 p.

SOLANO-AGUILAR, G. I.; PIJOAN, C.; RAPP-GABRIELSON, V.; *et al.* Protective role of maternal antibodies against *Haemophilus parasuis* infection. *Am. J. Vet. Res.*, v. 60, n. 1, p. 81-87, 1999.

SONG, C. K.; ENQUIST, L. W.; BARTNESS, T. J. New developments in tracing neural circuits with herpesviruses. *Virus Res.*, v. 111, n. 2, p. 235-249, 2005.

SOUSA, S. K. H.; SONNE, L.; SANT'ANA, F. J. F.; *et al.* Encefalomielite equina do leste no Distrito Federal e entorno. *Acta Sci. Vet.*, v. 43, p. 1268, 2015.

SOUZA. A. M.; MARQUES, D. F.; DÖBEREINER, J.; *et al.* Esporos e toxinas de *Clostridium botulinum* dos tipos C e D em cacimbas no Vale do Araguaia, Goiás. *Pesq. Vet. Bras.*, v. 26, n. 3, p. 133-138, 2006.

SOUSA, R. S.; IRIGOYEN, L. F. Intoxicação experimental por *Phalaris angusta* (Gramineae) em bovinos. *Pes. Vet. Bras.*, v. 19, n. 3-4, p. 116-122, 1999.

SOUZA, M. V.; GRAÇA, D. L.; FERRÃO, S. M. N.; *et al.* Regeneration of peripheral nerve fibres following Haloxon-induced degeneration. *Braz. J. Vet. Res. Anim. Sci.*, v. 33, n. 4, p. 231-234, 1966.

SPILKI, F. R.; ESTEVES, P. A.; FRANCO, A. C.; *et al.* Neurovirulência e neuroinvasividade de herper-vírus bovinos tipos 1 e 5 em coelhos. *Pesq. Vet. Bras.*, v. 22, n. 2, p. 58-63, 2002.

STENBERG, H.; JACOBSON M.; MALMBERG M. A review of congenital tremor type A-II in piglets. *Anim Health Res Rev.*, v. 21, n. 1, p. 84-88, 2020.

STOICA, G.; KIM, H. T.; HALL, D. G.; *et al.* Morphology, immunohistochemistry and genetic alterations in dog astrocytomas. *Vet. Pathol.*, v. 41, p. 10-19, 2004.

STORTS, R. W. Sistema nervoso central. In: CARLTON, W. W.; McGAVIN, M. D. *Patologia veterinária especial de thomson.* 2. ed. Porto Alegre: Artmed, 1998. p. 353-416.

STUART, B. P.; MARTIN, B. R.; WILLIAMS, L. P.; *et al. Salmonella*-induced meningoencephalitis in a foal. *J. Am. Vet. Med. Assoc.*, v. 162, n. 3, p. 211-213, 1973.

STUDDERT, M. J. Bovine encephalitis herpesvirus. *Vet. Rec.*, v. 125, p. 584, 1989.

SUMMERS, B. A.; CUMMINGS, J. F.; LAHUNTA, A. *Veterinary neuropathology.* St. Louis: Mosby, 1995. 527 p.

TABOSA, I. M.; SOUZA, J. C. A.; GRAÇA, D. L.; *et al.* Neuronal vacuolation of the trigeminal nuclei in goats caused by ingestion of *Prosopis juliflora* pods (mesquita beans). *Vet. Hum. Toxicol.*, v. 42, n. 3, p. 155-158.

TERRA, J. P.; BLUME, G. R.; RABELO, R. E.; *et al.* Neurological diseases of cattle in the state of Goiás, Brazil (2010-2017). *Pesq. Vet. Bras.*, v. 38, n. 9, p. 1752-1760, 2018.

THOMAS, W. B. Hydrochepalus in dogs and cats. *Vet. Clin. Small Anim.*, v. 40, p. 143-149, 2010.

TIZARD, I. R. *Veterinary immunology.* An Introduction. 7. ed. Philadelphia: Saunders, 2004. 494 p.

TOKARNIA, C. H.; BRITTO, M. F.; BARBOSA, J. D.; *et al.* Plantas tóxicas do Brasil para animais de produção. 2. ed. Rio de Janeiro: Helianthus, 2012. 530 p.

TOYODA, T.; OCHIAI, K.; OHASHI, K.; *et al.* Multiple perineurinomas in chicken (*Gallus gallus domesticus*). *Vet. Pathol.*, v. 42, p. 176-183, 2005.

TRAVERSO, S. D.; LORETTI, A. P.; DONINI, M. A.; *et al.* Lead poisoning in cattle in southern Brazil. *Arq. Bras. Med. Vet. Zootec.*, v. 56, n. 3, p. 418-421, 2004.

TROXEL, M. T.; VITE, C. H.; VAN WINKLE, T. J.; *et al.* Feline intracranial neoplasia: retrospective review of 160 cases (1985-2001). *J. Vet. Intern. Med.*, v. 17, n. 6, p. 850-859, 2003.

TUDURY, E. A.; GRAÇA, D. L.; ARIAS, M. V. B.; *et al. Spirocerca lupi*-induced acute myelomalacia in the dog: a case report. *Braz. J. Vet. Res. Anim. Sci.*, v. 32, n. 1, p. 22-26.

TUOMANEN, E. Entry of pathogens into the central nervous system. *FEMS Microbiol. Rev.*, v. 18, p. 289-299, 1996.

UCHIDA, K.; MURANAKA, M.; MURAKAMI, T.; *et al.* Spinal oligodendroglioma with difuse arachnoidal dissemination in a Japanese Black heifer. *J. Vet. Med. Sci.*, v. 61, n. 12, p. 1323-1326, 1999.

USHIGONE, S.; TAKAKUWA, T.; HYUGA, M.; *et al.* Perineural cell tumor and the significance of the perineural cell in neurofibroma. *Acta Pathol. Jap.*, v. 36, n. 7, p. 973-987, 1986.

USHIKOSHI, W. S. Síndromes neuropáticas. In: PELLEGRINO, F.; SURANITI, A.; GARIBALDI, L. *El libro de neurología para la práctica clínica.* Buenos Aires: InterMédica, 2003. p. 203-216.

VANDEVELDE, M.; HIGGINS, R. J.; OEVERMANN, A. *Veterinary neuropathology.* Essential of theory and practice. Hoboken: Wiley-Blackwell, 2012. 200 p.

VANDEVELDE, M.; ZURBRIGGEN, A. Demyelination in canine distemper virus infection: a review. *Acta Neuropathol.*, v. 109, p. 56-68, 2005.

VANIER, G.; SZCZOTKA, A.; FRIEDL, P.; *et al. Haemophilus parasuis* invades porcine brain microvascular endothelial cells. *Microbiology*, v. 152, n. 1, p. 135-142, 2006.

VASCONCELOS, P. F.; ROSA, J. F.; ROSA, A. P.; *et al.* Epidemiology of encephalitis caused by arbovirus in the Brazilian Amazonia. *Rev Inst Med Trop São Paulo*, v. 33, n. 6, p. 465-476, 1991.

VASCONCELOS, R. O.; LEMOS, K. R.; MORAES, J. R. E.; *et al. Halicephalobus gingivalis (H. deletrix)* in the brain of a horse. *Ciênc. Rural*, v. 37, n. 4, p. 1185-1187, 2007.

VEZZANI, A.; FUJINAMI, R. S.; WHITE, H. S.; *et al.* Infections, inflammation and epilepsy. *Acta Neuropathol.*, v. 131, n. 2, p. 211-234, 2016.

VIOLIN, K. B.; QUEIROZ, N. G. T.; HOSOMI, F. Y. M.; *et al.* Meningoencefalite necrotizante de cão Maltês. *Ciênc. Rural*, v. 38, p. 836-838, 2008.

VIOTT, A. M. *Os nervos periféricos e suas alterações neoplásicas.* 2006.128 p. Dissertação (Mestrado) – Universidade Federal de Santa Maria, Santa Maria, 2006.

VIOTT, A. M.; ECCO, R.; SILVA, C. M. O.; *et al.* Horner's syndrome associated with glioblastoma multiforme in a dog. *Braz. J. Vet. Pathol.*, v. 3, n. 2, p. 118-122, 2010.

WALKER, J. K.; MORGAN, J. H.; McLAUCHLIN, J.; *et al. Listeria innocua* isolated from a case of ovine meningoencephalitis. *Vet. Microbiol.*, v. 42, p. 245-253, 1994.

WELLS, G. A. H.; DAWSON, M.; HAWKINS, S. A. C.; *et al.* Infectivity in the ileum of cattle challenged orally with bovine spongiform encephalopathy. *Vet. Rec.*, v. 135, p. 40-41, 1994.

WELLS, G. A.; SCOTT, A. C.; JONHSON, C. T.; *et al.* A novel progressive spongiform encephalopathy in cattle. *Vet. Rec.*, v. 121, n. 18, p. 419-420, 1987.

WILESMITH, J. W.; WELLS, G. A.; CRANWELL, M. P.; *et al.* Bovine spongiform encephalopathy: epidemiological studies. *Vet. Rec.*, v. 123, n. 25, p. 638-644, 1988.

WILLIAMS, A. E.; BLAKEMORE, W. F. Monocyte-mediated entry of pathogens into the central nervous system. *Neuropathol. Appl. Neurobiol.*, v. 16, p. 377-392, 1989.

WOHLSEIN, P.; DESCHL, U.; BAUMGÄRTNER, W. Nonlesions, unusual cell types, and postmortem artifacts in the central nervous system of domestic animals. *Vet. Pathol.*, v. 50, n. 1, p. 122-143, 2012.

WONG, D.; WINTER, M.; HAYNES, J.; *et al.* Dandy-Walker-Like Syndrome in a Quarter Horse Colt. *J. Vet. Intern. Med.*, v. 21, p. 1130-1134, 2007.

WOODRUFF, J. M.; KOUREA, H. P.; LOIS, D. N.; *et al.* Tumors of cranial and peripheral nerves. In: KLEIHUES, P.; CAVENEE, W. K. *Pathology and genetics of tumors of the nervous system.* Lyon: IARC Press, 2000. p. 164-174.

XAVIER, F. G.; KOGIBA, M. M. Common causes of poisoning in dogs and cats in a Brazilian veterinary teaching hospital from 1998 to 2000. *Vet. Hum. Toxicol.*, v. 44, n. 2, p. 115-116, 2002.

YAMASAKI, H.; UMEMURA, T.; GORYO, M.; *et al.* Chronic lesions of thrombo-embolic meningo-encephalomyelitis in calves. *J. Comp. Pathol.*, v. 105, p. 303-312, 1991.

YEOMANS, S. M. Extensive spinal meningioma in a young dog. *J. Comp. Pathol.*, v. 122, n. 4, p. 303-306, 2000.

ZACHARY, J. F. Nervous system. In: McGAVIN, M. D.; ZACHARY, J. F. *Pathologic basis of veterinary disease.* 4. ed. St. Louis: Mosby, 2007. p. 833-971.

ZACKS, M. A.; PAESSLER, S. Encephalitic alphaviruses. *Vet. Microbiol.*, v. 140, n. 3-4, p. 281-286, 2010.

ZAKI, F. A.; NAFE, L. A. Ischaemic encephalopathy and focal granulomatous meningoencephalitis in the cat. *J. Small Anim. Pract.*, v. 21, p. 429-438, 1980.

ZHANG, J. R.; TUOMANEN, E. Molecular and cellular mechanisms for microbial entry into de CNS. *J. Neurol. Virol.*, v. 5, p. 591-603, 1999.

ZHU, Y.; GHOSH, P.; BURNS, D. K.; *et al.* Neurofibromas and NF1: Schwann cell origin and role of tumor environment. *Science*, v. 296, p. 920-922, 2002.

Bulbo do Olho e Anexos 9

José Luiz Laus • Leandro Teixeira
Fábio Luiz da Cunha Brito • Juan Pablo Duque Ortiz

INTRODUÇÃO

A patologia ocular, na sua essência, torna-se particularmente importante aos que se dedicam aos estudos do órgão da visão, pois grande parte das afecções oftálmicas tem seu diagnóstico estabelecido, notadamente, mediante a visualização de alterações macroscópicas.

Neste capítulo, buscar-se-á fornecer subsídios clínicos e em patologia àqueles que visam obter informações inerentes a esse vasto campo da prática cotidiana, no âmbito da veterinária.

MORFOLOGIA E FUNÇÃO

O olho é um órgão de formato esférico posicionado na órbita óssea. É composto de três túnicas, cada qual com estrutura e função próprias.

A camada mais externa é representada pela túnica fibrosa (*esclera* e *córnea*), que sustenta os componentes internos e dá forma ao olho. A porção mais anterior da túnica fibrosa (*córnea*) é transparente e oferece refração à luz. A túnica média ou vascular é representada pela *úvea* ou *trato uveal* (*íris, corpo ciliar* e *coroide*). A terceira porção das túnicas é representada pela túnica nervosa, composta pela *retina* e pelo *nervo óptico*, que captam a luz e a transmitem na forma de impulsos nervosos sensoriais ao cérebro (Figura 9.1).

Pálpebras, conjuntiva, terceira pálpebra e aparelho lacrimal compõem os principais anexos oftálmicos, cujas funções básicas compreendem, direta e indiretamente, a proteção da superfície ocular.

Pálpebras

Conferem proteção ao olho e distribuem o filme lacrimal pela superfície ocular. As *glândulas de Meibômio*, ou *tarsais*, produzem a porção gordurosa da lágrima, cuja finalidade é retardar a evaporação do componente aquoso do filme lacrimal pré-corneal.

Anatomicamente, as pálpebras são pregas musculocutâneas. Suas margens podem ou não conter cílios, a depender da espécie.

Em cães e suínos, os cílios estão presentes apenas na pálpebra superior. Os felinos não apresentam cílios verdadeiros em qualquer das pálpebras. Em equinos e ruminantes, a pálpebra superior apresenta cílios bastante desenvolvidos, mas, na inferior, estão ausentes.

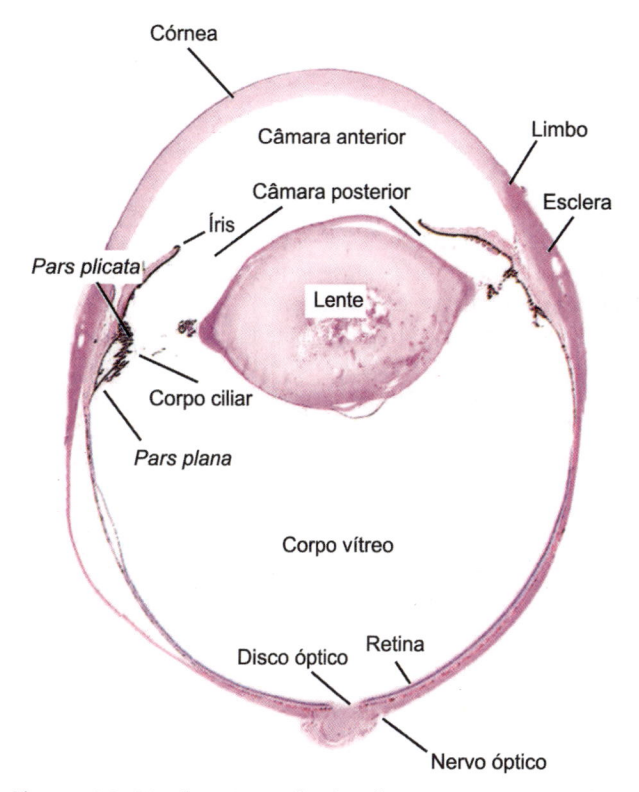

Figura 9.1 Cão; fotomicrografia de olho. Anatomia microscópica ocular. (Cortesia de Comparative Ocular Pathology Laboratory of Wisconsin ([COPLOW]), University of Wisconsin, Madison, Wisconsin, EUA.)

Histologicamente, elas são divididas em duas porções: a camada externa – composta de pele, que contém glândulas sudoríparas modificadas, músculos, tecido conjuntivo fibroso (denominado *placa tarsal*) e estroma – e a camada interna, formada pela conjuntiva palpebral.

Conjuntiva

É uma membrana mucosa móvel, delgada e transparente, e é a mais externa entre todas as membranas mucosas. A conjuntiva palpebral recobre a face interna das pálpebras, estendendo-se profundamente em direção à órbita para formar o *fórnice conjuntival*. Nesse ponto, inverte sua direção, para, então, recobrir o bulbo do olho até a região do limbo, quando passa a ser chamada de *conjuntiva bulbar*.

O epitélio conjuntival é do tipo estratificado não queratinizado. Nota-se fina camada de tecido conjuntivo frouxo e lâmina própria, que se divide em duas camadas: uma superficial, que, em cão e gato, contém folículos linfáticos e estruturas glandulares; e outra profunda, composta de tecido fibroso, vasos sanguíneos e nervos.

A conjuntiva é um tecido delicado e ricamente vascularizado. Exerce papel expressivo na dinâmica da lágrima, na proteção imunogênica do olho, na sua cinética e na reparação corneal. As células caliciformes presentes na conjuntiva entremeiam-se com as epiteliais, em distribuição heterogênica. São células secretoras de mucina (uma glicoproteína que compõe o filme lacrimal), contribuindo para a manutenção de sua viscosidade e de sua refratividade, mantendo homogênea a superfície óptica.

Terceira pálpebra e glândula da terceira pálpebra

A terceira pálpebra, ou *membrana nictitante*, é uma estrutura móvel e semirrígida, localizada no canto inferonasal do bulbo do olho e envolta por uma superfície bulbar e por outra palpebral. A sua rigidez é decorrente da estrutura cartilaginosa em forma de "T", a qual, em ruminantes e cães, é hialina e, em equinos, suínos e felinos, é elástica. Em felinos, em particular, move-se ativamente.

A conjuntiva apresenta epitélio não queratinizado, pseudoestratificado cilíndrico (equinos e carnívoros) ou de transição (suínos e ruminantes). Há numerosos agregados linfoides na subconjuntiva posterior da terceira pálpebra. As células caliciformes são encontradas entre os nódulos linfáticos e o epitélio.

A *glândula da terceira pálpebra*, ou *glândula nictitante*, é uma glândula tubuloalveolar ou tubuloacinar composta, predominantemente serosa em equinos e felinos, mista (seromucoide) nos bovinos e cães, e mucoide em suínos. A glândula da terceira pálpebra contribui de maneira efetiva com parte da produção do componente aquoso da lágrima e ainda fornece suporte imunogênico à superfície ocular.

Córnea

É a porção anterior transparente do revestimento fibroso do olho. A esclera, opaca, é a posterior e lateral. O *limbo* é a zona de transição entre ambas. De espessura variável (0,6 a 1 mm), dependendo da espécie e da região, a córnea é avascular e não pigmentada.

A córnea divide-se em quatro estruturas básicas, dispostas em camadas. Há quem considere o filme lacrimal como um de seus componentes, constituindo-se, portanto, na quinta camada.

O epitélio corneal é do tipo pavimentoso estratificado não queratinizado. Nele encontram-se várias camadas de células poliédricas ancoradas sobre uma membrana basal, que promove a sua adesão ao estroma adjacente (Figura 9.2).

O estroma representa cerca de 90% da espessura da córnea e é constituído por fibrócitos; ceratócitos (fibrócitos modificados e achatados); finas fibras colágenas dos tipos I e II, dispostas em paralelo, formando lamelas; e substância fundamental. Os ceratócitos são capazes de sintetizar colágeno, glicosaminoglicanos (GAG) e mucoproteínas da substância fundamental.

A *membrana de Descemet* é uma camada fina, firme, elástica e aparentemente homogênea. Embora seja considerada uma lâmina basal, à microscopia eletrônica observam-se duas camadas pobremente definidas. Uma delas, adjacente ao estroma, compõe-se de colágeno tipo II, cuja espessura aumenta com a idade. A região subjacente ao epitélio posterior é formada por material típico de uma lâmina

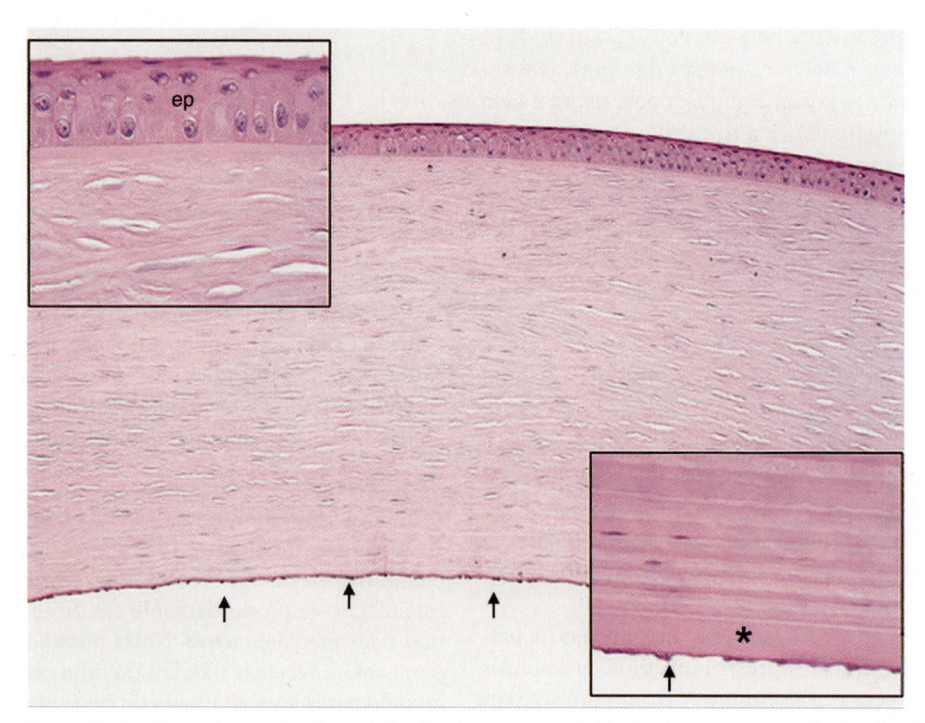

Figura 9.2 Cão; fotomicrografia de córnea. Anatomia microscópica da córnea. ep = epitélio da córnea; *setas* = endotélio da córnea; * = membrana de Descemet. (Cortesia de Comparative Ocular Pathology Laboratory of Wisconsin ([COPLOW]), University of Wisconsin, Madison, Wisconsin, EUA.)

basal e se caracteriza por ser uma modificação do endotélio. Esta última camada é uma estrutura positiva ao ácido periódico-Schiff (PAS, do inglês *periodic acid-Schiff*). Por conseguinte, é constituída, em parte, por GAG.

O *endotélio*, originário da migração de células da crista neural, constitui-se na estrutura mais posterior da córnea. É formado por um epitélio cuboide simples que recobre a membrana de Descemet. As células endoteliais, em sua maioria, são hexagonais. Ocasionalmente, podem ser pentagonais ou apresentar quatro, sete ou oito lados.

O endotélio vale-se de bomba fisiológica ativa para remover e transportar fluido do estroma corneal para a câmara anterior. Constitui-se, portanto, em um dos elementos de regulação da hidratação corneal, mantendo o estado de deturgescência (desidratação) da córnea.

A córnea é ricamente suprida por *nervos sensoriais* derivados da divisão do quinto par de nervos cranianos. Os troncos nervosos adentram no estroma junto ao limbo, avançando radialmente em direção à córnea central, onde se ramificam repetidas vezes, até se tornarem terminações nervosas livres.

A *transparência da córnea* decorre de fatores únicos da sua anatomofisiologia. A relativa desidratação se mantém por ação de mecanismo ativo da bomba de sódio e potássio, associado à adenosina trifosfatase (ATPase) presente no endotélio. Adjunto, a organização das fibras de colágeno do estroma em uma forma multilamelar elimina a dispersão de luz e favorece sua transparência. A ausência de vasos, pigmentos e nervos mielinizados contribui para a manutenção da transparência.

A córnea mantém considerável capacidade de regeneração. Lesões epiteliais simples são reparadas pela combinação de deslizamento de células adjacentes e mitose ativa. Em feridas corneais mais extensas, a reparação se dá por reepitelização primária. Células-tronco provenientes do limbo esclerocorneal participam ativamente nesse processo.

Úvea

Íris, *corpo ciliar* e *coroide* formam a túnica vascular do olho, denominada *úvea* (Figura 9.3). A íris é um diafragma que deriva da crista neural, do mesoderma e do neuroectoderma. O espaço formado no seu centro é denominado *abertura pupilar* ou simplesmente *pupila*, que se apresenta em diâmetro e forma variáveis, de acordo com a espécie. Em cães e suínos, a pupila tem formato circular e, nos felinos, apresenta-se em forma de fenda. Em equinos e ruminantes, por sua vez, tem formato horizontal.

A função da íris é controlar a intensidade de luz que passa pela pupila e chega ao segmento posterior. Seus músculos, o esfíncter e o dilatador, que recebem inervação parassimpática e simpática respectivamente, participam de maneira ativa.

Do ponto de vista histopatológico, admitem-se como componentes da íris uma camada anterior, o estroma e uma camada epitelial posterior.

O *corpo ciliar* é continuação da camada posterior da íris. É conformado por uma parte anterior denominada *pars plicata* (com os processos ciliares) e outra posterior, denominada *pars plana*. O corpo ciliar está revestido por um epitélio biestratificado, em que apenas a porção interna

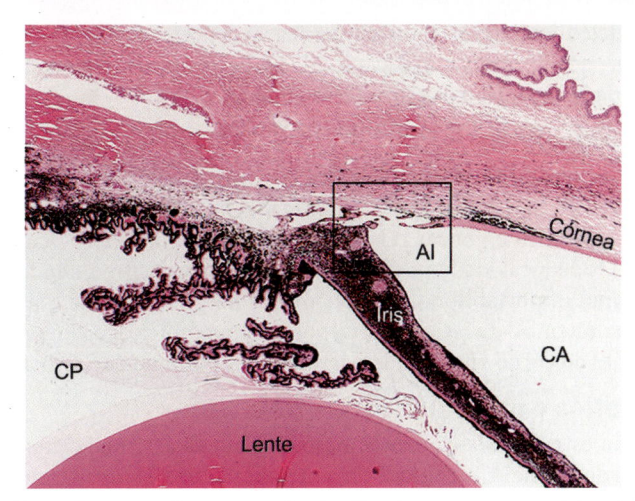

Figura 9.3 Cão; fotomicrografia de olho. Anatomia microscópica da úvea anterior e ângulo iridocorneal. AI = ângulo iridocorneal; CA = câmara anterior; CP = câmara posterior. (Cortesia de Comparative Ocular Pathology Laboratory of Wisconsin ([COPLOW]), University of Wisconsin, Madison, Wisconsin, EUA.)

é pigmentada. Essa estrutura é responsável pela produção do humor aquoso, gerado por combinação de ultrafiltração do plasma e secreção ativa, em que participa a enzima anidrase carbônica.

O *músculo ciliar* é formado por fibras musculares lisas, que recebem inervação parassimpática. Esse músculo, nos animais domésticos, geralmente é pouco desenvolvido, resultando em baixo potencial de acomodação visual. Entende-se por acomodação visual a mudança na arquitetura especial da lente, para habilitar visão de objetos próximos.

A junção entre a base da íris e a córnea periférica forma uma região denominada *ângulo iridocorneal*. Essa estrutura se abre para a câmara anterior, por onde o humor aquoso é drenado pela rede trabecular para alcançar o seio venoso da esclera, que se comunica com veias episclerais.

A coroide é a porção da úvea que circunda o segmento posterior do olho e está posicionada entre a camada fibrosa externa do globo (esclera) e a retina. A maioria das espécies de animais domésticos (excluindo os suínos) apresenta um tecido reflexivo, chamado de *tapete lúcido*, na porção dorsal do globo, entre a coroide e a retina.

Lente

É uma estrutura transparente e biconvexa, suspensa na câmara posterior, atrás da íris, por fibras radiais chamadas de *zônulas*, que estão aderidas à porção equatorial de sua cápsula. As zônulas se estendem ao longo da câmara posterior e se ancoram à superfície do epitélio não pigmentado do corpo ciliar.

A lente é circundada por uma cápsula, uma membrana basal espessa, predominantemente composta de colágeno tipo IV, continuamente produzida pelo epitélio lenticular, e que apresenta ávida afinidade pelo corante PAS. O epitélio lenticular forma uma camada unicelular ao longo da porção interna da cápsula anterior. As células epiteliais se prolongam anterior e posteriormente na região equatorial da lente, dando origem a fibras lenticulares e formando o córtex e o núcleo lenticular. A função básica da lente é a refração da luz, que diminui com o avanço da idade e o aumento da densidade do núcleo (esclerose lenticular).

Corpo vítreo

O corpo vítreo é uma substância gelatinosa, composta de 99% de água e pequena quantidade de colágeno e ácido hialurônico e poucas células, chamadas de *hialócitos*. Ocupa toda a cavidade posterior à lente, o espaço vítreo, tendo papel importante no amortecimento do globo ocular e na manutenção da retina em sua posição anatômica. Degenerações do corpo vítreo podem levar ao descolamento de retina.

Retina e nervo óptico

São estruturas cuja constituição e fisiologia assemelham-se às do encéfalo. A retina é uma membrana fina e transparente que recobre o fundo do olho, de estrutura complexa, em que estão múltiplas camadas. Classicamente, reconhecem-se dez camadas, que estão representadas, da mais externa à mais interna (Figura 9.4):

- Epitélio pigmentar
- Fotorreceptores (segmentos internos e externo dos bastonetes e dos cones)
- Membrana limitante externa (processos das células de Müller)
- Camada nuclear externa (núcleo dos fotorreceptores)
- Camada plexiforme externa
- Camada nuclear interna (núcleo das células de Müller, horizontais, bipolares e amácrinas)
- Camada plexiforme interna
- Camada de células ganglionares
- Camada de fibras nervosas (axônios das células ganglionares)
- Membrana limitante interna (processos das células de Müller).

O nervo óptico conecta a retina ao cérebro (Figura 9.5). Desse modo, constitui-se de um trato de substância nervosa branca, formado pela combinação de axônios das células ganglionares. Está circundado por três camadas meníngeas do sistema nervoso central.

A papila óptica, também denominada *disco óptico*, é uma continuação do nervo óptico e tem forma diferente entre as espécies de animais domésticos. Nos cães, apresenta grande variedade de formas, podendo ser redonda, oval, triangular ou poligonal. Está normalmente localizada no centro do fundo do olho, na área de transição da zona tapetal para a não tapetal; não obstante, algumas vezes pode estar em uma ou outra das zonas.

Já nos felinos, a cabeça do disco óptico costuma se localizar no fundo tapetal. É pequena, circular e não mielinizada, e, assim, permite a visibilização da área cribosa da esclera.

Nos equinos, o disco óptico tem uma variação de forma e aspecto quando comparado ao dos cães. Apresenta-se de forma oval ou arredondada, localizado no quadrante inferior do fundo não tapetal.

O nervo óptico, ao contrário da retina, encontra-se confinado em espaço relativamente pequeno. Porém, lesões, mesmo que mínimas, podem desencadear repercussões difusas e profundas.

Patologia

A exploração sistemática dos tecidos oculares, inclusos os obtidos por cirurgias, por biopsias ou em necropsias, é essencial para a formação de profissionais especializados e para o melhor entendimento das enfermidades do aparelho da visão. A adequada fixação dos tecidos proporciona rendimento máximo de estudo.

Em quase todos os casos, a imersão em formalina tamponada a 10%, com proporção de uma parte de tecido para dez partes de fixador, possibilita lograr bons resultados. A fixação deve ser realizada o mais rápido possível, uma vez que os tecidos, notadamente a retina, sofrem rápida autólise.

Outros meios de conservação podem ser utilizados. A eliminação de tecidos perioculares favorece a penetração dos fixadores. Para que se obtenha rápido contato com eles, duas técnicas podem ser utilizadas: a primeira consiste em

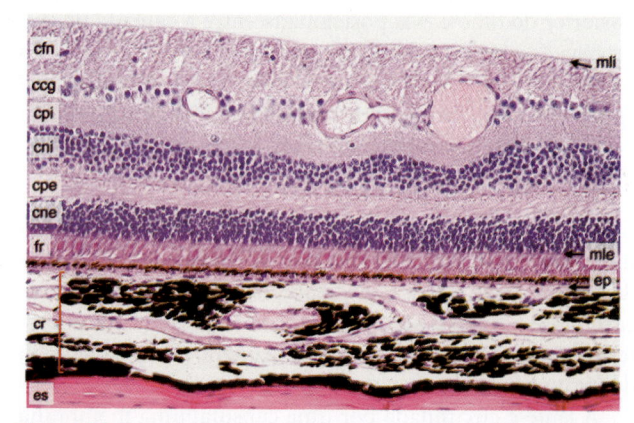

Figura 9.4 Cão; fotomicrografia de olho. Anatomia microscópica da retina e coroide. mli = membrana limitante interna; cfn = camada de fibras nervosas; ccg = camada de células ganglionares; cpi = camada plexiforme interna; cni = camada nuclear interna; cpe = camada plexiforme externa; cne = camada nuclear externa; mle = membrana limitante externa; fr = fotorreceptores; ep = epitélio pigmentar; cr = coroide; es = esclera. (Cortesia de Comparative Ocular Pathology Laboratory of Wisconsin ([COPLOW]), University of Wisconsin, Madison, Wisconsin, EUA.)

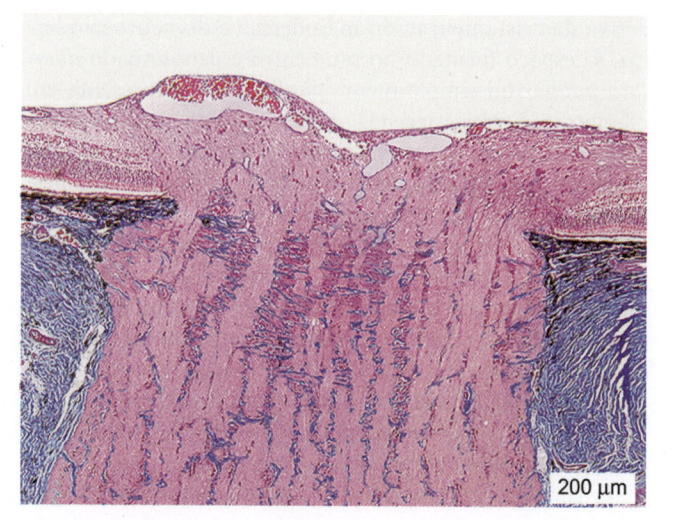

Figura 9.5 Cão; fotomicrografia de olho. Anatomia microscópica do nervo óptico. Tricrômio de Masson. (Cortesia de Comparative Ocular Pathology Laboratory of Wisconsin ([COPLOW]), University of Wisconsin, Madison, Wisconsin, EUA.)

injetar uma pequena quantidade de fixador (0,2 a 0,5 mℓ) no espaço vítreo, e a segunda (menos utilizada) consiste em produzir uma "janela", utilizando uma lâmina de bisturi, na região da *pars plana* do corpo ciliar para promover acesso direto do fixador às câmaras posteriores do globo. Após a introdução do fixador, recomenda-se manter o bulbo em recipiente contendo a mesma substância, por período mínimo de 72 horas, para obter boa fixação.

AFECÇÕES DO BULBO DO OLHO
Mecanismos patológicos das doenças oculares
Edema
Edema, ou seja, acúmulo excessivo de fluido no espaço extravascular, pode ser causado por alterações que levam ao aumento da permeabilidade vascular (p. ex., inflamação, hipersensibilidades e coagulopatias), aumento da pressão hidrostática intravascular (p. ex., hipertensão e trombose), diminuição da pressão osmótica intravascular (p. ex., hipoproteinemia) ou obstruções linfáticas. Pode afetar qualquer tecido ocular, mas sua apresentação mais comum se dá nos casos de edema de córnea (Figura 9.6).

Edema de córnea ocorre secundariamente ao aumento de permeabilidade dos vasos do limbo em casos de inflamação corneal ou em casos de perda da função do endotélio da córnea, o qual tem como uma de suas funções drenar ativamente líquido do estroma corneal para a câmara anterior.

Degeneração, pigmentação e acúmulos extracelulares
Degeneração celular ou acumulações intracelulares são alterações celulares comuns nos tecidos oculares. Degeneração celular hidrópica pode ser observada no epitélio corneal nos casos de edema de córnea, nas fibras lenticulares nos casos de catarata osmótica e nas células fotorreceptoras da retina em toxicidade por fluoroquinolona em gatos. Degeneração gordurosa pode ser vista em queratócitos do estroma corneal em casos de degeneração córnea lipídica. Acúmulo intracitoplasmático de hemossiderina (hemossiderose) é comumente visto em macrófagos e células do epitélio pigmentar da retina em resposta a hemorragias intraoculares. Em hemorragias intraoculares mais graves e crônicas, hemossiderina pode se acumular diretamente nos tecidos, em especial nas membranas basais dos vasos retinianos (hemocromatose; Figura 9.7).

Lipofuscina, um pigmento intracelular amarelo-amarronzado associado ao envelhecimento celular, é comumente observada no epitélio pigmentar da retina de animais idosos, mas também pode ser observada em casos de deficiência de vitamina E e degenerações de retina. Calcificações patológicas ocorrem no estroma corneal, secundárias às degenerações corneais, na membrana basal do epitélio corneal nos casos de ceratopatia em faixa e na lente em cataratas maduras.

Necrose e apoptose
As alterações irreversíveis que levam à morte celular e à necrose são múltiplas, mas apresentam como características comuns um influxo intracelular de cálcio, depressão dos sistemas enzimáticos de produções de ATP e aumento da permeabilidade da membrana celular. Necrose é causada por hipoxia e isquemia tecidual ou lesões diretas à membrana celular. Exemplos clássicos nos tecidos oculares são: necrose das células ganglionares da retina em glaucomas agudos em cães e infartos da retina secundários à hipertensão vascular sistêmica.

Ao contrário de necrose, apoptose pode ser definida como morte celular programada, podendo representar tanto um papel fisiológico quanto patológico. Os mecanismos de apoptose celulares são múltiplos e intrincados, e uma explicação mais detalhada desse processo foge ao objetivo deste capítulo. Apoptose nos tecidos oculares é observada na perda de células ganglionares, fotorreceptores e epitélio pigmentar em glaucomas e distrofias de retina e na perda de células do epitélio corneal em ceratites bacterianas.

Alterações inflamatórias
A inflamação pode ser definida como resposta vascular, celular e humoral que desencadeia processo defensivo contra os agentes ofensivos. A inflamação ocular pode ser classificada, segundo o tipo de exsudato, em supurativa, linfoplasmocítica e granulomatosa. De acordo com as estruturas oculares envolvidas, pode ser classificada em endoftalmite – quando envolver apenas as cavidades oculares e estruturas adjacentes – e panoftalmite, quando, além de acometer as estruturas intraoculares, atinge a esclera, o tecido episcleral e a cápsula de Tenon.

Inflamação aguda
Caracteriza-se pela produção pelo acúmulo de exsudato, com predominância de neutrófilos e quantidades variadas de eosinófilos e macrófagos. Edema tecidual e acúmulo de exsudato nas cavidades oculares e espaço sub-retinal são características. Normalmente decorre da inoculação de microrganismos (geralmente bactérias, mas também fungos e algas) em casos de lacerações, corpos estranhos, perfurações corneais secundárias a úlceras contaminadas, infecções sistêmicas, e por causas iatrogênicas. Processos supurativos podem causar endoftalmites e panoftalmites.

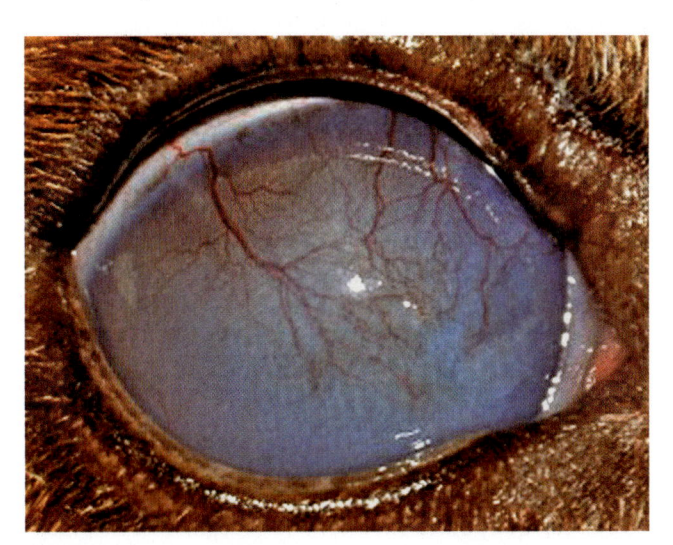

Figura 9.6 Cão; córnea. Notar o edema difuso da córnea e vascularização estendendo-se do limbo superior à córnea axial. (Cortesia de Comparative Ocular Pathology Laboratory of Wisconsin ([COPLOW]), University of Wisconsin, Madison, Wisconsin, EUA.)

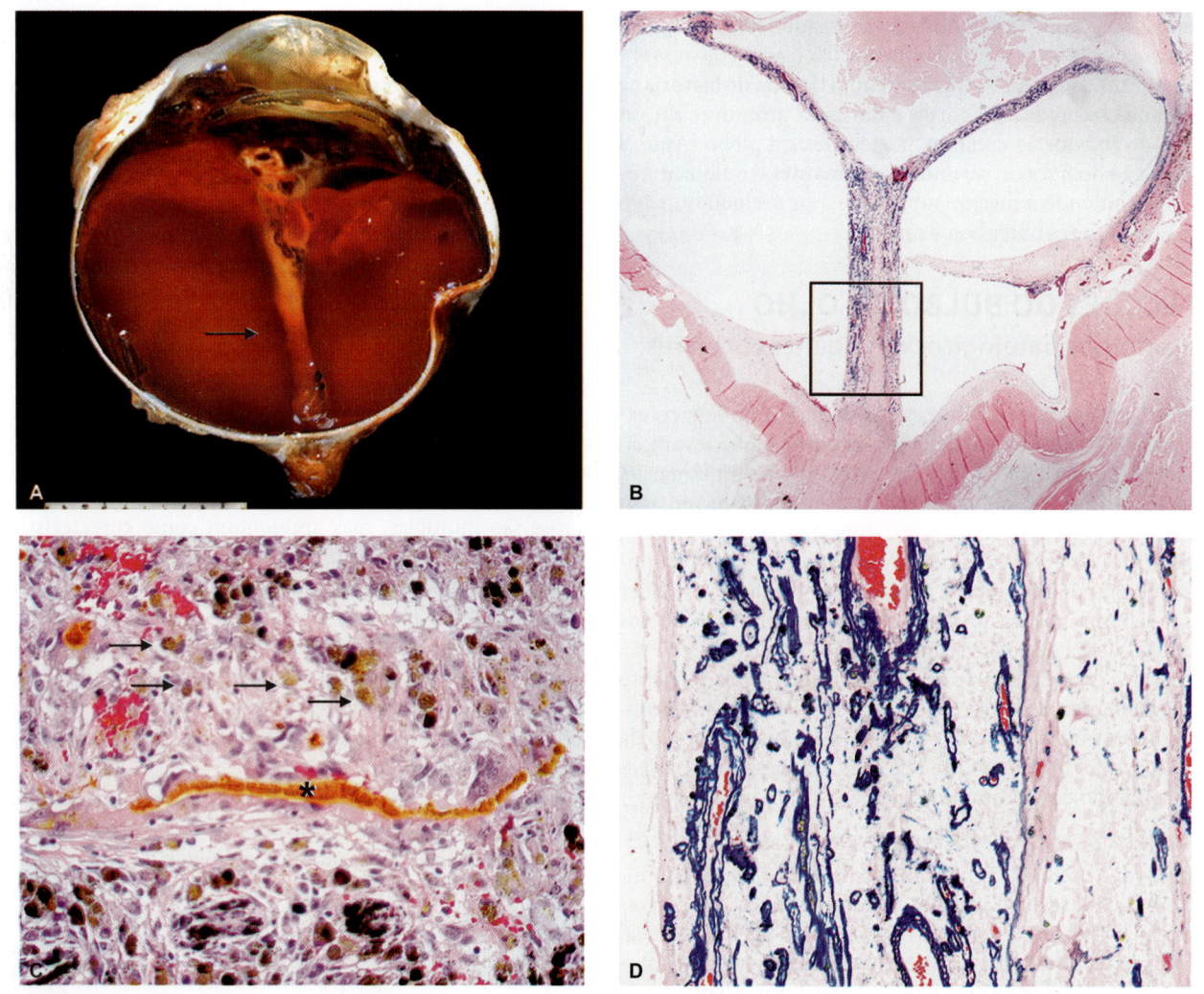

Figura 9.7 Cão; hemorragia ocular. **A**. Globo fixado em formalina, corte dorsoventral. Notar hemorragia difusa na câmara posterior, no vítreo e no espaço sub-retinal associada a descolamento de retina completo (*seta*). **B**. Fotomicrografia do olho na imagem A. Notar o descolamento de retina e o acúmulo de pigmento férrico (hemossiderina), corado em azul, na retina e na superfície do corpo ciliar. Azul da Prússia. **C**. Fotomicrografia de coroide. Notar o acúmulo de hemossiderina (*setas*), hematoidina (*) e áreas de hemorragia. **D**. Fotomicrografia de maior aumento representando área do quadrado na imagem B. Notar que o acúmulo de pigmento férrico se dá primariamente na parede dos vasos da retina em um processo chamado de *hemocromatose retiniana*. Azul da Prússia. (Cortesia de Comparative Ocular Pathology Laboratory of Wisconsin ([COPLOW]), University of Wisconsin, Madison, Wisconsin, EUA.)

Inflamação crônica

Geralmente é do tipo linfoplasmocitária. Considera-se como o mais comum evento inflamatório intraocular. Características morfológicas são o acúmulo de linfócitos e plasmócitos no trato uveal, especialmente de forma perivascular, mas que, com o passar do tempo, infiltram a úvea mais difusamente. O acúmulo de exsudato proteico nas cavidades oculares é menor em relação à inflamação aguda e, com o passar do tempo, existe a tendência de agregação linfocitária e formação de folículos linfoides, especialmente em felinos e equinos (Figura 9.8).

Infiltrados linfoplasmocíticos perivasculares são também comuns na retina, na conjuntiva e no limbo corneal. Do ponto de vista diagnóstico, a presença de um infiltrado inflamatório ocular linfoplasmocitário indica cronicidade e a possibilidade de uma doença imunomediada, como nos casos de uveíte recorrente equina e na maioria dos casos de uveíte anterior em felinos.

Inflamação granulomatosa

Na inflamação granulomatosa predominam macrófagos, células epitelioides e células gigantes multinucleadas, infiltrado linfoplasmocitário difuso e fibrose subsequente (Figura 9.9). Os fatores gênicos da inflamação granulomatosa ocular são variados; podem ser citados traumas, corpos estranhos, infecções micóticas endógenas e pós-traumáticas, eventos imunomediados (síndrome uveodermatológica), processos inflamatórios crônicos, perfurações da lente e, consequentemente, uveíte facoclástica (causada pelo extravasamento de proteínas da lente devido à ruptura de sua cápsula).

Os granulomas formados costumam se localizar no estroma da íris, no corpo ciliar e na coroide. Reconhece-se, outrossim, que podem envolver outros segmentos do olho.

Agenesia, aplasia e hipoplasia

São condições que comprometem o desenvolvimento, nas quais o órgão, parcialmente (hipoplasia) ou no todo (agenesia),

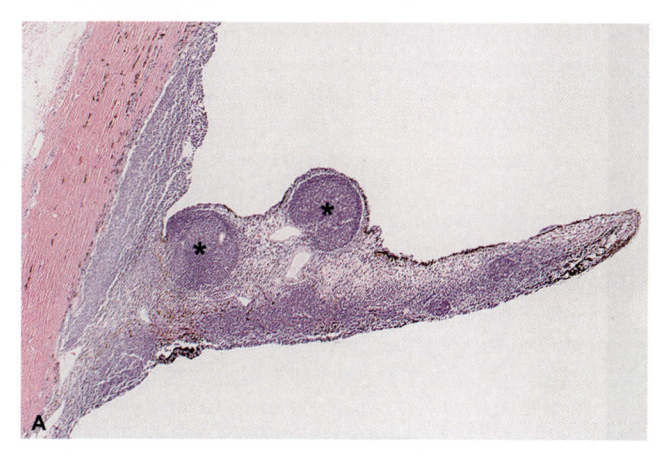 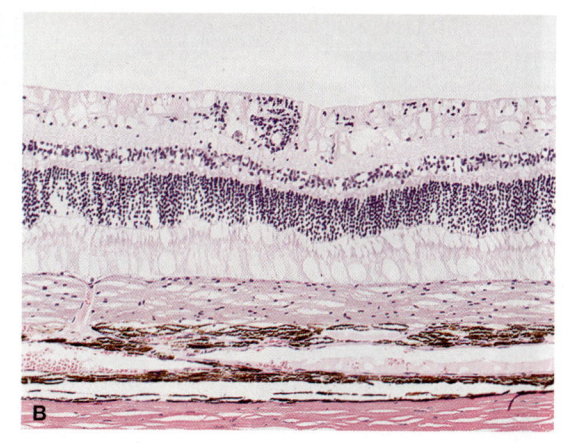

Figura 9.8 **A**. Gato; fotomicrografia da úvea anterior. Uveíte anterior linfoplasmocitária. Notar o infiltrado inflamatório linfoplasmocitário difuso no estroma da íris, do corpo ciliar e ângulo iridocorneal. Observa-se também a formação de dois folículos linfoides (*). **B**. Gato; fotomicrografia da retina; retinite linfocítica perivascular. Notar acúmulo de linfócitos ao redor dos vasos retinianos. (Cortesia de Comparative Ocular Pathology Laboratory of Wisconsin ([COPLOW]), University of Wisconsin, Madison, Wisconsin, EUA.)

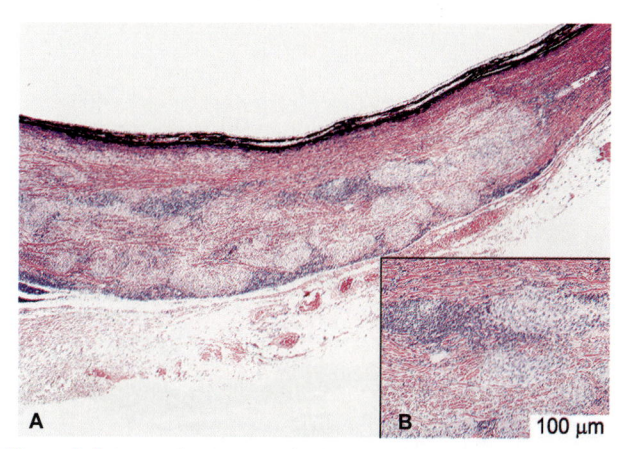

Figura 9.9 **A**. Cão; fotomicrografia da esclera. Esclerite granulomatosa. Notar o infiltrado inflamatório histiocítico formando múltiplos granulomas coalescentes. **B**. Fotomicrografia de maior aumento mostrando, em detalhe, granulomas histiocíticos circundados por linfócitos. (Cortesia de Comparative Ocular Pathology Laboratory of Wisconsin ([COPLOW]), University of Wisconsin, Madison, Wisconsin, EUA.)

pode estar ausente. Podem ocorrer falhas no desenvolvimento, para além de sua forma mais primitiva, pela não diferenciação celular (aplasia) ou por sua incompletude (hipoplasia).

Vale ressaltar que, na hipoplasia, pelo continuado desenvolvimento do olho após o nascimento, em algumas espécies é factível a ocorrência da hipoplasia em resposta ao estímulo pós-natal e, portanto, adquirido. Uma aplasia segmentar de um ou mais tecidos oculares, geralmente secundária a uma falha na oclusão da fissura óptica, é denominada *coloboma*.

Hipertrofia

Entende-se por hipertrofia a elevação do tamanho de um órgão, decorrente do aumento da massa protoplasmática secundária ao incremento do tamanho celular. Não se considera aqui o aumento da atividade fisiológica que é resultado do desenvolvimento normal do organismo.

Hipertrofia é comumente encontrada nas células epiteliais pigmentares da retina, em consequência de descolamentos retinianos agudos (Figura 9.10). Sua manifestação é também identificada na forma de hipertrofia dos fibroblastos

estromais, vista na reparação cicatricial do estroma corneal, e na hipertrofia do epitélio lenticular, em casos de catarata.

Hiperplasia

Define-se como ampliação da massa de um órgão em razão da elevação no número de células. A condição pode ocorrer de forma isolada ou em associação à hipertrofia.

Internamente ao olho, encontram-se vários exemplos de hiperplasia, que costumam se apresentar em combinação com alterações metaplásicas. Em geral, os quadros de hiperplasia ocular são representativos de regeneração tecidual em fase inicial, como as facetas corneais (espessamento do epitélio corneal em forma de placa) em resposta às lesões epiteliais.

Atrofia

É a diminuição do tamanho de um órgão ou tecido em decorrência da perda de massa. Entre os agentes causais mais comuns elencam-se isquemia, denervação, perda da estimulação hormonal, desuso e compressão.

Em oftalmologia, o termo é corriqueiramente empregado para descrever a atrofia senil da íris, dos processos ciliares, da retina e, em particular, do nervo óptico em casos de glaucoma. Além disso, é utilizado, com pouca exatidão, para descrever manifestações como distrofia congênita dos fotorreceptores e em casos de retinopatias virais e tóxicas.

Metaplasia

Trata-se de processo adaptativo, em que ocorrem a transformação ou a substituição de um tecido adulto por outro da mesma classe, suscitado por condições ambientais irritativas, com prejuízo das funções específicas do tecido substituído. A condição se inicia a partir de uma célula indiferenciada ou pouco diferenciada, que, ao se multiplicar, origina células com divergente diferenciação.

Exemplo de metaplasia ocular é a epidermização da córnea em casos de ceratoconjuntivite seca crônica e nas ceratites de exposição, em que a córnea, buscando adaptar-se às condições de ressecamento e ao ambiente abrasivo, desenvolve queratinização, pigmentação e vascularização (Figuras 9.11 e 9.12). Outro exemplo é a metaplasia fibrosa do epitélio lenticular na catarata (Figura 9.13).

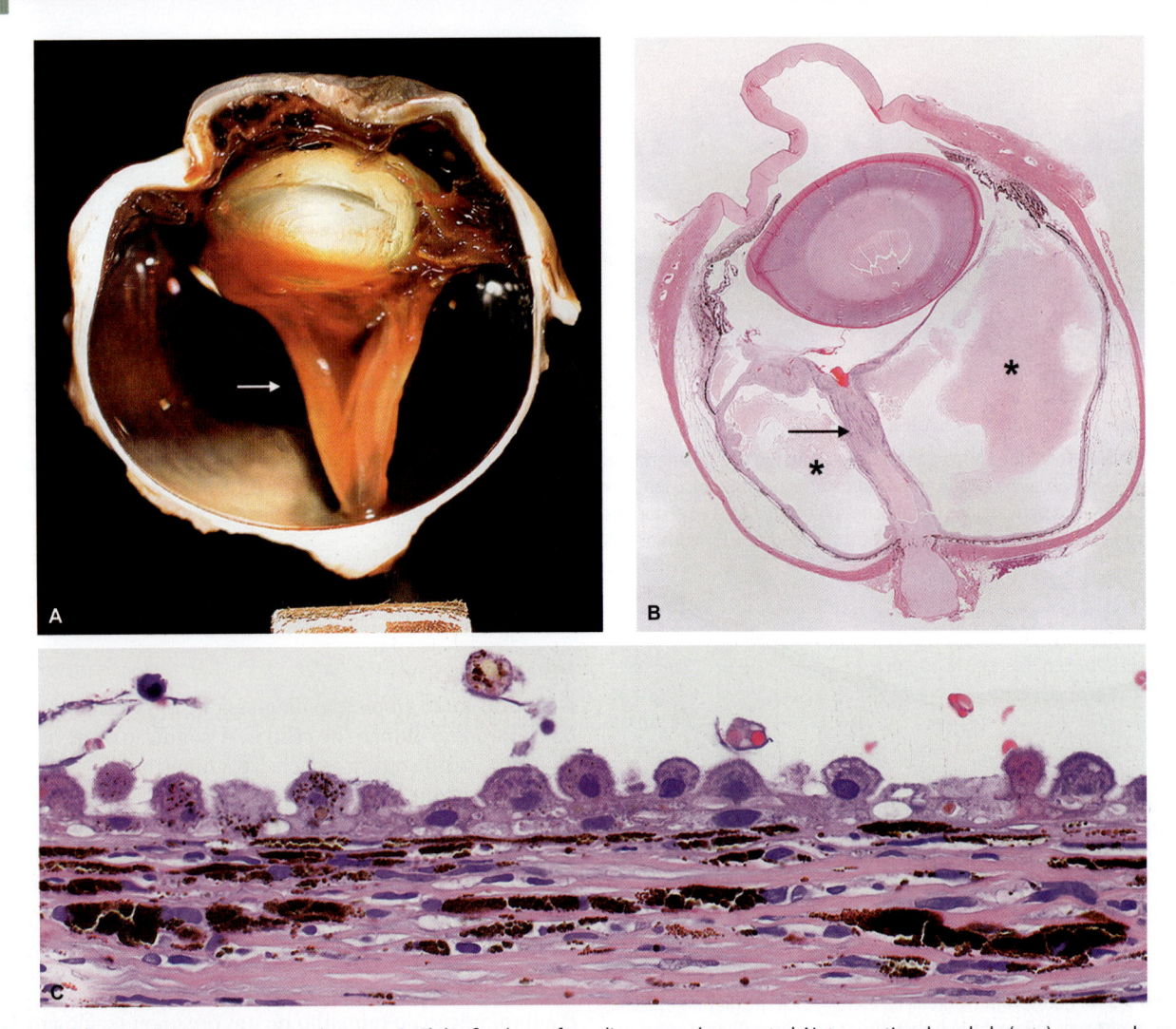

Figura 9.10 Cão; olho. Descolamento de retina. **A**. Globo fixado em formalina, corte dorsoventral. Notar a retina descolada (*seta*) agrupando-se no centro do espaço vítreo e colapsando ao polo posterior da lente. **B**. Fotomicrografia do globo na imagem **A**. Descolamento de retina (*seta*) com acúmulo marcante de exsudato proteináceo no espaço sub-retiniano (*). **C**. Fotomicrografia das células pigmentares da retina. Hipertrofia do epitélio pigmentar da retina secundário a descolamento de retina. (Cortesia de Comparative Ocular Pathology Laboratory of Wisconsin ([COPLOW]), University of Wisconsin, Madison, Wisconsin, EUA.)

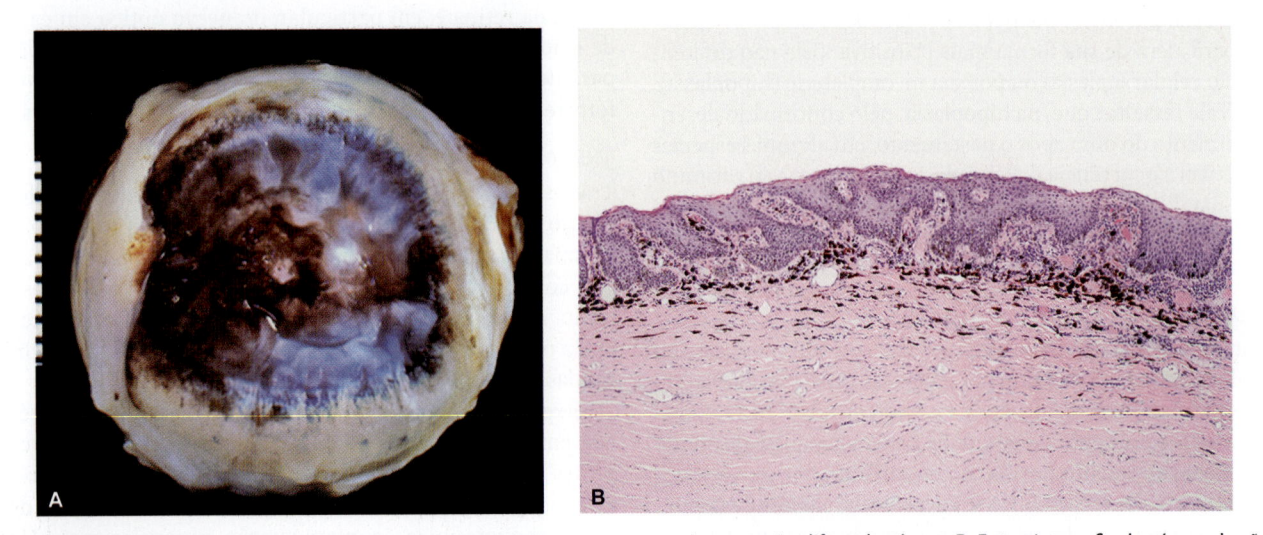

Figura 9.11 **A**. Cão; olho. Ceratoconjuntivite seca. Notar o espessamento e a pigmentação difusa da córnea. **B**. Fotomicrografia da córnea de cão com ceratoconjunctivite seca. Notar a grave hiperplasia e queratinização do epitélio da córnea e a pigmentação do epitélio e do estroma superficial. (Cortesia de Comparative Ocular Pathology Laboratory of Wisconsin ([COPLOW]), University of Wisconsin, Madison, Wisconsin, EUA.)

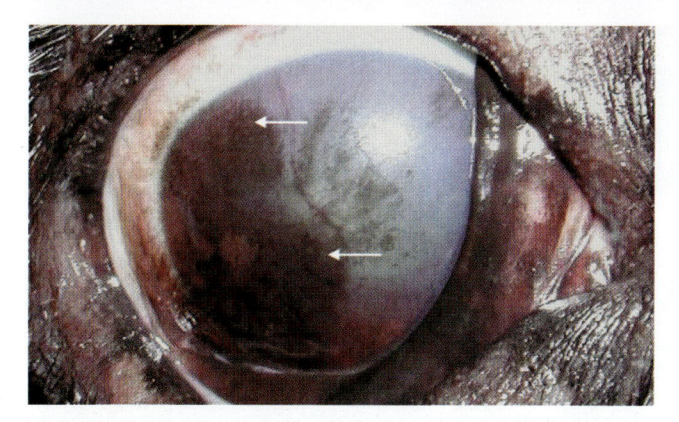

Figura 9.12 Cão; olho. Metaplasia corneal epitelial secundária à cerato-conjuntivite seca. Notar áreas de transição de tecido corneal normal para áreas de pigmentação (*setas*).

Teoricamente, metaplasias são consideradas condições reversíveis, uma vez interrompida a ação do agente causal. Porém, metaplasias de tecidos oculares específicos, como o epitélio lenticular, fogem à regra.

Anormalidades do desenvolvimento
Anoftalmia e microftalmia

Em clínica, o termo *anoftalmia* é empregado quando, no decurso do exame oftálmico, o bulbo do olho não pode ser identificado. A ausência completa do olho é denominada *anoftalmia verdadeira* e é de ocorrência incomum, já que, quase sempre, são identificados resquícios, à histopatologia, de um olho rudimentar no conteúdo orbital.

A microftalmia é descrita como um olho anormalmente pequeno. A condição apresenta-se de forma uni ou bilateral, já tendo sido relatada nas mais diversas espécies, sendo a canina e a suína as afetadas com mais frequência. Outras anomalias estruturais, como descolamentos de retina e catarata cortical, em geral, acompanham a microftalmia (Figura 9.14).

Trata-se de distúrbio que pode ser hereditário (síndrome da ectasia escleral dos Collies) ou congênito, em razão de infecções pré-natais, hipovitaminose A em porcas ou administração de griseofulvina em gatas gestantes, por exemplo.

Ciclopia e sinoftalmia

Representam condições extremamente atípicas, caracterizadas pela fusão dos componentes oculares de ambos os olhos. Quando a fusão é completa, denomina-se *ciclopia*; quando é parcial, a condição é conhecida por *sinoftalmia* (Figura 9.15). É importante ressaltar que ambas são incompatíveis com a vida, uma vez que, juntamente com os olhos, fundem-se outros tecidos, como a parte rostral do cérebro e estruturas mesodérmicas médias.

Ciclopia ou sinoftalmia de origem tóxica ocorrem em cordeiros nascidos de ovelhas que ingeriram a foragem *Veratrum californicum* no 15º dia de gestação. É interessante que a ingestão da planta antes do 15º dia de gestação leva à morte fetal e a ingestão após o 15º dia causa anormalidades ósseas e fendas palatinas, sem anormalidades oculares.

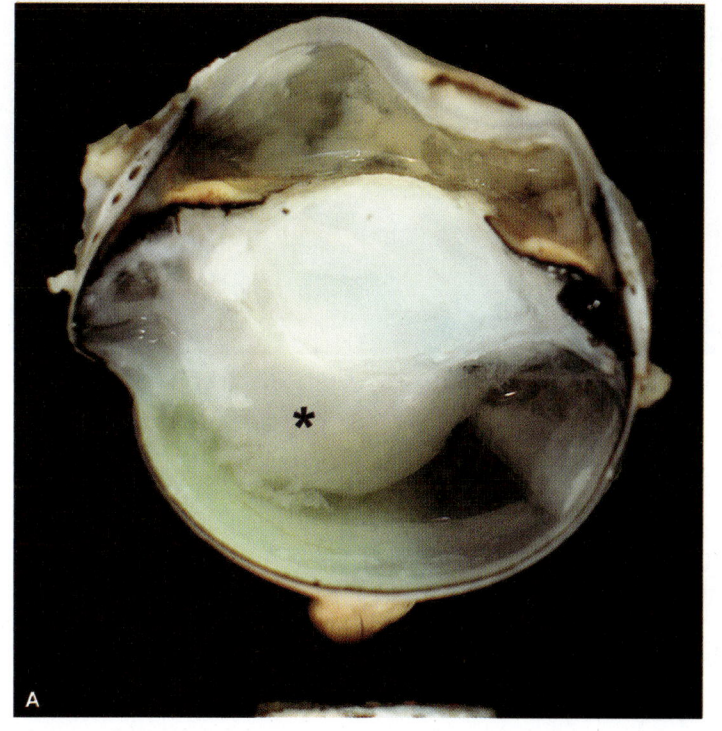

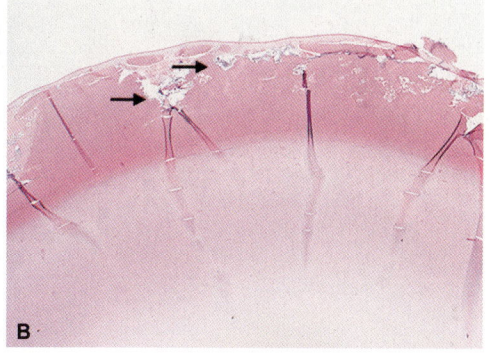

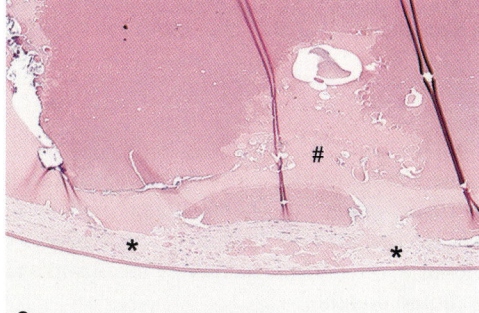

Figura 9.13 Gato; olho. Catarata madura. **A**. Globo fixado em formalina, corte dorsoventral. Notar a opacidade difusa da lente com difusão de fibras lenticulares liquidificadas no espaço vítreo anterior (*). **B**. Gato; fotomicrografia da lente. Catarata. Notar a mineralização (*seta*) das fibras lenticulares. **C**. Gato; fotomicrografia da lente. Catarata. No polo posterior observa-se metaplasia fibrosa das células epiteliais lenticulares (*), além de liquefação (#). (Cortesia de Comparative Ocular Pathology Laboratory of Wisconsin ([COPLOW]), University of Wisconsin, Madison, Wisconsin, EUA.)

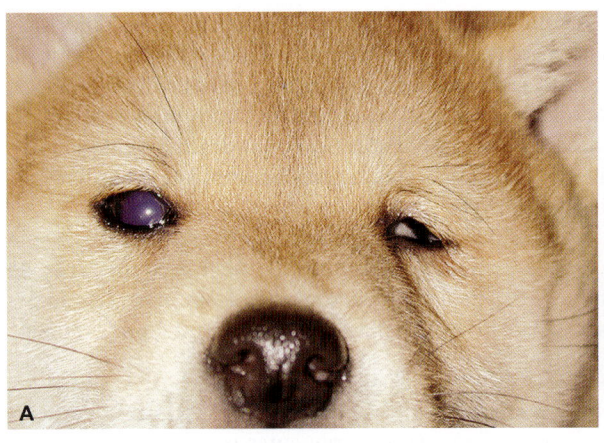
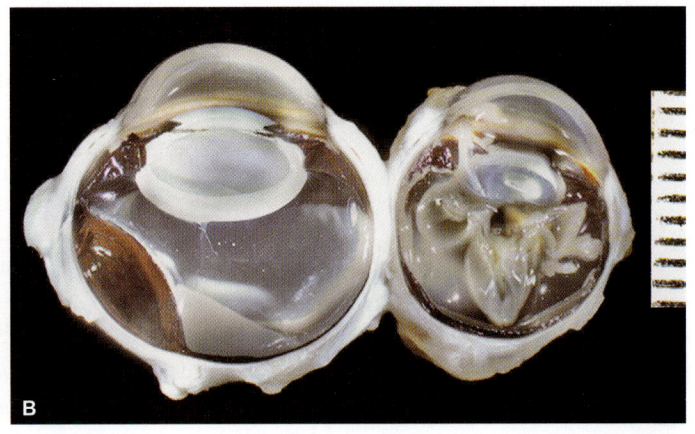

Figura 9.14 **A**. Cão; microftalmia. Notar a dificuldade de se observar o olho esquerdo (microftálmico) em comparação com o olho direito (não afetado). **B**. Ambos os globos fixados em formalina, corte dorsoventral. Notar a diferença de tamanho entre os globos e a presença de descolamento e enrugamento de retina no globo microftálmico. (Cortesia de Comparative Ocular Pathology Laboratory of Wisconsin ([COPLOW]), University of Wisconsin, Madison, Wisconsin, EUA.)

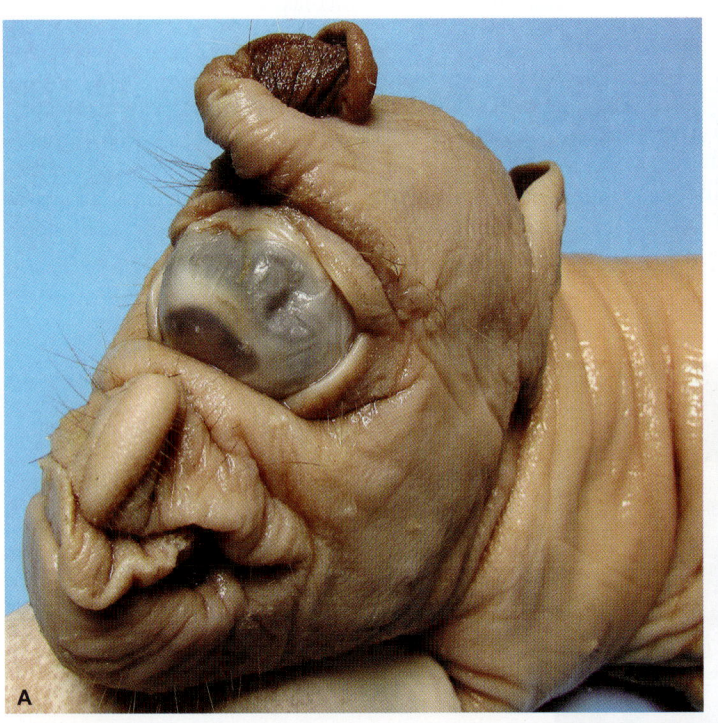
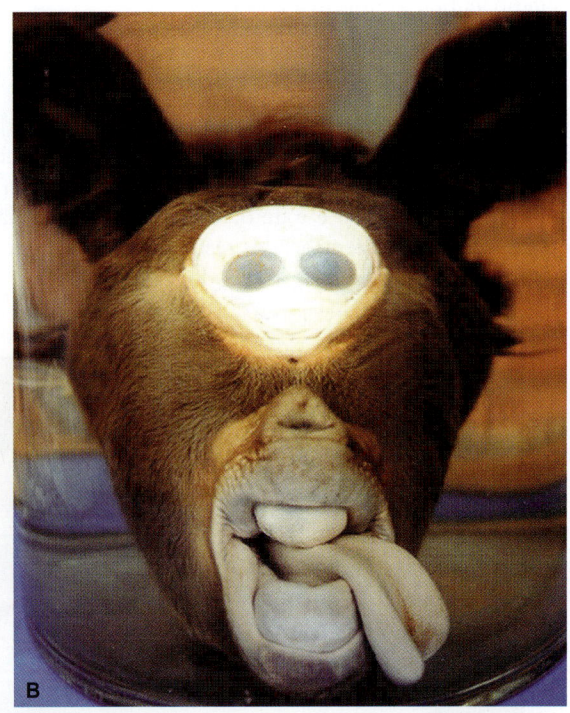

Figura 9.15 **A**. Suíno; ciclopia. (Cortesia do Dr. Renato de Lima Santos e da Dra. Ana Patrícia de Carvalho da Silva, Universidade Federal de Minas Gerais, Belo Horizonte, MG.) **B**. Equino; sinoftalmia. (Cortesia do Dr. Antônio Carlos Alessi, Universidade Estadual Paulista, Jaboticabal, SP.)

Coloboma

A ausência congênita de parte de uma estrutura do olho é denominada *coloboma*. Os colobomas podem ser típicos, quando decorrentes do fechamento incompleto da fissura embrionária, ou atípicos, quando se localizam em outro lugar do bulbo do olho.

Sua localização mais comum é na coroide e na retina, mas podem afetar outros segmentos, como a íris (Figura 9.16) e o corpo ciliar. Embora possam ocorrer em quaisquer espécies domésticas, são encontrados, com mais frequência, em cães, notadamente os Collies portadores da síndrome de ectasia escleral.

Colobomas oculares raramente causam déficit visual; todavia, há relatos de descolamentos retinianos secundários em pacientes cursando com síndrome de ectasia escleral dos Collies.

AFECÇÕES DAS PÁLPEBRAS

As pálpebras são, de modo geral, afetadas por grande variedade de condições mórbidas. As lesões palpebrais caracterizam-se, clínica e histologicamente, por reações próprias do aparelho tegumentar.

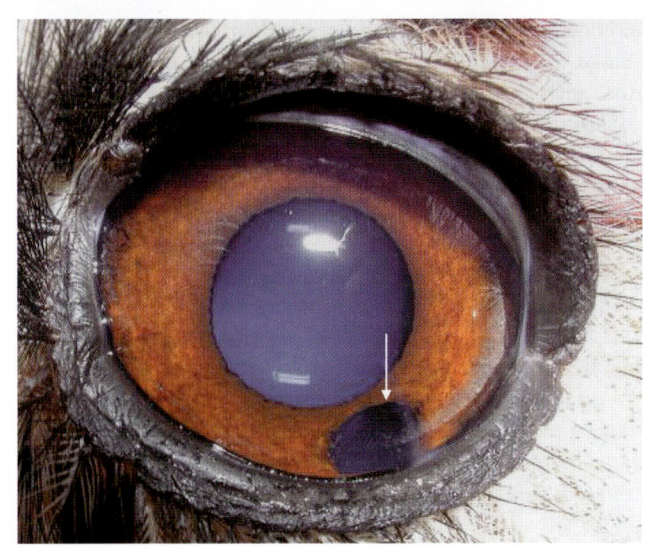

Figura 9.16 Coruja-orelhuda (*Asio clamator*); olho. Notar área de ausência de tecido uveal (coloboma de íris, *seta*).

Anormalidades congênitas
Agenesia das pálpebras (coloboma)

O coloboma palpebral é um defeito que afeta parte do segmento da pálpebra. Sua manifestação é factível em todas as espécies, sendo mais comum na felina e na ovina. Em ovinos e gatos Birmaneses, os colobomas são de origem hereditária.

Colobomas palpebrais podem causar dessecação corneal e alterações, como irritação secundária da córnea pelo atrito de pelos faciais que circundam as margens do defeito. Quando são na pálpebra inferior, propiciam a ocorrência de epífora, que é a perda de capacidade de drenagem normal da secreção lacrimal pelo ducto nasolacrimal.

Entrópio

É a inversão da margem da pálpebra (Figura 9.17). Trata-se de distúrbio comum, de origem congênita, espástica ou adquirida.

O entrópio congênito é mais frequente em cães, cavalos e ovinos. Os sinais ocasionados variam de discreto desconforto a úlceras e perfurações corneais. São observados, também, epífora, fotofobia e blefaroespasmo. Podem ocorrer de modo uni ou bilateral, em uma ou em ambas as pálpebras de um mesmo olho ou em diferentes segmentos de uma mesma pálpebra.

Ectrópio

É a eversão da pálpebra inferior (Figura 9.18). Sob o ponto de vista clínico, sua significação é menor, em comparação ao entrópio. Em geral, está associado a algumas raças (São Bernardo, Bloodhound e Cocker Spaniel) e pode ser observado em cães com pele facial excedente e flácida. Os sinais decorrentes mais comuns caracterizam-se por irritação conjuntival e diminuição da lubrificação da superfície ocular.

Distiquíase e triquíase

Distiquíase consiste no mau posicionamento de cílios, isolados ou múltiplos, na pálpebra, que emergem das glândulas tarsais (glândulas de Meibômio) em direção ao bulbo do olho. Os cílios anormais fazem contato com a conjuntival ou córnea, causando irritação, mas raramente lesões córneas significativas. Triquíase ocorre quando cílios, presentes em sua posição normal, têm seu crescimento desviado na direção do globo ocular, geralmente causando ceratites ulcerativas significativas.

Calázio

É uma resposta granulomatosa branda resultante da obstrução dos canalículos de secreção sebácea das glândulas tarsais. Clinicamente, é visto na forma de processo edematoso não doloroso, que costuma se manifestar na conjuntiva palpebral, de coloração branco-amarelada (Figura 9.19). Histologicamente, é caracterizado por um acúmulo de macrófagos de morfologia epitelioide ou multinucleados, com citoplasma abundante e vacuolizados, contendo cristais de colesterol que circundam glândulas tarsais e acúmulos extracelulares de lipídios.

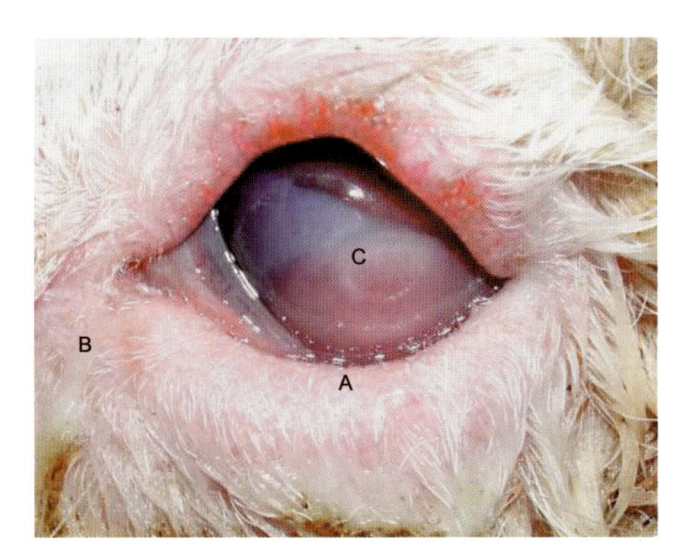

Figura 9.17 Ovino; olho. Entrópio congênito. Notar, além da inversão palpebral inferior (A), secreção mucoide em canto nasal (B) e ceratite ulcerativa cursando com edema de córnea e neoformação vascular (C).

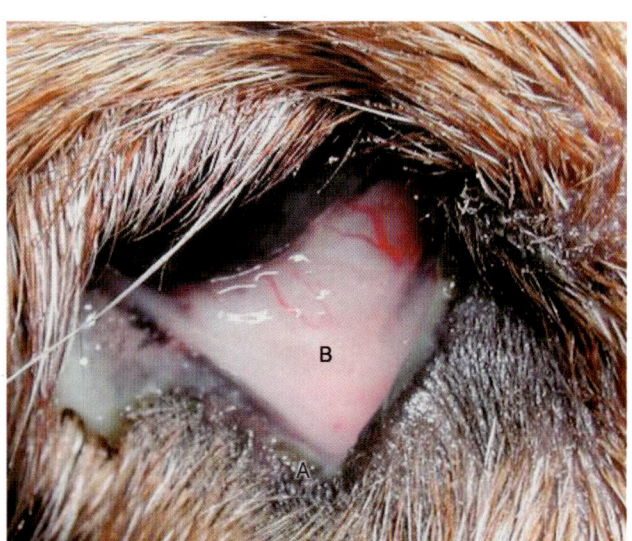

Figura 9.18 Cão; olho. Ectrópio congênito. Notar, além da eversão palpebral inferior (A), secreção mucoide (B).

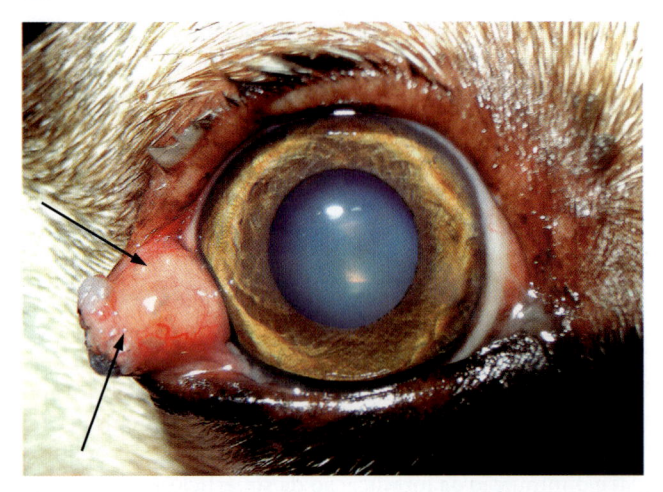

Figura 9.19 Cão; olho. Calázio. Notar processo edematoso na conjuntiva palpebral, de coloração branco-amarelada (*setas*), associado a adenoma da glândula de Meibômio (adenoma tarsal).

AFECÇÕES DA CONJUNTIVA

São comuns e decorrem, em especial, da sua exposição à ação de agentes externos e da proximidade com outras estruturas oculares. Da mesma forma, em razão de ser a conjuntiva o primeiro tecido ocular a responder a estímulos antigênicos locais e, por vezes, sistêmicos, a conjuntiva é a primeira entre os constituintes do olho a exibir alterações associadas à doença ocular.

Resposta geral às lesões

A conjuntiva responde às lesões com quantidade limitada de mecanismos. *Quemose*, *hiperemia*, *exsudação* e ulceração constituem as alterações mais observadas nos processos conjuntivais agudos. Em casos crônicos, metaplasia escamosa, hiperpigmentação e hiperplasia linfoide follicular são observadas.

As células conjuntivais envolvidas e o tipo de secreção vão se diferenciar de acordo com o tipo de afecção ocular existente (Tabela 9.1). A busca histológica de agentes infecciosos específicos na conjuntiva raramente produz resultados. Além disso, apesar de agentes infecciosos, como vírus e *Chlamydophila* sp., causarem a formação de inclusões celulares, estas ocorrem nas fases agudas do processo e geralmente não estão presentes quando uma biopsia conjuntival é realizada.

Conjuntivites infecciosas

As conjuntivites de origem infecciosa (bacterianas, virais, fúngicas e parasitárias) exibem características distintas, de acordo com o agente e a espécie animal acometida, porquanto a resposta da superfície ocular aos organismos agressores difere entre as espécies. Além disso, diferem a especificidade da microbiota conjuntival e as doenças inerentes a cada espécie.

Canina
Conjuntivites bacterianas

Na conjuntivite bacteriana, sem levar em conta a espécie afetada, a avaliação citológica é de grande valia na confirmação do diagnóstico. Neutrófilos e outras poucas células mononucleares, bactérias e células epiteliais degeneradas estão presentes nas infecções agudas e crônicas.

Conjuntivites bacterianas primárias são de ocorrência rara nos cães. Em muitos casos, a inflamação conjuntival está associada a outros fatores gênicos, infecciosos ou não. *Staphylococcus* sp. e outros microrganismos Gram-positivos são, em geral, os principais microrganismos envolvidos.

Conjuntivites virais

Entre as enfermidades de origem viral, com repercussões para a conjuntiva, a cinomose é a mais comum. Embora de maior incidência em cães jovens, acomete animais em todas as faixas etárias.

Animais com cinomose, quase sempre, exibem conjuntivite bilateral que progride de serosa para mucopurulenta. A infecção costuma resultar em quadros de ceratoconjun-

Tabela 9.1 Tipo celular e quantidade de mucina observada nos casos de conjuntivites.

Causa	Células conjuntivais	Células inflamatórias	Mucina	Organismos
Normal	Poucas camadas não queratinizadas	Poucos neutrófilos	Pouca	Microbiota normal
Bacteriana	*Inicial*: maioria não queratinizada *Crônico*: queratinizadas	Principalmente neutrófilos	Moderada	Frequentes
Viral (cinomose)	*Inicial*: maioria não queratinizada *Crônico*: queratinizadas	Principalmente linfócitos	Moderada Bastante	Possíveis corpúsculos de inclusão na fase inicial
Parasitária	Maioria queratinizada	Principalmente plasmócitos e linfócitos	Variável	*Leishmania* sp.
Fúngica	–	Principalmente neutrófilos	Variável	Raros em cães e gatos e frequentes em equinos
Alérgica	Variável	Principalmente eosinófilos, plasmócitos e linfócitos	Pouca	–
Ceratoconjuntivite seca	Queratinizadas	Neutrófilos ± células caliciformes ± células pigmentadas	Variável	Bactérias variáveis

Adaptada de Hendrix (2003).

tivite seca por comprometimento adjunto da glândula da terceira pálpebra.

À citologia, podem mostrar corpúsculos citoplasmáticos identificáveis até o 6° dia da infecção; não obstante, são pouco frequentes.

Conjuntivites micóticas

São reconhecidamente muito raras em cães. Das poucas que se manifestam, as provocadas por *Blastomyces dermatitidis* podem produzir nodulações conjuntivais.

Conjuntivites parasitárias

No Brasil, o principal agente nas conjuntivites parasitárias é a *Leishmania infantum* (sinonímia *Leishmania chagasi*). Tem-se apontado a inflamação da conjuntiva como condição ocular comum em cães com leishmaniose visceral canina (LVC). A condição se caracteriza, notadamente, por hiperemia conjuntival, quemose difusa bilateral e exsudação purulenta. Podem ocorrer casos de uveíte anterior. Discretos nódulos brancos multifocais são, às vezes, observados na conjuntiva e na margem da membrana nictitante.

Microscopicamente, notam-se tecido conjuntival com infiltrado mononuclear plasmocitário, metaplasia e hipertrofia das células caliciformes, além de exsudação inflamatória. Biopsias da conjuntiva têm possibilitado observar formas amastigotas de *Leishmania infantum*, seja por coloração histológica rotineira, seja por técnicas de imuno-histoquímica.

Felina

Conjuntivites bacterianas

Diferentemente dos cães, muitas das conjuntivites bacterianas nos gatos são primárias e estão associadas a causas específicas. Neste capítulo, serão tratadas as de maior significação.

Conjuntivite por Chlamydophila (Chlamydia) psittaci.

A *Chlamydophila psittaci* é um patógeno comum que afeta, primariamente, a conjuntiva. Seu potencial zoonótico é considerado baixo, entretanto têm-se admitido condições que envolvem a transmissão para seres humanos.

Gatos de todas as idades podem ser acometidos, e o evento inicia-se unilateralmente. Na infecção aguda, observam-se hiperemia conjuntival, quemose e secreção serosa, que tende a ser purulenta com a evolução temporal. Têm-se observado folículos linfoides conjuntivais nas formas crônicas.

O processo se inicia com infiltração subepitelial de neutrófilos, que, rapidamente, dá lugar a um exsudato misto linfoplasmocitário e histiocitário. Inclusões intracitoplasmáticas em células epiteliais podem ser visualizadas entre o 7° e o 14° dia, sendo estas patognomônicas da doença. Pelo fato de a doença clínica ser facilmente reconhecida e tratada, o diagnóstico histopatológico é raramente utilizado.

Conjuntivite por Mycoplasma sp.

Têm-se considerado *Mycoplasma felis* e *M. gatae* como agentes causais de conjuntivites supurativas e erosivas em felinos. A infecção manifesta-se de modo uni ou bilateral, estando caracterizada clinicamente por epífora e hipertrofia papilar da conjuntiva.

Em sua fase inicial, outras alterações incluem presença de hiperplasia folicular linfoide, quemose e pseudomembranas

conjuntivais compostas de exsudato branco e espesso. Leucócitos polimorfonucleares predominam, e pequenos corpúsculos de inclusão basofílicos podem ser vistos na membrana celular epitelial. Estudos apontam que esses organismos, que fazem parte da microbiota conjuntival dos felinos, têm um papel mais significativo como agentes infecciosos oportunistas nas doenças causadas por herpesvírus e *Chlamydophila* sp. do que como agentes infecciosos primários.

Conjuntivites virais

Conjuntivite herpética

Entre as viroses que acometem os felinos domésticos, o herpesvírus felino tipo 1 é o mais prevalente, fazendo da conjuntivite herpética uma oftalmopatia rotineira. Na inflamação conjuntival, é característica a replicação viral no tecido conjuntival. O distúrbio ocular agudo distingue-se por seu envolvimento bilateral, hiperemia pronunciada e secreção serosa. Em pacientes com inflamação crônica, a secreção passa de mucosa a mucopurulenta e a conjuntiva mostra-se edemaciada. Déficit lacrimal (teste da lágrima de Schirmer < 5 mm/min) pode ocorrer em pacientes com doença crônica.

Em gatos muito jovens, o simbléfaro (aderência da face conjuntival da pálpebra ao bulbo ocular) constitui sequela relativamente comum. Em animais adultos, infecção pelo herpesvírus felino tipo 1 está associada a ceratite estromal crônica, sequestro corneano e ceratite eosinofílica. Não existe uma característica histológica específica que possibilite o diagnóstico definitivo da conjuntivite herpética felina, portanto o histórico e os sinais clínicos são essenciais para um diagnóstico presuntivo.

Equinos

A inflamação conjuntival nos equinos pode ser primária ou secundária, independentemente da etiologia. Caracteriza-se, macroscopicamente, por hiperemia conjuntival e secreção. A secreção conjuntival pode ser serosa, seromucosa, mucosa, mucopurulenta, purulenta e, a depender da origem, hemorrágica. Assim como no caso dos cães e dos gatos, serão abordadas as conjuntivites mais importantes.

Conjuntivites virais

Algumas das viroses em equinos se manifestam, inicialmente, por sinais de conjuntivite, sendo, por equívoco, muitas vezes tratadas como simples conjuntivites bacterianas locais. Enfermidades resultantes da infecção por adenovírus, herpesvírus tipos 1 e 2 e por doenças como arterite viral equina, além de outras viroses do trato respiratório, podem causar inflamação conjuntival.

Pela similitude de sinais, a abordagem será dada de maneira conjunta. Todavia, quando necessário, serão feitas as diferenciações cabíveis.

É habitual notar quantidade variável de secreção ocular, iniciando-se, em geral, pelo tipo seroso, com evolução para os tipos mucopurulento e purulento. Ceratoconjuntivites e uveítes podem se associar. Na adenite viral, a citologia da conjuntiva revela células epiteliais com grandes inclusões intranucleares. No exame microscópico, encontram-se inclusões nas células do epitélio da conjuntiva e nas parenquimatosas da glândula lacrimal.

Em equinos infectados por herpesvírus tipos 1 e 2 e com o vírus da arterite viral equina, ceratoconjuntivite e edema palpebral são observados nos exames clínico e macroscópico. Com frequência, as conjuntivites virais apresentam evolução de 7 a 14 dias, a partir dos quais regridem, ou seja, são processos autolimitantes. O diagnóstico baseia-se na citologia.

Conjuntivites bacterianas

Assim como nos cães, é comum encontrar inúmeros espécimes de bactérias no saco conjuntival dos equinos. No entanto, ressalta-se que bactérias da conjuntiva de equinos com doença da superfície ocular devem ser diferenciadas das pertencentes à microbiota normal. Microrganismos normalmente descritos como comensais da microbiota normal podem se tornar patógenos oportunistas.

Moraxella equi tem sido citado como causa primária de conjuntivite em equinos. Lesões erosivas na junção mucocutânea das margens palpebrais podem suceder após 5 a 10 dias da infecção primária. Pode haver oftalmorreia intensa e dor, além do blefaroespasmo.

Conjuntivites micóticas

São de ocorrência comum em equinos, em especial naqueles que habitam regiões tropicais ou subtropicais. Diferentemente de outras espécies domésticas, os fungos são constituintes da microbiota normal nos equinos. *Aspergillus* spp., *Penicillium* spp. e *Fusarium* spp. estão entre os habitualmente isolados.

Lesões penetrantes e outras formas de insultos constituem as principais causas de conjuntivite micótica. A inflamação conjuntival causada por fungos costuma induzir lesões corneais graves. Um infiltrado inflamatório piogranulomatoso é normalmente encontrado, assim como fibrose marcante da substância própria conjuntival e, em casos raros, vasculite profunda, com a presença de organismos intravasculares.

Conjuntivites parasitárias

No Brasil, larvas infectantes de *Habronema* spp. constituem causas comuns de inflamação da conjuntiva. Larvas infectantes podem penetrar nas pálpebras ou na conjuntiva, produzindo prurido, epífora e desconforto ocular.

Macroscopicamente, granulomas caseosos, múltiplos e coalescentes estão presentes na conjuntiva bulbar e palpebral. Histologicamente, a lesão caracteriza-se como um infiltrado inflamatório granulomatoso e eosinofílico que forma nódulos que circundam larvas ou fragmentos de larvas. Normalmente, esses organismos são raramente encontrados em cortes histológicos.

Ao se deparar com casos em que a apresentação clínica é uninodular, deve-se ter cuidado na diferenciação histopatológica de conjuntivites eosinofílicas e mastocitomas conjuntivais, os quais, em equinos, apresentam grande quantidade, se não predomínio, de eosinófilos.

Ruminantes

A ceratoconjuntivite infecciosa dos bovinos (CIB) caracteriza-se pelo impacto econômico que é capaz de acarretar, uma vez que os danos oculares produzidos induzem perda de peso, redução na produção láctea e altos custos de tratamento.

Também conhecida por *pinkeye*, a CIB é a oftalmopatia mais comumente encontrada em bovinos e seu agente é a *Moraxella bovis*. Ressalta-se que pequenos ruminantes são, quase sempre, acometidos por uma forma de conjuntivite infecciosa cujo agente, a *Moraxella ovis*, causa perdas igualmente significativas.

As condições que predispõem à ocorrência da CIB são inúmeras. Podem ser citados pálpebras despigmentadas, pelagem clara ou branca, exposição excessiva à luz solar e contato com insetos (*Musca domestica* e *Stomoxys calcitrans*). Irritação crônica e lesão ocular, como as causadas por plantas e objetos inanimados, são também condições que predispõem à CIB.

A sucessão de eventos que resulta na manifestação da enfermidade inicia-se quando os patógenos próprios da microbiota ocular sintetizam fímbrias de aderência dos tipos α e β, as quais reconhecem receptores específicos presentes em conjuntiva, conduto lacrimal e córnea. Considerando-se que as fímbrias conferem elevada hidrofobicidade à superfície ocular, as bactérias podem se dispor em duas ou três camadas, recobrindo totalmente o tecido corneal. Exotoxinas com atividade enzimática e lipopolissacarídeos somáticos provocam lesões na superfície da córnea, possibilitando a invasão das bactérias, que, por suas próprias exotoxinas, induzem a desorganização das fibras de colágeno. A lesão celular desencadeada causa exsudação inflamatória e edema secundário.

A CIB tem curso agudo, subagudo ou crônico, afetando um ou ambos os olhos. Os sinais clínicos variam de rebanho para rebanho e de animal para animal.

A fase aguda é caracterizada por sinais de epífora intensa, fotofobia, blefaroespasmo, congestão conjuntival e quemose. Decorridos de 1 a 2 dias, os pacientes passam a apresentar edema corneal central (Figura 9.20), que pode evoluir para ulceração descemetocele e perfuração, com intercorrências, por vezes, inevitáveis.

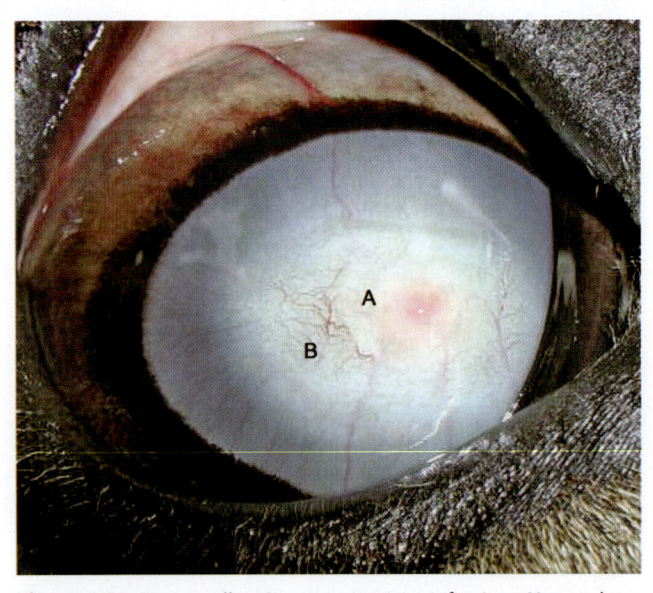

Figura 9.20 Bovino; olho. Ceratoconjuntivite infecciosa. Notar edema central (A) e neovascularização corneais (B).

Conjuntivites não infecciosas

Conjuntivites alérgicas podem suceder com frequência em cães, gatos e equinos, porém são incomuns entre os ruminantes. Nas conjuntivites de origem não infecciosa, o edema conjuntival torna-se a alteração mais representativa em conjunto com a secreção ocular e a hiperemia conjuntival. Poderá haver prurido intenso quando se tratar de atopia.

Poluentes ambientais podem causar inflamação conjuntival. Tem-se apontado a fumaça como causa primária de conjuntivite, mormente em animais procedentes de áreas não poluídas que repetidamente entram em contato com o agente.

Fármacos de uso tópico ou sistêmico podem produzir inflamação conjuntival, que, nesses casos, tende a se manifestar por quemose bilateral (Figura 9.21). A hipersensibilidade imediata participa dos eventos reacionais a fármacos. Achados macroscópicos aliados à citologia (ver Tabela 9.1) e biopsias conjuntivais possibilitam obter diagnósticos conclusivos.

Estímulos antigênicos crônicos, não raro, resultam em inflamação conjuntival. Reconhece-se como comum a conjuntivite folicular. Macroscopicamente, a condição se apresenta sob a forma de folículos de aspecto semitransparente na superfície conjuntival. Ressalta-se que não apenas a superfície bulbar pode ser afetada.

É comum o diagnóstico ser realizado tomando-se por base apenas os achados macroscópicos. Na incerteza, a citologia torna-se útil, porquanto revela a natureza linfoide dos folículos.

Principalmente em gatos neonatos, costuma-se observar síndrome de inflamação conjuntival. Secreção ocular intensa, quase sempre mucopurulenta, é vista como achado constante. As causas associadas a esse tipo de conjuntivite parecem ser, em grande parte, resultantes dos agentes já mencionados, mas há controvérsias. Acredita-se que mecanismos decorrentes da alteração na microbiota conjuntival

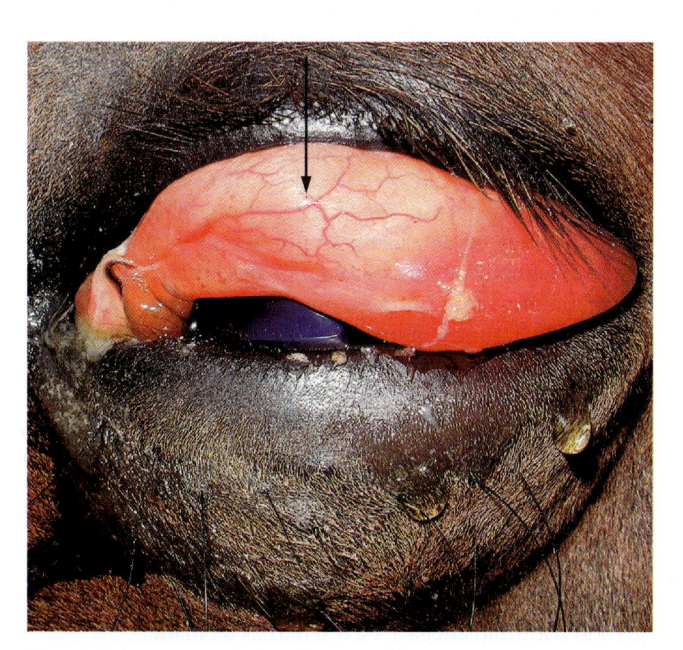

Figura 9.21 Equino; olho. Conjuntivite alérgica (não infecciosa) de origem medicamentosa. Notar quemose (*seta*).

dos animais, quando ainda apresentam *anquilobléfaro* (que é a fusão das pálpebras), possam estar envolvidos na patogenia da afecção.

A *conjuntivite eosinofílica* é uma das mais importantes conjuntivites não infecciosas dos felinos. Caracteriza-se por lesão de cunho proliferativo, que afeta a conjuntiva e a córnea, com secreção esbranquiçada aderente e formação de grânulos. A citologia deverá ser realizada para o diagnóstico.

Ceratoconjuntivite seca

A ceratoconjuntivite seca (CCS) é uma afecção inflamatória de curso habitualmente crônico que, com frequência, acomete o cão. Caracteriza-se pela deficiência qualitativa ou quantitativa de componentes, notadamente o aquoso, do filme lacrimal.

O filme lacrimal pré-ocular é um fluido trilaminar complexo, que mede cerca de 7 a 10 µm. A camada mais superficial é composta de lipídios produzidos pelas glândulas tarsais (glândulas de Meibômio), as quais fornecem cobertura oleosa fina (0,05 a 0,1 µm) para a camada lacrimal aquosa, diminuindo os efeitos da evaporação. O componente intermediário ou aquoso é secretado pelas glândulas lacrimais principais (60%) e da terceira pálpebra (40%). Além de água, essa porção do filme lacrimal é composta de diversas substâncias que desempenham funções de nutrição e imunidade da superfície ocular. A camada lacrimal mais profunda mede, aproximadamente, 1 µm e compõe-se de mucina, que é uma glicoproteína hidratada, produzida pelas células caliciformes do fórnice conjuntival. Tem por função preencher irregularidades da superfície corneal, além de promover adesão da lágrima ao epitélio corneal.

O filme lacrimal é responsável pela lubrificação da superfície ocular e das pálpebras e pela nutrição da córnea, além de auxiliar na distribuição de leucócitos e de promover a limpeza da superfície ocular.

O olho seco é um distúrbio comum em cães. Outras espécies podem apresentar o problema, porém com menor significância, em razão da baixa frequência. A doença é mais comum em animais idosos e os mais acometidos são os das raças Cocker Spaniel, West Highland e White Terrier, além de indivíduos braquiocefálicos, sendo as fêmeas as mais afetadas.

As intercorrências oculares na CCS caracterizam-se por eventos de superfície ocular. Doença corneal progressiva (vascularização, pigmentação e edema de córnea), com ou sem perda do epitélio corneal, dor ocular e visão reduzida são condições comuns. A oftalmorreia induz suspeita de conjuntivite bacteriana, que pode estar presente como condição secundária.

Diversos estudos reforçam a ideia de que a CCS em cães é decorrente de condição imunomediada, em razão da infiltração de células T nas glândulas lacrimais. Outras causas de CCS incluem dacrioadenite imunomediada, infecção pelo vírus da cinomose, hipoplasia acinar congênita, blefaroconjuntivite crônica (por entrópio, ectrópio, triquíase e atopia), protrusão da glândula da terceira pálpebra, proptose traumática e leishmaniose.

Na histopatologia dos cães com cinomose, observam-se espessamento do conjuntivo e exsudação inflamatória leve a intensa, com predomínio de plasmócitos e histiócitos. Nas glândulas afetadas, há atrofia das glândulas tubuloacinares, hipertrofia compensatória, células epiteliais descamadas, polimorfonucleares e muco.

A remoção da glândula em casos de prolapso da glândula da terceira pálpebra acarreta distúrbios qualitativos e quantitativos na produção lacrimal. A lesão do nervo facial (VII par de nervo craniano), induzido na ablação cirúrgica do conduto auditivo, associa-se às causas de CCS iatrogênica. Macroscopicamente, observam-se os mesmos sinais oftálmicos existentes nos outros tipos de CCS.

Distúrbios da produção lacrimal são identificados, com facilidade, no teste da lágrima de Schirmer (TLS). Para a maioria das raças de cães, os valores de 15 a 20 mm/min para o TLS são considerados normais. Valores de 10 a 15 mm/min podem ser considerados como suspeitos. Consideram-se portadores de CCS aqueles animais em que os valores estão abaixo de 10 mm/min.

Anormalidades qualitativas da lágrima podem ser diagnosticadas empregando-se o teste "tempo de ruptura do filme lacrimal". Biomicroscopia com filtro azul-cobalto é empregada na leitura do teste após instilação tópica de fluoresceína na superfície ocular. O tempo normal de ruptura para o filme lacrimal na espécie canina é de cerca de 20 segundos ou mais. Consideram-se positivos valores abaixo de 20 segundos, se associados aos sinais oftálmicos da CCS. É importante ressaltar que animais com distúrbios qualitativos podem apresentar valores normais no TLS.

Histologicamente, CCS se caracteriza por graus variados de hiperplasia e queratinização do epitélio da córnea acompanhado de pigmentação do epitélio e do estroma superficial (ver Figura 9.11). Essas alterações não são exclusivas da CCS e podem ser encontradas em qualquer ceratite crônica. Ao conjunto dessas alterações se dá o nome de metaplasia cutânea (ou epidérmica).

Dermoide

Sob o prisma da oftalmologia, o dermoide é uma massa de tecido cutâneo ectopicamente localizada na conjuntiva, córnea, esclera e limbo esclerocorneal, de origem congênita. A porção temporal na superfície ocular é o local mais afetado.

A formação contém epitélio queratinizado, pelos, vasos sanguíneos, tecido fibroso, gordura, nervos, glândulas, tecido muscular e, em alguns casos, cartilagem. Ainda que esteja presente desde o nascimento, pode não ser reconhecido por até várias semanas. Vale ressaltar que se trata de uma neoformação benigna.

AFECÇÕES DA TERCEIRA PÁLPEBRA

A terceira pálpebra, à semelhança da conjuntiva, é pouco acometida por doenças primárias.

Eversão da cartilagem

A eversão da cartilagem da terceira pálpebra é mais comum que a inversão. À microscopia, a cartilagem evertida aparece como uma dobra anterior da porção superior da terceira pálpebra. Frequentemente, epífora está presente em decorrência de falhas na drenagem da lágrima pelo canto medial.

Cães de raças de grande porte são mais acometidos. Acredita-se que esse distúrbio possa ser de caráter hereditário.

Protrusão da glândula da terceira pálpebra

A protrusão da glândula é o distúrbio primário de maior frequência na terceira pálpebra e é comumente conhecido como *olho de cereja*, em razão do aspecto com que se apresenta. Instabilidade do tecido conjuntivo em dar sustentação à glândula relaciona-se com o principal agente indutor.

Quando protruída, a glândula apresenta-se com hiperemia intensa, que – juntamente com aumento do seu volume, secreção ocular e inflamação crônica – é a principal característica desse distúrbio. A secreção quase sempre está associada ao déficit na produção da lágrima, o qual decorre do processo inflamatório.

Casos de protrusão podem ser uni ou bilaterais e ocorrem, geralmente, antes de 2 anos de idade. Em casos crônicos, a glândula torna-se fibrosada, perdendo a sua função principal e, por conseguinte, desenvolvendo alterações secundárias, como CCS.

AFECÇÕES DA CÓRNEA

Anormalidades congênitas

As anormalidades congênitas da córnea incluem principalmente variações de tamanho, opacidades e neoformações, em especial os dermoides.

Megalocórnea e microcórnea

O termo *megalocórnea* é aplicado a córneas excessivamente grandes, mas normais em seus constituintes e aspecto. Trata-se de condição rara nos animais domésticos. No cão, está habitualmente associada ao glaucoma e ao buftalmo (dilatação do olho devido à hidropisia) congênitos.

A microcórnea se caracteriza por córnea muito pequena, porém com as demais estruturas do bulbo do olho, à exceção da esclera, em tamanho normal. Admite-se que raças como Australian Shepherds, Schnauzer Miniatura e Poodle Miniatura sejam predispostas. Quase sempre, a microcórnea pode estar associada à condição de microftalmia, goniodisgenesia e membrana pupilar persistente.

Opacidades congênitas

Originam-se na embriogênese ou são decorrentes de infecção intrauterina. São classificadas em *nébulas*, *máculas* e *leucomas*. Reconhecem-se distrofia corneal infantil ou distrofia corneal congênita subepitelial e geográfica.

As nébulas caracterizam-se por serem pequenas, com bordas irregulares e difusas. As máculas apresentam-se um pouco maiores, com bordas e opacificação densa. Os leucomas manifestam-se como opacidade densa esbranquiçada e definida. Quando observadas em cães com menos de 10 semanas de vida, tendem a desaparecer sem causar transtornos à visão (Figura 9.22).

Opacidades resultantes da membrana pupilar persistente

A membrana pupilar é responsável pelo suprimento vascular da câmara anterior durante o desenvolvimento fetal. Sua atrofia se inicia já na vida fetal e se completa na pós-fetal, quando o animal chega a 4 a 8 semanas de idade.

Sua persistência pode ser observada em todas as espécies domésticas, e é mais frequente em cães e gatos, notadamente

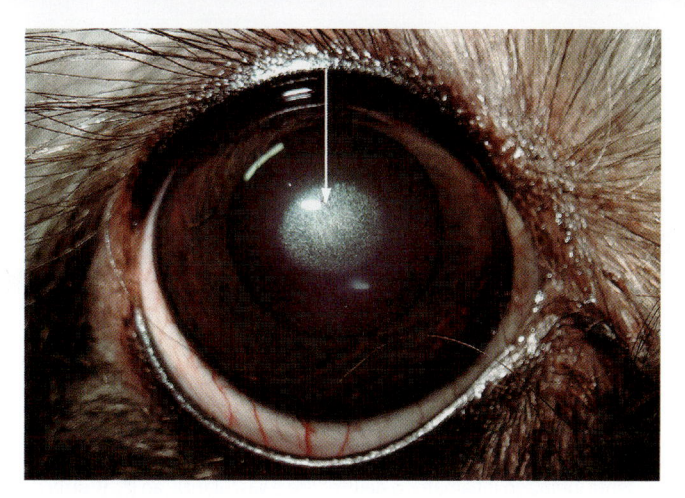

Figura 9.22 Cão; olho. Distrofia corneal. Notar opacidade de coloração cinza-esbranquiçada localizada no centro da córnea (*seta*).

nos Basenji, nos quais esse defeito é hereditário. Sua ocorrência pode ser uni ou bilateral e não há predileção por sexo.

A membrana pupilar persistente (MPP) pode, eventualmente, aderir-se ao endotélio corneal. Nesses casos, ocorre opacidade focal ou generalizada, iniciada no local do contato. Resultam o comprometimento da função endotelial e o edema corneal. A membrana de Descemet pode sofrer distorções decorrentes da lesão endotelial.

Dermoide

Como já discutido neste capítulo, o termo *dermoide*, ou *coristoma*, refere-se à ocorrência de uma massa de tecido cutâneo em localização aberrante. Os dermoides são comuns nas espécies domésticas, notadamente em cães e em equinos. Acontecem com maior frequência na área límbica temporal, estendendo-se em direção à esclera, à córnea e à conjuntiva (Figura 9.23). Trata-se de formações constituídas por epitélio queratinizado, vasos sanguíneos, tecido fibroso, gordura, nervos, glândulas, musculatura lisa e, às vezes, cartilagem. Os sinais clínicos mais comuns são ceratite crônica e edema e pigmentação corneais, associados ao aspecto patognomônico da lesão.

Alterações adquiridas
Inflamação e vascularização corneais

A inflamação corneal costuma ser acompanhada por edema estromal. O edema decorre da absorção, pelo estroma, de lágrima nos casos de danos epiteliais ou de humor aquoso quando a lesão é endotelial. A lesão estimula a gênese de vasos a partir do limbo, em cuja patogênese a infiltração de neutrófilos tem participação ativa, pois liberam fatores angiogênicos. Uma vez que esses vasos penetrem na córnea, inicia-se o processo exsudativo. Angiogênese e fibrose decorrem dos mesmos fatores gênicos, o que justifica sua ocorrência simultânea.

Do ponto de vista diagnóstico, a vascularização do estroma pode ser utilizada no sentido de se estimar a cronicidade das alterações corneanas. De modo geral, a proliferação vascular se inicia e pode ser observada, histologicamente, estendendo-se do limbo de 3 a 4 dias após o início da lesão corneana. Os vasos neoformados continuam a se proliferar no estroma, no sentido da córnea central, em uma velocidade de aproximadamente 1 mm (ou a distância da espessura da córnea) por dia, o que possibilita a determinação aproximada da duração do processo.

Ceratites ulcerativas

Destacam-se por estar entre as oftalmopatias que mais acometem as espécies domésticas e se caracterizam pela perda da continuidade epitelial, com exposição de porções variáveis do estroma corneal. Entre as causas suscitantes estão traumas, anormalidades palpebrais, ciliares e do filme lacrimal, infecções bacterianas, micóticas e virais e deficiências nutricionais.

Pode haver ampla variedade de sinais clínicos em casos de ulceração corneal. Entre os mais comuns, elencam-se dor, hiperemia conjuntival, enoftalmia, blefaroespasmo, epífora, edema corneal perilesional e miose em casos de uveíte reflexa. Identificam-se, ainda, secreção mucoide ou mucopurulenta e vascularização, em muitos dos casos.

De acordo com sua profundidade, as ceratites ulcerativas podem ser classificadas em superficiais, estromais e descemetoceles (Figuras 9.24 e 9.25) e, segundo sua evolução, em livres de complicações, progressivas e refratárias.

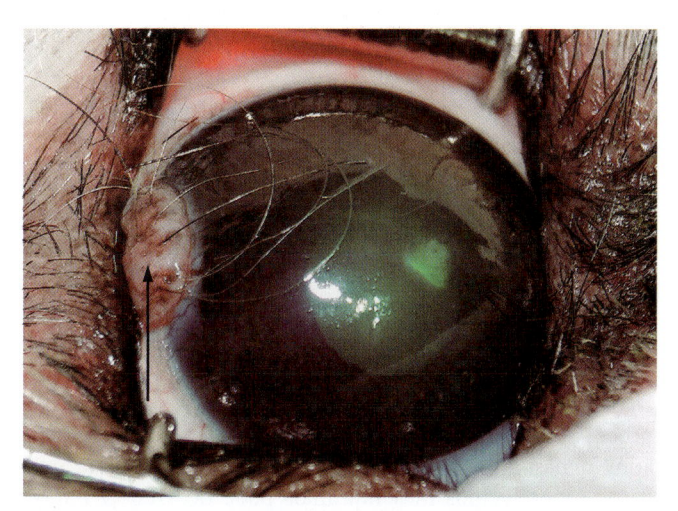

Figura 9.23 Cão; olho. Dermoide acometendo porções da córnea, limbo e conjuntiva (*seta*).

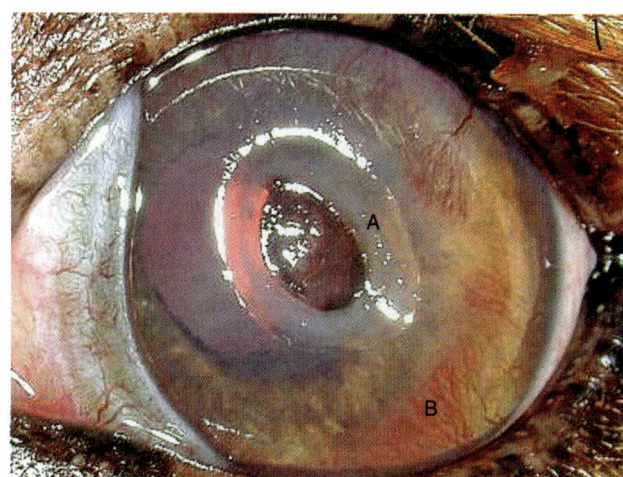

Figura 9.24 Cão; olho. Ceratite ulcerativa. Notar edema corneal adjacente à membrana de Descemet (A) e neovascularização corneal (B).

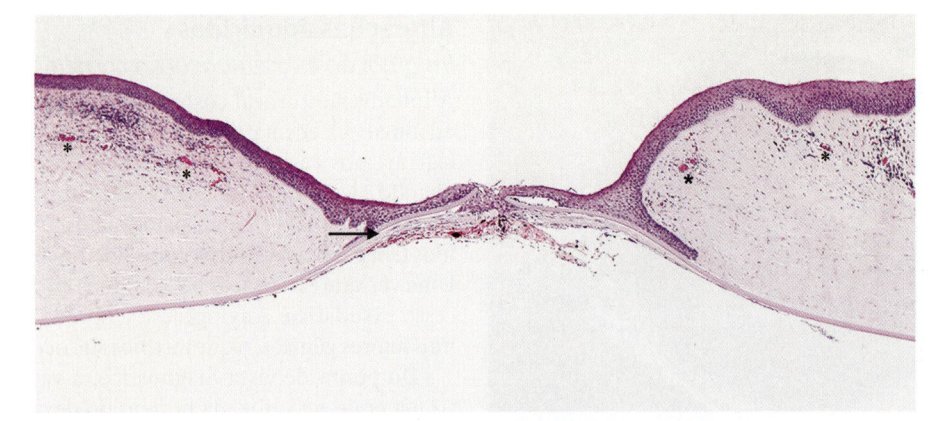

Figura 9.25 Cão; fotomicrografia da córnea. Descemetocele. Notar a perda de estroma corneal com proliferação do epitélio da córnea entrando em contato direto com a membrana de Descemet (*seta*). O estroma periférico apresenta infiltrado inflamatório neutrofílico e vascularização (*). (Cortesia de Comparative Ocular Pathology Laboratory of Wisconsin ([COPLOW]), University of Wisconsin, Madison, Wisconsin, EUA.)

Distrofias corneais

Entende-se por distrofia corneal qualquer distúrbio primário bilateral que não curse com inflamação na córnea ou doença sistêmica. Entre as espécies domésticas, as mais afetadas são os cães e os equinos. Em relação aos cães, as raças mais predispostas são Beagle, Husky Siberiano, Collie, Airedale Terrier, Dachshund, Pastor Alemão, Pointer e Poodle.

Clinicamente, a condição se manifesta por opacidade de coloração cinza-esbranquiçada ou prateada em posição central à córnea. Essa condição é bilateral e as lesões são, quase sempre, simétricas.

A distrofia corneal pode atingir o epitélio, o estroma ou o endotélio, com densidade variável. O aspecto é oval ou circular, e as bordas, bem definidas. À histopatologia, observa-se epitélio corneal intacto e de espessura normal. Verificam-se lipídios, colesterol e cristais extra ou intracelulares.

Degeneração corneal

Degenerações corneais são condições patológicas secundárias, de manifestação uni ou bilateral. Há depósito de lipídios, colesterol e cálcio (ou a combinação deles) nas lesões. A degeneração pode ser acompanhada, ou mesmo precedida, de inflamação, vascularização e pigmentação corneais. Clinicamente, as lesões têm aspecto muito variável, com bordas bem demarcadas, coloração branca densa, branco-acinzentada ou cristalina. Diferentemente das distrofias, nas degenerações pode-se observar perda da continuidade epitelial.

A ceratopatia lipídica, primária ou secundária, é a causa mais comum da degeneração corneal em cães. Caracteriza-se pelo depósito de colesterol e de triglicerídios no estroma da córnea, resultando em opacidade (Figura 9.26). A forma primária ocorre quando a causa é desconhecida. A forma secundária decorre do aumento dos níveis séricos de lipídios, por alterações endócrinas (p. ex., hipotireoidismo e hiperadrenocorticismo) ou em ceratites crônicas e esclerites.

AFECÇÕES DO TRATO UVEAL

Alterações do desenvolvimento da úvea anterior incluem hipoplasia, mau desenvolvimento e regressão incompleta dos tecidos embrionários. Essas alterações são esporádicas nos animais domésticos, e algumas são de caráter hereditário.

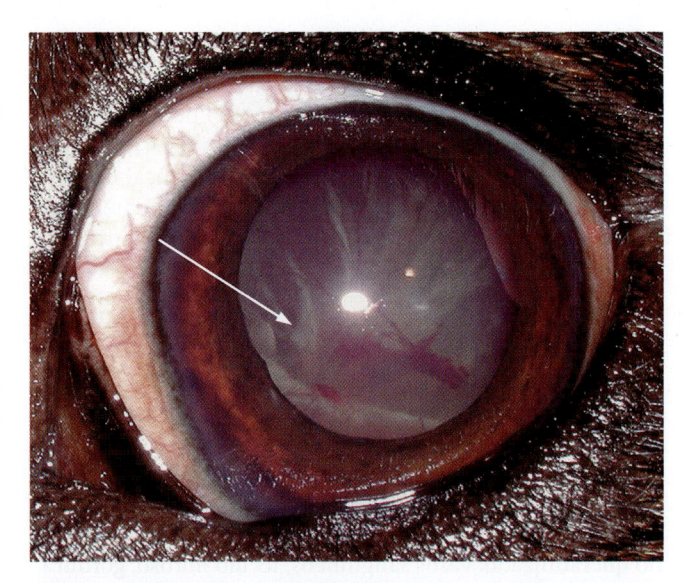

Figura 9.26 Cão; olho. Degeneração lipídica da córnea. Notar lesão com bordas bem demarcadas e coloração branca densa (*seta*).

Heterocromia da íris (heterocromia iridis)

Quando múltiplas cores ocorrem em uma íris ou entre as íris, o termo *heterocromia* é aplicado. No olho heterocrômico, a íris apresenta-se com áreas de coloração distinta e, em geral, não se observa repercussão clínica. Todavia, outras alterações de desenvolvimento podem vir associadas

Casos de heterocromia podem ser benignos, mas há aqueles em que a condição decorre de enfermidades oculares. Em felinos e equinos, por exemplo, a heterocromia pode advir de uveíte.

Membrana pupilar persistente

Durante o desenvolvimento embrionário, a membrana pupilar, que é composta de tecido mesenquimal central associado ao tecido mesodermal, sofre regressão espontânea. O processo é contínuo e perdura até por volta de 6 semanas após o nascimento; contudo, a regressão incompleta dos vasos e dos tecidos mesenquimais pode ocorrer. O remanescente do tecido uveal é denominado *membrana pupilar persistente* (MPP).

A persistência da membrana pupilar é uma alteração comum nos cães. Afortunadamente, poucos dos animais afetados manifestam diminuição da acuidade visual e algum desconforto. Não obstante, olhos acometidos com gravidade podem apresentar alterações da córnea, da lente ou de ambas, com comprometimento da visão.

Já a opacidade corneal sucede quando a membrana pupilar remanescente fixa-se ao endotélio da córnea. Em cães jovens, opacidade endotelial multifocal decorre da aderência da íris e resulta em leucoma associado à MPP. Quando a aderência é extensa, quase sempre acontecem opacidade endotelial difusa, fibroplasia endotelial e edema em grau variado (Figura 9.27).

Aplasia e hipoplasia da íris

A ausência total do tecido iridiano recebe o nome de aniridia. Trata-se de condição de ocorrência rara nas espécies domésticas. Hipoplasia, coloboma de íris e *irideremia* são termos que se referem ao desenvolvimento incompleto da íris.

Ressalta-se que a hipoplasia pode ser parcial ou total. O defeito parcial consiste na ausência de um ou mais constituintes da íris, porém não da sua totalidade. Na hipoplasia completa, todas as camadas estão envolvidas e há um aparente espaço pupilar acessório.

Cistos uveais

Cistos na íris e no corpo ciliar ocorrem com frequência em cães, gatos e equinos, podendo ser de origem congênita ou adquirida. Seu aparecimento em cães adultos e em idosos é o indício de condições adquiridas, tendo como causa de base os processos degenerativos. Têm-se responsabilizado traumas e inflamação intraocular; no entanto, a maioria dos cistos é de origem desconhecida.

Os cistos da úvea são, em geral, benignos e aparecem como achados acidentais em exames clínicos ou preparações histológicas rotineiras. Alguns são vistos clinicamente junto à borda da íris, em particular em cães das raças Golden Retriever, Labrador Retriever e Boston Terrier (Figura 9.28). Em equinos, costumam estar associados aos grânulos irídicos. Os cistos são benignos e divergem das massas neoplásicas malignas.

Uveítes

O termo *uveíte* refere-se à inflamação da úvea. A inflamação da íris e do corpo ciliar denomina-se *uveíte anterior* ou *iridocilite*; a inflamação da coroide, por sua vez, *uveíte posterior* ou *coroidite*. Quando a inflamação acomete todo o trato uveal (anterior e posterior), denomina-se *panuveíte*.

A uveíte apresenta-se como enfermidade complexa. Diversas condições podem suscitá-la. A natureza altamente vascular da úvea e sua proximidade com outras estruturas tornam a inflamação do trato uveal uma das condições mais comumente encontradas em oftalmologia.

A uveíte manifesta-se seguindo ampla miríade de sinais clínicos. Macroscopicamente, notam-se olho vermelho, dor, secreção ocular, edema corneal em graus variados, *flare*, precipitados ceráticos (Figura 9.29), hifema, hipópio, heterocromia e miose.

A uveíte pode ser de origem exógena ou endógena. Condições externas, como traumas, úlceras e perfurações corneais, são algumas das causas exógenas. Os principais agentes endógenos são as doenças sistêmicas. Neoplasias e enfermidades metabólicas e autoimunes podem estar entre as causas.

As doenças sistêmicas têm sido responsáveis por mais de 50% das uveítes em cães. Elencam-se erliquiose, cinomose, brucelose, leishmaniose, leptospirose e toxoplasmose como as principais causas de base; em felinos, peritonite infecciosa felina (PIF), infecção pelos vírus da imunodeficiência felina (FIV, do inglês *feline immunodeficiency virus*) e herpesvírus constituem-se as principais (ver Figura 9.8).

A uveíte anterior linfoplasmocitária é, provavelmente, a alteração histopatológica mais comumente encontrada em felinos e é a causa mais comum de glaucoma secundário nessa espécie. O infiltrado inflamatório se localiza inicialmente no estroma da íris e corpo ciliar e, com a cronicidade do processo, passa a infiltrar a rede trabecular e se organizar em folículos linfoides.

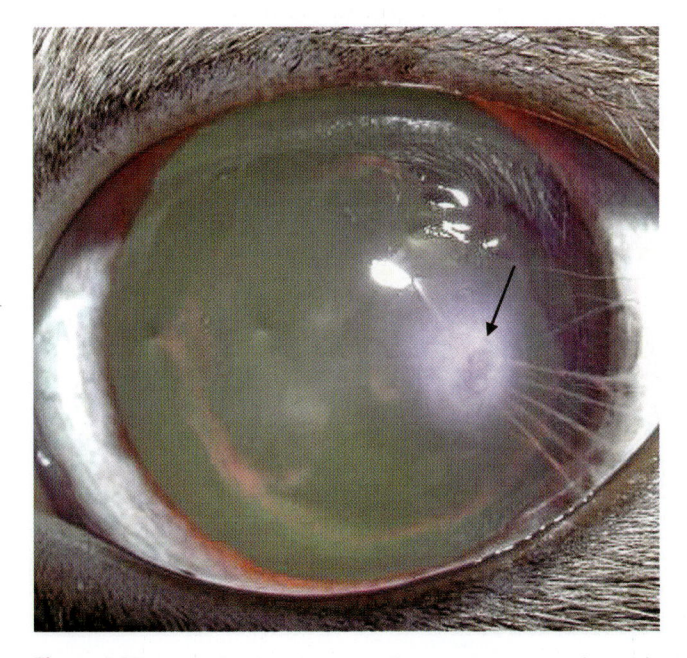

Figura 9.27 Gato; olho. Membrana pupilar persistente. Notar locais de descompensação corneal coincidentes com as áreas de persistência (*seta*).

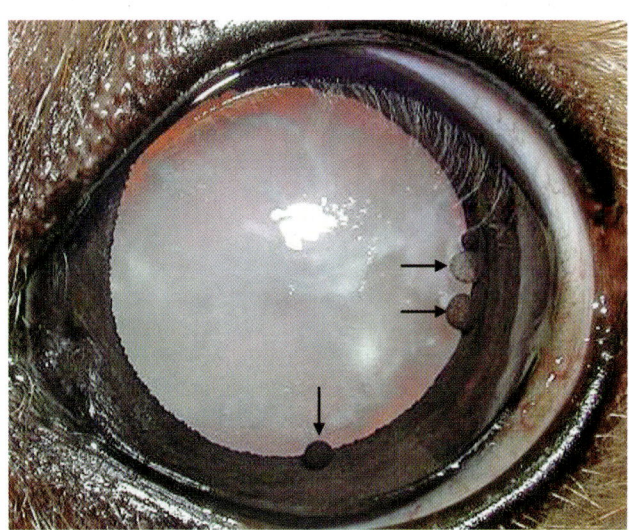

Figura 9.28 Cão; olho. Cistos uveais (*setas*).

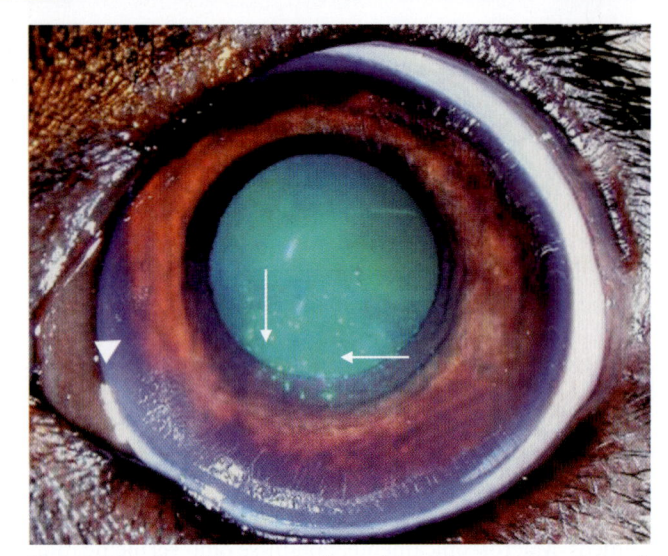

Figura 9.29 Cão; olho. Precipitados ceráticos. Notar opacificações multifocais (*setas*) e edema de córnea (*cabeça de seta*).

Em equinos, a tendência são uveítes recorrentes equinas (URE). A URE, também denominada *oftalmia periódica* ou *moon blindness* é, em realidade, uma panuveíte, cuja prevalência chega a 15% na população equina. Constitui-se na causa mais comum de visão subnormal ou de cegueira na espécie.

Os sinais clínicos assemelham-se àqueles observados nas outras espécies. Causas e patogênese permanecem, ainda, sob investigação. Outras doenças sistêmicas, tais como toxoplasmose, leptospirose e brucelose, têm sido incriminadas. O diagnóstico histológico da URE se dá por meio da identificação de variável infiltrado linfoplasmocitário, especialmente no corpo ciliar, associado à presença de inclusões lineares e eosinofílicas no citoplasma das células do epitélio não pigmentado do corpo ciliar e à presença de uma camada espessa de substância amiloide cobrindo a superfície do corpo ciliar.

AFECÇÕES DA LENTE

Anormalidades da lente são, geralmente, classificadas como congênitas ou adquiridas. Os defeitos congênitos são resultantes de falhas na diferenciação do ectoderma da lente e de suas cápsulas. As anormalidades congênitas da lente podem ter origem genética ou decorrer de fatores exógenos. Normalmente, notam-se outras alterações oftálmicas cursando de forma concomitante.

As alterações observadas na lente, independentemente da causa, referem-se aos distúrbios em tamanho, forma, transparência e posicionamento.

Afacia

Caracteriza a ausência congênita da lente. De ocorrência rara, sucede de falha no contato da vesícula óptica com a superfície do ectoderma durante a embriogênese. Quase sempre está associada a outras anormalidades, como microftalmia, displasia retiniana e estafilomas esclerais.

Luxação e subluxação

Alterações no posicionamento da lente podem ter origem congênita, associada à microftalmia, ou secundária à destruição ou à degeneração parcial ou total das fibras zonu-

lares. Como causas, incluem-se traumas, glaucoma, uveítes crônicas, em especial em gatos, decorrentes de cataratas maduras (Figura 9.30) ou hipermaturas, e senilidade.

Repercussões em outras estruturas oculares, como consequência da luxação e subluxação da lente, habitualmente estão representadas por alterações do endotélio corneal, edema de córnea, glaucoma secundário, uveíte e descolamento de retina.

O diagnóstico patológico de luxação de lente depende primariamente da sua identificação clínica, uma vez que a lente pode ser facilmente removida da sua localização anatômica durante o processamento histológico do globo. Uma vez que exista a suspeita clínica, o próximo passo é notar a localização da lente durante secção macroscópica do globo. Histologicamente, a atrofia do endotélio corneano e dos processos ciliares e o posicionamento anormal da íris, com suas margens apontando para o posterior do globo, podem ser usados como indícios de luxação de lente.

Esclerose

A esclerose nuclear, ou lenticular, é uma alteração decorrente do envelhecimento da lente em razão das fibras do núcleo do cristalino. Tem efeito mínimo sobre a visão; portanto, estruturas do segmento posterior podem ser visualizadas. Não raro, a esclerose é confundida com catarata.

Catarata

O termo *catarata* refere-se à opacidade da lente ou de suas cápsulas, que, em seu estado normal, apresentam-se transparentes. Em cães, a maioria das cataratas é de origem hereditária; em gatos, por sua vez, são secundárias. Condições secundárias, independentemente da espécie animal, podem ser atribuídas a defeitos congênitos, distúrbios nutricionais, substâncias tóxicas, sinéquias posteriores, endocrinopatias e luxações da lente.

A catarata se dá em consequência do desarranjo estrutural das fibras lenticulares, que acarreta a perda parcial ou total de sua transparência. Sua manifestação pode ser uni ou bilateral.

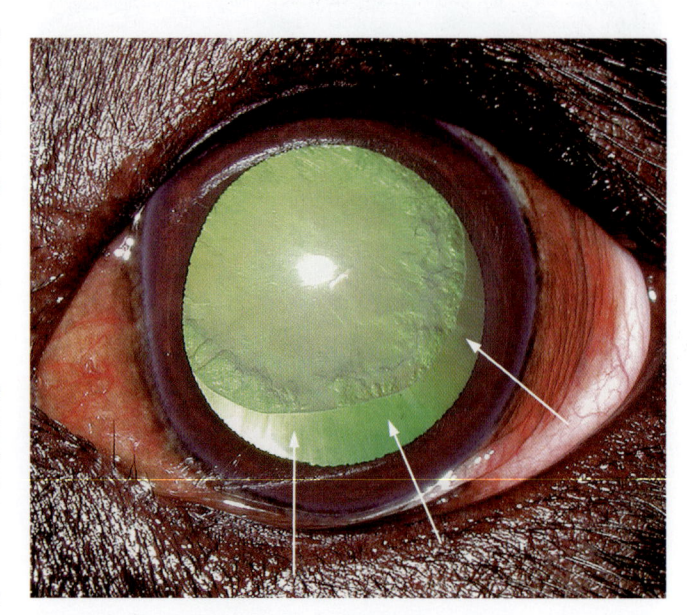

Figura 9.30 Cão; olho. Subluxação da lente secundária à catarata imatura. Notar área de ruptura das fibras zonulares (*setas*).

Classificação das cataratas

Tem-se levado em conta ampla variedade de condições para classificar as cataratas. Consideram-se a faixa etária, a localização da opacidade, o curso e a progressão da doença, entre outros.

Em relação à idade do paciente, a catarata pode ser classificada em congênita, juvenil, adulta ou senil. A congênita está presente por ocasião do nascimento e é comum nas raças Schnauzer, Pastor Alemão e Cocker Spaniel. A juvenil ocorre em animais com menos de 2 anos de idade, e é comum de ser diagnosticada nas raças Afghan Hound, Cocker Spaniel, Golden Retriever e Poodle. A catarata dos adultos acomete cães de 2 a 6 anos de idade, principalmente da raça Cocker Spaniel. As cataratas senis desenvolvem-se em pacientes com idade avançada e sua frequência é alta em cães.

No que concerne à localização da opacidade, as cataratas podem ser do tipo capsular, subcapsular, zonular, cortical, nuclear, axial e equatorial ou ocorrer nas linhas de sutura.

Das formas de classificação, a mais adotada pelos oftalmologistas veterinários é a que se baseia no estágio evolutivo da enfermidade. Considerando-se o parâmetro, elas podem ser classificadas em:

• *Catarata incipiente*: de 10 a 15% da lente estão acometidos; reflexo tapetal e visão ainda estão presentes
• *Catarata imatura*: a lente apresenta áreas de opacidade e volume aumentado; reflexo tapetal e visão ainda estão presentes
• *Catarata madura*: toda a lente está envolvida; reflexo tapetal e visão estão ausentes
• *Intumescente*: toda a lente está envolvida; reflexo tapetal e visão estão ausentes. A lente encontra-se dilatada e as suturas lenticulares são frequentemente observadas
• *Catarata hipermatura*: o envolvimento da lente é completo, todavia inicia-se o processo de dissolução e reabsorção das proteínas da lente, que se apresenta diminuída de tamanho (Figura 9.31)
• *Catarata morganiana*: subdivisão da hipermatura em que se verifica reabsorção e dissolução totais do córtex lenticular, com persistência do núcleo cataratoso entre as duas cápsulas (Figura 9.32).

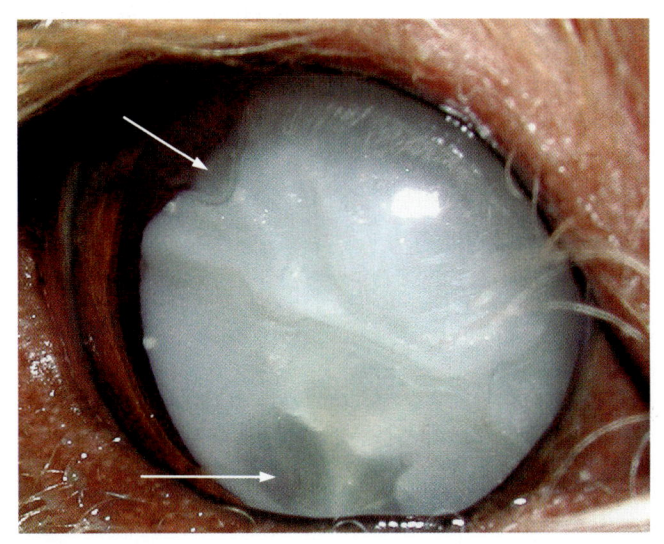

Figura 9.31 Cão; olho. Catarata hipermatura. Notar áreas de reabsorção lenticular (*setas*).

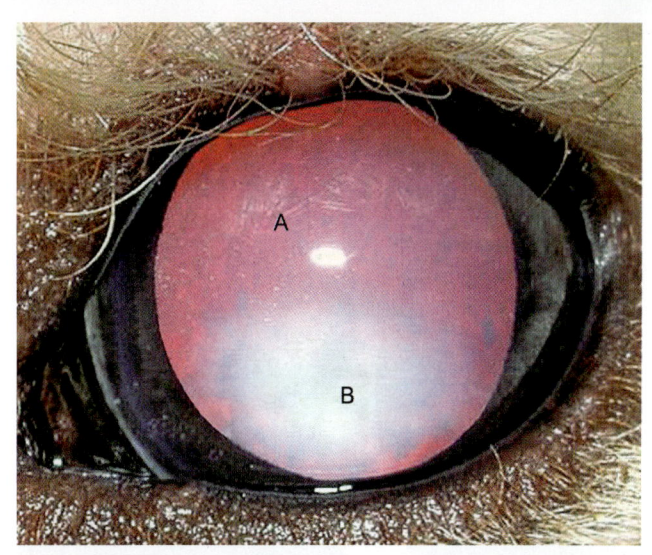

Figura 9.32 Cão; olho. Catarata morganiana. Notar a reabsorção total do córtex lenticular (A) e a persistência do núcleo cataratoso (B).

Devido à rigidez natural da lente e à consequente dificuldade em obter cortes histológicos de boa qualidade, que não apresentem artefatos, o diagnóstico histopatológico da catarata é difícil.

Desse modo, o diagnóstico tem como base a presença de alterações específicas nas fibras e no epitélio lenticular. São elas: proliferação posterior do epitélio lenticular, formação de corpúsculos morganianos, formação de células *bladder*, liquefação e mineralização das fibras lenticulares e enrugamento da cápsula lenticular (ver Figura 9.13).

AFECÇÕES DO VÍTREO

Persistência da artéria hialoide

Persistência da artéria hialoide (AHP) decorre de falha parcial ou total do seu processo de regressão da artéria hialoide após o nascimento. Caracteriza-se pela observação de um fragmento de tecido conjuntivo branco, denso, em geral aderido à cápsula posterior da lente (Figura 9.33). Como sinais clínicos mais comuns elencam-se aparecimento de opacidade focal na cápsula posterior da lente (mancha de Mittendorf; Figura 9.34), catarata capsular e hemorragias vítreas.

Sinerese

O termo *sinerese* refere-se à degeneração do vítreo. Trata-se de um gel cuja função é a separação dos componentes líquidos e sólidos constituintes do vítreo.

Da sua ruptura decorrem a liquefação e o desenvolvimento de cavidades contendo líquido internamente ao corpo vítreo. Como fatores causais mais comuns citam-se senilidade, processos inflamatórios crônicos e fatores idiopáticos.

Asteroide hialoide

Essa manifestação caracteriza-se pela presença de partículas de cálcio e fosfolipídios suspensas no corpo vítreo, com diâmetro entre 0,03 e 0,1 mm (Figura 9.35). A afecção pode se apresentar de forma uni ou bilateral, afetando, com mais frequência, animais da espécie canina com idade superior a 8 anos. Em geral, não há prejuízo para a visão.

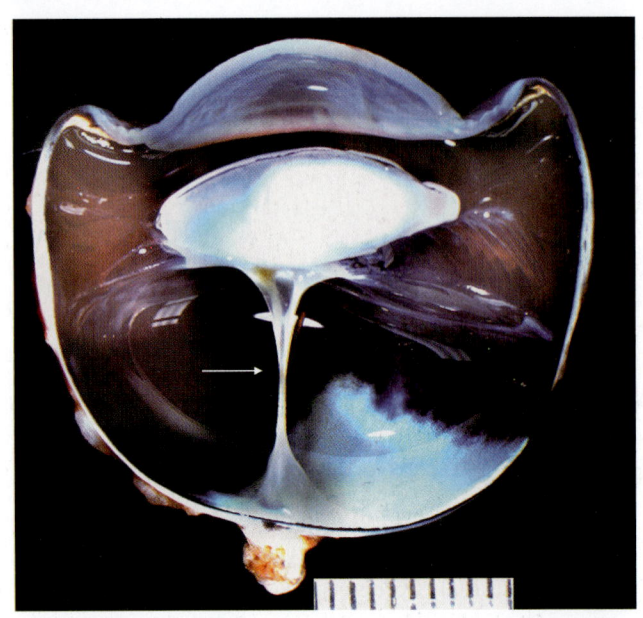

Figura 9.33 Cão; olho. Persistência da artéria hialoide (AHP). Notar tecido esbranquiçado se estendendo da superfície do nervo óptico ao polo posterior da lente (*seta*). (Cortesia de Comparative Ocular Pathology Laboratory of Wisconsin ([COPLOW]), University of Wisconsin, Madison, Wisconsin, EUA.)

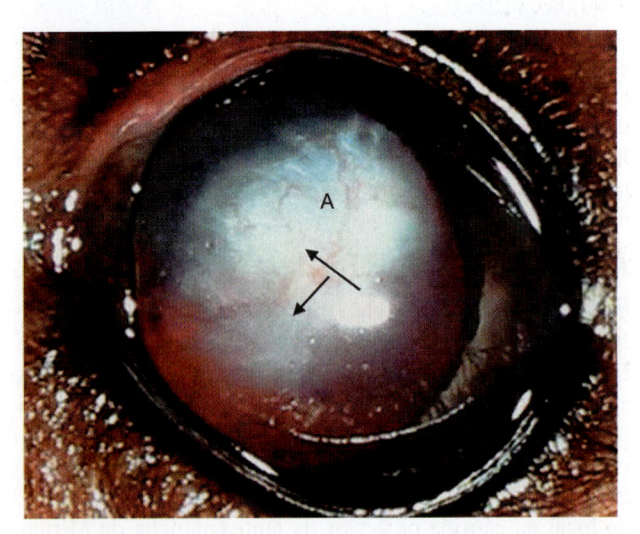

Figura 9.34 Cão; olho. Persistência da artéria hialoide. Notar opacidade na cápsula posterior – mancha de Mittendorf (A) – e ramificações vasculares da artéria hialoide (*setas*).

Sínquise cintilante

Caracteriza-se por numerosos cristais de colesterol no vítreo liquefeito, que flutuam livremente. Isso possibilita visualizar, após o movimento do olho, efeito similar ao de flocos de neve caindo, denominado *tindon*, que lhe é patognomônico. Trata-se de anormalidade que raramente interfere na visão.

AFECÇÕES DA RETINA

A retina é a membrana sensorial que recobre a face interna do segmento posterior do bulbo do olho. Constitui-se de 10 camadas, nove que formam a retina neuronal ou fotorreceptora e uma última composta de células retangulares, conhecida como *epitélio pigmentar da retina*.

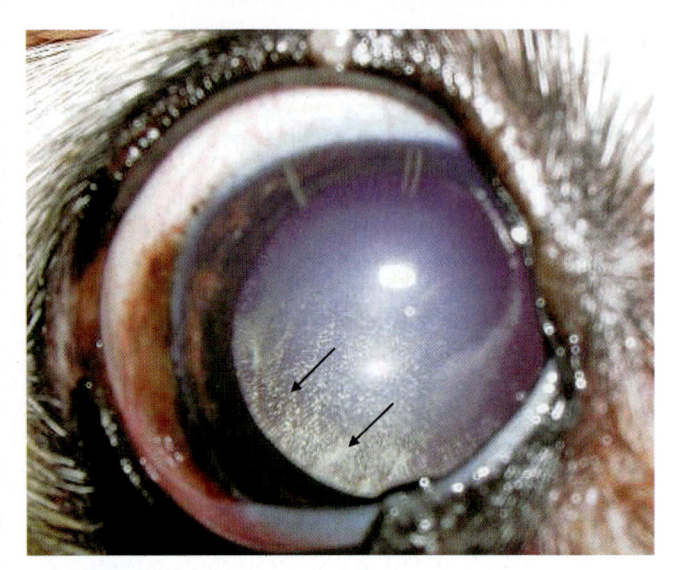

Figura 9.35 Cão; olho. Asteroide hialoide. Notar cristais suspensos no corpo vítreo (*setas*).

Anomalias do desenvolvimento
Anomalia do olho do Collie

A anomalia do olho do Collie (AOC) é uma doença congênita do tipo autossomal recessiva, que afeta o segmento posterior do bulbo do olho dos cães, notadamente os Collies.

A AOC é uma síndrome pleomórfica, de manifestações clínicas variáveis. A condição é identificada à fundoscopia, podendo ser observada já na 5ª à 8ª semana de vida do animal.

Os sinais clínicos mais representativos congregam a hipoplasia regional da coroide, os colobomas do nervo óptico ou de adjacentes e o aumento da tortuosidade dos vasos retinianos. As lesões costumam ser bilaterais, embora assimétricas.

A perda da acuidade visual dos animais portadores é comum e varia com o tipo e a gravidade das lesões. Animais com hipoplasia de coroide não manifestam sinais de déficit visual, ao contrário daqueles com colobomas de disco óptico.

Com alguma frequência, no 1º ano de vida do animal ocorrem, em decorrência dos colobomas, descolamentos retinianos, que são a causa mais comum de perda da visão na AOC. Hemorragias intraoculares também podem suceder e resultam da localização ectópica de vasos sanguíneos no segmento posterior. Ainda que pouco comuns, têm sido relatados casos de cegueira bilateral.

Displasia da retina

Trata-se de afecção que pode ter origem genética (displasia retiniana hereditária) ou secundária a insultos exógenos à retina no curso do seu desenvolvimento (displasia retiniana adquirida).

Ocorre por indiferenciação de várias das camadas da retina, podendo apresentar-se na forma generalizada, focal ou multifocal, e a generalizada é a de maior significação. Ainda que já tenha sido relatada em todas as espécies domésticas, assume maior importância nos cães, especialmente em animais das raças Sealyham, Yorkshire Terrier, Labrador Retriever, Collie, Cocker Spaniel e Beagle (Figura 9.36).

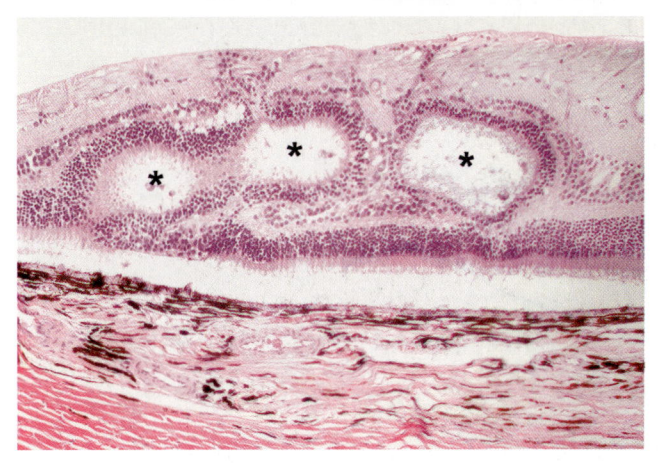

Figura 9.36 Cão; fotomicrografia da retina. Displasia de retina. Notar formação multifocal de rosetas retinianas (*). (Cortesia de Comparative Ocular Pathology Laboratory of Wisconsin ([COPLOW]), University of Wisconsin, Madison, Wisconsin, EUA.)

Displasia focal ou multifocal

Caracteriza-se pela presença visualizável de dobras retinais em padrão vermiforme ou ramificado, associadas ou não aos descolamentos focais, à hipertrofia do epitélio pigmentar (pigmentação perilesional) ou a ambos. As lesões podem ser encontradas nas regiões tapetal e não tapetal, embora sejam mais comuns no fundo tapetal.

As displasias focais tendem a desaparecer com o crescimento do animal e, normalmente, não causam perda da visão. Em casos de lesões multifocais ou geográficas extensas, entretanto, a visão pode estar prejudicada.

Displasia generalizada

É caracterizada pela diferenciação anormal de toda a retina e, paralelamente, por seu descolamento, vistos pouco tempo após o nascimento. Sob a oftalmoscopia, observam-se descolamentos focais que, em geral, evoluem para a completude. Trata-se de condição acompanhada com frequência por outras manifestações, como microftalmia, catarata secundária, opacidades corneais e, não raramente, hifema e glaucoma secundários.

Displasias generalizadas costumam ser vistas nas raças Bedlington, Sealyham, Yorkshire Terrier e Springer Spaniel Inglês. No Labrador Retriever e no Samoieda, vem combinada com a condrodisplasia esquelética.

Na displasia retiniana associada à condrodisplasia, as lesões oculares incluem catarata, degeneração vítrea, persistência da artéria hialoide, displasia retiniana, hiper-reflexia peripapilar e descolamentos regmatogênicos da retina (ver descolamento de retina a seguir).

Degeneração da retina

O termo se refere ao conjunto de doenças degenerativas da retina, hereditárias ou adquiridas, que acometem diversas espécies, e mais frequentemente observadas em cães (das mais variadas raças) e em felinos. A degeneração da retina pode ser primária, quando herdada (modo autossômico simples), ou secundária, se decorrente de coriorretinites, descolamentos da retina ou de outras doenças primárias do segmento posterior do bulbo do olho.

Atrofia progressiva da retina

A atrofia progressiva de retina (APR) caracteriza-se por apresentar, à oftalmoscopia, aumento da reflexia da área tapetal secundária à atenuação progressiva da neurorretina em degeneração e atenuação do contorno ou eventual desaparecimento de vasos retinianos periféricos. Manifesta-se sempre de forma bilateral, embora seja assimétrica.

Nas fases iniciais da doença, identificam-se áreas de hiper-reflexia na periferia do fundo tapetal. Tardiamente, identificaram-se alterações do nervo óptico, que variam da atrofia à mudança de coloração e aparecimento de prolongações pseudopodiais.

Com o evoluir da enfermidade, ocorrem visões noturna (*nictalopia*) e diurna (*hemeralopia*) subnormais. Cataratas secundárias (APR-dependentes) são quase sempre diagnosticadas, tendo seu início no córtex posterior, com progressão para opacidade lenticular completa.

A APR pode ser classificada segundo as estruturas comprometidas. Entre elas, elencam-se displasia dos bastonetes na raça Norwegian Elkhound, displasia de bastonetes e cones na raça Irish Setter e em Collie, displasia de cones na raça Malamute do Alasca e degeneração de bastonetes e cones na raça Poodle Miniatura.

Histologicamente, a APR se caracteriza por uma atrofia difusa dos fotorreceptores acompanhada de uma preservação relativa das camadas internas da retina, quadro comumente denominado *atrofia retiniana externa* (Figura 9.37).

Atrofia do epitélio pigmentar

É uma condição hereditária caracterizada por degeneração dos fotorreceptores e atrofia retinal bilateral. À histopatologia, identificam-se hipertrofia do epitélio pigmentar, com acúmulo de lipofuscina e grandes células pigmentadas que migram para a periferia e o interior dos vasos retinianos.

Anomalias adquiridas

Retinopatia lipídica

A manifestação de retinopatia lipídica está relacionada com os distúrbios do metabolismo dos lipídios, já tendo sido descrita em cães e gatos, como resultante da elevação nos níveis de triglicerídios (acima de 25 mmol/ℓ). A oftalmoscopia mostra alterações na coloração dos vasos retinianos, a qual alterna de vermelha para esbranquiçada, como consequência do acúmulo de lipídios no soro. Tem-se considerado a retinopatia lipídica como secundária. Relacionam-se hiperlipidemia, *diabetes* melito e outras.

Retinopatia diabética

Diabetes melito é condição comum em cães e no ser humano. Em ambos, cataratas e retinopatias associam-se à enfermidade. A retinopatia diabética é pouco frequente no cão. Quando presente, seus sinais clínicos, à oftalmoscopia, tendem a ser discretos.

Das lesões retinianas, a principal são os microaneurismas, que podem estar acompanhados de hemorragia ou exsudação, em paralelo a dilatação das veias retinianas, perfusão capilar deficiente e infarto do nervo óptico, entre outros menos comuns. Trata-se de lesões que costumam aparecer nas fases mais crônicas da doença.

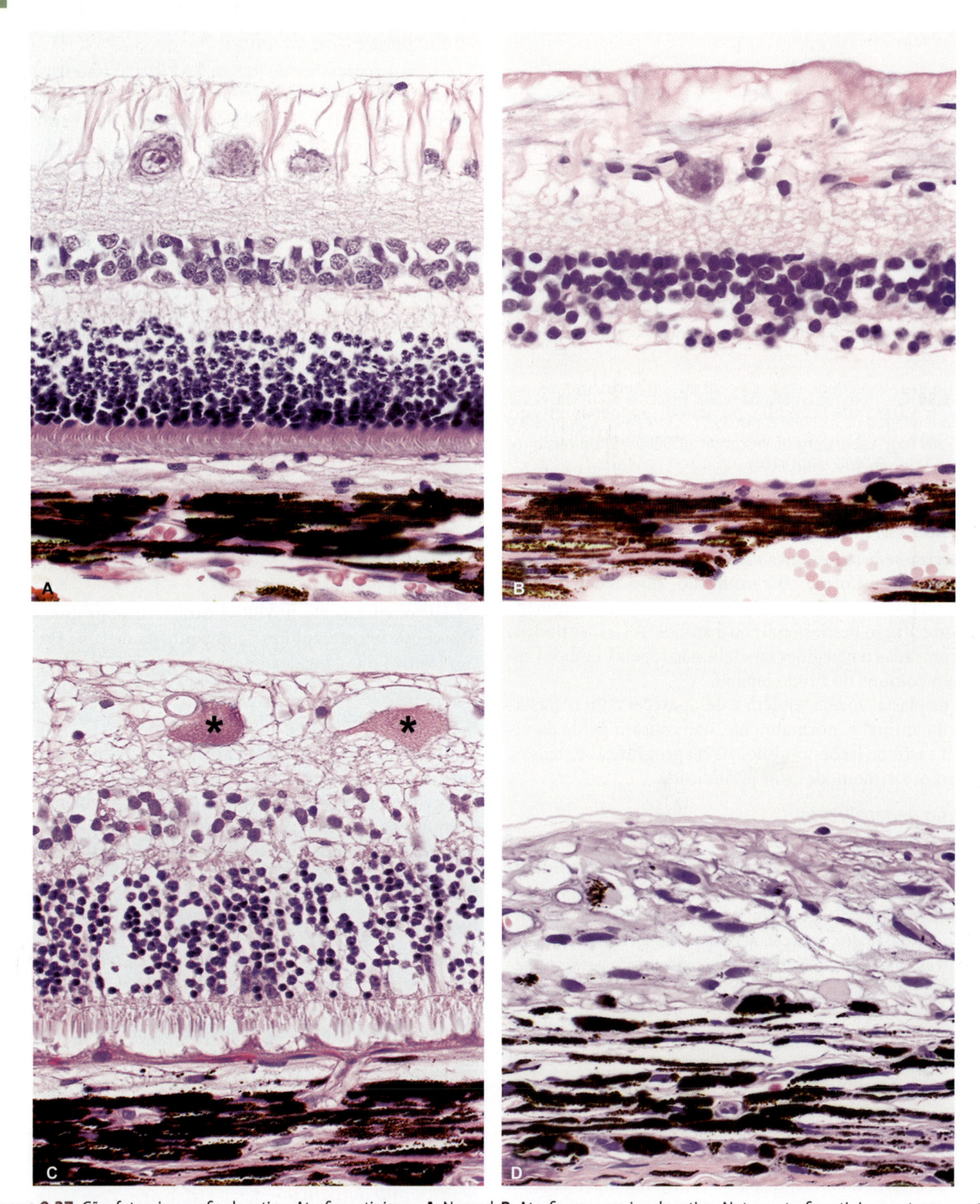

Figura 9.37 Cão; fotomicrografia da retina. Atrofias retinianas. **A**. Normal. **B**. Atrofia progressiva de retina. Notar a atrofia retiniana externa caraterizada pela perda de receptores (camada nuclear externa e segmento dos fotorreceptores) com relativa manutenção das camadas internas. **C**. Glaucoma agudo canino. Notar atrofia moderada da camada de fibras nervosas e presença de duas células ganglionares necróticas (*), também chamadas de *red deads*. **D**. Glaucoma crônico canino. Notar a degeneração completa da retina, com formação de cicatriz glial. (Cortesia de Comparative Ocular Pathology Laboratory of Wisconsin ([COPLOW]), University of Wisconsin, Madison, Wisconsin, EUA.)

Retinopatia nutricional

Retinopatias nutricionais estão associadas a dietas inadequadas. Entre os fatores causais mais comuns estão deficiências das vitaminas A e E e do aminoácido taurina, notadamente em felinos.

A deficiência de vitamina A causa cegueira noturna e alterações ósseas estruturais da órbita em várias espécies. A hipovitaminose E induz alterações nos fotorreceptores, no epitélio pigmentar da retina e gênese de cataratas. São condições que implicam distúrbios visuais, pigmentação focal do fundo tapetal e eletrorretinograma extinto (perda da visão). Como achado à fundoscopia em cães, frequentemente é identificada atrofia progressiva central da retina após 6 meses da dieta deficiente.

A *degeneração retiniana por deficiência de taurina*, também conhecida como *degeneração retiniana central dos felinos*, é manifestação exclusiva da espécie e decorre de dietas pobres em taurina (inferiores a 750 partes por milhão).

A taurina é um aminoácido essencial para os felinos, que não têm a enzima descarboxilase ácida cisteína sulfínica para sintetizá-la. Nas fases iniciais da doença, não se observam sinais de visão subnormal. Por isso, as lesões retinianas são notadas acidentalmente à oftalmoscopia.

O primeiro sinal a ser identificado corresponde ao aumento da granulosidade da área central. Posteriormente, as lesões, que variam de tamanho, passam de pequenas, circulares, temporais, a montante disco na área central, a elípticas, que se estendem em banda a partir do fundo temporal, percorrendo a extremidade do disco óptico para chegarem ao fundo nasal (Figura 9.38). Áreas internas à lesão mostram hiper-reflexia e, à eletrorretinografia, identificam-se disfunções fotorreceptoras.

Retinopatia inflamatória

Retinites, quase sempre, decorrem de coroidites endógenas ou de vitrites causadas por agentes penetrantes. A gênese da inflamação retiniana é, portanto, diversa. Incluem agentes bacterianos, fúngicos e virais, neoplasias, corpos estranhos e traumas.

Os sinais variam segundo a condição causal. Nos processos agudos, observam-se opacificações do fundo tapetal. Células inflamatórias na periferia dos vasos retinianos são vistas à microscopia de luz. Em casos mais avançados, podem ser notados hemorragias, exsudato, edema retiniano, descolamentos de retina e perda da acuidade visual. Paralelamente às manifestações retinianas, encontram-se, com frequência, uveíte e sinais sistêmicos de processo mórbido primário, se for o caso.

Descolamento de retina

O termo *descolamento de retina* refere-se à separação parcial ou total da retina neural (camada fotorreceptora) do epitélio pigmentar. O contato íntimo entre cones, bastonetes e células do epitélio pigmentado é rompido e os metabólitos não estão mais disponíveis a partir da coroide, tampouco os produtos finais do metabolismo podem ser excretados. Em decorrência, alterações irreversíveis passam a se desenvolver precocemente, uma vez que a retina mantém alta taxa metabólica.

Descolamentos da retina podem ser classificados como congênitos – quando relacionados com as displasias retinianas e vítreas, com as anomalias do aparelho esquelético e com a anomalia do olho dos Collies – e como descolamento seroso multifocal de desenvolvimento ou adquiridos – quando decorrentes de coriorretinites serosas ou exsudativas, pela quebra da barreira hemato-ocular (mais comuns), por bandas de tração vítrea, gotas retinianas e em consequência de cirurgias intraoculares. Podem, ainda, ser classificados como *regmatogênicos*, quando associados às rupturas retinianas, e em não regmatogênicos.

As manifestações clínicas do descolamento total de retina, na sua forma aguda bilateral, são a midríase não responsiva e a cegueira. Nos descolamentos focais ou parciais, sinais clínicos externos, em geral, não estão presentes.

Os achados, à oftalmoscopia, incluem elevação da retina do epitélio pigmentar e mudanças na direção dos vasos retinianos. Em casos de descolamentos extensos, é possível visualizar a retina imediatamente atrás do cristalino (Figura 9.39). Nos descolamentos gigantes ou totais, é comum observar a retina como um véu envolvendo a papila óptica.

Descolamento de retina é um artefato comum nas preparações histológicas oculares. O diagnóstico de descolamento de retina verdadeiro se baseia não apenas na presença da separação entre retina e epitélio pigmentar, mas principalmente nas reações celulares dos tecidos envolvidos. São elas: hiperplasia do epitélio pigmentar, atrofia dos segmentos internos e externos dos fotorreceptores e presença de exsudato e/ou células no espaço sub-retiniano (ver Figura 9.10).

Afecções do disco óptico
Anormalidades congênitas

As anormalidades congênitas a serem abordadas, por sua importância e repercussão, são hipoplasia e colobomas do nervo óptico.

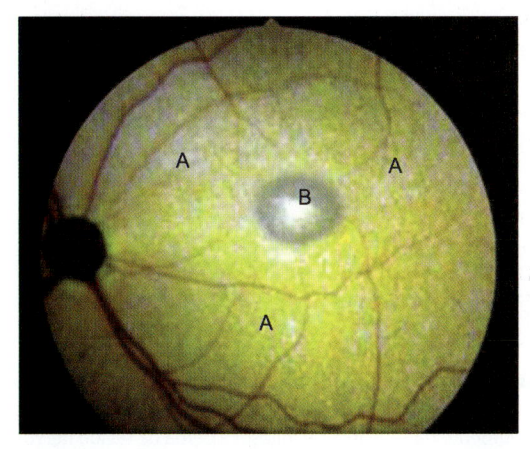

Figura 9.38 Retina felina apresentando degeneração retiniana secundária à deficiência de taurina. Notar aumento da granulosidade do fundo tapetal (A) e lesão elíptica com áreas internas hiper-reflexivas (B).

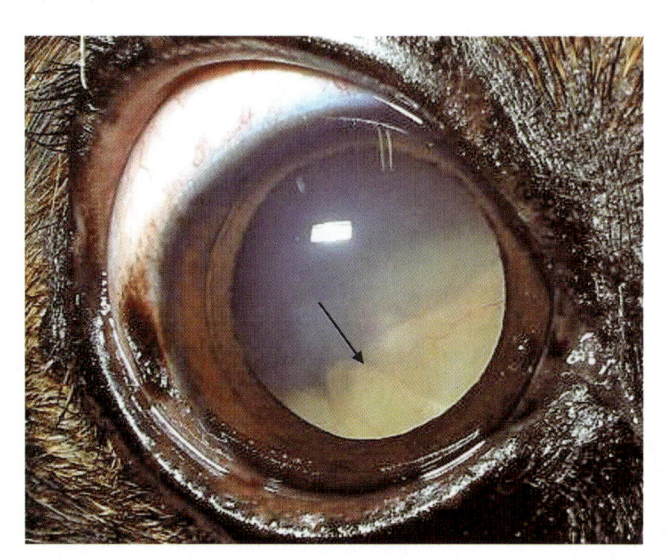

Figura 9.39 Cão; olho. Descolamento total da retina. Notar retina descolada imediatamente atrás do cristalino (*seta*).

Hipoplasia do nervo óptico

A condição tem sido relatada em várias espécies e se caracteriza pela exiguidade de axônios no nervo óptico. Todavia, sua ocorrência é mais comum nos cães.

À histologia, são observadas lesões retinianas concomitantes à redução numérica de células ganglionares e à atenuação das fibras nervosas periféricas. A oftalmoscopia mostra um nervo óptico anormalmente pequeno, de coloração acinzentada, pela falta de fibras mielinizadas, e ausência de borda pigmentada. É uma condição que pode se manifestar de maneira uni ou bilateral.

Colobomas do nervo óptico

Caracterizam-se pela ausência de parte dessa estrutura, como já foi comentado. Não obstante os relatos em várias espécies domésticas, sua maior frequência tem sido descrita em cães, em especial nos da raça Collie portadores de anomalia do olho do Collie.

As lesões podem ocorrer de forma isolada, embora manifestações concomitantes, como a microftalmia, já tenham sido relatadas. À oftalmoscopia, são identificadas escavações de tamanho variado na superfície do disco óptico, as quais, dependendo da localização, podem induzir modificações na arquitetura normal da retina.

Os colobomas podem ser classificados, segundo a sua localização, em típicos, quando estão na porção central ventral do disco óptico, e em atípicos, quando localizados nas bordas laterais ou mediais.

Anormalidades adquiridas

Edema de papila

O termo *papiledema* é empregado para definir condição não inflamatória, normalmente secundária ao aumento da pressão intracraniana, cerebrospinal ou sanguínea. Os sinais clínicos mais comuns são congestão dos vasos papilares, palidez e emaciação do disco óptico. Cabe ressaltar que se trata de achado raro nas espécies domésticas.

Neurite óptica

A inflamação do nervo óptico decorre de várias causas, sendo as mais comuns as infecciosas, as tóxicas e as traumáticas. As idiopáticas são as mais frequentes.

Os sinais, à oftalmoscopia, dependem da localização da lesão e da contundência do fator causal. Em muitos casos, não se evidenciam alterações clínicas de significância. As lesões, quando existentes, incluem edemaciação e rubor do disco, pequenas hemorragias e exsudato permeando o vítreo.

Atrofia óptica

A atrofia do nervo óptico é o resultado de uma variedade de processos mórbidos, entre os quais são citados neurite óptica, coriorretinites graves, quadros avançados de degeneração da retina, glaucoma e traumas. À oftalmoscopia, evidenciam-se escavação e desestruturação do disco óptico, que assume coloração acinzentada. As lesões podem cursar ou não com outras alterações retinianas, suscitando visão subnormal ou cegueira.

Em animais de companhia, o glaucoma é a mais comum causa de atrofia de retina e nervo óptico. Pode-se caracterizá-lo como uma doença degenerativa da retina e do nervo óptico que tem como principal fator determinante o aumento da pressão intraocular.

As lesões histopatológicas da retina associadas ao glaucoma se iniciam com a perda das células ganglionares e, especialmente em cães, evoluem rapidamente para atrofia generalizada, afetando todas as camadas da retina, e resultando na formação de uma cicatriz glial. Na espécie felina, a degeneração retiniana secundária ao glaucoma geralmente se apresenta como perda de células ganglionares, com relativa manutenção da arquitetura retiniana remanescente (ver Figura 9.37).

O aumento da pressão intraocular no glaucoma se reflete especialmente no disco óptico, causando compressão, degeneração, malacia e gliose do nervo óptico, culminando com perda e escavação do tecido nervoso (Figura 9.40).

NEOPLASIAS OCULARES

Já se descreveu ampla variedade de tipos histológicos de neoplasias primárias intraoculares, orbitárias em anexos oftálmicos e condições metastáticas. Neoplasias oculares são relatadas em todas as espécies domésticas, com predominância em cães e gatos.

Vale ressaltar que se trata de condições pouco comuns, comparando-se a outros eventos mórbidos que acometem o aparelho da visão. A localização e a incidência dos diferentes tumores variam com a idade, a raça, o sexo e o hábitat. As neoplasias que mais frequentemente acometem o aparelho da visão ocorrem na úvea anterior e estão representadas pelos tumores melanocíticos e adenomas iridociliares. Quanto aos anexos oftálmicos, sobressaem-se adenomas das glândulas de Meibômio, carcinomas das células escamosas, papilomas e tumores palpebrais melanocíticos e vasculares palpebrais.

A carcinogênese é influenciada por fatores genéticos, da biologia individual e ambientais. São exemplos marcantes as lesões sofridas pelas pálpebras e pela conjuntiva decorrentes da radiação solar, as quais podem resultar em carcinomas

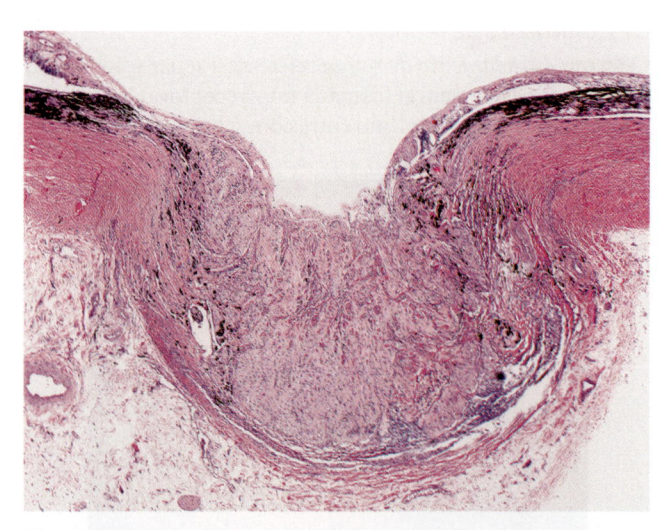

Figura 9.40 Cão; fotomicrografia de nervo óptico. Atrofia secundária a glaucoma crônico. Notar a atrofia marcante do nervo óptico caracterizada por aumento da celularidade (gliose) e perda de tecido nervoso, causando escavação. (Cortesia de Comparative Ocular Pathology Laboratory of Wisconsin ([COPLOW]), University of Wisconsin, Madison, Wisconsin, EUA.)

de células escamosas, e o sarcoma ocular felino primário decorrente de trauma e perfuração lenticular. Procurar-se-á, neste capítulo, descrever as principais neoplasias que afetam o bulbo do olho e os seus anexos.

Neoplasias das pálpebras e da conjuntiva

Adenoma da glândula de Meibômio

O adenoma da glândula de Meibômio (adenoma tarsal) é o tumor palpebral de maior incidência em cães (aproximadamente 80% de todas as neoplasias palpebrais) e de ocorrência incomum em outras espécies. Acomete principalmente animais adultos das raças Shih Tzu, Standard Poodle, Cocker Spaniel, Springer Spaniel, Boston Terrier e Wirehaired Terrier.

A neoformação tem sua origem nas glândulas de Meibômio (Figura 9.41), apresentando-se, em geral, como pequenas lesões, elevadas, multilobuladas e pedunculadas. Dependendo da localização e do tamanho, podem causar conjuntivites e lesões ulcerativas na córnea.

Histologicamente, apresentam características idênticas ao adenoma sebáceo cutâneo. Aos tumores em que existe uma predominância de células basais, em detrimento de células vacuolizadas sebáceas, dá-se o nome de epitelioma de Meibômio.

Neoplasias melanocíticas

Neoplasias melanocíticas que acometem a epiderme palpebral são geralmente benignas e classificadas como melanocitomas. O melanocitoma é a segunda neoplasia mais comum da pálpebra em cães, comum nos cães da raça Vizsla e Dobermann Pinscher. Melanocitomas palpebrais apresentam características histológicas e comportamento biológico benigno, idêntico ao melanocitoma cutâneo que ocorre em outras localidades na pele.

Em contraste, neoplasias melanocíticas conjuntivais em cães são geralmente malignas e classificadas como melanomas. Melanomas conjuntivais são em geral menos pigmentados do que melanocitomas e apresentam distribuição

multifocal. Microscopicamente, apresentam atipia celular moderada a grave, figuras de mitose e infiltrações intraepiteliais multifocais, que podem ser vistas a considerável distância da massa neoplástica principal. Esse fator dificulta a obtenção de margens cirúrgicas adequadas, causando grande porcentagem de recidiva local.

Papilomas

Papilomas ocorrem nas espécies canina e bovina e acometem o tecido cutâneo palpebral, conjuntiva e, raramente, epitélio da córnea. As neoformações caracterizam-se por lesões exofíticas e pedunculadas que exibem coloração branco-acinzentada e textura branda, em razão do contato constante com a lágrima. Com base nas características morfológicas, papilomas perioculares podem ser divididos em três categorias: virais, reativos e escamosos.

Papilomas reativos são comumente encontrados na epiderme palpebral e representam proliferações epiteliais secundárias a processos inflamatórios dérmicos ou, mais comumente, hiperplasias e neoplasias das glândulas sebáceas ou de Meibômio. Papilomas virais em geral acometem animais jovens e apresentam lesões histopatológicas compatíveis com a etiologia viral, como hiperqueratose proeminente com paraqueratose, hipergranulose e acantose e a presença de coilócitos.

Papilomas escamosos são encontrados em cães, exclusivamente. Acometem o epitélio conjuntival e se caracterizam, histologicamente, por proliferações papilíferas, com projeções alongadas e bordas afiadas. Estudos demonstraram que papilomas escamosos não estão associados à infecção pelo vírus do papiloma canino.

Do ponto de vista clínico, independentemente da classificação histológica, papilomas apresentam comportamento biológico benigno, sendo a excisão cirúrgica curativa.

Fibrossarcoma equino (sarcoide)

O termo *sarcoide* foi introduzido por Jackson, em 1936, ao descrever neoplasia cutânea exclusiva da espécie equina, a qual apresentava características de um fibroma e, em alguns casos, de fibrossarcoma. A condição não exibe predileção racial, sexual ou de cor, sendo mais propensos os animais com idade entre 3 e 5 anos. Esse processo é de causa viral e resultante da infecção por papilomavírus bovino (tipos 1 e 2).

Os sarcoides podem ser classificados em verrucosos, fibroblásticos e mistos (combinação de verrucosos e fibroblásticos), sendo estes últimos os mais comuns. Clinicamente, apresentam-se na forma de nódulos individuais ou múltiplos, fixos ao tecido, de tamanho variável. Inicialmente, encontram-se sob a pele, que pode ulcerar-se à medida que a enfermidade se desenvolve, dando lugar a uma massa vermelha e hemorrágica, de aspecto característico.

Carcinoma de células escamosas

Os carcinomas de células escamosas (CCE) já foram registrados em todas as espécies domésticas, em especial em bovinos, equinos (Figura 9.42), felinos e cães. Trata-se de neoplasias associadas à exposição de animais pouco pigmentados à luz ultravioleta. Seu aparecimento é mais frequente em regiões de grande altitude ou forte incidência solar.

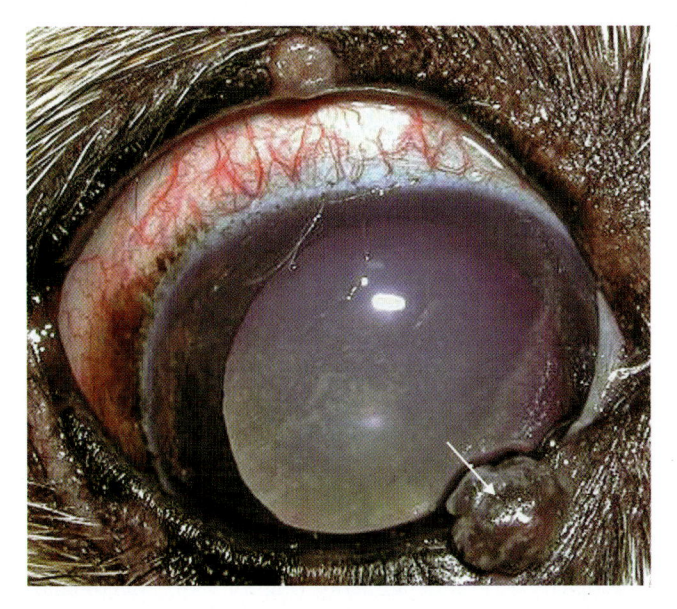

Figura 9.41 Cão; olho. Adenoma das glândulas de Meibômio. Notar neoformações nas bordas palpebrais (*seta*).

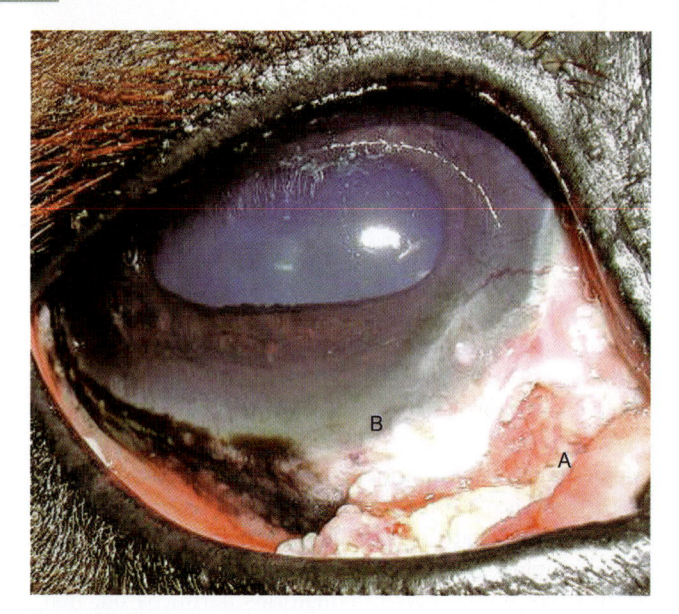

Figura 9.42 Equino; olho. Carcinoma de células escamosas. Notar áreas de neoformação tecidual junto ao canto nasal (A) comprometendo parte da terceira pálpebra e da córnea (B).

Sua localização mais comum são pálpebras e áreas circunjacentes ou contíguas, como a conjuntiva. Podendo causar metástases em linfonodos regionais e, às vezes, nos pulmões, o tumor se caracteriza, inicialmente, como de crescimento lento, invasivo e de baixo grau de malignidade.

Os sinais clínicos associados ao CCE variam de acordo com a evolução do tumor. Nos estágios iniciais, eles cursam de modo semelhante a uma reação inflamatória moderada, podendo tornar-se ulcerados à medida que as lesões evoluem. São identificadas descarga ocular mucopurulenta, escoriação periocular, conjuntivite crônica e lesões hemorrágicas e crostosas nas pálpebras. Histologicamente, assemelham-se aos carcinomas de células escamosas cutâneos ou digestórios.

Hemangioma e hemangiossarcoma

São neoplasias originárias do endotélio vascular que se desenvolvem na substância própria da conjuntiva, acometendo principalmente a margem da terceira pálpebra e a superfície conjuntival bulbar temporal em cães, gatos e, ocasionalmente, equinos. Aproximadamente 30% dos casos em cães são bilaterais, existindo uma tendência maior a se desenvolver em animais que vivem em regiões com alta incidência de radiação solar e elevada altitude. O estudo mais completo descrevendo hemangiomas e hemangiossarcomas conjuntivais primários em cães revelou que ambos apresentam uma tendência a recidivar após cirurgia, mas que metástases são extremamente raras.

Neoplasias da esclera e da córnea
Melanocitoma límbico (episcleral)

Trata-se de neoplasia que acomete a esclera e o limbo e cuja frequência em cães é alta. Em contrapartida, é incomum nas outras espécies domésticas.

Clinicamente, aparece como lesão nodular pigmentada em áreas de transição entre o limbo e a esclera. Os sinais

clínicos são discretos, estando representados por epífora e irritação conjuntival, em especial quando a córnea é invadida pela neoplasia.

Especula-se que sua causa seja a exposição aos raios ultravioleta. Histologicamente, é caracterizado por acúmulo de células arredondadas e altamente pigmentadas cujas características são em geral obscurecidas pela alta concentração de pigmento melânico citoplasmático.

Carcinoma de células escamosas

Por causa do seu caráter invasivo, quase sempre a lesão, originada na conjuntiva palpebral ou bulbar, pode avançar, comprometendo outras estruturas, como o limbo e a córnea (ver Figura 9.42). Poucos casos de CCE são primários da córnea, e estes acometem, em geral, cães com histórico de doença de córnea avançada, especialmente CCS. Trabalhos apontam o tratamento tópico da córnea com ciclosporina e tacrolimus por longos períodos (de meses a anos) como um fator de risco no desenvolvimento de CCEs primários da córnea.

Neoplasias uveais

Neoplasias do trato uveal são comuns somente em cães e gatos. Nessas espécies, são de extrema importância clínica e patológica, representando, junto com glaucoma, as principais razões pelas quais globos são enucleados.

Melanocitoma e melanoma uveal canino

Melanocitoma uveal é um dos tumores oculares mais comuns em cães, sendo aproximadamente quatro vezes mais comum do que os tumores malignos (melanomas). A maioria dos tumores (96%) ocorre na úvea anterior (íris e corpo ciliar – melanocitomas uveais anteriores) e raramente se desenvolvem na coroide.

Esses tumores se originam dos melanócitos presentes no estroma da úvea e geralmente formam massas neoplásicas sólidas, hiperpigmentadas e expansivas que infiltram e destroem o tecido uveal, invadindo e comprimindo as câmaras anterior e posterior. As células neoplásicas também comumente invadem a esclera e o tecido subconjuntival.

Histologicamente, são compostos de uma combinação de células arredondadas e fusiformes, fortemente pigmentadas, formando arranjos sólidos (Figura 9.43). Áreas extensas de necrose são comuns em tumores de rápido crescimento. Apesar de suas características infiltrativas, apresentam comportamento biológico benigno. Além disso, a ressecção cirúrgica completa (por meio de enucleação ou exenteração) geralmente curativa e metástases são extremamente raras.

Melanomas uveais se apresentam como neoplasias invasivas da úvea, que, assim como melanocitomas, predominam na úvea anterior. Quando comparados com melanocitomas, melanomas apresentam-se macroscopicamente como massas menos pigmentadas, de coloração marrom-claro-acinzentada, compostas, histologicamente, de células neoplásicas epitelioides, com variada pigmentação citoplasmática, pleomorfismo celular acentuado e um número de figuras de mitose que ultrapassa quatro por 10 campos microscópicos de grande aumento (Figura 9.44). Melanomas uveais podem apresentar invasão tecidual local, mas raramente promovem metástases.

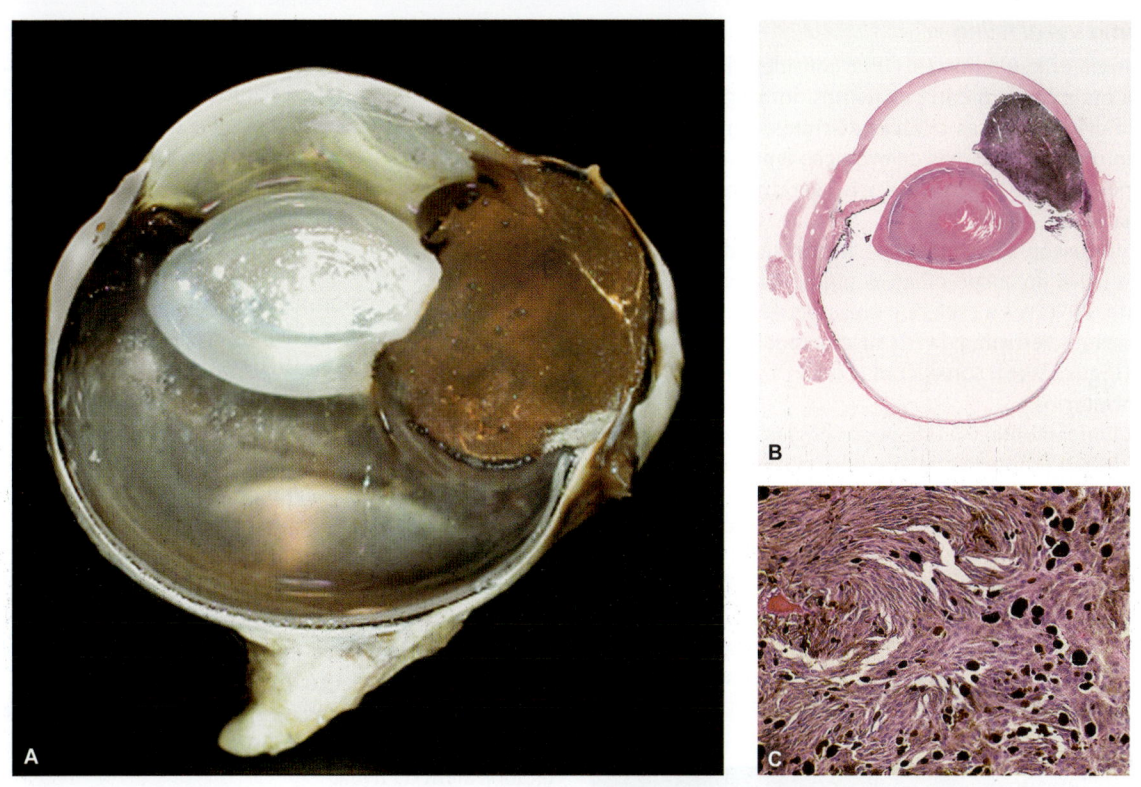

Figura 9.43 Cão; olho. Melanocitoma uveal. **A**. Globo fixado em formalina; corte dorsoventral. Notar a presença de uma massa neoplásica altamente pigmentada na úvea anterior. **B**. Fotomicrografia do globo na imagem **A**. **C**. Fotomicrografia da massa em **A** e **B**. Combinação de células arredondadas altamente pigmentadas e fusiformes menos pigmentadas, formando arranjos sólidos. (Cortesia de Comparative Ocular Pathology Laboratory of Wisconsin ([COPLOW]), University of Wisconsin, Madison, Wisconsin, EUA.)

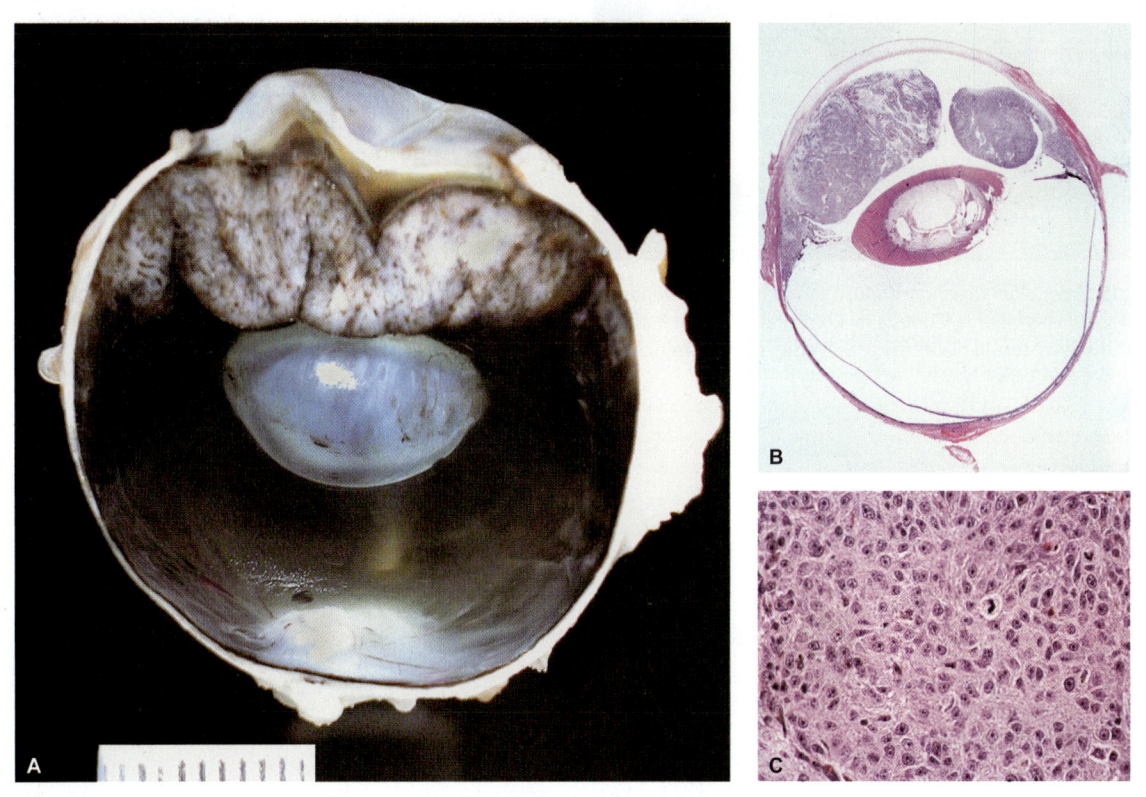

Figura 9.44 Cão; olho. Melanoma uveal. **A**. Globo fixado em formalina; corte dorsoventral. Notar a presença de uma massa neoplásica cinza-esbranquiçada infiltrando-se na íris e na câmara posterior. **B**. Fotomicrografia do globo da imagem A. **C**. Fotomicrografia da massa em **A** e **B**. Massa composta de células epitelioides com pigmentação escassa e polimorfismo celular moderado. (Cortesia de Comparative Ocular Pathology Laboratory of Wisconsin ([COPLOW]), University of Wisconsin, Madison, Wisconsin, EUA.)

Melanoma uveal felino

O melanoma difuso felino (MDF) é considerado a neoplasia primária mais comum entre os felinos domésticos. O MDF apresenta características clínicas distintas, como hiperpigmentação unilateral da íris de evolução lenta, que progride para espessamento difuso da íris, geralmente causando glaucoma secundário.

Na microscopia, identifica-se infiltração difusa do estroma da íris e do corpo ciliar. A pigmentação pode, eventualmente, envolver a esclera e áreas periféricas da córnea. A infiltração no estroma da íris suscita mudanças na sua coloração (Figura 9.45), consideradas como a principal queixa dos proprietários.

Histologicamente, o MDF pode ser classificado em: melanoma difuso felino inicial, quando as células neoplásicas estão presentes na superfície e estroma da íris, mas não invadem o estroma do corpo ciliar; melanoma difuso felino, quando as células neoplásicas estão presentes tanto no estroma da íris quanto no estroma do corpo ciliar, mas não invadem os tecidos adjacentes; e melanoma difuso felino extensivo, quando as células neoplásicas ultrapassam os limites da úvea anterior, infiltrando-se na coroide periférica, esclera ou córnea (Figura 9.46).

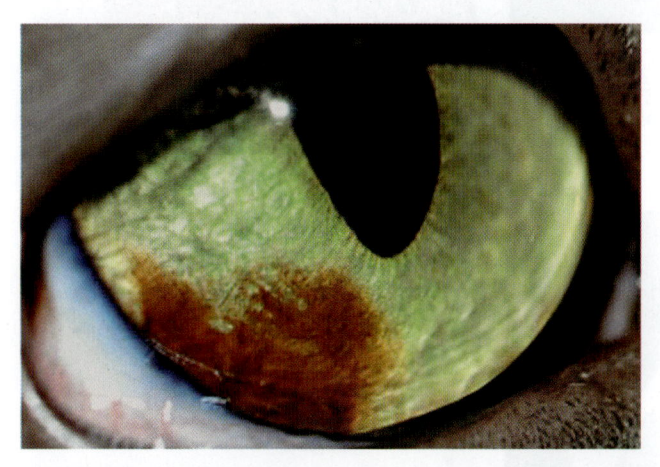

Figura 9.45 Gato; olho. Melanoma difuso felino. Notar pigmentação extensiva focal da íris inferior. (Cortesia de Comparative Ocular Pathology Laboratory of Wisconsin ([COPLOW]), University of Wisconsin, Madison, Wisconsin, EUA.)

Apesar do potencial infiltrativo e das características celulares pleomórficas, metástase é incomum. Dos poucos casos de metástase relatados, a maioria dos tumores foi classificada, histologicamente, como extensivos, apontando correlação entre classificação histológica e comportamento biológico.

Adenoma iridociliar

Adenomas iridociliares se originam do epitélio da íris e do corpo ciliar. São comuns em cães e gatos e incomuns em outras espécies. Geralmente se apresentam como massas expansivas e bem delimitadas, conectadas com a superfície do corpo ciliar e (posterior) da íris, que se insinuam e comprimem a câmara posterior, podendo infiltrar ou não o estroma da úvea anterior (Figura 9.47).

São compostas de células epiteliais cuboides que apresentam quantidade variada de pigmento melânico intracitoplasmático e que formam nódulos, trabéculas e estruturas císticas contendo material proteico eosinofílico e hemácias. Umas das características histológicas mais marcantes dos adenomas iridociliares é a presença de membranas basais irregulares, positivas ao PAS, que circundam grupos celulares ou células individuais. Esses tumores apresentam comportamento biológico benigno e raramente infiltram-se em tecidos além da úvea.

Sarcoma pós-traumático felino

São neoplasias malignas dos felinos geralmente resultantes de quadros traumáticos crônicos, em que a ruptura da cápsula da lente, a proliferação extracapsular e a transformação maligna das células lenticulares epiteliais figuram como principais fatores iniciais. Três variantes morfológicas desse tumor são identificadas: variante de células fusiformes, variante de células redondas (linfoma pós-traumático) e osteossarcoma/condrossarcoma pós-traumático.

Animais afetados por esses tumores geralmente apresentam um histórico de doença ocular crônica, e o período de latência entre o evento traumático e o desenvolvimento do tumor varia de meses a vários anos. Independentemente da variante morfológica, à macroscopia, sarcomas pós-traumáticos apresentam-se como massas esbranquiçadas a acinzentadas, que se infiltram no aspecto interno do globo

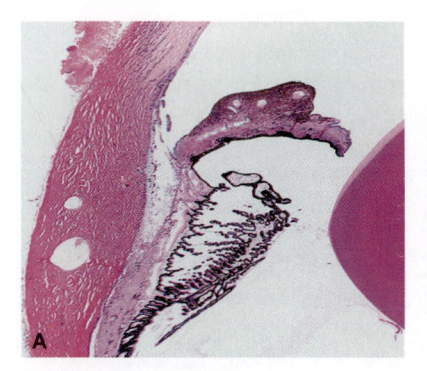
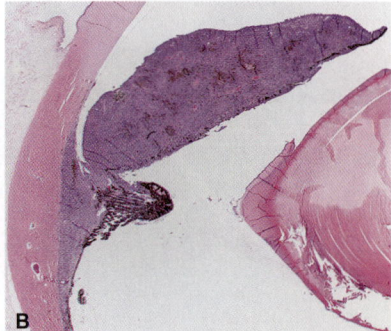
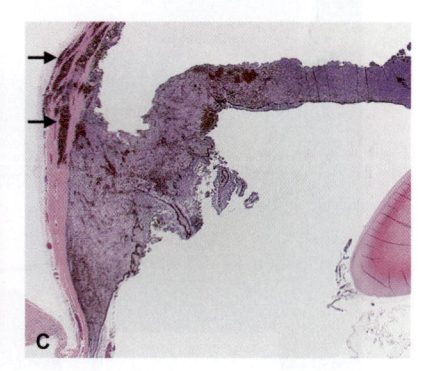

Figura 9.46 Gato; fotomicrografias da úvea anterior. Melanoma difuso felino. **A**. Melanoma difuso felino inicial. Notar que as células neoplásicas estão presentes na superfície e no estroma da íris, mas não invadem o estroma do corpo ciliar. **B**. Melanoma difuso felino. Notar que as células neoplásicas estão presentes tanto no estroma da íris quanto no estroma do corpo ciliar, mas não invadem os tecidos adjacentes. **C**. Melanoma difuso felino extensivo. Notar que as células neoplásicas ultrapassam os limites da úvea anterior, infiltrando-se na esclera equatorial (*setas*). (Cortesia de Comparative Ocular Pathology Laboratory of Wisconsin ([COPLOW]), University of Wisconsin, Madison, Wisconsin, EUA.)

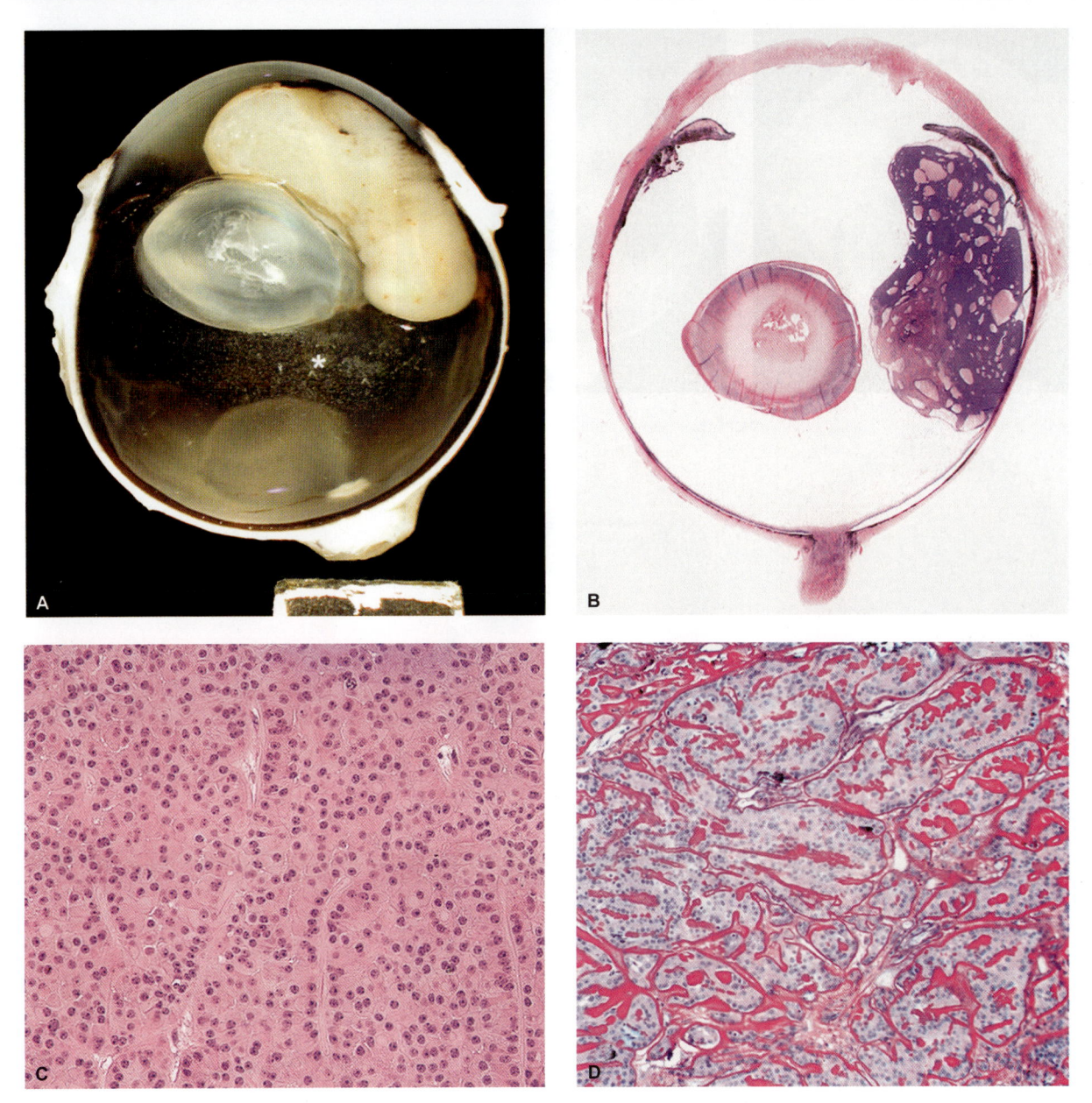

Figura 9.47 Cão; olho. Adenoma iridociliar. **A**. Globo fixado em formalina, corte dorsoventral. Notar a presença de uma massa neoplásica esbranqui-çada infiltrando-se na íris, corpo ciliar, câmara posterior e espaço pupilar. **B**. Fotomicrografia do globo na imagem **A**. **C**. Fotomicrografia da massa em A e B. Massa composta de células epiteliais enfileiradas formando lóbulos. **D**. Células neoplásicas são circundadas por membranas basais irregulares positivas ao PAS. PAS-azul de alcian. 20×. (Cortesia de Comparative Ocular Pathology Laboratory of Wisconsin ([COPLOW]), University of Wisconsin, Madison, Wisconsin, EUA.)

ocular circunferencialmente, causando marcante destrui-ção tecidual e hemorragia (Figura 9.48).

A variante de células fusiformes é caracterizada, histo-logicamente, pela proliferação de células fusiformes a epi-telioides extremamente atípicas, circundadas por matriz extracelular colágena ampla. Por causa da origem no epité-lio lenticular, as células neoplásicas apresentam membranas celulares positivas ao PAS, em uma tentativa de mimetizar a produção da cápsula lenticular. O osteossarcoma/condros-sarcoma pós-traumático apresenta características seme-lhantes à variante de células fusiformes, mas com extensa metaplasia óssea e cartilaginosa.

A variante de células redondas apresenta característica celular semelhante a um linfoma anaplásico, mas com distri-buição disseminada pelo globo ocular. As células neoplásicas têm positividade imuno-histoquímica para CD79a, mas são negativas para CD20 e CD3, revelando sua origem em linfóci-tos B. As três variantes apresentam potencial maligno, com a presença de margens cirúrgicas completas, principalmente no nível do nervo óptico, o fator prognóstico mais importante.

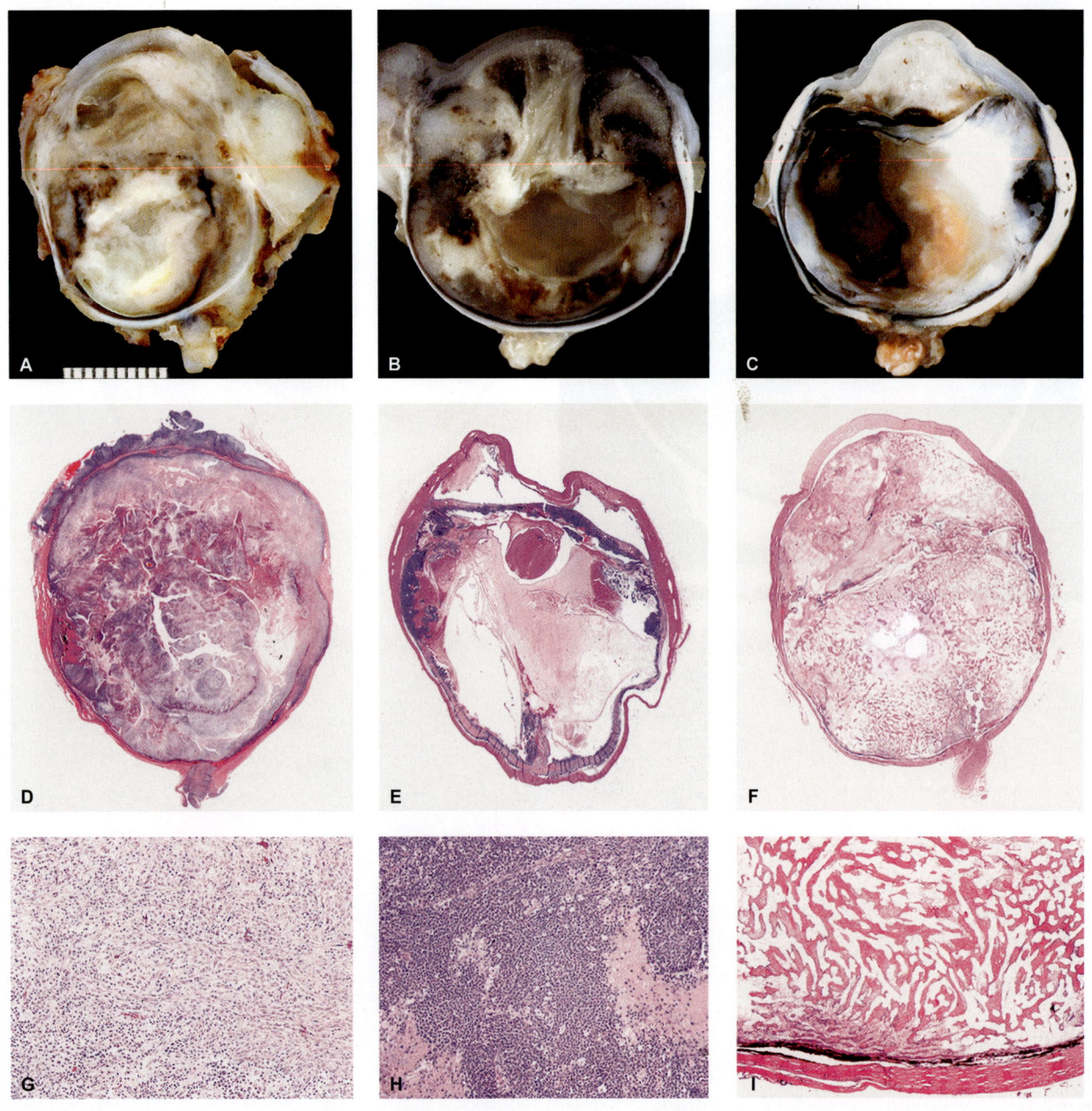

Figura 9.48 Gato; olho. Sarcoma pós-traumático. **A** a **C**. Globo fixado em formalina, corte dorsoventral. Notar como as massas neoplásicas invadem difusamente as estruturas intraoculares. **A**. Variante de células fusiformes. **B**. Variantes de células redondas (linfoma pós-traumático). **C**. Osteossarcoma/condrossarcoma pós-traumático. **D** a **F**. Fotomicrografia respectiva dos globos de **A** a **C**. **G**. Fotomicrografia da massa em **A** e **D**; sarcoma pós-traumático variante de células fusiformes. Massa composta de células fusiformes a epitelioides circundadas por matriz extracelular colágena ampla. **H**. Fotomicrografia da massa em **B** e **E**, sarcoma pós-traumático variante de células redondas. Massa composta de células redondas, com características linfocíticas, e áreas de necrose. **I**. Fotomicrografia da massa em **C** e **F**, osteossarcoma/condrossarcoma pós-traumático. Massa composta de células fusiformes com áreas extensivas de diferenciação óssea. (Cortesia de Comparative Ocular Pathology Laboratory of Wisconsin ([COPLOW]), University of Wisconsin, Madison, Wisconsin, EUA.)

Tumores metastáticos

Metástases tumorais para os olhos ocorrem com frequência razoável. Por sua rica vascularização, a úvea é afetada mais frequentemente. Entre as neoplasias que normalmente ensejam metástases para os olhos encontram-se carcinoma mamário, carcinoma pulmonar, hemangiossarcomas, melanomas orais malignos, linfomas (Figura 9.49) e osteossarcomas.

À macroscopia, as metástases intraoculares apresentam-se como neoformações isoladas ou múltiplas, que ocupam o interior do bulbo do olho. São achados habituais: hemorragias intraoculares, uveíte e glaucoma secundários. Histologicamente, neoplasias metastáticas se manifestam como proliferações celulares que cobrem as superfícies internas do olho, formando camadas multicelulares ou infiltrando-se no estroma e na vasculatura da úvea de forma multifocal (Figura 9.50).

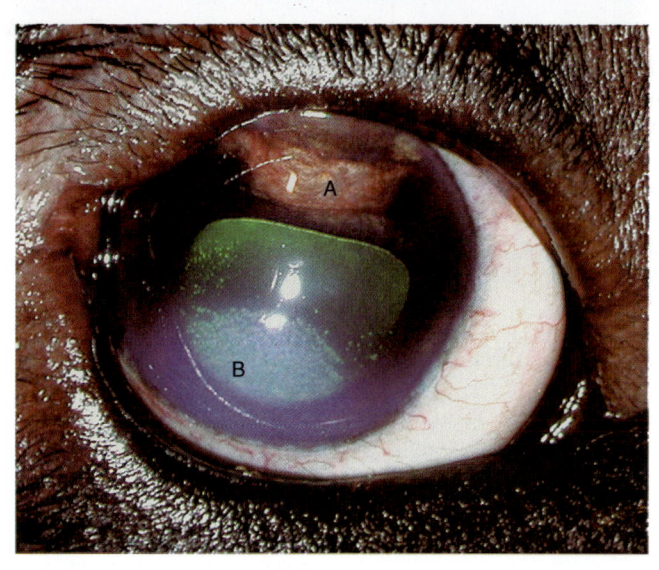

Figura 9.49 Cão; olho. Linfossarcoma metastático. Notar neoformação tecidual em tecido uveal (A), paralelamente a edema e degeneração corneais (B).

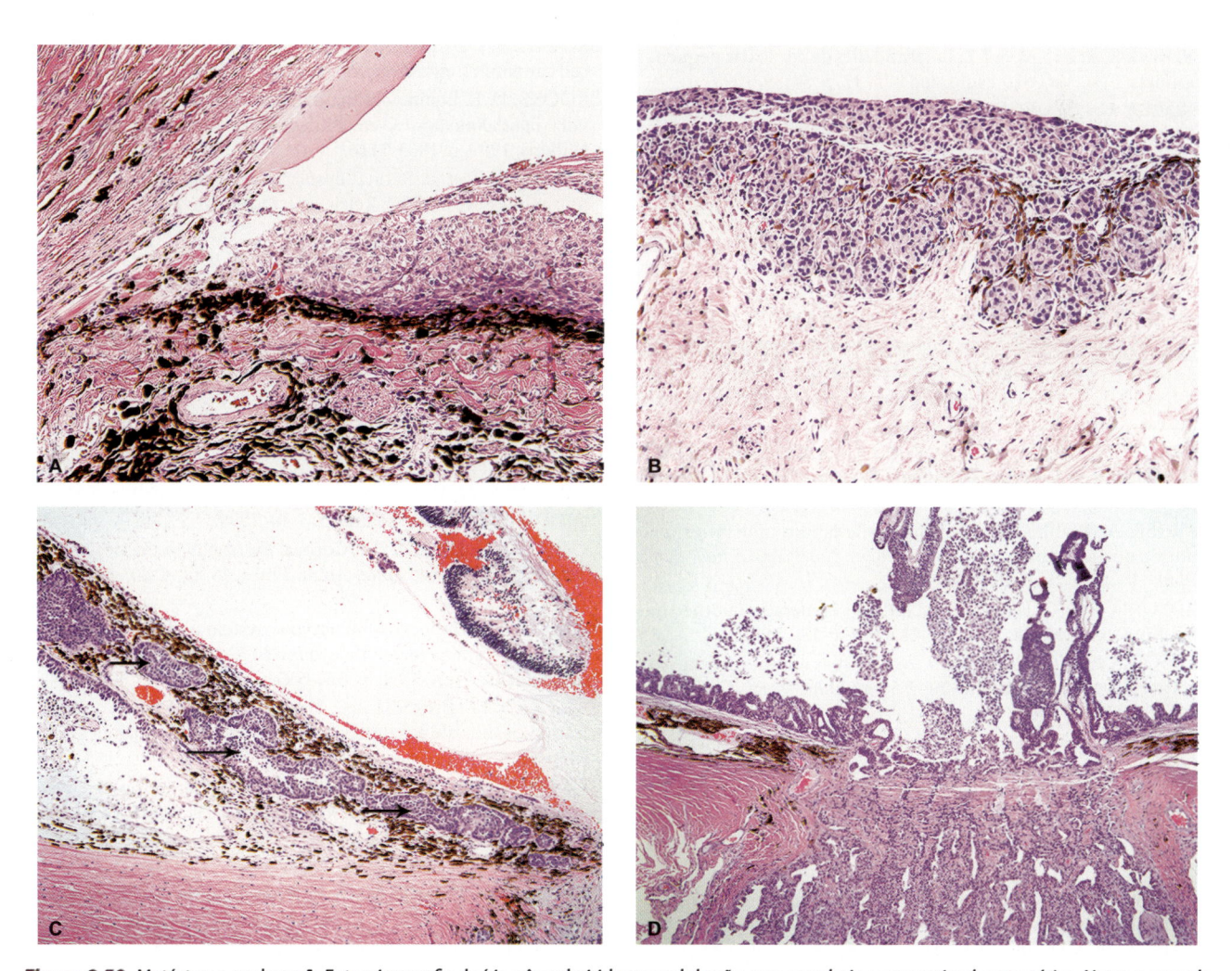

Figura 9.50 Metástases oculares **A**. Fotomicrografia da íris e ângulo iridocorneal de cão com neoplasia mesenquimal metastática. Notar a camada de células mesenquimais neoplásicas cobrindo a superfície da íris. **B**. Fotomicrografia da íris de gato com neoplasia epitelial metastática. Notar as células neoplásicas cobrindo a superfície e se infiltrando no estroma da íris, formando nódulos distintos. **C**. Fotomicrografia da coroide de gato com metástase de carcinoma pulmonar. Notar as células neoplásicas infiltrando-se e expandindo os vasos da coroide (*setas*). **D**. Fotomicrografia da coroide de gato com metástase de carcinoma pulmonar. Notar as células neoplásicas formando estruturas císticas e papilíferas na superfície exposta da coroide e infiltrando-se no nervo óptico. (Cortesia de Comparative Ocular Pathology Laboratory of Wisconsin ([COPLOW]), University of Wisconsin, Madison, Wisconsin, EUA.)

BIBLIOGRAFIA

AGUIRRE, G. Inherited retinal degenerations in the dog. *Trans. Am. Acad. Ophthalmol. Otolaryngol.*, [*S. l.*], v. 81, p. 667-676, 1976.

AGUIRRE, G. D.; RUBIN, L. F.; BISTNER, S. L. Development of the canine eye. *Am. J. Vet. Res.*, Schaumburg, v. 33, p. 2399-2414, 1972.

AGUIRRE, G.; LATIES, A. Pigment epithelial dystrophy in the dog. *Exp. Eye Res.*, [*S. l.*], v. 23, p. 247-256, 1976.

ALBERT, R. A. Lesions of the ocular fundus associated with systemic disease. *J. Am. Vet. Med. Assoc.*, [*S. l.*], v. 157, p. 1965-1639, 1970.

ALMEIDA, D. E.; MAMEDE, F. V.; DUQUE ORTIZ, J. P.; LAUS, J. L. Iatrogenic keratoconjunctivite sicca in a dog. *Ciênc. Rural*, Santa Maria, v. 34, n. 3, p. 921-924, 2004.

AMERICAN COLLEGE OF VETERINARY OPHTHALMOLOGISTS GENETICS COMMITTEE. Ocular disorders presumed to be inherited in dogs. 2. ed. [*S. l.*]: AVCO, 1999. Disponível a partir de canine eye registration foundation, West Indianapolis. *In*: GELATT, K. N. *et al*. The status of equine ophthalmology. *J. Equine Med. Surg.*, [*S. l.*], v. 1, p. 13-19, 1977.

ANDERSON, D. R. Glaucoma: the damage caused by pressure. XLVI Edward Jackson Memorial Lecture. *Am. J. Ophthalmol.*, Schaumburg, v. 108, p. 485-495, 1989.

ANDRADE, A. L.; LAUS. J. L. Enfermidades da córnea de pequenos animais. *Clín. Vet.*, São Paulo, ano 3, n. 12, p. 34-39, 1998.

ANDREA, C. L.; BURGE, T. A dermoid of the eye in a blue-fronted Amazon parrot (Amazona aestiva). *Vet. Ophthalmol.*, Medford, v. 2, p. 133-135, 1999.

BANKS, W. *Histologia veterinária aplicada*. 2. ed. São Paulo: Manole, 1992.

BARABINO, S.; CHEN, W.; REZA DANA, M. Tear film and ocular surface tests in animal models of dry eye: uses and limitations. *Exp. Eye Res.*, [*S. l.*], v. 79, p. 613-621, 2004.

BARNETT, K. C. Iris and ciliary body. *In*: BARNETT, K. C. CRISPIN, S. M.; LAVACH, J. D. *Equine ophthalmology: an atlas and text*. 2. ed. Philadelphia: W.B. Saunders, 2004. p. 183-200.

BARNETT, K. C.; BURGER, T. H. Taurine deficiency retinopathy in the cat. *J. Small Anim. Pract.*, Gloucester, v. 21, p. 521-526, 1980.

BARROS, P. S. M.; SAFATLE. A.V. M.; ALVARENGA, J. *et al*. Aspectos clínicos da ceratoconjuntivite seca em cães. Estudo retrospectivo em 223 casos. *ARS Vet.*, Jaboticabal, v. 8, n. 1, p. 6-14, 1992.

BASHER, A.; ROBERTS, S. Ocular manifestations of diabetes mellitus: diabetic cataracts in dogs. *Vet. Clin. North Am. Small Anim. Pract.*, [*S. l.*], v. 25, p. 260-269, 1995.

BEDFORD, P. G. C. Feline central retinal degeneration in the United Kingdom. *Vet. Rec.*, [*S. l.*], v. 112, p. 456-457, 1983.

BEDFORD, P. G. C. The anterior uveal cyst as an unusual cause of corneal pigmentation in the dog. *J. Small Anim. Pract.*, Gloucester, v. 21, p. 97-101, 1980.

BELLHORN, R. W.; BARNETT, K. C.; HENKIND, P. Ocular colobomas in domestic cats. *J. Am. Med. Assoc.*, Schaumburg, v. 159, n. 8, p. 1015-1021, 1971.

BELLHORN, R. W.; HENKIND, P. Intraocular malignant melanoma in domestic cats. *J. Small Anim. Pract.*, Gloucester, v. 10, p. 631-637, 1970.

BENDIXEN, H. C. Littery occurrence of anophthalmia or microphthalmia together with other malformations in swine – presumably due to vitamin A deficiency of a maternal diet. *Acta Pathol. Micro-biol. Scand.*, Copenhagen, v. 54 (Suppl.), p. 161-179, 1944.

BERNIS, W. O.; OLIVEIRA, H. P.; ALMEIDA, A. E. R. F. Intraocular neoplasia in the dog. A review of the literature. *Arq. Bras. Med. Vet. e Zootec.*, Belo Horizonte, v. 36, n. 1, p. 21-27, 1984.

BISTNER, S. L. Corneal pathology. *In*: PEIFFER R. L. (ed). *Comparative ophthalmic pathology*. Springfield: Charles Thomas, 1983. p. 113-117.

BISTNER, S.; RUBIN, L.; ROBERTS, S. A review of persistent membranes in the basenji dog. *J. Am. Hosp. Assoc.*, South Bend, v. 7, p. 143-157, 1971.

BJERKÅS, E. Collie eye anomaly in the rough collie in Norway. *J. Small Anim. Pract.*, Gloucester, v. 32, p. 89-92, 1996.

BLODI, F. C.; RAMSEY, F. K. Ocular tumors in domestic animals. *Am. J. Ophthalmol.*, Schaumburg, v. 64, p. 627-633, 1967.

BRIGHTMAN, A. H.; VESTRE, W. A.; HELPER, L. C. Lipemia retinalis associated with pancreatitis in a dog. *Vet. Med. Small Anim. Clin.*, Bonner Springs, v. 75, p. 803-806, 1980.

BRITO, F. L. C. Alterações oculares e análise do humor aquoso de cães (Canis familiaris LINNAEUS, 1758) infectados naturalmente por *Leishmania chagasi* (CUNHA & CHAGAS, 1937). 2004. Dissertação (Mestrado) – Universidade Ciência Veterinária – Universidade Federal Rural de Pernambuco, Recife, 2004.

BRITO, F. L. C.; ALVES, L. C.; DUQUE ORTIZ, J. P. *et al*. Uveitis associated to the infection by *Leishmania chagasi* in dog from the Olinda city, Pernambuco, Brazil. *Ciênc. Rural*, Santa Maria, v. 34, n. 3, p. 925-929, 2004.

BRITO, F. L. C.; SILVA JR., V. A.; MAIA, F. C. L. *et al*. *Third eyelid gland microalterations in dogs with canine distemper affected by keratoconjunctivitis sicca*. Portugal: ECVO/ESVO Meeting, 2005.

BROGDON, J. D.; MCLAUGHLIN, S. A. Bovine ocular squamous cell carcinoma. *Agri-Practice*, [*S. l.*], v. 13, p. 8-11, 1992.

BROOKS, D. E. Equine ophthalmology. *In*: GELATT, K. N. *Veterinary ophthalmology*. 3. ed. Philadelphia: Lippincott Williams & Wilkins, 1999. p. 1053-1116.

CARRIG, C. B. *et al*. Retinal dysplasia associated with skeletal abnormalities in Labrador Retrievers. *J. Am. Vet. Med. Assoc.*, [*S. l.*], v. 170, p. 49-57, 1977.

CHAMPAGNE, E. S. Eyelid disease. *In*: BONAGURA, J. D. *Kirk's Current Veterinary Therapy XIII – Small Animal Practice*. Philadelphia: W. B. Saunders, 2000. p. 1051-1052.

COLLINS, W. W.; RENDA, J. A. Olho e ouvido. *In*: THONSON, R. G. *Patologia veterinaria especial*. São Paulo: Manole, 1996. p. 1086-1092.

COOK, C. Embryogenesis of congenital eye malformations. *Vet. Comp. Ophthalmol.*, Washington, p. 5109-5123, 1995.

COOK, C. S. Ocular embryology and congenital malformations. *In*: GELATT, K. N. *Veterinary ophthalmology*. 3. ed. Philadelphia: Lippincott Williams & Wilkins, p. 3-30, 1999.

COOLEY, P. L.; DICE II, P. F. Corneal dystrophy in the dog and cat. *Vet. Clin. North Am. Small Anim. Pract.*, [*S. l.*], v. 20, p. 681-692, 1990.

CORDY, D. R. Tumors of the nervous system and eye. In: MOULTON, J. E. *Tumors in domestic animals*. 3. ed. Berkeley: University of California Press, 1990. p. 654-665.

CRISPIN, S. M.; BARNETT, C. Dystrophy, degeneration and infiltration of the canine cornea. *J. Small Anim. Pract.*, Gloucester, v. 24, p. 63-83, 1983.

CURTIS, R. Retinal disease in the dog and cat: an overview and update. *J. Small Anim. Pract.*, Gloucester, v. 29, p. 397, 1988.

DAVIDSON, H. J.; KUONEN, V. J. The tear film and ocular mucins. *Vet. Ophthalmol.*, Medford, v. 7, n. 2, p. 71-77, 2004.

DAVIDSON, M. G.; NELMS, S. R. Diseases of the lens and cataract formation. *In*: GELATT, K. N. *Veterinary ophthalmology*. 3. ed. Philadelphia: Lippincott Williams & Wilkins, 1999. p. 3-30.

DEEG, C. A.; EHRENHOFER, M.; THURAU, S. R. *et al*. Immunopathology of recurrent uveitis in spontaneously diseased horses. *Exp. Eye Res.*, [*S. l.*], v. 75, p. 127-133, 2002.

DELLNANN, H. D.; BROWN, E. M. *Histologia veterinária*. Rio de Janeiro: Guanabara Koogan, 1982.

FISCHER, C. A.; JONES, G. T. Optic neuritis in dogs. *J. Am. Vet. Med. Assoc.*, [*S. l.*], v. 160, p. 68-79, 1972.

GELATT, K. N. Bilateral corneal dermoids and distichiasis in a dog. *Vet. Med. Small Anim. Clin.*, Bonner Springs, v. 66, p. 658-659, 1971.

GELATT, K. N. *Manual de oftalmologia veterinária.* Barueri: Manole, 2003. 594 p.

GEORGE, L. W. Clinical infectious bovine keratoconjunctivitis. *Compendium on continuing education for the practicing veterinarian*, West Windsor, v. 6, n. 12, p. 712-724, 1984.

GILGER, B. C. Clinical syndromes in canine and feline uveitis. THE XXV ANNUAL WALTHAM/OSU SYMPOSIUM SMALL ANIMAL OPHTHALMOLOGY, 2001. The XXV Annual Waltham/Osu Symposium Small Animal Ophthalmology, 2001.

GILGER, B. C.; MICHAU, T. M. Equine recurrent uveitis: new methods of management. *Vet. Clin. North Am. Equine Pract.*, Philadelphia, v. 20, p. 417-427, 2004.

GLAZE, M. B.; GELATT, K. N. Feline ophthalmology. *In:* GELATT, K. N. *Veterinary ophthalmology.* 3. ed. Philadelphia: Lippincott Williams & Wilkins, 1999. p. 997-1052.

GONCALVES, A.; CRUYSBERG, J. R. M.; DRAAIJER, R. W. *et al.* Vitreous hemorrhage and other ocular complication of a persistent hyaloid artery. *Documenta Ophthalmologica*, [S. l.], v. 92, p. 55-59, 1996.

GRAHN, B. H.; STOREY, E. S. Lacrimommimetics and lacrimostimulants. *Vet. Clin. North Am. Small Animal Pract.*, [S. l.], v. 34, n. 3, p. 739-753, 2004.

HALE, F. The relation of vitamin A to anophthalmos in pigs. *Am. J. Ophthal.*, [S. l.], v. 10, p. 1087-1093, 1935.

HARTSKEERL, R. A.; GORIS, M. G. A.; BREM, S. *et al.* Classification of *leptospira* from the eyes of horses suffering from recurrent uveitis. *J Vet Med B Infect Dis Vet Public Health*, [S. l.], v. 51, n. 3, p. 110-115, 2004.

HELPER, D. V. Diseases and surgery of the cornea and Sclera. *In:* MAGRANE, W. G; HELPER, L. C. *Magrane's canine ophthalmology.* 4. ed. Philadelphia: Lea & Febiger, 1989. p. 102-149.

HENDRIX, D. V. *et al.* Clinical signs, concurrent diseases and risk factors associated with retinal detachments in dogs. *Progress in Veterinary and Comparative Ophthalmology*, Washington, v. 3, n. 3, p. 87-91, 1993.

HOLLE, D. M.; STANKOVICS, M. E.; SARNA, C. S.; AGUIRRE, G. D. The geographic form of retinal dysplasia in dogs is not always a congenital abnormality. *Vet. Ophthalmol.*, Medford, v. 2, p. 61, 1999.

HOWELL, C. E.; HART, G. H. Vitamin A deficiency in horses. *Am. Jour. Vet. Res.*, [S. l.], v. 2, p. 60-74, 1941.

JACKSON, C. The incidence and pathology of tumors of domestic animals in South Africa. *Onderstepoort. J. Vet. Sci. Anim. Ind.*, Cape Town, v. 6, p. 378-385, 1936.

JAMES, V. S. A familial tendency to equine sarcoids. *Southwest Vet.*, College Station, v. 21, p. 235-236, 1968.

JUBB, K. V.; SAUNDERS, L. Z.; COATES, H. U. The intraocular lesions of canine distemper. *J. Comp. Pathol.*, [S. l.], v. 67, p. 21-29, 1957.

KERN, T. J. Ulcerative keratitis. *Vet. Clin. North Am. Small Animal Pract.*, [S. l.], v. 20, n. 3, p. 643-666, 1990.

KERN, T. S.; ENGERMAN, R. L. Vascular lesions in diabetes distributed nonproliferative within the retina. *Exp. Eye Res.*, [S. l.], v. 60, p. 545-549, 1995.

KHU, P.; CHYLACK, L. Subjective classification and objective quantification of human cataract. *In:* ALBERT, D.; JAKOBIEC, F. *Principles and practice of ophthalmology basic sciences.* Philadelphia: W. B. Saunders, 1994. p. 591-602.

LAHAV, M. *et al.* Clinical and histopathologic classification of retinal dysplasia. *Am. J. Ophthalmol.*, Schaumburg, v. 75, p. 381, 1985.

LANZ, O. I.; WOOD, B. C. Surgery of the ear and pinna. *Vet. Clin. North Am. Small Animal Pract.*, [S. l.], v. 34, n. 2, p. 567-599, 2004.

LATIMER, K. S.; KASWAN R. L.; SUNDBERG J. P. Corneal squamous cell carcinoma in a dog. *J Am. Vet. Med. Assoc.*, [S. l.], v. 190, n. 11, p. 1430-1432, 1987.

LAUS, J. L.; Santos, C.; Talieri, I. C. *et al.* Combined corneal lipid and calcium degeneration in a dog with hyperadrenocorticism: case report. *Vet. Ophthalmol.*, Medford, v. 5, n. 1, p. 61-64, 2002.

MARTIN, C. L. Canine epibulbar melanomas and their management. *J. Am. Anim. Hosp. Assoc.*, Lakewood, v. 17, p. 83-90, 1981.

MARTIN, C. L.; STILES, J.; WILLIS, M. Feline colobomatous syndrome. *Vet. Comp. Ophthal.*, Santa Barbara, v. 7, p. 39, 1997.

MCLAUGHLIN, S. A.; BRIGHTMAN, A. H. Bilateral ocular dermoids in a colt. *Vet. Clin. North Am. Equine Pract.*, Philadelphia, v. 5, p. 10-12, 1983.

MILLICHAMP, N. J. Retinal degeneration in the dog and cat. *Vet. Clin. North Am. Small Animal Pract.*, [S. l.], v. 20, n. 3, p. 799-835, 1990.

MONTENEGRO, R. M.; FRANCO, M. *Patologia processos gerais.* 3. ed. São Paulo: Atheneu, 1992.

MOORE, C. P. Diseases and surgery of nasolacrimal secretory system. *In:* GELATT, K. N. *Veterinary ophthalmology.* 3. ed. Philadelphia: Lippincott Williams & Wilkins, 1999. p. 583-608

MULLER, R. B.; FALES, W. H. Infectious bovine keratoconjunctivitis: an update. *Vet. Clin. North Am. Large Animal Pract.*, [S. l.], v. 6, p. 597-608, 1984.

NELSON, D. L.; MACMILLAN, A. D. Multifocal retinal dysplasia in field trial Labrador Retrievers. *J. Am. Anim. Hosp. Assoc.*, Lakewood, v. 19, p. 388, 1983.

ORIA, A. P.; PEREIRA, P. M.; LAUS, J. L. Uveitis in dogs infected with *Ehrlichia canis*. *Cienc. Rural*, Santa Maria, v. 34, n. 4, p. 1289-1295, Jul-Aug, 2004.

PARRY, H. B. Degenerations of the dog retina II. Generalised progressive atrophy of hereditary origin. *Br. J. Ophthalmol.*, London, v. 37, p. 487, 1953.

PEIFFER JR., R. L. *et al.* Fundamentals of veterinary ophthalmic pathology. *In:* GELATT, K. N. *Veterinary ophthalmology.* 3. ed. Philadelphia: Lippincott Williams e Wilkins, 1999. p. 355-385.

PRIESTER, W. A. Congenital ocular defects in cattle, horses, cats and dogs. *J. Am. Med. Assoc.*, Schaumburg, v. 160, n. 11, p. 1504-1511, 1972.

RAGLAND, W. L.; KEOWN, G. H. Y.; SPENCER, G. R. Equine sarcoid. *Equine Vet. J.*, Malden, v. 2, p. 2-11, 1970.

RAMPAZZO, A. Collie eye anomaly in a mixed-breed dog. *Vet. Ophthalmol.*, Medford, v. 8, n. 5, p. 357-360, 2005.

RATHBONE-GOINFRIDDO, J. The causes, diagnosis, and treatment of uveitis. *Vet. Med.*, [S. l.], v. 90, p. 278-285, 1995.

RIIS, R. C. *et al.* Vitamin E deficiency retinopathy in dogs. *Am. J. Vet. Res.*, Schaumburg, v. 42, p. 74-86, 1981.

ROBERTS, S. M.; SEVERING, G. A.; LAVACH, J. D. Prevalence and treatment of palpebral neoplasm in the dog: 200 cases (1975-1983). *J. Am. Vet. Med. Assoc.*, [S. l.], v. 189, p. 1355-1359, 1986.

ROBERTS, S. R.; DELLAPORTA, A.; WINTER, F. C. The collie ectasia syndrome. Pathologic alterations in the eyes of the puppies one to fourteen days of age. *Am. J. Ophthalmol.*, Schaumburg, v. 61, p. 1458-1466, 1966.

ROBERTSON, B. F.; ROBERTS, S. M. Lateral canthus entropion in the dog, 2: Surgical correction. Results and follow-up from 21 cases (1991-1994). *Vet. Comp. Ophthalmol.*, Washington, v. 5, n. 3, p. 162-169, 1995.

ROZE, M. Anterior uveitis: diagnosis and treatment. *World Small Animal Veterinary Congress, 2002.* WSAVA, Granada: World Small Animal Veterinary Congress, 2002.

RUBIN, L. F.; NELSON, E. J.; SHARP, C. A. Collie eye anomaly in Australian shepherd dogs. *Prog. Vet. Comp. Ophthalmol.*, Washington, v. 1, p. 105, 1991.

SAITO, A.; IZUMISWA, Y.; KOYANI, T. The effect of eyelid removal on the ocular surface of dogs. *Vet. Ophthalmol.*, Medford, v. 4, n. 1, p. 13-18, 2001.

SAMUELSON, D. A. Diseases and surgery of nasolacrimal secretory system. *In*: GELATT, K.N. *Veterinary ophthalmology*. 3. ed. Philadelphia: Lippincott Williams & Wilkins, 1999, p. 31-150.

SAPERSTEIN, G.; LEIPOLD, H. W.; DENNIS, S. M. Congenital defects in sheep. *J. Am. Vet. Med. Assoc.*, [S. l.], v. 167, p. 314-322, 1975.

SCHOENAU, L. S. F.; PIPI, N. L. Aspectos morfológicos e funcionais da córnea: uma breve revisão. *Hora Vet.*, Porto Alegre, v. 12, n. 72, p. 49-53, 1993.

SCOTT, F. W. *et al. Teratogenesis in cats associated with griseofulvina therapy. Teratology*, p. 11-79, 1975.

SLATTER, D. Cornea and sclera. In: GELATT, N. K. *Fundamentals of veterinary ophthalmology*. 2. ed. Philadelphia: Saunders, 1990. p. 257-303.

SLATTER, D.; HÅKANSON, N. Córnea e esclerótica. *In*: SLATTER, D. *Manual de cirurgia de pequenos animais*. 2. ed. São Paulo: Manole, 1998. v. 2, p. 1369-1384.

SPENCER, W. H. Cornea. *In*: SPENCER, W. H. (editor). *Ophthalmic pathology*: an atlas and textbook.. 4. ed. Philadelphia: W.B. Saunders, 1996. p. 157-333.

STARTUP, F. C. Corneal ulceration in the dog. *J. Small Anim. Pract.*, Gloucester, v. 25, p. 737-752, 1984.

STARTUP, F. G. Congenital abnormalities of the iris of the dog. *J. Small Anim. Pract.*, Gloucester, v. 7, p. 99, 1966.

STRANDE, A.; NICOLAISSEN, B.; BJERKAS, I. Persistent pupillary membrane and congenital cataract in a litter of English Cocker Spaniels. *J. Small Anim. Pract.*, Gloucester, v. 29, p. 257-260, 1998.

SULIK, K.; JOHNSTON, M. Embryonic origin of holoprosencephaly: interrelationship of the developing brain and face. *Scan Elect. Microscopy*, Chicago, v. 1, p. 309-322, 1982.

TAYLOR, V. L.; PEIFFER, R. L.; COSTELLO, M. S. Ultrastructural analysis of normal and diabetic cataractous canine lenses. *Vet. Comp. Ophthalmol.*, Washington, v. 7, p. 117-127, 1997.

TOOLE, D. O. *et al.* Retinal dysplasia of English Springer Spaniel dogs: light microscopy of the postnatal lesions. *Vet. Pathol.*, Middleton, v. 20, p. 298-311, 1983.

TROUT, P. B.; SCHURIN, G. Pinkeye facts and figures. *Norden News*, Copenhagen, v. 60, p. 28-35, 1985.

WALLIN-HAKANSON, B.; WALLIN-HAKANSON, N.; HEDHAMMAR, A. Influence of selective breeding on the prevalence of chorioretinal dysplasia and coloboma in the Rough Collie in Sweden. *J. Small Anim. Pract.*, Gloucester, v. 41, p. 56-59, 2000.

WARD, A. D. Diseases and surgery of the canine nictitating membrane. *In*: GELATT, K. N. *Veterinary ophthalmology*. 3. ed. Philadelphia: Lippincott Williams & Wilkins, 1999. p. 609-618.

WARING, G. O. Corneal structure and pathophysiology. *In*: LEIBOWITZ, H. *Corneal disorders, clinical diagnosis and management*. Philadelphia: W. B. Saunders, 1984. p. 3-25.

WARING, G. O.; RODRIGUES, M. M. Patterns of pathologic response in the cornea. *Surv. Ophthal.*, [S. l.], v. 31, p. 262, 1987.

WHITLEY, R. D.; GILGER, B. C. Diseases of canine cornea and sclera. *In*: GELATT, K. (ed). *Veterinary ophthalmology*. 3. ed. Baltimore, Lippincott Williams & Wilkins, 1999. p. 635-674.

WILCOCK, B.; PEIFFER, R. L. The pathology of lens-induced uveitis in dogs. *Vet. Pathol.*, Middleton, v. 24, p. 549-553, 1987.

WYMAN, M. *Manual of animal ophthalmology*. New York: Churchill Livingstone, 1996.

Tatiane Alves da Paixão ◆ Natália de Melo Ocarino

MORFOFISIOLOGIA E FUNÇÃO

De acordo com a Sociedade Brasileira de Anatomia e a *Nomina Anatomica Veterinaria*, a orelha é dividida em orelha externa, orelha média e orelha interna. Em Portugal, utiliza-se o termo *ouvido* para as partes internas do aparelho auditivo; no entanto, este texto segue as normas brasileiras que apregoam orelha para as partes visíveis e para as partes internas. Neste capítulo, utilizar-se-á a terminologia tradicional: *ouvido externo*, *ouvido médio* e *ouvido interno*, equivalentes a orelha externa, orelha média e orelha interna, respectivamente.

O ouvido é um órgão sensorial responsável por recepção do estímulo auditivo, transdução mecânica do estímulo e transmissão dos impulsos nervosos a regiões específicas do sistema nervoso central, além de atuar como um órgão do equilíbrio.

Ouvido externo

O ouvido externo é formado pelo pavilhão auricular (aurícula) e pelo meato acústico externo (canal auditivo). A aurícula é formada por cartilagem hialina, que dá o formato ao pavilhão, revestida por pele com pelos, glândulas acessórias e músculo estriado responsável pelo movimento da orelha. Já o meato acústico externo é a extensão tubular do pavilhão auricular que vai se estreitando e termina na membrana timpânica. A superfície do meato acústico externo é revestida por pele com pelos, glândulas sebáceas e glândulas ceruminosas, cuja função é produzir material ceruminoso amarronzado, o cerume, que protege o canal e mantém a membrana timpânica úmida e flexível.

Ouvido médio

O ouvido médio é constituído por membrana timpânica, cavidade timpânica, ossículos do ouvido e meato acústico interno. A membrana timpânica é revestida por um epitélio interno pavimentoso simples (estrato mucoso) e um epitélio externo, sendo este continuação do epitélio de revestimento do meato acústico externo (estrato cutâneo).

A cavidade timpânica é um pequeno espaço cheio de ar onde se localizam os três ossículos acústicos: martelo, bigorna e estribo. É no interior do ouvido médio que a vibração do ar é transformada em movimentação mecânica dos ossículos e estes vão transmitir as ondas sonoras pela cavidade timpânica.

O meato acústico interno, também conhecido como tuba auditiva, tuba de Eustáquio ou tubo faringotimpânico, liga a cavidade timpânica à nasofaringe. Em equinos, a tuba auditiva apresenta um divertículo revestido por epitélio pseudoestratificado prismático ciliado, com células caliciformes, chamado de *bolsa gutural*.

Ouvido interno

É no ouvido interno que os estímulos mecânicos produzidos por som e alterações de posição de cabeça são transformados em impulsos nervosos, os quais são transmitidos pelo nervo vestibulococlear até as áreas específicas do sistema nervoso central.O ouvido interno não está, portanto, envolvido apenas com a audição, mas também com o sentido de equilíbrio.

O ouvido interno consiste em um sistema de ductos e cavidades membranosos conhecido como *labirinto membranoso*; este fica alojado em uma cavidade complexa no osso temporal denominado *labirinto ósseo*. Como o labirinto ósseo é discretamente maior que o labirinto membranoso, entre os dois existe um pequeno espaço preenchido por um líquido denominado *perilinfa*.

O labirinto membranoso, que contém as células auditivas e as ramificações periféricas do nervo auditivo, é subdividido em utrículo, sáculo, ducto endolinfático, saco endolinfático, canais semicirculares, *ductus reuniens* e ducto coclear; este último é responsável pelas sensações auditivas, enquanto sáculo, utrículo e canais semicirculares são responsáveis pela manutenção do equilíbrio. Já o labirinto ósseo é dividido em três partes: cóclea, canais semicirculares e vestíbulo.

Quando as vibrações provenientes do ouvido interno chegam à cóclea, são transformadas em ondas de compressão, que, por sua vez, ativam o órgão de Corti. Esse órgão é responsável pela transformação das ondas de compressão em impulsos nervosos enviados ao cérebro pelo nervo vestibulococlear, que se divide ao entrar no meato acústico interno, dando origem aos ramos vestibular e coclear. Os ramos vestibulares inervam áreas neurorreceptoras no utrículo e no sáculo, transformando impulsos relacionados com o equilíbrio. O ramo coclear, então, inerva a base da cóclea para mediar os impulsos relacionados com a audição.

As alterações que podem acometer o sistema auditivo (Tabela 10.1) serão discutidas a seguir. Algumas delas podem ocasionar sinais clínicos inespecíficos e ser interpretadas como inerentes a outros sistemas do organismo.

É fato que o exame *post mortem* do sistema auditivo é frequentemente negligenciado durante a necropsia em razão de seu difícil acesso.

Tabela 10.1 Principais afecções do ouvido.

Alteração	Espécies mais afetadas
Hematoma auricular (oto-hematoma)	Cães, gatos e suínos.
Necrose e fissuras do ápice do pavilhão auricular	Bovinos e equinos
Degeneração cocleoauricular hereditária (surdez hereditária)	Cães e gatos
Condrite auricular	Gatos, ratos de laboratório e equinos
Otite externa	Cães, gatos, bovinos e equinos
Otite média	Bovinos, equinos, suínos e gatos
Otite interna	Suínos
Cistos auriculares	Gatos
Carcinoma espinocelular Adenomas e adenocarcinomas de glândulas ceruminosas	Cães e gatos (principalmente gatos de pelagem clara) Cães e gatos
Surdez – parcial ou total: congênita ou adquirida	Cães e outros
Síndromes vestibulares	Cães e gatos
Ototoxicoses	Cães, gatos e outros

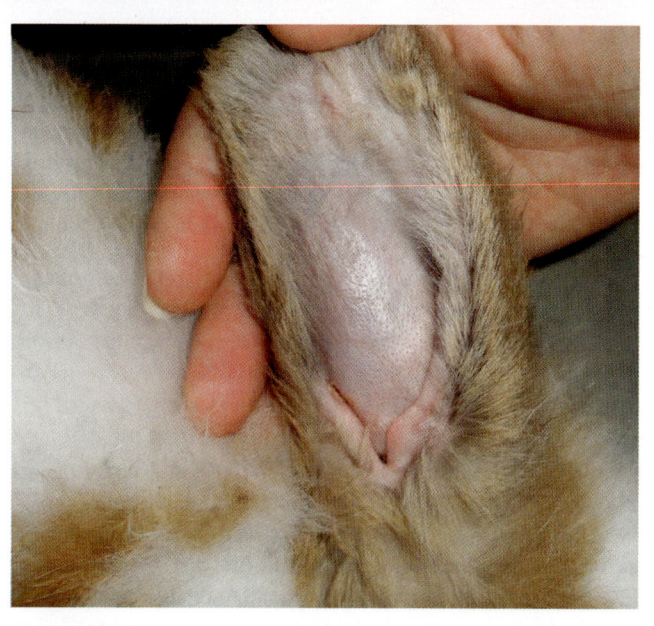

Figura 10.1 Coelho; pavilhão auricular. Oto-hematoma unilateral. (Cortesia da Dra. Eliane Gonçalves de Melo. Universidade Federal de Minas Gerais, Belo Horizonte, MG.)

A conscientização de um exame *post mortem* detalhado do ouvido é de suma importância. Para isso, necessita-se de técnica de necropsia prática, fácil e que possibilite a preservação de todas as estruturas que compõem o ouvido, facilitando, assim, a avaliação macroscópica e a coleta de material para exames complementares.

ALTERAÇÕES CIRCULATÓRIAS

Hematoma auricular

Os hematomas auriculares, ou oto-hematomas, ocorrem tanto em cães, em especial nas raças de orelhas compridas, quanto em gatos e suínos. Os hematomas auriculares possivelmente desenvolvem-se em consequência de traumas ocasionados por movimentação excessiva da cabeça e pelo ato de coçar, geralmente em resposta a afecções ou distúrbios auriculares subjacentes, como otite externa, presença de corpos estranhos, entre outros. Contudo, reações imunomediadas têm sido sugeridas como possíveis fatores contribuintes para a etiopatogenia dessa lesão.

Quase sempre, os hematomas auriculares são resultado de fraturas na cartilagem da orelha, associadas a hemorragias que resultam no acúmulo de sangue entre a cartilagem e a pele auricular (Figura 10.1). Seguem-se formação de tecido de granulação e consequente espessamento da orelha. Os oto-hematomas podem ser uni ou bilaterais e podem se resolver de maneira espontânea, lenta, deixando cicatrizes, retração da pele e da cartilagem, decorrentes da retração do tecido de granulação.

Essas deformidades podem predispor a infecções secundárias por bactérias e por *Malassezia* sp. Deve-se ressaltar que, independentemente do tratamento (aspiração por agulha, drenagem ou incisão cirúrgica), é de extrema importância a remoção do processo irritante subjacente para que a resolução do hematoma auricular seja rápida.

Necrose e fissuras do ápice da pina

Necrose e fissuras do ápice da pina costumam originar-se de traumatismos decorrentes de intensa agitação ou do ato de coçar a cabeça. Em geral, os animais acometidos sofrem de otite externa ou prurido na pina. No início, são observadas pequenas lacerações, que podem sangrar de forma intensa.

A partir do momento em que o processo se torna crônico e traumatismos subsequentes ocorrem, as lesões podem se manifestar como defeitos em toda a espessura da pina.

Outras causas da necrose do ápice da pina são intoxicação por *ergot* em bovinos (lesão gangrenosa), septicemias em suínos e fissuras produzidas pelo frio em suínos e bezerros. Necrose da extremidade caudal da pina pode ocorrer como complicação pós-cirúrgica de ablação total do canal auricular ou osteotomia da bula decorrente de danos à vasculatura do pavilhão durante a dissecção medial do canal auditivo vertical.

ALTERAÇÕES DEGENERATIVAS

Degeneração cocleoauricular hereditária (surdez congênita)

A surdez congênita foi descrita nas espécies canina e felina e está relacionada a alterações degenerativas no órgão de Corti. É uma alteração associada à pigmentação incompleta do pelo e da íris, e acredita-se que seja de caráter genético. Histologicamente, observa-se degeneração das células pilosas do órgão de Corti, podendo haver lesão uni ou bilateral.

ALTERAÇÕES INFLAMATÓRIAS

Otite externa

A otite externa é a inflamação do ouvido externo e pode ter diversas causas, como bactérias, fungos e parasitos. Corpos estranhos são causas comuns de irritação e traumatismo no pavilhão auricular e no canal auditivo. As lesões traumáticas são portas de entrada para contaminação bacteriana e estabelecimento da infecção.

A infestação por parasitas do ouvido externo é comum nos animais domésticos. Existem ácaros com afinidade específica para o ouvido externo, como *Otodectes cynotis* em cães e gatos; *Raillietia* spp. em bovinos; e *Psoroptes cuniculi*, que podem infestar coelhos, ovinos, bovinos e equinos. O nematódeo *Rhabditis* spp. é um parasita do ouvido externo de bovinos, altamente prevalente em zebuínos em condições tropicais.

Carrapatos também podem ser encontrados no ouvido externo; por exemplo, *Anocentor nitens*, que parasita o ouvido externo de equídeos, predispondo à miíase, decorrente da infestação por larvas de *Cochliomyia hominivorax*, que pode eventualmente resultar em deformidades do pavilhão auricular. O equídeo com esse aspecto da orelha deformada, às vezes caída, é popularmente conhecido como *troncho*.

Os fungos dos gêneros *Malassezia*, *Candida*, *Tricophiton* e *Microsporum* são os mais frequentemente cultivados de amostras do ouvido de animais domésticos, com ou sem inflamação. Desse modo, a importância deles como agente primário de otite é incerta.

A otite externa é muito comum em cães e gatos. A patogênese de otite externa no cão é complexa e de etiologia multifatorial. Fatores predisponentes, primários e perpetuantes estão envolvidos. Acomete mais cães das raças de orelhas pendulosas e com grande quantidade de pelo no canal auricular; ambas as características impedem adequada circulação de ar e eliminação do cerume do canal, predispondo à infecção. Além disso, deformidade, neoplasias e umidade excessiva no canal auditivo são outros fatores predisponentes importantes. Atopia, hipersensibilidade de contato, dermatites autoimunes, como pênfigo e lúpus eritematoso, hipotireoidismo, parasitas e corpos estranhos, são considerados causas primárias de otite externa. *Otodectes cyanotis* pode iniciar otite, que, quase sempre, agrava-se com infecção bacteriana ou micótica secundária.

Há descrição de otite externa em cães causada por *Demodex* spp., que, por serem ácaros da sarna folicular, podem ser encontrados em qualquer folículo piloso no corpo, incluindo os folículos pilosos presentes em todo o conduto auditivo externo. Os principais fatores perpetuantes são infecção bacteriana ou micótica, hiperplasia glandular e otite média. Tendo em vista que os microrganismos da microbiota normal são, em geral, isolados em casos de otite externa, fatores que favoreçam a multiplicação descontrolada desses agentes são importantes para a patogênese da doença.

O fungo *Malassezia pachydermatis* (Figura 10.2) e as bactérias *Staphyloccocus* spp. e *Streptoccocus* spp. são os agentes mais frequentemente isolados de ouvido de cães com ou sem otite. *Pseudomonas* spp. e *Proteus* spp. têm sido também isolados de otites externas crônicas. Agentes infecciosos de dermatite ou de doença sistêmica granulomatosa podem afetar também o pavilhão auricular. Infecção por *Leishmania* sp. geralmente causa lesões nodulares ou ulcerativas nas extremidades da pina de cães doentes. *Blastomyces dermatitidis*, *Cryptococcus* spp., *Histoplasma capsulatum* e *Sporothrix schenchkii* podem causar lesões similares em cães e gatos.

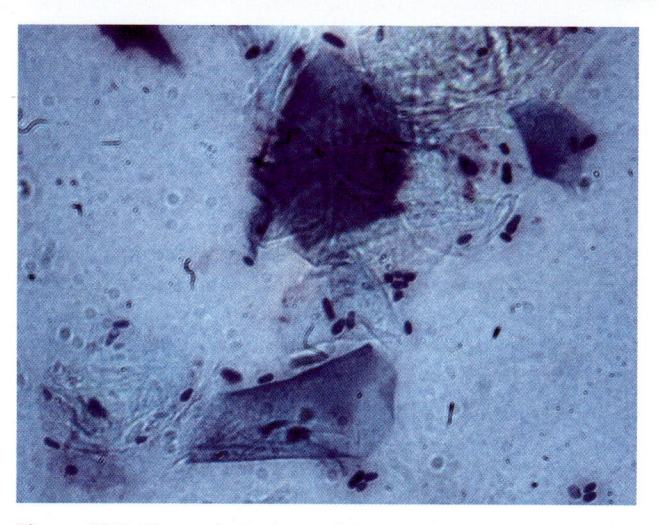

Figura 10.2 Cão; citologia de pavilhão auricular. Formas leveduriformes de *Malassezia pachydermatis*. (Cortesia da Dra. Adriane Costa Val, Universidade Federal de Minas Gerais, Belo Horizonte, MG.)

Otite felina tem o trauma por limpeza como uma das causas predisponentes mais comuns. Aparentemente, não há predisposição racial. As principais causas primárias unilaterais são corpo estranho, pólipo aural, neoplasia ou hematoma aural, enquanto causas bilaterais são infestação parasitária e doença alérgica ou autoimune. Pólipos são considerados os principais fatores perpetuantes.

Em gatos, a otite parasitária é importante e é causada por *Notoedres cati* ou *Otodectes cyanotis*. Os ácaros causam lesão direta, pois escavam a epiderme que reveste o canal auditivo externo, provocando exsudação e acúmulo de material seroso acastanhado. Entretanto, inflamação imunomediada de base alérgica deve ser considerada como agravante do processo, pois, muitas vezes, o número de parasitas não é suficiente para produzir toda a alteração inflamatória crônica observada. Em casos mais graves, a otite externa parasitária pode ocasionar a ruptura da membrana timpânica, estendendo-se para o ouvido médio.

Demodex cati é uma causa incomum de otite externa ceruminosa. Dermatofitose é dermatite micótica comum em gatos que pode cursar com otite externa. Em casos de otites crônicas, pode detectar ceruminólitos, concreções de restos celulares e de medicamentos duras e irregulares que atuam como corpos estranhos, perpetuando a inflamação e favorecendo o ambiente para infecção.

Em gatos jovens, tem sido descrita uma otite externa proliferativa e necrotizante, de causa desconhecida, caracterizada por lesão proliferativa de placas irregulares amarronzadas e verrucosas associada a ulcerações na mucosa da pina e obstrução do canal auditivo vertical. Geralmente, bactérias ou fungos são isolados da orelha dos gatos afetados.

Histologicamente, o distúrbio caracteriza-se por acantose, hiperqueratose paraceratótica na epiderme, hiperplasia e acantose da bainha externa da raiz dos folículos pilosos, com numerosos queratinócitos picnóticos e foliculite luminal mista.

Em bovinos, a principal causa de otite externa é parasitária. Otite externa causada por nematódeo do gênero *Rhabditis*, verme bem pequeno, em torno de 1,5 mm de comprimento, ocorre em regiões quentes e úmidas ao redor do mundo, incluindo o Brasil. Animais das raças Gir e Indubrasil e seus cruzamentos são os mais afetados, em razão da conformação anatômica das suas orelhas: longas, pendulosas e com canal auditivo tortuoso, que cria microambiente quente e úmido, favorável para o desenvolvimento do nematódeo.

A infestação de animais adultos é mais comum do que em bezerros e também mais grave em animais com chifres. Não há diferença na intensidade de infestação ao longo do ano. Os sinais clínicos, quando presentes, observados principalmente em animais mais velhos, são: apatia, cabeça pendente e movimentação repetida da cabeça. Observa-se secreção amarelada em quantidade variável, repleta de nematódeos, às vezes de odor fétido, no canal auditivo (Figura 10.3), podendo estar associada à estenose do canal auditivo. Em casos mais graves, com extensão para o ouvido interno, os animais podem apresentar sintomatologia nervosa, como ataxia, disfunção vestibular e lesão de nervo facial. *Railleitia auris* é um ácaro que vive na porção interna do canal auditivo, junto à membrana timpânica de bovinos (Figura 10.4).

A infestação é mais comum em zebuínos, principalmente das raças Nelore e Gir, e mais intensa em animais adultos. Em geral, não causa nenhuma alteração clínica significativa; contudo, pode progredir para otite média e interna, na maioria das vezes associada à infecção bacteriana secundária.

A infestação parasitária auricular em bovinos tem sido associada à presença, no canal auditivo, de bactérias como *Mycoplasma* spp., *Staphylococcus* spp., *Corynebacterium bovis*, *Pseudomonas* spp. e *Streptococcus* spp. e fungos dos gêneros *Malassezia*, *Candida* e *Rhodotorula*. Por outro lado, a contribuição desses microrganismos à patogênese da otite externa não está bem definida, uma vez que muitos deles são isolados da orelha de bovinos sem otite.

As lesões de otite externa não são específicas. Macroscopicamente, observam-se pavilhão e canal auditivo hiperêmicos, com acúmulo de secreção purulenta ou amarronzada, seca e pegajosa. Essa secreção é rica em cerume, células inflamatórias e restos celulares. Cronicamente, há espessamento acentuado da pele, causando estreitamento do canal auditivo (Figura 10.5) e hiperpigmentação. Nessa fase, à histologia, observam-se hiperplasia da epiderme com acantose, atrofia de folículos pilosos e hiperqueratose paraceratótica.

Hiperplasia das glândulas ceruminosas, responsável pelo aumento da produção de cerume, é quase sempre observada e pode haver ulcerações. A inflamação da derme é do tipo mista, com linfócitos, plasmócitos, macrófagos e neutrófilos. Fibrose da derme e até ossificação podem ocorrer em casos crônicos. A citologia de *swab* ou lavado do canal auditivo é método auxiliar na identificação de agentes micóticos e parasitários existentes no canal.

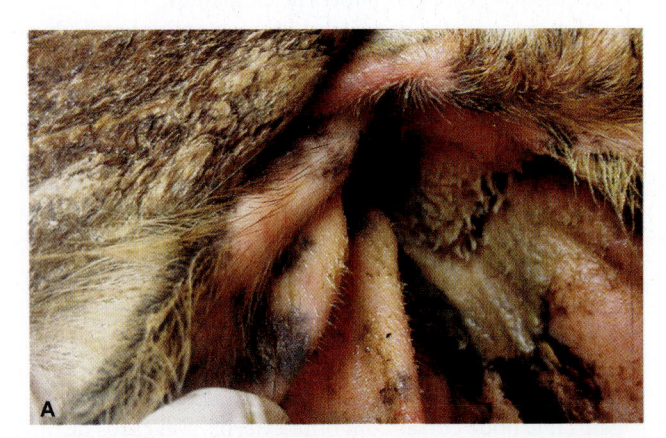
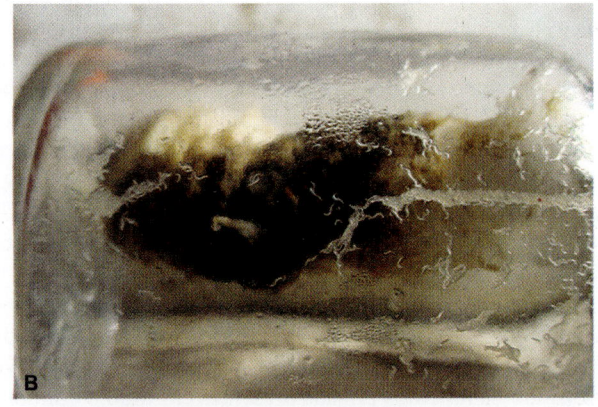

Figura 10.3 Bovino; pavilhão auricular. **A.** Otite externa por *Rhabditis* sp. **B.** Inúmeros nematódeos *Rhabditis* retirados com *swab* da aurícula. (Cortesia do Setor de Clínica de Ruminantes da Escola de Veterinária, Universidade Federal de Minas Gerais, Belo Horizonte, MG.)

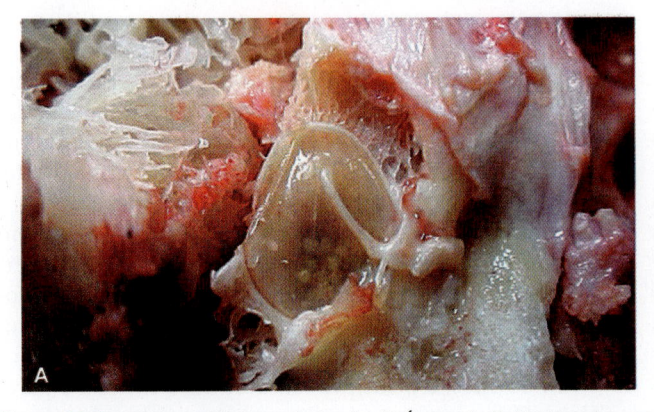
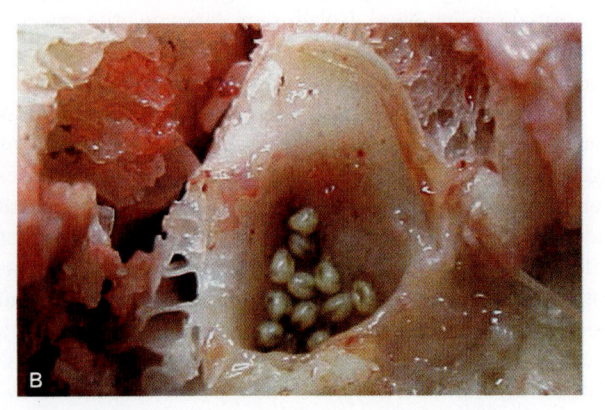

Figura 10.4 Bovino; pavilhão auricular. **A** e **B**. Ácaros de *Railleitia auris* externamente à bulba timpânica dentro do canal auditivo externo. (Cortesia do Setor de Clínica de Ruminantes da Escola de Veterinária, Universidade Federal de Minas Gerais, Belo Horizonte, MG.)

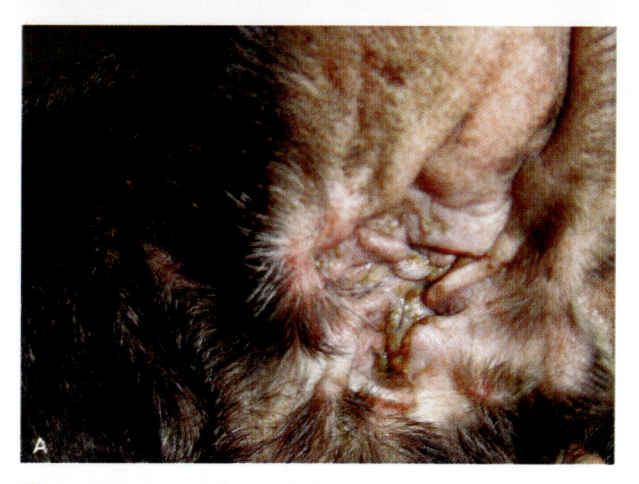 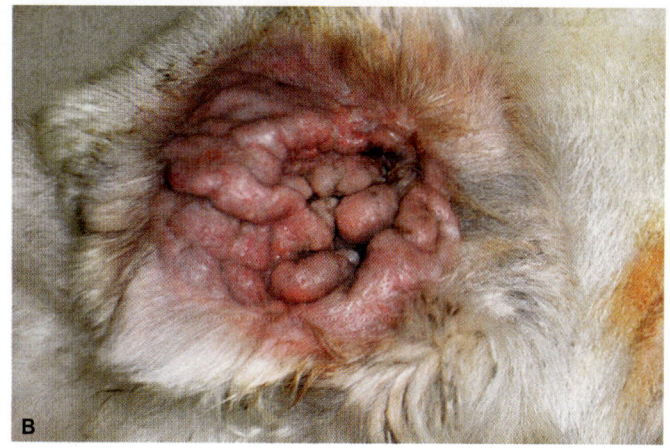

Figura 10.5 Cão; pavilhão auricular. **A** e **B**. Otite externa crônica com hiperplasia da epiderme e estenose do canal auditivo. (Cortesia do Dr. Leonardo Motta Batista, Universidade Federal de Minas Gerais, Belo Horizonte, MG.)

Otite média

A inflamação do ouvido médio pode originar-se de perfuração da membrana timpânica em decorrência de extensão de otite externa, extensão de processo inflamatório da nasofaringe pela tuba de Eustáquio ou, com menos constância, disseminação hematógena. Otites por extensão de processo infeccioso oriundo dos pulmões sucedem com frequência em bezerros. No geral, a inflamação do ouvido médio tem origem bacteriana, é purulenta e tende à cronicidade. Os agentes mais habitualmente isolados em cães e gatos são os mesmos da otite externa.

As otites médias podem cursar com infecções respiratórias em bovinos. *Mycoplasma* spp., *Histophilus somni*, *Pasteurella multocida* e *Trueperella* (*Arcanobacterium*) *pyogenes* são agentes isolados de otite média e interna de bovinos, principalmente jovens.

Otite média causada por *M. bovis* pode ocorrer como surto em gado de leite ou corte ou esporadicamente em rebanho confinado. Bezerros clinicamente afetados apresentam febre, anorexia, letargia, dor auricular e os sinais de comprometimento de nervos cranianos, principalmente facial e vestibulococlear. Os sinais clínicos podem ser unilaterais ou bilaterais, com secreção auricular purulenta, associada ou não à ruptura da membrana timpânica. Os bezerros podem apresentar, concomitantemente, pneumonia e artrite. *Actinobacillus* spp., *Aspergillus* spp. e *Pseudomonas* spp. são agentes mais comumente isolados em equinos. Em suínos, têm sido isolados *Pasteurella multocida*, *Trueperella* (*Arcanobacterium*) *pyogenes* e *Streptoccocus* spp. Tem sido observada maior incidência de otite purulenta em suínos com síndrome multissistêmica do definhamento dos suínos, o que sugere que infecção por circovírus suíno do tipo 2 torna o animal mais suscetível a otites bacterianas.

Como consequência de otite média, ocorrem ruptura da membrana timpânica e extravasamento do exsudato pelo ouvido externo ou extensão para o ouvido interno. A inflamação do ouvido médio resulta em aumento na quantidade de secreção de exsudato. Com a cronicidade, ocorrem ulceração, formação de abscessos, fistulação, fibrose ou ossificação. Paralisia facial assimétrica, caracterizada por ptose palpebral e labial e acúmulo de alimento na boca, pode ocorrer em razão da lesão de nervos cranianos por extensão do processo inflamatório. Em equinos e suínos, a extensão do processo pode ocasionar osteomielite de estruturas ósseas adjacentes, como bula timpânica, parte proximal do osso estilo-hioide ou da articulação têmporo-hioide, causando deficiência auditiva irreversível ou disfunções de nervos faciais e vestibulococlear.

Pólipos inflamatórios podem acometer gatos e localizam-se na cavidade timpânica ou na tuba de Eustáquio, em conexão com a nasofaringe. Esses pólipos consistem em tecido conjuntivo abundantemente celularizado e vascularizado, associado ao infiltrado linfocitário. A causa não é conhecida, e podem reincidir após remoção cirúrgica. Geralmente, gatos com pólipos inflamatórios apresentam sinais de otite externa, otite média ou infecção e obstrução das vias respiratórias superiores.

Granulomas de colesterol, que são lesões inflamatórias crônicas e expansivas, têm sido descritos no ouvido médio de cães. Hemorragias e obstrução da ventilação ou drenagem do exsudato do ouvido médio por estenose ou inflamação são apontadas na sua patogênese. Granulomas de colesterol são estruturas arredondadas ou irregulares, marrons ou amareladas e podem estar associados à destruição da bula timpânica e de ossos adjacentes. Microscopicamente, observa-se um grande número de fendas de cristais de colesterol circundadas por macrófagos, células gigantes multinucleadas e fibrose, associadas ou não a áreas de hemorragia, recente ou antiga.

A otite média secretora primária (OMSP) é uma doença caracterizada pelo acúmulo de muco no ouvido médio, com abaulamento ou não da membrana timpânica. Tem sido descrita em cães da raça Cavalier King Charles Spaniel e, com menor frequência, em outras raças braquiocefálicas. Os cães afetados apresentam dor e prurido na cabeça e no pescoço, com ou sem otite externa. Podem apresentar, ainda, sinais neurológicos, tais como ataxia, paralisia facial, nistagmo, inclinação da cabeça ou convulsões, deficiência auditiva e fadiga.

Disfunção da tuba auditiva secundária a anormalidades craniofaciais tem sido associada à patogênese da otite média, com efusão em seres humanos, e pode ser semelhante à OMSP. Em cães da raça Cavalier King Charles Spaniel, têm sido descritas alterações anatômicas na nasofaringe, as quais podem comprometer a drenagem da tuba auditiva, causando acúmulo de secreção.

Otite interna
A otite interna, ou labirintite, é a inflamação do ouvido interno, geralmente por extensão de otites médias. As causas bacterianas são as mais comuns. Uma das complicações de otite interna, principalmente do tipo supurada, é a meningoencefalite, decorrente da proximidade do encéfalo com o ouvido interno. Em suínos, semelhante ao que acontece nos seres humanos, a meningoencefalite é uma causa de otite interna. Nesses casos, o agente envolvido é *Streptococus suis*, uma importante causa de meningite em suínos.

Condrite auricular
Condrite auricular, também conhecida como *condropatia auricular*, é uma doença rara, descrita em gatos, ratos de laboratório e seres humanos, e de etiologia desconhecida. Caracteriza-se por espessamento e enrijecimento do pavilhão auricular associado a eritema intenso e doloroso, responsivo à corticoterapia.

Os achados histopatológicos são típicos: destruição das cartilagens hialinas e elásticas, com perda de basofilia e necrose, e inflamação mononuclear do tecido conjuntivo adjacente. Há suspeita de que a doença tenha base autoimune, pois os anticorpos anticartilagem têm sido detectados no soro de seres humanos afetados. Em gatos, a otite geralmente precede o desenvolvimento de condrite auricular. Adicionalmente, ratos de laboratório têm sido utilizados como modelo de doença autoimune para o colágeno tipo II.

Em equino, há um relato de condrose auricular caracterizado pelo espessamento da cartilagem auricular pela degeneração e necrose central, com deposição marginal de cartilagem e infiltração com adipócitos e pequenos vasos sanguíneos. Não foi observada inflamação e a causa não foi identificada. Há um relato de condrite auricular com malformação da base do pavilhão auricular em dois bovinos da raça Pardo Suíço, jovens, nos quais anormalidade cromossômica foi suspeitada.

Pericondrite auricular, caracterizada pela inflamação do tecido conjuntivo adjacente à cartilagem auricular comumente causada por *Pseudomonas* sp. ou como complicações de otites externas agudas, traumas ou cirurgias, é descrita em felinos e caninos. O processo pode ser doloroso e causar deformidades no pavilhão auricular.

ALTERAÇÕES PROLIFERATIVAS
Cistos auriculares
Cistos das glândulas ceruminosas ocorrem em gatos (cistomatose ceruminosa felina), considerada uma doença rara, de causa desconhecida, caracterizada pela proliferação não neoplásica de múltiplos cistos contendo material marrom-escuro ou nódulos puntiformes pigmentados dentro do canal auditivo externo e interno. Há um predomínio em gatos de meia-idade, machos, das raças Abissínio e Persa. É uma lesão de causa desconhecida, embora origens congênitas, degenerativas, alérgicas ou inflamatórias crônicas tenham sido sugeridas. Em caso mais graves, podem causar estenose e otite infecciosa secundária.

Os cistos foliculares são dilatações não neoplásicas de folículos pilosos. Microscopicamente, apresentam-se como estruturas císticas demarcadas por epitélio escamoso estratificado preenchidas por queratinócitos e queratina. São lesões comuns no dorso e nas extremidades de cães de meia-idade, contudo são raramente encontradas no ouvido externo. Embora de aspecto benigno, múltiplos cistos foliculares dentro do canal auditivo podem causar otite externa crônica e fistulação. Além disso, a ruptura dos cistos pode ocasionar uma reação inflamatória piogranulomatosa no ouvido.

Cisto ceratinizante é decorrente da migração ou invaginação do epitélio escamoso estratificado do canal auditivo externo. Geralmente, são lesões adquiridas, presentes em cães com otites média e externa crônicas e recorrentes, e que se desenvolvem após a ruptura da membrana timpânica. Em casos mais graves, em função da pressão crônica exercida pelos cistos, podem ocorrer a reabsorção e a remodelação do osso adjacente.

Neoplasias
As neoplasias de ouvido não são comuns, e o ouvido externo é o sítio mais frequente. No ouvido externo, pode ser observada qualquer neoplasia oriunda dos componentes, como pele e anexos, cartilagem auricular ou glândulas ceruminosas. O carcinoma de células escamosas é uma neoplasia quase sempre descrita na pina de gatos, em particular de pelagem branca, expostos excessivamente ao sol.

Adenomas e adenocarcinomas das glândulas ceruminosas são observados em cães e gatos mais velhos. À macroscopia, apresentam-se como nódulos de até 3 cm de diâmetro, que se projetam do canal auditivo. Na forma benigna, pode causar oclusão do canal auditivo, e, na forma maligna, a massa pode ser localmente invasiva, ulcerada e fazer metástase para linfonodos regionais. À microscopia, a neoplasia benigna é caracterizada por proliferação tubular ou cística de ácinos glandulares comuns, com lumens grandes, revestidos por epitélio colunar simples e preenchidos de material amorfo acastanhado forte, ou seja, o cerume (Figura 10.6).

No citoplasma das células epiteliais, nota-se pigmento castanho-dourado característico. A forma maligna apresenta anaplasia em grau mais elevado e aspecto infiltrativo. Às vezes, há ossificação e transformação cartilaginosa. Papilomas, histiocitomas cutâneos e plasmocitomas têm o pavilhão auricular como um dos sítios comuns de ocorrência em cães.

Tumores no ouvido médio são raros, e o carcinoma de células escamosas é o mais comum. Trata-se de um tumor maligno localmente invasivo, que pode comprometer a articulação temporomandibular.

SÍNDROMES CLÍNICAS
Surdez
A surdez é a perda parcial ou total da capacidade de audição. Pode ser congênita ou adquirida, unilateral ou bilateral, e é dividida em duas categorias: surdez de condução e surdez neurossensorial.

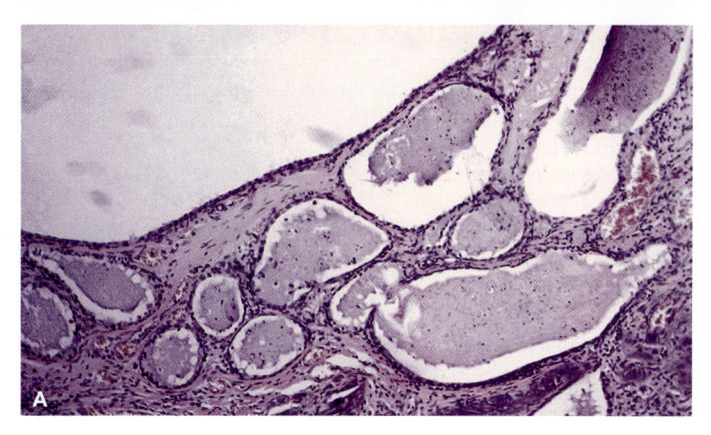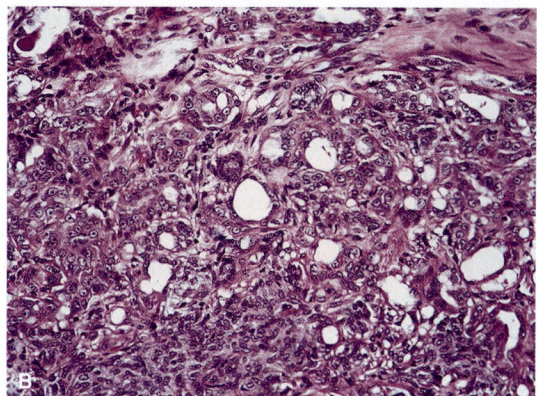

Figura 10.6 Cão; tumores de glândulas ceruminosas. **A**. Adenoma. **B**. Carcinoma.

A surdez de condução ocorre quando há diminuição ou perda da transmissão da vibração do som para dentro do ouvido interno e decorre de alterações no meato acústico externo ou no ouvido médio. Nesse caso, a surdez pode ser resolvida com a resolução da causa primária. Exemplos de alterações incluem obstrução do canal auditivo por corpos estranhos ou cerume, destruição da membrana timpânica, otites externa e média intensas, atresia congênita do canal auditivo.

A surdez neurossensorial resulta de lesões nas células ciliadas cocleares ou das vias nervosas (nervo coclear) reduzindo a eficiência na transmissão do som – geralmente, uma alteração permanente. As causas abrangem surdez congênita hereditária, substâncias ototóxicas, anestesia, distocia e anoxia perinatal, otite interna e trauma por ruído ou podem estar relacionadas com a idade (surdez senil). A apresentação clínica mais frequente em cães é a surdez neurossensorial congênita hereditária. A surdez congênita não é necessariamente hereditária, mas há indícios fortes de uma base genética em muitas raças afetadas, especialmente de pelagem branca. Deformidades estruturais ósseas ou do labirinto e anormalidades neuroepiteliais ou cócleo-saculares decorrentes de mutações genéticas podem ser observadas.

Animais com surdez podem apresentar mudança de comportamento por vezes perceptível pelo tutor; podem apresentar menor utilidade no trabalho, menor comunicação ou interação com tutores e dificuldade de comunicação com membros da mesma espécie e podem estar em perigo em locais onde há veículos motorizados ou animais predadores.

O diagnóstico de surdez é difícil nos animais domésticos, principalmente o diagnóstico de perda parcial ou unilateral, pois nesses casos há uma capacidade de compensação da deficiência.

Em razão da dificuldade de diagnóstico definitivo, a surdez é uma alteração subdiagnosticada na clínica veterinária. A audição nos animais pode ser avaliada por meio da interpretação das respostas de comportamento frente aos estímulos sonoros; entretanto, esses testes são ineficazes em filhotes, cães agitados ou com redução do nível de consciência, além de serem ineficazes para diagnóstico de surdez unilateral ou de perda parcial. Assim, o diagnóstico definitivo requer, muitas vezes, a associação do teste de resposta aos estímulos sonoros, com exames de imagem e testes eletrodiagnósticos. Exemplo é o teste do potencial evocado auditivo de tronco encefálico, que registra as atividades elétricas do sistema auditivo (da cóclea até o tronco encefálico), geradas a partir de um estímulo sonoro.

Síndrome vestibular

Síndrome vestibular caracteriza-se por um conjunto de sinais clínicos associado a uma doença do sistema vestibular.

O sistema vestibular é essencial para manutenção do equilíbrio, adaptando a posição dos olhos, da cabeça e do corpo em relação à gravidade. Assim, alterações nesse sistema podem ocasionar uma série de sinais clínicos que incluem inclinação da cabeça, ataxia assimétrica, andar em círculo, nistagmo e, às vezes, paresia facial. Êmese é outro sintoma que pode ser observado eventualmente.

A síndrome vestibular pode ser oriunda de alterações no sistema vestibular periférico composto da divisão vestibular do nervo vestibulococlear e de seus receptores, localizado no ouvido interno (síndrome vestibular periférica – SVP) ou do componente central composto pelos núcleos vestibulares na medula oblonga (bulbo) e projeções vestibulares no cerebelo, medula espinhal e tronco encefálico (síndrome vestibular central – SVC).

As SVPs podem ser congênitas ou adquiridas. As principais causas de SVPs adquiridas são as otites internas e médias, as neoplasias do sistema auditivo, ou, ainda, a ototoxicidade. Por outro lado, as principais causas de SVC são as neoplasias e os processos inflamatórios do sistema nervoso central.

A avaliação do animal com sintomas vestibulares requer um exame neurológico detalhado que tem como objetivo determinar a localização da lesão, definindo qual componente vestibular está acometido, o periférico ou o central, bem como definir os diagnósticos diferenciais e os exames complementares adequados para garantir o diagnóstico definitivo e a conduta terapêutica.

Ototoxicoses

Ototoxicoses são afecções promovidas por fármacos tópicos ou sistêmicos que comprometem o sistema auditivo e/ou sistema vestibular periférico. Entre os principais agentes ototóxicos, estão os aminoglicosídeos, alguns antineoplásicos que contêm platina em sua composição (como a cisplatina), alguns diuréticos, como furosemida e soluções detergentes como clorexidina.

Essas substâncias podem afetar o sistema auditivo e/ou sistema vestibular periférico, causando surdez e síndrome vestibular periférica. Geralmente, os sinais clínicos vestibulares desaparecem imediatamente com a suspenção da terapia; entretanto, a surdez pode persistir. A ototoxicidade de um medicamento depende de fatores como dose aplicada, frequência de aplicação, uso associado a outros medicamentos (como os diuréticos) e da espécie animal.

Os mecanismos pelos quais os agentes ototóxicos agem não estão bem compreendidos, entretanto a produção excessiva de espécies reativas de oxigênio é considerada mecanismo relacionado com a ototoxicidade. A perda das células sensoriais, das células ciliadas da cóclea ou do sistema vestibular é a principal lesão observada e a causa de perda permanente na audição ou equilíbrio.

Os aminoglicosídeos são fármacos antimicrobianos bactericidas comumente utilizados para o tratamento de infecções por bactérias Gram-negativas resistentes nos quadros de bacteriemia. Entretanto, o uso dessa classe de medicamento está desestimulado para o tratamento de neonatos por serem potencialmente ototóxicos. A ototoxicidade está relacionada com o acúmulo de aminoglicosídeos na perilinfa e na endolinfa (líquido transparente contido no labirinto) do sistema vestibulococlear, lesionando as células ciliadas na base da cóclea, mácula e crista.

A cisplatina, um antineoplásico utilizado no tratamento de tumores, promove perdas auditivas bilaterais e progressivas, em razão das alterações nos mecanismos antioxidantes das células ciliadas, principalmente as células ciliadas externas da cóclea. A furosemida, um diurético utilizado na redução de edemas, pode causar redução do potencial endococlear e redução no potencial de ação do nervo vestibulococlear, principalmente em cães e gatos.

Agentes ceruminolíticos são quase sempre utilizados na medicina veterinária para a limpeza do ouvido externo ocluído por cerume ou exsudato. Entretanto, alguns agentes ceruminolíticos podem ser potencialmente ototóxicos quando utilizados em situações em que há ruptura da membrana timpânica. Como exemplo, a clorexidina é ototóxica, especialmente em gatos. Uma vez que esses medicamentos alcancem o ouvido médio por meio da ruptura da membrana timpânica, podem ocorrer inflamações e perda parcial ou total da função coclear ou dano ao aparelho vestibular, resultando em audição deficiente e/ou doença vestibular.

Pacientes que recebem esses fármacos devem ser monitorados para sinais de ototoxicidade, uma vez que os aminoglicosídeos podem permanecer nos tecidos do ouvido interno por um período superior a 6 meses. O diagnóstico baseia-se no histórico de uso de medicamentos potencialmente ototóxicos, nos sinais clínicos e na avaliação otoscópica.

BIBLIOGRAFIA

ASANOME, W.; KOLLER, F. L.; NOTTAR, E. *et al.* Associação entre otites bacterianas e infecção pelo circovírus suíno tipo 2 (PVC-2) em suínos. *Pes. Vet. Bras.*, v. 28, n. 10, p. 471-476, 2008.

AUGUST, J. R. Otitis externa. A disease of multifactorial etiology. *Vet. Clin. North Am. Small Animal Pract.*, v. 18, n. 4, p. 731-742, 1988.

BANKS, W. J. *Applied veterinary histology*. Baltimore: Williams & Wilkins, 1981. p. 589-614.

BERTONE, I.; BELLINO, C.; ALBORALI, G. L. *et al.* Clinical-pathological findings of otitis media and media-interna in calves and (clinical) evaluation of a standardized therapeutic protocol. *BMC Vet. Res.*, v. 11, p. 297, 2015.

BLEUL, U.; AHRENS, E.; STRANZINGER, G. *et al.* Auricular chondropathy in two Swiss Braunvieh heifers. *Vet. Rec.*, v. 159, n, 26, p. 890-892, 2006.

BLYTHE, L. L. Otitis media and interna and temporohyoid osteoarthropathy. *Vet. Clin. North Am. Equine Pract.*, v. 13, n. 1, p. 21-42, 1997.

BRAME, B.; CAIN, C. Chronic otitis in cats: clinical management of primary, predisposing and perpetuating factors. *J. Feline Med. Surg.*, v. 23, n. 5, p. 433-446, 2021.

COLE, L. K. Primary secretory otitis media in Cavalier King Charles Spaniels. *Vet. Clin. North Am. Small Anim. Pract.*, v. 42, n. 6, p. 1137-1142, 2012.

CRESPILLO, A. M.; MARTINS, M. I. M.; SOUZA, F. F. *et al.* Abordagem terapêutica do paciente neonato canino e felino: aspectos relacionados a terapia intensiva, antiparasitários e antibióticos. *Rev. Bras. Reprod. Anim.*, v. 31, p. 425-432, 2007.

DROLET, R.; HÉLIE, P.; D´ALLAIRE, S. Pathology of ear hematomas in swine. *J. Vet. Diagnostic Invest.*, v. 28, p. 244-248, 2016.

DUARTE, E. R.; HAMDAN J. S. Otitis in cattle, an aetiological review. *J. Vet. Med. B. Infect. Dis. Vet. Public Health*, v. 51, n. 1, p. 1-7, 2004.

DUARTE, E. R.; MELO, M. M.; HAMDAN, J. S. Epidemiological aspects of bovine parasitic otitis caused by *Rhabditis* spp.and/or *Raillietia* spp. in the State of Minas Gerais, Brazil. *Vet. Parasitol.*, v. 101, n. 1, p. 45-52, 2001.

DYCE, K. M.; SACK, W. O. WENSING, C. J. G. *Tratado de anatomia veterinária*. 2. ed. Rio de Janeiro: Guanabara Koogan, 1996. p. 225-241.

FLIEGNER, R. A.; JUBB, K. V. F.; LORDING P. M. Cholesterol granuloma associated with otitis media and destruction of the tympanic bulla in a dog. *Vet. Pathol.*, v. 44, p. 547-549, 2007.

FRANCOZ, D.; FECTEAU, G.; DESROCHERS, A. *et al.* Otitis media in dairy calves: a retrospective study of 15 cases (1987 to 2002). *Can. Vet. J.*, v. 45, n. 8, p. 661-666, 2004.

JONES, T. C.; HUNT, R. D.; KING, N. W. *Veterinary pathology*. 6. ed. Baltimore: Lippincott Williams & Wilkins, 1996. 1392 p.

KENNIS, R. A. Feline otitis: diagnosis and treatment. *Vet. Clin. North Am. Small Anim. Pract.*, v. 43, p. 51-56, 2013.

LEITE, P. V. B.; LEITE, L. B.; CUNHA, A. P. *et al.* Clinical aspects and dynamics of auricular parasitosis in Gir cattle. *Pes. Vet. Bras.*, v. 33, n. 3, p. 319-325, 2013.

LUTTGEN, P. J. Deafness in the dog and cat. *Vet. Clin. North Am. Small Animal Pract.*, v. 24, n. 5, p. 981-989, 1994.

MADSEN, L. W.; SVENSMARK, B.; ELVESTAD, K. *et al.* Otitis interna is a frequent sequela to *Streptococcus suis* meningitis in pigs. *Vet. Pathol.*, v. 38, n. 2, p. 190-195, 2001.

MANSFIELD, P. D.; STEISS, J. E.; BOOSINGER, T. R. *et al.* The effect of four, commercial ceruminolytic agents on the middle ear. *J. Am. Animal Hosp. Assoc.* v. 33, p. 479-486, 1997.

MAULDIN, E. A.; NESS, T. A.; GOLDSCHMIDT, M. H. Proliferative and necrotizing otitis externa in four cats. *Vet. Dermatol.*, v. 18, n. 5, p. 370-377, 2007.

MAUNSELL, F.P.; WOOLUMS, A.R.; FRANCOZ, D. *et al. Mycoplasma bovis* infections in cattle. *J. Vet. Intern. Med.*, v. 25, p. 772-783, 2011.

NEWTON, S. A.; Knottenbelt, D. C. Vestibular disease in two horses: a case of mycotic otitis media and a case of temporo-hyoid osteoarthropathy. *Vet. Rec.*, v. 145, n. 5, p. 142-144, 1999.

NOMINA Anatomica Veterinaria (NAV). *International Committee on Veterinary Gross Anatomical Nomenclature (I.C.V.G.A.N.)*. 6. ed. Hannover: Editorial Committee, 2017. p. 150-153.

NUNES, V. A.; NUNES, I. J. Técnica de exame *post mortem* do sistema auditivo aplicada no estudo de otites em bovinos. *Arq. Esc. Vet. UFMG.*, v. 27, p. 155-161, 1975.

OISHI, N.; TALASKA, A. E.; SCHACHT, J. Ototoxicity in dogs and cats. *Vet. Clin. North Am. Small Anim. Pract.*, v. 42, n. 6, p. 1259-1271, 2012.

PALUMBO, M.I.P; JARK, P.C.; MACHADO, L. H. A. *et al.* Auditory evoked potential for deafness diagnosis in a cat with peripheral vestibular syndrome. *Arq. Bras. Med. Vet. Zootec.,* v. 65, n. 6, p. 1681-1684, 2013.

SANTOS, S. B.; NASCIMENTO, E. R.; FACCINI, J. L. H. *et al.* Associação entre Mycoplasma spp. e ácaros do conduto auditivo de bovinos. *Pes. Vet. Bras.*, v. 32, n. 4, p. 293-296, 2012.

SCHUNK, K. L.; AVERILL JR., D. R. Peripheral vestibular syndrome in the dog: a review of 83 cases. *J. Am. Vet. Med. Assoc.*, v. 182, n. 12, p. 1354-1357, 1983.

SHELL, L. G. Otitis media and otitis interna. Etiology, diagnosis, and medical management. *Vet. Clin. North Am. Small Animal Pract.*, v. 18, n. 4, p. 885-899, 1988.

SHIMADA, A.; ADACHI, T.; UMEMURA, T. *et al.* A pathologic and bacteriologic study on otitis media in swine. *Vet. Pathol.*, v. 29, n. 4, p. 337-342, 1992.

STRAIN, G. M. Aetiology, prevalence and diagnosis of deafness in dogs and cats. *Br. Vet. J.*, v. 152, n. 1, p. 13-15, 1996.

STRAIN, G. M. Canine deafness. *Vet. Clin. North Am. Small Anim. Pract.*, v. 42, p. 1209-1224, 2012.

SULA, M. J. Tumors and tumor-like lesions of dog and cat ears. *Vet. Clin. North Am. Small Anim. Pract.*, v. 42, n. 6, p. 1161-1178, 2012.

WILCOCK, B. P.; NJAA, B. L. Special senses. *In*: MAXIE, M. G. (ed.). *Jubb, kennedy, and palmer's pathology of domestic animals.* 6. ed. St. Louis: Elsevier, 2016. p. 407-508. v. 1.

Ossos e Articulações 11

Rogéria Serakides • Natália de Melo Ocarino

INTRODUÇÃO

O *esqueleto* é formado por ossos e articulações e é dividido em *axial* (crânio, vértebras, costela e esterno) e *apendicular* (membros torácicos e pélvicos). O exame *post mortem* de ossos e articulações não deve ser negligenciado e sim ser incluído em alguma etapa da necropsia, independentemente de a história clínica indicar ou não alterações no esqueleto.

Todas as articulações sinoviais devem ser abertas e cuidadosamente examinadas quanto às características de superfície articular, líquido sinovial, ligamentos, cápsula e membrana sinovial. Os ossos longos devem ser serrados longitudinalmente para o exame da cortical, do tecido ósseo trabecular, da cavidade medular e da uniformidade da placa epifisária (quando presente) e da cartilagem articular. As costelas devem ser quebradas próximo aos corpos vertebrais a fim de verificar a resistência óssea.

Exames radiográficos *post mortem* podem ser úteis no diagnóstico final da doença e na identificação da lesão, em particular quando esta for pequena e localizada. Exames *post mortem* radiográficos e histopatológico de vários ossos são imprescindíveis para o diagnóstico de doenças generalizadas, mesmo daqueles ossos que não aparentam alterações macroscópicas. Durante a coleta de fragmentos ósseos para exame histopatológico, o plano de corte do osso deve ser realizado com cuidado, para proporcionar boa orientação das estruturas anatômicas e da localização microscópica das lesões observadas à macroscopia.

Biopsias ósseas devem ser avaliadas com cautela, uma vez que são pouco representativas de toda a lesão. A neoplasia pode induzir reação periosteal não neoplásica e inflamação, e o exame de pequeno fragmento retirado dessa região pode induzir erro no diagnóstico. Por isso, o diagnóstico com base nas biopsias ósseas deve ser firmado sempre com o exame radiográfico, associado à anamnese e ao exame clínico completo.

Como os ossos são responsivos a vários hormônios sintetizados pela tireoide, paratireoide, gônadas, adrenais, entre outras glândulas, exames macro e microscópicos dessas glândulas durante a necropsia são sempre complementares ao exame do esqueleto e quando houver suspeita de doenças ósseas generalizadas.

MORFOFISIOLOGIA DO OSSO COMO TECIDO

O osso, como tecido, é um dos constituintes do osso como órgão. Por sua vez, o osso como órgão é a unidade do sistema esquelético, constituída por tecidos ósseo, conjuntivo (periósteo e endósteo), hemocitopoético e cartilaginoso.

O tecido ósseo é formado por um conjuntivo especializado, constituído por matriz orgânica e minerais e que apresenta três tipos celulares: *osteoblasto, osteócito e osteoclasto*. É um tecido metabolicamente ativo, com renovação contínua por processos anabólicos (aposição) e catabólicos (reabsorção). Por isso, considerá-lo como tecido de reserva de cálcio não é adequado.

A renovação óssea é intensa nas fases de crescimento, gestação e lactação, reduzindo-se com o tempo, mas nunca cessando. Além disso, em alguns locais do esqueleto, a renovação óssea ocorre com mais rapidez que em outros, dependendo, em especial, da configuração do tecido ósseo.

Esse tecido apresenta dois tipos de configuração: *trabecular*, ou *esponjoso*, e *osteônico*, ou *compacto*. O tecido ósseo trabecular é formado por trabéculas dispostas umas ao lado das outras, conectadas e circundadas por tecido conjuntivo vascular. O tecido ósseo osteônico é constituído por trabéculas dispostas de modo concêntrico em torno de um canal contendo conjuntivo vascular (canal de Havers), formando ósteons unidos entre si por lamelas intersticiais. Está presente no córtex da maioria das espécies animais e abaixo da cartilagem articular (osso subcondral) em bovinos, equinos, caninos, entre outras.

O tecido ósseo é composto exclusivamente pelos osteoblastos que sintetizam matriz orgânica não mineralizada (osteoide) nas superfícies ósseas preexistentes, sobre matriz cartilaginosa (ossificação endocondral pré-natal e crescimento ósseo endocondral pós-natal) ou sobre condensação de colágeno (ossificação intramembranosa pré-natal e crescimento ósseo intramembranoso pós-natal).

A *matriz óssea* é formada por colágeno tipo I e matriz não colagênica – água, proteoglicanos, glicosaminoglicanos, osteonectina, osteopontina, proteína morfogenética óssea (BMP, do inglês *bone morphogenetic protein*), osteocalcina, lipídios, metaloproteinases, fosfatases etc. Em geral, cerca de 70% da matriz são logo mineralizados. Os 30% restantes são mineralizados lenta e gradualmente.

O componente mineral da matriz é representado por cristais de hidroxiapatita – $Ca_{10}(PO_4)_6(OH)_2$. A associação entre esses cristais e as fibras colágenas confere resistência e dureza ao osso. O tecido ósseo mineralizado apresenta, além do cálcio e do fósforo, carbonato, magnésio, sódio, manganês, zinco, cobre e flúor.

Os *osteoblastos* derivam-se das células-tronco mesenquimais da medula óssea (Figura 11.1), endósteo e periósteo e estão presentes sob superfícies periosteais, endosteais e trabeculares (Figura 11.2 A). São responsáveis não apenas pela síntese como também pela mineralização da matriz óssea (osteoide). À medida que produzem matriz e ficam envoltos por ela, passam a ser denominados *osteócitos* (Figura 11.1), que mantêm capacidade de produzir matriz por curto período.

Historicamente, pensava-se que os osteócitos tinham pouca função no osso. No entanto, estas células são cada vez mais reconhecidas como *mecanossensores*. Desse modo, têm papel importante na mecanotransdução óssea, bem como no metabolismo mineral e na reabsorção óssea por osteólise osteocítica, evento essencial para manter constantes os níveis de cálcio extracelulares, além de serem essenciais para manter a viabilidade do tecido ósseo.

Os osteócitos se alojam em lacunas no interior do tecido ósseo mineralizado e se comunicam com outros osteócitos e osteoblastos por meio de projeções intercanaliculares (Figura 11.2 B), as junções *gap*. Essas junções são canais intramembranosos formados por proteínas conhecidas como *conexinas* (Cx), que promovem a comunicação entre o citoplasma de duas células vizinhas, possibilitando a passagem de metabólitos, íons e moléculas sinalizadoras intracelulares, tais como cálcio e monofosfato de adenosina cíclico (cAMP, do inglês *cyclic adenosine monophosphate*).

Os osteócitos produzem uma série de reguladores importantes da função dos osteoclastos, tais como o ligante do receptor ativador do fator nuclear kappa B (RANKL) e a osteoprotegerina (OPG). A interação RANKL/RANK resulta na fusão de precursores de osteoclastos para formar osteoclastos, sendo essencial para estimular a osteoclastogênese e promover a reabsorção óssea por osteoclasia. Por outro lado, a interação RANKL/OPG inibe a osteoclastogênese, inibindo a reabsorção óssea por osteoclasia.

Os *osteoclastos* são células multinucleadas derivadas da fusão dos precursores das células mononucleares hematopoéticas (Figura 11.1), com diferenciação dependente dos fatores liberados pelos osteócitos. Os osteoclastos localizam-se na superfície das trabéculas e dos canais de Havers e no periósteo (Figura 11.2 C), alojados nas lacunas de Howship. Sua função principal, quando ativados, é promover a reabsorção óssea por osteoclasia.

A reabsorção óssea é um processo catabólico que compreende simultaneamente a retirada de minerais da matriz óssea e a degradação dessa matriz. Por isso, considerar o processo de reabsorção óssea como sinônimo de descalcificação ou desmineralização é inadequado. A reabsorção óssea ocorre por meio de dois processos diferentes: osteólise osteocítica e osteoclasia.

A *osteólise osteocítica* pode ser definida como reabsorção profunda, centrada ao redor de osteócitos maduros. Durante a osteólise osteocítica, o osteócito e a matriz óssea sofrem algumas transformações, tais como: osteócito e sua lacuna

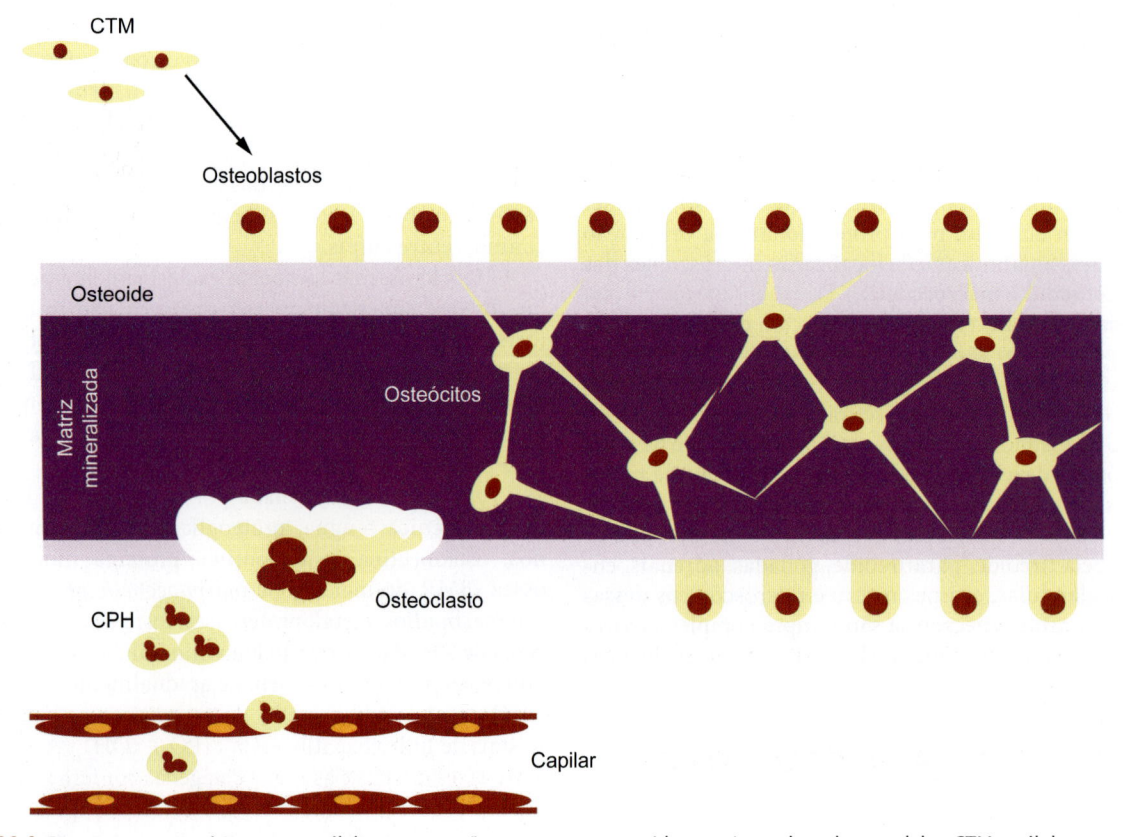

Figura 11.1 Diagrama esquemático com as células que compõem o osso como tecido e a origem de cada uma delas. CTM = células-tronco mesenquimais; CPH = células precursoras hematopoéticas.

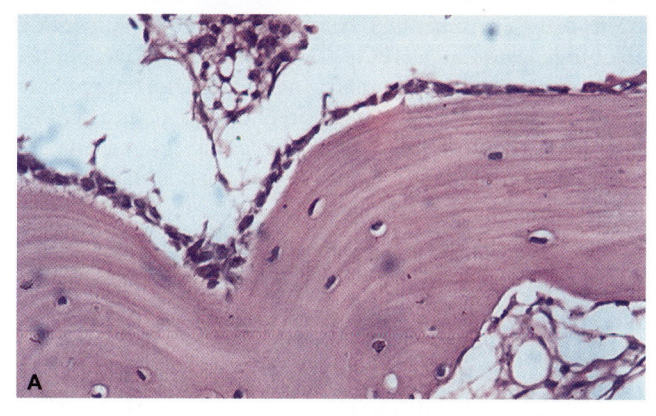

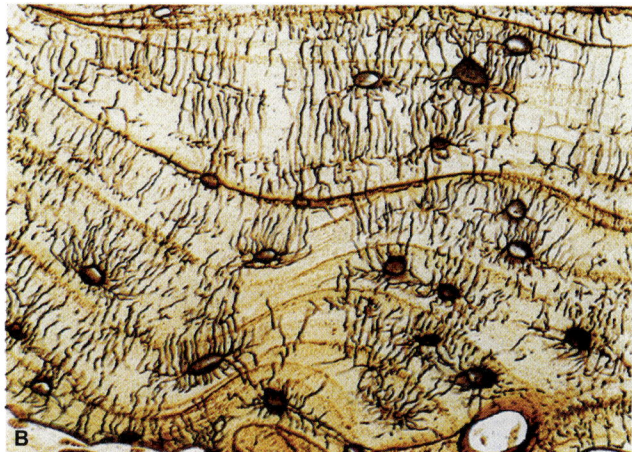

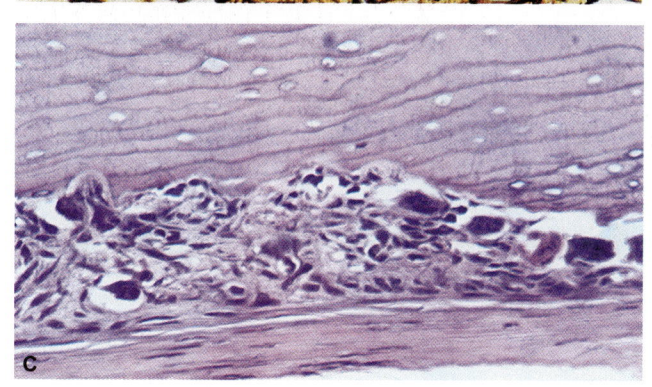

Figura 11.2 Tecido ósseo. **A.** Trabécula óssea revestida de uma camada de osteoblastos. **B.** Osteócitos conectados com projeções intercanaliculares. **C.** Superfície periosteal com osteoclastos alojados em lacunas de Howship.

tornam-se maiores e a margem lacunar e a matriz adjacente coram-se metacromaticamente pelo azul de toluidina. Essa propriedade tintorial reflete a degradação dos polissacarídeos da matriz e a formação dos mucopolissacarídeos que contribuem ainda mais para essa metacromasia. Essas áreas de metacromasia nas secções coradas pelo azul de toluidina correspondem às áreas de basofilia das secções coradas pela hematoxilina e eosina.

Além disso, há perda de birrefringência durante a exposição à luz polarizada que corresponde às áreas de metacromasia e basofilia. Isso é consequência da degradação do componente colágeno da matriz.

Por microrradiografia, observa-se redução da densidade mineral ao redor dos osteócitos reabsorventes. Por alfar-

radiografia, pode ser notada perda da matriz ao redor do osteócito reabsorvente. A alfarradiografia consiste em colocar secção de osso desmineralizado em uma chapa fotográfica, expondo-o aos raios alfa no escuro, por 1 a 2 semanas. Nos locais de perda da matriz, há máxima penetração dos raios alfa, escurecendo a chapa.

A *osteoclasia* pode ser definida como reabsorção superficial realizada por osteoclastos nas lacunas de Howship. Ocorre na superfície das trabéculas, dos canais de Havers ou de Volkmann e na superfície medular (apenas nas superfícies). Por meio de receptores transmembrana, os osteoclastos se ligam à matriz óssea e reabsorvem essa matriz por meio da dissolução dos minerais efetuada pela secreção de íons hidrogênio e pela clivagem do colágeno por cisteína, metaloproteinases e catepsinas liberadas de seus lisossomos.

A osteólise é o principal processo de reabsorção óssea, tanto sob condição fisiológica quanto em alguns processos patológicos. A osteólise é responsável pela manutenção da homeostasia sérica do cálcio.

Já a osteoclasia é um processo secundário e tardio de reabsorção óssea, importante na remoção de osso alterado. A osteólise se dá profundamente na trabécula e na periferia dos ósteons, locais onde o osso é rico em minerais, já a osteoclasia é um processo de reabsorção superficial. A osteoclasia é importante na reabsorção do osso alterado, tal como ocorre em osteítes e necroses, e também para a reabsorção do osso previamente modificado pela aceleração da osteólise osteocítica, tal como acontece na osteodistrofia fibrosa generalizada decorrente do hiperparatireoidismo.

O osso é um tecido em constante renovação. O fluxo ósseo estabelece que o tecido ósseo está em constante movimento das superfícies de aposição para as áreas internas de reabsorção.

Foi demonstrado que a timidina triciada injetada em pintinhos podia ser detectada nos núcleos dos osteoblastos dentro de 2 horas. Após 1 dia, a radiotimidina foi localizada nos osteócitos superficiais e, depois de 2 dias, estava presente mais profundamente no tecido ósseo. Passados 4 dias, o isótopo começou a desaparecer no centro da trabécula e, decorridos 7 dias, desapareceu por completo. Esse resultado foi interpretado como forte indício de que os osteócitos mais velhos já tinham morrido e que uma corrente contínua de substituição do osso estava se movendo da superfície para o interior da trabécula.

De acordo com o conceito de fluxo ósseo, o osso esponjoso é formado na superfície da trabécula e flui para o centro, onde é reabsorvido. O osso compacto é formado na superfície do canal de Havers e flui para a periferia, onde é reabsorvido nas lamelas periféricas e intersticiais.

A velocidade do fluxo ósseo é variável entre os tipos de tecido ósseo. O fluxo ósseo é maior no tecido ósseo esponjoso e mais lento no tecido ósseo compacto. Sendo assim, os ossos com maior quantidade de tecido ósseo esponjoso apresentam fluxo ósseo maior. Dessa maneira, o fluxo ósseo é maior nos processos alveolares da maxila e da mandíbula e nos outros ossos da face e do crânio, seguidos pelas costelas, vértebras e ossos longos.

Animais jovens, em crescimento, apresentam fluxo ósseo mais rápido em comparação aos velhos. Além disso, animais em gestação e lactação apresentam metabolismo mais rápido, com subsequente aumento do fluxo ósseo.

A reabsorção óssea fisiológica, ou seja, a realizada pelos osteócitos, visa manter níveis adequados de cálcio no plasma e no meio extracelular. Seu controle é feito pela participação de dois hormônios antagônicos: *paratormônio* (PTH) e *calcitonina*.

O PTH é produzido pelas paratireoides e tem sua secreção estimulada pela hipocalcemia. Todas as suas funções, descritas a seguir, têm como objetivo aumentar os níveis séricos de cálcio e manter a isocalcemia.

O PTH aumenta a reabsorção óssea por osteólise osteocítica e eleva a absorção intestinal do Ca^{++} mediado pela enzima 1α-hidroxilase, que converte o 25 (OH)D3 em 1,25 $(OH)_2D3$, responsável em formar a calmodulina, uma proteína intestinal que se liga ao cálcio, aumentando sua absorção.

Além disso, incrementa a excreção de HPO_4^- e aumenta a solubilidade do Ca^{++} e HPO_4^-. Também é responsável por reduzir a mineralização da matriz óssea (Figura 11.3).

A calcitonina é produzida pelas células C da tireoide, conhecidas como *células claras* ou *parafoliculares*. Sua secreção é estimulada pela hipercalcemia, já que sua função é baixar o cálcio plasmático pelo retardo da reabsorção óssea por osteólise osteocítica (Figura 11.3).

MORFOFISIOLOGIA DO OSSO COMO ÓRGÃO

O osso como órgão é uma unidade do sistema esquelético constituída por vários tecidos. O processo pelo qual o osso se forma no período pré-natal ou durante o reparo de uma fratura, por exemplo, é denominado *ossificação* ou *osteo-*

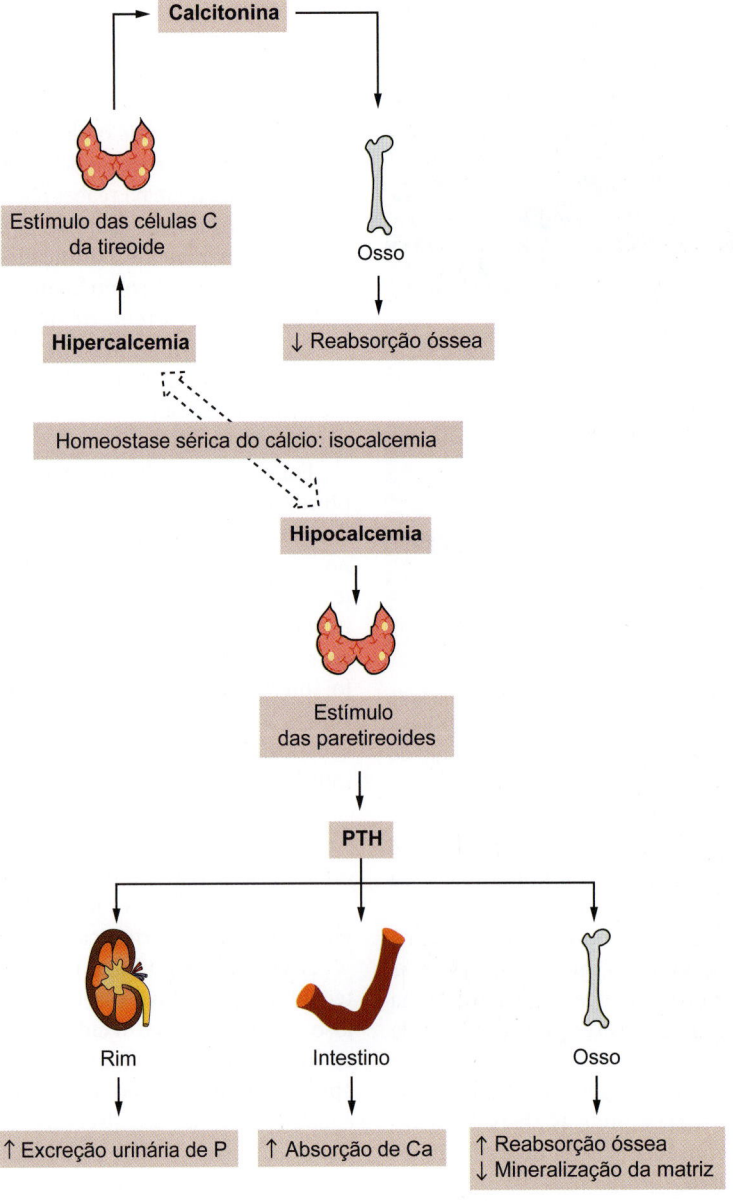

Figura 11.3 Diagrama esquemático do estímulo de liberação da calcitonina e do paratormônio e suas principais ações no osso, nos rins e no intestino. PTH = paratormônio; Ca = cálcio; P = fósforo.

gênese. A ossificação pode ocorrer a partir de moldes cartilaginosos, conhecida como *ossificação endocondral*, ou a partir de moldes membranosos, denominada *ossificação intramembranosa*.

Ossificação endocondral pré-natal

A ossificação endocondral pré-natal acontece nos ossos de membros, costelas, vértebras, ossos da base do crânio, mandíbula e maxila. Para cada um desses ossos, é formado um modelo em cartilagem que apresenta forma semelhante à do osso que vai se formar, porém de tamanho menor.

O evento inicial da formação endocondral caracteriza-se pela formação de um fino colar de osso em torno da diáfise do modelo cartilaginoso, a partir da diferenciação das células-tronco pericondrais em osteoblastos. Os condrócitos no centro do modelo tornam-se hipertróficos; em seguida, a célula morre e é invadida por capilares e por células osteoprogenitoras, formando o centro de ossificação primário. Continuam a maturação, a erosão e a calcificação da cartilagem, com invasão vascular e formação da esponjosa primária e sua posterior remodelação em trabéculas ósseas.

O crescimento longitudinal do centro de ossificação primário acaba por ocupar toda a diáfise. Mais tarde, formam-se os centros de ossificação secundários que darão origem às epífises (Figura 11.4). Esses centros são semelhantes aos centros primários da diáfise, mas seu crescimento é radial. Nas aves, o centro de ossificação secundário se forma após algumas semanas de vida.

Ao nascimento, quase todo o modelo cartilaginoso é substituído por tecido ósseo, com exceção da cartilagem articular, que permanece em cada extremidade do osso, e da placa epifisária, que se localiza entre a epífise e a diáfise (Figura 11.4). É a partir destas que ocorre o crescimento ósseo endocondral.

Ossificação intramembranosa pré-natal

A ossificação intramembranosa pré-natal ocorre nos ossos chatos do crânio. Primeiramente, sucede condensação do mesênquima embrionário, formando uma cápsula membranosa em torno do cérebro. A partir daí, por diferenciação de grupos de células-tronco mesenquimais em osteoblastos, ocorre o desenvolvimento dos centros de ossificação. Formam-se trabéculas ósseas que se irradiam a partir dos centros de ossificação (Figura 11.5). De maneira gradativa, o osso imaturo é substituído, com formação das lâminas interna e externa de osso compacto. Ao nascimento, toda a membrana conjuntiva já foi substituída por tecido ósseo, com exceção das suturas por onde se dá o crescimento ósseo intramembranoso.

Crescimento ósseo

No período pós-natal, os ossos longos crescem a partir das placas epifisárias e das cartilagens articulares. Alguns ossos da base do crânio crescem a partir das sincondroses, que são um tipo de placa epifisária com zona de proliferação comum a dois ossos.

Por sua vez, o crescimento das vértebras se dá a partir das placas epifisárias e do anel fibrocartilaginoso, que revestem os discos intervertebrais. Os ossos chatos do crânio crescem a partir das suturas. O crescimento aposicional, ou seja, o crescimento em espessura, ocorre por meio do periósteo e do endósteo em todo o esqueleto.

O *periósteo* é o envoltório mais externo do osso. Reveste o osso inteiro, exceto nas superfícies articulares, e é formado por uma camada fibrosa (externa) e uma camada celular (interna) constituída por células osteoprogenitoras e osteoblastos.

O *endósteo* é o revestimento interno do osso. É formado por delgada camada de células osteogênicas e osteoblastos que revestem a cavidade medular, a trabécula óssea e a superfície interna do ósteon.

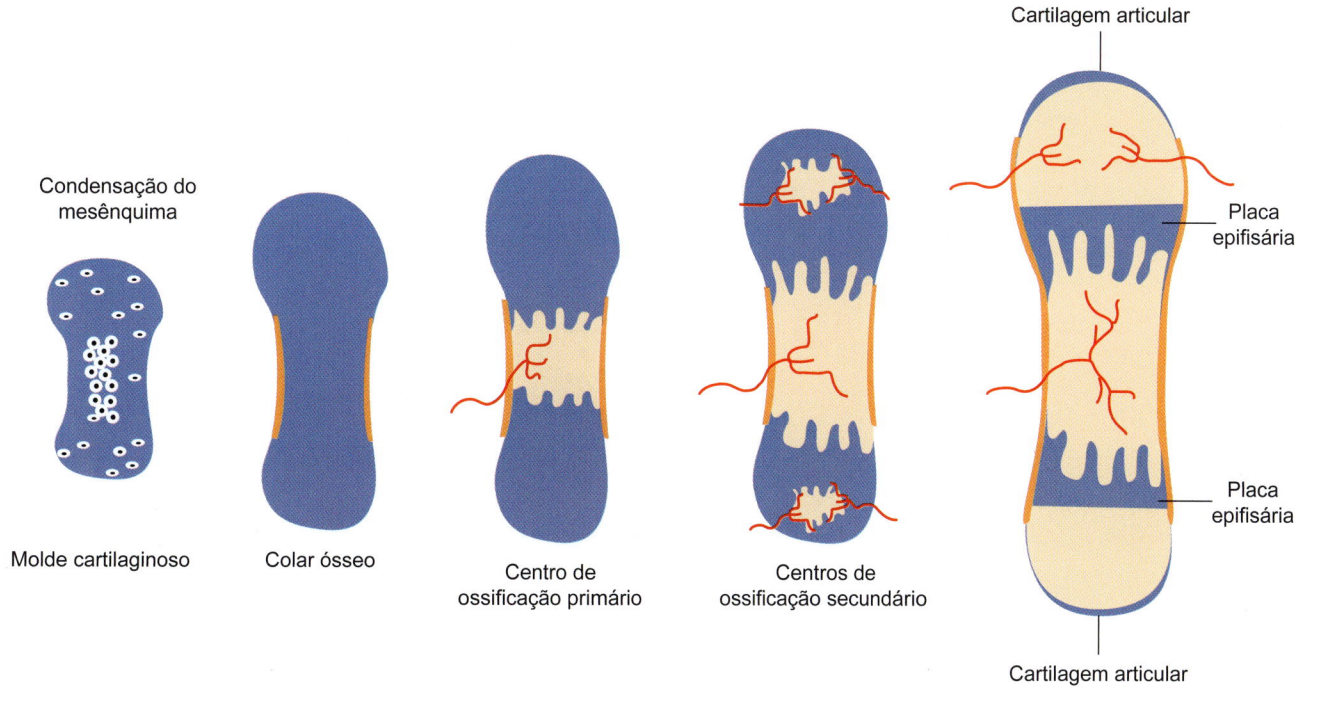

Figura 11.4 Diagrama esquemático da ossificação endocondral pré-natal.

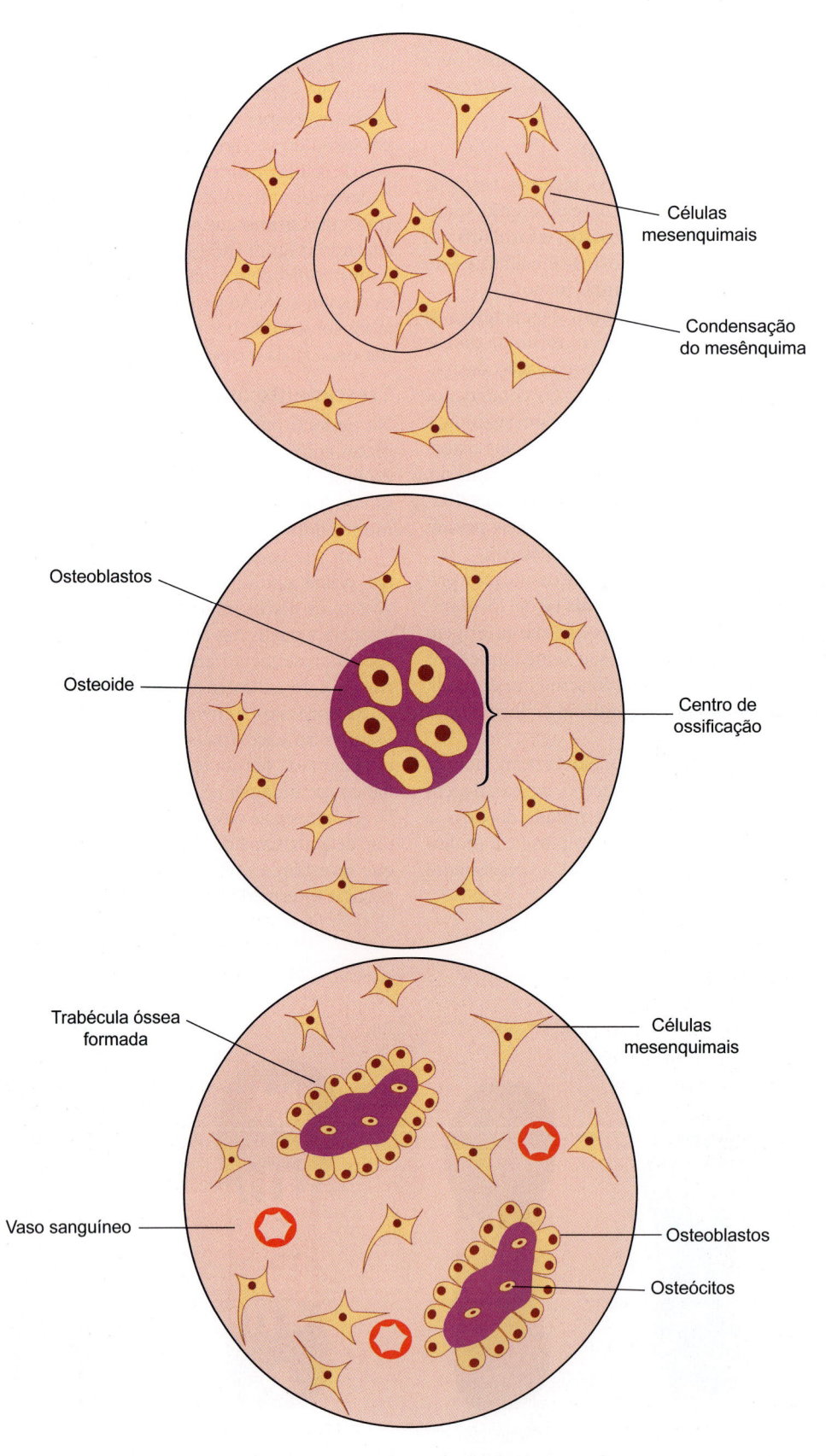

Figura 11.5 Diagrama esquemático da ossificação intramembranosa pré-natal.

Em resumo, o osso cresce em comprimento e espessura por meio de três tipos de crescimento: o endocondral, que ocorre a partir da cartilagem articular, placa epifisária, sincondrose e do anel fibrocartilaginoso; o crescimento intramembranoso, que se dá por meio das suturas; e o crescimento aposicional, que ocorre a partir do periósteo e do endósteo.

A *placa epifisária* é responsável pelo crescimento da metáfise e da diáfise e apresenta quatro zonas bem definidas nos mamíferos. A *zona de repouso*, que histologicamente é estreita e é constituída por grupos isomorfos de condrócitos achatados, relativamente inativos, separados por matriz cartilaginosa abundante; a *zona de proliferação*, que apresenta condrócitos discoides dispostos em colunas separados por pequena quantidade de matriz extracelular, constituída principalmente por colágeno e agrecan, onde as células se multiplicam por divisão mitótica sob o controle do hormônio do crescimento (GH, do inglês *growth hormone*; somatotrofina), produzido pela adeno-hipófise, e de fatores de crescimento, tal como o fator de crescimento semelhante à insulina tipo 1 (IGF-1, do inglês *insulin-like growth factor 1*); a *zona pré-hipertrófica*, onde os condrócitos estão se diferenciando sob o controle dos hormônios tireoidianos; e a *zona hipertrófica*, que apresenta células maduras, globosas e vesiculares.

Os processos de diferenciação e maturação são regulados pelos hormônios tireoidianos, em particular pela tri-iodotironina (metabolicamente ativa em comparação à tiroxina) e pelo metabólito ativo da vitamina D. Diferenciação e maturação preparam a cartilagem para ser invadida e erodida por vasos que ascendem da metáfise acompanhados de células osteoprogenitoras e osteoblastos, que secretaram matriz óssea sob a matriz cartilaginosa de maneira semelhante ao que ocorre na formação óssea endocondral (Figura 11.6).

Nas aves, o crescimento endocondral se dá pela penetração vascular da placa epifisária por vasos descendentes oriundos da epífise e ascendentes originados da metáfise.

A *cartilagem articular* apresenta as camadas superficial, média e profunda não tão bem individualizadas como na placa epifisária. Todavia, semelhantemente ao crescimento da placa epifisária, a cartilagem articular também está sob o comando dos hormônios de crescimento e tireoidianos, assim como de uma série de fatores de crescimento – fator de crescimento fibroblástico (FGF, do inglês *fibroblastic growth factor*) e fator de crescimento do endotélio vascular (VEGF, do inglês *vascular endothelial growth factor*) e de vários genes (*Wnt, Runx-2, Sox-9, Pax-1* etc.).

A camada superficial da cartilagem articular sofre mitoses sob o comando do GH, e as camadas média e profunda sofrem diferenciação e maturação, respectivamente, sob o comando dos hormônios tireoidianos. A cartilagem articular cresce em duas direções. O crescimento em direção à epífise é responsável pelo crescimento longitudinal da epífise; imita o crescimento da placa epifisária, porém é mais lento. O crescimento em direção à superfície visa substituir as células perdidas no desgaste articular. Contudo, quando o crescimento da cartilagem articular cessa, não é mais possível repor as células perdidas com o desgaste.

A *sincondrose* é uma juntura cartilaginosa entre dois ossos, com uma zona comum de cartilagem de proliferação que induz o crescimento em direções opostas. Este é um processo semelhante ao que ocorre na *sínfise*, com a diferença de que, no caso desta, o tecido cartilaginoso é envolto por um anel fibroso, o que possibilita que essas junturas tenham maior capacidade de absorção de impacto.

O crescimento a partir da sincondrose é semelhante ao da placa epifisária. Muitas sincondroses são articulações temporárias, com a cartilagem substituída por osso com o passar do tempo. Entretanto, as cartilagens costocondrais são exemplos de sincondroses permanentes.

A *sutura* localiza-se entre dois ossos chatos do crânio e consiste em uma porção central de tecido fibroso denso. Do centro para a periferia, a sutura é menos densa e constituída por células gradualmente maiores. Observa-se, revestindo o osso, uma camada simples ou dupla de osteoblasto que sintetiza matriz óssea. Dessa maneira, a partir da sutura, os ossos chatos crescem por expansão sob o comando dos hormônios de crescimento e tireoidianos e de fatores de crescimento.

Na maioria dos animais, o término do crescimento longitudinal coincide com a maturidade sexual, exceto em alguns roedores e nos suínos. Além disso, o desaparecimento da placa epifisária pode variar entre indivíduos, entre os ossos do esqueleto e dentro de um mesmo osso (placa epifisária proximal e distal).

O estrógeno e a testosterona antagonizam o GH, fazendo cessar a proliferação das células cartilaginosas. As células remanescentes das zonas colunar e vesicular paulatinamente são gastas sob a ação dos hormônios tireoidianos. A placa gradualmente começa a se estreitar, até seu total desaparecimento, estabelecendo comunicação entre as trabéculas epifisárias e metafisárias. Assim, a idade de maturidade sexual, na maioria dos animais, define o seu tamanho.

Na cessação do crescimento, é incorreto dizer que houve fechamento da placa epifisária, uma vez que não está mais presente. O fechamento da placa epifisária que ocorre pela presença de uma placa óssea terminal distal é sempre patológico e caracteriza uma interrupção patológica do crescimento endocondral.

O crescimento longitudinal da cartilagem articular também cessa com a maturidade sexual, formando uma placa de osso abaixo da cartilagem, denominada *placa óssea subcondral* ou *osso subcondral*, que, ao contrário da placa óssea terminal distal, é normal.

As suturas também desaparecem progressivamente, ocorrendo a fusão dos ossos chatos do crânio. Os hormônios sexuais, porém, estimulam o crescimento aposicional a partir do endósteo e do periósteo por estimular a atividade osteoblástica, aumentando a espessura dos ossos e a maturidade do esqueleto.

Além dos fatores genéticos e hormonais, fatores nutricionais também determinam o crescimento ósseo. As necessidades energéticas e de outros nutrientes são variáveis durante as fases da vida e bem maiores durante o crescimento.

Entretanto, nessa fase, a ingestão de alimento deve ser controlada, para evitar a superalimentação e a aceleração do crescimento. O efeito da superalimentação sobre o crescimento pode resultar em uma série de distúrbios do crescimento ósseo, tais como osteocondrose e displasia coxofemoral, entre várias outras, descritas posteriormente.

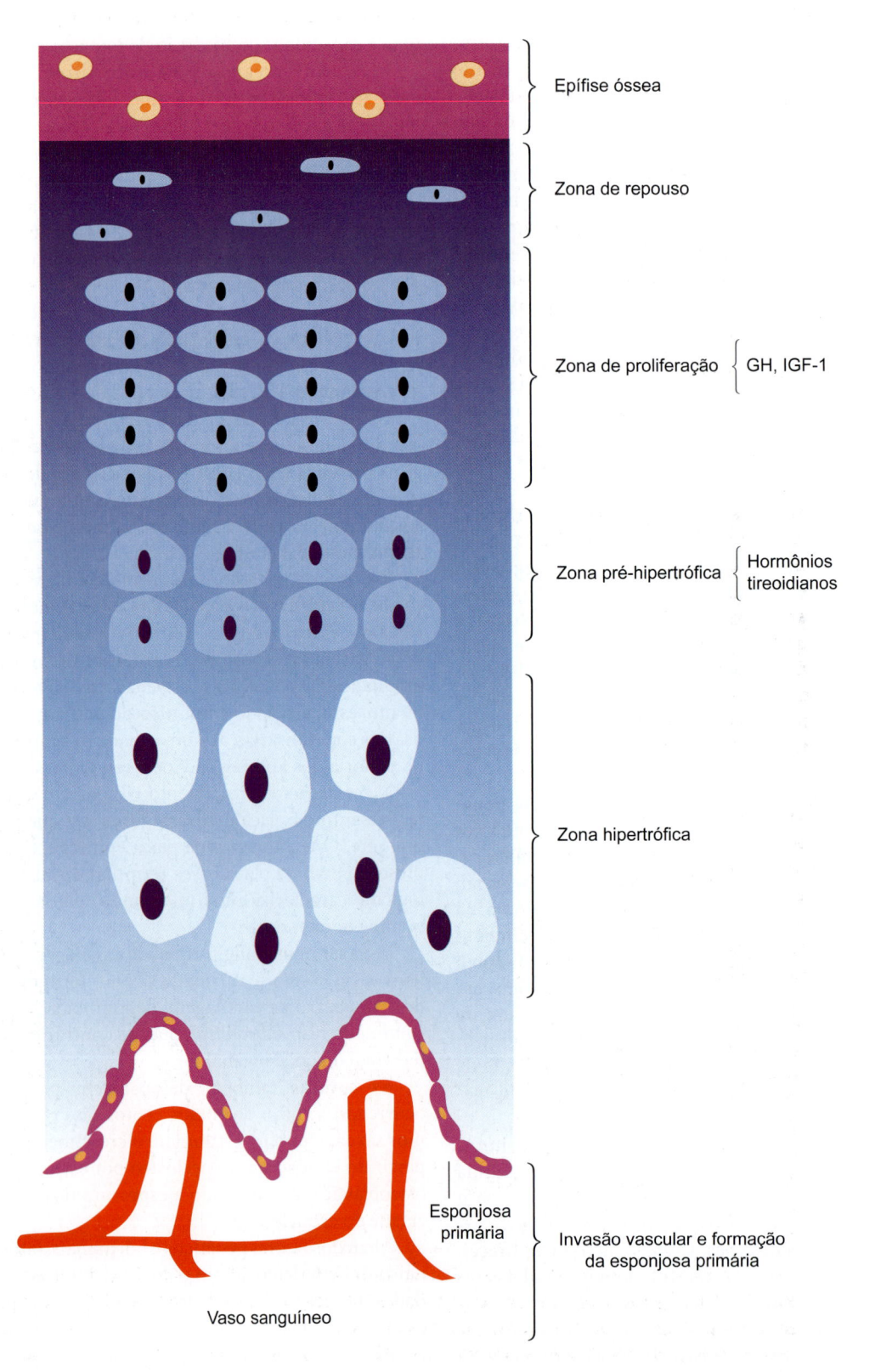

Epífise óssea

Zona de repouso

Zona de proliferação { GH, IGF-1

Zona pré-hipertrófica { Hormônios tireoidianos

Zona hipertrófica

Esponjosa primária

Invasão vascular e formação da esponjosa primária

Vaso sanguíneo

Figura 11.6 Diagrama esquemático do crescimento ósseo endocondral pós-natal. Placa epifisária constituída de quatro zonas (repouso, proliferação, pré-hipertrófica e hipertrófica) e os hormônios que atuam nas zonas de proliferação e pré-hipertrófica. GH = hormônio do crescimento (do inglês *growth hormone*); IGF-1 = fator de crescimento semelhante à insulina tipo 1 (do inglês *insulin-like growth factor 1*).

A deficiência nutricional também altera o crescimento ósseo, comprometendo a proliferação, a diferenciação e a maturação das células da cartilagem articular e da placa epifisária. Com a interrupção do crescimento, forma-se, abaixo da placa epifisária, a placa óssea terminal distal, que é patológica, ao contrário da placa óssea terminal proximal situada acima da placa epifisária, que é fisiológica, já que o crescimento a partir da placa epifisária se dá apenas em direção à metáfise.

ALTERAÇÕES METABÓLICAS DO CRESCIMENTO DOS OSSOS

Gigantismo e acromegalia

Ocorrem em consequência da produção excessiva de GH pelas células somatotróficas da adeno-hipófise (hiperpituitarismo), quando há tumor funcional da hipófise. É condição rara nos animais domésticos.

O excesso do hormônio de crescimento nos animais jovens estimula o crescimento endocondral, intramembranoso e aposicional, resultando no gigantismo. Nos animais adultos, o excesso de hormônio de crescimento após o desaparecimento das placas epifisárias e suturas resulta em aumento de volume da face e das extremidades do esqueleto, pois somente o crescimento aposicional continua, e é denominado *acromegalia*.

A acromegalia tem sido descrita em gatos em decorrência de adenoma ou hiperplasia da hipófise. Afeta, principalmente, machos de 8 a 14 anos de idade. Essas alterações hipofisárias se desenvolvem com lentidão e podem estar presentes por longo período antes que as alterações ósseas apareçam. A acromegalia em cães também é causada por neoplasias de hipófise secretoras de GH, mas tem sido mais descrita em fêmeas não castradas idosas tratadas com progestágenos para prevenção do estro.

É importante esclarecer que raças gigantes de algumas espécies animais domésticas são normais e geneticamente determinadas, não sendo causadas por hiperpituitarismo com produção excessiva de GH.

Nanismo e acromicria

Podem suceder como decorrência do hipopituitarismo e do hipotireoidismo. O nanismo acontece quando a deficiência hormonal se dá antes de cessar o crescimento, e a acromicria ocorre quando há pouca produção de GH e/ou de hormônio tireoidiano durante a fase adulta, ou seja, após cessar o crescimento.

O hipopituitarismo pode resultar na redução da secreção do GH durante a fase inicial da vida (animal jovem). Nos bovinos, o hipopituitarismo pode ser causado por aplasia de adeno-hipófise, que é uma condição rara, e a maioria dos casos descritos ocorreu em fetos. Além disso, costuma estar associada à hipoplasia de adrenal. Os fetos são sempre natimortos ou morrem pouco depois do nascimento, em razão da gestação prolongada pela não liberação dos hormônios da adrenal do feto que induzem o parto. Alguns animais podem sobreviver por até 1 ano ou por tempo muito maior se receberem tratamento hormonal.

O nanismo pituitário é condição rara, mas tem sido descrito em bovino (Figura 11.7 A) e em cães da raça Pastor Alemão (Figuras 11.7 B e C). Pode ser causado por cisto congênito de adeno-hipófise ou neoplasias, principalmente o craniofaringeoma.

Nesses casos, nenhuma ou pouca somatotrofina é produzida e não há hormônios tróficos (tireotrófico, gonadotrófico etc.) ou há pouca quantidade deles. Dessa maneira, o hipopituitarismo, quase sempre, coexiste com o hipotireoidismo e com outras deficiências hormonais.

O nanismo pituitário também pode ocorrer nos casos em que a hipófise e outros órgãos endócrinos apresentam-se macro e microscopicamente normais. Nesses casos, o que acontece é que, apesar de o GH ser produzido e secretado normalmente, há perda de responsividade dos órgãos-alvo ao GH.

O hipotireoidismo, outra causa de nanismo, caracteriza-se pela redução da secreção dos hormônios tireoidianos. O hipotireoidismo pode ser causado por malformações de tireoide, tireoidite autoimune e ingestão de substâncias antitireoidianas, também conhecidas como *bociogênicos*. Essas substâncias são assim chamadas porque impedem a síntese e a liberação dos hormônios tireoidianos (p. ex., sorgo, soja, milho, couve, brócolis etc.). A deficiência ou o excesso de iodo e a deficiência proteico-energética também resultam em diminuição da síntese dos hormônios tireoidianos.

Tanto no hipopituitarismo quanto no hipotireoidismo, há parada dos crescimentos endocondral, intramembranoso e aposicional. Sendo assim, os anões *pituitário* e *hipotireóideo* são proporcionais e indistintos.

Os ossos são menores e mais delgados, as placas epifisárias e as suturas persistem por tempo além do normal. A placa epifisária não sofre invasão vascular regular em toda a sua extensão (Figura 11.7 D), manifestando-se como linha tortuosa e ocasionando a retenção de ninhos de cartilagem degenerada dentro da metáfise, o que caracteriza a condição de osteocondrose. As placas epifisárias são inativas e persistem além do tempo normal do seu desaparecimento, já que não há estímulo para a divisão das células da zona de proliferação, na ausência ou na deficiência da síntese de GH, e não há diferenciação das células da placa epifisária, na ausência ou na deficiência da síntese dos hormônios tireoidianos.

O *anão pituitário* ou *hipotireóideo* é muito pequeno, o pelo de filhote persiste, as orelhas não se levantam e não há desenvolvimento das gônadas. Além disso, a falta do GH e de hormônios tireoidianos faz com que quase não haja atividade osteoblástica nas superfícies ósseas, o que resulta em osteoporose. A vida média desses animais é variável e dependente dos níveis hormonais e do tratamento de reposição hormonal que recebem.

Não há relato de acromicria nos animais domésticos. No ser humano, essa alteração é rara e ocorre quando as placas epifisárias e suturas já desapareceram, mas há interrupção do crescimento aposicional, diminuindo a espessura do osso.

Condrodistrofia fetal

Também conhecida como *nanismo condrodistrófico*, é alteração congênita do crescimento endocondral, com maturação anormal das células cartilaginosas. Nos animais, a

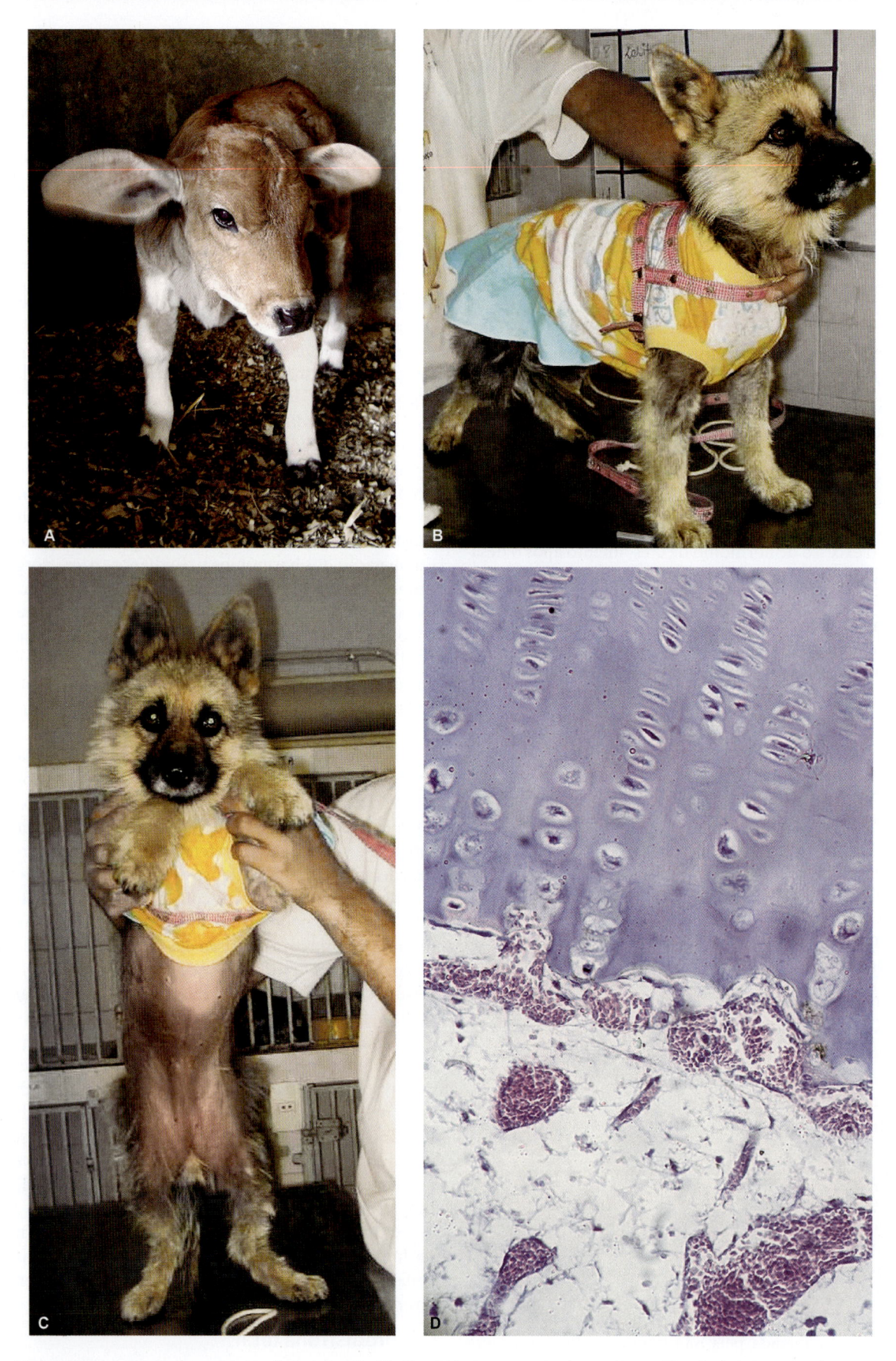

Figura 11.7 A. Nanismo em bezerro mestiço de 4 meses de vida. **B** e **C**. Nanismo em cão da raça Pastor Alemão com aproximadamente 2 anos de idade. (Cortesia da Dra. Débora Amaral) **D**. Placa epifisária de bezerro com nanismo apresentando indiferenciação celular, ausência de invasão vascular na zona hipertrófica e ausência de crescimento ósseo.

etiopatogenia da condrodistrofia fetal está associada a defeitos nos genes que controlam a condrogênese. Entretanto, a condrodistrofia pode ser fisiológica quando é característica racial, como acontece em cães das raças Pequinês, Basset e Dachshund e em bovinos Santa Rosália, entre outros.

Como apenas o crescimento endocondral está comprometido, o condrodistrófico é um anão desproporcional, pois os ossos que crescem pelas suturas apresentam crescimento normal. Sendo assim, ossos dos membros, costelas, vértebras e ossos da base do crânio são menores, e os ossos chatos do crânio crescem normalmente. Além disso, o crescimento aposicional a partir do periósteo e endósteo também é normal. Essas características o diferem do anão hipopituitário e hipotireóideo.

A acondroplasia ou condrodisplasia dos bovinos é um defeito genético, congênito e hereditário, descrito primeiramente na raça Dexter, mas que também já foi relatado em outras raças, como Holandesa, Aberdeen Angus, Hereford, Jersey, Guernsey, Holstein.

Tal condição também já foi atribuída à deficiência de manganês e zinco e à ingestão de silagem de trevo durante o período gestacional. Nesse defeito, os ossos que se formam por ossificação endocondral são afetados, enquanto aqueles que se formam por ossificação intramembranosa não são alterados, resultando em nanismo condrodistrófico (desproporcional). As características fenotípicas do animal são variáveis e, de acordo com elas, existem os seguintes tipos de condrodisplasia: *telemark, snorter* (braquiocefálico), *dolicocefálico* (cabeça longa) e *bulldog* (Dexter).

A ocorrência do tipo *telemark* nas raças Holandesa, Guernsey e Jersey tem sido atribuída à presença de um gene recessivo autossômico. Os animais apresentam encurtamento e rotação dos membros, cabeça redonda e maior que o normal, focinho curto e bragnatismo. Por sua vez, o tipo *snorter* tem cabeça larga com testa protuberante e o *dolicocefálico* tem cabeça alongada com focinho fino.

O tipo *bulldog* (Dexter) já foi descrito nas raças Dexter, Holandesa, Charolesa e Jersey e tem sido associado a um gene de dominância incompleta que em homozigose é letal. Já foi relacionado com mutações do gene *aggrecan* (ACAN) e do gene colágeno tipo 2 (COL2A1), cada um expressando informações para síntese desses constituintes da matriz cartilaginosa – agrecan e colágeno tipo 2. Os bezerros acometidos são geralmente abortados por volta dos 7 meses de gestação e os que chegam a termo podem causar parto distócico ou morrer após o parto (natimortos). A cabeça é grande e desproporcional em relação ao restante do corpo. A testa projeta-se sobre a face encurtada com o focinho pequeno e achatado. A língua projeta-se para fora da boca, e o pescoço e os membros são curtos (Figura 11.8). A coluna vertebral é curta e, por causa dos diferentes graus de envolvimento das várias áreas das placas epifisárias, ocorrem distorções da coluna: *cifose* (convexa), *lordose* (côncava) e *escoliose* (curvatura lateral). Esses animais também podem apresentar anasarca, fenda palatina, hidrocefalia, hérnia e exposição das vísceras abdominais.

A condrodisplasia caracteriza-se microscopicamente pela presença da placa epifisária indiferenciada e desorganizada, sem distinção das zonas de repouso, proliferação, pré-

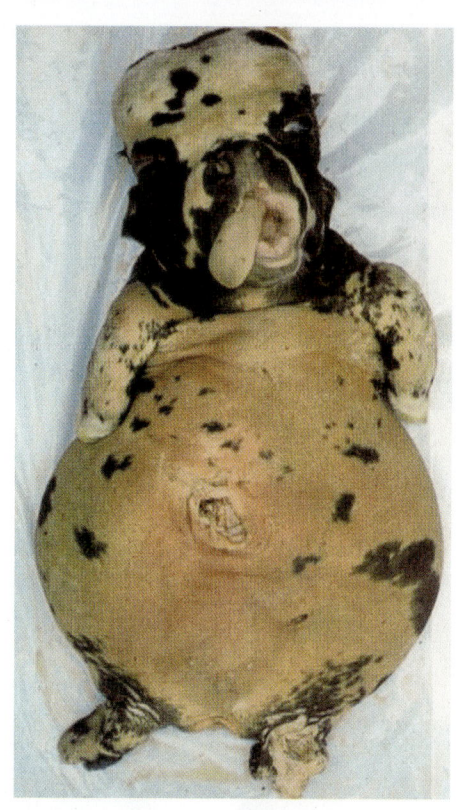

Figura 11.8 Bezerro Santa Rosália acondroplásico apresentando cabeça desproporcional em relação ao restante do corpo, projeção da língua para fora da boca e pescoço e membros curtos (nanismo condrodistrófico tipo *bulldog* ou Dexter).

hipertrófica e de hipertrofia. A esponjosa primária também se apresenta alterada, formada por trabéculas ósseas desorganizadas, imaturas e pouco mineralizadas. A característica microscópica da placa epifisária também pode ser variável entre os tipos de condrodisplasia.

Osteocondrose

Pode ser definida como alteração do crescimento endocondral, ou seja, que se manifesta após o nascimento. Ocorre por falha na diferenciação das células das cartilagens de crescimento (cartilagem articular e placa epifisária). Assim, durante o crescimento, a falha na diferenciação e, subsequentemente, na maturação dos condrócitos das cartilagens de crescimento resulta em irregularidade ou ausência da penetração vascular.

As células da zona hipertrófica (placa epifisária) e/ou da zona profunda (cartilagem articular), pouco diferenciadas, não sofrem erosão vascular necessária para o crescimento ósseo e para a nutrição da cartilagem. Isso resulta em necrose da cartilagem e fissuras entre a cartilagem articular e o osso subcondral (*osteocondrose dissecante*; Figura 11.9 A a C) e/ou entre a placa epifisária e a metáfise (*epifisiólise*).

Na osteocondrose dissecante, fragmentos de cartilagem podem ser encontrados no espaço intra-articular. Além disso, há retenção de massas de cartilagem necróticas e não erodidas por vasos na epífise e/ou metáfise (Figura 11.9 D). Essas alterações resultam em dor, instabilidade articular e artrose.

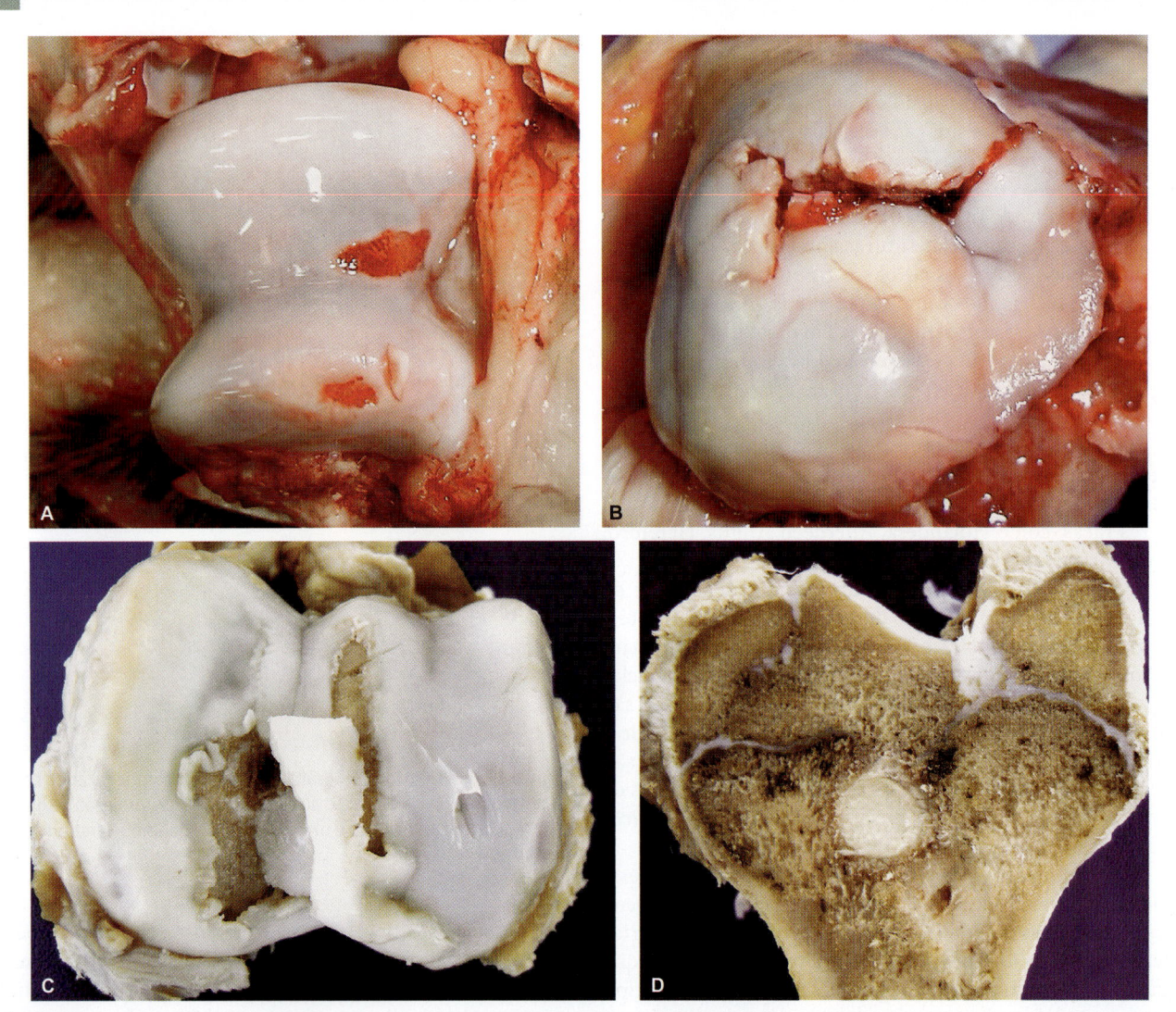

Figura 11.9 Osteocondrose. **A**. Cartilagem articular de cão impúbere, com perda de continuidade e exposição do osso subcondral. **B**. Cartilagem de cão adulto irregular com fissuras. **C**. Cartilagem articular de suíno adulto com desprendimento de cartilagem (osteocondrose dissecante). (Cortesia do Dr. Ernane Fagundes do Nascimento, Universidade Federal de Minas Gerais, Belo Horizonte, MG.) **D**. Secção longitudinal de úmero com placa epifisária irregular e retenção de ilhas de cartilagem na epífise e na metáfise. (Cortesia do Dr. Ernane Fagundes do Nascimento, Universidade Federal de Minas Gerais, Belo Horizonte, MG.)

Em mamíferos e aves, a osteocondrose está correlacionada com a velocidade de crescimento e com a superalimentação. Animais que recebem dieta de alta densidade, representada por elevados níveis de proteína, energia, cálcio, fósforo, vitamina D e outros nutrientes, exibem alterações do crescimento endocondral em razão do crescimento mais rápido. Fatores genéticos e hereditários, hipotireoidismo, excesso de vitamina D e de zinco, deficiência de cobre, hipercalcitoninismo, fluorose e micotoxinas, entre outros, são apontados como causas da osteocondrose.

Alguns desses fatores podem afetar o osso como órgão e o osso como tecido. Um exemplo é o hipotireoidismo, em que há indiferenciação das cartilagens de crescimento com osteocondrose e inibição da síntese de matriz óssea com subsequente osteoporose.

No hipercalcitoninismo, na fluorose e na hipervitaminose D, há comprometimento da diferenciação das células das cartilagens de crescimento, com subsequente osteocondrose e redução da reabsorção óssea, com consequente osteopetrose. Além da osteopetrose, a inibição da reabsorção óssea por osteólise osteocítica compromete a remodelação óssea e o perfeito alinhamento do esqueleto. Uma das consequências dessa falha da remodelação óssea se dá no canal onde se aloja a medula espinhal, o qual não se expande de modo adequado, ocorrendo, em alguns pontos, compressão da medula espinhal (síndrome *wobbler*). Em animais jovens, por falha da reabsorção óssea, pode haver também estreitamento de forames ósseos, com compressão de nervos e sintomatologia variável, dependendo do nervo acometido.

Existem várias manifestações e sequelas da osteocondrose nos animais domésticos e algumas adquiriram o *status* de entidade nosologicamente definida, tais como: osteocondrose (osteocondrite) dissecante, epifiseólise (epifisite), discondroplasia tibial, *splay leg* (Figura 11.10), *wobbler* (ataxia cervicoespinhal) e síndrome do rádio curvo. Todas, porém, podem ser consideradas simplesmente osteocondrose. Os termos *osteocondrite* e *epifisite* não são adequados para denominar *osteocondrose*, uma vez que a doença não é primariamente inflamatória.

Coxa plana

Também é conhecida como *doença de Legg-Calvé-Perthes, necrose asséptica da cabeça do fêmur ou osteose idiopática*. É uma alteração do crescimento ósseo, não inflamatória, que acomete a cabeça e o colo do fêmur. Ocorre exclusivamente nas raças de cães miniaturas e de pequeno porte, como Poodle, Pinscher, Lhasa Apso e Pug, entre outras, não havendo predisposição sexual. A doença geralmente é diagnosticada por exame radiográfico entre 4 e 12 meses, em razão da claudicação.

A causa da necrose não é bem esclarecida. Uma delas é a maturidade sexual precoce. Entretanto, fatores genéticos e hereditários (homozigose para um gene autossômico recessivo) em certas raças de cães como West Highland Terrier, Yorkshire e Poodle, anormalidades anatômicas e causas isquêmicas (embolismo vascular) também estão na lista dos fatores etiológicos da doença.

Dos pontos de vista radiográfico e microscópico, a necrose óssea, muitas vezes, é precedida ou associada à osteopetrose da cabeça do fêmur, o que reforça a hipótese da maturidade sexual precoce como fator causal. A síntese de matriz óssea pelos osteoblastos pode ser estimulada pelos hormônios sexuais produzidos precocemente. Com isso, as trabéculas ósseas da cabeça do fêmur apresentam-se excessivamente espessas e coalescentes.

O microtrauma de uma trabécula com a outra, associado ao suprimento sanguíneo insuficiente, para nutrir a maior quantidade de tecido ósseo, causa osteonecrose, que pode se estender para a placa óssea subcondral, com formação de grandes bolsas subcondrais. Fissuras horizontais podem acontecer também na placa epifisária, o que quase sempre ocasiona a separação da cabeça do fêmur.

Macroscopicamente, a cabeça do fêmur apresenta formato e tamanho alterados, muitas vezes com perda de continuidade da cartilagem articular, exposição do osso subcondral e até perda de parte do seu conteúdo (Figura 11.11). Em casos graves, a cabeça apresenta-se totalmente fragmentada. As características microscópicas das cabeças do fêmur que são removidas cirurgicamente (osteotomia) são variáveis e dependentes do grau da doença.

Podem ser observadas características de osteopetrose e/ou osteonecrose. As áreas de osteopetrose caracterizam-se por trabéculas ósseas espessas e coalescentes, com formação às vezes de pseudo-ósteons. Os osteoblastos têm morfologia variável, ora aumentados de volume, ora diminuídos, e os osteócitos geralmente apresentam núcleos pequenos. Nas áreas de necrose, há lacunas vazias de osteócitos com desintegração da matriz óssea. Em alguns casos, é possível observar focos de osteoclasia e reparo por fibrose.

Luxação de patela

Não é uma doença exclusiva das raças de cães miniaturas, mas, nesses animais, a luxação de patela também tem sido associada à maturidade sexual precoce. Um dos tecidos alvos para os hormônios esteroides (sexuais, corticosteroides, vitamina D) é a cartilagem. Se a cartilagem é exposta aos esteroides muito precocemente ou se é exposta a elevadas doses em qualquer fase da vida, ocorrem alterações regressivas. Com isso, a proliferação das células da cartilagem articular, em especial na direção da epífise, é retardada, e a cartilagem torna-se delgada, e as epífises muito pequenas. O resultado disso, na porção distal do fêmur, é uma tróclea pequena com sulco intertroclear raso (Figura 11.12 B), o que predispõe à subluxação ou até mesmo à luxação da patela (Figura 11.12 A). A subluxação e a luxação de patela também ocorrem por traumatismos, em particular nos animais de grande porte, e não têm, nesse caso, relação com etiologia hormonal.

Subluxação atlantoaxial

A articulação atlantoaxial permite que a cabeça e o atlas girem ao redor de um eixo longitudinal. A rotação é centrada em torno do processo odontoide do áxis que se projeta cranialmente no interior do atlas. A estabilidade dessa articulação é mantida pelo processo odontoide, pelos ligamentos e pela cápsula articular.

Anormalidades ou separação do processo odontoide, por exemplo, fazem com que o áxis se subluxe dorsalmente. A medula espinhal é comprimida quando o animal abaixa a cabeça, resultando em sinais neurológicos graves.

A subluxação atlantoaxial geralmente acomete raças de cães miniaturas e, assim como a coxa plana e a luxação de patela, também pode estar relacionada à maturidade sexual precoce e aos efeitos dos hormônios sexuais sobre o crescimento ósseo. Em cães miniaturas, a subluxação atlantoaxial geralmente está associada ao comprometimento da formação e do crescimento do processo odontoide do áxis, podendo haver aplasia ou hipoplasia do mesmo. No entanto, esta

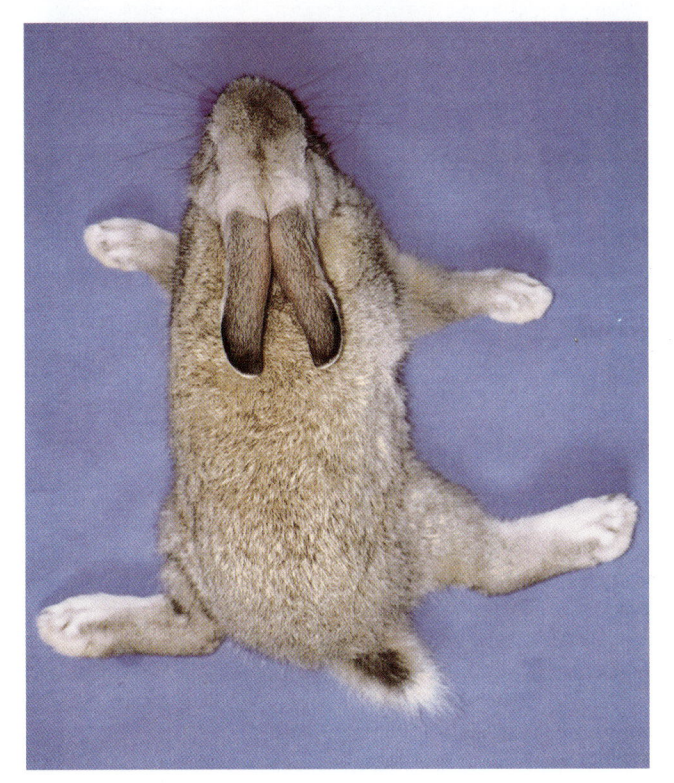

Figura 11.10 *Splay leg* em coelho jovem como manifestação de osteocondrose por hipercalcitoninismo causado por dieta com excesso de cálcio.

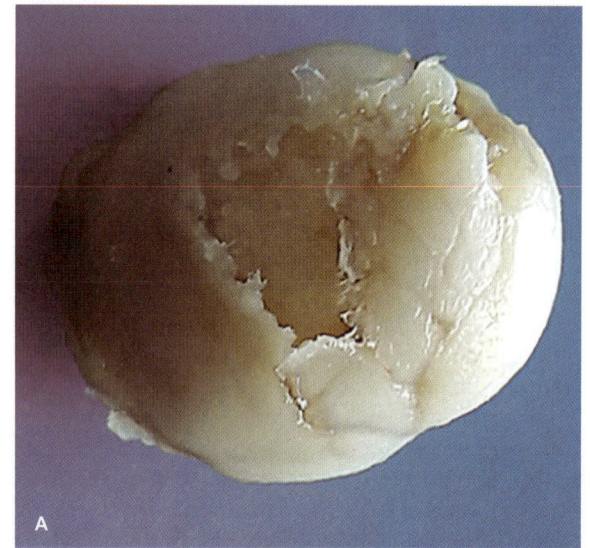

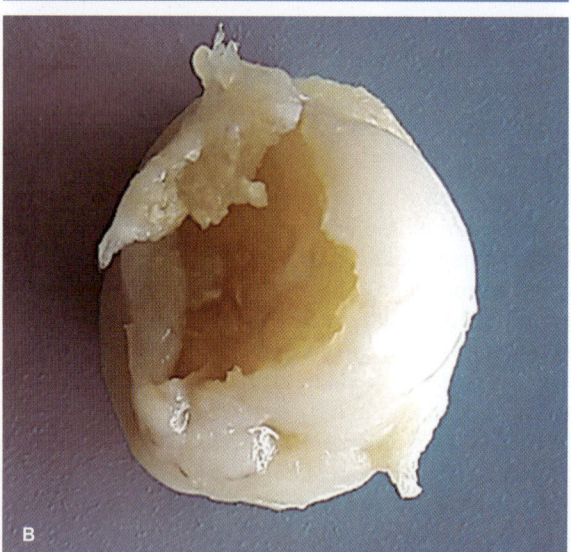

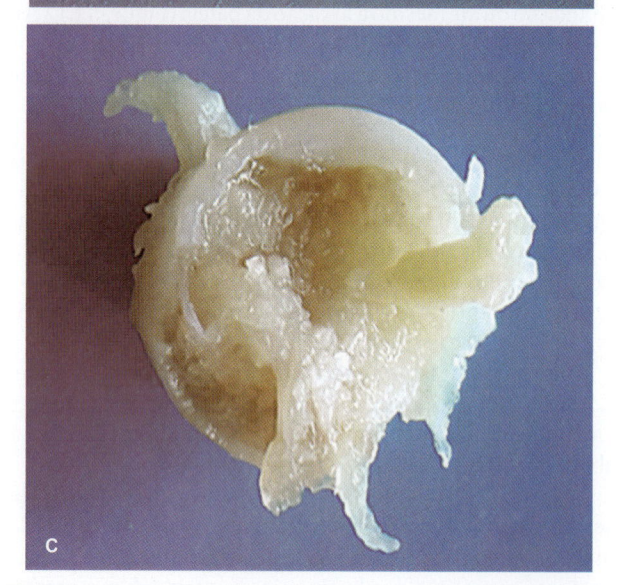

Figura 11.11 Coxa plana. **A.** Cabeça do fêmur de cão púbere de raça miniatura com cartilagem articular com perda de continuidade. **B.** Cabeça do fêmur de cão púbere de raça miniatura com cartilagem articular com perda de continuidade e exposição do osso subcondral. **C.** Cabeça do fêmur de cão púbere de raça miniatura com perda de parte do seu material.

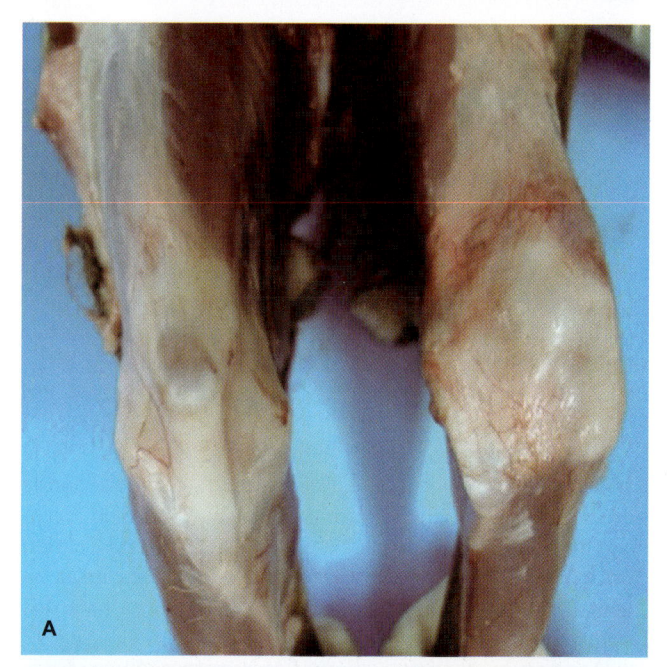

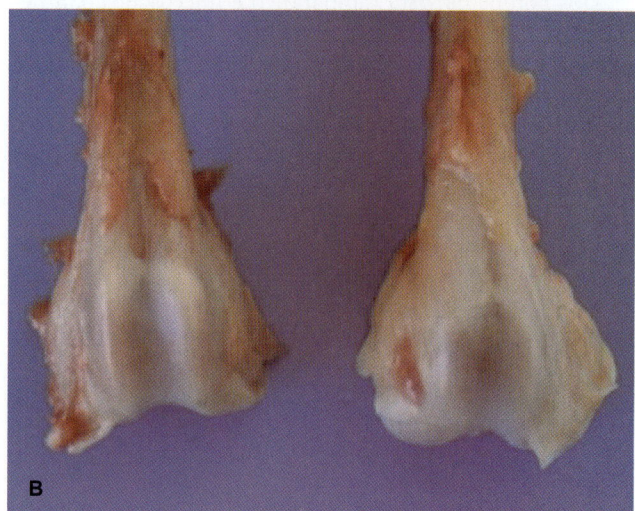

Figura 11.12 Luxação de patela em cão púbere da raça Pinscher. **A.** Luxação lateral da patela do membro pélvico esquerdo. **B.** Membro pélvico esquerdo da alteração descrita em A, com tróclea menor e sulco intertroclear raso, em comparação ao membro contralateral.

e outras causas, tais como ossificação incompleta do atlas, fraturas e ausência do ligamento transverso, também têm sido associadas à subluxação atlantoaxial em raças de cães de maior porte e em gatos.

Displasia coxofemoral

A displasia coxofemoral (DCF) é uma doença caracterizada pela conformação anormal da articulação do quadril, na qual se observam pequena congruência articular, frouxidão articular, subluxação e doenças degenerativas secundárias. É a alteração articular diagnosticada com mais frequência em cães domésticos.

Nas espécies domésticas, os caninos (*Canis familiaris*) são os mais comumente acometidos, apesar de haver descrição em bovinos, equinos e felinos. Sua periodicidade varia de modo considerável entre as raças.

É diagnosticada mais habitualmente em cães de médio e grande portes, sendo sua incidência de 70% em raças como Bulldog e de 50% em São Bernardo. Contudo, a frequência de diagnósticos de DCF em raças pequenas, como Poodle, Pinscher e Yorkshire, tem crescido na clínica veterinária.

Na displasia coxofemoral, não há predileção por sexo, com machos e fêmeas acometidos de maneira igual. Em seres humanos, é observado o contrário, uma vez que as mulheres são mais acometidas, representando cerca de 80% dos casos.

A má conformação da articulação do quadril característica da DCF é ocasionada por comprometimento do crescimento do colo e da cabeça do fêmur e também do acetábulo. Para compreender a patogenia da doença, é necessário se familiarizar com a composição e o crescimento de uma articulação coxofemoral normal.

A articulação se dá por meio da cabeça do fêmur com o acetábulo, sendo este formado pela fusão de três ossos: o íleo, o ísquio e o púbis. Todas essas estruturas ósseas são formadas no feto por meio de um modelo cartilaginoso e, após o nascimento, esses ossos crescem longitudinalmente por meio das placas epifisárias e da cartilagem articular. Ao mesmo tempo que crescem, os ossos sofrem remodelação óssea para apresentarem forma e tamanho adequados. A cabeça do fêmur deve ser arredondada, seu colo deve ser bem torneado e o acetábulo deve ser côncavo, com boa articulação com a cabeça do fêmur. Qualquer fator que altere tanto o crescimento endocondral quanto o processo de remodelação óssea pode causar DCF.

O diagnóstico radiográfico da DCF somente é realizado por volta de 6 a 9 meses de idade, quando são observadas lesões ainda incipientes, uma vez que grande parte dos animais demonstra alterações radiológicas mais evidentes após os 12 meses de idade.

A DCF é uma doença multifatorial. Hipercalcitoninismo advindo de dietas ricas em cálcio, genética, hiperestrogenismo materno, altos níveis de relaxina materna por ocasião do parto e aumento da quantidade de líquido sinovial no animal em crescimento, entre outros, são fatores envolvidos na etiopatogenia da DCF. Fatores ambientais, como característica de piso, entre outros, somente são considerados agravadores do quadro degenerativo secundário.

O excesso de cálcio na dieta causa hipercalcemia, que estimula as células C da tireoide a secretarem calcitonina. O excesso de cálcio no sistema gastrintestinal também estimula a secreção de gastrina, hormônio produzido pelas células G da mucosa gastrintestinal, o qual, junto com os elevados teores de cálcio, estimula a produção de calcitonina; esta tem dois alvos: osso e cartilagem. Ela retarda a reabsorção óssea e, consequentemente, a remodelação óssea. Sem remodelação óssea, alteram-se os ângulos de inclinação, e a cabeça do fêmur não se ajusta bem ao acetábulo, conduzindo à instabilidade articular e, em decorrência, à DCF.

Além disso, sua ação sobre as cartilagens de crescimento impede a adequada diferenciação dos condroblastos, alterando o crescimento endocondral e, por conseguinte, comprometendo o tamanho da cabeça do fêmur e do acetábulo.

A genética é um dos fatores etiológicos da DCF, que é de herança recessiva e poligênica, sendo causada pela interação de centenas de genes, cada um contribuindo com pequena parte do desenvolvimento da doença. A origem genética da DCF é complexa e distinta para raças diferentes de cães.

É importante ressaltar que o genótipo determina o tamanho, a forma, a congruência, as características musculares e os processos de crescimento e remodelação da articulação e que a expressão desses genes pode ser modificada por fatores externos. Assim, indivíduos com genótipos para displasia podem ser fenotipicamente diferentes um do outro em razão da influência de fatores como a superalimentação, fatores hormonais etc., que modificam a manifestação genética.

Pode ocorrer uma situação em que dois cães com o mesmo genótipo tenham fenótipos diferentes (um normal e o outro displásico). A nutrição é o principal fator que pode afetar a expressão genética da DCF e, por isso, a ingestão de alimentos deve ser devidamente balanceada e restrita.

Apesar de a cadela apresentar níveis sanguíneos de estrógeno muito baixos durante a gestação, a administração de pequenas doses de benzoato de estradiol durante o terço final da gestação possibilitou a reprodução experimental da doença. O estrógeno antagoniza o GH, inibindo a mitose dos condroblastos, o que compromete o crescimento da cabeça do fêmur e do acetábulo, e resulta em instabilidade articular e suas consequências.

A relaxina pode ser transferida da mãe para o feto pelo leite. Esse hormônio altera os tecidos conjuntivos da pélvis e acarreta instabilidade articular, agravando a DCF.

Em cães jovens, o aumento de volume do líquido sinovial pode causar instabilidade articular e decorrente subluxação. O aumento do líquido sinovial atua mecanicamente, diminuindo a congruência entre as superfícies articulares e propiciando o aparecimento de alterações secundárias.

Vários dos fatores causais alteram o crescimento endocondral e/ou o processo de remodelação óssea, fazendo com que a cabeça do fêmur fique menor, o colo fique mais espesso e o acetábulo fique mais raso, alterando o grau de congruência entre a cabeça e o acetábulo. Com isso, há aumento do espaço intra-articular e frouxidão da articulação.

Como a cápsula articular cresce independentemente do crescimento ósseo, a instabilidade articular, nesse caso, será inevitável, com subsequentes alterações degenerativas secundárias (artrose) que provocam sinais clínicos de dor, manqueira e dificuldade de locomoção.

As alterações macroscópicas da displasia variam de acordo com o grau da doença. DCF de grau leve é imperceptível ao exame macroscópico e quase sempre só é diagnosticada ao exame radiográfico. No grau moderado ou grave, além das alterações características da displasia como acetábulo raso e achatamento e redução do tamanho da cabeça do fêmur, há várias alterações degenerativas secundárias, caracterizadas por irregularidades e erosões na cartilagem que reveste o acetábulo e a cabeça do fêmur, redução do volume de líquido sinovial, espessamento da cápsula articular, hiperplasia, edema e fibrose da membrana sinovial (Figura 11.13) e presença de osteófitos no colo femoral. Em alguns casos, há ruptura do ligamento redondo e luxação.

Displasia do cotovelo

A displasia do cotovelo engloba um grupo de doenças que afeta a articulação umerorradioulnar, dentre elas a não

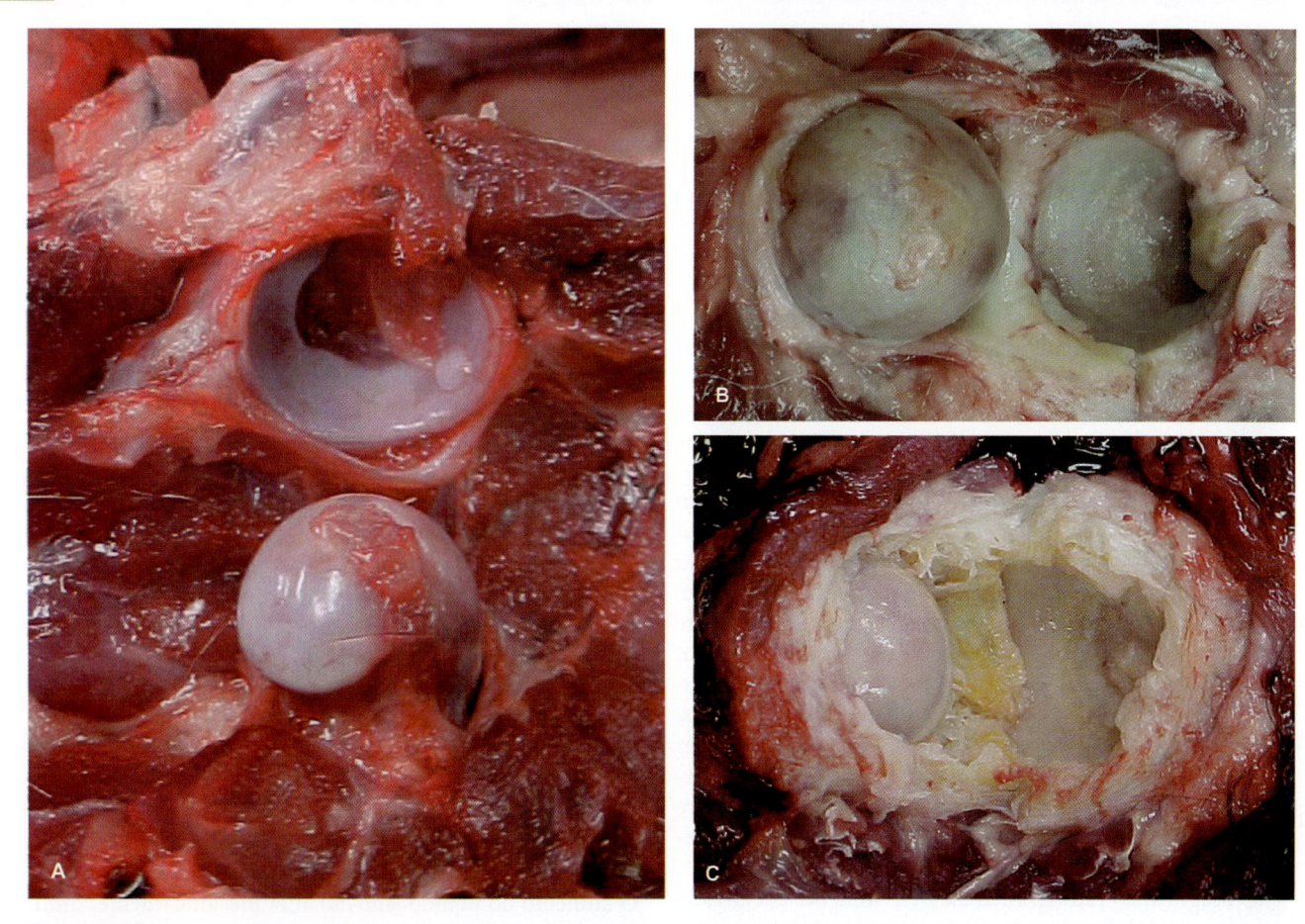

Figura 11.13 Cão; articulação coxofemoral. **A.** Articulação macroscopicamente normal. **B.** Artrose decorrente de displasia coxofemoral caracteriza-da por fibrose da cápsula articular e irregularidade da cartilagem acetabular e da cabeça do fêmur. **C.** Cabeça do fêmur achatada, fibrose da cápsula articular e da membrana sinovial, hiperplasia da membrana sinovial e irregularidade da cartilagem acetabular e da cabeça do fêmur.

união do processo ancôneo com a ulna e a fragmentação do processo coronoide da ulna.

A displasia do cotovelo é relativamente comum em cães e ocorre principalmente nas raças grandes e gigantes, tais como Labrador Retriever, Golden Retriever, Pastor Alemão, Rottweiler, Bernese Mountain, Dogue Alemão, Dogue de Bordeaux, Chow-Chow e Terra Nova. No entanto, também tem sido diagnosticada em raças de cães de porte médio, como Dachshund e Bulldog Francês. Na maioria dos casos, a doença manifesta-se clinicamente entre 6 e 12 meses de idade, com claudicação do membro torácico.

Sua etiologia é multifatorial, o que determina os vários graus da doença. A genética tem sido descrita como um dos fatores causais, mas a displasia do cotovelo não se manifes-ta em todos os indivíduos geneticamente predispostos. Há fatores, principalmente relacionados com a dieta, que estão envolvidos na gênese da doença.

Quando os fatores (hipercalcitoninismo, supernutrição, crescimento rápido, entre outros) que retardam a conversão da cartilagem em osso (crescimento ósseo endocondral) atuam, podem ocorrer alterações como a não união do pro-cesso ancôneo com a ulna e a fragmentação do processo coronoide da ulna.

ALTERAÇÕES METABÓLICAS DO TECIDO ÓSSEO

Entre as alterações metabólicas do tecido ósseo têm-se aque-las caracterizadas por *osteopenia* (redução da quantidade de tecido ósseo) e aquelas definidas por *osteomegalia* (aumento da quantidade de tecido ósseo).

As doenças metabólicas do tecido ósseo caracteriza-das por osteopenia compreendem osteoporose, raquitismo ou osteomalacia, osteodistrofia fibrosa e osteonecrose. Já a osteopetrose é uma doença metabólica determinada por osteomegalia. Na Tabela 11.1 há um resumo comparativo entre as doenças osteopênicas.

Essas doenças são generalizadas e advêm de falhas na aposição ou reabsorção ou mineralizações ósseas de origem nutricional, endócrina e/ou tóxica. Pode haver coexistência de mais de uma doença óssea. É o caso da deficiência de cál-cio, que provoca raquitismo/osteomalacia e osteodistrofia fibrosa generalizada.

Osteoporose

Em um conceito morfopatogenético, a osteoporose é uma doença metabólica generalizada, caracterizada por menor

Tabela 11.1 Comparação das principais doenças osteopênicas generalizadas que afetam os animais.

Característica	Osteoporose	Raquitismo/osteomalacia	Osteodistrofia fibrosa generalizada	Osteonecrose metabólica
Etiologia	↓ GH, ↓ hormônios tireoidianos e sexuais ↓ Proteína, ↓ Vitamina C e cobre Inatividade física	↓ Cálcio e/ou fósforo ↓ Vitamina D Oxalato e fitatos na dieta Má absorção por doenças entéricas	Manifestação do hiperparatireoidismo primário, secundário renal e secundário nutricional	↑ Hormônios esteroides (corticosteroides, sexoesteroides, vitamina D) Intoxicação por cobre e flúor
Mecanismo de formação	↓ Aposição óssea por insuficiência osteoblástica	↓ Mineralização da matriz óssea	↑ Reabsorção óssea e substituição do osso por tecido conjuntivo fibroso	Morte dos osteócitos com desintegração da matriz óssea
Macroscopia	↑ Fragilidade óssea ↓ Espessura da cortical ↑ Canal medular dos ossos longos fraturas patológicas	Raquitismo ↑ Fragilidade óssea ↑ Epífises ósseas ↑ Junções costocondrais (rosário raquítico) ↓ Comprimento dos ossos Arqueamento dos ossos longos Fraturas patológicas Osteomalacia ↑ Fragilidade óssea Fraturas patológicas	↑ Fragilidade óssea Mandíbula de borracha ou cara inchada Desalinhamento e perda dentária Fraturas em galho verde ↑ Volume neoplásico ou hiperplásico das paratireoides dependendo do tipo de hiperparatireoidismo	Sem alterações macroscópicas significativas a menos que haja fratura patológica
Microscopia	Trabéculas ósseas escassas, delgadas e fragmentadas Hipoplasia e hipotrofia osteoblásticas Corticais delgadas e descontínuas Periósteo delgado e hipocelularizado	↑ Quantidade de osteoide Focos de hiperplasia osteoblástica Cartilagens de crescimento irregulares e com invasão vascular irregular (raquitismo)	Trabéculas ósseas escassas, delgadas e fragmentadas Corticais delgadas e descontínuas Focos de hiperplasia e hipertrofia osteoblásticas ↑ Osteoclastos nas lacunas de Howship (osteoclasia) Osteócitos volumosos em lacunas alargadas (osteólise osteocítica) Osso neoformado pouco mineralizado	Lacunas de osteócitos vazias e desintegração da matriz óssea ↑ Osteoclastos nas lacunas de Howship (osteoclasia)
Radiografia	↓ Quantidade de osso, mas o osso remanescente tem radiopacidade normal	↓ Radiopacidade	↓ Radiopacidade	Fase inicial: radiopacidade normal Fase tardia: ↓ radiopacidade (em razão da desintegração da matriz)

aposição óssea, decorrente de insuficiência ou inatividade osteoblástica. No entanto, o termo *osteoporose* é aplicado com conceitos diferentes e, às vezes, inadequados.

É comum considerar osteoporose e osteopenia como iguais ou afirmar que osteoporose é um estágio mais grave da osteopenia. O termo *osteopenia* (*osteo* = osso; *penia* = pouco) seria adequadamente empregado para caracterizar qualquer diminuição da massa óssea, decorrente da diminuição da aposição, do aumento da reabsorção, da mineralização deficiente da matriz ou da necrose óssea. Desse modo, além da osteoporose, osteodistrofia fibrosa generalizada, raquitismo, osteomalacia e osteonecrose metabólica também são doenças osteopênicas.

A osteoporose é desencadeada por qualquer fator que interfira na atividade do osteoblasto e, subsequentemente, na síntese da matriz orgânica. Os hormônios de crescimento, tireoidianos e sexuais são importantes para a atividade dos osteoblastos, de tal modo que a deficiência desses hormônios causa deficiência da síntese de matriz óssea.

O estrógeno aumenta a diferenciação de células osteoprogenitoras em osteoblastos e estimula a síntese e a mineralização da matriz óssea, regulando a expressão de genes que codificam o colágeno tipo I e as proteínas não colagênicas, como osteopontina, osteocalcina, osteonectina etc. A progesterona também participa do metabolismo ósseo, sobretudo da síntese de matriz óssea. Ela estimula a proliferação e a diferenciação das células osteoprogenitoras e atua nos osteoblastos, regulando a secreção de fatores de crescimento e estimulando a aposição e a mineralização ósseas.

Os hormônios tireoidianos também aumentam a diferenciação de células osteoprogenitoras em osteoblastos e controlam a expressão de genes nos osteoblastos, aumentando a atividade da fosfatase alcalina e a produção de colágeno tipo I, das proteínas não colagênicas e de fatores de crescimento semelhantes à insulina, elevando, por conseguinte, a síntese e a mineralização da matriz óssea.

Na osteoporose humana, além da redução do processo anabólico, parece haver aumento do catabolismo ósseo, e grande importância é dada à reabsorção óssea como fator indutor das alterações ósseas. Assim, o termo *osteoporose* parece ser insuficiente para denominar todas as alterações ósseas que ocorrem na menopausa. Além da osteoporose, há alterações características da osteodistrofia fibrosa generalizada ou hiperparatireoidismo e osteomalacia.

Ao contrário de mulheres e homens, as espécies animais, com exceção das aves, diminuem a atividade gonadal com a idade, mas nunca cessam a síntese de hormônios sexuais. Ademais, cadelas castradas não chegam a apresentar osteoporose clínica, mas podem apresentar menor velocidade de reparo de fraturas traumáticas. Em ratos, suínos e primatas, a castração pode acarretar osteoporose e, por isso, esses animais são utilizados como modelos experimentais da osteoporose.

A osteoporose também pode ser causada por deficiência proteica, tanto primária ou dietética quanto secundária a distúrbios gastrintestinais, como no parasitismo intestinal, má absorção e enterite crônica. Além disso, a deficiência proteica também pode resultar em hipotireoidismo, o que contribui para agravar o quadro, já que a deficiência dos hormônios tireoidianos também causa osteoporose.

A inatividade física (desuso ou imobilização) também é uma causa importante de osteoporose. A atividade física promove alterações no metabolismo ósseo por efeito direto, via força mecânica, ou por efeito indireto, promovido por fatores hormonais. Em animais com osteoporose, o exercício físico eleva a quantidade de osso por aumentar as conexões das ramificações canaliculares dos osteócitos e por estimular a diferenciação de células-tronco mesenquimais e de células osteoprogenitoras da medula óssea em osteoblastos.

A *deficiência de vitamina C* pode causar osteoporose nas espécies que não a sintetizam, como humanos, primatas e cobaias. A função da vitamina C é manter a integridade das células mesenquimais, de tal modo que, na sua deficiência, essas células não amadurecem até o estágio funcional a que se destinam. Dessa maneira, a falha de maturação dos osteoblastos resulta em osteoporose. A vitamina C também age na síntese do colágeno pela hidroxilação da prolina e lisina, importantes na formação e manutenção do osteoide.

A deficiência de cobre pode afetar a síntese de osteoide, porque a enzima lisiloxidase, cobre-dependente, é necessária para a ligação cruzada do colágeno ósseo.

Há várias citações de que a deficiência de cálcio é causa de osteoporose, mas essa deficiência não provoca osteoporose, e sim outras doenças osteopênicas, tais como raquitismo, osteomalacia e osteodistrofia fibrosa generalizada.

As alterações macroscópicas e radiográficas da osteoporose dependem do grau da doença. Pode haver fragilidade óssea seguida de fraturas patológicas (Figura 11.14), redução da espessura da cortical de ossos longos (Figura 11.15 A) e vértebras e alargamento do canal medular. Radiologicamente, há redução da quantidade de osso, mas o pouco osso presente mostra radiopacidade normal (Figura 11.15 B), já que não há comprometimento da mineralização óssea.

À microscopia, a osteoporose caracteriza-se por trabéculas finas, fragmentadas e escassas (Figura 11.15 C), corticais adelgaçadas e, às vezes, descontínuas e hipotrofia e hipoplasia osteoblástica (Figura 11.15 D). O periósteo também se apresenta delgado e hipocelularizado.

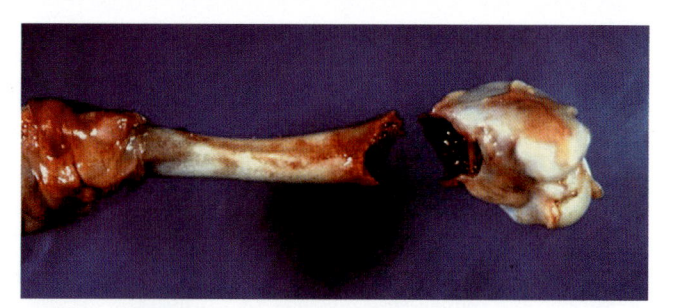

Figura 11.14 Fêmur de cão com osteoporose apresentando fratura completa espontânea.

Raquitismo/osteomalacia

Podem ser definidos como doenças metabólicas generalizadas caracterizadas por menor mineralização da matriz óssea. Dá-se o nome de *raquitismo* quando a doença acomete animais jovens antes do término do crescimento. A *osteomalacia* ocorre em animais adultos após a cessação do crescimento. Em animais jovens, o raquitismo afeta o tecido ósseo e as cartilagens de crescimento. Em animais adultos, há somente alteração do tecido ósseo.

A etiologia é a mesma para o raquitismo e a osteomalacia e está relacionada com qualquer fator que reduza o produto $Ca^{++} \times HPO_4^{--}$. A deficiência de cálcio e/ou fósforo pode baixar o produto a ponto de não possibilitar a mineralização do osteoide.

A deficiência de cálcio ou fósforo pode ser primária – deficiência dietética – ou secundária – deficiência de vitamina D na dieta, redução da síntese cutânea dessa vitamina, não metabolização do colecalciferol, presença de oxalato na dieta (quelante do cálcio), presença de fitatos na dieta (quelante do fósforo), má absorção causada por doenças entéricas, pancreáticas e hepáticas e antagonismo ao cálcio provocado pelo alumínio.

No *raquitismo*, há aumento de volume das epífises ósseas e das junções costocondrais, com acúmulo de cartilagem não erodida e osteoide (*rosário raquítico*). Há, ainda, placa epifisária irregular, com retardo e alteração do crescimento endocondral caracterizada por invasão irregular dos vasos nas cartilagens de crescimento, resultando em arqueamento e redução do comprimento dos ossos. Além disso, apresenta resistência óssea diminuída, com fraturas espontâneas e perda de radiopacidade óssea.

Na *osteomalacia*, diferentemente do raquitismo, não há alterações do crescimento endocondral, pois, no momento da deficiência mineral, o crescimento já cessou. Ocorrem também acúmulo de osteoide nas superfícies de aposição (bandas de osteoide), resistência óssea diminuída, com fraturas espontâneas, e redução da radiopacidade óssea.

Secções histológicas de tecido ósseo não descalcificado possibilitam diferenciar, com facilidade, o osteoide do tecido ósseo mineralizado. Em secções histológicas de tecido ósseo descalcificado, essa diferenciação também pode ser realizada, uma vez que as características tintoriais do osteoide e do tecido ósseo mineralizado são diferentes pela coloração de hematoxilina e eosina. O osteoide apresenta maior eosinofilia, quando comparado ao tecido ósseo mineralizado.

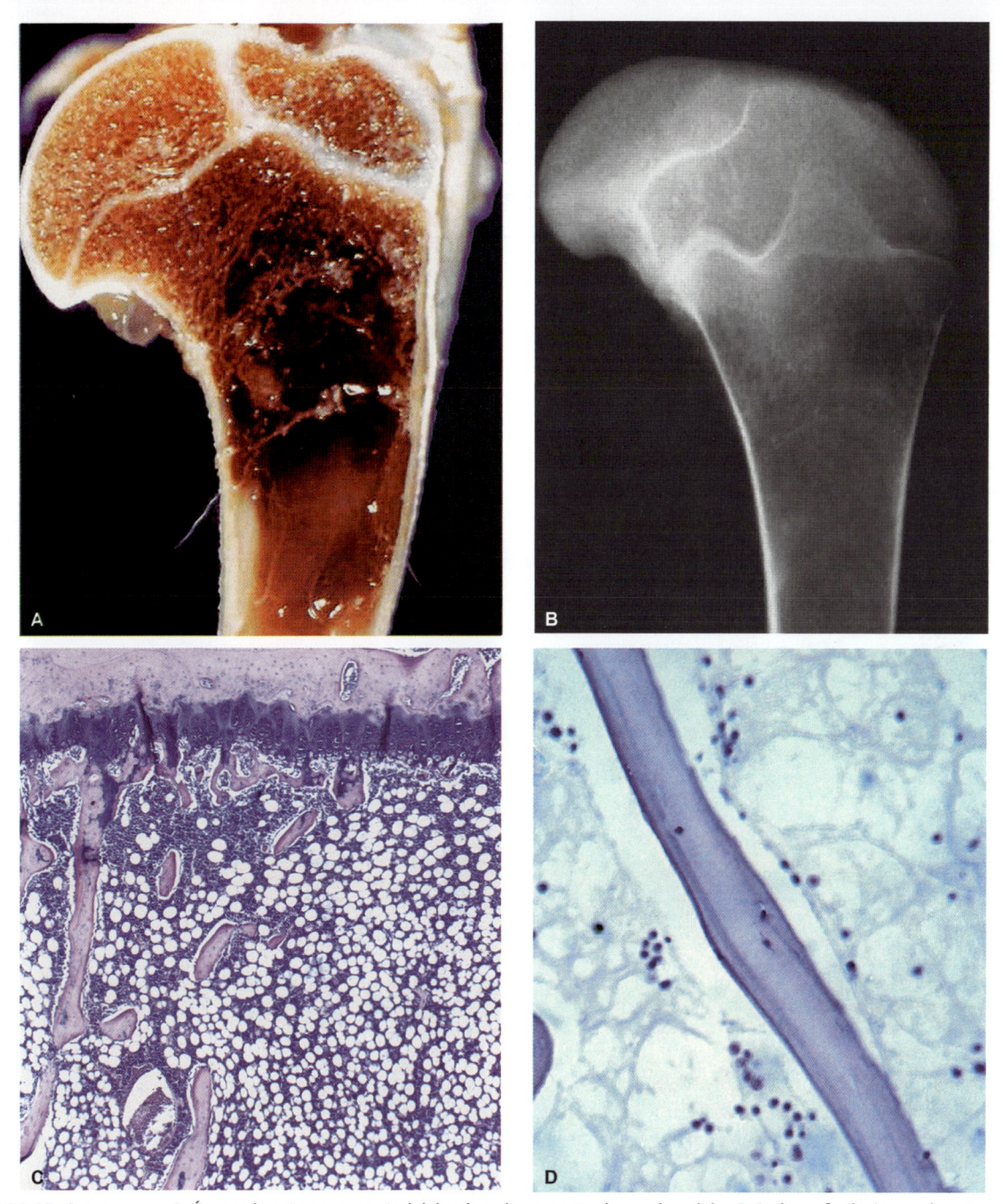

Figura 11.15 Osteoporose. **A**. Úmero de ovino com cortical delgada e alargamento do canal medular. **B**. Radiografia do úmero descrito em **A**, o qual apresenta cortical delgada, alargamento do canal medular e radiopacidade normal do pouco osso presente. **C**. Fotomicroscopia da tíbia de rata com redução do número e da espessura das trabéculas metafisárias. **D**. Fotomicroscopia do úmero descrito em A, com trabécula óssea desprovida de cobertura osteoblástica.

Osteodistrofia fibrosa generalizada

Pode ser definida como uma doença metabólica caracterizada por maior reabsorção óssea. É a manifestação do hiperparatireoidismo primário ou secundário (renal e nutricional).

O *hiperparatireoidismo primário* é uma alteração rara nos animais, causada por tumor funcional das paratireoides (adenoma ou adenocarcinoma). A doença esquelética é consequência de síntese descontrolada e excessiva de PTH, com consequente hiperparatireoidismo, o que aumenta a reabsorção óssea e resulta em perda óssea progressiva e irreversível, a menos que seja removida a neoplasia da paratireoide, responsável pelo hiperparatireoidismo. O PTH também atua sobre os rins, aumentando a excreção urinária de fósforo. Assim, no hiperparatireoidismo primário, há hipercalcemia e hipofosfatemia pela ação do PTH sobre o osso e os rins (Figura 11.16).

O *hiperparatireoidismo secundário* mais frequente é induzido por tentativa de reverter a hipocalcemia. Em decorrência da hipocalcemia, há secreção excessiva de PTH, que aumenta a reabsorção óssea. A perda óssea é progressiva e

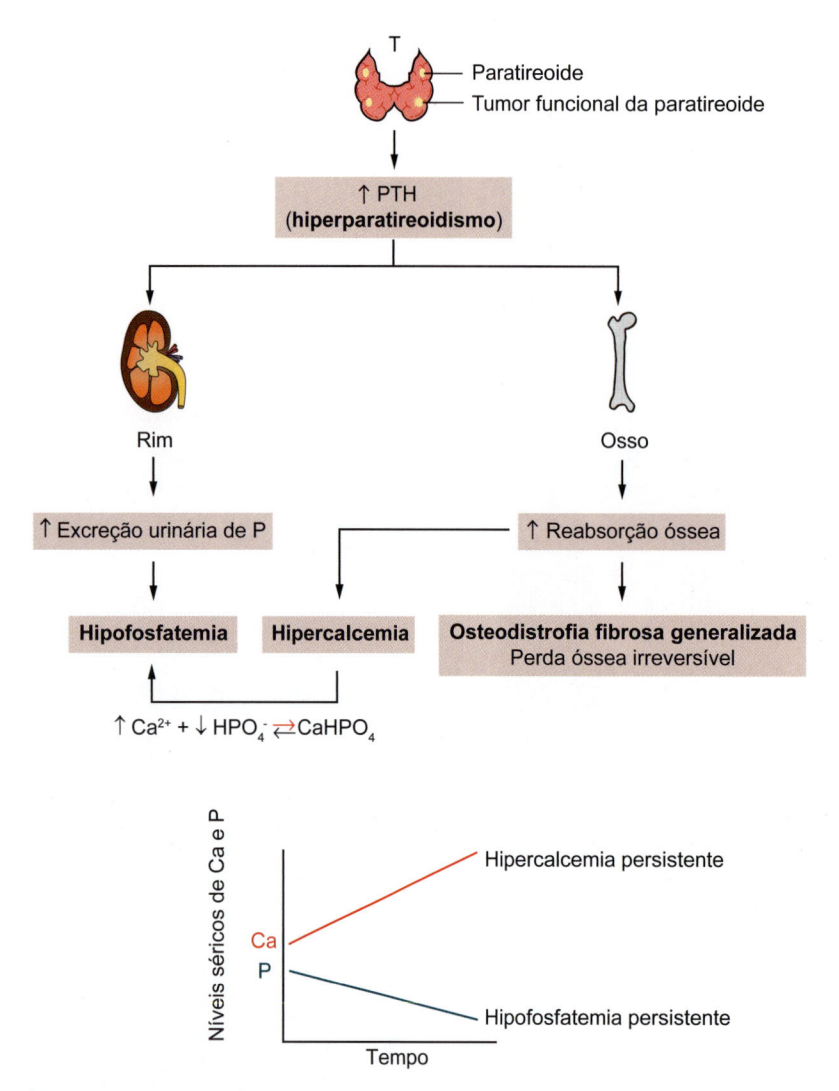

Figura 11.16 Diagrama esquemático do hiperparatiroidismo primário com seus efeitos sobre osso, rim e níveis séricos de cálcio e fósforo. T = tireoide; PTH = paratormônio; P = fósforo; Ca = cálcio.

sua reversibilidade varia conforme a causa da hipocalcemia. O *hiperparatireoidismo secundário renal* (HSR) é desencadeado pela insuficiência renal crônica, e o *hiperparatireoidismo secundário nutricional* (HSN) pode ser ocasionado por deficiência de cálcio e/ou excesso de fósforo.

O HSR é provocado por alterações renais, na maioria de curso crônico. Os rins comprometidos não excretam fósforo adequadamente, causando hiperfosfatemia, o que induz hipocalcemia absoluta. O aumento do fósforo desloca a equação no sentido de formar o produto $CaHPO_4$, conforme demonstrado a seguir.

$$\downarrow Ca^{+2} + HPO_4^- \rightarrow\leftarrow CaHPO_4$$

A hipocalcemia é mais agravada pela não formação do $1,25 (OH)_2D_3$, pelos rins insuficientes, com consequente comprometimento da absorção intestinal de cálcio. A hipocalcemia estimula a secreção de PTH, o que aumenta a reabsorção óssea. Com isso, ocorre compensação parcial dessa condição, pois os rins lesados não respondem ao PTH e continuam retendo fósforo no organismo. Como a nefropatia é, invariavelmente, fatal e irreversível, não há recuperação

da lesão óssea, e o quadro plasmático é de hiperfosfatemia e hipocalcemia (Figura 11.17).

No HSN, a hipocalcemia é induzida, diretamente, pela deficiência dietética de cálcio ou, indiretamente, pelo excesso dietético de fósforo, via hiperfosfatemia pelo mesmo mecanismo já descrito. A hipocalcemia estimula as paratireoides para aumentar a secreção de PTH, que, consequentemente, eleva a reabsorção óssea. No HSN, a isocalcemia é restaurada à custa da reabsorção óssea excessiva. Quando atuando sobre os rins normais, o PTH aumenta a excreção de fósforo e restaura a isofosfatemia (Figura 11.18).

A perda progressiva do osso pode determinar valores plasmáticos normais de cálcio, que podem ser interpretados erroneamente como ausência da doença. Em razão disso, uma única análise do cálcio e do fósforo plasmáticos é de pequeno valor diagnóstico.

Se o HSN for causado por deficiência de cálcio dietético, o produto dos íons Ca^{++} e HPO_4^{--} pode estar tão baixo no plasma a ponto de causar raquitismo/osteomalacia. O raquitismo por cálcio baixo é sempre sobreposto por hiper-

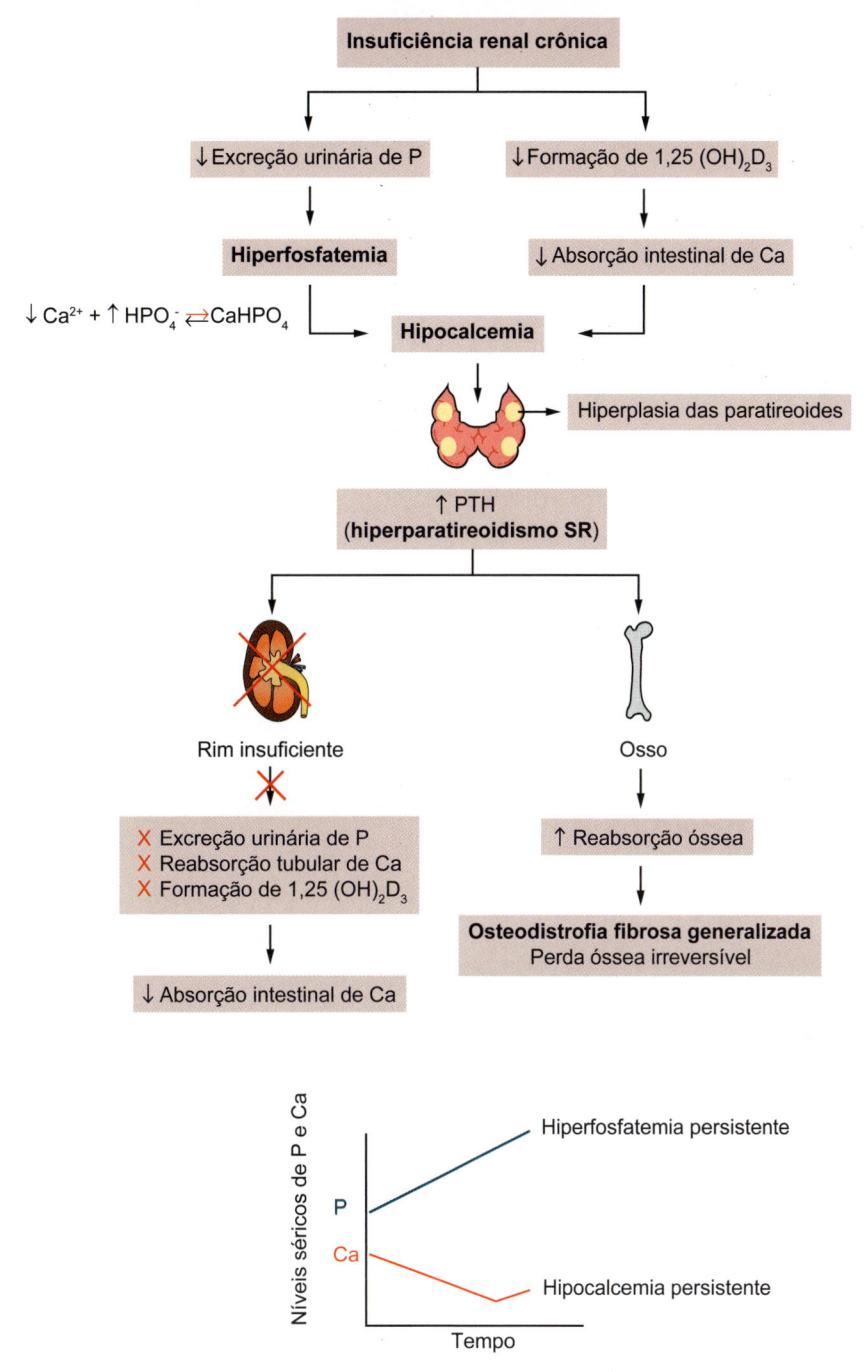

Figura 11.17 Diagrama esquemático do hiperparatiroidismo secundário renal com seus efeitos sobre osso, rim e níveis séricos de cálcio e fósforo. PTH = paratormônio; P = fósforo; Ca = cálcio; SR = secundário renal.

paratireoidismo secundário nutricional, ao contrário do raquitismo por fósforo baixo.

O HSN pode ser reversível, desde que a dieta seja corrigida com o fornecimento de quantidades adequadas de cálcio e fósforo. Todavia, sequelas da doença poderão ocorrer dependendo do tipo e da intensidade das lesões que já tiverem se instalado por ocasião do tratamento.

Como já descrito, as concentrações plasmáticas de cálcio e fósforo variam de acordo com o tipo de hiperparatireoidismo. A fosfatase alcalina está sempre elevada, enquanto a reabsorção óssea estiver aumentada. A hidroxiprolina, que é um metabólito do colágeno e que, portanto, reflete

sua degradação, também estará elevada com o aumento da reabsorção óssea.

As alterações observadas nas paratireoides também variam de acordo com o tipo de hiperparatireoidismo. No hiperparatireoidismo primário, há aumento de volume das paratireoides em razão da massa tumoral, cujas características podem variar dependendo do fato de a neoplasia ser maligna ou benigna. Em HSR e HSN, as paratireoides apresentam-se indistintas, com coloração esbranquiçada e aumentadas de volume por hiperplasia e hipertrofia das suas células.

As alterações ósseas no hiperparatireoidismo são decorrentes da reabsorção excessiva e não é possível, baseando-se

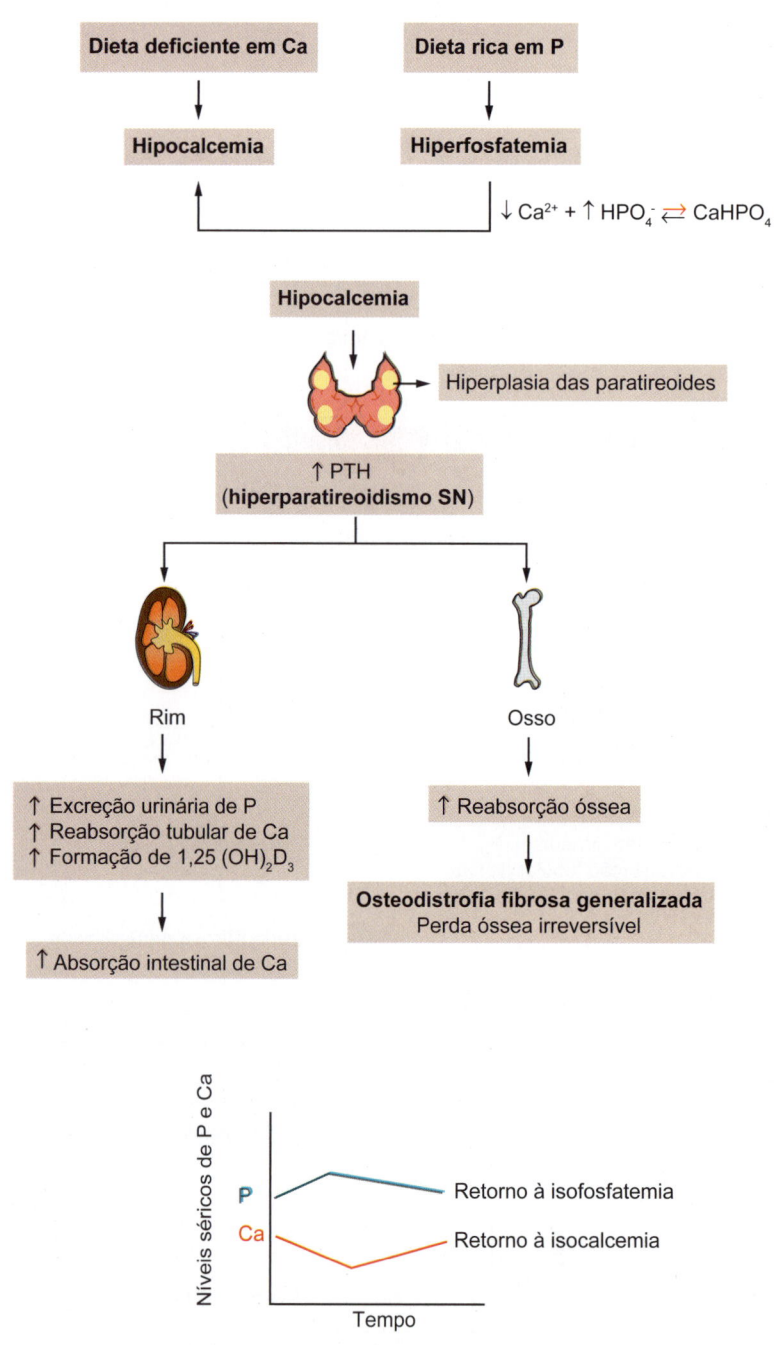

Figura 11.18 Diagrama esquemático do hiperparatiroidismo secundário nutricional com seus efeitos sobre osso, rim e níveis séricos de cálcio e fósforo. PTH = paratormônio; P = fósforo; Ca = cálcio; SN = secundário nutricional.

somente nas alterações ósseas, determinar que tipo de hiperparatireoidismo está presente. A *osteólise osteocítica* é o primeiro e o mais importante modo de reabsorção, e a osteoclasia é de ocorrência mais tardia, importante para remover o osso alterado pela osteólise excessiva.

Radiograficamente, há perda de radiopacidade óssea (Figura 11.19 A). A perda óssea é generalizada, mas existem locais de predileção, onde as lesões acontecem mais cedo e alcançam grau mais grave com o tempo.

A doença inicia-se na maxila e na mandíbula (Figura 11.19 B), em particular no processo alveolar (osso alveolar), e, em seguida, atinge os outros ossos do crânio, costelas,

vértebras e, por fim, os ossos longos. Por causa do comprometimento do processo alveolar, há redução das cristas interdentárias e inter-radiculares e retração gengival. Por isso, são comuns o desalinhamento dentário (Figura 11.19 C) e a perda de dentes. O cemento e a dentina são variantes do tecido ósseo que continuamente são sintetizados e reabsorvidos. No hiperparatireoidismo, a reabsorção excessiva do cemento, um dos elementos de sustentação do dente, também contribui para aumentar a mobilidade dentária.

O osso reabsorvido é substituído pelo tecido conjuntivo fibroso. Dependendo da intensidade da fibrose, podem ocorrer alterações no volume dos ossos. A osteodistrofia

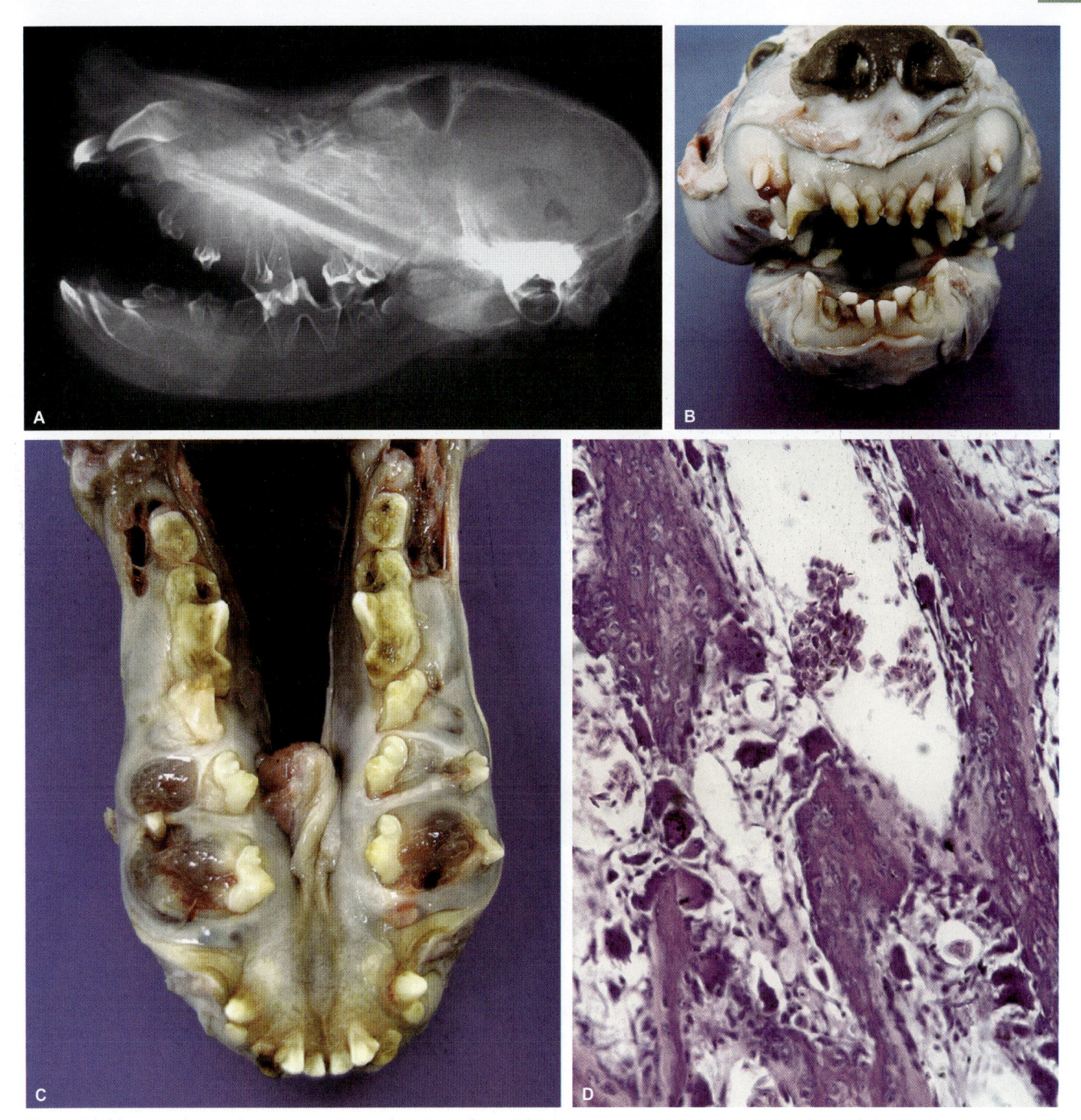

Figura 11.19 Osteodistrofia fibrosa generalizada. **A**. Radiografia da cabeça de cão com redução intensa da radiopacidade. **B**. Aumento de volume facial (osteodistrofia hiperosteótica) decorrente da substituição do tecido ósseo por tecido conjuntivo fibroso. **C**. Mandíbula de cão com desalinhamento dentário. **D**. Osso longo de gavião com trabéculas ósseas delgadas e com grande número de osteoclastos.

pode ser: *isosteótica* (o volume não se modifica), *hiposteótica* (volume diminuído) e *hiperosteótica* (volume aumentado; Figura 11.19 B). A osteodistrofia isosteótica é o tipo mais comum da doença. "Mandíbula de borracha", "cara inchada" e fraturas em "galho verde" são sinais clínicos observados em alguns casos.

As trabéculas ósseas se apresentam delgadas, desconectadas e fragmentadas, revestidas por osteoblastos normais ou aumentados em número e volume. Os osteócitos são volumosos e alojados em lacunas alargadas, como característica de intensa osteólise osteocítica. Há também grande quantidade de osteoclastos alojados em lacunas de Howship, como sinal de intensa osteoclasia (Figura 11.19 D).

O tecido mole que substitui o osso reabsorvido está, em geral, mais sujeito aos traumas e, por isso, ocorrem hemorragias e cistos. O nódulo marrom que também se forma é constituído por tecido conjuntivo frouxo, hemorragias e hemossiderose. Pode ser observado aumento da atividade osteoblástica como tentativa de reposição do osso reabsorvido. O novo osso formado é pobremente mineralizado (osteoide), o que reflete uma das funções do PTH, que é a de retardar a mineralização da matriz óssea.

Osteonecrose metabólica

É uma doença generalizada caracterizada pela morte do osteócito e subsequente desintegração da matriz óssea. A osteonecrose pode ser provocada pelo excesso de hormônios esteroides (como os corticosteroides, sexoesteroides e vitamina D), excesso de flúor (fluorose) e excesso de cobre.

A patogenia da osteonecrose metabólica pode ser bifásica, de modo que se inicia com osteopetrose e termina com osteonecrose. Em superdosagens moderadas, esses agentes causam degeneração do osteócito, com diminuição da reab-

sorção óssea e consequente osteopetrose, e, em doses muito elevadas, provocam a morte dos osteócitos.

Alterações macroscópicas podem não ser observadas a menos que haja fratura patológica (Figura 11.20 A). Assim, a alteração observada na osteonecrose metabólica é quase sempre microscópica, de modo que é possível encontrar lacunas de osteócitos vazias (Figura 11.20 B), desintegração da matriz, osteoclasia (Figura 11.20 C), perda óssea e reparo por tecido conjuntivo fibroso (em uma fase mais tardia). Quando há intensa desintegração da matriz óssea, podem suceder fraturas e áreas radioluscentes ao exame radiográfico.

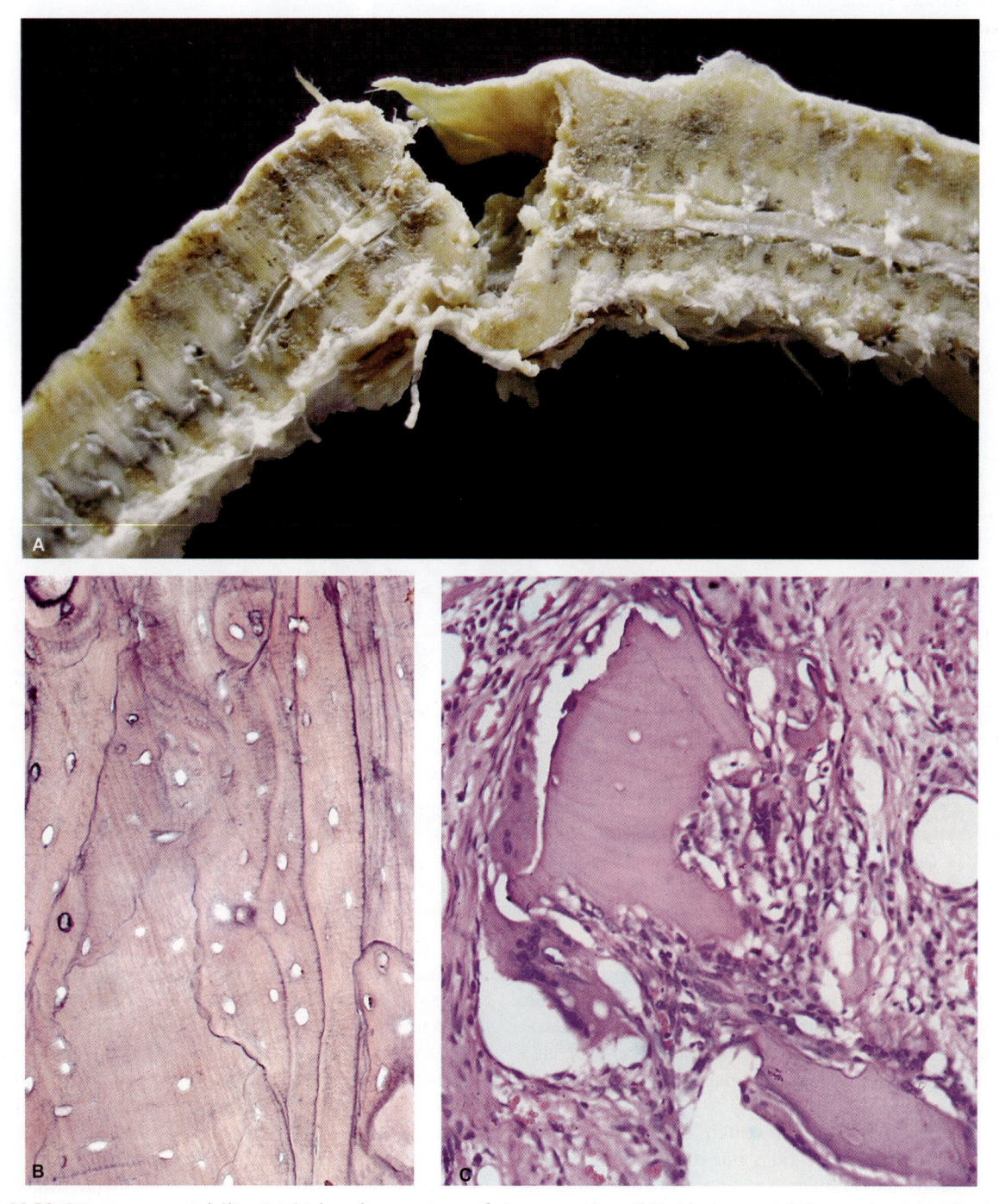

Figura 11.20 Osteonecrose metabólica. **A**. Vértebras de serpente com fratura espontânea. **B.** Tecido ósseo osteônico com lacunas vazias de osteócitos sem desintegração da matriz (estágio inicial da osteonecrose). **C.** Trabéculas ósseas necróticas desintegradas sendo removidas por osteoclastos.

Osteopetrose

É uma doença caracterizada por osteomegalia, que indica muito tecido ósseo por unidade de volume do osso como órgão. É conhecida também como *osteoesclerose* e pode ser definida como doença metabólica generalizada causada por menor reabsorção óssea ou maior aposição óssea.

A osteopetrose por maior aposição óssea se dá na recuperação do raquitismo ou do hiperparatireoidismo, em que o osteoide formado em quantidades excessivas torna-se mineralizado, o que resulta em osteopetrose transitória. Excesso de hormônios sexuais também pode acarretar osteopetrose por aumento da taxa de aposição.

Osteopetrose por menor reabsorção é causada por hipercalcitoninismo, hipovitaminose A e excesso de corticosteroides, sexoesteroides, vitamina D, flúor, cobre, chumbo e zinco.

Há alguns relatos na medicina humana de que múltiplas alterações genéticas podem causar osteopetrose. No ser humano, essa doença apresenta pelo menos quatro formas distintas: osteopetrose autossômica recessiva maligna infantil, autossômica recessiva intermediária e autossômicas dominantes tipos I e II. O mecanismo causador da osteopetrose de etiologia genética é a falha no processo de reabsorção óssea. Na literatura veterinária, há um relato de osteopetrose familiar em pacas (*Agouti pacas*) que sugere causa genética.

Alguns retrovírus também podem induzir osteopetrose nos animais, por aumento da proliferação osteoblástica (vírus da leucose aviária – ALV, do inglês *avian leukose virus*) ou redução na reabsorção óssea (vírus da leucemia felina – FeLV, do inglês *feline leukemia virus*). Fetos de bovinos infectados pelo vírus da diarreia viral bovina (BVD, do inglês *bovine viral diarrhea*) podem apresentar osteopetrose.

Além disso, o vírus da cinomose também pode causá-la, por mecanismos não elucidados. Postula-se que seja por redução da reabsorção óssea.

À macroscopia, dependendo da gravidade das lesões, a osteopetrose pode ser caracterizada por aumento da resistência óssea, alargamento das corticais e redução do canal medular, com projeção de tecido ósseo para dentro do canal medular (enostose) e formação de excrescências ósseas, às vezes para o interior do canal vertebral ou de forames ósseos, havendo compressão da medula espinhal e de nervos (Figuras 11.21 A, 11.22 A e 11.23 A). Radiologicamente, há aumento da radiopacidade óssea e, em alguns casos, indistinção entre cortical e canal medular (Figuras 11.21 B, 11.22 B e 11.23 B).

Na histologia da osteopetrose, o tecido ósseo apresenta trabéculas espessas e coalescentes (Figura 11.24 A), às vezes com formação de ósteons em locais onde o tecido deveria ser do tipo trabecular (Figura 11.24 B). Já o tecido ósseo os-

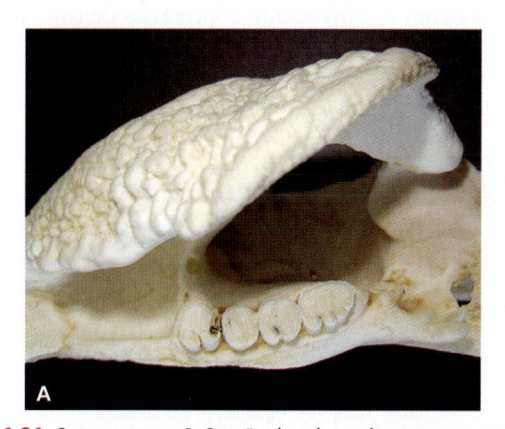
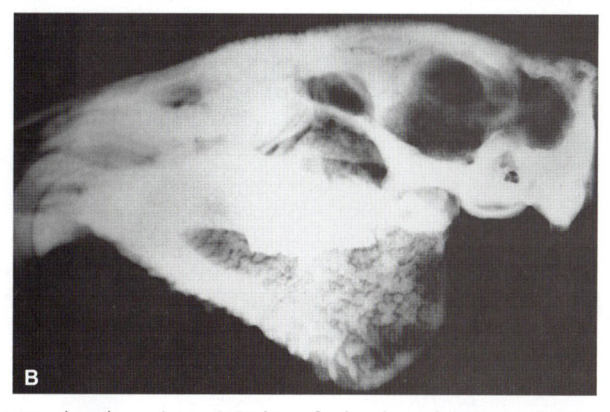

Figura 11.21 Osteopetrose. **A**. Secção da cabeça de paca com aumento do volume ósseo. **B**. Radiografia da cabeça descrita em **A** com aumento da radiopacidade.

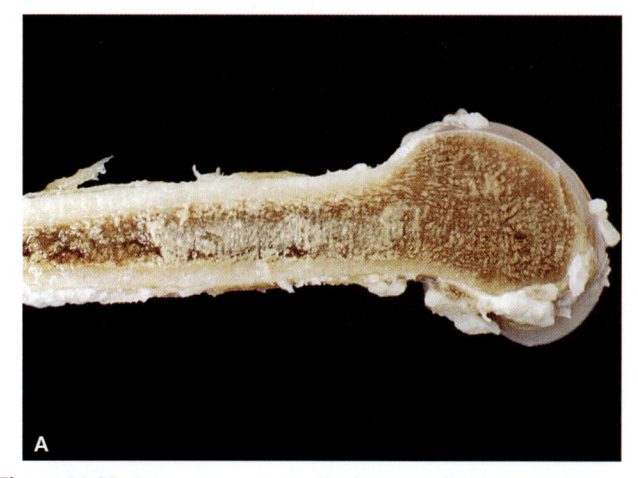
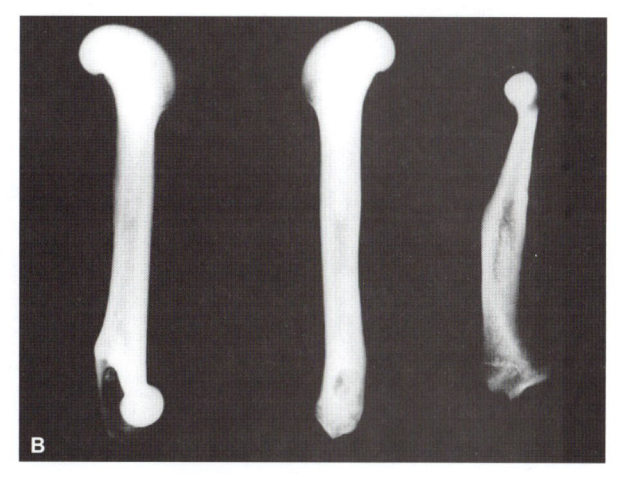

Figura 11.22 Osteopetrose. **A**. Secção de úmero de paca com aumento da espessura da cortical e presença de osso no canal medular (enostose). **B**. Radiografia de ossos longos de pacas com aumento da radiopacidade e indistinção corticomedular.

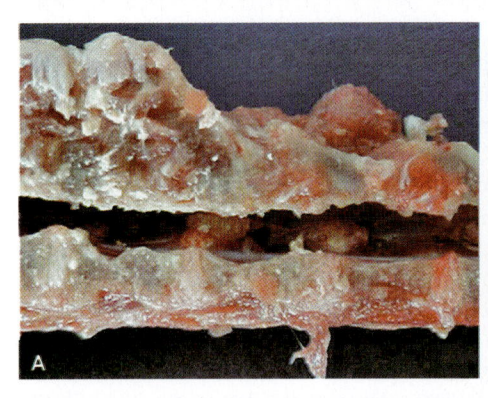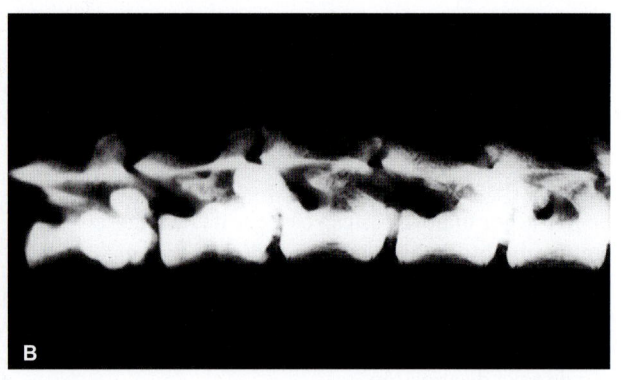

Figura 11.23 Osteopetrose. **A**. Secção longitudinal de segmento vertebral de paca com projeções ósseas para o interior do canal vertebral. **B**. Radiografia do segmento vertebral descrito em A com aumento da radiopacidade.

teônico apresenta estreitamento dos canais de Havers. Independentemente do tipo de tecido ósseo, a osteopetrose por menor reabsorção óssea caracteriza-se pela ausência ou redução da osteólise osteocítica, o que se evidencia por osteócitos pequenos com perda da basofilia e da metacromasia das suas bordas lacunares.

Aparência típica da parada da reabsorção é o surgimento de linhas de cementação (a matriz circundante dos osteócitos reabsorventes é metacromática ou basofílica. Quando a osteólise osteocítica está retardada, essas áreas se fundem nas linhas de cementação). Ademais, a condrólise osteocítica também está retardada, e os corações condroides (resquícios das cartilagens de crescimento no centro das trabéculas ósseas de animais em crescimento) são retidos em grande quantidade.

A osteopetrose por aumento da aposição óssea caracteriza-se por trabéculas revestidas por uma ou mais camadas de osteoblastos aumentados de volume. Há também focos de hiperplasia osteoblástica.

A maior parte dos tóxicos que causam osteopetrose pode, em doses maiores, matar o osteócito e causar osteonecrose. Além disso, a própria osteopetrose pode provocar osteonecrose. Isso se dá pela grande quantidade de osso que se forma com a subsequente obliteração de canais vasculares, importantes para o fornecimento de nutrientes, que, pelos canalículos, são levados aos osteócitos localizados mais profundamente no tecido ósseo.

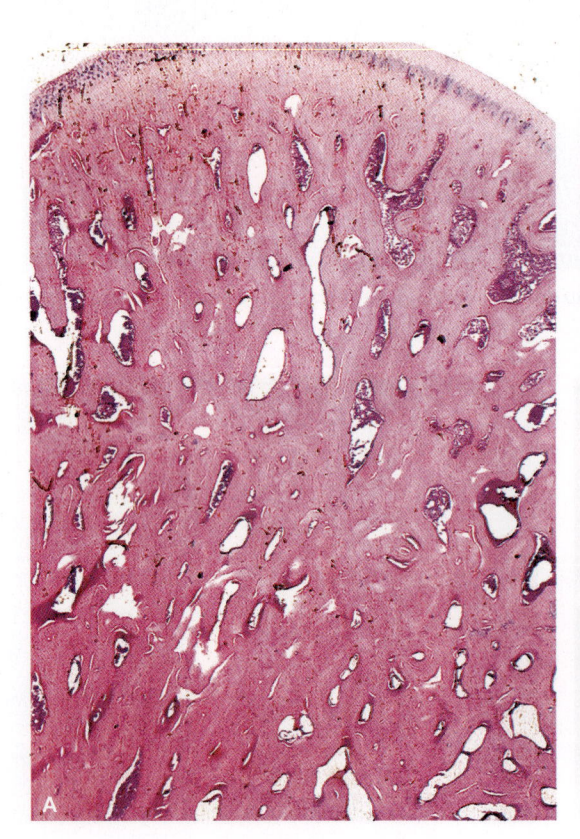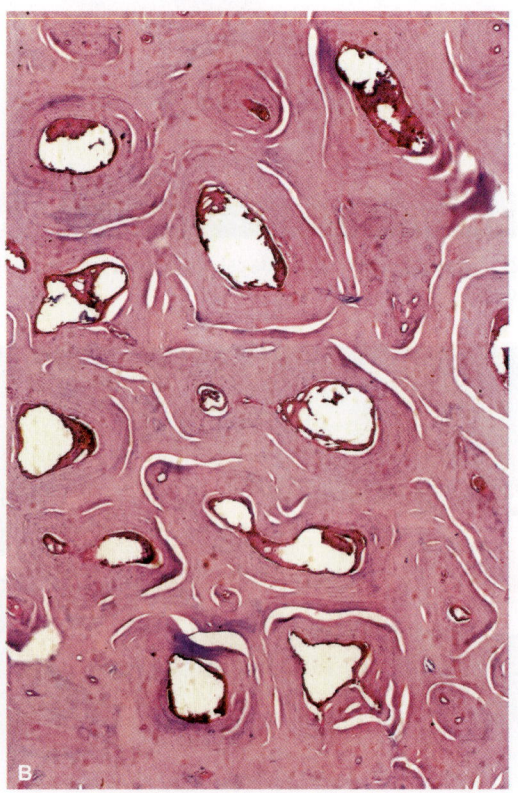

Figura 11.24 Fotomicroscopia de osso de paca com osteopetrose. **A**. Epífise de osso longo com intenso alargamento das trabéculas ósseas e redução do espaço intertrabecular. **B**. Alteração descrita em **A** em maior aumento, mostrando formação de ósteons no tecido ósseo trabecular.

ALTERAÇÕES NÃO METABÓLICAS DOS OSSOS

Necrose óssea ou osteose

É resultante da morte do osteócito, a célula responsável pela manutenção do tecido ósseo como tecido vivo. Dependendo de seu período de ocorrência, a necrose óssea não é reconhecível macroscópica ou radiologicamente. Depois, sua presença pode ser inferida apenas pela coloração do osso ou liquefação da medula óssea e alterações dos tecidos moles adjacentes. O periósteo e a superfície da cortical, quase sempre lisos, brilhantes e firmemente aderidos (exceto nas inserções de músculos e fáscias), tornam-se opacos e secos e o periósteo pode ser descolado com facilidade.

O osso necrótico é lenta e progressivamente removido por osteoclasia e a irregularidade do processo torna a superfície óssea irregular, áspera e rangente ao contato com metal. A cor do osso necrótico permanece branca ou um pouco acastanhada e os limites da necrose ficam demarcados por osteófitos (excrescências ou exostoses) marginais ou isolados por tecido cicatricial.

Existem várias causas de osteose em animais domésticos. A mais frequente, e talvez a mais importante, é a resultante de distúrbios do suprimento sanguíneo local nas fraturas. Seguem-se, em ordem de importância, a necrose resultante de processos inflamatórios (osteítes), submissão do osso a calor excessivo (descorna), traumatismos com deslocamentos do periósteo e isquemia periférica (ergotismo, pé-de-festuca). A obliteração de vasos medulares por massas tumorais (osteossarcoma, linfossarcoma) e por trombos é, ainda, causa de osteose.

A reparação do osso necrótico se dá mediante dois processos que ocorrem conjunta e simultaneamente: remoção do osso necrótico e sua substituição por novo osso. O sucesso da reparação depende da extensão da necrose e, principalmente, da viabilidade do tecido conjuntivo que cerca a área necrosada. Os osteoclastos acessam o osso pelo conjuntivo, e somente nesse tecido existem células osteoprogenitoras capazes de se diferenciar em osteoblastos. Quando o osso necrótico é isolado desse conjuntivo viável (p. ex., presença de pus), diz-se que houve sequestro, e o processo de reparação se altera.

Na ausência de fatores complicadores, o processo de reparação se completa com a restauração do osso original. Inicialmente, há remoção osteoclástica do osso alterado, seguida de síntese de tecido ósseo imaturo (*woven bone*), maturação do tecido ósseo em tecido trabecular e remodelação em tecido trabecular maduro ou tecido osteônico, dependendo da conformação inicial do osso que sofreu necrose.

No caso de sequestro, necrose excessivamente extensa e lesão repetitiva, a neoformação pode ser exagerada, acarretando formação de osteófitos locais e retardo da maturação e remodelação, havendo aumento da quantidade de osso. Quando acontece o contrário, a remoção excede a neoformação e há diminuição da quantidade de osso.

Panosteíte eosinofílica

É uma doença do tecido ósseo, e não da cartilagem, e é caracterizada pela proliferação óssea na cavidade medular (enostose). Essa doença é autolimitante e a cura espontânea ocorre até os 10 meses de idade. As corticais se apresentam pouco definidas e a cavidade medular fica radiopaca. Qualquer osso longo pode ser afetado, mas rádio e ulna são os locais mais comumente envolvidos.

O termo *panosteíte* foi introduzido pelo fato de que a maioria dos casos era acompanhada simultaneamente por processos infecciosos, de modo que se pensou que as lesões ósseas fossem consequências. Além disso, grande parte dos casos exibia leucocitose com eosinofilia, sem nenhuma relação com a lesão óssea. Essa doença caracteriza-se pela ausência tanto de inflamação quanto de eosinofilia.

Osteogênese imperfeita

A osteogênese imperfeita, embora bem descrita em seres humanos, é rara em animais. É uma alteração óssea hereditária autossômica dominante ou recessiva que pode acometer bovinos, caprinos, caninos e felinos domésticos, entre outros.

A maioria dos casos resulta de mutações nos genes *COL1A1* e/ou *COL1A2* que codificam as cadeias α1 e α2 do colágeno tipo I, respectivamente. Contudo, mutações no gene *SERPINH1* foram identificadas em cães da raça Dachshund. *SERPINH1* codifica a proteína de choque térmico 47 (HSP47), essencial para a maturação do colágeno, pois auxilia no dobramento da tripla hélice do colágeno no retículo endoplasmático, evitando sua agregação e facilitando seu transporte para o complexo de Golgi.

O colágeno no osso, na dentina, nos ligamentos, nos tendões e na esclera é principalmente do tipo I, de modo que alterações nesse tipo de colágeno resultam no confinamento das lesões a essas localizações anatômicas. Embora o colágeno do tipo I também predomine na pele, a osteogênese imperfeita geralmente não se caracteriza por lesões cutâneas. Não há também comprometimento do tecido cartilaginoso, uma vez que o colágeno da cartilagem é do tipo II.

A osteogênese imperfeita representa um grupo heterogêneo de doenças, onde deficiências no metabolismo de glicosaminoglicanos e proteoglicanos ou na síntese de osteonectina também podem ser responsáveis por alguns casos. Os defeitos do colágeno podem ser qualitativos e/ou quantitativos, de modo que a fragilidade óssea resultante da doença não necessariamente está relacionada à massa óssea. Sendo assim, nem sempre os achados microscópicos da osteogênese imperfeita são patognomônicos e suficientes para seu diagnóstico. É preciso associá-los à história clínica e aos achados macroscópicos.

Os animais manifestam frouxidão articular, esclera azulada e fragilidades dentária e óssea, com a ocorrência de múltiplas fraturas espontâneas (Figura 11.25), que podem ocorrer na vida intrauterina ou após o nascimento. Há também redução do crescimento.

A microscopia da doença é variável, mas, em vários casos, há osteopenia com a presença de trabéculas ósseas reduzidas em número, adelgaçadas, pouco conectadas e envoltas por tecido conjuntivo frouxo ou denso, sem evidência de aumento da reabsorção óssea, o que a difere da osteodistrofia fibrosa generalizada. Os osteoblastos podem se apresentar reduzidos de tamanho. A cortical do osso também pode estar comprometida, mostrando-se adelgaçada, descontínua e com trabéculas constituídas por *woven bone*. Microfraturas com hemorragias e derrame de fibrina também podem ser observadas.

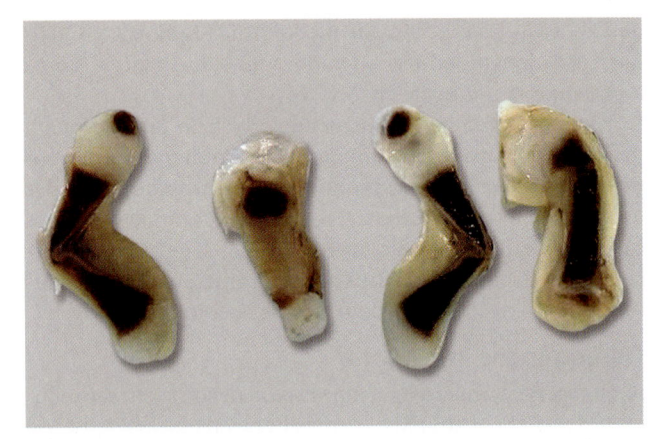

Figura 11.25 Osteogênese imperfeita em cão neonato. Ossos longos com falha na ossificação endocondral e múltiplas fraturas.

Cistos

Considerando-se a definição clássica de cisto (coleção bem definida de gás ou fluido envolta por uma cápsula), os cistos ósseos não o são verdadeiramente. Para o radiologista, cisto ósseo é qualquer área circunscrita de radioluscência, de contornos regulares, dentro de um osso e resultante de um tumor, de um coágulo sanguíneo, de tecido de granulação ou de qualquer substância menos densa que o osso. Para o patologista, é uma cavidade macroscopicamente visível, em geral revestida por membrana e contendo fluido.

Por ser uma entidade pouco definida, sua classificação é variável e baseia-se em forma, desenvolvimento, localização, complexidade anatômica e patogenia. Assim, têm-se: cistos subcondrais (localizados abaixo da cartilagem articular), cistos unicamerais (apenas uma câmara), cistos aneurismais (cheios de sangue) etc.

Os *cistos subcondrais* são consequências da osteocondrose. Os unicamerais ocorrem na displasia fibrosa. Por sua vez, os cistos aneurismais são multiloculares, contêm sangue e se originam de distúrbios vasculares da medula óssea. São raros, mas acontecem em cães e gatos. Têm o aspecto macroscópico de esponja cheia de sangue, e o sangue é escuro e flui constantemente da lesão.

Osteopatia hipertrófica

É uma síndrome de natureza e etiologia pouco conhecidas que afeta várias espécies, inclusive o ser humano, e se caracteriza pela formação difusa de osteófitos periosteais, que conferem irregularidade ao córtex (Figura 11.26); estes costumam se confinar aos ossos dos membros. Essa alteração recebe também a denominação *osteoartropatia de origem pulmonar*, termo que não parece apropriado, já que não há envolvimento articular nos animais e nem sempre a doença óssea está associada às alterações nos pulmões.

É secundária às lesões crônicas, em geral intratorácicas, de natureza inflamatória ou neoplásica (tuberculose, pleurite granulomatosa, linfadenite granulomatosa, bronquite crônica, neoplasias pulmonares, granulomas e sarcomas esofágicos por *Spirocerca lupi* e neoplasias da parede torácica). Na maioria dos casos, as lesões nos ossos são evidenciadas clinicamente, antes que as intratorácicas sejam detectadas.

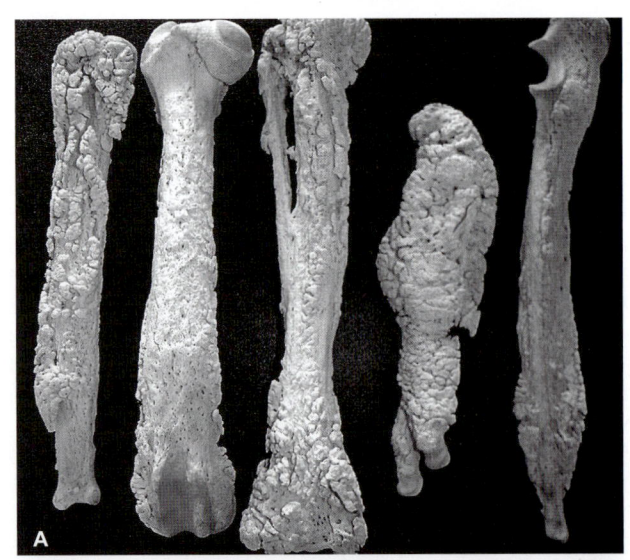

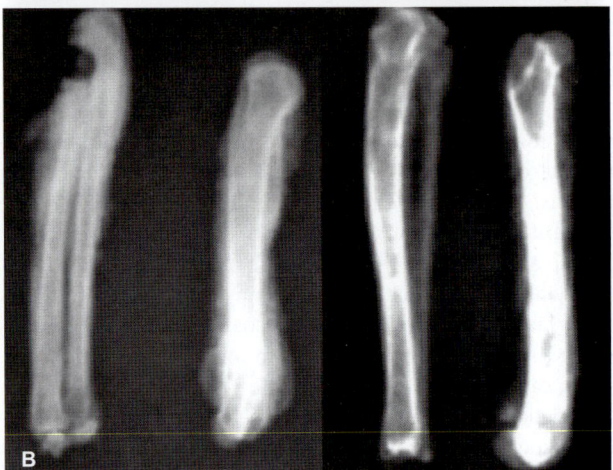

Figura 11.26 A e B. Osteopatia hipertrófica em gato. Ossos longos com intensa neoformação óssea periosteal.

Existem algumas exceções a essa associação periósteo-tórax que também resultam em osteopatia hipertrófica, tais como rabdomiossarcoma de bexiga nos cães; tumores ovarianos em éguas; e lesões intestinais crônicas e cirrose hepática nos seres humanos, entre outros.

A osteopatia hipertrófica também pode ser primária. Embora esses casos sejam raros, há um relato em gato.

São diversas as teorias que tentam explicar o aparecimento das lesões ósseas, mas nenhuma é totalmente aceita. São estas: neurogênica (impulsos reflexos que se originam das lesões intratorácicas e que se propagam pelo nervo vago, estimulando a neoformação óssea periosteal), humoral (hormônios ou substâncias hormonoides produzidos pela lesão primária ou que, em consequência desta, não são catabolizados, estimulando a neoformação óssea periosteal) e anóxica (desenvolvimento de anastomoses arteriovenosas na lesão primária que reduzem a oxigenação do sangue periférico, estimulando a neoformação óssea periosteal).

Nos casos de osteopatia hipertrófica primária, é mais difícil ainda tentar compreender a gênese da doença e nenhuma teoria foi proposta, até mesmo em seres humanos. Por isso, é denominada *osteopatia hipertrófica primária idiopática*.

Histologicamente, há neoformação óssea intensa a partir do periósteo. Esse osso neoformado é predominantemente do tipo trabecular, com trabéculas na maioria mineralizadas revestidas por uma camada de osteoblastos, mas há vários focos de hiperplasia osteoblástica. Tecido ósseo neoformado com aparência de tecido osteônico também pode ser observado. Os osteoblastos apresentam-se predominantemente aumentados de volume, como sinal de atividade aumentada. Os osteócitos apresentam-se ora pequenos alojados em lacunas estreitas, ora aumentados alojados em lacunas alargadas. Por entre as trabéculas ósseas neoformadas, há também tecido mieloide.

Osteopatia craniomandibular

A osteopatia craniomandibular, também denominada "mandíbula de leão", é uma doença óssea proliferativa não neoplásica que afeta principalmente a mandíbula, bolhas timpânicas, ossos occipital e temporal, ocasionalmente outros ossos do crânio, e raramente ossos longos. Como não é inflamatória, o nome *periostite mandibular* é inadequado.

Tem sido mais frequentemente diagnosticada em cães das raças West Highland White e Scottish Terrier, onde há algumas evidências de que a doença tenha um caráter hereditário autossômico recessivo. Cães das raças Boxer, Pastor Shetland, Dogue Alemão, Doberman Pinschers e Labrador Retriever, entre outras, também já foram, porém, diagnosticados com a doença. Nessas raças é possível que a osteopatia craniomandibular tenha etiologia multifatorial. A possibilidade de apresentar etiologia infecciosa tem sido afastada.

A doença, geralmente, é diagnosticada quando surgem sinais de desconforto em função da mastigação, por volta dos 4 a 7 meses de idade, e pode ser autolimitante. Embora o prognóstico seja variável, alguns animais podem ser eutanasiados.

A osteopatia craniomandibular caracteriza-se por síntese e reabsorção ósseas intermitentes e concomitantes, com supremacia da primeira, envolvendo o endósteo e o periósteo. As lesões são bilaterais e simétricas, caracterizadas por espessamento irregular da mandíbula e dos ossos occipital e temporal e ocasionalmente de outros ossos do crânio. Raramente afeta o esqueleto apendicular.

Histologicamente, há neoformação óssea intensa a partir do periósteo e, às vezes, do endósteo. Esse osso neoformado é predominantemente do tipo trabecular, com trabéculas mineralizadas e não mineralizadas revestidas por uma única camada de osteoblastos. Há também formação de alguns ósteons. Focos de necrose óssea, osteoclasia e de células inflamatórias também podem ser observados.

A osteopatia craniomandibular deve ser diferenciada da osteopatia hipertrófica, ambas caracterizadas por neoformação óssea periosteal. A principal diferença entre as duas é que, em contraste com a distribuição da osteopatia craniomandibular que geralmente está confinada aos ossos do crânio, as lesões da osteopatia hipertrófica geralmente ocorrem ao longo das diáfises e metáfises de certos ossos (com predomínio do rádio, da ulna, da tíbia, do metacarpo e do metatarso).

Espondilolistese

É uma deformidade da quarta vértebra torácica que acomete aves de corte com crescimento rápido. Essa condição é também conhecida como *kinky back*.

A incidência, que pode chegar a 2% na granja, depende de idade, taxa de crescimento rápido e genética. A doença acomete animais entre 3 e 6 semanas de vida. As aves manifestam, inicialmente, incoordenação motora, caracterizada por dificuldade de locomoção, que pode evoluir para deslocamento de um dos membros, decúbito lateral ou apoio sobre a articulação tibiotarsometatársica (Figura 11.27 A). A morte, nos casos de espondilolistese, é consequência de desidratação e inanição, em razão da impossibilidade de acesso à água e à ração. Casos subclínicos, sem alterações ou com claudicação ocasional em algumas aves, podem ser observados.

À macroscopia, caracteriza-se pela rotação do corpo da quarta vértebra torácica ao longo do eixo da coluna (Figura 11.27 B), com compressão da medula espinhal (Figura 11.27 C) e consequente paralisia dos membros.

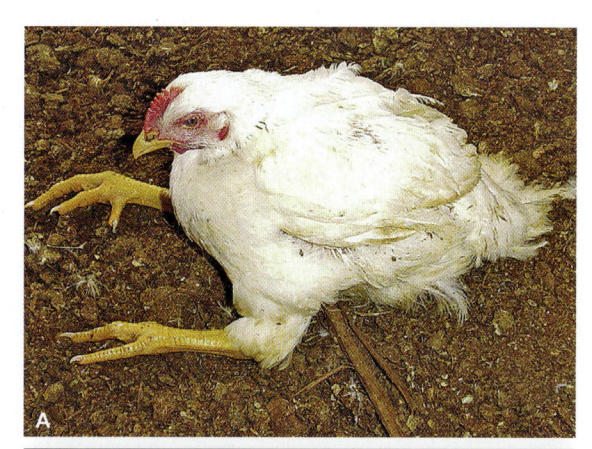
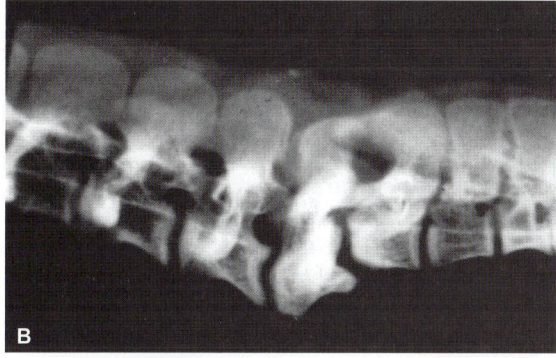
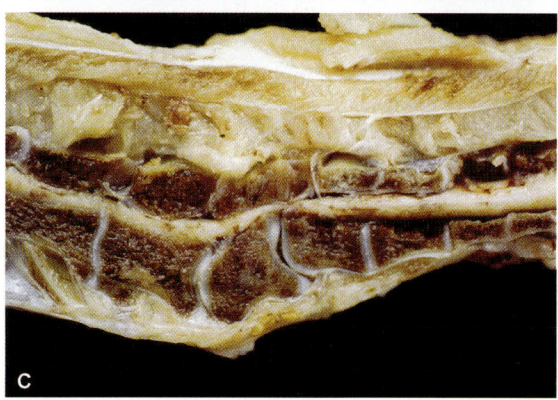

Figura 11.27 Espondilolistese. **A**. Ave apoiada sobre a articulação tibiotarsometatársica. **B**. Rotação e deformação do corpo da quarta vértebra torácica. **C**. Rotação e deformação do corpo da quarta vértebra torácica, com compressão da medula espinhal. (Cortesia do Dr. Renato de Lima Santos, Universidade Federal de Minas Gerais, Belo Horizonte, MG.)

Fraturas

Decorrem da submissão do osso a um estresse de curta duração. Se o osso é normal, o estresse necessário para provocar fratura é muito maior do que o estresse fisiológico produzido no osso pela movimentação esquelética normal ou, então, deve ser aplicado em direção contrária à das forças biomecânicas a que está sujeito normalmente.

Quando as fraturas ocorrem em um osso normal, são denominadas traumáticas. Caso o osso seja anormal, com resistência diminuída por doenças metabólicas, inflamatórias, neoplásicas ou degenerativas, as fraturas sucedem sem que seja necessário aplicar ao osso estresse superior ao fisiológico e se denominam fraturas espontâneas ou patológicas.

Quanto à extensão, à forma e à natureza, as fraturas podem ser classificadas em: fechadas (os tecidos de revestimento adjacentes ao osso permanecem intactos), compostas ou expostas (os tecidos de revestimento sofrem solução de continuidade, expondo o osso ao meio ambiente), completas (há separação completa dos fragmentos fraturados), incompletas (a descontinuidade do osso não é completa), cominutiva (o osso se parte em vários fragmentos) e por compressão (as extremidades dos fragmentos ósseos estão comprimidas uma dentro da outra).

Algumas fraturas só podem ser detectadas microscopicamente (microfraturas). Sua presença pode ser inferida por hemorragias. Ocorrem com frequência nas regiões metafisária e subcondral. Fraturas múltiplas do osso trabecular (esponjoso, lamelar), sem deslocamento visível das extremidades ósseas, são conhecidas como *infrações*.

O processo de reparação de fraturas, descrito a seguir baseia-se em uma fratura completa e fechada de um osso longo, com boa coaptação das extremidades fraturadas. Nos demais tipos de fraturas, algumas complicações podem alterar o processo, o que será discutido adiante.

O primeiro evento que se dá com a fratura é a hemorragia, advinda da ruptura de numerosos vasos periosteais e medulares de vários calibres, bem como daqueles existentes nos espaços vasculares do córtex (canais de Havers e de Wolkman). Forma-se, então, um coágulo, que interrompe a irrigação local, com consequentes isquemia e necrose do osso e da medula óssea. A medula óssea necrótica sofre liquefação e remoção fagocitária. Por sua vez, o osso necrosado é removido por osteoclasia. O coágulo se organiza, propiciando proliferação, migração e diferenciação celular (células osteoprogenitoras e osteoblastos), seguidas de neoformação óssea.

Assim, o reparo da fratura geralmente é dividido em três estágios: (1) formação de hematoma e inflamação aguda; (2) fase reparativa com formação de calo; e (3) fase de remodelação, quando o osso pode eventualmente voltar à sua forma original. Nas primeiras 24 horas após a fratura, interleucina-1 e -6 (IL-1 e IL-6) e TNFα, secretados por neutrófilos e macrófagos, dão início ao processo de reparo, recrutando células-tronco mesenquimais. Além de produzir citocinas pró-inflamatórias, macrófagos secretam também fatores de crescimento, tais como o fator de crescimento transformador β (TGFβ), proteínas morfogenéticas (BMPs), fator de crescimento semelhante à insulina 1 (IGF1), fator de crescimento derivado de plaquetas (PDGF), fator de crescimento fibroblástico 2 (FGF2), fator de crescimento do endotélio vascular (VEGF) e quimiocinas, como proteína quimiotática de monócitos 1 (MCP1) e proteína inflamatória de monócitos-1a (MIP1a). Todos estes auxiliam na migração de células-tronco mesenquimais para o local da fratura e estimulam a angiogênese.

Assim, em torno de 1 semana após a fratura, o hematoma é substituído por células mesenquimais em proliferação e por tecido de granulação. As células-tronco mesenquimais ou células osteoprogenitoras, responsáveis pelo reparo ósseo, em geral são oriundas do periósteo ou do estroma da medula óssea.

No início, por causa da baixa tensão de oxigênio, as células-tronco mesenquimais no centro da fratura se diferenciam em condrócitos e formam cartilagem hialina. Neste momento, o calo é formado tanto por tecido cartilaginoso quanto por tecido fibroso. À medida que a fratura se torna mais estável e a angiogênese melhora o suprimento sanguíneo e a oxigenação do local, as células-tronco mesenquimais se diferenciam em osteoblasto. Essas células sintetizam matriz óssea sobre os tecidos conjuntivo e cartilaginoso do calo, em um processo de substituição por osso, idêntico ao que acontece na ossificação intramembranosa e endocondral, respectivamente. Nessa fase, desaparece a descontinuidade do osso. O calo sofre lenta e gradual remodelação até que haja completa restauração do osso, tal como originalmente era.

As consequências e o prognóstico da fratura são variáveis e dependentes do tipo de fratura, do osso acometido e do porte do animal. Fraturas na coluna vertebral (Figura 11.28 A), por exemplo, dependendo do grau, podem levar o animal à paralisia permanente e, em alguns casos, a conduta do médico veterinário pode ser a eutanásia.

O processo de reparo da fratura nem sempre ocorre como descrito anteriormente. Instabilidade mecânica, falta de suprimento sanguíneo adequado, infecção, doença osteometabólica e outros tipos de doenças podem interferir com o reparo. Se o alinhamento dos fragmentos fraturados não for o ideal, poderá haver deformação do osso (Figura 11.28 B), calo ósseo excessivo (Figura 11.29) e remodelação prolongada.

Essas mesmas alterações podem suceder com maior intensidade nas fraturas cominutivas, já que os fragmentos ósseos desvitalizados são removidos de maneira mais lenta. Se a fratura é exposta, há sempre infecção, que, se não for controlada de modo adequado, inibe o processo de reparação por retardar a remoção do osso necrótico e a neoformação óssea.

Se o processo inflamatório se torna crônico, a neoformação óssea se dá, principalmente, nas margens da fratura, produzindo grande calo que contém tecido inflamatório crônico (tecido de granulação e microabscessos) e fístulas. Se o processo inflamatório for prolongado ou se a maior parte das extremidades do fragmento principal for destruída, a união óssea não se processa e ocorre *pseudoartrose*.

A pseudoartrose se forma também nos casos de imobilização inadequada, na interposição de tecido mole entre as extremidades fraturadas e em determinadas condições em que há perda da capacidade reparadora do tecido ósseo (senilidade, caquexia, isquemia e perda de neurotropismo).

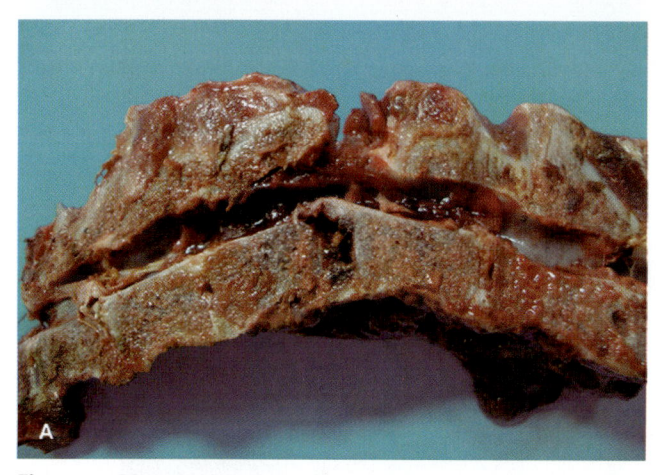
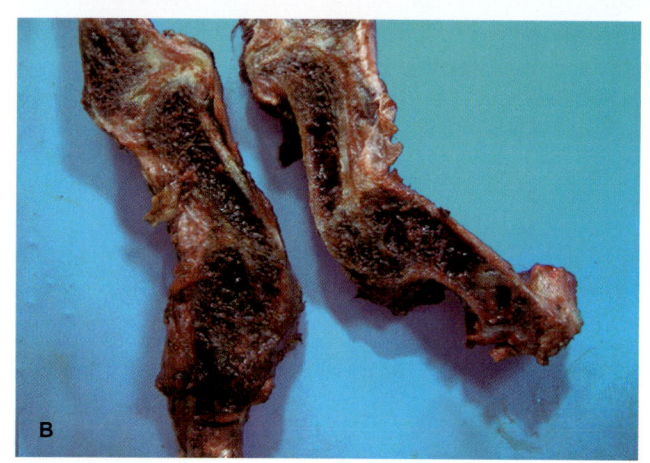

Figura 11.28 Fratura em ossos de cão. **A**. Fratura completa em coluna vertebral. **B**. Deformação óssea causada por falha e instabilidade na união óssea durante a consolidação de fratura em osso longo.

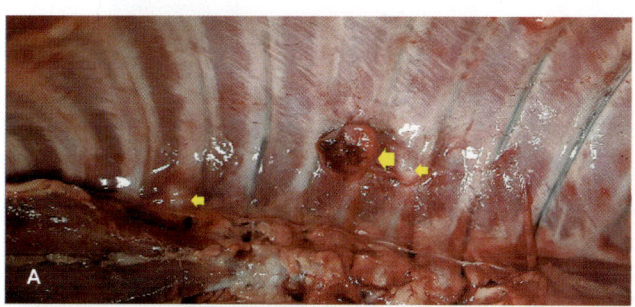
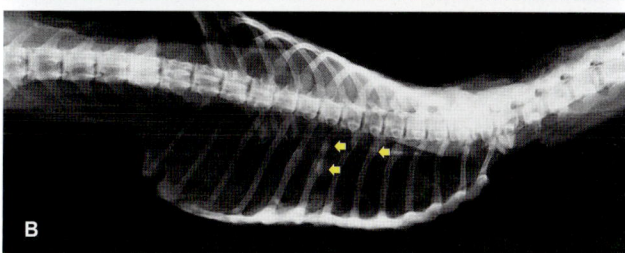

Figura 11.29 Múltiplos calos ósseos antigos em costelas de cão. **A**. Costelas com calos ósseos de tamanhos variados (*setas*), sendo que um apresenta aderência de tecido pulmonar (*seta maior*). **B**. Radiografia da alteração descrita em A, com calos ósseos radiopacos de tamanhos variados nas costelas (*setas*).

A pseudoartrose mais simples é uma união fibrosa em que as extremidades ósseas não unidas tornam-se compactas e polidas. Se a mobilidade continua, há metaplasia fibrosa densa ou cartilaginosa da união fibrosa. Em estágio mais avançado de adaptação, formam-se fendas na união fibrocartilaginosa que se revestem de membrana conjuntiva similar à sinovial, mimetizando articulação.

Nas fraturas patológicas decorrentes de doenças metabólicas do osso, o calo sofre as mesmas influências metabólicas a que o tecido ósseo está sujeito (no raquitismo, por exemplo, não há mineralização óssea).

ALTERAÇÕES INFLAMATÓRIAS DO OSSO

Osteíte

Osteíte é a inflamação de um osso ou parte dele. Está confinada ao tecido conjuntivo vascular do osso (periósteo, te-

cido conjuntivo vascular intracortical, cavidade medular). Conforme sua origem, pode ser classificada em periostite (periósteo) e osteomielite (cavidade medular). Entretanto, dificilmente o processo fica confinado ao seu local de origem, porque, no osso, existe extensa rede de anastomoses vasculares entre periósteo, córtex e medula óssea.

Periosteíte

A periosteíte é uma lesão bastante frequente nos animais domésticos, muitas vezes súbita e aguda, que pode se tornar crônica. Com frequência, ocorre por extensão de processos inflamatórios nos tecidos adjacentes (a via de infecção é por expansão) e permanece como alteração local, afetando apenas um determinado osso: falanges (expansão de pododermatite; Figura 11.30), osso alveolar (expansão de estomatite fibrinonecrótica, comum na doença periodontal), seios paranasais (expansão de sinusite), porção timpânica do osso temporal (extensão de otites médias), proeminências ósseas (expansão de escaras de decúbito), cornetos nasais (expansão de rinite) etc.

Outros exemplos de osteítes não hematogênicas são aquelas secundárias às fraturas expostas, às poliartrites, às sinovites, ao corte de dentes em leitões e aos traumatismos que provocam deslocamento do periósteo. O sinal característico desse tipo de osteíte são as exostoses ou osteófitos. É importante salientar que o processo inflamatório pode se iniciar no periósteo e estender-se para a cavidade medular, resultando em osteomielite, ou o contrário.

Osteomielite

A osteomielite, osteíte hematogênica que se inicia na medula óssea, é também comum nos animais. Entretanto, sua incidência real é subestimada, já que seus agentes, em geral, provocam septicemia e morte antes que a lesão óssea se torne evidente. Os animais jovens são os mais afetados e exceções desse fato são as osteítes secundárias às micoses profundas e à infecção por *Leishmania infantum* (sinonímia *Leishmania chagasi*), em cães (Figura 11.31).

Uma das formas de osteomielite é a espondilite (osteíte vertebral), envolvendo um ou dois corpos vertebrais, que tende a ser supurada. As causas mais comuns desse processo são *Trueperella* (*Arcanobacterium*) *pyogenes*, em bovinos, e *Brucella* spp., em suínos e cães.

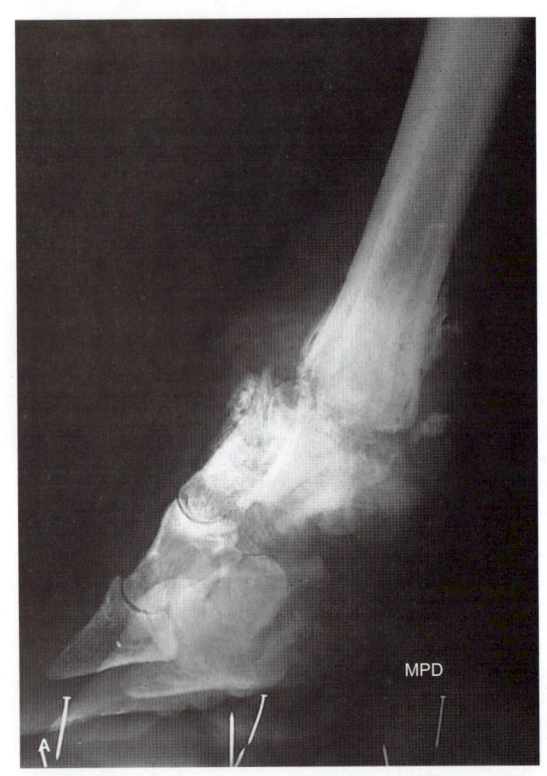
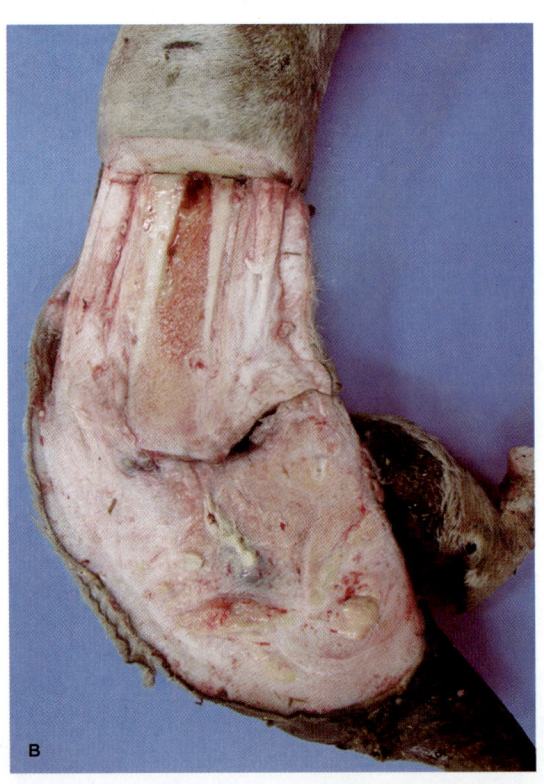

Figura 11.30 Periostite e osteomielite secundárias à pododermatite em bovino **A**. Radiografia demonstrando deformidade, aumento da radiopacidade e intensa reação periosteal da primeira e da segunda falange do membro pélvico direito. Epífise distal do metatarso mais radiopaca, com perda da definição do canal medular e com reação periosteal. **B**. Macroscopia da alteração descrita em A, com áreas branco-amareladas, com exsudato purulento na primeira e na segunda falange e na epífise distal do metatarso.

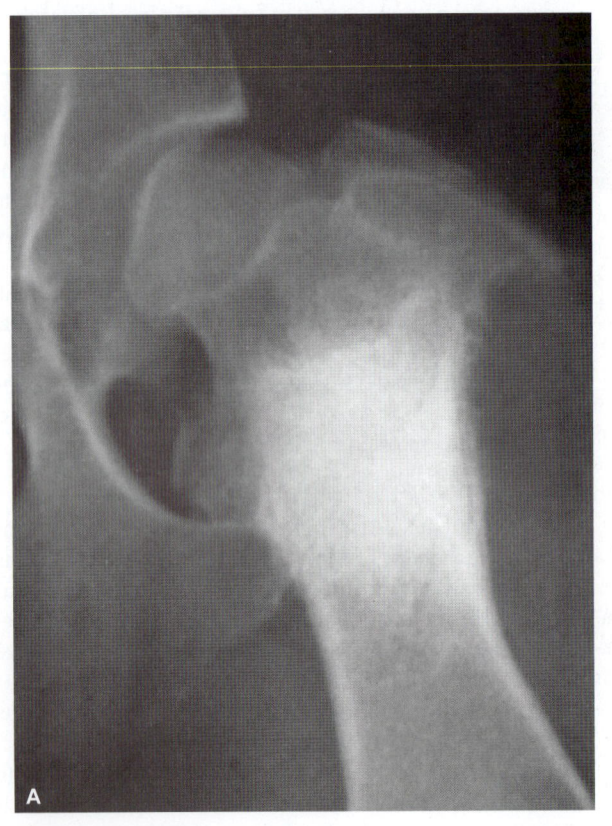
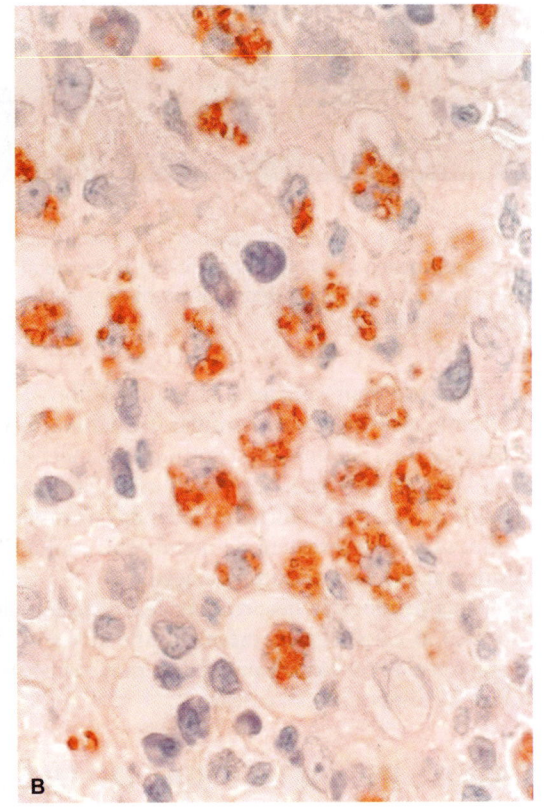

Figura 11.31 Osteomielite em cão com leishmaniose visceral. **A**. Radiografia de fêmur com aumento da radiopacidade e reação periosteal na metáfise proximal. **B**. Lesão descrita em A com macrófagos repletos de leishmanias (marrons) pela reação imuno-histoquímica. (Cortesia do Dr. Renato de Lima Santos, Universidade Federal de Minas Gerais, Belo Horizonte, MG.)

Nesse tipo de osteíte, a expansão do processo inflamatório se dá em direção transversa ao corpo da vértebra, resultando em fratura e colapso (diminuição ou inibição repentina da função). Ocorre deslocamento de um ou de ambos os fragmentos para o canal vertebral, acarretando compressão e paralisia.

Nos processos supurados, o exsudato permeia o córtex em qualquer direção e provoca pleurite (vértebras torácicas) ou miosite dos músculos espinhais (vértebras lombares). Em algumas situações, o pus fica retido pelo periósteo do canal vertebral e, na forma de abscesso encapsulado, protrai para dentro do canal, provocando compressão da medula espinhal.

Não é raro ocorrer dissecação do periósteo, seguida de invasão da dura-máter e da medula espinhal (mielite). O processo inflamatório no corpo vertebral pode se estender, em alguns casos, para o disco intervertebral, caracterizando a discoespondilite (Figura 11.32).

Os agentes da osteíte hematogênica, quase sempre microrganismos piogênicos, originam-se de focos primários em outros órgãos (*Trueperella pyogenes*, *Klebsiella*, *Escherichia coli* e *Streptococcus* em bovinos; *Salmonella* e *Rhodococcus equi* [Figura 11.33] em equinos; micoses sistêmicas em cães; *Brucella* em suínos; e tuberculose em todas as espécies).

O primeiro evento que ocorre nas osteítes é a necrose causada pelo efeito combinado de toxinas bacterianas difusíveis e isquemia por vasculite e/ou oclusão vascular. Em seguida, há a remoção do osso necrosado (osteoclasia mediada por prostaglandina E [PGE] e fator ativador dos osteoclastos) e, por fim, há regeneração (neoformação óssea; Figura 11.34 A).

A remoção e a neoformação não são perfeitamente equilibradas e, sempre que houver supremacia de uma ou de outra, haverá aumento (osteíte esclerosante) ou diminuição (osteíte rarefativa) da quantidade de osso no local da inflamação. O exame radiográfico das osteítes pode, em alguns casos, assemelhar-se à imagem radiológica de um tumor ósseo. Os processos de remoção e neoformação ósseas, na osteíte, ocorrem do mesmo modo descrito para a reparação das osteoses e das fraturas, estando sujeitos aos mesmos fatores complicantes, ainda mais se for considerado que, nas osteítes, as fraturas patológicas são muito frequentes.

O sequestro ósseo ocorre quando o osso necrótico fica envolto pela inflamação e isolado do conjuntivo viável, o que compromete a remoção da necrose óssea por osteoclasia. Essa alteração é mais comum nas osteítes agudas e supuradas (Figura 11.34 B).

Se for pequeno, pode dissolver-se no exsudato ou ser expulso para a superfície com a descarga purulenta. Se for grande, requer remoção cirúrgica, pois pode se tornar encasulado pelo osso neoformado (invólucro). O sequestro pode ser revertido com a eliminação da infecção, possibilitando que o tecido de granulação envolva o osso, refazendo o contato deste com o tecido conjuntivo viável.

ALTERAÇÕES NEOPLÁSICAS DOS OSSOS

A classificação das neoplasias do esqueleto é conflitante, em razão da diversidade de sua histogênese (vasos, osso, cartilagem, tecido conjuntivo fibroso, adiposo e hemocitopoético) e da sobreposição de respostas do osso e do próprio tumor.

No tumor de origem óssea, as transformações embriogenéticas podem originar outros tecidos, como mixomatoso, cartilaginoso, entre outros. Tumores cartilaginosos podem se ossificar, e osteossarcomas podem produzir áreas de cartilagem, mimetizando condrossarcoma, ou conter grande número de osteoclastos, lembrando tumor de células gigantes.

Outra dificuldade para definir a histogênese dos tumores ósseos é que o osso normal responde à existência da neoplasia com formação de novo osso. Quando há deslocamento do periósteo, ocorre neoformação óssea perpendicular ao córtex (aparece como triângulo nas radiografias – triângulo de Codman ou espora). Se, por outro lado, houver ruptura do periósteo, a neoformação será arborescente (efeito irradiação aos raios X), o que pode resultar em diagnóstico errôneo de osteossarcoma.

Muitos tumores medulares e de tecidos moles adjacentes ao osso incitam a neoformação endosteal, mesmo antes de as células tumorais entrarem em contato com o endósteo. Como a reabsorção nesse osso neoformado só sucede quando se estabelece o contato entre o endósteo e as células tumorais, a neoformação óssea torna-se proeminente, e se diz que o tumor tem efeito *osteoplásico*.

Alguns tumores (mieloma múltiplo, linfossarcomas) incitam maior reabsorção e são conhecidos como *osteolíticos*. A reabsorção é predominantemente osteoclástica e mediada pela PGE ou por linfocina (fator ativador dos osteoclastos) produzida por linfócitos, que são, por sua vez, estimulados pela prostaglandina E_2 (PGE_2).

As metástases de neoplasias para o osso são subestimadas, e a incidência real não é determinada. Essas metástases podem ser encontradas com mais frequência na medula óssea vermelha, na qual o sistema sinusoidal vascular está

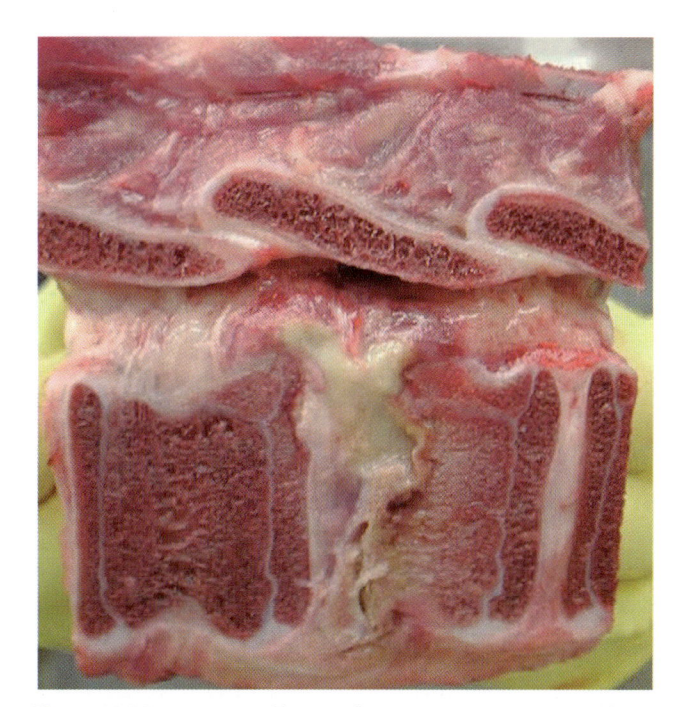

Figura 11.32 Discoespondilite purulenta em cão com expansão do exsudato purulento para o canal vertebral.

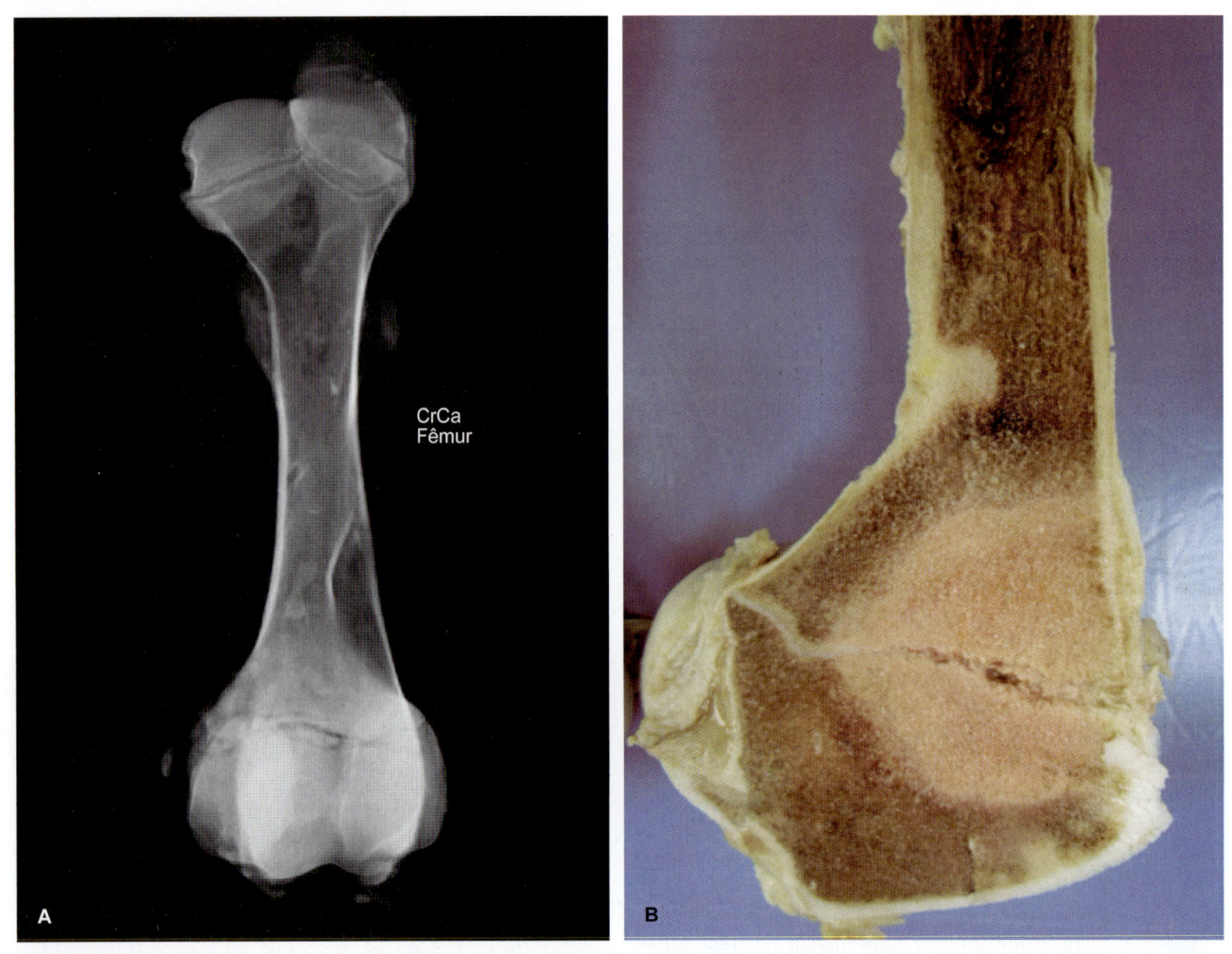

Figura 11.33 Osteomielite em potro por *Rhodococcus equi*. **A**. Radiografia demonstrando área focalmente extensa de radioluscência na metáfise distal do fêmur. **B**. Macroscopia da alteração descrita em **A**, com metáfise e epífise distais do osso com área esbranquiçada focalmente extensa, necrose e fissura extensa da placa epifisária.

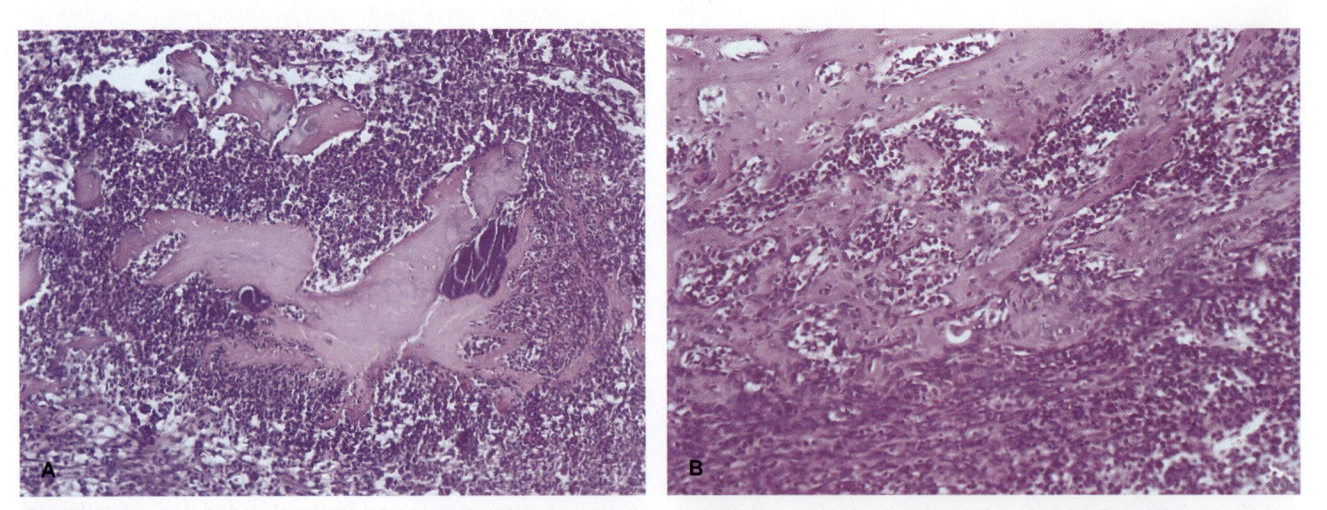

Figura 11.34 Fotomicrografias de tíbia com osteomielite experimental por *Staphilococcus aureus* em rata. **A**. Processo inflamatório associado à presença de trabéculas ósseas neoformadas. **B**. Trabécula óssea necrótica circundada por intensa reação inflamatória (sequestro ósseo).

sujeito à parada de células neoplásicas malignas. Costelas, corpos vertebrais e metáfise femoral e umeral são os locais mais acometidos por metástases de carcinomas, melanomas, entre outras neoplasias.

Osteoma

É um tumor benigno, raro, constituído de osso bem diferenciado e que afeta particularmente os ossos da cabeça, maxila e mandíbula e os seios nasais de bovinos e equinos. Tem sido também descrito em cabras, ovelhas, cães, gatos e coelhos.

Esses tumores se apresentam como grandes massas duras, de crescimento expansivo, recobertas por periósteo, e crescem lenta e progressivamente por vários meses, mantendo tamanho e forma determinados por tempo indefinido.

À microscopia, são constituídos por tecido ósseo trabecular, que, progressivamente, pode se transformar em tecido compacto. Por entre o tecido ósseo, pode ser observado tecido mieloide.

O osteoma osteoide é uma forma distinta de osteoma, caracterizado histologicamente pela presença de osso imaturo (osteoide) e muitas células (osteoblastos), contornados por osso neoformado (osso reativo). A área central é radioluscente, e a periférica, radiopaca. É mais comum nos seres humanos e, embora seja raro nos animais, já foi relatado em cães e gatos.

O diagnóstico diferencial entre osteoma e fibroma ossificante, displasia fibrosa, ossificação heterotópica e exostoses é difícil e, algumas vezes, arbitrário.

Fibroma ossificante

É um tumor fibro-ósseo benigno, raro, que tem predileção pelos ossos da cabeça, particularmente pela região rostral da mandíbula. Já foi descrito em cavalos, bovinos, gatos, cães, coelhos e ovelhas. É constituído de massas bem definidas, expansíveis e que distorcem o contorno do osso afetado, podendo levar ainda ao deslocamento e à perda dentária.

Microscopicamente, há grande quantidade de tecido conjuntivo denso sem características de malignidade, com presença de trabéculas ósseas bem diferenciadas e interconectadas, na maioria mineralizadas com osteócitos alojados em lacunas e revestidas por uma camada de osteoblastos. Espículas ósseas com matriz não mineralizada (osteoide) também podem ser observadas no meio do tecido conjuntivo. O tecido ósseo preexistente adjacente à neoplasia pode apresentar áreas de necrose e osteoclasia de intensidade variável, a depender da extensão da neoplasia.

Fibroma não ossificante

É um tumor fibro-ósseo benigno, raro em animais e relativamente comum em crianças. Nos animais, geralmente são bem delimitados e branco-amarelados.

Assim como o fibroma ossificante, pode ser encontrado na região rostral da mandíbula de bovino (Figura 11.35 A). Em crianças, geralmente são ovalados, bem delimitados e radioluscentes.

Microscopicamente, há proliferação de fibroblastos, sem atipia, muito semelhante ao fibroma ossificante, porém sem tecido ósseo (Figura 11.35 B). Pode haver neoformação óssea nas margens da neoplasia, a partir do osso preexistente, como um processo reacional.

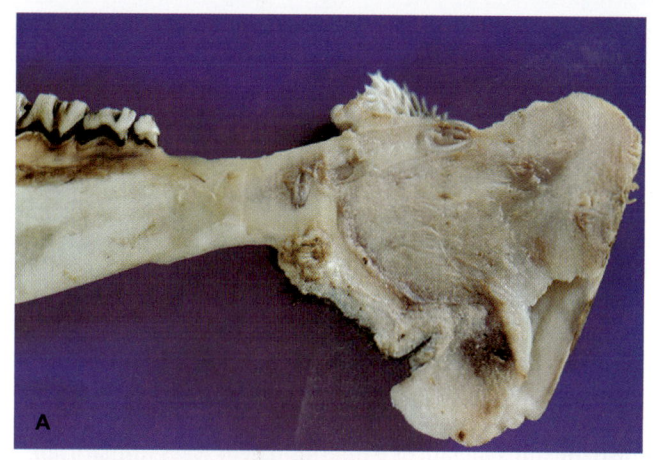

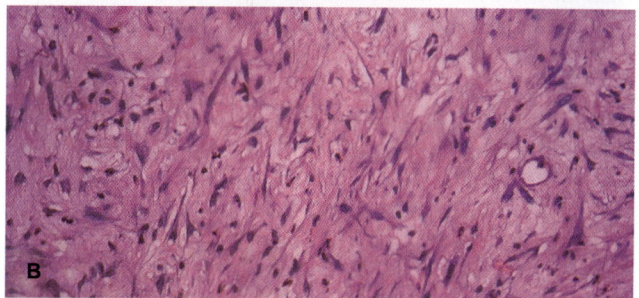

Figura 11.35 Fibroma de mandíbula de bovino. **A**. Massa neoplásica esbranquiçada extensa na região rostral da mandíbula. **B**. Microscopia da alteração descrita em **A** com proliferação de fibroblastos sem nenhuma característica de malignidade.

Displasia fibrosa (osteodistrofia fibrosa localizada)

É uma lesão rara que ocorre em cães, cavalos e gatos, podendo ser mono ou poliostótica e acomete principalmente jovens e recém-nascidos. As lesões monostóticas acontecem nos seios maxilares do cavalo, na mandíbula e ossos infraorbitários do cão e em mandíbula, ulna e na extremidade distal do rádio do gato.

Por sua vez, as lesões poliosteóticas se dão nos ossos longos de cães (raças Dobermann, Old English Sheepdog, Pastor Alemão) e se apresentam, aos raios X, como áreas de radioluscência de contornos regulares, circulares ou ovais. Na maxila dos equinos, são lesões radiodensas que distorcem as estruturas adjacentes.

À macroscopia, são massas de tecido fibroso acinzentado, firmes e duras, podendo conter hemorragias, pequenos cistos ou grandes cavidades císticas com fraturas e infrações ao redor.

Osteossarcoma

É um tumor maligno que se origina do mesênquima e cujas células produzem osteoide ou tecido ósseo mineralizado. Os osteossarcomas são as neoplasias do esqueleto mais comuns em cães e gatos, mas são raros em outras espécies.

A maior parte dos osteossarcomas desenvolve-se a partir da região metafisária dos ossos longos. Entretanto, há aqueles que se desenvolvem a partir do periósteo (osteossarcoma periosteal), e outros provêm de tecidos extraesqueléticos (glândula mamária, tireoide, fígado, pulmões e no esôfago, como sequela de esofagite por *Spirocerca lupi*).

Em cães, o osteossarcoma é considerado a neoplasia óssea mais comum, acometendo, com maior frequência, o esqueleto apendicular (Figura 11.36) das raças de grande porte e de idade mediana. No entanto, também pode ocorrer no esqueleto axial, como em crânio, costelas (Figura 11.37), vértebras e pélvis e, mais raramente, em tecidos moles e viscerais.

Alguns fatores predispõem os animais ao desenvolvimento dos osteossarcomas: tamanho (cães de grande porte são mais afetados), raça e família (cães São Bernardo, Dogue Alemão, Boxer, Pastor Alemão e Setter Irlandês são mais suscetíveis), idade (o risco aumenta a partir de 5 anos de idade e diminui depois de 9 anos), fixação de fraturas com instrumentos metálicos e infartos ósseos (cães miniatura).

Os sinais clínicos associados ao osteossarcoma são inespecíficos e dependem do local primário e do envolvimento de estruturas subjacentes. O sinal clínico mais comum é a claudicação decorrente da dor. Pela característica invasiva, o osteossarcoma causa obstrução da drenagem linfática, com subsequente edema da área adjacente ao tumor. Fraturas patológicas também são frequentes.

A duração dos sinais clínicos é variável e depende do local envolvido. Os osteossarcomas originários de ossos chatos da cabeça apresentam curso clínico e tempo de sobrevivência prolongados. Aqueles originários do esqueleto apendicular podem ter curso agudo, causando a morte em curto período, que pode variar de 1 a 6 meses. A maioria dos cães morre ou é eutanasiada em razão das metástases do tumor, em geral para os pulmões.

As características macroscópicas e radiológicas dos osteossarcomas são variáveis. Em muitos casos, porém, há destruição do osso normal, formação de osso reativo pelo endósteo e periósteo e produção de osteoide (Figuras 11.36 A e 11.37 A). Quando localizado na região epifisária dos ossos longos, geralmente o osteossarcoma não invade a

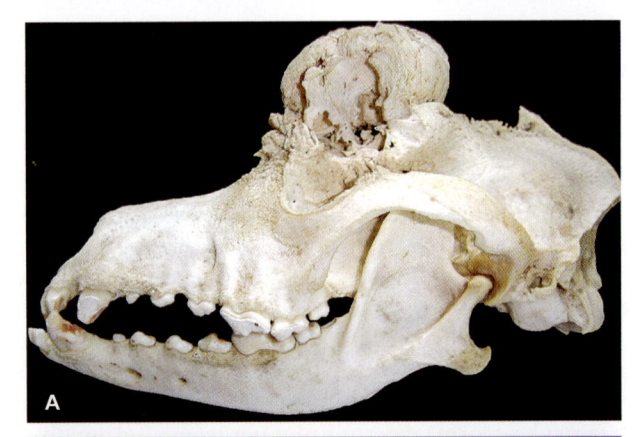
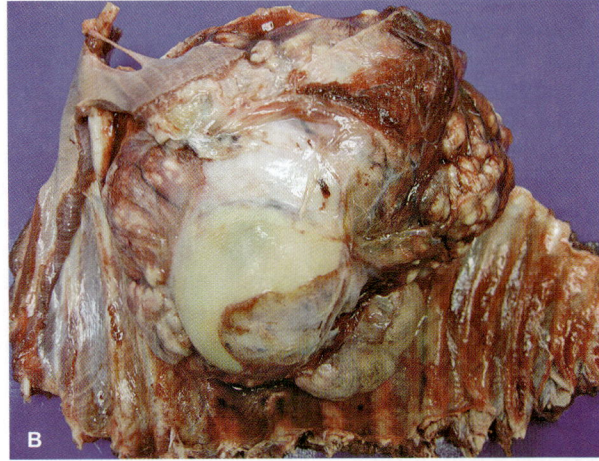

Figura 11.37 **A** e **B**. Osteossarcoma no crânio e nas costelas de cão.

cavidade articular, respeitando os limites da cápsula articular (Figura 11.38).

Segundo sua aparência radiográfica, podem ser *osteolíticos* (muita necrose e reabsorção), *osteoplásicos* (escleróticos, produtivos) e *mistos*.

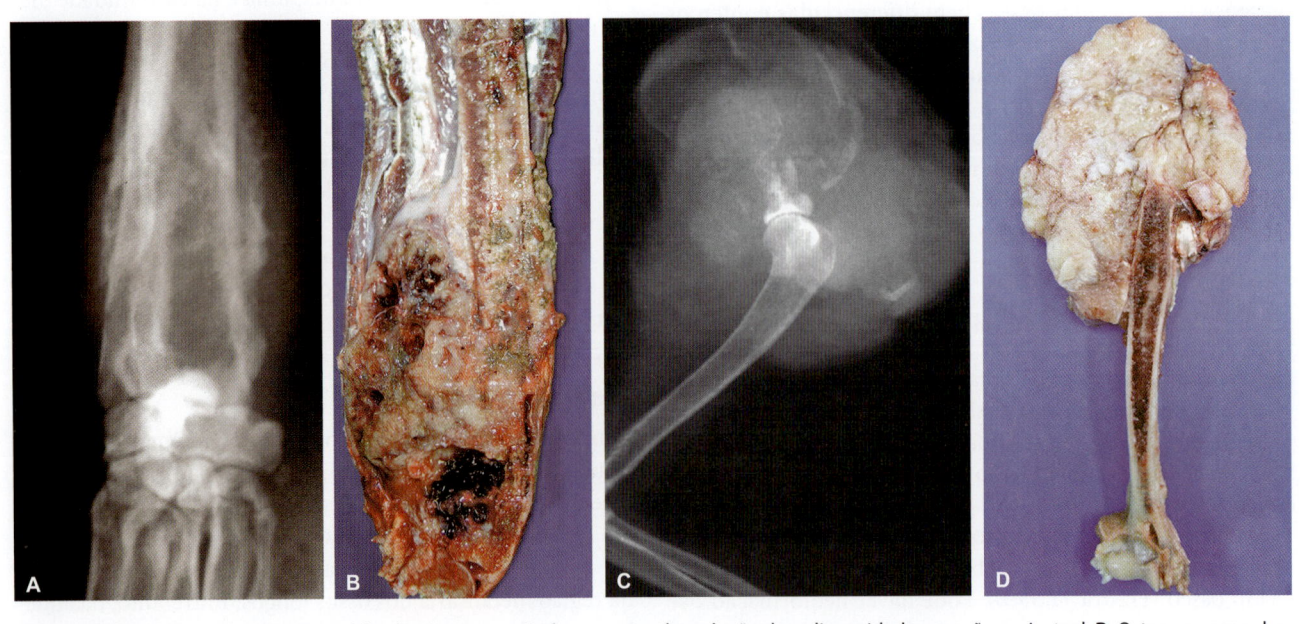

Figura 11.36 **A**. Osteossarcoma em rádio de cão com cortical apresentando redução da radiopacidade e reação periosteal. **B**. Osteossarcoma descrito em **A**. **C**. Osteossarcoma em escápula de gato com intensa lise óssea. **D**. Osteossarcoma descrito em **C**.

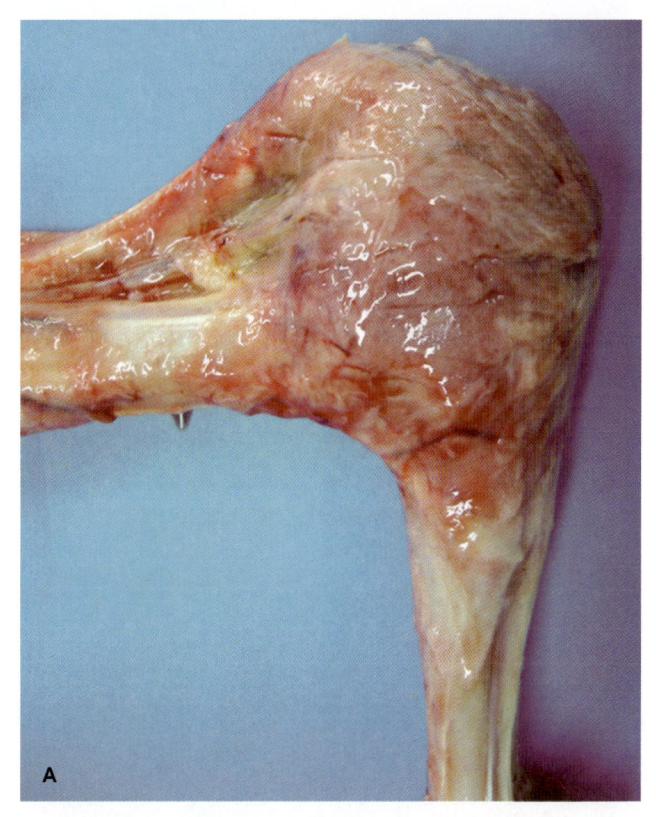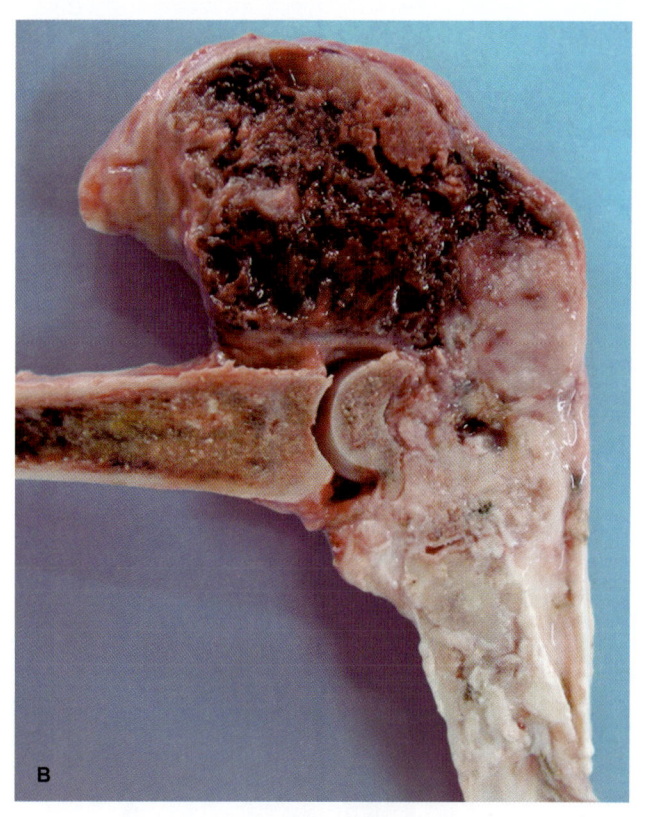

Figura 11.38 Osteossarcoma em tarso de cão **A**. Aumento de volume intenso próximo à articulação tibiotársica. **B**. Alteração descrita em **A**, com o calcâneo apresentando uma grande massa avermelhada, sem limites precisos que se estende pelas outras partes do tarso, sem invasão da articulação tibiotársica, confirmado pela histologia como osteossarcoma teleangiectásico.

Os tumores osteolíticos (radioluscentes) são hemorrágicos e moles, contêm áreas de necrose amarelo-claras, provocam erosão da cortical do osso e invadem os tecidos moles vizinhos. Os tumores osteoplásicos (radiodensos) caracterizam-se pela produção excessiva de matriz óssea, apresentam várias nuances de cinza, áreas de osso e cartilagem e incitam marcada reação periosteal. O osteossarcoma misto caracteriza-se por lise e produção óssea concomitante.

As características microscópicas do osteossarcoma podem variar amplamente, entretanto o diagnóstico definitivo da neoplasia baseia-se na produção de osteoide e/ou osso pelas células mesenquimais malignas. Em consequência da natureza multipotencial das células mesenquimais primitivas, a matriz neoplásica pode conter quantidade variável de cartilagem, colágeno e osteoide.

De acordo com as características histológicas, o osteossarcoma é dividido em: *osteoblástico, condroblástico, fibroblástico, teleangiectásico pobremente diferenciado,* e do *tipo células gigantes.* Quando não há padrão predominante, o tumor é classificado como osteossarcoma do tipo combinado ou misto. Secções histológicas de várias partes do tumor devem ser avaliadas antes de diagnosticar o tipo de osteossarcoma.

No osteossarcoma condroblástico, há formação de osteoide e de matriz condroide pelas células mesenquimais malignas, com predominância do componente cartilaginoso (Figura 11.39 A). Várias áreas do tumor devem ser examinadas histologicamente para não correr o risco de confundi-lo com o condrossarcoma.

No osteossarcoma osteoblástico, há quantidade variável de osteoide e osso maduro. As células tumorais se assemelham aos osteoblastos com grau variável de pleomorfismo celular (Figura 11.39 B). Podem ser encontradas células gigantes multinucleadas distribuídas por todo o tumor. Macroscópica e radiologicamente, os osteossarcomas osteoblásticos podem ser produtivos ou não.

O osteossarcoma fibroblástico caracteriza-se pela presença de células neoplásicas fusiformes que produzem abundante estroma conjuntivo, com quantidade variável de osteoide neoplásico e osso maduro (Figura 11.39 C). É isso que o difere do fibrossarcoma.

O osteossarcoma teleangiectásico, macroscopicamente, assemelha-se ao hemangiossarcoma primário do osso ou metastático, apresentando lise óssea e áreas friáveis avermelhadas com sangue coagulado (Figura 11.38 B). À microscopia, há espaços preenchidos por sangue circundados por uma camada de células neoplásicas. Espículas de osteoide neoplásico são características histológicas importantes para diferenciá-lo do hemangiossarcoma (Figura 11.39 D).

No osteossarcoma pobremente diferenciado, há produção de pequena quantidade de osteoide e algumas espículas de osso maduro. As células mesenquimais malignas podem variar na aparência, de pequena a grande, de modo semelhante às células reticulares da medula óssea.

No osteossarcoma do tipo células gigantes, há escassa produção de matriz óssea e predomínio de grandes áreas contendo inúmeras células neoplásicas gigantes multinucleadas. Deve ser diferenciado do tumor de células gigantes.

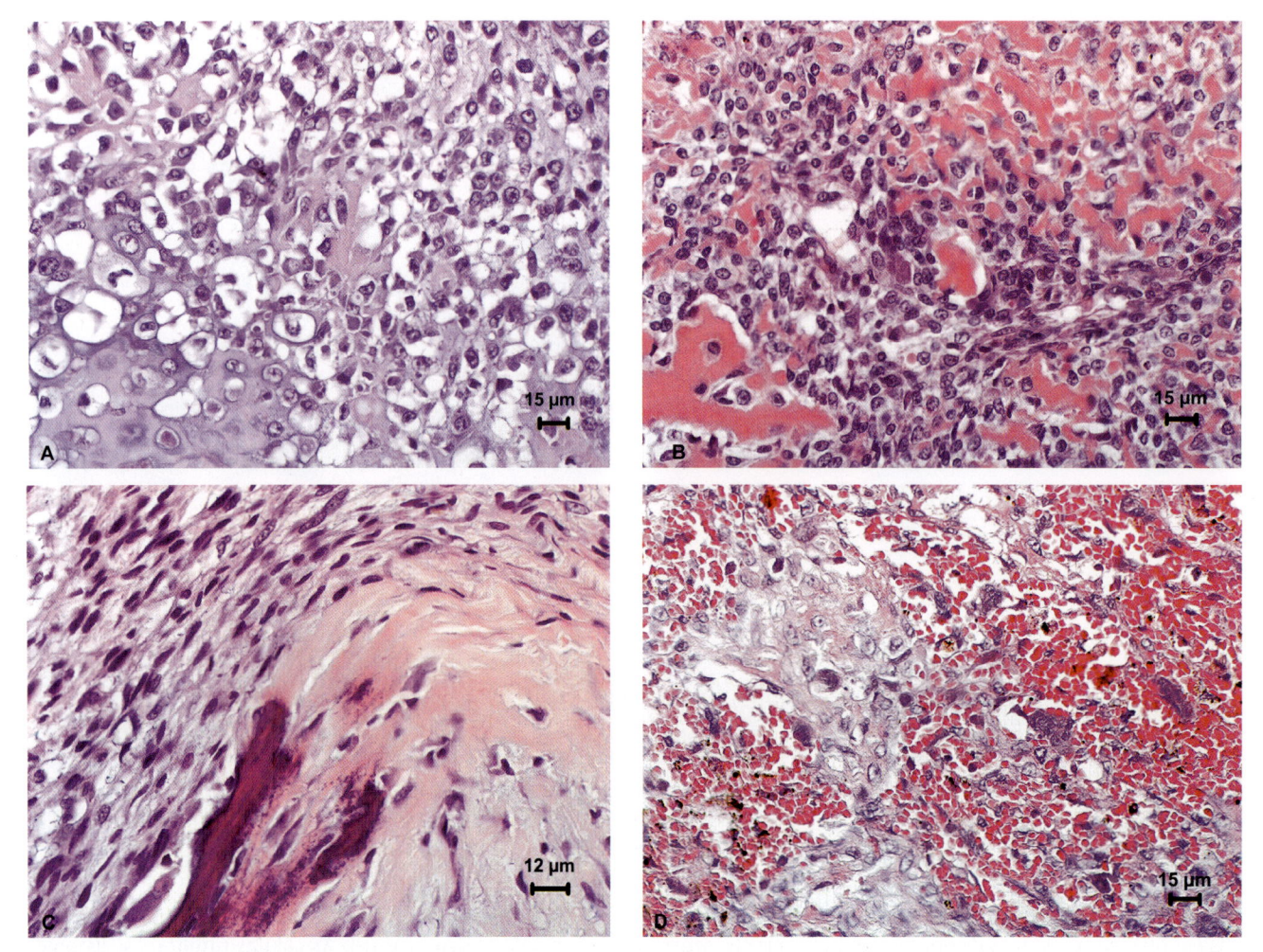

Figura 11.39 Fotomicroscopia de diferentes tipos de osteossarcoma. **A**. Condroblástico. **B**. Osteoblástico. **C**. Fibroblástico. **D**. Teleangiectásico. (Cortesia do Dr. Paulo Ricardo de Oliveira Bersano, Universidade Estadual do Ceará, Fortaleza, CE.)

Existe, ainda, o osteossarcoma do tipo combinado, no qual não há padrão predominante. Nesse caso, dois ou mais subtipos se organizam para dar origem a um único tumor.

Em mais de 75% dos casos de osteossarcomas, podem ser observadas metástases por via hematogênica para os pulmões, as quais quase sempre estão presentes no estágio inicial da doença. Quase sempre, as metástases pulmonares tendem a mimetizar o tumor primário, e são detectadas radiologicamente em apenas cerca de 10% dos casos de osteossarcomas.

Os osteossarcomas originários do esqueleto axial apresentam invasão local e destruição, com pouca invasão vascular pelas células tumorais e baixo índice de metástase pulmonar. Em cães, metástase nos linfonodos é encontrada em menos de 5% deles.

Embora raros, há também relatos de osteossarcoma multicêntrico em cães, com acometimento de mais de um osso do esqueleto axial (vértebras e costelas). Contudo, sua comprovação ocorre quando mais de um sítio ósseo é acometido pelo tumor, sem metástases para tecido mole.

Condroma

É um tumor benigno que forma cartilagem madura. Origina-se da cartilagem existente na cavidade medular (*encon-*

droma: en- = posição interior) ou da cartilagem existente em outros locais do esqueleto (*econdroma: ec-* = noção de afastamento, de fora), podendo, ainda, originar-se de células mesenquimais do periósteo (condroma *justacortical: justa-* = perto de, ao lado de).

Cresce lentamente, deformando os ossos afetados. Acomete, em especial, os ossos chatos do crânio e as costelas e se apresenta como massas esféricas, de tamanho variável, firmes ou duras, lisas, nodulares ou rugosas, revestidas por fina cápsula conjuntiva.

A superfície de corte é lobulada, pois a cartilagem branco-azulada está dividida por septos fibrosos. Podem ocorrer mineralização, necrose, hemorragias e metaplasia mixomatosa (aspecto gelatinoso). Condromas múltiplos (encondromas múltiplos), advindos de anomalias do desenvolvimento, são ocasionalmente vistos em cães (*encondromatose*).

Osteocondroma

É uma neoplasia óssea primária benigna envolta por uma capa de cartilagem hialina que surge da superfície de um osso formado por ossificação endocondral. A neoplasia pode se desenvolver na forma simples ou múltipla.

Na forma simples, há o desenvolvimento monostótico, ou seja, crescimento tumoral em apenas um osso, que é classificado como osteocondroma solitário. Na forma múltipla, há o desenvolvimento poliostótico, com o acometimento de múltiplos ossos, sendo classificado como osteocondromatose.

A etiopatogenia do osteocondroma é desconhecida. Em gatos, a doença parece ser relacionada a infecções pelo vírus da leucemia felina. Já em cães e equinos, sua forma poliostótica possui natureza hereditária autossômica dominante.

Os locais mais acometidos em cães e equinos são metáfises em ossos longos, costelas, escápulas, vértebras e osso pélvico. Em gatos, o osteocondroma têm distribuição aleatória, afetando inclusive os ossos do crânio formados por ossificação intramembranosa. Fato contrário acontece nas demais espécies animais, onde a neoplasia somente é encontrada em ossos de formação endocondral.

Embora, em muitos casos, não apresente importância clínica, a localização da lesão pode interferir mecanicamente na ação de tendões e ligamentos, e quando alocados em vértebras e crânio podem se projetar para o interior comprimindo a medula espinhal ou o cérebro.

Macroscopicamente, o osteocondroma se apresenta como uma massa esbranquiçada, de superfície lobulada, revestida por uma abundante capa cartilaginosa branco-azulada cuja espessura é inversamente proporcional à progressão da lesão, podendo estar ausente em animais adultos (Figura 11.40 A).

Radiograficamente se observa na superfície óssea uma projeção radiopaca referente ao osteocondroma que é contínuo ao osso subjacente; essa característica é importante para o diagnóstico desse tumor. A capa cartilaginosa é bastante variável quanto a sua aparência radiográfica, pois, dependendo da progressão da lesão, pode se apresentar regular e radiolúcida, ou mineralizada (Figura 11.40 B, C e D).

Microscopicamente, na fase de expansão do tumor, a lesão é constituída por uma capa de cartilagem hialina externa semelhante a placa de crescimento. No entanto, não tem a mesma organização e, adjacente, há trabéculas ósseas que se formam por ossificação endocondral da superfície profunda da cartilagem, constituindo a base esponjosa do tumor.

Nos espaços intertrabeculares há medula óssea hematopoética e gordurosa (Figura 11.41). Nas lesões em maturação, há tecido cartilaginoso por entre o tecido ósseo, e as colunas de condrócitos são cada vez menos evidenciadas por causa do processo de ossificação.

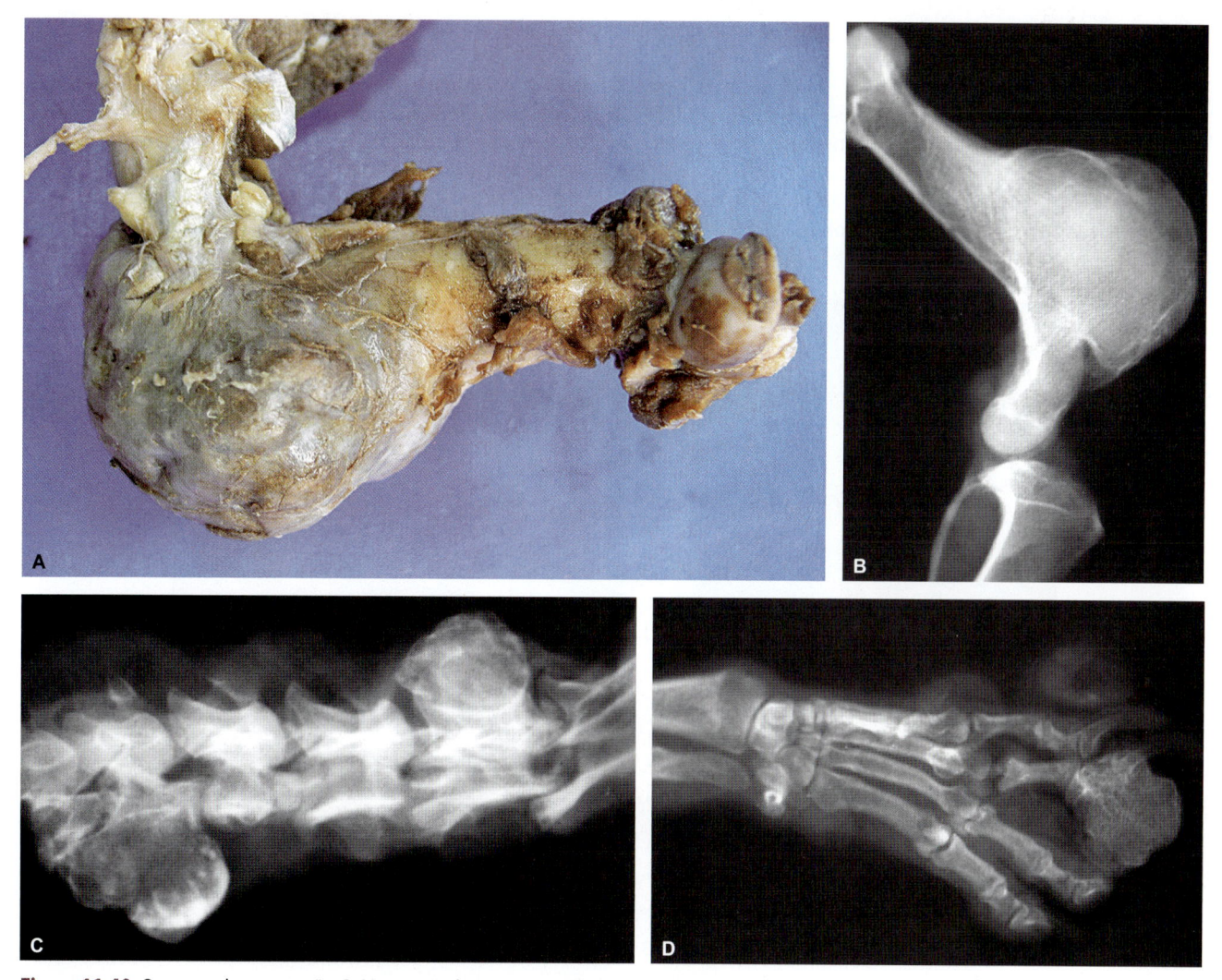

Figura 11.40 Osteocondroma em cão. **A**. Massa neoplásica em metáfise e epífise distais do fêmur. **B**. Radiologia da lesão descrita em **A**, demonstrando deformação óssea e massa neoplásica radiopaca. O mesmo animal apresentava a mesma neoplasia nas vértebras (**C**) e nas falanges (**D**). (Cortesia do Dr. Renato de Lima Santos, Universidade Federal de Minas Gerais, Belo Horizonte, MG.)

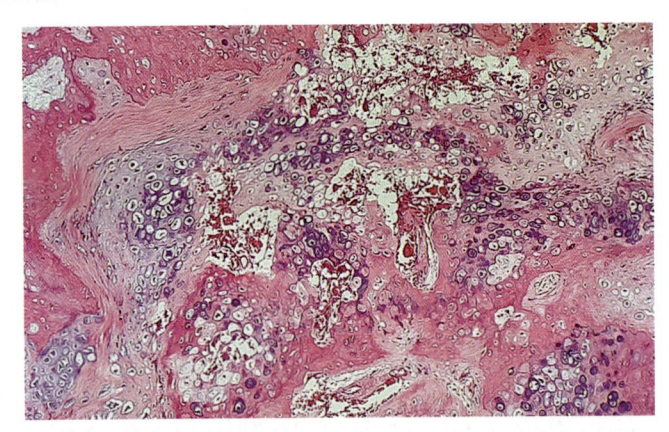

Figura 11.41 Fotomicroscopia de osteocondroma em cão. Neoplasia constituída por cartilagem hialina e trabéculas ósseas que se formam por ossificação endocondral. Nos espaços intertrabeculares há medula óssea hematopoética.

Condrossarcoma

É um tumor maligno cuja matriz cartilaginosa é produzida por células neoplásicas. Origina-se de cartilagens preexistentes (com exceção da cartilagem epifisária) e do pericôndrio. Alguns têm origem em lesões cartilaginosas, do mesmo modo que os osteocondromas.

Em todas as espécies domésticas, acometem os ossos chatos com maior frequência que os ossos longos. Há também relatos de condrossarcomas extraesqueléticos primários de tecidos não cartilaginosos.

Os condrossarcomas apresentam amplas variações radiológicas, assim como o osteossarcoma, de modo que é impossível diferenciá-los baseando-se apenas nas características radiológicas. Macroscopicamente, são tumores lobulados, firmes ou duros, compostos de cartilagem branco-azulada com algumas áreas calcárias (aspecto de greda) (Figura 11.42 A).

Histologicamente, o condrossarcoma é constituído por células cartilaginosas neoplásicas com formação de matriz cartilaginosa (Figura 11.42 B). As células neoplásicas nunca produzem osteoide, mas, a partir dessa cartilagem, pode ser constituído tecido ósseo por metaplasia e/ou por formação óssea endocondral.

Os condrossarcomas bem diferenciados podem ser dificilmente diferenciados do condroma. No entanto, algumas características – como mais de um núcleo por célula, figuras mitóticas, mesmo que sejam raras, e nucléolo proeminente – são importantes para o diagnóstico de malignidade.

A quantidade de matriz cartilaginosa não é fator prognóstico importante no condrossarcoma. Alguns focos dessa matriz podem sofrer hialinização, assemelhando-se ao osteoide, ou sofrer formação óssea endocondral, dificultando o diagnóstico diferencial com osteossarcoma condroblástico.

Fibrossarcoma

Origina-se do tecido conjuntivo que forma o estroma da medula óssea (*fibrossarcoma central*) e do periósteo (*fibrossarcoma periosteal*). O fibrossarcoma central é diagnosticado com mais frequência na metáfise de ossos longos e é mais raro quando comparado ao fibrossarcoma periosteal, mais comum nos ossos chatos do crânio.

Assim, como o osteossarcoma e o condrossarcoma, o fibrossarcoma também se caracteriza, à radiografia, por lise

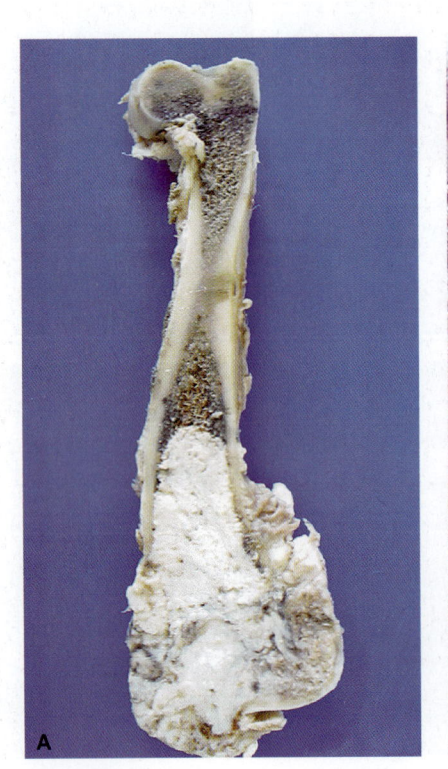
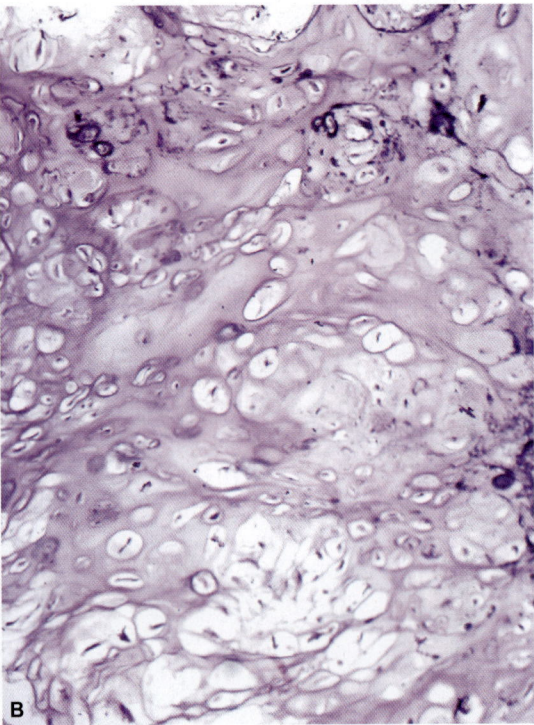

Figura 11.42 Condrossarcoma em fêmur de cão. **A**. Massa neoplásica esbranquiçada na epífise e metáfise distais. (Cortesia da Dra. Jankerle Neves Boeloni, Universidade Federal do Espírito Santo, Alegre, ES.) **B**. Condrócitos neoplásicos pouco diferenciados, matriz condrogênica e focos de mineralização.

e destruição da cortical. O fibrossarcoma de tecidos moles é mais habitual que o fibrossarcoma ósseo, de modo que, quando há acometimento de múltiplos locais, é impossível definir a origem da neoplasia.

Sua aparência macroscópica é idêntica à de qualquer outro fibrossarcoma. À histologia, em algumas áreas, pode haver condensação do colágeno produzido pelas células neoplásicas, assemelhando-se ao osteoide. Por isso, o exame de várias áreas do tumor é muito importante para o diagnóstico definitivo e para diferenciá-lo do osteossarcoma do tipo fibroblástico.

Tumores de células gigantes

São neoplasias muito raras. Formas malignas e benignas são relatadas nos animais domésticos.

São descritas como grandes massas osteolíticas nas extremidades dos ossos longos. À medida que se expande, o tumor destrói o córtex, mas tende a ser circunscrito por fina camada de osso, o que lhe dá aparência conhecida como "bolha de sabão" (área central radioluscente – efeito osteolítico – e fina camada radiopaca). Áreas de hemorragia, espaços vasculares cavernosos, degeneração e cavitações são frequentes.

Histologicamente, apresentam inúmeras células multinucleadas, semelhantes aos osteoclastos, por entre células neoplásicas mononucleares.

As células gigantes multinucleadas são muito grandes e têm limites citoplasmáticos indefinidos. Análise imunohistoquímica sugere que essas células são de origem histiocítica. A presença de colágeno e osteoide não é característica comum dessa neoplasia. Os tumores de células gigantes devem ser diferenciados do osteossarcoma de células gigantes.

Tumor multilobular do osso

É uma neoplasia incomum que ocorre em cães das raças de médio e grande porte, embora também já tenha sido descrito em gato, cavalo, entre outros. Em geral, são tumores solitários que crescem nos ossos membranosos, em particular no crânio, e provocam desfiguramento e sinais clínicos ligados à compressão do cérebro e dos ductos lacrimais.

Apresentam crescimento lento, mas são localmente invasivos, e apesar de relatos de baixo potencial metastático, metástases podem ser observadas principalmente nos pulmões em até 56% dos casos. A recorrência local também é comum após a excisão cirúrgica.

Macroscopicamente, apresentam-se como nódulos firmes ou muito duros, cuja superfície de corte contém numerosos focos arenosos embebidos em matriz cartilaginosa. Os diagnósticos diferenciais incluem osteoma, osteossarcoma, condroma, condrossarcoma, osteocondroma, osteocondromatose, fibroma ossificante, meningioma e osteopatia craniomandibular.

Microscopicamente, caracterizam-se pela presença de tecido cartilaginoso e ósseo bem diferenciado, mineralizado e não mineralizado, organizado em lóbulos separados por septos de tecido conjuntivo fibroso. As células neoplásicas são fusiformes pleomórficas, e ocasionais células gigantes multinucleadas também podem ser observadas. Mitoses são raras.

Hemangiossarcoma ósseo

O hemangiossarcoma primário do osso é uma neoplasia maligna rara, originária do endotélio vascular. É ainda mais raro que o fibrossarcoma ósseo. Tende a ficar restrito à cavidade medular do osso, de modo que a fratura patológica pode ser o primeiro sinal clínico da doença.

Sua aparência macroscópica é idêntica à de qualquer outro hemangiossarcoma. Além disso, não há produção de espículas ósseas, o que o diferencia do osteossarcoma teleangiectásico.

Antes de definir essa neoplasia como primária do osso, deve-se ter certeza de que não há nenhum outro local extraesquelético dessa neoplasia. Quando há acometimento de múltiplos locais, é impossível definir a origem da neoplasia.

Linfoma ósseo

O linfoma é uma neoplasia linfoide maligna que acomete predominantemente linfonodos, baço e fígado. O *linfoma ósseo primário* é definido como tumor intramedular. É considerado raro tanto em seres humanos quanto em animais domésticos, e deve ser diferenciado de metástase de linfomas multicêntricos em cães, gatos e bovinos.

Embora existam poucos casos de linfoma ósseo primário em cães, mais da metade dos casos descritos acometeu animais com idade inferior a 1 ano. Isso sugere que a idade de incidência é menor em comparação com a dos casos de linfomas multicêntricos.

Em cães, as lesões costumam ser múltiplas e salientes, envolvendo tanto os ossos do esqueleto axial quanto os do apendicular. Entretanto, há também relatos de linfoma ósseo acometendo um único local do esqueleto, como as vértebras (Figura 11.43), com compressão da medula espinhal.

Radiologicamente, observam-se lesões osteolíticas (Figura 11.43 A) na metáfise dos ossos longos acometidos, com reação periosteal mínima. Contudo, em alguns ossos, nos quais as lesões se estendem para a diáfise, a reação periosteal pode ser difusa e bastante evidente.

O diagnóstico radiográfico diferencial inclui mieloma múltiplo, osteomielite e doenças osteometabólicas. A confirmação de linfoma ósseo requer histologia ou citologia das lesões e da medula óssea. Quando há acometimento de múltiplos locais, incluindo o osso, é impossível definir o local primário da neoplasia.

Mieloma múltiplo

Embora não seja uma neoplasia primariamente óssea, o mieloma múltiplo (MM) com frequência afeta os ossos. É um tumor maligno, com origem nos plasmócitos e em seus precursores na medula óssea, com consequente produção e secreção de grande quantidade de imunoglobulina monoclonal integral ou em fragmentos, as chamadas proteínas M ou paraproteínas.

O MM representa cerca de 8% de todos os tumores hematopoéticos em cães, e é relativamente raro em felinos. Não há predileção por sexo ou raça, ocorrendo de modo mais comum em animais com idade entre 8 e 9 anos.

Animais acometidos apresentam sintomatologia inespecífica e geralmente relacionada a presença das células tumorais nos tecidos ou em razão dos efeitos das proteínas secretadas pelo tumor. Letargia, perda de peso, poliúria, polidipsia, diátese hemorrágica são frequentemente observadas, bem como trombocitopenia, anemia e hiperviscosidade

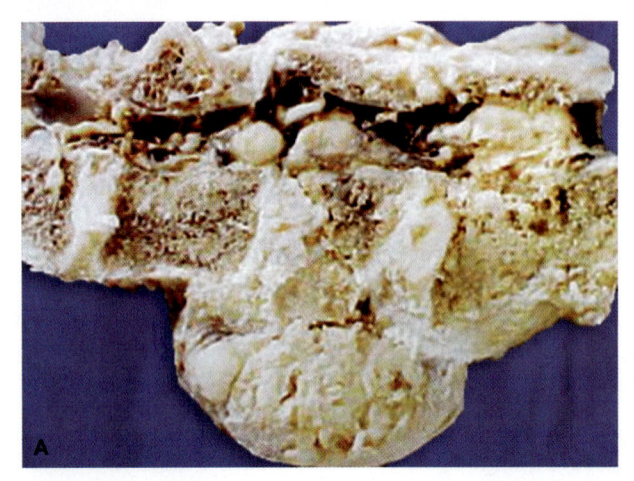 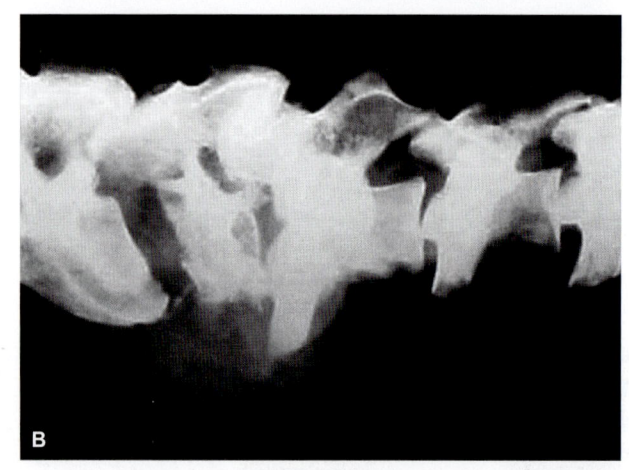

Figura 11.43 Linfoma ósseo em vértebras de cão. **A**. Áreas de lise óssea. **B**. Massa neoplásica esbranquiçada na superfície ventral das vértebras.

sanguínea. Claudicação, dor e fraturas patológicas são decorrentes de intensa lise óssea.

No exame radiográfico, observam-se, geralmente, aumento de volume do osso, reação periosteal intensa e lise óssea. A lesão pode ocorrer isolada ou ser visualizada em vários locais, sobretudo nos ossos planos e nas extremidades dos ossos longos (Figura 11.44).

Histologicamente, o MM caracteriza-se por células redondas, com núcleos pequenos e médios, hipercorados, com citoplasma moderado eosinofílico. Também ocorre a presença de megacariócitos e raros monócitos. Marcadores imuno-histoquímicos como MUM1/IRF4, cadeia leve de imunoglobulina lambda, cadeia leve de imunoglobulina kappa, CD20, CD3 e Iba1 podem ser utilizados para auxiliar no diagnóstico.

Clinicamente, o diagnóstico definitivo de MM requer a demonstração de dois ou mais dos seguintes critérios: evidências radiográficas de lesões osteolíticas, biopsia de medula óssea com mais de 5% de plasmócitos, gamopatia monoclonal em soro ou urina e proteinúria de Bence-Jones.

Lipossarcoma ósseo

Trata-se de uma neoplasia maligna de adipócitos originários do tecido adiposo da medula óssea. Com a expansão e pressão da neoplasia no interior do canal medular, pode ocorrer reação periosteal (Figura 11.45 A).

Há poucos relatos desse tipo de neoplasia na medicina veterinária. Sua aparência histológica é idêntica à do lipossarcoma originário de qualquer outro local, e é constituído por adipócitos pleomórficos no interior do canal medular (Figura 11.45 B). As células neoplásicas têm citoplasma vacuolado com conteúdo lipídico intracitoplasmático corado de vermelho pelo Sudam IV (Figura 11.45 C).

Pode ser classificado como mixoide, esclerosante, pleomórfico e de células redondas. Os dois últimos são de alta malignidade e elevado potencial para metástases. O subtipo mixoide, quando diagnosticado precocemente, apresenta prognóstico favorável, em razão do seu baixo potencial para metástases.

Tendo em vista a grande capacidade infiltrativa dessa neoplasia, a recorrência é elevada. Contudo, metástases são raras, mas já foram descritas no pulmão e no fígado. Fratu-

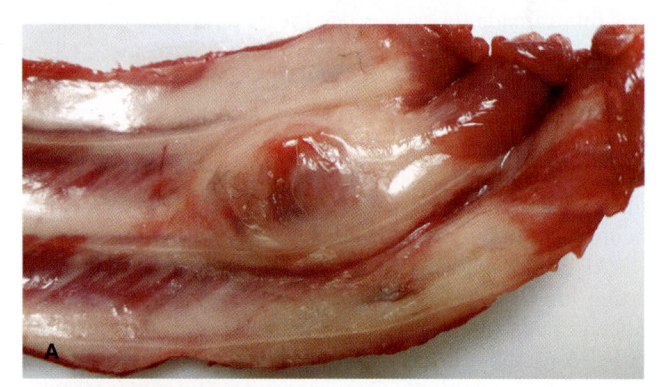

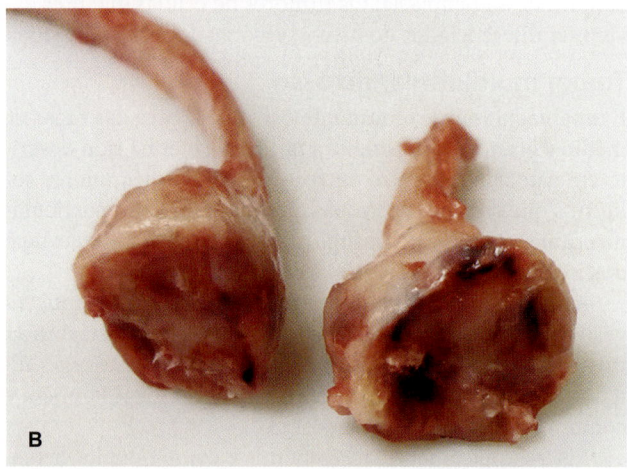

Figura 11.44 Mieloma múltiplo em cão. **A**. Costela com nódulo bem delimitado. **B**. Costela com nódulo seccionado ao meio, apresentando áreas esbranquiçadas e hemorrágicas sem a distinção do osso cortical em decorrência de osteólise. (Cortesia do Dr. Renato de Lima Santos, Universidade Federal de Minas Gerais, Belo Horizonte, MG.)

ras patológicas também podem ocorrer com a expansão da neoplasia no interior do canal medular.

MORFOFISIOLOGIA DAS ARTICULAÇÕES

As articulações são estruturas que unem dois ou mais ossos e que, dependendo do tecido que promove a união, são classificadas como *fibrosas*, *cartilaginosas*, *fibrocartilaginosas* e *sinoviais*. Como a maior parte das alterações é registrada

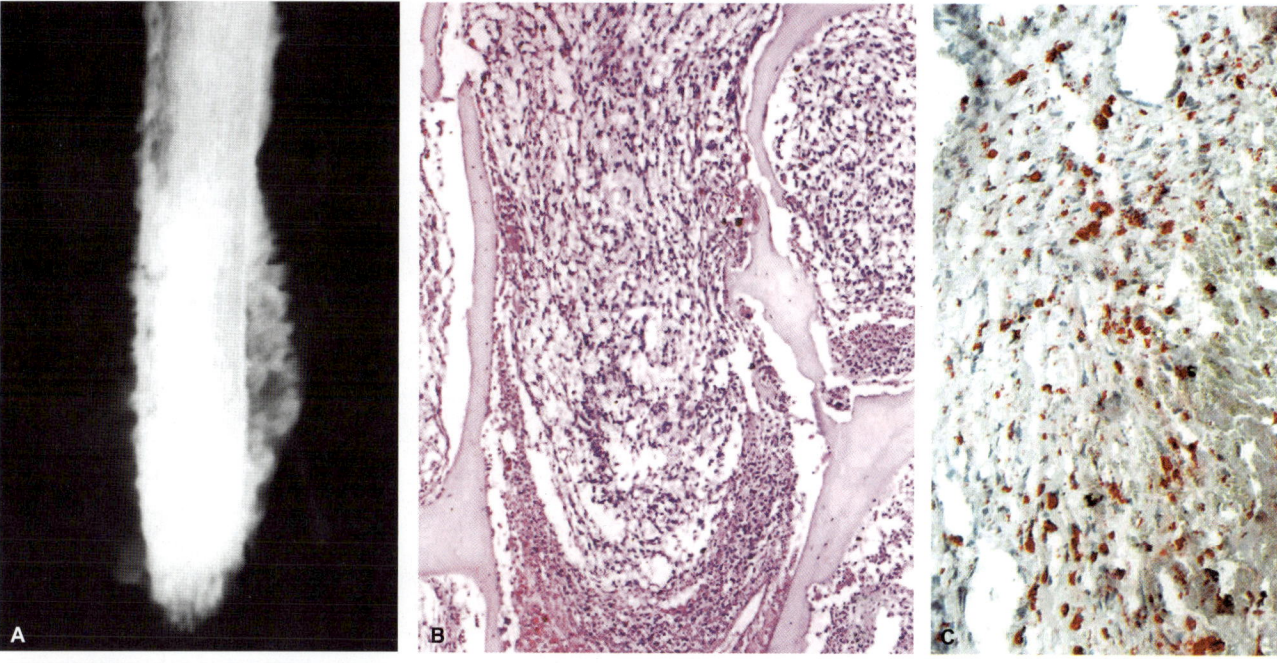

Figura 11.45 Lipossarcoma ósseo em costela de cão. **A.** Aumento da radiopacidade e reação periosteal intensa. **B.** Adipócitos neoplásicos no espaço intertrabecular. **C.** Adipócitos neoplásicos com gotículas de lipídios intracitoplasmáticas coradas em vermelho pelo Sudam.

nas articulações sinoviais, será dada ênfase à estrutura normal e às funções desse tipo de articulação.

As articulações sinoviais, ou *diartroses*, são compostas de cápsula, ligamentos, membrana sinovial, líquido sinovial, cartilagens articulares e algumas estruturas auxiliares especiais presentes em algumas articulações (coxins, fossas sinoviais e meniscos).

A cápsula articular e os ligamentos são constituídos por tecido fibroso denso e pouco irrigado, o que limita sua expressão nos processos inflamatórios e sua capacidade de reparação, mas também limita a disseminação de inflamações e neoplasias. Ambos, cápsula e ligamento, são ricos em proprioceptores e terminações livres para a dor.

A cápsula varia em espessura e capacidade de distensão. Dependendo da articulação, pode recobri-la completa ou parcialmente. O tecido fibroso se dispõe como folhas em torno da articulação, formando um invólucro para as estruturas articulares, e sua elasticidade limitada é responsável por manter os ossos em sua posição, restringindo seus movimentos. Nessa função, a cápsula é auxiliada pelos ligamentos.

Os fatores que controlam a distensão e a elasticidade da cápsula e ligamentos são pouco conhecidos, exceto durante a gestação, quando acontece influência hormonal. Contudo, a frouxidão da cápsula e dos ligamentos nas doenças metabólicas é bem conhecida, em especial nas doenças ósseas associadas à deficiência de cálcio e fósforo (raquitismo, osteomalacia e osteodistrofia fibrosa generalizada).

A cápsula e os ligamentos prendem-se ao osso, direta ou indiretamente, pelo periósteo, pelas fibras de Sharpey ou por outras estruturas articulares. A descontinuidade dessas ligações resulta em sérios problemas articulares. Tensão excessiva sobre os ligamentos, por exemplo, pode rompê-los, mas sua avulsão e deslocamento são mais frequentes e muito comuns nas osteodistrofias.

As membranas sinoviais revestem cavidades articulares, cápsula, ligamentos e bainhas dos tendões. Consistem em duas camadas de tecido conjuntivo, uma externa e outra interna.

A camada externa é fina, fibrosa e areolar ou adiposa e emerge da cápsula. A interna (íntima) é lisa e brilhante, muito mais celular do que a fibrosa e intensamente vascularizada.

É desuniforme (descontínua) e papilar, principalmente nos nichos articulares. Além disso, é responsável pela produção do líquido sinovial e nela estão dois tipos celulares maduros e funcionalmente distintos: A e B. As células A são mais numerosas e superficiais e têm função fagocitária e de produção de ácido hialurônico (componente do líquido sinovial). As células B são profundas e responsáveis pela secreção das glicoproteínas (outro componente do líquido sinovial).

Dada a descontinuidade da camada interna, materiais particulados e bactérias são retidos, com facilidade, na membrana sinovial, facilitados pela abundância de capilares e linfáticos ali existentes. A membrana sinovial é livremente permeável em qualquer direção. Pequenas moléculas são removidas por linfáticos e capilares; o material particulado é removido por fagocitose. Esses dois processos são contínuos, estimulados pela hiperemia do exercício, e mantêm a higidez da articulação. Quando a quantidade de material particulado aumenta na membrana sinovial, há estímulo para sua proliferação (a membrana tem grande habilidade proliferativa e regenerativa) e para a fibrose da cápsula.

Nas áreas de transição entre a membrana e o periósteo ou nas margens das cartilagens, a íntima é particularmente vascularizada e sua capacidade proliferativa é maior. Por isso, as respostas imunológicas, nessas áreas, são mais intensas e visíveis (erosões, fendas, osteófitos etc.). Com a hiperplasia da membrana, pode ocorrer metaplasia cartilaginosa, com formação de nódulos cartilaginosos. Esses nódulos se ossificam e, quando se desprendem, fornecem imagem radiográfica semelhante à articulação de camundongo.

A capacidade proliferativa da membrana nas áreas de transição favorece, também, a formação de tecido de granulação ou *pânus*. O pânus interfere na nutrição normal da cartilagem articular e do osso subcondral e, pela ação das colagenases nele produzidas, pode levá-los à erosão e à destruição.

Além disso, a aderência do pânus à cartilagem oposta causa anquilose fibrosa, que, caso se ossifique, dá origem à anquilose óssea permanente. Assim, *anquilose*, que também tem sido descrita como *ancilose*, pode ser definida como a fusão das superfícies articulares por tecido ósseo ou fibroso, com consequente diminuição ou impossibilidade de movimentos de uma articulação.

A transferência de anticorpos do sangue para o líquido sinovial é insignificante nas articulações normais porque existe uma barreira hematossinovial. A secreção de anticorpos locais também é insignificante na articulação sadia. Entretanto, nos processos patológicos, pode haver disrupção da barreira hematossinovial, com passagem de componentes do plasma, incluindo os anticorpos – imunoglobulina G (IgG) e imunoglobulina M (IgM) – e produção local de imunoglobulina A (IgA) por linfócitos e plasmócitos. Mesmo nesses casos, os anticorpos locais são mais importantes do que os séricos (a concentração de IgA no líquido sinovial é muito maior do que no soro e supera os níveis de IgG e IgM, que estão mais elevados no soro).

O líquido sinovial é um dialisado do plasma, livre de proteínas, no qual são incorporados ácido hialurônico, glicoproteínas e outras macromoléculas, como mucina, sintetizadas pelas células da membrana sinovial. Seu volume, composição e viscosidade variam de articulação para articulação e, na mesma articulação, de espécie para espécie.

Dessas características, a viscosidade é mais constante. O volume é influenciado pelo exercício (aumenta) e pelo desuso (diminui). O número de células no líquido também é variável, mas as células mononucleares são mais constantes. O encontro de 6 a 10% de neutrófilos é indicativo de degeneração ou infecção.

O líquido sinovial normal é viscoso, translúcido e incolor ou discretamente amarelado. Tem duas funções básicas: lubrificação e nutrição da cartilagem.

A lubrificação é realizada em dois sistemas: o da cartilagem (independe do ácido hialurônico e é glicoproteínadependente) e o dos tecidos moles (requer ácido hialurônico). A nutrição da cartilagem é função fundamental, principalmente em animais adultos, nos quais o líquido sinovial é a única fonte de nutrientes, já que, nos jovens, a cartilagem recebe também suprimento sanguíneo por ocasião da invasão vascular para promover o crescimento ósseo. Em inúmeras doenças articulares, a composição do líquido sinovial está alterada.

A cartilagem articular é hialina em todas as articulações principais. Nos animais jovens, é lisa, azulada e semitransparente (Figura 11.46 A). Com o avançar da idade, torna-se avermelhada (Figura 11.46 B) ou amarelada, opaca e menos elástica. Cessado o crescimento do osso, que se dá quando o animal alcança a maturidade sexual, sua camada profun-

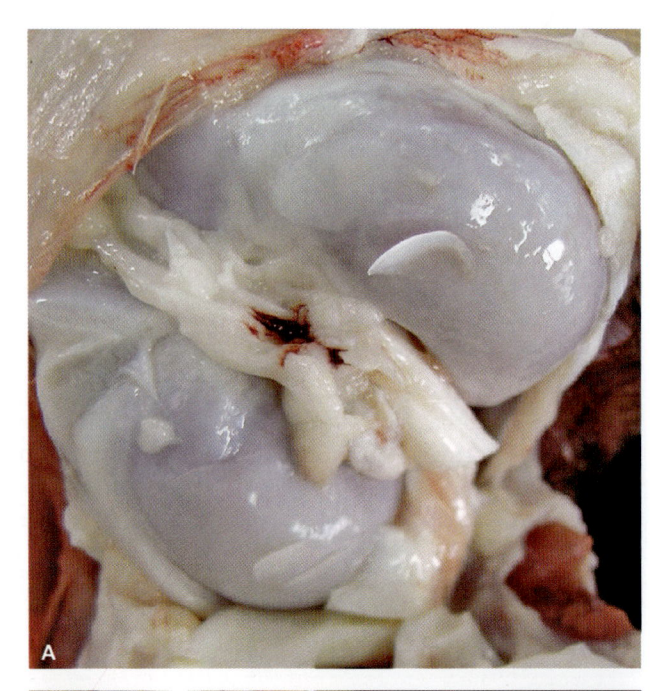

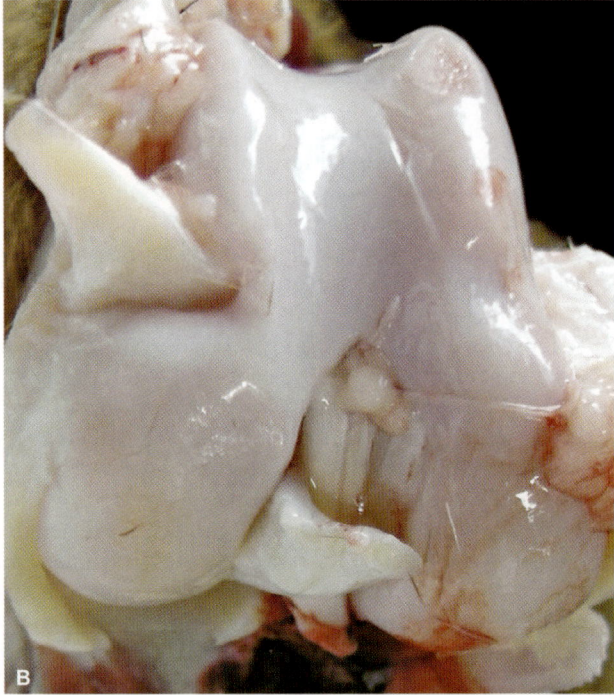

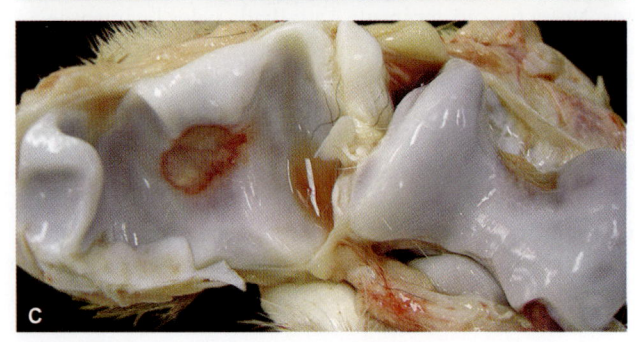

Figura 11.46 A. Cartilagem femoral de bezerro normal de coloração azulada. **B.** Cartilagem femoral de cão adulto normal de coloração avermelhada. **C.** Articulação tibiotársica com depressão irregular e rósea que caracteriza a fossa sinovial.

da mineraliza-se e se adere firmemente ao osso subcondral (osso que lhe confere estabilidade e resistência). Em sua camada externa, o número de células diminui, e a matriz contém mais fibras e fibrilas colágenas, havendo pequena redução do sulfato de condroitina e de glicosaminoglicanos (GAG). Existe pouca renovação do colágeno, mas a dos glicosaminoglicanos é contínua.

Quando ocorrem lesões superficiais, mesmo nos adultos, há estímulo para divisão mitótica das células e secreção de proteínas e GAG. Todavia, essas respostas são efêmeras (por apenas 1 semana), e a regeneração da cartilagem é pouco eficiente.

Em situações nas quais o osso subcondral também é lesado, há hemorragia e formação de tecido de granulação que preenche os defeitos da cartilagem (em 10 dias). A quantidade de colágeno aumenta gradativamente no tecido de granulação e, se a articulação é exercitada, origina-se fibrocartilagem que se adere às extremidades dos defeitos (entre 3 e 4 semanas). Segue-se a reparação do osso subcondral, mas a fibrocartilagem persiste.

Vários agentes químicos (papaína, β-aminopropionitrila, excesso de vitamina A) e hormonais (esteroides, principalmente corticosteroides) afetam a concentração de proteoglicanos e GAG da cartilagem, provocando condromalacia (amolecimento da cartilagem). Como a cartilagem articular não tem inervação, lesões graves se desenvolvem sem que haja sinais clínicos. Diz-se que essas substâncias exageram ou exacerbam as alterações de envelhecimento da cartilagem. Cavalos de corrida ou salto podem apresentar alterações degenerativas exacerbadas se tratados com corticoides de uso local ou mesmo por via parenteral.

Do que foi discutido no parágrafo anterior, pode-se concluir que a higidez da cartilagem articular depende da quantidade de proteoglicanos nela presente. É por isso que, nas hemorragias repetidas intrassinoviais, quando há redução desses componentes, ocorre erosão da cartilagem.

A cartilagem articular é metabolicamente ativa, mas a velocidade dos processos metabólicos é muito lenta e diminui com a idade. É por isso que há dependência do líquido sinovial.

O excesso de pressão e o desuso prolongado também reduzem o metabolismo da cartilagem e aceleram sua degeneração. A degeneração da cartilagem é processo fisiológico normal do envelhecimento, e sua sequência de eventos é idêntica à que acontece em várias enfermidades.

Meniscos são estruturas especializadas e auxiliares da atividade articular. Os meniscos são estruturas fibrocartilaginosas semilunares ou em forma de C, com uma superfície plana e outra côncava. Nos animais domésticos, estão presentes nas articulações femorotibiais.

O disco articular é fibrocartilaginoso, achatado, circular ou oval e pode apresentar perfuração central (nesta última forma, está na articulação temporomandibular).

As fossas sinoviais, existentes em algumas articulações, são depressões irregulares, róseas (ver Figura 11.46 C), simétricas, bilaterais, localizadas fora da superfície articular da cartilagem. São diferentes de erosões.

ALTERAÇÕES DEGENERATIVAS DAS ARTICULAÇÕES

São alterações comuns que afetam principalmente as articulações dos membros. São conhecidas por *artrite degenerativa, osteoartrite degenerativa, artrose, osteoartrose* e *artropatia*.

O termo *artrose* parece o mais adequado (artro-: do grego *arthro-/árthron* = articulação; -*ose*: do grego *osis* = com a noção de doença de caráter não inflamatório). É um processo que afeta primordialmente a cartilagem articular, embora existam evidências de que alterações vasculares ou do colágeno do osso subcondral possam ter importância primária.

As alterações degenerativas da cartilagem se dão com a idade e são consideradas fenômenos normais. Em geral, o envelhecimento das cartilagens ocorre paralelamente ao envelhecimento geral do organismo e progride de maneira lenta o suficiente para possibilitar certas adaptações e não provocar doença. Quando a degeneração se inicia muito cedo, progride com rapidez ou resulta em dor e distúrbios locomotores, é considerada patológica.

As causas são pouco conhecidas (os fatores predisponentes são mais conhecidos), mas há a tendência de se considerar que sejam as mesmas que desencadeiam a degeneração fisiológica (traumas repetidos, estresses não fisiológicos e deficiência de nutrição da cartilagem). Dois fatores básicos influenciam o desenvolvimento da artrose: inabilidade da cartilagem madura de se reconstituir e constante estresse mecânico do uso. Qualquer aumento da suscetibilidade à lesão, seja por fraqueza primária da cartilagem, seja por alterações secundárias, aumenta também os riscos de desenvolvimento de artrose.

Nas artroses denominadas primárias, a cartilagem apresenta alterações metabólicas, que, apesar de serem generalizadas, manifestam-se em determinadas articulações, por suas características mecânicas particulares. A primeira alteração metabólica envolve os proteoglicanos e pode ser consequência da ação de enzimas proteolíticas lisossômicas, produzidas pelo próprio condrócito. Como e por que essas enzimas aumentam ainda é uma incógnita. Aquelas denominadas secundárias são consequências de doenças articulares antecedentes.

Em ambas, primárias ou secundárias, a extensão e a distribuição das lesões macroscópicas são variáveis. Entretanto, as grandes articulações dos membros, sujeitas a maior desgaste de uso e maior amplitude de movimentos, são as primeiras e mais gravemente afetadas. Em uma articulação particular, as áreas da cartilagem que sofrem maior estresse são as mais vulneráveis.

Após sofrer amolecimento (aumento do conteúdo de água e diminuição do conteúdo de proteoglicanos) e fibrilação (exposição das fibras e fibrilas colágenas, dando à cartilagem o aspecto de feltro; Figura 11.47), a cartilagem apresenta soluções de continuidade em forma de fendas lineares (no sentido do movimento da articulação), erosões e ulcerações (quando a cartilagem sofre degeneração mucinosa, formam-se vesículas, que se rompem e se aprofundam, com grandes áreas de perda tecidual).

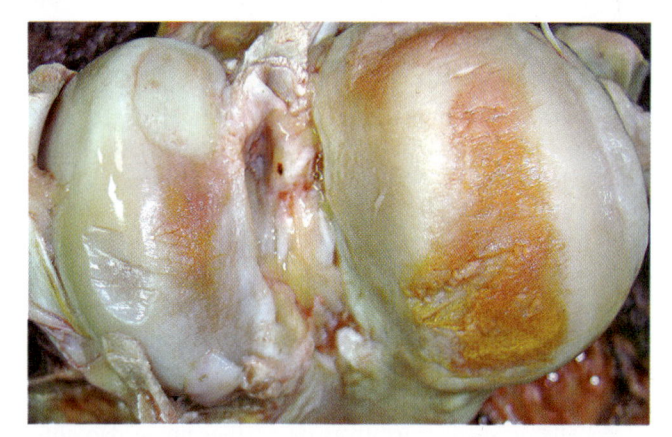

Figura 11.47 Condrose em bovino. Superfície articular do fêmur distal com áreas de malacia e aspecto de "feltro".

Assim, o osso subcondral fica exposto e responde com a formação de calo, que também se expõe, na medida em que as áreas ulceradas se expandem. Sofrendo contínua pressão e atrito, o osso se aplaina, tornando-se esclerótico e polido.

A membrana sinovial prolifera, em particular nas áreas de transição com a cartilagem, e são formados nódulos cartilaginosos e osteófitos marginais (Figura 11.48 A e B) ou entesófitos, que são osteófitos que surgem na inserção de um ligamento ou de um tendão. A cápsula também responde com proliferação e fibrose, tornando-se espessa (Figura 11.48 C). Em fase mais avançada do processo, há, quase sempre, anquilose.

Quando a artrose é secundária à osteodistrofia, o osso subcondral, em geral, apresenta osteopenia, em vez de osteopetrose (esclerose). Nas articulações de menor movimento, a ulceração da cartilagem oposta provoca anquilose fibrosa ou óssea, sem reações das margens das cartilagens.

Sobreosso (*ringbone*)

É a artrose das articulações interfalangeais dos ungulados, em especial do cavalo. Afeta particularmente os membros torácicos e se caracteriza por respostas periarticulares mais proeminentes que as intra-articulares.

A disposição das lesões periarticulares em torno das extremidades do osso assemelha-se a um anel espesso colocado sobre a articulação. A anquilose é sequela frequente e advém das erosões da cartilagem ou das exostoses periarticulares.

Esparavão

É a artrose do tarso do cavalo e, ocasionalmente, do bovino. A degeneração inicia-se nas cartilagens do segundo e do terceiro ossos do tarso e progride para os outros ossos pequenos. Anquilose fibrosa ou óssea sempre ocorre quando há exposição do osso subcondral, mas as reações periarticulares estão ausentes ou não são perceptíveis.

Artrose escapuloumeral do cão

É um tipo de artrose típica de cães velhos; cerca de 80% dos cães acima de 8 anos são acometidos. A lesão é bilateral e se desenvolve lentamente, começando entre 5 e 6 anos de idade a partir da área central posterior da cartilagem da cabeça do úmero. Começa como pequenas vesículas que progridem para ulceração da cartilagem, com esclerose do osso subcondral, espessamento da cápsula, proliferação das vilosidades

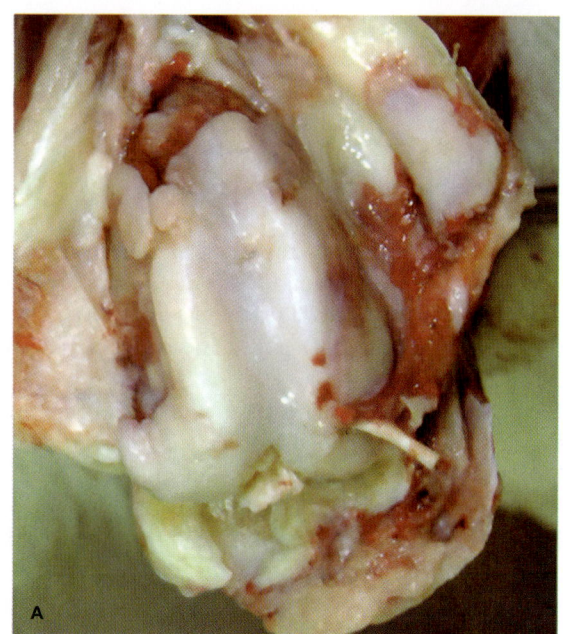

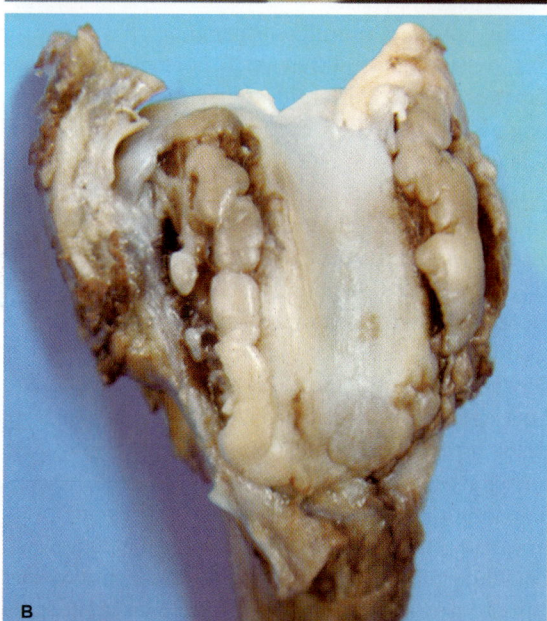

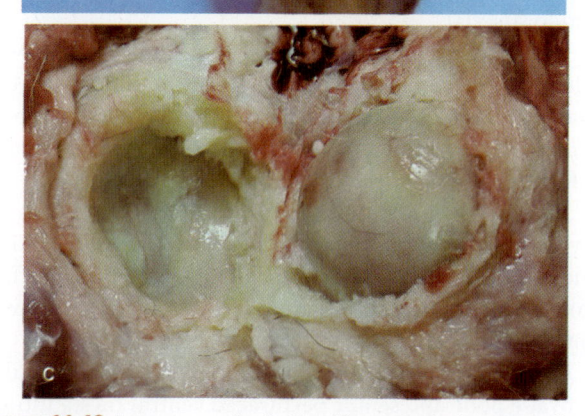

Figura 11.48 Artrose em cão. **A**. Osteófitos marginais na articulação femorotibiopatelar causados por luxação de patela. **B**. Osteófitos marginais próximos à tróclea femoral causados por ruptura de ligamentos cruzados. **C**. Acetábulo e cabeça do fêmur com irregularidade da cartilagem articular e com cápsula articular intensamente espessa causados por displasia coxofemoral.

da membrana sinovial e formação de osteófitos marginais. As alterações da fossa glenóidea da escápula são mínimas.

Parece que a atrofia muscular senil, que propicia mobilidade excessiva da articulação e traumas discretos e repetidos, é de importância etiológica. Deve ser diferenciada da osteocondrose dissecante, alteração típica de animais jovens.

Artrose da soldra dos bovinos

É uma artrose comum em vacas leiteiras e é descrita como hereditária nas raças Holandesa e Jersey. Afeta a articulação femorotibiopatelar e desencadeia sinais de claudicação e atrofia muscular. Ocorre também em touros, nos quais é secundária à malconformação ou ruptura do menisco.

Espondilose

É uma doença degenerativa da coluna vertebral caracterizada por osteófitos (neoformações ósseas) nos espaços intervertebrais e/ou nas regiões ventral e dorsal dos corpos vertebrais. É também denominada, erroneamente, como espondilite, uma vez que não é uma doença inflamatória.

Caracteriza-se pela presença de osteófitos em forma de espora de galo ou como pontes ósseas completas unindo os corpos vertebrais (Figura 11.49). A formação desses osteófitos é induzida por alterações degenerativas do disco e das facetas articulares das vértebras. Durante o processo degenerativo, há metaplasia óssea do colágeno do disco nas extremidades das vértebras e neoformação óssea periosteal na superfície dos corpos vertebrais.

Essa neoformação continua pelo osso do corpo vertebral, originando anquilose. Dependendo do estágio da doença,

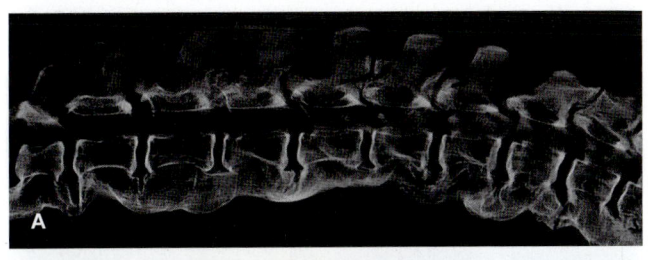

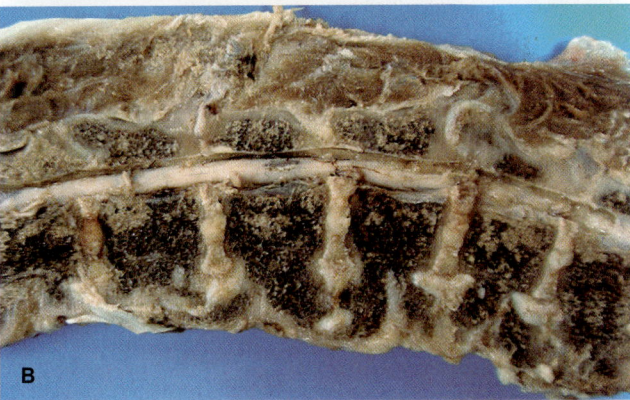

Figura 11.49 Espondilose em cão. **A**. Radiografia demonstrando várias pontes ósseas radiopacas completas unindo e deformando os corpos vertebrais (espondilose anquilosante deformante). **B**. Macroscopia da lesão descrita em A demonstrando as pontes ósseas completas unindo e deformando os corpos vertebrais (espondilose anquilosante deformante) com protrusão do disco intervertebral e com consequente compressão da medula espinhal.

recebe o nome de *espondilose anquilosante* ou *espondilose anquilosante deformante*.

Quando os osteófitos surgem na face dorsal do corpo vertebral, é muito comum que eles, por si só, comprimam a medula espinhal, com consequente sintomatologia neurológica variável, dependendo da gravidade da compressão e do segmento vertebral afetado. No entanto, naqueles casos em que os osteófitos crescem e formam pontes na face ventral do corpo vertebral, o disco intervertebral pode ser empurrado em direção ao canal (protrusão, diferente da verdadeira hérnia de disco), com compressão da medula espinhal.

A espondilose é descrita em cães, gatos e bovinos e sua incidência aumenta com a idade. Há relatos de que touros superalimentados com dieta rica em cálcio apresentaram a doença. Vértebras torácicas, lombares e lombossacras são particularmente mais afetadas.

Os sinais clínicos são variáveis e dependem da gravidade da doença, podendo ser intermitentes. Diversos animais com espondilose podem ser assintomáticos, mas, quando sintomáticos, podem apresentar dor à palpação da coluna e claudicação de um ou mais membros, chegando a apresentar estreitamento do canal vertebral, com compressão da medula espinhal e das raízes de nervos e com paralisia e atrofia muscular dos membros.

Síndrome da cauda equina e síndrome *wobbler* já foram relatadas como consequências da espondilose. Particularmente em gatos, é muito comum a espondilose resultar em várias alterações comportamentais, como dificuldade em aceitar carícias e até agressividade.

Alterações degenerativas do disco intervertebral

Os corpos das vértebras, exceto os das duas primeiras vértebras cervicais, são unidos pelos discos intervertebrais (DIVs). Os discos, associados às facetas articulares, proporcionam certa mobilidade das vértebras. Em cães, cavalos e seres humanos, entre outros, o DIV normal é formado pelo núcleo pulposo (NP), anel fibroso (AF), zona de transição (ZT) e pela placa final cartilaginosa (PC).

O NP é uma estrutura mucoide e translúcida, composta principalmente por água, localizada no centro do DIV. O NP é envolto pelo AF, formado por múltiplas lamelas fibrosas organizadas concentricamente. No equino, o NP é menos translúcido que no cão e quase indistinto do AF. Perto do centro do DIV, o AF torna-se mais cartilaginoso e menos fibroso. Essa transição de uma estrutura fibrosa para uma estrutura cartilaginosa é chamada ZT. As bordas cranial e caudal do DIV são formadas pelas PCs.

As PCs desempenham papel essencial no fornecimento de nutrientes para o DIV. Pequenas moléculas, como oxigênio e glicose, alcançam as células do NP, ZT e AF por meio de difusão. Moléculas maiores, como albumina e enzimas, são transportadas por mecanismo de bombeamento criado pela carga fisiológica do DIV e por mudanças posturais.

No DIV saudável, as células notocordais são as principais do NP. São células grandes e com vesículas citoplasmáticas, que têm função osmorregulatória, envolvida na regulação de tensões osmóticas do NP. A célula notocordal tem poucas mitocôndrias, são encontradas em agrupamentos e sintetizam matriz basofílica rica em proteoglicanos e colágeno tipo II. A ZT apresenta células semelhantes a condrócitos imersos em uma matriz fibrosa.

Microscopicamente, o AF apresenta camadas fibrocartilaginosas separadas por feixes fibrosos eosinofílicos. A população celular muda de células semelhantes a fibrócitos nas camadas externas do AF, para uma população mista de fibrócitos e células semelhantes a condrócitos, nas camadas internas.

Durante o movimento, o DIV é submetido a várias movimentações ou condições de carga, tais como compressão, cisalhamento, tensão, flexão e torção. Cada componente do DIV atua como uma unidade funcional, com função especializada distinta, capaz de resistir a essas cargas.

O NP é uma estrutura altamente hidratada que exerce pressão de dilatação. As PCs e o AF funcionam para conter o NP durante o carregamento. Ao longo da compressão, a maior parte da carga é absorvida pelo NP e pela ZT. O AF protege o NP contra cisalhamento induzido pela carga aplicada e contra sua própria pressão de dilatação interna, mantendo assim a circunferência, apesar da redução na altura do disco.

A degeneração do DIV pode ocorrer em todas as raças de cães, que podem ser classificadas em dois grupos com base na predisposição, ou seja, condrodistrófica (CD) e não condrodistrófica (NCD), bem como em cavalos e mais raramente em outras espécies animais.

A degeneração do DIV é mais comum em raças CDs, como Dachshund, Basset Hound, Bulldog Francês e Inglês, Shi Tzu, Schnauzer, Beagle, Lhasa Apso, Bichon Frisé, Cocker Spaniel Americano, entre outras. Nessas raças de cães, a doença degenerativa do DIV geralmente se desenvolve mais cedo, em torno de 3 a 7 anos de idade e mais rápido, acometendo a coluna cervical ou toracolombar.

Em contraste, em raças NCDs, a doença se desenvolve mais tardiamente, por volta de 6 a 8 anos de idade, e afeta principalmente a coluna cervical caudal ou lombossacra, embora o segmento toracolombar também possa ser afetado. Em equinos, a degeneração do DIV é mais frequente no segmento cervical caudal.

A degeneração do DIV é um processo complexo e multifatorial, caracterizada por alterações nas células e na composição da matriz extracelular do DIV. Está associada à predisposição genética, sobrecarga físico-mecânica crônica, particularmente em equinos, transporte inadequado de nutrientes e metabólitos para as células do DIV e alteração da atividade enzimática, das macromoléculas da matriz e do conteúdo de água do DIV, entre outras.

Algumas diferenças no DIV das raças CDs e NCDs de cães podem estar envolvidas na etiopatogenia da degeneração do DIV. Nas raças CDs, a mudança do NP gelatinoso para o NP mais seco já pode ser observada entre 3 e 4 meses de idade. Essa transformação pode ser observada em 75, 100 e 93, 8% dos DIVs das regiões cervical, torácica e lombar, respectivamente com 1 ano de idade. Além disso, o NP de cães das raças CDs ocupa uma porção relativamente pequena do DIV. Em contraste, a ZT e o AF são relativamente amplos em comparação com aqueles de cães das raças NCDs.

As metaloproteínas de matriz (MMPs) estão envolvidas na remodelação e na degeneração do DIV do ser humano. No processo degenerativo, MMP-1 e -2 são responsáveis pela degradação do colágeno tipos I e II, respectivamente. Em cães, o aumento da MMP-2 foi observado em casos graves de degeneração do DIV.

Mediadores inflamatórios que aceleram o processo degenerativo, tais como o fator de necrose tumoral alfa (TNFα), interleucina (IL)-1β e IL-6, foram identificados em DIV degenerados. Em cães das raças CDs, genes associados à degeneração do DIV também já foram identificados, o que pode justificar a degeneração precoce do DIV observada nesses cães.

No processo de degeneração do DIV, o conteúdo de glicosaminoglicanos diminui com aumento simultâneo do colágeno. Como resultado, a matriz do DIV se torna mais rígida e perde suas propriedades hidrostáticas, comprometendo sua função biomecânica. Além disso, a difusão de nutrientes e o fluxo de fluido são prejudicados, comprometendo a viabilidade das células e consequentemente a síntese de matriz saudável do DIV. A natureza avascular e a pouca celularidade do DIV comprometem sua capacidade de reparo, o que o torna ainda mais vulnerável, e resulta em maior comprometimento do processo degenerativo em vez de cura.

Em geral, a degeneração começa no NP mucoide, que muda de cor, de translúcido brilhante a opaco, branco-cinza, amarelado ou verde-amarronzado (Figuras 11.50 A e B). Essas alterações são acompanhadas por formação de fendas. A estrutura lamelar do AF se dobra para dentro e se torna desorganizada. A ZT torna-se irregular e indistinta do AF e do NP.

Neoformação óssea pode se localizar nas margens dos corpos vertebrais, resultando em espondilose ventral (Figura 11.50 B). No equino, a espondilose não tem sido descrita como uma alteração secundária à degeneração do disco intervertebral.

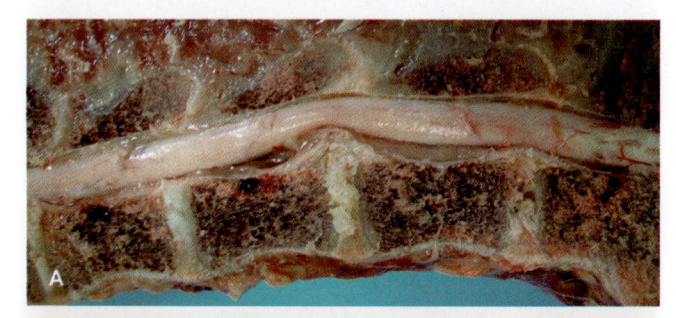
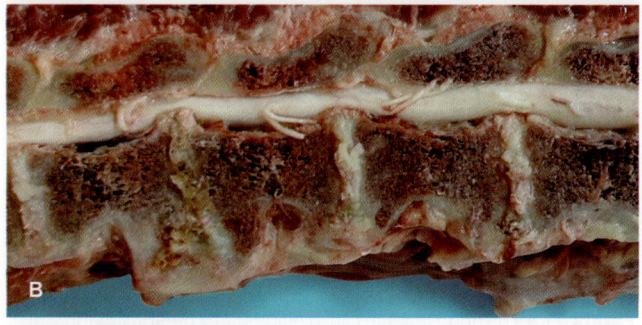

Figura 11.50 Degeneração de disco intervertebral em cão. **A**. Discos intervertebrais esbranquiçados e opacos com protrusão e compressão da medula espinhal. **B**. Discos intervertebrais amarronzados ou esbranquiçados e opacos com protrusão e compressão da medula espinhal e formação pontes ósseas completas unindo e deformando os corpos vertebrais (espondilose anquilosante deformante).

Microscopicamente, o estágio inicial da degeneração é caracterizado por alterações no NP. A assertiva de que somente as raças CDs de cães apresentam metaplasia cartilaginosa e que as raças NCDs apresentam metaplasia fibrosa não é mais aceita. Tanto nas raças CDs quanto NDCs, os aglomerados de células notocordais reduzem em número e são substituídos por células semelhantes a condrócitos com matriz extracelular desorganizada que se assemelha à cartilagem hialina, processo conhecido como *condrificação, metaplasia cartilaginosa* ou *metaplasia condroide*. Esse processo degenerativo se estende para o AF, onde ocorre desorganização das fibras lamelares e metaplasia cartilaginosa. No entanto, o processo degenerativo que ocorre no disco intervertebral das raças CDs é mais precoce, mais rápido e com metaplasia cartilaginosa mais extensa.

A calcificação é um processo associado à degeneração do DIV que é frequentemente observado em cães CD (Figura 11.51), mas raramente em cães NCD. Pode ser observada no NP e no AF. É de origem distrófica, secundária à necrose do tecido e predispõe à ruptura do AF, levando à extrusão do núcleo (hérnia verdadeira).

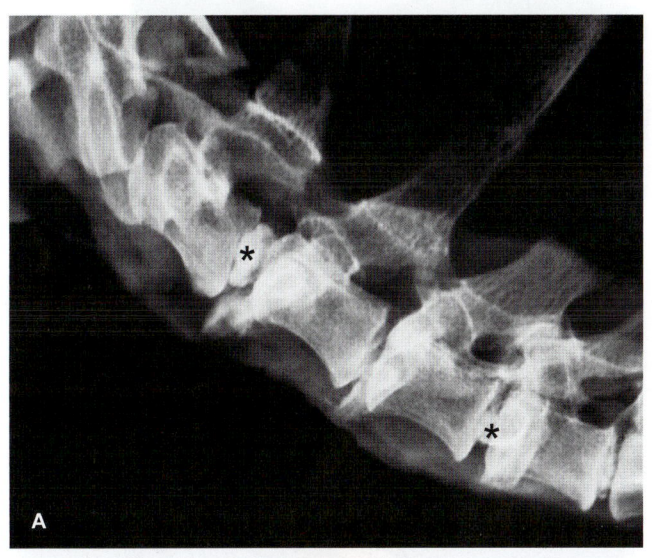

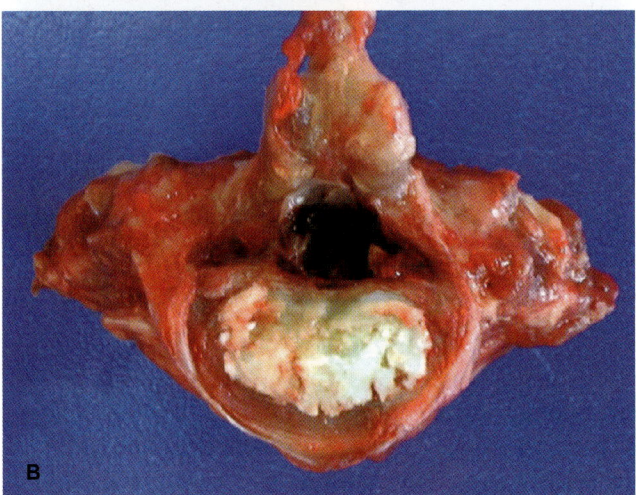

Figura 11.51 Calcificação de disco intervertebral em cão de raça condrodistrófica. **A**. Radiografia de discos intervertebrais radiopacos (*asteriscos*). **B**. Disco intervertebral esbranquiçado e quebradiço.

No entanto, a extrusão do núcleo pode ocorrer em DIV sem qualquer evidência radiográfica de calcificação. Quando não ocorre ruptura do AF, e somente há o deslocamento de todo o DIV, dá-se o nome de protrusão, diferente da verdadeira hérnia de disco.

Como a parte dorsal do anel é mais fina, a maioria dos deslocamentos ocorre de modo dorsal ou dorsolateralmente, afetando o segmento cervical, torácico baixo e lombar (no segmento torácico alto, os ligamentos cruzados mantêm o disco em sua posição). Os deslocamentos podem ser completos ou incompletos e os animais apresentam sinais de lesão local da medula espinhal ou extensa mielopatia (síndrome ascendente). Esta última está associada às protrusões súbitas e completas para o espaço epidural, desencadeando hemorragia epi e intradural e necrose isquêmica da medula espinhal. Nos deslocamentos parciais, envolvendo dois a quatro segmentos espinhais, a mielomalacia pode ser focal, por compressão direta, ou difusa, por lesão vascular (compressão arterial pelo disco protruso). Em alguns casos, com a degeneração do anel fibroso, há estímulo à vascularização, que se torna contínua com os vasos meníngeos. Parte do núcleo pulposo, também degenerado, alcança esses vasos e provoca embolia, com mielonecrose isquêmica.

ALTERAÇÕES INFLAMATÓRIAS DAS ARTICULAÇÕES

Artrite é a inflamação das estruturas intra-articulares, podendo ser infecciosa ou não infecciosa. Em animais domésticos, é quase sempre infecciosa, mas, em cães de companhia, pode não ser.

Quando os microrganismos penetram na articulação, desenvolve-se sinovite (Figura 11.52). Por conseguinte, toda artrite é, primariamente, uma sinovite, que se expande para as outras estruturas articulares, bainhas e tendões (artrite e tendovaginites são simultâneas). Os microrganismos alcançam a articulação por penetração direta através de feridas, a partir de focos de infecção nos tecidos adjacentes e por disseminação hematogênica.

A maior parte das artrites infecciosas é hematogênica e poliarticular. Em bezerros com onfaloflebite, por exemplo, são muito comuns quadros de poliartrite por disseminação hematógena do processo infeccioso (Figura 11.53). A membrana sinovial é um local altamente favorável à colonização bacteriana, de modo que, em todas as bacteriemias e septicemias, o microrganismo é detectado nas articulações mesmo antes de qualquer alteração ser percebida. A artrite é, no início, poliarticular, mas, após breve período, o processo é abortado em muitas articulações, tornando-se ativo e progressivo em outras (em geral, nas grandes articulações dos membros).

A maioria dos agentes provoca inflamação serofibrinosa, mas alguns produzem reação purulenta (*Trueperella pyogenes.* e *Staphylococcus* spp.). No caso dos *Streptococcus* spp. (bactérias tipicamente piogênicas), a reação é serofibrinosa, pois o animal morre antes de a artrite tornar-se purulenta. O curso e as consequências da artrite dependem de a reação ser serofibrinosa ou purulenta, embora seja possível a transformação de uma em outra, de acordo com a natureza e persistência do agente.

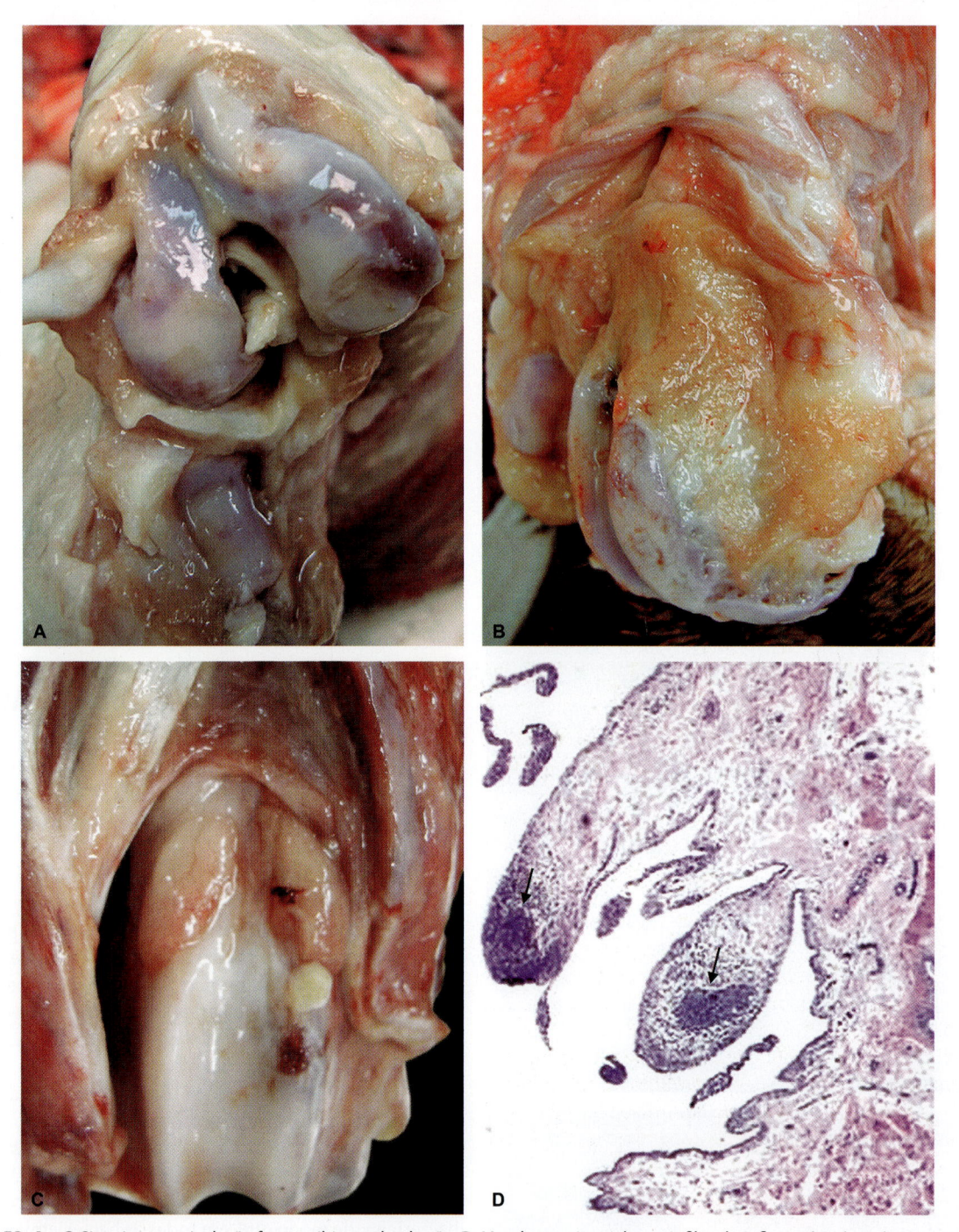

Figura 11.52 **A** a **C**. Sinovite na articulação femorotibiopatelar de cão. **D**. Membrana sinovial com infiltrado inflamatório (*setas*) na camada interna. (Cortesia da Dra. Eliane Gonçalves de Melo, Universidade Federal de Minas Gerais, Belo Horizonte, MG.)

Em alguns casos, a sinovite com subsequente artrite inicia-se não pela ação direta do agente infeccioso, mas por reação de hipersensibilidade do tipo III causada pela fixação de imunocomplexos (complexos antígeno-anticorpos). Estes são gerados a partir de uma antigenemia prolongada, com intensa produção de anticorpos originados por determinada doença. Um exemplo é a leishmaniose causada por *Leishmania infantum* em cães.

Artrite serofibrinosa
Inicia-se com a transferência de bactérias do sangue para o tecido conjuntivo frouxo do estroma da membrana sino-vial e com sua entrada no líquido sinovial. As vilosidades da membrana tornam-se proeminentes e visíveis à macroscopia, em consequência de hiperemia e edema (Figura 11.54 A). O líquido sinovial aumenta e se torna discretamente turvo e mucinoso (Figura 11.54 B). Além disso, ocorrem pequenas hemorragias na membrana e há exsudação de fibrina, visível como lodo cinza ou amarelo depositado sobre a membrana, cartilagem articular distal (Figura 11.54 C) e nichos articulares.

Em seguida, há efusão do líquido do edema e do exsu-dato para a camada fibrosa da cápsula e tecidos periar-

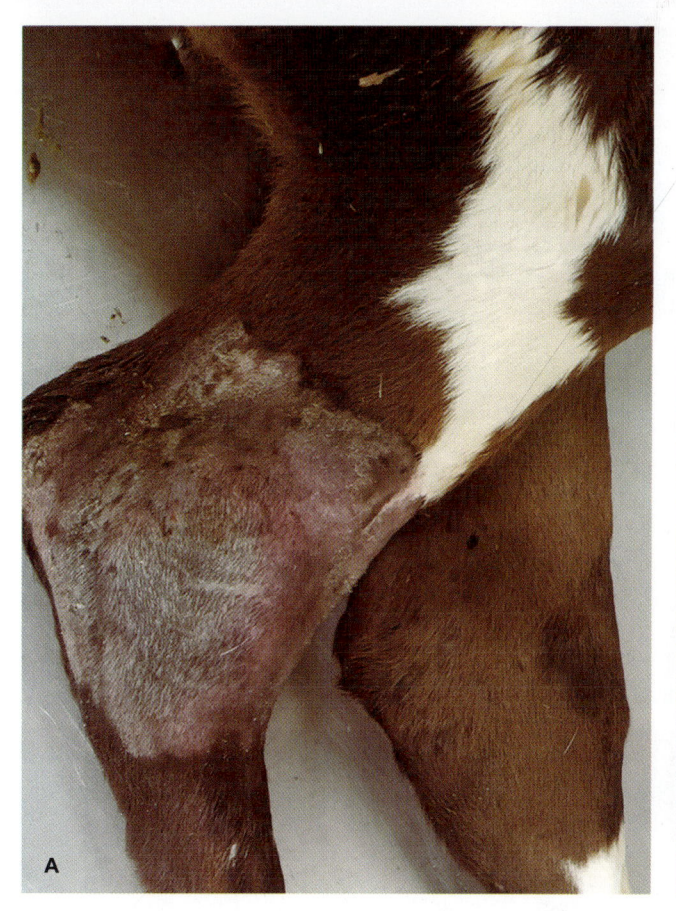
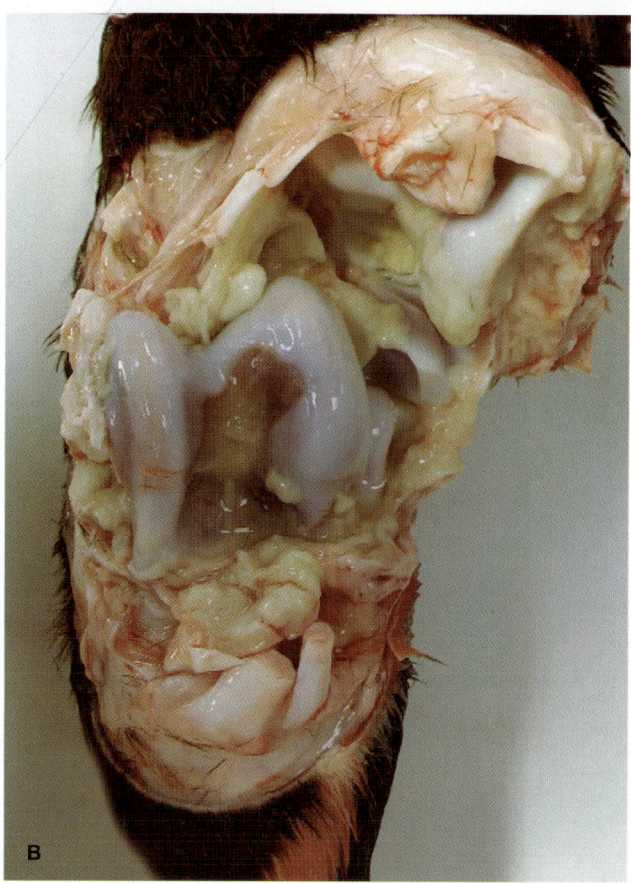

Figura 11.53 Artrite em bezerro secundária à onfaloflebite. **A**. Articulação tibiotársica aumentada de volume com a pele de coloração avermelhada. **B**. Articulação descrita em **A** com grande quantidade de exsudato purulento e espessamento da cápsula.

ticulares. A membrana sinovial continua a proliferar, e as vilosidades aumentam e se tornam complexamente ramificadas, à semelhança de tecido de granulação polipoide. Com isso, a população de mononucleares no líquido sinovial se eleva e alguns poucos neutrófilos passam para o líquido, em quantidade insuficiente para caracterizar supuração. O estroma da cápsula também se prolifera e, junto com a membrana proliferada, forma uma fímbria de tecido de granulação, o pânus. O pânus cresce, expande-se e tende a se aderir à superfície da cartilagem articular.

Nesse estágio, a infecção é debelada e a articulação volta a ser estéril, a não ser que a presença do agente no sangue seja intermitente. Quando a articulação se torna estéril, a artrite pode seguir três cursos, dependendo da gravidade da reação e do grau das alterações estruturais e funcionais:

• Resolução completa das lesões
• Reparação das lesões por fibrose (cicatrização) com organização de exsudato, pânus e tecido proliferado da cápsula e imobilização permanente da articulação, aderência das superfícies articulares (anquilose fibrosa) e condrogênese ou ossificação do tecido organizado (anquilose óssea)
• Persistência da inflamação. Mesmo não havendo reinfecção ou continuidade da infecção, o processo continua ativo, embora em menor grau.

Enquanto os demais tecidos articulares e periarticulares estão sendo reparados, a membrana sinovial permanece reativa (sinovite). Isso ocorre em razão da permanência de peptidoglicanos da parede bacteriana, não degradados e não removidos pelos macrófagos (reação de hipersensibilidade). Os peptidoglicanos da parede celular de *Streptococcus* tipo A, *Erysipelothrix rhusiopathiae* e *Corynebacterium rubrum* são resistentes à degradação pelas enzimas lisossômicas dos mamíferos.

Artrite purulenta

Inicia-se também como sinovite, mas a inflamação progride mais rapidamente e é mais grave do que a serofibrinosa. O exsudato contém grande número de neutrófilos e, nos estágios iniciais, o fluido sinovial é fino e turvo. Com a progressão do processo, a membrana sinovial é ulcerada e o exsudato se transforma em pus (Figura 11.54 D).

A cartilagem articular sofre degeneração e necrose, já que o pus impede sua nutrição normal da cartilagem e a torna suscetível às toxinas contidas no exsudato. Por fendas e erosões da cartilagem (Figura 11.55), o exsudato alcança o osso subcondral e disseca a cartilagem da epífise, sobrevindo osteomielite.

O processo supurativo se expande para a cápsula e tecidos periarticulares, provocando fleimão e tendovaginite (inflamação das bainhas fibrosas dos tendões). O fleimão pode fistular para a pele.

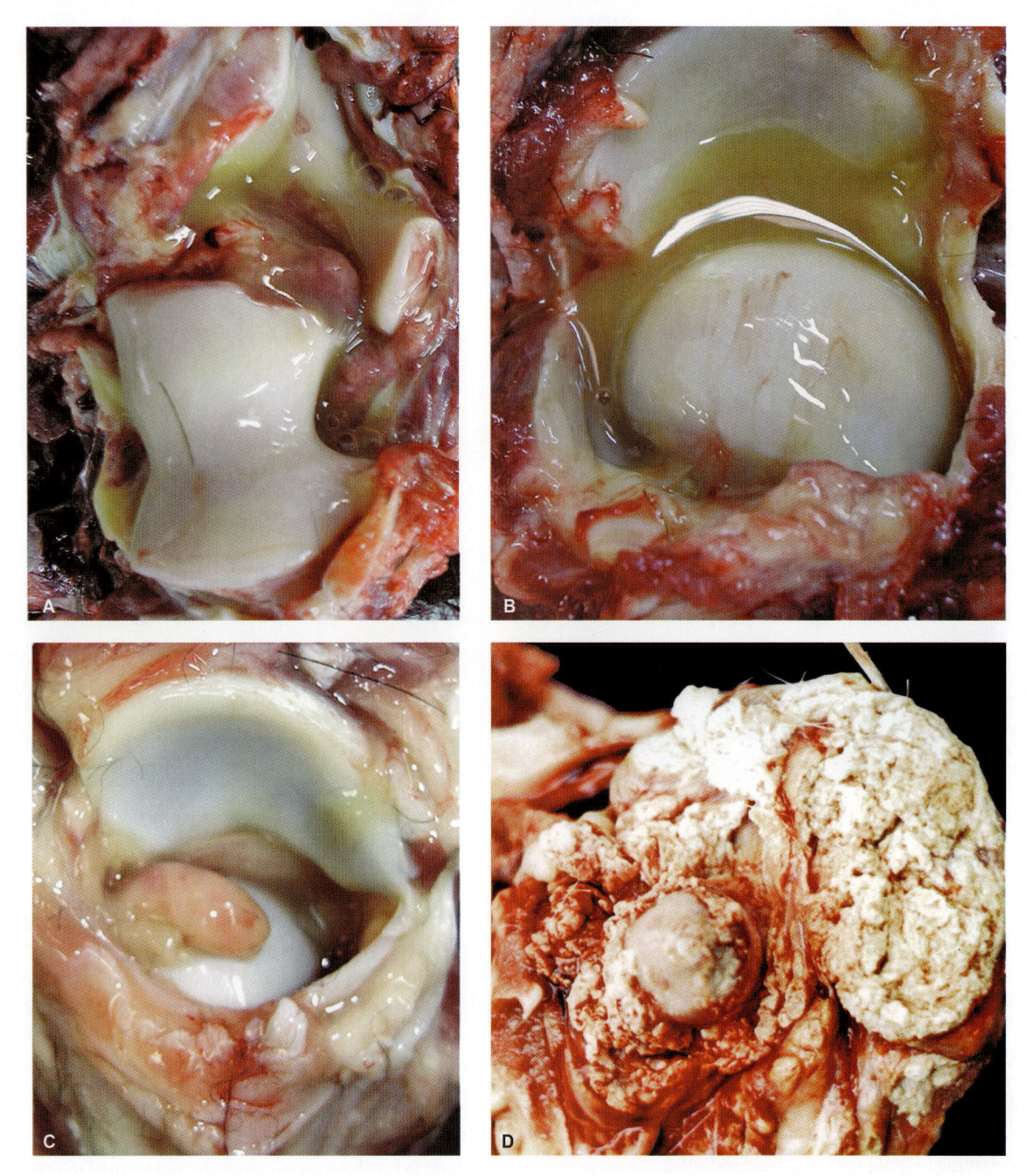

Figura 11.54 Artrite. **A.** Articulação tibiotársica de cão com membrana sinovial edemaciada e hiperêmica e líquido sinovial turvo. **B.** Articulação escapuloumeral de cão com líquido sinovial turvo. **C.** Articulação escapuloumeral de cão com exsudação de fibrina, visível como um lodo amarelo depositado sobre a cartilagem articular. **D.** Articulação coxofemoral de caprino com artrite purulenta. (Cortesia da Dra. Márcia de Figueiredo Pereira, Universidade Federal Rural de Pernambuco, Recife, PE.)

Se o processo inflamatório for abortado, espontânea ou terapeuticamente, antes de haver degeneração da cartilagem, a reparação pode ser completa ou persistir como sinovite asséptica (hipersensibilidade). Na reparação do fleimão periarticular, pode haver fibrose, com imobilização permanente da articulação. Caso já tenha havido degeneração da cartilagem, o processo de reparação é idêntico ao da artrose. A seguir estão listados, por espécie, os agentes infecciosos mais frequentes nas artrites dos animais domésticos:

• Bovinos: *Streptococcus* spp., *Escherichia coli, Trueperella (Arcanobacterium) pyogenes, Salmonella* sp., *Mycoplasma bovis, Histophilus somni (Haemophilus sommus), Brucella abortus, Chlamydophila pecorum*
• Ovinos: *Erysipelothrix rhusiopathiae, Streptococcus* spp., *Haemophilus agni, Staphylococcus* spp., *Escherichia coli, Mycoplasma* spp., *Chlamydophila (Chlamydia) psittaci, Histophilus somni (Haemophilus sommus), Chlamydophila pecorum*
• Caprinos: retrovírus da artrite-encefalite caprina (CAE), *Mycoplasma* spp.

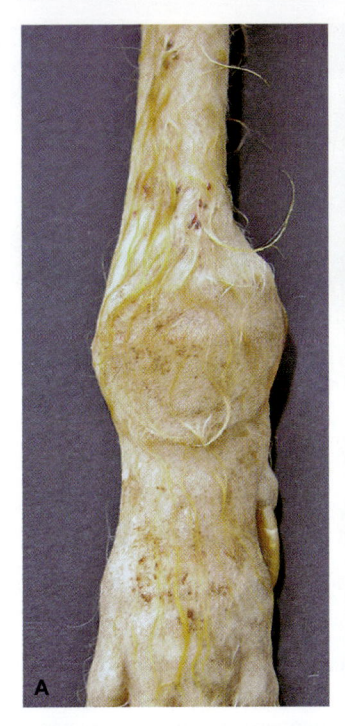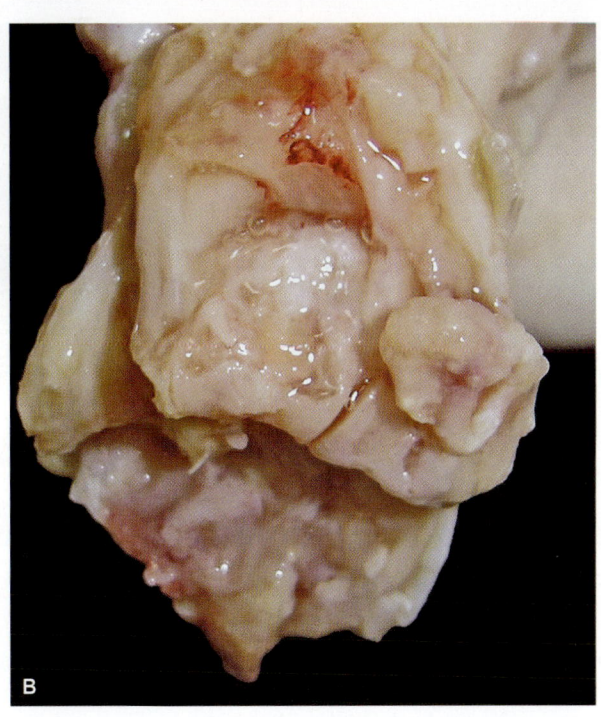

Figura 11.55 Artrite em cão. **A**. Articulação radiocárpica aumentada de volume. **B**. Articulação descrita em **A** com ulcerações na cartilagem articular.

• Equinos: *Actinobacillus equuli, Streptococcus* spp., *Escherichia coli, Klebsiella genitalium, Corynebacterium equi, Salmonella* spp., *Rhodococcus equi*
• Suínos: *Erysipelothrix rhusiopathiae, Staphylococcus* spp., *Streptococcus* spp., *Glaesserella (Haemophilus) parasuis* (doença de Glässer), *Trueperella (Arcanobacterium) pyogenes, Salmonella* sp., *Mycoplasma hyosynoviae, Mycoplasma hyorhinis, Brucella suis, Escherichia coli, Actinobacillus suis*
• Cães: *Streptococcus* spp., *Escherichia coli, Leishmania infantum, Staphylococcus* spp., *Borrelia burgdorferi, blastomyces dermatitidis, Erlichia ewingii*
• Gatos: vírus da peritonite infecciosa felina (PIFV), vírus da leucemia felina (FelV).

Artrites não infecciosas

Existem várias síndromes bem definidas que afetam cães e, às vezes, gatos. Dividem-se em *erosivas* e *não erosivas*.

No grupo das erosivas, estão as artrites semelhantes à artrite reumatoide, poliartrite dos cães galgos e poliartrite progressiva crônica dos gatos. Caracterizam-se, basicamente, por sinovite proliferativa e destruição tecidual.

No grupo das não erosivas, incluem-se artrites associadas ao lúpus eritematoso sistêmico e às enteropatias crônicas dos cães. Caracterizam-se por processo serofibrinoso, sem proliferação da membrana sinovial e formação de pânus. Estão associadas à deposição de complexo antígeno-anticorpo na membrana sinovial.

NEOPLASIAS ARTICULARES

Sarcoma sinovial

Trata-se de uma neoplasia maligna caracterizada pela presença de células mesenquimais e/ou epiteliais. É importante salientar que a classificação inicial de sarcoma sinovial na literatura baseou-se no fato de as células neoplásicas serem morfologicamente semelhantes aos sinoviócitos. Contudo, existem evidências estruturais e imuno-histoquímicas de que essa neoplasia não deriva da sinóvia. Ao contrário dos sinoviócitos, as células neoplásicas estão arranjadas sobre membrana basal e têm *tight junctions*, apresentando marcação não apenas para vimentina, mas para citoqueratinas. Assim, o termo *sarcoma sinovial* é inadequado, sendo mais pertinente a denominação de *carcinossarcoma*.

Aparentemente, não há predileção por raça, sexo ou idade para a ocorrência dessa neoplasia. Os tumores sinoviais são raros em todas as espécies animais, mas já foram relatados em caninos, felinos, bovinos e equinos.

Pode acometer qualquer articulação, mas há também descrições de sarcoma sinovial extra-articular, originário da bainha de tendões. Em geral, apresenta crescimento inicial lento, acelerando-se depois. Metástases são raras, mas podem estar em pulmões, baço e linfonodos.

Macroscopicamente, em geral crescem no interior da cavidade articular, são infiltrativos, sem acometer a cartilagem articular. Podem se infiltrar nos músculos (Figura 11.56) e ossos adjacentes.

Histologicamente, o sarcoma sinovial é classificado em bifásico, caracterizado pela presença de células epiteliais dispostas em padrão pseudoglandular e de células mesenquimais semelhantes a fibroblastos, e em monofásico, no qual predomina epitélio ou, mais frequentemente, mesênquima.

Sarcoma histiocítico

É uma neoplasia maligna das células dendríticas, que pode ser localizada ou disseminada. A forma localizada é encontrada no baço, linfonodos, pulmões, osso, pele, cérebro ou articulações. É uma neoplasia mais comum nas articulações de cães, embora haja vários relatos em gatos.

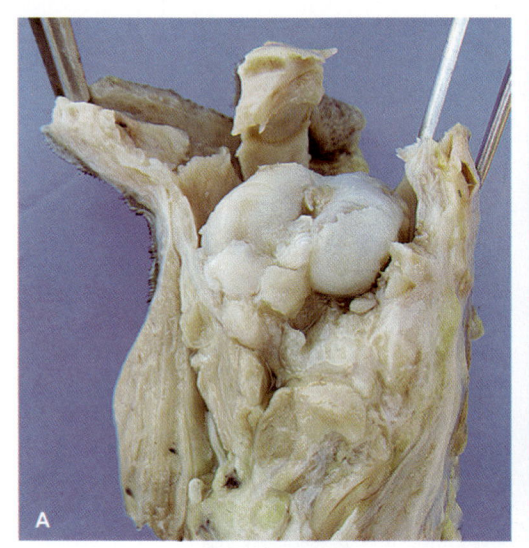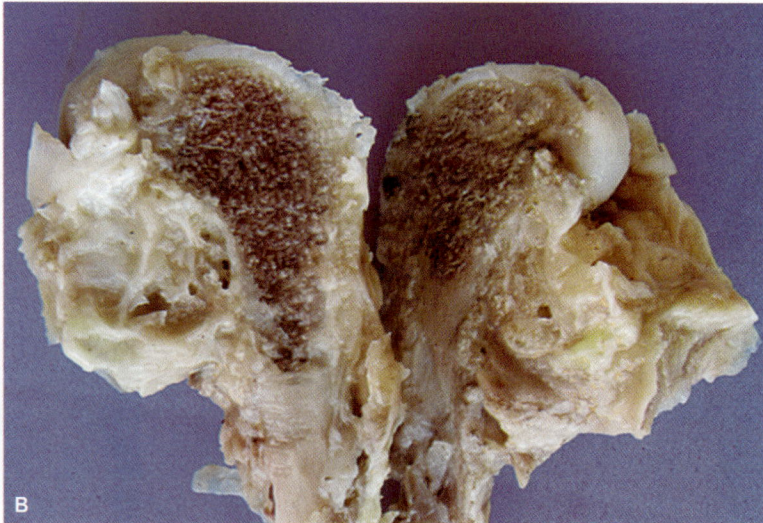

Figura 11.56 Sarcoma sinovial em cão. **A** e **B**. Cavidade articular com neoplasia branco-amarelada que se infiltra para a musculatura adjacente.

Os animais geralmente apresentam claudicação e edema dos tecidos moles adjacentes à articulação afetada. Radiograficamente, podem ser observadas áreas de radioluscência óssea por causa da invasão da neoplasia no tecido ósseo e, às vezes, neoformação óssea não neoplásica (reativa) adjacente à articulação afetada.

Macroscopicamente o sarcoma histiocítico é infiltrativo, multilobulado e pode invadir os tecidos moles e ósseos adjacentes. Microscopicamente, as células neoplásicas são redondas, poligonais a fusiformes, com citoplasma abundante eosinofílico, às vezes vacuolado, e com bordas distintas. O pleomorfismo nuclear, as mitoses e as mitoses atípicas são frequentes. Células multinucleadas também podem ser observadas. Há vários linfócitos não neoplásicos e outras células inflamatórias como eosinófilos, neutrófilos e plasmócitos em toda a neoplasia. Por imuno-histoquímica, as células neoplásicas são positivas para CD18, CD1, CD11 c. Metástases podem ser observadas nos linfonodos, nos pulmões, no fígado e no baço.

Mixoma sinovial

Apesar de ser pouco frequente, trata-se da neoplasia articular benigna mais comum em cães, embora também haja relatos em gatos. A articulação femorotibiopatelar é acometida com mais frequência.

O sinal clínico inicial é de claudicação e, na maioria das vezes, o diagnóstico é de artrose, mesmo após o exame de raios X. Radiograficamente, há osteófitos periarticulares e, no caso de acometimento do joelho, a patela pode ser deslocada pela neoplasia, o que reforça a suspeita de ruptura de ligamentos e artrose. Clinicamente, não é possível diferenciá-lo das neoplasias articulares malignas, sendo de fundamental importância as biopsias.

Macroscopicamente, apresenta-se como nódulos brancos, translúcidos, macios, císticos, contendo fluido viscoso. As células neoplásicas ora são estreladas a fusiformes com núcleos pequenos e hipercromáticos, ora são maiores com citoplasma eosinofílico e núcleo oval de permeio a grande quantidade de matriz mixoide. Figuras mitóticas são raras.

Apesar de benigna, a neoplasia pode se estender para o osso e causar lise, comprometendo o prognóstico da doença.

As células neoplásicas são positivas para vimentina e negativas para citoqueratina e proteína S100. São também positivas para caderina 11 e proteína de choque térmico 25, supostos marcadores de sinoviócitos do tipo B em cães. No entanto, esses marcadores são expressos em outras neoplasias, como o sarcoma histiocítico, de modo que as características macro e microscópicas do mixoma sinovial são muito mais importantes para o diagnóstico do que o exame imuno-histoquímico.

PRINCIPAIS DOENÇAS QUE AFETAM PRIMARIAMENTE OS OSSOS E AS ARTICULAÇÕES

Fluorose

É uma intoxicação crônica causada pela ingestão excessiva e prolongada de flúor. Tem sido relatada em quase todas as espécies, inclusive em animais silvestres. A toxicidade do flúor entre os animais domésticos segue uma ordem decrescente: bovinos, ovinos, coelhos, suínos, ratos e aves.

O flúor é um elemento químico universalmente distribuído em solo, água, atmosfera, vegetação e tecidos animais. Normalmente chega ao organismo por via oral ou respiratória.

A intoxicação aguda pelo flúor é observada mais comumente em suínos, estando associada à ingestão acidental de alta concentração de fluoreto de sódio. Em cães, está relacionada com o uso de talcos para prevenir carrapatos e pulgas. Em cavalos e bovinos, pode ser decorrente do uso, nas propriedades, de pesticidas que contenham fluorsilicato de sódio.

A fluorose crônica é relatada em regiões próximas às indústrias que emitem diversos gases contendo flúor, o que torna possível, nesse caso, a contaminação das pastagens. A fluorose também pode ser decorrente do uso de altas concentrações de fosfato de rocha e outros minerais que contenham flúor, como suplementos na alimentação de animais domésticos.

Os fosfatos de rocha brasileiros, apesar de, na sua maioria, conter níveis baixos de flúor, têm níveis de fósforo baixos e de pequena biodisponibilidade. Com isso, a quantidade de rocha a ser fornecida para alcançar os níveis desejados de fósforo é grande, aumentando os riscos de intoxicação pelo flúor.

Após sua absorção, o flúor deposita-se rapidamente nos tecidos mineralizados. Em reação de dupla troca com a hidroxiapatita, o íon fluoreto substitui a hidroxila, dando origem à fluoroapatita. Esse elemento somente pode ser removido do osso com a reabsorção óssea. Sua toxicidade depende da solubilidade do composto ingerido, da espécie, da idade e do estado nutricional do animal, da quantidade ingerida, do período de ingestão e da quantidade de outros elementos na dieta, tais como alumínio, magnésio e cálcio, que formam sais insolúveis com o flúor e diminuem sua absorção.

O flúor apresenta efeito cumulativo e passagem transplacentária, de modo que a fluorose só se manifesta após duas, três ou mais gerações. Apesar de ocorrer transferência de flúor para o feto, a placenta parece exercer barreira parcial na transferência de flúor, uma vez que a concentração desse elemento no sangue fetal quase sempre é inferior à do sangue materno.

Entretanto, a barreira placentária pode se tornar menos eficiente ao longo da gestação, o que coincide com o aparecimento das áreas de mineralização do feto. O flúor, associado aos tecidos mineralizados da mãe, é mobilizado pela remodelação normal.

Como na gestação há aumento da remodelação óssea (aumento da velocidade fluxo ósseo), é esperado que maior quantidade de flúor seja mobilizada e transferida ao feto. As lesões são incipientes nos fetos da primeira gestação e se intensificam nos fetos oriundos das gestações subsequentes. Isso sugere aumento da transferência de flúor da mãe para o feto de uma gestação para outra.

As alterações observadas na fluorose transplacentária são semelhantes às da fluorose pós-natal e caracterizam-se por alterações em dentes e ossos. Nos dentes, o flúor é tóxico para o cementoblasto, cementócito, odontoblasto e ameloblasto. Assim, ocorre degeneração de odontoblastos, hipomineralização do esmalte, hipercementose e persistência da dentina globular, causada por falha na mineralização. As alterações apresentam-se como manchas focais, vistas como áreas de opacidade do esmalte, que progridem para manchas calcárias opacas, amarelas, marrom-escuras ou pretas e desgaste excessivo, erosões e fissuras dos dentes. A hipercementose dos dentes decíduos causa retardo da reabsorção da raiz, o que, aliado à falha da reabsorção do osso alveolar, provoca também atraso da erupção dos dentes permanentes. Alterações gengivais, caracterizadas por retração gengival, também já foram relatadas em ovinos e bovinos com fluorose.

No osso, a ação do flúor é sobre o osteoblasto, com consequente osteoporose, e sobre o osteócito, causando, primeiramente, retardo da osteólise osteocítica, com consequente osteopetrose. Entretanto, em exposição prolongada, provoca morte do osteócito, com osteonecrose (Figura 11.57).

É comum encontrar mais de um tipo de doença óssea em ossos diferentes de um mesmo animal com fluorose.

Há também alterações do crescimento ósseo endocondral. A placa epifisária e a cartilagem articular apresentam-se indiferenciadas e não sofrem invasão vascular. Além disso, a placa epifisária manifesta-se irregular, com projeções de massas de cartilagem para a epífise e a metáfise, característica da osteocondrose (Figura 11.57).

Não se sabe se a alteração no crescimento endocondral se deve à ação direta do flúor ou indireta, causada pela hipoatividade tireoidiana. Isso porque o flúor é tóxico para as tireoides e é apontado como uma das causas de hipotireoidismo.

A síntese e a mineralização da matriz óssea podem ser reduzidas em alguns casos de fluorose. Assim, a osteopenia presente na fluorose pode ser decorrente de osteonecrose, osteoporose e raquitismo/osteomalacia (Figura 11.57).

A ação do flúor sobre o esqueleto é variável. Os ossos de maior fluxo são os primeiros a serem afetados e os mais gravemente acometidos. Processo alveolar da maxila e mandíbula, costelas, vértebras e ossos longos são os mais importantes na ordem de aparecimento das lesões.

O diagnóstico de fluorose é realizado com base nas alterações macro e microscópicas, associadas à pesquisa de flúor nas cinzas ósseas. A diversidade dos graus de lesões em todo o esqueleto varia conforme as taxas metabólicas de cada osso, havendo a necessidade de diversificar as amostras de osso a serem analisadas.

Hipercalcitoninismo nutricional

O excesso de cálcio na dieta resulta em hipercalcemia, que estimula as células C da tireoide a secretarem calcitonina. A gastrina é um hormônio produzido pelas células G da mucosa gastrintestinal quando existem elevadas concentrações de cálcio no sistema gastrintestinal.

A gastrina estimula as células C a produzirem calcitonina, que tem dois alvos: osso e cartilagem. Retarda a reabsorção óssea pela osteólise osteocítica, ocorrendo osteopetrose

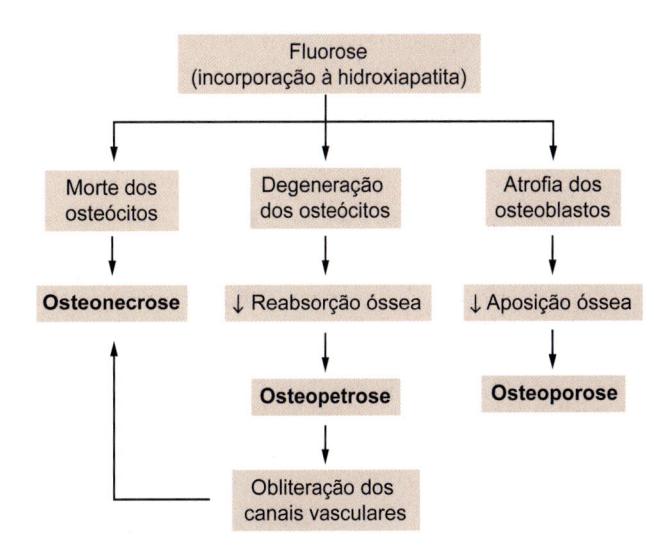

Figura 11.57 Diagrama esquemático das consequências da fluorose sobre as células do tecido ósseo.

e hipocalcemia. Esta última é estímulo para as paratireoides. Assim, ocorre hipercalcitoninismo seguido de hiperparatireoidismo. No entanto, a ação prévia da calcitonina sobre o osso anula a ação do PTH. Dessa maneira, a parada da reabsorção óssea e a osteopetrose persistem (Figura 11.58).

Como descrito anteriormente (ver tópico *Osteocondrose* mais anteriormente), a calcitonina em excesso também age sobre as cartilagens em crescimento e retarda a diferenciação das suas células, o que resulta em diminuição do crescimento longitudinal do osso. A insuficiência de formação das trabéculas epifisárias ou metafisárias pode causar a separação entre a cartilagem e o osso, caracterizando osteocondrose dissecante e epifisiólise.

A cartilagem articular e a placa epifisária indiferenciadas tornam-se inativas e são seladas por uma placa óssea. Quando o crescimento retorna, pela invasão capilar, e ultrapassa a placa terminal distal, que é empurrada para dentro da epífise ou da metáfise, retendo seu arranjo horizontal, isso é conhecido por *trabeculação transversa*.

O hipercalcitoninismo nutricional nos animais impúberes pode ser acompanhado de osteopetrose, alterações do crescimento e alterações da remodelação dos forames ósseos. O hipercalcitoninismo é apontado como uma das causas da osteodistrofia hipertrófica, ataxia cervicoespinhal, displasia coxofemoral, deformação valgo e osteocondrose.

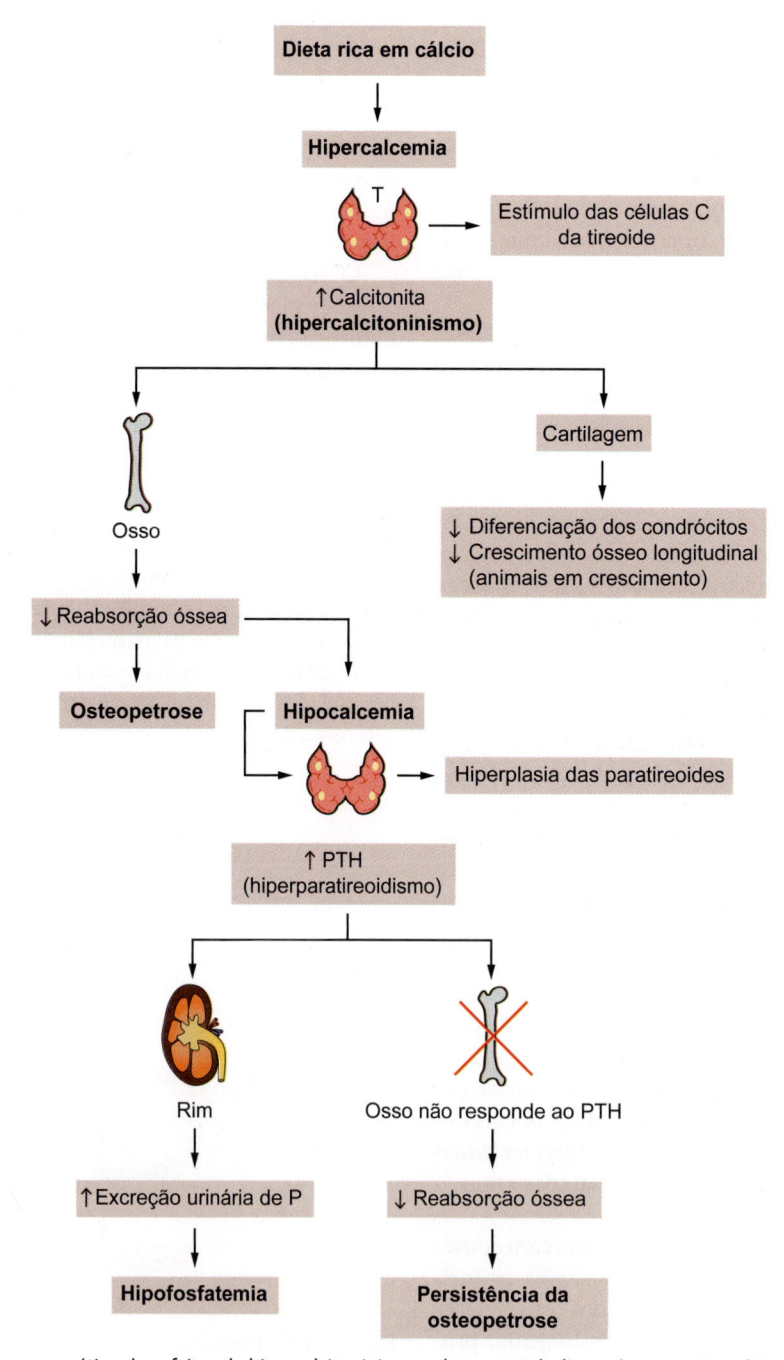

Figura 11.58 Diagrama esquemático dos efeitos do hipercalcitoninismo sobre o metabolismo ósseo e mineral. T = tireoide; PTH = paratormônio.

A *osteodistrofia hipertrófica* caracteriza-se por intensa atividade periosteal com maturação retardada dos osteoblastos, o que contribui para aumento de volume das regiões epifisárias e metafisárias dos ossos longos. A epífise-metáfise distal do radioulna é o local de predileção para que essa alteração ocorra. Como consequência, o periósteo não se apresenta bem aderido ao osso, resultando em dor e manqueira. Os tendões também perdem sua inserção. O córtex apresenta tecido ósseo pobremente organizado, que não se remodelou em osso osteônico (efeito da calcitonina).

Já se sugeriu que a osteodistrofia hipertrófica pode ocorrer como resultado da deficiência de vitamina C. Entretanto, essa deficiência causa osteoporose, que é insuficiência osteoblástica, enquanto a osteodistrofia hipertrófica caracteriza-se pelo aumento da atividade osteoblástica. A vitamina C aumenta a absorção de cálcio e, portanto, seu uso como tratamento dessa lesão é contraindicado.

A *ataxia cervicoespinhal* (síndrome do bamboleio ou síndrome *wobbler*) é relativamente frequente nas raças grandes com crescimento muito rápido. O crescimento das vértebras e a expansão do canal vertebral devem ser coordenados com o crescimento da medula espinhal. O canal vertebral remodela-se e expande-se por meio da reabsorção por osteólise osteocítica, que está bloqueada no hipercalcitoninismo. Como as vértebras cervicais apresentam maior potencial de crescimento, de C3 a C7 é o local de predileção para que aconteça o estreitamento do canal vertebral, com consequente compressão da medula espinhal.

Já se comentou que a displasia coxofemoral é uma das manifestações do hipercalcitoninismo. O colo do fêmur deve ser remodelado constantemente durante o crescimento para perfeito alinhamento de sua cabeça com o acetábulo. Com isso, a reabsorção também é ativa na parte côncava do acetábulo. No hipercalcitoninismo decorrente de falha da remodelação, a cabeça do fêmur não se ajusta bem ao acetábulo, podendo haver displasia coxofemoral.

Na coxa valga, o membro fica arqueado para fora. Por falha da remodelação, o ângulo entre a bainha femoral e o colo torna-se muito fechado. É uma parte do processo de displasia.

O hipercalcitoninismo nutricional nos animais adultos é apontado como fator importante na patogênese de: espondilose (touros), febre do leite, tetania pós-parto, hipocalcemia da parturiente, febre puerperal (vacas), eclâmpsia (cadelas) e parto prolongado (porcas).

Se, durante o período seco da vaca, houver fornecimento de cálcio além do necessário, ocorre hipercalcemia, que induz hipercalcitoninismo, diminuindo a reabsorção óssea e resultando em hipocalcemia. Por ocasião do parto, há necessidade urgente de grande quantidade de cálcio para a secreção de colostro, e a hipocalcemia torna-se tão grave a ponto de resultar em tetania, que acontece porque a hipocalcemia aumenta a permeabilidade da membrana axônica aos íons sódio, causando despolarização contínua.

Muitos pesquisadores acreditam que a paresia puerperal das vacas não é causada por hipercalcitoninismo nutricional, pois a calcitonina não está aumentada no plasma no período pré-parto. Isso sucede porque a calcitonina, que é pro- duzida rapidamente, liga-se aos seus receptores. Quando os receptores estão saturados, cessa a produção, e não deve ser esperado seu aumento no plasma (hipercalcitoninemia). Então, deve ser esperada a ocorrência de hipercalcitoninismo sem hipercalcitoninemia. A hipercalcitoninemia somente é observada nos tumores funcionais das células C da tireoide.

De uma dieta muito rica em cálcio, mas proporcionalmente balanceada com o fósforo, resultam os seguintes eventos: hipocalcemia (resultante da menor reabsorção óssea), hipofosfatemia (resultante da ação do PTH nos rins), hipofosfatasemia (resultante da menor reabsorção óssea) e hipoidroxiprolinemia (resultante da menor reabsorção óssea).

Hipervitaminose D

A vitamina D e seus metabólitos são hormônios lipossolúveis com modo de ação idêntico ao dos hormônios esteroides, tais como glicocorticoides, estrógeno, progesterona etc.

A vitamina D3 (colecalciferol) deriva-se de duas fontes: a consumida como tal ou a formada na pele, a partir do precursor 7-desidrocolesterol, sob a influência da luz ultravioleta. O colecalciferol é biologicamente inativo. Primeiro, é metabolizado no fígado, onde ocorre a hidroxilação do carbono na posição 25 para formar 25-hidroxicolecalciferol. Uma última hidroxilação ocorre nos rins para formar o metabólito biologicamente mais ativo, o 1α-25-di-hidroxicolecalciferol [1,25 $(OH)_2D_3$]. A produção de 1,25 $(OH)_2D_3$ é controlada de acordo com a demanda. Por essa razão, 1,25 $(OH)_2D_3$ é conhecido como a forma hormonal da vitamina D.

A produção de 1,25 $(OH)_2D_3$ nos rins é controlada por sistema de retroalimentação. Inicialmente, esse composto promove a formação da proteína ligadora de cálcio na mucosa intestinal, a qual promove o aumento da concentração de cálcio plasmático e, por conseguinte, diminuição da produção do PTH (Figura 11.59). Dessa maneira, a produção de 1,25 $(OH)_2D_3$ é controlada de acordo com a demanda, mas, em situações nas quais há doses excessivas de colecalciferol, esse controle não é absoluto, advindo a hipervitaminose D.

Plantas calcinogênicas, com 1,25 $(OH)_2D_3$ na sua composição, estão associadas à intoxicação de animais domésticos em diversas partes do mundo. A planta *Trisetum flavescens*, também conhecida como aveia dourada, produz quadro clínico conhecido como *calcinose enzoótica*, que atinge bovinos em vários países da Europa. Nos EUA, os efeitos da ingestão de *Cestrum diurnum* são relatados em equinos, bovinos e suínos e estão associados à inibição da osteólise osteocítica.

No Brasil, *Solanum glaucophyllum* (anteriormente *Solanum malacoxylon*; Solanaceae), popularmente conhecida como espichadeira ou *duraznilo blanco*, e *Nierembergia veitchii* são responsáveis pela calcinose enzoótica, intoxicação de caráter endêmico que acomete ruminantes criados em locais onde essas plantas estão presentes. Em algumas regiões do Pantanal, como nas áreas de solos argilosos e alagadiços, a presença da *S. glaucophyllum* é considerada um fator limitante à criação de bovinos. Essa planta é ainda responsável pela calcinose enzoótica em outros países da América do Sul, tais como Argentina e Uruguai, enquanto outras espécies de plantas calcinogênicas são responsáveis por calcinose em animais de pastoreio em diversos países, tais como

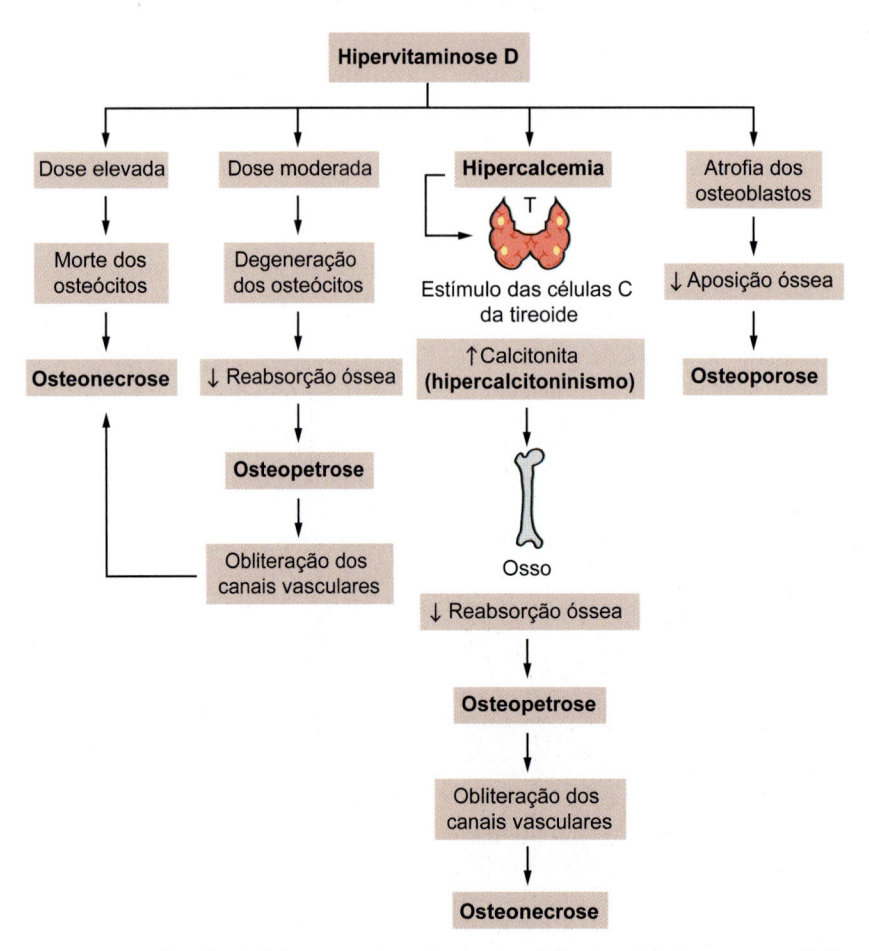

Figura 11.59 Diagrama esquemático dos efeitos da hipervitaminose D sobre as células do tecido ósseo e o metabolismo de cálcio. T = tireoide.

Cuba, EUA, Nova Guiné, Alemanha, Áustria e Jamaica. *N. veitchii* é calcinogênica para ovinos no Rio Grande do Sul.

Entre essas plantas, a concentração de vitamina D é muito variável. Por exemplo, em *S. glaucophyllum*, esse valor equivale a 130.000 UI por kg de matéria seca (MS), em *Cestrum diurnum*, a 3.000 UI por kg/MS, e em *Trisetum flavescens*, a 600 a 800 UI kg/MS. Em razão do controle por *feedback* da formação de 1,25 (OH)$_2$D$_3$, grandes quantidades de colecalciferol podem ser toleradas na alimentação, de sorte que a intoxicação pode ocorrer apenas com doses muito altas.

Os sinais clínicos clássicos da hipervitaminose D incluem emagrecimento progressivo, inapetência, calcificação de tecidos moles, hipercalcemia, hiperfosfatemia, hiperplasia de células C da tireoide e osteopetrose.

A ação da vitamina D em doses tóxicas no tecido ósseo é claramente demonstrada pelo exame histológico em menos de 24 horas após sua ingestão. Em doses moderadas, os osteócitos sofrem atrofia, e a reabsorção óssea por osteólise osteocítica se reduz, ocorrendo osteopetrose. Em doses maiores, ou quando há exposição prolongada, o osteócito morre e ocorre necrose óssea (osteopenia). Pode haver também atrofia osteoblástica, o que inibe a aposição óssea, causando osteoporose e agravando ainda mais a osteopenia. Quando age sobre as cartilagens de crescimento (cartilagem articular e placa epifisária), o excesso de vitamina D inibe a maturação dos condrócitos e retarda o crescimento ósseo.

O efeito negativo inicial sobre os osteócitos, condrócitos e osteoblastos é atribuído ao efeito tóxico direto do excesso de vitamina D. Isso porque o hipercalcitoninismo, que ocorre secundariamente à hipercalcemia, não pode ser responsável pelo rápido aparecimento desses efeitos, nem induziria a morte do osteócito.

A intoxicação por vitamina D está quase sempre associada à calcificação de tecidos moles, tais como artérias, veias, tendões, músculos, rins e pulmões, entre outros. Há controvérsia com relação ao mecanismo causador da calcificação. Sabe-se que a intoxicação por vitamina D em um primeiro momento causa hipercalcemia, por hiperestimular a reabsorção intestinal de cálcio. Por esse fato, alguns pesquisadores classificam a calcificação na intoxicação por vitamina D como metastática. No entanto, a hipervitaminose D causa degeneração de tecidos moles, pré-requisito para que ocorra calcificação distrófica.

A hipervitaminose D também inibe a eritropoese, com consequente anemia. O excesso de vitamina D pode causar atrofia das paratireoides, sem a interferência da hipocalcemia. A atrofia das paratireoides pode se dar antes da queda do cálcio plasmático provocada pela inibição da osteólise osteocítica.

Artrite-encefalite caprina

A artrite-encefalite caprina (CAE, do inglês *caprine arthritis-encephalitis*) é causada pela infecção RNA-vírus do gênero *Lentivirus* (Retroviridae, Lentivirinae). A via de infecção mais importante é a oral, pela ingestão de colostro, mas a via respiratória e o contato com sangue contaminado também são considerados fundamentais.

O vírus da CAE penetra no organismo pela mucosa gastrintestinal ou pelas vias respiratórias. Nesses locais, ocorre sua primeira replicação e, em seguida, sua disseminação, pela corrente sanguínea ou por outras vias, como o fluido cerebrospinal.

O vírus apresenta tropismo principalmente pelas células do sistema monocítico-fagocitário, que propiciam meio de distribuição e replicação viral. Outras células, porém, tais como oligodendrócitos, células da membrana sinovial e células epiteliais dos rins, das criptas intestinais, das glândulas adrenais, da tireoide e da paratireoide, também podem servir à replicação viral. O tropismo do vírus pelas células do sistema imune é o principal fator responsável pela habilidade do lentivírus de causar infecções crônicas, que persistem por toda a vida do animal.

Os sinais clínicos observados são bastante variáveis, e a maioria das infecções está presente na forma subclínica. As formas clínicas mais comumente descritas são a articular, observada em animais adultos, e a neurológica, evidenciada em animais jovens. A forma articular se caracteriza por artrite degenerativa crônica, envolvendo o carpo e o tarso, em especial.

Por sua vez, na forma respiratória da infecção, o principal sintoma é a dispneia, com perda da condição corporal. Os animais podem morrer em 3 a 8 meses após o aparecimento dos sinais clínicos ou sobreviver por anos.

Além dos sinais clínicos de artrite e pneumonia, o envolvimento da glândula mamária pode ser manifestação importante da CAE. A mastite pode apresentar-se sob a forma aguda ou crônica.

A mastite aguda manifesta-se por aumento de volume e endurecimento do úbere. A mastite crônica aparece durante a lactação, manifestando-se por assimetria da glândula mamária, e uma ou duas metades da glândula apresentam endurecimento na região da saída da cisterna.

Histologicamente, a CAE é caracterizada por infiltração e hiperplasia linfoide, com formação de centro germinativo e acúmulo de plasmócitos em articulações, pulmões, sistema nervoso central e glândula mamária. A evolução da doença ocorre de modo lento e progressivo, culminando com lesões inflamatórias crônicas ou processos degenerativos do órgão ou sistema infectado.

Na forma artrítica, inicialmente, ocorre edema, separando a membrana sinovial do tecido conjuntivo adjacente, e infiltrado perivascular polimorfonuclear. Em seguida, há hiperplasia das células sinoviais. Com o progresso da doença, a membrana sinovial adquire aspecto papilar e o infiltrado torna-se mononuclear, com predomínio de linfócitos e plasmócitos. As vilosidades sinoviais ficam espessas, com a formação de folículos linfoides e centros germinativos no conjuntivo sinovial. Sucede, também, hipertrofia das células endoteliais, com diminuição do lúmen vascular e exsudação de fibrina sobre a membrana sinovial.

A partir daí, a sinovite passa do caráter proliferativo para o degenerativo. Há necrose das células sinoviais e dissecação das vilosidades hiperplásicas. A necrose do tipo fibrinoide

envolve também as fibras colágenas do tecido conjuntivo da cápsula articular, tecidos periarticulares, tendão, bainha, ligamentos e bursa e, ainda, tecido muscular vizinho. Focos de mineralização acompanham a necrose do tecido conjuntivo e da membrana sinovial. Os higromas são frequentes e vistos como distensões císticas subcutâneas, principalmente na região cranial do carpo.

A sinovite na CAE foi comparada à descrita na artrite reumatoide, sugerindo-se o mesmo mecanismo imunopatológico para ambas, no qual anticorpos e linfócitos sensibilizados reagem com antígenos na cavidade sinovial.

Nos pulmões, as lesões são caracterizadas por pneumonia intersticial focal ou difusa, afetando principalmente os lobos caudal e cranioventral. Histologicamente, os pulmões apresentam hiperemia e espessamento dos septos interalveolares, pela presença de infiltrado mononuclear, constituído por macrófagos, linfócitos e plasmócitos. Há agregados linfoides nos septos alveolares e circundando pequenos vasos, bronquíolos e brônquios, descritos por muitos como hiperplasia do tecido linfoide brônquio-associado.

Também são observados aumento das fibras reticulares septais, hiperplasia do músculo liso peribrônquico, fibrose septal moderada e hiperplasia do epitélio bronquiolar e alveolar (neste, particularmente das células do tipo II). Por vezes, é possível observar focos de pneumonia supurada, possivelmente em consequência da invasão bacteriana, já que o vírus da CAE pode comprometer o sistema imune.

Na glândula mamária, as alterações são de involução glandular e, à microscopia, de infiltração inflamatória de linfócitos, macrófagos e alguns plasmócitos no estroma periductal, com hiperplasia do tecido conjuntivo fibroso, caracterizando a mastite intersticial.

O diagnóstico da CAE é realizado por testes sorológicos, como a imunodifusão em ágar gel (IDGA) e ensaio imunossorvente ligado à enzima (ELISA, do inglês *enzyme-linked immunosorbent assay*). O exame histopatológico, apesar de sugerir a doença, não é conclusivo. As técnicas de imuno-histoquímica e de reação em cadeia de polimerase (PCR, do inglês *polymerase chain reaction*) também podem ser utilizadas no diagnóstico da doença.

Actinomicose

É uma doença causada por *Actinomyces bovis*. Na forma de osteíte mandibular, a actinomicose ocorre principalmente em bovinos e, às vezes, em equinos, suínos, ovinos e cães.

A. bovis faz parte da microbiota da orofaringe e se aproveita de alterações prévias dos tecidos locais para invadi-los (pode ser complicante de gengivites e periodontites). Afeta, em particular, a mandíbula (a maxila quase nunca é afetada), onde provoca processo inflamatório piogranulomatoso, com tecido de granulação, abscessos e fístulas.

Clinicamente, a doença se caracteriza por aumento de volume firme da região afetada com secreção de exsudato piogranulomatoso. Os dentes implantados no segmento ósseo acometido se apresentam mal alinhados e doloridos, dificultando a apreensão e a mastigação do alimento. Quando há acometimento grave da maxila, pode haver dispneia. Os linfonodos regionais geralmente não são afetados.

À microscopia, as trabéculas ósseas são progressivamente destruídas ou sequestradas no pus (os sequestros são pequenos e lembram grãos de areia), há envolvimento do córtex (formam-se numerosas fístulas), a proliferação periosteal é excessiva e o osso torna-se enormemente aumentado, poroso e deformado. Colônias bacterianas podem ser encontradas no centro da lesão. Uma colônia apresenta-se como massa basofílica circundada por raios eosinofílicos (material de Splendore-Hoeppli).

A forma mais comum de actinomicose dos tecidos moles é o envolvimento da goteira esofágica e do retículo, com indigestão vagal.

O esfregaço do exsudato da lesão corado pelo Gram possibilita evidenciar filamentos do microrganismo Gram-positivo.

BIBLIOGRAFIA

AGUADO, E.; GOYENVALLE, E. Legg Calvé Perthes disease in the dog. *Morphologie*, [S. l.], v.105, n. 349, p. 143-147, 2021.

ALEXANDER, J. W. Selected skeletal dysplasias: craniomandibular osteopathy, multiple cartilaginous exostoses, and hypertrophic osteodystrophy. *Vet. Clin. North. Am. Small Anim. Pract.* [S. l.], v. 13, p. 55-70, 1983.

ANDERSON, W. I.; CARBERRY, C. A.; KING, J. M. *et al.* Primary aortic chondrossarcoma in a dog. *Vet. Pathol.*, Middleton, v. 25, p. 180-181, 1988.

ARAUJO, E. G. *Fluorose em ratos (Mus musculus) induzida por suplementação fosfórica:* estudo morfológico dos ossos e do dente. 1990. Dissertação (mestrado) – Escola de Veterinária da Universidade Federal de Minas Gerais, Belo Horizonte, 1990.

ARAÚJO, E. G.; NUNES, V. A.; COUTO, O. B. *et al.* Fluorose em ratos induzida pela ingestão contínua de fosfatos brutos de rocha: morfologia do dente e do osso alveolar. *Arq. Bras. Med. Vet. Zootec.*, Belo Horizonte, v. 46, p. 329-341, 1994.

AVIOLI, L. V.; KRANE, S. M. *Metabolic bone disease and clinically related disorders.* 3. ed. San Diego: Academic Press, 1997.

BELANGER, L. F. Osteocytic osteolysis. *Calcif. Tissue Res.*, New York, v. 4, p. 1-12, 1969.

BELANGER, L. F. Osteolysis in pathological material. *Cornell Vet.*, Ithaca, v. 58, p. 115-135, 1968.

BELANGER, L. F.; MIGICOVSKY, B. B. Bone cell formation and survival in H3 thymidine labeled chicks under various conditions. *Anat. Record.*, Salt Lake City, v. 145, p. 385-390, 1963b.

BELANGER, L. F.; MIGICOVSKY, B. B. Histochemical evidence of proteolysis in bone: the influence of parathormone. *J. Histochem. Cytochem.*, Baltimore, v. 11, p. 734-738, 1963a.

BERGMANN, W.; BERGKNUT, N.; VERAA, S. *et al.* Intervertebral disc degeneration in Warmblood horses: morphology, grading, and distribution of lesions. *Vet. Pathol.*, Middleton, v. 55, p. 442-452, 2018.

BERGKNUT, N.; SMOLDERS, L. A.; GRINWIS, G. C. M. *et al.* Intervertebral disc degeneration in the dog. Part 1: Anatomy and physiology of the intervertebral disc and characteristics of intervertebral disc degeneration. *Vet. J.*, New York, v. 195, p. 282-291, 2013.

BILEZIKIAN, J. *Primer on the metabolic bone diseases and disorders of mineral metabolism.* 9. ed. Wiley Blackwell, 2019. 1105 p.

BILEZIKIAN, J.; MARTIN, T. J.; CLEMENS, T. *et al. Principles of bone biology.* 4. ed. Academic Press, 2019. 2014 p.

BOYLE, W. J.; SIMONET, W. S.; LACEY, D. L. Osteoclast differentiation and activation. *Nature*, London, v. 423, p. 337-342, 2003.

CARLTON, W. W.; MCGAVIN, M. D. *Patologia veterinária especial de Thomson.* 2. ed. Porto Alegre: Artmed, 1998. 672 p.

CHINEME, C. N.; KROOK, L.; LOND, W. G. Bone pathology in hypervitaminosis D and experimental study in young pigs. *Cornell Vet.*, Ithaca, v. 66, p. 387-412, 1976.

COELHO, H. E. *Crescimento endocondral em frango de corte.* Belo Horizonte: UFMG, 1982. Dissertação (mestrado) – Escola de Veterinária da Universidade Federal de Minas Gerais, Belo Horizonte, 1982.

COELHO, A. C. B.; MARCOLONGO-PEREIRA, C.; SOARES, M. P. *et al.* Condrodisplasia em bovinos no sul do Rio Grande do Sul. *Pesq. Vet. Bras.,* Rio de Janeiro, v. 33, p. 1195-1200, 2013.

COELHO, H. E.; NUNES, V. A.; CHQUILOFF, M. A. G. *et al.* Crescimento ósseo endocondral em frangos de corte. *Arq. Bras. Med. Vet. Zootec.*, Belo Horizonte, v. 36, p. 11-24, 1984.

COUTINHO, P.S.; OCARINO, N. M. FERREIRA, M. B. *et al.* Familial osteopetrosis in Agouti paca: report of nine cases. *Arq. Bras. Med. Vet. Zootec.*, Belo Horizonte, v. 60, p. 1454-1460, 2008.

CRAIG, L. E.; DITTMER, K. E.; THOMPSON, K. G. Bones and joints. *In:* MAXIE, M. G. *Jubb, Kennedy, and Palmer's pathology of domestic animals.* 6. ed. St. Louis: Elsevier. v. 1, 2016, p. 16-163.

CRAIG, L. E.; THOMPSON, K. G. Tumors of joints. *In:* MEUTEN, D. J. *Tumors in domestic animals.* 5. ed. Ames: Wiley Blackwell. 2017, p. 337-355.

DAMMRICH, K. Relationship between nutrition and bone growth in large and giant dogs. *J. Nutr.*, Oxford, v. 121, p. 114-121, 1991.

DITTMER, K. E.; FIRTH, C. E. Mechanisms of bone response to injury. *J. Vet. Diag. Invest.*, v. 29, p. 385-395, 2017.

D'SOARES C. S.; MURAMOTO C.; SILVA, A. W. O. *et al.* Chondrodysplasia bulldog type in cattle in the state of Bahia, Brazil. *Braz. J. Vet. Pathol,* São Paulo, v. 13, p. 536-541, 2020.

FOWLER, M. E. *Zoo and wild animal medicine:* current therapy. 3. ed. Philadelphia: W. B. Saunders, 1993. 617 p.

FRANCA, S. A.; SERAKIDES, R.; SILVA, A. E. *et al.* Sarcoma sinovial extra-articular em cão. *Arq. Bras. Med. Vet. Zootec.*, Belo Horizonte, v. 56, p. 683-686, 2004.

FRIES, C. L.; REMEDIOS, A. M. The pathogenesis and diagnosis of canine hip dysplasia: a review. *Can. Vet. J.*, Ottawa, v. 36, p. 494-501, 1995.

GALLAGHER, C. H. The pathology and biochemistry of copper deficiency. *Aust. Vet. J.*, [S. l.], v. 33, p. 311-317, 1975.

GOUVÊA, F. N.; PENNACCHI, C. S.; ASSAF, N. D. *et al.* Acromegaly in dogs and cats. *Ann. Endocrinol. (Paris)*, [S. l.], v. 82, p. 107-11, 2021.

GRECO, D. S. Feline acromegaly. *Top. Companion Anim. Med.*, New York, v. 27, p. 31-35, 2012.

GUIMARÃES, E. B. *Interação do cobre com vitamina D3 no metabolismo ósseo de Gallus gallus domesticus L.* 1987. Dissertação (mestrado) – Escola de Veterinária da Universidade Federal de Minas Gerais, Belo Horizonte, 1987.

GUIMARÃES, E. B.; NUNES, V. A.; CHQUILOFF, M. A. G. *et al.* Osteodistrofia fibrosa generalizada em pôneis no Estado de Minas Gerais. *Arq. Bras. Med. Vet. Zootec.*, Belo Horizonte, v. 36, p. 265-274, 1984.

HALL, B. K. *Bone:* mechanisms of bone development and growth. Florida: CRC Press, 1994. v. 8, 225 p.

HANSEN, T.; SMOLDERS, L. A.; TRYFONIDOU, M.A. *et al.* The myth of fibroid degeneration in the canine intervertebral disc: a histopathologica comparison of intervertebral disc degeneration in chondrodystrophic and non chondrodystrophic dogs. *Vet. Pathol.*, Middleton, v. 54, p. 945-952, 2017.

HASCHEK, W. M.; KROOK, L.; KALFFEL, Z. F. A. *et al.* Vitamin D toxicity. Initial site and mode of action. *Cornell Vet.*, Ithaca, v. 68, p. 324-364, 1978.

HEDHAMMAR, A.; FUMING, W. V.; KROOK, L. *et al.* Overnutrition and skeletal disease: an experimental study in Great Dane dogs. *Cornell Vet.*, Ithaca, v. 64, p. 1-160, 1974.

HEDHAMMAR, A.; OLSON, S. E.; ANDERSSON, S. A. Canine hip dysplasia: study of heritability in 401 litters of German Shepherd dogs. *J. Am. Vet. Med. Assoc.*, [S. l.], v. 174, p. 1012-1016, 1979.

HELFRICH, M. H. Osteoblast diseases. *Microscopy research technique*, New York, v. 61, p. 514-532, 2003.

HOLMES, J. R. Some skeletal disorders in domestic animals. *Can. Vet. J.*, Ottawa, v. 8, p. 112-123, 1967.

JENSEN, R.; PARK, R. D.; LAUERMAN, L. H. *et al.* Osteochondrosis in feedlot cattle. *Vet. Pathol.*, Middleton, v. 18, p. 529-535, 1981.

KRANENBURG, H. C. MEIJ, B. P.; VAN HOFWEGEN, E. M. L. *et al.* Prevalence of spondylosis deformans in the feline spine and correlation with owner-perceived behavioural changes. *Vet. Comp. Orthop. Traumatol.*, New York, v. 25, p. 217-223, 2012.

KROOK, L. *Metabolic disease of bone and bones.* New York: Cornell University, 1983.

KROOK, L.; LOWE, J. E. Nutritional secondary hyperparathyroidism in the horse. *Veterinary Pathology*, [S. l.], v. 1, p. 1-98, 1964.

KROOK, L.; LUTWAK, L.; MCENTEE, K. *et al.* Nutritional hypercalcitoninism in bulls. *Cornell Vet.*, Ithaca, v. 61, p. 625-639, 1971.

KROOK, L.; MAYLIN, G. A. Industrial fluoride pollution. Chronic fluoride pollution in Cornwall Island Cattle. *Cornell Vet.*, Ithaca, v. 69, p. 1-70, 1979.

KROOK, L.; MAYLIN, G. A.; LILIE, L. A. *et al.* Dental fluorosis in cattle. *Cornell Vet.*, Ithaca, v. 73, p. 340-362, 1983.

KROOK, L.; WASSERMAN, R. H.; MCENTEE, K. *et al. Cestrum diurnum* poisoning in Florida cattle. *Cornell Vet.*, Ithaca, v. 65, p. 557-575, 1975.

KROOK, L.; WASSERMAN, R. H.; SHIVELY, J. N. *et al.* Hypercalcemia and calcinosis in Florida horses: implication of the screib, *Cestrum diurnum*, as the causative agent. *Cornell Vet.*, Ithaca, v. 65, p. 26-56, 1975.

LABAT, M. L. Retroviruses, immunosuppression and osteopetrosis. *Biomed. Pharmacoth.*, [S. l.], v. 40, p. 85-90, 1986.

LACEY, D. L.; HUFFER, W. E. Studies on the pathogenesis of avian rickets. II. Necrosis of perforating epiphiseal vessels during recovery from rickets in chick caused by vitamin D deficiency. *Am. J. Pathol.*, [S. l.], v. 109, p. 288-301, 1982.

LAMAGNA, B.; LAMAGNA, F.; MEOMARTINO, L. *et al.* Polyostotic lymphoma with vertebral involvement and spinal compression in a dog. *J. Am. Anim. Hosp. Assoc.*, Lakewood, v. 42, p. 71-76, 2006.

LINDERT, U.; WEIS, M. A.; RAI, J. *et al.* Molecular consequences of the SERPINH1/HSP47 mutation in the Dachshund natural model of osteogenesis imperfecta. *J. Biol. Chem.*, [S. l.], v. 290, p. 17679-17689, 2015.

LING, G. V.; MORGAN, J. P.; POOL, R. R. Primary bone tumors in the dog: a combine clinical, radiographic, and histologic approach to early diagnosis. *J. Am. Vet. Med. Assoc.*, [S. l.], v. 165, p. 55-67, 1974.

LUST, G. An overview of the pathogenesis of canine hip dysplasia. *J. Am. Vet. Med. Assoc.*, [S. l.], v. 210, p. 1443-1479, 1997.

MARKS JR., S. C. Osteoclast biology: lessons from mammalian mutations. *Am. J. Med. Genetics.*, New Jersey, v. 34, p. 43-54, 1989.

MENEZES, J. M. C. *Excesso de nutrientes na dieta durante a fase de crescimento rápido e alterações esqueléticas em cães.* 2000. Dissertação (mestrado) – Escola de Veterinária da Universidade Federal de Minas Gerais, Belo Horizonte, 2000.

NAHIN, L.; LAMAND, M. Similitude de certains aspects cliniques de la mal nutrition proteino-energetique avec les carences en cuivre, zinc et cobalt chez les ruminants. *Ann. Rech. Vet.*, Paris, v. 13, p. 171-175, 1982.

NORMAN, S.; SMITH, M. C. Caprine arthritis-encephalitis: review of neurologic form in 30 cases. *J. Am. Vet. Med. Assoc.*, [S. l.], v. 182, p. 1342-1345, 1983.

NUNES, V. A. Doença periodontal (cara inchada) dos bovinos. *Cad. Tec. Esc. Vet.*, Belo Horizonte, n. 15, p. 5-26, 1996.

NUNES, V. A.; MAIA, F. C. L.; NOGUEIRA, R. H. G. *et al.* Hiperparatireoidismo secundário nutricional em bovinos: Morfologia do periodonto. *Arq. Bras. Med. Vet. Zootec.*, Belo Horizonte, v. 47, p. 329-341, 1995.

NUNES, V. A.; SANTOS, R. L. Fluorose em coelhas induzida pelo fosfato de Patos de Minas. *Arq. Bras. Med. Vet. Zootec.*, Belo Horizonte, v. 48, p. 175-188, 1996.

NUSS, K.; SPIESS, A.; HILBE, M. *et al.* Transient benign osteopetrosis in calf persistently infected with bovine diarrhoea virus. *Vet. Comp. Orthop. Traumatol.*, New York, v. 18, p. 100-104, 2005.

OCARINO, N. M. *Atividade física no tratamento da osteoporose*: histomorfometria do esqueleto axial e apendicular de ratas. Belo Horizonte: UFMG, 2004. 78 p. Dissertação (mestrado) – Escola de Veterinária da Universidade Federal de Minas Gerais, 2004.

OCARINO, N. M.; FUKUSHIMA, F. B.; GOMES, A. M. *et al.* Idiopathic hypertrophic osteopathy in a cat. *J. Feline Med. Surg.*, v. 8, p. 345-348, 2006.

OCARINO, N. M.; MARUBAYASHI, U.; CARDOSO, T. G. S. *et al.* Physical activity in osteopenia treatment improved the mass of bones directly or indirectly submitted to mechanical impact. *J. Musculoskelet. Neuronal Interact.*, v. 7, p. 84-93, 2007.

OCARINO, N. M.; SERAKIDES, R. Efeito da atividade física no osso normal e na prevenção e tratamento da osteoporose. *Rev. Bras. Med. Esp.*, v. 12, p. 164-168, 2006.

OCARINO, N. M.; SILVA, A. E.; MELO, E. G. *et al.* Lipossarcoma ósseo em cão: relato de caso. *Clin. Vet.*, v. 59, p. 36-40, 2005.

OCARINO, N. M.; SILVA, A. E.; SERAKIDES, R. *et al.* Linfoma ósseo em cão. *Arq. Bras. Med. Vet. Zootec.*, Belo Horizonte, v. 57, p. 140-142, 2005.

OJO, S. A.; LEIPOLD, H. W.; CHO, D. Y. *et al.* Osteopetrosis in two Hereford calves. *J. Am. Vet. Med. Assoc.*, [S. l.], v. 166, p. 781-783, 1975.

PATNAIK, A. K. Canine extraskeletal osteosarcoma and chondrosarcomas: a clinicopathologic study of 14 cases. *Vet. Pathol.*, Middleton, v. 27, p. 46-55, 1990.

PEREIRA, M. F. *Artrite-encefalite caprina a vírus (CAE) – Estudo anatomopatológico e imuno-histoquímico em cabras naturalmente infectadas.* Belo Horizonte: UFMG, 1995. 64 p. Dissertação (mestrado) – Escola de Veterinária da Universidade Federal de Minas Gerais, 1995.

PERK, K. Presence of virus particles in neural cells of goats with caprine arthritis-encephalitis. *Res. Vet. Sci.*, v. 49, p. 367-369, 1990.

RAISZ, L. G. Physiology and pathophysiology of bone remodeling. *Clin. Chem.*, v. 45, p. 1353-1358, 1999.

RIBEIRO, A. F. C.; SERAKIDES, R.; NUNES, V. A. *et al.* A osteoporose e os distúrbios endócrinos da tireoide e das gônadas. *Arq. Bras. Endocrinol. Metabol.*, v. 47, p. 228-236, 2003.

RIBEIRO, A. F. C.; SERAKIDES, R.; OCARINO, N. M. *et al.* Efeito da associação hipotireoidismo-castração no osso e nas paratireoides de ratas adultas. *Arq. Bras. Endocrinol. Metabol.*, v. 48, p. 525-534, 2004.

RIET-CORREA, F.; MENDEZ, M. D. C.; SCHILD, A. L. Lesões dentárias em bovinos e ovinos devida à poluição industrial causada pela combustão do carvão. *Pesq. Vet. Bras.*, Rio de Janeiro, v. 6, p. 23-31, 1986.

RIET-CORREA, F.; SCHILD, A. L.; MENDEZ, M. C. *et al.* Enzootic calcinosis in sheep caused by the ingestion of *Nierembergia veitchii* (solanaceae). *Pesq. Vet. Bras.*, Rio de Janeiro, v. 7, p. 85-95, 1987.

RISER, W. H. Growth and development of the normal canine pelvis, hip joints, and femur from birth to maturity. *Vet. Pathol.*, Middleton, v. 12, p. 264-278, 1975.

RISER, W. H.; FANKHAUSER, R. Osteopetrosis in a dog. *J. Am. Vet. Radiol. Soc.*, v. 11, p. 29-34, 1970.

ROBEY, P. G. The biochemistry of bone. *Biol. Metab. Clin. North Am.*, v. 18, p. 859-902, 1989.

ROBINSON, H. L.; REINSCH, S. S.; SHANK, P. R. Sequences near the 5' long terminal repeat of avian leucosis viruses determine the ability to induce osteopetrosis. *J. Virol.*, v. 59, p. 45-49, 1986.

ROSTKOWSKI, C. M.; WILSON, T. D.; ALLAN, G. S. *et al.* Hypercalcitoninism without hypercalcitoninemia. *Cornell Vet.*, Ithaca, v. 71, p. 188-213, 1980.

ROZIN, A.; BAR-SHALOM, R.; ISH-SHALOM. Paget's disease of bone or osteopetrosis? *Clin. Rheumatol.*, v. 19, p. 1-4, 2005.

SANTOS, M. N.; NUNES, V. A.; BARROS, S. S. *et al.* Solanum malacoxylon toxicity: inhibition of bone resorption. *Cornell Vet.*, Ithaca, v. 66, p. 565-588, 1976.

SANTOS, R. L.; NUNES, V. A.; FERREIRA, W. M. Fluorose congênita em coelhos. *Arq. Bras. Med. Vet. Zootec.*, Belo Horizonte, v. 48, p. 295-307, 1996.

SANTOS, R. L.; NUNES, V. A.; GUEDES, R. M. C. Osteocondrose (*splay leg*) em coelhos jovens. *Arq. Bras. Med. Vet. Zootec.*, Belo Horizonte, v. 46, p. 342-352, 1996.

SANTOS, R. L.; SERAKIDES, R.; NUNES, V. A. *et al.* Osteopatia hipertrófica pulmonar: relato de um caso. *Arq. Bras. Med. Vet. Zootec.*, Belo Horizonte, v. 50, p. 203-209, 1998.

SBRANA, S.; MARCHETTI, V.; MANCIANTI, F. *et al.* Retrospective study of 14 cases of canine arthritis secondary to *Leishmania* infection. *J. Small Anm. Pract.*, v. 55, p. 309-313, 2014.

SEIFERT, M. F.; POPOFF, S. N.; JACKSON, M. E. *et al.* Experimental studies of osteopetrosis in laboratory animals. *Clin. Orthop. Related Research*, v. 294, p. 23-33, 1993.

SERAKIDES, R.; NUNES, V. A. Bociogênicos. *Cad. Tec. Esc. Vet.*, n. 24, p. 48-60, 1998.

SERAKIDES, R.; NUNES, V. A.; OCARINO, N. M. *et al.* Efeito da associação hipertireoidismo-castração no osso de rata adulta. *Arq. Bras. Endocrinol. Metab.*, v. 48, p. 875-884, 2004.

SERAKIDES, R.; NUNES, V. A.; PEREIRA, M. F. Estudo clínico, anatomopatológico e imuno-histoquímico de pulmões de cabras naturalmente infectadas pelo vírus da artrite-encefalite caprina (CAE). *Arq. Bras. Med. Vet. Zotec.*, v. 48, p. 415-424, 1996.

SHUPE, J.; BAGLEY, C. V. Placental transfer of fluorine in Holstein cows. *Vet. Hum. Toxicol.*, v. 34, p. 1-4, 1992.

SILVA, A. L. A. *Fluorose em bezerros por via transplacentária induzida por fosfato de rocha.* Belo Horizonte: UFMG, 1994. 43 p. Dissertação (mestrado) – Escola de Veterinária da Universidade Federal de Minas Gerais, 1994.

SMOLDERS, L. A.; BERGKNUT, N.; GRINWIS, G. C. M. *et al.* Intervertebral disc degeneration in the dog. Part 2: chondrodystrophic and non-chondrodystrophic breeds. *Vet. J.*, New York, v. 195, p. 292-299, 2013.

SOUZA, A. I.; JULIANO, R. S.; GOMES, T. S. *et al.* Osteolytic osteomyelitis associated with visceral leishmaniasis in a dog. *Vet. Parasitol.*, v. 129, p. 51-54, 2005.

SOUZA, P. C. *Osteopetrose e osteonecrose idiopáticas em pacas (Agouti paca) em cativeiro.* Belo Horizonte: UFMG, 2006. 54 p. Monografia (especialização em residência médico-veterinária) – Escola de Veterinária da Universidade Federal de Minas Gerais, 2006.

STALIN, C.; GUTIERREZ-QUINTANA, R.; FALLER, K. *et al.* A review of canine atlantoaxial joint subluxation. *Vet. Comp. Orthop. Traumatol.*, New York, v. 28, p. 1-8, 2015.

STEINETZ, B. G.; GOLDSMITH, L. T.; LUST, G. Plasma relaxin levels in pregnant and lactating dogs. *Biol. Reprod.*, New York, v. 37, p. 719-725, 1987.

TATE, M. L. K.; ADAMSON, J. R.; TAMI, A. E. *et al.* The osteocytes. *Int. J. Biochem. Cell. Biol.*, [S. l.], v. 36, p. 1-8, 2004.

THOMPSON, K. G.; DITTMER, K. E. Tumors of bone. *In*: MEUTEN, D. J. *Tumors in domestic animals.* 5. ed. Ames: Wiley Blackwell. 2017, p. 356-424.

TODHUNTER, R. J.; BLISS, S. P.; CASELLA, G. *et al.* Genetic structure of susceptibility traits for hip dysplasia and microsatellite informativeness of an outcrossed canine pedigree. *J. Heredity*, Washington, v. 94, p. 39-48, 2003.

VARGAS, M. I.; SILVA, J. M. L.; NUNES, V. A. Tibial dyschondroplasia in growing chickens experimentally intoxicated with tetramethylthiuran dissulfide. *Poultry Sci.*, [S. l.], v. 62, p. 1195-1200, 1983.

VEZZONI, A.; BENJAMINO, K. Canine elbow dysplasia. *Vet. Clin. Small Anim.*, Bonner Springs, v. 51, p. 439-474, 2021.

WALTON, K. C. Environment fluorosis in mammals. *Mammal Rev.*, Oxford, v. 8, p. 77-90, 1988.

WANG, X.; MILLER, A. B.; LEPINE, A. J. *et al.* Analysis of randomly amplified polymorphic DNA (RAPD) for identifying genetic markers associated with canine hip dysplasia. *J. Heredity*, Washington, v. 90, p. 99-103, 1999.

WHEELER, S. M.; FELL, L. R. Fluorides in cattle nutrition. *Nut. Abst. Rev. Serie B*, [S. l.], v. 53, p. 741-767, 1983.

WORKER, N. A.; CARRILLO, B. J. "Enteque seco", calcification and wasting in grazing animal in Argentine. *Nature*, London, v. 15, p. 72-74, 1967.

Raquel Rubia Rech • Claudio Severo Lombardo de Barros

MORFOLOGIA E FUNÇÃO

As funções do músculo esquelético incluem manutenção da postura, locomoção (e outros tipos de movimento), apoio para a função respiratória (músculos intercostais e diafragma), metabolismo da glicose e manutenção da temperatura corporal. A função das fibras musculares é determinada pelos axônios dos nervos periféricos integrados ao músculo, em uma estrutura conhecida como *unidade motora*. Esta consiste em um neurônio motor localizado no sistema nervoso central (SNC) e todas as fibras musculares inervadas pelos axônios desse neurônio. Dependendo da inervação, as fibras musculares podem ter metabolismo oxidativo, anaeróbio ou misto, o que influi em sua velocidade de reação.

As células musculares estriadas esqueléticas são cilindros multinucleados de 10 a 65 μm de diâmetro e vários centímetros de comprimento. Essa forma cilíndrica alongada (com extremidades afiladas) explica o fato de a célula muscular ser comumente referida como *fibra muscular* ou *miofibra*. O tamanho da miofibra varia de acordo com idade, exercício, estado nutricional, posição e função do grupo muscular.

As miofibras se agrupam em feixes envoltos por bainhas de tecido conjuntivo denominadas sucessivamente, do exterior para o interior do músculo, como epimísio, perimísio e endomísio. O *epimísio* é a camada de tecido conjuntivo que envolve o músculo como um todo. Dele se originam camadas mais delgadas de tecido conjuntivo, denominadas *perimísio*, que envolvem fascículos (feixes) musculares. Uma camada ainda mais delgada, formada de fibras reticulares (colágeno tipo III) e matriz extracelular, denominada *endomísio*, envolve cada fibra muscular. As fibras musculares são irrigadas e inervadas por vasos e nervos que seguem ao longo dessa trama de tecido conjuntivo (Figura 12.1). As bainhas de tecido conjuntivo e os fascículos musculares se fundem ao tendão em cada extremidade do músculo, formando a *junção miotendinosa*. As *fibras de Sharpey* do periósteo aderem os tendões aos ossos, proporcionando o ponto de apoio para a contração muscular e a movimentação do esqueleto.

O músculo esquelético é róseo ou vermelho em razão do abundante suprimento de sangue e da presença de pigmento de mioglobina, proteína transportadora de oxigênio semelhante à hemoglobina. A mioglobina, como será visto mais adiante, tem importância clinicopatológica para o diagnóstico das lesões degenerativas do músculo. Quando a fibra muscular é destruída, a mioglobina é liberada na circulação, passa pelo glomérulo renal e é eliminada na uri-

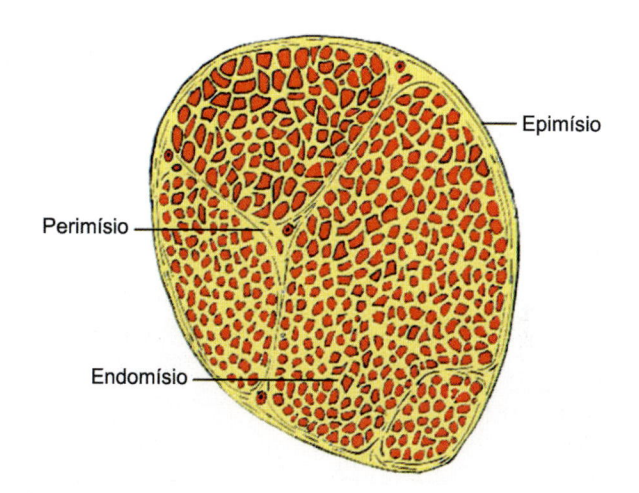

Figura 12.1 Diagrama mostrando secção de músculo estriado. As fibras musculares (*em vermelho*) são envoltas por tecido conjuntivo (*em amarelo*). O epimísio envolve todo o músculo, o perimísio envolve feixes musculares, e o endomísio envolve fibras individuais. As fibras musculares são supridas por vasos e nervos que seguem ao longo dessa trama de tecido conjuntivo. Alguns vasos aparecem representados em vermelho em meio ao tecido conjuntivo amarelo. (Cortesia do Dr. Daniel Rissi, University of Georgia, Athens, GA, EUA.)

na, um sinal clínico denominado *mioglobinúria*, indicativo de lesão muscular.

A fibra muscular é formada pelo *sarcoplasma* (o citoplasma da miofibra) envolto em uma membrana plasmática denominada *sarcolema*. Circundando o sarcolema encontra-se a *lâmina basal*. Os núcleos da miofibra (*mionúcleos*) localizam-se logo abaixo do sarcolema, na periferia da fibra. Mionúcleos são considerados terminalmente diferenciados, com pouca ou nenhuma capacidade de mitose e, por conseguinte, de regeneração da fibra. As *células satélites* distribuem-se ao longo da miofibra, entre a lâmina basal e o sarcolema. São células mitoticamente quiescentes no adulto, mas, ao contrário dos mionúcleos, são capazes de proliferar, fundir-se e formar novas miofibras maduras; têm, por isso, participação importante na regeneração da fibra muscular (ver adiante). Sob condições favoráveis, as células satélites podem regenerar integralmente as miofibras danificadas.

Uma das características da fibra muscular esquelética, quando esta é observada em preparações histológicas na microscopia de luz, é a presença de estriações transversais

(Figura 12.2). A natureza dessas estriações é mais bem entendida quando se examina a fibra muscular no microscópio eletrônico de transmissão (Figura 12.3). Cerca de 80% do sarcoplasma é ocupado por *miofibrilas* arranjadas ao longo das miofibras. Na Figura 12.3, as miofibrilas são as estruturas formadas por feixes de miofilamentos, delimitadas pelo acúmulo de mitocôndrias.

Há dois tipos principais de filamentos nas miofibrilas: os filamentos delgados (compostos de actina) e os filamentos espessos (compostos de miosina). Os filamentos delgados ancoram-se de cada lado da linha Z e projetam-se para dentro da banda A, onde se alternam com os filamentos espessos (Figura 12.4). Por isso, a parte denominada banda A (anisotrópica) é escura (ver Figura 12.3), e a parte denominada banda I (isotrópica, no centro da qual está a banda Z) é mais escura. Essa disposição dos miofilamentos nas miofibrilas é responsável pelo padrão de estriações observado na microscopia de luz (ver Figura 12.2).

O *sarcômero*, porção compreendida entre duas linhas Z (2 a 3 μm de comprimento), é a unidade contrátil do músculo. No músculo relaxado, nenhum dos dois tipos de filamentos se estende de uma linha Z para a próxima. Como pode ser observado na Figura 12.4 A, os filamentos espessos de miosina (vermelhos na Figura 12.4) ocupam apenas a porção média do sarcômero – a parte reconhecida na microscopia eletrônica (ver Figura 12.3) como a banda A –, e suas duas extremidades são livres. No entanto, filamentos delgados têm apenas uma porção livre; a outra é inserida na banda Z. Os filamentos delgados estendem-se de cada linha Z em direção ao centro do sarcômero, interdigitando-se ali entre os filamentos delgados. A contração muscular é feita pela contração dos sarcômeros. Nesta última, os filamentos delgados movem-se ainda mais para o interior dos filamentos espessos. No estágio de contração completa, os bordos livres dos filamentos delgados quase se tocam no centro, na porção média do sarcômero (ver Figura 12.4 B). Como seu comprimento não muda, a única maneira pela qual os filamentos delgados podem se mover para o centro é puxando a linha Z, na qual são fixados. Isso aproxima as linhas Z de todos os sarcômeros e produz a contração do músculo.

Durante a contração muscular, o músculo encurta-se em cerca de um terço de seu comprimento original. A energia para a contração e descontração muscular é fornecida pelo trifosfato de adenosina (ATP, do inglês *adenosine triphosphate*) quando se hidrolisa a difosfato de adenosina (ADP, do inglês *adenosine diphosphate*). A força do ATP move íons Ca^{++} do retículo endoplasmático para as miofibras, promovendo a contração, e de volta ao retículo endoplasmático, propiciando o relaxamento muscular. O fosfato de creatina constitui fonte de energia reserva. Quando o ATP diminui, a hidrólise do fosfato de creatina forma creatina e ATP. Essa reação é catalisada pela enzima creatinoquinase (CK, do inglês *creatine kinase*). Quando ocorre lesão muscular, há o vazamento de CK para a circulação, e o aumento de sua

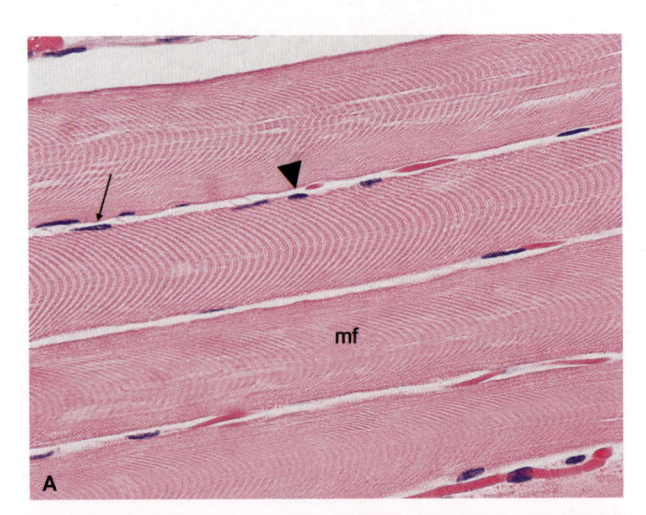

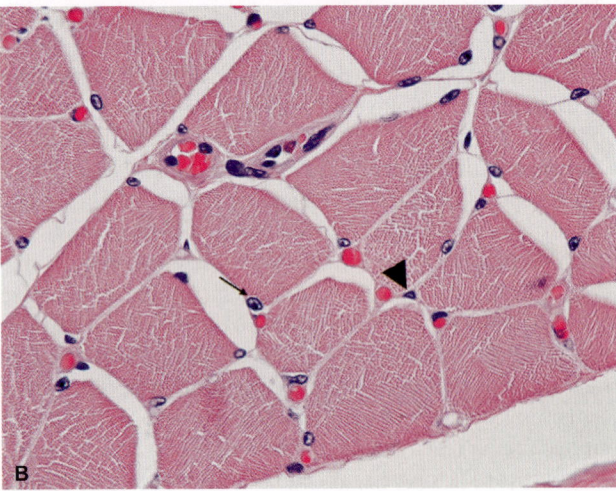

Figura 12.2 Músculo esquelético normal de um bovino. **A**. Corte longitudinal no qual se podem ver as miofibras (*mf*), os mionúcleos (*seta*), as células satélites (*cabeça de seta*) e as estriações transversais. **B**. Corte transversal; mionúcleos (*seta*), células satélites (*cabeça de seta*).

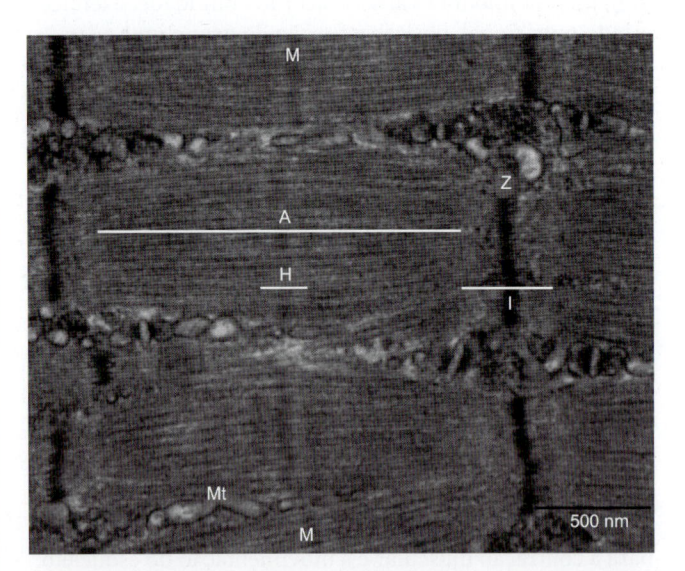

Figura 12.3 Microscopia eletrônica de transmissão. Corte longitudinal de músculo esquelético normal de camundongo. Os sarcômeros são as estruturas entre duas linhas (ou discos) Z. A banda A (significando *anisotrópica*) é a zona central ampla e escura. A banda A alterna-se com uma banda mais clara, a banda I (significando *isotrópica*), no centro da qual se encontra a linha Z. Linhas M densas, com zonas H claras adjacentes, ocorrem no centro da banda A. Mitocôndrias (Mt) são abundantes entre cada miofibrila. Coloração acetato de uranila e citrato de chumbo. (Cortesia do Dr. Mauro Soares, Universidade Federal de Pelotas, Pelotas, RS.)

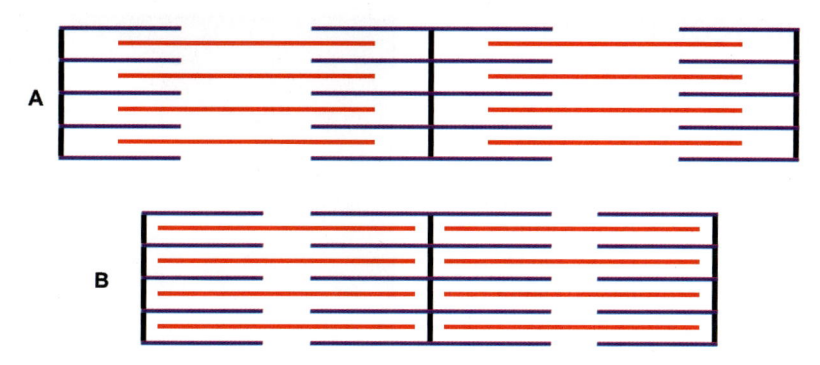

Figura 12.4 A e **B**. Diagrama mostrando dois sarcômeros de músculo relaxado e contraído. Observar as alterações nas posições relativas dos filamentos espessos (*miosina, em vermelho*), dos filamentos delgados (*actina, em azul*) e das linhas Z (*em preto*).

atividade sérica pode ser detectado e serve como indicador de doenças musculares degenerativas.

Tipos de miofibras

Os músculos são compostos de fibras musculares, classificadas conforme vários aspectos, que incluem velocidade de contração, velocidade de fadiga e propriedades bioquímicas e metabólicas. As propriedades de contração das fibras dependem das isoformas de miosina de cadeia pesada (MyHCs) presentes nos filamentos grossos. Na maioria dos mamíferos, existem quatro tipos de miofibras: 1, 2A, 2X e 2B. As fibras tipo 1 dependem grandemente do metabolismo aeróbio da glicose e dos ácidos graxos para obtenção de energia; são capazes de atividade prolongada, mas respondem com contração lenta. Essas fibras são oxidativas. Por sua vez, as fibras tipo 2 derivam sua energia principalmente da glicólise anaeróbia. Essas fibras fatigam com mais rapidez, porém são capazes de contração rápida e, portanto, são encontradas em maiores proporções em grupos de músculos que movem rapidamente os membros.

As fibras tipo 2 são subdivididas em fibras 2B (tipo puramente glicolítico), fibras 2X (alto teor de mitocôndria e resistência à fadiga intermediária entre fibras 2A e 2B) e fibras

2A (tipo oxidativo-glicolítico intermediário). Músculos dos membros de equinos e bovinos não apresentam fibras tipo 2B. Em cães, as fibras 2B são restritas aos músculos extra-oculares e laríngeos. Raças de suínos geneticamente selecionadas para carne magra e alta *performance* de crescimento contêm expressão alta de fibras 2B. Detalhes das características desses três tipos de fibras estão na Tabela 12.1.

Raramente os músculos são compostos de apenas um tipo de fibra. Em geral, consistem em mistura variável dos três tipos, com predominância de um deles, dependendo da função do músculo. As fibras tipo 1 (contração lenta, fadiga lenta, oxidativas) são numerosas nos músculos cuja principal atividade é lenta e prolongada, como os que mantêm a postura e/ou auxiliam na respiração. No mesmo músculo, a porcentagem de fibras tipo 1 quase sempre aumenta nas porções mais profundas. Músculos que se contraem de maneira rápida e por pouco tempo, como os destinados para corridas curtas e rápidas, contêm mais fibras tipo 2B. Infelizmente, cortes de músculos fixados em formol não são ideais para a tipificação histoquímica das fibras musculares; isso requer cortes em congelação. Uma alternativa é utilizar imuno-histoquímica, já que alguns anticorpos funcionam em cortes fixados em formol.

Tabela 12.1 Tipos de fibras musculares esqueléticas.

Características	Tipo 1	Tipo 2		
		A	X	B
Velocidade de contração	Lenta	Rápida	Rápida	Muito rápida
Suscetibilidade à fadiga	Baixa	Intermediária	Intermediária a alta	Alta
Quantidade de mioglobina	Muito alta	Alta	Intermediária	Baixa
Cor	Vermelha	Intermediária	Intermediária	Branca
Quantidade de mitocôndrias	Alta	Intermediária	Intermediária	Baixa
Conteúdo de gordura	Alto	Intermediário	Baixo	Baixo
Conteúdo de glicogênio	Baixo	Intermediário	Intermediário	Alto
Tipo de obtenção de energia	Oxidativo e aeróbio	Oxidativo e glicolítico	Oxidativo e glicolítico	Glicolítico e anaeróbio
Quantidade de enzimas para degradação da glicose	Intermediária	Alta	Alta	Alta
Quantidade de enzimas para degradação de ácidos graxos livres	Alta	Intermediária	Intermediária	Baixa
Número de capilares	Alto	Intermediário	Intermediário a baixo	Baixo
Diâmetro	Pequeno	Pequeno	Grande	Grande

AVALIAÇÃO MACROSCÓPICA DOS MÚSCULOS

Os principais componentes do músculo são as fibras musculares, o tecido conjuntivo e o tecido adiposo. O tipo de fibras musculares, o suprimento de sangue e a quantidade de mioglobina influenciam na cor do músculo. Músculos de ruminantes, equinos e aves migratórias (pato e ganso) contêm proporções altas de fibras tipo 1, portanto são ricos em mioglobina e consequentemente avermelhados (Figura 12.5). Em contraste, a proporção alta de fibras glicolíticas resulta em músculos mais pálidos, como visto em suínos e aves. Bovinos com musculatura dupla (mutação no gene da miostatina) têm alta proporção de fibras glicolíticas e, por isso, músculos mais pálidos.

As fibras colágenas do tipo I e III são as mais abundantes no tecido muscular. Há duas localizações para as reservas de gordura no tecido muscular: intermuscular e intramuscular. O tecido adiposo intramuscular consiste em lipídios estruturais, fosfolipídios e triglicerídeos. Cerca de 80% dos triglicerídeos estão entre as fibras musculares, e 20% dos triglicerídeos são depositados no citoplasma das miofibras. O músculo romboide (cupim) das raças zebuínas contém uma concentração de gordura 14 vezes maior que de outros músculos esqueléticos, o que confere aspecto amarelo ou branco às regiões entre os feixes musculares (marmoreio) (Figura 12.6). Os feixes musculares da língua dos animais, especialmente a dos bovinos, são intercalados por considerável quantidade de gordura (Figura 12.7), que confere consistência e sabor especiais quando a língua é usada na culinária. Essa gordura é muito resistente à mobilização, mesmo durante períodos de inanição. Ocasionalmente, essas áreas de gordura são confundidas com áreas de necrose.

LESÕES SEM SIGNIFICADO CLÍNICO

Locais de injeção

Áreas amareladas ou esverdeadas no músculo esquelético, muitas vezes mostrando trajeto linear (Figuras 12.8) cercado por tecido muscular normal, são indicativas de injeção intramuscular. O odor do medicamento pode ajudar no

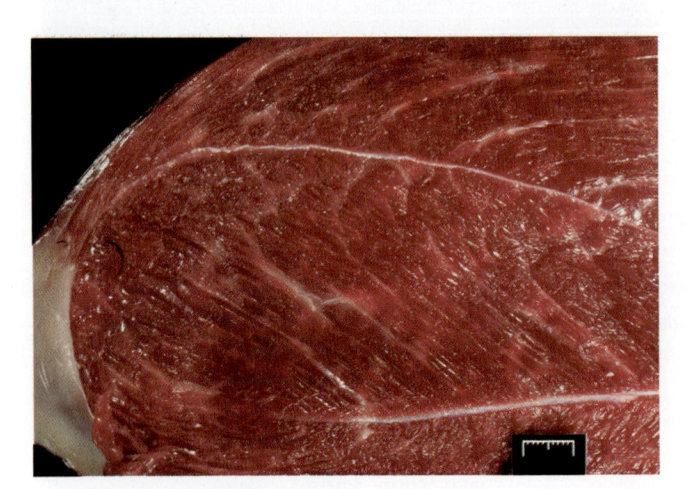

Figura 12.5 Aspecto macroscópico normal da musculatura da coxa em um bovino.

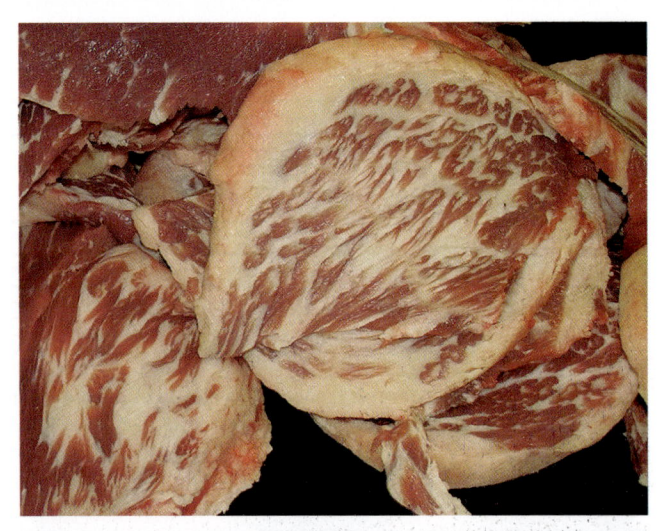

Figura 12.6 Aspecto macroscópico normal do músculo romboide (cupim) de um bovino Nelore, entremeado por feixes de gordura (marmoreio). Em zebuínos, a gordura amarela indica grande quantidade de betacaroteno, resultante da alimentação a pasto.

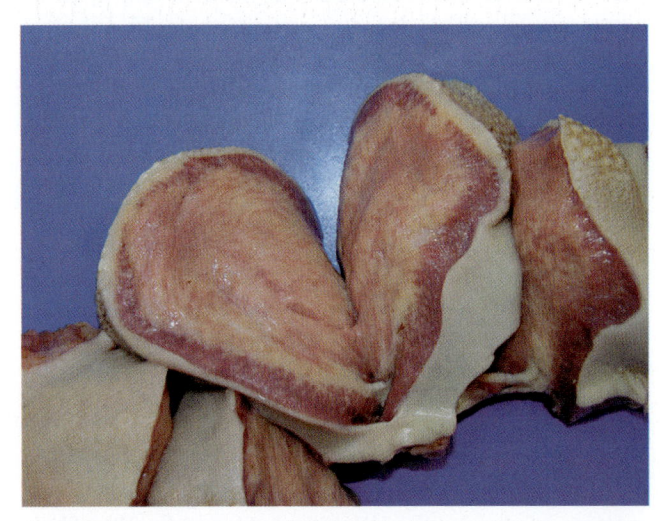

Figura 12.7 Aspecto macroscópico da superfície de corte da língua de bovino. Os feixes musculares da língua são intercalados com considerável quantidade de gordura, frequentemente confundida com áreas de necrose.

reconhecimento dessa alteração. Essa lesão causa necrose muscular focal ou focalmente extensa, mas sem repercussões clínicas. Pequenos animais, no entanto, podem mostrar claudicação.

ALTERAÇÕES *POST MORTEM*

Rigor mortis

Após a morte, há enrijecimento (*rigor mortis*) generalizado da musculatura esquelética e cardíaca. A base molecular para esse fenômeno é que a energia – na forma de ATP – continua a ser consumida pelas fibras musculares produzindo contração (pela formação de ligações cruzadas entre as fibras de actina e miosina). Porém, após a morte, não ocorre geração de novo ATP. Como o relaxamento muscular (desfazimento das ligações cruzadas entre fibras de actina e miosina) também depende de energia, e como a quantidade

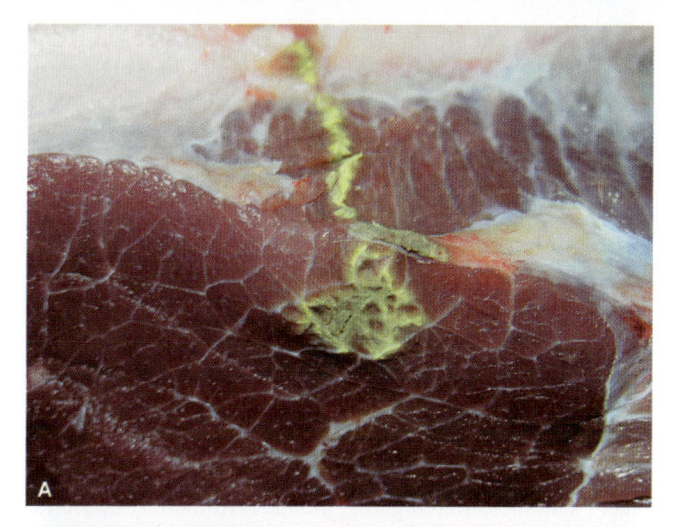

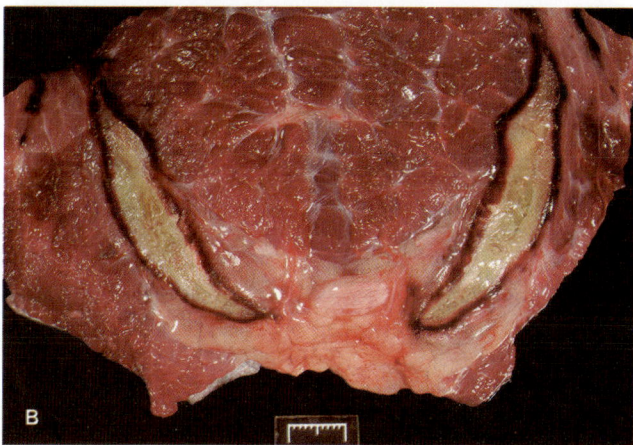

Figura 12.8 Locais de injeção, músculo esquelético, bovino. **A**. Um medicamento (*verde*) injetado no músculo causou um trajeto necrótico. **B**. Uma área de necrose amarela cercada por reação inflamatória, caracterizada macroscopicamente por hiperemia, foi produzida por administração de medicamento injetável. Neste caso, o músculo foi seccionado ao meio e a necrose aparece em cada uma das metades.

limitada de ATP remanescente após a morte foi gasta na contração, os músculos permanecem contraídos, incapazes de relaxar por causa da falta de ATP adicional. O *rigor mortis* persistirá até ser interrompido pela decomposição que fragmenta os filamentos de miosina e actina.

O início e a resolução do *rigor mortis* variam, mas existem intervalos bem estabelecidos para o curso de tempo esperado em humanos. Normalmente, o início do *rigor mortis* começa aproximadamente 2 a 6 h após a morte e persiste por aproximadamente 36 h, após as quais desaparece de modo lento. No entanto, essa cronologia é influenciada pela temperatura ambiente e por fatores intrínsecos, como atividade *ante mortem*, causa da morte, temperatura corporal no momento da morte, idade e estado nutricional. Quando a temperatura ambiente é alta ou as mortes são associadas a estados febris, o rigor ocorre e desaparece mais cedo. Em climas frios, a velocidade de desaparecimento é retardada. Doenças como síndrome de estresse suíno, intermação e carbúnculo hemático aceleram o *rigor mortis*. O fenômeno começa mais cedo e é mais acentuado se, antes da morte, houve atividade muscular vigorosa, como ocorre no tétano e na intoxicação por estric-

nina. Podem-se passar várias horas antes que o *rigor mortis* ocorra em cadáveres de animais caquéticos ou que estiveram moribundos por tempo prolongado.

O *rigor mortis* ajuda a determinar, com certa aproximação, o intervalo após a morte (IPM), mas seu aparecimento e seu desaparecimento, como foi visto, variam conforme diversos fatores relacionados. Apesar disso, os seguintes parâmetros de cronologia e intervalo *post mortem* (IPM) foram estabelecidos para cadáveres humanos com base na associação entre *rigor mortis* e *algor mortis* (Tabela 12.2).

Embora essa regra prática não tenha sido baseada em estudos com animais e deva ser usada com grande cautela mesmo em casos humanos, o padrão geral de progressão do resfriamento corporal durante o início e a resolução do *rigor mortis* é bem documentado e prático para a interpretação de campo, apesar de o período atribuído a esses estágios variar entre as espécies animais.

Tabela 12.2 Determinação do intervalo *post mortem* (IPM) estabelecido para cadáveres humanos com base na associação entre *rigor mortis* e *algor mortis*.

Condição do cadáver	IPM estimado
Corpo quente e flácido	< 3 h
Corpo quente e rígido	3 a 8 h
Corpo frio e rígido	8 a 36 h
Corpo frio e flácido	> 36 h

COLETA DO MÚSCULO ESQUELÉTICO

O músculo coletado logo após a morte de animais recém-mortos é ainda capaz de se contrair vigorosamente. A exposição à formalina deflagra a contração muscular. Como resultado disso, a fibra assume contorno em formato de zigue-zague, repleto de segmentos hipercontraídos. Artefatos como esse acontecem em todas as espécies, porém são mais marcantes em equinos e podem confundir o patologista que tenha pouca experiência no exame histológico do músculo. Para uma boa preparação histológica, a amostra deve ser colhida de modo que as fibras corram longitudinalmente ao longo do eixo maior de um espécime de cerca de 1 cm de espessura. O fragmento de músculo deve ser colocado sobre depressor de língua (Figura 12.9) ou superfície de papelão duro.

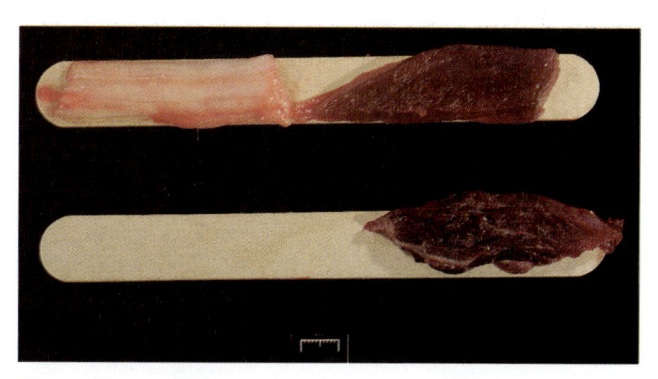

Figura 12.9 Coleta de músculo esquelético na necropsia. Equino. Como rotina, coletar de um dos membros pélvicos um fragmento de músculo esquelético e um fragmento de nervo ciático ipsilateral e estendê-los sobre um depressor de língua. Do lado oposto, coletar uma amostra do músculo do membro torácico e acomodá-la de maneira semelhante.

Embora o músculo esquelético seja uma das primeiras áreas a serem examinadas e colhidas na necropsia, a amostra de músculo de animais recém-mortos deve ser a última a ser colocada em formol, para evitar artefatos de fixação.

ANOMALIAS DO DESENVOLVIMENTO

Defeitos congênitos e/ou hereditários no desenvolvimento dos músculos são infrequentes. Em animais domésticos, esses defeitos geralmente estão ligados a raças específicas. As doenças musculares ligadas a defeitos hereditários em espécies domésticas estão listadas nas Tabelas 12.3 a 12.5. Essa lista não é completa, já que novas anomalias do desenvolvimento hereditárias são frequentemente descobertas e caracterizadas. Os sinais clínicos são comuns para várias dessas doenças, e o diagnóstico é feito por testes genéticos – usados em muitos canis e haras que reproduzem e comercializam raças caninas.

Fendas congênitas no diafragma

Fendas diafragmáticas congênitas afetam todas as espécies, mas são mais observadas no cão e no coelho. O defeito mais usual envolve as porções dorsolateral esquerda e central do diafragma (Figura 12.10). Consequências das fendas diafragmáticas são as hérnias diafragmáticas, que podem ter resultados variáveis. Por uma pequena fenda, pode projetar-se uma pequena porção do fígado, por exemplo, mas fendas grandes podem possibilitar prolapso de vísceras inteiras, como estômago, fígado e intestinos (Figura 12.11). Em fendas congênitas muito grandes, o diafragma pode estar reduzido a uma estreita banda de músculo que apenas demarca a origem do diafragma. As fendas congênitas devem ser diferenciadas de lacerações adquiridas, mas cicatrizadas, do diafragma. Em cães, suspeita-se que as hérnias congênitas sejam herdadas de modo autossômico recessivo.

Hiperplasia muscular (musculatura dupla) em bovinos

Distúrbios genéticos que induzem defeitos do desenvolvimento em músculos de animais de produção resultam da pressão genética para se conseguir raça ou tipo de animal com excelente musculatura. O mais conhecido desses defeitos é a hiperplasia muscular (musculatura dupla) em bovinos, observada como traço autossômico recessivo nas raças Charolês, Belgian Blue, Piemontês, Marchigiana, Blonde D'Aquitaine, Charolês, Devon e outras. A condição é uma hiperplasia pré-natal das fibras musculares e não hipertrofia pós-natal do músculo.

Em animais homozigotos, o aumento do músculo é visível ao exame macroscópico, mas nunca é realmente o dobro da massa muscular, como o nome da condição indica. O que mais chama atenção são as fendas topográficas acentuadas entre os músculos, as quais os definem marcadamente e dão ao bezerro aspecto atlético. A maioria dos músculos do organismo, se não todos, está afetada, porém as alterações são mais pronunciadas em coxas, garupa, lombo e paletas. Nos bovinos afetados, a deposição de gordura corporal e intramuscular é apenas

Tabela 12.3 Doenças musculares hereditárias de cães.

Doença	Mutação	Raça	Modo de herança	Comentário
Miopatia centronuclear	Gene membro de A semelhante à proteína tirosina fosfatase (*PTPLA*)	Labrador Retriever	Autossômico recessivo	Essa condição é também chamada de deficiência de fibra muscular tipo 2, distrofia muscular autossômica recessiva e miopatia hereditária. Normalmente se manifesta em filhotes de 2 a 5 meses de idade. Os sinais clínicos incluem perda generalizada de tônus e controle muscular, intolerância ao exercício e marcha desajeitada
Síndrome miastênica congênita (SMC)	Gene da subunidade semelhante a colágeno-cauda da acetilcolinesterase assimétrica (*COLQ*)	Labrador Retriever, Golden Retriever	Autossômico recessivo	Fraqueza muscular grave e generalizada dos músculos esqueléticos associada à fadiga. É comum que seja induzida por exercícios. Filhotes com essa síndrome geralmente colapsam após alguns minutos de exercícios rigorosos, mas normalmente se recuperam após descanso. Os sinais clínicos geralmente aparecem entre 6 e 12 semanas de idade
Colapso induzido por exercício (CIE)	Gene dinamina 1 (*DNM1*)	Australian Cobberdog, Australian Labradoodle, Bouvier des Flandres, Boykin Spaniel, Cardigan Welsh Corgi, Chesapeake Bay Retriever, Cockapoo, Cocker Spaniel, Clumber Spaniel, Curly Coated Retriever, Deutsch-Drahthaar, English Cocker Spaniel, German Wirehaired Pointer, cruzas de Labrador, Labradoodle, Labrador Retriever, Old English Sheepdog, Pembroke Welsh Corgi, Vizsla	Autossômico recessivo	Fraqueza muscular, falta de coordenação e colapso com risco de vida após exercícios intensos em cães aparentemente saudáveis. Cães afetados toleram atividades leves ou moderadas, mas mostram sinais de CIE após 5 a 20 min de exercícios extenuantes. A gravidade da CIE varia. Alguns cães afetados correm arrastando as patas dos membros pélvicos; em outros, a fraqueza dos membros pélvicos avança para os membros torácicos, resultando em incapacidade total de movimento. Os episódios de CIE duram de 5 a 25 min, e os cães gradualmente retornam ao normal, sem fraqueza ou rigidez residual aparentes. Nos cães afetados, os sinais do distúrbio já aparecem aos 5 meses de idade, quando normalmente o treinamento e a atividade mais vigorosos começam

(Continua)

Tabela 12.3 Doenças musculares hereditárias de cães. *Continuação*

Doença	Mutação	Raça	Modo de herança	Comentário
Miopatia miotubular ligada ao X (XLMTM)	Gene da miopatia miotubular 1 (MTM1) localizado no cromossomo X	Labrador Retriever Rottweiler	Recessivo ligado ao X	Filhotes parecem normais ao nascimento, mas observam-se sinais clínicos ao redor das 7 semanas. Estes incluem fraqueza muscular generalizada, atrofia muscular progressiva, latidos roufenhos, episódios de colapso, mandíbula caída e dificuldade para comer e manter a cabeça erguida. O cão afetado pode exibir incapacidade de manter-se em pé ou pode colapsar após o esforço. Os filhotes afetados, em geral, parecem visivelmente menores do que os irmãos da mesma ninhada e podem ter déficits de coordenação e mobilidade. Cães afetados geralmente são submetidos à eutanásia antes dos 6 meses de idade
Miopatia hereditária de cães Dinamarqueses	Gene integrador em ponte 1 (BIN1)	Dinamarquês	Autossômico recessivo	Intolerância ao exercício e atrofia muscular progressiva com início aos 6 meses de idade
Distrofia muscular canina ligada ao X (homóloga às distrofias musculares de Duchenne e de Becker em seres humanos)	Distrofina	Golden Retriever, Labradoodles, Labradores, Samoyed, Brittney Spaniels, Irish Terrier, Schnauzers Miniatura, Pembroke Welsh Corgi, Braco Alemão de pelo curto e Rat Terriers	Recessivo ligado ao X	Afeta geralmente cães jovens. Sinais clínicos incluem crescimento lento, atrofia muscular, alterações no andar, ptialismo, disfagia, postura plantígrada, cifose e lordose lombar, intolerância ao exercício, inatividade, hipertrofia muscular paradoxal, cardiomiopatia e insuficiência cardíaca congestiva. Na primeira semana de vida, os cães afetados podem ser identificados pelos níveis séricos de CK, que chegam a 300 vezes o valor normal. O diagnóstico definitivo é feito por biopsias musculares. As biopsias do músculo esquelético de indivíduos afetados mostram necrose muscular grave, hipercontração de miofibras e regeneração de quase todos os músculos esqueléticos. A imuno-histoquímica revela falta de distrofina nas membranas das células musculares
Miotonia	Gene CLIC1 – (codifica para a proteína 1 do canal intracelular de cloreto)	Schnauzer Miniatura, Chow Chow	Autossômico recessivo	Andar rígido com saltos tipo de coelho nos membros pélvicos e espasmos musculares. Sinais podem aparecer já às 6 semanas de idade

Tabela 12.4 Doenças musculares hereditárias de cavalos.

Doença	Mutação	Modo de herança	Comentário
Paralisia periódica hiperpotassêmica	Canal de sódio do músculo (SCN4A)	Codominante	Pode variar de assintomática a fasciculações musculares episódicas diárias e fraqueza muscular
Glicogenose (deficiência da enzima ramificadora de glicogênio)	Enzima ramificadora de glicogênio 1 (GBE1)	Autossômico recessivo	Potros Quarto de Milha com níveis elevados de creatinoquinase (CK) e com rabdomiólise não induzida por exercício
Miopatia por depósito de polissacarídeos tipo 1	Glicogênio sintase 1 Gene GYS1	Autossômico dominante	Cavalos por exercício ou fasciculação. Níveis elevados de CK
Miopatia de cadeia pesada de miosina	Gene da cadeia pesada da miosina 1 (MYH1)	Codominante	Novo termo para descrever duas doenças: miosite imunomediada e rabdomiólise não induzida por exercício, ambas causadas pela mesma mutação. Fatores desencadeantes incluem exposição recente a doenças infecciosas, como *Streptococcus equi* subsp. *equi* e *Streptococcus equi* subsp. *zooepidemicus*
Hipertermia maligna	Receptor da rianodina (RYR1)	Autossômico dominante	Doença rara em cavalos Quarto de Milha. Rabdomiólise por exercício ou fasciculação. Níveis elevados de CK

Adaptada de Valberg (2020).

Tabela 12.5 Miopatias congênitas e/ou hereditárias em ruminantes.

Espécie	Doença	Comentário
Bovino	Hiperplasia muscular	Modo de herança: autossômico recessivo
Bovino	Miotonia	Miotonia é uma manifestação clínica de rigidez muscular causada por contração dos músculos voluntários e incapacidade temporária de relaxamento das fibras musculares, que resulta em tensão muscular transitoriamente incontrolável. A miotonia pode ser hereditária ou adquirida e é mais óbvia no início da contração muscular. No caso de miotonia hereditária, o traço é autossômico recessivo
Cabra	Miotonia	Modo de herança: autossômico dominante (ver definição anterior)
Bovinos e ovinos	Glicogenose	Modo de herança: autossômico recessivo
Bovinos e ovinos	Distrofia muscular (miopatia hereditária)	Modo de herança: autossômico recessivo. Distrofia muscular é doença degenerativa progressiva hereditária dos músculos esqueléticos, com inervação intacta. A característica fundamental é a capacidade inadequada de regeneração. O defeito primário em distrofia muscular está na própria miofibra. A natureza progressiva da doença a distingue dos distúrbios congênitos benignos não progressivos

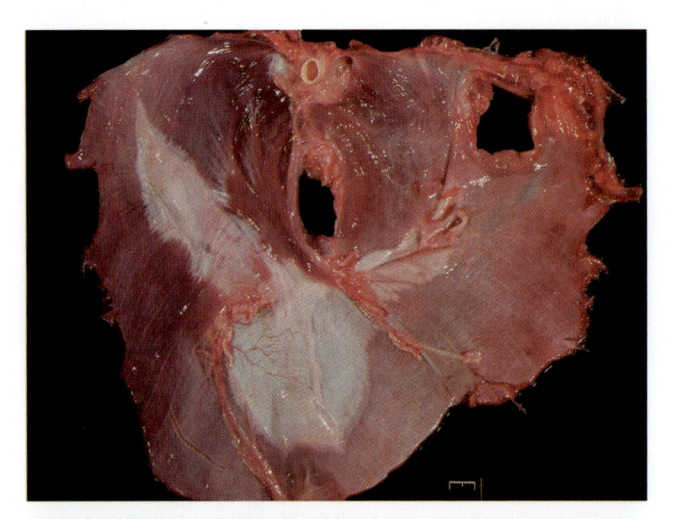

Figura 12.10 Fenda diafragmática em cão. Um defeito de 4 cm de diâmetro pode ser visto na porção muscular dorsal esquerda do diafragma.

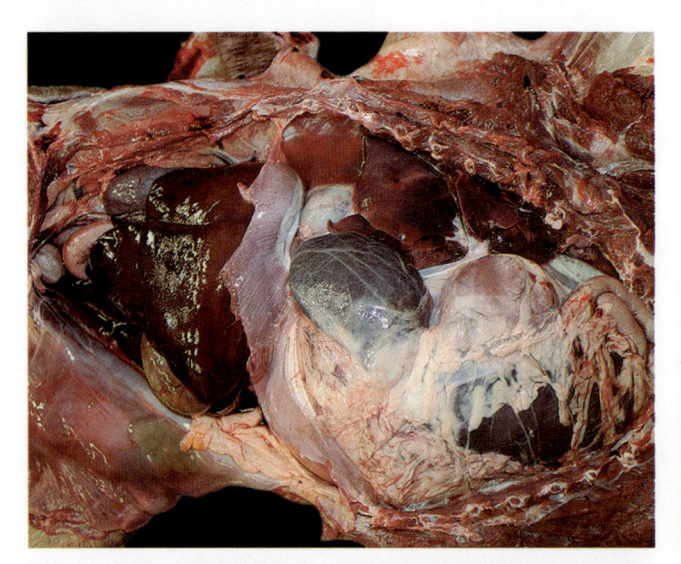

Figura 12.11 Hérnia diafragmática em cão. Através de uma anomalia (fenda) no diafragma, o estômago, o baço, o intestino delgado e o ceco localizam-se na cavidade torácica, revertendo a relação entre os volumes torácico e abdominal. O coração, os pulmões e a traqueia estão desviados dorsalmente. Os pulmões estão marcadamente colapsados, vermelho-escuros e reduzidos em 20% de seu volume normal (atelectasia).

60% do normal, e o peso dos órgãos é 20% menor. O grande desenvolvimento muscular predispõe os terneiros à distocia. Alguma hiperplasia pode ser encontrada em animais heterozigotos para a condição, mas o nível de hereditariedade parece ser baixo e estar sujeito à grande variabilidade na penetrância e expressão. O defeito genético específico dessa condição foi encontrado no gene da miostatina (*MSTN*), também conhecido como fator 8 de crescimento e diferenciação (*GDF8*), um dos maiores reguladores do desenvolvimento do músculo esquelético. Nos músculos afetados, o número de fibras 2B ou glicolíticas (ver Tabela 12.1) está aumentado.

Condição semelhante à hiperplasia muscular, conhecida como "*bully whippet*", acontece em cães da raça Whippet. Em ovinos, hiperplasia muscular dos músculos dos membros pélvicos é referida como fenótipo ovino calipígico; a doença é vista apenas em machos heterozigotos e decorre da mutação do gene *CLPG1* no cromossomo 18.

Hipoplasia miofibrilar (síndrome dos membros abertos) em leitões

A síndrome dos membros abertos (SMA), ou *spraddle leg syndrome*, é uma miopatia que afeta leitões recém-nascidos, os quais permanecem com os membros pélvicos (ou os quatro membros, em casos acentuados) em abdução lateral (Figura 12.12) e têm dificuldade de permanecer em pé ou se

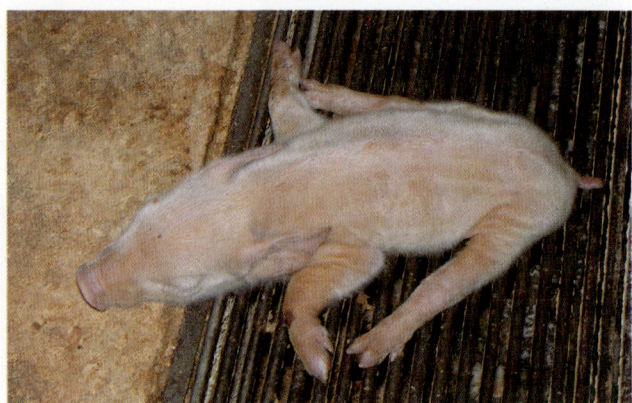

Figura 12.12 Síndrome dos membros abertos. Leitão. Os quatro membros estão estendidos lateralmente. (Cortesia do Dr. David Driemeier, Universidade Federal do Rio Grande do Sul, Porto Alegre, RS.)

movimentar normalmente. O defeito locomotor é transitório e, dentro de 1 ou 2 semanas, os leitões tratados parecem normais. Essa é uma das anomalias mais prevalentes em leitões recém-nascidos.

A incidência da doença dentro das leitegadas é variável, mas se aproxima de 0,4%. Uma porca pode produzir consecutivas leitegadas que tenham SMA, porém, em geral, o problema acontece com porcas de primeira cria e depois desaparece. A causa não está completamente esclarecida, mas hipóteses, não satisfatoriamente comprovadas, incluem predisposição genética, infecções, fatores nutricionais ou tóxicos (ingestão de zearalenona pela porca no fim da gestação).

Os sinais clínicos da SMA refletem fraqueza muscular. Leitões com essa doença têm retardo na transição de fibras tipo 2 para fibras tipo 1. O achado mais comum no músculo esquelético é o diâmetro reduzido das miofibras (hipoplasia miofibrilar), com massa anormalmente reduzida de miofibrilas em cada fibra; o espaço entre as miofibrilas é preenchido por acúmulo acentuado de glicogênio, evidente na coloração de PAS. Os aspectos ultraestruturais do músculo de leitões afetados por SMA abrangem distorção das bandas Z e perda do alinhamento dos sarcômeros. Há também alterações nos miofilamentos, que estão reduzidos de tamanho e bipartidos. O glicogênio está aumentado.

Esteatose muscular

É uma lesão caracterizada por demasiada gordura depositada nos músculos. A infiltração do músculo por gordura é achado inespecífico comum em distúrbios miopáticos e neuropáticos que afetam o músculo, e pode ser acompanhada por vários graus de fibrose. Embora danos prévios decorrentes de lesões neurais, miopatia nutricional, miopatia induzida por exercício, isquemia ou trauma sejam causas subjacentes possíveis, na maioria dos casos a etiologia exata não é determinada.

Esteatose muscular aparece em animais de produção clinicamente normais e, quase sempre, é apenas um problema de inspeção de carnes (Figura 12.13). Suínos podem exibir

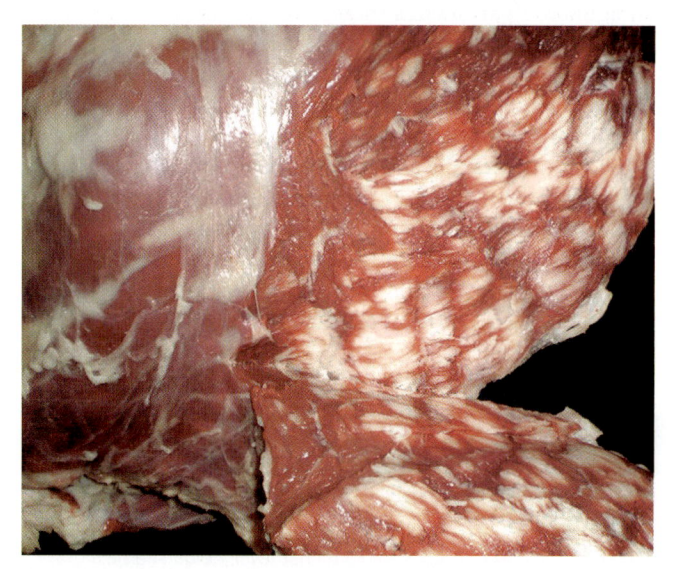

Figura 12.13 Esteatose muscular em um bezerro de 11 meses de idade. A superfície de corte dos músculos da coxa contém áreas branco-amareladas multifocais a coalescentes. (Cortesia de Centre de Recerca en Sanitat Animal – CreSA – www.cresa.cat/)

lesões extensas da porção cranial da coxa e dos músculos lombares. A esteatose, em geral, afeta áreas focalmente extensas ou multifocais de um ou muitos músculos de uma mesma região. As fibras musculares sobreviventes nas áreas marginais podem ser normais ou menores e angulares em razão da compressão pelos adipócitos.

Glicogenoses

Glicogenoses são doenças hereditárias do depósito lisossomal caracterizadas por armazenamento de glicogênio em várias células do organismo, inclusive na fibra muscular. Entre as doenças que causam depósito de glicogênio e, portanto, lesão na fibra muscular em animais domésticos, incluem-se as glicogenoses dos tipos II, III e VII.

A glicogenose tipo II, ocasionada por deficiência da maltase ácida, como doença autossômica recessiva, é descrita em bovinos Shorthorns e Brahmans. Nesta última raça, a doença foi relatada no Brasil (ver seção "Principais doenças que afetam primariamente o sistema muscular").

Glicogenose tipo III, provocada por deficiência de enzima desramificadora, ocorre em cães. As lesões macroscópicas são de miocardiopatia hipertrófica e hepatomegalia. O glicogênio se deposita em neurônios, hepatócitos, cardiomiócitos e fibras musculares esqueléticas.

Glicogenose tipo VII, causada pela deficiência de fosfofrutoquinase, é relatada como doença hereditária em cães da raça English Springer Spaniel. Como há falta quase completa da atividade de fosfofrutoquinase, o exercício resulta em crises com risco de morte, em razão do bloqueio glicolítico, pois os músculos se tornam completamente desprovidos de suas fontes energéticas (CK e ATP). Cães afetados costumam não apresentar alterações morfológicas observáveis em necropsia ou exame histológico. Há, por conseguinte, na maioria dos casos, apenas um distúrbio funcional no músculo esquelético.

Miastenia gravis

Miastenia gravis (MG) é uma doença da junção neuromuscular, que pode ocorrer de forma congênita ou adquirida. Em razão das semelhanças entre ambas as formas, é conveniente discuti-las aqui. MG é relatada em seres humanos, cães e gatos. A forma adquirida caracteriza-se por produção de autoanticorpos contra a junção neuromuscular. Em cães, os autoanticorpos têm como alvo o receptor da acetilcolina (AchR), mas anticorpos contra o receptor MUSK (do inglês *muscle specific kinase*) têm também sido identificados. Em gatos, autoanticorpos apenas contra a AchR têm sido descritos.

A MG pode ocorrer de forma focal, generalizada ou aguda fulminante. Na maioria das vezes, ocorre sem causa sistêmica subjacente, mas a forma adquirida está associada às alterações proliferativas do timo em pessoas e animais. Em cães e gatos, a condição é descrita em associação aos timomas, e acredita-se que a neoplasia seja responsável por defeito na resposta imune. Em gatos, a MG adquirida pode ocorrer após a administração de thiourylene; em cães, em geral, a MG adquirida observada acima dos 6 meses de idade, é, com frequência, associada a megaesôfago e disfagia, que podem resultar em pneumonia de aspiração secundária.

O padrão-ouro para o diagnóstico de MG é o teste positivo de autoanticorpos para a junção neuromuscular, por determinação da concentração de autoanticorpos anti-AChR mediante radioimunoensaio. Sinais de fraqueza e fadiga do músculo esquelético apoiam o diagnóstico. Em cães e gatos, as síndromes miastênicas congênitas constituem um grupo clinicamente heterogêneo de doenças genéticas caracterizadas por transmissão neuromuscular anormal. Cães e gatos afetados manifestam também fraqueza da musculatura esquelética e fadiga, mas o teste de autoanticorpos para a junção neuromuscular pode ser negativo. Uma característica notável dessas síndromes é que o aparecimento dos sinais ocorre em algumas semanas a meses de idade, e a base genética é geralmente identificada ou ao menos suspeitada (Tabela 12.6).

Hipertermia maligna

Hipertermia maligna (HM) é definida como súbito aumento na concentração de cálcio no sarcoplasma da fibra, causando o enrijecimento da fibra muscular e dos músculos como um todo, incremento do metabolismo, taquicardia, dispneia, acidose metabólica e hipertermia; esta última é potencialmente fatal. A HM é um distúrbio hereditário em seres humanos, suínos (ver seção "Principais doenças que afetam primariamente o sistema muscular"), equinos e cães. O defeito é no receptor da rianodina (*RYR1*), canal liberador de cálcio do retículo endoplasmático que desempenha papel crítico na deflagração da liberação do cálcio do retículo endoplasmático durante o acoplamento excitação-contração.

Em seres humanos e cães, as mutações têm um padrão de herança autossômico dominante, enquanto em porcos, o padrão é autossômico recessivo. A HM é considerada uma condição fármaco-hereditária do músculo esquelético em resposta a gases anestésicos voláteis como halotano, sevofluorano, desfluorano e isofluorano; relaxantes musculares despolarizantes como succinilcolina; ou ainda fatores estressantes como exercício vigoroso e calor excessivo. Em cães, hipertermia induzida pelo exercício é observada nas raças English Springer Spaniel e Labrador Retriever.

Embora rabdomiólise ocorra após exercício e anestesia e possa ser um sinal intermitente e tardio de HM, a biopsia muscular não é uma ferramenta útil no diagnóstico dessa condição, em virtude de falta de lesões histológicas ou ocorrência apenas de lesões leves de necrose muscular. Miopatia subjacente pode predispor ao aparecimento da doença. Cavalos que possuem mutação para RYR1 e GYS1 (ver Tabela 12.4) podem desenvolver episódios graves de rabdomiólise por exercício, maior atividade sérica de CK após o exercício e uma resposta mais fraca à dieta e aos regimes de exercícios recomendados para a miopatia por depósito de polissacarídeos tipo 1. O teste genético é recomendado em cavalos

Quarto de Milha e Paint Horses (raça de cavalos malhados, tobianos, overos) que apresentem uma forma grave ou difícil de controlar de rabdomiólise e em cavalos dessas raças que tenham histórico familiar de complicações pós-anestésicas.

ALTERAÇÕES CIRCULATÓRIAS

Congestão e hemorragia

A congestão dos músculos esqueléticos pode ocorrer pela estase sanguínea localizada ou generalizada. Exemplo disso é o que acontece em certos músculos de bovinos durante o timpanismo. A distensão do rúmen por gás empurra o sangue para as partes craniais do cadáver. Os músculos do tronco e do pescoço (parte cranial) estão congestos e com petéquias. Os músculos da entrada do tórax e ao longo da coluna vertebral, iniciando na região torácica, estão congestos e hemorrágicos. Ao contrário, os músculos dos membros pélvicos estão pálidos. Hemorragias musculares ocorrem associadas a picadas de serpente (Figura 12.14), a doenças infecciosas, como carbúnculo sintomático (CS), púrpura hemorrágica e língua azul, e a traumatismos.

Isquemia

O músculo esquelético tem abundante vascularização e vasta rede de capilares extensamente anastomosados. Mesmo assim, alterações isquêmicas no músculo estriado acontecem quando há oclusão de um vaso importante, pressão externa sobre um músculo, tumefação de músculo contido em um compartimento não expansível (síndrome do compartimento) e alteração degenerativa inflamatória na parede dos vasos intramusculares.

Situações nas quais pode ocorrer obstrução de algum vaso importante para a irrigação muscular incluem tromboembolismo e trombose aórtico-ilíaca em gatos e equinos, respectivamente. Em gatos, tromboembolismo em sela na trifurcação da aorta, que se origina em casos de cardiomiopatia hipertrófica, causa isquemia muscular e aparecimento agudo de paresia dos membros pélvicos. Entre os cinco sinais clínicos consistentemente apresentados pelos gatos afetados estão: dor, paresia, ausência de pulso, algidez e palidez do membro acometido (Figura 12.15). Em equinos, a trombose aórtico-ilíaca causa lesão muscular nos membros pélvicos, intolerância ao exercício e claudicação intermitente. A condição é observada com mais frequência em cavalos Puro Sangue Inglês e Standardbred, em especial em machos jovens. As lesões mais antigas são localizadas na quadrifurcação da aorta e nas porções distais das artérias femorais e ilíacas internas. Os trombos consistem em massas oclusivas

Tabela 12.6 Classificação das síndromes miastênicas congênitas de cães e gatos.

Componente de junção neuromuscular afetado	Mecanismo do defeito da transmissão neuromuscular	Proteína	Gene	Espécie: raça
Sináptica	Defeito na síntese de ACh	ChAT (colina-acetiltransferase)	*CHAT*	Cães: Old Danish, Pointing Dog
Pré-sináptica	Deficiência de AChE	COLQ	*COLQ*	Cães: Labrador Retriever, Golden Retriever Gatos: Sphynx, Devon Rex
Pós-sináptica	Deficiência de AChR	Subunidade ε de AChR	*CHRNE*	Cães: Jack Russell Terrier, Heideterrier

Adaptada de Mignan *et al.* (2020). ACh = acetilcolina; AChE = acetilcolinesterase; AChR = receptor de acetilcolina; CHAT = colina-acetiltransferase; CHRNE = subunidade ε nicotínica do receptor colinérgico; COLQ = subunidade da cauda semelhante ao colágeno da acetilcolinesterase assimétrica.

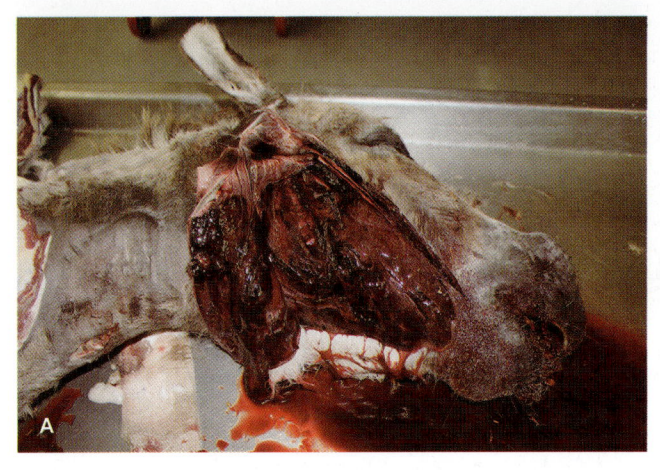
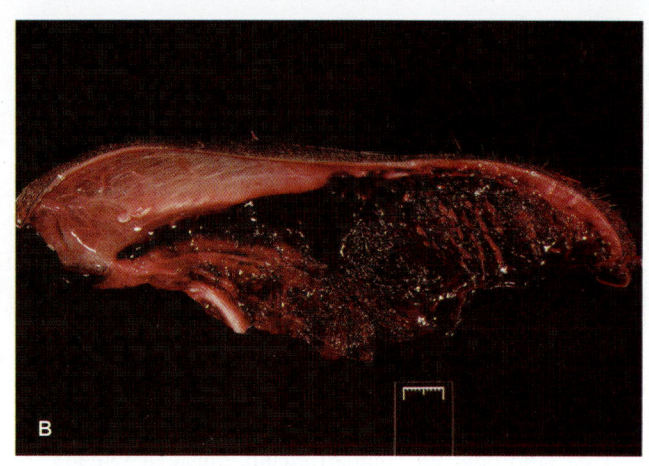

Figura 12.14 Picada de serpente, região facial direita incluindo o tecido subcutâneo e músculos regionais. Asinino. **A**. Os tecidos subcutâneos e musculares estão vermelho-escuros (hemorragia) e gelatinosos (edema). **B**. Superfície de corte da lesão mostrada em **A**. O tecido subcutâneo está aumentado de volume por edema e a musculatura adjacente está entremeada por hemorragia.

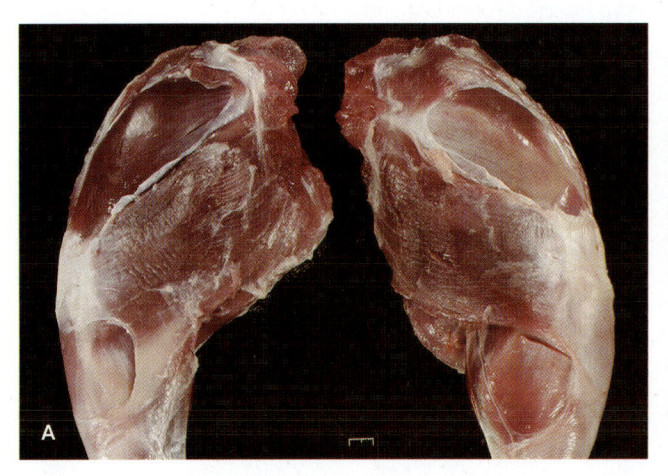
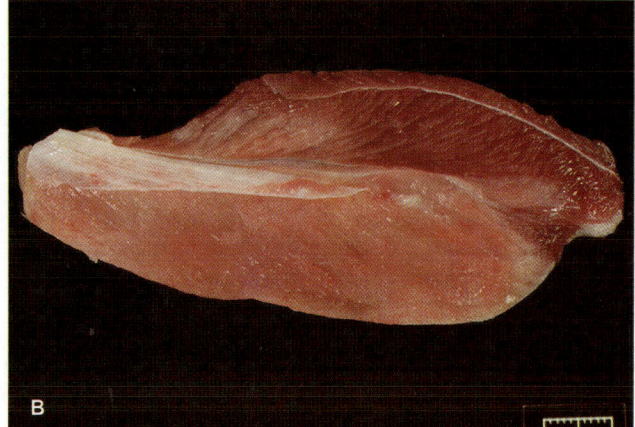

Figura 12.15 Músculo esquelético de gato com cardiomiopatia hipertrófica e trombo em sela na bifurcação da aorta descendente com as artérias ilíacas esquerda e direita. **A**. Membros pélvicos. Aproximadamente 80% dos músculos reto femoral, bíceps femoral e vasto lateral do membro posterior direito estão pálidos (isquemia). **B**. Na superfície de corte do membro pélvico direito, grandes áreas dos músculos afetados estão pálidas, levemente ressecadas e opacas.

ou quase oclusivas e parcialmente organizadas. A patogênese dessa lesão em equinos é desconhecida, mas os trombos podem resultar de organização de tromboembolismo produzido por estrôngilos ou do aumento progressivo e organização de placas fibrosas na íntima dos vasos.

O efeito da isquemia no músculo depende da suscetibilidade das diferentes células que compõem esse tecido. A sensibilidade à anoxia, em ordem decrescente, é: células musculares esqueléticas, células satélites e fibroblastos. Assim, a obstrução do suprimento de sangue para uma área muscular resulta inicialmente em necrose da miofibra, seguida da morte das células satélites e, finalmente, da morte de todas as células, incluindo as do estroma. O tamanho dos infartos dos músculos esqueléticos depende do tamanho do vaso bloqueado e da duração do bloqueio. O bloqueio de capilares ocasiona pequenas áreas de necrose segmentar, que são geralmente multifocais. Se a causa do bloqueio persiste por algum tempo, observa-se lesão polifásica. Quando artérias maiores são bloqueadas, áreas musculares inteiras, com todos os seus componentes celulares, são destruídas.

O resultado disso é necrose monofásica, que cura por fibrose, deixando extensa cicatriz. A isquemia também pode causar dano aos nervos e neuropatia, acarretando atrofia por denervação de fibras anteriormente intactas.

Grandes animais que ficam por algum tempo em decúbito desenvolvem áreas de infarto (necrose de coagulação isquêmica) nas grandes massas musculares. O decúbito pode ser causado por várias etiologias (incluindo decúbito pós-anestesia geral em equinos); porém, após algum tempo, o animal não consegue mais se levantar por causa da lesão muscular. A necrose de miofibra ocorre provavelmente por ação conjunta dos seguintes fatores: diminuição do fluxo sanguíneo; lesão de reperfusão, que causa influxo massivo de cálcio para o interior das células musculares quando o animal se move ou é movido e a compressão é liberada; e aumento da pressão intramuscular, provocando síndrome de compartimento.

Áreas de necrose de coagulação focais ou focalmente extensas causadas por decúbito são comuns em equinos, bovinos (Figura 12.16) e suínos; em cães, ocorrem apenas em raças grandes e gigantes, e são virtualmente inexistentes em gatos. Em bovinos, com a chamada "síndrome da vaca caída", ocorre necrose isquêmica dos grandes grupos musculares dos membros pélvicos. Em consequência do decúbito esternal que esses animais podem assumir por longo tempo, os músculos peitorais e os músculos dos membros torácicos podem também ser afetados. Ovelhas em gestação avançada com gêmeos ou trigêmeos podem desenvolver necrose isquêmica e ruptura do músculo oblíquo abdominal interno. Além disso, moldes de gesso ou bandagens muito apertadas também podem exercer pressão externa sobre os músculos e resultar em isquemia. A duração da isquemia determina a gravidade da necrose e o sucesso da regeneração.

Conceito importante na patogênese da isquemia muscular é o da síndrome do compartimento. Nesse fenômeno, o músculo aumenta de volume e é apertado entre estruturas inelásticas (que não cedem), como fáscias, cartilagens e ossos. Esse aumento de volume inicial pode ser ocasionado por fenômenos inflamatórios ou degenerativos. À medida que o músculo aumenta de volume, fica "apertado" pelas estruturas inelásticas, e o comprometimento da circulação resultante acarreta miodegeneração (Figura 12.17). O fenômeno da síndrome de compartimento é bem ilustrado no músculo anterior da tíbia, em seres humanos, após exercício extenuante. Acredita-se que essa condição seja consequência de tumefação do músculo anterior da tíbia, que é limitado, anteriormente, pela bainha de fáscia inelástica e, posteriormente, pelo osso (tíbia). A tumefação impede o suprimento de sangue. Fenômeno semelhante ocorre em músculos de animais envoltos em fáscias apertadas, principalmente em equinos. Estes, que estão em decúbito em consequência da anestesia geral, podem desenvolver a síndrome de compartimento que afeta os músculos glúteos ou tríceps laterais.

Equinos também podem desenvolver síndrome de compartimento nos músculos glúteos em razão da rabdomiólise por exercício e nos músculos temporal e masseter em decorrência da deficiência de vitamina E (Vit E) e selênio (Se). A síndrome de compartimento também acontece nos músculos masseter e temporal de cães com miosite mastiga-

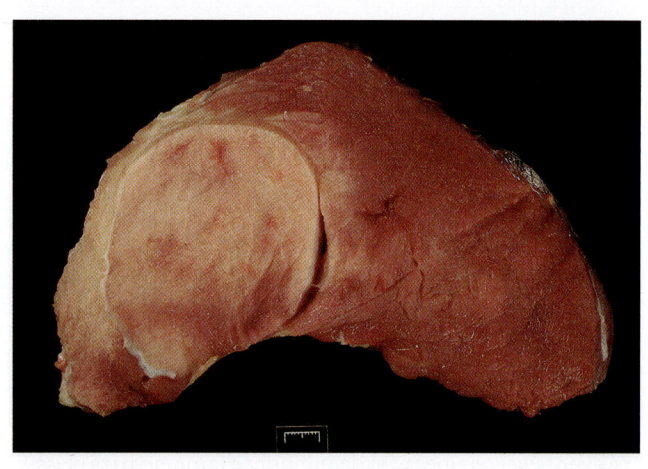

Figura 12.17 Necrose isquêmica, síndrome de decúbito. Bovino. À esquerda da imagem, uma área focalmente extensa da superfície de corte do músculo do membro pélvico está pálida, seca (degeneração e necrose) com pontos brancos (mineralização). O aspecto da área afetada lembra o aspecto de carne de suíno.

tória, e um mecanismo semelhante causa infarto do músculo supracoracoide de perus e frangos após terem agitado vigorosamente suas asas. Bovinos intoxicados pela micotoxina de *Aspergillus clavatus* apresentam grandes áreas de necrose de coagulação nas grandes massas musculares dos membros pélvicos. Acredita-se que, nesses casos, a contração violenta dos músculos estriados inicie a tumefação da fibra muscular e que a mionecrose se estabeleça em razão da síndrome de compartimento.

Lesão aos vasos sanguíneos intramusculares causa necrose de miofibras. Vasculite pode ocasionar áreas de dano muscular (p. ex., em cavalos com púrpura hemorrágica imunomediada por *Streptococcus equi* e em suínos por *Erysipelothrix rhusiopathiae*). Doenças virais cujo tecido-alvo sejam os vasos de vários órgãos (como língua azul causada por orbivírus) podem afetar secundariamente o músculo. Exotoxinas produzidas por clostrídios causam miosite e dano vascular localizado grave, provocando hemorragia e necrose de miofibra (ver seção "Principais doenças que afetam primariamente o sistema muscular").

ALTERAÇÕES DEGENERATIVAS E REPARAÇÃO

A necrose da fibra muscular esquelética ocorre, na maioria dos casos, de modo segmentar, isto é, afetando um segmento da fibra. Quando há esmagamento do músculo ou isquemia de grandes áreas musculares, toda a extensão da fibra pode ser afetada.

Segmentos necróticos da fibra muscular esquelética apresentam vários aspectos histológicos. A lesão inicial é, com frequência, hipercontração que resulta em segmentos de diâmetro maior e de coloração mais eosinofílica, que são mais bem observados em cortes transversais (Figura 12.18). O sarcoplasma do segmento afetado da fibra muscular torna-se eosinofílico, amorfo e homogêneo, com perda das estriações, caracterizando necrose hialina ou de Zenker. Nesse estágio, os mionúcleos já foram perdidos por necrose, porém

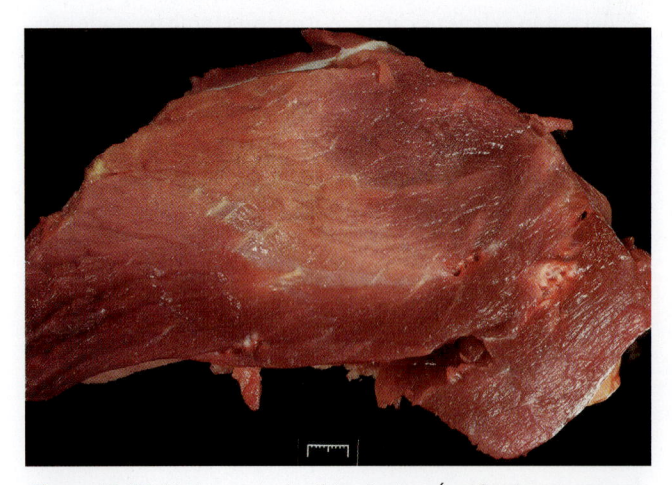

Figura 12.16 Síndrome de decúbito. Bovino. Área focalmente extensa dos músculos do membro pélvico está pálida. Essa área de palidez é degeneração e necrose muscular decorrente da necrose isquêmica em razão do decúbito prolongado.

as células satélites permanecem (Figura 12.19). Em uma fase posterior, o segmento necrótico separa-se da membrana basal e fragmenta-se em flocos de sarcoplasma, caracterizando necrose flocular (Figura 12.20). As miofibras necróticas são quase sempre sujeitas à mineralização por causa do influxo de cálcio para o sarcoplasma, mas há doenças degenerativas em que essa mineralização é mais proeminente. Miofibras claramente mineralizadas aparecem, ao exame macroscópico, como estrias brancas semelhantes a giz e, na histologia, como material basófilo granular ou cristalino no interior das miofibras. Grandes depósitos de mineral podem induzir resposta inflamatória granulomatosa do tipo corpo estranho (Figura 12.21).

O que ocorre logo após a necrose segmentar é importante para possível recuperação da miofibra e também para classificar esses fenômenos. Em 24 a 48 h após a indução da lesão, os monócitos do sangue são recrutados, atravessam a membrana basal e transformam-se em macrófagos (Figura 12.22) que fagocitam os restos necróticos da miofibra, limpando aquele segmento, tornando-o um cilindro vazio. Esse cilindro é de-

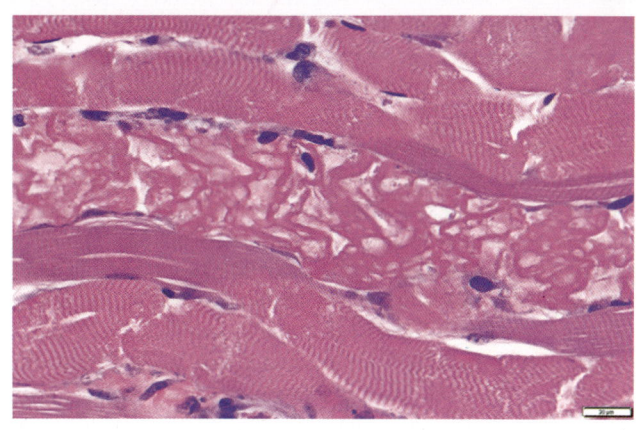

Figura 12.20 Músculo esquelético de uma vaca caída há 3 dias. Corte longitudinal. Necrose flocular. O segmento necrótico separa-se da membrana basal e fragmenta-se em porções irregulares semelhantes a flocos.

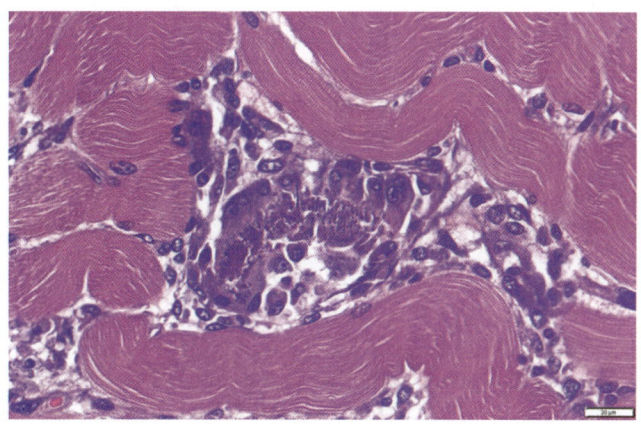

Figura 12.21 Músculo esquelético de um equino com miopatia de cadeia pesada de miosina. Corte longitudinal. Reação granulomatosa tipo corpo estranho. Resposta inflamatória constituída de macrófagos epitelioides e células gigantes reativa a depósitos de cálcio.

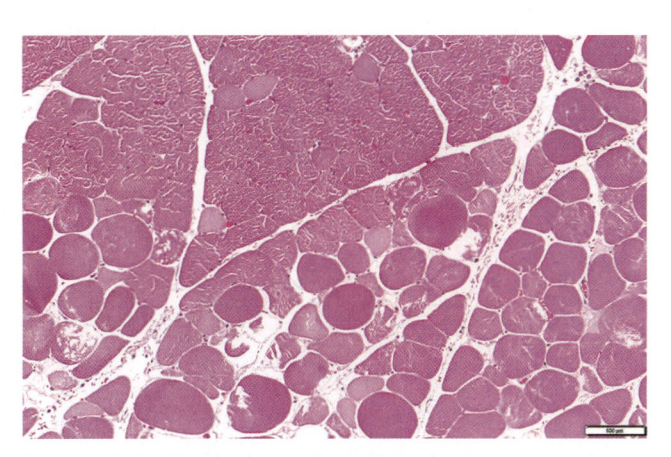

Figura 12.18 Músculo do membro pélvico de gato com trombo em sela na trifurcação aortoilíaca. Corte transversal. Necrose/degeneração hialina. A hipercontração resulta em miofibras mais tumefeitas e mais intensamente eosinofílicas.

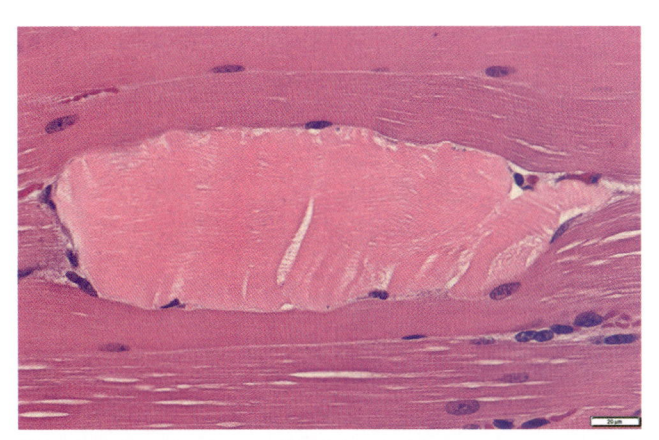

Figura 12.19 Músculo esquelético de uma alpaca com estresse térmico. Corte longitudinal. Necrose/degeneração hialina. Um segmento de fibra está marcadamente tumefeito e contraído, com perda das estriações e picnose dos mionúcleos (1) e manutenção das células satélites (2).

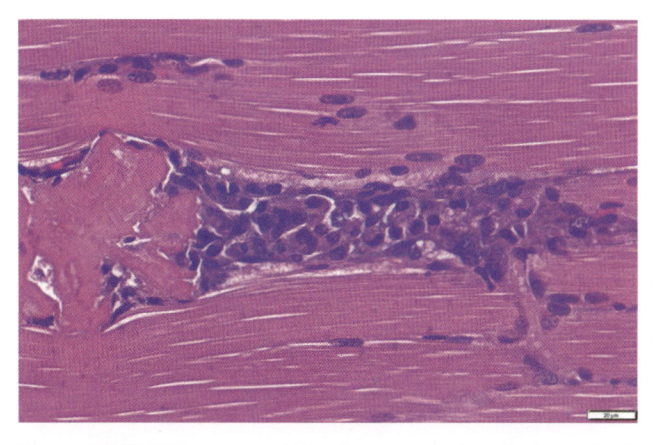

Figura 12.22 Músculo esquelético de um equino intoxicado por ionóforo. Corte longitudinal. Início da fase de reparação. A maior parte do segmento necrosado da miofibra está preenchida por macrófagos que fagocitam os restos necróticos, tornando o segmento da fibra um tubo vazio (tubo sarcolemal) por onde brotarão os miotubos formados pelas células satélites.

nominado de tubo sarcolemal. A infiltração de macrófagos para o segmento de miofibras, para retirar restos necróticos, é o início da fase de reparação que é coordenada pelas células satélites, pois os mionúcleos não têm capacidade regenerativa e são destruídos no processo de necrose, enquanto as células satélites resistem. A regeneração da miofibra é possível se lâmina basal e células satélites estiverem intactas, como ocorre nas miopatias metabólicas, nutricionais e tóxicas. Após os macrófagos "limparem" o tubo sarcolemal, as células satélites, agora transformadas em mioblastos, arranjam-se em fileiras e fundem-se umas às outras, produzindo o chamado *miotubo* (Figura 12.23). Os miotubos em desenvolvimento enviam processos citoplasmáticos em ambos os sentidos dentro do tubo sarcolemal e, quando contatam uns aos outros ou a uma porção viável da fibra muscular original, fundem-se. A miofibra em regeneração é basofílica em razão do aumento de RNA no sarcoplasma, é mais estreita, não apresenta estriações e tem os núcleos em uma posição mais central. Em alguns dias, a fibra aumenta de diâmetro, os núcleos assumem suas posições originais, logo abaixo do sarcolema, as estriações são restituídas e a fibra está, então, completamente regenerada. Uma porcentagem de células satélites em divisão não se fundirá ao miotubo em formação e constituirá novas células satélites de reserva capazes de futuras regenerações. Se a lâmina basal for mantida, acredita-se que os miotubos possam fechar hiatos de 2 a 4 mm, mas em qualquer defeito maior que esse, ocorre fibrose (Figuras 12.24 e 12.25). Se a lâmina basal não estiver íntegra, não haverá um cilindro (tubo sarcolemal) para orientar os mioblastos em proliferação a partir de cada extremidade. Os mioblastos então proliferam de maneira desordenada e formam células musculares gigantes (Figura 12.26) que resultam de falha na regeneração e estão quase sempre associadas à fibrose, que unirá as extremidades das miofibras danificadas.

A sequência da necrose e regeneração de um segmento de miofibra está representada na Figura 12.27. Necrose segmentar e regeneração são respostas comuns a várias condições e insultos, como rabdomiólise, miopatias tóxicas e miopatias nutricionais. Portanto, simples observação histológica de necrose segmentar (com ou sem regeneração) não indica a causa da doença.

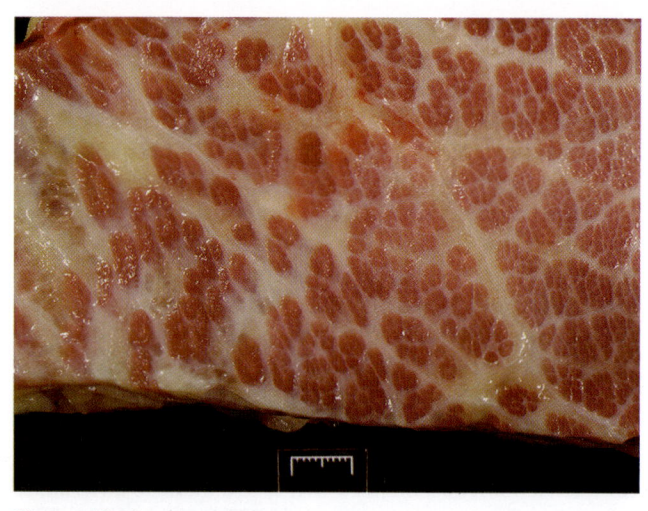

Figura 12.24 Músculo *serratus ventralis thoracis*, superfície de corte. Bovino. Fibrose muscular acentuada decorrente de deslocamento de escápula. O músculo é entrecruzado por feixes de tecido branco de aspecto firme (fibrose) que disseca os feixes musculares remanescentes.

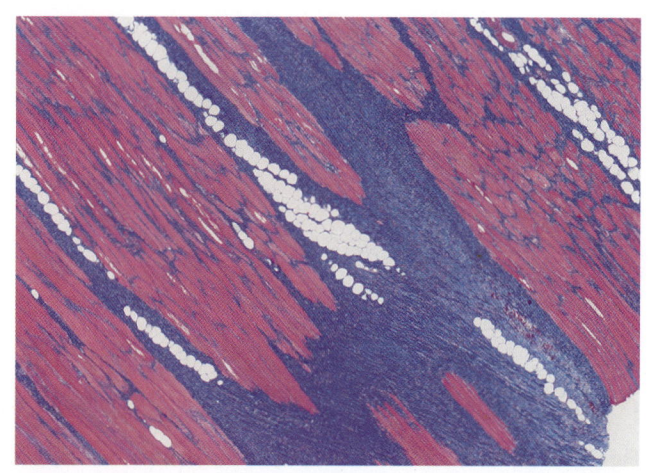

Figura 12.25 Músculo *serratus ventralis thoracis*. Bovino. A fibrose acentuada (*em azul*) separa as fibras musculares em grandes hiatos comprometendo a regeneração por impedir o contato dos miotubos entre si. Tricrômico de Masson.

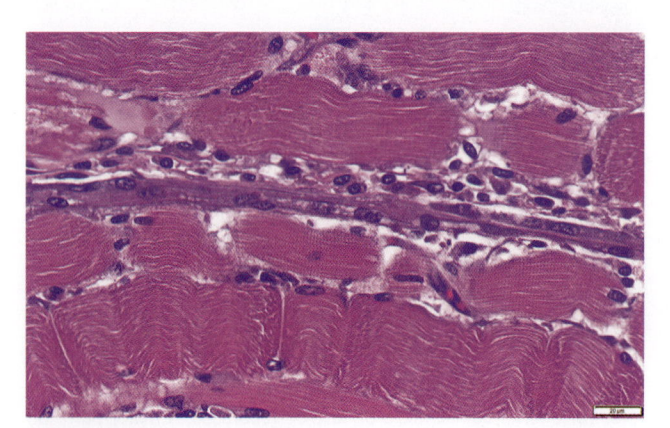

Figura 12.23 Músculo esquelético de um equino com miopatia de cadeia pesada de miosina. Corte longitudinal. Regeneração. A miofibra em regeneração é basofílica, mais delgada, não apresenta estriações e tem os núcleos em uma posição mais central.

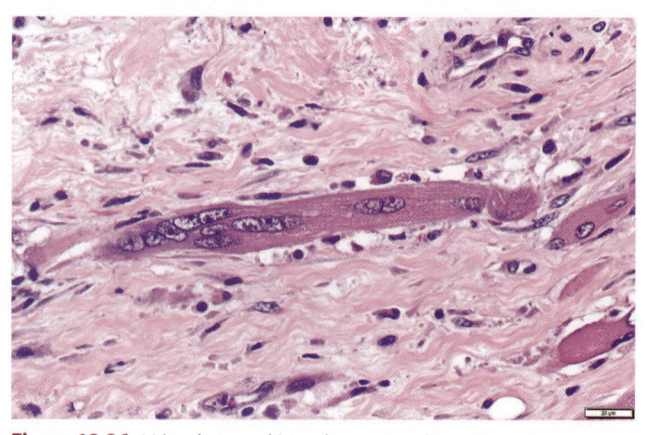

Figura 12.26 Músculo esquelético de um cão adjacente a osteossarcoma no ísquio. Corte longitudinal. Células musculares gigantes indicam regeneração em áreas onde a lâmina basal da miofibra não está intacta.

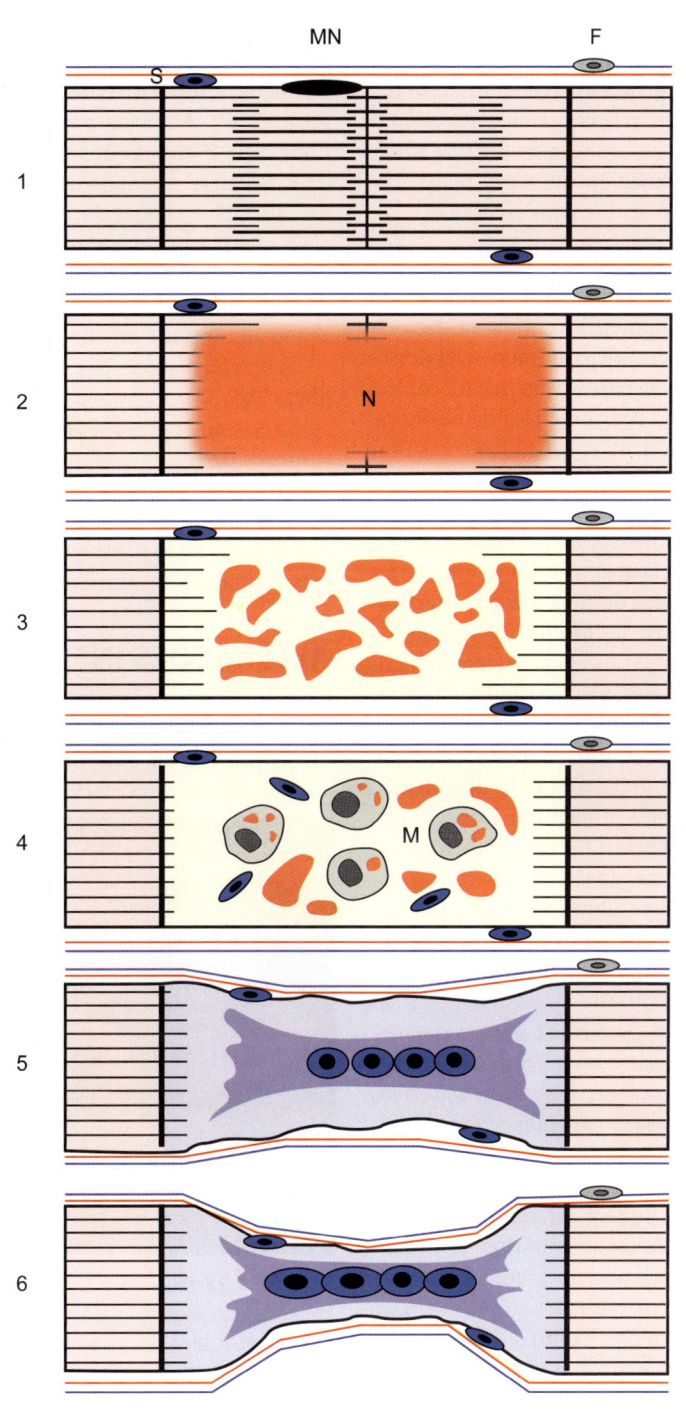

Figura 12.27 Esquema mostrando as fases da necrose e regeneração do segmento necrótico da fibra muscular. (1) Fibra normal. Observar a posição das células satélites (S) e de um fibroblasto (F). O núcleo escuro e fusiforme ao centro, na parte superior da miofibra, é o mionúcleo. (2) O segmento necrótico (N) torna-se hialinizado (necrose hialina ou de Zenker), isto é, torna-se eosinofílico, amorfo e homogêneo (com perda das estriações). Nesse estágio, os mionúcleos já foram perdidos por necrose, mas as células satélites permanecem. (3) A fibra separa-se da membrana basal e fragmenta-se (necrose flocular ou granular). (4) Em 24 a 48 h após a lesão, os monócitos do sangue são recrutados, cruzam a membrana basal e transformam-se em macrófagos (M), que fagocitam os restos necróticos da miofibra, limpando aquele segmento e tornando-o um cilindro vazio. Esse cilindro é denominado de tubo sarcolemal erroneamente, uma vez que o sarcolema, nesse estágio, já foi perdido, e o que forma a parede do tubo é a membrana basal. Também nesse estágio, as células satélites podem ser vistas com os macrófagos. Elas deixaram sua posição entre o sarcolema e a membrana basal, multiplicaram-se e invadiram o tubo sarcolemal. (5) Após os macrófagos terem limpado o tubo sarcolemal, as células satélites, transformadas em mioblastos, arranjam-se em fileiras, fundindo-se umas às outras e produzindo o que é chamado de "miotubo". Os miotubos em desenvolvimento enviam processos citoplasmáticos em ambos os sentidos dentro do tubo sarcolemal e, quando contatam uns aos outros ou uma porção viável da fibra muscular original, eles se fundem. (6) A miofibra em regeneração é basofílica (pelo aumento de ácido ribonucleico), é mais estreita, não apresenta estriações e tem os núcleos na porção central. Em alguns dias, a fibra aumenta de diâmetro, os núcleos assumem suas posições originais logo abaixo do sarcolema, as estriações são restituídas e a fibra estará, então, completamente regenerada.

A classificação das miopatias degenerativas abrange, ainda, termos como *necrose monofásica* e *necrose polifásica*. Lesões monofásicas têm a mesma duração, indicativa de um único insulto; lesões polifásicas indicam processo degenerativo em desenvolvimento; e lesão monofásica multifocal pode representar um único episódio de lesão (p. ex., a ingestão de uma única dose elevada de substância miotóxica. Na prática de diagnóstico, no entanto, essas regras gerais apresentam exceções.

Atrofia

O termo *atrofia* é usado para designar tanto a redução do músculo quanto um todo ou o diâmetro da miofibra. Nos estágios iniciais da atrofia, pode ser difícil ou impossível detectar a perda de massa muscular pela observação macroscópica, e pode ser necessária a avaliação morfométrica da miofibra. Vários processos fisiológicos podem ser ativados e resultar em atrofia muscular; entre estes, indução de lisossomos com resultante autofagia dos componentes do citoplasma, apoptose e ativação da maquinaria ubiquitina-proteossômica. A ativação lisossômica é marcada na atrofia de denervação e é a base para a reação positiva de fibras desnervadas nas preparações de fosfatase alcalina e esterase inespecífica. As causas de atrofia muscular incluem processos fisiológicos, metabólicos e denervação. Na maioria das vezes, a atrofia muscular é reversível, desde que a causa seja corrigida. O tipo de fibra que sofre atrofia varia dependendo da causa, portanto a tipificação de fibras é, com frequência, necessária para diagnóstico positivo. As fibras tipo 2 são as mais propensas a sofrer atrofia sob várias circunstâncias. Na Tabela 12.7, estão relacionados os principais tipos de atrofia e suas causas.

A *atrofia por denervação* afeta fibras dos tipos 1 e 2; a reinervação provoca alteração nos padrões de tipo de fibras. Perda do impulso nervoso resulta em rápida atrofia muscular, e mais da metade da massa muscular pode ser perdida em 1 semana. Exemplo clássico de atrofia por denervação é a hemiplegia laríngea em equinos, decorrente da lesão no nervo laríngeo recorrente esquerdo, causando atrofia do *musculus cricoarytenoideus dorsalis* esquerdo (Figura 12.28). Característica da atrofia por denervação seguida por reinervação é o agrupamento de tipo de fibras. As fibras musculares desnervadas podem ser reinervadas por brotamento subterminal de axônios originários de nervos normais adjacentes. A reinervação resulta em retorno ao diâmetro normal da miofibra, mas quase sempre formará brotos de um tipo diferente de nervo. Como o tipo de fibras musculares é determinado pelo neurônio motor (ver seção

"Morfologia e função"), a fibra recém-reinervada assumirá o tipo determinado por aquele neurônio. Um padrão de fibras com grande diâmetro em meio a fibras marcadamente atrofiadas é indicativo de denervação crônica acentuada (Figura 12.29). A *atrofia por desuso* afeta predominantemente fibras tipo 2, mas pode variar dependendo da espécie afetada e da causa. É, em geral, resposta fisiológica à falta de uso do músculo, à caquexia ou à idade avançada; sua ocorrência é relativamente lenta. A autofagia de organelas celulares causa formação de corpúsculos residuais, reconhecidos na microscopia de luz como lipofuscina, que dá aspecto bronzeado ao músculo atrofiado (atrofia parda).

A *atrofia por doença endócrina* afeta predominantemente fibras tipo 2 e é associada ao hipotireoidismo e ao hipercortisolismo em cães; entretanto, cavalos com disfunção ou tumores de hipófise (síndrome de Cushing) também apresentam esse tipo de atrofia. A *atrofia por desnutrição* afeta predominantemente fibras tipo 2 e é semelhante à atrofia por desuso. Pode ocorrer em caquexia por câncer ou em outras formas de desnutrição

ALTERAÇÕES INFLAMATÓRIAS

Uma lesão muscular só deve ser classificada como *miosite* quando as células inflamatórias forem diretamente responsáveis por iniciar e manter a lesão e quando a inflamação

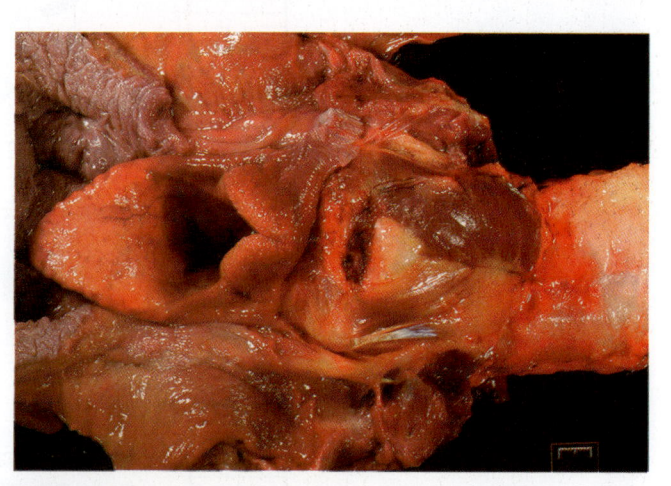

Figura 12.28 Músculo *cricoarytenoideus dorsalis* esquerdo e direito. Equino. Hemiplegia laríngea. O músculo *cricoarytenoideus dorsalis* esquerdo está pálido e com redução de volume por atrofia de denervação causada por dano ao nervo laríngeo recorrente esquerdo.

Tabela 12.7 Tipos de atrofia e suas características em animais domésticos.

Atrofia	Fibra afetada	Comentários
Por denervação	Fibras dos tipos 1 e 2; a reinervação resulta em alteração nos padrões de tipo de fibras (agrupamento de tipo de fibras)	Também conhecida como atrofia neurogênica. A perda do impulso nervoso resulta em rápida atrofia muscular, e mais da metade da massa muscular pode ser perdida em 1 semana. Exemplo clássico de atrofia por denervação é a hemiplegia laríngea em equinos, causada por dano ao nervo laríngeo recorrente esquerdo e consequente atrofia do *musculus cricoarytenoideus dorsalis* esquerdo
Por doença endócrina	Predominantemente fibras do tipo 2	Associada ao hipotireoidismo e ao hipercortisolismo em cães e cavalos com disfunção ou tumores de hipófise (síndrome de Cushing)
Por desnutrição	Predominantemente fibras do tipo 2	Semelhante à atrofia por desuso. Pode ocorrer em caquexia por câncer ou em outras formas de desnutrição

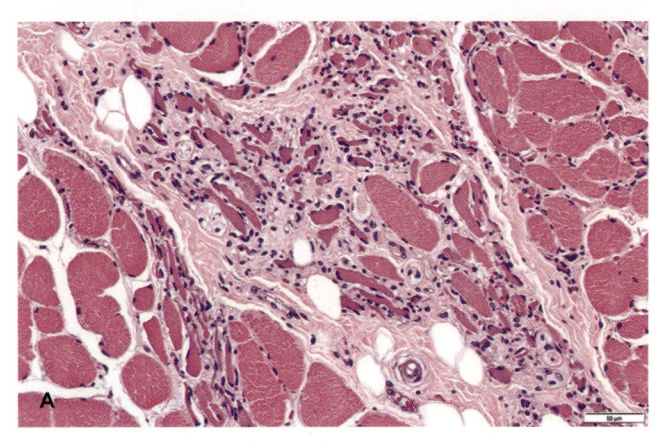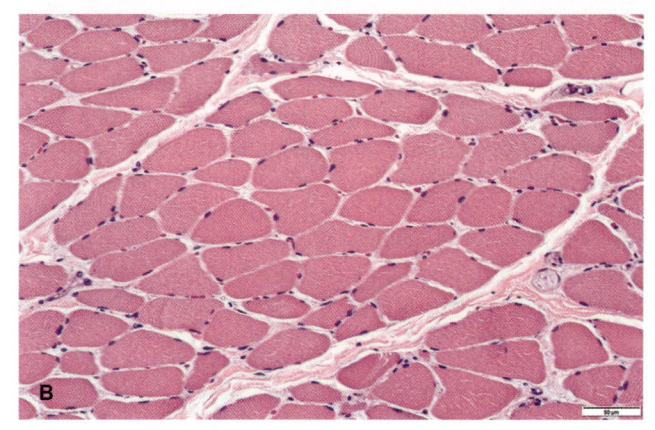

Figura 12.29 Músculo *cricoarytenoideus dorsalis* esquerdo e direito. Equino. Hemiplegia laríngea. **A**. Músculo *cricoarytenoideus dorsalis* esquerdo com grupos de miofibras reduzidas de tamanho e angulares (atrofia por desenervação). **B**. Músculo *cricoarytenoideus dorsalis* direito normal para comparação.

for dirigida às miofibras, e não ao estroma. Miopatias degenerativas geralmente atraem resposta inflamatória, que inclusive faz parte da regeneração da fibra, porém não devem ser classificadas como miosite simplesmente por apresentarem infiltrado inflamatório secundário à degeneração. Como em qualquer outro órgão, as inflamações do músculo são classificadas de acordo com a duração (aguda ou crônica), extensão (focal, multifocal, multifocal a coalescente, focalmente extensa e difusa); e gravidade (leve, moderada ou acentuada). A parte mais importante do aspecto morfológico das miosites reside no tipo de exsudato.

Miosites hemorrágicas e necro-hemorrágicas são geralmente associadas a bactérias anaeróbicas (ver seção "Principais doenças que afetam primariamente o sistema muscular"). Miosites eosinofílicas são associadas à etiologia parasitária. Miosites supurativas são comuns em cães e resultam de contaminação de feridas por bactérias como *Streptococcus* spp. e *Staphylococcus* spp. Miosites linfocíticas são quase sempre associadas à necrose de miofibras e podem estar associadas às lesões virais. Miosites granulomatosas e piogranulomatosas caracterizam-se por infiltrado abundante de macrófagos epitelioides associados, nos casos de lesão piogranulomatosa, a neutrófilos íntegros e degenerados.

Essas lesões são características de infecções por bactérias superiores e por fungos. Miosite granulomatosa pode ser observada em bovinos intoxicados por *Vicia villosa* (ervilhaca) e em suínos infectados por circovírus porcino tipo 2 (PCV2). Macroscopicamente, alterações degenerativas e miosites têm aspecto de estrias brancas a branco-amareladas, especialmente as que cursam com exsudato linfocítico, granulomatoso ou piogranulomatoso. Em miosites crônicas, ocorre proliferação de tecido conjuntivo fibroso que substitui o tecido muscular perdido. Os distúrbios inflamatórios dos músculos podem ainda ser classificados, conforme sua etiologia, em miosites virais, bacterianas, parasitárias e imunomediadas.

Miosites virais

Poucas miosites virais são reconhecidas em medicina veterinária. Ocasionalmente, os vírus da encefalomielite suína (Picornaviridae, *Enterovirus*), febre aftosa (Picornaviridae, *Aphtovirus*), língua azul (Reoviridae, *Orbivirus*) e doença de Akabane (Bunyaviridae, vírus de Akabane) causam miosite linfocítica. No entanto, essa miosite, na maioria das vezes, não está entre as lesões principais dessas doenças. Recentemente foi descrita uma miosite necrotizante granulomatosa como parte das várias manifestações da infecção de PCV2 em porcos (Figura 12.30).

Miosites bacterianas

As infecções bacterianas do músculo não são comuns e podem causar miosites supurativas, fibrosantes, hemorrágicas ou granulomatosas. As bactérias mais frequentemente envolvidas incluem *Clostridium* spp. em equinos, bovinos, ovinos e caprinos; bactérias piogênicas, em equinos, bovinos, ovinos, caprinos e caninos; e *Actinobacillus lignieresii*, que provoca lesão piogranulomatosa na língua de bovinos (ver seção "Principais doenças que afetam primariamente o sistema muscular").

Bactérias piogênicas introduzidas no músculo costumam causar necrose de miofibra e supuração. Essas bactérias ganham acesso ao músculo por feridas na pele e incluem *Streptococcus zooepidemicus* (equinos), *Trueperella pyogenes*

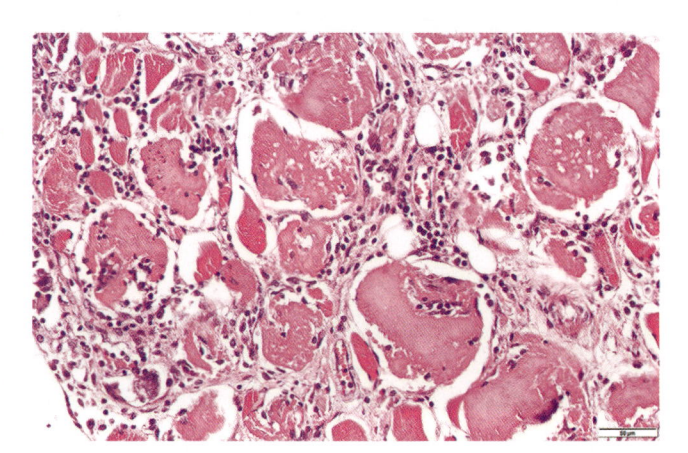

Figura 12.30 Músculo esquelético do membro pélvico. Suíno. Miosite necrotizante e granulomatosa causada por circovírus suíno 2 (PCV2). (Cortesia do Dr. Saulo Pavarini, Universidade Federal do Rio Grande do Sul, Porto Alegre, RS.)

(equinos e ovinos) e *Corynebacterium pseudotuberculosis* (caprinos, ovinos e equinos). Fasceíte necrotizante e miosite necrotizante são doenças graves, com risco de vida, causadas por infecção por bactérias "devoradoras de carne". Ambas iniciam por lesões localizadas, mas espalham-se rápida e agressivamente para o tecido subcutâneo, dando origem a uma condição necrotizante da pele, dos tecidos moles e da fáscia profunda. Frequentemente fatais, são causadas sobretudo por estreptococos do grupo A, embora cada vez sejam relatados mais casos resultantes da infecção por *Staphylococcus aureus* resistente à meticilina (MRSA) (Figura 12.31). Em gatos, *Pasteurella multocida* e *Streptococcus canis* é causa de celulite, que se estende ao músculo subjacente.

Staphylococcus aureus ocasiona condição conhecida como botriomicose em equinos e suínos. Actinobacilose, actinomicose (infecção óssea na mandíbula por *Actinomyces bovis*) e botriomicose são lesões histológicas semelhantes, que se constituem em uma parte central de material eosinofílico em forma de clavas radiadas associadas a neutrófilos (reação de Splendore-Hoeppli) e bactérias, cercada por abundante faixa de macrófagos. Embora as lesões sejam praticamente indistinguíveis, na histologia em colorações por hematoxilina e eosina (H&E), a coloração de Gram diferencia os cocos Gram-positivos que provocam botriomicose (*Staphylococcus aureus*) dos bacilos Gram-positivos que ocasionam actinomicose (*Actinomyces bovis*) e dos bacilos Gram-negativos que causam actinobacilose (*Actinobacillus lignieresii*) (ver seção "Principais doenças que afetam primariamente o sistema muscular").

Miosites parasitárias

Várias miosites parasitárias têm importância em saúde pública por serem consideradas zoonoses. Dentre elas destacam-se cisticercoses em bovinos e suínos (ver seção "Principais doenças que afetam primariamente o sistema muscular") e *Trichinella spiralis* (nematódeo) em suínos. *Sarcocystis* spp. é um protozoário que geralmente se encista na fibra muscular esquelética e cardíaca de forma quiescente (Figura 12.32) e raramente causa miosite eosinofílica em

bovinos (Figura 12.33), equinos, ovinos, caprinos, camelídeos e suínos. Outros protozoários que causam miosites em animais domésticos incluem: *Neospora caninum*, em cães e fetos bovinos; *Trypanosoma cruzi*, em cães; *Hepatozoon americanum*, em cães (Figura 12.34); também *larva migrans* de *Ancylostoma caninum*, em cães.

Miosites imunomediadas

Ocorrem primariamente em cães e mais raramente em gatos e equinos. Doenças que afetam cães incluem: polimiosite, miosite dos músculos mastigatórios (MMM) e miosite dos músculos extraoculares (MME). A polimiosite é uma miopatia generalizada com os seguintes critérios de diagnóstico: fraqueza muscular, dificuldade de deambulação, atrofia muscular, concentrações altas de CK, eletromiograma anormal, testes sorológicos negativos para doenças infecciosas e confirmação histológica de infiltrado linfocítico no músculo esquelético.

A MMM caracteriza-se clinicamente por incapacidade em abrir a boca, dor na mandíbula e atrofia dos músculos mastigatórios. A miosite seletivamente afeta os músculos inervados pelo ramo mandibular do nervo trigêmeo, incluindo: temporal (Figura 12.35), masseter e pterigóideo, tensor *tympani* e tensor *veli palatini*. Esses músculos têm uma fibra muscular distinta chamada fibra tipo 2 M. Em lesões agudas iniciais, o infiltrado é predominantemente de linfócitos, plasmócitos e macrófagos (Figura 12.36). Eosinófilos podem ou não estar presentes no infiltrado inflamatório. Caso estejam, há infiltrado linfocitário concomitantemente. Após vários ataques da doença, os plasmócitos predominam. As miofibras necrosam, atrofiam-se e há tentativas de regeneração. Na doença crônica, as principais alterações são atrofia da miofibra com encolhimento dos fascículos musculares. Os infiltrados celulares são focais em vez de difusos. A patogênese da MMM inclui o desenvolvimento de autoanticorpos contra fibras tipo 2 M, que apresentam cadeias leves e pesadas de miosina. A sensibilização do sistema imunológico à miosina das fibras tipo 2 M pode ser resultante da infecção bacteriana prévia. A miosina

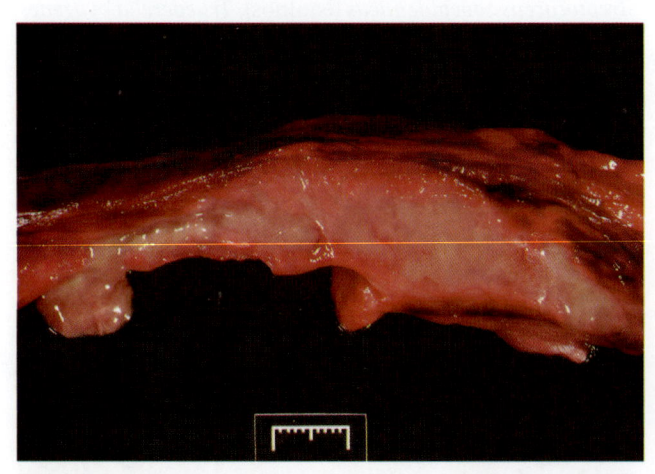

Figura 12.31 Músculo esquelético da região torácica. Cão. Superfície de corte. Miosite fibrinossupurativa secundária a *Staphylococcus aureus* resistente à meticilina (MRSA). Essa é uma infecção bacteriana grave caracterizada por fasciite e miosite necrotizantes. Inicia-se na pele por contaminação de uma ferida.

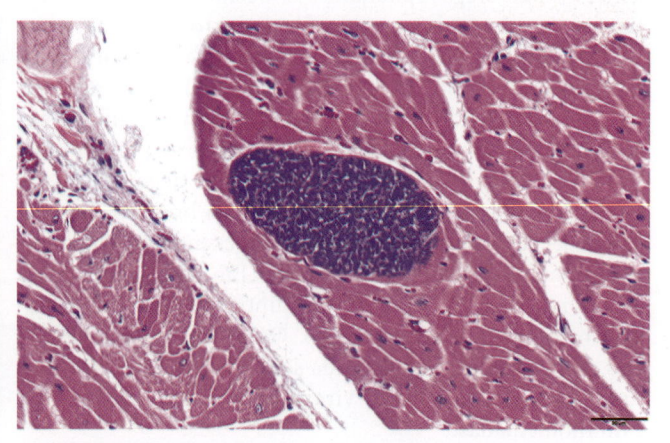

Figura 12.32 *Sarcocystis* sp., miocárdio. Bovino. Um cardiomiócito está distendido por um cisto contendo numerosos bradizoítos de *Sarcocystis* sp. (provavelmente, *S. cruzi*). Não há reação inflamatória ao cisto. *Sarcocystis* spp. são um achado incidental comum no coração e músculo esquelético em ruminantes e equinos.

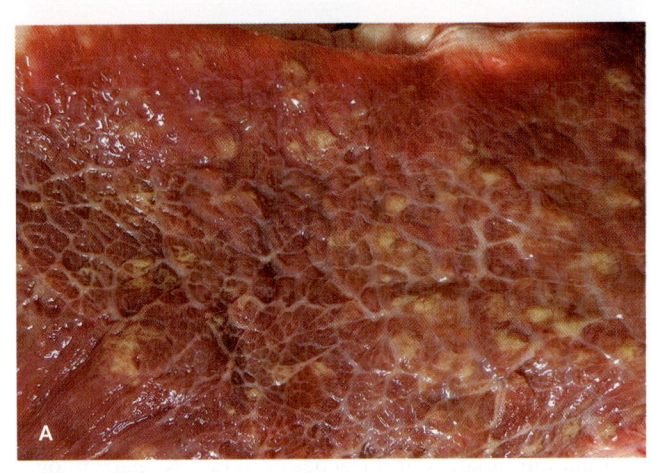

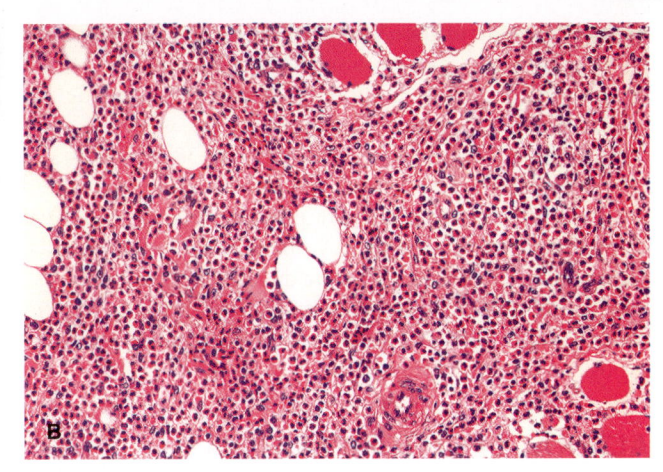

Figura 12.33 Músculo masseter. Bovino. Miosite eosinofílica por *Sarcocystis* sp. **A**. Macroscopia. Áreas nodulares amarelo-esverdeadas multifocais a coalescentes (miosite) entremeadas por feixes firmes e brancacentos (fibrose). **B**. Microscopia. Infiltrado inflamatório acentuado composto por numerosos eosinófilos e poucos macrófagos. (Cortesia do Dr. Saulo Pavarini e do Dr. Welden Panziera, Universidade Federal do Rio Grande do Sul, Porto Alegre, RS.)

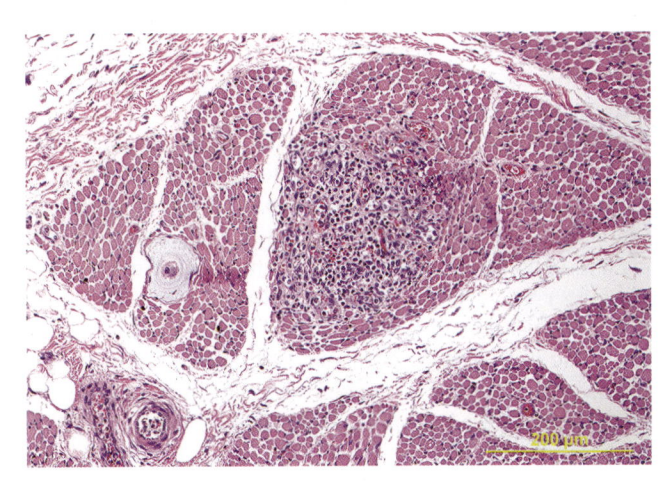

Figura 12.34 Músculo esquelético. Cão. Infecção por *Hepatozoon americanum*. Miosite piogranulomatosa focal associada aos merozoítos de *H. americanum*. No lado esquerdo, pode-se ver um cisto característico do tipo "casca de cebola".

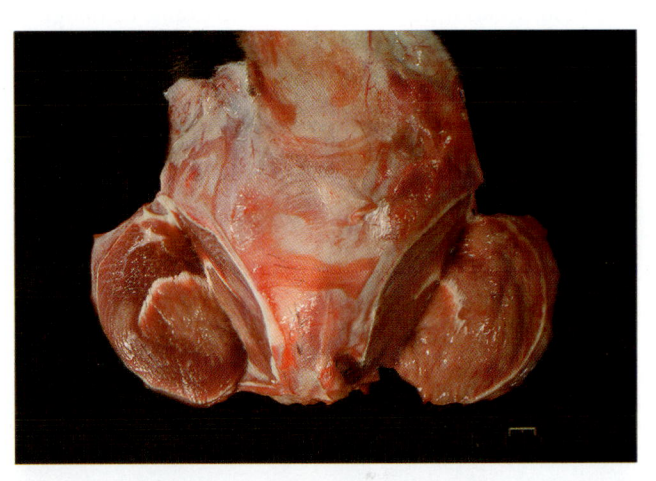

Figura 12.35 Músculo *temporalis* direito e esquerdo. Cão. Superfície de corte com os músculos acoplados à cabeça. Miosite dos músculos mastigatórios. Os músculos estão tumefeitos e com áreas pálidas multifocais a difusas, mais acentuadas no músculo *temporalis* direito.

apresenta determinantes antigênicos semelhantes a algumas bactérias, e, desse modo, anticorpos produzidos contra essas bactérias poderiam ser também direcionados contra as fibras 2 M dos músculos mastigatórios. Anticorpos contra fibras musculares mastigatórias tipo 2 M são consistentemente associados com MMM.

A miosite dos músculos extraoculares (MME) envolve os músculos extraocular rectus e oblíquo. Em geral, afeta cães Golden Retriever jovens, de 6 a 18 meses de idade. O único sinal clínico de MME é exoftalmia bilateral por edema dos músculos extraoculares. A exoftalmia também pode ocorrer na MMM, mas, nesse caso, resulta do aumento de volume do músculo pterigóideo e não dos músculos extraoculares.

A vasculite imunomediada que ocorre em equinos e resulta em lesão muscular é conhecida como "púrpura hemorrágica" (Figura 12.37). É classicamente associada a uma infecção recente por *Streptococcus equi* subsp. *equi* ou vaci-

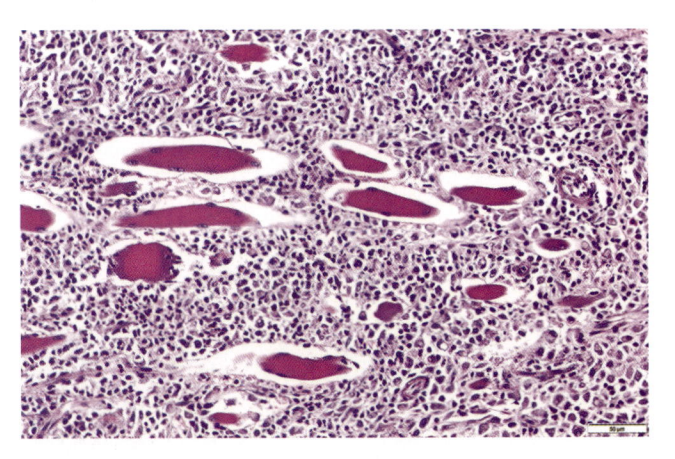

Figura 12.36 Músculo *temporalis* direito. Cão. Miosite dos músculos mastigatórios. Miosite linfo-histiocítica e neutrofílica. Este cão tinha títulos de autoanticorpos contra fibras tipo 2 M.

nação para o garrotilho. A patogênese envolve uma vasculite por reação de hipersensibilidade tipo III, com deposição de IgA anticomplexos da proteína M estreptocócica (SeM). As lesões incluem vasculite leucocitoclástica, isquemia e infarto de músculos esqueléticos (Figura 12.38) e órgãos internos. Em cavalos suscetíveis, a resposta imune resulta em títulos de anticorpos altos para proteína SeM (> 1:1600) e complexos imunes SeM-IgA. A miopatia de cadeia pesada da miosina é um termo novo para duas doenças musculares: miosite imunomediada e rabdomiólise não ligada ao exercício em cavalos. Em ambas, fatores desencadeantes incluem exposição recente a *Streptococcus equi* (ver Tabela 12.4).

ALTERAÇÕES PROLIFERATIVAS

Tumores primários do músculo esquelético

Neoplasias primárias do músculo esquelético são raras. Os tumores que se diferenciam em células musculares estriadas são denominados *rabdomiomas* (quando benignos) e *rabdomiossarcomas* (quando malignos). No exame histológico, há presença de estriações transversais nas células do tumor.

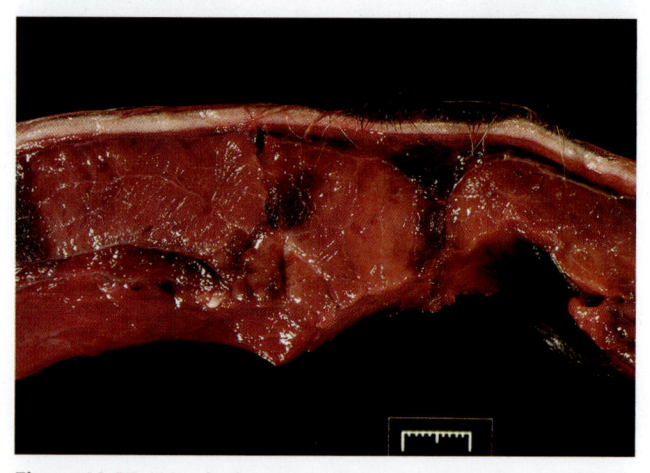

Figura 12.37 Músculo da região peitoral com a pele. Equino. Púrpura hemorrágica. Áreas vermelhas (hemorragia) multifocais a coalescentes no tecido subcutâneo e no músculo adjacente entremeadas por áreas pálidas (necrose).

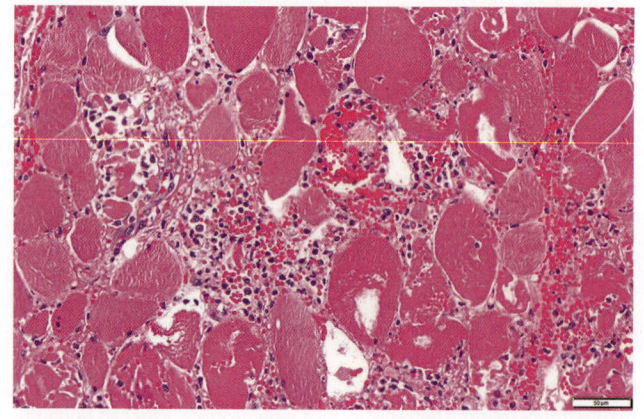

Figura 12.38 Músculo esquelético. Equino. Púrpura hemorrágica. Vasculite necrotizante aguda com mionecrose, hemorragia e miosite neutrofílica.

Essa é a maneira mais acurada para identificar rabdomioma ou rabdomiossarcoma, mas apresenta limitações, pois demanda tempo, experiência e, por vezes, uso de colorações especiais. Além disso, as estriações não são encontradas em muitos casos de rabdomiossarcomas.

A coloração pela hematoxilina fosfotúngstica ácida (PTAH) ajuda na observação das estriações. Aspectos dos tumores musculares imperceptíveis na microscopia de luz podem ser observados na microscopia eletrônica, método usado no diagnóstico de tumores de músculo esquelético em animais. A principal característica ultraestrutural de rabdomiomas e rabdomiossarcomas é a presença de filamentos de actina e miosina (em especial quando se arranjam em feixes e revelam estruturas como linhas Z, mesmo que rudimentares), número elevado de mitocôndrias e núcleo eucromático grande.

Rabdomioma

Rabdomiomas são raros em animais domésticos. Não há número suficiente de relatos que possibilite agrupar dados significativos sobre incidência, idade, raça, sexo, características clínicas, localizações anatômicas e aspectos macroscópicos e histológicos.

Macroscopicamente, são, em geral, massas brancas e firmes, de 1 a 2 cm de diâmetro. Histologicamente, são crescimentos bem demarcados do tecido normal, compostos de células poligonais ou redondas densamente agrupadas; estas têm citoplasma eosinofílico e granular, com núcleos vesiculares e nucléolo proeminente. Além disso, essas células são separadas por fino estroma conjuntivo, e muitas delas são vacuolizadas em decorrência do glicogênio. Mitoses são raras. As células tumorais podem ser fusiformes e apresentar evidência de estriações transversais na coloração por PTAH.

O *rabdomioma laríngeo* é uma entidade clinicopatológica do cão. Pouco mais que meia dúzia de relatos desse tumor podem ser encontrados na literatura. A idade mais afetada está entre 2 e 10 anos, e não há predisposição por raça. Os tumores são circunscritos, têm baixo número de mitoses e não recidivam após cirurgia. As características clínicas do rabdomioma laríngeo são dispneia, estertores e disfonia. Microscopicamente, são massas salientes para o lúmen da laringe. Histologicamente, são semelhantes ao rabdomioma clássico.

Rabdomiossarcoma

Rabdomiossarcomas (RMS) são neoplasias relativamente raras em animais domésticos, que apresentam vários aspectos morfológicos macroscópicos e variações histológicas e fenotípicas celulares (Figura 12.39). As variantes histológicas comuns de rabdomiossarcoma incluem embrionário, alveolar e botrioide (também classificado como embrionário botrioide, um subconjunto do rabdomiossarcoma embrionário). Rabdomiossarcoma pleomórfico é a variante menos comum (Tabela 12.8). Além dessa variante, o rabdomiossarcoma embrionário tem três variantes diferenciadas pela morfologia da célula tumoral predominante: o rabdomiossarcoma embrionário miotubular, no qual predominam células tubulares multinucleadas e alongadas; o rabdomiossarcoma embrionário rabdomioblástico, no qual predominam células redondas; e o rabdomiossarcoma embrionário

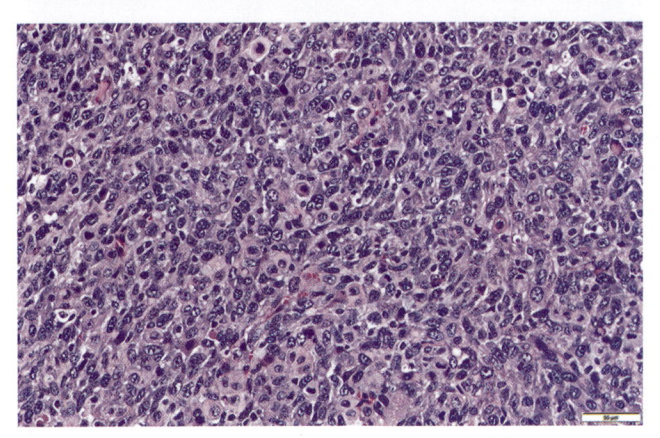

Figura 12.39 Músculo esquelético. Camundongo. Rabdomiossarcoma.

de células fusiformes, no qual predominam células fusiformes alongadas dispostas em correntes (feixes).

O rabdomiossarcoma alveolar é dividido em padrões alveolares clássicos com septos fibrosos distintos, revestidos por células neoplásicas redondas que têm um espaço central aberto. Esse espaço não está presente na variante sólida do RMS alveolar, que também, muitas vezes, não apresenta septos fibrosos óbvios. O rabdomiossarcoma pleomórficos ocorre com maior frequência em cães adultos e é composto de células fusiformes aleatórias, com grandes células meroblásticas, muitas vezes contendo grandes núcleos pleomórfico e mitoses bizarras. A relativa raridade desses tumores em animais resulta na falta de dados para as diferenças de prognósticos clínico entre as variantes de rabdomiossarcoma. Por isso, para alguns, são questionáveis o valor e o custo despendidos na categorização dessas neoplasias por classes. No entanto, a baixa prevalência desses tumores na literatura pode, em parte, ser decorrente da falta de diagnóstico, por dificuldades apresentadas pela variação extrema no fenótipo, na idade de apresentação e na morfologia celular. As variantes mais agressivas surgem em cães jovens com menos de 2 anos e incluem rabdomiossarcoma alveolar e rabdomiossarcoma embrionário.

A imuno-histoquímica ajuda a confirmar diagnóstico de rabdomiossarcoma. No entanto, a avaliação histológica é importante porque os marcadores detectam células normais em regeneração sem as diferenciar de células tumorais. A marcação imuno-histoquímica típica para rabdomiossarcoma inclui: vimentina negativa ou fracamente positiva, desmina positiva, actina de músculo-específica (que marca células musculares lisas, cardíacas e esqueléticas) positiva, actina de músculo liso negativa, actina sarcomérica positiva e mioglobina positiva. Miogenina e *MyoD1* são novos marcadores para identificação de mioblastos não diferenciados. Por serem fatores de transcrição nuclear, a marcação ocorre no núcleo das células tumorais.

Tumores que infiltram o músculo esquelético

Qualquer tumor maligno pode infiltrar localmente ou metastizar para o músculo esquelético (Figura 12.40). Uma variante de lipoma, conhecida como *lipoma infiltrativo*, ocasionalmente infiltra o músculo esquelético (Figura 12.41). As características macroscópicas e histopatológicas são adipócitos maduros. Esse tumor é mais comum em cães, mas já foi relatado em cavalos jovens.

Em cães e gatos, sarcomas associados à vacina podem localizar-se no tecido subcutâneo e infiltrar os músculos associados ao local de aplicação de vacina (Figura 12.42). Sarcomas de tecidos moles (STM) constituem um grupo de tumores que ocorrem comumente na pele e na região subcutânea de cães, mas ocasionalmente infiltram o músculo

Tabela 12.8 Classificação dos rabdomiossarcomas.

Variante	Tipo	Características histológicas	Idade	Localizações anatômicas
Embrionário		Células em diferentes estágios de desenvolvimento, de mioblasto a miotubular, em meio a estroma mucinoso	Juvenil/adulto	Face, crânio, músculo mastigatório, orofaringe, traqueia, axila, escápula, perirrenal, língua, flanco, membro pélvico, glândula mamária, palato duro
	Miotubular	Predominância das formas de miotubo		
	Rabdomioblástico	Grandes células mioblásticas com abundante citoplasma		Feixes de células fusiformes rechonchudas
	Fusiforme			Crânio
Botrioide		Localização submucosa e aspecto geral característicos; células redondas e miotubulares misturadas em estroma mucinoso	Juvenil	Bexiga urinária, útero
Alveolar			Juvenil	Quadril, maxila, omento maior, útero
	Clássico	Bandas fibrosas dividem pequenas células redondas em grupo de agregados soltos		
	Sólido	Células compactadas, quantidade variável de septos fibrosos finos		
Pleomórfico		Células fusiformes rechonchudas dispostas aleatoriamente. Anisocitose e anisocariose marcadas e figuras mitóticas bizarras	Adulto	Músculo esquelético

Adaptada de Caserto (2013).

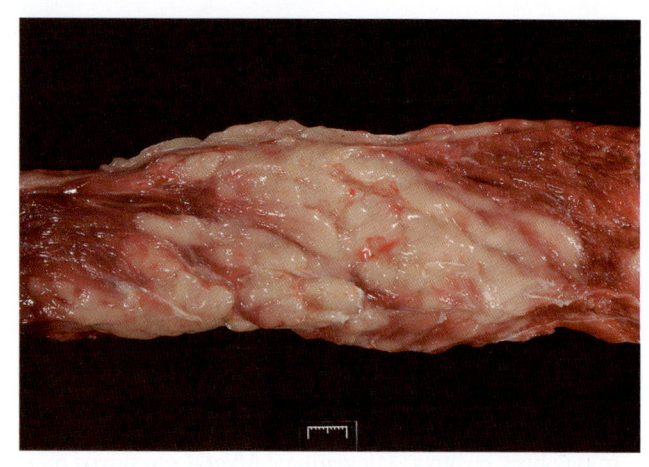

Figura 12.40 Músculo *longissimus*. Cão. Linfoma. O músculo está infiltrado por nódulos branco-amarelados, macios e salientes na superfície de corte. Na macroscopia, linfoma deve ser diferenciado de miosite e lipomatose.

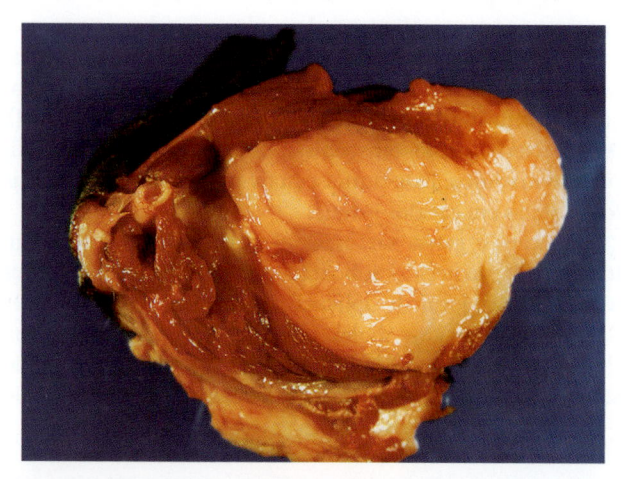

Figura 12.41 Músculo esquelético. Cão. Lipoma infiltrativo. O tumor infiltra as grandes massas musculares da coxa.

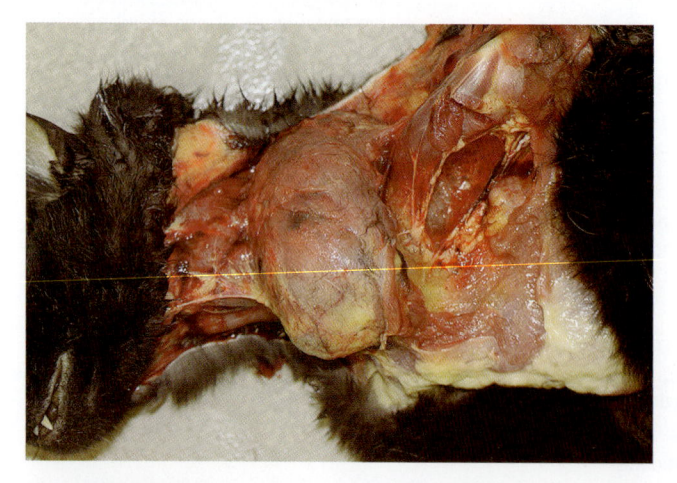

Figura 12.42 Região cervicotorácica. Gato. Sarcoma associado a vacina. Uma grande massa subcutânea bem circunscrita, firme, multilobulada e parcialmente aderida aos músculos esterno-hióideo e esternocefálico esquerdos e fáscia adjacente. (Cortesia do arquivo de imagens de Deparment of Veterinary Pathobiology, Texas A&M University, College Station, Texas, EUA.)

esquelético. Esses sarcomas têm origem em células mesenquimais. Embora fenotipicamente diversos, com histogênese frequentemente controversa, os STM são considerados um grupo porque têm características semelhantes microscópica e clinicamente. São classificados, de acordo com ordem crescente de malignidade, em graus I, II e III.

PRINCIPAIS DOENÇAS QUE AFETAM PRIMARIAMENTE O SISTEMA MUSCULAR

Glicogenose generalizada em bovinos Brahman

Glicogenose generalizada é uma doença hereditária causada por deficiência da enzima lisossômica α-1,4 glicosidase (maltase ácida) e caracterizada por depósito excessivo de glicogênio no citoplasma de células de vários tecidos do organismo. Glicogenoses fazem parte de um grupo de doenças genéticas que afeta pessoas e animais e é conhecido como *doenças de depósito lisossômico*. A doença de Pompe de seres humanos, também denominada glicogenose tipo 2, é talvez o exemplo mais conhecido de glicogenose. Em bovinos, glicogenose generalizada é descrita em Shorthorn e em Brahman, na Austrália, no Brasil e na Argentina.

A etiologia da glicogenose é a deficiência de α-1,4 glicosidase. Lisossomos são peças-chave do "sistema digestivo" da célula. As hidrolases ácidas dos lisossomos degradam macromoléculas produzidas pela própria célula ou englobadas do ambiente extracelular. Quando há falta ou mau funcionamento de uma ou mais dessas enzimas, o substrato é incompletamente digerido e acumula-se nos lisossomos que se tornam numerosos e repletos de material incompletamente degradado. O acúmulo de material não digerido nos lisossomos é percebido no exame histológico como granulações ou vacuolizações e resulta em disfunção celular. Essa disfunção é responsável pelos sinais clínicos das doenças de depósito lisossômico que se manifestam no período neonatal ou até alguns meses após o desmame. Muitas dessas doenças são de origem genética (algumas são adquiridas) e são geralmente classificadas pelo tipo de substrato (macromolécula) não digerido que se acumula nos lisossomos. Em seres humanos, são descritos pelo menos dez tipos de glicogenose. Em bovinos, trata-se de uma doença autossômica recessiva de ocorrência rara.

Em bovinos, há duas apresentações clínicas distintas da glicogenose: a forma cardíaca e a forma tardia. A forma cardíaca tem sido comparada à forma infantil da doença de Pompe e aparece aos 2 a 3 meses de idade, quando os bezerros mostram fraqueza muscular, desenvolvimento retardado, sonolência e sinais de insuficiência cardíaca direita. Os sinais clínicos da forma tardia aparecem após o desmame, em bezerros de 8 a 9 meses, e incluem déficit de desenvolvimento corporal, fraqueza muscular (Figura 12.43), sonolência, incoordenação no andar, decúbito prolongado e dificuldade em levantar-se. Se forçado a se mover, o bezerro levanta-se com dificuldade e tem andar atrapalhado, trôpego e vacilante. A atividade sérica de enzimas como CK e alanina aminotransferase (AST) pode estar elevada, e ocorre glicosúria.

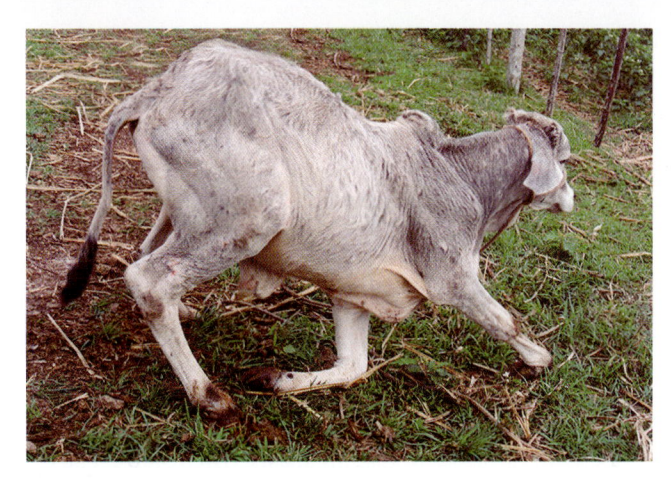

Figura 12.43 Glicogenose generalizada, bovino Brahman, sinais clínicos. Fraqueza muscular caracterizada por quedas. (Cortesia do Dr. David Driemeier, Universidade Federal do Rio Grande do Sul, Porto Alegre, RS.)

Nos bezerros Brahman, geralmente a doença é detectada aos 2 a 3 meses de idade, e os animais morrem por volta de 8 a 9 meses de idade ou menos. Em geral, bezerros Brahman afetados por glicogenose apresentam déficits neurológicos mais acentuados, e a morte sobrevém antes em relação aos bezerros Shorthorn, embora a gravidade das lesões histológicas seja equivalente.

Em geral, na necropsia, não há alterações significativas, exceto por sinais de má nutrição e de alguns grupos musculares com aparência mais pálida. Entretanto, em casos da forma cardíaca, encontram-se os achados clássicos de insuficiência cardíaca direita: dilatação de ambos os ventrículos, palidez do miocárdio, hidropericárdio, edema das pregas do abomaso e do mesentério e fígado de noz-moscada.

Histologicamente, há vacuolização e acúmulo de material no citoplasma de várias células, incluindo células do músculo esquelético (Figura 12.44), miofibras cardíacas, fibras de Purkinje do coração, neurônios, células ganglionares da retina, neurônios de gânglios de nervos cranianos e paravertebrais, células musculares lisas de órgãos ocos (como os do sistema gastrintestinal e a bexiga), células de

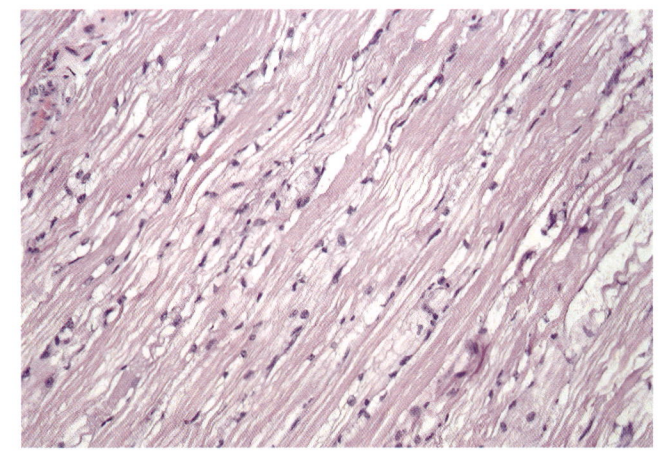

Figura 12.44 Glicogenose generalizada, músculo esquelético, bovino. Vacuolização das miofibras esqueléticas. (Cortesia do Dr. David Driemeier, Universidade Federal do Rio Grande do Sul, Porto Alegre, RS.)

Schwann e fibroblastos. Os neurônios mais afetados são os grandes neurônios do tronco encefálico e do corno ventral da medula espinhal.

Os vacúolos são fortemente positivos para lectinas de *Griffolia simplifolia* (GSAII) e *Concanavalia ensiformes* (Con A), nas colorações de carmim de Best e PAS, e negativos nessas duas colorações após diástase. O material depositado no citoplasma é negativo para gordura em colorações especiais em cortes de congelação.

O diagnóstico pode ser suspeitado por histórico, sinais clínicos e achados de laboratório (p. ex., glicosúria, elevação da atividade sérica de CK e AST) e é confirmado pela determinação da atividade de α-1,4 glicosidase nos linfócitos circulantes, por biopsia muscular (há vacuolização característica em fibras musculares e nervos periféricos, mesmo antes do aparecimento dos sinais clínicos). A análise ultraestrutural de biopsias de pele ou fígado auxilia a confirmar o diagnóstico.

A coloração de PAS em esfregaços de sangue detecta o depósito lisossômico em leucócitos e é um importante método de auxílio ao diagnóstico; adicionalmente tem as vantagens de não ser um método invasivo e de permitir a identificação da mãe enquanto o bezerro ainda está mamando. Evidentemente, a maioria desses testes pode também ser aplicada em amostras obtidas na necropsia de casos de glicogenose.

Síndrome do estresse porcino

Acredita-se que termos como *hipertermia maligna em suínos*, *síndrome do estresse porcino* (PSS, do inglês *porcine stress syndrome*) e *carne de porco pálida, macia e exsudativa* (PSE, do inglês *pale, soft, exudative*) designam a mesma condição e são denominações que correspondem ao estágio em que a condição é identificada.

A *hipertermia maligna* em suínos torna esses animais suscetíveis a episódios associados a fatores de estresse como manuseio, transporte, brigas e temperatura ambiental alta. A condição pode resultar em morte súbita, razão pela qual foi, por muito tempo, reconhecida na Europa como *herztod* (palavra alemã para "morte cardíaca" ou "morte súbita"). A doença era também conhecida como necrose dos músculos do dorso. A carne de suínos afetados é PSE. Em suínos, o sinal mais marcante é a morte súbita, que ocorre quase sempre após transporte. Se os animais são encontrados vivos, mostram rigidez imobilizante dos músculos dos membros e do lombo, dificuldade respiratória, taquicardia, acidose, decúbito com tremores musculares, temperatura retal alta, dispneia e palidez da pele com áreas de eritema.

Após a morte, o *rigor mortis* desenvolve-se quase imediatamente. Suínos com musculatura bem desenvolvida parecem ser mais suscetíveis à doença clínica. Antes da identificação do defeito no receptor da rianodina, acumularam-se evidências de várias anormalidades bioquímicas detectadas nos músculos afetados e em animais afetados. Sabe-se agora que uma única mutação pontual (C para T) no par de base HAL-1843, que codifica para o receptor rianodina do músculo esquelético (ryr1), é responsável pela hipertermia maligna dos suínos. Essa alteração resulta em aumento no tempo de abertura do canal de íons.

As raças de suínos domésticos afetadas incluem Pietrain, Yorkshire, Poland China, Duroc e Landrace. Um teste de ácido desoxirribonucleico (DNA, do inglês *deoxyribonucleic acid*), para ser realizado no sangue periférico, para o gene *HAL-1843*, pode ser obtido comercialmente. Estudos genéticos sugerem que um único cachaço iniciou a doença por disseminação generalizada dessa mutação genética. Como o defeito ocorria em suínos de boa musculatura, acredita-se que porcos portadores da mutação foram selecionados com base em sua musculatura bem desenvolvida e pouca gordura corporal. Síndrome semelhante parece acontecer no porco Vietnamita Barrigudo (em inglês, *Vietnamese pot-bellied pig*), provavelmente causada por mais de um defeito genético, uma vez que, embora se tenha detectado defeito no gene *HAL-1843* em um caso, não foi observado em outros.

Achados de necropsia em suínos suscetíveis que não apresentaram episódio de hipertermia recente são negativos, e os músculos são normais mesmo ao exame histológico. Porém, suínos que morrem de hipertermia apresentam músculos pálidos e úmidos, aparentemente tumefeitos e, às vezes, com hemorragia. Logo após a morte, o músculo tem o pH baixo (5,8), que tende a subir para níveis normais à medida que a carcaça esfria. Além das lesões nos músculos esqueléticos, com frequência ocorrem lesões de insuficiência cardíaca aguda, como edema e congestão pulmonar, hidropericárdio, hidrotórax e congestão hepática.

Os músculos mais afetados são os da parte caudal do dorso (Figura 12.45), lombo, coxas e paleta. Embora as miofibras dos tipos 1 e 2 sofram igualmente necrose, músculos com alta proporção de fibras tipo 2, como o *longissimus dorsi*, psoas e semitendináceo, são mais extensiva e frequentemente afetados, e esses devem ser os músculos examinados por histologia. Palidez do miocárdio dos ventrículos ocorre por vezes; porém, é provável que sinais clínicos de taquicardia sejam relacionados com a acidose.

Em suínos afetados por hipertermia maligna que morrem de forma aguda, há separação das fibras musculares por líquido de edema. Isso é evidente apenas em espécimes rapidamente fixados e pode ser perdido no processamento.

Alterações degenerativas variam de hipercontração segmentar a necrose coagulativa franca, mas hipercontração é a lesão mais comum no músculo esquelético. Lesões no miocárdio incluem degeneração granular multifocal de miócitos, necrose em bandas de contração e miocitólise.

Miopatias induzidas por exercícios em equinos

Miopatias de esforço (ME) ou induzidas por exercício são definidas por dor muscular e comprometimento de desempenho durante ou após exercício. Miopatia por esforço com rabdomiólise (MER) representa um subconjunto de miopatias por esforço caracterizado por elevações na atividade sérica de CK e AST. Algumas ME não são caracterizadas por elevações nas enzimas musculares séricas ou raramente apresentam elevações nessas enzimas. Existem outras causas de miopatia que comprometem o desempenho de equinos, cursam com rabdomiólise e não estão associadas ao esforço (Tabela 12.9). Essas condições precisam ser descartadas antes de se diagnosticar ME.

De maneira geral, os sinais clínicos da ME em equinos são fraqueza e dor nos membros que ocorrem subitamente. O cavalo fica ou incapaz, ou muito relutante em se mover, e pode ocorrer sudorese e tremores generalizados. Os músculos afetados (grupos glúteos, femorais e lombares) podem estar tumefeitos e rijos como tábuas. A mioglobinúria pode aparecer no início dos sinais, tornando a urina marrom-avermelhada escura. Há considerável variação entre os casos quanto à natureza e à duração do início do exercício e à gravidade dos sinais clínicos. A recuperação de ataques leves em animais quietos pode ocorrer em algumas horas.

Macroscopicamente, os músculos podem estar úmidos, tumefeitos e escuros, com faixas pálidas (Figura 12.46). Se ocorrerem complicações isquêmicas (síndrome compartimental), os músculos podem apresentar hemorragias lineares ou em focos irregulares. Além disso, em animais que sobrevivem por 2 a 3 dias, os músculos estão pálidos. Histologicamente, as lesões são caracterizadas por grupos isolados ou pequenos dispersos de segmentos de fibras necróticas misturados com fibras intactas. Se o músculo for examinado dias após a lesão, a regeneração das fibras será aparente. As lesões costumam ser monofásicas e multifocais, mas podem ser polifásicas em cavalos com episódios repetidos

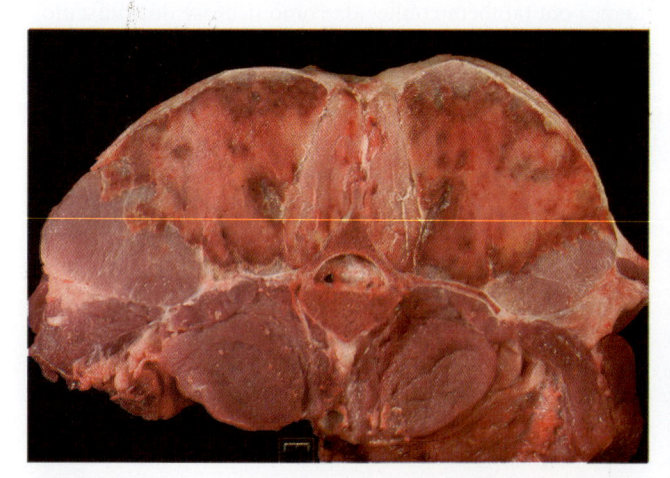

Figura 12.45 Suspeita de síndrome do estresse porcino. Músculos *longissimus dorsi*, *longissimus costarum* e *serratus dorsalis* posterior. Suíno. Bilateral e simetricamente, os músculos epaxiais estão secos, pálidos (necrose) e contornados por uma área vermelha (sequestro).

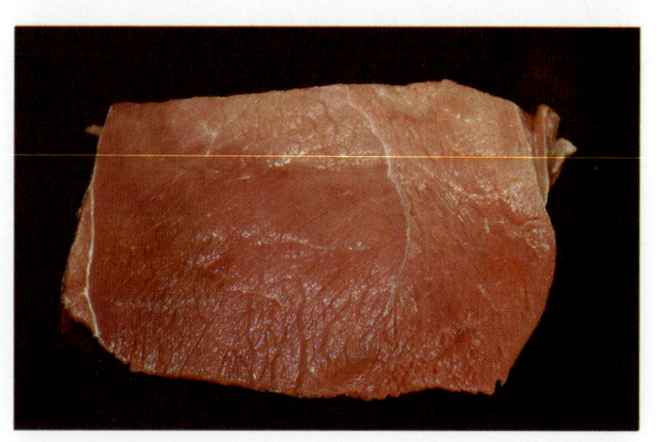

Figura 12.46 Miopatia induzida por exercício. Músculo do membro pélvico. Equino. O músculo está levemente brancacento em consequência da degeneração das miofibras.

de necrose ou lesão contínua. Nefrose mioglobinúrica é observada na histologia e, muitas vezes, é a causa da morte de cavalos com ME (Figura 12.47).

Vários nomes foram cunhados para as diversas manifestações de ME, que são reconhecidas em equinos há longo tempo (travamento – em inglês, *tying up* –, azotúria, doença da manhã de segunda-feira, mioglobinúria paralítica). A origem do nome *azotúria* é controversa. Essa denominação pode ter sido usada para indicar os compostos de nitrogênio excretados na urina durante a condição; porém, mais provavelmente é relacionada à semelhança da mioglobina (que é eliminada na urina) com corantes azoicos, como o vermelho de metila. Mioglobinúria paralítica e travamento referem-se à dificuldade e à relutância que o equino tem em mover-se em razão da dor muscular. A denominação *doença da manhã de segunda-feira* refere-se à crença de que a concentração alta de ácido láctico no músculo provocava a condição. Assim, cavalos que eram arraçoados com grãos e submetidos ao exercício físico ao fim de semana apresentavam a doença na manhã de segunda-feira. Muitas classificações têm sido usadas para a miopatia por exercício. Aqui se seguirá a classificação proposta na Tabela 12.9.

Casos característicos de MER podem ocorrer como eventos esporádicos resultantes de fatores extrínsecos, como exercício em excesso ao treino, desequilíbrios nutricionais ou reavaliações de exercícios durante doenças virais. A MER também pode ocorrer como uma doença crônica causada por distúrbios intrínsecos na função muscular. Os sinais clínicos agudos de MER são muito semelhantes, independentemente das causas; entre eles estão rigidez muscular, andar com passada curta dos membros pélvicos e relutância em se mover. Os músculos da garupa estão firmes e doloridos. O equino mostra ansiedade, dor, sudorese e aumento da frequência respiratória.

As *formas esporádicas* de MER desenvolvem-se a partir dos seguintes fatores: exercício em excesso ao treinamento, isto é, um esforço maior que a base de treinamento do cavalo; desequilíbrios dietéticos, incluindo alto teor de carboidratos não estruturais e baixo teor de forragem; e deficiências de eletrólitos, que podem ser exacerbados por níveis inadequados de Vit E e Se na dieta. Há aínda esgotamento em cavalos de desempe-

Tabela 12.9 Classificação das miopatias com rabdomiólise em equinos.

Miopatias não associadas ao esforço
Nutricional   Deficiência de vitamina E/selênio
Metabólica   Deficiência de enzima ramificadora de glicogênio   Miopatia por depósito de polissacarídeo
Associada à anestesia   Miopatia compartimental   Hipertermia maligna
Tóxica   Intoxicação por ionóforos
Traumatismo
Inflamatória   Infecciosa   Viral, bacteriana, parasitária
Imunomediada
Miopatias por esforço
Esporádica   Falta de treino   Esforço excessivo   Exaustão pelo calor   Desequilíbrio eletrolítico
Crônica   Desequilíbrios dietéticos   Miopatia por depósito de polissacarídeo   Rabdomiólise por esforço recorrente   Idiopática
Traumatismo

Adaptada de Aleman (2008).

nho de resistência ou em cavalos de esporte que se exercitam em clima quente e úmido. Além dos sinais de MER, os cavalos apresentam hipertermia (40 a 42°C), fraqueza muscular, ataxia, respiração rápida e, em casos graves, colapso. Os músculos frequentemente não são firmes à palpação, embora a atividade da CK sérica possa estar marcadamente elevada e a mioglobinúria possa ser observada com a exaustão.

As *formas crônicas* de MER parecem desenvolver-se em cavalos em razão de distúrbios intrínsecos na função muscular. Em alguns casos, a disfunção muscular é atribuída a um único defeito genético; em outros, pode haver envolvimento de vários genes ou modificações pós-translacionais de produtos gênicos, que aparecem sob estímulos ambientais (epigenéticos).

A *forma recorrente* de MER é derivada de um distúrbio na regulação de contração e relaxamento musculares. Há relatos de MER recorrente em cavalos Quarto de Milha de corrida, Árabes e Warmblood que possivelmente têm a mesma causa subjacente. Há uma suscetibilidade genética à MER recorrente postulada, mas ainda não comprovada em cavalos Puro Sangue Inglês. Cavalos Puro Sangue Inglês alimentados com mais de 2,5 kg de grãos são mais propensos a mostrar sinais clínicos. A rabdomiólise é desencadeada repentinamente durante o exercício em cavalos com a forma recorrente de MER, resultando em um aumento acentuado na mioglobina e na atividade de CK séricas. Clinicamente, o evento desencadeante está, com frequência, associado à excitação em um cavalo que já tem um temperamento nervoso.

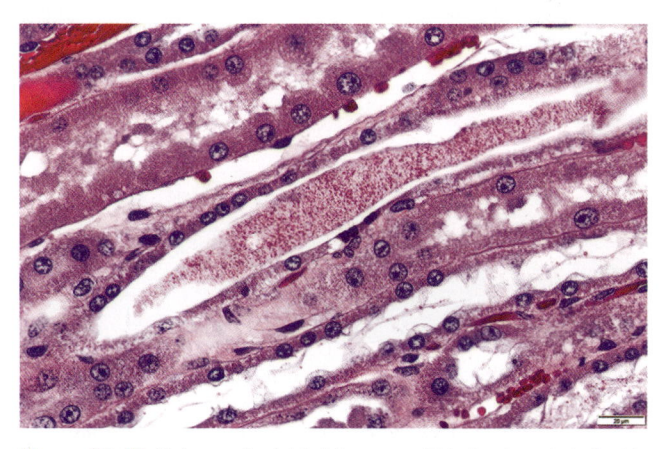

Figura 12.47 Nefrose mioglobinúrica secundária à miopatia induzida por exercício. Rim. Equino. O túbulo renal contém cilindro granular e necrose de algumas células tubulares.

Deficiência de vitamina E e selênio

Miopatias causadas por deficiências nutricionais são doenças importantes em bezerros, cordeiros, suínos e potros, mas foram descritas ocasionalmente em mais de 20 espécies de animais, incluindo coelhos, pássaros, cabras, répteis e seres humanos. A condição foi descrita pela primeira vez na década de 1930 e, desde então, tem sido atribuída à deficiência de Vit E e Se.

A doença ocupa uma posição importante no capítulo das doenças musculares da literatura veterinária. É também conhecida como miodegeneração nutricional, doença dos músculos brancos, doença do cordeiro rígido e miopatia nutricional – embora o uso desta última denominação seja desaconselhado. Várias síndromes estão associadas à deficiência de Vit E, de Se ou de ambos em animais domésticos, incluindo miopatia nutricional, mielopatia degenerativa em cavalos, encefalopatia degenerativa em aves, retenção de placenta em bovinos, hepatose dietética e "doença do coração de amora" em suínos, diátese exsudativa em suínos e galinhas, esteatite (doença da gordura amarela) em gatos – esta última condição está desaparecendo em decorrência do uso de rações balanceadas comerciais para animais de companhia. Ademais, Vit E e Se são conhecidos, na China, por causar uma cardiomiopatia degenerativa conhecida como doença de Keshan.

A patogênese da miopatia nutricional por causa de deficiência de Vit E e Se não é totalmente compreendida, mas sugere-se que a excessiva formação de radicais livres seja um dos principais mecanismos. A Vit E e o Se são responsáveis pela proteção das membranas celulares contra a ação dos radicais livres, que medeiam os danos à membrana celular. Radicais livres são espécimes químicos que possuem um elétron desemparelhado na órbita mais externa do átomo. Além disso, incluem espécimes reativos de oxigênio, como superóxido (O^{2-}), e de nitrogênio, como o óxido nítrico (NO). Por possuírem esse elétron desemparelhado, radicais livres reagem prontamente com substâncias orgânicas e causam peroxidação de fosfolipídios, proteínas e ácidos nucleicos da membrana celular, levando a célula à necrose.

A proteção das membranas é parcialmente responsabilidade das enzimas que contêm Se; mais de 30 selenoproteínas são conhecidas e fazem parte do sistema glutationa peroxidase/glutationa redutase. Se qualquer condição privar organismo desses sistemas protetores, as membranas celulares tornam-se fisiologicamente defeituosas, permitindo o influxo de cálcio para o citosol e resultando no acúmulo de cálcio na mitocôndria. Mitocôndrias danificadas deixam de produzir as demandas energéticas da célula, o que culmina em necrose celular, a qual se manifesta, na miofibra, como necrose flocular. A lesão da membrana permite o vazamento de enzimas como a CK, cujo aumento da atividade no soro é sinal clínico de lesão muscular. Um meio de confirmar a doença é a determinação de baixas concentrações de Se na dieta e nas carcaças do animal afetado, aumento da atividade sérica de CK e achados histológicos de degeneração muscular.

Vários fatores influenciam a transferência de selênio do solo para as plantas, entre eles a alcalinidade do solo (que favorece a absorção de Se), o tipo de planta (as plantas diferem na capacidade de armazenar Se) e a presença de enxofre (S), que compete com o Se, menos presente na primavera e na estação chuvosa. Os dados sobre as concentrações de Se em solos brasileiros são escassos. No entanto, surtos de miopatia nutricional são descritos nas regiões Sul, Nordeste, e Norte do país. Na Sul, os surtos ocorrem principalmente de julho a agosto (inverno, estação chuvosa). A morbidade geralmente é baixa, mas pode chegar a 20%. Alimentos com concentrados com alto teor de ácidos graxos favorecem a ocorrência da deficiência de Vit E e Se.

Em animais alimentados com concentrado, a disponibilidade de Se também pode estar diminuída em decorrência do baixo pH do rúmen. Os animais podem morrer agudamente sem sinais premonitórios ou após o início de apatia, dispneia e secreção nasal espumosa tingida de sangue. Há taquicardia acentuada (150 a 200 batimentos por minuto [bpm]) e a temperatura é normal. Na forma aguda, o tratamento geralmente é ineficaz. A forma mais comum é a subaguda, com curso clínico de alguns dias a 1 semana, a qual afeta principalmente bezerros e cordeiros. Os animais afetados podem ser encontrados em decúbito.

Os sinais clínicos incluem rigidez muscular, dificuldade de locomoção, tremores musculares, posturas anormais e apatia. Ocasionalmente, é possível observar edema bilateral e simétrico do *musculus gluteus maximus, longissimus dorsi, supraspinatus e infra spinatus*. O envolvimento do diafragma (Figura 12.48) e dos músculos faríngeo e esofágico é responsável pela disfagia observada nos casos clínicos. Esta resulta em pneumonia aspirativa, tão típica nos casos de miopatia nutricional em ruminantes. A forma subaguda geralmente responde bem ao tratamento com Vit E e Se, e os animais recuperam-se em 3 a 5 dias. A mioglobinúria não é um sinal comum em animais jovens, mas pode ocorrer esporadicamente em animais adultos.

Lesões macroscópicas são vistas nos músculos esqueléticos e no miocárdio; são bilateralmente simétricas e afetam os músculos com grande carga de trabalho. O tipo de músculo afetado varia com a idade do animal. Nos cordeiros,

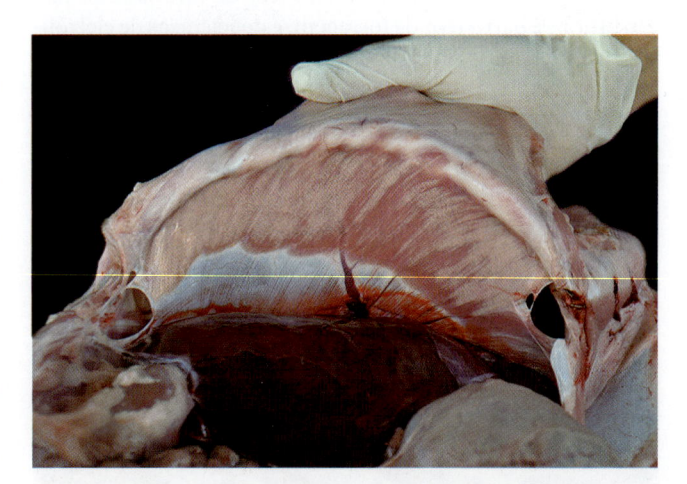

Figura 12.48 Miopatia nutricional por deficiência de vitamina E e selênio. Cordeiro com 3 meses. Os grupos de músculos do membro pélvico são parcialmente brancos e opacos, com aparência de giz. (Cortesia da Dra. Tessie Möck, Universidade Federal de Mato Grosso do Sul, Campo Grande, MS. Caso 3 da Conferência 17 da Wednesday Slide Conference, do Joint Pathology Center, 2019-2020.)

os músculos do pescoço e da língua (envolvidos na amamentação) são os mais acometidos; em animais um pouco mais velhos, os mais atingidos são os músculos do ombro, da coxa e do diafragma. A calcificação de lesões bem desenvolvidas deixa o músculo branco-opaco, característica que deu origem à denominação *doença dos músculos brancos* (Figura 12. 49).

Alterações microscópicas nas miofibras variam muito pouco entre as espécies. Normalmente, são alterações polifásicas e incluem degeneração hialina com perda de estriações de miofibra, necrose flocular, proliferação acentuada de células satélites e influxo de neutrófilos e macrófagos no tubo sarcoplasmático (Figura 12.50). A calcificação secundária é marcada, e a regeneração das fibras musculares é notável.

O diagnóstico é baseado nos sinais clínicos característicos, associados à patologia clínica e aos achados anatomopatológicos. A necrose segmentar de miofibras com calcificação

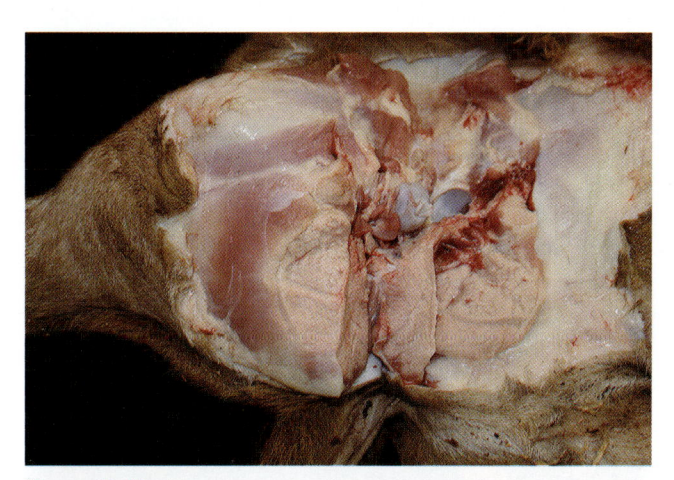

Figura 12.49 Miopatia nutricional por deficiência de vitamina E e selênio. Cordeiro com 3 meses. O diafragma tem listras brancas e opacas. (Cortesia da Dra. Tessie Möck, Universidade Federal de Mato Grosso do Sul, Campo Grande, MS. Caso 3 da Conferência 17 da Wednesday Slide Conference, do Joint Pathology Center, 2019-2020.)

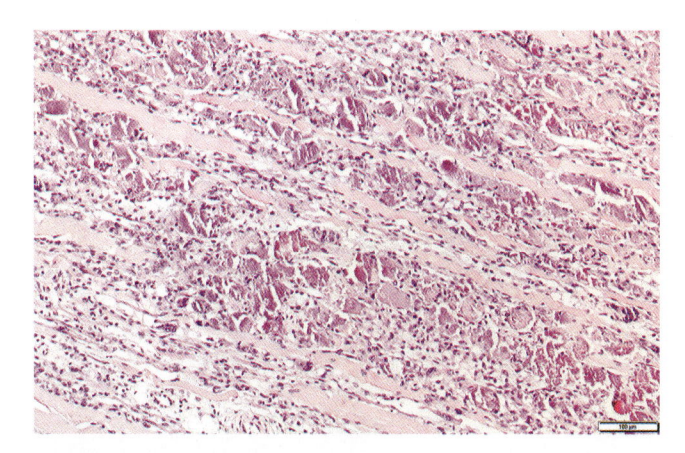

Figura 12.50 Miopatia nutricional por deficiência de vitamina E e selênio. Cordeiro com 3 meses. A maioria das fibras esqueléticas está necrótica e contém grande quantidade de cálcio, característica dessa condição. Outra alteração inclui tentativas de regeneração, formação de enfileiramento de células satélites. (Cortesia da Dra. Tessie Möck, Universidade Federal de Mato Grosso do Sul, Campo Grande, MS. Caso 3 da Conferência 17 da Wednesday Slide Conference, do Joint Pathology Center, 2019-2020.)

é típica dessa doença, mas não é diagnóstica. A confirmação do diagnóstico requer a determinação das concentrações de Se e α-tocoferol nos tecidos (córtex renal e fígado para Se; e fígado para α-tocoferol). Como a atividade sérica da glutationa peroxidase está correlacionada com os níveis sanguíneos de Se, a atividade dessa enzima no sangue é usada para avaliar os níveis de Se nos tecidos. As análises de Se e α-tocoferol são úteis porque diferenciam deficiência de Vit E e Se de casos de mionecrose segmentar de outras etiologias.

O diagnóstico diferencial deve incluir miopatias tóxicas, como as causadas por *Senna* spp. ou por antibióticos ionóforos. Em casos de miopatia tóxica, a presença da planta determinada na pastagem ou o agente deve ser investigado na ração. Alguns aspectos do diagnóstico diferencial são mostrados na Tabela 12.10.

Tóxicos exógenos com ação sobre o sistema muscular

Intoxicação por Senna spp.

A ingestão de *Senna occidentalis* (Figura 12.51) e *S. obtusifolia*, conhecidas respectivamente pelos nomes populares de "fedegoso" e "fedegoso branco", causam intoxicação caracterizada por degeneração e necrose do músculo esquelético em várias espécies, incluindo bovinos, suínos, ovinos e equinos. As doses tóxicas variam entre as espécies animais, e o princípio tóxico tem efeito acumulativo. A intoxicação ocorre no Brasil sob duas condições epidemiológicas: ingestão de cereais ou feno contaminado com sementes ou outras partes da planta (Figura 12.52) e pela ingestão da planta em pastoreio. Essa segunda forma epidemiológica tem ocorrido apenas em bovinos e, mais raramente, ovinos e equinos.

A intoxicação por *Senna* spp. tem morbidade de 10 a 60%, mas pode ocorrer sob forma de casos esporádicos. A letalidade é próxima de 100%, entretanto animais levemente afetados podem se recuperar. Os sinais clínicos são qualitativamente semelhantes para a intoxicação pelas duas espécies da planta, mas há consideráveis variações nos seus graus de intensidade e na evolução, tanto entre as espécies quanto dentro de uma mesma espécie.

Animais que ingerem grandes quantidades das plantas podem morrer 3 dias após a ingestão, com pouca ou nenhuma manifestação clínica. Mais tipicamente, a doença inicia-se entre 1 e 14 dias após a primeira ingestão, com sinais clínicos que consistem em diarreia, fraqueza muscular, ataxia dos membros pélvicos, relutância em se mover e decúbito esternal e lateral. O bovino pode permanecer alerta, em decúbito esternal, inclusive alimentando-se e bebendo até poucas horas antes da morte (Figura 12.53). Animais em decúbito não mais se recuperam. Em 50 a 70% dos casos, a urina pode ser marrom, marrom-avermelhada ou cor de café, em razão da presença de mioglobina. Elevações acentuadas da atividade sérica de CK são observadas (> 30.000 UI/dℓ). A evolução do quadro clínico é variável e, provavelmente, dependente das quantidades de planta ingeridas. Em surtos espontâneos, em geral, a evolução é de 1 a 6 dias. Animais podem adoecer mesmo 2 semanas após cessada a ingestão da planta.

O quadro clínico da intoxicação nos suínos é basicamente semelhante, porém não ocorre diarreia, e são relatados

Tabela 12.10 Abordagens para o diagnóstico diferencial de algumas miopatias degenerativas em animais de produção no Brasil.

Nome da condição	Epidemiologia e patologia
Intoxicação por *Senna occidentalis* e *S. obtusifolia*	Lesões degenerativas são marcadas nos músculos esqueléticos e muito leves (na maioria das vezes ausentes) no miocárdio. A mineralização das lesões musculares são leves ou ausentes. Principalmente lesões monofásicas. A mioglobinúria é um sinal clínico comum. O tratamento com Vit E/Se é ineficaz
Intoxicação por antibióticos ionóforos	Ionóforos são aditivos alimentares. Portanto, a doença ocorre em animais alimentados com rações comerciais. As lesões são monofásicas e ocorrem tanto no miocárdio quanto no músculo esquelético. Em ruminantes e equinos, as lesões são proeminentes no miocárdio. A mineralização das lesões não é uma característica. A mioglobinúria faz parte do quadro clínico. O tratamento com Vit E/Se é ineficaz
Deficiência de vitamina E e selênio	Geralmente afeta animais jovens de crescimento rápido (2 a 4 meses de idade). Lesões degenerativas nos músculos esqueléticos e miocárdicos. Lesões miocárdicas não estão presentes em todos os casos. Há extensa mineralização das lesões, o que dá um aspecto macroscópico branco-opaco semelhante a giz (o que não ocorre nas outras doenças degenerativas mencionadas nesta Tabela). Principalmente lesões polifásicas. Quando instituído no início do curso da doença, o tratamento com Vit E/Se é eficaz. A mioglobinúria geralmente não faz parte do quadro clínico, exceto em casos esporádicos, em animais adultos
Intoxicação por gossipol	Animais monogástricos, como porcos, são mais suscetíveis à toxicidade por gossipol do que ruminantes. Lesões de necropsia nem sempre incluem degeneração muscular. Hidrotórax agudo, hidropericárdio, ascite e edema subcutâneo fazem parte dos achados de necropsia. Lesões hepáticas de necrose centrolobular em porcos intoxicados com gossipol podem ser graves
Síndrome de decúbito (vaca caída)	Geralmente afeta animais bem nutridos, bem alimentados e com grandes massas musculares. A lesão é bem demarcada, focal ou focalmente extensa, e resulta em isquemia por pressão. As lesões tendem a ser polifásicas. Acomete as partes em decúbito, geralmente aquelas próximas às proeminências ósseas. Hemorragias musculares e lesões ulcerativas na pele que correspondam ao local do decúbito podem estar associadas a essas lesões e auxiliam no diagnóstico diferencial

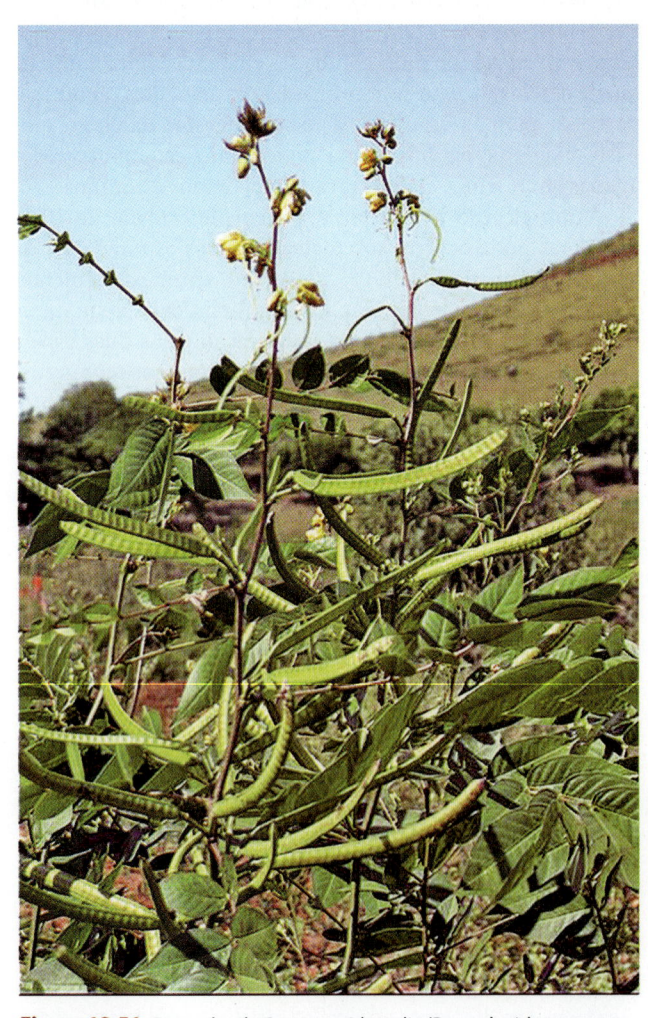

Figura 12.51 Exemplar de *Senna occidentalis*. (Reproduzida, com autorização, de Carmo *et al.*, 2011.)

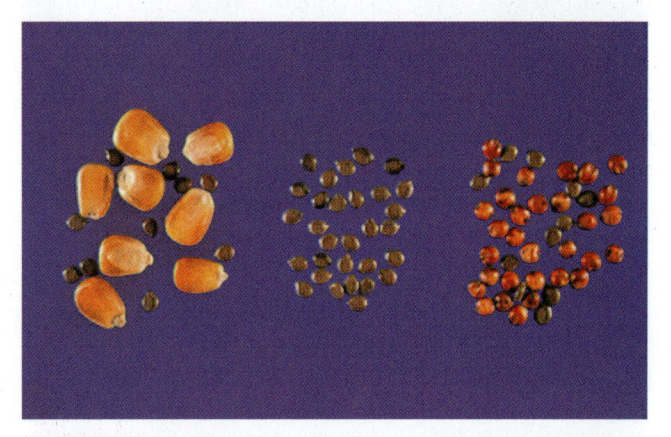

Figura 12.52 Sementes de *Senna occidentalis* isoladas (o centro) e misturadas a sementes de milho (à esquerda) e de sorgo (à direita).

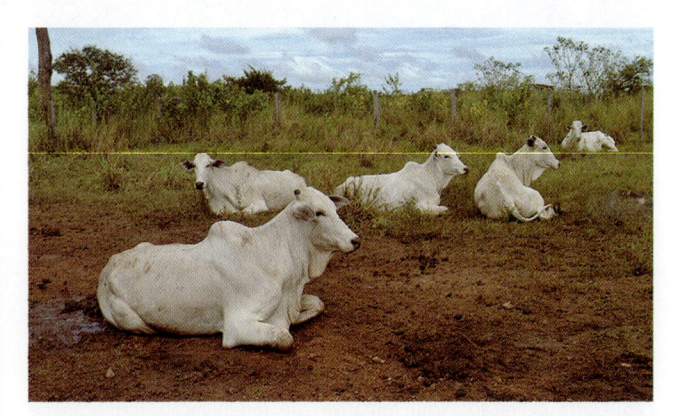

Figura 12.53 Intoxicação por *Senna obtusifolia*. Os bovinos permanecem alerta, em decúbito esternal, inclusive alimentando-se e bebendo até poucas horas antes da morte. (Reproduzida, com autorização, de Carvalho *et al.*, 2014.)

vômito e redução no ganho de peso. Em equinos, a intoxicação é mencionada apenas por *S. occidentalis*. Equinos são mais sensíveis à intoxicação do que as outras espécies e apresentam curso clínico agudo, que varia de 4 h a 4 dias. Sinais clínicos incluem depressão, tremores musculares, ataxia, desequilíbrio, sudorese, respiração rápida e ofegante, taquicardia, dispneia e relutância em se mover. Diarreia e mioglobinúria não ocorrem, mas há elevações acentuadas da atividade sérica das enzimas CK, AST, lactato desidrogenase (LDH) e G-glutamil transferase (GGT).

Em bovinos, as lesões mais regularmente encontradas são áreas pálidas nos músculos esqueléticos, em particular nas grandes massas musculares dos membros pélvicos (Figura 12.54). Em casos muito agudos, as lesões macroscópicas podem ser difíceis de perceber ou mesmo estar ausentes. Lesões no músculo cardíaco estão descritas na literatura, mas não foram encontradas em vários casos de intoxicação por *S. occidentalis* em bovinos necropsiados no Brasil. Lesões leves no miocárdio são mencionadas em uma revisão de casos de intoxicação por *Senna obtusifolia* em bovinos. O fígado pode estar aumentado, túrgido, pálido ou com acentuação do padrão lobular. A bexiga contém urina escura em uma grande porcentagem dos casos (Figura 12.55), porém os rins têm coloração normal.

Microscopicamente, há miopatia degenerativa e necrótica, mais pronunciadas em bovinos do que em suínos e equinos. A lesão muscular aguda inclui edema entre as fibras, tumefação, vacuolização e necrose (Figura 12.56). As lesões musculares podem ser monofásicas, como é de se esperar nesse tipo de intoxicação. Contudo, animais que sobrevivem à lesão inicial e continuam ingerindo a planta podem desenvolver lesões musculares multifocais e polifásicas. Em equinos, a lesão hepática ocorre com maior intensidade que as lesões musculares. No fígado, pode haver congestão e necrose centrolobulares (Figura 12.57), com vacuolização de hepatócitos e presença de esférulas hialinas intracitoplasmáticas. Edema pulmonar em graus variáveis pode acontecer em bovinos, equinos e suínos.

O diagnóstico deve basear-se nos aspectos clínicos e epidemiológicos, nos achados de necropsia e na histopatologia. A fonte da planta tóxica, na pastagem ou em sementes contaminando grãos usados na ração dos animais, deve ser pesquisada e confirmada. O resultado negativo da pesquisa de sementes, ou de outras partes da planta, nos pré-estômagos ou em outras partes do tubo digestório não afasta a possibilidade da intoxicação. A determinação sérica dos níveis de CK e AST pode auxiliar no diagnóstico, mas a CK estará elevada em outras cardiopatias e miopatias (mesmo nas lesões musculares de decúbito), e o aumento da AST não é específico de lesão muscular, pois ocorre também em lesões hepáticas. Embora haja vários relatos sobre tentativas de isolamento do princípio tóxico, nada de concreto foi obtido neste tópico. Na Tabela 12.10, estão os pontos principais que auxiliam no diagnóstico diferencial.

Intoxicação por ionóforos

Antibióticos ionóforos são metabólitos de fungos usados como aditivo de alimentos de animais para controlar a coccidiose e estimular crescimento e ganho de peso. Em

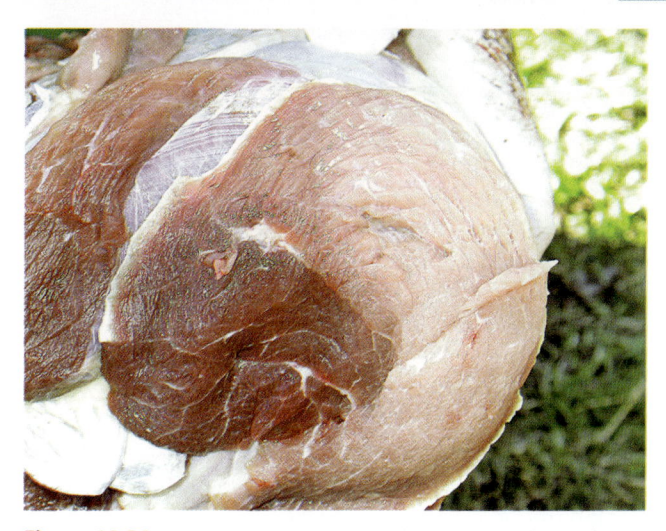

Figura 12.54 Intoxicação por *Senna occidentalis*. Músculo *quadríceps femoris*. Bovino. A área pálida corresponde à degeneração e necrose do músculo.

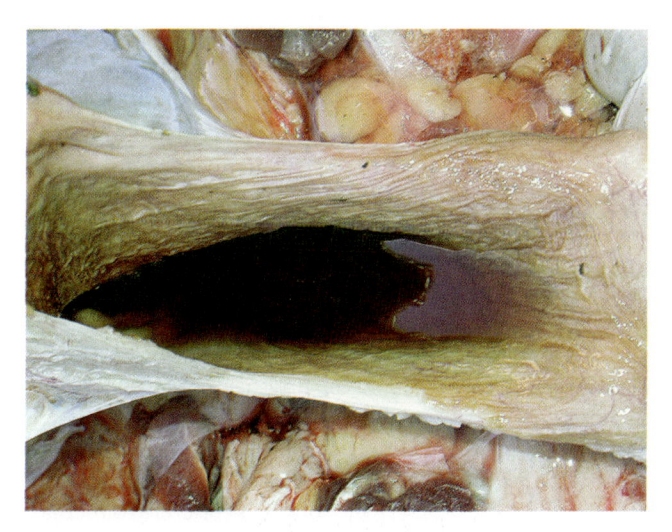

Figura 12.55 Mioglobinúria. Intoxicação por *Senna occidentalis*, bovino. A urina marrom-escura é uma indicação de sinal clínico de mioglobinúria.

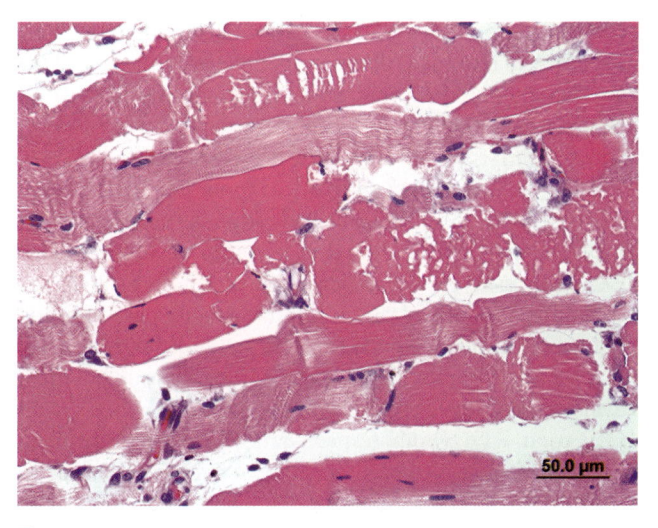

Figura 12.56 Intoxicação por *Senna occidentalis*. Músculo esquelético. Bovino. Degeneração/necrose hialina aguda.

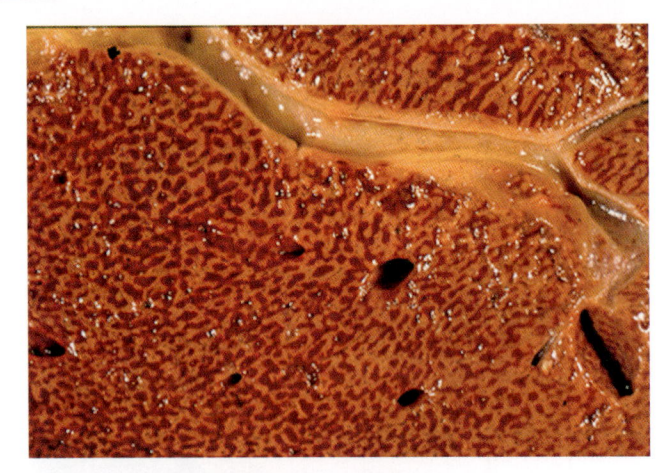

Figura 12.57 Intoxicação por *Senna occidentalis*, fígado, equino. Acentuação do padrão lobular por congestão e necrose.

bovinos, são utilizados no controle de timpanismo. São poliésteres carboxílicos que formam complexos lipossolúveis com cátions, facilitando, assim, o transporte de íons através de membranas biológicas e induzindo distúrbios celulares fisiológicos e morfológicos decorrentes do desequilíbrio iônico.

Os antibióticos ionóforos de uso mais frequente em medicina veterinária são monensina, salinomicina, narasina e lasalocida. O uso inadequado desses agentes terapêuticos tem causado, em ovinos, equinos, suínos, aves, coelhos, búfalos e cães, intoxicações caracterizadas sobretudo por miopatia e cardiomiopatia degenerativas. O consumo de doses tóxicas desses medicamentos pode resultar de: erro na mistura do premix na ração ou mistura não homogênea; utilização em espécies não alvo (p. ex., uso, na alimentação de cavalos, de rações preparadas para aves); uso concomitante de medicamentos que potencializam a ação dos antibióticos ionóforos (p. ex., tiamulina, cloranfenicol e eritromicina); alimentação de ruminantes com esterco de galinhas tratadas com antibióticos ionóforos; e ingestão de quantidades excessivas por animais vorazes com dominância social. Outro fator que facilita a intoxicação é o uso, sem limpeza prévia, dos mesmos caminhões para a entrega de rações (ou premix) para frangos e, posteriormente, para suínos. No Rio Grande do Sul, isso já causou contaminação dos caminhões por ração com níveis altos de ionóforos para aves e provocou a morte de mais de 100 suínos de diferentes empresas.

As doses tóxicas dos antibióticos ionóforos variam consideravelmente, pois dependem do tipo de ionóforo e da espécie e categoria de animal. A variação de suscetibilidade entre as espécies domésticas para os ionóforos pode ser avaliada por valores da DL50 de monensina para equinos (2 a 3 mg/kg) e frangos (200 mg/kg). Búfalos parecem ser mais sensíveis à intoxicação por ionóforos do que bovinos. Níveis recomendados para ração de bovinos e ovinos são de 16 a 33 ppm e 1 a 5 ppm, respectivamente. O uso de antibióticos ionóforos não é recomendado para equinos, em razão da alta suscetibilidade dessa espécie. No Brasil, intoxicação por ionóforos é descrita em coelhos, suínos, bovinos, ovinos, equinos e búfalos.

O curso clínico da intoxicação varia conforme a intensidade da dose e o tempo da ingestão. Há descrições de mortes súbitas, cursos superagudos, agudos, subagudos e crônicos. Para bovinos, o período entre a ingestão e o aparecimento dos sinais clínicos varia entre 18 h e 4 dias, dependendo da quantidade ingerida. Inicialmente, ocorre anorexia, e, a seguir, diarreia, tremores, ataxia, fraqueza muscular, andar arrastando as pinças, taquicardia e parada do rúmen. Mioglobinúria é observada em alguns casos. O animal pode morrer por insuficiência cardíaca aguda logo após o aparecimento desses sinais clínicos. Animais que sobrevivem por alguns dias podem mostrar quadro mais crônico, caracterizado por sinais de insuficiência cardíaca congestiva, edema de peito, ingurgitamento e pulso positivo da jugular, ascite, hidrotórax e fezes amolecidas ou líquidas. Pode haver distúrbios respiratórios, como dispneia e taquicardia, provavelmente associados a edema pulmonar ou lesão nos músculos da respiração. Nesses casos, as mortes podem acontecer semanas ou meses depois de cessada a ingestão dos ionóforos, quase sempre associadas ao exercício. A doença clínica é semelhante em ovinos.

Casos agudos caracterizam-se por tremores musculares (principalmente da cabeça), hiperestesia e convulsões, durante as quais pode acontecer a morte. Algumas vezes, o quadro clínico se inicia com sinais como recusa ao alimento, parada do rúmen e depressão, seguidos de fraqueza muscular, andar com arrastamento das pinças e decúbito. Nos casos crônicos, há atrofia muscular, em especial das grandes massas do trem posterior. Em cavalos, os sinais clínicos se iniciam em 2 a 5 dias após o começo da ingestão do medicamento. Descreve-se síndrome associada à cardiomiopatia e outra associada ao envolvimento dos músculos esqueléticos. Na primeira, o curso pode ser superagudo – e os animais podem ser encontrados mortos em consequência de insuficiência cardíaca, sem apresentar sinais premonitórios – ou agudo – quando se observam inquietude, distúrbios respiratórios, diarreia, congestão das mucosas, suores abundantes, batimentos cardíacos irregulares e taquicardia. Em alguns casos, pode haver mioglobinúria. Os animais que sobrevivem à forma aguda podem desenvolver sinais de insuficiência cardíaca congestiva, associada ao mau desempenho na corrida ou no trabalho. Equinos afetados com a miopatia de músculos esqueléticos apresentam anorexia, depressão, andar incoordenado, respiração laboriosa, febre, cólica e mioglobinúria; têm dificuldade em se levantar e permanecem muito tempo deitados. Na intoxicação, nas três espécies animais, há aumento da atividade de enzimas séricas, como CK, LDH e AST.

As lesões de necropsia são observadas, em particular, como áreas pálidas no miocárdio e nos músculos esqueléticos (Figura 12.58). Bovinos, bubalinos e equinos tendem a apresentar lesões mais marcadas no coração; ovinos tendem a apresentar lesões de igual intensidade no coração e nos músculos esqueléticos. Essas áreas aparecem como focos ou estrias brancas ou branco-amareladas na musculatura. Em bovinos que morrem após a manifestação de insuficiência cardíaca crônica, pode ser observado edema de peito (tecido subcutâneo), edema pulmonar, hidropericárdio, ascite e fígado de noz-moscada. Lesões secundárias à insuficiência cardíaca não são observadas em ovinos. Em equinos, as lesões degenerativas e necróticas são descritas como predominantes no miocárdio; porém, em três surtos descritos no Rio Grande do Sul e na reprodução experimental da intoxicação nessa espécie, as lesões predominaram nos músculos esqueléticos. Em caso de comprometimento cardíaco, ocorrem congestão e edema pulmonar, congestão hepática centrolobular e aumento de volume do fígado.

Os achados histológicos mais característicos incluem degeneração e necrose das miofibras cardíacas e esqueléticas (Figura 12.59). Ainda assim, são observados casos muito agudos de intoxicação por antibióticos ionóforos em ovinos e equinos, nos quais as alterações morfológicas são mínimas ou inexistentes, mesmo ao exame microscópico. As lesões histológicas consistem em tumefação, necrose hialina, necrose flocular e lise das miofibras. Em casos prolongados, podem acontecer processos regenerativos e fibróticos. Os primeiros são comuns nos músculos esqueléticos, enquanto fibrose e tentativas abortadas de regeneração sucedem mais frequentemente no miocárdio, em razão da capacidade muito reduzida de mitose da fibra cardíaca.

Casos da intoxicação podem ser suspeitados por quadro clínico e lesões de necropsia. Os músculos esqueléticos e o miocárdio devem ser cuidadosamente examinados, e fragmentos desses órgãos devem ser coletados em formalina a 10% para exame histológico. A confirmação do diagnóstico deve ser feita pela determinação (por cromatografia) qualitativa (tipo específico de ionóforo) e quantitativa de ionóforo na ração que estava sendo consumida pelos animais. Essas análises podem ser realizadas também nos conteúdos gástricos, retirados por sonda, de casos clínicos.

Várias doenças que cursam com miopatia e/ou cardiomiopatia têm de ser consideradas no diagnóstico diferencial. Em bovinos, deficiência de Vit E/Se, intoxicação por *Senna occidentalis* e intoxicação por *Ateleia glazioviana* e *Niedenzuella* spp. devem ser consideradas. Os dados epidemiológicos ajudam nessa diferenciação.

Intoxicação por gossipol

Gossipol é um aldeído polifenólico lipossolúvel componente de sementes de algodão. A intoxicação em animais ocorre pelo consumo de torta de sementes de algodão, usada como fonte proteica rica em rações para animais. Ruminantes são pouco sensíveis, pois a microbiota do rúmen pode, até certo ponto, digerir o gossipol; suínos são particularmente suscetíveis e podem intoxicar-se se sua alimentação contiver níveis de gossipol superiores a 100 ppm. A ingestão de níveis tóxicos dessa substância por cerca de 3 meses causa a suínos anorexia e redução no ganho de peso por algum tempo. Posteriormente, a doença evolui para dispneia, respiração pela boca, fraqueza muscular e abdome distendido. A morte acontece, na maioria das vezes, poucos dias depois do aparecimento desses sinais, por insuficiência cardíaca. As lesões afetam vários órgãos, incluindo coração, músculos esqueléticos, fígado e pulmões. Surtos espontâneos da doença, em bezerros e cordeiros, associados circunstancialmente à ingestão de torta de algodão, apresentam padrões semelhantes de crescimento retardado e morte súbita

Na necropsia em suínos, observam-se dilatação e hipertrofia cardíacas, hidrotórax, hidropericárdio, edema pulmonar e do tecido subcutâneo e congestão passiva do fígado. Esses achados são compatíveis com insuficiência cardíaca congestiva crônica bilateral. Os músculos esqueléticos mostram estriações brancas que correspondem às áreas de degeneração e necrose. As lesões nos músculos esqueléticos acontecem em cerca de 70% dos suínos intoxicados.

Histologicamente, há necrose dos cardiomiócitos, necrose segmentar do músculo esquelético, necrose hepática centrolobular e edema pulmonar. Em bezerros, as lesões dos músculos esqueléticos podem ser localmente extensas, mas imprevisíveis em sua distribuição.

O diagnóstico pode ser realizado com considerável segurança com base em sinais clínicos, lesões macro e microscópicas e histórico que indique consumo de torta de algodão. Em suínos, a intoxicação deve ser diferenciada da hepatose dietética, provocada por deficiência de Vit E e Se. Na hepatose dietética, a necrose é geralmente massiva e afeta muitos lóbulos, mas poupa outros tantos.

Actinobacilose

Actinobacilose é uma infecção causada pelo cocobacilo aeróbio Gram-negativo *Actinobacillus lignieresii*, que geralmente está associado a piogranulomas nos tecidos de várias espécies animais. Essa infecção ganha algum destaque aqui porque provoca uma condição clássica em bovinos caracterizada por inflamação piogranulomatosa do músculo da língua. É ne-

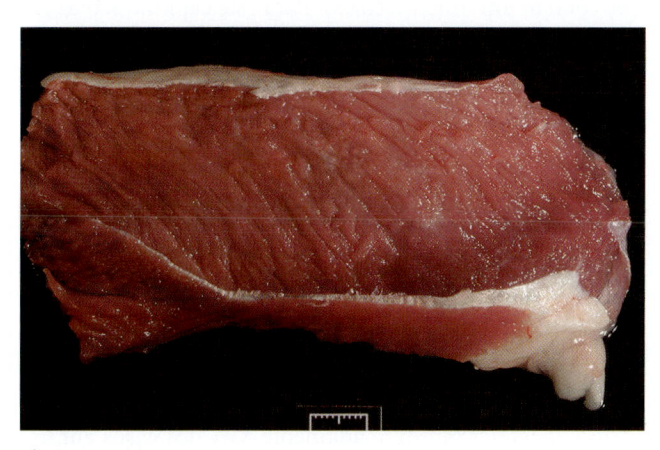

Figura 12.58 Intoxicação por ionóforo, músculo esquelético, caprino. Área levemente pálida corresponde à degeneração e necrose das miofibras.

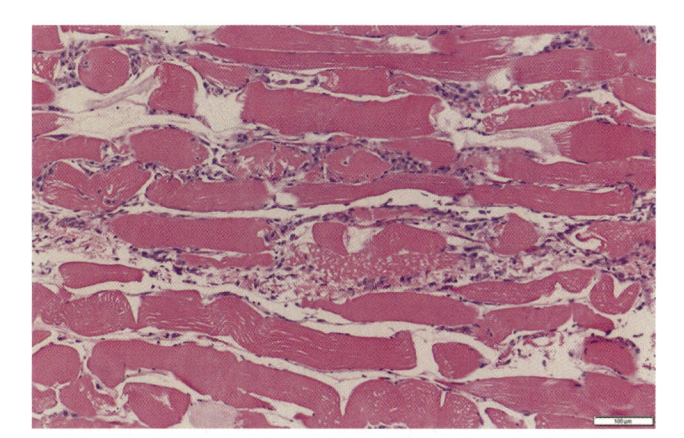

Figura 12.59 Intoxicação por ionóforo, músculo esquelético, caprino. Necrose segmentar das miofibras com invasão de macrófagos.

cessário notar que, embora mais importante em bovinos, *A. lignieresii* induz, menos comumente, lesões em ovinos, suínos, equinos e primatas. Em ruminantes, a bactéria faz parte da microbiota normal da cavidade oral, do sistema respiratório superior e do rúmen. Erupções dentárias ou abrasões na mucosa da cavidade oral ou outras regiões do sistema digestório servem como porta de entrada para o microrganismo.

A miosite lingual da actinobacilose em bovinos caracteriza-se por múltiplos granulomas firmes distribuídos na musculatura da língua, alguns se protraem sobre o epitélio de revestimento, que pode estar ulcerado (Figura 12.60). Geralmente há um diminuto ponto de pus ao centro de cada granuloma. Com o tempo, a fibrose predomina na lesão, a língua aumenta marcadamente de volume e protrai da cavidade oral. Nesse estágio, a condição é conhecida como "língua de pau".

Histologicamente, os granulomas contêm, ao centro, estruturas amorfas e eosinofílicas, em forma de clava (reação Splendore-Hoeppli), cercadas por neutrófilos viáveis ou degenerados (Figura 12.61). Os neutrófilos são circundados por um manto de macrófagos epitelioides e ocasionais células gigantes multinucleadas. A periferia dos mantos de macrófagos é irregularmente infiltrada por linfócitos e plasmócitos; toda a lesão é cercada por uma cápsula fibrosa. Com a coloração de Gram, bacilos Gram-negativos podem ser vistos no interior ou ao redor das estruturas semelhantes a clavas.

A actinobacilose, em sua apresentação clássica, afeta língua e linfonodos regionais da cabeça e do pescoço. São também descritos casos "atípicos" caracterizados por lesões de pele, lesões generalizadas de linfonodos e de órgãos internos, como pulmão e fígado, bem como lesões em lábios, palato, faringe, fossas nasais e face; coloquialmente, essa apresentação é referida como "face de hipopótamo".

Cisticercose

É oportuno iniciar com o esclarecimento de alguns pontos de nomenclatura. Tênias são vermes da classe Cestoda, ordem Cyclophyllide, família Taenidae. Há quatro tipos de estágios larvais de segundo estágio (parasitando o hospedeiro intermediário) em cestódeos: cisticerco, estrobilocerco, cenuro e cisto hidático (ou hidátide). Esses quatro tipos de estágios larvais (estágios infectantes) são referidos também como metacestódeos.

Cisticercose é a condição parasitária produzida por tênias cujo metacestódeo é do tipo cisticerco (um único cisto que contém um único escólex). Para este capítulo são de interesse os metacestódeos de *Taenia saginata*, *Taenia solium*, e *Taenia ovis*, respectivamente referidos como *Cysticercus bovis*, *Cysticercus cellulosae* e *Cysticercus ovis* (Tabela 12.11).

Tipicamente, o ciclo de vida dessas três tênias é indireto, com um hospedeiro intermediário; o parasita adulto localiza-se no intestino delgado do hospedeiro definitivo. Segmentos ou ovos das tênias são eliminados nas fezes e ingeridos pelo hospedeiro definitivo. O metacestódeo desenvolve-se principalmente na musculatura. O ciclo de *T. saginata* é idêntico ao de *T. solium* e semelhante ao de *T. ovis* (Figura 12.62).

Cysticercus bovis é encontrado, em ordem decrescente de frequência, nos músculos mais irrigados como do miocárdio, masséter (aproximadamente 85% dos casos em um estudo), músculo da língua, músculo peitoral e, menos frequentemente, no diafragma. Ocorre, também, em uma pequena porcentagem de casos, no fígado. O cisto tem entre 1 e 2 cm de diâmetro e, quando viável, contém líquido translúcido e um ponto branco (escólex) de aproximadamente 1 mm (Figura 12.63).

Microscopicamente, os cistos são compostos por uma membrana eosinofílica com escólex esférico de *T. saginata* invertido partindo da membrana parasitária. O escólex é desarmado (sem ganchos) e apresenta corpúsculos calcários – uma característica dos metacestódeos de tênias –, e ventosas compostas por músculos com fibras arranjadas radialmente (Figura 12.64). Cercando a parede do cisto há infiltrado inflamatório de macrófagos em paliçada, linfócitos, plasmócitos, macrófagos e eosinófilos. A maioria dos cisticercos degenera e calcifica; essas formas calcificadas não são infectantes.

Cysticercus cellulosae, o metacestódeo de *T. solium*, desenvolve-se no miocárdio ou músculo esquelético de porcos domésticos ou selvagens. Seres humanos são os hospedeiros definitivos, mas, com essa espécie de tênia, podem

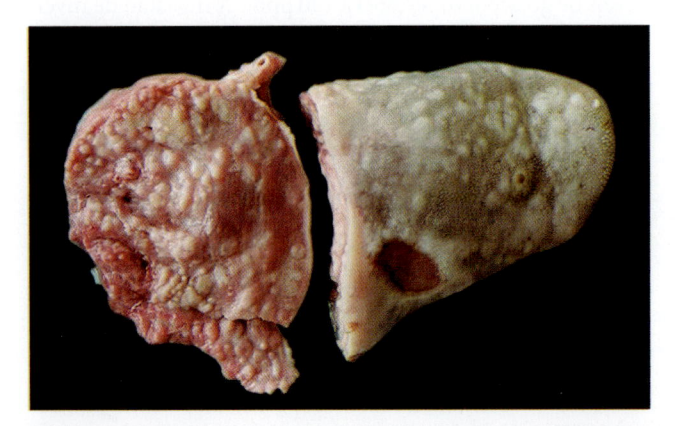

Figura 12.60 Língua, bovino, glossite piogranulomatosa por *Actinobacillus lignieresii*. Superfície de corte mostra múltiplos nódulos brancos (granulomas) distribuídos na musculatura da língua com protrusão sobre o epitélio de revestimento, que está ulcerado.

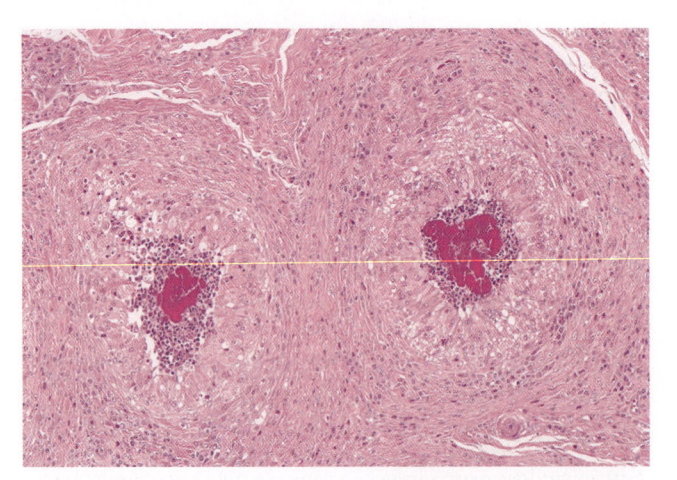

Figura 12.61 Língua, bovino, glossite piogranulomatosa por *Actinobacillus lignieresii*. Os granulomas são compostos por estruturas eosinofílicas centrais em forma de clava rodeadas por neutrófilos, cercados por um manto de macrófagos epitelioides cuja periferia é irregularmente infiltrada por linfócitos e plasmócitos. Toda a estrutura do granuloma é cercada por uma espessa cápsula de tecido conjuntivo fibroso.

Tabela 12.11 Aspectos da cisticercose em bovinos, suínos e ovinos.

Nome da tênia	Hospedeiro definitivo	Hospedeiro interme-diário	Larva infectante (cisticerco)	
			Nome	**Localização**
Taenia saginata	Seres humanos	Bovino	*Cysticercus bovis*	Músculo
Taenia solium	Seres humanos	Suínos domésticos e selvagens*	*Cysticercus cellulosae*	Músculo
Taenia ovis	Cães, raposas, canídeos selvagens	Ovinos, caprinos	*Cysticercus ovis*	Músculo

*Ocasionalmente os seres humanos podem também desenvolver o metacestódeo no sistema nervoso e em vísceras.

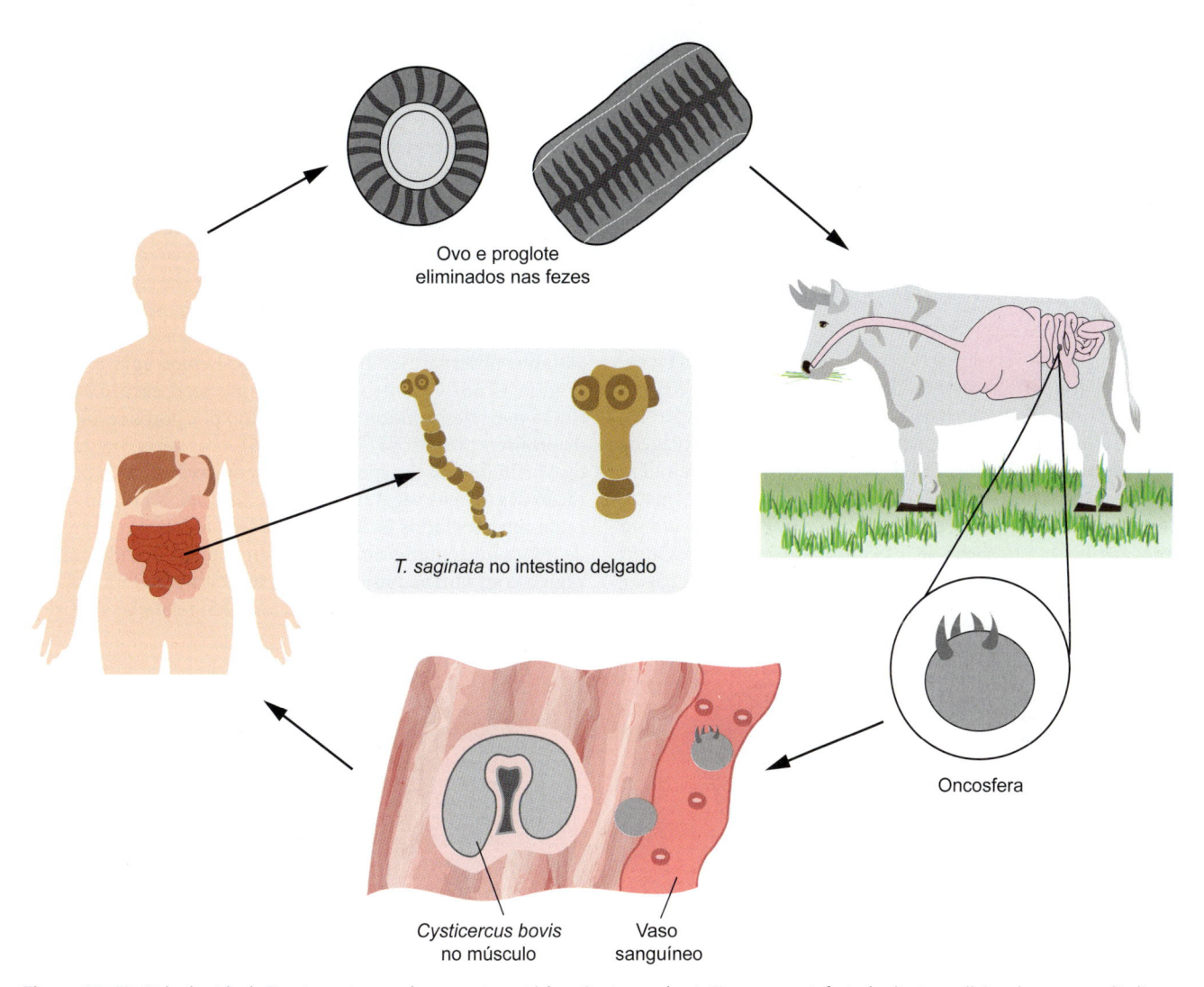

Ovo e proglote eliminados nas fezes

T. saginata no intestino delgado

Oncosfera

Cysticercus bovis no músculo

Vaso sanguíneo

Figura 12.62 Ciclo de vida de *Taenia saginata* e de seu metacestódeo, *Cysticercus bovis*. Uma pessoa infectada elimina milhões de ovos por dia, livres nas fezes ou em proglotes. Cada proglote contém cerca de 250.000 ovos. Os ovos podem sobreviver na pastagem por vários meses. Após a ingestão por um bovino suscetível (o hospedeiro intermediário), a oncosfera segue pela circulação sanguínea até o músculo estriado (esquelético ou cardíaco), onde se desenvolve em cisticerco (*C. bovis*), que é uma vesícula translúcida de cerca de 1 a 2 cm de comprimento, através da qual pode-se ver um único escólex. Cistos maturam de semanas a anos; quando degeneram e morrem, são substituídos por material caseoso que pode calcificar. Tanto os cistos vivos como os calcificados podem ser encontrados na mesma carcaça. Seres humanos tornam-se infectados ingerindo carne crua ou mal-assada ou cozida. Período pré-patente é de 2 a 3 meses. (Reproduzida, com autorização, de Tessele *et al.*, 2013.)

ocasionalmente desenvolver também a forma larval, com localização no sistema nervoso ou vísceras e com graves consequências clínicas. O ciclo é muito semelhante ao de *T. saginata*. Os suínos se contaminam em contato com fezes de humanos, água ou alimento contaminados por ovos ou proglotes de *T. solium*. No intestino delgado, os ovos eclo-dem e liberam as larvas. Estas circulam e se fixam no tecido conjuntivo, entre as fibras musculares. Se esse músculo for ingerido em forma de carne malcozida por uma pessoa (hospedeiro definitivo), o ciclo completa-se. O aspecto macro e microscópico dos metacestódeos de *T. solium* e *T. saginata* são semelhantes.

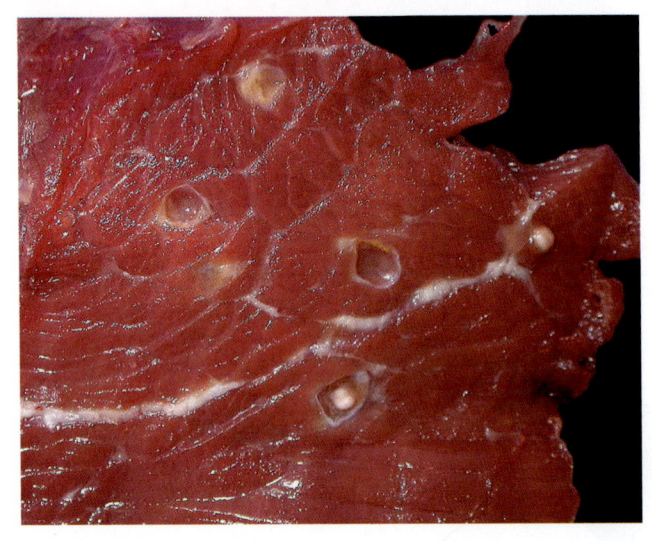

Figura 12.63 Cisticercose (*Cysticercus bovis*), músculo *masseter*, bovino. Vários cisticercos de aproximadamente 1 cm de diâmetro com membrana translúcida preenchido por líquido claro. No interior do cisto há uma estrutura branca (escólex) de aproximadamente 1 mm.

Cysticercus ovis, ou cisticerco dos ovinos, é o metacestódeo de *T. ovis*. Nesse caso, os hospedeiros definitivos são cães, raposas e canídeos selvagens, e os hospedeiros intermediários são ovinos e caprinos. Cães e canídeos selvagens são infectados por consumo de ovos de tênia, que eclodem no intestino delgado do hospedeiro. O estágio de metacestódeo (*C. Ovis*) ocorre na musculatura esquelética e no miocárdio. O cisto torna-se infeccioso em 2 a 3 meses após a infecção do hospedeiro. O período pré-patente em cães é de 6 a 9 semanas.

Clostridioses que afetam o músculo ou a junção mioneural

Carbúnculo sintomático

Carbúnculo sintomático (CS) é uma infecção "endógena" de bovino e raramente de outras espécies causada por ativação de esporos de *Clostridium chauvoei* em latência nos músculos. A doença acontece em todos os estados do Brasil.

De maneira típica, o CS afeta bovinos de 6 meses a 2 anos de idade. No entanto, bezerros de 2 a 6 meses e adultos jovens de 36 meses podem ser acometidos. A morbidade é de 5 a 25%, e a letalidade é virtualmente de 100%; a morte ocorre após um curso clínico de 12 a 36 h. Clinicamente, há depressão, anorexia, hipertermia e, na maioria das vezes, claudicação de um membro afetado. Em razão disso, o CS é conhecido, em alguns estados brasileiros, como "manqueira". Os músculos dos membros e de outras regiões anatômicas podem estar aumentados de volume e crepitantes, em razão do acúmulo de gás produzido pela reprodução do microrganismo.

Quando se retira a pele, observam-se edema e hemorragia no tecido subcutâneo. A alteração da cor resultante da hemorragia é responsável pelo termo *mancha*, outra denominação coloquial para a doença: ao corte do músculo afetado, observam-se bolhas de gás, hemorragia e edema (Figura 12.65). O centro da lesão é mais seco, escuro e opaco (lesão mais desidratada) e é permeado por poros resultantes da proliferação gasosa (Figura 12.66); a periferia é mais úmida e brilhante. Esse aspecto macroscópico resulta da proliferação das formas vegetativas de *C. chauvoei*. Na Figura 12.67 estão representados os locais mais frequentes de ocorrência de lesões musculares no CS. Tipicamente, há líquido hemorrágico com fibrina nas cavidades torácica e abdominal. Pericardite e pleurite fibrinosa são também relatadas no CS.

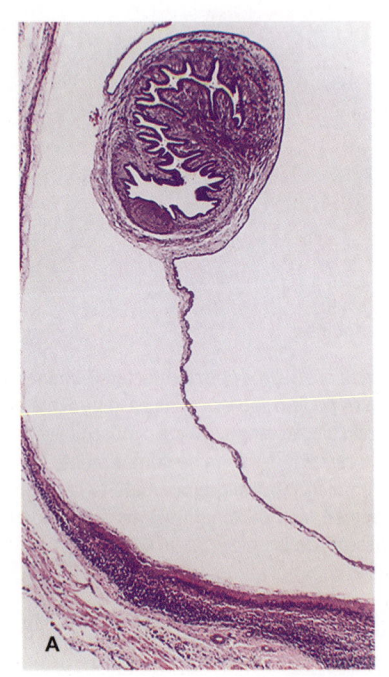
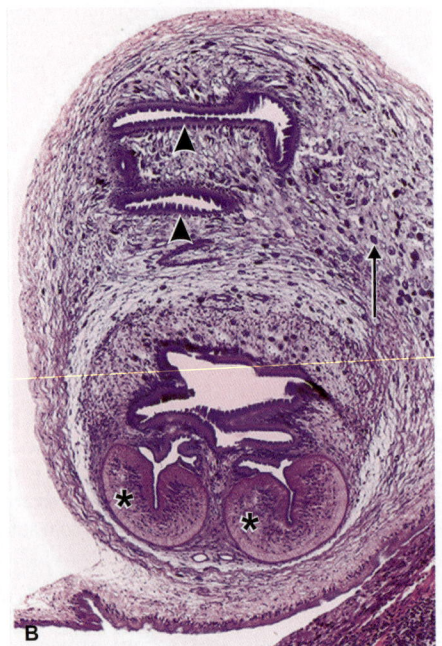

Figura 12.64 Cisticercose, músculo masseter, bovino. Aspecto histológico de um *Cysticercus bovis* viável. **A**. Há um escólex invaginado a partir da membrana parasitária. **B**. Escólex acelomado de *Cysticercus bovis* caracterizado por ausência de sistema digestório, numerosas estruturas ovais basofílicas (corpos calcários) distribuídas aleatoriamente pelo parênquima (*seta estreita*). Tegumento (*cabeça de seta*) e ventosas (*asterisco*) podem também ser observados. (Reproduzida, com autorização, de Panziera *et al.*, 2017.)

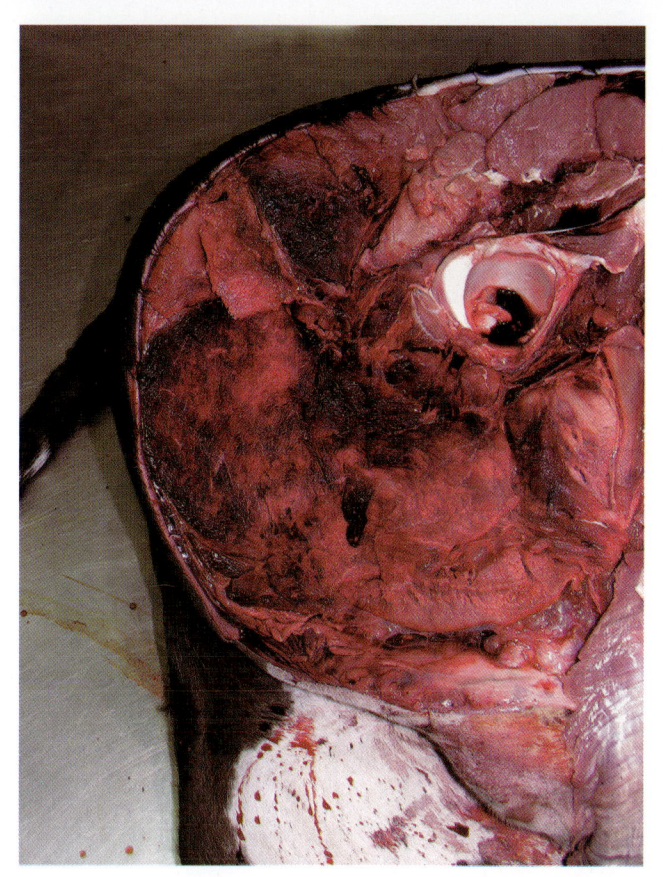

Figura 12.65 Carbúnculo sintomático, músculos do membro pélvico, bovino. Miosite necro-hemorrágica enfisematosa. As partes afetadas dos músculos são vermelho-escuras e secas.

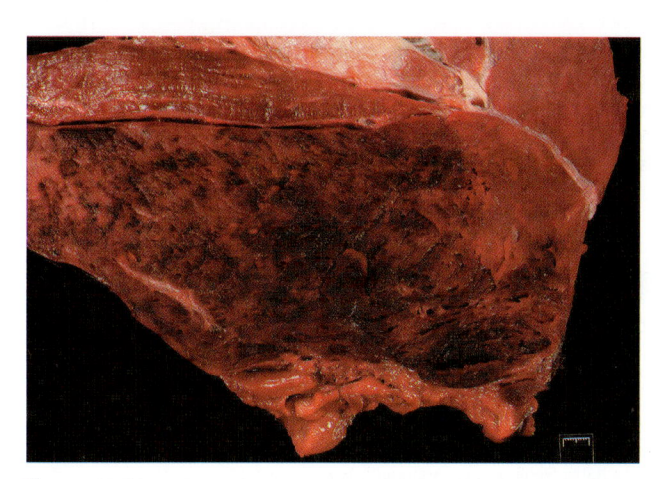

Figura 12.66 Carbúnculo sintomático, músculos do membro pélvico, bovino. Miosite necro-hemorrágica enfisematosa. As áreas vermelho-escuras a pretas são secas, opacas e são permeadas por poros resultantes da proliferação gasosa.

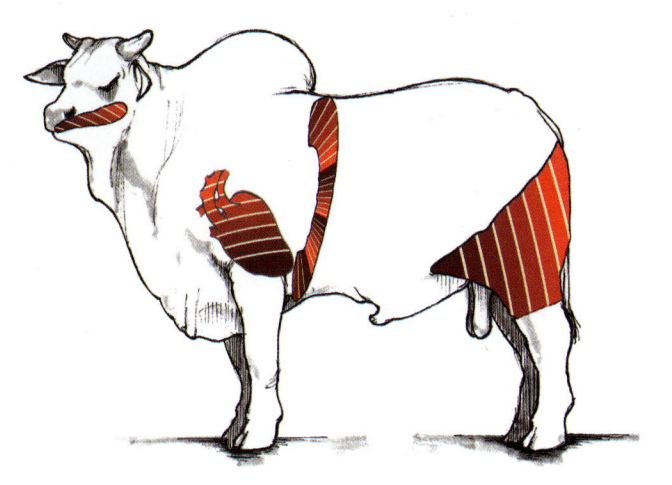

Figura 12.67 Distribuição das lesões mais frequentes de carbúnculo sintomático: língua, coração, diafragma e musculatura dos membros pélvicos. (Desenho de Mario Assis Neto reproduzido, com autorização, de Santos *et al.*, 2019.)

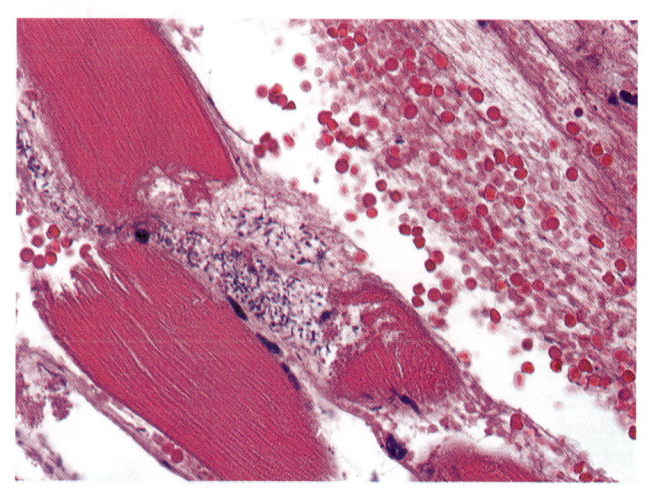

Figura 12.68 Carbúnculo sintomático, músculo esquelético, bovino. Miosite necro-hemorrágica com bacilos intralesionais.

Histologicamente, fibras musculares estão hialinas (necróticas), rompidas e separadas por edema, hemorragia, bolhas de gás e escasso infiltrado neutrofílico (Figura 12.68).

A patogênese do CS não é elucidada por completo, mas existe um modelo clássico largamente aceito indicando que a doença se inicia por ingestão de esporos de *C. chauvoei* (Figura 12.69). Esses esporos provavelmente passam por alguns ciclos de replicação no intestino do hospedeiro, vão para a corrente sanguínea e são distribuídos para vários tecidos, incluindo músculos esqueléticos e cardíacos. Nos músculos, os esporos de *C. chauvoei* são fagocitados por células dos sistema fagocítico mononuclear, no citoplasma das quais permanecem latentes por longos períodos. Quando ocorrem condições que diminuem o potencial redox e facilitam a anaerobiose local no músculo, os esporos, até então latentes, germinam e proliferam produzindo os fatores de virulência (Tabela 12.12) responsáveis pelos sinais clínicos do CS. Embora trauma contuso seja tradicionalmente citado como principal causa do decréscimo do potencial redox no músculo, a hipoxia associada ao exercício excessivo e outros fatores também são causas propostas, apesar de isso ser difícil de comprovar.

Certos surtos de CS ocorrem em anos sucessivos em determinadas áreas ou logo após bovinos jovens terem sido transferidos para novas pastagens contaminadas por esporos de *C. chauvoei*. Embora esses casos não excluam o modelo

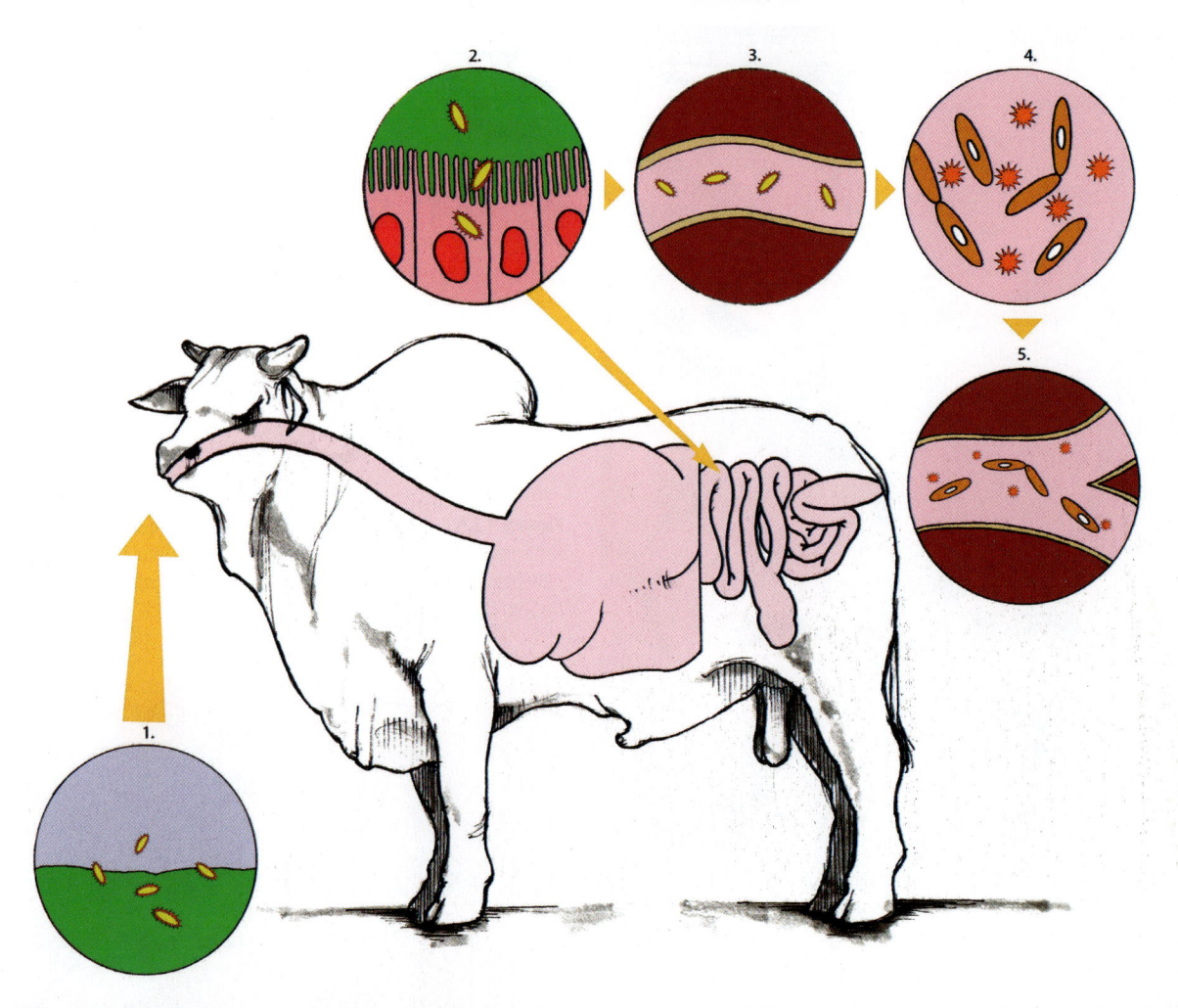

Figura 12.69 Carbúnculo sintomático. Patogênese. Esporos de *Clostridium chauvoei* são ingeridos do solo contaminado (1) e absorvidos pela mucosa intestinal para a circulação sanguínea (2). Os esporos são então distribuídos por vários tecidos, principalmente músculos, nos quais se tornam latentes dentro do citoplasma de macrófagos (3). Quando ocorre uma lesão muscular, um ambiente anaeróbico favorável é criado, os esporos germinam e as bactérias produzem potentes exotoxinas que causam miosite necro-hemorrágica enfisematosa (4). As bactérias e as toxinas entram na corrente sanguínea causando exotoxemia e morte (5). (Desenho de Mario Assis Neto reproduzido, com autorização, de Santos *et al.*, 2019.)

Tabela 12.12 Toxinas e outros fatores de virulência de *Clostridium chauvoei*.

Toxina/fator de virulência	Ação
Toxina A (pertence à família α-hemolisina de *Staphylococcus aureus*)	Atividade hemolítica e citotóxica
Citolisinas dependentes de colesterol	Patogênese das lesões gangrenosas
Hialuronidase (toxina γ)	Fragmenta o ácido hialurônico da matriz extracelular, favorecendo a disseminação de *C. chauvoei* pelos tecidos musculares do hospedeiro. Adicionalmente, os produtos finais da degradação são dissacarídeos que servem de fonte de nutrição para o microrganismo
DNase (β-toxina)	Enzima do tipo desoxirribonuclease responsável pela degradação do núcleo das células musculares
Neuraminidase/sialidase (NanA)	Neuraminidases, também denominadas sialidases, catalisam a hidrólise dos resíduos terminais de ácidos siálicos nos tecidos infectados, facilitando a disseminação do microrganismo
Flagelo	Mobilidade ao *C. chauvoei*, que permite a disseminação do microrganismo

clássico na explicação da patogênese do CS (em que os esporos permanecem latentes no músculo até que as condições para a germinação sejam alcançadas), não se descarta que algum outro mecanismo patogênico possa estar envolvido. Quando altas cargas de esporos são ingeridas, pode ocorrer bacteriemia diretamente do intestino para o tecido muscular, sem fase de latência. A razão de uma aparente preferência do microrganismo pelo músculo não foi ainda determinada.

A patogênese das lesões cardíacas no CS também não é completamente entendida. Um ou mais dos seguintes eventos podem estar envolvidos: níveis altos de cortisol e catecolaminas induzidos por estresse e substâncias tóxicas, como ionóforos e gossipol, e deficiência de Vit E e Se que causa lesões prévias; nos casos em que as lesões cardíacas e musculoesqueléticas ocorrem simultaneamente, é possível que as lesões cardíacas sejam secundárias à hipoxia causada pela toxemia.

Na maioria das vezes, o diagnóstico de CS no Brasil é feito a campo, pela observação da epidemiologia, dos sinais clínicos e das lesões de necropsia. Para a confirmação definitiva do diagnóstico, no entanto, é recomendável a identificação do microrganismo nos tecidos afetados, a qual pode ser realizada por cultura anaeróbia, imunofluorescência, reação em cadeia da polimerase (PCR) ou imuno-histoquímica. O chamado pseudocarbúnculo, presumivelmente causado pela ativação endógena de esporos de outros clostrídios histotóxicos, pode ser diagnosticado pelos mesmos métodos, mas é importante lembrar que germes anaeróbios que proliferam a partir do intestino após a morte contaminam a cultura. Além disso, *C. chauvoei* e *C. septicum* têm morfologia e reações semelhantes, o que torna difícil a distinção entre os dois. Como *C. septicum* é um invasor *post mortem* comum, isso pode complicar o isolamento microbiológico de *C. Chauvoei*, à medida que o tempo decorrido entre morte e necropsia aumenta. As cepas dos isolados de *C. chauvoei* podem ser ainda caracterizadas por PCR ou MALDI-TOF (do inglês *matrix assisted laser desorption ionization-time of flight*).

Gangrena gasosa

Casos de gangrena gasosa – condição antes referida também como "edema maligno" – ocorrem por contaminação de feridas por uma ou mais das seguintes bactérias do gênero *Clostridium*: *C. septicum*, *C. chauvoei*, *C. novyi* tipo A, *C. perfringens* tipo A e *C. sordellii* tipo A. Esses microrganismos existem como esporos no solo e necessitam, para germinação e crescimento até a forma vegetativa, de ambiente alcalino com baixa tensão de oxigênio. Tais condições são produzidas em feridas penetrantes profundas. Essas espécies de *Clostridium* spp. são comuns na microbiota normal do intestino de muitas espécies animais e podem ser invasores *post mortem* de várias vísceras e dos músculos.

Casos de gangrena gasosa afetam animais de diversas espécies e de qualquer idade, principalmente ovinos, bovinos e equinos, e são de ocorrência esporádica, embora surtos possam acontecer quando há traumatismo coletivo em um rebanho. As feridas que possibilitam a germinação dos esporos ocorrem principalmente após banhos, tosquia, caudectomia, castrações ou injeções com agulhas contaminadas. Em ovelhas e vacas, pode ocorrer gangrena gasosa em consequência da contaminação de feridas na vulva durante o parto. Quando a doença é causada pela utilização de agulhas contaminadas, a mortalidade pode ser muito alta nas primeiras 48 h.

Os eventos patogenéticos iniciam-se pela contaminação de feridas por esporos dos clostrídios histotóxicos responsáveis por gangrena gasosa. Baixo potencial redox, resíduos da degradação de proteínas teciduais e pH ácido favorecem a germinação de esporos e subsequente produção de toxinas responsáveis às lesões teciduais (Tabela 12.13). Em alguns casos esporádicos de gangrena gasosa, principalmente em saguis e equinos, não se detecta uma ferida prévia, o que sugere uma patogênese semelhante à do CS (ver tópico *Carbúnculo sintomático*).

Tabela 12.13 Clostrídios responsáveis pela gangrena gasosa em animais. Toxinas produzidas e seu modo de ação.

Agente	Toxina	Modo de ação
Clostridium septicum	Alfa	Formação de poro
C. chauvoei	Toxina A (CctA)	Formação de poro
C. perfringens tipo A	Alfa (CPA)	Fosfolipase c/ esfingomielinase
C. sordellii	Toxina letal (TesL)	Inativação da GTPase
	Toxina hemorrágica (TesH)	Inativação da GTPase
C. novyi tipo A	Alfa	Inativação da GTPase

Adaptada de Oliveira Jr. *et al.* (2020).

Os sinais clínicos incluem depressão, taquicardia, dispneia e febre. Logo após a infecção, a área adjacente à inoculação apresenta os clássicos sinais de inflamação, edema, avermelhamento e calor. À medida que a infecção progride, edema e enfisema subcutâneos aumentam, e a crepitação fica detectável à palpação. Lesões musculares nos membros levam à dificuldade de locomoção, claudicação e decúbito. A pele geralmente fica tensa e difusamente vermelha ou preta à medida que ocorre necrose. Em estágios mais avançados, as áreas afetadas ficam frias. Na maioria dos casos, a morte ocorre em consequência de choque toxêmico em algumas horas a 3 dias após o aparecimento dos sinais clínicos. Raros casos podem ter um curso mais longo, de 30 dias ou mais, ou mais agudo, sem mostrar sinais clínicos.

As principais alterações macroscópicas associadas à gangrena gasosa são edema subcutâneo difuso, corado de sangue e gelatinoso e enfisema. Há petéquias, equimoses multifocais e coalescentes, nos músculos subjacentes, que apresentam coloração vermelho-escura, cinza ou azul, indicando áreas de necrose com ou sem edema e bolhas de gás (Figura 12.70). Os achados macroscópicos são semelhantes, independentemente das espécies de *Clostridium* envolvidas. A histopatologia do músculo é semelhante àquela descrita para o CS.

Um diagnóstico presuntivo é baseado em epidemiologia, histórico, sinais clínicos e achados de necropsia. A confirmação do diagnóstico no animal vivo pode ser obtida por extração de exsudato subcutâneo, que pode ser examinado

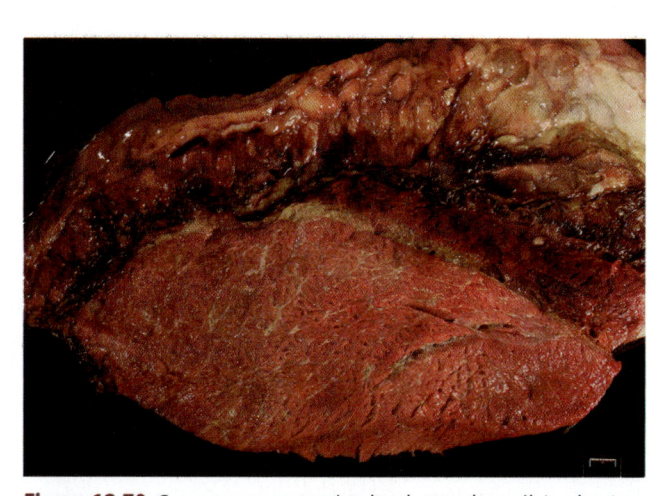

Figura 12.70 Gangrena gasosa, músculos do membro pélvico, bovino. Fasciite e miosite necrotizante com edema e enfisema.

por Gram, imunofluorescência ou PCR. Idealmente, um diagnóstico presuntivo deve ser confirmado por testes laboratoriais (PCR, imunofluorescência, imuno-histoquímica).

Botulismo

O botulismo em animais tipicamente ocorre em consequência de ingestão de neurotoxinas (BoNT) produzidas por *Clostridium botulinum*. Esporos de *C. botulinum* são encontrados no solo, na água e no sistema gastrintestinal de diferentes espécies. O microrganismo cresce em ambientes anaeróbicos, como cadáveres, no fundo de poças de água parada ou em alimentos deteriorados.

Não há alterações macroscópicas ou histopatológicas associadas ao botulismo. Sete BoNT potentes e antigenicamente distinguíveis, designadas pelas letras A-G, já foram identificadas. As toxinas são relativamente resistentes aos agentes químicos, mas são sensíveis ao calor e dessecação e rapidamente inativadas por luz solar.

O botulismo é endêmico em ruminantes no Brasil, e as BoNTs C e D são os tipos mais frequentemente envolvidos no botulismo de bovinos, ovinos, e equinos. As BoNTs tipo A, B, E e F causam a doença em seres humanos, já o tipo C afeta aves domésticas e silvestres.

Esporos de *C. botulinum* ingeridos por animal saudável transitam inocuamente pelo tubo digestivo. Nos cadáveres em decomposição os esporos encontram condições de anaerobiose adequadas para germinar e produzir toxinas. A doença ocorre quando os animais ingerem toxinas presentes em água ou alimentos. Casos de botulismo tóxico-infeccioso, com multiplicação da bactéria no sistema digestivo, têm sido relatados em equinos e humanos. Nesses casos, o indivíduo ingere pequenas doses da toxina, que, ao promover estase intestinal, possibilita um ambiente adequado para proliferação de *C. botulinum* e produção de toxinas. A BoNT é internalizada nas sinapses em compartimentos endossômicos, um dos quais pode se ligar às vesículas sinápticas sintetizadas no retículo endoplasmático e liberadas pelo aparelho de Golgi. Na junção neuromuscular, a BoNT inibe a exocitose da acetilcolina e compromete a contração muscular (Figura 12.71), ocasionando paralisia flácida – uma característica geralmente fatal dessa doença.

Em bovinos, o botulismo pode ocorrer por ingestão de carcaças contaminadas. Contudo, sua ocorrência também está associada à carência de fósforo e à ingestão alimentos contaminados (cama de frango, água estagnada, silagens e rações). O botulismo decorre, além disso, de ocasiões nas quais lotes de animais bebem água contaminada com a BoNT (botulismo hídrico). Nesses casos, a doença pode afetar animais de diversas idades e com diferentes exigências nutricionais.

Contaminação de silagens, milho, alfafa ou outros vegetais pode ocorrer de duas formas. (1) Com a proliferação de *C. botulinum* em matéria vegetal em decomposição, como no feno ou na alfafa úmidos. (2) Quando carcaças de animais mortos, como gatos, aves ou ratos são misturadas ao alimento. Rações também podem ser contaminadas desse modo.

Em bovinos, a morbidade é variável e a letalidade é, em geral, de 100%, embora de casos de recuperação de animais que ingerem doses pequenas e desenvolvem sinais clínicos discretos. O botulismo em pequenos ruminantes e equinos é raro no Brasil.

O curso clínico é semelhante em bovinos e equinos. Os sinais clínicos podem aparecer entre 1 e 17 dias após a ingestão do alimento contaminado. Embora a maioria dos casos curse com quadro agudo, a evolução da enfermidade pode ser hiperaguda (menos de 24 h), aguda (1 a 2 dias), subaguda (3 a 7 dias), ou crônica (7 a 30 dias). Na forma crônica, os animais afetados têm maiores possibilidades de sobrevivência. É provável que a dose de toxina ingerida determine a evolução da doença. Doses maiores determinariam quadros agudos, enquanto doses menores causariam doença crônica.

Sinais clínicos incluem paralisia flácida parcial ou completa dos músculos da locomoção, mastigação e deglutição. Os animais apresentam diminuição, porém nunca ausência completa, do tônus da musculatura dos membros, e há paresia flácida de dois ou dos quatro membros. O principal sinal clínico é a dificuldade de locomoção, caracterizada por andar cambaleante e rígido, que afeta principalmente membros pélvicos até evoluir para membros torácicos, cabeça e pescoço. O animal tende a ficar deitado em decúbito esternoabdominal, com a cabeça apoiada no flanco ou no solo. A paralisia flácida pode ser detectada por flacidez da língua, que pode ser retirada da boca com facilidade; por flacidez da mandíbula, que permite abrir a boca do animal com facilidade e faz com que o maxilar bata quando se sacode sua cabeça; e por flacidez da cauda, que permanece flácida e com as porções medial e distal separadas do corpo. Ocorre bradicardia, e a respiração é dispneica, dificultosa, diafragmática (abdominal), com inspiração em duas fases; a segunda é prolongada. Há paresia dos músculos da mastigação, que é indicada pela incapacidade de apreender, mastigar e deglutir os alimentos. Nas fases mais adiantadas da doença, o animal não consegue retrair a língua, principalmente quando esta for tracionada para fora da boca durante o exame clínico.

Raramente ocorrem anormalidades na função sensorial, que pode ser avaliada pela manutenção da sensibilidade cutânea, paravertebral e nos membros. Como os animais permanecem deitados por períodos prolongados, podem desenvolver isquemia de grandes massas musculares. Nesse caso, haverá perda da sensibilidade decorrente da lesão muscular isquêmica.

A hipotonia ruminal é uma anormalidade consistente e pode estar relacionada com a falta de ingestão de alimentos e água. Desidratação é um achado comum.

Ovinos, nos estágios iniciais, apresentam dificuldade de locomoção, incoordenação e, ocasionalmente, excitabilidade; também podem pender a cabeça para um lado ou fazer movimentos laterais com esta. Salivação e descarga nasal serosa são comuns. Nos estágios terminais, o animal apresenta respiração abdominal, paralisia dos membros e morte rápida. Nos caprinos, os sinais são semelhantes aos dos ovinos e bovinos, mas não se observa paralisia da cauda.

O diagnóstico presuntivo da enfermidade baseia-se nos sinais clínicos. A ausência de lesões macro e microscópicas fortalece a suspeita. Para confirmação do diagnóstico clínico, utilizam-se diferentes técnicas de acordo com a disponibilidade do laboratório. A inoculação intraperitoneal em camundongos (ensaio biológico) de extrato hepático, soro sanguíneo, conteúdo ruminal ou intestinal é considerado o teste mais específico, porém com baixa sensibilidade. Se o

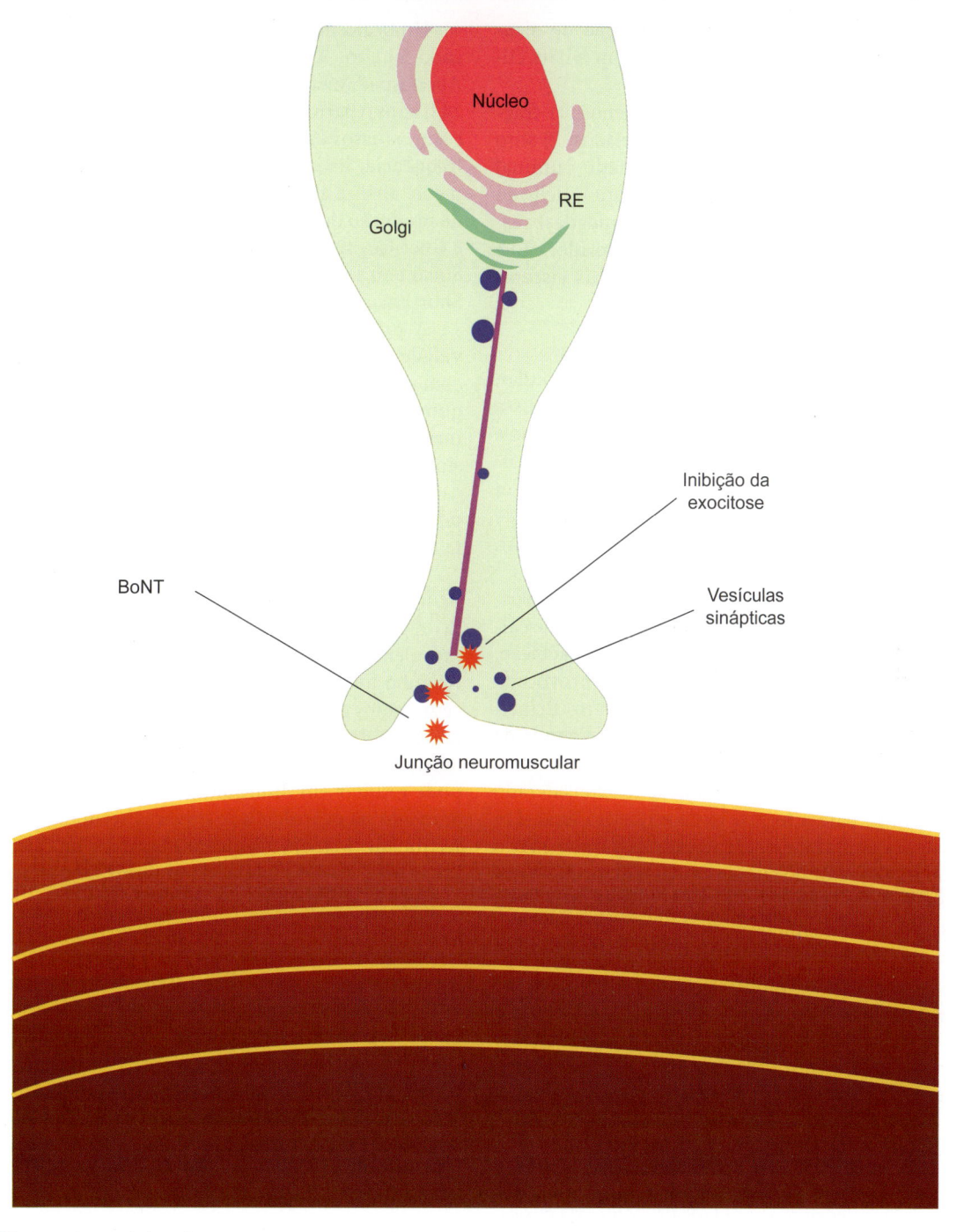

Figura 12.71 Patogênese do botulismo. Visão esquemática de um neurônio motor e da junção neuromuscular. A neurotoxina botulínica (BoNT – *asteriscos vermelhos*) é internalizada nas sinapses em compartimentos endossômicos, um dos quais pode se ligar a vesículas sinápticas (*pontos azuis*). Na junção neuromuscular, a BoNT inibe a exocitose da acetilcolina, o que compromete o estímulo à contração muscular, resultando em paralisia flácida. As vesículas sinápticas são sintetizadas no retículo endoplasmático (RE) e liberadas pelo aparelho de Golgi. (Desenho de Mario Assis Neto reproduzido, com autorização, de Santos *et al.*, 2019.)

resultado for positivo, procede-se a prova de soroneutralização (soroproteção), que se baseia na neutralização da toxina botulínica com a antitoxina específica. O diagnóstico laboratorial pode ser feito também pela técnica de microfixação do complemento induzida por aquecimento, que tem demonstrado excelente desempenho em diagnóstico e tipificação da toxina quando comparada ao ensaio biológico. Outra técnica de detecção da toxina botulínica é o de ensaio imunoenzimático (ELISA), que pode ser utilizado como um método de triagem rápida, embora possua as mesmas limitações de sensibilidade que o ensaio biológico em camundongos.

É importante que seja enviada ao laboratório de diagnóstico a maior variedade possível de amostras, para aumentar a possibilidade de detecção da toxina e diagnóstico. A diversidade de amostras é necessária tanto para confirmação da suspeita de botulismo quanto para realização de diagnóstico diferencial de outras enfermidades com sinais clínicos semelhantes.

Recomenda-se que sejam enviados ao menos: 1) fragmentos de fígado (250 g) resfriados ou congelados; 2) soro sanguíneo resfriado ou congelado; 3) conteúdo ruminal resfriado ou congelado; 4) fragmento de intestino delgado com o conteúdo intestinal (amarrar as extremidades) resfriado ou congelado; 5) metade de cérebro congelado; e 6) a outra metade do cérebro e fragmentos das demais vísceras em formol a 10%.

Hipocalcemia puerperal em vacas

A hipocalcemia puerperal é uma disfunção neuromuscular, afebril e progressiva, de vacas de alta produção leiteira. Essa disfunção cursa com paralisia flácida, colapso circulatório e depressão sensorial e, de modo geral, ocorre em vacas adultas, de 24 a 48 h após o segundo ou o terceiro parto. Em razão de sua associação ao parto e ao início do período de lactação, a doença é também conhecida como febre vitular, febre do leite ou paresia puerperal.

Na hipocalcemia em bovinos, há disfunção na homeostase da calcemia. Durante a gestação, as necessidades de cálcio são relativamente baixas; porém, no início da lactação, há redução aguda do cálcio ionizado do soro, provocada pela demanda do cálcio na formação do colostro. Principalmente em vacas de alta produção leiteira, a demanda de cálcio requerida para a secreção do colostro é muito maior que a requerida antes do parto, mesmo se for considerado o cálcio necessário para a formação do esqueleto fetal. Em gado de corte, a quantidade de cálcio exigida para formar o esqueleto do feto é maior do que a exigida para formar o colostro; dessa maneira, nas raças de corte, a condição é mais rara e tende a ocorrer no fim de gestação.

Como a grande demanda de cálcio ocorre logo no início da lactação, e como os mecanismos de reabsorção intestinal do cálcio (induzido por 1,25-di-hidroxicolecalciferol) e a reabsorção de cálcio ósseo (induzida pelo paratormônio –PTH) levam de 24 a 48 h para funcionar eficientemente, a hipocalcemia acontece justamente nesse período. A capacidade de adaptação à hipocalcemia depende de, no mínimo, cinco fatores:

• Equilíbrio acidobásico logo após o parto, uma vez que a alcalose metabólica deprime a atividade fisiológica da paratireoide, a reabsorção óssea e a produção adequada de 1,25-di-hidroxicolecalciferol
• Concentração sanguínea de magnésio, pois níveis baixos de magnésio reduzem a secreção de PTH e alteram a resposta da glândula paratireoide
• Concentração de potássio na dieta, uma vez que níveis altos de potássio na alimentação reduzem a capacidade de absorção de magnésio
• Concentração sanguínea alta de estrógeno, pois o estrógeno inibe a atividade osteoclástica do PTH, o que favorece a hipocalcemia (no fim da gestação, os níveis sanguíneos de estrógeno aumentam consideravelmente)
• Concentração sanguínea de fósforo, pois níveis altos de fósforo no sangue também podem estar associados à hipocalcemia e contribuir para agravar os sinais clínicos.

Hipocalcemia é a doença metabólica mais comum de gado leiteiro. A taxa de doença clínica varia de 2 a 60%. Aproximadamente 75% dos casos ocorrem nas primeiras 24 h após o parto, 12% sucedem entre 24 e 48 h após o parto, e alguns casos (6%) acontecem durante o parto. Com menor frequência, há casos de hipocalcemia em vacas imediatamente antes e até 72 h depois do parto. Raça, idade e níveis de produção de leite são importantes fatores de risco. Jersey e Guernsey são as raças mais suscetíveis; Holandês e Pardo-Suíço têm sensibilidade intermediária, enquanto Ayrshire e Shorthorn são pouco suscetíveis.

A prevalência aumenta com altos índices de produtividade. Na primeira lactação, é raro ocorrer hipocalcemia com sinais clínicos. Há também suscetibilidade maior de algumas famílias de vacas em relação a outras. A privação alimentar e outras situações estressantes podem desencadear sinais clínicos em vacas com formas subclínicas de hipocalcemia. Em gado de corte a doença é rara, provavelmente porque esses animais têm menor aptidão para produção leiteira, mas acontece em casos de escassez de pastagem.

No Brasil, um estudo detectou a prevalência de 4,25% de hipocalcemia puerperal em rebanho de vacas holandesas e girolandas; nesse estudo, ambas as raças mostraram prevalências semelhantes. Sempre que os índices em um rebanho forem superiores a 20%, devem ser adotados procedimentos específicos para diminuir a ocorrência. Metade dos casos de concentrações séricas de cálcio baixas em vacas leiteiras é subclínica. Essa forma subclínica de hipocalcemia pode resultar em diminuição da ingestão de matéria seca, aumento na ocorrência de doenças secundárias e queda na fertilidade. Manejo adequado nos níveis de cálcio na época do parto é medida que pode prevenir consideravelmente a ocorrência da doença.

Os sinais clínicos são muito variáveis, pois o cálcio atua em várias funções, entre estas a liberação do neurotransmissor acetilcolina, que medeia a transmissão de impulsos nervosos na placa mioneural. Baixa liberação de acetilcolina é a causa da paralisia flácida observada na hipocalcemia. Além disso, a hipocalcemia inibe a contração dos músculos lisos e cardíaco, provocando sinais clínicos associados, inclusive diminuição das contrações uterinas no momento do parto. Alguns animais apresentam hiperestesia e tetania, em especial nas fases iniciais. Isso se dá porque o cálcio interfere na estabilidade de nervos periféricos e músculos. Os sinais clínicos podem ser subdivididos em três estágios: excitabilidade, decúbito esternal e decúbito lateral.

No início, há excitabilidade, hipersensibilidade, anorexia e fraqueza, com dificuldade locomotora demonstrada pelo arrastamento das pinças dos membros pélvicos; também ocorrem taquicardia e discreta elevação da temperatura. No estágio intermediário, há decúbito esternal, paralisia flácida, depressão, discretos tremores musculares, taquicardia e sons cardíacos fracos; as extremidades ficam frias em decorrência da baixa perfusão periférica. Além disso, há atonia gastrintestinal, timpanismo, constipação intestinal e perda dos reflexos anais. Essa fase dura de 1 a 12 h, e a vaca apresenta focinho seco e cabeça voltada para o flanco; o reflexo pupilar pode estar diminuído ou ausente. No estágio final, as vacas assumem decúbito lateral e perdem progressivamente a consciência. Há redução acentuada no débito cardíaco, taquicardia e abafamento dos sons cardíacos. Nessa fase, casos não tratados evoluem rapidamente para a morte.

Não há lesões macroscópicas ou histológicas específicas de hipocalcemia. A hipocalcemia pode estar associada a muitas outras condições secundárias, como prolapso uterino, distocia causada por atonia uterina, retenção de placenta, deslocamento de abomaso, mastite ou metrite.

O diagnóstico clínico é essencial, pois não há lesões primárias nessa condição. Como a evolução da doença é rápida e quase sempre fatal, deve-se instituir o tratamento logo que houver suspeita clínica. A maioria dos casos responde bem ao tratamento parenteral com sais de cálcio, e esse é também um método para confirmar a suspeita clínica.

Os diagnósticos diferenciais de hipocalcemia puerperal em vacas devem incluir principalmente diversas doenças que acontecem na época do parto em bovinos. Entre estas estão outras enfermidades metabólicas, doenças associadas à toxemia – como mastite e peritonite –, lesões traumáticas na pelve ou nos membros pélvicos, miopatias degenerativas, hipomagnesemia, botulismo e raiva.

BIBLIOGRAFIA

ABREU, C. C.; BLANCHARD, P. C.; ADASKA J. M.; *et al.* Pathology of blackleg in cattle in California, 1991–2015. *J. Vet. Diagn. Invest.*, v. 30, n. 6, p. 894-901, 2018.

ABREU, C. C.; EDWARDS, E. E.; EDWARDS, J. F.; *et al.* Blackleg in cattle: A case report of fetal infection and a literature review. J. *Vet. Diagn. Invest.*, v. 29, n. 5, p. 612-621, 2017.

ALMODOVAR-PAYA, A.; VILLAREAL-SALAZAR, M.; LUNA, N.; *et al.* Preclinical Research in Glycogen Storage Diseases: A Comprehensive Review of Current Animal Models. *Int. J. Mol. Sci.*, v. 21, p. 1-48, 2020.

ALEMAN, M. A review of equine muscle disorders. *Neuromuscul. Disord.*, v. 18, n. 4, p. 277-87, 2008.

BARROS, C. S. L. Intoxicação por antibióticos ionóforos. In: RIET-CORREA, F.; SCHILD, A. L.; LEMOS, R. A. A.; *et al. Doenças de ruminantes e equídeos.* 3. ed. Santa Maria: Palotti, 2007. v. 2, p. 45-50.

BARTHELEMY, I. B.; HITTEB C.; TIRETA, L. The Dog Model in the Spotlight: Legacy of a Trustful Cooperation. *J. Neuromuscul. Dis.*, v. 6, p. 421-451, 2019.

BROOKS, J. W. Postmortem changes in animal carcasses. *Vet. Pathol.*, v. 53, p. 929-940, 2016.

CAFFARO, M. E.; RASCHIA, M. A.; AMADIO, A. F.; *et al.* Generalized glycogenosis in Brahman-derived breeds: diagnosis and prevalence in Argentina. *Trop. Anim. Hlth Prod.*, v. 52, p. 483-488, 2020.

CARMO, P. M. S.; IRIGOYEN, L. F.; LUCENA, R. B.; *et al.* Spontaneous coffee senna poisoning in cattle: Report on 16 outbreaks. *Pesq. Vet. Bras.*, v. 10, n. 2, p. 139-146, 2011.

CARVALHO, A. Q.; CARVALHO, N. M.; VIEIRA, G. P.; *et al.* Intoxicação espontânea por *Senna obtusifolia* em bovinos no Pantanal Sul-Mato-Grossense. *Pesq. Vet. Bras.*, v. 34, n. 2, p. 147-152, 2014.

CASERTO, B. G. A Comparative of canine and human rhabdomyosarcoma with emphasis on classification and pathogenesis. *Vet. Pathol.*, v. 55, n. 5, p. 806-826, 2013.

COOPER B. J.; VALENTINE, B. Muscle and Tendon. In: MAXIE, M. G. *Jubb, Kennedy and Palmer´s pathology of domestic animals.* 6. ed. St. Louis: Elsevier, 2016. v. 1, p. 164-249.

COOPER, B. J.; VALENTINE, B. A. Tumors of muscle. In: MEUTEN, D. J. *Tumors in Domestic Animals.* 5. ed. Ames: Wiley: Blackwell, 2017. p. 425-466.

DENNIS, M. M.; MCSPORRAN, K. D.; BACON, N. J.; *et al.* Prognostic factors for cutaneous and subcutaneous soft tissue sarcomas in dogs. *Vet. Pathol.*, v. 48, n. 1, p. 73-84, 2011.

DURWARD-AKHURST, S. A.; VALBERG, S. J. Immune-Mediated Muscle Diseases of the Horse. *Vet. Pathol.*, v. 55, n. 1, p. 68-75, 2018.

EVANS, J.; LEVESQUE, D.; SHELTON, G. D. Canine inflammatory myopathies: A clinicopathologic review of 200 Cases. *J. Vet. Intern. Med.*, v. 18, n. 5, p. 679-691, 2004.

FURLAN, F. H.; ZANATA, C.; DAMASCENO, E. S.; *et al.* Toxic myopathy and acute hepatic necrosis in cattle caused by ingestion of *Senna obtusifolia* (sicklepod; coffee senna) in Brazil. *Toxicon.*, v. 92, p. 24-30, 2014.

GUIZELINI, C. C.; LEMOS, R. A. A.; DE PAULA, J. L. P. *et al.* Type C botulism outbreak in feedlot cattle fed contaminated corn silage. *Anaerobe*, v. 55, p. 136-141, 2019.

KONRADT, G.; CRUZ, R. A. S.; BASSUINO, D. M.; *et al.* Granulomatous Necrotizing myositis in swine affected by porcine circovirus disease. *Vet. Pathol.*, v. 55, n. 2, p. 268-272, 2018.

LISTRAT, A.; LEBRET, B.; LOUVEAU, I.; *et al.* How muscle structure and composition influence meat and flesh quality. *Sc. World J.*, p. 1-14, 2016.

MACGILLIVRAY, K. C.; SWEENEY, R. W.; DEL PIERO, F. Metastatic melanoma in horses. *J. Vet. Intern. Med.*, v. 16, n. 4, p. 452-456, 2002.

MIGNAN, T.; TARGETT, M.; LOWRIE, M. Classification of myasthenia gravis and congenital myasthenic syndromes in dogs and cats. *J. Vet. Intern. Med.*, v. 34, n. 1, p. 1707-1717, 2020.

MUKUND, K.; SUBRAMANIAM, S. Skeletal muscle: A review of molecular structure and function, in health and disease. *WIREs Syst. Biol. Med.*, e1462, 2020.

OLIVEIRA JR., C. A.; SILVA, R. O. S; LOBATO, F. C. F.; *et al.* Gas gangrene in mammals: a review. *J Vet. Diagn. Invest.*, v. 32, n. 2, p. 175-183, 2020.

PANZIERA, W.; BIANCHI, M. V.; VIELMO, A.; *et al.* Atypical parasitic lesions in slaughtered cattle in Southern Brazil. *Braz. J. Vet. Parasitol.*, v. 29, n. 3, e001720, 2020.

PANZIERA, W.; VIELMO, A.; BIANCHI, R. M.; *et al.* Aspectos macroscópicos e histológicos da cisticercose bovina. *Pesq. Vet. Bras.*, v. 37, n. 11, p. 1220-1228, 2017.

PANZIERA, W.; VIELMO, A.; DE LORENZO, C.; *et al.* Caracterização das lesões parasitárias de ovinos observadas na linha de abate. *Pesq. Vet. Bras.*, v. 38 n. 11, p. 1491-1504, 2018.

ROSENBERG, H.; POLLOCK, N.; SCHIEMANN, A.; *et al.* Malignant hyperthermia: a review. *Orphanet J. Rare Dis.*, v. 10, n. 93, 2015.

SANTOS, B. L.; LADEIRA, S. R. L.; RIET-CORREA, F.; *et al.* Clostridial diseases diagnosed in cattle from the South of Rio Grande do Sul, Brazil. A forty-year survey (1978-2018) and a brief review of the literature. *Pesq. Vet. Bras.*, v. 39 n. 7, p. 435-446, 2019.

SILVA, R. O. S; UZAL, F. A.; OLIVEIRA, C. A.; *et al.* Gas gangrene (malignant edema). In: UZAL, F. A.; SONGER, J. G.; PRESCOTT, J. F.; *et al. Clostridial Diseases of Animals.* Ames: Wiley Blackwell, 2016. p. 243-254.

TESSELE, B.; BRUM, J. S.; BARROS, C. S. L. Lesões parasitárias encontradas em bovinos abatidos para consumo humano. *Pesq. Vet. Bras.*, v. 33, n. 7, p. 873-889, 2013.

TUOHY, J. L.; BYER, B.; ROYER, S.; *et al.* Evaluation of myogenin and MyoD1 as immunohistochemical markers of canine rhabdomyosarcoma. *Vet. Pathol.*, v. 58, n. 3, p. 516-526, 2021.

VALBERG, S. J. Genetics of equine muscle disease. *Vet. Clin. Equine*, v. 36, p. 353-378, 2020.

VALBERG, S. J. Muscle conditions affecting sport horses. *Vet. Clin. Equine*, v. 34, p. 253-276, 2018.

VALENTINE, B. Skeletal muscle. In: ZACHARY, J. F. *Pathologic basis of veterinary disease*. 6. ed. St. Louis: Mosby Elsevier, 2017. p. 908-952.

YUSUF, F.; BRAND-SABERI, B. Myogenesis and muscle regeneration. *Histochem. Cell Biol.*, v.138, n. 2, p. 187-99, 2012.

ZLOTOWSKI, P.; GIMENO, E. J.; DIAZ, A.; *et al*. Lectin-histochemistry: glycogenosis in cattle. *Vet. Res. Commun.*, v. 30, p. 369-377, 2006.

Roselene Ecco • **Ingeborg Maria Langohr**

MORFOLOGIA E FUNÇÃO

A coordenação das atividades dos vários tecidos e órgãos do organismo, ou seja, a manutenção do estado de equilíbrio do organismo (homeostase) é feita principalmente pelos sistemas nervoso e endócrino.

O sistema endócrino atua por produção (síntese), armazenamento e liberação de compostos denominados hormônios, produtos que são transportados pela circulação sanguínea. Eles, como mensageiros químicos, têm capacidade de regular a função de determinados tecidos, geralmente mediante estimulação, porém algumas vezes inibindo certas atividades.

Os tecidos/órgãos sensíveis a determinado hormônio são os órgãos-alvo ou tecidos-alvo. Estes reagem aos hormônios porque suas células têm receptores, localizados na membrana citoplasmática no caso dos hormônios proteicos; ou no núcleo da célula no caso dos hormônios esteroidais, que reconhecem especificamente determinados hormônios e só a eles respondem. Por causa disso, os hormônios podem circular no sangue sem influenciar indiscriminadamente todas as células do corpo.

Alguns hormônios atuam diretamente sobre tecidos/órgãos-alvo não endócrinos. Outros atuam indiretamente: são os chamados *hormônios tróficos*, que, depois de produzidos e liberados, modularão a atividade secretora de outra glândula endócrina. Por exemplo, o hormônio estimulante da tireoide (TSH, do inglês *thyroid-stimulating hormone*) é produzido na hipófise e age na glândula tireoide. Essas glândulas com funcionamento indireto podem ser consideradas glândulas endócrinas hipófise-dependentes. As glândulas endócrinas são, por sua vez, reguladas pelo sistema nervoso ou por outras glândulas, criando um complexo de inter-relações neuroendócrinas.

Os *mensageiros químicos* agem por meio de dois mecanismos. No primeiro, o mensageiro penetra na célula-alvo, combina-se com receptores intracelulares e o complexo do mensageiro com o receptor liga-se ao ácido desoxirribonucleico (DNA, do inglês *deoxyribonucleic acid*), ativando um ou mais genes, comandando a produção de proteínas específicas. Os hormônios esteroides funcionam dessa maneira em razão de sua solubilidade nos lipídios. No segundo, o mensageiro entra em interação com receptores localizados na superfície externa da membrana plasmática da célula glandular. Esse mensageiro, chamado de *primeiro mensageiro*, induz a formação de mensageiros intracelulares (segundo mensageiro), que iniciam modificações da atividade celular com a finalidade de produzir secreções. Os hormônios polipeptídicos atuam dessa maneira, pois, na medida em que são insolúveis nos lipídios, não atravessam facilmente a membrana plasmática.

O sistema endócrino existe na forma de órgãos distintos, tecidos e células isoladas. Os órgãos endócrinos são as glândulas hipófise (pituitária), pineal, tireoide, paratireoide e adrenal. Os tecidos endócrinos (agrupamentos de células endócrinas) associados a glândulas ou vísceras não endócrinas são as células neurossecretoras encontradas no hipotálamo, nas ilhotas de Langerhans presentes no pâncreas, as células dos ovários (teca interna, células granulosas, células intersticiais e as células do corpo lúteo) e dos testículos (células intersticiais ou de Leydig) e as miofibras cardíacas atriais produtoras do peptídeo natriurético atrial (ANP, do inglês *atrial natriuretic peptide*).

As células endócrinas isoladas estão distribuídas no epitélio dos aparelhos digestório e respiratório. Na mucosa digestiva, essas células podem estar localizadas em qualquer nível desde a base das glândulas intestinais até o ápice das vilosidades; na mucosa respiratória estão dispersas individualmente no epitélio ou em agregados. Essas células secretam peptídeos e têm características metabólicas comuns, envolvendo a captação de aminas que passam pela descarboxilação no processo de síntese hormonal.

Esse mecanismo determinou, inicialmente, o termo *consumo e descarboxilação do precursor amínico* (APUD, do inglês *amine precursor uptake and decarboxylation*) para essas células. Posteriormente, estudos ultraestruturais tornaram evidente que células secretoras de aminas da mucosa digestiva e de outros órgãos endócrinos (células secretoras da medular da adrenal, células parafoliculares ou "C" da tireoide, células justaglomerulares e células quimiorreceptoras do corpo carotídeo) têm características comuns. Algumas células APUD são derivadas da crista neural, podendo ser consideradas neurônios modificados. Por essa razão, o termo *sistema neuroendócrino difuso* passou a ser utilizado para incluir todos esses tipos de células. Várias dessas células têm secreção parácrina, isto é, secretam mensageiros químicos que atuam em células adjacentes.

Para as células serem classificadas como parte do sistema neuroendócrino difuso, devem apresentar as seguintes características: produzir aminas ou peptídeos com atividade semelhante à de um hormônio ou substância neurotransmissora; ter estruturas semelhantes a vesículas sinápticas ou grânulos do tipo neurossecretores (redondos ou ovoides, envoltos por membrana, centro elétron-denso e halo elétron-transparente); ter funções receptoras e secretoras; e ser de origem neuroectodérmica.

Estrutura funcional das glândulas endócrinas

As células parenquimatosas (secretoras) dessas glândulas são de origem epitelial e, com o tecido de sustentação interposto (estroma), que é rico em capilares sanguíneos (sinusoides com fenestras) e linfáticos, formam as glândulas endócrinas. As células secretoras têm núcleos arredondados, claros (eucromatina) e com nucléolo proeminente, características que refletem o funcionamento ativo de síntese. A composição do citoplasma é intimamente relacionada com a característica química da secreção produzida por ele. Nas células produtoras dos hormônios polipeptídicos, há abundante retículo endoplasmático rugoso, aparelho de Golgi e grânulos (vesículas) secretores.

Nas células que sintetizam hormônios esteroides, é predominante a trama de retículo endoplasmático liso tipo tubular (não há grânulos), porém as células têm corpúsculos citoplasmáticos de lipídios (colesterol). As células secretoras liberam seus produtos hormonais para o espaço intersticial, de onde se difundem rapidamente para o sistema circulatório, que está em íntimo contato com as células.

Regulação da secreção e atividade dos hormônios

A secreção hormonal pode ser regulada por compostos químicos ou íons no líquido extracelular, por estímulos neurais ou por hormônios de outras glândulas endócrinas. O sistema de *feedback* (retroalimentação) regula a maior parte. No *feedback* negativo, que é o mais comum, as respostas das células-alvo inibem o hormônio regulador. Por exemplo, o hormônio adrenocorticotrófico (ACTH, do inglês *adrenocorticotropic hormone*) estimula a secreção de cortisol, e a secreção sanguínea aumentada de cortisol livre inibe a secreção adeno-hipofisária de ACTH, ou diretamente ou pela diminuição do hormônio hipotalâmico liberador de ACTH. No *feedback* positivo, a resposta das células-alvo estimula o hormônio regulador, que, por sua vez, estimula ainda mais as respostas das células-alvo. Por exemplo, o aumento da secreção de estradiol pelo ovário influencia a ação hipotalâmica e a secreção do hormônio liberador de gonadotrofina (GnRH, do inglês *gonadotropin-releasing hormone*) hipotalâmico, resultando em elevação da secreção de hormônio luteinizante (LH, do inglês *luteinizing hormone*).

A atividade de um hormônio é amplamente influenciada por sua interação com um ou mais hormônios envolvidos na regulação da mesma função ou a ela relacionados. Na regulação da homeostasia, também podem ocorrer dois hormônios agindo antagonicamente. Por exemplo, a secreção aumentada da insulina resulta em hipoglicemia, enquanto o aumento da secreção de glucagon promoverá hiperglicemia. Em alguns casos, a secreção de dois antagonistas pode aumentar em resposta ao mesmo estímulo. A absorção de aminoácidos a partir do intestino estimula tanto a insulina como o glucagon. O aumento do glucagon induzido pela concentração de açúcar no sangue serve para evitar hipoglicemia transitória intensa resultante da ação da insulina.

Glândula hipófise

É também conhecida como *glândula pituitária*. Constitui-se de estrutura arredondada que está localizada em uma concavidade no osso esfenoide denominada *sela túrcica* e está revestida pela dura-máter. Essa glândula endócrina, portanto, localiza-se ventralmente ao terceiro ventrículo e ao hipotálamo.

A glândula é dividida em partes anterior e posterior e tem origens embrionárias diferentes. A adeno-hipófise (ou lobo anterior) se origina de evaginação dorsal do ectoderma orofaríngeo (teto da cavidade oral), conhecido como *bolsa de Rathke*. A neuro-hipófise (lobo posterior) forma-se a partir de protrusão ventral (evaginação) do assoalho do diencéfalo (hipotálamo) e permanece conectada a essa porção do sistema nervoso pelo pedículo pituitário. Parte da adeno-hipófise, o lobo intermediário, fusiona-se à neuro-hipófise e fica separada do resto da adeno-hipófise pela fenda hipofisária.

A adeno-hipófise consiste em três porções: *pars distalis*; *pars tuberalis*; e *pars intermedia*. A *pars distalis* é a maior porção da pituitária. O parênquima é formado por células epiteliais que formam cordões ramificados e/ou agrupamentos, que têm membrana basal e são circundadas por sinusoides fenestrados.

As células secretoras da adeno-hipófise são classificadas de acordo com sua afinidade por corantes histológicos. Quando apresentam grânulos citoplasmáticos que têm afinidade pelos corantes histológicos hematoxilina e eosina (H&E), pH dependentes, as células são classificadas em cromófilas acidófilas e cromófilas basófilas. Quando não apresentam grânulos citoplasmáticos visíveis ao microscópio de luz clara e, por conseguinte, têm o citoplasma pouco corado pelos corantes histológicos de rotina, são classificadas como células cromófobas.

Técnicas imuno-histoquímicas (IHQ) específicas subclassificaram funcionalmente as células cromófilas acidófilas conforme seu produto de secreção: células somatotróficas [hormônio do crescimento ou somatotropina (GH, do inglês *growth hormone*)] e células luteotrópicas [hormônio luteotrópico (LTH, do inglês *luteotropic hormone*); prolactina]. As células cromófilas basófilas incluem tanto células gonadotrópicas, que secretam LH e hormônio foliculoestimulante (FSH, do inglês *follicle-stimulating hormone*), como células tireotróficas que secretam o TSH. As células cromófobas são células menores e com poucos grânulos não visíveis na microscopia de luz; estas incluem as células da hipófise empenhadas na síntese de hormônio adrenocorticotrófico (ACTH, do inglês *adrenocorticotropic hormone*) e as melanotróficas, que secretam o hormônio estimulante dos melanócitos (MSH, do inglês *melanocyte-stimulating hormone*).

Cada tipo de célula endócrina da adeno-hipófise parece estar sob controle de um hormônio ("fator") de liberação (RF, do inglês *releasing factor*), originário do hipotálamo. Para dois hormônios, hormônio do crescimento e prolactina, são produzidos hormônios ou fatores tanto da inibição quanto da liberação. Os hormônios liberadores são peptídeos pequenos sintetizados por neurônios do hipotálamo. São transportados por processos axônicos, liberados em capilares e conduzidos para células endócrinas específicas na adeno-hipófise. Cada fator de liberação estimula a liberação rápida de grânulos secretores contendo um hormônio trófico pré-formado específico. Conforme explicado anteriormente, uma vez que as células-alvo desses hormônios hipofisários são ativadas, o mecanismo de *feedback* (positivo ou negativo) controla síntese e liberação adicionais desses hormônios por meio da ação direta em células na adeno-hipófise ou neurônios no hipotálamo.

O controle da secreção dos hormônios da adeno-hipófise é feito por hormônios estimuladores e inibidores da secreção dos hormônios da adeno-hipófise, secretados no hipotálamo. Esses hormônios, chamados de *hipotalâmicos hipofisiotróficos*, são sintetizados em núcleos hipotalâmicos, transportados para a eminência média pelo transporte axônico e liberados no plexo capilar primário. Alcançam a adeno-hipófise pelas veias porta hipofisárias longas e curtas e estimulam ou inibem a secreção dos hormônios adeno-hipofisários. Foram caracterizados os seguintes hormônios hipotalâmicos hipofisiotróficos:

• Corticoliberina (CRH, do inglês *corticotropin-releasing hormone*) ou adrenocorticotrófico hormônio (ACTH)
• Gonadoliberina (LH/FSH-RF) ou GnRH
• Melanoliberina ou fator liberador da melanotropina (MSH-RF)
• Melanostatina ou fator inibidor (do fator liberador) de melanotropina (MSH-IF, do inglês *melanocyte-stimulating-hormone release-inhibiting factor*)
• Prolactoliberina ou fator liberador de prolactina (PRF, do inglês *prolactin-releasing factor*)
• Prolactostatina, dopamina ou fator inibidor de prolactina (PIF, do inglês *prolactin inhibitory factor*)
• Somatoliberina ou hormônio liberador do hormônio crescimento (GHRH, do inglês *growth hormone-releasing hormone*)
• Somatostatina ou hormônio inibidor do hormônio crescimento (GHIH, do inglês *growth hormone-inhibiting hormone*)
• Tireoliberina ou hormônio liberador da tireotropina (TRH, do inglês *tyrotropin-releasing hormone*).

A neuro-hipófise não tem células secretoras, e, sim, axônios sem mielina oriundos de neurônios localizados nos núcleos hipotalâmicos supraóptico e paraventricular. Apresenta também células de sustentação (pituícitos), que são astrócitos modificados. Os hormônios são produzidos nos corpos neuronais no hipotálamo, chegam à neuro-hipófise pelo fluxo axoplasmático e, por exocitose, entram na circulação sanguínea.

O pedúnculo hipofisário conecta a *pars nervosa* da hipófise ao hipotálamo suprajacente e também é composto de axônios amielínicos.

A hipófise posterior libera dois hormônios, o hormônio antidiurético (ADH, do inglês *antidiuretic hormone*), ou vasopressina, produzido no núcleo hipotalâmico supraóptico, e a ocitocina, produzida no núcleo paraventricular do hipotálamo. Ambos os hormônios atuam diretamente sobre tecidos não endócrinos (túbulos coletores renais, músculo liso da parede uterina e glândula mamária).

Glândula pineal ou epífise neural
A pineal é uma evaginação do encéfalo que se localiza abaixo da extremidade caudal do corpo caloso do cérebro e é revestida pelas leptomeninges. É composta de lóbulos de células especializadas, separadas por axônios amielínicos.

Há dois tipos celulares: pinealócitos, que são as células principais; e células da neuroglia, os astrócitos. Os pinealócitos são neurônios modificados e especializados dispostos em cordões e circundados por capilares fenestrados. Apresentam grânulos citoplasmáticos que contêm melatonina e seu precursor, serotonina. A pineal responde a estímulos luminosos recebidos pela retina, os quais são transmitidos ao córtex cerebral e retransmitidos à pineal por nervos do sistema nervoso simpático. Sob influência luminosa, a secreção de melatonina diminui, influenciando a atividade das gônadas nas espécies poliestrais estacionais, que apresentam ciclicidade ovariana em dias longos (como no caso das éguas) ou nos dias curtos (como a ovelha).

Na ausência de luz, ou seja, durante a noite, a secreção de melatonina aumenta, contribuindo para o sono; portanto, pode-se dizer que a pineal obedece ao ritmo circadiano. Por esse motivo, criações comerciais de poedeiras têm como prática de manejo um programa de luz noturna, prolongando o período diário de atividade reprodutiva das aves. Geralmente, o período total de luz é de 18 h diárias para as aves em fase de postura.

Glândula tireoide
Na maioria das espécies, a glândula tireoide tem dois lobos e está localizada lateralmente na parte cranial da traqueia. Em suínos e aves, no entanto, os lobos estão localizados próximo à entrada da cavidade torácica.

Os lobos estão envoltos por uma cápsula de tecido conjuntivo fibroso de onde saem septos fibrosos que dividem a glândula em lóbulos. Fibras reticulares também fazem parte do estroma de sustentação. O parênquima da glândula é composto principalmente de folículos tireoidianos (espaços esféricos limitados pelas células epiteliais cuboides), os quais são as unidades funcionais da glândula. O lúmen dos folículos é geralmente preenchido pelo coloide (substância gelatinosa rica em uma glicoproteína, a tireoglobulina). O epitélio repousa sobre uma membrana basal.

A estrutura dessas células epiteliais tem todas as características de uma célula que, ao mesmo tempo, sintetiza, reabsorve e digere proteínas – retículo endoplasmático rugoso (RER), mitocôndrias, núcleo esférico com nucléolo evidente, aparelho de Golgi no polo apical, grânulos de secreção, lisossomos e microvilosidades em número moderado na borda "luminal". As células foliculares da tireoide têm receptores para o TSH, que estimula a célula tireoidiana; no entanto, os hormônios tireoidianos (T3 e T4), por sua vez, inibem a síntese do TSH. Quando a altura média do epitélio do folículo é baixa, a glândula está pouco ativa e, em contraposição, aumento acentuado na altura do epitélio significa hiperatividade deste. O órgão é altamente vascularizado com capilares revestidos por células endoteliais fenestradas.

Da síntese dos hormônios tireoidianos participam os seguintes processos: síntese da tireoglobulina [síntese proteica a partir de aminoácidos (tirosina) captados pela borda basal da célula] e glicosilação; captação de iodo circulante pela borda basal e transporte ativo até o lúmen. Neste, o composto é ativado e transformado em iodeto; iodação da tireoglobulina (que consiste na combinação do iodeto com a tireoglobulina, que só ocorre no lúmen folicular); captação do coloide por pinocitose por meio da borda apical da célula; digestão das gotículas de coloide por lisossomos, liberando tri-iodotirosina (T3) e tetraiodotirosina (T4 ou tiroxina), que ultrapassam a membrana basal da célula e chegam ao capilar sanguíneo.

Na corrente sanguínea, o T3 e o T4 unem-se a proteínas plasmáticas e são lentamente liberados para os tecidos. Esses hormônios tireoidianos se ligam novamente a proteínas intracelulares (ativando receptores intranucleares) e são utilizados lentamente por dias a semanas. Muitos desses receptores são específicos para o T3. Atuam em todos os sistemas do organismo. Nas células, estimulam a transcrição de muitos genes que codificam vários tipos de proteínas, aumentando o metabolismo celular pelo incremento das reações de oxidação (elevação do consumo de oxigênio). Atuam também acelerando a síntese e o catabolismo de proteínas, o metabolismo dos carboidratos, a glicogenólise e a gliconeogênese. No metabolismo dos lipídios, promovem lipogênese e lipólise. No músculo cardíaco, aumentam a transcrição gênica da miosina e dos receptores beta-adrenérgicos. No sistema digestório, elevam a motilidade intestinal e a secreção de enzimas digestivas e facilitam, por fim, o crescimento dos tecidos muscular e ósseo.

Outra célula secretora é encontrada dispersa entre as células foliculares e a membrana basal que envolve as células dos folículos; essas células são chamadas de *células parafoliculares* ou *células "C"*. Foram descritas pela primeira vez no cão, no qual apresentam citoplasma grande e não corado. São, por isso, denominadas células "C" (células claras). São responsáveis pela síntese de calcitonina. Esse hormônio promove a absorção de cálcio pelo sistema esquelético e inibe a reabsorção óssea pelos osteoclastos. Sua produção é influenciada diretamente pelos níveis plasmáticos de cálcio.

Glândula paratireoide

Localiza-se na parte cranial da tireoide ou na entrada do tórax. Geralmente, são pares, mas podem ser encontradas até três ou quatro glândulas. São envolvidas por cápsula delgada de tecido conjuntivo fibroso, a qual projeta finas trabéculas de colágeno para o interior do parênquima, que é constituído por cordões, grupos ou "rosetas" de células epiteliais sustentadas por fibras reticulares e com extensa rede de capilares fenestrados.

Os tipos celulares incluem as células principais (claras e escuras) e, em menor quantidade, as células oxínticas, que apresentam citoplasma intensamente eosinofílico, têm numerosas mitocôndrias e atividade hidrolítica e enzimática intensa. As células principais e oxínticas são imunopositivas para PTH, receptor de cálcio e receptor de vitamina D.

A célula principal clara é inativa e tem o citoplasma acidófilo (eosinofílico) claro e núcleo grande e vesicular. Essas células predominam nas glândulas paratireoides do ser humano e dos animais domésticos. As células ativas e escuras ocorrem com menor frequência que as células inativas e apresentam núcleo pequeno e vesicular, circundado por citoplasma acidófilo com numerosos grânulos secretores.

A glândula é especializada em secretar o paratormônio (PTH), que regula os níveis de cálcio e fosfato sérico. O PTH atua no tecido ósseo aumentando a velocidade de reabsor-

ção osteoclástica e liberando cálcio ósseo para a circulação. Eleva, ainda, a absorção de cálcio pela mucosa intestinal e inibe a reabsorção de fósforo e promove a reabsorção de cálcio nos túbulos proximais dos rins. A produção e a secreção do PTH são estimuladas pela diminuição dos níveis sanguíneos de cálcio, detectados pelas células da paratireoide por meio do receptor sensível ao cálcio extracelular (ou *calcium sensing receptor, CASR*), um receptor acoplado à proteína G de membrana.

Glândula adrenal

As glândulas adrenais são pequenos órgãos localizados cranialmente aos rins. As adrenais estão envoltas por uma cápsula de tecido conjuntivo denso e trabéculas de tecido conjuntivo frouxo que invadem o parênquima até a medula. O estroma de suporte consiste em fibras colágenas finas e fibras reticulares.

As glândulas adrenais são altamente vascularizadas e divididas em duas regiões: a cortical e a medular, que diferem na origem embriológica. O córtex tem origem no mesoderma, que corresponde a cerca de 80% do órgão. De maneira semelhante às gônadas, os hormônios esteroides produzidos pelas células corticais da adrenal têm como precursor o colesterol. A medular tem origem no ectoderma, semelhantemente ao sistema nervoso simpático, e pode ser considerada um adjunto altamente especializado desse sistema. O córtex é formado por células poliédricas secretoras que estão organizadas em cordões, quase sempre da espessura de duas células. Os cordões estão orientados radialmente em relação à medular da adrenal.

A orientação dos cordões e algumas diferenças citológicas possibilitam a diferenciação das subdivisões corticais: zona glomerulosa ou multiforme, zona fasciculata e zona *reticularis*. Na zona glomerulosa, os núcleos das células são mais basofílicos e menores que os das demais zonas; além disso, as células se organizam de maneira semelhante a glomérulos. Em equino, suíno e cão, as células têm arranjo arqueado. É responsável pela produção dos mineralocorticoides (aldosterona). A zona *fasciculata* é a mais larga do córtex e é formada por células poliédricas arranjadas em cordões únicos ou duplos, as quais produzem os glicocorticoides, cortisol e corticosterona. A zona *reticularis* é composta por células que estão dispostas na forma de cordões, que se anastomosam livremente e são responsáveis pela produção de hormônios androgênios.

A medular tem células ganglionares prismáticas e células epitelioides intimamente agrupadas. Essas células têm núcleo grande e vesicular e citoplasma basofílico e com pequenos grânulos. Secretam as catecolaminas epinefrina e norepinefrina. Quando o tecido é fixado em sais de cromo, os grânulos de catecolaminas são oxidados, adquirindo cor marrom; por essa razão, o nome *célula cromafim* foi atribuído à célula secretora da medular da adrenal.

O controle da produção da aldosterona pelas células da zona glomerulosa é feito pelas concentrações plasmáticas de sódio e potássio e pelo sistema renina-angiotensina. A renina é produzida no rim e transforma o angiotensinogênio (uma proteína plasmática) em angiotensina I, que é convertida em angiotensina II nos pulmões. A angiotensina II nos pulmões tem ação vasoconstritora e, além disso, estimula as células da zona glomerulosa da adrenal a produzir aldosterona. A função principal da aldosterona é aumentar a reabsorção renal de sódio e, por osmose, também de água, o que resulta em elevação da pressão arterial.

Os glicocorticoides produzidos pelas células da zona *fasciculata* são hiperglicemiantes; eles diminuem a utilização periférica de glicose, aumentando o nível de glicose sanguínea. A di-hidroepiandosterona sintetizada por células da zona *reticularis* é precursora de hormônios sexuais femininos e masculinos. A medular secreta a epinefrina e a norepinefrina, cuja liberação é controlada por neurônios pré-ganglionares do sistema nervoso simpático. Estresses físicos e psicológicos agudos e outros estímulos, como o frio, iniciam a liberação desses hormônios. O hipotálamo secreta o fator liberador de corticotrofina. Sob a ação deste, a adeno-hipófise secreta o ACTH, que age estimulando a liberação dos hormônios do córtex da adrenal.

Pâncreas endócrino

O epitélio embrionário dos ductos pancreáticos origina as células endócrinas e exócrinas. Durante o desenvolvimento embrionário, as células endócrinas migram e agregam-se ao redor de capilares para formar grupos isolados de células dispersos por todo o tecido glandular exócrino. Esses aglomerados são conhecidos como *ilhotas de Langerhans*, formadas por cordões celulares constituídos por células arredondadas ou poligonais, que adquirem coloração mais clara que os ácinos pancreáticos na coloração de rotina. Elas correspondem a cerca de 1,5% do volume pancreático. Por meio da IHQ para a marcação dos hormônios específicos das células, foi possível a identificação de cinco tipos celulares que compõem as ilhotas: células A ou *alfa*, B ou *beta*, C, D, E e F.
Células A ou alfa. São células poligonais que apresentam grânulos insolúveis em álcool e secretam o glucagon e a colicistoquinina.
Células B ou beta. Compõem a maior parte da ilhota (mais ou menos de 60 a 80%, mas, em cães, sabe-se que compõem 75% e, em ovelhas, até 98% das ilhotas). São células poligonais, com grânulos solúveis em álcool; ultraestruturalmente, caracterizam-se por apresentar estruturas intranucleares cristaloides de formato variado e são responsáveis pela produção de insulina e amilina.
Células C. Não apresentam grânulos. Podem ser consideradas célula A ou B em repouso ou célula precursora da A.
Células D (gama). Produzem a somatostatina, que inibe a atividade da célula A e da célula B. São consideradas raras nos mamíferos domésticos.
Células E (épsilon). Produzem a grelina, também conhecida como *hormônio da fome*, que estimula o apetite e suprime a insulina.
Células F (células PP). Sintetizam o hormônio polipeptídeo pancreático, que inibe a secreção do pâncreas exócrino, relaxa a musculatura lisa da vesícula biliar e diminui a secreção de bile.

O hormônio insulina (hormônio hipoglicemiante) favorece a entrada de glicose nas células (hepatócitos, fibras musculares esqueléticas e adipócitos), diminuindo os níveis plasmáticos de glicose. O hormônio glucagon é o hormônio hiperglicemiante. Para obter glicose, atua nos hepatócitos promovendo a glicogenólise e a neoglicogênese pelo aumento da proteólise e da lipólise.

MECANISMO DE DESENVOLVIMENTO DA DOENÇA ENDÓCRINA

Várias lesões do sistema endócrino são caracterizadas por distúrbios funcionais e alterações patológicas manifestadas por diferentes sistemas do organismo. Tais alterações, que podem ser percebidas inicialmente pelo proprietário do animal e são o motivo pelo qual o animal é levado ao consultório médico veterinário, quase sempre não são facilmente relacionadas com o respectivo distúrbio hormonal. Por exemplo, o animal pode apresentar alopecia e hiperpigmentação como alterações primárias principais. Essas alterações são observadas no hipotireoidismo e no hiperadrenocorticismo, mas outras causas hormonais (hiperestrogenismo associado à neoplasia das células de Sertoli) e causas infecciosas também fazem parte do diagnóstico diferencial. Alterações no sistema urinário, tais como poliúria e polidipsia, ocorrem no diabetes insípido e no hiperadrenocorticismo. Fraqueza muscular pode ser provocada por hipotireoidismo e hiperadrenocorticismo. Desse modo, os conhecimentos detalhados de todas as alterações individuais causadas por cada defeito hormonal serão muito úteis para direcionar a suspeita clínica ou patológica. Biopsias e testes dos níveis hormonais são essenciais para fazer o diagnóstico da doença endócrina.

Hipofunção primária de glândula endócrina

Secreção e liberação de um hormônio são subnormais quando há extensa destruição das células secretoras por processo patológico, falha de uma glândula em desenvolver-se adequadamente ou defeito bioquímico na rota sintética de um hormônio. Danos imunomediados causam hipofunção de várias glândulas endócrinas, incluindo as glândulas paratireoides, o córtex adrenal e a glândula tireoide.

A tireoidite causada por esse mecanismo (tireoidite linfocitária) caracteriza-se por acentuada infiltração linfoplasmocitária e deposição de imunocomplexos eletrodensos ao longo das membranas basais dos folículos tireoidianos, com destruição progressiva do parênquima secretor dessa glândula endócrina.

Outra causa de hipofunção da tireoide é o uso de produtos antitireoidianos, tais como a metiltiouracila e outros derivados do tiouracil (uso proibido por deixar resíduos na carne e por riscos para a saúde humana). Essas substâncias inativam a peroxidase tireoidiana, impedindo a oxidação do iodeto, a fixação do iodo ao radical tirosil da tireoglobulina e o acoplamento das iodotirosinas. Além desse mecanismo, alguns antitireoidianos, como a propiltiouracila, também inibem a transformação da tiroxina em tri-iodotironina nos tecidos periféricos por bloquear a desiodação. A deficiência induzida de hormônios tireoidianos ocasiona hipersecreção de TSH, que tem ação trófica sobre a tireoide, determinando seu aumento de volume. O hipotireoidismo, provocado no curso da administração desses medicamentos, determina ganho de peso pela retenção de água nos tecidos subcutâneo e muscular e no sistema gastrintestinal.

Falha no desenvolvimento também resulta em hipofunção primária de uma glândula endócrina. O exemplo clássico desse mecanismo é a falha do ectoderma orofaríngeo em diferenciar-se completamente em células secretoras de hormônios tróficos da adeno-hipófise em cães e resulta em uma síndrome clínica denominada *nanismo pituitário*.

Hipofunção secundária de glândula endócrina

Nesse mecanismo, lesão destrutiva de um órgão, como a da glândula pituitária (hipófise), interfere na secreção de hormônio trófico, o que resulta em hipofunção de glândula endócrina alvo. Neoplasias grandes e endocrinologicamente ativas da pituitária em cães e gatos adultos e em outras espécies de animais domésticos podem interferir na secreção de múltiplos hormônios tróficos da pituitária e resultar em hipofunção clinicamente detectável do córtex adrenal, das células foliculares da tireoide e das gônadas. Por exemplo, abscesso ou grande adenoma não funcional da glândula pituitária podem comprimir ou incorporar completamente e destruir a adeno-hipófise, interrompendo, assim, a secreção de TSH. Isso resulta em atrofia acentuada da tireoide e produção subnormal dos hormônios tireoidianos.

Hiperfunção primária da glândula endócrina

Na hiperfunção primária de glândula endócrina, células hiperplásicas ou neoplásicas funcionais, frequentemente derivadas da glândula, sintetizam e secretam um hormônio de modo autônomo em quantidades excessivas, que superam a capacidade do organismo em utilizá-lo e degradá-lo, resultando em síndrome de excesso de hormônio. Essas síndromes incluem hiperfunção das células principais da paratireoide, das células foliculares e "C" (parafoliculares) da tireoide, das células *beta* das ilhotas do pâncreas endócrino (ilhotas de Langerhans) e das células secretoras da medular da adrenal. Por exemplo, hiperplasia multinodular ou adenoma funcional da glândula tireoide em gatos acarreta hipersecreção autônoma de tiroxina e tri-iodotironina. A elevação dos hormônios tireoidianos determina distúrbios de hiperatividade nos indivíduos (ver seção "Síndromes clínicas", mais adiante).

Hiperfunção secundária da glândula endócrina

Nesse mecanismo patogenético, alteração em um órgão endócrino (p. ex., adeno-hipófise) libera excessiva quantidade de um hormônio trófico, o que resulta em estimulação prolongada de um órgão-alvo e consequente hipersecreção de hormônio. O exemplo desse mecanismo patogênico em animais é a neoplasia secretora de ACTH derivado de células corticotróficas da pituitária. Adenoma cromófobo corticotrófico (secretor de ACTH) da *pars distalis* da hipófise é responsável por aumento bilateral das glândulas adrenais. Isso ocorre em virtude da secreção prolongada de ACTH por essa neoplasia endocrinologicamente ativa (funcional), que resulta em hipertrofia e hiperplasia das células secretoras das zonas *fasciculata* e *reticularis* no córtex adrenal e em secreção excessiva de cortisol e síndrome clínica em cães, caracterizada por alopecia progressiva, hiperpigmentação e fraqueza muscular (ver seção "Síndromes clínicas", mais adiante).

Hipersecreção de hormônios ou de substâncias semelhantes a hormônios por neoplasias não endócrinas

A hipersecreção de hormônios ou de substâncias "tipo hormônios" (química ou biologicamente semelhantes ao hormônio original) por neoplasias não endócrinas tem sido reconhecida em animais e seres humanos. A maioria dessas substâncias são peptídeos. Esteroides e iodotironinas parecem não ser secretados por neoplasias não endócrinas. Exemplo da produção de substâncias tipo hormônios em animais é o adenocarcinoma derivado das glândulas apócrinas do saco anal em cães.

Tais neoplasias produzem uma proteína relacionada com o hormônio paratireoidiano (PTHrP, do inglês *parathyroid hormone-related protein*), que estimula indiretamente os osteoclastos. A resultante mobilização acelerada de cálcio provoca desenvolvimento de hipercalcemia persistente, mesmo que as glândulas paratireoides do animal sejam compostas de células principais atróficas e inativas.

Disfunção endócrina em consequência de resposta insuficiente da célula-alvo

O entendimento mais completo do mecanismo de ação dos hormônios possibilitou o reconhecimento dessa disfunção endócrina. Hormônios esteroides e iodotironina penetram no citoplasma pela membrana da célula, ligam-se a receptores no citoplasma e são transportados ao núcleo, onde interagem com o DNA da célula para aumentar a síntese de nova proteína. Hormônios polipeptídicos e catecolaminas ligam-se a receptores na superfície das células-alvo e ativam uma enzima ancorada na membrana que cria um mensageiro intracelular [monofosfato de adenosina cíclico (cAMP, do inglês *cyclic adenosine monophosphate*)] que induz resposta fisiológica.

A falha das células-alvo em responder ao hormônio pode ser decorrente de falta de adenilciclase na membrana celular ou alteração nos receptores hormonais na superfície da célula. Certas formas de resistência à insulina associadas à obesidade em animais e seres humanos resultam do decréscimo no número de receptores na superfície das células-alvo. Consequentemente, pode desenvolver-se quadro de diabetes melito.

Hiperatividade endócrina secundária às doenças de outros órgãos

Bom exemplo que caracteriza essa alteração é o hiperparatireoidismo, que se desenvolve secundariamente à insuficiência renal crônica ou ao desequilíbrio nutricional. O hiperparatireoidismo nutricional desenvolve-se em animais com dietas anormais, ricas em fósforo. Carnívoros que recebem carne diariamente, sem suplementação de cálcio, desenvolvem hipocalcemia, que estimula a paratireoide a aumentar sua atividade.

Insuficiência da função endócrina fetal

A função subnormal do sistema endócrino do feto, especialmente em ruminantes, pode perturbar seu desenvolvimento normal e resultar em gestação prolongada. Em bovinos Guernsey e Jersey, há insuficiência, geneticamente determinada, no desenvolvimento da adeno-hipófise, embora a neuro-hipófise se desenvolva de modo normal. Isso resulta na falta de secreção de hormônios tróficos da pituitária durante o terço final de gestação e consequente hipoplasia dos órgãos endócrinos-alvo, especificamente córtex adrenal, gônadas e células foliculares das glândulas paratireoides. O desenvolvimento fetal é normal até cerca de 7 meses de gestação, mas o crescimento fetal subsequente cessa, independentemente do tempo pelo qual o feto viável é retido no útero.

Disfunção endócrina resultante de degradação anormal de hormônio

Nesse distúrbio, a secreção de hormônio por uma glândula endócrina é normal, porém as concentrações no sangue estão persistentemente elevadas, pois a degradação está diminuída, estimulando hipersecreção de seus respectivos hormônios.

A síndrome de feminilização em seres humanos decorrente do hiperestrogenismo, associada à cirrose e à consequente redução na degradação hepática de estrógenos, é exemplo clássico desse mecanismo patogenético.

Outro exemplo de degradação anormal de hormônios é a indução das enzimas microssomais hepáticas pela administração de vários químicos ou medicamentos.

O aumento da atividade das enzimas microssomais resulta em aumento da excreção de T4 pela bile. Os níveis circulantes de T4 tornam-se subnormais e há elevação de secreção compensatória de TSH pela glândula pituitária. A estimulação contínua das células foliculares da tireoide pelo TSH em espécies animais, como ratos de laboratório, predispõe ao desenvolvimento de aumento na incidência de hiperplasia focal e adenomas da tireoide.

Síndromes iatrogênicas de excesso hormonal

A administração de hormônio, seja direta, seja indiretamente, influencia a atividade das células-alvo e resulta em distúrbios clínicos. A administração diária prolongada de altas doses de preparação potente de corticosteroides exógenos (medicamentos à base de corticosteroides), no tratamento sintomático de várias doenças, reproduzirá a maioria dos distúrbios funcionais associados ao excesso de cortisol, incluindo fraqueza muscular, perda acentuada de pelos (hipotricose e alopecia) e deposição de cálcio na pele (calcinose cutânea). A concentração elevada de cortisol exógeno resulta em atrofia acentuada do córtex adrenal, particularmente das zonas *fasciculata* e *reticularis,* por falta de estímulo pelo ACTH.

HIPÓFISE

Anomalias do desenvolvimento

Falhas no desenvolvimento da hipófise (aplasia e hipoplasia) são relatadas em várias raças bovinas, incluindo Jersey, Guernsey e Holandês, em que a disfunção é geneticamente determinada. A anomalia afeta o eixo hipotalâmico-adeno-hipofisário-adrenocortical do feto, resultando em hipoplasia bilateral acentuada do córtex adrenal e consequente falha na produção de cortisol fetal (hormônio essencial no início do trabalho de parto).

Clinicamente, a condição caracteriza-se por prolongamento da gestação. Os fetos afetados podem apresentar, além disso, anomalias resultantes da deficiência adicional de TSH, GH e outros hormônios hipofisários, incluindo hipoplasia bilateral das glândulas tireoides, defeitos esqueléticos e retardamento no desenvolvimento. Há também casos em que os fetos continuam crescendo *in utero* até ultrapassarem a capacidade placentária de nutrição do feto, momento em que ocorre sua morte.

Condição semelhante é observada em ovelhas prenhes que ingerem a planta *Veratrum californicum* (que cresce na região oeste dos EUA) no 14º dia de gestação. Nesses animais, os alcaloides da planta ciclopamina e jervina produzem várias deformidades fetais, em particular da região do hipotálamo e da hipófise. A gestação, nesses casos, estende-se indefinidamente, até ser interrompida por cesariana ou o feto morrer *in utero*.

Por fim, hipoplasia pituitária, resultando em falha na secreção dos hormônios tireotróficos, somatotróficos, lactotróficos e, em menor grau, gonadotróficos, também é descrita em cães, seres humanos e camundongos anões, acompanhada ou não por cistos multiloculares da bolsa de Rathke (ver tópico *Hipossomatotropismo congênito ou nanismo pituitário*, para obter mais detalhes).

Cistos não neoplásicos na hipófise (Figura 13.1) podem se desenvolver em remanescentes tanto da porção distal quanto da proximal do ducto craniofaríngeo. Os cistos derivados da porção distal do ducto são revestidos por epitélio ciliado cúbico a cilíndrico e contêm mucina. Em cães, principalmente nos de raças braquicefálicas, esses cistos são quase sempre encontrados na periferia de *pars tuberalis* e *pars distalis* da hipófise.

Às vezes, os cistos se tornam grandes o suficiente a ponto de induzirem atrofia compressiva do infundíbulo, da eminência mediana ou da *pars distalis*, além de interferência no aporte sanguíneo pelo sistema porta hipofisário. Extravasamento do conteúdo do cisto pode elicitar reações inflamatórias locais marcadas, com subsequente fibrose e interferência no funcionamento glandular normal. Sinais clínicos incluem déficits visuais e diabetes insípido (considerados, primariamente, reflexo da função hipotalâmica

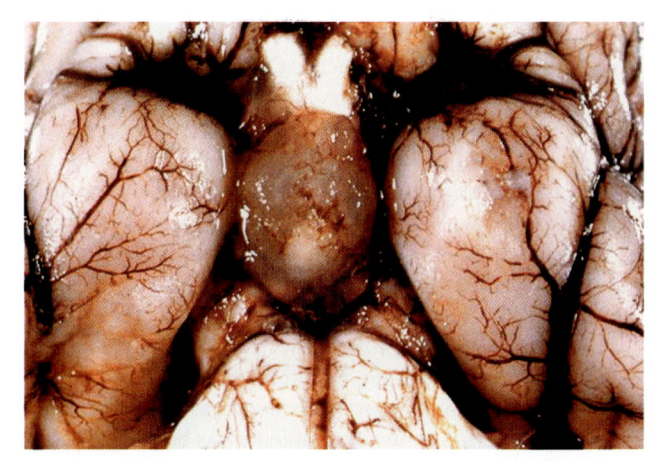

Figura 13.1 Aspecto ventral do encéfalo de um cão com cisto na hipófise, envolvendo a *pars distalis* e a *pars tuberalis,* levando à atrofia da glândula.

danificada por compressão pela neoplasia pituitária), bem como atrofia gonadal, redução da taxa de metabolismo basal e hipoglicemia (associados ao hipofuncionamento da adeno-hipófise).

A porção proximal do ducto craniofaríngeo pode persistir no aspecto dorsal da cavidade oral em adultos como células indiferenciadas ou de células diferenciadas semelhantes às da adeno-hipófise. A presença dessa estrutura remanescente, chamada de *hipófise faringiana*, é descrita em várias espécies animais, em especial em cães e gatos; naqueles, a hipófise faringiana é fisicamente separada da adeno-hipófise, ao passo que, nestes, essas estruturas podem ser contínuas em razão da persistência do canal craniofaringiano.

Em cães, a hipófise faringiana é mais comumente observada nas raças braquicefálicas. Ela consiste em estrutura tubular revestida por epitélio cilíndrico ciliado que está localizada na região mediana da nasofaringe e costuma ser contínua, com um cisto multilocular. O cisto pode medir alguns centímetros de diâmetro, podendo causar distúrbios respiratórios decorrentes do deslocamento ventral do palato mole e da oclusão das narinas. A parede do cisto pode conter osso trançado parcialmente mineralizado, parecendo firme à palpação. Seu conteúdo é, muitas vezes, amarelo-acinzentado e caseoso, em consequência do acúmulo de queratina e células epiteliais esfoliadas. À microscopia, o cisto é revestido por epitélio escamoso, ciliado, cúbico ou cilíndrico e contém material coloide e detrito celular. Células acidófilas, basófilas e cromófobas semelhantes às da adeno-hipófise são observadas em sua parede.

Alterações inflamatórias

Inflamações abscedativas da glândula pituitária são as características da síndrome do abscesso pituitário, doença incomum e quase sempre fatal de ruminantes e, raramente, de equinos. Geralmente, os animais afetados são adultos, com mais de 2 anos de idade, mas a doença também pode ser observada em gado jovem, associada ao uso de argolas e tabuletas nasais para desmame interrompido.

Os casos costumam ser esporádicos; mesmo durante a ocorrência de surtos, a morbidade é inferior a 2%. Sinais clínicos têm, com frequência, início súbito, e a duração do curso da doença varia, em geral, de 1 dia a várias semanas. O quadro clínico é altamente variável. Os sinais mais comuns estão associados à disfunção assimétrica e progressiva de nervos cranianos, em especial dos nervos trigêmeo e abducente.

Os principais achados macro e microscópicos consistem em abscessos pituitários (Figuras 13.2 e 13.3) ou parapituitários que comprimem dorsalmente o tronco encefálico e os nervos cranianos regionais. Em alguns casos, observam-se, ainda, osteomielite do osso basoesfenoide, abscessos na substância encefálica e leptomeningite supurativa na superfície ventral do encéfalo e da medula espinhal cervical.

O mecanismo patogênico específico da síndrome permanece por ser esclarecido. Hipóteses incluem extensão direta de processo inflamatório de estruturas adjacentes (tais como otite interna, sinusite e empiema das bolsas guturais) e disseminação bacteriana por meio de circulação venosa, arterial ou linfática. Em ruminantes, a hipófise é circundada por uma rede vascular complexa formada por veias do

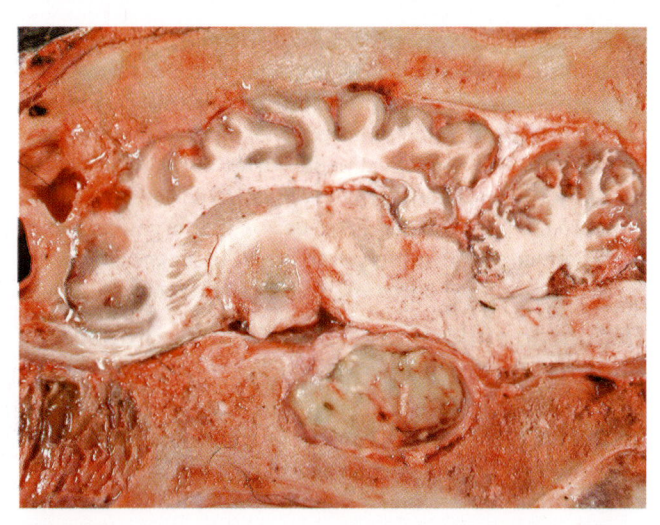

Figura 13.2 Corte sagital do crânio de um ovino com síndrome do abscesso pituitário. Um abscesso medindo 3 × 2 cm preenche a sela túrcica. Um abscesso menor (de aproximadamente 0,5 cm de diâmetro) pode ser observado no parênquima na região anteroventral do tálamo. Reproduzida, com autorização, de Barros *et al.*, 2006.

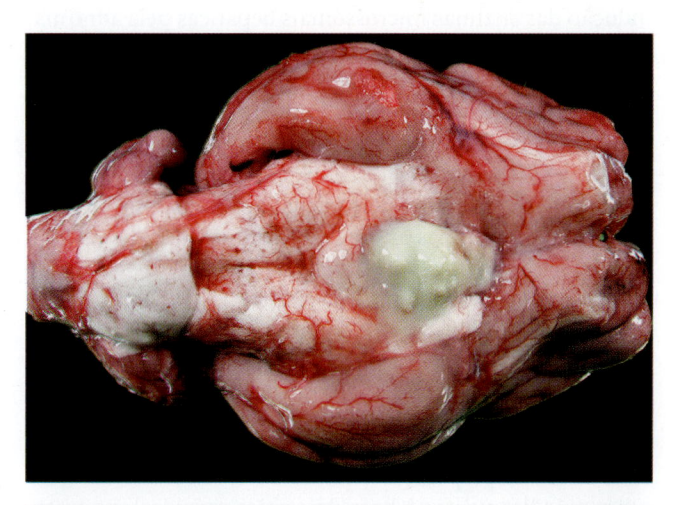

Figura 13.3 Imagem ventral do encéfalo de um caprino com abscesso localmente extenso na glândula pituitária acompanhado de leptomeningite. (Cortesia do Dr. Jon S. Patterson, Diagnostic Center for Population and Animal Health, Lansing, Indiana, EUA.)

seio cavernoso e artérias da *rete mirabile* epidural rostral ou carotídea (Figura 13.4 A). Essa rede torna a glândula especialmente suscetível à deposição embólica de bactérias de fontes crônicas de infecção, tais como mastite, artrite e pneumonia abscedativa. *Trueperella (Arcanobacterium) pyogenes* é a bactéria mais comumente isolada das lesões, mas diversas bactérias Gram-positivas (*Streptococcus* spp., *Staphylococcus* spp. e *Corynebacterium pseudotuberculosis*) e Gram-negativas (*Fusobacterium necrophorum*, *Bacteroides* sp., *Pasteurella* spp., *Pseudomonas* spp. e *Actinobacillus* spp.) têm sido isoladas em cultura pura ou mista de abscessos da pituitária (Figura 13.4 B). Esses microrganismos são causas habituais de processos inflamatórios crônicos, afetando também outros órgãos, dando suporte à hipótese da disseminação via circulatória.

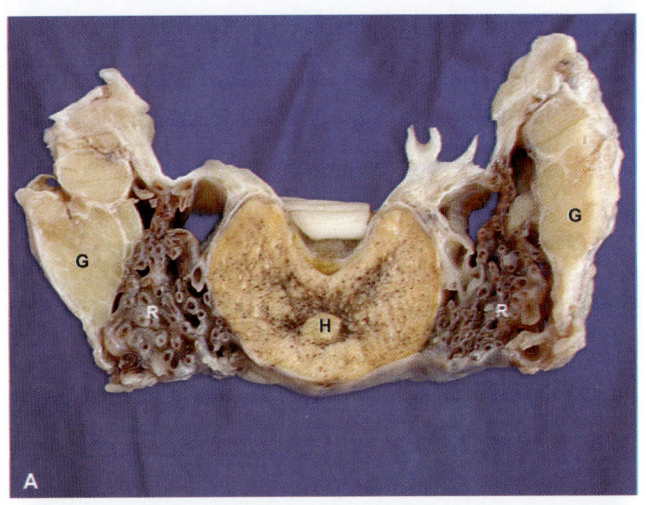

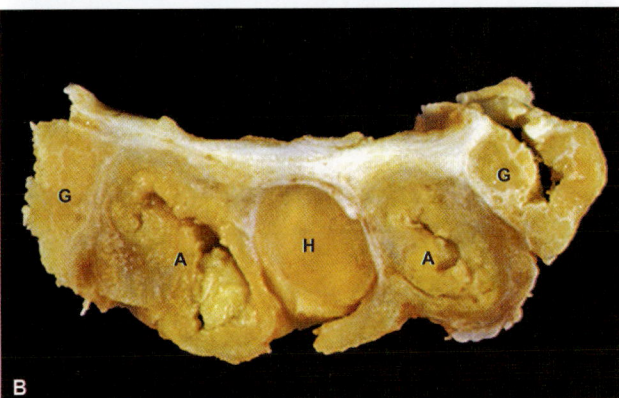

Figura 13.4 Etiopatogênese de abscessos pituitários. **A**. O bloco de tecido mostra o gânglio do 5º par de nervos cranianos (G), a *rete mirabile* carotídea (R) e a hipófise (H). **B**. Mesmo conjunto de estruturas mostrado acima na figura **A**. Abscessos (A) podem ser observados na *rete mirabile* carotídea. A hipófise (H) e os gânglios trigeminais (G) estão identificados. (Reproduzida, com autorização, de Barros *et al.*, 2006.)

Alterações proliferativas
Hipertrofia e hiperplasia

O tamanho e o número das diversas células da adeno-hipófise variam de acordo com o estado fisiológico do animal. Hipertrofia e hiperplasia das células lactotróficas (secretoras de prolactina) são achados normais em estados avançados de gestação em éguas, cadelas e ovelhas prenhes. Redução na porcentagem de células somatotróficas também é considerada normal em cavalos mais velhos.

Alterações proliferativas semelhantes podem ser observadas como resposta à remoção cirúrgica ou à destruição por doença do parênquima de um órgão-alvo endócrino, resultando na ausência de *feedback* negativo. Achado frequente, mas muitas vezes sem significado clínico em equinos acima de 10 anos de idade, é a hiperplasia multinodular idiopática da *pars distalis* da hipófise. Somente em casos raros essa alteração está associada à disfunção pituitária (doença semelhante à de Cushing).

As alterações fisiológicas e patológicas descritas anteriormente ilustram o fato de que, se a demanda pela secreção de um hormônio trófico persiste por dias ou mesmo semanas, a população específica de células endócrinas da adeno-

hipófise sofre hipertrofia e, eventualmente, hiperplasia, formando pequenas ilhas de células hiperplásicas em meio a parênquima normal. Se o estímulo se estender por meses, o citoplasma das células hipertrofiadas se torna vacuolizado, formando, por fim, um vacúolo grande, que pode deslocar o núcleo para a periferia.

Hiperatividade e hipertrofia das células hiperplásicas são completamente reversíveis com o cessar do estímulo hormonal excessivo. Em casos crônicos e graves de hiperplasia, no entanto, as alterações hiperplásicas podem não ser mais reversíveis por completo. Parece ser característica comum da hipófise e das demais glândulas endócrinas que estimulação prolongada da população de células secretoras predispõe a uma incidência de tumores superior à que seria esperada na população controle. A grande maioria dos tumores endócrinos é, entretanto, de caráter benigno. O aumento de lesões proliferativas (cistos, hiperplasia, microadenomas ou adenomas) da *pars intermedia* da hipófise de cavalos (Figura 13.5) com o avançar da idade parece ser bom exemplo desse processo.

Neoplasias da hipófise

As neoplasias da hipófise em pequenos animais são mais comuns em cães do que em gatos, de acordo com um estudo investigativo sobre neoplasias da hipófise nessas espécies. Particularmente cães manifestam essa condição geralmente acima dos 6 anos de idade. Nas outras espécies, os tumores hipofisários são relatados com menor frequência e são mais comuns em equinos, principalmente em equinos mais velhos.

Em pequenos animais, um estudo revelou a ocorrência em 24,4% dos cães e em 15,3% dos gatos estudados; contudo, somente animais doentes foram avaliados para essa condição. Além dos tumores primários da hipófise, foi documentada também a ocorrência de metástases de adenocarcinoma nasal, adenocarcinoma salivar, carcinoma mamário, linfoma e melanoma em cães, com consequentes sinais de endocrinopatia e sinais neurológicos, importantes no diagnóstico diferencial.

Neoplasias da adeno-hipófise

As neoplasias da adeno-hipófise originam-se de células dos lobos maiores da glândula, isto é, da *pars intermedia* e da *pars distalis*. As classificações antigas baseavam-se nas pro-

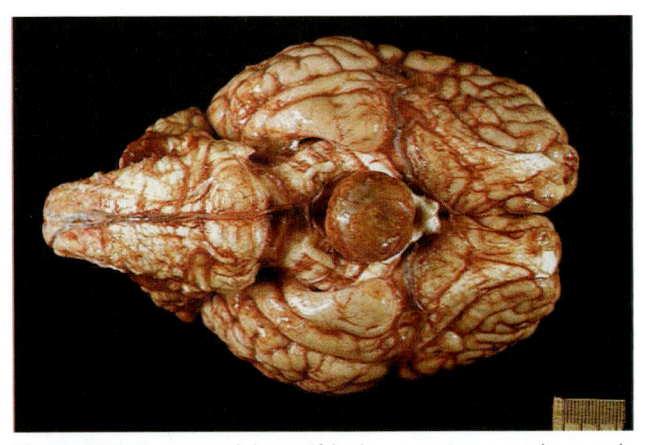

Figura 13.5 Vista ventral do encéfalo de um equino com adenoma da hipófise.

priedades tintoriais do citoplasma das células neoplásicas, enquadrando os tumores em três categorias: cromófobos, acidófilos e basófilos. Contudo, essa classificação não reflete a relação entre as características morfológicas das células e sua produção hormonal, como tem sido demonstrado por meio de técnicas de IHQ.

Os imunomarcadores que podem ser utilizados são anti-ACTH, anti-hormônio do crescimento, anti-hormônio alfaestimulante dos melanócitos e antiprolactina. Classificações atuais visam combinar o aspecto citomorfológico dos tumores com a apresentação clínico-endocrinológica do paciente.

Neoplasias da *pars intermedia*

Adenomas da *pars intermedia* são os tumores pituitários mais comuns em equinos e os segundos mais usuais em cães (acometendo principalmente raças não braquicefálicas), mas são raros em outras espécies. Em equinos, são a causa principal (com hiperplasia adenomatosa da *pars intermedia*) da síndrome de disfunção pituitária da *pars intermedia* (DPPI) – a denominação de doença de Cushing equina para essa doença não é recomendada, levando-se em consideração a diferença na localização (*pars intermedia vs. pars distalis*) dos adenomas pituitários entre equinos e seres humanos.

A DPPI é uma doença neuroendócrina progressiva e complexa, que afeta múltiplos órgãos e rotas endócrinas em cavalos velhos. A doença é decorrente da perda de regulação dopaminérgica da *pars intermedia*, resultando em aumento da secreção de hormônios peptídeos da região hipofisária afetada. Permanece desconhecido se esse distúrbio endócrino é consequência da perda específica de neurônios dopaminérgicos (doença primária do hipotálamo) ou se surge espontaneamente (doença primária da hipófise).

Hormônios melanotróficos da *pars intermedia* da hipófise sintetizam a pró-opiomelanocortina (POMC), que é clivada para dar origem ao α-MSH, ao peptídeo intermediário semelhante à corticotrofina (CLIP) e à betaendorfina (β-END). A síntese e secreção de POMC pelas células melanotróficas são inibidas pelo neurotransmissor dopamina.

A perda dessa regulação inibitória dopaminérgica resulta em hipertrofia, hiperplasia e, eventualmente, neoplasia da parte hipofisária intermediária, com produção excessiva de peptídeos derivados de POMC. Esse processo pode acabar acarretando DPPI. Cavalos com esse distúrbio endócrino produzem grande quantidade de α-MSH e β-END, bem como moderada quantidade de ACTH. α-MSH e β-END potencializam o efeito de ACTH, podendo causar disfunção adrenal. Entretanto, em comparação aos seres humanos com doença de Cushing, desenvolvimento de hiperplasia adrenocortical secundária em equinos é relativamente incomum e relatada em média de apenas 20% dos casos.

Pôneis e cavalos da raça Morgan parecem ter risco maior para o desenvolvimento de DPPI. A idade média dos animais afetados é em torno de 20 anos. Hirsutismo ou hipertricose (Figura 13.6) é o sinal clínico mais clássico da doença. Acredita-se que esse achado seja decorrente de falha na queda sazonal cíclica dos pelos. Sudorese excessiva (hiperidrose), observada principalmente sobre as regiões cervical e escapular, é comumente atribuída à resposta termorregu-

latória à longa pelagem, mas é possível que também seja o resultado direto dos elevados níveis de peptídeos derivados de POMC. Perda de peso e de massa muscular pode ocorrer, ao menos em parte, em razão do catabolismo proteico resultante do aumento de cortisol.

Acompanhando ou mesmo precedendo a perda de massa muscular, há redistribuição da gordura corporal. Animais afetados podem parecer obesos, com pescoço largo e depósitos de gordura na fossa supraorbitária. Animais com DPPI podem tornar-se mais dóceis ou letárgicos e apresentar resposta diminuída aos estímulos dolorosos. Acredita-se que isso seja resultante de níveis elevados de β-END. Infecções crônicas, tais como sinusite, doença periodontal e abscessos subsolares, e alta infestação por parasitas gastrintestinais são, possivelmente, resultantes do efeito imunossupressor induzido pelo cortisol.

Laminite crônica é, talvez, a complicação clínica associada à DPPI mais significativa. A patogenia dessa condição ainda permanece mal compreendida. Poliúria e polidipsia são relatadas com frequência variável; é provável que raramente sejam de significado clínico. Outros sinais clínicos relatados incluem lactação permanente e infertilidade, provavelmente em razão da secreção alterada de prolactina e hormônios gonadotróficos. Distúrbios nervosos (ataxia, cegueira e convulsões) são ocasionalmente observados. Como nenhuma relação foi estabelecida entre o tamanho do tumor e o desenvolvimento desses sinais clínicos, sua fisiopatologia permanece por ser esclarecida.

Em cães, a maioria dos adenomas da *pars intermedia* da hipófise é endocrinologicamente inativa, podendo, no entanto, causar hipopituitarismo e diabetes insípido pela compressão da hipófise e do hipotálamo. Os poucos tumores localizados nessa região e que secretam ACTH resultam em síndrome de hiperadrenocorticismo hipofisário.

Macroscopicamente, adenomas da *pars intermedia* são esbranquiçados a amarelados (Figura 13.7) e multinodulares, causando compressão e atrofia da *pars distalis* e invasão de grau variável da *pars nervosa* da hipófise. Compressão do hipotálamo e do quiasma óptico pode ocorrer por expansão do tumor pela sela túrcica (Figura 13.8). À histolo-

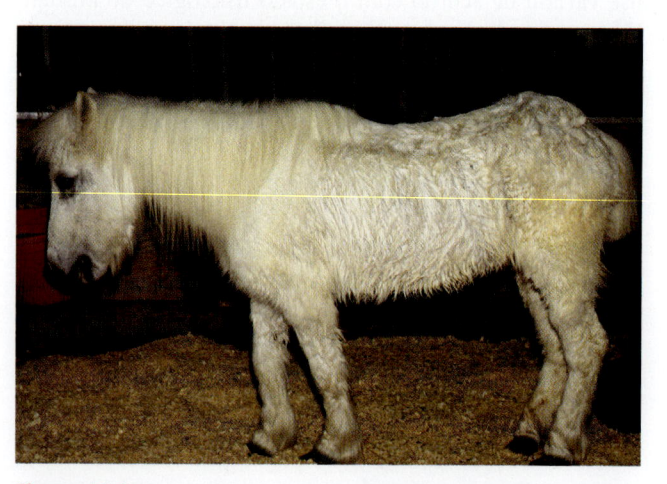

Figura 13.6 Hipertricose (hirsutismo) em um equino, decorrente da falha na queda sazonal dos pelos, associada a um adenoma da *pars intermedia* da hipófise.

gia, o tumor é bem delimitado, parcialmente encapsulado e composto de células fusiformes ou poliédricas arranjadas em cordões e ninhos ao longo de finos septos de tecido conjuntivo. Numerosas estruturas foliculares contendo coloide, revestidas por epitélio cúbico ou cilíndrico simples e, por vezes, ciliado, podem estar presentes em meio às células cromofóbicas neoplásicas (Figura 13.9). Áreas de hemorragia e necrose são incomuns, mesmo em tumores grandes.

Adenomas secretores de hormônio adrenocorticotrófico (adenomas corticotróficos ou cromófobos endocrinologicamente ativos)

Entre os tumores da adeno-hipófise endocrinologicamente ativos, os secretores de ACTH são os mais comuns nos animais domésticos, ocorrendo principalmente em cães adultos a senis de diversas raças (em particular, Boxers, Boston Terriers e Dachshunds). A secreção excessiva de ACTH causa hiperplasia adrenocortical bilateral, resultando em síndrome por secreção excessiva de cortisol (hiperadrenocorticismo hipofisário ou doença de Cushing).

Macroscopicamente, o adenoma de células corticotróficas é branco ou marrom-avermelhado e provoca aumento de tamanho da hipófise, podendo invaginar para dentro da cavidade do infundíbulo, causando dilatação do recesso infundibular e do terceiro ventrículo e, eventualmente, compressão do hipotálamo. Ao mesmo tempo, os animais afetados apresentam elevação de espessura do córtex da adrenal decorrente da hiperplasia das células corticais.

Microscopicamente, os adenomas se originam da *pars distalis* ou *pars intermedia* e são compostos de agregados de células secretoras bem diferenciadas com padrão de crescimento difuso ou sinusoidal (com espaços vasculares proe-

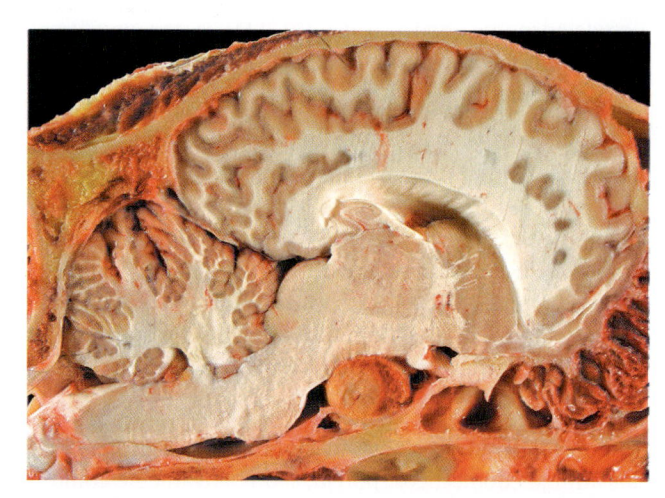

Figura 13.8 Corte sagital do crânio de um equino com adenoma da *pars intermedia* da hipófise. O tumor estende-se dorsalmente pela sela túrcica, comprimindo o tronco encefálico suprajacente. (Cortesia da Dra. Theresa M. Boulineau, Indiana Animal Disease Diagnostic Laboratory, West Lafayette, Indiana, EUA.)

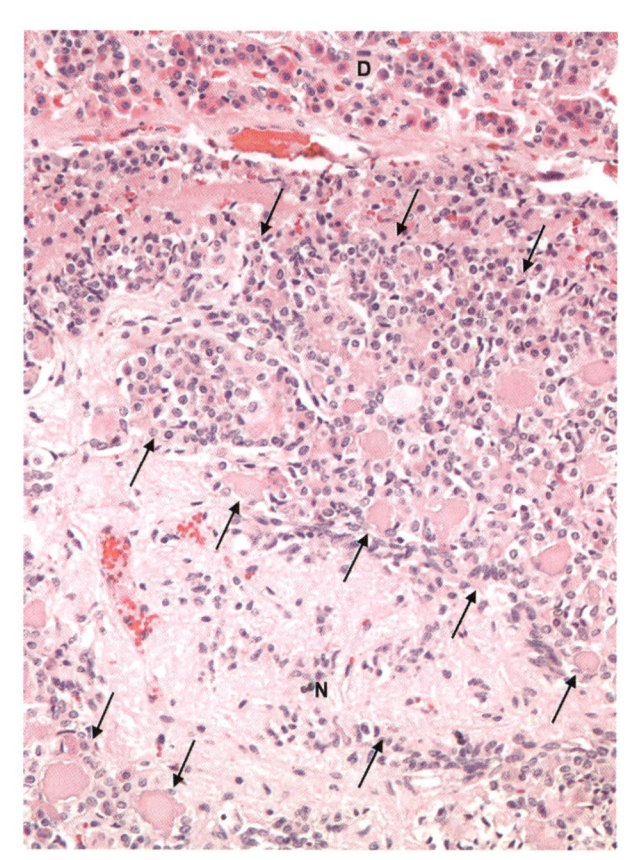

Figura 13.9 Adenoma da *pars intermedia* (delimitado por setas) de um canino. As células neoplásicas comumente formam estruturas foliculares que acumulam material homogêneo eosinofílico semelhante a coloide. *Pars distalis* (D) e *pars nervosa* (N) remanescentes da hipófise. (Cortesia de Indiana Animal Disease Diagnostic Laboratory, West Lafayette, Indiana, EUA.)

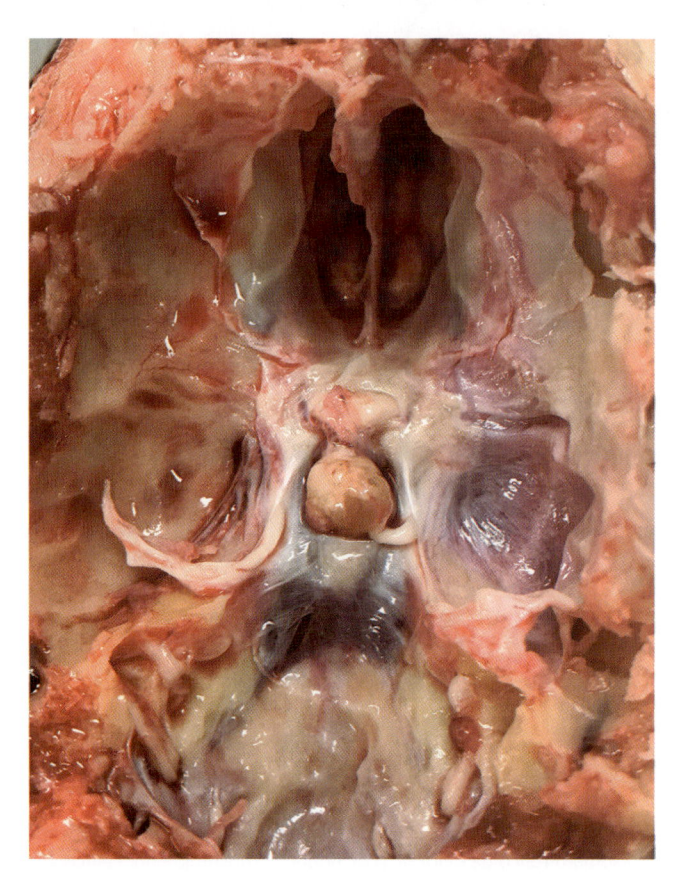

Figura 13.7 Vista ventral do encéfalo de um cão da raça Basset Hound, fêmea, 14 anos de idade, com adenoma da hipófise. Microscopicamente, foi diagnosticado como adenoma da *pars intermedia*.

minentes). Os grânulos das células desses adenomas reagem fortemente ao ácido periódico-Schiff (PAS, do inglês *periodic acid-Schiff*). Em cães, a reação fortemente positiva pelo PAS e negativa para reticulina (perda das fibras) em uma área de proliferação na hipófise, podem auxiliar no diagnóstico de adenoma corticotrófico (ACTH), já que em cães os outros tumores produtores de TSH, FSH e LH não foram ainda documentados.

Adenomas cromófobos endocrinologicamente inativos

Esse tipo de tumor pituitário é mais frequente em cães, gatos e periquitos, e é raro nas demais espécies animais. Apesar de ser endocrinologicamente inativo, o tumor pode provocar distúrbios endócrinos se for grande o suficiente para ocasionar atrofia compressiva da *pars nervosa* ou *pars distalis* da hipófise ou do hipotálamo. As glândulas adrenais dos animais afetados são pequenas, com marcada atrofia da camada cortical.

Adenomas acidófilos

Tumores derivados de acidófilos granulados são incomuns nos animais domésticos; porém, são relativamente comuns em ratos adultos de várias linhagens. Diversos distúrbios clínicos podem estar associados aos adenomas acidófilos, incluindo atrofia muscular, déficit de nervos cranianos, diabetes insípido e acromegalia ou gigantismo pituitário. Em gatos, os animais afetados por adenomas pituitários das células somatotróficas da *pars distalis* (adenomas acidófilos secretores de GH) são quase sempre machos de idade média a avançada.

Os sinais clínicos da endocrinopatia estão associados a diabetes melito resistente à insulina e a níveis elevados de GH e fator de crescimento semelhante à insulina tipo 1 (IGF-1, do inglês *insulin-like growth factor type-1*). Os primeiros sinais (poliúria, polidipsia e polifagia) estão associados a diabetes. Achados associados ao efeito anabólico do GH incluem aumento de um ou mais órgãos (p. ex., fígado, rins, glândulas adrenais e língua), cardiomiopatia hipertrófica, elevação do tamanho corporal e ganho de peso, prognatismo e artropatia degenerativa. Sinais nervosos (p. ex., torneio, convulsões e alterações de comportamento) estão associados à invasão e à compressão do cérebro pelo tumor pituitário.

Insuficiência renal resultante de glomerulonefropatia é, provavelmente, consequência de diabetes melito mal controlado e/ou níveis excessivos de GH. As alterações conformacionais observadas em acromegalia possibilitam distinguir essa endocrinopatia do hiperadrenocorticismo; ambos os distúrbios são acompanhados por diabetes melito insulinorresistente e associados a adenomas pituitários.

Em cães, acromegalia associada ao adenoma acidófilo pituitário é extremamente rara. Nessa espécie, o distúrbio endócrino é mais comumente observado em associação à administração prolongada de progestágenos (em particular, de acetato de medroxiprogesterona) ou com níveis elevados de progesterona durante a fase luteal do ciclo estral. Focos hiperplásicos de epitélio ductal da glândula mamária foram determinados como o local de produção de GH induzida pelos progestágenos em cães. Já em gatos, os progestágenos não parecem estimular a secreção mamária de GH o suficiente para esse hormônio alcançar a circulação sistêmica.

Em periquitos australianos (*Melopsittacus undulatus*), foram descritos adenomas e carcinomas acidófilos induzindo ataxia, dificuldade para voar e cegueira.

Macroscopicamente, os tumores caracterizavam-se por massas rosadas e macias, com até 1 cm de diâmetro; frequentemente, estendiam-se para o interior do encéfalo e invadiam os tecidos moles e duros adjacentes. À análise histopatológica, a glândula pituitária encontrava-se extensamente substituída pela proliferação neoplásica (Figura 13.10 A). A IHQ fortemente positiva para GH (Figura 13.10 B) confirmou a origem somatotrófica desses tumores.

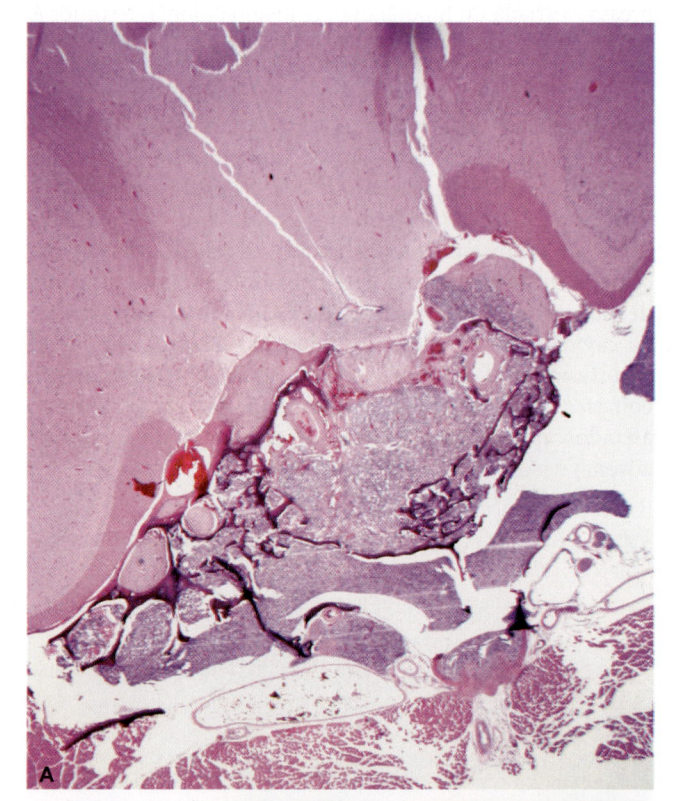
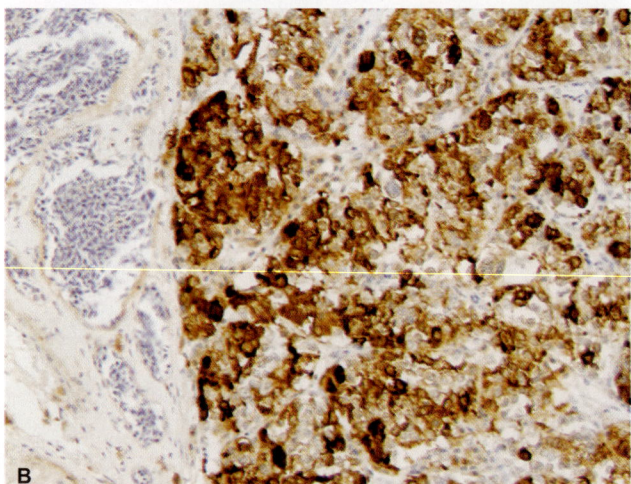

Figura 13.10 *Melopsittacus undulatus* (periquito australiano). **A.** Adenoma somatotrófico da hipófise. A glândula foi substituída por células em crescimento sólido invadindo a sela túrcica e comprimindo o encéfalo. **B.** Imuno-histoquímica das células neoplásicas mostradas acima na figura **A** fortemente marcadas para GH.

Adenomas acidófilos em ovinos (cuja região pituitária é completamente separada do cérebro pelo diafragma da sela túrcica completo) podem alcançar tamanho considerável, causando grave compressão da adeno e neuro-hipófise, além de aprofundamento da sela túrcica (Figura 13.11). Hiperplasia de tecido mamário e galactorreia em ovelhas afetadas sugerem a produção excessiva de prolactina pelas células tumorais (característica muito mais comum em ratos do que em animais domésticos com neoplasias pituitárias).

Em cães e gatos (cujo diafragma da sela túrcica é incompleto), o principal achado macroscópico em casos de adenomas acidófilos se caracteriza por aumento da hipófise com compressão variada do hipotálamo. À histopatologia, o tumor é, tipicamente, composto de cordões irregulares de células acidófilas granuladas dispostas ao longo de sinusoides. Células neoplásicas comprimem e, por vezes, invadem de maneira limitada a periferia da *pars nervosa* e do infundíbulo, o que, contudo, não deve ser considerado indicativo de malignidade.

Adenomas basófilos

Esses tumores da *pars distalis* estão entre os mais raros em todas as espécies animais. São derivados de basófilos tireotróficos, positivos na IHQ para TSH. Quando ativos, esses tumores estão acompanhados por aumento bilateral da tireoide. Já nos casos em que os tumores são inativos, a glândula tireoide é composta de folículos involuídos, revestidos por células foliculares atrofiadas e distendidos por coloide.

Craniofaringiomas/tumores das células germinativas na região suprasselar

Craniofaringioma é um tumor geralmente benigno e derivado de remanescentes do ectoderma do ducto craniofaríngeo (que forma a bolsa de Rathke), cujas células se desprendem durante seu trajeto pelo osso esfenoide. Normalmente, essas células não sobrevivem e são eliminadas por mecanismos imunológicos; entretanto, transformação neoplásica pode ocorrer quando essas células não são eliminadas. São raros em animais domésticos e descritos apenas em cães e gatos.

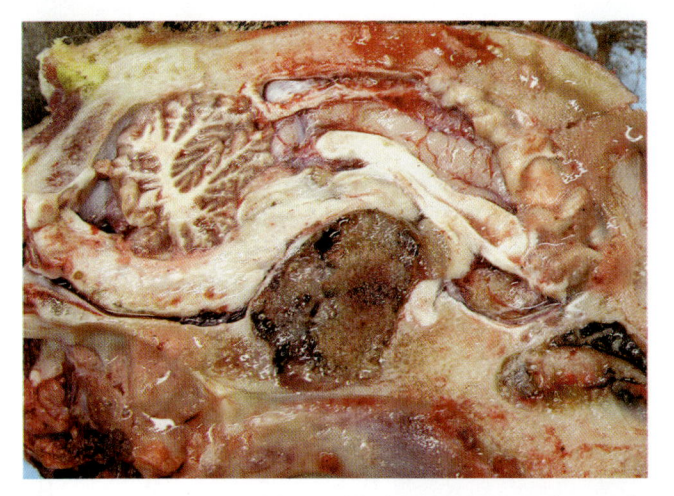

Figura 13.11 Corte sagital do encéfalo de um ovino com adenoma da hipófise. Há extensa compressão do encéfalo suprajacente pelo tumor com crescimento expansivo. (Cortesia dos Drs. Ian N. Moore e Christy A. McKnight, Diagnostic Center for Population and Animal Health, Lansing, Indiana, EUA.)

Geralmente são diagnosticados em animais de 2 a 4 anos de idade, mas podem ser uma das causas de nanismo em cães jovens quando a redução na secreção de GH e outros hormônios pituitários tróficos sucede antes do fechamento das placas de crescimento. Os sinais clínicos estão associados ao tamanho do tumor e, com frequência, são decorrentes de combinação dos seguintes fatores: ausência de secreção de hormônios pituitários tróficos, resultando em atrofia e funcionamento subnormal do córtex da adrenal e da glândula tireoide; distúrbios no metabolismo da água (diabetes insípido) pela interferência do tumor na síntese e liberação de ADH; e déficit de nervos cranianos e distúrbios do sistema nervoso central em razão da extensão do tumor para o interior do parênquima cerebral suprajacente.

Os tumores são grandes e têm localização supra ou infrasselar, podendo incorporar vários nervos cranianos, destruir boa parte das *pars distalis* e *pars nervosa* da hipófise e se estender dorsalmente até o hipotálamo e o tálamo. Outra vez, essa maneira de crescimento não deve ser considerada evidência de malignidade, e sim extensão tumoral além de áreas de menor resistência.

O aspecto histológico dos craniofaringiomas é distinto dos demais tumores intracranianos, com ninhos de células epiteliais cúbicas, cilíndricas ou escamosas com áreas focais proeminentes de queratinização e mineralização se alternando com áreas císticas que contêm detritos de queratina e coloide. Tumores malignos se caracterizam por anaplasia celular intensa e invasão óssea.

A denominação de tumores das células germinativas suprasselares (preferencialmente a de craniofaringiomas) tem sido proposta para as neoplasias pleomórficas da região suprasselar em cães jovens e, também, em um relato dessa neoplasia em uma novilha de 16 meses de vida. Na medicina humana, adotam a denominação de tumores não hipofisários da região selar. Nessa classificação são incluídos os tumores de células germinativas (germinoma, teratoma, pinealoma ectópico e metastático), craniofaringioma, cistos (cisto da bolsa de Rathke, cisto epidermoide e dermoide, cisto aracnoide), astrocitoma pilocítico, glioma, gangliocitoma, cordoma, meningeoma, hamartoma, tumor das células granulares e metástases. Para a classificação de tumores de células germinativas são propostos os seguintes critérios: 1) localização suprasselar; 2) população de células neoplásicas mistas constituída por áreas com células germinativas (similar às células gonodais observadas em seminoma ou disgerminoma), células hepatoides e células com diferenciação intestinal ou respiratória e/ou escamosa; e 3) imuno-histoquímica positiva para alfa feto-proteína.

Em cães e bovinos, o tumor das células germinativas suprasselares tem sido descrito como neoplasia originada da região suprasselar e associado a sinais clínicos de disfunção da pituitária, polidipsia e poliúria, cegueira, exoftalmia, midríase e ptose palpebral. Microscopicamente, a neoplasia é constituída por cordões sólidos de células pobremente diferenciadas que variam de células poligonais grandes com citoplasma abundante e frequentemente vacuolizado (Figura 13.12 A) a células redondas menores com citoplasma anfofílico (grânulos basofílicos podem estar presentes). Áreas ocasionais com células cúbicas (ciliadas ou não) e formação tubular são também visualizadas. As mitoses são raras e o estroma é composto por tecido fibrovascular delgado. A imuno-histoquímica pode ser utilizada para auxiliar no diagnóstico. Imunomarcação das células pleomórficas vacuolizadas para alfa feto-proteína, indicando diferenciação embrionária, foi descrita em alguns casos em cães (Figura 13.12 B) e em um bovino, bem como imunomarcação das células com características epiteliais (cúbicas) para citoqueratina.

As informações descritas acima, considerando a morfologia das células e os achados imuno-histoquímicos, sugerem que a neoplasia das células germinativas suprasselar e o craniofaringioma tenham origem comum e representam uma neoplasia teratomatosa pouco diferenciada.

Carcinomas

Carcinomas da hipófise são incomuns quando comparados aos adenomas, mas são observados em caninos e bovinos velhos. Esses tumores (carcinomas cromófobos) são quase sempre endocrinologicamente inativos, porém podem causar distúrbios significativos, caracterizados por pan-hipopituitarismo e diabetes insípido resultantes da destruição da *pars distalis* e da neuro-hipófise.

Carcinomas pituitários são tumores grandes (Figura 13.13) e agressivos, com extensa invasão do osso esfenoide e do parênquima cerebral suprajacente (Figura 13.14). Histologicamente, esses tumores se caracterizam por índices de pleomorfismo celular, mitoses e células gigantes mais acentuados do que os observados nos tumores benignos. No entanto, do

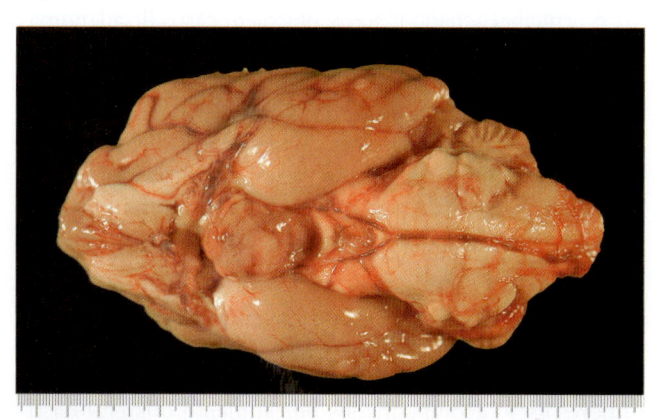

Figura 13.13 Superfície ventral do encéfalo de um canino com carcinoma da *pars distalis* da hipófise. O tumor resultou em marcado aumento de volume da glândula. (Cortesia dos Drs. Vimala Vemireddi e Jose A. Ramos-Vara, Indiana Animal Disease Diagnostic Laboratory, West Lafayette, Indiana, EUA.)

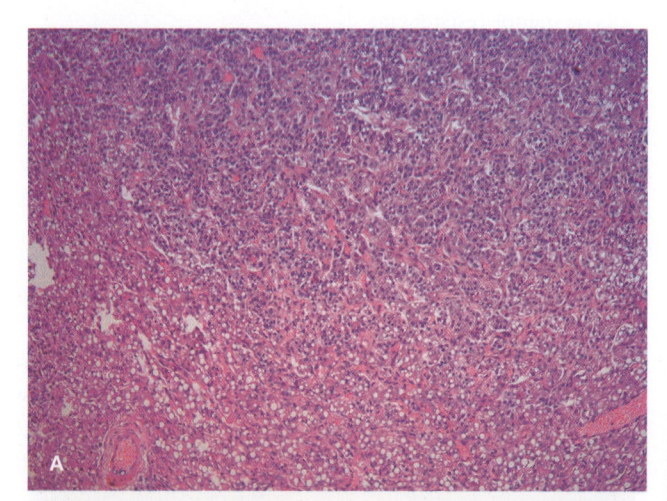

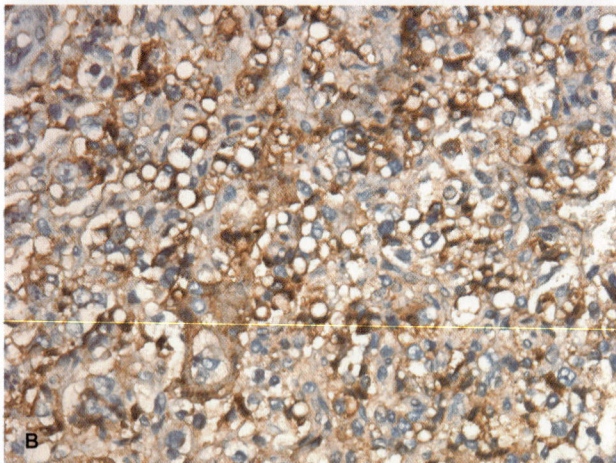

Figura 13.12 **A**. Tumor de células germinativas da região suprasselar em um cão de 5 anos de idade. As células estão organizadas em cordões e há células com citoplasma fortemente eosinofílico, amplo e vacuolizado enquanto outras células são cúbicas e com citoplasma anfofílico. **B**. Células vacuolizadas fortemente marcadas em marrom homogêneo no citoplasma. Imuno-histoquímica para alfa feto-proteína (AFP). (Cortesia do Dr. Felipe Pierezan, Setor de Patologia da Escola de Veterinária da Universidade Federal de Minas Gerais.)

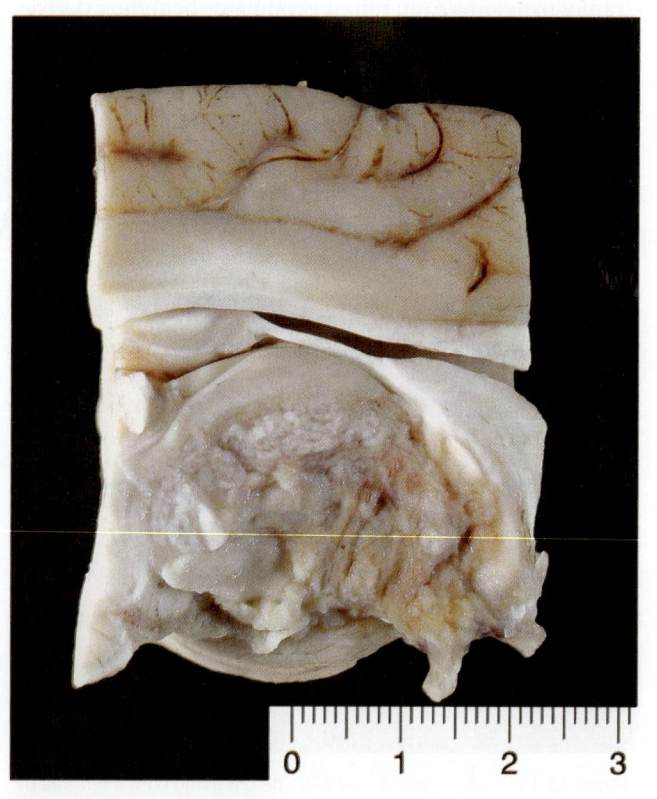

Figura 13.14 Corte sagital do encéfalo de um canino com carcinoma da *pars distalis* da hipófise. Há extensa invasão do tronco encefálico suprajacente pelo tumor. (Cortesia da Dra. Vimala Vemireddi, Indiana Animal Disease Diagnostic Laboratory, West Lafayette, Indiana, EUA.)

mesmo modo que em tumores de outras glândulas endócrinas, os aspectos citomorfológicos dos tumores pituitários não devem ser usados como critério único de malignidade.

O diagnóstico de carcinoma deve se basear na invasão agressiva das estruturas circunjacentes pelas células neoplásicas (simples projeção do tumor para dentro da *pars nervosa* e do infundíbulo também pode ser observado em adenomas pituitários grandes) e na presença de metástases, que são raras, mas já foram descritas em linfonodos regionais, baço e fígado.

Neoplasias da pars nervosa

Neoplasias da neuro-hipófise são raras em animais, tendo sido designadas como gliomas, pituicitomas ou infundibulomas. O tumor descrito em um cão envolvia o hipotálamo, o infundíbulo e a neuro-hipófise, causando sinais clínicos de diabetes insípido e síndrome adiposogenital (aumento e redistribuição da gordura corporal acompanhado por atrofia genital). Já o tumor descrito em um gato era cístico e causava expansão da neuro-hipófise e compressão da adeno-hipófise, do hipotálamo, do tálamo e das estruturas adjacentes. Microscopicamente, o tumor era constituído por massa bem vascularizada e não encapsulada, formada por feixes entrelaçados frouxos de células bipolares ou poliédricas.

Neoplasias metastáticas na hipófise

Às vezes, a hipófise pode ser destruída parcial ou completamente por metástases de tumores originários de locais distantes. Exemplos incluem linfoma em bovinos, caninos e equinos; melanoma maligno em equinos e caninos; tumor venéreo transmissível e adenocarcinoma mamário em caninos.

Sarcoma dos tecidos moles em cães é outro exemplo de metástase para a hipófise com consequências graves (Figura 13.15 A a C). A hipófise também pode ser destruída por invasão ou compressão por tumores de estruturas adjacentes, tais como osteossarcomas do osso esfenoide, ependimomas originários do recesso infundibular do terceiro ventrículo e meningiomas da dura-máter que reveste a sela túrcica. A maioria das metástases na hipófise é clinicamente silenciosa, constituindo achado incidental na necropsia. Quando causam sinais clínicos, o mais comum deles é diabetes insípido.

GLÂNDULA PINEAL

Alterações circulatórias

Vasculopatia parasitária caracterizada por protozoários pertencentes ao grupo Coccidia em células endoteliais da glândula pineal (Figura 13.16) foi observada em equino com DPPI. *Klossiella equi* e *Sarcocystis* spp. foram considerados possíveis agentes etiológicos nesse caso, mas a identidade ao nível de gênero ou espécie do parasita não foi determinada. As alterações associadas à presença dos parasitas restringiam-se ao infiltrado no espaço perivascular de alguns linfócitos e macrófagos contendo hemossiderina. A ausência de resposta inflamatória mais significativa foi atribuída a possível estado de imunossupressão associado à DPPI.

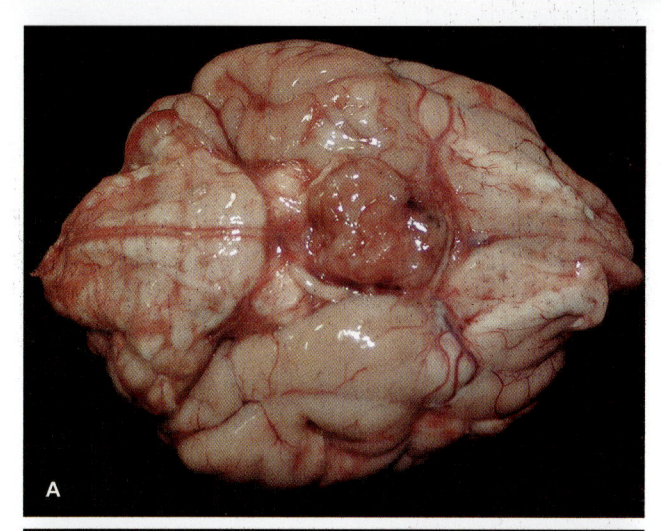
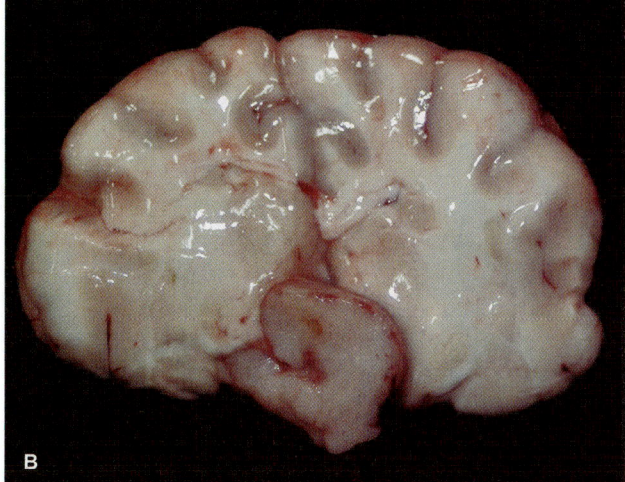
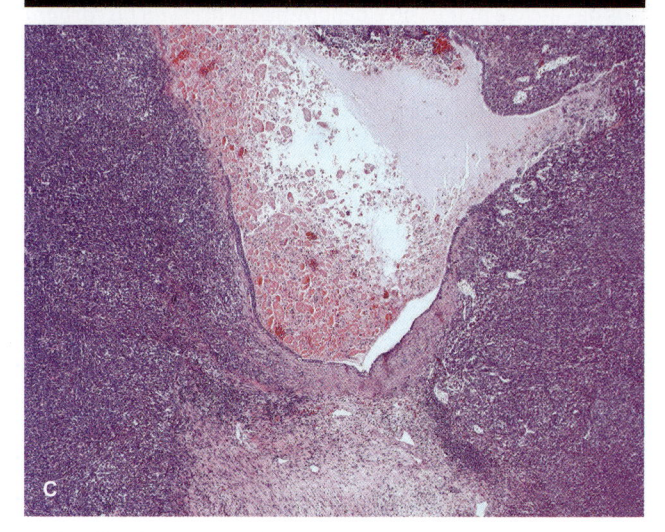

Figura 13.15 **A**. Encéfalo de um cão de 5 anos de idade que apresentou apatia, estupor e síndrome de Horner bilateral. A hipófise está expandida por implantação metastática de um sarcoma de tecidos moles de alto grau da região subcutânea pré-escapular. **B**. Corte coronal de encéfalo em nível de tálamo, demonstrando a superfície de corte do sarcoma. **C**. Histopatologia do tumor mostrado anteriormente. A haste hipofisária e o remanescente da neuro-hipófise no centro estão envoltos pelas células neoplásicas metastáticas que substituíram quase completamente a pituitária.

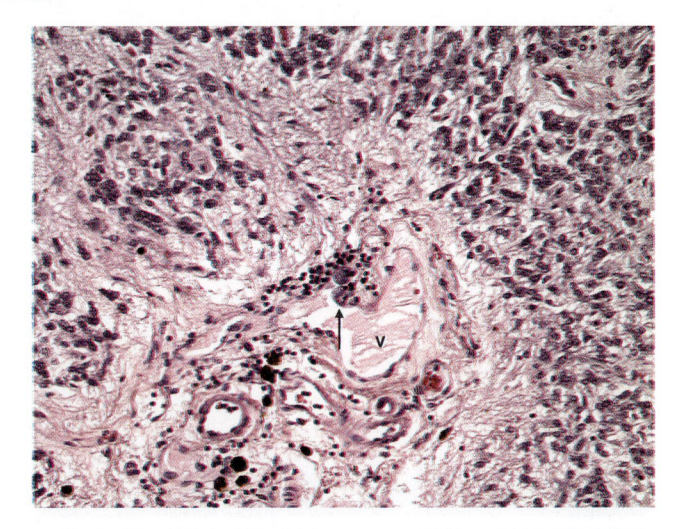

Figura 13.16 Vasculopatia parasitária na glândula pineal de um equino. Algumas das células endoteliais que revestem os vasos (V) da glândula contêm formas parasitárias compatíveis com infecção por protozoário (*seta*). Alguns macrófagos que contêm hemossiderina e linfócitos infiltram-se no espaço perivascular. 200×. (Cortesia de Veterinary Medical Teaching Hospital, University of California, Davis, California, EUA.)

Alterações degenerativas

O número total de pinealócitos e a inervação simpática da glândula pineal diminuem com o avançar da idade. É possível que a redução na atividade da glândula (p. ex., redução da produção noturna de melatonina), com a idade, esteja associada a esses processos fisiológicos normais.

A glândula pineal de mamíferos e algumas aves contém concreções calcárias, compostas, predominantemente, de sais de cálcio e magnésio e denominadas *acervuli* ou *corpora arenacea*. Esses corpúsculos são mais numerosos em indivíduos velhos e há correlação entre a idade do indivíduo e o número de camadas nas concreções maiores.

O grau de mineralização parece estar associado a várias doenças, mas, normalmente, a presença das concreções não parece refletir nenhum estado patológico específico. Entretanto, tem-se observado que o gerbil (*Meriones unguiculatus*) responde ao estresse induzido pela imobilização, aumentando a formação de novas concreções. Especula-se que as concreções participem na absorção de cálcio para restringir o aumento fisiológico do influxo celular desse íon. É interessante notar que a glândula pineal de vertebrados inferiores (peixes, anfíbios e répteis) exibe conteúdo elevado de cálcio, mas não há concreções nesses animais.

Alterações inflamatórias

Pinealite é observada em associação com a uveorretinite autoimune experimental em roedores (modelos da doença em seres humanos) e com uveíte recorrente em cavalos. Nesses animais, áreas septais da glândula pineal apresentavam agregados de células que expressam moléculas do complexo de histocompatibilidade principal (MHC, do inglês *major histocompatibility complex*) classe II, agregados de linfócitos T e deposição aumentada de colágeno. Linfócitos B foram detectados apenas em um caso de uveíte ativa, em que linfócitos T e B estavam organizados em folículos. As alterações inflamatórias parecem sugerir que a pinealite associada à uveíte equina é transitória, assim como a uveíte nesses animais é recorrente.

Alterações proliferativas
Neoplasias

Neoplasias primárias da glândula pineal são raras. Relatos se restringem à ocorrência em ratos e a casos únicos em vaca, cabra, raposa, cavalo (Figura 13.17), muar (Figura 13.18 A e B), calopsita e zebra. Os tumores que se originam das células que formam o parênquima são classificados como pineocitoma ou pineoblastoma, com base no grau de diferenciação celular – aquele bem diferenciado, enquanto este é anaplásico. No pineocitoma, as células epiteliais são ovais a poliédricas, de limites citoplasmáticos imprecisos e citoplasma eosinofílico. Os núcleos são ovais, de cromatina frouxa e nucléolos proeminentes.

O pleomorfismo celular e nuclear são discretos e há raras figuras de mitose. Células pigmentadas (melanina) estão presentes em quantidade variável. O terceiro tipo de tumor primário da pineal é o da célula intersticial ou glial, denominado *glioma*. Esse tipo de tumor ainda não foi diagnosticado em medicina veterinária.

Diabetes insípido é complicação comumente associada aos tumores da pineal, resultando de sua interferência com a estrutura do hipotálamo. Hidrocefalia e envolvimento do mesencéfalo e tálamo também foram relatados. Além disso, podem levar a alterações no ciclo reprodutivo de animais com ciclo estral sazonal.

No caso de muares, os quais geralmente são híbridos inférteis, a observação de alterações comportamentais relacionadas ao estro pode não ser facilmente identificada. Imunomarcação positiva para sinaptofisina pode auxiliar no diagnóstico do pineocitoma. Para o tumor das células intersticiais ou glioma, a imunomarcação deve ser positiva para GFAP e S100.

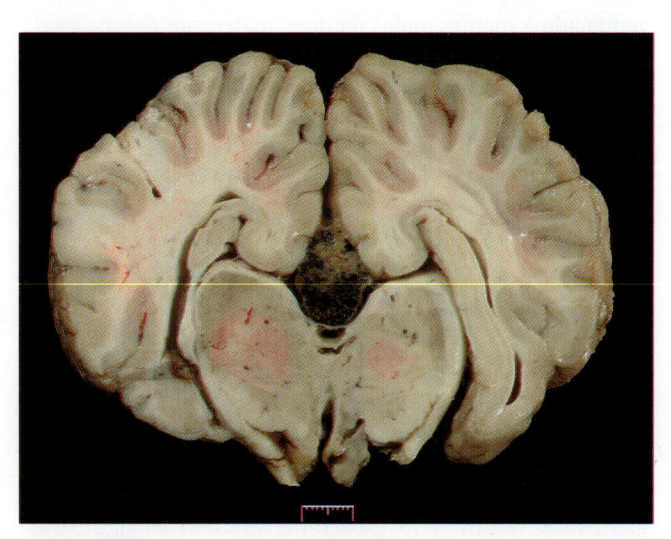

Figura 13.17 Corte coronal de encéfalo de um equino, na altura do tálamo, demonstrando na linha média um tumor da glândula pineal, bem circunscrito, não infiltrativo, acastanhado a preto. (Cortesia do Dr. Brian Porter, College of Veterinary Medicine and Biomedical Sciences, Texas A&M University, College Station, Texas, EUA.)

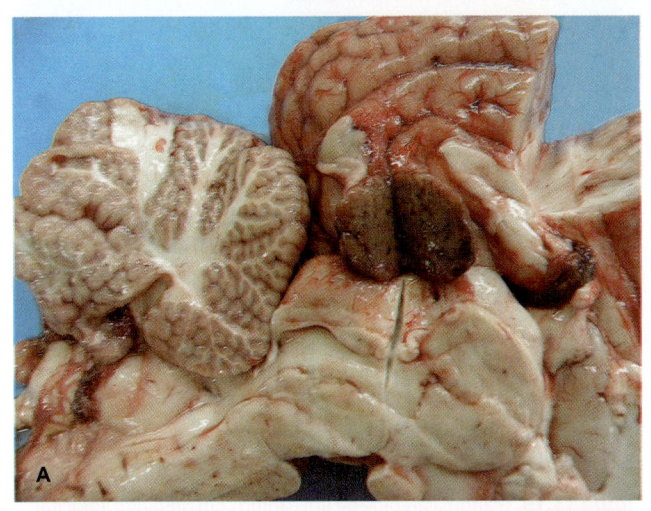

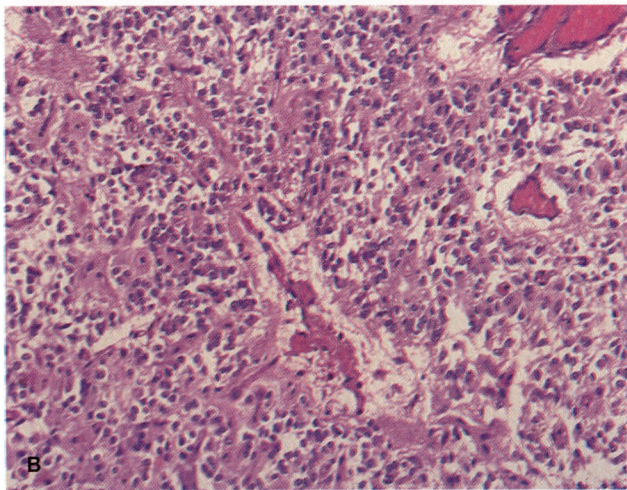

Figura 13.18 A. Corte sagital do encéfalo de um Muar macho, de 9 anos e 6 meses de idade, com tumor da glândula pineal (*seta*). A glândula pineal está aumentada (uma vez seu tamanho normal), com a superfície irregular; ao corte é bem circunscrita e difusamente amarronzada. **B**. À histopatologia observam-se células arranjadas em ninhos, em cordões ou em paliçada, ao redor de vasos.

TIREOIDES

Anomalias do desenvolvimento

Aplasia e hipoplasia

A ausência ou a falta de desenvolvimento da glândula tireoide pode ser bilateral em espécies com tireoides pares ou pode ser unilateral (menos comum). Pode ocorrer por falta do hormônio tireotrófico na vida fetal e resultar em nanismo ou outras manifestações precoces do hipotireoidismo.

Cistos do ducto tireoglosso

Durante o desenvolvimento embrionário, os lobos da glândula tireoide, originados do endoderma e localizados no assoalho da faringe, migram pelo ducto tireoglosso para a região cervical cranial. Na etapa final desse processo, deve haver total fechamento do ducto. Os cistos se desenvolvem quando há falha parcial ou completa no fechamento do ducto.

Quando um segmento do ducto não atrofia, seu epitélio de revestimento secreta muco que distende o ducto até formar um cisto. Histologicamente, os cistos contêm em sua parede múltiplas camadas de células foliculares, epidermoides ou de transição. Folículos tireóideos funcionais ou não funcionais também podem ser encontrados no interior do cisto. Os cistos acontecem com mais frequência no cão e no suíno.

O epitélio primitivo do assoalho da faringe é intimamente relacionado com o saco aórtico em seu desenvolvimento. Essa associação resulta na ocorrência usual de parênquima tireóideo acessório (ectópico) no mediastino do cão, o qual pode, ocasionalmente, sofrer transformação neoplásica.

Alterações degenerativas

A formação de corpos lamelares basofílicos ou grânulos no lúmen dos folículos da tireoide pode ocorrer em qualquer espécie animal, mas são mais comuns no cão. A formação dessas estruturas pode estar relacionada com a precipitação mineral ou com a agregação de coloide anormal. A mineralização do coloide desenvolve-se com níveis de cálcio e fósforo normais e aparentemente sem relação com outras alterações. Esses corpos, em geral, não interferem na função.

A deposição de amiloide interfolicular já foi relatada em cães, gatos, bovinos e, por vezes, em outras espécies e, geralmente, está associada à amiloidose sistêmica. Em cães idosos com amiloidose sistêmica, depósitos na parede dos vasos da tireoide foram encontrados, juntamente com amiloide vascular cerebral.

Em seres humanos, o amiloide é formado em razão da secreção pelas células "C" neoplásicas de moléculas de calcitonina alteradas, as quais foram identificadas por técnicas de IHQ. Amiloide associado ao carcinoma das células "C", como ocorre em seres humanos, é comumente observado em touros, mas há também relatos em canídeos selvagens (*Vulpes vulpes*). Os depósitos podem comprimir os folículos adjacentes, mas não o suficiente para interferir na função. Macroscopicamente, a tireoide pode estar aumentada de volume, vermelho-pálida e mais firme que o normal.

Atrofia folicular idiopática caracteriza-se por perda progressiva do epitélio dos folículos e substituição gradual por células adiposas. A glândula quase sempre é vermelho-clara, menor e mais leve. Inicialmente, a parte atrofiada é focal e envolta por folículos normais. Células foliculares individuais ou pequenos grupos com citoplasma eosinofílico e núcleo picnótico estão presentes na parede folicular, coloide e interstício. O estágio avançado da atrofia folicular é caracterizado por perda total de folículos normais e células foliculares hipertróficas remanescentes formam pequenos cordões arranjados ao longo dos capilares.

Alterações inflamatórias

A tireoidite, ou inflamação da glândula tireoide, tem causas infecciosas e imunomediadas, caracterizadas por diferentes padrões morfológicos. A tireoidite infecciosa pode ser aguda ou crônica. As infecções agudas podem alcançar a tireoide por disseminação hematógena ou invasão direta da glândula. São mais comuns em seres humanos e estão relacionadas com a imunossupressão.

Em animais, tireoidite foi diagnosticada associada à infecção por amastigotas de *Leishmania* em um cão. A análise histopatológica da tireoide revelou infiltrado intenso de macrófagos contendo amastigotas no citoplasma, acompanhado por necrose e perda de folículos seguida de atrofia. Essas alterações, quando extensas, determinam hipotireoidismo primário.

Tireoidite linfocitária

A tireoidite linfocitária é um processo imunomediado que pode determinar hipotireoidismo. É uma alteração comum em cães, podendo causar hipotireoidismo funcional. Está associada a mais de 50% dos casos de hipotireoidismo canino.

Os hormônios tireoidianos (T3 e T4) são simples aminoácidos iodados de baixo peso molecular. A não ser que atuem como hapteno quando ligados a grandes moléculas, como a tireoglobulina ou proteínas séricas de transporte, T3 e T4 não são eficientes antígenos. A tireoglobulina é uma glicoproteína de elevado peso molecular confinada no lúmen dos folículos tireóideos; é altamente antigênica e normalmente não está em contato com o sistema imune. Anticorpos antitireoglobulina são as formas predominantes identificadas em cães com tireoidite linfocitária, enquanto anticorpos contra receptores para o TSH são raros ou inexistentes. Anticorpos antiperoxidase também já foram relatados.

Tireoidite linfocitária em seres humanos foi inicialmente descrita por Hashimoto. Autoanticorpos para tireoglobulina foram encontrados no soro de pacientes com a doença e tireoidite autoimune experimental foi induzida em coelhos após imunização com homogenados da tireoide. Algum tempo depois, foi descrita a ocorrência natural da doença em cães Beagle, porém a tireoidite linfocitária não necessariamente é causa de doença clínica, e a destruição completa da glândula nem sempre acontece.

A patogênese molecular e imunológica da tireoidite autoimune em cães não foi bem caracterizada, embora tenha sido estudada experimentalmente em coelhos, roedores e cães. Em seres humanos, a destruição das células foliculares ocorre por mecanismos de citotoxicidade celular anticorpo-dependente. Os linfócitos B no tecido tireóideo com a doença são ativados e ocorre a produção de diversos autoanticorpos contra os antígenos da tireoide.

Histologicamente, a doença é caracterizada por infiltrado difuso de linfócitos, plasmócitos e macrófagos no interstício e também no coloide, com células epiteliais degeneradas (Figura 13.19). Nódulos linfoides com centros germinativos ocasionais podem estar presentes entre os folículos. Em estágios avançados, a estrutura normal da glândula é substituída por tecido conjuntivo fibroso.

À macroscopia, glândulas com essa alteração são levemente aumentadas de volume, embora o aumento possa ser localizado em alguns casos. A cápsula está íntegra e bem delimitada das estruturas adjacentes. A superfície de corte é mais pálida que o normal ou acinzentada; é firme e apresenta áreas nodulares. Nos casos em que a fibrose é extensa, a tireoide é intensamente reduzida de tamanho em razão da atrofia (Figura 13.20).

Estudo realizado em criações de cães da raça Beagle detectou elevada prevalência de tireoidite linfocitária (12%) em comparação a outra criação de Beagle (4%). Esse estudo sugeriu causa familiar ou hereditária, mas o modo específico de herança não foi determinado. A variação na prevalência de anticorpos antiglobulina difere entre diversas raças

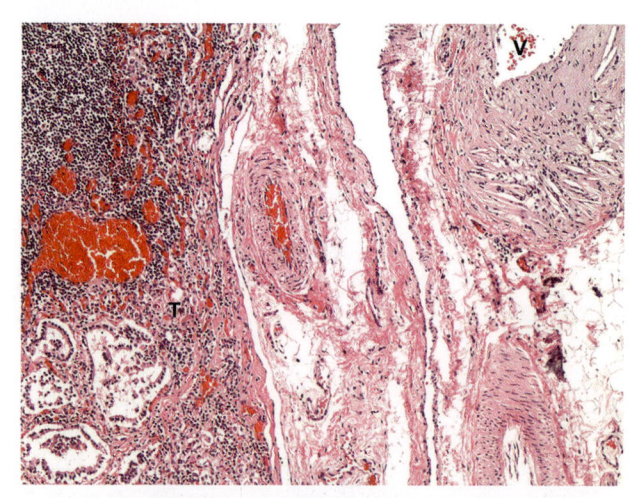

Figura 13.19 Glândula tireoide de um canino com tireoidite linfocitária e aterosclerose. Há extensa perda do parênquima da tireoide (T) associada a marcado infiltrado linfocítico. Fibrose e linfócitos distendem em grau variável o interstício da glândula remanescente. Notar a expansão segmentar da túnica média e íntima do vaso adjacente (V) por tecido conjuntivo, células inflamatórias e fendas de colesterol, características de aterosclerose. (Cortesia da Dra. Sandra Schöniger, Indiana Animal Disease Diagnostic Laboratory, West Lafayette, Indiana, EUA.)

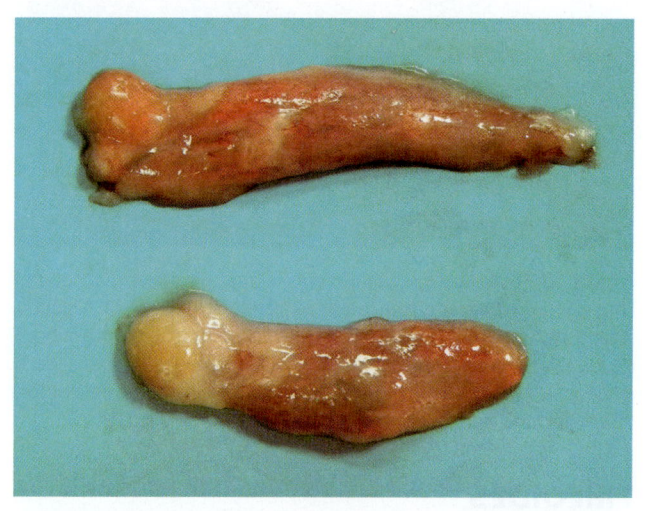

Figura 13.20 Glândulas tireoides de um cão com hipotireoidismo. As tireoides estão diminuídas e com estrias esbranquiçadas em função da fibroplasia consequentes de tireoidite linfocitária e perda dos folículos.

de cães, o que também sustenta a teoria de predisposição hereditária à tireoidite linfocitária. Cães das raças Dobermann, Dogue Alemão, Setter e Sheepdog apresentam, estatisticamente, maior prevalência de anticorpos antitireoide; portanto, a relativa contribuição da tireoidite linfocitária para o hipotireoidismo varia entre as raças. Contudo, tanto em cães como em seres humanos, a tireoidite autoimune nem sempre é progressiva.

Alterações proliferativas
Hiperplasia e hipertrofia

O aumento de volume da glândula tireoide não neoplásico e não inflamatório ocorre em todos os animais domésticos, aves, mamíferos marinhos, primatas não humanos e no homem. O aumento de volume pode ser difuso ou nodular e geralmente reflete comprometimento na síntese de hormônio tireoidiano. A redução na síntese de hormônios tireoidianos resulta em elevação compensatória nos níveis séricos de TSH, que, por sua vez, causa hipertrofia e hiperplasia das células foliculares da tireoide e consequente aumento macroscópico da glândula (bócio). O grau de aumento tireoidiano é proporcional ao nível e à duração da deficiência dos hormônios tireoidianos.

Os mecanismos etiopatogênicos que resultam na síntese inadequada de tiroxina e na diminuição, na concentração sanguínea de T3 e T4 incluem dietas deficientes em iodo, compostos bociogênicos e defeito genético nas enzimas responsáveis pela biossíntese dos hormônios tireoidianos. A concentração baixa dos hormônios é detectada por hipotálamo e hipófise, provocando aumento na produção de TSH, que resulta em hipertrofia e hiperplasia das células foliculares (secretoras). O excesso de iodo, paradoxalmente, também pode acarretar hiperplasia da tireoide em animais. Provavelmente, o excesso de iodo bloqueia a liberação de hormônios tireoidianos (T3 e T4) por meio da interferência na proteólise de coloides pelos lisossomos.

Bócio hiperplásico difuso e coloide

Deficiência de iodo na dieta provoca hiperplasia difusa na glândula sem evidência de formação de nódulos. Essa condição ocorria com mais frequência antes da adição de iodo ao sal; atualmente, acontece com menor frequência, em surtos esporádicos e com poucos animais afetados. Além de estar associado a dietas com deficiência de iodo, o bócio hiperplásico difuso também se dá na presença de algumas substâncias indutoras do bócio, chamadas de *bocígenos*, ou seja, são substâncias bociogênicas. São o tiouracil, as sulfonamidas e as plantas da família Brassicaceae, como repolho, couve-flor e nabos, e da família Euphorbiaceae, da qual faz parte a mandioca.

Algumas verduras da família Brassicaceae – por exemplo, o repolho – contêm uma substância conhecida como *progoitrina*, que é convertida em goitrina, um agente ativo antitireoide. A ingestão excessiva da goitrina pode provocar bócio ("bócio do repolho", como é conhecido na medicina humana). A mandioca (*Manihot esculenta*) contém glicosídeos cianogênicos que são convertidos no fígado em tiocianetos. Estes são menos tóxicos, porém inibem o transporte de iodeto para o interior da tireoide, provocando o bócio. *Leucaena leucocephala* é uma planta altamente nutritiva, mas que contém mimosina, uma substância tóxica que causa alopecia nos animais. Nos ruminantes, a microbiota rumenal transforma a mimosina em 3-hidroxi-4 (1 H)-piridona (3,4-DHP), um bociogênico potente.

À macroscopia, em casos de bócio hiperplásico, ambos os lobos da tireoide estão uniformemente aumentados de volume, firmes e vermelho-escuros (Figura 13.21). À microscopia, os folículos têm forma e tamanho irregulares e as células epiteliais de revestimento são cilíndricas, com citoplasma intensamente eosinofílico (Figura 13.22).

As células hiperplásicas podem formar projeções papilares para o lúmen. No parênquima da glândula, desenvolve-se extensa rede capilar.

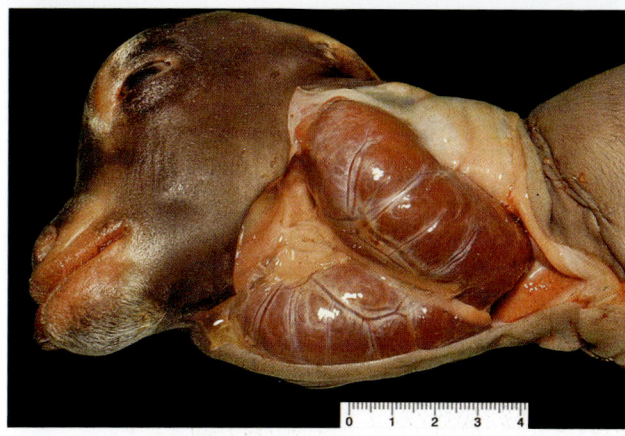

Figura 13.21 Cabeça e região cervical de um feto caprino com bócio no último trimestre de gestação. As glândulas tireoides estão simetricamente aumentadas de volume. Simultaneamente, o feto tem hipotricose e edema subcutâneo generalizados. (Cortesia da Dra. Celia Hooper, Indiana Animal Disease Diagnostic Laboratory, West Lafayette, Indiana, EUA.)

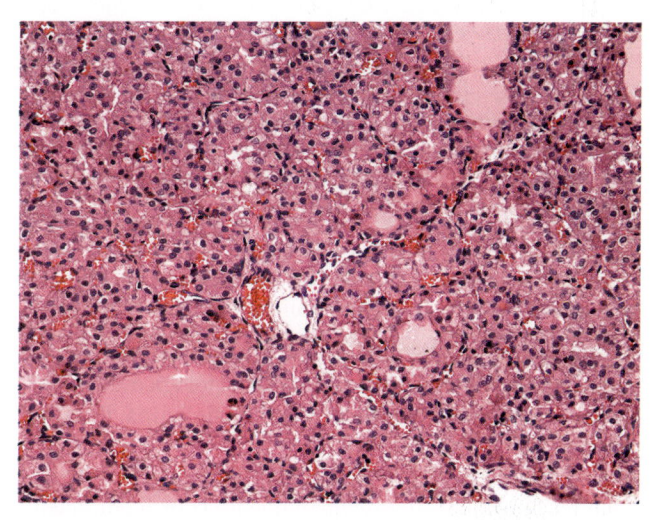

Figura 13.22 Glândula tireoide de um caprino com bócio hiperplásico difuso. A maioria dos folículos tireóideos tem tamanho e forma irregular e está revestida por uma ou mais camadas de células cúbicas altas ou cilíndricas e destituída de coloide. 200×. (Cortesia de Indiana Animal Disease Diagnostic Laboratory, West Lafayette, Indiana, EUA.)

Quando os folículos aumentados estão repletos de coloide, o termo *bócio coloide* é utilizado. As células hiperplásicas produzem coloide, porém a endocitose do coloide, pelas mesmas células, está reduzida. Em consequência, os folículos estão distendidos por coloide intensamente eosinofílico (Figura 13.23).

Os lobos da glândula estão difusamente aumentados de volume, entretanto são mais translúcidos e claros que no bócio hiperplásico difuso. Hiperplasia (tipo bócio coloide) bilateral foi encontrada em uma vaca submetida a tratamento hormonal específico e utilizada como doadora de embriões. O animal apresentava ambas as tireoides aumentadas de volume caracterizadas por várias formações císticas de 0,5 a 1 cm de diâmetro (Figura 13.24 A).

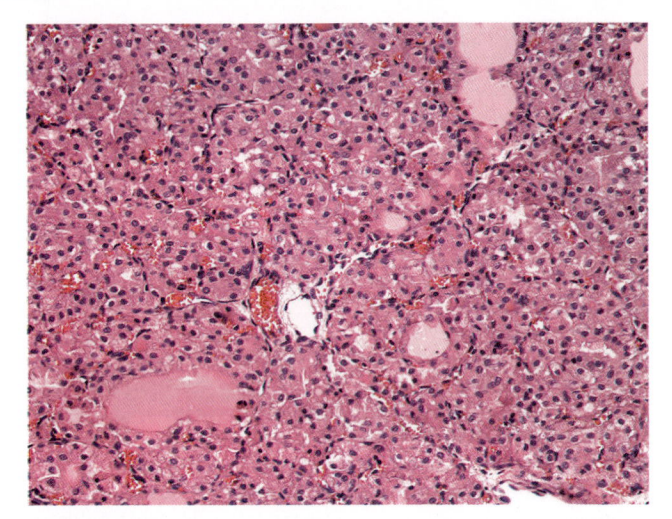

Figura 13.23 Glândula tireoide de um ovino com bócio coloide. A glândula está composta de folículos de tamanho variado, distendidos por coloide e revestidos por epitélio cúbico baixo ou atenuado. Notar ausência de vesículas endocíticas na interface do coloide e das células epiteliais foliculares. (Cortesia de Indiana Animal Disease Diagnostic Laboratory, West Lafayette, Indiana, EUA.)

À análise histopatológica, as tireoides continham folículos de tamanho e formato irregulares e o lúmen estava preenchido por material denso eosinofílico (coloide). O epitélio de revestimento de alguns folículos era composto de epitélio achatado, e outros estavam revestidos por células colunares com núcleo hipercromático basal e citoplasma eosinofílico com gotas de secreção na borda apical (Figura 13.24 B).

Bócio disormonogênico

A causa mais provável desse quadro patológico é a diminuição congênita na biossíntese da tireoglobulina. Esse tipo de bócio é documentado em ovinos, caprinos e bovinos. A causa é defeito genético transmitido por um gene autossômico recessivo. Presume-se que a doença ocorra por defeito na transcrição ou no transporte da tireoglobulina do núcleo para o retículo endoplasmático, por defeito na organificação ou no transporte do iodo ou pela perda da atividade da iodotirosinase.

Bócio congênito também pode ser ocasionado por defeito no metabolismo do TSH. Clinicamente, manifesta-se como crescimento subnormal do feto ou neonato, falha no desenvolvimento normal da lã, fraqueza e edema subcutâneo. Muitos cordeiros com bócio congênito morrem logo após o nascimento. A glândula se apresenta simetricamente aumentada em consequência da hiperplasia intensa e difusa dos folículos tireóideos.

Hipotireoidismo congênito do tipo não bociogênico pode resultar de baixos níveis séricos de TSH ou inabilidade da glândula tireoide para responder ao TSH possivelmente por defeitos nos receptores. Esse tipo de hipotireoidismo foi descrito em filhotes de cães da raça Scottish Deerhound. Os animais afetados demonstravam atraso no crescimento, fraqueza, dificuldade de locomoção, depressão mental e sonolência.

Hipotireoidismo pode ocorrer de maneira espontânea em gatos adultos. Na maioria dos animais acometidos, essa síndrome está associada à hiperplasia difusa da tireoide. Sinais relatados e achados de exame físico consistem em poliúria e polidipsia, alterações do pelo, aumento de peso e letargia.

Hiperplasia nodular da tireoide

Caracteriza-se pela formação de nódulos não neoplásicos na tireoide e já foi relatada em seres humanos, equinos, gatos, primatas e cães velhos. As glândulas afetadas são moderadamente aumentadas de volume e têm forma irregular, com múltiplos nódulos brancos ou marrons e de tamanhos variáveis (Figura 13.25).

Na maioria dos animais domésticos, a hiperplasia nodular é uma alteração endocrinologicamente inativa, e, portanto, achado incidental de necropsia. Entretanto, hiperplasia nodular múltipla das células foliculares é comumente funcional em gatos (Figura 13.26), com consequente cardiomegalia. Macroscopicamente, os nódulos são de ocorrência múltipla, não são encapsulados ou são apenas parcialmente encapsulados e não comprimem o parênquima adjacente à glândula. Ao contrário, adenomas são quase sempre solitários e encapsulados e comprimem o parênquima adjacente. Essas características auxiliam no diagnóstico diferencial entre adenoma e hiperplasia nodular.

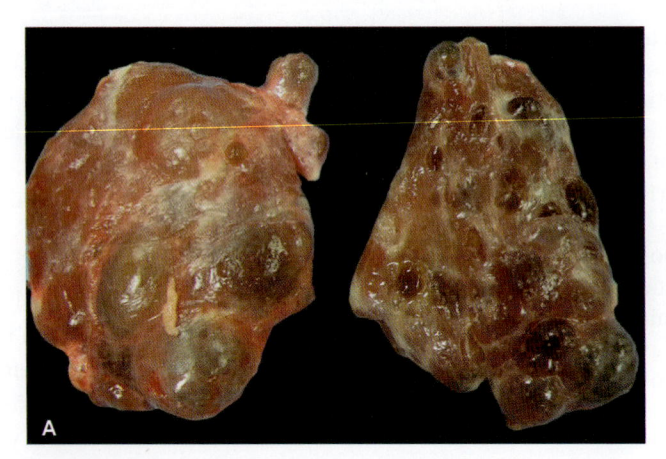
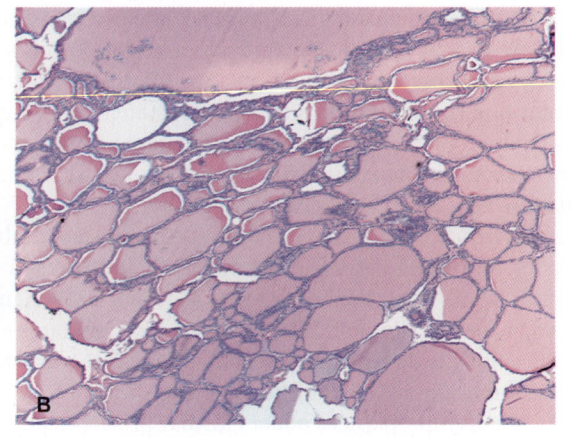

Figura 13.24 A. Glândulas tireoides de um bovino com hiperplasia cística bilateral. **B**. À análise histopatológica, observam-se numerosos folículos com grande quantidade de coloide. Alguns folículos estão intensamente maiores que o normal e revestidos por epitélio achatado.

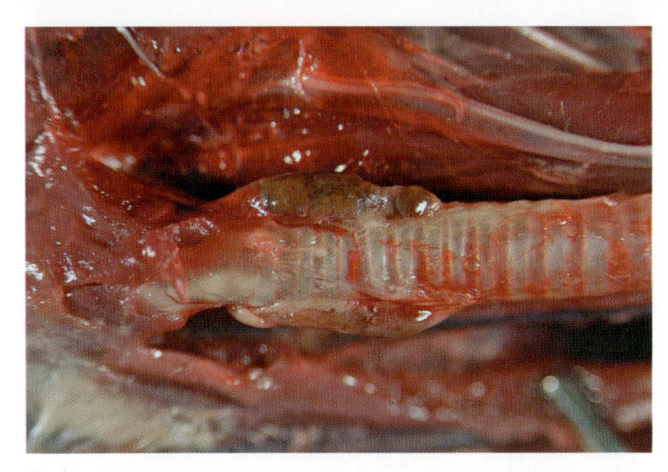

Figura 13.25 Glândula tireoide *in situ* de felino com hiperplasia adenomatosa. A glândula é difusamente marrom e nodular. (Cortesia das Dras. Pamela J. Mouser e Margaret A. Miller, Indiana Animal Disease Diagnostic Laboratory, West Lafayette, Indiana, EUA.)

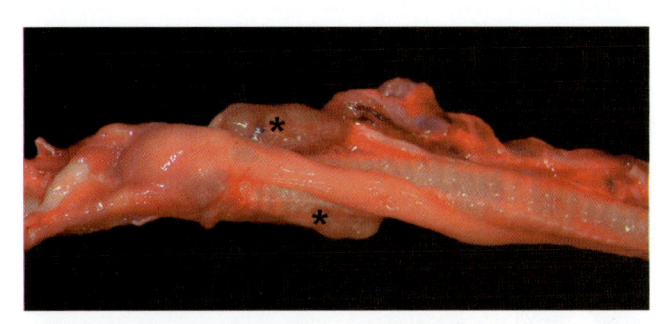

Figura 13.26 Hiperplasia adenomatosa bilateral da tireoide (*) em um gato de 9 anos de idade com hipertireoidismo não controlado. Na necropsia deste gato, havia também redução da massa muscular e hipertrofia ventricular cardíaca.

O aspecto microscópico dos nódulos é variável. As células hiperplásicas são cuboides ou colunares e o citoplasma é eosinofílico e granular. Alguns nódulos apresentam folículos preenchidos por coloide densamente eosinofílico. Projeções papilares do epitélio para o interior do lúmen folicular estão ocasionalmente presentes em folículos maiores.

A hiperplasia multinodular em seres humanos foi a mais comumente encontrada em regiões endêmicas de deficiência de iodo. Em animais, a verdadeira origem da hiperplasia nodular ainda não foi esclarecida. Em gatos, as lesões proliferativas da tireoide raramente vêm acompanhadas de lesões proliferativas da glândula adrenal e paratireoide.

Hiperplasia das células C da tireoide

Hiperplasia difusa e/ou focal das células C costuma preceder a proliferação neoplásica em animais e seres humanos. As células C proliferadas são homogêneas, com citoplasma eosinofílico e granular. Hiperplasia nodular das células C consiste em agregados focais menores que um folículo funcional.

Neoplasias

As neoplasias da tireoide podem ser epiteliais (benignas ou malignas), originárias das células C (Figura 13.27) ou mesenquimais (fibrossarcoma, condrossarcoma e osteossarcoma).

As neoplasias mesenquimais, apesar de serem raras, já foram diagnosticadas em cães. As neoplasias oriundas das células foliculares são encontradas em cães e gatos, em cavalos e raramente em bovinos, ovinos e suínos. Provavelmente, a menor ocorrência desse tipo de neoplasia nessas espécies decorre do abate precoce, uma vez que essas neoplasias são mais comuns em animais velhos. Alterações de hipotireoidismo podem acontecer em consequência da destruição do parênquima da tireoide por um carcinoma.

Neoplasias das células foliculares

Adenomas

São encontrados como nódulos pequenos, brancos e sólidos no parênquima da glândula. O lobo afetado, em geral, está aumentado de volume e com a forma alterada. Quase sempre os tumores são únicos e envoltos por uma fina cápsula de tecido conjuntivo que o separa do parênquima adjacente e comprimido. Histologicamente, são classificados em foliculares, trabeculares, papilares e císticos. Os adenomas foliculares são formados por microfolículos com pequena quantidade ou ausência de coloide (Figura 13.28) ou por

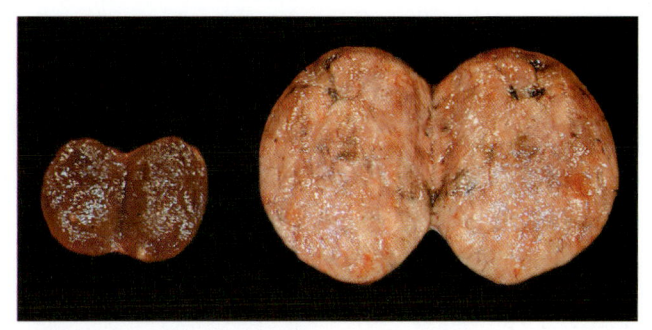

Figura 13.27 Glândulas tireoides de um equino com adenoma. A da esquerda apresenta-se normal, enquanto a da direita apresenta proliferação neoplásica bem delimitada, mas expansiva, substituindo o parênquima normal da glândula. (Cortesia das Dras. Natalie Fowlkes e Leslie McLaughlin, Louisiana Animal Disease Diagnostic Laboratory, Baton Rouge, Louisiana, EUA.)

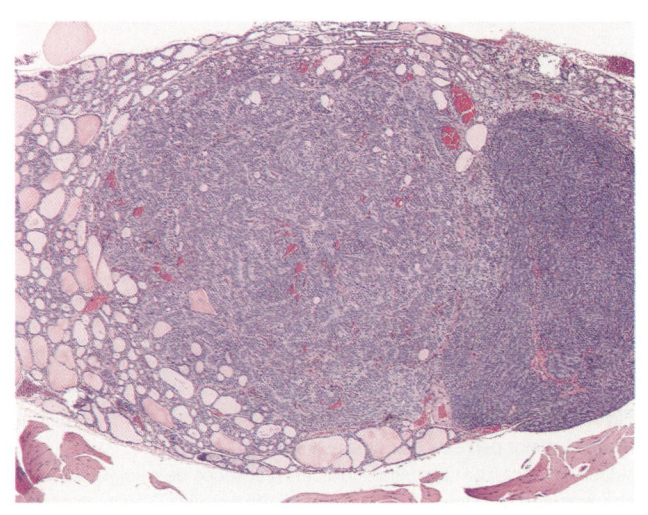

Figura 13.28 Adenoma folicular da tireoide de um rato com crescimento expansivo e arranjo microfolicular com ausência ou mínima quantidade de coloide.

macrofolículos irregulares e grandemente distendidos por coloide. O epitélio folicular desses grandes folículos está achatado contra a parede, e também pode haver descamação para o lúmen folicular. Os adenomas ainda podem ser císticos, caracterizados por uma ou mais cavidades cheias de fluido proteináceo (Figura 13.29).

Adenomas trabeculares são menos diferenciados que os foliculares. Os adenomas papilares são raros nos animais domésticos quando comparados à sua prevalência em seres humanos; já os adenomas foliculares são os mais comuns em gatos com hipertireoidismo. Em adenomas grandes, há áreas focais de necrose, mineralização e degeneração cística.

Adenoma cístico bilateral foi descrito na tireoide de um bovino. Verificou-se elevação de volume da região cervical ventrolateral causando compressão do esôfago, com consequente distensão ruminal. Na necropsia, ambos os lobos da tireoide estavam intensamente aumentados de volume e, ao corte, havia três ou mais cavidades císticas grandes em cada lobo, preenchidas por grande quantidade de coloide.

Histologicamente, as formações císticas eram envoltas por uma cápsula de tecido conjuntivo fibroso e preenchidas por material eosinofílico. O revestimento dessas formações císticas era de epitélio cúbico alto, formando várias projeções papilares para o lúmen. As lesões proliferativas benignas, incluindo hiperplasia multinodular, e malignas das células foliculares podem ser funcionais e causar hipertireoidismo em gatos, cães e cavalos.

Carcinomas

Neoplasia maligna caracterizada pela proliferação das células foliculares com variados graus de pleomorfismo e extensa celularidade. Esses tumores são grandes, com frequência palpáveis e podem causar dificuldade respiratória ou de deglutição (Figura 13.30), pois crescem rapidamente e comprimem ou, mais comumente, invadem estruturas adja-

centes, tais como traqueia, esôfago e laringe (Figura 13.31). Metástases ocorrem em cerca de 50% dos casos de cães com carcinomas da tireoide.

Os alvos mais usuais são os pulmões (Figuras 13.30 e 13.32) e os linfonodos cervicais e retrofaríngeos. No cão, carcinomas são geralmente bilaterais (Figura 13.33) e mais

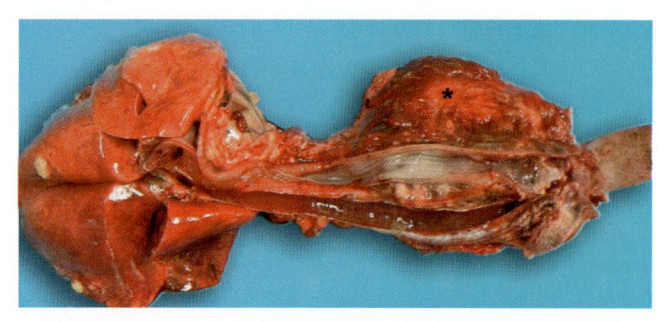

Figura 13.30 Glândula tireoide (unilateral) em um cão com carcinoma folicular. A massa neoplásica (*) substituiu a glândula com consequentes compressão do esôfago cranial e metástases para o pulmão.

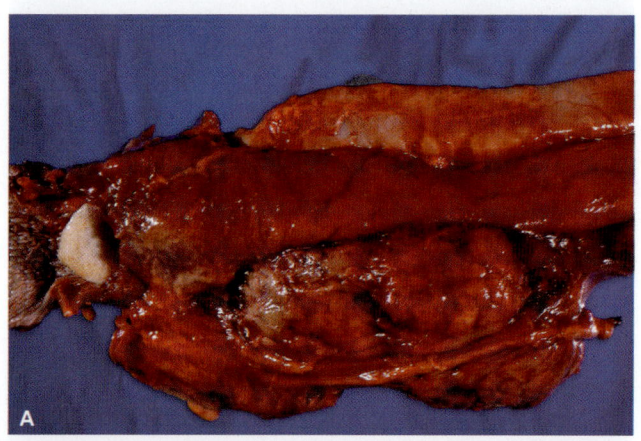

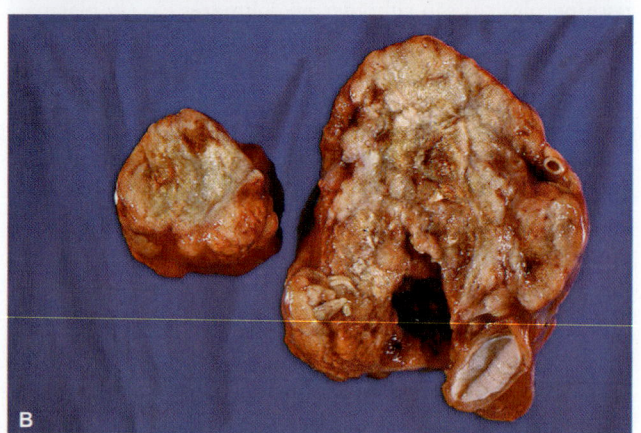

Figura 13.31 Carcinoma de células foliculares da tireoide *in situ* de canino. **A**. Na região cervical ventral, substituindo ambas as glândulas tireoides, há duas massas neoplásicas multilobulares firmes que medem 10 × 6 × 5 cm e 7 × 3 × 3 cm. As massas neoplásicas causam deslocamento dos músculos cervicais ventrais, do esôfago, da traqueia e dos nervos regionais. **B**. Na superfície de corte, o tumor apresenta múltiplas áreas cinza-escuras de necrose e áreas brancas em consequência de calcificação. (Cortesia da Dra. Lydia L. Andrews-Jones, Indiana Animal Disease Diagnostic Laboratory, West Lafayette, Indiana, EUA.)

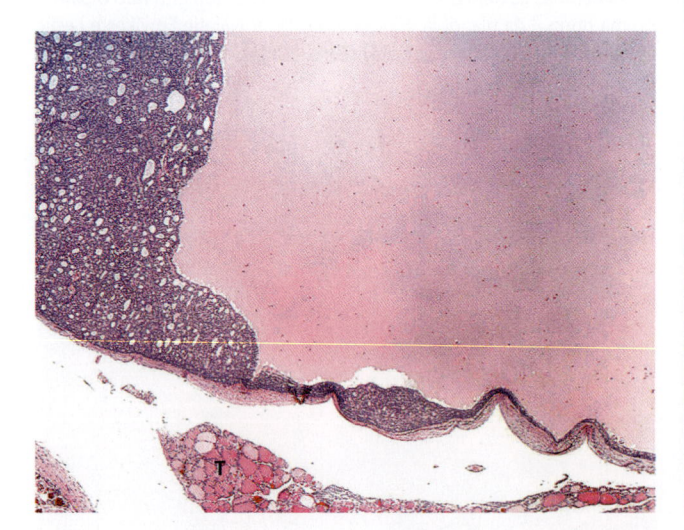

Figura 13.29 Adenoma cístico das células foliculares da tireoide de um felino. A maior parte da glândula está substituída por neoplasia encapsulada e cística, com pequenos folículos revestidos de células cuboides nas margens. Uma faixa de tecido tireoidiano normal (T) aparece na periferia. A separação entre a neoplasia e a glândula remanescente é um artefato de processamento. (Cortesia do Dr. Daniel Harrington, Indiana Animal Disease Diagnostic Laboratory, West Lafayette, Indiana, EUA.)

habituais que adenomas. Há mais relatos em cães do que em gatos. Em algumas raças de cães, como Beagle, Boxer e Golden Retriever, a frequência de carcinomas de tireoide é maior. Em todas as espécies, os carcinomas acontecem em diversos padrões histológicos.

O carcinoma folicular é composto de células cúbicas e colunares altas, formando folículos de variadas formas, tamanhos (Figura 13.34) e conteúdo coloidal. O número de mitoses é mínimo. O padrão folicular está, algumas vezes, mesclado por zonas papilares, e a quantidade de estroma é variável. É considerado o tipo histológico menos maligno, mas já foi relatado causando invasão local na cápsula e em vasos sanguíneos, bem como provocando também metástases em pulmões e linfonodos regionais, particularmente em cães. Nesse tipo histológico, as células produzem tiroxina.

Nos carcinomas papilares, as células epiteliais proliferam formando projeções papilares para o interior de espaços císticos. Ocasionalmente, as células são pleomórficas e, às vezes, vesiculares. Quase sempre há invasões vasculares e capsulares. Foram descritos em cão e gato.

O carcinoma compacto ou sólido caracteriza-se pela proliferação de células em agregações compactas ou em cordões sólidos (Figura 13.35), frequentemente separados por estroma fibroso delgado que divide o tumor em lóbulos (Figura 13.36). Há numerosos capilares nos septos e há pouca ou nenhuma formação folicular. As células estão intimamente arranjadas e têm núcleo arredondado, com cromatina dispersa e citoplasma eosinofílico finamente granular ou vacuolizado. Mitoses são raras. Com frequência, as células invadem a cápsula, a tireoide adjacente e vasos sanguíneos ou linfáticos.

Carcinomas indiferenciados ou anaplásicos são constituídos por células com ausência de diferenciação e muito pleomórficas. Arranjam-se em cordões de células fusiformes

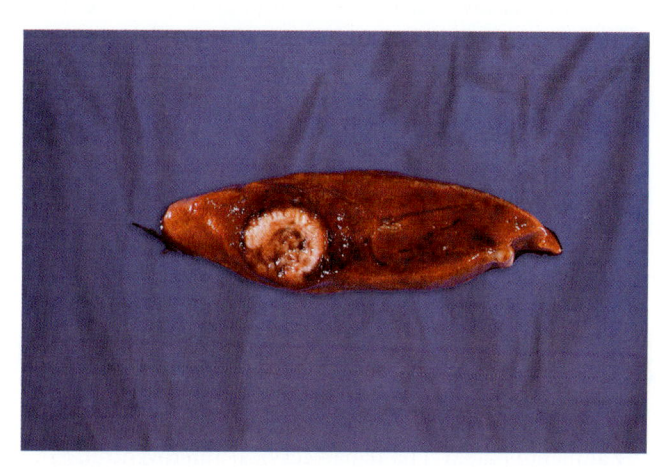

Figura 13.32 Metástase pulmonar do carcinoma de células foliculares da tireoide mostrado na Figura 13.31. (Cortesia da Dra. Lydia L. Andrews-Jones, Indiana Animal Disease Diagnostic Laboratory, West Lafayette, Indiana, EUA.)

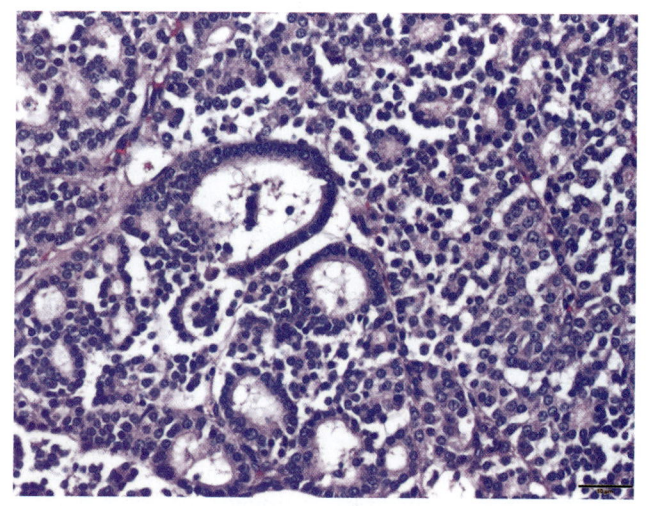

Figura 13.34 Carcinoma folicular da tireoide em um cão, composto por folículos com lúmen de tamanho variável, revestidos por células cúbicas altas. (Cortesia da Dra. Paula R. Giaretta, Setor de Patologia da Escola de Veterinária da Universidade Federal de Minas Gerais.)

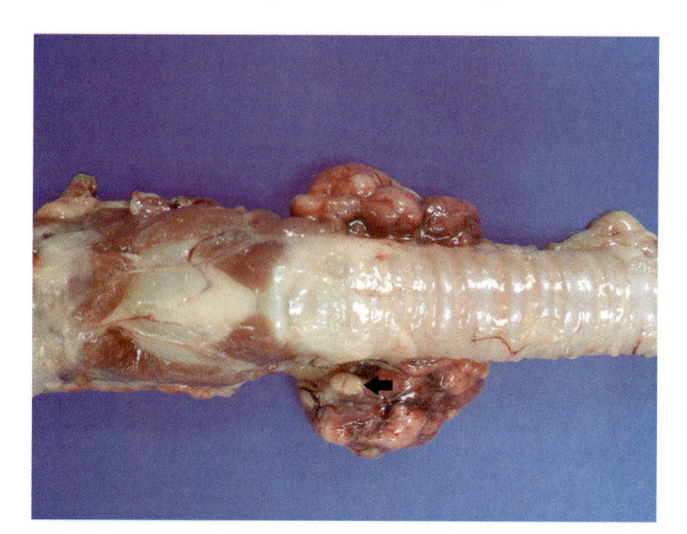

Figura 13.33 Carcinoma folicular da tireoide bilateral em um cão. As tireoides estão aumentadas pela neoformação nodular e irregular. A glândula paratireoide está preservada (*seta*).

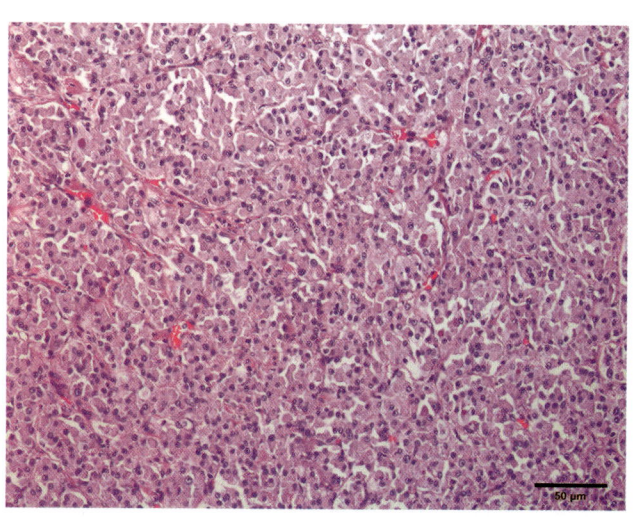

Figura 13.35 Carcinoma sólido da tireoide em um cão, composto por células com citoplasma amplo e eosinofílico, organizadas em cordões compactos. (Cortesia da Dra. Paula R. Giaretta, Setor de Patologia da Escola de Veterinária da Universidade Federal de Minas Gerais.)

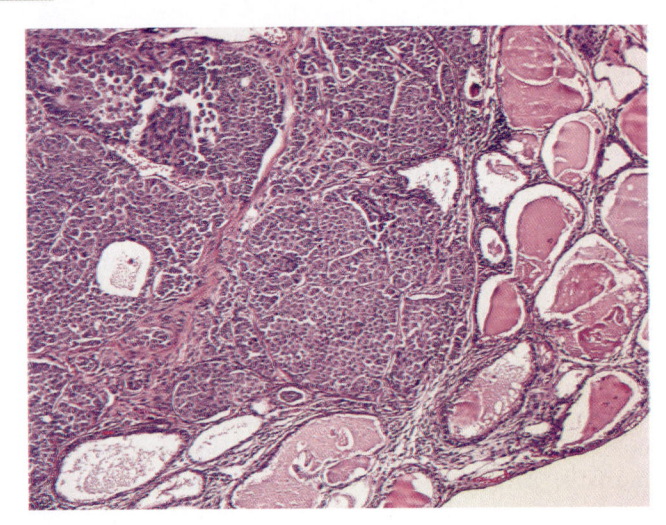

Figura 13.36 Carcinoma de células foliculares da tireoide de um canino. As células epiteliais estão arranjadas em um padrão sólido lobular, separadas por septos fibrosos delgados com pouca formação folicular.

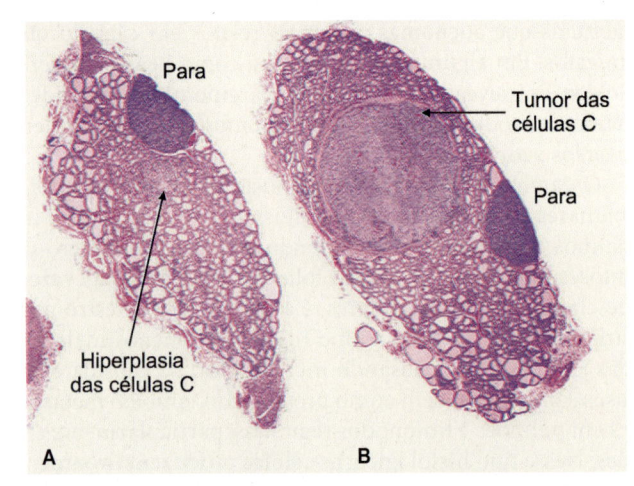

Figura 13.37 A. Hiperplasia das células C da tireoide esquerda de um canino. **B**. Tumor das células C da tireoide contralateral.

dispostos em feixes ou redemoinhos. As células têm núcleo oval, com nucléolo proeminente e citoplasma eosinofílico. O índice mitótico é elevado. Em animais, esse tipo de carcinoma da tireoide é raro. Alguns desses tumores contêm muitas células epiteliais pequenas e difusas, e são denominados *carcinoma das células pequenas*; outros contêm muitas células pleomórficas, anaplásicas e multinucleadas, chamados de *carcinoma das células gigantes.*

Quanto à imuno-histoquímica, a tireoglobulina e a calcitonina permitem a distinção de tumores da tireoide de origem folicular e medular, respectivamente. O fator de transcrição da tireoide (TTF)-1, Pax8 e napsina A são marcadores tumorais adicionais da tireoide; no entanto, também marcam carcinomas de células renais (Pax8 e napsina A) e adenocarcinomas pulmonares (TTF-1 e napsina A). O índice de marcação do Ki-67 (marcador de proliferação celular) se mostrou negativamente associado ao tempo até o desenvolvimento de metástases em análise univariada, com invasão vascular neoplásica histológica.

Neoplasias das células C (parafoliculares ou medulares)

As alterações proliferativas das células C estão relacionadas com as alterações hiperplásicas e neoplásicas (Figura 13.37). Esses processos podem ser iniciados pela prolongada ingestão de cálcio nos alimentos. Em seres humanos, 15 a 20% dos carcinomas medulares fazem parte da síndrome de neoplasia endócrina múltipla (MEN, do inglês *multiple endocrine neoplasia*), que é transmitida geneticamente como traço autossômico dominante em touros e alguns ratos de laboratório. Alta frequência de tumores das células C da tireoide e feocromocitomas é relatada em touros Guernsey, sugerindo padrão de herança autossômica dominante. Tais tumores também são observados em seres humanos, cães, carneiros e outras espécies.

Em medicina veterinária, a maioria dos casos de MEN foi relatada em cães. Nessa espécie, os casos envolveram combinações de neoplasias foliculares e parafoliculares da tireoide, hiperplasia e neoplasias do córtex adrenal, feocromocitoma, adenomas da pituitária, hiperplasia e adenoma da paratireoide, insulinoma e quemodectoma.

Por fim, casos de MEN também foram descritos em cavalos (com ocorrências simultâneas de hiperplasias e neoplasias das glândulas tireoides e adrenais) e em um gato com tumor adrenocortical, insulinoma e adenoma da paratireoide. Desenvolvimento de tumores na síndrome MEN provavelmente representa transformação neoplásica simultânea de múltiplas glândulas endócrinas, cujas células têm origem da crista neural.

Adenomas

Adenomas das células C costumam aparecer como nódulos pequenos (1 a 3 cm de diâmetro), cinza, únicos ou múltiplos, uni ou bilaterais. São separados do parênquima por uma cápsula fibrosa. O parênquima adjacente é comprimido, mas não invadido pelas células neoplásicas. Em touros, pode haver aumento palpável na região cervical anteroventral.

Histologicamente, as células proliferadas formam agrupamentos intercalados por ocasionais folículos preenchidos por coloide e divididos por septos delgados de colágeno (Figura 13.38 A). As células proliferadas são bem diferenciadas e têm núcleo com cromatina dispersa e um ou dois nucléolos bem proeminentes e citoplasma abundante e fracamente corado. A imunomarcação para calcitonina (Figura 13.38 B) possibilita a confirmação da origem celular medular.

Carcinomas

Carcinomas medulares caracterizam-se por extensas formações multinodulares uni ou bilaterais que podem causar aumento difuso da região cervical ventral. Os lobos da tireoide podem ser extensivamente invadidos e substituídos pelo tecido neoplásico (Figura 13.39).

Pode haver grandes áreas de necrose e hemorragia nas áreas afetadas. Metástases múltiplas podem ocorrer para os linfonodos cervicais e o pulmão. Histologicamente, a densidade celular é maior e as células são mais pleomórficas que nos adenomas. As células são poliédricas a fusiformes, com citoplasma sem delimitação evidente, fracamente corado e finamente granular. Os núcleos são vesiculares, redondos ou ovais, e mitoses são comuns.

Lesões esqueléticas foram descritas em touros adultos com carcinoma das células C. Essas alterações incluem espondilose deformante, osteófitos, fraturas vertebrais e osteo-artrose degenerativa. A secreção de calcitonina pelas células C hiperplásicas e neoplásicas é sugerida como causa dessas alterações ósseas, mas tal relação não está comprovada. As células neoplásicas são quase sempre envoltas por amiloide.

Neoplasias do ducto tireoglosso remanescente

Essas neoplasias são consideradas raras, tendo sido relatadas apenas no cão. A persistência de uma porção do ducto tireoglosso é a origem mais provável desse tipo de neoplasia. São tumores bem circunscritos, flutuantes e móveis, localizados na região cervical ventral média. Ao corte, têm áreas brancas e sólidas intercaladas por cistos múltiplos preenchidos por líquido translúcido proteináceo.

Microscopicamente, a neoplasia caracteriza-se como carcinoma papilar bem diferenciado. Múltiplas papilas revestidas por várias camadas de epitélio cuboide a colunar alto projetam-se da parede cística para o lúmen do tumor. Na cápsula ao redor das áreas papilares as células são organizadas em pequenos folículos e cordões (Figura 13.40 A e B). Pode

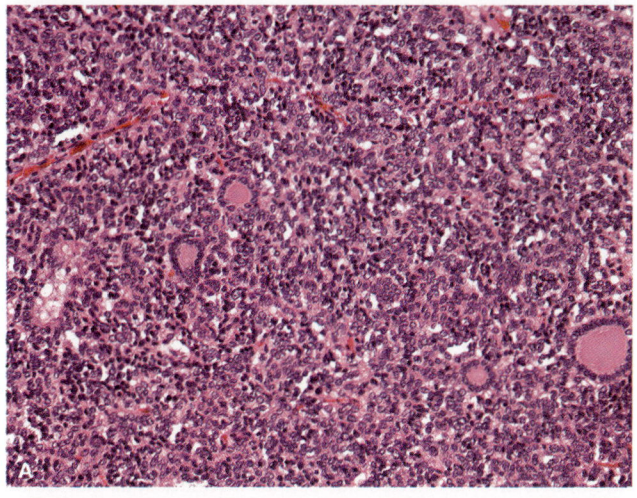

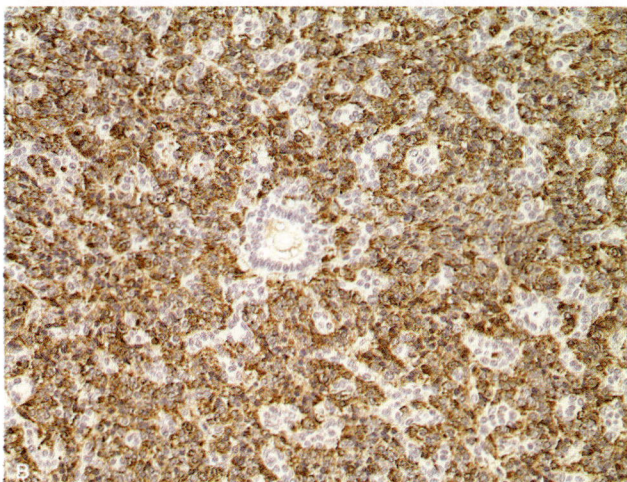

Figura 13.38 Glândula tireoide de equino com adenoma de células C. **A**. Alguns folículos remanescentes do parênquima glandular normal estão circundados por denso agrupamento de células C neoplásicas. **B**. As células neoplásicas são positivas para calcitonina por imuno-histoquímica. Método de estreptavidina-biotina-peroxidase, contracoloração hematoxilina de Mayer. (Cortesia do Dr. Michael A. Owston, Indiana Animal Disease Diagnostic Laboratory, West Lafayette, Indiana, EUA.)

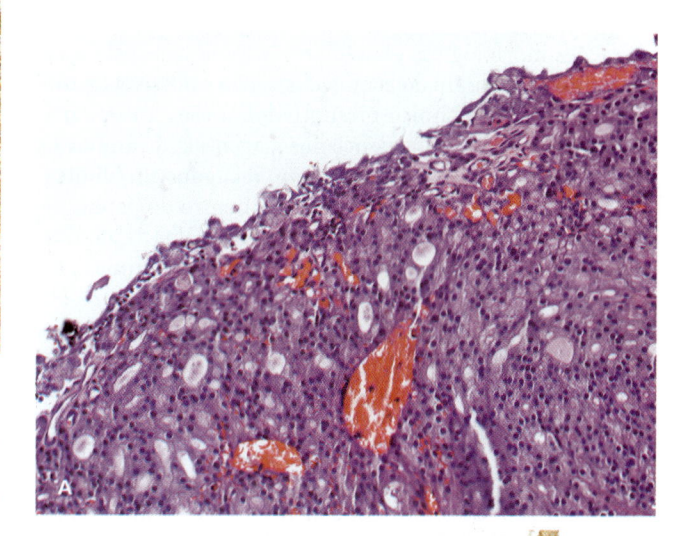

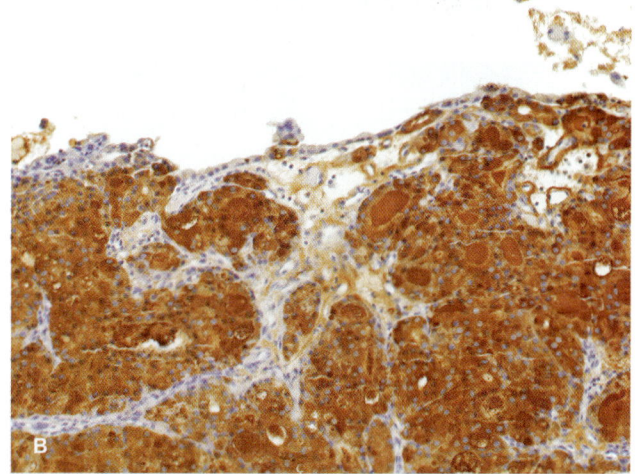

Figura 13.40 **A**. Carcinoma da tireoide originado do ducto tireoglosso em um cão de 10 anos de idade com uma massa cervical ventral cística. Área composta por epitélio cúbico organizado em pequenos ácinos e cordões, lateral à área cística. **B**. Imuno-histoquímica da neoplasia mostrada acima na figura **A**, com marcação fortemente positiva para tireoglobulina.

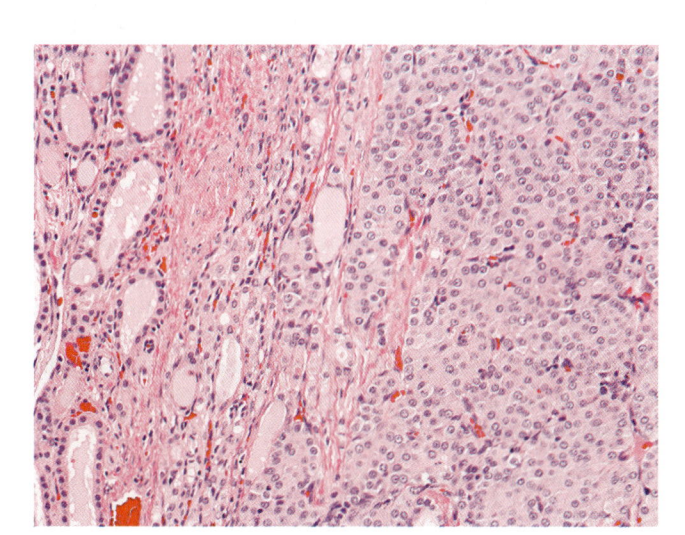

Figura 13.39 Glândula tireoide de um canino com carcinoma de células C. As células estão densamente arranjadas, invadindo e substituindo o parênquima do órgão.

haver metaplasia escamosa do epitélio que reveste a parede do cisto. Podem-se observar agregados de pequenos folículos tireóideos com coloide. O crescimento é lento e dificilmente há recidiva depois da retirada cirúrgica. A glândula tireoide estava normal nos poucos casos relatados em cães.

Neoplasias metastáticas nas glândulas tireoides

Ocorrem associadas às neoplasias disseminadas e são raramente relatadas. Êmbolos neoplásicos atingem a tireoide, geralmente de ocorrência unilateral, como em casos de metástases de neoplasias ósseas (condrossarcomas ou osteossarcomas) em cães (Figura 13.41).

PARATIREOIDES

Anomalias do desenvolvimento

Um caso suspeito de hipoparatireoidismo congênito foi documentado em um gato da raça Himalaio de 6 meses de vida. Resultados laboratoriais caracterizaram-se por níveis acentuadamente baixos de cálcio acompanhados por níveis séricos baixos de PTH, indicando resposta inadequada das glândulas paratireoides à hipocalcemia grave. No entanto, as alterações morfológicas glandulares responsáveis pelo quadro clínico não foram determinadas, e não é possível confirmar o diagnóstico clínico presuntivo. Em cães, casos raros de hipoparatireoidismo, associados à agenesia de ambos os pares da glândula paratireoide, foram relatados em filhotes.

Pequenos cistos podem ser notados dentro do parênquima da paratireoide ou nas vizinhanças imediatas da glândula em cães e, ocasionalmente, em outras espécies animais. Os cistos, também conhecidos por *cistos de Kursteiner*, parecem se desenvolver como resultado da dilatação de remanescentes do ducto que conecta a paratireoide aos primórdios do timo. Eles são geralmente multiloculares, revestidos por epitélio cúbico a cilíndrico pseudoestratificado (muitas vezes ciliado) e contêm material proteináceo. Deve-se distingui-los dos cistos derivados dos remanescentes do ducto tireoglosso, que são revestidos por epitélio tireoidogênico, quase sempre contendo folículos com coloide.

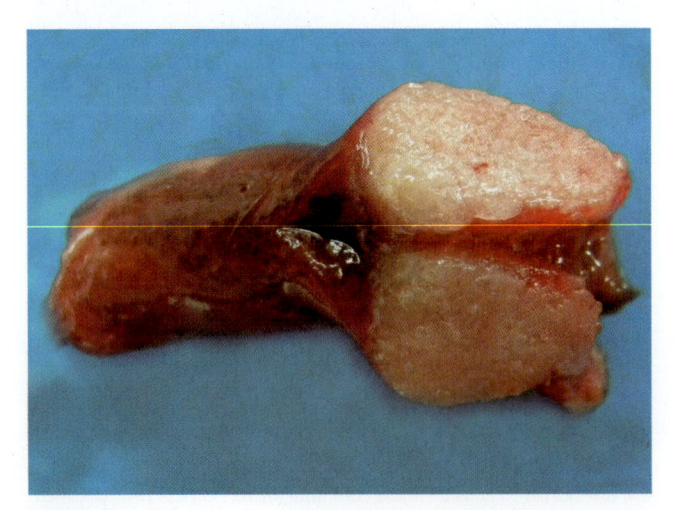

Figura 13.41 Osteossarcoma metastático na tireoide de um cão com osteossarcoma primário no membro pélvico. Superfície de corte do nódulo neoplásico esbranquiçado e firme, o qual substituiu parcialmente o parênquima.

Alterações circulatórias

Danos ao aporte vascular das glândulas paratireoides durante cirurgias para a remoção da tireoide são uma das possíveis causas de hipoparatireoidismo. Nesses casos, entretanto, é comum a regeneração do parênquima glandular, com subsequente remissão dos sinais clínicos.

Alterações degenerativas

Atrofia das células principais da paratireoide pode ser observada, associada à hipercalcemia prolongada. Casos em que isso ocorre incluem intoxicação por plantas que acarretam calcificação sistêmica, tais como *Solanum glaucophylum* (anteriormente denominado *S. malacoxylon*) e *Nierembergia riograndensis*, (anteriormente denominada *N. veitchii*) e hipercalcemia associada à malignidade. Em razão da marcada redução do volume citoplasmático das células atrofiadas, as glândulas paratireoides nos animais afetados são pequenas e difíceis de serem localizadas ou até mesmo indistintas à macroscopia.

As glândulas paratireoides de cães e ratos podem desenvolver células gigantes sinciciais multinucleadas. As células sinciciais parecem se originar da fusão citoplasmática de células principais adjacentes. A localização dessas células dentro da glândula varia; porém, em geral, elas são mais numerosas na periferia. Embora o número dessas células possa corresponder à metade do número das que compõem o parênquima glandular, elas não parecem ocorrer em quantidade suficiente para interferir significativamente na função da paratireoide.

Numerosas partículas do vírus da cinomose canina nas células principais da glândula paratireoide podem contribuir para o baixo nível de cálcio em alguns cães com a doença.

Alterações inflamatórias

A perda de número significativo de células principais da paratireoide como resultado de processo inflamatório destrutivo de origem supostamente autoimune representa causa rara de hipoparatireoidismo em cães (em particular nos de raças pequenas, como Schnauzers e Terriers) e gatos.

A resultante deficiência na secreção do PTH ocasiona vários problemas metabólicos que se manifestam como distúrbios neurológicos e neuromusculares associados à hipocalcemia. Cataratas lenticulares são alterações adicionais observadas em diversos animais afetados. O achado histológico típico dessa endocrinopatia consiste em infiltrado linfoplasmocitário difuso das glândulas paratireoides.

Cerca de 60 a 80% do parênquima glandular é substituído por infiltrado inflamatório composto de linfócitos bem diferenciados e plasmócitos. Nos estágios iniciais da doença, nota-se, simultaneamente, hiperplasia nodular regenerativa das células principais remanescentes. Em casos mais avançados, o parênquima da glândula é completamente substituído por linfócitos, fibroblastos e neocapilares, restando apenas uma ou outra célula principal viável. Casos crônicos apresentam fibrose glandular.

Alterações proliferativas
Hiperplasia
Hiperparatireoidismo primário

Hiperparatireoidismo primário associado à hiperplasia primária da glândula paratireoide é de ocorrência rara em todas as espécies, tendo sido descrita como distúrbio hereditário (possivelmente de caráter recessivo autossômico) em filhotes da raça Pastor Alemão. Animais afetados apresentam hipercalcemia, normo ou hipofosfatemia e níveis elevados de PTH.

Sinais clínicos incluem crescimento reduzido, fraqueza muscular, poliúria, polidipsia e redução generalizada da densidade óssea. Achados macro e microscópicos descritos englobam hiperplasia difusa das células principais da paratireoide, hiperplasia nodular das células C da tireoide, osteodistrofia fibrosa, nefrocalcinose e extensa mineralização do parênquima pulmonar e da mucosa gástrica.

Hiperparatireoidismo secundário

Em pequenos animais, hiperparatireoidismo secundário é uma sequela comum de insuficiência renal crônica. A hiperfosfatemia resultante da capacidade reduzida dos rins de excretarem fósforo induz hipocalcemia pela ligação do íon com cálcio ionizado para formar cristais de hidroxiapatita. Adicionalmente, a lesão renal crônica prejudica a formação de 1,25-di-hidroxi vitamina D, reduzindo a absorção de cálcio intestinal e contribuindo para a redução do íon no sangue.

Hipocalcemia crônica, por sua vez, estimula aumento na síntese e na secreção do PTH. Elevação da reabsorção osteoclástica dos ossos resulta em adelgaçamento do osso cortical, proliferação de tecido conjuntivo fibroso e deposição de osteoide pobremente mineralizado (osteodistrofia fibrosa). As alterações ósseas afetam todo o sistema esquelético, apesar de serem mais acentuadas em certas áreas, como maxila, mandíbula e região subperiosteal dos ossos longos, podendo provocar aumento da dimensão externa do osso (Figura 13.42).

Fraturas espontâneas de ossos longos podem acarretar claudicação. Fraturas de corpos vertebrais podem ocasionar compressão da medula espinhal e de nervos, provocando distúrbios motores, sensoriais ou ambos. Há afrouxamento e mesmo perda de dentes da cavidade alveolar. Em cães com insuficiência renal e uremia crônicas, pode-se observar mineralização de tecidos moles, principalmente da musculatura intercostal subpleural, da mucosa gástrica, dos rins, do parênquima pulmonar e da subíntima dos vasos.

O fósforo absorvido do intestino (estimulado pelo PTH) excede a capacidade de excreção do néfron e induz a precipitação de microcristais de fosfato de cálcio também no lúmen dos túbulos, no interstício e nos capilares renais. Todas as glândulas paratireoides (tanto externas quanto internas) estão uniformemente aumentadas duas a cinco vezes o normal. Rins vermelho-pálidos e encolhidos são característicos de doença renal crônica. A Figura 13.43 mostra dois casos de hipertrofia e hiperplasia das glândulas paratireoides em cães com displasia renal. Nesses casos, os animais apresentam uremia, indicada por ulcerações orais e gástricas. A Figura 13.44 mostra um caso de hiperplasia e hipertrofia das glândulas paratireoides secundárias a doença renal crônica por leishmaniose visceral em um cão.

A outra forma de hiperparatireoidismo secundário, em razão dos desequilíbrios nutricionais, é condição rara nos dias atuais, em razão do uso geral de dietas comerciais balanceadas. A doença é observada em animais (inclusive répteis) alimentados exclusivamente com dietas baixas em cálcio, dietas

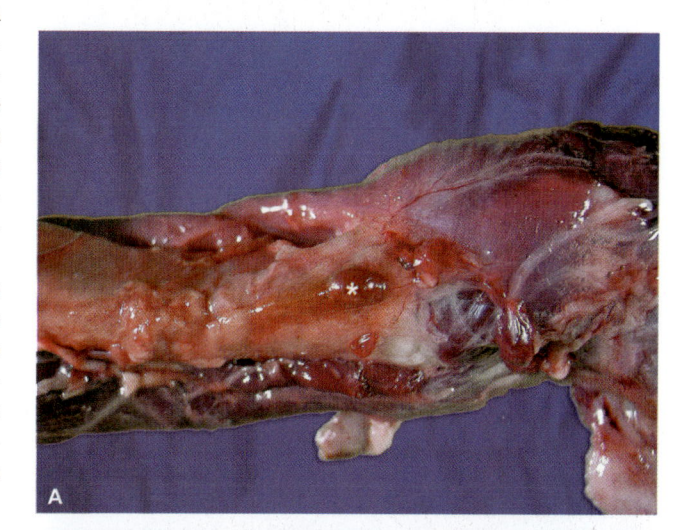

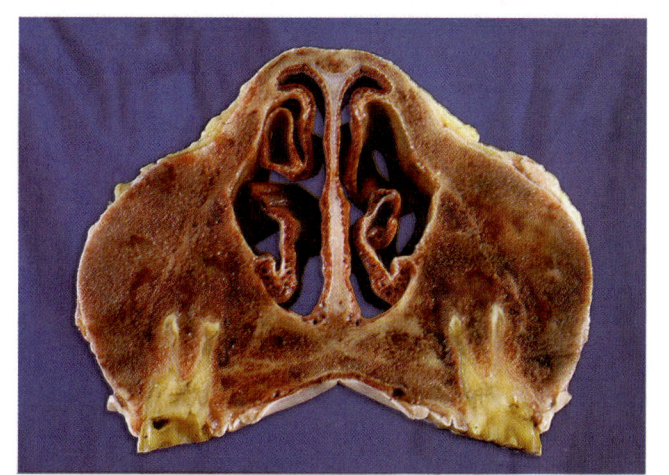

Figura 13.42 Corte transversal das regiões maxilar e nasal de um equino com osteodistrofia fibrosa. O osso está significativamente aumentado de volume, em razão da proliferação de tecido fibrovascular em substituição ao osso reabsorvido. (Cortesia do Dr. James T. Raymond, Indiana Animal Disease Diagnostic Laboratory, West Lafayette, Indiana, EUA.)

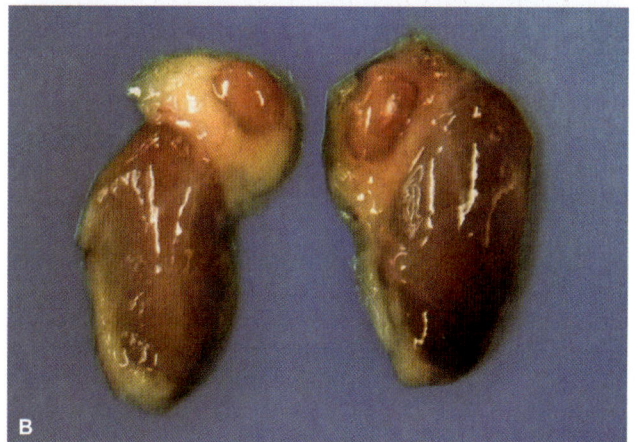

Figura 13.43 A. Glândula paratireoide de canino com hiperparatireoidismo secundário. Notar a hiperplasia da glândula (*), a qual, neste animal, era secundária à displasia renal. (Cortesia da Dra. Vimala Vemireddi, Indiana Animal Disease Diagnostic Laboratory, West Lafayette, Indiana, EUA.) **B**. Glândulas paratireoides de outro canino com hiperparatireoidismo secundário renal decorrente da displasia renal bilateral.

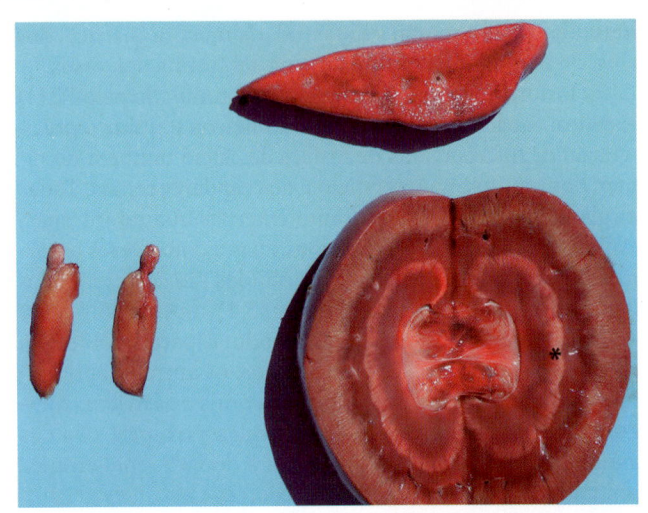

Figura 13.44 Hipertrofia e hiperplasia das glândulas paratireoides em um cão diagnosticado com doença renal crônica em razão da leishmaniose visceral. Rim, superfície de corte com cortical vermelho-amarelada pela nefrite intersticial crônica, glomerulonefrite e nefrocalcinose (*). Dorsal ao rim, nota-se a superfície de corte do pulmão com pontos milimétricos brancos (mineralização consequente de uremia).

com excesso de fósforo, mas com níveis de cálcio normal ou baixo, e dietas com quantidades inadequadas de vitamina D_3.

Exemplos de casos de hiperparatireoidismo secundário nutricional incluem cães e gatos alimentados apenas com coração ou fígado; ruminantes, suínos ou, mais comumente, cavalos alimentados com ração de grãos ou farelo com excesso de fósforo, ou então alimentados com certas gramíneas forrageiras, como setária (*Setaria* spp.), capim buffel (*Cenchrus ciliaris*), capim-colonião (*Megathyrsus maximus*) (anteriormente denominado *Panicum maximum* var. Trichoglume), quicuio (*Cenchrus clandestinus*) (anteriormente denominado *Pennisetum clandestinum*) e *Brachiaria* spp., ricas em oxalato, que se liga ao cálcio da dieta; e primatas do Novo Mundo mantidos em cativeiro sob dietas com quantidades inadequadas de vitamina D_3.

Em todos esses casos, observa-se redução nas concentrações circulantes de cálcio, o que induz aumento na secreção de PTH e subsequente reabsorção óssea. As alterações são semelhantes às observadas em casos de hiperparatireoidismo secundário renal, exceto pela ausência das lesões renais e de uremia. Um caso considerado atípico de extensa mineralização de tecidos moles foi descrito em potro de 3 semanas de vida.

Os sinais clínicos (dor articular, claudicação e andar rígido) e os achados de laboratório (níveis elevados de PTH, em especial nas éguas do plantel) eram compatíveis com o diagnóstico de hiperparatireoidismo secundário à ingestão de uma dieta deficiente em cálcio e rica em fósforo. A dieta era composta de farelo e palha de trigo, aveia, feijão e sementes de girassol. Houve resolução dos sinais clínicos 4 semanas após correção da dieta.

Neoplasias

Neoplasias da glândula paratireoide incluem adenomas e carcinomas das células principais. Ambos são de ocorrência rara nos animais domésticos e são mais comumente verificados em cães e gatos idosos. A maioria dos tumores é be-

nigna. As neoplasias endocrinologicamente ativas secretam quantidades excessivas de PTH, resultando na síndrome clínica de hiperparatireoidismo primário, já descrita.

Adenomas causam aumento variável do tamanho da glândula paratireoide afetada. Esse aumento parece ser mais significativo em gatos, nos quais, ao contrário do que é observado em cães afetados, a presença de uma massa cervical palpável parece ser um achado clínico relativamente comum.

À macroscopia, os adenomas são marrom-pálidos ou avermelhados e bem demarcados, estando localizados na região cervical, próximo à tireoide ou, nos casos raros em que são derivados de tecido deslocado com o timo durante o desenvolvimento embrionário, dentro da cavidade torácica, próximo à base do coração. À microscopia, os adenomas caracterizam-se por massas circunscritas e encapsuladas compostas de pequenos grupos de células bem próximas delimitados por delicados septos de tecido fibroso ricamente vascularizado. Adenomas pequenos são normalmente circundados por parênquima glandular comprimido.

Carcinomas da glândula paratireoide são quase sempre maiores do que os adenomas. A maioria desses tumores malignos é composta de células bem diferenciadas, semelhantes às observadas em adenomas, mas com índice mitótico maior e com características malignas, incluindo invasão da cápsula e das estruturas adjacentes (p. ex., vasos e parênquima glandular da tireoide). Desenvolvimento de metástases é incomum nesses casos, mas, quando ocorre, envolve linfonodos regionais e, com menos frequência, os pulmões.

Pseudo-hiperparatireoidismo (hipercalcemia associada à malignidade)

A causa mais comum de hipercalcemia em cães é a hipercalcemia associada à malignidade, diagnosticada em 57 a 67% dos animais com hipercalcemia. Em gatos, ao contrário, neoplasias são diagnosticadas em cerca de 30% dos animais hipercalcêmicos.

Em cães, hipercalcemia associada à malignidade é mais comumente associada aos linfomas (em particular, com linfomas de células T), adenocarcinomas dos sacos anais e mielomas múltiplos. Em gatos, a maioria dos casos de hipercalcemia associada à malignidade é associada aos linfomas e aos carcinomas de células escamosas da cavidade oral e do conduto auditivo. Já em cavalos, a condição é mais comumente associada aos linfomas e aos carcinomas de células escamosas do estômago.

A base molecular de hipercalcemia associada à malignidade ainda não foi muito bem esclarecida, mas muitos tumores expressam o gene do peptídeo relacionado com o PTH (PTH-rP, do inglês *parathyroid hormone-related peptide*), cuja estrutura química e atividade biológica são semelhantes às do PTH. Outros mecanismos de hipercalcemia associada à malignidade são mais complexos, incluindo a produção, pelas células tumorais, de várias substâncias que estimulam reabsorção óssea, tais como citocinas [em particular a interleucina 1 (IL-1)] e fatores de crescimento, como o fator de crescimento transformante beta (TGF-β, do inglês *transforming growth factor beta*).

Em alguns casos, a hipercalcemia pode ser grave o suficiente para provocar distúrbios dos sistemas gastrintestinal, neuromuscular, cardiovascular e renal. Os níveis sanguíneos de cálcio retornam ao normal após a excisão completa do tumor, mas a hipercalcemia persiste em animais com doença metastática ou excisão incompleta do tumor primário.

ADRENAL

Anomalias do desenvolvimento

Agenesia unilateral ocorre ocasionalmente em cães, afetando com mais frequência o lado esquerdo. Agenesia bilateral do córtex adrenal é fatal em qualquer espécie, mas a medula não é essencial para a vida. Anomalias ou falhas no desenvolvimento da pituitária fetal – por exemplo, em casos de anencefalia ou aplasia da pituitária – resultam em diminuição da produção ou liberação de ACTH, com consequente atrofia das zonas *fasciculata* e *reticularis*. Histologicamente, o córtex da adrenal é delgado, com poucos ninhos de células presentes, sem formação das diferentes zonas. A medula da adrenal está normal.

Córtex adrenal acessório é comum em muitas espécies. Pode ser encontrado no tecido adiposo periadrenal (Figura 13.45) ou perirrenal ou na periferia dos ovários e testículos em equinos.

Focos de células hemocitopoéticas são encontrados incidentalmente nas glândulas adrenais e, geralmente, não são associados à anemia ou a outra evidência de depressão da medula óssea ou mielopoese extramedular. Nos bovinos, são observados, à macroscopia, focos brancos redondos (3 a 4 mm de diâmetro); à histologia, focos de linfopoese são observados no córtex e na medula da glândula adrenal de ovinos e bovinos.

Alterações circulatórias

Hemorragias nas adrenais acontecem em recém-nascidos de qualquer espécie animal e são relacionadas com partos distócicos. Hemorragia difusa pode se dar na fase de exaustão do estresse. Ocorre também em endotoxemias, septicemias (Figura 13.46) e coagulopatias e em animais selvagens que morrem subitamente durante a contenção.

Teleangiectasia do córtex adrenal ocorre em animais adultos. Na macroscopia, observam-se áreas vermelho-escuras, únicas ou múltiplas na junção corticomedular, que aparecem deprimidas na superfície de corte. É possível que ocorram subsequentemente à degeneração e à perda do cór-

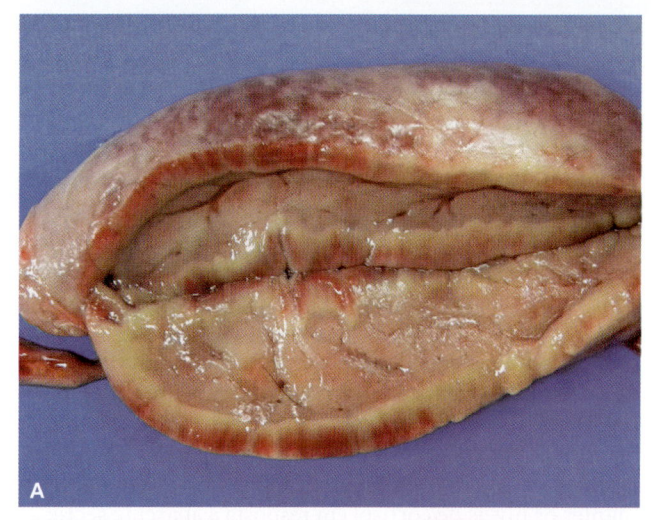

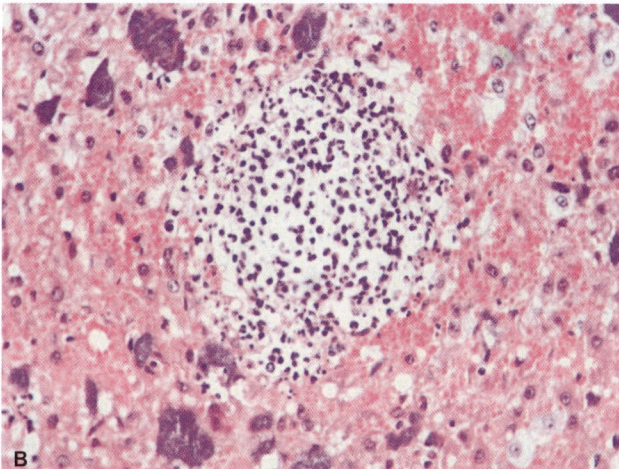

Figura 13.46 Glândula adrenal de um potro que morreu em função de um quadro de infecção pulmonar e septicemia. Observam-se hemorragias na cortical (**A**) e, à histopatologia, neutrófilos, hemorragia e numerosas colônias bacterianas (**B**).

tex, bem como à ectasia dos sinusoides da região. As células corticais que persistem são pequenas e atróficas ou hipertrofiadas e repletas de lipídio.

Alterações degenerativas

Necrose da adrenal, caracterizada por necrose de coagulação, é descrita em casos de hipoxia, particularmente quando a necrose é localizada na zona *reticularis*. Geralmente é secundária a hipoxia prolongada, condição descrita em doenças cardiovasculares crônicas. Posteriormente, a área de necrose é substituída por tecido conjuntivo fibroso, com separação da medular e zona *fasciculata*.

A zona *reticularis* é a mais pobremente oxigenada em razão do menor aporte de sangue oxigenado para esta zona, fator que pode justificar a necrose da zona *reticulata* na ocorrência de hipotensão e hipoxia sistêmica. Quando a necrose tem distribuição aleatória entre as zonas e vem acompanhada de hemorragia, deve-se fazer relação com outras causas como toxinas exógenas ou septicemia.

Depleção lipídica pode ocorrer na área cortical (especialmente na zona *fasciculata*) em situações de *stress* crônico intenso, no qual há aumento na produção de cortisol

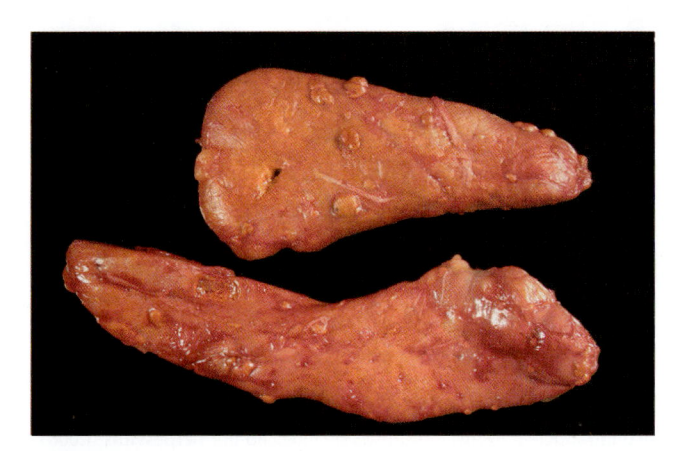

Figura 13.45 Glândula adrenal de um equino com nódulos adrenocorticais acessórios.

e depleção da reserva lipídica nas células. Na histologia, as áreas podem ser múltiplas, caracterizadas por células com citoplasma eosinofílico denso em razão da ausência de vacúolos lipídicos.

Mineralização da adrenal, caracterizada por extensos depósitos de cálcio, ocorrem quase sempre em gatos adultos e primatas. Em gatos, tem prevalência de 30%; em cães, em comparação, tem prevalência de apenas 6%. A causa é desconhecida e, geralmente, não é associada aos sinais clínicos de disfunção adrenocortical.

Glândulas mineralizadas são nodulares, firmes e moteadas, com múltiplos focos branco-amarelados se estendendo do córtex para a medula. Apresentam textura arenosa e são resistentes ao corte. Histologicamente, há extensas áreas de necrose com depósitos minerais (Figura 13.47) e áreas adjacentes de hiperplasia nodular regenerativa que parecem manter os níveis de cortisol em resposta à aparente secreção aumentada de ACTH.

Esclerose capsular afeta a glândula adrenal de vacas velhas com ovários císticos. Em touros velhos, as alterações no tecido conjuntivo costumam preceder metaplasia óssea.

Deposição de amiloide geralmente envolve apenas o córtex. Dá-se em todas as espécies e é, regularmente, parte de amiloidose generalizada em bovinos. A deposição do amiloide acontece ao redor dos sinusoides da zona *fasciculata*. À macroscopia, os depósitos podem ser visíveis como áreas translúcidas. Sinais de insuficiência adrenocortical quase sempre não ocorrem.

Alterações inflamatórias

A inflamação da glândula adrenal é denominada *adrenalite*. Em geral, é parte de uma doença sistêmica ou septicêmica, podendo cursar com variados graus de inflamação e necrose. A cápsula da adrenal, em geral, protege o parênquima da invasão direta de processos inflamatórios em tecidos adjacentes. Bactérias Gram-negativas septicêmicas, principalmente *Escherichia coli*, podem causar inflamação supurativa com necrose.

Tuberculose da adrenal é encontrada, em especial, em bovinos e seres humanos. O protozoário *Toxoplasma gondii* produz necrose com infiltrado por macrófagos na adrenal em muitas espécies animais. Adrenalite granulomatosa, caracterizada por infiltrado de macrófagos epitelioides, linfócitos, plasmócitos, células gigantes multinucleadas e eosinófilos, é observada em casos de intoxicação por *Vicia villosa* e polpa cítrica em bovinos.

A adrenal é um dos órgãos mais comumente acometidos nesses animais. Inflamação granulomatosa também ocorre em consequência da infecção por leveduras dos fungos *Histoplasma capsulatum*, *Cryptococcus neorformans* e *Coccidioides immitis*. Esse tipo de adrenalite acontece nas áreas em que essas doenças fúngicas são endêmicas. Vírus também afetam as adrenais. Geralmente, causam inflamação linfocitária, necrose, hemorragia e, dependendo do vírus, corpúsculos de inclusão intranucleares. Como exemplo, podem-se citar herpesvírus suíno tipo 1 (agente da doença de Aujeszky) em leitões, herpesvírus equino tipo 1 (Figura 13.48) e, raramente, o tipo 4 em fetos equinos abortados ou natimortos. Do mesmo modo, o herpesvírus bovino tipo 1 pode ser encontrado em fetos bovinos abortados ou nascidos mortos.

A alta concentração de cortisol no córtex da adrenal pode causar supressão da imunidade celular local e possibilita a proliferação de agentes fúngicos, protozoários e bactérias que ocasionalmente infectam as adrenais.

Alterações proliferativas
Hiperplasia e hipertrofia

Hiperplasia nodular do córtex da adrenal é comum em cães, cavalos e gatos idosos. Os nódulos hiperplásicos podem medir até 2 cm de diâmetro, são bem delimitados e, quando originados da zona *glomerulosa* ou *fasciculata*, estão localizados no interior do córtex ou aderidos à cápsula. Quase sempre são múltiplos, bilaterais, amarelados e sem evidência de cápsula.

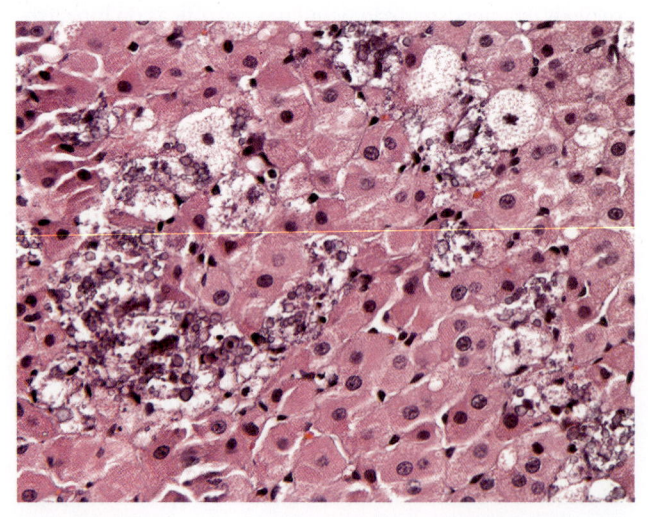

Figura 13.47 Glândula adrenal de felino com mineralização do córtex. Depósitos de cálcio são observados em locais de degeneração vacuolar e necrose das células glandulares. 400×. (Cortesia de Indiana Animal Disease Diagnostic Laboratory, West Lafayette, Indiana, EUA.)

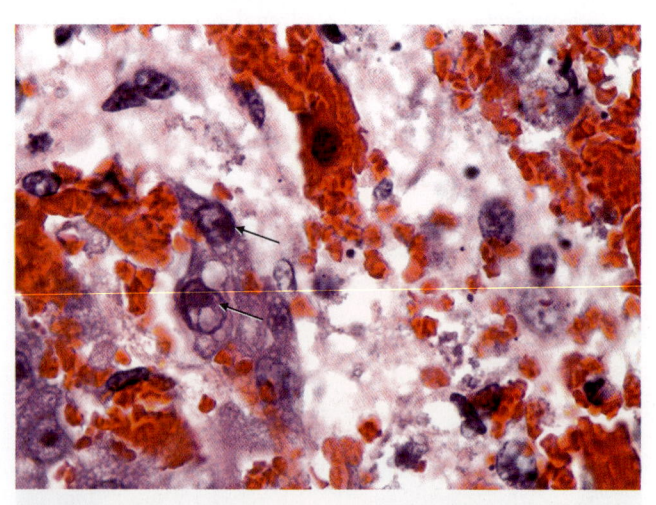

Figura 13.48 Glândula adrenal de um feto equino abortado com adrenalite necrotizante associada à infecção por herpesvírus equino tipo 1. Adjacentes à área com detrito celular e hemorragia há duas células degeneradas com cromatina marginada e corpúsculo de inclusão eosinofílico intranuclear (*setas*) indicativas de infecção por herpesvírus. 1.000×. (Cortesia de Indiana Animal Disease Diagnostic Laboratory, West Lafayette, Indiana, EUA.)

As células hiperplásicas podem estar hipertrofiadas. Esses nódulos costumam ser caracterizados como nódulos extracapsulares de hiperplasia cortical que se estendem para o tecido conjuntivo periadrenal. Quando originados da zona *reticularis*, são menores, localizados na junção corticomedular ou com extensão para a medular.

Hiperplasia nodular da zona *reticularis* aparece como pequenos nódulos que se estendem para a medula, resultando em junção corticomedular irregular. Essa lesão é demonstrada em animais com distúrbios funcionais, sugerindo excesso de andrógeno – por exemplo, aumento da massa muscular, hipertrofia do clitóris, crista bem desenvolvida e involução da glândula mamária.

Hiperplasia cortical difusa é caracterizada por alargamento uniforme geralmente bilateral do córtex (Figura 13.49); ocorre em consequência de hipersecreção de ACTH por adenoma corticotrófico da pituitária (Figura 13.50). Em resposta a essa secreção excessiva de hormônio trófico, há hiperplasia e hipertrofia difusa das células das zonas *fasciculata* e *reticularis*.

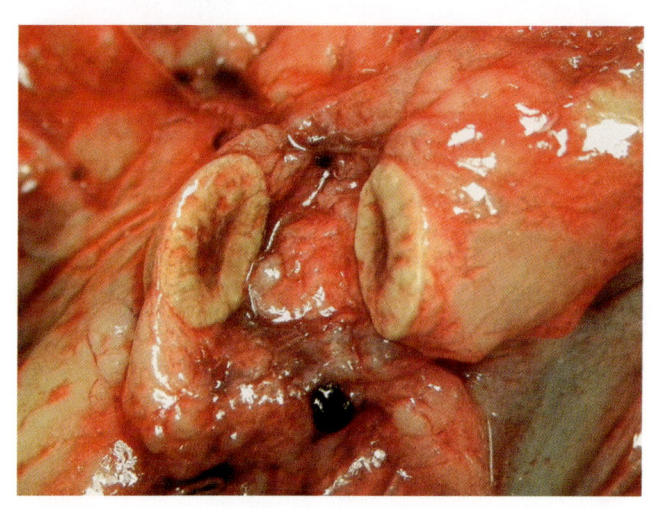

Figura 13.49 Superfície de corte da glândula adrenal de um canino com hiperplasia cortical difusa.

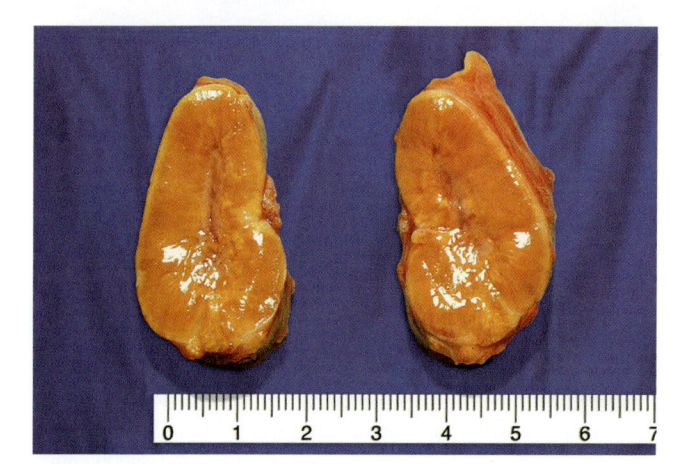

Figura 13.50 Superfície de corte da glândula adrenal de um equino com hiperplasia cortical difusa associada a um adenoma da *pars intermedia* da hipófise. Notar o acentuado alargamento uniforme do córtex glandular. (Cortesia do Dr. Timothy Muench, Indiana Animal Disease Diagnostic Laboratory, West Lafayette, Indiana, EUA.)

As células da zona *fasciculata* estão vacuolizadas (lipídios) e arranjadas em colunas separadas pelos sinusoides. A zona glomerulosa pode atrofiar em razão da compressão provocada pelas duas zonas corticais internas.

Hiperplasia da zona glomerulosa se dá em resposta à angiotensina II. Esta é produto da renina que é liberada pelas células justaglomerulares em resposta às alterações da pressão sistêmica. Estímulos prolongados (diminuição do volume sanguíneo ou redução na pressão sanguínea) resultam em contínua formação de angiotensina II e estimulação da zona glomerulosa para formação e liberação da aldosterona, a qual atua nos túbulos renais, elevando a reabsorção de sódio e, por conseguinte, de água.

Neoplasias

Nas adrenais, os tumores acometem o córtex (adenomas, carcinomas e mielolipoma) e a medular (feocromoblastoma, feocromocitoma, neuroblastoma e ganglioneuroma). Estudos sobre a frequência de alterações nas glândulas adrenais em cães demostraram que os adenomas corticais são os mais frequentes, seguidos de feocromocitomas e, por último, carcinoma adrenocortical.

A frequência de metástases de outros tumores primários se assemelha à frequência de carcinomas adrenocorticais. Em bovinos, os tumores da adrenal são relativamente comuns; entretanto, ao contrário de outros animais, geralmente são afuncionais. Adenomas corticais, feocromocitomas e carcinomas corticais são mais frequentemente diagnosticados em bovinos. Neuroblastoma e ganglioneuroma também já foram descritos, bem como metástases de tumores distantes.

Córtex da adrenal
Adenomas

Adenomas corticais da adrenal caracterizam-se pela proliferação benigna das células das camadas do córtex da adrenal. São observados, com mais frequência, em cães idosos (acima de 8 anos de idade) e, esporadicamente, em gatos, cavalos, bovinos, caprinos, ovinos. Em caprinos, machos castrados têm maior prevalência do tumor do que machos inteiros.

À macroscopia, adenomas adrenocorticais caracterizam-se como nódulos amarelados (em razão do conteúdo lipídico), bem delimitados, podendo ser únicos e uni ou bilaterais (Figura 13.51). Nódulos maiores podem ter áreas vermelhas na superfície de corte. Adenomas corticais pequenos, muitas vezes, desenvolvem-se em conjunto com nódulos hiperplásicos na mesma adrenal.

Na histopatologia, adenomas corticais são compostos de células produtoras de hormônios esteroides bem diferenciadas, morfologicamente similares às células das zonas *fasciculata* ou *reticularis*.

As células têm citoplasma abundante, fracamente eosinofílico, quase sempre vacuolizado ou preenchido por muitos vacúolos lipídicos. As células estão arranjadas em cordões ou ninhos separados por pequenos espaços vasculares. Os adenomas são delimitados por cápsula fibrosa (Figura 13.52) de espessura variada e por parênquima adjacente da glândula comprimido.

Hematopoese extramedular com megacariócitos e colônias granulocíticas e eritroides são achados característicos em adenomas adrenocorticais.

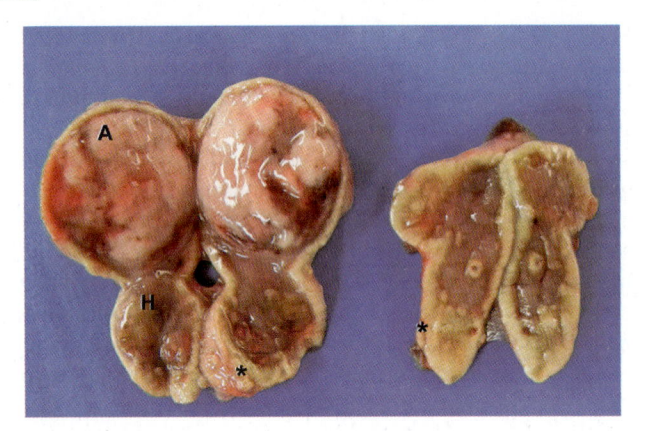

Figura 13.51 Superfície de corte da adrenal de um canino contendo um adenoma cortical (A) branco-amarelado, bem delimitado, entremeado por áreas vermelhas (necrose e hemorragia). Nódulos menores observados em ambas as adrenais representam hiperplasia cortical (H) e formações corticais acessórias (*).

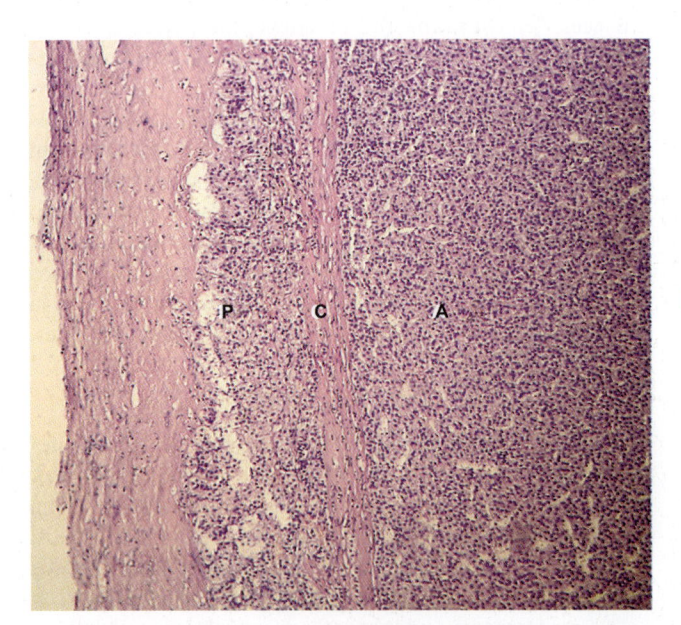

Figura 13.52 Adenoma (A) cortical da adrenal de um canino. O nódulo neoplásico está circundado por uma cápsula (C) de tecido conjuntivo fibroso e por parênquima (P) cortical comprimido.

Adenomas são relativamente pequenos e de crescimento lento. Quando funcionais, podem ser associados à hipersecreção de cortisol ou, menos comumente, de outros hormônios esteroides (p. ex., aldosterona ou androgênios).

As células do córtex da adrenal têm origem do mesoderma da ponte gonodal. São imunomarcadas para citoqueratina, melan-A e alfainibina.

Carcinomas

Carcinomas adrenocorticais são constituídos pela proliferação maligna das células epiteliais corticais da adrenal e acontecem menos frequentemente que adenomas. Há relatos de sua ocorrência em bovinos, em cães idosos e, raramente, em outras espécies.

À macroscopia, carcinomas são maiores que os adenomas e podem desenvolver-se de modo bilateral, a exemplo dos cães (Figura 13.53) e de animais exóticos tais como os

furões (*ferrets*) (Figura 13.54). Em cães, a superfície de corte do tumor é caracterizada por tecido friável, com áreas vermelho-amarronzadas (hemorragia e necrose), entremeadas por áreas amareladas (Figura 13.55) ou difusamente amareladas (Figura 13.56). Carcinomas podem invadir tecidos adjacentes, incluindo veia cava caudal, formando trombos que obstruem parcialmente a veia. Nos bovinos, podem chegar a 10 cm ou mais de diâmetro e ter múltiplas áreas de ossificação e mineralização.

A histopatologia é caracterizada por células com elevado pleomorfismo, as quais são subdivididas em pequenos grupos ou lóbulos por septos fibrosos de espessura variável. Há

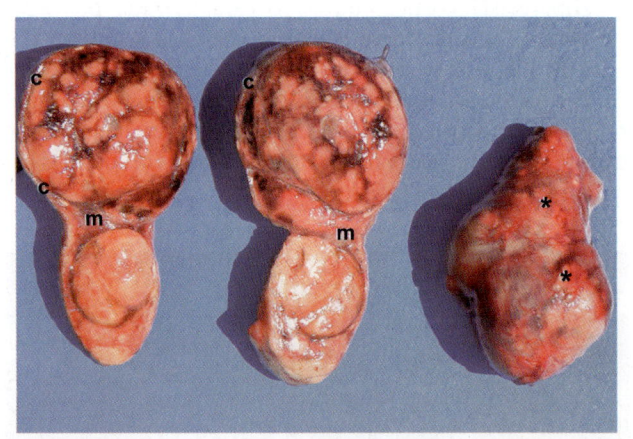

Figura 13.53 Carcinoma adrenocortical bilateral em cão. As superfícies de corte da glândula adrenal esquerda apresentam múltiplas massas encapsuladas vermelho-escuras entremeadas por áreas amareladas. Podem ser observadas ainda áreas corticais comprimidas (c), além de remanescentes da medular (m). A superfície capsular da adrenal direita está aumentada de tamanho e com a forma alterada em razão do carcinoma. Notar também nódulos corticais acessórios na cápsula (*).

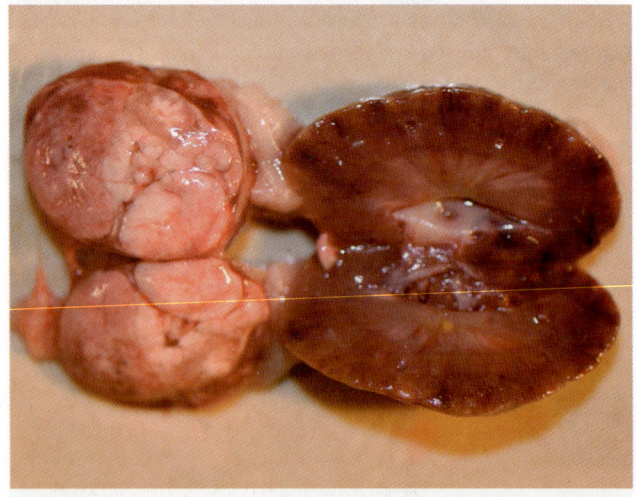

Figura 13.54 Carcinoma adrenocortical em um furão (*Mustela putorius furo*). A adrenal acometida nesse animal media 2.5 cm × 1,5 cm × 1 cm, sugestivo de carcinoma já na macroscopia, uma vez que a glândula adrenal em furões normalmente mede 3 a 5 mm. Quando expandida por uma massa com diâmetro acima de 1 cm, é achado altamente sugestivo de neoplasia adrenocortical maligna. Nesse caso, o furão também tinha insulinoma (não representado nesta imagem) e doença renal crônica, ambas lesões adicionais comuns nessa espécie animal.

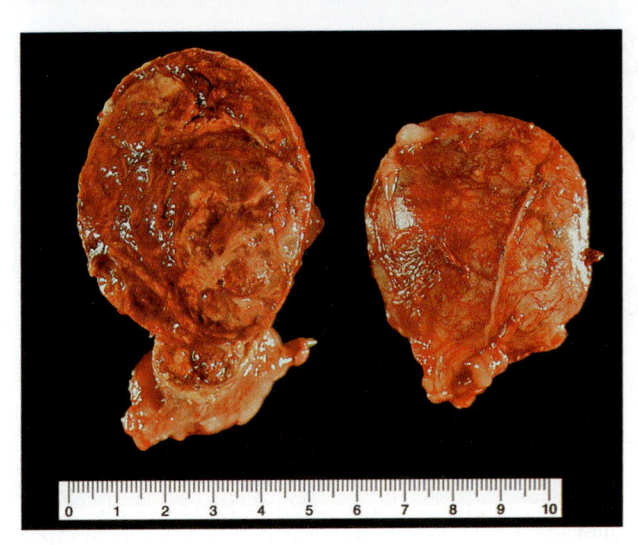

Figura 13.55 Superfícies de corte e da cápsula da glândula adrenal de canino com carcinoma cortical. A glândula está completamente substituída por uma massa macia e pouco definida, que mede 8 × 6 × 3 cm e tem aspecto moteado vermelho e amarelo. (Cortesia da Dra. Kimberly A. Maratea, Indiana Animal Disease Diagnostic Laboratory, West Lafayette, Indiana, EUA.)

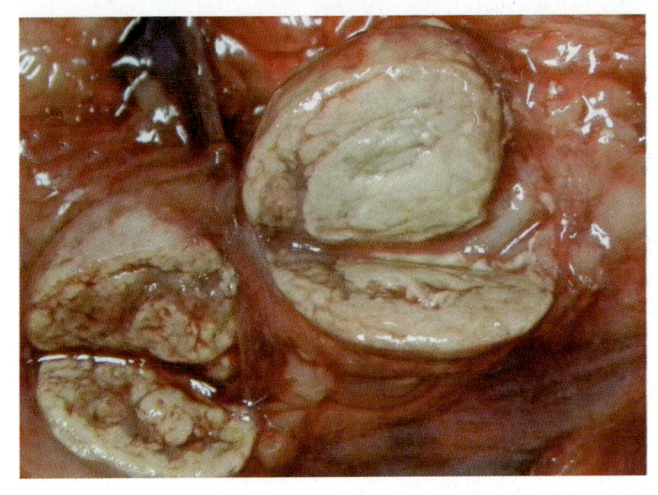

Figura 13.56 Superfícies de corte *in situ* da glândula adrenal direita de canino com carcinoma cortical. A proliferação branco-amarelada e macia ocorre a partir da cortical e invade a medular em diferentes locais.

perda total da arquitetura normal da glândula. As células neoplásicas são grandes e poliédricas, com núcleo vesicular, nucléolo proeminente e citoplasma densamente eosinofílico ou vacuolizado.

Em carcinomas corticais anaplásicos, as células podem ser fusiformes, com citoplasma eosinofílico e menos abundante. Áreas de hemorragias são comuns em decorrência do rompimento dos sinusoides. Invasão da cápsula (Figura 13.57) e de vasos sanguíneos e linfáticos, com formação de êmbolos, é comumente detectada nesses carcinomas. Metástases podem ser encontradas primariamente em pulmão, fígado, rins e linfonodos mesentéricos.

Carcinomas e adenomas adrenocorticais, unilaterais e funcionais, podem ser associados à atrofia cortical da glândula contralateral em decorrência da retroalimentação ne-

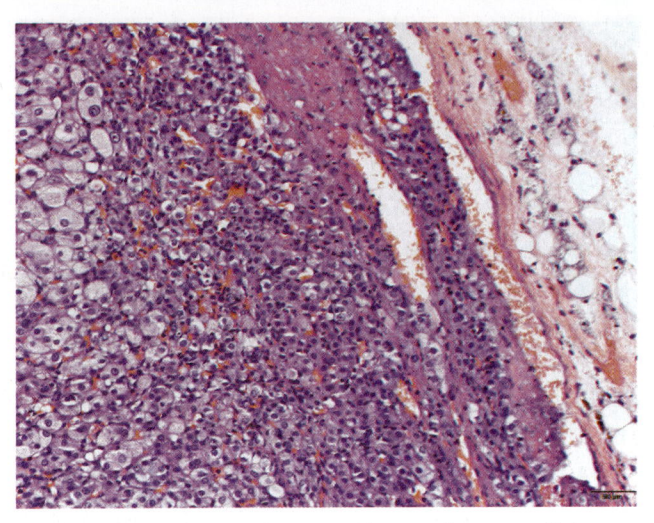

Figura 13.57 Carcinoma adrenocortical em um furão com células neoplásicas vacuolizadas e não vacuolizadas infiltradas em um vaso na cápsula da adrenal.

gativa da pituitária (elevados níveis de cortisol) na secreção de ACTH. O córtex atrófico da glândula adrenal consiste, em particular, em cápsula e zona glomerulosa e com apenas algumas células nas zonas *fasciculata* e *reticularis*. A medula aparece relativamente mais expandida ou extensa.

O diagnóstico definitivo de carcinoma adrenocortical pode ser obtido por imunomarcação para melan A, citoqueratina e vimentina.

Mielolipoma

É um tumor endocrinologicamente inativo, constituído por tecido adiposo bem diferenciado e quantidade variável de células hemocitopoéticas da linhagem mieloide e linfoide. Em seres humanos, o tumor é relativamente comum, mas, nos animais, é pouco documentado. Na literatura médica veterinária, mielolipomas são descritos em baço, adrenal e fígado de cães, gatos (incluindo felinos selvagens, em especial guepardos) e primatas não humanos e no tecido subcutâneo e fígado de aves exóticas.

À macroscopia, o tumor pode chegar a cerca de 4 a 5 cm de diâmetro. A superfície de corte tem áreas amareladas entremeadas por áreas vermelhas e perda da arquitetura normal da glândula. Na histopatologia, observa-se que a maior parte da massa tumoral é constituída por células similares aos adipócitos bem diferenciados e interpostos por grupos de células de origem mieloide e linfoide (Figura 13.58).

Observam-se vários megacariócitos e numerosos precursores mieloides em fases de maturação. Em alguns locais, visualizam-se linfócitos e neutrófilos. Áreas com focos de necrose, hemorragia e macrófagos com hemossiderina são identificadas. Histologicamente, esse tumor parece ter origem na zona *fasciculata* do córtex da adrenal, com extensão para a medula. Diversos mielolipomas relatados foram achados incidentais de necropsia.

Em seres humanos, há associação entre mielolipoma e síndrome adrenogenital, na qual há hiperplasia adrenal congênita em consequência da deficiência de enzimas (21-hidroxilase ou 17-alfa-hidroxilase), responsáveis pela síntese de hormônios adrenocorticais. Secundariamente, há

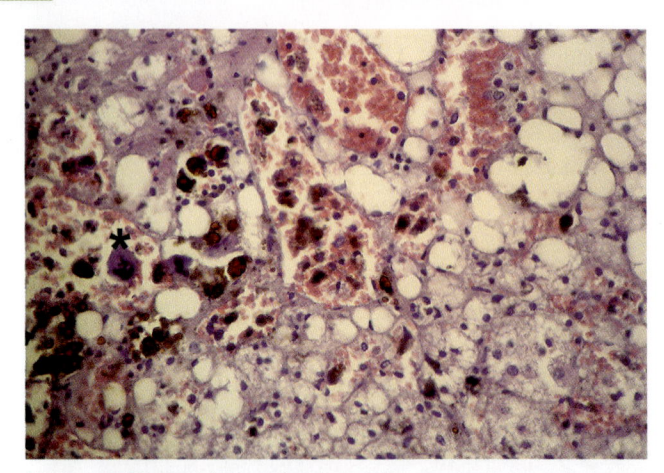

Figura 13.58 Mielolipoma da adrenal de um canino. O tumor é composto de células similares a adipócitos bem diferenciados, megacariócitos (*), células mieloides e macrófagos com hemossiderina.

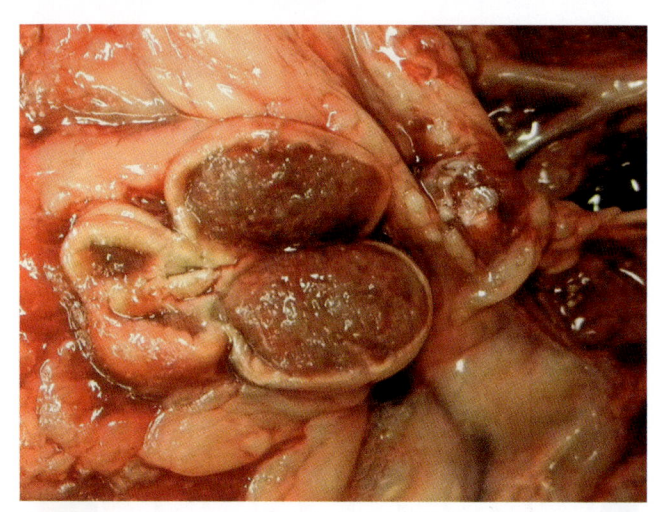

Figura 13.59 Adrenal direita de um canino com um feocromocitoma caracterizado por área nodular vermelho-escura e macia, com aproximadamente 2 cm de diâmetro, expandindo a medular.

estimulação excessiva da adrenal pelo ACTH, com subsequente hiperplasia do córtex da adrenal e, talvez, influência no surgimento do mielolipoma. As alterações da síndrome adrenogenital associada ao mielolipoma em seres humanos incluem síndrome de Cushing, pseudo-hermafroditismo, tumores testiculares e obesidade.

Em animais, não foram observadas alterações funcionais relacionadas com essa neoplasia na adrenal.

Neoplasias das células secretoras da medula da adrenal
Feocromocitomas

Caracterizam-se pela proliferação neoplásica das células cromafins (feocromócitos), secretoras das catecolaminas norepinefrina, epinefrina ou ambas, da medular da adrenal. Essas células têm origem das células da crista neural (neuroectoderma), as quais podem se diferenciar em células cromafins ou células ganglionares simpáticas. Dos feocromocitomas já estudados, a epinefrina foi o principal componente secretor.

Feocromocitomas são os tumores mais comuns da medula da adrenal em animais. São relatados com maior frequência em bovinos e cães (Figura 13.59), pouco frequentes nas demais espécies domésticas, como em suínos. Contudo, podem ocorrer com maior frequência em ratos de laboratório, camundongos, primatas não humanos e animais silvestres. Em espécies domésticas como bovinos e suínos, o feocromocitoma é encontrado mais frequentemente em animais abatidos para consumo.

Esse tumor pode ser uni ou bilateral, benigno ou maligno. O tamanho é variável, mas geralmente são grandes e podem chegar a 10 cm de diâmetro ou mais e incorporar toda a adrenal. Feocromocitomas pequenos (Figura 13.60) são circundados por uma faixa de córtex adrenal comprimido. Em tumores grandes, a superfície de corte é multilobular e variegada, com áreas marrons ou marrom-amareladas, às vezes intercaladas por áreas de hemorragia e necrose. Pequeno remanescente da glândula pode ser encontrado em uma extremidade. Feocromocitomas malignos são envoltos por uma cápsula fibrosa que é invadida em vários locais por células tumorais. Pode haver também invasão da veia cava caudal (Figura 13.61) com extensão para o lúmen (Figura 13.62) e formação de trombos e êmbolos.

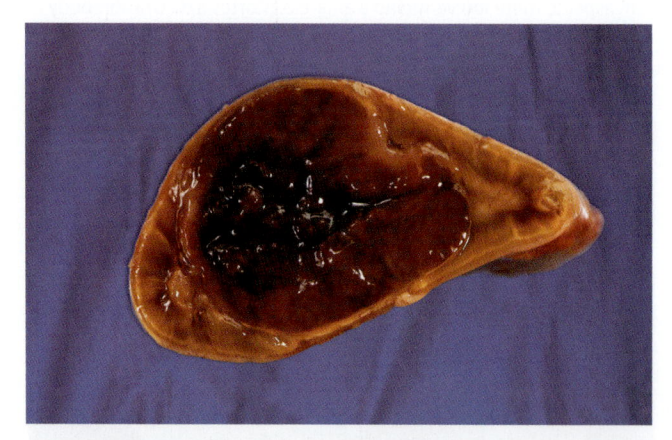

Figura 13.60 Superfície de corte da glândula adrenal de um equino com feocromocitoma. Uma massa nodular, marrom-escura e bem delimitada expande a medular da glândula. (Cortesia da Dra. Janice Lacey, Indiana Animal Disease Diagnostic Laboratory, West Lafayette, Indiana, EUA.)

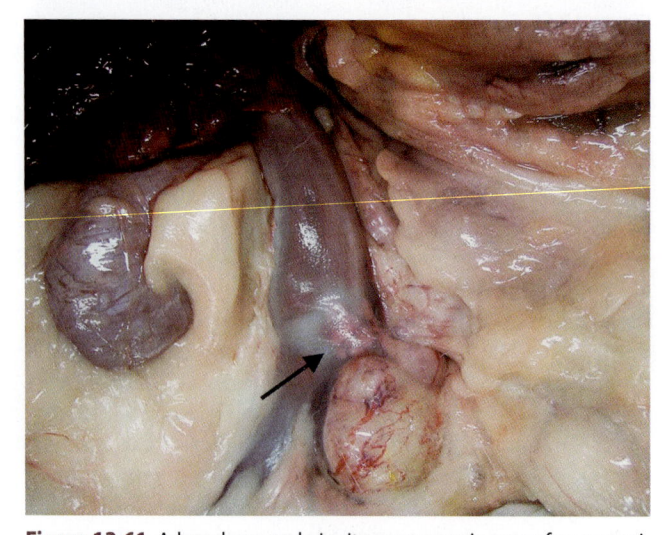

Figura 13.61 Adrenal esquerda *in situ* em um canino com feocromocitoma apresentando alteração no formato, aumento de volume acentuado e invasão da veia cava caudal (*seta*).

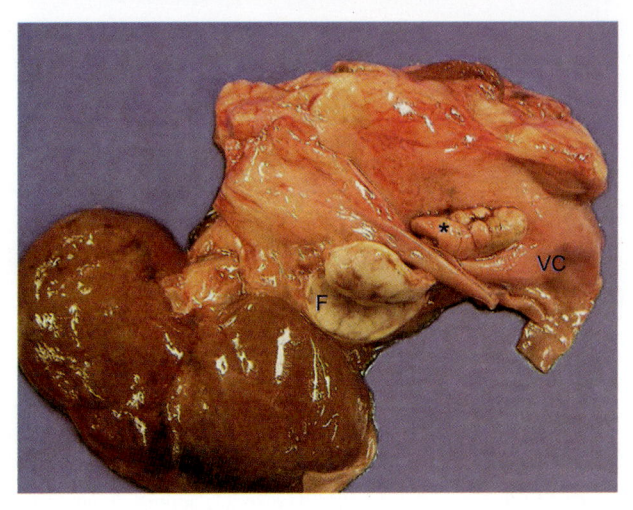

Figura 13.62 Superfície de corte do feocromocitoma (F) da adrenal esquerda do cão da Figura 13.61. Observar a extensão do tumor (*) para o interior da veia cava caudal (VC).

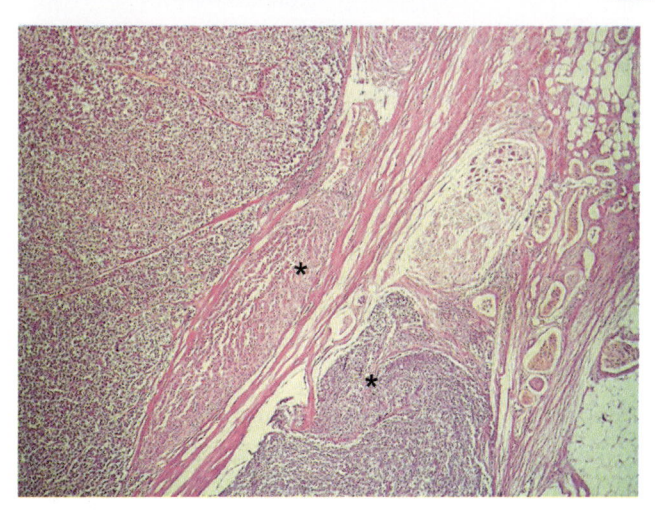

Figura 13.64 Feocromocitoma da adrenal mostrado nas Figuras 13.61 e 13.62. As células neoplásicas arranjadas em cordões sólidos infiltraram a cápsula da glândula (*).

Na histopatologia, as células neoplásicas variam de pequenas, poliédricas ou cúbicas, a grandes e pleomórficas, com múltiplos núcleos hipercromáticos. O citoplasma é levemente eosinofílico, finamente granular e com delimitação pouco evidente. Essas células são divididas em pequenos lóbulos por delgados septos fibrosos e capilares (Figura 13.63).

Nos feocromocitomas malignos, há múltiplas áreas de necrose de coagulação e hemorragias. As células neoplásicas pobremente diferenciadas, anaplásicas e com maior número de mitoses podem substituir completamente a medula normal e invadir parte ou todo o córtex adjacente e quase sempre penetram na cápsula da adrenal e invadem o tecido conjuntivo e outras estruturas adjacentes à adrenal (Figura 13.64). As células malignas arranjam-se em lóbulos, cordões sólidos ou em paliçada ao redor dos sinusoides.

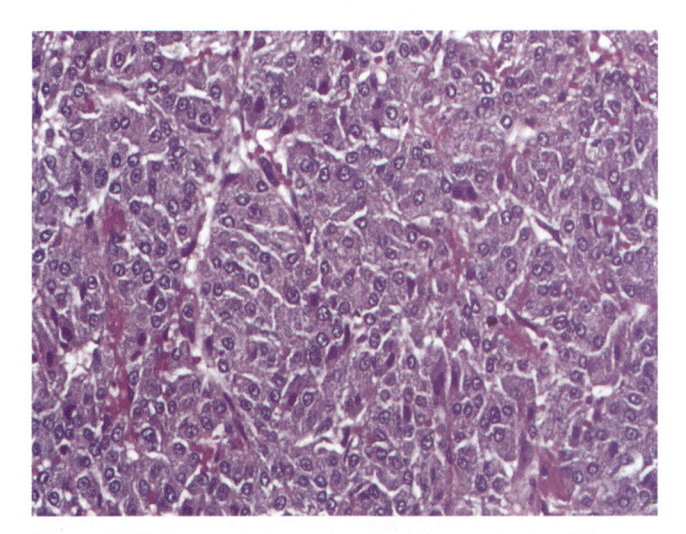

Figura 13.63 Feocromocitoma da adrenal de um cão. As células neoplásicas são cúbicas a colunares, com citoplasma anfofílico e finamente granular. As células estão arranjadas em pequenos lóbulos divididos por septos fibrosos delgados. H.E. Obj. 40. (Cortesia da Dra. Paula R. Giaretta, Setor de Patologia da Escola de Veterinária da Universidade Federal de Minas Gerais.)

O diagnóstico definitivo pode ser obtido por imunomarcação forte para cromogranina A (presente nas células cromafins), sinaptofisina (marcador de tumores neuroendócrinos) e vimentina.

O termo *feocromoblastoma* é usado para tumores anaplásicos pobremente diferenciados derivados das células secretoras de catecolaminas da medular da adrenal. *Feocromocitoma maligno* frequentemente é utilizado para designar tumores medulares que invadem a cápsula e tecidos adjacentes (veia cava caudal, tecido adiposo) ou apresentam metástases para fígado, linfonodos regionais ou pulmões. Metástases também são observadas nas vértebras lombares, resultando em osteólise e paraparesia progressiva. Já foi observado também no fêmur de um cão com fratura patológica.

Em cães e cavalos, feocromocitomas são geralmente achados incidentais de necropsia ou cirurgias, mas hipertensão e arritmias cardíacas podem ser detectadas em animais com feocromocitomas funcionais diagnosticados antes da morte. Cavalos também desenvolvem sudorese e tremores musculares, possivelmente decorrente de estimulação beta-adrenérgica.

Em um macaco *rhesus* (*Macaca mulatta*), miocardiopatia foi associada a um feocromocitoma, presumivelmente decorrente da secreção excessiva de catecolaminas pelas células neoplásicas. Miocardiopatia por catecolaminas é causada pela isquemia induzida por oxigênio reativo (radicais livres) liberado após vasoconstrição motora das arteríolas induzida pelas catecolaminas. Na necropsia do primata afetado, as paredes ventriculares do coração estavam delgadas, as câmaras cardíacas estavam dilatadas e havia estrias brancas e coalescentes no miocárdio. À histologia, as lesões cardíacas eram caracterizadas por atrofia de miofibras, perda de miofibrilas, inflamação e fibrose intersticial. O tumor adrenal caracterizou-se por sinusoides distendidos por sangue e circundados por células tumorais poliédricas (feocromocitoma angiomatoso).

Neoplasias das células do sistema nervoso simpático da medula da adrenal

Neuroblastomas originam-se de células neuroectodérmicas primitivas. Costumam ocorrer em animais jovens e formam grandes neoplasias intra-abdominais, que podem fazer metástases para a superfície peritoneal. As células lembram linfócitos e tendem a formar pseudorrosetas. Neurofibrilas ou fibras nervosas amielínicas podem ser observadas.

Ganglioneuromas são tumores benignos, pequenos e quase sempre bem diferenciados que apresentam células ganglionares simpáticas multipolares e neurofibrilas. O córtex adrenal é gravemente comprimido pelo tumor medular. Em ratos, ganglioneuromas costumam ser observados com feocromocitomas (feocromocitoma complexo). Acredita-se que os componentes desse tipo de tumor sejam derivados da diferenciação divergente de uma célula progenitora comum (Figura 13.65).

Neoplasias metastáticas nas glândulas adrenais

Ocorrem geralmente associadas às neoplasias disseminadas. Êmbolos neoplásicos com frequência atingem ambas as adrenais. Formação de metástase pode ser decorrente da rica rede de capilares sinusoides do parênquima adrenocortical e medular. Estudo retrospectivo investigou tumores metastáticos nas adrenais em caninos, felinos, equinos e bovinos. Em cães, 26 diferentes tumores formaram metástases nas adrenais.

Carcinomas pulmonar (Figura 13.66), mamário (Figura 13.67), prostático, gástrico e pancreático e melanoma maligno (Figuras 13.68 e 13.69) foram os principais tumores metastáticos para as adrenais em cães. Hemangiossarcoma e melanoma foram os principais a formarem metástases no equino. Em gatos e bovinos, linfomas predominaram entre os tumores metastáticos na adrenal. Esses dados mostram a importância dos exames clínico e patológico das adrenais em casos de neoplasia maligna disseminada.

Hipoadrenocorticismo associado às neoplasias metastáticas nas adrenais é pouco comum, pois, apesar de a neoplasia metastática comprometer 90% do córtex da adrenal, hiperplasia compensatória das células remanescentes é observada e a função glandular é preservada. Nos animais do-

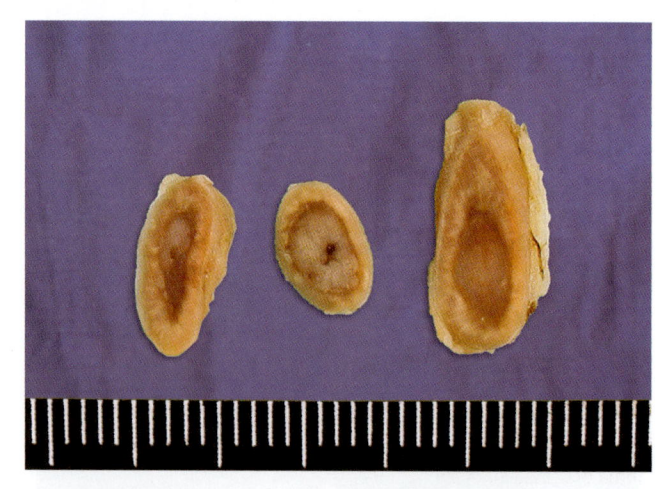

Figura 13.66 Superfícies de corte da glândula adrenal de um canino com metástase de carcinoma adenoescamoso pulmonar. Aproximadamente 75% da medular está substituída por massa neoplásica esbranquiçada. (Cortesia da Dra. Kimberly A. Maratea, Indiana Animal Disease Diagnostic Laboratory, West Lafayette, Indiana, EUA.)

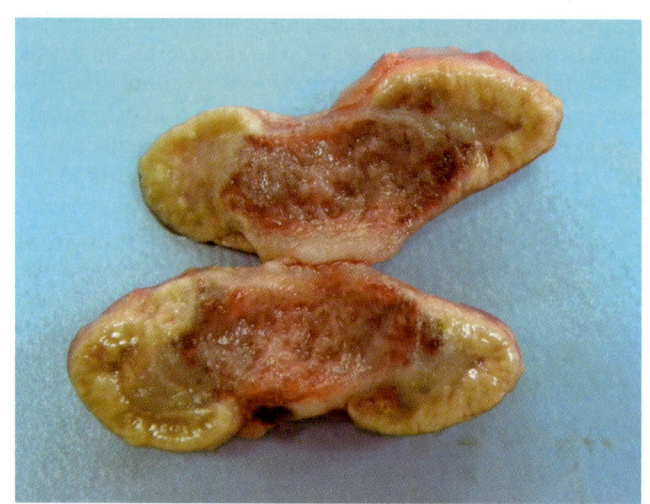

Figura 13.67 Carcinoma mamário metastático na adrenal de um cão com tumor mamário misto maligno. Adrenal ao corte com a medular e parte da cortical substituída por neoproliferação esbranquiçada e irregular.

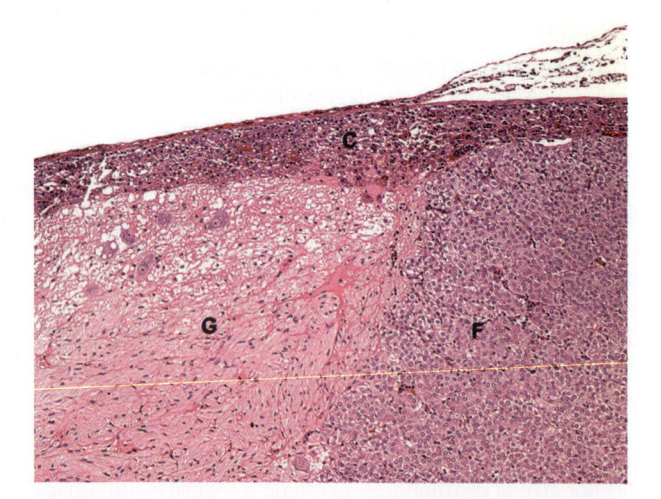

Figura 13.65 Ganglioneuroma complexo da adrenal de um rato. A medular da glândula está completamente substituída por tumor misto que comprime levemente o córtex (C). O tumor é composto, em parte, de células ganglionares grandes em meio a tecido de sustentação paucicelular, constituído de células que lembram as de Schwann [ganglioneuroma (G)] e, em parte, de manto denso de células poliédricas divididas em pequenos lóbulos por delgados septos fibrosos [feocromocitoma (F)]. (Cortesia de Indiana Animal Disease Diagnostic Laboratory, West Lafayette, Indiana, EUA.)

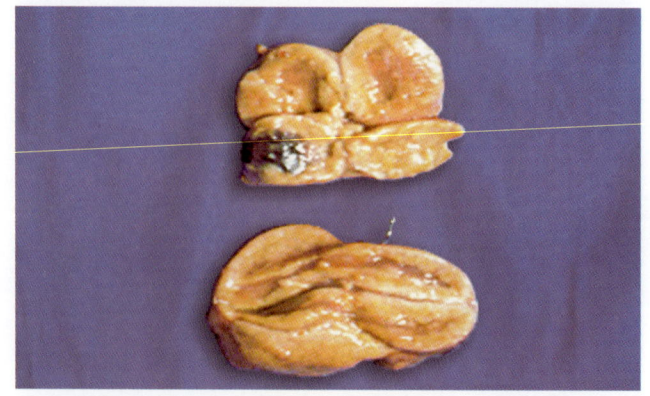

Figura 13.68 Glândula adrenal de um canino com metástase de melanoma maligno primário da cavidade oral. A metástase se caracteriza por um pequeno nódulo preto na cortical da adrenal direita. O mesmo animal tinha metástases em todas as outras vísceras torácicas e abdominais e também na medula óssea dos membros e das vértebras.

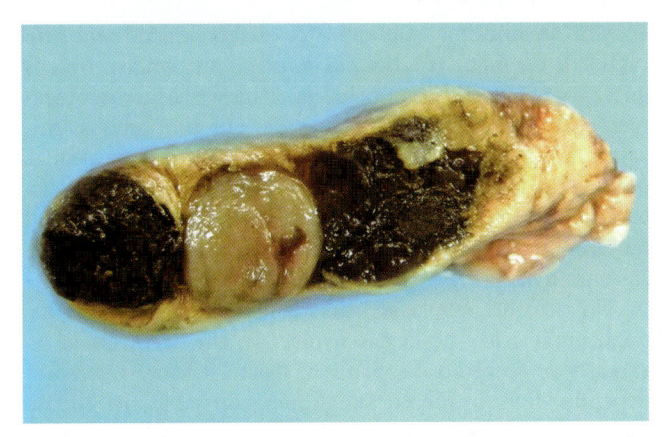

Figura 13.69 Melanoma metastático na adrenal de um cão com melanoma oral metastático disseminado. Adrenal ao corte com a medular e parte da cortical substituída por áreas nodulares pretas e cinza.

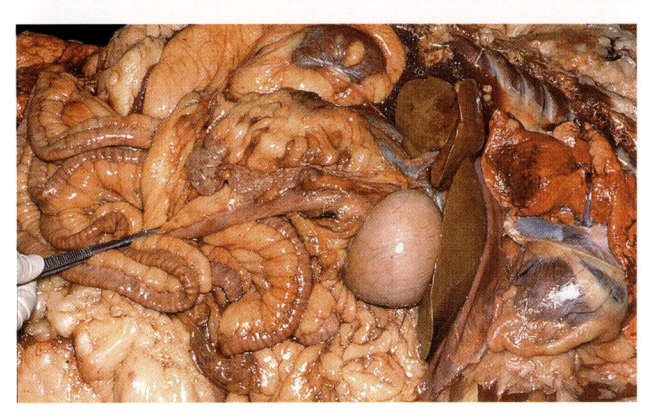

Figura 13.70 Cavidade abdominal de um canino com carcinoma das ilhotas pancreáticas. O pâncreas contém uma massa nodular firme e única que mede 2 cm de diâmetro e sobressai da superfície capsular do órgão. O aspecto macroscópico do tumor é benigno, mas a presença de metástases nos linfonodos regionais indicava que ele era de natureza maligna. (Cortesia da Dra. Victoria Laast, Indiana Animal Disease Diagnostic Laboratory, West Lafayette, Indiana, EUA.)

mésticos, hipoadrenocorticismo foi diagnosticado em casos raros de linfoma metastático em cães e gatos. A função da adrenal nem sempre é avaliada nesses casos; contudo, achados clínicos e laboratoriais de hipoaldosteronismo em um gato de 10 anos de idade com linfoma metastático bilateral nas adrenais foi documentado.

PÂNCREAS ENDÓCRINO (ILHOTAS DE LANGERHANS)

Alterações proliferativas

Hiperplasia

A hiperplasia das células das ilhotas pancreáticas é comum nos animais domésticos. É descrita, também, em primatas, camundongos, ratos e *hamsters*. À macroscopia, as ilhotas hiperplásicas são visualizadas como pequenas áreas brancas e levemente proeminentes. A hiperplasia pode ocorrer de maneira compensatória após agressão e perda de parte do pâncreas ou como consequência da ação hormonal antagônica em hiperadrenocorticismo iatrogênico ou natural.

Neoplasias das células das ilhotas pancreáticas

Neoplasias das células das ilhotas são incomuns, observadas principalmente em cães idosos. Esses tumores podem ser benignos (adenomas) ou malignos (carcinomas) e quase sempre são solitários (80%), mas podem ser múltiplos. Podem secretar mais de um tipo de hormônio, um predominante e responsável pelos sinais clínicos; os principais são insulinoma, gastrinoma e glucagonoma.

À macroscopia, esses tumores são cinza-pálidos ou vermelho-escuros, firmes, com bordas bem delimitadas e, às vezes, bem encapsulados (Figura 13.70). A presença da cápsula não é indicador de benignidade, pois neoplasias das ilhotas com essa característica podem mostrar metástases nos linfonodos adjacentes e no fígado.

Neoplasias das células beta das ilhotas pancreáticas

Insulinomas, ou neoplasias das células beta secretoras de insulina, são observados mais comumente no cão, mas também já foram relatados em bovinos idosos, em furões (nos quais são os tumores mais comuns, seguidos por tumores adrenocorticais) e em gatos.

À macroscopia, o adenoma das células beta aparece como pequena nodulação amarelada a vermelho-escura, única e com 1 a 3 cm de diâmetro. A consistência do tumor é similar à do pâncreas normal ou levemente mais firme. O adenoma está envolto, em geral, por uma cápsula fibrosa delgada. A maioria dos insulinomas no cão é maligna. Carcinomas costumam ser maiores que os adenomas, são multinodulares e invadem o parênquima adjacente. A formação de metástases se dá principalmente em linfonodos regionais e fígado, mas também já foi observada em duodeno, mesentério, omento, baço, coração e medula espinhal.

À microscopia, os adenomas são bem delimitados e constituídos por células epiteliais pequenas, cúbicas ou colunares e bem diferenciadas. O citoplasma dessas células é finamente granular. Numerosos septos fibrosos e capilares dividem as células em pequenos lóbulos, conferindo ao tumor o padrão neuroendócrino característico (Figura 13.71).

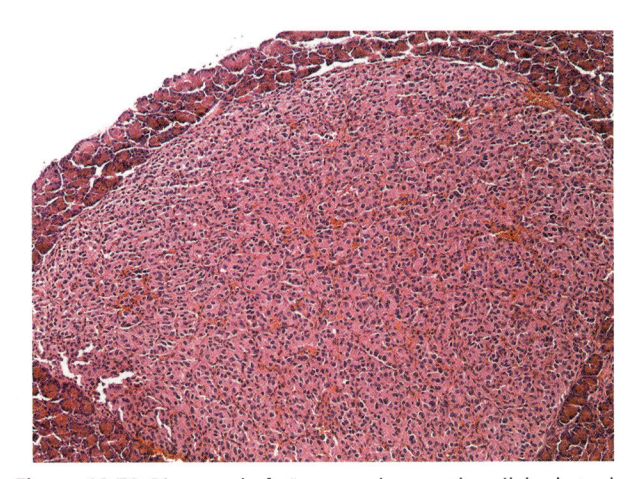

Figura 13.71 Pâncreas de furão com adenoma das células beta das ilhotas de Langerhans (insulinoma). O tumor, delimitado por fina cápsula fibrosa, tem aspecto tipicamente neuroendócrino, caracterizado por pequenos lóbulos de células cúbicas ou poliédricas subdivididas por delicados septos fibrosos. (Cortesia de Indiana Animal Disease Diagnostic Laboratory, West Lafayette, Indiana, EUA.)

Os carcinomas têm padrão histológico semelhante ao dos adenomas, mas as células neoplásicas do carcinoma têm menor uniformidade no tamanho e na forma quando comparadas às do adenoma. Além disso, há invasão de algumas áreas da cápsula, do parênquima adjacente (Figura 13.72 A a C) e dos vasos linfáticos e sanguíneos pelas células neoplásicas.

Um insulinoma maligno foi diagnosticado em um cachorro-do-mato (*Cerdocyon thous*), com sinais clínicos que evoluíram para a morte em 2 meses. Macroscopicamente, o insulinoma era constituído por uma massa única multilobulada. A análise histopatológica revelou células poligonais moderadamente pleomórficas e com invasão vascular. A origem celular foi confirmada pela IHQ, a qual mostrou marcação fortemente positiva das células neoplásicas para insulina (Figura 13.73).

No caso de neoplasias funcionais das células beta, hipoglicemia grave pode desenvolver-se em decorrência do excesso de secreção de insulina. Como a função cerebral depende de suprimento sanguíneo constante de glicose (a mais importante fonte de energia para as células neurais), sinais nervosos, atribuídos à neuroglicopenia, são comumente observados em associação aos insulinomas. Esses sinais clínicos incluem fraqueza, ataxia, andar desorientado, distúrbios visuais e, em casos que determinam hipoglicemia grave, coma e morte. Sinais de neuropatia periférica também podem ser observados, abrangendo diminuição dos reflexos, da sensibilidade e da propriocepção, bem como atrofia muscular. A patogenia dessa alteração ainda não foi estabelecida, porém se presume que ocorra como consequência dos defeitos metabólicos dos nervos periféricos em razão de hipoglicemia, resposta imune resultante do compartilhamento de antígenos entre o tumor e os nervos ou fatores tóxicos, produzidos pelo tumor, com efeitos deletérios nos nervos.

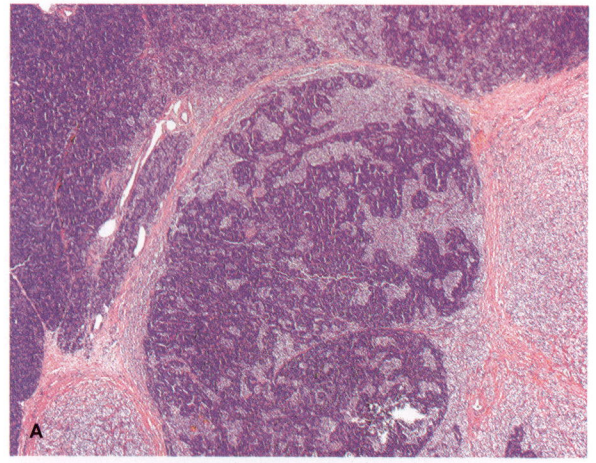
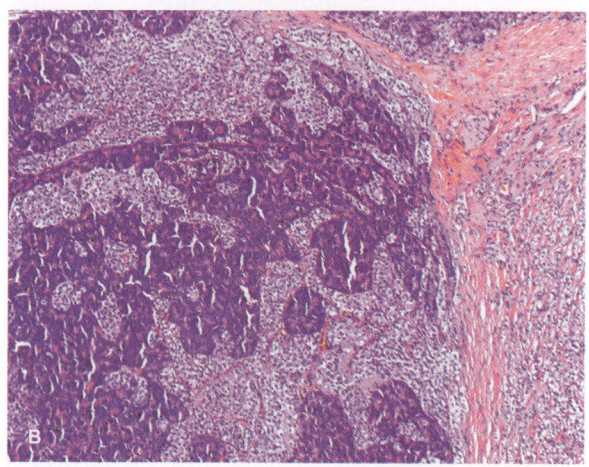
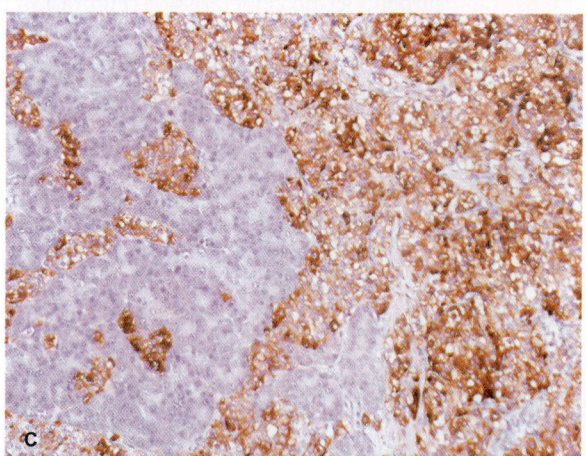

Figura 13.72 Pâncreas (biopsia) de um cão Dachshund de 9 anos de idade com insulinoma maligno e consequente hipoglicemia persistente. **A** e **B**. Observe a característica invasiva das células neoplásicas, com compressão e substituição dos ácinos e lóbulos pancreáticos adjacentes. **C**. Imunomarcação fortemente positiva para insulina das células beta das ilhotas de Langerhans. Note a caraterística infiltrativa das células imunomarcadas em marrom entre as células acinares não imunomarcadas.

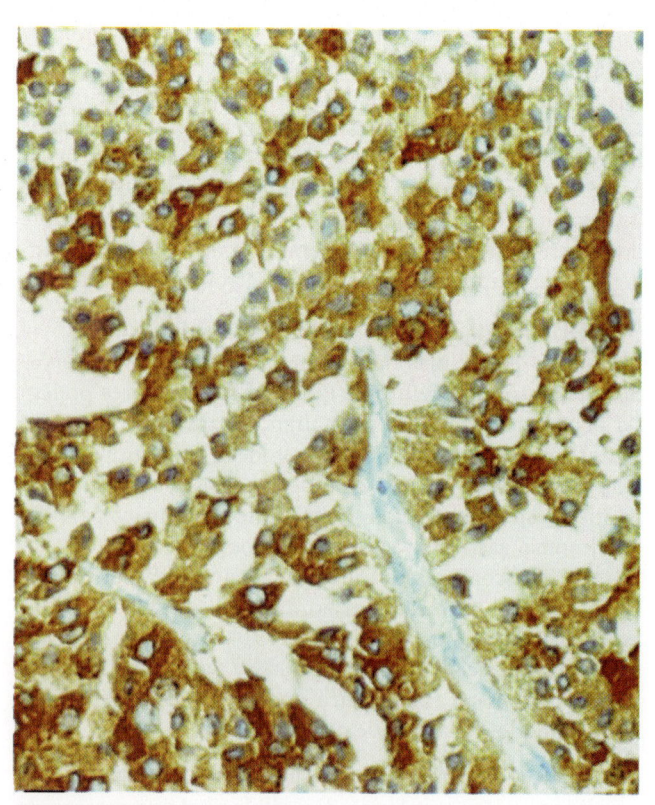

Figura 13.73 Pâncreas de um cachorro-do-mato com carcinoma das células beta das ilhotas de Langerhans (insulinoma). Células neoplásicas difusa e intensamente positivas para insulina na imuno-histoquímica. Método estreptavidina-biotina-peroxidase. Reproduzida, com autorização, de Malta *et al.*, 2008.

Neoplasias das células não beta das ilhotas pancreáticas
Gastrinoma

Neoplasias pancreáticas secretoras de gastrina são observadas em caninos, felinos e seres humanos. No cão e no ser humano, essa neoplasia também pode se originar das células neuroendócrinas secretoras de gastrina da mucosa do duodeno. Nos animais, esses tumores são considerados raros. A hipersecreção de gastrina pode resultar em má digestão, perda de peso, ulcerações e hipertrofia da mucosa gástrica e duodenal. O gastrinoma originado do duodeno pode provocar compressão dos ductos biliares extra-hepáticos e obstrução do fluxo biliar.

À macroscopia, esses tumores podem ser únicos ou múltiplos e de tamanhos variáveis. São firmes, pois têm maior quantidade de estroma fibroso. Os tumores são potencialmente malignos, podendo invadir o parênquima adjacente e formar metástases nos linfonodos mesentéricos e fígado. À microscopia, as células são arranjadas em padrão neuroendócrino característico. IHQ, utilizando anticorpos para a gastrina, é necessária para se fazer a classificação dessa neoplasia.

Glucagonoma

Neoplasias originadas das células alfa (células secretoras de glucagon) são consideradas raras em cães e seres humanos, com relatos esporádicos em outras espécies, tais como felinos selvagens e roedores. Aumentos dos níveis sanguíneos de glucagon estimulam a gliconeogênese e a glicogenólise, acarretando hiperglicemia. Sinais clínicos incluem eritema migratório necrolítico, letargia, perda de peso e redução do apetite.

Na macroscopia, a pele das patas, dos pontos de pressão dos membros, do abdome, do focinho, das orelhas, da genitália externa e das regiões periocular e perianal dos cães com essa neoplasia está espessa, hiperêmica e coberta com crostas. Em seres humanos e caninos, diminuição dos aminoácidos (hipoaminoacidemia) é relacionada com a síndrome glucagonoma. O glucagon em excesso eleva a conversão hepática dos aminoácidos nitrogenados (arginina, histidina e lisina) para glicose, de modo que concentrações elevadas desse hormônio em animais com glucagonoma são as mais prováveis causas da redução de seus níveis de aminoácidos.

A patogenia das lesões cutâneas em seres humanos e cães, embora não totalmente esclarecida, é relacionada com a diminuição de aminoácidos. Tratamento intravenoso com aminoácidos em seres humanos resolve as lesões cutâneas e cura completa é obtida quando o glucagonoma é retirado por cirurgia. Diagnóstico diferencial deve ser feito com síndrome hepatocutânea (associada a casos de doença hepática terminal) e diabetes melito, apesar de esta poder estar em casos avançados de glucagonoma.

Somatostatinoma e polipeptidoma

Neoplasias das demais células das ilhotas, como somatostatinoma (células secretoras de somatostatina) e polipeptidoma (células secretoras do polipeptídeo pancreático), são esporádicas em seres humanos e cães. Ambas necessitam de confirmação pela IHQ. Carcinomas neuroendócrinos que expressam somatostatina também acometem o estômago de dragões barbudos (*Pogona vitticeps*) jovens com sinais clínicos de anorexia, hiperglicemia e anemia (Figura 13.74 A a C). Nesses répteis, metástases dessa neoplasia já foram

relatadas em fígado, pâncreas, intestino, coração, oviduto e ovário. Ulceração da mucosa gástrica, em decorrência dos nódulos neoplásicos, pode ser relacionada com hemorragia e anemia. Imunomarcação positiva para somatostatina possibilita o diagnóstico definitivo da neoplasia.

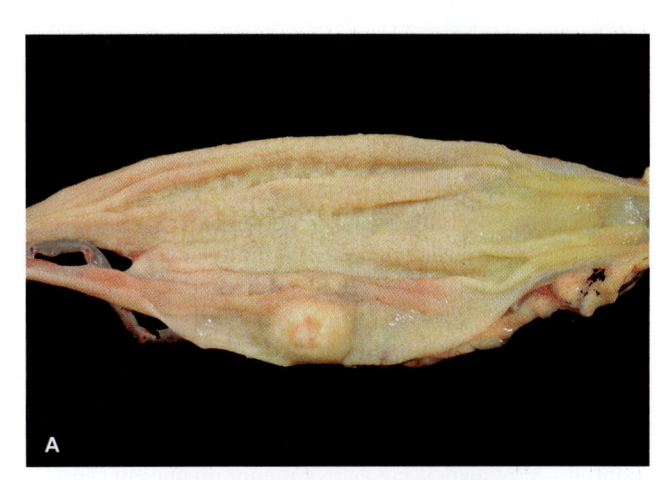

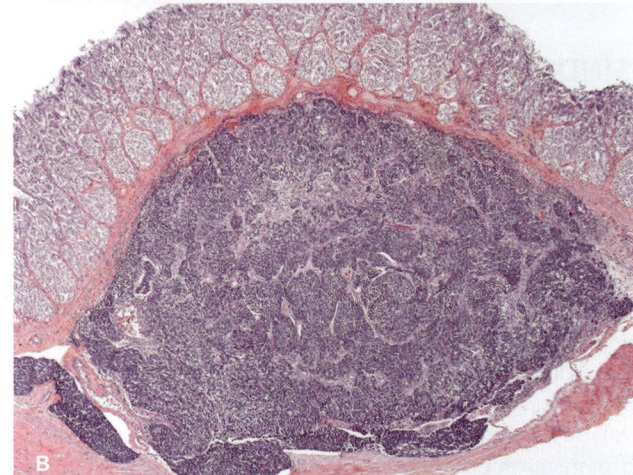

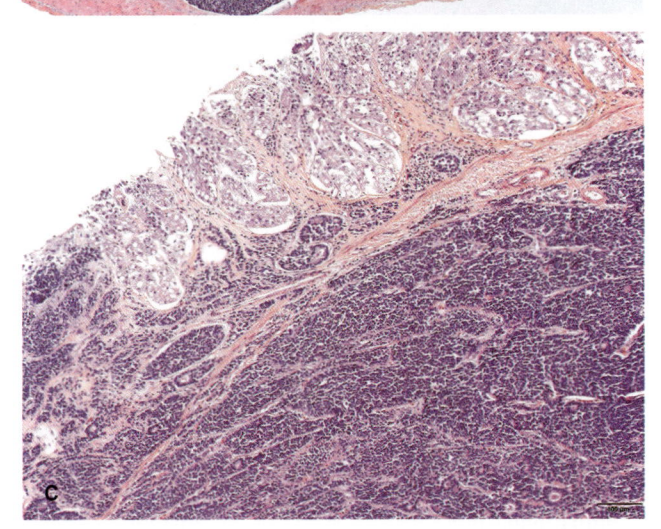

Figura 13.74 Carcinoma neuroendócrino gástrico em um dragão barbudo (*Pogona vitticeps*) com anorexia por 1 mês e hiperglicemia, diagnosticado com a neoplasia gástrica e metástases no fígado por ultrassom. **A**. Nódulo branco com área central deprimida (necrose). **B** e **C**. Células neoplásicas organizadas em cordões e lóbulos, cujas células invadem e ultrapassam as margens.

Neoplasias endócrinas múltiplas

A ocorrência de neoplasias simultâneas em múltiplos órgãos endócrinos, bem conhecida na medicina humana, tem sido relatada esporadicamente em animais. Os tumores podem ser funcionais ou não funcionais. Relatos são encontrados em cães, gatos, cavalos e raramente em outras espécies, geralmente em animais idosos. Em cães, a combinação mais comum é a ocorrência de tumores nas adrenais simultaneamente com adenoma da hipófise e, em poucos casos, adenoma da hipófise e adenoma da paratireoide.

Há um relato em cão da combinação rara de adenoma da hipófise, insulinoma e feocromocitoma. A ocorrência simultânea de tumores nas adrenais, tireoide e testículos (tumor das células intersticiais) também já foi relatada. Em gatos, adenoma e/ou hiperplasia da glândula tireoide (unilateral ou bilateral) com hiperplasia e/ou carcinoma adrenocortical e adenoma e/ou hiperplasia da paratireoide são as combinações mais frequentes. Um único caso da combinação de adenoma da paratireoide, insulinoma e adenoma adrenocortical produtor de aldosterona foi relatado em um gato. Contudo, a frequência em gatos é menor do que em cães.

SÍNDROMES CLÍNICAS

Hipossomatotropismo congênito ou nanismo pituitário

Em cães, deficiência congênita de GH ou nanismo é o melhor e mais impressionante exemplo de deficiência hormonal da adeno-hipófise. A doença é encontrada mais comumente como anormalidade hereditária simples autossômica recessiva em cães da raça Pastor Alemão, mas já foi descrita em animais de outras raças caninas, tais como Weimaraner, Spitz, Pinscher Toy e Karelian Bear (em que também é hereditária e de transmissão simples autossômica recessiva), bem como em felinos. Acreditava-se, inicialmente, que o nanismo na raça Pastor Alemão era decorrente da atrofia compressiva da adeno-hipófise causada por formação multilocular cística na bolsa de Rathke. Alguns animais afetados apresentaram, entretanto, cistos hipofisários diminutos (menores que 2 mm) ou mesmo ausentes, de modo que é improvável que tenham provocado atrofia compressiva da adeno-hipófise. Portanto, é mais provável que a doença seja ocasionada por falha primária de diferenciação da ectoderme craniofaríngea em células secretoras de hormônios tróficos normais (hipoplasia pituitária). Acúmulo de material proteináceo e, subsequentemente, de água pode explicar o aumento gradual do tamanho dos cistos.

Nanismo pituitário hereditário pode decorrer unicamente da deficiência de GH ou pode ser parte de deficiência combinada de hormônios hipofisários. Em Pastores Alemães afetados, tem-se demonstrado que não há deficiência somente na secreção de GH, mas também na de TSH e prolactina, acompanhada por secreção reduzida de hormônios gonadotróficos. A secreção de ACTH, ao contrário, parece ser preservada. Deficiência simultânea de vários hormônios hipofisários tem sido descrita também em seres humanos e camundongos. Nessas duas espécies, a deficiência combinada de GH, TSH e prolactina está associada às mutações no gene que codifica o fator de transcrição Pit-1.

Ainda em seres humanos e camundongos, insuficiência hormonal hipofisária combinada, incluindo, além disso, as gonadotrofinas LH e FSH, está associada às mutações do gene *Prop1*. Já cães da raça Pastor Alemão com nanismo hipofisário não apresentam mutações em nenhum desses dois genes. A deficiência hormonal nesses animais é provavelmente decorrente de mutação no gene de algum outro fator de transcrição ativo durante o desenvolvimento, que impossibilita a expansão efetiva de uma célula-tronco hipofisária depois que ocorreu a diferenciação das células corticotróficas.

Os filhotes anões parecem ser normais ao nascimento e até cerca de 1 a 2 meses de vida. Subsequentemente, taxa de crescimento mais lenta que a dos outros filhotes da mesma ninhada, retenção dos pelos secundários (pelagem de filhote) e ausência de pelos primários ou de guarda se tornam gradualmente mais aparentes. Alopecia bilateral simétrica desenvolve-se, muitas vezes progredindo até afetar todo o tronco, o pescoço e a região proximal dos membros. A pele é inicialmente normal, mas, com o passar do tempo, torna-se hiperpigmentada, fina e enrugada. Infecções bacterianas secundárias da pele e do sistema respiratório são complicações quase sempre observadas a longo prazo. Hipogonadismo também pode ser observado, incluindo atrofia testicular, azoospermia e bainha peniana flácida no macho e ausência de atividade estral na fêmea. Acredita-se que todas essas alterações clínicas refletem as várias deficiências endócrinas nos animais afetados por nanismo pituitário.

Os cistos verificados nos casos de nanismo pituitário são revestidos por epitélio cilíndrico pseudoestratificado, muitas vezes ciliado, intercalado por células caliciformes. Acompanhando essa alteração, observa-se ausência parcial ou total da adeno-hipófise. Os cistos são morfologicamente distintos dos que resultam do acúmulo anormal de coloide no lúmen residual da bolsa de *Rathke* (i. e., do ducto craniofaríngeo), causando subsequente compressão em grau variável da *pars distalis* e da *pars nervosa* da hipófise.

Hipossomatotropismo adquirido

Hipossomatotropismo ou deficiência de GH também pode suceder no animal (cão ou, menos comumente, gato) adulto, como resultado de várias situações: da destruição da hipófise por distúrbios inflamatórios, traumáticos, vasculares ou neoplásicos; da supressão de função do GH associada a alguma doença concomitante; ou de processo idiopático. Sinais clínicos em cães afetados consistem em alopecia simétrica e hiperpigmentação do tronco, pescoço, orelha, cauda e região caudomedial da coxa (dermatose GH-responsiva de início adulto). Deficiências que envolvem também outros hormônios pituitários podem ocorrer, dependendo da etiologia e da extensão da destruição da hipófise. Não há relatos de sinais clínicos associados ao hipossomatotropismo adquirido em felinos.

Hipotireoidismo

O hipotireoidismo (deficiência de hormônios tireoidianos) é uma doença com sinais clínicos complexos em consequência dos efeitos dos hormônios tireoidianos em vários sistemas do organismo. Muitas suposições sobre determinadas manifestações clínicas e suas relações com o hipotireoidismo ainda não foram devidamente comprovadas ou esclarecidas. Alterações, como diminuição da atividade metabólica, manifestada por obesidade e letargia, são comuns.

Manifestações neurológicas, embora incomuns, acontecem claramente em cães hipotireóideos.

Anormalidades cardiovasculares podem ocorrer, mas seu significado clínico é questionável. Anormalidades hematológicas e bioquímicas consistentes, que se dão em cães hipotireóideos, são anemia e hiperlipidemia, respectivamente. A relação de megaesôfago, paralisia da laringe, anormalidades oculares e distúrbios gastrintestinais no hipotireoidismo ainda não foi bem esclarecida.

Doenças primárias da tireoide, especialmente tireoidite linfocitária (ver Figura 13.19) e atrofia com fibrose (Figura

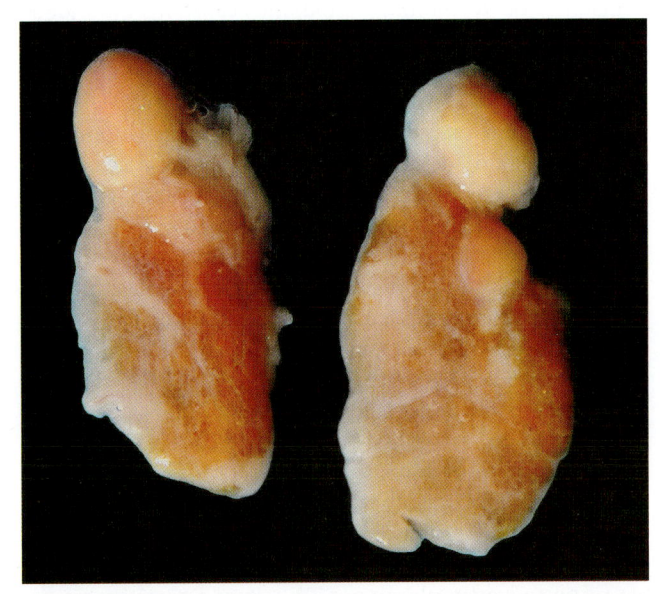

Figura 13.75 Glândulas tireoides de canino Fila Brasileiro apresentando diminuição de tamanho acompanhada de estrias brancas na cápsula e aprofundadas no parênquima. A análise histopatológica da tireoide revelou perda do parênquima e substituição por tecido adiposo e fibrose. (Cortesia do Dr. Saulo Petinatti Pavarini, Universidade Federal do Rio Grande do Sul, Porto Alegre, RS.)

13.75), são as lesões mais comuns associadas ao hipotireoidismo em pequenos animais (discutidas previamente neste capítulo). As principais manifestações do hipotireoidismo serão discutidas na sequência.

Alterações cutâneas estão presentes em 85% dos cães com hipotireoidismo (Figura 13.76 A e B).

Alopecia ocorre porque os hormônios tireoidianos são requeridos na fase anagênica de desenvolvimento do pelo; este é retido na fase telogênica por longo tempo e torna-se seco e sem brilho até se desprender.

A alopecia é inicialmente observada na cauda ("cauda de rato") e no pescoço, bem como na parte ventral do tórax e na face lateral do abdome. Alopecia simétrica bilateral no tronco e na face lateral dos membros é comum com a progressão da doença, mas, às vezes, a alopecia é focal. Hiperpigmentação caracterizada por aumento do número de melanócitos na camada basal da epiderme é usual nas áreas de alopecia. Atrofia da epiderme é relatada em aproximadamente 50% dos casos de hipotireoidismo. Atrofia de folículos pilosos, glândulas sebáceas e atrofia de fibras colágenas tipo III também são verificadas, principalmente no abdome. O hormônio T3, que tem efeito similar ao dos hormônios sexuais, atua sobre os queratinócitos, determinando a diferenciação. Especula-se que esse hormônio age indiretamente, pela estimulação do fator de crescimento epidérmico (EGF, do inglês *epidermal growth factor*), ou diretamente, pela indução da expressão de genes responsáveis pela renovação da epiderme. Desse modo, a deficiência compromete a proliferação e a diferenciação das células epidérmicas.

Pesquisas comprovam que a associação de hipotireoidismo e castração agrava as lesões cutâneas. Excessiva descamação (hiperqueratose) ou seborreia também é comum e pode ser a primeira alteração cutânea a ser observada em muitos casos. Hiperplasia epidérmica e infundibular podem ocorrer em alguns animais, entretanto epidermite secundária pode contribuir para o desenvolvimento dessa alteração. Na observação histológica, há quase sempre mi-

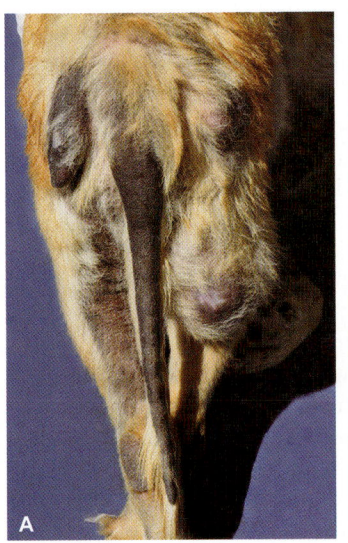
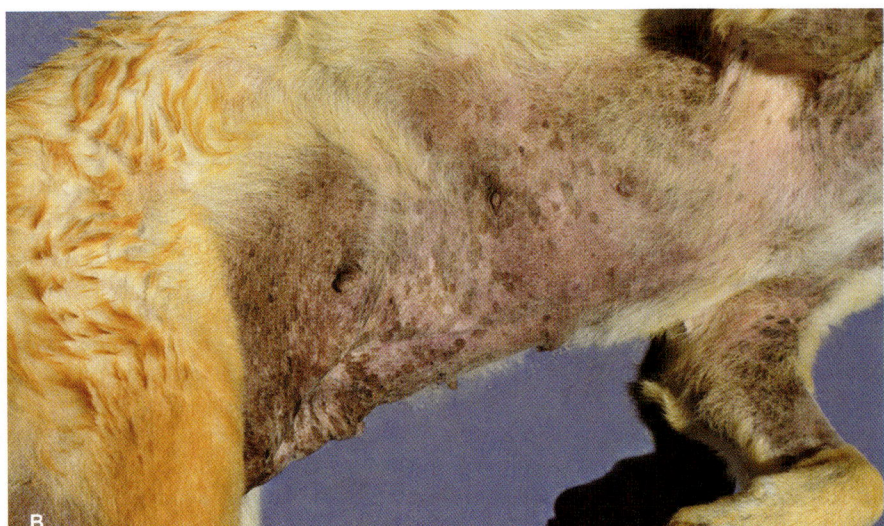

Figura 13.76 Cão mestiço da raça Labrador com alopecia, hiperpigmentação da pele da cauda ("cauda de rato"), área mediocaudal dos membros pélvicos (**A**) e face ventral do tórax e abdome (**B**). O mesmo animal apresentava tireoidite linfocitária acentuada das tireoides. As alterações representam um quadro de tireoidite linfocitária imunomediada e consequente hipotireoidismo. (Cortesia do Dr. Saulo Petinatti Pavarini, Universidade Federal do Rio Grande do Sul, Porto Alegre, RS.)

xedema, na pele de cães hipotireóideos, e, às vezes, é bastante proeminente também no exame físico. A alteração caracteriza-se por espessamento da derme em decorrência da acumulação de mucina.

Acredita-se que o mixedema esteja relacionado com a diminuição da degradação e o consequente acúmulo de ácido hialurônico na derme, seguida de retenção de água, pois a substância é hidrofílica e se liga a considerável quantidade de água. O mixedema é mais aparente na cabeça, onde causa espessamento das pálpebras, determinando a clássica expressão facial trágica de animais hipotireóideos. À histologia, a mucina acumulada na derme aparece azulada, fibrilar ou granular, distendendo e rompendo as fibras colágenas e elásticas da pele. Nas secções histológicas coradas com hematoxilina e eosina, a mucina não é bem visualizada. Colorações PAS e azul de Alcian são recomendadas para melhor identificação da mucina.

Anormalidades metabólicas estão presentes em cerca de 80% dos cães com hipotireoidismo. Algumas alterações, incluindo letargia, intolerância ao exercício, depressão da atividade cerebral e do *status* mental, ocorrem em consequência da diminuição do metabolismo celular e, se não tratadas, podem progredir para estado de demência ou coma mixoedematoso. A baixa atividade metabólica também determina obesidade.

Em casos de hipotireoidismo, comumente são encontrados hipercolesterolemia, hipertrigliceridemia, anemia não regenerativa leve e aumento de creatinoquinase (CK, do inglês *creatine kinase*) na circulação. Os hormônios tireoidianos estimulam virtualmente todos os aspectos do metabolismo lipídico, incluindo síntese, mobilização e degradação, mas, no hipotireoidismo, a degradação é mais gravemente afetada, resultando em acumulação lipídica. O aumento da CK é presumivelmente relacionado com o decréscimo no metabolismo ou excreção ou pode ser associado à miopatia relacionada com o hipotireoidismo. A anemia, em geral, é leve a mínima e pode ser causada por decréscimo na produção de eritropoetina e/ou perda de um efeito estimulador direto dos hormônios da tireoide.

A hipercolesterolemia resulta em uma variedade de lesões secundárias, incluindo aterosclerose (ver Figura 13.19), lipidose hepática e lipidose glomerular e corneal. Aterosclerose das artérias coronárias e cerebrais pode se desenvolver em cães com acentuado hipotireoidismo e longos períodos de hiperlipidemia. O resultado é necrose isquêmica e hemorragia do miocárdio.

As placas de gordura na túnica íntima e a consequente reação dos macrófagos que fagocitam os lipídios, características da aterosclerose, favorecem a formação de trombos no local e são responsáveis pela obstrução do lúmen das artérias afetadas. Em cães com hiperlipidemia prolongada, os glomérulos renais podem tornar-se preenchidos com lipídio, resultando em progressiva falha renal. Os glomérulos preenchidos por lipídios podem ser observados macroscopicamente como focos branco-amarelados no córtex renal.

A acumulação de excesso de lipídios no fígado resulta, com frequência, em graus variados de hepatomegalia, com distensão abdominal e insuficiência hepática. Lipidose corneal é observada ocasionalmente em cães hipotireóideos

com hiperlipidemia, em geral coincidindo com uveíte anterior e rompimento da barreira ocular hematógena.

Anormalidades reprodutivas na mulher e no homem são consideradas sinais cardinais do hipotireoidismo. Em cães machos, foi sugerido que essa endocrinopatia causa redução na fertilidade, redução na quantidade de esperma e diminuição da libido, mas isso ainda não foi comprovado. O epitélio germinativo dos túbulos seminíferos está intensamente atrofiado em cães com hipotireoidismo. Nas fêmeas caninas, sugeriu-se que o hipotireoidismo causa intervalos estrais prolongados, falha em ciclar, ciclo estral silencioso, perda da libido e sangramento prolongado no estro. Na mulher, a deficiência de hormônios tireoidianos causa irregularidade de ciclo menstrual e ciclos anovulatórios. Em fêmeas gestantes, pode induzir aborto ou originar neonatos de baixo peso e com anomalias congênitas.

Estudos em ratas adultas hipotireoidianas (hipotireoidismo induzido) demonstraram que ocorre alteração na foliculogênese ovariana e na morfologia tubárica e uterina nas ratas no metaestro-diestro. O hipotireoidismo reduz o número de folículos secundários e terciários, o número de corpos lúteos, a espessura do endométrio, o número de glândulas endometriais e a altura do epitélio do infundíbulo, mesmo sem alterar a concentração periférica de progesterona e estradiol.

O mecanismo de ação dos hormônios T3 e T4 nos órgãos reprodutivos ainda permanece por ser esclarecido. Postula-se que atuem indiretamente sobre os ovários, alterando sua resposta às gonadotropinas. Contudo, a presença de receptores para T3 nas células da granulosa de diferentes espécies animais, assim como a proliferação das células da granulosa em resposta à estimulação por T3, sugere a participação direta da tireoide na função ovariana.

Alguns estudos relacionam hipotireoidismo com anormalidades neurológicas, porém a patogênese ainda não está claramente definida. As manifestações neurológicas incluem polineuropatia, neuropatia focal e encefalopatias. Os sinais são de fraqueza generalizada, paraparesia, hiporreflexia e diminuição da consciência e da percepção. Algumas vezes, há apenas claudicação do membro pélvico associado à neuropatia periférica unilateral. Quando essa alteração é bilateral, a claudicação é intermitente ou persistente e está associada à dor na palpação e, às vezes, à atrofia muscular. Estudos de condução mostram diminuição da velocidade motora e sensorial, com diminuição do potencial de contratilidade muscular.

Alterações histológicas dos nervos evidenciam degeneração da mielina, demonstrando que as alterações neuromusculares são consistentes com denervação. Alguns autores relacionam a alteração de neuropatia com depósitos mixomatosos, principalmente quando a alteração de neuropatia afeta os nervos facial e vestibular. Outra teoria é relacionada com o mecanismo de estimulação da tiroxina na atividade respiratória da mitocôndria na produção de trifosfato de adenosina (ATP, do inglês *adenosine triphosphate*). Na falta de tiroxina, deficiência de ATP e consequente diminuição da ação da enzima adenosinatrifosfatase (ATPase) na atividade da bomba de sódio e potássio, há alteração no transporte axônico bomba-dependente.

É interessante salientar que a relação dessas alterações com o hipotireoidismo foi estabelecida a partir do momento em que cães hipotireóideos com essas alterações responderam ao tratamento à base de tiroxina. Além disso, cães que apresentaram essas alterações neurológicas não necessariamente tinham outras alterações referentes a essa endocrinopatia. Outros problemas neurológicos, incluindo paralisia de laringe, espondilomielopatia cervical e problemas comportamentais, são presumivelmente associados ao hipotireoidismo, mas isso ainda não foi comprovado.

Anormalidades da função cardíaca também ocorrem no hipotireoidismo. Estão sempre relacionadas com a diminuição da capacidade cardíaca, caracterizada por diminuição da contratilidade do miocárdio, da função diastólica e do número de receptores adrenérgicos, mas também ainda não foram comprovadamente associadas a essa endocrinopatia.

Alterações ósseas, por fim, também são relacionadas com o hipotireoidismo. A diminuição de T3 reduz a aposição óssea. Estudos em ratas adultas com hipotireoidismo induzido por insuficiência de hormônios esteroides sexuais (castração) mostraram que há osteopenia pela inibição da aposição, pela interrupção do crescimento longitudinal e aumento da reabsorção óssea.

Hipertireoidismo

É um distúrbio endócrino comum em felinos idosos. A síndrome clínica é resultante da concentração sanguínea excessiva dos hormônios ativos da tireoide, tri-iodotironina (T3) e tetraiodotirosina (T4), produzidos por uma glândula tireoide alterada.

A patogenia da doença é desconhecida. É possível que envolva fatores genéticos, nutricionais e ambientais, entre outros. Os fatores de risco incluem consumo de comidas enlatadas para gatos, que elevam o risco em comparação com a comida seca; idade avançada; sexo (mais comum em fêmeas do que em machos); e uso de areia ou granulado higiênico. Entretanto, mais estudos são necessários para corroborar a relação causa-efeito sugerida e para excluir possíveis fatores de confusão.

Os sinais clínicos são variáveis e de início insidioso. Gatos hipertireóideos podem apresentar perda de peso apesar de apetite normal ou aumentado, hiperatividade, inquietação, irritabilidade, maior suscetibilidade a estresse, poliúria e polidipsia, arritmia cardíaca e taquicardia (resultante de hipertrofia ventricular esquerda), dificuldade respiratória, vômito e diarreia ou frequência e volume de fezes aumentados (em decorrência do aumento na motilidade gastrintestinal).

Acompanhando esse quadro clínico, observa-se elevação de volume cervical bilateral se estendendo desde a região imediatamente caudal à laringe até a entrada do tórax. Animais com hipertensão resultante da taquicardia e aumento do volume sistólico podem, raramente, desenvolver retinopatia hipertensiva, caracterizada por descolamento, hemorragia, edema e degeneração retiniana, bem como encefalopatia caracterizada por edema bilateral simétrico da substância branca do cérebro. Tanto a retinopatia quanto a encefalopatia hipertensiva são associadas a lesões vasculares, especialmente hialinose arteriolar. Hipertireoidismo

também é considerado um fator de risco para bacteriúria subclínica. Entretanto, um estudo recente demonstrou baixa frequência (4 a 5%) de bacteriúria subclínica que não diferiu da encontrada em gatos eutireoidianos.

As alterações glandulares associadas à doença em felinos são benignas em 98% dos casos, consistindo em alterações multinodulares hiperplásicas (hiperplasia adenomatosa; ver Figuras 13.25 e 13.26) ou adenomas (ver Figura 13.29). Proliferações hiperplásicas da tireoide são comumente observadas também em cães senis, mas, nessa espécie, em geral, representam achado incidental, por serem endocrinologicamente inativos. A maioria desses nódulos proliferativos é sólida, porém alguns podem ser císticos. Ao contrário de adenomas, as áreas de hiperplasia nodular não são encapsuladas e não comprimem o parênquima da tireoide circunjacente. À microscopia, os nódulos hiperplásicos consistem em folículos de formato irregular, revestidos por epitélio cúbico e contendo coloide. Esses nódulos podem ser considerados lesões pré-neoplásicas, por poderem coalescer e formar um adenoma folicular. As lesões na retina são decorrentes da ruptura da barreira endotelial associada à hipertensão arterial, com passagem de plasma para dentro da parede do vaso, seguido de necrose desta (necrose fibrinoide). As alterações cardíacas se caracterizam por hipertrofia da parede ventricular esquerda e do septo interventricular (Figura 13.77).

Ao contrário do que se observa em gatos hipertireóideos, nos quais carcinomas da tireoide ocasionando hipotireoidismo são ocorrências raras (1 a 3%), tumores funcionais malignos da tireoide são a causa mais comum da doença em cães. Os carcinomas diferem dos adenomas por apresentarem comportamento invasivo (Figura 13.78) e formação frequente de metástases no pulmão e nos linfonodos regionais. Os sinais clínicos de hipertireoidismo em cães são semelhantes aos descritos em gatos. Uma das principais diferenças clínicas entre hipertireoidismo canino e felino está no tamanho da glândula tireoide responsável pelos sinais.

É extremamente raro que donos de gatos hipertireóideos notem a glândula aumentada, ao passo que donos de cães com esse mesmo tipo de lesão costumam dizer ter notado

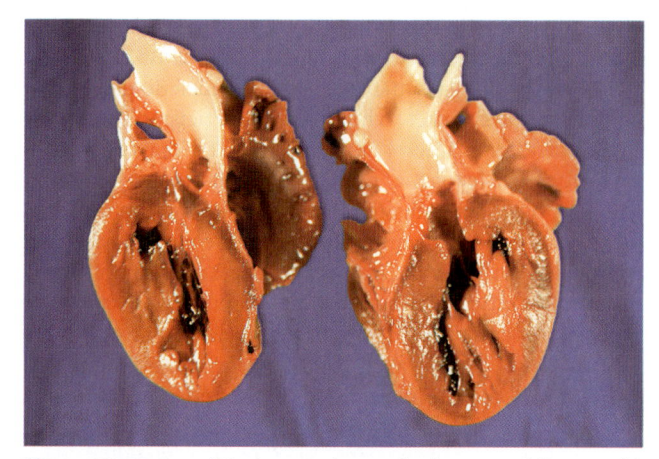

Figura 13.77 Superfície de corte do coração do mesmo felino com hiperplasia adenomatosa da tireoide mostrado na Figura 13.25. O ventrículo cardíaco esquerdo está moderadamente hipertrofiado. (Cortesia das Dras. Pamela J. Mouser e Margaret A. Miller, Indiana Animal Disease Diagnostic Laboratory, West Lafayette, Indiana, EUA.)

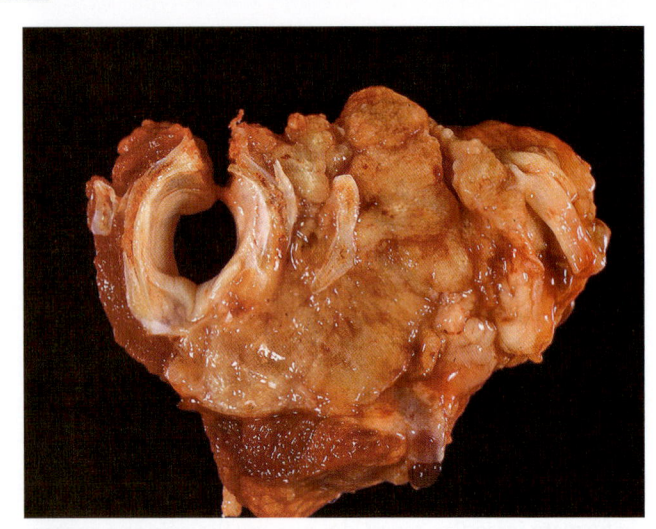

Figura 13.78 Superfície de corte do carcinoma de células foliculares da tireoide de um canino. Grande massa neoplásica (12 × 6 × 5 cm) firme, nodular e marrom-amarelada, que circunda e invade as cartilagens de laringe e traqueia, incorporou completamente e destruiu as glândulas tireoide e paratireoide esquerdas desse cão. (Cortesia do Dr. Anthony M. Fletcher, Indiana Animal Disease Diagnostic Laboratory, West Lafayette, Indiana, EUA.)

"inchaço" na região cervical. A neoplasia cervical em si ou os sinais clínicos associados à sua presença física (dificuldade respiratória ou disfagia) podem ser os principais motivos para o dono procurar a ajuda de um veterinário em casos de hipertireoidismo canino.

Em cavalos idosos, adenomas foliculares da tireoide são relativamente comuns, mas relatos de hipertireoidismo nessa espécie são raros. Quando presentes, os sinais clínicos são semelhantes aos observados em outras espécies com hipertireoidismo, incluindo perda de peso, polifagia, hiperexcitabilidade, taquicardia, taquipneia e anormalidades comportamentais. Níveis de T3 ou T4 livre nesses casos estão elevados de maneira significativa, eventualmente retornando ao normal após excisão cirúrgica do tumor.

Hiperadrenocorticismo

Hiperadrenocorticismo ou síndrome ou doença de Cushing é uma endocrinopatia de curso longo e insidioso, associada à elevação prolongada natural ou iatrogênica do glicocorticoide cortisol. Em cães, o hiperadrenocorticismo é considerado, por alguns autores, a endocrinopatia mais frequente – a iatrogênica (exógena) é a mais comum.

A hipófise-dependente (HHD) e a adrenal-dependente (HAD) também ocorrem. A forma HHD é mais usual que a forma HAD. Alguns raros animais podem apresentar tumores adrenocortical e hipofisário concomitantes. Em outras espécies, hiperadrenocorticismo é considerado raro.

A secreção excessiva de cortisol pelas células da zona fasciculata, em casos de hiperadrenocorticismo, geralmente resulta de sua constante estimulação pelo ACTH liberado por adenoma funcional da *pars intermedia* ou *pars distalis* da adeno-hipófise, com consequente hipertrofia e hiperplasia cortical adrenal bilateral (ver Figura 13.50). Tumores funcionais da zona *fasciculata* da adrenal são causas menos habituais da doença. Há, ainda, condições em que hiperadrenocorticis-

mo é associado a alguma neoplasia extrapituitária e extra-adrenal (síndrome de ACTH ectópico). Em seres humanos, a síndrome de ACTH ectópico é mais comumente observada com neoplasias de pulmão e pâncreas. No cão, a síndrome parece ser rara e está associada ao linfoma, ao carcinoma brônquico e à neoplasia neuroendócrina no pâncreas, com metástases formadas em linfonodos regionais e fígado.

O excesso de cortisol acarreta uma série de distúrbios funcionais e lesões, em razão dos efeitos combinados de gliconeogênese, lipólise, catabolismo proteico e tratamento com anti-inflamatórios. Os glicocorticoides aumentam a gliconeogênese e a glicogênese e diminuem a utilização de glicose por antagonizar os efeitos da insulina. Desse modo, a associação hiperadrenocorticismo e diabetes melito pode ocorrer em alguns animais. A lipólise induzida pelos glicocorticoides provoca elevação na concentração sanguínea de lipídios e colesterol. Nos hepatócitos, estimulam a enzima glicogênio sintetase a aumentar o armazenamento de glicogênio. Assim, há degeneração acentuada por glicogênio nos hepatócitos, o que pode ocasionar danos celulares e consequente liberação de enzimas, como a fosfatase alcalina (FA) e a alanina aminotransferase (ALT), indicadoras de degeneração e necrose hepática aguda.

O apetite e a absorção alimentar frequentemente estão aumentados em consequência de efeito direto do cortisol no hipotálamo ou envolvimento do centro do apetite por um tumor da pituitária. Os músculos das extremidades e do abdome estão fracos e atrofiados em razão do catabolismo aumentado das proteínas estruturais. A perda do tônus dos músculos abdominais e músculo do esqueleto axial resulta em expansão abdominal gradual (Figura 13.79), lordose, fraqueza e atrofia muscular (Figura 13.80). Hepatomegalia decorrente do aumento da deposição de lipídio e glicogênio em hepatócitos também pode contribuir para o desenvolvimento de um abdome pêndulo e distendido.

Alterações dermatológicas sucedem em mais de 90% dos cães com essa endocrinopatia. No início, há alopecia na pele do pescoço e dos flancos, atrás das orelhas e sobre as proeminências ósseas. Com a evolução das lesões, a alopecia torna-se extensa, com pelagem restrita somente à cabeça e às

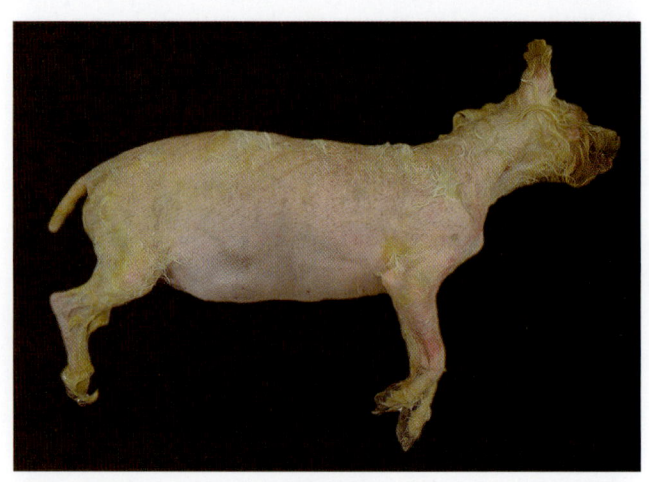

Figura 13.79 Cão da raça Yorkshire Terrier de 9 anos de idade com alopecia extensa e abdome pendular associado a hiperadrenocorticismo hipófise-dependente.

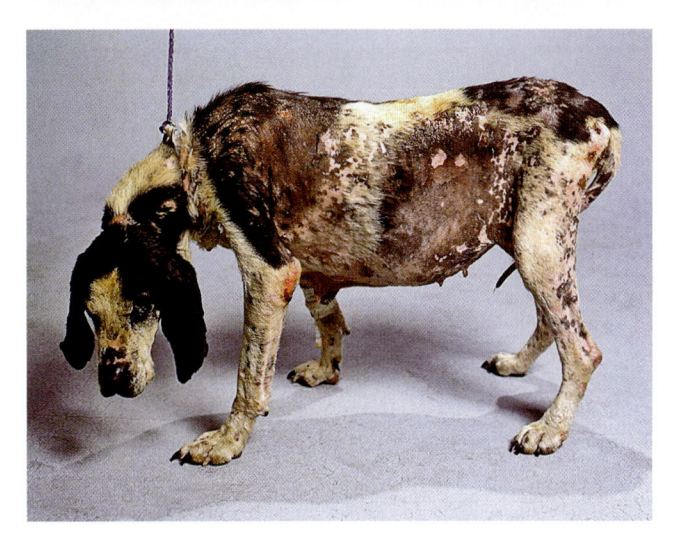

Figura 13.80 Cão com hiperadrenocorticismo. Notar a expansão abdominal e a lordose associadas à acentuada atrofia muscular nos membros e no abdome, bem como a extensa alopecia com lesões crostosas multifocais no tronco, nos membros pélvicos e na cauda. (Cortesia da Dra. J. Catharine Scott-Moncrieff, School of Veterinary Medicine, Purdue University, West Lafayette, Indiana, EUA.)

extremidades distais. A pele torna-se mais delgada, os pelos tornam-se fracos e opacos e há perda da elasticidade cutânea (Figura 13.81), além de hiperpigmentação pronunciada (Figura 13.82). Mineralização cutânea (*calcinose cutânea*) é observada em cerca de 40% dos casos de hiperadrenocorticismo em cães (Figura 13.83 A e B).

Histologicamente, há atrofia acentuada da epiderme, dos folículos pilosos e das glândulas sebáceas, acompanhados por perda da elastina e do colágeno da derme e tecido subcutâneo. Essas alterações cutâneas são mais pronunciadas em gatos, que podem ter extensas ulcerações e cicatrizes induzidas por trauma na pele delgada (síndrome de fragilidade cutânea; Figura 13.84). Muitos folículos pilosos estão inativos e na fase telogênica ou distendidos por queratina (comedões). Os depósitos minerais ocorrem ao longo das fibras de colágeno e elastina da derme, condição denominada *dermatose cútis* (Figura 13.85), e provocam elevações na epiderme (Figura 13.83).

Essa alteração pode acontecer em decorrência do efeito no catabolismo das fibras proteicas. O consequente rearranjo das fibras colágenas e da elastina e a produção de matriz extracelular possivelmente são atrativos para a deposição de cálcio. Mineralização acentuada também pode ocorrer nos pulmões (na parede alveolar e nos bronquíolos terminais), no músculo esquelético e na parede do estômago. Complicações por infecção bacteriana secundária podem dar-se na forma de foliculite, dermatite, cistite, conjuntivite e broncopneumonia supurativa.

Poliúria e polidipsia quase sempre são os primeiros sinais do hiperadrenocorticismo e podem preceder os sinais cutâneos em até 6 a 12 meses de vida. A densidade urinária está diminuída em razão da diurese elevada estimulada pelos glicocorticoides. Isso acarreta perda contínua de ureia e creatinina pela urina, com diminuição de seus níveis séricos. Glicosúria ocorre quando o limiar de absorção renal da glicose é ultrapassado. Proteinúria também é encontrada

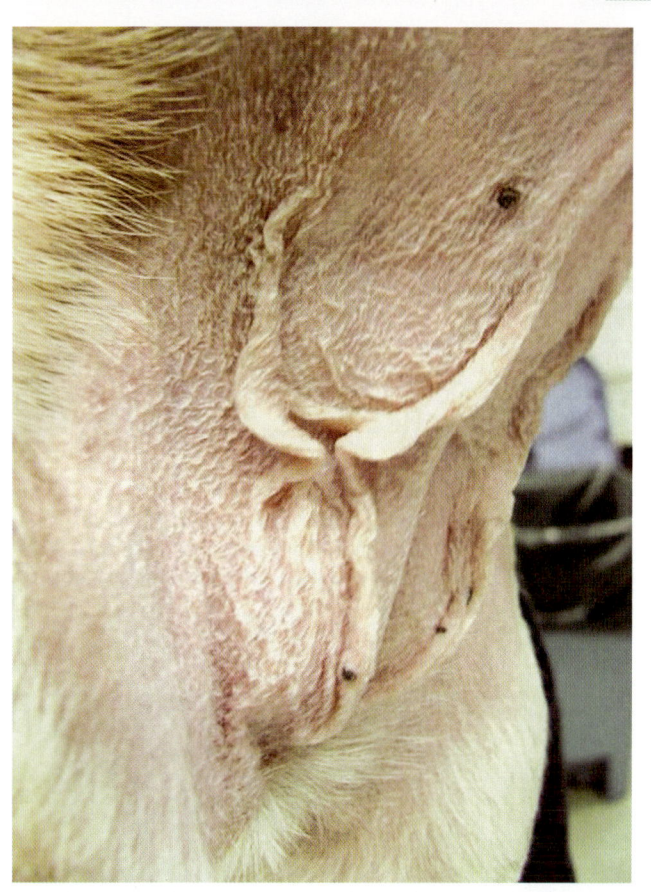

Figura 13.81 Cão com hiperadrenocorticismo. A pele do abdome está delgada, com alopecia e perda da elasticidade.

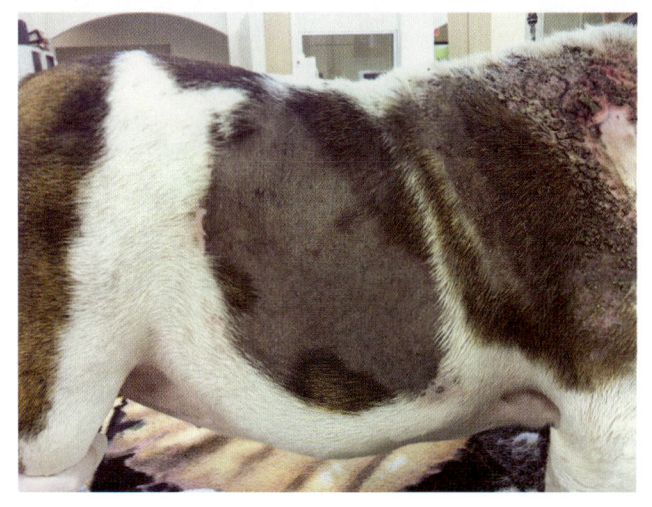

Figura 13.82 Cão com hiperadrenocorticismo. Podem-se observar alopecia e hiperpigmentação na pele da face lateral direita do abdome e alopecia, erosões, crostas e placas branco-amareladas (calcinose cutânea) na pele da face lateral direita do tórax. (Cortesia da Dra. Candice Benuck, Peninsula Animal Dermatology, San Carlos, California, EUA.)

em consequência de glomerulosclerose. Em gatos, esses sinais costumam ser atribuídos a diabetes melito, que pode ser observada em até 80% dos animais dessa espécie com hiperadrenocorticismo.

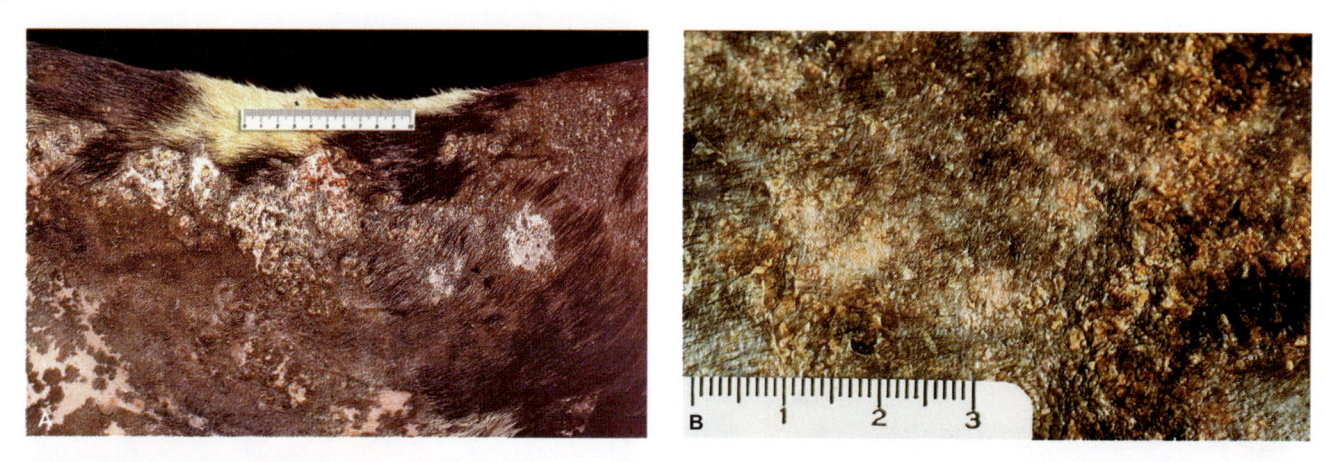

Figura 13.83 A. Visão mais aproximada das alterações cutâneas do tronco do cão da Figura 13.82. As lesões de pele são caracterizadas por extensa alopecia, hiperpigmentação e múltiplas pequenas placas amareladas elevadas e, às vezes, ulceradas. Essas placas correspondem às áreas de mineralização cutânea (calcinose cutânea). (Cortesia da Dra. J. Catharine Scott-Moncrieff, School of Veterinary Medicine, Purdue University, West Lafayette, Indiana, EUA.) **B.** Visão mais aproximada das alterações cutâneas do tronco de outro cão com calcinose cutânea decorrente de hiperadrenocorticismo.

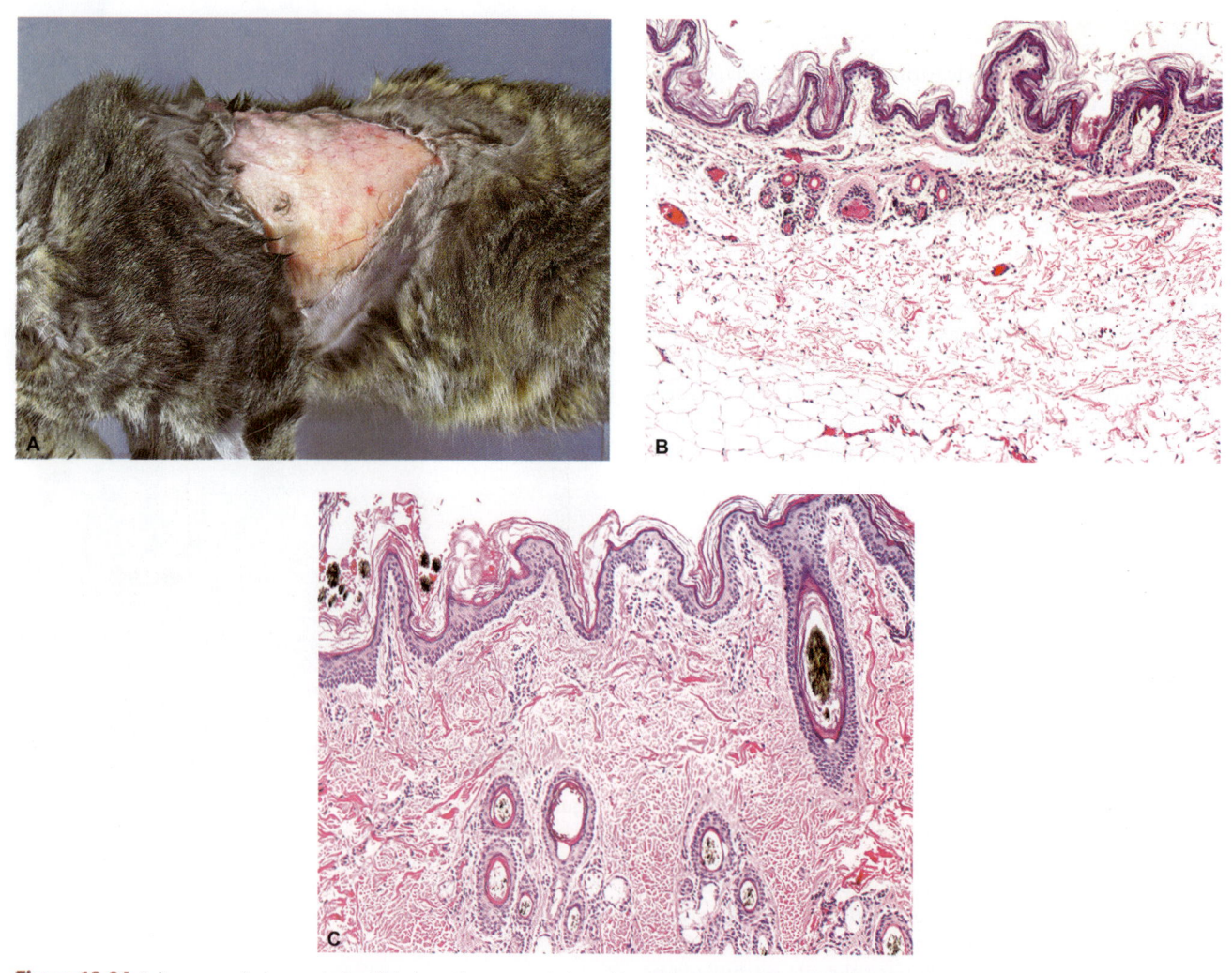

Figura 13.84 Felino com síndrome de fragilidade cutânea associada ao hiperadrenocorticismo. **A.** Há extensa ulceração da pele no tronco do animal. Notar o tecido de granulação subjacente e a pele circunjacente extremamente fina. **B.** Histologicamente, torna-se evidente que a fineza da pele decorria da extrema atrofia epidermal e dermal. Notar a acentuada perda de colágeno na derme. Alterações cutâneas adicionais nesse animal incluem hiperqueratose ortoqueratótica. **C.** Corte histológico de pele normal para comparação com a figura **B**. (Cortesia de Indiana Animal Disease Diagnostic Laboratory, West Lafayette, Indiana, EUA.)

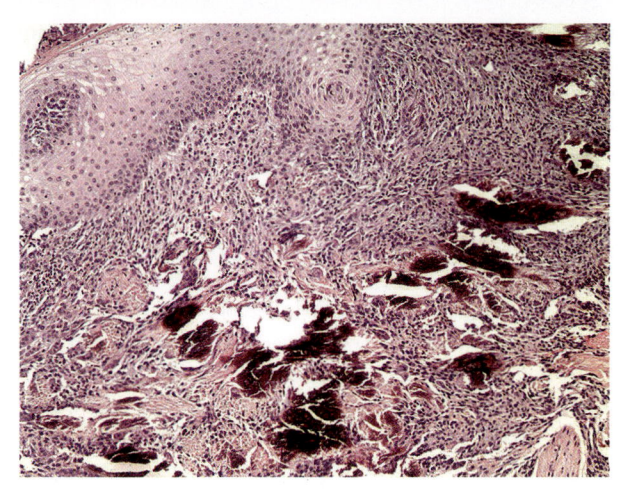

Figura 13.85 Pele de um canino com calcinose cutânea associada ao hiperadrenocorticismo causado por carcinoma adrenocortical. Mineralização multifocal de fibras colágenas da derme, caracterizada por depósitos intensamente basofílicos, acompanhada por fibrose e extenso infiltrado inflamatório mononuclear. A acentuada hiperplasia da epiderme suprajacente é alteração reativa às lesões dermais. (Cortesia de Indiana Animal Disease Diagnostic Laboratory, West Lafayette, Indiana, EUA.)

Os efeitos dos níveis sanguíneos elevados de corticosteroides no sistema hemocitopoético podem auxiliar no diagnóstico de hiperadrenocorticismo. Há linfopenia significativa, provavelmente em decorrência de lise dos linfócitos, e eosinopenia, em razão de destruição intravascular e sequestro de eosinófilos no baço e no pulmão. Ocorrem, também, neutrofilia e monocitose associadas à diminuição da emigração dessas células inflamatórias dos vasos.

Alterações decorrentes de secreção excessiva de hormônios corticais podem desencadear a síndrome adrenogenital, que ocorre quando há aumento da produção dos andrógenos elaborados por células proliferadas da zona *reticularis*. Esse excesso de andrógenos em cães, cavalos, bovinos e seres humanos resulta em desenvolvimento sexual masculino precoce e na oclusão prematura das epífises dos ossos longos. Nas fêmeas afetadas, há virilização caracterizada por hipertrofia do clitóris, hirsutismo, hipertrofia dos músculos da laringe e anestro. Em éguas, fica evidente o desenvolvimento masculino do pescoço. As glândulas mamárias e o útero se atrofiam.

Estudo em cães com carcinoma cortical da adrenal mostrou que esses animais têm elevadas concentrações de hormônios sexuais em comparação com os cães com hiperadrenocorticismo dependentes de tumores da pituitária, adenomas corticais não produtores de cortisol e cães saudáveis. De maneira semelhante, a ocorrência de carcinoma adrenocortical secretor de progesterona ou testosterona (além de aldosterona) tem sido relatada também em gatos. Alguns animais apresentavam concentrações excessivas de hormônios sexuais (progesterona e 17-hidroxiprogesterona) e tinham sinais clínicos similares aos com hipercortisolemia, mas a concentração de cortisol era normal. Tais achados sugerem que esses hormônios sexuais atuam como agonistas glicocorticoides. Mensuração dos níveis de hormônios sexuais em cães e gatos suspeitos de hiperadrenocorticismo atípico pode, portanto, ser útil na confirmação do diagnóstico.

Hipoadrenocorticismo

É uma endocrinopatia incomum, que afeta principalmente cadelas jovens ou de meia idade. Hipoadrenocorticismo primário, ou doença de Addison, é resultante da atrofia e/ou destruição bilateral de todo o córtex da glândula adrenal, ao passo que hipoadrenocorticismo secundário idiopático é decorrente da atrofia bilateral das zonas fasciculata e reticularis (mas não da zona glomerulosa) da adrenal.

Os sinais clínicos e alterações clinicopatológicas (em particular, os distúrbios eletrolíticos caracterizados por hiponatremia e hiperpotassemia) típicos da doença de Addison são decorrentes da secreção inadequada de glicocorticoides e mineralocorticoides (em especial, aldosterona). Nesses casos, observa-se, geralmente, elevação dos níveis sanguíneos de ACTH, em razão da falta de *feedback* negativo do cortisol endógeno. A doença é, muitas vezes, atribuída a processo imunomediado caracterizado por atrofia e infiltrado linfocitário adrenocortical bilateral.

Alguns cães com hipoadrenocorticismo primário têm, no entanto, níveis eletrolíticos normais (hipoadrenocorticismo atípico). É possível que isso se deva à perda gradual do tecido glandular adrenocortical, em que a secreção de glicocorticoide se torna subnormal antes que a secreção mineralocorticoide seja afetada. Nos casos de hipoadrenocorticismo secundário, a falha na produção de ACTH pela hipófise em razão de lesões (neoplasias endocrinologicamente inativas, inflamação ou trauma) na região hipofisária ou hipotalâmica ou do *feedback* negativo de certos medicamentos resulta em produção inadequada de glicocorticoide.

A secreção de mineralocorticoide é quase sempre preservada, porque ACTH tem pouco efeito trófico na produção de mineralocorticoide. Hipoadrenocorticismo secundário também é associado ao tratamento com glicocorticoides ou progestágenos (acetato de megestrol). Presume-se que o mecanismo de ação dos progestágenos seja semelhante ao dos glicocorticoides, isto é, por inibição da síntese e secreção de ACTH endógeno.

Hipoadrenocorticismo secundário de origem iatrogênica também acomete cerca de 5% dos cães sob tratamento com o,p'-DDD (mitotano) para hiperadrenocorticismo. Mitotano reduz a produção de cortisol, causando necrose seletiva e atrofia das zonas *fasciculata* e *reticularis* do córtex adrenal (Figura 13.86). A zona glomerulosa é relativamente resistente aos efeitos citotóxicos do mitotano, de modo que também, nesse caso, os níveis de mineralocorticoide são geralmente mantidos. Por fim, necrose adrenocortical iatrogênica é raramente associada ao tratamento de hiperadrenocorticismo com trilostano, enquanto outras causas raras de hipoadrenocorticismo primário incluem hemorragia, infarto, inflamação granulomatosa, amiloidose ou neoplasia primária ou secundária das glândulas adrenais.

A história e os achados clínicos associados ao hipoadrenocorticismo são vagos, não específicos e, muitas vezes, de caráter intermitente, o que dificulta o diagnóstico da doença. As alterações clinicopatológicas clássicas são hiperpotassemia e hiponatremia (tipicamente com proporção de sódio: potássio menor que 27:1), hipocloridemia, azotemia pré-renal, acidose metabólica discreta a moderada e ausência de leucograma de estresse. Hipercalcemia pode ser observada

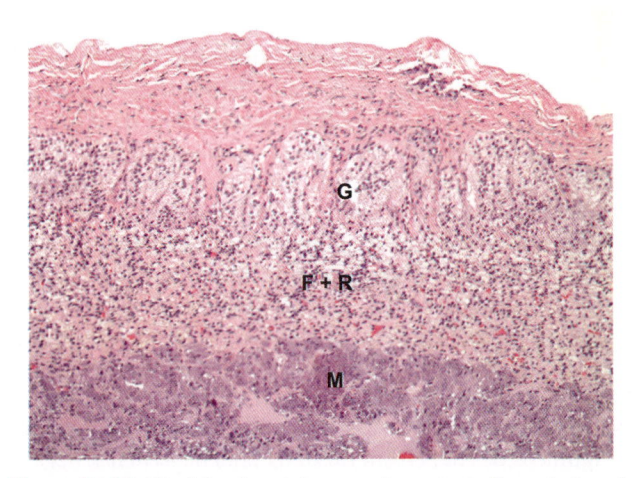

Figura 13.86 Glândula adrenal de um canino com atrofia cortical resultante do tratamento com mitotano para hiperadrenocorticismo. Notar a degeneração difusa seletiva das zonas *fasciculata* e *reticularis* (F + R). A zona glomerulosa (G) e a medula (M) não foram afetadas pelo tratamento. (Cortesia do Dr. Michael A. Owston, Indiana Animal Disease Diagnostic Laboratory, West Lafayette, Indiana, EUA.)

em até 30% dos casos. A avaliação bioquímica sérica em casos de insuficiência adrenocortical secundária quase sempre é sem alterações. A maioria dos animais afetados exibe distúrbios progressivos crônicos presentes por período variável (com duração de até 1 ano), enquanto cães com insuficiência adrenal aguda (crise addisoniana) representam verdadeira emergência médica.

A histomorfologia dos casos de hipoadrenocorticismo primário e secundário inclui degeneração vacuolar e necrose das células de todo o córtex adrenal ou apenas de sua região mais profunda, respectivamente. Nos estágios iniciais de hipoadrenocorticismo primário, costumam-se observar também agregados de linfócitos e plasmócitos dispersos entre sinusoides e grupos de fibroblastos. Em casos crônicos, o córtex da adrenal está reduzido a um décimo ou menos da espessura normal, fazendo com que a medula da adrenal pareça mais proeminente. Alterações em outros órgãos englobam hiperpigmentação da pele (supostamente em razão do aumento na secreção de ACTH e possivelmente de MSH resultante da ausência de *feedback* negativo sobre a hipófise) e hiperplasia linfoide e infiltrado eosinofílico em linfonodos periféricos, associados à elevação do número de linfócitos e eosinófilos circulantes como resultado dos níveis reduzidos de cortisol. Em alguns cães com hipoadrenocorticismo primário, a doença vem acompanhada por outros distúrbios imunomediados. Hipoadrenocorticismo e hipotireoidismo são as combinações mais comumente observadas nesses casos, mas diabetes melito ou hipoparatireoidismo ou ambos também podem ocorrer de modo simultâneo.

Em felinos, síndromes, sinais clínicos e lesões de hipoadrenocorticismo são semelhantes aos verificados em cães. Casos singulares de hipoadrenocorticismo primário são descritos nessa espécie, na qual a endocrinopatia resultou do envolvimento adrenal bilateral por linfoma multicêntrico.

Hipoadrenocorticismo iatrogênico também é relatado em equinos associado à administração prolongada de esteroides anabolizantes; no entanto, casos naturais dessa endocrinopatia ainda não foram adequadamente documentados nessa espécie. Funções adrenocortical e medular reduzidas foram observadas em potros prematuros. Apesar de esses animais terem altos níveis de ACTH endógeno, suas glândulas adrenais parecem ser refratárias ou não responsivas ao hormônio corticotrófico. Baixos níveis de cortisol também são relatados em associação à infecção crônica, possivelmente em consequência de estresse crônico. Além disso, como as adrenais são um dos órgãos de choque do cavalo, insuficiência adrenocortical nessa espécie poderia, ao menos teoricamente, ser decorrente de extensa destruição e posterior cicatrização tecidual em áreas de hemorragia e necrose do córtex adrenal durante ataques de endotoxemia ou anafilaxia.

Suínos podem desenvolver hipoadrenocorticismo iatrogênico associado ao tratamento com carbadox (Mecadox®), um agente sintético antibacteriano usado na ração, em alguns países, como promotor de crescimento e tratamento de diarreia. Nesses casos, as alterações adrenais se caracterizam por desorganização da zona glomerulosa e perda da distinção da zona *fasciculata*. As células da zona glomerulosa desenvolvem degeneração hidrópica, seguida de atrofia, fibrose discreta e infiltrado de células mononucleares. Há fibrose da cápsula, que consistentemente contém células com grânulos citoplasmáticos PAS-positivos. As alterações adrenais podem ou não ser reversíveis, dependendo do período de exposição e da dose do medicamento. Animais afetados também apresentam alterações nos rins, caracterizadas por degeneração e descamação do epitélio dos túbulos coletores da medula e do epitélio da pelve.

Diabetes melito

É doença comum em seres humanos e, também, em cães e gatos. Diferenças na etiologia ocorrem entre essas duas espécies e em relação à doença em seres humanos. A classificação de diabetes em cães e gatos baseia-se na classificação humana, mas, especialmente em diabetes canina, muitos aspectos são diferentes. Diabetes no gato, entretanto, assemelha-se a diabetes tipo 2 em seres humanos, e diabetes melito no cão ocorre em adultos ou idosos.

Há três principais formas de classificação com base no diabetes humano. A primeira forma é similar ao diabetes melito tipo 1 em seres humanos, que se apresenta *insulino-dependente* e com destruição autoimune das células beta produtoras de insulina. Cães com essa forma são propensos a desenvolver cetoacidose e precisam de insulina para sobreviver. Anticorpos contra as células beta são fundamentais na patogenia de diabetes tipo 1 em seres humanos, encontrados na maioria dos casos. Em cães, foram achados anticorpos contra células beta em 50% dos casos de diabetes descritos, o que sugere componente imunológico da doença também no cão. Em cão com anemia hemolítica autoimune e diabetes melito, também foram detectados anticorpos contra as células beta. Os alvos celulares dos anticorpos no diabetes melito canino são desconhecidos. Em seres humanos e bovinos, foram identificados anticorpos contra a descarboxilase do ácido glutâmico e contra outros componentes das ilhotas de Langerhans, e ocorre infiltração linfocitária nas ilhotas, sustentando a teoria autoimune; porém, essa lesão não é observada na maioria dos cães afetados pela doença. Desse modo, sugere-se que, nos cães, os anticorpos não estão envolvidos no processo de destruição primária das ilhotas pancreáticas, mas como processo secundário. Presume-se que seja um processo secundário, em que animais suscetíveis são expostos aos antígenos exógenos estruturalmente similares a componentes citoplasmáticos das células beta, os quais provocam a resposta autoimune subsequente. Na doença autoimune, as células beta são destruídas por linfócitos T citotóxicos.

Em bovinos, diabetes melito pode acontecer na infecção natural e experimental pelo vírus da aftosa e pelo vírus da diarreia viral bovina. Quando o vírus atinge o pâncreas, as ilhotas pancreáticas podem desaparecer quase totalmente, e, ainda, pode haver necrose e inflamação dos ácinos pancreáticos da porção exócrina.

Em gatos, diabetes melito tipo 1 não é bem documentado. Embora rara, a infiltração linfocítica das ilhotas associada aos sinais clínicos de diabetes foi relatada em gatos. Anticorpos contra células das ilhotas pancreáticas foram identificados em um filhote insulinodependente. Em 30% dos casos, as lesões histológicas encontradas no pâncreas nessa forma de diabetes são de pancreatite crônica reincidente, com substituição do parênquima por tecido conjuntivo fibroso. Em outros casos, há degeneração ou aparente perda total das ilhotas.

A segunda forma de diabetes melito é o diabetes tipo 2, ou não dependente de insulina, que, provavelmente, não tem etiologia única. Os níveis de insulina no pâncreas são quase normais, porém a liberação de insulina pelas células beta em resposta ao aumento do nível plasmático da glicose está diminuída ou a insulina não pode ser utilizada pelos tecidos periféricos. A resistência à insulina pode ser decorrente da falta de receptores para insulina ou falta de moléculas mediadoras intracelulares. Nesses casos, há hiperglicemia e intolerância à glicose, acompanhadas de níveis plasmáticos normais de insulina.

O diabetes melito tipo 2 é mais frequente em gatos. Exceto pelo fato de que a dependência de insulina e a cetose são mais comuns no gato, o diabetes felino tem muitas características similares à humana. Em ambos, gatos e seres humanos, a função da célula beta está reduzida e a secreção de insulina em resposta ao aumento da glicose é anormal. Em ambas as espécies, o achado histológico mais comum no pâncreas é a deposição, nas ilhotas pancreáticas, de substância amiloide derivada de peptídeo localmente produzido (Figura 13.87). Amiloidose das ilhotas ocorre em gatos com mais de 7 anos de idade (correspondendo a 72% dos casos) e em seres humanos idosos.

A obesidade é um fator de risco para o diabetes felino e humano, embora muitos gatos não estejam acima do peso quando o diabetes é diagnosticado. Estudos mostraram que a obesidade canina está relacionada com a resistência à insulina, dislipidemia e leve hipertensão sanguínea; no entanto, ainda é desconhecida a exata relação da obesidade como fator de risco para diabetes no cão. Medicamentos hipoglicêmicos orais proporcionam controle glicêmico satisfatório em alguns gatos e em muitos seres humanos com a doença, embora acima de 25% dos seres humanos e a maioria dos gatos afetados eventualmente requeira insulina.

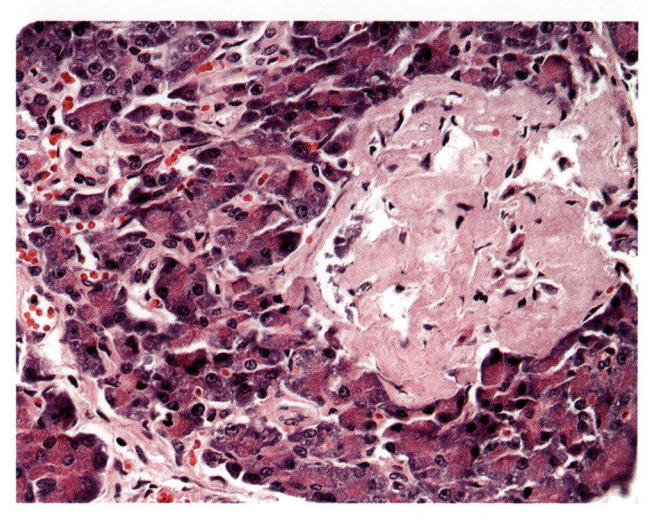

Figura 13.87 Pâncreas de um felino com diabetes melito. Material eosinofílico homogêneo extracelular (amiloide) difusamente expande e comprime as células remanescentes das ilhotas de Langerhans. 400×. (Cortesia de Indiana Animal Disease Diagnostic Laboratory, West Lafayette, Indiana, EUA.)

O papel do amiloide na patogênese do diabetes em felinos ainda não está claro porque o amiloide nas ilhotas não é observado apenas em gatos diabéticos. Cerca de 50% de gatos não diabéticos têm amiloide nas ilhotas, o qual é depositado entre os capilares e as células das ilhotas. As fibrilas estão intimamente associadas às membranas celulares das células beta. Terminalmente, as ilhotas são ocupadas, por completo, pelos depósitos de amiloide.

Uma terceira forma de diabetes melito, observada no cão, acontece em conexão com outras endocrinopatias. É também conhecida como *diabetes secundário* e se dá em razão do frequente antagonismo entre a insulina e outros hormônios. No cão, está mais associada ao hiperadrenocorticismo e ao uso de progestágenos que aumentam a liberação do hormônio do crescimento na glândula mamária. Esses hormônios antagonizam a ação da insulina, causando resistência periférica nos tecidos insulinodependentes (fibras musculares, hepatócitos e adipócitos). Nesses casos, a intolerância à glicose secundária aos distúrbios endócrinos extrapancreáticos em geral é de grau moderado e, às vezes, pode ser revertida quando o distúrbio endócrino primário é retirado.

Corpos lúteos persistentes, ocasionando pseudogestação, também podem causar diabetes proestro na cadela. Os efeitos da progesterona produzida pelas células do corpo lúteo são indiretos. Ela estimula a liberação do GH, que inibe a atividade do receptor da insulina e, por conseguinte, a resposta intracelular à insulina. Em cavalos, casos de diabetes foram associados ao adenoma das células acidófilas do lobo anterior da hipófise, com produção não regulada do GH.

Fármacos tóxicos para as células produtoras de insulina também têm sido relatados como causa para o desenvolvimento do diabetes melito. Em animais, o composto estreptozotocina (originalmente desenvolvido como antibiótico aminoglicosídeo em 1950), quando administrado a bovinos em condições experimentais, produzia a referida condição clínica. O composto causou o mesmo efeito em roedores, possibilitando a utilização destes como modelos animais para o diabetes melito. Posteriormente, o fármaco passou a ser utilizado como medicamento antineoplásico por sua ação tóxica contra as células produtoras de insulina.

A alteração de necropsia mais notável em diabetes melito em cães e gatos é o fígado difusamente aumentado de volume, gorduroso e friável. A obesidade acompanhada por essa alteração hepática é outra alteração importante, em especial no diabetes tipo 2. O pâncreas parece normal, mas pode revelar fibrose pós-necrótica (Figura 13.88) ou pancreatite.

As alterações histopatológicas no fígado e no rim são caracterizadas por degeneração gordurosa difusa e intensa nos hepatócitos e nas células epiteliais dos túbulos contorcidos proximais renais. Êmbolos lipídicos podem ser encontrados, por vezes, nos capilares glomerulares. A esteatose hepática se dá pelo aumento da mobilização das reservas lipídicas (lipólise) na tentativa de produção de energia para as células, pois, na dificuldade em utilizar a glicose, as taxas de ATP decrescem bastante. Alterações pancreáticas nem sempre são observadas; quando presentes, em adição à lipidose hepática e renal, podem-se observar vacuolização das células das ilhotas (Figura 13.89) e vacuolização do epitélio dos pequenos ductos pancreáticos em razão do acúmulo de glicogênio. Essa é uma lesão específica de diabetes melito, mas é encontrada apenas nos casos acentuados e de evolução aguda. Degeneração por glicogênio também é verificada nas células epiteliais da alça de Henle e dos túbulos contorcidos proximais. Glomeruloesclerose difusa ou nodular pode se desenvolver em diabetes de evolução muito prolongada.

Complicações vasculares e infecciosas comuns em diabetes em seres humanos são raras nos animais domésticos. Pode ser que isso esteja relacionado com o curso menos prolongado dessa doença. Ocasionalmente, pode-se observar cistite enfisematosa (Figura 13.90), e alguns cães podem ter infecção bacteriana dos sistemas urinário e respiratório e da pele. O enfisema decorre da fermentação do açúcar por bactérias como a *Escherichia coli*, que fermentam a glicose na bexiga urinária infectada.

Manifestações oculares de diabetes melito (em particular, catarata) ocorrem comumente em cães, porém são raras em gatos, possivelmente em decorrência da diferença no metabolismo do cristalino ou lente.

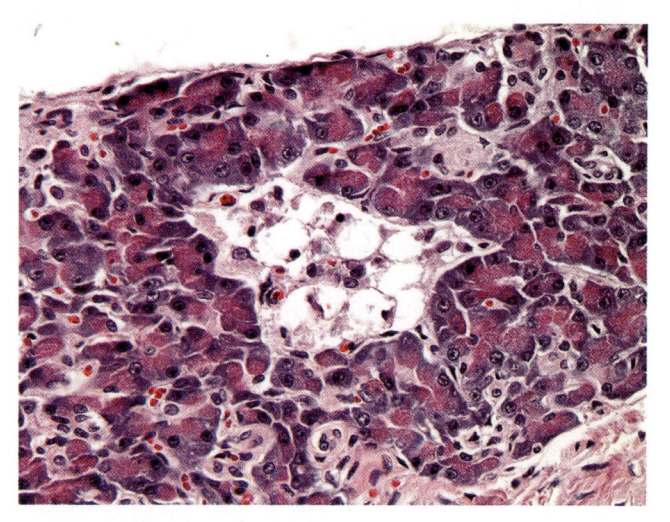

Figura 13.89 Pâncreas de um felino com diabetes melito. Notar a degeneração vacuolar das células das ilhotas pancreáticas. 400×. (Cortesia de Indiana Animal Disease Diagnostic Laboratory, West Lafayette, Indiana, EUA.)

Um estudo demonstrou que 75 a 80% da população canina com diagnóstico de diabetes melito desenvolveu catarata no período de 8 a 16 meses. A glicose penetra, com facilidade, no cristalino por meio do humor aquoso. Elevação persistente da glicose satura a via glicolítica anaeróbia normal das fibras do cristalino e o excesso de glicose é convertido em sorbitol e frutose pela redutase aldose. Ambos os sacarídeos não se difundem livremente pela cápsula da lente. Como são osmóticos, causam influxo de água, resultando em edema e degeneração das fibras da lente. Essas alterações podem acarretar opacidade da lente e prejuízo na visão, inclusive por uveíte facolítica. Todavia, o rápido controle glicêmico pode resultar na recuperação da transparência lenticular.

Prolongada hiperglicemia também provoca danos às células endoteliais da retina e resulta em uma sequência de alterações retinianas, chamada de *retinopatia diabética*. Em seres humanos, perda da visão decorrente de retinopatia ocorre após muitos anos. Alterações de retinopatia em cães e gatos são limitadas à formação de microaneurismas em razão da perda dos pericitos dos vasos retinianos. Animais têm menor possibilidade de perder completamente a visão por causa da retinopatia do que seres humanos.

Sinais clínicos da doença manifestam-se em cães de 4 a 14 anos de idade, com incidência maior entre 7 e 9 anos de idade. Nessa espécie, as fêmeas são mais afetadas que os machos. Já em gatos, a ocorrência maior é em machos acima de 10 anos e com peso corporal superior a 6 kg. A maioria dos animais afetados apresenta sinais clássicos de poliúria e polidipsia compensatória, alterações causadas pela diminuição da utilização periférica de glicose, a qual acarreta acúmulo de glicose no sangue seguido de diurese osmótica.

A insulina é anabólica; assim, insuficiência de insulina resulta em catabolismo proteico, acarretando perda de peso e atrofia muscular. Como consequência do catabolismo proteico, aminoácidos, como a alanina, são utilizados pelo fígado para promover gliconeogênese e, assim, aumentar ainda mais a glicemia. Outro agravante para a glicemia são

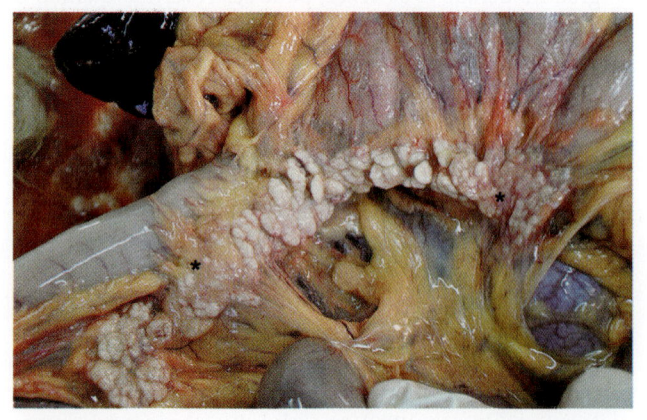

Figura 13.88 Pâncreas de um canino com fibrose (*) e perda das ilhotas pancreáticas. A alteração crônica no pâncreas desencadeou um quadro de diabetes melito. (Cortesia do Dr. Saulo Petinatti Pavarini, Universidade Federal do Rio Grande do Sul, Porto Alegre, RS.)

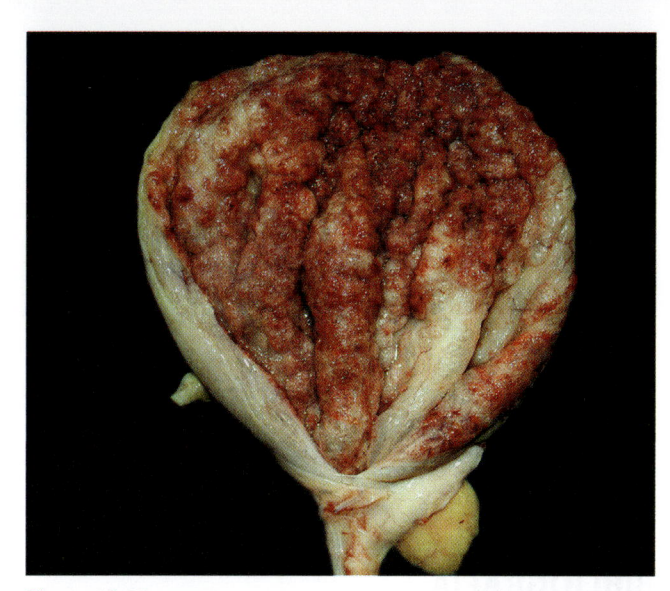

Figura 13.90 Vesícula urinária do cão com pancreatite crônica mostrada na Figura 13.88. A mucosa está hiperêmica e espessa, por formações bolhosas, caracterizando cistite enfisematosa associada a diabetes melito. (Cortesia do Dr. Saulo Petinatti Pavarini, Universidade Federal do Rio Grande do Sul, Porto Alegre, RS.)

os hormônios de estresse, tais como cortisol e epinefrina, que estimulam o catabolismo proteico e a glicogenólise, respectivamente. Desse modo, as alterações no metabolismo proteico contribuem para a hiperglicemia associada a diabetes melito. A hiperglicemia associada ao estresse é relatada principalmente em gatos.

As alterações mais profundas de diabetes são as que ocorrem no metabolismo lipídico. A insulina inibe o sistema lipase hormônio-sensitiva, que, em sua ausência, torna-se ativado. Dessa maneira, a lipólise aumenta e ácidos graxos não esterificados são assimilados pelos hepatócitos. Com a deficiência de insulina, o metabolismo lipídico no fígado torna-se alterado e ácidos graxos são convertidos em corpos cetônicos (ácido acetoácido, acetona e beta-hidroxibutirato), originando a fase cetônica de diabetes insulinodependente. Nessa fase de cetoacidose de diabetes, a falta de insulina provoca acúmulo de corpos cetônicos e ácido láctico no sangue, bem como perda de eletrólitos e água na urina, alterações que resultam em desidratação profunda, hipopotassemia, acidose metabólica e choque hipovolêmico. Cetonúria e diurese osmótica em consequência de glicosúria causam perda de sódio e potássio na urina e exacerbam a hipovolemia e a desidratação, que podem determinar azotemia pré-renal e diminuição da filtração glomerular. Por conseguinte, pode haver exacerbação da glicemia e da cetonemia. Os altos níveis de glicose e corpos cetônicos podem estimular o centro do vômito, ocasionando náuseas, anorexia e perda de peso.

Polineuropatia diabética é manifestação pouco comum da doença em cães e gatos. Os sinais clínicos em cães caracterizam-se por paraparesia progressiva simétrica, com postura anormal, diminuição dos reflexos espinhais e atrofia muscular. Em casos graves, os membros torácicos também podem ser afetados, resultando em tetraparesia. Em gatos, posição plantígrada provocada por rebaixamento bilateral dos tarsos em diminuição ao reflexo patelar e dos membros

pélvicos é considerada característica. As alterações patológicas nos nervos variam com a extensão da doença. Classicamente, há degeneração axônico-primária e desmielinização secundária. A patogênese da lesão nervosa não é bem entendida, mas há evidências de que possa ser multifatorial. Alterações na permeabilidade decorrentes da redução na atividade da ATPase e glicosilação não enzimática podem estar envolvidas no desenvolvimento dessa lesão.

PRINCIPAIS DOENÇAS QUE AFETAM PRIMARIAMENTE O SISTEMA ENDÓCRINO
Diabetes insípido
É uma doença decorrente da síntese ou da secreção insuficiente de ADH [diabetes insípido central (DIC)] ou da falta de resposta renal a esse hormônio [diabetes insípido nefrogênica (DIN)]. O resultado, em ambos os casos, é a inabilidade (parcial ou completa) do organismo de conservar água e concentrar urina. Os sinais clínicos típicos da doença são poliúria e polidipsia compensatória, com gravidade específica da urina em torno de 1.001 a 1.006 e osmolaridade menor que 290 mOsm/kg (hipostenúria).

Em casos graves, a ingestão de água e o volume urinário produzido podem ser enormes. Já na forma parcial ou incompleta da doença, o volume urinário pode estar elevado apenas moderadamente. Em resposta à deprivação de água, a osmolaridade da urina permanece abaixo daquela do plasma em ambas as formas, ao contrário do que se observa em animais normais. A elevação da osmolaridade da urina acima daquela do plasma em resposta ao ADH exógeno na forma central, porém não na nefrogênica, possibilita estabelecer o diagnóstico clínico diferencial entre as duas formas da doença.

DIC é resultante da compressão e destruição da neuro-hipófise, do pedúnculo infundibular ou do hipotálamo. Em um dos relatos da forma congênita da doença, foram observadas lesões vacuolares no sistema hipotálamo-hipofisário (interpretadas como desmielinização), mas, muitas vezes, as alterações associadas a essa forma da doença são desconhecidas.

Já lesões adquiridas que resultam na falha da síntese ou secreção de ADH são mais comuns, incluindo tumores intracranianos (principalmente tumores hipofisários primários, mas também craniofaringiomas, meningiomas e tumores metastáticos são identificados como alterações causativas da doença), infecções, infestações parasitárias, cistos e, raramente, traumatismo grave acompanhado de hemorragia e proliferação glial na região da neuro-hipófise. Outra causa de DIC adquirida, cada vez mais frequente atualmente, é a cirurgia hipofisária. O distúrbio é observado logo após a cirurgia; na grande maioria dos casos, no entanto, ele desaparece espontaneamente após alguns dias ou meses. Essa remissão espontânea da doença ocorre, provavelmente, em consequência da regeneração de axônios danificados no pedúnculo infundibular. Quando nenhuma lesão pode ser demonstrada nas regiões neuro-hipofisária e/ou hipotalâmica, a doença é dita idiopática.

A forma nefrogênica de diabetes insípido, caracterizada por níveis normais ou elevados de ADH e por incapacidade da célula-alvo nos túbulos convolutos distais e nos ductos coletores renais de responder a esse hormônio, pode ser primária ou adquirida. Nos animais domésticos, a forma primária de DIN é um distúrbio congênito raro em cães e cavalos. Os sinais clínicos típicos de poliúria e polidipsia quase sempre se tornam aparentes entre 2 e 3 meses. Enquanto a causa na maioria dos casos permanece por ser esclarecida, Huskies afetados pela doença congênita com padrão de herança ligada ao cromossomo X apresentam uma mutação que afeta a afinidade pelo ADH do receptor V_2 nas células-alvo. A forma adquirida está associada a várias doenças, que podem ser enquadradas, de modo geral, em três categorias principais: doença renal intrínseca, distúrbios metabólicos e diabetes insípido induzido por medicamentos (forma iatrogênica). Exemplos de distúrbios renais e endócrinos, que resultam na inabilidade adquirida de concentrar a urina, incluem pielonefrite, piometra, hipercalcemia e hiper e hipoadrenocorticismo. Entre os medicamentos que podem causar poliúria e polidipsia estão glicocorticoides, anticonvulsivantes (p. ex., fenobarbital) e levotiroxina. Convém lembrar, todavia, que se devem excluir primeiro outras doenças mais comuns que cursam com esses sinais clínicos (p. ex., doença renal crônica e diabetes melito) antes de investigar a possibilidade de se tratar de diabetes insípido.

Hiperaldosteronismo primário em gatos

Essa condição ocorre no desenvolvimento de adenomas e carcinomas produtores de aldosterona. Esses tumores têm origem nas células da zona glomerulosa, podem ser bilaterais (Figura 13.91) e, quando funcionais, levam ao hiperaldosteronismo primário. Esses tumores são infrequentes e relatados esporadicamente em gatos. A elevação da aldosterona pode levar à hipopotassemia e consequente fraqueza por polimiopatia hipopotassêmica. Além disso, o aumento na concentração de aldosterona plasmática aumenta a reabsorção de sódio e consequentemente do fluído extracelular e volume sanguíneo, determinando hipertensão sistêmica.

Em geral, acomete gatos idosos; no entanto, há relatos em gatos de 5 anos de idade. Os sinais de fraqueza muscular progridem para apatia, ventroflexão da cabeça e disfagia. Outros sinais clínicos clássicos incluem polidipsia, poliúria, diarreia, perda de peso e polifagia. Alguns gatos têm massas palpáveis no abdome. Gatos que desenvolvem cegueira (hemorragia intraocular e descolamento da retina), um sinal de hipertensão, podem desenvolver também hipertrofia do miocárdio.

BIBLIOGRAFIA

ALLENSPACH, K.; ARNOLD, P.; GLAUS, T. *et al.* Glucagon-producing neuroendocrine tumor associated with hypoaminoacidemia and skin lesions. *J. Small Anim. Pract.*, v. 41, p. 402-406, 2000.

ASH, R. A.; HARVEY, A. M.; TASKER, S. Primary hyperaldosteronism in the cat: a series of 13 cases. *J. Fel. Med. Surg.*, v. 7, p. 173-182, 2005.

AVALLONE, G.; FORLANI, A.; TECILLA, M. *et al.* Neoplastic diseases in the domestic ferret (*Mustela putorius furo*) in Italy: classification and tissue distribution of 856 cases (2000-2010). *BMC Vet. Res.*, v. 12, n. 275, p 2-8, 2016.

BANKS, W. J. *Applied veterinary histology*. 3. ed. St. Louis: Mosby, 1993. 527 p.

BARROS, C. S. L. *et al. Doenças do sistema nervoso de bovinos no Brasil.* São Paulo: AGNS, 2006. (Coleção Vallée.)

BARROS, C. S. L.; FIGHERA, R. A.; ROZZA, D. B. *et al.* Doença granulomatosa sistêmica do Rio Grande do Sul associada ao pastoreio de ervilhaca (*Vicia* spp.). *Pesq. Vet. Bras.*, v. 21, p. 162-171, 2005.

BASCHER, A. W. P.; ROBERTS, S. M. Ocular manifestations of diabetes mellitus: diabetic cataracts in dogs. *Vet. Clin. North Am. Small Anim. Pract.*, v. 25, p. 661-676, 1995.

BEALE, K. M.; HALLIWELL, R. E. W.; CHEN, C. L. Prevalence of antithyroglobulin antibodies detected by enzyme-linked immunosorbent assay of canine serum. *J. Am. Vet. Med. Assoc.*, v. 196, p. 745-748, 1990.

BEATRICE, L.; BORETTI, F. S.; SIEBER-RUCKSTUHL, N. S. *et al.* Concurrent endocrine neoplasias in dogs and cats: a retrospective study (2004-2014). *Vet. Rec.*, v. 182, n. 11, p. 323.

BROOKS, A. N.; BROOKS, K. N.; OGLESBEE, M. J. A suprasellar germ cell tumor in a 16-month-old Wagyu heifer calf. *J Vet Diagn Invest.*, v. 24, n. 3, 587-590, 2012.

BRUYETTE, D. S. Feline endocrinology update. *Vet. Clin. North Am. Small Anim. Pract.*, v. 31, p. 1063-1081, 2001.

BURKITT, H. G.; YOUNG, B.; HEATH, J. W. *Wheater Histologia Funcional.* 3. ed. Rio de Janeiro: Guanabara Koogan, 1994. 409 p.

CAMPOS, M.; DUCATELLE, R.; RUTTEMAN, G. *et al.* Clinical, pathologic, and immunohistochemical prognostic factors in dogs with thyroid carcinoma. *J. Vet. Intern. Med.*, v. 28, n. 6, p. 1805-1813, 2014.

CAMPOS, C. F.; FERREIRA, L. S.; SOUSA, M. G. *et al.* Transient bilateral diabetic cataracts in a Brazilian Terrier puppy. *Ciênc. Rural*, v. 35, p. 709-712, 2005.

CHASTAIN, C. B.; YOUNG, D. W.; KEMPPAINEN, R. J. Anti-triiodothyronine antibodies associated with hypothyroidism and

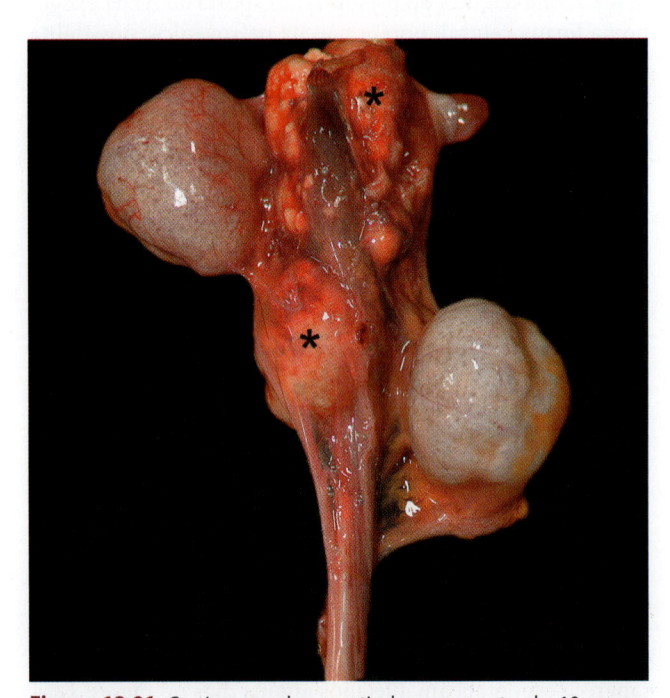

Figura 13.91 Carcinoma adrenocortical em um gato de 19 anos e 6 meses de idade. As adrenais estão aumentadas bilateralmente (*) por neoformação e os rins estão com a superfície irregular em razão da nefrite intersticial crônica. Níveis séricos elevados de aldosterona, hipopotassemia, diarreia e perda e peso foram alterações constatadas e relacionadas a hiperaldosteronismo.

lymphocytic thyroiditis in a dog. *J. Am. Vet. Med. Assoc.*, v. 194, p. 531-534, 1989.

CHURCH, M. E.; TUREK, B. J.; DURHAM, A. C. Neuropathology of spontaneous hypertensive encephalopathy in cats. *Vet Pathol.*, v. 56, n. 5, p. 778-782, 2019.

COOK, L.; TENLEY, M.; DROST, T. *et al.* MRI findings of suprasellar germ cell tumors in two dogs. *J. Am. Anim. Hosp. Assoc.*, v. 54, n. 3, 167-172, 2018.

CULLEN, C. L.; IHLE, S. L.; WEBB, A. A. *et al.* Keratoconjunctival effects of diabetes mellitus in dogs. *Vet. Ophthalmol.*, v. 8, p. 215-224, 2005.

CZELIELEWSKI, M. A.; ROLLIN, G. A. F. S.; CASAFRANDE, A. *et al.* Tumores não hipofisários na região selar. *Arq. Bras. Endocrinol. Metab.*, v. 49, n. 5, p. 674 – 690, 2005.

DE COCK, H. E.; MacLACHLAN, N. J. Simultaneous occurrence of multiple neoplasms and hyperplasias in the adrenal and thyroid gland of the horse resembling multiple endocrine neoplasia syndrome: case report and retrospective identification of additional cases. *Vet. Pathol.*, v. 36, p. 633-636, 1999.

DÍAZ MANZANO, J. A.; LÓPEZ MESEGUER, E.; MEDINA BANEGAS, A. *et al.* Total persistence of thyroglossal duct with direct communication between cyst and foramen caecum. *Eur. Arch. Otorhinolaryngol.*, v. 262, p. 884-886, 2005.

EBADA, S. Morphological and Immunohistochemical studies on the pineal gland of the Donkey (*Equus asinus*). *J. Vet. Anat.*, v. 5, n. 1, p. 47-74, 2012.

EDWARDS, J. F., RALSTON, K. E. Adrenal cortex carcinomas with distant metastases in beef cattle at slaughter. *J. Comp. Pathol.*, v., 149, 1-9, 2013.

ESTEPA, J. C.; AGUILERA-TEJERO, E.; ZAFRA, R. *et al.* An unusual case of generalized soft-tissue mineralization in a suckling foal. *Vet. Pathol.*, v. 43, p. 64-67, 2006.

FELDMAN, E. C.; NELSON, R. W. *Canine and feline endocrinology and reproduction.* 3. ed. St. Louis: Saunders, 2004. 1.089 p.

FERNANDES, C. G.; SCHILD, A. L.; RIET-CORREA, F. *et al.* Pituitary abscess in young calves associated with the use of a controlled suckling device. *J. Vet. Diagn. Invest.*, v. 12, p. 70-71, 2000.

FERREIRA, E.; SERAKIDES, R.; NUNES, V. A. *et al.* Morfologia e histoquímica da pele de ratas hipotireoideas castradas e não castradas. *Arq. Bras. Med. Vet. Zootec.*, v. 55, p. 51-60, 2002.

FLORA DO BRASIL 2020. Jardim Botânico do Rio de Janeiro. Disponível em: http://floradobrasil.jbrj.gov.br/reflora/floradobrasil/FB133899. Acesso em: 29 out. 2021.

GALAC, S.; KOOISTRA, H. S.; VOORHOUT, G. *et al.* Hyperadrenocorticism in a dog due to ectopic secretion of adrenocorticotropic hormone. *Domest. Anim. Endocrinol.*, v. 28, p. 338-348, 2005.

GOSSELIN, S. J.; CAPEN, C. C.; MARTIN, S. L. *et al.* Autoimmune lymphocytic thyroiditis in dogs. *Vet. Immunol. Immunopathol.*, v. 3, p. 185-201, 1982.

GRAHAM, P. A.; NACHREINER, R. F.; REFSAL, K. R. *et al.* Lymphocytic thyroiditis. *Vet. Clin. North Am. Small Anim. Pract.*, v. 31, p. 915-933, 2001.

HALEY, P. J.; HAHN, F. F.; MUGGENBERG, B. A. *et al.* Thyroid neoplasms in a colony of beagle dogs. *Vet. Pathol.*, v. 26, p. 438-441, 1989.

HATAI, H.; HATAZOE, T.; SEO, H. *et al.* Sinonasal malignant melanoma in a non-gray horse. *J. Vet. Diagn. Invest.*, p. 1-5, 2020.

HART, K. A.; Goff, J. P. Endocrine and metabolic diseases. In: SMITH, B. P.; VAN METRE, D. C.; PUSTERLA N. *Large animal internal medicine.* 6. ed. St. Louis, MO: Elsevier, 2020. cap. 41, p. 1352-1420.

HESS, R. S. Insulin-secreting islet cell neoplasia. *In*: ETTINGER, S. J.; FELDMAN, E. C. (org.). *Textbook of veterinary internal medicine.* 6. ed. St. Louis: Elsevier Saunders, 2005. v. 2, cap. 240, p. 1560-1563.

HESS, R. S.; WARD, C. R. Diabetes mellitus, hyperadrenocorticism, and hypothyroidism in a dog. *J. Am. Anim. Hosp. Assoc.*, v. 34, p. 204-207, 1998.

HIGDON, H. L.; PARNELL, P. I.; HILL, J. E. *et al.* Streptozocin-induced pancreatic islet destruction in beef cows. *Vet. Pathol.*, v. 28, p. 715-720, 2001.

HILL, K. E.; SCOTT-MONCRIEFF, J. C.; KOSHKO, M. A. *et al.* Secretion of sex hormones in dogs with adrenal dysfunction. *J. Am. Vet. Med. Assoc.*, v. 226, p. 556-561, 2005.

HIRAYAMA, K.; KAGAWA, Y.; NIHTANI, K. *et al.* Thyroid C-cell carcinoma with amyloid in a red fox (*Vulpes vulpes schrenchki*). *Vet. Pathol.*, v. 36, p. 342-344, 1999.

HOENIG, M. Comparative aspects of diabetes mellitus in dogs and cats. *Mol. Cell. Endocrinol.*, v. 197, p. 221-229, 2002.

HOENIG, M. Pathophysiology of canine diabetes. *Vet. Clin. North Am. Small Anim. Pract.*, v. 25, p. 553-570, 1995.

HODGSON, M.M.; GRIMES, J.A.; BOUDREAUX, B.B. *et al.* Pathology in Practice. *J. Am. Vet. Med. Assoc.*, v. 252, n. 7, p. 817-819, 2018.

JAGGY, A.; OLIVER, J. E.; FERGUSON, D. C. *et al.* Neurological manifestations of hypothyroidism: a retrospective study of 29 dogs. *J. Vet. Intern. Med.*, v. 8, p. 328-336, 1994.

JOKELAINEN, P.; SIMOLA, O.; RANTANEN, E. *et al.* Feline toxoplasmosis in Finland: cross-sectional epidemiological study and case series study. *J. Vet. Diagn. Invest.*, v. 24, p. 1115-1124, 2012.

JUBB, K. V. F.; STENT, A. W. Pancreas. In: MAXIE, M. G. *Jubb, Kennedy, and Palmer's Pathology of domestic animals.* 6. ed. St. Louis, MO: Elsevier, 2016. p. 353-375. v. 2.

JUNQUEIRA, L. C.; CARNEIRO, J. *Histologia básica.* 10. ed. Rio de Janeiro: Guanabara Koogan, 2004. 488 p.

KINTZER, P. P.; PETERSON, M. E. Primary and secondary canine hypoadrenocorticism. *Vet. Clin. North Am. Small Anim. Pract.*, v. 27, p. 349-357, 1997.

KOOISTRA, H. S.; VOORHOUT, G.; MOL, J. A. *et al.* Combined pituitary hormone deficiency in German shepherd dogs with dwarfism. *Domest. Anim. Endocrinol.*, v. 19, p. 177-190, 2000.

KOUCHI, M.; OKIMOTO, K. Nodular thyroid hyperplasia in a cynomolgus monkey. *Vet. Pathol.*, v. 41, p. 52-58, 2004.

LABELLE, P.; COCK, H. E. V. Metastatic tumors to the adrenal glands in domestic animals. *Vet. Pathol.*, v. 42, p. 285-287, 2005.

LANGOHR, I.; GARNER, M. M.; KIUPEL, M. Somatotroph pituitary tumors in budgerigars (*Melopsittacus undulatus*). *Vet. Path.*, v. 49, p. 503-507, 2012.

LORETTI, A. P.; ILHA, M. R. S.; RIET-CORREA, G. *et al.* Síndrome do abscesso pituitário em bezerros associada ao uso de tabuleta nasal para desmame interrompido. *Pesq. Vet. Bras.*, v. 23, p. 39-46, 2003.

LUETHY, D.; HABECKER, P.; MURPHY, B. *et al.* Clinical and pathological features of pheochromocytoma in the horse: a multicenter retrospective study of 37 cases (2007-2014). *J. Vet. Intern. Med.*, v. 30, n. 1, p. 309-313, 2016.

LURYE, J. C.; BEHREND, E. N. Endocrine tumors. *Vet. Clin. North Am. Small Anim. Pract.*, v. 31, p. 1083-1110, 2001.

LUTZ, T. A.; RAND, J. S. Pathogenesis of feline diabetes mellitus. *Vet. Clin. North Am. Small Anim. Pract.*, v. 25, p. 527-551, 1995.

LUZIUS, H.; JANS, D. A.; GRUNBAUM, E. G. *et al.* A low affinity vasopressin V2-receptor in inherited nephrogenic diabetes insipidus. *J. Recept. Res.*, v. 12, p. 351-368, 1992.

MALTA, M. C. C. *et al.* Malignant insulinoma in a crab-eating fox (*Cerdocyon thous*). *Braz. J. Vet. Pathol.*, v. 1, 25-27, 2008.

MALTA, M. C. C.; LUPPI, M. M.; OLIVEIRA, R. *et al.* Malignant insulinoma in a crab-eating fox (*Cerdocyon thous*). *Braz. J. Vet. Pathol.*, v. 1, p. 25-27, 2008.

MARTÍNEZ, J.; GALINDO-CARDIEL, I.; DÍEZ-PADRISA, M. *et al.* Malignant pheochromocytoma in a pig. *J. Vet. Diagn. Invest.*, v. 24, p. 207-210, 2012.

MCCUE, P. M. Equine Cushing's disease. *Vet. Clin. North Am. Equine Pract.*, v. 18, p. 533-543, 2002.

MILLER, M. A. Endocrine system. *In*: ZACHARY, J. F. *Pathologic basis of veterinary disease*. 6. ed. St. Louis, MO: Elsevier, 2017. cap. 12, p. 682-723.

MILLER, P. E.; PANCIERA, D. L. Effects of experimentally induced hypothyroidism on the eye and ocular adnexa of dogs. *Am. J. Vet. Res.*, v. 55, p. 692-697, 1994.

MÜLLER-PEDDINGHAUS, R.; EL ETREBY, M. F.; SIEFERT, J. *et al.* Hypophysärer Zwergwuchs beim Deutschen Schäferhund. *Vet. Pathol.*, v. 17, p. 406-421, 1980.

MUÑANA, K. R. Long-term complications of *diabetes mellitus*, Part I: Retinopathy, nephropathy, neuropathy. *Vet. Clin. North Am. Small Anim. Pract.*, v. 25, p. 715-729, 1995.

NAGATA, T.; NAKAYAMA, H.; UCHIDA, K. *et al.* Two cases of feline malignant carniopharyngioma. *Vet. Pathol.*, v. 42, p. 663-665, 2005.

NELSON, R. Stress hyperglycemia and diabetes mellitus in cats. *J. Vet. Intern. Med.*, v. 16, p. 121-122, 2002.

PANCIERA, D. L. Conditions associated with canine hypothyroidism. *Vet. Clin. North Am. Small Anim. Pract.*, v. 31, p. 935-995, 2001.

PANCIERA, D. L. Hypothyroidism in dogs: 66 cases (1987-1992). *J. Am. Vet. Med. Assoc.*, v. 204, p. 761-767, 1994.

PERDRIZET, J. A.; DINSMORE, P. Pituitary abscess syndrome. *Comp. Cont. Educ.*, v. 8, p. S311-318, 1986.

PETERSON, M. E.; TAYLOR, R. S.; GRECO, D. S. *et al.* Acromegaly in 14 cats. *J. Vet. Intern. Med.*, v. 4, p. 192-201, 1990.

PETERSON, M. E.; CAROTHERS, M. A.; GAMBLE, D. A. *et al.* Spontaneous primary hypothyroidism in 7 adult cats. *J. Vet. Int. Med.*, v. 32, n. 6, p. 1864–1873, 2018.

PETERSON, M.E.; LI, A.; SOBOROFF, P. *et al.* Hyperthyroidism is not a risk factor for subclinical bacteriuria in cats: A prospective cohort study. J. Vet. Intern. Med., v. 34, n. 3, p. 1157-1165. 2020.

PROVERBIO, D.; SPADA, E.; PEREGO, R. *et al.* Potential variant of multiple endocrine neoplasia in a dog. *J. Am. Anim. Hosp. Assoc.*, v. 48, n. 2, p. 132-138, 2012.

RAMOS-VARA, J. A.; FRANK, C. B.; DUSOLD, D. *et al.* Immunohistochemical detection of Pax8 and Napsin A in canine thyroid tumors: comparison with thyroglobulin, calcitonin and thyroid transcription factor 1. *J. Comp. Pathol.*, v. 155 n. 4, p. 286-298, 2016.

RANDOLPH, J. F.; JORGENSEN, L. S. Selected feline endocrinopathies. *Vet. Clin. North Am. Small Anim. Pract.*, v. 14, p. 1261-1270, 1984.

RECH, R.R.; DE SOUZA, S.F.; DA SILVA, M. C. *et al.* Suprasellar germ cell tumor in a dog. *Ciência Rural*, v. 38, n. 3, p. 830-832, 2008.

REILLY, L.; HABECKER, P.; BEECH, J. *et al.* Pituitary abscess and basilar empyema in 4 horses. *Equine Vet. J.*, v. 26, p. 424-426, 1994.

REIMER, S. B.; PELOSI, A.; FRANK, J. D. *et al.* Multiple endocrine neoplasia type I in a cat. *J. Am. Vet. Med. Assoc.*, v. 227, p. 101-104, 2005.

RENZONI, G.; TACCINI, E.; LOSSI, L. *et al.* Thyroid C-cells carcinoma in a sheep: histopathological and immunocytochemical study. *Vet. Pathol.*, v. 32, p. 727-730, 1995.

REZNIK, G.; WARD, J. M.; REZNIK-SCHÜLLER, H. Ganglioneuromas in the adrenal medulla of F344 rats. *Vet. Pathol.*, v. 17, n. 5, p. 614-621, 1994.

ROBINSON, W. F.; SHAW, S. E.; STANLEY, B. *et al.* Congenital hypothyroidism in Scottish Deerhound puppies. *Aust. Vet. J.*, v. 65, p. 386-389, 1988.

RITTER, J. M.; GARNER, M. M.; CHILTON, J. A. *et al.* Gastric neuroendocrine carcinomas in bearded dragons (*Pogona vitticeps*). *Vet Pathol.*, v. 46, n. 6, p. 1109-1116 2009.

ROMINE, J. F.; KOZICKI, A. R.; ELIE, M. S. Primary adrenal lymphoma causing hypoaldosteronism in a cat. *JFMS open reports*, v. 2, n. 2, 2016.

ROSOL, T. J.; GRÖNE, A. Endocrine glands. In: MAXIE, M. G. *Jubb, Kennedy, and Palmer's Pathology of domestic animals*. 6. ed. St. Louis, MO: Elsevier, 2016. p. 269-357. v. 3.

ROSOL, T. J.; MEUTEN, D. J. Tumors of the endocrine glands. *In*: MEUTEN, D. J. *Tumors in domestic animals*. 5. ed. Ames, IA: Wiley Blackwell, 2017. p. 766-833.

SALVAGNI, F. A.; SIQUEIRA, A.; MARIA, A. C. B. E. *et al.* Morphometric and histopathological findings in the adrenal glands of dogs with chronic diseases. *Braz. J. Vet. Pathol.*, v. 10, p. 69-78. 2017.

SAVARY, K.; PRICE, S.; VADEN, S. Hypercalcemia in cats: a retrospective study of 71 cases (1991-1997). *J. Vet. Intern. Med.*, v. 14, p. 184-189, 2000.

SCHOTT II, H. C. Pituitary *pars intermedia* dysfunction: equine Cushing's disease. *Vet. Clin. North Am. Equine Pract.*, v. 18, p. 237-270, 2002.

SCHULMAN, R. L. Feline primary hyperaldosteronism. Vet. Clin. Small Anim., v. 40, p. 353-359, 2010.

SCOTT, D. W.; MILLER, W. H.; GRIFFIN, C. E. *Muller & Kirk's Small Animal Dermatology*. 5. ed. Philadelphia: W.B. Saunders Company, 1995. 1.213 p.

SERAKIDES, R.; NUNES, V. A.; LEITE, M. P. M. B. Altura do epitélio folicular da tireoide na triagem para detecção de resíduos de antitireoidianos em bovinos. *Arq. Bras. Med. Vet. Zootec.*, v. 51, p. 137-140, 1998.

SERAKIDES, R.; SANTOS, R. L.; FACURY FILHO, E. J. *et al.* Adenoma cístico da tireoide em bovino. *Arq. Bras. Med. Vet. Zootec.*, v. 50, p. 381-384, 1998.

SILVA, C. M.; SERAKIDES, R.; OLIVEIRA, T. S. *et al.* Histomorfometria e histoquímica dos ovários, tubas e útero de ratas hipotireoideas em metaestro-diestro. *Arq. Bras. Med. Vet. Zootec.*, v. 56, p. 628-639, 2004.

SILVA, E. O.; DI SANTIS, G. W.; HEADLEY, S. A. *et al.* Pathological findings in the adrenal glands of 80 dogs. *Acta Sci. Vet.*, v. 46, p. 1.604. 2018.

THOMPSON, K. G.; JONES, L. P.; SMYLIE, W. A. *et al.* Primary hyperparathyroidism in German Shepherd dogs: a disorder of probable genetic origin. *Vet. Pathol.*, v. 21, p. 370-376, 1984.

TOKARNIA, C. H.; DÖBEREINER, J.; PEIXOTO, P. V. Plantas que causam calcificação sistêmica (calcinose). *In*: *Plantas tóxicas do Brasil*. Rio de Janeiro: Helianthus, 2000. p. 188-199.

TURSI, M.; IUSSICH, S.; PRUNOTTO, M. *et al.* Adrenal myelolipoma in a dog. *Vet. Pathol.*, v. 42, p. 232-235, 2005.

TVARIJONAVICIUTE, A.; CERON, J. J.; HOLDEN, S. L. *et al.* Obesity-related metabolic dysfunction in dogs; a comparison with human metabolic syndrome. *BMC Vet. Res.*, v. 8, p. 1-8, 2012.

UCHIDA, K.; NAKAYAMA, H.; GOTO, N. Pathological studies on cerebral amyloid angiopathy, senile plaques and amyloid deposition in visceral organs in aged dogs. *J. Vet. Med. Sci.*, v. 53, p. 1037-1042, 1991.

UZAL, F.A.; PLATTNER, B. L.; HOSTETER, J.M. Alimentary system. *In*: MAXIE, M. G. (org.) *Jubb, Kennedy, and Palmer's Pathology of domestic animals*. 6. ed. St. Louis, MO: Elsevier, 2016. p. 1-509. v. 2.

VAIRA, V., VERDELLI, C., FORNO, I. *et al*. MicroRNAs in parathyroid physiopathology. *Mol. Cel. Endocrinol.*, v. 456, p. 9-15, 2017.

VALENTINE, B.A.; SUMMERS, B.A.; DE LAHUNTA, A. Suprasellar germ cell tumors in the dog: a report of five cases and review of the literature. *Acta Neuropathol.*, v. 76, p. 94-100, 1988.

VALLEE, I. K. Insulin-secreting beta cell neoplasia in a 10-year-old dog. *Can. Vet. J.*, v. 44, p. 592-594, 2003.

VAN DER MOLEN, E. J. Pathological effects of carbadox in pigs with special emphasis on the adrenal. *J. Comp. Pathol.*, v. 98, p. 55-67, 1988.

VERGINE, M.; POZZO, S.; POGLIANI, E. *et al*. Common bile duct obstruction due to a duodenal gastrinoma in a dog. *Vet. J.*, v. 170, p. 141-143, 2005.

VOGEL, P.; FRITZ, D. Cardiomyophathy associated with angiomatous pheochromocytoma in a *rhesus* macaque (*Macaca mulatta*). *Vet. Pathol.*, v. 40, p. 468-473, 2003.

VON DEHN, B. J.; NELSON, R. W.; FELDMAN, E. C. *et al*. Pheochromocytoma and hyperadrenocorticism in dogs: six cases (1982-1992). *J. Am. Vet. Med. Assoc.*, v. 207, p. 322-324, 1995.

WARD, C. R.; WASHABAU, R. J. Gastrointestinal endocrine disease. In: ETTINGER, S. J.; FELDMAN, E. C. *Textbook of veterinary internal medicine*. 6. ed. St. Louis: Elsevier Saunders, 2005. p. 1622-1632. v. 2.

WILLIAMS, J.; HETZEL, U.; CHATTERTON, J. *et al*. Pineocytoma in a Lowland Anoa (*Bubalus depressicornis*). *J. Comp. Pathol.*, v. 144, n. 2-3, p. 227-230, 2011.

Sistema Reprodutivo Feminino

14

Renato de Lima Santos   ◆   Ernane Fagundes do Nascimento   ◆   John F. Edwards

INTRODUÇÃO

A patologia do sistema reprodutivo feminino reveste-se de especial importância. Isso porque as alterações morfofisiológicas, decorrentes de inúmeras influências hormonais, nutricionais e de estado sanitário dos animais, além daquelas lesões peculiares do aparelho, refletem-se diretamente na reprodução das espécies e, portanto, na produção animal.

Índices reprodutivos elevados são desejáveis para todas as espécies, sobretudo para aquelas de produção de alimentos. As modernas técnicas de reprodução animal, incluindo a transferência de embriões e a clonagem, criam situações que favorecem o desenvolvimento de alterações morfofisiológicas inusitadas, aumentando ainda mais a importância do estudo desse sistema.

MORFOLOGIA E FUNÇÃO

As fêmeas das espécies de mamíferos domésticos têm dois ovários, duas tubas uterinas, um útero, constituído por um corpo e dois cornos uterinos que se comunicam com tubas uterinas, cérvix (ou colo do útero), vagina e vulva. Os *ovários* são revestidos por um mesotélio modificado de aspecto cuboidal que é denominado epitélio germinativo.

O ovário tem duas partes bem distintas, a cortical – onde estão localizados os folículos e outras estruturas ovarianas cíclicas, como corpo hemorrágico e corpo lúteo – e uma medular – com abundante tecido conjuntivo fibrovascular. No córtex ovariano, são encontrados folículos em diferentes fases do desenvolvimento folicular (Figura 14.1), ou seja, *folículos primordiais*, que são caracterizados por um oócito circundado por uma única camada de células foliculares achatadas; *folículos primários*, constituídos por um oócito circundado por uma única camada de células foliculares volumosas de aspecto cuboidal; *folículos secundários*, que são circundados por mais de uma camada de células foliculares; e *folículos terciários*, caracterizados pela formação do antro, que é uma cavidade revestida por células foliculares – nesse estágio, já diferenciadas em células da granulosa – e preenchida por líquido folicular. Em algumas espécies, como cadela, coelha e gata, é comum a presença de *folículos poliovulares*, quando um único folículo contém dois ou mais oócitos.

As tubas uterinas são divididas em istmo (adjacente ao útero), ampola (porção intermediária da tuba) e infundíbulo, que se abre em forma de funil sobre a superfície do ovário, exceto na égua, na qual a mucosa infundibular é contínua ao epitélio germinativo da fossa de ovulação. As *tubas uterinas* têm seu lúmen revestido por uma mucosa abundantemente pregueada, com um epitélio simples colunar ciliado e secretor. O pregueamento da mucosa da tuba uterina é mais desenvolvido no infundíbulo, intermediário na ampola e menos desenvolvido no istmo. Por outro lado, a espessura da camada muscular lisa da parede da tuba uterina é maior no istmo, reduzindo-se progressivamente no sentido do infundíbulo.

O *útero* tem três camadas distintas: endométrio, miométrio e perimétrio. O endométrio é revestido por um epitélio luminal e tem grande abundância de glândulas endometriais, com exceção das áreas de placentação, denominadas carúnculas, que estão no endométrio dos ruminantes domésticos. As glândulas endometriais sofrem influência da ação de hormônios esteroides produzidos pelos ovários; o estrógeno estimula a proliferação glandular, enquanto a progesterona tem ação indutora da secreção das glândulas endometriais. O miométrio é constituído por duas camadas de músculo liso e também é fortemente responsivo aos hormônios esteroides sexuais, apresentando elevada contratilidade sob estímulo estrogênico e baixa contratilidade sob estímulo da progesterona.

Ao contrário do indivíduo do sexo masculino, cuja função gonadal, tanto gametogênica quanto esteroidogênica, é contínua, na fêmea essas atividades gonadais são cíclicas, ou seja, a gônada feminina apresenta fases com diferentes características morfológicas e funcionais. Essa atividade cíclica influencia e é regulada por hormônios, resultando em interligação hormonal entre hipotálamo, hipófise, gônadas e útero.

As fêmeas domésticas apresentam as fases de proestro, estro, metaestro, diestro e, em algumas espécies, anestro. O *anestro* refere-se ao período no qual a fêmea não manifesta sinais de ciclo estral, o que é fisiológico em algumas espécies, como é o caso da cadela. Contudo, em espécies poliestrais não estacionais, pode ocorrer anestro "clínico", correspondendo, nesses casos, a condição patológica.

No *proestro*, sob influência do hormônio folículo-estimulante (FSH, do inglês *follicle-stimulating hormone*) de origem hipofisária, há intenso crescimento folicular, com produção predominantemente de estrógenos pelos ovários. O estrógeno, por sua vez, influencia o funcionamento do hipotálamo e da hipófise, inibindo a secreção de FSH e estimulando a onda pré-ovulatória de hormônio luteini-

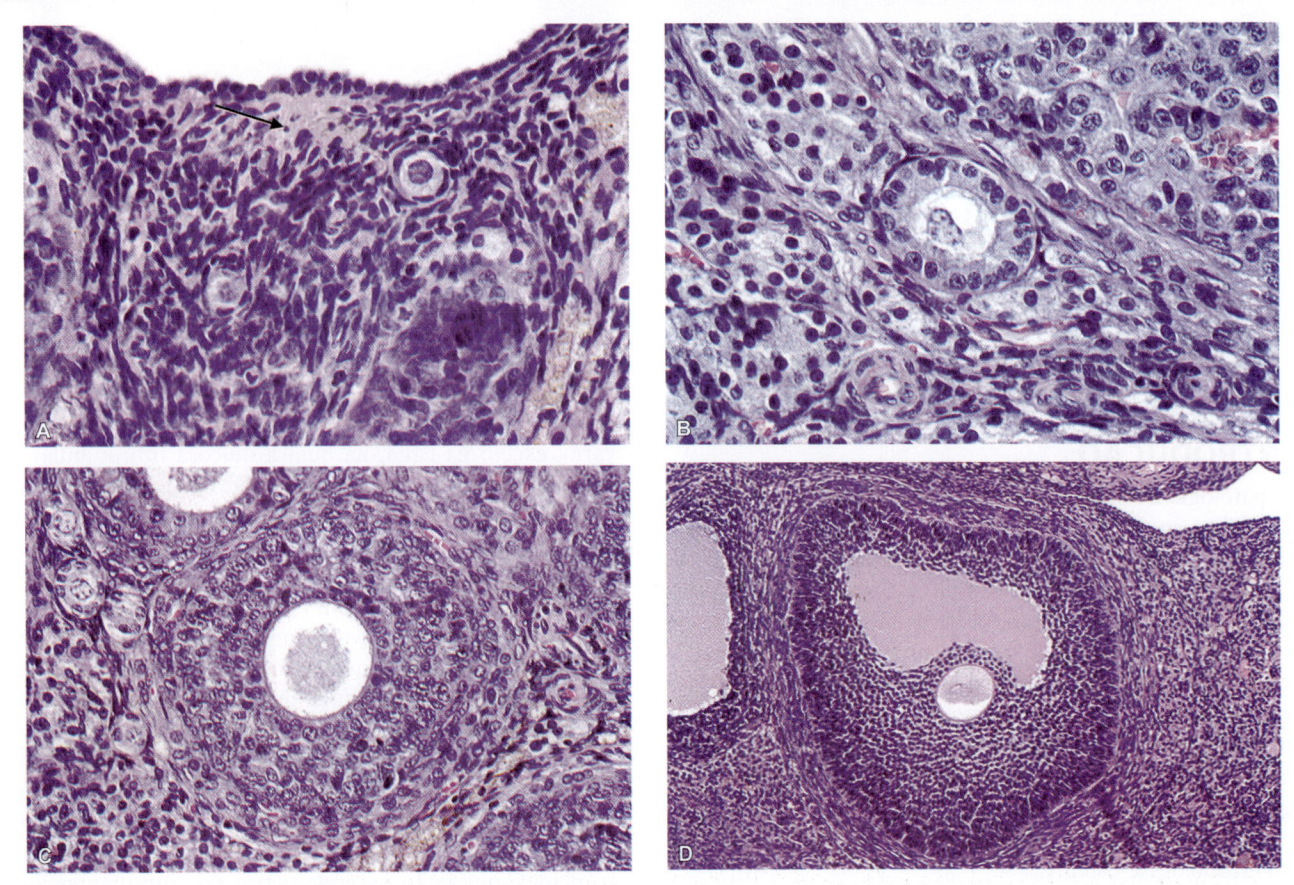

Figura 14.1 Córtex ovariano com folículos em diferentes estágios de desenvolvimento. **A.** Folículo primordial, revestido de uma única camada de células foliculares de aspecto pavimentoso. **B.** Folículo secundário, revestido de uma única camada de células foliculares cuboidais a colunares. **C.** Folículo secundário, envolvido por múltiplas camadas de células foliculares ou células da granulosa. **D.** Folículo terciário, já apresenta antro (cavidade preenchida por líquido folicular e revestida de células da granulosa).

zante (LH, do inglês *luteinizing hormone*), responsável por maturação final do folículo dominante, ovulação e formação do corpo lúteo.

O proestro é seguido da fase de *estro*, que se caracteriza pela manifestação comportamental de estro, período em que a fêmea é receptiva à cópula. Durante ou imediatamente após o estro, dependendo da espécie, ocorre a ovulação, com liberação do oócito, que é captado pela tuba uterina.

Caso tenha havido cópula ou inseminação, o oócito poderá, então, ser fecundado na tuba uterina, onde se dá o início do *desenvolvimento embrionário*. Em poucos dias, o embrião chega ao útero, no qual encontra ambiente adequado para *implantação* e *placentação*. Como consequência da ruptura do folículo maduro durante a ovulação, acontece hemorragia, e o espaço que antes era preenchido por líquido folicular passa a ser preenchido por coágulo sanguíneo, formando a estrutura denominada corpo hemorrágico. Essa fase que sucede o estro e antecede o diestro é chamada de *metaestro*.

Durante o diestro acontece o desenvolvimento do corpo lúteo. Após a ovulação, ainda durante o metaestro, as células da granulosa e da teca interna sofrem luteinização, sob influência do LH, e preenchem a área de hemorragia do corpo hemorrágico, formando o corpo lúteo (Figura 14.2). As células luteínicas, que constituem o corpo lúteo, são responsá-

veis pela secreção de progesterona. Portanto, durante a fase de diestro, quando o corpo lúteo é plenamente funcional, a fêmea exibe elevada concentração sérica de progesterona.

A *progesterona* é essencial para o estabelecimento da gestação. Isso porque estimula a secreção endometrial responsável pela nutrição do embrião durante as primeiras etapas de seu desenvolvimento e inibe a contratilidade miometrial, criando condições favoráveis no ambiente uterino para implantação do embrião.

Além disso, a progesterona atua sobre o hipotálamo e a hipófise, inibindo a secreção de hormônio liberador de gonadotrofina (GnRH, do inglês *gonadotropin-releasing hormone*) e gonadotrofinas, respectivamente. Nessas condições, não há maturação folicular e ovulação.

Assim, durante o período em que a fêmea permanece com o corpo lúteo funcional, não há manifestação de estro ou ovulação. Na ausência de embriões no útero durante a fase de diestro, por exemplo, se a fêmea não copular ou não for inseminada, não ocorrerá o processo denominado reconhecimento materno da gestação.

Nesse caso, na espécie bovina, por exemplo, haverá produção de prostaglandina F2α (PGF2α) pelo endométrio, a qual tem ação luteolítica, resultando em luteólise, ou eliminação do corpo lúteo. Logo, ao fim do diestro, quando o corpo lúteo perde sua função e, consequentemente, há

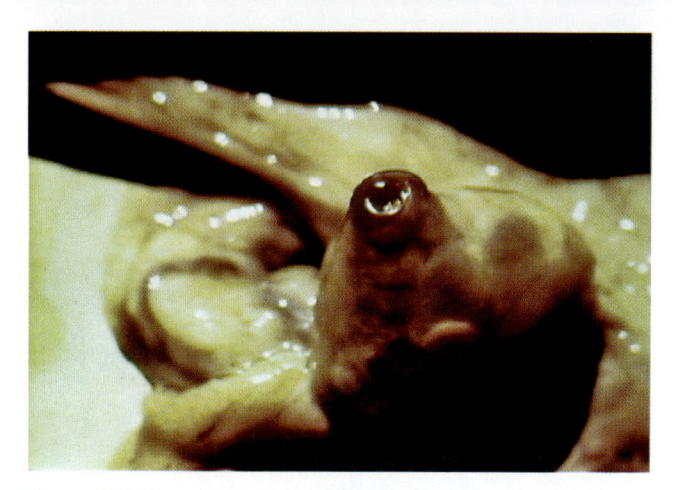

Figura 14.2 Vaca. Ovário apresentando corpo lúteo proeminente em sua superfície, com distinta papila de ovulação. (Cortesia do Dr. Francisco Megale, Universidade Federal de Minas Gerais, Belo Horizonte, MG.)

diminuição na concentração sérica de progesterona, haverá reinício da liberação de GnRH pelo hipotálamo e FSH pela hipófise, criando condições favoráveis para crescimento folicular, e a fêmea reinicia o ciclo na fase de proestro.

O ciclo estral nas fêmeas domésticas tem duração variável (Tabela 14.1) e pode ou não ser contínuo. As fêmeas das espécies domésticas, por conseguinte, podem ser classificadas em: *poliestrais não estacionais*, que apresentam ciclicidade ovariana contínua, como é o caso da vaca e da porca; *poliestrais estacionais*, que exibem ciclicidade contínua em uma fase específica do ano, intercalada por uma fase na qual há ausência de ciclicidade ovariana, como ocorre com a égua, que tem ciclicidade em dias longos, e com a ovelha, que apresenta ciclicidade ovariana em dias curtos; as fêmeas podem, ainda, ser *monoestrais*, quando manifestam um único ciclo estral seguido de fase de anestro, como sucede com a cadela e a gata.

Pleno desenvolvimento e maturação folicular até a ovulação é fortemente dependente de estímulo gonadotrófico hipofisário (FSH e LH). Essa fase do desenvolvimento folicular é denominada foliculogênese tônica e inclui, em especial, folículos terciários. Contudo, o início do desenvolvimento folicular é pouco dependente de estímulo gonadotrófico hipofisário, sendo essa fase conhecida como *foliculogênese basal*, que abrange folículos primários e secundários.

Os folículos primordiais podem permanecer quiescentes nos ovários por vários anos. Todavia, uma vez iniciado o desenvolvimento folicular, ou seja, a partir do momento em que o folículo primordial se diferencia em folículo primário, processo chamado de *recrutamento folicular*, invariavelmente o folículo terá apenas dois destinos: ovulação ou atresia.

A atresia folicular é caracterizada pela perda da viabilidade e regressão folicular. Pelo fato de que a foliculogênese basal é pouco dependente de estímulo gonadotrófico, várias espécies apresentam crescimento folicular mesmo durante a fase luteínica (diestro ou gestação).

Na vaca e na égua, por exemplo, ocorrem ondas de crescimento folicular mesmo durante o diestro. No entanto, sob a influência da progesterona, não há liberação de grandes quantidades de gonadotrofinas e, portanto, os folículos que crescem durante o diestro ou a gestação não têm condições de ovulação e entram em atresia.

O estabelecimento e a manutenção da gestação são fortemente dependentes da ação da progesterona. A fonte de progesterona no início da gestação é o corpo lúteo, que pode, a depender da espécie, continuar sendo a principal fonte desse hormônio ao longo de toda a gestação, como acontece na vaca.

Em outras espécies, a função de produção de progesterona do corpo lúteo é gradativamente substituída. No caso da égua, por exemplo, o corpo lúteo da gestação é a principal fonte de progesterona somente durante o terço inicial da gestação. Durante o terço médio da gestação, há formação de corpos lúteos acessórios, sob estímulo da gonadotropina coriônica equina (eCG, do inglês *equine chorionic gonadotrophin*) produzida pelos cálices endometriais. Esses corpos lúteos acessórios são funcionais até o terço final da gestação, quando a placenta passa a ser a principal fonte de progesterona na égua.

O período de gestação é variável entre as espécies domésticas, correspondendo a, aproximadamente, 280 a 290, 286 a 296, 330 a 340, 114 a 120, 58 a 64, 60 a 64 e 140 a 158 dias, em vaca europeia, vaca zebuína, égua, porca, cadela, gata e pequenos ruminantes, respectivamente.

Ao fim da gestação, a falta de espaço intrauterino e a insuficiência de oxigenação e nutrição do feto fazem com que ele desenvolva estresse, resultando na produção de cortisol fetal, que influencia a atividade endócrina materna e desencadeia os mecanismos hormonais do parto. O cortisol fetal faz com que a placenta passe a produzir estrógeno e induz a produção de PGF2α pelo endométrio, com consequente estímulo à liberação de relaxina, que possibilita o posicionamento do feto no canal do parto, desencadeamento do reflexo de Ferguson, que culmina com a liberação de ocitocina. Essa cascata hormonal resulta em aumento progres-

Tabela 14.1 Duração do ciclo estral e do estro e momento da ovulação nos animais domésticos.

Espécie	Ciclo (dias)	Tipo de Ciclo	Duração do estro	Diâmetro folicular pré-ovulatório	Ovulação
Ovelha	14 a 19	Poliestral estacional	24 a 36 h	8 a 10 mm	Próximo ao fim do estro
Cabra	18 a 22	Poliestral estacional	26 a 42 h	8 a 10 mm	Logo após o fim do estro
Porca	17 a 25	Poliestral não estacional	40 a 72 h	8 a 10 mm	38 a 42 h após o início do cio
Vaca*	17 a 24	Poliestral não estacional	12 a 30 h	16 a 19 mm	10 a 11 h após o fim do cio
Égua	15 a 26	Poliestral estacional	2 a 11 dias	30 a 70 mm	1 a 2 dias antes do fim do cio
Gata	14 a 21	Poliestral estacional	7 dias	2 a 3 mm	Após a cópula
Cadela**	120 a 365	Monoestral	4 a 12 dias	5 a 8 mm	3 a 4 dias após o início do estro

*O estro é mais curto para zebuínos. ** Incluindo-se o período de anestro, que varia de 2 a 10 meses.

sivo da contratilidade miometrial e dilatação cervical, que culminam com a expulsão fetal.

As características morfológicas e funcionais da *placenta* variam consideravelmente entre as espécies domésticas. As placentas podem ser classificadas, segundo a distribuição dos locais de placentação, em *cotiledonária*, como nos ruminantes (Figuras 14.3 e 14.4); *difusa*, como na égua e na porca; e *zonária*, como no caso da cadela e da gata (Figura 14.5).

A placenta pode ainda ser classificada de acordo com a quantidade de barreiras teciduais entre a circulação materna e a fetal. Dessa maneira, a placenta bovina é classificada como epiteliocorial, uma vez que o tecido fetal fica em contato com o epitélio materno. Embora também seja epi-

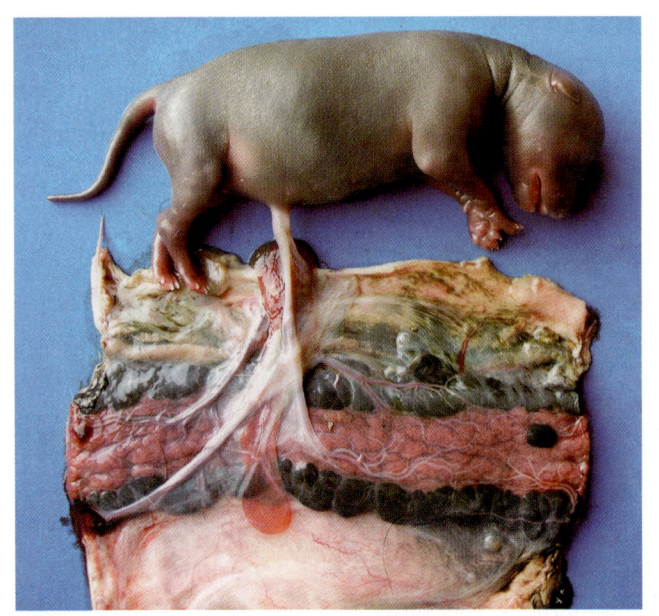

Figura 14.5 Feto canino no terço final da gestação. Placentação do tipo zonária.

teliocorial, a placenta de caprinos e ovinos desenvolve áreas de interação sindesmocorial (tecido fetal em contato com o conjuntivo materno) ao fim da gestação. Já as placentas da cadela e da gata são do tipo endoteliocorial, visto que há erosão superficial do endométrio e o tecido fetal interage com o endotélio materno.

EMBRIOLOGIA DO SISTEMA GENITAL

Modificações na sequência normal de eventos envolvidos no desenvolvimento do sistema genital durante a vida embrionária e fetal podem levar a alterações do desenvolvimento tanto do sistema genital feminino quanto do masculino, além de poder resultar em intersexualidade, que, embora envolva tanto o sistema genital masculino quanto o feminino, será discutida neste capítulo por conveniência.

A embriologia dos diversos sistemas orgânicos é extremamente importante para a compreensão das lesões que envolvem esses sistemas, em particular no caso de alterações do desenvolvimento dos diversos órgãos. Contudo, comparativamente, a compreensão básica da embriologia do sistema genital é absolutamente indispensável para o entendimento da patogênese da intersexualidade. Portanto, nos parágrafos seguintes serão descritas as principais etapas do desenvolvimento embrionário e diferenciação do sistema genital.

No início da vida embrionária, o embrião é potencialmente bissexual, tendo, sem levar em conta seu genótipo (XX ou XY), condições de se diferenciar em macho ou fêmea. Isso porque tanto o embrião geneticamente masculino quanto o feminino apresentam as estruturas que têm potencial para diferenciação em genitália tubular interna masculina ou feminina, ou seja, os *ductos mesonéfricos* (ou de Wolff) e os *ductos paramesonéfricos* (ou de Müller). Além disso, o *seio urogenital*, que se diferencia em genitália externa, tem intrinsecamente potencial para diferenciação tanto em genitália externa masculina quanto feminina.

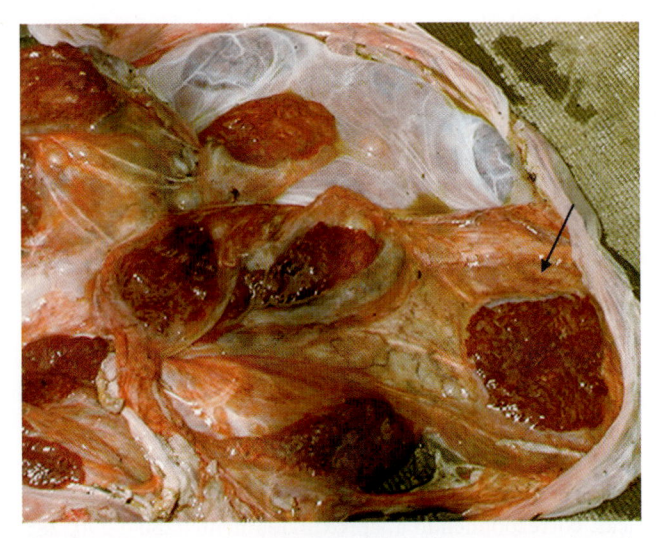

Figura 14.3 Bovino. Porção fetal da placenta bovina com as áreas de placentação, denominadas cotilédones (*seta*), que interagem com a porção materna da placenta, chamada de carúncula, para formar a unidade placentária, o placentomo. (Cortesia do Dr. Álan Maia Borges, Universidade Federal de Minas Gerais, Belo Horizonte, MG.)

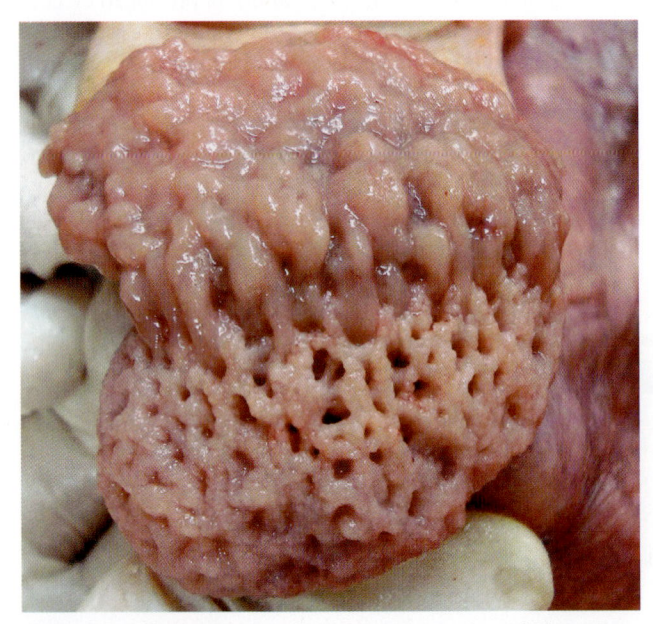

Figura 14.4 Bovino. Placentomo, com separação do cotilédone e suas vilosidades coriônicas e da carúncula com as criptas carunculares.

O processo de diferenciação do sistema genital tem início com a diferenciação de células chamadas de *gonócitos primordiais*, que se desenvolvem inicialmente no *mesênquima do saco vitelínico*, um apêndice do intestino embrionário. Os gonócitos primordiais, então, migram e colonizam uma região específica do celoma embrionário, denominada *crista gonadal*. Tal migração é resultante do efeito quimiotáxico exercido pela crista gonadal sobre os gonócitos primordiais. Até esse estágio do desenvolvimento do sistema genital, não são observadas diferenças entre embriões geneticamente masculinos ou femininos (genótipos XY e XX, respectivamente).

A partir da colonização da crista gonadal pelos gonócitos primordiais, a diferenciação sexual entre indivíduos dos sexos feminino e masculino toma caminhos diferentes. No embrião geneticamente masculino, há expressão, na crista gonadal, de um gene chamado de *Sry*. Esse gene é localizado no cromossomo Y, que codifica o *fator de diferenciação testicular* (TDF, do inglês *testis-determining factor*), uma proteína de 80 aminoácidos, que se liga a sequências específicas de ácido desoxirribonucleico (DNA) e atua como fator de transcrição. Sob influência do TDF, a gônada, até então indiferenciada, passa a se diferenciar em testículo, ao passo que, na ausência de TDF, a gônada se diferencia em ovário. Logo, o desenvolvimento gonadal masculino requer a ação do TDF e, por conseguinte, é um processo ativo, enquanto a diferenciação da gônada feminina ocorre na ausência de TDF, sendo, portanto, um processo passivo.

Esse estágio da diferenciação do sistema genital é fundamental, uma vez que a gônada embrionária diferenciada influenciará o desenvolvimento e a diferenciação do restante do sistema genital. Por isso, a maioria dos casos de *intersexualidade* se dá em indivíduos com genótipo XX portadores do gene *Sry*, geralmente em razão da translocação para o cromossomo X de origem paterna.

Em humanos, 80% dos pseudo-hermafroditas machos com cariótipo XX e 10% dos hermafroditas verdadeiros com cariótipo XX têm translocação do gene *Sry* do cromossomo Y para o X de origem paterna. Contudo, muitos dos animais domésticos testados são negativos para o gene *Sry*, indicando um mecanismo independente de *Sry* para indução de diferenciação testicular nos animais. No entanto, existem exceções, em que o intersexo tem genótipo diferente de XX ou genótipo XX com ausência do gene *Sry* (Figura 14.6).

No camundongo, a expressão do TDF ocorre durante apenas 2 dias, por volta do 10º dia de gestação, sendo restrita à crista gonadal. Contudo, em outras espécies, a expressão de TDF pode ser mais persistente, ultrapassando o período de diferenciação gonadal, e não necessariamente sendo restrita à crista gonadal.

O TDF estimula a expressão de SOX9, que tem função decisiva na diferenciação testicular. Por sua vez, a expressão do gene SOX9 é continuamente estimulada por fatores cuja expressão é desencadeada pela proteína SOX9, tais como FGF9 e SF1. Embora seja iniciada em resposta ao TDF, a expressão de SOX9 se mantém por período prolongado mesmo após sua interrupção.

Classicamente, a diferenciação sexual masculina e feminina é considerada processo ativo e passivo, respectivamente. Entretanto, estudos recentes demonstram que,

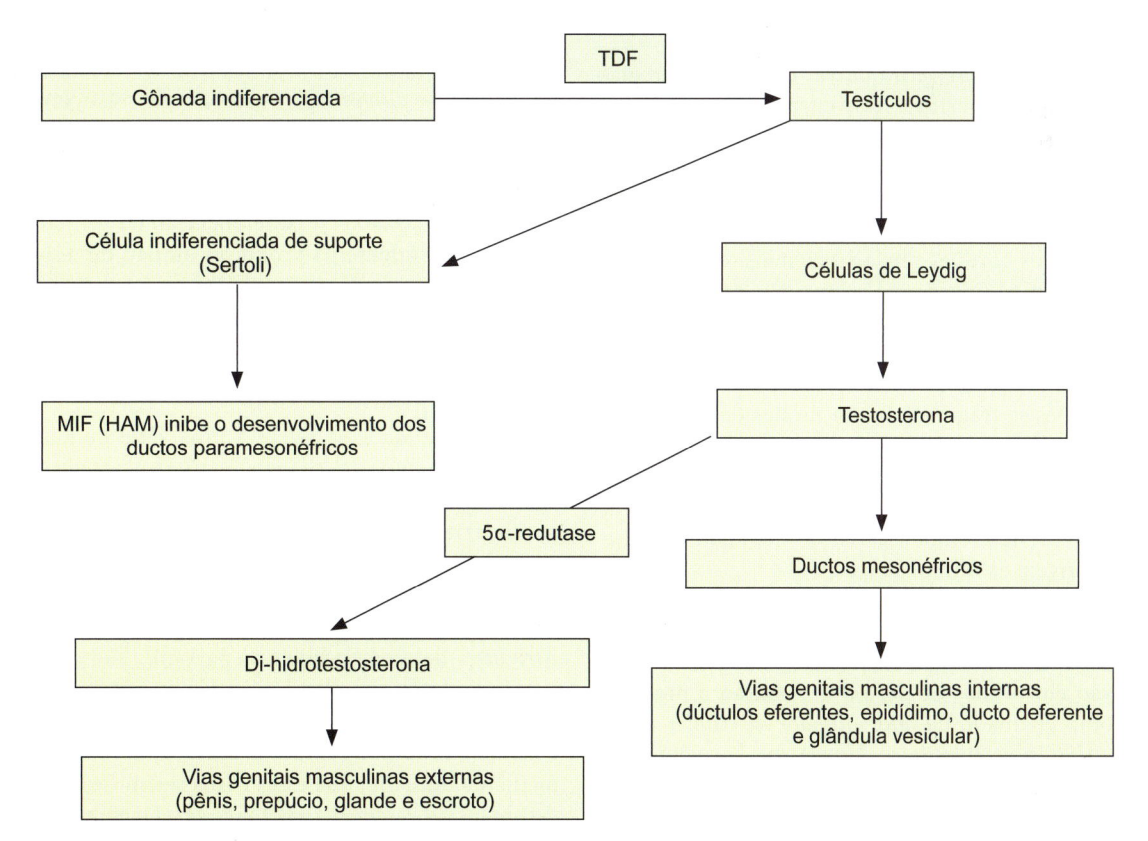

Figura 14.6 Fluxograma da diferenciação genital de embrião geneticamente masculino. HAM: hormônio antimülleriano; MIF: fator inibidor de Müller; TDF: fator de diferenciação testicular.

ainda que os mecanismos de diferenciação ovariana sejam apenas parcialmente conhecidos, há envolvimento de fatores específicos que direcionam a diferenciação gonadal no sentido feminino. Assim, o gene RSPO1, por intermédio da β-catenina, antagoniza SOX9, favorecendo a diferenciação ovariana e, ao mesmo tempo, bloqueando a diferenciação testicular que seria mediada pela proteína SOX9. Outra proteína importante na diferenciação ovariana é a FOXL2, que se liga e bloqueia a ação de SOX9.

Na gônada embrionária, as células de revestimento do celoma embrionário migram para o interstício da crista gonadal, formando cordões sexuais que são colonizados pelos gonócitos. No caso do testículo, esses cordões sexuais darão origem aos túbulos seminíferos, enquanto na fêmea, células dos cordões sexuais darão origem às células da granulosa.

No caso do feto com cariótipo XY, os cordões sexuais continuam a se proliferar, estendendo-se profundamente no tecido conjuntivo. Esses cordões se fundem, formando uma rede de cordões sexuais medulares (cordões sexuais primários), cujas extremidades darão origem à rede testicular (*rete testis*).

Com a progressão do desenvolvimento embrionário, os cordões sexuais perdem contato com o epitélio de revestimento, separando-se deste por uma camada espessa de matriz extracelular colagênica, a túnica albugínea. Assim, as células germinativas localizam-se nos cordões sexuais dentro do testículo.

Até a puberdade, os cordões testiculares permanecem sólidos. Durante a puberdade, ocorre a formação de lúmen nesses cordões sexuais, dando origem aos túbulos seminíferos, com início da diferenciação de células germinativas para início do processo de espermatogênese, que culmina com a formação de espermatozoides.

Nas fêmeas, as células germinativas colonizam a região gonadal adjacente à superfície. Ao contrário do que acontece nos embriões masculinos, nos quais os cordões sexuais proliferam continuamente, os cordões sexuais iniciais na gônada XX se degeneram, com exceção daqueles que darão origem à rede ovariana (*rete ovarii*). Contudo, logo após a degeneração dos cordões sexuais originais, o epitélio de revestimento origina novos cordões sexuais, que não penetram profundamente no mesênquima, mas permanecem próximo à superfície do órgão. Desse modo, esses são denominados cordões sexuais corticais ou secundários.

Esses cordões se fragmentam em ninhos de células que circundam as células germinativas, as quais darão origem aos oócitos, enquanto as células adjacentes, derivadas dos cordões sexuais secundários, se diferenciarão em células da granulosa. Ao mesmo tempo, células do mesênquima adjacente darão origem às células da teca.

Após a diferenciação em testículo, as células intersticiais passam a produzir testosterona e as células indiferenciadas de suporte dos cordões sexuais. Mais tarde, essas se diferenciarão em células de Sertoli e passarão a produzir um hormônio chamado de *fator inibidor de Müller* (MIF, do inglês *Müllerian inhibitory factor*) ou *hormônio antimülleriano* (HAM).

Sob a ação da testosterona, os ductos mesonéfricos ou de Wolff se diferenciam em genitália tubular interna masculina, dando origem aos epidídimos, ductos deferentes e glân-

dulas vesiculares. Ao mesmo tempo, o testículo embrionário inibe o desenvolvimento dos ductos paramesonéfricos, pela ação do MIF. Com isso, após a diferenciação da gônada embrionária em testículo, ocorrem desenvolvimento dos derivados mesonéfricos e inibição do desenvolvimento dos derivados paramesonéfricos.

Por outro lado, se o embrião é geneticamente feminino (XX), não há expressão de TDF na crista gonadal, e a gônada embrionária se diferencia em ovário, que, ao contrário do testículo, não produz testosterona nem MIF. Portanto, na ausência de testosterona, não acontece desenvolvimento dos ductos mesonéfricos e, ao mesmo tempo, pela ausência do MIF, os ductos paramesonéfricos se desenvolvem e se diferenciam em genitália tubular interna feminina, ou seja, tubas uterinas, útero, cérvix e porção cranial da vagina.

No embrião masculino, a testosterona produzida pelos testículos é metabolizada, por ação da enzima 5α-redutase, em di-hidrotestosterona, que, por sua vez, atua sobre o seio urogenital, induzindo sua diferenciação em genitália externa masculina, isto é, pênis, prepúcio, glande e escroto.

Em contrapartida, no caso do embrião do sexo feminino, não há produção de testosterona e, consequentemente, de di-hidrotestosterona. Na ausência de di-hidrotestosterona, o seio urogenital se diferencia em genitália externa feminina, incluindo clitóris, vulva e porção caudal da vagina.

Toda a diferenciação do sistema genital masculino, por conseguinte, acontece de maneira ativa, ou seja, é dependente de estímulo hormonal. Por outro lado, o desenvolvimento do sistema genital feminino é passivo, ocorrendo na ausência dos sinais hormonais que determinam a masculinização do sistema genital.

A diferenciação do sistema genital pode ser sumarizada nas seguintes etapas: determinação do sexo genético, que ocorre durante a fecundação, sendo dependente do cromossomo sexual contido no espermatozoide (Y ou X). Em seguida, há diferenciação da gônada embrionária, regulada pela expressão ou não do TDF; diferenciação da genitália tubular interna, dependente da produção ou não de testosterona e MIF; e diferenciação da genitália externa, dependente da produção de di-hidrotestosterona.

Intersexualidade e desordens do desenvolvimento sexual

A intersexualidade se refere a uma série de alterações do desenvolvimento do sistema genital, caracterizadas por morfologia do sistema genital e por características sexuais secundárias comuns a ambos os sexos. O termo *intersexo* costuma ser utilizado como sinônimo de *hermafrodita*. Etimologicamente, a palavra *hermafrodita* vem da mitologia grega (fusão das palavras: *Hermes* = deus da fertilidade + *Afrodite* = deusa da beleza e da paixão).

Contudo, há uma tendência de que os termos *hermafroditismo* (ou *hermafrodita*) e *intersexualidade* (ou *intersexo*) caiam em desuso. Defende-se, atualmente, em particular na medicina humana, que esses casos sejam designados como *desordens do desenvolvimento sexual* (DDS), que correspondem a todas as condições congênitas em que o sexo cromossômico, gonadal ou anatômico é atípico.

As DDS foram classificadas paralelamente à classificação humana e incluem, além das alterações classicamente descritas como intersexos, outras alterações congênitas do sistema genital, como criptorquidismo e hipospadia, que são anomalias do desenvolvimento do macho, descritas em detalhes no Capítulo 15, *Sistema Reprodutivo Masculino*. Com isso, a designação DDS pode ser confusa em algumas circunstâncias, razão pela qual se deve persistir adotando o termo *intersexo* em medicina veterinária.

A intersexualidade pode ocorrer espontaneamente em qualquer espécie, embora sua frequência seja bastante variável entre os animais domésticos, com a seguinte ordem decrescente de frequência: suínos, caprinos, cães, equinos, bovinos (com exceção da condição conhecida como *freemartinismo* – discutida a seguir) e felinos.

Sob o ponto de vista morfológico, os intersexos podem ser classificados em *hermafrodita verdadeiro* e *pseudo-hermafrodita* macho ou fêmea. Essa classificação se baseia exclusivamente na morfologia das gônadas. Assim, são classificados como hermafroditas verdadeiros os indivíduos que têm tecido gonadal de ambos os sexos (Figuras 14.7 a 14.9), seja pela presença de um testículo e um ovário ou de ovoteste (gônada que contém tanto tecido testicular quanto ovariano).

O hermafrodita verdadeiro pode, portanto, ter qualquer uma das seguintes combinações: (i) ovotestes bilateral; (ii) ovoteste unilateral e ovário ou testículo contralateral; e (iii) testículo com ovário contralateral. No caso dos pseudo-hermafroditas, a genitália tubular e/ou a genitália externa têm características ambíguas, mas ambas as gônadas são testículo, no caso do pseudo-hermafrodita macho (Figuras 14.10 a 14.12), ou ovário, no caso do pseudo-hermafrodita fêmea.

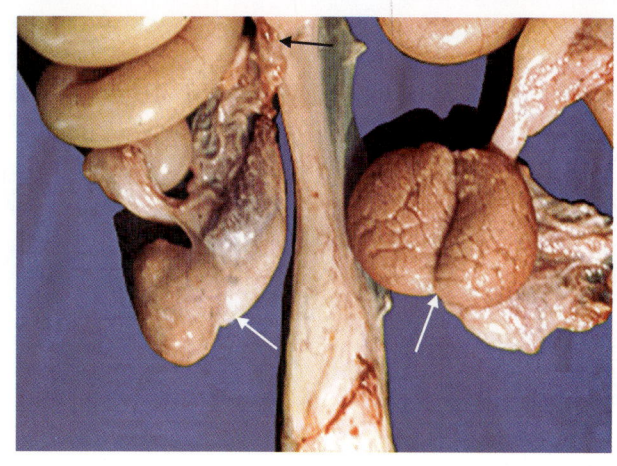

Figura 14.8 Suíno. Hermafrodita verdadeiro, com testículo do lado direito e ovário do lado esquerdo, com a genitália tubular feminina (*setas*).

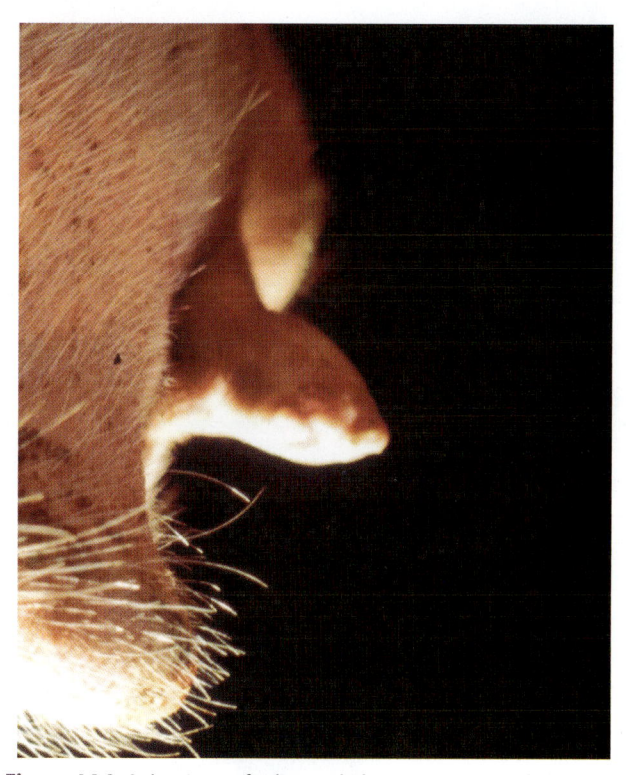

Figura 14.9 Suíno. Hermafrodita verdadeiro com acentuada hipertrofia do clitóris.

O pseudo-hermafrodita macho, em geral, tem testículo intra-abdominal e, à semelhança do que ocorre nos casos de criptorquidismo (ver Capítulo 15, *Sistema Reprodutivo Masculino*), o órgão apresenta maior risco de desenvolvimento de neoplasias do que o testículo localizado na bolsa escrotal (Figura 14.13). Os hermafroditas verdadeiros também são designados como *portadores de anomalia do sexo gonadal*, enquanto os pseudo-hermafroditas são considerados *portadores de anomalia do sexo fenotípico*.

A intersexualidade tem etiologia hereditária nas espécies caprina e suína, nas quais está vinculada a um gene autossômico recessivo, sendo de causa desconhecida nas demais espécies domésticas.

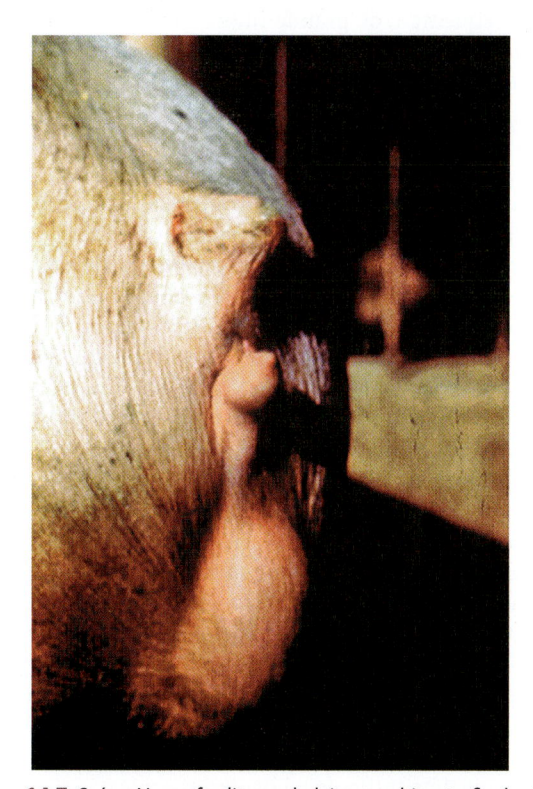

Figura 14.7 Suíno. Hermafrodita verdadeiro com hipertrofia do clitóris e localização escrotal da gônada direita.

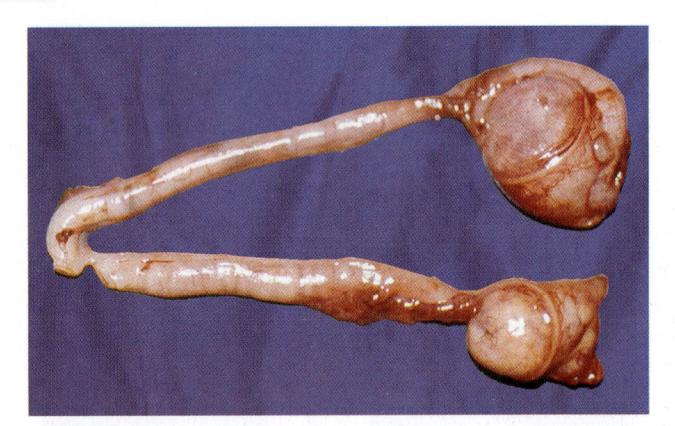

Figura 14.10 Cão. Pseudo-hermafrodita macho, com testículos, epidídimos e útero.

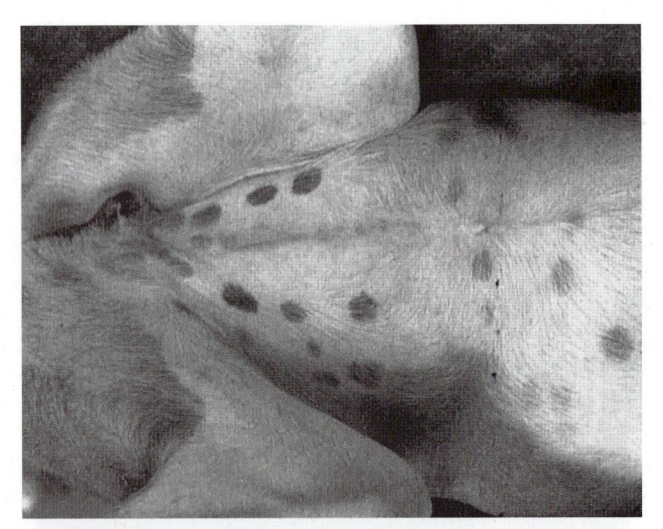

Figura 14.11 Cão. Pseudo-hermafrodita macho, com genitália externa de localização inguinal e características intermediárias entre prepúcio e glande ou vulva e clitóris.

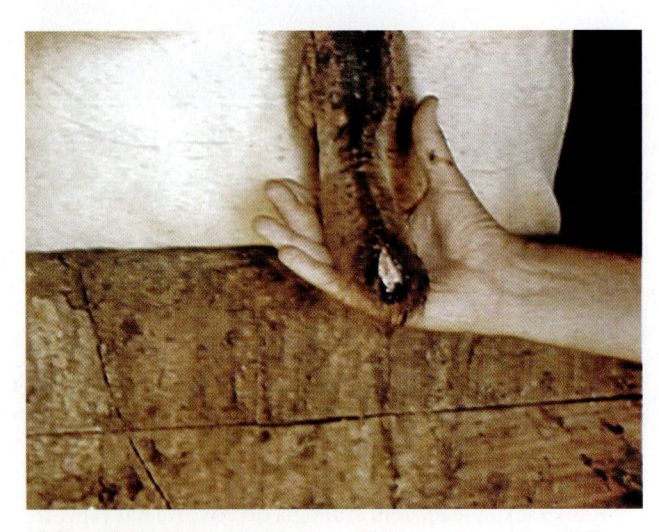

Figura 14.12 Bovino. Pseudo-hermafrodita macho com genitália externa de localização perineal e características intermediárias entre prepúcio e glande ou vulva e clitóris.

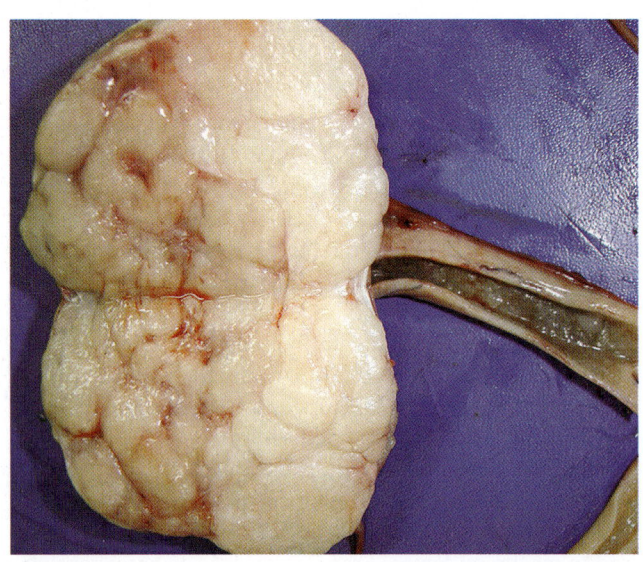

Figura 14.13 Cão. Pseudo-hermafrodita macho com neoplasia (sertolioma) originária do testículo de localização abdominal. (Cortesia da Dra. Rogéria Serakides, Universidade Federal de Minas Gerais, Belo Horizonte, MG.)

A intersexualidade em equinos está quase sempre associada a alterações cromossômicas numéricas, principalmente quimerismos (64,XX/64,XY ou 63,XO/64,XY), mosaicismos (64,XX/65,XXY), triploidia (64,XX/96,XXY) e trissomia do cromossomo X. O intersexo equino geralmente tem a genitália externa semelhante a glande e prepúcio subdesenvolvidos e localizados na região perineal, voltados caudalmente. As gônadas, nesses casos, em geral, têm localização abdominal.

Em suínos, a intersexualidade é uma condição relativamente frequente e de grande importância, com incidência entre 0,2 e 0,6%, podendo chegar a 5% em leitegadas oriundas de varrões supostamente portadores do gene da intersexualidade. Isso porque a condição é hereditária nessa espécie.

Os intersexos geralmente têm o cariótipo XX, no qual, na maioria dos casos, o cromossomo X de origem paterna carreia o gene *Sry*, em razão da translocação. Como consequência, há masculinização da gônada.

A maior parte dos casos corresponde a hermafroditas verdadeiros, ou seja, com tecido testicular e ovariano. Em geral, a gônada do lado direito é um testículo ou ovotestes e a gônada esquerda é um ovário ou ovotestes. Nesses casos, os testículos, em geral, têm localização abdominal, embora possam, eventualmente, alojar-se na bolsa escrotal (ver Figura 14.7). A genitália interna frequentemente é constituída por útero e epidídimo e/ou tuba uterina (ver Figura 14.8), enquanto a genitália externa é feminina, mas, em geral, há acentuada hipertrofia do clitóris (ver Figura 14.9).

A intersexualidade em suínos tem grande importância prática, uma vez que o intersexo pode ser de difícil reconhecimento com base em sua morfologia externa. Assim, o animal é manejado como se fosse uma marrã normal, resultando em comportamento agressivo, principalmente durante a fase de terminação, o que compromete o ganho de peso de todo o lote e odor característico de macho na carcaça nos animais que têm testículo ou ovotestes e que não são castrados antes do abate.

Na maioria dos casos, intersexo caprino é um pseudo-hermafrodita macho, com cariótipo XX. Trata-se de condição hereditária nessa espécie e está fortemente vinculada à característica mocha, ou seja, ausência de chifres. Com isso, aproximadamente 7% da progênie de bodes mochos com cabras mochas apresentam intersexualidade, enquanto a frequência dessa condição em animais com chifres é extremamente baixa.

O intersexo caprino tem testículos localizados na cavidade abdominal e geralmente tem epidídimos e útero. A genitália externa é intermediária entre uma vulva com clitóris hipertrofiado ou uma glande e prepúcio rudimentares. Uma característica frequente é que a distância entre o ânus e a genitália externa é maior do que o normal para a fêmea e menor do que o normal para o macho.

A condição de intersexualidade mais comum na espécie canina é o pseudo-hermafrodita macho. Nesses casos, os intersexos que têm tecido testicular tendem a apresentar um padrão endócrino hipotalâmico e hipofisário semelhante aos indivíduos do sexo masculino.

A nova classificação proposta para as DDS em cães e gatos incluem alterações cromossômicas como XXY e X0, equivalentes às síndromes de Klinefelter e de Turner no ser humano. Os cães e gatos XXY são fenotipicamente machos, mas não têm atividade espermatogênica normal, enquanto a ocorrência do cariótipo X0 (monossomia do cromossomo X) está associada ao fenótipo feminino, sendo menos frequente e geralmente associada a baixa viabilidade pós-natal. Outras alterações cromossômicas, como XXX e XX/XY (quimerismo), também têm sido associadas a graus variados de subfertilidade ou com anomalias do desenvolvimento do sistema genital.

O intersexo canino geralmente tem os testículos com localização abdominal, com epidídimos e útero (ver Figura 14.10). A genitália externa tem características intermediárias entre vulva e prepúcio e glande, com localização perineal ou inguinal (ver Figura 14.11).

Intersexualidade é rara em gatos. Contudo, um exemplo clássico nessa espécie é o gato tricolor macho, que têm cariótipo XXY (equivalente à Síndrome de Klinefelter em homens). Como o gene para coloração amarela (e seu alelo que codifica pelagem não amarela) está localizado no cromossomo X, a coloração tricolor (amarelo, preto e branco) somente se manifesta com dois cromossomos X, um carreando o alelo para a característica amarela e o outro para a pelagem não amarela (branco e preto em qualquer proporção). Assim, em geral, o gato fenotipicamente macho e tricolor tem cariótipo XXY.

Embora raramente ocorram casos espontâneos de intersexualidade em bovinos (ver Figura 14.12), a maioria dos casos de intersexualidade nessa espécie é consequência de gestação gemelar de heterossexos. Isso resulta na condição conhecida como *freemartinismo*.

O *freemartin* é o tipo de intersexo mais comum em bovinos, e raramente é descrito em outras espécies domésticas. Desenvolve-se quando há gestação gemelar de heterossexos, ou seja, pelo menos um feto geneticamente feminino e um masculino. Nessas condições, o feto feminino sofre alterações na organogênese genital em decorrência da influência de células e hormônios do feto do sexo masculino. A troca

de células e hormônios entre os fetos se dá por meio da anastomose dos vasos corioalantóideos, que faz com que a circulação sanguínea seja comum entre os dois.

As anastomoses dos vasos corioalantóideos se desenvolvem precocemente durante a gestação da vaca, entre 39 e 40 dias, quando as gônadas fetais ainda não completaram seu desenvolvimento, em particular a gônada feminina, que tem diferenciação tardia em relação à masculina. A troca de células entre os fetos tem início entre 59 e 60 dias de gestação. Já a diferenciação testicular ocorre em até 60 dias e a do ovário em até 90 dias de gestação. Além disso, considerando-se os mecanismos de diferenciação do sistema genital, a troca de células e hormônios tem maior influência sobre o embrião feminino, uma vez que a diferenciação sexual feminina é passiva e, portanto, mais suscetível à influência do embrião masculino. Em consequência da anastomose vascular, há intercâmbio celular e de hormônios, especialmente andrógenos e do MIF, que interferirão no desenvolvimento das gônadas e vias genitais femininas (Figura 14.14). Cerca de 92% das bezerras geradas por gestação gemelar com outro feto do sexo masculino são *freemartin*, que é uma quimera, ou seja, têm células de cariótipo XX e XY.

O *freemartin* costuma ser estéril. Esse animal tem gônadas constituídas de tecidos ovariano e testicular (ovoteste), em razão da ação do TDF, vias genitais internas femininas rudimentares ou ausentes, vias genitais externas femininas também rudimentares, isto é, vulva e vaginas subdesenvolvidas, com hipertrofia do clitóris e tufos de pelos na comissura vulvar ventral muito evidentes.

O comprimento da vagina varia de 13 a 15 cm em bezerras normais de 1 mês, enquanto em uma bezerra *freemartin* da mesma idade, o comprimento da vagina geralmente está entre 5 e 8 cm. Em novilhas ou vacas, tal medida é de aproximadamente 30 cm, enquanto novilhas *freemartin* têm comprimento vaginal de apenas 8 a 10 cm.

Característica morfológica muito comum do *freemartin* é a presença de glândula vesicular. Há raros relatos de freemartinismo na ausência de outro concepto. Nesses casos, a hipótese é de morte do feto gemelar masculino durante a

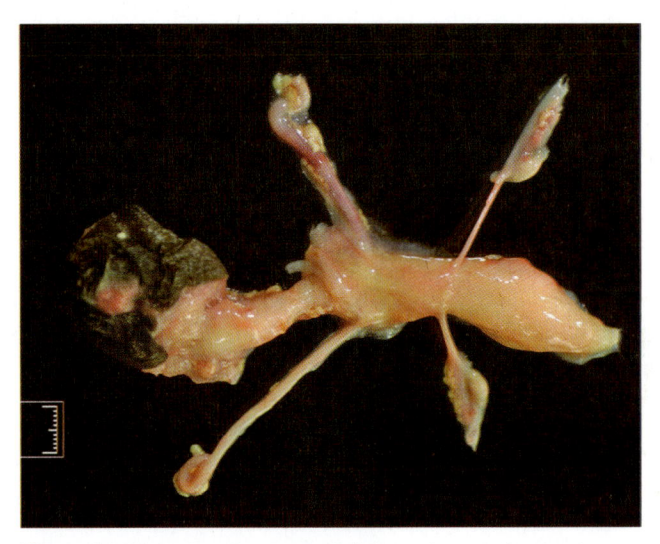

Figura 14.14 Bovino. Sistema genital de um bezerro *freemartin*, apenas com remanescentes de órgãos genitais pobremente diferenciados.

gestação, após a ocorrência de quimerismo. Contudo, geralmente a morte de um dos fetos resulta na liberação de endotoxinas suficientes para causar a morte do feto remanescente saudável. Por isso, a condição de nascimento de *freemartin* em parto não gemelar é um evento raro.

O cogêmeo macho é também uma *quimera*, mas não apresenta alterações morfológicas significativas no sistema genital. Contudo, esse indivíduo tende a exibir maior suscetibilidade à degeneração testicular.

Anastomose de vasos corioalantóideos e quimerismo também acontecem em outras espécies, sem que haja síndrome do freemartinismo. Aparentemente, isso se deve à ocorrência da anastomose dos vasos placentários após a diferenciação das gônadas.

Nas demais espécies domésticas, o freemartinismo, embora raro, foi relatado em ovinos e, ainda mais raramente, em caprinos e suínos. É incomum em bubalinos, em consequência de sua baixa frequência de gestação gemelar (estimada em 0,14% das gestações). Além disso, a frequência de freemartinismo quando ocorre gestação gemelar de heterossexos é menor em bubalinos quando comparada com bovinos. Todavia, há relatos de alterações genitais em fêmeas bubalinas nascidas de gestação gemelar com feto masculino.

Com raras exceções, os intersexos são estéreis. Contudo, há um único relato na literatura de autofertilização em um caso de intersexualidade em coelho, o qual, mantido em isolamento, foi capaz de se tornar gestante.

Outra forma de intersexualidade é a *síndrome de feminização testicular*, ou síndrome de insensibilidade aos andrógenos. Essa condição acontece no ser humano e entre os animais domésticos, já foi descrita em gato, bovinos e equinos. Nesse caso, há ausência de receptores para andrógenos. Embora os indivíduos afetados tenham cariótipo XY e ocorra diferenciação testicular com produção de testosterona, não há, portanto, desenvolvimento dos derivados mesonéfricos em razão da falta de receptores para andrógenos.

De maneira análoga, os derivados do seio urogenital também não sofrem diferenciação masculina. Por outro lado, a produção de MIF pelo testículo impede o desenvolvimento de derivados paramesonéfricos. Diante disso, o indivíduo tem testículos intra-abdominais e ausência de órgãos genitais internos (masculinos ou femininos). A genitália externa (derivados do seio urogenital) é feminina, decorrente da diferenciação passiva dos derivados do seio urogenital em vulva, vestíbulo e terço caudal da vagina.

Em seres humanos, a síndrome de feminização testicular é classificada em completa, parcial e discreta, dependendo da intensidade das alterações do sistema genital. Várias mutações no gene que codifica receptor de andrógenos já foram identificadas no homem, sendo a frequência de mutações elevada no caso dos casos classificados como síndrome completa, e com frequência decrescente nos casos parcial e discreto.

Embora a patogênese da intersexualidade seja de fácil compreensão quando há alterações cromossômicas ou de translocações do gene *Sry* para o cromossomo X de origem paterna, com a ampla disponibilização de métodos moleculares de diagnóstico, os casos de intersexualidade em que o indivíduo tem o cariótipo XX com ausência de sequência do gene *Sry* têm sido relatados com frequência crescente. Essa condição é chamada de *sexo reverso* e evidencia o envolvimento de perda ou ganho de função de outros genes envolvidos no processo de diferenciação sexual. Mesmo sendo utilizada de forma equivocada com frequência, a terminologia *sexo reverso*, a rigor, refere-se a indivíduos com cariótipo XY e fenótipo feminino ou a indivíduos com cariótipo XX e fenótipo masculino.

A condição de sexo reverso XY é mais comum nos equinos, ocorrendo raramente em bovinos e bubalinos. Nesses casos, geralmente o cromossomo Y tem uma versão defeituosa do gene *Sry*. As incidências de sexo reverso XX estão associadas a mutações que resultam em ganho de função de genes masculinizantes ou perda de função de genes feminilizantes. Sexo reverso XX é mais comum de ocorrer em cães, suínos e caprinos. Esses animais têm testículos ou ovotestes e os testículos não apresentam espermatogênese.

LESÕES SEM SIGNIFICADO CLÍNICO

Ovelhas pretas (particularmente com pigmentação na face) têm tendência ao acúmulo de *melanina nas carúnculas uterinas*. Isso resulta em pigmentação endógena das carúnculas, que é condição normal nessa espécie; por conseguinte, não deve ser confundida com melanose ou neoplasia melanocítica. Pigmentação caruncular ocorre raramente em vacas, também sem nenhum significado clínico (Figura 14.15).

Achados comuns e normais na placenta bovina são *placas epiteliais no âmnio*, que apresentam áreas multifocais espessas e esbranquiçadas, em especial no cordão umbilical e no pedúnculo umbilical (Figura 14.16). Essas placas correspondem a locais em que o epitélio amniótico é substituído por epitélio estratificado pavimentoso. Além disso, é usual a ocorrência de *mineralização no alantocórion* (principalmente durante o terço médio da gestação), a qual resulta em coloração esbranquiçada ou acinzentada no alantocórion.

Nos equinos, é comum o achado de estrutura nodular pedunculada aderida ao cordão umbilical, que é um *remanescente do saco vitelínico* (Figura 14.17). Trata-se de estrutura cavitária com a parede ossificada, que pode alcançar 15 cm de diâmetro. Também podem ser encontradas concreções amarronzadas livres na cavidade alantóidea. Tal concreção

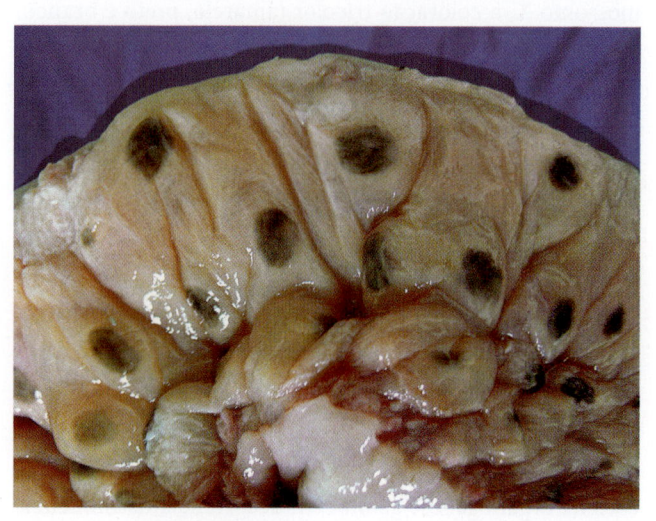

Figura 14.15 Vaca. Melanose caruncular.

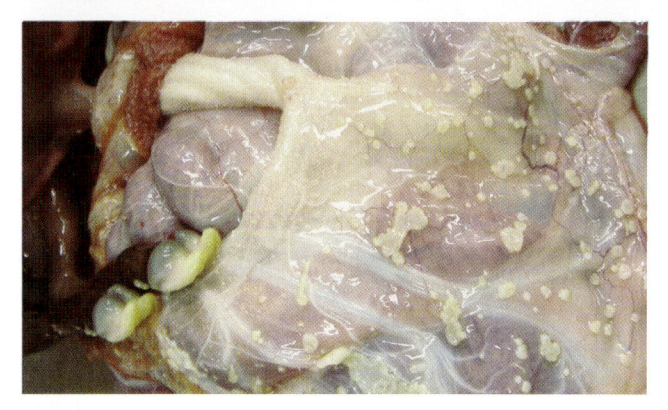

Figura 14.16 Bovino. Placas epiteliais esbranquiçadas no âmnio adjacente ao cordão umbilical.

se forma pela deposição de restos teciduais resultantes de esfoliação, que se acumulam ventralmente e sofrem compactação entre as membranas amniótica e alantóidea, formando as concreções com camadas concêntricas que também são conhecidas como *hipomanes* (Figura 14.18). Essas concreções podem, ocasionalmente, ser observadas aderidas à placenta de bovinos e ovinos.

A extremidade da placenta dos ruminantes localizada na porção cranial do corno uterino não gestante não é vascularizada. Em razão disso, tem aspecto necrótico e coloração amarelo-acinzentada. Contudo, essa condição não tem nenhum significado clínico (Figura 14.19).

A parte da placenta equina que se sobrepõe ao óstio cervical cranial tem estrutura característica, chamada de *"estrela" cervical*. Esse local tem aspecto de cicatriz em forma de estrela (Figura 14.20) e corresponde às áreas em que não há interação materno-fetal (não tem vilosidades coriônicas). Essa estrutura pode ser bastante proeminente, mas, como, em geral, esse é o local no qual há ruptura da placenta por ocasião do parto, pode ser difícil de ser observada.

A próstata feminina, que são glândulas paraureterais análogas à próstata masculina, já havia sido descrita na mulher e em animais de laboratório e foi relatada na cadela. Essas glândulas, que são observadas apenas microscopicamente, podem ser encontradas ao longo de toda a uretra da cadela, e sua função biológica não é conhecida. O epitélio glandular de revestimento da próstata feminina é positivo para o antígeno específico da próstata (PSA, do inglês *prostate-specific antigen*).

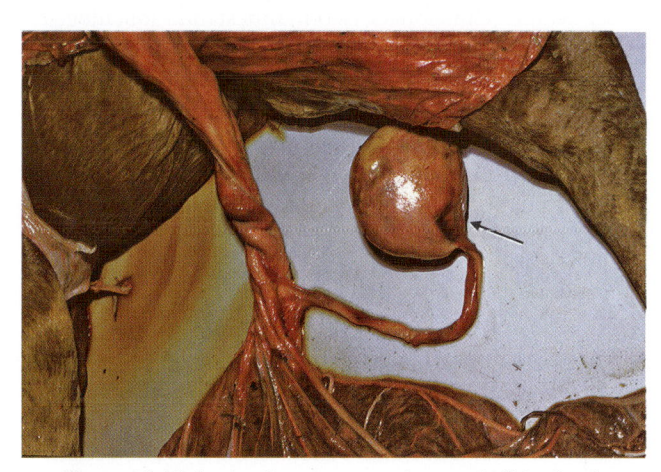

Figura 14.17 Equino. Remanescente do saco vitelínico (*seta*).

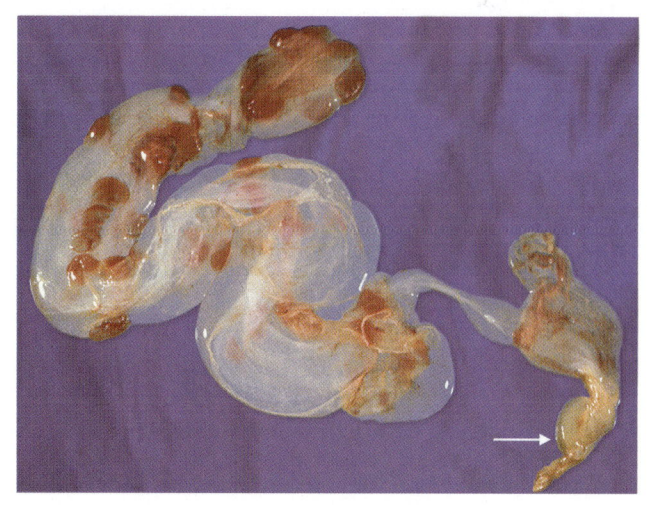

Figura 14.19 Bovino. Necrose da extremidade da placenta (*seta*).

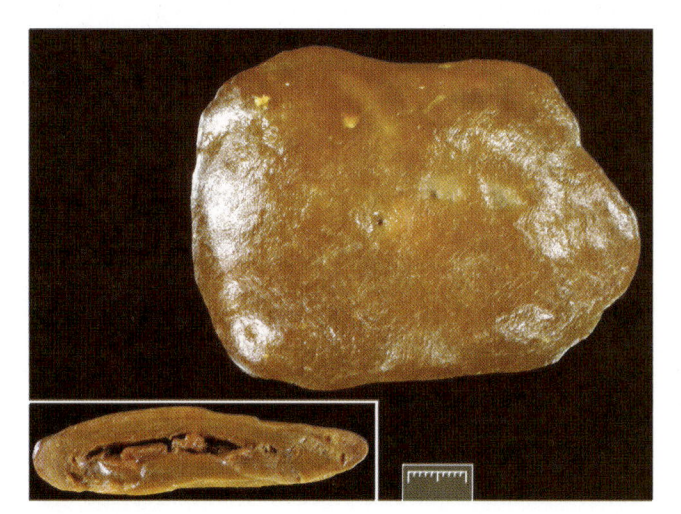

Figura 14.18 Hipomane com superfície de corte no detalhe mostrando seu formato achatado e cavidade central. O marcador indica 1 cm.

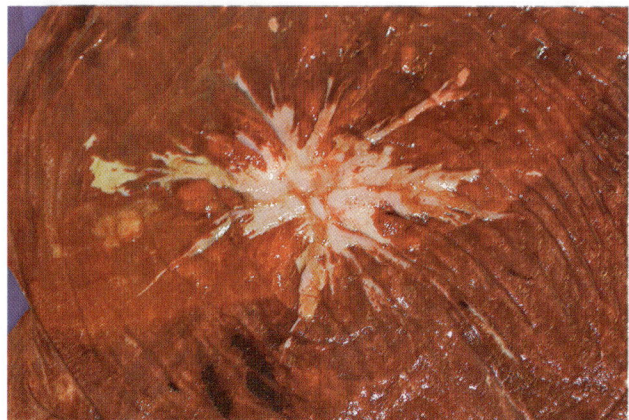

Figura 14.20 Equino. Membrana corioalantóidea adjacente ao óstio cervical cranial, com a cicatriz frequentemente denominada "estrela".

OVÁRIOS

Anomalias do desenvolvimento

O ovário pode apresentar inúmeras alterações do desenvolvimento, que incluem agenesia, hipoplasia, disgenesia, ovários acessórios ou supranumerários, hamartoma vascular e tecido adrenocortical ectópico. Essas alterações estão detalhadas a seguir.

Hipoplasia ovariana é a alteração do desenvolvimento mais comum e mais importante sob o ponto de vista clínico, uma vez que se trata de causa significativa de subfertilidade ou infertilidade, principalmente em bovinos. Como definido pela própria denominação, hipoplasia ovariana significa desenvolvimento incompleto de um ou ambos os ovários. É caracterizada, à histologia, pela ausência ou número reduzido de folículos no córtex ovariano.

Essa condição pode ser uni ou bilateral, parcial ou total. Nos casos de hipoplasia bilateral e total, há ausência completa de folículos em ambos os ovários, o que resulta em esterilidade (Figura 14.21).

Contudo, o maior desafio, quanto ao diagnóstico, se dá nos casos de hipoplasia unilateral ou parcial. Isso porque, embora com tendências à subfertilidade, esses animais têm capacidade reprodutiva; logo, são mais difíceis de serem identificados no rebanho. Assim, são responsáveis pela disseminação da condição no rebanho, já que a hipoplasia ovariana é de causa genética.

O gene da hipoplasia gonadal está associado tanto à hipoplasia ovariana quanto à hipoplasia testicular. Trata-se de gene recessivo autossômico de penetrabilidade incompleta. Em bovinos, a hipoplasia unilateral é a mais comum, afetando com maior frequência o ovário esquerdo (em 87% dos casos; cerca de 4% são unilaterais direitos, e 9% bilaterais).

Macroscopicamente, o ovário hipoplásico apresenta volume reduzido, com ausência completa de estruturas ovarianas cíclicas, como folículos antrais e corpos lúteos, nos casos de hipoplasia total, ou ausência dessas estruturas em parte do órgão quando há hipoplasia parcial. A patogênese da hipoplasia ovariana envolve falha no desenvolvimento de folículos no córtex ovariano, o que pode ser decorrente da falha na diferenciação de gonócitos primordiais no saco vitelínico

ou falha no processo de migração dos gonócitos para a crista gonadal ou, ainda, falha na colonização da crista gonadal pelos gonócitos primordiais. Ao contrário da hipoplasia, a agenesia ovariana, caracterizada por ausência congênita de um ou ambos os ovários, é bem menos frequente.

Disgenesia ovariana é uma alteração muito semelhante à hipoplasia ovariana sob os pontos de vista macro e microscópico, ou seja, também se caracteriza por ovários reduzidos de tamanho, com ausência de folículos e atividade cíclica. Todavia, afeta os ovários de éguas com cariótipo X0.

Essa condição afeta quase exclusivamente o equino, uma vez que o cariótipo X0 costuma ser letal nas demais espécies domésticas. Em consequência da falha no desenvolvimento e da disfunção ovariana associada à disgenesia, nesses casos a genitálias tubular e externa são hipoplásicas.

Ovários acessórios ou *supranumerários* são caracterizados por uma ou mais gônadas adicionais. Desse modo, a fêmea, nessas situações, tem três ou mais ovários.

O ovário acessório está unido à gônada principal por um septo conjuntivo, enquanto o ovário supranumerário é completamente independente das gônadas principais. Estes se apresentam macroscopicamente como um nódulo semelhante ao ovário, com características histológicas indistintas de tecido ovariano normal. Apesar de esses ovários serem quase sempre afuncionais, não manifestando foliculogênese na presença dos ovários principais, eles podem se tornar funcionais na ausência das gônadas normais.

Embora rara nos animais domésticos, essa situação tem importância clínica nos casos em que o ovário acessório ou supranumerário não é retirado durante ovário-salpingo-histerectomia. Isso acontece sobretudo em cadelas, o que resulta em persistência de ciclicidade e manifestação estral após o procedimento cirúrgico.

Contudo, com mais frequência, cadelas e gatas que exibem ciclo estral após ovário-salpingo-histerectomia não têm ovários acessórios ou supranumerários, mas, sim, porções dos ovários normais que não são removidas durante o procedimento cirúrgico, o que se convencionou chamar "síndrome do ovário remanescente". Além disso, o ovário acessório ou supranumerário tem predisposição ao desenvolvimento de neoplasias, em especial tumor de células da granulosa.

Nódulos adrenocorticais ectópicos, embora não tenham importância clínica, são muito frequentes, principalmente em equinos. Esses nódulos podem ser únicos ou múltiplos, com diâmetro que varia de poucos milímetros a mais de 2 cm (Figura 14.22).

Ao corte, apresentam coloração amarelada e, histologicamente, são constituídos por tecido adrenocortical bem diferenciado. Essa alteração também é bastante habitual no testículo do garanhão. São nódulos funcionais, porém suscetíveis aos mesmos mecanismos endócrinos do córtex adrenal normal e, portanto, não resultam em qualquer alteração hormonal.

Alterações circulatórias

A alteração circulatória de maior importância no ovário é a *hemorragia*, ainda que esse processo seja considerado normal no período pós-ovulação. A hemorragia em razão da ruptura do folículo ovulatório faz com que o espaço previa-

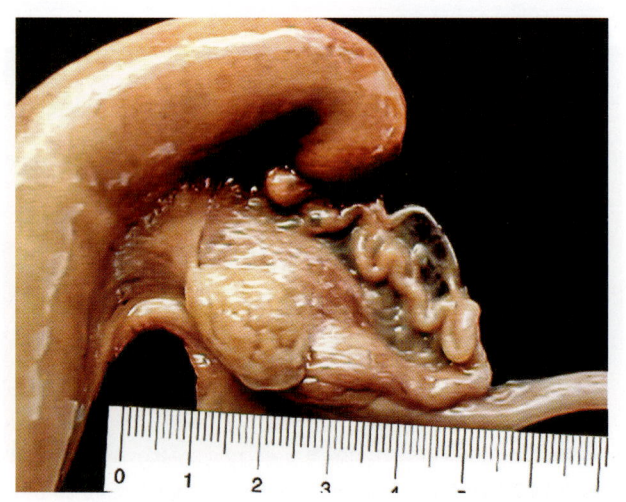

Figura 14.21 Novilha. Hipoplasia ovariana total.

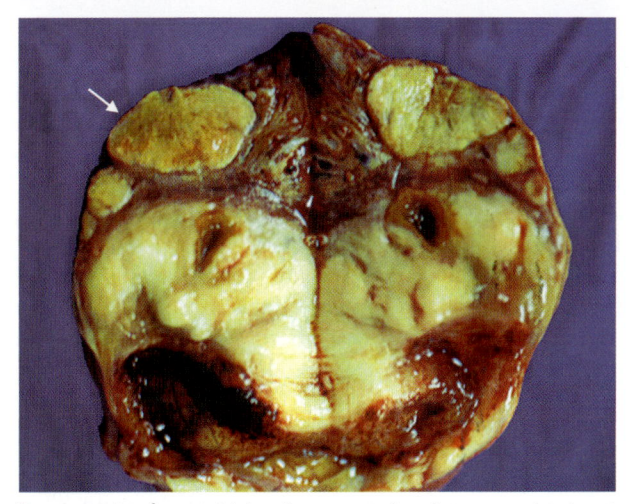

Figura 14.22 Égua. Nódulo adrenocortical ectópico no ovário (*seta*).

mente preenchido por líquido folicular seja ocupado por um coágulo sanguíneo após a ovulação, o que resulta na formação do corpo hemorrágico, que, por sua vez, será o substrato anatômico para o desenvolvimento do corpo lúteo durante as fases de metaestro e diestro.

Obviamente, a hemorragia pós-ovulação ocorre em todas as espécies domésticas, apesar de a intensidade desse processo ser extremamente variável. É mais marcante na égua, na qual o folículo pré-ovulatório alcança grandes dimensões, podendo chegar a 7 cm de diâmetro. Além disso, todas as ovulações acontecem em uma área restrita do ovário – a fossa de ovulação.

Em alguns casos, em particular quando a égua apresenta quadro endotoxêmico ou de coagulação intravascular disseminada durante o período de estro, a ovulação não ocorre e resulta na condição caracterizada por folículo hemorrágico anovulatório. Nessas situações, a cavidade folicular é preenchida por coágulo sanguíneo, com luteinização da parede, e é frequentemente diagnosticada como hematoma ovariano (Figura 14.23).

No caso da vaca, a hemorragia pós-ovulação predispõe à formação de pequenas trabéculas de tecido conjuntivo na superfície do ovário com eventual formação de pequenas aderências, que, na maioria dos casos, não têm nenhum significado clínico. Essas formações conectivas na superfície do ovário são conhecidas, na literatura de língua inglesa, como *ovulation tags*. A ruptura de cistos ovarianos por pressão manual, durante exame de palpação transretal, também pode resultar em hemorragia ovariana significativa.

Outra forma de hemorragia ovariana é observada no interior de folículos maduros, sendo descrita como hemorragia intrafolicular. Nessas situações, o líquido folicular, amarelado e cristalino, torna-se avermelhado. Essa condição, de origem desconhecida, ocorre com maior frequência em bezerras e nos casos de cistos foliculares.

Causa importante de hemorragia ovariana é a enucleação manual do corpo lúteo na vaca por via retal, prática antigamente adotada para eliminação do corpo lúteo em bovinos e interrupção da fase progesterônica. Essa prática caiu em desuso com o advento da utilização da PGF2α e de seus análogos, como agentes luteolíticos.

O tecido luteínico é um dos mais densamente irrigados no organismo e, por isso, a enucleação (arrancamento) manual do corpo lúteo resulta em intensa hemorragia, que, em circunstâncias extremas, pode até mesmo resultar em hipovolemia. O coágulo que se forma ao redor do ovário nessas situações predispõe à formação de aderências periovarianas.

Essa condição tem grande potencial para comprometer a fertilidade, uma vez que a superfície livre do ovário é essencial para a captação do oócito pelo infundíbulo da tuba uterina por ocasião da ovulação. Dessa maneira, as aderências ovarianas funcionam como barreiras mecânicas à captação do oócito após a ovulação. Aderências também costumam acontecer como consequência de processos inflamatórios/ infecciosos do ovário.

Em fêmeas velhas, em especial vacas, com frequência, desenvolvem trombose de veias ovarianas. Embora constante, essa alteração geralmente não resulta em uma manifestação clínica.

Alterações degenerativas

O ovário pode sofrer processo de *hipotrofia ovariana* quando há diminuição na produção de gonadotropinas (LH e FSH), com decorrente falta de suporte endócrino para a maturação folicular e a ovulação. Essa condição resulta em parada da atividade ovariana cíclica e, por conseguinte, ausência de manifestação de estro (Figura 14.24).

Por isso, clinicamente, essa condição é reconhecida como anestro ou aciclia. Suas causas mais comuns são desnutrição e amamentação, no caso de vacas de corte. Particularmente no Brasil central, onde existem duas estações bem definidas, uma seca e a outra chuvosa, as vacas mantidas apenas em regime de pasto tendem a apresentar hipotrofia ovariana e parada da atividade cíclica durante o período de seca, quando a disponibilidade de forragem é menor.

Vacas de corte, durante o período de amamentação, também manifestam maior risco de parada da atividade ovariana cíclica. No início da lactação desses animais, as reservas corporais de energia, a ingestão de nutrientes e a

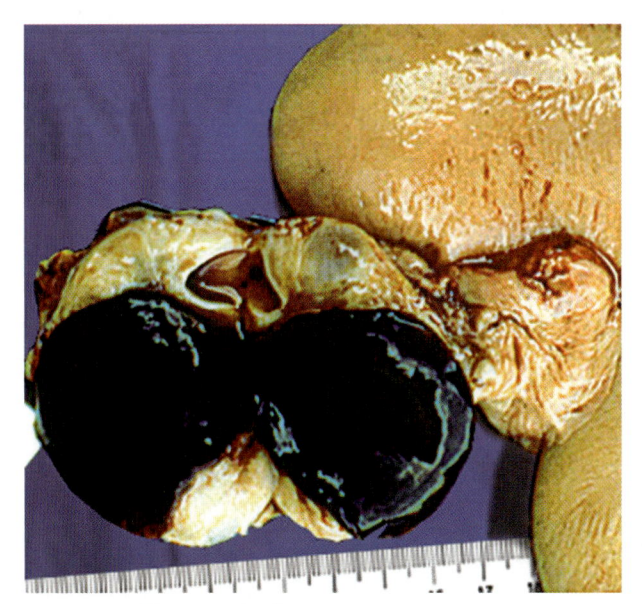

Figura 14.23 Égua. Hematoma ovariano.

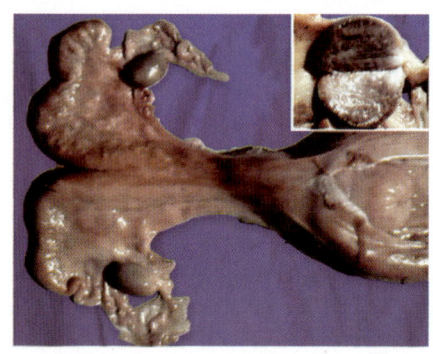

Figura 14.24 Vaca. Hipotrofia ovariana em vaca com anestro ou aciclia de origem nutricional.

amamentação são os principais fatores que regulam a retomada da função ovariana. Assim, mobilização de tecido adiposo, restrição nutricional e interação mãe-cria, mediada pela liberação de peptídeos opioides endógenos, podem ocasionar hipotrofia ovariana e anestro. Nesses casos, há inibição da liberação pulsátil de GnRH pelo hipotálamo e de LH pela hipófise. A redução no desenvolvimento folicular e consequente diminuição da produção de estradiol, necessária para desencadear a onda ovulatória do LH, resultam em atraso para o reinício da atividade ovariana cíclica pós-parto.

Ao contrário do que ocorre na espécie humana, na qual há parada da atividade ovariana em determinada idade, fenômeno conhecido como *menopausa*, as fêmeas das espécies domésticas mantêm atividade ovariana cíclica durante toda a vida até a fase de senescência, não ocorrendo menopausa nas espécies de animais domésticos.

A atividade ovariana cíclica resulta no constante desaparecimento de estruturas, como folículos antrais e corpos lúteos, o que está associado à proliferação de tecido conjuntivo. Portanto, animais velhos frequentemente apresentam fibrose do córtex ovariano, que corresponde às cicatrizes decorrentes da ruptura de folículos ovulatórios e involução de folículos atrésicos, chamadas de *corpos fibrosos*.

Cistos ovarianos

O termo *cisto ovariano* é muito impreciso sob o ponto de vista patológico, uma vez que, a depender da referência a ser adotada, o número de diferentes estruturas císticas existentes no ovário pode variar entre 10 e 15. Cabe salientar que algumas das estruturas normais do ovário têm aspecto cístico; por exemplo, os folículos antrais e folículos atrésicos. Contudo, várias estruturas ovarianas císticas são patológicas; algumas têm influência marcante sobre a eficiência reprodutiva. Os principais cistos ovarianos de natureza patológica estão descritos a seguir.

Cistos paraováricos

Como o próprio nome indica, os cistos paraováricos têm localização adjacente aos ovários. São comuns em várias espécies. No caso da vaca, têm tamanho reduzido – dificilmente ultrapassam 0,5 cm de diâmetro –, enquanto em outras espécies domésticas geralmente não ultrapassam 1 cm em diâmetro. Uma exceção é a égua, na qual os cistos paraováricos podem chegar a vários centímetros de diâmetro.

Os cistos paraováricos são derivados de resquícios embrionários dos túbulos mesonéfricos (estruturas embrionárias que dariam origem à genitália interna masculina no macho). Utilizam-se também os termos *cisto do epoóforo* ou *cisto do paraóforo* para designar cistos paraováricos derivados de porções craniais ou caudais dos túbulos mesonéfricos. Contudo, essa denominação carece de significado clínico ou patológico e, por isso, tende a cair em desuso.

Histologicamente, esses cistos são revestidos por epitélio simples cúbico e contêm células musculares lisas em sua parede. Os cistos paraováricos não comprometem a função ovariana.

Cisto da rete ovarii

O ovário contém um emaranhado de túbulos, que constituem a *rete ovarii*, derivada dos ductos mesonéfricos, análoga à rede testicular (*rete testis*), mas cuja função não é bem conhecida. A *rete ovarii* pode acumular secreção derivada de seu epitélio, tornando-se cística, dando origem aos cistos da *rete ovarii*.

A *rete* é dividida em três porções: *extraovariana*, *comunicante* e *intraovariana*. Qualquer um desses segmentos pode originar estruturas císticas.

Esse tipo de cisto também é revestido por epitélio simples cúbico, com células ciliadas e não ciliadas, mas o único segmento que contém células musculares lisas em sua parede é a *rete* extraovariana e, em razão disso, os cistos derivados da *rete* extraovariana são macro e microscopicamente indistintos dos cistos paraováricos. Os demais segmentos (comunicante e intraovariano) não apresentam músculo liso, o que permite sua diferenciação histológica dos cistos paraováricos.

Os cistos da *rete ovarii* ocorrem em todas as espécies, mas são mais frequentes e têm maior importância clínica em gatas e cobaios, nos quais esses cistos podem alcançar grandes volumes. Como resultado, em alguns casos, há compressão do córtex ovariano ou, ainda, bloqueio mecânico do trajeto do oócito até a tuba uterina.

Estudos microscópicos permitiram verificar a ocorrência de metaplasia escamosa da *rete ovarii* em vacas. Ao que indicam os trabalhos, essa condição é mais frequente em vacas zebuínas. A metaplasia escamosa faz com que ocorra o acúmulo de material ceratinizado no lúmen dos túbulos da *rete ovarii*, resultando no desenvolvimento de estruturas císticas repletas de queratina (Figura 14.25).

Embora essa condição possa resultar em múltiplas cavidades preenchidas por material ceratinizado, o ovário tende a manter sua atividade cíclica. Inclusive, foi diagnosticada em vacas gestantes.

Historicamente, essa condição vinha sendo diagnosticada como teratoma ovariano benigno ou como cistos epidermoides ovarianos. Na realidade, trata-se originalmente de processo metaplásico e não neoplásico.

Cisto de inclusão germinal

Os cistos de inclusão germinal são resultantes da invaginação do epitélio germinativo para dentro do córtex ovariano, resultando na formação de pequenos cistos, que são microscópicos e não têm importância clínica na maioria das espécies domésticas, com exceção dos equídeos.

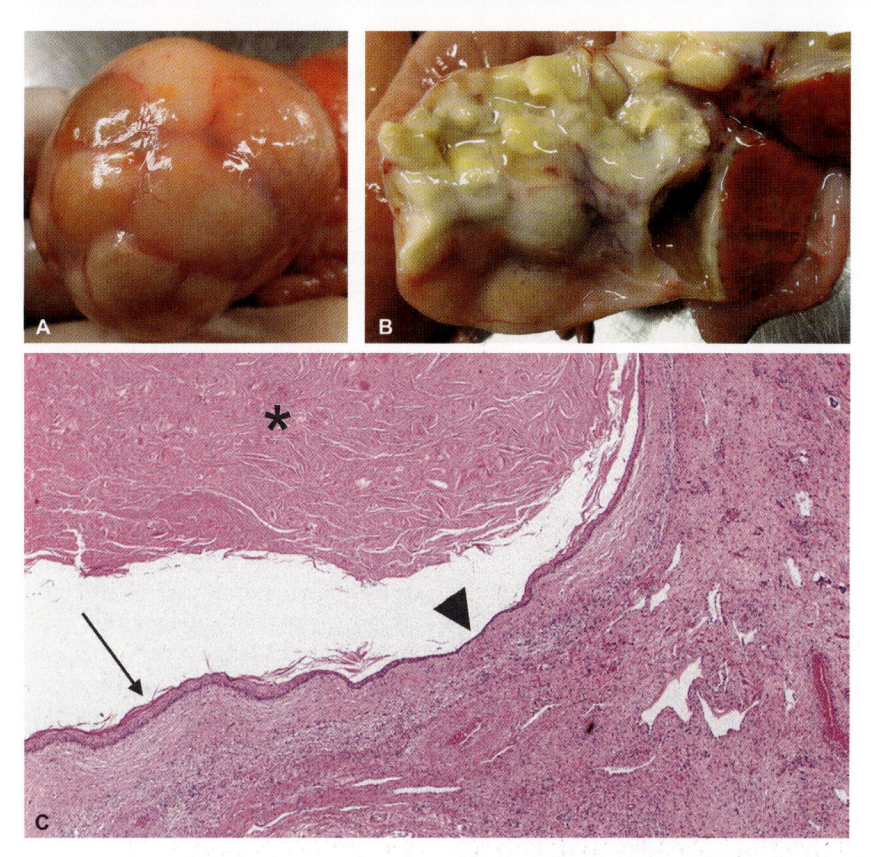

Figura 14.25 Vaca. Metaplasia escamosa da *rete ovarii*. **A**. Múltiplas formações císticas no ovário, (**B**) preenchidas por conteúdo amarelado (material ceratinizado). **C**. Microscopicamente, há substituição do epitélio simples cuboidal a colunar da *rete ovarii* (*cabeça de seta*) por epitélio estratificado pavimentoso e ceratinizado (*seta*), com formação cística preenchida por material ceratinizado (*asterisco*).

Conforme detalhado anteriormente, a égua apresenta inversão entre cortical e medular, resultando em área restrita na qual o córtex tem contato com a superfície ovariana, a fossa de ovulação, única região em que o ovário é revestido por epitélio germinativo nessa espécie e onde ocorrem todas as ovulações. Por isso, seus cistos de inclusão germinal sempre se desenvolvem na fossa de ovulação, sendo também chamados de *cistos da fossa* (Figura 14.26).

Cabe ressaltar que, na égua, o epitélio germinativo é contínuo ao epitélio da porção fimbriada no infundíbulo da tuba uterina. Desse modo, quando há formação de cistos de inclusão germinal, quase sempre o cisto é revestido por epitélio germinativo e segmentos do epitélio da tuba uterina. Como o epitélio da tuba uterina tem intensa atividade secretora, os cistos de inclusão germinal da égua (cistos da fossa) tendem a crescer, em razão do acúmulo de secreção, e, em casos acentuados, pode ocorrer bloqueio mecânico da fossa de ovulação, comprometendo o processo de ovulação, podendo resultar em subfertilidade. Cistos da fossa associados a infertilidade têm sido descritos também em asininos.

Desse modo, microscopicamente, os cistos da fossa são distintos dos cistos de inclusão germinal em outras espécies. Isso porque são revestidos por epitélio colunar simples ou pseudoestratificado com células ciliadas e não ciliadas, o que é diferente do revestimento exclusivo por epitélio germinativo, que ocorre em outras espécies. Em casos extremos, crescem ao ponto de comprimir o restante do córtex, causando hipotrofia. Assim, os cistos de inclusão germinal não têm importância clínica na maioria das espécies domésticas, mas podem ter importância clínica em equídeos.

Cisto das estruturas epiteliais subsuperficiais

A cadela tem estruturas epiteliais subsuperficiais, ou seja, com localização adjacente ao epitélio germinativo no córtex ovariano. Tais estruturas, frequentemente, dão origem a formações císticas microscópicas ou milimétricas, revestidas por epitélio cuboidal (Figura 14.27), denominados cistos das estruturas epiteliais subsuperficiais ou cistos dos túbulos corticais. O epitélio de revestimento desses cistos é positivo para citoqueratina e, frequentemente, são também positi-

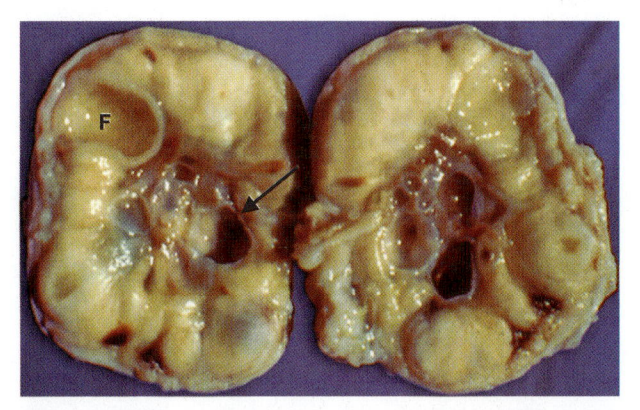

Figura 14.26 Égua. Cistos de inclusão germinal ou cistos da fossa (*seta*). A letra *F* indica um folículo em crescimento no córtex ovariano.

vos para fosfatase alcalina placentária. Sua importância se restringe ao diagnóstico diferencial com outras estruturas císticas do ovário da cadela.

Cisto folicular

Classicamente, na vaca, o *cisto folicular* (também conhecido como *doença ovariana cística*) pode ser definido como uma estrutura ovariana cística semelhante a um folículo maduro, com diâmetro igual ou superior a 2,5 cm, que permanece no ovário por mais de 10 dias, na ausência de corpo lúteo, e interfere na atividade ovariana cíclica (Figuras 14.28 e 14.29). Contudo, estudos ultrassonográficos sequenciais indicam que um folículo pode se tornar cístico com tamanhos menores que 2,5 cm. Além disso, são estruturas dinâmicas, podendo regredir e ser substituídos por um novo cisto.

Assim, há tendência de redefinição dos cistos foliculares da vaca como estruturas císticas com diâmetro supe-

rior a 2 cm, em um ou ambos os ovários, na ausência de corpo lúteo e que interfere na ciclicidade ovariana. Logo, pode-se descrever o cisto folicular como um folículo ovariano maduro que cresce, não ovula e permanece no ovário produzindo hormônios que interferem no eixo hipotálamo-hipófise-ovário, resultando em alteração comportamental secundária às alterações endócrinas. Em ovários coletados em abatedouros, seu diâmetro reduziu de 15 a 20% em consequência da hipotensão sanguínea decorrente do procedimento de abate.

O cisto folicular aparece em várias espécies domésticas, sendo mais usual e mais bem estudado na vaca e na porca. É mais comum em vacas leiteiras do que em vacas de corte e mais habitual em raças taurinas, em comparação com as raças zebuínas.

Os cistos foliculares se desenvolvem com maior frequência no primeiro ciclo pós-parto. Nesses casos, em geral, o cisto está associado ao anestro, não sendo acompanhado de ninfomania. Contudo, o cisto também pode se desenvolver nos ciclos subsequentes, mas com frequência decrescente quanto mais longo o período decorrido após o parto.

Nos casos em que a vaca já tenha restabelecido atividade ovariana cíclica pós-parto, há maior probabilidade de manifestação clínica de ninfomania. Isso provavelmente se deve ao fato de que a progesterona produzida pelo corpo lúteo, que se forma após a primeira ovulação, induz a expressão de receptores para estrógeno. Há correlação positiva e significativa entre cisto folicular e outros distúrbios puerperais da vaca leiteira, tais como hipocalcemia pós-parto, distocia (impossibilidade de expulsão fetal ao fim da gestação), retenção de placenta, endometrite, mastite, endotoxemia e cetose.

Sob o ponto de vista clínico, o cisto folicular pode estar associado à ninfomania, ao anestro ou ao virilismo (masculinização). A manifestação clínica é resultante dos hormônios esteroides predominantemente produzidos pelo cisto, que pode produzir vários tipos de esteroides sexuais.

Desse modo, caso haja predomínio da produção de estrógeno, haverá manifestação de ninfomania. Caso predomine progesterona, ocorrerá anestro. Já em caso de predomínio de andrógenos, ocorrerá virilismo.

O tipo de hormônio predominante, por sua vez, depende da constituição histológica da parede do cisto. Assim,

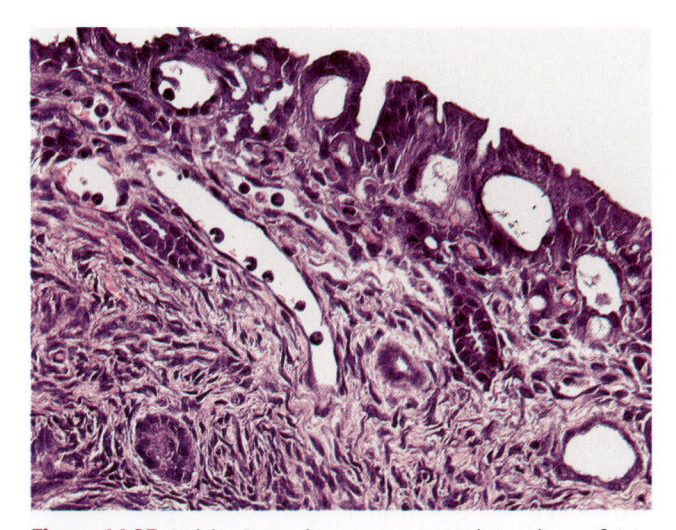

Figura 14.27 Cadela. Cistos das estruturas epiteliais subsuperficiais. Múltiplas formações císticas na superfície cortical do ovário, adjacentes ao epitélio germinativo.

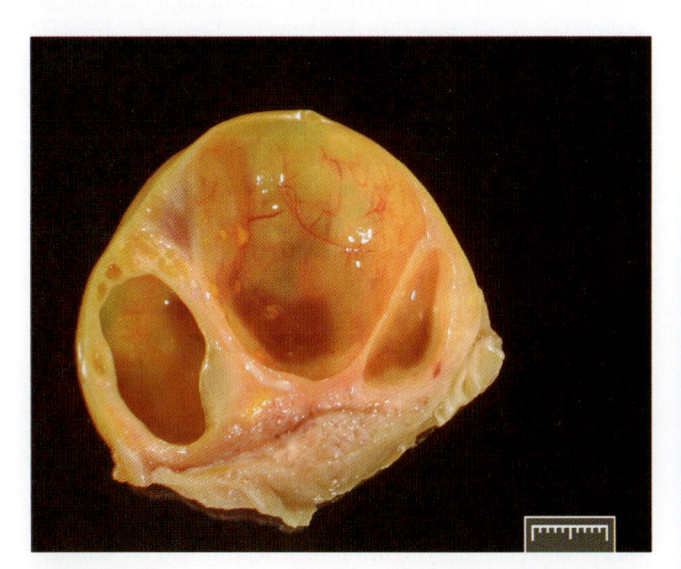

Figura 14.28 Vaca. Superfície de corte de um ovário com cisto folicular. Os focos amarelados salientes na cavidade folicular correspondem às áreas de luteinização.

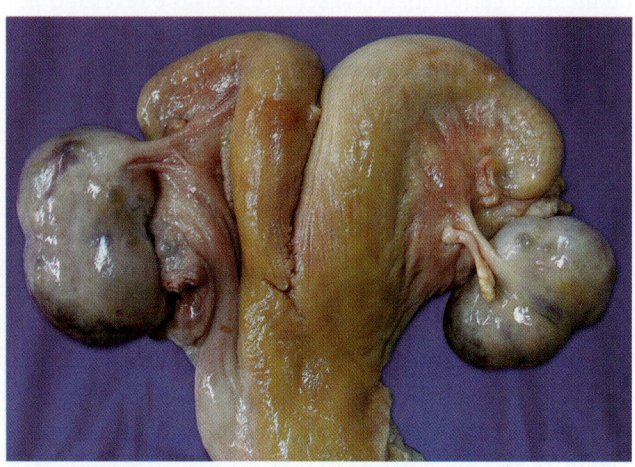

Figura 14.29 Vaca. Cistos foliculares bilaterais.

se existe abundância de células da granulosa viáveis nessa parede, haverá predomínio de produção de estrógeno, enquanto nos casos em que há células da granulosa degeneradas ou sua ausência, na presença de células da teca viáveis, a tendência é o predomínio de produção de andrógenos, uma vez que não haverá células da granulosa com atividade aromatase para conversão dos andrógenos produzidos pelas células da teca em estrógenos. Havendo luteinização de porções significativas da parede do cisto, haverá produção predominante de progesterona e a vaca tende a entrar em anestro ou aciclia.

A etiopatogenia dos cistos foliculares é complexa. Basicamente, envolve exposição inadequada do folículo maduro pré-ovulatório à ação do LH, resultando em falha na ovulação.

Esse processo pode ser desencadeado pela não liberação adequada de LH pela hipófise ou de GnRH pelo hipotálamo. Outra opção é pela ausência de receptores para LH no folículo maduro ou ausência de ácido siálico nas moléculas de LH, que é responsável por sua ligação aos receptores, resultando em hormônio biologicamente inativo. Além desses mecanismos, o processo pode ser desencadeado por deficiência de receptores para GnRH na hipófise ou falha no processo de *feedback* positivo exercido pelo estrógeno para liberação de LH pela hipófise. Aumento da concentração de corticosteroides endógenos também predispõe ao desenvolvimento de cisto folicular. Há evidências de que a diminuição da concentração intrafolicular do fator de crescimento semelhante à insulina 1 (IGF-1, do inglês *insulin-like growth factor*), bem como a diminuição de sua disponibilidade, em razão do aumento da concentração de proteínas ligadoras de IGF, estão associados ao desenvolvimento de cistos foliculares.

Cabe ressaltar que a produção intrafolicular de IGF-1 é um mecanismo parácrino extremamente importante para a maturação final do folículo pré-ovulatório. Cistos foliculares também têm elevada concentração de proteínas ligadoras de IGF-I, que bloqueiam a ação desse fator de crescimento.

A incidência de cisto folicular em vacas leiteiras pode chegar a cerca de 30% por lactação, e é diretamente proporcional à produção leiteira. Com isso, vacas de alta produção apresentam, em média, maior risco de desenvolver cisto folicular. Em torno de 48% dos cistos foliculares que se desenvolvem durante o período puerperal imediato exibem cura espontânea, enquanto aqueles que se desenvolvem a partir de 60 dias pós-parto quase sempre resultam em ninfomania e requerem tratamento.

O hiperestrogenismo, que se dá nos casos de cisto folicular associados à ninfomania, também resulta em alterações em outros segmentos do sistema genital, como edema de vulva e da mucosa vaginal e maior secreção de muco. O estímulo estrogênico induz maior contratilidade miometrial e maior secreção endometrial, o que pode acarretar hiperplasia endometrial cística e secreção mucosa vulvovaginal observada clinicamente.

Todavia, quando o estímulo estrogênico é persistente, pode suceder fadiga do miométrio e, por conseguinte, acúmulo de secreção endometrial no lúmen uterino, resultando, eventualmente, no desenvolvimento de mucometra (detalhado a seguir).

Na porca, cistos foliculares são comuns, sendo reconhecidos três tipos: *cistos de retenção* (Figura 14.30), *cistos pequenos e múltiplos* (Figura 14.31) e *cistos grandes e múltiplos* (Figura 14.32).

O primeiro caso também é chamado de *ovário oligocístico*, enquanto, nos dois últimos, os ovários podem ser designados como *policísticos*. Os cistos de retenção têm de 2 a 3 cm de diâmetro, são únicos ou em número reduzido, e podem ser observados em porcas gestantes. Estes são folículos que não ovularam e não têm influência sobre a fertilidade.

Tanto os cistos pequenos e múltiplos, chamados de *cistos do tipo estrogênico*, quanto os cistos grandes e múltiplos, conhecidos como *cistos do tipo progesterônico*, resultam em

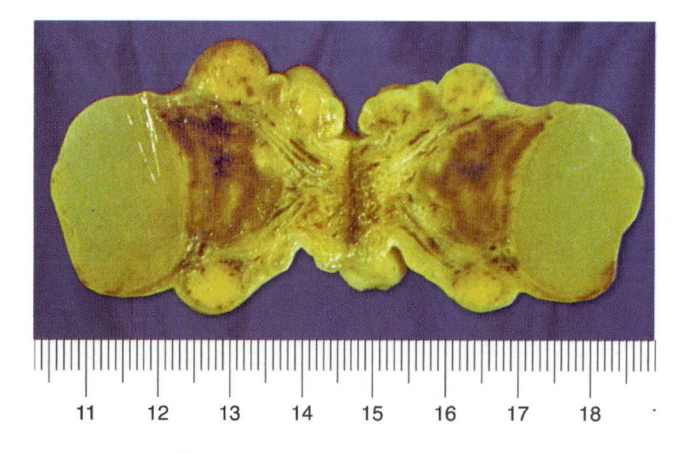

Figura 14.30 Porca. Cisto de retenção.

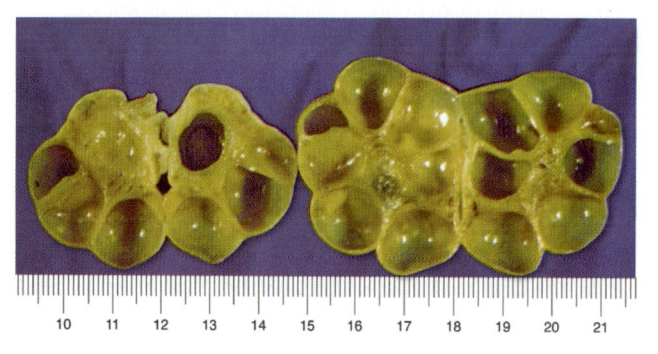

Figura 14.31 Porca. Cistos múltiplos pequenos.

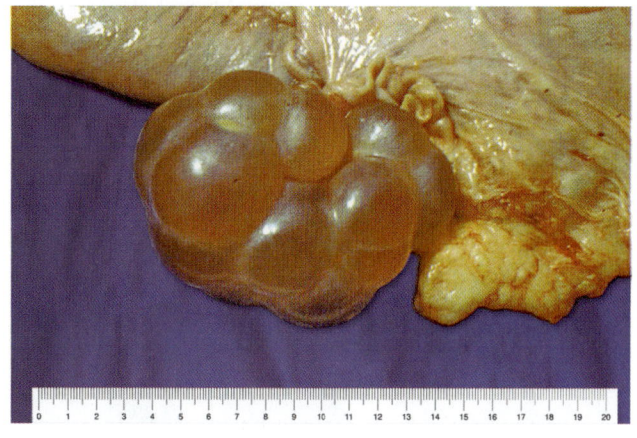

Figura 14.32 Porca. Cistos múltiplos grandes.

comprometimento da fertilidade. Os primeiros são denominados tipo estrogênico porque costumam não apresentar áreas de luteinização na parede, enquanto os do tipo progesterônico, em geral, têm áreas de luteinização em sua parede.

Os cistos foliculares são mais comuns em porcas pluríparas e os sinais clínicos associados a essa condição são bastante inespecíficos. Os mais comuns são o ciclo estral prolongado ou irregular, anestro, infertilidade, diminuição da taxa de concepção e alterações comportamentais. Nessa espécie, o estresse (induzido por desmama precoce, por exemplo) tem papel importante na patogênese dos cistos. Além disso, cistos foliculares na porca têm sido associados a hipotireoidismo e administração de progestágenos exógenos para sincronização de estro.

Na cadela, os cistos foliculares ocorrem principalmente em animais velhos e podem resultar em ninfomania ou irregularidade do ciclo estral. Os cistos foliculares na cadela podem ser simples ou múltiplos, com diâmetro que varia de 1 a vários centímetros. Contudo, na maioria dos casos, são múltiplos e bilaterais.

O número de cistos é bastante variável, podendo chegar a mais de 30, afetando ambos os ovários. Por outro lado, é possível que ocorram também cistos únicos e unilaterais. Essa condição está associada a ampla variação na concentração de hormônios esteroides sexuais, podendo haver predomínio de estrógeno ou progesterona. No entanto, o mais comum é o desenvolvimento de sinais de hiperestrogenismo, tais como tumefação da vulva, hipertrofia de clitóris, ginecomastia, alopecia ventral bilateral e simétrica e hiperplasia endometrial cística, além de maior risco para o desenvolvimento de neoplasias mamárias e leiomioma genital.

O cisto folicular também se dá em outras espécies domésticas, tais como pequenos ruminantes e bubalinos, mas a importância clínica do cisto nessas espécies é bem menos conhecida. Contudo, é extremamente importante ressaltar que cisto folicular, com as características discutidas anteriormente, não ocorre na égua.

A égua desenvolve folículos múltiplos e anovulatórios durante a transição entre a fase de anestro e a fase cíclica. Esses folículos regridem de modo espontâneo, sendo considerada condição fisiológica nessa espécie, embora alguns clínicos utilizam a terminologia *ovário polifolicular* para descrevê-la (Figura 14.33).

Folículos múltiplos anovulatórios também são observados em éguas com quadro febril ou endotoxêmico, fora do período de transição entre anestro e ciclicidade. Ainda, durante a fase de transição entre anestro e ciclicidade, é comum a ocorrência de "folículos anovulatórios hemorrágicos".

Nessas situações, os folículos se desenvolvem até um tamanho semelhante ao de um folículo maduro pré-ovulatório, mas não há ovulação e sua cavidade é progressivamente preenchida por sangue e fibrina, com luteinização parcial de sua parede. Pode ocorrer diminuição da fertilidade, uma vez que podem persistir por meses no ovário e, embora não resultem na interrupção de ciclicidade, estão associados a aumento do intervalo interovulatório.

Cisto folicular luteinizado (cisto luteínico ou cisto luteinizado)

Anteriormente denominado cisto luteínico ou cisto luteinizado, o cisto folicular luteinizado é considerado uma variação do cisto folicular que tem graus variados de luteinização de sua parede. Assim, a designação *cisto folicular luteinizado* reflete melhor sua gênese.

A patogênese do cisto folicular luteinizado é essencialmente semelhante à do cisto folicular. Entretanto, nesses casos, embora a falha na exposição do folículo maduro seja insuficiente para indução da ovulação, há atividade LH suficiente para indução da luteinização completa da parede do cisto (Figura 14.34).

Esse tipo de cisto costuma produzir predominantemente progesterona, resultando em anestro. O cisto luteinizado pode, portanto, ser considerado uma variante do cisto folicular já descrito. A única diferença é que, nesses casos, há intensa luteinização das células da teca, o que resulta em uma camada de células luteínicas na parede do cisto, que confere a esta uma coloração amarelada. As implicações clínicas do cisto luteinizado são as mesmas discutidas anteriormente nos casos de cisto folicular.

Corpo lúteo cístico (cisto do corpo lúteo)

Caracteriza-se por formação cavitária cística no centro do tecido luteínico, que pode variar de alguns milímetros até 2 cm de diâmetro (Figura 14.35). Esses cistos estão em cerca de 25% dos corpos lúteos durante o período de diestro, mas sua frequência diminui acentuadamente caso ocorra estabelecimento de gestação. A maioria já terá regredido por volta de 40 dias de gestação, por isso são raramente observados ao longo da gestação.

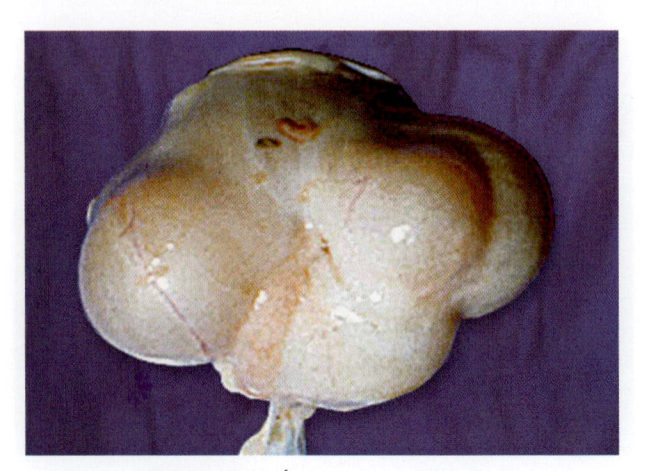

Figura 14.33 Égua. Ovário polifolicular.

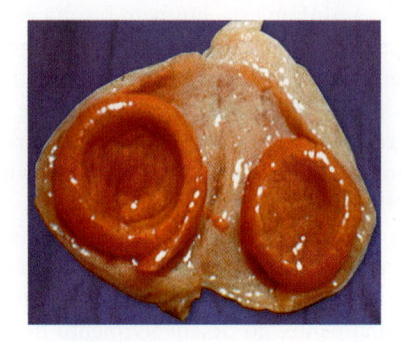

Figura 14.34 Vaca. Superfície de corte do ovário com cisto luteinizado.

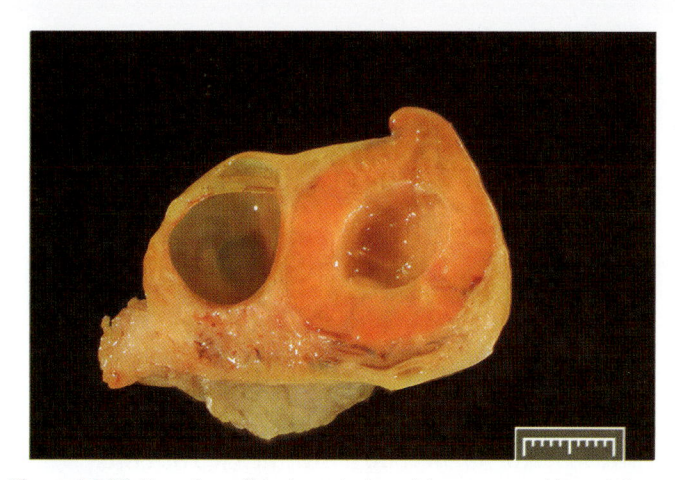

Figura 14.35 Vaca. Superfície de corte do ovário com corpo lúteo cístico.

Em vacas zebuínas, há tendência para protrusão do cisto através da superfície do corpo lúteo (Figura 14.36). Esse tipo de cisto não resulta em comprometimento da função reprodutiva da vaca.

Cisto tubo-ovárico e cisto bursaovárico

Processos inflamatórios do ovário (periovarianos) e/ou da tuba uterina predispõem à formação de aderências entre o ovário e as estruturas adjacentes, em especial o infundíbulo da tuba uterina e a bolsa ovariana (parte do mesovário). Caso essas aderências ocluam a drenagem das secreções tubáricas para o interior da cavidade abdominal, pode ocorrer acúmulo dessa secreção, com formação de estruturas císticas.

Caso o cisto seja decorrente da aderência do ovário com o infundíbulo da tuba uterina, há a formação de um cisto tubo-ovárico, enquanto aderências entre o ovário e a bolsa ovariana podem dar origem ao cisto bursaovárico. Tanto um quanto o outro podem ser uni ou bilaterais e quase sempre estão associados à hidrossalpinge decorrente da obstrução do lúmen da tuba uterina (ver seção "Tubas uterinas", adiante).

Obviamente, esse tipo de cisto não tem atividade endócrina, ou seja, não produz hormônios, porém o prognóstico reprodutivo nesses casos é desfavorável, na medida em que estas são lesões irreversíveis e que, embora o ovário possa se manter funcional, há impedimento à captação do oócito durante a ovulação.

Hidátide de Morgani

A hidátide de Morgani, ou apêndice vesicular, é uma estrutura cística ou policística derivada do acúmulo de secreção

em um infundíbulo acessório da tuba uterina (ver tópico *Anomalias do desenvolvimento* na seção "Tubas uterinas", adiante), resultando na formação de um cisto adjacente à tuba uterina. Essa lesão é, em geral, verificada apenas na égua, podendo ser observada em animais pré-púberes e até mesmo em fetos. Pelo fato de ser revestida por um epitélio idêntico ao da tuba uterina, essa estrutura também é considerada uma tuba uterina acessória.

Alterações inflamatórias

O processo inflamatório ovariano é denominado *ooforite* (ou *ovarite*), que é uma alteração relativamente pouco comum. Processos inflamatórios ascendentes do sistema genital podem atingir os ovários, resultando em periooforite. Nesses casos, a inflamação ovariana é precedida de endometrite e salpingite, podendo acarretar formação de abscessos ovarianos ou periovarianos (Figura 14.37).

Diversos agentes infecciosos estão associados à ooforite. Em áreas nas quais a tuberculose é prevalente, a infecção pode estar associada à ooforite granulomatosa, caracterizada por lesões nodulares na superfície do ovário, as quais, histologicamente, correspondem aos granulomas contendo bacilos álcool-ácido resistentes intracitoplasmáticos em macrófagos. Ooforite também acontece em vacas com brucelose; porém, independentemente da causa, o processo inflamatório ovariano ou periovariano pode resultar na formação de aderências entre tuba uterina e ovário (Figura 14.38).

Alguns agentes virais têm potencial para indução de lesões ovarianas, como o vírus da diarreia bovina – que pode ser detectado em células do cúmulo oóforo, mas, geralmente, com ausência de inflamação – e o herpesvírus bovino tipo 1 (HVB-1) – que pode causar ooforite necrótica e linfocitária multifocal.

Cabe salientar que o achado de células inflamatórias no ovário, em particular no corpo lúteo, pode não representar processo patológico. Por exemplo, eosinófilos são quase sempre observados em corpos lúteos recém-formados, enquanto mastócitos costumam ser verificados na cápsula externa do corpo lúteo durante o terço médio do diestro e macrófagos estão no corpo lúteo durante sua involução ao fim do diestro.

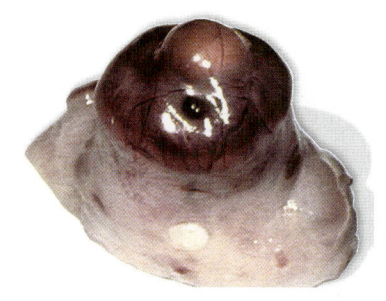

Figura 14.36 Vaca. Ovário com cisto do corpo lúteo (corpo lúteo cístico) projetando-se na papila de ovulação.

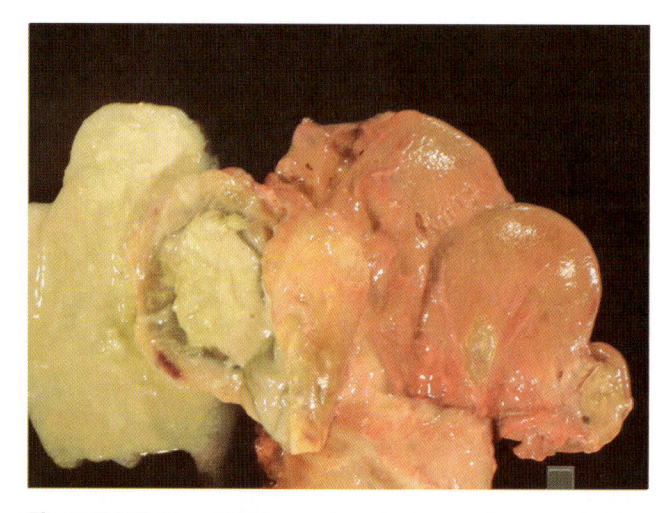

Figura 14.37 Vaca. Abscesso ovariano aberto, com drenagem de grande quantidade de exsudato purulento.

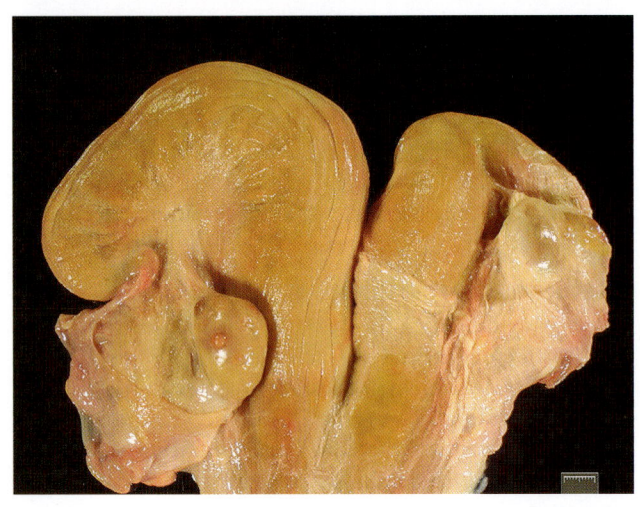

Figura 14.38 Vaca. Fibrose e aderência de ovário e tuba uterina do lado direito.

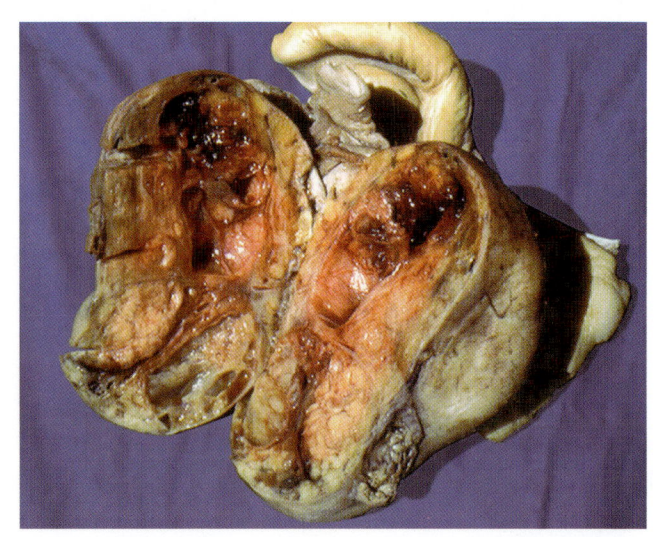

Figura 14.39 Vaca. Tumor de células da granulosa, predominantemente sólido, com grande área central cavitária.

Alterações proliferativas

Processos neoplásicos ocorrem com relativa frequência no ovário. Acontecem em todas as espécies de animais domésticos, mas são mais comuns na vaca, na cadela e na égua.

O ovário é um órgão extremamente complexo do ponto de vista de histogênese, contendo vários tipos diferentes de tecidos. Por isso, diversos tipos de tumores podem ter origem ovariana, tais como neoplasias epiteliais (adenomas e carcinomas), neoplasias derivadas de células germinativas (teratomas e disgerminomas), neoplasias derivadas dos cordões sexuais (tumor de células da granulosa, tecoma e luteoma), além de neoplasias do estroma não especializado (p. ex., fibroma e hemangioma).

O *tumor de células da granulosa* (TCG) é a neoplasia ovariana mais usual, em especial na vaca e na égua. O TCG é mais habitual em animais velhos, embora possa ser diagnosticado em novilhas. Esse tumor ocorre em todas as raças bovinas, apesar de ser mais comum em gado leiteiro. Na maioria dos casos, é unilateral e benigno.

Esse tumor tem grande importância clínica em razão da produção de hormônios esteroides, principalmente estrógeno e testosterona, que interferem na função reprodutiva do animal. À macroscopia, o TCG pode apresentar superfície lisa ou irregular e, ao corte, pode ser sólido (Figura 14.39), cístico ou policístico (Figura 14.40), com o tecido neoplásico de coloração esbranquiçada ou amarelada.

À histologia, o tecido neoplásico é constituído por células com características morfológicas semelhantes às das células da granulosa, dispostas em ninhos ou cordões sustentados por delicado estroma fibrovascular. Quase sempre, em particular na vaca, podem ser observadas formações que lembram folículos com estrutura central, conhecida como *corpúsculo de Call-Exner* (Figura 14.41).

Embora os corpúsculos de Call-Exner possam ser observados em cordões sexuais não neoplásicos, o achado dessas estruturas em tecido neoplásico ovariano auxilia no diagnóstico de TCG. Além disso, frequentemente há tanto células com diferenciação de células da granulosa, quanto células da teca. Assim, esse tumor tem sido comumente denominado tumor de células da granulosa-teca.

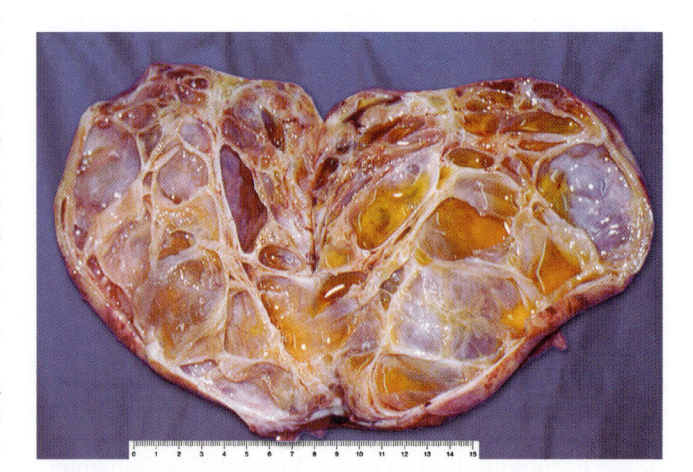

Figura 14.40 Égua. Superfície de corte do ovário com tumor de células da granulosa policístico.

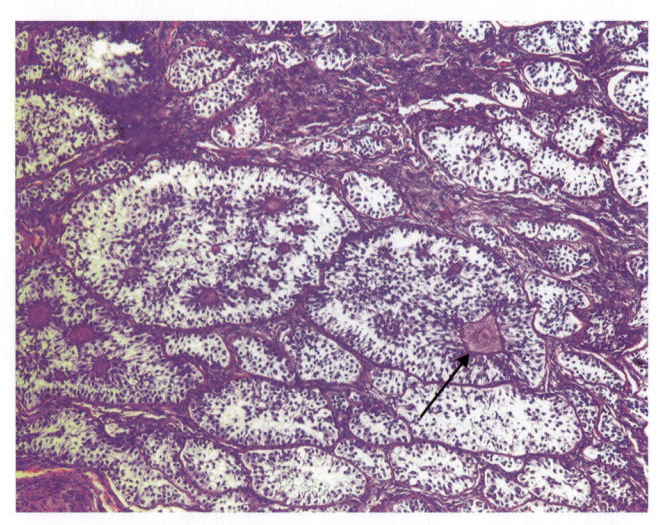

Figura 14.41 Vaca. Micrografia de ovário com tumor de células da granulosa. Corpúsculo de Call-Exner (*seta*).

Na égua, o TCG corresponde a mais de 85% das neoplasias do sistema reprodutivo. O TCG equino geralmente é policístico, podendo conter áreas sólidas. Embora raramente possam afetar ambos os ovários, em geral são unilaterais, com hipotrofia do ovário contralateral. Em éguas, pode estar associado à ninfomania, ao virilismo ou ao anestro, sendo que as éguas com TCG associado a virilismo podem apresentar aumento da massa muscular e hipertrofia de clitóris.

O TCG na cadela está frequentemente associado à hiperplasia endometrial cística e à piometra. A condição de hiperestrogenismo associada ao TCG na cadela, bem como a decorrente de tumor de células de Sertoli no macho (ver Capítulo 15, *Sistema Reprodutivo Masculino*), resulta em hipoplasia de medula óssea e, por consequência, anemia ou pancitopenia.

Quando as células neoplásicas derivadas dos cordões sexuais se diferenciam em células fusiformes, formando uma neoplasia sólida e firme, o tumor é denominado *tecoma* (ou sarcoma de células da teca, quando malignos). As células da teca são positivas para actina de músculo liso na imuno-histoquímica. Por sua vez, quando as células se diferenciam em células com características morfológicas de células luteínicas, a neoplasia é denominada *luteoma*.

Cabe ressaltar que os luteomas são derivados dos cordões sexuais, e não de corpos lúteos (Figura 14.42). Com exceção do sarcoma de células da teca, as neoplasias derivadas dos cordões sexuais raramente produzem metástases.

O *teratoma* é a segunda neoplasia ovariana mais comum, sendo originário de células da linhagem germinativa que se diferenciam em diversos componentes tissulares estranhos ao ovário. Pode se originar das três camadas embrionárias (ectoderma, mesoderma ou endoderma), inclusive pele e anexos, cartilagem, osso e medula óssea, dente, tecido adiposo, tecido nervoso, entre outros (Figura 14.43).

O teratoma costuma ocorrer em animais jovens e, com maior frequência, em cadela, vaca, gata e égua. Existem relatos de teratomas em vacas gestantes, o que indica ausência de influência da neoplasia sobre a função reprodutiva nessas situações.

O teratoma, em geral, tem comportamento benigno, com a rara ocorrência de alguns casos de maior grau de malignidade, em especial em cadelas velhas. Formações ovarianas

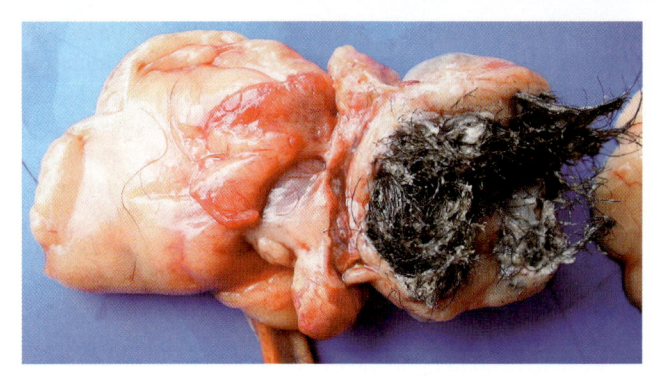

Figura 14.43 Cadela. Teratoma ovariano, caracterizado por estrutura cavitária revestida por pele e repleta de pelos. (Cortesia do Dr. Antonio Carlos Alessi, Universidade Estadual Paulista, Jaboticabal, SP.)

císticas, revestidas por epitélio estratificado pavimentoso ceratinizado, têm sido historicamente diagnosticadas como teratoma benigno ou então como cistos epidermoides do ovário.

Contudo, foi demonstrado que essas lesões, relativamente comuns em vacas zebuínas, são consequência de metaplasia escamosa da *rete ovarii*, que resulta no acúmulo de material ceratinizado no lúmen dos túbulos da *rete*. Com isso, não pode ser um processo neoplásico. Tais lesões devem ser diferenciadas de formações císticas revestidas por tecido tegumentar contendo folículos pilosos e anexos, que são, de fato, uma manifestação de teratoma ovariano.

Células da linhagem germinativa podem originar outro tipo de neoplasia, denominada *disgerminoma*. Essa condição é rara em todas as espécies domésticas, porém mais usual na cadela e na gata.

À histologia, o disgerminoma é composto de células com características de células germinativas primordiais. As células se dispõem em manto, cordões ou ninhos, com escasso tecido conjuntivo de sustentação. São muito celularizados, constituídos por células poligonais, grandes, com núcleo contendo cromatina frouxa e proeminente nucléolo, com numerosas figuras de mitose (Figura 14.44). Histologicamente, o disgerminoma é muito semelhante ao seminoma que ocorre com maior frequência no testículo. Essa neoplasia tem potencial maligno, particularmente em animais mais velhos.

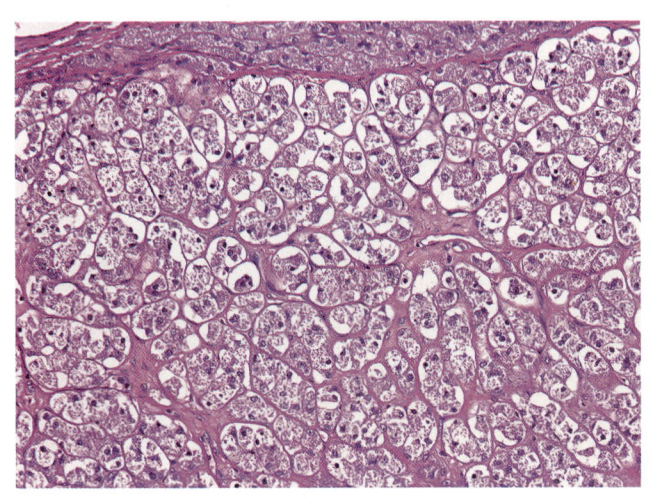

Figura 14.42 Cadela. Luteoma.

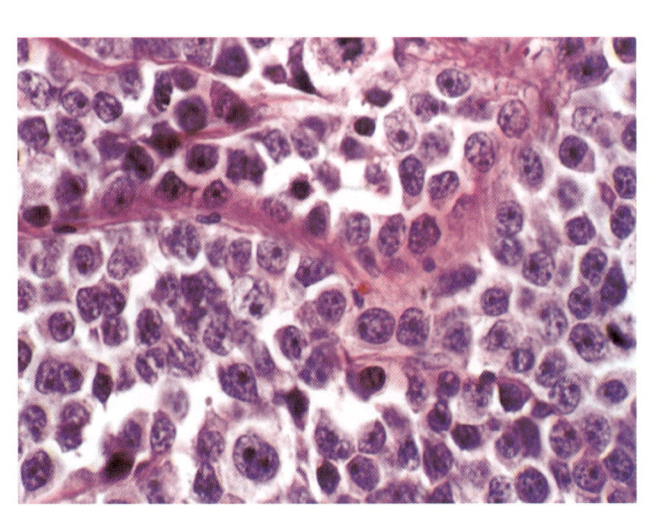

Figura 14.44 Cadela. Disgerminoma.

Neoplasias epiteliais são frequentes no ovário da cadela (Figuras 14.45 e 14.46), podendo ser benignas (*adenoma* ou *cistadenoma papilífero* e *adenoma da rete ovarii*) ou malignas (*carcinoma papilífero*). Essas neoplasias são derivadas da *rete ovarii* ou das estruturas epiteliais subsuperficiais, que ocorrem apenas nos ovários das cadelas, justificando assim a maior frequência de neoplasias ovarianas epiteliais nessa espécie.

Os tumores epiteliais ovarianos podem ser multicêntricos ou bilaterais. Quando essas neoplasias ovarianas epiteliais ultrapassam o limite da bolsa ovariana, costuma ocorrer implantação para outros locais na cavidade abdominal.

As demais neoplasias ovarianas são bem menos usuais. Contudo, além desses tumores, podem ocorrer processos neoplásicos ovarianos derivados de estroma não especializado (fibroma, hemangioma, dentre outros) e, eventualmente, tumores metastáticos.

TUBAS UTERINAS
Anomalias do desenvolvimento

A *agenesia da tuba uterina* é caracterizada pela ausência de formação de uma ou ambas as tubas uterinas. Trata-se de alteração rara, exceto nos intersexos, como nas fêmeas *freemartin*, e, às vezes, nos hermafroditas, nos quais a tuba uterina pode estar completamente ausente ao exame macroscópico.

Mais frequente do que a agenesia, embora também seja alteração rara, a condição é denominada aplasia segmentar, que se caracteriza pela falta de desenvolvimento de um ou mais segmentos anatômicos da tuba uterina. É mais comum em porca, cadela e vaca.

Essa alteração resulta da parada de desenvolvimento de segmentos dos ductos paramesonéfricos e pode se associar ou não à aplasia segmentar do útero. A alteração pode ser uni ou bilateral e pode obstruir a tuba uterina, provocando hidrossalpinge, em decorrência da impossibilidade de drenagem da secreção da mucosa da tuba para a cavidade abdominal. Nos casos unilaterais, o animal é subfértil, enquanto nos bilaterais é estéril.

É comum o achado de pequenos *cistos*, com menos de 1 cm de diâmetro, na superfície externa da parede da tuba uterina, em geral adjacentemente à inserção da mesossalpinge. São mais usuais nos suínos, embora ocorram em todas as espécies (Figura 14.47).

Apesar de haver a possibilidade de esses cistos provocarem estenose do lúmen por compressão, na maioria dos casos não comprometem a função da tuba uterina (Figura 14.48). Na maioria das vezes, resultam de dilatação cística de remanescentes dos ductos de Müller ou paramesonéfricos. Em grande parte dos casos, são bilaterais e localizam-se na porção fimbriada do infundíbulo e, nessa localização, podem comprometer a captação do ovócito, acarretando infertilidade.

A condição denominada *tuba uterina acessória* resulta da persistência, ou mesmo duplicação, da porção cranial dos ductos paramesonéfricos. Às vezes, o segmento duplicado da tuba pode dar origem à formação cística.

Histologicamente, apresenta epitélio pseudoestratificado, parede fina e delgada, com poucas fibras musculares e colágenas. Na égua, suspeita-se que essa anomalia possa resultar em infertilidade.

Por fim, pode acontecer a formação de *divertículo congênito* na tuba uterina. Essa lesão consiste na formação de dilatação saculiforme da tuba uterina e é caracterizada por

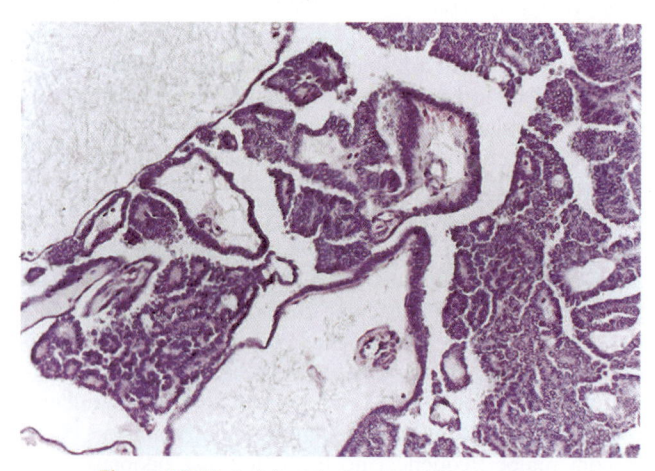

Figura 14.45 Cadela. Adenoma papilífero ovariano.

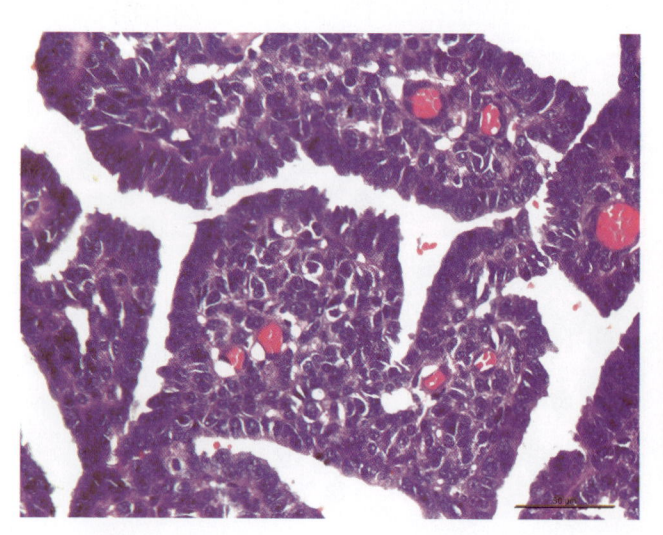

Figura 14.46 Cadela. Carcinoma papilífero ovariano.

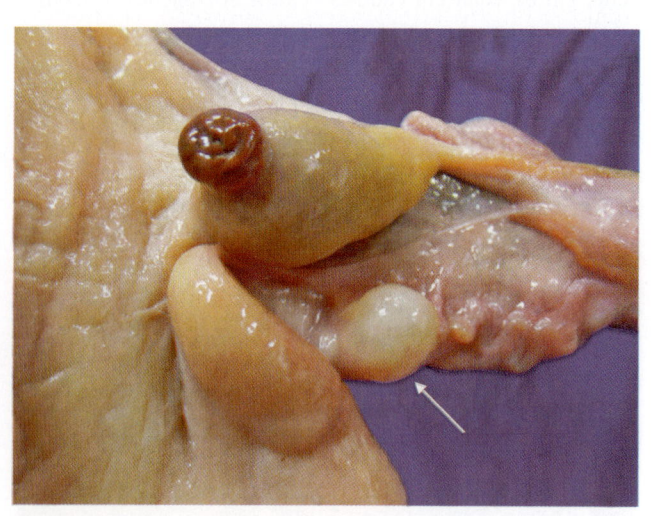

Figura 14.47 Vaca. Cisto de origem mesonéfrica adjacente à tuba uterina (*seta*).

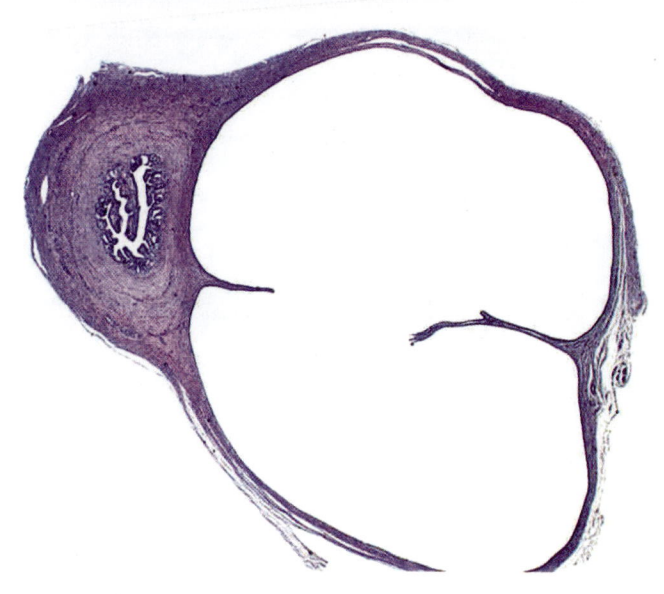

Figura 14.48 Porca. Cisto de origem mesonéfrica adjacente à tuba uterina.

apresentar parede delgada, mas com os mesmos componentes histológicos da tuba uterina normal. Essa alteração foi descrita em porcas e suspeita-se que possa comprometer a fertilidade por interferir no transporte dos gametas, tanto dos oócitos quanto dos espermatozoides, durante o período de fecundação.

Alterações circulatórias

Na espécie humana pode haver intensa *hemorragia* da tuba uterina nos casos de implantação ectópica (tubárica) do embrião e, por conseguinte, ruptura da tuba. Contudo, cabe enfatizar que a implantação embrionária tubárica não acontece nas espécies de animais domésticos.

Alterações degenerativas

A *hidrossalpinge* corresponde à dilatação da tuba uterina com acúmulo de transudato em consequência de obstrução congênita ou adquirida. Na maioria das vezes, resulta de fibrose do estroma em decorrência de processo inflamatório crônico. Essa alteração também pode se originar como resultado de aderências da tuba uterina a outros órgãos adjacentes. Ao exame macroscópico, a tuba com hidrossalpinge apresenta-se dilatada, com acúmulo de líquido e com a parede adelgaçada e, às vezes, translúcida. Microscopicamente, a mucosa manifesta-se sem pregas, constituída por uma simples camada de células achatadas, com ausência de células secretoras e ciliadas. Nos casos decorrentes das inflamações, podem-se observar fibrose e infiltrado inflamatório.

Entre as alterações morfofuncionais nas tubas uterinas, destacam-se os *cistos intraepiteliais*, especialmente na vaca. Entretanto, pouco se conhece sobre os efeitos dessa afecção sobre a fertilidade, bem como sobre sua patogênese.

Cistos intraepiteliais se desenvolvem em novilhas submetidas à administração de ocitocina durante 30 a 68 dias e podem ter relação com hiperestimulação estrogênica, uma vez que novilhas submetidas a esse tratamento apresentam encurtamento do ciclo estral. No entanto, estudo posterior em novilhas mestiças (*Bos taurus taurus* e *Bos taurus indicus*),

com ciclo estral normal ou tratadas para superovulação, resultou na identificação de cistos intraepiteliais em 100% dos animais estudados, independentemente do tratamento, em particular no infundíbulo e na ampola.

Cistos da mucosa costumam se desenvolver como sequela de processos inflamatórios. Dependendo da intensidade e da extensão da mucosa envolvida, pode haver comprometimento da fertilidade.

Alterações inflamatórias

Salpingite é o processo inflamatório da tuba uterina. É alteração que se dá em todas as espécies domésticas, com mais frequência em vaca, porca e coelha, em decorrência de infecções ascendentes, e muito associada ao desenvolvimento de cistos tubo-ovárico.

O esfíncter na junção uterotubárica na égua é bastante desenvolvido, prevenindo infecções ascendentes, fazendo com que a maior parte dos processos inflamatórios ocorra na região do infundíbulo. Em éguas, perissalpingite não oclusiva, quase sempre não exsudativa e, muitas vezes, temporária é reconhecida histologicamente.

À macroscopia, é comum serem observadas bandas de fibrose em éguas velhas, localizadas na região do infundíbulo adjacente à fossa de ovulação. Isso porque a ovulação acontece sempre no mesmo local.

A salpingite é, em geral, de origem infecciosa e, na maioria das vezes, é bacteriana. A infecção quase sempre se instala por via ascendente, sendo habitualmente precedida de endometrite (Figura 14.49).

Nas infecções genitais específicas dos bovinos, como brucelose, campilobacteriose, tricomoníase e micoplasmose, a salpingite costuma estar presente, do mesmo modo que na infecção por *Taylorella equigenitalis* na égua. Nos casos de tuberculose com envolvimento genital, a tuba uterina pode ser afetada e apresentar formações nodulares correspondendo à inflamação granulomatosa (Figura 14.50).

Piossalpingite é o processo inflamatório da tuba uterina que se caracteriza pelo acúmulo de exsudato purulento no lúmen. É causada por agentes bacterianos piogênicos, especialmente *Trueperella (Arcanobacterium) pyogenes*.

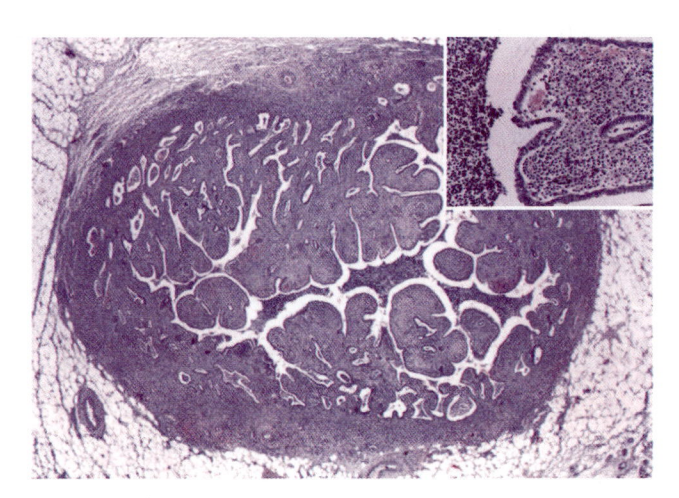

Figura 14.49 Cadela. Salpingite supurada aguda difusa e acentuada. No detalhe: edema, hiperemia e intenso infiltrado inflamatório, com exocitose e acúmulo de neutrófilos no lúmen.

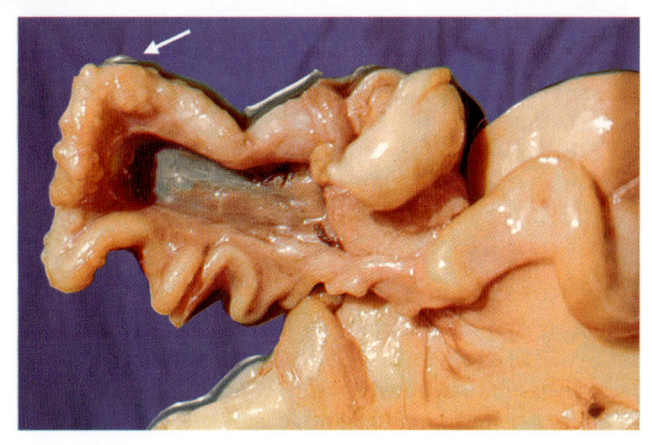

Figura 14.50 Vaca. Salpingite granulomatosa em um caso de tuberculose (*seta*).

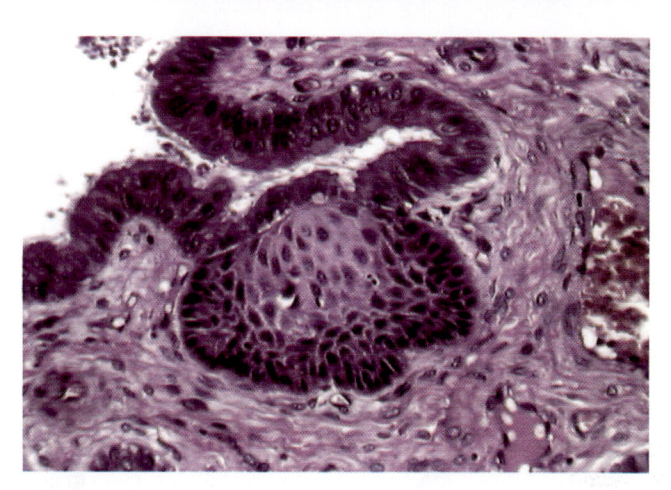

Figura 14.51 Porca. Foco de metaplasia escamosa da tuba uterina.

Na vaca, a salpingite está associada a acúmulo de secreção e restos celulares no lúmen, uma vez que ocorre hipersecreção. Nos casos mais graves, ocorre apoptose, perda dos cílios e das junções oclusivas entre as células do epitélio tubárico, com diminuição na frequência de batimento dos cílios. Essas alterações da mucosa e do conteúdo da tuba uterina durante o processo inflamatório resultam em menor motilidade dos espermatozoides no lúmen da tuba.

A infertilidade decorrente das inflamações tubáricas é muito comum e se deve à exsudação e à destruição total ou parcial de células secretoras e ciliadas. Isso torna o ambiente tubárico citotóxico, comprometendo a sobrevivência dos gametas ou mesmo do zigoto.

Além disso, o prognóstico reprodutivo de fêmeas com salpingite é reservado ou desfavorável, uma vez que quase sempre ocorrem alterações secundárias ao processo inflamatório, que são permanentes e comprometem a função da tuba uterina. Essas alterações, que acontecem particularmente nos casos crônicos, incluem fibrose, formação de cistos e obstrução. A salpingite crônica, por conseguinte, pode resultar em obstrução anatômica ou funcional da tuba uterina.

Alterações proliferativas

A substituição do epitélio colunar ciliado e secretório normal da tuba uterina por um epitélio estratificado pavimentoso caracteriza a condição denominada *metaplasia escamosa* (Figura 14.51). Essa alteração pode ocorrer em qualquer espécie, sendo mais comum na porca. É ocasionada por hipovitaminose A, hiperestrogenismo ou micotoxicose por zearalenona, produzida pelo fungo *Fusarium roseum*.

A metaplasia compromete a integridade e a função da tuba uterina e predispõe à salpingite. Estudo histoquímico de tubas uterinas de porcas expostas à zearalenona demonstrou diminuição na secreção de mucossubstâncias ácidas e neutras, o que provavelmente interfere na fertilidade dessas porcas.

Adenomiose da tuba uterina caracteriza-se pela presença de epitélio da mucosa em outras porções da parede, sobretudo na camada muscular, sendo bilateral na maioria dos casos. Na espécie humana, essa alteração tem como consequência a infertilidade, o que possivelmente se dá também nas fêmeas das espécies domésticas.

Até o momento, a patogênese da adenomiose tubárica não é conhecida. Alguns autores admitem que a lesão é sequela de salpingite. Outros sugerem a participação de estímulo hormonal, em especial do estrógeno, no desenvolvimento dessa alteração.

As neoplasias da tuba uterina são raras nos animais domésticos. Há relatos de tumores epiteliais (*adenomas* e *adenocarcionomas*) e mesenquimais (*leiomioma* e *lipoma*), sendo todos mais comuns na cadela.

Útero
Anomalias do desenvolvimento

A principal anomalia do desenvolvimento uterino é a *aplasia segmentar*. Embora ocorra com baixa frequência em todas as espécies, é mais comum em vacas, porcas e cadelas. Essa alteração é caracterizada pela ausência de desenvolvimento de um segmento do útero, podendo afetar toda a extensão de um corno uterino (aplasia segmentar total), resultando na condição conhecida como *útero unicorno* (Figura 14.52).

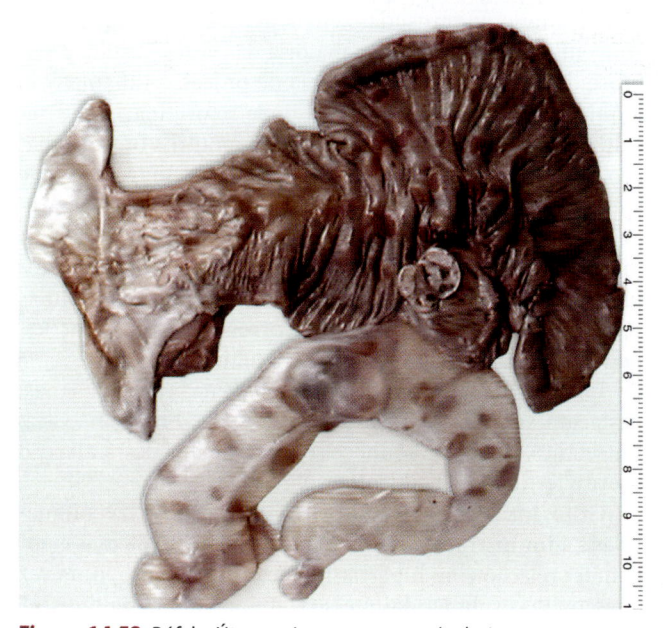

Figura 14.52 Búfala. Útero unicorno gestante (aplasia segmentar uterina unilateral total).

Quando restrita a pequeno segmento do útero (aplasia segmentar parcial, diferenciando da total, que corresponde ao útero unicorno), em geral afeta o segmento do corno uterino adjacente ao corpo do útero. A alteração regularmente é unilateral, mas pode ser bilateral (Figura 14.53).

A patogênese da aplasia segmentar envolve falha no desenvolvimento de segmentos dos ductos paramesonéfricos durante o desenvolvimento embrionário. Como consequência da aplasia segmentar, a secreção endometrial do segmento cranial tende a acumular, resultando em distensão desse segmento, eventualmente acarretando a formação de concreções uterinas, também chamadas de *histerólitos*.

Em bovinos, os casos de aplasia segmentar total, ou útero unicorno, podem resultar em persistência do corpo lúteo quando a ovulação se dá no ovário ipsilateral ao corno aplásico. Nessas situações, o corpo lúteo não sofre luteólise ao fim do diestro em razão da ausência de PGF2, que, em condições normais, é produzido pelo endométrio do corno uterino adjacente (completamente ausente nesses casos). A PGF2α de origem endometrial alcança o corpo lúteo pela transferência direta entre a veia e a artéria ovarianas, sem passagem pela grande circulação.

Nos casos de útero unicorno, apesar de haver produção normal de PGF2α no corno existente, ela não chega ao ovário contralateral. Isso porque sofre metabolização durante sua passagem pelos pulmões.

Tanto na aplasia segmentar total quanto na parcial, a vaca ou novilha será subfértil, visto que não acontecerá gestação quando a ovulação se der do lado aplásico. Nos casos de aplasia bilateral, o animal é estéril.

Outras anomalias do desenvolvimento comuns são o *útero duplo* (ou útero duplex ou útero didelfo) e a *dupla cérvix* (ou dupla abertura caudal da cérvix). Essas alterações são decorrentes da fusão incompleta das porções caudais dos ductos mesonéfricos e, por conseguinte, persistência da parede medial desses ductos durante o desenvolvimento embrionário.

No caso de útero duplo, observam-se dois cornos uterinos completamente independentes, com duas cérvix e, obviamente, com ausência de corpo do útero (Figura 14.54).

Cabe salientar que, entre as espécies domésticas, a coelha quase sempre tem dois úteros separados.

Nos rebanhos sem acompanhamento ginecológico e com monta natural, vacas com útero duplo podem não ser identificadas, pois é possível que apresentem atividade reprodutiva normal. Contudo, nos rebanhos que adotam inseminação artificial, esses animais podem ser subférteis, já que a inseminação apenas poderá resultar em gestação quando for realizada no útero do lado em que houve a ovulação.

A dupla cérvix ocorre em 1 a 2% das vacas e não compromete a fecundação ou a gestação. Geralmente, a duplicação envolve um a três anéis caudais do cérvix, e um dos canais cervicais tem comunicação com o corpo do útero cranialmente. Portanto, um dos canais cervicais pode não ter comunicação com o corpo do útero, terminando cranialmente em fundo cego.

Às vezes, a dupla cérvix em vacas é caracterizada por dois canais cervicais independentes que se comunicam com a vagina e o corpo do útero. Embora não existam estudos sistemáticos, essa condição possivelmente predispõe à distocia, uma vez que o feto pode introduzir os membros em diferentes canais cervicais por ocasião do parto, e isso pode dificultar a expulsão fetal. Nesses casos, a condição é mais bem descrita como dupla abertura caudal da cérvix. Em tais situações, a fertilidade pode ser comprometida nos rebanhos que utilizam inseminação artificial, pois o inseminador pode depositar o sêmen no canal cervical que não tem comunicação com o corpo do útero.

A *hipoplasia uterina*, caracterizada pelo desenvolvimento incompleto do órgão, se dá principalmente nos casos de intersexualidade, em particular em casos de freemartinismo em bovinos. Já a hipoplasia endometrial, distinguida histologicamente pela ausência de glândulas endometriais, acontece em éguas com cariótipo X0 e quase nunca em bovinos com cariótipo normal.

A cérvix também pode ser afetada por hipoplasia, que, em bovinos, é caracterizada pela ausência ou desenvolvimento incompleto de um ou mais anéis cervicais. Esses animais têm maior predisposição à infecção uterina, pois a barreira proporcionada pela cérvix fica comprometida nesses casos.

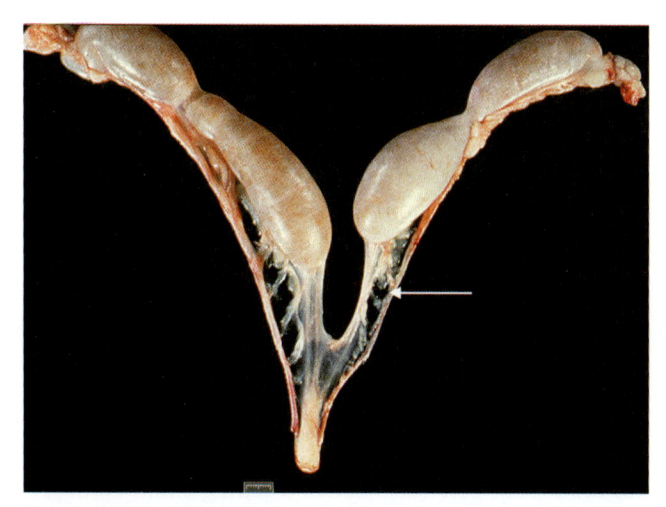

Figura 14.53 Cadela. Aplasia segmentar envolvendo o corpo do útero e os segmentos caudais dos cornos uterinos (*seta*).

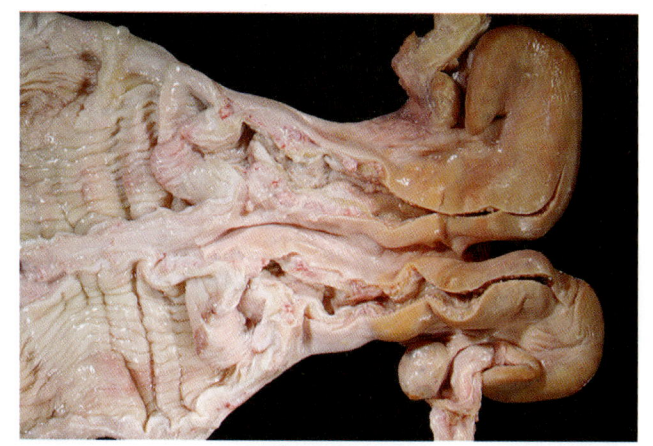

Figura 14.54 Vaca. Útero duplo. Há completa separação entre os cornos uterinos, que se comunicam com a cavidade vaginal por meio de duas cérvix independentes.

Em equídeos, a hipoplasia de cérvix é caracterizada por menor comprimento da cérvix e está associada a subfertilidade, com refluxo de sêmen pós-coito e predisposição ao acúmulo de ar no lúmen uterino. A aplasia de cérvix também pode ser observada em cadelas e gatas.

Por fim, a cérvix bovina pode apresentar graus variáveis de tortuosidade. É comum que vacas tenham hiperplasia fibromuscular, que, além de aumentar a tortuosidade, frequentemente está associada com a eversão de um ou mais anéis cervicais caudais, que prolapsam para a cavidade vaginal.

Essas alterações podem estar associadas à retenção de secreções uterinas. Ainda que seja compatível com a fertilidade na maioria dos casos, essa condição pode comprometer a eficiência reprodutiva quando se utiliza inseminação artificial, em decorrência da dificuldade ou da impossibilidade de introdução da pipeta de inseminação no corpo do útero.

Alterações circulatórias

Conforme descrito no início deste capítulo, o endométrio é responsivo aos esteroides sexuais, de modo que hiperemia, edema e até mesmo hemorragia endometriais podem ocorrer sob condições fisiológicas (Figura 14.55) em razão do estímulo estrogênico durante as fases de proestro, estro e metaestro. Contudo, essas alterações circulatórias também acontecem em condições patológicas, como nos processos inflamatórios endometriais. A hemorragia endometrial fisiológica, que pode resultar em secreção vaginal sanguinolenta ou hemorrágica, ocorre sobretudo durante o proestro nas cadelas e no metaestro em vacas (Figura 14.56).

Hemorragia patológica do endométrio, condição denominada metrorragia (Figura 14.57), pode acontecer nos casos de subinvolução dos sítios de inserção placentária e em condições de piometra na cadela (essas lesões estão detalhadas a seguir).

Hemorragia uterina também ocorre com frequência durante manobra obstétrica nos animais de grande porte. Além disso, hemorragias podem estar associadas às neoplasias uterinas.

Amostras de tecido uterino obtidas por ovariosalpingo-histerectomia eletiva frequentemente apresentam hemorragia endometrial variando de multifocal a difusa. Pode ser

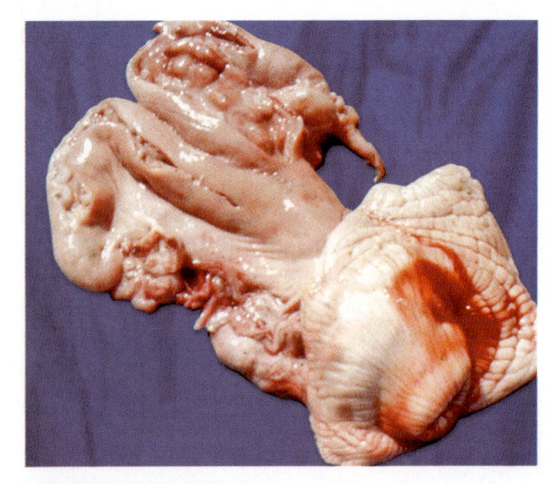

Figura 14.56 Novilha. Hemorragia endometrial de metaestro.

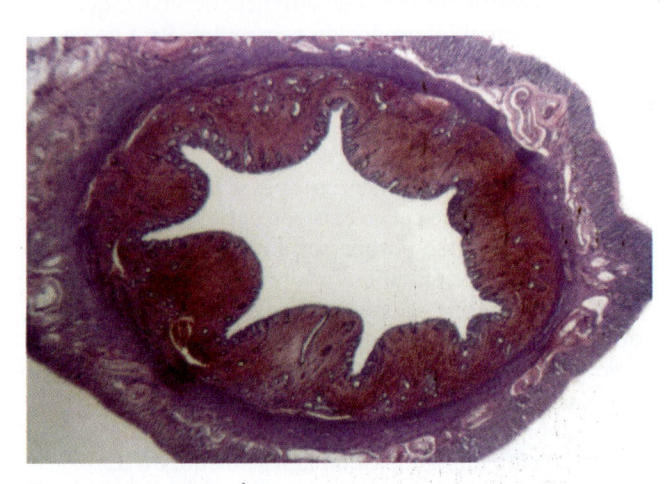

Figura 14.57 Cadela. Útero com intensa hemorragia difusa e acentuada no endométrio (metrorragia).

observada durante exame histopatológico, que é decorrente de manipulação cirúrgica e não tem correlação com alterações clínicas.

Alterações de posicionamento (distopias adquiridas) e degenerativas

As alterações de posicionamento do útero, ou *distopias*, compreendem torção, prolapso e hérnia. Em geral, a *torção uterina* ocorre em animais com gestação adiantada, em particular bovinos e equinos com gestação gemelar, uma vez que o conteúdo uterino tem ação mecânica, favorecendo o desenvolvimento da torção. Por isso, a torção também pode suceder em casos de piometra, mucometra ou hidrometra.

Esse processo é mais comum na vaca, embora ocorra em todas as espécies domésticas. No caso da vaca, a torção uterina, em geral, ocorre na fase final da gestação (Figura 14.58), com grande relevância clínica, pois resulta em distocia, com isquemia uterina, morte fetal e, na ausência de intervenção, pode ocasionar em um quadro toxêmico e morte da vaca.

Contudo, o ligamento intercornual bastante desenvolvido na vaca também predispõe à torção uterina por volta dos 120 dias de gestação, quando o útero gestante começa a se projetar da cavidade pélvica para a cavidade abdominal. Durante essa fase, o corno gestante se projeta cranioventral-

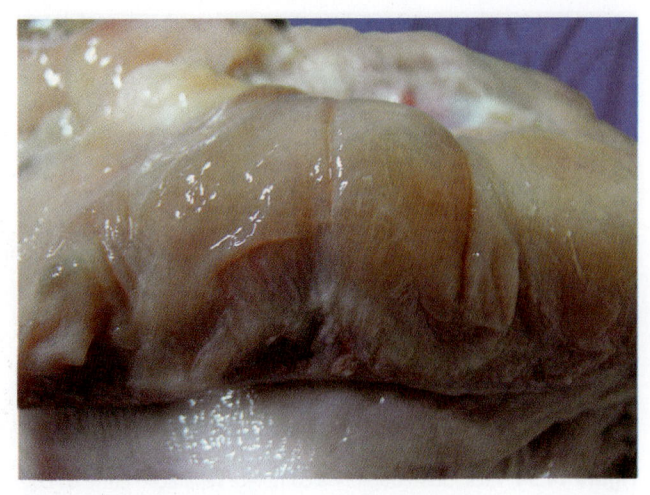

Figura 14.55 Vaca. Endométrio extremamente espesso em razão de intenso edema endometrial.

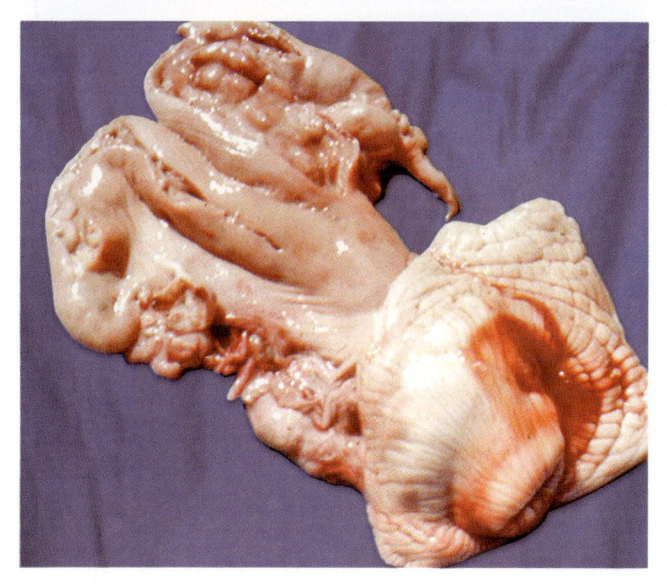

Figura 14.58 Vaca. Torção uterina, com intensa congestão e edema na parede uterina, com acúmulo de exsudato fibrinoso na superfície perimetrial.

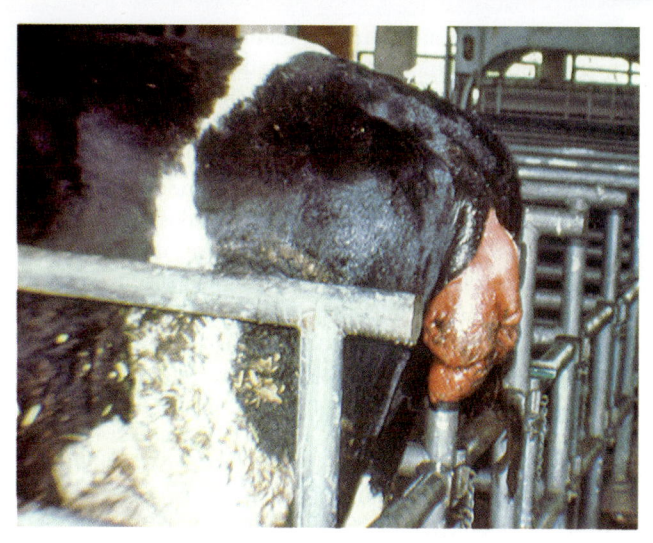

Figura 14.60 Vaca. Prolapso uterino.

mente por ação da gravidade, enquanto o corno não gestante tende a permanecer tracionado na cavidade pélvica. Isso resulta em instabilidade, predispondo à torção.

No caso de cadelas e gatas, a torção também é mais comum no útero gestante e geralmente afeta um único corno uterino (Figura 14.59). Apesar de o útero poder retornar ao seu posicionamento normal quando a torção é transitória, torções de mais de 180° costumam comprometer a circulação do órgão, causando congestão acentuada, isquemia e desvitalização da parede.

O *prolapso uterino* acontece com maior frequência em ruminantes, em especial em vacas. É caracterizado por inversão e exposição do útero através da vagina (Figura 14.60). O prolapso ocorre no período pós-parto imediato, quase sempre dentro de poucas horas após a expulsão fetal.

Os principais fatores predisponentes ao prolapso uterino são distocia (em particular, quando há manobras obstétricas com tracionamento intenso do feto), retenção de placenta e hipocalcemia pós-parto. Como consequência, há edema, congestão e eventual isquemia e necrose da parede do útero. Além disso, em vacas mantidas a pasto, podem ocorrer lacerações em decorrência da ação de urubus.

Animais afetados por prolapso uterino têm grande risco de desenvolvimento de infecção e metrite no período pós-parto. Essa condição também acontece em éguas entre 6 e 10 dias no pós-parto, durante o "cio do potro". Também pode ocorrer em éguas com dor abdominal (cólica) ou com lesões no canal pélvico ocorridas durante o parto.

Cabe salientar que alterações bioquímicas no sistema genital, em resposta ao estímulo hormonal, fazem com que os tecidos fiquem mais distensíveis, predispondo ao prolapso. Cadelas podem apresentar prolapso uterino (Figura 14.61), porém com frequência bem mais baixa do que a observada em vacas.

Nos casos de *hérnia inguinal*, em particular nas cadelas, geralmente há envolvimento de corno uterino. Tal pre-

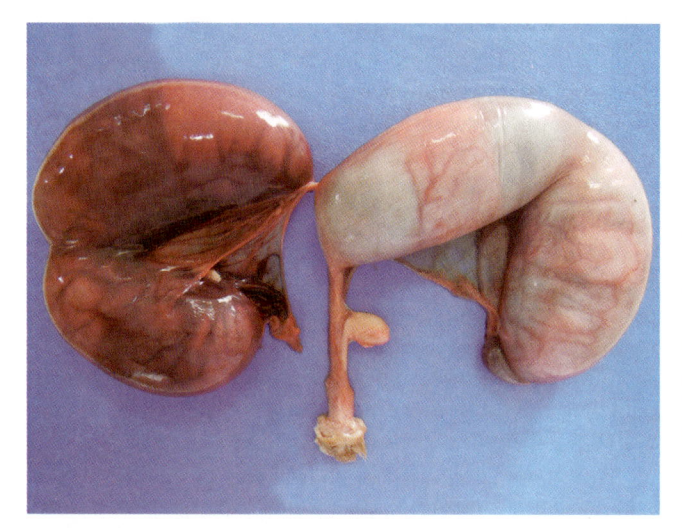

Figura 14.59 Gata. Torção de corno uterino gestante, com intensa congestão da parede uterina. (Cortesia da Dra. Silvia França Baêta, Universidade Federal do Piauí.)

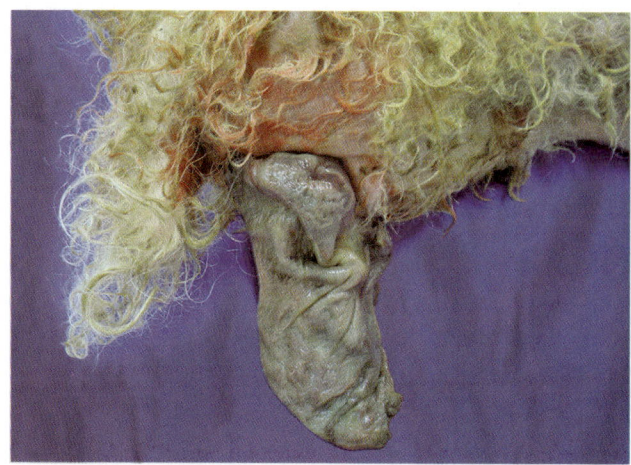

Figura 14.61 Cadela. Prolapso uterino. (Cortesia da Dra. Rogéria Serakides, Universidade Federal de Minas Gerais, Belo Horizonte, MG.)

disposição se deve ao ligamento redondo, que é um cordão fibroso (com músculo liso e tecido adiposo) que se estende da extremidade cranial do corno uterino até o interior do canal inguinal.

Esse processo não resulta, na maioria dos casos, em alterações circulatórias significativas no corno herniado. No entanto, em caso de gestação, há possibilidade de implantação fetal no segmento herniado do corno uterino, o que pode acarretar distocia. Há relato da ocorrência de piometra no segmento do corno uterino herniado no canal inguinal.

As principais alterações degenerativas do útero são *mucometra* e *hidrometra*. Essas duas condições são semelhantes, e diferenciadas apenas pelo aspecto do conteúdo uterino: mucoso no caso da mucometra e fluido no caso da hidrometra, o que, por sua vez, depende do grau de hidratação da mucina. O acúmulo de secreção endometrial, nesses casos, é resultante de hiperplasia do endométrio (ver sobre hiperplasia endometrial cística no tópico *Alterações proliferativas* mais adiante) em consequência da condição de hiperestrogenismo. A desidratação do conteúdo uterino pode resultar na formação de concreções uterinas ou histerólitos (Figura 14.62).

Os cistos observados com maior frequência no endométrio são de origem glandular. A alteração, quase sempre, ocorre difusamente no endométrio, sobretudo em cadelas e gatas (ver sobre o tema hiperplasia endometrial cística, no tópico *Alterações proliferativas*, mais adiante nesta seção). Contudo, cistos endometriais isolados e de grande volume (em geral, superiores a 1 cm e, às vezes, projetando-se nas superfícies endometrial ou serosa) são comuns no útero da égua (Figura 14.63). Nesses casos, o cisto é resultante da dilatação de vasos linfáticos. Embora não comprometam a função uterina, são indicativos de fibrose endometrial, que, quando intensa e difusa, pode afetar bastante a função endometrial e a fertilidade.

O útero também pode sofrer ruptura (Figura 14.64), em particular nos casos de distocia em decorrência de manobras obstétricas ou em casos de torção uterina. Como consequência da ruptura da parede uterina, há hemorragia, que pode provocar choque hipovolêmico. Essa ruptura pode causar, ainda, peritonite nas situações em que há contaminação do lúmen uterino.

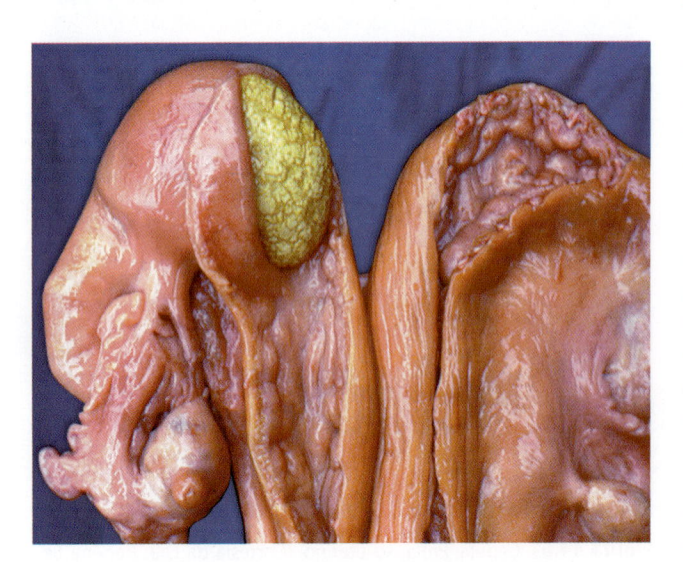

Figura 14.62 Vaca. Concreção uterina (histerólito).

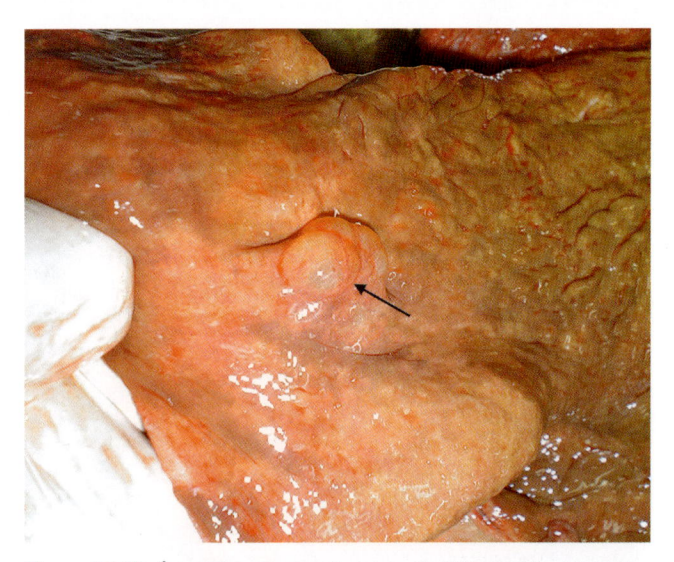

Figura 14.63 Égua. Cisto uterino de origem linfática (*seta*) projetando-se na superfície endometrial.

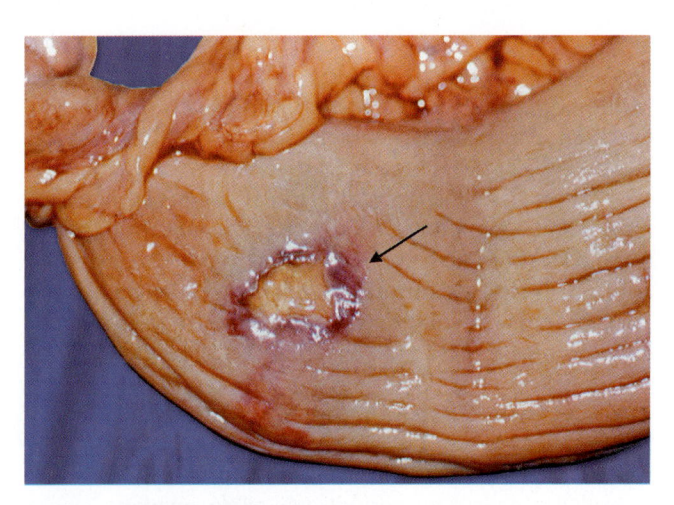

Figura 14.64 Cadela. Ruptura uterina (*seta*).

Alterações inflamatórias

A inflamação do útero é uma das alterações mais importantes do sistema genital feminino, uma vez que se trata de causa comum de subfertilidade em todas as espécies domésticas. Na maioria das situações, a inflamação uterina é de origem infecciosa, ocorrendo logo após o parto ou após o coito ou inseminação artificial.

Entretanto, fatores físicos, tais como infusão intrauterina de fluidos aquecidos em excesso e traumas provocados por pipeta de inseminação ou infusão, podem ser causas. Do mesmo modo, fatores químicos, como utilização terapêutica de compostos irritantes por via intrauterina ou infusão acidental na parede uterina de medicamento em veículo oleoso, também podem ocasionar inflamação uterina.

O processo inflamatório uterino pode ser classificado, segundo sua localização, em *endometrite*, quando a lesão é restrita ao endométrio; *miometrite*, quando se localiza no miométrio; *perimetrite*, nos quadros em que o processo inflamatório se localiza no perimétrio; *metrite*, quando há envolvimento de toda a parede do útero (endométrio, miométrio e perimétrio); e *cervicite*, quando o processo inflamatório se localiza na cérvix. Cabe salientar que essa classificação se aplica às características anatomopatológicas do processo, já que os termos *endometrite* e *metrite* podem ser utilizados com diferentes conotações na clínica para denotar diferentes intensidades dos sinais clínicos.

Quanto ao curso, a inflamação uterina pode ser *aguda* ou *crônica*. Finalmente, pode ser classificada segundo o tipo de exsudado presente no lúmen uterino, o qual pode ser mucopurulento, purulento, fibrinoso, hemorrágico ou de processos granulomatosos ou necróticos que envolvem a parede (Figura 14.65).

As características macroscópicas da endometrite aguda incluem hiperemia e edema endometrial com acúmulo de quantidades variáveis de exsudato no lúmen uterino (Figura 14.66). Histologicamente, há infiltrado linfoplasmocitário periglandular e/ou infiltrado neutrofílico com exocitose (migração transepitelial). Nos casos crônicos, pode haver graus variáveis de fibrose endometrial, que, à histologia, caracteriza-se por fibrose periglandular, e pode resultar em dilatação cística de algumas glândulas endometriais.

Os agentes causadores de endometrite podem chegar ao útero por via ascendente ou hematógena, embora a via ascendente seja muito mais frequente, ou seja, o agente infeccioso chega ao útero por meio da vagina e do cérvix. Nesses casos, a endometrite pode ser precedida de vaginite ou cervicite.

As endometrites podem ser ocasionadas por bactérias, vírus, protozoários ou fungos, e, na maioria dos casos, são provocadas por agentes bacterianos. Ainda que possa ser causada por agentes específicos, principalmente aqueles transmitidos por via venérea, como *Campylobacter fetus venerealis* ou *Tritrichomonas foetus* (na vaca) e *Taylorella equigenitalis* (na égua), a maior parte dos casos de endometrite é causada por agentes inespecíficos e oportunistas. Os agentes isolados, com maior frequência nos casos de endometrite, incluem: *Trueperella* (*Arcanobacterium*) *pyogenes*, *Escherichia coli*, *Staphylococcus aureus*, *Streptococcus* sp. e anaeró-

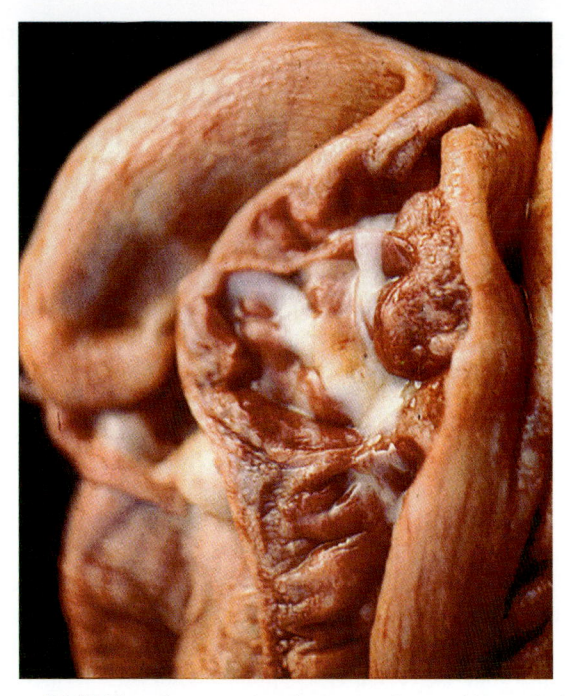

Figura 14.66 Vaca. Corno uterino aberto, com intensa hiperemia difusa do endométrio e acúmulo de grande quantidade de exsudato purulento no lúmen (endometrite supurada aguda).

bios Gram-negativos, como *Fusobacterium necrophorum*, *Prevotella melaninogenica*, entre outros. Também são muito comuns infecções por mais de um agente.

Conceito extremamente importante para a compreensão da patogênese da endometrite é o fato de que o útero é um órgão fortemente responsivo aos estímulos hormonais. Assim, esteroides sexuais influenciam marcadamente as defesas do útero contra infecção.

Sob estímulo estrogênico, o útero é muito resistente à infecção, pois o estrógeno promove maior contratilidade endometrial, que auxilia na eliminação de exsudato, maior afluxo sanguíneo para o útero e maior atividade de células inflamatórias no endométrio. Por outro lado, durante a fase progesterônica, o útero é suscetível à infecção, em razão de menor contratilidade endometrial, menor afluxo sanguíneo e menor atividade leucocitária bactericida.

Em condições normais, há colonização bacteriana no útero da vaca no período pós-parto, mas esses microrganismos são gradativamente eliminados durante o período de involução uterina pós-parto. Essa colonização bacteriana do ambiente uterino, em condições normais, persiste apenas nas primeiras 2 ou 3 semanas após o parto. A permanência desses microrganismos no útero por mais de 3 semanas após o parto pode resultar em endometrite, que afeta de 20 a 40% das vacas leiteiras. Aproximadamente metade dos casos são associados a sinais clínicos, sobretudo drenagem de exsudato purulento por via vaginal, enquanto a outra metade é subclínica, ou seja, a inflamação uterina não é acompanhada de sinais clínicos.

Os processos inflamatórios uterinos de maior importância clínica no pós-parto da vaca estão associados à infecção por *Escherichia coli*, *Trueperella pyogenes*, *Fusobacterium necrophorum* e *Prevotella* spp., podendo ocorrer sinergismo

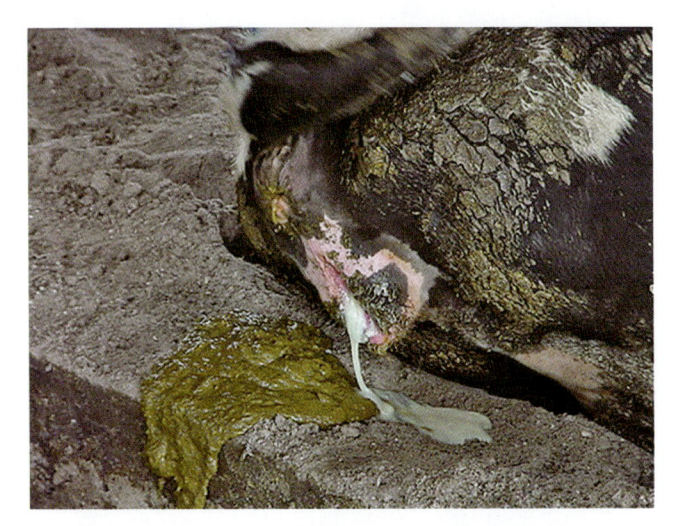

Figura 14.65 Vaca. Secreção vulvovaginal purulenta em um caso de endometrite. (Cortesia do Dr. Álan Maia Borges, Universidade Federal de Minas Gerais, Belo Horizonte, MG.)

entre esses agentes para indução de metrite ou endometrite. Além do efeito deletério da inflamação uterina sobre a sobrevivência e viabilidade espermática e embrionária, vacas com endometrite ou metrite têm menores chances de ovularem precocemente e, quando ovulam, tendem a desenvolver um corpo lúteo pequeno e com menor capacidade de produção de progesterona.

A involução uterina macroscópica na vaca se completa por volta de 25 a 30 dias, mas a involução completa, inclusive histológica, somente se conclui por volta de 45 a 50 dias no pós-parto, quando a vaca estará apta para nova gestação. A involução uterina tende a ser mais rápida em primíparas e, também, em raças zebuínas em comparação com as taurinas.

Fatores que interferem na involução uterina podem aumentar significativamente o risco de infecção uterina pós-parto. Vacas com retenção de placenta, hipocalcemia puerperal, cetose, distocia e aborto costumam, portanto, desenvolver infecção uterina.

Em situações normais, a vaca taurina libera a placenta entre 4 e 5 h após a expulsão fetal. Esse processo é mais rápido em vacas zebuínas. Em alguns casos, a placenta fica retida por mais de 12 h após a expulsão fetal, caracterizando a condição de retenção de placenta.

A definição de retenção de placenta varia entre os autores, com o limite de tempo para considerar a placenta retida de 8 a 48 h. Contudo, se a vaca não expulsa a placenta até 12 h após o parto, as chances de que a expulsão placentária se dê dentro de 48 h após o parto são mínimas.

Apesar de a patogênese da retenção de placenta ser complexa e envolver vários fatores predisponentes, o processo se dá em decorrência da falha na maturação placentária ao fim da gestação. Esse processo envolve alterações morfológicas e funcionais, que resultam em menor número de células maternas e células binucleadas do trofoblasto.

A placenta imatura não possibilita a separação do tecido fetal (vilosidades coriônicas) do tecido materno (criptas carunculares). Nessas condições, o tecido fetal permanece aderido às carúnculas (Figura 14.67), retardando significa-

tivamente o processo de involução uterina pós-parto (Figura 14.68). O tecido fetal entra em decomposição dentro do útero, o que, associado à involução uterina retardada, predispõe à metrite puerperal (Figura 14.69).

A retenção de placenta, por conseguinte, é um dos fatores predisponentes mais importantes para inflamação uterina. A retenção de placenta também ocorre em outras espécies, como na égua (Figura 14.70) e em pequenos ruminantes, embora com frequência muito mais baixa se comparada à da vaca.

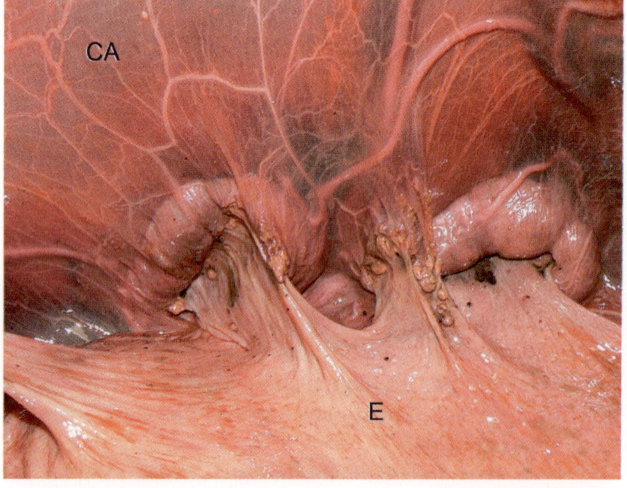

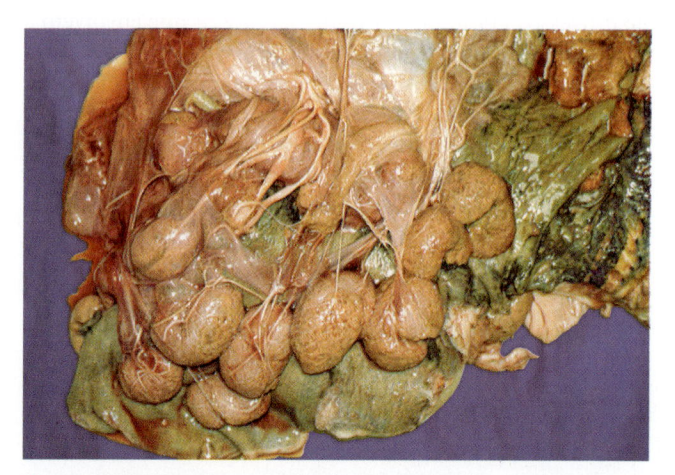

Figura 14.68 Vaca. Retenção de placenta. Restos das membranas fetais aderidas às carúnculas, com retardamento da involução uterina.

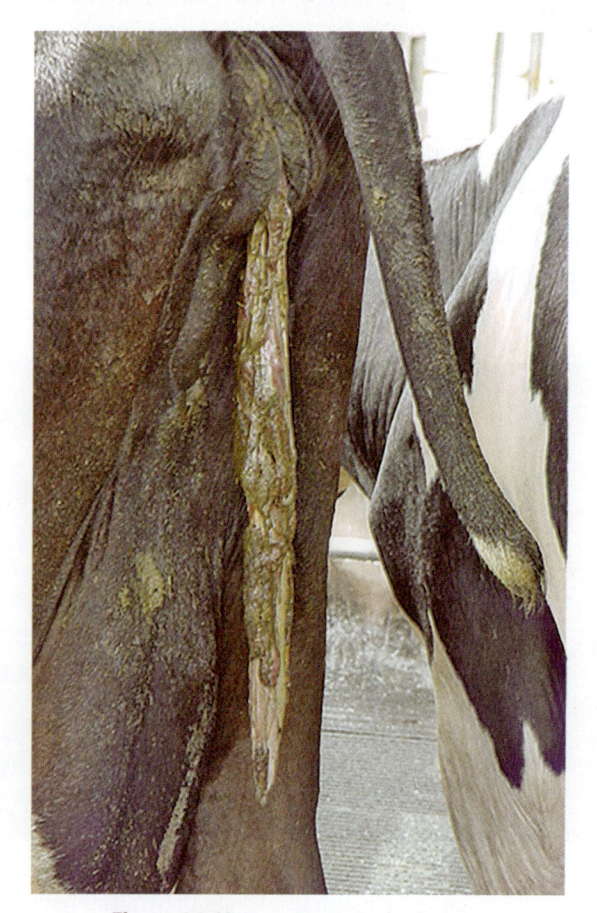

Figura 14.69 Vaca. Retenção de placenta.

Figura 14.67 Vaca. Retenção de placenta. Os cotilédones (*parte superior*) estão fortemente Vaderidos às carúnculas. E: endométrio; CA: membrana corioalantoide.

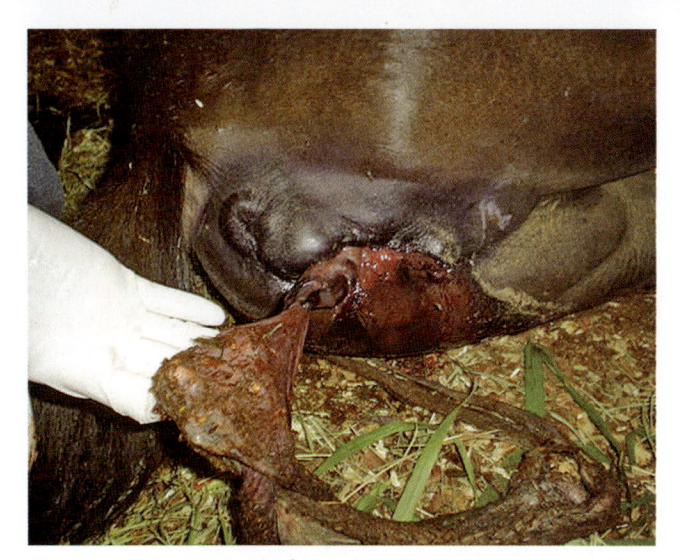

Figura 14.70 Égua. Retenção de placenta.

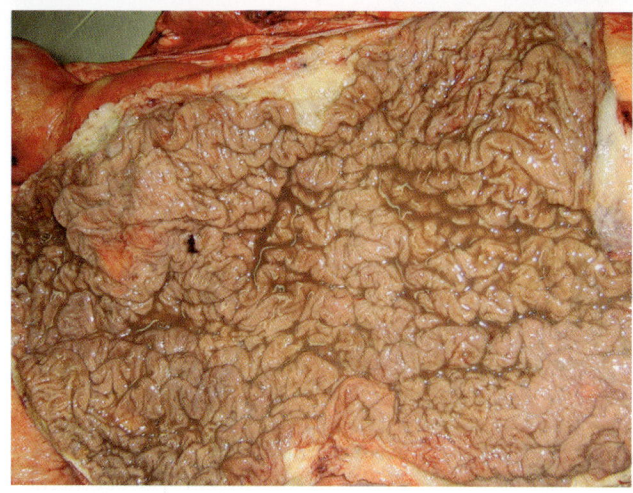

Figura 14.72 Égua. Endométrio aos 7 dias pós-parto, com características macroscópicas de um endométrio não gestante normal, indicando completa involução uterina macroscópica.

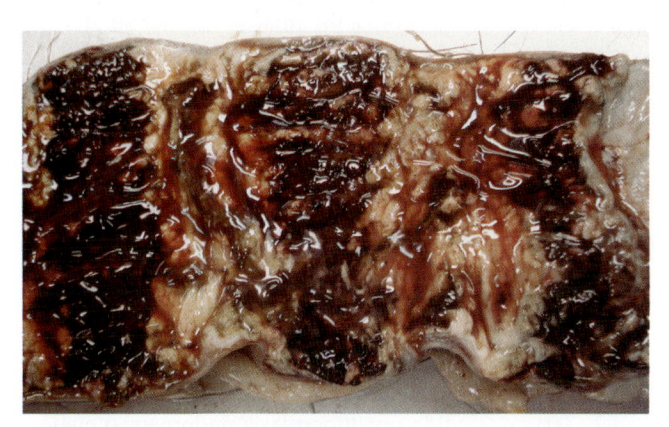

Figura 14.71 Cadela. Subinvolução dos sítios de inserção placentária. Superfície endometrial no período pós-parto tardio, com áreas de placentação associadas à metrorragia.

A cadela também pode apresentar retenção de placenta, que é um fator predisponente à infecção uterina pós-parto nessa espécie. Contudo, a alteração de maturação placentária melhor caracterizada na cadela é a subinvolução dos sítios de inserção placentária, condição mais comum em cadelas jovens e primíparas. Geralmente é diagnosticada entre 7 e 12 semanas após o parto, na qual há invasão anormalmente profunda de células trofoblásticas, que podem atingir o miométrio, resultando em retardamento da involução uterina e elevado risco de metrorragia (Figura 14.71).

No caso da égua, a involução uterina é extremamente rápida, de modo que, em torno do 9º dia no pós-parto, o útero já está em condições de nova gestação (Figura 14.72). Nessa fase, a égua apresenta estro, conhecido como *cio do potro*, que pode resultar em fecundação e gestação, ainda que a taxa de fertilidade desse primeiro estro após o parto não seja elevada.

A égua sempre desenvolve endometrite após o coito. Embora microrganismos contaminantes do ejaculado possam ter participação nesse processo, já que a ejaculação na espécie equina é intrauterina, o próprio espermatozoide é responsável pelo desencadeamento desse processo. Isso porque o plasma seminal tem efeito imunomodulatório, reduzindo a resposta inflamatória endometrial contra os espermatozoides.

Após a ejaculação, ocorre infiltrado neutrofílico no endométrio, associado a aumento da contratilidade endometrial por causa da liberação de PGF2α e ocitocina. Essa resposta inflamatória uterina tem início dentro de 30 min a 1 h após a cópula e alcança sua maior intensidade por volta de 12 h após a ejaculação.

Em condições normais, a endometrite pós-coito da égua se resolve em 48 a 72 h. Contudo, éguas suscetíveis podem manifestar a condição conhecida como *endometrite persistente pós-coito*. Nesse caso, tal processo inflamatório, que pode ser considerado fisiológico, persiste, resultando em acúmulo de fluido intrauterino. Caso continue por mais de 96 h, a inflamação acarreta infertilidade, uma vez que o embrião encontra um ambiente uterino impróprio para o estabelecimento da gestação no 5º ou 6º dia após a fertilização.

A endometrite persistente pós-coito é considerada a principal causa de falha reprodutiva em éguas, e, nessa condição, o risco de mortalidade embrionária é, pelo menos, três vezes maior que em éguas que eliminam o processo inflamatório endometrial até 48 h após o coito. Diferença marcante entre éguas resistentes e suscetíveis à endometrite é o fato de que as suscetíveis têm maior predisposição à retenção de fluidos no lúmen uterino, o que, aparentemente, deve-se ao déficit da função miometrial nessas éguas. Essa condição está quase sempre associada à senilidade e às alterações conformacionais do períneo, resultando em insuficiência do fechamento vulvar.

A taxa de mortalidade embrionária nas éguas suscetíveis à endometrite é extremamente elevada, chegando a 70%. Independentemente dos fatores predisponentes, as endometrites infecciosas na égua, com frequência, são de origem bacteriana. Dentre os principais agentes, *Streptococcus equi* subespécie *zooepidemicus* (*Streptococcus zooepidemicus*) e *Escherichia coli* são isolados com maior assiduidade, em particular nos casos de endometrite aguda e crônica, respectivamente.

Além destes, outros agentes bacterianos frequentemente estão associados à endometrite na égua, como *Pseudomonas aeruginosa*, *Klebsiella pneumoniae*, *Staphylococcus* spp., *Enterobacter cloacae* e *Proteus* spp. Infecções micóticas são bem menos frequentes, correspondendo a 1 a 5% dos casos, podendo ocorrer em associação com infecções bacterianas.

Eventualmente, agentes bacterianos e/ou fúngicos são capazes de formar biofilmes (agregados complexos de microrganismos e de produtos secretados), que permitem a esses agentes evadir os sistemas de defesa e persistirem no ambiente uterino.

O processo inflamatório do útero da égua pode ser classificado, segundo sua patogênese: endometrite por doenças de transmissão venérea, em especial, infecção por *Taylorella equigenitalis*; endometrite persistente induzida pelo coito, naquelas que não resolvem o processo inflamatório pós-coito; endometrite crônica; e endometrite crônico-degenerativa, também chamada de *endometrose*, que se caracteriza por extensa fibrose endometrial; portanto, o processo é irreversível, com prognóstico reprodutivo desfavorável.

Cabe ressaltar que, ao contrário de outras espécies domésticas, a biopsia uterina tem grande valor diagnóstico e prognóstico. Isso porque, em geral, a amostra endometrial obtida para biopsia é representativa do endométrio como um todo.

Endometrites também são comuns em porcas, e são uma das causas mais importantes de subfertilidade nessa espécie (Figura 14.73). A inflamação uterina na porca se manifesta clinicamente como repetição de estro e infertilidade temporária ou permanente.

À semelhança da vaca e da égua, a endometrite na porca costuma ser pós-parto ou pós-coito, ou por causa de inseminação artificial. O plasma seminal contém componentes pró-inflamatórios, cuja função é eliminar antígenos espermáticos, microrganismos e partículas estranhas. Tem, por conseguinte, efeito benéfico ao exercer efeito imunoestimulante no endométrio, promovendo a síntese de citocinas que são responsáveis por recrutamento e ativação de células inflamatórias, em especial neutrófilos e macrófagos. Por outro lado, o plasma seminal tem também elementos com efeito imunossupressor, inibindo neutrófilos e linfócitos, que, em condições adversas, pode agravar o processo inflamatório, acarretando infertilidade.

Provavelmente, isso explica a maior frequência de inflamação uterina em porcas e, em particular, em marrãs quando inseminadas várias vezes em um mesmo ciclo. É conhecido que marrãs com quatro ou mais inseminações por ciclo apresentam inflamação uterina grave com maior frequência e, em geral, repetem cio. Nesses casos, é possível que prevaleça o efeito imunossupressor.

Na porca, secreção vulvar mucopurulenta, 1 a 2 semanas pós-cobrição ou inseminação artificial, é indicativa de endometrite. Tem sido observada com bastante frequência endometrite pós-inseminação quando esse procedimento é realizado em condições higiênico-sanitárias deficientes, ou mesmo quando a qualidade sanitária do sêmen é inadequada.

Também é possível observar secreção vulvar em porcas e principalmente em marrãs virgens, sem que a origem seja uterina. Nesses casos, a infecção é unicamente vulvar ou vaginal, decorrente de invasão de patógenos do meio ambiente.

É bastante comum porcas no início da gestação, em torno da 3ª semana, apresentarem secreção vulvar mucosa, sem que esteja relacionada com a inflamação vaginal ou uterina. Assim, não é considerada condição patológica.

Na ovelha, endometrite também ocorre, sobretudo no período pós-parto ou no diestro (após o coito ou inseminação), sendo uma causa importante de mortalidade embrionária. Nessa espécie, os agentes mais comumente associados a endometrite são: *Trueperella pyogenes*, *Escherichia coli*, *Streptococcus* spp. e *Staphylococcus aureus*.

Infecção e *inflamação uterina* ocorrem com frequência na cadela, em particular nos casos de piometra ou piometrite, ou seja, inflamação uterina com acúmulo de grande quantidade de exsudato purulento no lúmen uterino.

Trabalhos experimentais sugeriram que a piometra na cadela seria precedida por hiperplasia endometrial cística. Assim, o processo passou a ser chamado de *complexo hiperplasia endometrial cístico-piométrico*. Contudo, estudos recentes demonstraram que, em casos de ocorrência natural (não experimental), a piometra na cadela ocorre com maior frequência com hiperplasia pseudoplacentacional (Figura 14.74) e não com hiperplasia endometrial cística. Porém, não há clara relação de causa e efeito entre a alteração hiperplásica e inflamatória, ambas de ocorrência mais comum durante o diestro. Assim, recomenda-se o abandono da terminologia *complexo hiperplasia endometrial cístico-piométrico* com o uso dos termos *piometra*, *hiperplasia endometrial cística* e *hiperplasia pseudoplacentacional* para indicarem condições patológicas que são distintas, embora frequentemente concomitantes.

A piometra ocorre com maior frequência em cadelas com mais de 6 anos de idade que nunca pariram ou em cadelas submetidas ao tratamento anticoncepcional à base de progestágenos. Assim, o tratamento anticoncepcional em cadelas é fortemente contraindicado em razão do risco elevado de desencadeamento de piometra.

O uso de tamoxifeno, um inibidor de receptores de estrógeno utilizado para tratamento de alguns tipos de neoplasias mamárias, tem produzido como importante efeito colateral a predisposição à piometra. Essa condição ocorre durante a fase de diestro da cadela, visto que elevada concentração plasmática de progesterona é pré-requisito para

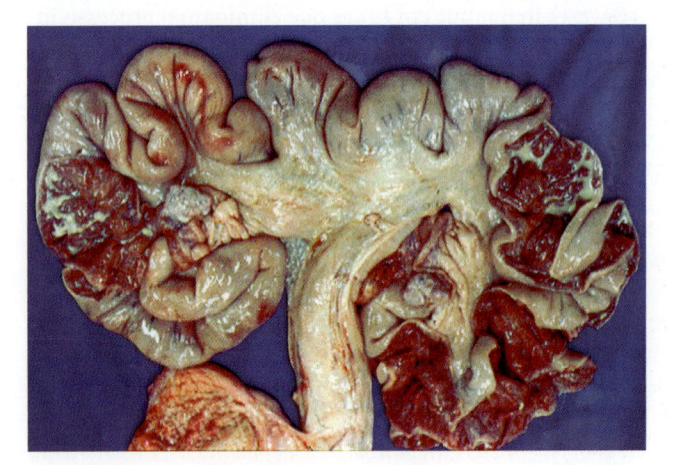

Figura 14.73 Porca. Endometrite supurada aguda com intensa hiperemia difusa do endométrio e acúmulo de exsudato purulento no lúmen.

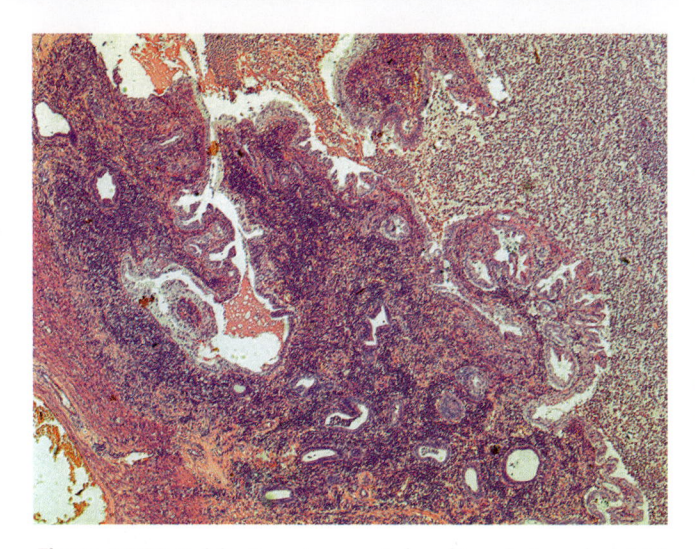

Figura 14.74 Cadela. Piometra associada a hiperplasia endometrial pseudoplacentacional.

o seu desenvolvimento. Assim, a maioria das cadelas desenvolve piometra até 12 semanas após o estro, em média às 5,7 semanas após o estro.

Isso ocorre porque o estímulo progesterônico, que predomina durante o diestro, aumenta a secreção endometrial, diminui a contratilidade miometrial e induz o fechamento do cérvix, fatores que favorecem o desenvolvimento de mucometra, que, na presença de infecção ascendente oportunista, evolui para piometra. Cabe relembrar que os corpos lúteos da cadela (e da gata após a cópula) persistem por, aproximadamente, 60 dias após o estro independentemente do estabelecimento de gestação.

Originalmente, foi proposta uma classificação da piometra da cadela em: tipo I, caracterizado apenas por hiperplasia endometrial cística; tipo II, caracterizado por hiperplasia endometrial cística associada à infiltração linfoplasmocitária no endométrio; tipo III, caracterizado por hiperplasia endometrial cística, infiltrado inflamatório no endométrio e acúmulo de exsudato inflamatório no lúmen uterino; e tipo IV, caracterizado por acúmulo de grande quantidade de exsudato no lúmen uterino associado à hipotrofia do endométrio.

Embora essa classificação tenha pertinência morfológica, não correlaciona com prognóstico ou intensidade de manifestação clínica. Os agentes isolados nos casos de piometra na cadela não são específicos, mas, sim, agentes oportunistas, em especial coliformes, tais como *Escherichia coli*, o mais comum, ou *Klebsiella* sp.

Contudo, é importante o conceito de que a causa do processo não é primariamente infecciosa e que sua patogênese envolve, em particular, um distúrbio endócrino, seguido de alterações endometriais e, por fim, infecção ascendente oportunista. Foi demonstrado que a progesterona induz alterações nos carboidratos da superfície do epitélio endometrial, de modo que os carboidratos induzidos pela progesterona servem como receptores para patógenos frequentemente associados aos casos de piometra em cadelas.

A *piometra* na cadela pode ser aberta ou fechada, dependendo da abertura ou não da cérvix. Nos casos de piometra aberta, há drenagem de exsudato fétido de origem uterina por via vaginal (Figura 14.75); enquanto isso, na piometra fechada, há retenção do exsudato no lúmen uterino, com distensão acentuada dos cornos uterinos (Figura 14.76). Em alguns casos do complexo hiperplasia endometrial cístico-piometrítico, o exsudato é predominantemente hemorrágico. Além disso, pode com facilidade ser interpretado, de modo equivocado, como metrorragia ou mesmo hemometra primárias.

Clinicamente, a piometra na cadela é caracterizada por poliúria e polidipsia, associadas à secreção vulvar purulenta ou hemorrágica, nos casos de piometra aberta, e distensão abdominal, sobretudo nos casos de piometra fechada. O exame hematológico costuma indicar leucocitose acentuada com neutrofilia e desvio para a esquerda degenerativo, que, em alguns casos, podem caracterizar reação leucemoide, com até 200.000 leucócitos/mm^3. Se não for tratada, a piometra tem alta taxa de letalidade, resultando em morte por choque endotoxêmico, e os casos de piometra fechada são mais graves do que os de piometra aberta.

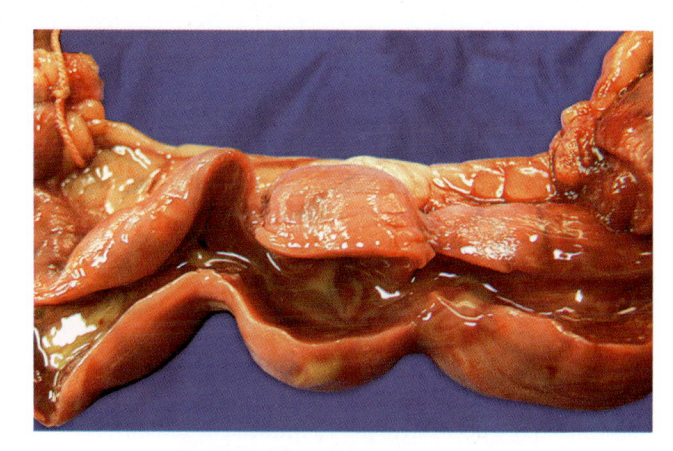

Figura 14.75 Cadela. Piometra aberta.

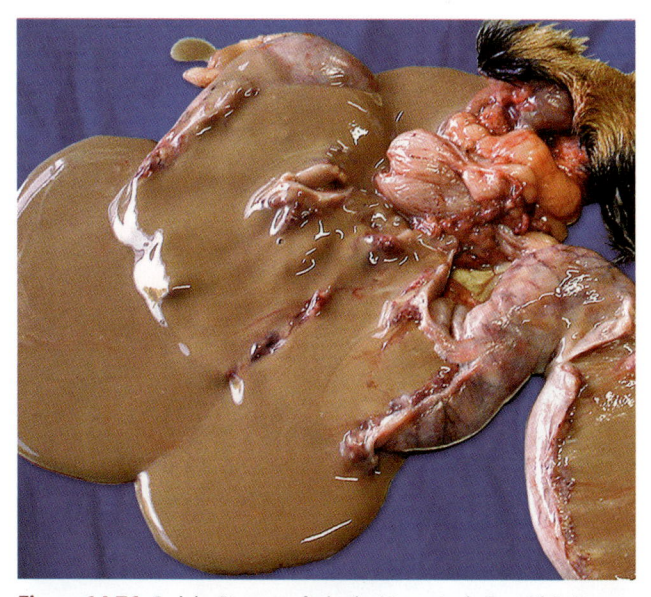

Figura 14.76 Cadela. Piometra fechada. (Cortesia da Dra. Silvia França, Universidade Federal de Minas Gerais, Belo Horizonte, MG.)

Piometra também ocorre na gata. As características clínicas e anatomopatológicas dessa condição na gata são bastante semelhantes às da cadela. Contudo, a frequência dessa doença na gata é bem menor que na cadela, o que, provavelmente, é decorrente do fato de que a ovulação na gata é geralmente induzida pela cópula, o que diminui a exposição recorrente do ambiente uterino a períodos prolongados de estímulo progesterônico.

A piometra afeta gatas entre 1 e 10 anos de idade depois de cópula que não resulta em gestação, resultando na formação de corpos lúteos ativos que, na ausência de gestação, fazem com que o útero seja exposto a ambiente progesterônico, e isso favorece a ocorrência de infecção. Enquanto aproximadamente 20 a 25% das cadelas não castradas desenvolvem piometra até os 10 anos de idade pouco mais de 2% das gatas desenvolvem piometra.

Piometrite, ou inflamação uterina associada ao acúmulo de grande quantidade de exsudato purulento no lúmen uterino, também ocorre nas demais espécies domésticas, apesar de a patogênese não envolver hiperplasia endometrial, como em cadela e gata. No caso da égua, a piometrite é pouco comum (Figura 14.77) e quase sempre associada à infecção por *Streptococcus zooepidermicus*. No caso da vaca, a endometrite pode evoluir para piometrite, com acúmulo de até 3 ℓ de exsudato no lúmen uterino.

A infecção por *Tritrichomonas foetus* frequentemente evolui para piometrite, que, na vaca, pode interferir no mecanismo de luteólise, resultando em persistência do corpo lúteo. Isso porque, ao fim do diestro, em vacas não gestantes, a lise do corpo lúteo é mediada pela PF2α produzida pelo endométrio.

Quando há piometrite, existe intensa lesão endometrial, que acarreta comprometimento da liberação pulsátil de PGF2α. Embora o processo inflamatório possa resultar na produção de PGF2α, nesses casos o padrão de secreção não é pulsátil, o que é necessário para a indução de luteólise. Além disso, em geral há liberação de prostaglandina E (PGE), que

é um mediador de inflamação com atividade luteotrópica e não luteolítica. Como resultado, em tais situações, não há luteólise ao fim do diestro, e o corpo lúteo persiste por período indeterminado, durante o qual a vaca não apresenta ciclicidade ovariana.

Considerando-se que o útero é muito mais suscetível à infecção durante a fase progesterônica, esse processo resulta em círculo vicioso, no qual a inflamação impede a luteólise, resultando em persistência de concentrações plasmáticas elevadas de progesterona. Por sua vez, essa sequência favorece a manutenção do processo infeccioso e inflamatório no útero.

Ao contrário da cadela e da gata, a piometra na vaca e na égua pode persistir de forma subclínica, por períodos prolongados. Sob o ponto de vista de patogênese, a sequência de eventos na piometrite na vaca é diferente da observada na cadela, ou seja, o processo inflamatório é primário e desencadeia alteração endócrina secundária.

Além das formas usuais de endometrite, o processo inflamatório uterino pode ter manifestações que diferem das características já descritas.

Por exemplo, nos casos de tuberculose em bovinos, pode haver envolvimento genital e uterino, resultando em metrite granulomatosa. Histologicamente, a tuberculose se caracteriza por processo inflamatório granulomatoso com necrose de caseificação multifocal, mineralização e infiltração de macrófagos, células epitelioides e células gigantes multinucleadas do tipo Langhans. Bacilos álcool-ácido resistentes estão no citoplasma de macrófagos. Nos casos de metrite puerperal, particularmente em vacas, o processo inflamatório uterino pode resultar em endotoxemia, com alta taxa de letalidade decorrente de choque séptico ou endotoxêmico.

Por fim, em infecções uterinas por anaeróbios do gênero *Clostridium* pode haver produção e acúmulo de grande quantidade de gás no lúmen uterino, acarretando processo conhecido como *fisometrite*. O termo *fisometria* se refere à eliminação de gás de origem uterina por via vaginal.

A endometrite é causa importante de infertilidade em razão da mortalidade embrionária. Isso porque o processo inflamatório faz com que o ambiente uterino seja inadequado ao início do desenvolvimento do embrião, à implantação e à placentação.

Contudo, podem ocorrer sequelas permanentes no útero quando o processo progride para cronicidade; por exemplo, o animal pode apresentar infertilidade permanente nos casos em que há fibrose endometrial. Além disso, como consequências de endometrite, pode haver metrite, perimetrite, salpingite, periooforite e formação de abscessos.

Obviamente, infecção e inflamação não são sinônimos. Assim, podem ocorrer processos infecciosos uterinos na ausência de inflamação. Um exemplo é a infecção pelo vírus da artrite encefalite caprina (CAE, do inglês *caprine arthritis encephalitis*), quando cabras infectadas têm localização de provírus em células epiteliais do endométrio (luminal e glandular) na ausência de inflamação.

Alterações proliferativas

Entre as alterações proliferativas não neoplásicas do útero, a *hiperplasia endometrial cística* é a mais comum (Figura 14.78). A hiperplasia endometrial cística é provocada por

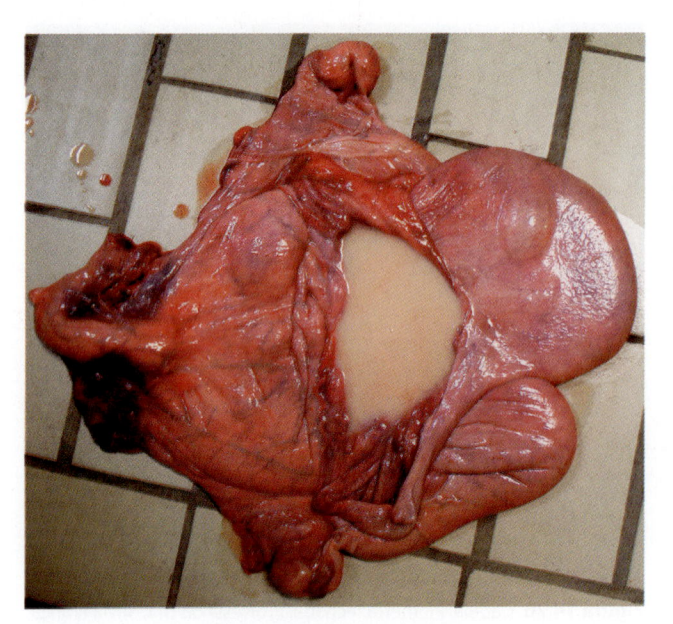

Figura 14.77 Égua. Piometra.

hiperestrogenismo nos ruminantes, em especial em decorrência de cistos foliculares ou tumor de células da granulosa na vaca e ingestão de plantas fitoestrogênicas em pequenos ruminantes. No caso de cadela e gata, a hiperplasia endometrial cística se deve a hiperestrogenismo ou hiperprogesteroninismo, podendo estar associada a piometra.

Embora a hiperplasia endometrial cística possa ser desencadeada tanto por hiperestrogenismo quanto por hiperprogesteronismo na cadela, o estabelecimento de infecção e desenvolvimento de piometra ocorre somente quando há elevada concentração plasmática de progesterona. As principais consequências da hiperplasia endometrial cística são mucometra ou hidrometra, conforme já detalhado (Figura 14.79).

Durante o diestro, a cadela, com frequência, apresenta a condição conhecida clinicamente como *pseudogestação*, que se caracteriza por comportamento de gestante, hiperplasia mamária com secreção láctea e mimetização de trabalho de parto. Essa condição parece ser consequência da elevada concentração de prolactina. Nesses casos, há proliferação endometrial, que, macroscopicamente, caracteriza-se por endométrio espesso e, histologicamente, por reação decídua, na qual o endométrio exibe aspecto semelhante ao de áreas de placentação (Figura 14.80).

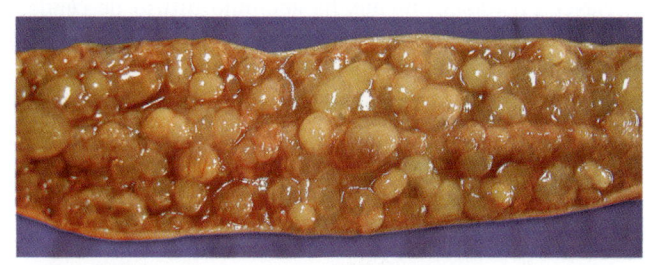

Figura 14.78 Cadela. Hiperplasia endometrial cística. (Cortesia da Profa. Rogéria Serakides, Universidade Federal de Minas Gerais, Belo Horizonte, MG.)

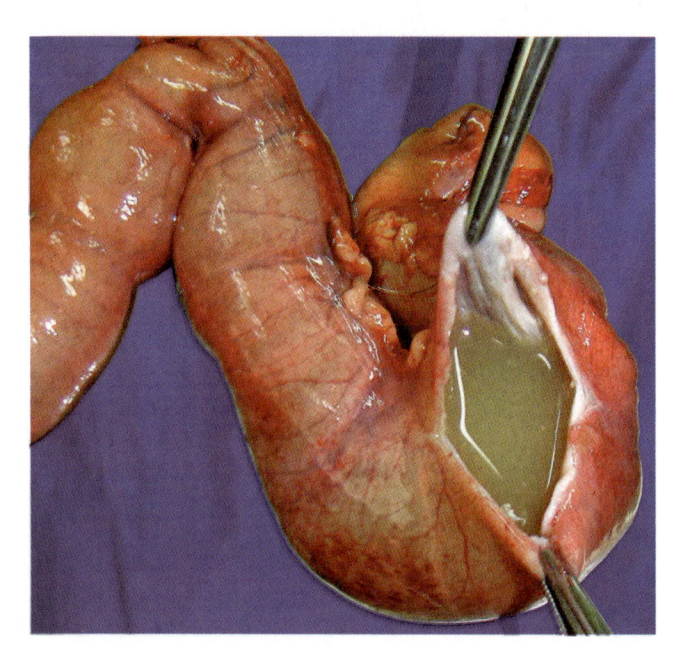

Figura 14.79 Cadela. Mucometra. (Cortesia da Dra. Rogéria Serakides, Universidade Federal de Minas Gerais, Belo Horizonte, MG.)

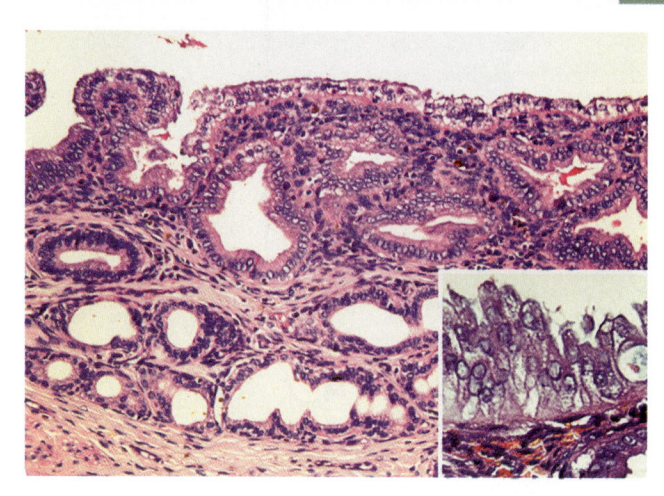

Figura 14.80 Cadela. Hiperplasia pseudoplacentacional (pseudogestação). No detalhe, células do epitélio endometrial luminal de aspecto pseudoestratificado, com abundante citoplasma finamente vacuolizado, com características de células decíduas.

Esse processo frequentemente está associado ao desenvolvimento de piometra na cadela. Essa condição, que tem características morfológicas distintas da hiperplasia endometrial cística, é designada como *hiperplasia pseudoplacentacional*.

Metaplasia escamosa do epitélio endometrial é uma condição incomum, na qual o epitélio simples cuboidal a colunar do lúmen e glândulas endometriais é parcialmente substituído por epitélio estratificado pavimentoso ceratinizado. É mais observada com mais frequência em associação com piometra na cadela. Contudo, com o aumento da utilização de quimioterápicos em medicina veterinária, em particular de tamoxifeno para tratamento de neoplasias mamárias em cadelas, a frequência dessa lesão tem aumentado.

O tamoxifeno é um inibidor seletivo de receptores de estrógeno, exercendo um potente efeito antiestrogênico. Cadelas não castradas tratadas com tamoxifeno têm elevado risco de desenvolver metaplasia escamosa endometrial, bem como de piometra.

Os animais domésticos podem manifestar o processo de *adenomiose*, um processo invasivo, porém não neoplásico, que pode suceder em órgãos tubulares e que, no útero, caracteriza-se por tecido endometrial no miométrio e, em alguns casos, atinge até o perimétrio (Figura 14.81). Esse processo também é equivocadamente denominado endometriose interna, uma terminologia inadequada. Isso porque, na endometriose, há implantação de tecido endometrial em superfícies serosas (podendo envolver perimétrio, ovário ou outras estruturas), mas que só acontece em espécies primatas que apresentam o fenômeno da menstruação.

A endometriose se dá em razão do refluxo de tecido endometrial através da tuba uterina por ocasião da menstruação ou, de modo menos comum, por embolismo. A adenomiose nas espécies de animais domésticos geralmente é adquirida nos casos de proliferação hiperplásica do endométrio.

A hiperplasia endometrial resultando no desenvolvimento de pólipos endometriais é uma alteração rara, que ocorre sobretudo na cadela e na gata. Esses pólipos são nó-

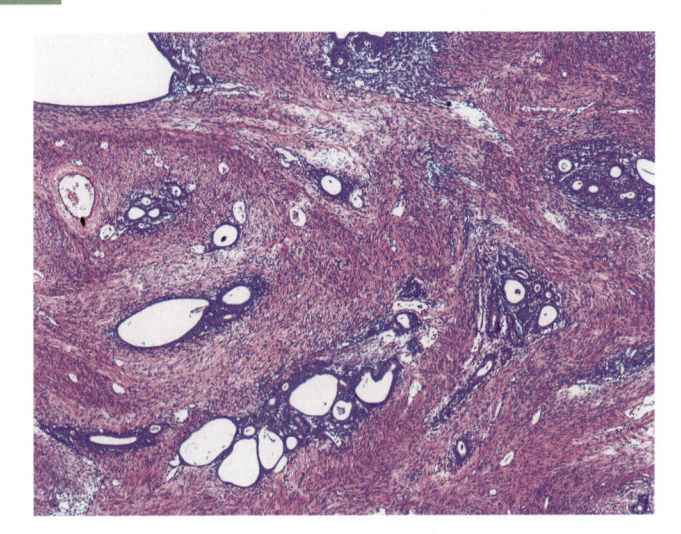

Figura 14.81 Cadela. Adenomiose, caracterizada por múltiplos focos de tecido endometrial no miométrio, com dilatação cística de glândulas endometriais.

dulos pedunculados, constituídos por tecido endometrial normal, não neoplásico (Figura 14.82). Tal condição pode predispor ao prolapso uterino.

Entre as neoplasias uterinas, o *leiomioma* é a mais comum, em especial nas cadelas. Trata-se de neoplasia benigna de células musculares lisas bem diferenciadas, dispostas em feixes. À macroscopia, apresenta-se como nódulos esbranquiçados, firmes, bem delimitados e localizados na parede do útero (Figura 14.83).

Os leiomiomas têm crescimento hormônio-dependente. Sua contrapartida maligna, ou seja, o leiomiossarcoma uterino, é muito mais rara.

Neoplasias uterinas de origem epitelial acontecem com maior frequência em vaca e coelha, com o *adenocarcinoma uterino* mais comum do que o *adenoma*. O adenocarcinoma uterino é mais usual em vacas velhas e pode resultar em metástases para linfonodos regionais, pulmão e fígado. Essa neoplasia tende a manifestar consistência firme, em decorrência de intensa desmoplasia, isto é, fibrose induzida pelo tecido neoplásico.

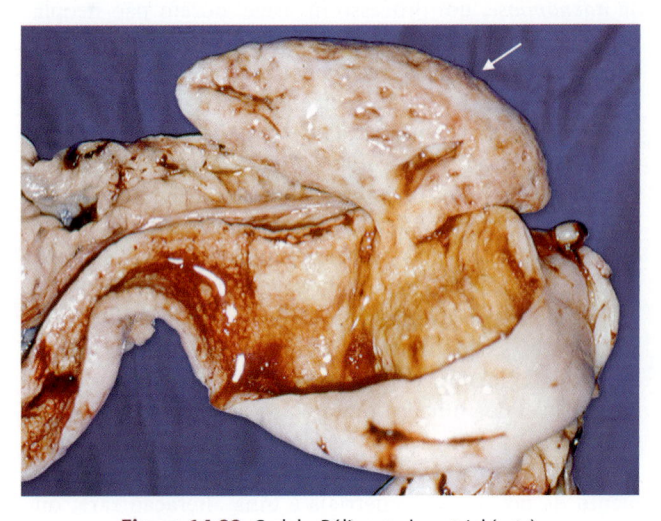

Figura 14.82 Cadela. Pólipo endometrial (*seta*).

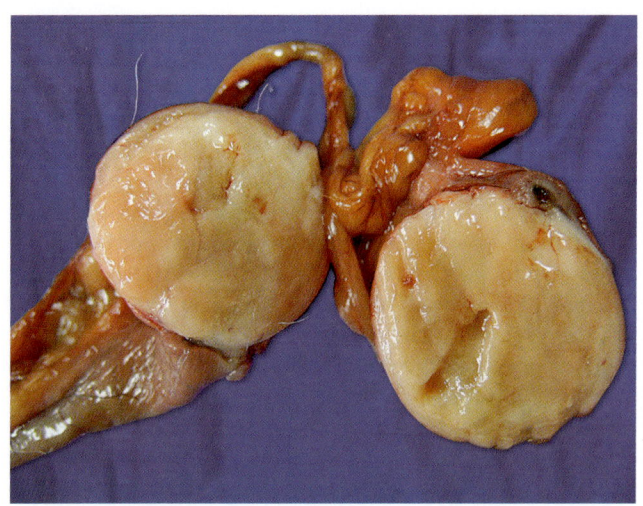

Figura 14.83 Cadela. Leiomioma uterino.

Nos casos de *linfossarcoma* viral multicêntrico em bovinos (leucose enzoótica bovina), quase sempre há envolvimento do útero. Nessas situações, a parede desse órgão está espessa, com infiltração de tecido neoplásico esbranquiçado e friável. Histologicamente, há acúmulo difuso de células linfoides (linfócitos B) neoplásicas entre as glândulas endometriais que se estende para as demais camadas uterinas.

Embora possam ocorrer outras neoplasias primárias do útero (p. ex., lipoma, fibroma, fibrossarcoma etc.), estas são raras.

ÚTERO GESTANTE

Durante a gestação, o útero sofre profundas alterações morfológicas e funcionais, as quais fazem com que algumas lesões ocorram somente no útero gestante. Tais alterações podem envolver o útero propriamente dito, a placenta (tanto o componente materno quanto o fetal) e o embrião ou feto. O estudo das alterações do útero gestante inclui, portanto, lesões fetoplacentárias. Além disso, em razão das diferenças morfológicas e funcionais da placenta entre as espécies domésticas, algumas lesões placentárias acontecem com exclusividade em determinadas espécies.

A placenta da vaca é do tipo cotiledonária, ou seja, a placentação se dá em áreas restritas do alantocórion denominadas cotilédones. Estes se interdigitam com as carúnculas pelas vilosidades coriônicas, formando a unidade placentária chamada de *placentomo*.

Em condições normais, o útero gestante da vaca apresenta 70 a 120 placentomos. Quando esse número é inadequado ou, por algum outro motivo, ocorre insuficiência placentária, há tendência ao desenvolvimento de locais de placentação nas áreas intercotiledonárias e intercarunculares. Esse processo é chamado de *placentação adventícia* (Figura 14.84). Apesar de a placentação adventícia, por si, não ter efeito detrimentoso sobre a gestação, essa alteração pode indicar insuficiência placentária, que pode, eventualmente, resultar em morte fetal.

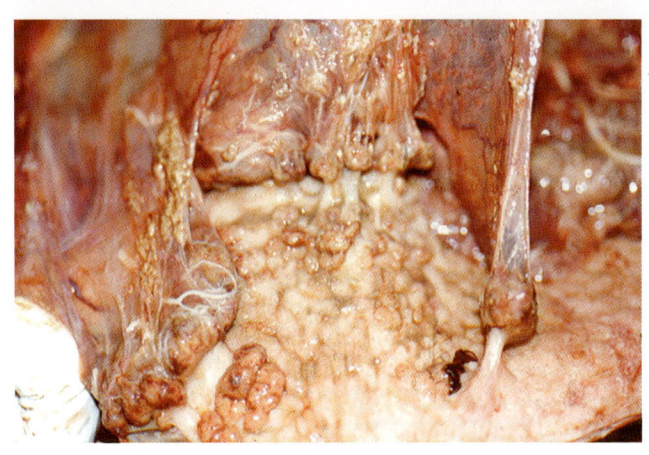

Figura 14.84 Bovino. Placentação adventícia com placentação em áreas intercotiledonárias e intercarunculares.

Em condições normais, no terço final da gestação, na vaca, há 6 a 15 ℓ de líquido alantoide e 3 a 6 ℓ de líquido amniótico. Nos casos anormais, pode ocorrer a condição de hidropisia das membranas fetais, que significa acúmulo excessivo de líquido nas cavidades alantoide ou amniótica, resultando em *hidralantoide* ou *hidrâmnio*, respectivamente (Figura 14.85). Nessas situações, pode haver acúmulo de até 170 ℓ de líquido no útero gestante.

O hidrâmnio costuma estar associado à malformação fetal, enquanto o hidralantoide está ligado à insuficiência placentária e à placentação adventícia, e é mais usual em gestações gemelares, híbridos (p. ex., cruzamento de bovinos e búfalo) e bezerros clonados. Secundariamente, podem ser observadas redução no número de placentomos, anomalias do coração e malformações linfáticas em associação à anasarca, em consequência do comprometimento no fluxo de fluidos fetais. Essas alterações costumam resultar em morte fetal e aborto ou, quando a gestação chega a termo, há risco elevado de atonia uterina e, por conseguinte, distocia, além de retenção de placenta e metrite puerperal.

A situação inversa também pode ocorrer, com a condição conhecida como *oligo-hidrâmnio*, que corresponde à diminuição no volume do líquido amniótico. Tal condição pode predispor à malformação fetal, como artrogripose, e

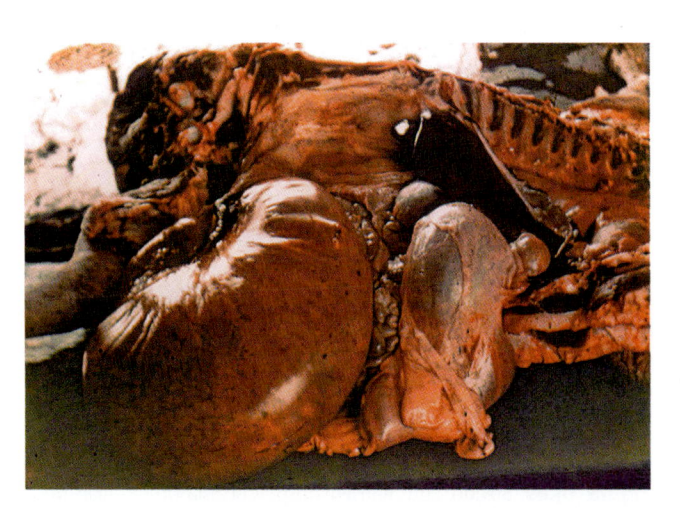

Figura 14.85 Vaca. Hidroalantoide.

estar associada à infecção por certos arbovírus, como o *Cache Valley*, em pequenos ruminantes.

Após a fecundação, mesmo em condições fisiológicas, há morte embrionária. A taxa de *mortalidade embrionária* em condições fisiológicas varia de 20 a 40% no caso da vaca, podendo ser um pouco mais elevada na espécie equina.

A mortalidade embrionária nessas condições pode ser decorrente das anomalias cromossômicas ou falhas no processo de reconhecimento materno da gestação. Para que ocorra reconhecimento materno da gestação, é necessário que o concepto produza interferona τ (tau), que atua bloqueando a luteólise por interferir na secreção endometrial de PGF2α.

Na porca, há necessidade de, pelo menos, quatro embriões no útero até o 14º dia da gestação para que ocorra o reconhecimento materno da gestação, enquanto, na égua, o embrião migra repetidas vezes ao longo de ambos os cornos uterinos para que se dê o reconhecimento materno da gestação. A movimentação do embrião equino durante a fase de reconhecimento materno da gestação ocorre entre 10 e 15 dias após a fertilização e depende da contratilidade miometrial que produz movimentos peristálticos para seu deslocamento. Isso possibilita seu contato com toda a superfície endometrial. Falhas nesses processos resultam em mortalidade embrionária.

Cabe salientar que a permanência dos corpos lúteos da cadela durante o diestro independe da presença de embriões no útero. Desse modo, independentemente de haver ou não gestação, a função luteínica persiste pelo mesmo período.

Por outro lado, condições patológicas podem resultar em aumento da taxa de mortalidade embrionária. Podem ser resultantes de causas não infecciosas, como temperatura ambiente muito elevada, em particular no caso de vacas taurinas; desnutrição e alterações endócrinas (endógenas ou exógenas, como iatrogenismo, principalmente em razão da administração de hormônios como PGF2α ou análogos e corticosteroides).

Além disso, agentes infecciosos são causas importantes de mortalidade embrionária. No caso dos bovinos, doenças venéreas provocadas por *Campylobacter fetus venerealis* e *Tritrichomonas foetus* têm como principal manifestação clínica a repetição de estro em intervalos mais longos do que o normal, em decorrência da mortalidade embrionária. Na porca, o parvovírus suíno é uma importante causa de morte embrionária. Até mesmo infecções em outros órgãos, como a mastite, podem resultar em liberação de grandes quantidades de PGF2α, acarretando mortalidade embrionária.

A morte fetal pode provocar um dos seguintes processos: *aborto*, que significa a expulsão de um feto inviável antes do fim do período normal de gestação; *mumificação fetal*, que acontece no caso em que a morte fetal não é acompanhada de expulsão do feto e o ambiente uterino permanece livre de contaminação bacteriana (Figuras 14.86 e 14.87); *maceração fetal*, nos casos em que a morte fetal não é seguida de expulsão fetal e há contaminação bacteriana do ambiente uterino que resulta na putrefação dos tecidos moles do feto, sobrando apenas os ossos fetais dentro do útero (Figura 14.88).

A morte fetal ao fim de uma gestação a termo, com frequência, está associada à distocia ou à impossibilidade de

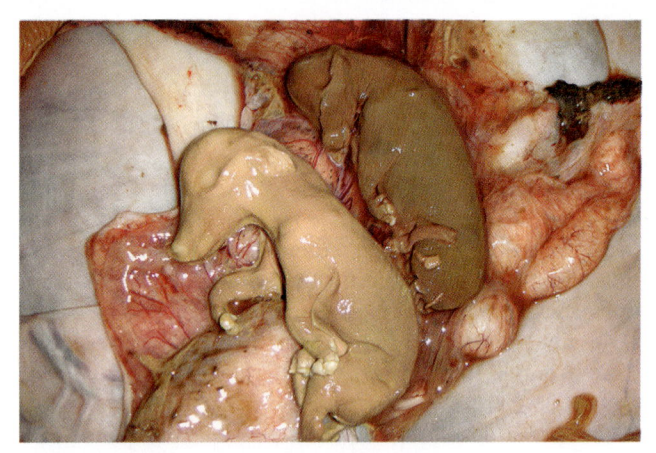

Figura 14.86 Suíno. Mumificação fetal com fetos em diferentes estágios de mumificação. (Cortesia da Dra. Rogéria Serakides, Universidade Federal de Minas Gerais, Belo Horizonte, MG.)

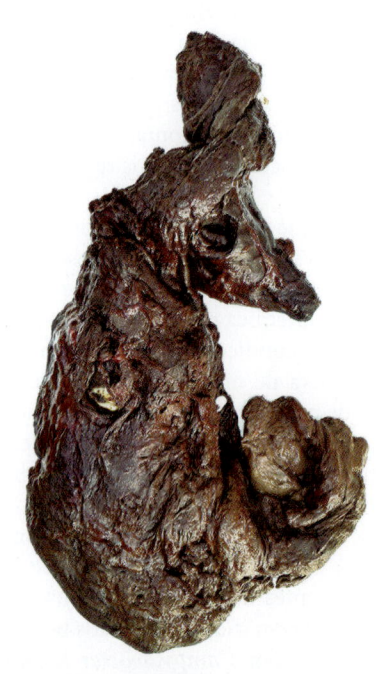

Figura 14.87 Bovino. Mumificação fetal. (Cortesia do Dr. Fabrício Gomes Melo, médico veterinário, Divinópolis, MG.)

expulsão normal do feto por ocasião do parto; e *nascimento de bezerro morto a termo* (natimortalidade). Nesses casos, em decorrência da contaminação bacteriana através da cérvix, o feto entra em putrefação e desenvolve enfisema *post mortem*, caracterizando a condição conhecida como *feto enfisematoso* (Figura 14.89). Esta geralmente ocorre em decorrência de distocias prolongadas e sem assistência obstétrica, quando o cérvix permanece aberto por período prolongado, e propicia a invasão de bactérias saprófitas no feto morto.

A ocorrência de aborto compromete a fertilidade dos animais domésticos, e é muito importante no caso de animais de produção. Suas causas são várias, incluindo fontes infecciosas e não infecciosas.

Nos bovinos, nos casos em que a etiologia do aborto é identificada, 90% são de origem infecciosa. Por sua vez, nos equinos, as causas não infecciosas são mais frequentes; por exemplo, gestação gemelar e torção do cordão umbilical.

As origens infecciosas do aborto incluem vírus, bactérias, protozoários e fungos. Agentes que provocam doenças sistêmicas e febris, como febre aftosa ou quadros endotoxêmicos, podem também resultar, indiretamente, em aborto.

A avaliação anatomopatológica do feto abortado deve ser realizada com a devida proteção, uma vez que alguns dos agentes infecciosos que causam aborto são zoonóticos. Com frequência, a qualidade do material avaliado é inadequada, pois, em muitas situações, o feto morre várias horas antes de ser expulso, o que faz com que o feto abortado apresente alterações autolíticas já avançadas por ocasião do abortamento.

Mesmo com essas limitações, a necropsia de fetos abortados é uma ferramenta extremamente importante para o diagnóstico, em especial pela ocorrência de lesões fortemente sugestivas de determinados agentes – como pleurite ou pericardite fibrinosa no caso de brucelose ou lesões cutâneas em abortos micóticos – e por ser fonte de amostras para exames laboratoriais complementares. Sempre que possível, as membranas fetais também devem ser examinadas, uma vez que diversos agentes infecciosos causam placentite.

A égua, ao fim da gestação, pode desenvolver uma placentite ascendente, em decorrência da migração de agentes bacterianos da cavidade vaginal, pela cérvix, alcançando o útero gestante. Nesses casos, há um processo inflamatório ao redor da estrela cervical que estende para as porções

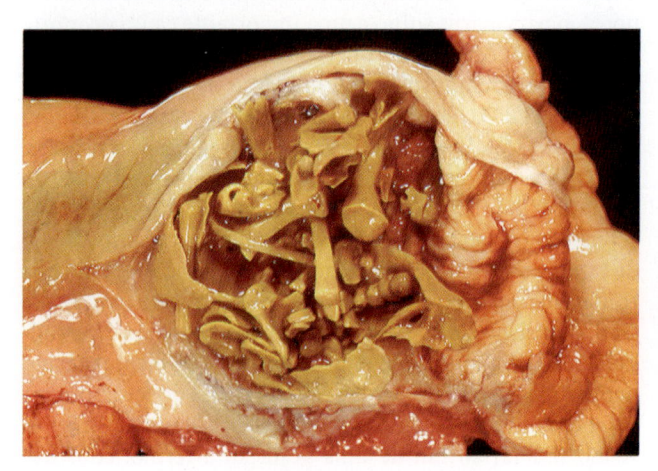

Figura 14.88 Bovino. Maceração fetal.

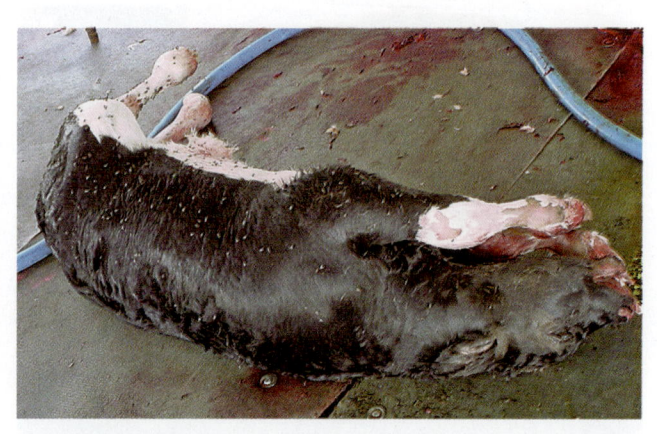

Figura 14.89 Bovino. Feto enfisematoso. (Cortesia do Dr. Álan Maia Borges, Universidade Federal de Minas Gerais, Belo Horizonte, MG.)

adjacentes da placenta, que perde sua coloração avermelhada normal, torna-se mais espessa e adquire uma coloração amarronzada (Figura 14.90).

O agente mais comumente associado a essa condição é o *Streptococcus equi* subespécie *zooepidemicus*. Entretanto, *Escherichia coli*, *Pseudomonas aeruginosa*, *Klebsiella*

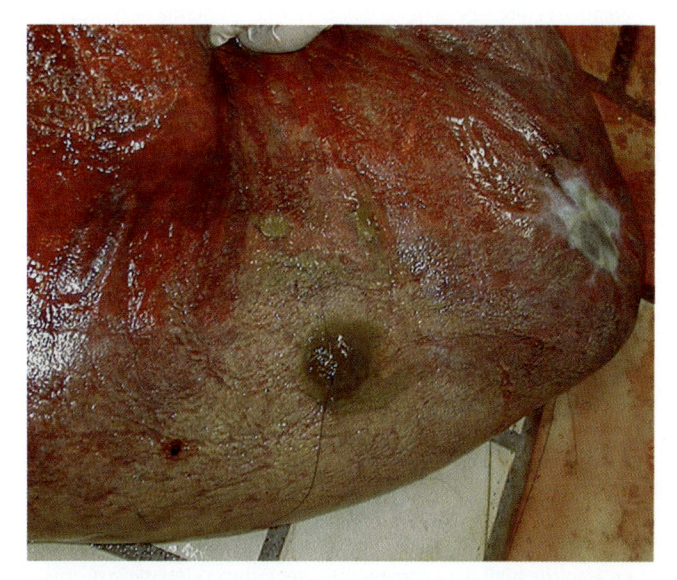

Figura 14.90 Equino. Placentite ascendente, caracterizada por espessamento e coloração marrom-esverdeada da placenta adjacente à "estrela", com acúmulo de exsudato fibrinoso.

spp., *Leptospira* spp., *Enterobacter* spp., *Streptococcus* α-hemolítico, *Staphylococcus* spp. e nocardioformes (p. ex., *Crossiella* ou *Cellulosimcrobium* spp.) também podem ser isolados nesses casos.

A placentite ascendente está associada a aborto no período final da gestação, nascimento prematuro e nascimento de potros fracos. Algumas éguas com essa condição podem apresentar drenagem de exsudato pela vagina, desenvolvimento precoce do úbere e lactação precoce.

Os agentes infecciosos que ocasionam aborto com maior frequência nos animais domésticos e suas respectivas lesões fetoplacentárias estão listados na Tabela 14.2. Algumas características relevantes desses agentes, sob o ponto de vista diagnóstico, são sumarizadas nos parágrafos seguintes.

As origens não infecciosas de aborto incluem, além de fatores físicos, como já exemplificados no caso dos equinos, distúrbios endócrinos endógenos (como insuficiência da função luteal e em consequência de baixa concentração de progesterona) ou exógenos (principalmente iatrogênicos, no caso de administração de corticosteroides ou PGF2α e seus análogos sintéticos). Plantas tóxicas, como *Niedenzuella (Tetrapterys) multiglandulosa* ou *Ateleia glazioviana*, ou micotoxinas, como a zearalenona, também são causas muito importantes de aborto, ocasionando, ainda, o nascimento de bezerros fracos com elevada taxa de mortalidade neonatal.

Na égua, aproximadamente a metade dos abortos têm causa não infecciosa, destacando-se o fato de que a égua não tolera bem gestações gemelares, que comumente resultam

Tabela 14.2 Agentes mais comuns de aborto infeccioso em animais domésticos.

Agente	Espécie	Lesões fetoplacentárias
Herpesvírus bovino 1	Ruminantes	Necrose focal com discreta reação inflamatória em fígado, adrenais, rins, intestinos, linfonodos, pulmões e baço. Corpúsculos de inclusão podem ser observados, principalmente na adrenal, se a autólise não estiver avançada
Herpesvírus bovino 4	Bovinos	Também chamado de citomegalovírus bovino. Pode ocorrer espessamento dos septos alveolares no pulmão, com corpúsculos de inclusão no epitélio alveolar
Herpesvírus equino 1 e 4	Equídeos	Edema subcutâneo, edema pulmonar, necrose focal no fígado e hemorragia em vários órgãos (mucosas e serosas). Pode haver corpúsculos de inclusão no epitélio bronquiolar
Herpesvírus canino 1	Cães	Geralmente causa alta letalidade neonatal até 2 semanas de vida. Pode ocasionar aborto. Hemorragia intensa e necrose em rins e pulmões. Podem ser observados corpúsculos de inclusão intranucleares
Vírus da diarreia bovina	Bovinos	Hipoplasia cerebelar, microftalmia, catarata, atrofia de retina e neurite óptica. Atrofia linfoide no timo, vasculite generalizada, miocardite multifocal, hiperplasia linfoide peribronquiolar, hipoplasia pulmonar, dermatite perivascular multifocal com hipotriquia e alterações do crescimento endocondral
Vírus da língua azul	Ruminantes	Encefalopatia necrotizante com hidranencefalia e porencefalia
Bocavírus canino (vírus diminuto canino)	Cães	Miocardite e anasarca. Pode haver corpúsculos de inclusão em células epiteliais intestinais ou bronquiais
Brucella abortus	Bovinos	Placentite linfo-histiocitária (ou neutrofílica) com bactérias intracitoplasmáticas em trofoblastos. Bronquite e/ou broncopneumonia (predominantemente mononuclear) com vasculite necrótica. Pleurite fibrinosa. Com menor frequência, granulomas em linfonodos, fígado e baço. Abortos principalmente no último trimestre
Brucella canis	Cães	Necrose focal nas vilosidades coriônicas. Fetos com pneumonia, endocardite e hepatite. Aborto quase sempre após 30 dias de gestação, mais comum após 50 dias
Brucella ovis	Ovinos	A doença mais significativa é a epididimite, mas também causa aborto, com placentite necrótica. Os fetos tendem a estar autolisados sem lesões específicas
Coxiella burnetii	Ruminantes	Autólise. Placentite necrotizante e hemorrágica, com intenso infiltrado inflamatório neutrofílico e, ocasionalmente, bactérias intracitoplasmáticas em células trofoblásticas

(continua)

Tabela 14.2 Agentes mais comuns de aborto infeccioso em animais domésticos. *Continuação*

Agente	Espécie	Lesões fetoplacentárias
Leptospira interrogans	Ruminantes, suínos e equinos	Autólise avançada. Edema da placenta com alterações inflamatórias bastante discretas. Em alguns fetos, há necrose tubular, nefrite intersticial linfoplasmocitária e meningite não supurada. Abortos principalmente no último trimestre de gestação
Listeria monocytogenes	Ruminantes	Autólise avançada. Placentite necrossupurada, em especial nas extremidades das vilosidades coriônicas. Focos necróticos contendo o microrganismo em fígado, pulmões, miocárdio, rins, adrenais, baço e encéfalo; meningite cerebrospinal (fetos quase a termo) e enterite necrótica no cólon. Abortos principalmente no último trimestre de gestação
Campylobacter fetus venerealis	Bovinos e ovinos	Lesões placentárias semelhantes às da brucelose, mas com menor intensidade. Lesões fetais inespecíficas: efusões sanguinolentas no subcutâneo e cavidades corporais podendo conter pequena quantidade de fibrina. Geralmente morte embrionária. Abortos em qualquer fase, de preferência entre o 4º e o 6º mês
Campylobacter fetus fetus/C. jejuni	Ovinos	Pode não haver lesões específicas, mas, quando presente, a hepatite necrotizante é muito sugestiva e caracterizada macroscopicamente por áreas esbranquiçadas multifocais com aspecto de "alvo". Pode ocorrer broncopneumonia
Salmonella enterica	Ruminantes	Mineralização do trofoblasto cotiledonário com grumos bacterianos em abundância, associada à infiltração neutrofílica. Crescimento bacteriano em capilares das vilosidades coriônicas. Lesões fetais são pouco frequentes, podendo suceder acúmulo discreto de neutrófilos nos brônquios e hepatite supurada multifocal
Trueperella (Arcanobacterium) pyogenes	Ruminantes	Placentite supurada. Broncopneumonia fibrinosa aguda, com hemorragia e edema
Histophilus somni (Haemophilus somnus)	Bovinos	Placentite supurada aguda, geralmente restrita ao cotilédone, com necrose fibrinoide de artérias e arteríolas e trombose. Ocasionalmente, há broncopneumonia fibrinosa
Ureaplasma diversum	Bovinos	Inflamação, principalmente no âmnio (aminionite), com necrose, hemorragia, deposição de fibrina e vasculite. Conjuntivite erosiva com metaplasia caliciforme (formação de células caliciformes) e alveolite não supurada. Aborto comumente no último trimestre
Chlamydophila abortus	Ruminantes	Placentite necrotizante com vasculite. Necrose focal de coagulação no fígado
Tritrichomonas foetus	Bovinos	Edema placentário com infiltrado mononuclear difuso e discreto com focos necróticos discretos. O microrganismo pode ser observado no estroma do cório. Pode ocorrer broncopneumonia, com infiltrado neutrofílico e células gigantes contendo o microrganismo. Os microrganismos também podem ser vistos dentro das vias respiratórias. A principal manifestação da infecção é a mortalidade fetal, mas o aborto pode se dar em qualquer fase, em particular na primeira metade da gestação
Neospora caninum	Bovinos	Zoítos em cistos pobremente definidos no trofoblasto. Encefalite (em especial no tronco cerebral) com gliose e necrose multifocal; necrose e infiltrado mononuclear multifocal em músculos esquelético e cardíaco, com zoítos intracelulares em miócitos, fibras de Purkinje e endotélio. Aborto no 2º ou 3º trimestre da gestação. O diagnóstico diferencial deve incluir *Sarcocystis* spp., que pode causar aborto em bovinos com lesões semelhantes
Toxoplasma gondii	Ovinos e caprinos	Pequenos nódulos esbranquiçados nas vilosidades coriônicas correspondentes aos focos de necrose com zoítos intralesionais. Pode haver necrose focal e discreta em miocárdio, pulmões e encéfalo
Aspergillus fumigatus/ zigomicetos	Bovinos	Placentite necrotizante. Lesões cutâneas no feto, caracterizadas pela formação de placas de formato irregular e elevadas

em aborto. Além disso, o equino tem cordão umbilical mais longo e, portanto, mais predisposto à torção. Em eventuais torções acentuadas do cordão umbilical, pode ocorrer comprometimento do fluxo sanguíneo e, consequentemente, morte fetal (Figura 14.91).

Finalmente, vacas e éguas gestantes são rotineiramente submetidas a exame ginecológico por via retal. Nessas situações, a manipulação excessiva ou com imperícia pode resultar em lesão física e morte fetal, particularmente durante os primeiros meses de gestação.

VAGINA E VULVA

Anomalias do desenvolvimento

Embora rara, a principal anomalia do desenvolvimento da vagina e da vulva é a *persistência de hímen*. Os animais domésticos têm membrana himenal extremamente rudimentar. Entretanto, são poucas as vezes que os derivados paramesonéfricos que dão origem à genitália tubular interna feminina, até os dois terços craniais da vagina, não se fundem por completo aos derivados do seio urogenital.

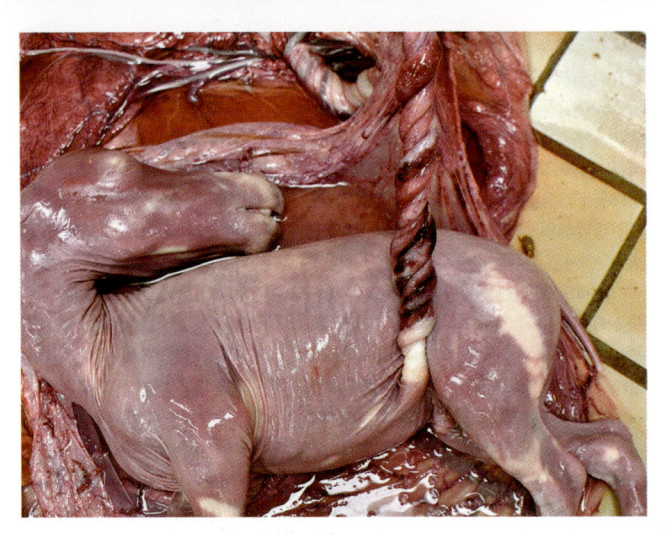

Figura 14.91 Equino. Torção do cordão umbilical, com áreas multifocais a coalescentes de hemorragia.

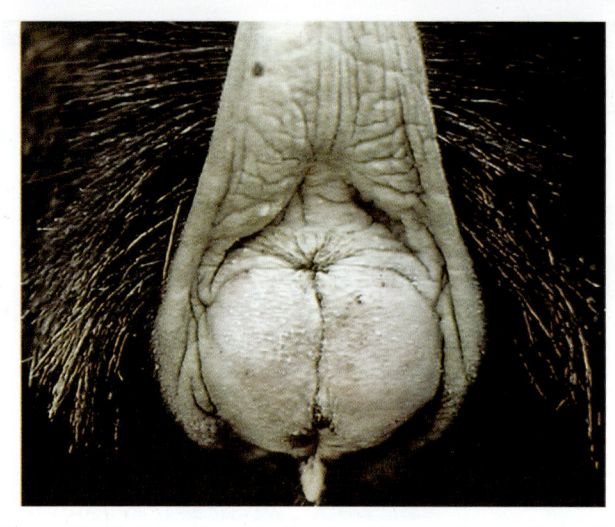

Figura 14.92 Cabra. Aumento de volume da vulva decorrente de glândula mamária ectópica.

Nesses casos, o resultado é uma membrana fibrosa que divide os dois terços craniais da vagina de seu terço caudal e da vulva, que ocasiona a condição conhecida como *hímen imperfurado* ou *persistência de hímen*. Desse modo, não há possibilidade de drenagem das secreções endometriais, acarretando distensão acentuada dos segmentos craniais à membrana himenal.

Para se ter uma ideia da frequência dessa condição, em um estudo realizado no Brasil, que incluiu mais de 6 mil vacas zebuínas, foi encontrado um único caso de persistência de hímen.

Eventualmente, podem ser observadas bandas dorsoventrais de tecido conjuntivo, que vão do assoalho ao teto da vagina, em alguns casos formando uma espécie de parede sagital que divide o compartimento vaginal. Essas formações são decorrentes de falhas na fusão dos ductos paramesonéfricos durante o desenvolvimento embrionário.

Hipoplasia vulvovaginal ocorre principalmente nos casos de intersexualidade, em particular no *freemartin* bovino.

Casos de *glândula mamária ectópica* são observados na vulva de pequenos ruminantes. Essa alteração costuma ser imperceptível, exceto quando a fêmea entra em fase de lactação, logo que há aumento significativo de volume da vulva em razão do acúmulo de secreção no tecido glandular ectópico, que, geralmente, não se comunica com o meio exterior (Figura 14.92). Por conseguinte, assim que são puncionadas, flui um líquido esbranquiçado semelhante à secreção láctea normal. O aumento de volume vulvar desaparece ao fim da lactação.

Ainda que as fístulas retovaginais possam ser adquiridas, em particular em consequência de traumas por ocasião do parto, essa condição também pode ser congênita e se caracteriza por comunicação entre o reto e a vagina por meio de fístula.

À semelhança do que se observa em outros segmentos do sistema genital feminino, podem-se desenvolver cistos derivados de remanescentes dos ductos mesonéfricos. No caso da vagina, esses cistos costumam ter aspecto tubular ou são dispostos alinhados longitudinalmente, localizam-se no assoalho da vagina (ventrolateralmente) e são denominados *cistos dos ductos de Gartner*. Por outro lado, os *cistos das glândulas de Bartolin* (análogas das glândulas bulbouretrais do macho) são adquiridos em consequência de vaginite ou hiperestrogenismo.

Alterações circulatórias

Do mesmo modo que outros segmentos da genitália tubular feminina, a vagina e a vulva são responsivas aos estímulos hormonais, de maneira que ocorre edema fisiológico durante a fase de proestro e estro em todas as espécies (Figura 14.93). Também pode resultar de hiperestrogenismo nos casos de cisto folicular (Figura 14.94) ou tumor de células da granulosa. Além disso, durante o ciclo estral acontecem mudanças significativas na espessura e no grau de queratinização do epitélio vaginal, o que possibilita o reconhecimento da fase do ciclo estral por citologia vaginal na cadela.

O edema vaginal resultante de estímulo estrogênico pode, em alguns casos, desencadear o prolapso vaginal, que sucede durante a fase de proestro na cadela. Esse processo

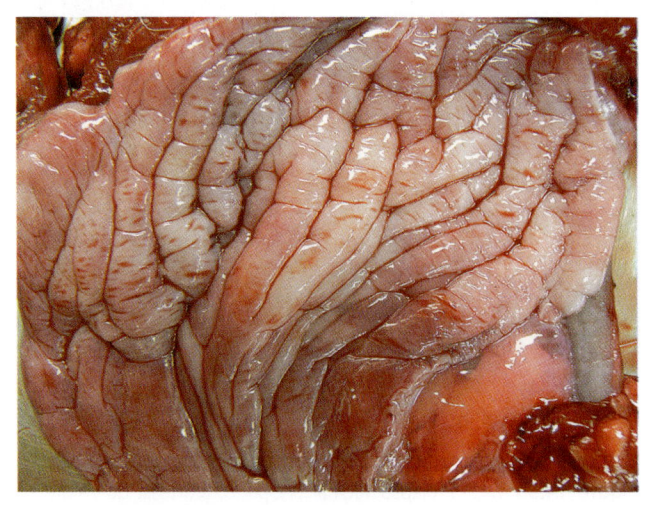

Figura 14.93 Cadela. Edema da mucosa vaginal.

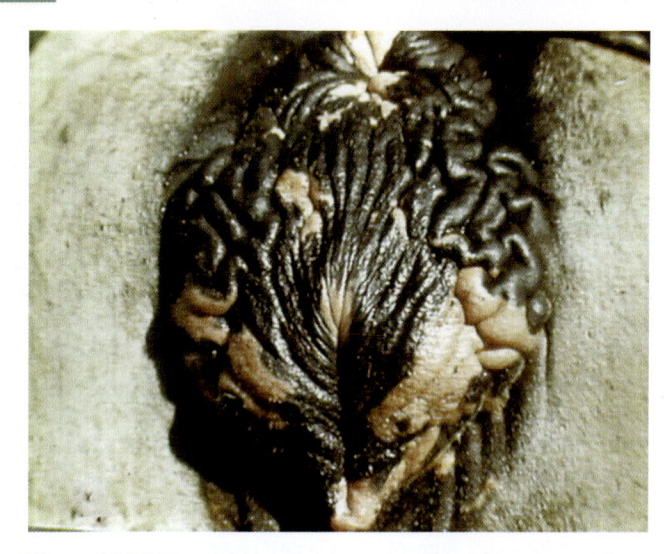

Figura 14.94 Vaca. Edema de vulva secundário a hiperestrogenismo em caso de cisto folicular.

é erroneamente denominado hiperplasia do assoalho vaginal, uma vez que é meramente edema, sem proliferação celular. Prolapso vaginal decorrente de estímulo estrogênico também pode acontecer durante o período pré-parto na vaca (Figura 14.95).

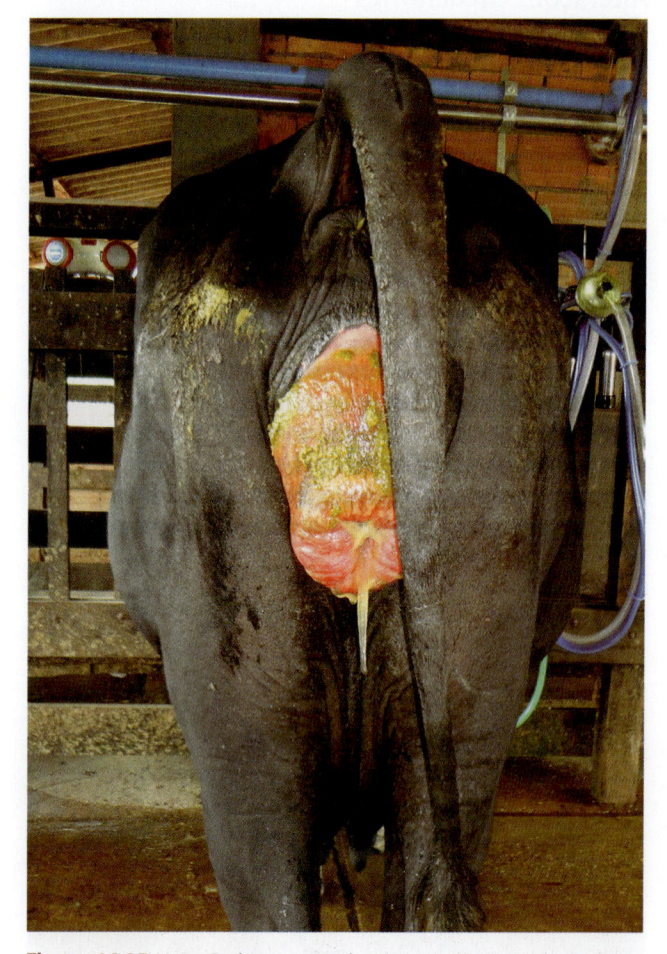

Figura 14.95 Vaca. Prolapso vaginal pré-parto. (Cortesia de Andressa Laysse da Silva, Universidade Federal de Minas Gerais, Belo Horizonte, MG.)

Alterações inflamatórias

Vaginites causadas por agentes inespecíficos e oportunistas ocorrem em todas as espécies domésticas, porém com frequência bem menor do que endometrite. Isso se deve ao fato de o ambiente vaginal ser resistente às infecções decorrentes de seu baixo pH e imunidade de mucosa. Nesses casos, observa-se hiperemia da mucosa vulvovaginal, com quantidades variáveis de exsudato.

Particularmente na égua velha, por causa da conformação perineal, pode haver refluxo e acúmulo de urina no fórnice vaginal. Essa condição é denominada urovagina, que resulta em vaginite, que predispõe à endometrite.

Por outro lado, existem causas específicas de vaginite, as quais, nos bovinos, incluem HVB-1.2, também chamado de *vírus da vulvovaginite pustular dos bovinos*. Em tais situações, as lesões na mucosa vaginal são originalmente pustulares. Progridem com rapidez para erosão, coalescendo-se e formando áreas extensas de erosão que se tornam recobertas por exsudato fibrinopurulento (Figura 14.96).

À histologia, verificam-se erosões ou ulcerações do epitélio vaginal associadas a necrose e, em alguns casos, corpúsculos de inclusão intranuclear nas células do epitélio vaginal. Esse agente também é causa significativa de aborto em bovinos, conforme já detalhado.

Outras fontes importantes de vaginite em bovinos são as infecções por *Ureaplasma diversum* e *Mycoplasma bovigenitalium*, que são os agentes provocadores da condição conhecida como *vulvovaginite granular*. Apesar de essa denominação sugerir processo granulomatoso, a lesão, que macroscopicamente se caracteriza por pequenos nódulos (com até 2 mm de diâmetro) na mucosa vaginal, corresponde histologicamente a aglomerados linfoides. Essa lesão pode persistir por vários meses. Os agentes citados também podem causar aborto em bovinos.

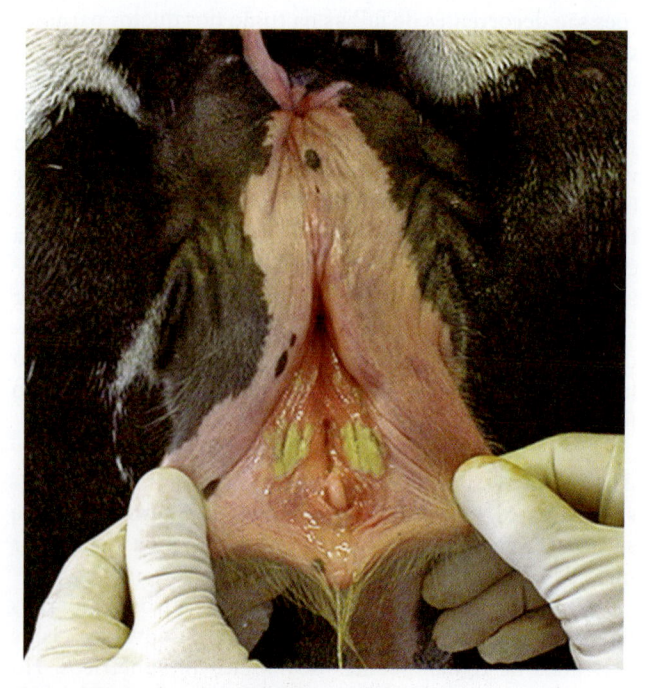

Figura 14.96 Vaca. Vaginite fibrinonecrótica. (Cortesia do Dr. Álan Maia Borges, Universidade Federal de Minas Gerais, Belo Horizonte, MG.)

No caso da égua, a causa mais importante de vulvovaginite é o herpesvírus equino tipo 3 (HVE-3), que ocasiona doença conhecida como *exantema coital*. Nessas situações, ocorrem lesões ulcerativas multifocais na mucosa vaginal e na vulva.

A transmissão se dá por contato sexual com garanhão infectado. Essas lesões têm resolução espontânea, deixando áreas de cicatriz permanentemente despigmentadas. Também na égua, um importante fator predisponente à inflamação da genitália externa é a condição chamada de *pneumovagina*, caracterizada pelo acúmulo de ar na vagina, em decorrência de insuficiência do fechamento vulvar.

Cadelas com leishmaniose visceral causada por *Leishmania infantum* (sinonímia: *L. chagasi*) frequentemente apresentam vulvite com formas amastigotas de *Leishmania* intracitoplasmáticas em macrófagos intralesionais.

Alterações proliferativas

A neoplasia vaginal mais comum na cadela é o *leiomioma*, que é semelhante aos leiomiomas que acontecem na parede uterina. À macroscopia, são nódulos firmes, esbranquiçados e bem delimitados que, em geral, projetam-se na mucosa vaginal, podendo chegar a vários centímetros de diâmetro (Figura 14.97).

Esses tumores são frequentemente pedunculados, podendo ser observados pelo proprietário como um nódulo pedunculado protruindo pela vulva. Do mesmo modo que o leiomioma uterino, essa neoplasia é hormônio-dependente.

O leiomioma vaginal quase sempre é diagnosticado histologicamente como fibroleiomioma ou fibroma, em razão de abundante componente conjuntivo da lesão. Todavia, os componentes neoplásicos, nesses casos, são as células musculares lisas. O leiomioma vaginal é raro nas demais espécies domésticas.

Outra neoplasia comum na vagina da cadela é o *tumor venéreo transmissível* (TVT), que, como o próprio nome indica, é de transmissão venérea. Também afeta o macho e é transmitido por implantação de células vivas durante a cópula e não por transformação neoplásica de células do hospedeiro. Uma característica das células do TVT é possuírem um número de cromossomos (57 a 59) distinto do número de cromossomos diploides normal no cão, que tem 78 cromossomos. Esse tumor se caracteriza por proliferação exofítica com nódulos friáveis e hemorrágicos na mucosa vaginal (Figura 14.98).

À histologia, há proliferação de células de aspecto histiocitário ou linfoblástico, sendo histologicamente indistinto do histiocitoma cutâneo canino. O exame citológico tem valor diagnóstico, pois as células do TVT têm núcleos redondos ou ovalados, grandes e centrais, contendo um nucléolo proeminente. O citoplasma é relativamente escasso, homogêneo ou finamente granular, com ocasionais vacúolos.

O TVT tende a regredir espontaneamente, conferindo imunidade aos animais que se recuperam. Histologicamente, os tumores em fase de regressão tendem a ter estroma fibrovascular mais abundante e infiltrado inflamatório, predominantemente linfocitário. Por ser neoplasia de fácil implantação, pode haver envolvimento de outros locais, como a conjuntiva e a pele, ocorrendo, às vezes, metástases.

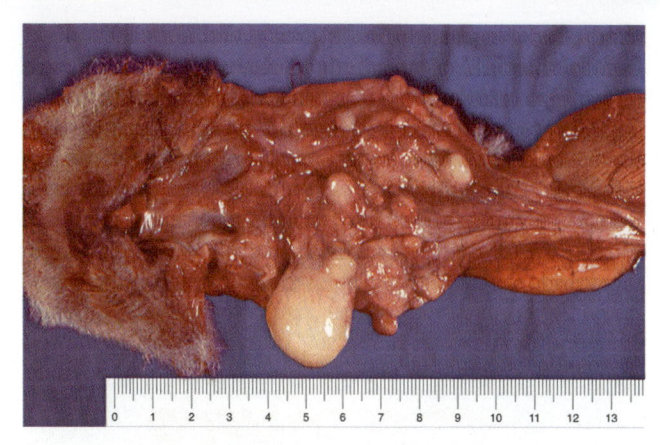

Figura 14.97 Cadela. Leiomioma vaginal.

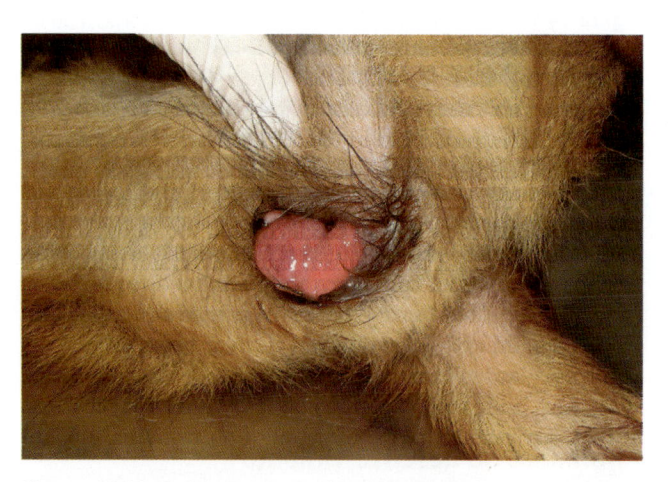

Figura 14.98 Cadela. Tumor venéreo transmissível. (Cortesia da Dra. Tayse Domingues de Souza, Universidade Vila Velha, Vila Velha, ES.)

Trabalhos epidemiológicos, genéticos e moleculares sugerem que o TVT surgiu há milhares de anos, talvez 11 mil. Seria, por conseguinte, a linhagem de células neoplásicas mais antiga conhecida que se mantém relativamente estável após incontáveis mitoses e passagens entre cães.

Em cadelas, recentemente foi caracterizado um tumor primário do clitóris, morfologicamente semelhante a tumores apócrinos do saco anal, que foi denominado carcinoma clitoriano canino. Em geral, esse tumor é maligno, podendo resultar em metástases e hipercalcemia da malignidade.

O carcinoma clitoriano canino é localmente invasivo. Histologicamente, são reconhecidos três padrões: *tubular*, *sólido* e *roseta*, que podem coexistir em um único tumor.

Na vaca, as neoplasias vaginais mais comuns são *fibropapiloma vaginal* e *carcinoma de células escamosas* (Figura 14.99). O primeiro é de etiologia viral e de transmissão venérea, acontecendo também no macho (na glande). Trata-se de proliferação fibroepitelial exofítica que tende a regredir de maneira espontânea, resultando em imunidade dos animais que se recuperam.

O carcinoma de células escamosas (ou carcinoma espinocelular ou carcinoma epidermoide) se dá principalmente em vacas que têm a vulva despigmentada. Isso porque se trata de lesão induzida por radiação solar.

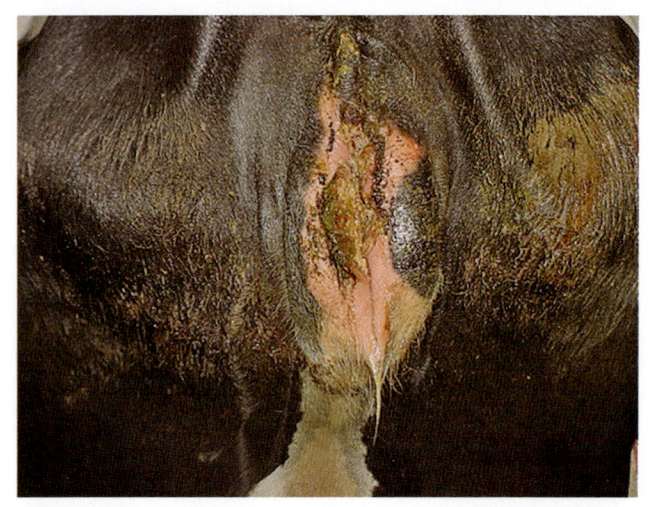

Figura 14.99 Vaca. Carcinoma de células escamosas. (Cortesia do Dr. Álan Maia Borges, Universidade Federal de Minas Gerais, Belo Horizonte, MG.)

Na égua, o tumor da pele pilosa da região vulvovaginal mais comum é o *melanoma*, que se caracteriza por nódulos, na maioria das vezes fortemente pigmentados, que sucedem, em particular, em éguas de pelagem tordilha. É comum que esse tumor tenha potencial maligno, podendo fazer metástases para os linfonodos regionais ou também para outros órgãos.

GLÂNDULA MAMÁRIA

Anomalias do desenvolvimento

As anomalias do desenvolvimento da glândula mamária se dão com maior frequência na espécie bovina. A alteração mais comum é a ocorrência de *teto supranumerário*, que na maioria dos casos, fica restrito à pele, sem o componente glandular, condição também denominada *politelia*. Na maioria dos casos, os tetos supranumerários se localizam caudalmente aos quartos caudais ou, às vezes, entre os tetos craniais e caudais (Figura 14.100) e raramente se localizam

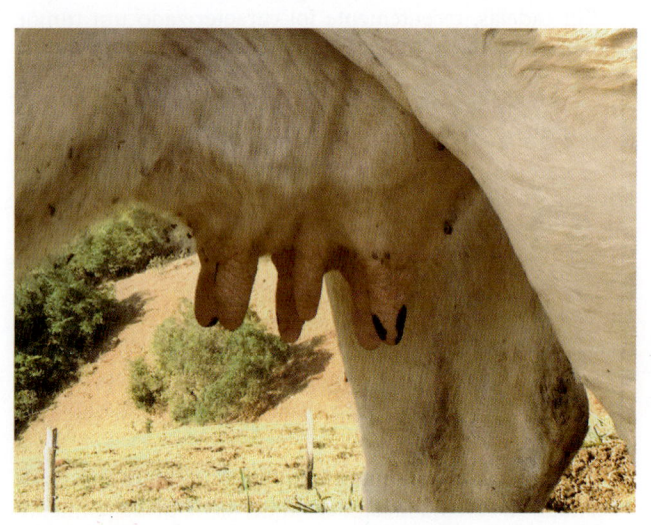

Figura 14.100 Vaca. Tetos supranumerários (politelia). (Cortesia do Dr. Everton de Lima Romão, Belo Horizonte, MG.)

de modo cranial aos tetos craniais. Quase sempre os tetos supranumerários se conectam à cisterna do teto da glândula, no qual este está localizado.

Outras anomalias do desenvolvimento da glândula mamária incluem quantidade excessiva de glândulas (*hipermastia* ou *hipertelia*), ausência total (*aplasia* ou *atelia*), ou, ainda, quantidade reduzida (*hipoplasia* ou *hipotelia*) do parênquima mamário. Em geral, a hipoplasia mamária afeta glândulas individuais, e não sua totalidade. Nos casos de hipoplasia em bovinos, costumam-se observar quartos subdesenvolvidos, em especial os craniais.

Alterações circulatórias

Edema e *hiperemia* acontecem na glândula mamária em condições fisiológicas, imediatamente antes e após o parto. Essas condições ocorrem com maior frequência em bovinos leiteiros de alta produção. Dependendo da intensidade, o edema de úbere pode dificultar a ordenha durante o período pós-parto imediato. Edema patológico não relacionado com o parto acontece principalmente nas fases agudas dos processos inflamatórios.

Hemorragias no parênquima mamário, que se manifestam como estrias de sangue no colostro e no leite, são consideradas normais durante as duas primeiras semanas após o parto. Hemorragia também ocorre com frequência em mastites agudas.

Alterações inflamatórias

A inflamação da glândula mamária, denominada *mastite* (ou *mamite*), ocorre em todas as espécies domésticas, embora seja mais usual e mais importante em bovinos, particularmente em vacas leiteiras, em razão de implicações econômicas relacionadas com o comprometimento da produção. Por outro lado, é condição potencialmente letal em cadelas e porcas no início do período pós-parto.

Os agentes causadores de mastite, na maioria dos casos, chegam à glândula mamária por via ascendente, pelo canal do teto. Também acontecem infecções mamárias por via hematógena e, eventualmente, por extensão direta de lesões dos tetos ou do úbere.

Em alguns casos, o processo inflamatório da glândula mamária não resulta em alterações macroscópicas ou clínicas da glândula e da secreção láctea, apesar de ocorrerem mudanças histológicas no parênquima mamário e aumento na contagem de células somáticas no leite. Essa condição é reconhecida clinicamente como *mastite subclínica*. Contudo, as mastites costumam resultar em alterações macroscópicas e, em especial, na qualidade da secreção láctea, que pode conter exsudato purulento, fibrinoso ou hemorrágico.

Ainda que existam bactérias que são patógenos específicos da glândula mamária, tal como *Streptococcus agalactiae*, cujo único hábitat é a glândula mamária, a maioria dos agentes causadores de mastite é oportunista e inespecífica. Os agentes mais habituais de mastite em bovinos incluem *Streptococcus* (*S. agalactiae*, *S. dysgalactiae* e *S. uberis*), *Staphylococcus* (*S. aureus*, *S. intermedius* e *S. hyicus*) e coliformes (*Escherichia coli*, *Enterobacter* sp., *Klebsiella* sp., *Citrobacter* sp., *Proteus* sp. e *Serratia* sp.). As lesões geralmente refletem o tipo de agente envolvido.

As infecções estreptocócicas resultam em inflamação crônica dos ductos e do parênquima adjacente, com fibrose. Mastites por coliformes são agudas, com trombose e edema. Se o animal sobrevive, podem ocorrer extensas áreas de infarto.

Já infecções por *Clostridium* e, ocasionalmente, *Staphylococcus*, em particular no início do pós-parto, podem acarretar gangrena de toda a glândula. Mastites associadas às bactérias piogênicas, como *Trueperella* (*Arcanobacterium*) *pyogenes*, quase sempre resultam na formação de abscessos.

Na tuberculose bovina, pode haver envolvimento da glândula mamária. Nesse caso, o processo inflamatório mamário tem as mesmas características das lesões tuberculosas de outros órgãos. Há desenvolvimento de lesões granulomatosas típicas, com necrose de caseificação, mineralização, acúmulo de grande número de macrófagos epitelioides e presença de células gigantes do tipo Langhans, com bacilos álcool-ácido resistentes intracitoplasmáticos.

Além desses organismos citados anteriormente, vários outros agentes podem infectar e desencadear o processo inflamatório na glândula mamária bovina; por exemplo, *Mycoplasma bovis*, *Nocardia asteroides*, *Pseudomonas aeruginosa*, *Prototheca* sp., *Candida* sp. e *Cryptococcus neoformans*. A infecção por estes dois últimos agentes fúngicos costuma estar associada à infusão intramamária de antibióticos por período prolongado. As mastites pela alga *Prototheca zopfii* são mais frequentes em vacas de alta produção mantidas em confinamento total e submetidas a processo de ordenha mecânica. No Brasil, ocorre mais no verão que no inverno e, provavelmente, é subdiagnosticada.

A implantação de medidas de controle de mastite em rebanhos leiteiros tecnificados tem resultado na diminuição da incidência de mastites por *Staphylococcus* e *Streptococcus*, com proporcional aumento na frequência de mastites por coliformes. No entanto, de maneira geral, no Brasil, as infecções por *Staphylococcus* sp. e *Streptococcus* sp. continuam sendo altamente prevalentes.

As lesões associadas à mastite geralmente não são específicas ao ponto de indicar determinado agente etiológico e variam mais conforme o curso da infecção. As lesões podem envolver um ou mais quartos e, em alguns casos, todo o úbere. Nos casos de mastite aguda (Figura 14.101), observam-se aumento de volume da glândula afetada, com edema, hiperemia e acúmulo de exsudato na cisterna do teto, além de elevação de volume dos linfonodos mamários.

À histologia, verifica-se acúmulo de células inflamatórias, com predomínio de neutrófilos, no lúmen acinar e no ductal, associado à degeneração e à descamação do epitélio acinar (Figura 14.102). Nos casos crônicos, ocorrem graus variáveis de fibrose, e o parênquima apresenta, de maneira progressiva, consistência mais firme, relacionada, no início, com a fibroplasia e, posteriormente, com a fibrose.

Nos casos de mastite por *Staphylococcus* sp., as lesões podem ser idênticas àquelas induzidas por *Streptococcus* sp. Entretanto, a depender da capacidade toxigênica da cepa de *Staphylococcus*, pode haver extensas áreas de necrose ou até mesmo gangrena da glândula afetada (Figuras 14.103 e 14.104). Ademais, esse agente pode acarretar lesões crônicas piogranulomatosas. *Nocardia* sp. também resulta em reação inflamatória granulomatosa com colônias bacterianas intralesionais.

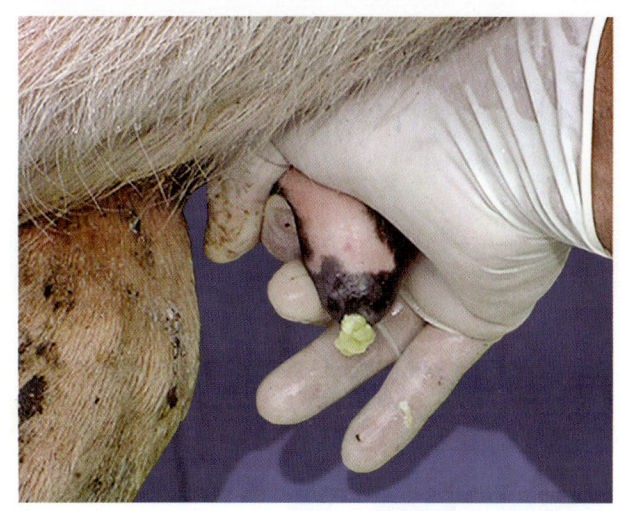

Figura 14.101 Vaca. Exsudato purulento drenando da glândula mamária em caso de mastite supurada aguda. (Cortesia do Dr. Álan Maia Borges, Universidade Federal de Minas Gerais, Belo Horizonte, MG.)

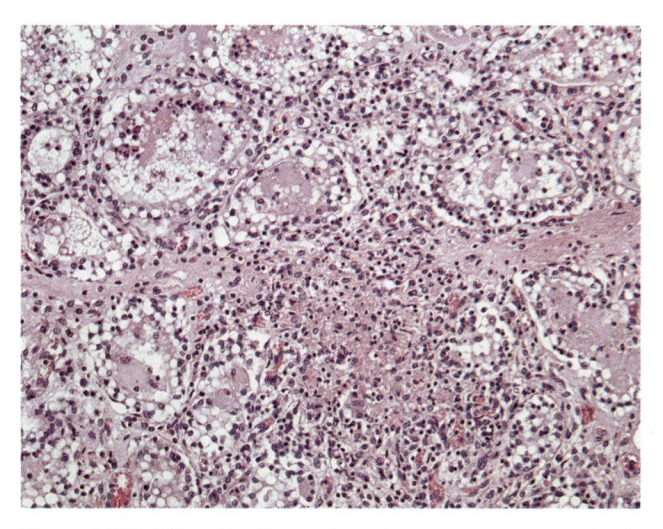

Figura 14.102 Vaca. Mastite por *Staphylococcus aureus*, caracterizada por foco de necrose, com intenso infiltrado inflamatório predominantemente neutrofílico, intersticial e intra-acinar.

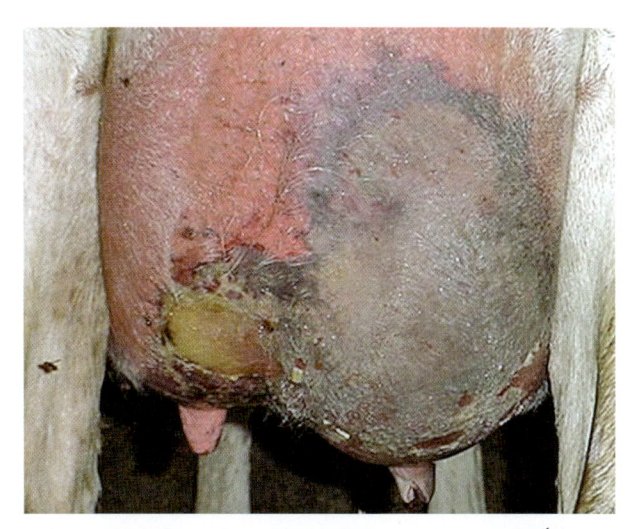

Figura 14.103 Vaca. Mastite gangrenosa. (Cortesia do Dr. Álan Maia Borges, Universidade Federal de Minas Gerais, Belo Horizonte, MG.)

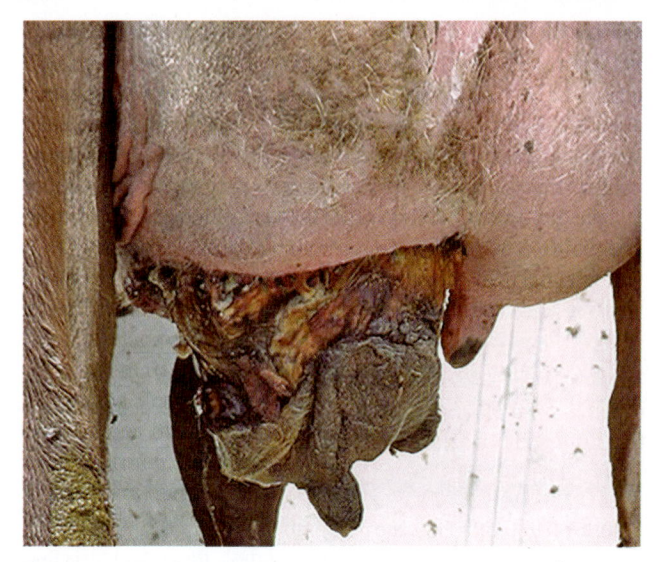

Figura 14.104 Vaca. Mastite gangrenosa. (Cortesia do Dr. Álan Maia Borges, Universidade Federal de Minas Gerais, Belo Horizonte, MG.)

A mastite por *Mycoplasma* sp. caracteriza-se, à histologia, por processo predominantemente proliferativo, com infiltrado intersticial linfocitário associado à hiperplasia do epitélio acinar e tubular e fibrose intersticial. A infecção por *Brucella abortus*, com frequência, envolve a glândula mamária, cursando com mastite intersticial multifocal e discreta, em geral subclínica, mas que resulta na excreção do agente no leite, constituindo, portanto, importante fonte de infecção para o ser humano.

Nos pequenos ruminantes, a mastite quase sempre é unilateral, e causada com mais frequência por *Staphylococcus aureus* ou *Pasteurella multocida*. Em ovinos e caprinos leiteiros, *Mycoplasma agalactiae* (particularmente em caprinos) e lentivírus (Maedi-Visna nos ovinos e vírus da artrite e artrite-encefalite caprina [CAE, do inglês *caprine arthritisencephalitis*] – nos caprinos) causam mastite crônica, com fibrose e atrofia da glândula. A principal manifestação de mastite em suínos é a síndrome mastite-metrite-agalaxia, detalhada na seção "Principais doenças que afetam primariamente o sistema reprodutivo feminino", a seguir.

Com exceção das mastites pós-parto por coliformes, inflamação da glândula mamária é incomum na cadela e na gata, é geralmente inespecífica e causada por agentes oportunistas. O principal fator predisponente à mastite na cadela é a condição de pseudogestação, que é muito comum na cadela e resulta em hiperplasia mamária com secreção láctea.

Cabe salientar que a pele do teto pode apresentar alterações inflamatórias, processo denominado *mamilite*. A fotossensibilização frequentemente afeta os tetos, com intensa formação de vesículas. Lesões químicas podem ser induzidas por soluções antissépticas utilizadas para imersão dos tetos para higienização durante a ordenha. Além disso, traumas costumam afetar os tetos.

Os vírus da febre aftosa, da estomatite vesicular, alguns herpesvírus, papilomavírus, parapoxvírus, ortopoxvírus e vírus da doença das mucosas ocasionam lesões que podem afetar o óstio externo, predispondo às infecções ascendentes.

Alterações proliferativas

Entre as espécies domésticas, as neoplasias da glândula mamária são usuais na cadela e na gata e raras nas demais espécies. Tumores mamários são considerados raros em bovinos, ovinos, caprinos e equinos. Ao contrário, no caso da cadela, a frequência das neoplasias mamárias fica atrás apenas das neoplasias cutâneas, sendo as neoplasias malignas mais habituais na cadela, com incidência anual estimada em 198:100.000.

O desenvolvimento de neoplasias na glândula mamária sofre forte influência hormonal. Esses tumores são quase uma exclusividade de cadelas e gatas e ocorrem excepcionalmente em machos, em geral quando apresentam disfunções endócrinas que cursam com hiperestrogenismo. Por isso, ovariectomia precoce diminui, de maneira significativa, o risco (em mais de 95%) de neoplasias mamárias na cadela e na gata.

Cabe salientar que hormônios exógenos, em particular progestágenos utilizados como contraceptivos (evitando a ocorrência de estro) e estrógenos, usados como abortivos no início da gestação em cadelas, predispõem o animal ao desenvolvimento de neoplasias mamárias, além da predisposição ao acontecimento do complexo hiperplasia endometrial cístico-piométrico, como já discutido.

Na gata, progestágenos utilizados como anticoncepcionais induzem proliferação de ductos e tecido fibroso, condição conhecida como *hiperplasia fibroadenomatosa*, que afeta toda a cadeia mamária de maneira difusa, com formações hiperplásicas nodulares de até 4 cm de diâmetro. Embora essa lesão seja reversível, costuma-se resolvê-la por cirurgia.

As neoplasias mamárias tendem a ser mais comuns em cadelas de raça pura em comparação àquelas sem raça definida. Isso sugere que endogamia pode aumentar o risco desse tipo de neoplasia. Embora as neoplasias mamárias sejam, em geral, de origem epitelial (adenomas ou carcinomas), com frequência há envolvimento mioepitelial, sendo comuns neoplasias mamárias com componente fibroso, cartilaginoso ou ósseo, derivado de células mioepiteliais dos ácinos mamários.

A classificação das neoplasias mamárias se baseia em sua histogênese, que geralmente é complexa, de modo que boa parte dos tumores mamários apresenta tanto componentes epiteliais quanto mesenquimais neoplásicos. A classificação das neoplasias mamárias da cadela, detalhada abaixo, está baseada na classificação da Organização Mundial da Saúde, modificada por Goldschmidt *et al.* (2011). Cabe ressaltar que foi também publicado por pesquisadores brasileiros, em 2011, novo consenso no *Brazilian Journal of Veterinary Pathology*.

Neoplasias epiteliais malignas

• *Carcinoma in situ*: caracterizado por tecido epitelial neoplásico que consiste em nódulos bem delimitados que não ultrapassam os limites da membrana basal e, portanto, não se infiltram nos tecidos adjacentes. Esses nódulos são densamente celularizados, com formação de túbulos irregulares
• *Carcinoma simples* (*tubular*; *tubulopapilar*; *cístico-papilífero*; ou *cribriforme*): a terminologia *simples* se refere ao fato de que essas neoplasias têm apenas um tipo celular neoplásico, que pode ser derivado do epitélio lumenal (mais comum) ou de células mioepiteliais. Nos carcinomas tubulares simples,

há predomínio do padrão tubular (Figura 14.105), e as células neoplásicas se arranjam em camada simples ou múltipla, formando túbulos entremeados por estroma fibrovascular, com ocasional infiltrado inflamatório composto de macrófagos, linfócitos e plasmócitos. A diferenciação dos adenomas se baseia em invasibilidade, pleomorfismo e anaplasia e índice mitótico das células neoplásicas. Nos carcinomas tubulopapilares, há projeções papilíferas, sésseis ou pedunculadas, do epitélio neoplásico para o lúmen tubular (Figura 14.106), enquanto, no padrão cístico-papilífero, há projeções papilíferas do epitélio neoplásico para o lúmen de túbulos intensamente dilatados. O padrão cribriforme tem aparência de peneira, com formação de lumens de tamanho reduzido e múltiplos, delimitados por células epiteliais neoplásicas

• *Carcinoma invasivo micropapilar*: caracterizado por proliferação neoplásica intraductal, com formação de pequenas projeções papiliformes desprovidas de estroma fibrovascular

• *Carcinoma sólido*: caracterizado pela disposição das células neoplásicas em massas ou cordões sólidos sem formação de lúmen (Figura 14.107). Pode ser observada invasão de vasos linfáticos, associada a metástases em linfonodos

• *Comedocarcinoma*: caracterizado pelo acúmulo de restos celulares neoplásicos necróticos no centro de agregados ou ninhos de células carcinomatosas. Pode ser observada invasão de vasos linfáticos associada a metástases em linfonodos

• *Carcinoma anaplásico*: é o padrão mais maligno dos carcinomas mamários. Geralmente, apresenta invasão difusa do tecido conjuntivo interlobular e invasão de vasos linfáticos por células neoplásicas. Nesses casos, as células neoplásicas são altamente pleomórficas e anaplásicas (Figura 14.108). A invasão das neoplásicas, em geral, induz intensa resposta de proliferação fibroblástica ou mioepitelial no estroma de sustentação

• *Carcinoma em adenoma complexo* ou *carcinoma em tumor misto*: nesses casos, o componente benigno, ou seja, adenoma complexo ou tumor misto, é morfologicamente reconhecível, mas entremeado por focos de células carcinomatosas pleomórficas e anaplásicas com elevado índice mitótico

• *Carcinoma complexo*: caracterizado por um componente epitelial maligno associado à proliferação mioepitelial benigna. A população de células epiteliais carcinomatosas geralmente está arranjada em padrão tubular, entremeada por abundante proliferação mioepitelial, caracterizada por uma população de células fusiformes com matriz extracelular mixoide (Figura 14.109)

• *Carcinoma e mioepitelioma maligno*: nesse caso, tanto o componente epitelial quanto o mioepitelial são malignos. Em comparação ao carcinoma complexo, nesse caso, as células mioepiteliais neoplásicas apresentam anisocitose e anisocariose evidente e quantidade variável de figuras mitóticas

• *Carcinoma tipo misto*: caracterizado por um componente epitelial maligno com um componente mioepitelial benigno e diferenciação condroide ou osteoide do componente mesenquimal, com tecido cartilaginoso ou ósseo bem diferenciado. Esse tipo de neoplasia deve ser diferenciado do tumor misto benigno

• *Carcinoma ductal*: as células neoplásicas delimitam um lúmen alongado. Apresentam evidente anisocariose e anisocitose e há elevado índice mitótico. Frequentemente, as células neoplásicas se arranjam em epitélio duplo, podendo ser observados focos de diferenciação escamosa e queratinização com grânulos cerato-hialinos em algumas

• *Carcinoma papilífero intraductal*: contrapartida maligna do adenoma papilífero intraductal, com células de aspecto carcinomatoso.

Neoplasias epiteliais malignas | Tipos especiais

• *Carcinoma de células escamosas*: composto exclusivamente de epitélio escamoso. Pode ser derivado do epitélio do ducto do teto (normalmente estratificado pavimentoso) ou pode ser decorrente de metaplasia escamosa de componente epitelial neoplásico

• *Carcinoma adenoescamoso*: corresponde a qualquer tipo de carcinoma descrito acima, com focos de diferenciação escamosa

• *Carcinoma mucinoso*: é um tipo raro de carcinoma, caracterizado pela abundante secreção de mucina. As células neoplásicas são positivas para ácido periódico-Schiff (PAS, do inglês *periodic acid-Schiff*) e mucicarmin

• *Carcinoma rico em lipídios (secretório)*: as células neoplásicas dispostas em cordões ou ninhos têm abundantes vacúolos citoplasmáticos lipídicos

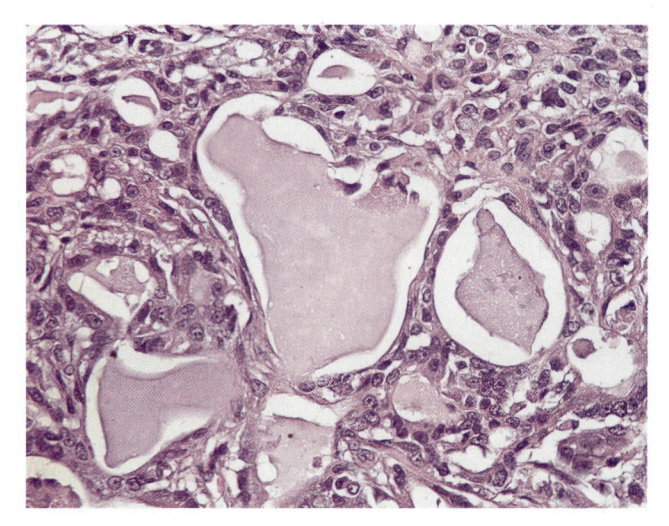

Figura 14.105 Cadela. Carcinoma tubular simples, com predomínio do padrão tubular. As células neoplásicas se arranjam em camada simples ou múltipla, formando túbulos entremeados por estroma fibrovascular.

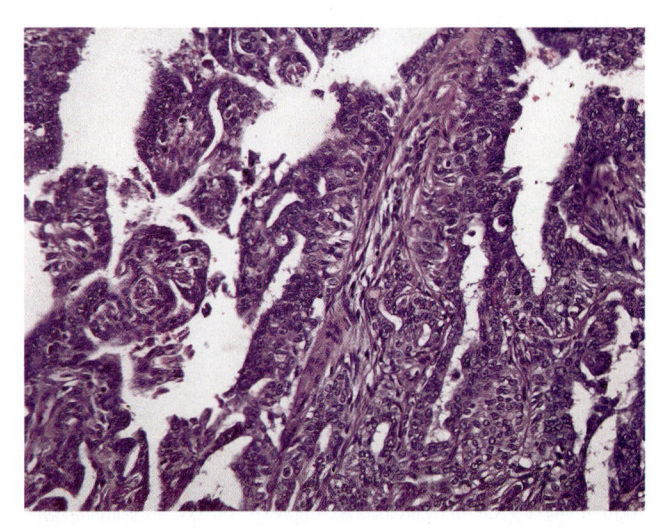

Figura 14.106 Cadela. Carcinoma tubulopapilar, com projeções papilíferas do epitélio neoplásico para o lúmen tubular.

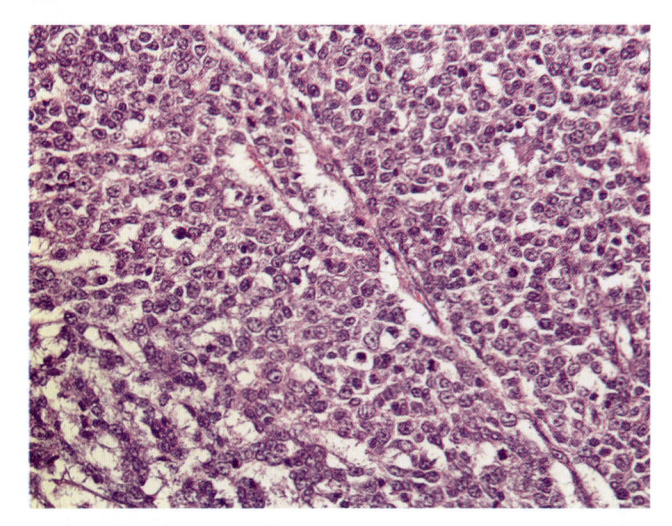

Figura 14.107 Cadela. Carcinoma sólido, caracterizado pela disposição das células neoplásicas em massas ou cordões sólidos sem formação de lúmen.

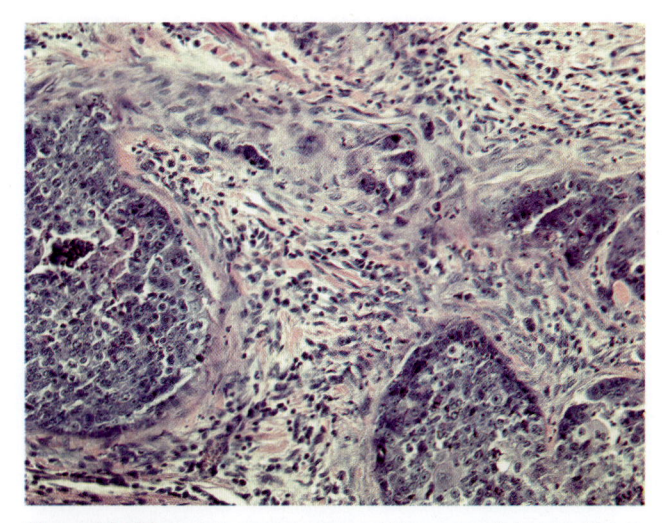

Figura 14.108 Cadela. Carcinoma anaplásico, com células neoplásicas altamente pleomórficas e anaplásicas.

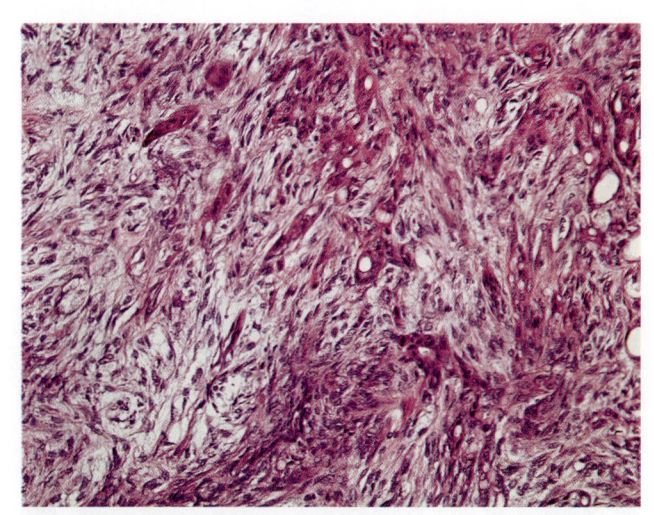

Figura 14.109 Cadela. Carcinoma complexo, com células epiteliais carcinomatosas entremeadas por abundante proliferação mioepitelial, caracterizada por células fusiformes com matriz extracelular mixoide.

• *Carcinomas de células fusiformes*: geralmente requerem imuno-histoquímica para diferenciação de proliferações sarcomatosas, sendo reconhecidos três tipos distintos: *mioepitelioma maligno*, carcinoma de células escamosas (variante de células fusiformes) e *carcinoma,* (variante de células fusiformes)

• *Carcinoma inflamatório*: é definido primariamente por seu comportamento clínico, que se caracteriza por desenvolvimento súbito, associado a intenso edema e eritema da glândula mamária, com ou sem nódulos palpáveis. Histologicamente, é caracterizado por diferentes tipos de carcinomas de elevado grau de malignidade com abundante invasão de vasos linfáticos dermais por células neoplásicas (Figura 14.110).

Neoplasias mesenquimais malignas | Sarcomas

• *Osteossarcoma*: proliferação sarcomatosa com diferenciação osteoide

• *Condrossarcoma*: proliferação sarcomatosa com diferenciação condroide

• *Fibrossarcoma*: neoplasia fibroblástica (de células fusiformes), que deve ser diferenciada, por imuno-histoquímica, de mioepitelioma maligno e de sarcomas de células fusiformes

• *Hemangiossarcoma*: sarcoma de origem endotelial indistinto de hemangiossarcomas primários de outros sítios

• Outros sarcomas: raros como neoplasias primárias da glândula mamária

• *Carcinossarcoma* (tumor misto maligno; Figura 14.111).

Neoplasias benignas

• *Adenoma simples*: lesão nodular bem delimitada, composta de células dispostas em túbulos, ocasionalmente contendo secreção amorfa e anfofílica, com mínimo pleomorfismo e anaplasia e raras figuras de mitose (Figura 14.112)

• *Adenoma papilífero intraductal*: proliferação papiliforme intraductal sustentada por estroma fibrovascular. Vários ductos podem estar afetados. As células formam uma única camada bem diferenciada com células mioepiteliais adjacentes. Mitoses são raras

• *Adenoma ductal*: composto de epitélio duplo (camadas basal e luminal). Podem ocorrer focos de diferenciação escamosa (Figura 14.113)

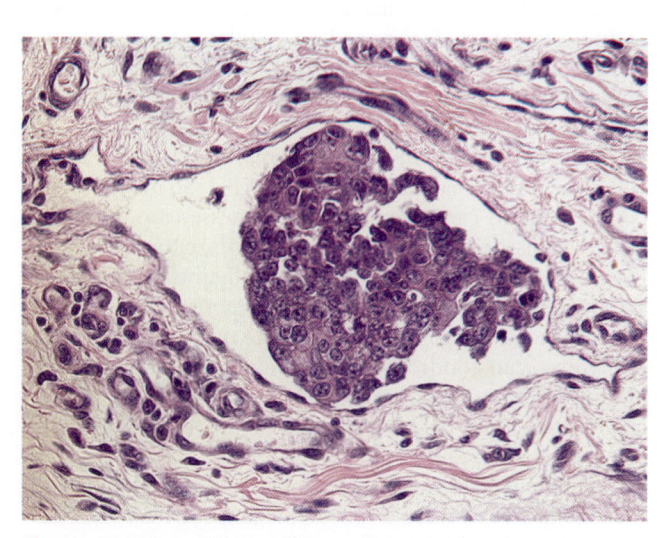

Figura 14.110 Cadela. Carcinoma inflamatório histologicamente caracterizado por diferentes tipos de carcinomas de elevado grau de malignidade, com abundante invasão de vasos linfáticos dermais por células neoplásicas.

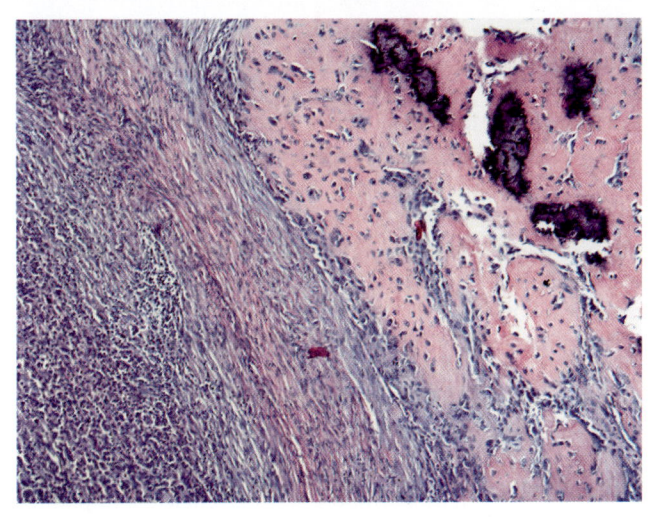

Figura 14.111 Cadela. Carcinossarcoma, com área carcinomatosa sólida à esquerda e área osteossarcomatosa à direita.

- *Fibroadenoma*: neoplasia epitelial de aspecto tubular entremeada por abundante estroma conjuntivo
- *Mioepitelioma*: neoplasia rara, composta de células mioepiteliais fusiformes, bem diferenciadas, com matriz extracelular mixoide
- *Adenoma complexo* (*adenomioepitelioma*): neoplasia com componentes epitelial (geralmente de aspecto tubular) e mioepitelial (células fusiformes com matriz mixoide) bem diferenciados e com mínimo pleomorfismo e raras mitoses
- *Tumor misto benigno*: neoplasia com componentes epitelial (geralmente de aspecto tubular) e mioepitelial (células fusiformes com matriz mixoide) bem diferenciados, com focos de diferenciação cartilaginosa e/ou osteoide e com mínimo pleomorfismo e raras mitoses (Figura 14.114).

Hiperplasia/displasia

- *Ectasia ductal*: dilatação cística de grandes ductos com acúmulo de restos celulares necróticos, macrófagos espumosos e fendas de colesterol no lúmen (Figura 14.115). Pode ser secundária a neoplasias intraductais

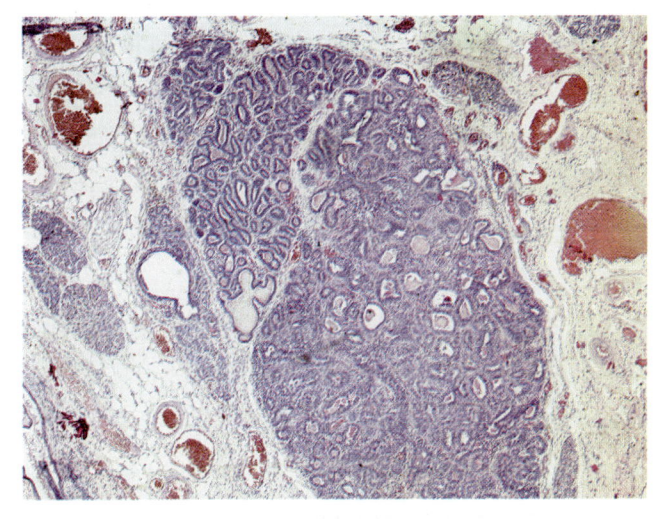

Figura 14.112 Cadela. Adenoma simples, caracterizado por lesão nodular bem delimitada e expansiva, composta de células bem diferenciadas e dispostas em túbulos.

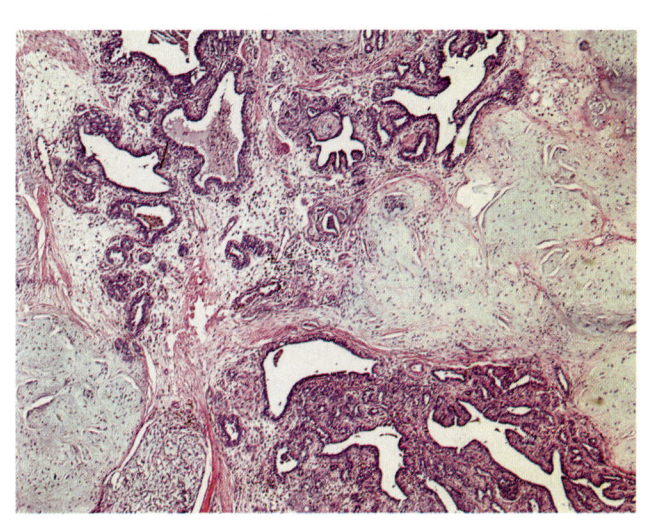

Figura 14.114 Cadela. Tumor misto benigno, com componentes epitelial tubulopapilar e mioepitelial com focos de diferenciação cartilaginosa.

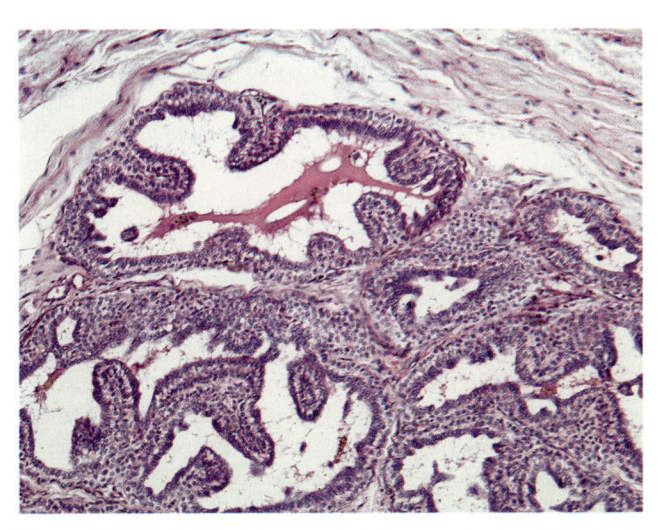

Figura 14.113 Cadela. Adenoma ductal composto de epitélio duplo (camadas basal e luminal).

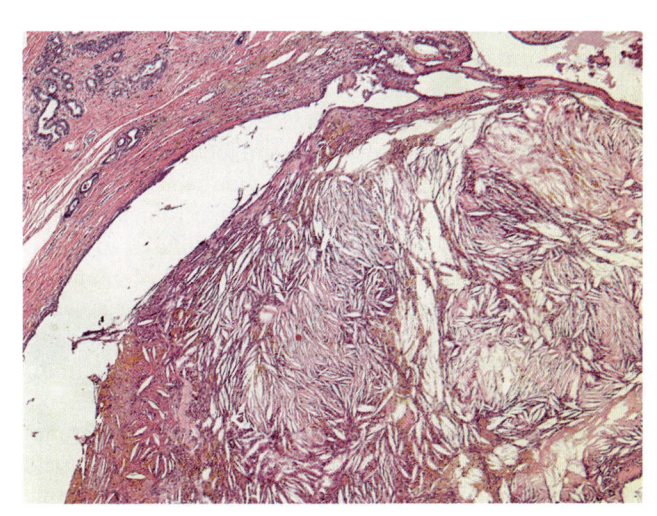

Figura 14.115 Cadela. Ectasia ductal, caracterizada por dilatação cística de grandes ductos, com macrófagos espumosos e fendas de colesterol no lúmen.

• *Hiperplasia lobular* (*adenose*): hiperplasia (processo não neoplásico) de ductos e ácinos. Podem ser identificados três tipos distintos: regular, com atividade secretória (lactacional) e com fibrose (tecido conjuntivo interlobular)
• *Epiteliose*: caracterizada por hiperplasia epitelial intraductal sem atipia
• *Papilomatose*: proliferação epitelial intraductal papiliforme
• *Fibroadenomatose*: proliferação de ductos interlobulares e células estromais periductais
• *Ginecomastia*: aumento de volume da glândula mamária em macho. Histologicamente caracterizada por hiperplasia lobular e ectasia ductal e, em geral, secundária a tumor de células de Sertoli (ver Capítulo 15, *Sistema Reprodutivo Masculino*).

SÍNDROMES CLÍNICAS

Infertilidade

A manifestação clínica de infertilidade pode se referir ao diagnóstico de rebanho, como no caso de animais de produção. Além disso, pode ser aludida ao diagnóstico individual, que se dá tanto em animais de produção quanto naqueles de companhia.

A infertilidade e, com mais frequência, a subfertilidade no rebanho, que se manifestam por baixos índices de eficiência reprodutiva, podem estar relacionadas com a alta incidência de distúrbios do sistema reprodutivo. Entretanto, também podem ser resultantes de fatores absolutamente alheios ao sistema reprodutivo; por exemplo, em um rebanho submetido à inseminação artificial.

Falhas na observação de estro podem resultar em subfertilidade. De modo semelhante, instalações inadequadas ou manejo insatisfatório podem ter reflexo na eficiência reprodutiva, resultando em subfertilidade.

Por outro lado, em animais de companhia, em particular na cadela, fatores comportamentais têm grande influência na fertilidade. Em algumas circunstâncias, uma dada cadela pode apresentar forte seletividade para cópula. Nesta seção, serão brevemente discutidos os principais distúrbios do sistema reprodutivo que podem acarretar infertilidade.

Algumas lesões em órgãos do sistema reprodutor, tais como hipoplasia ovariana, aplasia segmentar da tuba uterina ou do útero, entre outras, influenciam diretamente a fertilidade individual do animal afetado. Todavia, dada a natureza hereditária dessas alterações, elas podem influenciar a fertilidade do rebanho como um todo ao longo de gerações quando não diagnosticadas e eliminadas.

Outras alterações ovarianas, como hipotrofia de origem nutricional ou lactacional, tendem a ter manifestação coletiva. De modo semelhante, o tipo de exploração econômica e de manejo pode fazer com que determinada alteração tenha manifestação individual ou coletiva. Um exemplo são cistos foliculares que podem ser observados de maneira esporádica e individual em vacas mestiças criadas extensivamente em rebanhos de baixa produção leiteira, mas podem ter manifestação coletiva no caso de rebanhos leiteiros de manejo intensivo e de alta produção, influenciando drasticamente seu índice de fertilidade.

Falhas reprodutivas são uma das principais causas de descarte de porcas em reprodução. Destacam-se os cistos ovarianos que estão entre os fatores que aumentam significativamente o risco de retorno ao estro após cobrição. Do mesmo modo, infecções geniturinárias são importantes causas de infertilidade na porca.

As lesões ovarianas que mais comprometem a fertilidade são, em ordem decrescente de importância, os cistos ovarianos, em particular o cisto folicular, hipotrofia ovariana, hipoplasia ovariana, processo inflamatório, aderências e neoplasias. Alterações da tuba uterina, que resultam em obstrução anatômica ou funcional do órgão, podem acarretar subfertilidade ou infertilidade (quando bilateral). Essas alterações incluem salpingite crônica com hidrossalpinge e, mais raramente, aplasia segmentar.

Entre as causas de infertilidade, o processo inflamatório do útero tem extrema relevância. A inflamação altera o ambiente uterino, impedindo a sobrevivência e a implantação do embrião, além de interferir negativamente na função ovariana, inibindo a ovulação, e quando esta ocorre, resultando em corpo lúteo reduzido com menor capacidade de produção de progesterona.

Cabe salientar que a inflamação uterina pode ser subclínica, resultando simplesmente em repetição de estro. No caso da cadela e da gata, a inflamação uterina, que se manifesta principalmente na forma do complexo hiperplasia endometrial cístico-piometrítico, tem grande impacto no prognóstico reprodutivo do animal. Ainda que haja tratamento conservador para esses casos, em sua maioria, o escolhido é a ovariossalpingo-histerectomia.

Quase nunca a infertilidade tem como origem lesão da cérvix, como nos casos de hipoplasia, ou da vagina, como na persistência do hímen. Por fim, as causas, em especial infecciosas, de mortalidade embrionária e fetal têm grande impacto tanto na fertilidade individual quanto na eficiência reprodutiva do rebanho.

PRINCIPAIS DOENÇAS QUE AFETAM PRIMARIAMENTE O SISTEMA REPRODUTIVO FEMININO

Vulvovaginite pustular infecciosa (infecção por herpesvírus bovino tipo 1)

A vulvovaginite pustular infecciosa dos bovinos é provocada pelo HVB-1, que é o agente da rinotraqueíte infecciosa bovina (IBR, do inglês *infectious bovine rhinotracheitis*), descrita no Capítulo 1, *Sistema Respiratório*. Os subtipos 1.2a e 1.2b, em particular, estão associados às lesões da genitália externa tanto em machos quanto em fêmeas, nas quais se dá a doença conhecida como *vulvovaginite pustular infecciosa*.

Além de provocar lesões na genitália externa e no sistema respiratório, esse vírus é causa importante de aborto em bovinos. Levantamentos sorológicos indicam que esse agente é amplamente distribuído nos rebanhos brasileiros.

O vírus invade as mucosas, em especial do sistema respiratório ou do sistema genital, ocorrendo transmissão venérea ou pelo sêmen, até mesmo de sêmen criopreservado. Após a infecção das células epiteliais na mucosa vaginal, há intensa replicação viral, quando, histologicamente, são observados corpúsculos de inclusão intranucleares em células epiteliais.

À macroscopia, no início, são observadas pústulas na mucosa vaginal, que coalescem e, com a progressão das lesões, resultam em ulcerações na mucosa vaginal, com deposição de quantidades variáveis de exsudato fibrinopurulento na superfície da lesão. Nessa fase, a doença é de transmissão venérea, podendo resultar em balanopostite em machos suscetíveis, condição quase sempre denominada balanopostite pustular infecciosa.

Independentemente de a lesão inicial se dar no sistema genital ou respiratório, o vírus pode se disseminar, ocasionando viremia e lesões em outros órgãos. Isso pode acarretar aborto em vacas gestantes e infecção sistêmica com alta taxa de letalidade em bezerros neonatos soronegativos.

Como ocorre com outros herpesvírus, o HVB-1 também apresenta latência, quando o vírus persiste principalmente em neurônios periféricos (ganglionares). Portadores latentes podem sofrer reativação da infecção, em particular quando são submetidos ao estresse ou a outras condições que resultem em imunossupressão.

Exantema coital equino (infecção por herpesvírus equino tipo 3)

É uma doença de transmissão venérea que afeta éguas e garanhões, resultando em lesões na vulva, na glande e no prepúcio. A doença é causada pelo HVE-3, que resulta em curso agudo. A resolução das lesões ocorre em cerca de 2 semanas e, com frequência, há infecções discretas ou subclínicas. O período de incubação é curto, podendo ser de apenas 2 dias.

O HVE-3 foi isolado em vários países e, em 2010, foi realizado o primeiro diagnóstico definitivo em um garanhão no Brasil. Embora a escassez de relatos não necessariamente indique que a doença é rara, lesões fortemente sugestivas de exantema coital são observadas com frequência.

À macroscopia, as lesões se caracterizam por pápulas, pústulas, vesículas e úlceras na mucosa vulvovaginal e na pele da vulva e região perineal, bem como na glande e no prepúcio no garanhão. Essas lesões têm resolução espontânea, deixando áreas despigmentadas.

À histologia, observam-se áreas de ulceração e inflamação que não são achados específicos da doença. Portanto, o exantema coital resulta em lesões localizadas e autolimitantes e, geralmente, não está associado à ocorrência de aborto.

Em geral, éguas têm capacidade de concepção mesmo na ocasião em que adquirem a infecção. Já o garanhão pode apresentar perda transitória de libido, o que pode comprometer o cronograma da estação de monta. Ocasionalmente, o HVE-3 pode causar lesões no epitélio do sistema respiratório superior.

Aborto por equino tipo 1

O herpesvírus equino tipo 1 (HVE-1), agente da rinopneumonite equina, tem grande importância como causa de infertilidade nessa espécie, por causar aborto, principalmente no terço final da gestação. O aborto por HVE-1 pode ocorrer entre 9 e 10 meses de gestação.

Em adição aos problemas reprodutivos, pode causar doença respiratória ou neurológica. Esse vírus é cosmopolita e a primoinfecção geralmente ocorre em potros com menos de 12 meses de idade, nos quais se observam sinais respiratórios, muitas vezes associados à infecção bacteriana secundária. O feto apresenta edema subcutâneo, hidroperitônio, hidropericárdio, icterícia, edema e pneumonia com corpúsculos de inclusão acidófilos intranucleares em células epiteliais alveolares e bronquiais.

Além disso, pode ocorrer hepatite necrotizante multifocal aleatória com corpúsculos de inclusão nos hepatócitos. No coração, pode ser observada miocardite caracterizada pela infiltração de linfócitos e macrófagos e lesões vasculares (necrose de células endoteliais e degeneração fibrinoide da túnica média) associadas a degeneração e necrose de células musculares cardíacas. Corpúsculos de inclusão intranucleares eosinofílicos podem ser observados nas células musculares cardíacas e macrófagos nas áreas de inflamação e nas células endoteliais e células musculares lisas da túnica média dos vasos afetados.

Alguns potros nascem vivos em parto normal, mas muitos morrem alguns dias depois, em decorrência de pneumonia e septicemia secundária à infecção viral. O herpesvírus equino tipo 4 também tem sido relatado como causa de aborto em éguas.

Campilobacteriose genital

Em bovinos, é uma doença conhecida há várias décadas e era comumente chamada de *vibriose*, denominação que tende a cair em desuso. A doença é causada pelo *Campylobacter fetus* subespécie *venerealis*, que coloniza o prepúcio de touros quase sempre de modo subclínico, propiciando condições para a transmissão venérea da doença e consequente manifestação clínica na fêmea. A frequência de transmissão pelo coito entre o touro portador e uma fêmea suscetível é muito elevada, podendo chegar a 100%.

A campilobacteriose genital continua a ser extremamente importante no Brasil, ocasionando perdas econômicas significativas. Isso porque grande parte do rebanho nacional usa monta natural, favorecendo sua transmissão, que é passível de controle com a utilização de inseminação artificial.

A doença se manifesta clinicamente como infertilidade no rebanho associada a mortalidade embrionária e retorno ao estro com intervalos prolongados. Também pode acarretar mortalidade fetal e abortos ocasionais.

Embora as lesões causadas pelo *C. fetus venerealis* não sejam específicas, a infecção resulta em endometrite, que, por sua vez, tem como consequência morte fetal. Na fêmea gestante, esse agente pode provocar placentite, que ocasiona aborto.

As características da placentite causada por *C. fetus venerealis* são semelhantes às da placentite ocasionada por *Brucella abortus* (descrita a seguir), porém quase sempre com menor intensidade.

O aborto pode se dar em qualquer fase da gestação, mas acontece com maior frequência entre o 4º e o 6º mês. Está associado às lesões fetais inespecíficas, que incluem efusões sanguinolentas no subcutâneo e em cavidades corporais, podendo conter pequena quantidade de fibrina. Histologicamente, é possível observar placentite fibrinosa e neutrofílica, broncopneumonia neutrofílica e serosite fibrinosa e neutrofílica.

Em ovinos, é comum a ocorrência de aborto associado à infecção por *Campylobacter fetus* subespécie *fetus* ou

Campylobacter jejuni. Podem acontecer surtos afetando até 20% das ovelhas gestantes. São mais frequente abortos durante as últimas 6 semanas de gestação ou nascimento de carneiros fracos.

Não há lesões específicas na placenta, mas os fetos ovinos abortados com frequência apresentam necrose hepática multifocal, macroscopicamente caracterizada por aspecto semelhante a "alvo", por ter área central avermelhada circundada por outra mais pálida que contrasta com a coloração do restante do parênquima hepático normal.

Tricomoníase bovina

É causada pelo protozoário flagelado *Tritrichomonas foetus*, que habita exclusivamente no sistema genital de bovinos, tanto em machos quanto em fêmeas. A transmissão da doença se dá por via venérea, sendo controlada com a implantação de inseminação artificial. Por isso, do mesmo modo que na campilobacteriose, a tricomoníase também resulta em perdas econômicas significativas em decorrência do predomínio de monta natural nos rebanhos bovinos brasileiros.

A infecção na fêmea é autolimitante, de modo que as vacas mantidas em repouso sexual por três a quatro ciclos estrais geralmente ficam livres da infecção. Por outro lado, nos touros, a infecção é subclínica, e esses animais permanecem como portadores, transmitindo durante o coito para fêmeas suscetíveis, que se infectam com frequência superior a 90% após cópula com o touro portador.

A manifestação clínica de tricomoníase em bovinos se deve à mortalidade embrionária por consequência de infecção e inflamação uterinas, que costumam ocorrer por volta de 50 a 100 dias após a concepção. Por isso, geralmente observa-se repetição de estro em intervalos prolongados.

A infecção por *T. foetus* pode desencadear a piometra na vaca. Nesses casos, que acontecem em até 5% das fêmeas em um rebanho infectado, há intensa inflamação linfoplasmocitária uterina e morte embrionária, com persistência do corpo lúteo. Essas alterações favorecem o estabelecimento da piometrite, que, se não tratada, permanece por períodos prolongados, com ausência de ciclicidade ovariana em razão da persistência do corpo lúteo.

Quando o feto sobrevive até o 3º mês, pode ocorrer aborto, principalmente durante a primeira metade da gestação. Nos casos de aborto por *T. foetus*, é possível observar edema placentário com infiltrado mononuclear difuso e discreto, com focos necróticos discretos.

O parasita pode ser verificado no estroma do cório. Pode haver broncopneumonia no feto, em alguns casos com infiltrado neutrofílico e células gigantes multinucleadas contendo o protozoário, que também pode ser constatado dentro das vias respiratórias.

Metrite contagiosa equina

É uma doença de transmissão venérea provocada por *Taylorella equigenitalis*, embora estudos tenham resultado na identificação de uma segunda espécie do gênero, denominada *Taylorella asinigenitalis*, que infecta jumentas, preferencialmente. Apesar de a doença ainda não ter sido diagnosticada no Brasil, tem ampla distribuição na Europa e foi descrita na América do Norte, no Japão e na Austrália.

Clinicamente, é caracterizada por secreção vaginal mucopurulenta e infertilidade temporária, em decorrência da mortalidade embrionária precoce secundária à endometrite. Por outro lado, o macho não desenvolve nenhuma alteração clínica ou patológica.

À macroscopia, há intensa hiperemia endometrial com acúmulo de exsudato mucopurulento no lúmen uterino. À histologia, há infiltrado neutrofílico no endométrio, que, nas fases tardias da infecção, é substituído por linfócitos e macrófagos.

Brucelose

Engloba as infecções por bactérias do gênero *Brucella* nas diversas espécies animais e no ser humano. São reconhecidas várias espécies, que incluem *Brucella abortus*, *B. melitensis*, *B. suis*, *B. canis*, *B. ovis* e *B. neotomae*, além da identificação de isolados marinhos, que, atualmente, são classificados em outras duas espécies (*B. ceti* e *B. pinnipediallis*).

Ademais, o gênero tem tido marcante expansão, com a identificação de novas espécies, como *B. microti*, *B. inopinata*, *B. papionis*, *B. vulpis*, entre outras ainda não classificadas. Entre essas, apenas *B. ovis* e *B. neotomae* não têm potencial zoonótico, sendo *B. melitensis* a espécie de maior potencial patogênico para o ser humano.

Esta seção sumariza aspectos relevantes da brucelose bovina causada por *B. abortus*, da brucelose canina causada por *B. canis*, da brucelose ovina causada por *B. ovis* e da brucelose suína causada por *B. suis*. Embora considerada exótica no Brasil, alguns aspectos da infecção por *B. melitensis* serão brevemente discutidos, dada sua importância zoonótica.

A principal manifestação clínica da brucelose bovina (antigamente conhecida como *aborto contagioso* ou *doença de Bang*) é a ocorrência de aborto, em particular durante o terço final da gestação (Figura 14.116). Nos surtos de aborto por *B. abortus* também há o nascimento de bezerros fracos, com alta taxa de mortalidade neonatal.

Apesar de a vacinação com a amostra atenuada 19 (B19) ser empregada no Brasil há muito tempo, a brucelose bovina apresenta ampla distribuição no país, com áreas de prevalência extremamente elevada, inclusive em regiões nas quais

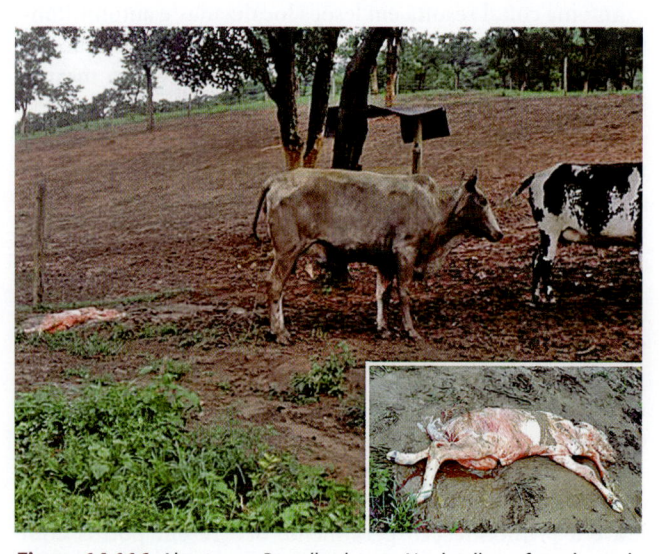

Figura 14.116 Aborto por *Brucella abortus*. No detalhe, o feto abortado.

a pecuária está entre as principais atividades, resultando em perdas econômicas bastante elevadas.

A transmissão da doença se dá, em especial, por via oral, quando animais suscetíveis ingerem o microrganismo, presente em grandes quantidades no feto abortado, na placenta e nas secreções uterinas, durante o período pós-parto ou pós-aborto. A *Brucella* tem capacidade de sobreviver no citoplasma de macrófagos, alterando o tráfego intracelular normal e localizando-se no retículo endoplasmático rugoso, onde persiste e prolifera. Esse mecanismo favorece a persistência da infecção. Outras células-alvo importantes da *B. abortus* são as células trofoblásticas na porção fetal da placenta (Figura 14.117).

À macroscopia, o aborto ocasionado por *B. abortus* geralmente está associado à placentite necrótica e à hemorrágica. Os cotilédones apresentam-se amarelados e friáveis e as carúnculas exibem extensas áreas de necrose e hemorragia (Figura 14.118).

O diagnóstico diferencial para placentite necrótica em bovinos deve incluir agentes micóticos, *Campylobacter*, *Salmonella* e *Staphylococcus*. A intensidade das lesões é muito variável entre diferentes placentomos do mesmo animal, por isso, é importante o exame de toda a placenta fetal sempre que disponível.

À microscopia, as lesões placentárias se caracterizam por intenso infiltrado inflamatório, predominantemente neutrofílico, e extensas áreas de necrose, tanto do tecido materno quanto do fetal. Ainda se notam grumos ou colônias bacterianas no interior de células trofoblásticas ou em localização extracelular, sobretudo nas áreas de necrose. O tecido placentário, por conseguinte, contém grandes quantidades do organismo. Desse modo, a manipulação do material deve ser realizada com a devida proteção, uma vez que a infecção humana, nesses casos, pode ser até por via respiratória, em razão da formação de aerossóis.

O feto abortado também pode manifestar lesões sugestivas de infecção por *B. abortus*, que incluem, por ordem de frequência, pleurite fibrinosa (Figura 14.119), pericardite fibrinosa e peritonite fibrinosa. À histologia, também é possível observar, em alguns casos, pneumonia supurada, com vasculite.

No macho, a infecção por *B. abortus* resulta em orquite, epididimite e vesiculite seminal, que podem ser induzidas até mesmo pela amostra vacinal (B19), conforme detalhado no Capítulo 15, *Sistema Reprodutivo Masculino*. Na vaca, além de aborto, ocorre mastite linfo-histiocitária multifocal, associada à eliminação do agente no leite.

A mastite brucélica geralmente não resulta em alterações macroscópicas da secreção láctea e, assim, trata-se de mastite subclínica na maioria dos casos. Em situações de infecção crônica, pode haver envolvimento articular, com desenvolvimento de artrite crônica.

A brucelose ovina causada por *B. ovis*, espécie que naturalmente possui lipopolissacarídeo (LPS) rugoso e sem potencial zoonótico, é caracterizada, sobretudo, por lesões no sistema genital masculino. Embora *B. ovis* possa esporadicamente estar associada a abortos, a principal manifestação da infecção é epididimite, que evolui com frequência para a formação de granuloma espermático (detalhado no Capítulo 15, *Sistema Reprodutivo Masculino*), resultando em comprometimento da qualidade espermática e infertilidade

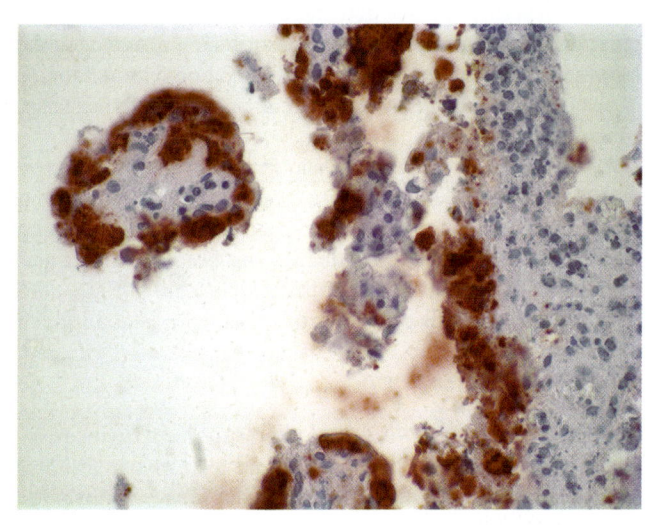

Figura 14.117 Bovino. Placentite com marcação imuno-histoquímica de *Brucella abortus* no citoplasma de células trofoblásticas.

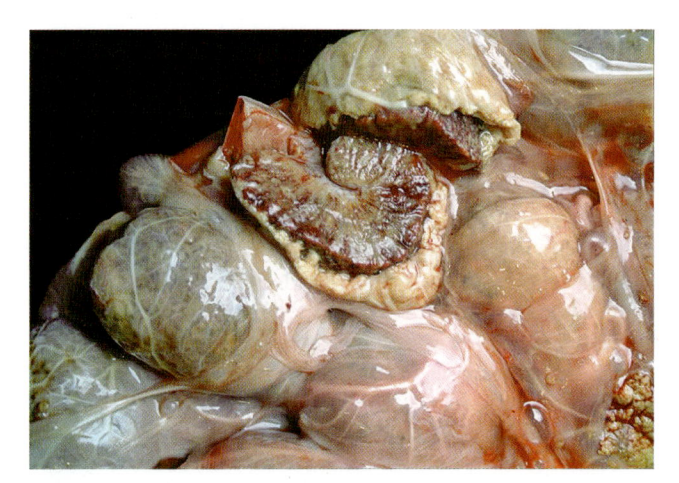

Figura 14.118 Bovino. Placentite fibrinonecrótica em caso de infecção por *Brucella abortus*.

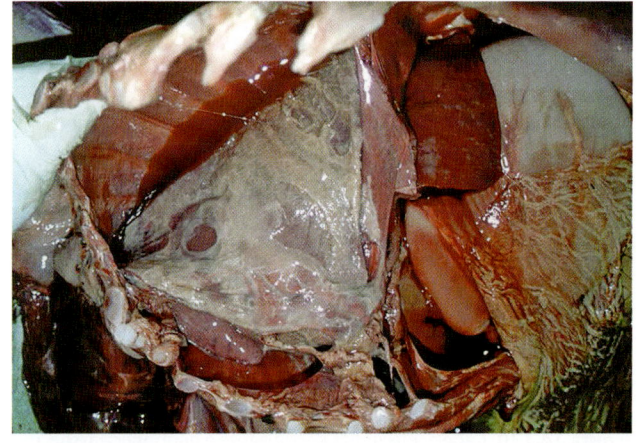

Figura 14.119 Bovino. Feto abortado por *Brucella abortus* com pleurite fibrinosa difusa e acentuada.

em carneiros. Também ocorre vesiculite seminal em consequência da infecção por *B. ovis* em carneiros.

Já a brucelose suína é causada pela infecção por *B. suis*, que tem potencial zoonótico, infectando eventualmente outras espécies de hospedeiros animais domésticos e selvagens. No Brasil, a infecção ocorre muito pouco na suinocultura tecnificada, sendo uma doença mais frequente em animais criados em condições precárias.

Essa doença tem tendência a ser mais crônica e generalizada quando comparada a brucelose bovina. A bacteriemia pode persistir por meses e o patógeno também pode ficar no útero, causando metrite crônica. Nos machos pode ocorrer orquite necrotizante e epididimite.

Nas porcas gestantes, pode ocorrer aborto, natimortalidade, diminuição do tamanho da leitegada e nascimento de leitões fracos com elevada taxa de mortalidade neonatal. A ocorrência de espondilite é comum, particularmente em animais mais velhos, podendo também ser observadas lesões nodulares no baço e no fígado e abscessos osteoarticulares. A transmissão venérea é mais relevante na brucelose suína.

A brucelose canina é decorrente da infecção por *B. canis*, embora o cão seja suscetível a infecção por outras espécies de *Brucella* spp. Assim como a *B. ovis*, a *B. canis* também tem LPS naturalmente rugoso e, embora tenha potencial zoonótico menor que *B. melitensis*, *B. abortus* e *B. suis*, a *B. canis* também pode causar infecção em pacientes humanos.

Classicamente, a infecção por *B. canis* tem sido associada à ocorrência de surtos de aborto. Contudo, em condições enzoóticas, a ocorrência de elevada taxa de mortalidade neonatal é uma manifestação mais comum do que aborto.

Em cadelas gestantes, *B. canis* pode causar placentite necrotizante e neutrofílica (Figura 14.120). As lesões nos fetos e neonatos são pouco específicas, mas um estudo recente demonstrou que *B. canis* tem ampla distribuição em diferentes órgãos e tecidos de fetos e neonatos, caracterizando uma distribuição pantrópica.

B. melitensis é apontada como exótica no Brasil, considerando-se a ausência de casos de brucelose em pacientes humanos associados a esta espécie, bem como a ausência de

evidências de infecção em animais no Brasil. *B. melitensis* tem como hospedeiros preferenciais pequenos ruminantes, sendo a espécie do gênero *Brucella* com maior potencial zoonótico, o que resulta no maior número de infecções humanas em todo o mundo.

Em animais infectados, o aborto pode ocorrer em diferentes fases da gestação e os fetos abortados, em geral, não apresentam alterações macroscópicas, mas é possível observar pneumonia e aumento de volume de linfonodos, baço e fígado. Em machos, pode ocorrer orquite, epididimite e vesiculite seminal.

Aborto por *Coxiella burnetii*

Coxiella burnetii é um patógeno zoonótico causador da febre Q em pacientes humanos. Em ruminantes, está associada a aborto, geralmente esporádico em bovinos, podendo ser esporádico ou epizoótico em ovinos e caprinos.

Há evidências sorológicas e moleculares da circulação desse agente em bovinos no Brasil. A infecção de vacas, cabras ou ovelhas gestantes pode resultar, além de aborto, em parição prematura, natimortalidade e nascimento de crias fracas com elevada taxa de mortalidade neonatal.

C. burnetii pode ser detectada em fetos saudáveis com parição normal a termo. Assim, associação entre o agente e lesões é um critério para diagnóstico de aborto induzido por *C. burnetii*. Em ruminantes, infecção por *C. burnetii* está associada a placentite.

Alterações macroscópicas são imperceptíveis ou sugestivas de pladentite necrotizante e hemorrágica, enquanto o feto, em geral, não tem alterações macroscópicas evidentes e frequentemente está autolisado. Microscopicamente, na placenta, há intenso infiltrado inflamatório neutrofílico, com necrose e hemorragia e, em alguns casos, grande quantidade de bactérias intracitoplasmáticas em células trofoblásticas.

Leptospirose

A infecção por *Leptospira* sp. pode resultar em doenças reprodutivas e não reprodutivas. Esta seção se restringe à manifestação de doença reprodutiva em bovinos e suínos.

A infecção por *Leptospira* sp. tem alta taxa de prevalência no Brasil. A taxonomia de *Leptospira* spp. é complexa, incluindo sorogrupos e sorovariedades, e a doença reprodutiva em bovinos é causada por vários sorovariedades de *Leptospira interrogans*, em particular pelas sorovariedades Hardjo, Hardjobovis, Pomona e Wolffi e, com menor frequência, por outras sorovariedades.

A infecção costuma ocorrer por meio das mucosas. Quando a vaca se infecta durante a gestação, quase sempre há aborto, natimortalidade ou nascimento de bezerros fracos, em geral sem nenhum sinal sistêmico de infecção na mãe.

A sorovariedade Hardjo tende a causar abortos esporádicos, enquanto outras sorovariedades, como pomona, provocam surtos de aborto com maior frequência. Após bacteriemia, a *Leptospira* persiste nos rins e no sistema genital. Assim, a urina de bovinos portadores é a principal fonte de infecção para animais suscetíveis no caso da sorovariedade Hardjo.

As lesões fetais e placentárias nos casos de aborto por *Leptospira* sp. têm pouco valor diagnóstico, já que o feto costuma morrer de 24 a 48 h antes de sua expulsão e, por conseguinte,

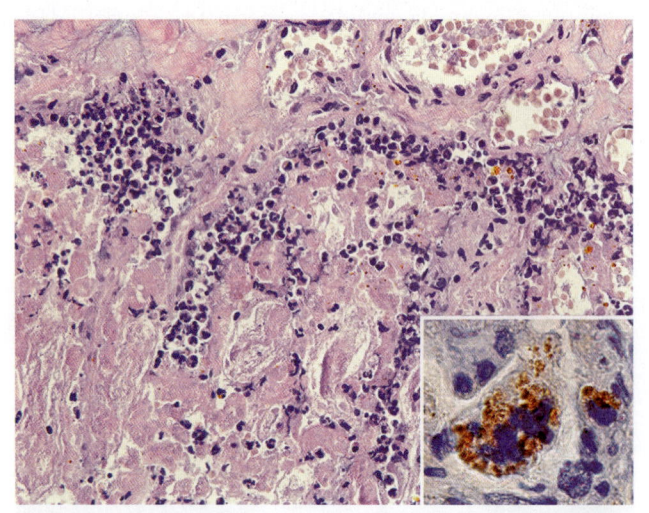

Figura 14.120 Cadela. Placentite necrotizante e neutrofílica associada a infecção por *Brucella canis*. No detalhe, marcação imuno-histoquímica de *Brucella* spp. no citoplasma de célula trofoblástica.

apresenta autólise avançada. Nos fetos abortados na fase final de gestação, eventualmente pode ser observada icterícia.

Histologicamente, em alguns casos pode haver nefrite e estase biliar. A placenta, por sua vez, pode manifestar edema, com alterações inflamatórias bastante discretas. A sorologia com titulação de anticorpos, principalmente se pareada, é de grande importância para o diagnóstico nas fêmeas que apresentaram aborto.

Em suínos, a sorovariedade pomona é a mais comum. O suíno pode atuar como reservatório, inclusive para a infecção humana. A manifestação clínica mais usual é a ocorrência de aborto no terço final da gestação ou o nascimento de leitões fracos.

A leptospirose também é uma causa importante de aborto em éguas, não havendo predisposição evidente por qualquer sorotipo específico.

Listeriose

A infecção por *Listeria monocytogenes* pode causar aborto no fim da gestação em bovinos. *L. monocytogenes* também é uma causa importante de doença neurológica em ruminantes, embora, em geral, manifestações reprodutivas e neurológicas não ocorram em concomitância. Nesta seção, será discutida apenas a manifestação reprodutiva da infecção por *Listeria* spp.

Além de *L. monocytogenes*, *Listeria ivanovii* também pode ocasionalmente causar aborto em bovinos. Os abortos causados por *Listeria*, em geral, são esporádicos, embora, em algumas situações, a infecção se manifeste como surtos. As vacas infectadas podem apresentar, além do aborto, febre e anorexia, em razão da metrite. A fonte de infecção mais comum é silagem mal conservada.

O aborto causado por *Listeria*, em geral, ocorre no terço final da gestação, frequentemente está associado a retenção de placenta e o feto geralmente encontra-se em estado avançado de autólise. O microrganismo pode ser isolado dos cotilédones, do conteúdo estomacal, do fígado e do baço do feto.

Histologicamente, é possível observar placentite necrotizante e, no feto, a lesão mais comum é hepatite necrotizante multifocal aleatória, com bactérias Gram-positivas intralesionais nos focos de necrose.

Aborto por *Chlamydophyla abortus*

Chlamydophyla abortus é uma importante causa de aborto e morte fetal nos animais domésticos. A infecção por *C. abortus* é comum em ruminantes, mas também tem sido relatada como causa de aborto em equinos, suínos, coelhos e nos seres humanos. *C. abortus* pode ser transmitida por via oral e também pelo coito.

Em bovinos, *C. abortus* provoca aborto especialmente em primíparas (60% dos casos). Os fetos abortados apresentam: hemorragias petequiais nas mucosas, na pele e no tecido subcutâneo; hiperemia passiva no fígado; ascite; miocardite; esplenomegalia devido à hiperplasia de células reticulares; linfonodos aumentados de volume e congestos e, às vezes, meningite.

Em ovinos é uma causa importante de aborto, de modo que a doença é conhecida como *aborto clamidial ovino* (anteriormente chamada de *aborto enzoótico das ovelhas*). O aborto é o único sinal clínico associado à infecção.

As fontes de infecção mais comuns são feto abortado, placenta e descargas uterinas. Nos machos, é possível ocorrer inflamação de glândulas sexuais acessórias, do epidídimo e dos testículos, e, nessas condições, a doença pode ser transmitida pelo coito.

Espessamento das membranas fetais pode ser observado macroscopicamente. Histologicamente, há vasculite e trombose no mesênquima e tecidos intercotiledonários da placenta, resultando em placentite necro-hemorrágica.

Em bovinos, ovinos e caprinos, o aborto, em geral, ocorre no terço final da gestação. Além do aborto, essa bactéria pode causar natimortalidade ou nascimento de feto prematuro. Nos fetos abortados é possível que haja hemorragia e edema subcutâneo, esplenomegalia e linfadenomegalia.

Cabe esclarecer que o aborto epizoótico bovino não é causado por *Chlamydophyla abortus*. O aborto epizoótico bovino ocorre em regiões geográficas restritas na América do Norte (especificamente nos estados da California, Nevada e Oregon), e é provocada por uma bactéria, recentemente identificada *Pajaroellobacter abortibovis*, veiculada por carrapato do gênero *Ornithodorus*.

Infecções por *Mycoplasma* e *Ureaplasma*

Ureaplasma diversum, *Mycoplasma bovis* e *M. bovigenitalium* causam aborto em bovinos. Aquele causado por *U. diversum* é resultado de placentite e pneumonia fetal que ocorrem, principalmente, no terço final da gestação.

Na vaca, *U. diversum* provoca vulvovaginite fibrinopurulenta. A transmissão é pelo coito. Alguns dias depois, surgem lesões na vagina, que logo se estendem para o útero, e, mais tarde, atingem a tuba uterina. No touro, acarreta funiculite, epididimite e adenite vesicular e ampolite supuradas.

Mycoplasma mycoides subsp. *mycoides* tem sido isolado de fetos caprinos abortados. Infecção experimental de cabra gestante por *Mycoplasma capricolum* subsp. *capricolum* resulta em aborto associado a placentite supurada necrótica difusa. A coloração pelo Giemsa evidenciou corpúsculos cocoides intracelulares morfologicamente compatíveis com *Mycoplasma* sp.

Neosporose bovina

Atualmente, a infecção pelo protozoário *Neospora caninum* é reconhecida como uma das principais causas de aborto em bovinos em várias partes do mundo, inclusive no Brasil. Há tanto infecção horizontal por ingestão de oocistos quanto vertical, que têm grande importância na manutenção da doença no rebanho, com propagação da infecção para as gerações subsequentes.

O aborto, em qualquer fase da gestação, é a manifestação clínica mais comum da infecção em bovinos, podendo acontecer de forma esporádica ou em surtos. A recorrência do aborto por *N. caninum* é pouco usual, embora essas vacas continuem com potencial para transmissão vertical. Isso significa que uma bezerra filha de vaca infectada pode nascer infectada e transmitir a infecção para sua progênie. Novilhas soropositivas para *N. caninum* têm risco elevado de aborto quando comparadas às novilhas soronegativas.

O aborto é resultado de lesões placentárias e fetais. Há multiplicação do microrganismo nas vilosidades coriônicas, podendo ocasionar necrose focal com infiltrado inflamatório predominantemente linfocitário, que caracteriza uma placentite não supurada, às vezes com a observação de zoítos em cistos pobremente definidos em células trofoblásticas.

No feto abortado, as lesões mais comuns ocorrem no sistema nervoso central e no coração. São caracterizadas por encefalite, com gliose e necrose multifocal, e necrose e infiltrado linfo-histiocitário multifocal nos músculos cardíaco e esquelético, por vezes com zoítos intracelulares em miócitos, fibras de Purkinje e endotélio. Contudo, a quantidade de microrganismos nos tecidos, em geral, é pequena, mesmo em fetos bem preservados, visto que, com frequência, aqueles abortados por *N. caninum* encontram-se autolisados.

Métodos imuno-histoquímicos aumentam, de modo significativo, a sensibilidade na identificação dos zoítos em cortes histológicos, em comparação às colorações de rotina. Com menor frequência, também podem ser observadas lesões no pulmão e no fígado. Assim como é possível ocorrer mumificação fetal, sobretudo durante a primeira metade da gestação.

Toxoplasmose em pequenos ruminantes

A infecção pelo protozoário *Toxoplasma gondii* pode resultar em diversas manifestações clínicas e lesões, dependendo da espécie de hospedeiro e do órgão afetado. Nesta seção, será discutido o papel de *T. gondii* como agente de aborto em ovelhas e cabras.

O *T. gondii* é importante causa de aborto em ovelhas e cabras, podendo raramente causar aborto em porcas. Os bovinos são considerados resistentes. O gato é o hospedeiro definitivo, no qual a infecção é geralmente assintomática e resulta na produção de milhões de oocistos.

A infecção da ovelha gestante cursa com invasão da placenta por taquizoítos, resultando em placentite. Em geral, o aborto ocorre no terço final da gestação. Contudo, o resultado da infecção depende da fase da gestação e da dose infectante. Assim, pode ocorrer morte embrionária, infertilidade, mumificação fetal, aborto, natimortalidade ou nascimento de carneiros vivos.

As lesões no feto ocorrem no coração, no fígado e no cérebro, caracterizadas por infiltrado de células inflamatórias e pela presença do parasito. Nos cotilédones é possível observar pontos esbranquiçados nas vilosidades coriônicas, que correspondem a focos de necrose, com potencial de reconhecimento macroscopicamente. Histologicamente, é possível observar o patógeno intralesional associado aos focos de necrose nas vilosidades coriônicas.

Síndrome mastite-metrite-agalaxia dos suínos

A inflamação uterina pós-parto é usual em porcas e se caracteriza por secreções purulentas ou mucopurulentas no período puerperal. A chamada *síndrome mastite-metrite-agalaxia (MMA)* é bem conhecida, e sua manifestação clínica aparece cerca de 48 h após o parto.

As porcas mostram-se anoréxicas, febris, com secreção vulvar purulenta abundante. Além disso, a glândula mamária exibe-se edemaciada e hiperêmica e, quando comprimida, deixa a impressão digital. Também há diminuição ou ausência de produção de leite, resultando em hipoglicemia e diarreia nos leitões.

A MMA é uma afecção de etiopatogenia complexa que envolve agente infeccioso associado aos fatores não infecciosos, tais como condições sanitárias da maternidade e manejo nutricional pré-parto. Porcas alimentadas com dieta pobre em fibra e sem restrição alimentar nos dias que antecedem o parto apresentam constipação intestinal, o que favorece a proliferação de *Escherichia coli*, que passa a produzir endotoxinas capazes de interferir na produção e na liberação de prolactina e ocitocina, intervindo no processo de involução uterina e na produção de leite.

Tem-se observado, com bastante frequência, hipogalaxia ou mesmo agalaxia na ausência de infecção uterina em porcas. Também se verificam, com bastante recorrência, porcas com secreção vulvar mucopurulenta, em especial aquelas com partos prolongados, que apresentam infecção uterina sem associação com mastite.

Mamilite por vírus *vaccinia* em bovinos

No Brasil, tem ocorrido crescente número de surtos de lesões cutâneas nos tetos de vacas (Figura 14.121), além da pele e da junção mucocutânea de bezerros (Figura 14.122) amamentados por elas. Observam-se também lesões nas mãos de pessoas que ordenham manualmente essas vacas.

Em alguns desses surtos, foram realizados isolamento e caracterização do agente viral, identificado como o vírus *vaccinia*, que pertence à família Poxviridae e ao gênero *Ortopoxvirus*. Esse tipo de vírus foi amplamente utilizado no Brasil para vacinação contra a varíola humana até o fim da década de 1970. Aparentemente, este se mantém na natureza, possivelmente em reservatórios silvestres, ocasionando surtos esporádicos da doença, os quais se concentram sobretudo na região sudeste do Brasil.

As lesões se caracterizam por ulcerações e formação de crostas com distribuição multifocal nos tetos da vaca afetada. Lesões ulcerativas semelhantes também acontecem, com frequência, no espelho nasal e na mucosa oral dos bezerros de vacas afetadas. A infecção no ser humano, em particular no ordenhador, resulta em lesões ulcerativas na mão. A mamilite ulcerativa ocasionada pelo vírus *vaccinia* predispõe à ocorrência de mastite bacteriana secundária.

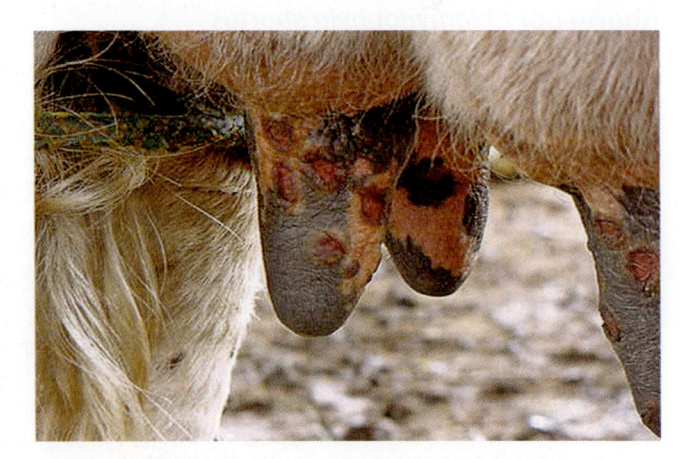

Figura 14.121 Vaca. Mamilite ulcerativa em caso de infecção pelo vírus *vaccinia*. (Cortesia da Dra. Marieta C. Madureira, Instituto Mineiro de Agropecuária, Belo Horizonte, MG, e da Dra. Zélia Inês Portela Lobato, Universidade Federal de Minas Gerais, Belo Horizonte, MG.)

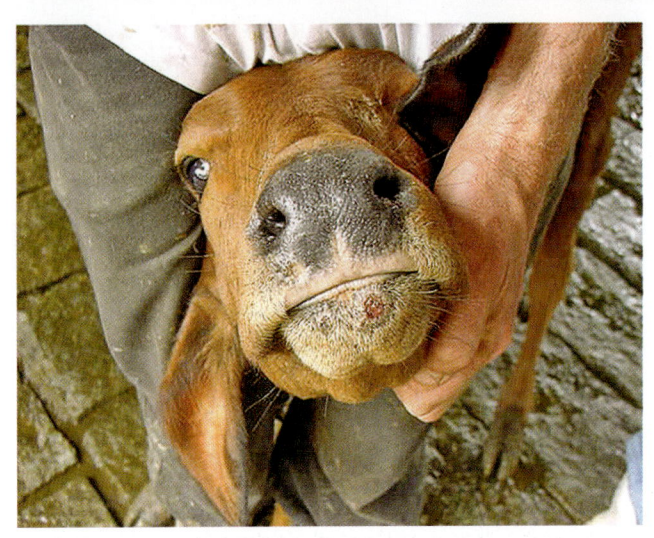

Figura 14.122 Bezerro. Dermatite ulcerativa perioral em caso de infecção pelo vírus *vaccinia*. (Cortesia da Dra. Marieta C. Madureira, Instituto Mineiro de Agropecuária, Belo Horizonte, MG, e da Dra. Zélia Inês Portela Lobato, Universidade Federal de Minas Gerais, Belo Horizonte, MG.)

O diagnóstico diferencial para essas lesões deve incluir infecção pelo *cowpox*, que também é um ortomixovírus, mas que não tem sido isolado no Brasil, além de, lesões causadas pelo HVB-2, agente da mamilite ulcerativa bovina, relatada na África e em países da Europa e da América do Norte. Vale destacar que esse agente foi diagnosticado no Brasil apenas em animais importados.

Parvovirose suína

As falhas reprodutivas em fêmeas suínas são bastante usuais e, quase sempre, são causadas por agentes infecciosos, ainda que outros fatores não infecciosos possam provocar distúrbios reprodutivos nessa espécie. Na atualidade, os agentes infecciosos, em especial o parvovírus suíno, têm papel relevante como causa de problemas reprodutivos na suinocultura e são responsáveis por elevadas perdas econômicas, diminuindo o número de nascidos e a taxa de parto e aumentando o índice de repetições de estro.

A parvovirose é provocada pelo parvovírus suíno, descrita em quase todos os países, especialmente naqueles onde a suinocultura é bastante tecnificada e desenvolvida, e tem caráter enzoótico em quase todos os rebanhos. No Brasil, é a principal doença da reprodução na espécie suína.

O parvovírus suíno causa morte embrionária e, por conseguinte, repetição de cio precoce (com intervalo de 25 a 30 dias) ou tardia (40 a 45 dias). Pode ocasionar, ainda, nascimento de leitegadas pequenas em número ou morte fetal e consequente mumificação. Estas são as principais manifestações clínicas da doença. Entretanto, outras que não são muito comuns também são relatadas, tais como aborto, infertilidade, natimortalidade e leitões neonatos fracos, que dificilmente sobrevivem.

As diversas manifestações clínicas, como nascimento de leitões fracos ou natimortos e mumificação em diferentes idades gestacionais, refletem o fato de que o vírus invade o útero e se espalha progressivamente no interior do órgão após o fim da viremia da porca. Por ser uma doença muito comum e conhecida, medidas preventivas eficientes são rotineiramente adotadas pela maioria dos suinocultores, conforme recomendações de especialistas.

O parvovírus suíno tem tropismo para tecidos embrionários, nos quais se multiplica ativamente. Quando introduzido em rebanhos negativos, o que é raro, dissemina-se com rapidez, e afeta 100% dos animais em curto espaço de tempo. Logo em seguida, as porcas em reprodução começam a apresentar as manifestações clínicas características.

As vias mais comuns de infecção são a oral e a nasal, ainda que se admita a possibilidade de transmissão pelo sêmen. Os animais adultos são importantes na transmissão da doença, eliminando o agente pelas excreções e secreções. Todas as categorias, com exceção das porcas gestantes, não apresentam manifestações clínicas.

Os fetos mumificados e a placenta de porcas infectadas constituem importante fonte de infecção ou reservatório do agente viral. Uma particularidade da parvovirose suína é a competência imunológica dos leitões a partir de 65 a 70 dias de gestação. Por isso, nascem aparentemente normais e sorologicamente positivos.

Os problemas reprodutivos causados pelo parvovírus suíno são observados sobretudo na primeira ou na segunda gestação, pois as leitoas e, às vezes, as porcas primíparas não têm níveis de anticorpos suficientes para proteção de suas progênies contra a infecção transplacentária. Em condições naturais, é muito comum leitoas se manifestarem suscetíveis à infecção por ocasião do primeiro serviço, quando a imunidade passiva desaparece.

A propósito, é interessante o fato de que leitões, filhos de porcas infectadas, apresentam imunidade sólida graças aos anticorpos passivos via colostro, que persistem por 5 a 6 meses. Essa é a razão da necessidade de serem adotadas medidas preventivas de controle antes da primeira cobrição, seja por meio de vacinações ou mesmo de premunição.

Porcas gestantes ou não, mas com problemas reprodutivos característicos da parvovirose, em geral não apresentam lesões macro e microscópicas, apesar de eventualmente poderem exibir infiltrado inflamatório linfoplasmocitário com localização perivascular no miométrio e no endométrio. Embriões com 25 a 30 dias, que morrem em consequência de infecção pelo vírus, mostram reabsorção de líquidos e de tecidos moles, além de necrose da parede de vasos sanguíneos. Nos fetos que morrem antes do período da imunocompetência, podem-se observar dilatação vascular, congestão, edema e hemorragia nas cavidades naturais e, posteriormente, mumificação. À microscopia, há hipertrofia de células endoteliais e infiltrado inflamatório linfoplasmocitário perivascular, especialmente nas leptomeninges e no parênquima cerebral.

Síndrome reprodutiva e respiratória suína

A síndrome reprodutiva e respiratória suína (PRRS, do inglês *porcine reproductive and respiratory syndrome*) é uma doença viral de suínos com manifestação predominantemente respiratória e reprodutiva. As alterações respiratórias associadas a essa doença estão detalhadas no Capítulo 1, *Sistema Respiratório*. Assim, esta seção será restrita à manifestação reprodutiva da doença.

A PRRS tem ampla distribuição mundial, embora ainda não tenha sido diagnosticada no Brasil. O agente é um vírus da família Arteriviridae, com características de indução de viremia prolongada, infecção persistente e replicação em macrófagos. A transmissão costuma se dar por contato, uma vez que o vírus é eliminado em várias secreções e aerossóis do animal infectado, além de transmissão vertical e pelo sêmen.

Surtos da PRRS, quase sempre, estão associados às falhas reprodutivas, em razão do aborto, sobretudo no terço final da gestação, parição prematura e alta taxa de mortalidade fetal, com mumificação, natimortalidade e mortalidade neonatal, semelhante à manifestação da infecção pelo parvovírus (detalhado anteriormente). A lesão fetal observada com maior frequência nos casos de aborto por PRRS são hemorragias multifocais ou difusas no cordão umbilical. À histologia, os fetos com hemorragia umbilical apresentam arterite umbilical e hemorragia, lesões geralmente associadas à viremia no feto.

Tóxicos exógenos com ação sobre o sistema reprodutivo feminino

Duas plantas com ação cardiotóxica em ruminantes, a *Niedenzuella* (*Tetrapterys*) *multiglandulosa* (com casos descritos em Minas Gerais e Mato Grosso do Sul) e a *Ateleia glazioviana* (presente em Santa Catarina e no Rio Grande do Sul), são causas importantes de aborto. Assim, podem provocar elevadas taxas de aborto quando fêmeas gestantes são introduzidas em pastagens com abundância dessas plantas. As lesões se desenvolvem cronicamente e os fetos abortados exibem necrose e fibrose multifocal no miocárdio associadas às lesões de congestão passiva crônica no fígado, caracterizadas por congestão, necrose e fibrose centrolobular.

Na América do Norte, *Pinus ponderosa* é uma causa importante de aborto em bovinos. No Brasil, outras espécies do gênero *Pinus* são amplamente utilizadas em projetos de reflorestamento, porém o potencial de indução de aborto dessas espécies não é conhecido.

A micotoxina F-2 (zearalenona), produzida pelo fungo *Fusarium roseum*, tem ação sobre o sistema genital. A zearalenona, aparentemente, desempenha atividade semelhante ao estrógeno na porca, acarretando quadro de hiperestrogenismo. A toxina atua inibindo a liberação do FSH, impedindo a maturação de folículos ovarianos.

Clinicamente, porcas intoxicadas podem manifestar vários transtornos reprodutivos, incluindo ninfomania, aumento de volume vulvar, morte fetal, aborto, nascimento de leitegadas pequenas e natimortalidade. Essas porcas desenvolvem metaplasia escamosa na tuba uterina.

BIBLIOGRAFIA

AGERHOLM, J. S. *Coxiella burnetii* associated reproductive disorders in domestic animals – a critical review. *Acta Vet Scand.*, [*S. l.*], v. 55, n. 1, p. 13, 18 fev. 2013.

AGNEW, D. W., MACLACHLAN, N. J. Tumors of the genital systems. *In*: MEUTEN, D.J. (ed.) *Tumors in domestic animals*. 5 ed. Ames: Willey Blackwell, 2017. p. 689-722.

AGUIAR, A. C. S.; RODRIGUES, M. M. P.; FONSECA-ALVES, C. E. *et al.* Female paraurethral prostate gland in bitches. *Braz. J. Vet. Pathol.*, São Paulo, v. 6, n. 3, p. 106-110, 2013.

AKIHARA, Y.; SHIMOYAMA, Y.; KAWASAKO, K. *et al.* Immunohistochemical evaluation of canine ovarian cysts. *J. Vet. Med. Sci.*, Tokyo, v. 69, n. 10, p. 1033-1037, out. 2007.

ARAÚJO, V. E. M.; MOREIRA, E. C.; NAVEDA, L. A. B. *et al.* Frequência de aglutininas anti-*Leptospira interrogans* em soros sanguíneos de bovinos, em Minas Gerais, de 1980 a 2002. *Arq. Bras. Med. Vet. Zootec.*, Belo Horizonte, v. 57, n. 4, p. 430-435, ago. 2005.

BATISTA, R. L.; COSTA, E. M. F.; RODRIGUES, A. S. *et al.* Androgen insensitivity syndrome: a review. *Arch. Endocrinol. Metab.*, São Paulo, v. 62, n. 2, p. 227-235, mar. – abr. 2018.

BENITES, N. R.; GUERRA, J. L.; MELVILLE, P. A.; COSTA, E. O. Aetiology and histopathology of bovine mastitis of spontaneous occurrence. *J. Vet. Med. B. Infect. Dis. Vet. Public Health.*, Berlin, v. 49, n. 8, p. 366-370, out 2002.

BODEWES, R.; LAPP, S.; HAHN, K. *et al.* Novel canine bocavirus strain associated with severe enteritis in a dog litter. *Vet. Microbiol.*, Amsterdam, v. 174, n. 1-2, p. 1-8, 7 nov. 2014.

BOUTERS, R.; VANDEPLASSCHE, M.; DE MOOR, A. An intersex (male pseudohermaphrodite) horse with 64XX/XXY mosaicism. *J. Reprod. Fertil. Suppl.*, Colchester n. 23, p. 375-376, out. 1975.

BRADLEY, A. J. Bovine mastitis: an evolving disease. *Vet. J.*, [*S. l.*], v. 164, n. 2, p. 116-128, set. 2002.

BUIJTELS, J. J.; GIER, J.; KOOISTRA, H. S. *et al.* Disorders of sexual development and associated changes in the pituitary-gonadal axis in dogs. *Theriogenology*, Stoneham, v. 78, n. 7, p. 1618-1626, 15 out. 2012.

CARVALHO, N. M.; ALONSO, L. A.; CUNHA, T. G. *et al.* Intoxicação de bovinos por *Tetrapterys multiglandulosa* (Malpighiaceae) em Mato Grosso do Sul. *Pesq. Vet. Bras.*, Rio de Janeiro, v. 26, n. 3, p. 139-146, set. 2006.

CARVALHO NETA, A. V.; MOL. J. P. S.; XAVIER, M. N. *et al.* Pathogenesis of bovine brucellosis. *Vet. J.*, [*S. l.*], v. 184, n. 2, p. 146-155, maio 2010.

CASSALI, G. D.; LAVALLE, G. E.; FERREIRA, E. *et al.* Consensus for the diagnosis, prognosis and treatment of canine mammary tumors – 2013. *Braz. J. Vet. Pathol.*, São Paulo, v. 7, n. 2, p. 38-69, 2014.

CASTRO, R. S.; ABREU, J. J.; LEITE, R. C. *et al.* Relato de um surto de "pseudo lumpy skin disease" em novilhas importadas, no Estado de Minas Gerais, Brasil. *Arq. Bras. Med. Vet. Zootec.*, Belo Horizonte, v. 40, n. 4, p. 305-311, 1988.

CHO, J. G.; DEE, S. A. Porcine reproductive and respiratory syndrome virus. *Theriogenology*, Stoneham, v. 66, n. 3, p. 655-662, ago. 2006.

CHRISTENSEN, B. W. Disorders of sexual development in dogs and cats. *Vet. Clin. North Am. Small Anim. Pract.*, Maryland Heights, v. 42, n. 3, p. 515-526, maio 2012.

CORBELLINI, L. G.; DRIEMEIER, D.; CRUZ, C.; DIAS, M. M. Aborto bovino por *Neospora caninum* no Rio Grande do Sul. *Ciênc. Rural*, Santa Maria, v. 30, n. 5, p. 863-868, out. 2000.

CUMMINS, C.; CARRINGTON, S.; FITZPATRICK, E.; DUGGAN, V. Ascending placentitis in the mare: A review. *Ir. Vet. J.*, Dublin, v. 61, n. 5, p. 307-313, 1 maio 2008.

DUBEY, J. P.; BUXTON, D.; WOUDA, W. Pathogenesis of bovine neosporosis. *J. Comp. Pathol.*, Liverpool, v. 134, n. 4, p. 267-289, maio 2006.

DUNN, H. O.; SMILEY, D.; DUNCAN, J. R.; McENTEE, K. Two equine true hermaphrodites with 64,XX/64,XY and 63,XO/64,XY chimerism. *Cornell Vet.*, Ithaca, v. 71, n. 2, p. 123-135, abr. 1981.

ELLENBERGER, C.; MÜLLER, K.; SCHOON, H. A. *et al.* Histological and immunohistochemical characterization of equine anovulatory haemorrhagic follicles (AHFs). *Reprod. Domest. Anim.*, Berlin, v. 44, n. 3, p. 395-405. jun. 2009.

FELLOWS, E. J.; HAZZARD, T. M.; KUTZLER, M. A. Gene expression in pre-term, pre-labour and parturient canine placenta. *Reprod. Domest. Anim.*, Berlin, v. 47, Supl. 6, p. 182-185, 2012.

FERREIRA, C.; COSTA, E. A.; FRANÇA, S. A. *et al.* Equine coital exanthema in a stallion in Brazil. *Arq. Bras. Med. Vet. Zootec.*, Belo Horizonte, v. 62, n. 6, p. 1517-1520, dez. 2010.

FOSTER, R. A. Female reproductive system. *In*: MCGAVIN, M. D.; ZACHARY, J. F. (ed). *Pathologic basis of veterinary disease.* 4. ed. St. Louis: Mosby Elsevier, 2007. p. 1263-1315.

FRANKENHUIS, M. T.; SMITH-BUIJS, C. M.; DE BOER, L. E.; KLOOSTERBOER, J. W. A case of combined hermaphroditism and autofertilisation in a domestic rabbit. *Vet. Rec.*, London, v. 126, n. 24, p. 598-699, 16 jun. 1990.

GAVA, A.; BARROS, C. S. L.; PILATI, C. *et al.* Intoxicação por *Ateleia glazioviana* (Leg. Papilionoideae) em bovinos. *Pesq. Vet. Bras.*, Rio de Janeiro, v. 21, n. 2, p. 49-59, jun. 2001.

GILBERT, R. O. The effects of endometritis on the establishment of pregnancy in cattle. *Reprod. Fertil. Dev.*, Clayton VIC, v. 24, n. 1, p. 252-257, 2011.

GOLDSCHMIDT, M.; PEÑA, L.; RASOTTO, R.; ZAPPULLI, V. Classification and grading of canine mammary tumors. *Vet. Pathol.*, Basel, v. 48, n. 1, p. 117-131, jan. 2011.

GROOMS, D. L. Reproductive losses caused by bovine viral diarrhea virus and leptospirosis. *Theriogenology*, Stoneham, v. 66, n. 3, p. 624-628, ago. 2006.

HAGMAN, R. Clinical and molecular characteristics of pyometra in female dogs. *Reprod. Domest. Anim.*, Berlin, v. 47, Supl. 6, p. 323-325, dez. 2012.

HAGMAN, R.; STRÖM HOLST, B.; MÖLLER, L.; EGENVALL, A. Incidence of pyometra in Swedish insured cats. *Theriogenology*, Stoneham, v. 82, n. 1, p. 114-120, 1 jul. 2014.

IANNUZZI, L.; DI MEO, G. P.; PERUCATTI, A. *et al.* Freemartinism in river buffalo: clinical and cytogenetic observations. *Cytogenet. Genome Res.*, New York, v. 108, n. 4, p. 355-358, 2005.

JONES, T. C.; HUNT, R. D.; KING, N. W. *Veterinary pathology*. 6. ed. Baltimore: Lippincott Williams & Wilkins, 1996.

KASHIMADA, K.; KOOPMAN, P. Sry: The master switch in mammalian sex determination. *Development*, Cambridge, v. 137, n. 23, p. 3921-3930, dez. 2010.

KENNEDY, P. C.; CULLEN, J. M.; EDWARDS, J. F. *et al. Histological classification of tumors of the genital system of domestic animals.* Washington DC: Armed Forces Institute of Pathology/World Health Organization, 1998.

KIRKBRIDE, C. A. Diagnoses in 1784 ovine abortions and stillbirths. *J. Vet. Diagn. Invest.*, Columbia, v. 5, n. 3, p. 398-402, jul. 1993.

KNAUF, Y., BOSTEDT, H., FAILING, K. *et al.* Gross pathology and endocrinology of ovarian cysts in bitches. *Reprod. Domest. Anim.*, Berlin, v. 49, n. 3, p. 463-468, jun. 2014.

LAGER, K. M.; HALBUR, P. G. Gross and microscopic lesions in porcine fetuses infected with porcine reproductive and respiratory syndrome virus. *J. Vet. Diagn. Invest.*, Columbia, v. 8, n. 3, p. 275-282, jul. 1996.

LEBLANC, S. J.; OSAWA, T.; DUBUC, J. Reproductive tract defense and disease in postpartum dairy cows. *Theriogenology*, Stoneham, v. 76, n. 9, p. 1610-1618, dez. 2011.

LEITE, J. A.; DRUMOND, B. P.; TRINDADE, G. S. *et al.* Passatempo virus, a vaccinia virus strain, Brazil. *Emerg. Infect. Dis.*, Atlanta, v. 11, n. 12, p. 1935-1938, dez. 2005.

MAISCHBERGER, E.; IRWIN, J.; CARRINGTON, S.; DUGGAN, V. Equine post-breeding endometritis: a review. *Ir. Vet. J.*, Dublin, v. 61, n. 3, p. 163-168, 1 mar. 2008.

MARTIN, J. R.; HARVEY, D.; MONTPETIT, C. La mammillite herpetique bovineau Quebec. *Can. Vet. J.*, Ottawa, v. 28, n. 8, p. 529-532, 1987.

MATSUDA, M.; MOORE, J. E. Recent advances in molecular epidemiology and detection of *Taylorella equigenitalis* associated with contagious equine metritis (CEM). *Vet. Microbiol.*, Amsterdam, v. 97, n. 1-2, p. 111-122, 2 dez. 2003.

MCCUE, P. M.; ROSER, J. F.; MUNRO, C. J. *et al.* Granulosa cell tumors of the equine ovary. *Vet. Clin. North Am. Equine Pract.*, Philadelphia, v. 22, n. 3, p. 799-817, dez. 2006.

MCENTEE, K. *Reproductive pathology of domestic mammals.* San Diego: Academic Press, 1990.

MELO, C. B.; LOBATO, Z. I. P.; CAMARGOS, M. F. *et al.* Distribuição de anticorpos para herpesvírus bovino 1 em rebanhos bovinos. *Arq. Bras. Med. Vet. Zootec.*, Belo Horizonte, v. 54, n. 6, p. 575-580, dez. 2002.

MELO, M. M.; VASCONCELOS, A. C.; DANTAS, G. C.*et al.* Experimental intoxication of pregnant goats with *Tetrapterys multiglandulosa* A. Juss. (Malpighiaceae). *Arq. Bras. Med. Vet. Zootec.*, Belo Horizonte, v. 53, n. 1, p. 58-65, 2001.

MEYERS-WALLEN, V. N. Gonadal and sex differentiation abnormalities of dogs and cats. *Sex. Dev.*, Basel, v. 6, n. 1-3, p. 46-60, fev. 2012.

MIONI, M. S. R.; COSTA, F. B.; RIBEIRO, B. L. D. *et al. Coxiella burnetii* in slaughterhouses in Brazil: a public health concern. *Plos One*, San Francisco, v. 15, e0241246, 2020.

MODOLO, J. R.; LOPES, C. A. M.; GENARI, T. Occurrence of *Campylobacter* in the genitals of teaser bulls maintained at an embryo transfer center. *Arq. Bras. Med. Vet. Zootec.*, Belo Horizonte, v. 52, n. 2, p. 96-97, abr. 2000.

MORENO-MILLAN, M.; DELGADO BERMEJO, J. V.; LOPEZ CASTILLO, G. An intersex horse with X chromosome trisomy. *Vet. Rec.*, London, v. 124, n. 7, p. 169-170, 18 fev. 1989.

MURCHISON, E. P.; WEDGE, D. C.; ALEXANDROV, L. B. *et al.* Transmissible dog cancer genome reveals the origin and history of an ancient cell lineage. *Science*, Washington, v. 343, n. 6169, p. 437-440, 24 jan. 2014.

MUYLKENS, B.; THIRY, J.; KIRTEN, P. *et al.* Bovine herpesvirus 1 infection and infectious bovine rhinotracheitis. *Vet. Res.*, Paris, v. 38, n. 2, p. 181-209, mar. – abr. 2007.

NASCIMENTO, E. F.; SANTOS, R. L. *Patologia da reprodução dos animais domésticos.* 4. ed. Rio de Janeiro: Guanabara Koogan, 2021.

OWHOR, L. E.; REESE, S.; KÖLLE, S. Salpingitis impairs bovine tubal function and sperm-oviduct interaction. *Sci. Rep.*, London, v. 9, p. 10893, 26 jul. 2019.

PADULA, A. M. The freemartin syndrome: an update. *Anim. Reprod. Sci.*, Amsterdam, v. 87, n. 1-2, p. 93-109, jun. 2005.

PALMIERI, C.; SCHIAVI, E.; DELLA SALDA, L. Congenital and acquired pathology of ovary and tubular genital organs in ewes: a review. *Theriogenology*, Stoneham, v. 75, n. 3, p. 393-410, fev. 2011.

PARMA, P.; VEYRUNES, F.; PAILHOUX, E. Sex reversal in non-human placental mammals. *Sex. Dev.*, Basel, v. 10, n. 5-6, p. 326-344, 2016.

PAYAN-CARREIRA, R.; QUARESMA, M. Cervical hypoplasia in jennets: a description of two cases. *Reprod. Domest. Anim.*, Berlin, v. 45, n. 3, p. 540-544, jun. 2010.

POESTER, F. P.; SAMARTINO, L. E.; SANTOS, R. L. Pathogenesis and pathobiology of brucellosis in livestock. *Rev. Sci. Tech.*, Paris, v. 32, n. 1, p. 105-115, abr. 2013.

POWER, M. M.; LEADON, D. P. Diploid-triploid chimaerism (64, XX/96,XXY) in an intersex foal. *Equine Vet. J.*, Cambridgeshire, v. 22, n. 3, p. 211-214, maio 1990.

PRETZER, S. D. Clinical presentation of canine pyometra and mucometra: a review. *Theriogenology*, Stoneham, v. 70, n. 3, p. 359-363, ago. 2008.

QUARESMA, M.; PAYAN-CARREIRA, R.; PIRES MDOS, A.; EDWARDS, J. F. Bilateral ovulation fossa inclusion cysts in Miranda jennets. *J. Comp. Pathol.*, Liverpool, v. 145, n. 4, p. 367-372, nov. 2011.

ROBERTS, S. J. *Veterinary obstetrics and genital diseases*. 3. ed. Woodstock: S. J. Roberts, 1986. p. 192-206.

RODRÍGUEZ, F. M.; SALVETTI, N. R.; COLOMBERO, M.*et al*. Interaction between IGF1 and IGFBPs in bovine cystic ovarian disease. *Anim. Reprod. Sci.*, Amsterdam, v. 140, n. 1-2, p. 14-25, jul. 2013.

ROSSOW, K. D. Porcine respiratory and reproductive syndrome. *Vet. Pathol.*, Basel, v. 35, n. 1, p. 1-20, jan. 1998.

SANTANA, C. H.; SANTOS, D. O.; TRINDADE, L. M. *et al*. Association of pseudoplacentational endometrial hyperplasia and pyometra in bitches. *J. Comp. Pathol.*, Liverpool, v. 180, p. 79-85, out. 2020.

SANTANA, C. H.; SANTOS, R. L. Canine pyometra – an update and revision of diagnostic terminology. *Braz. J. Vet. Pathol.*, São Paulo, v. 14, p. 1-8, 2021.

SANTOS, R. L.; MARQUES JÚNIOR, A. P. Retenção de placenta em bovinos. *Cad. Téc. Esc. Vet.*, Belo Horizonte, n. 15, p. 37-52, 1996.

SANTOS, R. L.; PEIXOTO, D. G.; TURCHETTI, A. P. *et al*. Squamous metaplasia of the rete ovarii in a Zebu cow. *BMC Vet. Res.*, [*S. l.*], v. 8, p. 235, 5 dez. 2012.

SCHLAFER, D. H.; GIFFORD, A. T. Cystic endometrial hyperplasia, pseudo-placentational endometrial hyperplasia, and other cystic conditions of the canine and feline uterus. *Theriogenology*, Stoneham, v. 70, n. 3, p. 349-358, ago. 2008.

SCHLAFER, D. H.; FOSTER, R. A. Female genital system. *In*: MAXIE, M. G. (ed.) *Jubb, Kennedy, and Palmer's Pathology of domestic animals*. 6. ed. St. Louis: Elsevier, 2016. v.3, p. 358-464.

SEKI, Y.; SEIMIYA, Y. M.; YAEGASHI, G. *et al*. Occurrence of equine coital exanthema in pastured draft horses and isolation of equine herpesvirus 3 from progenital lesions. *J. Vet. Med. Sci.*, Tokyo, v. 66, n. 12, p. 1503-1508, dez. 2004.

SHELDON, I.M., WILLIAMS, E.J., MILLER, A.N.A. *et al*. Uterine diseases in cattle after parturition. *Vet. J.*, [*S. l.*], v. 176, n. 1, p. 115-121, abr. 2008.

SILVA, F. L.; RODRIGUES, A. M. A.; REGO, I. O. P. *et al*. Genital lesions and distribution of amastigotes in bitches naturally infected with Lei-shmania chagasi. *Vet. Parasitol.*, Amsterdam, v. 151, n. 1, p. 86-90, 25 jan. 2008.

SONTAS, H. B.; DOKUZEYLU, B.; TURNA, O.; EKICI, H. Estrogen-induced myelotoxicity in dogs: a review. *Can. Vet. J.*, Ottawa, v. 50, n. 10, p. 1054-1058, out. 2009.

SOUZA, T. D.; CARVALHO, T. F; MOL. J. P. S. *et al*. Tissue distribution and cell tropism of *Brucella canis* in naturally infected canine foetuses and neonates. *Sci. Rep.*, London, v. 8, n. 1, 7203, 8 maio 2018.

TAVARES, W. L.; LAVALLE, G. E.; FIGUEIREDO, M. S. *et al*. Evaluation of adverse effects in tamoxifen exposed healthy female dogs. *Acta Vet. Scand.*, Copenhagen, v. 52, n. 1, p. 67, 22 dez. 2010.

TRINDADE, G. S.; FONSECA, F. G.; MARQUES, J. T. *et al*. Araçatuba virus: a vaccinialike virus associated with infection in humans and cattle. *Emerg. Infect. Dis.*, Atlanta, v. 9, n. 2, p. 155-160, fev. 2003.

VALLE, G. R. *Aspectos morfofuncionais da tuba uterina de bovinos*. 2004. Tese (Doutorado) – Escola de Veterinária da Universidade Federal de Minas Gerais, Belo Horizonte, 2004.

VARGAS, A. C.; COSTA, M. M.; VAINSTEIN, M. H. *et al*. *Campylobacter fetus* subspecies *venerealis* surface array protein from bovine Isolates in Brazil. *Current Microbiol.*, New York, v. 45, n. 2, p. 111-114, out. 2002.

VARGAS, A. J.; BERNARDI, M. L.; BORTOLOZZO, F. P. *et al*. Factors associated with return to estrus in first service swine females. *Prev. Vet. Med.*, Amsterdam, v. 89, n. 1-2, p. 75-80, 1 maio 2009.

VERIN, R.; CIAN, F.; STEWART, J. *et al*. Canine clitoral carcinoma: a clinical, cytologic, histopathologic, immunohistochemical, and ultrastructural study. *Vet. Pathol.*, Basel, v. 55, n. 4, p. 501-509, jul. 2018.

WILHELM, D.; PALMER, S.; KOOPMAN, P. Sex determination and gonadal development in mammals. *Physiol. Rev.*, Bethesda, v. 87, n. 1, p. 1-28, jan. 2007.

WILLIAMS, E. J.; FISCHER, D. P.; PFEIFFER, D. U. *et al*. Clinical evaluation of postpartum vaginal mucus reflects uterine bacterial infection and the immune response in cattle. *Theriogenology*, Stoneham, v. 63, n. 1, p. 102-117, 1 jan. 2005.

XAVIER, M. N.; PAIXÃO, T. A.; POESTER, F. P. *et al*. Pathological, immunohistochemical and bacteriological study of tissues and milk of cows and fetuses experimentally infected with *Brucella abortus*. *J. Comp. Pathol.*, Liverpool, v. 140, p. 149-157, fev. – abr. 2009.

Sistema Reprodutivo Masculino 15

Ernane Fagundes do Nascimento ♦ Renato de Lima Santos ♦ John F. Edwards

MORFOLOGIA E FUNÇÃO

Os sistemas reprodutivos masculino e feminino diferenciam-se muito precocemente na embriogênese. Um embrião com 3 semanas de idade já apresenta, na porção ventral do saco vitelino, uma estrutura anatômica denominada *interstício gonadal*, que é colonizada por células embrionárias conhecidas como *células germinativas primordiais, células sexuais primitivas* ou *gonócitos primordiais*. Estas logo migram para o mesoderma, para um local denominado *crista gonadal*, onde se multiplicam e formam os chamados *cordões sexuais primordiais*. Essas células, depois, diferenciam-se para formar *oogônias*, se o concepto for geneticamente feminino, ou *cordões testiculares*, se o embrião for do sexo masculino. No caso do embrião geneticamente feminino, as oogônias logo se diferenciam em oócitos, circundadas por células foliculares ou da granulosa que são derivadas de células mesenquimais da crista gonadal.

Embriões de genótipo tanto XX quanto XY têm potencial para diferenciação do sistema genital masculino e do feminino. Em ambos os sexos, as células germinativas (*gonócitos primordiais*) migram do saco vitelínico para a crista gonadal (ver detalhes no Capítulo 14, *Sistema Reprodutivo Feminino*). O desenvolvimento dos testículos durante a vida embrionária ocorre precocemente em comparação aos ovários, em razão da presença do gene *Sry* no cromossomo Y, que codifica uma proteína de 80 aminoácidos, conhecida como fator de diferenciação testicular. Outros genes autossômicos, como *Dat-1, WT-1* e *SOX9*, aparentemente estão envolvidos no processo de diferenciação sexual.

No início, células de revestimento do celoma embrionário migram para o interior da crista gonadal e formam os *cordões sexuais*, que são, então, colonizados pelos gonócitos primordiais. Esses cordões sexuais se diferenciam em túbulos seminíferos e, posteriormente, ligam-se ao ducto mesonéfrico e seus derivados. Portanto, durante a diferenciação testicular, a partir de células mesenquimais, diferenciam-se as células de suporte indiferenciadas (que mais tarde se diferenciam em *células de Sertoli*) e as *células intersticiais de Leydig*.

As células de suporte indiferenciadas, futuras células de Sertoli, e as células intersticiais têm papel decisivo na diferenciação do *ducto mesonéfrico* e do *seio urogenital*. As células de suporte indiferenciadas secretam o fator inibidor de Muller, que causa a regressão dos ductos paramesonéfricos, impedindo a diferenciação das vias genitais femininas internas. As células intersticiais secretam testosterona, que estimula a diferenciação do ducto mesonéfrico ou de Wolff, o qual dará origem à genitália masculina interna. Parte da testosterona, por ação da enzima 5α-redutase, é convertida em di-hidrotestosterona. Esta estimula o desenvolvimento das vias genitais masculinas externas a partir do seio urogenital. Além disso, a di-hidrotestosterona fetal participa na diferenciação sexual do hipotálamo completando a masculinização do indivíduo; ou seja, esse hormônio atua também na diferenciação do sexo cerebral. Na ausência do andrógeno fetal, o hipotálamo terá características funcionais de um indivíduo do sexo feminino. As células de suporte indiferenciadas multiplicam-se desde a vida embrionária até a puberdade, quando se diferenciam em células de Sertoli, que não mais se multiplicam. Também durante a puberdade, as células de Leydig readquirem suas funções endócrinas.

O sistema genital masculino é constituído de testículos, que têm funções gametogênica e endócrina, vias genitais masculinas (internas e externas) e glândulas sexuais acessórias. As vias genitais e, em particular, as glândulas sexuais acessórias produzem secreções que se juntam aos espermatozoides para constituir o sêmen. Os testículos diferenciam-se e iniciam seu desenvolvimento na cavidade abdominal, migrando para a bolsa escrotal durante o desenvolvimento fetal.

A bolsa escrotal, parte da genitália masculina externa, é constituída de pele (delgada, rica em glândulas sudoríparas e desprovida de pelos na maioria das espécies), túnica vaginal e túnica dartos. O escroto penduloso é importante para manter os testículos em localização extra-abdominal, com temperatura inferior à temperatura corporal.

Os testículos são constituídos de *túbulos seminíferos*, nos quais há a espermatogênese. Esses túbulos se comunicam com os túbulos retos, que se anastomosam na *rede testicular*, a qual consiste em um emaranhado de túbulos localizados no mediastino testicular. Os túbulos da rede testicular conduzem os espermatozoides dorsalmente, desembocando nos *ductos eferentes*, que, por sua vez, conduzem os espermatozoides ao *ducto epididimário*.

Os túbulos seminíferos são revestidos por uma camada avascular que constitui o epitélio seminífero ou germinativo, composto de células de Sertoli e células germinativas; estas últimas sofrem sucessivas divisões mitóticas e meióticas, resultando na formação dos espermatozoides. O epitélio seminífero contém células-tronco (*espermatogônias-tronco*), que, sempre por divisão mitótica, dão origem a uma espermatogônia A0 e uma espermatogônia A1. Esta última continua se dividindo, dando origem a *espermatócitos* primários e secundários e *espermátides*, as quais sofrem um processo de metamorfose e se diferenciam em espermatozoides. Por outro lado, a espermatogônia A0 é a responsável por produção de novas espermatogônias, propiciando condições para que a função gametogênica no macho seja contínua, e não periódica, como ocorre na fêmea.

Outro componente essencial do epitélio seminífero são as *células de Sertoli*, responsáveis pela manutenção estrutural e funcional dos túbulos seminíferos. Todas as células da linhagem germinativa (espermatogônias, espermatócitos e espermátides) permanecem constantemente envolvidas pelas células de Sertoli, que são responsáveis por sua sustentação e nutrição. O papel das células de Sertoli na espermatogênese não se restringe à manutenção estrutural dos túbulos seminíferos, uma vez que são também responsáveis pela produção de uma proteína de ligação de andrógenos (ABP, do inglês *androgen binding protein*). Essa proteína é essencial para a atuação da testosterona na espermatogênese, pois age aumentando a concentração de testosterona no interior dos túbulos seminíferos. Além disso, as células de Sertoli são um dos componentes da *barreira hematotesticular*, que isola o compartimento luminal do epitélio seminífero da circulação sanguínea.

O compartimento intersticial dos testículos, localizado entre os túbulos seminíferos, é constituído de tecido conjuntivo, vasos sanguíneos e linfáticos, nervos e *células intersticiais de Leydig*. As células de Leydig produzem testosterona, hormônio responsável pela libido e por características sexuais secundárias, que é absolutamente indispensável para a espermatogênese.

A espermatogênese ainda depende de hormônios gonadotróficos e da integridade do *eixo hipotálamo hipofisário gonadal*. O controle hormonal da espermatogênese depende de pulsos de hormônio liberador de gonadotrofina (GnRH, do inglês *gonadotropin-releasing hormone*) pelo hipotálamo, que estimula a secreção das gonadotrofinas de modo pulsátil. O hormônio luteinizante (LH, do inglês *luteinizing hormone*) atua nas células de Leydig estimulando a secreção de testosterona, enquanto o hormônio folículo-estimulante (FSH, do inglês *follicle-stimulating hormone*) estimula a secreção de inibina e ABP pelas células de Sertoli.

Por fim, para a compreensão de algumas lesões testiculares, é fundamental o conceito de termorregulação testicular. Os testículos são mantidos à temperatura inferior à do organismo graças a um perfeito sistema de termorregulação, constituído de plexo pampiniforme, túnica dartos e músculo cremáster. O *plexo pampiniforme* corresponde a um enovelado de vasos sanguíneos, localizados no cordão (funículo) espermático, que possibilita ampla superfície de contato entre artéria e veia testiculares. Assim, esse plexo facilita a troca de calor entre sangue arterial e venoso, da qual resulta o resfriamento do sangue arterial que chega aos testículos. A *túnica dartos* corresponde a uma camada muscular delgada localizada na parede da bolsa escrotal, que contrai em resposta ao frio e relaxa em resposta ao calor, favorecendo, assim, a manutenção da temperatura testicular abaixo da temperatura corporal. De maneira semelhante,

o *músculo cremáster*, que envolve o funículo espermático, contrai e relaxa em resposta ao frio e ao calor, respectivamente, e, também, contribui, assim, para a regulação da temperatura testicular.

ALTERAÇÕES SEM SIGNIFICADO CLÍNICO E ALTERAÇÕES *POST MORTEM*

É relativamente comum, em especial em cavalos, o achado de uma estrutura papiliforme com diâmetro que varia de 1 a 5 mm. Tal estrutura é denominada *apêndice testicular* e é um derivado paramesonéfrico. Histologicamente, o apêndice testicular assemelha-se à porção fimbriada da tuba uterina. Essa estrutura não resulta em nenhuma alteração da função testicular e não tem nenhum significado clínico. Embora possa ocorrer torção do apêndice testicular, esse processo costuma ser achado incidental de necropsia e também não acarreta alteração da função testicular.

O *paradídimo*, também chamado de *apêndice do epidídimo*, é um derivado mesonéfrico localizado na cabeça do epidídimo, particularmente de bovinos e suínos. Trata-se de estrutura normal, e acredita-se que tenha tendência a involuir. À histologia, o paradídimo contém túbulos revestidos por epitélio semelhante ao epitélio epididimário. Eventualmente, pode haver acúmulo de secreção no lúmen dos túbulos do paradídimo, o que resulta no desenvolvimento de formações císticas (Figura 15.1). Tais estruturas císticas também são conhecidas como cistos de retenção da cabeça do epidídimo. Apesar de existirem relatos de torção do paradídimo no homem, aparentemente essa alteração não ocorre com frequência nos animais domésticos. Pequenos cistos derivados de remanescentes dos ductos paramesonéfricos (que dariam origem à genitália tubular interna feminina

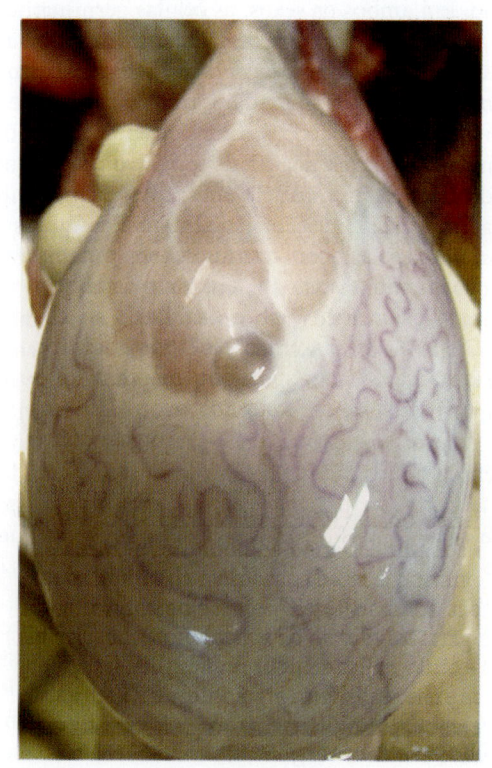

Figura 15.1 Ovino. Cisto da cabeça do epidídimo (cisto do paradídimo).

se o embrião fosse do sexo feminino) podem ser observados ao longo de todo o sistema genital interno do macho, particularmente na prega urogenital, entre as ampolas dos ductos deferentes. Esses cistos são comumente chamados de *cistos do útero masculino* (Figura 15.2). Dilatação cística dos túbulos da rede testicular (localizada no mediastino testicular) ou de dúctulos eferentes, em particular nos dúctulos eferentes em fundo cego, que ocorre principalmente em bodes mochos (no testículo próximo à cabeça do epidídimo), pode ser ocasionalmente observada na ausência de outras alterações do parênquima testicular (Figura 15.3).

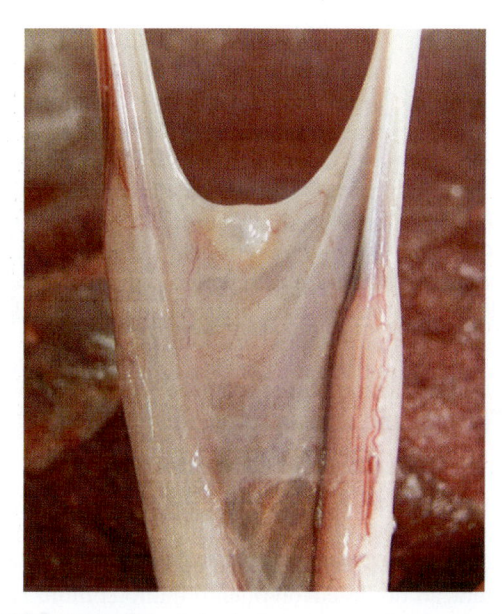

Figura 15.2 Ovino. Cisto derivado de remanescentes dos ductos paramesonéfricos adjacente às ampolas dos ductos referentes.

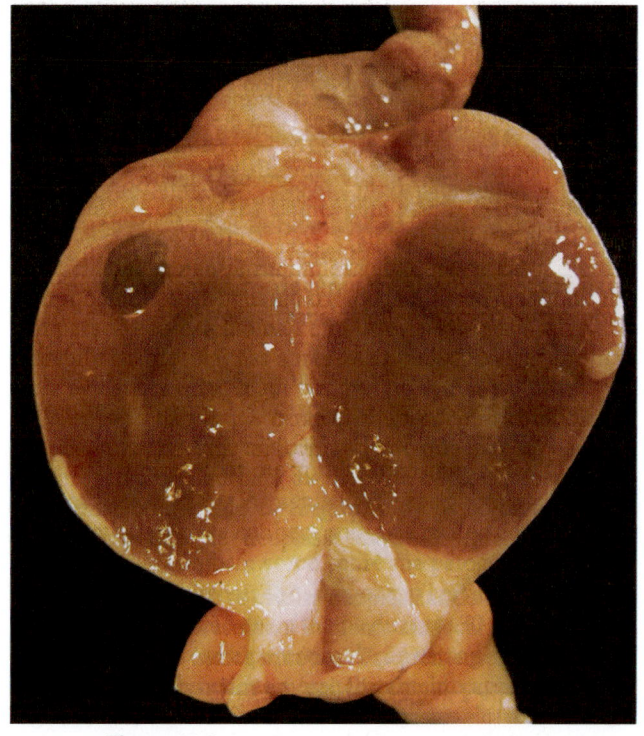

Figura 15.3 Cão. Cisto no parênquima testicular.

BOLSA ESCROTAL E CAVIDADE VAGINAL

Como regra geral em todas as espécies domésticas, a pele da bolsa escrotal, além de ser delgada, é rica em glândulas sudoríparas e sebáceas e é desprovida ou tem quantidade reduzida de pelos. Essas características anatômicas favorecem a troca de calor com o ambiente e também contribuem para a termorregulação testicular. Portanto, condições patológicas que comprometam a integridade da pele da bolsa escrotal podem comprometer indiretamente a espermatogênese. Entre as principais alterações da bolsa escrotal, destacam-se hidrocele, hematocele, dermatite escrotal e paraqueratose; esta última nos casos de deficiência de zinco em suínos e bovinos.

Cabe salientar que o conteúdo escrotal está em contato direto com a cavidade abdominal, já que o canal inguinal faz comunicação entre a cavidade vaginal e a abdominal. Processos inflamatórios da cavidade abdominal, por conseguinte, facilmente se estendem para a cavidade vaginal. Mesoteliomas comumente podem ter origem primária na túnica vaginal de touros e garanhões e disseminar-se por implantação na cavidade abdominal. De maneira semelhante, neoplasias abdominais disseminam-se com facilidade por implantação e podem localizar-se na cavidade vaginal (Figura 15.4).

A *hidrocele* corresponde ao acúmulo de transudato entre os folhetos visceral e parietal da túnica vaginal. Entre esses folhetos, localiza-se a cavidade vaginal, que se comunica com a cavidade peritoneal pelo canal vaginal ou inguinal. Na maioria dos animais domésticos, esse anel permanece aberto após a descida do testículo, propiciando livre comunicação entre as cavidades peritoneal e vaginal. No cavalo, essa comunicação, aparentemente, é maior do que nas outras espécies. Em determinadas linhagens de cavalos, o canal inguinal apresenta-se excessivamente aberto, favorecendo maior incidência de hidrocele. Nos equinos, em especial naqueles mantidos em baias, é comum haver acúmulo de líquido na bolsa escrotal, o qual desaparece após exercícios físicos. Nesse caso, a alteração é uma hidrocele transitória ou idiopática, que aparentemente não compromete a fertilidade ou a função gametogênica. De maneira semelhante ao edema e acúmulo de transudato em outras cavidades corporais, a condição de hipoproteinemia também predispõe à hidrocele. O acúmulo persistente de excesso de líquido dentro da

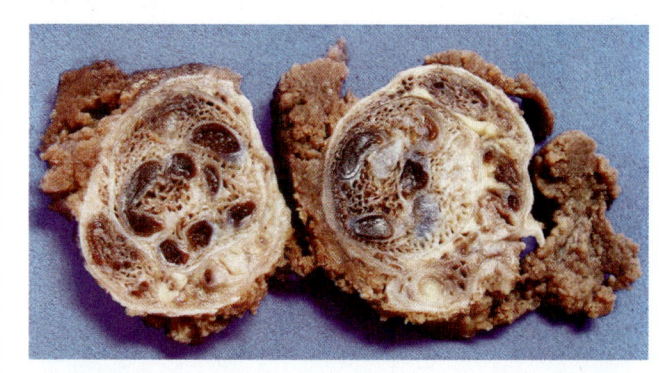

Figura 15.4 Bovino. Mesotelioma. Superfície de corte transversal dos funículos espermáticos, com projeções de tecido neoplásico mesotelial. (Cortesia do Dr. Antonio Carlos Alessi, Universidade Estadual Paulista, Jaboticabal, SP.)

cavidade vaginal compromete os mecanismos de termorregulação testicular e pode resultar em degeneração testicular.

A *hematocele* é o acúmulo de sangue na cavidade vaginal; é raro, mas líquido tingido de sangue é observado com maior frequência e pode ser consequência de traumatismo da bolsa escrotal ou de hemoperitônio. Além do potencial comprometimento dos mecanismos de termorregulação, no caso da hematocele, dependendo da quantidade de sangue depositada na cavidade vaginal, há risco elevado de desenvolvimento de aderências entre as túnicas vaginal visceral e parietal. Isso porque pequenos coágulos depositados na cavidade vaginal sofrem processo de fibrinólise e são reabsorvidos, enquanto grandes coágulos podem favorecer o processo de organização. Esse processo é caracterizado por proliferação de fibroblastos e angioblastos no coágulo e formação de tecido conjuntivo fibroso, resultando em aderência dos folhetos parietal e visceral da túnica vaginal. Tais aderências podem comprometer permanentemente o processo de termorregulação testicular, predispondo o animal à degeneração testicular.

A *dermatite escrotal* é relativamente frequente nos animais domésticos e, na maioria das vezes, inespecífica (Figura 15.5). Nos bovinos, *Dermatophylus congolensis* é causa importante de dermatite escrotal, que se caracteriza por formação de crostas. Há relato de dermatite escrotal eosinofílica causada por *Stephanofilaria* sp. Ectoparasitas e agentes virais, como poxvírus e herpesvírus, têm predisposição para provocar dermatite escrotal. Suínos de criatórios não tecnificados frequentemente apresentam lesões escrotais ocasionadas por *Tunga penetrans*. Esse parasita, que também parasita a pele do ser humano e que é popularmente conhecido como "bicho-de-pé", penetra nas porções superficiais da pele e provoca lesões semelhantes a pústulas.

A dermatite escrotal, assim como a hidrocele e a hematocele, complica-se com degeneração testicular, em consequência do comprometimento dos mecanismos de termorregulação testicular. Cabe salientar que, nos casos de inflamação aguda da pele escrotal, além do comprometimento dos mecanismos de termorregulação, pode haver aumento de temperatura decorrente do próprio processo inflamatório, o que favorece ainda mais o processo de degeneração testicular.

Neoplasias da bolsa escrotal são observadas com maior frequência em cães; *mastocitoma*, *melanoma* e *hemangiossarcoma* (Figura 15.6) são as mais comuns. Em contraste, tumores da bolsa escrotal são raros em outras espécies domésticas. Essas neoplasias têm grande potencial de malignidade e, geralmente, estão associadas a prognóstico desfavorável. Internamente, na bolsa escrotal (na cavidade vaginal), particularmente em bovinos e equinos, pode ocorrer o desenvolvimento de *mesotelioma*.

TESTÍCULOS
Anomalias do desenvolvimento

Entre as alterações do desenvolvimento dos testículos, destacam-se o *criptorquidismo* e a *hipoplasia testicular*. Além dessas duas alterações, que têm grande importância clínica, uma alteração do desenvolvimento muito comum no testículo, sobretudo equídeos, é a presença de nódulos de tecido adrenocortical bem diferenciado no mediastino testicular ou na túnica albugínea. O tecido, nesse caso, é funcional, mas não resulta em nenhuma alteração endócrina, pois responde à regulação hipofisária por meio do hormônio adrenocorticotrófico (ACTH). Outra alteração comum, em particular nos testículos de equinos e ovinos, é o apêndice testicular, caracterizado macroscopicamente como pequeno nódulo próximo à cabeça do epidídimo. Histologicamente, assemelha-se à tuba uterina. Não interfere na função testicular.

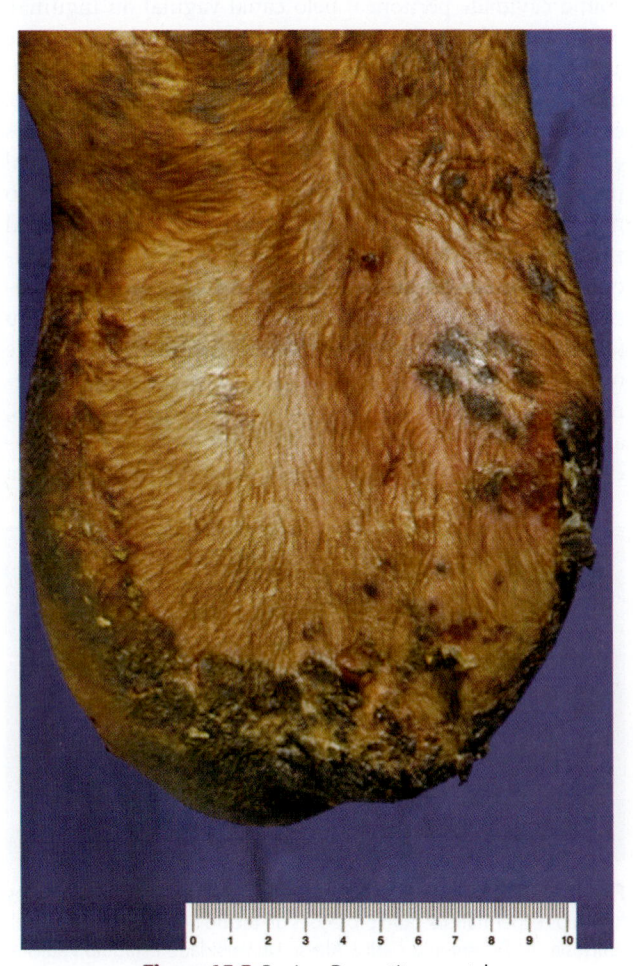

Figura 15.5 Bovino. Dermatite escrotal.

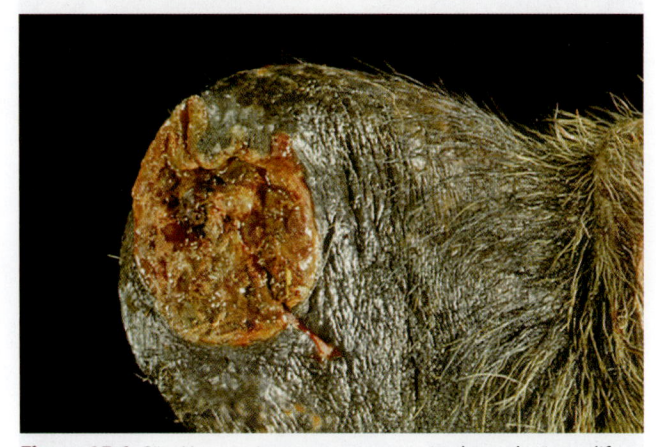

Figura 15.6 Cão. Hemangiossarcoma caracterizado por lesão proliferativa e ulcerativa na bolsa escrotal.

Monorquidismo ou anorquidismo

Monorquidismo e anorquidismo referem-se às condições caracterizadas por ausência congênita de um ou ambos os testículos, correspondendo à condição de agenesia testicular uni ou bilateral, respectivamente. Essas duas condições são raras entre as espécies domésticas e muito menos frequentes do que o criptorquidismo (detalhado a seguir). Portanto, para o diagnóstico diferencial, criptorquidismo deve ser considerado como mais provável nos casos em que se observa apenas um testículo ou nenhum testículo na bolsa escrotal. Nesses casos, criptorquidismo unilateral ou bilateral é sempre o diagnóstico mais provável e, para ser descartado, deve-se confirmar a completa ausência de um ou ambos os testículos.

Poliorquidismo

A ocorrência de um testículo acessório na bolsa escrotal, canal inguinal ou cavidade abdominal, é denominada *poliorquidismo*. É uma condição rara em todas as espécies de animais domésticos, e a maioria dos casos é caracterizada por um terceiro testículo, embora haja um relato de quatro testículos em um gato.

Criptorquidismo

Caracteriza-se pela ausência de um ou de ambos os testículos na bolsa escrotal, em razão da retenção em seu trajeto normal de migração da cavidade abdominal para a bolsa escrotal. O testículo pode ficar retido em qualquer segmento desse trajeto, de modo que, quando localizado na cavidade abdominal, caracteriza criptorquidismo abdominal (Figura 15.7) e, quando localizado no anel inguinal, criptorquidismo inguinal. Se o testículo desvia do seu trajeto normal de migração – por exemplo, ao se localizar no tecido subcutâneo –, é considerado ectópico, e não criptorquídico.

Essas duas condições têm aspectos anatomopatológicos e consequências clínicas semelhantes, inclusive com tendência para o desenvolvimento de neoplasia testicular, como acontece no cão. O testículo criptorquídico tem risco aproximadamente 10 vezes maior do que um testículo escrotal de desenvolver neoplasias, particularmente sertolioma e seminoma. Além disso, testículos criptorquídicos podem desenvolver neoplasias mais precocemente do que testículos escrotais.

Entre os animais domésticos, o criptorquidismo é relatado com maior frequência em cães e cavalos. No cão, a raça Poodle Toy é a mais predisposta; as raças de pequeno porte quase sempre apresentam maior risco de desenvolver essa alteração quando comparadas às raças de grande porte. É uma condição hereditária e poligênica, condicionada por genes autossômicos, e sua manifestação é heterogênea entre diferentes raças caninas. Comparativamente, o criptorquidismo é bem mais raro no gato, no qual a prevalência fica em torno de 1%, enquanto, nos cães, a prevalência pode ficar acima de 6%. No equino, o criptorquidismo afeta entre 2 e 8% dos cavalos; na maioria dos casos é unilateral, e cerca de 10 a 15% dos casos são bilaterais. A alteração pode resultar de formação deficiente ou desenvolvimento anormal do gubernáculo.

Nos animais domésticos, os testículos são formados na cavidade abdominal e migram para o escroto ainda na fase fetal ou logo após o nascimento. Essa migração é orientada pelo gubernáculo, constituído de uma banda de tecido conjuntivo que traciona e direciona os testículos, através do anel inguinal, até a bolsa escrotal. Hormônios androgênicos e hipofisários (FSH e LH) estão envolvidos na regulação do processo de descenso testicular. O testículo criptorquídico abdominal não tem função gametogênica; pode apresentar característica histológica de hipoplasia, com túbulos seminíferos revestidos por células de Sertoli e com ausência de espermatogênese (Figura 15.8) ou degeneração do epitélio seminífero.

No cavalo com criptorquidismo, costuma-se observar aumento da libido, aparentemente em razão de maior funcionalidade das células de Leydig do testículo com localização intra-abdominal. Uma vez que a localização escrotal dos testículos ocorre em idades diferentes entre as espécies de animais domésticos, o cão só pode ser considerado criptorquídico quando houver o completo fechamento do anel inguinal. Ao nascimento, os testículos caninos encontram-se na cavidade abdominal, geralmente com localização adjacente ao anel inguinal. A localização escrotal dos testículos em cães ocorre por volta de 10 dias após o nascimento no cão, embora este não deva ser considerado criptorquídico antes de 6 a 8 semanas após o nascimento, uma vez que, até

Figura 15.7 Cão. Criptorquidismo abdominal unilateral. Um dos testículos está localizado na bolsa escrotal (testículo exposto), e o outro, na cavidade abdominal.

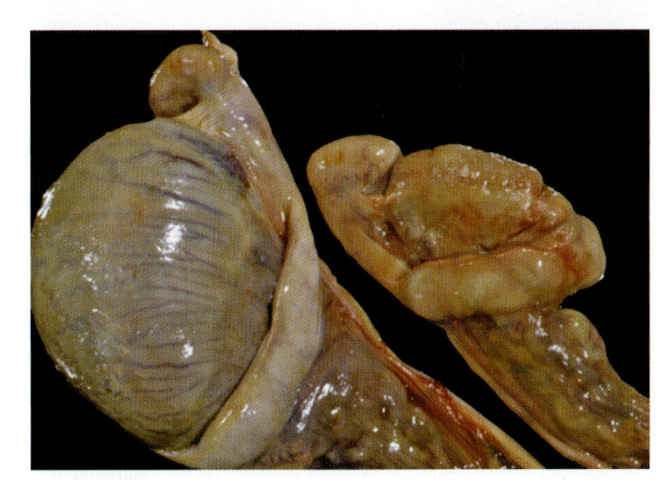

Figura 15.8 Equino. Criptorquidismo. Testículo escrotal de tamanho normal (*esquerda*) e testículo criptorquídico abdominal de tamanho bastante reduzido (*direita*). Histologicamente, o testículo criptorquídico tem características similares às de testículo hipoplásico.

12 semanas de vida, pode ocorrer descenso testicular tardio, e, após 6 meses, já não há possibilidade de descenso espontâneo do testículo canino. No cavalo, também, o fechamento completo ou parcial do anel inguinal ocorre até os 6 meses. Em contraste, no caso do bovino, os testículos já têm localização escrotal por ocasião do nascimento.

Hipoplasia testicular

Testículo hipoplásico é aquele que nunca alcança o tamanho normal, como nos casos de criptorquidismo descritos anteriormente. Essa condição deve ser diferenciada de hipotrofia testicular, que se refere ao testículo que alcançou o tamanho normal, mas regrediu, o que pode ser resultado de diversas causas (ver *Degeneração testicular*) (Figura 15.9).

A hipoplasia testicular, uma anomalia do desenvolvimento de origem hereditária, é observada em todas as espécies domésticas e caracteriza-se por testículo diminuído de volume (Figuras 15.10 e 15.11). Histologicamente, é caracterizada por túbulos seminíferos com diâmetro reduzido, ausência total de espermatogênese e presença de células de Sertoli normais. O citoplasma dessas células projeta-se em direção ao lúmen e proporciona configuração bastante típica ao túbulo seminífero. A alteração pode ser uni ou bilateral e pode ser ainda parcial ou total. A hipoplasia total é caracterizada pelo envolvimento de todos os túbulos; portanto, se a lesão for unilateral, resulta em subfertilidade e, se for bilateral, resulta em esterilidade. Quando um dos testículos é hipoplásico, o contralateral pode sofrer hipertrofia compensatória.

A lesão costuma ser diagnosticada na puberdade, por biometria testicular e coletas sucessivas de sêmen. Ao exame do sêmen, observa-se *azospermia* ou *oligospermia* (número reduzido de espermatozoides no ejaculado), com alto índice de formas patológicas. Frequentemente, no animal com hipoplasia testicular, em particular nos casos em que esta é parcial, libido, comportamento sexual e habilidade de cópula são normais, porém há redução da concentração espermática e da fertilidade. Em tais situações, verificam-se

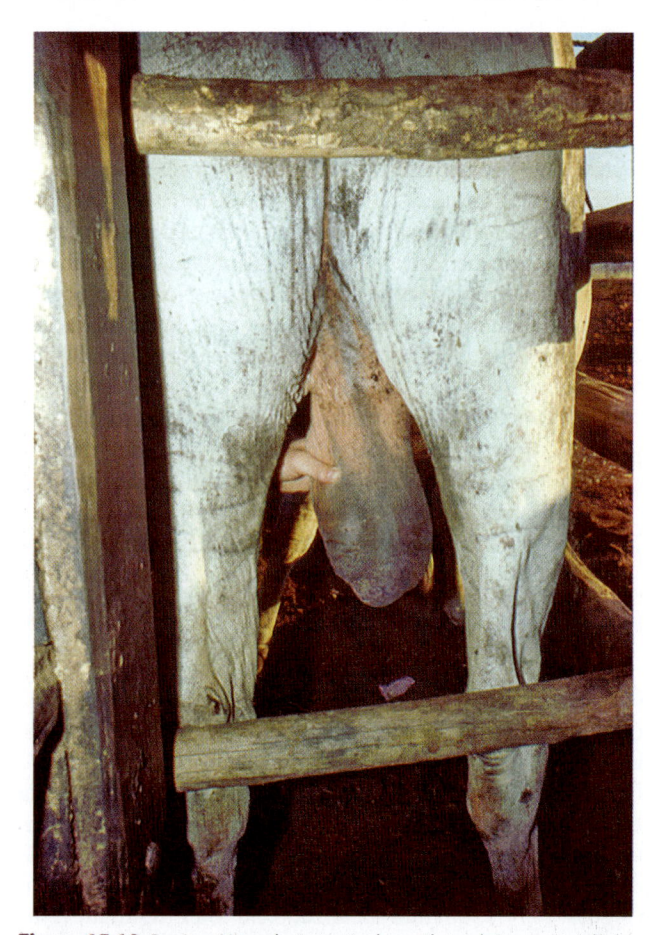

Figura 15.10 Bovino. Hipoplasia testicular unilateral. Ao exame clínico, observa-se clara assimetria testicular: o testículo direito de tamanho normal e o esquerdo reduzido.

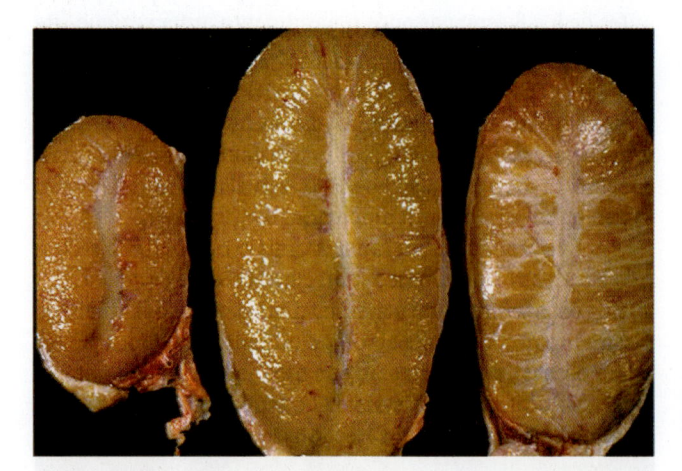

Figura 15.9 Bovino. Ao *centro*, testículo normal com mediastino testicular esbranquiçado e distinto, circundado pelo parênquima testicular de coloração amarelo-amarronzada, que aflora ao corte. À *esquerda*, testículo hipoplásico de tamanho reduzido com superfície de corte com aspecto semelhante ao de testículo normal. À *direita*, degeneração testicular crônica, caracterizada por redução do volume testicular e extensa fibrose do parênquima testicular.

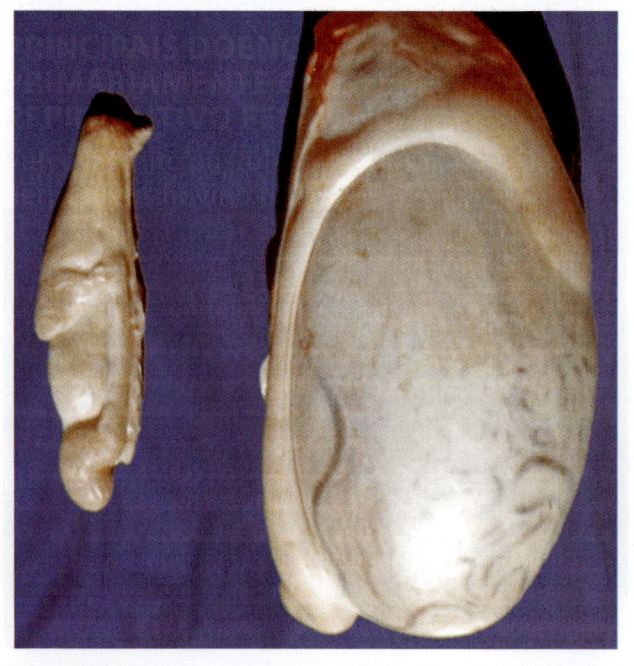

Figura 15.11 Bovino. Hipoplasia testicular unilateral. O testículo esquerdo está extremamente reduzido de volume, com desproporção entre o volume testicular e o epididimário; e o testículo direito está normal.

túbulos seminíferos com ausência de espermatogênese e outros túbulos com atividade espermatogênica normal, de modo que, quanto maior o número de túbulos seminíferos afetados, maior o grau de subfertilidade. O diagnóstico deve basear-se em biometria testicular, espermograma e exame histológico da gônada afetada.

Animais com hipoplasia parcial ou unilateral são extremamente indesejáveis no rebanho, pois têm capacidade reprodutiva, ainda que limitada, e, por conseguinte, têm capacidade de disseminação da hipoplasia entre sua progênie. Cabe salientar que a doença se manifesta no macho como hipoplasia testicular, mas a progênie do sexo feminino também pode ter fertilidade comprometida em razão da ocorrência de hipoplasia ovariana (ver detalhes no Capítulo 14, *Sistema Reprodutivo Feminino*), uma vez que essas duas condições estão associadas à mesma causa hereditária, recentemente reconhecida como uma herança poligênica. Assim, os animais afetados por hipoplasia testicular, bem como por criptorquidismo, não devem ser utilizados como reprodutores, visto que essas doenças são de origem hereditária. Logo, independentemente de sua capacidade reprodutiva, os animais afetados jamais devem ser usados para reprodução. Tal cuidado deve ser priorizado sobretudo nas espécies de interesse econômico, mesmo que o animal tenha alto valor genético ou zootécnico.

Deficiências de gonadotrofinas (FSH e LH) têm sido relatadas como causa de hipoplasia testicular no ser humano e nos camundongos. Animais domésticos com aberrações cromossômicas com cariótipo XXY, equivalente à síndrome de Klinefelter na espécie humana, apresentam hipoplasia do epitélio seminífero e são estéreis, por causa da ausência de espermatogênese. Tal condição está associada à pelagem tricolor no gato, uma vez que a coloração amarelada está associada ao cromossomo X e, por isso, a pelagem tricolor em condições normais ocorre somente na fêmea (cariótipo XX). O gato fenotipicamente macho com coloração tricolor geralmente tem cariótipo XXY.

Alterações circulatórias

Isquemia e *infarto testicular* sucedem como consequência de torção do funículo espermático, que, por sua vez, é mais comum em testículos criptorquídicos abdominais de equinos e suínos, bem como em testículos criptorquídicos com neoplasia em cães. Infarto testicular também é observado em casos de febre catarral maligna em bovinos, em razão das lesões vasculares causadas por esse vírus. Touros e cães velhos com degeneração hialina da parede das arteríolas mostram comprometimento da espermatogênese. Os testículos, quando submetidos à isquemia prolongada, por 4 a 6 h, mostram degeneração e necrose do parênquima. Infarto também pode ocorrer em garanhões com salmonelose, que resulta em trombose, a qual pode afetar o suprimento vascular dos testículos. Varicose (flebectasia) do funículo espermático é comumente observada em touros e garanhões senis.

Hemorragia testicular geralmente acontece como consequência de trauma ou torção do funículo espermático; os testículos são predispostos ao trauma em razão de sua localização escrotal. Além de ter causas traumáticas, hemorragia testicular também pode ser observada em casos de diáteses hemorrágicas.

Alterações degenerativas
Degeneração testicular

Entre as alterações testiculares, a degeneração é a mais comum e, por isso, constitui a causa mais usual de redução da fertilidade dos reprodutores das espécies domésticas. A elevada frequência de degeneração testicular decorre do fato de o epitélio seminífero ser extremamente sensível à ação de fatores e condições adversas, visto que as células germinativas têm alta atividade metabólica.

A degeneração pode ser uni ou bilateral, e nem sempre todos os túbulos seminíferos estão afetados; enquanto alguns túbulos mostram espermatogênese normal, outros podem apresentar intensidades variáveis de degeneração testicular.

A espermatogênese normal se dá de maneira progressiva e sincrônica ao longo dos túbulos seminíferos. Cada espécie tem determinado número de estágios de espermatogênese, e cada estágio exibe características histológicas distintas. Na maioria das espécies domésticas são reconhecidos oito estágios. Nos casos de degeneração testicular, podem ser verificados estágios anormais ou, em casos graves, parada completa da espermatogênese. Em ocorrência de degeneração testicular por causas tóxicas, determinados tipos de toxinas podem afetar seletivamente determinados estágios do ciclo do epitélio seminífero. Com base no conhecimento dos estágios do epitélio seminífero, a avaliação de biopsias em casos de degeneração testicular pode possibilitar a estimativa não apenas do prognóstico, como também do tempo necessário ao restabelecimento da espermatogênese após remoção da causa da degeneração.

Na degeneração testicular, a subfertilidade e a infertilidade são comuns e podem ocorrer de maneira permanente ou temporária. Vale Filho (1997) relata que, de 628 touros que serviam como reprodutores em rebanhos comerciais, eram subférteis ou inférteis 335 (53,48%). A causa mais comum foi degeneração em razão das condições ambientais desfavoráveis e do manejo zootécnico e nutricional inadequado. Em outro relato, o autor assinala que, de 344 touros doadores de sêmen em uma central de inseminação artificial, 192 tinham problemas de fertilidade, dos quais 29,65% eram portadores de degeneração testicular.

Entre as principais causas de degeneração do epitélio seminífero se destacam temperatura ambiente elevada; infecções locais ou sistêmicas, especialmente aquelas que são acompanhadas de processo febril; deficiências ou desequilíbrios nutricionais, como deficiências calórico-proteicas, minerais e vitamínicas; lesões vasculares, como torção, compressão ou ruptura do cordão espermático e vasculites; obstruções de túbulos retos, rede testicular, dúctulos eferentes e epidídimo; distúrbios hormonais, como deficiência de FSH, LH, inibina ou testosterona; fatores imunológicos, como nos casos de rompimento da barreira hematotesticular; fatores físicos e tóxicos, como micotoxinas e intoxicação pelo gossipol. Alguns fármacos, como a anfotericina B e a gentamicina, têm sido apontados como capazes de provocar degeneração do epitélio seminífero. Ovinos experimentalmente inoculados com *Trypanosoma vivax* apresentaram degeneração testicular e epididimite, com o protozoário sendo visualizado no parênquima testicular e no epidídimo de todos os animais inoculados.

A senilidade está associada ao aumento da proporção de tecido conjuntivo no parênquima testicular, bem como à maior predisposição à degeneração e hipotrofia testicular. No caso do cão, essas alterações se tornam mais evidentes a partir dos 9 anos de idade.

Nos suínos, tem sido usada, com bastante frequência, a chamada *imunocastração*, que se baseia na produção de anticorpos anti-GnRh, com consequente inibição da espermatogênese e da produção de hormônios testiculares, com interrupção do eixo hipotalâmico hipofisário gonadal e consequente azospermia. Nos caninos, diversas pesquisas têm sido desenvolvidas objetivando a chamada *castração química*, que se baseia na injeção intratesticular de gliconato de zinco, com consequente degeneração e hipotrofia.

No Brasil, a causa mais importante de degeneração testicular, particularmente em taurinos, é a temperatura ambiente elevada. Touros de raças europeias não se adaptam bem às temperaturas elevadas que predominam na maior parte do território brasileiro, o que resulta em degeneração testicular e redução na vida reprodutiva do touro. Nessas situações, é comum observar clinicamente a bolsa escrotal pendulosa, quase sempre ultrapassando a articulação do tarso (Figura 15.12). À palpação, os testículos têm consistência flácida no início e podem tornar-se firmes com a cronicidade do processo, em consequência de fibrose. Uma lesão frequentemente observada por ultrassonografia em testículos bovinos, particularmente em touros com idade avançada, é a calcificação ou mineralização de túbulos seminíferos. Testículos afetados apresentam túbulos seminíferos calcificados, de aspecto vermiforme à superfície de corte (Figura 15.13).

Nos casos de degeneração, o testículo tem consistência mais flácida que o normal; nos casos avançados, o órgão diminui de tamanho, tem consistência firme e resistência ao corte, quando comparado ao parênquima testicular normal, em razão da fibrose (ver Figura 15.9). Quando cortado, as superfícies são homogêneas e o parênquima não aflora, caracterizando hipotrofia ou mesmo uma atrofia. Microscopi-

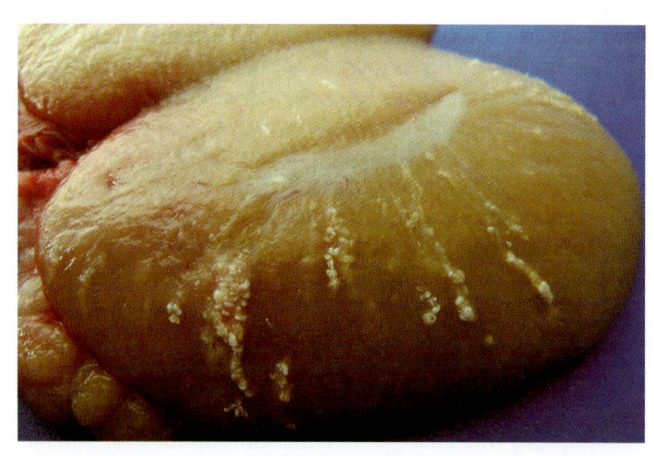

Figura 15.13 Ovino. Mineralização de túbulos seminíferos. (Cortesia da Dra. Silvia França Baêta, Universidade Federal do Piauí, Teresina, PI.)

camente, as alterações do tipo degenerativo caracterizam-se por túbulos seminíferos com atividade espermatogênica e espermiogênese diminuídas ou ausentes, espermatogônias e espermatócitos com citoplasma granuloso e vacuolizado, picnose nuclear de células da gônia e, nos casos iniciais, células multinucleadas no lúmen dos túbulos, originárias, predominantemente, de espermátides arredondadas (Figura 15.14). As espermátides derivadas de uma mesma espermatogônia mantêm pontes citoplasmáticas entre si. Durante o processo de degeneração testicular, o citoplasma da célula de Sertoli retrai-se, fazendo com que as espermátides arredondadas se desprendam no lúmen do túbulo seminífero. Em consequência das pontes citoplasmáticas e da ausência de sustentação pela célula de Sertoli, as espermátides fundem-se e formam células multinucleadas. Nos casos avançados, há proliferação de tecido conjuntivo fibroso, com invasão e destruição de túbulos seminíferos e, às vezes, focos de calcificação.

Torção testicular

A *torção testicular* ocorre com maior frequência em equinos e cães; pode estar associada à manifestação clínica de

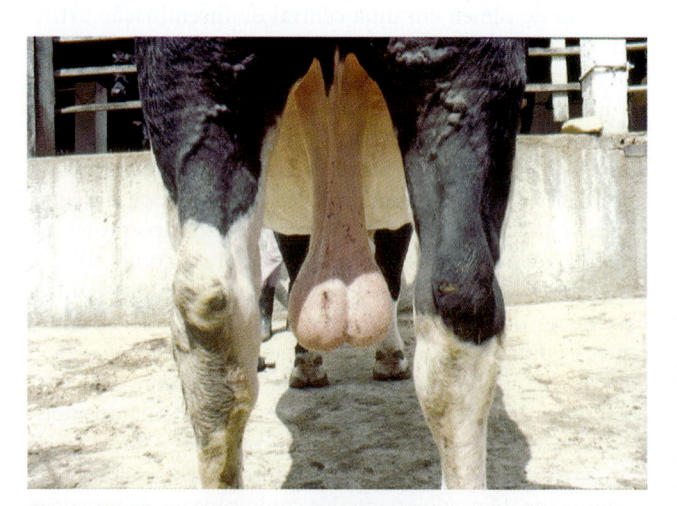

Figura 15.12 Bovino. Degeneração testicular em touro da raça Holandesa, decorrente de elevada temperatura ambiente. A bolsa escrotal está extremamente distendida, com redução do volume testicular, e as caudas dos epidídimos não estão evidentes. Ao exame clínico, a consistência testicular pode variar de flácida, em casos agudos ou subagudos, a firme, decorrente de fibrose em casos crônicos.

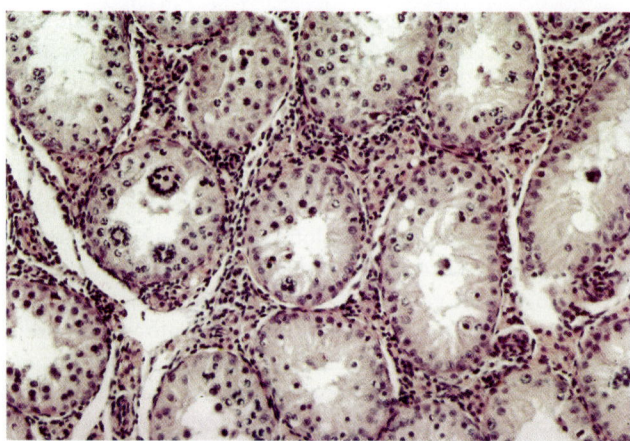

Figura 15.14 Bovino. Degeneração testicular secundária à orquite, caracterizada por infiltrado linfo-histioplasmocitário no interstício, vacuolização do epitélio seminífero, ausência de espermátides alongadas e desprendimento de espermátides arredondadas, com formação de células multinucleadas no lúmen dos túbulos seminíferos.

cólica em cavalos. Testículos com tumores têm maior risco de torção. Como resultado de torção e comprometimento circulatório, pode ocorrer degeneração testicular e, conforme a intensidade, pode haver hemorragia e necrose isquêmica de coagulação.

Alterações inflamatórias

As *orquites* podem ser classificadas, sob o ponto de vista histopatológico, em intersticial e intratubular. No primeiro caso, a lesão caracteriza-se por infiltrado inflamatório constituído predominantemente de linfócitos, plasmócitos e macrófagos, com localização intertubular (intersticial) e perivascular (Figuras 15.14 e 15.15). Nos casos crônicos, o processo inflamatório pode estar acompanhado por proliferação de tecido conjuntivo fibroso. Em touros e garanhões com trauma e ruptura da barreira hematotesticular, pode ocorrer orquite granulomatosa estéril.

Na orquite intratubular, há descamação e necrose do epitélio seminífero e infiltrado inflamatório de neutrófilos na luz dos túbulos, que se encontram circundados por linfócitos, plasmócitos e macrófagos. Esse padrão de lesão é frequentemente observado na orquite provocada por *Brucella abortus* em bovinos. A inflamação testicular pode ser de natureza traumática ou infecciosa e, em geral, tem origem bacteriana. O agente chega aos testículos por via ascendente ou hematógena. Fato a destacar nas inflamações testiculares é a ruptura da barreira hematotesticular, a qual acarreta a chamada *orquite autoimune*, caracterizada pela degeneração do epitélio seminífero e reação inflamatória granulomatosa com células gigantes do tipo corpo estranho.

No cão, os principais agentes infecciosos ocasionadores de orquite são *Brucella canis*, *Escherichia coli* e *Proteus* sp., além de *Blastomyces dermatiditis* e *Coccidioides immitis* em certas regiões geográficas (Figura 15.16). No gato, a orquite ocorre principalmente nos casos de peritonite infecciosa felina (infecção pelo coronavírus felino). No touro, os agentes mais comuns de orquite incluem *Brucella abortus*, *Trueperella* (*Arcanobacterium*) *pyogenes*, *Mycobacterium bovis* e vírus da língua azul, entre outros. Embora a epididimite seja a manifestação primária da infecção de carneiros por *Brucella ovis*, esse patógeno também está frequentemente

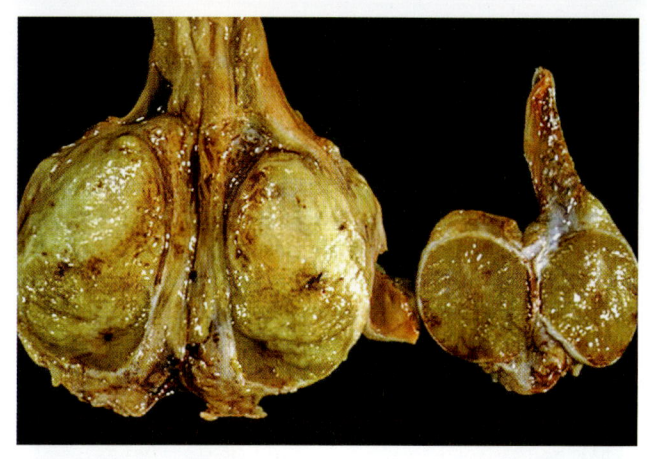

Figura 15.16 Cão. Orquite micótica por *Coccidioides immintis*. Testículo esquerdo aumentado de volume com reação inflamatória granulomatosa difusa no parênquima testicular.

associado à orquite. *Brucella suis* é a principal causa de orquite em suínos, embora a prevalência de *B. suis* seja extremamente baixa em granjas tecnificadas.

A amostra B19 da *B. abortus*, usada para produção de vacina contra brucelose bovina, se aplicada em machos bovinos, provoca orquite intersticial multifocal irreversível. Nesses casos, além da reação inflamatória e necrótica do parênquima, é comum o acúmulo de exsudato fibrinopurulento na albugínea e na túnica vaginal. Outro fato a destacar é a frequente ocorrência concomitante de orquite e epididimite em quase todas as espécies, em especial quando o agente chega ao testículo por via ascendente.

À macroscopia, os achados são variáveis, dependendo do curso do processo e do tipo de agente envolvido. Pode ser observado exsudato purulento ao corte do parênquima testicular e na cavidade vaginal, principalmente nas orquites de etiologia bacteriana. Com a cronicidade, pode-se observar consistência mais firme, que está associada à fibrose do parênquima. No caso de fungos, como *Blastomyces* sp. e *Coccidioides* sp., e parasitas, como larvas de *Strongylus vulgaris* em cavalos, a lesão pode ter aspecto granulomatoso. Nos casos de orquite geralmente há assimetria testicular (Figura 15.17).

Nos cães, outras duas importantes causas de orquite e epididimite devem ser consideradas: vírus da cinomose e *Leishmania infantum* (sinonímia: *Leishmania chagasi*). Embora a cinomose seja uma doença multissistêmica, uma vez que o paramixovírus da cinomose é pantrópico, ocorre, entre diversas outras lesões, o desenvolvimento de corpúsculos de inclusão no sistema genital, inclusive no epitélio seminífero. No caso da leishmaniose em cães machos, embora ocorra orquite com a presença do agente intralesional, as lesões genitais mais frequentes são epididimite e balanopostite, que podem ou não estar associadas a sinais e lesões sistêmicas de leishmaniose visceral. Os cães com lesões genitais quase sempre eliminam *Leishmania* no sêmen, razão pela qual essa parasitose pode ser sexualmente transmissível. Foi comprovado experimentalmente que cães infectados e que excretam *Leishmania* no sêmen são capazes de transmitir o agente para cadelas suscetíveis na ausência do vetor invertebrado (mosquito-palha – *Lutzomyia longipalpis*).

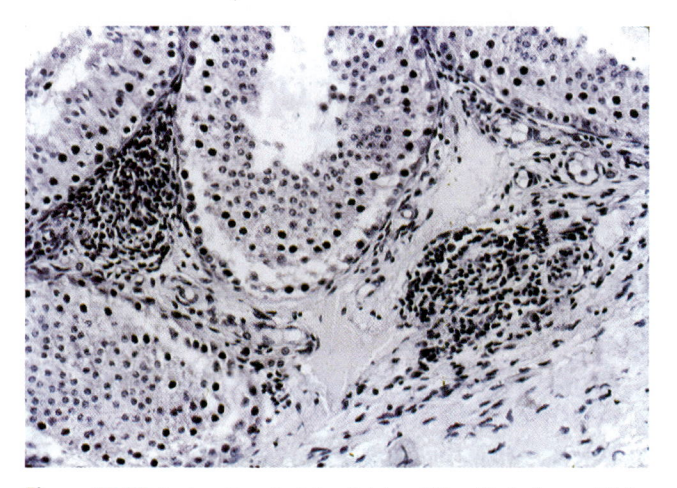

Figura 15.15 Bovino. Orquite intersticial multifocal linfoplasmocitária.

com exceção de cães com criptorquidismo, que podem desenvolver tumores precocemente. Testículos criptorquídicos têm risco 10 a 20 vezes maior de desenvolvimento de neoplasias quando comparados aos testículos escrotais; em testículos com essa condição, ocorre principalmente sertolioma e seminoma. A incidência aumenta progressivamente, atingindo mais de 70% dos cães entre 15 e 18 anos de idade.

Os sertoliomas assumem especial interesse diante das manifestações clinicopatológicas de feminização decorrente de hiperestrogenismo. Essas manifestações são peculiarmente caracterizadas por atrofia do testículo oposto ao neoplásico (Figura 15.18), alopecia ventral simétrica com tendência a hiperpigmentação, pele delgada, depressão ou ausência da libido, ginecomastia e comportamento homossexual. Feminização costuma acontecer no sertolioma e, embora o conceito mais difundido seja de que as demais neoplasias testiculares não tenham atividade hormonal, alguns estudos indicam que, paradoxalmente, o leydigocitoma pode resultar no aumento da concentração de estrógenos no cão, embora raramente acarrete sinais de hiperestrogenismo e feminização. Por outro lado, o seminoma não está associado a nenhuma alteração na concentração periférica de esteroides. De maneira geral, a maioria das neoplasias testiculares é benigna. O leydigocitoma é sempre benigno, não há relatos de metástases desse tumor. Tanto o sertolioma quanto o seminoma resultam em metástases em cerca de 10% dos casos.

O *seminoma* caracteriza-se, à macroscopia, por aumento de volume do testículo, com formações nodulares esbranquiçadas, consistência moderadamente firme à palpação e pouca resistência ao corte. As superfícies de corte têm coloração esbranquiçada ou marrom-clara (Figura 15.19). À microscopia, o seminoma é constituído de células grandes arredondadas, de citoplasma discretamente acidofílico, intenso pleomorfismo e moderado a elevado índice mitótico. Característica única dos seminomas é um infiltrado linfocitário multifocal (Figura 15.20). O seminoma é classificado em *difuso* e *intratubular*; a maioria dos que são reconhecidos à macroscopia é difusa, o que indica que, possivelmente, o seminoma intratubular representa um estágio inicial da neoplasia, quando as células neoplásicas ainda estão conti-

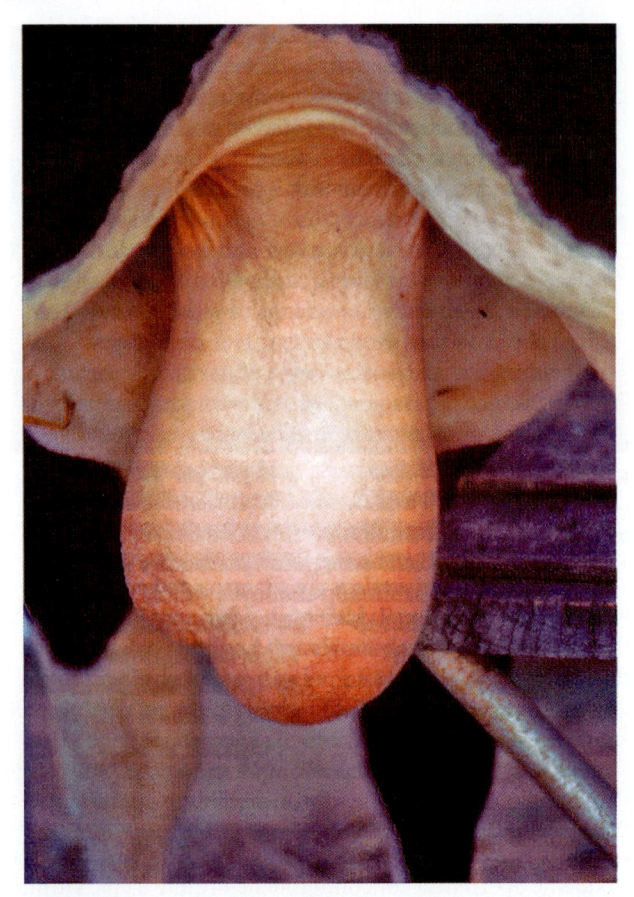

Figura 15.17 Bovino. Orquite unilateral. Assimetria testicular com aumento de volume do testículo direito.

Alterações proliferativas
Neoplasias testiculares

Neoplasias testiculares são extremamente comuns no cão e ocasionais em bovinos e equinos. Ao contrário do que ocorre nos cães, neoplasias testiculares são raras nos gatos. Os tumores primários mais habituais dos testículos originam-se dos três elementos especializados do órgão e, por isso, a classificação é realizada em função desses elementos. Atribui-se a denominação de *seminoma* ao tumor originário de células da linhagem germinativa do epitélio germinativo; *sertolioma*, ao das células de Sertoli; e *leydigocitoma*, ao das células intersticiais de Leydig. A propósito, com relação ao ser humano, a OMS classifica dois tipos de seminomas: o seminoma clássico, originário de espermatogônias ou gonócitos; e o seminoma espermatocítico, originário de espermatócitos maduros. Contudo, tal diferenciação não se aplica aos animais domésticos.

Frequentemente, pode haver desenvolvimento de mais de um tipo de neoplasia em cães velhos; é comum o achado de diferentes neoplasias em cada um dos testículos ou mais de um tipo de neoplasia em um único testículo, e pode ainda suceder o desenvolvimento dos três tipos em um único testículo. A literatura mostra que 90% dos tumores testiculares provêm de cães, em especial daqueles em idade senil, pois a prevalência é crescente com a idade. Cães com menos de 6 anos de idade quase não apresentam tumores testiculares,

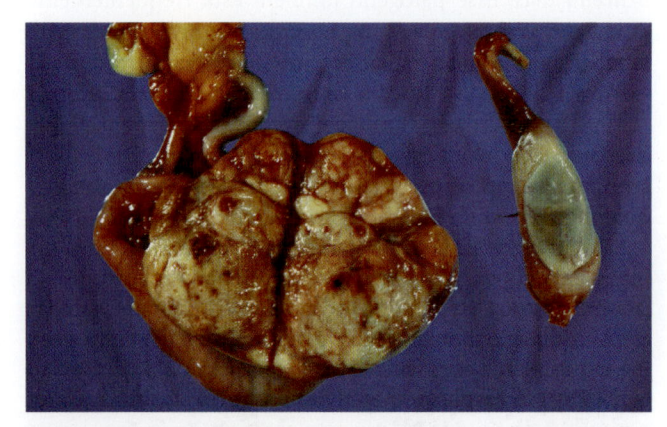

Figura 15.18 Cão. Sertolioma. Tecido neoplásico multilobulado, esbranquiçado, substituindo todo o parênquima testicular, com hipotrofia do testículo contralateral. À palpação, a neoplasia geralmente tem consistência firme, em razão da abundante quantidade de tecido conjuntivo de sustentação.

das dentro dos túbulos (Figura 15.21). Eventualmente, esses túbulos se rompem, resultando em proliferação das células neoplásicas no interstício, o que caracteriza o seminoma difuso. As características citológicas dessa neoplasia podem ser sugestivas de malignidade, mesmo nos casos em que o tumor tem comportamento clínico benigno. Garanhões velhos e criptorquídicos costumam desenvolver seminomas malignos. Além dos seminomas, as células germinativas podem dar origem a *teratomas*, que podem conter elementos derivados de todas as três camadas embrionárias, ectoderma, mesoderma e endoderma. Por isso, diversos tipos de tecidos podem ser observados em casos de teratomas, como tecido nervoso, muscular, ósseo, entre outros. Embora possa acometer outras espécies, o teratoma é observado principalmente em equinos jovens (Figura 15.22), e a frequência em testículos criptorquídicos é maior, apesar de, nesses casos, o aumento de volume testicular decorrente da própria neoplasia poder impossibilitar a migração do testículo para a bolsa escrotal. Provavelmente, o criptorquidismo é, portanto, uma consequência – e não um fator predisponente – do desenvolvimento de teratoma testicular.

No *sertolioma*, o testículo afetado apresenta-se bastante aumentado de tamanho, com aspecto nodular, consistência firme à palpação e resistência ao corte. Na superfície de corte, verifica-se padrão multilobular, com lóbulos entremeados por abundante tecido conjuntivo fibroso, além de, por vezes, áreas de necrose e hemorragia (ver Figura 15.18). Ao contrário dos leydigocitomas, os sertoliomas podem alcançar grandes dimensões; em alguns casos ultrapassa 10 cm de

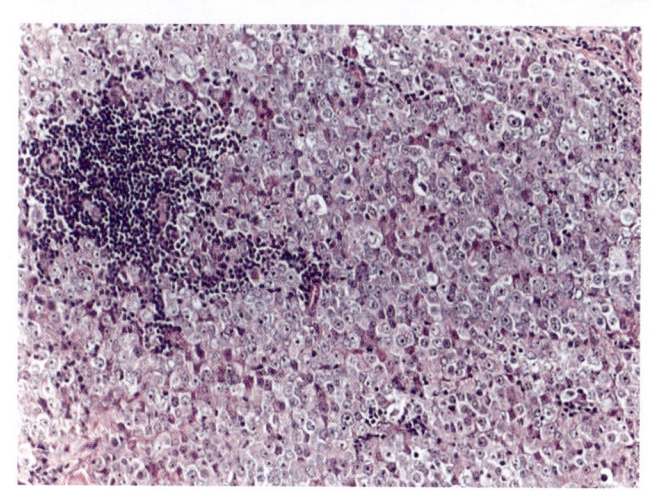

Figura 15.20 Cão. Seminoma. Células germinativas neoplásicas arredondadas ou poligonais em padrão sólido com infiltrado linfocitário focal.

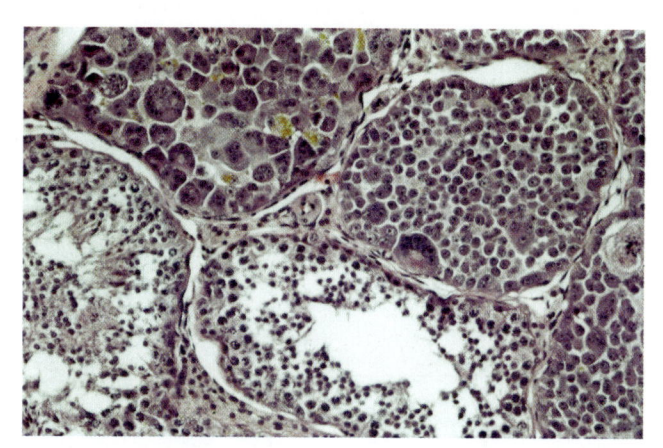

Figura 15.21 Cão. Seminoma intratubular. Túbulos seminíferos normais (*embaixo*) e túbulos seminíferos preenchidos por células germinativas neoplásicas com várias células multinucleadas (*em cima*).

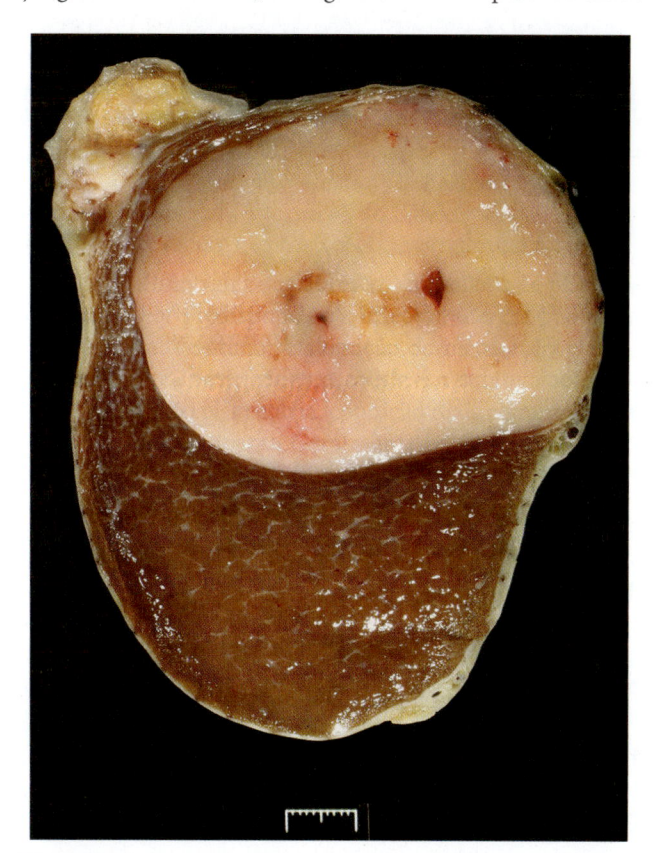

Figura 15.19 Equino. Seminoma. Superfície de corte de nódulo testicular de coloração esbranquiçada a acinzentada. À palpação, a neoplasia costuma ter consistência flácida, podendo ser friável.

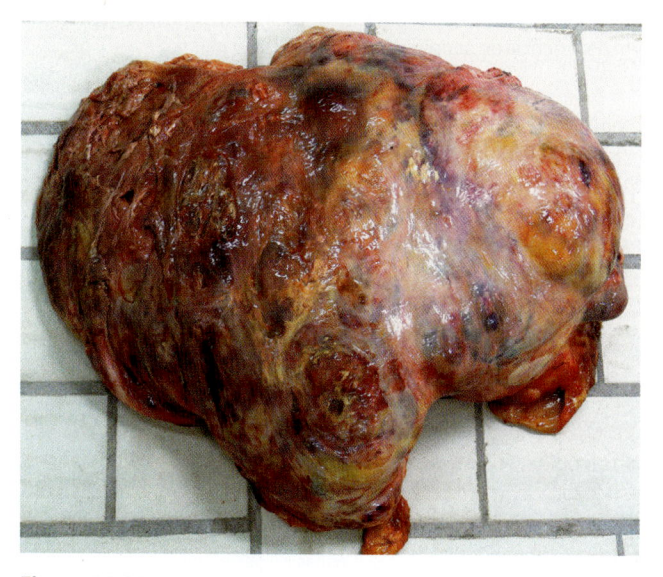

Figura 15.22 Potro. Teratoma testicular com aproximadamente 40 × 50 cm e localização intra-abdominal.

diâmetro (Figura 15.23). À histologia, as células neoplásicas são alongadas e apresentam abundante citoplasma acidofílico, às vezes com vacúolos. Essas células têm disposição perpendicular à membrana basal, formando estruturas tubulares, que, nos tumores bem diferenciados, lembram túbulos seminíferos (Figura 15.24).

O *leydigocitoma* caracteriza-se por nódulos amarelados ou amarronzados, pequenos e bem delimitados, com diâmetro geralmente inferior a 2 cm (Figura 15.25). Quase sempre o testículo afetado tem tamanho normal ou mesmo diminuído se o animal for muito velho, e, nas superfícies de corte, é comum observar pontos hemorrágicos. À microscopia, é constituído de células intersticiais bem diferenciadas, arredondadas ou poligonais, com citoplasma abundante acidofílico, comumente com vacúolos (Figura 15.26). Assim, em algumas áreas, pode conferir ao tecido aspecto histológico semelhante a tecido adiposo uni ou multilocular. Os núcleos são arredondados e com cromatina frouxa. No leydigocitoma, as células dispõem-se em padrão sólido e são sustentadas por escasso estroma conjuntivo bem vascularizado, que, em alguns casos, confere ao tumor padrão telangectásico (com vasos distendidos repletos de sangue).

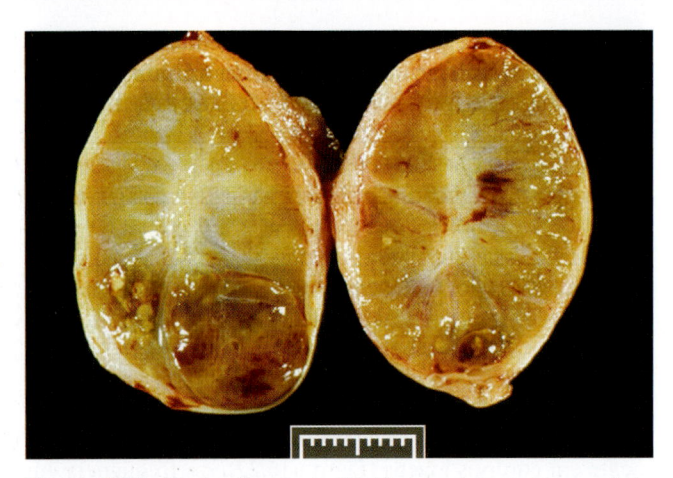

Figura 15.25 Cão. Leydigocitoma. Nódulo bem delimitado, amarelado, com diâmetro inferior a 2 cm. Nesses casos, o tecido neoplásico quase sempre tem consistência flácida.

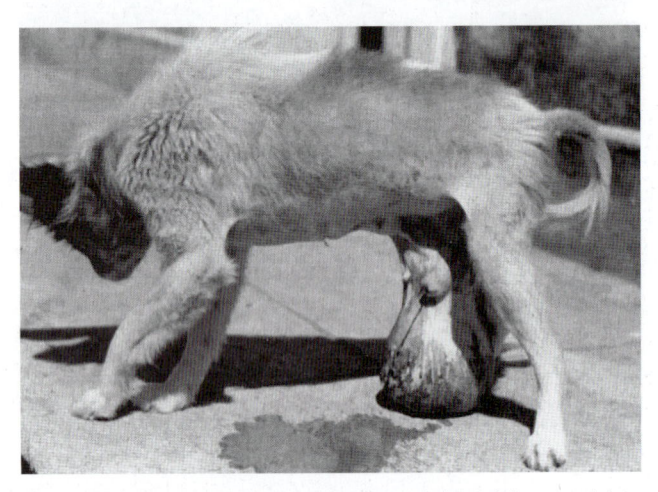

Figura 15.23 Cão. Sertolioma. Bolsa escrotal distendida e pendulosa em decorrência de neoplasia testicular (sertolioma).

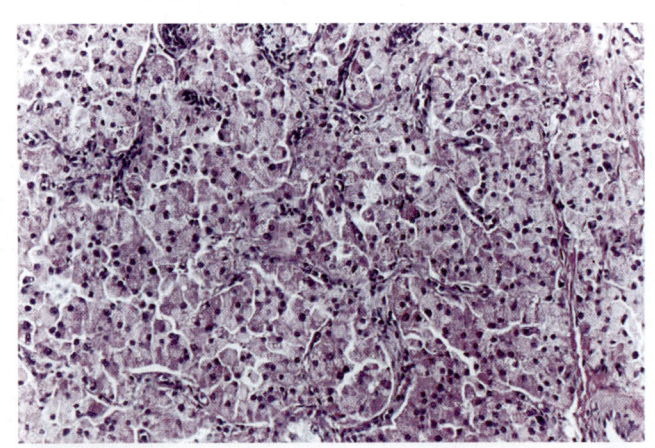

Figura 15.26 Cão. Leydigocitoma. Células intersticiais bem diferenciadas com citoplasma abundante e finamente vacuolizado.

Outros tipos de tumores testiculares incluem: *carcinoma embrionário*, que é derivado de células da linhagem germinativa, em geral de aspecto anaplásico, com padrão que pode variar entre acinar, tubular, papilífero ou sólido, cuja ocorrência é rara nas espécies domésticas; *teratoma*, também derivado de células da linhagem germinativa, que é comum em equinos (como descrito), com um único relato em um gato; *carcinomas originários da rede testicular*, extremamente raros entre os animais domésticos, com apenas dois relatos (um caso em um cão e o outro em um ovino); *gonadoblastoma*, neoplasia com raros relatos em cães. Além dessas neoplasias, tumores derivados de estroma não especializado, como *hemangiomas*, *hemangiossarcomas*, entre outros, podem desenvolver-se no testículo. O mesotelioma, particularmente no bovino, pode envolver a cavidade vaginal e implantar-se na túnica tanto vaginal parietal quanto visceral (Figura 15.27).

EPIDÍDIMO E FUNÍCULO ESPERMÁTICO

Os ductos pelos quais os espermatozoides passam, após saírem dos túbulos seminíferos e antes de alcançarem o epidídimo, compreendem os túbulos retos, a rede testicular e os

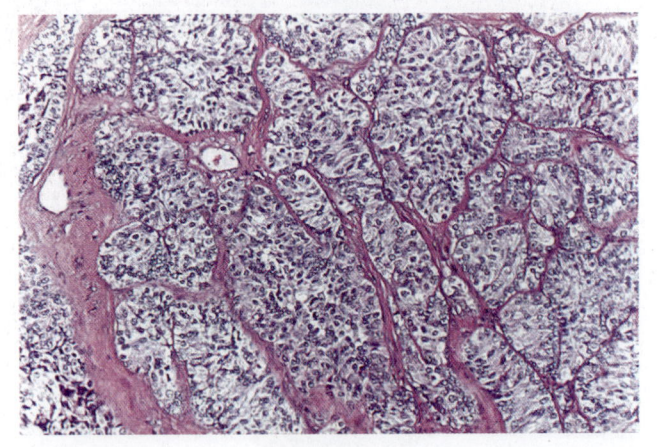

Figura 15.24 Cão. Sertolioma. Células de Sertoli neoplásicas com disposição perpendicular à membrana basal, formando estruturas tubulares, semelhantes a túbulos seminíferos.

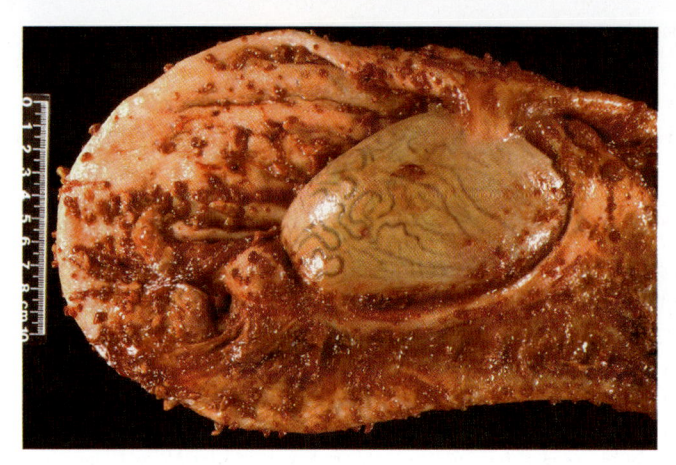

Figura 15.27 Bovino. Mesotelioma na cavidade vaginal.

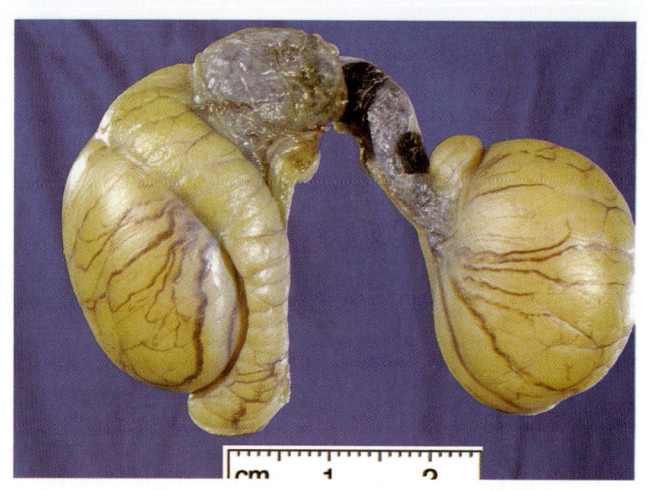

Figura 15.28 Cão. Aplasia segmentar do epidídimo. Ausência do corpo e cauda do epidídimo do lado esquerdo (comparar com o epidídimo normal contralateral).

ductos eferentes. Nesse trajeto, há corrente de fluidos que facilita a movimentação ou o trânsito dos espermatozoides no sentido do ducto epididimário.

O epidídimo é um tubo único, anatomicamente dividido em cabeça, corpo e cauda, que é revestido por epitélio pseudoestratificado, constituído de células basais arredondadas e células prismáticas ciliadas. Essas células se apoiam sobre uma lâmina basal envolta por tecido conjuntivo frouxo e uma camada de músculo liso. As células basais são responsáveis pela renovação do epitélio epididimário. As células prismáticas fagocitam e digerem restos citoplasmáticos, eliminados no processo da espermatogênese, que escaparam da ação fagocítica das células de Sertoli. Essas células prismáticas também são responsáveis pela reabsorção dos líquidos procedentes dos testículos e têm ainda função secretora essencial para a sobrevivência dos espermatozoides no ducto epididimário. Ao chegarem no epidídimo, os espermatozoides procedentes dos ductos eferentes são imóveis e incapazes de fertilizar. Ao migrarem pelo epidídimo, sofrem processo de maturação, tornam-se móveis e, assim, aptos para fertilização; são, então, armazenados na cauda do epidídimo. Tomando como exemplo um suíno adulto, quando em repouso sexual por 7 dias, essa espécie acumula a concentração máxima de espermatozoides na cauda do epidídimo, e essa reserva é reduzida em cerca de 25 a 30% nos casos de ejaculação em dias alternados.

Anomalias do desenvolvimento

Aplasia segmentar

Aplasia segmentar é uma anomalia congênita caracterizada pela falta de desenvolvimento de determinado segmento do ducto epididimário, geralmente o corpo ou a cauda (Figura 15.28). Pode acontecer em todas as espécies de animais domésticos. As consequências dessa alteração são subfertilidade, por causa de obstrução do fluxo espermático, a qual leva a estase espermática. Esta, por sua vez, favorece a ocorrência de espermatocele e granuloma espermático.

A espermatocele corresponde à dilatação do ducto epididimário em decorrência de obstrução congênita ou adquirida. O acúmulo de espermatozoides comprime a parede do ducto, resultando em atrofia do epitélio e seu rompimento. Há, então, consequente extravasamento de espermatozoides

para o interstício, os quais logo se desintegram, provocando reação inflamatória com predominância de macrófagos, que fagocitam restos de espermatozoides. Essa lesão é conhecida como granuloma espermático (Figura 15.29), e sua aparência macroscópica é semelhante a um abscesso, embora o seu conteúdo seja estéril (Figuras 15.30 e 15.31).

Anomalias do desenvolvimento do cordão espermático, em particular do ducto deferente, são descritas ocasionalmente em bovinos, caninos e suínos. Podem estar ou não associadas à aplasia de outros segmentos das vias genitais masculinas internas, inclusive da glândula vesicular.

Alterações circulatórias

Varicocele é a dilatação de vasos cremastéricos e do plexo pampiniforme, que frequentemente está associada à trombose (Figura 15.32). É mais comum em ruminantes e equinos e mais frequente em animais velhos, e sua causa não é conhecida. Essa alteração aparentemente compromete a fertilidade, uma vez que os animais afetados podem apresentar degeneração testicular, possivelmente em razão do compro-

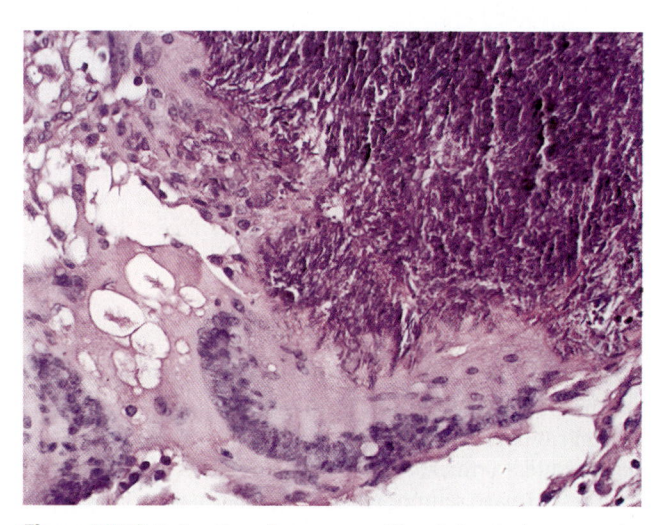

Figura 15.29 Ovino. Granuloma espermático. Acúmulo de espermatozoides no interstício com células gigantes multinucleadas.

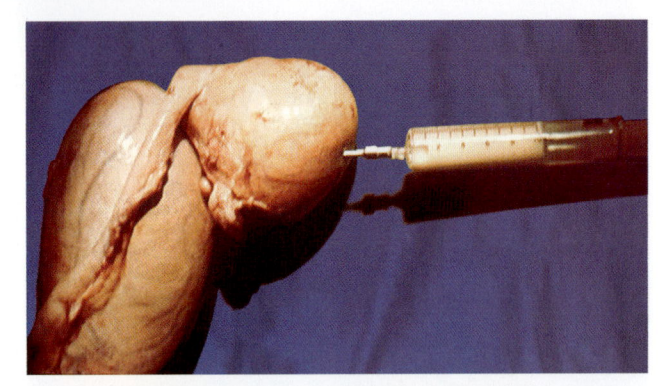

Figura 15.30 Bovino. Granuloma espermático.

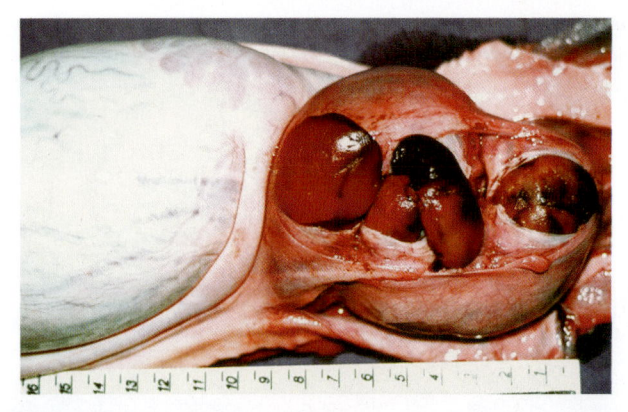

Figura 15.32 Bovino. Varicocele caracterizada por ectasia de vasos do plexo pampiniforme. (Cortesia do Dr. Antonio Carlos Alessi, Universidade Estadual Paulista, Jaboticabal, SP.)

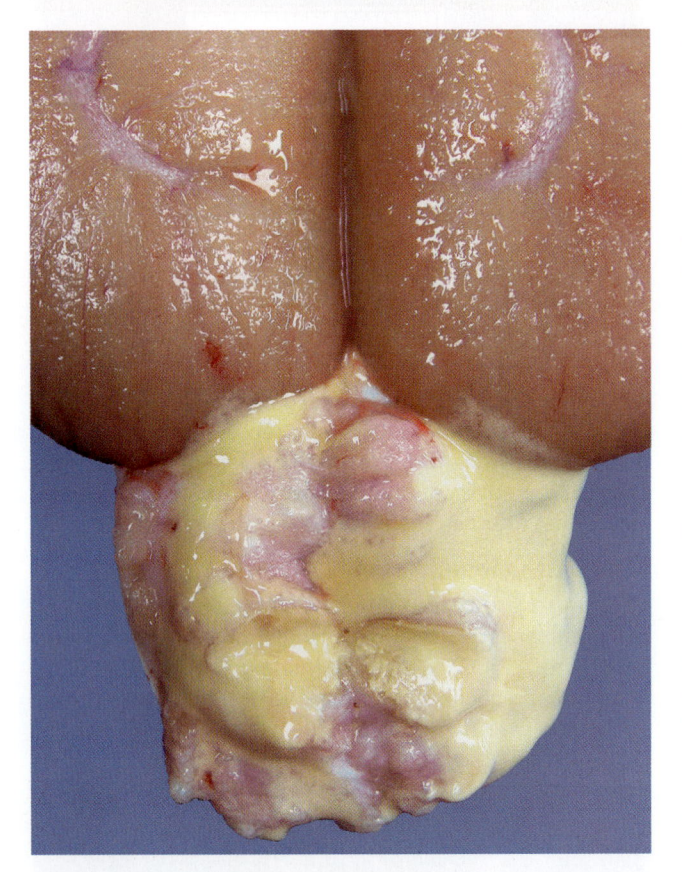

Figura 15.31 Ovino. Granuloma espermático, com drenagem de material amarelado viscoso à superfície de corte.

metimento dos mecanismos de termorregulação testicular. Carneiros com essa lesão têm espermatozoides imaturos, com baixo poder de fertilização no ejaculado.

Alterações degenerativas

Adenomiose

Adenomiose epididimária é alteração descrita em bovinos e caninos, caracterizada pelo invaginamento do epitélio epididimário para o interstício, com a formação de estruturas semelhantes a microdivertículos do ducto epididimário. Essa lesão quase sempre resulta em espermatocele e granuloma espermático, uma vez que favorece a estase e o acúmulo de espermatozoides. A adenomiose epididimária é obser-

vada em cães com tumor de células de Sertoli e em bovinos implantados com estrógeno, o que sugere o hiperestrogenismo como causa ou fator predisponente para essa lesão.

Alterações inflamatórias

Epididimite

Epididimite é o termo que designa o processo inflamatório do epidídimo. Quanto ao curso, o processo pode ser agudo ou crônico; quanto à localização, pode ser focal, multifocal ou difuso e pode ocorrer de maneira uni ou bilateral; quanto ao exsudato, pode ser supurado (Figura 15.33) e não supurado; e quanto à etiologia, pode ser infeccioso ou não infeccioso.

Entre as causas infecciosas, destacam-se os agentes bacterianos, como *Brucella ovis*, *Mycoplasma bovigenitalium*, *Actinobacillus seminis*, *Trueperella (Arcanobacterium) pyogenes*, *Brucella canis* (Figura 15.34) e *Histophilus somni*. Além de bactérias, agentes virais e protozoários também podem ocasionar epididimite, como o vírus da cinomose e *Leishmania infantum* no cão. A propósito, Diniz e colaboradores (2005), ao estudarem testículos e genitália de cães sorologicamente positivos para leishmaniose visceral, observaram orquite, epididimite e balanopostite com amastigotas intralesionais associadas à eliminação de *Leishmania* no sêmen. Nesse estudo, demonstrou-se tropismo de *L. infantum* para o epidídimo, glande e prepúcio do cão.

Macroscopicamente, nos casos agudos de epididimite, observam-se áreas hemorrágicas com quantidade variável de exsudato e/ou formação de pequenos abscessos (Figura 15.35). Com a evolução para cronicidade, há tendência à fibrose, ainda que também possam ser verificados abscessos nos casos crônicos (Figura 15.36). A epididimite é bastante comum em caninos, bovinos e ovinos, constituindo importante lesão como causa de redução da fertilidade nessas espécies. Nos carneiros, a *Brucella ovis* tem tropismo para o sistema genital, especialmente para a cauda do epidídimo (para detalhes sobre infecção por *B. ovis*, ver seção "Principais doenças que afetam primariamente o sistema reprodutivo masculino", mais adiante). Em algumas regiões do mundo, em particular no sul do continente africano, epididimite grave e bilateral em bovinos é conhecida como *epivag* e é presumivelmente causada por *Mycoplasma* sp.

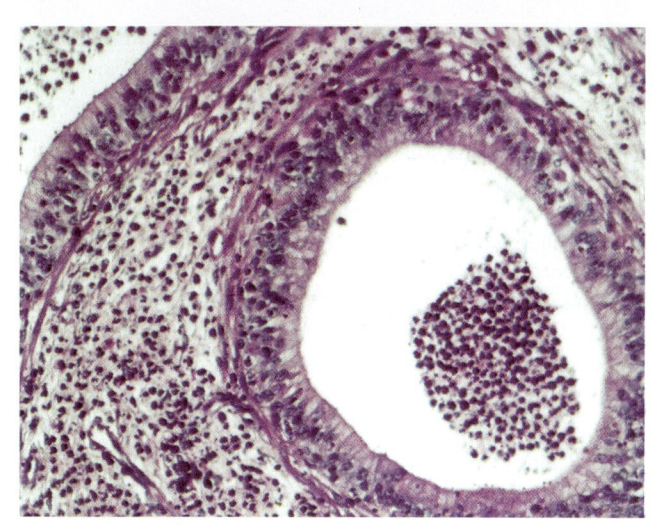

Figura 15.33 Cão. Epididimite supurada aguda, caracterizada por intenso infiltrado inflamatório predominantemente neutrofílico no interstício e no lúmen do ducto epididimário.

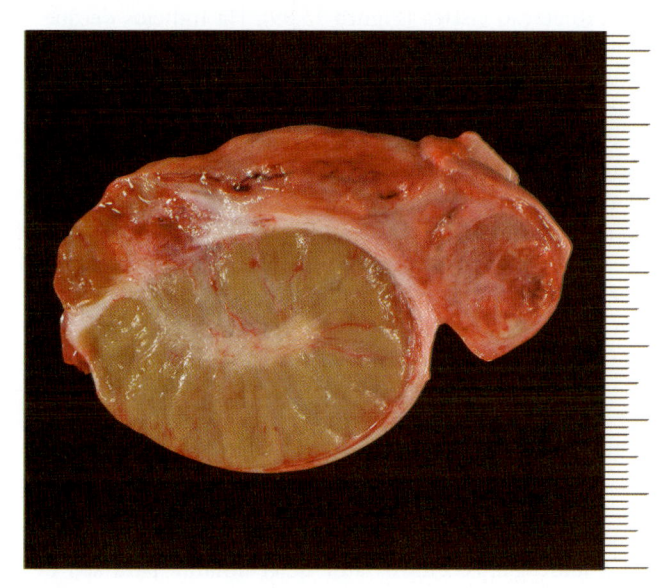

Figura 15.34 Cão. Epididimite por *Brucella canis,* com hemorragia multifocal e pequenos abscessos na cauda do epidídimo.

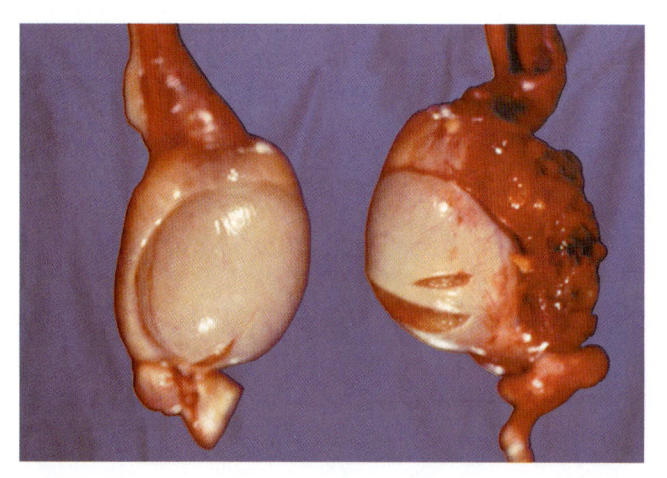

Figura 15.35 Cão. Epididimite unilateral supurada aguda. Epidídimo esquerdo aumentado de volume com extensa área de hemorragia (comparar com o epidídimo contralateral normal).

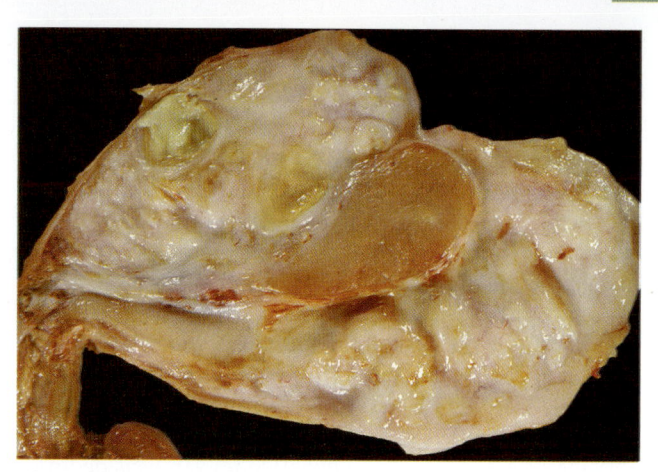

Figura 15.36 Cão. Epididimite crônica caracterizada por fibrose intensa e abscessos.

Funiculite

A *funiculite*, ou *inflamação do funículo espermático*, é uma consequência usual de orquiectomia, em especial em suínos, que costumam ser castrados pelos proprietários, e equinos, em razão da dificuldade de limpeza da ferida cirúrgica. Apesar de, na maioria dos casos, essa lesão ser autolimitante, podem ocorrer complicações como peritonite ou tétano. A inflamação do funículo espermático também se dá quase sempre como extensão de epididimites ou orquites. O vírus da arterite viral equina pode causar vasculite e inflamação no sistema genital masculino; é também um importante agente de aborto em éguas. Nesses casos, o vírus pode persistir por períodos prolongados, particularmente na ampola do ducto deferente.

GLÂNDULAS SEXUAIS ACESSÓRIAS

Anomalias do desenvolvimento

Glândula vesicular

As *glândulas vesiculares*, ou *vesículas seminais*, são importantes glândulas acessórias; são bem desenvolvidas em ruminantes, suínos e equinos. Localizam-se na cavidade pélvica e, anatomicamente, nos ruminantes, têm aspecto lobular e consistência firme; por sua vez, em equinos e suínos, são saculiformes, com aspecto semelhante a uma bolsa. Nessas espécies, essas glândulas secretam a maior parte do líquido seminal, que é rico em nutrientes e substâncias iônicas, essenciais para a sobrevivência e integridade dos espermatozoides. Entre os principais componentes do líquido seminal, destacam-se frutose e ácido cítrico, cuja produção é andrógeno-dependente, uma vez que esses componentes desaparecem do líquido seminal após castração.

De maneira semelhante ao descrito no tópico sobre anomalias do desenvolvimento, na seção "Epidídimo e funículo espermático", aplasia segmentar também pode acontecer na glândula vesicular. Embora essa condição seja rara nos animais domésticos, ocorre principalmente em associação à aplasia de outros segmentos derivados dos ductos mesonéfricos.

Alterações inflamatórias e proliferativas

Vesiculite seminal

A *vesiculite seminal*, ou *adenite vesicular*, é alteração relativamente comum nos animais domésticos, em particular nos touros. Na maioria das vezes, o processo é de etiologia bacteriana, que pode ser causada por *Brucella abortus*, *Trueperella (Arcanobacterium) pyogenes*, *Escherichia coli*, *Mycobacterium bovis*, *Histophilus somni*, *Mycoplasma bovigenitalium* e *Ureaplasma* sp., entre outros agentes. Também alguns vírus, como herpesvírus bovino tipo 1 (HVB-1), são isolados de touros com vesiculite seminal. Altos títulos do vírus da diarreia bovina a vírus podem ser encontrados na vesícula seminal de bovinos, sem que ocorram alterações significativas na qualidade espermática. Isso favorece a transmissão do agente, que pode ocasionar morte embrionária e aborto.

O diagnóstico clínico é quase sempre por palpação retal e, à macroscopia, por presença de exsudação purulenta ou fibrose (Figura 15.37). À microscopia, notam-se infiltrado inflamatório constituído de quantidades variáveis de linfócitos, macrófagos, plasmócitos e neutrófilos e proliferação de tecido conjuntivo fibroso no interstício. Em alguns casos, observam-se neutrófilos na luz dos ácinos.

Em carneiros, a *Brucella ovis* é uma causa importante de vesiculite seminal, que resulta em infiltrado neutrofílico no lúmen glandular (Figura 15.38), contribuindo para excreção

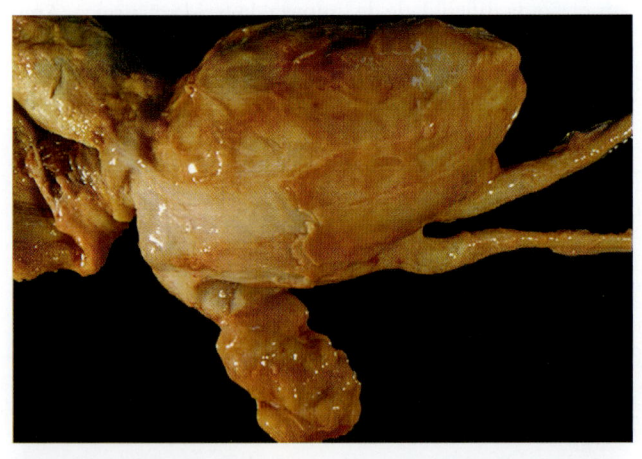

Figura 15.37 Bovino. Vesiculite seminal. Intenso aumento de volume unilateral da glândula vesicular, resultando em assimetria evidente.

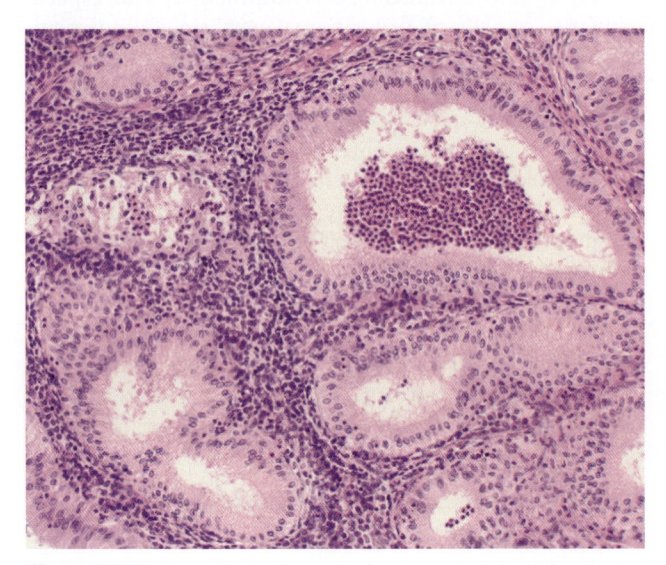

Figura 15.38 Ovino. Vesiculite seminal em carneiro infectado com *Brucella ovis*.

seminal de células inflamatórias, principalmente neutrófilos, uma das características andrológicas da doença.

Próstata

É uma glândula tubuloalveolar ramificada, derivada do seio urogenital. Localiza-se em frente à bexiga e envolve a uretra. Apresenta uma cápsula fibroelástica, rica em músculo liso, que envia septos para o parênquima, formando o estroma que envolve a parte glandular.

Está presente em todos os mamíferos, contudo lesões dessa glândula são observadas com maior frequência em cães, são extremamente raras nas demais espécies domésticas. Em cães adultos, a alteração mais comum é a *hiperplasia prostática benigna*, o que faz do cão um modelo de estudo para a hiperplasia prostática do ser humano, pois o mecanismo e a distribuição do crescimento hiperplásico das células do estroma e do epitélio glandular são semelhantes em ambas as espécies.

A hiperplasia, a princípio, envolve o epitélio e, em seguida, o estroma glandular, resultando em proliferação papiliforme do epitélio glandular, quase sempre associada à dilatação cística (Figura 15.39). Há indícios de que a patogênese dessa lesão esteja associada ao aumento da di-hidrotestosterona, estimulando a proliferação do epitélio glandular. Aparentemente, o estrógeno também participa desse processo, exercendo importante papel na ativação da musculatura lisa e na produção do colágeno e elevando o estroma glandular. Além disso, o estrógeno promove aumento do número de receptores de andrógenos.

O desenvolvimento da hiperplasia prostática é lento e progressivo, por isso sua frequência aumenta com a idade. Torna-se evidente a partir dos 4 a 5 anos de idade, e é extremamente comum em cães senis não castrados. Com o avanço da idade, quase todos os cães desenvolvem hiperplasia prostática. Pesquisas mostram que, aos 9 anos de idade, mais de 95% dos cães apresentam a alteração.

A hiperplasia prostática é favorecida por desequilíbrio hormonal, particularmente da razão andrógenos/estrógeno, uma vez que o estrógeno estimula a expressão de receptores para andrógenos. Outro fator determinante para seu desenvolvimento é o excesso de produção de di-hidrotestosterona na próstata. À macroscopia, a hiperplasia prostática é caracterizada por aumento uniforme da glândula, sem formação de nódulos, que pode atingir 2 a 6,5 vezes o volu-

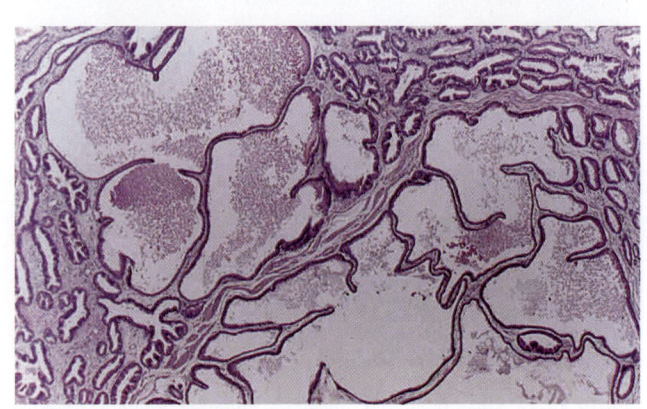

Figura 15.39 Cão. Hiperplasia prostática, caracterizada por proliferação epitelial e dilatação cística.

me da próstata normal de porte semelhante (Figura 15.40). Em alguns casos, pequenos cistos podem ser observados macroscopicamente, daí o uso da terminologia *hiperplasia cística da próstata.*

Geralmente, nos estágios iniciais da hiperplasia prostática, ocorre hiperplasia glandular de aspecto sólido, que tende a progredir para a formação de cistos no parênquima prostático. Cães com hiperplasia prostática costumam desenvolver constipação intestinal por compressão do reto. Com frequência bem menor, pode haver compressão da uretra e consequente retenção urinária e uremia pós-renal. A compressão retal em razão da hiperplasia prostática acarreta dificuldade de defecação (disquesia) e tenesmo, que, em alguns casos, pode resultar no desenvolvimento de hérnia perineal, em consequência de elevada pressão intra-abdominal associada à disquesia e ao tenesmo. Assim, o principal fator predisponente para hérnia perineal em cães é a hiperplasia prostática.

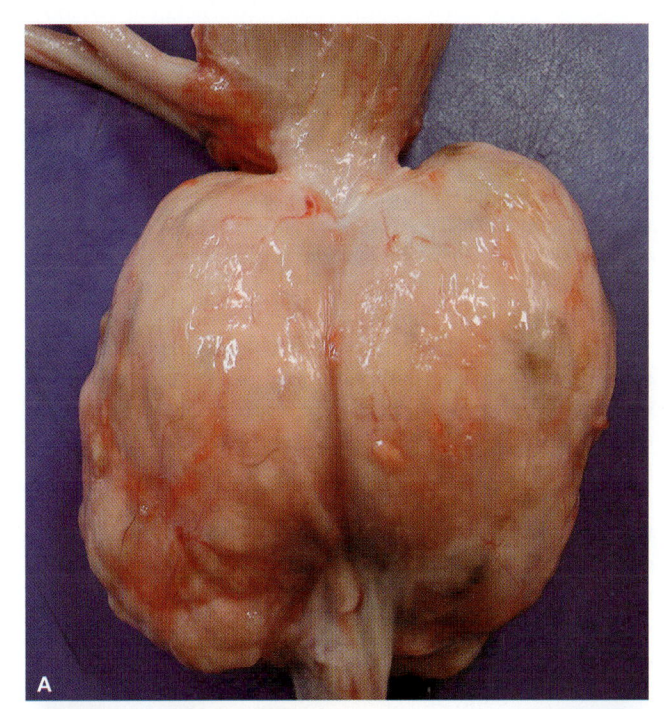

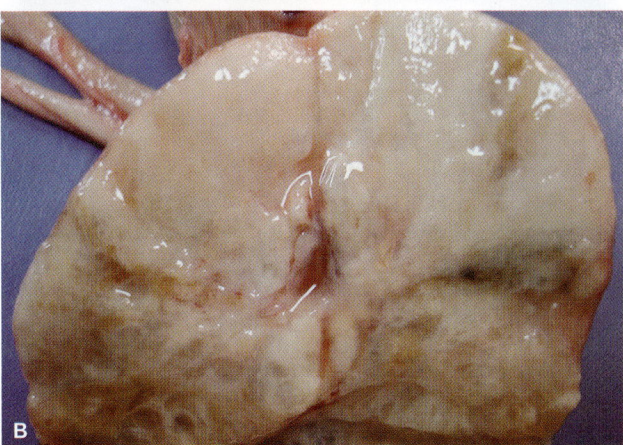

Figura 15.40 Cão. Hiperplasia prostática. **A**. Aumento difuso de volume da próstata. **B**. Superfície de corte com pequenas estruturas císticas.

O processo inflamatório da próstata também é diagnosticado com frequência no cão, e, na maioria das vezes, a infecção é ascendente e inespecífica. O agente mais comumente isolado é a *Escherichia coli*, embora outros agentes, como *Mycoplasma* spp., *Staphylococcus* spp., *Streptococcus* spp., *Klebsiella* spp., *Proteus mirabilis*, *Pseudomonas* spp. e *Brucella canis*, frequentemente também causem prostatite aguda. Nesses casos, podem-se observar áreas de hemorragia no parênquima, particularmente na região dorsal da próstata, em decorrência de trauma ocasionado por constipação intestinal e consequente compressão dorsal da próstata pelo material fecal, bem como drenagem de exsudato purulento na superfície de corte. A formação de abscessos é uma sequela comum nos casos de prostatite.

Cistos prostáticos visíveis à macroscopia podem ter significado clínico em cães senis. Geralmente, esses cistos são partes do parênquima glandular e chamados de *cistos de retenção*, uma vez que se desenvolvem em consequência do bloqueio de ductos em razão de hiperplasia ou prostatite, resultando em acúmulo de secreção e formação do cisto. Em outros casos, podem ser observados cistos grandes localizados ao redor da próstata (aparentemente sem relação com o parênquima), que são chamados de *cistos paraprostáticos*. Os cistos paraprostáticos são decorrentes da dilatação cística de remanescentes do útero masculino (resquícios dos ductos paramesonéfricos). Esses cistos podem resultar em compressão do reto, disquesia e tenesmo, predispondo ao desenvolvimento de hérnia perineal.

Ainda que haja vários relatos de neoplasias prostáticas no cão, a frequência nessa espécie é bem mais baixa do que no ser humano. Neoplasias prostáticas praticamente não ocorrem em outras espécies de animais domésticos além do cão, na qual esses tumores representam 5 a 7% dos casos de doença prostática com manifestação clínica. Ao contrário da hiperplasia prostática, os tumores prostáticos não são hormônio-dependentes, pois cães castrados têm o mesmo risco ou, segundo alguns relatos, até mesmo risco mais elevado de desenvolvimento de neoplasia prostática em comparação a cães não castrados.

Diferentemente da hiperplasia prostática, no caso de neoplasias prostáticas, que são malignas, geralmente o aumento de volume da próstata é assimétrico, firme e nodular. Histologicamente, não há uma classificação bem definida desses carcinomas, embora sejam reconhecidos os padrões alveolares (com predomínio de projeções papiliformes) ou acinar. De modo ocasional, neoplasias prostáticas são, na realidade, carcinomas de transição (ou carcinomas uroteliais), derivados do epitélio de transição da uretra prostática, e podem ocorrer também carcinomas de células escamosas. Na maioria dos casos, os carcinomas prostáticos induzem intensa resposta desmoplástica, responsável pela consistência firme observada macroscopicamente. Metástases para linfonodos regionais são comuns, e podem também ocorrer metástases para outros órgãos, inclusive ossos e encéfalo.

Recentemente, foram descritos carcinomas prostáticos *in situ* no cão que não estão associados aos sinais clínicos. Contudo, neoplasias prostáticas no cão têm grande potencial de malignidade e quase sempre resultam em invasão dos órgãos adjacentes e metástases. Embora incomuns, neoplasias mesenquimais, como fibroma/fibrossarcoma, hemangioma/hemangiossarcoma e leiomioma/leiomiossarcoma, podem ter a próstata como sítio primário.

Como resultado de hiperestrogenismo, em geral secundário ao sertolioma hormonalmente ativo ou decorrente de deficiência de vitamina A, a próstata pode sofrer metaplasia escamosa. Esta é caracterizada pela substituição de seu epitélio, que normalmente é colunar, por epitélio estratificado pavimentoso (Figura 15.41). Há relatos de intoxicação por naftalenos clorados e dioxinas associada à metaplasia escamosa de glândulas sexuais acessórias de bovinos.

Glândula bulbouretral

Inflamação da glândula bulbouretral é observada em bovinos durante levantamentos realizados em material de abatedouro. Contudo, a frequência dessa alteração é relativamente baixa em comparação à inflamação da glândula vesicular.

PÊNIS E PREPÚCIO
Anomalias do desenvolvimento

Hipoplasia de pênis e prepúcio não é comum nos animais domésticos e é observada, em particular, em animais castrados precocemente, ainda durante a fase pré-púbere, ou nos intersexos. No bovino, tem-se verificado hipoplasia de pênis que se caracteriza por ausência da flexura sigmoide e encurtamento do músculo retrator do pênis.

Hipospadia é a condição na qual ocorre fechamento ventral incompleto da uretra peniana, o que resulta em abertura ventral da uretra em seu trajeto da região perineal até o óstio uretral (Figura 15.42). A hipospadia pode estar associada a outras alterações do desenvolvimento do sistema genital ou se manifestar isoladamente. A intensidade da alteração é variável, e a abertura externa da uretra pode localizar-se na glande, no corpo peniano ou no períneo (Figura 15.42), quando a hipospadia é considerada discreta, moderada ou acentuada, respectivamente. A epispadia é uma alteração do desenvolvimento extremamente rara nas espécies de animais domésticos e bem menos frequente que a hipospadia. No caso da epispadia, o óstio uretral externo localiza-se dorsalmente na glande.

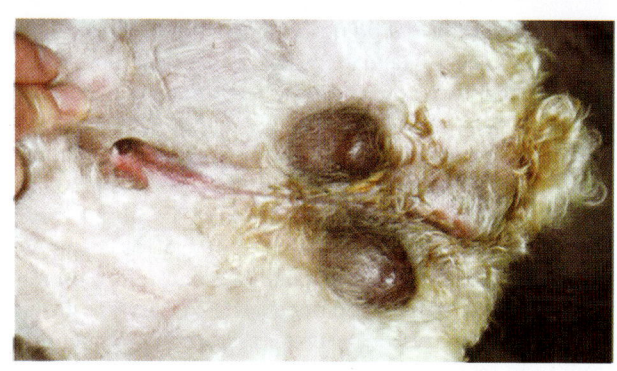

Figura 15.42 Cão. Hipospadia e escroto bífido. Abertura ventral da uretra nas regiões perineal, inguinal e prepucial, associada a duas bolsas escrotais independentes.

Pênis duplo ou *bífido*, condição também conhecida como *difalia*, é uma alteração rara e que se caracteriza mais comumente por dupla glande (Figura 15.43). Embora rara, essa condição é notada com maior frequência em bovinos, apesar de ter sido relatada em humanos, equinos, ovinos, felinos e coelhos. Essa condição é decorrente do desenvolvimento independente de dois tubérculos genitais durante a embriogênese. A intensidade do processo é variável. Pode haver duplicação apenas da glande ou de todo o pênis, em alguns casos até mesmo com duas uretras e bexigas urinárias independentes. Assim, a terminologia aplicável a essa condição inclui: *diphallus glandaris* (duplicação da glande), *diphallus bifidus* (duplicação parcial do pênis) ou *diphallus totalis* (dois pênis completamente separados).

Fimose é uma alteração congênita ou adquirida que resulta da estenose do óstio prepucial e consequente impossibilidade de exteriorização da glande (Figura 15.44). Nos casos adquiridos, essa estenose quase sempre é uma sequela de postite ou de neoplasia prepucial. Nos bovinos de prepúcio longo e penduloso, como no caso da maioria das raças zebuínas (*Bos taurus indicus*), é comum haver postite crônica, também conhecida como *acrobustite*, cuja característica é a estenose do óstio prepucial (Figura 15.45). Nesses casos, a predispo-

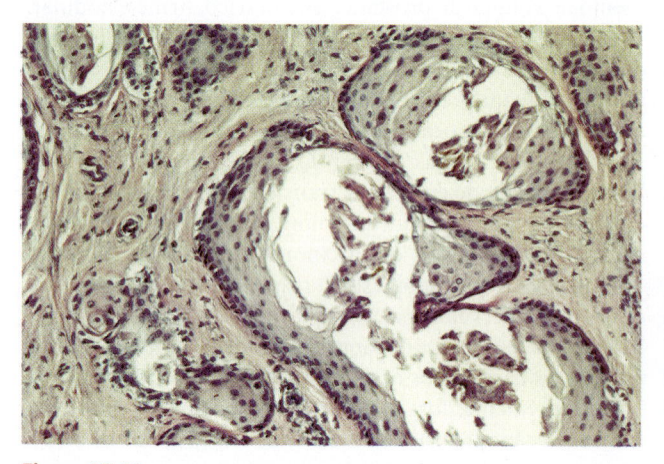

Figura 15.41 Cão. Metaplasia escamosa da próstata, caracterizada pela substituição do epitélio colunar por epitélio estratificado pavimentoso em resposta ao hiperestrogenismo induzido por sertolioma.

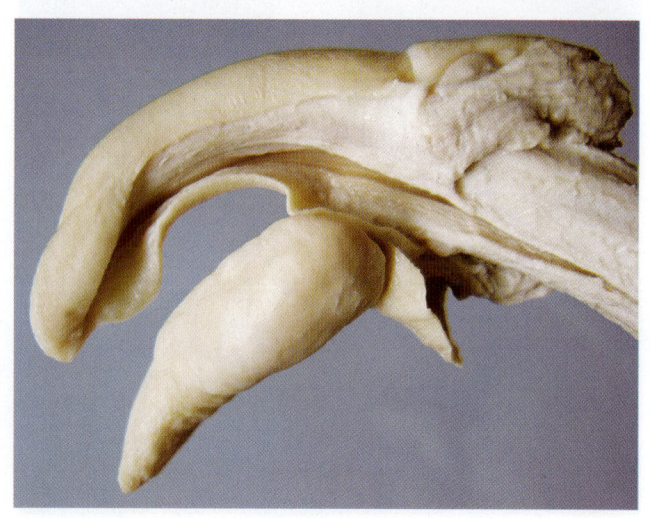

Figura 15.43 Bovino. Pênis bífido ou difalia. (Cortesia do Dr. David Driemeier, Universidade Federal do Rio Grande do Sul, Porto Alegre, RS.)

sição à acrobustite decorre da exteriorização constante da mucosa prepucial, do traumatismo e da reação inflamatória crônica associada à fibrose do óstio prepucial (Figura 15.46).

Em alguns casos, a estenose do óstio prepucial pode permitir a exposição da glande, mas impedir seu reposicionamento no prepúcio, condição denominada *parafimose*, que pode resultar em comprometimento do suprimento sanguíneo para a glande (Figura 15.47). Embora essa condição seja distinta da parafimose, em equinos pode ocorrer prolapso peniano (também conhecido como paralisia peniana) em razão de uso de tranquilizantes fenotiazínicos.

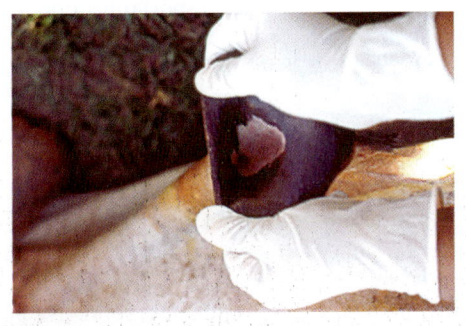

Figura 15.44 Bovino. Fimose. Estenose acentuada do óstio prepucial com impossibilidade de exposição da glande.

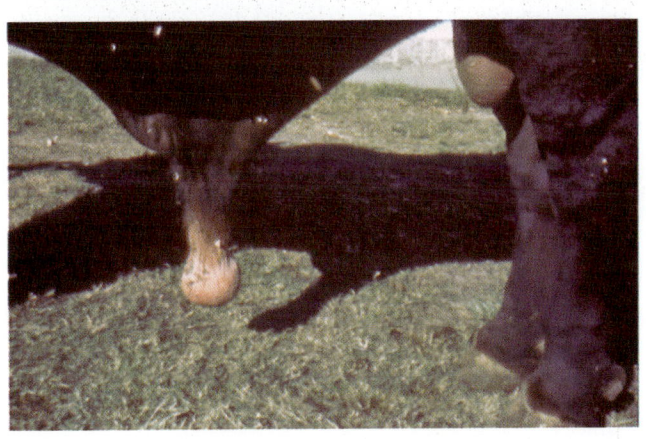

Figura 15.45 Bovino. Acrobustite.

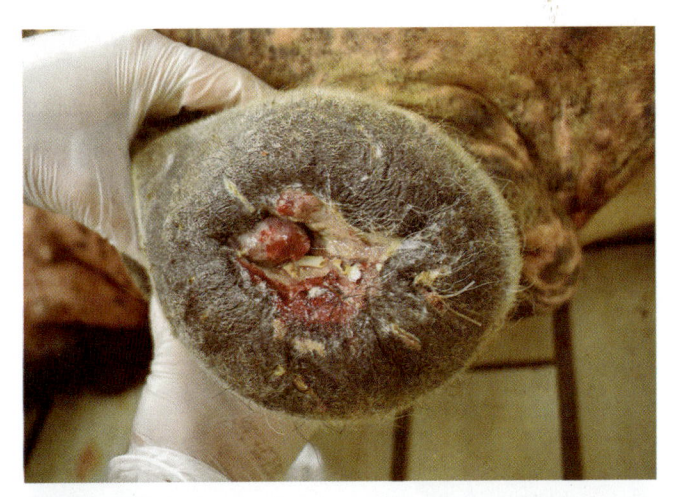

Figura 15.46 Bovino. Acrobustite, com estenose do óstio prepucial, intensa fibrose e miíase.

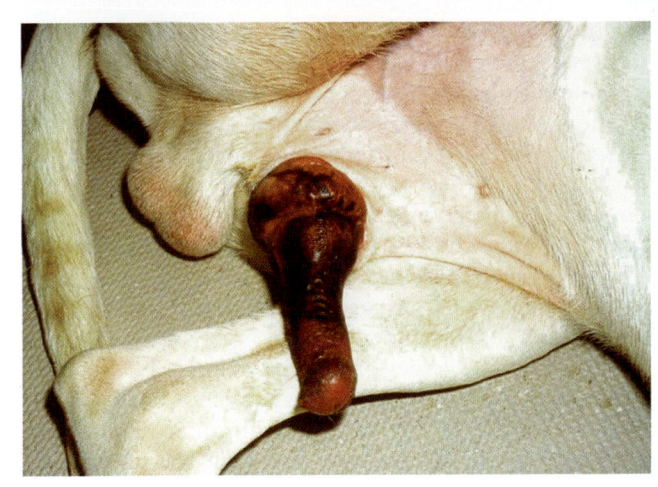

Figura 15.47 Cão. Parafimose resultante de aplicação inadequada de bandagem na região inguinal.

A ocorrência de desvio do pênis durante a ereção pode ser resultado da *persistência do frênulo peniano* ou de desenvolvimento assimétrico do copo cavernoso. Essas alterações podem ter importância clínica, pois podem impedir a execução da cópula. O frênulo peniano é um feixe de tecido conjuntivo que une o prepúcio à parte ventral da glande, e sua persistência causa desvio do pênis, impedindo a protrusão normal. É um achado mais frequente em bovinos das raças Shorthorn e Aberdeen Angus, embora também ocorra em cães.

Alterações circulatórias

Formação vascular deficiente dos vasos penianos pode ocasionar falhas de ereção e impotência, o que é observado em bovinos e suínos. No touro, esse defeito pode provocar ruptura do corpo cavernoso e consequente hemorragia. Além disso, traumas durante a cópula podem provocar hematoma peniano, que acontece com maior frequência no touro e geralmente tem localização adjacente ao músculo retrator do pênis. Nesses casos, pode ocorrer resolução sem comprometimento da função reprodutiva, mas frequentemente há lesões permanentes, como fibrose, que podem comprometer a capacidade de cópula do animal.

Hiperemia e edema da mucosa prepucial e da glande são comumente observados nos processos inflamatórios, embora edema acentuado do prepúcio possa ser secundário às condições sistêmicas que cursam com hipoproteinemia. Ocasionalmente, microrganismos que afetam os vasos sanguíneos e linfáticos, tal como o *Trypanosoma equiperdum*, agente da dourina, resultam em doença sistêmica, inclusive neurológica, mas que está associada a edema de prepúcio e bolsa escrotal. A transmissão do *T. equiperdum* geralmente é venérea.

Alterações inflamatórias

Por definição, *balanite* significa inflamação da glande, e *postite* é o termo utilizado para se referir à inflamação do prepúcio. Contudo, quase sempre, esses dois processos ocorrem ao mesmo tempo, e, nesses casos, é utilizado o termo *balanopostite*. Cabe salientar que é comum a ocorrência de hiperplasia linfoide na mucosa prepucial.

Entre as causas dessas alterações, destacam-se HVB-1 e o herpesvírus equino tipo 3 (HVE-3), causadores de vulvovaginite pustular dos bovinos e exantema coital dos equinos (Figuras 15.48 e 15.49), respectivamente. A balanopostite causada pelo HVB-1 caracteriza-se por descarga mucopurulenta, úlceras e pequenos focos de necrose, observados tanto no prepúcio quanto na glande, os quais se curam espontaneamente dentro de 15 a 20 dias após a infecção. Contudo, o vírus permanece latente, e pode ocorrer sua reativação e eliminação prepucial em consequência de estresse ou administração de corticosteroide exógeno.

No equino, as lesões provocadas pelo HVE-3 caracterizam-se por pústulas e úlceras multifocais, distribuídas pelo corpo e glande peniana e prepúcio, que aparecem entre 2 e 3 dias após a infecção e desaparecem poucas semanas depois. Posteriormente, há formação de uma cicatriz esbranquiçada, em decorrência da perda de pigmentação na epiderme previamente ulcerada, razão da destruição de sua camada basal. A infecção por HVE-3 é de transmissão venérea, e suas lesões são semelhantes às descritas no garanhão – ocorrem também na vulva da égua.

Outros agentes são identificados como causadores de balanite e postite, como *Ureaplasma* sp., *Mycoplasma* sp., *Escherichia coli*, *Trueperella* (*Arcanobacterium*) *pyogenes*, *Histophilus somni* e *Leishmania infantum*. Em cavalos, larvas de *Draschia megastoma* e *Habronema* sp., que se desenvolvem a partir de ovos depositados em ferimentos preexistentes, causam lesões ulceradas, com tratos fistulosos e intenso processo inflamatório crônico granulomatoso e eosinofílico. Histologicamente, podem ser observadas larvas intralesionais em alguns casos. Embora não tenha tropismo específico pelo sistema genital, *Halicephalobus* sp. pode raramente ocasionar postite granulomatosa no cavalo.

Além desses agentes, duas importantes doenças da reprodução de bovinos, causadas por *Campilobacter fetus* variedade *venerealis* e *Tritrichomonas foetus*, localizam-se no prepúcio e na glande e, geralmente, não provocam inflamações nessas estruturas anatômicas, embora a doença seja transmitida pelo coito. A infecção na fêmea resulta em inflamação uterina e mortalidade embrionária, que é a principal característica clínica nesses casos. O *Campilobacter fetus* variedade *venerealis* pode provocar hiperplasia da mucosa peniana, aumentando o tamanho e o número de criptas epiteliais, e, nesse ambiente, sobrevive por vários anos. No divertículo prepucial do suíno, pode isolar-se o *Actinobaculum* (*Eubacterium*) *suis*, que às vezes causa postite ulcerativa, e assim pode ocorrer transmissão venérea. Em garanhões, *Taylorella equigenitalis*, agenda da metrite contagiosa equina, pode persistir de forma assintomática, principalmente na fossa uretral e no prepúcio, resultando em risco de transmissão venérea.

Alterações proliferativas
Neoplasias de pênis e prepúcio

Neoplasias de pênis e prepúcio são diagnosticadas, com frequência em várias espécies domésticas e afetam principalmente a glande. Suas ocorrências mais comuns incluem *fibropapiloma transmissível* no bovino, *tumor venéreo transmissível* (TVT) nos cães (Figura 15.50) e *carcinoma de células escamosas* (*carcinoma espinocelular*) no equino (Figuras 15.51 e 15.52).

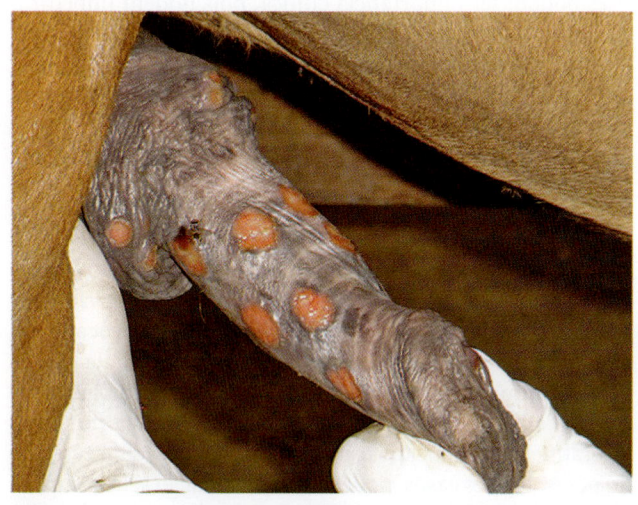

Figura 15.48 Equino. Lesões agudas de exantema coital (infecção pelo herpesvírus tipo 3) caracterizadas por balanite ulcerativa multifocal.

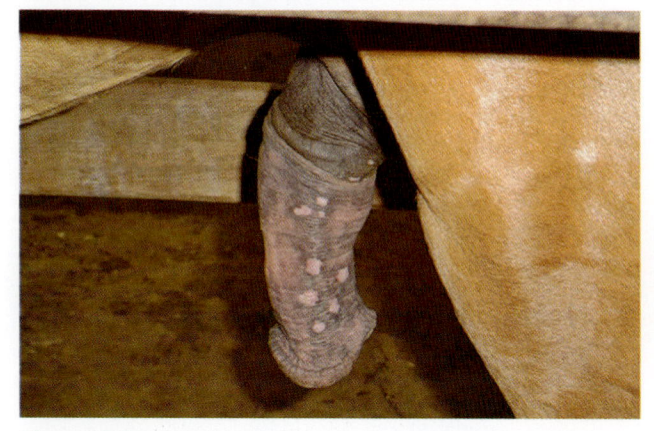

Figura 15.49 Equino. Sequelas de exantema coital (infecção pelo herpesvírus tipo 3) caracterizadas por despigmentação multifocal da mucosa da glande.

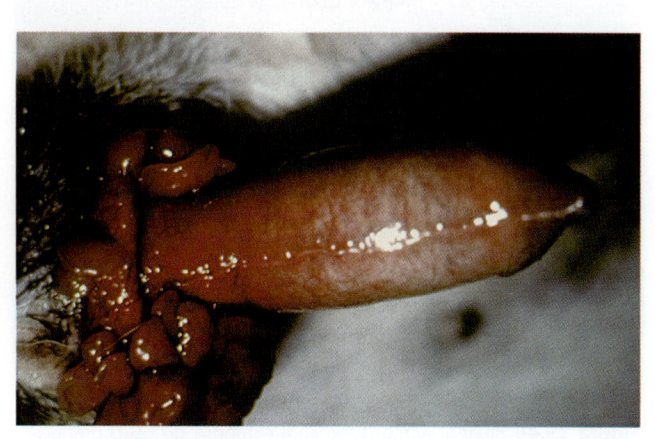

Figura 15.50 Cão. Tumor venéreo transmissível.

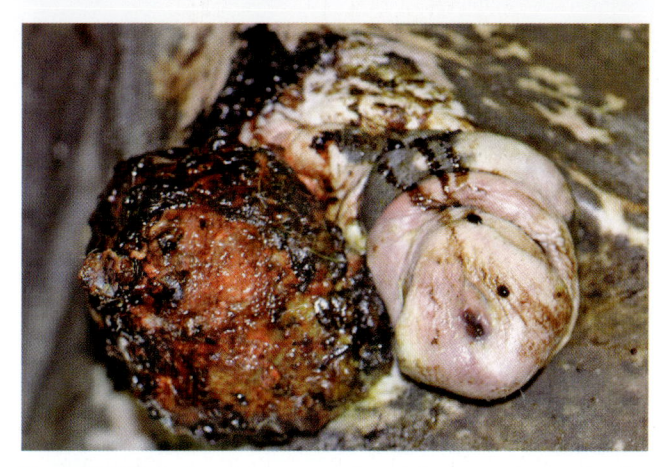

Figura 15.51 Equino. Carcinoma espinocelular (ou carcinoma de células escamosas) na glande, caracterizado por tecido neoplásico exuberante, ulcerado e hemorrágico.

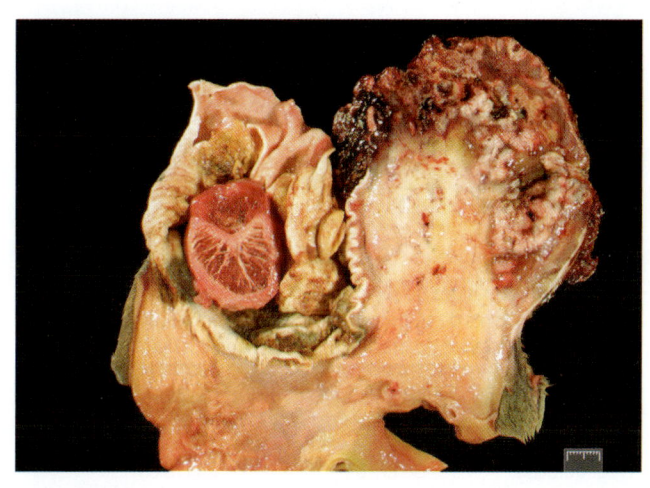

Figura 15.52 Equino. Carcinoma espinocelular (ou carcinoma de células escamosas, mesmo caso da Figura 15.51). Superfície de corte demonstrando a natureza invasiva dessa neoplasia.

O *TVT* canino é observado com mais frequência na glande do que no prepúcio. Caracteriza-se por apresentar formações nodulares, grandes ou pequenas e simples ou múltiplas, avermelhadas, que sangram com facilidade e, às vezes, ficam ulceradas. Essas formações nodulares são constituídas de células arredondadas ou poliédricas, de abundante citoplasma e núcleo arredondado de cromatina frouxa. Figuras de mitoses são usuais, apesar de metástases serem raras.

Característica interessante das células neoplásicas do TVT é a grande capacidade de implantação fora do sistema genital, como nas mucosas oral, ocular e nasal e no sistema tegumentar; ou seja, essa neoplasia pode se disseminar por implantação, embora tenha pouco potencial metastático. O TVT é uma neoplasia de transmissão venérea, possivelmente causada por vírus, ainda que sua etiologia não tenha sido identificada (para detalhes sobre TVT, ver seção "Principais doenças que afetam primariamente o sistema reprodutivo masculino", a seguir).

O *fibropapiloma* observado na glande, em particular em bovinos jovens, é de etiologia viral (papilomavírus tipo 2), e sua transmissão é venérea. Tem como característica macroscópica formações nodulares múltiplas, pálidas ou esbranquiçadas, semelhantes à couve-flor, que podem sangrar. Quando a massa neoplásica é grande, pode interferir na livre movimentação do pênis, impedindo a sua exteriorização, ou provocar a compressão da uretra, comprometendo o processo de micção. Lesão semelhante, caracterizada por papiloma genital transmissível, também ocorre em suínos (machos e fêmeas) e geralmente tem regressão espontânea.

No cavalo, especialmente nos garanhões, a neoplasia peniana mais comum é o *carcinoma de células escamosas*, uma neoplasia maligna e invasiva, que pode produzir metástases ou invadir o corpo cavernoso. Ao contrário do TVT, o carcinoma espinocelular no equino não é de transmissão venérea. Ao que parece, a própria secreção prepucial (esmegma) atua como fator carcinogênico nesses casos. Recentemente, foi estabelecida associação de carcinoma com papilomavírus equino tipo 2. O tumor tende a ser ulcerado e localmente invasivo; metástases, geralmente tardias, ocorrem em aproximadamente 17% dos casos.

Apesar de não ter predisposição específica para o sistema genital, outras neoplasias podem se desenvolver no pênis e no prepúcio, como *mastocitoma*, *melanoma*, *linfoma* e *hemangiossarcoma*. No caso do melanoma em equinos, há predisposição para animais de pelagem tordilha (Figura 15.53).

SÍNDROMES CLÍNICAS

Infertilidade

Com o avanço da inseminação artificial, particularmente em gado leiteiro, há tendência crescente de maior atenção à eficiência reprodutiva da fêmea, uma vez que o processo de inseminação artificial resulta em forte pressão de seleção para fertilidade sobre o reprodutor. Contudo, a bovinocultura de corte no Brasil continua predominantemente fundamentada em monta natural. Além disso, o emprego da inseminação em outras espécies domésticas é menos expressivo. Embora em algumas espécies o uso de inseminação tenha sido crescente nos últimos anos, como na suinocultura tecnificada, o processo não funciona com base em centrais de inseminação, portanto é fundamental a elevada eficiência reprodutiva dos reprodutores.

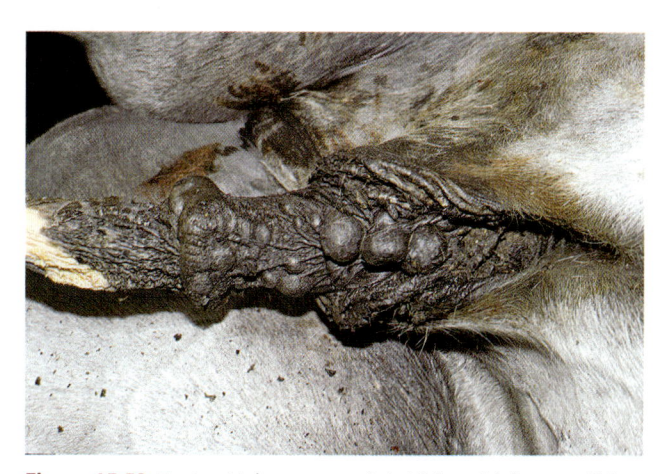

Figura 15.53 Equino. Melanoma no pênis. Vários nódulos neoplásicos fortemente pigmentados na mucosa prepucial em um cavalo tordilho.

A aptidão reprodutiva do macho está relacionada com sua libido, capacidade de cópula (condição física para monta, cópula e ejaculação) e qualidade reprodutiva propriamente dita (sistema genital livre de alterações e alta qualidade espermática). Enquanto inúmeros fatores podem influenciar na libido e na capacidade de cópula de um reprodutor, inclusive vários fatores não relacionados com o sistema genital – por exemplo, alterações do sistema musculoesquelético –, várias alterações do sistema genital têm impacto significativamente negativo na fertilidade do macho. Entre essas alterações, as mais importantes são degeneração testicular e hipoplasia testicular, uma vez que comprometem, de modo significativo, a qualidade espermática. Como exemplo, as Tabelas 15.1 e 15.2 sumarizam as alterações do sistema genital do touro, as quais, com maior frequência, estão associadas à subfertilidade.

A degeneração testicular é a causa mais comum de subfertilidade em touros, tanto em monta natural quanto em centrais de inseminação artificial. Todavia, essa lesão tem prevalência bem mais elevada em taurinos utilizados em regime de monta natural. Esse fato decorre das condições climáticas predominantes no Brasil central, onde as temperaturas elevadas favorecem a degeneração testicular em touros taurinos, adaptados a regiões de clima temperado (ver Figura 15.8). Ao contrário, entre os zebuínos, a imaturidade sexual e o retardamento da maturidade sexual são bem mais significativos como causa de infertilidade do que em taurinos.

PRINCIPAIS DOENÇAS QUE AFETAM PRIMARIAMENTE O SISTEMA REPRODUTIVO MASCULINO

Infecção por *Brucella ovis*

Brucella ovis foi inicialmente reconhecida, no começo da década de 1950, na Nova Zelândia e na Austrália, como um agente associado à epididimite e ao aborto em ovinos. Desde então, *B. ovis* é identificada como causa de infertilidade em ovinos em vários países, está em quase todos os países onde a ovinocultura tem importância econômica, inclusive no Brasil. *B. ovis* é uma das duas espécies do gênero *Brucella* que não infecta o ser humano; por conseguinte, ao contrário de outras espécies de *Brucella*, como *B. melitensis*, *B. suis* e *B. abortus*, *B. ovis* não tem potencial zoonótico.

Em ovinos, *B. ovis* provoca infecção crônica, clínica ou subclínica caracterizada por epididimite, orquite, infertilidade e, às vezes, aborto em fêmeas gestantes. Carneiros sexualmente maduros são mais suscetíveis do que animais jovens. A via de transmissão mais habitual é por membranas mucosas, e a transmissão venérea é importante no caso de fêmeas gestantes. Após invasão da mucosa, o microrganismo coloniza o linfonodo local, promove bacteriemia e coloniza o sistema genital. Os fatores responsáveis pelo tropismo genital da *B. ovis* não são conhecidos.

As lesões ocasionadas por *B. ovis* afetam, com mais frequência, a cauda do epidídimo, que se apresenta aumentada de volume e firme (Figura 15.54). A infecção por *B. ovis* também está frequentemente associada ao desenvolvimento de vesiculite seminal (Figura 15.55). Histologicamente, há infiltrado intersticial linfo-histioplasmocitário, sobre-

Tabela 15.1 Alterações do sistema genital associadas à subfertilidade em touros reprodutores mantidos em criação extensiva (dados de nove estados do Brasil).

Causas de subfertilidade	Frequência em taurinos – total de 143 touros (%)	Frequência em zebuínos – total de 178 touros (%)
Degeneração testicular	91 (63,63)	37 (20,78)
Imaturidade sexual	10 (6,99)	61 (34,26)
Maturidade sexual retardada	8 (5,59)	12 (6,74)
Hipoplasia testicular	6 (4,19)	15 (8,42)
Vesiculite seminal	4 (2,79)	13 (7,3)
Disfunção do epidídimo	3 (2,09)	10 (5,61)
Orquite	4 (2,79)	6 (3,37)
Fibrose testicular	6 (4,19)	2 (1,12)
Acrobustite	1 (0,69)	5 (2,8)
Dermatite escrotal	4 (2,79)	0
Lesões de pênis	1 (0,69)	2 (1,12)
Criptorquidismo unilateral	1 (0,69)	0
Hidrocele	0	1 (0,56)

Modificada de Vale-Filho (1997).

Tabela 15.2 Alterações do sistema genital associadas à subfertilidade em touros doadores de sêmen em central de inseminação artificial (dados de sete estados do Brasil, além de Canadá e Itália).

Causas de subfertilidade	Frequência em taurinos – total de 59 touros (%)	Frequência em zebuínos – total de 122 touros (%)
Degeneração testicular	30 (50,84)	23 (18,85)
Imaturidade sexual	2 (3,38)	11 (9,01)
Maturidade sexual retardada	0	2 (1,63)
Hipoplasia testicular	9 (15,25)	13 (10,65)
Vesiculite seminal	1 (1,69)	1 (0,81)
Disfunção do epidídimo	2 (3,38)	14 (11,47)
Orquite	1 (1,69)	0
Fibrose testicular	0	7 (5,73)
Acrobustite	0	2 (1,63)
Lesões de pênis	3 (5,08)	0
Brucelose	0	7 (5,73)

Modificada de Vale-Filho (1997).

tudo na cauda do epidídimo, com hiperplasia e degeneração do epitélio do ducto epididimário, caracterizada por formação de microcistos intraepiteliais e microabscessos (Figura 15.56). Na vesícula seminal, há infiltrado linfo-histiocitário intersticial e neutrofílico no lúmen glandular (ver Figura 15.38). Essas lesões inflamatórias no epidídimo e na glândula vesicular resultam em eliminação de neutrófilos e outras células inflamatórias no sêmen (Figura 15.57), bem como em diminuição marcante da qualidade espermática, que ocasiona subfertilidade, mesmo na ausência de alterações perceptíveis ao exame clínico. Contudo, menos de 40% dos carneiros infectados desenvolvem lesões detectáveis clinicamente. Ainda que o microrganismo seja eliminado pelo sêmen, isso ocorre de modo intermitente e não tem correlação direta com as lesões. A infecção resulta em diminuição significativa da qualidade do sêmen, com redução da con-

centração e da motilidade e aumento de alterações espermáticas. Em ovelhas gestantes, a infecção provoca aborto em cerca de 39% das fêmeas gestantes após infecção experimental. Além de aborto, a infecção dessas fêmeas resulta no nascimento de grande número de cordeiros fracos, com alta taxa de mortalidade neonatal.

A epididimite infecciosa ovina também pode ser causada por outros agentes além da *B. ovis*, principalmente *Actinobacillus seminis* e *Histophilus somni*.

Brucelose bovina (infecção por *Brucella abortus*)

A principal manifestação clínica da infecção por *Brucella abortus* em bovinos é aborto no terço final de gestação (ver seção "Útero gestante", no Capítulo 14, *Sistema Reprodutivo Feminino*). Contudo, a brucelose manifesta-se no macho bovino principalmente como orquite, periorquite e epididimite.

B. abortus é uma causa comum de orquite, que pode estar associada à vesiculite seminal e à epididimite. A amos-

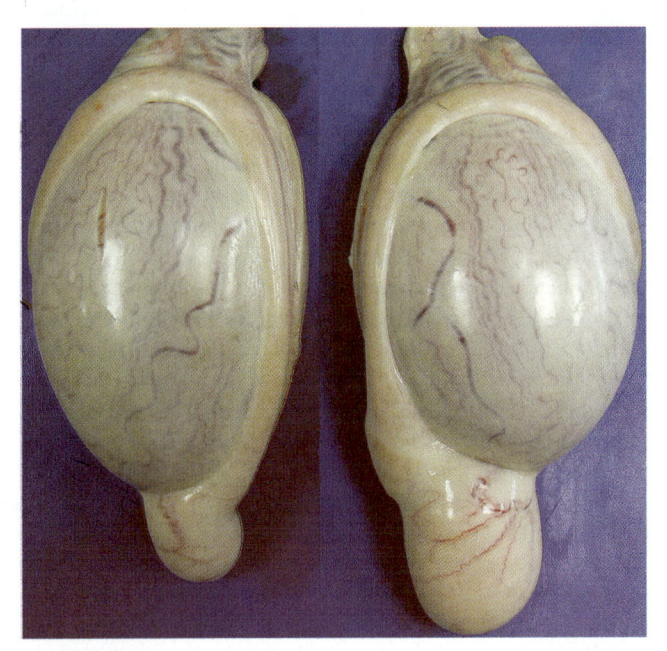

Figura 15.54 Carneiro. Aumento de volume unilateral (lado direito) da cauda do epidídimo em consequência de epididimite crônica causada por *Brucella ovis*.

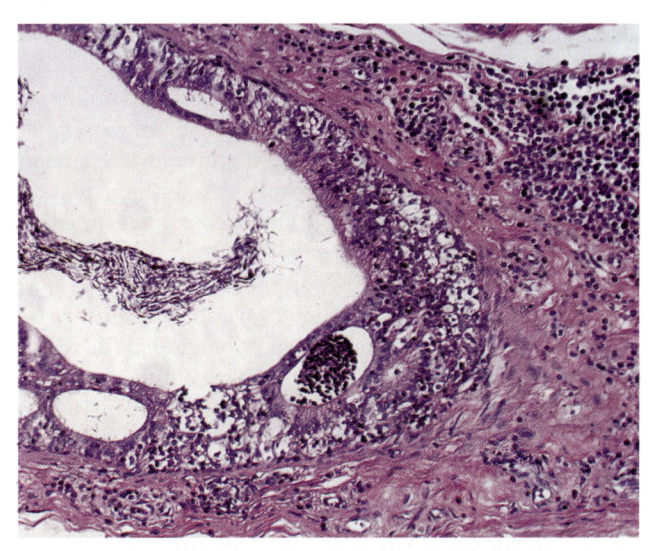

Figura 15.56 Ovino. Epididimite por *Brucella ovis*. Cistos intraepiteliais com formação de microabscesso intraepitelial e infiltrado inflamatório intersticial.

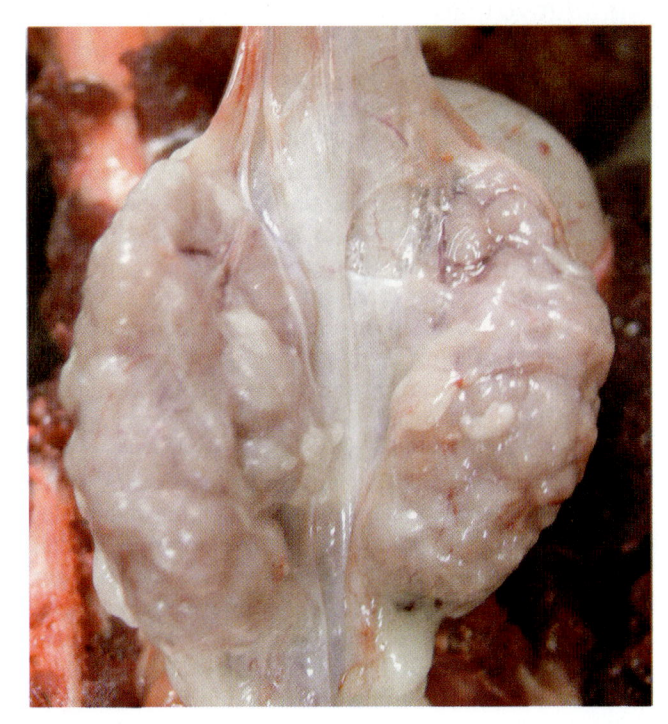

Figura 15.55 Ovino. Vesiculite seminal em um carneiro infectado com *Brucella ovis*. Assimetria e aumento de volume das glândulas vesiculares.

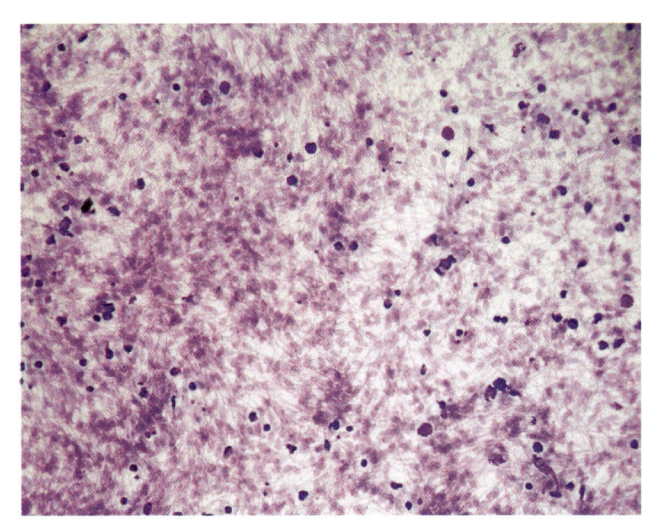

Figura 15.57 Sêmen ovino com grande quantidade de células inflamatórias em um caso de infecção por *Brucella ovis*.

tra vacinal B19 também é capaz de provocar inflamação no testículo, embora com baixa frequência, em comparação a amostras virulentas de campo. Os touros podem apresentar febre, anorexia e apatia nas primeiras semanas de infecção, mas quase sempre esses sinais são inaparentes. Na fase aguda da infecção, a vesícula seminal pode manifestar aumento de volume perceptível ao toque retal. Ademais, a bolsa escrotal pode estar aumentada de volume, com temperatura elevada, edematosa e dolorosa à palpação, mas esses sinais podem desaparecer com a cronicidade e evoluir para lesões irreversíveis. Portanto, os touros afetados podem apresentar infertilidade temporária ou permanente, dependendo da intensidade das lesões. As orquites costumam ser unilaterais, mas, mesmo nesses casos, o touro pode tornar-se estéril em consequência da degeneração do testículo contralateral.

Apesar de a orquite necrótica ser bastante sugestiva de brucelose no touro, esse processo também pode resultar de outras infecções ou traumas graves e isquemia. Frequentemente, a orquite necrótica está associada às periorquites agudas que se cronificam, acarretando obliteração completa do suprimento sanguíneo e infarto testicular. Ao corte, as áreas de necrose, focais ou difusas, têm coloração amarelada e são friáveis e, às vezes, calcificadas. A túnica vaginal encontra-se espessa e edematosa, com acúmulo de exsudato fibrinopurulento. A vesícula seminal e o epidídimo, quando afetados, estão aumentados de volume, com áreas focais de necrose ou fibrose.

À histologia, observa-se periorquite crônica com exsudato fibrinopurulento e, nos testículos, verificam-se inflamação e necrose intratubular, com grande quantidade de restos celulares e bactérias no lúmen dos túbulos seminíferos. Com a evolução para cronicidade, o infiltrado inflamatório invade o interstício, progredindo para necrose difusa ou formação de granulomas. Com menos frequência, notam-se epididimite e vesiculite seminal necrótica ou granulomatosa.

Tumor venéreo transmissível canino

O TVT canino é uma neoplasia que se desenvolve primariamente na genitália externa de cães, tanto no macho quanto na fêmea. O tumor tem distribuição cosmopolita e, como o próprio nome indica, sua transmissão acontece de forma venérea. Um amplo estudo, baseado na análise genômica das células do TVT, indica que esse tumor surgiu há aproximadamente 11 mil anos e se espalhou pela população canina de todo o mundo durante os últimos 500 anos.

Essa neoplasia é constituída de células redondas, com características histiocitárias. Histologicamente, o TVT é indistinto do histiocitoma cutâneo canino, embora essas neoplasias tenham características clínicas e localização distintas. Citologicamente, as células do TVT apresentam núcleos redondos ou ovalados, grandes e centrais, que contêm um nucléolo proeminente. O citoplasma é relativamente escasso, homogêneo ou finamente granular, com ocasionais vacúolos, que não são observados nas células do histiocitoma cutâneo. O TVT tende a regredir espontaneamente, conferindo imunidade aos animais que se recuperam. Histologicamente, os tumores em fase de regressão tendem a ter estroma fibrovascular mais abundante e infiltrado inflamatório, predominantemente linfocitário.

O tumor é transmitido por transplantação alogênica; ou seja, células tumorais viáveis são transferidas de um animal para outro suscetível, acarretando o desenvolvimento do tumor. O desenvolvimento do TVT, por conseguinte, não é resultante de transformação de células do hospedeiro, mas sim de implantação de células neoplásicas oriundas de outro animal. Posto que sua etiologia viral não tenha sido comprovada ou refutada, o tumor não pode ser transplantado por células que tenham sofrido congelamento, aquecimento, dissecação ou tratamento com glicerina, nem por filtrado livre de células.

O TVT pode ter cura espontânea, e o cão torna-se imune à reinoculação. Também há relatos de que as células desse tumor apresentam número anormal de cromossomos em comparação às células diploides normais do cão. O número de cromossomos das células do TVT varia entre 57 e 59 cromossomos; a maioria contém 59 cromossomos, número bastante diferente do número diploide normal para a espécie canina, que é de 78 cromossomos. As células do TVT também são muito sensíveis à ação de quimioterápicos, em particular vincristina. Além da transmissão pelo coito, pode ocorrer implantação do tumor na pele ou em mucosas. Nesses casos, a superfície epitelial deve ter algum tipo de abrasão que possibilite a implantação das células neoplásicas na derme, pois pele ou mucosa íntegra não possibilitam a implantação do TVT.

No macho, o tumor desenvolve-se no pênis e no prepúcio. Na cadela, a neoplasia localiza-se na submucosa vaginal, em especial na região dorsal. À macroscopia, o TVT caracteriza-se por nódulos simples ou múltiplos, em forma de couve-flor, com tamanho que varia de poucos milímetros a vários centímetros (ver Figura 15.50). Em cerca de 5% dos casos há metástases em outros órgãos.

Tóxicos exógenos com ação sobre o sistema reprodutivo masculino

Vários fatores ambientais, como fitoestrógenos e pesticidas, podem ter efeito deletério sobre a fertilidade do macho, principalmente no caso dos herbívoros. Nos cães, quimioterápicos antineoplásicos são utilizados com frequência crescente e quase sempre resultam em comprometimento da função testicular. Entre os agentes com ação tóxica sobre o sistema genital masculino das espécies domésticas, destaca-se o *gossipol* em bovinos.

O gossipol é um agente químico presente no caroço ou farelo de algodão e é considerado tóxico para diversas espécies domésticas. Os limites máximos de toxicidade para utilização de farelo ou caroço de algodão como nutriente rico em proteína já são bem conhecidos. O gossipol, quando ingerido em quantidades acima do tolerável, torna-se tóxico e, nos machos, particularmente nos ruminantes, compromete a fertilidade, em razão da lesão da bainha mitocondrial dos espermatozoides, ao provocar lesões na peça intermediária, além de comprometer a espermatogênese por ocasionar lesões degenerativas no epitélio seminífero. Touros experimentalmente submetidos à dieta com caroço de algodão apresentam redução da porcentagem de espermatozoides normais no ejaculado, com aumento significativo de anormalidades da peça intermediária, a partir de 5 semanas após o início da ingestão dos derivados do algodão.

BIBLIOGRAFIA

AGNEW, D. W.; MACLACHLAN, N. J. Tumors of the genital systems. *In*: MEUTEN, D. J. (ed.). *Tumors in domestic animals*. 5. ed. Ames: Willey Blackwell, 2017. p. 689-722.

AMARAL, D. *Hidrocele idiopática da cavidade vaginal em garanhões e sua influência sobre o comportamento sexual e características seminais*. 1997. 74 p. Dissertação (Mestrado) – Escola de Veterinária, Universidade Federal de Minas Gerais, Belo Horizonte, 1997.

BAZZO, R.; SARLI, G.; MANDRIOLI, L.; *et al*. Sertoli cell tumor with call-Exner-like bodies in a dog. *J. Vet. Med.*, v. 49, p. 535-537, 2002.

BEZERRA, F. S. B.; GARCIA, H. A.; ALVES, H. M.; *et al*. *Trypanosoma vivax* nos tecidos testicular e epididimário de ovinos experimentalmente infectados. *Pesq. Vet. Bras.*, v. 28, n. 12, p. 575-582, 2008.

BYSKOV, A. G. Differentiation of mammalian embryonic gonad. *Physiol. Rev.*, v. 66, n. 1, p. 71-117, 1986.

CAMPERO, C. M.; LADDS, P. W.; THOMAS, A. D. Pathological findings in the bulbourethral glands of bulls. *Aust. Vet. J.*, v. 65, n. 8, p. 241-244, 1988.

CARVALHO JR., C. A.; MOUSTACAS, V. S.; XAVIER, M. N.; *et al*. Andrological, pathologic, morphometric, and ultrasonographic findings in rams experimentally infected with *Brucella ovis*. *Small Rumin. Res.*, v. 102, p. 213-222, 2012.

DINIZ, E. G. *Desenvolvimento morfológico dos ovários em embriões e fetos bovinos da raça Nelore*. 2001. 75 p. Tese (Doutorado) – Faculdade de Ciências Agrárias do Campus de Jaboticabal, Universidade Estadual Paulista, Jaboticabal, 2001.

DINIZ, S. A.; MELO, M. S.; BORGES, A. M.; *et al*. Genital lesions associated with visceral leishmaniasis and shedding of *Leishmania* sp. in the semen of naturally infected dogs. *Vet. Pathol.*, v. 42, n. 5, p. 650-658, 2005.

EDWARDS, J. F. Pathologic conditions of the stallion reproductive tract. *Anim. Reprod. Sci.*, v. 107, p. 197-207, 2008.

FERREIRA, C.; COSTA, E. A.; FRANÇA, S. A.; *et al*. Equine Coital Exanthema in a stallion in Brazil. *Arq. Bras. Med. Vet. Zootec.*, v. 62, p. 1517-1520, 2010.

FOSTER, R. A. Male genital system. *In*: MAXIE, M. G. (ed.). *Jubb, Kennedy, and Palmer's Pathology of domestic animals*. 6. ed. St. Louis: Elsevier, 2016. v. 3, p. 465-510.

GROTELUESCHEN, D. M.; MORTIMER, R. G.; ELLIS, R. P. Vesicular adenitis syndrome in beef bulls. *J. Am. Vet. Med. Assoc.*, v. 205, n. 6, p. 874-877, 1994.

HAYES JR., H. M.; WILSON, G. P.; PENDERGRASS, T. W.; *et al*. Canine cryptorchism and subsequent testicular neoplasia: case-control study with epidemiology. *Teratology*, v. 32, p. 51-56, 1985.

HOLYOAK, G. R.; GILES, R. C.; MCCOLLUM, W. H.; *et al*. Pathological changes associated with equine arteritis virus infection of the reproductive tract in prepubertal and peripubertal colts. *J. Comp. Pathol.*, v. 109, n. 3, p. 281-293, 1993.

JOHNSON, C. A. The role of the fetal testicle in sexual differentiation. *Compend. Contin. Education.*, v. 5, p. 129-132, 1983.

JUNQUEIRA, L. C.; CARNEIRO, J. *Histologia básica*. 9. ed. Rio de Janeiro: Guanabara Koogan,1999. 427 p.

KENNEDY, P. C.; CULLEN, J. M.; EDWARDS, J. F; *et al*. *Histological classification of tumors of the genital system of domestic animals*. 2. ed. Washington DC: Published by the AFIP, 1998. v. 4.

KOOPMAN, P. The molecular biology of SRy and its role in sex determination in mammals. *Reprod. Fertil. Dev.*, v. 7, n. 4, p. 713-722, 1995.

MEYERS-WALLEN, V. N. Gonadal and sex differentiation abnormalities of dogs and cats. *Sex Dev.*, v. 6, p. 46-60, 2012.

MIYOSHI, N.; YASUDA, N.; KAMIMURA, Y.; *et al*. Teratoma in a feline unilateral cryptorchid testis. *Vet. Pathol.*, v. 38, p. 729-730, 2001.

MOURA, V. M. B. *Estudo laboratorial, anatomopatológico e imunoistoquímico da próstata de cães adultos*. 2004. 104 p. Tese (Doutorado) – Faculdade de Medicina Veterinária e Zootecnia, Universidade Estadual Paulista, Botucatu, 2004.

MOUSTACAS, V. S.; SILVA, T. M. A.; COSTA, L. F.; *et al*. Clinical and pathological changes in rams experimentally infected with *Actinobacillus seminis* and *Histophilus somni*. *Scientific World Journal*, 2014.

MULLER, S.; GRZYBOWSKI, M.; SAGER, H.; *et al*. A nodular granulomatous posthitis caused by *Halicephalobus* sp. in a horse. *Vet. Dermatol.*, v. 19, n. 1, p. 44-48, 2008.

MURCHISON, E. P.; WEDGE, D. C.; ALEXANDROV, L. B.; *et al*. Transmissible dog cancer genome reveals the origin and history of an ancient cell lineage. *Science*, v. 343, n. 6169, p. 437-440, 2014.

NASCIMENTO, E. F.; SANTOS, R. L. *Patologia da reprodução dos animais domésticos*. 4. ed. Rio de Janeiro: Guanabara Koogan, 2021. 146 p.

NEVES, H. H. R.; VARGAS, G.; BRITO, L. F.; *et al*. Genetic and genomic analyses of testicular hypoplasia in Nellore cattle. *PLoS ONE*, v. 14, n. 1, p. e0211159, 2019.

OLIVEIRA, E. C.; MOURA, M. R.; SÁ, M. J.; *et al*. Permanent contraception of dogs induced with intratesticular injection of a Zinc Gluconate-based solution. *Theriogenology*, v. 77, n. 6, p. 1056-1063, 2012.

OLIVEIRA, L. G. S.; PEDROSO, P. M. O.; TAKEUTI, K. L.; *et al*. Difalia em um bovino. *Acta Sci. Vet.*, v. 37, p. 379-381, 2009.

PETERS, M. A. J.; JONG, F. H.; TEERDS, K. J.; *et al*. Ageing, testicular tumours and the pituitary – testis axis in dogs. *J. Endocrinol.*, v. 166, p. 153-161, 2000.

POESTER, F. P.; SAMARTINO, L. E.; SANTOS, R. L. Pathogenesis and pathobiology of brucellosis in livestock. *Rev. Sci. Tech.*, v. 32, p. 105-115, 2013.

RADI, Z. A.; MILLER, D. L.; HINES, M. E. Rete testis mucinous adenocarcinoma in a dog. *Vet. Pathol.*, v. 41, p. 75-78, 2004.

RISCO, C. A.; CHENOWETH, D. J.; LARSEN, R. E. The effect of gossypol in cottonseed meal on performance and hematological and semen traits in postpubertal brahman bulls. *Theriogenology*, v. 40, n. 3, p. 629-642, 1993.

ROBERTS, S. J. *Veterinary obstetrics and genital diseases*. 3. ed. Ithaca: S. J. Roberts, 1971.

ROCA-FERRER, J.; RODRÍGUEZ, E.; RAMÍREZ, G. A.; *et al*. A rare case of polyorchidism in a cat with four intra-abdominal testes. *Reprod. Domest. Anim.*, v. 50, n. 1, p. 172-176, 2015.

SANTOS, R. L. Efeitos do gossipol sobre a reprodução. *Cad. Téc. Esc. Vet.*, n. 21, p. 73-82, 1997.

SANTOS, R. L.; POESTER, F. P.; LAGE, A. P. Infecção por *Brucella ovis*. *Cad. Téc. Vet. Zootec.*, n. 47, p. 42-56, 2005.

SANTOS, R. L.; SILVA, C. M.; RIBEIRO, A. F. C.; *et al*. Testicular tumors in dogs: frequency and age distribution. *Arq. Bras. Med. Vet. Zootec.*, v. 52, n. 1, p. 25-26, 2000.

SILVA, F. L.; OLIVEIRA, R. G.; SILVA, T. M. A.; *et al*. Venereal transmission of canine visceral leishmaniasis. *Vet. Parasitol.*, v. 160, p. 55-59, 2009.

SILVA, F. L.; PAIXÃO, T. A.; BORGES, A. M.; *et al*. Brucelose bovina. *Cad. Téc. Vet. Zootec.*, n. 47, p. 1-12, 2005.

SMITH, J. Canine prostatic disease: A review of anatomy, pathology, diagnosis, and treatment. *Theriogenology*, v. 70, p. 375-383, 2008.

STABENFELD, G. H.; DAVIDSON, A. P.; BRINSKO, S. P. Reprodução e lactação. Seção 6. *In*: KUNNINGHAM, J. G. *Tratado de fisiologia veterinária*. 3. ed. Guanabara Koogan: Rio de Janeiro, 2004. p. 283-439.

SYKORA, S.; SAMEK, L.; SCHÖNTHALER, K.; *et al.* EcPV-2 is transcriptionally active in equine SCC but only rarely detectable in *swabs* and semen from healthy horses. *Vet Microbiol.*, v. 158, n. 1-2, p. 194-198, 2012.

VALE-FILHO, V. R. *Andrologia do touro*. Minas Gerais: Escola de Veterinária – UFMG, 1997. v. 2, 142 p.

VOGEL, F. S. F.; FLORES, E. F.; WEIBLEN, R.; *et al.* Intrapreputial infection of young bulls with bovine herpesvirus type 1.2 (BHV-1.2): acute balanoposthitis, latent infection and detection of viral DNA in regional neural and non-neural tissues 50 days after experimental reactivation. *Vet. Microbiol.*, v. 98, p. 185-196, 2004.

WATRELOT-VIRIEUX, D.; PIN, D. Chronic eosinophilic dermatitis in the scrotal area associated with stephanofilariasis infestation of Charolais bull in France. *J. Vet. Med. B*, v. 53, p. 150-152, 2006.

ZAMARATSKAIA, G.; RYDHMER, L.; ANDERSSON, H. K. Long term effect of vaccination against Gonadotropina-releasing hormone, using Improvac™, on hormonal profile and behavior of male pigs. *Anim Reprod Sci.*, v. 108, n. 1-2, p. 37-48, 2008.

ZHU, K. W.; AFFOLTER, V. K.; GAYNOR, A. M. Equine genital squamous cell carcinoma: in situ hybridization identifies a distinct subset containing Equus caballus papillomavirus 2. *Vet. Pathol.*, v. 52, n. 6, p. 1067-1072, 2015.

Índice Alfabético